TRATADO DE ONCOLOGIA
2ª edição

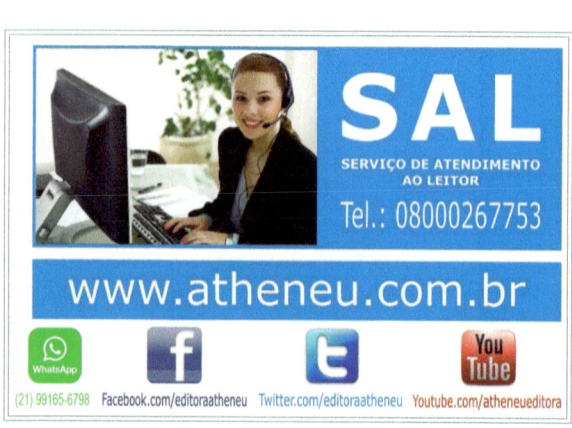

TRATADO DE ONCOLOGIA

2ª edição

2

EDITORES
Paulo Marcelo Gehm Hoff
Roger Chammas

EDITORA ASSOCIADA
Renata Rodrigues da Cunha Colombo Bonadio

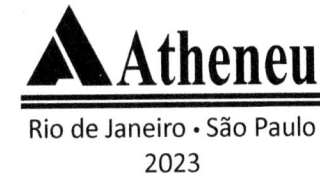

Rio de Janeiro • São Paulo
2023

EDITORA ATHENEU

São Paulo — Rua Maria Paula, 123, 13º andar – Conjuntos 133 e 134
Tel.: (11)2858-8750
E-mail: atheneu@atheneu.com.br

Rio de Janeiro — Rua Bambina, 74
Tel.: (21)3094-1295
E-mail: atheneu@atheneu.com.br

CAPA: Equipe Atheneu
PRODUÇÃO EDITORIAL: Villa d'Artes

CIP-BRASIL. CATALOGAÇÃO NA PUBLICAÇÃO
SINDICATO NACIONAL DOS EDITORES DE LIVROS, RJ

T698
2. ed.

Tratado de oncologia / editores Paulo Marcelo Gehm Hoff, Roger Chammas, Renata Rodrigues da Cunha Colombo Bonadio. - 2. ed. - Rio de Janeiro : Atheneu, 2023.
il. ; 28 cm..

Inclui bibliografia e índice.
ISBN 978-65-5586-586-8

1. Oncologia. 2. Câncer. I. Hoff, Paulo Marcelo Gehm. II. Chammas, Roger. III. Bonadio, Renata Rodrigues da Cunha Colombo.

22-80159   CDD: 616.994
     CDU: 616-006

Gabriela Faray Ferreira Lopes - Bibliotecária - CRB-7/6643
22/09/2022   28/09/2022

HOFF, P.M.G.; CHAMMAS, R.; BONADIO, R.R.C.C.
Tratado de Oncologia – 2ª edição

©Direitos reservados à Editora Atheneu – Rio de Janeiro, São Paulo, 2023.

Editores

Editores

Paulo Marcelo Gehm Hoff

Professor Titular pela Faculdade de Medicina da Universidade de São Paulo (FMUSP). Presidente do Conselho Diretor do Instituto do Câncer do Estado de São Paulo "Octavio Frias de Oliveira" do Hospital das Clínicas da Faculdade de Medicina da Universidade de São Paulo (ICESP-HCFMUSP). Ex-Professor Associado e Vice-Chefe do Departamento de Oncologia Gastrintestinal do M. D. Anderson Cancer Center da Universidade do Texas, Houston. *Fellow* do American College of Physicians e da American Society of Clinical Oncology. Presidente da Oncologia D'Or. Presidente da Sociedade Brasileira de Oncologia Clínica (2021-2023).

Roger Chammas

Professor Titular da Disciplina de Oncologia do Instituto do Câncer do Estado de São Paulo "Octavio Frias de Oliveira" do Hospital das Clínicas da Faculdade de Medicina da Universidade de São Paulo (ICESP-HCFMUSP). Coordenação do Centro de Investigação Translacional em Oncologia do ICESP-HCFMUSP. Livre-Docente em Oncologia pela FMUSP.

Editora Associada

Renata Rodrigues da Cunha Colombo Bonadio

Oncologista Clínica do Instituto do Câncer do Estado de São Paulo "Octavio Frias de Oliveira" do Hospital das Clínicas da Faculdade de Medicina da Universidade de São Paulo (ICESP-HCFMUSP) e da Oncologia D'Or. Médica pesquisadora do ICESP-HCFMUSP e do Instituto D'Or de Pesquisa e Ensino (IDor).

Autores

Abel da Costa Neto
Graduado em Medicina pela Universidade Federal do Vale do São Francisco (UNIVASF). Especialista em Clínica Médica pelo Programa de Residência Médica do Hospital das Clínicas da Universidade Federal de Pernambuco (HC-UFPE). Especialista em Hematologia e Hemoterapia pelo Programa de Residência Médica do Hospital das Clínicas da Faculdade de Medicina da Universidade de São Paulo (HCFMUSP). Preceptor do Serviço de Hematologia, Hemoterapia e Terapia Celular do HCFMUSP. Hematologista em São Paulo no Grupo Oncologia Dor. Pesquisador no Instituto D'Or de Pesquisa e Ensino.

Ada Congrains Castillo
Bacharelado em Ciências Biológicas pela Universidade Agrária Pública, La Molina, Lima, Peru. PhD em Ciências Médicas pela Universidade de Osaka – Japão. Pós-Doutorado pelo Departamento de Geriatria e Nefrologia pela Universidade de Osaka. Pós-Doutorado no Laboratório de Biologia Molecular e Celular pelo Hemocentro da Universidade Estadual de Campinas (UNICAMP).

Ademar Dantas da Cunha Júnior
Professor Assistente de Clínica Médica da Universidade Estadual do Oeste do Paraná (UNIOESTE). Médico Oncologista e Hematologista do Hospital do Câncer de Cascavel (UOPECCAN).

Ademar Lopes
Cirurgião Oncologista. Vice-Presidente do Hospital A. C. Camargo Cancer Center. Livre-Docente da disciplina de Oncologia da Faculdade de Medicina da Universidade de São Paulo (FMUSP). Professor Titular de Oncologia da Universidade de Mogi das Cruzes (UMC). *Fellow* dos Colégios Brasileiro e Americano de Cirurgiões e da Sociedade Americana de Cirurgia Oncológica (SBCO).

Adhemar Longatto Filho
Pesquisador Científico e Professor Convidado do LIM14 da Faculdade de Medicina da Universidade de São Paulo (FMUSP). Professor Convidado da Escola de Medicina da Universidade do Minho, Portugal. Pesquisador e Orientador do Programa de Pós-Graduação do Hospital de Câncer de Barretos.

Adolfo José de Oliveira Scherr
Graduação em Medicina pela Escola Superior de Ciências da Santa Casa de Misericórdia de Vitória - ES (EMESCAM). Oncologista Clínico com Residência Médica concluída na Universidade Estadual de Campinas (UNICAMP). Especialista em Cancerologia Clínica pela Sociedade Brasileira de Cancerologia (SBC). Membro Titular da Sociedade Brasileira de Oncologia Clínica (SBOC). Mestre em Clínica Médica pela Faculdade de Ciências Médicas (FCM) da UNICAMP. Residência em Clínica Médica concluída no Conjunto Hospitalar do Mandaqui, SP. Faz parte do Corpo Clínico do Hospital Vera Cruz de Campinas SP, onde atua como Oncologista Clínico. Preceptor de Residentes e Oncologista Clínico do Hospital da Pontifícia Universidade Católica de Campinas (PUC-Campinas).

Adriana Marques da Silva
Doutora em Ciências. Mestre em Administração de Serviços de Enfermagem e Bacharel em Enfermagem, todos realizados na Escola de Enfermagem da Universidade de São Paulo (EE-USP). Especialista em Enfermagem Oncológica pela Sociedade Brasileira de Enfermagem Oncológica (SBEO). Especialista em Análises Clínicas pela Universidade São Judas

Tadeu. Especialista em Enfermagem em Cardiologia pela Faculdades Metropolitanas Unidas.

Alan Roger dos Santos Silva
Professor Associado do Departamento de Diagnóstico Oral da Faculdade de Odontologia de Piracicaba da Universidade Estadual de Campinas (FOP-UNICAMP). Ex-Assistente do Serviço de Odontologia Oncológica do Instituto do Câncer do Estado de São Paulo "Octavio Frias de Oliveira" do Hospital das Clínicas da Faculdade de Medicina da Universidade de São Paulo (ICESP/HCFMUSP). Mestre em Estomatologia pela FOP-UNICAMP. Doutor em Patologia pela FOP-UNICAMP e University of Sheffield, Inglaterra. Livre-Docente pela UNICAMP.

Alan Utsuni Sabino
Doutorando do Programa de Pós-Graduação em Oncologia pela Faculdade de Medicina da Universidade de São Paulo (FMUSP). Bacharel em Sistemas de Informação pela Escola de Artes, Ciências e Humanidades da Universidade de São Paulo (EACH-USP). Pesquisador Voluntário do Instituto do Câncer do Estado de São Paulo "Octavio Frias de Oliveira" do Hospital das Clínicas da Faculdade de Medicina da Universidade de São Paulo (ICESP/HCFMUSP).

Alessandra Gorgulho
M.D., M.Sc, Ph.D. Diretora da Neurosapiens da Rede D'Or São Luiz.

Alessandro Igor Cavalcanti Leal
Ph.D. em Genômica de Câncer pela Johns Hopkins University. Oncologista Clínico do Centro de Oncologia e Hematologia Dayan-Daycoval do Hospital Israelita Albert Einstein (HIAE). Diretor Médico do Programa de Medicina de Precisão do HIAE.

Alexandre Ferreira Ramos
Mestre e Doutor em Ciências e Física Básica pelo Instituto de Física de São Carlos da Universidade de São Paulo (IFSC-USP). Pós-Doutorado na Stony Brook University, NY, EUA. Professor da Universidade de São Paulo junto à Escola de Artes, Ciências e Humanidades (EACH-USP). Colaborador junto ao Centro de Pesquisa Translacional em Oncologia do Instituto do Câncer do Estado de São Paulo "Octavio Frias de Oliveira" do Hospital das Clínicas da Universidade de São Paulo (ICESP/HCFMUSP). Professor Visitante à Universidade de Chicago, em 2018. Tem mais de 20 publicações científicas em periódicos internacionais sobre a aplicação de métodos da Física Teórica à Biologia.

Alexandre Jácome
Médico Oncologista do Grupo Oncoclínicas – São Paulo. *Fellowship* em Tumores Gastrointestinais MD Anderson Cancer Center, EUA. Doutorado em Ciências pela Universidade de São Paulo (USP).

Alexandre Sarmento Queiroga
Graduação em Ciências Biológicas pela Universidade Estadual da Paraíba (UEPB). Doutor em Ciências pela Faculdade de Medicina da Universidade de São Paulo (FMUSP). Pesquisador de Pós-Doutorado do BioME pelo Instituto Metrópole Digital da Universidade Federal do Rio Grande do Norte (IMD-UFRN).

Aline Cristini Vieira
Graduação em Medicina pela Universidade Federal do Paraná (UFPR). Residência em Clínica Médica pelo Hospital de Clínicas da Universidade Federal do Paraná (HC-UFPR). Residência em Oncologia Clínica pelo Hospital Sírio-Libanês (HSL).

Aline Ramos Maia Lobba
Graduação em Ciências Biológicas Modalidade Médica pela Universidade Federal do Estado do Rio de Janeiro (UFRJ) e Doutorado em Bioquímica pela Universidade de São Paulo (USP). Doutorado Sanduíche na Rutgers New Jersey Medical School, EUA. Pesquisadora Pós-Doutora do Centre of Excellence in New Target Discovery (CENTD) do Instituto Butantan.

Alison Colquhoun
B.Sc. (Hons.) Biochemistry, King's College London. D. Phil. (Oxon) Biochemistry, University of Oxford. Professora Associada, Departamento de Biologia Celular e do Desenvolvimento, Instituto de Ciências Biomédicas da Universidade de São Paulo (ICB-USP).

Allisson Freire Bento
Graduação em Ciências Biológicas pela Universidade Federal de Rondônia (UNIR). Mestrado em Farmacologia pela Universidade Federal de Santa Catarina

(UFSC). Doutorado em Farmacologia pela UFSC e Pós-Doutorado em Farmacologia pela UFSC. Pesquisador do Centro de Inovação e Ensaios Pré-Clínicos (CIEnP). Tem experiência na área de Farmacologia, Imunologia, Inflamação, Estudos Não Clínicos de Toxicologia, Segurança Farmacológica e Assuntos Regulatórios. Toxicologista da R&D na indústria farmacêutica.

Aknar Freire de Carvalho Calabrich
Possui graduação em Medicina pela Universidade Federal da Bahia (UFBA). Residência em clínica médica pela Universidade São Paulo (USP). Residência em oncologia clínica pelo Hospital Sírio-Libanês (HSL). Especialista em cancerologia pela Sociedade Brasileira de Oncologia Clínica (SBOC). Membro da American Society of Clinical Oncology (ASCO) e European Society for Medical Oncology (ESMO). Dedica-se exclusivamente ao tratamento de tumores de pulmão, ginecológicos e do sistema nervoso central na Clinica AMO.

Amanda Meneses Ferreira Lacombe
Graduada em Medicina pela Universidade Federal do Paraná (UFPR). Residência em Clínica Médica pela Escola Paulista de Medicina da Universidade Federal de São Paulo (EPM-UNIFESP). Título de Especialista em Clínica Médica pela Sociedade Brasileira de Clínica Médica (SBCM). Residência em Endocrinologia e Metabologia pela Universidade de São Paulo (USP). Título de Especialista em Endocrinologia e Metabologia pela Sociedade Brasileira de Endocrinologia e Metabologia (SBEM). Aluna de Doutorado do Programa de Endocrinologia da Faculdade de Medicina da Universidade de São Paulo (FMUSP). Professora da Disciplina de Clínica Médica no curso de Medicina da Universidade do Vale do Itajaí (UNIVALI).

Ana Amélia Oliveira Hoff
Graduação em Medicina pela Universidade de Brasília (UnB). Doutorado em Medicina (Endocrinologia Clínica) pela Universidade Federal de São Paulo (UNIFESP). Residência em Clínica Médica na University of Miami/Jackson Memorial Hospital e em Endocrinologia no Baylor College of Medicine (Houston, TX). Ex-Professora Assistente de Medicina na University of Texas M.D. Anderson Cancer Center. Chefe da Endocrinologia do Instituto do Câncer do Estado de São Paulo "Octavio Frias de Oliveira" do Hospital das Clínicas da Faculdade de Medicina da Universidade de São Paulo (ICESP/HC-FMUSP). Médica do Centro de Oncologia do Hospital Sírio-Libanês (HSL). Experiência na área de Endocrinologia, com ênfase em neoplasias endócrinas e metabolismo ósseo.

Ana Carolina Leite Vieira Costa Gifoni
Residência Médica em Clínica Médica pelo Hospital Universitário Walter Cantídio (HUWC) da Universidade Federal do Ceará (UFC). Residência Médica em Oncologia pelo Hospital do Câncer do Ceará Haroldo Juçaba (ICC). Doutorado em Ciências Médicas/Oncologia pelo Hospital A. C. Camargo Cancer Center. Título de Especialista em Oncologia Clínica pela Sociedade Brasileira de Oncologia Clínica (SBOC). Oncologista Clínica e Oncogeneticista D'Or.

Ana Carolina Ribeiro Chaves
Médica Residente de Oncologia Clínica do Hospital das Clínicas da Faculdade de Medicina da Universidade de São Paulo (HCFMUSP).

Ana Claudia Latronico
Unidade de Suprarrenal da Disciplina de Endocrinologia e Metabologia da Faculdade de Medicina da Universidade de São Paulo (HC/FMUSP).

Ana Claudia Oliveira Carreira
Bióloga, Doutora Bioquímica e Pesquisadora Pós-Doutora no Núcleo de Terapia Celular e Molecular da Faculdade de Medicina da Universidade de São Paulo (NUCEL-FMUSP). Docente do Programa de Anatomia dos Animais Domésticos e Silvestres (PPGADDS) do Departamento de Cirurgia da Faculdade de Medicina Veterinária e Zootecnia da Universidade de São Paulo (FMVZ-USP).

Ana Karolina Maia de Andrade
Graduação em Medicina pela Universidade Federal de Alagoas (UFAL). Residência em Genética Médica pelo Programa de Residência Médica do Hospital de Clínicas de Porto Alegre (HCPA). Título de Especialista em Genética Médica pela Sociedade Brasileira de Genética Médica e Genômica (SBGM).

Anamaria Aranha Camargo
Pesquisadora do Instituto de Ensino e Pesquisa e Coordenadora do Centro de Oncologia Molecular do

Hospital Sírio-Libanês (HSL). Doutorado no Instituto de Ciências Biomédicas da Universidade de São Paulo (ICB-USP). Pós-Doutorado no Instituto Ludwig de Pesquisa sobre o Câncer.

Andrea Glezer
Médica Assistente da Unidade de Neuroendocrinologia da Disciplina de Endocrinologia e Metabologia do Departamento de Clínica Médica do Hospital das Clínicas da Faculdade de Medicina da Universidade de São Paulo (HC/FMUSP). Doutorado em Ciências pela Faculdade de Medicina da Universidade de São Paulo (FMUSP). Sanduíche com estágio na Faculte de Necker, Paris, França. Pós-Doutorado pela FMUSP. Pesquisadora do LIM-25 pela FMUSP.

Anneliese Fortuna de Azevedo Freire da Costa
PhD. Pesquisadora do Instituto Nacional de Traumatologia e Ortopedia Jamil Haddad (INTO). Professora do curso de Mestrado Profissional em Ciências Aplicadas ao Sistema Musculoesquelético (INTO). Doutora em Química Biologia pela Universidade Federal do Rio de Janeiro (UFRJ). Mestre em Ciências Morfológicas pela UFRJ.

Anelisa Kruschewsky Coutinho Araujo
Oncologista Clínica. Coordenadora do Departamento de Oncologia Gastrointestinal da Clínica AMO. Diretora da Sociedade Brasileira de Oncologia Clínica (SBOC). Presidente do Grupo Brasileiro de Tumores Gastrointestinais (GTG). Membro da American Society of Clinical Oncology (ASCO). Membro da European Society of Medical Oncology (ESMO). Membro do European Neuroendocrine Tumors Society (ENETS).

Anezka Carvalho Rubin de Celis Ferrari
Médica Residente em Oncologia do Instituto do Câncer do Estado de São Paulo "Octavio Frias de Oliveira" do Hospital das Clínicas da Faculdade de Medicina da Universidade de São Paulo (ICESP-HCFMUSP). Especialista em Clínica Médica pela Sociedade Brasileira de Clínica Médica (SBCM).

André Echaime Vallentsits Estenssoro
Médica Residente em Oncologia do Instituto do Câncer do Estado de São Paulo "Octavio Frias de Oliveira" do Hospital das Clínicas da Faculdade de Medicina da Universidade de São Paulo (ICESP-HCFMUSP). Especialista em Clínica Médica pela Sociedade Brasileira de Clínica Médica (SBCM).

André Fujita
Professor Associado (Livre-Docente) do Departamento de Ciência da Computação do Instituto de Matemática e Estatística da Universidade de São Paulo (IME-USP). Alexander von Humboldt Fellow, Alemanha. Newton Advanced Fellow, Reino Unido.

André Passaglia Schuch
Graduação em Ciências Biológicas pela Universidade Federal de Santa Maria (UFSM). Doutor pelo Departamento Interunidades em Biotecnologia do Instituto de Ciências Biomédicas da Universidade de São Paulo (ICB-USP). Pós-Doutorado pelo Departamento de Microbiologia do ICB-USP. Ex-Professor da Faculdade Integrada de Santa Maria (FISMA). Segundo Pós-Doutorado no Programa de Pós-Graduação em Biodiversidade Animal da UFSM. Professor Adjunto do Departamento de Bioquímica e Biologia Molecular da UFSM. Integrante dos Núcleos Permanentes de Docentes dos Programas de Pós-Graduação em Biodiversidade Animal e Bioquímica Toxicológica da UFSM. Experiência nas áreas de Biologia Molecular, Genética e Biotecnologia, com ênfase em Fotobiologia, Mutagênese e Reparo de DNA.

André Ywata de Carvalho
Assistente do Departamento de Cirurgia de Cabeça e Pescoço e Otorrinolaringologia do Hospital A. C. Camargo Cancer Center.

Andrea Souza Aranha
Médica Residente em Oncologia do Instituto do Câncer do Estado de São Paulo "Octavio Frias de Oliveira" do Hospital das Clínicas da Faculdade de Medicina da Universidade de São Paulo (ICESP-HCFMUSP). Título de Especialista em Clínica Médica pela Sociedade Brasileira de Clínica Médica (SBCM).

Andréia Cristina de Melo
Médica Oncologista. Doutora em Oncologia pelo Instituto Nacional de Câncer (INCA). Chefe da Divisão de Pesquisa Clínica e Desenvolvimento Tecnológico do INCA.

Andréia Hanada Otake
Pesquisadora Científica da Faculdade de Medicina da Universidade de São Paulo (FMUSP). Doutora em Oncologia pela FMUSP. Biomédica pela Universidade Estadual Paulista "Júlio de Mesquita Filho" (UNESP).

Angélica Nogueira-Rodrigues
Doutora em Oncologia pelo Instituto Nacional de Câncer (INCA). Pós-Doutorado na MGH/Harvard University. Professora e Pesquisadora da Universidade Federal de Minas Gerais (UFMG). Presidente do Grupo Brasileiro de Tumores Ginecológicos. Diretora da DOM Oncologia.

Angelo Fernandez
Membro fundador da Sociedade Brasileira de Cirurgia Torácica (SBCT). Doutor em Cirurgia pela Faculdade de Medicina da Universidade de São Paulo (FMUSP). Coordenador do Núcleo de Doenças Torácicas do Hospital Sírio-Libanês (HSL).

Antonio Adolfo Guerra Soares Brandão
Graduação em Medicina pela Faculdade de Medicina da Universidade de São Paulo (FMUSP). Residência Médica em Hematologia e Hemoterapia do Hospital das Clínicas da Faculdade de Medicina da Universidade de São Paulo (HCFMUSP). Médico Hematologista do Instituto do Coração do Hospital das Clínicas da Faculdade de Medicina da Universidade de São Paulo (InCor/HCFMUSP).

Antonio de Salles
Professor Titular da University of California - Los Angeles (UCLA.) Chefe do HCor Neurociência. Graduação pela Universidade Federal de Goiás (UFG). Internato no Hospital do Servidor Público Municipal. Residência na UFG e Instituto de Neurologia de Goiânia. Especialização em Neurocirurgia Funcional pela Universidade de Umea, Suécia. Especialização em Lesão de Cabeça pela Faculdade de Medicina de Virginia. Especialização em *Fellow* em Pesquisa e Cirurgia Estereotáxica pelo Hospital Geral Massachusetts da Faculdade de Medicina Harvard. Pós-Graduação e Doutorado em Filosofia pela Virginia Commonwealth University.

Antonio Luiz de Vasconcellos Macedo
Mestre em Cirurgia pela Universidade de São Paulo (USP). Cirurgião Geral e do Aparelho Digestivo do Hospital Israelita Albert Einstein (HIAE). Presidente do Comitê de Cirurgia Robótica da Associação Paulista de Medicina (APM).

Antonio Luiz Frasson
Especialista em Mastologia (Doenças da Mama) pela Sociedade Brasileira de Mastologia (SBM). Ex-*Fellow* em Mastologia no Instituto Nacional de Tumores de Milão, Itália. Doutorado pela Universidade Federal do Rio de Janeiro (UFRJ). Cirurgião de Mama e Mastologista do Centro de Oncologia e Hematologia do Hospital Israelita Albert Einstein (HIAE). Professor Adjunto Doutor da Pontifícia Universidade Católica do Rio Grande do Sul (PUCRS). Presidente da Sociedade Brasileira de Mastologia (SBM).

Antonio Marcondes Lerario
Médico Assistente do Instituto do Câncer do Estado de São Paulo "Octavio Frias de Oliveira" do Hospital das Clínicas da Faculdade de Medicina da Universidade de São Paulo (ICESP-HCFMUSP).

Antonio Rodrigues Braga Neto
Professor de Obstetrícia da Faculdade de Medicina da Universidade Federal do Rio de Janeiro (UFRJ) e da Universidade Federal Fluminense (UFF). Mestre, Doutor, Pós-Doutor e Livre-Docente em Obstetrícia pela Universidade Estadual Paulista "Júlio de Mesquita Filho" (UNESP). Pós-Doutor pela Harvard Medical School e pelo Imperial College of London. Presidente da Associação Brasileira de Doença Trofoblástica Gestacional (ABDTG). Presidente da Comissão Nacional Especializada em Doença Trofoblástica Gestacional da Federação Brasileira das Associações de Ginecologia e Obstetrícia (FEBRASGO). Executive Committee of the International Society for the Study of Trophoblastic Disease.

Armindo Jreige Junior
Graduação em Medicina pela Universidade de Brasília (UnB). Residência Médica em Clínica Médica na Universidade Federal de São Paulo (UNIFESP). Residência Médica em Cardiologia em andamento na Universidade de São Paulo (USP).

Arthur Accioly Rosa
Titular do Serviço de Radioterapia Oncoclínicas Salvador no Hospital Santa Izabel. Presidente da Sociedade Brasileira de Radioterapia (SBRT).

Auro del Giglio
Livre-Docente da Faculdade de Medicina da Universidade de São Paulo (FMUSP). Professor Titular de Hematologia e Oncologia da Faculdade de Medicina do ABC (FMABC).

Barry W. Feig
Professor de Cirurgia do Departamento de Oncologia Cirúrgica do M.D. Anderson Cancer Center da University of Texas, Houston, EUA.

Beatriz Christina Lorenzetti Santos
Graduação em Medicina pela Faculdade de Medicina de Jundiaí (FMJ). Pós-Graduação em Nutrologia pela Associação Brasileira de Nutrologia. Treinamento em Nutrologia pelo Instituto Brasileiro de Estudo e Pesquisa em Gastroenterologia e outras Especialidades. Especialista em Nutrologia (ABRAN/ AMB). Especialista em Nutrição Parenteral e Enteral (BRASPEN/SBNPE).

Beatriz Gehm Moraes
Pneumologista do Pavilhão Pereira Filho do Complexo Hospitalar Santa Casa de Misericórdia de Porto Alegre.

Berenice Bilharinho de Mendonça
Possui graduação em Medicina pela Universidade Federal do Triângulo Mineiro (UFTM). Mestrado em Endocrinologia e Metabologia pela Faculdade de Medicina da Universidade de São Paulo (FMUSP) e doutorado em Endocrinologia e Metabologia pela FMUSP. Professora Titular do Departamento de Clínica Médica na Área de Endocrinologia da FMUSP.

Bernardo Peres Salvajoli
Membro titular da Sociedade Brasileira de Radioterapia (SBRT). Médico-Assistente do Serviço de Radioterapia do Instituto do Câncer do Estado de São Paulo "Octavio Frias de Oliveira" do Hospital das Clínicas da Faculdade de Medicina da Universidade de São Paulo (ICESP/HCFMUSP). Médico-Assistente do Serviço de Radioterapia do Hospital do Coração (HCor). Médico responsável da Clínica de Radioncologia de São Paulo (CRASP).

Betina Vollbrecht
Professora Adjunta da Escola de Medicina da Pontifícia Universidade Católica do Rio Grande do Sul (PUCRS). Mestrado e Doutorado pela PUCRS. Médica Mastologista do Centro da Mama da PUCRS.

Breno Jeha Araújo
Médico residente de Oncologia do Instituto do Câncer do Estado de São Paulo "Octavio Frias de Oliveira" do Hospital das Clínicas da Faculdade de Medicina da Universidade de São Paulo (ICESP/HCFMUSP).

Bruno Costa da Silva
Doutor da Fundação Antônio Prudente do Hospital A. C. Camargo Cancer Center e do Instituto Ludwig para Pesquisa do Câncer.

Bruno Chies Gouveia Nacimento
Urologista. Membro do Grupo de Medicina Sexual do Hospital das Clínicas da Faculdade de Medicina da Universidade de São Paulo (HCFMUSP). *Fellowship* Memorial Sloan Kettering Cancer Center, NY, EUA.

Bruno Gallo
Acadêmico de Medicina na Pontifícia Universidade Católica do Paraná (PUCPR).

Bryan Eric Strauss
Coordenador de Pesquisa no Centro de Investigação Translacional em Oncologia (CTO) do Instituto do Câncer do Estado de São Paulo "Octavio Frias de Oliveira" do Hospital das Clínicas da Faculdade de Medicina da Universidade de São Paulo (ICESP/HCFMUSP). Diretor do Laboratório de Vetores Virais do CTO-ICESP. Título de Doutor em Patologia Molecular pela University of California, San Diego. Livre-Docente em Oncologia, Área Básica pela FMUSP.

Caio Sergio Rizkallah Nahas
Cirurgião do Aparelho Digestivo e Coloproctologista. Doutorado pela Faculdade de Medicina da Universidade de São Paulo (FMUSP) em Prevenção do Câncer Anal. Médico Assistente da Cirugia Oncológica do Aparelho Digestivo e Coloproctologista do Instituto do Câncer do Estado de São Paulo "Octavio Frias de Oliveira" do Hospital das Clínicas da Faculdade de Medicina da Universidade de São Paulo (ICESP/HCFMUSP).

Camila Guimarães Moreira Zimmer
Consultora, palestrante e gestora de projetos, com formação em Farmácia Industrial, Mestrado e Doutorado em Farmacologia pela Universidade Federal do Paraná (UFPR). Pós-Doutorado na área tecnológica em desenvolvimento não clínico e inovação pelo

Centro de Inovação e Ensaios Pré-Clínicos (CIEnP). Ex-Diretora de Estudo e Pesquisadora no CIEnP.

Camila Leal-Lopes
Doutora pelo Departamento de Bioquímica do Instituto de Química da Universidade de São Paulo (IQ-USP). Bacharel em Química com habilitação em Química Forense pelo Departamento de Química da Faculdade de Filosofia, Ciências e Letras de Ribeirão Preto da Universidade de São Paulo (FFCLRP-USP).

Camila Machado
Pesquisadora Cientifica PqC-V do laboratório de Investigação médica Radioisotopos LIM43 do Hospital das Clínicas da Faculdade de Medicina da Universidade de São Paulo (HCFMUSP). Componente da CIBio-ICESP, EEP e pesquisadora credenciada ao Instituto do Cancer do Estado de Sao Paulo (ICESP). Mestrado em Genética e Biologia Molecular pela Universidade Estadual de Campinas (UNICAMP) – ênfase em imunologia. Doutorado em Genética e Biologia Molecular pela UNICAMP – ênfase em imunologia.

Camila Motta Venchiarutti Moniz
Médica Oncologista e Pesquisadora do Instituto do Câncer do Estado de São Paulo "Octavio Frias de Oliveira" do Hospital das Clínicas da Faculdade de Medicina da Universidade de São Paulo (ICESP/HCFMUSP) e do Instituto D'Or de Pesquisa e Ensino (IDOR). Doutorado em Ciências pela Faculdade de Medicina da Universidade de São Paulo (FMUSP).

Camila Rangel Travassos Burity
Urologista pelo Hospital Municipal Dr. Mário Gatti.

Camila Soares Araujo
Médica residente em Clínica Médica no Hospital Heliópolis, São Paulo. Graduada em Medicina pela Universidade Federal de Pernambuco (UFPE).

Cary Hsu
Fellow de Oncologia Cirúrgica do Departamento de Oncologia Cirúrgica do M.D. Anderson Cancer Center da Universidade do Texas, Houston, EUA.

Carla Luana Dinardo
Médica do Serviço de Hemoterapia do Instituto do Câncer do Estado de São Paulo "Octavio Frias de Oliveira" do Hospital das Clínicas da Faculdade de Medicina da Universidade de São Paulo (ICESP-HC-FMUSP). Médica Especialista em Hematologia e Hemoterapia pela Faculdade de Medicina da Universidade de São Paulo (FMUSP).

Carlos Alberto Buchpiguel
Professor Titular do Departamento de Radiologia e Oncologia da Faculdade de Medicina da Universidade de São Paulo (FMUSP).

Carlos Frederico Martins Menck
Graduação em Ciencias Biológicas pela Universidade de São Paulo (USP). Doutorado em Bioquímica pela USP. Professor Titular da USP. Experiência na área de Genética, com ênfase em Genética Molecular e de Micro-Organismos, atuando principalmente nos seguintes temas: reparo de DNA, mutagênese, ultravioleta e transferência gênica com vetores virais.

Carlos Eduardo Negrão
Professor Titular do Departamento de Biodinâmica do Movimento do Corpo Humano da Escola de Educação Física e Esporte (EEFE/USP). Professor Titular vinculado ao Departamento de Cardiopneumologia da Faculdade de Medicina da Universidade de São Paulo (FMUSP). Diretor da Unidade de Reabilitação Cardiovascular e Fisiologia do Exercício do Instituto do Coração do Hospital das Clínicas da Faculdade de Medicina da Universidade de São Paulo (InCor/HCFMUSP).

Carlos Henrique dos Anjos
Chefe dos residentes do Serviço de Oncologia Clínica do Instituto do Câncer do Estado de São Paulo "Octavio Frias de Oliveira" do Hospital das Clínicas da Faculdade de Medicina da Universidade de São Paulo (ICESP/HCFMUSP). *Fellowship* Grant Recipient – Lina Cassol – European Cancer Organization (ECCO) – 14th joint ECCO-AACR-EORTC-ESMO Workshop Methods in Clinical Cancer Research. International Development and Education Award (IDEA) – American Society of Clinical Oncology (ASCO). Médico do Centro de Oncologia da Unidade Bela Vista. Membro da American Society of Clinical Oncology (ASCO). Membro da European Society for Medical Oncology (ESMO). Membro da International Association for the Study of Lung Cancer (IALSC).

Carlos Shimizu
Médico Radiologista do Grupo de Mama do Instituto do Câncer do Estado de São Paulo "Octavio Frias de Oliveira" do Hospital das Clínicas da Faculdade de Medicina da Universidade de São Paulo (ICESP/HC-FMUSP). Médico Radiologista do Grupo de Mama do Fleury da Faculdade São Carlos.

Carlos Tadeu Garrote Filho
Oncologista Clínico do Hospital Sírio-Libanês-DF (HSL). Especialista em Oncologia Clínica do Instituto do Câncer do Estado de São Paulo "Octavio Frias de Oliveira" do Hospital das Clínicas da Faculdade de Medicina da Universidade de São Paulo (ICESP/HCFMUSP). Pós-Graduando em Oncologia de Precisão pelo Hospital Israelita Albert Einstein (HIAE). Especialista em Clínica Médica pelo Hospital das Clínicas da Faculdade de Medicina da Universidade de São Paulo (HCFMUSP).

Carolina Domeniche Romagna
Bacharel em Química e Mestre em Bioquímica pelo Instituto de Química da Universidade de São Paulo (IQ-USP). Editora e elaboradora de conteúdo *freelancer* de materiais didáticos para Ensino Fundamental II, Ensino Médio e Pré-Vestibular de editoras, como FTD Sistema de Ensino e Sistema Poliedro de Ensino.

Carolina Maria Pinto Domingues de Carvalho Silva
Cardiologista, certificada em Cardio-Oncologia pela International Cardio-Oncology Society. Doutora em Cardiologia pela Universidade de São Paulo (USP). Pós-Graduada em Pesquisa Clínica pela Harvard Medical School, EUA. Coordenadora Científica da Cardio-Oncologia da Rede D'Or São Luiz. Membro da Diretoria de Educação Internacional da Cardio-Oncology Society.

Caroline Leite Constantino
Nutricionista Clínica com experiência em Oncologia, atendendo pacientes em ambulatório, enfermaria e unidade de terapia intensiva. Pós-Graduada em Nutrição Clínica e Gestão de Serviços de Saúde.

Celso Augusto Milani Cardoso Filho
Cirurgião e colonoscopista do Hospital Sírio-Libanês (HSL). Titular do Núcleo de Endoscopia do A.C. Camargo Cancer Center. Titular do Colégio Brasileiro de Cirurgiões (CBC) da Sociedade Brasileira de Coloproctologia (SBCP) e do Colégio Brasileiro de Cirurgia Digestiva (CBCD).

Cinthya Sternberg
Geneticista, Mestrado e Doutorado em Biofísica pela Universidade Federal do Rio de Janeiro (UFRJ). Pós-Doutorado no Eric Roland Center for Neurodegenerative Diseases na Hebrew University of Jerusalem e no Cancer and Vascular Biology Research Center, Rappaport Faculty of Medicine, Technion, Israel. Docente da Pós-Graduação em Anatomia Patológica da Faculdade de Medicina da UFRJ e da Pós-Graduação em Pesquisa Clínica e Translacional do Instituto Gonçalo Muniz da Fundação Oswaldo Cruz/Bahia (Fiocruz). CEO e Pesquisadora Sênior do Ética Pesquisa e Ensino/Clínica AMO.

Clarissa Seródio da Rocha Baldotto
Médica Oncologista Clínica do Oncologia D'Or. Mestre em Cancerologia pelo Instituto Nacional de Câncer (INCA). Doutora em Ciências Médicas pelo Instituto D'Or de Pesquisa e Ensino (ID'Or).

Clarissa Mathias
Oncologista Clínica – NOB/Grupo Oncoclínicas.

Cláudia C. Alves
Doutora em Ciências pela Faculdade de Medicina da Universidade de São Paulo (FMUSP). Especialista em Nutrição Clínica pelo Centro Universitário São Camilo.

Claudia Vaz de Melo Sette
Graduação em Medicina pela Universidade José do Rosário Vellano. Residência Médica em Clínica Médica e em Oncologia Clínica pela Faculdade de Medicina do ABC (FMABC). Mestre em Ciências da Saúde pela FMABC. Preceptora e Vice-Coordenadora da Residência Médica de Oncologia Clínica da FMABC no Hospital de Ensino Padre Anchieta em São Bernardo do Campo-SP. Preceptora da Residência de Oncologia Clínica do Instituto Brasileiro de Controle do Câncer em São Paulo (IBCC). Pesquisadora Clínica do Centro de Estudos e Pesquisa em Hematologia e Oncologia (CEPHO).

Chao Lung Wen
Livre-Docente. Professor Associado da Faculdade de Medicina da Universidade de São Paulo (FMUSP) e Chefe da Disciplina de Telemedicina. Líder do Grupo de Pesquisa da Universidade de São Paulo (USP) em Telemedicina, Tecnologias Educacionais Interativas e eHealth no Diretório de Pesquisa do Conselho Nacional de Desenvolvimento Científico e Tecnológico/Ministério da Ciência, Tecnologia, Inovações e Comunicações (CNPq/MCTIC). Orientador em nível de Mestrado de Doutorado pela FMUSP. Idealizador e Responsável pelo Projeto Homem Virtual e Impressão 3D da Disciplina de Telemedicina da FMUSP.

Clélia Maria Erwenne
Doutora em Medicina. Ex-Chefe do Setor de Oncologia Ocular do Departamento de Oftalmologia da Universidade Federal de São Paulo (UNIFESP). Membro do Grupo de Braquiterapia Ocular do Hospital Israelita Albert Einstein (HIAE).

Christian Colin
Graduação em Farmácia Bioquímica na Modalidade Análises Clínicas pela Universidade de São Paulo (USP). Tem experiência na área de Bioquímica, com ênfase em Biologia Molecular.

Cid Ricardo Abreu Buarque de Gusmão
Médico Oncologista Clínico do Centro de Combate ao Câncer (CCC). Mestre em Gestão da Saúde pela Fundação Getulio Vargas (FGV). Membro da Sociedade Brasileira de Oncologia Clínica (SBOC). Membro da American Society of Clinical Oncology (ASCO). Membro da European Society for Medical Oncology (ESMO). Membro da International Society for Pharmacoeconomics and Outcomes Research (ISPOR).

Cilene Rebouças de Lima
Graduada em Ciências Biológicas – Modalidade Médica pela Universidade de Santo Amaro (UNISA). Mestre e Doutora em Ciências na área de Biologia Molecular – Bioquímica pelo Departamento de Bioquímica da Universidade Federal de São Paulo (UNIFESP). Pós-Doutorado na área de Biologia Celular e Tecidual, no Departamento de Biologia Celular e do Desenvolvimento no Instituto de Ciências Biomédicas da Universidade de São Paulo (USP). Professora Doutora III e Pesquisadora no Departamento de Biologia Celular e do Desenvolvimento do Instituto de Ciências Biomédicas da Universidade de São Paulo (ICB-USP).

Cristiane Almeida Requião de Pinna
Graduação em Medicina pela Escola Bahiana de Medicina e Saúde Pública (EBMSP). Residência em Clínica Médica e Hematologia pela Universidade de São Paulo (USP). Médica Hematologista da Oncologia D'Or Bahia e do Hospital Universitário Professor Edgard Santos da Universidade Federal da Bahia (HUPES-UFBA).

Christina May Moran de Brito
Livre-Docente em Medicina Física e Reabilitação pela Faculdade de Medicina da Universidade de São Paulo (FMUSP). Coordenadora Médica do Serviço de Reabilitação do Instituto do Câncer do Estado de São Paulo "Octavio Frias de Oliveira" do Hospital das Clínicas da Faculdade de Medicina da Universidade de São Paulo (ICESP/HCFMUSP) e do Serviço de Reabilitação do Hospital Sírio-Libanês (HSL).

Crystian Wilian Saraiva
Graduação em Física em Habilitação Física Médica pela Universidade Federal do Rio de Janeiro (UFRJ). Mestrado e Doutorado em Radioproteção e Dosimetria em Física, Médica e Radioterapia pelo Instituto de Radioproteção e Dosimetria (IRD). Físico e Médico/Radioterapia da Associação Beneficente Síria do Hospital do Coração (HCor). Tem experiência na área de Física Médica e Radioterapia.

Cristina Beatriz C. Bonorino
Bióloga. Imunologista. Professora Titular da Universidade Federal de Ciências da Saúde de Porto Alegre (UFCSPA), onde coordena o Laboratório de Imunoterapia.

Cyntia Albuquerque Zadra
Onco-Hematologista do Hospital Santa Rita do Complexo Hospitalar Santa Casa de Misericórdia de Porto Alegre.

Cynthia Rothschild
Graduação e Residência Médica em Medicina, com especialização em Hematologia, pela Faculdade de Ciências Médicas da Santa Casa de São Paulo (FCMSCSP). Mestrado em Clínica Médica em Hematologia pela Faculdade de Medicina da Universida-

de de São Paulo (FMUSP). Médica Hematologista da Equipe de Hemostasia do Hospital das Clínicas da Faculdade de Medicina da Universidade de São Paulo (HCFMUSP). Responsável pela equipe de Trombose e Hemostasia do Instituto do Coração do Hospital das Clínicas da Faculdade de Medicina da Universidade de São Paulo (InCor/HCFMUSP). Membro do Guidelines and Guidance Committe da Sociedade/Internacional de Trombose e Hemostasia (ISTH). Membro do Advisory Council da Iniciativa Internacional em Trombose e Câncer – Educação Médica Continuada (ITAC-CME).

Dalila Nunes Cysne
Hematologista pelo Hospital das Clínicas da Faculdade de Medicina da Universidade de São Paulo (HCFMUSP).

Dan L. Waitzberg
Médico Cirurgião e Professor Associado do Departamento de Gastroenterologia da Faculdade de Medicina da Universidade de São Paulo (FMUSP). Coordenador do Laboratório de Metabologia e Nutrição em Cirurgia Digestiva Metanutri da FMUSP. Coordenador da Comissão de Nutrologia do Complexo Hospitalar do Hospital das Clínicas da Faculdade de Medicina da Universidade de São Paulo (HCFMUSP). Livre-Docente, Doutor e Mestre em Cirurgia pela FMUSP. Coordenador Clínico das EMTNs do Instituto Central do HCFMUSP, do Instituto do Câncer do Estado de São Paulo "Octavio Frias de Oliveira" do Hospital das Clínicas da Faculdade de Medicina da Universidade de São Paulo (ICESP/HCFMUSP) e Hospital Santa Catarina. Diretor Presidente do Ganep Nutrição Humana. Diretor científico da Bioma4me.

Daniani Baldani da Costa Wilson
Farmacêutica-Bioquímica do Instituto do Câncer do Estado de São Paulo "Octavio Frias de Oliveira" do Hospital das Clínicas da Faculdade de Medicina da Universidade de São Paulo (ICESP-HCFMUSP).

Daniel Batista Negrini
Graduação em Medicina pela Faculdade de Medicina da Universidade de São Paulo (FMUSP). Pós-Graduação em Clínica Médica pelo Hospital das Clínicas da Faculdade de Medicina da Universidade de São Paulo (HCFMUSP). Pós-Graduação em Cancerologia Clínica pelo Instituto do Câncer do Estado de São Paulo (ICESP). Atuou como Médico Preceptor da Residência de Oncologia Clínica no Instituto do Câncer do Estado de São Paulo. Médico Oncologista no Instituto do Câncer do Estado de São Paulo, com ênfase na área de Câncer de Mama.

Daniel Fernandes Marques
Graduação em Medicina pela Faculdade Souza Marques. Experiência na área de Medicina, com ênfase em Oncologia Clínica.

Daniel Herchenhorn
Doutor em Oncologia pela Universidade de São Paulo (USP). Membro Titular da Academia de Medicina do Estado do Rio de Janeiro (ACAMERJ). Coordenador Científico do Grupo Oncologia D'Or.

Daniel de I. G. Cubero
Graduado pela Faculdade de Medicina de Sorocaba (PUC/SP). Residência de Clínica Médica pelo Hospital do Servidor Público Estadual (IAMSPE). Residência de Oncologia Clínica pelo Hospital do Câncer A. C. Camargo. Mestre em Ciências da Saúde pela Faculdade de Medicina do ABC (FMABC). Doutor em Ciências da Saúde pela FMABC. MBA em Gestão em Saúde pela Fundação Getulio Vargas (FGV). Título de Especialista em Cancerologia Clínica pela Sociedade Brasileira de Cancerologia (SBC). Título de Especialista em Oncologia Clínica pela Sociedade Brasileira de Oncologia Clínica (SBOC). Professor Assistente e Coordenador do Programa de Residência em Oncologia Clínica da Disciplina de Oncologia e Hematologia da FMABC. Chefe do Serviço de Oncologia do Hospital de Ensino Anchieta e do Hospital de Clínicas Municipal José Alencar. Chefe do Serviço de Oncologia do Hospital São Camilo do Ipiranga. Diretor Executivo e Pesquisador do Centro de Estudos e Pesquisas em Hematologia e Oncologia (CEPHO). Diretor Clínico do Centro de Oncologia do ABC.

Daniel G. Tabak
Fellow em Hematologia-Oncologia, Washington University, St. Louis, EUA. Diretor do Centro de Transplante de Medula Óssea do Instituto Nacional de Câncer (INCA). Coordenador de Onco-Hematologia da Dasa-Oncologia. Membro Titular da Academia Nacional de Medicina (ANM).

Daniel Musse Gomes
Graduado pela Universidade Federal do Rio de Janeiro (UFRJ). Oncologia Clínica do Instituto Nacional de Câncer (INCA). Médico de Oncologia D'Or.

Daniel Simões de Oliveira
Médico especialista em Radiologia Intervencionista e Cirurgia Endovascular pelo Instituto de Radiologia (InRad) do Hospital das Clínicas da Faculdade de Medicina da Universidade de São Paulo (HCFMUSP). Realizou Radiologia e Diagnóstico por Imagem no Instituto do Coração do Hospital das Clínicas da Faculdade de Medicina da Universidade de São Paulo (InCor/HCFMUSP). Possui graduação em Medicina pela Universidade de Taubaté (UNITAU).

Daniella de Moraes Mizurini
Doutora em Química Biológica pelo Instituto de Bioquímica Médica da Universidade Federal do Rio de Janeiro (UFRJ).

Daniela Tathiana Soltys
Doutorado em Ciências Biológicas (Microbiologia) pelo Instituto de Ciências Biomédicas da Universidade de São Paulo (ICB-USP), com período sanduíche na Université de Toulouse III (Toulouse, França). Pós-Doutorado pelo Departamento de Bioquímica do Instituto de Química da Universidade de São Paulo (IQ-USP). Pesquisadora Visitante no Fred Hutchinson Cancer Research Center (Seattle, EUA).

Daniela Vivas dos Santos
Bacharelado em Enfermagem pela Escola de Enfermagem da Universidade de São Paulo (EEUSP). Mestrado na Área de Administração em Enfermagem pela EEUSP. Doutorado no Programa de Pós-Graduação de Gerenciamento em Enfermagem da EEUSP. Atuando desde 2000 com pacientes oncológicos, como enfermeira, encarregada, chefe e a partir de 2008 como gerente. Enfoque nos seguintes temas: Oncologia, Gerenciamento em Enfermagem e Bioética.

Danielle Cabral Bonfim
PhD. Mestre e Doutora em Ciências Morfológicas. Docente do Instituto de Ciências Biomédicas da Universidade Federal do Rio de Janeiro (ICB-UFRJ).

Danielle Tavares Vianna
Graduação em Medicina pela Universidade Federal Fluminense (UFF). Residência Médica em Pediatria no Hospital Universitário Antonio Pedro da Universidade Federal Fluminense (HUAP/UFF). Residência Médica em Hematologia Pediátrica no Instituto de Puericultura e Pediatria Martagão da Universidade Federal do Rio de Janeiro (IPPMG/UFRJ). Mestrado e doutorado em Oncologia com ênfase em Hematologia Molecular pelo Instituto Nacional de Câncer (INCA). Médica Responsável pelo Ambulatório de Coagulação do Setor de Oncologia Pediátrica do INCA.

Danilo Tavares
Médico pela Universidade Federal de Juiz de Fora (UFJF). Hematologista pela Universidade Estadual do Rio de Janeiro (UERJ).

David Lyden
Professor Associado de Pediatria, Biologia Celular e do Desenvolvimento do Weill Cornell Medical College, NY.

Débora Danilovic
Graduação em Medicina pela Universidade de São Paulo (USP). Doutorado e Pós-Doutorado em Endocrinologia pela USP. Médica assistente de Endocrinologia no Instituto do Câncer do Estado de São Paulo "Octavio Frias de Oliveira" do Hospital das Clínicas da Faculdade de Medicina da Universidade de São Paulo (ICESP/HCFMUSP). Médica da Unidade de Tireoide da Disciplina de Endocrinologia e do Laboratório de Endocrinologia Celular e Molecular (LIM25) da Faculdade de Medicina da Universidade de São Paulo (FMUSP). Experiência na área de Endocrinologia, com ênfase em doenças de tireoide (distúrbios hormonais, nódulos e câncer de tireoide).

Débora Zachello
Graduação em Medicina pela Universidade de São Paulo (USP). Experiência na área de Medicina, com ênfase em Radiologia Médica.

Delmar Muniz Lourenço Junior
Graduação em Medicina pela Universidade Federal do Triângulo Mineiro (UFTM). Residência Médica em Endocrinologia e Metabologia pela UFTM. Título de Especialista em Endocrinologia e Metabologia pela Sociedade Brasileira de Endocrinologia e Metabologia

(SBEM). Doutor em Ciências na área de Endocrinologia e Metabologia pela Faculdade de Medicina da Universidade de São Paulo (FMUSP). Pós-Doutorado em Ciências na área de Endocrinologia e Metabologia pela FMUSP. Médico Pesquisador Clínico na Unidade de Endocrinologia Genética (UEG) do Laboratório de Investigação Médica (LIM-25) da FMUSP e como Professor Colaborador nesta Instituição. Médico Assistente da Disciplina de Endocrinologia do Hospital das Clínicas da Faculdade de Medicina da Universidade de São Paulo (HCFMUSP) e do Instituto do Câncer do Estado de São Paulo "Octavio Frias de Oliveira" do Hospital das Clínicas da Faculdade de Medicina da Universidade de São Paulo (ICESP/HCFMUSP). Atua em ambulatórios do HCFMUSP e do ICESP.

Denis Leonardo Fontes Jardim
Graduação pela Universidade Estadual de Campinas (UNICAMP). *Fellow* no MD Anderson Cancer Center, University of Texas. Doutor em Clínica Médica/Oncologia pelo Programa de Pós-Graduação da Disciplina de Clínica Médica da UNICAMP. Oncologista Clínico Titular do Centro de Oncologia do Hospital Sírio-Libanês (HSL). Coordenador de Pesquisa Clínica HSL.

Denise de Lima Pereira
Assistant Professor of Clinical Medicine – University of Miami, EUA. Associate Director of Clinical Operations, Adult Stem Cell Program – University of Miami. President of Medical Staff – University of Miami Hospital and Clinics.

Diana Noronha Nunes
Doutorado em Ciências (Área de Bioquímica) pela Universidade de São Paulo (USP). Atua no Laboratório de Genômica Médica do Hospital A. C. Camargo Cancer Center.

Diogo Assed Bastos
Membro Titular do Centro de Oncologia do Hospital Sírio-Libanês (HSL). Médico Oncologista do Serviço de Uro-Oncologia do Instituto do Câncer do Estado de São Paulo "Octavio Frias de Oliveira" do Hospital das Clínicas da Faculdade de Medicina da Universidade de São Paulo (ICESP/HCFMUSP). Membro da American Society of Clinical Oncology (ASCO). Especialista em Cancerologia Clínica pela Sociedade Brasileira de Oncologia Clínica (SBOC). *Chair* do Grupo de Tumores Genitourinários do Latin American Cooperative Oncology Group (LACOG).

Douglas Kenji Narazaki
Médico Assistente do Grupo de Coluna do Instituto do Câncer do Estado de São Paulo "Octavio Frias de Oliveira" do Hospital das Clínicas da Faculdade de Medicina da Universidade de São Paulo (ICESP/HCFMUSP).

Edson Abdala
Professor Associado do Departamento de Moléstias Infecciosas e Parasitárias da Faculdade de Medicina da Universidade de São Paulo (FMUSP). Coordenador do Serviço de Controle de Infecção Hospitalar/Infectologia do Instituto do Câncer do Estado de São Paulo "Octavio Frias de Oliveira" do Hospital das Clínicas da Faculdade de Medicina da Universidade de São Paulo (ICESP/HCFMUSP).

Eduardo Guimarães Hourneaux de Moura
Professor Livre-Docente pelo Departamento de Gastroenterologia da Faculdade de Medicina da Universidade de São Paulo (FMUSP). Diretor do Serviço de Endoscopia Gastrointestinal do Hospital das Clínicas da Faculdade de Medicina da Universidade de São Paulo (HCFMUSP). Coordenador do Programa de Residência Médica em Endoscopia da FMUSP. Professor do Programa de Pós-Graduação em Ciências em Gastroenterologia pelo Departamento de Gastroenterologia da FMUSP. Coordenador do Serviço de Endoscopia Gastrointestinal do Hospital Vila Nova Star – Rede D'Or em São Paulo.

Eduardo Magalhães Rêgo
Professor Titular da Faculdade de Medicina da Universidade de São Paulo (FMUSP). Coordenador do Serviço de Hematologia da Rede D'Or.

Eliana Dias da Silva Ribeiro de Souza Ribas
Psicóloga e Psicanalista. Doutora em Psicologia Clínica pela Pontifícia Universidade Católica de São Paulo (PUCSP). Ex-coordenadora do Programa de Humanização do Instituto do Câncer do Estado de São Paulo "Octavio Frias de Oliveira" do Hospital das Clínicas da Faculdade de Medicina da Universidade de São Paulo (ICESP/HCFMUSP). Ex-Consultora da Secretaria de Saúde do Estado de São Paulo. Responsável pela elaboração e

implementação da Política Estadual de Humanização de São Paulo. Ex-Assessora de Gabinete do Secretário de Saúde de São Paulo. Responsável pela Coordenação do Núcleo Técnico de Humanização da Secretaria de Saúde do Estado de São Paulo. Diretora de Projetos da Prattein – Consultoria em Desenvolvimento Social.

Elimar Elias Gomes
Médico Dermatologista e Cirurgião Dermatológico pela Escola Paulista de Medicina da Universidade Federal de São Paulo (EPM-UNIFESP). Doutorado em Oncologia pela Fundação Antônio Prudente do Hospital A. C. Camargo Cancer Center (FAP). Coordenador do Grupo de Dermatologia do Centro Oncológico do Hospital BP – A Beneficência Portuguesa de São Paulo. Membro Titular da Sociedade Brasileira de Diabetes (SBD), da Sociedade Brasileira de Cirurgia Dermatológica (SBCD) e GBM.

Elisa Ryoka Baba
Doutorado em Ciências em Gastroenterologia pela Faculdade de Medicina da Universidade de São Paulo (FMUSP). Médica Assistente do Serviço de Endoscopia Gastrointestinal do Hospital das Clínicas da Faculdade de Medicina da Universidade de São Paulo (HC-FMUSP). Médica Assistente do Serviço de Endoscopia Gastrointestinal Instituto do Câncer do Estado de São Paulo "Octavio Frias de Oliveira" do Hospital das Clínicas da Faculdade de Medicina da Universidade de São Paulo (ICESP/HCFMUSP). Médica Colaboradora da Divisão de Anatomia Cirúrgica do Departamento de Anatomia Patológica da FMUSP. Membro da Sociedade Brasileira de Endoscopia Digestiva (SOBED).

Elvira Deolinda Rodrigues Pereira Velloso
Professora associada da Disciplina de Hematologia da Faculdade de Medicina da Universidade de São Paulo (FMUSP). Coordenadora Médica do Ambulatório de Citopenias do Serviço de Hematologia do Hospital das Clínicas da Faculdade de Medicina da Universidade de São Paulo (HCFMUSP) e dos laboratórios de Citogenética do Serviço de Hematologia do HCFMUSP e do Hospital Israelita Albert Einstein (HIAE). Membro do Comitê de Síndromes Mielodisplásicas da Associação Brasileira de Hematologia, Hemoterapia e Terapia Celular (ABHH) e do Grupo Cooperativo Brasileiro de Síndrome Mielodisplásica em Pediatria (GCB-SMD-PED).

Emmanuel Dias-Neto
Doutorado em Bioquímica e Imunologia pela Universidade Federal de Minas Gerais (UFMG). Atua no Laboratório de Genômica Médica do Hospital A. C. Camargo Cancer Center.

Eugenia Costanzi-Strauss
Professora e Chefe do Laboratório de Terapia Gênica do Instituto de Ciências Biomédicas da Universidade de São Paulo (ICB-USP). Doutora em Ciências na Área de Biologia Molecular pela Escola Paulista de Medicina, hoje Universidade Federal de São Paulo (UNIFESP). Pós-Doutorado em Terapia Gênica do Câncer pelo Cancer Center University of California, San Diego, EUA.

Ericka Barbosa Trarbach
Pesquisadora Científica na Disciplina de Endocrinologia e Metabologia do Hospital das Clínicas da Faculdade de Medicina da Universidade de São Paulo (HCFMUSP).

Erlon Gil
Médico Radioterapeuta do Instituto do Câncer do Estado de São Paulo "Octavio Frias de Oliveira" do Hospital das Clínicas da Faculdade de Medicina da Universidade de São Paulo (ICESP-HCFMUSP) e Hospital Beneficência Portuguesa.

Ernesto de Meis (in memoriam)
Graduadoo em Medicina pela Universidade do Estado do Rio de Janeiro. Residência em Hematologia pela UFRJ. Mestrado e Doutorado em Medicina pela Universidade do Estado do Rio de Janeiro (UERJ) e MBA em Gestão em Saúde pela Fundação Getulio Vargas (FGV). Médico Hematologista do Instituto Nacional de Câncer (INCA). Professor Adjunto da disciplina de Hematologia na Universidade Federal do Rio de Janeiro (UFRJ).

Estefanía Simoes Fernández
Graduada em Biologia pela Universitat de Barcelona (UB), Espanha. Especialista em Neurociências pela Faculdade de Medicina da Universidade de São Paulo (FMUSP). Doutoranda em Ciências do Programa de Pós-Graduação em Biologia de Sistemas pelo Instituto de Ciências Biomédicas da Universidade de São Paulo (ICB-USP). Acadêmica Visitante da Oxford University, Oxfordshire, Reino Unido.

Evandro Sobroza de Mello
Médico-Patologista. Professor Doutor do Departamento de Patologia da Faculdade de Medicina da Universidade de São Paulo (FMUSP). Coordenador do Laboratório de Patologia do Instituto do Câncer do Estado de São Paulo "Octavio Frias de Oliveira" do Hospital das Clínicas da Faculdade de Medicina da Universidade de São Paulo (ICESP/HCFMUSP). Sócio Diretor-Técnico do CICAP – Centro de Imuno-Histoquímica e Citopatologia e Anatomia Patológica do Hospital Alemão Oswaldo Cruz.

Evelin Cavalcante Farias
Médica Endocrinologista. Pós-Graduanda em Serviço de Endocrinologia e Metabologia pelo Hospital das Clínicas da Faculdade de Medicina da Universidade de São Paulo (HC/FMUSP).

Everardo Delforge Saad
Oncologista Clínico. Diretor Científico da Dendrix Edição e Design.

Fabiana Hirata
Graduada pela Universidade Federal do Ceará (UFC). Residência em Radiologia e Diagnóstico por Imagem no Instituto de Radiologia (InRad) do Hospital das Clínicas da Faculdade de Medicina da Universidade de São Paulo (HCFMUSP). Complementação especializada em Neurorradiologia no InRad/HCFMUSP. Doutora em Ciências Médicas pela Universidade de São Paulo (USP). Especialista em Radiologia e Diagnóstico por Imagem pelo Colégio Brasileiro de Radiologia (CBR). Médica Assistente das Equipes de Neurorradiologia do Instituto do Câncer do Estado de São Paulo "Octavio Frias de Oliveira" do Hospital das Clínicas da Faculdade de Medicina da Universidade de São Paulo (ICESP/HCFMUSP) e do Hospital Israelita Albert Einstein (HIAE). Corresponsável pelo Ensino de Neuromorfologia da Faculdade de Medicina do Einstein. Coordenadora do Grupo Médico-Assistencial (GMA) de Neuro-Oncologia do HIAE. Coordenadora dos cursos de Pós-Graduação *lato sensu* de Oncologia Neurológica e Radiologia Neurológica e de Cabeça e Pescoço.

Fabiano Pinheiro da Silva
Professor Livre-Docente da Disciplina de Emergências Clínicas da Faculdade de Medicina da Universidade de São Paulo (FMUSP).

Fabio Biagini Cury
Médico Radioterapeuta. Diretor das áreas de Uro-Oncologia e Sarcoma na McGill University Health Centre, Montréal, Québec, Canadá. *Fellowship* em Neoplasias Genito-Urinárias em MUHC, McGill University.

Fabio Biscegli Jatene
Professor Titular do Departamento de Cardiopneumologia da Faculdade de Medicina da Universidade de São Paulo (FMUSP).

Fabio Thadeu Ferreira
Doutor em Ciências da Cirurgia pela Universidade Estadual de Campinas (UNICAMP). Coordenador da Disciplina de Urologia da Rede Mário Gatti de Campinas. Coordenador do Programa de Residência em Urologia da Rede Mário Gatti de Campinas. Coordenador da Disciplina de Urologia da Faculdade São Leopoldo Mandic (SLMANDIC). Referência Técnica do Serviço de Urologia da Real Sociedade Portuguesa de Beneficência de Campinas.

Fabrício Ferreira Coelho
Professor Livre-Docente do Departamento de Gastroenterologia da Faculdade de Medicina da Universidade de São Paulo (FMUSP). Médico Supervisor do Serviço de Cirurgia do Fígado e Hipertensão Portal do Hospital das Clínicas da Faculdade de Medicina da Universidade de São Paulo (HCFMUSP). Graduação em Medicina pela FMUSP. Residência Médica em Cirurgia Geral e Cirurgia do Aparelho Digestivo pela FMUSP. Doutorado em Ciências pela FMUSP. Especialista em Cirurgia Geral pelo Colégio Brasileiro de Cirurgiões (CBC). Especialista em Cirurgia do Aparelho Digestivo pelo Colégio Brasileiro de Cirurgia Digestiva (CBCD). Certificação em Cirurgia Videolaparoscópica e Cirurgia Robótica. Atua na área de Cirurgia Geral e Cirurgia do Aparelho Digestivo. Experiência em Cirurgia Hepatobiliopancreática e Transplante de Órgãos Abdominais.

Fátima Solange Pasini
Graduação em Ciências Farmacêuticas pela Faculdade de Ciências Farmacêuticas e Bioquímicas Oswaldo Cruz. Mestrado em Biotecnologia pela Universidade de São Paulo (USP). Doutorado em Biotecnologia pela USP. Especialista em Laboratório da Faculdade

de Medicina da Universidade de São Paulo (FMUSP). Experiência na área de Bioquímica, com ênfase em Biologia Molecular.

Felipe Osório Costa
Médico Assistente da Disciplina de Oncologia Clínica do Departamento de Clínica Médica da Faculdade de Ciências Médicas da Universidade Estadual de Campinas (FCM-UNICAMP).

Felipe Pereira Zerwes
Professor Adjunto da Escola de Medicina da Pontifícia Universidade Católica do Rio Grande do Sul (PUCRS). Presidente da Comissão Nacional de Especialidades Mastologia da Federação Brasileira das Associações de Ginecologia e Obstetrícia (FRESBAGO). Mestrado e Doutorado pela Universidade do Estado do Rio de Janeiro (UERJ).

Felipe Ribeiro
Residência em Radiologia e Diagnóstico por Imagem. Preceptoria no Instituto de Radiologia (InRad) do Hospital das Clínicas da Faculdade de Medicina da Universidade de São Paulo (HCFMUSP). *Fellow* em Radiologia Abdominal. Médico Assistente da Radiologia do Instituto do Câncer do Estado de São Paulo "Octavio Frias de Oliveira" do Hospital das Clínicas da Faculdade de Medicina da Universidade de São Paulo (ICESP/HCFMUSP), do Hospital Vila Nova Star, Hospital Sírio-Libanês (HSL) e Hospital 9 de Julho.

Fernanda Caramella Pereira
Médica Patologista da Rede D'Or São Luiz.

Fernanda Cunha Capareli
Membro Titular do Centro de Oncologia do Hospital Sírio-Libanês (HSL). Médica Assistente do Grupo de Tumores Gastrointestinais do Instituto do Câncer do Estado de São Paulo da Faculdade de Medicina da Universidade de São Paulo (ICESP-FMUSP).

Fernanda de Toledo Gonçalves
Bacharelado e Licenciatura em Ciências Biológicas pelo Instituto de Biociências, Letras e Ciências Exatas da Universidade Estadual Paulista (IBILCE-UNESP). Doutora em Ciências pelo programa de Patologia da Faculdade de Medicina da Universidade de São Paulo (FMUSP). Pesquisadora Científica do Laboratório de Imuno-Hematologia e Hematologia Forense (LIM40) do Hospital das Clínicas da Faculdade de Medicina da Universidade de São Paulo (HCFMUSP). Experiência na área de Genética, com ênfase em Genética Humana e Médica e Ciências Forenses.

Fernanda Maria Santos
Especialista em Hematologia e Hemoterapia pela Associação Médica Brasileira (AMB) e Sociedade Brasileira de Hematologia e Hemoterapia (SBHH). Formação em Hematologia e Hemoterapia pela Faculdade de Medicina da Universidade de São Paulo (FMUSP). Formação Acadêmica pela Pontifícia Universidade Católica de São Paulo (PUC-Campus Sorocaba).

Fernanda Tereza de Lima
Graduação em Medicina pela Universidade Federal de Santa Catarina (UFSC). Mestrado em Morfologia pela Universidade Federal de São Paulo (UNIFESP). Doutorado em Morfologia pela UNIFESP. Especialização em Educação em Saúde pela UNIFESP e Educação Continuada e Permanente em Saúde pelo Instituto Israelita de Ensino e Pesquisa Albert Einstein (IIEP). Formação em Melhoria Contínua de Processos pela Lean Belt na Metodologia Lean Six Sigma pelo Hospital Israelita Albert Einstein (HIAE). Chefe do Setor de Oncogenética da Disciplina de Mastologia do Departamento de Ginecologia da UNIFESP e responsável pelo Ambulatório de Oncogenética do Instituto de Oncologia Pediátrica-Grupo de Apoio ao Adolescente e à Criança com Câncer da Universidade Federal de São Paulo (IOP/GRAACC-UNIFESP). Médica do Centro de Aconselhamento Genético do HIAE. Docente da Faculdade Israelita de Ciências da Saúde Albert Einstein. Coordenadora do curso de pós-graduação *lato sensu*, Aconselhamento Genético em Predisposição Hereditária ao Câncer. Experiência na área de Genética.

Fernando Augusto Soares
Médico pela Faculdade de Ciências Médicas de Santos (FCMS). Mestre e Doutor em Patologia Humana pela Faculdade de Medicina de Ribeirão Preto da Universidade de São Paulo (FMRP-USP). Pós-Doutorado na McMaster University, Hamilton, Canadá. Especialização em Hematopatologia pelo Cross Cancer Institute, University of Alberta, Edmonton, Canadá e Fred

Hitchinson Cancer Research Center, Seattle, EUA. Professor do Departamento de Patologia da FMRP-USP. Chefe do Serviço de Patologia do Hospital das Clínicas da FMRP-USP. Livre-Docência em Oncologia pela Faculdade de Medicina da Universidade de São Paulo (FMUSP). Diretor (*Head*) do Departamento de Anatomia Patológica do Fundação Antônio Prudente do Hospital A. C. Camargo Cancer Center (FAP). Coordenador do Centro de Excelência em Pesquisa, Inovação e Difusão da Fundação Antônio Prudente (CEPID/FAPESP). Presidente da Comissão de Pós-Graduação da área de Oncologia. Professor Titular de Patologia Geral da Faculdade de Odontologia da Universidade de São Paulo (FOUSP). Diretor Médico de Anatomia Patológica da Rede D'Or e Pesquisador do Instituto de Pesquisa D'Or (ID'Or). Membro do Standing Committee para Classificação dos Tumores da Organização Mundial da Saúde (OMS). Experiência na área de Anatomia Patológica, com ênfase em Patologia dos Tumores. Ex-Presidente da Sociedade Brasileira de Patologia Clínica (SBPC) e da Sociedade Latinoamericana de Patologia (SLAP). Editor-Chefe do *Surgical and Experimental Pathology*.

Fernando Costa Santini
Médico do Serviço de Oncologia Torácica do Memorial Sloan Kettering Cancer Center, Nova York, EUA.

Fernando Freire de Arruda
Possui graduação em Medicina pela Universidade Federal de Mato Grosso (UFMT). Residência Médica em Radio-Oncologia no Departamento de Radioterapia do Centro de Oncologia do Hospital Sírio-Libanês (HSL). Realizou *Fellowship* no Memorial Sloan Kettering Cancer Center no período de 2004 e 2005. Foi coordenador do serviço de Radioterapia do Instituto do Câncer do Estado de São Paulo (ICESP), nos anos de 2011-2013. É médico-titular e coordenador do serviço de radioterapia do Hospital Sírio-Libanês (HSL). Membro da Sociedade Brasileira de Radioterapia (SBRT). Membro associado da American Society for Radiation Oncology (ASTRO).

Fernando Henrique Lojudice
Bacharelado e Licenciatura em Ciências Biológicas pelo Instituto de Biociências da Universidade de São Paulo (IB-USP). Desenvolveu seu projeto de Doutorado, na área de Biologia Molecular e Terapia Celular, pelo Departamento de Bioquímica do Instituto de Química da Universidade de São Paulo (IQ-USP). Atualmente é Analista de Pesquisa Clínica pela Ophthal – Hospital Especializado e pesquisador do Núcleo de Terapia Celular e Molecular (NUCEL) da Faculdade de Medicina da Universidade de São Paulo (FMUSP).

Fernando Salvador Moreno
Médico pela Universidade de São Paulo (USP). Doutor em Medicina Interna pela Universität Düsseldorf, Alemanha. Pós-Doutorado no Departamento de Patologia da University of Toronto, Canadá. Professor Titular Sênior da Faculdade de Ciências Farmacêuticas da Universidade de São Paulo (FCF-USP).

Flávia Gabrielli
Médica Assistente da Radioterapia do Instituto do Câncer do Estado de São Paulo (ICESP) e do Grupo Oncologia D'Or. Especialista pela Sociedade Brasileira de Radioterapia (SBRT)/Colégio Brasileiro de Radiologia (CBR). Residência Médica em Radioterapia no Hospital Sírio-Libanês (HSL). Graduação em Medicina pela Faculdade de Ciências Médicas da Santa Casa de São Paulo (FCMSCSP).

Flavio Roberto Takeda
Graduação em Medicina pela Universidade de São Paulo (USP). Residência Médica pelo Hospital das Clínicas da Faculdade de Medicina da Universidade de São Paulo (HCFMUSP). *Fellowship* pela Keio University, Tóquio, Japão. Doutorado em Ciência em Gastroenterologia pela FMUSP. Professor Colaborador (graduação, pós-graduação e pesquisa) e Livre-Docência pelo Departamento de Gastroenterologia da FMUSP. Médico assistente do Instituto do Câncer do Estado de São Paulo "Octavio Frias de Oliveira" do Hospital das Clínicas da Faculdade de Medicina da Universidade de São Paulo (ICESP/HCFMUSP). Membro do Colégio Brasileiro de Cirurgiões (CBC), Colégio Brasileiro de Cirurgia Digestiva (CBCD), International Society of Doctors for Environment (ISDE), Society of Surgical Oncology (SSO), Society for Surgery of the Alimentary Tract (SSAT) e do Grupo Brasileiro de Tumores Gastrointestinais (GTG).

Francisco Caiado
Doutora no Grupo de Angiogênese pelo Centro de Investigação em Patobiologia Molecular (CIPM),

Instituto Português de Oncologia de Lisboa Francisco Gentil E.P.E. (IPOLFG, EPE), Lisboa, Portugal, e Instituto Gulbenkian de Ciência, Oeiras, Portugal.

Gabriel Faria Najas
Graduação em Medicina pela Universidade Potiguar. Residência Médica em Radioterapia no Hospital das Clínicas da Universidade de São Paulo (HCFMUSP). Especialista em Radioterapia pela Sociedade Brasileira de Radioterapia (AMB) e Comissão Nacional de Energia Nuclear (CNEN). Radio-Oncologista na Oncologia D'Or e no Instituto do Câncer do Estado de São Paulo-ICESP/FMUSP.

Gabriel Prolla
MD PhD. Professor de Medicina da Escola de Medicina da Pontifícia Universidade Católica do Rio Grande do Sul (PUCRS).

Gabriel Yoshiuki Watarai
Médico-Assistente da Oncologia Clínica do Instituto do Câncer do Estado de São Paulo (ICESP). Médico-Assistente da Oncologia D'Or.

Gerda Feitosa
ACLS Provider Suporte Avançado de Vida em Cardio. Instituto do Coração do Hospital das Clínicas da Faculdade de Medicina da Universidade de São Paulo (InCor/HCFMUSP). Extensão universitária em Liga de Trauma do Ceará da Faculdade de Medicina da Universidade Federal do Ceará (UFC). Curso Nacional de Normatização de Atendimento ao Queimado, Sociedade Brasileira de Queimaduras (SBQ). Curso de Anatomia Topográfica Aplicada pela UFC. Extensão universitária em Projeto de Desenvolvimento em Ortopedia e Traumatologia pela UFC. Curso de Clínica da Dor pela UFC. Curso de Radiologia Clínica pela UFC. Curso de Eletrocardiograma pela UFC.

Gilberto de Castro Junior
Professor Doutor da Disciplina de Oncologia da Faculdade de Medicina da Universidade de São Paulo (FMUSP). Médico do Serviço de Oncologia Clínica do Instituto do Câncer do Estado de São Paulo "Octavio Frias de Oliveira" do Hospital das Clínicas da Faculdade de Medicina da Universidade de São Paulo (ICESP/HCFMUSP), onde chefia a área de Oncologia Torácica e de Cabeça e Pescoço. Livre-Docente pela FMUSP. Médico do Centro de Oncologia do Hospital Sírio-Libanês (HSL).

Gilka J. Fígaro Gattás
Professora livre docente do Departamento de Medicina Legal, Ética Médica e Medicina Social e do Trabalho da Faculdade de Medicina da Universidade de São Paulo (FMUSP). Pós-Doutorado em Citogenética e Biologia Molecular, Harvard Medical School, Boston, EUA.

Giselle de Barros Silva
Médica Dermatologista pela Universidade Estadual de Campinas (UNICAMP). Observership em Oncodermatologia no Memorial Sloan Kettering Cancer Center e na Faculdade de Medicina de Yale – EUA. Dermatologista do Centro de Oncologia do Hospital Alemão Oswaldo Cruz. Membro titular da Sociedade Brasileira de Dermatologia (SBD) e da Multinational Association of Supportive Care in Cancer (MASCC).

Giselle Marie Almeida Duthcher
Professor do Hematology Oncology Fellow – University of Miami, EUA.

Gislaine Aparecida Ozório
Nutricionista. Coordenadora Administrativa da Equipe Multiprofissional de Terapia Nutricional (EMTN) do Instituto do Câncer do Estado de São Paulo "Octavio Frias de Oliveira" do Hospital das Clínicas da Faculdade de Medicina da Universidade de São Paulo (ICESP/HCFMUSP). Membro do Comitê de Terapia Nutricional (CTN) Hospital das Clínicas da Faculdade de Medicina da Universidade de São Paulo (HCFMUSP). Mestre em Ciências da Saúde pelo Departamento de Gastroenterologia da Universidade Federal de São Paulo (UNIFESP). Título de Especialista em Nutrição Enteral e Parenteral pela Sociedade Brasileira de Parenteral e Enteral (SBNPE). Título de Especialista em Nutrição Clínica pela Associação Brasileira de Nutrição (ASBRAN). Aperfeiçoamento em Tratamento Multidisciplinar da Obesidade Fisiologia do Exercício pela Universidade Federal de São Paulo (UNIFESP). Técnico Laboratorista de Alimentos pelo Serviço Nacional de Aprendizagem Industrial (SENAI).

Giovanni Guido Cerri
Professor Titular de Radiologia da Faculdade de Medicina da Universidade de São Paulo (FMUSP). Presidente do Conselho Diretor do Instituto de Radiologia do Hospital das Clínicas da Faculdade de Medicina da Universidade de São Paulo (HCFMUSP).

Giuliana Patricia Mognol
Bióloga pela Universidade Estadual do Oeste do Paraná (UNIOESTE). Doutora em Oncologia pelo Instituto Nacional de Câncer (INCA). Pós-Doutorado pelo Programa de Imunologia e Biologia Tumoral do INCA e pelo La Jolla Institute for Allergy and Immunology, LIAI, San Diego, EUA.

Glaucia Munemasa Ito
Médica do Serviço de Hemoterapia Instituto do Câncer do Estado de São Paulo "Octavio Frias de Oliveira" do Hospital das Clínicas da Faculdade de Medicina da Universidade de São Paulo (ICESP-HCFMUSP). Médica Especialista em Hematologia e Hemoterapia pela Faculdade de Medicina da Universidade de São Paulo (FMUSP).

Gonzalo Vecina Neto
Professor Assistente da Faculdade de Saúde Pública da Universidade de São Paulo (FSP-USP). Superintendente do Hospital Sírio-Libanês (HSL). Ex-Presidente da Agência Nacional de Vigilância Sanitária (Anvisa-MS).

Guilherme Cutait de Castro Cotti
Graduação em Medicina pela Universidade de São Paulo (USP) e Residência pela USP.

Guilherme Fialho de Freitas
Possui graduação em Medicina pela Universidade Federal de Juiz de Fora (UFJF). Residência Médica em Clínica Médica pelo Hospital das Clínicas da Faculdade de Medicina da Universidade de São Paulo (HCFMUSP) e Residência Médica em Oncologia Clinica pelo Instituto do Câncer do Estado de São Paulo (ICESP) da FMUSP. Foi médico preceptor da residência médica de Oncologia Clínica do ICESP/FMUSP no ano de 2020. É médico assistente do grupo de Tumores Genitourinários da Oncologia Clinica do ICESP (Instituto do Câncer do Estado de São Paulo) e Oncologista Clínico na Oncologia D'Or.

Guilherme Geib
Possui graduação em Medicina pela Universidade Federal do Rio Grande do Sul (UFRGS). Residência em Clínica Médica e Cancerologia Clínica no Hospital de Clínicas de Porto Alegre. Mestre em Epidemiologia pela UFRGS. Médico do Serviço de Oncologia do Hospital de Clínicas de Porto Alegre. Oncologista do Hospital Moinhos de Vento, com especial dedicação para Oncologia Torácica. Membro Efetivo da International Association for the Study of Lung Cancer.

Guilherme Luiz Stelko Pereira
Médico Oncologista Clínico pela Faculdade de Medicina da Universidade de São Paulo (FMUSP). Graduado pela Universidade Federal do Paraná (UFPR). Ex-Preceptor em Oncologia no Instituto do Câncer do Estado de São Paulo "Octavio Frias de Oliveira" do Hospital das Clínicas da Faculdade de Medicina da Universidade de São Paulo (ICESP/HCFMUSP). Ex-*Fellow* em Pesquisa pelo Sylvester Comprehensive Cancer Center. Diretor Técnico no Centro de Oncologia do Paraná – Curitiba.

Gustavo dos Santos Fernandes
Diretor Geral do Hospital Sírio-Libanês (HSL) - Unidade Brasília. *Advanced Clinical Fellow* (MSKCC). Vice-Presidente de Relações Nacionais e Internacionais da Sociedade Brasileira de Oncologia Clínica (SBOC). Ex-Presidente da SBOC. Residência em Cancerologia no HSL. Residência em Clínica Médica e Hematologia no Hospital das Clínicas da Faculdade de Medicina da Universidade de São Paulo (HCFMUSP). Graduação Médica pela Universidade Federal da Paraíba (UFPB).

Gustavo Duarte Ramos Matos
Médico Oncologista pelo Instituto do Câncer do Estado de São Paulo "Octavio Frias de Oliveira" do Hospital das Clínicas da Faculdade de Medicina da Universidade de São Paulo (ICESP/HCFMUSP). Oncologista Clínico do Centro de Oncologia do Hospital Sírio-Libanês, Unidade de Brasília.

Gustavo Fagundes
Residência em Clínica Médica e Endocrinologia pela Universidade de São Paulo (USP). Doutorando na área de adrenal pela USP. Endocrinologista do Hospital Sírio-Libanês (HSL).

Gustavo Luis Rodela
Médico Assistente Colaborador do Serviço de Endoscopia Gastrointestinal do Hospital das Clínicas da Faculdade de Medicina da Universidade de São Paulo (HCFMUSP). Mestre pelo Programa de Pós-Graduação em Ciências em Gastroesterologia pelo Departamento de Gastroenterologia da Faculdade de Medicina da Universidade de São Paulo (FMUSP). Médico Assistente do Serviço de Endoscopia Gastrointestinal do Hospital Vila Nova Star da Rede D'Or, São Paulo.

Gustavo Corradi
Residência Médica em Radiologia e Diagnóstico por Imagem pelo Instituto de Radiologia do Hospital das Clínicas da Faculdade de Medicina da Universidade de São Paulo (InRad-HCFMUSP). Pós-Graduação em Administração Hospitalar e de Sistemas de Saúde pela Fundação Getulio Vargas (FGV). Desenvolvedor de algoritmos de inteligência artificial e processamento de linguagem natural da DASA e Médico Radiologista do Hospital Sírio-Libanês (HSL).

Helena Regina Comodo Segreto
Professora Associada do Departamento de Oncologia Clínica e Experimental, Setor de Radioterapia da Escola Paulista de Medicina da Universidade Federal de São Paulo (UNIFESP/EPM).

Henrique César de Jesus Ferreira
Doutorado pelo Programa de Pós-Graduação em Bioquímica do Departamento de Bioquímica do Instituto de Química da Universidade de São Paulo (IQ-USP). Mestre em Bioquímica e Biologia Molecular pelo Departamento de Bioquímica do Instituto de Biociências da Universidade Federal do Rio Grande do Norte (IB-UFRN). Licenciado e Bacharel em Ciências Biológicas pela IB-UFRN. Técnico em Controle Ambiental pelo IFRN.

Heidge Fukumasu
Médico Veterinário pela Universidade de São Paulo (USP). Doutorado em Patologia Experimental pela USP. Professor Doutor (MS-3) da USP. Experiência na área de Medicina Veterinária, com ênfase em Biologia Molecular Aplicada. Membro da Comissão Técnica Nacional de Biossegurança (CTNBio) do Ministério da Ciência, Tecnologia e Inovações (MCTI).

Hugo Aguirre Armelin
PhD. Professor Titular de Bioquímica (Aposentado), Departamento de Bioquímica, Instituto de Química da Universidade de São Paulo (IQ-USP).

Hugo Sterman Neto
Médico e Neurocirurgião formado pela Faculdade de Medicina da Universidade de São Paulo (FMUSP). Médico Assistente da Neurocirurgia do Instituto do Câncer do Estado de São Paulo "Octavio Frias de Oliveira" do Hospital das Clínicas da Faculdade de Medicina da Universidade de São Paulo (ICESP/HCFMUSP).

Humberto Carvalho Carneiro
Médico pela Universidade Federal de Pernambuco (UFPE). Patologista pelo Instituto Nacional de Câncer (INCA). Doutorando pelo Instituto D'Or de Pesquisa e Ensino (IDOR).

Igor Moysés Longo Snitcovsky
Doutor em Oncologia. Ex-Médico Pesquisador.

Ilana Zalcberg Renault
Zalcberg IR MD, PhD. Consultora Genética Molecular, Onco-Hematologia. DASA – Genômica. Pesquisadora principal do Laboratório de Biologia Molecular Centro de Medicina Ocupacioal (CEMO) e pelo Instituto Nacional de Câncer (INCA).

Isabela Albuquerque Severo de Miranda
Especialização em Mastologia pela Pontifícia Universidade Católica do Rio Grande do Sul (PUCRS). Especialista em Mastologia pela Sociedade Brasileira de Mastologia. Mestranda em Medicina e Ciências da Saúde na PUCRS. Master Internacional em Mastologia pela Fondazione Umberto Veronesi – Universidad Udima (UDIMA MADRID). Preceptora da Residência Médica em Mastologia na PUCRS.

Isabela Bispo Costa Silva
Doutora em Cardiologia pela Univeridade de São Paulo (USP). Especialista em Cardiologia e Imagem Cardiovascular pelo Instituto Dante Pazzanese de Cardiologia (IDPC). Médica Cardiologista do Instituto do Câncer do Estado de São Paulo (ICESP).

Isabela Werneck da Cunha
Médica Patologista da Fundação Antônio Prudente do Hospital A. C. Camargo Cancer Center (FAP). Responsável pelo Departamento de Patologia Molecular Aplicada ao Diagnóstico Oncológico.

Isabelle Oliveira Parahyba
Clínica Médica. Residência Médica em Clínica Médica como bolsista, no Hospital Geral Dr. Cesar Cals. Integra o Corpo Clínico de plantonistas do Hospital Geral Dr. Cesar Cals na Unidade de Terapia Intensiva. Integrante do Corpo Clínico de Plantonistas do Hospital Menino Jesus.

Israel Bendit
Professor Livre-Docente da Disciplina de Hematologia do Hospital das Clínicas da Faculdade de Medicina da Universidade de São Paulo (HCFMUSP). Laboratório de Investigação Médica em Patogênese e Terapia Dirigida em Onco-Imuno-Hematologia (LIM/31) no Departamento de Hematologia do HCFMUSP.

Iuri Santana Neville Ribeiro
Residência Médica em Neurocirurgia pelo Hospital das Clínicas da Faculdade de Medicina da Universidade de São Paulo (HCFMUSP). Doutor em Ciências pela Faculdade de Medicina da Universidade de São Paulo (FMUSP). Coordenador do Serviço de Neurocirurgia do Residência Médica em Neurocirurgia do HCFMUSP. Doutor em Ciências pela FMUSP. Coordenador do Serviço de Neurocirurgia do Instituto do Câncer do Estado de São Paulo "Octavio Frias de Oliveira" do Hospital das Clínicas da Faculdade de Medicina da Universidade de São Paulo (ICESP/HCFMUSP).

Ivan Cecconello
Professor Titular das Disciplinas de Cirurgia do Aparelho Digestivo e de Coloproctologia da Faculdade de Medicina da Universidade de São Paulo (FMUSP). Diretor da Divisão de Clínica Cirúrgica II do Hospital das Clínicas da Faculdade de Medicina da Universidade de São Paulo (HCFMUSP).

Jacques Tabacof
Formado pela Faculdade de Medicina da Universidade de São Paulo (FMUSP). Residência em Clínica Médica e Hematologia no Hospital das Clínicas da Faculdade de Medicina da Universidade de São Paulo (HCFMUSP). *Fellowship* em Oncologia Clínica no MD Anderson Cancer Center, Houston, EUA. Oncologista, Hematologista e Diretor Geral do Centro Paulista de Oncologia (CPO), Grupo Oncoclínicas em São Paulo. Membro do Conselho Médico do Grupo Oncoclínicas.

Jade Cury Martins
Médica e Dermatologista pela Universidade Federal de São Paulo (UNIFESP). Doutora em Saúde Baseada em Evidências pela UNIFESP. Docente do Departamento de Dermatologia da Universidade de São Paulo (USP). Médica do Instituto do Câncer do Estado de São Paulo "Octavio Frias de Oliveira" do Hospital das Clínicas da Faculdade de Medicina da Universidade de São Paulo (ICESP/HCFMUSP).

Jaqueline Nunes de Carvalho
Graduação em Nutrição pela Universidade Paulista (UNIP). Nutricionista Clínica do Instituto Brasileiro de Controle do Câncer (IBCC). Tem experiência na área de Nutrição.

Jesus Paula Carvalho
Professor Associado Livre-docente da Disciplina de Ginecologia da Faculdade de Medicina da Universidade de São Paulo (FMUSP). Chefe de Equipe de Ginecologia Oncológica do Instituto do Câncer do Estado de São Paulo "Octavio Frias de Oliveira" do Hospital das Clínicas da Faculdade de Medicina da Universidade de São Paulo (ICESP/HCFMUSP).

João Antonio Dias Junior
Diretor da Originare Medicina Reprodutiva. Títulos de Especialista em Reprodução Humana, Endoscopia Ginecológica e Ginecologia e Obstetrícia pela Federação Brasileira das Associações de Ginecologia e Obstetrícia (FEBRASGO). Doutorado em Ginecologia e Obstetrícia pelo Departamento de Obstetrícia e Ginecologia da Faculdade de Medicina da Universidade de São Paulo (FMUSP).

João Batista Calixto
Graduado em Ciências Biológicas pela Universidade de Brasília (UnB). Mestre em Farmacologia pela Escola Paulista de Medicina (UNIFESP). Doutor em Farmacologia pela Universidade de São Paulo (USP). Professor Titular (aposentado) de Farmacologia da UFSC. Pesquisador nível IA do Conselho Nacional de Desenvolvimento Científico e Tecnológico (CNPq). Membro da Academia Brasileira de

Ciências (ABC). Ex-Presidente da Sociedade Brasileira de Farmacologia e Terapêutica Experimental (SBFTE). Diretor do Centro de Inovação e Ensaios Pré-Clínicos (CIEnP).

João Paulo de Biaso Viola
Médico pela Universidade do Estado do Rio de Janeiro (UERJ). Doutor em Ciências pela Universidade Federal do Rio de Janeiro (UFRJ). *Research Associate* do Departamento de Patologia e do Dana-Farber Cancer Institute da Harvard Medical School. Presidente da Sociedade Brasileira de Imunologia (SBI). Pesquisador Titular, Líder do Grupo de Imunologia Molecular do Programa de Imunologia e Biologia Tumoral do Instituto Nacional de Câncer (INCA) e Chefe da Divisão de Pesquisa Experimental e Translacional do INCA.

João Victor Salvajoli
Radio-Oncologista do Instituto do Câncer do Estado de São Paulo "Octavio Frias de Oliveira" do Hospital das Clínicas da Faculdade de Medicina da Universidade de São Paulo (ICESP-HCFMUSP) e do Hospital Alemão Oswaldo Cruz (HAOC).

Joanna Darck Carola Correia Lima
Bióloga pela Universidade Federal do Piauí (UFPI). Mestre em Biologia Celular e Tecidual pela Universidade de São Paulo (USP). Doutoranda no Laboratório de Metabolismo e Câncer (USP) com foco em alterações moleculares no microambiente tumoral de pacientes com caquexia. Doutorado Sanduíche pela University of Oxford com foco em mecanismos de hipóxia e proliferação celular.

Jordana Bessa
Residência Médica em Ginecologia e Obstetrícia pela Faculdade de Medicina da Universidade de São Paulo (FMUSP). Residência Médica em Mastologia pela FMUSP. Membro da Sociedade Brasileira de Mastologia (SBM). Médica Mastologista da Rede D'Or.

Jorge Fonte de Rezende Filho
Professor Titular de Obstetrícia da Faculdade de Medicina da Universidade Federal do Rio de Janeiro (UFRJ) e da Fundação Técnico-Educacional Souza Marques (FTESM). Diretor da Maternidade Escola da UFRJ. Diretor da Sociedade de Ginecologia e Obstetrícia do Estado do Rio de Janeiro (SGORJ). Mestre e Doutor em Obstetrícia pela UFRJ. Livre-Docente em Obstetrícia pela Universidade de São Paulo (USP). Titular da Academia Nacional de Medicina (ANM).

Jorge Luiz Nahás
Graduação em Medicina pela Universidade de Santo Amaro (UNISA). Médico de Serviços Técnicos Especializados do Hospital Alemão Oswaldo Cruz (HAOC). Coordenador Geral do Pronto-Socorro do Instituto Israelita de Ensino e Pesquisa Albert Einstein (IIEP). Coordenador Geral do Pronto-Socorro do Hospital São Luiz. Tem experiência na área de Medicina, com ênfase em Medicina.

Jorge Takahashi
Graduação em Medicina pela Faculdade de Medicina de São José do Rio Preto (FAMERP). Residência Médica em Radiologia e Diagnóstico por Imagem pela FAMERP/Hospital de Base.

José Antonio Sanches Junior
Professor Titular da Faculdade de Medicina da Universidade de São Paulo (FMUSP). Coordenador do Ambulatório de Linfomas Cutâneos da Divisão de Clínica Dermatológica da Universidade de São Paulo (USP).

José Carlos da Cruz
Bacharel em Física pela Universidade de São Paulo (USP). Doutorado em Ciências (Radioterapia-Física) pela Universidade Federal de São Paulo (UNIFESP). MBA pela Fundação Getulio Vargas (FGV). Sócio-Proprietário e Coordenador Administrativo das Unidades do Centro de Radioterapia de São Carlos e Bauru. Experiência na área de Física Médica, com ênfase em Radioterapia.

José César Rosa
Professor Associado do Departamento de Biologia Celular e Molecular e Bioagentes Patogênicos. Coordenador do Centro de Química de Proteínas da Faculdade de Medicina de Ribeirão Preto da Universidade de São Paulo (FMRP-USP).

José Alexandre Marzagão Barbuto
Médico. Professor Associado do Departamento de Imunologia do Instituto de Ciências Biomédicas da Universidade de São Paulo (USP). Responsável pelo Laboratório de Imunologia de Tumores no ICB e Corresponsável pelo

LIM/31 – Laboratório Investigação Médica em Patogênese e Terapia dirigida em Onco-Imuno-Hematologia no Hospital das Clínicas da Faculdade de Medicina da Universidade de São Paulo (HCFMUSP).

José Bines
Graduado em Medicina pela Universidade Federal do Rio de Janeiro (UFRJ). Residência em Clínica Médica pela UFRJ e Rush-Presbyterian-St. Lukes University, Chicago, EUA. *Fellowship* em Oncologia pela Northwestern University, Chicago. Doutor em Oncologia pelo Instituto Nacional de Câncer (INCA). Médico Sênior do INCA. Pesquisador em Câncer de Mama, foco em disparidades e acesso a tratamento.

José de Souza Brandão
Graduação em Medicina pela Universidade de São Paulo (USP). Residência de Cirurgia Geral e de Cirurgia de Cabeça e Pescoço no Hospital das Clínicas da Faculdade de Medicina da Universidade de São Paulo (HCFMUSP). Tese de Doutorado FMUSP. Médico do Instituto Brasileiro do Controle do Câncer (IBCC). Médico do Instituto do Câncer do Estado de São Paulo "Octavio Frias de Oliveira" do Hospital das Clínicas da Faculdade de Medicina da Universidade de São Paulo (ICESP/HCFMUSP).

José Barreto Campello Carvalheira
Professor Associado da disciplina de Oncologia Clínica do Departamento de Clínica Médica da Faculdade de Ciências Médicas da Universidade Estadual de Campinas (FCM-UNICAMP).

José Cury (*in memoriam*)
Ex-Professor Assistente e Doutor da Divisão de Urologia do Hospital das Clínicas da Faculdade de Medicina da Universidade de São Paulo (HCFMUSP).

José Eluf Neto
Médico. Doutorado em Epidemiologia, London School of Hygiene and Tropical Medicine, Londres, Reino Unido. Professor Titular do Departamento de Medicina Preventiva da Faculdade de Medicina da Universidade de São Paulo (FMUSP). Diretor-Presidente da Fundação Oncocentro de São Paulo (FOSP).

José Luiz Barbosa Bevilacqua
Doutor em Cirurgia pela Faculdade de Medicina da Universidade de São Paulo (FMUSP). Pós-Doutor em Epidemiologia e Estatística pela Escola Nacional de Saúde Pública – FIOCRUZ (RJ). Docente Permanente do Programa de Pós-Graduação do Hospital Sírio-Libanês (HSL). *Fellow* da Society of Surgical Oncology (EUA). *Fellowship* em Cirurgia de Mama no Memorial Sloan-Kettering Cancer Center, NY, EUA. Membro Titular e Título de Especialista da Sociedade Brasileira de Cirurgia Oncológica (SBCO). Título de Especialista da Sociedade Brasileira de Mastologia (SBM). Residência Médica em Cirurgia Geral pelo Hospital das Clínicas da Faculdade de Medicina da Universidade de São Paulo (HCFMUSP). Residência Médica em Cirurgia Oncológica pelo Hospital A. C. Camargo Cancer Center. Graduação em Medicina pala Faculdade de Medicina da Universidade de São Paulo (FMUSP).

José Humberto Tavares Guerreiro Fregnani
Coordenador do Departamento de Ginecologia Oncológica e do Núcleo de Apoio ao Pesquisador do Hospital de Câncer de Barretos.

José Maurício Mota
Médico Oncologista. Chefe do Grupo de Tumores Genitourinários do Instituto do Câncer do Estado de São Paulo "Octavio Frias de Oliveira" do Hospital das Clínicas da Faculdade de Medicina da Universidade de São Paulo (ICESP/HCFMUSP). Médico titular da Oncologia D'Or. Graduação em Medicina pela Universidade Federal do Ceará (UFC). Residência Médica em Clínica Médica pela Faculdade de Medicina de Ribeirão Preto da Universidade de São Paulo (FMRP-USP). Residência Médica em Oncologia Clínica pela Universidade de São Paulo (USP). Doutorado em Oncologia pela USP. Pós-Doutorado/*Advanced Clinical Fellowship* em Tumores Genitourinários no Memorial Sloan-Kettering Cancer Center.

José Roberto Filassi
Doutorado em Medicina (Obstetrícia e Ginecologia) pela Universidade de São Paulo (USP). Médico Assistente da USP.

Juan Thomaz Gabriel de Souza Ramos
Graduação em Medicina na Universidade de Uberaba (Uniube). Residente de Cardiologia pela Clínica Médica Geral na Universidade Estadual Paulista (UNESP). Residência em Clínica Médica Geral pela

UNESP. Mestrado pela Universidade Estadual Paulista UNESP.

Jucilana Viana
Médica Neurocirurgiã da Rede D'Or/Equipe Neurosapiens.

Juliana Florinda de Mendonça Rêgo
Graduada pela Faculdade de Medicina na Universidade Federal do Rio Grande do Norte (UFRN). Residência em Clínica Médica e Cancerologia Clínica na Universidade de São Paulo (USP). Doutorado em Ciências pela USP. Diretora do Grupo Brasileiro de Tumores Gastrointestinais. Médica Oncologista do Hospital Universitário Onofre Lopes (HUOL).

Juliana Kalley Cano
Médica formada pela Faculdade Municipal de São Caetano do Sul (USCS).

Juliana Rocha Mol Trindade
Residente de Cirurgia Torácica pela Universidade de São Paulo (USP). Especialização em Traqueia e Vias Aéreas pela USP. Título pela Associação Médica Brasileira (AMB) em Endoscopia respiratória.

Juliana Panichella
Médica Radioterapeuta do Instituto do Câncer do Estado de São Paulo do Hospital das Clínicas da Faculdade de Medicina da Universidade de São Paulo (ICESP/HCFMUSP) e da Oncologia D'Or – São Paulo.

Karime Kalil Machado
Médica formada pela Faculdade de Medicina da Universidade de São Paulo (FMUSP). Residência em Clínica Médica pela FMUSP. Residência em Cancerologia Clínica pela FMUSP.

Karim Yaqub Ibrahim
Médico Assistente da Divisão Clínica e Moléstias Infecciosas e Parasitárias do Hospital das Clínicas da Faculdade de Medicina da Universidade de São Paulo (HCFMUSP). Médico Assistente do Serviço de Controle de Infecção Hospitalar/Infectologia do Instituto do Câncer do Estado de São Paulo "Octavio Frias de Oliveira" do Hospital das Clínicas da Faculdade de Medicina da Universidade de São Paulo (ICESP/HCFMUSP).

Karina Gondim Moutinho da Conceição Vasconcelos
Professor do Departamento de Oncologia da Divisão de Radio-Oncologia, McGill University, Canadá.

Karolina Cayres
Graduada em Medicina pela Universidade Federal de Pernambuco (UFPE). Especialização em Clínica Médica pelo Hospital das Clínicas da Universidade Federal de Pernambuco (HC-UFPE). Oncologia Clínica pelo Instituto do Câncer do Estado de São Paulo "Octavio Frias de Oliveira" do Hospital das Clínicas da Faculdade de Medicina da Universidade de São Paulo (ICESP/HCFMUSP).

Katia Borgia Barbosa Pagnano
Graduação em Medicina pela Faculdade de Ciências Médicas da Universidade Estadual de Campinas (FCM-UNICAMP). Residência Médica em Hematologia e Hemoterapia pela Universidade Estadual de Campinas (UNICAMP). Doutorado em Clínica Médica pela UNICAMP. Doutorado Sanduíche na University of Pennsylvania e no Fred Hutchinson Cancer Center. Especialista da Associação Brasileira de Hematologia e Hemoterapia (ABHH). Médica Hematologista do Hemocentro da UNICAMP, atuando como Médica Assistente e Pesquisadora além de Supervisora do Laboratório de Análise Molecular em Onco-Hematologia. Professora do Curso de Medicina da Pontifícia Universidade Católica de Campinas (PUC-Campinas).

Kleber Paiva Duarte
Médico Assistente do Hospital das Clínicas da Faculdade de Medicina da Universidade de São Paulo (HCFMUSP).

Lais Aparecida Nunes
Fonoaudióloga graduada pela Universidade Federal de São Paulo (UNIFESP). Especialização em Reabilitação em Cirurgia de Cabeça e Pescoço pelo Instituto Central do Hospital das Clínicas da Faculdade de Medicina da Universidade de São Paulo (IC-HCFMUSP). Aperfeiçoamento em voz. Aprimoramento em neurorreabilitação.

Lais da Cunha Gamba
Graduação em Medicina pela Universidade São Francisco (USF). Formação de Cirurgia Geral e Cirurgia Vascular pela Faculdade de Medicina da Universidade de São Paulo (FMUSP). Especialista em cirurgia vascular pela Sociedade Brasileira de Acngiologia e

Cirurgia Vascular (SBACV) e Associação Médica Brasileira (AMB).

Lais Guimarães
Médica Hematologista da Clínica Cehon Oncologia (SSA-BA). Diretora clínica do Centro de Hematologia e Oncologia da Bahia (Cehon) Oncologia D'Or. Especialista em Hematologia e Hemoterapia. Especialista em Patologia Clínica. Pós-Graduada em Gestão em Saúde. Membro da Comissão de Ética em Pesquisa do Hospital São Rafael (SSA-BA).

Lara Termini
Pesquisadora Científica do Instituto do Câncer do Estado de São Paulo "Octavio Frias de Oliveira" do Hospital das Clínicas da Faculdade de Medicina da Universidade de São Paulo (ICESP/HCFMUSP). Mestre e Doutora em Ciências pela Fundação Antônio Prudente do Hospital A. C. Camargo Cancer Center (FAP). Pós-Doutora pelo Instituto Ludwig de Pesquisa sobre o Câncer.

Laura Sichero
Coordenador de Pesquisa do Instituto do Câncer do Estado de São Paulo "Octavio Frias de Oliveira" do Hospital das Clínicas da Faculdade de Medicina da Universidade de São Paulo (ICESP/HCFMUSP). Professor Livre-Docente pela Faculdade de Medicina da Universidade de São Paulo (FMUSP). Professor Colaborador do Departamento de Radiologia e Oncologia da FMUSP.

Laura Testa
Médica Oncologista do Rede D'Or Hospital São Luiz. Pesquisadora e Chefe do Grupo de Câncer de Mama do Instituto do Câncer do Estado de São Paulo "Octavio Frias de Oliveira" do Hospital das Clínicas da Faculdade de Medicina da Universidade de São Paulo (ICESP/HCFMUSP).

Leandro Luongo de Matos
Professor Livre-Docente do Departamento de Cirurgia. Disciplina de Cirurgia de Cabeça e Pescoço, Faculdade de Medicina da Universidade de São Paulo (FMUSP). Professor Associado da Disciplina de Clínica Cirúrgica pela Faculdade Israelita de Ciências da Saúde Albert Einstein (FICSAE). Cirurgião Assistente do Instituto do Câncer do Estado de São Paulo "Octavio Frias de Oliveira" do Hospital das Clínicas da Faculdade de Medicina da Universidade de São Paulo (ICESP/HCFMUSP). Diretor Científico da Sociedade Brasileira de Cirurgia de Cabeça e Pescoço (SBCCP).

Lenine Garcia Brandão
Professor Titular do Departamento de Cirurgia da Disciplina de Cirurgia de Cabeça e Pescoço da Faculdade de Medicina da Universidade de São Paulo (FMUSP). Livre-Docência pela FMUSP. Professor-Associado da FMUSP. Graduação em Medicina pela Faculdade de Medicina de Botucatu (FMB-UNESP). Residência em Cirurgia Geral e em Cirurgia de Cabeça e Pescoço pelo Hospital das Clínicas da Faculdade de Medicina da Universidade de São Paulo (HCFMUSP). Mestrado em Clínica Cirúrgica pela FMUSP. Doutorado em Clínica Cirúrgica pela FMUSP. Livre-Docência pela FMUSP. Chefe da Disciplina de Cirurgia de Cabeça e Pescoço no HCFMUSP. Experiência na área de Medicina, com ênfase em Cirurgia de Cabeça e Pescoço.

Leonardo Gomes da Fonseca
Graduação em Medicina pela Universidade de São Paulo (USP). Residência em Cancerologia Clínica no Instituto do Câncer do Estado de São Paulo "Octavio Frias de Oliveira" do Hospital das Clínicas da Faculdade de Medicina da Universidade de São Paulo (ICESP/HCFMUSP). *Fellowship* em Oncologia Hepática no Barcelona Clinic Liver Cancer (BCLC) Group. Médico Oncologista do Grupo de Tumores Gastrointestinais do ICESP/HCFMUSP.

Leonardo Pontual Lima
Cirurgião Torácico pela Faculdade de Medicina da Universidade de São Paulo (FMUSP). *Fellow* de Cirurgia Torácica Oncológica do Instituto do Câncer do Estado de São Paulo "Octavio Frias de Oliveira" do Hospital das Clínicas da Faculdade de Medicina da Universidade de São Paulo (ICESP/HCFMUSP).

Liane Brescovici Nunes de Matos
Residência em Clínica Médica pela Universidade Estadual de Londrina (UEL). Residência em Terapia Intensiva pelo Hospital das Clínicas da Faculdade de Medicina da Universidade de São Paulo (HCFMUSP). Especialista em Terapia Intensiva pela Associação de Medicina Intensiva Brasileira (AMIB). Médica Nutróloga pela Sociedade Brasileira de Nutrição Parenteral e Enteral (BRASPEN-SBNPE) e Associação Brasileira de Nutrolo-

gia (ABRAN). Médica Nutróloga do Hospital São Luiz Itaim, Oncostar e Vila Nova Star. Médica Intensivista UTI Hospital A. C. Camargo Cancer Center.

Lílian Albieri
Graduação pela Universidade de Marília (UNIMAR). Residência Médica em Medicina da Família e Comunidade, junto à Faculdade de Medicina de Marília (FAMEMA). Especialização em Geriatria, junto à Universidade do Oeste Paulista (UNIOESTE). Residência Médica em Radiologia e Diagnóstico por Imagem, junto a FAMEMA.

Lilian Maria Cristofani
Professora livre docente pelo Departamento de Pediatria da Faculdade de Medicina da Universidade de São Paulo (FMUSP). Médica Assistente do Serviço de Oncologia Pediátrica do Instituto da Criança e do Adolescente do Hospital das Clínicas (ICr-HCFMUSP). Médica Oncologista Pediátrica do Hospital Sírio-Libanês (HSL).

Luana Guimarães de Sousa
Graduada em Medicina pela Universidade Federal da Bahia (UFBA). Especialista em Oncologia Clínica pelo Instituto do Câncer do Estado de São Paulo "Octavio Frias de Oliveira" do Hospital das Clínicas da Faculdade de Medicina da Universidade de São Paulo (ICESP/HCFMUSP). Oncologista Assistente do ICESP/HCFMUSP no Departamento de Oncologia Torácica e Cabeça e Pescoço.

Luciana Barreto Chiarini
Professora Associada do Instituto de Biofísica Carlos Chagas Filho (IBCCF) da Universidade Federal do Rio de Janeiro (UFRJ). Graduada em Ciências Biológicas pela UFRJ, com Bacharelado em Genética pelo Instituto de Biologia e Departamento de Genética da UFRJ. Mestrado em Bioquímica pelo Instituto de Química da UFRJ. Doutorado em Ciências Biológicas – Biofísica, pelo Instituto de Biofísica Carlos Chagas Filho da UFRJ. Docente e Orientadora no Programa de Pós-Graduação em Ciências Biológicas – Biofísica no IBCCF da UFRJ.

Luciana Nardinelli
Doutor em Distúrbios do Crescimento Celular, Hemodinâmicos e da Hemostasia. Laboratório de Investigação Médica em Patogênese e Terapia Dirigida em Onco-Imuno-Hematologia (LIM/31) do Departamento de Hematologia do Hospital das Clínicas da Faculdade de Medicina da Universidade de São Paulo (HCFMUSP).

Luciana Rodrigues Gomes
Doutorado em Bioquímica pelo Instituto de Química da Universidade de São Paulo (IQ-USP). Bacharelado em Química pelo IQ-USP.

Luciana Yoshie Uchiyama
Fonoaudióloga do Instituto do Câncer do Estado de São Paulo "Octavio Frias de Oliveira" do Hospital das Clínicas da Faculdade de Medicina da Universidade de São Paulo (ICESP/HCFMUSP). Pós-Graduação Multidisciplinar em Cuidados Paliativos – Casa do Cuidar. Pós-Graduação Multidisiplinar em Disfagia – Setor de Fonoaudiologia Clínica, Divisão de Clínica Otorrinolaringológica do Hospital das Clínicas da Faculdade de Medicina da Universidade de São Paulo (HCFMUSP). Aprimoramento de Fonoaudiologia Hospitalar em Funções Orofaciais (HCFMUSP).

Ludhmila Abrahão Hajjar
Livre-Docente pela Faculdade de Medicina da Universidade de São Paulo (FMUSP). Doutora em Ciências pela FMUSP. Especialista em Medicina de Emergência pela Associação Brasileira de Medicina Diagnóstica (ABRAMEDE). Especialista em Cardiologia pela Sociedade Brasileira de Cardiologia (SBC). Especialista em Medicina Intensiva pela Associação de Medicina Intensiva Brasileira (AMIB). Graduada pela Universidade de Brasília (UnB). Professora Associada pela FMUSP do Departamento de Cardiopneumologia na Disciplina de Cardiologia. Diretora da Cardio-Oncologia no Instituto do Câncer do Estado de São Paulo "Octavio Frias de Oliveira" do Hospital das Clínicas da Faculdade de Medicina da Universidade de São Paulo (ICESP/HCFMUSP). Coordenadora da Cardio-Oncologia no ICESP/HCFMUSP. Coordenadora do Programa de Pós-Graduação em Cardiologia da FMUSP. Atuou como Coordenadora da UTI Covid do Hospital das Clínicas da FMUSP.

Luis A. Carneiro D'Albuquerque
Professor Titular da Disciplina de Transplantes de Fígado e Órgãos do Aparelho Digestivo do Departamento

de Gastroenterologia da Faculdade de Medicina da Universidade de São Paulo (FMUSP). Graduado pela Faculdade de Medicina de Taubaté (UNITAU). Doutorado em Cirurgia do Aparelho Digestivo pela FMUSP. Livre-Docência em Cirurgia do Aparelho Digestivo pela FMUSP. Chefe do Departamento de Gastroenterologia da FMUSP. Diretor da Divisão de Transplantes de Fígado e Órgãos do Aparelho Digestivo do Hospital das Clínicas da Faculdade de Medicina da Universidade de São Paulo (HCFMUSP). Professor Responsável LIM 37 do Laboratório de Investigação Médica de Transplante de Fígado da FMUSP. Membro Titular do Conselho Diretor do Instituto Central do HCFMUSP. Membro Titular do Conselho Deliberativo do Complexo do HCFMUSP. Membro da Comissão Coordenadora do Programa de Pós-Graduação na Área de Ciências em Gastroenterologia pela FMUSP.

Luis Roberto Manzione Nadal
Graduação em Medicina pela Faculdade de Ciências Médicas da Santa Casa de São Paulo (FCMSCSP). Residência Médica em Cirurgia Geral e Cirurgia Geral - Programa Avançado (2010-2012) pelo Hospital do Servidor Público Estadual (FMO). Mestrado pelo Programa de Pós-Graduação em Ciência Cirúrgica Interdisciplinar da Universidade Federal de São Paulo (UNIFESP). Especialista em Cirurgia do Aparelho Digestivo pelo Colégio Brasileiro de Cirurgia Digestiva (CBCD).

Luiz Antonio Santini Rodrigues da Silva
Graduado em Medicina pela Universidade Federal Fluminense (UFF). Membro do Colégio Brasileiro de Cirurgiões (CBC). Ex-Subsecretário de Estado da Saúde do Rio de Janeiro. Ex-Coordenador de Ações Estratégicas do Instituto Nacional do Câncer (INCA). Diretor Geral do Instituto Nacional de Câncer José Alencar Gomes da Silva (INCA). Ex-Diretor Geral do INCA em parceria com a British Columbia Cancer Agency. Ex-Presidente do 2 Congresso Internacional de Controle do Câncer – 2 ICCC. Membro do Board Directors da União Internacional de Combate ao Câncer (UICC). Membro do Conselho de Diretores da International Agency for Research on Cancer da Organização Mundial da Saúde (IARC/OMS). Diretor do Centro Colaborador da OMS para o Controle do Tabagismo no Brasil. Coordenador da Rede de Institutos de Câncer da União das Nações Sul-Americanas (UNASUL/RINC). Membro do "Scientific Advisory Committee" do congresso "Global Cancer Occurrence, Causes and Avenues to Prevention", a ser realizado pela International Agency for Research on Cancer (IARC), em Lyon, França. Participante do "WHO Global Coordination Mechanism for the Prevention and Control of Noncommunicable Diseases (NCDs) (WHO GCM/NCD)".

Luiz Claudio Santos Thuler
Médico Epidemiologista, Especialista em Clínica Médica pela Universidade Federal do Estado do Rio de Janeiro (UNIRIO) e Saúde Pública pela Universidade de Riberão Preto (UNAERP)/Faculdade de Administração Hospitalar. Mestre em Epidemiologia Clínica pela Université de Montreal, Canadá. Doutor em Doenças Infecciosas e Parasitárias pela Universidade Federal do Rio de Janeiro (UFRJ). Pesquisador Associado da Divisão de Pesquisa Clínica do Instituto Nacional de Câncer (INCA) e Professor Associado da UNIRIO. Docente Permanente do Programa de Pós-Graduação em Oncologia do Instituto Nacional de Câncer (INCA) e no Programa de Pós-Graduação em Neurologia da UNIRIO. Coordena o Programa de Pós-Graduação em Saúde Coletiva e Controle do Câncer (PPGCan).

Luiz Fernando Lima Reis
Doutor em Imunologia pela University of New York. Pesquisador Associado do Instituto Ludwig de Pesquisas sobre o Câncer. Diretor de Ensino da Fundação Antonio Prudente do Hospital A. C. Camargo Cancer Center (FAP). Diretor de Ensino e Pesquisa do Hospital Sírio-Libanês (HSL).

Luiz Fernando Teixeira
Oftalmologista especializado em Oncologia Ocular, Retina e Doenças da Órbita. Graduação em Medicina pela Universidade Federal de São Paulo (UNIFESP). Residência Médica em Oftalmologia pela UNIFESP. Especialização nas áreas de Oncologia Ocular, Retina, Vítreo e Órbita na mesma Universidade. Especialização em Oncologia Ocular no "Wills Eye Hospital" na Filadélfia – EUA. Médico concursado do Departamento de Oftalmologia da UNIFESP. Experiência na área de Medicina, com ênfase em oftalmologia (Oncologia Ocular, Doenças da Retina e Doenças da Órbita). Médico responsável pelo Setor de Oncologia Ocular do Instituto de Oncologia Pediatrica (IOP) da UNIFESP. Médico responsável pelo Setor de On-

cologia Ocular do Departamento de Oncologia Pediátrica do Hospital Santa Marcelina.

Luiz Henrique Araújo
Médico Oncologista e Pesquisador do Instituto Nacional de Câncer (INCA). Médico Oncologista do Américas Oncologia e Diretor Científico do Instituto COI. Coordenador de Oncologia do Hospital Samaritano Botafogo/RJ. Assessor Médico do Laboratório Progenética/Grupo Pardini.

Luiz Paulo Kowalski
Professor Titular de Cirurgia de Cabeça e Pescoço da Faculdade de Medicina da Universidade de São Paulo (FMUSP). Head do Centro de Referência em Tumores de Cabeça e Pescoço do Hospital A. C. Camargo Cancer Center.

Luis Tenório de Brito Siqueira
Radiologista e Oncointervencionista da Rede D'or São Luiz – SP. *Clinical Fellow* pela Harvard Medical School and Massachusetts General Hospital. Residência em Radiologia e Diagnóstico por Imagem pelo Instituto de Radiologia do Hospital das Clínicas da Faculdade de Medicina da Universidade de São Paulo (HCFMUSP). Graduação em Medicina pela Faculdade de Medicina da Universidade de São Paulo (FMUSP).

Luis Souhami
Professor do Departamento de Oncologia da Divisão de Radio-Oncologia da McGill University, Canadá. *Fellow* pela American Society for Radiation Oncology (ASTRO).

Luisa Lina Villa
Professor Associado do Departamento de Radiologia e Oncologia da Faculdade de Medicina da Universidade de São Paulo (FMUSP). Professor Colaborador do Instituto do Câncer do Estado de São Paulo "Octavio Frias de Oliveira" do Hospital das Clínicas da Faculdade de Medicina da Universidade de São Paulo (ICESP/HCFMUSP). Coordenador do Programa de Pós-Graduação em Oncologia da FMUSP. Membro Titular da Academia Brasileira de Ciências (ABC). Comendadora da Ordem Nacional do Mérito Científico.

Luiza Lara Gadotti
Médica Residente em Oncologia Clínica do Hospital Sírio-Libanês (HSL).

Luize Gonçalves Lima
Graduada em Ciências Biológicas na Modalidade Médica pela Universidade Federal do Rio de Janeiro (UFRJ). Mestrado e Doutorado em Química Biológica no Instituto de Bioquímica Médica da UFRJ. Pesquisadora no laboratório de Microambiente Tumoral, QIMR Berghofer Medical Research Institute, Brisbane, Austrália.

Madson Queiroz Almeida
Professor Livre-Docente da Disciplina de Endocrinologia e Metabologia da Faculdade de Medicina da Universidade de São Paulo (FMUSP). Médico da Unidade de Suprarrenal, Serviço de Endocrinologia e Metabologia do Hospital das Clínicas da Faculdade de Medicina da Universidade de São Paulo (HCFMUSP). Médico do Serviço de Oncologia Endócrina do Instituto do Câncer do Estado de São Paulo "Octavio Frias de Oliveira" do Hospital das Clínicas da Faculdade de Medicina da Universidade de São Paulo (ICESP/HCFMUSP).

Manoel Jacobsen Teixeira
Professor Titular da Disciplina de Neurocirurgia do Departamento de Neurologia da Faculdade de Medicina da Universidade de São Paulo (FMUSP).

Marcel Cerqueira Machado
Professor Emérito da Faculdade de Medicina da Universidade de São Paulo (FMUSP). *Fellow* do American College of Surgeons. Member of Pancreas Club and Society for Surgery of the Alimentary Tract (SSAT-USA).

Marcela Crosara Alves Teixeira
Formada pela Universidade Federal de São Paulo (UNIFESP). Residência em Clínica Médica pela UNIFESP. Residência em Oncologia Clínica pela Universidade de São Paulo (USP). Coordenadora do Centro de Oncologia do Hospital DF Star – DF. Oncologia Clínica do Hospital de Base do Distrito Federal (HB).

Marcella Cipelli
Bacharelado em Ciências Biológicas pela Universidade de São Paulo (USP). Pós-Graduando (Doutorado Direto) no Programa de Imunologia do Instituto de Ciências Biomédicas da Universidade de São Paulo (ICB-USP).

Marcelle Goldner Cesca
Médica residente de Oncologia Clínica pelo Hospital A. C. Camargo Cancer Center. Mestranda em

Oncologia pela Fundação Antônio Prudente do Hospital A. C. Camargo Cancer Center.

Marcelo Araújo Queiroz
Médico Radiologista pelo Colégio Brasileiro de Radiologia e Diagnóstico por Imagem (CBR). Chefe Médico da Radiologia do Instituto do Câncer do Estado de São Paulo "Octavio Frias de Oliveira" do Hospital das Clínicas da Faculdade de Medicina da Universidade de São Paulo (ICESP/HCFMUSP).

Marcelo Averbach
Livre-Docente pelo Departamento de Cirurgia da Faculdade de Medicina da Universidade de São Paulo (FMUSP). Docente Permanente do Programa de Pós-Graduação *stricto sensu* em Ciências da Saúde do Instituto Sírio-Libanês de Ensino e Pesquisa (IEP-HSL).

Marcelo Baptista de Freitas
Professor Associado do Departamento de Biofísica da Escola Paulista de Medicina (EPM). Coordenador do Programa de Residência em Física Médica da Universidade Federal de São Paulo (UNIFESP). Membro da Associação Brasileira de Física Médica (ABFM) e da Sociedade Brasileira de Física (SBF).

Marcelo da Silva Reis
Graduado em Ciência da Computação pela Universidade Estadual de Campinas (UNICAMP). Pós-Graduado em Bioinformática pela Universität zu Köln, Alemanha. Doutor em Ciências da Computação pela Universidade de São Paulo (USP). Trabalha no Instituto Butantan, onde é Pesquisador Associado ao Center of Toxins, Immuneresponse and Cell Signaling (CeTICS), um dos centros de pesquisa, inovação e difusão financiados pela FAPESP, onde atua em projetos de Biologia Computacional.

Marcelo Santos da Silva
Graduação em Ciências Biológicas pela Universidade Estadual Paulista "Júlio de Mesquita Filho" (UNESP). Doutorado (Ph.D.) Sanduíche pelo Institut de Biologie Physico-Chimique (IBPC) no Centre National de la Recherche Scientifique (CNRS), Paris, França. Doutorado (Ph.D.) pela Universidade Estadual de Campinas (UNICAMP). Pós-Doutorado pela University of Glasgow. Pós-Doutorado pelo Instituto Butantan.

Marcelo Tatit Sapienza
Coordenador Médico dos Serviços de Medicina Nuclear do Instituto do Câncer do Estado de São Paulo "Octavio Frias de Oliveira" do Hospital das Clínicas da Faculdade de Medicina da Universidade de São Paulo (ICESP-HCFMUSP) e do Instituto de Radiologia do Hospital das Clínicas da Faculdade de Medicina da Universidade de São Paulo (InRad-HCFMUSP). Professor Colaborador do Departamento de Radiologia da Faculdade de Medicina da Universidade de São Paulo (FMUSP). Mestre e Doutor em Medicina pela Universidade de São Paulo (USP).

Marcia Cristina Zago Novaretti
Médica Hematologista e Hemoterapeuta. Doutora em Medicina (Hematologia e Hemoterapia) pela Faculdade de Medicina da Universidade de São Paulo (FMUSP). *Fellow* em Medicina Transfusional do New England Medical Center, Tufts Medical School, EUA. Diretora do Programa de Mestrado Profissional Gestão em Sistemas de Saúde da Universidade Nove de Julho (UNINOVE).

Marco Aurelio V. Kulcsar
Livre-Docente em Cirurgia de Cabeça e Pescoço da Faculdade de Medicina da Universidade de São Paulo (FMUSP). Coordenador do Serviço de Cirurgia de Cabeça e Pescoço do Instituto do Câncer do Estado de São Paulo "Octavio Frias de Oliveira" do Hospital das Clínicas da Faculdade de Medicina da Universidade de São Paulo (ICESP/HCFMUSP). Vice-Presidente da Sociedade Brasileira de Cirurgia de Cabeça e Pescoço (SBCCP).

Marcos Angelo Almeida Demasi
Pesquisador da Faculdade de Medicina da Universidade de São Paulo (FMUSP). Doutor em Bioquímica, Departamento de Bioquímica, Instituto de Química da Universidade de São Paulo (IQ-USP).

Marcos de Lima
Professor of Medicine, Ohio State University, and Director, Blood and Marrow Transplant and Cellular Therapy Program, The James Hospital, Columbus, Ohio, EUA.

Marcos José Pereira Renni
Graduação em Medicina pela Fundação Técnico-Educacional Souza Marques (FTESM). Residência

Médica em Medicina Interna pelo Instituto Nacional de Assistência Médica da Previdência Social (INAMPS). Especialização em Cardiologia. Mestrado em Educação em Ciências e Saúde pela Universidade Federal do Rio de Janeiro (UFRJ). Doutorado em Medicina (Radiologia) pela UFRJ. Experiência Profissional em Câncer Associado à Trombose e Cardio-Oncologia. Pesquisador bolsista lotado na divisão de Pesquisa Clínica do Instituto Nacional do Câncer (INCA).

Mari Cleide Sogayar
Professora Titular Sênior do Departamento de Bioquímica do Instituto de Química da Universidade de São Paulo (IQ-USP). Professora Titular do Departamento de Bioquímica do IQ-USP. Livre-Docente do Departamento de Bioquímica do IQ-USP. Professora Visitante no Dana Farber Cancer Institute, Harvard Medical School.

Maria Aparecida Nagai
Doutora em Bioquímica pelo Instituto de Química da Universidade de São Paulo (IQ-USP). Professora Associada Sênior do Departamento de Radiologia e Oncologia da Faculdade de Medicina da Universidade de São Paulo (FMUSP).

Maria Candida Barisson Villares Frangoso
Professora Livre-Docente Hospital das Clínicas da Faculdade de Medicina da Universidade de São Paulo (HCFMUSP). Chefe da Unidade de Suprarrenal da Disciplina de Endocrinologia e Metabologia HCFMUSP. Endocrinologista Assistente da Clínica de Base do Instituto do Câncer do Estado de São Paulo "Octavio Frias de Oliveira" do Hospital das Clínicas da Faculdade de Medicina da Universidade de São Paulo (ICESP/HCFMUSP). Médica Pesquisadora do Laboratório de Investigação Médica (LIM-42) pelo HCFMUSP.

Maria Carolina Santos Mendes
Nutricionista e Pesquisadora Colaboradora do Laboratório de Oncologia Molecular do Departamento de Clínica Médica de Faculdade de Ciências Médicas da Universidade Estadual de Campinas (FCM-UNICAMP).

Maria Carolina Strano Moraes
Bachalerado em Ciências Biológicas na Modalidade Médica pela Universidade Federal de São Paulo (UNIFESP). Doutorado em Ciências pelo programa de Microbiologia, Imunologia e Parasitologia da UNIFESP. Pós-Doutorado pela Universidade de São Paulo (USP). Universidade Rockefeller, Nova York, EUA. Universidade de Nova Iorque (NYU), Nova York, EUA. Pesquisadora Assistente no Laboratório de Sistemas Oncológicos da Fundação Champalimaud, Lisboa, Portugal.

Maria Cecília Mathias Machado
Graduada pela Escola Bahiana de Medicina e Saúde Pública (EBMSP). Residência de Clínica Médica no Hospital Santa Izabel da Santa Casa de Misericórdia da Bahia. Residente de Oncologia Clínica no Instituto do Câncer do Estado de São Paulo do Hospital das Clínicas da Universidade de São Paulo (ICESP/HCFMUSP).

Maria Cristina Monteiro de Barros
Psicóloga. Mestre em Psicologia do Desenvolvimento. Especialista em Psicologia Transpessoal. Atuante na área de Psico-Oncologia, ministra cursos, palestras e realiza trabalho clínico em instituições de saúde e clínica privada. Vice-Presidente da Associação Luso Brasileira de Transpessoal (Alubrat). Representante da International Transpersonal Association (ITA) e da Asociación Iberoamericana de Transpersonal (ATI). Pesquisa a interface entre a espiritualidade e a saúde no Proser – Programa de Saúde, Espiritualidade e Religiosidade do Instituto de Psiquiatria do Hospital das Clínicas da Faculdade de Medicina da Universidade de São Paulo (IPQ-HC/FMUSP). Candidata ao Doutorado.

Maria Cristina Nunez Seiwald
Hematologista pela Universidade Federal de São Paulo (USP). Especialização em Onco-Hematologia e Transplante de Medula Óssea pelo Hospital Sírio-Libanês (HSL).

Maria da Glória Bonfim Arruda
Médica Hematologista da Rede Oncologia D'Or. Especialista em Hematologia e Hemoterapia. Professora Associada de Medicina da Universidade Federal da Bahia (UFBA). Doutorado em Medicina pela UFBA. Membro do Comitê de Ética em Pesquisa do Hospital São Rafael.

Maria Del Pilar Estevez Diz
Livre-Docente em Oncologia pela Faculdade de Medicina da Universidade de São Paulo (FMUSP).

Doutor em Ciências, Oncologia pela FMUSP. Diretora do Corpo Clínico do Instituto do Câncer do Estado de São Paulo "Octavio Frias de Oliveira" do Hospital das Clínicas da Faculdade de Medicina da Universidade de São Paulo (ICESP/HCFMUSP). Coordenadora da Oncologia Clínica do ICESP/HCFMUSP. Professora Colaboradora da Disciplina de Oncologia da FMUSP.

Maria do Rosário André
Doutoranda da Faculdade de Ciências Médicas da Universidade Nova de Lisboa do Weill Cornell Medical College, Nova York, EUA. Residente de Oncologia do Instituto Português de Oncologia de Lisboa, Lisboa. Assistente em Genética, Faculdade de Ciências Médicas da Universidade Nova de Lisboa, Lisboa, Portugal.

Maria Ignez Freitas Melro Braghiroli
Médica Oncologista Clínica formada pelo Instituto do Câncer do Estado de São Paulo "Octavio Frias de Oliveira" do Hospital das Clínicas da Faculdade de Medicina da Universidade de São Paulo (ICESP/HCFMUSP). Especialização em tumores gastrointestinais pelo Memorial Sloan Kettering (MSRCC). Médica Titular da Rede D'Or-SP e no ICESP/HCFMUSP.

Maria Isabel Doria Rossi
PhD. Professor Adjunto do Instituto de Ciências Biomédicas da Universidade Federal do Rio de Janeiro (ICB-UFRJ).

Maria Isabel Waddington Achatz
Coordenadora da Unidade de Oncogenética do Hospital Sírio-Libanês (HSL). Investigadora Adjunta do Clinical Genetics Brach, Division of Cancer Epidemiology and Genetics, National Cancer Institute, National Institutes of Health, EUA. Graduada em Medicina pela Faculdade de Medicina do ABC (FMABC). Especialista em genética pela Sociedade Brasileira de Genética Médica (SBGM). Mestrado em Oncologia pela Fundação Antônio Prudente do Hospital A. C. Camargo Cancer Center (FAP). Doutorado em Oncologia pela Faculdade de Medicina da Universidade de São Paulo (FMUSP).

Maria Lúcia Zaidan Dagli
Graduação em Medicina Veterinária pela Universidade de São Paulo (USP). Residente em Anatomia Patológica pelo Hospital Veterinário da Faculdade de Medicina Veterinária e Zootecnia da Universidade de São Paulo (HOVET – FMVZ-USP). Mestrado e Doutorado em Patologia Experimental e Comparada pela USP. Pós-Doutoramento na International Agency for Research on Cancer (IARC – WHO), em Lyon, França. Realizou concurso de Livre-Docência na FMVZ-USP. Professora Titular da FMVZ-USP. Tem experiência na área de Medicina Veterinária, com ênfase em Patologia Animal. Ex-Presidente da Associação Latinoamericana de Patologia Toxicológica e Experimental (ALAPTE). Fundadora e Presidente da Associação Brasileira de Oncologia Veterinária, (ABROVET). Coordenadora do Núcleo de Apoio a Pesquisa em Oncologia Veterinária (NAP-ONCOVET). Presidente e Vice-Presidente da Comissão de Pós-Graduação do Programa de Pós-Graduação Interunidades em Biotecnologia. Membro do Painel de Experts do Research Institute for Fragrance Materials (RIFM). Membro e Presidente Substituta da Comissão Técnica Nacional de Biossegurança (CTNBio). Membro da Coordenação de Área de Agronomia e Veterinária (II) da Fundação de Amparo à Pesquisa do Estado de São Paulo (FAPESP). Presidente da Comissão de Graduação da FMVZ-USP.

Maria Manuela Ferreira Alves de Almeida
Gerente do Serviço de Nutrição e Dietética do Instituto do Câncer do Estado de São Paulo "Octavio Frias de Oliveira" do Hospital das Clínicas da Faculdade de Medicina da Universidade de São Paulo (ICESP/HCFMUSP). Especialista em Nutrição Clinica (ASBRAN). Especialização em Gestão da Política Nacional de Alimentação e Nutrição e em Atendimento Nutricional.

Maria Tereza Bonanomi
Doutora em Medicina. Médica do Setor de Retina e de Oncologia Ocular do Departamento de Oftalmologia do Hospital das Clínicas da Faculdade de Medicina da Universidade de São Paulo (HCFMUSP).

Mariana de Paiva
Médica Oncologista do Instituto do Câncer do Estado de São Paulo do Hospital das Clínicas da Faculdade de Medicina da Universidade de São Paulo (ICESP/HCFMUSP) e da Oncologia D'Or – São Paulo.

Mariana Petaccia de Macedo
Médica Patologista com ênfase em patologia molecular na Rede D'Or - São Paulo. *Visiting Scientist/ Research Fellowship* no MD Anderson Cancer Center

Texas (2015-2016) com ênfase em patologia molecular e Melanoma. Doutorado em Oncologia com ênfase em Patologia Molecular pela Fundação Antonio Prudente/A.C.Camargo Cancer Center-SP. Especialização em Patologia Oncológica pelo A.C.Camargo Cancer Center.

Marina Artimonte Farjallat
Graduação em Medicina pela Faculdade de Medicina da Universidade de São Paulo. Médica Cirurgiã Vascular do Hospital Sírio-Libanês (HSL).

Marina Gabrielle Epstein
Graduação em Medicina pela Universidade Cidade de São Paulo (UNICID). Residência Médica em Cirurgia Geral e Videolaparoscopia pela Universidade de Santo Amaro (UNISA). Cirurgia Geral, Videolaparoscopia, Proctologia e Cirurgia Robótica no Hospital Israelita Albert Einstein (HIAE) e no Hospital Samaritano de São Paulo.

Marina Trombetta Lima
Pesquisadora de Pós-Doutorado do Departamento de Farmacologia Molecular da Universidade de Groningen, Holanda. Pesquisadora de Pós-Doutorado do Departamento de Clínica Médica da Faculdade de Medicina da Universidade de São Paulo (FMUSP). Doutora pelo Departamento de Bioquímica do Instituto de Química da Universidade de São Paulo (IQ-USP). Bacharel em Química e Ciências Moleculares pela Universidade de São Paulo (USP).

Marília Meira Dias
Especialista em Biotecnologia do Laboratório Nacional de Biociências do Centro Nacional de Pesquisa em Energia e Materiais (CNPEM).

Marília Polo Mingueti e Silva
Aluna de pós graduação da Faculdade Medicina Universidade São Paulo (FMUSP), Oncologia Clínica.

Marinilce Fagundes dos Santos
Professora Titular do Departamento de Biologia Celular e do Desenvolvimento do Instituto de Ciências Biomédicas, Universidade de São Paulo (USP).

Markus Gifoni
Oncologista Clínico. Mestre em Farmacologia pela Universidade Federal do Ceará (UFC). Doutor em Oncologia pelo A. C. Camargo Cancer Center. Professor Coordenador da disciplina de Oncologia da Faculdade de Medicina da Universidade Federal do Ceará (FM-UFC).

Mateus Prates Mori
Doutor em Bioquímica pelo Instituto de Química da Universidade de São Paulo (IQ-USP). Pós-Doutorado em Bioquímica pelo IQ-USP. *Postdoctoral Visiting Fellow* no National Heart, Lung and Blood Institute – National Institutes os Health, Bethesda – MD, EUA.

Mateus Trinconi Cunha
Residência Médica em Cancerologia Clínica.

Maria Rita Dionísio
Médica Oncologista do Instituto Português de Oncologia de Lisboa, Lisboa. Doutoranda do Programa de Educação Médica Avançada pela Fundação Calouste Gulbenkian e Champalimaud do Weill Cornell Medical College, Nova York, EUA.

Marília Brescia
Médica Assistente da Disciplina de Cirurgia de Cabeça e Pescoço do Hospital das Clínicas da Faculdade de Medicina da Universidade de São Paulo (HCFMUSP). Doutora em Ciências pela Faculdade de Medicina da Universidade de São Paulo (FMUSP). Pós-Doutoranda pela FMUSP. Membro Titular do Colégio Brasileiro de Cirurgiões (CBC). Membro Efetivo da Sociedade Brasileira de Cirurgia de Cabeça e Pescoço (SBCCP).

Matheus dos Santos Ferla
Graduação em Medicina pela Universidade Federal de Pelotas (UFPel). Residência Médica em Medicina Interna pelo Hospital de Clínicas de Porto Alegre e em Oncologia Clínica pelo Hospital Mãe de Deus. Membro do Corpo Clínico do Hospital São Lucas da Pontifícia Universidade Católica do Rio Grande do Sul (PUCRS) e do Hospital Moinhos de Vento. Preceptor do Programa de Residência Médica em Oncologia Clínica do Hospital São Lucas da PUCRS e Pesquisador em Oncologia no CPO/PUCRS.

Maurício Baptista Pereira
Médico Residente em Oncologia Clínica do Instituto do Câncer do Estado de São Paulo do Hospital das

Clínicas da Faculdade de Medicina da Universidade de São Paulo (ICESP/HCFMUSP).

Maurício Simões Abrão
Professor Associado e Coordenador do Setor de Endometriose do Departamento de Obstetrícia e Ginecologia da Faculdade de Medicina da Universidade de São Paulo (FMUSP). Coordenador do Serviço de Ginecologia do Hospital BP – A Benecificência Portuguesa de São Paulo. Secretary – Treasure, AAGL. Editor in Chief, JEPPD – Journal of Endometriosis and Pelvic Pain Disorders.

Mauro César Cafundó de Morais
Pesquisador de Pós-Doutorado no Centro de Pesquisa Translacional em Oncologia Instituto do Câncer do Estado de São Paulo "Octavio Frias de Oliveira" do Hospital das Clínicas da Faculdade de Medicina da Universidade de São Paulo (ICESP/HCFMUSP). Doutor pelo programa de pós-graduação em Biociências e Biotecnologia Aplicadas à Farmácia pela Faculdade de Ciências Farmacêuticas de Araraquara (FCFAr) da Universidade Estadual Paulista (UNESP).

Miguel Srougi
Professor Titular da Disciplina de Urologia da Faculdade de Medicina da Universidade de São Paulo (FMUSP). Chefe da Divisão de Urologia do Hospital das Clínicas da Faculdade de Medicina da Universidade de São Paulo (HCFMUSP). Chefe do Instituto da Próstata do Hospital Alemão Oswaldo Cruz (HAOC).

Milena Perez Mak
Doutora em Ciências pela Faculdade de Medicina da Universidade de São Paulo (FMUSP). Oncologista Clínica do Grupo de Oncologia Torácica e Câncer de Cabeça e Pescoço do Instituto do Câncer do Estado de São Paulo "Octavio Frias de Oliveira" do Hospital das Clínicas da Faculdade de Medicina da Universidade de São Paulo (ICESP/HCFMUSP). Médica do Núcleo de Pesquisa do ICESP/HCFMUSP. Oncologista da Oncologia D'Or.

Mirella Nardo
Formada pela Faculdade de Medicina de Ribeirão Preto da Universidade de São Paulo (FMRP-USP). Título em Clínica Médica pelo Hospital das Clínicas da Faculdade de Medicina da Universidade de São Paulo (HCFMUSP) e Oncologia Clínica pelo Instituto do Câncer do Estado de São Paulo "Octavio Frias de Oliveira" do Hospital das Clínicas da Faculdade de Medicina da Universidade de São Paulo (ICESP/HCFMUSP). Médica do Grupo de Sarcoma e Melanoma do ICESP/HCFMUSP e médica assistente da equipe do Dr. Paulo Hoff na Rede D'Or.

Miriam B. F. Werneck
Graduação em Ciências Biológicas na Modalidade Médica pelo Instituto de Ciências Biomédicas da Universidade Federal do Rio de Janeiro (ICB-UFRJ). Mestrado em Ciências Biológicas (Biofísica) pelo Instituto de Biofísica Carlos Chagas Filho da UFRJ. Doutorado em Imunologia pela Graduate School of Arts and Sciences da Harvard University. Pós-Doutoramento na University of California em San Diego, e em projeto colaborativo entre o Instituto Nacional de Câncer (INCA) e o Instituto Oswaldo Cruz (IOC). Professor Adjunto A do Instituto de Biofísica Carlos Chagas Filho, na UFRJ. Membro integrante do Laboratório de Inflamação no IBCCF, UFRJ. Credenciada no Programa de Mestrado Profissional em Ciências Biológicas (Biofísica).

Nadja Cristhina de Souza Pinto
Mestre em Bioquímica pela Universidade Estadual de Campinas (UNICAMP). Doutora em Biologia Molecular pela Universidade Federal de São Paulo (UNIFESP). Pós-Doutorado no National Institute on Aging – National Institutes of Health, Baltimore – MD, EUA. Livre-Docente e Professora Associada de Bioquímica do Instituto de Química da Universidade de São Paulo (IQ-USP).

Nelson Hamershlak
Professor Livre-Docente pela Faculdade de Medicina da Universidade de São Paulo (FMUSP). Coordenador do Programa de Hematologia e Transplantes de Medula Óssea do Hospital Israelita Albert Einstein (HIAE). Presidente da Sociedade Brasileira de Transplantes de Medula Óssea (SBTMO).

Nestor de Barros
Médico Radiologista do Grupo de Imagem Mamária do Instituto de Radiologia do Hospital das Clínicas da Faculdade de Medicina da USP (InRad-HCFMUSP).

Niels Olsen Câmara
Membro Titular Eleito da Arquivos Brasileiros de Cardiologia (ABC). Membro Titular da Academia de Ciências do Estado de São Paulo (ACIESP). Professor Titular do Departamento de Imunologia do Instituto de Ciências Biomédicas da Universidade de São Paulo (ICB-USP). Professor Associado do Departamento de Imunologia do ICB-USP. Livre-Docente pela Universidade Federal de São Paulo (UNIFESP). Professor Doutor do Departamento de Imunologia do ICB-USP. Pós-Doutorado pelo Imperial College London, ICL, Reino Unido. Doutorado em Medicina (Nefrologia) pela UNIFESP. Aperfeiçoamento em Transplante Renal e Imunologia Clínica pelo Département d'Immunologie, Faculté de Médecine de Tours, França. Bolsista do Pasteur Mérieux e da Sociedade Brasileira de Nefrologia, PM-SBN, França. Mestrado em Medicina (Nefrologia) pela UNIFESP. Aperfeiçoamento em Transplante Renal Experimental no Laboratory for Transplantation Immunology pela Stanford University, EUA. Graduação em Medicina pela Universidade Federal do Ceará (UFC).

Nivaldo Farias Vieira
Oncologista Clínico. Doutor em Medicina pela Faculdade de Medicina de Ribeirão Preto da Universidade de São Paulo (FMRP-USP).

Olavo Feher
Médico Oncologista do Instituto do Câncer do Estado de São Paulo "Octavio Frias de Oliveira" do Hospital das Clínicas da Faculdade de Medicina da Universidade de São Paulo (ICESP-HCFMUSP).

Olavo Pires de Camargo
Professor Titular e Chefe do Departamento de Ortopedia e Traumatologia do Hospital das Clínicas da Faculdade de Medicina da Universidade de São Paulo (IOT-HCFMUSP). Chefe da Disciplina de Ortopedia Geral do IOT-HCFMUSP.

Omar Lupi
Professor Associado de Dermatologia da Universidade Federal do Estado do Rio de Janeiro (UNIRIO). Professor Titular do Curso de Pós-Graduação em Dermatologia da Policlínica Geral do Rio de Janeiro (PGRJ). Docente Permanente do curso de Pós-Graduação em Clínica Médica da Universidade Federal do Rio de Janeiro (UFRJ). Vice-Presidente do Colégio Ibero-Latinoamericano de Dermatologia (CILAD). *Board Member* da International League of Dermatological Societies (ILDS). Membro Titular da Academia Nacional de Medicina (ANM).

Óren Smaletz
Oncologista Clínico do Centro de Oncologia e Hematologia do Hospital Israelita Albert Einstein (HIAE). Ex-*Clinical Fellow* de Oncologia Clínica e Hematologia do Memorial Sloan-Kettering Cancer Center.

Paula A. Ugalde
Cirurgiã Torácica e Diretora do Programa de Pesquisa em Cirurgia Torácica do Institut Universitaire de Cardiologie et Pneumologie, Quebec, Canadá. Professora Assistente na Université Laval, Quebec, Canadá. Graduação em Medicina pela Universidade Federal da Bahia (UFBA). Residência em Cirurgia Geral pelo Hospital Santo Antônio. Residência em Cirurgia Torácia pela Santa Casa de Misericórdia de Porto Alegre. Especialista em Cirurgia Torácica pela Sociedade Brasileira de Cirurgia Torácica (SBCT). Mestrado em Medicina e Saúde pela Universidade Federal da Bahia (UFBA). Especialização em Cirurgia Torácica Oncológica na Université de Montréal (Montreal-Canadá). Pós-Graduada em Cirurgia Torácica pelo Centre de Pneumologie et de Chirurgie Thoracique da Université Laval (Quebec-Canadá). *Fellowship* em Cirurgia Minimamente Invasiva pela University of Pittsburgh Medical Center Heart, Lung & Esophageal Surgery Institute, EUA. Cirurgiã Torácica no Hospital Santa Izabel (BA), no Hospital Aliança (BA) e no Hospital Jorge Valente (BA). Professora no Curso de Medicina da Faculdade de Tecnologia e Ciências (FTC). Preceptora da Residência de Cirurgia Geral do Hospital Roberto Santos. Coordenadora de Pesquisa em Oncologia Torácica no Institut Universitaire de Cardiologie et de Pneumologie de Quebec, Canadá.

Paula de Oliveira Pádua Prestes
Hematologista formada pelo Hospital das Clínicas da Faculdade de Medicina da Universidade de São Paulo (HCFMUSP). Parte do Corpo Clínico do Hospital Nove de Julho e do Centro Paulista de Oncologia (Grupo Oncoclínicas).

Patrícia Ashton-Prolla

Médica Geneticista. Membro titular da Sociedade Brasileira de Genética Médica (SBGM). Professora Associada do Departamento de Genética da Universidade Federal do Rio Grande do Sul (UFRGS). Coordenadora do Grupo de Pesquisa e Pós-Graduação do Hospital das Clínicas de Porto Alegre (HCPA).

Patricia Chakur Brum

Professora Titular de Fisiologia da Atividade Motora da Escola de Educação Física e Esporte da Universidade de São Paulo (EEFEUSP). Coordenadora do Laboratório de Fisiologia Celular e Molecular do Exercício da EEFEUSP. Pós-doutora em Fisiologia Celular e Molecular pela Stanford University, Califórnia, EUA. Estágio sabático na Universidade Norueguesa de Ciência e Tecnologia, Trondheim, Noruega.

Patricia T. Bozza

Graduação em Medicina pela Faculdade de Ciências Médicas da Universidade do Estado do Rio de Janeiro (UNIRIO). Doutor em Ciências (concentração em Farmacologia) pelo Programa de Biologia Celular e Molecular do Instituto Oswaldo Cruz (IOC). Nomeada *Pew Latin American Fellow*. Pós-Doutorado no Beth Israel Hospital, Harvard Medical School. Pesquisadora titular do IOC. Pesquisadora 1 A do Conselho Nacional de Desenvolvimento Científico e Tecnológico (CNPq). Membro da Academia Brasileira de Ciências (ABC). *International Scholar* do Howard Hughes Medical Institute. Ex-Coordenadora do Comitê Brasileiro do Programa Pew em Ciências Biomédicas.

Paulo Alexandre Ribeiro Mora

Diretor do Instituto Nacional de Câncer (INCA) – HCII. Oncologista Clínico do Américas Oncologia. Mestre em Saúde Pública em Epidemiologia pelo Instituto de Estudos em Saúde Coletiva da Universidade Federal do Rio de Janeiro (IESC/UFRJ). Doutorando pela Universidade Federal Fluminense (UFF).

Paulo Herman

Professor Associado Nível 3 do Departamento de Gastroenterologia da Faculdade de Medicina da Universidade de São Paulo (FMUSP). Professor Livre-Docente da Disciplina de Cirurgia do Aparelho Digestivo do Departamento de Gastroenterologia da FMUSP. Possui doutorado em Medicina de Cirurgia do Aparelho Digestivo pela Universidade de São Paulo (USP). Livre-Docência em Cirurgia do Aparelho Digestivo. Diretor do Serviço de Cirurgia do Fígado do Hospital das Clínicas da Faculdade de Medicina da Universidade de São Paulo (HCFMUSP). Experiência na área de Medicina, com ênfase em Cirurgia Gastroenterológica. Membro do Conselho do Departamento de Gastroenterologia da FMUSP. Coordenador de Ensino de Graduação na Disciplina de Cirurgia do Aparelho Digestivo da FMUSP. Representante do Departamento de Gastroenterologia junto à Comissão de Graduação da FMUSP.

Paulo Hilário Nascimento Saldiva

Professor Titular do Departamento de Patologia da Faculdade de Medicina da Universidade de São Paulo (FMUSP). Membro Titular da Academia Nacional de Medicina e da Academia Brasileira de Ciências. Ex-Diretor do Instituto de Estudos Avançados (IEA-USP). Membro do Comitê Científico da Organização Meteorológica para temas de Clima e Saúde. Presidente do Comitê de Pesquisa da FMUSP. Membro do Conselho Científico do Comitê da Escola de Saúde Pública da Harvard University, EUA. Membro do Comitê de Qualidade do Ar da Organização Mundial de Saúde (OMS). Membro do painel do International Agency for Research on Cancer (IARC) que avaliou a carcinogenicidade da poluição do ar ambiente. Coordenador do Instituto Nacional de Análise Integrada de Risco Ambiental do CNPq e do Núcleo de Pesquisa em Autópsia e Imagenologia (NUPAI-FMUSP).

Paulo Roberto Stevanato Filho

Titular do Núcleo de Tumores Colorretais e Sarcoma do Hospital A. C. Camargo Cancer Center. Doutorado em Oncologia pela Fundação Antônio Prudente do Hospital A. C. Camargo Cancer Center (FAP). Presidente da Sociedade Brasileira de Cirurgia Oncológica (SBCO). Coordenador do Programa de Residência em Cirurgia Oncológica do Hospital A. C. Camargo Cancer Center.

Paulo Taufi Maluf Junior

Professor Livre-Docente em Pediatria pela Faculdade de Medicina da Universidade de São Paulo (FMUSP). Professor Honoris Causa da Faculdade de Medicina de Nova Iguaçu, RJ. Médico Assistente da Unidade de Onco/Hematologia do Instituto da Criança e do Adolescente do Hospital das Clínicas (Icr-HCFMUSP).

Pediatra do Centro de Oncologia do Hospital Sírio-Libanês (HSL). Consultor em Onco/Hematologia Pediátrica do Hospital Nove de Julho de São Paulo.

Pedro Averbach
Residente de Coloproctologia do Hospital das Clínicas da Faculdade de Medicina da Universidade de São Paulo (HCFMUSP).

Pedro Galvão Freire
Clínica Médica com ênfase em Oncologia Clínica, Imunologia e Cuidados Paliativos pela Universidade Federal de Pernambuco (UFPE).

Pedro Henrique Cunha Leite
Cirurgião Torácico. *Fellow* de Cirurgia Torácica Oncológica do Instituto do Câncer do Estado de São Paulo "Octavio Frias de Oliveira" do Hospital das Clínicas da Faculdade de Medicina da Universidade de São Paulo (ICESP/HCFMUSP).

Pedro Henrique Shimiti Hashizume
Graduação em Medicina pela Faculdade de Medicina da Universidade de São Paulo (FMUSP). Residência Médica em Clínica Médica pelo Hospital das Clínicas da Faculdade de Medicina da USP (HCFMUSP). Residência Médica em Oncologia Clínica pelo Instituto do Câncer do Estado de São Paulo da Faculdade de Medicina da USP (ICESP).

Pedro Henrique Xavier Nabuco de Araujo
Cirurgião Torácico do Instituto do Câncer do Estado de São Paulo "Octavio Frias de Oliveira" do Hospital das Clínicas da Faculdade de Medicina da Universidade de São Paulo (ICESP/HCFMUSP). Professor Associado do Departamento de Cardiopneumologia da Faculdade de Medicina da Universidade de São Paulo (FMUSP).

Pedro Popoutchi
Doutor em Ciências da Saúde pelo Instituto de Ensino e Pesquisa do Hospital Sírio-Libanês (HSL). Titular da Sociedade Brasileira de Coloproctologia (SBCP). Cirurgião e Colonoscopista do HSL e do Hospital Alemão Oswaldo Cruz (HAOC).

Rachel Jorge Dino Cossetti Leal
Médica Oncologista do UDI Hospital – Rede D'Or-São Luiz e do Hospital do Câncer Aldenora Bello. Residência em Cancerologia Clínica pelo Hospital Sírio-Libanês (HSL). Especialização em Câncer de Mama pela BC Cancer Agency, Vancouver, Canadá. Mestre em Saúde da Família pela Fundação Oswaldo Cruz-Universidade Federal do Maranhão (FIOCRUZ-UFMA). Idealizadora da Campanha Março Lilás de Concientização e Combate ao Câncer de Colo de Útero.

Rachel Simões Pimenta Riechelmann
Diretora do Departamento de Oncologia Clínica do Hospital A. C. Camargo Cancer Center. Pesquisadora e Orientadora de Pós-graduação *stricto sensu* em Oncologia pela Fundação Antônio Prudente do Hospital A. C. Camargo Cancer Center (FAP). Diretora do Grupo Brasileiro de Tumores Gastrointestinais (GTG). Orientadora de Pós-Graduação *stricto sensu* da Disciplina de Oncologia pela Faculdade de Medicina da Universidade de São Paulo (FMUSP). Membro do Conselho Científico da Sociedade Europeia de Tumores Neuroendócrinos. Doutorado em Medicina pela Universidade Federal de São Paulo (UNIFESP). Ex-*Clinical Research Fellow*, Princess Margaret Hospital - University of Toronto, Canadá.

Radovan Borojevic
PhD. Professor Emérito da Universidade Federal do Rio de Janeiro (UFRJ) do Centro de Medicina Regenerativa da Faculdade de Medicina de Petrópolis (FMPFASE).

Rafael Ferreira Coelho
Doutorado em Urologia pelo Hospital das Clínicas da Faculdade de Medicina da Universidade de São Paulo (HCFMUSP). Graduação em Medicina pela FMUSP. Residência médica em Cirurgia Geral e em Urologia pela mesma instituição. Coordenador Médico da Clínica Urológica Instituto do Câncer do Estado de São Paulo "Octavio Frias de Oliveira" do Hospital das Clínicas da Faculdade de Medicina da Universidade de São Paulo (ICESP/HCFMUSP), com ênfase em Uro-Oncologia.

Rafael Franco Duarte Brito
Residente de Oncologia Clínica do Instituto do Câncer do Estado de São Paulo "Octavio Frias de Oliveira" do Hospital das Clínicas da Faculdade de Medicina da Universidade de São Paulo (ICESP/HCFMUSP). Pós-Graduando em Oncologia de Precisão pelo Hospital Israelita Albert Einstein (HIAE). Especialista em Clínica Médica pelo Hospital das Clínicas da Faculdade de Medicina da Universidade de São Paulo (HCFMUSP).

Rafael Henriques Jácomo
Professor Adjunto de Hematologia da Faculdade de Medicina da Universidade de Brasília (UnB).

Rafael Linden
Graduado em Medicina e Doutor em Ciências Biológicas, ambos pela Universidade Federal do Rio de Janeiro (UFRJ). Pós-Doutorado na University of Oxford. Professor Titular da UFRJ. Chefe do Laboratório de Neurogênese e Ex-Diretor do Instituto de Biofísica da UFRJ. Membro da Rede Nacional de Especialistas em Terapias Avançadas (Reneta) da Agência Nacional de Vigilância Sanitária (ANVISA). Pesquisador 1A do Conselho Nacional de Desenvolvimento Científico e Tecnológico (CNPq). Membro Titular da Academia Brasileira de Ciências (ABC) e da Academia de Medicina do Estado do Rio de Janeiro (ACAMERJ). Membro do Corpo Editorial dos periódicos *Frontiers in Neuroscience*, *IBRO Reports*, *PLoS One* e do Conselho Editorial da Editora FIOCRUZ. *Fellow* da John Simon Guggenheim Foundation. Recebeu da Sociedade Brasileira de Neurociências e Comportamento (SBNeC) o Prêmio Cesar Timo-Iaria e foi condecorado pela Presidência da República com a Comenda e a Grã-Cruz da Ordem Nacional do Mérito Científico.

Rafael Loch Batista
Graduação em Medicina pela Universidade Federal de Santa Maria (UFSM). Residência Médica em Clínica Médica e em Endocrinologia e Metabologia na Fundação Faculdade Federal de Ciências Médicas de Porto Alegre (UFCSPA). Médico Assistente de Clínica Médica do Instituto de Psiquiatria do Hospital das Clínicas da Universidade de São Paulo (IPq-USP) e do Instituto do Câncer do Estado de São Paulo "Octavio Frias de Oliveira" do Hospital das Clínicas da Faculdade de Medicina da Universidade de São Paulo (ICESP/HCFMUSP). Doutor em Endocrinologia pela Universidade de São Paulo (USP). Pós-Doutorado no McKusick-Nathans Institute of Genetic Medicine (Johns Hopkins University, Baltimore, MD, EUA). Médico Assistente do ambulatório de tumores hipofisários não funcionantes da unidade de Neuroendocrinologia do Hospital das Clínicas da Faculdade de Medicina da Universidade de São Paulo (HCFMUSP) e da unidade de endocrinologia do ICESP/HCFMUSP.

Raphael Martus Marcon
Livre-Docente pela Faculdade de Medicina da Universidade de São Paulo (FMUSP). Professor Colaborador da FMUSP. Chefe do Grupo de Coluna – Deformidades – do Instituto de Ortopedia e Traumatologia do Hospital das Clínicas da Faculdade de Medicina da Universidade de São Paulo (HCFMUSP).

Raquel Baptista Pio
Experiência e interesse na área de pesquisa das ciências da saúde, com ênfase na medicina.

Raquel Soares Jallad
Médica Assistente da Unidade de Neuroendocrinologia da Disciplina de Endocrinologia e Metabologia do Departamento de Clínica Médica do Hospital das Clínicas da Faculdade de Medicina da Universidade de São Paulo (HC/FMUSP). Médica-Pesquisadora do Laboratório de Endocrinologia Celular e Molecular LIM-25 da Faculdade de Medicina da Universidade de São Paulo (FMUSP). Doutora em Endocrinologia e Metabologia pela FMUSP. Pós-Doutorado em Endocrinologia e Metabologia pela FMUSP.

Raul Cutait
Graduação em Medicina pela Faculdade de Medicina da Universidade de São Paulo (FMUSP). Residência em Cirurgia Geral e Digestiva no Hospital das Clínicas da Faculdade de Medicina da Universidade de São Paulo (HCFMUSP). Mestrado em Cirurgia pela FMUSP e Doutorado pela FMUSP. *Fellow* do Maryland. *Fellow* do NSKCC. *Fellow* da ASCRS. Livre-Docência em Cirurgia. Professor Associado da FMUSP. Médico Assistente do Hospital Sírio-Libanês (HSL). Médico do HCFMUSP. Médico Assistente do Hospital Brigadeiro. Membro da Fundação Mario Covas. Presidente do Instituto para o Desenvolvimento da Saúde.

Raymundo Soares de Azevedo Neto
Professor Associado do Departamento de Patologia da Faculdade de Medicina da Universidade de São Paulo (FMUSP). Prefeito do Quadrilátero da Saúde & Direito da Universidade de São Paulo (PUSP-QSD). Responsável pelas disciplinas de Patometria, Metodologia em Pesquisa Clínica, Informática Médica e Telemedicina na FMUSP.

Raphael Costa Bandeira de Melo
Possui graduação em Medicina pela Universidade Federal da Bahia (UFBA). Residência em Clínica Médica pela Universidade Federal de São Paulo (UNIFESP). Residência em Hematologia e Hemoterapia pela Universidade de São Paulo (USP).

Regina Bitelli Medeiros
Professora da Escola Paulista de Medicina da Universidade Federal do Estado de São Paulo (EPM-UNIFESP) em atividades de formação profissional na área de Física Médica. Professora orientadora do Programa de Pós-Graduação da disciplina de Cardiologia da EPM-UNIFESP. Especialista em Física de Radiodiagnóstico pela Associação Brasileira de Física Médica (ABFM) e Supervisora de Proteção Radiológica pela Comissão Nacional de Energia Nuclear.

Regina Matsunaga Martin
Responsável pela Unidade de Doenças Osteometabólicas do Serviço de Endocrinologia e Metabologia do Hospital das Clínicas da Faculdade de Medicina da Universidade de São Paulo (HCFMUSP). Doutorado em Medicina na área de Endocrinologia e Metabologia pelo HCFMUSP. Residência em Endocrinologia e Metabologia pelo HCFMUSP.

Régis Otaviano
Médico Radiologista do Departamento de Imagem do Instituto do Câncer do Estado de São Paulo "Octavio Frias de Oliveira" do Hospital das Clínicas da Faculdade de Medicina da Universidade de São Paulo (ICESP-HCFMUSP).

Renata Cangussu
Médica Oncologista da Oncologia D'Or – Salvador, Bahia.

Renata D'Alpino Peixoto
Médica Oncologista do Grupo Oncoclínicas – São Paulo. *Fellowship* em Tumores Gastrointestinais pelo BC Cancer Agency, Vancouver, Canadá, 2012. Coordenadora Nacional dos Tumores Gastrointestinais e Neuroendócrinos do Grupo Oncoclínicas.

Renata de Freitas Saito
Graduação em Bacharel em Biotecnologia pela Universidade Estadual Paulista "Júlio de Mesquita Filho" (UNESP). Mestrado em Oncologia pela Fundação Antônio Prudente do Hospital A. C. Camargo Cancer Center (FAP) e doutorado em Oncologia pela Universidade de São Paulo (USP). Pesquisadora científica do Instituto do Câncer do Estado de São Paulo "Octavio Frias de Oliveira" do Hospital das Clínicas da Faculdade de Medicina da Universidade de São Paulo (ICESP/HCFMUSP).

Renata Ferrarotto
Oncologista do M.D. Anderson Cancer Center da Universidade do Texas, Houston, EUA. Ex-Residente em Oncologia Clínica do Hospital Sírio-Libanês (HSL).

Renata Ramalho Oliveira
Bacharel em Bioquímica pela Universidade Federal de Viçosa (UFV). Doutor em Oncologia pelo Instituto Nacional de Câncer (INCA). Pós-Doutorado pelo Programa de Imunologia e Biologia Tumoral do INCA.

Renata Reis Figueiredo
Graduação em Medicina pela Universidade Federal de Sergipe (UFS). Especialização em Oncologia Clínica pela Hospital Sírio-Libanês (HSL). Especialização em Medicina Paliativa pelo Instituto Paliar. Residência Médica pelo Instituto Brasileiro de Controle do Câncer (IBCC). Residência-médica pela Hospital Municipal Cármino Caricchio.

Renato Heidor
Farmacêutico-Bioquímico. Mestre e Doutor em Ciência dos Alimentos, área Nutrição Experimental, pela Faculdade de Ciências Farmacêuticas da Universidade de São Paulo (FCF-USP). Especialista do Laboratório de Dieta, Nutrição e Câncer do Departamento da Alimentos e Nutrição Experimental da FCF-USP. Estágio pesquisa na Universitätsmedizin Mainz, Alemanha, para avaliação de stemness de culturas celulares de câncer de fígado humano.

Renato Micelli Lupinacci
Professor Assistente do Serviço de Cirurgia Geral, Oncológica e Metabólica do Hospital Ambroise Paré – APHP Université Paris Saclay. Boulogne-Billancourt, France.

Riad Naim Younes
Professor Livre-Docente da Faculdade de Medicina da Universidade de São Paulo (FMUSP). Professor Livre-Docente da Faculdade da Universidade Paulista (UNIP).

Ricardo H. Bammann
Professor e Orientador do Programa de Pós-Graduação da Coordenadoria para o Controle de Doenças da Secretaria de Estado da Saúde de São Paulo. Médico Cirurgião do Instituto de Infectologia Emílio Ribas do Hospital das Clínicas da Faculdade de Medicina da Universidade de São Paulo (HCFMUSP).

Ricardo Miguel
Médico Radiologista Intervencionista. Graduado pela Faculdade de Medicina da Universidade Federal de Minas Gerais (FM-UFMG). Residência em Clínica Médica pela Santa Casa-BH e em Radiologia e Diagnóstico por Imagem pela UFMG. Residência em Radiologia Intervencionista pela Universidade Louis Pasteur de Estrasburgo, França. Mestre em Ciências da Saúde pela FM-UFMG. MBA/Gestão Empresarial em Saúde pela Fundação Getulio Vargas (FGV). Doutor e Pós-Doutor em Radiologia pelo Instituto de Radiologia do Hospital das Clínicas da Faculdade de Medicina da Universidade de São Paulo (InRad/HCFMUSP). Especialista em Radiologia Intervencionista pela Cardiovascular and Interventional Radiology Society of Europe (CIRSE/EBIR). Especialista do Colégio Brasileiro de Radiologia (CBR), da Sociedade Brasileira de Radiologia Intervencionista e Cirurgia Endovascular (SOBRICE). Membro Titular da Sociedade Paulista de Radiologia (SPR). Trabalha no Instituto do Câncer do Estado de São Paulo "Octavio Frias de Oliveira" do Hospital das Clínicas da Faculdade de Medicina da Universidade de São Paulo (ICESP/HCFMUSP). Integra linhas de pesquisa no ICESP e no InRad/HCFMUSP. Experiência na área de Radiologia Clínica.

Ricardo Mingarini Terra
Cirurgião torácico do Instituto do Câncer do Estado de São Paulo "Octavio Frias de Oliveira" do Hospital das Clínicas da Faculdade de Medicina da Universidade de São Paulo (ICESP/HCFMUSP). Professor Associado do Departamento de Cardiopneumologia da Faculdade de Medicina da Universidade de São Paulo (FMUSP).

Ricardo Rodrigues Giorgi
Doutor em Ciências pelo Laboratório de Investigação Médica em Patogênese e Terapia dirigida em Onco-Imuno-Hematologia (LIM/31) do Departamento de Hematologia do Hospital das Clínicas da Faculdade de Medicina da Universidade de São Paulo (HCFMUSP).

Rita de Cássia Macieira
Psicóloga e Psico-Oncologista com Conhecimentos Específicos pela Sociedade Brasileira de Psico-Oncologia (SBPO). Mestre em Saúde Materno-Infantil pela Faculdade de Medicina da Universidade Santo Amaro (UNISA). Presidente Nacional da Sociedade Brasileira de Psico-Oncologia (SBPO). Professora de Pós-Graduação em Psicologia Junguiana e em Psicossomática do Instituto Junguiano de Ensino e Pesquisa (IJEP).

Roberto Araujo Segreto
Professor associado livre docente do Departamento de Oncologia Clínica e Experimental do setor de Radioterapia da Escola Paulista de Medicina da Universidade Federal de São Paulo (UNIFESP/EPM). Médico assistente do Hospital Alemão Oswaldo Cruz e Hospital Israelita Albert Einstein (HIAE).

Roberto de Almeida Gil
Graduação em Medicina pela Universidade Gama Filho (UGF). Residência Médica em Oncologia Clínica pelo Instituto Nacional do Câncer (INCA). Membro da Sociedade Brasileira de Oncologia Clínicas (SBOC). Membro do American Society of Clinical Oncology. Membro da European Society of Medical Oncology. Ex-Presidente da SBOC. Membro fundador do Grupo Brasileiro de Tumores Gastrintestinais (GTG).

Robson de Queiroz Monteiro
Graduado em Farmácia pela Universidade Federal do Rio de Janeiro (UFRJ). Mestrado e Doutorado em Química Biológica no Departamento de Bioquímica Médica da UFRJ. Professor Associado do Instituto de Bioquímica Médica da UFRJ. Chefia o Laboratório de Trombose e Câncer da UFRJ.

Rodrigo A. S. Sardenberg
Especialista em Cirurgia Torácica pela Faculdade de Medicina da Universidade de São Paulo (FMUSP). Doutor em Ciências pela FMUSP. Membro da IASLC. Membro da Society of Thoracic Surgeons.

Rodrigo Canellas
Graduação em Medicina pela Universidade Federal do Rio de Janeiro (UFRJ). Residente (R4) em Radiologia e Diagnóstico por Imagem no Instituto do Câncer do Estado de São Paulo "Octavio Frias de Oliveira" do Hospital das Clínicas da Faculdade de Medicina

da Universidade de São Paulo (ICESP/HCFMUSP). Experiência na área de Medicina, com ênfase em Radiologia Médica.

Rodrigo de Almeida Toledo
Pós-Doutorando da Unidade de Endocrinologia Genética do Laboratório de Endocrinologia Celular e Molecular – LIM-25 – Disciplina de Endocrinologia e Metabologia da Faculdade de Medicina da Universidade de São Paulo (FMUSP).

Rodrigo Dolphini Velasques
Graduado em Medicina pela Faculdade de Medicina da Universidade de São Paulo (FMUSP). Residência Médica em Clínica Médica pela FMUSP. Residêndia Médica em Hematologia e Hemoterapia pela FMUSP. Médico Hematologista do Instituto do Câncer do Estado de São Paulo "Octavio Frias de Oliveira" do Hospital das Clínicas da Faculdade de Medicina da Universidade de São Paulo (ICESP/HCFMUSP).

Rodrigo Dienstmann
Possui graduação em Medicina pela Universidade Federal do Rio Grande do Sul (UFRGS). Oncologia Clínica pelo Institutuo Naional de Câncer (INCA). Pós-Graduação na Universidade Ramon Llull em Executive Business Administration (Espanha). Diretor do programa de Medicina de Precisão da Oncoclínicas (São Paulo). Pesquisador do grupo Oncology Data Science no Vall dHebron Institute of Oncology (Espanha).

Rodrigo Frota
Graduado em Medicina pela Universidade Federal do Rio de Janeiro (UFRJ). Especialização em Urologia Oncológica pelo Instituto Nacional do Câncer (INCA). *Fellowship* em Laparoscopia e Cirurgia Robótica pela Cleveland Clinic Foundation, Estados Unidos. Pioneiro em Cirurgia Robótica Urológica no Brasil. Responsável pela introdução e expansão das técnicas laparoscópica e robótica na cidade do Rio de Janeiro.

Rodrigo Marcon
Graduação em Farmácia. Mestrado, Doutorado e Pós-Doutorado em Farmacologia pela Universidade Federal de Santa Catarina (UFSC). Pesquisador no Centro de Inovação e Ensaios Pré-Clínicos (CIEnP). Experiência na área de pesquisa e desenvolvimento de medicamentos e cosméticos, através de ensaios de eficácia *in vitro* e *in vivo* e ensaios de segurança.

Rodrigo Polízio
Graduado pela Faculdade de Medicina da Universidade de São Paulo (FMUSP). Residência Médica em Radiologia pela FMUSP. Médico Preceptor do Departamento de Radiologia do Hospital das Clínicas da Faculdade de Medicina da Universidade de São Paulo (HCFMUSP). Especialização em Medicina Interna.

Rodrigo Santa Cruz Guindalini
Graduou-se e realizou Residência de Clínica Médica na Escola Paulista de Medicina da Universidade Federal de São Paulo (EPM-UNIFESP). Residente de Cancerologia Clínica e realizou Doutorado na Faculdade de Medicina da Universidade de São Paulo (FMUSP) e no Instituto do Câncer do Estado de São Paulo "Octavio Frias de Oliveira" do Hospital das Clínicas da Faculdade de Medicina da Universidade de São Paulo (ICESP/HCFMUSP). *Fellow* da University of Chicago. Pós-Doutorando da FMUSP. Oncologista da Oncologia D'Or em Salvador-BA. Oncogeneticista da Oncologia D'Or nos seguintes centros: Clínica São Vicente-RJ, OncoStar-SP, Hospital Cardiopulmonar-BA.

Rubens Antônio Aissar Sallum
Graduado em Medicina pela Faculdade de Medicina da Universidade de São Paulo (FMUSP). Residência Médica em Cirurgia Geral e Cirurgia do Aparelho Digestivo no Hospital das Clínicas da Faculdade de Medicina da Universidade de São Paulo (HCFMUSP). Preceptor da Cirurgia do Aparelho Digestivo. Médico Assistente do Serviço de Cirurgia do Esôfago do HC-FMUSP. Doutorado em Medicina (Cirurgia do Aparelho Digestivo) pela Universidade de São Paulo (USP). Professor Livre Docente da Disciplina de Cirurgia do Aparelho Digestivo pela FMUSP. Ex-Membro Titular do Departamento de Cirurgia Abdominal do Hospital A. C. Camargo Cancer Center. Diretor do Serviço de Cirurgia do Esôfago do Hospital das Clínicas da FMUSP. Especialista em Terapia Intensiva, Cirurgia do Aparelho Digestivo, Coloproctologia, Habilitação em Videocirurgia do Aparelho Digestivo e Cirurgia Robótica Avançada. Ex-Diretor do Comitê Executivo Mundial da ISDE (International Society for Diseases of Esophagus). Diretor da Regional Sudeste do CBCD – Colégio Brasileiro de Cirurgia Digestiva.

Ruddy Dalfeor

Residência em Hematologio e Hemoterapia pela Universidade do Estado do Rio de Janeiro (UERJ). Residência em Transplante de Medula Óssea e Terapia Celular pela UFRJ. Especialista em Hematologia e Hemoterapia pela Associação Brasileira de Hematologia, Hemoterapia e Terapia Celular (ABHH) e Associação Médica Brasileira (AMB). Especialista em Transplante de Medula Óssea e Terapia Celular pela ABHH/AMB. Embaixador no Brasil e Membro da SOHO (Society of Hematologic Oncology). Hematologista da Clínica Centron, Rio de Janeiro.

Rui Monteiro de Barros Maciel

Professor Emérito de Endocrinologia e Coordenador do Laboratório de Endocrinologia Molecular e Translacional, Disciplina de Endocrinologia do Departamento de Medicina da Escola Paulista de Medicina da Universidade Federal de São Paulo (EPM/UNIFESP). Coordenador-Adjunto da Diretoria Científica da Área de Ciências da Vida da Fundação de Amparo à Pesquisa do Estado de São Paulo (FAPESP). Membro Titular da Academia Nacional de Medicina (ANM). Pesquisador 1D do CNPq. Graduou-se em Medicina na EPM/UNIFESP. Residência Médica em Clínica Médica e Endocrinologia. Mestrado em Imunologia. Doutorado em Endocrinologia. Livre-Docência. Professor Titular, Professor Titular Senior e Professor Emérito. *Research-Fellow* na University of California Los Angeles. Pós-Doutor e Visiting-Professor na Harvard Medical School. Chefe dos Médicos-Residentes na UNIFESP. Membro e Presidente da Comissão de Residência Médica. Vice-Chefe do Departamento de Medicina, Chefe da Disciplina de Endocrinologia, Membro e Presidente da Comissão de Livre-Docência, Coordenador de Pesquisa da Pró-Reitoria de Pós-Graduação e Pesquisa e Pró-Reitor de Pós-Graduação e Pesquisa na UNIFESP. Ex-Membro da Coordenadoria de Saúde da Fundação de Apoio à Pesquisa do Estado de São Paulo-FAPESP. Comissão de Avaliação dos Programas de Pós-Graduação da CAPES. Ex-Editor-Chefe do *Archives of Endocrinology and Metabolism*. Membro da Comissão Editorial do *European Thyroid Journal*.

Ruy Gastaldoni Jaeger

Professor Titular do Departamento de Biologia Celular e do Desenvolvimento do Instituto de Ciências Biomédicas, Universidade de São Paulo (USP).

Sabrina Segatto Valadares Goastico

Médica especialista em Clínica Médica e Nutrologia. Residência Médica pela Faculdade de Medicina da Universidade de São Paulo (FMUSP). Membro da Equipe de Terapia Multiprofissional de Nutrição (EMTN) do Hospital das Clínicas de Faculdade de Medicina da Universidade de São Paulo (HCFMUSP). Experiência na área de Nutrologia.

Sandra Cristina Myiaji

Médica do Serviço de Hemoterapia Instituto do Câncer do Estado de São Paulo "Octavio Frias de Oliveira" do Hospital das Clínicas da Faculdade de Medicina da Universidade de São Paulo (ICESP-HCFMUSP). Médica Especialista em Hematologia e Hemoterapia pela Faculdade de Medicina da Universidade de São Paulo (FMUSP).

Sandro Fenelon

Graduação em Medicina pela Universidade de Federal de Minas Gerais (UFMG). Licenciatura (equivalência) pela Faculdade de Medicina da Universidade de Lisboa (FMUL). Médico radiologista luso-brasileiro. Experiência na área de Medicina, com ênfase em Radiologia Médica. *Visiting Fellow* da New York-Presbyterian Hospital/Columbia University Medical Center e Weill Cornell Medical Center, New York, NY e da University of Miami/Jackson Memorial Hospital, Miami, FL. Médico Assistente do Instituto do Câncer do Estado de São Paulo "Octavio Frias de Oliveira" do Hospital das Clínicas da Faculdade de Medicina da Universidade de São Paulo (ICESP/HCFMUSP).

Sara Teresinha Olalla Saad

Graduação em Medicina pela Faculdade de Medicina de Jundiaí (FMJ). Especialização em Medicina pela Universidade de São Paulo (USP). Mestrado em Clínica Médica pela Universidade Estadual de Campinas (UNICAMP). Doutorado em Clínica Médica pela UNICAMP. Pós-Doutorado pelo Elizabeth Hospital of Boston Tufts University, Beth Israel Hospital Harvard University e Laboratoire de Therapie Génique do Hôpital St Louis-Paris INSERME. Professor Titular da Disciplina de Hematologia na UNICAMP. Atua em comitês técnicos da Secretaria de Saúde do Estado de São Paulo e Ministério da Saúde. Membro eleita da Academia Brasileira de Ciências (ABC).

Sérgio Jerónimo Rodrigues Dias

Investigador do Instituto Português de Oncologia de Lisboa Francisco Gentil (IPOLFG, EPE), Lisboa, Portugal. Coordenador do Centro de Investigação em Patobiologia Molecular (CIPM) do Instituto Português de Oncologia de Lisboa Francisco Gentil E.P.E (IPOLFG, EPE). Responsável pelo Grupo de Angiogênese do CIPM, IPOLFG, EPE e do Instituto Gulbenkian de Ciência (Oeiras, Portugal). Doutorado pela University College London, Reino Unido.

Sergio P. A. Toledo

Médico Endocrinologista com Doutorado e Livre-Docência pela Faculdade de Medicina da Universidade de São Paulo (FMUSP). Professor Associado da FMUSP. Responsável da Unidade de Endocrinologia Genética da FMUSP do Laboratório de Investigação Médica (LIM-25).

Sérgio Roithmann

Graduação em Medicina pela Universidade Federal do Rio Grande do Sul (UFRGS). Residência Médica em Clínica Médica no Hospital de Clínicas de Porto Alegre. Residência Médica (*Clinical Fellowship*) em Oncologia e Hematologia no Hôpital Laennec – Paris, Université de Paris V e Hematologia-Transplante de Medula Óssea no Institut Gustave Roussy – Villejuif, França. *Research Fellowship* em Biologia de Tumores Humanos no Institute Gustave Roussy, Villejuif. Mestrado em Bases Fondamentales de l'Oncogenese – Universite de Paris XI (Paris-Sud). Especialista em Cancerologia Clínica pela Sociedade Brasileira de Cancerologia (SBC). Chefe do Serviço de Oncologia da Associação Hospitalar Moinhos de Vento. Professor da Fundação Universidade Federal de Ciências da Saúde de Porto Alegre (UFCSPA).

Sílvia Storpirtis

Graduação em Farmácia e Bioquímica pela Faculdade de Ciências Farmacêuticas da Universidade de São Paulo (FCF-USP) em Fármaco e Medicamentos. Mestrado e doutorado pela FCF-USP. Especialização nas áreas de Biofarmácia e Farmacocinética e Farmácia Clínica pela Universidade do Chile. Professora Associada do Departamento de Farmácia da FCF-USP. Vice-Chefe do Departamento de Farmácia da FCF-USP. Diretora da Divisão de Farmácia e Laboratório Clínico do Hospital Universitário da Universidade de São Paulo (HU-USP). Coordenadora do Curso de Especialização em Farmácia Clínica Hospitalar promovido pela FCF-USP e HU-USP. Membro do Grupo de Trabalho de Bioequivalência da Rede Pan-Americana de Harmonização da Regulamentação Farmacêutica da Organização Pan-Americana de Saúde/Organização Mundial da Saúde. Membro do USP Brazil Advisory Group. Membro do Comitê Técnico Temático (CTT) de Equivalência Farmacêutica e Bioequivalência de Medicamentos da Farmacopeia Brasileira. Membro da Sociedade Brasileira de Farmácia Hospitalar e Serviços de Saúde (SBRAFH). Membro da Associação Brasileira de Educação Farmacêutica (ABEF). Coordenadora Docente da Farmácia Universitária da FCF-USP (FARMUSP). Coordenadora do Polo São Paulo do Curso de Gestão da Assistência Farmacêutica – Curso de Especialização à Distância (Convênio entre a Universidade Federal de Santa Catarina e a FCF-USP). Coordenadora Nacional do Projeto Piloto "Implantação da rede de apoio à Assistência Farmacêutica do SUS: expansão do cuidado farmacêutico e do uso racional de medicamentos" pelo Departamento de Assistência Farmacêutica do Ministério da Saúde (MS). Membro da Academia de Ciências Farmacêuticas do Brasil/Academia Nacional de Farmácia. Vice-Presidente da Sociedade Brasileira de Farmácia Clínica. Diretora Executiva da Fundação Instituto de Pesquisas – Fipfarma (FCF-USP).

Silvio Ricardo Pires

Professor Adjunto 4 do Departamento de Oncologia Clínica e Experimental da Escola Paulista de Medicina (EPM). Orientador Permanente do Programa de Pós-Graduação de Gestão em Informática em Saúde. Tutor do Programa de Residência em Física Médica, ambos na Universidade Federal de São Paulo (UNIFESP). Especialista em Física Médica com ênfase na área de Radiodiagnóstico.

Simone Castro Silva Gomes

Graduação em Nutrição pelo Centro Universitário São Camilo. Especialista em Nutrição Clínica pelo GANEP. Especialista em Nutrição Enteral e Parenteral pela Sociedade Brasileira de Nutrição Parenteral e Enteral (SBNPE). Aprimorada em Transtornos Alimentares pelo AMBULIM (IPQ-FMUSP).

Simone Maradei

Possui graduação em Medicina pela Universidade do Estado do Pará (UEPA). Mestrado em Clínica

Médica pela Universidade Federal do Rio de Janeiro (UFRJ). Médica Sênior do Instituto Nacional de Câncer (INCA). Médica hematologista do Centro de Tratamento Oncológico (CENTRON).

Sorahia Domenice
Médica Assistente Doutor da Disciplina de Endocrinologia e Metabologia do Hospital das Clínicas da Faculdade de Medicina da Universidade de São Paulo (HCFMUSP), Unidade de Endocrinologia do Desenvolvimento do Laboratório de Hormônios e Genética Molecular, LIM-42.

Stella Gonçalves Cavalcante
Biomédica graduada pelas Centro Universitário das Faculdades Metropolitanas Unidas (FMU). Especialista em Técnicas Avançadas em Análises Clínicas, pelo programa de Neurologia do Hospital das Clínicas da Faculdade de Medicina da Universidade de São Paulo (HCFMUSP). Mestranda em Ciências da Saúde com ênfase em Neurologia.

Stéphanie Itala Rizk
Cardiologista pela Sociedade Brasileira de Cardiologia (SBC) com ênfase em Insuficiência Cardíaca, Transplante Cardíaco, Dispositivos de Assistência Ventricular e Cardio-Oncologia. Graduação em Medicina pela Escola Superior de Ciências da Santa Casa de Misericórdia de Vitória. Residência de Clínica Médica no Hospital da Santa Casa de Misericórdia de Vitória. Residência de Cardiologia no Hospital Sírio-Libanês (HSL). Capacitação em Insuficiência Cardíaca, Transplante Cardíaco e Dispositivos de Assistência Ventricular no Projeto Coração Novo, do Hospital Sírio Libanês em São Paulo. Médica Cardio-Oncologista do Instituto do Câncer do Estado de São Paulo (ICESP). Médica Assistente da Equipe de Insuficiência Cardíaca e Transplante do HSL. Assistente da Equipe de Cardio-Oncologia do Hospital Paulistano. Doutoranda em Cardiologia pela Faculdade de Medicina da Universidade de São Paulo (FMUSP) no assunto de Cardio-Oncologia.

Sueli Mieko Oba Shinjo
Pesquisadora do Laboratório de Biologia Molecular e Celular do Departamento de Neurologia da Faculdade de Medicina da Universidade de São Paulo (FMUSP) – LIM 15.

Suely Kazue Nagahashi Marie
Professora Associada do Departamento de Neurologia da Faculdade de Medicina da Universidade de São Paulo (FMUSP) e Laboratório de Biologia Molecular e Celular – LIM15.

Suemi Marui
Médica Assistente Doutora da Disciplina de Endocrinologia e Metabologia do Hospital das Clínicas da Faculdade de Medicina da Universidade de São Paulo (HCFMUSP), Unidade de Tireoide do Laboratório de Endocrinologia Celular e Molecular, LIM-25.

Suilane Coelho Ribeiro Oliveira
Doutora em Ciências pelo Programa de Pós-Graduação em Oncologia da Faculdade de Medicina da Universidade de São Paulo (FMUSP). Professora Efetiva da Faculdade de Ciências Médicas da Universidade Estadual do Piauí (UESPI). Oncologista da Oncocenter e do Hospital Universitário da Universidade Federal do Piauí (UFPI).

Suzana Cristina de Toledo Camacho Lima
Nutricionista. Mestre em Nutrição Humana da Faculdade de Saúde Pública da Universidade de São Paulo (FSP-USP). Especialista em Desnutrição Energético-Proteica da Escola Paulista de Medicina da Universidade Federal de São Paulo (EPM-UNIFESP). Gerente do Serviço de Nutrição e Dietética do Instituto do Câncer do Estado de São Paulo "Octavio Frias de Oliveira" do Hospital das Clínicas da Faculdade de Medicina da Universidade de São Paulo (ICESP-HCFMUSP).

Tarcísio Eloy Pessoa de Barros Filho
Diretor da Faculdade de Medicina da Universidade de São Paulo (FMUSP). Presidente do Conselho Deliberativo do Hospital das Clínicas da Faculdade de Medicina da Universidade de São Paulo (HCFMUSP). Professor Titular do Departamento de Ortopedia e Traumatologia do Instituto de Ortopedia e Traumatologia do Hospital das Clínicas da Faculdade de Medicina da Universidade de São Paulo (IOT-HCFMUSP). Chefe da Disciplina de Afecções da Coluna Vertebral.

Tatiana Cristina Moraes Pinto Blumetti
Médica Dermatologista pela Escola Paulista de Medicina da Universidade Federal de São Paulo (EPM-UNIFESP).

Doutorado em Oncologia pela Fundação Antônio Prudente do Hospital A. C. Camargo Cancer Center. Dermatologista no Núcleo de Câncer de Pele do A. C. Camargo Cancer Center. Membro titular da Sociedade Brasileira de Dermatologia (SBD), da Sociedade Brasileira de Cirurgia Dermatológica (SBCD) e GBM.

Tatiana N. Toporcov
Cirurgiã-Dentista com Doutorado Direto em Ciências Odontológicas (concentração em Odontologia Social) pela Faculdade de Odontologia da Universidade de São Paulo (FOUSP). Pós-Doutora em Epidemiologia pela Faculdade de Saúde Pública da USP. Professora Doutora do Departamento de Epidemiologia da Faculdade de Saúde Pública da USP. Experiência na área de Epidemiologia das Doenças e Agravos Não Transmissíveis, com ênfase em Epidemiologia do Câncer.

Thaís Bianca Brandão
Coordenadora do Serviço de Odontologia Oncológica do Instituto do Câncer do Estado de São Paulo "Octavio Frias de Oliveira" do Hospital das Clínicas da Faculdade de Medicina da Universidade de São Paulo (ICESP/HCFMUSP). Mestre em Prótese Buco-Maxilo-Facial pela Faculdade de Odontologia da Universidade de São Paulo (FOUSP). Doutora em Estomatopatologia pela Faculdade de Odontologia de Piracicaba da Universidade Estadual de Campinas (FOP-UNICAMP).

Thais de Campos Cardenas
Nutricionista. Mestre em Nutrição Humana da Faculdade de Saúde Pública da Universidade de São Paulo (FSP-USP). Coordenadora Administrativa da Equipe Multiprofissional de Terapia Nutricional (EMTN). Coordenadora Clínica do Serviço de Nutrição e Dietética do Instituto do Câncer do Estado de São Paulo "Octavio Frias de Oliveira" do Hospital das Clínicas da Faculdade de Medicina da Universidade de São Paulo (ICESP-HCFMUSP).

Thomas Prates Ong
Farmacêutico-Bioquímico e Doutor em Ciência dos Alimentos pela Faculdade de Ciências Farmacêuticas da Universidade de São Paulo (USP). Professor Associado III da USP. Pesquisador Visitante na University of Cambridge (Reino Unido). Pesquisador 2 do Conselho Nacional de Desenvolvimento Científico e Tecnológico (CNPq). Pesquisador Associado ao Food Research Center – CEPID da FAPESP. Vice-Chefe do Departamento de Alimentos e Nutrição Experimental e Vice-Presidente da Comissão de Pós-Graduação da Faculdade de Ciências Farmacêuticas da USP. Membro do Conselho Universitário da USP.

Tiago Kenji Takahashi
Médico Colaborador do Instituto do Câncer do Estado de São Paulo "Octavio Frias de Oliveira" do Hospital das Clínicas da Faculdade de Medicina da Universidade de São Paulo (ICESP/HCFMUSP). Diretor Técnico do Instituto de Oncologia Santa Paula (IOSP).

Thiago Gomes Romano
Professor Doutor da disciplina de Nefrologia da Faculdade de Medicina do ABC (FMABC). Coordenador Médico da UTI Oncológica Hospital São Luiz Itaim/Hospital Vila Nova Star.

Thiago Paranhos
Acadêmico na Faculdade de Medicina da Universidade Federal do Rio de Janeiro (UFRJ).

Tomás Mansur Duarte de Miranda Marques
Médico, graduado pela Faculdade de Ciências Médicas da Universidade do Estado do Rio de Janeiro (FCM-UERJ). Cirurgião Geral pelo Hospital Municipal Souza Aguiar. Cirurgião Oncológico pelo Hospital A. C. Camargo Cancer Center. Cirurgião Titular do Núcleo de Tumores Colorretais e Sarcomas no A. C. Camargo.

Túlio Felipe Pereira
Farmacêutico pela Universidade Federal de Alfenas (UNIFAL-MG). Doutor em Bioquímica e Biologia Molecular pelo Instituto de Química da Universidade de São Paulo (IQ-USP).

Ulysses Ribeiro Junior
Professor Associado de Cirurgia do Aparelho Digestivo da Faculdade de Medicina da Universidade de São Paulo (FMUSP). Coordenador Cirúrgico do Instituto do Câncer do Estado de São Paulo "Octavio Frias de Oliveira" do Hospital das Clínicas da Faculdade de Medicina da Universidade de São Paulo (ICESP/HCFMUSP). Vice-Diretor Clínico do ICESP/HC-HCFMUSP.

Vanderson Rocha
Professor Titular da Faculdade de Medicina da Universidade de São Paulo (FMUSP). Diretor do Serviço de Hematologia, Hemoterapia e Terapia Celular da Divisão Clínica Médica do I do Instituto Central do Hospital das Clínicas da Faculdade de Medicina da Universidade de São Paulo (IC-HCFMUSP). Diretor Presidente da Fundação Pró-Sangue Hemocentro de São Paulo. Especialista em Medicina Interna em Hematologia e Hemoterapia pela Universidade Federal de Minas Gerais (UFMG). Especialista em TMO (Transplante de Medula Óssea) pela Universidade de Paris VII. Doutor em Ciências Biológicas e Médicas pela Universidade de Paris VII. Professor de Hematologia no Churchill Hospital, Oxford University Hospitals – NHS Trust – Reino Unido. Coordenador Médico da Unidade de Doenças Hematológicas e Transplante de Medula Óssea do Hospital Sírio-Libanês (HSL).

Vanessa da Costa Miranda
Médica Oncologista Assistente do Grupo de Tumores Ginecológicos do Instituto do Câncer do Estado de São Paulo "Octavio Frias de Oliveira" do Hospital das Clínicas da Faculdade de Medicina da Universidade de São Paulo (ICESP/HCFMUSP). Médica Oncologista da Oncologia D'or.

Vania Tietsche de Moraes Hungria
Doutora em Medicina pela Faculdade de Medicina da Universidade de São Paulo (FMUSP). Professora Adjunto da Disciplina de Hematologia da Faculdade de Ciências Médicas da Santa Casa de São Paulo (FCMSCSP).

Valeria Buccheri
Coordenadora do Linfoma de Hodgkin – Hematologia e Hematerapia e Terapia Celular do Instituto do Câncer do Estado de São Paulo "Octavio Frias de Oliveira" do Hospital das Clínicas da Faculdade de Medicina da Universidade de São Paulo (ICESP/HCFMUSP). PhD no Institute of Cancer Research – Royal Marsden Hospital – University of London. Residência Médica em Oncologia Clínica pela Fundação Antônio Prudente do Hospital A. C. Camargo Cancer Center (FAP). Graduação em Medicina pela Faculdade de Ciências Médicas de Santos (FCMS).

Venâncio Avancini Ferreira Alves
Médico-Patologista. Professor Doutor do Departamento de Patologia da Faculdade de Medicina da Universidade de São Paulo (FMUSP). Sócio Diretor-Técnico do CICAP – Centro de Imuno-Histoquímica e Citopatologia e Anatomia Patológica do Hospital Alemão Oswaldo Cruz.

Vera Regina Cardoso Castanheira
Doutora em Medicina e Médica Assistente do Hospital das Clínicas da Faculdade de Medicina da Universidade de São Paulo (HCFMUSP). Responsável pelo Ambulatório de Oncologia Ocular da Clínica Oftalmológica do HCFMUSP.

Veridiana Pires de Camargo
Urologista Clínica do Instituto do Câncer do Estado de São Paulo "Octavio Frias de Oliveira" do Hospital das Clínicas da Faculdade de Medicina da Universidade de São Paulo (ICESP/HCFMUSP), da Clínica OncoStar – Oncologia D'Or, do Hospital São Luiz Itaim, Hospital São Luiz Morumbi e Hospital Vila Nova Star.

Victor Wünsch Filho
Diretor Presidente da Fundação Oncocentro de São Paulo. Professor Titular Sênior da Faculdade de Saúde Pública da Universidade de São Paulo (FSPUSP). Graduado em Medicina. Mestre em Medicina Preventiva e Doutor em Saúde Pública.

Vinícius Marcon Bassega
Médico Ginecologista e Obstetra formado pela Universidade do Vale do Sapucaí (UNIVÁS). Residência Médica em Ginecologia e Obstetrícia pelo Hospital e Maternidade Leonor Mendes de Barros. Especialista em Ginecologia e Obstetrícia pela Federação Brasileira das Associações de Ginecologia e Obstetrícia (TEGO-FEBRASGO). Especialista em Reprodução Humana pela Associação Médica Brasileira (AMB) e FEBRASGO.

Vitor Srougi
Médico Assistente dos Grupos de Laparoscopia e Tumores de Adrenal da Divisão de Urologia da Faculdade de Medicina da USP da Universidade de São Paulo (FMUSP). Pós-Graduação em Uro-Oncologia pela Divisão de Urologia da FMUSP e do Hospital Sírio-Libanês (HSL). Pós-Graduação em Cirurgia Minimamente Invasiva na Klinikum Heilbronn, da Universi-

dade de Heidelberg, Alemanha. Pós-Graduação em Cirurgia Robótica no Hospital Montsouris, França.

Viviane Figueiredo
Médica Broncoscopista do Instituto do Câncer do Estado de São Paulo "Octavio Frias de Oliveira" do Hospital das Clínicas da Faculdade de Medicina da Universidade de São Paulo (ICESP/HCFMUSP). Médica Broncoscopista do Instituto do Coração do Hospital das Clínicas da Faculdade de Medicina da Universidade de São Paulo (InCor/HCFMUSP). Médica Broncoscopista do Hospital Sírio-Libanês (HSL). Médica Broncoscopista do Hospital Alemão Oswaldo Cruz. *Master Instructor* do Bronchoscpy Education Projet pela World Association for Bronchology and Interventional Pulmonology. Doutora em Pneumologia pela FMUSP. Pós-Graduação em Administração Hospitalar pela Fundação Getulio Vargas (FGV).

Viviane Sonaglio
Graduação em Medicina pela Faculdade de Medicina de Jundiaí (FMJ). Residência médica em pediatria geral pela Universidade Estadual de Campinas (UNICAMP). Especialização em Oncologia Pediátrica pela Fundação Antônio Prudente do Hospital A. C. Camargo Cancer Center (FAP). Mestre em Oncologia pela FAP. Médica contratada pelo Departamento de Pediatria do Hospital A. C. Camargo Cancer Center.

Vladmir Cláudio Cordeiro de Lima
Oncologista Clínico do Instituto do Câncer do Estado de São Paulo "Octavio Frias de Oliveira" do Hospital das Clínicas da Faculdade de Medicina da Universidade de São Paulo (ICESP/HCFMUSP) e da Rede D'Or – São Paulo. Especialista em Cancerologia Clínica pela Sociedade Brasileira de Cancerologia (SBC). Especialista em Oncologia Clínica pela Sociedade Brasileira de Oncologia Clínica (SBOC). Doutor em Oncologia pela Fundação Antônio Prudente do Hospital A. C. Camargo Cancer Center (FAP). Membro Diretor do Grupo Brasileiro de Oncologia Clínica (SBOC). Membro do Steering Committee do Latim American Cooperative Oncology Group.

Vladimir Schraibman
Mestrado em Cirurgia pela Escola Paulista de Medicina da Universidade Federal de São Paulo (EPM-UNIFESP). Doutorado em Cirurgia pela EPM-UNIFESP. Pós-Doutorado em Cirurgia Robótica pela EPM-UNIFESP e Hospital Israelita Albert Einstein (HIAE). Proctor em Cirurgia Robótica do HIAE. Médico Cirurgião do Aparelho Digestivo do HIAE.

Wagner Ricardo Montor
Professor Adjunto do Departamento de Ciências Fisiológicas da Faculdade de Ciências Médicas da Santa Casa de São Paulo (FCMSCSP). Farmacêutico Bioquímico, graduado pela Faculdade de Ciências Farmacêuticas da Universidade de São Paulo (FCF-USP). Doutor em Ciências pelo Departamento de Bioquímica do Instituto de Química da USP. Pós-Doutorado pela Harvard Medical School.

Wânia Regina Mollo Baia
Diretora Geral da Assistência do Instituto do Câncer do Estado de São Paulo "Octavio Frias de Oliveira" do Hospital das Clínicas da Faculdade de Medicina da Universidade de São Paulo (ICESP-HCFMUSP). Mestre em Administração dos Serviços de Enfermagem pela Escola de Enfermagem da Universidade de São Paulo (EEUSP). Doutoranda em Administração dos Serviços de Enfermagem pela EEUSP.

William Gemio Jacobsen Teixeira
Doutor pela Faculdade de Medicina da Universidade de São Paulo (FMUSP). Coordenador do Grupo de Coluna do Instituto do Câncer do Estado de São Paulo "Octavio Frias de Oliveira" do Hospital das Clínicas da Faculdade de Medicina da Universidade de São Paulo (ICESP/HCFMUSP).

Yana Sarkis Novis
Coordenadora do Serviço de Hematologia e do Transplante de Medula Óssea do Centro de Oncologia do Hospital Sírio-Libanês (HSL). Residência em Hematologia e Hemoterapia pelo Hospital das Clínicas da Faculdade de Medicina da Universidade de São Paulo (FMUSP). *Fellowship* em Oncologia Clínica e Hematologia pelo Fred Hutchinson Cancer Research Center (University of Washington).

Yollanda E. Moreira Franco
Farmacêutica formada pela Universidade São Francisco (USF). Mestre em Ciências da Saúde com ênfase em Farmacologia pela USF. Doutoranda em Ciências da Saúde com ênfase em Neurologia pela Faculdade de Medicina da Universidade de São Paulo (FMUSP).

Dedicatórias

Dedicamos este livro aos nossos pacientes, que, com coragem invejável, enfrentam essa doença, bem como aos seus familiares, que os acompanham e apoiam-nos nessa jornada.

Dedicamos também este livro aos nossos familiares, que sempre nos apoiaram na difícil missão de educar sobre o câncer, pesquisá-lo e tratá-lo.

Os Editores

Agradecimentos

Agradecemos aos nossos familiares que nos apoiaram e compreenderam o tempo extra necessário para a edição desta obra.

Agradecemos a todos os autores, que, com o seu conhecimento, abrilhantaram a obra, inclusive autores da primeira versão que por algum motivo não puderam participar desta nova edição.

Agradecemos à Editora Atheneu por nos dar a oportunidade de produzir este Tratado.

Agradecemos o incansável apoio da Sra. Luzia Mattos e da Sra. Silvia Paschoalin, por seu suporte secretarial determinante para que esta obra pudesse ser finalizada.

E, por fim, mas não menos importante, agradecemos à Faculdade de Medicina da Universidade de São Paulo, que, por intermédio do Instituto do Câncer do Estado de São Paulo "Octavio Frias de Oliveira", vem ajudando a aprimorar o estado e o tratamento do câncer em nosso país e que nos ofereceu todo o apoio à confecção deste trabalho.

Os Editores

Prefácio

O câncer está entre as principais causas de morte ao redor do mundo, com perspectiva de aumento de diversos tipos de neoplasias frente ao envelhecimento populacional. Diante desse impacto, a conscientização acerca de fatores de risco para a doença e de estratégias eficazes de prevenção e diagnóstico precoce é uma medida de saúde pública de suma importância.

Em paralelo ao avanço das medidas de prevenção, a evolução dos tratamentos oncológicos é o outro pilar do combate à doença. O conhecimento cada vez mais profundo da biologia das diferentes neoplasias e de suas características moleculares tem guiado o desenvolvimento constante de novas terapias, com personalização e seleção racional de tratamentos. Do ponto de vista de tratamento sistêmico, vimos, então, o avanço das terapias-alvo e da imunoterapia, as quais foram incorporadas ao arsenal terapêutico contra o câncer, em adição ou, até, em substituição à quimioterapia citotóxica.

Todos esses avanços se baseiam em evidência científica, fruto do esforço global de pesquisadores dedicados à pesquisa básica e à translacional e aos ensaios clínicos.

O *Tratado de Oncologia*, em sua segunda edição, reúne um conteúdo abrangente das diversas áreas da Oncologia e Onco-Hematologia, desde os princípios da carcinogênese até os mais avançados e recentes tratamentos oncológicos. O livro compreende temas relevantes das diferentes áreas médicas e multiprofissionais que participam do cuidado dos pacientes com câncer e atuam na luta contra essa doença desafiadora.

Os Editores

Apresentação

Nas últimas décadas, a ciência e a prática da Oncologia e da Hematologia evoluíram enormemente. Testemunhamos um crescimento vertiginoso do conhecimento acerca do genoma humano e das vias moleculares essenciais para a gênese e a progressão das neoplasias. A aquisição dessas informações vem ocorrendo em um ritmo vertiginoso e vem causando uma revolução na maneira como diagnosticamos, estadiamos e tratamos os nossos pacientes.

O impacto mais visível dessas mudanças tem sido a constante alteração e melhora dos paradigmas de tratamento, com o uso de novas drogas-alvo, que atuam sobre alterações específicas nas células tumorais; da imunoterapia, que utiliza o sistema imunológico para o combate ao câncer; e de conjugados droga-anticorpo, que carreiam o tratamento citotóxico diretamente até a célula tumoral selecionada por um biomarcador. Essa evolução nos aproxima cada vez mais do sonho da "bala mágica", formulado há mais de um século por Ehrlich, com terapias personalizadas, com base não no empirismo, mas em sólida ciência.

Apresentamos, aqui, a segunda edição deste livro, que tem a ambiciosa intenção de oferecer um livro-texto completo e atualizado, versando sobre todas as áreas do conhecimento oncológico e onco-hematológico, desde a ciência básica até o tratamento de cada neoplasia e os cuidados paliativos. Importantes atualizações ocorreram desde a primeira versão do livro e são abordadas nesta nova edição.

Gostaríamos de agradecer a todos os autores e coautores que tornaram esta obra possível. Esses autores representam instituições nacionais e internacionais reconhecidas pela sua excelência e importância na luta contra o câncer. Sua participação trouxe uma inestimável contribuição por sua vivência prática e por seus conceitos científicos.

Esperamos que você, nosso leitor, aprecie e usufrua desta obra.

Boa leitura!

Os Editores

Sumário

Volume 1

Seção I
Bases da Oncologia

1. Biologia do Câncer – Uma Breve Introdução 3
   Roger Chammas

2. Noções Básicas de Patologia e Imunoistoquímica 9
   Venâncio Avancini Ferreira Alves
   Evandro Sobroza de Mello
   Adhemar Longatto Filho

3. Patologia Molecular 23
   Fernando Augusto Soares
   Isabela Werneck da Cunha
   Mariana Petaccia de Macedo

4. Genômica e Transcriptômica em Câncer 39
   Anamaria Aranha Camargo
   Luiz Fernando Lima Reis

5. Estatísticas sobre o Câncer 51
   Luiz Claudio Santos Thuler

6. Estudos Epidemiológicos em Oncologia 61
   José Eluf Neto
   Tatiana N. Toporcov
   Victor Wünsch Filho

7. Noções Básicas de Oncogenética 75
   Rodrigo Santa Cruz Guindalini

8. Câncer como Doença Hereditária 83
   Patrícia Ashton-Prolla
   Maria Isabel Waddington Achatz

9. Câncer como Doença Infecciosa 99
   Laura Sichero
   Luisa Lina Villa
   Lara Termini

10. Câncer e Meio Ambiente 111
   Paulo Hilário Nascimento Saldiva

11. Carcinogênese Química – Tabaco e Álcool 119
   Riad Naim Younes
   Rodrigo A. S. Sardenberg

12. Radiobiologia – Fundamentos para a Radioterapia 127
   Helena Regina Comodo Segreto
   Roberto Araujo Segreto

13. Radiações Não Ionizantes – Características Físicas e Aspectos Biológicos 137
   Marcelo Baptista de Freitas
   Silvio Ricardo Pires
   Regina Bitelli Medeiros
   Helena Regina Comodo Segreto

14. Exposição Ocupacional 149
   Gilka J. Fígaro Gattás
   Fernanda de Toledo Gonçalves

15. Quimioprevenção do Câncer 163
   Maria Lúcia Zaidan Dagli
   Heidge Fukumasu
   Renato Heidor
   Thomas Prates Ong
   Fernando Salvador Moreno

16. Reparo de DNA, Instabilidade Genômica e Câncer 181
   Daniela Tathiana Soltys
   André Passaglia Schuch
   Maria Carolina Strano Moraes
   Carlos Frederico Martins Menck

17. Lesões Oxidativas em DNA – Formação, Reparo e Envolvimento em Carcinogênese 199
   Mateus Prates Mori
   Carolina Domeniche Romagna
   Nadja Cristhina de Souza Pinto

18. Vias de Transdução de Sinais 215
   Marília Meira Dias
   José Barreto Campello Carvalheira

19. Fatores de Transcrição e Regulação da Expressão Gênica.......................................231
   João Paulo de Biaso Viola
   Renata Ramalho Oliveira
   Giuliana Patricia Mognol

20. Homeostasia dos Tecidos 247
   Anneliese Fortuna de Azevedo Freire da Costa
   Danielle Cabral Bonfim
   Maria Isabel Doria Rossi
   Radovan Borojevic

21. Controle do Ciclo Celular 265
   Hugo Aguirre Armelin
   Marcelo da Silva Reis
   Marcelo Santos da Silva

22. Oncogenes e Genes Supressores de Tumor 283
   Maria Aparecida Nagai

23. Controle de Expressão de Genes Associados a Câncer por MicroRNA......................299
   Diana Noronha Nunes
   Emmanuel Dias-Neto

24. Apoptose e Outras Formas de Morte Celular Regulada..319
   Luciana Barreto Chiarini
   Cinthya Sternberg
   Rafael Linden

25. Mecanismos de Resistência à Morte Celular 345
   Sara Teresinha Olalla Saad
   Katia Borgia Barbosa Pagnano
   Ada Congrains Castillo

26. O Ciclo Celular como Alvo da Terapia Gênica do Câncer..367
   Eugenia Costanzi-Strauss
   Bryan Eric Strauss

27. Invasão e Metástases 395
   Marinilce Fagundes dos Santos
   Ruy Gastaldoni Jaeger
   Cilene Rebouças de Lima

28. Vasculogênese na Angiogênese..409
   Sérgio Jerónimo Rodrigues Dias
   Francisco Caiado

29. Metástase 417
    Maria do Rosário André
    Bruno Costa da Silva
    Maria Rita Dionísio
    David Lyden

30. Distúrbios Trombóticos no Câncer 433
    Luize Gonçalves Lima
    Daniella de Moraes Mizurini
    Ernesto de Meis (in memoriam)
    Marcos José Pereira Renni
    Robson de Queiroz Monteiro

31. Inflamação e Câncer 451
    Maria Cecília Mathias Machado

32. Resposta Inflamatória Sistêmica e Caquexia no Paciente Oncológico 465
    Fabiano Pinheiro da Silva
    Joanna Darck Carola Correia Lima

33. Imunologia do Câncer 473
    José Alexandre Marzagão Barbuto
    Cristina Beatriz C. Bonorino

34. Alterações Metabólicas da Célula Cancerosa 493
    Alison Colquhoun

35. Proteômica em Câncer 507
    José César Rosa

36. Genômica Funcional em Oncologia 523
    Marcos Angelo Almeida Demasi
    Ana Claudia Oliveira Carreira
    Henrique César de Jesus Ferreira
    Luciana Rodrigues Gomes
    Aline Ramos Maia Lobba
    Marina Trombetta Lima
    Túlio Felipe Pereira
    Camila Leal-Lopes
    Fernando Henrique Lojudice
    Christian Colin
    Wagner Ricardo Montor
    André Fujita
    Mari Cleide Sogayar

37. Obesidade e Câncer 545
    Felipe Osório Costa
    Ademar Dantas da Cunha Júnior
    Maria Carolina Santos Mendes
    José Barreto Campello Carvalheira

38. Exercício e Câncer 557
   Patricia Chakur Brum
   Carlos Eduardo Negrão

39. Oncologia Teórica 569
   Alexandre Ferreira Ramos
   Alan Utsuni Sabino
   Alexandre Sarmento Queiroga
   Mauro César Cafundó de Morais

40. Microbiota e Câncer 581
   Estefanía Simoes Fernández
   Marcella Cipelli
   Niels Olsen Câmara

41. Metabolismo Lipídico, Inflamação e Câncer 595
   Miriam B. F. Werneck
   Patricia T. Bozza

Seção II

Princípios da Oncologia

42. Princípios da Oncologia Cirúrgica 607
   Cary Hsu
   Barry W. Feig

43. Cirurgia Laparoscópica para o Câncer 619
   Pedro Averbach
   Pedro Popoutchi
   Celso Augusto Milani Cardoso Filho
   Marcelo Averbach

44. Cirurgia Robótica 635
   Antonio Luiz de Vasconcellos Macedo
   Vladimir Schraibman
   Marina Gabrielle Epstein
   Luis Roberto Manzione Nadal

45. Princípios da Radioterapia 645
   Fabio Biagini Cury
   Luis Souhami

46. Radioterapia com Feixe de Intensidade Modulada e Radiocirurgia 663
   Karina Gondim Moutinho da Conceição Vasconcelos
   Gabriel Faria Najas

47. Terapia com Prótons 673
    João Victor Salvajoli
    Bernardo Peres Salvajoli
    José Carlos da Cruz
    Crystian Wilian Saraiva

48. Princípios da Terapia Sistêmica 715
    Gabriel Yoshiuki Wataraj
    Pedro Henrique Shimiti Hashizume

49. Desenvolvimento de Novas Drogas 727
    Luana Guimarães de Sousa
    Milena Perez Mak

50. Ensaios Clínicos em Oncologia 739
    Everardo Delforge Saad

51. Bases da Bioestatística 753
    Everardo Delforge Saad

52. Desenvolvimento Não Clínico de Medicamentos para o Tratamento do Câncer 771
    João Batista Calixto
    Allisson Freire Bento
    Camila Guimarães Moreira Zimmer
    Rodrigo Marcon

53. Farmacogenômica 787
    Ana Carolina Leite Vieira Costa Gifoni

54. Agentes Alquilantes 801
    Denis Leonardo Fontes Jardim
    Diogo Assed Bastos
    Luiza Lara Gadotti

55. Cisplatina e Seus Análogos 817
    José Maurício Mota

56. Antimetabólitos 831
    Renata Ferrarotto

57. Agentes Antitopoisomerases 853
    Laura Testa
    Pedro Galvão Freire

58. Agentes Antimicrotúbulos 865
  Karime Kalil Machado
  Maria Ignez Freitas Melro Braghirolli
  Breno Jeha Araújo
  Juliana Florinda de Mendonça Rêgo
  Paulo Marcelo Gehm Hoff

59. Outros Agentes Quimioterápicos 879
  Markus Gifoni

60. Inibidores de Tirosina-Quinase 887
  Milena Perez Mak
  Tiago Kenji Takahashi
  Anezka Carvalho Rubin de Celis Ferrari

61. Anticorpos Monoclonais em Neoplasias 909
  Giselle Marie Almeida Duthcher
  Denise de Lima Pereira

62. Terapia Gênica 915
  Rodrigo Santa Cruz Guindalini
  Guilherme Luiz Stelko Pereira

63. Terapia Antissenso 927
  Carlos Henrique dos Anjos
  Alessandro Igor Cavalcanti Leal
  Ana Carolina Ribeiro Chaves

64. Terapia Antiangiogênica em Oncologia 939
  Gustavo dos Santos Fernandes
  Gustavo Duarte Ramos Matos

65. Vacinas contra o Câncer 947
  Daniel Batista Negrini
  Mateus Trinconi Cunha
  Luisa Lina Villa

66. Imunoterapia 965
  Gilberto de Castro Junior

Seção III

Aspectos Práticos em Oncologia

67. Dieta e Câncer 975
  Liane Brescovici Nunes de Matos

68. Retinoides, Inibidores da Cicloxigenase e Outros Agentes para Quimioprevenção 987
  Camila Motta Venchiarutti Moniz
  Renata R. C. Colombo Bonadio
  Juliana Florinda de Mendonça Rêgo

69. Peso Corporal e Atividade Física 1003
  Liane Brescovici Nunes de Matos
  Beatriz Christina Lorenzetti Santos
  Simone Castro Silva Gomes

70. Cirurgia como Prevenção do Câncer 1009
  Guilherme Cutait de Castro Cotti
  Jordana Bessa
  José Roberto Filassi
  Laura Testa
  Renata R. C. Colombo Bonadio

71. Prevenção Primária e Secundária do Câncer 1027
  Karime Kalil Machado
  Renata Reis Figueiredo
  Aline Cristini Vieira

72. Uso de Técnicas Moleculares na Prevenção do Câncer 1055
  Rafael Franco Duarte Brito
  Carlos Tadeu Garrote Filho
  Fernanda Tereza de Lima
  Alessandro Igor Cavalcanti Leal

73. Colonoscopia 1061
  Gustavo Luis Rodela
  Elisa Ryoka Baba
  Eduardo Guimarães Hourneaux de Moura

74. Broncoscopia na Oncologia 1085
  Angelo Fernandez
  Viviane Figueiredo
  Juliana Rocha Mol Trindade
  Ricardo H. Bammann

75. Videolaparoscopia Diagnóstica em Oncologia 1097
   Jorge Luiz Nahás

76. Métodos Radiológicos 1107
   Giovanni Guido Cerri *Andrea Souza Aranha*
   Marcelo Araújo Queiroz *Felipe Ribeiro*
   Lílian Albieri *Régis Otaviano*
   Ricardo Miguel *Rodrigo Polízio*
   Jorge Takahashi *Gerda Feitosa*
   Rodrigo Canellas *Débora Zachello*
   Carlos Shimizu *Fabiana Hirata*
   Nestor de Barros *Gustavo Corradi*
   Sandro Fenelon

77. Imagem Funcional e Metabólica (PET-CT e outros) 1143
   Carlos Alberto Buchpiguel
   Marcelo Tatit Sapienza

78. Intervenção Radiológica 1161
   Luis Tenório de Brito Siqueira
   Daniel Simões de Oliveira

Seção IV
Complicações, Emergências e Questões Gerais

79. Interações Medicamentosas em Oncologia 1181
   Rachel Simões Pimenta Riechelmann
   Marcelle Goldner Cesca

80. Náuseas e Vômitos 1191
   Nivaldo Farias Vieira
   Adolfo José de Oliveira Scherr

81. Mucosite Bucal 1203
   Thaís Bianca Brandão
   Alan Roger dos Santos Silva

82. Toxicidade Pulmonar 1213
   Beatriz Gehm Moraes
   Cyntia Albuquerque Zadra

83. A Interação Câncer e Coração...1225
   Stéphanie Itala Rizk
   Armindo Jreige Junior
   Isabela Bispo Costa Silva
   Isabelle Oliveira Parahyba
   Juan Thomaz Gabriel de Souza Ramos
   Ludhmila Abrahão Hajjar

84. Toxicidade Cutânea de Drogas Quimioterápicas...1237
   Elimar Elias Gomes
   Giselle de Barros Silva
   Tatiana Cristina Moraes Pinto Blumetti
   Omar Lupi

85. Preservação de Fertilidade em Mulheres com Diagnóstico Oncológico 1249
   João Antonio Dias Junior
   Vinícius Marcon Bassega
   Maurício Simões Abrão

86. Toxicidades Neurológicas..1265
   Olavo Feher

87. Tromboses 1277
   Antonio Adolfo Guerra Soares Brandão
   Carolina Maria Pinto Domingues de Carvalho Silva
   Cynthia Rothschild

88. Neoplasias Secundárias 1293
   Daniel de I. G. Cubero
   Claudia Vaz de Melo Sette
   Auro Del Giglio

89. Síndromes Paraneoplásicas 1303
   Maria Ignez Freitas Melro Braghirolli
   Suilane Coelho Ribeiro Oliveira

90. Síndrome da Veia Cava Superior 1321
   Leonardo Pontual Lima
   Pedro Henrique Cunha Leite
   Pedro Henrique Xavier Nabuco de Araujo
   Ricardo Mingarini Terra

91. Compressão da Medula Espinhal..1333
   William Gemio Jacobsen Teixeira
   Douglas Kenji Narazaki
   Raphael Martus Marcon
   Tarcísio Eloy Pessoa de Barros Filho

92. Emergências Metabólicas 1343
   Cid Ricardo Abreu Buarque de Gusmão

93. Injúria Renal Aguda em Pacientes com Câncer 1351
   Thiago Gomes Romano

94. Efeitos Colaterais da Imunoterapia 1365
   Mirella Nardo

95. Emergências Neuro-Oncológicas 1379
   Jucilana Viana
   Bruno Gallo
   Thiago Paranhos
   Alessandra Gorgulho
   Antonio de Salles
   Juliana Kalley Cano

96. Neoplasias Associadas ao HIV 1391
   Karim Yaqub Ibrahim
   Edson Abdala

97. Acessos Venosos 1403
   André Echaime Vallentsits Estenssoro
   Lais da Cunha Gamba
   Marina Artimonte Farjallat

98. Controle da Dor 1413
   Manoel Jacobsen Teixeira
   Kleber Paiva Duarte

99. Nutrição e Câncer 1435
   Dan L. Waitzberg
   Cláudia C. Alves
   Thais de Campos Cardenas
   Suzana Cristina de Toledo Camacho Lima
   Daniani Baldani da Costa Wilson
   Gislaine Aparecida Ozório
   Maria Manuela Ferreira Alves de Almeida
   Sabrina Segatto Valadares Goastico
   Caroline Leite Constantino
   Jaqueline Nunes de Carvalho

100. Disfunção Sexual Masculina no Paciente Oncológico 1473
   Bruno Chies Gouveia Nacimento
   Miguel Srougi
   José Cury (in memoriam)

101. Aconselhamento Genético em Oncologia 1483
   Ana Karolina Maia de Andrade
   Patrícia Ashton-Prolla

102. Assistência de Enfermagem em Oncologia Clínica..1495
   Daniela Vivas dos Santos
   Adriana Marques da Silva
   Wânia Regina Mollo Baia

103. O Acompanhamento Psicológico a Pacientes com Câncer 1507
   Maria Cristina Monteiro de Barros
   Rita de Cássia Macieira

104. Humanização e Oncologia – Conceito e Prática 1523
   Eliana Dias da Silva Ribeiro de Souza Ribas

105. Problemas Econômicos em Oncologia 1533
   Renata R. C. Colombo Bonadio
   Roberto de Almeida Gil

106. Agências Reguladoras e Mecanismos de Aprovação de Medicamentos no Brasil 1555
   Sílvia Storpirtis
   Gonzalo Vecina Neto

107. Telemedicina...1569
   Raymundo Soares de Azevedo Neto
   Chao Lung Wen

108. O Controle do Câncer no Brasil..1585
   Luiz Antonio Santini Rodrigues da Silva

Índice Remissivo..1595

Volume 2

Seção V

Tumores Sólidos

109. Biologia Molecular dos Tumores de Cabeça e Pescoço 3
   Milena Perez Mak
   Gilberto de Castro Junior
   Igor Moysés Longo Snitcovsky
   Fátima Solange Pasini

110. Tratamento Cirúrgico dos Tumores de Cabeça e Pescoço 11
   Luiz Paulo Kowalski
   André Ywata de Carvalho
   Leandro Luongo de Matos
   Marco Aurelio V. Kulcsar

111. Tratamento Combinado dos Tumores de Cabeça e Pescoço 29
   Lenine Garcia Brandão
   José de Souza Brandão
   Marília Brescia

112. Reabilitação após Cirurgia da Cabeça e do Pescoço 39
   Christina May Moran de Brito
   Lais Aparecida Nunes
   Luciana Yoshie Uchiyama

113. Biologia Molecular do Câncer de Pulmão 51
   Vladmir Cláudio Cordeiro de Lima
   Luiz Henrique Araújo
   Fernando Costa Santini

114. Câncer de Pulmão Não Pequenas Células 67
   Clarissa Seródio da Rocha Baldotto
   Guilherme Geib
   Sérgio Roithmann

115. Câncer de Pulmão de Pequenas Células 89
   Karolina Cayres
   Paula A. Ugalde
   Arthur Accioly Rosa
   Clarissa Mathias

116. Opções Não Cirúrgicas no Tratamento de Câncer de Pulmão 103
Flávia Gabrielli
Luis Tenório de Brito Siqueira

117. Mesoteliomas 117
Sérgio Roithmann
Ricardo Mingarini Terra

118. Neoplasias do Mediastino 125
Pedro Henrique Cunha Leite
Leonardo Pontual Lima
Pedro Henrique Xavier Nabuco de Araujo
Ricardo Mingarini Terra
Fabio Biscegli Jatene

119. Biologia Molecular dos Tumores do Trato Gastrointestinal 137
Rodrigo Dienstmann
Maria Cecília Mathias Machado
Renata D'Alpino Peixoto
Alexandre Jácome

120. Câncer de Esôfago 155
Ivan Cecconello
Rubens Antônio Aissar Sallum
Flavio Roberto Takeda
Erlon Gil
Guilherme Luiz Stelko Pereira

121. Tumores de Estômago 183
Guilherme Luiz Stelko Pereira
Ivan Cecconello

122. Tumores no Pâncreas 203
Anelisa Kruschewsky Coutinho Araujo
Marcel Cerqueira Machado

123. Tumores do Fígado 219
Leonardo Gomes da Fonseca
Paulo Herman

124. Tumores da Árvore Biliar 233
Leonardo Gomes da Fonseca
Fabrício Ferreira Coelho

125. Tumores do Intestino Delgado 253
Ademar Lopes
Tomás Mansur Duarte de Miranda Marques

126. Tumores do Cólon 267
  Marília Polo Mingueti e Silva
  Camila Soares Araujo
  Luis Tenório de Brito Siqueira
  Maria Ignez Freitas Melro Braghiroli
  Ulysses Ribeiro Junior
  Paulo Marcelo Gehm Hoff

127. Tumores do Reto 309
  Fernanda Cunha Capareli
  Fernando Freire de Arruda
  Guilherme Cutait de Castro Cotti
  Raul Cutait

128. Tumores do Canal e Borda Anal 325
  Renata R. C. Colombo Bonadio
  Suilane Coelho Ribeiro Oliveira
  Caio Sergio Rizkallah Nahas
  Karina Gondim Moutinho da Conceição Vasconcelos
  Camila Motta Venchiarutti Moniz

129. Tumores com Sítio Primário Desconhecido 341
  Gabriel Prolla
  Matheus dos Santos Ferla

130. Tratamento da Carcinomatose Peritoneal 357
  Ademar Lopes
  Paulo Roberto Stevanato Filho

131. Metástases Hepáticas do Câncer Colorretal..377
  Renato Micelli Lupinacci
  Luis A. Carneiro D'Albuquerque
  Paulo Herman

132. Biologia Molecular dos Tumores Urológicos 393
  Isabela Werneck da Cunha
  Fernanda Caramella Pereira
  Fernando Augusto Soares
  Mariana Petaccia de Macedo

133. Tumores do Rim 409
  Raquel Baptista Pio
  Óren Smaletz

134. Tumores de Bexiga, Ureter e Pelve Renal..423
  Daniel Herchenhorn
  Guilherme Fialho de Freitas
  Maurício Baptista Pereira
  Vitor Srougi

135. Câncer de Próstata 477
José Maurício Mota
Rafael Ferreira Coelho

136. Tumores de Uretra e Pênis 493
Daniel Herchenhorn
Nathália de Souza Del Rey Crusoé
Rodrigo Frota

137. Câncer de Testículo 505
José Maurício Mota
Miguel Srougi

138. Biologia Molecular dos Tumores do Trato Ginecológico 519
Renata R. C. Colombo Bonadio
Maria Del Pilar Estevez Diz

139. Tumores do Colo Uterino 529
Jesus Paula Carvalho
Renata R. C. Colombo Bonadio

140. Tumores do Corpo Uterino 537
Maria Del Pilar Estevez Diz
Renata R. C. Colombo Bonadio

141. Tumores da Vagina e da Vulva 557
Andréia Cristina de Melo
Paulo Alexandre Ribeiro Mora
Angélica Nogueira-Rodrigues
Antonio Rodrigues Braga Neto
Jorge Fonte de Rezende Filho

142. Doença Trofoblástica Gestacional 565
Antonio Rodrigues Braga Neto
Paulo Alexandre Ribeiro Mora
Andréia Cristina de Melo
Angélica Nogueira-Rodrigues
Jorge Fonte de Rezende Filho

143. Tumores Epiteliais de Ovário, Primário de Peritônio e Trompas 581
Vanessa da Costa Miranda

144. Tumores Não Epiteliais de Ovário 597
Mariana de Paiva
Renata R. C. Colombo Bonadio

145. Biologia Molecular do Câncer de Mama 605
   Renata R. C. Colombo Bonadio
   Laura Testa

146. Tratamento do Carcinoma Ductal *In Situ* e Carcinoma Lobular *In Situ* 613
   Antonio Luiz Frasson
   Felipe Pereira Zerwes
   Betina Vollbrecht
   Isabela Albuquerque Severo de Miranda

147. Tratamento do Câncer de Mama Localizado 621
   Carlos Henrique dos Anjos
   José Luiz Barbosa Bevilacqua
   Juliana Panichella
   Laura Testa
   Renata Cangussu
   Renata R. C. Colombo Bonadio

148. Tratamento do Câncer de Mama Avançado 663
   Daniel Musse Gomes
   José Bines

149. Biologia Molecular dos Tumores Endócrinos 681
   Raquel Soares Jallad
   Andrea Glezer
   Ericka Barbosa Trarbach
   Maria Candida Barisson Villares Frangoso
   Regina Matsunaga Martin
   Débora Danilovic
   Suemi Marui
   Amanda Meneses Ferreira Lacombe
   Antonio Marcondes Lerario
   Gustavo Fagundes
   Madson Queiroz Almeida
   Rafael Loch Batista
   Berenice Bilharinho de Mendonça
   Sorahia Domenice

150. Tumores de Tireoide 707
   Evelin Cavalcante Farias
   Rui Monteiro de Barros Maciel
   Ana Amélia Oliveira Hoff

151. Tumores de Paratireoide 721
   Evelin Cavalcante Farias
   Humberto Carvalho Carneiro
   Ana Amélia Oliveira Hoff

152. Tumores Adrenais Malignos 731
   Maria Cândida Barisson Villares Fragoso
   Ana Claudia Latronico
   Madson Queiroz Almeida

153. Neoplasias Neuroendócrinas 751
Rachel Jorge Dino Cossetti Leal
Suilane Coelho Ribeiro Oliveira

154. Tumores Carcinoides e a Síndrome Carcinoide 779
Rachel Jorge Dino Cossetti Leal
Suilane Coelho Ribeiro Oliveira

155. Neoplasias Endócrinas Múltiplas 799
Ana Amélia Oliveira Hoff
Delmar Muniz Lourenço Junior
Rodrigo de Almeida Toledo
Sergio P. A. Toledo

156. Biologia Molecular dos Tumores Mesenquimais 823
Veridiana Pires de Camargo

157. Sarcomas de Partes Moles 835
Fabio Thadeu Ferreira
Camila Rangel Travassos Burity
Mirella Nardo

158. Sarcomas de Partes Ósseas 847
Veridiana Pires de Camargo
Olavo Pires de Camargo

159. Tumor Estromal do Trato Gastrointestinal...863
Andréia Cristina de Melo

160. Biologia Molecular dos Melanomas 873
Renata de Freitas Saito
Andréia Hanada Otake
Camila Machado
Roger Chammas

161. Tumores de Pele Não Melanoma 907
Omar Lupi

162. Melanoma Cutâneo 927
Veridiana Pires de Camargo
Mirella Nardo

163. Melanoma Intraocular 939
Luiz Fernando Teixeira
Maria Tereza Bonanomi
Vera Regina Cardoso Castanheira
Clélia Maria Erwenne

164. Biologia Molecular das Neoplasias do Sistema Nervoso Central..953
Sueli Mieko Oba Shinjo
Yollanda E. Moreira Franco
Stella Gonçalves Cavalcante
Suely Kazue Nagahashi Marie

165. Tumores do Sistema Nervoso Central 971
Clarissa Seródio da Rocha Baldotto
Aknar Freire de Carvalho Calabrich

166. Tratamento Cirúrgico de Tumores Primários e Metastáticos do Sistema Nervoso Central 981
Hugo Sterman Neto
Iuri Santana Neville Ribeiro

Seção VI

Hematologia

167. Linfoma Não Hodgkin..997
Yana Sarkis Novis

168. Linfoma de Hodgkin 1017
Valeria Buccheri
Fernanda Maria Santos
Rodrigo Dolphini Velasques

169. Linfoma Cutâneo de Célula T..1041
José Antonio Sanches Junior
Jade Cury Martins

170. Linfoma Primário do Sistema Nervoso Central..1055
Jacques Tabacof
Paula de Oliveira Pádua Prestes

171. Leucemia Mieloide Crônica...1063
Lais Guimarães
Cristiane Almeida Requião de Pinna
Maria da Glória Bonfim Arruda

172. Leucemia Linfocítica Crônica 1073
Raphael Costa Bandeira de Melo
Eduardo Magalhães Rêgo
Valeria Buccheri

173. Leucemia Mieloide Aguda 1091
Nelson Hamershlak

174. Leucemia Promielocítica Aguda 1101
Eduardo Magalhães Rêgo
Abel da Costa Neto
Rafael Henriques Jácomo

175. Leucemia Linfoblástica Aguda 1121
Daniel G. Tabak
Danielle Tavares Vianna
Danilo Tavares
Ilana Zalcberg Renault
Ruddy Dalfeor

176. Síndromes Mielodisplásicas 1135
Elvira Deolinda Rodrigues Pereira Velloso

177. Gamopatias Monoclonais 1151
Vania Tietsche de Moraes Hungria

178. Terapia Transfusional 1167
Marcia Cristina Zago Novaretti
Carla Luana Dinardo
Glaucia Munemasa Ito
Sandra Cristina Myiaji

179. Bases do Transplante de Medula Óssea..1185
Daniel G. Tabak
Simone Maradei
Danilo Tavares
Ruddy Dalfeor
Marcos de Lima

180. Transplantes Autólogos de Medula..1195
Yana Sarkis Novis

181. Transplante Alogênico de Células Progenitoras Hematopoiéticas
ou Transplante de Medula Óssea 1205
Maria Cristina Nunez Seiwald
Vanderson Rocha

Seção VII
Pediatria

182. Fatores de Crescimento 1221
Marcela Crosara Alves Teixeira
Daniel Fernandes Marques
Dalila Nunes Cysne

183. Biologia Molecular dos Tumores da Infância 1235
Israel Bendit
Luciana Nardinelli
Ricardo Rodrigues Giorgi

184. Tumores do Sistema Nervoso Central na Infância 1243
Paulo Taufi Maluf Junior

185. Retinoblastoma
Viviane Sonaglio

186. Sarcomas da Infância e da Adolescência 1271
Paulo Taufi Maluf Junior

187. Leucemias Agudas da Infância 1305
Lilian Maria Cristofani

188. Linfomas Não Hodgkin na Infância e na Adolescência 1317
Viviane Sonaglio

189. Linfoma de Hodgkin na Infância e na Adolescência 1333
Paulo Taufi Maluf Junior

Índice Remissivo 1343

Seção V

Tumores Sólidos

109

Biologia Molecular dos Tumores de Cabeça e Pescoço

Milena Perez Mak
Gilberto de Castro Junior
Igor Moysés Longo Snitcovsky
Fátima Solange Pasini

DESTAQUES

- Os carcinomas epidermoides representam o tipo histológico mais comum entre os tumores malignos de cabeça e pescoço, pois correspondem a mais de 90% dos casos.
- Entre os principais fatores carcinogênicos ligados a seu desenvolvimento se destacam a exposição a carcinógenos químicos oriundos do tabaco e do álcool, e/ou a vírus, como o papilomavírus humano.
- A mutação do gene supressor TP53 (17p13) é observada em 50% dos casos de carcinomas epidermoides de cabeça e pescoço e representa um fator prognóstico adverso.
- O receptor do fator de crescimento epidérmico se encontra hiperexpresso em 90% dos casos de carcinomas epidermoides de cabeça e pescoço.
- O receptor do fator de crescimento epidérmico é alvo de anticorpos monoclonais com finalidade terapêutica como, por exemplo, o cetuximabe.
- O papilomavírus humano de alto risco (HPV16 em 95% dos casos) é o agente etiológico de cerca de 25% dos casos de carcinomas epidermoides de cabeça e pescoço, notadamente no sítio anatômico da orofaringe, onde está associado a 60% dos casos.

INTRODUÇÃO

Dentre os tumores malignos de cabeça e pescoço, o tipo histológico mais comum, que corresponde a mais de 90% dos casos, são os carcinomas epidermoides, que representam o oitavo câncer mais frequente no mundo.[1] Esses tumores acometem a cavidade oral, a orofaringe, a hipofaringe e a laringe, e sua gênese está relacionada, principalmente, à exposição a carcinógenos químicos oriundos do tabaco e do álcool, e/ou a vírus, como o papilomavírus humano (HPV), associado a tumores de orofaringe. Os agentes referidos causam mutações e/ou alterações epigenéticas nos chamados oncogenes e genes supressores de tumor, o que resulta no fenótipo tumoral, juntamente com os sinais provenientes do microambiente tumoral.

O câncer apresenta algumas características biológicas, como proliferação – independentemente dos fatores de crescimento –, resistência aos sinais antiproliferativos, capacidade ilimitada de divisão celular, resistência à apoptose, angiogênese aumentada, elevação da capacidade de invasão celular e capacidade de originar metástases.[2] No entanto, não se conhece o quadro completo das alterações genéticas, da sua relação com o fenótipo tumoral e nem da natureza detalhada da influência do microambiente. As pesquisas atuais indicam que o carcinoma epidermoide de cabeça e pescoço é heterogêneo do ponto de vista molecular, com alterações complexas, e não existe um mecanismo único e simples de carcinogênese.[3]

Apesar dos avanços nas técnicas de diagnóstico e tratamento, não se observou uma melhora significativa na probabilidade de sobrevivência desses pacientes, que permanece em torno de 50% em 5 anos, nas últimas décadas. Diversos problemas não resolvidos explicam esse quadro desfavorável: o diagnóstico tardio, as recidivas locorregionais e metástases a distância, o aparecimento de segundos tumores primários e a resistência à radioterapia e à quimioterapia. Esses problemas são, em grande parte, reflexos do conhecimento incompleto das bases moleculares desses tumores.

Neste capítulo será resumido o conhecimento sobre algumas alterações moleculares encontradas nos carcinomas epidermoides de cabeça e pescoço (CECCP). O critério de escolha foi o potencial de aplicação clínica, seja no diagnóstico, prognóstico ou desenvolvimento de novas terapias. Também serão abordados estudos recentes que geraram informação biológica em larga escala, nos diferentes níveis: DNA, RNA (inclusive microRNA) e proteína. Por fim, a discussão sobre o desafio que representa a interpretação de tremenda quantidade de dados complexos e os caminhos das pesquisas atuais.

ALTERAÇÕES MOLECULARES RELEVANTES EM CARCINOMAS EPIDERMOIDES DE CABEÇA E PESCOÇO

Alterações em p53

O gene supressor TP53 se localiza na região cromossômica 17p13, e seu produto desempenha um papel fundamental na resposta aos insultos genotóxicos, o que leva tanto à parada da proliferação como à morte celular por apoptose. Sua perda leva ao descontrole proliferativo e ao acúmulo de alterações genéticas, e é observada em 50% dos casos de CECCP.[4] Observa-se um aumento da proporção de perda da função da proteína p53, conforme a progressão de lesões pré-neoplásicas para o carcinoma invasivo, e também um pior prognóstico nos pacientes cujo tumor apresenta mutação de TP53.[5,6] A proteína p53, por sua vez, pode ser degradada após associação com a oncoproteína E6 de HPV alto risco, conforme será discutido a seguir.

RECEPTOR DO FATOR DE CRESCIMENTO EPIDÉRMICO

O receptor do fator de crescimento epidérmico (EGFR) é uma proteína com atividade tirosina-quinase, ligada à membrana citoplasmática, e exerce papel relevante na regulação da proliferação dos tecidos epiteliais. Na sua porção extracelular, encontra-se o sítio de ligação de seus ligantes naturais, como o fator de crescimento transformante alfa (TGF-α) e o fator de crescimento epidérmico (EGF). Após a ligação, ocorre uma dimerização do EGFR, com autofosforilação da porção intracelular, o que leva à ativação da porção com atividade quinase, que estimula as vias de sinalização associadas com proliferação (MAPK), evasão de apoptose (PI3K/AKT/mTOR) e angiogênese (VEGF), entre outras (Figura 109.1). A ativação dessas vias é mediada, em parte, pela ativação do fator transcricional STAT3.[7] O EGFR encontra-se hiperexpresso em 90% dos casos de CECCP, com aumento progressivo da expressão quando comparados os tumores invasivos com as lesões pré-neoplásicas. Além disso, o número de cópias do gene do EGFR está associado a pior prognóstico.[8]

Atualmente, o EGFR é alvo de anticorpos monoclonais com finalidade terapêutica, por exemplo, em associação com radioterapia nos CECCP localmente avançados. Os dados mais atuais mostram que a sobrevida global mediana para os pacientes tratados com cetuximabe e radioterapia foi 49 meses, superior aos 29,3 meses no grupo tratado com radioterapia apenas (HR 0,73; p = 0,018). Curiosamente, o desenvolvimento de *rash* acneiforme clinicamente significativo, um efeito adverso comumente observado em pacientes tratados com agentes direcionados ao EGFR, foi associado a maior sobrevida global.[9] A resistência terapêutica, contudo, é um problema frequente, e o estudo de seus mecanismos tem sido objeto de pesquisas. Um fator associado é a presença da variante EGFRvIII, em 40% dos casos, a qual transmite o sinal proliferativo na ausência de ligantes.[10] Outros fatores são a ativação constitutiva da serina-treonina-quinase mTOR, a quinase c-Met ou o receptor do fator de crescimento insulina-símile IGF-R1, que sugerem a necessidade de estratégias com associação de inibidores específicos, além de inibidores de angiogênese.[11,12]

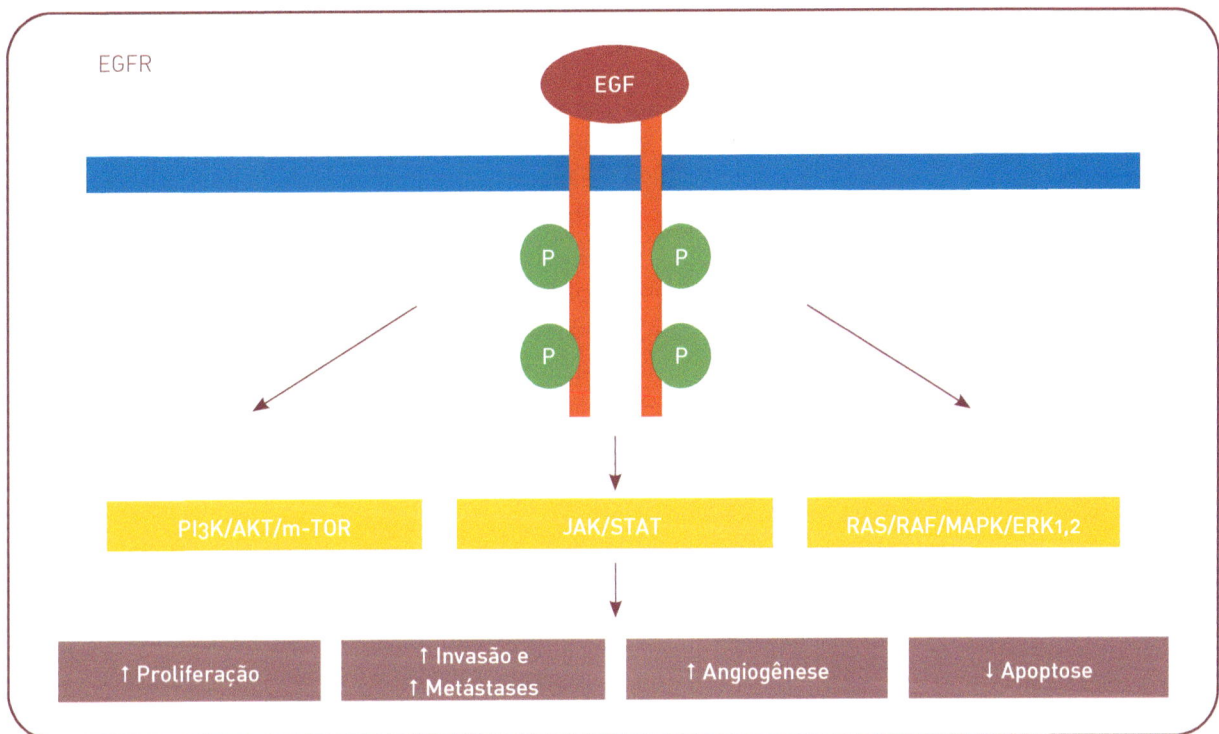

FIGURA 109.1 – Ativação do receptor do fator de crescimento epidérmico (EGFR).
Fonte: Desenvolvida pela autoria.

FATOR NUCLEAR KAPPA B

O NFκB é um complexo proteico que atua como fator transcricional, inicialmente descrito como ativador de genes controladores das respostas imune e inflamatória. O complexo permanece no citoplasma associado a uma subunidade inibitória (IκB) e permanece inativo. Após estímulo por citocinas, IκB é fosforilada e, posteriormente, degradada, e libera NFkB, a qual se dirige ao núcleo e ativa a transcrição de genes alvos.[13] A sinalização aberrante de NFkB é crítica para o processo de carcinogênese, em geral, e do CECCP em particular, uma vez que influencia as redes de sinalização que controlam a proliferação celular, apoptose, angiogênese e resistência à radio e à quimioterapia.[14]

FATOR DE CRESCIMENTO TRANSFORMANTE BETA

A via do fator de crescimento transformante beta (TGF-β) é composta por uma família de ligantes extracelulares, dois tipos de receptores de membrana e proteínas intracelulares transmissoras de sinal (Smads). Essa via é fundamental para a morfogênese e homeostase tecidual, pois age como o principal inibidor da proliferação do epitélio normal. Nos tumores de origem epitelial, inclusive o CECCP, observa-se uma inversão da ação do TGF-β, que passa a atuar como agente indutor de proliferação celular e de invasão tecidual. O papel relevante das alterações dessa via, na carcinogênese do CECCP, é sugerido tanto em amostras de pacientes como em modelos animais.[15,16] Estudos de membros de nosso grupo, dentre outros, investigaram a importância prognóstica de elementos da via do TGF-β, o que sugere que o significado da expressão de TFG-β varia de acordo com o estadiamento do tumor e que algumas Smads seriam candidatas a fatores prognósticos.[17-19]

VIA DO NOTCH

Em uma análise genômica de 2015 pelo Cancer Genome Atlas (TCGA) demonstrou-se que mutações inativadoras em NOTCH1-3 ocorrem em 17% dos tumores HPV-relacionados e 26% dos HPV não relacionados.[20] Essas mutações estão relacionadas a um pior prognóstico e manutenção de perfil de células tronco por meio da via Wnt. Uma possível regulação de deltap63 por NOTCH pode estar associada a carcinogênese em alguns tumores. Estudos com inibidores de NOTCH encontram-se em andamento para determinar o papel dessa via na progressão de CECP e valor terapêutico da sua inibição.[21]

PAPILOMAVÍRUS HUMANO

Estima-se que o papilomavírus humano (HPV) de alto risco, HPV16 em 95% dos casos, seja o agente etiológico de cerca de 8% a 10% dos casos de CECCP em nosso meio, notadamente no sítio anatômico da orofaringe. O HPV é um vírus DNA circular com tropismo para o tecido epitelial, que codifica as oncoproteínas E6 e E7, as quais inativam as proteínas supressoras tumorais p53 e pRb, respectivamente, o que leva ao fenótipo maligno. Em contraste com as alterações frequentemente encontradas nos casos associados ao tabaco, esses tumores não apresentam mutações de p53 e expressam a proteína supressora p16, a qual pode ser utilizada como marcador indireto da integração do genoma viral do HPV na célula hospedeira.[22] Alterações moleculares adicionais foram descritas recentemente nesses tumores, uma vez que apresentam menor número de alterações genéticas (mutações) e um diferente perfil de expressão de microRNAs.[23,24] Os pacientes portadores de tumores com transcrição ativa dos genes virais têm melhor prognóstico e apresentam melhor resposta à radioterapia e à quimioterapia.[25] Uma linha de pesquisa ativa no momento é testar se esses pacientes seriam candidatos a tratamentos menos agressivos.

MODELO DE PROGRESSÃO TUMORAL E A CARCINOGÊNESE DE CAMPO

Baseado em estudos de lesões pré-neoplásicas (hiperplasia, displasia e carcinoma *in situ*), foi proposto um modelo[26] no qual as alterações iniciais seriam as perdas das regiões cromossômicas 9p21, *locus* CDKN2A, codificador dos genes supressores de tumor p16 e p14ARF. Outra região frequentemente perdida, inicialmente, seria 3p, inclusive os genes supressores FHIT e RSSFIA. A perda da heterozigozidade em 17p e mutação do gene supressor p53 seriam eventos tardios, associados com a instabilidade genômica, além de perdas em 13q e 18q. A amplificação da região 11q13 com expressão aumentada de ciclina D1, além de outras alterações cromossômicas, seriam eventos intermediários. Embora esse modelo seja um avanço na compreensão da patogênese desses tumores, não auxilia a predição na prática clínica de evolução das lesões pré-neoplásicas. É evidente que outras alterações, ainda desconhecidas, têm seu papel. Esse modelo também possui implicações para explicar a ocorrência de segundo tumor primário, já que a mucosa de aspecto normal seria condicionada pelos carcinógenos provenientes do tabaco e do álcool, com alterações cromossômicas de risco, que podem evoluir para tumores invasivos independentes, ou campo de carcinogênese. Dados posteriores, no entanto, sugerem que uma parte desses segundos tumores é derivada do mesmo clone do tumor primário. Uma tentativa de conciliar esses dados seria a possível presença de células tronco no tumor, que poderiam migrar e dar origem a tumores, e, então, adquirir alterações genéticas adicionais.[27] Essa área permanece em investigação, com potencial para indicação de biomarcadores em saliva ou soro, que poderiam identificar precocemente o aparecimento de segundo tumor ou recidiva tumoral. Uma linha importante de pesquisa é a detecção, na saliva, de hipermetilação de promotores de genes supressores de tumor, embora não esteja validado para uso de rotina na clínica.[28]

PERFIS DE EXPRESSÃO GÊNICA, DE MICRORNAS DE ALTERAÇÕES GENÔMICAS

Avanços tecnológicos ocorridos na última década, como as plataformas de microarranjos, viabilizaram a determinação simultânea da expressão de milhares de genes simultaneamente (denominado "transcriptoma"), o que se mostrou útil para a melhor compreensão do fenótipo tumoral. Entre os vários estudos realizados na área, destaca-se o de Chung *et al.*,[29] que a partir da análises dos perfis de expressão gênica, classificou os CECCPs em 4 tipos moleculares: ativação da via do EGFR, mesenquimal, epitélio normal-símile e subtipo com alta expressão de enzimas antioxidantes. Roepman *et al.*,[30] por sua vez, identificaram um conjunto de 102 genes no tumor primário que seriam preditores do desenvolvimento de metástases linfonodais. Cabe ressaltar, no entanto, que esses estudos são heterogêneos quanto às plataformas utilizadas e às características dos pacientes, e requerem validação antes de seus resultados serem utilizados para tomada de decisões clínicas.

A hibridização genômica comparativa (CGH) e os microarranjos de DNA para genotipagem permitem a detecção simultânea de alterações cromossômicas e polimorfismos de nucleotídeo único (SNPs), ou amplificações/deleções de genes, respectivamente. Outras plataformas são capazes de avaliar, de forma global, o padrão de metilação dos promotores dos genes ou a ligação de fatores transcricionais nesses promotores. Os resultados obtidos com esses estudos indicam que os CECCP são heterogêneos quanto às alterações genômicas, embora várias sejam recorrentes.[3]

MicroRNAs são reguladores pós-transcricionais da expressão gênica e exercem um papel importante no controle da proliferação e diferenciação celular, encontrando-se alterados no câncer. Estudo recente determinou que os CECCPs possuem um perfil característico de expressão de microRNAs, em comparação com os tecidos normais. Encontrou-se uma expressão diminuída de mir-375 e um aumento da expressão de mir-106b-25.[31] Ainda é cedo para avaliar se esses achados serão validados para uso no diagnóstico precoce dessa neoplasia.

Proteômica é o estudo do conjunto de proteínas expresso numa célula. Um exemplo do uso dessa tecnologia no CECCP foi a identificação da proteína nuclear S100A7 como marcador prognóstico.[32] Apesar de importantes avanços, ferramentas metodológicas para o estudo em grande escala da expressão de proteínas ainda não atingiram o grau de desenvolvimento daquelas utilizadas para DNA e/ou RNA.

MICROAMBIENTE TUMORAL IMUNE

O microambiente tumoral em CECP apresenta uma disfunção de linfócitos infiltrantes de tumores (TILs). Aliado a isto, a expressão de reguladores inibitórios imunes, como o PD-L1, leva a um estado de evasão imune. Uma avaliação abrangente molecular demonstrou diferentes perfis imunes. Observou-se que tumores de orofaringe apresentam maior imunorregulação com menor proporção de linfócitos CD8+/T reguladores comparados a outros subsítios. Já os tumores HPV positivos apresentavam maior infiltração por Tregs e células T CD8+, além de maior expressão de CTLA-4 com níveis de PD-1 e PD-L1 comparáveis aos tumores HPV negativos. Já assinatura gênica associada a tabagismo, com alta carga tumoral, uma baixa infiltração imune foi observada e correlacionada a pior sobrevida.[33] Estudos futuros que procuram avaliar a presença de perfil de ativação imune ou exaustão poderão direcionar a melhor estratégia de incorporação de inibidores de pontos de checagem imune nos diferentes cenários (de forma isolada ou com terapia alvo, por exemplo).

CONSIDERAÇÕES FINAIS

Os CECCPs apresentam alterações moleculares heterogêneas. Tecnologias de última geração agora permitem o sequenciamento de todo o genoma, o que revelou uma complexidade insuspeitada no câncer, com um grande número de mutações associadas, e que variam conforme os fatores etiológicos associados. Um foco da pesquisa é identificar as mutações relacionadas ao fenótipo tumoral, chamadas de "condutoras" das outras, ditas "passageiras". No genoma do câncer de pulmão de pequenas células, por exemplo, que como o CECCP é relacionado ao tabaco, encontraram-se mais de 20 mil mutações somáticas, sendo 134 em éxons codificantes.[34] Ironicamente, passamos rapidamente de uma era de falta de informação (ou pré-genômica) para a do excesso de informação (ou pós-genômica). O desafio é organizar os dados, de modo a integrar os diferentes níveis de organização (DNA, RNA e proteína) para identificar biomarcadores úteis para o diagnóstico e prognóstico, ou que possam servir de alvos para novas terapêuticas. Para tentarmos atingir esses objetivos, ferramentas de bioinformática e de modelagem matemática parecem promissoras.[35] Outra área fundamental é o estudo do microambiente tumoral, o qual modularia o fenótipo tumoral.[36] O melhor entendimento do perfil imune desses tumores poderá auxiliar na aplicabilidade clínica do uso de inibidores de pontos de checagem imune já incorporados, atualmente, no tratamento da doença metastática.

REFERÊNCIAS

1. Bray F, Ferlay J, Soerjomataram I, Siegel RL, Torre LA, Jemal A. Global cancer statistics 2018: Globocan estimates of incidence and mortality worldwide for 36 cancers in 185 countries. CA Cancer J Clin. 2018;68(6):394-424.
2. Hanahan D, Weinberg RA. The hallmarks of cancer. Cell. 2000;100(1):57-70.
3. Nagaraj NS. Evolving "omics" technologies for diagnostics of head and neck cancer. Brief Funct Genomic Proteomic. 2009;8(1):49-59.

4. van Houten VMM, Tabor MP, van den Brekel MWM, Kummer JA, Denkers F, Dijkstra J, et al. Mutated p53 as a molecular marker for the diagnosis of head and neck cancer. J Pathol. 2002;198(4):476-86.

5. Poeta ML, Manola J, Goldwasser MA, Forastiere A, Benoit N, Califano JA, et al. TP53 mutations and survival in squamous-cell carcinoma of the head and neck. N Engl J Med. 2007;357(25):2552-61.

6. Boyle JO, Hakim J, Koch W, van der Riet P, Hruban RH, Roa RA, et al. The incidence of p53 mutations increases with progression of head and neck cancer. Cancer Res. 1993;53(19):4477-80.

7. Kalyankrishna S, Grandis JR. Epidermal growth factor receptor biology in head and neck cancer. J Clin Oncol. 2006;24(17):2666-72.

8. Temam S, Kawaguchi H, El-Naggar AK, Jelinek J, Tang H, Liu DD, et al. Epidermal growth factor receptor copy number alterations correlate with poor clinical outcome in patients with head and neck squamous cancer. J Clin Oncol. 2007;25(16):2164-70.

9. Bonner JA, Harari PM, Giralt J, Cohen RB, Jones CU, Sur RK, et al. Radiotherapy plus cetuximab for locoregionally advanced head and neck cancer: 5-year survival data from a phase 3 randomised trial, and relation between cetuximab-induced rash and survival. Lancet Oncol. 2010;11(1):21-8.

10. Sok JC, Coppelli FM, Thomas SM, Lango MN, Xi S, Hunt JL, et al. Mutant epidermal growth factor receptor (EGFRvIII) contributes to head and neck cancer growth and resistance to EGFR targeting. Clin Cancer Res. 2006;12(17):5064-73.

11. Molinolo AA, Hewitt SM, Amornphimoltham P, Keelawat S, Rangdaeng S, Garcia AM, et al. Dissecting the Akt/mammalian target of rapamycin signaling network: emerging results from the head and neck cancer tissue array initiative. Clin Cancer Res. 2007;13(17):4964-73.

12. Engelman JA, Zejnullahu K, Mitsudomi T, Song Y, Hyland C, Park JO, et al. MET amplification leads to gefitinib resistance in lung cancer by activating ERBB3 signaling. Science. 2007;316(5827):1039-43.

13. Karin M, Greten FR. NF-kappaB: linking inflammation and immunity to cancer development and progression. Nat Rev Immunol. 2005;5(10):749-59.

14. Yan B, Chen G, Saigal K, Yang X, Jensen ST, Van Waes C, et al. Systems biology-defined NF-kappaB regulons, interacting signal pathways and networks are implicated in the malignant phenotype of head and neck cancer cell lines differing in p53 status. Genome Biol. 2008;9(3):R53.

15. Bornstein S, White R, Malkoski S, Oka M, Han G, Cleaver T, et al. Smad4 loss in mice causes spontaneous head and neck cancer with increased genomic instability and inflammation. J Clin Invest. 2009;119(11):3408-19.

16. Bennett KL, Romigh T, Eng C. Disruption of transforming growth factor-beta signaling by five frequently methylated genes leads to head and neck squamous cell carcinoma pathogenesis. Cancer Res. 2009;69(24):9301-5.

17. Pasini FS, Brentani MM, Kowalski LP, Federico MH. Transforming growth factor beta1, urokinase-type plasminogen activator and plasminogen activator inhibitor-1 mRNA expression in head and neck squamous carcinoma and normal adjacent mucosa. Head Neck. 2001;23(9):725-32.

18. Mangone FRR, Walder F, Maistro S, Pasini FS, Lehn CN, Carvalho MB, et al. Smad2 and Smad6 as predictors of overall survival in oral squamous cell carcinoma patients. Mol Cancer. 2010;9:106.

19. Logullo AF, Nonogaki S, Miguel RE, Kowalski LP, Nishimoto IN, Pasini FS, et al. Transforming growth factor beta1 (TGFbeta1) expression in head and neck squamous cell carcinoma patients as related to prognosis. J oral Pathol Med Off Publ Int Assoc Oral Pathol Am Acad Oral Pathol. 2003;32(3):139-45.

20. Lawrence MS, Sougnez C, Lichtenstein L, Cibulskis K, Lander E, Gabriel SB, et al. Comprehensive genomic characterization of head and neck squamous cell carcinomas. Nature. 2015;517:576-582.

21. Alsahafi E, Begg K, Amelio I, Raulf N, Lucarelli P, Sauter T, et al. Clinical update on head and neck cancer: molecular biology and ongoing challenges. Cell Death and Disease. 2019;10(8):540.

22. Hafkamp HC, Speel EJM, Haesevoets A, Bot FJ, Dinjens WNM, Ramaekers FCS, et al. A subset of head and neck squamous cell carcinomas exhibits integration of HPV 16/18 DNA and overexpression of p16INK4A and p53 in the absence of mutations in p53 exons 5-8. Int J cancer. 2003;107(3):394-400.

23. Wald AI, Hoskins EE, Wells SI, Ferris RL, Khan SA. Alteration of microRNA profiles in squamous cell carcinoma of the head and neck cell lines by human papillomavirus. Head Neck. 2011;33(4):504-12.

24. Jung AC, Briolat J, Millon R, de Reynies A, Rickman D, Thomas E, et al. Biological and clinical relevance of transcriptionally active human papillomavirus (HPV) infection in oropharynx squamous cell carcinoma. Int J cancer. 2010;126(8):1882-94.

25. Marur S, D'Souza G, Westra WH, Forastiere AA. HPV-associated head and neck cancer: a virus-related cancer epidemic. Lancet Oncol. 2010;11(8):781-9.

26. Califano J, van der Riet P, Westra W, Nawroz H, Clayman G, Piantadosi S, et al. Genetic progression model for head and neck cancer: implications for field cancerization. Cancer Res. 1996;56(11):2488-92.

27. Braakhuis BJM, Tabor MP, Leemans CR, van der Waal I, Snow GB, Brakenhoff RH. Second primary tumors and

field cancerization in oral and oropharyngeal cancer: molecular techniques provide new insights and definitions. Head Neck. 2002;24(2):198-206.

28. Carvalho AL, Jeronimo C, Kim MM, Henrique R, Zhang Z, Hoque MO, et al. Evaluation of promoter hypermethylation detection in body fluids as a screening/diagnosis tool for head and neck squamous cell carcinoma. Clin Cancer Res. 2008;14(1):97-107.

29. Chung CH, Parker JS, Karaca G, Wu J, Funkhouser WK, Moore D, et al. Molecular classification of head and neck squamous cell carcinomas using patterns of gene expression. Cancer Cell. 2004;5(5):489-500.

30. Roepman P, Wessels LFA, Kettelarij N, Kemmeren P, Miles AJ, Lijnzaad P, et al. An expression profile for diagnosis of lymph node metastases from primary head and neck squamous cell carcinomas. Nat Genet. 2005;37(2):182-6.

31. Hui ABY, Lenarduzzi M, Krushel T, Waldron L, Pintilie M, Shi W, et al. Comprehensive MicroRNA profiling for head and neck squamous cell carcinomas. Clin Cancer Res. 2010;16(4):1129-39.

32. Tripathi SC, Matta A, Kaur J, Grigull J, Chauhan SS, Thakar A, et al. Nuclear S100A7 is associated with poor prognosis in head and neck cancer. PLoS One. 2010;5(8):e11939.

33. Mandal R, Şenbabaoğlu Y, Desrichard A, Havel JJ, Dalin MG, Riaz N, et al. The head and neck cancer immune landscape and its immunotherapeutic implications. JCI Insight. 2016;1(17).

34. Pleasance ED, Stephens PJ, O'Meara S, McBride DJ, Meynert A, Jones D, et al. A small-cell lung cancer genome with complex signatures of tobacco exposure. Nature. 2010;463:(7278)184-90.

35. Sun Z, Luo J, Zhou Y, Luo J, Liu K, Li W. Exploring phenotype-associated modules in an oral cavity tumor using an integrated framework. Bioinformatics. 2009;25(6):795-800.

36. Song N, Huang Y, Shi H, Yuan S, Ding Y, Song X, et al. Overexpression of platelet-derived growth factor-BB increases tumor pericyte content via stromal-derived factor-1α/CXCR4 axis. Cancer Res. 2009;69(15):6057-64.

110 Tratamento Cirúrgico dos Tumores de Cabeça e Pescoço

Luiz Paulo Kowalski
André Ywata de Carvalho
Leandro Luongo de Matos
Marco Aurelio V. Kulcsar

DESTAQUES

- O tratamento de cada paciente com tumor de cabeça e pescoço deve ser cuidadosamente planejado em reuniões multidisciplinares e deve ser realizado preferentemente em instituições que tenham infraestrutura adequada para atender todas as necessidades do paciente.
- Sempre que a preservação de forma e de função não for satisfatória, deve-se analisar a possibilidade de tratamentos não cirúrgicos.
- Na inexistência de alternativas com chances de cura semelhantes, a indicação cirúrgica deve incluir adequado planejamento de reconstrução imediata visando a restauração e a reabilitação pós-operatória das funções dos órgãos comprometidos e da estética.

INTRODUÇÃO

O tratamento de pacientes com tumores de cabeça e pescoço tem por objetivo não somente erradicar a doença, mas também aumentar e melhorar o tempo e a qualidade de sua sobrevida. O tratamento de cada paciente deve ser cuidadosamente planejado em reuniões multidisciplinares (tumor board) com base em evidências científicas e deve ser realizado preferentemente em instituições que tenham infraestrutura adequada para atender todas as necessidades do paciente (diagnóstico, estadiamento, tratamento, controle de comorbidades e de complicações e reabilitação integral). O tratamento visa erradicar o tumor e, ao mesmo tempo, preservar, tanto quanto possível, a fisiologia e a estética, minimizando o risco de sequelas e as consequências socioeconômicas.

Na atualidade, aproximadamente 60% dos pacientes tratados[1] sobrevivem mais de 5 anos após o tratamento inicial, mas não necessariamente todos os outros objetivos do tratamento são alcançados, em especial no que diz respeito à preservação da qualidade de vida dos pacientes. Sempre que a preservação de forma e de função não for satisfatória, deve-se analisar a possibilidade de tratamentos não cirúrgicos. Na inexistência de alternativas com chances de cura semelhantes, a indicação cirúrgica deve incluir adequado planejamento de reconstrução imediata visando a restauração e a reabilitação pós-operatória das funções dos órgãos comprometidos e da estética.

No Brasil, a maioria dos casos é diagnosticada em fases avançadas e um número significativo de pacientes não pode ser tratado com finalidade curativa.[8] Para esses pacientes, devem-se empregar opções terapêuticas que controlem os sintomas e melhorem suas condições de sobrevida. Elas incluem principalmente a terapêutica clínica ou cirúrgica da dor, tratamentos de suporte clínico, suporte nutricional, bem como assistência psicológica, religiosa e social.

BASES HISTÓRICAS DO TRATAMENTO CIRÚRGICO DE TUMORES DE CABEÇA E PESCOÇO

Procedimentos cirúrgicos para tratamento de tumores foram relatados na Antiguidade, conforme pode ser observado em papiros egípcios de 1800 a.C. Mas, foi somente em meados do século XIX, com o desenvolvimento da cirurgia sob anestesia geral que houve progresso notável na realização de procedimentos cirúrgicos mais elaborados. Um marco histórico importante desta época foi a primeira laringectomia total realizada por Bilroth, em 1874. No final daquele século, após as publicações de Halsted que padronizou a mastectomia radical combinando ressecção do tumor primário com esvaziamento axilar em monobloco, foram estabelecidos os princípios fundamentais da cirurgia oncológica, que, na área de cabeça e pescoço, teve seu grande desenvolvimento somente a partir dos trabalhos pioneiros de Crile, publicados em 1905 e 1906.

Desde o início do século XX, foram desenvolvidos outros procedimentos cirúrgicos obedecendo aos princípios halstedianos, principalmente a partir da Segunda Guerra Mundial, culminando com cirurgias em monobloco (comando, *pull-through*). Essa fase pioneira da evolução da cirurgia de cabeça e pescoço caracterizou-se pela obtenção de excelência nas técnicas ablativas. Nos anos 1960, deram-se os primeiros movimentos no sentido de se utilizarem combinações terapêuticas, com a associação da radioterapia pré-operatória, que viria a ser substituída, na década seguinte, pela pós-operatória e pela combinação de radioquimioterapia adjuvante (para casos selecionados de alto risco) e, mais recentemente, iniciou-se a era da terapia personalizada. Apesar dos notáveis avanços técnicos em cirurgia, radioterapia e oncologia clínica, incluindo-se a introdução recente da imunoterapia, um grande número de pacientes ainda apresenta recorrências e falece. Entretanto, cada vez mais pacientes curados são bem reabilitados e conseguem retomar seu papel na sociedade. Ainda assim, alguns sobreviventes ainda podem apresentar sequelas graves decorrentes do tratamento.

As maiores limitações das cirurgias foram gradativamente superadas com o desenvolvimento das técnicas de reconstrução, destacando-se os retalhos deltopeitoral de Backanjian, frontal de McGregor, miocutâneos de Aryian e Demergasso e, finalmente, a enorme contribuição recente dos versáteis transplantes microcirúrgicos. O sucesso das reconstruções foi acompanhado de um grande entusiasmo pelo aumento da radicalidade das técnicas ablativas; entre elas, a cirurgia de base do crânio, os esvaziamentos cervicais ampliados e as cirurgias de resgate.

Na última década, houve um notável desenvolvimento de técnicas cirúrgicas menos invasivas como as ressecções endonasais videoassistidas, laringectomias e faringectomias endoscópicas (TOLS) ou assistidas por robô cirúrgico (TORS), esvaziamentos cervicais seletivos e pesquisa de linfonodo sentinela.

O conhecimento acumulado em mais de um século de história ocasionou a percepção de melhora dos resultados, no entanto existem limites para indicação da cirurgia, visto que alguns pacientes portadores de tumores tecnicamente ressecáveis podem apresentar prognóstico desfavorável para os quais há uma tendência de contraindicação desses procedimentos. A melhora das técnicas de estadiamento tumoral, o conhecimento anatômico e de biologia tumoral, além do uso de ferramentas de inteligência artificial, deverão contribuir para subsidiar com evidências e transformar as decisões terapêuticas das equipes multidisciplinares.

Cirurgia baseada em evidências

Nos anos recentes, tem se enfatizado a necessidade da aplicação dos princípios da Medicina Baseada em Evidências (MBE)[42] na área cirúrgica. Essa potente ferramenta segue objetivos concretos e analisa os estudos publicados, não somente com base nos princípios fisiopatológicos, mas também em conceitos epidemiológicos como validade, utilidade e aplicabilidade.[33] Essa avaliação crítica da literatura médica é a melhor forma de promover uma discussão construtiva, gerar novas perguntas que devem ser respondidas em projetos de pesquisa e, assim, ampliar o conhecimento na área cirúrgica. Somente com o emprego dessa metodologia, o cirurgião poderá equiparar-se aos oncologistas clínicos e radioterapeutas na discussão com base científica, ajudando, então, a tomar decisões adequadas para o cuidado de pacientes individuais.

Se o cirurgião de cabeça e pescoço não acompanhar o desenvolvimento tecnológico e os conhecimentos existentes em todas as áreas da Oncologia, sua prática anacrônica será questionada pelos pacientes e pelos pares. Certamente a posição ante a literatura oncológica não pode ser passiva. Ela deve gerar uma avaliação rigorosa do que se lê e, depois, rapidamente empregar conceitos e técnicas novas que ofereçam maiores vantagens e que sejam custo-efetivas.[53]

A melhor evidência disponível é aquela que ética e cientificamente fornece informação sólida para se adotar, ou deixar de se adotar, uma determinada conduta diante de um paciente em particular. De preferência, mas não necessariamente, um estudo comparativo aleatorizado ou uma metanálise.[32,40] Embora a literatura médica classifique as publicações de acordo com os níveis de evidências, mostrando a superioridade de alguns tratamentos sobre outros; na verdade, cada estudo deve ser analisado criteriosamente para responder a questões específicas, sobretudo evitando-se extrapolações de resultados. O simples fato de um artigo ser classificado como nível II ou III não o exclui e nem sempre o converte na melhor evidência.

Devemos ainda desenvolver capacidade de julgar o potencial de tecnologias onerosas, buscando avaliar o quanto podem melhorar de forma significativa o tratamento dos pacientes e como podem pôr em risco a viabilidade financeira do sistema de saúde. As ferramentas fornecidas pela CBE não substituirão o julgamento clínico e os médicos continuam sendo os responsáveis por analisar todas as informações sobre o paciente e por, finalmente, decidir-se a conduta. A CBE assessora o médico nesses pontos críticos da decisão, mas não ultrapassa a capacidade analítica do cérebro do médico capacitado.

A prática de CBE é um desafio atual na Oncologia, pois tratamos pacientes com uma doença cujo diagnóstico ou tratamento equivocados podem trazer danos sérios ou até mesmo determinar sua morte. Tanto as faltas como os excessos terapêuticos podem ter consequências graves, o que nos obriga a fazer um uso constante e cuidadoso da informação científica. O cirurgião de cabeça e pescoço deve se preocupar com diversos aspectos objetivos e subjetivos visando a troca de informação sobre uma condição que ainda é vista pela sociedade como muito grave, mas que nem por isso a cura e o restabelecimento da qualidade de vida após o tratamento deixam de ser desejados. O exercício da CBE deve ser rotineiro para identificar as melhores alternativas para o tratamento dos pacientes.

Bases do planejamento do tratamento cirúrgico

O planejamento do tratamento de pacientes com tumores de cabeça e pescoço deve levar em conta dados clínicos sobre o paciente e o tumor, sobre a história natural dos tumores e, quando disponível, a identificação de marcadores de resposta terapêutica e de prognóstico. O tratamento deve ser individualizado e equacionado segundo a localização, a agressividade e o estadiamento do tumor e as condições e preferências do paciente. O planejamento do tratamento deve considerar os resultados esperados segundo dados descritos na literatura médica com melhor nível possível de evidência e de acordo com a experiência institucional, levando-se em conta os resultados esperados de tempo e qualidade de sobrevida.[19,20,48,51] Considera-se essencial a participação do paciente e de familiares na decisão após esclarecimento detalhado de riscos e benefícios das alternativas de tratamento.[19,48]

Para pacientes submetidos à cirurgia como terapia inicial, a abordagem das metástases cervicais evidentes em exames clínicos ou por imagem é o primeiro passo a ser considerado. Inicia-se o procedimento pelo esvaziamento cervical, que é conduzido centripetamente em direção ao tumor primário. Empregam-se tanto o esvaziamento cervical radical clássico como o radical modificado para remoção de todas as principais cadeias linfonodais do pescoço (níveis de I a V), com ou sem a preservação de estruturas não linfáticas, como o músculo esternocleidomastóideo, o nervo acessório e a veia jugular interna. Nos últimos anos, para pacientes com tumores de boca e orofaringe que apresentam metástases isoladas com até 3 cm de diâmetro, situadas nos níveis I ou II, tem-se indicado o esvaziamento seletivo dos níveis I a III ou I a IV[23] por acesso convencional ou retroauricular assistido por robô cirúrgico[28,29] (Figuras 110.1 e 110.2).

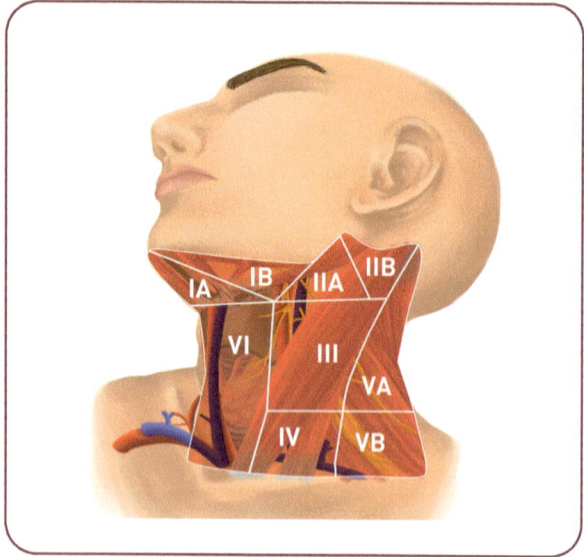

FIGURA 110.1 – Níveis linfonodais de acordo com a classificação do Memorial Sloan Kettering Cancer Center. Níveis IA (submental), IB (submandibular), IIA e IIB (jugular alto), III (jugular médio), IV (jugular baixo), VA e VB (fossa supraclavicular), VI (compartimento central do pescoço). O nível VII compreende linfonodos do mediastino superior.

Fonte: Desenvolvida pela autoria.

Em casos de pacientes sem metástases cervicais detectáveis, mas portadores de tumores com risco de metástases ocultas superior a 20%, indica-se tratamento eletivo do pescoço. Consideram-se tumores de alto risco os localizados no andar inferior da boca maiores que 2 cm, ou mesmo menores se apresentarem espessura superior a 4 mm, todos os tumores de orofaringe, hipofaringe e laringe supraglótica. Nesses casos, têm sido utilizados os esvaziamentos cervicais seletivos, nos quais um ou mais níveis linfonodais cervicais são preservados, visando reduzir a morbidade do procedimento, sem comprometer o controle de doença. São eles: (a) supraomo-hióideo (níveis I, II e III) em tumores do andar inferior da boca e da orofaringe (nesses casos, estendido para nível IV); (b) lateral ou jugular (níveis II, III e IV) para carcinomas supraglóticos, transglóticos e de hipofaringe.[5,20,21,48] Para essas situações atualmente, em centros com experiência, pode ser indicada pesquisa de linfonodo sentinela. Esta é uma técnica minimamente invasiva, realizada com a injeção de radiotraçador

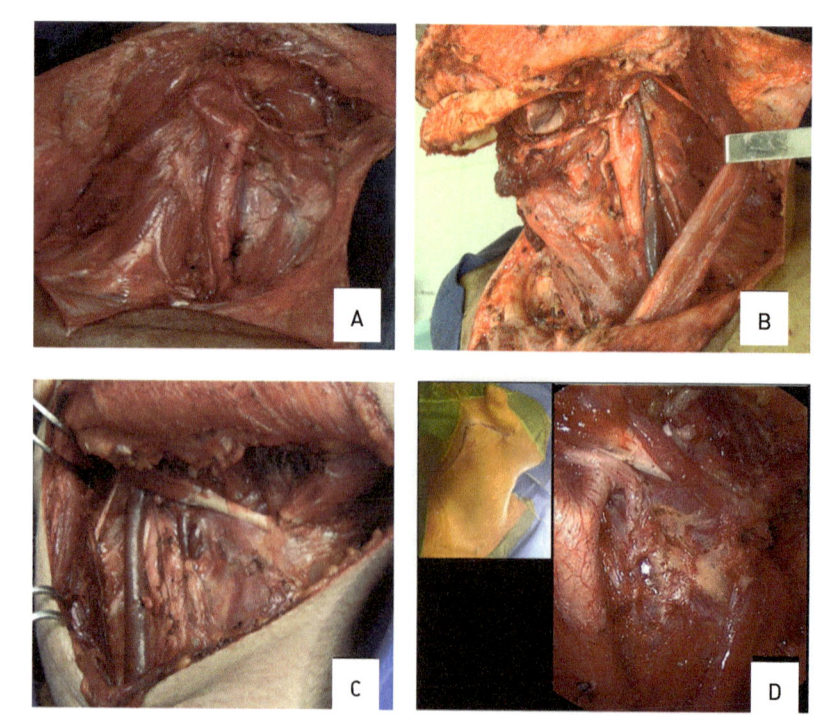

FIGURA 110.2 – Campo cirúrgico após esvaziamento cervical. (**A**) Esvaziamento cervical radical clássico. (**B**) Esvaziamento cervical radical modificado com preservação de nervo acessório, veia jugular interna e músculo estenocleidomastóideo. (**C**) Esvaziamento seletivo de níveis I a III (esvaziamento supraomo-hióideo). (**D**) Esvaziamento seletivo de níveis I a III por acesso retroauricular assistido por robô cirúrgico.

Fonte: Acervo da autoria.

e linfocintigrafia, que permite a identificação, a excisão e a análise histológica do(s) linfonodo(s) da primeira estação de drenagem linfática a partir do tumor primário, para a detecção de metástases ocultas clinicamente. Em mãos experientes, descreve-se um alto valor preditivo negativo do método (90% a 100%) e que o achado histológico no linfonodo sentinela representa as demais cadeias linfonodais. Os casos com identificação histológica de metástases são submetidos a esvaziamento cervical seletivo em um segundo tempo. A técnica tem a vantagem de evitar a morbidade associada do esvaziamento cervical eletivo desnecessário nos pacientes com neoplasias malignas de cavidade oral e orofaringe e pesquisa de linfonodo sentinela negativa.[9]

Terminada a dissecção linfonodal, a cirurgia prossegue visando a ressecção do tumor primário, geralmente em monobloco (Figura 110.3). A exposição ampla e adequada é crucial para se ressecar o tumor primário com margens adequadas. Pode ser necessário acesso craniano para se darem margens em tumores orbitossinusais, oferecendo ampla exposição e diminuindo o risco de complicações pós-operatórias, como fístulas liquóricas. Para a nasofaringe, podem ser utilizados acessos transfaciais, como o *swing* da maxila ou o *degloving*, acessos transpalatinos ou transmandibulares, além de acessos subtemporais, ou procedimentos videoassistidos por via nasal, na dependência da localização e da extensão do tumor, bem como da experiência da equipe. Para o tratamento de tumores da boca e da orofaringe, pode ser realizado acesso transoral convencional ou assistido por endoscopia ou robô cirúrgico.[35] No entanto, em casos de tumores avançados, pode ser necessário fender o lábio e realizar mandibulotomia ou mandibulectomia. Atualmente, mandibulectomias não são mais utilizadas apenas para acesso. Mas no caso de envolvimento da mandíbula, pode ser necessária a ressecção de amplos segmentos ósseos.

A extensão da cirurgia ablativa deve ser adequada à situação clínica de cada paciente, tendo por base o conhecimento da biologia de cada tumor e os dados obtidos no pré-operatório e nos achados cirúrgicos (esperados ou não). Em pacientes com tumores primários múltiplos, cada tumor deve ser tratado com a radicalidade adequada e, sempre que possível, simultaneamente. Em nenhuma circunstância a radicalidade cirúrgica deve ser sacrificada em função da técnica de reconstrução ou de um suposto melhor resultado funcional. Todas as estruturas envolvidas, desde partes moles, vasos, nervos, meninge, cérebro, globo ocular até ossos, devem ser removidas quando o tumor for totalmente extirpável. Ressecções de estruturas nobres ou de alto risco, como artéria carótida interna, somente são justificáveis em procedimentos que resultem em ressecção completa do tumor. Para tanto, é necessário se obterem margens de segurança tridimensionais amplas, mas permitindo a máxima preservação de tecidos normais não envolvidos.

As dimensões das margens variam de acordo com o tipo e a localização do tumor, mas devem ser de no mínimo de 1 cm a 2 cm para a maioria dos carcinomas epidermoides de vias aerodigestivas superiores (Figura 110.4). Elas podem variar de 1 mm a 2 mm para carcinomas espinocelulares de glote, 5 mm para carcinomas espinocelulares de supraglote e carcinomas basocelulares de pele, 2 cm a 3 cm para melanomas de

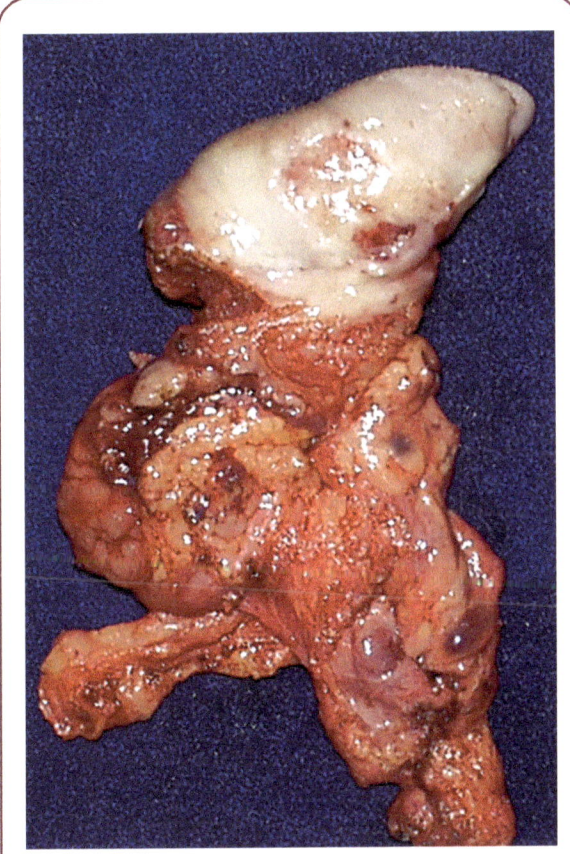

FIGURA 110.3 – Peça cirúrgica de hemiglossectomia associada a esvaziamento cervical supraomo-hióideo em monobloco (operação *pull-through*).
Fonte: Acervo da autoria.

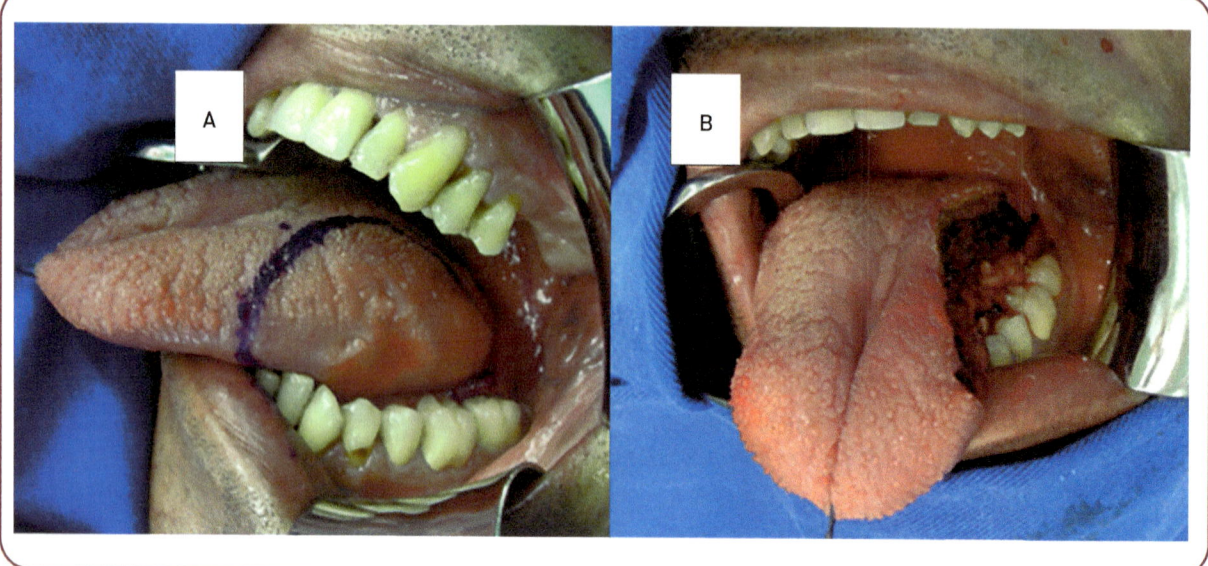

FIGURA 110.4 – Carcinoma epidermoide T2N0M0 de língua. (A) Marcação de margens de segurança de pelo menos 1 cm. (B) Aspecto do campo cirúrgico após ressecção (pelveglossectomia) com margens tridimensionais.
Fonte: Acervo da autoria.

face, ou até 2 cm a 5 cm para sarcomas e carcinomas de hipofaringe e esôfago cervical. Essas margens devem incluir o tecido macroscopicamente saudável, mas em tumores epiteliais, com frequência, elas podem estar envolvidas por displasia, carcinoma *in situ* ou tumores multifocais. Desse modo, sempre que possível, deve-se realizar exame anatomopatológico por congelação, de preferência realizada na própria peça cirúrgica. No caso de serem positivas, deve-se ampliar imediatamente a área de ressecção.

Em qualquer ressecção oncológica, deve-se planejar a reconstrução imediata das perdas de substância, incluindo a reconstrução óssea, de partes moles e das superfícies mucosa e cutânea. Os princípios que regem a reconstrução pós-ressecção de neoplasias de cabeça e pescoço implicam priorizar a remoção do tumor e o uso da técnica mais simples possível e, preferencialmente, em um único tempo cirúrgico, propiciando cicatrização por primeira intenção. Outros fatores a ser considerados são conhecimento do normal e das variações anatômicas, a existência de uma ou mais opções como reserva, o tratamento do defeito primário inicialmente, recolocação do que é normal em sua posição normal, cobertura eficaz de estruturas importantes ou vitais (órbita, meninge e grandes vasos), nunca descartar tecido sadios, documentação dos resultados, custo do procedimento e da reabilitação, diminuição da morbidade tanto da área receptora como da doadora, possibilidade do início da radioterapia pós-operatória em até 6 semanas e, finalmente, viabilização de qualidade de vida aceitável.

Há diversas opções de reconstrução que devem ser analisadas para se decidir entre fechamento primário, enxerto cutâneo livre, retalhos locais, retalhos miocutâneos, retalhos fasciocutâneos, reconstruções microcirúrgicas e próteses (com ou sem implantes osseointegrados) (Figura 110.5). O emprego de retalhos microcirúrgicos é atualmente considerado o padrão-ouro da reconstrução de defeitos moderados ou grandes em pacientes com condições clínicas para suportar um tempo cirúrgico prolongado e que geralmente resulta em melhores resultados estéticos e funcionais.[11,20,41,49] Entre as opções de transplante incluem-se: musculares ou miocutâneos (retoabdominal, paraescapular); osteomiocutâneos (fíbula, crista ilíaca); fasciocutâneos (antebraquial, lateral do braço); vísceras (jejuno, estômago); e nervos. Pode-se ainda lançar mão da transposição de vísceras (estômago, cólon).

Uma alternativa muito útil de reabilitação é o uso de próteses com a finalidade de reparação estética (p. ex., oculares) ou funcional (p. ex., obturadora palatina). Nos últimos anos, o uso de próteses melhorou consideravelmente em virtude da melhor fixação com o emprego de implantes osseointegrados, assegurando conforto e segurança ao paciente.

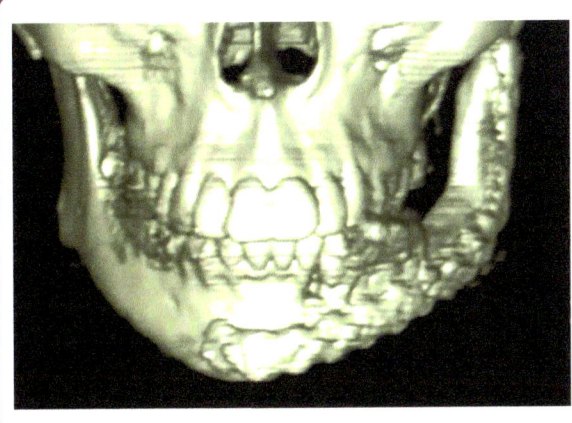 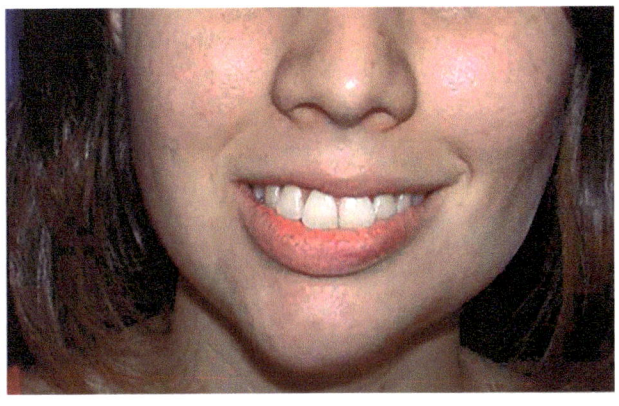

FIGURA 110.5 – Resultado tardio da reconstrução mandibular em paciente submetida à hemimandibulectomia com reconstrução microcirúrgica imediata com transplante revascularizado de fíbula.
Fonte: Acervo da autoria.

A radioterapia pós-operatória é indicada para pacientes em que o exame anatomopatológico da peça operatória identifique margens cirúrgicas inadequadas (exíguas ou comprometidas), infiltração perineural ou embolização vascular neoplásica e metástases linfonodais (múltiplas ou na presença de ruptura capsular). O tratamento adjuvante deve ser iniciado preferencialmente até 6 a 8 semanas após a cirurgia, em geral incluindo ambos os lados do pescoço, até uma dose mínima de 5.000 cGy, quando os campos devem ser reduzidos administrando-se dose adicional de 1.000 a 1.500 cGy em campo localizado nas áreas com linfonodos positivos, e/ou local do tumor primário. Dois ensaios clínicos randomizados destacaram benefícios da associação de quimioterapia à radioterapia pós-operatória em casos com alto risco de recorrência locorregional (presença de margens comprometidas e linfonodos metastáticos com ruptura capsular).[4,10]

Pacientes sem condições clínicas para tratamento cirúrgico, portadores de tumores irressecáveis ou que não aceitam essa modalidade terapêutica podem ser submetidos à radioterapia ou à associação de radio e quimioterapia. Para alguns tumores, como os da nasofaringe ou iniciais de glote ou avançados de orofaringe, a radioterapia exclusiva ou associada à quimioterapia pode ser indicada como tratamento inicial, reservando-se a cirurgia para resgate no caso de recorrências locorregionais.

As cirurgias de resgate em pacientes previamente operados devem incluir a ressecção de todas as cicatrizes da área abordada. Também as margens cirúrgicas em pacientes previamente submetidos à quimioterapia e/ou radioterapia devem levar em conta os limites da lesão observados previamente a esses tratamentos e devem ser estendidas além desses limites caso o tumor tenha avançado. Quando as margens possíveis são insatisfatórias, deve-analisar a possibilidade da indicação de radioterapia intraoperatória ou de braquiterapia, colocando-se cateteres nas áreas de risco, iniciando-se o tratamento do 5º ao 7º dia de pós-operatório. Pacientes previamente tratados, na maior parte das vezes, não terão outra chance de utilizar tratamento adjuvante, e todo o esforço deve ser feito para a obtenção de margens livres seguida de reconstrução imediata com retalhos miocutâneos ou transplantes microcirúrgicos. Não estão indicados quimioterapia, procedimentos cirúrgicos de pequeno porte, crioterapia, terapêutica fotodinâmica ou eletrocirurgia quando o paciente tem condições clínicas favoráveis e é portador de tumor recidivado ressecável.

Todos os pacientes com câncer de cabeça e pescoço devem ser seguidos a longo prazo. Nas consultas de seguimento, o paciente deve ser avaliado clinicamente e a informação pode ser complementada por métodos de imagem e dosagem de marcadores tumorais. Na presença de sintomas sugestivos de recorrências ou metástases, devem ser solicitados tomografia com emissão de pósitrons (PET-CT) ou outros exames para esclarecimento das queixas e reestadiamento.

Cirurgia para diagnóstico

A escolha de métodos propedêuticos para diagnóstico e estadiamento de tumores de cabeça e pescoço deve ser individualizada. Geralmente, utilizam-se uma biópsia incisional ou excisional para o estabelecimento do diagnóstico histológico. Outros métodos, como a punção aspirativa com agulha fina, ou *core biopsy*, podem também ser empregados por serem seguros, simples e de baixo custo. No entanto, é fundamental o emprego de cuidados para obtenção de material adequado, reduzindo-se o risco de exames falso-negativos. Em lesões nodulares profundas não palpáveis, a coleta do material deve ser guiada por ultrassom ou por tomografia computadorizada (TC) (especialmente em tumores orbitários).

Biópsias incisionais são empregadas para diagnóstico da maioria dos tumores ulcerados de vias aerodigestivas superiores. Geralmente, utiliza-se anestesia tópica ou local e, durante o procedimento, devem-se remover um ou mais fragmentos representativos da lesão, evitando-se áreas de necrose. O material obtido deve ser prontamente mantido em formol e enviado para exame anatomopatológico.

Nos casos em que a suspeita clínica seja de melanoma maligno, prefere-se biópsia excisional por meio da ressecção da lesão com pequena margem lateral e em profundidade. Esse procedimento é feito para reduzir o risco de implantes e, ao mesmo tempo, propiciar ao patologista material adequado para estabelecer a espessura da lesão (nível de Breslow) e o nível de Clark. A biópsia excisional de linfonodos intactos também pode ser indicada nos casos de suspeita clínica de linfoma. Durante a realização de linfadenectomia, deve-se planejar a incisão cervical para que ela não venha, caso posteriormente seja necessário, dificultar a realização de esvaziamento cervical se o diagnóstico definitivo for carcinoma ou melanoma metastático. Em pacientes com tumores de glândulas salivares e da tireoide, para reduzir o risco de disseminação local, prefere-se a ressecção do órgão envolvido – parotidectomia parcial com conservação do nervo facial (Figura 110.6), submandibulectomia ou lobectomia tireoidiana com istmectomia – como procedimento mínimo, o que é seguido de exame anatomopatológico por congelação.

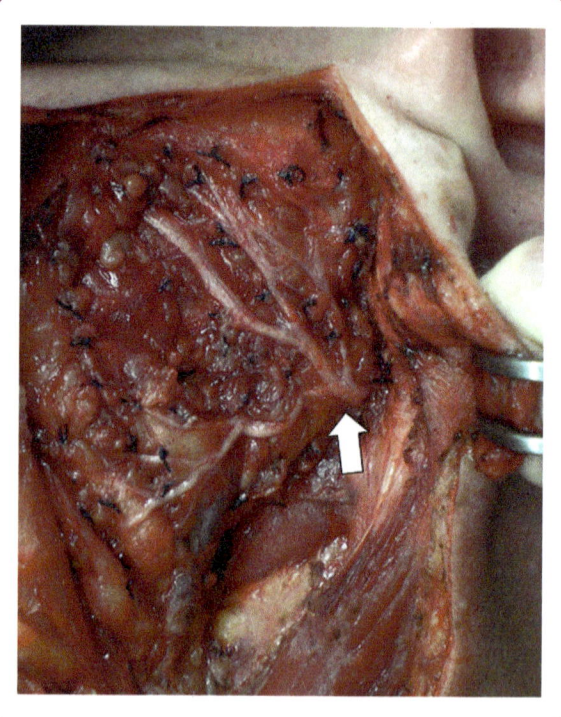

FIGURA 110.6 – Campo cirúrgico de paciente portador de adenoma pleomórfico submetido à parotidectomia parcial com conservação do nervo facial. A seta aponta para o tronco do nervo facial.
Fonte: Acervo da autoria.

O cirurgião deve informar ao patologista todos os dados clínicos e achados cirúrgicos relevantes para o diagnóstico e fornecer material em quantidade adequada, pouco traumatizado e bem fixado. No caso particular de tumores ósseos, é fundamental informar também os achados dos exames de imagem. Em algumas situações, é possível antecipar dificuldades para o estabelecimento do diagnóstico histológico. Nesses casos, o cirurgião deve tomar providências previamente para a coleta e fixação apropriada de materiais para estudos bacteriológicos, imuno-histoquímicos ou de biologia molecular. Também é importante solicitar a realização de pesquisa de marcadores de resposta terapêutica, quando disponíveis.

Nos casos em que a biópsia foi realizada previamente em outra instituição, deve-se solicitar lâminas para revisão. Quando for necessária a utilização de imuno-histoquímica para diagnóstico, pode-se utilizar material de blocos de parafina que estejam disponíveis. Essa providência é necessária para reduzir o risco de realização procedimentos cirúrgicos em pacientes com diagnósticos equivocados falso-positivos.

Cirurgias paliativas e para suporte

Cirurgias paliativas podem ser indicadas para pacientes portadores de tumores avançados irressecáveis com a finalidade de melhora da qualidade de sobrevida. Nessa categoria, os procedimentos mais realizados são a traqueostomia em pacientes com obstrução respiratória alta, gastrostomia endoscópica percutânea para suporte nutricional e colocação de cateteres venosos de longa permanência em pacientes que serão submetidos à quimioterapia. Raramente indica-se a ressecção não radical de um tumor que causa sangramento visando o controle da complicação, ainda que temporariamente. Estas cirurgias se distinguem das de suporte, como traqueostomias e gastrostomias realizadas em pacientes portadores de tumores avançados tratados com finalidade curativa por radioterapia associada ou não à quimioterapia.

Tratamento dos tumores de lábio

Os tumores do lábio benignos são tratados com excisão simples, geralmente sob anestesia local. Pacientes portadores de queilite actínica, uma lesão cancerizável relacionada à exposição solar, são tratados por ressecção com plástica de vermelhão ou com ablação a *laser*. A maior parte dos tumores malignos é de carcinomas epidermoides que ocorrem no vermelhão do lábio inferior e associados a diferentes graus de queilite actínica. Para os casos com tumores de até 4 cm de diâmetro e sem metástases cervicais (estádios I e II), indicam-se ressecção ampla e reconstrução imediata. Deve ser sempre considerada a reconstrução com retalhos locais. Pacientes considerados de alto risco para complicações pós-operatórias ou que recusem a operação podem ser tratados satisfatoriamente por radioterapia exclusiva (teleterapia ou braquiterapia). Lesões maiores que 4 cm ou associadas a metástases em linfonodos cervicais (estádios III e IV) requerem tratamento combinado, incluindo ressecção cirúrgica ampla do tumor primário e esvaziamento cervical uni ou bilateral, seguida de radioterapia isolada ou em associação com quimioterapia. Os grupos linfonodais mais comumente comprometidos são os submentonianos, submandibulares, jugulares altos e ocasionalmente também os intraparotídeos (em geral, associados a tumores que comprometem a comissura labial). Por isso, nos casos de tumores volumosos sem linfonodos clinicamente comprometidos, indica-se esvaziamento seletivo dos níveis I a III ou a pesquisa de linfonodo sentinela seguida de esvaziamento cervical seletivo (níveis I a III) para casos com linfonodos histologicamente positivos no exame anatomopatológico. O mesmo tipo de esvaziamento pode ser recomendado em casos com linfonodos clinicamente positivos isolados em níveis I ou II. Em todos os demais, indica-se o esvaziamento radical clássico ou modificado. A parotidectomia é indicada somente para casos com metástases intraparotídeas confirmadas por exame de imagem e punção aspirativa.

A reconstrução é parte importante do tratamento e deve ser sempre realizada de imediato. Deve ser planejada de acordo com a extensão do defeito cirúrgico e tem por objetivo não somente alcançar resultado estético satisfatório, mas sobretudo restabelecer adequada competência oral. Defeitos menores que um terço da extensão do lábio inferior e um quarto do lábio superior podem ser fechados primariamente. Nas ressecções que resultem em defeitos maiores, há necessidade da utilização de retalhos locais, como os de Abbe-Estlander, Szymanowsky ou Karapandzic. Em casos de defeitos maiores e mais complexos, pode-se lançar mão de retalhos miocutâneos ou preferencialmente de transplantes microcirúrgicos.

Tratamento dos tumores da boca

Tumores benignos da boca podem ser geralmente tratados por excisão simples por via endobucal sob anestesia local. No entanto, alguns tumores relativamente comuns, como os adenomas pleomórficos de glândulas salivares menores, requerem ressecção com margem de segurança e, quase sempre, são operados sob anestesia geral. Em tumores maiores dessa natureza, pode até mesmo ser necessário o emprego de métodos de reconstrução ou de próteses para reabilitação.

A maior parte dos tumores malignos da boca é de carcinomas epidermoides, mas tumores originados em glândulas salivares menores (principalmente o carcinoma adenocístico, carcinoma mucoepidermoide e adenocarcinoma polimórfico de baixo grau), melanoma, sarcomas e linfomas podem ser observados. Com exceção dos linfomas, todos os demais são tratados inicialmente por cirurgia, obedecendo aos mesmos princípios gerais quanto à ressecção do tumor primário e à indicação de radioterapia adjuvante.

Carcinoma epidermoide de boca diagnosticado em estádio clínico inicial (estádio I) pode ser tratado tanto por cirurgia como por radioterapia, pois os resultados de controle local e de sobrevida são equivalentes. No entanto, para lesões situadas em dobras de mucosa, próximas a osso ou em áreas de lesões cancerizáveis, as taxas de controle local com radioterapia, mesmo em pequenos tumores, são inferiores às obtidas com cirurgia. Além disso, deve-se levar em conta, no planejamento, a morbidade tardia dessa modalidade terapêutica, principalmente as cáries de irradiação, a xerostomia e o risco de osterradionecrose, além do tempo prolongado e custo do tratamento. Por esses motivos, a escolha geralmente é cirúrgica, pois a reabilitação é rápida, as sequelas são mínimas e o custo é menor.

Para pacientes portadores de carcinomas epidermoides dos estádios II a IV, prefere-se a cirurgia, geralmente associada à radioterapia ou radioquimioterapia pós-operatória. As cirurgias consistem em ressecção ampla com margem tridimensional de pelo menos 1 cm, associada ou não a esvaziamento cervical e reconstrução imediata.[19,20,48]

A ressecção desses tumores pode ser realizada por via endoral nas pequenas lesões situadas anteriormente, ou por incisões labiais e levantamento de retalhos jugais associadas ou não a mandibulotomias ou mandibulectomias. As margens de ressecção podem incluir segmentos mandibulares de acordo com a necessidade (mandibulectomia marginal ou seccional, hemimandibulectomia, mandibulectomia subtotal). As ressecções em monobloco, em que é mantida a continuidade do arco mandibular, com ou sem a realização de mandibulectomia marginal, são denominadas genericamente "operações *pull-through*". Os casos em que se realiza mandibulectomia seccional ou hemimandibulectomia denominam-se, respectivamente, "operação composta" e "operação comando". Um tipo especial de operação comando é a operação retromolar que inclui não somente a mandíbula, mas também a musculatura mastigatória e a loja amigdaliana. As glossectomias são classificadas em parciais, hemiglossectomias, pelveglossectomias (incluem parte do soalho bucal) e as glossectomias maiores (subtotais, quase totais, totais e ampliadas).[30] Uma nova classificação foi recentemente proposta por Ansarin, *et al.*[3] com base na extensão da ressecção. O tipo e a extensão da cirurgia indicada dependem da localização e do estádio do tumor. Esvaziamentos cervicais de indicação terapêutica ou eletiva (ou pesquisa de linfonodo sentinela) são utilizados em quase todos os casos de tumores de boca. Somente não se indica esvaziamento cervical nos casos de tumores de palato com pescoço clinicamente negativo. Indica-se esvaziamento seletivo de níveis I a III ou I a IV para casos sem metástases cervicais clinicamente detectadas (cN0) ou com metástases em linfonodos isolados de até 3 cm (cN1) em níveis I ou II. Para os casos com metástases classificadas como N2a a N3b, indica-se esvaziamento cervical radical modificado, clássico ou ampliado.

Tratamento dos tumores de orofaringe

Tumores benignos da orofaringe são tratados por ressecção endoral sob anestesia geral. Para tumores dessa natureza, mas de difícil acesso, pode-se excepcionalmente empregar a cirurgia robótica (TORS).[35]

O tratamento de carcinomas epidermoides da orofaringe ainda é controverso. Na maior parte dos centros oncológicos, atualmente o tratamento tem como base a radioterapia com ou sem quimioterapia associada, seguindo-se de cirurgia de resgate quando necessário. Mas em muitas outras instituições, a base da terapêutica desses tumores ainda está na associação da cirurgia seguida de radioterapia.[7,20] A opção terapêutica depende da extensão e da localização da lesão primária, da experiência da equipe e da disponibilidade de recursos terapêuticos, como robô cirúrgico, reconstrução microcirúrgica, radioterapia conformacional e/ou braquiterapia e equipe de reabilitação (fonoterapia, fisioterapia). A abordagem cirúrgica é indicada em casos de lesões iniciais, em que a ressecção ampla pode ser facilmente realizada por via endoral. Essas ressecções são trabalhosas quando realizadas por métodos convencionais dada a difícil exposição. Por isso, preconiza-se a técnica de ressecção endoral robótica (TORS). Como alternativa igualmente eficiente, esses pacientes podem ser tratados por radioterapia exclusiva, em particular se a pesquisa de papiloma vírus humano (HPV) no tumor primário resultar positiva.[12,16,24,37]

Em pacientes com tumores mais extensos não candidatos à ressecção endoral, nos quais o tratamento cirúrgico envolveria uma abordagem mais complexa com mandibulotomia ou mandibulectomia, ou ressecções maiores como uma glossectomia total (nos casos de lesões avançadas de base de língua), a utilização de radioterapia associada à quimioterapia passa a ser o tratamento inicial de eleição e pode resultar em controle oncológico similar ao do tratamento convencional com cirurgia seguida de radioterapia, porém com menor morbidade do tratamento. A associação de radioterapia e quimioterapia também está indicada nos casos de tumores irressecáveis, quando o paciente recusa a cirurgia ou tem uma contraindicação clínica formal à cirurgia.

Dado o alto risco de metástases linfonodais, o planejamento terapêutico para carcinomas de orofaringe sempre inclui esvaziamento cervical. Indica-se esvaziamento seletivo de níveis I a IV ou II a IV eletivamente ou para casos com metástases classificadas como N1 localizadas em níveis I ou II. Todos os demais casos devem ser submetidos a esvaziamentos radicais.

Tratamento dos tumores de glândulas salivares

A cirurgia é a modalidade terapêutica preferencial no tratamento dos tumores benignos e malignos das glândulas salivares. Em decorrência do alto risco de recidivas, mesmo em tumores benignos, as enucleações ou as ressecções perilesionais são contraindicadas. A maior parte desses tumores localiza-se na parótida, onde cerca de dois terços são benignos, seguida pelas submandibulares, onde metade são malignos. Tumores de glândulas sublinguais são raros e geralmente malignos. Os tipos histológicos mais frequentes entre os tumores benignos são o adenoma pleomórfico e o tumor de Warthin, enquanto entre os malignos predominam os carcinomas mucoepidermoide, adenocístico e de células acinares.

A magnitude da ressecção de tumores primitivos de parótida depende da localização e da extensão anatômica da neoplasia. Indicam-se parotidectomias parciais com conservação do nervo facial tanto para tumores benignos como malignos que acometem a porção superficial da glândula e que possam ser ressecados com margem de segurança em relação ao nervo facial. Nos casos em que o tumor localiza-se na porção profunda da glândula e o nervo facial está intacto, indica-se a parotidectomia total com conservação desse nervo. A ressecção dos ramos ou do tronco do nervo facial só é justificável na presença de comprometimento desta estrutura, o que geralmente somente ocorre em tumores malignos ou recidivados (mesmo benignos). Nessa situação, sempre que exequível, realiza-se a reparação imediata, utilizando-se enxerto de nervo geralmente tendo como área doadora ramos do plexo cervical superficial ou, preferencialmente, o nervo sural. A anastomose nervosa é realizada com técnica microcirúrgica.[15] A indicação de parotidectomia total com ressecção do nervo facial é feita somente para os casos com tumores extensos que comprometem o nervo, cuja preservação implicaria violação da radicalidade. Ainda, nos casos de tumores maiores que ultrapassem os limites da glândula parótida, indica-se parotidectomia ampliada que pode incluir diversas estruturas para alcançar ressecção com margem de segurança, entre elas, pele, conduto auditivo, osso temporal, mandíbula e conteúdo da fossa infratemporal.

Pacientes com tumores benignos da glândula submandibular são tratados por submandibulectomia simples. Sempre que clinicamente suspeitar-se de lesão maligna, o procedimento mínimo é o esvaziamento da loja submandibular. Em tumores maiores ou com metástases cervicais presentes, indica-se o esvaziamento seletivo de níveis I a III ou radical. Para tumores da glândula sublingual e tumores das glândulas salivares menores, indica-se a ressecção ampla da lesão com margem tridimensional. No caso de lesões malignas, pode haver necessidade de ressecções amplas semelhantes às realizadas para carcinomas epidermoides (operação *pull through*, operação composta, palatectomia, maxilectomia).

TRATAMENTO DOS TUMORES DE LARINGE

Tumores benignos da laringe são tratados por ressecção endoscópica com ou sem o auxílio de *laser* de CO_2. Genericamente, esses procedimentos são descritos como microcirurgia da laringe. Eles são realizados sob anestesia geral.

A maior parte dos tumores malignos da laringe é de carcinomas epidermoides. O tratamento dos pacientes portadores desse tipo de neoplasia depende de inúmeros fatores: relacionados à doença, como subsítio da lesão (supraglote, glote ou subglote), extensão tumoral e presença de linfonodos metastáticos (estadiamento); de fatores relacionados ao paciente, como preferência por determinado tipo de modalidade terapêutica, presença de comorbidades ou mesmo adequada abertura oral para exposição, prerrogativa do tratamento endoscópico; e de fatores relacionados à experiência institucional e à disponibilidade de equipe multidisciplinar.

As lesões iniciais (T1-T2) podem ser tratadas tanto por meio de radioterapia exclusiva ou cirurgia órgão-preservadora (endoscópica ou aberta). Particularmente para pacientes com tumores iniciais da glote ou da supraglote, tanto a cirurgia endoscópica com uso do *laser* de CO_2 como a cirurgia robótica (TORS) oferecem resultados funcionais e de controle da doença semelhantes.[43,50] Nesses casos, também pode ser indicada a radioterapia (particularmente para tumores T1), com resultados funcionais e oncológicos semelhantes. Essas modalidades terapêuticas são as mais empregadas, particularmente em virtude da superioridade dos resultados funcionais quando são comparados com os obtidos com as técnicas clássicas de laringectomias parciais horizontais ou verticais.

Pacientes com tumores T1 bem definidos, principalmente os localizados na epiglote ou terço médio da prega vocal, são os melhores candidatos à excisão endoscópica a *laser*. No entanto, quando as lesões são menos demarcadas ou bilaterais (T1b) e quando a exposição obtida para cirurgia endoscópica não for adequada, prefere-se a radioterapia. Da mesma forma, pacientes com tumores T2 superficiais e em prega vocal com mobilidade preservada podem ser submetidos à radioterapia ou à cirurgia endoscópica, alcançando resultados oncológicos e funcionais satisfatórios. A laringectomia supracricóidea com crico-hioepiglotopexia (CHEP) é uma alternativa aceitável para pacientes com tumores T2 a T4 limitados, sem envolvimento de espaço interaritenóideo e sem comprometimento maior de subglote. Esse procedimento pode ser usado tanto para tratamento primário como de resgate pós-radioterapia.

Pacientes com tumores mais avançados e que seriam candidatos à laringectomia total são atualmente candidatos a tratamentos combinados com quimio e radioterapia visando a preservação da laringe. No entanto, pacientes com laringe não funcionante, traqueostomizados e/ou portadores de tumores mais avançados com invasão de subglote, destruição de cartilagem tireoide e invasão de partes moles devem ser, preferencialmente, submetidos à laringectomia total, pois, embora seja possível a obtenção de resposta terapêutica completa, nesses casos específicos os resultados funcionais são insatisfatórios.[31,36,48] Tendo por base evidência científica sólida, a radioterapia associada à quimioterapia com base em platina, administradas concomitantemente, oferece resultados funcionais e de sobrevida que justificam plenamente seu emprego com finalidade de preservação da laringe nos pacientes selecionados portadores de lesões avançadas (T3 e alguns T4 de baixo volume). Nos pacientes não candidatos à quimiorradioterapia, em razão de condições clínicas desfavoráveis, a radioterapia exclusiva (seguida de eventual cirurgia de resgate), apesar de associada a menor taxa de preservação do órgão, é uma opção a ser considerada. Atualmente, há crescente interesse pelo emprego da quimioterapia neoadjuvante para avaliação de resposta terapêutica especialmente para casos *borderline* para indicação de quimiorradioterapia e casos com metástases cervicais volumosas. Pacientes respondedores são em seguida tratados por quimio e radioterapia, enquanto os não respondedores são tratados por laringectomia.[36]

Pacientes considerados candidatos a laringectomias primárias ou de resgate podem necessitar da realização de esvaziamento cervical simultâneo. Nos tumores glóticos puros, não se indica esvaziamento cervical eletivo pela baixa frequência de metástases regionais, sendo apenas realizado na eventualidade rara da presença de linfonodos metastáticos. Esvaziamento cervical eletivo é indicado para os casos que apresentem um risco de metástases ocultas como os carcinomas primitivos da supraglote ou os transglóticos. Nesses casos, indica-se a dissecção uni ou bilateral dos linfonodos jugulares (níveis II e III ou II a IV). Para pacientes com linfonodos clinicamente metastáticos, indica-se esvaziamento cervical dos níveis II a VI.[21] O esvaziamento lateral (níveis II e III ou II a IV) é o tratamento eletivo de eleição para ambos os lados do pescoço do pescoço em pacientes portadores de tumores que comprometem a supraglote. Tumores primitivos da subglote ou tumores que secundariamente comprometem essa região e casos previamente submetidos à traqueostomia devem ser rotineiramente submetidos a esvaziamento dos linfonodos paratraqueais (nível VI) associado à tireoidectomia parcial ou total.

TRATAMENTO DOS TUMORES DE HIPOFARINGE

Entre os tumores da hipofaringe, predominam os carcinomas epidermoides primitivos do seio piriforme.

Geralmente, eles são pouco sintomáticos e o diagnóstico é tardio. O tratamento desses tumores é semelhante ao dos tumores laríngeos. Atualmente, a cirurgia como tratamento inicial é reservada aos tumores extensos (T4). No planejamento terapêutico, leva-se em conta a extensão do tumor, comprometimento da laringe, metástases cervicais, ressecabilidade e opções de reconstrução, bem como as condições clínicas do paciente. Em decorrência do alto risco de metástases cervicais, a ressecção do tumor primário deve ser associada ao esvaziamento cervical e/ou paratraqueal (nível VI) em tumores de quaisquer local e estádio. Nos casos de alto risco para recorrência locorregional, a associação de radioterapia e quimioterapia pós-operatória deve ser sempre indicada.[10] A alternativa atual para os casos em que a ressecção cirúrgica envolve laringectomia total e faringectomia é o tratamento combinado de quimioterapia e radioterapia, com o intuito de preservação do órgão.[36]

TRATAMENTO DOS TUMORES DE NASOFARINGE

Tumores malignos da nasofaringe são raros e geralmente tratados por radioterapia ou associação de radioterapia com quimioterapia. Alguns tumores raros da região como sarcomas e carcinomas de glândulas salivares menores são pouco radiossensíveis e seu tratamento é baseado em cirurgia. Para carcinomas epidermoides e carcinomas indiferenciados, a cirurgia é empregada como resgate apenas em casos selecionados.

As metástases linfáticas cervicais são comuns em pacientes com carcinomas de nasofaringe, em geral são bilaterais e localizadas nas cadeias jugulares altas e espinais. Outros sintomas menos frequentes são diminuição da acuidade auditiva, epistaxe, obstrução nasal e déficits nervosos de pares cranianos. É essencial a realização de nasofaringoscopia por fibra óptica, seguida de biópsia sob sedação ou anestesia tópica. Em alguns pacientes, o diagnóstico pode ser confirmado por detecção do genoma viral do vírus Epstein-Barr (EBV), mediante hibridização *in situ*, em espécimes de biópsia do tumor primário, como em linfonodo cervical.

A indicação de abordagem cirúrgica para tumores da nasofaringe restringe-se ao tratamento de tumores benignos ou a casos selecionados de tumores malignos radiorresistentes que podem ser tratados por via nasal com auxílio de videoendoscopia. Para tumores malignos maiores, pode-se empregar acessos faciais via *degloving*, LeFort I, *swing* maxilar, mandibulotomia associada a acesso transpalatino ou ainda acesso lateral via fossa infratemporal (técnica de Fish). Esvaziamentos cervicais são somente indicados como resgate e geralmente indica-se esvaziamento radical clássico ou modificado.

CARCINOMA DE FOSSAS NASAIS E SEIOS PARANASAIS

Até recentemente o tratamento de escolha para pacientes com tumores benignos e malignos de etmoide e de fossas nasais era a ressecção cirúrgica por meio de acesso transfacial, em geral complementada por radioterapia. Atualmente, em casos selecionados, tem-se empregado a ressecção endonasal com auxílio de videoendoscopia.[17] Mas um significativo número de pacientes apresenta lesões avançadas e a cirurgia craniofacial é a abordagem de escolha, caracterizada pela multidisciplinaridade, com a atuação conjunta de cirurgião de cabeça e pescoço, neurocirurgião, otorrinolaringologista e equipe de cirurgia plástica reconstrutiva.[25,46]

O tratamento de carcinomas de seio maxilar tem como base a cirurgia. Assim como nos tumores primários das fossas nasais e do etmoide, não se indica esvaziamento cervical eletivo. O tratamento do pescoço é realizado somente nos casos com metástases clinicamente detectáveis. A extensão do procedimento depende da localização e da extensão do tumor primário, podendo consistir em maxilectomia parcial, total ou ampliada, com ou sem exenteração orbitária, com ou sem acesso craniofacial. A maior parte dessas ressecções é feita por via transfacial por meio da incisão de Weber-Ferguson; mas em casos selecionados, pode-se empregar a técnica de *degloving*. Para os casos selecionados com comprometimento de órbita, pode-se indicar a quimioterapia visando preservação ocular, seguida de cirurgia.[52]

Nos casos em que a infraestrutura é ressecada, pode-se adaptar prótese obturadora palatina durante o ato operatório, porém os melhores resultados funcionais são obtidos com reconstruções microcirúrgicas imediatas, que possibilitam o completo fechamento da comunicação entre as cavidades oral e nasal, impedindo o refluxo nasal alimentar e reduzindo o risco da voz anasalada.[27,46] Dado o alto risco de recorrência local, quase sempre indica-se radioterapia ou radioquimioterapia pós-operatória em todos os casos, independentemente do local e do estádio do tumor primário, podendo se associarem teleterapia e braquiterapia (moldes intracavitários).

CIRURGIA DE BASE DO CRÂNIO

A cirurgia da base do crânio constitui a principal modalidade de tratamento para os tumores que geralmente acometem a transição da face com a fossa anterior ou média da base do crânio.[18,26] Esse tipo de abordagem é mais frequentemente utilizada para os tumores nasosinusais, orbitários ou de pele que secundariamente invadem a fossa anterior do crânio. Essas ressecções compreendem a associação de craniotomia frontal e uma abordagem endonasal videoassistida ou transfacial, por meio de uma rinotomia lateral ou rinotomia lateral com extensão labial e infraorbital ou supraorbital.[45,47] O desenvolvimento de técnicas anestésicas e de suporte trans e pós-operatório, associado aos avanços nos meios de diagnóstico por imagem, e as recentes opções de reconstrução da base do crânio permitiram maiores segurança e aplicabilidade da cirurgia da base do crânio.[47]

Ainda que os progressos tenham sido notáveis, mesmo com a atuação de uma equipe multidisciplinar experiente, persistem algumas contraindicações: presença de invasão grosseira do cérebro; invasão de ambas as órbitas; grandes tumores de alto grau; doença recorrente com invasão da base do crânio seguida de radioterapia prévia e contraindicações clínicas.[47]

A radioterapia adjuvante está indicada sempre que possível nos pacientes portadores de tumores malignos submetidos à cirurgia de base do crânio.[6,34] A dose deve ser de 60 Gy a 70 Gy, administrada em 7 a 8 semanas, dependendo do volume tumoral e das condições gerais do paciente. Recentemente, o advento das técnicas de radiocirurgia (*Gamma Knife*) permitiu a realização de ressecção subtotal nas áreas de envolvimento do seio cavernoso ou quiasma óptico com menor morbidade e complementação terapêutica com radioterapia focalizada utilizando essa técnica.[45]

TRATAMENTO DOS CARCINOMAS DE TIREOIDE

Os carcinomas tireoidianos mais frequentes são classificados em bem diferenciados (papilífero e folicular), carcinoma medular e carcinoma anaplásico. Os carcinomas da tireoide são primariamente tratados por cirurgia, salvo a maior parte dos casos de carcinoma anaplásico, porque eles geralmente são irressecáveis no momento do diagnóstico. A extensão da cirurgia empregada no tratamento de carcinomas bem diferenciados ainda é controversa. A lobectomia tireoidiana com istmectomia é o tratamento de escolha em algumas instituições, mas somente para pacientes portadores de microcarcinomas de baixo risco (pacientes com menos que 55 anos de idade, carcinomas unicêntricos e intratireoidianos, bem diferenciados e menores que 1 cm). A lobectomia com istmectomia é uma opção discutível para casos de tumores com 1 a 4 cm intratireoidianos. A tireoidectomia total é indicada para todos os pacientes com tumores maiores que 4 cm, ou mesmo menores com extensão extratireoidiana e ainda nos portadores de carcinoma medular. Para os casos de carcinomas bem diferenciados e medulares com extensão extratireoidiana, a tireoidectomia deve ser ampliada para incluir a ressecção das estruturas adjacentes envolvidas. Essas ressecções podem ser radicais incluindo nervo recorrente, porções de traqueia, musculatura pré-traqueal ou outras estruturas. Sempre que possível, realiza-se a ressecção tipo *shaving*, preservando traqueia, nervo recorrente ou esôfago.

Nos pacientes portadores de carcinoma bem diferenciado sem linfonodos clinicamente metastáticos (N0), não se indica esvaziamento cervical eletivo. Em pacientes com carcinoma medular (N0), pode estar indicado o esvaziamento do cervical seletivo (níveis II, III, IV e VI) uni ou bilateral na dependência da extensão do tumor primário e dos níveis séricos de calcitonina. Na presença de linfonodo suspeito, realiza-se exame anatomopatológico por congelação; em casos de linfonodo positivo, complementa-se o esvaziamento dos níveis II e V e, algumas vezes, o nível VII (mediastino superior). Na presença de envolvimento linfonodal (N1), em pacientes com carcinoma bem diferenciado, realiza-se esvaziamento cervical uni ou bilateral seletivo com remoção dos grupos linfonodais (II, III, IV, V e VI) com preservação do músculo esternocleidomastóideo, veia jugular interna e nervo acessório. No carcinoma medular com metástases detectadas clinicamente, indica-se o esvaziamento cervical radical modificado com preservação do músculo esternocleidomastóideo, veia jugular interna e nervo acessório ou esvaziamento seletivo de níveis II a VI (ou VII).

A terapia de supressão do TSH, com levotiroxina sódica, é indicada para todos os casos de carcinomas bem diferenciados independentemente do tipo de cirurgia realizada, visto que está associada a uma diminuição da recorrência nesses pacientes. Dose terapêutica de iodo[131] está indicada em pacientes com carcinoma bem diferenciado classificado como de alto risco, com doença residual, tumor primário inoperável, metástases linfonodais ou a distância e doença recorrente.

Carcinomas anaplásicos são agressivos, causam rapidamente extensa invasão local, não permitindo ressecção radical. Nesses casos, a cirurgia somente é realizada para a obtenção de material para diagnóstico e a realização de traqueostomia para manutenção de via respiratória. Resultados recentes com o uso de terapia-alvo têm mostrado resultados promissores, permitindo cirurgia pós-tratamento sistêmico em casos selecionados.

TRATAMENTO DOS SARCOMAS DE PARTES MOLES

O tratamento multidisciplinar de sarcomas de partes moles varia de acordo com o tipo histológico, o grau de diferenciação e a presença ou não de margens positivas ou exíguas. A cirurgia é o tratamento principal para quase todos os sarcomas de partes moles, exceto o rabdomiossarcoma embrionário. Deve-se ressecar o tumor com ampla margem de segurança (tridimensional).[22] Para obtenção de margens adequadas, pode ser necessária a inclusão de estruturas adjacentes ao tumor como osso, cartilagem, nervos, pele ou outras estruturas. Esvaziamentos cervicais somente são indicados para casos com metástases clinicamente evidentes (esvaziamento de necessidade). A reconstrução do defeito resultante da ressecção deve ser planejada no pré-operatório, realizada no mesmo tempo cirúrgico e pode consistir de retalhos complexos microcirúrgicos ou nos casos de extensas ressecções faciais pode ser necessária a utilização de próteses.

Sarcomas de baixo grau de malignidade histológica e cujo exame anatomopatológico da peça operatória revele margens de ressecção livres de neoplasia não necessitam de tratamento adjuvante.[14] Para tumores que, apesar de apresentam baixo grau de diferenciação, sejam ressecados com margens exíguas ou positivas, o tratamento cirúrgico deve ser complementado com radioterapia pós-operatória, podendo-se considerar tanto a teleterapia como a braquiterapia.[44] No caso de tumores com alto grau de malignidade histológica, mesmo com margens cirúrgicas livres de neoplasia, a radioterapia pós-operatória também está indicada, em doses que variam de 40 Gy a 80 Gy.[22]

NEOPLASIAS PRIMÁRIAS MÚLTIPLAS

Pacientes portadores de carcinomas de vias aerodigestivas superiores apresentam um de tumores primários múltiplos dez vezes maior que o apresentado pela população geral sem câncer.[13] Em mais de dois terços dos casos, os tumores múltiplos ocorrem nas vias aerodigestivas superiores, seguidas por esôfago e pulmão. De acordo com Warren e Gates, definimos como neoplasias primárias múltiplas aquelas que corresponderam aos seguintes critérios: cada tumor deve apresentar características de malignidade definidas; cada tumor deve ser distinto; a possibilidade de que um tumor seja metástase do outro deve ser excluída.[54]

Esses tumores são classificados de acordo com a época do diagnóstico da segunda neoplasia como simultâneos, sincrônicos (diagnosticados com intervalo de até 6 meses) ou metacrônicos (diagnosticados com intervalo superior a 6 meses). O uso rotineiro de endoscopia tríplice (laringoscopia direta, esofagoscopia e broncoscopia) não apresenta uma boa relação custo-benefício. Devem-se valorizar sintomas mínimos e realizar os exames quando houver necessidade durante o seguimento de pacientes tratados.

TRATAMENTO DE RESGATE

Recorrências locorregionais ocorrem em cerca de um terço dos pacientes tratados por carcinomas de vias aderodigestivas superiores e metástasesàa distância isoladamente são raras. Todas as vezes que uma recorrência é diagnosticada, a terapêutica deve ser planejada individualmente, levando-se em consideração critérios de operabilidade e ressecabilidade.

O critério de operabilidade baseia-se na possibilidade de se submeter o paciente a uma cirurgia, dadas as suas condições clínicas, comorbidades, importando principalmente o estado nutricional e as condições cardíacas e/ou respiratórias. O critério de ressecabilidade das metástases ou de recidivas implica condições de a neoplasia poder ser ressecada com intenção radical. Ainda que potencialmente ressecáveis, as recorrências, em geral, não são operadas nos casos em que simultaneamente forem diagnosticadas metástases à distância. Quando a decisão inclui tratamento cirúrgico, o procedimento deve ser radical, com amplas margens de segurança. Deve-se considerar a possibilidade de associação de reirradiação em casos previamente submetidos à radioterapia. A quimioterapia sistêmica ou a imunoterapia somente devem ser consideradas como primeira opção para os casos não tratáveis por cirurgia ou radioterapia com intenção curativa.[2]

REFERÊNCIAS

1. Abrahão R, Perdomo S, Pinto LFR, et al. Predictors of Survival After Head and Neck Squamous Cell Carcinoma in South America: The InterCHANGE Study. *JCO Glob Oncol.* 2020;6:486-499.
2. Agra IM, Carvalho AL, Ulbrich FS, et al. Prognostic factors in salvage surgery for recurrent oral and oropharyngeal cancer. Head Neck. 2006;28:107-13.
3. Ansarin M, Bruschini R, Navach V, et al. Classification of GLOSSECTOMIES: Proposal for tongue cancer resections. Head Neck. 2019;41(3):821-827.
4. Bernier J, Domenge C, Ozsahin M, et al. Postoperative irradiation with or without concomitant chemotherapy for locally advanced head and neck cancer. N Engl J Med 2004;350:1945-52.
5. Brazilian Head and Neck Cancer Study Group. Results of a prospective trial on elective modified radical classical versus supraomohyoid neck dissection in the management of oral squamous carcinoma. Am J Surg 1998;176:422-7.
6. Bridger GP, Kwok B, Baldwin M, et al. Craniofacial resection for paranasal sinus cancers. Head Neck 2000;22:772-80.
7. Calais G, Alfonsi M, Bardet E, et al. Randomized trial of radiation therapy versus concomitant chemotherapy and radiation therapy for advanced-stage oropharynx carcinoma. J Natl Cancer Inst. 1999;91:2081-6.
8. Carvalho AL, Pintos J, Schlecht NF, et al. Predictive factors for diagnosis of advanced-stage squamous cell carcinoma of the head and neck. Arch Otolaryngol Head Neck Surg. 2002;128(3):313-8.
9. Civantos FJ, Stoeckli SJ, Takes RP, et al. What is the role of sentinel lymph node biopsy in the management of oral cancer in 2010? Eur Arch Otorhinolaryngol 2010;267:839–844.
10. Cooper JS, Pajak TF, Forastiere AA, et al; Radiation Therapy Oncology Group 9501/Intergroup. Postoperative concurrent radiotherapy and chemotherapy for high-risk squamous-cell carcinoma of the head and neck. N Engl J Med. 2004;350:1937-44.
11. de Bree R, Rinaldo A, Genden EM, et al. Modern reconstruction techniques for oral and pharyngeal defects after tumor resection. Eur Arch Otorhinolaryngol. 2008;265(1):1-9.
12. Fakhry C, Gillison ML. Clinical Implications of Human Papillomavirus in Head and Neck Cancers. J Clin Oncol 2006:24:2606-2611.
13. Franco EL, Kowalski LP, Kanda JL; Risk factors for second cancers of the upper respiratory and digestive systems: a case-control study. J Clin Epidemiol, 1991;44:615-625.
14. Glenn J, Kinsella T, Glatstein E, et al. A randomized prospective trial of adjuvant chemotherapy in adults with soft tissue sarcomas of the head and neck, breast and trunk. Cancer. 1985;55:1206-14.
15. Guntinas-Lichius O, Silver CE, Thielker J, et al. Management of the facial nerve in parotid cancer: preservation or resection and reconstruction. Eur Arch Otorhinolaryngol. 2018;275(11):2615-2626.
16. Hobbs, CGL, Sterne JAC, Bailey M, et al. Human papillomavirus and head and neck cancer: a systematic review and meta-analysis. Clinical Otolaryngology 2006;31:259–266.
17. Homma A, Nakamaru Y, Lund VJ, et al. Endonasal endoscopic surgery for sinonasal squamous cell carcinoma from an oncological perspective. Auris Nasus Larynx. 2021;48(1):41-49.
18. Janecka IP, Tiedemann K. Skull base surgery: anatomy, biology and technology. Philadelphia: Lippincott-Raven; 1997.
19. Kademi D. Oral cancer. Mayo Clin Proc 2007;82:878-87.
20. Kowalski LP. Carcinoma de boca: epidemiologia, diagnóstico e tratamento. Acta Assoc W House Otol 1991;10:128-35.
21. Kowalski LP, Bagietto R, Lara JRL, et al. Factors influencing contralateral lymph node metastasis from oral carcinoma. Head Neck 1999;21:104-10.
22. Kowalski LP, San CI. Prognostic factors in head and neck soft tissue sarcomas: analysis of 128 cases. J Surg Oncol. 1994;56:83-8.
23. Kowalski LP, Sanabria A. Elective neck dissection in oral carcinoma: a critical review of the evidence. Acta Otorhinolaryngol Ital. 2007;27:113-7.

24. Kreimer AR, Clifford GM, Boyle P, Franceschi S. Human Papillomavirus Types in Head and Neck Squamous Cell Carcinomas Worldwide: A Systematic Review Cancer. Epidemiol Biomarkers Prev. 2005;14.
25. Lara JRL, Vartanian JG, Maciani PC, et al. Complicações e fatores prognósticos em 175 ressecções craniofaciais de tumores malignos da base anterior do crânio. Rev Bras Cir Cab Pesc 2007;36:140-145.
26. Lawton MT, Hamilton MG, Beals SP, et al. Radical resection of anterior skull base tumors. Clin Neurosurg 1995;42:43-70.
27. Linderman P, Eklund U, Petruson B. Survival after surgical treatment in maxillary neoplasms of epithelial origin. J Laryngol Otol 1989;101:564-8.
28. Lira RB, Chulam TC, de Carvalho GB, et al. Retroauricular endoscopic and robotic versus conventional neck dissection for oral cancer. J Robot Surg. 2018;12(1):117-129.
29. Lira RB, Kowalski LP. Robotic neck dissection: state of affairs. Curr Opin Otolaryngol Head Neck Surg. 2020;28(2):96-99.
30. Magrin J, Kowalski LP, Sabóia M, Sabóia RP. Major glossectomy: end results of 106 cases. Eur J Cancer 1996;32B:407-12.
31. Marioni G, Marchese-Ragona R, Cartei G, et al. Current opinion in diagnosis and treatment of laryngeal carcinoma. Cancer Treat Rev. 2006;32:504-15.
32. Niederman MS. Why can't I see clearly now? I have a meta-analysis! *Crit Care Med* 1999;27:2596-8.
33. Oxman AD, Sackett DL, Guyatt GH. Users' guides to the medical literature. I. How to get started. The Evidence-Based Medicine Working Group. *JAMA* 1993;270:2093-5.
34. Paulino AC, Markers JE, Leonetti JP. Postoperative irradiation of patients with malignant tumors of the skull base. Laryngoscope 1996;106:880-3.
35. Petruzzi G, Spriano G. Transoral robotic surgery and intensity-modulated radiotherapy in the treatment of the oropharyngeal carcinoma: a systematic review and meta-analysis. Eur Arch Otorhinolaryngol. 2020 Jul 21. doi: 10.1007/s00405-020-06224-z. Epub ahead of print.
36. Pfister DG, Laurie SA, Weinstein GS, et al. American Society of Clinical Oncology clinical practice guideline for the use of larynx-preservation strategies in the treatment of laryngeal cancer. J Clin Oncol. 2006;24:3693-704.
37. Ragin CCR, Taioli E. Survival of squamous cell carcinoma of the head and neck in relation to human papillomavirus infection: Review and meta-analysis. Int. J. Cancer 2007;121:1813–1820.
38. Rodarte JR. Evidence-based surgery. *Mayo Clin Proc* 1998;73:603.
39. Rodrigues ML, Faria JCM, Kohler HF, Kowalski LP. Comparação entre os retalhos microcirúrgicos antebraquial e lateral do braço em reconstruções de boca e orofaringe. Rev Bras Cir Cab Pesc 2007;36:100-103.
40. Sackett DL, Rosenberg WM, Gray JA, et al. Evidence based medicine: what it is and what it isn't. *BMJ* 1996;312:71-2.
41. Sapienza LG, Ning MS, Taguchi S, et al. Altered-fractionation radiotherapy improves local control in early-stage glottic carcinoma: A systematic review and meta-analysis of 1762 patients. Oral Oncol. 2019;93:8-14.
42. Schray MF, Gunderson LL, Sim FH, et al. Soft tissue sarcoma: integration of brachytherapy, resection, and external irradiation. Cancer. 1990;66:451-6.
43. Schramm VL, Marlowe AM. Craniofacial surgery for sinus tumors. In: Tawley SE, Panje WR, Batsakis JG, Lindberg RD, editors. Comprehensive management of head and neck tumors. 2. ed. Philadelphia: W.B. Saunders; 1999:582-600.
44. Shah JP. Craniofacial surgery for malignant tumors of the paranasal sinuses. Otolaryngol Pol 2000;54:13-5.
45. Shah JP. Head and neck surgery. 2. ed. New York, Mosby-Wolfe; 1996:85-142.
46. Shah JP, Lydiatt W. Treatment of Cancer of the Head and Neck. CA Cancer J. Clin. 1995;45:352-368.
47. Urken ML, Cheney ML, Sullivan MJ, Biller HF. Atlas of regional and free flaps for head and neck reconstruction. New York: Raven Press, 1995.
48. Vaculik MF, MacKay CA, Taylor SM, et al. Systematic review and meta-analysis of T1 glottic cancer outcomes comparing CO_2 transoral laser microsurgery and radiotherapy. J Otolaryngol Head Neck Surg. 2019;48(1):44.
49. Vartanian JG, Carvalho AL, Yueh B, et al. Long-term quality of life evaluation after head and neck cancer treatment in a developing country. Arch Otolaryngol Head Neck Surg 2004;130:1209-13.
50. Vartanian JG, Toledo RN, Bueno T, Kowalski LP. Orbital exenteration for sinonasal malignancies: indications, rehabilitation and oncologic outcomes. Curr Opin Otolaryngol Head Neck Surg. 2018;26(2):122-126.
51. Voyles CR, Hamilton BJ, Johnson WD, Kano N. Meta-analysis of laparoscopic inguinal hernia trials favors open hernia repair with preperitoneal mesh prosthesis. *Am J Surg* 2002;184:6-10.
52. Warren S, Gates O. Multiple primary malignant tumors: a survey of the literature and a statistical study. Am J Cancer 1932;16:1358-414.

Tratamento Combinado dos Tumores de Cabeça e Pescoço

Lenine Garcia Brandão
José de Souza Brandão
Marília Brescia

DESTAQUES

- A multiplicidade de sítios dos tumores de cabeça e pescoço torna seu tratamento complexo e altamente individualizado, a depender do sítio acometido e de sua extensão locorregional.
- A necessidade de se obter radicalidade no tratamento, associada à preocupação de preservação funcional, requer a realização de tratamentos multidisciplinares, que envolvem cirurgia, radioterapia e quimioterapia.

INTRODUÇÃO

O tratamento dos tumores sólidos de cabeça e pescoço é preferencialmente cirúrgico, principalmente se a ressecção da lesão estiver associada à pequena morbidade estética e funcional. O esvaziamento cervical deve ser associado em casos de pescoço sabidamente com metástase, ou quando o risco de sua presença é maior que 20%.[1] O risco de metástases linfonodais é diretamente relacionado com o sítio, a profundidade/espessura e o tamanho do tumor primário, bem como o tipo histológico. Não raramente, a cirurgia precisa ser complementada com rádio e/ou quimioterapia adjuvantes. Outra opção de tratamento combinado é o uso de radioterapia, associada ou não à quimioterapia, como opção terapêutica na preservação de órgãos, opção muito comum em tumores laríngeos.

BASE DE CRÂNIO

Os tipos histológicos mais encontrados são: o carcinoma epidermoide; os adenocarcinomas originados nas glândulas salivares menores (carcinoma adenoide cístico e o mucoepidermoide); os sarcomas e condrossarcomas; os estesioneuroblastomas; melanomas de mucosa. Também poder haver envolvimento dessa região por carcinomas de pele extensos, a citar o basocelular e o epidermoide. Essa diversidade histológica implica uma multiplicidade de opções terapêuticas e em prognósticos variados.[2]

Anatomicamente, a base do crânio pode ser dividida em fossa anterior, fossa média e infratemporal. O tratamento cirúrgico dos tumores de fossa anterior foi o mais beneficiado pelos avanços cirúrgicos, principalmente pelas técnicas endonasais que permitem ressecções com menor morbidade dos tumores iniciais.

A maioria das lesões da fossa anterior é de tratamento inicial cirúrgico, realizado por meio de ressecções craniofaciais. As contraindicações ao procedimento incluem invasão grosseira do parênquima cerebral ou do seio cavernoso, e de tumores que envolvem ambas as órbitas ou o quiasma óptico.[3]

Geralmente, emprega-se radioterapia adjuvante após a ressecção dessas lesões em dose de 70 Gy, principalmente se as margens cirúrgicas forem exíguas ou em tumores de grande volume. Atualmente, com o advento do "*Gamma Knife*" é possível realizar cirurgias com menor morbidade, para tentar preservar estruturas nobres acometidas pelo tumor.

Os tumores da fossa média e infratemporal têm grande diversidade histológica, e é essencial avaliar seu comportamento biológico, sua localização, e a morbidade da ressecção para escolher o tratamento adequado.

Esses tumores, assim como os da fossa anterior, também têm como opção inicial a ressecção cirúrgica.

Por vezes, a ressecção radical nessa região leva a sacrifício de estruturas nervosas e vasculares, que implicam em morbidade extrema, o que torna necessário realizar ressecção subtotal com complementação radioterápica.[4] Lesões consideradas irressecáveis ou que envolvam grande risco em sua ressecção podem ser tratadas com radioterapia externa (1,8 Gy/dia) em um total de 70 Gy, com campos anteriores e laterais, concomitante à quimioterapia realizada com cisplatina 100 mg/m^2 em D1 e D22.[5]

GLÂNDULAS SALIVARES

O tratamento dos tumores de glândulas salivares é essencialmente cirúrgico, com ressecção local acompanhada ou não de esvaziamento cervical, o que torna a radioterapia adjuvante restrita aos casos que apresentam margens comprometidas, invasão perineural, tipo histológico de alto grau, tumores localmente avançados ou, então, para os tumores com estádio III ou IV.[6] É importante dizer que o esvaziamento cervical reduz drasticamente a recidiva regional quando comparada com a ressecção apenas do sítio primário. A quimioterapia com cisplatina associada à radioterapia tem seu papel limitado aos casos de comprometimento linfonodal cervical e tumores de alto grau clinicamente avançados. É importante frisar que os carcinomas adenoides císticos metastáticos são refratários à quimioterapia.[7]

SEIOS PARANASAIS

As neoplasias malignas dos seios paranasais correspondem a uma parcela inferior a 1% de todos os cânceres, e a 3% daqueles do trato aerodigestivo superior. São tumores que se desenvolvem em cavidades, por isso a sintomatologia é tardia e sua confusão diagnóstica com doenças benignas inflamatórias ou infecciosas não é incomum.

Grande variedade de tipos histológicos de neoplasias malignas se desenvolve nessa região, a mais frequente é o carcinoma epidermoide. O tipo histológico tem sido identificado como o mais importante fator prognóstico.[8]

Devido a sua baixa incidência, o diagnóstico em estádios avançados e sua relação íntima com o conteúdo orbitário e base de crânio, e a sequência terapêutica ótima ainda é incerta. A cirurgia radical, seguida de radioterapia adjuvante, constitui-se no tratamento padrão. A cirurgia isolada está indicada apenas em carcinomas epidermoides bem diferenciados iniciais. O tratamento combinado permite um controle local entre 50% e 60% e sobrevida em 5 anos de 40% a 50%.[9] A radioterapia adjuvante está indicada em tumores T3 e T4, com margens positivas ou exíguas, infiltração perineural e/ou vascular. Consiste em dose de 6.000 a 6.400 cGy, com fracionamento diário de 180 a 200 cGy, durante 6 a 7 semanas. A radioterapia também pode ser usada em caráter neoadjuvante em tumores inoperáveis (4.500 a 5.000 cGy em 5 semanas), ou de forma isolada, em tumores iniciais que tenham contraindicação cirúrgica. Tumores irressecáveis podem ser tratados com radioterapia definitiva associada à quimioterapia concomitante com dose de 7.000 cGy, em 7 semanas.[10] A quimioterapia está indicada em tumores em estádio avançado e/ou com margens positivas ou exíguas, infiltração perineural e/ou vascular, juntamente com a radioterapia. Indica-se o uso de cisplatina 100 mg/m^2 nos D1, D21 e D42, ou 20 mg/m^2 semanal, associada ou não a paclitaxel e 5-fluoracil, este último em infusão contínua por 3 a 5 dias. A paliação é feita com poliquimioterapia (cisplatina e 5-fluoracil, paclitaxel, docetaxel, ifosfamida, gemcitabina).[11] Mais recentemente, tem sido aplicado o uso de cetuximabe, em concomitância à radioterapia ou na paliação como droga isolada.[12-14]

NASOFARINGE

Os tumores de nasofaringe, de forma contrária aos demais tumores de cabeça e pescoço, têm como primeira opção de tratamento a radioterapia. Isso porque é lugar de difícil acesso cirúrgico, com dificuldade de obtenção de margens de ressecção satisfatórias, com grande morbidade estética e funcional. É importante, além dos métodos imagenológicos para avaliação da extensão da doença, o exame radiológico do tórax por causa do alto risco de metástases. No estadiamento, também é fundamental o uso do PET/CT. Em estádios precoces, a taxa de controle locorregional em 5 anos, com o tratamento com radioterapia isolada, varia entre 85% e 90%. Opta-se pela radioterapia, de preferência de intensidade modulada, ao visarem-se menores efeitos colaterais sobre as glândulas salivares e com melhores resultados na qualidade de vida global, com menor alteração do olfato, gustação e estado geral.[15] A dose de radioterapia preconizada é de 7.000 cGy, em frações diárias no sítio primário, e de 5.000 cGy no pescoço sem comprometimento linfonodal, ou 6.500 a 7.000 cGy no pescoço com metástase.

Existem estudos[16] que sugerem a associação de quimioterapia em tumores volumosos, em pacientes com estádios maiores ou iguais a IIB. Nesses pacientes indica-se iniciar a quimioterapia com cisplatina 100 mg/m^2 em 2 horas nos D1, D22 e D43, ou 40 mg/m^2 em 2 horas semanalmente, combinada com radioterapia de intensidade modulada em dose diária de 180 a 200 cGy. Nos pacientes com alto risco de metástases a distância ou com tumores volumosos e pescoço positivo, como nos T4 e/ou N2-3, sugere-se a realização de quimioterapia de indução, com cisplatina (75 mg/m^2) e doxitaxel (75 mg/m^2) no D1, repetidos a cada 3 semanas por 2 a 3 ciclos, seguida de radioquimioterapia.

No caso de doença à distância, o tratamento paliativo é baseado em cisplatina[17] com bleomicina[17] e epirrubicina, ou com 5-fluoracil e bleomicina.[18] Nos casos em que o uso de cisplatina é contraindicado, pode-se associar carboplatina, gemcitabina e paclitaxel.

No caso de recorrência locorregional, indica-se o resgate cirúrgico e, se esse tratamento não for possível, sugere-se a reirradiação com quimioterapia de indução (com cisplatina e docitaxel), e a reirradiação associada à cisplatina, nos casos de pacientes em boas condições clínicas.

BOCA

O tratamento do câncer da cavidade oral é preferencialmente cirúrgico, e pode ser complementado com adjuvância, principalmente nos estádios mais avançados. O objetivo do cirurgião deve ser a exérese completa da lesão com margens livres em associação ao esvaziamento cervical profilático ou terapêutico, para tentar ao máximo preservar a integridade e a função das estruturas não envolvidas.

O lábio é o subsítio com maior incidência no câncer da cavidade oral, e o mais comum de lábio inferior, devido à maior exposição à radiação solar. Ele se comporta como câncer de pele. Indica-se esvaziamento cervical níveis I, II, III, ipsilaterais à lesão para os tumores T3 e T4, de forma eletiva (com chance maior de 20% de metástases),[19] embora a radioterapia seja tratamento aceitável para o pescoço N0, ou níveis I a V, se houver linfonodos metastáticos.

Após o lábio, a língua oral é o subsítio mais comum para câncer na cavidade oral. A maioria desses tumores está localizada nas bordas laterais ou ventre lingual.

O câncer de língua pode se disseminar pela mucosa, de forma a atingir o assoalho da boca, mandíbula, orofaringe, ou pode invadir em profundidade até a musculatura lingual. Deve-se ter em mente que, frequentemente, pode-se subestimar a invasão em profundidade, prejudicando um bom resultado oncológico, que necessita de pelo menos 1 cm de margem de tecido sadio ao redor da lesão, tridimensionalmente. Outro aspecto importante é a proximidade ou invasão da mandíbula pelos tumores. Nesses casos, são necessárias mandibulectomias, que podem ser marginais ou segmentais. As mandibulectomias marginais são aquelas que não afetam a continuidade da mandíbula, enquanto as segmentares impõem uma descontinuidade, que retira um segmento da mesma. Quando se opta pela mandibulectomia segmentar, a escolha entre os dois tipos de ressecção baseia-se na proximidade da lesão e da mandíbula, se o paciente já foi irradiado (devido à maior chance de osteorradionecrose no caso de segmentar), se o paciente é edentado (possui mandíbula mais fina com maior risco de fratura) e, principalmente, se há invasão da cortical óssea.

É importante ressaltar que pacientes submetidos à radioterapia na região da boca e orofaringe, necessitam de avaliação odontológica prévia, a fim de se evitar a ocorrência de infecções da cavidade oral e osteorradionecrose.

Nos pacientes com tumores em estádios I e II, a radioterapia tem seu papel mais restrito à adjuvância. Já nos estádios III e IV, em pacientes com tumores ressecáveis, a radio e a quimioterapia podem ser consideradas como tratamento com intuito de preservação de órgão. Sugere-se o esquema de quimioterapia com cisplatina 100 mg/m² nos D1, D22 e D43 ou 30 mg/m², semanalmente administrada em concomitância com a radioterapia (> = 7.000 cGy). Em pacientes sem comorbidades importantes e jovens, com tumores primários volumosos e ou pescoço N2-3, pode-se indicar cisplatina (75 mg/m² – D1) associada à 5FU (750 mg/m² - D1-D5), docetaxel (75m/m²/d – D1 a cada 3 semanas), G-CSF (300 mcg/d – D6-D16), seguido com radioquimioterapia com cisplatina.

É importante ressaltar que a presença de invasão óssea ou de cartilagens (principalmente em tumores de laringe) está associada a altas taxas de falha de tratamento locorregional ao se aplicar protocolos de preservação de órgão, especialmente em casos de radioterapia isolada.

Em estádios III e IV, com doença irressecável, recomenda-se a administração de cisplatina (75 mg/m² – D1), 5FU (750 mg/m²/d – D1-D5) e docetaxel (75 mg/m² – D1 a cada 3 semanas); seguido de cisplatina (100 mg/m² em D1, D22 e D43 ou 30 mg/m² semanalmente) com radioterapia concomitante (7.000 cGy).

Em casos de margem comprometida, tumores muito volumosos, no pescoço > N1 ou com extensão extracapsular, está indicada adjuvância com cisplatina (100 mg/m² – D1, D22 e D43 ou 30 mg/m² semanalmente) em concomitância à radioterapia.

OROFARINGE

A orofaringe é subdividida em quatro sítios: base da língua, palato mole, parede posterior da faringe e paredes laterais da faringe, limitados superiormente pelo plano do palato mole, e inferiormente pelo plano do osso hioide.

Assim como no carcinoma da cavidade oral, o ideal da cirurgia é atingir a ressecção da lesão com margens livres, mas nessa região o tratamento pode levar a déficits funcionais importantes, que afetam a deglutição ou geram aspiração.

Atualmente, não há um consenso na literatura sobre o tratamento ideal, uma vez que são aceitas a cirurgia e radioterapia sozinhas, ou combinadas, como as melhores formas de tratamento.

Para tumores iniciais (T1 e T2), o controle locorregional e a sobrevida são semelhantes entre a cirurgia e a radioterapia. A escolha entre um método ou outro deve levar em conta a experiência do cirurgião, de forma a pesar o possível déficit gerado em relação ao controle da doença.

Há consenso de que os estádios avançados (III e IV) são mais bem tratados com cirurgia radical seguida de radioterapia.

Em alguns tumores grandes de base de língua (T3 e T4), por vezes, a cirurgia radical pode levar à glossectomia total ou subtotal, com possível laringectomia. Para esses doentes, pode ser oferecida, como alternativa, a preservação de órgão que combina quimioterapia com radioterapia. Esse tipo de tratamento segue o mesmo esquema descrito para a boca.

Uma nova modalidade de ressecção cirúrgica é a ressecção transoral robótica (ref). A grande vantagem consiste na manutenção da integridade do arco mandibular, para que evitem-se complicações como osteorradionecrose, uso de placas que podem extruir a instabilidade mandibular. Entretanto, esta técnica acaba sendo restrita a casos iniciais, pois ainda há uma busca da otimização dos robôs para suplantar as dificuldades técnicas e oferecer uma ressecção segura em grandes tumores.[20]

Outro aspecto relevante nos tumores de orofaringe é a associação com o papiloma vírus humano (HPV), identificado em indivíduos mais jovens, por vezes não tabagistas e nem etilistas, de nível socioeconômico mais elevado e com melhor prognóstico do que nos pacientes com tumores espinocelulares HPV negativos (National Comprehensive Cancer Network (NCCN). Guidelines Head and Neck Cancers, Version 2.2018.<http://www.nccn.org>). Nesses casos, a resposta à radioterapia tem sido descrita como mais satisfatória do que naqueles sem associação viral, com a avaliação da desintensificaçao de suas doses.[21]

HIPOFARINGE E LARINGE

O estadiamento é essencial para a avaliação dos tumores malignos da laringe e da hipofaringe, como: oronasolaringofaringoscopia, endoscopia, tomografia computadorizada ou ressonância magnética ou PET/CT, tanto no pré-tratamento como no acompanhamento do paciente.

O objetivo principal do tratamento é o controle da doença, mas, para isso, deve-se sempre pesar a radicalidade do tratamento e a perda das funções laríngeas como a proteção contra aspiração e a formação.

Desde a década de 1990, quando os protocolos de preservação de órgãos com quimioterapia e radioterapia ganharam força devido aos resultados comparáveis à cirurgia em termos de sobrevida, há discussões sobre o melhor método terapêutico para o câncer de laringe.

Deve ser lembrado que a cirurgia e a radioterapia não são isentas de complicações e sequelas e, por vezes, preservar um órgão não necessariamente significa preservar suas funções ou melhorar a qualidade de vida. Assim como nem sempre a cirurgia implica a retirada da laringe, uma vez que é possível o uso das laringectomias parciais. Dessa forma, ao se indicar tratamento para essas lesões, devem ser avaliadas, minuciosamente, as particularidades do tumor, as condições do paciente e até a capacidade da equipe médica em realizar o tratamento.

Em tumores supraglóticos e glóticos iniciais (T1 e T2), pode ser realizada a cirurgia por via endoscópica com utilização do laser de CO2. O doente deve ser posicionado da mesma forma que em uma laringoscopia de suspensão, e a exérese do tumor se dá por meio da cânula do laringoscópio com o uso de microscópio e instrumentos de microcirurgia de laringe. Lesões localizadas nas pregas vocais, epiglote e pregas ariepiglóticas podem ser facilmente removidas por essa via. Deve-se tomar cuidado especial com lesões que acometem a comissura anterior que, pela sua proximidade com a cartilagem, podem ser removidas de maneiras incompletas, de forma a optar-se pela cirurgia aberta.

PESCOÇO: TUMOR DE SÍTIO PRIMÁRIO DESCONHECIDO

Os pacientes com diagnóstico de metástase cervical sem sítio primário conhecido têm, na maioria das vezes, o diagnóstico de carcinoma epidermoide, cuja origem primária pode ser da própria região da cabeça e pescoço, do esôfago e dos pulmões. No caso da identificação do sítio primário, o tratamento segue os princípios convencionais. Entretanto, se não identificado, o paciente pode ser abordado primariamente e submetido a esvaziamento cervical, seguido de radioterapia, o inverso, ou mesmo a radioquimioterapia.

No caso de linfonodos médios ou altos, o tratamento indicado é igual ao de carcinoma indiferenciado de nasofaringe com quimioirradiação.

Em pacientes submetidos à preservação de órgão, ainda é discutível quando se indicar o esvaziamento cervical de resgate. Nos pacientes N1 que atingem resposta clínica completa após a radioquimioterapia, a maioria dos autores não preconiza o esvaziamento. Para pacientes com pescoço N2-N3, mesmo com resposta clínica completa, existe tendência a se realizar a ressecção linfonodal.[22,23] Nos pacientes submetidos a esvaziamento cervical e que apresentam extensão extracapsular ou pescoço maior que N1, está indicada adjuvância com cisplatina (100 mg/m² – D1, D22 e D43 ou 30 mg/m² semanalmente) em concomitância à radioterapia.

PARATIREOIDE

O carcinoma de paratireoide é responsável por até 5,6% dos casos de hiperparatireoidismo, a depender da região do mundo, quer por influências ambientais ou genéticas, quer por diferentes práticas médicas de diagnóstico.[24] A etiologia do carcinoma de paratireoide é desconhecida, o que sugere como fatores de risco história de hiperparatireoismo familiar e radiação prévia.

Geralmente, é tumor endurecido, que acomete uma única glândula, e pode estar aderido à glândula tireoide e a estruturas adjacentes, com raro comprometimento linfonodal.[24]

A ressecção cirúrgica com margens amplas é o tratamento de escolha, e a chance de cura está intimamente relacionada com esta primeira abordagem (ref). Algumas vezes, a ressecção de metástases é indicada para controle da hipercalcemia. O tratamento clínico da hipercalcemia pode ser feito com hiper-hidratação endovenosa, diuréticos de alça e bifosfonados. Em situações em que a abordagem cirúrgica de lesões secundárias não é possível, a redução dos níveis de cálcio e PTH pode ser obtida pelo uso de agonista do sensor de cálcio (cinacalcet).[25]

Raramente a doença responde à quimioterapia, sendo indicada na tentativa de tratamento em casos de metástases irressecáveis e falta de resposta ao tratamento da hipercalcemia.[26]

Muitas vezes o diagnóstico de carcinoma, ainda que anatomopatológico, é difícil, e pode ser estabelecido apenas de acordo com a evolução clínica de um hiperparatireoidismo atípico, com presença de recidivas e metástases cervicais ou a distância.

A sobrevida é de aproximadamente 85% aos 5 anos e entre 50% e 77% aos 10 anos.[27,28]

Vale lembrar da neoplasia endócrina múltipla do tipo I (NEM1). Apesar do hiperparatireoidismo primário ser a primeira manifestação em 90% dos casos, e ser decorrente de hiperplasia assimétrica benigna das paratireoides, a NEM 1 é uma síndrome que predispõe ao desenvolvimento de tumores endócrinos e não endócrinos em diversos sítios corporais.[29] Além disso, existe também predisposição a desenvolvimento de câncer de mama, por isso, pacientes mulheres e jovens devem ser rastreadas para esse tipo de neoplasia.[30]

TIREOIDE

Carcinoma bem diferenciado

Nos carcinomas bem diferenciados de tireoide (papilífero e folicular) o tratamento fundamental e de eleição é o cirúrgico, que pode ser exclusivamente a tireoidectomia, ou associada ao esvaziamento cervical em casos de metástases no pescoço. O esvaziamento cervical de rotina do compartimento central ainda é controverso.[31,33] Nos casos de tumores maiores de 2 cm, com extravasamento capsular, extensão extratireoideana ou de linfonodos cervicais comprometidos, a radioiodoterapia com I^{131} está indicada. O objetivo dessa terapia é a ablação de tecidos tireóideos remanescentes e tratamento da doença residual local ou metastática; assim, na primeira situação, utiliza-se de 30 a 100 mCi; 150 mCi de I^{131} para doença cervical remanescente, linfonodos cervicais ou mediastinais; 150 a 200 mCi para doença metastática pulmonar e 200 a 300 mCi para doença metastática óssea ou em outras localizações.

A radioterapia convencional fica restrita a casos de tumores irressecáveis ou com margens cirúrgicas grosseiramente comprometidas.

A quimioterapia ou o uso de inibidor da tirosinaquinase do fator de crescimento endotelial vascular (VEGF) ainda não apresentaram resultados consistentes para os tumores bem diferenciados de tireoide. Geralmente, está indicada quando o tumor não responder às terapias convencionais de cirurgia, radioiodoterapia e à radioterapia. Pode ser considerado o uso de sorafenibe em pacientes com tumores resistentes ao iodo radioativo, e na falha desse medicamento, a doxorrubicina e cisplatina podem ser utilizadas.

O tratamento do câncer primário da tireoide, normalmente realizado pelo cirurgião de cabeça e pescoço, e com tratamento pelo especialista de medicina nuclear e, muitas vezes, indicado e acompanhado pelo endocrinologista, faz com que o oncologista em geral tenha muito pouco a colaborar.

Carcinoma medular

Compreende entre 3% e 10% dos casos de carcinoma de tireoide.[34] Trata-se de um tumor de células parafoliculares (células C) produtoras de calcitonina. O carcinoma medular de tireoide pode se manifestar de forma esporádica ou familiar, nesse caso, como doença isolada ou em associação com hiperparatireoidismo e feocromocitoma, nas neoplasias endócrinas múltiplas tipo 2. Cerca de 30% dos casos diagnosticados como esporádicos provavelmente são familiares,[35] porém, o diagnóstico de certeza só é dado por meio do teste genético de mutações no protooncogene RET. Esse exame pode definir nos familiares, se existe recomendação para tireoidectomia profilática em pacientes assintomáticos aos 5 anos de idade, porém, portadores da mutação no protooncogene RET. Nesta situação, a possibilidade de se tratar de uma neoplasia endócrina múltipla tipo2 (NEM2) deve ser aventada, para caracterizar essa síndrome clínica composta pela presença de carcinoma medular de tireoide, feocromocitoma e hiperparatireoidismo. A NEM 2 classicamente é dividida em dois subgupos: NEM2A, caracterizada pela presença de carcinoma medular de tireoide (95%), feocromocitoma (30% a 50%), hiperparatireoidismo primário (10% a 20%) e aparência normal.[24] A NEM 2B foi definida para pacientes sem acometimento das paratireoides, mas com carcinoma medular de tireoide (90%), feocromocitoma (45%), fenótipo caracterizado por ganglioneuromatose intestinal (100%) e hábitos marfanoides (65%). Assim, neste capítulo caberá considerações de pacientes com NEM2A.[37]

Desta forma, antes da realização de qualquer abordagem cervical é importante a exclusão de feocromocitoma.

O tratamento de pacientes com carcinoma medular de tireoide é essencialmente cirúrgico, com ressecção completa do tumor, por meio da tireoidectomia total, e de metástases cervicais, com esvaziamento cervical central de rotina e lateral (níveis II-V). Esse tratamento é controverso quanto a possibilidade da abordagem profilática acontecer, e deverá ser ipsilateral à lesão ou bilateral. A dificuldade em se estabelecer uma extensão de tratamento padronizada se deve às diferentes formas de apresentação clínica e biológica, e às diferentes oportunidades de diagnóstico.[38]

A radioterapia no carcinoma medular de tireoide é indicada apenas para pacientes que não são candidatos à cirurgia curativa, paliação de sintomas ósseos por doença metastática[39] ou como tratamento adjuvante[40] em pacientes com alto risco de recidiva: aqueles com doença residual, envolvimento de tecido fibroadiposo adjacente ou do mediastino.

Vários medicamentos estão em estudo, como a doxorrubicina, dacarbaina, bleomicina, cisplatina, fluoracil e vincristina, e existem relatos de taxa de estabilização temporária da doença entre 15% e 30%.[41]

Quando tratado de forma inadequada, o óbito pelo carcinoma medular de tireoide, quer por recidiva local quer por metástase a distância, é inexorável.[37,42] A presença de metástases em linfonodos cervicais é importante fator relacionado ao prognóstico, sendo a cura, nesses casos, de cerca de 30%, ainda que tratados segundo as recomendações internacionais.[43]

Carcinoma anaplásico

O manejo do carcinoma anaplásico da tireoide, que já foi restrito a intervenções cirúrgicas agressivas, tem consistido atualmente em tratamentos alternativos combinados. É consenso que apenas tratamentos combinados melhoram a sobrevida,[44] na tentativa de se adquirir controle local. As indicações cirúrgicas permanecem controversas, mesmo porque não são incomuns ressecções incompletas. Como até 50% dos pacientes apresentam metástases ao diagnóstico, ressecções paliativas podem ser as únicas opções. A tireoidectomia total só se justifica se a doença cervical e mediastinal puderem ser ressecadas com baixa morbidade.[44] O esvaziamento cervical deve ser realizado apenas se a doença tiver sido totalmente ressecada macroscopicamente.[45]

A radioterapia, inicialmente, era usada como uma medida de se prevenir asfixia, mas, atualmente, suas indicações abrangem desde tratamentos paliativos até adjuvância – para melhora de controle local – ou mesmo neoadjuvância, a fim de melhorar a ressecabilidade cirúrgica. Ainda se debatem as doses, o esquema de administração e o momento ideal da realização da radioterapia. Aparentemente, doses altas de radioterapia – acima de 30 Gy ou 45 Gy – estão associadas à sobrevida melhor.[46,47] Protocolos atuais, habitualmente usam doses entre 30 Gy e 60 Gy, que obtêm melhores resultados com doses de 46 Gy.[45,48] O hiperfracionamento permite administração de doses maiores em menor tempo e com menor toxicidade 45. As complicações mais frequentes, devido à radioterapia, são faringoesofagites, traqueítes, mielopatias e alterações cutâneas.[45]

A quimioterapia é de papel fundamental, uma vez que a ocorrência de metástases a distância é frequente. Entretanto, os resultados ainda são desanimadores. A Doxorrubicina é a droga mais frequentemente usada, tanto em monoterapia – com 20% de resposta parcial – ou como base de esquemas quimioterápicos, também com resposta insatisfatória.[44,45] A Adriamicina tem se mostrado com alguma ação sobre o carcinoma anaplásico de tireoide e parece ser mais efetiva quando usada em esquemas combinados, em especial associada à radioterapia, com a qual age de forma sinérgica. Quando usada de forma adjuvante à cirurgia, pode melhorar o controle locorregional e prolongar a sobrevida desses pacientes.[49] Outras drogas utilizadas são a Cisplatina, 5-fluoruracil, Bleomicina, Etoposide, Metotrexate e Paclitaxel.[44,45,51]

Os resultados insatisfatórios individuais das modalidades terapêuticas usadas levaram à busca por tratamentos com regimes combinados. Assim, a radioterapia associada à cirurgia melhora o controle local, enquanto a quimioterapia associada à radioterapia aumenta a radiossensibilidade tumoral.[45] Um dos esquemas usados é a combinação de Adriamicina e Cisplatina associada à radioterapia hiperfracionada.[49] Ainda não há consenso se esses esquemas devem ser realizados de forma adjuvante ou neoadjuvante à cirurgia, uma vez que podem tornar a ressecção cirúrgica mais factível.[49] São inúmeros os esquemas propostos, bastante heterogêneos entre si e com número de pacientes reduzidos, dada a baixa frequência desses tumores. Torna-se, assim, difícil estabelecer esquemas ideais, no que diz respeito às modalidades terapêuticas, drogas usadas, sequências empregadas e adequação ao estádio da doença e suas variantes patológicas.

Atualmente, protocolos de estudo fase II têm mostrado resultados bastante promissores com a combinação de dabrafenib associado a inibidor de BRAF V600E, trametinib, e a inibidor MEK1/2. Mas claramente, esses estudos ressaltam a importância da avaliação molecular do tumor para a seleção dos pacientes e determinar a resposta genômica correlacionada.[50]

Ao contrário dos tumores bem diferenciados da tireoide, a radioiodoterapia não é uma opção terapêutica, devido à baixa captação do iodo por esses tumores.

Em termos de tratamento cirúrgico, a sobrevida varia de 6 meses a um ano.[52,53]

REFERÊNCIAS

1. Snow GB, Patel P, Leemans CR, Tiwari R. Management of cervical lymph nodes in patients with head and neck cancer. Eur Arch Otorhinolaryngol. 1992;249(4):187-94.
2. Shah JP, Bilsky MH, Patel SG. Malignant tumors of the skull base. Neurosurg Focus. 2002;13:e6.
3. Yousem DM, Gad K, Tufano RP. Resectability issues with head and neck cancer. AJNR Am J Neuroradiol. 2006;27:2024-36.
4. Santos LR, Cernea CR, Brandao LG, et al. Results and prognostic factors in skull base surgery. Am J Surg. 1994;168:481-4.
5. Huang SH, O'Sullivan B. 2010 multidisciplinary head and neck cancer symposium. Expert Rev Anticancer Ther. 2010;10:651-3.
6. Eveson JW, Cawson RA. Salivary gland tumors: a review of 2410 case with particular reference to histological types, site, age and sex distribution. J Pathol. 1985;146:51-8.
7. Chen AM, Garcia J, Lee NY, Bucci MK, Eisele DW. Patterns of nodal relapse after surgery and postoperative radiation therapy for carcinomas of the major and minor salivary glands: what is the role of elective neck irradiation? Int J Radiat Oncol Biol Phys. 2007;67:988-94.
8. Orvida LJ, Lewis JE, Weaver AL, et al. Adenocarcinoma of the nose and para nasasl sinuses: a retrospective sutdy of diagnosis, histologic characteristics and outcomes in 24 patients. Hean and Neck. 2005;370-5.
9. Blanco AL, Clifford Chao KS, Ozyigit G, et al. Carcinoma of paranasal sinuses: long-term outcomes with radiotherapy. Int J Radiat Oncolo Biol Phys. 2004;59:51-8.
10. Duthoy W, Boterberg T, Claus F, et al. Postoperative intensity-modulated radiotherapy in sinonasal carcinoma: clinical results in 39 patients. Cancer. 2005;104:71-82.
11. Rischen D, Porcelddu S, Peters L, et al. Promising results with chemoradiation in patients with sinonasal undifferentiated carcinoma. Head Neck. 2004;26:435-41.
12. ASCO. Proceedings. 2003;22:496, abstract 1997.
13. ASCO. Proceedings. 2003;22:519, abstract 2089.
14. Rischin D, Parcelddu S, Peters L. Promising results with chemoradiation in patients with sinonasal undifferentiated carcinoma. Head Neck. 2004;26:435-41.
15. Fang FM, Chien CY, Tsai WL, et al. Quality of life and survival outcome for patients with nasopharyngeal carcinoma receiving three-dimensional conformal radiotherapy vs. intensity-modulated radiotherapy--a longitudinal study. Int J Radiat Oncol Biol Phys. 2008;72:356-64.
16. Cheng SH, Tsai SY, Yen KL, et al. Concomitant radiotherapy and chemotherapy for early-stage nasopharyngeal carcinoma. J Clin Oncol. 2000;18:2040-5.
17. Fandi A, Bachouchi M, Azli N, et al. Long-term disease-free survivors in metastatic undifferentiated carcinoma of nasopharyngeal type. J Clin Oncol. 2000;18:1324-30.
18. Boussen H, Cvitkovic E, Wendling JL, et al. Chemotherapy of metastatic and/or recurrent undifferentiated nasopharyngeal carcinoma with cisplatin, bleomycin, and fluorouracil. J Clin Oncol. 1991;9:1675-81.
19. Snow GB, Patel P, Leemans CR, Tiwari R. Management of cervical lymph nodes in patients with head and neck cancer. Eur Arch Otorhinolaryngol. 1992;249:187-94.
20. Poon H, Li C, Gao W, Ren H, Lim CM. Evolution of robotic systems for transoral head and neck surgery. Oral Oncol. 2018;87:82-8. doi:10.1016/j.oraloncology.2018.10.020.
21. De Felice F, Tombolini V, Valentini V, de Vincentiis M, Mezi S, Brugnoletti O, et al. Advances in the management of HPV-related oropharyngeal cancer. J Oncol. 2019;2019:9173729. doi:10.1155/2019/9173729.
22. Argiris A, Karamouzis MV, Raben D, Ferris RL. Head and neck cancer. Lancet. 2008;371:1695-709.
23. McHam SA, Adelstein DJ, Rybicki LA, et al. Who merits a neck dissection after definitive chemoradiotherapy for N2-N3 squamous cell head and neck cancer? Head Neck. 2003;25:791-8.
24. Santos OR, Arap SS, Montenegro FL. Manejo do hiperparatireoidismo e câncer da gandula paratireóide. In: Parise O, Kowalski LP, Lehn, editores. Câncer de cabeça e pescoço: diagnóstico e tratamento. São Paulo: Âmbito Editores; 2008. 220-6 p.
25. Silverberg SJ, Rubin MR, Faiman C, et al. Cinacalcet hydrochloride reduces the serum calcium concentration in inoperable parathyroid carcinoma. J Clin Endocrinol Metab. 2007;92:3803-8.
26. Buzaid AC, Hoff PM. Manual prático de oncologia clínica. São Paulo: Dendrix; 2008.
27. Hundahl SA, Fleming ID, Fremgen AM, Menck HR. Two hundred eighty-six cases of parathyroid carcinoma treated in the U.S. between 1985-1995: a National Cancer Data Base Report. The American College of Surgeons Commission on Cancer and the American Cancer Society. Cancer. 1999;86:538-44.

28. Busaidy NL, Jimenez C, Habra MA, et al. Parathyroid carcinoma: a 22-year experience. Head Neck. 2004;26:716-26.
29. Hoff AO, Hauache OM. Multiple endocrine neoplasia type 1 (MEN 1): clinical, biochemical and molecular diagnosis and treatment of the associated disturbances. Arq Bras Endocrinol Metabol. 2005;49(5):735-46. // Cancer Genet Cytogenet. 2010;203(1):30–6. doi:10.1016/j.cancergencyto.2010.09.006.
30. Dreijerink KMA, Goudet P, Burguess JR, Valk GD. Breast-Cancer predisposition in multiple endocrine neoplasia type 1. N Engl J Med. 2014;371(6):583-4.
31. Hartl DM, Travagli JP. The updated American Thyroid Association Guidelines for management of thyroid nodules and differentiated thyroid cancer: a surgical perspective. Thyroid. 2009;19:1149-51.
32. Sugitani I, Fujimoto Y. Symptomatic versus asymptomatic papillary thyroid microcarcinoma: a retrospective analysis of surgical outcome and prognostic factors. Endocr J. 1999;46:209-16.
33. Palestini N, Borasi A, Cestino L, et al. Is central neck dissection a safe procedure in the treatment of papillary thyroid cancer? Our experience. Langenbecks Arch Surg. 2008;393:693-8.
34. Wells Jr S, ChiDD, Toshima K, et al. Predictive DNA testing and prophylatic thyroidectomy in patients at risk for multiple endocrine neoplais type 2ª. Ann Surg. 1994;220:237-47.
35. Oslon JE, Hughes J, Alpern HD. Family members of patients with sporadic medullary thyroid carcinoma must be screened for hereditary disease. Surgery. 1992;112:1074-9.
36. Brandão LG, Cavalheiro BG, Junqueira C. Prognostic influence of clinical and pathological factors in medullary thyroid carcinoma: a study of 53 cases. Clinics. 2009;64:849-56.
37. Maia AL, Gross JL, Puñales MK. Neoplasia endócrina múltipla tipo 2. Arq Bras Endocrinol Metab. 2005;49(5):725-34.
38. Tavares MR. Carcinoma medular da tireóide. In: Parise O, Kowalski LP, Lehn, editores. Câncer de cabeça e pescoço: diagnóstico e tratamento. São Paulo: Âmbito Editores; 2008. p.220-6.
39. Randolph GW, Maniar D. Medullary carcinoma of thyroid. Cancer Control. 2000;7:253-61.
40. Nocera M, Baudin E, Cailleux AF, Mechelany-Corone C, Schlumberger M, Group d'Etude dês Tumeurs à Calcitonine (GETEC). Treatment of advancede medullary thyroid cancer: analyses of survival and prognostic factors and the role radiation therapy in local control. Thyroid. 1996;6:305.
41. Nocera M, Baudin E, Cailleux AF, Mechelany-Corone C, Schlumberger M, Group d'Etude dês Tumeurs à Calcitonine (GETEC). Treatment of advancede medullary thyroid cancer: analyses of survival and prognostic factors and the role radiation therapy in local control. Thyroid. 1996;6:305.
42. Hyer SL, Vini L, A'hern R, Rarmer C. Medullary thyroid câncer: multivariated analysis of prognostic factors influencing survival. Eur J Surg Oncol. 2000;26:686-90.
43. Brandi ML, Gagel RF, Angeli A, et al. Guidelines for diagnosis and therapy of MEN type 1 and type 2. J Clin Endocrinol Metab. 2001;86:5568-71.
44. O'Neill JP, O'Neill B, Condron C, Walsh M, Bouchier-Hayes D. Anaplastic (undifferentiated) thyroid cancer: improved insight and therapeutic strategy into a highly aggressive disease. J Laryngol Otol. 2005;119:585-91.
45. Are C, Shaha AR. Anaplastic thyroid carcinoma: biology, pathogenesis, prognostic factors, and treatment approaches. Ann Surg Oncol. 2006;13:453-64.
46. Pierie JP, Muzikansky A, Gaz RD, Faquin WC, Ott MJ. The effect of surgery and radiotherapy on outcome of anaplastic thyroid carcinoma. Ann Surg Oncol. 2002;9:57-64.
47. Levendag PC, De Porre PM, van Putten WL. Anaplastic carcinoma of the thyroid gland treated by radiation therapy. Int J Radiat Oncol Biol Phys. 1993;26:125-8.
48. Tennvall J, Lundell G, Wahlberg P, Bergenfelz A, Grimelius L, Akerman M, et al. Anaplastic thyroid carcinoma: three protocols combining doxorubicin, hyperfractionated radiotherapy and surgery. Br J Cancer. 2002;86:1848-53.
49. Chang HS, Nam KH, Chung WY, Park CS. Anaplastic thyroid carcinoma: a therapeutic dilemma. Yonsei Med J. 2005;46:759-64.
50. Ljubas J, Ovesen T, Rusan M. A systematic review of phase II targeted therapy clinical trials in anaplastic thyroid cancer. Cancers (Basel). 2019;11(7)pii: E943. doi: 10.3390/cancers11070943.
51. Sugitani I, Kasai N, Fujimoto Y, Yanagisawa A. Prognostic factors and therapeutic strategy for anaplastic carcinoma of the thyroid. World J Surg. 2001;25:617-22.
52. Brandão LG, Brescia M. Cirurgia de cabeça e pescoço: Fundamentos para a graduação médica. 1. ed.São Paulo: Sarvier; 2010.
53. Brandão LG, Ferraz AR. Cirurgia de cabeça e pescoço. São Paulo: Roca; 1998.

112

Reabilitação após Cirurgia da Cabeça e do Pescoço

Christina May Moran de Brito
Lais Aparecida Nunes
Luciana Yoshie Uchiyama

DESTAQUES

- A reabilitação após a realização de uma cirurgia da cabeça e/ou pescoço visa a minimizar danos fisiológicos funcionais, prioritariamente da motricidade orofacial, deglutição, fonação e respiração, e promover a independência e autonomia do paciente, com segurança, de forma a atuar para a melhora de sua qualidade de vida.

INTRODUÇÃO

A reabilitação pode ser definida como o conjunto de medidas terapêuticas voltadas para que o indivíduo atinja o máximo de seu potencial físico, psicológico e social. A reabilitação, como o nome sugere, envolve um trabalho voltado à recuperação, na possibilidade do indivíduo, mas não somente: envolve também a adaptação, o suporte, o ensino e a prevenção. Assim, recuperar tudo que for passível de recuperação; adaptar o que não for, ou enquanto não for, para visar a autonomia com segurança; e dar suporte e educação para o enfrentamento da nova realidade. Ações que, muito frequentemente, demandam abordagens inter e transdisciplinares.

A reabilitação em oncologia pode ser considerada como uma reabilitação "geral", dentro de um contexto muito particular. Reabilitação geral, pois a gama de apresentações e de demandas é muito ampla, somadas às demandas específicas da população em questão, a possível ocorrência adicional de quadros dolorosos incapacitantes, a fadiga oncológica, linfedema regional, neuropatia (com destaque para a neuropatia do nervo acessório), sarcopenia, fibrose induzida pela radioterapia, entre outras afecções. Mais além, há uma complexidade adicional quanto ao contexto. Um contexto mais complexo do ponto de vista clínico e de perspectivas terapêuticas variáveis em relação à doença de base – da possibilidade de cura à terminalidade. Independentemente do prognóstico oncológico e da sobrevida estimada, a reabilitação tem lugar se há potencial de ganho. E, particularmente nessa população oncológica, a questão dos hábitos individuais e do contexto social, tantas vezes carente de suporte. Adicionalmente, pacientes mais sujeitos a intercorrências clínicas, com agenda disputada, que deve absorver, além das terapias de reabilitação, muitas vezes, sessões de quimioterapia, radioterapia, exames diagnósticos e consultas médicas e multiprofissionais frequentes. Deve ser considerado, ainda, o impacto e significado da doença sobre a qualidade de vida, tanto do indivíduo quanto dos seus familiares.

As necessidades de reabilitação de um paciente com câncer são bastante diversificadas e dependem da apresentação do quadro clínico de cada paciente. Ainda assim, há demandas mais frequentes e contextos comuns vinculados às consequências diretas da doença e/ou dos tratamentos que se façam necessários. Abordaremos, aqui, aquelas mais frequentes nesse grupo de pacientes. O câncer de cabeça e pescoço diz respeito ao grupo de neoplasias malignas que acometem o trato aerodigestivo superior. Essa região anatomotopográfica inclui a cavidade oral, faringe e laringe. Um subgrupo maior dos carcinomas de cabeça e pescoço é referido como "câncer oral", que diz respeito ao câncer que se origina nas mucosas da boca (lábios, base da língua, língua, assoalho bucal e palato duro) e faringe (compreende a orofaringe, a hipofaringe, a nasofaringe).[1] Cerca de 40% dos cânceres de cabeça e pescoço ocorrem na cavidade oral, 15% na faringe, 25% na laringe e o restante nos demais sítios remanescentes (glândulas salivares, tireoide).[2] Quanto ao câncer de laringe, cerca de 60% têm origem na glote, 35% na supraglote e os 5% remanescentes na subglote.[3] O tipo histológico mais frequente é o carcinoma espinocelular (CEC), presente em mais de 90% dos casos.[4]

Para o Brasil, estimam-se 11.200 casos novos de câncer da cavidade oral em homens e 3.500 em mulheres para cada ano do biênio 2018-2019. Esses valores correspondem à estimativa de 10,86 casos novos a cada 100 mil homens, de forma a ocupar a quinta posição; e de 3,28 para cada 100 mil mulheres, o 12º mais frequente entre todos os cânceres no sexo feminino.[5] Embora mais frequente no sexo masculino, aumenta, também, o acometimento em mulheres, acredita-se que pela mudança de hábitos relacionados, sobretudo, ao consumo de álcool e tabaco.[6]

Assim como acontece com outros tipos de cânceres, o tratamento para câncer de cabeça e pescoço é definido após estadiamento. A intervenção cirúrgica (ressecção do tumor primário e esvaziamento cervical), seguida ou não de radioterapia adjuvante, ou quimiorradioterapia adjuvante em alguns casos, constitui a principal modalidade de tratamento indicada para esses cânceres. Para alguns estádios, podem ser utilizados os denominados protocolos de preservação de órgãos, com quimiorradioterapia concomitante. Esses protocolos são especialmente atraentes para pacientes nos quais o tratamento alternativo envolve a ressecção cirúrgica extensa, de grande parte da base da língua, orofaringe, hipofaringe ou laringe.

O tratamento cirúrgico, comumente, implica na manipulação ou mesmo na remoção de estruturas nobres e de grande visibilidade, com grande impacto funcional e psicossocial.[7] Dessa forma, os possíveis déficits e o impacto biopsicossocial são considerados na ocasião da definição do tratamento. Do ponto de vista funcional, são particularmente frequentes o comprometimento da mastigação, fala, deglutição e fonação. O comprometimento estético é também marcante, e contribui para o impacto psicológico e para a redução da participação social.

Entre os efeitos adversos da radioterapia frequentemente observados nesse grupo, merecem destaque: xerostomia, mucosite, alteração de sensibilidade e do paladar, inapetência, dor, odinofagia, dermatite e edema (efeitos agudos); e xerostomia, cáries, fibrose, hipertonia muscular, trismo, necrose tecidual, edema, linfedema e deterioração da fala e da voz (efeitos mais tardios). A disfagia (alteração em qualquer etapa do processo da deglutição) pode ser um sintoma correlacionado ao sítio da lesão prévio ao diagnóstico, com possibilidade de potencialização durante o tratamento coadjuvante ou mesmo, como uma sequela tardia.[8]

A reabilitação tem sua atuação direcionada a pessoas com deficiência, transitória ou definitiva, e visa a otimizar seu potencial funcional nos âmbitos físico, psicológico e de participação social. Atua pelo diagnóstico, tratamento e prevenção de incapacidades, com medidas preventivas, terapêuticas, adaptativas, suportivas e educacionais. Nesse sentido, volta-se não apenas para a doença e suas causas, mas também para os efeitos e as consequências da doença e os tratamentos que se fazem necessários para a vida do indivíduo. Sua atenção volta-se, também, à orientação e educação de familiares e cuidadores, para que atuem como participantes ativos nesse processo. A reabilitação tem seu foco na estimulação do potencial funcional e da independência, mas também procura auxiliar os pacientes a se adaptarem a suas limitações, a fim de viverem de forma mais plena e independente possível.

O uso de medições objetivas, padronizadas e validadas de funcionalidade leva ao avanço da compreensão do impacto da reabilitação sobre as habilidades dos pacientes com câncer, a qualidade de vida deles e a carga de cuidados associada à redução da independência e do autocuidado.

O processo de reabilitação resulta do uso combinado e coordenado de medidas terapêuticas direcionadas à recuperação do indivíduo para que atinja o máximo de seu potencial. Esse processo também procura auxiliar os pacientes a se adaptarem às suas limitações e retomarem da melhor forma possível a sua rotina. O dimensionamento da equipe envolvida nesse processo varia de acordo com a complexidade e as necessidades de cada paciente, e tem como ponto de partida a avaliação especializada.

AVALIAÇÃO DO PACIENTE

O estado de saúde deve ser avaliado de forma multidimensional, com inclusão de várias áreas ou domínios, o que se considera o controle da doença, o impacto funcional e psicossocial, e a avaliação da percepção do estado de saúde pelo paciente e como esse se comporta em relação a ele.

Os pacientes tratados do câncer de cabeça e pescoço podem apresentar morbidades significativas, com déficits funcionais que podem afetar a alimentação, deglutição, comunicação, saúde dental, o sistema musculoesquelético e o linfático, além do impacto sobre sua saúde mental e participação social. Mais além, boa parte dos pacientes apresenta antecedentes como o tabagismo e o abuso de álcool, e também frequentes alterações do estado nutricional e doenças cardiopulmonares, que se constituem como agravantes.

AVALIAÇÃO MÉDICA

A avaliação médica de reabilitação realizada pelo médico fisiatra é direcionada à prevenção, ao diagnóstico e ao tratamento das deficiências e incapacidades relacionadas a diferentes condições clínicas, e é complementar à abordagem oncológica e cirúrgica. O fisiatra avalia o impacto da doença, dos tratamentos e dos antecedentes sobre a condição clínica, funcional e psicossocial. Com base na avaliação, identificará necessidades, considerará a introdução de medidas terapêuticas, definirá os objetivos a serem alcançados e o planejamento de ações que integrarão o programa de reabilitação interdisciplinar.

A avaliação engloba a anamnese clínica, funcional e psicossocial, e o exame clínico geral e específico, com avaliação osteomioarticular e neurológica. Entre as demandas frequentes estão os distúrbios da fala, deglutição, mastigação, fonação, desnutrição, desidratação, dor, limitação de amplitude de movimento (ADM), neuropatia periférica (com destaque para o acometimento do nervo acessório), linfedema, xerostomia, transtornos do humor, fadiga e distúrbios do sono. Muitos pacientes com câncer de cabeça e pescoço apresentam dor, que pode estar vinculada ao tumor, sequelas do tratamento, ou outros fatores secundários. A dor é muitas vezes mista, nociceptiva e neuropática. Alguns aspectos da dor são previsíveis. Por exemplo, se o pescoço é tratado cirurgicamente, a dor no ombro é pior quando o esvaziamento cervical for realizado. Chaplin e Morton mostraram que a prevalência de dor e desconforto não diferiram com o tipo de esvaziamento cervical realizado,[9] embora Kuntz e Weymuller tenham relatado que o nível de desconforto e dor foi maior após o esvaziamento cervical radical.[10]

A fadiga relacionada ao câncer é certamente uma queixa frequente entre os pacientes. Ela é considerada como um fenômeno singular, diferente das queixas de fadiga relacionadas à depressão ou daquelas experimentadas por pacientes de outro modo saudáveis. Ainda assim, é possível que haja um processo psicopatológico equivalente ao de outras doenças crônicas relacionadas ao sistema imune. Fatores que contribuem para a fadiga, como anemia e hipotireoidismo, são passíveis de correção, mas não são muito frequentes. Os distúrbios do sono e os transtornos do humor não estão fortemente associados à queixa de fadiga em diversos estudos, mas são frequentes e devem ser investigados, por constituírem agravantes.

No cenário do câncer, a reabilitação tem um caráter relevante, em razão da necessidade de avaliações funcionais como critério para o direcionamento do tratamento, inclusive para receber quimioterapia ou outros tratamentos contra o câncer. Em alguns casos, pode ser indicada a denominada pré-habilitação – a introdução de intervenções de reabilitação para o ganho de reserva funcional, antes do início do tratamento oncológico.

Para aprofundar a avaliação, são indicados instrumentos de avaliação funcional, complementares ao usualmente utilizados em Oncologia (*Karnofsky Performance Status – KPS*[11] e o *Eastern Cooperative Oncology Group Performance Status – ECOG*).[12] Um instrumento muito utilizado em reabilitação é a medida de independência funcional (MIF), que avalia o grau de dependência para realização das atividades de vida diária, que englobam 18 domínios (autocuidado: 6; mobilidade/locomoção: 5; controle esfincteriano: 2; comunicação: 2; cognição: 2; participação social: 1). Cada item é enumerado de 1 a 7, com 1 relativo à dependência total e 7 à independência total. Nesse contexto, a pontuação se situa entre 18 e 126. Para sua utilização, é necessário treinamento, e o instrumento pode ser aplicado tanto por médicos quanto por terapeutas treinados.[13,14]

Para pacientes independentes ou com mínimo prejuízo funcional, em que a MIF não terá sensibilidade para a avaliação de resposta às intervenções de reabilitação, podem ser utilizados questionários de qualidade de vida, como o *Short-Form Survey 36* (SF-36), que terá sensibilidade superior para o seguimento. O SF-36 pode ser aplicado na ocasião da primeira avaliação com supervisão do médico ou do terapeuta. Diferentemente da MIF, o SF-36 é um questionário autoaplicável, ou seja, deve ser preenchido pelo paciente, mas na presença do profissional familiarizado com o questionário, para esclarecimento de eventuais dúvidas. Como sugere o nome, apresenta 36 itens, distribuídos em 8 domínios, 4 com foco em saúde física (funcionalidade física: 10; limitação de participação por questões físicas: 4; dor: 2; percepção de saúde física: 5) e 4 com foco em saúde mental (vitalidade: 4; participação social: 2; limitação de participação por questões emocionais: 3; saúde mental: 5) e um item final sobre percepção de mudança do estado de saúde geral.[15]

São também muito utilizados outros questionários de avaliação funcional e de qualidade de vida: o *Functional Assessment of Cancer Therapy – General (FACT-G)*[16] e o *Functional Assessment of Cancer Therapy – Head and Neck (FACT-HN)*; e o questionário da European Organization for the Research and Treatment of Cancer Quality of Life Questionnaire Core 30 (EORTC QLQ-C30),[17] também validado para o uso no Brasil. Para pacientes com queixa de fadiga, há ainda questionários específicos, como a Escala de Fadiga de Piper Revisada.[18]

Uma alternativa ao uso de múltiplos questionários é a seleção de itens da Classificação Internacional de Funcionalidade, Incapacidade e Saúde (CIF),[19] que considera todos os âmbitos acima. Trata-se de uma classificação da Organização Mundial de Saúde (OMS), que aborda o estado de saúde como um todo e que pode ser aplicada por todos os profissionais de saúde. Seus itens são divididos em capítulos, que englobam: estruturas e funções acometidas; atividades e participações prejudicadas; e possíveis barreiras e facilitadores. Para determinados grupos diagnósticos, como o caso do câncer de cabeça e pescoço, há uma relação de itens selecionados, denominado *Core Set for Head and Neck Cancer*,[20] havendo a versão breve e a versão compreensiva. Abaixo, a sua versão breve (Tabela 112.1). A seleção breve é interessante para a prática clínica e a versão compreensiva, para pesquisas na área. E, cada uma delas, pode ser ainda complementada por qualquer item presente na classificação que seja pertinente. Cada um dos itens é quantificado quanto ao grau de acometimento com o uso de uma escala Likert de cinco pontos, sendo: 0 – nenhum acometimento; 1 – acometimento leve; 2 – acometimento moderado; 3 – acometimento acentuado e 4 – acometimento total. Quanto aos fatores ambientais, são quantificados com o uso do mesmo racional, mas se facilitadores ganham um sinal positivo (+) à frente do número e, se barreira, um valor negativo (-). Trata-se de um instrumento de grande valia, por ser validado e traduzido para inúmeros idiomas, inclusive português, por possuir uma escala de simples aplicação e por permitir a seleção de itens que se apliquem melhor para cada caso.

Tabela 112.1. Versão breve do *Core Set* da CIF para câncer de cabeça e pescoço

Funções	
b130	Energia e disposição
b152	Funções emocionais
b280	Dor
b310	Fonação
b440	Respiração
b510	Deglutição

Continua >>

>> Continuação

Tabela 112.1. Versão breve do *Core Set* da CIF para câncer de cabeça e pescoço

ESTRUTURAS	
s320	Boca/cavidade oral
s330	Faringe
s340	Laringe
s710	Demais estruturas da cabeça e do pescoço
ATIVIDADES E PARTICIPAÇÃO	
d230	Executar a rotina diária
d330	Falar
d550	Comer
d560	Beber
d760	Relações familiares
d870	Autonomia financeira
FATORES AMBIENTAIS (QUE PODEM ATUAR COMO BARREIRAS OU FACILITADORES)	
e110	Produtos ou substâncias para consumo pessoal
e310	Família próxima
e355	Profissionais de saúde

Fonte: Adaptada de Tschiesner U, Linseisen E, Becker S, *et al.*, 2010.

Estudos demonstram que a qualidade de vida em pacientes sobreviventes de câncer de cabeça e pescoço evolui ao longo do tempo e pode ser melhor do que controles sadios. Problemas de fala, deglutição e dor são provavelmente os fatores mais importantes que impactam o bem-estar geral do paciente após 12 e 24 meses. No entanto, a relação é complexa, uma vez que esses fatores representam apenas uma parte dos vários domínios que contribuem para a análise de qualidade de vida. E, o impacto funcional, sexual, psicossocial, profissional e familiar varia de acordo com as circunstâncias e habilidades de enfrentamento do indivíduo. Graeff *et al.* relataram que a alta prevalência de sintomas depressivos, *status* funcional baixo e tratamento combinado foram preditores significativos de morbidade física e psicológica após o tratamento.[21] Hammerlid *et al.* descobriram que a depressão e a função física no momento do diagnóstico foram preditores independentes de qualidade de vida global em três anos.[22]

O médico fisiatra realiza a avaliação e solicitação de exames complementares pertinentes à reabilitação. Entre eles, merecem destaque:

- **Videofluoroscopia da deglutição ou "videodeglutograma":** é um exame radiológico realizado pelo radiologista e/ou técnico de radiologia, idealmente com a participação do fonoaudiólogo, com avaliação em tempo real do trajeto feito pelo conteúdo contrastado ingerido. Constitui padrão-ouro de avaliação do processo da deglutição, por permitir a avaliação dinâmica e precisa, anatômica e funcional, dos órgãos fonoarticulatórios em todas as fases da deglutição, e identifica a ocorrência ou não de penetração e aspiração. Com a intervenção do fonoaudiólogo, é possível avaliar, também, a efetividade das manobras de proteção das vias aéreas com a ingestão de alimentos de diferentes consistências, misturados ou envolvidos em uma solução de *barium* modificado, que permite a total visualização do transporte do bolo alimentar pelo trato digestivo.[23]

- **Avaliação endoscópica da deglutição ou nasofibrolaringoscopia da deglutição ou, ainda, videoendoscopia da deglutição (VED):** realizada pelo otorrinolaringologista ou cirurgião de cabeça e pescoço, idealmente com a participação do fonoaudiólogo. Consiste na passagem de um aparelho de nasofibroscopia flexível e na visualização e avaliação direta das estruturas do trato aerodigestório alto, principalmente da postura, tônus, mobilidade e sensibilidade das estruturas envolvidas no processo de deglutição. Posteriormente, é avaliada a funcionalidade da fase faríngea antes e após a deglutição. A VED possibilita, também, a avaliação da efetividade de manobras posturais e de proteção de via aérea durante a oferta alimentar. São avaliadas diferentes consistências de alimentos coloridos com corante alimentício azul, que possibilitam a detecção visual da presença de resíduos alimentares em faringe, como também documentação da ocorrência de penetração e/ou aspiração dos alimentos.[24-26]

- **Eletroneuromiografia:** pode ser solicitada em casos de suspeita clínica de lesão nervosa, pois permite avaliar o grau de lesão. Entre as lesões nervosas mais frequentes, merece destaque a lesão nervo espinhal acessório, na ocasião do esvaziamento cervical, com comprometimento da função do músculo trapézio e

esternocleidomastoideo, e dor e restrição de movimento em região escapuloumeral;[27] e de nervo facial, em casos de tumores com envolvimento temporal ou de glândulas parótidas.
- Prova de função pulmonar e a ergoespirometria: são úteis para avaliação da capacidade pulmonar e cardiovascular, respectivamente, prescrição de programas de reabilitação cardiopulmonar e metabólica, e para avaliar a resposta ao treinamento.

AVALIAÇÃO FONOAUDIOLÓGICA

O tratamento de câncer de cabeça e pescoço, cirúrgico ou não, pode cursar com deficiência significativa ou incapacidades importantes. Destacam-se aquelas relacionadas à comunicação, deglutição e respiração.[28] O fonoaudiólogo atua ao avaliar e buscar estratégias com base na fisiologia, para melhor compensação ou otimização da funcionalidade diante da nova configuração anatômica decorrente tanto de um procedimento cirúrgico, quanto modificações resultantes do processo de quimiorradioterapia.[29]

A maioria dos pacientes com câncer de cabeça e pescoço apresenta algum grau de disfagia.[29] A disfagia pode levar à desidratação, desnutrição e desenvolvimento de complicações pulmonares de repetição (pneumonias aspirativas) na dependência de sua gravidade.

A avaliação fonoaudiológica inclui:[30-32]
- levantamento de dados do prontuário;
- anamnese;
- avaliação estrutural dos órgãos fonoarticulatórios: com o objetivo de verificar os reflexos orais, a sensibilidade, o tônus, a velocidade, a mobilidade e coordenação dos músculos envolvidos na deglutição;
- avaliação da deglutição: voltada para avaliação da fase preparatória oral, oral e faríngea da deglutição. Na fase preparatória oral e oral, avaliam-se a captação, a mastigação, o preparo do bolo alimentar, o tempo de trânsito oral e a ejeção oral. Na fase faríngea, observam-se a competência velofaríngea, a elevação hiolaríngea, os sinais de estase em recessos faríngeos, a proteção de vias aéreas, os sinais sugestivos de penetração e/ou aspiração; e a presença de alterações do ruído respiratório, com a utilização de um estetoscópio. É cabível o monitoramento da oximetria de pulso;
- Voz: observam-se tanto características relacionadas à deglutição como tipo e qualidade vocal antes e após a sua realização, como características funcionais do próprio mecanismo de fonação que podem apontar a possibilidade de alteração de mobilidade laríngea, quanto a um prejuízo da função vocal durante ou após o tratamento.

AVALIAÇÃO PÓS-OPERATÓRIA

No pós-operatório recente, dá-se atenção prioritária à avaliação do componente respiratório, mas é dada atenção para a avaliação do componente articular e o posicionamento adequado, para prevenção de retrações e deformidades, e demais complicações associadas à imobilidade, como a trombose venosa profunda, entre outras.

As principais sequelas motoras decorrentes das intervenções cirúrgicas afetam, sobretudo, a região facial e a cintura escapular. São avaliadas a mobilidade e motricidade globais, com especial atenção à simetria e mímica facial, articulação temporomandibular (ATM), cervical, ao ombro, além da avaliação da ocorrência de dor, alterações posturais e linfedema.[33] Em casos de acometimento do nervo espinhal acessório, responsável pela inervação dos músculos esternocleidomastoideo e fibras superiores do trapézio, há alteração na postura e na funcionalidade em todas as articulações da cintura escapular ipsilateral, o que gera alamento da escápula, a síndrome da queda do ombro, dor ao nível da articulação escapuloumeral, restrição da ADM do ombro e atividade compensatória dos músculos elevadores da escápula, deltoide e peitoral maior. Ocorre ainda perda da estabilidade do complexo articular do ombro, diminuição da força muscular e da funcionalidade do membro superior.

Na dependência das necessidades e âmbito de acometimento, os profissionais de reabilitação envolvidos devem incluir: o psicólogo, o terapeuta ocupacional, o fisioterapeuta e o educador físico; além de outros profissionais que atuarão em sincronia com os profissionais da reabilitação, como o dentista, o protético maxilofacial, o enfermeiro, o nutricionista e o assistente social.

Os atendimentos visam a desenvolver a capacidade de enfrentamento para lidar com limitações e a nova realidade, e adequação de expectativas. Os atendimentos se voltam também a familiares e cuidadores envolvidos no cuidado ao paciente. A terapêutica frequentemente envolve a otimização do meio pela disponibilização e aplicação de recursos adaptativos auxiliares para a promoção da maior independência funcional. O educador físico é responsável pela orientação e supervisão da atividade física com finalidade terapêutica e preventiva, para aplicar programas de condicionamento e reabilitação física, com atividades aeróbias, treino de resistência e flexibilidade, com grande atuação na aplicação de treinamentos com foco na melhora da fadiga e condicionamento cardiopulmonar e musculoesquelético.

A avaliação e orientação odontológica são importantes antes do tratamento de radiação, pois a cárie dentária pode se desenvolver ou avançar com a xerostomia pós-radiação. A extração dentária, se necessária, deve ser realizada antes da radiação. A higiene oral é essencial como uma estratégia preventiva. O dentista e/ou protético maxilofacial pode realizar moldagem oral antes da cirurgia ou durante um procedimento cirúrgico para a confecção de uma prótese provisória até que uma prótese intraoral permanente seja introduzida.

PREMISSAS DA REABILITAÇÃO

A elaboração do programa de reabilitação será delineada pelo levantamento das necessidades do paciente, suas demandas e expectativas, e a definição de objetivos e metas. Os pacientes, muitas vezes, iniciam a reabilitação após a cirurgia, mas, quando possível e necessário, o contato deve ser anterior, com identificação das potenciais necessidades do paciente e de seus familiares e/ou cuidadores, orientações, medidas e esclarecimentos pertinentes.

Algumas terapias podem ser preventivas, e começarem antes do tratamento específico do tumor. Por exemplo, a orientação para a realização de exercícios para manter a ADM dos lábios, língua e mandíbula. Em alguns casos, podem ser necessários exercícios para manter a ADM do ombro, se os nervos que inervam o ombro forem comprometidos pela necessidade de um esvaziamento cervical radical.

A orientação pré-operatória é realizada mediante o encaminhamento do médico cirurgião e constitui em uma medida terapêutica, educacional e de suporte, na qual o profissional de reabilitação estabelece o primeiro vínculo com os pacientes e familiares, para conscientização dos impactos e sequelas funcionais mais frequentes, como de voz, fala, articulação, mastigação, deglutição e respiração decorrentes da doença e da cirurgia.

Este é o momento em que os pacientes são informados sobre as possibilidades e as etapas do processo de reabilitação, por meio da utilização de materiais didáticos e aconselhamento, com o objetivo de acolher e tranquilizar o paciente e seu familiar frente às possíveis dificuldades futuras e para o esclarecimento de dúvidas relativas a sua reabilitação.

Imediatamente após o tratamento cirúrgico, os pacientes devem ser avaliados em relação aos efeitos da cirurgia sobre a funcionalidade e os tipos de tratamento de que necessitam. Os pacientes devem entender que eles devem ser participantes ativos em seu programa de reabilitação.

Se a capacidade do paciente de se comunicar está comprometida, como, por exemplo, após a laringectomia total, o terapeuta deve fornecer ao paciente meios alternativos de comunicação para facilitar a interação com a equipe de enfermagem, familiares e outros. Ao longo dessa recuperação, visitas de assistentes sociais e psicólogos ao paciente, seus familiares e cuidadores são de grande valia para dar suporte e essas pessoas. Esses profissionais normalmente realizam o seguimento do paciente até a alta hospitalar, com seguimento ambulatorial, caso necessário.

Intervenções de reabilitação

O acompanhamento no pós-operatório visa, também, a esclarecer as principais dúvidas do paciente sobre as suas dificuldades funcionais por meio do uso de material educativo, bem como realizar o treinamento de cuidadores juntamente com a equipe assistencial multiprofissional sobre as novas necessidades, de forma a visar o preparo desses pacientes e familiares para alta hospitalar.

O processo terapêutico fonoaudiológico é iniciado mediante a liberação da equipe cirúrgica de que não há mais risco à cicatrização. São reavaliadas as condições morfofuncionais e motoras das estruturas remanescentes, aplicadas terapias com estimulação proprioceptiva, termoterapia, exercícios miofuncionais isotônicos e isométricos que visem a adaptações e compensações, o ajustar à consistência de alimentos, além do uso de manobras compensatórias e facilitadoras durante o treinamento efetivo de deglutição com alimentos para proteção das vias aéreas.

No pós-operatório recente, o fisioterapeuta tem como objetivo promover a higiene brônquica, melhorar a reexpansão pulmonar e orientar e estimular o paciente quanto à tosse assistida.[34] Utilizam-se manobras de higiene brônquica e de reexpansão pulmonar, exercícios respiratórios associados à propriocepção e à movimentação de membros superiores e incentivadores inspiratórios. Em muitos casos, os pacientes necessitam de suporte ventilatório no pós-operatório imediato. O fisioterapeuta atuará no desmame ventilatório e na manutenção da permeabilidade das vias respiratórias, para promover a higiene pulmonar e a melhora da mecânica respiratória, o que possibilita, em conjunto com a equipe de enfermagem, o posicionamento adequado e estímulo à saída precoce do leito. Realizará cinesioterapia para a prevenção de retrações, algias, deformidades e tromboses, e demais complicações associadas à imobilidade prolongada.

Quanto à reabilitação das alterações na face e ATM, o fisioterapeuta, em conjunto com o fonoaudiólogo, dispõe de diversos recursos, como retreinamento sensorial e muscular com uso de Kabat, estimulação elétrica funcional (FES), estimulação elétrica transcutânea (TENS) para analgesia e exercícios para a mímica facial. Em casos de linfedema, o fisioterapeuta utilizará técnicas de drenagem linfática manual, estimulação motora e malhas elásticas compressivas.

Em casos de acometimento do nervo espinhal acessório, responsável pela inervação dos músculos esternocleidomastóideo e fibras superiores do trapézio, o tratamento fisioterapêutico se constituirá da aplicação de diferentes técnicas de analgesia, alongamento e fortalecimento muscular, retreinamento postural e adaptações às atividades de vida diária.

No pós-operatório das cirurgias reconstrutoras, que têm como objetivos minimizar o trauma cirúrgico e maximizar a reabilitação estética e funcional, além de melhorar a qualidade de vida, o fisioterapeuta focará a drenagem linfática, o retreinamento muscular e sensorial, tanto nas áreas doadoras quanto nas receptoras.

Pacientes com demandas adicionais de reabilitação durante a internação, ou necessidade de seguimento ambulatorial de reabilitação, devem ser encaminhados ao médico fisiatra. O médico fisiatra realizará o seguimento clínico de reabilitação, introdução de medidas terapêuticas, e o planejamento e a coordenação do programa de reabilitação. Entre as medidas terapêuticas comumente empregadas pelo médico fisiatra podem ser citadas: introdução de medicamentos e realização de procedimentos para controle de sintomas, e prescrição de terapias de reabilitação, órteses, próteses e meios auxiliares de locomoção. Os procedimentos comumente empregados incluem: inativação de pontos-gatilho miofasciais com agulhamento seco ou infiltração com lidocaína 1%; e acupuntura para pacientes com dor, xerostomia, insônia e náusea, refratários aos tratamentos usuais.

PARTICULARIDADES DA REABILITAÇÃO SEGUNDO A REGIÃO ACOMETIDA

Câncer de boca

Os tratamentos de tumores de boca, de um modo geral, causam grandes impactos funcionais de fala, mastigação e deglutição, mas, com o avanço na última década das técnicas cirúrgicas, houve um aumento das possibilidades de reconstruções de boca com o uso de enxertos, retalhos e transplantes microcirúrgicos, que visam ao reparo ou à minimização do defeito cirúrgico e à melhora da funcionalidade dos órgãos remanescentes. As alterações funcionais que comprometem a funcionalidade da deglutição também estão relacionadas à perda de sensibilidade decorrente do acometimento ou secção de nervos durante a cirurgia.

Nos tumores de lábios, o impacto nas funções de fala e deglutição depende da extensão da cirurgia, da realização, ou não, da reconstrução cirúrgica e do resultado funcional obtido por ela. Ressecções parciais com reconstrução ou fechamento primário geralmente não acarretam prejuízos funcionais importantes para a deglutição, pois a musculatura remanescente facilmente compensa a dificuldade de vedamento labial. Em cirurgias mais extensas, sem reconstrução ou com reconstrução insuficiente para o vedamento labial, os impactos são mais significativos.[35] As ressecções dos lábios podem ocasionar: déficit do vedamento labial, incontinência salivar e de alimentos, alteração da sucção, redução da pressão intraoral, e pode aumentar o tempo de trânsito oral, que gera estases em cavidade oral. Podem apresentar limitação da abertura da boca, causada pela fibrose cicatricial ou pela própria reconstrução, e alteração na produção dos sons e da precisão articulatória.[35-40]

Os impactos funcionais da glossectomia na fala e na deglutição dependem da extensão da ressecção, do tipo de reconstrução realizada e da mobilidade da estrutura remanescente.[35] Nos pacientes submetidos a ressecções parciais da língua, podemos observar, de um modo geral, qualidade de voz pastosa caracterizada por uma fala mais monótona e com algum grau de hipernasalidade, e dificuldade na emissão de alguns sons. Na deglutição, as alterações dependerão do tamanho da ressecção realizada; poderão ser observadas alterações na fase oral preparatória, prejuízo na organização e no processamento do bolo alimentar, e dificuldade de controle motor do bolo, uma vez que tempo de trânsito oral do bolo alimentar pode aumentar por causa da dificuldade do movimento de propulsão do bolo alimentar, falta de força de ejeção oral; alterações no contato de base de língua com faringe podem levar à presença de estase de alimentos nos recessos faríngeos, com a possibilidade de aspiração após a deglutição, devido ao déficit de manipulação do alimento em cavidade oral, que ocasiona estase, frequentemente no assoalho e nos vestíbulos laterais, o que propicia maiores riscos para penetrações e/ou aspirações antes, durante ou após a deglutição.[35-40]

Nos casos de ressecção total da língua, há indicação de reabilitação protética especial (resina ou silicone) com próteses rebaixadoras de palato, o que exige um trabalho integrado da equipe de cirurgiões, bucomaxilo e fonoaudiólogo, para auxiliar na moldagem das próteses, para visar à adaptação funcional das mesmas, e maximizar o uso das estruturas remanescentes, de forma a tornar a fala e a deglutição mais eficientes.[34]

O assoalho da boca é uma região importante da cavidade oral, pois nele há muitos músculos extrínsecos da língua e alguns músculos supra-hióideos. Geralmente, esse tipo de cirurgia está associado às ressecções de língua e mandíbulas, em razão da invasão tumoral ou das margens cirúrgicas de segurança. Com o comprometimento da mobilidade da língua, poderá haver alterações de deglutição, mastigação e fala, semelhantes aos glossectomizados.[35,36,38-40]

O principal impacto funcional das ressecções que acometem a mandíbula se refere à assimetria facial, desvio mandibular em repouso e em movimento, geralmente para o lado da ressecção, comprometimento do vedamento labial, que pode acarretar incontinência salivar e alimentar; dificuldades na fase preparatória oral da deglutição; dificuldade de mastigação do lado da ressecção; redução da força de propulsão do alimento; estases em cavidade oral e orofaríngea, que podem apresentar aspiração após a deglutição. A diminuição da abertura de boca (trismo) nos casos mais intensos, o paciente apresentará limitações para comer alimento sólido, dificuldade de realizar higiene oral e articulação travada, prejuízo na fala dos alguns fonemas, imprecisão articulatória, qualidade vocal pastosa e ressonância hipernasalidade.[35,36,40,42] A maioria dessas ressecções envolve não somente o osso mandibular, como grande parte do tecido mole adjacente (língua, assoalho bucal e mucosa jugal), que causa grande prejuízo funcional.[35,36,42]

Câncer do palato

As ressecções dos tumores de palato e maxila comprometem a funcionalidade da deglutição e da fala. Podemos citar prejuízo na inteligibilidade da fala, com trocas articulatórias dos sons orais pelos sons nasais, ressonância predominante hipernasal, *loudness* reduzida, tempo máximo fonatório reduzido e incoordenação fonoarticulatória. Podem apresentar, também, limitações na mastigação; alteração nas fases preparatória oral, oral e faríngea da deglutição; aumento no tempo de trânsito oral e faríngeo; refluxo nasal; presença de deglutições múltiplas em razão da redução da pressão intraoral; redução do peristaltismo faríngeo, que provoca estases que podem ocasionar penetração e/ou aspiração após a deglutição. Observa-se que, para a reabilitação desses pacientes, é importante a confecção da prótese obturadora de palato pelo serviço de odontologia. A prótese obturadora de palato deve preencher a cavidade criada cirurgicamente e separar a cavidade oral da nasal, para favorecer as funções de fala e deglutição.[35,38,39] A adaptação da prótese obturadora de palato promove melhora significativa na qualidade vocal, com redução do escape de ar e consequente eliminação da hipernasalidade.[43]

Câncer de parótida

No câncer de parótida, é comum o envolvimento do nervo facial, pois a paralisia facial é uma complicação frequente decorrente da cirurgia de ressecção da lesão. Bittar aponta que tumores de parótida com 3,0 cm ou mais de comprimento e/ou 2,0 cm ou mais em profundidade têm um risco significativamente maior de lesão do nervo facial, assim como cirurgia secundária a tumores recorrentes, certamente devido à inflamação perilesional, fibrose e falta de marcos anatômicos.[44]

Neste contexto, o fonoaudiólogo avalia os grupos musculares afetados, a fase da paralisia (flácida, de recuperação, sequelas), a funcionalidade presente e, as adaptações/ estratégias necessárias para a mímica facial, fala e alimentação. Dentre as queixas podemos citar: distorção de fonemas bilabias (/p/, /b/, /m/) e fricativas labiodentais (/f/, /v/); alteração ressonantal devido flacidez do músculo bucinador; alteração da mastigação e ingesta de líquido.[45]

Câncer de faringe e laringe

Ressecção da parede da faringe

Há, geralmente, dificuldade para realizar pressão suficiente sobre os alimentos de forma eficaz para impeli-los pela faringe e efetivar a deglutição. Quantidades consideráveis de alimentos podem permanecer na faringe após a ingesta, e o paciente pode aspirar.

Ressecção parcial da laringe

O principal objetivo das laringectomias parciais é o de preservar ao máximo a função vocal e respiratória. Há alteração da geometria e a arquitetura histológica da glote, que geram uma deficiência da coaptação glótica, que poderá ser corrigida ou não pela reconstrução. Os distúrbios vocais e da deglutição decorrentes das excisões requerem a atuação de um fonoaudiólgo, que terá o papel de auxiliar o paciente na produção de sua melhor voz e de uma deglutição mais facilitada. Os principais impactos causados pelas laringectomias parciais verticais são vocais, já as laringectomias horizontais impactam, sobretudo, a deglutição.[46]

Ressecção total da laringe

A laringectomia total é a excisão dos três andares da laringe (supraglote, glote e subglote), e tem consequências permanentes e impactantes, como a perda da voz laríngea e o traqueostoma definitivo. É necessário um intenso trabalho fonoaudiológico no processo de reabilitação, de forma a orientar os cuidados com a traqueostomia, propor o treino do olfato (pouco estimulado pela mudança do trajeto inspiratório),[47] identificar possível disfagia causada pela mudança anatômica e, principalmente, orientar a busca de nova comunicação oral efetiva (voz esofágica, laringe eletrônica, prótese traqueoesofágica), além de potencializar as habilidades não verbais de comunicação.[48]

DESAFIOS NA REABILITAÇÃO DO CÂNCER

Há semelhanças quanto às premissas, aos objetivos e às técnicas de reabilitação utilizados para pacientes com câncer e para pacientes com outras doenças crônicas que levem à incapacidade. Entre os aspectos particulares no tratamento de pacientes com câncer está a preocupação com relação ao prognóstico de cada paciente, a reabilitação antes, durante e após os tratamentos que se façam necessários, e a incerteza quanto aos seus efeitos ao longo do tempo, o que a torna ainda mais desafiadora.

O avanço no tratamento do câncer vem superando muitas barreiras e torna imperativo o maior acesso à assistência de reabilitação o mais precocemente possível. Outra preocupação deve ser o cuidado voltado à maior participação social desse grupo de pacientes. Uma das iniciativas nesse sentido são os corais com a participação de pacientes laringectomizados. No Instituto do Câncer do Estado de São Paulo (ICESP), temos o "Coral Amigos da Voz".

REFERÊNCIAS

1. Alvarenga LM, Ruiz MT, Pavarino-Bertelli EC, et al. Avaliação epidemiológica de pacientes com câncer de cabeça e pescoço em um hospital universitário do noroeste do estado de São Paulo. Rev Bras Otorrinolaringol. 2008;74:68-73.

2. Dobrossy L. Epidemiology of head and neck cancer: magnitude of the problem. Cancer and Metastasis Rev. 2005;24:9-17.

3. Back G, Sood S. The management of early laryngeal cancer: options for patients and therapists. Curr Opin Otolaryngol Head Neck Surg. 2005;13:85-91.

4. Walker DM, Boey G, Mcdonald LA. The pathology of oral cancer. Pathology. 2003;35:376-83.

5. Ministério da Saúde (BR). Estimativa 2018: incidência de câncer no Brasil. Instituto Nacional de Câncer José

Alencar Gomes da Silva. Coordenação de Prevenção e Vigilância. Rio de Janeiro: INCA; 2017.

6. Zender CA, Petruzzelli GJ. Why do patients with head and neck squamous cell carcinoma experience distant metastases: can they be prevented? Curr Opin Otolaryngol Head Neck Surg. 2005;13:101-4.

7. Cintra AB, do Vale LP, Feher O, et al. Deglutição após quimioterapia e radioterapia simultânea para carcinomas de laringe e hipofaringe. Rev Assoc Med Bras. 2005;51:93-9.

8. Logemann JA, Rademaker AW, Pauloski BR, Lazarus CL, Mittal BB, Brockstein B, et al. Site of disease and treatment protocol ascorrelates of swallowing function in patients withhead and neck cancer treated with chemoradiation. Head Neck. 2005;28(1):64-73. DOI: 10.1002/hed.20299.

9. Chaplin JM, Morton RP. A prospective, longitudinal study of pain in head and neck cancer patients. Head Neck. 1999;21:531-7.

10. Kuntz AL, Weymuller EA. Impact of neck dissection on quality of life. Laryngoscope. 1999;109:1334-8.

11. Karnofsky D, Burchenal J. The clinical evaluation of chemotherapeuticagents in cancer. In: Evaluation of chemotherapeutic agents. MacLeod CM (editor). New York: Columbia University Press; 1949,191-205.

12. Oken MM, Creech RH, Davis TE. Toxicology and response criteria of the Eastern Cooperative Oncology Group. Am J Clin Oncol Cancer Clin Trials. 1982;5(6):649–55.

13. Riberto M, Miyazaki MH, Jorge Filho D, et al. Reprodutibilidade da versão brasileira da medida de independência funcional. Acta Fisiatr. 2001;8(1):45-52.

14. Riberto M, Miyazaki MH, Juca SS, et al. Validação da versão brasileira da medida de independência funcional. Acta Fisiatr. 2004;11:72-6.

15. Ciconelli RM, Ferraz MB, Santos W, et al. Tradução para a língua portuguesa e validação do questionário genérico de avaliação de qualidade de vida SF-36 (Brasil SF-36). Rev Bras Reumatol. 1999;39:143-50.

16. Cella D. Patient-reported outcomes measurement information system (PROMIS®) view project long-term quality of life in breast cancer survivors and partners view project. Article in Journal of Clinical Oncology. 1993.

17. Franceschini J, Jardim JR, Fernandes ALG, Jamnik S, Santoro IL. Reprodutibilidade da versão em português do brasil do european organization for research and treatment of cancer core quality of life questionnaire em conjunto com seu módulo específico para câncer de pulmão. J Bras Pneumol. 2010;36(5):595-602.

18. Mota DDCF, Pimenta CAM, Piper BF. Fatigue in brazilian cancer patients, caregivers, and nursing students: A psychometric validation study of the Piper Fatigue Scale-Revised. Support Care Cancer. 2009;17(6):645-52.

19. Battistella LR, Brito CMM. International classification of functioning disability and health (ICF). Acta Fisiátrica. 2002;9(2).

20. Tschiesner U, Linseisen E, Becker S, Mast G, Rogers SN, Walvekar RR, et al. Content validation of the international classification of functioning, disability and health core sets for head and neck cancer: a multicentre study. J Otolaryngol Head Neck Surg. 2010;39(6):674-87.

21. De Graeff A, de Leeuw JR, Ros WJ, et al. Pretreatment factors predicting quality of life after treatment for head and neck cancer. Head Neck. 2000;22:398-407.

22. Hammerlid E, Taft C. Health-related quality of life in long-term head and neck cancer survivors: a comparison with general population norms. Br J Cancer. 2001;84:149-56.

23. Perlman AL, Booth BM, Grayhack JP. Videofluoroscopic predictors of aspiration in patients with oropharyngeal dysphagia. Dysphagia. 1994;9:90-5.

24. Santoro PP, Arakawa-Sugueno L, Lemos EM, Garcia RID. Videoendoscopia da deglutição (FEES®). In: Dedivitis RA, Santoro PP, Arakawa-Sugueno L. Manual prático de disfagia: diagnóstico e tratamento. Rio de Janeiro: Revinter; 2017. p. 171-89.

25. Crary MA, Mann GD, Groher ME. Initial Psychometric Assessment of a Functional Oral Intake Scale for Dysphagia in Stroke Patients. Arch Phys Med Rehabil. 2005;86:1516-20.

26. Gaziano JE. Evaluation and management of oropharyngeal dysphagia in head and neck cancer. Cancer Control. 2002;9:400-9.

27. Oliveira JC, Curado MP, Silva MR, et al. Avaliação funcional do músculo trapézio e nervo espinhal pós-esvaziamento cervical através da eletroneuromiografia – estudo de 25 pacientes. Rev Col Bras Cir. 2002;29:73-7.

28. List AM, Ritter-Sterr C, Lansky SB. A performance status scale for head and neck cancer patients. cancer. 1990;66:564-569. doi: 10.1002/1097-0142(19900801)66:3<564::aid-cncr2820660326>3.0.co;2-d.

29. Arakawa-Sugueno L, Dedivitis RA. Câncer de cabeça e pescoço. In: Dedivitis RA, Santoro PP, Arakawa-Sugueno L. Manual prático de disfagia: diagnóstico e tratamento. Rio de Janeiro: Revinter; 2017. p. 71-83.

30. Donner MW, Bosma JF, Robertson D. Anatomy and physiology of the pharynx. Rev Gastrointest Radiol. 1985;10:196-212.

31. Zenner PM, Losinski DS, Mills RH. Using cervical auscultation in the clinical dysphagia examination in long term care. Dysphagia. 1995;10:27-31.

32. Fussi CC, Furia CLB. Avaliação clínica. In: Dedivitis RA, Santoro PP, Arakawa-Sugueno L. Manual prático de disfagia: diagnóstico e tratamento. Rio de Janeiro: Revinter; 2017. p. 149-69.

33. Costa MGT, Rabello CA, Lucena RS, et al. Perfil assistencial do Ambulatório de Fisioterapia no Câncer de Cabeça e Pescoço, Unidade I – Instituto Nacional de Câncer (INCA). Rev Bras Cir Cab Pesc. 2007;36:229-32.
34. Fontana GA, Pantaleo T, Lavorini F, et al. Coughing in laringectomized patients. Am J Resp Crit Care Med. 1999;160:1578-84.
35. Carvalho V, Arakawa-Sugueno L. Intervenção fonoaudiológica em pacientes com câncer de boca e orofaringe. In: Carvalho V, Barbosa EA (eds.). Fononcologia. Rio de Janeiro: Revinter; 2012. p. 221-72.
36. Gielow I. Reabilitação fonoaudiológica da disfagia em pós-operatório de cirurgia de cabeça e pescoço. In: Furkim AM, Santini CS (eds.). Disfagia orofaríngeas. São Paulo: Pró-Fono; 2004. p. 203-27.
37. Furia CLB. Reabilitação fonoaudiológica das ressecções de boca e orofaringe. In: Carrada de Angelis E, Furia CLB, Mourão LF, Kowalski LP (eds.). Atuação da fonoaudiologia no câncer de cabeça e pescoço. São Paulo: Lovise; 2000. p. 209-19.
38. Vicente LCC. Desafio e perspectivas no tratamento do câncer de boca e orofaringe: reabilitação fonoaudiológica das disfagias. In: Barros APB, Arakawa L, Tonini MD, Carvalho VA (eds.). Fonoaudiologia em cancerologia. São Paulo: Fundação Oncocentro de São Paulo; 2000. p. 152-8.
39. Estrela F, Elias V, Martins V. Reabilitação do paciente disfágico em cirurgia de cabeça e pescoço. In: Jacobi JS, Levy DS, Silva LMC (eds.). Disfagia avaliação e tratamento. Rio de Janeiro: Revinter; 2004. p. 233-76.
40. Netto IP. Arakawa-Sugueno L. Disfagia orofaríngea mecânica. In: Dedivitis RA, Santoro PP, Arakawa-Sugueno L. Manual prático de disfagia: diagnóstico e tratamento. Rio de Janeiro: Revinter; 2017. p. 263-78.
41. Dib L, Seneda LM. Reabilitação com prótese bucomaxilofacial. In: Carrrara AE, Fúria C, Mourão L, Kowalski L (Edit). Atuação da fonoaudiologia no câncer de cabeça e pescoço. São Paulo: Lovise; 1999.
42. Longemann JA, Bytell D. Swallowing disorders in three types of head and neck surgical patients. Cancer. 1979;44:1075-105.
43. Lang-Fourquet M. Disfagia nos casos de ressecção da cavidade oral e orofaríngea. In: Barcellos SR, Gourlart BG. Anais do Simpósio Gaúcho de Disfagia. Porto Alegre: CEAR; 1999. p. 47-52.
44. Bittar RF, Ferraro HP, Ribas MH, Lehn CN. Facial paralysis after superficial parotidectomy: analysis of possible predictors of this complication. Braz J Otorhinolaryngol. 2016;82(4):447-451. doi.org/10.1016/j.bjorl.2015.08.024.
45. Goffi-Gomez MV, Bernardes DFF. Avaliação funcional: clínica e eletromiográfica de superfície. In: Tratado de paralisia facial: fundamentos teóricos – aplicação prática. Bento RF, Salomone R, Fonseca ACO, Faria JCM, Martins RS, Goffi-Gomez MV (orgs). 1ª Ed. Rio de Janeiro: Thieme Revinter Publicações; 2018. p. 189-99.
46. Sanchez RF. Reabilitação fonoaudiológica após as laringectomias parciais. Fonoaudiologia em Cancerologia. 2012;(11):78-82.
47. Hilgers FJM, Van Dam FSAM, Keyzers S, Koster MN, Van As CJ, Muller MJ. Rehabilitation of olfaction after laryngectomy by means of a nasal airflow-inducing maneuver: The "polite yawning" technique. Arch Otolaryngol. Head Neck Surg. 2000;126:726-32.
48. Behlau M, Gielow I, Gonçalves MI, Brasil O. Cap 11 – Disfonias por câncer de cabeça e pescoço. In: Behlau M (org). Voz: o livro do especialista. Rio de Janeiro: Revinter; 2005. p. 213-85.

113

Biologia Molecular do Câncer de Pulmão

Vladmir Cláudio Cordeiro de Lima
Luiz Henrique Araújo
Fernando Costa Santini

DESTAQUES

- Nas últimas décadas, o tratamento do câncer de pulmão de células não pequenas mudou dramaticamente.
- Embora apenas 11% dos fumantes, eventualmente, desenvolverão câncer de pulmão, o tabagismo representa o principal fator de risco para esse tumor e está envolvido em até 90% dos casos.
- O cigarro de tabaco contém mais de 4.000 produtos químicos, sendo que cerca de 60 foram identificados como carcinógenos.
- A predisposição individual ao desenvolvimento do câncer de pulmão pode estar associada a polimorfismos envolvendo mecanismos de ativação e detoxificação desses carcinógenos, ou em defeitos nos mecanismos de identificação e reparo aos danos ao DNA.
- Entre as alterações genéticas conhecidas no desenvolvimento do câncer de pulmão são descritas mutações ativadoras ou amplificações de proto-oncogenes, tais como BRAF, EGFR, ERBB2, KRAS, NRAS, PIK3CA e família MYC, e mutações inativadoras, deleções ou hipermetilação de regiões promotoras dos genes supressores tumorais como LKB1, BRG1, MYC, PTEN, P16, RB e TP53.
- Os dois proto-oncogenes mais frequentemente mutados em carcinomas pulmonares são EGFR, em 10 a 30%, e KRAS, em cerca de 20% dos tumores.
- Outras vias oncogênicas estão envolvidas em alguns casos de câncer de pulmão, sendo alvos moleculares para terapias dirigidas, tais como a fusão de ALK, a fusão de ROS1, fusão de RET e mutação ou amplificação de MET.

INTRODUÇÃO

O câncer de pulmão é neoplasia maligna de maior incidência e mortalidade em todo o Mundo,[1] e está intrinsecamente associada à exposição à fumaça da queima do tabaco,[2] embora outros fatores, tanto ambientais (radônio, poluição, infecções, inflamação pulmonar crônica etc.) quanto hereditários, também aumentem o risco de desenvolvimento dessa neoplasia, principalmente entre não fumantes.[3]

Os pulmões são órgãos extremamente complexos, compostos por vários tipos celulares que podem dar origem a tumores de comportamento bastante diverso.[4] As alterações genéticas e moleculares que dão origem aos tumores de pulmão, da mesma forma, são bastante diversas e complexas. Desta feita, os tumores podem evoluir num padrão de múltiplos passos sequenciais (*multistep*) _ tecido normal → hiperplasia → displasia → carcinoma *in situ* → carcinoma invasivo → metástase _ (como nos carcinomas de células escamosas) ou de forma linear, quando não se identificam lesões precursoras (como nos carcinomas de pequenas células).[5] Só mais recentemente, começou-se a desbaratar tais alterações, o que traz uma melhor compreensão da biologia e do comportamento dessas neoplasias e permite avanços consideráveis na detecção, rastreamento e tratamento desses cânceres.[6]

Danos ao DNA causados pelo tabaco

A fumaça do cigarro contém mais de 5 mil compostos químicos, destes, 73 são carcinogênicos, 20 deles carcinógenos pulmonares, entre os quais hidrocarbonetos aromáticos policíclicos, como benzo-[a]-pireno, nitrosaminas, como 4-(metilnitrosamino-)-1-(3-piridil)-1-butanona, e outros como 1-3-butadieno, óxido de etileno e metais pesados como cádmio.[2] A maioria dessas substâncias originam compostos eletrofílicos, durante o processo de detoxificação, que reagem com regiões nucleofílicas nas bases nitrogenadas (especialmente guanina), notadamente em regiões transcricionalmente ativas, de modo da formar adutos de DNA e potenciais mutações.[2,7] Além disso, espécies reativas de oxigênio (ROS) produzidas por leucócitos associados à inflamação crônica, decorrente da exposição à fumaça do tabaco também geram dano genotóxico[8] (Figura 113.1).

Os carcinomas de pulmão figuram entre as neoplasias com maior número de mutações, ou carga mutacional tumoral (TMB – *tumor mutational burden*), com uma média de 8 a 9 mutações/Mb.[9–11] A maioria dessas mutações decorrem de transversões C→A (G→T), uma característica associada a dano genotóxico causado por hidrocarbonetos aromáticos (benzo[a]-pireno) presentes na fumaça do tabaco.[7] Em contrapartida, o TMB entre não fumantes é significativamente mais baixo (média 0,6 mutação/Mb), com enriquecimento para mutações associadas a transversões C→T(G→A).[12,13]

Como há uma associação entre o TMB e o número de neoantígenos potencialmente formados num tumor,

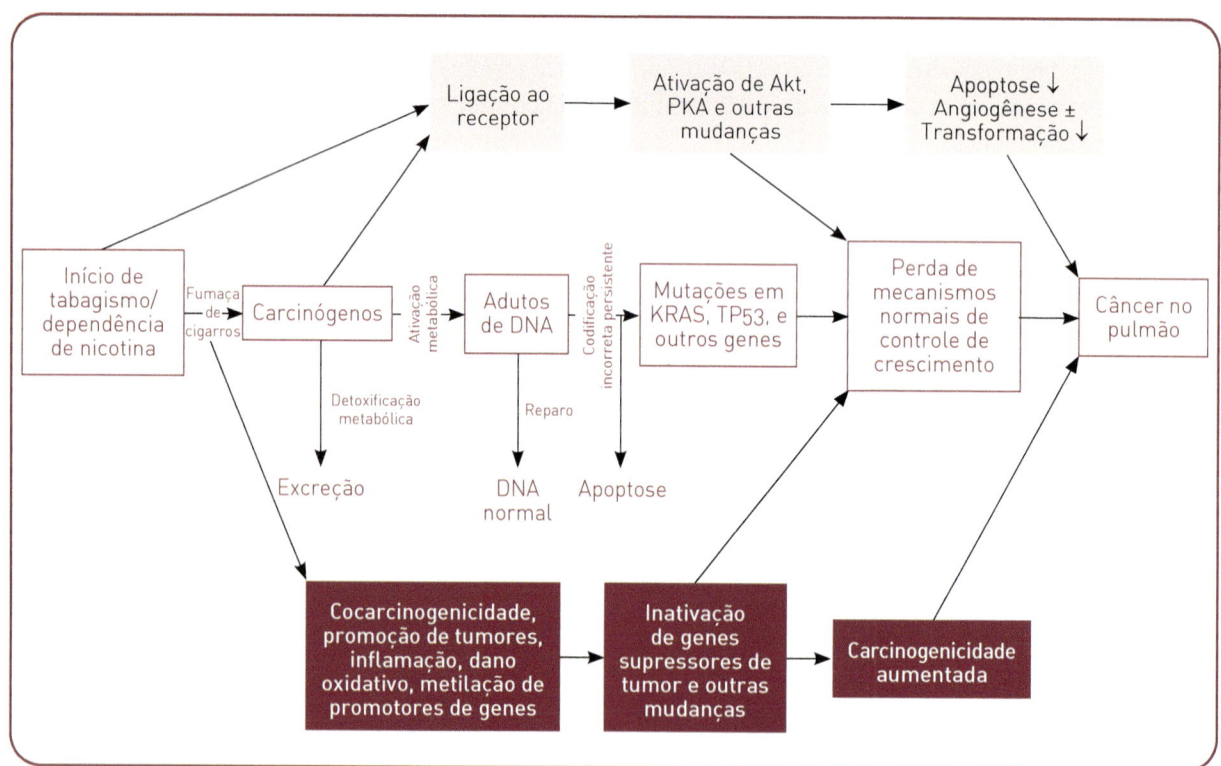

FIGURA 113.1 – Carcinogênese induzida pelo tabaco. A fumaça da queima do tabaco contém mais de 70 carcinógenos, notadamente, no caso do câncer de pulmão, hidrocarbonetos aromáticos policíclicos e nitrosaminas. Essas substâncias formam adutos de DNA e geram danos que podem resultar em mutações (principalmente tranversões C → A).
Fonte: Desenvolvida pela autoria.

existe uma tendência de tumores de pulmão com maior TMB[14,15] ou com mutações associadas à exposição ao tabaco[16] de formarem mais neoantígenos e induzirem respostas tumorais mais intensas, o que os torna mais susceptíveis à imunoterapia (por exemplo, inibidores de *checkpoint* imune).[17,18]

Evolução de alterações genéticas em câncer de pulmão

Os diferentes tipos de cânceres de pulmão apresentam células de origem distintas. Os carcinomas de células escamosas podem surgir por meio de células epiteliais basais, células AT2 (produtoras de surfactante) ou células em clava. Os adenocarcinomas parecem evoluir por meio de células AT2 e da junção bronquíolo-alveolar. Já os carcinomas de pequenas células parecem ter origem nas células neuroendócrinas do pulmão ou nas células epiteliais basais.[4,6]

Células citologicamente normais de todo revestimento epitelial das vias aéreas, mas que foram expostas à fumaça do cigarro, apresentam alterações moleculares que podem resultar no surgimento do câncer, um padrão referido como cancerização de campo.[5] Existe um gradiente do número de mutações no epitélio respiratório, a medida que se afasta do local onde um tumor surge.[19]

Embora cerca de 30% a 54% das lesões pulmonares pré-invasivas regrida espontaneamente,[20,21] muitas das mutações em genes-chave para carcinogênese, bem como alterações no número de cópias desses genes, ocorrem muito precocemente durante o processo de progressão tumoral, e há concordância dessas alterações em tipo e prevalência entre carcinomas *in situ* e lesões invasivas. Entretanto, um maior número de mutações, principalmente em genes *drivers*, padrões diferenciais de metilação, bem como maior expressão de genes envolvidos com instabilidade cromossômica (CIN – *chromosomal instability*) estão associados com maior probabilidade de progressão tumoral.[21]

A maior parte dos tumores de pulmão progridem por evolução ramificada (*branched evolution*) e apresentam elevada heterogeneidade genética intratumoral.[22]

Estudos que realizaram sequenciamento de exoma completo (WES – *whole exome sequecing*) de múltiplas regiões tumorais demonstram que os tumores de pulmão apresentam uma elevada heterogeneidade tumoral relacionada com CIN e duplicação genômica.[23]

Observa-se, nos casos associados ao tabaco, evidência de danos prolongados ao DNA causados pelo tabaco que dão origem alterações genômicas precoces (antes da ocorrência de duplicação genômica), o que sugere envolvimento com o processo de iniciação e frequentemente afeta genes acionáveis, e clonais (*truncal*), que podem ocorrer após duplicação genômica, de modo a sugerir, neste cenário, estarem envolvidas com manutenção e progressão tumoral.[6,22,23] Posteriormente, observa-se duplicação genômica – um evento precoce em câncer de pulmão – e posterior diversificação subclonal, acompanhada de redução de mutações associadas ao tabagismo e aumento de mutações associadas à atividade de APOBEC (citidinas deaminases) e à idade (*clocklike*) causada, por exemplo, por deaminação espontânea de citosina metilada[22,23] (Figura 113.2).

Tratamento com drogas citotóxicas também podem estar relacionadas com indução de mutações subclonais e aumento de heterogeneidade intratumoral. A maioria das alterações *drivers* que afetam genes envolvidos em remodelação de cromatina, metilação de histonas, reparo de DNA e resposta ao dano de DNA tendem a ser tardias e subclonais.[23]

Alterações genéticas e moleculares associadas com adenocarcinoma de pulmão

O adenocarcinoma pulmonar apresenta uma média de 8,87 mutações/Mb e se caracteriza pela riqueza de mutações em oncogenes bem conhecidos, geralmente ativados por mutações de ponto, translocações ou amplificações gênicas. Essas alterações são frequentemente definidas como *drivers*, pois oferecem uma vantagem seletiva às células que passam a crescer e sobreviver indefinidamente.[11,24] Os genes mais acometidos codificam receptores ou proteínas intracelulares cruciais para o crescimento, proliferação e sobrevivência celular por meio da ativação das vias RTK/RAS/RAF (76% dos casos) ou PI3K/MTOR.[6,11,25] Muitos tumores dependem destes oncogenes ou das vias relacionados a eles, um fenômeno conhecido como dependência oncogenética. Este conhecimento é explorado como o "calcanhar de Aquiles" para direcionar o tratamento de alvo molecular dentro de um conceito de medicina personalizada (Figura 113.3).[26]

As primeiras mutações com relevância clínica direta no adenocarcinoma pulmonar foram as do gene *EGFR*. Mais frequentes em tumores de não tabagistas e de asiáticos, essas mutações foram capazes de predizer a resposta aos inibidores específicos contra EGFR.

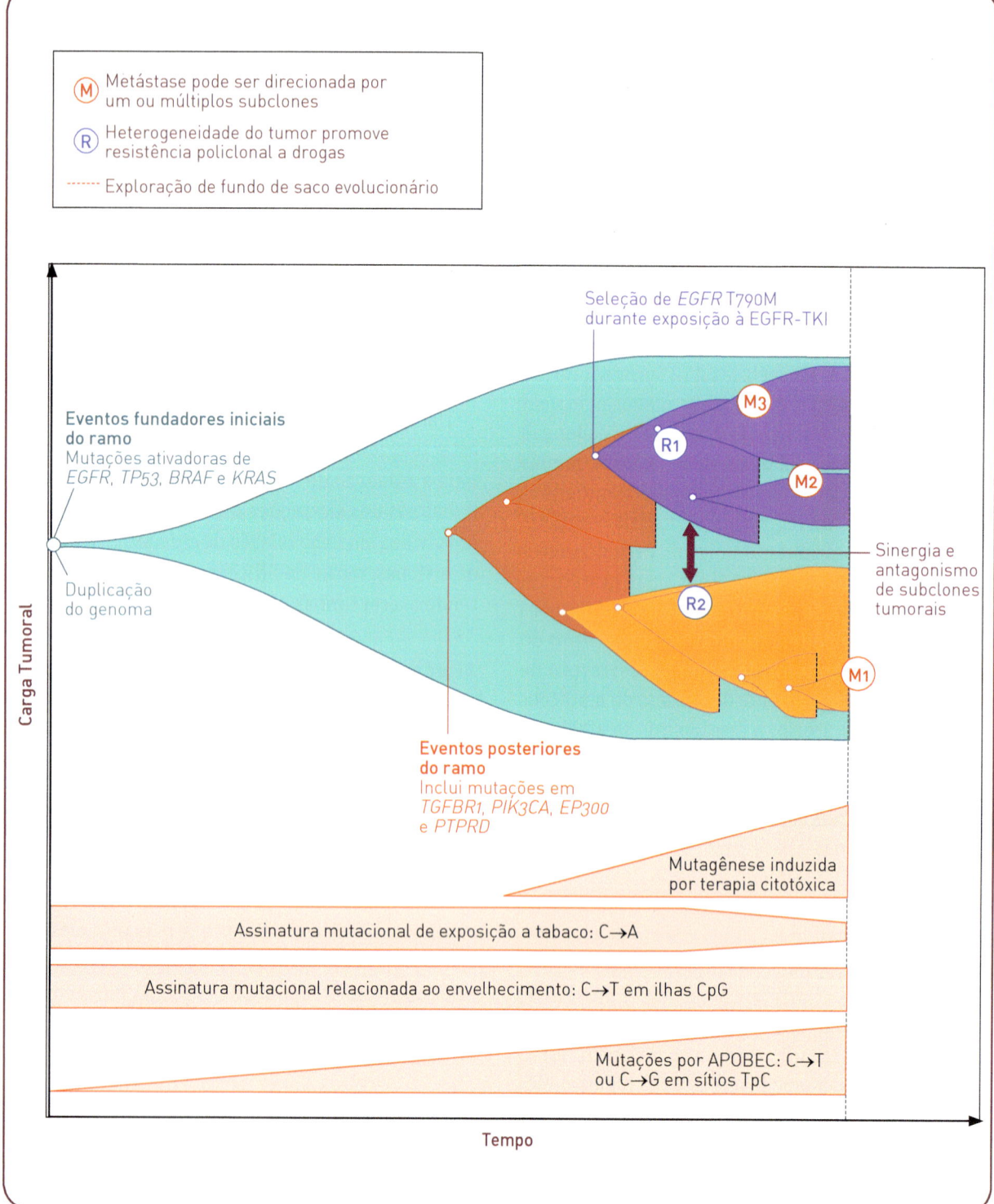

FIGURA 113.2 – Evolução de alterações genômicas em câncer de pulmão. As mutações iniciadoras do processo de carcinogênese tornam-se mutações truncais ou clonais. Duplicação genômica é, normalmente, um evento precoce em câncer de pulmão. Nesta fase, tendem a predominar mutações associadas à exposição à fumaça da queima do tabaco. À medida que o tumor progride, acumulam-se mutações adicionais e há aumento de instabilidade cromossômica e de mutações subclonais, o que favorece o surgimento de diversos braços evolucionários. Essa fase é caracterizada pelo aumento de mutações associadas à atividade de APOBEC. Instabilidade genômica, mutagênese basal continuada (relacionada ao envelhecimento), deriva genética e seleção resultam em aumento da heterogeneidade intratumoral, o que dá origem a subclones, que podem coexistir no mesmo tumor ou em topografias diferentes (metástases), e desenvolvimento de resistência a drogas.

Fonte: Adaptada de Swanton C, Govindan R. Clinical Implications of Genomic Discoveries in Lung Cancer. N Engl J Med 2016;374:1864-73. doi: 10.1056/NEJMra1504688.

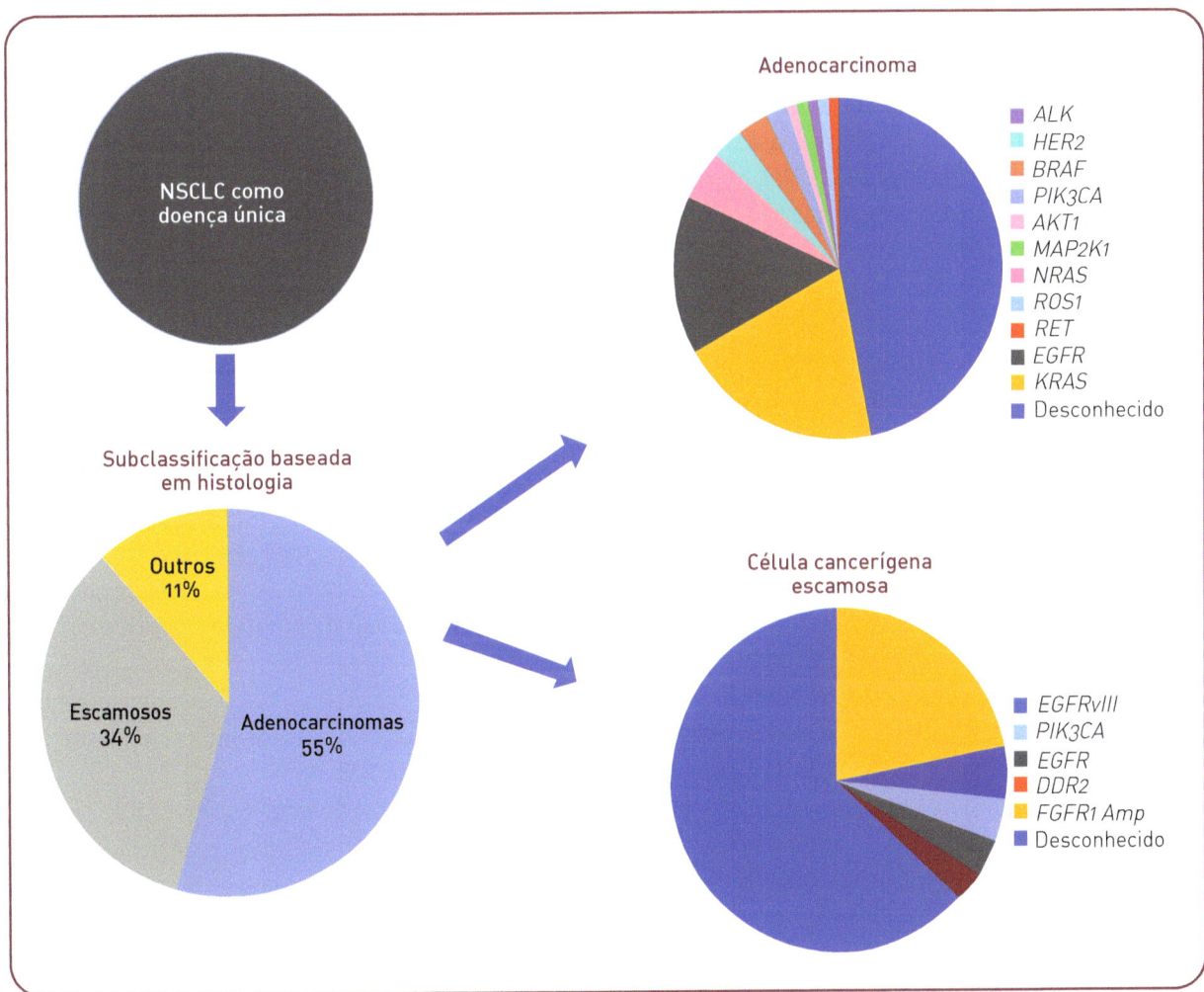

FIGURA 113.3 – Distribuição das mutações somáticas oncogênicas de acordo com os subtipos histológicos adenocarcinoma e carcinoma de células escamosas.
Fonte: Adaptada de Li et al. Genotyping and Genomic Profiling of Non-Small-Cell Lung Cancer. The Journal of Clinical Oncology, 31(8):1039-49.

Esse gene codifica um receptor de membrana regulado por ligantes que controla eventos como proliferação celular. Mutações sensibilizantes de *EGFR* levam à ativação constitutiva da sua atividade quinase e fosforilação de vias abaixo, mesmo na ausência de estímulo dos ligantes ou perda dos domínios extracelulares, o que resulta em proliferação, invasão e metastatização. No estudo IPASS – um marco no tratamento do câncer de pulmão avançado – pacientes com tumores mutados em *EGFR* obtiveram aumento significativo na SLP com o uso de gefitinibe.[27] Esse estudo estabeleceu a importância da seleção molecular de pacientes para o tratamento com inibidores orais do EGFR, o que foi confirmado em inúmeros outros estudos em diferentes populações.

Inicialmente descrita em 2007, a fusão *EML4-ALK* é formada pela porção N-terminal da proteína codificada pelo *echinoderm microtubule-associated protein-like 4* (*EML4*) e a porção intracelular do receptor de tirosina-quinase codificado pelo *anaplastic lymphoma kinase* (ALK), resultado de um rearranjo gênico.[28] Mais tarde, outros parceiros de fusão foram descritos, capazes de ativar vias guiadas por ALK. Assim como acontece com as mutações em *EGFR*, os rearranjos de *ALK* tendem a predominar no tipo histológico adenocarcinoma e predizem benefício aos inibidores de ALK.

Enquanto o bloqueio de EGFR e o ALK foram os primeiros a ser incorporados no tratamento do CPNPC, várias outras alterações foram descobertas e são promissores marcadores moleculares para o uso clínico. Entre elas estão os rearranjos de *ROS1* e mutações ou amplificações de *MET*. A primeira caracterização dos rearranjos de *ROS1* em CPNPC veio de uma triagem de fosfoproteômica,[29] em que ROS1 se mostrou altamente fosforilado em algumas linhagens celulares e espécimes tumorais. Os autores identificaram 2 fusões distintas por PCR (reação em cadeia de polimerase), *SLC34A2-ROS1* e *CD74-ROS1*. Outros parceiros de fusão identificados a seguir incluem *FIG, TPM3, SDC4, EZR, LRIG3, KDELR2* e *CCDC6*.[30] Em contraste às fusões de *ALK*, o mecanismo por trás da ativação de *ROS1* pela fusão não é bem esclarecida. Todavia, foi demonstrado que as fusões de *ROS1* induzem autofosforilação e ativação de vias de sinalização intracelulares relacionadas a crescimento e sobrevivência celular como RAS/MAPK, STAT3 e PI3K/AKT. As translocações de *ROS1* ocorrem em aproximadamente 1% a 2% dos casos de CPNPC, sendo mais frequentes em pacientes jovens, não tabagistas, com histologia adenocarcinoma.[31]

O receptor do fator de crescimento de hepatócitos (do inglês *hepatocyte growth factor receptor* ou HGFR) é um receptor com atividade tirosina-quinase, codificado pelo gene *MET* e tem papel fundamental no desenvolvimento embrionário pulmonar. Em condições fisiológicas, MET é ativado pela ligação do ligante HGF (fator de crescimento de hepatócitos), o que leva à homodimerização e ativação da atividade-quinase. Subsequentemente, este processo é interrompido pela ubiquitinação e internalização do receptor.[32] Outros mecanismos de ativação incluem mutações gênicas, superexpressão, amplificação e redução da taxa de degradação do receptor. Mutações em sítios de *splicing* foram descritas em adenocarcinomas pulmonares. Essas mutações levam à perda da codificação do éxon 14 e previnem o receptor de se ligar a enzimas com atividade E3 ligase e, por conseguinte, bloqueia a sua degradação. As mutações de perda do éxon 14 de MET acontecem em, aproximadamente, 4% dos adenocarcinomas pulmonares e têm sido testadas como biomarcador de sensibilidade aos inibidores de MET.[33]

RET é frequentemente expresso em tecidos derivados da crista neural, entretanto, os níveis de expressão em tecido pulmonar normal são baixos. Em CPNPC, as translocações de *RET* foram, inicialmente, descritas em 2011, o que envolve *KIF5B* (*kinesin family member 5B*) como parceiro.[34,35] Subsequentemente, *CCDC6, NCOA4, TRIM33* e outros foram descritos como parceiros de *RET*.[30,36] À semelhança das fusões de *ALK*, os parceiros de *RET* contêm um domínio *coiled-coil* que funciona como uma unidade de dimerização, de modo a levar à homodimerização da proteína fundida e ativação constitutiva da atividade quinase de RET mediada por autofosforilação. Há, então, ativação de vias como RAS/MAPK e PI3K/AKT. Assim como as fusões de *ALK* e *ROS1*, fusões de *RET* predominam em não tabagistas e na histologia adenocarcinoma, com uma frequência global em torno de 1% a 2% em CPNPC.[37]

As fusões de *NTRK* são *drivers* oncogenéticos de interesse crescente na oncologia. Essas fusões apresentam a peculiaridade de serem encontradas em diversas neoplasias, inclusive hematológicas e pediátricas. Em CPNPC, estima-se que, aproximadamente, 0,2% dos casos apresentem fusões dos genes *NTRK1, 2* ou *3*. Do ponto de vista fisiológico, a sinalização das vias de TRK são fundamentais para o desenvolvimento e diferenciação neuronais. No entanto, a ativação de TRK por meio de fusões pode resultar em autotransfosforilação constitutiva de resíduos de tirosina, capazes de ativar vias de proliferação intracelulares. Por estarem presentes em diferentes neoplasias, a pesquisa de fusões dos genes *NTRK* são, hoje, uma rotina em diversas situações, a fim de indicar a terapia-alvo com inibidores de TRK.[38]

Um outro receptor de interesse é o ERBB2 (*human epidermal growth factor receptor 2* [HER2]/neu), membro da família erbB de receptores juntamente com EGFR. O receptor ERBB2 se diferencia de outros na família por não possuir ligantes, e é ativado por homo ou heterodimerização a outros receptores erbB. É superexpresso em cerca de 20% dos casos de CPNPC, porém, amplificado em apenas 2% a 4%.[39] Mutações de *ERBB2* também foram identificadas em aproximadamente 2% dos casos, representadas por inserções no éxon 20 ao redor do códon 776.[40,41] Essas inserções se mostraram oncogênicas em modelos animais[42] e ocorrem predominantemente em mulheres, não tabagistas, com histologia adenocarcinoma e, raramente, sobrepõem-se a outras mutações *drivers*.

Além do papel oncogenético dos receptores de membrana, diversos efetores intracelulares foram implicados na carcinogênese pulmonar, alguns dos quais foram testados como alvos terapêuticos ou biomarcadores para seleção de terapia-alvo. Entre eles se destacam as proteínas da família RAF, serina-treonina-quinases que podem ser ativadas por mutações pontuais. *BRAF* é o membro mais comumente mutado em câncer de pulmão, em aproximadamente 3% dos casos.[43] Em contraste com o melanoma, no qual a maioria das mutações de *BRAF* ocorre no códon 600 do éxon 15 (V600), mutações nesta posição representam apenas metade dos casos em adenocarcinomas pulmonares. Interessantemente, mutações de *BRAF* são, geralmente, não sobreponentes a outras mutações *driver*, e são mais frequentes em pacientes tabagistas ou ex-tabagistas, em contraponto às mutações de *EGFR* e fusões em *ALK*.

Os genes *RAS* foram os primeiros oncogenes humanos identificados, em 1982. Especificamente, uma única mutação *missense* no códon 12 do *HRAS* foi encontrada em uma linha celular de carcinoma da bexiga.[44,45] Posteriormente, a origem somática das mutações RAS foi confirmada, três isoformas foram descritas e pontos de acesso foram encontrados nos códons 12, 13 e 61. *KRAS* é o oncogene mutado mais frequentemente em cânceres, com taxas de mutação de até 39% nos adenocarcinomas de pulmão.[46] As proteínas RAS pertencem a uma superfamília de pequenas GTPases que regulam as vias de sinalização intracelular fundamentais envolvidas no crescimento e sobrevivência celular.[47,48] Mutações RAS *missense* estabilizam a proteína em seu estado ativo, ligado a GTP, o que leva à transdução sustentada de vias, inclusive a via da MAPK.[49,50]

No câncer de pulmão de células não pequenas (CPCNP), as mutações de *RAS* foram, inicialmente, relacionadas ao benefício limitado dos inibidores da tirosina-quinase do EGFR.[51] Atualmente, o mutante *KRAS* G12C é explorado como um alvo potencial para novas terapias. Na verdade, o resíduo de cisteína do códon 12 pode servir como um bolso de ligação para inibidores covalentes, o que estabiliza KRAS em uma forma inativa ligada a GDP.[52] Dois novos compostos (AMG 510 e MRTX849) foram desenvolvidos para agir contra o *KRAS* G12C e estão em desenvolvimento clínico.[52,53]

Outros genes importantes na carcinogênese do adenocarcinoma estão envolvidos com remodelação de nucleossomos (*ARID1A, SMARCA4*); metilação de histonas (SETD2); regulação de ciclo celular (*CDKN2A, CDK4*) em 64% dos casos; fatores de *splicing* (*RBM1; U2AF1*); TP53 (63%) e genes de resposta ao estresse oxidativo (*NFE2L2; KEAP1*) em 22% dos tumores.[6,11]

Alterações genéticas e moleculares associadas com carcinoma de células escamosas (CEC) de pulmão<2>

O CEC de pulmão apresenta alterações genômicas complexas. Dados do TCGA (*The Cancer Genome Atlas*) desmonstraram, em média, 323 alterações somáticas de número de cópias (SCNA), 360 mutações exônicas e 165 rearranjos cromossômicos por tumor.[10]

Perdas alélicas nas regiões cromossômicas 3p e 9p21 são eventos muito precoces na patogênese do CEC de pulmão.[5] Além disso, vários genes sofrem amplificações (*SOX2* a 68%, *TP63* a 88%, *FGFR1* a 22%, *NFE2L2, MYC, CDK6, MDM2, BCL2L1, EYS*) ou deleções (*CDKN2A, FOXP1, PTEN, NF1*) em CEC de pulmão. No entanto, a diferença mais notável nesse tumor é a amplificação da região cromossômica 3q.[10,54] Amplificação do microRNA *MIR205* foi descrita, recentemente, como uma característica linhagem-específica para CEC de pulmão.[55] Entre os CEC diagnosticados em não fumantes, um gene recorrentemente amplificado é o *GAB2*, que pode ativar as vias *PI3K/AKT* e SHP2/RAS.[56]

Os CEC de pulmão apresentam elevado TMB (média 8,1 mutações/Mb), com os genes mais frequentemente mutados *TP53* (81%), *CDKN2A, PTEN, PIK3CA, KEAP1, MLL2, HLA-A, NFE2L2, NOTCH1* e *RB1*. *CDKN2A* (que codifica as proteínas p16 e p14), um gene supressor de tumor, encontra-se inativado por vários mecanismos em 72% dos casos de CEC de pulmão.[10]

Genes de resposta a estresse oxidativo são, frequentemente, alterados nos CEC, e 34% desses tumores apresentam mutações ou CNA em *KEAP1, NEF2L2* ou *CUL3*. Outro grupo de genes comumente alterados em CEC (44%) são aqueles envolvidos com diferenciação escamosa, como *SOX2* e *TP63* (amplificação), *NOTCH1, NOTCH4* e *ASCL1* (mutações com perda de função) e *FOXP1* (deleções focais).[6,10] 69% dos CEC de pulmão apresentam alguma mutação em genes da via PI3K/AKT, da via RAS ou em vias de receptores tirosina-quinases (Figura 113.4).[10]

Além disso, é possível se identificarem quatro padrões de expressão gênica que permitem agrupar os CEC em subgrupos distintos, os quais se associam com sobrevida e que estão enriquecidos para genes envolvidos com funções biológicas diferentes: primitivo (proliferação), 15% dos tumores; clássico (metabolismo energético e de xenobióticos), 36%; secretório (resposta imune), 24%; e basal (adesão celular), 25%.[10,57]

Apesar do melhor conhecimento atual da biologia e carcinogênese do CEC de pulmão, essa informação ainda não se traduziu em melhores estratégias terapêuticas.

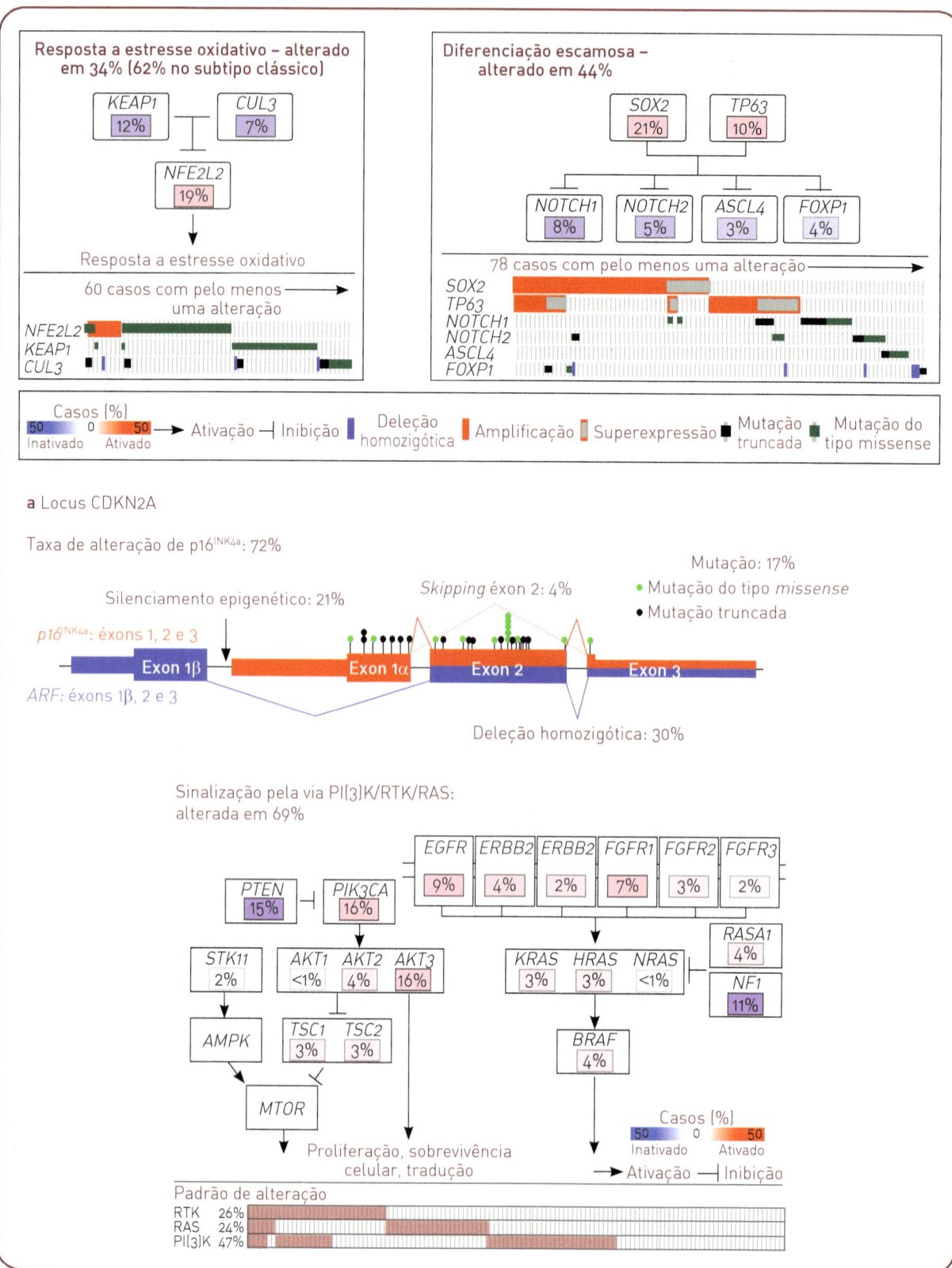

FIGURA 113.4 – Genes e vias de sinalização mais frequentemente alterados em carcinoma de células escamosas.

Genes envolvidos com resposta a estresse oxidativo e associados com diferenciação escamosa são os genes mais frequentemente mutados em carcinoma de células escamosas (CEC) de pulmão. *CDKN2A* encontra-se inativado em cerca de 72% dos CEC. Alterações em genes das vias *PI3K/RTK/RAS* são encontradas em 69% dos CEC de pulmão e correspondem a alterações potencialmente acionáveis.

Fonte: Adaptada de Hammerman PS, Voet D, Lawrence MS, Voet D, Jing R, Cibulskis K, et al. Comprehensive genomic characterization of squamous cell lung cancers. Nature. 2012.

Alterações genéticas e moleculares associadas com carcinoma de pequenas células de pulmão

Na década de 1980, Dr. John Minna e Dr. Adi Gazdar já classificavam o CPPC em forma "clássica" (70%) e forma "variante" (30%), baseado na histologia e diferenças na expressão gênica. Esta última forma caracterizava-se por tumores com maior variedade de tamanhos celulares, nucléolo mais proeminente e maior expressão de genes associados com diferenciação neuronal. São tumores de maior agressividade e maior resistência ao tratamento.[58]

O CPPC é uma neoplasia neuroendócrina de alto grau recalcitrante, com a neoplasia de maior associação com o tabaco. Caracteriza-se por curto tempo de duplicação, desenvolvimento rápido de metástases e resistência ao tratamento culminando em um prognóstico ruim.[59] Análise genômica do CPPC é desafiadora, já que ele é raramente tratado com cirurgia, o que resulta em uma carência de espécime para estudo. As células neuroendócrinas, que estão presentes em agrupamentos celulares chamados de corpúsculo neuroepiteliais, localizados nas junções dos bronquíolos, representam as principais células de origem do CPPC. Mais raramente, células progenitoras produtoras de surfactante também podem levar ao CPPC, porém, com frequência muito menor.[60]

O CPPC apresenta uma carga mutacional de aproximadamente oito mutações não sinônimas por milhões de pares de base. Transversões indicativas de alta carga tabágica C:G>A:T foram encontradas em aproximadamente 28% das mutações. A característica genética marcante é a quase ubíqua inativação bialélica dos dois principais genes supressores tumorais, *TP53* e *RB1*. O desafio, no meio de tantas mutações, é detectar quais seriam as mais relevantes.[61]

Recentemente, diversos estudos genômicos permitiram as primeiras análises estruturadas do perfil molecular do CPPC. O CPPC é um tumor tipicamente aneuploide. Estudo do consórcio global para pesquisa do genoma do câncer de pulmão revelou, praticamente, deleções universais que afetam partes do cromossomo 3p e 13q (incluindo *RB1*) e frequentes ganhos de 3q e 5p, e perdas de 17p (inclusive *TP53*). Também podem ser encontradas amplificações focais que afetam *MYCL1*, *MYCN* e *FGFR1* e deleções focais envolvendo *FHIT*.[62] Rudin e colaboradores encontraram altos níveis de amplificação de *SOX2* em 27% das amostras. *SOX2* é um fator chave na manutenção da pluripotência e autorrenovação das células-tronco, e está relacionado com aumento do número de células progenitoras da linhagem neural nas células epiteliais pulmonares.[63]

Mutações recorrentes foram encontradas nos genes: *TP53*, *RB1*, *CREBBP*, *EP300*, *SLIT2*, *MLL*, *PTEN*, *MLL*, *COBL*, *EPHA7*, *COL22A1*, *FMN2* e *NOTCH1*. Vale categorizar que *SLIT2* e *EPHA7* estão relacionados com regulação do citoesqueleto, enquanto *CREBBP*, *EP300* e *MLL* são enzimas modificadoras de histona.[62] Mutações inativadoras que afetam a família de genes *NOTCH* podem ser encontradas em quase 25% dos tumores, gene que funciona como supressor tumoral e regulador da diferenciação neuroendócrina no CPPC. Durante o desenvolvimento pulmonar, a ativação da via do NOTCH inibe a diferenciação das células precursoras para um fenótipo neuroendócrino.[64]

Apesar dos esforços, todos estes estudos que tentaram traçar o perfil molecular do CPPC não conseguiram propor nenhuma classificação em subtipos moleculares, já que diversas das alterações recorrentes supracitadas não eram mutuamente excludentes ou não mostraram co-ocorrência de maneira consistente. Notavelmente, somente as alterações em *TP53* e *RB1* eram denominadores comuns. Foi por meio da epigenética e de estudos de expressão gênica que essa diversidade molecular começou a ser apreciada.[65]

Dados de perfil de expressão gênica sugerem que diversos genes neuroendócrinos são expressos nos tumores de pequenas células, inclusive aqueles codificadores das cromograninas A, B e C, INSM1 (*insulinoma-associated gene 1*), assim como fator de transcrição neurogênico ASCL1 (*achaete-scute homologue 1*), entre outros. A primeira pista dessa diversidade molecular veio com estudo da susceptibilidade de linhagens celulares a infecção pelo picornavírus oncolítico SVV (*Senecca Valley Virus*), que demonstrou um tropismo para um subtipo de CPPC relacionado com a classificação morfológica "variante". O perfil de expressão gênica dessas linhagens permissivas à infecção pelo SVV revelou baixa expressão de ASCL1 e alta expressão de outro fator de transcrição neurogênico, NEUROD1 (*neurogenic differentiation factor 1*), ambos relacionados com desenvolvimento e maturação das células neuroendócrinas pulmonares. Já a variante morfológica "clássica" seria representada por alta expressão de ASCL1 e baixa expressão de NEUROD1.[66] Em linhagens celulares, conseguiu-se observar os diferentes genes alvos que podem ser regulados por ASCL1 como *MYCL1*, *BCL2*, *SOX2* e *DLL3* e por NEUROD1, como *MYC*, *INSM1* e *HES6*. ASCL1 e NEUROD1 levam a diferentes perfis de expressão gênica, de modo a suporar a ideia de que representam subtipos bem demarcados. Em modelo murino, o ASCL1 é indispensável para formação tumoral, contudo, o NEUROD1 pode ser dispensável. Membros da família MYC podem levar à diferenciação dos dois principais subtipos com o MYCL1 predominante na forma clássica ASCL1^{Alto}, e MYC predominante na forma variante NEUROD1^{Alto}. Discute-se a possibilidade de uma hierarquia sequencial entre os subtipos, com o ASCL1 implicado na oncogênese inicial.[67]

Uma proporção pequena dos tumores de pequenas células pode apresentar baixa expressão tanto de INSM1 e ASCL1 como de NEUROD1, o que se caracteriza pela expressão de dois fatores não neuroendócrinos YAP1 e POU2F3. YAP1 é um regulador da transcrição ativado pela via de sinalização HIPPO. POU2F3 (*POU class 2 homeobox 3*) é, normalmente, um fator seletivamente expresso nas células *tuft* (tipo celular quimiossensível do epitélio pulmonar), o que sugere até a possibilidade de uma célula de origem distinta.[65] Estudo recente por meio de dados de tumores humanos demonstrou que a expressão de YAP1 pode relacionar-se com um fenótipo inflamatório.[68]

Em comparação com adenocarcinoma, o CPPC parece ter diversidade subclonal três vezes menor.[61] Mesmo assim, evidências recentes suportam um modelo de heterogeneidade intra e intertumoral nos CPPC, inclusive subpopulações de células distintas. Modelos murinos demonstraram que a presença concomitante de células neuroendócrinas e não neuroendócrinas aumenta a capacidade de geração de metástase hepática. Ativação endógena da via do NOTCH em modelos murinos e tumores humanos resultou em uma transformação para fenótipo não neuroendócrino, que apresenta menor taxa de crescimento, contudo, responsável por resistência à quimioterapia, de modo a promover também suporte trófico para células neuroendócrinas.[64]

Além disso, o achado de células tumorais circulantes e depois tecidos tumorais que expressavam caderina do endotélio vascular inferem a capacidade de mimetismo vascular, o qual também pode contribuir para o crescimento tumoral e resistência à quimioterapia.[69]

Diferentemente do adenocarcinoma, no qual a força motriz de grande parte dos tumores está representada pela hiperatividade de oncogenes acionáveis, o que possibilita um tratamento personalizado, o CPPC ainda é visto, histologicamente, como uma entidade única, porém, o melhor conhecimento da biologia molecular do CPPC permitiu o esboço de um modelo de classificação em subtipos moleculares, baseado na expressão de importantes reguladores da transcrição (Tabela 113.1). Isso servirá como base para unificação da nomenclatura, de forma a melhorar a comunicação e otimizar as vulnerabilidades terapêuticas de cada subgrupo, para melhor individualização do tratamento.[65]

Plataformas de testagem molecular em câncer de pulmão

Em paralelo ao maior conhecimento clínico e epidemiológico, novas plataformas de testagem molecular permitiram maior avanço no conhecimento da biologia molecular do câncer de pulmão. Ademais, essas plataformas ganharam espaço na clínica e, hoje, fazem parte do arsenal diagnóstico utilizado para tipagem do câncer de pulmão. O método de Sanger – também conhecido como sequenciamento direto por terminadores de cadeia – foi introduzido em 1977 e representou uma revolução na pesquisa biomédica.[71] Esta técnica é amplamente utilizada desde então, e auxiliou na detecção de mutações pontuais relacionados ao câncer em genes como *EGFR*, *KRAS*, *TP53*, entre outros. Também foi amplamente utilizada durante o projeto do genoma humano, que determinou toda a sequência genética humana padrão e serviu de molde para o estudo genômico do câncer em projetos subsequentes. No entanto, durante esses anos, tornou-se necessário o desenvolvimento de tecnologias mais modernas, que permitissem um sequenciamento mais rápido, mais abrangente e de menor custo.

Uma primeira geração de testagem *multiplex* englobou as técnicas conhecidas como SNaPShot (Applied Biosystems, Foster City, CA) e Sequenom (Sequenom, San Diego, CA). Essas técnicas se mostraram mais sensíveis que o sequenciamento tipo Sanger e são compatíveis com espécimes tumorais clínicos, geralmente armazenados em blocos de parafina.[72,73] A metodologia inclui a combinação de *primers* para amplificação de genes-alvo. Os produtos de amplificação são, então, lidos por eletroforese capilar (SNaPShot)

Tabela 113.1. Subtipos moleculares do CPPC baseado na expressão de fatores de transcrição

SUBTIPO MOLECULAR	SCLC-A	SCLC-N	SCLC-P	SCLC-Y
DISTRIBUIÇÃO				
Transcriptoma n = 81[65]	70% 95%IC [60%, 79%]	11% 95%IC [6%, 20%]	16% 95%IC [10%, 26%]	2% 95%IC [1%, 9%]
Imuno-histoquímica n = 174[70]	0.69	0.17	0.7	-
Expressão principais reguladores da transcrição[65]	ASCL1 dominante	NEUROD1 dominante	POU2F3	YAP1
	INSM1^{Alto} ASCL1^{Alto} NEUROD1^{Baixo}	INSM1^{Alto} ASCL1^{Baixo} NEUROD1^{Alto}	INSM1$^{Baixo/Neg}$ ASCL1$^{Baixo/Neg}$ NEUROD1$^{Baixo/Neg}$	INSM1$^{Baixo/Neg}$ ASCL1$^{Baixo/Neg}$ NEUROD1$^{Baixo/Neg}$
Expressão marcadores neuroendócrinos (Cromogranina, Sinaptofisina, CD56) TTF-1 e DLL3[70]	Alto	Alto	Baixo	Baixo
Vulnerabilidades terapêuticas[65]	DLL3 BLC2 Histona desmetilase Histona deacetilase	Vírus oncolítico SVV IGF1R		Inibidores de correceptores imunes
		Aurora-quinase		
	PARP / EZH2 / WEE1			

DLL3: *Delta ligand-like 3*; BCL2: *B-cell lymphoma 2*; PARP: *Poly ADP-ribose polymerase*; EZH2: *Enhancer of zeste homolog 2*.
Fonte: Fernando Costa Santini, MD.

ou por espectrofotômetro de massa (Sequenom). Como limitações, ambas as técnicas são delineadas para cobrir apenas regiões de interesse (*hotspot*) e, portanto, têm papel limitado em descoberta. Este tipo de tecnologia foi utilizado nos primeiros estudos de medicina personalizada em câncer de pulmão, como o LCMC.[26]

O sequenciamento de próxima geração (*Next Generation Sequencing* ou NGS), também conhecido como sequenciamento paralelo massivo (*massively parallel sequencing*) se destaca entre as inovações no estudo da genômica. Ao contrário de outras tecnologias, pequenos fragmentos de DNA (comumente, de 100 a 200 pares de bases, gerados por amplificação ou por digestão seguido de hibridização) compõem a biblioteca gênica. Milhares destes fragmentos podem ser lidos em paralelo em um sequenciador (maior capacidade de produção, do inglês *throughput*) e cada base nucleotídica é lida múltiplas vezes em reações independentes (maior acurácia e escalabilidade). Ademais, uma sequência nucleotídica única é adicionada a cada biblioteca – o que corresponde a um único paciente – e funciona como um código de barras individual, de forma a permitir que múltiplos casos sejam combinados em uma mesma reação e lidos conjuntamente. Todas estas características trazem, também, uma redução significativa no custo do processo. Por último, sequenciadores de próxima geração podem chamar cada base sequenciada de forma direta e em tempo real, à medida em que a reação é realizada. Esta tecnologia apresenta uma série de vantagens sobre as antecedentes, como maior sensibilidade, quantificação de alelos selvagens e mutados e avaliação de outras alterações genéticas, além da troca única de nucleotídeos (*single nucleotide variation* ou SNV) como inserções, deleções, alteração do número de cópias e rearranjos, que ocorrem comumente no genoma do câncer.[74,75] As técnicas de NGS permitem estudar desde pequenas regiões específicas de interesse (*hotspot*) de alguns poucos genes, até todo o exoma, genoma ou transcriptoma, simultaneamente.

O diagnóstico molecular baseado em NGS compreende diferentes estratégias, com vantagens e desvantagens intrínsecas: sequenciamento de genes-alvo, sequenciamento do exoma completo, sequenciamento do genoma completo e sequenciamento do transcriptoma completo ou de regiões-alvo no RNA. O sequenciamento do genoma, do exoma (que representa a parcela codificante ou cerca de 1% do genoma) e do transcriptoma oferecem informações mais completas sobre o espectro de alterações no tumor e traz maior poder de descoberta. Estas foram, por exemplo, as estratégias mais utilizadas nos projetos do Atlas do Genoma do Câncer (The Cancer Genome Atlas ou TCGA).[10,11] No entanto, estas opções também estão associadas a custos mais elevados, maior tempo para testagem e análise, e maior complexidade na análise e na validação. Por estas razões, alternativas mais direcionadas de testagem ganharam utilidade mais rapidamente na clínica e na pesquisa do câncer.

As estratégias de sequenciamento de genes-alvo lançam mão de dois métodos principais de enriquecimento dos alvos, baseados na captura por hibridização ou por amplificação.[76] A captura por hibridização permite sequenciar uma lista mais ampla de genes ou éxons pelo enriquecimento de regiões do DNA por meio de "iscas" de oligonucleotídeos complementares.[77] Esses oligonucleotídeos identificam as regiões-alvo do genoma, que são, em seguida, amplificadas para formar a biblioteca gênica. A captura por hibridização pode enriquecer éxons ou íntrons para detecção de mutações pontuais específicas, alterações de número de cópias (amplificações ou deleções) e rearranjos que envolvem genes ou regiões de interesse. Esta tecnologia oferece uma testagem rápida (semanas), escalonável e custo-efetiva de centenas de genes, simultaneamente.[75,77-79] Várias técnicas de captura por hibridização estão disponíveis comercialmente, e podem ser utilizadas em espécimes tumorais armazenados em blocos de parafina.[80,81]

Já a captura por amplificação compreende a combinação de centenas de pares de primers em uma única (ou em poucas) reação de PCR durante o preparo da biblioteca. A amplificação direta dos alvos de interesse é o processo principal para o enriquecimento dos alvos com esta técnica, o que tem limitações intrínsecas na capacidade de cobertura e no potencial de descoberta. Em paralelo, captura de regiões-alvo do RNA tem sido utilizada para a detecção e descoberta de rearranjos gênicos por amplificação.[82] As técnicas de captura por amplificação permitem estudar apenas regiões de interesse (hotspot) a custos relativamente baixos, curto tempo de testagem, em um processo de fácil execução, validação e análise.[83]

Perspectivas futuras

Com o avanço na tecnologia de testagem, novas portas se abrem para a compreensão da biologia molecular do câncer de pulmão. Exemplos claros destas perspectivas são a testagem genômica completa,[84] a heterogeneidade tumoral[85,86] e a biópsia líquida.[87] Os esforços de projetos para o estudo do genoma do câncer têm sido direcionados para caracterizar as alterações cromossômicas amplas, que podem acontecer durante o curso da carcinogênese pulmonar.[84] Acredita-se que essas alterações possam anteceder o surgimento de mutações condutoras, e que possam interferir no prognóstico e resposta aos tratamentos atuais. Também se tem demonstrado o impacto da heterogeneidade intra e inter-tumoral, com relevante impacto em desfechos clínicos.[85,86] Por fim, a pesquisa genômica minimamente invasiva deve ganhar espaço com o uso crescente da biópsia líquida, por meio da testagem de DNA de outros produtos genéticos circulantes.[87] Nesse ínterim, a pesquisa de microRNAs tende a avançar para ganhar uso corrente, tanto no diagnóstico quanto no acompanhamento dos pacientes. Campos de interesse nesta área incluem diagnóstico precoce e pesquisa de doença residual mínima.

CONCLUSÃO

O conhecimento da biologia dos cânceres de pulmão evoluiu consideravelmente na última década e resultou no desenvolvimento de tratamentos extremamente eficazes, como as terapias-alvo direcionadas contra produtos de genes drivers acionáveis, notadamente encontrados nos adenocarcinomas, bem como a modulação da resposta imune antitumoral com o uso de inibidores de checkpoint imunes. Contudo, reconhece-se que as alterações genéticas, epigenéticas e bioquímicas que regulam a iniciação, progressão e manutenção do fenótipo maligno no câncer de pulmão são extremamente complexas e dinâmicas, e evoluem continuamente. Infelizmente, muitas dessas alterações são, hoje, ainda não modificáveis, o que realça a necessidade de pesquisa constante que permita o desenvolvimento de novas tecnologias, a fim de otimizar o tratamento dos pacientes acometidos por essa doença tão nefasta.

REFERÊNCIAS

1. Bray F, Ferlay J, Soerjomataram I, Siegel RL, Torre LA, Jemal A. Global cancer statistics 2018: GLOBOCAN estimates of incidence and mortality worldwide for 36 cancers in 185 countries. CA Cancer J Clin, 2018.
2. Hecht SS. Lung carcinogenesis by tobacco smoke. Int J Cancer, 2012.
3. Corrales L, Rosell R, Cardona AF, Martín C, Zatarain-Barrón ZL, Arrieta O. Lung cancer in never smokers: The role of different risk factors other than tobacco smoking. Critical Reviews in Oncology/Hematology. 2020.
4. Ferone G, Lee MC, Sage J, Berns A. Cells of origin of lung cancers: Lessons from mouse studies. Genes and Development. 2020.
5. Kadara H, Scheet P, Wistuba II, Spira AE. Early events in the molecular pathogenesis of lung cancer. Cancer Prevention Research. 2016.
6. Swanton C, Govindan R. Clinical Implications of Genomic Discoveries in Lung Cancer. N Engl J Med, 2016.
7. Alexandrov LB, Ju YS, Haase K, Van Loo P, Martincorena I, Nik-Zainal S, et al. Mutational signatures associated with tobacco smoking in human cancer. Science (80-), 2016.
8. Salehi-Rad R, Li R, Paul MK, Dubinett SM, Liu B. The Biology of Lung Cancer: Development of More Effective Methods for Prevention, Diagnosis, and Treatment. Clinics in Chest Medicine. 2020.
9. Alexandrov LB, Nik-Zainal S, Wedge DC, Aparicio SAJR, Behjati S, Biankin A V, et al. Signatures of mutational processes in human cancer. Nature. 2013.
10. Hammerman PS, Voet D, Lawrence MS, Voet D, Jing R, Cibulskis K, et al. Comprehensive genomic characterization of squamous cell lung cancers. Nature, 2012.
11. Collisson EA, Campbell JD, Brooks AN, Berger AH, Lee W, Chmielecki J, et al. Comprehensive molecular profiling of lung adenocarcinoma: The cancer genome atlas research network. Nature, 2014.
12. Govindan R, Ding L, Griffith M, Subramanian J, Dees ND, Kanchi KL, et al. Genomic landscape of non-small cell lung cancer in smokers and never-smokers. Cell, 2012.
13. Subramanian J, Govindan R. Molecular profile of lung cancer in never smokers. In: European Journal of Cancer, Supplement. 2013.
14. Samstein RM, Lee CH, Shoushtari AN, Hellmann MD, Shen R, Janjigian YY, et al. Tumor mutational load predicts survival after immunotherapy across multiple cancer types. Nature Genetics. 2019.
15. Gandara DR, Paul SM, Kowanetz M, Schleifman E, Zou W, Li Y, et al. Blood-based tumor mutational burden as a predictor of clinical benefit in non-small-cell lung cancer patients treated with atezolizumab. Nat Med. 2018.
16. Rizvi NA, Hellmann MD, Snyder A, Kvistborg P, Makarov V, Havel JJ, et al. Mutational landscape determines sensitivity to PD-1 blockade in non-small cell lung cancer. Science (80-). 2015.
17. Hellmann MD, Ciuleanu T-E, Pluzanski A, Lee JS, Otterson GA, Audigier-Valette C, et al. Nivolumab plus Ipilimumab in Lung Cancer with a High Tumor Mutational Burden. N Engl J Med. 2018.
18. Yarchoan M, Hopkins A, Jaffee EM. Tumor Mutational Burden and Response Rate to PD-1 Inhibition. N Engl J Med. 2017.
19. Kadara H, Sivakumar S, Jakubek Y, Anthony San Lucas F, Lang W, McDowell T, et al. Driver mutations in normal airway epithelium elucidate spatiotemporal resolution of lung cancer. Am J Respir Crit Care Med, 2019.
20. Devarakonda S, Govindan R. Untangling the evolutionary roots of lung cancer. Nature Communications. 2019.
21. Teixeira VH, Pipinikas CP, Pennycuick A, Lee-Six H, Chandrasekharan D, Beane J, et al. Deciphering the genomic, epigenomic, and transcriptomic landscapes of pre-invasive lung cancer lesions. Nat Med, 2019.
22. De Bruin EC, McGranahan N, Mitter R, Salm M, Wedge DC, Yates L, et al. Spatial and temporal diversity in genomic instability processes defines lung cancer evolution. Science (80-). 2014.
23. Jamal-Hanjani M, Wilson GA, McGranahan N, Birkbak NJ, Watkins TBK, Veeriah S, et al. Tracking the Evolution of Non–Small-Cell Lung Cancer. N Engl J Med. 2017.
24. Vogelstein B, Papadopoulos N, Velculescu VE, Zhou S, Diaz LA, Kinzler KW. Cancer genome landscapes. Science. 2013.
25. Ding L, Getz G, Wheeler DA, Mardis ER, McLellan MD, Cibulskis K, et al. Somatic mutations affect key pathways in lung adenocarcinoma. Nature. 2008.
26. Kris MG, Johnson BE, Berry LD, Kwiatkowski DJ, Iafrate AJ, Wistuba II, et al. Using multiplexed assays of oncogenic drivers in lung cancers to select targeted drugs. JAMA – J Am Med Assoc. 2014.
27. Mok TS, Wu Y-L, Thongprasert S, Yang C-H, Chu D-T, Saijo N, et al. Gefitinib or Carboplatin–Paclitaxel in Pulmonary Adenocarcinoma. N Engl J Med. 2009.
28. Soda M, Choi YL, Enomoto M, Takada S, Yamashita Y, Ishikawa S, et al. Identification of the transforming

EML4-ALK fusion gene in non-small-cell lung cancer. Nature. 2007.

29. Rikova K, Guo A, Zeng Q, Possemato A, et al. Global Survey of Phosphotyrosine Signaling Identifies Oncogenic Kinases in Lung Cancer. Cell. 2007;131(6):1190-1203.

30. Takeuchi K, Soda M, Togashi Y, Suzuki R, Sakata S, Hatano S, et al. RET, ROS1 and ALK fusions in lung cancer. Nat Med, 2012.

31. Bergethon K, Shaw AT, Ou SHI, Katayama R, Lovly CM, McDonald NT, et al. ROS1 rearrangements define a unique molecular class of lung cancers. J Clin Oncol, 2012.

32. Gherardi E, Sandin S, Petoukhov M V, Finch J, Youles ME, Öfverstedt LG, et al. Structural basis of hepatocyte growth factor/scatter factor and MET signalling. Proc Natl Acad Sci U S A, 2006.

33. Drilon A, Cappuzzo F, Ou SHI, Camidge DR. Targeting MET in Lung Cancer: Will Expectations Finally Be MET? Journal of Thoracic Oncology. 2017.

34. Ju YS, Lee WC, Shin JY, Lee S, Bleazard T, Won JK, et al. A transforming KIF5B and RET gene fusion in lung adenocarcinoma revealed from whole-genome and transcriptome sequencing. Genome Res, 2012.

35. Kohno T, Ichikawa H, Totoki Y, Yasuda K, Hiramoto M, Nammo T, et al. KIF5B-RET fusions in lung adenocarcinoma. Nat Med, 2012.

36. Drilon A, Wang L, Hasanovic A, Suehara Y, Lipson D, Stephens P, et al. Response to cabozantinib in patients with RET fusion-positive lung adenocarcinomas. Cancer Discov, 2013.

37. Wang R, Hu H, Pan Y, Li Y, Ye T, Li C, et al. RET fusions define a unique molecular and clinicopathologic subtype of non-small-cell lung cancer. J Clin Oncol, 2012.

38. Cocco E, Scaltriti M, Drilon A. NTRK fusion-positive cancers and TRK inhibitor therapy. Nature Reviews Clinical Oncology, 2018.

39. Hirsch FR, Varella-Garcia M, McCoy J, West H, Xavier AC, Gumerlock P, et al. Increased epidermal growth factor receptor gene copy number detected by fluorescence in situ hybridization associates with increased sensitivity to gefitinib in patients with bronchioloalveolar carcinoma subtypes: A southwest oncology group study. J Clin Oncol, 2005.

40. Mazières J, Peters S, Lepage B, Cortot AB, Barlesi F, Beau-Faller M, et al. Lung cancer that harbors an HER2 Mutation: Epidemiologic characteristics and therapeutic perspectives. J Clin Oncol, 2013.

41. Arcila ME, Chaft JE, Nafa K, Roy-Chowdhuri S, Lau C, Zaidinski M, et al. Prevalence, clinicopathologic associations, and molecular spectrum of ERBB2 (HER2) tyrosine kinase mutations in lung adenocarcinomas. Clin Cancer Res, 2012.

42. Perera SA, Li D, Shimamura T, Raso MG, Ji H, Chen L, et al. HER2YVMA drives rapid development of adenosquamous lung tumors in mice that are sensitive to BIBW2992 and rapamycin combination therapy. Proc Natl Acad Sci U S A, 2009.

43. Paik PK, Arcila ME, Fara M, Sima CS, Miller VA, Kris MG, et al. Clinical characteristics of patients with lung adenocarcinomas harboring BRAF mutations. J Clin Oncol, 2011.

44. Cox AD, Der CJ. Ras history: The saga continues. Small GTPases, 2010.

45. Parada LF, Tabin CJ, Shih C, Weinberg RA. Human EJ bladder carcinoma oncogene is homologue of Harvey sarcoma virus ras gene. Nature, 1982.

46. Rodenhuis S, van de Wetering ML, Mooi WJ, Evers SG, van Zandwijk N, Bos JL. Mutational Activation of the K-ras Oncogene. N Engl J Med. 1987.

47. Barbacid M. Ras Genes. Annu Rev Biochem, 1987. 1987;56:779-827.

48. Simanshu DK, Nissley D V, McCormick F. RAS Proteins and Their Regulators in Human Disease. Cell, 2017.

49. Cully M, Downward J. SnapShot: Ras Signaling. Cell, 2008.

50. Li S, Balmain A, Counter CM. A model for RAS mutation patterns in cancers: finding the sweet spot. Nature Reviews Cancer, 2018.

51. van Zandwijk N, Mathy A, Boerrigter L, Ruijter H, Tielen I, de Jong D, et al. EGFR and KRAS mutations as criteria for treatment with tyrosine kinase inhibitors: Retro-and prospective observations in non-small-cell lung cancer. Ann Oncol, 2007.

52. Canon J, Rex K, Saiki AY, Mohr C, Cooke K, Bagal D, et al. The clinical KRAS(G12C) inhibitor AMG 510 drives anti-tumour immunity. Nature, 2019.

53. Hallin J, Engstrom LD, Hargi L, Calinisan A, Aranda R, Briere DM, et al. The KRASG12C inhibitor MRTX849 provides insight toward therapeutic susceptibility of KRAS-mutant cancers in mouse models and patients. Cancer Discov, 2020.

54. Drilon A, Rekhtman N, Ladanyi M, Paik P. Squamous-cell carcinomas of the lung: Emerging biology, controversies, and the promise of targeted therapy. The Lancet Oncology, 2012.

55. Campbell JD, Alexandrov A, Kim J, Wala J, Berger AH, Pedamallu CS, et al. Distinct patterns of somatic genome alterations in lung adenocarcinomas and squamous cell carcinomas. Nat Genet, 2016.

56. Park YR, Bae SH, Ji W, Seo EJ, Lee JC, Kim HR, et al. GAB2 amplification in squamous cell lung cancer of non-smokers. J Korean Med Sci, 2017.

57. Wilkerson MD, Yin X, Hoadley KA, Liu Y, Hayward MC, Cabanski CR, et al. Lung squamous cell carcinoma mRNA expression subtypes are reproducible, clinically important, and correspond to normal cell types. Clin Cancer Res, 2010.
58. Gazdar AF, Carney DN, Nau MM, Minna JD. Characterization of variant subclasses of cell lines derived from small cell lung cancer having distinctive biochemical, morphological, and growth properties. Cancer Res. 1985;45(6):2924–30.
59. Sabari JK, Lok BH, Laird JH, Poirier JT, Rudin CM. Unravelling the biology of SCLC: implications for therapy. Nat Rev Clin Oncol. 2017;14(9):549–61.
60. Sutherland KD, Proost N, Brouns I, Adriaensen D, Song J-Y, Berns A. Cell of origin of small cell lung cancer: inactivation of Trp53 and Rb1 in distinct cell types of adult mouse lung. Cancer Cell. 2011;19(6):754–64.
61. George J, Lim JS, Jang SJ, Cun Y, Ozretia L, Kong G, et al. Comprehensive genomic profiles of small cell lung cancer. Nature, 2015.
62. Peifer M, Fernández-Cuesta L, Sos ML, George J, Seidel D, Kasper LH, et al. Integrative genome analyses identify key somatic driver mutations of small-cell lung cancer. Nat Genet. 2012;44(10):1104–10.
63. Rudin CM, Durinck S, Stawiski EW, Poirier JT, Modrusan Z, Shames DS, et al. Comprehensive genomic analysis identifies SOX2 as a frequently amplified gene in small-cell lung cancer. Nat Genet. 2012;44(10):1111–6.
64. Lim JS, Ibaseta A, Fischer MM, Cancilla B, O'Young G, Cristea S, et al. Intratumoural heterogeneity generated by Notch signalling promotes small-cell lung cancer. Nature. 2017;545(7654):360–4.
65. Rudin CM, Poirier JT, Byers LA, Dive C, Dowlati A, George J, et al. Molecular subtypes of small cell lung cancer: a synthesis of human and mouse model data. Nat Rev Cancer. 2019;19(5):289–97.
66. Poirier JT, Dobromilskaya I, Moriarty WF, Peacock CD, Hann CL, Rudin CM. Selective tropism of Seneca Valley virus for variant subtype small cell lung cancer. J Natl Cancer Inst. 2013;105(14):1059–65.
67. Borromeo MD, Savage TK, Kollipara RK, He M, Augustyn A, Osborne JK, et al. ASCL1 and NEUROD1 Reveal Heterogeneity in Pulmonary Neuroendocrine Tumors and Regulate Distinct Genetic Programs. Cell Rep. 2016;16(5):1259–72.
68. Owonikoko TK, Dwivedi B, Chen Z, Zhang C, Barwick B, Ernani V, et al. YAP1 Expression in SCLC Defines a Distinct Subtype With T-cell-Inflamed Phenotype. J Thorac Oncol Off Publ Int Assoc Study Lung Cancer, 2020.
69. Williamson SC, Metcalf RL, Trapani F, Mohan S, Antonello J, Abbott B, et al. Vasculogenic mimicry in small cell lung cancer. Nat Commun. 2016;7:13322.
70. Baine MK, Hsieh M-S, Lai WV, Egger JV, Jungbluth AA, Daneshbod Y, et al. SCLC Subtypes Defined by ASCL1, NEUROD1, POU2F3, and YAP1: A Comprehensive Immunohistochemical and Histopathologic Characterization. J Thorac Oncol Off Publ Int Assoc Study Lung Cancer. 2020;15(12):1823–35.
71. Sanger F, Nicklen S, Coulson AR. DNA sequencing with chain-terminating inhibitors. 1977. Biotechnology, 1992.
72. MacConaill LE, Campbell CD, Kehoe SM, Bass AJ, Hatton C, Niu L, et al. Profiling critical cancer gene mutations in clinical tumor samples. PLoS One, 2009.
73. Dias-Santagata D, Akhavanfard S, David SS, Vernovsky K, Kuhlmann G, Boisvert SL, et al. Rapid targeted mutational analysis of human tumours: A clinical platform to guide personalized cancer medicine. EMBO Mol Med. 2010.
74. Meyerson M, Gabriel S, Getz G. Advances in understanding cancer genomes through second-generation sequencing. Nature Reviews Genetics. 2010.
75. Koboldt DC, Steinberg KM, Larson DE, Wilson RK, Mardis ER. XThe next-generation sequencing revolution and its impact on genomics. Cell. 2013.
76. Simon R, Roychowdhury S. Implementing personalized cancer genomics in clinical trials. Nature Reviews Drug Discovery. 2013.
77. Mamanova L, Coffey AJ, Scott CE, Kozarewa I, Turner EH, Kumar A, et al. Target-enrichment strategies for next-generation sequencing. Nature Methods. 2010.
78. Gnirke A, Melnikov A, Maguire J, Rogov P, LeProust EM, Brockman W, et al. Solution hybrid selection with ultra-long oligonucleotides for massively parallel targeted sequencing. Nat Biotechnol, 2009.
79. Ng SB, Turner EH, Robertson PD, Flygare SD, Bigham AW, Lee C, et al. Targeted capture and massively parallel sequencing of 12 human exomes. Nature, 2009.
80. Frampton GM, Fichtenholtz A, Otto GA, Wang K, Downing SR, He J, et al. Development and validation of a clinical cancer genomic profiling test based on massively parallel DNA sequencing. Nat Biotechnol, 2013.
81. Wagle N, Berger MF, Davis MJ, Blumenstiel B, De Felice M, Pochanard P, et al. High-throughput detection of actionable genomic alterations in clinical tumor samples by targeted, massively parallel sequencing. Cancer Discov. 2012.
82. Cieslik M, Chugh R, Wu YM, Wu M, Brennan C, Lonigro R, et al. The use of exome capture RNA-seq for highly degraded RNA with application to clinical cancer sequencing. Genome Res, 2015.

83. Chang F, Li MM. Clinical application of amplicon-based next-generation sequencing in cancer. Cancer Genetics. 2013.
84. Campbell PJ, Getz G, Stuart JM, Korbel JO, Stein LD. Pan-cancer analysis of whole genomes. bioRxiv. 2017.
85. Jia Q, Wu W, Wang Y, Alexander PB, Sun C, Gong Z, et al. Local mutational diversity drives intratumoral immune heterogeneity in non-small cell lung cancer. Nat Commun, 2018.
86. Hausser J, Alon U. Tumour heterogeneity and the evolutionary trade-offs of cancer. Nature Reviews Cancer. 2020.
87. Heitzer E, Haque IS, Roberts CES, Speicher MR. Current and future perspectives of liquid biopsies in genomics-driven oncology. Nature Reviews Genetics. 2019.

114

Câncer de Pulmão Não Pequenas Células

Clarissa Seródio da Rocha Baldotto
Guilherme Geib
Sérgio Roithmann

DESTAQUES

- O tabagismo é responsável por cerca de 90% dos casos de neoplasias de pulmão e constitui seu principal fator de risco. Como consequência do tabagismo, o risco de um indivíduo fumante desenvolver câncer de pulmão é cerca de 20 vezes mais elevado do que o de um indivíduo não fumante.
- O câncer de pulmão é um dos mais frequentes e a maior causa de mortalidade por câncer no mundo.
- O subtipo histológico mais comum é o adenocarcinoma (cerca de 40% dos casos), seguido pelo carcinoma escamoso (20%), carcinoma de pequenas células (cerca de 15%), carcinoma de grandes células (5%) e outros subtipos, perfazendo o restante dos casos.
- O rastreamento com tomografia computadorizada de baixa dosagem de radiação anual deve ser considerado em populações de alto risco.
- A ressecção cirúrgica proporciona potencial curativo aos pacientes portadores de carcinomas de pulmão não pequenas células em estágios iniciais. A radioterapia estereotáxica é uma opção para pacientes inoperáveis.
- A quimioterapia perioperatória deve ser considerada em pacientes operados e portadores de tumores com estadiamento ≥ II.
- A terapia-alvo com inibidor de EGFR de 3ª geração adjuvante e a imunoterapia perioperatória devem ser consideradas em pacientes com estadiamento ≥ II e seleção molecular.
- Pacientes portadores de doença em estágio III representam um grupo heterogêneo, necessariamente tratado com a combinação de diferentes modalidades terapêuticas (quimioterapia, radioterapia e imunoterapia).
- Pacientes portadores de doença avançada (estágio IV) são tratados em caráter paliativo com terapia sistêmica (quimioterapia, imunoterapia e/ou drogas dirigidas a alvos moleculares).
- A determinação do subtipo histológico do tumor bem como a detecção de biomarcadores moleculares são de fundamental importância para a escolha terapêutica.

EPIDEMIOLOGIA

O câncer de pulmão é um importante problema de saúde pública, ocupando, em 2019, a sexta posição entre as principais causas de morte no mundo[1] e a principal causa de morte entre as neoplasias malignas.[2] O Instituto Nacional do Câncer (INCA) estimou para cada ano do triênio 2020-2022 a ocorrência de 17.760 e 12.440 novos casos de câncer de pulmão no Brasil em homens e mulheres, respectivamente.[3] Em 2020, foi a principal causa de morte por câncer em homens no país e a segunda causa em mulheres, representando, respectivamente 13,6% e 11,6% dos óbitos por câncer.[4] O câncer de pulmão não pequenas células (CPNPC) é o mais frequente, representando 85% dos casos de câncer de pulmão. Como resultado da diferença histórica do hábito tabágico entre os sexos, em que o pico de consumo nos homens antecedeu ao das mulheres em pelo menos duas décadas, observa-se, hoje, uma tendência à diminuição de casos novos no sexo masculino, o que não é observado no sexo feminino. O número total de casos, porém, é ainda superior em homens, embora a diferença esteja se reduzindo progressivamente.[3,5]

Há diversos fatores ambientais e comportamentais associados com o desenvolvimento de câncer de pulmão, o que permite a consideração sobre estratégias visando a sua prevenção. O tabagismo, responsável por cerca de 90% dos casos da doença, é o principal fator de risco. Quando comparados com não fumantes, os tabagistas têm risco aumentado de apresentar esse tipo de câncer em cerca de 20 vezes.[5,6] Outras formas de fumo como charutos, cachimbos, cigarros artesanais também estão relacionados com aumento no risco. O uso de radioterapia prévia para tratamento de outras neoplasias, como o câncer de mama e o linfoma de Hodgkin, eleva o risco para câncer primário de pulmão.[6,7] Outros fatores associados com o risco de câncer de pulmão são o tabagismo passivo, asbestos, radônio, metais (como arsênio, cromo e níquel), radiação ionizante e hidrocarbonetos aromáticos policíclicos.[5,6] Pacientes com infecção pelo HIV ou com história de fibrose pulmonar têm também seu risco aumentado para essa neoplasia,[6,8] assim como a infecção por HPV também parece aumentar o risco.[9] Há ainda um componente genético no desenvolvimento do câncer de pulmão, não completamente elucidado, que pode corresponder a até 8% dos casos, especialmente em não fumantes. Entre os marcadores moleculares conhecidos de risco para essa neoplasia estão: alterações cromossômicas, como deleção no braço curto do cromossomo 3, presente em cerca de 50% dos casos de NSCLC; aumento na expressão de oncogenes, como Ras, gene do receptor do fator de crescimento epidérmico tipo 1 (EGFR), HER-2, Bcl-2, entre outros; perda de função de genes supressores tumorais, como p53, gene do retinoblastoma e genes no braço curto do cromossomo 3.[10,11,12]

ASPECTOS PATOLÓGICOS

A principal e mais utilizada classificação histológica do câncer de pulmão foi elaborada pela Organização Mundial de Saúde (OMS) e está descrita no Quadro 114.1.[13] Cerca de 75% a 85% dos casos pertencem ao grupo dos CPNPC, sendo os outros representados pelo carcinoma neuroendócrino de alto grau ou carcinoma de pequenas células (CPPC) e histologias menos frequentes. Essa divisão, embora ainda utilizada, é insuficiente. Com o avanço das opções terapêuticas, a determinação dos tipos e subtipos histológicos de câncer de pulmão é imprescindível, principalmente na distinção entre adenocarcinoma e carcinoma escamoso, muitas vezes sendo necessário o uso da imunoistoquímica (TTF1 e napsina para adenocarcinoma, p63 e p40 para carcinoma escamoso e cromogranina e sinaptofisina para tumores neuroendócrinos). O carcinoma de grandes células é um diagnóstico de exclusão e não deve ser feito em amostras de biópsias; trata-se de um CPNPC pouco diferenciado, que não se enquadra na morfologia e no padrão de imunoistoquímica das outras histologias.

Quadro 114.1. Classificação dos tumores epiteliais pulmonares segundo a Organização Mundial da Saúde[13]

Tumores epiteliais
Adenocarcinoma
Adenocarcinoma lepídico[a]
Adenocarcinoma acinar[a]
Adenocarcinoma papilífero[a]
Adenocarcinoma micropapilífero[a]
Adenocarcinoma sólido[a]
Adenocarcinoma mucinoso invasivo[a]

Continua >>

>> Continuação

Quadro 114.1. Classificação dos tumores epiteliais pulmonares segundo a Organização Mundial da Saúde[13]

- Adenocarcinoma coloide[3]
- Adenocarcinoma fetal[3]
- Adenocarcinoma entérico[3]
- Adenocarcinoma minimamente invasor
  - Mucinoso[3]
  - Não mucinoso[3]
- Lesões pré-invasivas
  - Hiperplasia adenomatosa atípica[1]
  - Adenocarcinoma *in situ*:
    - Mucinoso[2]
    - Não mucinoso[2]
- Carcinoma de células escamosas (CEC)
  - CEC ceratinizante[3]
  - CEC não ceratinizante[3]
  - CEC basaloide[3]
  - Lesão pré-invasiva: CEC *in situ*

Tumores neuroendócrinos
- Carcinoma de pequenas células[3]
- Carcinoma neuroendócrino de grandes células[3]
- Tumores carcinoides
  - Carcinoide típico[3]
  - Carcinoide atípico[3]
- Lesão pré-invasiva: hiperplasia de células neuroendócrinas idiopática pulmonar difusa (DIPNECH)[1]
- Carcinoma de grandes células[3]
- Carcinoma adenoescamoso[3]
- Carcinoma pleomórfico[3]
- Carcinoma de células fusiformes[3]
- Carcinoma de células gigantes[3]
- Carcinossarcoma[3]
- Blastoma pulmonar[3]
- Carcinomas inclassificáveis e outros:
  - Carcinoma linfoepitelioma-*like*[3]
  - Carcinoma NUT[3]
- Tumores do tipo glândula salivar:
  - Carcinoma mucoepidermoide[3]
  - Carcinoma adenoide cístico[3]
  - Carcinoma epitelial-mioepitelial[3]
  - Adenoma pleomorfico[1]
- Papilomas
  - Papiloma de células escamosas
    - Exofítico[1]
    - Invertido[1]

Continua >>

>> Continuação

- Papiloma glandular[1]
- Papiloma glandular e de células escamosas misto[1]
- Adenomas
  - Pneumocitoma esclerosante[1]
  - Adenoma alveolar[1]
  - Adenoma papilífero[1]
  - Cistadenoma mucinoso[1]
  - Cistadenoma de glândulas mucosas[1]

Tumores mesenquimais
- Hamartoma pulmonar[1]
- Condroma[1]
- Tumores PEComatosos:
  - Linfangioleiomiomatose[2]
  - PEComa benigno – tumor de células claras[1]
  - PEComa maligno[3]
- Peribrônquico congênito – tumor miofibroblástico[2]
- Linfangioleiomiomatose difusa pulmonar[2]
- Tumor miofibroblástico inflamatório[1]
- Hemangioendotelioma epitelioide[3]
- Blastoma pleuropulmonar[3]
- Sarcoma sinovial[3]
- Sarcoma da íntima da artéria pulmonar[3]
- Sarcoma mixoide pulmonar com translocação EWSR1-CREB1[3]

Tumores mioepiteliais
- Mioepitelioma[1]
- Carcinoma mioepitelial[3]

Tumores linfo-histiocíticos
- Linfoma MALT[3]
- Linfoma de grandes células B difuso[3]
- Granulomatose linfomatoide[2]
- Linfoma de grandes células B[3] intravascular[3]
- Histiocitose de células de Langerhans pulmonar[2]
- Doença de Erdheim-Chester[2]

Tumores de origem ectópica
- Tumores de células germinativas
  - Teratoma maduro[1]
  - Teratoma imaturo[2]
- Timoma intrapulmonar[3]
- Melanoma[3]
- Meningeoma, SOE[1]

Tumores metastáticos

Comportamento dos tumores: [1]benigno; [2]boderline ou incerto; [3]maligno.
Fonte: Adaptado de Travis WD *et al.*, 2015.

Em termos de frequência, o adenocarcinoma é o subtipo histológico mais comum (cerca de 40% dos casos), seguido pelo carcinoma escamoso (20%), CPPC (cerca de 15%), carcinoma de grandes células (5%) e outros subtipos perfazendo o restante dos casos. A incidência relativa do adenocarcinoma tem aumentado de forma importante nas últimas décadas, com correspondente redução relativa dos outros subtipos histológicos.[14] Esse fenômeno é atribuído ao uso de filtros nos cigarros a partir da década de 1960. Os tumores neuroendócrinos representam até 25% das neoplasias pulmonares primárias, entre eles o mais comum é CPPC, seguido por carcinoma neuroendócrino de grandes células, carcinoide típico (CT) e carcinoide atípico (AT). Necrose e índice mitótico (IM) são utilizados para a distinção entre CT e AT (CT ausência de necrose IM < 2 mitoses/2 mm^2 e AT com presença de necrose e/ou IM entre 2 e 10 mitoses/2 mm^2). Diferentemente dos tumores neuroendócrinos extrapulmonares, o Ki67 não deve ser utilizado para classificar estes tumores. A OMS publica periodicamente informações sobre a classificação histopatológica dos tumores de pulmão.[13]

Além da avaliação histológica, a classificação molecular se tornou altamente relevante para compreender a apresentação da doença e auxiliar o oncologista na decisão terapêutica. Sendo assim, a busca das mutações condutoras (também denominadas *drivers*) é fundamental para a caracterização desta neoplasia, principalmente em estádios avançados nos subtipos não escamosos de CPNPC. As mutações condutoras são mais frequentes em pacientes com adenocarcinoma, especialmente em pacientes sem história de tabagismo. O painel molecular mínimo em pacientes com doença avançada deve incluir avaliação dos genes: EGFR (receptor do fator de crescimento epidérmico); ALK; ROS; BRAF; KRAS; MET; e NTRK1-3. Esse painel reflete a aprovação de terapias-alvo no Brasil e deve ser expandido à medida que novas drogas demonstrem benefício clínico.[15] No entanto, é prática comum atualmente a testagem molecular ampla, utilizando plataformas de sequenciamento de nova geração (NGS). Essas plataformas permitem a testagem de todos os alvos em uma única amostra, em tempo reduzido, e com busca de um número ilimitado de alvos.[16] Além do sequenciamento gênico, o perfil molecular do câncer de pulmão pode ser determinado por métodos alternativos, incluindo imunoistoquímica e hibridização fluorescente *in situ* (FISH) para genes específicos.

A imunoistoquímica é o único método indicado para avaliar a expressão de PD-L1, um marcador de resposta à imunoterapia. Este tópico será mais detalhado na seção relacionada a tratamento.

MANIFESTAÇÕES CLÍNICAS

A grande maioria dos pacientes (cerca de 75%) apresenta-se sintomática no momento do diagnóstico. Os sintomas e sinais podem decorrer dos efeitos locais do tumor, da disseminação regional e/ou sistêmica ou, ainda, da presença de alterações paraneoplásicas.[17,18] A Tabela 114.1[17] descreve os achados mais frequentes na apresentação.

Tabela 114.1. Sintomas e sinais mais frequentes na apresentação de pacientes com câncer de pulmão[17]

SINAIS E SINTOMAS	VARIAÇÃO DE FREQUÊNCIA (%)
Tosse	8 a 75
Emagrecimento	0 a 68
Dispneia	3 a 60
Dor torácica	20 a 49
Hemoptise	6 a 35
Dor óssea	6 a 25
Baqueteamento digital	0 a 20
Febre	0 a 20
Fraqueza	0 a 10
Síndrome de compressão da veia cava superior	0 a 4
Disfagia	0 a 2
Sibilância ou estridor	0 a 2

Fonte: Adaptada de Beckles MA *et al.*, 2003.

A tosse é o sintoma inicial mais comum em pacientes com câncer de pulmão e tende a acometer com maior frequência os pacientes com lesões centrais. O início ou mudança de padrão da tosse em paciente tabagista ou ex-tabagista deve sempre levantar a possibilidade de câncer de pulmão. A presença de hemoptise também deve ser sinal de alarme, demandando avaliação radiológica. A dispneia é outro sintoma frequente, podendo decorrer da compressão brônquica extrínseca ou intraluminal, atelectasia, pneumonite obstrutiva, linfangite carcinomatosa, derrame pleural ou derrame pericárdico.

Os locais mais comuns de disseminação metastática são o fígado, adrenais, ossos e encéfalo. O acometimento hepático tende a ser inicialmente assintomático na maior parte dos pacientes, sendo detectado por meio de anormalidades nas provas hepáticas e exames de imagem. Dor na região dorsal, parede torácica ou extremidades (sobretudo membros inferiores), bem como elevação de fosfatase alcalina, são manifestações de metástases ósseas, que frequentemente são sintomáticas. Elevação do cálcio sérico pode ocorrer em casos de envolvimento ósseo extenso. O envolvimento adrenal é geralmente assintomático, ainda que em alguns casos possam surgir sinais clínicos e/ou laboratoriais de insuficiência glandular, em casos de acometimento bilateral. Metástases encefálicas geralmente causam cefaleia, vômitos, alterações de campo visual, hemiparesia e convulsões, sendo mais comuns nos adenocarcinomas.

As síndromes paraneoplásicas mais comumente associadas aos carcinomas não pequenas células de pulmão são a hipercalcemia maligna, pela produção de peptídeo relacionada ao paratormônio (PTHrp), síndrome da secreção inapropriada do hormônio antidiurético (SIADH), osteoartropatia hipertrófica, dermatopolimiosite, manifestações hematológicas (anemia, leucocitose, trombocitose, eosinofilia) e estados de hipercoagulabilidade com manifestações tromboembólicas.[19,20]

RASTREAMENTO

Por se tratar de uma doença de alta mortalidade e elevada incidência, diversos estudos avaliaram, nas últimas décadas, estratégias de rastreamento para o câncer de pulmão. Protocolos baseados em citologia no escarro e radiografia de tórax não se mostraram efetivos.[21] Mais recentemente, o método de tomografia computadorizada com baixa dosagem de radiação (TCBD) foi avaliado em estudos clínicos. Os resultados positivos, em uma população selecionada por alto risco de neoplasia, consolidaram a estratégia de rastreamento para câncer de pulmão.

Um dos principais ensaios foi o *National Lung Screening Trial* (NLST), no qual 53.454 voluntários de alto risco (homens e mulheres de 55 a 74 anos, tabagistas ou ex-tabagistas há até 15 anos, com carga tabágica igual ou superior a 30 anos/maços) foram submetidos a uma TCBD anual.[22] Comparada à radiografia simples, houve uma redução de 20% na mortalidade por câncer no grupo experimental. A despeito desses resultados, alguns desafios como a grande frequência de falso-positivos (tomando como critério de positividade em TCBD a presença de um nódulo ≥ 4 mm), e a dificuldade da adesão ao protocolo do programa limitam muitas vezes a ampla recomendação dessa estratégia.

DIAGNÓSTICO E ESTADIAMENTO

Todos os pacientes com suspeita clínica de CPNPC devem ser submetidos à anamnese e ao exame físico meticulosos, visando identificar sinais e sintomas sugestivos de disseminação local ou à distância, determinar a presença de outras morbidades clínicas, avaliar o *status* funcional cardiopulmonar e as condições gerais de saúde. Os pacientes devem ser submetidos à avaliação laboratorial incluindo hemograma completo, creatinina, eletrólitos séricos (incluindo cálcio), transaminases hepáticas e fosfatase alcalina. O uso de marcadores tumorais não é recomendado rotineiramente.

Tomografia computadorizada com uso de contraste venoso, avaliando o tórax e abdome superior, deverá ser realizada em todos os casos suspeitos. O exame é capaz de caracterizar o tumor primário e a sua relação com as estruturas da caixa torácica, avaliar a presença de envolvimento de linfonodos mediastinais e de metástases à distância. Para confirmação diagnóstica, é necessária a obtenção de amostra de tecido para avaliação histológica, podendo ser realizada mediante abordagem do tumor primário, linfonodos regionais ou sítios metastáticos. Como regra, o local ideal para realização da biópsia deverá ser aquele mais facilmente acessível e/ou que forneça o estadiamento mais avançado. Como exemplos, poderia ser citada a biópsia de metástases hepáticas ou a exérese de linfonodo supraclavicular. A abordagem de ambos, tumor primário e os sítios metastáticos, pode ser útil em alguns casos, sobretudo se houver suspeita da coexistência de duas neoplasias ou para confirmação histológica de metástase.

O estadiamento do CPNPC é realizado mediante classificação TNM, cuja 8ª edição está disponível desde 2010. Os critérios utilizados são apresentados no Quadro 114.2.[23]

Quadro 114.2. Estadiamento TNM de câncer de pulmão – 8ª edição, 2017[23]

T	Tx	Tumor primário não avaliável
	T1	Tumor ≤ 3 cm circundado por pulmão ou pleura visceral, e sem evidência broncoscópica de invasão mais proximal que o brônquio lobar; **T1a:** tumor ≤ 1 cm; **T1b:** tumor > 1 e ≤ 2 cm; **T1c:** tumor > 2 cm e ≤ 3 cm
	T2	Tumor > 3 e ≤ 5 cm e/ou envolvimento do brônquio principal independente da distância da carina e sem invasão desta e/ou invasão da pleura visceral e/ou associação com atelectasia ou pneumonite obstrutiva que se estende à região hilar, envolvendo ou não todo o pulmão; **T2a:** tumor > 3 e ≤ 4 cm; **T2b:** tumor > 4 e ≤ 5 cm
	T3	Tumor > 5 e ≤ 7 cm ou de qualquer tamanho que diretamente invade a parede torácica (incluindo tumor de sulco superior), nervo frênico, pericárdio parietal ou nódulos tumorais separados no mesmo lobo
	T4	Tumor > 7 cm e/ou que invade diafragma, mediastino, coração, grandes vasos, traqueia, nervo laríngeo recorrente, esôfago, carina, corpo vertebral ou nódulos tumorais separados em lobo ipsilateral e diferente do tumor primário
N	Nx	Linfonodos não podem ser avaliados
	N0	Sem metástase em linfonodos regionais
	N1	Metástases em linfonodos peribrônquicos e/ou hilares ipsilaterais e linfonodos intrapulmonares, incluindo envolvimento por extensão direta
	N2	Metástases em mediastino ipsilateral e/ou linfonodos subcarinais
	N3	Metástases em mediastino contralateral, hilo contralateral, escaleno ou linfonodos supraclaviculares ipsilaterais ou contralaterais
M	M0	Ausência de metástases à distância
	M1	Metástase à distância; **M1a:** nódulos tumorais separados em lobos contralaterais, nódulos pleurais ou pericárdicos, ou derrame pleural ou pericárdico maligno; **M1b:** metástase extratorácica única em um único órgão; **M1c:** múltiplas metástases extratorácicas em um ou mais órgãos
Agrupamentos		**IA1:** T1mi-T1aN0M0; **IA2:** T1bN0M0; **IA3:** T1cN0M0; **IB:** T2aN0M0; **IIA:** T2bN0M0; **IIB:** T1a-T2bN1M0, T3N0M0; **IIIA:** T1a-T2bN2M0, T3N1M0, T4N0-1M0; **IIIB:** T1a-T2bN3M0, T3-T4N2M0; **IIIC:** T3-T4N3M0; **IVA:** qqTqqNM1a-M1b; **IVB:** qqTqqNM1c

Fonte: Adaptado de Detterbeck FC *et al.*, 2017.

A tomografia computadorizada com emissão de pósitrons com 18F-fluorodesoxiglicose (18FDG PET Scan-TC) é indicada no estadiamento de pacientes potencialmente candidatos a tratamento cirúrgico curativo. O seu uso, em estudo randomizado, comparado com a estratégia convencional de avaliação, foi capaz de reduzir de forma significativa o número de toracotomias fúteis (redução absoluta de 20%), identificando a presença de metástases não detectadas por outros métodos.[24] Recomenda-se, sempre que possível, a avaliação histológica das áreas suspeitas identificadas no exame, uma vez que resultados falso-positivos podem ocorrer em doenças inflamatórias e infecciosas. A avaliação de linfonodos mediastinais, preferencialmente por ultrassonografia endobrônquica (EBUS) ou mediastinoscopia, deve ser realizada rotineiramente nos pacientes candidatos à cirurgia, para avaliação da presença de doença linfonodal N2 ou N3, nas seguintes situações:[25,26]

- Exames de imagem com alterações/aumento de linfonodos hilares ou mediastinais (cN1-3);
- Tumor primário (T) de localização central;
- Tumor primário periférico maior do que 3 cm de diâmetro;
- Tumor primário com captação baixa na 18FDG PET Scan-TC.

A ressonância nuclear magnética (RNM) de crânio deve ser solicitada em pacientes com sinais clínicos ou sintomas suspeitos para a presença de metástases cerebrais. Em pacientes candidatos àq cirurgia, especialmente com estadiamento II ou III, também deve ser avaliada a indicação de RNM de crânio para excluir acometimento do sistema nervoso central (SNC). A realização do estadiamento, associada ao diagnóstico histopatológico e molecular, é fundamental para a definição da melhor estratégia terapêutica para cada paciente.

TRATAMENTO

O tratamento do CPNPC evoluiu muito nos últimos anos. E as mudanças frequentes continuam acontecendo. Neste capítulo, serão abordadas estratégias gerais e conceitos importantes.

Princípios do tratamento cirúrgico

A ressecção cirúrgica é o componente principal do tratamento dos pacientes com CPNPC em estágios iniciais, oferecendo uma perspectiva curativa nesse contexto. Os princípios fundamentais do tratamento cirúrgico do CPNPC são ressecção completa do tumor primário com margens negativas e uma dissecção linfonodal mediastinal sistemática. Tanto a habilidade do cirurgião como o volume de cirurgias realizadas influenciam no resultado cirúrgico e na sobrevida em longo prazo,[27,28] motivo pelo qual se deve dar preferência para cirurgiões torácicos experientes, em centros de referência para tratamento de câncer de pulmão. A avaliação pré-operatória adequada do risco cardiovascular e da função pulmonar é fundamental.

Historicamente, a pneumonectomia foi considerada o único procedimento capaz de proporcionar uma ressecção cirúrgica completa. Contudo, o advento de métodos de estadiamento mais precisos e o desenvolvimento da técnica cirúrgica ao longo das décadas tornaram a lobectomia o procedimento de escolha para a maior parte dos pacientes, com menor morbimortalidade perioperatória associada e com resultados oncológicos semelhantes.[29,30] Ainda assim, dependendo da extensão da doença e da localização do tumor, procedimentos mais extensos, como bilobectomia ou pnemonectomia, podem ser necessários para obtenção de ressecção completa com margens adequadas. Recentemente, está em discussão a indicação de ressecção sublobar-segmentectomia anatômica para pacientes com histologia favorável e estadiamento I.[31] Essa técnica também pode ser indicada para casos selecionados de pacientes com limitada função pulmonar.

Um estadiamento patológico preciso requer a realização de dissecções sistemáticas de linfonodos segmentares, hilares e mediastinais. A realização de uma ressecção completa dos linfonodos mediastinais comprovadamente melhora o estadiamento, tornando mais acurada a decisão em relação ao tratamento adjuvante. Para tumores localizados do lado direito, devem ser ressecados os linfonodos mediastinais das cadeias 2R (paratraqueal superior direito), 4R (paratraqueal inferior direito), 7 (subcarinal), 8R (paraesofágico direito) e 9R (ligamento pulmonar direito). Já em tumores localizados à esquerda, devem ser abordadas as cadeias linfonodais 5 (subaórtico), 6 (para-aórtico), 7 (subcarinal), 8L (paraesofágico esquerdo) e 9L (ligamento pulmonar esquerdo). A ressecção mediastinal completa parece trazer benefícios do ponto de vista oncológico, em relação à amostragem linfonodal mediastinal.[30]

Em relação à técnica cirúrgica, sempre que possível há preferência para a cirurgia minimamente invasiva à toracotomia aberta. Em pacientes com CPNPC inicial (T1a-T2a, N0), a realização da lobectomia mediante VATS (*video-assisted thoracic surgery* ou toracoscopia assistida por vídeo) mostrou-se equivalente à lobectomia convencional, tanto em relação ao resultado oncológico como em relação à taxa de complicações pós-operatórias, sendo, portanto, uma opção terapêutica estabelecida.[32,33] Recentemente, técnicas de cirurgia robótica passaram a ser utilizadas, com resultados oncológicos equivalentes.[34]

Tratamento do estágio I

A ressecção cirúrgica por meio de lobectomia é o tratamento-padrão para pacientes com doença no estágio I e em condições clínicas adequadas para a sua realização. Ressecções sublobares podem ser consideradas em casos selecionados. Apesar de o tratamento cirúrgico nunca ter sido avaliado por estudos randomizados, o nítido benefício evidenciado nos estudos retrospectivos disponíveis e a sobrevida limitada dos pacientes tratados com outras modalidades terapêuticas claramente o apontam como o tratamento de escolha.[35,36]

Pacientes com CPNPC inoperáveis, acima de 75 anos, ou que recusam cirurgia (idealmente com tumores menores que 5 cm) são candidatos à radioterapia estereotática corporal (SBRT, do inglês *stereotatic body radiation therapy*), também conhecida como "radioterapia estereotática ablativa" (SART, do inglês *stereotatic ablative radiation therapy*). Trata-se de uma técnica radioterápica de alta precisão, guiada por imagens (IGR, do inglês *image guided radiotherapy*), que alcança grandes doses de radiação em poucas frações, com mínima exposição dos tecidos sadios, em comparação com os regimes tradicionais.[37-39] A escolha da dose varia de acordo com a posição do tumor em relação à árvore brônquica e ao tamanho da lesão.

- Lesões Periféricas (mais de 2 cm da árvore brônquica) – 5400 cGy em três frações de 1800 cGy (tratar em dias alternados);
- Lesões Centrais (menos de 2 cm da árvore brônquica) – 5000 cGy em cinco frações de 1000 cGy (tratar em dias alternados);
- Lesões Ultracentrais (menos de 5 mm de brônquio fonte, esôfago ou pericárdio) – 6000 cGy em oito frações de 750 cGy (tratar quatro vezes por semana).

Não há benefício comprovado do uso de terapia sistêmica adjuvante em pacientes com estágio I, podendo o seu uso inclusive ser deletério (HR 1,40; IC95% 0,95-2,06).[40] Também não há benefício com uso de radioterapia adjuvante em pacientes com ressecção completa com margens negativas.[41] Seu uso deve ser considerado apenas naqueles pacientes com margens cirúrgicas comprometidas.

Tratamento do estágio II

Da mesma forma que no estágio I, a cirurgia é a principal modalidade terapêutica em pacientes com doença no estágio II, devendo ser recomendada sempre que as condições clínicas permitirem. Todos os conceitos de cirurgia apresentados no tópico anterior se aplicam a esta população. A possibilidade de SBRT também pode ser considerada em pacientes com estágio IIA, não candidatos à cirurgia.

Pacientes com estágio II submetidos previamente à ressecção cirúrgica são candidatos à terapia sistêmica adjuvante ou neoadjuvante. Não há benefício com uso de radioterapia adjuvante em pacientes com ressecção completa e margens negativas.[41]

Quimioterapia perioperatória

O benefício da quimioterapia adjuvante baseada em platina foi sugerido pela primeira vez em metanálise, publicada em 1995, mediante redução relativa no risco de morte de 13%, que não atingiu significância estatística (p = 0,08).[42] Posteriormente, nova metanálise combinando dados de novos ensaios clínicos randomizados (JBR10, ALPI, ANITA, IALT e Big Lung Trial) demonstrou ganho absoluto de sobrevida em 5 anos de 5,4% e redução relativa do risco de morte de 11% (HR 0,89; IC95% 0,82-0,96), com o uso de quimioterapia baseada em cisplatina em pacientes com NSCLC ressecados em estágios I-III.[40] Ressalte-se que esses estudos utilizavam a 7ª edição do TNM. Quando os dados são transportados para a nova edição, o benefício é a partir do estágio II. Especificamente, em pacientes com doença no estágio II, a quimioterapia adjuvante associou-se com redução no risco de morte de 17% (HR 0,83; IC95% 0,73-0,95). Usualmente, são feitos quatro ciclos de tratamento. Embora o regime mais bem estudado tenha sido a associação de cisplatina com vinorelbina, essa combinação é mais tóxica e não há obrigatoriedade de utilizá-la.

O tratamento quimioterápico neoadjuvante foi avaliado em metanálise incluindo dados de 2.385 pacientes provenientes de 15 ensaios clínicos, comparando essa abordagem seguida por cirurgia com a cirurgia como modalidade única de tratamento. O resultado demonstrou redução de risco relativo de morte de 13% benefício absoluto de 5% em termos de sobrevida global em 5 anos (HR 0,87, IC 95% 0,78–0,96, p = 0,007).[43] O estudo NATCH comparou quimioterapia adjuvante com neoadjuvante e não evidenciou diferença em sobrevida livre de progressão ou global entre as estratégias.[44] Dessa forma, embora a quimioterapia adjuvante seja mais amplamente indicada, as duas opções são aceitáveis.

Terapia-alvo adjuvante

A terapia-alvo se refere ao tratamento guiado por alterações moleculares específicas e será mais bem abordada na seção de doença avançada. A administração de terapia-alvo de forma adjuvante ainda é investigacional na maioria dos subtipos moleculares. A publicação do estudo ADAURA, em 2020, mudou o cenário para pacientes com mutações comuns de sensibilidade no gene EGFR (deleção éxon 19 ou mutação pontual L858R no éxon 21). A utilização do inibidor de tirosinaquinase (TKI) de EGFR de 3ª geração, osimertinibe, no tratamento adjuvante, conferiu significativo benefício de sobrevida livre de doença

(SLD) em estádios IB a IIIA, com HR de 0,20, IC de 99,12% de 0.14 a 0.30, p < 0.001). Grande parte dos pacientes recebeu quimioterapia à base de platina antes da randomização, especialmente aqueles com estádios II e IIIA. A terapia-alvo também foi capaz de prevenir metástases cerebrais – em 24 meses, 98% dos pacientes no braço do estudo que recebeu osimertinibe e 85% no placebo estavam vivos e sem recorrência em SNC (HR de 0,18, IC de 95% 0,10 a 0,33).[45] Embora os dados de sobrevida global (SG) ainda não estejam maduros, o uso de osimertinibe adjuvante por 3 anos, após tratamento cirúrgico e de quimioterapia à base de platina, foi aprovado por várias agências regulatórias do mundo. Como o estudo se baseou na 7ª Edição do TNM, a terapia deve ser discutida para pacientes com estágio > II se aplicarmos a 8ª edição.

Imunoterapia perioperatória

A partir do grande benefício demonstrado com a utilização de inibidores de *checkpoint* imunológico para o CPNPC em estágios avançado, esta modalidade terapêutica foi também avaliada para pacientes com doença inicial. O estudo de fase 3 IMpower 010 avaliou o papel da imunoterapia (anti PD-L1) no cenário adjuvante. Foram incluídos pacientes previamente tratados com ressecção completa e quimioterapia adjuvante à base de platina. O atezolizumabe adjuvante por 1 ano aumentou a SLD em relação ao tratamento de suporte, em pacientes com estádios II e IIIA, e com tumores com PD-L1 ≥ 1% (HR de 0,66, IC de 95% 0,50 a 0,88, p = 0,0039). Os dados de SG até o momento são imaturos. Análise de subgrupo sugere que tumores com mutação no gene de EGFR não se beneficiam do tratamento. O benefício também é questionável em pacientes sem comprometimento linfonodal (N0). O tratamento é feito por um período de 16 ciclos de 21 dias.[46]

A imunoterapia neoadjuvante também vem sendo estudada com grande expectativa. O estudo CHECKMATE 816 avaliou 350 pacientes com CPNPC estágio IB-IIIA (TNM 7ª edição), sem alterações moleculares nos genes EGFR e ALK, candidatos à cirurgia, para terapia neoadjuvante com o inibidor de PD-1 nivolumabe combinado à quimioterapia baseada em platina. Houve benefício de sobrevida livre de eventos (SLE) de 32 *versus* 21 meses (HR 0,63, IC 97% 0,43-0,91) com a adição de nivolumabe. Foi observado também aumento da resposta patológica completa (24 *versus* 2,2%; OR 13,9, IC 99% 3,5-55,8), sem alteração na viabilidade da cirurgia.[47] Não há ainda maturidade nos dados de SG. Nesse estudo, não houve seleção por nível de expressão de PD-L1 por imunoistoquímica.

Em resumo, para pacientes com estágio II candidatos à cirurgia, recomenda-se pesquisar a presença de mutações no gene EGFR (histologia não escamosa) e o nível de expressão de PD-L1. Com essas informações, além da quimioterapia perioperatória, poderá ser discutido o uso de terapia-alvo adjuvante ou imunoterapia neoadjuvante ou adjuvante.

Tratamento do estágio III

O estágio III representa um grupo heterogêneo para o qual o tratamento deve ser necessariamente realizado com a combinação de diferentes modalidades terapêuticas. A primeira diferenciação que deve ser realizada é entre os pacientes com doença potencialmente ressecável (T1-3, N1 ou N2 não volumoso ou T4, N0 ou N1) daqueles com doença irressecável (T1-3, N2 volumoso, N3 ou T4 com qualquer N2-3). Nos pacientes com doença T1-4 e N1, a abordagem terapêutica deve ser semelhante aos pacientes com estágio II, ou seja, cirurgia e terapia sistêmica adjuvante ou neoadjuvante. Esses pacientes foram incluídos em alguns dos estudos já citados no tratamento do estágio II.

A melhor opção terapêutica para pacientes com doença N2 não volumosa (definida por envolvimento mediastinal < 2 cm) é motivo de controvérsia, visto que o prognóstico desses pacientes é significativamente pior em relação àqueles com doença N1. Nos pacientes com avaliação mediastinal pré-operatória negativa, em que o acometimento de cadeias N2 é identificado no exame patológico pós-operatório, sugere-se o uso de terapia sistêmica adjuvante. A radioterapia adjuvante não é mais recomendada de rotina para estes pacientes, com base nos dados do estudo fase 3 randomizado *Lung Art*. Esse estudo avaliou 501 pacientes com CPNPC ressecados e com envolvimento nodal mediastinal (N2). Não houve diferença significativa de SG ou SLD, com um número mais elevado de eventos adversos cardiovasculares agudos e tardios no braço que recebeu radioterapia pós-operatória.[48]

Em pacientes com doença N2 identificada na avaliação pré-operatória, o benefício do tratamento cirúrgico é bastante controverso e o tratamento combinado de quimioterapia e radioterapia definitivas tem sido recomendado nesse grupo de pacientes. Ressaltem-se a importância do estadiamento mediastinal adequado e a avaliação por time multidisciplinar nesta população. Ensaio clínico buscou avaliar o papel da cirurgia em pacientes com estágio IIIA-N2 confirmado por biópsia. Cerca de 400 pacientes foram randomizados para receber quimioterapia com cisplatina e etoposide concomitante à radioterapia (45 Gy), seguido por ressecção cirúrgica ou o mesmo esquema de quimioterapia com radioterapia definitiva (61 Gy).[49] Apesar de um pequeno aumento na sobrevida livre de progressão no grupo submetido à cirurgia (12,8 contra 10,5 meses; p = 0,017), não houve diferença em termos de sobrevida global em 5 anos entre os grupos (23,6 contra 22,2 meses; HR 0,87, IC95% 0,70-1,10, p = 0,24). A ausência de benefício foi provavelmente decorrente da maior mortalidade relacionada ao tratamento no grupo submetido à cirurgia, sobretudo naqueles pacientes submetidos à pneumectomia.

Nos pacientes com doença N2 volumosa, N3 ou com T4 irressecável, a radioterapia historicamente se consolidou como o tratamento local de escolha. Diversos estudos demonstraram, porém, que o uso concomitante de quimioterapia é capaz de melhorar a sobrevida dos pacientes e o controle local da doença.[50] Contudo, estender a quimioterapia após a radioterapia, com a finalidade de consolidação, não acrescenta benefício clínico e agrega toxicidade.[51] O melhor esquema quimioterápico para ser combinado com a radioterapia permanece motivo de debate. O esquema proposto pelo SWOG (Southwes Oncology Group), utilizando cisplatina e etoposide, segue como o regime de referência. A utilização de carboplatina e paclitaxel semanais tem sido sugerida como uma alternativa de menor toxicidade e eficácia semelhante.[52]

O avanço mais recente no tratamento da doença localmente avançada foi a incorporação do inibidor de *checkpoint* imunológico, de forma sequencial ao regime de radioterapia e quimioterapia. O estudo PACIFIC avaliou o papel de durvalumabe (anti-PD-L1) de consolidação. No total, 713 pacientes com CPCNP estádio III (TNM 7ª edição), considerados irressecáveis, de acordo com a avaliação do investigador, que não tinham progredido ao tratamento com quimioterapia e radioterapia concomitante, com ECOG PS 0-1, foram randomizados para receber durvalumabe 10 mg/kg a cada 2 semanas por 1 ano ou placebo. Houve ganho estatisticamente significativo a favor do braço do estudo, medianas de 16,8 *versus* 5,6 meses (HR 0,52; 95% IC, 1,42-0,65; p < 0.0001). Na análise de subgrupos, praticamente todos se beneficiaram de durvalumabe, exceto aqueles poucos pacientes incluídos com mutações em *EGFR*, nos quais houve tendência de benefício, porém sem diferença estatística (HR 0,76; 95% IC; 0,35-1,64). Quanto à segurança, 15,4% dos pacientes tratados no braço do estudo descontinuaram o tratamento por eventos adversos *versus* 9,8% no braço controle. Não houve diferença na incidência de pneumonite graus ≥ 3. Houve também diferença estatisticamente significativa de SG a favor de durvalumabe, mediana não alcançada *versus* 28,7 meses (HR 0,68; IC 95%, 0,47-0,99). Esses dados foram atualizados em 2021. A taxa de SG em 5 anos foi de 43,9% *versus* 33,4%, e a de SLP foi de 33,1% *versus* 19%, ambas a favor de durvalumabe.[53,54]

Tratamento do estágio IV

O tratamento sistêmico é a principal modalidade terapêutica nos pacientes que se apresentam com doença avançada (estágio IV) ao diagnóstico, ou desenvolvem recidiva de um CPNPC previamente tratado. Durante muito tempo a quimioterapia foi a única opção terapêutica disponível. Nos últimos anos, houve a incorporação da terapia-alvo e da imunoterapia neste cenário. Estas mudanças trouxeram também a necessidade de seleção de pacientes, com base em tipo histológico e biomarcadores. Portanto, como explicado na seção Aspectos Patológicos, deste capítulo, após a identificação do tipo histológico, a necessidade de testes moleculares deve ser avaliada. Para pacientes com histologia não escamosa, a determinação de biomarcadores moleculares é mandatória e deve ser realizada preferencialmente antes do início do tratamento. A Figura 114.1 mostra uma sugestão de algoritmo para avaliação inicial dos pacientes com doença avançada, com o intuito de iniciar a 1ª linha de tratamento.

Tratamento de 1ª linha

Pacientes sem mutação condutora (driver)

O tratamento-padrão, de pacientes com doença no estágio IV e com adequada performance clínica (PS, do inglês *performance status*), foi por muito tempo a quimioterapia baseada em platina associada a uma segunda droga. A superioridade da quimioterapia paliativa com base em cisplatina em relação ao tratamento de suporte clínico foi inicialmente demonstrada de forma consistente em metanálise, publicada em 1995.[55] Nesse estudo, os pacientes tratados com quimioterapia

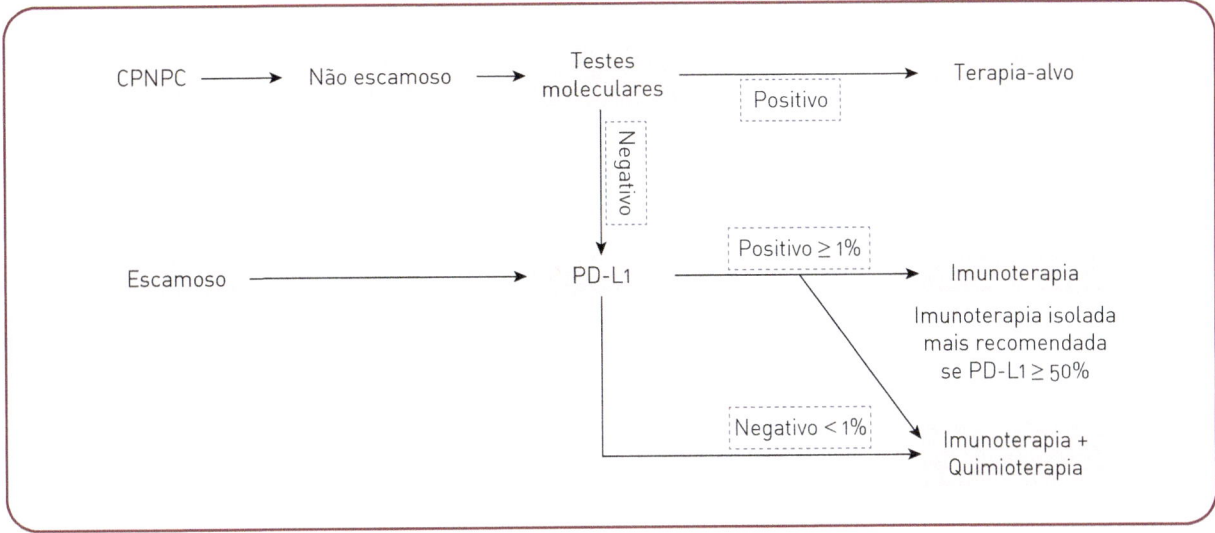

FIGURA 114.1 – Algoritmo simplificado de tratamento do câncer de pulmão não pequenas células (CPNPC), doença avançada.
Fonte: Desenvolvida pela autoria.

tiveram acréscimo de 1,5 meses na sobrevida global e um aumento de 10% na sobrevida em 1 ano (de 5% para 15%). Em seguida, foi comprovado o benefício da combinação de dois agentes quimioterápicos (sendo um deles uma platina),[56] por no máximo quatro ciclos. Há vários agentes que podem ser combinados e, até 1995, não parecia haver uma combinação superior. A carboplatina também tem a mesma eficácia que a cisplatina, com menor toxicidade.[57]

Em 2008, um estudo de fase 3 randomizado avaliou os regimes de cisplatina e pemetrexede *versus* cisplatina e gencitabina e demonstrou um aumento de SG de 12,6 meses para o grupo portador de adenocarcinoma tratado com pemetrexede, comparado a 10,9 meses para o grupo tratado com gencitabina (HR 0,84). A SG foi de 9,4 meses *versus* 10,8 meses no grupo de carcinoma escamoso tratado com pemetrexede *versus* gencitabina (HR 1,23),[58] tornando obrigatória a seleção por tipo histológico. A adição do agente antiangiogênico bevacizumabe também foi avaliada em estudo de fase 3 randomizado, em que o esquema de carboplatina, paclitaxel e bevacizumabe mostrou SG superior ao grupo controle (12,3 *versus* 10,3 meses; HR 0,79; p = 0,003) em pacientes com histologia não escamosa. Este esquema nunca se mostrou superior à combinação com pemetrexede, constituindo, portanto, mais uma opção terapêutica disponível.[59]

Mas a grande mudança no tratamento da população de pacientes que não apresentam mutações condutoras veio com a adição dos agentes inibidores de *checkpoint* imunológico. A utilização de imunoterapia neste cenário não requer a seleção por biomarcador. Entretanto, o nível de expressão de PD-L1, analisado por imunoistoquímica, pode auxiliar na decisão de diferentes estratégias, à medida que é capaz de predizer maior chance de benefício. Há vários testes aprovados, sendo o anticorpo 22C3 (Dako) o mais comumente utilizado.[60] Para fins didáticos, dividiremos a abordagem com base no perfil de expressão de PD-L1.

- Pacientes com PD-L1 > 50%: esta população costuma ter grande benefício com a utilização da imunoterapia. Com base em estudos randomizados de fase 3 agentes anti-PD1 e PD-L1, podem ser prescritos de forma isolada, como monoterapia. O estudo KEYNOTE-024 randomizou 305 pacientes com PD-L1 ≥ 50% para tratamento com pembrolizumabe em comparação ao grupo controle tratado com quimioterapia baseada em platina. Houve benefício de SG de 30 *versus* 14,2 meses (HR 0,63; IC 95% 0,47-0,86).[61] Atezolizumabe como monoterapia também é uma opção apoiada no estudo IMPOWER 110, que mostrou benefício de SLP e SG para pacientes com alta expressão de PD-L1 (20 *versus* 13 meses; HR 0,59, IC 95% 0,40-0,89).[62] Da mesma forma, o estudo EMPOWER-LUNG 1 comprovou a superioridade do cemiplimabe isolado em comparação com combinação de platina nesta população (SG mediana não alcançada *versus* 14,2 meses; HR 0,57, IC 95% 0,42-0,77).[63] Ainda não se sabe se o regime de monoterapia é equivalente aos regimes que combinam quimioterapia e imunoterapia em 1ª linha. De forma geral, em pacientes com PD-L1 > 50% com grande volume de doença, rápida progressão ou muito sintomáticos, prefere-se indicar terapia combinada, por conta de maiores taxas de resposta.

- **Pacientes com PD-L1 < 50%:** nesta população, sempre que possível, é mais recomendado utilizar a combinação de quimioterapia e imunoterapia. A Tabela 114.2[64-67] resume os principais esquemas disponíveis atualmente, que demonstraram ganho de SG, e os respectivos estudos clínicos. A quimioterapia escolhida respeita o subtipo histológico. A combinação com inibidor de CTLA-4 foi utilizada no estudo 9LA,[67] com redução do número de ciclos de quimioterapia; e a combinação com antiangiogênico, no IMPOWER 150.[66]

Tabela 114.2. Esquemas de combinação de quimioterapia e imunoterapia em 1ª linha para CPNPC[64-67]

Estudo (população)	Esquemas Terapêuticos	Sobrevida Global Mediana em Meses (m) HR (IC 95%)
KEYNOTE 189 (não escamoso)	Carboplatina + pemetrexede + pembrolizumabe	NA × 11,3 m HR 0,49 (0,38-0,64)
IMPOWER 150 (não escamoso)	Carboplatina + paclitaxel + bevacizumabe + atezolizumabe	19,2 versus 14,7 m HR 0,78 (0,64-0,96)
KEYNOTE 407 (escamoso)	Carboplatina + paclitaxel + pembrolizumabe	15,9 versus 11,3 m HR 0,64 (0,49-0,85)
CHECKMATE 9LA (todos)	Combinação com platina (2 ciclos) + Nivolumabe + ipilimumabe	15,6 versus 10,9 m HR 0,66 (0,55-0,80)

NA: não alcançada.
Fonte: Adaptada de Gandhi L et al., 2018; Reck M et al., 2019; Paz-Ares L et al., 2018; Paz-Ares L et al., 2021.

Em pacientes não candidatos à quimioterapia e PD-L1 > 1%, a imunoterapia isolada (com agentes anti-PDL1 e anti-PD1) pode ser prescrita. O estudo KEYNOTE-042 incluiu essa população, que foi randomizada para receber pembrolizumabe isolado versus quimioterapia com platina. Houve benefício de SG (17 versus 12 meses (HR 0,81, IC 95% 0,71-0,93)). O benefício de SG não foi visto quando o subgrupo de PD-L1 entre 1% e 49% foi avaliado.[68]

Terapia de manutenção com quimioterapia é indicada nos pacientes com histologia não escamosa que utilizam o pemetrexede como 1ª linha de tratamento (exceto no estudo CHECKMATE 9LA). A manutenção com imunoterapia e bevacizumabe foi utilizada nos respectivos estudos e deve ser realizada. A maior atividade em SNC foi demonstrada com a adição de imunoterapia, se comparada à quimioterapia isolada.[67,69] Os agentes inibidores de *checkpoint* imunológico são bem tolerados e não aumentaram significativamente o número de eventos adversos fatais em todos os estudos. Há um aumento de incidência dos chamados "eventos adversos imunomediados", que, quando ocorrem, devem ser manejados com corticosteroides e imunossupressores, seguindo diretrizes específicas.[70] A Figura 114.2 mostra os principais eventos adversos imunomediados descritos.

Pacientes com mutação condutora (driver)

Os genes chamados de *drivers* ou "condutores" são aqueles capazes de iniciar e manter um processo de câncer em uma célula humana. Nesse sentido, a terapia-alvo representa um tipo de tratamento direcionado a alterações específicas da célula do câncer, frequentemente usada por via oral.

Mutações condutoras ocorrem em até 70% dos casos de CPNPC, na maioria das vezes na histologia não escamosa. Por isso, é mandatório que sejam verificadas em todos os casos de adenocarcinoma/histologias não escamosas, antes do início do tratamento sistêmico. A Figura 114.3 mostra a distribuição de mutações condutoras em adenocarcinomas.[71] Sua frequência é muito maior em pacientes não fumantes. Recomenda-se que a análise molecular mínima para decisão terapêutica adequada em 1ª linha contemple os seguintes genes: EGFR, ALK, ROS1, BRAF e NTRK. A pesquisa de outros genes como MET, KRAS e RET deve ser encorajada, ainda que as terapias específicas sejam utilizadas após a 1ª linha, ou em estudos clínicos.[72] Por essa razão, os testes de sequenciamento de nova geração (NGS) que avaliam múltiplos genes simultaneamente são recomendados de modo enfático. Após progressão à terapia de 1ª linha, idealmente devem-se investigar os mecanismos de resistência desenvolvidos pelo tumor para escolha da terapia subsequente por nova biópsia tecidual ou por meio da biópsia líquida.[73]

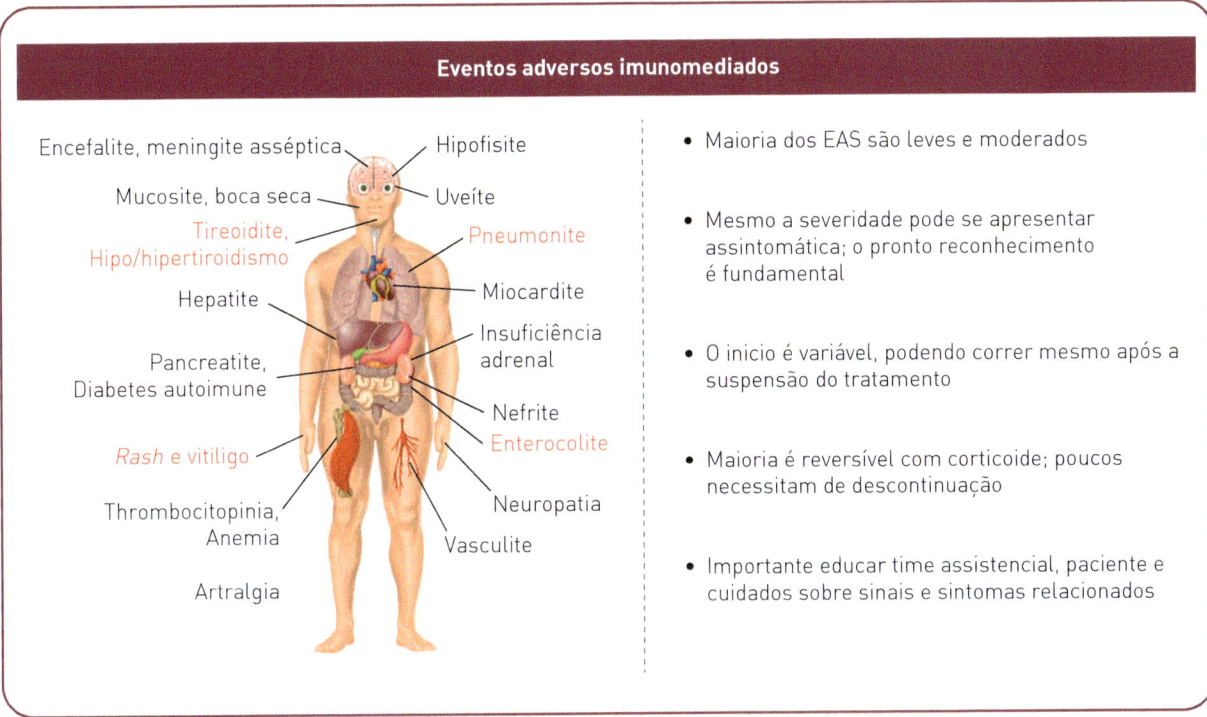

FIGURA 114.2 – Exemplos de eventos adversos (Ea) imunomediados mais comuns.
Fonte: Desenvolvida pela autoria.

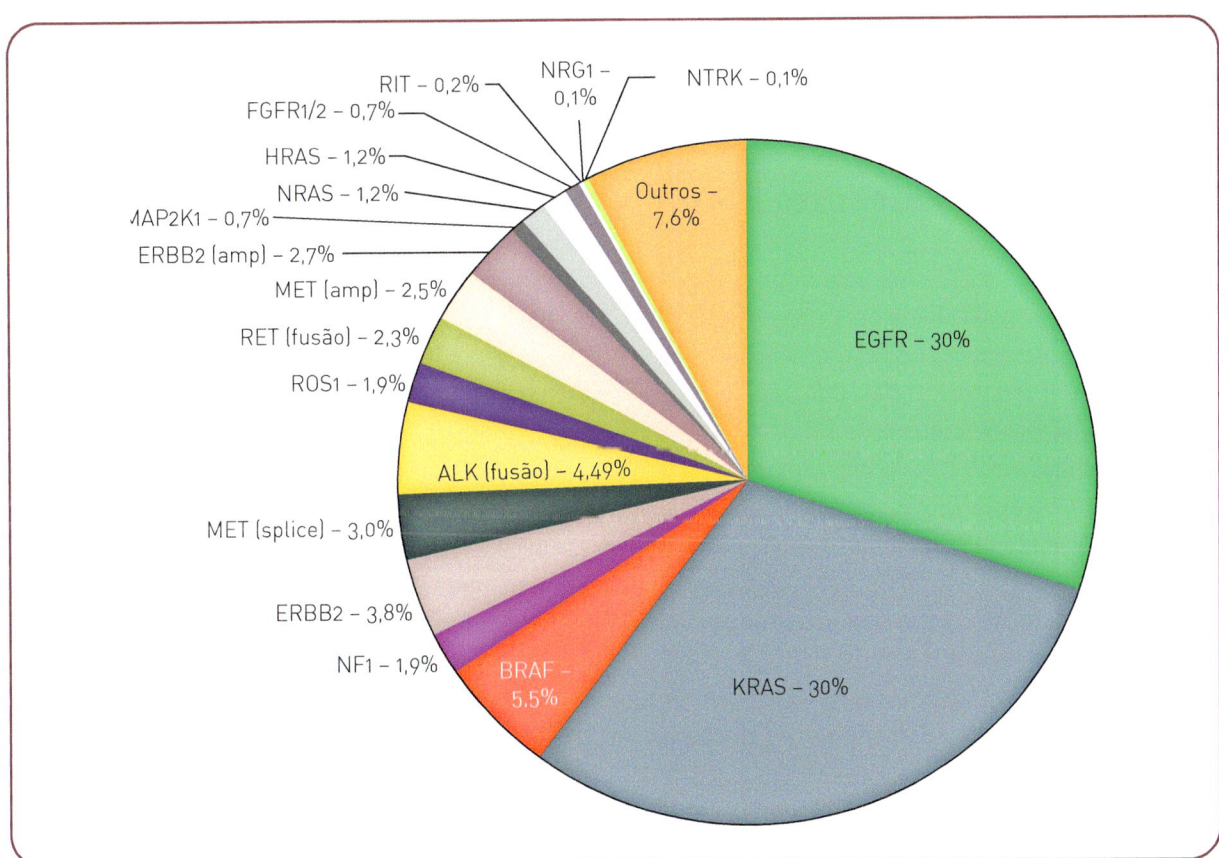

FIGURA 114.3 – Distribuição e prevalência de mutações condutoras em adenocarcinoma de pulmão estágio IV.
Fonte: Desenvolvida pela autoria.

Pacientes com mutações sensibilizantes de EGFR

As mutações EGFR representam um dos mais potentes biomarcadores de resposta a inibidores de tirosina quinase (TKI) específicos. A prevalência das mutações do EGFR varia de acordo com etnia, gênero e idade. São mais comuns no Leste Asiático, onde ocorrem em até 78% dos adenocarcinomas, em oposição à prevalência de 10% a 16% em outras regiões, como no Brasil. Ocorrem também mais frequentemente em mulheres, pacientes mais jovens e não fumantes. Cerca de 90% das mutações são representadas por deleções no éxon 19 (Del19) ou mutação no códon 858 do éxon 21 (L858R).[74] Outras mutações são mais raras (7% a 23% dos casos), destacando-se como mais comuns as inserções do éxon 20 (Ins20), insensíveis aos TKI de 1ª a 3ª gerações.

As terapias-alvo preferenciais são os TKI de 1ª a 3ª gerações: erlotinibe; gefitinibe; afatinibe; e osimertinibe. O TKI de 3ª geração osimertinibe mostrou superioridade quando comparado aos de gerações anteriores. No estudo de fase 3 FLAURA, 556 pacientes foram randomizados para tratamento com osimertinibe ou TKI de 1ª geração (gefitinibe ou erlotinibe). Os resultados evidenciaram superioridade do osimertinibe em SLP (18,9 meses versus 10,2 meses; HR 0,46; IC 95%: 0,37-0,57; p < 0,001) SG (38,6 meses versus 31,8 meses; HR 0,80; IC 95%: 0,64-1,00; p = 0,046), com menor toxicidade.[75]

A combinação de TKI com antiangiogênicos e quimioterápicos foi avaliada em diversos estudos. Atualmente, a combinação de TKI e antiangiogênico é uma opção como 1ª linha de tratamento, especialmente quando não há disponibilidade de TKI de 3ª geração. O estudo de fase 3 RELAY avaliou a combinação de erlotinibe com o anti-VEGFR ramucirumabe. Nesse estudo, envolvendo 449 pacientes (que não poderiam apresentar metástases no SNC), a sobrevida livre de progressão foi superior para o tratamento combinado (19,4 meses versus 12,4 meses; HR 0,59; IC 95%: 0,46-0,76; p < 0,0001).[76] Deve-se ressaltar, contudo, que as combinações de TKI e antiangiogênicos são menos utilizadas, dada a superioridade dos desfechos obtida com osimertinibe em monoterapia, incluindo alta atividade em SNC.

A progressão de doença invariavelmente ocorre por desenvolvimento de resistência tumoral. Se o tratamento de 1ª linha foi realizado com TKI de 1ª ou 2ª gerações, o mecanismo é a ocorrência da mutação secundária no exon 20 - T790M em mais de 60% dos casos. O diagnóstico pode ser obtido pela biópsia líquida com sensibilidade de 70%. Em caso de biópsia líquida negativa, a biópsia tecidual tumoral deve ser realizada. Para pacientes com confirmação da mutação T790M, o tratamento subsequente é o osimertinibe em virtude da sensibilidade dessa mutação aos TKI de 3ª geração e com base no estudo de fase III AURA 3.[77] Em casos de progressão ao osimertinibe ou aos TKI de 1ª ou 2ª gerações e pesquisa de mutação T790M negativa, recomenda-se tratamento quimioterápico conforme descrito para CPNPC avançado sem mutações condutoras. Vale ressaltar que esses pacientes foram excluídos de praticamente todos os estudos de imunoterapia, exceto o IMPOWER 150, que incluiu poucos pacientes com mutação de EGFR.[65] As evidências observacionais e retrospectivas apontam para menor eficácia da imunoterapia nos casos com mutação EGFR, mesmo para níveis de PD-L1 elevados, sendo contraindicado o uso de imunoterapia isolada.[71] A quimioterapia baseada em platina é considerada o padrão atual.

Pacientes com fusões do gene ALK

As alterações mais comuns relacionadas ao gene ALK são rearranjos do cromossomo 2, resultando em fusões, em 80% dos casos, com o gene EML4 (*echinoderm microtubule-associated protein like* 4). Fusões do gene ALK ocorrem em 1% a 5% dos pacientes com adenocarcinoma de pulmão, geralmente entre as 4ª e 5ª décadas e sem relação com o tabagismo.

Os TKI que podem ser utilizados no tratamento de 1ª linha do adenocarcinoma de pulmão com fusão do gene ALK são: alectinibe; brigatinibe e ceritinibe (2ª geração); e lorlatinibe (3ª geração). Crizotinibe, TKI de 1ª geração, pode ser empregado quando não houver acesso aos TKI de gerações superiores, porém sua eficácia é comprovadamente inferior, em especial na atividade em SNC. Os TKI para o tratamento da doença ALK-positiva foram avaliados em estudos de fase 3, mostrando superioridade em relação à quimioterapia e, em alguns casos, ao crizotinib. Não há ainda comparações diretas entre todos os tipos. A Tabela 114.3 ilustra os dados dos principais estudos de fase 3 para estas drogas.[78-82]

Tabela 114.3. Principais estudos com inibidores de ALK[78-82]

Estudo	Desenho	SLP	HR (IC 95%)
PROFILE 1014	Crizotinibe *versus* Quimioterapia	10,9 m × 7 m	0,45 (0,35-0,6) p < 0,001
ASCEND-4	Ceritinibe *versus* Quimioterapia	16,6 m × 8,1 m	0,55 (0,42-0,73) P < 0,0001
ALEX	Alectinibe *versus* Crizotinibe	34,8 m × 10,9 m *SG 5anos: 62,5% × 45,5%	0,43 (0,32-0,58) p < 0,001
ALTA-1L	Brigatinibe *versus* Crizotinibe	12 m: 67% × 43% *SG: 24 × 11 m (0,35-0,68)	0,49 (0,32-0,74) p < 0,001
CROWN	Lorlatinibe *versus* Crizotinibe	NA × 9,3 m	0,28 (0,19-0,41) p < 0,001

NA: Não alcançada; m: meses.
Fonte: Adaptada de Solomon BJ *et al.*, 2014; Soria JC *et al.*, 217; Camidge DR *et al.*, 2020; Shaw AT et al., 2020; Mok T *et al.*, 2020.

A 2ª linha de tratamento dependerá da geração de TKI utilizada no tratamento inicial, podendo-se progredir nas gerações subsequentes até o lorlatinibe. A quimioterapia também deve ser utilizada como linha subsequente, após esgotamento da terapia-alvo. Imunoterapia isolada também não parece ter eficácia nessa população. Outro ponto importante é que o uso de terapia-alvo anti-ALK e EGFR após imunoterapia pode trazer risco maior de toxicidade aos pacientes.

Pacientes com outras mutações condutoras

Outras mutações com terapias-alvo disponíveis podem ser detectadas em pacientes com adenocarcinoma. Sua frequência, epidemiologia e resposta aos tratamentos são bastante variáveis. A Tabela 114.4 resume os principais dados sobre tratamento disponíveis no Brasil atualmente.[83-94] Este é um cenário que vem mudando muito rapidamente, merecendo consultas frequentes à literatura.

Tabela 114.4. Principais estratégias terapêuticas para pacientes com outras mutações condutoras[83-94]

Gene	Tratamento de 1ª linha	2ª ou mais linhas	Estudos	Desfechos
ROS1	Crizotinibe Entrectinibe Ceritinibe (maior atividade no SNC)	Entrectinibe Lorlatinibe *Ceritinibe não é eficaz para resistência ao crizotinibe	Fase II EUROCROSS	n = 34 Crizotinibe (21% – 1ª linha) TR = 70% SLP = 20 m
			Fase II	n = 32 Ceritinibe (≥ 1ª linha) TR = 62% SLP = 9,3 m 1ª linha = 19,3 m SG = 24 m
			Análise estudos Fase I/II: (ALKA-372-001, STARTRK-1 e 2)	n = 161 (37% – 1ª linha) Entrectinibe TR = 67,1% TR/SNC = 79,2% SLP 12m = 81%
			Fase II	n = 69 Lorlatinibe (30% – 1ª linha; 58% – pós-crizotinibe) TR = 62% (1ª linha) TR = 50% (pós-crizotinibe)

Continua >>

>> Continuação

Tabela 114.4. Principais estratégias terapêuticas para pacientes com outras mutações condutoras[83-94]

Gene	Tratamento de 1ª linha	2ª ou mais linhas	Estudos	Desfechos
KRAS	Tratamento-padrão para CPNPC sem mutação acionável	Sotorasibe/G12C	Fase II: CodeBreak 100	n = 126 – múltiplas linhas TR = 37,5% SG = 12,5 m SLP = 6,8 m
BRAF V600E	Combinação do inibidor de BRAF dabrafenibe e inibidor de MEK trametinibe	Tratamento padrão para CPNPC sem mutação acionável	Fase II	n = 36, 1ª linha TR = 64%
		Dabrafenibe e trametinibe (caso ainda não utilizados)		n = 57, 2ª linha TR = 66,7% SLP = 10,2 m SG = 18,2 m
MET (skip exon 14)	Preferenciais: Capmatinibe Tepotinibe *Crizotinibe	Tratamento padrão para CPNPC sem mutação acionável	Fase II: GEOMETRY	n = 364, éxon 114 Capmatinibe TR = 41% – 2ª linha TR = 68% – 1ª linha
		Se não utilizados na 1ª linha: Capmatinibe Tepotinibe *Crizotinibe	Fase II: VISION	n = 152 Tepotinibe (40% – 1ª linha) TR = 56%
NTRK	Entrectinibe Larotrectinibe	Tratamento-padrão para CPNPC sem mutação acionável	Fase I/II *Diversos tumores sólidos	Larotrectinibe ≥ 2ª linha TR = 70% SLP = 25,8 m SG = NA em 15,8 m
		Se não utilizados na 1ª linha: Entrectinibe Larotrectinibe	Análise estudos Fase I/II: (ALKA-372-001, STARTRK-1 e 2)	Entrectinibe n = 54 TR = 57%
EGFR (ins exon 20)	Quimioterapia	Amivantamabe	Fase I/II Chrysalis	N: 81 TR = 40%

Fonte: Adaptada de Hong DS et al., 2020; D'Angelo A et al., 2020; Wu YL et al., 2018; Lim SM et al., 2017; Dziadziuszko R et al., 2021; Shaw AT et al., 2019; Planchard D et al., 2017; Wolf J et al., 2020; Paik PK et al., 2020; Hong DS et al., 2020; Doebele RC, 2020; Park K et al., 2021.

Tratamento após 1ª linha

Um número significativo de pacientes desenvolve deterioração de seu estado clínico no momento da progressão da doença após a 1ª linha e, por esse motivo, podem não ser capazes de receber tratamento de 2ª linha. A opção de cuidados paliativos exclusivo deve ser sempre considerada nesses casos. Pacientes tratados com imunoterapia e quimioterapia baseada em combinações com platina, seja de forma concomitante, seja de forma sequencial, e que não apresentam mutações condutoras, devem ser expostos a uma 2ª linha de quimioterapia quando identificada a progressão de doença. Com o avanço da indicação de imunoterapia para 1ª linha e o uso preferencial de pemetrexede como agente combinado à platina (nos adenocarcinomas), o principal agente nesse cenário é o docetaxel, que confere benefício de SG quando comparado ao melhor suporte clínico.[95]

Novos estudos avaliaram a associação de antiangiogênico e docetaxel, e pelo menos duas combinações demonstraram ganhos de SG e controle de doença. Os principais agentes utilizados com esse propósito são o ramucirumabe (aprovado em tumores escamosos e adenocarcinoma) e o nintedanibe (aprovado apenas em adenocarcinoma). Esses novos antiangiogênicos diferem essencialmente em seu sítio de bloqueio. O ramucirumabe é um anticorpo monoclonal que se liga ao VEGFR-2. Já o nintedanibe é um TKI via oral que bloqueia os sítios de tirosinaquinase dos receptores de fator de crescimento de fibroblastos (FGFR), receptores de fator de crescimento derivados de plaquetas (PDGFR) e receptores de fator de crescimento endotelial vascular (VEGFR). Contraindicações absolutas para o uso de antiangiogênico em 2ª linha continuam sendo válidas: hemoptise importante; e invasão de grandes vasos. O uso prévio de bevacizumabe em 1ª linha é permitido para ambas as drogas.[96,97]

Tratamento da doença oligometastática

O termo "oligometástase" refere-se a um número "limitado" de metástases. Entretanto, ainda hoje não existe um consenso sobre o termo, sendo três a cinco lesões o número mais aceito. Há diferença no prognóstico entre pacientes com oligometástases comparado ao prognóstico de pacientes com lesões múltiplas ou em diferentes órgãos. A partir de 2018, estudos randomizados passaram a demonstrar ganho de SG com o tratamento local das oligometástases associado à terapia sistêmica.[98,99]

Como demonstrado ao longo deste capítulo, o CPNPC é uma doença de alto impacto epidemiológico, cuja complexidade do diagnóstico e do tratamento aumentou muito nas últimas décadas. É muito importante a presença de um time multidisciplinar que envolva cirurgiões de tórax, rádio-oncologistas, oncologistas clínicos, pneumologistas, patologistas e radiologistas para garantir o melhor cuidado. Vale lembrar também que os pacientes devem ser precocemente encaminhados para cuidados paliativos otimizados. Esta abordagem melhorou a qualidade de vida e prolongou a sobrevida dos pacientes.[100]

REFERÊNCIAS

1. Global Health Estimates. World Health Organization [Internet]. Disponível em: https://www.who.int/data/global-health-estimates. [2022 jul. 09].
2. Sung H, Ferlay J, Siegel RL, et al. Global Cancer Statistics 2020: GLOBOCAN Estimates of incidence and mortality worldwide for 36 cancers in 185 countries. CA Cancer J Clin. 2021;71(3):209-249.
3. Estimativa 2020: incidência de câncer no Brasil. Ministério da Saúde. Instituto Nacional de Câncer [Internet]. Disponível em: https://www.inca.gov.br/publicacoes/livros/estimativa-2020-incidencia-de-cancer-no-brasil. [2022 jul. 09].
4. Estatísticas de Câncer no Brasil. Ministério da Saúde. Instituto Nacional de Câncer [Internet]. Disponível em: https://www.gov.br/inca/pt-br/assuntos/cancer/numeros/. [2022 jul. 09]
5. Alberg AJ, Brock MV, Ford JG, et al. Epidemiology of Lung Cancer. Chest. 2013;143(5):e1S–e29S.
6. Malhotra J, Malvezzi M, Negri E, et al. Risk factors for lung cancer worldwide. Eur Respir J. 2016;48(3):889-902.
7. Kaufman EL, Jacobson JS, Hershman DL, Desai M, Neugut AI. Effect of breast cancer radiotherapy and cigarette smoking on risk of second primary lung cancer. J Clin Oncol. 2008;26:392-8.
8. Grulich AE, van Leeuwen MT, Falster MO, Vajdic CM. Incidence of cancers in people with HIV/AIDS compared with immunosuppressed transplant recipients: a meta-analysis. Lancet. 2007;370:59-67.
9. Zhai K, Ding J, Shi HZ. HPV and lung cancer risk: A meta-analysis. J Clin Virol. 2015;63:84-90.
10. Gaughan EM, Cryer SK, Yeap BY, Jackman DM, Costa DB. Family history of lung cancer in never smokers with non-small cell lung cancer and its association with tumor harboring EGFR mutations. *Lung Cancer.* 2013;79:193-7.
11. Caron O, Frebourg T, Benusiglio PR, et al. Lung adenocarcinoma as part of the Li-Fraumeni syndrome spectrum: preliminary data of the LIFSCREEN randomized clinical trial. JAMA Oncol. 2017;3:1736-7.
12. Kanwal M, Ding XJ, Cao Y. Familial risk for lung cancer. Oncol Lett. 2017;13(2):535-42.
13. Travis WD, Elisabeth Brambilla, Allen Burke, et al. The 2015 World Health Organization Classification of Lung Tumors. 5th ed. Lyon, France: IARC Press; 2015.
14. Lewis DR, Check DP, Caporaso NE, et al. US lung cancer trends by histologic type. Cancer. 2014;120(18):2883-92.
15. Cordeiro de Lima VC, Araújo LH, Garicochea B, et al. Implementing somatic mutation testing in clinical setting: recommendations from a panel of experts. Brazilian Journal of Oncol. 2021;17:1-44.
16. Lindeman NI, Cagle PT, Aisner Dl, et al. Updated molecular testing guideline for the selection of lung cancer patients for treatment with targeted tyrosine kinase inhibitors. J Thorac Oncol. 2018;13(3):323-58.
17. Beckles MA, Spiro SG, Colice GL, Rudd RM. Initial evaluation of the patient with lung cancer: symptoms, signs, laboratory tests, and paraneoplastic syndromes. Chest. 2003;123:97S-104S.
18. Spiro SG, Gould MK, Colice GL. Initial evaluation of the patient with lung cancer: symptoms, signs, laboratory tests, and paraneoplastic syndromes: ACCP evidenced-based clinical practice guidelines. 2. ed. Chest. 2007;132:149S-60S.
19. Levitan N, Dowlati A, Remick SC, et al. Rates of initial and recurrent thromboembolic disease among patients with malignancy versus those without malignancy. Risk analysis using Medicare claims data. Medicine (Baltimore). 1999;78:285-91.
20. Kanaji N, Watanabe N, Kita N, et al. Paraneoplastic syndromes associated with lung cancer. World J Clin Oncol. 2014;A5(3):197-223.

21. Oken MM, Hocking WG, Kvale PA, et al. Screening by chest radiograph and lung cancer mortality: the prostate, lung, colorectal, and ovarian (PLCO) randomized trial. JAMA. 2011;306(17):1865-73.
22. Aberle DR, Adams AM, Berg CD, et al. Reduced lung-cancer mortality with low-dose computed tomographic screening. N Engl J Med. 2011;365(5):395-409.
23. Detterbeck FC, Boff DJ, Kim AW, et al. The eighth edition lung cancer stage classification. Chest. 2017;151:193-203.
24. Fischer B, Lassen U, Mortensen J, et al. Preoperative staging of lung cancer with combined PET-CT. N Engl J Med. 2009;361:32-9.
25. Pozo-Rodríguez F, Martín de Nicolás JL, Sánchez-Nistal MA, et al. Accuracy of helical computed tomography and [18F] fluorodeoxyglucose positron emission tomography for identifying lymph node mediastinal metastases in potentially resectable non-small-cell lung cancer. J Clin Oncol. 2005;23:8348-56.
26. Navani N, Nankivell M, Lawrence DR, et al. Lung cancer diagnosis and staging with endobronchial ultrasound-guided transbronchial needle aspiration compared with conventional approaches: an open-label, pragmatic, randomised controlled trial. Lancet Respir Med. 2015;3:282-9.
27. Allen MS, Darling GE, Pechet TT, et al. Morbidity and mortality of major pulmonary resections in patients with early-stage lung cancer: initial results of the randomized, prospective ACOSOG Z0030 trial. Ann Thorac Surg. 2006;81:1013-9; discussion 9-20.
28. Bach PB, Cramer LD, Schrag D, Downey RJ, Gelfand SE, Begg CB. The influence of hospital volume on survival after resection for lung cancer. N Engl J Med. 2001;345:181-8.
29. Posther KE, Harpole DH Jr. The surgical management of lung cancer. Cancer Invest. 2006;24:56-67.
30. Wright G, Manser RL, Byrnes G, Hart D, Campbell DA. Surgery for non-small cell lung cancer: systematic review and meta-analysis of randomised controlled trials. Thorax. 2006;61:597-603.
31. Saji H, Okada M, Tsuboi M, et al. Segmentectomy versus lobectomy in small-sized peripheral non-small-cell lung cancer (JCOG0802/WJOG4607L): a multicentre, open-label, phase 3, randomised, controlled, non-inferiority trial. The Lancet. 2022;399:1607-1617.
32. Yan TD, Black D, Bannon PG, McCaughan BC. Systematic review and meta-analysis of randomized and nonrandomized trials on safety and efficacy of video-assisted thoracic surgery lobectomy for early-stage non-small-cell lung cancer. J Clin Oncol. 2009;27:2553-62.
33. Yamamoto K, Ohsumi A, Kojima F, et al. Long-term survival after video-assisted thoracic surgery lobectomy for primary lung cancer. Ann Thorac Surg. 2010;89:353-9.
34. Cerfolio RJ, Ghanim AF, Dylewski M, et al. The long-term survival of robotic lobectomy for non-small cell lung cancer: a multi-institutional study. The Journal of Thoracic and Cardiovascular Surgery 2018;155(2):778-86.
35. Manser R, Wright G, Hart D, Byrnes G, Campbell DA. Surgery for early stage non-small cell lung cancer. Cochrane Database Syst Rev. 2005:CD004699.
36. Raz DJ, Zell JA, Ou SH, Gandara DR, Anton-Culver H, Jablons DM. Natural history of stage I non-small cell lung cancer: implications for early detection. Chest. 2007;132:193-9.
37. Lo SS, Fakiris AJ, Chang EL, Timmerman RD, et al. Stereotactic body radiation therapy: a novel treatment modality. Nat. Ver. Clin. Oncol 2010;7:44-54.
38. Potters L, Kavanagh B, Galvin JM, et al. American Society for Therapeutic Radiology and Oncology (ASTRO) and American College of Radiology (ACR) Practice Guideline for the Performance of Stereotactic Body Radiation Therapy. Int J Radiat Oncol Biol Phys. 2010;76(2):326.
39. Timmerman RD, Hu C, Michalski JM, Bradley JC, et al. Long-term results of stereotactic body radiation therapy in medically inoperable stage i non-small cell lung cancer. JAMA Oncol. 2018;4(9):1287.
40. Pignon JP, Tribodet H, Scagliotti GV, et al. Lung adjuvante cisplatin evaluation: a pooled analysis by the LACE Collaborative Group. J Clin Oncol. 2008;26:3552-9.
41. Postoperative radiotherapy in non-small-cell lung cancer: systematic review and meta-analysis of individual patient data from nine randomised controlled trials. PORT Meta-analysis Trialists Group. Lancet. 1998;352:257-63.
42. Chemotherapy in non-small cell lung cancer: a meta-analysis using updated data on individual patients from 52 randomised clinical trials. Non-small Cell Lung Cancer Collaborative Group. BMJ. 1995;311:899-909.
43. NSCLC Meta-analysis Collaborative Group Preoperative chemotherapy for non-small cell lung cancer: a systematic review and meta-analysis of individual participant data. *Lancet* 2014;383:1561-71.
44. Felip E, Rosell R, Maestre JA, et al. Preoperative chemotherapy plus surgery versus surgery plus adjuvant chemotherapy versus surgery alone in early-stage non-small-cell lung cancer. J Clin Oncol 2010;28:3138-45.
45. Wu YL, Tsuboi M, He J, et al. Osimertinib in resected *EGFR*-mutated non-small-cell lung cancer. N Engl J Med. 2020;383(18):1711-1723.
46. Felip E, Altorki N, Zhou C, et al. Adjuvant atezolizumab after adjuvant chemotherapy in resected stage IB-IIIA non-small-cell lung cancer (IMpower010): a randomised, multicentre, open-label, phase 3 trial [published correction appears in Lancet. 2021 Set 23]. Lancet. 2021;398(10308):1344-57.

47. Forde PM, Spicer J, Lu S, Provencio M, et al. Neoadjuvant Nivolumab plus chemotherapy in resectable lung cancer. N Engl J Med. 2022;386(21):1973.
48. Le Pechoux C, Pourel N, Barlesi F, et al. Postoperative radiotherapy versus no postoperative radiotherapy in patients with completely resected non-small-cell lung cancer and proven mediastinal N2 involvement (Lung ART): an open-label, randomised, phase 3 trial. Lancet Oncol. 2022;23(1):104. Epub 2021 Dec 15.
49. Albain KS, Swann RS, Rusch VW, et al. Radiotherapy plus chemotherapy with or without surgical resection for stage III non-small-cell lung cancer: a phase III randomised controlled trial. Lancet. 2009;374:379-86.
50. Hanna N, Neubauer M, Yiannoutsos C, et al. Phase III study of cisplatin, etoposide, and concurrent chest radiation with or without consolidation docetaxel in patients with inoperable stage III non-small-cell lung cancer: the Hoosier Oncology Group and U.S. Oncology. J Clin Oncol. 2008;26:5755-60.
51. De Lima VCC, Baldotto C, Barrios C, et al. Stage III non–small-cell lung cancer treated with concurrent chemoradiation followed or not by consolidation chemotherapy: a survival analysis from a Brazilian multicentric cohort. J Global Oncol 2018;4:1-11.
52. Yamamoto N, Nakagawa K, Nishimura Y, et al. Phase III study comparing second- and third-generation regimens with concurrent thoracic radiotherapy in patients with unresectable stage III non-small-cell lung cancer: West Japan Thoracic Oncology Group WJTOG0105. J Clin Oncol. 2010;28:3739-45.
53. Antonia SJ, Villegas A, Daniel D, et al. Overall survival with durvalumab after chemoradiotherapy in stage III NSCLC. N Engl J Med. 2018;379(24):2342-50.
54. Spigel DR, Faivre-Finn C, Gray JE, et al. Five-year survival outcomes from the PACIFIC Trial: durvalumab after chemoradiotherapy in stage III non-small-cell lung cancer. J Clin Oncol. 2022:JCO2101308.
55. Chemotherapy in non-small cell lung cancer: a meta-analysis using updated data on individual patients from 52 randomised clinical trials. Non-small Cell Lung Cancer Collaborative Group. BMJ. 1995;311:899-909.
56. Delbaldo C, Michiels S, Syz N, Soria JC, Le Chevalier T, Pignon JP. Benefits of adding a drug to a single-agent or a 2-agent chemotherapy regimen in advanced non-small-cell lung cancer: a meta-analysis. JAMA. 2004;292:470-84.
57. Schiller JH, Harrington D, Belani CP, et al. Comparison of four chemotherapy regimens for advanced non-small-cell lung cancer. N Engl J Med. 2002;346:92-8.
58. Scagliotti GV, Parikh P, von Pawel J, et al. Phase III study comparing cisplatin plus gemcitabine with cisplatin plus pemetrexed in chemotherapy-naive patients with advanced-stage non-small-cell lung cancer. J Clin Oncol. 2008;26(21):3543-3551.
59. Sandler A, Gray R, Perry MC, et al. Paclitaxel-carboplatin alone or with bevacizumab for non-small-cell lung cancer. N Engl J Med. 2006;355:2542-50.
60. Rimm DL, Han G, Taube JM, et al. A prospective, multi-institutional, pathologist-based assessment of 4 immunohistochemistry assays for PD-L1 expression in non-small cell lung cancer. JAMA Oncol. 2017;3:1051-8.
61. Mok TSK, Wu Y-L, Kudaba I, et al. Pembrolizumab versus chemotherapy for previously untreated, PD-L1 expressing, locally advanced or metastatic non-small-cell lung cancer (KEYNOTE-042): a randomised, open-label, controlled, phase 3 trial. Lancet. 2019;393(10183):1819-30.
62. Herbst RS, Giaccone G, de Marinis F, et al. Atezolizumab for First-Line Treatment of PD-L1-Selected Patients with NSCLC. N Engl J Med. 2020;383:1328.
63. Sezer A, Kilickap S, Gümüş M, et al. Cemiplimab monotherapy for first-line treatment of advanced non-small-cell lung cancer with PD-L1 of at least 50%: a multicentre, open-label, global, phase 3, randomised, controlled trial. Lancet. 2021;397:592.
64. Gandhi L, Rodríguez-Abreu D, Gadgeel S, et al. Pembrolizumab plus chemotherapy in metastatic non-small-cell lung cancer. N Engl J Med 2018;378:2078.
65. Reck M, Mok TSK, Nishio M, et al. Atezolizumab plus bevacizumab and chemotherapy in non-small-cell lung cancer (IMpower150): key subgroup analyses of patients with EGFR mutations or baseline liver metastases in a randomised, open-label phase 3 trial. Lancet Respir Med 2019;7:387.
66. Paz-Ares L, Luft A, Vicente D, et al. Pembrolizumab plus chemotherapy for squamous non small-cell lung cancer. N Engl J Med 2018;379:2040.
67. Paz-Ares L, Ciuleanu TE, Cobo M, et al. First-line nivolumab plus ipilimumab combined with two cycles of chemotherapy in patients with non-small-cell lung cancer (CheckMate 9LA): an international, randomised, open-label, phase 3 trial. Lancet Oncol 2021;22:198.
68. Mok TSK, Wu YL, Kudaba I, et al. Pembrolizumab versus chemotherapy for previously untreated, PD-L1-expressing, locally advanced or metastatic non-small-cell lung cancer (KEYNOTE-042): a randomised, open-label, controlled, phase 3 trial. Lancet 2019;393:1819.
69. Mansfield AS, Herbst RS, Castro Jr. G, et al. Outcomes with pembrolizumab monotherapy in patients with programmed death-ligand 1–positive NSCLC with brain metastases: pooled analysis of KEYNOTE-001, 010, 024, and 042. JTO Clin and Res Report 2021;2:100205.
70. Diretrizes brasileiras de manejo de toxicidades imunomediadas associadas ao uso de bloqueadores de correceptores imunes. Grupo de Trabalho da Sociedade Brasileira de Oncologia Clínica. Braz J Oncol. 2017;13(43):1-15.

71. Addeo A, Passaro A, Malapelle U, et al. Immunotherapy in non-small cell lung cancer harbouring driver mutations. Cancer Treat Rev. 2021;96:102179.
72. Kalemkerian GP, Narula N, Kennedy EB, et al. Molecular testing guideline for the selection of patients with lung cancer for treatment with targeted tyrosine kinase inhibitors: American Society of Clinical Oncology Endorsement of the College of American Pathologists/International Association for the Study of Lung Cancer/Association for Molecular Pathology Clinical Practice Guideline Update. J Clin Oncol. 2018;36(9):911-9.
73. Oxnard GR, Thress KS, Alden RS, et al. Association between plasma genotyping and outcomes of treatment with osimertinib (AZD9291) in advanced non-small-cell lung cancer. J Clin Oncol. 2016;34(28):3375-82.
74. Chapman AM, Sun KY, Ruestow P, et al. Lung cancer mutation profile of EGFR, ALK, and KRAS: meta-analysis and comparison of never and ever smokers. Lung Cancer. 2016;102:122-34.
75. Ramalingam SS, Vansteenkiste J, Planchard D, et al. Overall survival with osimertinib in untreated, EGFR-mutated advanced NSCLC. N Engl J Med. 2020;382(1):41-50.
76. Nakagawa K, Garon EB, Seto T, et al. Ramucirumab plus erlotinib in patients with untreated, EGFR-mutated, advanced non-small-cell lung cancer (RELAY): a randomised, double-blind, placebo-controlled, phase 3 trial. Lancet Oncol. 2019;20(12):1655-69.
77. Mok TS, Wu YL, Ahn MJ, et al. Osimertinib or platinum-pemetrexed in EGFR T790M-positive lung cancer. N Engl J Med. 2017;376(7):629-40.
78. Solomon BJ, Mok T, Kim DW, et al. First-line crizotinib versus chemotherapy in ALK-positive lung cancer. N Engl J Med. 2014;371(23):2167-77.
79. Soria JC, Tan DSW, Chiari R, et al. First-line ceritinib versus platinum-based chemotherapy in advanced ALK-rearranged non-small-cell lung cancer (ASCEND-4): a randomised, open-label, phase 3 study. Lancet. 2017;389(10072):917-29.
80. Camidge DR, Kim HR, Ahn MJ, et al. Brigatinib versus crizotinib in advanced ALK inhibitor-naive ALK-positive non-small cell lung cancer: second interim analysis of the phase III ALTA-1L trial. J Clin Oncol. 2020;38(31):3592-603.
81. Shaw AT, Bauer TM, de Marinis F, et al. First-line lorlatinib or crizotinib in advanced *ALK*-positive lung cancer. N Engl J Med. 2020;383(21):2018-29.
82. Mok T, Camidge DR, Gadgeel SM, et al. Updated overall survival and final progression-free survival data for patients with treatment-naive advanced ALK-positive non-small-cell lung cancer in the ALEX study. Ann Oncol. 2020;31(8):1056-64.
83. Hong DS, Fakih MG, Strickler JH, et al. KRASG12C Inhibition with sotorasib in advanced solid tumors. N Engl J Med. 2020;383(13):1207-17.
84. D'Angelo A, Sobhani N, Chapman R, et al. Focus on ROS1-positive non-small cell lung cancer (NSCLC): crizotinib, resistance mechanisms and the newer generation of targeted therapies. Cancers (Basel). 2020;12(11):3293.
85. Wu YL, Yang JC, Kim DW, et al. Phase II study of crizotinib in east asian patients with ROS1-positive advanced non-small-cell lung cancer. J Clin Oncol. 2018;36(14):1405-11.
86. Lim SM, Kim HR, Lee JS, et al. Open-label, multicenter, phase II study of ceritinib in patients with non-small-cell lung cancer harboring ROS1 Rearrangement. J Clin Oncol. 2017;35(23):2613-8.
87. Dziadziuszko R, Krebs MG, De Braud F, et al. Updated integrated analysis of the efficacy and safety of entrectinib in locally advanced or metastatic ROS1 fusion-positive non-small-cell lung cancer. J Clin Oncol. 2021;39(11):1253-63.
88. Shaw AT, Solomon BJ, Chiari R, et al. Lorlatinib in advanced ROS1-positive non-small-cell lung cancer: a multicentre, open-label, single-arm, phase 1-2 trial. Lancet Oncol. 2019;20(12):1691-701.
89. Planchard D, Besse B, Kim TM, et al. Updated survival of patients (pts) with previously treated BRAF V600E-mutant advanced non-small cell lung cancer (NSCLC) who received dabrafenib (D) or D + trametinib (T) in the phase II BRF113928 study. Journal Clin Oncol. 2017;35(15):9075.
90. Wolf J, Seto T, Han JY, et al. Capmatinib in MET Exon 14-mutated or MET-amplified non-small-cell lung cancer. N Engl J Med. 2020;383(10):944-57.
91. Paik PK, Felip E, Veillon R, et al. Tepotinib in non-small-cell lung cancer with MET exon 14 skipping mutations. N Engl J Med. 2020;383(10):931-43.
92. Hong DS, DuBois SG, Kummar S, et al. Larotrectinib in patients with TRK fusion-positive solid tumours: a pooled analysis of three phase 1/2 clinical trials. Lancet Oncol. 2020;21(4):531-40.
93. Doebele RC, Drilon A, Paz-Ares L, et al. Entrectinib in patients with advanced or metastatic NTRK fusion-positive solid tumours: integrated analysis of three phase 1-2 trials. Lancet Oncol. 2020;21(2):271-82.
94. Park K, Haura EB, Leighl NB, et al. Amivantamab in EGFR Exon 20 insertion-mutated non-small-cell lung cancer progressing on platinum chemotherapy: initial results from the CHRYSALIS phase I study. J Clin Oncol 2021;39:3391.
95. Shepherd FA, Dancey J, Ramlau R, et al. Prospective randomized trial of docetaxel versus best supportive care in patients with non-small-cell lung cancer previously treated with platinum-based chemotherapy. J Clin Oncol. 2000;18(10):2095-103.

96. Garon EB, Ciuleanu TE, Arrieta O, et al. Ramucirumab plus docetaxel versus placebo plus docetaxel for second-line treatment of stage IV non-small-cell lung cancer after disease progression on platinum-based therapy (REVEL): a multicentre, double-blind, randomised phase 3 trial. Lancet. 2014;384(9944):665-73.

97. Reck M, Kaiser R, Mellemgaard A, et al. Docetaxel plus nintedanib versus docetaxel plus placebo in patients with previously treated non-small-cell lung cancer (LUME-Lung 1): a phase 3, double-blind, randomised controlled trial. Lancet Oncol. 2014;15(2):143-55.

98. Gomez DR, Tang C, Zhang J, Blumenschein Jr GR, Hernandez M, Lee JJ, et al. Local consolidative therapy improves overall survival compared to maintenance therapy/observation in oligometastatic non-small cell lung cancer: long term results of a multi-institutional, phase ii, randomized study. J Clin Oncol 2019;37(18):1558-65.

99. Palma DA, Olson R, Harrow S, et al. Stereotactic ablative radiotherapy versus standard of care palliative treatment in patients with oligometastatic cancers (SABR-COMET): a randomised, phase 2, open-label trial. Lancet 2019;393:2051.

100. Temel JS, Greer JA, Muzikansky A, et al. Early palliative care for patients with metastatic non-small-cell lung cancer. N Engl J Med. 2010;363:733-42.

Câncer de Pulmão de Pequenas Células

Karolina Cayres
Paula A. Ugalde
Arthur Accioly Rosa
Clarissa Mathias

DESTAQUES

- Neoplasia de crescimento rápido e desenvolvimento precoce de metástases.
- Apesar de se tratar de uma neoplasia sensível à quimioterapia e radioterapia, recidivas tendem a ocorrer, em um período de 2 anos.
- Sobrevida a longo prazo é reduzida, com taxas de sobrevida em 5 anos entre 3% e 8%.
- Tipo de câncer mais associado a síndromes paraneoplásicas.

EPIDEMIOLOGIA E ETIOLOGIA

Carcinoma de pulmão de pequenas células (CPPC) é diagnosticado em aproximadamente 10% a 30% dos pacientes com câncer de pulmão.[1] O principal fator de risco é a exposição ao cigarro, responsável por até 90% dos casos diagnosticados.[2] Somente cerca de 2% dos pacientes diagnosticados com CPPC não possuem história de uso de tabaco. Trata-se do tipo histológico de câncer de pulmão mais comum entre os mineradores de urânio, resultado da exposição ao radônio radioativo, produto da degradação do urânio. Exposição a outros carcinogênios respiratórios ambientais, como asbestos, benzeno, carvão, e outros agentes químicos industriais podem interagir com o cigarro, o que aumenta o risco de desenvolvimento de CPPC.[3]

PATOLOGIA

A edição de 2015 da Organização Mundial da Saúde (OMS) reconhece dois subtipos de CPPC: câncer de pequena célula e carcinoma de pequenas células combinado (entre 1% e 3% dos casos).[4]

CPPC é composto por células neoplásicas tipicamente dispostas em grupos, cordões ou trabéculas separadas por um estroma fibrovascular delicado. A tumoração geralmente se origina nas vias aéreas centrais, que, inicialmente, infiltram a submucosa e, gradualmente, obstruem a luz brônquica.

As células geralmente possuem 1,5 a 2,5 vezes o diâmetro de linfócitos, e apresentam citoplasma escasso e cromatina nuclear granulada. Índices mitóticos são altos e a necrose celular é frequente.

O segundo subtipo reconhecido pela classificação da OMS é o CPPC combinado, no qual coexistem carcinoma epidermoide e, mais raramente, adenocarcinoma ou outras histologias de carcinoma de pulmão não pequenas células menos frequentes.

Em relação ao prognóstico e resposta aos tratamentos, não existe consenso sobre a influência dos diferentes subtipos histológicos.

Apesar do diagnóstico de CPPC ser essencialmente morfológico, o papel da imuno-histoquímica é muito importante e a eletromicroscopia é necessária somente em alguns casos. Praticamente, todos os CPPC são imunorreativos para ceratina e antígeno de membrana epitelial; portanto, se essas reações forem negativas, outros diagnósticos devem ser considerados.[5] Um ou mais marcadores de diferenciação neuroendócrina, tais como cromogranina, enolase específica do neurônio, Leu-7 e sinaptofisina são detectados em aproximadamente 75% dos casos de CPPC. No entanto, a presença desses marcadores não é obrigatória para o diagnóstico. Importante ressaltar que cerca de 10% dos carcinomas de pulmão não pequenas células (CPNPC) exibem diferenciação neuroendócrina. A eletromicroscopia revela células justapostas com alto índice entre o núcleo e o citoplasma, com a cromatina dispersa.

Os principais diagnósticos diferenciais incluem CPNPC, outros tumores de células redondas e proliferação linfocítica.

Até o momento, não foram identificados biomarcadores preditivos de resposta ao tratamento (por exemplo, imunoterapia) como ocorre com o CPNPC. Neste último, a expressão de PD-L1 ≥ 1% é identificada em aproximadamente 50% dos casos, que contrasta com apenas 17% a 30% no CPPC, conforme dados dos principais estudos que avaliaram o uso de imunoterapia neste cenário.[6]

APRESENTAÇÃO CLÍNICA

Em geral, a apresentação clínica do CPPC é semelhante a outras histologias de câncer de pulmão. Poucos pacientes são assintomáticos no momento do diagnóstico. A queixa inicial, normalmente, reflete a presença local do tumor, sendo tosse o sintoma mais comum. Dispneia e dor torácica são reportadas entre 30% e 40% dos pacientes no momento do diagnóstico. Em função da localização em vias aéreas centrais, hemoptise, pneumonia pós-obstrutiva, sibilos ou rouquidão secundária à paralisia de cordas vocais podem estar presentes. Até 10% dos pacientes apresenta obstrução da veia cava superior no momento do diagnóstico, e a sobrevida não é afetada pela presença desse evento.

Imagens torácicas mostram invasão hilar e mediastinal e adenopatia regional com atelectasia em cerca de um terço dos pacientes. Localização periférica ou invasão de parede torácica são incomuns, assim como cavitação.

A maioria dos pacientes portadores de CPPC possui metástases clinicamente detectáveis no momento do diagnóstico. Metástases ósseas são, geralmente, caracterizadas por lesões osteolíticas e/ou elevação do cálcio e da fosfatase alcalina. Metástases hepáticas e adrenais costumam ser assintomáticas. Elevação de desidrogenase láctica, fosfatase alcalina ou transaminases hepáticas ocorrem na maioria dos pacientes portadores de metástases hepáticas. Metástases no sistema nervoso central são sintomáticas em mais de 90% dos pacientes. Embolia tumoral ou lesões linfangíticas podem causar dispneia. Sintomas constitucionais, como perda de peso, anorexia e fadiga são comuns e estão relacionados à extensão da doença.

A maioria dos pacientes portadores de câncer de pulmão que desenvolve síndrome da secreção inapropriada de hormônio antidiurético (SIHAD), síndrome de Cushing ou paraneoplasia neurológica é portadora de CPPC. Pacientes diagnosticados com CPPC representam aproximadamente 75% dos tumores associados com SIHAD, mas apenas 10% dos pacientes portadores de CPPC preenchem os critérios para SIHAD, com 5% dos pacientes sintomáticos. Aumento do hormônio adrenocorticotrópico pode ser detectado em até 50% dos pacientes com câncer de pulmão, mas síndrome de Cushing somente ocorre em 5% dos pacientes portadores de CPPC. Síndromes paraneoplásicas neurológicas incluem neuropatias sensoriais, motoras, autoimunes e encefalomielite. A síndrome de Eaton-Lambert é caracterizada por fraqueza muscular proximal que melhora com o movimento, associada à hiporreflexia e disautonomia. A eletromiografia confirma o diagnóstico. Diagnósticos neurológicos raros incluem ataxia cerebelar, degeneração da retina, dismotilidade intestinal, encefalomielite límbica e mielopatia necrotizante. Os sintomas podem preceder o diagnóstico e geralmente representam as queixas iniciais. O tratamento é capaz de controlar os sintomas relacionados às síndromes endócrinas, mas o mesmo controle não ocorre em relação às síndromes neurológicas.[7]

ESTADIAMENTO E FATORES PROGNÓSTICOS

O sistema de estadiamento introduzido pelo Veterans' Administration Lung Study Group (VALSG), comumente utilizado na prática clínica, define doença limitada aquela confinada ao hemitórax ipsilateral e linfonodomegalias regionais, capaz de ser incluída em um campo de radioterapia tolerável, e doença extensa, aplica-se a todos os outros pacientes.[8] No momento do diagnóstico, entre 60% e 70% dos pacientes possuem doença extensa, enquanto 30% a 40% possuem doença limitada.

Em 2007, a IASLC propôs um novo sistema de estadiamento, que utiliza o TNM (tumor, linfonodo e metástase)[9] o qual foi incorporado pela 7ª edição da AJCC e mantido na atualização de 2017 (8ª edição) (Figura 115.1).

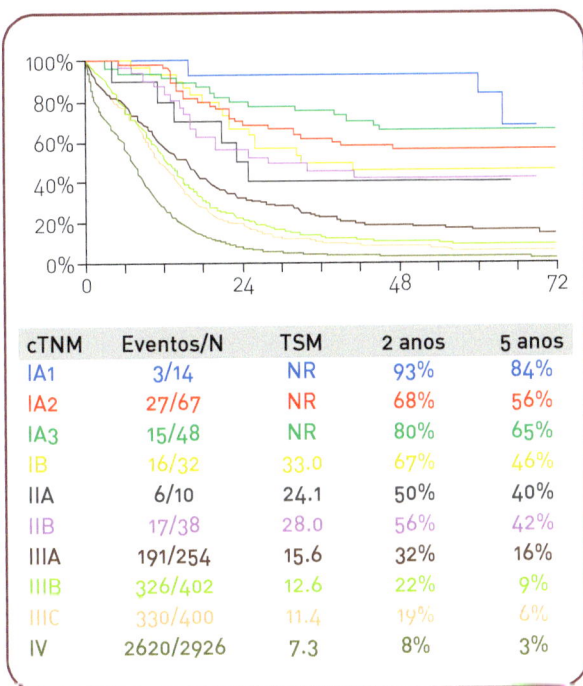

FIGURA 115.1 – Estadiamento CPPC. Sobrevida global por estágios de acordo com a oitava edição do banco de dados de pacientes da Associação Internacional para o Estudo do Câncer de Pulmão (IASLC).
cTNM: estadiamento clínico; TSM: tempo de sobrevida mediana.
Fonte: Associação Internacional para o Estudo do Câncer de Pulmão (IASLC). TNM 8ª Ed. AJCC.

O sistema proposto não é largamente utilizado, apesar de um melhor poder de estratificação em relação ao sistema do VALSG, principalmente, nos pacientes portadores de doença em estágios iniciais, para os quais a ressecção cirúrgica pode ser benéfica – ou seja, T1-T2N0 – embora representem < 5% dos casos.

A partir do momento do diagnóstico, as medianas de sobrevida para doença limitada e extensa são entre 15 e 20 meses, e 8 e 13 meses, respectivamente. Aproximadamente 20% a 40% dos pacientes com doença limitada e menos de 5% daqueles com doença extensa sobrevivem dois anos. Em termos de sobrevida em 5 anos, entre 10% e 13% dos pacientes com doença limitada sobrevivem, contra 1% a 2% com doença extensa.

Desempenho clínico é o principal fator prognóstico, que reflete a extensão da doença e dita a tolerância em relação à intensidade do tratamento. Idade e sexo masculino figuram como fatores prognósticos adversos em alguns estudos. Alguns sítios metastáticos, tais como fígado, cérebro, medula e ossos, bem como o número de sítios envolvidos, são fatores prognósticos significativos em doença extensa. O desenvolvimento de síndrome de Cushing como manifestação paraneoplásica tem sido correlacionado com menor resposta e diminuição da sobrevida. Manutenção do tabagismo durante o tratamento foi identificado como fator prognóstico adverso. Várias séries mostram um aumento de desidrogenase lática como fator prognóstico negativo importante. Uma revisão de 763 pacientes tratados em 4 estudos consecutivos de fase III mostrou que pacientes que atingiram remissão completa com o tratamento apresentavam uma chance de 24% de sobrevida a longo prazo, significativamente superior aos pacientes que apresentaram resposta parcial ou progressão durante o tratamento (8% e 2%, respectivamente).[10]

Exames para estadiamento

Um estadiamento exaustivo deve incluir exame físico, hemograma, perfil hepático, bioquímico e desidrogenase lática, tomografias de tórax e abdome, e ressonância magnética do crânio, PET/TC e, em casos selecionados, aspirado e biópsia de medula óssea. A medula óssea encontra-se envolvida entre 15% e 30% dos pacientes no momento da apresentação, mas representa um sítio isolado de metástase em apenas 2% a 6% dos casos. Em função da progressão rápida do CPPC, os exames de estadiamento devem ser realizados precocemente, para evitar o retardo no início da quimioterapia.

Tomografia por emissão de pósitron (PET), com 18-fluoro-2-desoxiglicose (FDG), é um método não invasivo para avaliar envolvimento mediastinal e a distância, por meio da detecção de áreas com aumento de atividade metabólica com captação aumentada de FDG. Aproximadamente 19% dos pacientes submetidos ao PET têm o estadiamento mudado de doença limitada para extensa, enquanto o contrário acontece em apenas 8%.[11] Estudo recente mostrou que pacientes com SUV aumentado possuem sobrevida inferior a pacientes com SUV baixo (sobrevida mediana 12 *versus* 24 meses).[12]

ASPECTOS DO TRATAMENTO DO CPPC

No tratamento do CPPC, os objetivos do tratamento são controle local e tratamento de micrometástases. A evolução do tratamento quimioterápico aumentou as taxas de remissão completa, mas a recidiva local é muito comum. Tratamentos adicionais com incorporação de radioterapia e cirurgia devem ser considerados.

Os tratamentos utilizados no CPPC levaram a aumentos significativos de sobrevida em pacientes com doença limitada, demonstrados em uma revisão de 30 estudos, que envolveram 6.564 pacientes. A sobrevida mediana dos pacientes alocados em 11 estudos, reportados entre 1982 e 1992, foi, significativamente, mais longa quando comparada aos 19 estudos reportados entre 1972 e 1981 (17 *versus* 12 meses).[13] Para pacientes com doença extensa, o progresso foi mais limitado. Uma análise de 21 estudos de grupos cooperativos americanos encontrou uma melhora significativa na sobrevida mediana em estudos reportados entre 1982 e 1990, comparados ao período entre 1972 e 1981 (9 *versus* 7 meses).[14]

TRATAMENTO QUIMIOTERÁPICO

CPPC é altamente responsivo ao tratamento quimioterápico, e a quimioterapia prolonga a sobrevida quando comparada ao tratamento de suporte. O benefício do tratamento paliativo pode ser visto mesmo em pacientes com comprometimento grave de órgãos e de desempenho clínico.

O tratamento de primeira linha confere uma taxa de resposta entre 65% a 80%, mas as recidivas são rápidas e os tratamentos de segunda linha são insatisfatórios.

Após a comprovação da atividade antineoplásica da ciclofosfamida em CPPC, estudos randomizados demonstraram superioridade das combinações em relação ao agente único. A combinação de ciclofosfamida, doxorrubicina e dacarbazina produziu maiores taxas de resposta e sobrevida. Livingston *et al.*[15] desenvolveram a combinação denominada CAV (ciclofosfamida 1.000 mg/m², doxorrubicina 45 mg/m² e vincristina 2 mg dose total), que se tornou o regime de escolha na época. Após a identificação do etoposídeo como agente importante em CPPC, várias modificações do regime CAV, que inclui etoposide, foram testadas.

O regime de etoposídeo e cisplatina (EP) foi testado em CPPC porque essa combinação produziu atividade sinergística em estudos pré-clínicos. Evans *et al.*[16] reportaram resposta em 55% dos pacientes previamente tratados com CAV, e em 86% dos pacientes em primeira linha.

Einhorn *et al.*[17] reportaram que dois ciclos de consolidação com EP, adicionados ao tratamento de pacientes com doença limitada, que respondem a seis ciclos de CAV, aumentaram a sobrevida quando comparados a CAV como tratamento único. Três estudos randomizados compararam EP a ciclofosfamida, vincristina e uma antraciclina e mostraram menos mielossupressão no braço do EP. Nos estudos com associação de radioterapia houve menos esofagite e pneumonite intersticial no braço que recebeu EP. O maior estudo[18] incluiu pacientes com doença limitada e extensa e mostrou aumento da sobrevida mediana (14,5 *versus* 8,0 meses) e de sobrevida em 5 anos (10% *versus* 3%), com toxicidade e qualidade de vida semelhantes.

Em uma metanálise, pacientes tratados com regimes que contêm platina apresentavam maior chance de resposta ao tratamento (69% *versus* 62%), além de uma redução no risco de morte aos 6 e aos 12 meses (68% *versus* 66% e 29% *versus* 24%, respectivamente).[19]

Carboplatina pode ser substituída por cisplatina, sem perda aparente da atividade e com menor toxicidade associada. O Hellenic Cooperative Oncology Group[20] randomizou 147 pacientes para receber etoposídeo e cisplatina ou carboplatina associados à radioterapia. Taxas de resposta e sobrevida foram semelhantes nos dois braços, apesar de náusea, vômito, nefrotoxicidade e neurotoxicidade terem sido significativamente menores no braço da carboplatina.

Poucos avanços foram registrados para CPPC desde os anos 1990. A incorporação do Atezolizumabe – imunoterápico anti PD-L1 – foi o primeiro avanço no tratamento do CPPC (doença extensa) com a publicação do estudo IMpower131 em 2018.

Neste estudo de fase 3, Horn *et al.* randomizaram 403 pacientes com CPPC doença extensa sem tratamento prévio para tratamento padrão com carboplatina e etoposídeo associados a atezolizumabe ou placebo por 4 ciclos, seguidos de atezolizumabe ou placebo de manutenção até progressão de doença ou toxicidade limitante. Foi observado um ganho em sobrevida global absoluto de 2 meses (12,3 *versus* 10,3 meses) e redução do risco de morte de 30% (HR 0,70, 95% IC 0,54 a 0,91), que favorece o atezolizumabe, além de ganho em sobrevida livre de progressão de 5,2 *versus* 4,3 meses (HR 0,77 95% IC 0,62 a 0,96) (Figura 115.2 e Figura 115.3).

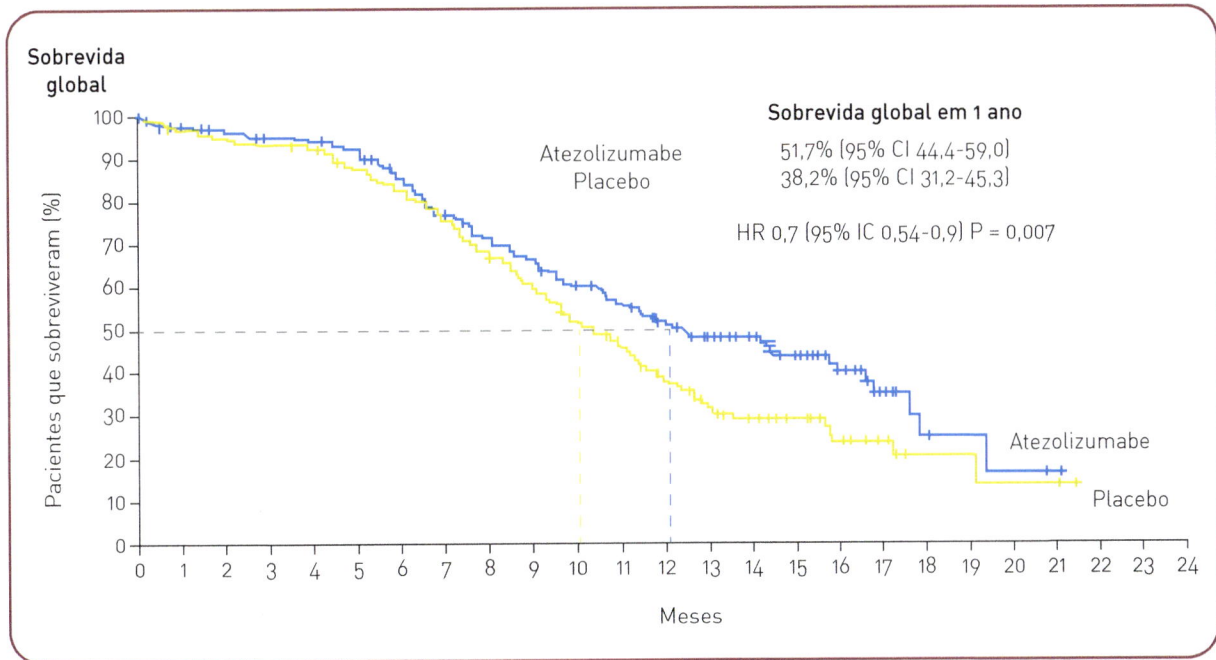

FIGURA 115.2 – Sobrevida global em 1 ano para pacientes com CPPC doença extensa em primeira linha.
Fonte: Adaptada de N Engl J Med. 2018;379(23):2220-2229.

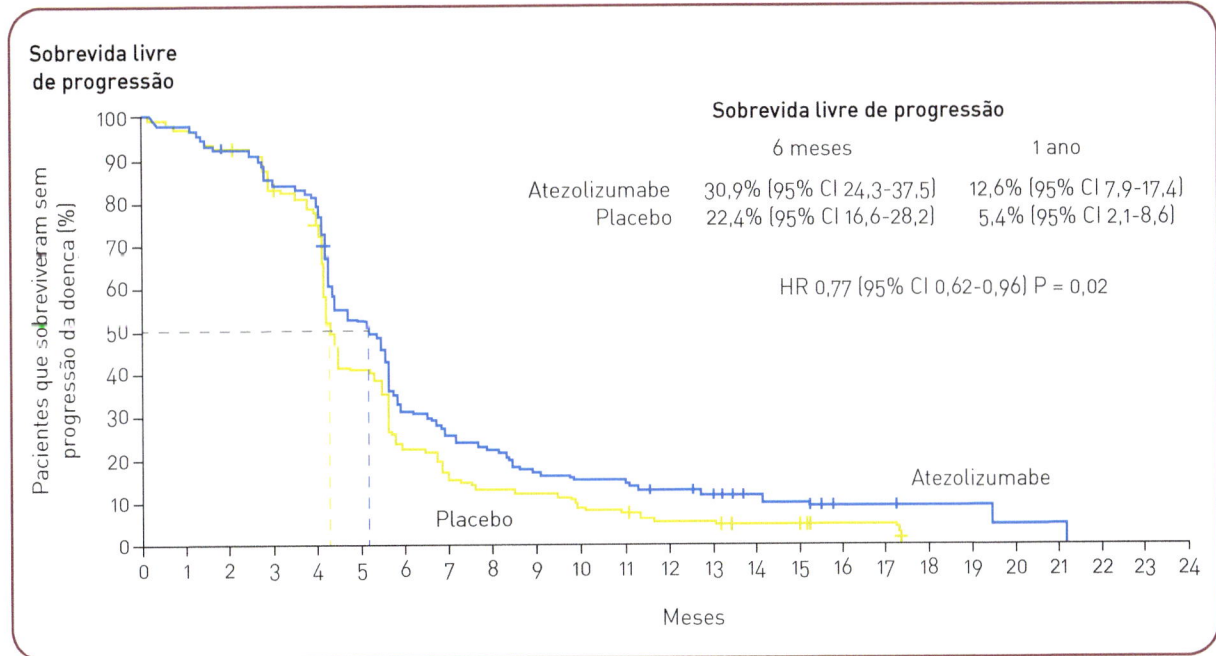

FIGURA 115.3 – Sobrevida livre de progressão de pacientes com CPPC doença extensa em primeira linha.
Fonte: Adaptada de N Engl J Med. 2018;379(23):2220-2229.

A taxa de eventos adversos foi bastante semelhante entre os braços do estudo. Vale ressaltar que, durante a fase de manutenção, era permitido uso de radioterapia de crânio profilática, mas não de radioterapia torácica.[21] Desta forma, a combinação de carboplatina, etoposídeo e atezolizumab tornou-se o tratamento de primeira linha padrão para pacientes com CPPC doença extensa.

Em função da atividade do paclitaxel em doença recidivada e recentemente diagnosticada, combinações de platina, etoposide e paclitaxel foram desenvolvidas. Dois estudos[22,23] compararam EP com EP associado à paclitaxel. A adição da terceira droga aumentou a toxicidade, mas não elevou a sobrevida. Um estudo alemão[24] avaliou carboplatina e etoposide associados à paclitaxel ou vincristina, e demonstrou aumento significativo da sobrevida mediana (12,7 *versus* 11,7 meses) e da sobrevida em 3 anos (17% *versus* 9%) em favor do grupo que recebeu paclitaxel, apenas nos pacientes com doença limitada. Transfusões e atrasos no tratamento foram mais comuns no braço que recebeu as três drogas.

Dois estudos randomizados compararam o regime, que inclui etoposide, ifosfamida e cisplatina (VIP) a EP. O estudo que considerou pacientes com doença extensa e limitada não encontrou diferença na sobrevida, mas o estudo[25] que incluiu apenas pacientes com doença extensa mostrou diferença pequena, porém, significativa na sobrevida mediana (9 *versus* 7,3 meses) e na sobrevida em 2 anos (13% *versus* 5%). A adição de ifosfamida aumentou a incidência de mielossupressão.

Vários estudos avaliaram regimes baseados em campotecinas (topotecano e irinotecano) em CPPC. Essas drogas, quando combinadas a platinas, apresentam taxas de resposta entre 17% e 29% em pacientes previamente tratados, e 75% e 84% em pacientes recentemente diagnosticados. Noda *et al.* no estudo JCOG 9511,[26] compararam cisplatina (60 mg/m^2 d1) e irinotecano (60 mg/m^2 d1, 8 e 15) a cada 4 semanas a etoposide (100 mg/m^2 d1-3) e cisplatina (80 mg/m^2 d1) a cada 3 semanas no tratamento inicial da doença extensa. O estudo foi interrompido após alocação de 154, dos 230 pacientes planejados, em função do aumento da taxa de resposta (84 *versus* 68%), aumento da sobrevida mediana (12,8 *versus* 9,4 meses) e da sobrevida em 2 anos (19,5% *versus* 5,2%) no grupo experimental. Mielossupressão foi o efeito colateral mais severo, tendo sido mais frequente no braço controle. Diarreia severa ocorreu somente no grupo tratado com irinotecano, e foi observado em 17% dos pacientes. Dois estudos americanos de fase III[27,28] não confirmaram esses achados. Hanna *et al.* avaliaram 331 pacientes alocados para tratamento com irinotecano (65 mg/m^2) e cisplatina (30 mg/m^2), ambos administrados nos dias 1 e 8 a cada 21 dias (n = 221), ou para o tratamento clássico com EP (n = 110). O grupo tratado com irinotecano não apresentou aumento de taxa de resposta, tempo para progressão ou sobrevida mediana (48% *versus* 44%, 4,1 *versus* 4,6 meses e 9,3 *versus* 10,2 meses, respectivamente). O regime que contém irinotecano causou menos mielossupressão e mais diarreia e vômitos. O estudo do Southwest Oncology Group (SWOG) S0124 alocou 671 pacientes com doença extensa para o regime original empregado no JCOG 9511 *versus* EP. Não houve diferença estatisticamente significativa entre os dois braços em termos de sobrevida livre de progressão, sobrevida mediana e respostas objetivas (5,8 *versus* 5,2 meses, 9,9 *versus* 9,1 meses, 60% *versus* 57% para os braços que contêm irinotecano/cisplatina e etoposídeo/cisplatina, respectivamente). Os padrões de toxicidadade foram semelhantes aos estudos anteriores. As diferenças entre os resultados do estudo japonês e dos americanos provavelmente refletem padrões farmacogenômicos distintos. Um estudo que envolve 784 pacientes, portadores de CPPC com doença extensa, randomizados para tratamento em primeira linha com topotecano oral e cisplatina *versus* EP não mostrou aumento de resposta (63% *versus* 69%) ou sobrevida mediana (39 *versus* 40 semanas). Em termos de toxicidade, houve aumento de neutropenia graus 3 e 4 no braço que contém etoposídeo e aumento da trombocitopenia e anemia no braço que contém topotecano oral.[29]

Estudo de fase III,[30] que envolveu 207 pacientes com doença limitada, e 192 pacientes com doença extensa, alocados para receber epirrubicina (100 mg/m^2 d1) e cisplatina (100 mg/m^2 d1) a cada 3 semanas ou etoposide (100 mg/m^2 d1 a 3) e cisplatina (100 mg/m^2 d1), mostrou respostas objetivas semelhantes (74% *versus* 69%), tempo mediano para progressão (7,6 meses em ambos os braços) e sobrevida mediana (10,9 *versus* 10,1 meses). A toxicidade hematológica foi menor no braço tratado com epirrubicina. A combinação de epirrubicina e cisplatina é, portanto, um regime aceitável no tratamento de CPPC.

Uma vez que tanto cisplatina quanto etoposídeo cursam com baixa toxicidade em mucosa e risco reduzido de pneumonite intersticial, este esquema costuma ser o tratamento de escolha em pacientes com doença limitada (situação na qual, em geral, radioterapia torácica concomitante é instituída).

A duração da quimioterapia em CPPC não está bem definida. Discreta vantagem na utilização de tratamento prolongado foi observada em uma metanálise.[31] O Hoosier Oncology Group (HOG) e o Eastern Oncology Oncology Group (ECOG) avaliaram o papel da terapia de manutenção em estudos randomizados que envolvem continuação do tratamento para pacientes que não progrediram no regime inicial de EP para etoposídeo oral ou topotecano venoso, respectivamente. Ambos não demonstraram aumento de sobrevida estatisticamente significativo. Quatro a seis ciclos de etoposídeo, associado a cisplatina ou carboplatina sem terapia de manutenção constituem o tratamento padrão nos dias atuais para doença limitada. Enquanto para doença extensa, o uso do atezolizumabe de manutenção por tempo indeterminado após 4 ciclos em combinação à cisplatina e etoposídeo deve ser instituído.

Quimioterapia para doença recidivada

A duração da resposta ao tratamento inicial com quimioterapia tem a tendência a ser breve, apenas cerca de seis a oito meses. A sobrevida de pacientes com doença recidivada é de cerca de 2 a 6 meses. Quimioterapia de segunda linha pode paliar os sintomas e prolongar a sobrevida em alguns pacientes. Apesar da maioria dos pacientes recidivar após o tratamento de primeira linha, as chances de resposta ao tratamento de segunda linha dependem do intervalo livre de tratamento. Pacientes que respondem ao tratamento de primeira linha, com intervalo maior do que três meses, são mais sensíveis ao tratamento que contém a mesma combinação de drogas, e indica a presença de clones sensíveis. Esses pacientes, geralmente, apresentam um desempenho clínico adequado, fator preditivo importante na resposta ao tratamento de segunda linha. No entanto, pacientes que progridem na vigência do tratamento de primeira linha ou dentro de três meses do tratamento inicial são considerados refratários, com pequena chance de resposta ao tratamento de segunda linha. Para pacientes tratados com regimes que contêm alquilantes ou antraciclinas, EP é o regime de escolha em segunda linha. Entretanto, não existe regime padrão de salvamento para pacientes tratados com EP em primeira linha. Estudo randomizado[32] alocou pacientes para CAV (ciclofosfamida 1.000 mg/m², doxorrubicina 45 mg/m², vincristina 2 mg dose total) ou topotecano (1,5 g/m² IV d1-5), ambos a cada 3 semanas, após recidiva, com utilização de EP em primeira linha. As taxas de resposta (24% versus 18%), tempo para progressão (13 versus 12 semanas) e sobrevida mediana (25,0 versus 24,7 semanas) não diferiram estatisticamente entre os dois braços, apesar de melhor controle de sintomas no braço do topotecano. Neutropenia foi mais frequente no braço tratado com topotecano.

Estudo de fase III[33] de não inferioridade alocou 304 pacientes recidivados para receberem topotecano oral (2,3 mg/m² d1-5) ou IV (1,5 mg/m² d1-5) a cada 3 semanas. As taxas de resposta (18% versus 22%), sobrevida mediana (33 versus 35 semanas) e sobrevida em um ano (33% versus 29%) foram similares, bem como os perfis de toxicidade.

A duração ideal do tratamento de segunda linha não é bem estabelecido e, em geral, é mantido enquanto não ocorra progressão de doença ou toxicidade limitante.

Múltiplos estudos que avaliam o papel da imunoterapia em CPPC estão em andamento. Dados de estudo de fase 1/2 (CheckMate 032[6]) mostraram atividade do nivolumabe (anticorpo anti-PD1) associado ou não a ipilimumabe (anti-CTLA4) em 2ª ou mais linhas de tratamento, em pelo menos uma baseada em platina).

Em análise preliminar foi observada taxa de resposta objetiva (12% nivolumabe versus 21% combinação) e sobrevida livre de progressão em 3 meses (18% nivolumabe versus 30% combinação) que, comparados aos dados da literatura, sugerem papel da imunoterapia nesse cenário. Porém, resultado de estudo de fase 3 já em andamento (CheckMate 331) deverá esclarecer melhor se há ou não benefício. Resultados semelhantes foram observados com o uso do Pembrolizumabe em estudo *basket* de fase 2 ainda não publicado.

Radioterapia torácica

A quimioterapia é o pilar fundamental do tratamento do câncer de pulmão de pequenas células pelo aspecto sistêmico da doença, mas o controle local torácico determina um melhor resultado terapêutico. Esse resultado foi demonstrado por meio da metanálise de Pignon et al.,[34] com mais de 2.400 pacientes com doença limitada, que observou um benefício de sobrevida global em 3 anos de 5,4% e RR de morte, comparado com quimioterapia exclusiva de 0,86 (CI 95%, 0,78 a 0,94, p = 0,001). Outro estudo que corrobora a indicação é a metanálise de Warde & Payne, de 11 estudos randomizados, que revelaram uma diferença absoluta na sobrevida de 2 anos de 5,4% em favor do tratamento combinado para pacientes com doença limitada.[35]

Apesar das críticas em relação à heterogeneidade de protocolos de radioterapia utilizados no que diz respeito à dose total, esquemas de fracionamento, *timing* da radioterapia, volumes irradiados e esquemas de quimioterapia, comuns em estudos de metanálise, o benefício final da radioterapia torácica é consistente na doença limitada, ao custo de um incremento potencial de toxicidade. A sobrevida global em 5 anos no tratamento combinado é de 13,3 *versus* 5,7% na quimioterapia exclusiva.[36]

O momento ideal para iniciar a radioterapia no tratamento combinado se define no primeiro ou segundo ciclo da quimioterapia. Um estudo randomizado do NCI Canadense comparou radioterapia torácica com dose de 40 Gy/15fx iniciada precocemente durante a quimioterapia, baseada no esquema CAV (ciclofosfamida, doxorrubicina e vincristina), alternada com EP (etoposide e platina) por 6 ciclos com o mesmo esquema, com a radioterapia iniciada concomitantemente com o último ciclo. Os resultados de sobrevida global foram significativamente melhores no braço da radioterapia precoce, 22 *versus* 13%.[37]

No Japão, outro estudo que compara radioterapia precoce ao usar dose de 45 Gy, hiperfracionada, concomitante ao primeiro de 4 ciclos de quimioterapia baseada em EP, *versus* o mesmo esquema com a radioterapia iniciada no quarto e último ciclo de quimioterapia, demonstrou melhor resultado de sobrevida global, que favorece, também, o braço da radioterapia precoce, 23,7% *versus* 18,3%.[38] Resultados similares foram encontrados por Jeremic *et al.*, em um estudo com 107 pacientes randomizados para receber radioterapia acelerada hiper- fracionada com 54 Gy em frações de 1,5 Gy, duas vezes por dia, em dois regimes diferentes de quimioterapia baseada em EP: concomitante aos dois primeiros ciclos de EP seguidos de outros 4 ciclos do mesmo esquema *versus* sequencial a dois ciclos de EP, concomitante aos dois ciclos seguintes, seguido de outros dois ciclos de consolidação. A sobrevida mediana foi de 34 meses para o braço de radioterapia precoce e 26 meses para a tardia. A sobrevida global em 5 anos foi entre 30% e 15%, respectivamente.[39]

Uma provável justificativa para o benefício da radioterapia iniciada precocemente, concomitante à quimioterapia, baseia-se no conceito da repopulação acelerada do clone tumoral durante o tratamento. A importância entre o intervalo de tempo, início e final da radioterapia corrobora esse conceito, e foi demonstrada em um estudo com 215 pacientes de Videtic *et al.*[40] Em uma análise multivariada, as interrupções da radioterapia por toxicidade foram o fator prognóstico mais importante na sobrevida. A dose de 45 Gy hiper-fracionada em 15 dias, com duas aplicações diárias de 1,5 Gy é o tratamento padrão, de acordo com estudo fase III do ECOG/RTOG. Foi comparado esse esquema ao de radioterapia convencional com dose de 45 Gy em 25 frações diárias de 1,8 Gy, ambos combinados com quimioterapia baseada em EP. A sobrevida global em 5 anos foi de 26% no hiper-fracionamento contra 16% no tratamento convencional.[41] Embora esse esquema de radioterapia tenha alcançado melhores resultados, sua reprodutibilidade logística em serviços muito concorridos é difícil. A necessidade de intervalo mínimo de 6 horas entre as sessões, a logística da quimioterapia combinada, aliadas à realidade sobrecarregada dos departamentos de radioterapia no país comprometem essa estratégia (Figura 115.4). Quando, então, o hiper-fracionamento não é possível, deve ser considerada a radioterapia em regime convencional. Nesses casos, uma dose de 54 Gy ou superior é recomendada. Um estudo fase II do CALGB com radioterapia, que utilizou dose de 70 Gy em fracionamento convencional, combinada com quimioterapia baseada em EP, mostrou-se tolerável com sobrevida mediana de 22,4 meses.[42]

O estudo de fase 3, denominado CONVERT, avaliou 547 pacientes com CPPC doença limitada alocados para tratamento com radioterapia concomitante (45 Gy em 30 frações duas vezes ao dia) ou tratamento experimental com 66 Gy em 33 frações uma vez ao dia, e objetivou avaliar superioridade deste último. A sobrevida mediana do tratamento padrão (2 vezes/dia) e experimental (1 vez/dia) foi de 30 *versus* 25 meses, respectivamente, sem significância estatística (HR 1,18, 95% CI 0,95-1,45). Portanto, foi um estudo negativo, uma vez que não demonstrou superioridade do braço experimental. Não houve diferença na taxa de eventos adversos relacionados à radioterapia de graus 3 a 4.[43]

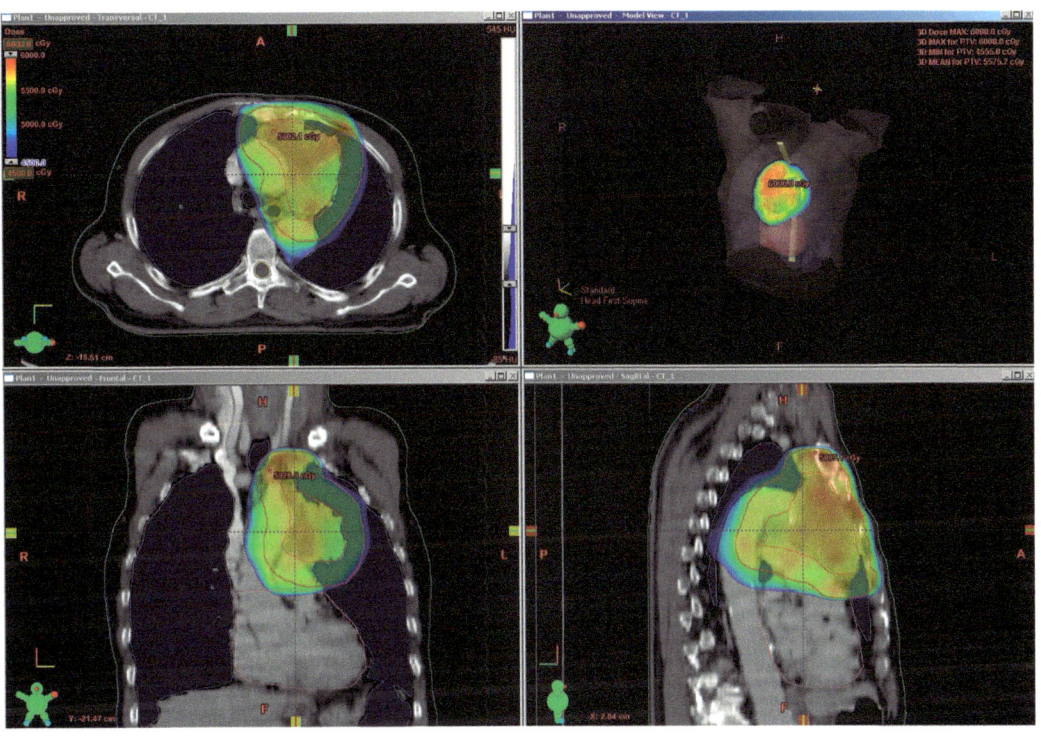

FIGURA 115.4 – Exemplo de planejamento de radioterapia para doença localizada.
Fonte: Acervo da autoria.

O papel da radioterapia torácica também foi avaliado em pacientes com doença extensa. Slotman *et al.* randomizaram 498 pacientes, com doença extensa, tratados com 4 a 6 ciclos de quimioterapia baseada em platina e que apresentaram alguma resposta clínica. Os pacientes foram alocados para receber radioterapia de crânio profilática associada ou não à radioterapia torácica (30 Gy em 10 frações). Radioterapia torácica consolidativa não resultou em ganho de sobrevida global em 1 ano, porém, em análise secundária de sobrevida global em 2 anos, foi evidenciado benefício (13% *versus* 3%), além de ganho em sobrevida livre de progressão em 6 meses.[44] Em comunicação breve realizada pelos autores, o benefício em sobrevida se limitou aos pacientes com doença residual após quimioterapia (12% *versus* 3% em 2 anos).[45]

Jeremic *et al.* alocaram 109 pacientes com resposta completa a distância e pelo menos resposta parcial intratorácica após 3 ciclos de cisplatina e etoposídeo para receberem tratamento com radioterapia torácica (54 Gy em 36 frações) concomitante a quimioterapia ou 4 ciclos de cisplatina e etoposídeo isolados. Foi observado ganho em sobrevida global (17 *versus* 11 meses), o que favorece o uso da radioterapia.[46]

A tendência de volumes menores de radioterapia vem acompanhando o desenvolvimento tecnológico da especialidade. A evolução dos métodos de imagem como o PET-CT, as tomografias multislice e os *softwares* de fusão de imagem, aliados a um melhor controle da administração da dose de radiação com o IGRT (radioterapia guiada por imagem), têm permitido a definição de volumes cada vez menores e mais precisos. De qualquer forma, o GTV (volume tumoral grosseiro), que consiste no alvo primário de tratamento, deve incluir o tumor primário e os linfonodos macroscópicos envolvidos (PET-CT, patologicamente confirmados ou maiores de 1,5 cm na TC do diagnóstico). A esse volume é adicionada margem de segurança de 1,5 a 2,0 cm.[47] Irradiação eletiva de linfonodos não é recomendada. A definição do GTV, no que diz respeito ao *timing* da radioterapia, é matéria de discussão quanto a abordar o volume pré-quimioterapia ou pós-quimioterapia.

Em um estudo do SWOG, pacientes com câncer de pulmão pequenas células em doença limitada, com resposta parcial após quimioterapia de indução, foram randomizados para receber radioterapia em volumes pré e pós-quimioterapia.[48] Não houve diferença significativa entre os padrões de recorrência ou sobrevida mediana, mas a frequência de complicações severas foi maior no braço do volume pré-quimioterapia, 18% *versus* 8%. Resultados equivalentes foram observados em um estudo retrospectivo da Clínica Mayo, cuja taxa de recorrência local e sobrevida global não diferiu entre os casos tratados com volume pré e pós-quimioterapia.[49] Todas as recorrências foram observadas dentro dos volumes irradiados.

Em resumo, o volume a ser irradiado deve incluir no GTV o tumor e os linfonodos comprometidos macroscopicamente no momento da radioterapia e, possivelmente, regiões nodais inicialmente envolvidas, que apresentaram resposta à quimioterapia de indução. Nesse caso, a dose nessas regiões pode ser reduzida.

Radioterapia profilática do sistema nervoso central

A taxa de falha no sistema nervoso central (SNC), nos tumores de pulmão pequenas células, é relativamente alta. Em uma referência antiga, cerca de 38% dos pacientes que alcançaram resposta completa ao tratamento sistêmico e não receberam irradiação profilática do crânio (PCI) evoluíram com metástases cerebrais, e cerca de 17% desses pacientes tiveram essa falha exclusivamente no SNC. Nos sobreviventes em 2 anos, a taxa de falha no SNC foi de 100%.[50] Essa alta incidência de recorrência é atribuída, inicialmente, ao caráter sistêmico da doença e, em segundo lugar, à limitação dos quimioterápicos em ultrapassar a barreira hematoencefálica.

A PCI se propõe a reduzir a taxa de recorrência nessa topografia, e é parte atual do tratamento *standard* dos pacientes com câncer de pulmão de pequenas células que alcançaram resposta completa após quimioterapia ou radioquimioterapia. A utilidade dessa estratégia foi esclarecida em uma metanálise de 7 estudos randomizados, com 987 pacientes que alcançaram resposta completa após tratamento. A incidência absoluta de metástases em SNC em 3 anos foi de 33% nos pacientes que receberam PCI *versus* 59% naqueles que não o receberam. Proporcionalmente, foi observado incremento na taxa de sobrevida global de 15,3% para 20,7% no grupo da PCI.[51]

A utilização de PCI também pode ser recomendada em casos de resposta parcial à quimioterapia ou radioterapia associada à quimioterapia (Figura 115.5). Resultados de estudo randomizado fase III do EORTC, com pacientes com doença extensa e resposta após quimioterapia, mostrou benefício na redução de metástase cerebrais sintomáticas em 1 ano nos pacientes que receberam PCI (15% *versus* 40%), e benefício de sobrevida global (sobrevida mediana de 6,7 *versus* 5,4 meses). A sobrevida em 1 ano foi de 27,1% para o grupo do PCI e 13,3% para o grupo controle. Não houve diferença de progressão sistêmica entre os dois grupos. Embora pacientes com doença limitada não tenham sido incluídos no estudo, é razoável inferir que um benefício similar deva ser observado com PCI nessa condição.[52]

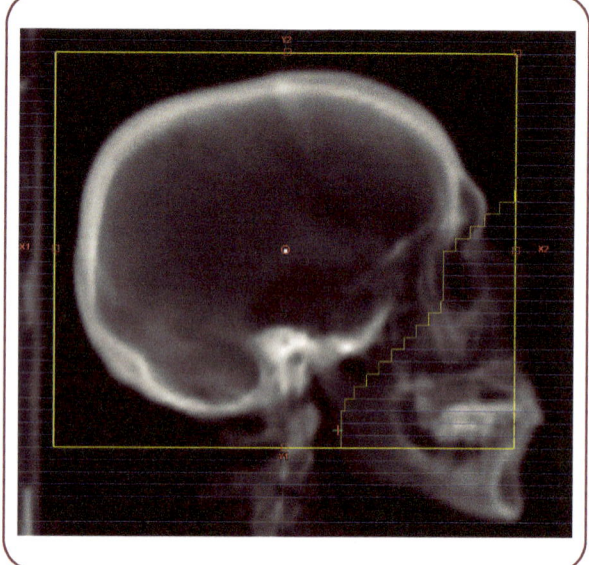

FIGURA 115.5 – Campo de tratamento de radioterapia profilática craniana.
Fonte: Acervo da autoria.

A dose ideal do PCI não está definida. Doses de 25 Gy, em 10 frações, a 36 Gy, em 18 frações (2 Gy/dia) podem ser utilizadas. Doses abaixo de 24 Gy não devem ser utilizadas para a PCI, pois não apresentaram benefício prognóstico quando comparadas ao controle no estudo do UKCCCR/ EORTC.[53] A resistência na indicação da PCI, principalmente, em pacientes com doença limitada, está muito relacionada à preocupação com toxicidade neurológica. As complicações agudas incluem alopecia, prostração, náusea e, eventualmente, cefaleia, todas autolimitadas. As complicações tardias, como déficit neurocognitivo, são difíceis de avaliar e quantificar pela pouca disponibilidade de dados a respeito. De qualquer forma, frações diárias iguais ou superiores a 3 Gy estão relacionadas à maior probabilidade de toxicidade tardia, bem como concomitância da PCI com quimioterapia.[54]

CIRURGIA

Durante anos, a cirurgia foi o tratamento de escolha para o câncer de pulmão inclusive o tipo pequenas células e o não pequenas células. Contudo, na década de 1970, quando os resultados do ensaio clínico randomizado do Medical Research Council revelaram que o tratamento radioterápico era superior ao tratamento cirúrgico no subgrupo dos pacientes portadores de CPPC, a cirurgia foi proscrita nesses pacientes.[55] Com a introdução do sistema de estadiamento TNM, o papel da cirurgia voltou a ser discutido. Diversos estudos reacenderam o interesse no papel do tratamento cirúrgico na doença localizada no CPPC (DL-CPPC).[56] Entretanto, muitos consideram que, até os dias de hoje, a indicação cirúrgica é controversa e restrita aos pacientes com estádio clinico I, nos quais a taxa de sobrevida até 50% em 5 anos pode ser alcançada.[56]

A falta de estudos randomizados que incluíssem um braço cirúrgico seguido ou não de quimioterapia poderia eventualmente pôr fim a essa discussão. Porém, a evidência médica está baseada em estudos não randomizados, que sugerem que a cirurgia como parte de um tratamento multimodal pode contribuir para o melhor prognóstico e controle de recidiva local. O único estudo de fase 3 desenvolvido pelo Lung Cancer Study Group, que avaliou o papel da cirurgia após 5 ciclos de CAV, para pacientes com doença limitada não demonstrou benefício em sobrevida. Deve-se ressaltar que esse estudo foi realizado numa época sem PET scan, tomografia de alta resolução e ressonância nuclear magnética. Além disso, o esquema de quimioterapia utilizado é defasado, e apenas 19% dos pacientes apresentavam doença inicial (T1-2N0).[57]

Granetzny et al.,[58] em um estudo retrospectivo, avaliaram o efeito da cirurgia no tratamento trimodal no CPPC. Dos 95 pacientes incluídos, a maioria era estádio clinico I e II. Os pacientes foram divididos em dois grupos. O grupo I iniciou com cirurgia seguida pelo tratamento adjuvante. No grupo II, os pacientes iniciaram com quimioterapia, seguido de cirurgia radical e, por último, quimioterapia de consolidação com radioterapia torácica e craniana. Nos pacientes do grupo II, a ressecção cirúrgica exclusivamente beneficiou o grupo de pacientes que "negativaram o mediastino" (comprovado por mediastinoscopia prévia a intervenção cirúrgica).

Rostad et al.[59] avaliaram 2.442 pacientes com CPPC em uma pesquisa nacional na Noruega. A maioria dos pacientes recebeu o tratamento convencional, porém, 38 pacientes foram submetidos à ressecção cirúrgica, e em 25 deles foi associada à quimioterapia e radioterapia. No estágio I, a taxa de sobrevida em 5 anos no grupo convencional foi de 11,3% em comparação a 44,9% no grupo de cirurgia e terapia adjuvante. O estudo propôs que, para pacientes com tumores periféricos e localizados nos estágios IA e IB, a cirurgia deve ser oferecida.

Em uma recente revisão sobre o papel da cirurgia no CPPC, Leo e Pastorino[60] concluíram que a cirurgia pode ser proposta em T1-T2/N0, seguida de quimioterapia adjuvante. Conclusão semelhante foi observada em estudo retrospectivo com análise por escore de propensão de pacientes da National Cancer Database com doença inicial (T1-T2/N0), tratados com cirurgia seguida de quimioterapia adjuvante versus apenas quimiorradioterapia.[61,62]

Um estudo observacional com mais de 1.500 pacientes com doença pT1-2N0M0 da National Cancer Database, nos Estados Unidos, comparou pacientes submetidos a cirurgia e quimioterapia adjuvante (com ou sem radioterapia) versus tratamento cirúrgico isolado e, mais uma vez, demonstrou que o tratamento multimodal oferece taxas de sobrevida em 5 anos superiores (53% versus 40% respectivamente).[63]

Um relatório da Imperial College sobre ressecção pulmonar com linfadenectomia mediastinal, como terapia primária para CPPC em tumores de celularidade mista ou pequenas células pura (73%), demonstrou taxas de sobrevida em 5 anos de 52% para pacientes com estágio I a III de doença. Apesar das críticas severas ao trabalho, esse estudo sugere que pacientes bem selecionados com CPPC, mesmo em estágio mais avançado da doença, podem se beneficiar da cirurgia se a ressecção completa do tumor for atingida.

O estadiamento clínico preciso é primordial na identificação de pacientes com doença limitada. Por isso, uma vez completada a avaliação por imagem, todos os casos de CPPC candidatos à cirurgia devem ser inicialmente submetidos à investigação invasiva do mediastino por EBUS (endobronchial ultrasound) ou mediastinoscopia cervical. Esta é a forma mais segura de excluir os pacientes com doença N2 cuja cirurgia não traz nenhum benefício oncológico.[64]

Na investigação de nódulos pulmonares de etiologia indeterminada após confirmação da ausência de doença linfática e de metástase a distância, alguns pacientes são levados à cirurgia sem diagnóstico. Eventualmente, a patologia por congelação identifica um CPPC. Acredita-se que até 4% dos casos de CPPC pode se apresentar como nódulo pulmonar isolado.[65] Nesses casos, durante a cirurgia, a linfadenectomia hilar e mediastinal com congelação deve ser radical para completar o estadiamento ganglionar e decidir pela melhor abordagem cirúrgica ou mesmo pela anulação da ressecção.

Apesar da falta de estudos randomizados, a melhor evidência cientifica existente suporta a inclusão da cirurgia na estratégia de tratamento do câncer de pulmão tipo pequenas células estádio inicial. Os principais consensos internacionais recomendam que pacientes submetidos à ressecção completa devem ser tratados com quimioterapia adjuvante e, para aqueles com comprometimento nodal, a radioterapia concomitante deve ser instituída.[66,67] No estágio II, a ressecção radical só pode ser oferecida a pacientes que apresentaram óbvia resposta ao tratamento sistêmico e não apresentam metástases no mediastino. Finalmente, a cirurgia deve ser considerada uma opção em tumores mistos, ou seja, com CPPC e CPNPC.

REFERÊNCIAS

1. Jemal A, Tiwari RC, Murray T, et al. Cancer statistics, 2004. CA Cancer J Clin. 2004;54:8-29.
2. Shopland DR, Eyre HJ, Pechacek TF. Smoking-attributable cancer mortality in 1991: is lung cancer now the leading cause of death among smokers in the United States? J Natl Cancer Inst. 1991;83:1142-8.
3. Saracci R. The interactions of tobacco smoking and other agents in cancer etiology. Epidemiol Rev. 1987;9:175-93.
4. Travis WD, Brambilla E, Burke AP, Marx A, Nicholson AG. WHO Classification of Tumours of the Lung, Pleura, Thymus and Heart, WHO Classification of Tumours, 4. ed., Lyon, 2015.
5. Guinee Jr. DG, Fishback NF, Koss MN, et al. The spectrum of immunohistochemical staining of small-cell lung carcinoma in specimens from transbronchial and open-lung biopsies. Am J Clin Pathol. 1994;102:406-14.
6. Antonia SJ, López-Martin JA, Bendell J, et al. Nivolumab alone and nivolumab plus ipilimumab in recurrent small-cell lung cancer (CheckMate 032): a multicentre, open-label, phase 1/2 trial. Lancet Oncol. 2016;17:883-895.
7. Darnell RB, Posner JB. Paraneoplastic syndromes of the nervous system. N Engl J Med. 2003;349:1543-54.
8. Stahel R, Ginsberg R, Havemann K. Staging and prognostic factors in small cell lung cancer: a consensus report. Lung Cancer. 1989;5:119-26.
9. Shepherd F, Crowley J, Van Houtte P, et al. The International Association for the Study of Lung Cancer Lung Cancer Staging Project: Proposals regarding the clinical staging of small cell lung cancer in the forthcoming (seventh) edition of the tumor, node, metastasis classification for lung cancer on behalf of the International Association for the Study of Lung Cancer International Staging Committee and Participating Institutions. J of Thoracic Oncol. 2007;2:1067-77.
10. Paesmans M, Sculier JP, Lecomte J, et al. Prognostic factors for patients with small cell lung carcinoma: analysis of a series of 763 patients included in 4 consecutive prospective trials with a minimum follow-up of 5 years. Cancer. 2000;89:523-33.
11. Kalemkerian GP. Staging and imaging of small cell lung cancer. Cancer Imaging. 2011;11:253-258.
12. Lee YJ, Cho A, Cho BC, et al. High tumor metabolic activity as measured by fluorodeoxyglucose positron emission tomography is associated with poor prognosis in limited and extensive stage small-cell lung cancer. Clin Cancer Res. 2009;15:2426-32.
13. Janne PA, Freidlin B, Saxman S. Twenty-five years of clinical research for patients with limited-stage small cell lung carcinoma in North America. Cancer. 2002;95:1528-38.
14. Chute JP, Chen T, Feigal E, et al. Twenty years of phase III trials for patients with exetnsive-stage small-cell lung cancer: perceptible progres. J Clin Oncol. 1999;17:1794-801.
15. Livingston RB, Moore TN, Heilbrun L, et al. Small-cell carcinoma of the lung: combined chemotherapy and radiation: A Southwest Oncology Group Study. Ann Intern Med.1978;88(2):194-199.
16. Evans WK, Osoba D, Feld R, et al. Etoposide (VP-16) and cisplatin: an effective treatment for relapse in small-cell lung cancer. J Clin Oncol. 1985;3:65-71.
17. Einhorn LH, Crawford J, Birch R, et al. Cisplatin plus etoposide consolidation following cyclophosphamide, doxorubicin, and vincristine in limited small-cell lung cancer. J Clin Oncol. 1988;6:451-6.
18. Sundstrom S, Bremnes RM, Kaasa S, et al. Cisplatin and etoposide regimen is superior to cyclophosphamide, epirubicin, and vincristine regimen in small-cell lung cancer: results from a randomized phase III trial with 5 years follow-up. J Clin Oncol. 2002;20:4665-72.
19. Pujol JL, Carestia L, Daures JP. Is there a case for cisplatin in the treatment of small-cell lung cancer? A meta-analysis of randomized trials of a cisplatin-containing regimen versus a regimen without this alkylating agent. Br J Cancer. 2000;8-15.

20. Skarlos DV, Samantas E, Kosmidis P, et al. Randomized comparison of etoposide-cisplatin vs. etoposide-carboplatin and irradiation in small-cell lung cancer. A Hellenic Co-operative Oncology Group study. Ann Oncol. 1994;5:601-7.
21. Horn L, Mansfield AS, Szczęsna A, et al. First-Line atezolizumab plus chemotherapy in extensive-stage small-cell lung cancer. N Engl J Med. 2018;379(23):2220-2229.
22. Mavroudis D, Papadakis E, Veslemes M, et al. A multicenter randomized clinical trial comparing paclitaxel-cisplatin-etoposide versus cisplatin-etoposide as first-line treatment in patients with small-cell lung cancer. Ann Oncol. 2001;12:463-70.
23. Niell H, Herndon J, Miller A, et al. Randomized phase III intergroup trial (CALGB 9732) of etoposide (VP-16) and cisplatin (DDP) with or without paclitaxel (TAX) and G-CSF in patients with extensive stage small cell lung cancer (ED-SCLC). Proc Am Soc Clin Oncol. 2002;21:293a.
24. Reck M, von Pawel J, Macha HN, et al. Randomized phase III trial of paclitaxel, etoposide, and carboplatin versus carboplatin, etoposide, and vincristine in patients with small-cell lung cancer. J Natl Cancer Inst. 2003;95:1118-27.
25. Loehrer Sr PJ, Ansari R, Gonin R, et al. Cisplatin plus etoposide with and without ifosfamide in extensive small-cell lung cancer: a Hoosier Oncology Group study. J Clin Oncol. 1995;13:2594-9.
26. Noda K, Nishiwaki Y, Kawahara M, et al. Irinotecan plus cisplatin compared with etoposide plus cisplatin for extensive small-cell lung cancer. N Engl J Med. 2002;346:85-91.
27. Hanna N, Bunn PA Jr, Langer C, et al. Randomized phase III trial comparing irinotecan/cisplatin with etoposide/cisplatin in patients with previously untreated extensive-stage disease small-cell lung cancer. J Clin Oncol. 2006;24:2300-38.
28. Lara Jr. PN, Natale R, Crowley J, et al. Phase III trial of irinotecan/cisplatin compared with etoposide/cisplatin in extensive-stage small-cell lung cancer: clinical and pharmacogenomic results from SWOG S0124. J Clin Oncol. 2009;2530-5.
29. Eckardt JR, von Pawel J, Papai Z, et al. Open-label, multicenter, randomized, phase III study comparing oral topotecan/cisplatin versus etoposide/cisplatin as treatment for chemotherapy-naive patients with extensive-disease small-cell J. Clin Oncol. 2006;24:2044-51.
30. Artel-Cortes A, Gomez-Codina J, Gonzalez-Larriba JL, et al. Prospective randomized phase III trial of etoposide/cisplatin versus high dose epirrubicin/cisplatin in small-cell lung cancer. Clin Lung Cancer. 2004;6:175-83.
31. Bozcuk H, Artac M, Ozdagan M, et al. Does maintenance/consolidation chemotherapy have a role in the management of small cell lung cancer (SCLC). A metaanalysis of the published controlled trials. Cancer. 2005;104:2650-7.
32. von Pawel J, Schiller JH, Shepard FA, et al. Topotecan versus cyclophosphamide in the treatment of recurrent small cell lung cancer. J Clin Oncol. 1999;17:658.
33. Eckardt JR, von Pawel J, Pukol JL, et al. Phase III study of oral compared to intravenous topotecan in small cell lung cancer. J Clin Oncol. 2007;25:2086-2092.
34. Pignon JP, Arriagada R, Ihde DC, et al. A meta-analysis of thoracic radiotherapy for small-cell lung cancer. N Engl J Med. 1992;327:1618-24.
35. Warde P, Payne D. Does thoracic irradiation improve survival and local control in limited-stage small-cell carcinoma of the lung? A meta-analysis. J Clin Oncol. 1992;10:890-5.
36. Gaspar LE, Gay EG, Crawford J, et al. Limited-stage small-cell lung cancer (stages I-III): Observations from the National Cancer Data Base. Clin Lung Cancer. 2005;6:355-60.
37. Murray N, Coy P, Pater JL, et al. Importance of timing for thoracic irradiation in the combined modality treatment of limited-stage small-cell lung cancer. J Clin Oncol. 1993;11:336-44.
38. Takada M, Fukuoka M, Kawahara M, et al. Phase III study of concurrent versus sequential thoracic radiotherapy in combination with cisplatin and etoposide for limited-stage small-cell lung cancer: results of the Japan Clinical Oncology Group Study 9104. J Clin Oncol. 2002;20:3054-60.
39. Jeremic B, Shibamoto Y, Acimovic L, et al. Initial versus delayed accelerated hyperfractionated radiation therapy and concurrent chemotherapy in limited stage small-cell lung cancer: A randomized study. J Clin Oncol. 1997;15:893-900.
40. Videtic GM, Fung K, Tomiak AT, et al. Using treatment interruptions to palliate the toxicity from concurrent chemoradiation for limited small cell lung cancer decreases survival and disease control. Lung Cancer. 2001;33:249-58.
41. Turrisi AT, Kim K, Blum R, et al. Twice-daily compared with once-daily thoracic radiotherapy in limited small-cell lung cancer treated concurrently with cisplatin and etoposide. N Engl J Med.1999;340:265-71.
42. Bogart J, Herndon J, Lyss AP, et al. 70 Gy thoracic radiotherapy is feasible concurrent with chemotherapy for limited stage small cell lung cancer: analysis of a CALGB study. Int J Radiat Oncol Biol Phys. 2004;59:460-8.
43. Faivre-Finn C, Snee M, Ashcroft L, et al. Convert Study Team. Lancet Oncol. 2017;18:1116-25.
44. Slotman BJ, van Tinteren H, Praag JO, et al. Use of thoracic radiotherapy for extensive stage small-cell

45. Slotman BJ, van Tinteren H, Praag JO, et al. Use of thoracic radiotherapy for extensive stage small-cell lung cancer: a phase 3 randomised controlled trial. Lancet 2015;385(9975):1292.

46. Jeremic B, Shibamoto Y, Nikolic N, et al. Role of radiation therapy in the combined-modality treatment of patients with extensive disease small-cell lung cancer: A randomized study. J Clin Oncol. 1999;17(7):2092-9.

47. Curran Jr. WJ. Combined-modality therapy for limited-stage small cell lung cancer. Semin Oncol. 2001;28(2-4):14-22.

48. Kies MS, Mira JG, Crowley JJ, et al. Multimodal therapy for limited small cell lung cancer: A randomized study of induction combination chemotherapy with or without thoracic radiation in complete responders; and with wide-field versus reduced-field radiation in partial responders; A Southwest Oncology Group study. J Clin Oncol. 1987;5:592-600.

49. Liengswangwong JA, Bonner JA, Shaw EW, et al. Limited-stage small-cell lung cancer: Patterns of intrathoracic recurrence and the implications for thoracic radiotherapy. J Clin Oncol. 1994;12:496-502.

50. Rosen ST, Makuch RW, Lichter AS, et al. Role of prophylactic cranial irradiation in prevention of central nervous system metastases in small cell lung cancer: Potential benefit restricted to patients with complete response. Am J Med. 1983;74:615-24.

51. Auperin A, Arriagada R, Pignon JP, et al. Prophylactic cranial irradiation for patients with small-cell lung cancer in complete remission. Prophylactic Cranial Irradiation Overview Collaborative Group. N Engl J Med. 1999;341:476-84.

52. Slotman B, Faivre-Finn C, Kramer G, et al. Prophylactic cranial irradiation in extensive small-cell lung cancer. N Engl J Med. 2007;357:664-72.

53. Gregor A, Cull A, Stephens RJ, et al. Prophylactic cranial irradiation is indicated following complete response to induction therapy in small cell lung cancer: results of a multicentre randomized trial. United Kingdom Coordinating Committee for Cancer Research (UKCCCR) and the European Organization for Research and Treatment of Cancer (EORTC). Eur J Cancer. 1997;33:1752-8.

54. Komaki R, Meyers CA, Shin DM, et al. Evaluation of cognitive function in patients with limited small-cell lung cancer prior to and shortly following prophylactic cranial irradiation. Int J Radiat Oncol Biol Phys. 1995;33:179-82.

55. Fox W, Scadding JG. Medical research council comparative trial of surgery and radiotherapy for primary treatment of small cell or oat-cell carcinoma of the bronchus. Ten year follow up. Lancet. 1973;2:63-5.

56. Bischof M, Debus J, Herfarth K, et al. Surgery and chemotherapy for small cell lung cancer in stage I-II with or without radiotherapy. Strahlenther Onkol. 2007;183:679-84.

57. Lad T, Piantadosi S, Thomas P, et al. A prospective randomized trial to determine the benefit of surgical resection of residual disease following response of small cell lung cancer to combination chemotherapy. Chest. 1994;106(6):320S-323S.

58. Granetzny A, Boseila A, Wagner W, et al. Surgery in the trimodality treatment of small cell lung cancer. Eur J Cardiothorac Surg. 2006;30:212-6.

59. Rostad H, Naalsund A, Jacobsen R, et al. Small cell lung cancer in Norway Should more patients have been offered surgical therapy? Eur J Cardi Othorac Surg. 2004;26:782-6.

60. Leo F, Pastorino U. Surgery in small cell lung carcinoma where is the rationale? Semin Surg Oncol. 2003;21:176-81.

61. Yang CJ, Chan DY, Shah SA, et al. Long-term survival after surgery compared with concurrent chemoradiation for node-negative small cell lung cancer. Ann Surg. 2018;268(6):1105-1112.

62. Wakeam E, Acuna SA, Leighl NB, et al. Surgery versus chemotherapy and radiotherapy for early and locally advanced small cell lung cancer: a propensity-matched analysis of survival. Lung Cancer. 2017;109:78.

63. Yang CF, Chan DY, Speicher PJ, et al. Role of adjuvant therapy in a population-based cohort of patients with early-stage small-cell lung cancer. J Clin Oncol. 2016;34(10):1057.

64. Vallières E, Shepherd FA, Crowley J, et al. The IASLC Lung Cancer Staging Project: proposals regarding the relevance of TNM in the pathologic staging of small cell lung cancer in the forthcoming (seventh) edition of the TNM classification for lung cancer. J Thorac Oncol. 2009;4(9):1049.

65. Quoix E, Fraser R, Wolkove N, et al. Small cell lung cancer presenting as a solitary pulmonary nodule. Cancer. 1990;66(3):577.

66. NCCN Guidelines version 1. 2019. Small cell lung cancer. Disponível em: https://www.nccn.org/professionals/physician_gls/pdf/sclc.pdf. Acesso em: 28 jul 2019.

67. Früh M, De Ruysscher D, Popat S, et al. Small-Cell Lung Cancer: ESMO Clinical Practice Guidelines. Ann Oncol. 2013;24(6):vi99-vi105.

116 Opções Não Cirúrgicas no Tratamento de Câncer de Pulmão

Flávia Gabrielli
Luis Tenório de Brito Siqueira

DESTAQUES

- As opções terapêuticas não cirúrgicas devem ser consideradas nos pacientes portadores de doença localizada, quando inoperáveis ou em doença localmente avançada.
- Nos casos de tumores pulmonares com menos de 2 cm, o tratamento de ablação percutânea aparece opção com sobrevida global equivalente ao tratamento radioterápico. Para tumores maiores do que 2 cm, o tratamento radioterápico deve ser priorizado, permanecendo o tratamento ablativo como opção em eventual recorrência local.
- O emprego de tratamento radioterápico exclusivo em doença localizada exige planejamento cuidadoso e tecnicamente sofisticado, visando administrar dose máxima efetiva ao tumor e a redução dos efeitos colaterais sobre os tecidos adjacentes, reduzindo a incidência e intensidade de complicações actínicas.
- O tratamento concomitante radio e quimioterápico exige estreitas integração e cooperação entre os profissionais envolvidos, devendo ser conduzido em centros oncológicos experientes e de grande volume de atendimento em função de sua complexidade.

CARCINOMA NÃO PEQUENAS CÉLULAS DE PULMÃO: INTRODUÇÃO

O câncer de pulmão do tipo não pequenas células (CPNPC) corresponde a 80% de todos os casos diagnosticados. Lidera a causa de mortalidade por câncer no mundo[1] e ainda tem a maioria de seus casos diagnosticados em estádios avançados ou metastáticos.

A cirurgia é o tratamento preferencial curativo do CPNPC há décadas. Historicamente, apenas um terço dos casos é considerado candidato à ressecção com intuito curativo. Porém, programas de rastreamento e melhora nos métodos diagnósticos vêm aumentando a identificação de pacientes com doença inicial.[2] Ao mesmo tempo, com o envelhecimento da população, um número cada vez maior de pacientes é candidato a tratamento curativo, porém são declarados de alto risco cirúrgico e, portanto, clinicamente inoperáveis.

A radioterapia (RT) é a principal opção de tratamento local e locorregional para os pacientes considerados clínica ou tecnicamente não cirúrgicos. A evolução tecnológica da RT permitiu que tratamentos ablativos guiados por imagem, denominados "radiocirurgia estereotáxica corpórea" (SBRT) ou "radioterapia estereotáxica ablativa" (SABR), pudessem ser realizados em pacientes com doença T1-T2 N0, com taxas de controle local equivalentes às das séries cirúrgicas[3] (Figura 116.1).

Mais recentemente, o aprimoramento das técnicas de ablação percutânea inseriu esta modalidade minimamente invasiva como opção de tratamento aos pacientes não cirúrgicos, com destaque para a técnica de micro-ondas.

Por sua vez, a abordagem do CPNPC, doença localmente avançada, vem incorporando imunoterapia ao tratamento sistêmico, consagrado até o momento como o tratamento de consolidação pós–QTRT (quimioterapia e radioterapia))[4] além dos estudos em andamento, avaliando seu papel tanto na concomitância[5] como na neoadjuvância.[6] Esse incremento no tratamento do paciente traz a necessidade da incorporação de tecnologias na entrega da dose de RT, com destaque para a radioterapia guiada por imagem (IGRT) e a radioterapia de intensidade modulada (IMRT), esta mais recentemente modernizada para o arco modulado (VMAT). Esses recursos objetivam a redução efeitos colaterais, viabilizando que o paciente atinja os melhores desfechos oncológicos do tratamento intensificado.

DOENÇA LOCALIZADA

Resultados de ablação percutânea no estádio IA

Embora pacientes oligometastáticos permaneçam como a principal indicação de tratamento ablativo percutâneo guiada por tomografia computadorizada (TC), as ablações percutâneas vêm sendo consideradas para o tratamento de tumores primários menores do que 2 cm, em casos selecionados de pacientes não cirúrgicos, como opção ao tratamento radioterápico.

A técnica de ablação por radiofrequência (ARF) foi a primeira forma de tratamento ablativo empregada em tumores de pulmão. Dupuy *et al.* relataram o primeiro uso clínico de ARF para tratamento câncer de pulmão no ano de 2000.[7]

Nas últimas 2 décadas, novos probes de ARF foram desenvolvidos, com zonas de ablação mais reprodutíveis e homogêneas, acarretando melhores e mais consistentes resultados clínicos. Recentemente, a técnica de ablação por micro-ondas foi introduzida, sendo mais rápida e proporcionando calibração da frequência de onda de modo a proporcionar zonas de ablação maiores e mais rápidas, tornando-se a técnica de escolha no tratamento de lesões pulmonares primárias ou secundárias.

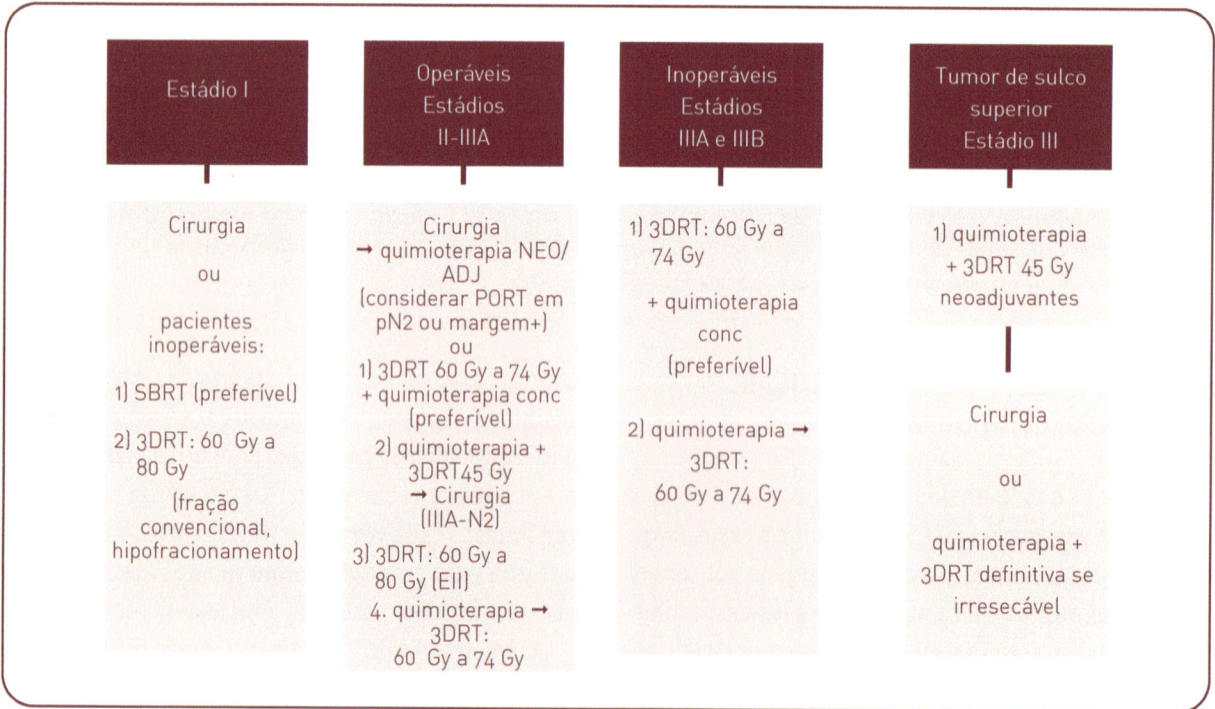

FIGURA 116.1 – Algoritmo proposto de opções não cirúrgicas no tratamento do CNPCP.
Fonte: Desenvolvida pela autoria.

Para tumores menores de 2 cm em estádio IA, estudos de metanálise demonstram eficácia sobreponível do tratamento ablativo quando comparado a técnicas radiocirúrgicas, sem diferença de sobrevida global (SG) entre os métodos terapêuticos, notando-se taxas de SG comparáveis entre ARF e SABR (85,4% *versus* 86,3% em 1 ano respectivamente, P = 0,76; em 3 anos, 47,8% *versus* 45,9% respectivamente, P = 0,32 e com SG em 5 anos de 24,6% *versus* 26,1%; p = 0,81).[8]

Os pacientes submetidos ao tratamento de ablação percutânea são submetidos à anestesia geral ou sedação leve, com tempo de procedimento de aproximadamente 1 hora. A complicação mais prevalente é pneumotórax, acontecendo em aproximadamente um terço dos pacientes tratados, quando há necessidade de drenagem do tórax. O tempo médio de internação é de 1 a 2 dias.[9]

Destaca-se que, para tumores maiores do que 2 cm, os resultados de tratamento ablativos percutâneos apresentam queda nas taxas de sucesso, permanecendo como opção para casos de recidiva local pós-radioterapia.[10]

Resultados de radioterapia convencional nos estádios I-II (T1-2, N0)

A RT de técnica convencional (RT2D) foi amplamente empregada até a metade dos anos 1990, utilizando radiografias simples na definição de alvos, campos grandes para lidar com as incertezas e composições em campos paralelos opostos, expondo muito tecido normal à radiação.

Apenas dois estudos randomizados avaliaram o papel da RT exclusiva convencional nos estádios I e II. O primeiro, da década de 1960,[11] demonstrou a superioridade da cirurgia sobre a RT disponível à época, considerada subótima para os padrões atuais. O segundo, o CHART,[12] avaliou o papel da RT hiperfracionada e acelerada, comparando a um esquema experimental de 54 Gy em três frações diárias de 150 cGy em 12 dias consecutivos, com o esquema de fracionamento convencional de 60 Gy em fração diária, cinco vezes por semana, em 6 semanas.

Esses dados foram incorporados por Rowell *et al.*,[13] em uma revisão da Cochrane, com 27 estudos, sendo apenas um randomizado (o estudo CHART), envolvendo mais de 2 mil pacientes com estádios I e II. A maioria desses pacientes foi inelegível para cirurgia e considerada subestadiada, por não ter sido submetida à tomografia computadorizada (TC) ou mediastinoscopia.

A sobrevida, causa específica embora pouco reportada, variou entre 13% e 39% em 5 anos, sendo, em geral, melhor para T1 que T2, KPS (estado de performance de Karnofsky) 90% a 100% e tumores menores do que 3 cm a 4 cm. As falências locais ou locorregionais variaram entre 6% e 70%. Os autores da revisão alertam para a precariedade dos dados sobre toxicidade nos estudos avaliados.[14]

Em uma avaliação dos registros do SEER, foram identificados 4.347 pacientes com estádios I e II, diagnosticados entre 1988 e 2001, e que não receberam cirurgia. Uma comparação foi realizada entre curvas de (SG de pacientes que receberam algum tipo de RT ou nenhuma. A RT aumentou significativamente a sobrevida mediana nos estádios I e II; entretanto, a sobrevida tardia não diferiu do grupo não tratado.[18] As críticas a esse tipo de estudo incluem a dificuldade em estabelecer a causa de morte e a ausência de dados sobre a RT empregada.

Mesmo assim, ficam evidentes os resultados precários da RT de fracionamento convencional quando comparados com a cirurgia, e seu uso tem sido desencorajado nos tratamentos com intenção curativa nos estádios I e II.

Resultados de radioterapia ablativa guiada por imagem nos estádios I-II (T1-2, N0)

Até pouco tempo, a cirurgia era o único tratamento curativo disponível para CPNPC estádio I, com SG em 5 anos estimada entre 60% e 70% e taxa de controle local (CL) ao redor de 90%.[15] Aqueles pacientes não candidatos à cirurgia, ao ficarem sem tratamento local definitivo, vivem pouco e sua grande maioria vem a falecer em decorrência da neoplasia, mesmo sendo portadora de outras comorbidades.[16] A sobrevida mediana para T1 e T2 não tratados é de apenas 13 e 8 meses, respectivamente.[17]

As opções de tratamento utilizando RT em fracionamento convencional oferecem resultados muito modestos, mesmo com a evolução das técnicas de planejamentos convencionais bidimensionais para as modalidades tridimensionais nos últimos 20 anos, com resultados de SG em 3 anos ao redor de 39%.[18] De fato, a incorporação das imagens de TC no planejamento da RT e o desenvolvimento da RT tridimensional (RT3D) ou conformacional, em comparação aos tratamentos com RT2D trouxe ganhos em CL e SG, conforme demonstra a Tabela 116.1, ao permitir maior precisão, maior segurança e, por consequência, maior dose prescrita. Porém, seus resultados ainda não podiam ser comparados aos resultados cirúrgicos.

Tabela 116.1. Resultados comparativos das séries de RT2D e RT3D com fracionamento convencional

Publicação	Técnica	Dose (Gy)	CL (%) em 2 anos	SV (%) em 2 anos
Revisão ACCP[19]	RT2D	50-60Gy	30% a 60%	20% a 40%
Bradley[20]	RT3D	60-80Gy	70%	60% estádio I 40% estádio II

ACCP: American College of Chest Physicians.
Fonte: Adaptada pelos autores de Qiao, 2003; e Bradley, 2005.

A radioterapia ablativa guiada por imagem, também denominada "radiocirurgia estereotáxica corpórea" (SBRT) ou "radioterapia estereotáxica ablativa" (SABR), foi desenvolvida ao longo do início dos anos 2000, em Karolinksa (Suécia). A primeira descrição do método foi na década de 1990.[21] O racional para seu desenvolvimento foram as técnicas desenvolvidas para a radiocirurgia estereotáxica craniana (SRS), pelo neurocirurgião Lars Leksell na década de 1950 e empregadas clinicamente pela primeira vez em 1964.[22] Esse método incorporava o uso de coordenadas estereotáxicas, que já eram utilizados em neurocirurgia, para permitir a entrega de alta dose de RT com precisão ao alvo por intermédio da confluência de feixes de cobalto do aparelho Gamma Knife®.

Com a modernização dos equipamentos de RT, que começaram a incorporar a aquisição de imagem e do movimento respiratório durante o tratamento,[23] foi possível escalonar a dose de prescrição a níveis ablativos, utilizando esquemas ultra-hipofracionados, que variam de uma a oito sessões. Desta forma, os resultados das primeiras publicações de RT ablativa demonstraram equivalência com os resultados de CL cirúrgicos.[4] A precisão da entrega de dose guiada por imagem pelos equipamentos de RT utilizados atualmente, seja pela alta qualidade na aquisição de imagens pré e/ou intrafração, seja pela realização de *tracking*, permite que hoje o procedimento seja realizado com segurança sem a necessidade de incorporação de técnicas de estereotaxia.[20] A Figura 116.2 apresenta o planejamento de SABR e a Figura 116.3 demonstra alguns exemplos desses maquinários mais modernos.

Diversas instituições publicaram suas experiências com SABR em pacientes estádio I inoperáveis, tumores menores do que 5 cm, geralmente estadiados com tomografia por emissão de pósitrons (PET-CT) e hipofracionamentos até cinco frações. A Tabela 116.2 mostra os principais estudos com hipofracionamentos e dose biológica efetiva (BED) > 100 Gy.[24-29] Opções hipofracionadas com dose biológica equivalente (BED) inferior a 100 Gy mostraram controle local inferior.[30]

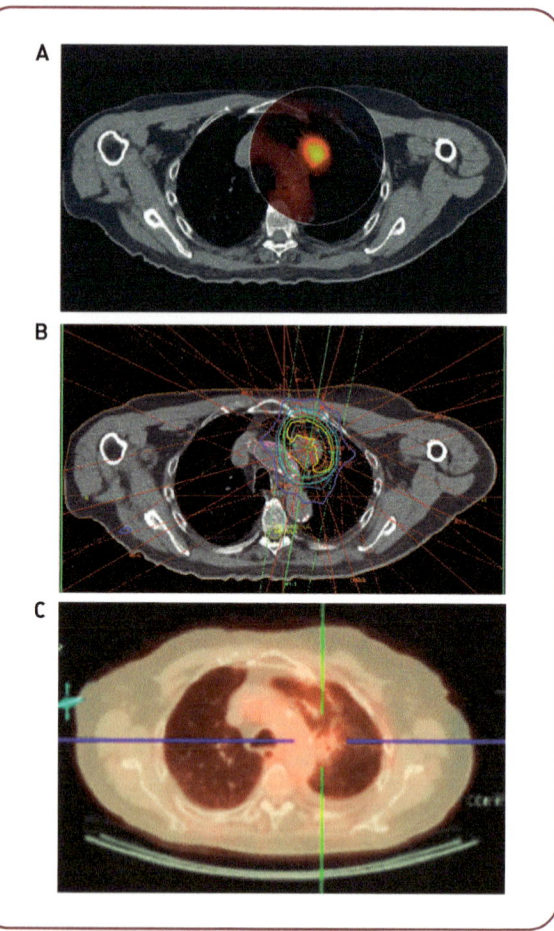

FIGURA 116.2 – Paciente de 80 anos com diagnóstico de adenocarcinoma de pulmão estádio I inoperável. (**A**) Fusão de PET-CT com CT de planejamento, evidenciando nódulo sólido pulmonar periférico. (**B**) Planejamento de SBRT com 3x18 Gy; e, (**C**) PET-CT diagnóstico 18 meses após: sem evidência de doença, com sinais estáveis de pneumonite actínica adjacente.
Fonte: Acervo da autoria.

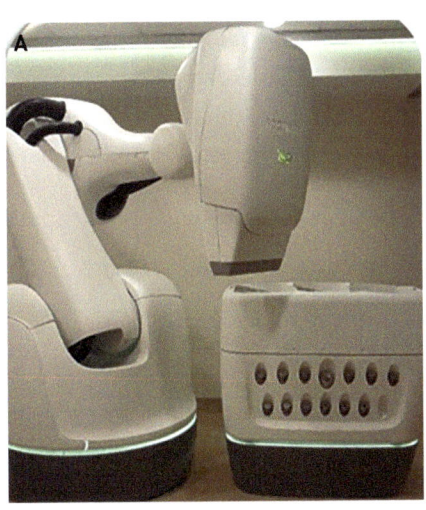 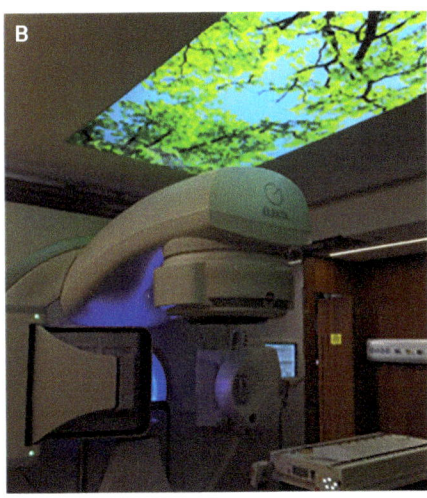

FIGURA 116.3 – Exemplos de equipamentos de RT de última geração para SABR.
(A) CyberKnife Acuray – Rede D'Or, Vila Nova Star, São Paulo; (B) Versa HD Elekta®, Rede D'Or São Luiz Jabaquara, São Paulo.
Fonte: Acervo da autoria.

Tabela 116.2. Resultados de SABR para estádio I, inoperáveis e BED > 100 Gy

	N	FRACIONAMENTO	CL (%)	SG	COMPLICAÇÕES ÓBITOS RELACIONADOS
Lagerwaard 2008[24]	206	3x20 Gy 5x12 Gy 8x7,5 Gy	97%	64% (2 anos)	7% Sem óbitos
Timmermann 2006[25]	70	3x20 Gy 3x22 Gy	88%	43% (3 anos)	11% Sem óbitos
Nyman 2006[26]	45	3x15 Gy	80%	30% (5 anos)	11% Sem óbitos
Baumann 2009[27]	57	3x15Gy	92%	60% (3 anos)	28% Sem óbitos
RTOG 0236 2010[28]	59	3x18 Gy	93% (5 anos)	40% (5 anos)	Grau 3: 12%; Grau 4: 3% Sem óbitos
RTOG 0915	94	34 Gy/1 fração versus 48 Gy/4 frações	89% a 93% (5 anos)	30% a 41% (5 anos)	
RTOG 0813	120	50-60 Gy/5frações	88% (2 anos)	70% (2 anos)	

N: número de pacientes; SG: sobrevida global.
Fonte: Adaptada pelos autores de Lagerwaard, 2008; Timmerman, 2006; Nyman, 2006; Timmerman, 2010; Baumann, 2009.

Atualmente, o consenso da Sociedade Americana para Radio-Oncologia (ASTRO) recomenda que SABR seja a técnica de tratamento preferencial para pacientes com CPNPC em estádio inicial e clinicamente inoperáveis, além dos casos de recusa pelos pacientes do tratamento cirúrgico.[31]

O tratamento com SABR em pacientes cirúrgicos ainda é controverso, apesar do crescente número de estudos sobre o tema. Pelo menos três estudos prospectivos e randomizados foram conduzidos, porém com grandes dificuldades para o recrutamento de pacientes.[32]

Apresentado na ASCO em 2021, o estudo prospectivo de braço único STARS expandido avaliou os desfechos de SABR em pacientes estádio I operáveis *versus* uma coorte de pacientes submetidos à cirurgia torácica videoassistida.[33] Os resultados de SG foram equivalentes (3 anos: 91% *versus* 91%; 5 anos 87% *versus* 84%), com RR de 0.78 (IC 95%: 0.35~1.76; p = 0.55).

A radiobiologia dos tratamentos de SABR apresenta particularidades que podem tornar a associação com imunoterapia muito promissora. De fato, o racional para o emprego de alta dose por fração tem por objetivo o aumento do dano direto ao DNA e o aumento da morte celular. Porém, há também um efeito imunomodulador com o aumento da liberação de linfócitos CD8+.[21] Além disso, estudos pré-clínicos demonstram que pode haver aumento da expressão de receptores de superfície celular, incluindo PDL-1.[34] Há estudos em andamento no momento para a avaliação do papel da associação de imunoterapia e SABR. O Quadro 116.1 apresenta alguns desses estudos.

DOENÇA LOCALMENTE AVANÇADA – ESCALONAMENTO DE DOSE E TOXICIDADE

O *Radiation Therapy Oncology Group* (RTOG) 7301[38] estabeleceu dose de 60 Gy como padrão em tratamentos com técnica e fracionamento convencionais a partir da década de 1980, sendo adotado na maioria dos estudos posteriormente desenvolvidos. Com advento da 3DRT, estudos de escalonamento de dose passaram a avaliar o impacto da dose e toxicidade.

Um passo importante para os estudos de escalonamento de dose foi o entendimento da toxicidade pulmonar, principal fator limitante, e que só foi possível graças aos recursos da 3DRT. Esses recursos permitiram a avaliação da porcentagem de tecidos normais irradiados por meio dos histogramas dose/volume (DVH). Diversos estudos relacionaram a quantidade de pulmão normal que recebeu acima de 15 Gy (V15), 20 Gy (V20) e a dose média no pulmão (MLD), com a probabilidade de pneumonite.[39,4-42]

Pneumonite induzida pela radiação é um diagnóstico de exclusão e ocorre entre 10% e 20% dos pacientes tratados com 3DRT, geralmente 4 a 6 semanas após o término do tratamento. Enquanto o risco é mínimo quando o V20 é menor do que 20%, ele aumenta rapidamente quando o V20 é maior do que 20% a 30%, dependendo do uso de (QT concomitante.[43]

Esofagite é o efeito colateral mais frequente, podendo ser severa no uso da QT concomitante ou se um terço do esôfago receber 60 Gy ou mais.[30]

Outros efeitos são: dermatite; plexopatia braquial; e miocardiopatia. Mielite transversa é complicação praticamente inexistente com 3DRT.

A IMRT proporciona alto grau de conformidade da dose com o tumor e é capaz de reduzir a dose em órgãos saudáveis adjacentes ao alvo. Uma análise secundária do RTOG 0617 avaliou o impacto do uso da técnica, comparando desfechos entre os pacientes submetidos a RT3D e IMRT. O grupo IMRT tinha volumes alvo de tratamento maiores e mais casos com estádio IIIB. IMRT foi associada com menor ocorrência de pneumonite em grau igual ou superior a 3 (7,9% *versus* 5%, P = 0,039) e menor dose no coração. Um importante dado foi o entendimento de que menores doses no coração foi associado ao aumento de SG na análise ajustada (P < 0,05).[44]

Quadro 116.1. Exemplos de estudos em andamento com SABR e imunoterapia

Estudo	Início do recrutamento	Fase	Número estimado de participantes	Imunoterapia empregada	Tipo de combinação com SABR	Desfecho primário
M.D. Anderson Cancer Center[35]	2017	II	140	Nivolumab	Concomitante e adjuvante por 4 ciclos	Sobrevida livre de eventos
Amsterdam UMC, Holanda[36]	2018	I e II	29	Pembrolizumab	Adjuvância por 2 ciclos	Avaliação de toxicidade
ASTEROID[37]	2018	II	106	Durvalumab	Adjuvância por 12 meses	Tempo para progressão

Fonte: Adaptado pela autoria de MD. Anderson Cancer Center; Amsterdam UMC; Hallqvist A, Vastra Gotaland Region. AstraZeneca (sponsor).

Além da técnica, outra estratégia importante na diminuição da toxicidade e escalonamento da dose foi abolir a irradiação nodal eletiva visando à doença subclínica. Diversos estudos mostraram que a falência nodal isolada é menor do que 10%[45,4-47] e não impacta na SG. Assim, o padrão hoje é a irradiação do chamado campo envolvido (IFRT), englobando: o tumor primário; as regiões nodais acometidas com comprovação radiológica ou histológica; e margens para lidar com a movimentação e incertezas no posicionamento. A irradiação da fossa supraclavicular e hilo contralateral, quando não envolvidos, é fortemente desencorajada.

Os dados apresentados tornam a abordagem IMRT/VMAT com IGRT a técnica padrão-ouro para tratamento curativo do CNPCP, doença localmente avançada atualmente.

DOENÇA LOCALMENTE AVANÇADA – RESULTADOS

São considerados tumores de pulmão localmente avançados os estadiados como III (A e B). Compreendem a apresentação de cerca de um terço dos casos diagnosticados como CPNPC.[48]

Entretanto, apesar de classificados em uma mesma categoria, esses tumores têm diferentes apresentações, com diferentes prognósticos. Consequentemente, as opções terapêuticas podem variar de acordo com a apresentação inicial da doença. De maneira geral, a RT ainda é a primeira opção terapêutica para esses casos, associada ou não a outras modalidades, em especial à QT. Entretanto, os estádios IIIA podem ser tratados com cirurgia associada à QT, com ou sem RT, ou QTRT exclusivas; para os estádios IIIB, o tratamento-padrão é a QTRT associada à imunoterapia de à consolidação.[4]

Aliado aos fatores prognósticos clínicos (estado de desempenho e emagrecimento acima de 10% do peso inicial), o comprometimento linfonodal é o maior determinante da evolução do paciente nessa situação e também é fator importante na indicação cirúrgica ou não do tratamento. O comprometimento de linfonodos mediastinais, classificando o paciente como N2, pode ser identificado apenas na peça cirúrgica ou ainda estar restrito a um único nível. Nesses casos, o prognóstico é bem mais favorável do que naqueles em que existe um envolvimento de linfonodos mediastinais maciço, em diversos níveis e identificados já no estadiamento inicial. Da mesma forma, algumas apresentações de tumores classificados como T4 podem eventualmente ser ressecáveis, alterando outra vez o prognóstico desse paciente.[49] Portanto, são fundamentais o estadiamento preciso e a avaliação das condições clínicas do paciente, pois até para casos estadiados na mesma categoria (IIIA) é necessária uma abordagem terapêutica individualizada, mais adequada para cada caso.

RADIOTERAPIA PÓS-OPERATÓRIA

Se antes controversa, a recente publicação de dois importantes estudos, o LungArt[50] e PORT-C,[51] conseguiu prover dados de maior qualidade para a definição de conduta a respeito da radioterapia pós-operatória (PORT), situação que costumeiramente gerava debates em discussões multidisciplinares ou até mesmo entre radioncologistas.

Os dados do estudo francês LungArt, inicialmente apresentados na ESMO de 2020, foram a primeira forte evidência da falta de benefício da PORT. Esse foi um estudo fase III, prospectivo, randomizado e multicêntrico, que alocou apenas pacientes estádio IIIA operados e submetidos à QT neo ou adjuvante, comparou PORT *versus* observação. A RT utilizada nesse estudo foi padronizada, com dose de 54 Gy em 5 semanas e meia, utilizando tecnologia mínima de 3DRT, permitindo, inclusive, o uso de IMRT em casos selecionados e somente em aceleradores lineares. A menor ocorrência de recidivas mediastinais no grupo submetido à PORT (46,1% *versus* 25%) não se traduziu em ganho de sobrevida livre de doença em 3 anos, que foi equivalente entre os braços (43,8% para o grupo-controle e 47,1% para o grupo padrão – HR 0,85 IC 95% 0,67 – 1,07 p = 0,16). Além disso, a ocorrência de toxicidade tardia foi maior no grupo submetido à PORT (46,1% *versus* 25%).

O estudo chinês PORT-C apresentou robustez no detalhamento da intervenção com RT, publicando parâmetros rigorosos de restrição de dose, emprego de IMRT e IGRT, com revisão central dos planejamentos de tratamento, mas mesmo assim sem ganho com PORT.

Assim, a recomendação mais consensual atual é a indicação de PORT apenas em casos em que haja doença torácica residual macroscópica ou microscópica (margem positiva).[52]

TERAPIA NEOADJUVANTE À CIRURGIA EM ESTÁDIOS IIIA-N2

Diversos estudos avaliaram o papel da QT neoadjuvante à cirurgia, com ou sem RT associada. Os principais estudos fase III desenhados especificamente para pacientes em estádio IIIA, que compararam cirurgia com RT após neoadjuvância, não conseguiram demonstrar benefício da abordagem cirúrgica sobre a RT. Em todos esses estudos, a QT teve como base a cisplatina, tendo sido realizados dois a quatro ciclos na neoadjuvância (Tabela 116.3).

ASSOCIAÇÃO DE RADIOTERAPIA E QUIMIOTERAPIA

Como dito anteriormente, o tratamento-padrão para pacientes com CNPC localmente avançado é a associação de RT e QT, que apresenta um benefício absoluto de cerca de 5% em relação à RT exclusiva, aumentando a chance de sobrevida em 5 anos entre 8% e 10%, para cerca de 15%.[57,58] Os esquemas de QT têm como base a cisplatina ou derivados. Entretanto, nos casos em que a QT estiver contraindicada, a RT exclusiva ainda é a única opção terapêutica curativa para esse grupo de pacientes.

Vários esquemas de associação QT e RT foram avaliados em estudos fase II: QT e RT sequenciais; QT e RT concomitantes; QT de indução seguida de QT e RT concomitantes; ou, ainda, QT e RT concomitantes seguidas de QT de consolidação. Porém, muitos incluíram uma população heterogênea de pacientes com CNPC localmente avançado e, em geral, com deficiências no estadiamento. Apesar disso, serviram de base para estudos fase III subsequentes, utilizando cisplatina nos seus esquemas e que confirmaram o papel favorável da QT nesse tratamento. As metanálises que avaliaram individualmente os benefícios da QT sequencial e QT concomitante *versus* RT apresentaram, respectivamente, uma redução de 12% e 11% no risco relativo de óbito.[55,59] A Tabela 116.4 apresenta alguns estudos-chave que resultaram nessa definição. Pode-se observar que os estudos mais antigos apresentaram resultado negativo, principalmente pelo não uso de cisplatina ou pelo seu uso em doses inadequadas. Além disso, uma vez estabelecido o benefício da QTRT, dentro das diversas combinações estudadas, os melhores resultados foram observados com QT concomitante à irradiação: ganho médio de 1,8 meses na sobrevida mediana (14,1 *versus* 15,9 meses); e 4,7% na SG (14,6% *versus* 19,3%). Vale ressaltar que o maior benefício foi observado para os pacientes com bom KPS e que completaram o tratamento proposto, e a toxicidade graus 3 e 4 foi bem maior, acima de 20% *versus* 3% a 4% com RT exclusiva.[55]

Tabela 116.3. Estudos randomizados de tratamento neoadjuvante (indução) pré-operatório e cirurgia *versus* QTRT exclusiva (sem cirurgia) em CPNPC IIIA

Estudo	N	Tratamento	SV MEDIANA (MESES)	P	SV 5 ANOS (%)	P
RTOG 8901, 2002[53]	73	QT → Cirurgia	17,4	NS	70*	NS
		QT → RT (64 Gy)	19,4		66*	
MD Anderson, 2004[54]	107	QT → Cirurgia (PORT 64%)	31	NS	33	NS
		QT → RT (69,9 Gy)	27		30	
EORTC 08941, 2005[55]	333	QT → Cirurgia (PORT 39%)	16,4	NS	16	NS
		QT → RT (60 Gy)	17,5		13	
Intergroup 0139, 2009[56]	396	QT/RT (45 Gy) → Cirurgia	23,6	NS	27,2	NS
		QT → RT (61 Gy)	22,2		20,3	

*SV em 1 ano. N: número de pacientes; QT: quimioterapia; RT: radioterapia; SV: sobrevida; NS: não significante.
Fonte: Adaptada pela autoria de Johnstone, 2002; Taylor, 2004; van Meerbeeck, 2005; Albain, 2005.

Tabela 116.4. Estudos randomizados da associação de QT e RT sequencial ou concomitante *versus* RT para CNPCP estádio III, localmente avançado

Estudo	N	QT e RT	Esquema QT/RT (Gy)	SG 2 anos (%) QT + RT	SG 2 anos (%) RT	P	Toxicidade aguda (%) QT + RT	Toxicidade aguda (%) RT
Soresi et al., 1988[60]	95	Concomitante	Cis/50	40	25	NS		
Mattson et al., 1988[61]	238	Sequencial + Concomitante	CAP/55	19	17	NS		
Morton et al., 1991[62]	114	Sequencial	MACC/60	21	16	NS	21	9
Trovo et al., 1992[63]	173	Concomitante	Cis/45	13	13	NS	15	7
Schaake-Koning et al., 1992[64]	308	Concomitante	Cis/55 (*split course*)	26	13	S	41	11
Wolf et al., 1994[65]	85	Sequencial + Concomitante	Vd, Ifo, Cis/50	24	12	S	8,2	11
Le Chevalier et al., 1994[66]	353	Sequencial	Vd, Lo, Cis, Cfm/65	21	14	S		
Dillman et al., 1996[67]	155	Sequencial	Cis, Vb/60	26	13	S	14	6
Jeremic et al., 1996[68]	131	Concomitante	Carbo, Etop/69,9	52	38	S		
Cullen et al., 1999[69]	446	Sequencial	MMC, Ifo, Cis/50	20	16	NS		
Sause et al., 2000[70]	490	Sequencial	Cis, Vb + 60 *versus* 60 *versus* Hiperfrac	32	21 24	S	3,4	2,3 2,0

Cis: cisplatina; CAP: ciclofosfamida, adriamicina e cisplatina; MACC: metotrexate, doxorubicina, ciclofosfamida e lomustine; Vd: vindesina; Ifo: ifosfamida; Lo: loumustine; Cfm: ciclofosfamida; Vb: vinorelbina; Carbo: carboplatina; Etop: etoposide; MMC: mitomicina; Hiperfrac: radioterapia hiperfracionada; NS: não significante; S: significante; SG: sobrevida global.
Fonte: Desenvolvida pela autoria.

A Tabela 116.5 apresenta os resultados de estudos com número significativo de pacientes que compararam RT e QT concomitantes *versus* sequenciais. Uma metanálise identificou 11 estudos randomizados que compararam quimioterapia e radioterapia sequenciais *versus* concomitantes, e 6 foram selecionados para a avaliação.[71] Os 1.205 pacientes incluídos nesses estudos apresentavam um bom estado de performance (ECOG 0 ou 1) e seguimento mediano de 6 anos (4,2 a 9,2 anos). Ficou comprovado que a concomitância de QT e RT reduz o risco relativo de óbito em 16% em relação aos esquemas sequenciais, correspondendo a um benefício absoluto de 5,7% na sobrevida em 3 anos e 4,5% em 5 anos (18,5% e 15,1%, respectivamente).

Portanto, RT e QT concomitantes devem ser consideradas o tratamento de referência para pacientes com CPNPC doença localmente avançada. Entretanto, os esquemas sequenciais podem também representar uma boa alternativa, já que os pacientes incluídos nesses estudos apresentavam bom estado de performance e as melhores respostas obtidas com quimioterapia, de maneira geral, estão ao redor de 40%. Então, de acordo com a condição clínica do paciente, volume tumoral (incluindo doença N3 – linfonodos mediastinais/

Tabela 116.5. Estudos comparando QT e RT sequenciais *versus* concomitantes para CNPCP estádio III, localmente avançado

Estudo	N	SV M (meses)		SV 5 anos (%)	
		S	C	S	C
WJLCG	314	13,3	16,5	8,9	15,8
JCOGS 9104	231	19,7	27,2	18,3	23,7
RTOG 9410	407	14,6	17,1	12	21
GLOT 9501	205	13,9	15,6	24	35
EORTC 08972*	158	16,2	16,5	22	34

N: número de pacientes; SG: sobrevida global; M: mediana; S: sequencial; C: concomitante; WJLCG: West Japan Lung Cancer Group; JCOGS: Japan Clinical Oncology Group; RTOG: Radiation Therapy Oncology Group; GLOT: Groupe Lyon-Saint-Etienne d'Oncologie Thoracique – Groupe Français de Pneumo-Cancérologie; EORTC: European Organisation for Research and Treatment of Cancer. *Diferenças nas sobrevidas não significantes.

Fonte: Desenvolvida pela autoria.

hilares contralaterais ou em fossa supraclavicular) e drogas a serem utilizadas, pode ser feita QT para avaliação da resposta, diminuição de volume tumoral e melhora clínica, seguida de RT com doses radicais, se possível.[77]

TUMOR DE SULCO SUPERIOR

Tumores que ocorrem no ápice pulmonar e invadem as estruturas locais são denominados "tumores do sulco superior" ou "tumor de Pancoast". Classicamente, apresentam-se com uma síndrome que inclui dor irradiada para o membro superior por envolvimento da pleura, ou plexo braquial, corrosão de costelas e síndrome de Horner (miose, ptose e anidrose ipsilateral), por compressão de gânglios da cadeia simpática. Podem ser estadiados como T3 ou T4 e em virtude da rápida manifestação de sintomas. Entretanto, mesmo nos casos considerados ressecáveis, pela apresentação característica envolvendo parede torácica, costelas e, com frequência, os corpos vertebrais, o tratamento pré-operatório deve ser considerado, pois facilita a abordagem cirúrgica radical, melhorando o prognóstico desses pacientes.

O tratamento clássico para os tumores do sulco superior foi, durante muitos anos, a RT pré-operatória seguida de ressecção cirúrgica. Essa abordagem apresenta sobrevida mediana de cerca de 15 meses e SG em 5 anos ao redor de 25%.[78,-80] Outras alternativas incluem RT exclusiva, QT e RT pré-operatórias, seguidas de cirurgia ou QT e RT exclusivas. A RT exclusiva promove paliação da dor na grande maioria dos casos (75%)[81] e, nos pacientes tratados com intenção curativa, a sobrevida em 5 anos é ao redor de 20% (mediana de 16 meses).[82] Com o estabelecimento da combinação QTRT como tratamento-padrão para os CNPCP localmente avançados, diversos estudos avaliaram a sua aplicação especificamente para os tumores de sulco superior.

Em estudo fase II (Intergroup 0160),[83] 110 pacientes com tumores do sulco superior T3-4N0-1 foram submetidos às RT (45 Gy) e QT (cisplatina e etoposide) concomitantes como tratamento inicial. Os pacientes eram, então, reestadiados e, se doença estável ou em remissão, eram submetidos à cirurgia seguida de mais duas ciclos de QT. No caso de progressão da doença, a QTRT era complementada até 63 Gy, sem cirurgia. Nesse estudo, 86% dos pacientes foram operados e, destes, 56% apresentaram resposta patológica completa ou doença microscópica residual mínima na peça cirúrgica. A sobrevida em 5 anos foi de 44% para todos os pacientes e de 54% para os que tiveram ressecção completa do tumor. Os principais focos de recidiva foram à distância, em especial no cérebro.

A neoadjuvância com RT e QT concomitantes permite uma sobrevida em 2 anos que varia entre 50% e 70%[80] nos casos operáveis e pode ser considerada hoje a principal opção terapêutica. Se ainda assim, o tumor não for ressecável, deve-se completar o tratamento com QTRT até dose plena (60 Gy a 66 Gy).

REFERÊNCIAS

1. Sung H, Ferlay j, Siegel RL, et al. Global cancer statistics 2020: GLOBOCAN estimates of incidence and mortality worldwide for 36 cancers in 185 countries. CA Cancer J Clin. 2021. https://doi.org/10.3322.caac.21660.
2. Siegel RL, Miller KD, et al. Cancer Statistics 2022. CA Cancer J Clin. 2022. https://doi.org/10.322.caac.21708.
3. Abreu CECV, Ferreira PPR, Moraes FY, et al. Stereotactic body radiotherapy in lung cancer: an update. J Bras Pneumol. 2015. https://doi.org/10.1590/S1806-37132015000000034.
4. Spigel DR, Faivre-Finn C, Gray JE, et al. Five-year survival outcomes from the PACIFIC Trial: Durvalumab after chemoradiotherapy in stage III non-small-cell lung cancer. 2022. DOI: 10.1200/JCO.21.01308.

5. Bradley JD, Nishio M, Okamoto I, et al. PACIFIC-2: Phase 3 study of concurrent durvalumab and platinum-based chemoradiotherapy in patients with unresectable, stage III NSCLC. J Clin Oncol. 2019, 37:15. TPS85573.
6. Intensified Chemo-immuno-radiotherapy with Durvalumab for stage III non-small cell lung cancers (PACIFIC BRAZIL). NCT04230408.
7. Dupuy DE, Zagoria RJ, Akerley W, Mayo-Smith WW, Kavanagh PV, H. Safran H. Percutaneous radiofrequency ablation of malignancies in the lung. The American Journal of Roentgenology. 2000;174(1):57-59.
8. Uhlig J, Ludwig JM, Goldberg SB, Chiang A, Blasberg JD, Kim HS. Survival rates after thermal ablation versus stereotactic radiation therapy for stage 1 non-small cell lung cancer: A National Cancer Database Study. Radiology, 2018;(3):862-70.
9. Palussière J, Chomy F, Savina M, Deschamps F, Gaubert JY, Renault A, et al. Radiofrequency ablation of stage IA non-small cell lung cancer in patients ineligible for surgery: results of a prospective multicenter phase II trial. J Cardiothorac Surg. 2018;13(1):91.
10. Brooks ED, Sun B, Feng L, Verma V, Zhao L, Gomez DR, et al. Association of long-term outcomes and survival with multidisciplinary salvage treatment for local and regional recurrence after stereotactic ablative radiotherapy for early-stage lung cancer. JAMA. 2018;1(4).
11. Morrison R, Deeley TJ, Cleland WP. The treatment of carcinoma of the bronchus: a clinical trial to compare surgery and supervoltage radiotherapy. Lancet. 1963;281:683-4.
12. Saunders M, Dische S, Barrett A, et al. Continuous hyperfractionated accelerated radiotherapy (CHART) versus conventional radiotherapy in non-small-cell lung cancer: a randomised multicentre trial. CHART Steering Committee. Lancet. 1997;350:161-5.
13. Wisnivesky JP, Bonomi M, Henschke, et al. Radiation therapy for the treatment of unresected stage I-II non-small cell lung cancer. Chest. 2005;128:1461-7.
14. Rowell NP, Williams C. Radical radiotherapy for stage I/II non-small cell lung cancer in patients not sufficiently fit for or declining surgery (medically inoperable. Cochrane Library. 2010;4:CD002935.
15. Ginsberg RJ, Rubinstein LV. Randomized trial of lobectomy versus limited resection for T1N0 non-small cell lung cancer. Lung Cancer Study Group. Ann Thorac Surg. 1995. http://10.1016/0003-4975(95)00537-u.
16. McGarry RC, Song G, des Rosiers P, et al. Observation-only management of early stage, medically inoperable lung cancer: poor outcome. Chest. 2002;121:1155-8.
17. Raz DJ, Zell JA, Ou SH, et al. Natural history of stage I non-small cell lung cancer: implications for early detection. Chest. 2007;132:193-9.
18. Damhuis RAM, et al. European data on clinical stage I NSCLC. ELCC. 2019.
19. Qiao X, Tullgren O, Lax I, et al. The role of radiotherapy in treatment of stage I non-small cell lung cancer. Lung Cancer. 2003;41:1-11.
20. Bradley J. A review of radiation dose escalation trials for non-small cell lung cancer within the Radiation Therapy Oncology Group. Semin Oncol. 2005. DOI:10.1053/j.seminoncol2005.03.030.
21. Blomgren H, Lax I, et al. Stereotactic high dose fraction radiation therapy of extracranial tumors using and accelerator. Clinical experience of the first thirty-one patients. Acta Oncol. 1995;34(6):861-70.
22. Mazeron JJ, Valery CA, Boisserie G, et al. History of radiosurgery. Cancer Radiother. 2012; https://doi.org/10.1016/j.canrad.2011.09.004.
23. Mohan G, Ayisha Hamma TP, Jijo AJ, et al. Recent advances in radiotherapy and its associates side effects in cancer – a review. J Basic App Zool. 2019. https://doi.org/10.1186/s41936-019-0083-5.
24. Lagerwaard FJ, Haasbeek CJ, Smit EF, et al. Outcomes of risk-adapted fractionated stereotactic radiotherapy for stage I non-small-cell lung cancer. Int J Radiat Oncol Biol Phys. 2008;70:685-92.
25. Timmerman R, McGarry R, Yiannoutsos C, et al. Excessive toxicity when treating central tumors in a phase II study of stereotactic body radiation therapy for medically inoperable early-stage lung cancer. J Clin Oncol. 2006;24:4833-9.
26. Nyman J, Johansson KA, Hultén U. Stereotactic hypofractionated radiotherapy for stage I non-small cell lung cancer-mature results for medically inoperable patients. Lung Cancer. 2006;51:97-103.
27. Baumann P, Nyman J, Hoyer M, et al. Outcome in a prospective phase II trial of medically inoperable stage I non-small-cell lung cancer patients treated with stereotactic body radiotherapy. J Clin Oncol. 2009;27:3290-6.
28. Timmerman R, Paulus R, Galvin J, et al. Stereotactic body radiation therapy for inoperable early stage lung cancer. JAMA. 2010;303:1070-6.
29. Videtic, GM, Paulus R, et al. Long-term Follow-up on NRG RTOG 0915 (NCCTG N0927): a randomized phase 2 study comparinf 2 stereotactic body radiation therapy schedyles for medically inoperable patients with stage I peripheral non-small cell lung cancer. Int J Radiat Oncol Biol Phys. 2019. DOI:10.1016/j.ijrobp.2018.11.051.
30. Onishi H, Shirato H, Nagata Y, et al. Hypofractionated stereotactic radiotherapy (HypoFXSradioterapia) for stage I non-small cell lung cancer: updated results of 257 patients in a Japanese multi-institutional study. J Thorac Oncol. 2007;2(7 Suppl 3):S94-100.

31. Videtic GMM, Donington J, Giuliani M, et al. Stereotactic body radiation therapy for early stage non-small cell lung cancer: Executive summary of an ASTRO Evidence-Based Guideline. Pract Radiat Oncol. 2017. https://doi.org/10.1016/j.prro.2017.04.014.

32. Subramanian MP, Meyers BF. Surgical resection versus stereotactic body radiation therapy for stage I NSCLC: Can randomized trials provide the solution? Cancer. 2018. https://doi.org/10.3390/cancers10090310.

33. Chang JY, Mehran RJ, et al. Stereotactic ablative radiotherapy in operable stage I NSCLC patients: Long-term results from expanded STARS clinical trial. J Clin Oncol. 2021. https://doi.org/10.1200/JCO.2021.39.15_suppl8506.

34. Daly ME. Inoperable early-stage non-small cell lung cancer: stereotactic ablative radiotherapy and rationale for systemic therapy. J Clin Oncol. 2022. https://doi.org/10.1200/JCO.21.01611.

35. M.D. Anderson Cancer Center. Stereotactic body radiation therapy with or without nivolumab in treating patients with stage I-IIA or recurrent non-small cell lung cancer. NCT03110978. Disponível em: https://clinicaltrials.gov/ct2/show/NCT03110978.

36. Langen AJ, Amsterdam UMC (location VUmc). Combining SBRT and Immunotherapy in Early Stage NSCLC Patients Planned for Surgery. NCT03446911. Disponível em: https://clinicaltrials.gov/ct2/show/NCT03446911.

37. Hallqvist A, Vastra Gotaland Region. AstraZeneca (sponsor). Ablative Stereotactic Radiotherapy with Durvalumab (MED4736) (ASTEROID). NCT03446547. Disponível em: https://clinicaltrials.gov/ct2/show/results/NCT03446547.

38. Perez CA, Stanley K, Rubin P, et al. A prospective randomized study of various irradiation doses and fractionation schedules in the treatment of inoperable non-oat-cell carcinoma of the lung. Preliminary report by the Radiation Therapy Oncology Group. Cancer. 1980;45:2744-53.

39. Graham MV, Purdy JA, Emami B, et al. Clinical dose-volume histogram analysis for pneumonitis after 3D treatment for non-small cell lung cancer (NSCLC). Int J Radiat Oncol Biol Phys. 1999;45:323-9.

40. Seppenwoolde Y, Lebesque JV, de Jaeger K, et al. Comparing different NTCP models that predict the incidence of radiation pneumonitis. Normal tissue complication probability. Int J Radiat Oncol Biol Phys. 2003;55:724-35.

41. Bradley J, Movsas B. Radiation pneumonitis and esophagitis in thoracic irradiation. Cancer Treat Res. 2006;128:43-64.

42. Chun SG, Hu C, Choy H, et al. Impact of intensity-modulated radiation therapy technique for locally advanced non-small cell lung cancer: A secondary analysis of the NRG Oncology RTOG 0617 randomized. Clinical Trial. DOI: 10.1200/JCO.2016.69.1378.

43. Krol AD, Aussems P, Noordijk EM, et al. Local irradiation alone for peripheral stage I lung cancer: could we omit the elective regional nodal irradiation? Int J Radiat Oncol Biol Phys. 1996;34:297-302.

44. Rosenzweig KE, Sura S, Jackson A, et al. Involved-field radiation therapy for inoperable non small-cell lung cancer. J Clin Oncol. 2007;25:5557-61.

45. Mountain CF. Revisions in the International System for Staging Lung Cancer. Chest. 1997;111:1710-7.

46. Rusch VW. Surgery for stage III non-small cell lung cancer. Cancer Control. 1994;1:455-66.

47. Le Pechoux C, Pourel N, Barlesi F, et al. Postoperative radiotherapy versus no postoperative radiotherapy in patients with completely resected non-small cell lung cancer and proven mediastinal N2 involvement (Lung ART): an open-label, randomized, phase 3 trial. Lancet Oncol. 2022 DOI:10.1016/S1470-2045(21)00606-9.

48. Hui Z, Men Y, et al. Effect of postoperative radiotherapy for patients with pIIIA-N2 Non-Small Cell Lung Cancer after complete resection and adjuvant chemotherapy: The Phase 3 PORT-C Randomized Clinical Trial. JAMA Oncol. 2021. DOI:10.1001/jamaoncol.2021.1910.

49. Süveg K, Plasswilm L, et al. Role of adjuvant radiotherapy in Non-Small Cell Lung Cancer – A Review. Cancers (Basel). 2022. DOI:10.3390/cancers14071617.

50. Johnstone DW, Byhardt RW, Ettinger D, et al. Phase III study comparing chemotherapy and radiotherapy with preoperative chemotherapy and surgical resection in patients with non-small-cell lung cancer with spread to mediastinal lymph nodes (N2); final report of RTOG 89-01. Radiation Therapy Oncology Group. Int J Radiat Oncol Biol Phys. 2002;54:365-9.

51. Taylor NA, Liao ZX, Cox JD, et al. Equivalent outcome of patients with clinical Stage IIIA non-small-cell lung cancer treated with concurrent chemoradiation compared with induction chemotherapy followed by surgical resection. Int J Radiat Oncol Biol Phys. 2004;58:204-12.

52. van Meerbeeck JP, Kramer G, Van Schil PE, et al. A randomized trial of radical surgery (S) versus thoracic radiotherapy (Tradioterapia) in patients (pts) with stage IIIA-N2 non-small cell lung cancer (NSCLC) after response to induction chemotherapy (ICT) (EORTC 08941). J Clin Oncol. 2005;23:7015.

53. Albain KS, Swann RS, Rusch VR, et al. Phase III study of concurrent chemotherapy and radiotherapy vs chemotherapy and radiotherapy followed by surgical resection for stage IIIA(pN2) non-small cell lung cancer (NSCLC): outcomes update of North American Intergroup 0139 (RTOG 9309). J Clin Oncol. 2005;23:7014.

54. Marino P, Preatoni A, Cantoni A. Randomized trials of radiotherapy alone versus combined chemotherapy and radiotherapy in stages IIIa and IIIb non-small cell lung cancer: a meta-analysis. Cancer. 1995;76:593-601.
55. Aupérin A, Le Péchoux C, Pignon JP, et al. Concomitant radio-chemotherapy based on platin compounds in patients with locally advanced non-small cell lung cancer (NSCLC): a meta-analysis of individual data from 1764 patients. Ann Oncol. 2006;17:473-83.
56. Non-small Cell Lung Cancer Collaborative Group. Chemotherapy in non-small cell lung cancer: a meta-analysis using updated data on individual patients from 52 randomised clinical trials. BMJ. 1995;311:899-909.
57. Soresi E, Clerici M, Grilli R, et al. A randomized clinical trial comparing radiation therapy v radiation therapy plus cis-dichlorodiammine platinum (II) in the treatment of locally advanced non-small cell lung cancer. Semin Oncol. 1988;15(6 Suppl 7):20-5.
58. Mattson K, Holsti LR, Holsti P, et al. Inoperable non-small cell lung cancer: radiation with or without chemotherapy. Eur J Cancer Clin Oncol. 1988;24:477-82.
59. Morton RF, Jett JR, McGinnis WL, et al. Thoracic radiation therapy alone compared with combined chemoradiotherapy for locally unresectable non-small cell lung cancer. A randomized, phase III trial. Ann Intern Med. 1991;115:681-6.
60. Trovó MG, Minatel E, Franchin G, et al. Radiotherapy versus radiotherapy enhanced by cisplatin in stage III non-small cell lung cancer. Int J Radiat Oncol Biol Phys. 1992;24:11-5.
61. Schaake-Koning C, van den Bogaert W, Dalesio O, et al. Effects of concomitant cisplatin and radiotherapy on inoperable non-small-cell lung cancer. N Engl J Med. 1992;326:524-30.
62. Wolf M, Hans K, Becker H, et al. Radiotherapy alone versus chemotherapy with ifosfamide/vindesine followed by radiotherapy in unresectable locally advanced non-small cell lung cancer. Semin Oncol. 1994;21(3 Suppl 4):42-7.
63. Le Chevalier T, Arriagada R, Quoix E, et al. Radiotherapy alone versus combined chemotherapy and radiotherapy in unresectable non-small cell lung carcinoma. Lung Cancer. 1994;10(1):S239-44.
64. Dillman RO, Herndon J, Seagren SL, et al. Improved survival in stage III non-small-cell lung cancer: seven-year follow-up of cancer and leukemia group B (CALGB) 8433 trial. J Natl Cancer Inst. 1996;88:1210-5.
65. Jeremic B, Shibamoto Y, Acimovic L, et al. Hyperfractionated radiation therapy with or without concurrent low-dose daily carboplatin/etoposide for stage III non-small-cell lung cancer: a randomized study. J Clin Oncol. 1996;14:1065-70.
66. Cullen MH, Billingham LJ, Woodroffe CM, et al. Mitomycin, ifosfamide, and cisplatin in unresectable non-small-cell lung cancer: effects on survival and quality of life. J Clin Oncol. 1999;17:3188-94.
67. Sause W, Kolesar P, Taylor SIV, et al. Final results of phase III trial in regionally advanced unresectable non-small cell lung cancer: Radiation Therapy Oncology Group, Eastern Cooperative Oncology Group, and Southwest Oncology Group. Chest. 2000;117(2):358-64.
68. Aupérin A, Le Péchoux C, Rolland E, et al. Meta-analysis of concomitant versus sequential radiochemotherapy in locally advanced non-small-cell lung cancer. J Clin Oncol. 2010;28:2181-90.
69. Furuse K, Fukuoka M, Kawahara M, et al. Phase III study of concurrent versus sequential thoracic radiotherapy in combination with mitomycin, vindesine, and cisplatin in unresectable stage III non-small-cell lung cancer. J Clin Oncol. 1999;17:2692-9.
70. Takada M, Fukuoka M, Kawahara M, et al. Phase III study of concurrent versus sequential thoracic radiotherapy in combination with cisplatin and etoposide for limited-stage small-cell lung cancer: results of the Japan Clinical Oncology Group Study 9104. J Clin Oncol. 2002;20:3054-60.
71. Curran WJ, Scott CB, Langer CJ, et al. Long-term benefit is observed in a phase III comparison of sequential vs concurrent chemo-radiation for patients with unresected stage III nsclc: RTOG 9410. Proc Am Soc Clin Oncol. 2003;22:2499.
72. Fournel P, Robinet G, Thomas P, et al. Randomized phase III trial of sequential chemoradiotherapy compared with concurrent chemoradiotherapy in locally advanced non-small-cell lung cancer: Groupe Lyon-Saint-Etienne d'Oncologie Thoracique-Groupe Français de Pneumo-Cancérologie NPC 95-01 Study. J Clin Oncol. 2005;23:5910-7.
73. Belderbos J, Uitterhoeve L, van Zandwijk N, et al. Randomised trial of sequential versus concurrent chemo-radiotherapy in patients with inoperable non-small cell lung cancer (EORTC 08972-22973). Eur J Cancer. 2007;43:114-21.
74. van Meerbeeck JP, Surmont VF. Stage IIIA-N2 NSCLC: a review of its treatment approaches and future developments. Lung Cancer. 2009;65:257-67.
75. Ginsberg RJ, Martini N, Zaman M, et al. Influence of surgical resection and brachytherapy in the management of superior sulcus tumor. Ann Thorac Surg. 1994;57:1440-5.
76. Sartori F, Rea F, Calabro F, et al. Carcinoma of the superior pulmonary sulcus. Results of irradiation and radical resection. J Thorac Cardiovasc Surg. 1992;104:679-83

77. Van Houtte P, MacLennan I, Poulter C, et al. External radiation in the management of superior sulcus tumor. Cancer. 1984;54:223-7.
78. Millar J, Ball D, Worotniuk V, et al. Radiation treatment of superior sulcus lung carcinoma. Australas Radiol. 1996;40:55-60.
79. Rusch VW, Giroux DJ, Kraut MJ, et al. Induction chemoradiation and surgical resection for superior sulcus non-small-cell lung carcinomas: long-term results of Southwest Oncology Group Trial 9416 (Intergroup Trial 0160). J Clin Oncol 2007;25:313-8.
80. Kwong KF, Edelman MJ, Suntharalingam M, et al. High-dose radiotherapy in trimodality treatment of Pancoast tumors results in high pathologic complete response rates and excellent longgterm survival. J Thorac Cardiovasc Surg. 2005;129:1250-7.
81. Houtte P, MacLennan I, Poulter C, Rubin P. External radiation in the management of superior sulcus tumor. Cancer 1984;54(2):223-7 [2022 Set. 06]. Disponível em: http://www.ncbi.nlm.nih.gov/pubmed/6202389.
82. Tamura M, Hoda MA, Klepetko W. Current treatment paradigms of superior sulcus tumours. Eur J Cardiothorac Surg, 2009;36(4):747-53. [2022 Set. 06] Disponível em: http://www.ncbi.nlm.nih.gov/pubmed/19699106.
83. Rusch VW, Giroux DJ, Kraut MJ, Crowley J, Hazuka M, Winton T, Gandara D. Induction chemoradiation and surgical resection for superior sulcus non–small-cell lung carcinomas: long-term results of Southwest Oncology Group Trial 9416 (Intergroup Trial 0160). Journal of Clinical Oncology, 2007;25(3):313-318.

117

Mesoteliomas

Sérgio Roithmann
Ricardo Mingarini Terra

DESTAQUES

- O mesotelioma pleural maligno é a principal neoplasia maligna primária da pleura.
- Está associado à exposição ao asbesto, principalmente do tipo anfibólio.
- O tempo de latência até o desenvolvimento da doença é por volta de 30 a 40 anos.
- A tratamento da doença inicial deve ser realizado de forma multidisciplinar, sempre que possível, e envolve cirurgia radical (pleuropneumonectomia ou pleurectomia), quimioterapia citotóxica e radioterapia.
- No cenário paliativo, tanto quimioterapia a base de platina e Pemetrexede quanto combinação de inibidores de *checkpoint* (imunoterapia) são boas opções de tratamento.

INTRODUÇÃO

O mesotelioma pleural maligno (MPM), apesar de raro, é a principal neoplasia maligna primária da pleura. Essa entidade ganha progressivamente destaque e importância em decorrência do aumento de incidência observado nas últimas décadas. Em 1973, a incidência nos Estados Unidos era de 0,5 casos por 100 mil homens, e passou para 1,7 casos em 1992.[1] Atualmente, corresponde a cerca de 3.000 novos caso por ano apenas nos Estados Unidos. Devido a sua associação com o asbesto, principalmente do tipo anfibólio, e ao longo período de latência, esse aumento provavelmente reflete a maior exposição ocorrida no período pós-guerra.[2] O tempo de latência entre a exposição ao asbesto e o desenvolvimento da doença é de pelo menos 15 anos, o que ocorre, geralmente, após 30 a 40 anos. Isso explica por que, apesar das restrições à exposição ao asbesto impostas em diversos países a partir da década de 70, ainda há um grande número de casos. Na Europa, as projeções apontam aumento no número de óbitos relacionado à doença, de 5 mil em 1998 para 9 mil em 2018.[2]

A importância do MPM se fundamenta não apenas na sua incidência, mas também em sua agressividade demonstrada pela escassa sobrevida média (6 a 18 meses), mesmo com tratamento de suporte adequado e o desenvolvimento de novas terapias.[3]

No Brasil, até pouco tempo atrás, apenas casos esporádicos haviam sido relatados na literatura[4-7] o que reflete, em parte, a dificuldade de diagnóstico anatomopatológico e, também, a baixa suspeita clínica para a doença. A maior série nacional de casos, publicada em 2003, refere-se ao estudo epidemiológico baseado em registro de óbitos no Estado do Rio de Janeiro.[8] De 1979 a 2000, foram identificados e confirmados 45 casos, com a estimativa total de 86 casos no período. Nesse estudo, observaram-se problemas na codificação e no diagnóstico clínico e anatomopatológico da doença, o que permite questionar sua real incidência. Levantamento da Fundação Oncocentro de São Paulo (FOSP) em seu registro hospitalar de câncer feito em São Paulo, mostrou no período de janeiro de 2000 a março de 2007 a ocorrência de 76 casos de mesotelioma em 224.639 pacientes registrados, o que correspondeu a 0,33% dessa amostra, com 49 deles pleurais e os demais peritoniais. A estimativa populacional para o Brasil é de que ocorra 1 a 2 casos de mesotelioma pleural para cada 1.000.000 de habitantes, contra 40 na Austrália e 18 e 15 na Europa e Estados Unidos. É esperado no Brasil, nos próximos anos, um aumento na incidência do mesotelioma pleural, de forma semelhante ao que ocorreu no Hemisfério Norte, portanto, um adequado conhecimento dessa entidade é fundamental.[9]

FISIOPATOLOGIA

A exposição ao asbesto pode ser identificada entre 70% e 80% dos pacientes com mesotelioma. Não é possível estabelecer relação dose-resposta porque muitos casos são relatados mesmo com exposição curta ou a pequenas quantidades de asbesto. A carcinogenicidade do asbesto está relacionada principalmente às propriedades físicas da fibra, especialmente às anfibólicas (como a crocidolita e amosita) que são fibras longas e pontiagudas.[10] No Brasil, a fibra predominante é a crisotila, explorada na mina de Canabrava, em Minaçu, GO, supostamente menos carcinogênica que as anteriores. É interessante notar que apenas 10% dos expostos ao asbesto desenvolvem mesotelioma, o que sugere que existem cofatores que devem contribuir para o desenvolvimento da doença, independentemente da exposição. Aliás, nesse sentido, vale a pena destacar que, no Brasil, estima-se em 25 mil o número de trabalhadores expostos direta e indiretamente ao asbesto. Alguns cofatores estudados são: o vírus SV-40, anormalidades cromossômicas como mutação no gene BAP-1 e predisposição genética observada em algumas famílias.[2]

O papel do rastreamento do mesotelioma nessa população de risco (expostos ao asbesto) ainda não foi validado, porém, é sugerido por diversos autores frente à favorável relação causa-efeito.[11]

DIAGNÓSTICO

QUADRO CLÍNICO

A idade média dos pacientes com mesotelioma é 60 anos.[10] Na maioria dos casos, o sintoma inicial é dispneia, tosse e intolerância a exercícios. Dor torácica também é um sintoma inicial bastante comum e pode indicar invasão de parede torácica. Os exames clínicos e radiológicos revelam derrame pleural unilateral associado a espessamento da pleura; doença bilateral é rara. Após o aparecimento desses sintomas, o paciente costuma ter evolução insidiosa com piora sintomática, perda de peso, anorexia e sudorese noturna. Outros sintomas relacionados à doença mais avançada são: disfagia, síndrome de veia cava superior, síndrome de Horner, paralisia de cordas vocais e paralisia diafragmática.[1,2] Em regiões com exposição ao asbesto, o diagnóstico deve ser considerado, mesmo que os exames citológicos e histológicos iniciais sejam negativos. Vale destacar que, caso não haja recidiva do derrame, seja por semanas ou meses após a drenagem inicial, isso não exclui o diagnóstico e pode levar a demora na resolução do caso.[10]

Esses sintomas são inespecíficos e, portanto, é indispensável a confirmação da suspeita diagnóstica por meio de exames complementares (radiológicos e anatomopatológicos).[11] A ocorrência de dor torácica não pleurítica associada a derrame pleural deve levar a alto índice de suspeição do mesotelioma pleural.

ACHADOS RADIOLÓGICOS

A radiografia de tórax inicial nos casos de mesotelioma pleural maligno revela um derrame pleural em 92% dos casos, e, em geral, é unilateral com ou sem desvio do mediastino. Somente 5% apresentam doença bilateral. Apresentações menos frequentes são: tumor multinodular sem derrame (7%) e pneumotórax espontâneo (1%).[10]

A tomografia de tórax é superior à radiografia para determinar a presença e extensão do mesotelioma.[12] Os achados mais comuns são: espessamento pleural difuso ou nodular (94%) (Figura 117.1), extensão tumoral para as fissuras interlobares (84%) (Figura 19.2) e derrame

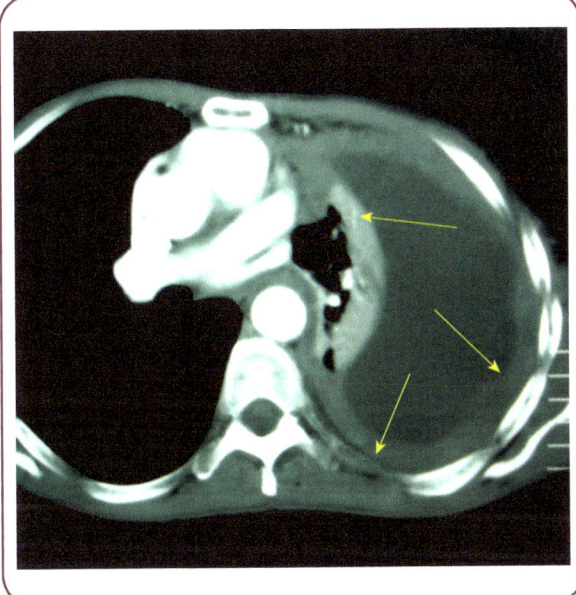

FIGURA 117.1 – Espessamento pleural circunferencial e derrame pleural em TC de tórax de paciente com mesotelioma (setas).
Fonte: Acervo da autoria.

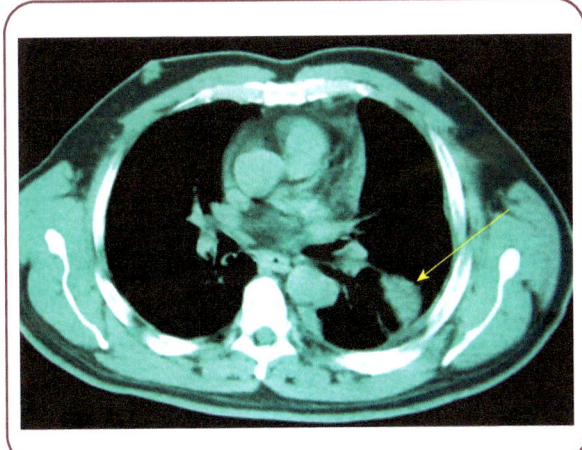

FIGURA 117.2 – Extensão interfissural de mesotelioma pleural (seta).
Fonte: Acervo da autoria.

é discretamente superior à TC na avaliação da extensão tumoral, particularmente, na invasão transdiafragmática, contudo, seu uso rotineiro não é recomendado.[10,12] A tomografia por emissão de pósitrons (PET-CT com FDG) revela captação do radiofármaco em praticamente todos os tipos de mesotelioma (Figura 117.3), porém, seu papel no diagnóstico e estadiamento da doença ainda não está totalmente definido.[11]

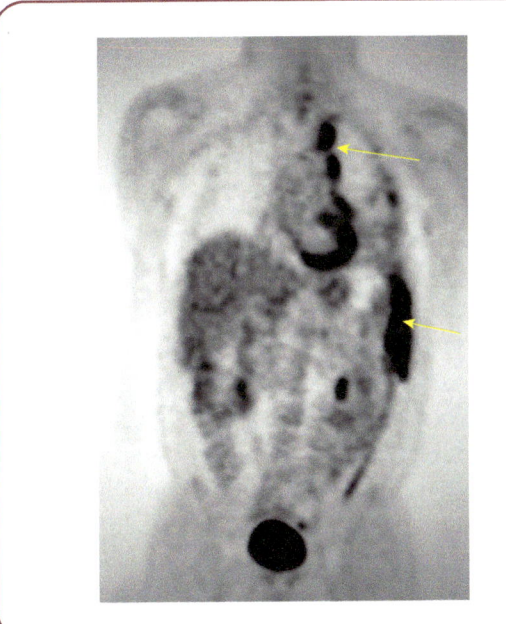

FIGURA 117.3 – PET-Scan que revela captação do radiofármaco pelo mesotelioma (setas).
Fonte: Acervo da autoria.

BIÓPSIA

pleural (76%). Outros achados menos comuns sao: redução volumétrica do hemitórax, desvio mediastinal contralateral, linfonodomegalias e invasão de parede torácica e diafragma.[12] A TC de tórax tem sensibilidade de 93% para exclusão de invasão de parede torácica, 94% para excluir invasão transdiafragmática e 100% para excluir invasão mediastinal. O critério mais utilizado para exclusão da invasão de tais estruturas foi integridade da camada de gordura, seja extrapleural, mediastinal ou plano gorduroso, entre superfície diafragmática inferior e órgãos abdominais adjacentes.[12] A ressonância magnética

O derrame pleural associado ao mesotelioma revela um exsudato com predomínio linfocítico com proteínas e DHL bastante elevados. A citologia oncótica identifica a presença de células malignas, no entanto, é difícil a diferenciaçao do mesotelioma epitelial com um adenocarcinoma pulmonar e do mesotelioma sarcomatoide com fibrossarcoma ou hemangiopericitoma. Essa dificuldade também ocorre na biópsia pleural com agulha, cuja quantidade de tecido para análise é pequena. Assim, mesmo em centros especializados observa-se taxa de diagnóstico de cerca de 20%, tanto para a citologia quanto para a biópsia com agulha, entre 35% e 40% quando são associados os dois métodos.[10] A biópsia com agulha e, principalmente, a citologia não devem ser consideradas como critérios únicos para o diagnóstico do mesotelioma maligno, pois o exíguo material e a dificuldade técnica levam frequentemente a erros diagnósticos, e devem ser reservadas apenas para pacientes sem condições para procedimentos mais invasivos. Revisar um resultado anatomopatológico de mesotelioma com um patologista especializado é sempre importante para confirmar esse resultado.[11]

A biópsia por agulha guiada por tomografia oferece rendimento um pouco maior com taxa de diagnóstico de cerca de 60%.[2] Porém, a videotoracoscopia é padrão-ouro, e é o procedimento mais efetivo para obtenção de tecido para o diagnóstico, uma vez que oferece rendimento superior a 90% com baixa taxa de complicações, apesar da necessidade de anestesia geral.[2] Deve, portanto, ser realizada em todo paciente com quadro clínico e radiológico sugestivo de mesotelioma, e que não tem uma definição histopatológica da sua doença pleural.[10] Vale lembrar que a complicação mais frequente da toracoscopia, nesses casos, é o implante tumoral no trajeto dos orifícios e incisões cirúrgicas (40%). Para minimizar essa chance, é possível realizar radioterapia profilática local, contudo, esse tratamento ainda não pode ser considerado padrão. O último recurso que pode ser empregado para obtenção de tecido é a toracotomia aberta.[2,11]

Mais recentemente, a determinação sérica da mesotelina é investigada como auxiliar no diagnóstico do mesotelioma.[13]

ANATOMIA PATOLÓGICA

O mesotelioma maligno é classificado em três subtipos histológicos: epitelioide, sarcomatoide e bifásico. O subtipo epitelioide ocorre entre 50% e 60% dos casos e caracteriza-se por um melhor prognóstico clínico. Sua diferenciação com o adenocarcinoma metastático pode ser muito difícil, e justifica a necessidade de uma amostra significativa de material conforme discutido previamente. Os mesoteliomas sarcomatoides compreendem 15% dos casos e são compostos de células fusiformes que se assemelham ao fibrossarcoma ou leiomiossarcoma. Os mesoteliomas bifásicos são constituídos por áreas tanto epitelioides quanto sarcomatoides, com a necessidade de múltiplas secções para demonstrar ambos os componentes.[2] Na confirmação do diagnóstico de mesotelioma é necessário um painel imuno-histoquímico direcionado. Recomenda-se o uso de dois marcadores positivos (calretinina e WT1) e dois marcadores negativos (Ber-EP4, TTF-1, CEA ou B72-3) no diagnóstico dos mesoteliomas epitelioides e (CD-34, BCL2, desmina e S-100) nos sarcomatoides.[10] Nos casos em que o diagnóstico baseado em histologia e imuno-histoquímica é duvidoso, a microscopia eletrônica permanece como padrão-ouro no diagnóstico do mesotelioma.[2]

ESTADIAMENTO

Diversas propostas de estadiamento já foram sugeridas para o mesotelioma. A mais aceita e utilizada é a do sistema TNM (Tabela 117.1). Para uma acurada classificação, é fundamental a tomografia de tórax ou o PE-CT com FDG e o estadiamento cirúrgico que, quando realizado, é mais preciso que o clínico.[2,14] Uma abordagem individualizada e seletiva deve ser utilizada para definir quais pacientes irão se beneficiar do estadiamento invasivo. Pacientes com doença disseminada ou com condição clínica precária devem ser submetidos apenas aos exames de imagem, enquanto pacientes com melhor *performance* e que podem ser candidatos a ressecção cirúrgica, devem prosseguir com o estadiamento invasivo.

Como método por imagem, o PET-CT com FDG tem sido cada vez mais utilizado para avaliação, tanto do acometimento local e linfonodal quanto para excluir metástases a distância. Já o estadiamento invasivo pode ser realizado por EBUS, mediastinoscopia ou toracoscopia.[15]

Tabela 117.1. Estadiamento TNM AJCC 8ª edição para o mesotelioma pleural maligno

T-Tumor	
T1	Tumor limitado à pleura parietal ipsilateral com ou sem envolvimento de: • Pleura visceral • Pleura mediastinal • Pleura diafragmática
T2	Tumor que envolve pleura parietal e/ou mediastinal e/ou diafragmática com pelo menos 1 de: • Envolvimento do músculo diafragma • Extensão para parênquima pulmonar subjacente

Continua >>

>> Continuação

Tabela 117.1. Estadiamento TNM AJCC 8ª edição para o mesotelioma pleural maligno

T3	Tumor que envolve toda pleura parietal, mediastinal e diafragmática com pelo menos 1 de: - Acometimento de fáscia endotorácica - Extensão para gordura mediastinal - Foco tumoral solitário em partes moles de parede torácica, totalmente ressecável - Invasão do pericárdio sem comprometer sua espessura total
T4	Tumor que envolve toda pleura parietal, mediastinal e diafragmática com pelo menos 1 de: - Extensão difusa ou multifocal do tumor para parede torácica, com ou sem destruição óssea - Extensão transdiafragmática para o peritônio - Extensão tumoral para a pleura contralateral - Invasão direta de órgãos mediastinais - Invasão da coluna - Extensão tumoral para a face interna do pericárdio com ou sem derrame pericárdico, ou acometimento de miocárdio

N-LINFONODOS

NX	Linfonodos regionais não puderam ser acessados
N0	Sem metástase para linfonodos regionais
N1	Metástase para linfonodos broncopulmonares, hilares ou mediastinais ipsilaterais (inclusive mamária interna, peridiafragmática ou intercostal)
N2	Metástase para linfonodos de cadeias mediastinais contralaterais ou cadeias supraclaviculares (ipsilaterais ou contralaterais)

M-METÁSTASES

M0	Sem metástase a distância
M1	Metástase a distância presente

ESTADIAMENTO

Estádio I			
Ia	T1	N0	M0
Ib	T2 ou T3	N0	M0
Estádio II	T1 ou T2	N1	M0
Estádio III			
IIIa	T3	N1	M0
IIIb	T1-T3	N2	M0
	T4	Qualquer N	M0
Estádio IV	Qualquer T	Qualquer N	M1

Fonte: Adaptada de AJCC 8ª Edição; Brierley JD, Gospodarowicz MK, Wittekind C, e al, 2017.

TRATAMENTO

RADIOTERAPIA

O mesotelioma pleural é uma doença sensível à radioterapia, porém, devido ao padrão de disseminação e à grande superfície a ser irradiada, associada à proximidade de estruturas nobres como coração, medula e pulmão, a sua administração é desafiadora e pode provocar toxicidades relevantes.

O tratamento com radioterapia pode ser usado, principalmente, em três situações: pós-punções, drenagens ou incisões cirúrgicas, que visa prevenir a implantação de células tumorais na parede torácica; como tratamento paliativo para controle de dor, sangramento ou outro sintoma local; e de forma adjuvante, pós-pleuropneumonectomia, como parte de tratamento multimodal.[16]

TRATAMENTO SISTÊMICO (QUIMIOTERAPIA E IMUNOTERAPIA)

Há diversas drogas com atividade contra o mesotelioma pleural maligno, entretanto, os primeiros esquemas propostos tinham resultados pouco animadores. No passado, a droga isolada que ofereceu melhores resultados foi a cisplatina, e o esquema com maior taxa de resposta foi a associação de cisplatina e doxorrubicina, conforme a revisão sistemática de Berghmans, 2001.[16] Porém, esses esquemas revelavam taxas de resposta inferiores a 20% e sobrevida mediana de 6 a 12 meses.

Em 2003, um grande ensaio clínico que comparou cisplatina isolada com sua associação com Pemetrexede foi estudado, e mostrou que a combinação foi mais efetiva quanto à sobrevida mediana (12,1 *versus* 9,3 meses), tempo para progressão de doença (5,7 *versus* 3,9 meses) e taxa de resposta (41% *versus* 17%); os pacientes que receberam o esquema combinado também apresentaram melhores resultados quanto a provas de função pulmonar e controle de sintomas como dispneia e dor, e tornou-se, desde então, o padrão de tratamento no cenário irressecável.[2,16]

Já bem mais recentemente, em 2020, e com a incorporação da imunoterapia (inibidores de *checkpoint imune*) em diversas neoplasias, foi realizado um grande ensaio para testar a eficácia destas medicações no mesotelioma. Foram randomizados 600 pacientes para receber a combinação de platina e pemetrexede contra o tratamento com imunoterapia em combinação de Ipilimumabe (anti-CTLA4) e Nivolumabe (Anti-PD1). O tratamento com imunoterapia trouxe ganho em sobrevida global (18,1 *versus* 14,1 meses), principalmente para os tumores com expressão de PD-L1 e para os mesoteliomas de histologia não epitelioide (18,1 *versus* 8,8 meses), o que melhorou os desfechos nessa população de prognóstico mais reservado.[25]

TRATAMENTO CIRÚRGICO E MULTIMODAL

A cirurgia para tratamento paliativo do mesotelioma foi descrita na segunda metade do século passado, mas é com a pleuropneumonectomia publicada por Butchart, em 1976, que se inicia o tratamento cirúrgico do mesotelioma com intenção curativa.[26] O conceito básico da cirurgia do mesotelioma é a ressecção macroscópica completa do tumor, e existe grande debate quanto ao seu real benefício, visto os resultados conflitantes na literatura. Séries de casos demonstram sobrevida em 5 anos de até 20% para populações selecionadas de pacientes operados, valores bastante animadores para essa doença.[17-24] Porém, o único ensaio clínico randomizado que comparou a pleuropneumonectomia com o tratamento paliativo falhou em mostrar benefício da cirurgia.[27] É importante ressaltar, contudo, que esse estudo não teve o recrutamento adequado, e o número de pacientes incluídos e eventos observados são pequenos demais para conclusões mais substanciais. Um dos pontos levantados pelos investigadores foi a alta morbimortalidade da cirurgia, o que, provavelmente, reflete a realidade na maioria dos centros não especializados. Um novo ensaio clínico randomizado que comparou desta vez a pleurectomia/decorticação com o tratamento paliativo (MARS 2) está em andamento, e seus resultados serão muito importantes para o tratamento do mesotelioma em estádio inicial.[26]

As séries iniciais que utilizaram cirurgia isoladamente para tratamento do mesotelioma demonstraram que ela estava associada a altos níveis de recorrência local.[17,18] Este fato levou a diversas tentativas de tratamentos associados para controle local como radioterapia externa em alta dose, terapia fotodinâmica, quimioterapia intrapleural e geneterapia. Desses procedimentos, a radioterapia externa de alta dose pós-pleuropneumonectomia apresentou os resultados mais consistentes. Em um estudo com 54 pacientes submetidos à pleuropneumonectomia e radioterapia externa com 54 Gy, apenas 2 evoluíram com recidiva local, os demais evoluíram com metástases à distância.[20] Uma série mais recente, publicada com a base de dados SEER, norte-americana, que incluiu 1015 pacientes com mesotelioma tratados com quimioterapia e cirurgia associada ou não a radioterapia, demonstrou ganho de sobrevida global para os pacientes com doença localizada que receberam radioterapia após quimioterapia e cirurgia.[28] Uma vez minimizada a recidiva local, a recidiva a distância tornou-se um problema. A evolução para doença metastática justifica a utilização de quimioterapia como parte do tratamento multimodal. Atualmente, observam-se duas tendências para o tratamento multimodal: quimioterapia neoadjuvante (com cisplatina e pemetrexede), seguida de pleuropneumonectomia e radioterapia adjuvante de alta dose (45 Gy a 60 Gy); ou pleuropneumonectomia seguida de quimioterapia e radioterapia de alta dose.[21-24] Em um estudo retrospectivo recente, a quimioterapia neoadjuvante estava associada à menor sobrevida global quando comparada à cirurgia imediata, talvez pelo comprometimento de *performance status* antes de uma cirurgia de grande porte.[29]

Um importante debate na literatura pertinente à cirurgia do mesotelioma é a extensão da cirurgia, se o procedimento ideal seria pleurectomia/decorticação ou pleuropneumonectomia. A pleurectomia/decorticação envolve a ressecção da pleura visceral, parietal e mediastinal em conjunto com diafragma e/ou pericárdio se necessário, respeitando o princípio essencial da cirurgia do mesotelioma que é a ressecção macroscópica completa do tumor. A pleuropneumonectomia, por sua vez, envolve a ressecção das pleuras parietal e mediastinal em conjunto com o pulmão todo, associada ou não à ressecção do diafragma e pericárdio. Em uma publicação da IASLC, a plueropenuemonectomia em pacientes com mesotelioma em estádio inicial esteve associada à melhor sobrevida global quando comparada à pleurectomia/decorticação, o que sugere melhor controle da doença.[30] Em uma outra série de casos, foi reportada mortalidade em 90 dias de 8% para a pleuropneumonectomia, contra 0% para a pleurectomia/decorticação.[31] Ainda que a pleuropneumonectomia possa potencialmente oferecer melhor controle local devido a uma cirurgia mais radical, esse potencial benefício parece ser compensado por uma maior mortalidade cirúrgica e a tendencia atual é a pleurectomia/decorticação, a menos que no intraoperatório seja identificada invasão mais substancial do pulmão.[26]

O tratamento multimodal (cirurgia, radioterapia e quimioterapia) está indicado em pacientes com mesotelioma epitelioide restrito a um hemitórax (sem invasão de parede torácica, estruturas mediastinais ou cavidade peritoneal), índice de Karnofsky > 70 e funções renal e hepática sem alterações. Representam critérios de exclusão a presença, no sangue arterial, de PCO_2 > 45 mmHg, PO_2 < 65 mmHg, fração de ejeção (ecocardiograma) menor que 45% e volume expirado forçado no 1º segundo (VEF1) < 1 litro.[11,23,24,32] Novos critérios de seleção e modelos prognósticos são desenvolvidos para uma melhor seleção de pacientes para o tratamento multimodal.[26] Tanto a pleurectomia/decorticação como a pleuropneumonectomia no contexto do tratamento multimodal ainda têm resultados controversos, e devem ser realizados apenas em centros de tratamento do mesotelioma, preferencialmente como parte de estudos clínicos.

REFERÊNCIAS

1. Jaklitsch MT, Grondin SC, Sugarbaker DJ. Treatment of malignant mesothelioma. World J Surg. 2001;25(2):210-7.
2. Pistolesi M, Rusthoven J. Malignant pleural mesothelioma: Update, current management and newer therapeutic strategies. Chest. 2004;126(4):1318-29.
3. Hughes RS. Malignant pleural mesothelioma. Am J Med Sci. 2005;329(1):29-44.
4. Franco CAB, Silva RN, Made K, Sayeg F, Bethlem NM. Mesoteliomas pleurais. Apresentação de três casos e revisão da terapêutica. J Pneumol. 1985;11:141-8.
5. Azevedo CM, Matushita JPK, Toscana E, Carvalho WR. Mesotelioma maligno de pleura. Radiol Bras. 1985;18:127-33.
6. Choma L, Gapski D, Pelanda LG, et al. Mesotelioma maligno de pleura. J Pneumol. 1989;15:17.
7. Capitani EM, Metze K, Frazato JR, et al. Mesotelioma maligno de pleura com associação etiológica a asbesto: a propósito de três casos clínicos. Rev Ass Med Brasil. 1997;43(3):265-72.
8. Pinheiro GA, Antao VC, Monteiro MM, et al. Mortality from pleural mesothelioma in Rio de Janeiro, Brazil, 1979-2000: Estimation from death certificates, hospital records, and histopathologic assessments. Int J Occup Environ Health. 2003;9:147-52.
9. Robinson BW, Lake RA. Advances in malignant mesothelioma. N Eng J Med. 2005;353:1591-603.
10. Astoul P. Mesotelioma. In: Vargas FS, Teixeira L, Marchi E, editors. Derrame pleural. São Paulo; 2004.
11. Guidelines of the French Speaking Society for Chest Medicine for management of malignant pleuralmesothelioma. Respir Med; 2006.
12. Pleural Disease. In: Muller N, Fraser RS, Colman NC, Paré PD, editors. Radiologic diagnosis of diseases of the chest. Philadelphia: WB Saunders Company; 2001.
13. Shiomi K, Hagiwara Y, Sonoue K, et al. Sensitive and specific new enzyme-linked immunosorbent assay for N-ERC/mesothelin increases its potential as a useful serum tumor marker for mesothelioma.
14. Rusch VW. Mesothelioma and less common pleural tumors. In: Pearson FG, Cooper JD, Deslauriers J et al,

editors. Thoracic Surgery. 2nd ed. Philadelphia: Churchill Livingstone; 2002.

15. van Meerbeeck JP, Boyer M. Consensus report: pretreatment minimal staging and treatment of potentially resectable malignant pleural mesothelioma. Lung Cancer. 2005;49S1:S123-7.

16. Vogelzang NJ, Rusthoven JJ, Symanowski J, et al. Phase III study of pemetrexed in combination with cisplatin versus cisplatin alone in patients with malignant pleural mesothelioma. J Clin Oncol. 2003;21(14):2636-44.

17. McCormack PM, Nagasaki F, Hilaris BS, Martini N. Surgical treatment of pleural mesothelioma. J Thorac Cardiovasc Surg. 1982;84:834-42.

18. Flores RM. Induction chemotherapy, extrapleural pneumonectomy, and radiotherapy in the treatment of malignant pleural mesothelioma: The Memorial Sloan-Kettering exparience. Lung Cancer. 2005;49S1:S71-4.

19. Rusch VW, Piantadosi S, Holmes EC. The role of extrapleural pneumonectomy in malignant pleural mesothelioma. A Lung Cancer Study Group trial. J Thorac Cardiovasc Surg. 1991;102:1-9.

20. Sugarbaker DJ, Jaklitsch MT, Bueno R, et al. Prevention early detection and management of complicationa after 328 consecutive extrapleural pneuomnectomies. J Thorac Cardiovasc Surg. 2004;128:138-46.

21. Rusch VW, Rosenzweig K, Venkatraman E, et al. A phase II trial of surgical resection and adjuvant high-dose hemithoracic radiation for malignant pleural mesothelioma. J Thorac Cardivasc Surg. 2001;122:788-95.

22. Taverna C, Bodis S, Lardinois D, et al. Neodjuvant chemotherapy followed by extrapleural pneumonectomy in malignant pleural mesothelioma. J Clin Oncol. 2004;22:3451-7.

23. Sugarbaker DJ, Flores RM, Jaklitsch MT, et al. Resection margins, extrapleural nodal status, and cell type determine postoperative long-term survival in trimodality therapy of malignant pleural mesothelioma: results in 183 patients. J Thorac Cardiovasc Surg. 1999;117:54-65.

24. Maggi G, Casadio C, Cianci R, et al. Trimodality managenent of malignant pleural mesothelioma. Eur J Cardiothorac Surg. 2001;19:346-50.

25. Paul Baas, Arnaud Scherpereel, Anna K Nowak, et al. First-line nivolumab plus ipilimumab in unresectable malignant pleural mesothelioma (CheckMate 743): a multicentre, randomised, open-label, phase 3 trial. Lancet. 2021;397:375-86.

26. Bueno R, Opitz I. IASLC Mesothelioma Taskforce. Surgery in Malignant Pleural Mesothelioma. J Thorac Oncol. 2018;13(11):1638-1654.

27. Treasure T, Lang-Lazdunski L, Waller D, Bliss JM, Tan C, Entwisle J, et al. Extra-pleural pneumonectomy versus no extra-pleural pneumonectomy for patients with malignant pleural mesothelioma: clinical outcomes of the Mesothelioma and Radical Surgery (MARS) randomised feasibility study. Lancet Oncol. 2011;12(8):763-72.

28. Thompson AB, Quinn TJ, Siddiqui ZA, Almahariq MF, Grills IS, Stevens CW. Addition of radiotherapy to surgery and chemotherapy improves survival in localized malignant pleural mesothelioma: A surveillance, epidemiology, and end results (SEER) study. Lung Cancer. 2020;146:120-12

29. Voigt SL, Raman V, Jawitz OK, Bishawi M, Yang CJ, Tong BC, et al. The role of neoadjuvant chemotherapy in patients with resectable malignant pleural mesothelioma--an institutional and national analysis. J Natl Cancer Inst. 2020;112(11):1118-1127.

30. Rusch VW, Giroux D, Kennedy C, et al. Initial analysis of the international association for the study of lung cancer mesothelioma database. J Thorac Oncol. 2012;7:1631-1639.

31. Sharkey AJ, Tenconi S, Nakas A, Waller DA. The effects of an intentional transition from extrapleural pneumonec--tomy to extended pleurectomy/decortication. Eur J Cardiothorac Surg. 2016;49:1632-1641.

32. Scherpereel A, Opitz I, Berghmans T, Psallidas I, Glatzer M, Rigau D, et al. ERS/ESTS/EACTS/ESTRO guidelines for the management of malignant pleural mesothelioma. Eur Respir J. 2020;55(6):1900953.

33. Brierley JD, Gospodarowicz MK, Wittekind C, e al. TNM classification of malignant tumours. John Wiley & Sons, 2017. [2022 Ago]. Disponível em: ‹https://www.wiley.com/en-gb/TNM+Classification+of+Malignant+Tumours%2C+8th+Edition-p-9781119263579›.

118

Neoplasias do Mediastino

Pedro Henrique Cunha Leite
Leonardo Pontual Lima
Pedro Henrique Xavier Nabuco de Araujo

Ricardo Mingarini Terra
Fabio Biscegli Jatene

DESTAQUES

- Os tumores mediastinais são raros, frequentemente assintomáticos, ocorrem predominantemente em adultos e são benignos em 75% dos casos. Os sintomas decorrentes dos tumores mediastinais decorrem da compressão ou da invasão das estruturas vizinhas. Dentre os sintomas mais frequentes, podem-se incluir: alterações respiratórias (tosse, estridor, dispneia e hemoptise esporádica) e dor torácica, decorrente da invasão direta da parede, diafragma ou pleura mediastinal.
- A tomografia computadorizada de tórax é um exame essencial para definição diagnóstica e anatômica, e constitui um passo essencial da investigação, pois permite estabelecer uma definição topográfica e auxiliar no planejamento cirúrgico.
- A ressonância nuclear magnética pode ser útil na avaliação de lesões que comprometem a coluna vertebral ou forâmen de conjugação, como podem ocorrer nos tumores neurogênicos, e permite uma avaliação de estruturas vasculares em casos nos quais não seja possível empregar contraste endovenoso, no estudo de cistos de mediastino e para a avaliação do diafragma.
- Os principais tumores mediastinais incluem: neoplasias tímicas, tumores germinativos, linfomas e tumores neurogênicos.

INTRODUÇÃO – ANATOMIA

O mediastino é um espaço entre as pleuras que contém todos os órgãos torácicos, com exceção dos pulmões. Seu limite lateral são as pleuras mediastinais. Superiormente, tem livre comunicação com o pescoço por três planos fasciais distintos, de forma a lembrar que a obliquidade da primeira costela torna a abertura mais alta na região posterior em relação à região anterior. Inferiormente, o diafragma separa o mediastino da cavidade abdominal. Posteriormente, é delimitado, tradicionalmente, pelo ligamento espinhal anterior ou pelo sulco paravertebral. Na região anterior, o limite é a tábua posterior do osso esternal.

Diversas estruturas fazem parte desse espaço interpleural: estruturas cardiovasculares (coração e grandes vasos), vias aéreas (traqueia e brônquios fontes), trato digestivo (esôfago), tecidos nervosos (nervos e gânglios), tecidos linfáticos (linfonodos, ducto torácico e timo) e uma cavidade serosa – o pericárdio.

O mediastino pode ser dividido, de forma didática, em compartimentos para melhor localizar as lesões e auxiliar no diagnóstico diferencial das patologias que, frequentemente, acometem cada porção.

DIVISÃO TRADICIONAL EM QUATRO COMPARTIMENTOS

É uma forma tradicional de divisão baseada na radiografia de tórax lateral. O mediastino se divide em regiões superior e inferior, por meio de um plano imaginário que se estende da junção posterior manúbrio-esternal (ângulo de Louis) até a borda inferior da vértebra T4. Esse plano corresponde ao arco aórtico e à carina traqueal principal.

O mediastino superior contém as seguintes estruturas: grandes vasos, traqueia, esôfago, linfáticos, linfonodos, ducto torácico e timo. O mediastino inferior se divide, ainda, em compartimentos anterior, médio e posterior. O compartimento anterior se estende da borda posterior do esterno até a superfície anterior do pericárdio, e constitui o timo e tecido gorduroso adjacente e os linfonodos pré-aórticos. O compartimento médio é ocupado pelo pericárdio, e contém a carina, brônquios fontes, e linfonodos traqueo-brônquicos. O compartimento posterior se estende do pericárdio posterior até o ligamento espinhal anterior, e contém o esôfago, a aorta, os nervos, gânglios e o ducto torácico. A crítica feita para essa divisão é de que não leva em conta os três planos fasciais cérvico-mediastinais: planos pré-vascular, pré-traqueal e faringo-esofágico.

DIVISÃO TRADICIONAL EM TRÊS COMPARTIMENTOS

É uma divisão semelhante à anterior, mas ignora os planos fasciais cérvico-mediastinais. Fundem-se os compartimentos anterior e superior. Desse modo, tem-se: mediastino ântero-superior, mediastino médio e mediastino posterior.

DIVISÃO EM TRÊS COMPARTIMENTOS PROPOSTA PELO ITMIG (INTERNATIONAL THYMIC MALIGNANCY INTEREST GROUP)

Recentemente, o ITMIG estabeleceu uma nova padronização internacional para divisão dos compartimentos mediastinais com base em cortes transversais originados de tomografia computadorizada, com uma proposta mais anatômica.

Consiste em três compartimentos: anterior (pré-visceral), médio (visceral) e posterior (paravertebral). O compartimento pré-visceral se estende da borda posterior do esterno até a superfície anterior do pericárdio, e contém o timo, gordura mediastinal, linfonodos pré-vasculares e veia braquiocefálica esquerda. O compartimento visceral localiza-se entre a superfície anterior dos grandes vasos e pericárdio e uma linha vertical imaginária que conecta um ponto em cada corpo vertebral da coluna torácica 1 cm posterior à sua margem anterior. Nele estão contidas estruturas não vasculares, como o esôfago, traqueia, carina e linfonodos, além do coração, grandes vasos como aorta, veia cava superior e artéria pulmonar intrapericárdica, e o ducto torácico. Posteriormente, localiza-se o compartimento paravertebral, espaço situado lateralmente aos corpos vertebrais e adjacente às articulações costovertebrais, além de conter os gânglios, nervos paravertebrais e partes moles. A Tabela 118.1 mostra os tumores mediastinais mais comuns de acordo com a localização.[1]

Tabela 118.1. Tumores mediastinais mais comuns por compartimentos

PRÉ-VISCERAL	VISCERAL	PARAVERTEBRAL
Tumores tímicos	Linfomas	Tumores neurogênicos
Tumores germinativos	Cisto broncogênico	Lesões infecciosas: discite; osteomielite
Linfomas	Cisto duplicação esofágico	Lesões traumáticas: hematoma
Tumores mesenquimais	Cisto pericárdico	

Fonte: Desenvolvida pela autoria.

ASPECTOS CLÍNICOS

Frequentemente, a localização e a etiologia do tumor estão relacionadas com a idade do paciente. Apenas 8% das neoplasias de mediastino ocorrem em crianças menores de 15 anos, com os 92% restantes acontecendo em adultos.[2] A Tabela 118.2 mostra a incidência por idade dos tumores mais comuns do mediastino.

Tabela 118.2. Incidência de tumores mediastinais por idade da população

	PEDIÁTRICA	ADULTO
Neurogênico	35%	21%
Timoma	Raro	19%
Linfoma	25%	13%
Cistos	16%	18%
Germinativos	10%	10%
Mesenquimal	10%	6%
Endócrino	Raro	6%

Fonte: Desenvolvida pela autoria.

Aproximadamente 25% de todos os tumores mediastinais são malignos, em crianças e adultos. Na população adulta, pelo menos 50% dos tumores de mediastino são assintomáticos, e são detectados incidentalmente em uma radiografia de tórax, enquanto dois terços das crianças são sintomáticos à apresentação.

A natureza benigna ou maligna da neoplasia também influi na presença de sintomas. Lesões malignas costumam gerar mais sintomas, e 77,3% dos pacientes com tumores malignos são sintomáticos.[3] Do mesmo modo, 83% dos pacientes assintomáticos à apresentação possuem tumores benignos.[4] Contudo, com o uso mais amplo da radiografia e tomografia de tórax nas últimas décadas, a tendência é aumentar o diagnóstico de tumores malignos ainda assintomáticos.

A presença de sintomas varia conforme o local de origem do tumor. O tórax possui uma forma triangular, com a metade superior mais estreita e com vários órgãos restritos por um arcabouço ósseo rígido. Portanto, massas que se originem nessa região tendem a produzir mais sintomas.

A maioria dos sintomas está relacionada às estruturas mediastinais que são comprimidas ou invadidas pelos tumores. Em quase todas as séries os sintomas respiratórios como tosse, estridor, dispneia e hemoptise esporádica são os mais prevalentes. Logo após vem a dor torácica por invasão direta da parede, diafragma ou pleura mediastinal. Outros sintomas e sinais possíveis de serem vistos são disfagia por compressão do esôfago, síndrome da veia cava superior, invasão do pericárdio que gera tamponamento, rouquidão por paralisia do nervo recorrente, síndrome de Horner por acometimento do gânglio estrelado e dor radicular por extensão de tumores pelo canal intervertebral.

Em uma série de 30 pacientes, com massas mediastinais, a presença de dor foi indicativa de malignidade em 88% dos pacientes, emagrecimento em 82%, tosse em 86% e febre em 100%.[5] As Tabelas 118.3 e 118.4 listam os sintomas e sinais relacionados a tumores mediastinais.[6]

Tabela 118.3. Sintomas em pacientes com tumores e cistos primários do mediastino

SINTOMA	BENIGNO (N 146)	MALIGNO (N 84)	TOTAL (N 230)
Assintomático	82	19	101
Respiratórios	23	17	40
Dor torácica	23	20	43
Disfagia	4	0	4
Sdr. veia cava superior	0	4	4

Fonte: Adaptado de Azarow KS, Pearl RH, *et al.*, 1993.

Tabela 118.4. Sinais em pacientes com tumores e cistos primários do mediastino

SINAIS	BENIGNO (N 146)	MALIGNO (N 84)	TOTAL (N 230)
Normal	122	57	179
Emagrecimento	3	3	6
Sinais de sdr. veia cava sup.	0	8	8
Neurológicos	5	2	7

Fonte: Adaptado de Azarow KS, Pearl RH, *et al.*, 1993.

Diagnóstico por imagem

À frente de um paciente com uma imagem de massa mediastinal, algumas questões devem ser levantadas. Primeiro, se a opacidade anormal está localizada realmente no mediastino e, caso esteja, se é verdadeiramente um tumor mediastinal. Posteriormente, caso a lesão pareça ser benigna ou maligna, faz-se necessária a biópsia, ressecção ou ambas. Por fim, se a biópsia ou ressecção for necessária, há que se definir qual o método ou via de acesso deve ser utilizado.[7]

Radiografia simples de tórax

Constitui, em geral, o exame inicial e pode, inclusive, ser o fator desencadeante do processo diagnóstico. Pode dar informações gerais como alargamento mediastinal e suas características (difuso ou focal, tamanho aproximado, relação com estruturas adjacentes), bem como algumas informações mais específicas, como a presença de lesões pulmonares concomitantes.[8]

Alargamento de mediastino é um termo muito utilizado para descrever achado na radiografia de tórax referente a estruturas mediastinais. Essa definição, muitas vezes, é subjetiva e varia conforme o profissional que avalia a radiografia. Numa tentativa de tornar objetivo esse sinal, estabeleceu-se que, quando o diâmetro mediastinal na altura do arco aórtico for maior que 8 cm, o sinal será positivo. Outra medida, por vezes utilizada, é a faixa paratraqueal direita, que é considerada alargada quando maior que 5 mm.

Independentemente de se adotarem critérios objetivos ou subjetivos para definir o alargamento mediastinal, a imagem observada tem, na maioria das vezes, interface com o pulmão, convexa e bem definida. Pode se apresentar de forma localizada (Figura 118.1), como nos tumores do mediastino, ou difusa (Figura 118.2), como nas doenças infiltrativas, por exemplo, mediastinite ou hematoma de mediastino.

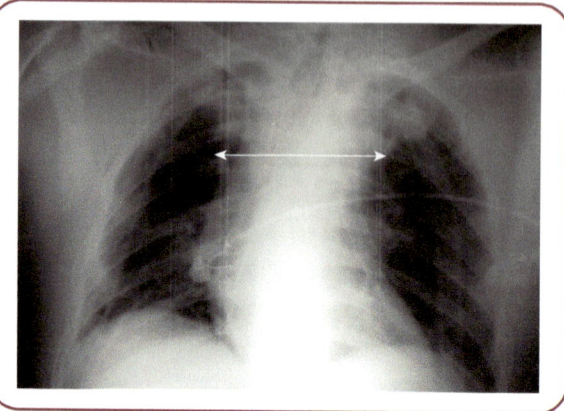

FIGURA 118.2 – Paciente com alargamento difuso do mediastino.
Fonte: Acervo da autoria.

Tomografia computadorizada de tórax

A tomografia é o exame essencial para definição diagnóstica e deve ser a base da investigação, pois, associada aos sintomas, define os passos para o diagnóstico e programação cirúrgica.

Prediz com alta acurácia a natureza, o tamanho, a localização e o envolvimento de outros órgãos. Deve ser, sempre que possível, realizada com contraste para melhor visualização e definição das estruturas vasculares do mediastino. Pode distinguir entre massas compostas por gordura, tecidos de partes moles e cistos. Com uso de contraste, apresenta uma acurácia de 92% na distinção entre etiologias vasculares e não vasculares. Pode, também, definir se há calcificação no tumor.[9,10]

As Figuras 118.3, 118.4 e 118.5 ilustram casos de tumores em compartimentos variados do mediastino.

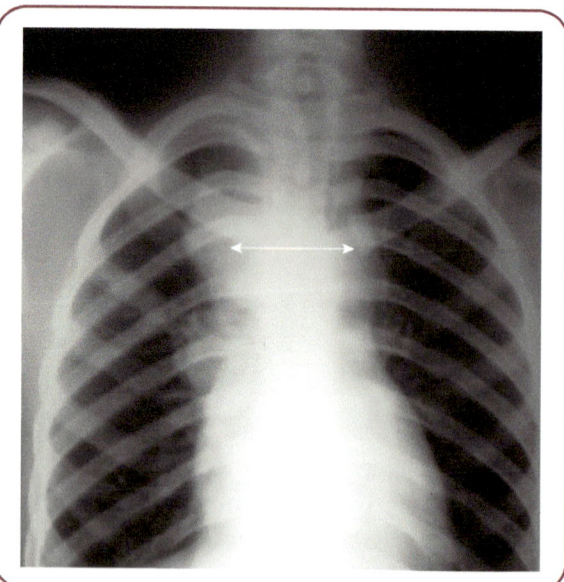

FIGURA 118.1 – Alargamento focal do mediastino.
Fonte: Acervo da autoria.

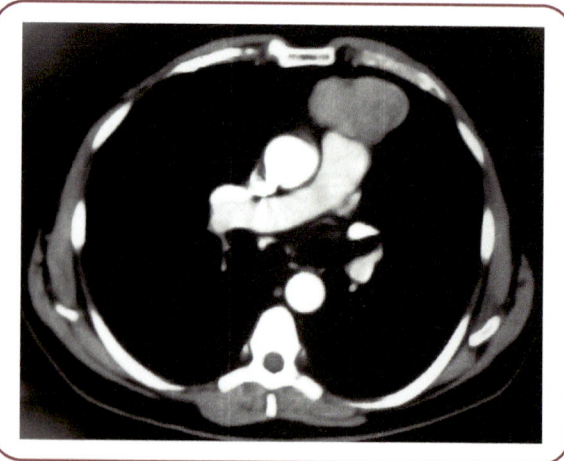

FIGURA 118.3 – Massa em mediastino anterior, as principais hipóteses diagnósticas devem ser timoma, tumores germinativos e linfomas. Nesse caso, tratava-se de um timoma.
Fonte: Acervo da autoria.

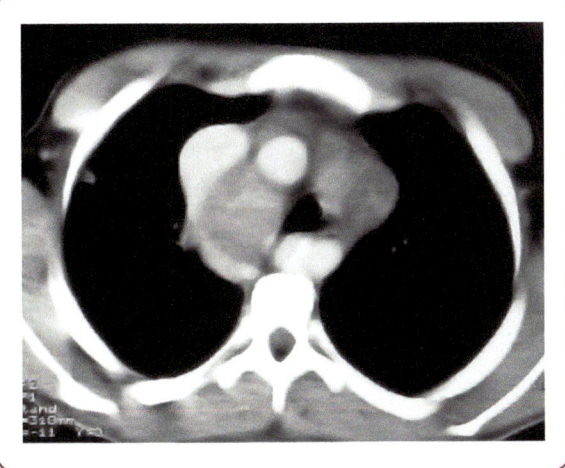

FIGURA 118.4 – Tumores de mediastino médio, sempre considerar doenças linfonodais como linfoma, tuberculose e metástases. O mediastino médio também abriga a maioria dos cistos mediastinais. Nesse caso, tratava-se de tuberculose ganglionar.
Fonte: Acervo da autoria.

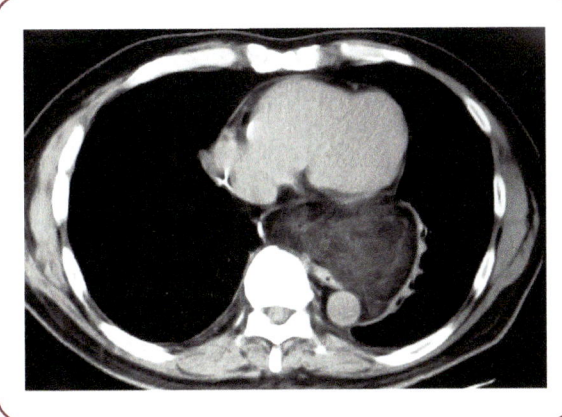

FIGURA 118.5 – Tumor de mediastino posterior, o principal diagnóstico diferencial nessa situação deve ser tumor neurogênico, porém, essa imagem representa um lipossarcoma de mediastino posterior.
Fonte: Acervo da autoria.

Ressonância nuclear magnética de tórax

A ressonância nuclear magnética de tórax não é usada de rotina na investigação de massas mediastinais, contudo, pode ser útil em algumas situações, como: lesões que comprometem a coluna e forâmen intervertebral, como nos tumores neurogênicos, avaliação de estruturas vasculares para casos em que não seja possível o uso de contraste, para a suspeita de cistos de mediastino e para a avaliação do diafragma.[11] Fornece boa informação sobre a composição da massa, uma vez que é superior à tomografia nesse aspecto.[12]

Marcadores tumorais e hormônios

São substâncias biológicas mensuráveis que indicam presença de neoplasias. Incluem anticorpos antirreceptores de acetilcolinas (Anti-AChR), úteis no diagnóstico de timomas com miastenia gravis e marcadores tumorais, como a gonadotrofina coriônica humana b (b-HCG) e a a-fetoproteína (AFP), importantes no diagnóstico de neoplasias germinativas. Cerca de 90% dos tumores não seminomatosos apresentam elevação de, pelo menos, um desses dois marcadores.[13]

Hormônios são marcadores tumorais comuns, mas são pouco usados no diagnóstico de tumores mediastinais. Ocasionalmente, neoplasias endócrinas tímicas expelem hormônio secretor de corticotropina e, mais raramente, tumores neurogênicos podem secretar insulina. A Tabela 118.5 relaciona os marcadores tumorais e hormônios usados no diagnóstico de neoplasias mediastinais.

Tabela 118.5. Marcadores tumorais e hormônios usados no diagnóstico de neoplasias do mediastino

Neoplasia	Marcador tumoral – Hormônio
Tumores de células germinativas	
Seminoma	Baixos títulos de b-HCG
Seio endodérmico – Saco vitelínico	AFP
Coriocarcinoma	b-HCG
Carcinoma embrionário, Teratocarcinoma	AFP, b-HCG
Timoma	Anticorpos Anti-AChR
Tumor neuroendócrino tímico	CRH
Paratireoide	Calcitonina
Tumores neurogênicos	Insulina

Fonte: Desenvolvida pela autoria.

DIAGNÓSTICOS CITO E HISTOLÓGICO

A biópsia dos tumores mediastinais pode ser um grande desafio. Em alguns casos, como o de volumosas massas localizadas no mediastino anterior, provocam compressão e desvio de estruturas vitais, como a traqueia e o coração, que eleva a morbimortalidade do procedimento. Uma abordagem multidisciplinar é essencial para evitar complicações, e deve ser baseada na predileção de métodos menos invasivos sempre que possível, com uso de anestesia local, em ventilação espontânea, para evitar o uso de relaxantes musculares, posicionamento em decúbito lateral ou semissentado e até mesmo a obtenção de amostras histológicas de outros tecidos, como o de linfonodos periféricos suspeitos.[14]

Biópsias de tumores mediastinais podem ser realizadas por diversos métodos, a depender da localização e suspeita neoplásica, e dos aparelhos e experiência do corpo clínico da instituição. Pode ser um exame citológico por agulha fina, histológico por agulha grossa (*core needle*) ou mesmo cirúrgico.

A biópsia é mandatória quando o tratamento primário não for cirúrgico. Tal situação ocorre na maioria dos linfomas e tumores germinativos. Nesses casos, torna-se ainda mais importante a obtenção de material por vias menos invasivas que uma toracotomia.

Embora a aspiração por agulha fina, tanto por via transtorácica, transbrônquica ou por ultrassonografia endoscópica esofágica ou brônquica, tenha aumentado a acurácia diagnóstica pré-operatória, não costuma obter material suficiente para diagnosticar com precisão os linfomas.[15] A punção por agulha fina apresenta especificidade maior que 90% na maioria dos tumores de mediastino anterior, porém, com sensibilidade menor a 50% em linfomas. Biópsia transtorácica com agulha grossa, especialmente se guiada por TC, pode levar ao diagnóstico em até 75% dos casos.[16]

O exame físico pode identificar linfonodomegalias supraclaviculares associadas, que são facilmente acessíveis por métodos pouco invasivos, sob anestesia local, e que normalmente fornecem material abundante para histologia.

A mediastinoscopia cervical é um método mais invasivo e que requer anestesia geral, porém, estabelece o diagnóstico entre 90% e 100% dos casos.[16,17-20] Possibilita a obtenção de amostras suficientes da região peri e infratraqueal no mediastino visceral, áreas comumente acometidas por linfomas.

A mediastinotomia anterior é realizada por uma pequena incisão transversa sobre a segunda cartilagem costal. Permite biopsiar neoplasias no compartimento pré-visceral com baixa morbidade.

A toracoscopia tem substituído a mediastinotomia anterior.[21,22] Em uma série com 22 pacientes, forneceu o diagnóstico da neoplasia mediastinal em 19 casos. Atinge qualquer compartimento do mediastino de modo seguro e eficaz. Pode também ser empregada para a ressecção completa do tumor, quando existir essa indicação terapêutica.

A toracotomia seria a última opção diagnóstica, depois que tudo o mais falhou, mas alcança diagnóstico em 98% das vezes.[23] Deve ser reservada para os tumores em que o tratamento primordial seja cirúrgico, e nos quais a ressecção por videotoracoscopia não for possível ou recomendável.

CONSIDERAÇÕES ESPECÍFICAS E TRATAMENTO

Tumores do timo

A hiperplasia tímica verdadeira é caracterizada por aumento de volume e peso do timo que, radiologicamente, pode ser representada por massa visualizada na topografia tímica. Em geral, é assintomática, mas pode estar associada à miastenia gravis. Difícil sua diferenciação com demais tumores de mediastino anterior. Seu tratamento é a ressecção, uma vez que a simples biópsia que apresenta hiperplasia tímica não exclui a possibilidade de neoplasia associada.

Timomas são os tumores mais frequentemente encontrados no compartimento pré-visceral. A faixa etária de maior incidência encontra-se entre 55 e 65 anos.[24] Esse tumor tem prognóstico relacionado com o grau de invasão de estruturas adjacentes como descrito na classificação de Masaoka (Tabela 118.6) e com a característica histológica, que foi recentemente padronizada pela OMS. Assintomáticos ao diagnóstico em 50% dos pacientes, contudo, podem gerar sintomas relacionados ao tamanho do tumor (invasão ou compressão de estruturas mediastinais) e à presença de síndromes clínicas associadas. A miastenia gravis é a mais frequente síndrome clínica associada ao timoma, pois está presente em cerca de 30% dos casos.[25] Entre 5% e 10% dos pacientes apresentam outras síndromes paraneoplásicas, como aplasia de células vermelhas, hipogamaglobulinemia, lúpus eritematoso sistêmico, síndrome de Cushing ou da secreção inapropriada do hormônio antidiurético.[26]

O alargamento de mediastino é o achado mais frequente na radiografia simples de tórax. A tomografia computadorizada é frequentemente diagnóstica e, muitas vezes, a biópsia é dispensável. A TC, geralmente, mostra uma massa redonda ou lobulada com densidade de partes moles no mediastino anterior, com possíveis áreas de degeneração cística e hemorragia.[27]

Em casos de timomas de fase inicial (Masaoka I e II), o tratamento de eleição é cirúrgico, com bons resultados oncológicos a longo prazo.[28] Entre 40% e 70% dos timomas são encapsulados, sendo o tratamento cirúrgico curativo. Contudo, cerca de 12% dos tumores sem invasão da cápsula, tanto macro quanto microscópico, recorrem localmente. A sobrevida em 10 anos após ressecção completa no estádio I é entre 80% e 90%, e no estádio II, entre 70% e 80%.[29-30] A cirurgia para o timoma, tradicionalmente, era realizada por esternotomia com ressecção do tumor, timo e gordura mediastinal de frênico a frênico, pois alguns tumores podem ser multifocais, e essa ressecção radical diminui a chance de recidivas (Figura 118.6). No entanto, nos últimos anos, a cirurgia minimamente invasiva estabelece-se como uma nova modalidade de tratamento.[31] Uma recente metanálise de Friedant *et al.* mostrou resultados oncológicos semelhantes entre as duas técnicas, associado a um menor índice de complicações relacionado ao uso da cirurgia minimamente invasiva.[32]

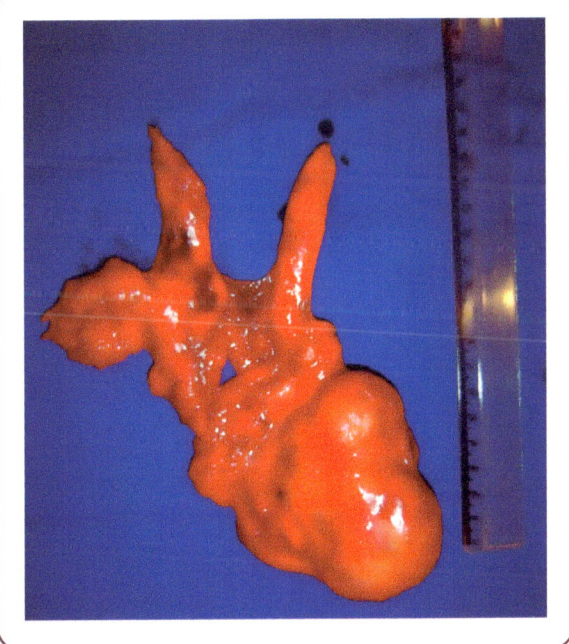

FIGURA 118.6 – Peça cirúrgica de ressecção de timo com timoma e gordura mediastinal adjacente.
Fonte: Acervo da autoria.

Atualmente, o maior debate está em qual é o melhor método não invasivo: a videotoracoscopia ou a cirurgia robótica. A plataforma robótica permite a visualização do campo operatório em três dimensões, de forma a melhorar a destreza do manuseio dos instrumentos cirúrgicos, o que suprime o tremor da mão humana e promoveu uma dissecção mais precisa e segura de estruturas nobres do mediastino como os nervos e vasos.[33] Essa característica configura-se como a maior vantagem em relação a videotoracoscopia, já que esse método não dispõe de instrumento articulados. No entanto, a ausência de percepção tátil na plataforma robótica e o seu alto custo são suas desvantagens.[34] Apesar das peculiaridades, todos os estudos que comparam as duas técnicas não encontraram claras diferenças entre elas, no que tange a morbimortalidade e resultados oncológicos.[35]

Em timomas invasivos, pode existir a necessidade de terapia adjuvante (especialmente estádios III e IV de Masaoka), feita por radioterapia ou quimioterapia associada à radioterapia. Em alguns casos de doença avançada, alguns autores advogam o benefício de quimioterapia neoadjuvante, que possibilita uma melhor ressecção cirúrgica após a redução do volume tumoral.[36] A sobrevida em 5 anos para tumores estádios III e IV é muito variável, mas fica em torno de 40% a 60% e 30% a 40% respectivamente, com os variados tratamentos multimodais.[37-40]

Entre os tumores menos frequentes do timo estão os carcinomas e os tumores neuroendócrinos. O carcinoma epidermoide é a variante mais encontrada, mas ainda assim é raro. A ressecção, sempre que possível, é uma opção. Devido a sua radiossensibilidade, o tratamento auxiliar com radioterapia pode também ser empregado. A quimioterapia fica reservada aos casos de carcinoma indiferenciado, e as recidivas locais ou metástases extratorácicas. O prognóstico nesses tumores é reservado, com sobrevidas em 5 e 10 anos entre 50% e 35% respectivamente.[41]

O tumor neuroendócrino primário do timo possui um comportamento biológico mais agressivo. É mais prevalente em homens na 4ª e 5ª década de vida. Em 50% dos casos está associado a endocrinopatias (Síndrome de Cushing, acromegalia ou Neoplasia Endócrina Múltipla do tipo 1). Geralmente, quando diagnosticado, já apresenta invasão de estruturas vizinhas do mediastino. Mesmo nos casos avançados, a cirurgia é o principal método de tratamento, e a ressecção completa da lesão sempre deve ser tentada. A quimioterapia neoadjuvante associada ou não à radioterapia pode ser usada nos casos de doença avançada, com objetivo de redução do volume tumoral, no intuito de complementar o tratamento com a ressecção cirúrgica. Infelizmente, a sobrevida a longo prazo é baixíssima, mesmo nos casos em que há a ressecção completa da lesão, principalmente, deve ao alto risco de recidiva local e progressão de metástases a distância.[42]

Os cistos tímicos são raros e em sua maioria assintomáticos; o diagnóstico é, muitas vezes, o achado de alargamento de mediastino à radiografia simples de tórax. A tomografia de tórax pode firmar o diagnóstico, entretanto, em caso de dúvida diagnóstica com degeneração cística de timomas, ou mesmo suspeita de linfomas, a ressecção da lesão é justificável.

Tabela 118.6. Classificação proposta por Masaoka para estadiamento do timoma

Estádio	Características
I	Macroscopicamente encapsulado Microscopicamente sem sinais de invasão capsular
II	Invasão macroscópica a tecidos gordurosos adjacentes ou pleura mediastinal Invasão microscópica a cápsula
III	Invasão macroscópica de órgãos vizinhos (pericárdio, grandes vasos, pulmão)
IVa	Disseminação pleural ou pericárdica
IVb	Metástase a distância

Fonte: Desenvolvida pela autoria.

Tumores de células germinativas

Os tumores germinativos primários de mediastino representam migração de células germinativas extragonadais durante a vida embrionária. Estima-se que entre 1% e 3% de todos os tumores germinativos surjam no mediastino, pois esse é o sítio extragonadal mais comum, responsável entre 50% e 70% do total.[43] Representam cerca de 15% das lesões neoplásicas que acometem o compartimento mediastinal anterior no adulto, e podem ser benignos ou malignos.[44]

O teratoma de mediastino é o tumor germinativo benigno mais frequente (cerca de 8% de todos os tumores mediastinais). Em adultos, são massas de crescimento lento e assintomáticas em dois terços dos casos, e frequentemente é achado incidental em radiografias. Distribuição igual entre os sexos e média de idade de 28 anos.[45] Sintomas por compressão são os mais frequentes, principalmente dor torácica, tosse e dispneia. Tricoptise é sintoma patognomônico. A radiografia de tórax simples apresenta alargamento mediastinal, na maioria das vezes inespecífico. A tomografia computadorizada é indispensável, permite identificar detalhes sugestivos do tumor que se apresenta como uma massa de margens nítidas e densidades diferentes, características de gordura, tecidos moles e cistos, além de calcificações, muitas vezes grosseiras.

Os teratomas ditos "maduros" são aqueles com áreas císticas em seu interior que, por sua vez, são representadas por conteúdo sebáceo, gelatinoso ou líquido, e podem conter elementos completos como dentes, pelos, cartilagem e epitélios de várias origens. Podem ser denominados de "cistos dermoides" (Figura 118.7). As formas imaturas também contêm elementos das três camadas celulares, porém, apresentam menor grau de diferenciação, e podem adquirir características invasivas e até gerar metástases. O tratamento cirúrgico está indicado em todos os casos de teratomas, pois dispensam mesmo a biópsia prévia.[46] Ressecção cirúrgica é curativa, com recorrência local rara.[45] A variante de maior malignidade é chamada de teratocarcinoma. Apresenta-se agressiva e altamente metastática, raramente passível de ressecção.

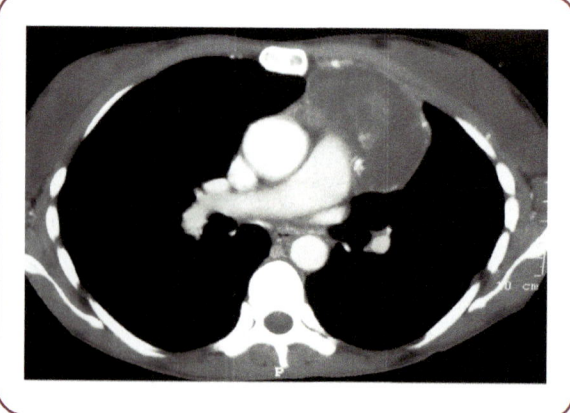

FIGURA 118.7 – Teratoma maduro do mediastino anterior, com áreas císticas e calcificações.
Fonte: Acervo da autoria.

Os tumores seminomatosos de mediastino representam cerca de 30% dos tumores germinativos malignos de mediastino. Ocorrem quase exclusivamente em homens (> 95%) de 20 a 30 anos.[47] Possuem crescimento lento, porém, são invasivos. Usualmente sintomáticos por compressão ocasionada pelas grandes massas (disfagia, dispneia, tosse). Febre e emagrecimento são ocasionais. A presença de síndrome de veia cava ocorre em 10% dos casos, e o comprometimento metastático mais comum é o pulmonar. As metástases a distância são infrequentes e os locais de preferência, nesses casos, são os ossos. Os seminomas se apresentam à TC como massas homogêneas, bem definidas, sem grande obliteração das estruturas, no entanto, com planos de clivagem mal definidos. A dosagem de marcadores tumorais na suspeita de tumores germinativos é importante tanto para diagnóstico quanto para prognóstico. O b-HCG é produzido por células coriônicas e seus títulos oscilam com a quantidade das mesmas contidas pelo tumor. O seminoma pode expressar esse marcador em 10% dos casos, com títulos de b-HCG, superiores a 100 ng/mL, indicativos de tumores não seminomatosos. Já a alfafetoproteína produzida por tumores vitelínicos está normalmente ausente nos seminomas. A desidrogenase lática é um marcador menos específico, mas que em pacientes jovens, com grandes massas mediastinais, pode ter valor diagnóstico presuntivo. Investigação testicular por ultrassom é mandatória, mesmo com raras metástases de seminomas testiculares para o mediastino. Os seminomas histologicamente puros, sem outros elementos embrionários são altamente radiossensíveis. Na doença disseminada, a quimioterapia baseada em cisplatina é eficiente, principalmente se associada à radioterapia.[48-50] O papel da cirurgia, nesses casos, não está bem definido. A ressecção completa é raramente possível. Ressecções com objetivo citorredutor, assim como a ressecção de massas residuais, são controversas. As raras lesões pequenas ressecadas, com intuito diagnóstico, devem receber radioterapia adjuvante.

Os tumores não seminomatosos representam cerca de dois terços dos tumores germinativos malignos. Essa classe de tumores inclui os carcinomas de células embrionárias, os coricarcinomas, tumores do saco vitelínico, o teratocarcinoma e os tumores mistos. São neoplasias extremamente agressivas. Apresentam títulos elevados de b-HCG e alfafetoproteína, que deverão reduzir conforme os pacientes receberem tratamento. Os tumores não seminomatosos costumam ter um aspecto mais agressivo à TC, que borram os planos entre vasos, mais irregulares, com densidades diferentes, e sugerem áreas de hemorragia ou necrose, sem calcificações. Metástases para pulmão, linfonodos mediastinais ou fígado estão presentes entre 25% e 50% dos casos no momento do diagnóstico. O tratamento primordial é quimioterápico, mesmo na recidiva, e pode até ser realizado transplante de medula óssea em alguns casos.[51] Pacientes que responderam à quimioterapia e reduziram seus marcadores séricos, mas persistiram com massas residuais ressecáveis, devem, provavelmente, ser submetidos ao tratamento cirúrgico, embora seja uma cirurgia extremamente trabalhosa. Em pacientes com resposta completa, após o tratamento e declínio dos marcadores, a sobrevida em 10 anos chega a 83%; já nos casos em que o declínio foi insatisfatório, a sobrevida foi de 29%.[47,52]

Linfomas

Os linfomas constituem a segunda lesão mais comum do mediastino anterior e representam cerca de 20% das lesões mediastinais malignas do adulto. Geralmente, ocorrem como parte de uma doença mais avançada, já que o linfoma primário do mediastino corresponde apenas a 10% dos casos. Os linfomas de Hodgkin afetam o mediastino em 85% dos casos, já os linfomas não Hodgkin em cerca de 40% a 45%. Os sinais e sintomas mais encontrados, devido ao envolvimento mediastinal, são: síndrome da veia cava superior, rouquidão, síndrome de Horner, disfagia, dispneia, dor torácica, tosse e derrames pleurais ou pericárdicos. O linfoma de Hodgkin acomete mais frequentemente adultos que, muitas vezes, iniciam com os chamados sintomas B (febre, sudorese noturna e perda de peso).[53] As adenopatias periféricas (supraclaviculares, axilares e inguinais) são muito frequentes nos linfomas, e a biópsia muitas vezes garante um diagnóstico mais fácil do que a abordagem da lesão mediastinal. Entretanto, em alguns casos, é necessária a abordagem por mediastinoscopia, mediastinotomia ou mesmo por toracotomia e videotoracoscopia. Atualmente, a biópsia por agulha ganha terreno nesses casos, seja transparietal guiada por tomografia computadorizada ou por agulha fina com ultrassom endoscópico, mas os melhores resultados são obtidos com agulhas grossas.[54,55]

Tumores neurogênicos

Historicamente, essas lesões representam entre 15% e 30% de todas as massas mediastinais; entretanto, a partir da década de 1980, a porcentagem desses tumores declinou em relação aos timomas e linfomas, porém, permanecem como a neoplasia mediastinal mais comum.[2] Estão, geralmente, localizados no mediastino posterior e se originam dos gânglios simpáticos (ganglioma, ganglioneuroblastoma, neuroblastoma), dos nervos intercostais (neurofibromas, neurilemomas e neurossarcomas) e das células paraganglionares (paraganglioma). Podem ser encontrados tanto em adultos quanto em crianças, e parecem ter uma discreta predileção pelo sexo feminino. Em crianças, encontra-se até 50% de malignidade; já em adultos, esse índice é seguramente inferior a 10%.[56,57] Tumores neurogênicos desenvolvem-se a partir de células derivadas da crista neural. Devido à variedade de graus de maturação, bem como a diversidade celular, diversas classificações para tumores neurogênicos foram propostas, as mais aceitas são as baseadas na sua origem celular, como exemplificado na Tabela 118.7.

constitucionais, principalmente perda de peso, estão fortemente relacionados com malignidade. As características radiológicas são variáveis, em geral, alargamento mediastinal unilateral em mediastino posterior é o achado mais comum. Podem se apresentar como massa lobulada ou não, e calcificações aparecem ocasionalmente (Figura 118.8). Alterações nas adjacências, como erosão costal ou vertebral, não necessariamente indicam malignidade, visto que apenas os efeitos de massa de tumores benignos podem originar tais alterações. A tomografia computadorizada de tórax é exame obrigatório para completa avaliação de extensão, bem como relação anatômica com estruturas adjacentes. A ressonância magnética pode ser necessária para determinar o grau de invasão e acometimento espinhal, e também tem a vantagem de poder definir características que apontam para a etiologia da lesão como neurofibroma, neurilemoma ou ganglioneuroblastoma.[58]

Tabela 118.7. Tumores neurogênicos do tórax

Origem	Benigno	Maligno
Bainha nervosa	Neurilemoma	Schwanoma maligno
	Neurofibroma	Sarcoma neurogênico
	Tumor de célula granular	
Gânglios autonômicos	Ganglioneuroma	Ganglioneuroblastoma
		Neuroblastoma
Paraganglionares	Feocromocitoma	Feocromocitoma maligno
	Paraganglioma	Paraganglioma maligno

Fonte: Desenvolvida pela autoria.

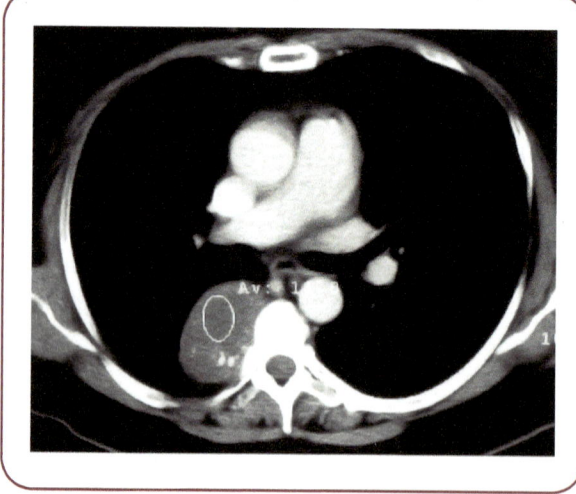

FIGURA 118.8 – Tumor neurogênico da sulco paravertebral direito com calcificações no interior. Mostrou-se um neurilemoma após ressecção.
Fonte: Acervo da autoria.

Em adultos, os tumores neurogênicos são, em geral, assintomáticos e são muitas vezes encontrados como achados na radiografia de tórax de rotina. Tosse, dispneia, cornagem, dor torácica e síndrome de Horner, bem como outros sintomas causados por compressão devido ao efeito de massa do tumor podem ser encontrados. Poucos pacientes (3% a 6%) têm evidências de compressão medular. Sintomas

Em crianças com lesões malignas, é frequente a síndrome de Horner e, às vezes, paraplegia. A radiologia pode demonstrar áreas de necrose devido ao rápido crescimento tumoral. Alguns tumores neurogênicos podem originar sintomas devido a sua capacidade de produção de substâncias, como exemplo o feocromocitona, que produz catecolaminas, que se torna útil, nesse caso, a dosagem de ácido vanil-mandélico na urina. Os neurofibromas são, frequentemente, vistos em associação com a neurofibomatose generalizada (doença de von Recklinghausen) e, nesses casos, a probabilidade de degeneração maligna é entre 4% e 10%. O tratamento, de maneira geral, para os tumores neurogênicos é a ressecção cirúrgica, que pode ser realizada por videotoracoscopia em tumores benignos e pequenos.[59] Em pacientes com extensão intramedular, a abordagem deve ser combinada (via posterior e anterior) para maior segurança da ressecção.[60] Em alguns casos de tumores malignos, como o neuroblastoma, a quimioterapia e radioterapia podem estar indicadas, conforme o estadiamento do tumor.

REFERÊNCIAS

1. Carter B, Benveniste M, et al. ITMIG Classification of mediastinal compartments and multidisciplinary approach to mediastinal masses. RadioGraphics. 2017;37:413-436.
2. Burt M. Mediastinal tumors: current status. Proceedings of the New York Society for Thoracic Surgery postgraduate medical education course, 1995.
3. Cohen AJ, Thompson L, et al. Primary cysts and tumors of the mediastinum. Ann Thorac Surg. 1991;51:378-84.
4. Davis RD Jr, Oldham HN Jr, et al. Primary cysts and neoplasms of the mediastinum: recent changes in clinical presentation, methods of diagnosis, management, and results. Ann Thorac Surg. 1987;44:229-37.
5. Harris GJ Harman PK, et al. Standard biplane roentgenography is highly sensitive in documenting mediastinal masses. Ann Thorac Surg. 1987;44:238-41.
6. Azarow KS, Pearl RH, et al. Primary mediastinal masses. A comparison of adult and pediatric populations. J Thorac Cardiovasc Surg. 1993;106:67-72.
7. Trastek VF. Management of mediastinal tumors. Ann Thorac Surg. 1987;44:227-8.
8. Brown K, Aberle DR, et al. Current use of imaging in the evaluation of primary mediastinal masses. Chest. 1990;98:466-73.
9. Nakazono T, Yamaguchi K. CT-based mediastinal compartment classifications and differential diagnosis of mediastinal tumors. Japanese Journal of Radiology. 2019;37:117-134.
10. Graeber GM, Shriver CD, et al. The use of computed tomography in the evaluation of mediastinal masses. J Thorac Cardiovasc Surg. 1986;91:662-6.
11. Gefter WB. Chest applications of magnetic resonance imaging: an update. Radiol Clin North Am. 1988;26:573-88.
12. R Madan, Ratanaprasatporna L, et al. Cystic mediastinal masses and the role of MRI. Clinical Imaging 50. 2018;68-77.
13. Wright CD, Kesler KA, et al. Primary mediastinal nonseminomatous germ cell tumors. Results of a multimodality approach. J Thorac Cardiovasc Surg. 1990;99:210-7.
14. Malik R, Mullassery D, et al. Anterior mediastinal masses — A multidisciplinary pathway for safe diagnostic procedures. Journal of Pediatric Surgery. 2019;54:251–254.
15. Ricci C, Rendina EA, et al. Surgical approach to isolated mediastinal lymphoma. J Thorac Cardiovasc Surg. 1990;99:691-5.
16. Selcuk ZT, Firat P. The diagnostic yield of transbronchial needle aspiration in superior vena cava syndrome. Lung Cancer. 2003;42:183-8.
17. Trinkle JK, Bryant LR, et al. Mediastinoscopy-diagnostic value compared to bronchoscopy: scalene biopsy and sputum cytology in 155 patients. Am Surg. 1968;34:740-3.
18. Mineo TC, Ambrogi V, et al. Mediastinoscopy in superior vena cava obstruction: analysis of 80 consecutive patients. Ann Thorac Surg. 1999;68: 223-6.
19. Porte H, Metois D, et al. Superior vena cava syndrome of malignant origin. Which surgical procedure for which diagnosis? Eur J Cardiothorac Surg. 2000;17(4):384-8.
20. Wilson LD, Detterbeck FC, et al. Clinical practice. Superior vena cava syndrome with malignant causes. N Engl J Med. 2007;356:1862-9.
21. Kern JA, Daniel TM, et al. Thoracoscopic diagnosis and treatment of mediastinal masses. Ann Thorac Surg. 1993;56:92-6.
22. Solaini L, Bagioni P, et al. Diagnostic role of videotoracoscopy in mediastinal diseases. Eur J Cardiothorac Surg. 1998;13:491-3.
23. Painter TD, Karpf M. Superior vena cava syndrome: diagnostic procedures. Am J Med Sci. 1983;285:2-6.
24. Detterbeck F, Parsons A. Thymic tumors. AnnThorac Surg. 2004;77:1860e9.
25. Shamji F, Pearson FG, et al. Results of surgical treatment for thymoma. J Thorac Cardiovasc Surg. 1984;87:43-7.
26. Souadjian JV, Enriquez P, et al. The spectrum of diseases associated with thymoma. Coincidence or syndrome? Arch Intern Med. 1974;134:374-9.
27. Azizad S, et al. Solid tumors of the mediastinum in adults. Seminars in ultrasound, CT, and MR, 2016;37(3):196-211.
28. Detterbeck F, Zeeshan A. Thymoma: current diagnosis and treatment. Chin Med J. 2013;126:2186–91.
29. Masaoka A, Monden Y, et al. Follow-up study of thymomas with special reference to their clinical stages. Cancer. 1981;48:2485-92.
30. Lewis JE, Wick MR, et al. Thymoma. A clinicopathologic review. Cancer. 1987;60:2727-43.
31. Comacchio G, et al. Surgical decision making thymoma and myasthenia gravis. Thorac Surg Clin. 2019;203-213.

32. Friedant AJ, Handorf EA, Su S, et al. Minimally invasive versus open thymectomy for thymic malignancies: systematic review and meta-analysis. J Thorac Oncol. 2016;11:30-8.
33. Marulli G, Maessen J, Melfi F, et al. Multi-institutional European experience of robotic thymectomy for thymoma. Ann Cardiothorac Surg. 2016;5:18-25.
34. Augustin F, Schmid T, Sieb M, et al. Video-assisted thoracoscopic surgery versus robotic-assisted thoracoscopic surgery thymectomy. Ann Thorac Surg. 2008;85:S768-71.
35. Ruckert JC, Swierzy M, Ismail M. Comparison of robotic and nonrobotic thoracoscopic thymectomy: a cohort study. J Thorac Cardiovasc Surg. 2011;141:673-7.
36. Shin DM, Walsh GL, et al. A multidisciplinary approach to therapy for unresectable malignant thymoma. Ann Intern Med. 1998;129:100-4.
37. Shimizu N, Moriyama S, et al. The surgical treatment of invasive thymoma. Resection with vascular reconstruction. J Thorac Cardiovasc Surg. 1992;103:414-20.
38. Shimizu J, Hayashi Y, et al. Primary thymic carcinoma: a clinicopathological and immunohistochemical study. J Surg Oncol. 1994;56:159-64.
39. Cowen D, Richaud P, et al. Thymoma: results of a multicentric retrospective series of 149 non-metastatic irradiated patients and review of the literature. FNCLCC trialists. Federation Nationale des Centres de Lutte Contre le Cancer. Radiother Oncol. 1995;34:9-16.
40. Regnard JF, Magdeleinat P, et al. Prognostic factors and long-term results after thymoma resection: a series of 307 patients. J Thorac Cardiovasc Surg. 1996;112:376-84.
41. Girard N, et al. Thymic epithelial tumours: ESMO Clinical Practice. Annals of Oncology. 2015;26(5): v40-v55.
42. Filosso PL, et al. Neuroendocrine tumors of the thymus. J Thorac Dis. 2017;9(5):S1484-S1490.
43. Nichols CR. Mediastinal germ cell tumors. Clinical features and biologic correlates. Chest. 1991;99:472-9.
44. Den Bakker MA, Marx A, Mukai K, Stroebel P. Mesenchymal tumors of the me-diastinum – part 1. Virchow Arch. 2015;467(5):487-501.
45. Lewis BD, Hurt RD, et al. Benign teratomas of the mediastinum. J Thorac Cardiovasc Surg. 1983;86:727-31.
46. Saabye J, Elbirk A, et al. Teratomas of the mediastinum. Scand J Thorac Cardiovasc Surg. 1987;21:271-2.
47. Kesler KA, Rieger KM, et al. Primary mediastinal nonseminomatous germ cell tumors: the influence of postchemotherapy pathology on long-term survival after surgery. J Thorac Cardiovasc Surg. 1999;118:692-700.
48. Loehrer PJ, Birch SR, et al. Chemotherapy of metastatic seminoma: the southeastern Cancer Study Group experience. J Clin Oncol. 1987;5:1212-20.
49. Lemarie E, Assouline PS, et al. Primary mediastinal germ cell tumors. Results of a French retrospective study. Chest. 1992;102:1477-83.
50. Gerl A, Clemm C, et al. Cisplatin-based chemotherapy of primary extragonadal germ cell tumors. A single institution experience. Cancer. 1996;77:526-32.
51. Motzer RJ, Mazumdar M, et al. Phase II trial of high-dose carboplatin and etoposide with autologous bone marrow transplantation in first-line therapy for patients with poor-risk germ cell tumors. J Natl Cancer Inst. 1993;85:1828-35.
52. Walsh GL, Taylor GD, et al. Intensive chemotherapy and radical resections for primary nonseminomatous mediastinal germ cell tumors. Ann Thorac Surg. 2000;69(2):337-43.
53. Bae Y, Lee K. Cross-sectional evaluation of thoracic lymphoma. Thorac Surg Clin. 2010;20:175-186.
54. Pappa VI, Hussain HK, et al. Role of image-guided core-needle biopsy in the management of patients with lymphoma. J Clin Oncol. 1996;14:2427-30.
55. Nason KS, Kirchner A, et al. Endobronchial ultrasound-transbronchial needle aspiration for lymphoma in patients with low suspicion for lung cancer and mediastinal lymphadenopathy. Ann Thorac Surg. 2016;101:1856-63.
56. Oosterwijk WM, Swierenga J. Neurogenic tumours with an intrathoracic localization. Thorax. 1968;23:374-84.
57. Davidson KG, Walbaum PR, et al. Intrathoracic neural tumours. Thorax. 1978;33:359-67.
58. Duwe BV, Sterman DH, Musani AI. Tumors of the mediastinum. Chest. 2005;128:2893-909.
59. Bousamra M 2nd, Haasler GB, et al. A comparative study of thoracoscopic vs open removal of benign neurogenic mediastinal tumors. Chest. 1996;109:1461-5.
60. Shields TW. General thoracic surgery. Philadelphia: Lippincott Williams & Wilkins; 1994.

119
Biologia Molecular dos Tumores do Trato Gastrointestinal

Rodrigo Dienstmann
Maria Cecília Mathias Machado

Renata D'Alpino Peixoto
Alexandre Jácome

DESTAQUES

- A caracterização molecular dos tumores do trato gastrointestinal revela neoplasias extremamente heterogêneas, mas com elevada frequência de anormalidades moleculares, que envolvem a família EGFR-ERBB2, as vias RAS-RAF-MAPK e os mecanismos de reparo do DNA.
- Os tumores gastrointestinais apresentam incidência significativa de instabilidade de microssatélites, que têm se mostrado como o principal biomarcador preditivo de resposta à imunoterapia.
- O conhecimento da biologia molecular dos tumores do trato gastrointestinal guia estratégias de desenvolvimento terapêutico, que envolve combinação de fármacos dirigidos e imunoterapia, com perspectivas otimistas para os próximos anos.

INTRODUÇÃO

Os tumores gastrointestinais representam as neoplasias malignas de maior incidência e mortalidade mundialmente, responsáveis por, aproximadamente, 5 milhões de novos casos e 3,5 milhões de mortes em 2018.[1] Caracterizam-se por baixos índices de sobrevida em 5 anos, e variam de 1% nos tumores primários hepáticos a 11% no câncer colorretal.[2] Com exceção do câncer de canal anal, que pode ser curado com a combinação de quimioradioterapia, os demais tumores gastrointestinais são curados predominantemente por meio de tratamento cirúrgico. No entanto, o papel do tratamento multimodal, principalmente da terapia sistêmica, tem sido crescente no manejo terapêutico desses tumores, permitido pela medicina de precisão. Colaborações como o TCGA (*The Cancer Genome Atlas*), o ICGC (*International Cancer Genome Consortium*) e grandes bases de dados clínico-genômicas têm permitido a identificação das principais anormalidades moleculares de cada tumor bem como o desenvolvimento de terapias-alvo, que têm levado à melhora de desfechos clínicos, tanto na doença avançada como na doença localizada, com um cenário otimista para os próximos anos.

No presente capítulo, apresentaremos as principais anormalidades moleculares com implicações prognósticas e terapêuticas em tumores gastrointestinais, e os resultados de ensaios clínicos executados que proporcionaram a incorporação de novas terapias personalizadas na Oncologia Gastrointestinal (Tabela 119.1).

Tabela 119.1. Incidência e implicações terapêuticas dos principais biomarcadores em tumores esofagogástricos e biliopancreáticos

Biomarcador	Frequência	Implicação terapêutica
Carcinoma de células escamosas de esôfago		
Alta expressão PD-L1	48% CPS ≥ 1%	Benefício em sobrevida com o uso de nivolumabe + quimioterapia ou nivolumabe + ipilimumabe em 1ª linha independente da expressão de PD-L1, mas se CPS ≥ 1% há maior magnitude do benefício
		Se CPS ≥ 10%, indica benefício da combinação de pembrolizumabe + quimioterapia em 1ª linha, e pembrolizumabe monodroga em 2ª linha
Adenocarcinoma esofagogástrico		
Amplificação de HER2	18%	Benefício em sobrevida da combinação de trastuzumabe + quimioterapia em 1ª linha
Alta expressão PD-L1	55% a 83% CPS ≥ 1%	Benefício em sobrevida com o uso de nivolumabe + quimioterapia em 1ª linha independente da expressão de PD-L1, mas se CPS ≥ 1%, há maior magnitude do benefício e também indica possibilidade de benefício em 3ª linha em pacientes não expostos previamente à imunoterapia
Colangiocarcinoma		
Fusões FGFR2	15%	Benefício em sobrevida com o uso de pemigatinibe após 1ª linha de tratamento
Mutação IDH1	15%	Benefício em sobrevida com o uso de ivosidenibe após 1ª linha de tratamento
Câncer de pâncreas		
Mutação BRCA1/2 germinativo	5% a 7,5%	Benefício em SLP com o uso de olaparibe de manutenção
Biomarcadores diagnósticos		
Fusões NTRK1-3	< 1%	Benefício em qualquer linha de inibidores de NTRK (larotrectinibe, entrectinibe)
MSI-H	*	Benefício com o uso de inibidor de *checkpoint* em monoterapia ou em combinação
TMB ≥ 10	*	Benefício com o uso de pembrolizumabe
BRAF V600E	–	Benefício em taxa de resposta com dabrafenibe + trametinibe em tumores sólidos

* Ver Figura 119.1.
Fonte: Desenvolvida pela autoria.

CARCINOMA DE CÉLULAS ESCAMOSAS (CEC) DE ESÔFAGO

Além de apresentarem características epidemiológicas, histológicas, e clínicas diversas, o CEC e o adenocarcinoma de esôfago também apresentam bases moleculares bastante diferentes, o que reforça a hipótese de que são doenças distintas em um mesmo órgão. A incidência de mutações acionáveis é baixa no CEC de esôfago. Os genes mais frequentemente mutados são TP53, NFE2L2, MLL2, ZNF750, NOTCH1 e TGFBR2.[3] Vias metabólicas envolvidas na regulação do ciclo celular são especialmente afetadas no CEC, com aproximadamente 75% dos pacientes que apresentam inativação de CDKN2A e amplificação de CCND1, o que abre oportunidades terapêuticas para a avaliação dos inibidores de quinases do ciclo celular.[3]

Nos tumores esofagogástricos, a expressão de PD-L1 é usualmente informada pelo CPS (*combined positive score*), que representa a soma do número de células tumorais, linfócitos e macrófagos que expressam PD-L1, dividido pelo número de células tumorais viáveis multiplicado por 100. PD-L1 é um importante biomarcador preditivo de resposta aos inibidores de *checkpoint* (ICP). Estima-se que, aproximadamente, 48% dos pacientes com CEC de esôfago apresentem PD-L1 CPS ≥ 1%.[4,5]

O benefício da terapia anti-PD-1 no tratamento de primeira linha dos pacientes com câncer de esôfago foi demonstrado pelo estudo Keynote-590, que comparou a adição de pembrolizumabe *versus* placebo a quimioterapia com cisplatina e 5FU em 749 pacientes com doença avançada, inclusive pacientes com tumores de transição esofagogástrica (TEG) Siewert I, porém, sem incluir pacientes com câncer gástrico.[6] O desfecho primário do estudo foi atingido, e demonstrou sobrevida livre de progressão (SLP) no subgrupo de pacientes com histologia escamosa e PD-L1 CPS ≥ 10 de 13,9 meses *versus* 8,8 meses (*Hazard ratio* (HR): 0,57, IC 95% 0,43 – 0,75). O estudo fase III CheckMate-648 corroborou estes achados, uma vez que apresentou o benefício do uso do anti-PD-1, nivolumabe, associado à quimioterapia por meio da combinação de platinas e fluoropirimidinas em pacientes com CEC de esôfago avançado. Um total de 936 pacientes foram incluídos, independentemente da expressão de PD-L1. Nos pacientes com expressão de PD-L1 ≥ 1%, o uso de nivolumabe associado à quimioterapia apresentou taxa de resposta de 53% comparado a 20% no grupo de pacientes tratados com quimioterapia isolada. O uso de nivolumabe também reduziu o risco de progressão de doença e de morte em 35% e 46%, respectivamente.[5] Quanto maior a expressão de PD-L1, maior o benefício da adição do ICP. Em pacientes com PD-L1 CPS ≥1, o HR para sobrevida global (SG) foi de 0,55, comparado a 0,98 na população não selecionada de pacientes.

Estudo fase III Keynote-181 já havia demonstrado benefício dos ICP na terapia sistêmica do CEC de esôfago. O uso de pembrolizumabe em monoterapia apresentou eficácia superior à quimioterapia em segunda linha de terapia sistêmica nos pacientes com PD-L1 CPS ≥10.[7] Pembrolizumabe permitiu o aumento da taxa de resposta de 6% para 22%, e da SG mediana de 6,7 meses para 9,3 meses.

O uso dos ICP também pode ser explorado no CEC de esôfago, caso haja presença de instabilidade de microssatélites (MSI-H) ou carga mutacional tumoral (TMB) elevada. No entanto, estima-se que menos de 1% dos tumores escamosos de esôfago sejam MSI-H. Os dados relativos ao TMB mediano no CEC de esôfago são escassos, mas alguns estudos sugerem que seja elevado, o que pode representar uma possibilidade terapêutica para estes pacientes, conforme estudo Keynote-158 que serviu de base para a aprovação pelo Food and Drug Administration – FDA da indicação agnóstica de pembrolizumabe para os pacientes com TMB ≥ 10^8 (Figura 119.1).

ADENOCARCINOMA ESOFAGOGÁSTRICO

O aumento da incidência do adenocarcinoma de esôfago distal e junção esofagogástrico observado nos últimos anos, associado a maior difusão das técnicas de sequenciamento genético, permitiu descrever a semelhança molecular observada com o adenocarcinoma gástrico. Esforço colaborativo TCGA descreveu subtipos moleculares do adenocarcinoma gástrico baseado em seis plataformas: perfil de metilação de DNA, variação do número de cópias de DNA (CNV), sequenciamento do exoma (WES), sequenciamento de RNA mensageiro, sequenciamento de micro RNA e arranjo proteico de fase reversa. Os quatro subtipos moleculares, por ordem decrescente de frequência, são: instabilidade cromossômica (CI), genomicamente estável (GS), instabilidade de microssatélites (MSI-H), e Epstein-Barr vírus (EBV).[9] Cada subtipo molecular apresenta um determinado perfil mutacional e características clinico-patológicas. Porém, sua determinação ainda não possui aplicabilidade clínica, com exceção do subtipo MSI-H para indicação de imunoterapia.

O primeiro biomarcador preditivo de resposta à terapia sistêmica em adenocarcinoma esofagogástrico foi o ERBB2 (HER2), gene que se encontra amplificado em, aproximadamente, 12% a 15% dos pacientes, em especial aqueles com histologia intestinal de Laurén.[10] A presença da amplificação de *HER2* ou da superexpressão do receptor HER2 (3+ ou 2+ com FISH/CISH positivo) em pacientes com doença avançada prediz resposta à adição do anticorpo monoclonal trastuzumabe à quimioterapia composta por platinas e fluoropirimidinas, baseado no estudo ToGA, que demonstrou aumento da taxa de resposta

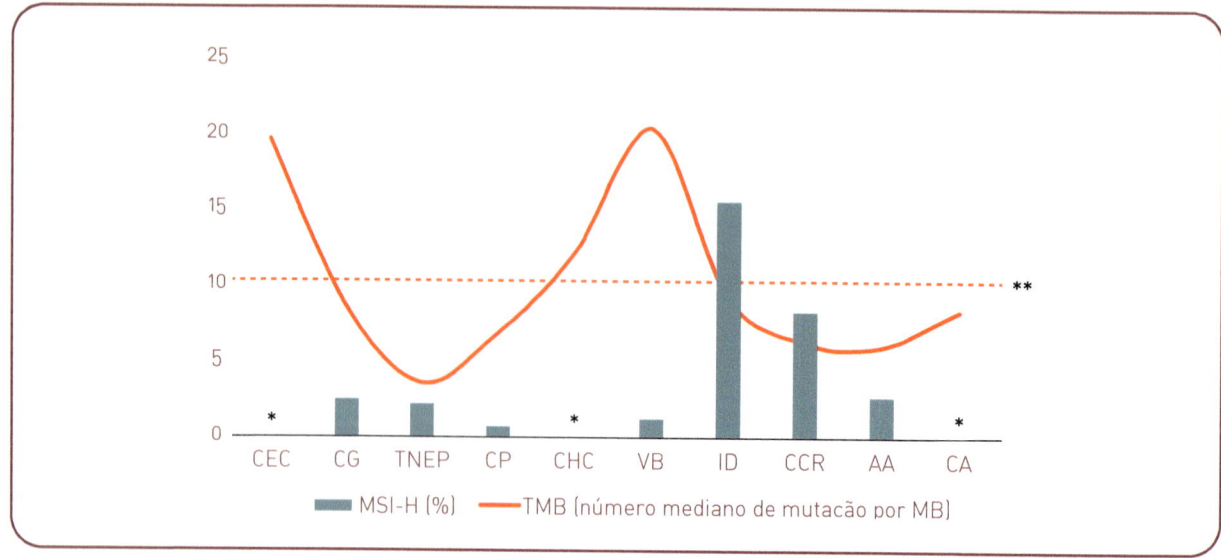

FIGURA 119.1 – Frequências de instabilidade de microssatélites (MSI-H) e mediana de TMB nos tumores gastrointestinais.
* < 1%; ** Linha tracejada: o limite de TMB com 10 mutações/Mb aprovado pelo FDA para o uso de pembrolizumabe, independente do sítio primário tumoral; AA: adenocarcinoma de apêndice; CA: câncer de canal anal; CCR: câncer colorretal; CEC: carcinoma de células escamosas de esôfago; CG: câncer gástrico; CHC: carcinoma hepatocelular; CP: câncer de pâncreas; ID: adenocarcinoma de intestino delgado; MSI-H: instabilidade de microssatélites; VB: tumores de vias biliares; TNEP: tumor neuroendócrino pancreático; TMB: carga mutacional tumoral.[101-104]
Fonte: Desenvolvida pela autoria.

(47% *versus* 35%), da SLP (6,7 meses *versus* 5,5 meses, HR: 0,71, IC 95% 0,59 – 0,85), e da SG (16,0 meses *versus* 11,8 meses, HR: 0,65, IC 95% 0,51 – 0,83) com o uso do anti-HER2.[11] Mais recentemente, foram publicados dados do estudo fase II DESTINY-Gastric01, que comparou o uso do trastuzumabe deruxtecan com o tratamento quimioterápico, conforme escolha do investigador na população de pacientes com câncer gástrico HER2-positivo após duas linhas terapêuticas, e que tenha recebido trastuzumabe previamente. Resposta objetiva foi atingida em 51% dos pacientes no braço trastuzumab deruxtecan *versus* 14% no braço quimioterapia (P < 0.001). Sobrevida global foi de 12,5 meses *versus* 8,4 meses, respectivamente (HR: 0,59, IC 95% 0,39 – 0,88).[12]

A expressão de PD-L1 nos adenocarcinomas esofagogástricos é um importante fator preditivo de resposta aos ICP, semelhante ao que foi demonstrado no CEC de esôfago. O estudo fase III CheckMate-649 comparou o uso do anti-PD-1 nivolumabe associado à quimioterapia com platinas e fluoropirimidinas no tratamento de primeira linha de pacientes com doença avançada, independentemente da expressão de PD-L1.[13] A adição da imunoterapia permitiu aumento da taxa de resposta de 46% para 58%, da SLP de 6,9 meses para 7,7 meses (HR 0,77, IC 95% 0,68 – 0,87), e da SG de 11,6 meses para 13,8 meses (HR 0,80, IC 95% 0,68 – 0,94). No entanto, em análise de subgrupos, conforme a expressão de PD-L1, não há demonstração de benefício em sobrevida nos pacientes que possuem CPS < 1 ou < 5.[13] Apesar destes achados, o uso do nivolumabe está aprovado para uso na prática clínica, independentemente da expressão de PD-L1.

A propriedade oncogênica de anormalidades moleculares que envolvem o FGFR2, sejam mutações pontuais, fusões ou translocações, tem sido demonstrada há algumas décadas. No entanto, apenas mais recentemente foi possível o desenvolvimento de drogas capazes de inibir estas proteínas mutantes hiperativadas. Bemarituzumabe é um anticorpo monoclonal específico para o FGFR2b, e sua eficácia no tratamento de primeira linha do adenocarcinoma esofagogástrico avançado foi avaliada pelo estudo FIGHT, que recrutou pacientes que apresentavam superexpressão de FGFR2b por imuno-histoquímica (IHQ) ou amplificação de FGFR2 por biópsia líquida (ctDNA).[14] Um total de 910 pacientes foram inicialmente avaliados, e 30,2% foram FGFR2b+. A taxa de pacientes IHQ+/ctDNA- foi de 83,2%. A SLP, o *endpoint* primário aumentou de 7,4 meses no grupo mFOLFOX6 + placebo para 9,5 meses no grupo mFOLFOX6 + bemarituzumabe (HR 0,68, IC 95% 0,44 – 1,04). Houve uma redução de 42% do risco de morte com o uso do anticorpo e: a SG mediana no braço experimental não foi atingida, comparada a 12,9 meses no grupo placebo (HR 0,58, IC 95% 0,35 – 0,95). A análise de subgrupo também demonstrou que, quanto maior a expressão de FGFR2b, maior o benefício em SG: pacientes com IHQ 2+/3+ ≥ 5% e ≥ 10% tiveram HR de 0,52 e 0,41, respectivamente.[14]

As claudinas são os componentes estruturais e funcionais mais importantes nas zonas de junção entre as células epiteliais, e são cruciais para a preservação da polaridade celular e para o fluxo paracelular de íons e pequenas moléculas.[15] Tanto sua superexpressão ou desregulação são frequentemente observadas nos carcinomas. Com exceção da claudina 13, encontramos 24 membros desta família de proteínas em humanos.[15] A claudina 18.2 (CLDN18.2) está exclusivamente presente na mucosa gástrica e torna-se exposta e suscetível à ligação de anticorpos monoclonais como resultado da alteração da polaridade celular associada à transformação maligna.[16] Zolbetuximabe é um anticorpo monoclonal quimérico que se liga à CLDN18.2, com mediação de morte da célula tumoral por meio da citotoxicidade celular dependente de anticorpo (ADCC) e dependente de complemento (CDC).[17] Os pacientes com adenocarcinoma esofagogástrico são considerados CLDN18.2-positivo, e se apresentarem ≥ 40% das células tumorais com coloração 2+ ou 3+ por IHQ. O estudo fase II randomizado FAST comparou o uso de EOX (epirrubicina, oxaliplatina e capecitabina) + zolbetuximabe EOX isolado como terapia sistêmica em primeira linha de 161 pacientes com adenocarcinoma esofagogástrico avançado.[18] A adição do anticorpo prolongou a SLP, o *endpoint* primário, de 5,3 meses para 7,5 meses (HR 0,44, IC 95% 0,29 – 0,67), com maior benefício no subgrupo de pacientes com expressão ≥ 70% (5,7 meses para 9,0 meses, HR 0,38, IC 95% 0,23 – 0,62), o que motivou o início do estudo fase III GLOW (NCT03653507).

Estima-se que a taxa de MSI-H seja de, aproximadamente, 10% a 20% nos adenocarcinomas esofagogástricos.[9] Os 24 pacientes com MSI-H e adenocarcinoma gástrico presentes no estudo KEYNOTE-158 apresentaram taxa de resposta de 46%, e SLP de 11,0 meses com o uso de pembrolizumabe.[8] Portanto, a presença deste marcador indica uma elevada probabilidade de benefício clínico com o uso de ICP. Em população não selecionada de pacientes, estima-se que o TMB mediano seja, aproximadamente, de 8 mutações/Mb. Naqueles pacientes com doença avançada e TMB > 10, o uso de pembrolizumabe também pode ser considerado, mas esta indicação ainda não está aprovada pela Agência Nacional de Vigilância Sanitária (Anvisa) no Brasil.

CÂNCER DE PÂNCREAS

O câncer de pâncreas representa um enorme desafio terapêutico. Caracteriza-se pela presença de micrometástases mesmo em fases iniciais da doença, responsáveis por altas taxas de recorrência, além de demonstrar resistência às principais terapias sistêmicas disponíveis, o que reflete em taxas de sobrevida em cinco anos de 3%.[2]

Sua caracterização molecular revela a presença quase universal da mutação KRAS, principalmente no códon 12, que abriga 91% das mutações KRAS na doença.[19] As mutações KRAS G12D, G12V, e G12R são as mais frequentes, presentes em 45%, 35%, e 17% dos pacientes, respectivamente.[19] Já as mutações KRAS G12C são raras no câncer de pâncreas. O estudo CodeBreak100 avaliou pacientes com câncer de pâncreas com mutações KRAS G12C, incluídos tanto nas fases I e II do estudo, e reportou dados de 38 pacientes que fizeram uso do sotorasibe. A taxa de resposta foi de 21,1%, a taxa de controle de doença foi de 94,2% e a sobrevida livre de progressão foi de 4 meses.[20] Em paralelo, dados das coortes de câncer de pâncreas (n = 12) e de outros tumores gastrointestinais não colorretal (inclusive apêndice, colangiocarcinoma, gastroesofágicos, entre outros) do estudo KRYSTAL-1 mostraram taxa de resposta de 50% para o grupo de pacientes com câncer de pâncreas, e de 41% para os outros tumores gastrointestinais com adagrasibe em monoterapia, e a taxa de controle de doença foi de 100% nos dois grupos.[21]

Por outro lado, mutações em genes envolvidos em recombinação homóloga (RH) são comuns. Estima-se que, aproximadamente, 1 em cada 4 pacientes apresenta deficiência neste mecanismo de reparo do DNA. Os pacientes, portanto, com mutações em ATM, ATR, ATRX, BAP1, BARD1, BRCA1, BRCA2, BRIP1, CHEK1, CHEK2, FANCA, FANCC, FANCD2, FANCE, FANCF, FANCG, FANCL, PALB2, RAD50, RAD51 ou RAD51B (RH-deficientes) são especialmente sensíveis às platinas.[22] Não há evidências de que os pacientes que apresentem tais mutações tenham melhor prognóstico na ausência de tratamentos. Um estudo retrospectivo sugere que eles sejam marcadores preditivos de benefício em sobrevida ao uso de platinas. Os pacientes RH-deficientes apresentaram 2,37 anos de sobrevida mediana comparados a 1,45 anos nos pacientes RH-proficientes, quando expostos às platinas (HR: 0,44, IC 95% 0,29 – 0,66).[22]

Estima-se que entre 10% a 13% dos pacientes com adenocarcinoma de pâncreas sejam KRAS *wild-type*, e apresentariam um perfil molecular distinto da vasta maioria dos pacientes que apresentam mutações KRAS.[23,24] As fusões gênicas são mais frequentes neste subgrupo de pacientes, uma vez que chegam a ser encontradas em até 31% dos pacientes em uma série com treze casos.[24] Dados sugerem que fusões acionáveis em BRAF, FGFR2, ALK, RET, NTRK1-3, NRG1 estão enriquecidas em tumores pancreáticos KRAS *wild-type*.[23] Estes tumores também apresentam biomarcadores preditivos de resposta à imunoterapia mais frequentes que os pacientes KRAS mutados. A presença de instabilidade de microssatélites (4,7% *versus* 0,7%; P < 0,05), TMB elevado (4,5% *versus* 1%; P < 0,05) é mais frequente, assim como infiltração por linfócitos T CD8+. Por outro lado, os tumores KRAS *wild-type* apresentam expressão de PD-L1 similar aos dos demais tumores.[23]

Dados do programa *Know Your Tumor* sugerem que o uso de terapias-alvo baseadas no perfil somático apresentam benefício em sobrevida em câncer de pâncreas. Em uma avaliação retrospectiva com 677 pacientes com doença avançada, aqueles que apresentavam mutações acionáveis e foram tratados com terapias-alvo apresentaram superioridade em sobrevida comparados àqueles que foram tratados com procedimentos padrões: 2,58 anos *versus* 1,51 anos (HR: 0,42, IC 95% 0,26 – 0,68).[25] Os pacientes sem mutações acionáveis apresentaram sobrevida equivalente aos pacientes com mutações acionáveis que não foram tratados com terapias-alvo: 1,32 anos *versus* 1,51 anos (HR: 0,82, IC 95% 0,64 – 1,04).[25]

Os benefícios terapêuticos da determinação do perfil genômico somático, como demonstrado acima, e do perfil germinativo no câncer de pâncreas têm se tornado mais evidentes nos últimos anos. Estima-se que aproximadamente 15% dos pacientes com câncer de pâncreas apresentem alterações germinativas predisponentes ao desenvolvimento da doença, principalmente mutações pontuais que envolvem genes da via de recombinação homóloga, como ATM, BRCA1, BRCA2 e PALB2. Um estudo fase III demonstrou que o uso do inibidor de PARP, olaparibe, aumenta a SLP quando usado como terapia de manutenção em pacientes com câncer de pâncreas metastático com mutações germinativas em BRCA1/2 e que apresentaram resposta objetiva ou doença estável ao regime FOLFIRINOX, de 3,8 meses com placebo para 7,4 meses (HR: 0,53, IC 95% 0,35 – 0,82).[26] Não houve ganho em SG, um *endpoint* secundário, o que deve ser analisado criteriosamente por limitações do estudo. Na população de 3.315 pacientes rastreados, 247 (7,5%) apresentaram mutações germinativas em BRCA1/2, entre os quais 70% abrigavam mutações em BRCA2.[26]

TUMORES DE VIAS BILIARES

Os tumores de vias biliares representam um conjunto heterogêneo de neoplasias, que podem ser categorizadas em quatro grupos, conforme a localização anatômica: intra-hepático, vesícula biliar, extra-hepático hilar, e extra-hepático distal. Dados epidemiológicos e clínicos favorecem a presença de significativa heterogeneidade entre os colangiocarcinomas, o que foi comprovado por estudos de biologia molecular.

Anormalidades moleculares que envolvem FGFR2 encontram-se entre as mais comuns nos tumores de vias biliares, e estão presentes em aproximadamente 15% dos pacientes com colangiocarcinoma intra-hepático.[27] As fusões e também mutações ou amplificações em FGFR2 podem levar ao ganho de função deste receptor de membrana, com consequente ativação das vias RAS-RAF-MAPK e PI3K-AKT-mTOR. Estudos clínicos que avaliaram a segurança e eficácia dos inibidores FGFR2 em tumores de vias biliares avançados têm sido realizados nos últimos anos, com resultados impactantes. O estudo fase II FIGHT-202 avaliou o uso de pemigatinibe em 146 pacientes com colangiocarcinoma avançado, que haviam sido expostos a uma linha de terapia sistêmica, e que apresentavam fusões ou outras anormalidades de FGFR2.[28] Os pacientes foram alocados em coortes diferentes, conforme o tipo de anormalidade em FGFR2, e foi atingida uma taxa de resposta de 36% nos pacientes que apresentavam fusões gênicas. Do total de 107 pacientes com fusões em FGFR2, 98% apresentavam colangiocarcinoma intra-hepático, assim como uma maior parcela de mulheres com menos de 65 anos, comparado às outras anormalidades moleculares. A SLP e SG foram de 7 meses e 17,5 meses, respectivamente.[29] O tempo mediano para resposta foi de 2,7 meses e a duração mediana de resposta foi de 8,1 meses.[28,29] Os pacientes que apresentavam outras anormalidades em FGFR2 ou com FGFR2 wild-type não apresentaram respostas objetivas ao pemigatinibe. Baseado nos dados do estudo FIGHT-202, o FDA aprovou o uso deste inibidor tirosina quinase (TKI) para o tratamento de pacientes adultos com colangiocarcinoma metastático ou localmente avançado previamente submetidos a terapia sistêmica, e que apresentem fusões ou rearranjos de FGFR2. Outros inibidores estão em fase de desenvolvimento. Outro estudo fase II avaliou a eficácia e segurança de infigratinibe, um TKI seletivo FGFR1-3, em pacientes com colangiocarcinoma avançado expostos a, pelo menos, uma linha de terapia sistêmica baseada em gemcitabina.[30] De um total de 108 pacientes recrutados, 23% apresentaram resposta objetiva por comitê independente, e 31% quando foram avaliados pelos investigadores. Há expectativa para a aprovação de infigratinibe em um futuro breve para o tratamento do colangiocarcinoma avançado com fusões de FGFR2. Estudos com futibatinibe,[31] erdafitinibe[32] e derazantinibe[33] estão em andamento. As fusões de FGFR2 são especialmente sensíveis aos TKIs, mas deleções *in-frame* que envolvem o domínio extracelular de FGFR2 podem provocar ativação do receptor, e podem responder aos anti-FGFR2.[34]

Aproximadamente 15% dos colangiocarcinomas também apresentam mutação em IDH1 (isocitrato desidrogenase 1), que permite a conversão de alfa-cetoglutarato (αKG) a 2-hidroxiglutarato (2HG), o que inibe a atividade de múltiplas enzimas dioxigenases αKG-dependentes, e resulta em alterações da diferenciação e sobrevida celular e da maturação da matriz extracelular.[35] Dessa maneira, as células imaturas dos ductos biliares terão o seu processo de diferenciação em células maduras comprometido, de modo contribuir para a carcinogênese. O estudo fase III ClarIDHy, duplo-cego, placebo-controlado, avaliou a segurança e eficácia do ivosidenibe, um potente inibidor da proteína IDH mutante, em 185 pacientes com colangiocarcinoma avançado, previamente tratados, e que apresentavam a mutação em IDH1 detectada por NGS.[36] A SLP, *endpoint* primário, aumentou de 1,4 meses para 2,7 meses (HR: 0,37, IC 95% 0,25-0,54). A taxa de resposta foi de 2% no grupo experimental, mas a taxa de controle de doença foi de 53% comparada a 28% no grupo placebo. Os eventos adversos mais comumente associados à medicação foram diarreia de leve intensidade, náuseas e fadiga. As mutações de IDH1 são praticamente restritas aos colangiocarcinomas intra-hepáticos, são incomuns nos tumores extra-hepáticos e muito raras nos tumores de vesícula biliar. O códon 132 é o mais afetado, com a substituição R132C a mais comum, encontrada em aproximadamente 70% dos casos, seguida pela R132L.[36]

Mutações BRAF V600E são encontradas em aproximadamente 5% dos pacientes com colangiocarcinoma.[37] O estudo fase II tipo basket ROAR avaliou o uso da coinibição BRAF/MEK pela combinação de dabrafenibe e trametinibe em pacientes com tumores não melanoma com mutação BRAF V600E. Um total de 43 pacientes com colangiocarcinoma foram incluídos no estudo, dos quais 51% apresentaram resposta objetiva ao tratamento.[37] A coinibição parece ter maior eficácia comparada à inibição de BRAF isoladamente. Outro estudo tipo basket que avaliou a eficácia de vemurafenibe em tumores não melanoma que apresentavam a mutação BRAF V600E incluiu 8 pacientes com colangiocarcinoma, e apenas 1 apresentou resposta objetiva (12%).[38]

Contrariamente às anormalidades que envolvem FGFR2 e IDH1, que são mais comumente encontradas nos colangiocarcinomas intra-hepáticos, a amplificação de HER2 é mais frequente nos adenocarcinomas de vesícula biliar, principalmente encontrada em aproximadamente 10% dos pacientes, e nos extra-hepáticos.[27,39,40]

CÂNCER COLORRETAL

RAS

Os três genes da família RAS (*Rat sarcoma virus*), KRAS, NRAS e HRAS, são os oncogenes mais comuns nas neoplasias malignas humanas, e encontram-se frequentemente alterados por mutações somáticas em vários tumores, inclusive os colorretais e pancreáticos,[41] o que leva à ativação permanente da proteína RAS. Mutações no KRAS foram as primeiras alterações genéticas identificadas no câncer humano há mais de 30 anos, e foram reportadas em aproximadamente 30%

dos tumores malignos.[42] Essas mutações ativadoras são eventos precoces na tumorigênese humana e seus principais *hotspots* estão localizados nos códons 12, 13 e 61.[43]

No câncer colorretal (CCR), uma das principais vias de tumorigênese envolve o receptor de membrana EGFR (*epidermal growth factor receptor*), o qual é ativado pelo EGF (*epidermal growth factor*), seu ligante extracelular.[44] É sabido que, em um mesmo segmento intestinal, EGFR está diferentemente expresso se comparado às células da mucosa normal, às células pré-malignas e às células tumorais.[45] Mais de 90% dos casos de CCR metastático apresentam hiper-rexpressão de EGFR em suas células. A ligação do EGF ao EGFR leva à atividade tirosinoquinase do domínio intracelular do receptor, que, por sua vez, remove o GDP da proteína RAS, o qual pode se ligar ao GTP e se tornar ativo. Mutações KRAS ou NRAS podem levar à ativação constitutiva da proteína RAS, uma vez que passa a não mais necessitar do estímulo advindo do EGF.[44] O RAS, portanto, é um importante componente *downstream* da via EGFR.

Anticorpos monoclonais anti-EGFR, como o cetuximabe e o panitumumabe, ligam-se à porção extracelular do EGFR, o que bloqueia a cadeia de sinalização e impede a proliferação celular. É sabido que os anticorpos anti-EGFR podem beneficiar pacientes com CCR metastático RAS selvagem, uma vez que o bloqueio extracelular do EGFR causa a desativação desta via.[43,44] A associação de terapias anti-EGFR com esquemas quimioterápicos FOLFOX ou FOLFIRI em primeira linha apresentam taxa de resposta que pode chegar a 70%, o que leva, inclusive, a ganho de SG em CCR oriundos do lado esquerdo.[46,47] Entretanto, na presença de mutações RAS, essa via fica constantemente ativada, não mais responde ao bloqueio *upstream* do EGFR. Por conta disso, pacientes com mutações RAS não se beneficiam do uso de cetuximabe ou panitumumabe, inclusive é contraindicado nesta população. Vale ressaltar que estes dois anticorpos monoclonais anti-EGFR já foram testados em combinação com regimes quimioterápicos em outros tumores do aparelho digestivo, sem, contudo, alcançar o sucesso reportado em CCR metastático.

O KRAS, mutado em aproximadamente 40% dos CCRs, foi o primeiro a ser identificado como marcador preditivo negativo ao uso dos anticorpos monoclonais anti-EGFR nessa neoplasia. Posteriormente, as mutações NRAS, embora menos frequentes em CCR (5% a 10%), também se mostraram preditivas negativas de benefício aos anticorpos anti-EGFR.[46,47] Atualmente, as mutações NRAS são testadas conjuntamente às KRAS, e são nomeadas all-RAS. Via de regra, tumores com menos de 5% de frequência alélica mutada podem se beneficiar da terapia anti-EGFR e são considerados RAS selvagem.

O EGFR ativa múltiplas as vias de sinalização, o que inclui RAS-RAF-MAPK e PI3K-AKT-mTOR para exercer suas funções oncogênicas. Mutações ativadoras *downstream* nessas vias podem reduzir a eficácia de terapia anti-EGFR.[48] Além da já discutida ausência de benefício à terapia anti-EGFR conferida pela presença de mutações KRAS e NRAS, outras alterações genéticas também podem conferir resistência a esses agentes, como, por exemplo, mutações BRAF, PIK3CA, HER2, e EGFR, amplificações de HER2 e MET, instabilidade de microssatélites e algumas fusões gênicas, além da localização do tumor primário no lado direito (proximal à flexura esplênica).

De uma maneira geral, tumores de cólon localizados à direita apresentam frequências de algumas alterações genômicas distintas quando comparados a tumores do lado esquerdo, como maiores taxas de fenótipo metilador de ilhas CpG, estado hipermutado, mutações de BRAF e menor expressão de ligantes dos receptores tirosina quinase, como EREG e AREG.[49] Além disso, assinaturas transcriptômicas, como os subtipos de consenso molecular (CMS), são distintos de acordo com a localização primária do tumor.[50] Essas diferenças, de acordo com a lateralidade, explicam o porquê de tumores do lado direito apresentarem pior prognóstico e maior resistência à terapia anti-EGFR.

Alterações moleculares que podem levar à resistência à terapia anti-EGFR além das mutações de RAS e BRAF em CCR foram inseridas para avaliação em estudos clínicos em um painel chamado PRESSING (Primary resistance in RAS and BRAF wild-type metastatic colorectal cancer patients treated with anti-EGFR monoclonal antibodies), o que inclui análise de amplificação de HER2/MET por IHC e ISH, fusões de ALK/ROS1/NTRK1-3/RET e mutações em HER2/PIK3CA(exon 20)/PTEN/AKT1 por NGS PCR para instabilidade de microssatélites. Se uma ou mais destas alterações estiverem presentes, o paciente é considerado PRESSING-positivo. No estudo de fase II VALENTINO, 199 pacientes RAS e BRAF selvagem que receberam tratamento de primeira linha com FOLFOX e panitumumabe, seguido de manutenção com panitumumabe com ou sem 5-fluorouracil, foram avaliados retrospectivamente quanto ao painel PRESSING e à lateralidade. Apenas 14,6% dos pacientes tinham tumores do lado direito e 24,6% eram PRESSING-positivos. Tanto a lateralidade à direita quanto a presença de uma ou mais alterações no painel PRESSING foram associadas à pior taxa de resposta, SLP e SG.[51]

Mais recentemente, a biópsia líquida por meio da análise de DNA circulante tumoral (ctDNA) tornou-se uma alternativa crescente para detectar alterações genéticas *drivers*, com a concordância do *status* de mutação RAS em amostras pareadas de plasma e tecidos de aproximadamente 90%.[52] Além do *status* de RAS, a coleta seriada do ctDNA tem a capacidade de mostrar que a porcentagem de alelos RAS mutados aumenta com a exposição a terapia anti-EGFR, e que tal porcentagem pode voltar a diminuir com a retirada do cetuximabe ou panitumumabe, de modo a abrir oportunidade para uso de retratamento com essas drogas, também conhecido como *rechallenge*.[53] Além disso, outras alterações que surgem durante o tratamento com agentes anti-EGFR em pacientes com CCR metastático RAS selvagem podem ser detectadas pela biópsia líquida.

Apesar do benefício do uso de anti-EGFR em pacientes com CCR metastático RAS selvagem, não há qualquer papel para uso desta classe de drogas no cenário adjuvante. Micrometástases apresentam um comportamento diferente das macrometástases e, nos ensaios clínicos, a adição de terapia anti-EGFR à quimioterapia adjuvante elevou a taxa de eventos adversos, o que pode justificar a ausência do benefício com a sua adição à quimioterapia.[54]

Inibidores diretos da proteína RAS foram extensamente pesquisados, porém sem sucesso. Inibidores seletivos da mutação KRAS G12C recentemente mostraram potencial benefício para pacientes com essa mutação, a qual é mais prevalente em câncer de pulmão não pequenas células (NSCLC), e é encontrada em aproximadamente 13% dos pacientes. No entanto, essa alteração é menos frequentemente encontrada em outros tumores, como no câncer colorretal (3%) e de pâncreas (2%). Esses inibidores (sotorasibe e adagrasibe) se ligam ao resíduo de cisteína mutado (Cys12), e trancam, com isso, a proteína KRAS G12C na sua forma inativa ligada ao GDP. Apesar de resultados muito animadores em pacientes com NSCLC, no CCR a magnitude de benefício não se repetiu com as drogas usadas de maneira isolada. Por exemplo, o estudo CodeBreak100, em sua fase I, avaliou sotorasibe em 129 pacientes com diversos tumores sólidos refratários, inclusive 59 pacientes com NSCLC e 42 com CCR, o que demonstrou taxa de resposta objetiva de 32,2% *versus* 7,1%, respectivamente.[55] Essa diferença de eficácia entre estes dois tumores primários pode ser explicada pela presença de outros *drivers* oncogênicos dominantes em CCR, ou pela importância de outras vias na oncogênese deste tumor, como a via EGFR. Diante disso, o estudo KRYSTAL-1 avaliou adagrasibe em diversos tumores sólidos com mutação KRAS G12C, inclusive 46 pacientes com CCR que receberam adagrasibe em monoterapia e 32 pacientes que utilizaram adagrasibe com cetuximabe.[56] Quando em monoterapia, adagrasibe conferiu taxa de resposta de 22% e taxa de controle de doença de 87%, ao passo que a combinação de adagrasibe e cetuximabe aumentou a taxa de resposta para 43% e o controle de doença para 100%, o que demonstrou que, em CCR, o bloqueio concomitante com anticorpos anti-EGFR é importante para frear a via de resistência cruzada do EGFR aos inibidores de KRAS G12C. De maneira semelhante, o subprotocolo H do estudo CodeBreak 101 avaliou a combinação de sotorasibe e panitumumabe em pacientes com CCR refratário, inclusive indivíduos com uso prévio de sotorasibe. A adição do panitumumabe ao inibidor de KRAS G12C demonstrou quatro respostas, quatro doenças estáveis e apenas um paciente com progressão de doença.[57]

Cabe ainda ressaltar que a mutação KRAS G12C, a única com alvo terapêutico dentro da família RAS até o presente momento, é apenas uma das várias mutações que podem ocorrer neste gene,[58] mas adiciona à testagem de RAS mais uma função nos pacientes com tumores gastrointestinais. Em paralelo, inibidores *downstream* dos efetores do RAS, como RAF, MEK1/2, PI3K e AKT, são atualmente avaliados em diversos estudos clínicos para tentar bloquear a ativação constitutiva do RAS como alvo terapêutico. Inibir eficazmente a ativação constitutiva do RAS sempre foi e ainda é um dos grandes objetivos da oncologia gastrointestinal (Figura 119.2).

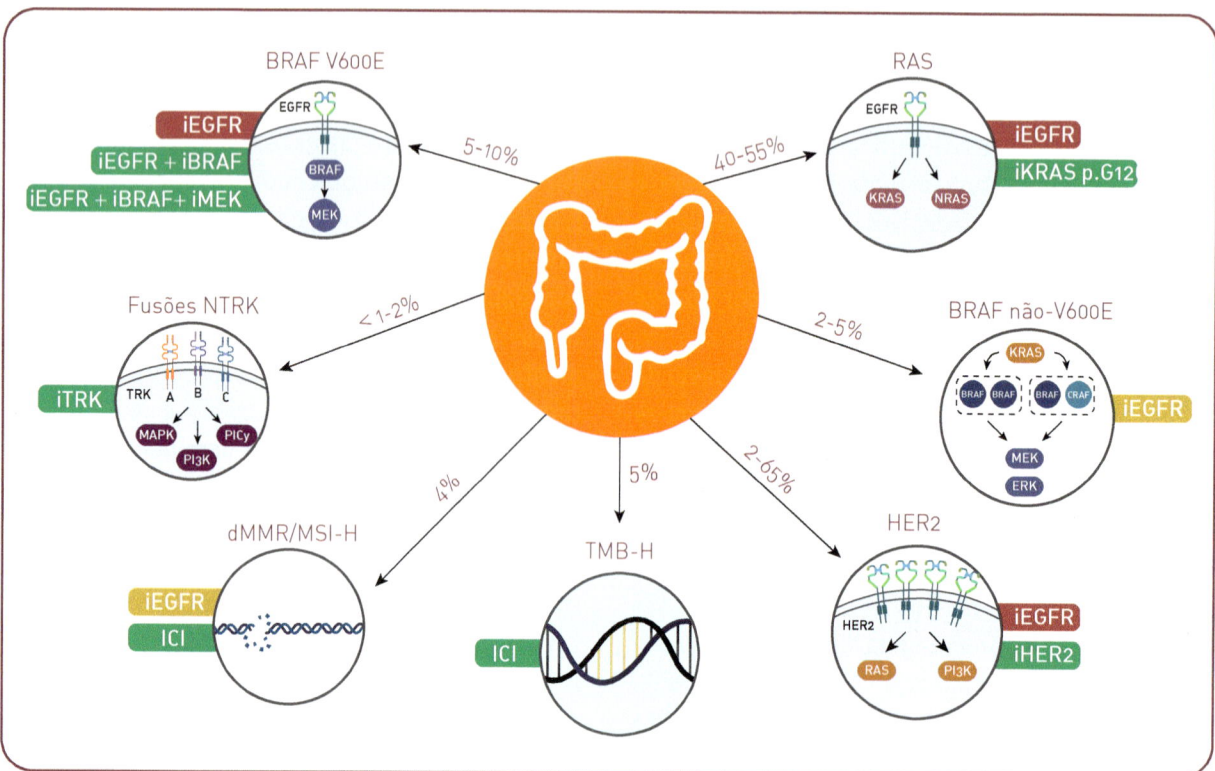

FIGURA 119.2 – Principais vias moleculares do câncer colorretal. Em verde, terapias comprovadamente eficazes contra as alterações moleculares descritas; em amarelo, terapias com possível eficácia; em vermelho, terapias não eficazes.
Fonte: Adaptada de Strickler JH et al., 2022.

BRAF

BRAF codifica a proteína quinase serina-treonina, para agir como efetor *downstream* da sinalização do RAS e fazer parte da via RAS-RAF-MAPK.[60] A mutação V600E está presente em aproximadamente 8% dos adenocarcinomas colorretais metastáticos, e está associada a um pior prognóstico e costuma ser excludente à mutação em RAS.[61] Além disso, há também frequente coexistência de MSI-H por metilação da região promotora do MLH1 (20% a 30%) e, nestes casos, a presença de mutação BRAF é capaz de excluir a presença de síndrome de Lynch. Os pacientes com tumores MSI-H e mutação BRAF V600E também se beneficiam de imunoterapia, como previamente descrito. Clinicamente, CCRs com mutação BRAF V600E tendem a ocorrer em pacientes mais idosos e do sexo feminino, além de serem com frequência pobremente diferenciados e com maior propensão a envolvimento peritoneal. Com o advento de NGS na prática, mutações BRAF não-V600E foram identificadas em aproximadamente 2% dos CCRs metastáticos. As mutações BRAF são classificadas em I, II e III, a depender de sua relevância funcional e de seu efeito na dimerização do RAF.[62] A mutação BRAF V600E pertence à classe I e perfaz 95% dos casos no CCR. Já as mutações de classe II e III parecem não impactar negativamente o prognóstico, possivelmente não conferem resistência à terapia anti-EGFR e podem estar associadas a mutações RAS em até 26% dos casos.[63] Diante do prognóstico ruim associado à mutação de BRAF V600E, muitos oncologistas oferecem terapia tripla com FOLFOXIRI com ou sem bevacizumabe na primeira linha para tais pacientes (caso possam tolerar), pois uma análise de subgrupo do estudo TRIBE demonstrou benefício de terapia tripla *versus* dupla com bevacizumabe.[64] No entanto, nem todo estudo aponta para uma vantagem em relação à intensificação do tratamento.[65] Por conta do sucesso com inibidores de BRAF em outros tumores, diversos estudos avaliaram o uso de inibidores de BRAF com ou sem inibidores de MEK em CCR metastático, porém, sem alcançar os mesmos benefícios do que em melanoma. As células do CCR dependem da ativação do EGFR como mecanismo de *feedback* na vigência de inibidores de BRAF, o que leva à ativação sustentada mediada por PI3K.[66] Isso faz com que a combinação de um inibidor de BRAF com um anticorpo anti-EGFR seja mais eficaz.

Num primeiro momento, os inibidores de BRAF foram testados no cenário refratário. Em pacientes com BRAF V600E mutados, e já previamente tratados, um estudo de fase II randomizado mostrou ganho de SLP em 2,4 meses com associação de inibidor de BRAF (vemurafenibe), irinotecano e cetuximabe.[67] Posteriormente, o estudo de fase III BEACON mostrou benefício em aumento de SG, SLP e taxa de resposta com a combinação de inibidor de BRAF (encorafenibe) e cetuximabe com ou sem inibidor MEK (binimetinibe) quando comparado a irinotecano ou FOLFIRI mais cetuximabe em pacientes previamente tratados. Não houve diferença de SG com a adição de binimetinibe, de maneira que o uso de cetuximabe e encorafenibe se tornou o padrão neste cenário, com recente aprovação pela ANVISA.[68] Mais atualmente, o estudo de fase II ANCHOR mostrou interessante taxa de resposta de 48% para a combinação de cetuximabe, binimetinibe e encorafenibe na primeira linha, porém com SLP mediana relativamente curta de 4,9 meses. Portanto, ainda restam dúvidas sobre qual o melhor esquema de tratamento na primeira linha para pacientes com CCR metastático e mutação de BRAF V600E.

Instabilidade de microssatélites

Microssatélites são sequências curtas repetidas de um a dez nucleotídeos, que ocorrem em todo o genoma, e que constituem regiões mais propensas a desenvolverem mutações. Dizemos que há instabilidade de microssatélites (MSI) quando o DNA extraído de células tumorais apresenta alterações no número de unidades repetidas em um ou mais microssatélites, quando comparados aos mesmos microssatélites das amostras de DNA de um tecido normal deste mesmo indivíduo. Abreviamos tais tumores como MSI-H (do inglês, *microsatellite instability-high*).[69]

O DNA, por ser uma molécula instável, sofre frequentes alterações durante o processo de replicação. Por conta disso, nosso organismo dispõe de algumas proteínas com função de realizar os reparos necessários para manter a integridade da molécula de DNA. Estas proteínas de reparo são codificadas por alguns genes, conhecidos como genes de reparo por emparelhamento errôneo (do inglês *mismatch repair genes* – MMR), como MLH1, MSH2, MSH6 e PMS2. A presença de um grande número de alterações nas sequências de microssatélites em um determinado tecido tumoral demonstra a ausência da função normal de reparo de DNA, o que constitui uma evidência indireta de que há deficiência na ação das proteínas de reparo. A disfunção destes genes pode ocorrer de maneira germinativa (síndrome de Lynch) ou somática, esta última frequentemente associada a alterações epigenéticas, como metilação da região promotora do gene MLH1.[69] A síndrome de Lynch será abordada em capítulo específico de síndromes hereditárias em tumores gastrointestinais.

A presença de MSI-H pode ocorrer em diversos tumores primários, inclusive os gastrointestinais. Aproximadamente 15% de todos os CCRs e adenocarcinomas gastroesofágicos apresentam o fenótipo MSI-H, e é menos frequente em outros tumores, como 2% dos tumores de vias biliares, 2% dos carcinomas hepatocelulares, 1% dos adenocarcinomas de pâncreas e menos de 1% dos carcinomas escamosos de esôfago e de canal anal. Em CCR, cerca de 3% dos pacientes apresentam MSI-H relacionado à síndrome de Lynch e 12% de forma esporádica, com a presença de MSI-H, no geral, mais frequente no estádio II (20%) e menos comum no cenário metastático (5%). No cenário esporádico, há frequente coexistência de mutação de *BRAF*, o que não ocorre na síndrome de Lynch. A detecção de MSI-H por diferentes métodos, além de ajudar no rastreamento da síndrome de Lynch, está associada ao potencial de modificar a estratégia terapêutica, especialmente nos estádios II e IV do CCR e qualquer estádio no câncer gastroesofágico. Tumores com MSI-H, independentemente do sítio primário, costumam apresentar alta carga mutacional (TMB-*high*) com consequente maior produção de neoantígenos, os quais são mais facilmente detectados pelo nosso sistema imune.[69] Estudos consistentemente apontam para um potencial incrível com imunoterapia em qualquer tumor primário metastático que apresente MSI-H,[70] fato que levou à aprovação agnóstica de pembrolizumabe, um anti-PD-1, em vários países, para tumores MSI-H refratários. Outras drogas imunoterápicas inibidoras de PD-1, PD-L1 e CTLA-4 vão na mesma direção que o pembrolizumabe, o que mostra atividade agnóstica para o grupo de pacientes com tumores MSI-H em diversas linhas de tratamento.

Morfologicamente, CCRs com MSI-H costumam aparecer no cólon proximal, apresentar diferenciação pobre e/ou mucinosa e, comumente, possuem rico infiltrado linfocitário. No estádio II (T3N0 ou T4N0), CCRs com MSI-H apresentam prognóstico mais favorável em relação aos tumores estáveis, com melhores sobrevida livre de doença (SLD) e SG. Ademais, o tratamento adjuvante com fluoropirimidina isolada (5-fluorouracil ou capecitabina) não se traduziu em ganho nestes desfechos, o que pode, inclusive, ser prejudicial.[71] Diante disso, pacientes com CCR estádio II MSI-H são usualmente apenas observados após a cirurgia. Já no estádio III (qualquer T, N positivo), a presença de MSI-H aparentemente não muda o prognóstico ou a conduta quanto à indicação de quimioterapia adjuvante.[72]

No cenário de CCR MSI-H que falharam a pelo menos uma linha prévia de tratamento, estudos de fase II mostraram benefício com pembrolizumabe e nivolumabe. No estudo com pembrolizumabe, 86 pacientes com múltiplos tumores MSI-H (40 deles com CCR), a taxa de resposta em pacientes com CCR foi de 52%, com 12% de respostas completas, sem diferenças se esporádico ou relacionado à síndrome de Lynch.[73] Já no estudo Checkmate-042, ainda em andamento, tanto o nivolumabe em monodroga quanto sua associação com ipilimumabe (um anti-CTLA-4) serão avaliados. O grupo de 119 pacientes que recebeu nivolumabe apresentou taxa de resposta de 55%, enquanto a coorte de 45 pacientes que recebeu a combinação atingiu 60% de resposta objetiva.[74]

Mais recentemente, surgiram dados positivos de imunoterapia na primeira linha de CCR MSI-H. O estudo de fase III Keynote-177 mostrou ganho de SG (sobrevida estimada em 24 meses de 13,7 meses *versus* 10,8 meses), SLP (16,5 meses *versus* 8,2 meses) e taxa de resposta (43,8% *versus* 33,1%) a favor do pembrolizumabe quando comparado à escolha do investigador de quimioterapia e anticorpo monoclonal.[75] Outros estudos estão em andamento no CCR metastático com MSI-H, tanto com drogas e combinações diferentes, quanto em estádios mais iniciais, em cenário neoadjuvante e adjuvante.

Apesar de sabermos que a presença de MSI-H é um bom preditor de resposta à imunoterapia, esforços são direcionados para melhor identificarmos outros fatores que definam uma melhor resposta à imunoterapia. Até o presente momento, sabemos que o *status* de mutação de BRAF, expressão de PD-L1 e a presença ou não de causa germinativa para MSI-H não influenciam a resposta à imunoterapia no CCR.[69]

Como mencionado previamente, CCRs com MSI-H são hipermutados e costumam apresentar TMB-*high*. No entanto, aproximadamente 10% dos CCRs com estabilidade de microssatélites (MSS) apresentam TMB-*high*. Paralelamente, pesquisadores identificaram por meio de assinatura de expressão gênica, um subgrupo de CCR MSS com fenótipo MSI-*like*.[76] Dados recentes não mostraram benefício de imunoterapia no CCR MSS e POLE/POLD1 negativo TMB-high, embora outros tumores primários TMB-*high* tenham se beneficiado.[77] Um pequeno subgrupo de CCRs TMB-*high* e MSS correspondem a tumores com mutação POLE ou POLD1, os quais também costumam produzir muitos neoantígenos e serem infiltrados por células imunes. Neste pequeno subgrupo, parece haver benefício de ICP e tal como os CCRs MSI-H em estádios iniciais, apresentam melhor prognóstico.[78,79]

MGMT

Nosso epitélio intestinal está constantemente exposto aos radicais livres de oxigênio, nitrogênio e metil (CH_3), produzidos durante o metabolismo das próprias células epiteliais ou advindos do meio externo. Como mecanismo de autoproteção contra o dano provocado por essas substâncias, essas células contam com eficientes mecanismos de reparo, como os sistemas BER (*Base Excision Repair*), NER (*Nucleotide Excision Repair*) e MMR (*MisMatch Repair*).[80] MGMT codifica a O^6-metilguanina-DNA metiltransferase (MGMT), uma das mais importantes proteínas de reparo do DNA, específica para correção da incorporação de radicais CH_3 na base guanina, de modo a impedir, com isso, o acúmulo de mutações. A metilação da região promotora de *MGMT* leva a seu silenciamento epigenético, o que reduz a transcrição da proteína MGMT. Diante disso, há menor capacidade de correção dos erros de pareamento de bases decorrentes da hipermetilação.

Agentes alquilantes, como dacarbazina e temozolamida, levam a maior incorporação de radicais CH_3 nas bases do DNA, e formam grandes quantidades de O^6-metilguanina, fato que excede a capacidade dos sistemas de reparo do DNA e induz a apoptose.[81] Em glioblastoma, a eficácia terapêutica da temozolamida já se mostrou maior na vigência de metilação da região promotora de *MGMT* e, há algum tempo, investiga-se o papel dos agentes alquilantes em CCR. No entanto, apesar da metilação de *MGMT* ser encontrada em aproximadamente 40% dos CCRs, a atividade dos agentes alquilantes sempre foi modesta, mesmo neste subgrupo de pacientes.[82-91]

Possíveis mecanismos de resistência à temozolamida envolvem o desenvolvimento de um estado hipermutado e o surgimento de mutações secundárias nos genes MMR, principalmente o MSH6.[92-94] Esta indução de hipermutações pela temozolamida traz o racional biológico para testar imunoterapia, após um período de uso deste agente alquilante nos pacientes com CCR metastático com estabilidade de microssatélites e silenciamento de MGMT. Para validar esta hipótese, desenhou-se o estudo da fase II de braço único MAYA, o qual incluiu 135 pacientes com CCR metastático MGMT-silenciado politratados.[95] Na primeira fase do estudo, dos 135 pacientes incluídos, 24% apresentaram controle de doença com dois ciclos de temozolamida 150 mg/m^2 no D1 a D5 a cada 28 dias, e puderam entrar, então, na segunda fase, quando mantinham a temozolamida e iniciavam a combinação de ipilimumabe 1 mg/kg a cada 8 semanas e nivolumabe 480 mg a cada 4 semanas. O desfecho primário do estudo, taxa de SLP em 8 meses, foi alcançado (36%). Em paralelo, a SLP e a SG medianas foram de 7 e 18,4 meses, respectivamente, com taxa de resposta de 45% e bom perfil de tolerabilidade.

Os resultados do estudo MAYA sugerem que estudos randomizados devem ser conduzidos na população com CCR MGMT-silenciado para confirmar a eficácia de um *priming* com temozolamida seguido de sua associação com anti-PD1 e anti-CTLA4. Mesmo assim, estima-se que no total da população com CCR metastático, apenas 5% vão se beneficiar desta estratégia, visto que 30% a 40% dos pacientes tem MGMT-silenciado, e destes, menos de um terço não progride com temozolamida na fase inicial, e ainda assim, só metade destes indivíduos apresenta resposta com a combinação de temozolamida e dupla imunoterapia.

NTRK e outras fusões

Fusões gênicas foram recentemente identificadas como acionáveis por drogas alvo-moleculares no CCR, inclusive fusões de NTRK1, NTRK2, NTRK3 (*neurotrophic tyrosine receptor kinase*), ALK (*anaplastic lymphoma kinas*), ROS (*c-ros oncogene*) e RET (*rearranged during transfection*), as quais estão presentes em menos de 1% a 2% de todos os CCRs.[96]

Historicamente, o primeiro paciente com CCR metastático tratado com sucesso com entrectinibe, um pan-inibidor de TRK, ROS e ALK, apresentava fusão ALK, com apresentação de resposta duradoura.[97] Numa coorte de pacientes de dois estudos de fase I que receberam entrectinibe, dois desses pacientes tinham CCR metastático (um com fusão ALK e outro NTRK3) e ambos se beneficiaram do uso desta droga. Num estudo *basket* que avaliou o uso de larotrectinibe em pacientes com múltiplos tumores com fusão NTRK, quatro pacientes tinham CCR metastático, sendo que três apresentaram resposta.[98] O benefício do larotrectinibe, independentemente do tumor primário, fez com que este medicamento fosse aprovado no Brasil de maneira agnóstica.

A presença de fusões ou rearranjos gênicos nos pacientes com CCR ocorrem com maior frequência numa população mais idosa, com tumores predominantemente do lado direito, RAS e BRAF selvagens, e MSI-H.[99] Numa coorte de 2.314 pacientes com CCR metastático, as alterações de NTRK foram encontradas em pacientes sem mutações, ou seja, RAS e BRAF selvagens. Sete das oito fusões de NTRK desta análise ocorreram em pacientes MSI-H.[100]

REFERÊNCIAS

1. Arnold M, Abnet CC, Neale RE, et al. Global burden of 5 major types of gastrointestinal cancer. Gastroenterology. 2020;159(1):335–349.e15.
2. Siegel RL, Miller KD, Jemal A. Cancer statistics, 2020. CA Cancer J Clin. Jan 2020;70(1):7–30. doi:10.3322/caac.21590.
3. Network CGAR, University AWGA, Agency BC, et al. Integrated genomic characterization of oesophageal carcinoma. Nature. 01 2017;541(7636):169–175. doi:10.1038/nature20805.
4. Kato K, Cho BC, Takahashi M, et al. Nivolumab versus chemotherapy in patients with advanced oesophageal squamous cell carcinoma refractory or intolerant to previous chemotherapy (ATTRACTION-3): a multicentre, randomised, open-label, phase 3 trial. Lancet Oncol. 2019;20(11):1506–1517. doi:10.1016/S1470-2045(19)30626-6.
5. Doki Y, Ajani JA, Kato K, et al. Nivolumab combination therapy in advanced esophageal squamous-cell carcinoma. New England Journal of Medicine. 2022;386(5):449–462.
6. Sun J-M, Shen L, Shah MA, et al. Pembrolizumab plus chemotherapy versus chemotherapy alone for

7. Kojima T, Shah MA, Muro K, et al. Randomized phase III KEYNOTE-181 study of pembrolizumab versus chemotherapy in advanced esophageal cancer. Journal of Clinical Oncology. 2020;38(35):4138–4148.

8. Marabelle A, Le DT, Ascierto PA, et al. Efficacy of pembrolizumab in patients with noncolorectal high microsatellite instability/mismatch repair-deficient cancer: Results from the phase II KEYNOTE-158 study. J Clin Oncol. 2020;38(1):1–10. doi:10.1200/JCO.19.02105.

9. Network CGAR. Comprehensive molecular characterization of gastric adenocarcinoma. Nature. Sep 2014;513(7517):202–9. doi:10.1038/nature13480.

10. Jácome AA, Wohnrath DR, Scapulatempo Neto C, et al. Prognostic value of epidermal growth factor receptors in gastric cancer: a survival analysis by Weibull model incorporating long-term survivors. Gastric Cancer. 2014;17(1):76–86. doi:10.1007/s10120-013-0236-z.

11. Bang Y-J, Van Cutsem E, Feyereislova A, et al. Trastuzumab in combination with chemotherapy versus chemotherapy alone for treatment of HER2-positive advanced gastric or gastro-oesophageal junction cancer (ToGA): a phase 3, open-label, randomised controlled trial. The Lancet. 2010;376(9742):687–697.

12. Shitara K, Bang Y-J, Iwasa S, et al. Trastuzumab deruxtecan in previously treated HER2-positive gastric cancer. New England Journal of Medicine. 2020;382(25):2419–2430.

13. Janjigian YY, Shitara K, Moehler M, et al. First-line nivolumab plus chemotherapy versus chemotherapy alone for advanced gastric, gastro-oesophageal junction, and oesophageal adenocarcinoma (CheckMate 649): a randomised, open-label, phase 3 trial. The Lancet. 2021.

14. Wainberg ZA, Enzinger PC, Kang Y-K, et al. Randomized double-blind placebo-controlled phase 2 study of bemarituzumab combined with modified FOLFOX6 (mFOLFOX6) in first-line (1L) treatment of advanced gastric/gastroesophageal junction adenocarcinoma (FIGHT). American Society of Clinical Oncology; 2021.

15. Ding L, Lu Z, Lu Q, Chen Y-H. The claudin family of proteins in human malignancy: a clinical perspective. Cancer management and research. 2013;5:367.

16. Sahin U, Koslowski M, Dhaene K, et al. Claudin-18 splice variant 2 is a pan-cancer target suitable for therapeutic antibody development. Clinical Cancer Research. 2008;14(23):7624–7634.

17. Türeci Ö, Mitnacht-Kraus R, Wöll S, Yamada T, Sahin U. Characterization of zolbetuximab in pancreatic cancer models. Oncoimmunology. 2019;8(1):e1523096.

18. Sahin U, Türeci Ö, Manikhas G, et al. FAST: a randomised phase II study of zolbetuximab (IMAB362) plus EOX versus EOX alone for first-line treatment of advanced CLDN18. 2-positive gastric and gastro-oesophageal adenocarcinoma. Annals of Oncology. 2021;32(5):609–619.

19. Moore AR, Rosenberg SC, McCormick F, Malek S. RAS-targeted therapies: is the undruggable drugged? Nature Reviews Drug Discovery. 2020;19(8):533–552.

20. Strickler JH, Satake H, Hollebecque A, et al. First data for sotorasib in patients with pancreatic cancer with KRAS p. G12C mutation: A phase I/II study evaluating efficacy and safety. American Society of Clinical Oncology; 2022.

21. Bekaii-Saab TS, Spira AI, Yaeger R, et al. KRYSTAL-1: Updated activity and safety of adagrasib (MRTX849) in patients (Pts) with unresectable or metastatic pancreatic cancer (PDAC) and other gastrointestinal (GI) tumors harboring a KRASG12C mutation. J Clin Oncol. 2022;40:519.

22. Pishvaian MJ, Blais EM, Brody JR, et al. Outcomes in patients with pancreatic adenocarcinoma with genetic mutations in DNA damage response pathways: Results from the Know Your Tumor Program. JCO Precision Oncology. 2019;3:1–10.

23. Philip PA, Azar I, Xiu J, et al. Molecular characterization of KRAS Wild-type tumors in patients with pancreatic adenocarcinoma. Clinical Cancer Research. 2022:OF1-OF11.

24. Fusco MJ, Saeed-Vafa D, Carballido EM, et al. Identification of targetable gene fusions and structural rearrangements to foster precision medicine in KRAS wild-type pancreatic cancer. JCO Precision Oncology. 2021;5:65–74.

25. Pishvaian MJ, Blais EM, Brody JR, et al. Overall survival in patients with pancreatic cancer receiving matched therapies following molecular profiling: a retrospective analysis of the Know Your Tumor registry trial. The Lancet Oncology. 2020.

26. Golan T, Hammel P, Reni M, et al. Maintenance olaparib for germline BRCA-mutated metastatic pancreatic cancer. New England Journal of Medicine. 2019;381(4):317–327.

27. Valle JW, Lamarca A, Goyal L, Barriuso J, Zhu AX. New horizons for precision medicine in biliary tract cancers. Cancer discovery. 2017;7(9):943–962.

28. Abou-Alfa GK, Sahai V, Hollebecque A, et al. Pemigatinib for previously treated, locally advanced or metastatic cholangiocarcinoma: a multicentre, open-label, phase 2 study. The Lancet Oncology. 2020.

29. Abou-Alfa GK, Sahai V, Hollebecque A, et al. Pemigatinib for previously treated locally advanced/metastatic cholangiocarcinoma (CCA): Update of FIGHT-202. Wolters Kluwer Health. 2021.

30. Javle MM, Roychowdhury S, Kelley RK, et al. Final results from a phase II study of infigratinib (BGJ398),

an FGFR-selective tyrosine kinase inhibitor, in patients with previously treated advanced cholangiocarcinoma harboring an FGFR2 gene fusion or rearrangement. American Society of Clinical Oncology. 2021.

31. Meric-Bernstam F, Arkenau H, Tran B, et al. Efficacy of TAS-120, an irreversible fibroblast growth factor receptor (FGFR) inhibitor, in cholangiocarcinoma patients with FGFR pathway alterations who were previously treated with chemotherapy and other FGFR inhibitors. Annals of Oncology. 2018;29:v100.

32. Bahleda R, Italiano A, Hierro C, et al. Multicenter phase I study of erdafitinib (JNJ-42756493), oral pan-fibroblast growth factor receptor inhibitor, in patients with advanced or refractory solid tumors. Clinical Cancer Research. 2019;25(16):4888–4897.

33. Mazzaferro V, El-Rayes BF, dit Busset MD, et al. Derazantinib (ARQ 087) in advanced or inoperable FGFR2 gene fusion-positive intrahepatic cholangiocarcinoma. British journal of cancer. 2019;120(2):165-171.

34. Cleary JM, Raghavan S, Wu Q, et al. FGFR2 extracellular domain in-frame deletions are therapeutically targetable genomic alterations that function as oncogenic drivers in cholangiocarcinoma. Cancer discovery. 2021.

35. Saha SK, Parachoniak CA, Ghanta KS, et al. Mutant IDH inhibits HNF-4α to block hepatocyte differentiation and promote biliary cancer. Nature. 2014;513(7516):110–114.

36. Abou-Alfa GK, Macarulla T, Javle MM, et al. Ivosidenib in IDH1-mutant, chemotherapy-refractory cholangiocarcinoma (ClarIDHy): a multicentre, randomised, double-blind, placebo-controlled, phase 3 study. The Lancet Oncology. 2020.

37. Subbiah V, Lassen U, Élez E, et al. Dabrafenib plus trametinib in patients with BRAFV600E-mutated biliary tract cancer (ROAR): A phase 2, open-label, single-arm, multicentre basket trial. The Lancet Oncology. 2020;21(9):1234–1243.

38. Hyman DM, Puzanov I, Subbiah V, et al. Vemurafenib in multiple nonmelanoma cancers with BRAF V600 mutations. New England Journal of Medicine. 2015;373(8):726-736.

39. Javle MM, Hainsworth JD, Swanton C, et al. Pertuzumab+ trastuzumab for HER2-positive metastatic biliary cancer: Preliminary data from MyPathway. American Society of Clinical Oncology; 2017.

40. Javle M, Churi C, Kang HC, et al. HER2/neu-directed therapy for biliary tract cancer. Journal of hematology & oncology. 2015;8(1):1–9.

41. Malumbres M, Barbacid M. RAS oncogenes: the first 30 years. Nature Reviews Cancer. 2003;3(6):459–465.

42. Prior IA, Hood FE, Hartley JL. The frequency of Ras mutations in cancer. Cancer research. 2020;80(14):2969–2974.

43. Goodsell DS. The molecular perspective: the ras oncogene. Stem cells. 1999;17(4):235–236.

44. Markman B, Javier Ramos F, Capdevila J, Tabernero J. EGFR and KRAS in colorectal cancer. Advances in clinical chemistry. 2010;51:72.

45. Zhang H, Berezov A, Wang Q, et al. ErbB receptors: from oncogenes to targeted cancer therapies. The Journal of clinical investigation. 2007;117(8):2051–2058.

46. Douillard JY, Oliner KS, Siena S, et al. Panitumumab-FOLFOX4 treatment and RAS mutations in colorectal cancer. N Engl J Med. 2013;369(11):1023–34. doi:10.1056/NEJMoa1305275.

47. Karapetis CS, Khambata-Ford S, Jonker DJ, et al. K-ras mutations and benefit from cetuximab in advanced colorectal cancer. New England Journal of Medicine. 2008;359(17):1757–1765.

48. Salem ME, Puccini A, Tie J. Redefining colorectal cancer by tumor biology. American Society of Clinical Oncology Educational Book. 2020;40:147–159.

49. Missiaglia E, Jacobs B, D'ario G, et al. Distal and proximal colon cancers differ in terms of molecular, pathological, and clinical features. Annals of oncology. 2014;25(10):1995–2001.

50. Loree JM, Pereira AA, Lam M, et al. Classifying colorectal cancer by tumor location rather than sidedness highlights a continuum in mutation profiles and consensus molecular subtypes. Clinical Cancer Research. 2018;24(5):1062–1072.

51. Morano F, Corallo S, Lonardi S, et al. Negative hyperselection of patients with RAS and BRAF wild-type metastatic colorectal cancer who received panitumumab-based maintenance therapy. Journal of Clinical Oncology. 2019;37(33):3099–3110.

52. Grasselli J, Elez E, Caratù G, et al. Concordance of blood-and tumor-based detection of RAS mutations to guide anti-EGFR therapy in metastatic colorectal cancer. Annals of Oncology. 2017;28(6):1294–1301.

53. Siravegna G, Mussolin B, Buscarino M, et al. Clonal evolution and resistance to EGFR blockade in the blood of colorectal cancer patients. Nature medicine. 2015;21(7):795–801.

54. Kim BJ, Jeong JH, Kim JH, Kim HS, Jang HJ. The role of targeted agents in the adjuvant treatment of colon cancer: a meta-analysis of randomized phase III studies and review. Oncotarget. 2017;8(19):31112.

55. Hong DS, Fakih MG, Strickler JH, et al. KRASG12C Inhibition with sotorasib in advanced solid tumors. New England Journal of Medicine. 2020.

56. Weiss J, Yaeger R, Johnson M, et al. LBA6 KRYSTAL-1: Adagrasib (MRTX849) as monotherapy or combined with cetuximab (Cetux) in patients (Pts) with colorectal cancer (CRC) harboring a KRASG12C mutation. Annals of Oncology. 2021;32:S1294.

57. Fakih M, Falchook G, Hong D, et al. 434P CodeBreaK 101 subprotocol H: Phase Ib study evaluating combi-

nation of sotorasib (Soto), a KRASG12C inhibitor, and panitumumab (PMab), an EGFR inhibitor, in advanced KRAS p. G12C-mutated colorectal cancer (CRC). Annals of Oncology. 2021;32:S551.

58. Lanman BA, Allen JR, Allen JG, et al. Discovery of a covalent inhibitor of KRASG12C (AMG 510) for the treatment of solid tumors. ACS Publications. 2019.

59. Strickler JH, Yoshino T, Graham RP, Siena S, Bekaii-Saab T. Diagnosis and Treatment of ERBB2-Positive Metastatic Colorectal Cancer: A Review. Jama Oncology. 2022.

60. Rajagopalan H, Bardelli A, Lengauer C, Kinzler KW, Vogelstein B, Velculescu VE. RAF/RAS oncogenes and mismatch-repair status. Nature. 2002;418(6901):934–934.

61. Sanz-Garcia E, Argiles G, Elez E, Tabernero J. BRAF mutant colorectal cancer: prognosis, treatment, and new perspectives. Annals of Oncology. 2017;28(11):2648–2657.

62. Wan PT, Garnett MJ, Roe SM, et al. Mechanism of activation of the RAF-ERK signaling pathway by oncogenic mutations of B-RAF. Cell. 2004;116(6):855–867.

63. Jones JC, Renfro LA, Al-Shamsi HO, et al. Non-V600BRAF mutations define a clinically distinct molecular subtype of metastatic colorectal cancer. Journal of Clinical Oncology. 2017;35(23):2624.

64. Loupakis F, Cremolini C, Masi G, et al. Initial therapy with FOLFOXIRI and bevacizumab for metastatic colorectal cancer. New England Journal of Medicine. 2014;371(17):1609–1618.

65. Cremolini C, Antoniotti C, Rossini D, et al. Upfront FOLFOXIRI plus bevacizumab and reintroduction after progression versus mFOLFOX6 plus bevacizumab followed by FOLFIRI plus bevacizumab in the treatment of patients with metastatic colorectal cancer (TRIBE2): a multicentre, open-label, phase 3, randomised, controlled trial. The Lancet Oncology. 2020;21(4):497–507.

66. Prahallad A, Sun C, Huang S, et al. Unresponsiveness of colon cancer to BRAF (V600E) inhibition through feedback activation of EGFR. Nature. 2012;483(7387):100–103.

67. Kopetz S, Guthrie KA, Morris VK, et al. Randomized trial of irinotecan and cetuximab with or without vemurafenib in BRAF-mutant metastatic colorectal cancer (SWOG S1406). Journal of Clinical Oncology. 2021;39(4):285–294.

68. Kopetz S, Grothey A, Yaeger R, et al. Encorafenib, Binimetinib, and Cetuximab in. N Engl J Med. 2019. doi:10.1056/NEJMoa1908075.

69. Vilar E, Gruber SB. Microsatellite instability in colorectal cancer – the stable evidence. Nature reviews Clinical oncology. 2010;7(3):153–162.

70. Le DT, Uram JN, Wang H, et al. PD-1 Blockade in tumors with mismatch-repair deficiency. N Engl J Med. Jun 2015;372(26):2509–20. doi:10.1056/NEJMoa1500596.

71. Sargent DJ, Marsoni S, Monges G, et al. Defective mismatch repair as a predictive marker for lack of efficacy of fluorouracil-based adjuvant therapy in colon cancer. J Clin Oncol. 2010;28(20):3219–26. doi:10.1200/JCO.2009.27.1825.

72. Gavin PG, Colangelo LH, Fumagalli D, et al. Mutation profiling and microsatellite instability in stage II and III colon cancer: an assessment of their prognostic and oxaliplatin predictive value. Clinical cancer research. 2012;18(23):6531–6541.

73. Le DT, Durham JN, Smith KN, et al. Mismatch repair deficiency predicts response of solid tumors to PD-1 blockade. Science. 2017;357(6349):409–413. doi:10.1126/science.aan6733.

74. Overman MJ, Lonardi S, Wong KYM, et al. Durable Clinical Benefit With Nivolumab Plus Ipilimumab in DNA Mismatch Repair-Deficient/Microsatellite Instability-High Metastatic Colorectal Cancer. J Clin Oncol. Mar 2018;36(8):773-779. doi:10.1200/JCO.2017.76.9901.

75. Andre T, Shiu K-K, Kim TW, et al. Pembrolizumab versus chemotherapy for microsatellite instability-high/mismatch repair deficient metastatic colorectal cancer: The phase 3 KEYNOTE-177 Study. American Society of Clinical Oncology; 2020.

76. Tian S, Roepman P, Popovici V, et al. A robust genomic signature for the detection of colorectal cancer patients with microsatellite instability phenotype and high mutation frequency. The Journal of pathology. 2012;228(4):586–595.

77. Rousseau B, Foote MB, Maron SB, et al. The Spectrum of benefit from checkpoint blockade in hypermutated tumors. New England Journal of Medicine. 2021;384(12):1168–1170.

78. Domingo E, Freeman-Mills L, Rayner E, et al. Somatic POLE proofreading domain mutation, immune response, and prognosis in colorectal cancer: a retrospective, pooled biomarker study. The lancet Gastroenterology & hepatology. 2016;1(3):207–216.

79. Wang F, Zhao Q, Wang Y-N, et al. Evaluation of POLE and POLD1 mutations as biomarkers for immunotherapy outcomes across multiple cancer types. Jama Oncology. 2019;5(10):1504–1506.

80. Zhong Y, Huang Y, Huang Y, et al. Effects of O 6-methylguanine-DNA methyltransferase (MGMT) polymorphisms on cancer: a meta-analysis. Mutagenesis. 2010;25(1):83–95.

81. Kondo N, Takahashi A, Ono K, Ohnishi T. DNA damage induced by alkylating agents and repair pathways. Journal of nucleic acids. 2010.

82. Amatu A, Sartore-Bianchi A, Moutinho C, et al. Promoter CpG island hypermethylation of the DNA repair enzyme MGMT predicts clinical response to dacarbazine in a phase II study for metastatic colorectal cancer MGMT

as a biomarker for dacarbazine in colorectal cancer. Clinical Cancer Research. 2013;19(8):2265–2272.
83. Hochhauser D, Glynne-Jones R, Potter V, et al. A Phase II study of temozolomide in patients with advanced aerodigestive tract and colorectal cancers and methylation of the O6-methylguanine-DNA methyltransferase promotertemozolomide in advanced cancers: Translational data. Molecular cancer therapeutics. 2013;12(5):809–818.
84. Pietrantonio F, Perrone F, De Braud F, et al. Activity of temozolomide in patients with advanced chemorefractory colorectal cancer and MGMT promoter methylation. Annals of Oncology. 2014;25(2):404–408.
85. Pietrantonio F, de Braud F, Milione M, et al. Dose-dense temozolomide in patients with MGMT-silenced chemorefractory colorectal cancer. Targeted Oncology. 2016;11(3):337–343.
86. Amatu A, Barault L, Moutinho C, et al. Tumor MGMT promoter hypermethylation changes over time limit temozolomide efficacy in a phase II trial for metastatic colorectal cancer. Annals of Oncology. 2016;27(6):1062–1067.
87. Calegari M, Inno A, Monterisi S, et al. A phase 2 study of temozolomide in pretreated metastatic colorectal cancer with MGMT promoter methylation. British Journal of Cancer. 2017;116(10):1279–1286.
88. Sartore-Bianchi A, Pietrantonio F, Amatu A, et al. Digital PCR assessment of MGMT promoter methylation coupled with reduced protein expression optimises prediction of response to alkylating agents in metastatic colorectal cancer patients. European Journal of Cancer. 2017;71:43–50.
89. Schwartz S, Szeto C, Tian Y, et al. Refining the selection of patients with metastatic colorectal cancer for treatment with temozolomide using proteomic analysis of O6-methylguanine-DNA-methyltransferase. European Journal of Cancer. 2019;107:164–174.
90. Pietrantonio F, Lobefaro R, Antista M, et al. Capecitabine and temozolomide versus FOLFIRI in RAS-mutated, MGMT-methylated metastatic colorectal cancertemozolomide and capecitabine in MGMT-methylated mCRC. Clinical Cancer Research. 2020;26(5):1017–1024.
91. Morano F, Corallo S, Niger M, et al. Temozolomide and irinotecan (TEMIRI regimen) as salvage treatment of irinotecan-sensitive advanced colorectal cancer patients bearing MGMT methylation. Annals of Oncology. 2018;29(8):1800–1806.
92. Alexandrov LB, Kim J, Haradhvala NJ, et al. The repertoire of mutational signatures in human cancer. Nature. 2020;578(7793):94–101.
93. Germano G, Lamba S, Rospo G, et al. Inactivation of DNA repair triggers neoantigen generation and impairs tumour growth. Nature. 2017;552(7683):116–120.
94. Campbell BB, Light N, Fabrizio D, et al. Comprehensive analysis of hypermutation in human cancer. Cell. 2017;171(5):1042–1056.
95. Morano F, Raimondi A, Pagani F, et al. Temozolomide followed by combination with low-dose ipilimumab and nivolumab in patients with microsatellite-stable, O6-methylguanine–DNA methyltransferase–silenced metastatic colorectal cancer: The Maya Trial. Journal of Clinical Oncology. 2022;40(14):1562.
96. Medico E, Russo M, Picco G, et al. The molecular landscape of colorectal cancer cell lines unveils clinically actionable kinase targets. Nature communications. 2015;6(1):1–10.
97. Drilon A, Siena S, Ou S-HI, et al. Safety and antitumor activity of the multitargeted pan-TRK, ROS1, and ALK inhibitor entrectinib: combined results from two phase I trials (ALKA-372-001 and STARTRK-1). Cancer discovery. 2017;7(4):400–409.
98. Drilon A, Laetsch TW, Kummar S, et al. Efficacy of larotrectinib in TRK fusion–positive cancers in adults and children. New England Journal of Medicine. 2018;378(8):731–739.
99. Pietrantonio F, Di Nicolantonio F, Schrock AB, et al. ALK, ROS1, and NTRK rearrangements in metastatic colorectal cancer. JNCI: Journal of the National Cancer Institute. 2017;109(12).
100. Cocco E, Benhamida J, Middha S, et al. Colorectal carcinomas containing hypermethylated MLH1 promoter and wild-type BRAF/KRAS are enriched for targetable kinase fusions. Cancer research. 2019;79(6):1047–1053.
101. Zhang J, Bajari R, Andric D, et al. The International Cancer Genome Consortium Data Portal. Nat Biotechnol. 2019;37(4):367–369. doi:10.1038/s41587-019-0055-9.
102. Taggart MW, Galbincea J, Mansfield PF, et al. High-level microsatellite instability in appendiceal carcinomas. Am J Surg Pathol. Aug 2013;37(8):1192–200. doi:10.1097/PAS.0b013e318282649b.
103. Salem ME, Xiu J, Weinberg BA, et al. Characterization of tumor mutation burden (TMB) in gastrointestinal (GI) cancers. American Society of Clinical Oncology. 2017.
104. Middha S, Zhang L, Nafa K, et al. Reliable Pan-Cancer Microsatellite instability assessment by using targeted next-generation sequencing data. JCO Precis Oncol. 2017. doi:10.1200/PO.17.00084.

120
Câncer de Esôfago

Ivan Cecconello
Rubens Antônio Aissar Sallum
Flavio Roberto Takeda

Erlon Gil
Guilherme Luiz Stelko Pereira

DESTAQUES

- Nos países ocidentais, especialmente os desenvolvidos, notou-se um aumento expressivo do adenocarcinoma ao mesmo tempo em que houve uma redução do carcinoma epidermoide.
- Dois fatores classicamente vêm sendo relacionados ao aumento de incidência do adenocarcinoma do esôfago: obesidade; e a doença do refluxo gastroesofágico.
- A disfagia é o sintoma mais frequente, surgindo geralmente quando já há comprometimento de mais de 50% da luz esofágica.
- O tratamento com intenção curativa envolve, a depender do estadiamento e da histologia, diferentes modalidades de tratamento como a cirurgia sem doença residual, radioterapia combinada à quimioterapia, à imunoterapia adjuvante ou à quimioterapia perioperatória.
- Estudos recentes indicam uma melhora significante na sobrevida dos pacientes que recebem terapia combinada de quimioterapia e radioterapia, seguida de ressecção, independentemente do tipo histológico.

INTRODUÇÃO

O câncer do esôfago constitui a sexta maior causa de morte por câncer no mundo, correspondendo a 5,5% dos óbitos registrados por câncer em ambos os sexos ou aproximadamente 544 mil óbitos/ano. É mais frequente no sexo masculino – 3 a 5:1.[1]

As regiões de maior incidência são o leste da África, a África do Sul, a região setentrional da Ásia (Irã e China) e algumas áreas da Europa Ocidental. Na América do Sul, as regiões de maior incidência são o Uruguai e o sul do Brasil (Rio Grande do Sul). Neste, a estimativa de incidência no ano de 2020 foi de 16,9/100 mil habitantes para o sexo masculino e 5,9/100 mil habitantes para o sexo feminino. Essa incidência é respectivamente duas a três vezes maior do que para o estado de São Paulo. Em 2017, ocorreram 6.647 óbitos por câncer de esôfago no Brasil.[2]

Os tumores do esôfago mais frequentes são o carcinoma espinocelular e o adenocarcinoma. Até a década de 1970, o câncer epidermoide do esôfago representava aproximadamente 90% dos tumores do esôfago. Nos países ocidentais, especialmente nos desenvolvidos, notou-se, principalmente na última década, um aumento expressivo do adenocarcinoma, chegando, em algumas estatísticas, a ultrapassar o de câncer epidermoide.[3] Esse fato repercutiu na proporção de esofagectomias realizadas por adenocarcinoma do esôfago que aumentou de 30,9% para 52,3% em 20 anos, para Siewert, e de 17,1% para 32,7% na disciplina de Cirurgia do Aparelho Digestivo da Faculdade de Medicina da Universidade de São Paulo (FMUSP).

FATORES DE RISCO E AFECÇÕES PREDISPONENTES

Carcinoma espinocelular

Ampla revisão, sobre os fatores de aumento e diminuição do risco, realizada pela Organização Mundial da Saúde (OMS), em 2002, dividiu-os em três níveis de evidências[4] (Quadro 120.1).

Quadro 120.1. Fatores associados ao risco ou proteção

Evidências	Risco	Risco
Convincentes	Vegetais e frutas	Álcool Tabaco
Possíveis	Carotenos vitamina C	Cereais Mate Babidas Quentes Nitrosaminas Fungos nos Alimentos
Insuficientes	Proteínas	Desnutrição

Fonte: Desenvolvido pela autoria.

As principais afecções predisponentes são o megaesôfago, a estenose cáustica e, mais raramente, a tilose, síndrome de Plummer-Vinson e os divertículos esofágicos.

Em análise de 1994 de literatura, verificou-se que a incidência do carcinoma espinocelular (CEC) no megaesôfago variou de 1/174 a 1/1203 pacientes/ano, sendo que o risco relativo é de 3 a 140 vezes maior.[5-6] A prevalência de CEC em pacientes internados no Serviço de Esôfago do Hospital das Clínicas (HC) da FMUSP para tratamento do megaesôfago é de 2,8%, razão pela qual se torna necessária a realização de endoscopia com cromoscopia, com lugol em todos esses pacientes.[7]

O megaesôfago determina estase esofágica, fator provavelmente determinante do aparecimento de neoplasia. O aumento da concentração de nitritos, decorrente da presença de maior concentração de bactérias redutoras de nitrato na luz esofágica (em consequência de estase), poderia corroborar essa hipótese.[8]

Outra afecção predisponente é a estenose cáustica do esôfago, especialmente nos doentes tratados de forma prolongada por dilatação endoscópica. A incidência exata não é conhecida pela dificuldade de seguimento a longo prazo de todos os doentes, já que o tempo médio entre a ingestão do agente corrosivo e o diagnóstico de CEC, na literatura, é de 34 anos. No Serviço de Esôfago do HC-FMUSP, em 19 pacientes, esse intervalo foi, em média, de 32 anos.[9]

Adenocarcinoma

Dois fatores classicamente vêm sendo relacionados ao aumento de incidência do adenocarcinoma do esôfago: obesidade;[10-11] e a doença do refluxo gastroesofágico.[12] Em um estudo recente,[13] cogita-se a possibilidade de a ação de nitratos ingeridos nos alimentos estimular a mutagênese de células da cárdia, propiciando o aparecimento de adenocarcinoma. Esse estudo demonstrou que a concentração de óxido nítrico, após ingestão de nitratos, é maior na cárdia em relação ao esôfago e ao estômago. O maior emprego de fertilizantes ricos em nitratos após a Segunda Guerra Mundial, em países desenvolvidos, explicaria o aumento desses tumores, especialmente em caucasianos de classe média alta em bom estado nutricional.

O esôfago de Barrett, que consiste na substituição do epitélio esofágico por outro do tipo colunar, decorrente da ação prolongada de refluxo gastroesofágico, é considerado fator predisponente ao adenocarcinoma do esôfago. A prevalência de adenocarcinoma em 297 pacientes internados no Serviço de Esôfago do HC-FMUSP para tratamento de esôfago de Barrett foi de 5,7%.[14] A incidência, na literatura, é de 0,4% a 0,5% por ano.[15,16]

Quanto maior a extensão do epitélio colunar ao longo do esôfago, maior tem sido considerado o risco relativo da ocorrência de neoplasia. Varia de 1 cm, quando a extensão do epitélio é menor do que 3, até 3,7 cm, quando maior que 10 cm.[17] Em 12 pacientes com adenocarcinoma associado ao esôfago de Barrett, submetidos à esofagectomia, a extensão média do epitélio colunar no esôfago foi de 7,7 cm.[14]

HISTOLOGIA

Classificação

De acordo com o tipo histológico

Os tumores do esôfago podem ser classificados[18] em benignos e malignos (Quadro 120.2).

Quadro 120.2. Classificação por tipo histológico

Benignos	Malignos
Tumores epiteliais	Tumores epiteliais
Papiloma escamoso	Carcinoma espinocelular
Adenoma	Andenocarcinoma
	Carcinoma
	Adenoescamoso
	Adenoide cistico
	Basaloide
	Indiferenciado
Tumores não epiteliais	Tumores não epiteliais
Leiomioma	Leiomiossarcoma
Lipoma	Carcinossarcoma
Hemangioma	Pseudossarcoma
Linfangioma	Melanoma
Rabdomioma	

Fonte: Desenvolvido pela autoria.

Os carcinomas espinocelulares (CEC) podem ser classificados histologicamente em diferentes graus de diferenciação de acordo com a queratinização: diferenciado (queratinização > 75%); moderadamente diferenciado (25% a 75%); e indiferenciado (< 25%).

Os adenocarcinomas podem ser classificados segundo Lauren (1965) e conforme as normas da Sociedade Brasileira de Patologia em: intestinais, nos quais há melhor definição da organização tubuloglandular; e difusos, nos quais a estruturação glandular é precária com células tendendo à indiferenciação.

De acordo com a Sociedade Brasileira de Patologia, os tumores podem ser divididos em: padrão intestinal – tubulopapilífero, tubular bem diferenciado e moderadamente diferenciado; padrão gástrico – tubulopapilífero (foveolar), microtubular, mucinoso mucocelular (células anel de sinete) e mucinoso muconodular. Os dois padrões também comportam o tipo indiferenciado.

Na disciplina de Cirurgia do Aparelho Digestivo do HC-FMUSP, com base numa correlação entre as duas classificações anteriores,[19-20] adota-se a classificação: juncional; intestinal; misto (Figura 120.1).

De acordo com a localização

Os tumores do esôfago podem ser divididos de acordo com a localização em: cervicais; torácicos; e abdominais. Os tumores torácicos podem ser divididos nos:

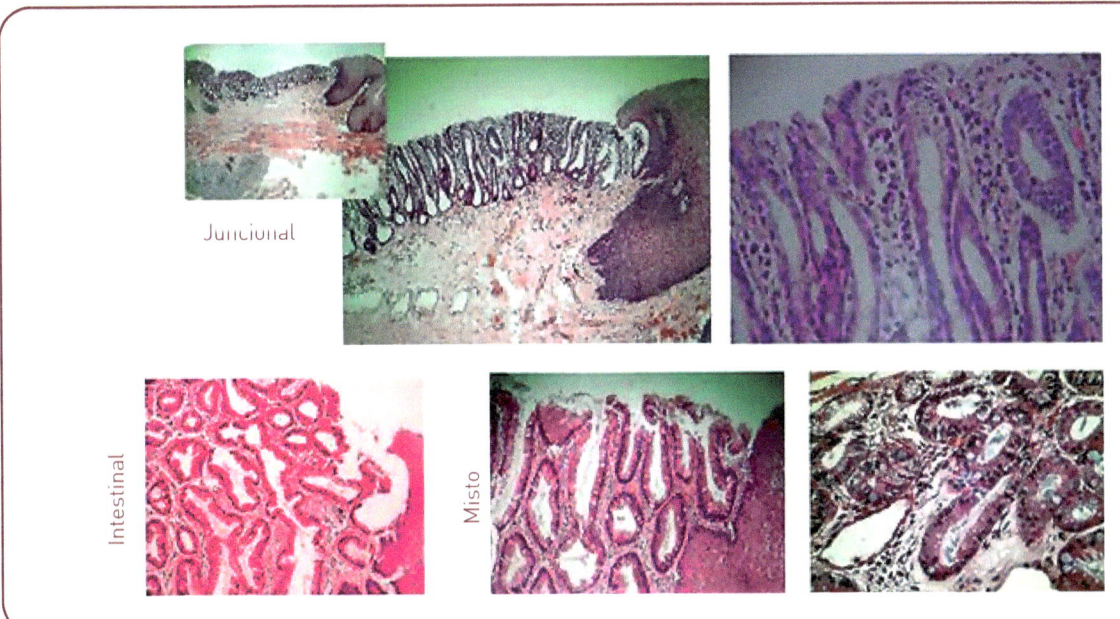

FIGURA 120.1 – Classificação do epitélio colunar adjacente.
Fonte: Desenvolvida pela autoria.

superiores (localizados acima da bifurcação traqueal); médios (desde a carina até o ponto médio dessa distância ao hiato diafragmático); e os inferiores (desse ponto médio até o hiato esofágico) (Figura 120.2).

Para os adenocarcinomas do esôfago, existem classificações de acordo com a localização. Segundo Siewert, os tumores são classificados em três tipos: esôfago distal; da região da cárdia; e subcárdicos (Figura 120.3).

De acordo com a Sociedade Japonesa de Doenças do Esôfago, as lesões da transição esofagogástrica (TEG) podem ser divididas em EG, E=G e GE, conforme ilustrado na Figura 120.4.

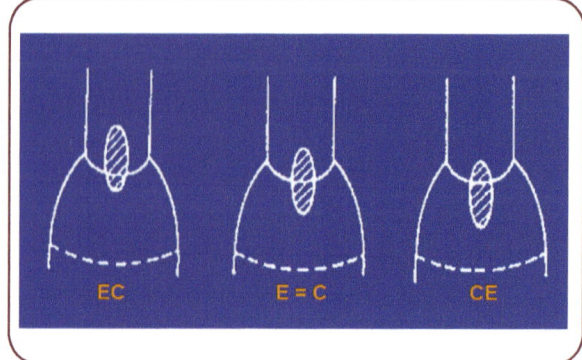

FIGURA 120.4 – Lesões da TEG.
Fonte: Desenvolvida pela autoria.

De acordo com a profundidade da lesão

Os tumores malignos são divididos em: precoces, aqueles limitados à mucosa; superficiais, quando restritos às camadas mucosa e submucosa; e avançados, quando invadem além da camada submucosa (muscular própria, adventícia e estruturas adjacentes).

De acordo com a Sociedade Japonesa de Doenças do Esôfago os tumores superficiais e avançados podem ser classificados em diferentes formas de apresentação macroscópica conforme ilustram as Figuras 120.5 e 120.6.

Disseminação do câncer de esôfago

A disseminação pode ocorrer por: contiguidade (estruturas adjacentes), continuidade, via linfática e hematogênica. A possibilidade, não rara, de disseminação por metástase intramural submucosa pode ter forte implicação na decisão cirúrgica, especialmente quanto à margem de segurança nas esofagectomias. As metástases, por via hematogênica, ocorrem principalmente no fígado, pulmão, suprarrenal e ossos. A disseminação linfonodal pode ocorrer para cadeias cervicais, torácicas e abdominais, independentemente da topografia do tumor. Entretanto, existem cadeias nas quais a disseminação é preferencial. A escola japonesa particulariza a disseminação linfonodal de acordo com a localização do tumor[21] (Figura 120.7).

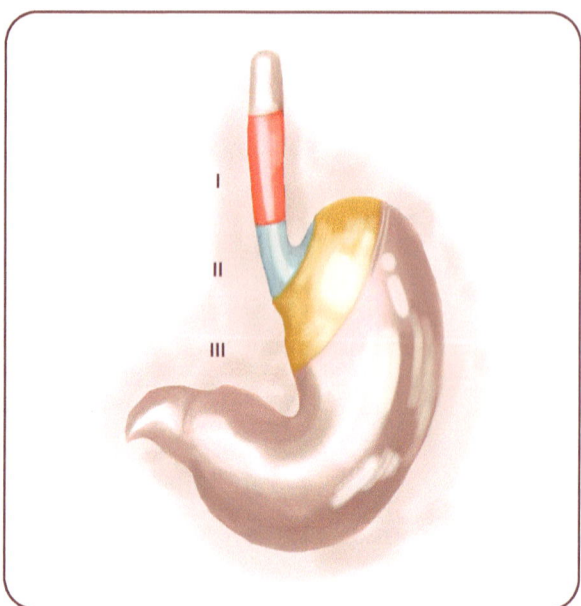

FIGURA 120.3 – I: tumores do esôfago distal; II: tumores da região da cárdia (2 cm acima e abaixo da TEG) e III: tumores subcárdicos.
Fonte: Desenvolvida pela autoria.

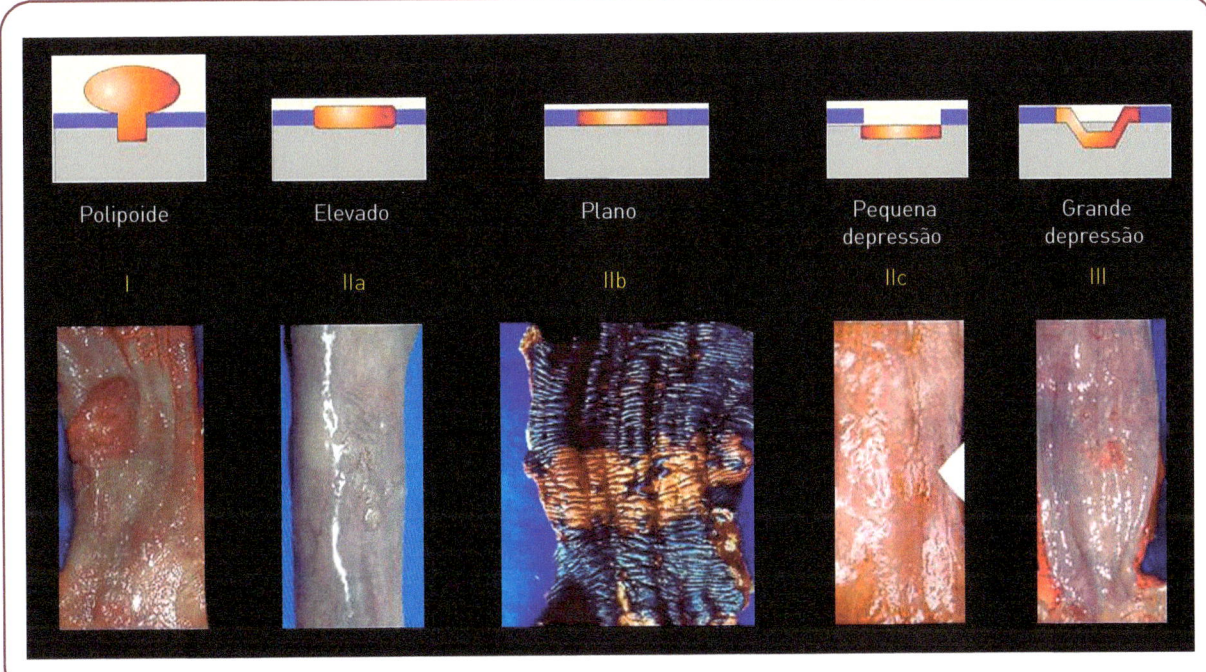

FIGURA 120.5 – Anatomia patológica do câncer superficial do esôfago. Classificação microscópica.
Fonte: Acervo/desenvolvida pela autoria.

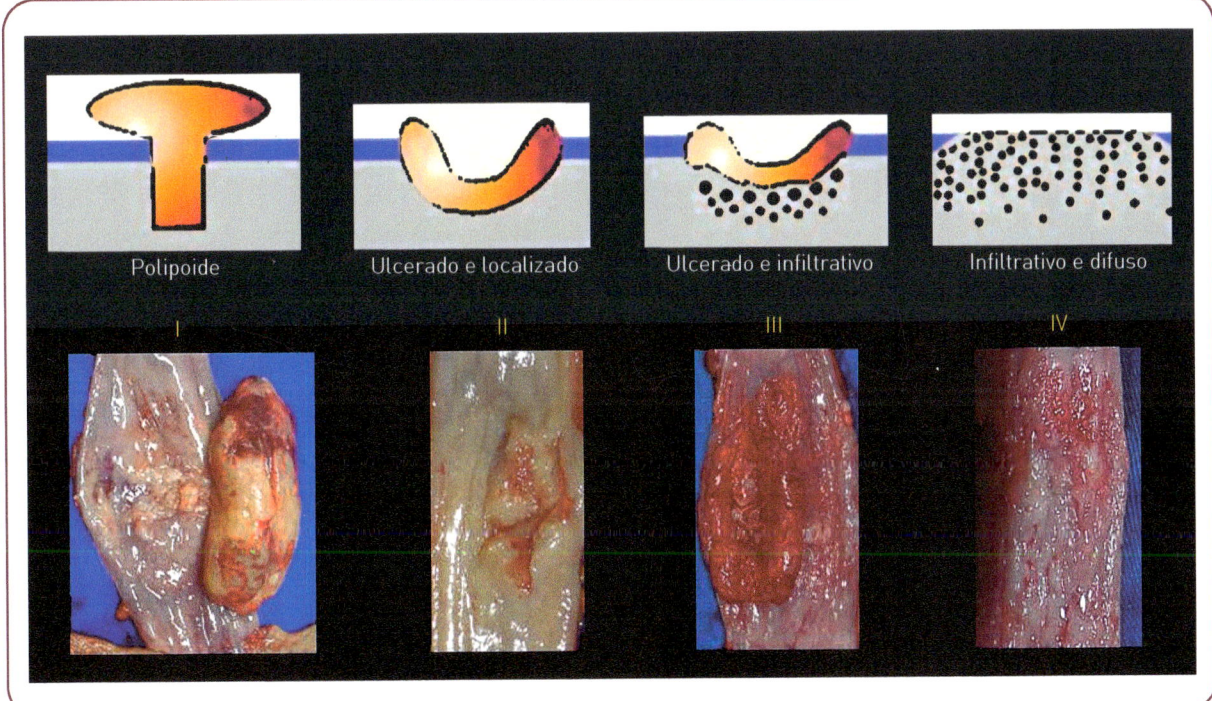

FIGURA 120.6 – Classificação microscópica do câncer avançado do esôfago.
Fonte: Acervo/desenvolvida pela autoria.

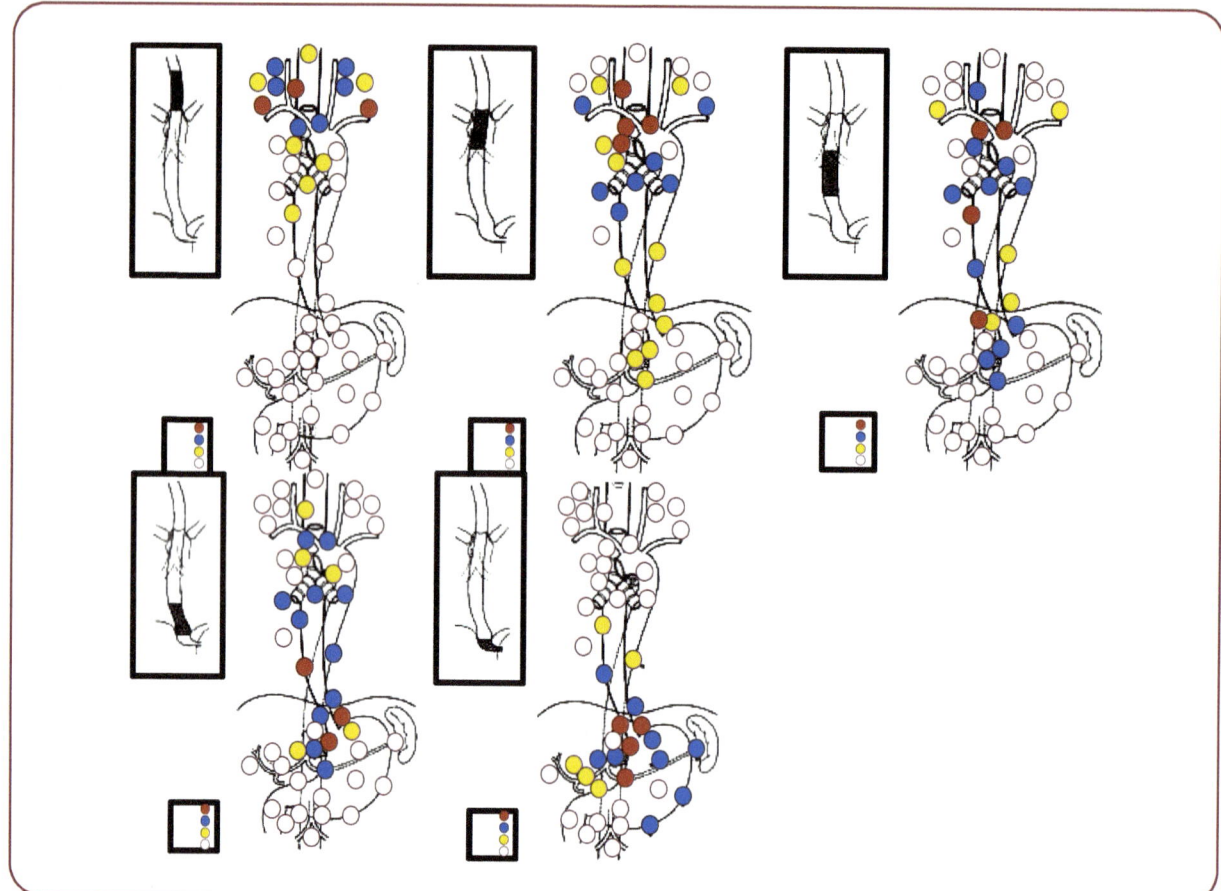

FIGURA 120.7 – Disseminação do câncer de esôfago.
Fonte: Desenvolvida pela autoria.

DIAGNÓSTICO

Quadro clínico

A disfagia é o sintoma mais frequente, sendo referida geralmente no mesmo nível da localização do tumor. Decorre, quase sempre, do caráter obstrutivo da lesão, surgindo, em geral, quando já há comprometimento de mais de 50% da luz esofágica. Tem por característica ser rapidamente progressiva com perda rápida de peso, odinofagia e regurgitação. A hematêmese, melena ou anemia, decorrentes do sangramento da lesão, são raras no CEC e mais frequentes no adenocarcinoma.

Fases mais avançadas da doença podem propiciar manifestações decorrentes do comprometimento de estruturas adjacentes como tosse com expectoração produtiva (fístula esofagobrônquica e/ou aspiração), dor torácica e rouquidão (invasão de nervos laríngeo recorrentes com paralisia de pregas vocais).

Estudo multicêntrico europeu, em 253 pacientes com câncer superficial do esôfago, mostrou que 82% dos pacientes já apresentavam algum sintoma, sendo que a disfagia ocorria em 65%. Esse fato é relevante, pois mostra que sintomas leves, especialmente em pacientes de grupo de risco, devem ser investigados mais detalhadamente.[22]

Estudo radiológico do esôfago, estômago e duodeno

O objetivo desse exame é estabelecer o diagnóstico e a localização e avaliar a extensão do tumor (Figura 120.8). Permite ainda estudar a morfologia gastroduodenal, importante para o planejamento cirúrgico. A identificação do desvio do eixo esofágico, determinado pelas fixações de alguns tumores avançados, pode ser de utilidade para a indicação de alguns procedimentos de tratamento paliativo como a colocação de próteses. Em fases mais avançadas da doença, pode-se identificar a fístula traqueoesofágica com passagem de contraste para as vias aéreas.

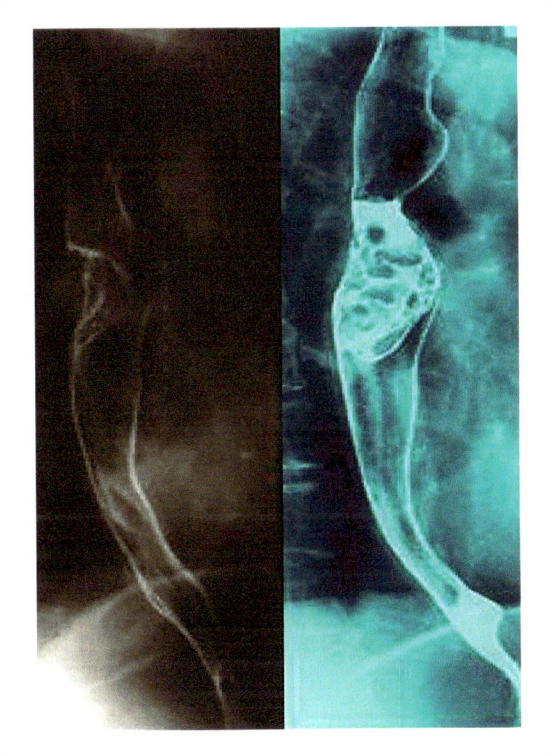

FIGURA 120.8 – Estudo radiológico do esôfago, estômago e duodeno.
Fonte: Acervo da autoria.

A técnica de duplo contraste, com distensão gasosa associada à substância baritada, permite maior refinamento da imagem, evidenciando-se lesões de até 5 mm.

Estudo endoscópico com biópsia

Está indicado em todos os casos, pois permite a visualização direta da lesão e a aquisição de biópsias que permitem o diagnóstico histológico. Em lesões estenosantes do órgão, a dificuldade na obtenção da biópsia pode ser contornada com a dilatação endoscópica progressiva da lesão ou, mais raramente, a realização de citologia esfoliativa.

As lesões superficiais dos tipos protusa, elevada, ulcerada e mista, geralmente, invadem a submucosa, e as planas e erosivas, com maior frequência, invadem apenas a mucosa. Essas duas últimas lesões, geralmente, não se acompanham de invasão linfonodal, podendo ser esse um dos fatores para auxílio na indicação de esofagectomia sem linfadenectomia.

A cromoscopia com solução de Lugol a 2% permite uma avaliação mais minuciosa do epitélio estratificado do esôfago, com identificação de áreas não coradas, que podem corresponder às neoplasias, facilitando a realização de biópsias dirigidas. De forma análoga, outros corantes (p. ex., azul de metileno) são utilizados para o estudo mais refinado de epitélio colunar localizado no esôfago (E. de Barrett) (Figura 120.9).

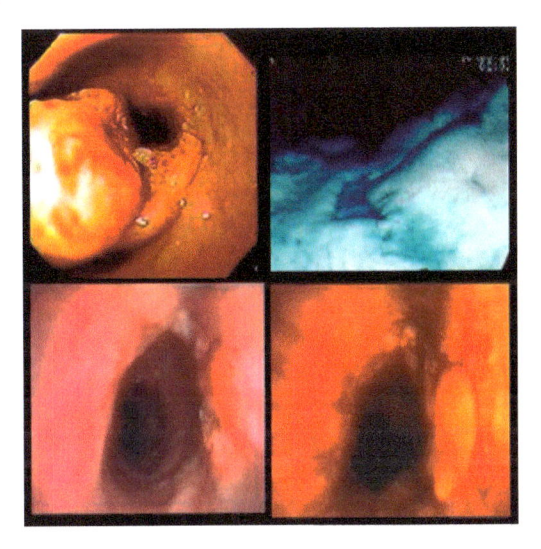

FIGURA 120.9 – Cromoscopia de esôfago.
Fonte: Acervo da autoria.

Outros métodos endoscópicos, como a endoscopia com magnificação de imagem e a tomografia por coerência óptica, vêm sendo aplicados mais recentemente para o aprimoramento do diagnóstico de pequenas lesões.

RASTREAMENTO

Grandes populações com elevada incidência ou grupos de risco podem ser submetidos a métodos de rastreamento. Os principais métodos utilizados são a citologia esfoliativa por abrasão e a cromoscopia com biópsia.

A citologia esfoliativa é realizada pela passagem de balões ou sondas com esponjas, que permitem recolher células descamadas da parede esofágica. É um método de boa especificidade (81% a 92%), porém de baixa sensibilidade (24% a 47%).[23] No Rio Grande do Sul, projeto de rastreamento por citologia por abrasão, com balão em 1.160 indivíduos, permitiu o diagnóstico de câncer do esôfago em seis pacientes.[24]

Em grupos especiais de risco como fumantes e etilistas do sexo masculino com mais de 50 anos, pacientes com afecções predisponentes (megaesôfago, estenose cáustica e esôfago de Barrett) e pacientes com antecedente ou presença de tumores de cabeça e pescoço, emprega-se com periodicidade a endoscopia com uso de corantes. A elevada detecção do câncer nesses grupos, que varia de 1,1% a 16,2%, demonstra a utilidade desse método.[25-26]

ESTADIAMENTO

É fundamental, para o planejamento terapêutico, a avaliação do estádio em que se encontra a doença. Os métodos empregados para o estadiamento buscam verificar a profundidade de invasão do tumor na parede esofágica (T), a disseminação linfonodal (N) e a ocorrência de metástases à distância (M).

Tomografia computadorizada

É o principal método de estadiamento do câncer do esôfago. Deve compreender avaliação das regiões cervical, torácica e abdominal superior, estendendo-se para o abdome total nos adenocarcinomas. Seu principal objetivo é avaliar a lesão e suas correlações com estruturas adjacentes nos três campos estudados. Assim, é considerado um bom método para a avaliação do contato ou invasão da árvore brônquica (acurácia de 87% a 100%). A suspeita de invasão traqueobrônquica é baseada no deslocamento ou distorção da parede posterior da traqueia ou dos brônquios.[27-28] Os sinais de invasão da aorta são a perda do plano gorduroso triangular entre o esôfago, a aorta e a coluna vertebral (acurácia de 90%), ou ainda, ângulo de contato do tumor para a aorta maior do que 90 graus em duas imagens sucessivas (acurácia de 80%)[29] (Figura 120.10).

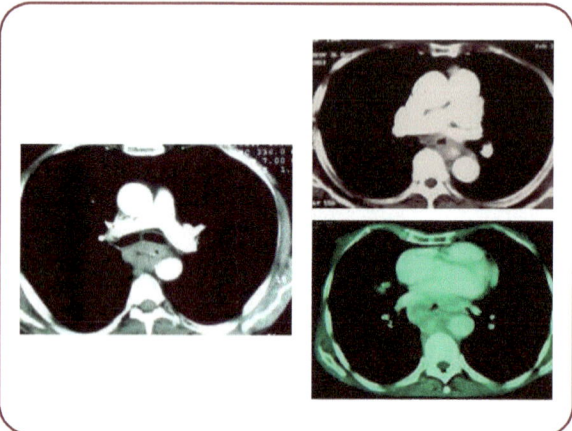

FIGURA 120.10 – Tomografia computadorizada.
Fonte: Acervo da autoria.

Em virtude de ausência de plano gorduroso entre o esôfago e o pericárdio, a tomografia computadorizada (TC) é menos eficiente para a avaliação da detecção desse (acurácia de 50%), exceto quando há derrame pericárdico.[30] A avaliação de invasão linfonodal é menos eficiente (acurácia de 45% a 74%), porém é útil, especialmente, na avaliação dos linfonodos do tronco celíaco. Ainda, a TC tem importante papel na detecção das lesões metastáticas nos principais órgãos de disseminação da doença (fígado pulmões e suprarrenais). Não há vantagem na utilização da ressonância nuclear magnética (RNM) sobre a TC para o estadiamento do câncer do esôfago.[31]

Laringotraqueobroncoscopia

Esse exame deve ser realizado especialmente nos tumores proximais e médios torácicos, com o objetivo de detectar e comprovar histologicamente a invasão da árvore traqueobrônquica ou a fistulização. É o único método capaz de visualizar a infiltração tumoral e permitir biópsias. Quando há abaulamento móvel da via respiratória, a possibilidade de ressecção é de 91%; entretanto, quando ocorrem abaulamento fixo, desvio do eixo ou invasão, a ressecabilidade é nula.[32] Tumores sincrônico de cabeça e pescoço e das vias respiratórias podem também ser detectados nesse exame.

Ultrassonografia endoscópica

É atualmente o método mais eficaz para definir a profundidade da lesão (T) (acurácia de 85%), sendo especialmente útil para as lesões restritas à parede do órgão. Equipamentos da mais alta frequência (20 mHz) são hoje úteis para distinguir infiltrações intramucosas das submucosas, que são tratadas de forma diferenciada. A estenose neoplásica pode, entretanto, restringir a possibilidade de uso do método.

Esse exame permite também a avaliação dos linfonodos periesofágicos por meio de mensuração deste e da análise de suas ecogenicidade e forma (acurácia de 79%). Pode-se ainda realizar, por esse método, punção biópsia transesofágica. Entretanto, é exame operador dependente e não se presta a avaliar linfonodos à distância.

Tomografia por emissão de pósitrons

Esse exame permite o estudo funcional de lesões ou imagens suspeitas, visualizadas em métodos convencionais de imagem (p. ex., TC ou RNM) bem como a visualização de nódulos ou metástases à distância. A sua associação com a TC (TC por emissão de pósitrons, na do inglês PET-CT) pode refinar o estadiamento dos tumores do aparelho digestivo. Estudo demonstra acurácia elevada (83%) desse método para o câncer do esôfago; entretanto, o elevado custo ainda impede a sua utilização rotineira[33] (Figura 120.11).

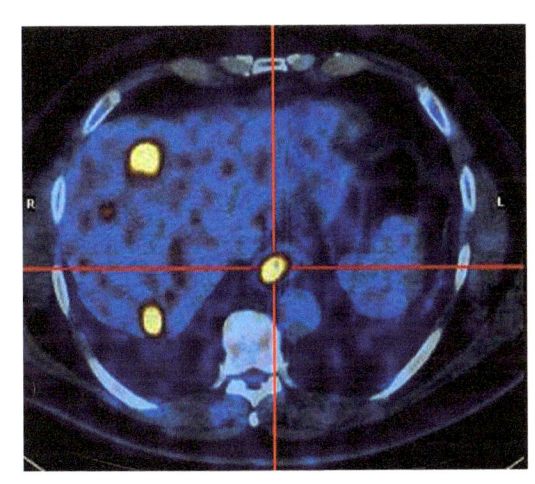

FIGURA 120.11 – Tomografia por emissão de pósitrons.
Fonte: Acervo da autoria.

TRATAMENTO

A melhor modalidade de tratamento com intenção curativa no câncer epidermoide do esôfago e no adenocarcinoma da junção esofagogástrica é o tratamento multimodal: a ressecção cirúrgica sem doença residual (também denominada R0), quimiorradioterapia e tratamento sistêmico (quimioterapia combinada à radioterapia, quimioterapia perioperatória e imunoterapia). Apesar de esses tumores ocorrerem em pacientes com características clínicas diferentes, ou seja, desnutridos no primeiro caso e com sobrepeso ou obesos no segundo, apresentam uma característica comum, a de serem diagnosticados em estádios avançados da doença. Dessa forma, na maior parte das vezes, o tratamento é paliativo e a ressecabilidade cirúrgica é baixa.

No Serviço de Cirurgia do Esôfago do HC-FMUSP, na última década, essa ressecabilidade foi de 27%, para o CEC, e de 65% para o adenocarcinoma, sendo especialmente mais baixa para os tumores mais proximais, ou seja, aqueles torácicos superiores e os cervicais.

Tratamento paliativo

Tumores de terço superior e médio

Nesse grupo de pacientes, quando se detecta a irressecabilidade, quer pela ocorrência à tomografia de grande massa tumoral, quer pela invasão da árvore respiratória identificada à broncoscopia, as opções de tratamento são limitadas à quimioterapia, imunoterapia e radioterapia (ver tratamento complementar a seguir). Esse último procedimento está contraindicado quando há invasão franca da traqueia, sendo, nessas circunstâncias, indicada apenas a gastrostomia definitiva.[34]

Nos casos irressecáveis, mas quando a radioterapia é possível, ainda assim, pode-se obter remissão prolongada ou cura com a quimiorradioterapia definitiva (ver a seguir, tratamentos complementares a cirurgia).

Na presença da doença metastática à distância, para linfonodos não regionais, ou para pulmões, fígado e ossos, o tratamento deverá ser sistêmico com quimioterapia, associado ou não à imunoterapia. O tratamento sistêmico costuma ser bastante eficaz na paliação da disfagia nesses casos. Quando há refratariedade, a paliação da disfagia poderá requerer radioterapia associada a uma via de acesso nutricional (sonda nasoenteral, gastrostomia ou jejunostomia).

A permeação tumoral com aplicação de álcool, *laser* ou argônio por via endoscópica, é procedimento temporário (média de 1 mês de alívio da disfagia) e pouco empregado.

Tumores de terço inferior e junção esofagogástrica

As possibilidades terapêuticas de tratamento sistêmico, com quimioterapia e imunoterapia, e tumores localizados com a radioterapia, supracitadas e pormenorizadas a seguir, também são válidas para tumores dessa topografia. As opções de paliação da disfagia para essa topografia, entretanto, são distintas.

Nos tumores distais, as opções de tratamento são maiores, e os pacientes são separados em dois subgrupos: aqueles com doença apenas locorregional avançada, que não permitem a ressecção cirúrgica, porém, em razoáveis condições clínicas; aqueles com piores condições clínicas, caquéticos e doença sistêmica.

No primeiro grupo, é indicada, habitualmente, a cirurgia de derivação com a confecção de tubo gástrico isoperistáltico de grande curvatura (difundido por Postlethwait), porém inicialmente descrito por Bell et al.,[35] com ascensão do estômago por via retroesternal até a região cervical, onde realiza-se anastomose com o coto esofágico. Esse procedimento permite a ingesta oral precoce do paciente e ainda favorece o pode tentar tratamento complementar com quimio e radioterapia no esôfago excluído do trânsito alimentar. Em poucos casos, quando ocorre uma boa resposta do tumor ao tratamento radioquimioterápico, esofagectomia de resgate pode ser indicada. No Serviço de Cirurgia do Esôfago do HC-FMUSP, em 125 casos operados, a complicação mais frequente foi a fístula da anastomose cervical que ocorreu em 34%, porém facilmente tratável com cicatrização em 7 a 10 dias e dilatação endoscópica subsequente; e a mortalidade operatória foi de 2,4%. Estudos de seguimento desses pacientes demonstraram sobrevivência média de 8 meses.[36] É o método comparável à prótese endoscópica em vários aspectos conforme estudo prospectivo randomizado.[37]

No segundo grupo, constituído de pacientes em más condições clínicas e nutricionais, associadas à doença muito avançada, procedimentos menos invasivos são mais indicados; e, nesse contexto, a tunelização esofágica com prótese autoexpansível de colocação endoscópica tem sido procedimento de escolha, muito embora a radioterapia paliativa pode ser opção que alivia a disfagia em 70% a 80% dos casos.

As próteses esofágicas, que, no início da década de 1980, eram rígidas, de colocação cirúrgica e acompanhadas de elevada mortalidade (11% a 15%),[38] são hoje flexíveis, com diferentes características que se adaptam às diversas situações, revestidas para impedir o crescimento tumoral no seu interior, e de colocação endoscópica. Essas características fizeram seu emprego e indicações aumentarem substancialmente, sendo por vezes a única opção para a oclusão de fístulas traqueobroncoesofágicas. Assim, quando mais bem empregadas, a mortalidade atual no Serviço, em 71 casos, é de 2,8%, sendo a sobrevivência média desses pacientes de 3 a 4 meses.

Tratamento por ressecção

Muitas são as variáveis que norteiam o tratamento cirúrgico do câncer do esôfago e da junção esofagogástrica, sendo as principais:
- acesso cirúrgico;
- extensão da esofagectomia e da gastrectomia;
- extensão da linfadenectomia;
- condições clínicas e nutricionais;
- estadiamento da doença;
- complicações e mortalidade dos procedimentos.

Estado nutricional

Particular especial atenção deve ser dada ao estado nutricional. Avaliação nutricional, incluindo o percentual de perda ponderal, é fundamental na decisão dos procedimentos subsequentes. Dessa forma, perdas ponderais, especialmente maiores do que 20%, requerem suporte nutricional pré-operatório. Tem-se demonstrado que nutrição enteral por sonda em período médio de 10 a 15 dias, no período anterior à cirurgia, pode contribuir para a reversão do processo catabólico e minimizar complicações pós-operatórias.

Assim, a ressecção indicada poderá ser desde a mucosectomia endoscópica, passando por ressecções limitadas, culminando com as ressecções com linfadenectomias ampliadas.

Mucosectomia e dissecção endoscópica da submucosa

A ecoendoscopia, especialmente a realizada com transdutores de alta frequência, permite uma avaliação detalhada do grau de acometimento das diferentes camadas da parede do órgão, inclusive subdivisão destas (p. ex., a mucosa em m1, m2 e m3 e a submucosa em sm1, sm2 e sm3).

Estudos que avaliaram as peças cirúrgicas e os linfonodos de lesões que acometiam a mucosa e a submucosa identificaram a ocorrência de linfonodos acometidos quando a neoplasia acomete as camadas além da mucosa, especificamente além da profundidade m3 da mucosa. Dessa forma, considera-se segura a realização da mucosectomia em lesões planas ou elevadas menores do que 2 cm, ou deprimidas sem ulceração menores do que 1 cm, que acometam em profundidade as camadas m1 ou m2 da mucosa. Graus progressivos de acometimento linfonodal, que variam de 6,3% a 12,2% para as lesões m3, ou de 11,1% a 26,5% para as lesões sm1, desencorajam esse procedimento nessas formas mais avançadas.[39-40] Lesões múltiplas ou maiores do que 2 cm,[41] bem como lesões metacrônicas no esôfago de Barrett,[42] predizem maior recidiva. Ainda para o adenocarcinoma, as lesões do tipo difuso de Laurèn (indiferenciadas) são acompanhadas de maior recidiva, portanto não devem ser tratadas com essa modalidade de ressecção local. A mucosectomia pode também ter emprego adicional em situação diagnóstica. Quando áreas de esôfago de Barrett, com alterações do epitélio de alto grau (displasias ou atipias), forem detectadas, essa forma de ressecção pode ser utilizada com intuito de esclarecimento diagnóstico mais apurado.

Esofagectomia radical com linfadenectomia

Havendo condições clínica e de estadiamento que permitam um tratamento radical, a esofagectomia com linfadenectomia é a melhor opção visando à cura da doença. Esse procedimento varia conforme a localização topográfica da lesão e, consequentemente a distribuição das cadeias linfonodais-alvo para uma ressecção radical (D2).

Assim, lesões do esôfago cervical demandam a esofagectomia total, mais raramente podendo estar acompanhada de outros órgãos (faringe e/ou laringe) e de cadeias linfonodais cervicais e torácicas. Dessa forma, o acesso torácico (toracotomia ou toracoscopia direita) e o cervical, com a dissecção em "colar" para a remoção de cadeias linfonodais até as fossas supraclaviculares bilaterais, são os indicados (Figura 120.12).

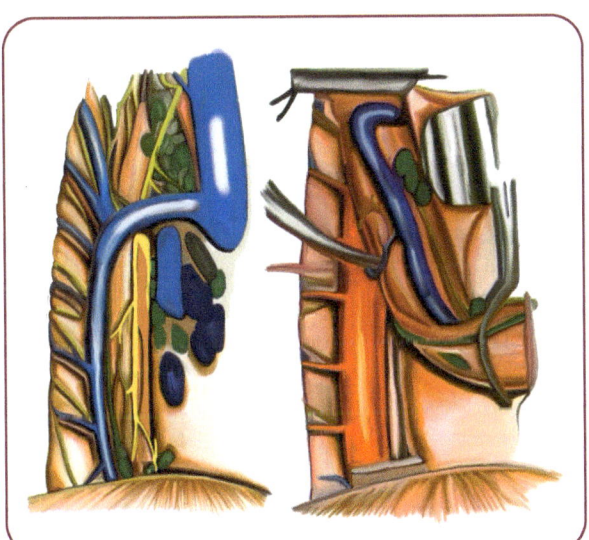

FIGURA 120.12 – Representação esquemática de toracotomia.
Fonte: Desenvolvida pela autoria.

Nas lesões do esôfago torácico, aplica-se (com as variações da localização topográfica: torácico alto, médio e inferior) a chamada esofagectomia com linfadenectomia de "três campos", em que pretende a dissecção de linfonodos nos níveis cervical torácico e abdominal. Dessa forma, a incisão em "colar" cervical associada à ampla toracotomia (ou videotoracoscopia) direita e laparotomia constituem os acessos cirúrgicos necessários para a realização desses procedimentos propostos.

Essas esofagectomias com linfadenectomias alargadas ganharam grande espaço no Japão, onde foram empregadas em largas séries com resultados significativamente melhores comparados à esofagectomia clássica. No ocidente, variações dessas ressecções ampliadas foram difundidas nos Estados Unidos por Skinner,[43] que incluiu a remoção da veia ázigos, popularizando em língua inglesa essa ressecção como em bloc (em bloco), ressecção em bloco incluindo a veia ázigos.

Quando se avalia, em termos de remoção de linfonodos, o que pode ser considerado boa linfadenectomia de três campos, autores japoneses consideram que o número total removido nas regiões cervical, torácica e abdominal pode variar de 40 a 74.[44-45] Considerando-se a linfadenectomia torácica, há grande variação no número de linfonodos tido como mínimo para esse procedimento. A Union for International Cancer Control (UICC) considera que seis linfonodos são necessários, o Consenso de Milão da ISDE (International Society for Disease of Esophagus), em 1995, estabeleceu em 15,[46] e uma revisão sistemática de sete estudos japoneses assinala que pelo menos 20 linfonodos removidos no tórax são necessários.[47]

Uma extensa revisão de grandes casuísticas, que realizam a esofagectomia com essas amplas ressecções linfonodais, assinala uma mortalidade operatória que varia de 1% a 10,3% e sobrevivência de 5 anos global variando de 30,8% a 52%.[48-49]

O registro nacional de câncer no Japão, com 11.642 pacientes submetidos à esofagectomia de três campos, assinala sobrevivência global de 5 anos de 36,1% e de 10 anos de 25,5%.[50]

Esse Registro mostra ainda que a sobrevivência de 5 anos cai progressivamente de 70,2%, no estádio I da doença, para 5,5%, no estádio IVb. Esse fato é alvissareiro, pois muda completamente o panorama tradicional de maus resultados do tratamento cirúrgico do câncer do esôfago, registrando-se sobrevivência livre de doença em 5 anos, mesmo em formas bastante avançadas da doença (estádios III e IV), situações estas em que tratamentos anteriores, com ressecções mais econômicas e limitadas, acompanhavam-se de sobrevivência tardia nula.

No Serviço de Cirurgia do Esôfago, da disciplina de Cirurgia do Aparelho digestivo do HC-FMUSP, em casos selecionados para essas modalidades de cirurgia de três campos, observou-se paralelo com as casuísticas internacionais. Em 48 casos submetidos a esse tipo de ressecção, a sobrevivência global de 5 anos atinge a expressiva marca de 62%, observando-se ainda que, mesmo em pacientes com lesões mais avançadas (tumores T3 ou T4), esse percentual supera 40%[51] (Figura 120.13).

Análise multivariada de fatores prognósticos, em 419 pacientes submetidos a essa modalidade de ressecção, mostra que os principais fatores são: profundidade da lesão; metástase linfonodal; linfonodos mediastinais ressecados; número de complicações pós-operatório; e ressecção completa.[52]

Essa análise demonstra que não somente os fatores relacionados ao estadiamento da doença estão diretamente implicados no prognóstico, mas também a modalidade de ressecção mais ampliada de linfonodos, bem como o número de complicações pós-operatórias. Isso mostra a importância no empenho da diminuição da morbimortalidade nesses pacientes.

Quando se coteja o número de linfonodos acometidos e a sobrevivência tardia, vários estudos demonstram que pacientes com mais de três a sete linfonodos, com neoplasia, não se beneficiam dessas modalidades de linfadenectomia de três campos.[53-54]

Nishimaki T *et al.* demonstram que quando não há linfonodos acometidos – N0 –, a sobrevivência de 5 anos é de 70,6%; quando se tem de um a quatro linfonodos positivos, esta cai para 35,7% (número considerado ainda expressivo em câncer do esôfago); e para casos com mais de quatro linfonodos comprometidos, a sobrevivência de 5 anos não passa de 5,9%.

Por sua vez, as complicações pós-operatórias dessas operações são expressivas. Estudo multicêntrico realizado no Japão, no início da década de 1990, com 96 instituições, somando 4.590 pacientes submetidos à esofagectomia de três campos, assinala 24,9% de complicações pulmonares, 42,3% de outras complicações e 14% de paralisia de cordas vocais.[55]

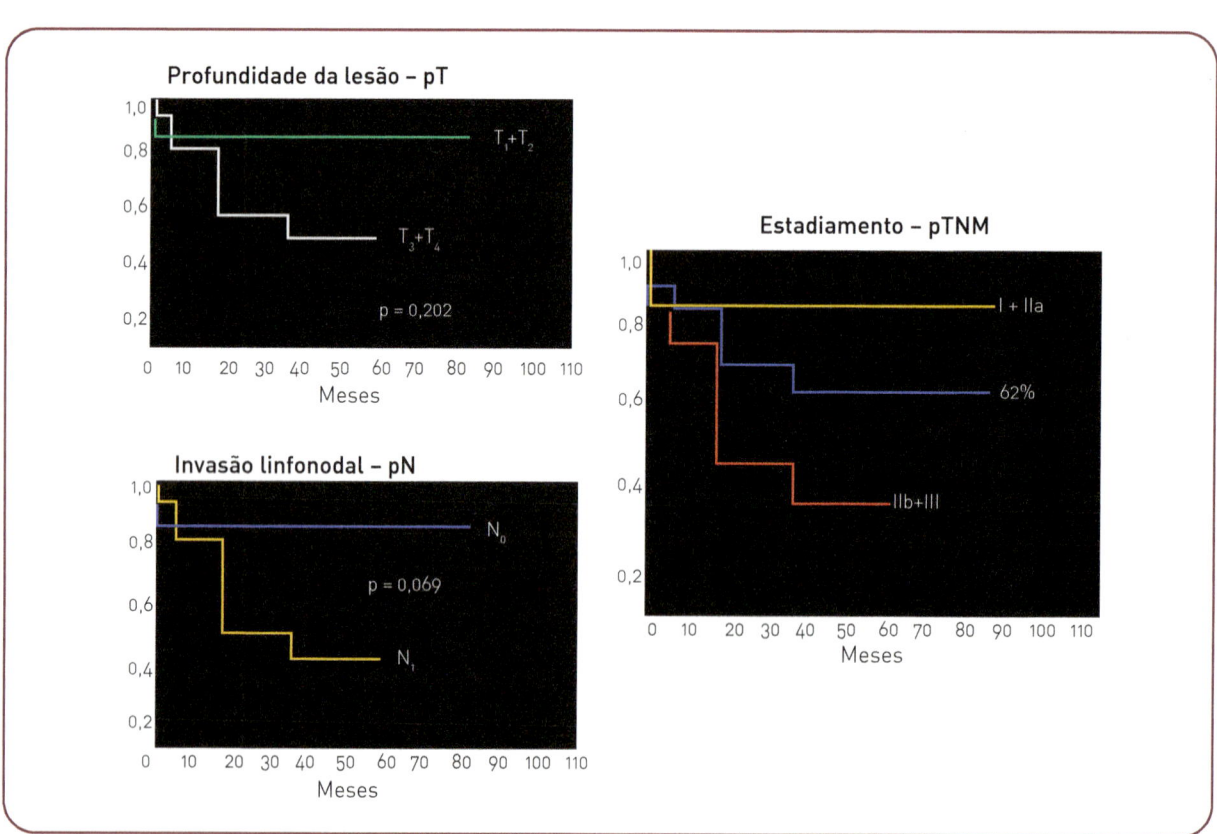

FIGURA 120.13 – Linfadenectomias de três campos.
Fonte: Desenvolvida pela autoria.

Uma década após, o panorama das complicações operatórias não mudou e, em 704 pacientes analisados, as complicações pulmonares foram de 26,8% e o índice de paralisia de cordas vocais foi de 16%.[56]

Esses fatos somados mostram que a indicação desses procedimentos cirúrgicos mais alargados deve ser restrita a pacientes em melhores condições clínicas e em situação de estadiamento mais favorável, ou seja, pacientes que apresentem lesões restritas à parede esofágica, com evidência de no máximo poucos linfonodos regionais acometidos e sem doença à distancia. Ainda, os fatores prognósticos mostram que empenho contínuo deve ser realizado na tentativa da diminuição das complicações pré e pós-operatórias, as quais interferem diretamente nos resultados tardios. Nesse contexto, várias ações clínicas e cirúrgicas vêm sendo adotadas ao longo das últimas décadas, visando à redução dessas complicações. O suporte nutricional enteral pré e pós-operatório, com a utilização de jejunostomia, o suporte ventilatório prolongado e o uso de materiais e técnicas cirúrgicas mais elaboradas vêm permitindo minimizar muitas dessas complicações.

Esofagectomia por viodeotorascocopia

Nesse particular, cabe destaque o emprego do acesso minimamente invasivo no tórax, por meio da videotoracoscopia que pode ser empregada na modalidade assistida (VATS) ou na forma exclusiva. Esse procedimento contém o racional de permitir uma ampla dissecção linfonodal no tórax, reduzindo-se as complicações mais graves decorrentes da ampla toracotomia necessária.

No Serviço de Cirurgia do Esôfago do HC-FMUSP, comparando 26 casos submetidos a esse procedimento a 22 submetidos à toracotomia, verificaram-se mortalidade operatória de 7,7% e 9,1%, respectivamente, e o número de linfonodos dissecados no tórax de 21 e 24.[57] Esses números demonstram ser exequível e seguro o emprego desse método, não incorrendo em maior mortalidade e permitindo semelhante dissecção linfonodal torácica (Figura 120.14).

Aparente maior conforto do paciente submetido a esse procedimento menos invasivo vem sendo observado, corroborado na literatura com estudos que assinalam melhor qualidade de vida e maior preservação da função respiratória nos pacientes submetidos à esofagectomia por videotoracoscopia comparada à operação aberta.[58]

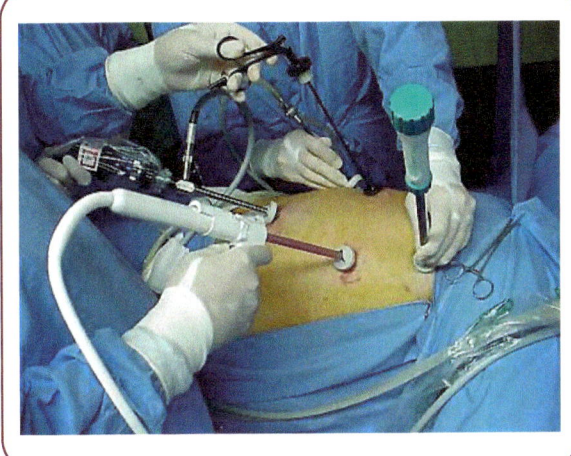

FIGURA 120.14 – Esofagectomia por videotorascocopia.
Fonte: Acervo da autoria.

Estudos japoneses[59-60] mostram em 182 pacientes uma dissecção linfonodal torácica por esse método semelhante à encontrada na toracotomia com 20 a 36 linfonodos removidos, acima das casuísticas ocidentais,[61-62] que assinalaram em 474 casos a remoção de 7 a 16. A mortalidade global nessas séries variou de 0% a 8%. Em muitas circunstâncias, entretanto, esses procedimentos alargados não podem ou devem ser empregados. A Figura 120.15 resume as principais situações de benefício da via transtorácica.

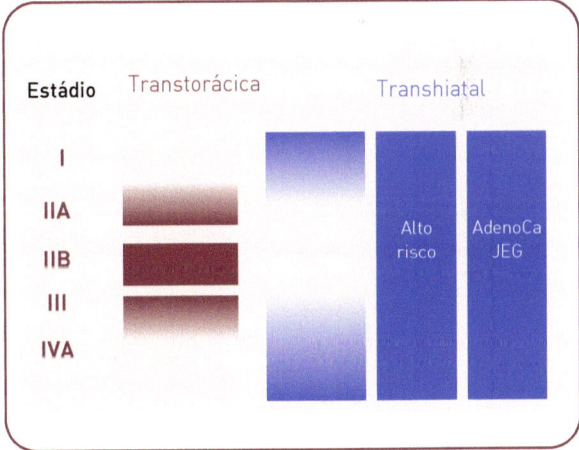

FIGURA 120.15 – Esofagectomia.
Fonte: Desenvolvida pela autoria.

Esofagectomia transdiafragmática

Esse procedimento que consiste na dissecção do esôfago por via combinada cervical e abdominal, sem abertura do tórax, foi primeiro descrito na literatura no início do século passado por Wolfgang Denk.[63]

Aprimorada e difundida em nosso meio por Pinotti (São Paulo, Brasil),[64,65] por meio da transecção mediana do diafragma, permitiu dissecção sob visão direta do mediastino, obviando-se o inconveniente da dissecção romba "às cegas" do esôfago (Figura 120.16).

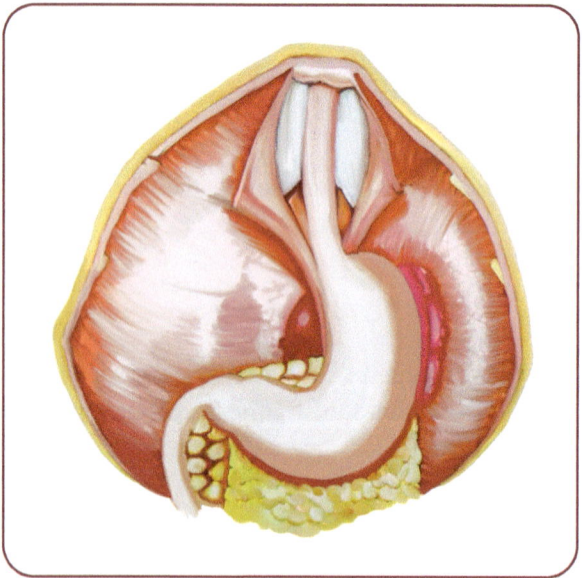

FIGURA 120.16 – Representação esquemática da esofagectomia transdiafragmática.
Fonte: Desenvolvida pela autoria.

As principais indicações dessa via de acesso para a esofagectomia são: tumores intramucosos do esôfago; situações de indicação de esofagectomia paliativa; situações de contraindicação para toracotomia; e tumores da junção esofagogástrica.

Adenocarcinoma da junção esofagogástrica

Os adenocarcinomas da junção esofagogástrica (JEG) constituem hoje a principal indicação da via transdiafragmática. Esse acesso permite avaliar as lesões da JEG e subdividi-las do ponto de vista topográfico. A classificação mais empregada é a de Siewert em I (esôfago distal), II (cárdia) e III (subcárdicos). De acordo com essa localização topográfica, indicam-se as principais modalidades de ressecção transdiafragmática (Figura 120.17):

- esofagectomia distal com gastrectomia total: para os tumores restritos à cárdia ou aqueles que crescem preferencialmente para o estômago;
- esofagectomia subtotal com gastrectomia proximal ampliada: para os tumores atualmente mais incidentes, que se estendem predominantemente para o esôfago;
- esofagectomia subtotal com gastrectomia total: para as lesões que se estendem para ambos os órgãos.

Nesse contexto, a opção da esofagectomia subtotal transdiafragmática com a gastrectomia proximal ampliada ganhou espaço na sua indicação como atesta a comparação estatística de dois períodos subsequentes do Serviço de Cirurgia do Esôfago do HC-FMUSP, onde, no primeiro período, de 1977 a 1992, esse procedimento foi aplicado em 23,3% das ressecções de tumores da JEG, contra 60,5% no segundo, de 1993 a 2003. Essa crescente indicação resulta provavelmente de uma somatória de fatores como:

- a prevalência crescente nessa casuística dos tumores da JEG que envolvem o esôfago distal, conforme ocorre de forma significativa em outras prevalências ocidentais;

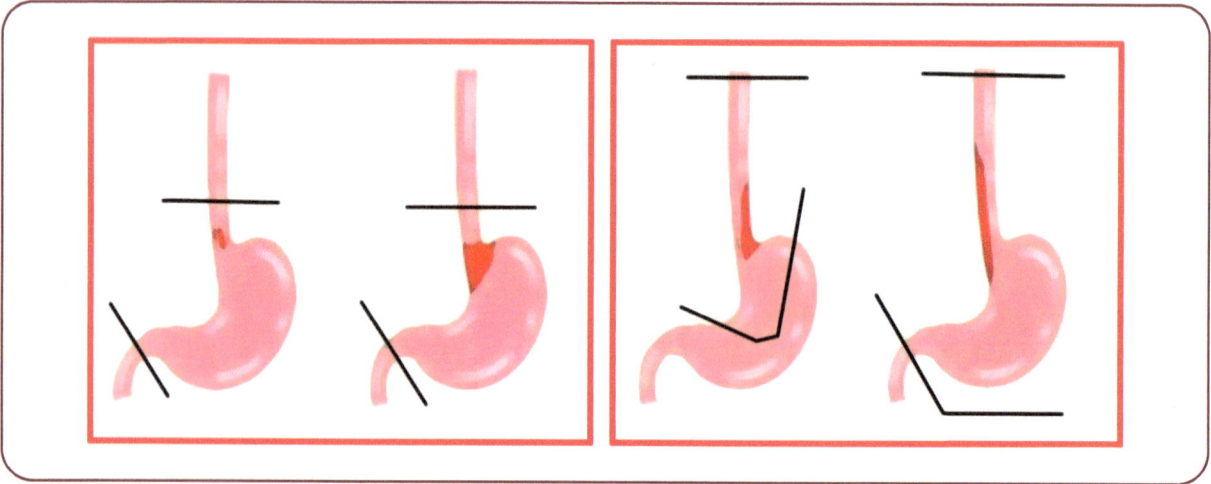

FIGURA 120.17 – Representação esquemática das principais modalidades de ressecção transdiafragmática.
Fonte: Desenvolvida pela autoria.

- o aprimoramento técnico dessa operação em diversas etapas, que culminaram com uma ressecção mais ampla para o lado gástrico (com o uso dos grampeadores de sutura mecânica), que permitem uma margem cirúrgica e linfonodal da pequena curvatura maior, bem como a constituição de um tubo gástrico de pequena curvatura mais longo e mais bem vascularizado, que atinge a região cervical de forma mais adequada (Figura 120.18);
- incisão subcostal bilateral com prolongamento mediano até o apêndice xifoide que, especialmente em obesos, permite amplo acesso às cadeias linfonodais do mediastino inferior e também do abdome superior, permitindo a ampla linfadenectomia necessária para uma cirurgia com intenção curativa (Figura 120.19).

Nesse contexto, esse procedimento vem ganhando adeptos de forma crescente como melhor opção radical nos tumores da JEG, especialmente os tipo I e muitos tipo II de Siewert.

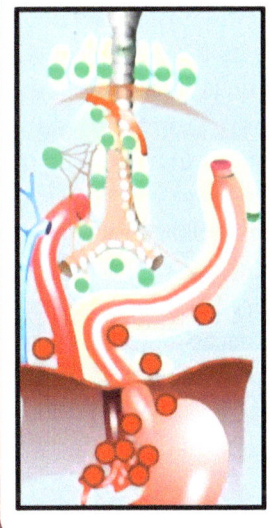

FIGURA 120.19 – Incisão subcostal bilateral com prolongamento mediano.
Fonte: Desenvolvida pela autoria.

Em 2005, estudo prospectivo randomizado multicêntrico, realizado por seis instituições japonesas, incluindo o National Cancer Center de Tóquio, e patrocinadas pelo Ministério da Saúde, que comparou a via transdiafragmática com a via trans-hiatal, teve o protocolo interrompido antes do seu término por melhores resultados imediatos (menor mortalidade) e tardios (melhor sobrevivência de 3 e 5 anos) para a via transdiafragmática nos tumores da JEG.[66]

Esses fatos vêm consolidando esse procedimento como curativo, seguro e radical no tratamento do adenocarcinoma da JEG, especialmente para os casos com invasão esofágica.

A reconstituição do trânsito digestivo se faz com a esofagogastroplastia com anastomose cervical. O estômago pode ser transposto por via retroesternal (especialmente quando há maior possibilidade de recidiva local mediastinal da doença) ou no leito esofágico (mediastino posterior).

A principal complicação cirúrgica da esofagectomia trandiafragmática com gastroplastia cervical é a fístula da anastomose cervical. Ela tem alta frequência em nosso meio variando de 15,8% a 30%,[67-68] entretanto, acompanha-se de baixa morbidade; a mortalidade relacionada à fístula é nula e constitui problema de fácil tratamento endoscópico (3 a 5 sessões de dilatação endoscópica).

Com todas as melhorias técnicas, de cuidados pós-operatórios e de experiência do grupo com a operação, a

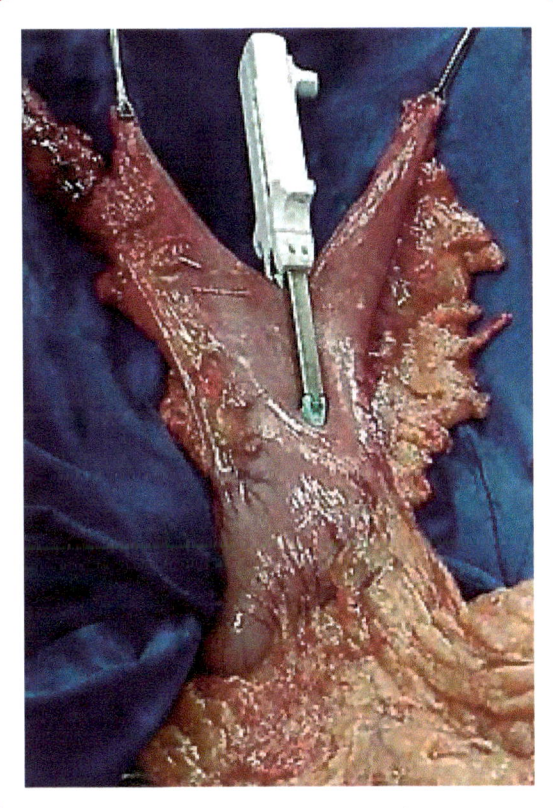

FIGURA 120.18 – Aprimoramento técnico: ressecção mais ampla para o lado gástrico, com uso de grampeadores de sutura mecânica.
Fonte: Acervo da autoria.

mortalidade vem caindo progressivamente; e, comparando-se os dois últimos períodos do Serviço, houve diminuição da mortalidade de 9,4% para 4,6%,[90] analisando todos os tumores do esôfago, e nula para o adenocarcinoma da JEG. Houve expressiva redução das complicações cirúrgicas, maiores no período inicial, restando complicações pulmonares e sistêmicas no último período (acidente vascular cerebral (AVC), infarto do miocárdio etc.).

A cuidadosa seleção, de acordo com os critérios sistematizados, permite a obtenção de sobrevivência adequada com a esofagectomia transmediastinal, tanto para o câncer epidermoide como para o adenocarcinoma, especialmente nas situações mais iniciais da doença e sem acometimento linfonodal (Figura 120.20).

TRATAMENTO COMPLEMENTAR

Radioterapia e quimioterapia

De acordo com Person, 80% dos pacientes com câncer de esôfago apresentam doença localmente avançada ou à distância no diagnóstico.[96] Nesse contexto, a radioterapia e a quimioterapia são modalidades de tratamento importantes, podendo ser utilizadas de forma exclusiva ou combinada.

Radioterapia exclusiva

No tratamento da doença localmente avançada, a radioterapia exclusiva tem sido cada vez menos utilizada, pois há grande evidência de que o tratamento combinado, consistindo de irradiação e quimioterapia, é superior à radioterapia isolada.[97] Em geral, a irradiação isolada como tratamento primário é reservada a pacientes sem condições clínicas para receber o tratamento combinado.

Séries históricas demonstram uma sobrevida variando de 5% a 20% em 5 anos, dependendo da extensão tumoral, com doses de 60 Gy a 66 Gy em 6 semanas.[98,99]

Quimioterapia e radioterapia pré-operatórias

Os resultados de sobrevida a longo prazo dos pacientes submetidos apenas à ressecção e o efeito

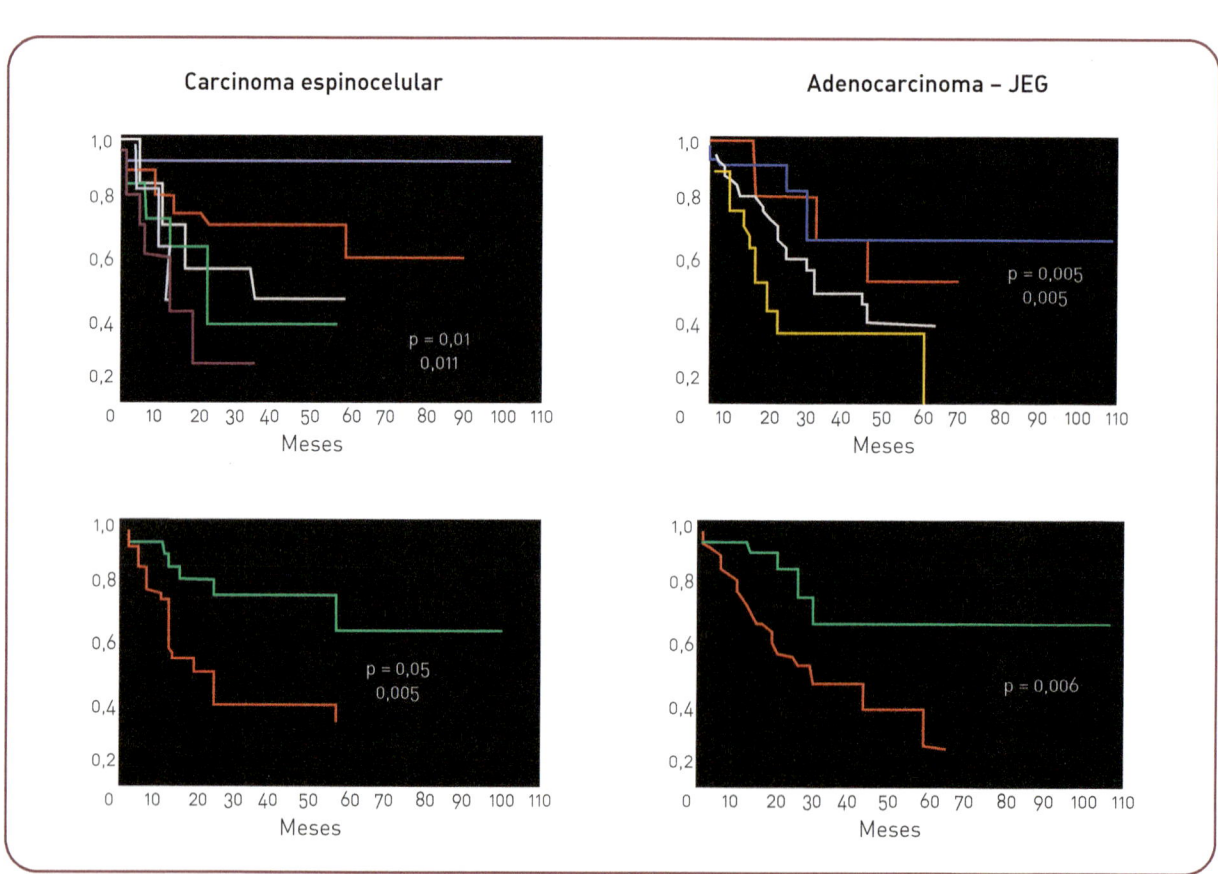

FIGURA 120.20 – Seleção cuidadosa que permite a obtenção de sobrevivência adequada com a esofagectomia transdiastinal, para o câncer epidermoide e para o adenocarcinoma.
Fonte: Desenvolvida pela autoria.

radionsensibilizador da quimioterapia estimularam estudos avaliando quimiorradioterapia pré-operatória. Vários estudos compararam diretamente cirurgia com ou sem quimiorradiação para os pacientes com carcinoma de esôfago potencialmente ressecáveis.

Walsh *et al.*, em 1996, randomizaram 113 pacientes com adenocarcinoma de esôfago em cirurgia ou quimioterapia (dois ciclos de cisplatina e 5-fluoracil) e radioterapia (40 Gy, em 3 semanas) seguida de cirurgia 4 a 6 semanas. A sobrevida média foi de 16 meses com a terapia combinada em comparação com 11 meses para os pacientes tratados com cirurgia isoladamente (p = 0,01). A taxa de sobrevida em 3 anos foi de 32% para os pacientes que receberam terapia multimodal e 6% para os pacientes atribuídos à cirurgia (p = 0,01).

A taxa de resposta patológica completa chegou a 25%. Os autores concluíram que quimiorradioterapia neoadjuvante foi superior à cirurgia isoladamente em pacientes com adenocarcinoma de esôfago potencialmente ressecáveis.[100]

Bosset *et al.* demonstraram melhores resultados na taxa de controle local e sobrevida livre de doença, sem impacto na sobrevida global (SG) em pacientes com carcinoma de esôfago randomizados em cirurgia ou quimiorradioterapia seguida de ressecção.[101]

O estudo holandês *CROSS*, publicado em 2012, revolucionou o tratamento multimodal do câncer esofágico. Nesse estudo, os 366 pacientes com câncer de esôfago (75% adenocarcinoma, 23% carcinoma espinocelular e 2% de grandes células indiferenciados) foram randomizados para cirurgia com ou sem quimiorradioterapia neoadjuvante. A quimioterapia consistia em carboplatina (AUC2) e paclitaxel (50 mg/m²) semanal por 5 semanas durante a radioterapia 41,4 Gy em 23 frações, 5 dias por semana. Pacientes com doença não metastática, estadiamento ao menos T2n0, principalmente T3 ou com linfonodos clinicamente positivos, foram incluídos no estudo. A cirurgia foi realizada, em geral, entre 4 e 6 semanas após o término da quimiorradioterapia. Os resultados foram revolucionários porque, além de trazer ganho de SG, ressecção R0 e taxa de resposta completa em relação à radioterapia, esse esquema de quimioterapia com a radioterapia é muito mais tolerável e de mais fácil execução do que o esquema com cisplatina e 5FU utilizado em estudos prévios de neoadjuvância ou mesmo na radioterapia definitiva. Houve aumento de SG de 49,4 × 24 meses (HR 0,65, p = 0,003) em favor da neoadjuvância na população global do estudo. Houve benefício de SG nas duas principais histologias, porém a magnitude do benefício foi maior em tumores escamosos, cuja SG mediana com quimiorradioterapia foi cerca de quatro vezes maior em comparação à cirurgia isolada, 81,6 × 21,1 meses (HR 0,48 p = 0,008). Em adenocarcinomas, a SG mediana foi de 43,2 × 27,1 em favor da quimiorradioterapia neoadjuvante (HR 0,73, P = 0,032). Essa diferença entre as histologias também foi observada em relação à taxa de resposta patológica completa, que foi de 49% para CEC e 23% para adenocarcinoma.[102]

Metanálise envolvendo dez estudos, mais antigos, randomizados controlados, com mais de 1.200 pacientes, comparando cirurgia e quimioterapia e radioterapia seguida de ressecção, já havia demonstrado uma melhora significante na sobrevida dos pacientes no grupo de terapia combinada, independentemente do tipo histológico.[103] Metanálise anterior também reportou as vantagens da quimiorradiação neoadjuvante.[104]

Os trabalhos apresentam muita variação em termos de dose, fracionamento e técnicas de radioterapia, assim como a quimioterapia utilizada. De forma geral, o tratamento pré-operatório com quimiorradiação sugere melhor ressecabilidade, traduzindo-se em melhor controle local e possível acréscimo na sobrevida.

Quimioterapia e radioterapia exclusivas

A quimiorradioterapia concomitante permite maior controle tumoral em virtude do efeito aditivo radiossensibilizador e controle de micrometástases por parte da quimioterapia. Em ensaios clínicos randomizados, a adição de quimioterapia à base de cisplatina com radioterapia melhora significativamente a sobrevida em relação à radioterapia isolada.[105]

O RTOG 85-01 comparou radioterapia isolada (64 Gy em 32 frações) *versus* quimiorradioterapia concomitante (infusão de 5-FU, dias 1 a 4, semanas 1 e 5, 1.000 mg/m²) com cisplatina (dia 1, semana 1 e 5, 75 mg/m²) e radioterapia (50 Gy em 25 frações) em pacientes com câncer do esôfago torácico. O grupo quimiorradioterapia recebeu dois ciclos de quimioterapia adicional, 3 semanas após. A cirurgia não era parte do esquema de tratamento. O estudo foi encerrado prematuramente com 121 pacientes, quando uma pré-análise demonstrou significativa vantagem de sobrevida para os pacientes submetidos ao tratamento combinado (sobrevida em 5 anos de 27% *versus* 0%).

Houve redução significativa na falha locorregional e à distância. No entanto, apesar desses resultados, 46% dos doentes apresentaram recorrência e/ou persistência de doença após 12 meses.[106] A questão dessa taxa de falha inaceitável foi abordada em um estudo de seguimento, o Intergroup 0123. Esse estudo avaliou 236 pacientes com carcinoma epidermoide ou adenocarcinoma de esôfago torácico, que receberam cisplatina e 5-fluoracil concomitantemente à radioterapia (como no RTOG 85-01), divididos de forma aleatória em dois grupos com diferentes doses de radioterapia: 50,4 Gy (28 frações de 1,8 Gy) ou 64,8 Gy (36 frações de 1,8 Gy). Doses mais altas de radioterapia não mudaram a sobrevida ou a taxa de recorrência local. O grupo que recebeu radioterapia com dose elevada foi significativamente mais tóxico.[107]

Estudo do RTOG com reforço de dose após 50,4 Gy com braquiterapia também não mostrou benefício, apresentando maior toxicidade, sobretudo em fístulas aerodigestivas.[108] Aparentemente não há benefício no escalonamento de dose da radioterapia associado à quimioterapia. Estudos de fase II com hiperfracionamento têm demonstrado tolerabilidade com boa resposta.[109] Atualmente, quimiorradiação com dose de 50 Gy concomitante à quimioterapia à base de cisplatina e 5-fluoracil, como no estudo RTOG 8501, ou, preferencialmente pela melhor perfil de toxicidade, carboplatina e paclitaxel semanal durante todas as semanas da radioterapia, semelhante ao do estudo *CROSS*, é o tratamento de escolha para câncer de esôfago irressecável. Estudos que investigaram a adição de anticorpos anti-EGFR à quimiorradioterapia falharam em demonstrar ganho de sobrevida. Estudos promissores em andamento investigam o papel da adição de imunoterapia à quimiorradioterapia definitiva e o de anticorpos anti-HER2 em casos de adenocarcinoma de esôfago distal que hiperexpressão essa proteína transmembrana.

Quimioterapia perioperatória apenas para adenocarcinomas

Para os adenocarcinomas, uma opção atrativa de tratamento para melhorar os resultados da cirurgia sozinha é a quimioterapia perioperatória conforme realizado pelo estudo *FLOT4*, de Al Batran *et al.*, publicado em 2019. Essa estratégia de não se utilizar a radioterapia, fazendo quimioterapia antes e depois da cirurgia era mais focada em tumores gástricos como no estudo *MAGIC* que utilizava epirrucina, 5FU e cisplatina (ECF) por três ciclos antes e três ciclos após a cirurgia. O estudo *FLOT4*, entretanto, recrutou a maioria de pacientes com tumores não gástricos: Siewert I (24%); e Siewert II/III (32%).[110] Outro estudo francês fase III de 2011 também já havia estudado a quimioterapia com base em 5FU e cisplatina como tratamento perioperatório, em uma população prioritariamente com tumores de esôfago distal e transição (75% da amostra do estudo) e demonstrou resultados positivos em ressecabilidade com intenção curativa, sobrevida livre de progressão e SG.[111]

O estudo *FLOT4* foi inovador, pois mudou o paradigma da quimioterapia utilizada na estratégia perioperatória, com a adição de taxânico. O estudo demonstrou que a combinação de 5FU infusional em 24 horas, leucovorim, oxaliplatina e docetaxel (FLOT), em quatro ciclos de 2 semanas antes e quatro ciclos após a cirurgia, era superior à combinação de epirrubicina, cisplatina e fluorupirimidina até então utilizada. Com isso, a utilização de antraciclinas no tratamento do câncer gástrico foi abandonada. Houve aumento de SG em favor do esquema FLOT *versus* ECF, SG medidana de 50 meses *versus* 35 meses (HR 0,77; IC 0,63 a 0,94), houve maior taxa de cirurgia R0 (85 × 78%; p = 0,0162). A resposta patológica completa ocorreu em 12,8% dos pacientes tratados com FLOT e em apenas 5,1% do ECF/ECX. A ocorrência de toxicidade severa, graus 3 e 4, foi semelhante entre os grupos, cerca de 27% dos casos, porém o FLOT apresentou mais neuropatia, neutropenia e infecção e menos vômitos, eventos tromboembólicos e anemia em relação ao ECF/ECX.[110]

Mantém-se a discussão se os pacientes com adenocarcinomas de esôfago distal, não metastáticos, com boa performance clínica e estadiamento ao menos T2 ou N positivo, devem ser tratados com quimiorradioterapia neoadjuvante, aos moldes do estudo *CROSS* exposto acima, ou com quimioterapia perioperatória aos moldes do FLOT4. Alguns estudos estão em andamentos para resolver essa questão. O estudo que comparou o esquema antigo de quimioterapia perioperatória do *MAGIC trial* contra a quimiorradioterapia neoadjuvante do CROSS não demonstrou diferença significativa, de modo que ainda não há definição sobre esse tópico.[112] De forma geral, pacientes com adenocarcinomas de esôfago Siewert1 ou que necessitem de importante resposta para garantir a cirurgia são tratados com quimiorradioterapia no esquema CROSS. Pacientes Siewert 3, com padrão de disseminação linfonodoal perigástrica ou intraabdominal, são tratados com quimioterapia perioperatória. Condições do paciente, como maior risco de complicações de neuropatia ou infecções, ou condições do serviço, como incapacidade de oferecer tratamento de radioterapia célere e de qualidade, podem ser o definidor da escolha terapêutica.

Quimioterapia de indução seguida de quimioterapia e radioterapia

Até 75% dos pacientes diagnosticados com doença localmente avançada desenvolverão metástases à distância, fornecendo fundamentos para estudos de indução com quimioterapia sistêmica antes de quimiorradiação. Embora os estudos de fase I/II tenham mostrado que essa abordagem é viável e oferece alívio significativo de sintomas, nenhum estudo com grande número de pacientes comparou essa abordagem com quimiorradiação exclusiva. Estudo alemão interrompido por baixo recrutamento, fazia quimioterapia de indução seguida de cirurgia ou adicionava quimiorradioterapia entre a indução e a cirurgia. Esse estudou demonstrou maior taxa de resposta nos pacientes submetidos à radioterapia do que naqueles tratados apenas com quimioterapia neoadjuvante, mas sem diferença na sobrevida.[113] Outro estudo fase II, do CALGB, entendido apenas como gerador de hipóteses, avaliou dois esquemas de quimioterapia, carboplatina com paclitaxel ou FOLFOX, como indução e concomitante à radioterapia neoadjuvante. Conforme a resposta vista por PET-CT após a fase de indução, o esquema era mantido ou trocado pelo esquema oposto na fase de quimiorradioterapia. De maneira interessante, os resultados com FOLFOX na indução pareceram ser melhores, com menor necessidade de troca e resultados interessantes quando utilizados concomitantemente à radioterapia.[114]

Adjuvância com imunoterapia

Como visto anteriormente, favorece-se a realização de tratamento sistêmico iniciando-a antes da cirurgia, e não depois, como é o caso da quimiorradioterapia do estudo CROSS ou da quimioterapia perioperatória do estudo FLOT. No adenocarcinoma, que eventualmente tenha sido operado de forma inadvertida e prévia, ou por alguma excepcionalidade, há possibilidade de quimioterapia adjuvante como a de estudo desenhado para câncer gástrico CLASSIC, com ciclos de capecitabina e oxaliplatina adjuvante por 6 meses. Esse estudo incluiu 2% de tumores proximais não gástricos.[115] Desfavorece-se a realização de radioterapia adjuvante para pacientes operados com margens livres. Nos carcinomas escamosos inicialmente operados não há conduta estabelecida complementar, por isso, essa situação deve ser bastante evitada, à exceção dos tumores iniciais, como T1N0.

A primeira demonstração de importante ganho em sobrevida no tratamento adjuvante do câncer de esôfago só foi conquistada com a imunoterapia em pacientes sob alto risco de recorrência. Esses pacientes não haviam obtido resposta patológica completa após a quimiorradioterapia antes da cirurgia. Esse estudo, CHECKMATE 577, publicado em 2021, incluiu pacientes com adenocarcinoma e CEC de alto risco para recidiva, após quimiorradioterapia e cirurgia, como já descrito, e os randomizou entre placebo ou nivolumabe por 1 ano. A sobrevida livre de recorrência foi de 22,4 meses com nivolumabe e de apenas 11 meses no braço de placebo (HR 0,69, p < 0,001). Houve 13% de toxicidade graus 3 e 4 com nivolumabe, sendo isso 7% maior do que o registrado no grupo placebo. O benefício parece ser independente da histologia e da expressão de PD-L1.116.[116]

Quimioterapia e/ou radioterapia paliativas

Pacientes com doença recidivada ou metastática, considerada incurável, podem beneficiar-se de tratamento paliativo, cujo intuito é prover aumento de sobrevida com melhora na qualidade de vida. A radioterapia tem sido usada como um tratamento eficaz na paliação da disfagia. Cerca de metade dos pacientes com disfagia inicial apresenta melhora após 2 semanas do início do tratamento.[117,118] A associação de quimiorradiação apresenta melhores resultados na paliação comparada à radioterapia isolada nos pacientes com boas condições clínicas.[119]

Inúmeros agentes citotóxicos como fluoropirimidinas, platinas, taxanes e camptotecinas têm sido usados isoladamente ou associados entre si com o objetivo de prover melhor qualidade de vida aos pacientes. Em carcinomas escamosos, os esquemas mais frequentes são a utilização de cisplatina com paclitaxel, cisplatina com irinotecano, ou algum desses agentes como monoquimioterapia.

Para os pacientes com adenocarcinoma de esôfago metastático, a seleção de tratamento segue o investigado por estudos prioritários para câncer gástrico: esquema com duas drogas na 1ª linha com fluoropirimidina e platina (FOLFOX, CAPOX e CF), esquemas com três drogas para grande volume de doença associando taxânicos (DCF modificado ou FLOT) e, na 2ª linha, esquemas com paclitaxel, paclitaxel e ramucirumabe, irinotecano ou FOLFIRI. O detalhamento desses esquemas e a forma como utilizá-los podem ser observados no capítulo de câncer gástrico deste Tratado. Entre os anos 2010 e 2020, diversos agentes biológicos alvo-dirigidos foram testados nesse contexto em associação à quimioterapia, como os anticorpos monoclonais anti-HER-2 (trastuzumabe, lapatinibe, pertuzumabe, TDM1), anti-EGFR (cetuximabe) e as pequenas moléculas inibidoras de tirosinaquinase (erlotinibe, gefitinibe). De todos esses citados, apenas o trastuzumabe apresentou resultados favoráveis na doença que superexpressa HER-2.[120]

É importante ressaltar que o adenocarcinoma de esôfago distal e TEG apresenta superexpressão de HER-2 em cerca de 20% a 25% dos casos, sendo esta mais frequente do que a vista no adenocarcinoma gástrico. Por isso, é mandatório realizar-se imunoistoquímica para HER-2 em todos os casos de adenocarcinomas metastáticos. Além do teste para HER-2, é necessário verificar se não há deficiência das enzimas de reparo de DNA (imunoistoquímica) ou instabilidade de microssatélite (teste genético) e checar a expressão de PD-L1 (imunoistoquímica).

Doença HER-2 superexpressa

O estudo *TOGA*, publicado em 2010, foi o primeiro a demonstrar benefício de droga-alvo molecular, o trastuzumabe, em combinação com a quimioterapia no tratamento do câncer de esôfago e gástrico. Nesse estudo, cerca de 20% da amostra correspondia a pacientes com tumores de TEG. Os pacientes do estudo que receberam trastuzumabe combinado com platina e fluorupirimidina obtiveram maior SG mediana: 13,8 × 11,1 meses (HR0, 74, p = 0,046).[120] Mais recentemente, o estudo *Keynote* 811, apresentado em 2021, demonstrou importante benefício da adição de imunoterapia, com pembrolizumabe, a base de trastuzumabe e quimioterapia em pacientes com superexpressão de HER-2. Nesse estudo 30% dos pacientes eram de tumores de TEG. A taxa de resposta com a adição do anti PD-1 pembrolizumabe foi de 74%, um aumento de 22,7% (95% IC 11,2% a 33,7%, p = 0,00006) em relação ao braço tratado só com o trastuzumabe e a quimioterapia.[121]

Outra estratégia inovadora para tratamento do câncer esofagogástrico com superexpressão de HER-2 é o uso de anticorpo-droga conjugando trastuzumabe-deruxecan. O estudo fase II *DESTINY-Gastric01*, publicado em 2020, apresentava cerca de 13% de pacientes com adenocarcinoma de TEG que superexpressavam HER-2 e já haviam sido tratados com ao menos duas linhas de tratamento paliativo, incluindo tratamento prévio com trastuzumabe. Houve ganho em SG mediana, 12,5 × 8,4 meses (HR 0,59, p = 0,01) e sobrevida livre de progressão, 5,6 – 3,5 meses (HR 0,47 95% IC 0,31 – 0,71) mesmo nessa população previamente politratada.[122]

Imunoterapia

A imunoterapia com os agentes inibidores de *checkpoint*, anti-PD1 ou anti-PDl1 propiciou uma revolução na Oncologia e isso pode também ser observado com os estudos de imunoterapia no câncer esofágico. Além do benefício na adjuvância com o estudo *CHECKMATE 577*, já mencionado, a imunoterapia melhorou os resultados do tratamento paliativo, inicialmente a partir de 2018 com estudos de 2ª linha como *KEYNOTE 180*, *KEYNOTE 181*, *CHECKMATE 032* e *ATRACTION-3*; e, posteriormente, a partir de 2020, em 1ª linha com o KEYNOTE 590 e *CHECKMATE 648* (Quadro 120.3). Em 2020, foi aprovado no Brasil o uso de pembrolizumabe para tratamento de 1ª linha em câncer de esôfago, adenocarcinoma ou carcinoma escamoso, em combinação com a quimioterapia (platina e fluorupirimidina), com base no estudo *KEYNOTE 590*. Em 2021, foi aprovado o nivolumabe também em combinação com a quimioterapia e independente do escore positivo combinado ou *combined positive score* (CPS), para adenocarcinomas de esôfago em 1ª linha ou como monoterapia em 2ª linha para carcinomas escamosos. O uso como monoterapia em 2ª linha é reservado para os pacientes que não receberam imunoterapia em linhas prévias, conforme critério de exclusão dos estudos clínicos nesse cenário. A imunoterapia com pembrolizumabe isolado também está indicada nos tumores com deficiência de enzimas de reparo de DNA ou instabilidade de microssatélites em virtude da alta chance de resposta mesmo com falha prévia de quimioterapia paliativa. Há expectativa da expansão da indicação das novas imunoterapias, com diferentes combinações de tratamento e cenários clínicos, principalmente se houver melhor definição de biomarcadores preditores de benefício clínico.

Quadro 120.3. Estudos pivotais das principais estratégias de tratamento

PROPOSTA	TRABALHO	HISTOLOGIA	INCLUSÃO	DESCRIÇÃO	RESULTADOS
Curativa neoadjuvante	CROSS trial – van Hagen, et al. 2012[102]	Adenoca (75%) e CEC (23%)	Local ou localmente avançada estadiamento maior ou igual a cT2 N0	Neoadjuvância com radioterapia 41,4 Gy em 23 frações concomitante à carboplatina AUC 2 e ao paclitaxel 50 mg/m² semanal por 5 semanas	Ganho estatístico de SG, SG independente da histologia, Ressecção R0 e resposta patológica completa SG 49,4 × 24 meses – (HR 0,65; p = 0,0030); R0 92% × 69% (p < 0,001); RPC adeno 23% e CEC 49%
Curativa perioperatória	FLOT4 trial – al Batran, et al. 2019[110]	Adenocarcinoma (56% tumores de TEG)	Adenoca não metastáticos de TEG ou estômago maior que cT2 ou N+	4 ciclos, a cada 2 semanas, antes e 4 ciclos após a cirurgia de docetaxel 50 mg/m² oxaliplatina 85 mg/m², leucovorin 200 mg/m², 5FU 2.600 mg/m² infusional em 24 horas	Ganho de SG mediana com FLOT; 50 × 35 meses (HR 0,77; IC 0,63 a 0,94), maior taxa de cirurgia R0 (85% × 78%; p = 0,0162) e de resposta patológica completa 12,8% × 5,1% para ECF/ECX[110]
Adjuvância com imunoterapia	Checkmate 577 – Kelly Rj, et al. 2021[116]	Adenocarcinomas (71%) e CEC (29%)	Falha em se obter resposta patológica completa após quimiorradioterapia neoadjuvante	Após quimiorradioterapia neoadjuvante e cirurgia, os pacientes recebiam nivolumabe (240 mg a cada 2 ou 480 mg a cada 4 semanas) por 1 ano	A sobrevida livre de recorrência foi de 22,4 meses com nivolumabe e de apenas 11 meses no braço de placebo (HR 0,69, p < 0,001)[116]
Paliativa anti-HER2	TOGA trial – Bang Yj, et al. 2010[120]	Adenocarcinoma, metastático, 20% era de TEG	Doença metastática ou irressecável sem quimioterapia paliativa prévia	Trastuzumabe 6 mg/kg (após ataque de 8 mg/kg), cisplatina 80 mg/m² no D1 associado a capecitabina 2000 mg/m²/dia D1-D14 (CX) ou a 5FU 800 mg/m² infusional no D1 a D5 (CF) a cada 3 semanas	Houve maior SG mediana: 13,8 × 11,1 meses (HR 0,74, p = 0,046)[120]
Paliativa anti-HER2 Com imunoterapia	CHECKMATE 811 – Janjigian YY, et al. 2021[121]	Adenocarcinoma, metastático. 30% da amostra era de TEG	Doença metastática, sem quimioterapia paliativa ou imunoterapia prévia	Pembrolizumabe 200 mg, trastuzumabe 6 mg/kg (após ataque de 8 mg/kg), combinado com quimiojterapia (CX ou CF como descrito acima) a cada 3 semanas	A TR coma adição de pembrolizumabe foi de 74%, um aumento de 22,7% (95% IC 11,2% a 33,7%, p = 0,00006) em relação ao braço tratado só com o trastuzumabe e a quimioterapia[121]

Continua >>

>> Continuação

Quadro 120.3. Estudos pivotais das principais estratégias de tratamento

Proposta	Trabalho	Histologia	Inclusão	Descrição	Resultados
Imunoterapia combinada com quimioterapia paliativa de 1ª linha	KEYNOTE 590 – Sun J, et al. 2021[123]	Adenocarcinoma e CEC HER-2 negativo	Doença metastática, irressecável, sem quimioterapia paliativa ou imunoterapia prévia	Pembrolizumabe 200 mg combinado com quimioterapia CF a cada 3 semanas	Pembrolizumabe associado à quimioterapia apresentou maior SG: em CEC e PD-L1 CPS maior ou igual a 10 (mediana 13,9 × 8,8 meses; HR 0,57; p < 0,0001), para CEC independente do CPS (12,6 × 9,8 meses; HR 0,72; p = 0,0006), para independente de histologia e PD-L1 CPS maior ou igual a 10 (13,5 × 9,4 meses; HR 0,62; p < 0,0001), e em todos os pacientes randomizados (12,4 × 9,8 meses; 0,73; p < 0,0001)[123]
Imunoterapia paliativa Combinada à quimioterapia de 1ª linha	CHECKMATE 648 – Doki Y, et al. 2022[124]	CEC	Doença metastática ou irressecável sem tratamento sistêmico anterior	Nivolumabe 240 mg a cada 2 semanas com quimioterapia (CF) a cada 4 semanas, ou nivolumabe 3 mg/kg a cada 2 semanas com ipilimumabe 1 mg/kg a cada 6 semanas ou quimioterapia CF a cada 4 semanas	Nivolumabe associado a CF em relação a CF obteve maior SG em PD-L1+(15,4 versus 9,1 meses; HR 0,54; P < 0,001) ou independente do PD-L1 (13,2 versus 10,7 meses; HR 0,74; P = 0,002). Nivo+ ipilimumabe demonstrou benefício semelhante, porém com perda precoce de pacientes nas curvas de sobrevida e custo financeiro elevado[124]

CEC: carcinoma espinocelulares; CF: (esquema) cisplatina-fluorouracil; ECF: (esquema) 5FU e cisplatina; ECX: (esquema) epirrubicina, cisplatina e capecitabina; RPC: resposta patológica completa; SG: sobrevida global; TEG: transição esofagogástrica.
Fonte: Desenvolvido pela autoria.

CONCLUSÕES E PERSPECTIVAS

O tratamento multimodal, com quimiorradioterapia ou quimioterapia perioperatória, esofagectomia e, eventualmente, imunoterapia adjuvante, é a principal estratégia de tratamento curativo do câncer do esôfago. A linfadenectomia de três campos é a que melhor realiza a ressecção linfonodal e que confere a maior probabilidade de sobrevivência. A esofagectomia está contraindicada em doença avançada. A esofagectomia trans-hiatal é particularmente útil nos tumores restritos à mucosa, nos pacientes de alto risco e nos tumores da JEG.

O desafio de melhorar os resultados do tratamento implica a melhoria dos métodos de diagnóstico precoce, detecção mais refinada de acometimento linfonodal e sistêmico da doença e otimização do tratamento complementar. Nesse contexto, as metodologias que incluem biologia molecular e genética já são utilizadas atualmente e terão papel ainda mais preponderante nos próximos anos.

REFERÊNCIAS

1. Sung H. Ferlay J, Siegel R, Laversanne M, Soerjomataram I, Jemal A, et al. Global Cancer Statistics 2020: GLOBOCAN estimates of incidence and mortality worldwide for 36 cancers in 185 countries. CA Cancer J Clin 2021;71(3):209-249.
2. Ministério da Saúde. INC. Disponível em: https://www.inca.gov.br/estimativa. [2022 jun. 28].
3. Pohl H, Welch HG. The role of overdiagnosis and reclassification in the marked increase of esophageal adenocarcinoma incidence. J Nat Cancer Inst 2005;97.
4. Food, Nutrition and the prevention of Cancer: a Global perspective. World Cancer Research Fund/American Institut for Cancer Research. 1997;118.
5. Meijssen MA, Tilanus HW, van Blankenstein M, Hop WC, Ong GL. Achalasia complicated by oesophageal squamous cell carcinoma: a prospective study in 195 patients. Gut. 1992;33:155-8.
6. Peracchia A, Segalin A, Bardini R, Ruol A, Bonavina L, Baessato M. Esophageal carcinoma and achalasia: prevalence, incidence and results of treatment. Hepatogastroenterology. 1991;38:514-6.
7. Aggestrup S, Holm JC, Sorensen HR. Does achalasia predispose to cancer of the esophagus? Chest. 1992;102:1013-6.
8. Pinotti HW, Habr-Gama A, Cecconello I, Felix VN, Zilberstein B. The surgical treatment of megaesophagus and megacolon. Dig Dis. 1993;11.
9. Pajecki D, Zilberstein B, dos Santos MA, Ubriaco JA, Quintanilha AG, Cecconello I, Gama-Rodrigues J. J Gastrointest Surg 2002;6:723-9.
10. Cecconello I, Pinotti HW, Zilberstein B, Nasi A. Esofagite de refluxo – etiopatogenia, diagnóstico e tratamento clínico. In: Pinotti HW (ed). Tratado de clínica cirúrgica do aparelho digestivo. São Paulo: Atheneu; 1994. p.354-73.
11. Blot WJ, McLaughlin JK. The changing epidemiology of esophageal cancer. Semin Oncol. 1999;26(5-15):2-8.
12. Brown LM, Devesa SS. Epidemiologic trends in esophageal and gastric cancer in the United States. Surg Oncol Clin N Am. 2002;11:235-56.
13. Mayne ST, Navarro SA. Diet, obesity and reflux in the etiology of adenocarcinomas of the esophagus and gastric cardia in humans. J Nutr. 2002;132(11):3467S-70S.
14. Lagergren J, Bergstrom R, Lindgren A, Nyren O. Symptomatic gastroesophageal reflux as a risk factor for esophageal adenocarcinoma. N Engl J Med. 1999;340:825-31.
15. Spechler SJ. Carcinogenesis at the gastroesophageal junction: free radicals at the frontier. Gastroenterology. 2002;5:1518-20.
16. Szachnowicz S, Cecconello I, Iriya K, Marson AG, Takeda FR, Gama-Rodrigues JJ. Origin of adenocarcinoma in Barrett's esophagus: p53 and Ki67 expression and histopathologic background. Clinics 2005;60(2):103-12.
17. Drewitz DJ, Sampliner RE, Garewal HS. The incidence of adenocarcinoma in Barrett's esophagus: a prospective study of 170 patients followed 4.8 years. Am J Gastroenterol. 1997;92(2):212-5.
18. Sharma P, McQuaid K, Dent J, et al. A critical review of the diagnosis and management of Barrett's esophagus: the AGA Chicago Workshop. Gastroenterology. 2004;1:310-30.
19. Rebecca ER, Thomas LV, Barry ES, et al. Effect of segment length on risk for neoplastic progression in patients with Barrett esophagus. Ann Intern Med 2000;132:612-20.
20. Takubo K. Pathology of the esophagus. Educa Inc., Tokyo, 2000.
21. Nakamura K, Sugano H, Takagi K. Carcinoma of the stomach in the incipient phase: its histogenesis and histological appearances. Jpn J Cancer Res (gann). 1968;59:251-8.
22. Iriya K, Cury PM. Carcinoma do estômago. 2 ed. In: Bacchi CE, Almeida PC, Franco M. (eds). Manual de padronização de laudos histopatológicos. Rio de Janeiro: Reichmann & Affonso Editora; 1999. p. 70-7.
23. Laurén P. The two histological mains types of gastric carcinoma: diffuse and so-called intestinal-type carcinoma. Acta Pathol Microbiol Scand 1965;64:31-6.
24. Guidelines for the clinical and pathologic studies on carcinoma of the esophagus. Japanese Society for Esophageal Diseases. 9 ed.; 1999.
25. Bonavina L. Early oesophageal cancer: results of a European multicentre survey. Group europeen pour l'etude des maladies de l'oesophage. Br J Surg. 1995;82:98-101.
26. Roth MJ, Liu SF, Dawsey SM, et al. Cytologic detection of esophageal squamous cell carcinoma and precursor lesions using balloon and sponge samplers in asymptomatic adults in Linxian. China Cancer. 1997;80:2047-59.
27. Barros SG. Tese de Doutorado. Porto Alegre: Faculdade de Medicina da Universidade Federal do Rio Grande do Sul (FMUFRGS); 1992.
28. Crespi M, Munoz N, Grassi A, et al. Oesophageal lesions in northern Iran: a premalignant condition. Lancet. 1979;2:217-21.

29. Hong MK, Laskin WB, Herman BE, et al. Expansion of the Ki-67 proliferative compartment correlates with degree of dysplasia in Barrett's esophagus. Cancer. 1995;75:423-9.

30. Meyer V, Burtin P, Bour B, et al. Endoscopic detection of early esophageal cancer in a high-risk population: does Lugol staining improve videoendoscopy? Gastrointest Endosc. 1997;45:480-4.

31. Yamamuro EM, Cecconello I, Iriya K, et al. Lugol dye endoscopy for analysis of esophageal mucosa in achalasia. Hepatogastroenterology. 1999;46:1687-91.

32. Moura EG, et al. Recent advances in diseases of the esophagus. Diseases of the esophagus, Monduzzi; 1996.

33. Ribeiro Junior U, Cecconello I, Safatle-Ribeiro AV, et al. Squamous cell carcinoma of the esophagus and multiple primary tumors of the upper aerodigestive tract. Arq Gastroenterol. 1999;36:195-200.

34. Hashimoto CL, Iriya K, Baba ER, et al. Lugol's dye spray chromoendoscopy establishes early diagnosis of esophageal cancer in patients with primary head and neck cancer. Am J Gastroenterol. 2005;100:275-82.

35. Thompson WM, Halvorsen RA, Foster WL Jr., et al. Computed tomography for staging esophageal and gastroesophageal cancer: reevaluation. AJR Am J Roentgenol. 1983;141:951-8.

36. Schirmer CC, Osvaldt AB, Gurski RR, et al. Efficacy of computed axial tomography in the evaluation of the involvement of the respiratory tract in patients with squamous cell carcinoma of esophagus. Dis Esophagus. 1999;12:196-201.

37. Lehr L, Rupp N, Siewert JR. Assessment of resectability of esophageal cancer by computed tomography and magnetic resonance imaging. Surgery. 1988;103:344-50.

38. Quint LE, Glazer GM, Orringer MB. Esophageal imaging by MR and CT: study of normal anatomy and neoplasms. Radiology. 1985;156:727-31.

39. Picus D, Balfe DM, Koehler RE, et al. Computed tomography in the staging of esophageal carcinoma. Radiology. 1983;146:433-8.

40. Lerut T, Coosemans W, Decker G, et al. Cancer of the esophagus and gastro-esophageal junction: potentially curative therapies. Surg Oncol. 2001;10:113-22.

41. Wu LF, Wang BZ, Feng JL, et al. Preoperative TN staging of esophageal cancer: comparison of miniprobe ultrasonography, spiral CT and MRI. World J Gastroenterol. 2003;9:219-24.

42. Baisi A, Bonavina L, Peracchia A. Bronchoscopic staging of squamous cell carcinoma of the upper thoracic esophagus. Arch Surg. 1999;134:140-3.

43. Bar-Shalom R, Guralnik L, Tsalic M, et al. The additional value of PET/CT over PET in FDG imaging of oesophageal cancer. Eur J Nucl Med Mol Imaging 2005;32(8):918-24.

44. Shim CS, Jung IS, Bhandari S, et al. Management of malignant strictures of the cervical esophagus with a newly-designed self-expanding metal stent. Endoscopy 2004;36(6):554-7.

45. Bell C, Carrell A. Illinois Med J 1905;7.

46. Ceconnello I, Zilberstein B, Oliveira M, et al. Linfadenectomia radical no câncer do esôfago. Há reais vantagens no seu emprego? ABCD 1997;12(1):146-8.

47. Hourneaux G, de Moura E, Sakai P, et al. Palliative treatment of advanced esophageal cancer. Comparative study: auto-expandable metal stent and isoperistaltic esophagogastric bypass. Acta Gastroenterol Latinoam 2001;31(1):13-22.

48. Domene CE, Volpe P, Pinotti A, et al. Synchronous esophageal and stomach neoplasm: importance of diagnosis and treatment. Rev Hosp Clin Fac Med Sao Paulo 1998;53(5):263-6.

49. Kodama M, Kakegawa T. Treatment of superficial carcinoma of the esophagus – a review of responses to questionnaire on superficial carcinoma of the esophagus collected at the 49 ed. Conference of Japanese Society for Esophageal Diseases. Nippon Geka Gakkai Zasshi 1996;97(8):683-90.

50. Endo M, Kawano T, Nagai K. Operative procedures of T1 cancer of the lower thoracic esophagus. Nippon Geka Gakkai Zasshi 1997;98(9):737-41.

51. Makuuchi H. Endoscopic mucosal resection for mucosal cancer in the esophagus. Gastrointest Endosc. Clin N Am 2001;11(3):445-58.

52. Katada C, Muto M, Manabe T, et al. Local recurrence of squamous-cell carcinoma of the esophagus after EMR. Gastrointest Endosc 2005;61(2):219-25.

53. May A, Gossner L, Pech O, et al. Local endoscopic therapy for intraepithelial high-grade neoplasia and early adenocarcinoma in Barrett's oesophagus: acute-phase and intermediate results of a new treatment approach. Eur J Gastroenterol Hepatol 2002;14(10):1085-91.

54. Skinner DB. En bloc resection for neoplasms of the esophagus and cárdia. J Thorac Cardiovasc Surg 1983;85.

55. Kato H, Tachimori Y, Watanabe H, et al. Lymph node metastasis in thoracic esophageal carcinoma. J Surg Oncol 1991;48(2):106-11.

56. Nishimaki T, Suzuki T, Hatakeyama K. Natural history of residual carcinoma in situ components at the resection margin after esophagectomy for a squamous cell carcinoma of the esophagus. Am J Gastroenterol 1998;93(5):853-4.

57. Tachibana M, Kinugasa S, Dhar DK, et al. Prognostic factors after extended esophagectomy for squamous cell carcinoma of the thoracic esophagus. J Surg Oncol 1999;72(2):88-93.

58. Peracchia A, Rosati R, Fumagalli U, et al. Thoracoscopic esophagectomy: are there benefits? Semin Surg Oncol 1997;13(4):259-62.

59. Tachibana M, Kinugasa S, Yoshimura H, et al Extended esophagectomy with 3-field lymph node dissection for esophageal cancer. Arch Surg 2003;138(12):1383-9; discussion 1390.
60. Kato H, Tachimori Y, Watanabe H, et al. Lymph node metastasis in thoracic esophageal carcinoma. J Surg Oncol 1991;48(2):106-11.
61. Isono K, Sato H, Nakayama K. Results of a nation wide study on the three fiel lymphonode dissection of esophageal cancer. Oncology 1991;48:411.
62. Okuma T, Kaneko H, Yoshioka M, et al. Prognosis in esophageal carcinoma with cervical lymph node metastases. Surgery 1993;114(3):513-8.
63. Akiyama H, Tsurumaru M, Udagawa H, et al. Radical lymph node dissection for cancer of the thoracic esophagus. Ann Surg 1994;220(3):364-72; discussion 372-3.
64. Baba M, Aikou T, Yoshinaka H, et al. Long-term results of subtotal esophagectomy with three-field lymphadenectomy for carcinoma of the thoracic esophagus. Ann Surg 1994;219(3):310-6.
65. Fujita H, Kakegawa T, Yamana H, et al. Mortality and morbidity rates, postoperative course, quality of life, and prognosis after extended radical lymphadenectomy for esophageal cancer. Comparison of three-field lymphadenectomy with two-field lymphadenectomy. Ann Surg 1995;222(5):654-62.
66. Matsubara T. Is cervical involvement a sign of incurable disease in cancer of the thoracic esophagus? J Thorac Cardiovasc Surg 1998;115(5):1224-6.
67. Comprehensive Registry of Esophageal Cancer in Japan Esophagus 2005;2.
68. Cecconello I, Sallum R, Felix VN, et al. Surgical treatment of adenocarcinoma of the gastroesophageal junction: analysis of prognostic factor. Dis Esophagus 2004;17(1): A72-2.
69. Ando N, Ozawa S, Kitagawa Y, et al. Improvement in the results of surgical treatment of advanced squamous esophageal carcinoma during 15 consecutive years. Ann Surg 2000;232(2):225-32.
70. Skinner DB. Surgical management after failed antireflux operations. World J Surg 1992;16(2):359-63.
71. Akiyama H, Tsurumaru M, Udagawa H, et al. Radical lymph node dissection for cancer of the thoracic esophagus. Ann Surg 1994;220(3):364-72; discussion 372-3.
72. Ide H, Nakamura T, Hayashi K, et al. Esophageal squamous cell carcinoma: pathology and prognosis. World J Surg 1994;18(3):321-30.
73. Nishimaki T, Suzuki T, Hatakeyama K. Natural history of residual carcinoma in situ components at the resection margin after esophagectomy for a squamous cell carcinoma of the esophagus. Am J Gastroenterol 1998;93(5):853-4.
74. Osugi H, Takemura M, Takada N, et al. Prognostic factors after oesophagectomy and extended lymphadenectomy for squamous oesophageal cancer. Br J Surg 2002;89(7):909-13.
75. Isono K, Sato H, Nakayama K. Results of a nationwide study on the three-field lymph node dissection of esophageal cancer. Oncology 1991;48(5):411-20.
76. Udagawa H, Akiyama H. Surgical treatment of esophageal cancer: Tokyo experience of the three-field technique. Dis Esophagus 2001;14(2):110-4.
77. Cecconello I, Sallum R, Felix VN, et al. Surgical treatment of adenocarcinoma of the gastroesophageal junction: analysis of prognostic factor. Dis Esophagus 2004;17(1): A72-2.
78. Taguchi S, Osugi H, Higashino M, et al. Comparison of three-field esophagectomy for esophageal cancer incorporating open or thoracoscopic thoracotomy. Surg Endosc 2003;17(9):1445-50.
79. Akaishi T, Kaneda I, Higuchi N, et al. Thoracoscopic en bloc total esophagectomy with radical mediastinal lymphadenectomy. J Thorac Cardiovasc Surg 1996;112(6):1533-40; discussion 1540-1.
80. Kawahara K, Maekawa T, Okabayashi K, et al. Video-assisted thoracoscopic esophagectomy for esophageal cancer. Surg Endosc 1999;13(3):218-23.
81. Osugi H, Nishimura Y, Takemura M, et al. Bronchoscopic ultrasonography for staging supracarinal esophageal squamous cell carcinoma: impact on outcome. World J Surg 2003;27(5):590-4.
82. Taguchi S, Osugi H, Higashino M, et al. Comparison of three-field esophagectomy for esophageal cancer incorporating open or thoracoscopic thoracotomy. Surg Endosc 2003;17(9):1445-50.
83. Dexter SP, Martin IG, McMahon MJ. Radical thoracoscopic esophagectomy for cancer. Surg Endosc 1996;10(2):147-51.
84. Law S, Fok M, Chu KM, et al. Comparison of hand-sewn and stapled esophagogastric anastomosis after esophageal resection for cancer: a prospective randomized controlled trial. Ann Surg 1997;226(2):169-73.
85. Nguyen NT, Follette DM, Wolfe BM, et al. Comparison of minimally invasive esophagectomy with transthoracic and transhiatal esophagectomy. Arch Surg 2000;135(8):920-5.
86. Smithers BM, Gotley DC, McEwan D, et al. Thoracoscopic mobilization of the esophagus. A 6 year experience. Surg Endosc 2001;15(2):176-82.
87. Birkmeyer JD, Siewers AE, Marth NJ, et al. Regionalization of high-risk surgery and implications for patient travel times. JAMA 2003;290(20):2703-8.
88. Denk W, Viena, Áustria Zentralbl Chir 1913;40.

89. Pinotti HW. Extrapleural approach to the esophagus through frenolaparatomy. AMB Rev Assoc Med Bras 1976;22(2):57-60.
90. Pinotti HW. Subtotal esophagectomy by transmediastinal tunnel without thoracotomy. AMB Rev Assoc Med Bras 1977;23(11):395-8.
91. Sano T, et al. VI Congresso Mundial de Câncer Gástrico – Japão; 2005.
92. Coral RP, et al. Rev Col Brasil Cir 1986.
93. Sayeg F, Murad H, et al. Rev Col Brasil Cir 1989.
94. Cecconello I, Sallum R, Felix VN, et al. Surgical treatment of adenocarcinoma of the gastroesophageal junction: analysis of prognostic factor. Dis Esophagus 2004;17(1): A72-2.
95. Takeda FR, Cecconello I, Szachnowicz S, et al. Anatomic study of gastric vascularization and its relationship to cervical gastroplasty. J Gastrointest Surg 2005;9(1):132-7.
96. Pearson J. The present status and future potential of radiotherapy in the management of esophageal cancer. Cancer 1977;39:882.
97. Al-Sarraf M, Martz K, Herskovic A, et al. Progress report of combined chemoradiotherapy versus radiotherapy alone in patients with esophageal cancer: an Intergroup study. J Clin Oncol 1997;15:277-84.
98. Newaishy G, Read G, Duncan W, et al. Results of radical radiotherapy of squamous cell carcinoma of the oesophagus. Clin Radiol 1982;33:347.
99. Hancock S, Glatstein E. Radiation therapy of esophageal cancer. Semin Oncol 1984;11:144.
100. Walsh TN, Noonan N, Hollywood D, et al. A comparison of multimodel therapy and surgery for esophageal adenocarcinoma. N Engl J Med 1996;335:462-7.
101. Bosset J, Gignoux M, Triboulet J, et al. Chemoradiotherapy followed by surgery compared with surgery alone in squamous-cell cancer of the esophagus. N Engl J Med 1997;337:161-7.
102. van Hagen P, Hulshof MC, van Lanschot JJ, et al. Preoperative chemoradiotherapy for esophageal or junctional cancer. N Engl J Med. 2012;366: 2074-20.
103. Gebski V, Burmeister B, Smithers BM, et al. Survival benefits from neoadjuvant chemoradiotherapy or chemotherapy in oesophageal carcinoma: a meta--analysis. Lancet Oncol 2007;8:226-34.
104. Urschel JD, Vasan H. A meta-analysis of randomized controlled trials that compared neoadjuvant chemoradiation and surgery to surgery alone for resectable esophageal cancer. Am J Surg 2003;185:538-43.
105. Herskovic A, Martz K, al-Sarraf M, et al. Combined chemotherapy and radiotherapy compared with radiotherapy alone in patients with cancer of the esophagus. N Engl J Med 1992;326:1593-8.
106. Cooper JS, Guo MD, Herskovic A, et al. Chemoradiotherapy of locally advanced esophageal cancer: longterm follow-up of a prospective randomized trial (RTOG 85-01). Radiation Therapy Oncology Group. JAMA 281:1623-7.
107. Minsky BD, Pajak TF, Ginsberg RJ, et al. INT 0123 (RadiationTherapy Oncology Group 94-05) Phase III trial of combined modality therapy for esophageal cancer: high dose versus standard-dose radiation therapy. J Clin Oncol 2002;20:1167-74.
108. Gaspar LE, Winter K, Kocha WI, et al. A phase I/II study of external beam radiation, brachytherapy, and concurrent chemotherapy for patients with localized carcinoma of the esophagus (Radiation Therapy Oncology Group Study 9207): final report. Cancer 2000;88:988-95.
109. Wright CD, Wain JC, Lynch TJ, et al. Induction therapy for esophageal cancer with paclitaxel and hyperfractionated radiotherapy: a phase I and II study. J Thorac Cardiovasc Surg 1997;1114:811.
110. Al-Batran SE, Homann N, Pauligk C, et al. Perioperative chemotherapy with fluorouracil plus leucovorin, oxaliplatin, and docetaxel versus fluorouracil or capecitabine plus cisplatin and epirubicin for locally advanced, resectable gastric or gastro-oesophageal junction adenocarcinoma (FLOT4): a randomised, phase 2/3 trial. Lancet. 2019;393(10184):1948-1957. doi:10.1016/S0140-6736(18)32557-1.
111. Ychou M, Boige V, Pignon JP, et al. Perioperative chemotherapy compared with surgery alone for resectable gastroesophageal adenocarcinoma: an FNCLCC and FFCD multicenter phase III trial. J Clin Oncol. 2011;29(13):1715-1721. DOI:10.1200/JCO.2010.33.0597.
112. Reynolds JV, Preston RS, O›Neill B, et al. Neo-AEGIS (neoadjuvant trial in adenocarcinoma of the esophagus and esophago-gastric junction international study): preliminary results of phase III RCT of CROSS versus perioperative chemotherapy (modified MAGIC or FLOT protocol). (NCT01726452). Journal of Clinical Oncology 2021;39(15):4004.
113. Stahl M, Walz MK, Stuschke M, et al. Phase III comparison of preoperative chemotherapy compared with chemoradiotherapy in patients with locally advanced adenocarcinoma of the esophagogastric junction. J Clin Oncol 2009;27:851.
114. Goodman KA, Hall N, Bekaii-Saab TS, et al. Survival outcomes from CALGB 80803 (Alliance): a randomized phase II trial of PET scan-directed combined modality therapy for esophageal cancer. Journal of Clinical Oncology 2018;36(15):4012.
115. Bang YJ, Kim YW, Yang HK, Chung HC, Park YK, Lee KH, et al. Adjuvant capecitabine and oxaliplatin for

gastric cancer after D2 gastrectomy (CLASSIC): a phase 3 open-label, randomised controlled trial. Lancet. 2012;379(9813):315-21.

116. Kelly RJ, Ajani JA, Kuzdzal J, Zander T, Van Cutsem E, Piessen G, et al. Adjuvant nivolumab in resected esophageal or gastroesophageal junction cancer. New England Journal of Medicine. 2021;384(13):1191-203.

117. Coia L, Soffen E, Schultheiss T, et al. Swallowing function in patients with esophageal cancer treated with concurrent radiation and chemotherapy. Cancer 1993;71:281.

118. Rosenberg J, Franklin R, Steiger Z. Squamous cell carcinoma of the thoracic esophagus: an interdisciplinary approach. Curr Probl Cancer 1981;5:6.

119. Hayter CR, Huff-Winters C, Paszat L, et al. A prospective trial of short-course radiotherapy plus chemotherapy for palliation of dysphagia from advanced esophageal cancer. Radiother Oncol 2000;56:329-33.

120. Bang YJ, Van Cutsem E, Feyereislova A, Chung HC, Shen L, Sawaki A, et al. Trastuzumab in combination with chemotherapy versus chemotherapy alone for treatment of HER2-positive advanced gastric or gastro-oesophageal junction cancer (ToGA): a phase 3, open-label, randomised controlled trial. Lancet. 2010;376(9742):687-97.

121. Janjigian YY, Kawazoe A, Yañez P, Li N, Lonardi S, Kolesnik O, et al. The KEYNOTE-811 trial of dual PD-1 and HER2 blockade in HER2-positive gastric cancer. Nature. 2021;600(7890):727-30.

122. Shitara K, Bang YJ, Iwasa S, Sugimoto N, Ryu MH, Sakai D, et al. Trastuzumab deruxtecan in previously treated HER2-Positive Gastric Cancer. The New England Journal of Medicine. 2020;382(25):2419-30.

123. Sun JM, Shen L, Shah MA, Enzinger P, Adenis A, Doi T, et al. Pembrolizumab plus chemotherapy versus chemotherapy alone for first-line treatment of advanced oesophageal cancer (KEYNOTE-590): a randomised, placebo-controlled, phase 3 study. Lancet. 2021;398(10302):759-71.

124. Doki Y, Ajani JA, Kato K, Xu J, Wyrwicz L, Motoyama S, et al. Nivolumab combination therapy in advanced esophageal squamous-cell carcinoma. N Engl J Med. 2022;386(5):449-62.

121

Tumores de Estômago

Guilherme Luiz Stelko Pereira
Ivan Cecconello

DESTAQUES

- A infecção pelo H. pylori e padrões alimentares, tal como o consumo de alimentos preservados no sal ou defumados, são fatores de risco para o câncer gástrico.
- O desenvolvimento e a difusão das modernas técnicas cirúrgicas, dos métodos diagnósticos e da quimioterapia perioperatória produziram melhores resultados curativos no tratamento do câncer gástrico. Os avanços no diagnóstico endoscópico e, principalmente, na terapia endoscópica, ofereceram chance de cura com menor morbidade. A radioterapia, como forma de tratamento curativo complementar, tornou-se uma excepcionalidade.
- Para a doença avançada, importantes avanços do tratamento sistêmico foram observados nos últimos anos em adição a quimioterapia, com a incorporação de imunoterapia e terapia anti-HER2.

INTRODUÇÃO

O câncer gástrico (CG) é um desafio para a saúde pública mundial.[1,2] Esta enfermidade corresponde a uma parcela significativa dos atendimentos oncológicos do dia a dia em hospitais do Sistema Único de Saúde (SUS) do Brasil, e apresenta-se de forma recorrente ao médico não especialista, que é, em geral, o profissional que realiza a investigação diagnóstica.[3] No Ocidente, o CG é historicamente caracterizado por se apresentar localmente avançado ao diagnóstico, com alta taxa de recidiva pós-operatória, que em geral ocorre precocemente.[4,5] Na Ásia, a se destacarem Japão e Coreia do Sul, a incidência do CG é maior que em países desenvolvidos ocidentais, como Estados Unidos e Inglaterra. Nos países orientais, há programas de rastreamento populacional que possibilitam o diagnóstico precoce e uma maior proporção de tratamentos endoscópicos. Nesses países, os índices de cura reportados são maiores e, curiosamente, mesmo nos casos de doença avançada, há superior sobrevida mediana que nos estudos ocidentais.[6,7]

O maior acesso a exames endoscópicos, o aprimoramento da classificação patológica e molecular, a combinação de quimioterapia com a cirurgia, a imunoterapia, a terapia anti-Her2 e a terapia antiangiogênica têm melhorado os desfechos dos pacientes acometidos pelo CG em vários cenários da doença.

EPIDEMIOLOGIA

Quando se observam dados mundiais de 2020, constata-se que o CG é o quinto câncer em incidência e a quarta causa de morte por câncer. Há variações regionais decorrentes de hábitos alimentares, condições sanitárias e prevalência de infecção por *H. pylori*.[2]

A taxa de incidência global é duas vezes maior em homens do que mulheres, com 15,7 casos por 100 mil homens, com o quarto câncer em incidência e terceiro em mortalidade neste sexo, atrás dos casos de pulmão e fígado. Há redução contínua da incidência ao longo das últimas décadas, mas em alguns países do Oeste Asiático, o CG permanece como principal causa de morte por câncer.[3] Mesmo no Japão e Coreia do Sul, países cuja alta incidência é notória (27,5 e 39,6 casos por 100 mil pessoas, respectivamente), ela é de fato menor que a incidência de câncer de mama ou colorretal.[2]

É importante destacar que, enquanto a incidência das lesões oriundas do corpo, antro e piloro diminui (CG distal), com uma redução anual de 1,5% nos Estados Unidos entre 1975 e 2014, há aumento referente aos tumores da transição gastroesofágica (CG proximal). Estima-se um aumento de 7 vezes nas últimas décadas da incidência desses tumores da cárdia e transição gastroesofágica.[8] A faixa etária predominante é de 70 a 74 anos no homem americano (15% dos casos) e acima dos 85 anos nas mulheres daquele país (17,9% dos casos).[4]

No Brasil, em 2020, o risco anual estimado do CG é de 13 casos a cada 100 mil homens e de 7 para cada 100 mil mulheres. Entre os homens, a excluir-se o câncer de pele, o CG é o segundo câncer mais frequente na região Norte, o terceiro no Nordeste e, no país como um todo, fica em quarto lugar, atrás dos cânceres de próstata, cólon e pulmão. Em 2017, o risco de morte entre homens e mulheres foi de 9,12/100 mil e de 4,93/100 mil pessoas, respectivamente, o que demonstra a alta letalidade da doença, quando comparamos com a incidência anual descrita acima.[3]

FATORES DE RISCO E PREVENÇÃO

A infecção pela bactéria *Helicobacter pylori* é o principal fator de risco para o câncer de estômago, uma vez que ele é classificado com carcinógeno classe I pela IARC.[9] Ao menos 52 fatores de risco foram identificados, entre os quais destacamos: idade avançada, sexo masculino, raça oriental, histórico familiar, baixa condição socioeconômica, gastrite atrófica, gastrectomia parcial, consumo de alimentos preservados no sal ou defumados, sedentarismo, baixa ingesta de frutas, de vegetais e de fibra integral, exposição à radiação e ao tabagismo. Também podem ser relacionadas algumas exposições ocupacionais, como, por exemplo, a exposição a agrotóxicos e químicos para confecção da borracha.[10] Existe risco hereditário associado ao desenvolvimento desse câncer como as síndromes: do câncer gástrico difuso hereditário, do câncer colorretal não poliposo hereditário, da polipose adenomatosa familiar, síndrome de Li-Fraumeni e síndrome de Peutz-Jeghers. Mutações herdadas nos genes BRCA1 e BRCA2 também aumentam o risco pessoal de câncer gástrico.[11]

As mudanças de hábitos, como o uso de refrigeração para acondicionar alimentos, em detrimento do uso do sal, parece ser o fator preponderante na redução da incidência ao longo das últimas décadas.[12] Enquanto isso, o câncer da transição esofagogástrica (TEG) é um dos tumores sólidos cuja incidência mais cresceu nas últimas três décadas, provavelmente pelo aumento de fatores de risco, como obesidade, doença de refluxo gastroesofágico e esôfago de Barrett.[13]

A prevenção do CG é realizada, primordialmente, com a erradicação do *H. pylori*[14] e mudança de estilo de vida, de modo a minimizar os fatores de risco anteriormente expostos. Um estudo populacional nas ilhas Matsu de Taiwan, com erradicação em massa do *H. pylori*, conseguiu reduzir significativamente a incidência de atrofia gástrica na população. Após isso, houve uma redução histórica na incidência e mortalidade de CG de 53% (95% CI 30% para 69%, p < 0,001) e 25% (95% CI −14% para 51%, p = 0,18), respectivamente. Além da erradicação, o rastreamento endoscópico do estudo pode ter beneficiado a população desse estudo. Como esperado, houve um aumento da incidência de esofagite de refluxo em cerca de 10% nesta mesma comparação temporal.[15]

A erradicação de *H. pylori* em pacientes cujos familiares de primeiro grau apresentaram câncer gástrico promoveu resultados muito impactantes. Um estudo randomizado placebo controlado, com mais de 1.800 pacientes e cerca de uma década de seguimento mediano, demonstrou uma redução de 55% (95% IC 0,21 a 0,4; p = 0,03) do risco de desenvolvimento de câncer gástrico com o tratamento. Na comparação do grupo que teve a erradicação com o de infecção persistente, a redução do risco de CG foi de 73% (95% IC 0,1 a 0,7), com apenas 0,8% dos erradicados que apresentaram CG no período.[16]

Em relação a tumores proximais e de TEG, o estudo AspECT, aborda o papel de quimioprevenção no esôfago de Barrett. Neste estudo fase III com 2.563 pacientes, após seguimento de quase nove anos, os pacientes que receberam alta dose de esomeprazol e baixa dose de aspirina tiveram menor risco combinado de morte, câncer de esôfago ou displasia de alto grau.[17] Apesar de populares na mídia, o uso de antioxidantes em estudos bem controlados randomizados não demonstraram benefício clínico para suportar o seu uso. O uso de estatinas em duas metanálises parece diminuir em cerca de 15% a 30% o risco de câncer gástrico, porém, é necessária investigação adicional para recomendar o uso. A atividade física regular deve ser recomendada, e é suportada por uma metanálise com uma redução de 21% no risco, tanto para tumores proximais quanto para tumores distais.[18]

Em relação ao risco familiar, a associação com síndrome hereditária conhecida ocorre entre 1% e 3% dos casos, e a principal é a síndrome do câncer gástrico difuso hereditário (CGDH).[19] Essa é uma síndrome autossômica dominante associada ao tumor difuso altamente invasivo, com apresentação tardia e prognóstico ruim. Cerca de 25% das famílias com CGDH possuem mutações da linhagem germinativa de CDH1, gene que codifica a expressão de e-caderina. Há alta penetrância gênica, e risco de 70% nos homens e 56% nas mulheres de desenvolver câncer até os 80 anos, no entanto, com mediana dos casos de apenas 38 anos. Estes portadores de mutação patogênica de CDH1 devem receber recomendação de gastrectomia profilática. Outras síndromes familiares associadas ao câncer gástrico, como síndrome de polipose adenomatosa familiar (FAP) e Peutz-Jeghers são indicativas de rastreamento endoscópico persistente.[18,20]

O rastreamento endoscópico populacional é controverso e foi adotado em países com alta incidência, como Japão e Chile, e não é indicado em regiões de menor incidência.[21] Mesmo nessas últimas regiões, certas populações merecem o rastreamento, como pacientes com gastrite atrófica ou anemia perniciosa, baixos níveis séricos de grelina, histórico de pólipos gástricos, gastrectomia parcial, portadores de FAP e síndrome de Lynch (câncer de cólon hereditário não polipoide).[18,22]

HISTOLOGIA E CLASSIFICAÇÃO MOLECULAR

A padronização da classificação histológica e a melhor compreensão das bases moleculares do câncer gástrico permitiram recentes e importantes avanços no combate a essa doença.[23,24]

O câncer no estômago é representado pelo adenocarcinoma gástrico em mais de 90% dos casos, de forma que o primeiro termo é quase sempre usado como um sinônimo do segundo na literatura médica. Entretanto, é importante notar que há outras neoplasias malignas que acometem esse órgão, como neoplasias neuroendócrinas gástricas do tipo I, II e III, linfomas gástricos, como o linfoma difuso de grandes células B e o linfoma MALT, GIST (*gastrointestinal stromal tumor*) gástrico, outros sarcomas e lesões metastáticas para o estômago, como melanoma.[25] Essas outras neoplasias são abordadas em outros capítulos específicos deste Tratado de Oncologia.

A classificação microscópica histórica, ainda muito utilizada pelo seu caráter didático, é a dos tipos histológicos de Lauren, que data de 1965, e divide os adenocarcinomas em tipo intestinal, difuso ou misto.[24,26] O tipo intestinal é o mais comum em áreas de maior incidência, relaciona-se com fatores que levam a inflamação crônica, como atrofia gástrica, anemia perniciosa, infecção por *H. pylori*, consumo de álcool, tabaco e dieta inadequada. A inflamação crônica gástrica pode levar a uma sequência de eventos de carcinogênese, conhecida como cascata de Correa,[27,28,29] observada na Figura 121.1.

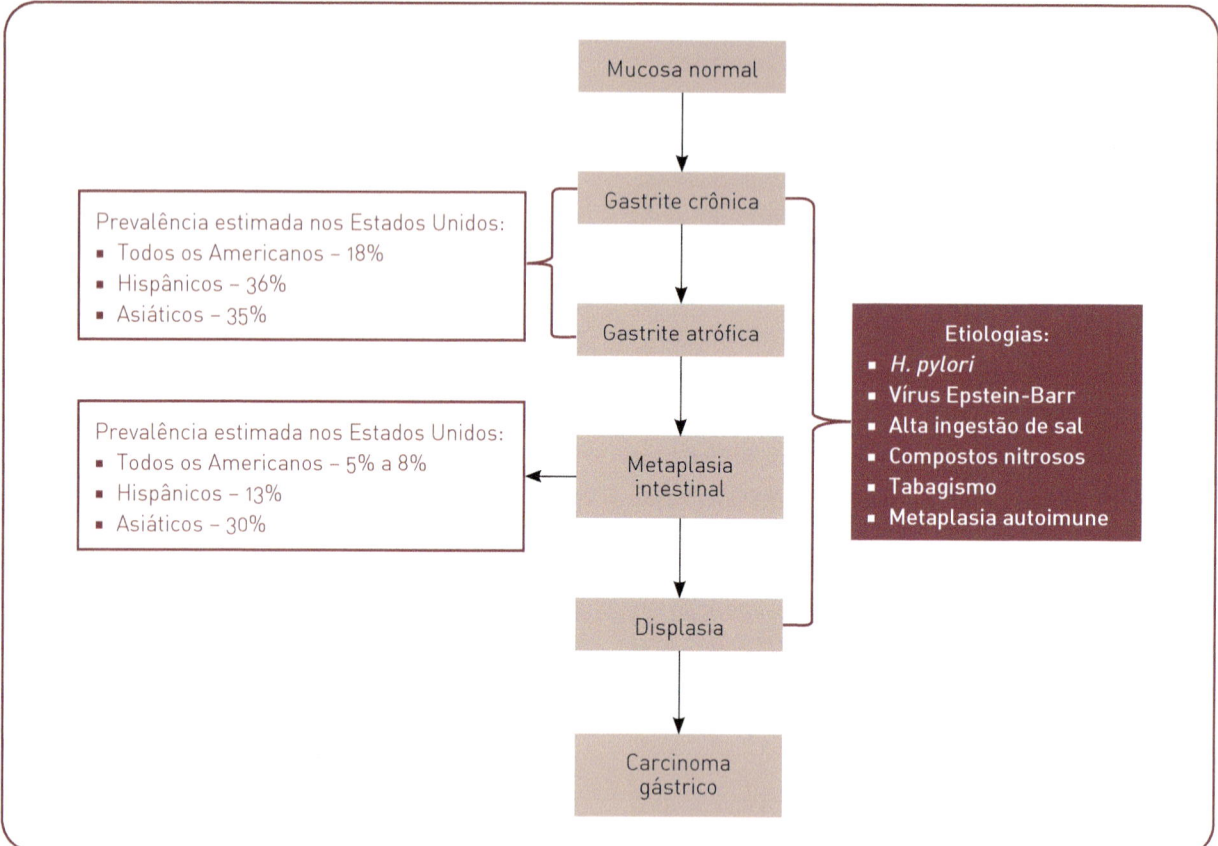

FIGURA 121.1 – Carcinogênese gástrica segundo Correa.[28]
Fonte: Desenvolvida pela autoria.

De forma didática e comparativamente ao tipo intestinal, o tipo difuso acomete pacientes mais jovens, em geral com doença avançada e com predomínio de disseminação peritoneal.[30,31] O câncer gástrico difuso é fator de pior prognóstico, conforme metanálise de estudos na doença regional e metastática.[32] A Tabela 121.1 resume as principais diferenças entre o tipo intestinal e difuso de Lauren. Na endoscopia, há perda das pregas de mucosa e infiltração difusa da submucosa, a partir da lesão central ou mesmo na ausência de lesão ulcerada visível, com espessamento e perda da distensibilidade da parede gástrica.[33] Essas características estão associadas com a perda de expressão proteica de E-caderina, uma proteína transmembrana que é componente principal dos desmossomos, cuja função é a adesão intercelular. A mutação germinativa do gene CDH1, que codifica a E-caderina, está relacionada à síndrome do câncer gástrico hereditário difuso. Cerca de três quartos dos casos dessa síndrome, entretanto, não apresentam mutação desse gene.[20]

O tipo indeterminado corresponde a cerca de 15% dos casos que não podem ser classificados nas categorias anteriores. Na prática, há questionamento se a classificação de Lauren impacta na condução clínica e se traduz diferença prognóstica relevante, uma vez que a variação intra e interobservador ocorre em até 23% dos casos,[34] que pode haver mudança de resultado entre biópsia e o material cirúrgico em até 26% dos casos[35], e que há tumores que são mistos ou indeterminados. Outras classificações foram desenvolvidas, entre elas a classificação de Goseki, que distinguia quatro grupos de acordo com a diferenciação tubular (bem ou pouco diferenciado) e a presença de mucina (pobre ou rico em mucina), mas não se confirmou sua validade prognóstica.[36]

A Organização Mundial da Saúde (OMS), em 2010, propôs a classificação histológica, que reconhece quatro padrões histológicos principais, conforme a predominância na amostra: tubular, papilífero, mucinoso e pouco coeso (inclusive carcinoma de células de anel de sinete). A recomendação atual é de emprego dessa classificação nos relatórios patológicos.[24,37]

Tabela 121.1. Principais diferenças entre os tipos intestinal e difuso de Lauren

CARACTERÍSTICA	INTESTINAL	DIFUSO
Tendência da incidência	Redução	Estável ou elevação
Prevalência em áreas endêmicas	Alta	Baixa
Influência ambiental	Forte	Fraca
Idade de ocorrência (mediana)	Idosos (> 60 anos)	Jovens (< 50 anos)
Influência de fatores genéticos	Fraca	Forte
Razão homem/mulher	2:1	1:1
Localização predominante	Distal	Proximal
Padrão de crescimento macroscópico	Crescimento para o lúmen gástrico	Disseminação ao longo da parede gástrica
Carcinogênese	Bem conhecida/estudada	Desconhecida
Classificação TCGA (predominante)	CIN (instabilidade cromossômica)	GS (estabilidade genômica)
Prognóstico	Melhor	Pior

Fonte: Desenvolvida pela autoria.

Um estudo colaborativo do National Cancer Centre de Cingapura e do MD Anderson comparou os subtipos histológicos de Lauren com subtipos gene-intestinal e gene-difuso determinados por assinatura gênica, e testou a correlação entre eles, o poder prognóstico e preditivo de resposta a diferentes sais de platina. Houve discordância frequente entre a classificação histológica e molecular, uma vez que a classificação de Lauren não teve poder prognóstico, enquanto a classificação intrínseca ou genética teve esse poder.[38] A classificação genética também era preditora de resposta *in vitro* conforme o agente de platina utilizado, o que levou a realização de estudo clínico fase 2, chamado 3G, que testou a classificação intrínseca como fator de escolha do tratamento.[39]

Em 2014, houve um grande marco na classificação molecular do CG. O The Cancer Genoma Atlas (TCGA) publicou a caracterização molecular do câncer gástrico com quatro subtipos, em ordem crescente de frequência: associado ao EBV (11%), genomicamente estável (18%), instabilidade microssatélite (22%) e instabilidade cromossômica (49%). O padrão genomicamente estável está mais relacionado ao câncer gástrico difuso, a mutações nos genes RHOA e CDH1, e acomete mais o corpo gástrico. O padrão associado ao EBV apresenta fenótipo hipermetilado (CIMP) e, assim como o padrão de instabilidade de microssatélite (MSI) que é hipermutado, apresenta maior benefício com a imunoterapia. O padrão de instabilidade cromossômica (CIN) é o mais comum, distribui-se de maneira semelhante entre o fundo, antro gástrico e TEG, mas representa a maioria dos adenocarcinomas de esôfago distal e TEG.[40] A superexpressão de HER-2 é característica do padrão de instabilidade cromossômica (CIN) e, portanto, ocorre com maior frequência nos tumores de TEG, que está presente em 22% dos casos em comparação com 12% dos situados no corpo gástrico, e tumores do tipo intestinal com 21%, em comparação com 4% do tipo difuso.[41]

Algumas outras classificações moleculares seguiram a do TCGA, como a classificação asiática do Asian Cancer Research Group (ACRG), validada apenas em pacientes operados, que também observou quatro subtipos distintos semelhante ao TCGA: MSI (23%), MSS/EMT (15%), MSS/TP53+ (26%) e MSS/TP53 negativo (36%).[42] Já a classificação de Cingapura-Duke separa o CG em apenas três subtipos: proliferativo, metabólico e mesenquimal.[43]

As classificações moleculares trazem perspectivas, mas, atualmente, essas classificações ainda são baseadas em estudos genéticos de custo elevado e não acarretam mudanças na prática do consultório. De forma que, em 2022, os marcadores moleculares recomendados para decisão terapêutica na doença metastática são expressão de HER-2 (por imuno-histoquímica e, se necessária, complementação FISH), expressão de enzimas de reparo de DNA (pela imuno-histoquímica de MLH1, MSH2, MSH6 e PMS2) e expressão de PD-L1 (por imuno-histoquímica e reportada como CPS – combined positive score).[44]

APRESENTAÇÃO CLÍNICA

O câncer gástrico é, geralmente, assintomático até que a doença se apresente de forma avançada. Os sintomas mais comuns são perda ponderal e dor abdominal em abdômen superior, vaga, e sem ponto específico de localização. Há associação frequente com anorexia, saciedade precoce e perda ponderal. Os tumores proximais do estômago podem cursar com disfagia, enquanto tumores distais da região antro-pilórica podem apresentar distensão gástrica e vômitos bastante tardios com síndrome de obstrução de saída gástrica.[45]

A obstrução de saída gástrica pode ser de difícil reconhecimento e é situação que demanda instituição de via segura alimentar, pois cursa com significativa perda ponderal, com vômitos eventuais, porém, volumosos, com risco de aspirações pulmonares pelo refluxo gástrico e rápida deterioração clínica do paciente.

A doença avançada pode ser reconhecida por sintomas associados à carcinomatose peritoneal como ascite, obstrução intestinal, afilamento das fezes ou dificuldade em evacuar por acometimento da reflexão peritoneal anterior ao reto. Alguns sinais clínicos podem ser reconhecidos no exame físico do paciente com doença avançada: lesão no fundo de saco de Douglas ao toque retal (prateleira de Blumer), linfonodo supraclavicular esquerdo (sinal de Virchow), linfonodo periumbilical (Irmã Maria José), linfonodo axilar esquerdo (Irish) e massa ovariana volumosa palpável (tumor de Krukenberg).[46]

Toda a paciente, especialmente as pacientes jovens na pré-menopausa, em investigação de massa ovariana suspeita para neoplasia maligna, devem ser também avaliadas com endoscopia digestiva alta e colonoscopia para excluir tumores primários de câncer do trato gastrointestinal, como o CG.

Há síndromes paraneoplásicas associadas com o câncer gástrico, no geral em seu estado avançado, como anemia hemolítica microangiopática, nefropatia membranosa, estado de hipercoagulabilidade (síndrome de Trousseau) e aquelas com manifestações dermatológicas, como o sinal de Leser-Trelat, que é o aparecimento abrupto e difuso de ceratoses seborreicas, ou a acantose nigricans, que é caracterizada por placas escurecidas nas dobras cutâneas, como axilas e pescoço.[47]

A poliarterite nodosa foi reportada como síndrome paraneoplásica, associada ao câncer gástrico localizado e potencialmente curável.[48]

DIAGNÓSTICO E ESTADIAMENTO

O diagnóstico do adenocarcinoma gástrico é determinado por biópsia da lesão tumoral obtida por meio da endoscopia digestiva alta ou, mais raramente, pelo exame patológico de algum sítio metastático, como biópsia de linfonodo axilar ou fossa supraclavicular, carcinomatose peritoneal como achado operatório ou após ressecção de massa ovariana.

Os exames recomendados para o estadiamento são: a tomografia (TC) de tórax, abdômen e pelve trifásica e com distensão gástrica, além da própria endoscopia digestiva alta. Outros procedimentos úteis em situações especiais são a ecoendoscopia ou ultrassom endoscópico, laparoscopia com lavado peritoneal, a ressonância de abdômen e pelve, o PET-CT e marcadores tumorais. A Tabela 121.2 descreve os exames de estadiamento e as suas características.

Tabela 121.2. Exames de estadiamento

EDA com biópsia	Diagnóstico, estadiamento. São recomendadas múltiplas biópsias (6 a 8 fragmentos) e com fixação em formalina tamponada[49-51]
Seriografia	Exame pouco utilizado nos dias atuais por causa do avanço das técnicas endoscópicas e tomográficas
TC de tórax, abdômen e pelve	Principal método para estadiamento. Preferência para exame trifásico e com distensão gástrica aquosa[52]
RM de abdômen	Útil em avaliação de lesões hepáticas indeterminadas à tomografia
US endoscópico	Avaliação da profundidade da lesão na parede gástrica ou presença de linfonodos regionais. Utilizada na ausência de sinais claros de infiltração > T2, de linfonodos positivos à TC ou de metástase[44]

Continua >>

>> Continuação

Tabela 121.2. Exames de estadiamento

PET-CT	Não é recomendado como prática rotineira. Melhora a sensibilidade da TC, por exemplo, na capacidade de identificar lesões ósseas. É utilizado para excluir doença metastática quando há alta suspeição. Há baixa acurácia na presença de tumores mucinosos[44]
Laparoscopia diagnóstica	Nos casos em que há programação cirúrgica curativa, pode mudar a conduta em até 20% dos casos. Associar o método com citologia do lavado peritoneal[53] Não deve ser feito em casos metastáticos ou de lesões precoces
Marcadores tumorais	Emprego controverso, não deve ser utilizado como método de rastreamento. Auxilia na doença metastática para acompanhar a evolução de tratamento[44]

Fonte: Desenvolvida pela autoria.

O sistema de estadiamento TNM é importante ferramenta prognóstica e facilitadora do plano de tratamento. Nas Quadro 121.1 e 121.2 há a descrição do grupamento TNM e o estado clínico conforme a VIII AJCC, vigente em 2021.[54]

Quadro 121.1. TNM conforme VIII AJCC

Parâmetro	Descrição VIII AJCC
Tumor primário (T)	
T0	Não há evidência de tumor primário
Tis	Carcinoma *in situ*: tumor intraepitelial sem invasão da lâmina própria, displasia de alto grau
T1	Tumor invade a lâmina própria, muscular mucosa ou submucosa
T2	Tumor invade a muscular própria
T3	Tumor penetra no tecido conjuntivo subserosa sem invasão do peritônio visceral ou estruturas adjacentes
T4	O tumor invade a serosa (peritônio visceral) ou estruturas adjacentes
Linfonodos regionais (N)	
N0	Sem metástase em linfonodos regionais
N1	Metástase em um ou dois linfonodos regionais
N2	Metástase em três a seis linfonodos regionais
N3	Metástase em sete ou mais linfonodos regionais
Metástases a distância (M)	
M0	Ausência de metástase a distância
M1	Metástase a distância

Fonte: Adaptado de American Joint Comittee on Cancer.

Quadro 121.2. Estadiamento conforme AJCC

Estádio	Agrupamento
I	T1, N0, M0 T1, N1, M0 T2, N0, M0
II	T1, N2, M0 T2, N1, M0 T3, N0, M0 T1, N3a, M0 T2, N2, M0 T3, N1, M0 T4a, N0, M0
III	T2, N3a, M0 T3, N2, M0 T4a, N1, M0 T4a, N2, M0 T4b, N0, M0 T1, N3b, M0 T2, N3b, M0 T3, N3a, M0 T4a, N3a, M0 T4b, N1, M0 T4b, N2, M0 T3, N3b, M0 T4a, N3b, M0 T4b, N3a, M0 T4b, N3b, M0
IV	qqT, qqN, M1

Fonte: Adaptado de American Joint Comittee on Cancer.

TRATAMENTO

O tratamento é determinado conforme a apresentação clínica da doença, com intenção curativa para a doença precoce, doença localizada e localmente avançada ou de intenção paliativa, ou de controle para a doença metastática. A condição clínica e as comorbidades do paciente são essenciais ao plano de tratamento. É preciso lembrar que a taxa de sobrevida em cinco anos do diagnóstico, em série histórica americana do banco de dados do SEER, é de 69% na doença localizada, 31% em estadiamento regional e 5% em casos de metástases a distância.[55] A Figura 121.2 representa a porcentagem de sobrevida ao longo do tempo, conforme estadiamento no banco de dados americano anteriormente citado.

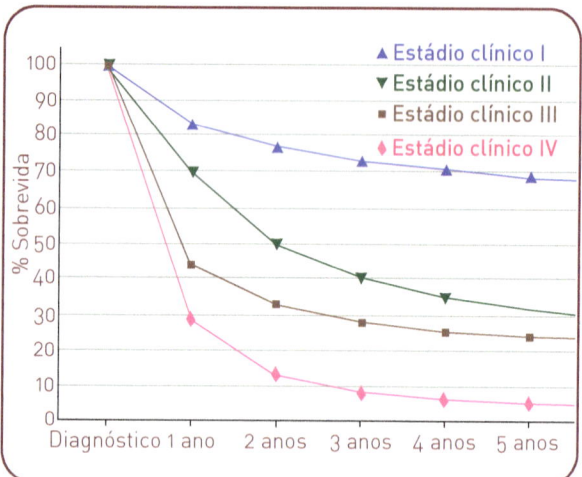

FIGURA 121.2 – Porcentagem de sobrevida global por estádio – dados americanos SEER.
Fonte: Desenvolvida pela autoria.

DOENÇA PRECOCE

A doença precoce é passível de tratamento endoscópico, por meio da técnica de dissecção endoscópica da submucosa. O câncer gástrico precoce é limitado a mucosa e submucosa, independentemente do acometimento linfonodal.[56]

Os critérios para indicação de tratamento endoscópico são:[57,58]

a) **Absoluta:** neoplasias malignas mucosas menores ou iguais que 2 cm, não ulceradas, moderadamente ou bem diferenciadas.

b) **Relativa (expandida):** câncer superficial, moderadamente ou bem diferenciado, maiores que 2 cm; lesões menores ou igual a 3 cm com ulceração ou que contém invasão submucosa precoce; e câncer superficial menor ou igual a 2 cm pouco diferenciado.

Alguns centros utilizam a dissecção endoscópica como estadiamento estendido; se precoce na patologia do procedimento, o tratamento é considerado realizado. Se acometimento mais profundo e/ou características de maior risco, o paciente é encaminhado para tratamento cirúrgico.

Doença local ou localmente avançada

A cirurgia é etapa mandatória no tratamento com intenção curativa do CG não precoce. O ideal é que os casos possam ser discutidos em ambiente multidisciplinar com oncologista clínico, cirurgiões oncológicos ou gastrointestinais, patologistas, radiologistas, endoscopistas, nutricionistas ou nutrólogos antes da abordagem cirúrgica.[52] Para a maioria dos pacientes ocidentais em diversas séries, mesmo com doença localizada, a cirurgia isolada não é tratamento suficiente para atingir a cura, e esses números são melhorados com adição da quimioterapia.

CIRURGIA

A escolha do tipo de ressecção para câncer gástrico, gastrectomia subtotal ou gastrectomia total, é determinada pela localização do tumor e tipo histológico e endoscópico. A gastrectomia subtotal é reservada para os tumores no terço distal do estômago, enquanto a gastrectomia total é reservada para tumores proximais e do estômago médio, para casos de linite plástica e da maioria dos tumores de células pouco coesas. Em tumores de padrão histológico difuso, recomenda-se uma margem proximal de, ao menos, 8 cm.[52] A gastrectomia subtotal apresenta menor morbidade, melhor adaptação à dieta e menor risco cirúrgico.[59,60] A inserção de um tubo de alimentação no transoperatório pode ser considerada em pacientes selecionados durante a gastrectomia total.[51] A esplenectomia é conduta de exceção, uma vez que está associada à maior morbidade e mortalidade pós-operatória.[61,62] Também é recomendada a realização da cirurgia em centros de referências no tratamento de CG após discussão multidisciplinar, pois esse é fator independente de melhor prognóstico.[63] A cirurgia pode ainda ser realizada por meio de laparatomia, assistida por vídeolaparoscopia ou de forma robótica.

Outro ponto de discussão é quanto à dissecção linfonodal recomendada, que é descrita como D1, D2 ou D3 conforme as cadeias linfonodais abrangidas, sequencialmente das mais próximas às mais distantes do estômago, resumidas na Quadro 121.3. Há recomendação de um número mínimo aceitável de 15 a 16 linfonodos dissecados e analisados na peça cirúrgica.[51,54] A Japanese Research Society for the Study of Gastric Cancer padronizou as estações linfonodais, com as estações ímpares de 1 a 6 (dissecção D1) ficam junto da pequena curvatura e as pares ficam junto da grande curvatura.[64] A dissecção D2 também compreende estações junto a artéria gástrica esquerda (estação 9) e artéria esplênica (estação 10 e 11), enquanto a dissecção D3 envolve linfonodos posteriores a cabeça do pâncreas, mesentéricos, paraórticos suprarrenais (estações 13 a 16). O padrão é a dissecção a D2 modificada, sem pancreatectomia ou esplenectomia. Na população do ocidente, essa conduta é respaldada no resultado do seguimento tardio de um estudo holandês randomizado que demonstrou menor recorrência locorregional e morte de câncer específica com a dissecção D2.[65] Houve maior mortalidade pós-operatória, que pode ter influenciado na ausência de diferença de sobrevida global no estudo holandês e em outro estudo semelhante britânico.[66] Com a dissecção, a D2 modificada sem espleno-pancreatectomia e em centros especializados, as taxas de mortalidade e morbidade pós-operatória são inferiores à demonstrada nesses estudos, o que se traduz também em melhores resultados de eficácia comparativa, como apresentada em metanálises mais recentes.[67-69]

> **Quadro 121.3. Padrões de linfadenectomia e a descrição correspondente**[64]
>
> **D1** Ressecção dos linfonodos perigástricos. Associada a gastrectomia subtotal ou total, com retirada do pequeno e grande omento
>
> **D2** Ressecção das estações linfonodais 1 a 11. Dissecção completa dos pedículos vasculares do estômago, de parte do mesocólon transverso e da bolsa omental. A esplenectomia ou pancreatectomia apenas em casos selecionados de invasão tumoral
>
> **D3** Ressecção de linfonodos periportais, retropancreáticos, periaórticos, inclusive estações de 1 até 16. É também chamada de linfadenectomia supraextendida

Fonte: Adaptado de Japanese Gastric Cancer Association, 1998.

A cirurgia minimamente invasiva, como cirurgia laparoscópica e cirurgia robótica, pode ser considerada em casos selecionados, desde que o cirurgião tenha ampla experiência na gastrectomia e linfadenectomia com estas técnicas. A ressecção laparoscópica do CG está associada a menos dor pós-operatória, recuperação mais breve, menor tempo de internação e menor perda sanguínea.[70] Ao menos dois estudos asiáticos randomizados fase III, CLASS-01 e KLASS-01, sugerem que os resultados oncológicos de longo prazo da gastrectomia distal laparoscópica com dissecção a D2 são não inferiores aos da técnica aberta. A técnica minimamente invasiva não é recomendada para lesões cT4b ou cN2.[71,72]

QUIMIOTERAPIA PERIOPERATÓRIA E ADJUVANTE

A cirurgia não é tratamento suficiente para a maioria dos casos operados no ocidente, de forma que, desde a década de 1990, diversos pequenos estudos randomizados e duas metanálises desses trabalhos, em 1999 e 2002, já indicavam benefício de complementação de tratamento.[73,74] Muitos desses estudos utilizavam medicações que já não são mais empregadas no tratamento do câncer gástrico, como metotrexato, mitomicina e epirrubicina.

Da década de 2000 até a publicação do estudo FLOT4 em 2019, a escolha do tratamento complementar do CG localmente avançado (T3 ou com comprometimento linfonodal) ocorria conforme tendências regionais.[75]

O estudo americano de 2001, INTERGROUP 0116 ou estudo de Macdonald, era a referência para uso de radioterapia e quimioterapia de forma adjuvante no ocidente. Esse estudou demonstrou ganho de sobrevida global e sobrevida livre de doença com a quimioterapia (5FU e Leucovorin) associada à radioterapia adjuvante, mas com vieses importantes que podem ter magnificado o benefício da radioterapia: 54% dos pacientes tiveram linfadenectomias inferiores a D1 e apenas 10% do total eram D2. A recidiva no grupo controle sem radioterapia foi majoritariamente local e regional, 29% e 72%, respectivamente. Há também toxicidade persistente associada à radioterapia após gastrectomia.[5,76] Esse tratamento não foi adotado no Japão e Coreia do Sul, que seguem o padrão de dissecção linfonodal estendida, tampouco na Europa, onde se priorizou o desenvolvimento de estratégia perioperatória.

No oriente, Japão e Coreia do Sul, a preferência era pela utilização adjuvante por um ano de S1, uma fluoropirimidina oral, devido ao dado de ganho de sobrevida global, mesmo em pacientes com dissecção linfonodal D2.[77]

Na Europa, o estudo MAGIC de 2006 utilizou uma estratégia diferente: a quimioterapia perioperatória com 3 ciclos de ECF (epirrubicina, cisplatina e 5FU infusional), após cirurgia, seguida de 3 ciclos de ECF adjuvantes.[78] A quimioterapia neoadjuvante apresenta forte racional: tratamento precoce de micrometástase, redução tumoral com mais ressecções R0, menos toxicidade, visto que há maiores dificuldades após a gastrectomia, e melhor seleção dos pacientes, o que evita gastrectomias fúteis nos que progridem a despeito da quimioterapia.[79] Na estratégia perioperatória, há ainda maior importância da laparoscopia no estadiamento.[80]

Atualmente, a estratégia mais recomendada em tumores ao menos T2N0 é o tratamento perioperatório com esquema FLOT (5FU, Leucovorin, Oxaliplatina e Docetaxel) baseado no estudo FLOT-4 do grupo de estudos alemão AIO. Esse estudo demonstrou ganho de sobrevida global, mediana de 50 versus 35 meses (HR 0,77; 95% IC 0,63 a 0,94), sobrevida livre de doença (30 meses contra 18 meses; p = 0,0036) de FLOT (4 ciclos pré e 4 ciclos pós-operatórios) em comparação com esquema ECF/ECX. O estudo também preconizava dissecção linfonodal a D2, e houve semelhante toxicidade pós-operatória em comparação ao esquema padrão.[81] A resposta completa patológica com 4 ciclos de FLOT pré-operatória foi de 16,6%, mais que o dobro da taxa atingida com ECF/ECX.[82] Após esse estudo, o esquema com antraciclinas, ECF/ECX, foi abandonado.

Nos pacientes operados inicialmente, cujo anatomopatológico relata pT3-T4 ou N positivo, está indicado o tratamento adjuvante. Em casos pT2N0 com linfadenectomia insuficiente ou com fatores de maior risco (anel de sinete, pobre diferenciação, invasão vascular) também se sugere a adjuvância.[51] Além dos estudos mais antigos de adjuvância anteriormente citados, o INT0116 e S1, o estudo CLASSIC demonstrou maior sobrevida livre de doença, com seis meses de capecitabina e oxaliplatina, mesmo em pacientes com linfadenectomia adequado. Nesse estudo, após 8 ciclos de Capecitabina e Oxaliplatina adjuvante, a sobrevida livre de doença em 3 anos foi de 74% no grupo da adjuvância contra 59% no grupo que foi apenas operado (HR 0,56, p < 0,0001).[83,84] Mais recentemente, o estudo JACCRO GC −07 em estádio III demonstrou superioridade em sobrevida global e sobrevida livre de recorrência em 3 anos (66% versus 50%; HR 0,63, p < 0,001) com a associação de docetaxel a S1.[85] Um benefício semelhante foi visto com a associação de oxaliplatina a S1 contra S1 isolado, de forma adjuvante em pacientes com linfonodos comprometidos, com sobrevida livre de recorrência de 74% contra 64% (HR 0,69, p = 0,042).[86]

A radioterapia em pacientes submetidos a ressecção oncológica adequada deixou de ser padrão de tratamento, após os resultados negativos dos estudos asiáticos ARTIST-1 e ARTIST-2.[86,87] O estudo holandês CRITICS comparou, no pós-operatório de pacientes tratados com quimioterapia neoadjuvante, quimiorradioterapia contra quimioterapia adjuvante e obteve resultados negativos, sem demonstrar benefício de sobrevida com a radioterapia adjuvante.[88]

Um grupo especial é o representado por pacientes com tumores com deficiência de enzimas de reparo de DNA ou instabilidade de microssatélites, como explicado em histologia e classificação molecular.[89] Esse grupo corresponde cerca de 15% a 22% dos casos e, em geral, demonstra prognóstico melhor nos estádios mais iniciais e apresenta importante benefício com imunoterapia na doença metastática.[51] Metanálise dos estudos MAGIC, CLASSIC, ARTIST e ITACA-S mostraram que não há benefício de quimioterapia adjuvante para esse grupo, que por si só já tem melhor prognóstico.[90] Há intenso debate sob o uso de neoadjuvância para esses pacientes, assim como expectativa que estudos futuros possibilitem o emprego de imunoterapia também nos estádios iniciais.

DOENÇA METASTÁTICA OU INOPERÁVEL

O tratamento da doença metastática tem objetivo paliativo, e busca maior sobrevida com preservação da qualidade de vida dos pacientes. O tratamento sistêmico é realizado por meio de quimioterapia, imunoterapia isolada ou combinada a quimioterapia, anticorpos com ação antiangiogênica ou anticorpos anti-HER2, quando há superexpressão de HER-2.[44] Essas são armas efetivas no ganho de sobrevida e melhora de sintomas dos pacientes com performance clínica adequada para o tratamento. Estudos clínicos já demonstraram ganho de sobrevida com a primeira, segunda e terceira linhas de tratamento sistêmico, quando comparado a melhor suporte clínico exclusivo.[51] Procedimentos cirúrgicos nesses cenários do câncer gástrico, como ressecções de metástases hepáticas e peritonectomia, têm benefício incerto e morbidade evidente, de forma que são objetos de estudos em centros de referência. Na presença de doença metastática, a gastrectomia, mesmo em centros de referência, falhou em aumentar a sobrevida em estudo randomizado.[91]

Na escolha do tratamento sistêmico paliativo, em 2022, os marcadores essenciais são expressão de HER-2 por imuno-histoquímica ou FISH/SISH se imuno-histoquímica duvidosa (++ em 3 possíveis); expressão de PDL-1 por meio do *combined positive score* (CPS) e enzimas de reparo de DNA pela imuno-histoquímica (MLH1, MSH2, MSH6 e PMS2) ou instabilidade cromossômica (por teste genômico). O estudo de gene de fusão NTRK pode indicar tratamento específico nos raros casos que apresentam essa fusão gênica, uma conduta de excepcionalidade.[44]

Na Tabela 121.3, observam-se os principais esquemas de tratamento em primeira linha e segunda linha, com o benefício descrito nos estudos clínicos e limitações moleculares de indicação.[92] A preferência é para uso de dois agentes quimioterápicos combinados para pacientes com *performance* clínica satisfatória (ECOG PS 0 ou 1). A adição de um terceiro quimioterápico taxânico, docetaxel, é reservada para pacientes com grande volume de doença, sintomáticos e que suportem um maior risco de efeitos colaterais severos.[93,94]

A doença HER-2 superexpressa ocorre em cerca de 10% dos tumores gástricos, é tratada com a adição de trastuzumabe ao esquema de quimioterapia com dois agentes. Mais recentemente, anticorpo droga conjugado Trastuzumabe-Deruxtecan foi avaliado em um estudo FASE II em pacientes com doença HER-2 positiva politratados.[95] Nesse estudo, o Trastuzumabe-Deruxtecan demonstrou uma impressionante taxa de resposta de 51% em pacientes politratados, de forma que teve seu uso aprovado nos EUA em 2021. Como outro exemplo de avanço nesse cenário, há a associação de imunoterapia à quimioterapia e trastuzumabe em primeira linha, no estudo Keynote 811, com taxa de resposta de 74%, que levou à aprovação desta estratégia pelo FDA também em 2021, mesmo com os dados preliminares do referido estudo.[96]

A imunoterapia com anticorpos anti-PD1, nivolumabe e pembrolizumabe propiciou significativos ganhos no tratamento do câncer gástrico.[97] Além do uso na doença HER-2 positiva, a imunoterapia pode ser utilizada de maneira isolada nos tumores com instabilidade de microssatélite ou combinada com quimioterapia de primeira linha nos demais pacientes, principalmente naqueles que apresentam CPS acima de 5. A imunoterapia isolada também pode ser uma alternativa à quimioterapia em pacientes frágeis com CPS > 10 na imuno-histoquímica.

Tabela 121.3. Principais esquemas de tratamento em primeira e segunda linhas[92]

1ª Linha	Esquema	Intervalo	Detalhe
Fluoropirimidina + Platina	FOLFOX/FLO[98] Oxaliplatina 85 mg/m² EV D1 Leucovorin 400 mg/m² EV D1 5-Fluorouracil 400 mg/m² EV (bôlus) D1 5-Fluorouracil 2.400 mg/m² EV (bomba de infusão contínua de 46 horas) D1	A cada 2 semanas	Como alternativa a pacientes sem possibilidade de realizar terapia infusional com 5FU, há o esquema FLOX.[99] O esquema FLO foi avaliado também pelo grupo alemão AIO, que demonstrou menor toxicidade que FLP e melhor eficácia em idosos[98]
	5-FU/CDDP[92] 5-Fluorouracil 1.000 mg/m²/dia EV (bomba de infusão contínua) D1 a D4 Cisplatina 75 mg/m² EV D1	A cada 4 semanas	Há diferentes variações do esquema CF, por exemplo, no estudo V325, o braço controle era com cisplatina 100 m/m2 e 5FU 1000 mg/m2 D1-D4, mas com muita toxicidade[93]
	Cap/CDDP ou CapOx[100] Capecitabina 1.000 mg/m² VO 12/12 horas D1 a D14 Cisplatina 80 mg/m² EV D1 OU Oxaliplatina 130 mg/m2 D1	A cada 3 semanas	O estudo REAL-2 mostrou que Oxaliplatina e Capecitabina, associadas à epirrubicina, eram não inferiores à cisplatina e 5FU, respectivamente.[100] A combinação com epirrubicina foi abandonada, devido ao perfil de toxicidade e menor atividade[101,102]

Continua >>

>> Continuação

Tabela 121.3. Principais esquemas de tratamento em primeira e segunda linhas[92]

1ª LINHA	ESQUEMA	INTERVALO	DETALHE
Fluoropirimidina + Irinotecano	FOLFIRI Irinotecano 180 mg/m² EV D1 Leucovorin 400 mg/m² EV D1 5-Fluorouracil 400 mg/m² EV (bôlus) D1 5-Fluorouracil 2.400 mg/m² EV (bomba de infusão contínua de 46 horas) D1	A cada 2 semanas	Estudo francês que comparou FOLFIRI com ECF/ECX demonstrou melhor tempo até falha de tratamento com FOLFIRI, com taxa de resposta de 39% e similar sobrevida global de 9,5 meses[103]
Quimioterapia + Imunoterapia	FOLFOX + Nivolumabe[104] FOLFOX (descrito acima) + Nivolumabe 240 mg EV D1	A cada 2 semanas	Desfecho primário foi alcançado de aumento de SG, SLP em pacientes com CPS > 5 com a associação de nivolumabe. Na população independente do CPS, também observou-se benefício, porém menor[104]
	CapOx + Nivolumabe CapOx (descrito acima) + Nivolumabe 360 mg EV D1	A cada 3 semanas	O estudo previa a possibilidade de FOLFOX ou CAPOX + nivolumabe, a alterar-se, entretanto, a frequência e a dose de nivolumabe[104]
Imunoterapia isolada Se instabilidade de microssatélite ou deficiência de enzimas de reparo Se CPS> 10, e limitação para quimioterapia combinada	Pembrolizumabe Pembrolizumabe 200 mg/m2	A cada 3 semanas	Na instabilidade de microssatélite, há indicação agnóstica, ou seja, independe do sítio primário tumoral para pacientes que já receberam quimioterapia prévia.[105] Há expectativa que isso seja incorporado na primeira linha de tratamento como no câncer de cólon. No estudo Keynote 062, o grupo de pacientes com CPS > 10 teve maior SG com membro do que com quimioterapia (mediana, 17,4 *versus* 10,8 months; HR, 0,69) mas essa diferença não foi testada estatisticamente[106] Pode ser utilizado isoladamente na terceira linha de tratamento em pacientes com CPS > 1 e não previamente tratados com imunoterapia[107]
3 drogas Fluoropirimidina + Platina + Taxânico	mDCF [94] Docetaxel 40 mg/m² EV D1 Cisplatina 40 mg/m² EV D2 Leucovorin 400 mg/m² EV D1 5-Fluorouracil 400 mg/m² EV (bôlus) D1 5-Fluorouracil 1.000 mg/m²/dia EV (bomba de infusão contínua) D1 a D2	A cada 2 semanas	DCF modificado é menos tóxico que o DCF tradicional e está associado com melhor sobrevida mediana (18,8 *versus* 12,6 meses; p= 0,007).[94] Estudo fase III chinês confirmou maior SG, SLP e TR de mDCF x CF[108]
	FLOT[109] Oxaliplatina 85 mg/m² EV D1 Docetaxel 50mg/m² EV D1 Leucovorin 200 mg/m² EV D1 5-Fluorouracil 400 mg/m² EV (bôlus) D1 5-Fluorouracil 2.600 mg/m² EV (bomba de infusão de 24 horas) D1	A cada 2 semanas	Estudo fase II do grupo alemão AIO, que motivou o estudo de FLOT em cenário perioperatório.[109] Atenção a maior risco de neuropatia (8,5%) e plaquetopenia severa (44%) com o uso prolongado[110]

Continua >>

>> Continuação

Tabela 121.3. Principais esquemas de tratamento em primeira e segunda linhas[92]

1ª LINHA	ESQUEMA	INTERVALO	DETALHE
Trastuzumabe + Quimio Se HER2 superexpresso	Trastuzumabe + FOLFOX[111] Trastuzumabe 6 mg/kg EV D1 (ataque no C1) seguido de Trastuzumabe 4 mg/kg EV D1 (no C2 em diante) combinada com FOLFOX	A cada 2 semanas	
	Trastuzumabe + CapOx ou + Cap/CDDP ou + 5FU/CDDP[112] 8 mg/kg EV D1 (ataque no C1) seguido de 6 mg/kg EV D1 (no C2 em diante) a cada 3 semanas combinada com a quimioterapia (regimes descritos anteriormente)	A cada 3 semanas	O Toga trial foi o primeiro estudo fase III no tratamento do CG metastático a promover SG maior que 12 meses na população ocidental[112]
TRastuzumabe + Imuno + quimio Se HER2 superexpresso	Pembrolizumabe + trastuzumabe + quimio[96] Pembrulizumabe 200 mg EV D1 associado a CapOx ou 5FU +CDDP (descrito acima)	A cada 3 semanas	

2ª LINHA	ESQUEMA	INTERVALO	DETALHE
Quimioterapia combinada com terapia antiangiogênica (anti VEGFR2)	Paclitaxel + ramucirumabe[113] Paclitaxel 80 mg/m² EV D1, D8 e D15 Ramucirumabe 8 mg/kg EV D1 e D15	A cada 4 semanas	Aumento de SG mediana 9,6 versus 7,4 meses (HR 0,80 com p = 0,017) às custas de mais efeitos colaterais, como neutropenia, hipertensão e astenia.[113] O ramucirumabe isolado é uma opção para pacientes que não tolerem a combinação ou monoquimioterapia[114]
	FOLFIRI + Ramucirumabe[115] Ramucirumabe 8 mg/kg + FOLFIRI (descrito acima)	A cada 2 semanas	Uma alternativa para pacientes previamentes expostos a taxânicos no cenário perioperatório ou primeira linha[116]
Monoquimioterapia	Paclitaxel isolado[117] Paclitaxel 80 mg/m² EV D1, D8 e D15	A cada 4 semanas	
	Docetaxel[118] Docetaxel 75 mg/m² EV D1	A cada 3 semanas	
	Irinotecano isolado[119,120] Irinotecano 125 mg/m² EV D1 e D8 a cada 3 semanas OU Irinotecano 150 mg/m² EV D1 a cada 2 semanas OU Irinotecano 300 mg/m² EV D1 a cada 3 semanas	A cada 2 ou 3 semanas	

Fonte: Adaptada de Rocha-Filho DR, Prolla G, Oliveira Mll, Braghiroli M, Richelmann R, 2021.

CONCLUSÕES E PERSPECTIVAS

O desenvolvimento e a difusão das modernas técnicas cirúrgicas, dos métodos diagnósticos e da quimioterapia perioperatória produziram melhores resultados curativos no tratamento do câncer gástrico. Os avanços no diagnóstico endoscópico e, principalmente, na terapia endoscópica, ofereceram chance de cura com menor morbidade. A radioterapia, como forma de tratamento curativo complementar, tornou-se uma excepcionalidade.

O grande impacto, entretanto, na redução de vidas perdidas globalmente pelo câncer gástrico está de fato associado à melhora da qualidade de vida da população, identificação e prevenção de fatores de risco, como a infecção pró *H. Pylori* e mudança alimentar.

É no tratamento sistêmico que observamos as principais melhorias orientadas pelo conhecimento molecular desta doença e de sua classificação, com o emprego de imunoterapia, terapia antiangiogênica e terapia anti-HER-2, combinadas com a quimioterapia. Há expectativa de que os avanços com a imunoterapia na doença metastática também tragam benefícios na doença localizada e localmente avançada. O desafio, além do desenvolvimento de novos agentes, em diferentes cenários da doença, é também possibilitar o acesso da população à nova tecnologia, de modo a observar-se o contexto socioeconômico do câncer gástrico no Brasil.

REFERÊNCIAS

1. Bray F, Ferlay J, Soerjomataram I, Siegel RL, Torre LA, Jemal A. Global cancer statistics 2018: Globocan estimates of incidence and mortality worldwide for 36 cancers in 185 countries. CA: a cancer journal for clinicians. 2018;68(6):394-424.
2. Sung H, Ferlay J, Siegel RL, Laversanne M, Soerjomataram I, Jemal A, et al. Global Cancer Statistics 2020: Globocan estimates of incidence and mortality worldwide for 36 cancers in 185 countries. CA: a cancer journal for clinicians. 2021;71(3):209-49.
3. Estimativa 2020-2022: incidência de câncer no Brasil. INCA. 2020. Disponível em: https://www.inca.gov.br/estimativa.
4. Milano AF. 20-Year comparative survival and mortality of cancer of the stomach by age, sex, race, stage, grade, cohort entry time-period, disease duration & selected ICD-O-3 Oncologic Phenotypes. J Insur Med. 2019;48(1):5-23.
5. Macdonald JS, Smalley SR, Benedetti J, Hundahl SA, Estes NC, Stemmermann GN, et al. Chemoradiotherapy after surgery compared with surgery alone for adenocarcinoma of the stomach or gastroesophageal junction. The New England Journal of Medicine. 2001;345(10):725-30.
6. Russo A, Li P, Strong VE. Differences in the multimodal treatment of gastric cancer: East versus west. J Surg Oncol. 2017;115(5):603-14.
7. Bickenbach K, Strong VE. Comparisons of gastric cancer treatments: East vs. west. J Gastric Cancer. 2012;12(2):55-62.
8. Rawla P, Barsouk A. Epidemiology of gastric cancer: global trends, risk factors and prevention. Prz Gastroenterol. 2019;14(1):26-38.
9. Infection with helicobacter pylori. IARC Monogr eval carcinog risks hum. 1994;61:177-240.
10. Yusefi AR, Lankarani KB, Bastani P, Radinmanesh M, Kavosi Z. Risk factors for gastric cancer: A systematic review. Asian Pac J Cancer Prev. 2018;19(3):591-603.
11. Kim W, Kidambi T, Lin J, Idos G. Genetic syndromes associated with gastric cancer. Gastrointest Endosc Clin N Am. 2022;32(1):147-62.
12. Yan S, Gan Y, Song X, Chen Y, Liao N, Chen S, et al. Association between refrigerator use and the risk of gastric cancer: A systematic review and meta-analysis of observational studies. PloS one. 2018;13(8):e0203120.
13. Bartel M, Brahmbhatt B, Bhurwal A. Incidence of gastroesophageal junction cancer continues to rise: Analysis of surveillance, epidemiology, and end results (SEER) database. Journal of Clinical Oncology. 2019;37(4):40.
14. Ford AC, Yuan Y, Forman D, Hunt R, Moayyedi P. Helicobacter pylori eradication for the prevention of gastric neoplasia. Cochrane Database Syst Rev. 2020;7:CD005583.
15. Chiang TH, Chang WJ, Chen SL, Yen AM, Fann JC, Chiu SY, et al. Mass eradication of helicobacter pylori to reduce gastric cancer incidence and mortality: a long-term cohort study on Matsu Islands. Gut. 2021;70(2):243-50.
16. Choi IJ, Kim CG, Lee JY, Kim YI, Kook MC, Park B, et al. Family history of gastric cancer and helicobacter pylori treatment. The New England journal of medicine. 2020;382(5):427-36.
17. Jankowski JAZ, de Caestecker J, Love SB, Reilly G, Watson P, Sanders S, et al. Esomeprazole and aspirin in Barrett's oesophagus (AspECT): a randomised factorial trial. Lancet. 2018;392(10145):400-8.
18. Karimi P, Islami F, Anandasabapathy S, Freedman ND, Kamangar F. Gastric cancer: descriptive epidemiology, risk factors, screening, and prevention. Cancer Epidemiol Biomarkers Prev. 2014;23(5):700-13.
19. Oliveira C, Pinheiro H, Figueiredo J, Seruca R, Carneiro F. Familial gastric cancer: genetic susceptibility, patho-

logy, and implications for management. Lancet Oncol. 2015;16(2):e60-70.
20. Fitzgerald RC, Hardwick R, Huntsman D, Carneiro F, Guilford P, Blair V, et al. Hereditary diffuse gastric cancer: updated consensus guidelines for clinical management and directions for future research. Journal of Medical Genetics. 2010;47(7):436-44.
21. Zhang X, Li M, Chen S, Hu J, Guo Q, Liu R, et al. Endoscopic screening in asian countries is associated with reduced gastric cancer mortality: A meta--analysis and systematic review. Gastroenterology. 2018;155(2):347-54,e9.
22. Dinis-Ribeiro M, Areia M, de Vries AC, Marcos-Pinto R, Monteiro-Soares M, O'Connor A, et al. Management of precancerous conditions and lesions in the stomach (MAPS): guideline from the European Society of Gastrointestinal Endoscopy (ESGE), European Helicobacter Study Group (EHSG), European Society of Pathology (ESP), and the Sociedade Portuguesa de Endoscopia Digestiva (SPED). Endoscopy. 2012;44(1):74-94.
23. Berlth F, Bollschweiler E, Drebber U, Hoelscher AH, Moenig S. Pathohistological classification systems in gastric cancer: diagnostic relevance and prognostic value. World J Gastroenterol. 2014;20(19):5679-84.
24. Hu B, El Hajj N, Sittler S, Lammert N, Barnes R, Meloni-Ehrig A. Gastric cancer: Classification, histology and application of molecular pathology. J Gastrointest Oncol. 2012;3(3):251-61.
25. Richman DM, Tirumani SH, Hornick JL, Fuchs CS, Howard S, Krajewski K, et al. Beyond gastric adenocarcinoma: Multimodality assessment of common and uncommon gastric neoplasms. Abdom Radiol (NY). 2017;42(1):124-40.
26. Lauren P. The two histological main types of gastric carcinoma: diffuse and so-called intestinal-type carcinoma. An attempt at a histo-clinical classification. Acta Pathol Microbiol Scand. 1965;64:31-49.
27. Correa P. Human gastric carcinogenesis: a multistep and multifactorial process-first american cancer society award lecture on cancer epidemiology and prevention. Cancer research. 1992;52(24):6735-40.
28. Correa P, Piazuelo MB. The gastric precancerous cascade. J Dig Dis. 2012;13(1):2-9.
29. Correa P. Human gastric carcinogenesis: A multistep and multifactorial process-first american cancer society award lecture on cancer epidemiology and prevention. Cancer Research. 1992;52(24):6735.
30. Park HJ, Ahn JY, Jung HY, Lim H, Lee JH, Choi KS, et al. Clinical characteristics and outcomes for gastric cancer patients aged 18-30 years. Gastric Cancer. 2014;17(4):649-60.
31. Polkowski W, van Sandick JW, Offerhaus GJ, ten Kate FJ, Mulder J, Obertop H, et al. Prognostic value of lauren classification and c-erbB-2 oncogene overexpression in adenocarcinoma of the esophagus and gastroesophageal junction. Ann Surg Oncol. 1999;6(3):290-7.
32. Petrelli F, Berenato R, Turati L, Mennitto A, Steccanella F, Caporale M, et al. Prognostic value of diffuse versus intestinal histotype in patients with gastric cancer: a systematic review and meta-analysis. J Gastrointest Oncol. 2017;8(1):148-63.
33. Lee JY, Gong EJ, Chung EJ, Park HW, Bae SE, Kim EH, et al. The characteristics and prognosis of diffuse-type early gastric cancer diagnosed during health check--ups. Gut Liver. 2017;11(6):807-12.
34. Hansson LE, Lindgren A, Nyren O. Can endoscopic biopsy specimens be used for reliable Lauren classification of gastric cancer? Scand J Gastroenterol. 1996;31(7):711-5.
35. Flucke U, Monig SP, Baldus SE, Zirbes TK, Bollschweiler E, Thiele J, et al. Differences between biopsyor specimen--related Lauren and World Health Organization classification in gastric cancer. World J Surg. 2002;26(2):137-40.
36. Goseki N, Takizawa T, Koike M. Differences in the mode of the extension of gastric cancer classified by histological type: new histological classification of gastric carcinoma. Gut. 1992;33(5):606-12.
37. Bosman F, Carneiro F, Hruban R, Theise N. WHO classification of tumours. Pathology and genetics. Tumours of the digestive system. Lyon: IARC; 2010.
38. Tan IB, Ivanova T, Lim KH, Ong CW, Deng N, Lee J, et al. Intrinsic subtypes of gastric cancer, based on gene expression pattern, predict survival and respond differently to chemotherapy. Gastroenterology. 2011;141(2):476-85,e1-11.
39. Yong WP, Rha SY, Tan IB, Choo SP, Syn NL, Koh V, et al. Real-time tumor gene expression profiling to direct gastric cancer chemotherapy: Proof-of-concept "3G" trial. Clinical cancer research: an official journal of the American Association for Cancer Research. 2018;24(21):5272-81.
40. Cancer Genome Atlas Research N. Comprehensive molecular characterization of gastric adenocarcinoma. Nature. 2014;513(7517):202-9.
41. Kim WH, Gomez-Izquierdo L, Vilardell F, Chu KM, Soucy G, Dos Santos LV, et al. HER2 status in gastric and gastroesophageal junction cancer: Results of the large, multinational HER-EAGLE study. Appl Immunohistochem Mol Morphol. 2018;26(4):239-45.
42. Cristescu R, Lee J, Nebozhyn M, Kim KM, Ting JC, Wong SS, et al. Molecular analysis of gastric cancer identifies subtypes associated with distinct clinical outcomes. Nature medicine. 2015;21(5):449-56.
43. Lei Z, Tan IB, Das K, Deng N, Zouridis H, Pattison S, et al. Identification of molecular subtypes of gastric cancer

44. Peixoto RD, Rocha-Filho DR, Weschenfelder RF, Rego JFM, Riechelmann R, Coutinho AK, et al. Brazilian group of gastrointestinal tumours consensus guidelines for the management of gastric cancer. Ecancermedicalscience. 2020;14:1126.

45. Wanebo HJ, Kennedy BJ, Chmiel J, Steele G, Winchester D, Osteen R. Cancer of the stomach. A patient care study by the American College of Surgeons. Ann Surg. 1993;218(5):583-92.

46. Shtefanov II, Zhakipova AA, Mukhtarova KE, Peradze MN, Makishev AK. Clinical case of complications of inguinal node metastatic lesion in gastric cancer after surgical treatment. https://doi.org/10.29333/ejgm/115850: Electron J Gen Med. 2019; 2019;174.

47. Hejna M, Wöll E, Tschandl P, Raderer M. Cutaneous paraneoplastic disorders in stomach cancer: Collaboration between oncologically active dermatologists and clinical oncologists. Crit Rev Oncol Hematol. 2016;103:78-85.

48. Poveda F, González-García J, Picazo ML, Giménez A, Camacho J, Barbado FJ, et al. Systemic polyarteritis nodosa as the initial manifestation of a gastric adenocarcinoma. J Intern Med. 1994;236(6):679-83.

49. Graham DY, Schwartz JT, Cain GD, Gyorkey F. Prospective evaluation of biopsy number in the diagnosis of esophageal and gastric carcinoma. Gastroenterology. 1982;82(2):228-31.

50. Beg S, Ragunath K, Wyman A, Banks M, Trudgill N, Pritchard DM, et al. Quality standards in upper gastrointestinal endoscopy: a position statement of the British Society of Gastroenterology (BSG) and Association of Upper Gastrointestinal Surgeons of Great Britain and Ireland (AUGIS). Gut. 2017;66(11):1886-99.

51. Ajani JA, D'Amico TA, Bentrem DJ, Chao J, Cooke D, Corvera C, et al. Gastric cancer, version 2.2022, NCCN Clinical Practice Guidelines in Oncology. J Natl Compr Canc Netw. 2022;20(2):167-92.

52. Barchi LC, Ramos MFKP, Dias AR, Andreollo NA, Weston AC, Lourenço LG, et al. II Brazilian consensus on gastric cancer by the brazilian gastric cancer association. Arq Bras Cir Dig. 2020;33(2):e1514.

53. de Graaf GW, Ayantunde AA, Parsons SL, Duffy JP, Welch NT. The role of staging laparoscopy in oesophagogastric cancers. Eur J Surg Oncol. 2007;33(8):988-92.

54. MB A, SB E, FL G, et al. AJCC Cancer Staging Manual. 8th Edition. New York: NY Springer; 2017.

55. Stomach SEER Relative Survival Rates by Time Since Diagnosis, 2000-2018 [Internet]. National Cancer Institute. 2018.

56. Sano T, Kobori O, Muto T. Lymph node metastasis from early gastric cancer: endoscopic resection of tumour. Br J Surg. 1992;79(3):241-4.

57. Draganov PV, Wang AY, Othman MO, Fukami N. AGA Institute Clinical Practice Update: Endoscopic submucosal dissection in the United States. Clin Gastroenterol Hepatol. 2019;17(1):16-25.e1.

58. Draganov PV, Wang AY, Othman MO, Fukami N. AGA Institute Clinical Practice Update: Endoscopic submucosal dissection in the United States. Clin Gastroenterol Hepatol. 2019;17(1):16-25 e1.

59. Bozzetti F, Marubini E, Bonfanti G, Miceli R, Piano C, Gennari L. Subtotal versus total gastrectomy for gastric cancer: five-year survival rates in a multicenter randomized Italian trial. Italian Gastrointestinal Tumor Study Group. Ann Surg. 1999;230(2):170-8.

60. Davies J, Johnston D, Sue-Ling H, Young S, May J, Griffith J, et al. Total or subtotal gastrectomy for gastric carcinoma? A study of quality of life. World J Surg. 1998;22(10):1048-55.

61. Yu W, Choi GS, Chung HY. Randomized clinical trial of splenectomy versus splenic preservation in patients with proximal gastric cancer. Br J Surg. 2006;93(5):559-63.

62. Marano L, Rondelli F, Bartoli A, Testini M, Castagnoli G, Ceccarelli G. Oncologic effectiveness and safety of splenectomy in total gastrectomy for proximal gastric carcinoma: Meta-analysis of randomized controlled trials. Anticancer research. 2018;38(6):3609-17.

63. Xiang YY, Deng CC, Liu HY, Kuo ZC, Zhang CH, He YL. The prognostic effect of multidisciplinary team intervention in patients with advanced gastric cancer. Curr Oncol. 2022;29(2):1201-12.

64. Japanese Gastric Cancer Association. Japanese Classification of Gastric Carcinoma – 2. English Edition. Gastric Cancer. 1998;1(1):10-24.

65. Songun I, Putter H, Kranenbarg EM, Sasako M, van de Velde CJ. Surgical treatment of gastric cancer: 15-year follow-up results of the randomised nationwide Dutch D1D2 trial. Lancet Oncol. 2010;11(5):439-49.

66. Cuschieri A, Weeden S, Fielding J, Bancewicz J, Craven J, Joypaul V, et al. Patient survival after D1 and D2 resections for gastric cancer: long-term results of the MRC randomized surgical trial. Surgical Co-operative Group. British journal of cancer. 1999;79(9-10):1522-30.

67. Jiang H, Clise-Dwyer K, Ruisaard KE, Fan X, Tian W, Gumin J, et al. Delta-24-RGD oncolytic adenovirus elicits anti-glioma immunity in an immunocompetent mouse model. PloS one. 2014;9(5):e97407.

68. El-Sedfy A, Dixon M, Seevaratnam R, Bocicariu A, Cardoso R, Mahar A, et al. Personalized surgery for gastric adenocarcinoma: A meta-analysis of D1 versus D2 lymphadenectomy. Ann Surg Oncol. 2015;22(6):1820-7.

69. Seevaratnam R, Bocicariu A, Cardoso R, Mahar A, Kiss A, Helyer L, et al. A meta-analysis of D1 versus D2 lymph node dissection. Gastric Cancer. 2012;15(1:)S60-9.

70. Wei Y, Yu D, Li Y, Fan C, Li G. Laparoscopic versus open gastrectomy for advanced gastric cancer: A meta-analysis based on high-quality retrospective studies and clinical randomized trials. Clin Res Hepatol Gastroenterol. 2018;42(6):577-90.
71. Huang C, Liu H, Hu Y, Sun Y, Su X, Cao H, et al. Laparoscopic vs open distal gastrectomy for locally advanced gastric cancer: Five-year outcomes from the CLASS-01 randomized clinical trial. Jama Surg. 2022;157(1):9-17.
72. Kim HH, Han SU, Kim MC, Kim W, Lee HJ, Ryu SW, et al. Effect of laparoscopic distal gastrectomy vs open distal gastrectomy on long-term survival among patients with stage i gastric cancer: The KLASS-01 randomized clinical trial. Jama Oncol. 2019;5(4):506-13.
73. Shimada K, Ajani JA. Adjuvant therapy for gastric carcinoma patients in the past 15 years: a review of western and oriental trials. Cancer. 1999;86(9):1657-68.
74. Hu JK, Chen ZX, Zhou ZG, Zhang B, Tian J, Chen JP, et al. Intravenous chemotherapy for resected gastric cancer: meta-analysis of randomized controlled trials. World J Gastroenterol. 2002;8(6):1023-8.
75. Tokunaga M, Sato Y, Nakagawa M, Aburatani T, Matsuyama T, Nakajima Y, et al. Perioperative chemotherapy for locally advanced gastric cancer in Japan: current and future perspectives. Surg Today. 2020;50(1):30-7.
76. Smalley SR, Benedetti JK, Haller DG, Hundahl SA, Estes NC, Ajani JA, et al. Updated analysis of SWOG-directed intergroup study 0116: a phase III trial of adjuvant radiochemotherapy versus observation after curative gastric cancer resection. Journal of clinical oncology: official journal of the American Society of Clinical Oncology. 2012;30(19):2327-33.
77. Sakuramoto S, Sasako M, Yamaguchi T, Kinoshita T, Fujii M, Nashimoto A, et al. Adjuvant chemotherapy for gastric cancer with S-1, an oral fluoropyrimidine. The New England journal of medicine. 2007;357(18):1810-20.
78. Cunningham D, Allum WH, Stenning SP, Thompson JN, Van de Velde CJ, Nicolson M, et al. Perioperative chemotherapy versus surgery alone for resectable gastroesophageal cancer. The New England journal of medicine. 2006;355(1):11-20.
79. Zhu Z, Gong YB, Xu HM. Neoadjuvant therapy strategies for advanced gastric cancer: Current innovations and future challenges. Chronic Dis Transl Med. 2020;6(3):147-57.
80. Thiels CA, Ikoma N, Fournier K, Das P, Blum M, Estrella JS, et al. Repeat staging laparoscopy for gastric cancer after preoperative therapy. J Surg Oncol. 2018;118(1):61-7.
81. Al-Batran SE, Homann N, Pauligk C, Goetze TO, Meiler J, Kasper S, et al. Perioperative chemotherapy with fluorouracil plus leucovorin, oxaliplatin, and docetaxel versus fluorouracil or capecitabine plus cisplatin and epirubicin for locally advanced, resectable gastric or gastro-oesophageal junction adenocarcinoma (FLOT4): a randomised, phase 2/3 trial. Lancet. 2019;393(10184):1948-57.
82. Al-Batran SE, Hofheinz RD, Pauligk C, Kopp HG, Haag GM, Luley KB, et al. Histopathological regression after neoadjuvant docetaxel, oxaliplatin, fluorouracil, and leucovorin versus epirubicin, cisplatin, and fluorouracil or capecitabine in patients with resectable gastric or gastro-oesophageal junction adenocarcinoma (FLOT4-AIO): results from the phase 2 part of a multicentre, open-label, randomised phase 2/3 trial. Lancet Oncol. 2016;17(12):1697-708.
83. Noh SH, Park SR, Yang HK, Chung HC, Chung IJ, Kim SW, et al. Adjuvant capecitabine plus oxaliplatin for gastric cancer after D2 gastrectomy (CLASSIC): 5-year follow-up of an open-label, randomised phase 3 trial. Lancet Oncol. 2014;15(12):1389-96.
84. Bang YJ, Kim YW, Yang HK, Chung HC, Park YK, Lee KH, et al. Adjuvant capecitabine and oxaliplatin for gastric cancer after D2 gastrectomy (CLASSIC): a phase 3 open-label, randomised controlled trial. Lancet. 2012;379(9813):315-21.
85. Yoshida K, Kodera Y, Kochi M, Ichikawa W, Kakeji Y, Sano T, et al. Addition of docetaxel to oral fluoropyrimidine improves efficacy in patients with stage iii gastric cancer: Interim analysis of JACCRO GC-07, a randomized controlled trial. Journal of clinical oncology: official journal of the American Society of Clinical Oncology. 2019;37(15):1296-304.
86. Park SH, Lim DH, Sohn TS, Lee J, Zang DY, Kim ST, et al. A randomized phase III trial comparing adjuvant single-agent S1, S-1 with oxaliplatin, and postoperative chemoradiation with S-1 and oxaliplatin in patients with node-positive gastric cancer after D2 resection: the ARTIST 2 trial(). Ann Oncol. 2021;32(3):368-74.
87. Lee J, Lim DH, Kim S, Park SH, Park JO, Park YS, et al. Phase III trial comparing capecitabine plus cisplatin versus capecitabine plus cisplatin with concurrent capecitabine radiotherapy in completely resected gastric cancer with D2 lymph node dissection: the ARTIST trial. Journal of clinical oncology: official journal of the American Society of Clinical Oncology. 2012;30(3):268-73.
88. de Steur WO, van Amelsfoort RM, Hartgrink HH, Putter H, Kranenbarg EM-K, van Grieken NCT, et al. Adjuvant chemotherapy is superior to chemoradiation after D2 surgery for gastric cancer in the per-protocol analysis of the randomized CRITICS trial. Ann Oncol. 2021;32(3):360-7.
89. Puliga E, Corso S, Pietrantonio F, Giordano S. Microsatellite instability in Gastric Cancer: Between lights and shadows. Cancer Treat Rev. 2021;95:102175.

90. Pietrantonio F, Raimondi A, Choi YY, Kang W, Langley RE, Kim YW, et al. MSI-GC-01: Individual patient data (IPD) meta-analysis of microsatellite instability (MSI) and gastric cancer (GC) from four randomized clinical trials (RCTs). Journal of Clinical Oncology. 2019;37(4):66.

91. Fujitani K, Yang HK, Mizusawa J, Kim YW, Terashima M, Han SU, et al. Gastrectomy plus chemotherapy versus chemotherapy alone for advanced gastric cancer with a single non-curable factor (REGATTA): a phase 3, randomised controlled trial. Lancet Oncol. 2016;17(3):309-18.

92. Rocha-Filho DR, Prolla G, Oliveira MLL, Braghiroli M, Richelmann R. Diretrizes SBOC 2021 – Estômago doença avançada. 2021 March 2021. In: Diretrizes de tratamentos oncológicos recomendados pela Sociedade Brasileira de Oncologia Clinica. https://sboc.org.br/diretrizes-publicas/2021: Sociedade Brasileira de Oncologia Clínica. 03/01/2021. Available from: https://sboc.org.br/images/diretrizes/diretrizes_pdfs/2.%20Diretrizes%20SBOC%202021%20-%20Est%C3%B4mago%20avan%C3%A7ado%20FINAL.pdf.

93. Van Cutsem E, Moiseyenko VM, Tjulandin S, Majlis A, Constenla M, Boni C, et al. Phase III study of docetaxel and cisplatin plus fluorouracil compared with cisplatin and fluorouracil as first-line therapy for advanced gastric cancer: a report of the V325 Study Group. Journal of clinical oncology: official journal of the American Society of Clinical Oncology. 2006;24(31):4991-7.

94. Shah MA, Janjigian YY, Stoller R, Shibata S, Kemeny M, Krishnamurthi S, et al. Randomized multicenter phase II study of modified docetaxel, cisplatin, and fluorouracil (DCF) versus DCF plus growth factor support in patients with metastatic gastric adenocarcinoma: A study of the US gastric cancer consortium. Journal of clinical oncology: official journal of the American Society of Clinical Oncology. 2015;33(33):3874-9.

95. Shitara K, Bang YJ, Iwasa S, Sugimoto N, Ryu MH, Sakai D, et al. Trastuzumab deruxtecan in previously treated HER2-positive gastric cancer. The New England journal of medicine. 2020;382(25):2419-30.

96. Janjigian YY, Kawazoe A, Yañez P, Li N, Lonardi S, Kolesnik O, et al. The KEYNOTE-811 trial of dual PD-1 and HER2 blockade in HER2-positive gastric cancer. Nature. 2021;600(7890):727-30.

97. Kole C, Charalampakis N, Tsakatikas S, Kouris NI, Papaxoinis G, Karamouzis MV, et al. Immunotherapy for gastric cancer: a 2021 update. Immunotherapy. 2022;14(1):41-64.

98. Al-Batran SE, Hartmann JT, Probst S, Schmalenberg H, Hollerbach S, Hofheinz R, et al. Phase III trial in metastatic gastroesophageal adenocarcinoma with fluorouracil, leucovorin plus either oxaliplatin or cisplatin: a study of the Arbeitsgemeinschaft Internistische Onkologie. Journal of clinical oncology: official journal of the American Society of Clinical Oncology. 2008;26(9):1435-42.

99. Jeong J, Jeung HC, Rha SY, Im CK, Shin SJ, Ahn JB, et al. Phase II study of combination chemotherapy of 5-fluorouracil, low-dose leucovorin, and oxaliplatin (FLOX regimen) in pretreated advanced gastric cancer. Ann Oncol. 2008;19(6):1135-40.

100. Cunningham D, Starling N, Rao S, Iveson T, Nicolson M, Coxon F, et al. Capecitabine and oxaliplatin for advanced esophagogastric cancer. The New England journal of medicine. 2008;358(1):36-46.

101. Alderson D, Cunningham D, Nankivell M, Blazeby JM, Griffin SM, Crellin A, et al. Neoadjuvant cisplatin and fluorouracil versus epirubicin, cisplatin, and capecitabine followed by resection in patients with oesophageal adenocarcinoma (UK MRC OE05): an open-label, randomised phase 3 trial. Lancet Oncol. 2017;18(9):1249-60.

102. Zhu XD, Huang MZ, Wang YS, Feng WJ, Chen ZY, He YF, et al. Xelox doublet regimen versus EOX triplet regimen as first-line treatment for advanced gastric cancer: An open-labeled, multicenter, randomized, prospective phase III trial (Exelox). Cancer Commun (Lond). 2022;42(4):314-26.

103. Guimbaud R, Louvet C, Ries P, Ychou M, Maillard E, Andre T, et al. Prospective, randomized, multicenter, phase III study of fluorouracil, leucovorin, and irinotecan versus epirubicin, cisplatin, and capecitabine in advanced gastric adenocarcinoma: a French intergroup (Federation Francophone de Cancerologie Digestive, Federation Nationale des Centres de Lutte Contre le Cancer, and Groupe Cooperateur Multidisciplinaire en Oncologie) study. Journal of clinical oncology: official journal of the American Society of Clinical Oncology. 2014;32(31):3520-6.

104. Janjigian YY, Shitara K, Moehler M, Garrido M, Salman P, Shen L, et al. First-line nivolumab plus chemotherapy versus chemotherapy alone for advanced gastric, gastro-oesophageal junction, and oesophageal adenocarcinoma (CheckMate 649): a randomised, open-label, phase 3 trial. Lancet. 2021;398(10294):27-40.

105. Marabelle A, Le DT, Ascierto PA, Di Giacomo AM, De Jesus-Acosta A, Delord JP, et al. Efficacy of pembrolizumab in patients with noncolorectal high microsatellite instability/mismatch repair-deficient cancer: Results from the phase II KEYNOTE-158 study. Journal of clinical oncology: official journal of the American Society of Clinical Oncology. 2020;38(1):1-10.

106. Shitara K, Van Cutsem E, Bang Y-J, Fuchs C, Wyrwicz L, Lee K-W, et al. Efficacy and safety of pembrolizumab or pembrolizumab plus chemotherapy vs chemotherapy alone for patients with first-line, advanced gastric cancer: The KEYNOTE-062 phase 3 randomized clinical trial. Jama Oncology. 2020;6(10):1571-80.

107. Fuchs CS, Doi T, Jang RW, Muro K, Satoh T, Machado M, et al. Safety and efficacy of pembrolizumab monotherapy in patients with previously treated advanced gastric and gastroesophageal junction cancer: Phase 2 clinical KEYNOTE-059 trial. Jama Oncology. 2018;4(5):e180013-e.

108. Wang J, Xu R, Li J, Bai Y, Liu T, Jiao S, et al. Randomized multicenter phase III study of a modified docetaxel and cisplatin plus fluorouracil regimen compared with cisplatin and fluorouracil as first-line therapy for advanced or locally recurrent gastric cancer. Gastric Cancer. 2016;19(1):234-44.

109. Al-Batran SE, Hartmann JT, Hofheinz R, Homann N, Rethwisch V, Probst S, et al. Biweekly fluorouracil, leucovorin, oxaliplatin, and docetaxel (FLOT) for patients with metastatic adenocarcinoma of the stomach or esophagogastric junction: a phase II trial of the Arbeitsgemeinschaft Internistische Onkologie. Ann Oncol. 2008;19(11):1882-7.

110. Anter AH, Abdel-Latif RM. The safety and efficacy of fluorouracil, leucovorin, oxaliplatin, and docetaxel (FLOT) combination in the front-line treatment for patients with advanced gastric or gastroesophageal adenocarcinoma: phase II trial. Med Oncol. 2013;30(1):451.

111. Soularue E, Cohen R, Tournigand C, Zaanan A, Louvet C, Bachet JB, et al. Efficacy and safety of trastuzumab in combination with oxaliplatin and fluorouracil-based chemotherapy for patients with HER2-positive metastatic gastric and gastro-oesophageal junction adenocarcinoma patients: a retrospective study. Bull Cancer. 2015;102(4):324-31.

112. Bang YJ, Van Cutsem E, Feyereislova A, Chung HC, Shen L, Sawaki A, et al. Trastuzumab in combination with chemotherapy versus chemotherapy alone for treatment of HER2-positive advanced gastric or gastro-oesophageal junction cancer (ToGA): a phase 3, open-label, randomised controlled trial. Lancet. 2010;376(9742):687-97.

113. Wilke H, Muro K, Van Cutsem E, Oh SC, Bodoky G, Shimada Y, et al. Ramucirumab plus paclitaxel versus placebo plus paclitaxel in patients with previously treated advanced gastric or gastro-oesophageal junction adenocarcinoma (RAINBOW): a double-blind, randomised phase 3 trial. Lancet Oncol. 2014;15(11):1224-35.

114. Fuchs CS, Tomasek J, Yong CJ, Dumitru F, Passalacqua R, Goswami C, et al. Ramucirumab monotherapy for previously treated advanced gastric or gastro-oesophageal junction adenocarcinoma (REGARD): an international, randomised, multicentre, placebo-controlled, phase 3 trial. Lancet. 2014;383(9911):31-9.

115. Vogl UM, Vormittag L, Winkler T, Kafka A, Weiser-Jasch O, Heinrich B, et al. Ramucirumab plus paclitaxel or FOLFIRI in platinum-refractory advanced or metastatic gastric or gastroesophageal junction adenocarcinoma-experience at two centres. J Gastrointest Oncol. 2020;11(2):366-75.

116. Lorenzen S, Thuss-Patience P, Pauligk C, Gokkurt E, Ettrich T, Lordick F, et al. FOLFIRI plus ramucirumab versus paclitaxel plus ramucirumab as second-line therapy for patients with advanced or metastatic gastroesophageal adenocarcinoma with or without prior docetaxel – results from the phase II RAMIRIS Study of the German Gastric Cancer Study Group at AIO. Eur J Cancer. 2022;165:48-57.

117. Hironaka S, Zenda S, Boku N, Fukutomi A, Yoshino T, Onozawa Y. Weekly paclitaxel as second-line chemotherapy for advanced or recurrent gastric cancer. Gastric Cancer. 2006;9(1):14-8.

118. Lee JL, Ryu MH, Chang HM, Kim TW, Yook JH, Oh ST, et al. A phase II study of docetaxel as salvage chemotherapy in advanced gastric cancer after failure of fluoropyrimidine and platinum combination chemotherapy. Cancer Chemother Pharmacol. 2008;61(4):631-7.

119. Mochizuki Y, Ohashi N, Kojima H, Ishigure K, Kinoshita T, Eguchi T, et al. CPT-11 as a second-line treatment for patients with advanced/metastatic gastric cancer who failed S-1 (CCOG0702). Cancer Chemother Pharmacol. 2013;72(3):629-35.

120. Chun JH, Kim HK, Lee JS, Choi JY, Lee HG, Yoon SM, et al. Weekly irinotecan in patients with metastatic gastric cancer failing cisplatin-based chemotherapy. Jpn J Clin Oncol. 2004;34(1):8-13.

122

Tumores no Pâncreas

Anelisa Kruschewsky Coutinho Araujo
Marcel Cerqueira Machado

DESTAQUES

- Mais da metade dos casos é diagnosticada no estádio de doença metastática com taxa de sobrevida em 5 anos inferior a 5%.
- O estabelecimento do conceito de tumores marginalmente ressecáveis (borderline) aumentou a possibilidade de tratamento cirúrgico graças a melhorias de técnicas cirúrgicas e por meio de tratamento neoadjuvante.
- Para casos submetidos a cirurgia primária, deve ser considerada a quimioterapia adjuvante com esquema FOLFIRINOX, se possível.
- Na doença metastática, diferentes esquemas de quimioterapia podem ser considerados a depender da performance do paciente, das terapias prévias e da tolerância ao tratamento. Os esquemas preferenciais de primeira-linha são os regimes FOLFIRINOX ou gencitabina e nab-paclitaxel.
- A pesquisa de mutações germinativas de BRCA1/2 é útil para aconselhamento genético e para a avaliação do uso de olaparibe de manutenção após tratamento com quimioterapia baseada em platina.

ANATOMIA, ETIOLOGIA E PATOGENIA

O pâncreas, localizado no abdome superior, posterior ao estômago, e dividido usualmente em três porções – cabeça, corpo e cauda –, é o órgão do sistema gastrointestinal que produz e secreta enzimas digestivas no duodeno (pâncreas exócrino, representa > 95% da massa pancreática), assim como também secreta hormônios como insulina, glucagon, somatostatina e polipetídeo pancreático (pâncreas endócrino, representa apenas 1% a 2% da massa pancreática).[1]

A origem do câncer que ocorre no pâncreas é complexa e multifatorial, tendo como fatores de risco dominantes o tabagismo e a história familiar. Consumo elevado de bebidas alcoólicas, obesidade, hábitos alimentares (p. ex., carne vermelha, alimentos processados, frituras), diabetes *mellitus* (associado a aumento do risco em 1,8 vezes) e infecções como *H. pylori* também têm sido associadas a maior risco para desenvolver esse tipo de neoplasia. Pancreatite, inflamação que induz dano pancreático, também vem sendo apontada como fator de risco para câncer de pâncreas, embora possa ser uma consequência de obstrução ductal relacionada ao tumor, ou seja, um sinal precoce do câncer.[2]

Entretanto, existem algumas condições sabidamente precursoras do câncer de pâncreas, são elas: a neoplasia intraepitelial pancreática (PanIn), dividida em PanIn-1A, PanIn-1B, PanIn-2 e PanIn-3 com base no grau de atipia e morfologia; a neoplasia mucinosa papilar intraductal (IPMN), que pode ser de ducto principal ou secundário, assim como de subtipo gástrico, subtipo intestinal (o mais comum), subtipo pancreatobiliar ou subtipo oncocítico; e, por fim, a neoplasia cística mucinosa (MCN), entidade mais rara, acomete predominantemente mulheres (20:1), dividida microscopicamente, de acordo com a severidade da displasia, em leve, moderada ou severa, e dividida macroscopicamente em solitária, multilocular ou unilocular.[3]

Em relação aos subtipos histológicos do câncer de pâncreas, o adenocarcinoma é o mais frequente e representa mais de 85% dos casos, sendo o restante composto de subtipos histológicos mais raros como tumor sólido pseudopapilar invasivo (SPT), carcinoma adenoescamoso, neoplasia cística mucinosa invasiva, carcinoma de células acinares, carcinoma escamocelular, além dos tumores neuroendócrinos.[4] Neste capítulo, faremos referência apenas ao adenocarcinoma, tumor mais frequente do pâncreas exócrino.

Do ponto de vista molecular, o câncer de pâncreas também tem suas peculiaridades. Em uma análise de sequenciamento completo do genoma de 100 tumores primários do pâncreas, foram encontradas 857.971 mutações somáticas pontuais e pequenas inserções e deleções e um baixo índice de *tumor mutational burden* (TMB) de 2,64 por Mb. Esse estudo reforçou a importância de certas mutações gênicas como KRAS, TP53, SMAD4, CDKN2A e ARID1A, assim como identificou mutações recorrentes em KDM6A, sinalização aberrante em WNT e amplificação de GATA6, entre outras alterações. Com base na frequência e na distribuição dos rearranjos estruturais, o câncer de pâncreas foi classificado em quatro subtipos: subtipo estável (20%); subtipo reorganizado localmente (30%); subtipo disperso (36%); e subtipo instável (14%).[5]

ESTATÍSTICA

O câncer de pâncreas ocupa a 9ª e a 10ª posições para incidência e a 4ª posição para mortalidade, em mulheres e homens, respectivamente, nos Estados Unidos. A estimativa era de 57.600 novos casos e 47.050 mortes em 2020 nos Estados Unidos por essa doença.[6] Nos dados mundiais, essa neoplasia ocupou o 12º lugar em incidência e o 7º em número de mortes em 2020.[7] Mais da metade dos casos é diagnosticada no estádio de doença metastática com taxa de sobrevida em 5 anos inferior a 5%.[6]

DIAGNÓSTICO

O diagnóstico do câncer de pâncreas, muitas vezes, é retardado por conta do surgimento de sintomas pouco específicos com dor na região da coluna dorsal ou perda de peso. A localização anatômica do órgão também pode dificultar o diagnóstico quando utilizados métodos de imagem mais comuns como ultrassom. O diagnóstico geralmente inclui um método de imagem como ultrassonografia (USG), tomografia computadorizada (TC) ou ressonância nuclear magnética (RNM) do abdome, com identificação do tumor primário e/ou das metástases. O diagnóstico histológico é mandatório, seja via biópsia guiada por ecoendoscopia ou guiada por imagem, seja até por intervenção cirúrgica.

ESTADIAMENTO

O objetivo do estadiamento do câncer de pâncreas é delinear a extensão da doença e melhor definir tratamento e prognóstico. Os exames de TC ou RNM do abdome total são capazes de informar sobre a extensão de doença local e regional, avaliar relação da tumoração com estruturas vasculares como artéria mesentérica superior, tronco celíaco, veia porta, veias mesentéricas superiores e veias esplênicas, além de apontar eventuais metástases hepáticas ou até peritoneais.[8] A TC de tórax está indicada para rastreamento de metástases pulmonares. A tomografia por emissão de pósitrons com fluordesoxiglicose (PET-CT/FDG) também pode ser um método útil, em especial nos casos primariamente elegíveis para tratamento cirúrgico, segundo dados do estudo PET-PANC que mostrou que o PET-CT/FDG mudou o estadiamento em pelo menos 10% dos casos (p = 0,001) comparado com TC, influenciou o manejo em 250 (45%) pacientes e evitou cirurgia em 20% destes.[9] Apesar disso, o uso rotineiro do PET-CT/FDG ainda não tem sido recomendado.[10-11] Eventualmente, a doença peritoneal não é detectada pelos métodos de imagem habituais como TC, RNM do abdome ou até PET-CT FDG. Nesses casos, quando não detectada contraindicação prévia para cirurgia primária, a abordagem laparoscópica pode ser útil como método diagnóstico de metástases peritoneais ou até hepáticas não visualizadas pelos métodos de imagem e, eventualmente, até abortar uma cirurgia maior desnecessária.[12] O marcador tumoral sérico CA19.9 também é indicado e tem como maior função a de ajudar na monitorização de resposta ao tratamento ou até apontar para uma eventual progressão de doença, embora não seja específico de câncer de pâncreas e não deva ser parâmetro de mudança de conduta isoladamente. Esse marcador tem ainda valor prognóstico. A magnitude do nível CA 19-9 no pré-operatório pode ajudar a prever a presença de doença metastática radiograficamente oculta e predizer desfechos a longo prazo.[13]

TRATAMENTO CIRÚRGICO

A cirurgia representa um papel central no tratamento do câncer de pâncreas. Nos últimos anos, houve grandes avanços na técnica cirúrgica e nos cuidados intra e pós-operatórios. Um dos principais avanços foi a concentração desse tipo de cirurgia em centros especializados com redução da mortalidade, que, hoje, está abaixo de 3%.[14] No passado, mesmo na ausência de metástases à distância, esses tumores eram considerados irressecáveis na presença de invasão vascular, como o tronco mesentérico-portal, artéria mesentérica superior e tronco celíaco. O estabelecimento do conceito de tumores marginalmente ressecáveis (*borderline*) aumentou a possibilidade de tratamento desses doentes por meio de quimioterapia neoadjuvante seguida de ressecção vascular. Hoje, em centros especializados, realiza-se com segurança a remoção de lesões que antes eram consideradas irressecáveis.[15,16] No entanto, são ainda considerados irressecáveis os tumores com metástases à distância e com doença fora da área de ressecção (linfonodos não regionais acometidos). Os critérios de ressecabilidade atualmente aceitos estão no Quadro 122.1. Nos tumores limítrofes (*borderline*) ou irressecáveis o tratamento inicial é a quimioterapia sistêmica. Em alguns casos, se houver resposta objetiva ao tratamento, o tratamento cirúrgico pode ser posposto, desde que seja possível uma ressecção completa R0.

Quadro 122.1. Critérios de ressecabilidade no câncer de pâncreas

RESSECABILIDADE	ENVOLVIMENTO ARTERIAL	ENVOLVIMENTO VENOSO
Ressecável	Tumor sem contato com tronco celíaco (TC), artéria mesentérica superior (AMS) ou artéria hepática comum (AHC)	Tumor sem contato com veia mesenértica superior (VMS), veia porta (VP) ou contato ≤ 180° sem irregularidade no contorno venoso
Limítrofe (*borderline*)	**Cabeça/Processo Uncinado** - Contato do tumor com AHC sem extensão ao TC ou bifurcação da artéria hepática, permitindo ressecção e reconstrução segura e completa - Contato do tumor com a AMS de ≤ 180° - Contato do tumor com anatomia arterial variante (p. ex., artéria hepática direita acessória) **Corpo/cauda** - Contato do tumor com o TC ≤ 180° - Contato do tumor com o TC > 180° sem envolvimento da aorta e com a artéria gastroduodenal intacta e não envolvida, permitindo Appleby modificado	- Contato do tumor com o VMS ou VP > 180° contato ≤ 180° com irregularidade do contorno da veia ou trombose da veia, mas com vaso adequado proximal e distal ao local do envolvimento, permitindo ressecção e reconstrução segura e completa - Contato do tumor com a veia cava inferior (VCI)

Continua >>

>> Continuação

Quadro 122.1. Critérios de ressecabilidade no câncer de pâncreas

RESSECABILIDADE	ENVOLVIMENTO ARTERIAL	ENVOLVIMENTO VENOSO
Irressecável	Metástase à distância (incluindo metástase linfonodal)	
	Cabeça/processo uncinado	
	• Contato do tumor com AMS > 180° • Contato sólido do tumor com TC > 180°	• VMS/VP não possível reconstrução em razão de envolvimento ou oclusão (pode ser em razão de tumor ou trombo) • Contato com ramos jejunais proximais à VMS
	Corpo/cauda	
	• Contato tumoral > 180° com a AMS ou TC • Contato tumoral com o TC e envolvimento aórtico	• VMS/VP não possível reconstrução em razão de envolvimento ou oclusão (pode ser em razão de tumor ou trombo)

Fonte: Desenvolvido pela autoria.

Atualmente, os critérios mais utilizados são os da 8ª edição da classificação da American Joint Committee on Cancer (AJCC) (Tabela 122.1). Estudo internacional de validação dessa classificação mostrou uma melhor correlação com o prognóstico dos pacientes com câncer de pâncreas, quando comparado com os anteriores.[17] Nesse estudo, observou-se sobrevida de 35,6% nos pacientes N0, 20,1% nos N1 e de 10,9% em pacientes com N2. O i interessante é que o estadiamento com base no parâmetro T com N0 não foi preditivo de sobrevida, ou seja, as dimensões do tumor não parecem apresentar importância prognóstica quando linfonodos não estão acometidos. Há muito tempo foi descrita também uma técnica alternativa para a realização de ressecções do tronco venoso mesentérico portal, que vem sendo utilizada desde então com sucesso.[18]

Tabela 122.1. Estadiamento do câncer de pâncreas

T	TUMOR PRIMÁRIO
TX	Tumor primário não pode ser avaliado
T0	Não há evidência de tumor primário
Tis	Carcinoma *in situ*
T1	Tumor ≤ 2 cm na maior dimensão
T2	Tumor > 2 cm e ≤ 4 cm na maior dimensão
T3	Tumor > 4 cm na maior dimensão
T4	Tumor envolve o TC, AMS ou AHC, independentemente do tamanho

>> Continuação

N	LINFONODOS REGIONAIS		
NX	Linfonodos regionais não podem ser avaliados		
N0	Nenhuma metástase linfonodal regional		
N1	Metástase em um a três linfonodos regionais		
N2	Metástase em quatro ou mais linfonodos regionais		
M	METÁSTASES À DISTÂNCIA		
M0	Sem metástases à distância		
M1	Com metástases		
ESTÁDIO	T	N	M
0	Tis	N0	M0
IA	T1	N0	M0
IB	T2	N0	M0
IIA	T3	N0	M0
IIB	T1, T2, T3	N1	M0
III	T1, T2, T3, T4	N2	M0

Fonte: Desenvolvida pela autoria.

Tumores em cabeça e processo uncinado

O procedimento técnico já estabelecido há longa data para o tratamento das neoplasias que acometem a cabeça e o processo uncinado é a duodenopancreatectomia. Apesar da existência de muitas variações técnicas para reduzir as complicações, a morbidade pós-operatória permanece em níveis de 40% a 50%, mesmo em centros especializados.[19-20] As complicações são ainda mais graves em centros de baixo volume de

Continua >>

procedimentos onde não só a morbidade, mas também a mortalidade, é relevante.[20] Embora a mortalidade tenha se reduzido nos últimos anos, a morbidade da cirurgia continua a ser motivo de preocupação entre os cirurgiões e clínicos por comprometer a recuperação, postergando o início da quimioterapia adjuvante, importante por aumentar a sobrevida desses doentes. Muitas variantes técnicas e estratégias foram desenvolvidas para reduzir a incidência e a gravidade dessas complicações.[21-26] A complicação mais importante nesse tipo de procedimento é a fístula pancreática. Algumas fístulas são de evolução benigna, enquanto outras são seguidas de complicações extremamente graves podendo culminar no óbito. Machado MC *et al.* apontam técnica utilizada desde a década de 1970, pela qual se utilizam duas alças jejunais separadas para as anastomoses biliodigestiva e pancreatojejunal[26] (Figura 122.1).

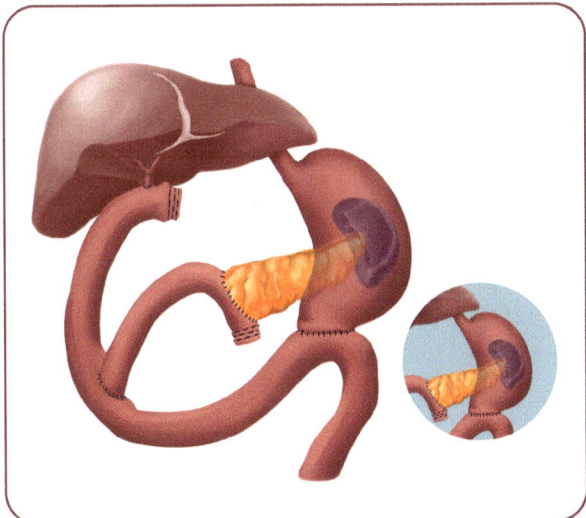

FIGURA 122.1 – Desenho esquemático da reconstrução utilizada com duas alças jejunais separadas para as anastomoses biliodigestiva e pancreatojejunal.
No destaque, a possibilidade de preservação do piloro.
Fonte: Desenvolvida pela autoria.

O racional dessa técnica é separar as duas anastomoses de modo que uma fístula biliar ou uma fístula pancreática serão fístulas isoladas, pois desde que a bile possa ativar o suco pancreático, a mistura das duas secreções pode ter efeito deletério sobre os tecidos intra-abdominais, agravando as fístulas pancreáticas. Com a utilização dessa técnica, os autores observaram uma queda da mortalidade de 40% para 5%.[27] Recentemente, os mesmos autores publicaram parte de experiência na utilização dessa técnica, discutindo suas vantagens na redução da gravidade das fístulas pancreáticas.[28]

Uma das complicações mais graves no período pós-operatório são as hemorragias, que podem ser causadas por defeitos de hemostasia ou úlceras gastrointestinais por estresse. No entanto, as hemorragias mais temidas são as que surgem, em geral, após as primeiras 4 semanas e são causadas por pseudoaneurismas vasculares, quase sempre da artéria gastroduodenal ou hepática, nas duodenopancreatectomias e da esplênica nas ressecções distais. O importante nessas situações são o diagnóstico preciso da etiologia e a localização por meio de exame de imagem. O tratamento deverá ser a realização de arteriografias e colocação de *stents* vasculares, em vez de embolização, mantendo, assim, a circulação pelo vaso afetado. A cirurgia deve ser a última opção em virtude da dificuldade em se conseguir fazer a hemostasia.

Com respeito à linfadenectomia nas ressecções pancreáticas para tratamento do câncer, não se pode afirmar que linfadenectomia extensa possa melhorar o prognóstico, porém, pelo menos 11 linfonodos (ideal 19) necessitam ser removidos para que se possa avaliar a real extensão da doença.[29]

Tumores em corpo e cauda de pâncreas

Com respeito às ressecções distais, a realização desse tipo de cirurgia implica a realização de linfadenectomia do tronco celíaco e a ressecção do tecido retroperitoneal por via retrógada, ou seja, do tronco celíaco para o baço com remoção dos tecidos peripancreáticos. Nas situações de proximidade ou invasão do tronco celíaco, pode-se realizar o procedimento de Appleby, ou seja, a ressecção do tronco celíaco mantendo-se a artéria gastroduodenal. Esse procedimento só poderá ser feito se, após o pinçamento provisório da artéria hepática comum, houver fluxo na artéria hepática própria, indicando um bom fluxo pela arcada da artéria mesentérica superior. Nas situações em que a artéria gastroduodenal não apresenta fluxo suficiente para manter a irrigação hepática, podem-se utilizar enxertos arteriais em situações excepcionais.[16] Um dos problemas importantes nas pancreatectomias distais é se se deve drenar e, se sim, que tipo de drenagem utilizar. Cerca de 30% dos doentes submetidos à pancreatectomia distal apresentam coleções intraperitoniais,[30] geralmente no espaço subfrênico, quase sempre associadas a derrames pleurais e a quadro infeccioso sistêmico. Esses doentes são tratados com punções e drenagens por meio de radiologia intervencionista ou de ecoendoscopia. Em virtude dessas complicações, é possível drenar esses doentes utilizando-se dois drenos: um colocado próximo à área de secção do pâncreas e exteriorizado para a direita afastando-se a drenagem do espaço subfrênico esquerdo; e outro dreno de sucção fechada no espaço subfrênico esquerdo. O racional desse tipo de estratégia é manter a secreção pancreática, caso haja fístula longe do espaço subfrênico esquerdo. O dreno do espaço subfrênico é retirado ao redor do 7º dia se a dosagem de amilase no líquido drenado for inferior a duas vezes a dosagem da amilase sérica. O outro dreno será retirado do mesmo modo guiado pela dosagem de amilase. Se esta estiver alta no dreno à direita, este será retirado quando o nível de amilase cair ou de qualquer modo após 3 a 4 semanas. Com essa estratégia, Machado MC *et al.* operaram 127 doentes e em nenhum caso encontraram coleção subfrênica esquerda e em nenhum caso foi necessária punção ou drenagem de coleção abdominal.[31]

Cirurgia minimamente invasiva

As ressecções pancreáticas, tanto as duodenopancreatectomias como as ressecções distais ou mesmo as ressecções totais, podem ser realizadas por via minimamente invasiva, laparoscópica ou robótica, desde que os princípios oncológicos da cirurgia sejam mantidos.[32,33] Machado MC *et al.* iniciaram o emprego de técnica minimamente invasiva na cirurgia do pâncreas em 2001, com a realização de uma pancreatectomia distal por via laparoscópica.[34] No mesmo serviço, o primeiro procedimento robótico de pâncreas foi realizado em 2008.[35] Desde então, houve um aumento exponencial no número de casos operados por essa via. Esse tipo de acesso permite realizar diversos tipos de cirurgia de pâncreas. Desde enucleações até procedimentos mais complexos, como duodenopancreatectomias.[34] Atualmente, damos preferência ao uso do robô nas cirurgias pancreáticas. Essa técnica permite dissecções mais precisas e a linfadenectomia é realizada com mais facilidade com esse método.

Outra vantagem é a reconstrução do trânsito após a duodenopancreatectomia. As pinças robóticas têm a mesma capacidade da mão do cirurgião, facilitando a realização de anastomoses de maneira mais rápida e melhor do que por laparoscopia.

TRATAMENTO DA DOENÇA LOCALMENTE AVANÇADA

Tratamento Adjuvante

Apenas aproximadamente 20% dos pacientes com câncer de pâncreas são considerados elegíveis para cirurgia ao diagnóstico.[36,37] No entanto, mesmo após ressecção completa do tumor, com microscopia R0 ao anatomopatológico, a grande maioria dos pacientes apresenta recidiva de doença nos primeiros 2 anos e a taxa de sobrevida em 5 anos é menor do que 25%.[36] Portanto, todos os pacientes submetidos à ressecção cirúrgica primária com intenção curativa terão indicação de tratamento adjuvante, incluindo estádio pT1N0.

Ao redor do mundo, a terapia adjuvante de escolha após cirurgia no câncer de pâncreas ainda carece de consenso. Enquanto europeus e japoneses defendem quimioterapia adjuvante, os americanos, até pouco tempo, praticavam com frequência a combinação de quimiorradioterapia (QTRT). Dados existentes são conflitantes quanto ao benefício em sobrevida global e em recidiva de doença.[38,39] Resultados mais recentes com poliquimioterapia trouxeram um ganho maior em sobrevida, questionando-se ainda mais o benefício dos protocolos com QTRT estudados até o momento, principalmente em pacientes com bom *performance status* que toleram FOLFIRINOX adjuvante.[40]

Historicamente, o estudo CONKO-001[41,54] foi o primeiro ensaio clínico randomizado fase III que comparou gencitabina adjuvante com observação após cirurgia em 368 pacientes, enfatizando benefício em sobrevida global (SG), 22,8 meses no grupo gencitabina e 20,2 meses no grupo observação (HR 0,76) e sobrevida livre de doença (SLD) de 13,4 *versus* 6,7 meses (HR 0,55). Em seguida, o estudo japonês JSAP-02[42] randomizou 118 pacientes também para gencitabina ou observação após cirurgia e também obteve resultados favoráveis para o braço que recebeu quimioterapia adjuvante especialmente em sobrevida livre de doença com 11,4 *versus* 5 meses (HR 0,60; p = 0,01), mas sem diferença significativa em sobrevida global. Já o estudo ESPAC-3,[43] com 1.088 randomizados, comparou gencitabina com 5-fluorouracil e leucovorin (5-FU/LV) e não mostrou diferença estatisticamente significativa nem em SG, nem em sobrevida livre de progressão (SLP). Por sua vez, o estudo japonês JASPAC 01[44] comparou a gencitabina com o S1, uma droga oral que contém tegafur (prodroga do 5-fluorouracil), gimeracil e oteracil, em 385 pacientes e mostrou significante benefício do S1 tanto em sobrevida livre de recorrência (SLR) como em SG. Em 2017, o estudo ESPAC-4[45] testou a combinação de gencitabina e capecitabina comparada com gencitabina isolada e revelou maior benefício nos desfechos oncológicos com a combinação, com SG de 28 *versus* 25,5 meses respectivamente (HR 0,82; p = 0,032). Esse benefício foi confirmado na maior parte dos subgrupos, incluindo o grupo de pacientes com margem de ressecção R1 e os com CA19-9 elevado após cirurgia, entretanto às custas de maior toxicidade. No ensaio clínico fase III, CONKO-005, foi testada a adição de erlotinibe à gencitabina comparado à gencitabina isolada, porém sem sucesso em demonstrar benefício e com adição de efeitos colaterais.[46] Mais recentemente, com a publicação do PRODIGE 24/CCTG PA.6,[40] que comparou mFOLFIRINOX adjuvante com gencitabina monoterapia, a combinação da poliquimioterapia passou a ser a terapia adjuvante de escolha em pacientes com bom *performance status*. O estudo traz resultados animadores em SLD de 21,6 *versus* 12,8 meses, SG mediana de 54,4 *versus* 35 meses e sobrevida livre de metástase de 30,4 *versus* 17,7 meses. No estudo, 40% da população tinha tumores R1 e aproximadamente 70% em cada grupo eram estádio IIB. Apesar de mais efeitos colaterais no grupo mFOLFIRINOX, eles foram manejáveis, e 66,4% dos pacientes finalizaram todos os ciclos planejados para o tratamento (Tabela 122.2). Em 2019, foi apresentado, no Congresso Americano de Oncologia, o estudo APACT[47] que avaliou a combinação de nab-paclitaxel à gencitabina comparada com a gencitabina isolada, mas nos resultados preliminares apresentados não houve benefício significativo para o desfecho primário SLD.

Tabela 122.2. Regimes de tratamento adjuvante

Estudos fase 3	Regime	N	Desfechos	Ref
CONKO-001	Gencitabina *versus* observação	368/	SLD (m) 13,4 *versus* 6,7 HR 0,55; p < 0,001 SG (m) 22,8 *versus* 20,2 HR 0,76; p = 0,01	41,54
JSAP-02	Gencitabina *versus* observação	118	SLD (m) 11,4 *versus* 5,0 HR 0,60; p = 0,01 SG (m) 22,3 *versus* 18,4 HR 0,77; p = 0,19	42
ESPAC-3	Gencitabina *versus* 5FU/LV	1.088	SLP (m): 14,3 *versus* 14,1 HR 0,96; p = 0,53 SG (m) 23,2 *versus* 23 HR 0,94; p = 0,39	43
ESPAC-4	Gencitabina + capecitabina *versus* gencitabina	730	SG (m) 28 *versus* 25.5 HR 0.82; p = 0,032	45

Continua >>

>> Continuação

Tabela 122.2. Regimes de tratamento adjuvante

Estudos fase 3	Regime	N	Desfechos	Ref
CONKO-005	Gencitabina + erlotinibe *versus* gencitabina	436	SLD (m) 11,4 *versus* 11,4 HR 0,94; p = 0,26 SG (m) 24,5 *versus* 26,5 p = 0,61	46
JASPAC 01	Gencitabina *versus* S1	385	SLR 11,3 *versus* 22,9 HR 0,60; p < 0,0001 25,5 vs 46,4 HR 0,57; p < 0,0001	44
PRODIGE24	FOLFIRINOX *versus* gencitabina	493	SLD (m) 21,6 *versus* 12,8 HR 0,58; p < 0,001 SG (m) 54,4 *versus* 35,0 HR 0,64; p = 0,003	40

n: número de pacientes; SLD: sobrevida livre de doença mediana em meses; SG: sobrevida global mediana em meses; SLR: sobrevida livre de recorrência mediana em meses; HR: Hazard ratio; ref: referência.
Fonte: Desenvolvida pela autoria.

Revisando os estudos que avaliaram a opção de quimioterapia associada à radioterapia (QTRT) no cenário adjuvante, os resultados são conflitantes. O ensaio clínico ESPAC-1,[48] composto por desenho fatorial 2x2, avaliou QT (5-FU) ou QTRT, ambos – QTRT seguido de QT ou apenas observação. O estudo não mostrou benefício com adição de QTRT ao tratamento adjuvante e ainda obteve resultados mostrando pior desfecho no grupo que recebeu QTRT em comparação com observação após cirurgia, com mediana de SG de 15,9 meses para QTRT e 17,9 meses para quem não recebeu combinação de QTRT. Todavia, mostra benefício em quimioterapia adjuvante isolada (5-FU) quando comparada à QTRT adicionada à QT com 5FU. Ainda com base em dados desse estudo, não houve diferença em recorrência local no grupo que recebeu QTRT comparado ao grupo que não recebeu.

Já o RTOG 9704[49] avaliou QT com gencitabina ou com 5-FU nos períodos pré e pós-QTRT. Houve tendência a benefício em SG em 5 anos de 22% *versus* 20,5% e da mediana de SG de 20,5 *versus* 16,9 meses; p = 0,09 favorecendo o braço que recebeu gencitabina, entretanto sem diferença estatística ao longo dos anos entre os grupos. No entanto, importante atentar ao menor número de pacientes com margem positiva na peça cirúrgica.

O primeiro estudo randomizado e prospectivo que demonstrou benefício da QTRT adjuvante foi o GITSG 9173,[38] que avaliou apenas 43 pacientes após cirurgia R0 randomizados para observação ou QTRT adjuvante. Em seguida, o estudo da EORTC randomizou 114 pacientes para QTRT com 5-FU em infusão contínua *versus* observação apenas após cirurgia, e apesar de tendência para melhor sobrevida no braço de tratamento, não houve significância estatística, nem houve redução de recorrência local.[39] Um estudo de fase II, EORTC 40013/Fédération Francophone de Cancérologie Digestive (FFCD) 9203/GERCOR,[50] avaliou 90 pacientes, 70% deles com linfonodo positivo, e não mostrou diferença entre QT ou QTRT adjuvante, exceto para redução de recorrência local no braço do QTRT, 11% *versus* 24%. Em 2016, a American Society of Clinical Oncology (ASCO) publicou, nos seus *guidelines*, que recomendava QT adjuvante para todo paciente submetido à cirurgia de ressecção de adenocarcinoma de pâncreas, entretanto comentava que QTRT adjuvante à QT com base em gencitabina por 6 meses poderia ser oferecida a pacientes com linfonodo positivo ou margem positiva após ressecção.[51] Já em 2019, após os resultados favoráveis do FOLFIRINOX adjuvante, a ASCO publicou atualização dos *guidelines* em que apenas recomenda QT adjuvante por 6 meses, de preferência com FOLFIRINOX, mas alternativamente com combinação de gencitabina e capecitabina, gencitabina isolada ou 5-FU isolado, a depender do perfil de tolerabilidade.[52] O NCCN também favorece QT adjuvante.

Diferentemente dos estudos já mencionados, o estudo LAP07[53] avaliou QT *versus* QTRT em grupo de pacientes com doença localmente avançada, não submetida à cirurgia. Eles randomizaram 442 pacientes em duas etapas. A primeira, para receber QT com gencitabina ou gencitabina e erlotinibe por quatro ciclos. Aqueles que com doença estável ou resposta objetiva (61%), foram submetidos a uma nova randomização, após 4 meses, para receber QT ou QTRT por mais 12 meses. O objetivo foi avaliar o benefício em SG com a adição da radioterapia na segunda etapa. O erlotinibe não adicionou benefício na primeira etapa. Também não houve diferença em sobrevida na segunda etapa, comparando o grupo que recebeu QTRT que obteve 15,2 meses, e o grupo da QT isolada com 16,5 meses de sobrevida, HR 1,03; p = 0,83.

Tratamento Neoadjuvante

O racional da neoadjuvância em câncer de pâncreas baseia-se no elevado índice de ressecção com margem positiva, alta taxa de recidiva pós-cirúrgica e pós-operatórios com recuperação prolongada, atrasando o início da terapia adjuvante.

Vale pontuar que vários estudos pequenos foram feitos avaliando a QT dita "neoadjuvante" para um grupo heterogêneo de pacientes, muitas vezes incluindo pacientes *borderline* para ressecabilidade junto com pacientes com doença localmente avançada irressecável.

O LAPACT[55] foi um estudo de fase II, que avaliou tratamento de 107 pacientes com adenocarcinoma de pâncreas localmente avançado irressecável, com QT utilizando a combinação nab-paclitaxel e gencitabina, por seis ciclos em fase denominada "indução". Após a indução, os pacientes que não apresentaram progressão ou toxicidade limitante eram elegíveis para continuar a QT, fazer QTRT ou cirurgia. Nesse estudo, 41% dos pacientes interromperam o tratamento de QT de "indução" e, em grande parte das vezes, por efeitos adversos, e 62 pacientes completaram essa fase. Durante a indução, 83 pacientes atingiram controle de doença, a taxa de resposta global durante a indução foi de 33,6%. Dos que completaram a indução, 17 pacientes (36%) foram submetidos à cirurgia e, destes, 7 pacientes obtiveram cirurgia R0. A mediana de tempo para progressão de doença foi de 9 meses e a mediana de sobrevida global foi de 18,8 meses. O estudo fase II SCALOP[56] também fez tratamento de indução com gencitabina ou capecitabina seguida de QTRT em pacientes com doença localmente avançada e constatou taxa de controle de doença em 64,9% e mediana de sobrevida global de 12,7meses. Esses estudos provavelmente representam muito mais a estratégia de "conversão" do que neoadjuvância pura e simples.

O estudo holandês de fase III PREOPANC[57] avaliou a estratégia de QTRT pré-operatória comparada com cirurgia imediata em pacientes com tumores *borderline*. O agente quimioterápico usado foi a gencitabina, e os resultados mostraram SG de 16 *versus* 14,3 meses, HR 0,78; p = 0,0960; SLD 8,1 *versus* 7,7 meses HR 0,73; p = 0,0320, e taxa de ressecção R0 de 71% *versus* 40%, p < 0,0010, favorecendo o braço de tratamento pré-operatório. O estudo Alliance A021501[58] randomizou pacientes com câncer do pâncreas *borderline* em dois braços de terapia neoadjuvante, QT com mFOLFIRINOX ou QTRT (QT mFOLFIRINOX, RT 25 Gy a 40 Gy), ambos seguidos de adjuvância pós-operatória com 4 mFOLFOX6. Com 126 pacientes incluídos, o estudo mostrou superioridade para o braço de QT isolada com 66,4% de taxa de sobrevida em 18 meses *versus* 47,3% e SG de 29 *versus* 17 meses.

Recentemente, o estudo ESPAC-5F[59] prospectivo fase II comparou a opção de cirurgia imediata com três opções de tratamento neoadjuvante: GEMCAP (gencitabina/capecitabina); FOLFIRINOX; ou QTRT em pacientes *borderline* para ressecção. O objetivo primário taxa de ressecção não foi diferente entre os braços de tratamento neoadjuvante ou cirurgia; entretanto, considerando o objetivo secundário, a sobrevida em 12 meses, houve benefício da estratégia neoadjuvante *versus* cirurgia, sendo 84% para FOLFIRINOX, 79% para GEMCAP, 64% para QTRT e 42% para braço de cirurgia. Já o estudo de fase II S1505[60] comparou dois esquemas de QT perioperatórios em 102 pacientes com doença ressecável, FOLFIRINOX ou gencitabina/ nabpaclitaxel (gen/nab), realizados por 12 semanas antes da cirurgia e por 12 semanas após a cirurgia. Os resultados preliminares foram muito parecidos nos dois braços, com tendência a favorecer gen/nab em taxa de resposta completa e SLD, entretanto ainda aguardando os resultados de SG.

TRATAMENTO DA DOENÇA METASTÁTICA

Tratamento da doença metastática, 1ª linha

Por muitos anos, o tratamento do câncer de pâncreas metastático apresentou benefício muito discreto. Há mais de duas décadas, um estudo pequeno incluindo uma população mista de câncer de pâncreas e das vias biliares demonstrou ganho de sobrevida com quimioterapia baseada em 5-FU sobre o melhor tratamento de suporte clínico.[61] Em 1997, foi publicado o estudo que comparava 5-FU com gencitabina em 126 pacientes, sendo 93 destes com doença metastática, com objetivo primário inusitado: benefício clínico composto de melhora da dor, melhora do *performance status* e ganho de peso. A gencitabina suplantou o benefício clínico com 23,8% *versus* 4,8% do 5-FU, além de demonstrar ganho de SG mediana de 5,65 *versus* 4,41 meses e, desde então, passou a ser o tratamento-padrão na 1ª linha da doença metastática.[62] A partir daí, inúmeras tentativas de associações de drogas à gencitabina foram feitas, sem sucesso, incluindo a associação com a cisplatina que não atingiu significância estatística,[63,64] associação com a oxaliplatina que não conseguiu demonstrar ganho de sobrevida[65] ou até a associação com o erlotinib, inibidor de tirosinaquinase, antirreceptor de fator de crescimento epidérmico (anti-EGFR) que, embora tenha mostrado benefício estatisticamente significativo em SG mediana, o ganho numérico de aproximadamente 10 dias de vida nunca pareceu ser clinicamente significativo e não é adotado de rotina.[66] A combinação de gencitabina e capecitabina foi comparada com gencitabina pelo grupo Inglês e demonstrou benefício em taxa de resposta objetiva 19,1% *versus* 12,4%, p = 0,034 em um estudo com mais de 500 pacientes, mas sem significância estatística em SG também.[67] Já o grupo Suíço, que também avaliou a associação de gencitabina e capecitabina, mostrou benefício com ganho de sobrevida estatisticamente significativo apenas na análise *post hoc* do subgrupo de bom *performance status*, 90% a 100% da escala Karnofsky, com 10,1 *versus* 7,4 meses; p = 0,014 a favor da combinação.[68] Somente em 2011 foram publicados pelo intergrupo francês PRODIGE, os resultados do primeiro esquema de combinação de drogas quimioterápicas não contendo gencitabina, e com benefício significativo em câncer de pâncreas avançado. O estudo comparou FOLFIRINOX, regime contendo 5-FU, irinotecano e oxaliplatina com gencitabina isolada em 342 pacientes com diagnóstico de adenocarcinoma metastático de pâncreas, não previamente tratados, e com *performance status* entre 0-1 na escala do Eastern Cooperative Oncology Group (ECOG). Foi demonstrado ganho em SG mediana 11,1 *versus* 6,8 meses; HR 0,57; p < 0,001, ganho em SLP mediana 6,4 *versus* 3,3 meses; p < 0,001 e também em taxa de resposta objetiva 31,6 *versus* 9,4%; p < 0,001 a favor do FOLFIRINOX.[69] A partir daí, o FOLFIRINOX passou a ser o novo padrão em 1ª linha de tratamento dos pacientes com bom *performance status*. Algum tempo depois, finalmente surgiu uma combinação bem-sucedida da gencitabina, e foi com o nab-paclitaxel. O nab-paclitaxel é composto pela droga ativa paclitaxel ligada à albumina humana em nanopartículas, que, em estudos preliminares, mostrou atividade antitumoral sinérgica melhorando a concentração intratumoral da gencitabina. O estudo incluiu 861 pacientes, com *performance status* entre 100% e 60% na escala Karnofsky, que foram randomizados para receber nab-paclitaxel com gencitabina ou gencitabina isolada, e demonstrou benefício em SG mediana de 8,5 *versus* 6,7 meses; p < 0,001 favorecendo a combinação, assim como também em taxa de resposta objetiva de 23% *versus* 7%; p < 0,001, tornando-se, então, outra opção na 1ª linha[70] (Tabela 122.3). Recentemente, surgiu nova estratégia de tratamento com base no perfil gênico germinativo e focada no grupo de pacientes com mutação germinativa do gene BRCA. Os genes BRCA codificam proteínas envolvidas no reparo do DNA. Em torno de 6% a 7% dos pacientes com câncer de pâncreas têm uma mutação germinativa do BRCA, com perda de função em BRCA 1, BRCA 2 ou ambos.[71] O estudo POLO[72] avaliou 3.315 pacientes e randomizou 154 para receber olaparibe ou placebo, em uma proporção 3:2, como terapia de manutenção para os que não tiveram progressão após pelo menos 16 semanas de tratamento com quimioterapia baseada em platina. A SLP, que era o objetivo primário do estudo, foi significativamente maior para os pacientes que receberam o inibidor de PARP, com 7,4 *versus* 3,8 meses; HR 0,53; p = 0,004. Os dados de sobrevida ainda estão imaturos, mas por enquanto sem diferença entre os grupos.

Tabela 122.3. Regimes de tratamento quimioterápico em doença metastática, em 1ª linha

Regime	N	SGm (m)	p	Ref.
Gencitabina *versus* 5FU	126	5,65 *versus* 4,41	0,0025	62
Gencitabina + cisplatina *versus* gencitabina	195	7,5 *versus* 6	0,15	63
Gencitabina + cisplatina *versus* gencitabina	400	7,2 *versus* 8,3	0,38	64
GemOx *versus* gencitabina	326	9 *versus* 7,1	0,13	65
Gencitabina + erlotinib *versus* gencitabina	569	6,24 *versus* 5,91	0,038	66
Gencitabina + capecitabina *versus* gencitabina	533	7,1 *versus* 6,2	0,08	67
Gencitabina + capecitabina *versus* gencitabina	319	8,4 *versus* 7,2	0,234	68
FOLFIRINOX *versus* gencitabina	342	11,1 *versus* 6,8	< 0,001	69
Gencitabina + nab-Paclitaxel *versus* gencitabina	861	8,5 *versus* 6,7	< 0,001	70

N: número de pacientes; SG: sobrevida global mediana em meses; ref: referência.
Fonte: Desenvolvida pela autoria.

Tratamento da doença metastática, 2ª linha e mais

O primeiro estudo fase III que avaliou a opção de tratamento em 2ª linha foi o CONKO-003.[73] Esse estudo randomizou 168 pacientes para receber 5-FU em infusão contínua por 24 horas semanal associado à oxaliplatina, regime apelidado de OFF, comparado com apenas 5-FU e leucovorin com benefício significativo em SG, 5,9 *versus* 3,3 meses, HR 0,66. Após isso, o estudo PANCREOX[74] também avaliou esquema com oxaliplatina, mFOLFOX6, comparado com 5-FU/LV, entretanto, curiosamente, apresentou resultados contrários ao CONKO-003. No estudo PANCREOX, o braço mFOLFOX6 teve SG menor do que o braço de 5-FU/LV: 6,1 *versus* 9,9 meses; p = 0,02, e com taxa de interrupção de tratamento por efeitos adversos maior para os que receberam mFOLFOX6, 20% *versus* 2%. A seguir, o estudo aberto de fase III NAPOLI 1[75] randomizou 417 pacientes em três braços: irinotecano lipossomal (nal-IRI); ou 5-FU/LV; ou 5-FU/LV/ nal-IRI. O estudo mostrou superioridade em SG do braço triplo *versus* 5-FU/LV, com 6,2 *versus* 4,2 meses, HR 0,75, p = 0,039. Entretanto, não houve superioridade quando nal-IRI foi comparado a 5-FU/LV. Os eventos adversos mais frequentes nos regimes com base em nal-IRI foram neutropenia, diarreia, vômitos e fadiga (Tabela 122.4). Considerando os recentes padrões de tratamento em 1ª linha, seja FOLFIRINOX, seja gencitabina/nabpaclitaxel, alguns

Tabela 122.4. Regimes de tratamento quimioterápico em doença metastática, em 2ª linha

Estudo	Regime	N	SGm(m)	SLPm(m)	Ref
CONKO-3	Oxa/5FU IC (OFF) *versus* 5FU/LV	168	5,9 3,3 HR 0,66; p = 0,010		73
PANCREOX	mFOLFOX6 *versus* FU/LV	108	6,1 9,9 (p = 0,02)	3,1 2,9 (p = 0,99)	74
NAPOLI-1	Nal-IRI/ 5-FU/LV *versus* Nal-IRI vs 5-FU/LV	417	6,2 * 4,9 4,2	3,1 2,7 1,5	75

* HR 0,75, p = 0,039 para SG da comparação Nal-IRI/ 5-FU/LV e 5-FU/LV
N: número de pacientes; SG: sobrevida global mediana em meses; SLD: sobrevida livre de doença mediana em meses; ref: referência.
Fonte: Desenvolvida pela autoria.

estudos de fase II avaliaram também esses esquemas em 2ª linha, na dependência da 1ª opção, mostrando taxas de resposta ao redor de 20% e SLP em torno de 5 meses.[76,77] Vale mencionar os subgrupos específicos e bem menos frequentes como os pacientes que apresentam instabilidade de microssatélites (MSI-H) e o subgrupo de pacientes que apresentam fusão de *neurotrophic tyrosine receptor kinase* (NTRK). Tanto os portadores de MSI-H como os com fusão de NTRK 1, 2 ou 3 representam menos de 1% dos pacientes com câncer de pâncreas, mas ainda assim recomenda-se avaliar testagem, uma vez que dados de literatura apontam possível papel de terapias agnósticas, seja imunoterapia[78] (pembrolizumabe ou nivolumabe) para os MSI-H, sejam inibidores de tirosinokinase como o larotrectinibe[79] ou o entrectinibe, para os com fusão de NTRK

Já evoluímos bastante nos últimos 20 anos, mas esperamos que, em um futuro próximo e com desenvolvimento constante da ciência, possamos oferecer ainda melhores perspectivas para os pacientes com câncer de pâncreas, aumentando as taxas de cura, sobrevida e mais qualidade de vida.

REFERÊNCIAS

1. Longnecker D. Anatomy and Histology of the Pancreas, 2021.
2. Rawla P, Sunkara T, Gaduputi V. Epidemiology of Pancreatic Cancer: Global Trends, Etiology and Risk Factors. World J Oncol. 2019;10:10-27.
3. Goral V. Pancreatic Cancer: Pathogenesis and Diagnosis. Asian Pac J Cancer Prev 2015;16(14):5619-5624.
4. Luo G, Fan Z, Gong Y, et al. Characteristics and Outcomes of Pancreatic Cancer by Histological Subtypes. Pancreas. 2019;48(6):817-822.
5. Waddell N, Pajic M, Patch A-M, et al. Whole genomes redefine the mutational landscape of pancreatic cancer. Nature. 2015;518: 495-501.
6. Siegel R, Miller K, Jemal A. Cancer Statistics, 2020. CA Cancer J Clin. 202070:7-30.
7. Globocan 2020. [2022 jun. 09] Disponível em: https://gco.iarc.fr/today/data/factsheets/cancers/pancreas.
8. Motosugi U, Ichikawa T, Morisaka H, et al. Detection of pancreatic carcinoma and liver metastases with gadoxetic acid-enhanced MR imaging: comparison with contrast-enhanced multi-detector row CT. Radiology 2011;260:446.
9. Ghaneh P, Hanson R, Titman A, et al. PET-PANC: multicentre prospective diagnostic accuracy and health economic analysis study of the impact of combined modality 18fluorine-2-fluoro-2-deoxy-Dglucose positron emission tomography with computed tomography scanning in the diagnosis and management of pancreatic cancer. Health Technol Assess. 2018;22:1-114.
10. National Comprehensive Cancer Network (NCCN). NCCN Clinical practice guidelines in oncology. [2019 set. 19] Disponível em: https://www.nccn.org/professionals/physician_gls/ default.aspx.
11. Seufferlein T, Bachet JB, Van Cutsem E, et al. Pancreatic adenocarcinoma: ESMO-ESDO Clinical Practice Guidelines for diagnosis, treatment and follow-up. Ann Oncol 2012;(23-7):vii33.
12. Fong ZV, Alvino DML, Fernández-Del Castillo C, et al. Reappraisal of Staging Laparoscopy for Patients with Pancreatic Adenocarcinoma: A Contemporary Analysis of 1001 Patients. Ann Surg Oncol. 2017;24:3203.
13. Steinberg W. The clinical utility of the CA 19-9 tumor-associated antigen. Am J Gastroenterol 1990;85:350-355.
14. Schmidt CM, Turrini O, Parikh P, House MG, Zyromski NJ, Nakeeb A, et al. Effect of hospital volume, surgeon experience, and surgeon volume on patient outcomes after pancreaticoduodenectomy: a single-institution experience. Arch Surg 2010;145:634-40.
15. Ramacciato G, Mercantini P, Petrucciani N, Giaccaglia V, Nigri G, et al. Does portal-superior mesenteric vein invasion still indicate irresectability for pancreatic carcinoma? Ann Surg Oncol 2009;16:817-25.
16. Machado MA, Surjan RC, Nishinari K, Makdissi FF, Machado MC. Iliac-hepatic arterial bypass for compromised collateral flow during modified Appleby operation for advanced pancreatic cancer. Eur J Surg Oncol 2009;35:1124-7.
17. Allen PJ, Kuk D, Castillo CF, Basturk O, Wolfgang CL, Cameron JL, et al. Multi-institutional Validation Study of the American Joint Commission on Cancer (8th Edition) Changes for T and N Staging in Patients With Pancreatic Adenocarcinoma. Ann Surg. 2017;265:185-191.
18. Machado MC, Penteado S, Cunha JE, Jukemura J, Herman P, Bacchella T, et al. Pancreatic head tumors with portal vein involvement: an alternative surgical approach. Hepatogastroenterology 2001;48:1486-7.
19. Winter JM, Cameron JL, Campbell KA, Arnold MA, Chang DC, Coleman J, et al. 1423 pancreaticoduodenectomies for pancreatic cancer: A single-institution experience. J Gastrointest Surg 2006;10:1199-210.
20. Yoshioka R, Yasunaga H, Hasegawa K, Horiguchi H, Fushimi K, Aoki T, et al. Impact of hospital volume on hospital mortality, length of stay and total costs after pancreaticoduodenectomy. Br J Surg. 2014;101:523-9.
21. Yang SH, Dou KF, Sharma N, Song WJ. The methods of reconstruction of pancreatic digestive continuity after

pancreaticoduodenectomy: a meta-analysis of randomized controlled trials. World J Surg 2011;35:2290-7.

22. Yeo CJ, Cameron JL, Lillemoe KD, Sauter PK, Coleman J, Sohn TA. Does prophylactic octreotide decrease the rates of pancreatic fistula and other complications after pancreaticoduodenectomy? Results of a prospective randomized placebo-controlled trial. Ann Surg, 2000;232:419-29.

23. Makni A, Bedioui H, Jouini M, Chebbi F, Ksantini R, Fetirich F, et al. Pancreaticojejunostomy vs. pancreaticogastrostomy following pancreaticoduodenectomy: results of comparative study. Minerva Chir 2011;66:295-302.

24. Bassi C, Falconi M, Molinari E, Salvia R, Butturini G, Sartori N, et al. Reconstruction by pancreaticojejunostomy versus pancreaticogastrostomy following pancreatectomy: results of a comparative study. Ann Surg 2005;242:767-71.

25. Takano S, Ito Y, Watanabe Y, Yokoyama T, Kubota N, Iwai S. Pancreaticojejunostomy versus pancreaticogastrostomy in reconstruction following pancreaticoduodenectomy. Br J Surg 2000;87:423-7.

26. Machado MC, da Cunha JE, Bacchella T, Bove P. A modified technique for the reconstruction of the alimentary tract after pancreatoduodenectomy. Surg Gynecol Obstet 1976;143:271-2.

27. Ke S, Ding XM, Gao J, Zhao AM, Deng GY, Ma RL, et al. A prospective, randomized trial of Roux-en-Y reconstruction with isolated pancreatic drainage versus conventional loop reconstruction after pancreaticoduodenectomy. Surgery 2013;153:743-52.

28. Machado MC, Machado MA. Systematic use of isolated pancreatic anastomosis after pancreatoduodenectomy: Five years of experience with zero mortality. Eur J Surg Oncol 2016;42:1584-90.

29. Huang L, Jansen L, Balavarca Y, van der Geest L, Lemmens V, Groot Koerkamp B, et al. Significance of Examined Lymph Node Number in Accurate Staging and Long-term Survival in Resected Stage I-II Pancreatic Cancer-More is Better? A Large International Population-based Cohort Study. Ann Surg. 2019. doi: 10.1097/SLA.0000000000003558.

30. Nitsche U, Müller TC, Späth C, Cresswell L, Wilhelm D, Friess H, et al. The evidence-based dilemma of intraperitoneal drainage for pancreatic resection – a systematic review and meta-analysis. BMC Surg. 2014;14:76.

31. Machado MC, Machado MA. Drainage after distal pancreatectomy: Still an unsolved problem. Surg Oncol 2019;30:76-80.

32. Machado MA, Surjan RC, Basseres T, Silva IB, Makdissi FF. Laparoscopic Pancreatoduodenectomy in 50 Consecutive Patients with No Mortality: A Single-Center Experience. J Laparoendosc Adv Surg Tech A 2016;26:630-4.

33. Machado MA, Surjan R, Bassères T, Ardengh A, Makdissi F. Robotic pancreaticoduodenectomy after Roux-en-Y gastric bypass. Surg Oncol 2019;29:118-119.

34. Machado MA, Surjan RC, Goldman SM, Ardengh JC, Makdissi FF. Laparoscopic pancreatic resection. From enucleation to pancreatoduodenectomy. 11-year experience. Arq Gastroenterol 2013;50:214-8.

35. Machado MA, Makdissi FF, Surjan RC, Abdalla RZ. Robotic resection of intraductal neoplasm of the pancreas. J Laparoendosc Adv Surg Tech A 2009;19:771-5.

36. Sener SF, Fremgen A, Menck HR, Winchester DP. Pancreatic cancer: a report of treatment and survival trends for 100,313 patients diagnosed from 1985-1995, using the National Cancer Database. J Am Coll Surg. 1999;189(1):1-7.

37. Sohn TA, Yeo CJ, Cameron JL, et al. Resected adenocarcinoma of the pancreas — 616 patients: results, outcomes, and prognostic indicators. J Gastrointest Surg. 2000;4:567-79.

38. Kalser MH, Ellenberg SS. Pancreatic cancer: adjuvant combined radiation and chemotherapy following curative resection. Arch Surg 1985;120:899-903. [Erratum, Arch Surg 1986;121:1045.]

39. Klinkenbijl JH, Jeekel J, Sahmoud T, et al. Adjuvant radiotherapy and 5-fluorouracil after curative resection of cancer of the pancreas and periampullary region: phase III trial of the EORTC gastrointestinal tract cancer cooperative group. Ann Surg 1999;230:776-84.

40. Conroy T, Hammel T, Hebbar M, et al. FOLFIRINOX or Gemcitabine as Adjuvant Therapy for Pancreatic Cancer. N Engl J Med 2018; 379:2395-406.

41. Oettle H, Post S, Neuhaus P, et al. Adjuvant chemotherapy with gemcitabine vs observation in patients undergoing curative-intent resection of pancreatic cancer: a randomized trial. JAMA. 2007;297:267–77.

42. Ueno H, Kosuge T, Matsuyama Y, et al. A randomised phase III trial comparing gencitabine with surgery-only in patients with resected pancreatic cancer: japanese study group of adjuvante therapy for pancreatic cancer. Br J Cancer 2009;101:908-15.

43. Neoptolemos JP, Stocken DD, Bassi C, et al. Adjuvant Chemotherapy With Fluorouracil Plus Folinic Acid vs Gemcitabine Following Pancreatic Cancer Resection. JAMA. 2010;304(10):1073-1081.

44. Uesaka K, Boku N, Fukutomi A, et al. Adjuvant chemotherapy of S-1 versus gemcitabine for resected pancreatic cancer: a phase 3, open-label, randomised, non--inferiority trial (JASPAC 01). Lancet 2016;388:248-257.

45. Neoptolemos JP, Palmer DH, Ghaneh P, et al. Comparison of adjuvant gemcitabine and capecitabine with gemcitabine monotherapy in patients with resected pancreatic cancer (ESPAC-4): a multicentre, open-label, randomised, phase 3 trial Lancet. 2017.

46. Sinn M, Bahra M, Liersch T, et al. CONKO-005: Adjuvant Chemotherapy With Gemcitabine Plus Erlotinib Versus Gemcitabine Alone in Patients After R0 Resection of Pancreatic Cancer: A Multicenter Randomized Phase III Trial. J Clin Oncol. 2017;35(29):3330-3337.
47. Tempero M, Reni M, Riess H, et al. APACT: phase III, multicenter, international, open-label, randomized trial of adjuvante nab-paclitaxel plus gemcitabine (nab-P/G) vs gemcitabine (G)for surgically resected pancreatic adenocarcinoma. J Clin Oncol. 2019;37:abst4000.
48. Neoptolemos JP, Stocken DD, Friess H, et al. A Randomized Trial of Chemoradiotherapy and Chemotherapy after Resectionof Pancreatic Cancer. N Engl J Med. 2004;350:1200-10.
49. Regine WF, Winter KA, Abrams R, et al. Fluorouracil-based Chemoradiation with Either Gemcitabine or Fluorouracil Chemotherapy after Resection of Pancreatic Adenocarcinoma: 5-Year Analysis of the U.S. Intergroup/RTOG 9704 Phase III Trial. Ann Surg Oncol. 2011;18:1319–1326.
50. Van Laethem JL, Hammel P, Mornex F, et al. Adjuvant gemcitabine alone versus gemcitabine-based chemoradiotherapy after curative resection for pancreatic cancer: a randomized EORTC-40013-22012/FFCD-9203/GERCOR phase II study. J Clin Oncol 2010;28(29):4450.
51. Khorana A, Mangu P, Berlin J, et al. Potentially curable pancreatic cancer: American Society of Clinical Oncology Clinical Practice Guideline. J Clin Oncol 2016;34:2541-2556.
52. Khorana A, Shannon MK, Berlin J, et al. Potentially curable pancreatic adenocarcinoma: ASCO Clinical Practice Guideline Update. J Clin Oncol 2019;37:2082-2088.
53. Hammel P, Huguet F, van Laethem J-L, et al. Effect of chemoradiotherapy vs chemotherapy on survival in patients with locally advanced pancreatic cancer controlled after 4 months of gemcitabine with or without erlotinib. The LAP07 randomized clinical trial. JAMA 2016;315(17):1844-1853.
54. Oettle H, Neuhaus P, Hochhaus A, et al. Adjuvant chemotherapy with gemcitabine and long-term outcomes among patients with resected pancreatic cancer: the CONKO-001 randomized trial. JAMA. 2013;310:1473-81.
55. Philip P, Lacy J, Portales F, et al. Nab-paclitaxel plus gemcitabine in patients with locally advanced pancreatic cancer (LAPACT): a multicentre, open-label phase 2 study. Lancet Gastroenterolo Hepatol 2020;5(3):285-294.
56. Mukherjee S, Hurt C. Bridgewater J, et al. Gemcitabine-based or capecitabine-based chemoradiotherapy for locally advanced pancreatic cancer (SCALOP): a multicentre, randomised, phase 2 trial. Lancet Oncol 2013;14:317-26.
57. Versteijne E, Suker M, Groothuis K, et al. Preoperative Chemoradiotherapy Versus Immediate Surgery for Resectable and Borderline Resectable Pancreatic Cancer: results of the Dutch Randomized Phase III PREOPANC Trial. J Clin Oncol. 2020;38:1763-1773.
58. Katz M, Shi Q, Meyers J, et al. Alliance A021501: Preoperative mFOLFIRINOX or mFOLFIRINOX plus hypofractioned radiation therapy (RT) for borderline resectable (BR) adenocarcinoma of the pâncreas. J Clin Oncol. 2021;39:377.
59. Ghaneh P, Palmer D, Cicconi S, et al. ESPAC-5F: Four arm, prospective, multicentre, international randomised phase II trial of immediate surgery compared with neoadjuvant gemcitabine plus capecitabine (GEMCAP) or FOLFIRINOX or chemoradiotherapy (CRT) in patients with borderline resectable pancreatic cancer. J Clin Oncol, 2020;38:4505.
60. Sohal D, Duong M, Ahmad S, et al. SWOG S1505: Results of perioperative chemotherapy (peri-op CTx) with mfolfirinox versus gemcitabine/nab-paclitaxel (Gem/nabP) for resectable pancreatic ductal adenocarcinoma (PDA). J Clin. 2020;38:4504.
61. Glimelius B, Hoffman K, Sjödén PO et al. Chemotherapy improves survival and quality of life in advanced pancreatic and biliary cancer. Ann Oncol 1996;7:593-600.
62. Burris HA, Moore MJ, Andersen J. et al. Improvements in survival and clinical benefit with gemcitabine as first--line therapy for patients with advanced pâncreas cancer: a randomized trial. J Clin Oncol 1997;15:2403-2413.
63. Heinemann V, Quietzsch D, Gieseler F, et al. Randomized phase III trial of gencitabine plus cisplatin compared with gemcitabine alone in advanced pancreatic cancer. J Clin Oncol 2006;24:3946-3952.
64. Colucci G, Labianca R, Di Costanzo, et al. Randomized phase III trial of gencitabine plus cisplatin compared with single-agent gemcitabine as first-line treatment of patients with advanced pancreatic cancer: the GIP-1 study. J Clin Oncol 2010;28:1645-1651.
65. Louvet C, Labianca R, Hammel P, et al. Gemcitabine in combination with oxaliplatin compared with gemcitabine alone in locally advanced or metastatic pancreatic cancer: results of a GERCOR and GISCAD phase III trial. J Clin Oncol 2005;23:3509-3516.
66. Moore MJ, Goldstein D, Hamm J, et al. Erlotinib plus gemcitabine with gemcitabine alone in patients with advanced pancreatic cancer: a phase III trial of the National Cancer Institute of Canada Clinical Trials Group. J Clin Oncol 2007;25:1960-1966.
67. Cunningham D, Chau I, Stocken D, et al. Phase III Randomized comparison of gemcitabine versus gemcitabine plus capecitabine in patients with advanced pancreatic cancer. J Clin Oncol 2009;27:5513-5518.
68. Herrmann R, Bodoky G, Ruhstaller T, et al. Gemcitabine plus capecitabine compared with gemcitabine alone in advanced pancreatic cancer: a randomized, multicenter,

69. Conroy T, Desseigne F, Ychou M, et al. FOLFIRINOX versus Gemcitabine for metastatic pancreatic cancer. N Engl J Med 2011;364:1817-1825.
70. Von Hoff D, Ervin T, Arena F, et al. Increased survival in pancreatic cancer with nab-Paclitaxel plus Gencitabine. N Engl J Med 2013;369:1691-1703.
71. Golan T, Kindler H, Park J, et al. Geographic and Ethnic Heterogeneity of Germline BRCA1 or BRCA2 Mutation Prevalence Among Patients With Metastatic Pancreatic Cancer Screened for Entry Into the POLO Trial. J Clin Oncol. 2020;38:1442-1454.
72. Golan T, Hammel P, Reni M, et al. Maintenance Olaparib for germline BRCA-mutated metastatic pancreatic cancer. N Engl J Med 2019;381:317-327.
73. Oettle H, Riess H, Stieler J, et al. Second-line oxaliplatin, folinic acid, and fluorouracilversus folinic acid and fluorouracil alone for gemcitabine-refractory pancreatic cancer: outcomes from the CONKO-003 trial. J Clin Oncol 2014;32(23):2423-9.
74. Gill S, Ko Y-J, Cripps C, et al. PANCREOX: A randomized phase III study of Fluorouracil/Leucovorin with or without Oxaliplatin for Second-Line Advanced Pancreatic Cancer in Patients Who Have Received Gemcitabine-Based Chemotherapy. J Clin Oncol, 2016;34:3914-3920.
75. Wang-Gillam A, Hubner R, Siveke J, et al. NAPOLI-1 phase 3 study of liposomal irinotecan in metastatic pancreatic cancer: Final overall survival analysis and characteristics of long-term survivors. Eur J Cancer 2019;108:78-87.
76. Assaf E, Verlinde-Carvalho M, Delbaldo C, et al. 5-fluorouracil/leucovorin combined with irinotecan and oxaliplatin (FOLFIRINOX) as second-line chemotherapy in patients with metastatic pancreatic adenocarcinoma. Oncology 2011;80:301.
77. Portal A, Pernot S, Tougeron D, et al. Nab-paclitaxel plus gemcitabine for metastatic pancreatic adenocarcinoma after Folfirinox failure: an AGEO prospective multicentre cohort. Br J Cancer. 2015;113:989-95.
78. Le D, Uram J, Wang H, et al. PD-1 Blockade in Tumors with Mismatch-Repair Deficiency. N Engl J Med. 2015;372:2509-2520.
79. Drilon A, Laetsch T, Kummar S, et al. Efficacy of Larotrectinib in TRK Fusion-Positive Cancers in Adults and Children. N Engl J Med. 2018;378:731-739.

123

Tumores do Fígado

Leonardo Gomes da Fonseca
Paulo Herman

DESTAQUES

- A cirrose hepática e a infecção pelo vírus B da hepatite estão relacionados como os principais fatores relacionados à carcinogênese do carcinoma hepatocelular (CHC), cuja incidência vem aumentando em diversos países desenvolvidos do mundo.
- Pacientes de alto risco para o desenvolvimento de CHC têm indicação de rastreamento com ultrassonografia e níveis séricos de a-fetoproteína.
- O tratamento do CHC inclui as realizações de ressecções hepáticas, transplante hepático, técnicas de tratamento locorregionais que utilizam metodologias associadas à radiologia intervencionista. A extensão da cirrose e o grau de disfunção hepática constituem importantes fatores prognósticos e têm importante influência na determinação do planejamento terapêutico a ser oferecido aos pacientes.
- A terapia sistêmica no CHC avançou significativamente na última década, passando de um contexto no qual não havia opções de drogas efetivas para uma situação com diversas opções, incluindo inibidores de tirosina quinase e imunoterapia.

INTRODUÇÃO

As neoplasias do fígado representam a quarta causa de morte por câncer e a sexta neoplasia mais incidente no mundo.[1] Entre as neoplasias primárias do fígado, o tipo mais frequente é o carcinoma hepatocelular (CHC), seguido do colangiocarcinoma intra-hepático. A incidência de CHC é crescente nas últimas décadas e estima-se que o número de mortes em decorrência desta neoplasia aumentará nos próximos anos.[2] Este tumor é mais prevalente entre homens, com uma proporção aproximada de 2:1, e o pico de incidência é ao redor de 70 anos de idade.[3]

O CHC ocorre majoritariamente em pacientes portadores de hepatopatia crônica e cirrose, sobretudo causadas pela infecção crônica pelos vírus das hepatites B (VHB) e C (VHC), hepatopatia alcoólica e doença hepática gordurosa não alcóolica (DHGNA).[3] O impacto da vacinação universal contra o VHB, a introdução de drogas antivirais de ação direta contra o VHC e o aumento nas incidências dos fatores de risco para DHGNA (obesidade, diabetes, entre outras) estão provocando uma redistribuição geográfica de incidência do CHC.

Por se tratar de um problema de saúde pública mundial, estratégias de prevenção e rastreamento têm sido estudadas e implementadas. Ainda assim, as taxas de sobrevida aos 5 anos de pacientes com CHC está entre 12% e 18%,[4] o que reflete a alta proporção de pacientes diagnosticados em estádios avançados, as altas taxas de recorrência e a complexidade do manejo clínico destes pacientes.

Este capítulo tem o objetivo de descrever os principais aspectos epidemiológicos, patológicos, de diagnóstico e tratamento do CHC.

EPIDEMIOLOGIA E FATORES DE RISCO

A cirrose é o principal fator de risco para o CHC e pode ser causada por etiologias virais (VHB e VHC), DHGNA, uso de álcool, aflatoxina, deficiência de alfa1 antitripsina, hemocromatose, entre outros. Um terço dos pacientes com cirrose pode desenvolver CHC ao longo da vida, com um risco anual de 1% a 8%. O risco é maior quanto mais relevantes são os sinais de hepatopatia (plaquetopenia, varizes esofágicas, ascite, icterícia).[5]

Há uma marcada heterogeneidade na distribuição geográfica desta neoplasia (Figura 123.1). A maioria dos casos (80%) ocorre na África subsaariana e oeste da Ásia, onde existe alta prevalência de infecção por VHB e exposição a aflatoxina B1, uma micotoxina produzida por fungos do gênero Aspergillus. O risco de evolução para CHC em pacientes com VHB está relacionado à alta carga viral, à cronicidade da infecção e à presença de disfunção hepática.[4] O impacto significativo na redução de mortes por CHC por meio da vacinação contra VHB foi reportado em áreas endêmicas para este fator de risco.[6] Portadores inativos do VHB também têm risco aumentado em decorrência da integração do DNA viral ao DNA do hospedeiro. Apesar do VHB potencialmente ocasionar CHC na ausência de cirrose, cerca de 70% dos pacientes com infecção por VHB são diagnosticados com cirrose coexistente.[7]

No Japão e em países ocidentais, sobretudo Europa e Estados Unidos, o VHC é o principal fator de risco seguido pelo consumo de álcool. É previsto que a incidência de CHC relacionado a VHC estabilize-se nesta década e comece a diminuir posteriormente.[8] Isso resulta principalmente da eficácia e da segurança de fármacos antivirais incorporados nos últimos anos ao tratamento da infecção crônica por VHC. A alta taxa de resposta virológica sustentada proporcionada por estes agentes parece reduzir o risco de desenvolvimento de CHC. Alguns dados iniciais sugerem, entretanto, que o uso de antivirais de ação direta após tratamento curativo em pacientes com antecedente de CHC pode estar relacionado à recidiva precoce e de comportamento biológico agressivo.[9] Esses achados deverão ser explorados em estudos subsequentes.

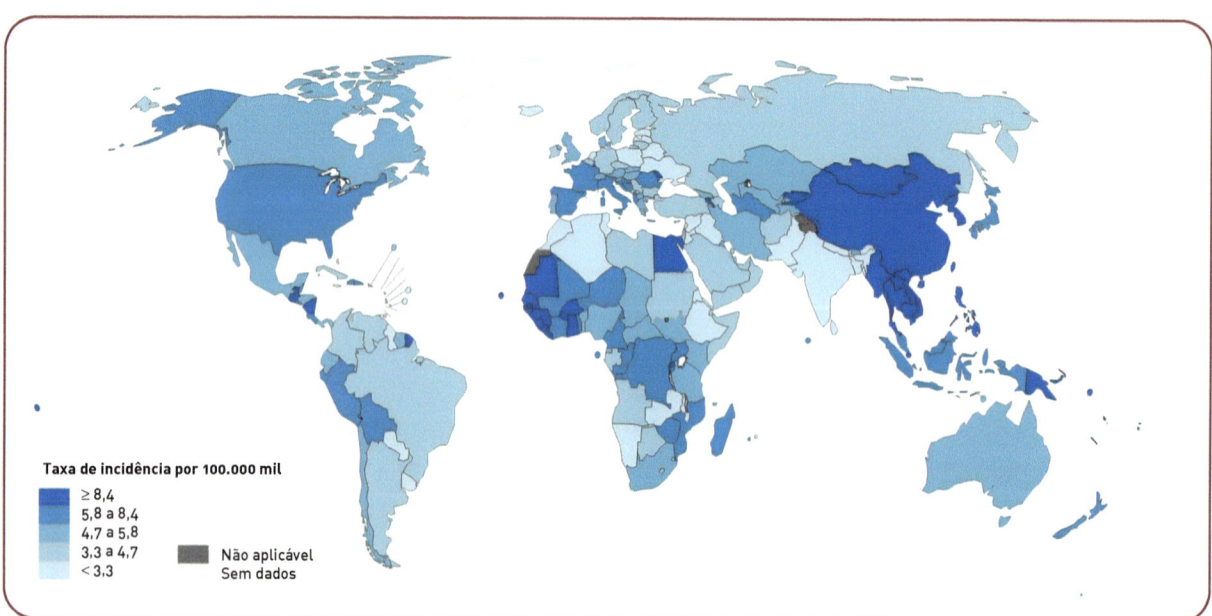

FIGURA 123.1 – Taxa de incidência mundial de neoplasias do fígado ajustadas pela idade por 100 mil pessoas.
Fonte: Adaptado de GLOBOCAN 2018. Graph production: IARC (http://gco.iarc.fr/today), World Health Organization.

Uma marcada transição nos fatores de risco vem sendo observada em países ocidentais. Um levantamento dedicado a avaliar as etiologias associadas ao CHC em pacientes transplantados entre 2002 e 2016 mostrou que VHC e álcool mantiveram-se estáveis, houve uma redução no impacto do VHB e, notadamente, houve aumento relevante na esteato-hepatite não alcóolica.[10] Este cenário projeta um peso maior desta etiologia no CHC nos próximos anos e a necessidade de se implementarem estratégias de prevenção e de redução de fatores de risco associado à síndrome metabólica.

Na América Latina e no Brasil, o cenário é semelhante ao de outros países ocidentais, com um predomínio de infecção por HCV, seguida de álcool e HBV. À semelhança dos Estados Unidos, reporta-se incremento de DHGNA como causa de hepatopatia relacionada ao CHC.[11,12] Em países que compõem a região amazônica, altas taxas de infecção pelo genótipo F do HBV resultam em um pico de incidência de CHC antes de 50 anos de idade, mostrando que a região apresenta particularidades que devem ser levadas em conta para a promoção de estratégias de rastreamento.[13]

PATOGÊNESE

A sequência de inflamação crônica, fibrose, regeneração hepatocelular e cirrose ocorre em concomitância a eventos genéticos e epigenéticos que propiciam a formação de lesões pré-malignas e de nódulos displásicos, os quais podem acumular alterações adicionais de invasividade que caracterizam o CHC.[14]

Mutações no promotor de TERT (*telomerase reverse transcriptase*) são frequentes no CHC, ocorrendo em 60% dos casos. Outros genes envolvidos são os relacionados com a via WNT-B-catenina (CTNNB1 e AXIN1) e de remodelação da cromatina (ARID1A e ARID2).[14]

Com base no perfil molecular, os CHC podem ser classificados em subtipos proliferativo e não proliferativo.[15] O subtipo proliferativo é comumente visto em pacientes com VHB e apresenta características histológicas e clínicas de maior agressividade, como baixa diferenciação celular, alfafetoproteína (AFP) elevada e mutações em *TP53*. Já o subtipo não proliferativo é marcado por mutações na via da betacatenina.[15]

O microambiente tumoral tem importância na iniciação e na progressão tumoral, sobretudo na interação do tumor com células do sistema imunológico. O fato de o CHC se desenvolver em ambiente de inflamação crônica mostra que o sistema imunológico é um alvo potencial para o desenvolvimento de novas terapias. Cerca de 30% dos CHC iniciais têm evidências de ativação imune antitumoral e a presença de linfócitos parece estar associada a melhor prognóstico.[16]

RASTREAMENTO

O objetivo do rastreamento é reduzir a mortalidade mediante detecção precoce. Diversos estudos não controlados sugerem que o rastreamento do CHC resulta em uma maior proporção de diagnósticos precoces, maior aplicação de modalidades curativas e melhor prognóstico.[16] Um estudo chinês com mais de 18 mil participantes randomizou pacientes com hepatopatia crônica por HBV para realizar rastreamento com ultrassonografia e AFP sérica a cada 6 meses. A mortalidade por CHC foi reduzida significativamente no grupo rastreamento (83,2 *versus* 131,5 por 100 mil). Entretanto, é importante destacar que este estudo teve baixa aderência entre os participantes e foi realizado em uma população com um fator de risco característico da região (VHB). Apesar de este estudo não ter sido reproduzido em âmbito global, a aplicação de métodos de rastreamento em pacientes com cirrose é bastante difundida na prática clínica.

A seleção de indivíduos candidatos a rastreamento é determinada pelo risco de desenvolver CHC, expectativa de vida e condições de estrutura de saúde local. Estudos de custo-eficácia sugerem que o rastreamento deve ser aplicado quando o risco de CHC é ≥ 1,5% ao ano, independentemente da etiologia da hepatopatia.[17] Isso engloba todos os pacientes com cirrose que tenham condições clínicas para receber tratamento antitumoral, além de alguns subgrupos sem cirrose com infecção crônica por VHB (Tabela 123.1). Os pacientes cirróticos com resposta virológica sustentada após tratamento para o VHC devem permanecer em rastreamento, visto que essa condição não elimina o risco de CHC.[18]

Tabela 123.1. Grupos com indicação para rastreamento semestral com ultrassonografia

Pacientes com cirrose, Child-Pugh A e B

Pacientes com cirrose, Child-Pugh C em lista de transplante

Pacientes não-cirróticos com infecção crônica por VHB com risco alto ou intermediário de acordo com a escala PAGE-B*

Pacientes não-cirróticos, com fibrose em ponte (F3), independente da etiologia, podem ser considerados para rastreamento baseado em avaliação individual.

*PAGE-B é um escore que considera idade, contagem de plaquetas, gênero e infecção por hepatite B. Idade: 16 a 29 = 0; 30 a 39 = 2; 40 a 49 = 4; 50 a 59 = 6; 60 a 69 = 8; ≥ 70 = 10; gênero: M = 6; F = 0; plaquetas: ≥ 200.000 = 0; 100.000 a 199.999 = 1; < 100.000 = 2; soma: ≤ 9 = baixo risco; 10 a 17 = intermediário; ≥ 18 = alto risco. VHB: vírus da hepatite B.
Fonte: Desenvolvida pela autoria.

Todavia, não está claro se pacientes com infecção crônica por VHC não cirróticos (p. ex., com fibrose em ponte) devem ser rastreados. Ainda, para etiologias não virais como DHGNA, não estão definidos quais subgrupos se beneficiam do rastreamento. Isso resulta da incidência heterogênea de CHC nesta população e do fato de que a neoplasia pode surgir na ausência de cirrose.[19]

A ultrassonografia é o método de escolha por apresentar custo favorável e ampla disponibilidade. São reportadas sensibilidade de 60% a 80% e especificidade superior a 90% para o rastreamento de tumores hepáticos.[20] O uso de biomarcadores tumorais, sobretudo a dosagem sérica de AFP, também é comumente aplicada. Entretanto, esse marcador apresenta baixa sensibilidade já que, em geral, a dosagem série de AFP não está aumentada em tumores precoces e pode estar alterada pela própria hepatopatia de base. Outros biomarcadores estão em análise quanto ao seu papel em detecção precoce como des-y-carboxiprotrombina, AFP-lectina e glipican-3.[3]

O intervalo recomendado de rastreamento é semestral. Essa recomendação é baseada em estimações da taxa de crescimento tumoral e em um estudo prospectivo que mostrou que o intervalo de 6 meses é mais efetivo do que o de 12 meses em detectar lesões precoces, e que o intervalo de 3 meses aumenta somente a taxa de detecção de nódulos pequenos, sem impactar na sobrevida.[21] Finalmente, o papel de outros métodos de imagem, como tomografia computadorizada (TC) e ressonância magnética (RM) no rastreamento do CHC, ainda não está estabelecido.

APRESENTAÇÃO CLÍNICA

Os pacientes com CHC podem apresentar-se inicialmente com ausência de sintomas específicos (como em casos diagnosticados em programas de rastreamento) ou mesmo com sintomas de doença avançada. Os sintomas podem variar de acordo com o grau de disseminação e de envolvimento extra-hepático, sendo reportados dor abdominal, emagrecimento, dispneia, dor óssea, entre outros.

Deve-se destacar que muitos pacientes apresentam sinais e sintomas de hepatopatia crônica como ascite, telangectasias, eritema palmar, icterícia, circulação colateral abdominal, hemorragia digestiva alta varicosa, encefalopatia hepática, entre outros. O achado de descompensação ou piora súbita de função hepática em pacientes com hepatopatia crônica compensada deve ser investigada para a possibilidade de CHC. Síndromes paraneoplásicas como diarreia, hipoglicemia e policitemia também podem estar presentes em alguns casos.[3]

DIAGNÓSTICO

Em pacientes com cirrose, o CHC pode ser diagnosticado com boa acurácia a partir do uso de técnicas de imagem (Figura 123.2) com base nas transformações de vascularização que ocorrem durante o processo de hepatocarcinogênese. As lesões malignas desenvolvem suprimento sanguíneo proveniente da artéria hepática, diferentemente do parênquima hepático não tumoral cujo suprimento é predominantemente do sistema portal.

Por este motivo, o CHC apresenta hipercaptação de contraste na fase arterial e lavado nas fases venosa e tardia da TC ou RM. Este padrão tem sensibilidade de 66% a 82% e especificidade ≥ 90% em nódulos hepáticos maiores que 1 cm no contexto de cirrose (Figura 123.3).

Nódulos menores do que 1 cm são CHC em uma minoria dos casos e, por isso, recomenda-se seguimento com novo exame de imagem entre 3 e 4 meses diante deste achado. O Colégio Americano de Radiologia propôs um sistema diagnóstico para homogeneização, inter-

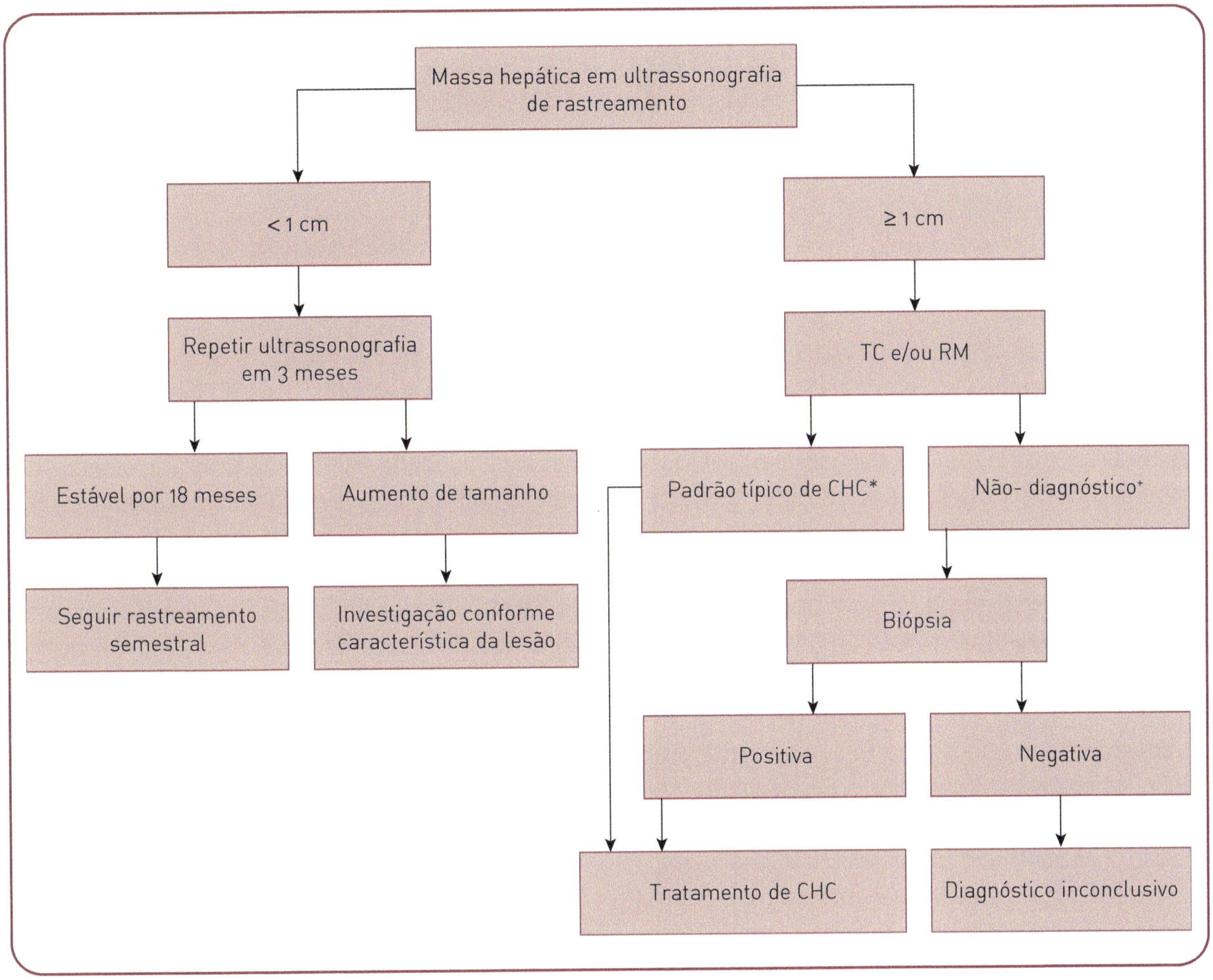

FIGURA 123.2 – Algoritmo de diagnóstico do carcinoma hepatocelular.
TC: tomografia computadorizada; RM: ressonância magnética; CHC: carcinoma hepatocelular; *hipercaptação em fase arterial e lavado venoso; †alguns autores sugerem realizar outra modalidade de imagem (TC ou RM) como alternativa à biópsia em caso de achado não típico de CHC no primeiro exame de imagem (TC ou RM).
Fonte: Desenvolvida pela autoria.

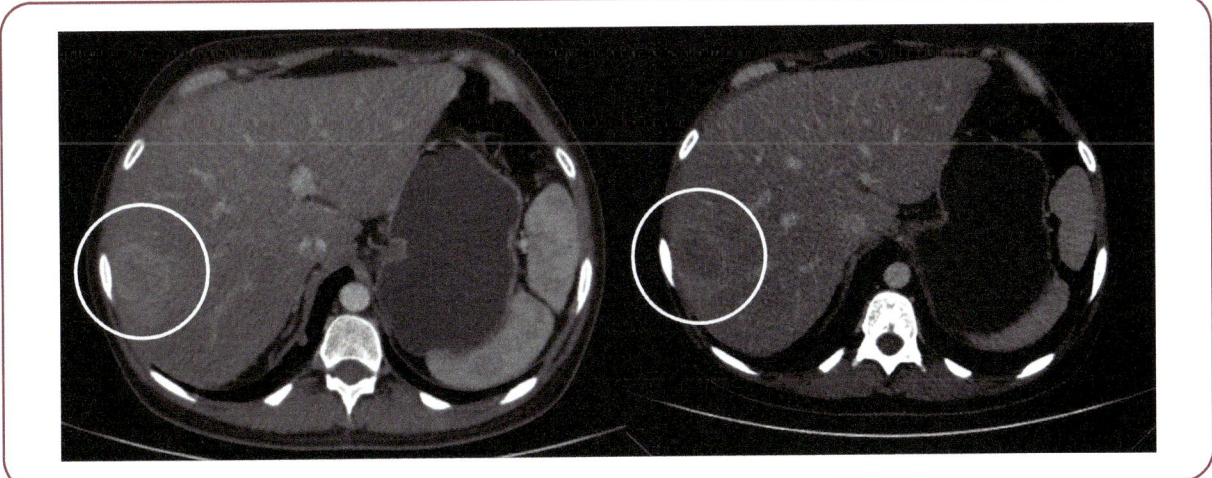

FIGURA 123.3 – Exame de tomografia computadorizada mostrando nódulo hepático com hipercaptação de contraste e em fase arterial (à esquerda) e lavado em fase venosa (à direita).
Fonte: Acervo da autoria.

pretação e reporte de CHC. Este sistema denomina-se *Liver Imaging Reporting and Data System* (LI-RADS) e classifica as lesões em cinco categorias, desde definitivamente benigna[1] até as definitivamente malignas,[5] com o objetivo de orientar decisões clínicas relacionadas à necessidade ou não de prosseguir com a investigação invasiva.[22]

Na ausência de cirrose ou quando o padrão radiológico não corresponde ao típico em nódulos ≥ 1 cm, deve-se proceder à biópsia. Ainda assim, a negatividade da biópsia não exclui CHC, já que até 30% das biópsias podem corresponder a falso-negativos. Além disso, existe um risco de 1% de complicações relacionadas ao procedimento, como disseminação no trajeto da agulha e sangramento local.[23] Marcadores imuno-histoquímicos, como Hsp-70, glipcan-3 e glutaminassintetase, podem aumentar a especificidade do diagnóstico histológico.

ESTADIAMENTO E AVALIAÇÃO PROGNÓSTICA

Considerando que a maioria dos pacientes com CHC tem hepatopatia associada, o estadiamento deve avaliar não somente a extensão do acometimento neoplásico, mas também a função hepática. Além disso, a funcionalidade e a presença de sintomas relacionados à doença são importantes marcadores prognósticos.

Alguns algoritmos de estadiamento foram desenvolvidos, por exemplo: Cancer of the Liver Italian Program (CLIP); Tumor-Node-Metastasis (TNM); Hong Kong Liver Cancer staging system; e Okuda. Entre eles, o algoritmo do *Barcelona Clinic Liver Cancer* (BCLC) *Group* foi amplamente validado e é o mais utilizado. Sua publicação original foi em 1999 e ao longo dos anos o algoritmo incorporou alterações baseadas em dados publicados que modificaram os conceitos no manejo do CHC. Essa classificação se fundamenta em variáveis prognósticas relacionadas à função hepática, performance clínico segundo a escala do Eastern Cooperative Oncology Group (ECOG) e a carga tumoral. Em função de cada variável, o algoritmo propõe cinco estádios e direciona ao manejo terapêutico indicado para cada estádio (Figura 123.4).

Os estádios muito inicial (BCLC 0) e inicial (BCLC A) correspondem aos pacientes com lesões únicas ou até três nódulos de até 3 cm, ausência de invasão vascular e função hepática preservada. A esses pacientes, devem-se considerar tratamentos com intuito curativo como ressecção cirúrgica, transplante hepático ou ablação percutânea. Os pacientes com estádio intermediário (BCLC B) são os que apresentam tumores multifocais com função hepática preservada. Esses casos são candidatos a tratamentos intra-arteriais.

O estádio avançado (BCLC C) é representado por pacientes com função hepática preservada e com uma ou mais das seguintes características: acometimento extra-hepático; invasão vascular; ou acometimento não severo da funcionalidade (ECOG 1-2). Esses pacientes se beneficiam de tratamento sistêmico com intuito de aumento de sobrevida e melhora da qualidade de vida.

Finalmente, o estádio final (BCLC D) caracteriza-se por disfunção hepática ou severo comprometimento da funcionalidade (ECOG 3-4). Esse grupo apresenta prognóstico desfavorável e as terapias disponíveis têm baixa possibilidade de modificar a história natural da doença. Dessa maneira, o manejo adequado deste grupo baseia-se em cuidados paliativos exclusivos com o objetivo de minimizar sintomas relacionados à doença.

Além dessas variáveis prognósticas, alguns outros fatores parecem ser úteis para refinar a tomada de decisões clínicas. O escores Albumina-bilirrubina (ALBI) e Model for End-Stage Liver Disease (MELD) podem auxiliar na definição prognóstica (24). Além disso, AFP elevada, relação neutrófilo-linfócito elevada e biomarcadores como angiopoetina 2 e o fator de crescimento do endotélio vascular (VEGF) parecem estar relacionados com mortalidade no CHC(25,26).

TRATAMENTO

A escolha da modalidade de tratamento a ser empregada nos casos de CHC é complexa e estes pacientes devem ser idealmente manejados em centros de referência com equipes multidisciplinares envolvendo hepatologistas, cirurgiões, radiologistas, radiologistas intervencionistas, patologistas e oncologistas. O nível de evidência para muitas modalidades utilizadas é limitado a estudos de coorte e dados retrospectivos, sendo que evidências provenientes de estudos randomizados estão disponíveis sobretudo para o tratamento sistêmico.

Entre os tratamentos utilizados, destacam-se as modalidades cirúrgicas ou locais (ressecção, transplante e ablação), terapias intra-arteriais (quimioembolização transarterial e radioterapia interna seletiva) e terapias sistêmicas (inibidores tirosinaquinase e imunoterápicos). A indicação do tratamento deve se apoiar nas evidências científicas e ser individualizada de acordo com as características de cada paciente.

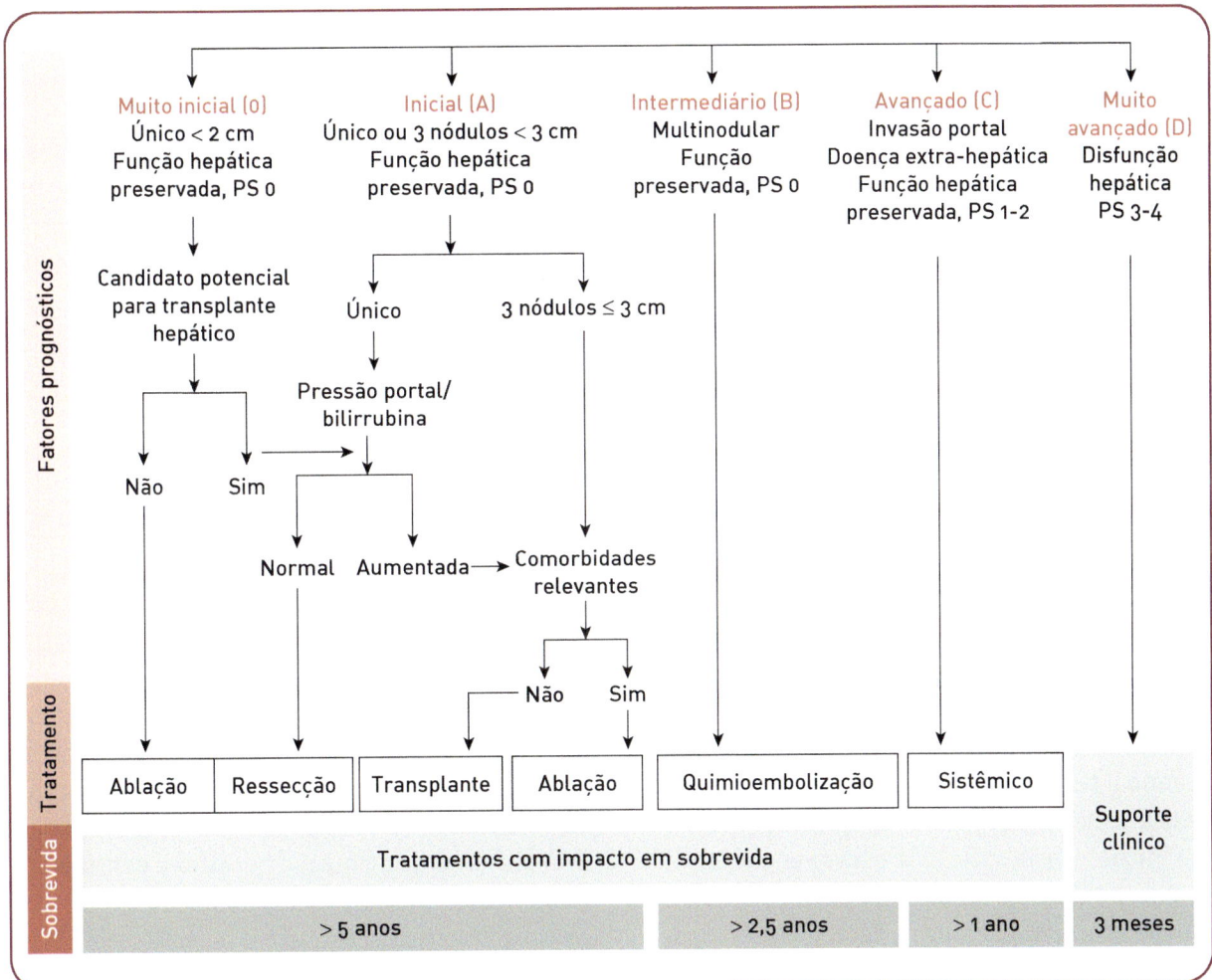

FIGURA 123.4 – Algoritmo de estadiamento, manejo e tratamento de carcinoma hepatocelular pelo grupo BCLC.
PS: *performance status* segundo a escala ECOG.
Fonte: Adaptado de Forner A, Reig M and Bruix J, 2018.

Cirurgia

A ressecção hepática é o tratamento de escolha nos estádios iniciais na ausência de cirrose. Os pacientes com cirrose compensada devem ser avaliados minuciosamente pelo risco de complicações hepáticas. Quando há disfunção hepática significativa, entretanto, a cirurgia está formalmente contraindicada.

Algumas variáveis são importantes na avaliação pré-ressecção hepática, como a hiperbilirrubinemia e a hipertensão portal clinicamente significativa. Plaquetopenia, varizes esofágicas, ascite e esplenomegalia são marcadores indiretos de hipertensão portal e podem auxiliar na avaliação. A presença de hipertensão portal pode aumentar o risco de mortalidade e descompensação hepática após cirurgia em até três vezes.[26] A volumetria hepática por meio de exames radiológicos também pode auxiliar na estimativa do volume hepático remanescente e risco de complicações. Em pacientes com boa função hepática, a taxa de sobrevida em 5 anos chega a 70%, enquanto em pacientes com hiperbilirrubinemia e/ou plaquetopenia as taxas são inferiores a 50%.

Em termos de extensão tumoral, os melhores candidatos são aqueles com tumores únicos, embora casos específicos com dois ou três nódulos possam se beneficiar de ressecção após avaliação criteriosa. O tamanho do tumor não é um fator limitante, porém o risco de recidiva é maior quanto maiores o número e tamanho do tumor.[3,27] A presença de invasão vascular denota um pior prognóstico e um elevado risco de recorrência sistêmica. Ainda assim, alguns grupos sugerem que pacientes com invasão vascular podem ter desfechos favoráveis pós-ressecção quando bem selecionados.[28]

Transplante hepático

O transplante hepático tem a vantagem de eliminar o tumor e resolver a hepatopatia subjacente, devendo ser considerado uma opção em pacientes em estádio inicial, sobretudo quando há contraindicação à ressecção.

Idealmente, o transplante deve ser indicado em pacientes com carga tumoral limitada. Os critérios de Milão (1 nódulo ≤ 5 cm ou até 3 nódulos ≤ 3 cm, na ausência de invasão portal ou doença extra-hepática) são amplamente utilizados na seleção dos candidatos a esta modalidade.[3] Dentro destes critérios, a taxa de sobrevida em 5 anos é de 60% a 80%, com taxa de recorrência inferior a 15%.[29] O nível de AFP pré-transplante também pode ser uma ferramenta útil na seleção de pacientes.[3]

Terapias-ponte, principalmente a quimioembolização transarterial, podem ser utilizadas em pacientes em lista de espera para transplante hepático com intuito de diminuir risco de progressão tumoral, sobretudo quando o tempo em lista é superior a 6 meses. Da mesma maneira, o uso destas terapias com o objetivo de induzir reposta suficiente para se enquadrar nos critérios de Milão (*downstaging*) é uma opção em casos selecionados. É importante destacar que a incorporação do transplante hepático também é influenciada por variáveis regionais como a disponibilidade de doadores de órgãos, o tempo em lista e a presença de equipe especializada.

Técnicas de ablação

A ablação percutânea é recomendada em pacientes com estádio BCLC 0 ou A, que não são candidatos à cirurgia.[3] A técnica mais utilizada é a ablação por radiofrequência, mas também pode-se usar injeção percutânea de etanol, crioablação ou micro-ondas.

A taxa de resposta completa é maior quanto menor o tamanho do tumor. A efetividade dos métodos ablativos é significativamente inferior em tumores ≥ 3 cm de diâmetro. Em tumores ≤ 2 cm e em localizações favoráveis, os resultados da ablação são comparáveis aos de ressecção.[30]

A radioterapia externa foi explorada em alguns estudos com resultados animadores, porém ainda não há evidência suficiente para determinar a eficácia deste tratamento e incorporá-lo aos algoritmos de tratamento.[3]

Terapias intra-arteriais

Os pacientes com doença multifocal restrita ao fígado e sem invasão vascular devem ser considerados para modalidades de tratamento intra-arterial.[3] Essas terapias têm objetivo de induzir necrose tumoral com base na vascularização predominantemente arterial do CHC em relação ao parênquima hepático. Isso permite a administração seletiva de agentes citotóxicos, partículas embolizantes e partículas carreadoras de radiação. O uso de partículas carreadoras de droga (*drug-eluting beads*) ou de agentes citotóxicos convencionais tem eficácia semelhante e ambos os recursos podem ser utilizados.

A evidência mais robusta na literatura é com o uso de quimioembolização transarterial. Estudos randomizados mostraram que essa terapia aumenta a sobrevida em pacientes com CHC em comparação a placebo.[31] Além disso, a maioria dos pacientes atinge resposta objetiva. A sobrevida mediana com a quimioembolização transarterial pode ser superior a 40 meses, segundo séries com seleção apropriada de pacientes.[32]

A presença de disfunção hepática é considerada contraindicação para essa modalidade. A presença de trombose portal (segmentar ou principal) é fator preditor de desfecho desfavorável e esses pacientes devem ser manejados preferencialmente com tratamento sistêmico.[3]

Após cada sessão de quimioembolização, recomenda-se avaliar a resposta radiológica e a função hepática para definir a necessidade de novas sessões de tratamento. Em pacientes refratários ou que tenham contraindicação a repetir tratamentos intra-arteriais, deve-se considerar o uso de terapias sistêmicas.

A radioterapia interna seletiva é uma outra abordagem intra-arterial que se baseia na infusão de esferas carreadas com *Yttrium-90* sem necessidade de macroembolização. Não há estudos randomizados comparando esta terapia com a quimioembolização, porém alguns estudos não comparativos sugerem taxas de controle tumoral equiparáveis.[33] No entanto, em pacientes com estádio BCLC C, a radioterapia interna seletiva não foi superior ao tratamento sistêmico.[34]

Tratamento sistêmico

As terapias sistêmicas são indicadas em pacientes com estádio BCLC C ou BCLC B refratários a tratamento locorregionais.[3] Até 2008, nenhuma terapia sistêmica havia comprovado melhora de sobrevida. Estudos prospectivos com quimioterapia convencional, principalmente doxorrubicina ou combinações de platina, resultaram em toxicidades significativas e eficácia modesta.[35] Posteriormente, o melhor conhecimento dos mecanismos moleculares da hepatocarcinogênese propiciou estudos clínicos com terapias-alvo direcionadas às vias de sinalização intracelular específicas e à angiogênese tumoral.

O sorafenibe, um inibidor tirosinaquinase contra VEGFR, PDGFR, KIT e RAF, foi o primeiro agente sistêmico a demonstrar aumento de sobrevida global em pacientes com CHC avançado. O estudo SHARP, em população predominantemente ocidental, mostrou redução do risco de morte de 31% em comparação a placebo, com sobrevida mediana de 10,7 versus 7,9 meses.[36] Esse resultado também foi reproduzido no estudo *Asia-Pacific* com desenho semelhante em população asiática.[37] Com base nesses estudos, o sorafenibe tornou-se a primeira terapia sistêmica aprovada para CHC. É importante destacar que esta droga aumentou a sobrevida sem produzir redução significativa de carga tumoral, com uma taxa de resposta de 2% a 3%.[36,37] Além disso, alguns eventos adversos como fadiga, reação mão-pé, diarreia e hipertensão arterial, indicam a necessidade de seguimento clínico rigoroso durante o tratamento.

Não há biomarcadores preditivos que permitam selecionar uma população que tenha maior benefício do tratamento com sorafenibe. Entretanto, o benefício em sobrevida com sorafenibe parece ser mais marcado em pacientes com VHC em comparação a outras etiologias. Ademais, a presença de eventos adversos dermatológicos relacionados ao tratamento parece correlacionar-se a melhor prognóstico.[38]

Nos anos seguintes à aprovação do sorafenibe, diversos outros agentes com mecanismo de ação semelhante foram testados com resultados pouco animadores.[39] Somente após uma década, o regorafenibe (inibidor tirosinaquinase contra VEGFR1-3, PDGFR, KIT RET e RAF) mostrou aumento significativo de sobrevida em pacientes com CHC avançado após progressão com uso de sorafenibe, com sobrevida mediana de 10,6 meses no braço regorafenibe versus 7,9 meses para placebo.[40] Uma análise exploratória deste estudo mostrou que a sequência sorafenibe-regorafenibe atingiu sobrevida mediana de 26 meses, o que reflete um significativo avanço no tratamento de pacientes com CHC avançado.[41]

Mais recentemente, outros três fármacos mostraram benefício no contexto de CHC avançado em estudos prospectivos randomizados. O lenvatinibe, outro inibidor tirosinaquinase, mostrou-se não inferior ao sorafenibe em 1ª linha e foi aprovado como opção neste cenário.[42] Na 2ª linha, o cabozantinibe, inibidor tirosinaquinase contra VEGFR e MET, aumentou a sobrevida de pacientes com CHC avançado pós-progressão ao sorafenibe e tornou-se uma opção em 2ª linha.[43] Por último, o ramucirumabe, um anticorpo monoclonal contra VEGFR-2, se associou a melhor sobrevida em pacientes com AFP≥400 ng/ml.[44] Os tratamentos aprovados e suas principais características estão resumidas na Tabela 123.2.

Tabela 123.2. Principais estudos clínicos com terapiais sistêmicas que aumentaram a sobrevida em carcinoma hepatocelular avançado

Droga	Classe	Posologia	Estudo	Desenho	População	Desfecho Primário	Principais Toxicidades
Sorafenibe	ITK	• 800 mg/dia • Oral	SHARP[36,37]	Fase III Placebo-controlado	1ª linha BCLC-C ou B Child-Pugh A	Sobrevida	• Fadiga • Diarreia • *Rash* • Reação mão-pé
Lenvatinibe	ITK	• 12 mg/dia (≥ 60kg) • 8 mg/dia (< 60kg) • Oral	REFLECT[42]	Fase III Não inferioridade *versus* sorafenibe	1ª linha BCLC-C ou B Child-Pugh A	Sobrevida	• Diarreia • Hipertensão • *Rash*

Continua >>

Tabela 123.2. Principais estudos clínicos com terapias sistêmicas que aumentaram a sobrevida em carcinoma hepatocelular avançado (Continuação)

Droga	Classe	Posologia	Estudo	Desenho	População	Desfecho primário	Principais toxicidades
Regorafenibe	ITK	• 160 mg/dia • 21 a cada 28 dias • Oral	RESORCE[40]	Fase III Placebo-controlado	2ª linha Pós sorafenibe tolerantes a sorafenibe	Sobrevida	• Fadiga • Hipertensão • Reação mão-pé
Cabozantinibe	ITK	• 60 mg/dia • Oral	CELESTIAL[43]	Fase III Placebo-controlado	2ª ou 3ª linha Pós sorafenibe Child-Pugh A	Sobrevida	• Hipertensão • Fadiga • *Rash*
Ramucirumabe	Anticorpo monoclonal	• 8 mg/kg • Cada 2 semanas • Intravenoso	REACH-2[44]	Fase III Placebo-controlado	2ª linha Pós sorafenibe AFP ≥ 400 ng/ml Child-Pugh A	Sobrevida	• Fadiga • Edema • Sangramentos
Atezolizumabe + bevacizumabe	Anti-PDL1 + Anti-VEGF	A: 1200 mg B: 15 mg/kg • Cada 3 semanas • Intravenoso	IMBRAVE150[47]	Fase III *versus* sorafenibe	1ª linha BCLC-C ou B Child-Pugh A	Sobrevida	• Imune-mediados • Sangramentos

AFP: alfa feto-proteína; BCLC: Barcelona Clinic Liver Cancer; ITK: Inibidor tirosina-quinase; PD: programmed death; VEGF: vascular endothelial growth factor.
Fonte: Desenvolvida pela autoria.

A imunoterapia promoveu ganhos significativos no tratamento de diversos tumores sólidos. O fígado é um órgão complexo do ponto de vista imunológico por sua função fisiológica de imunotolerância dentro da circulação entero-hepática, pela abundância de moléculas imunossupressoras (como PD-1 e PDL-1) e pelo fato de o CHC desenvolver-se majoritariamente em meio à inflamação crônica causada por infecção viral ou alterações metabólicas.

Os resultados preliminares da imunoterapia com base em anticorpos anti-PD1 (nivolumabe e pembrolizumabe) mostraram taxas de resposta encorajadoras.[45] Entretanto, os primeiros estudos comparativos não foram positivos. Em estudo randomizado, o pembrolizumabe não aumentou significativamente a sobrevida de pacientes tratados em 2ª linha *versus* placebo.[46] Da mesma maneira, outro estudo mostrou que nivolumabe não foi superior a sorafenibe na 1ª linha em pacientes com CHC avançado.[47]

Combinações de terapias-alvo e imunoterapia parecem promissoras. Os dados preliminares da combinação atezolizumabe (anticorpo anti-PDL1) e bevacizumabe (anticorpo anti-VEGF) indicam superioridade em sobrevida global *versus* sorafenibe na primeira linha.[48] Este resultado sugere que a combinação tornar-se-á o tratamento padrão no CHC avançado. Outras combinações como pembrolizumabe com lenvatinibe e atezolizumabe com cabozantinibe estão em estudo e os resultados são aguardados.

CONSIDERAÇÕES FINAIS

O CHC é uma neoplasia com diversas particularidades. A distribuição epidemiológica é estritamente relacionada com a presença de fatores de risco para cirrose e um aumento na incidência nos próximos anos é esperado.

O cuidado dos pacientes com CHC é complexo e deve envolver equipes multidisciplinares especializadas com participação de hepatologistas, oncologistas, cirurgiões, radiologistas e patologistas.

O tratamento do CHC evoluiu significativamente nos últimos anos e os critérios para seleção dos pacientes para as diversas modalidades são frequentemente atualizados no intuito de promover melhores desfechos. A terapia sistêmica no CHC avançou significativamente na última década, passando de um contexto no qual não havia opções de drogas efetivas, no início dos anos 2000, para uma situação com diversas opções em 1ª e 2ª linhas. Além disso, há expectativa da incorporação de novos agentes tanto no tratamento da doença avançada como em estádios iniciais para a prevenção de recorrência pós-tratamentos locais.

REFERÊNCIAS

1. International Agency for Research on Cancer, World Health Organization. Cancer today [2022 jun. 08]. Disponível em: https://gco.iarc.fr/ today/ home.
2. Mathers CD, Loncar D. Projections of global mortality and burden of disease from 2002 to 2030. PLoS Med. 2006;3(11):2011-30.
3. Galle PR, Forner A, Llovet JM, Mazzaferro V, Piscaglia F, Raoul J-L, et al. EASL Clinical Practice Guidelines: management of hepatocellular carcinoma. J Hepatol. 2018;69(1):182-236.
4. Zheng R, Qu C, Zhang S, Zeng H, Sun K, Gu X, et al. Liver cancer incidence and mortality in China: temporal trends and projections to 2030. Chinese J Cancer Res. 2018;30(6):571-9.
5. Ioannou GN, Splan MF, Weiss NS, McDonald GB, Beretta L, Lee SP. Incidence and predictors of hepatocellular carcinoma in patients with cirrhosis. Clin Gastroenterol Hepatol. 2007;5(8):938-45, 945.e1-4.
6. Chang M-H, You S-L, Chen C-J, Liu C-J, Lai M-W, Wu T-C, et al. Long-term effects of hepatitis B immunization of infants in preventing liver cancer. Gastroenterology. 2016;151(3):472-480.e1.
7. Chen CJ, Yang HI, Su J, Jen CL, You SL, Lu SN, et al. Risk of hepatocellular carcinoma across a biological gradient of serum hepatitis B virus DNA Level. J Am Med Assoc. 2006;295(1):65-73.
8. El-Serag HB. Epidemiology of viral hepatitis and hepatocellular carcinoma. Gastroenterology. 2012;142(6).
9. Mariño Z, Darnell A, Lens S, Sapena V, Diaz A, Belmonte E, et al. Time association between hepatitis C therapy and hepatocellular carcinoma emergence in cirrhosis: Relevance of non-characterized nodules. J Hepatol. 2019;70(5):874-84.
10. Younossi ZM. Nonalcoholic fatty liver disease and nonalcoholic steatohepatitis: Implications for liver transplantation. Liver Transplant. 2018;24(2):166-70.
11. Debes JD, Chan AJ, Balderramo D, Kikuchi L, Gonzalez Ballerga E, Prieto JE, et al. Hepatocellular carcinoma in South America: evaluation of risk factors, demographics and therapy. Liver Int. 2018;38(1):136-43.
12. Piñero F, Pages J, Marciano S, Fernández N, Silva J, Anders M, et al. Fatty liver disease, an emerging etiology of hepatocellular carcinoma in Argentina. World J Hepatol. 2018;10(1):41.
13. Devesa M, Loureiro CL, Rivas Y, Monsalve F, Cardona N, Duarte MC, et al. Subgenotype diversity of hepatitis B virus American genotype F in Amerindians from Venezuela and the general population of Colombia. J Med Virol. 2008;80(1):20-6.
14. Torrecilla S, Sia D, Harrington AN, Zhang Z, Cabellos L, Cornella H, et al. Trunk mutational events present minimal intra- and inter-tumoral heterogeneity in hepatocellular carcinoma. J Hepatol. 2017;67(6):1222-31.
15. Zehir A, Benayed R, Shah RH, Syed A, Middha S, Kim HR, et al. Mutational landscape of metastatic cancer revealed from prospective clinical sequencing of 10,000 patients. Nat Med. 2017;23(6):703-13.
16. Sia D, Jiao Y, Martinez-Quetglas I, Kuchuk O, Villacorta-Martin C, Castro de Moura M, et al. Identification of an immune-specific class of hepatocellular carcinoma, based on molecular features. Gastroenterology. 2017;153(3):812-26.
17. Sarasin FP, Giostra E, Hadengue A. Cost-effectiveness of screening for detection of small hepatocellular carcinoma in western patients with Child-Pugh class A cirrhosis. Am J Med. 1996;101(4):422-34.
18. Morgan RL, Baack B, Smith BD, Yartel A, Pitasi M, Falck-Ytter Y. Eradication of hepatitis C virus infection and the development of hepatocellular carcinoma: a meta-analysis of observational studies. Ann Intern Med. 2013;158(5 Pt 1):329-37.
19. Degasperi E, Colombo M. Distinctive features of hepatocellular carcinoma in non-alcoholic fatty liver disease. Lancet Gastroenterol Hepatol. 2016;1(2):156-64.
20. Singal A, Volk ML, Waljee A, Salgia R, Higgins P, Rogers MAM, et al. Meta-analysis: surveillance with ultrasound for early-stage hepatocellular carcinoma in patients with cirrhosis. Aliment Pharmacol Ther. 2009;30(1):37-47.
21. Trinchet JC, Chaffaut C, Bourcier V, Degos F, Henrion J, Fontaine H, et al. Ultrasonographic surveillance of hepatocellular carcinoma in cirrhosis: a randomized trial comparing 3- and 6-month periodicities. Hepatology. 2011;54(6):1987-97.
22. Liver Reporting & Data System | American College of Radiology [Internet]. [2019 Dez 17]. Disponível em: https://www.acr.org/Clinical-Resources/Reporting-and-Data-Systems/LI-RADS.
23. Forner A, Vilana R, Ayuso C, Bianchi L, Solé M, Ayuso JR, et al. Diagnosis of hepatic nodules 20 mm or smaller in cirrhosis: prospective validation of the noninvasive diagnostic criteria for hepatocellular carcinoma. Hepatology. 2008;47(1):97-104.
24. Božin T, Mustapić S, Bokun T, Patrlj L, Rakić M, Aralica G, et al. Albi score as a predictor of survival in patients with compensated cirrhosis resected for hepatocellular carcinoma: exploratory evaluation in relationship to

palbi and meld liver function scores. Acta Clin Croat. 2018;57(2):292-300.

25. da Fonseca LG, Barroso-Sousa R, Bento A da SA, Blanco BP, Valente GL, Pfiffer TEF, et al. Pre-treatment neutrophil-to-lymphocyte ratio affects survival in patients with advanced hepatocellular carcinoma treated with sorafenib. Med Oncol. 2014;31(11):1-6.

26. Llovet JM, Peña CEA, Lathia CD, Shan M, Meinhardt G, Bruix J. Plasma biomarkers as predictors of outcome in patients with advanced hepatocellular carcinoma. Clin Cancer Res. 2012;18(8):2290-300.

27. Ishizawa T, Hasegawa K, Aoki T, Takahashi M, Inoue Y, Sano K, et al. Neither multiple tumors nor portal hypertension are surgical contraindications for hepatocellular carcinoma. Gastroenterology. 2008;134(7):1908-16.

28. Ye JZ, Wang YY, Bai T, Chen J, Xiang B De, Wu FX, et al. Surgical resection for hepatocellular carcinoma with portal vein tumor thrombus in the Asia-Pacific region beyond the barcelona clinical liver cancer treatment algorithms: a review and update. Oncotarget. 2017;8(54):93258-78.

29. Mazzaferro V, Regalia E, Doci R, Andreola S, Pulvirenti A, Bozzetti F, et al. Liver transplantation for the treatment of small hepatocellular carcinomas in patients with cirrhosis. N Engl J Med. 1996;334(11):693-9.

30. Alsina A, Kudo M, Vogel A, Cheng A-L, Tak WY, Ryoo B-Y, et al. Subsequent anticancer medication following first-line lenvatinib: A posthoc responder analysis from the phase 3 REFLECT study in unresectable hepatocellular carcinoma. J Clin Oncol. 2019;37(4):371.

31. Llovet JM, Bruix J. Systematic review of randomized trials for unresectable hepatocellular carcinoma: Chemoembolization improves survival. Hepatology. 2003;37(2):429-42.

32. Burrel M, Reig M, Forner A, Barrufet M, Lope CR de, Tremosini S, et al. Survival of patients with hepatocellular carcinoma treated by transarterial chemoembolisation (TACE) using drug eluting beads. Implications for clinical practice and trial design. J Hepatol. 2012;56(6):1330-5.

33. Salem R, Gordon AC, Mouli S, Hickey R, Kallini J, Gabr A, et al. Y90 Radioembolization significantly prolongs time to progression compared with chemoembolization in patients with hepatocellular carcinoma. Gastroenterology. 2016;151(6):1155-63.e2.

34. Vilgrain V, Bouattour M, Sibert A, Lebtahi R, Ronot M, Pageaux G-P, et al. SARAH: a randomised controlled trial comparing efficacy and safety of selective internal radiation therapy (with yttrium-90 microspheres) and sorafenib in patients with locally advanced hepatocellular carcinoma. J Hepatol. 2017;66(GS-012):S85.

35. Yeo W, Mok TS, Zee B, Leung TWT, Lai PBS, Lau WY, et al. A randomized phase III study of doxorubicin versus cisplatin/interferon alpha-2b/doxorubicin/fluorouracil (PIAF) combination chemotherapy for unresectable hepatocellular carcinoma. J Natl Cancer Inst. 2005;97(20):1532-8.

36. Llovet JM, Ricci S, Mazzaferro V, Hilgard P, Gane E, Blanc JF, et al. Sorafenib in advanced hepatocellular carcinoma. N Engl J Med. 2008/07/25. 2008;359(4):378-90.

37. Cheng A-L, Kang Y-K, Chen Z, Tsao C-J, Qin S, Kim JS, et al. Efficacy and safety of sorafenib in patients in the Asia-Pacific region with advanced hepatocellular carcinoma: a phase III randomised, double-blind, placebo-controlled trial. Lancet Oncol. 2009;10(1):25-34.

38. Reig M, Torres F, Rodriguez-Lope C, Forner A, Llarch N, Rimola J, et al. Early dermatologic adverse events predict better outcome in HCC patients treated with sorafenib. J Hepatol. 2014;61(2):318-24.

39. Bruix J, da Fonseca LG, Reig M. Insights into the success and failure of systemic therapy for hepatocellular carcinoma. Nat Rev Gastroenterol Hepatol. 2019;16(10):617-30.

40. Bruix J, Qin S, Merle P, Granito A, Huang Y-H, Bodoky G, et al. Regorafenib for patients with hepatocellular carcinoma who progressed on sorafenib treatment (RESORCE): a randomised, double-blind, placebo-controlled, phase 3 trial. Lancet. 2017;389(10064):56-66.

41. Finn RS, Merle P, Granito A, Huang Y-H, Bodoky G, Pracht M, et al. Outcomes of sequential treatment with sorafenib followed by regorafenib for HCC: additional analyses from the phase III RESORCE trial. J Hepatol. 2018;69(2):353-8.

42. Kudo M, Finn RS, Qin S, Han K-H, Ikeda K, Piscaglia F, et al. Lenvatinib versus sorafenib in first-line treatment of patients with unresectable hepatocellular carcinoma: a randomised phase 3 non-inferiority trial. Lancet. 2018;391(10126):1163-73.

43. Abou-Alfa GK, Meyer T, Cheng A-L, El-Khoueiry AB, Rimassa L, Ryoo B-Y, et al. Cabozantinib in Patients with Advanced and Progressing Hepatocellular Carcinoma. N Engl J Med. 2018;379(1):54-63.

44. Zhu AX, Kang Y-K, Yen C-J, Finn RS, Galle PR, Llovet JM, et al. Ramucirumab after sorafenib in patients with advanced hepatocellular carcinoma and increased α-fetoprotein concentrations (REACH-2): a randomised, double-blind, placebo-controlled, phase 3 trial. Lancet Oncol. 2019;20(2):282-96.

45. Zhu AX, Finn RS, Edeline J, Cattan S, Ogasawara S, Palmer D, et al. Pembrolizumab in patients with advanced hepatocellular carcinoma previously treated with sorafenib (KEYNOTE-224): a non-randomised, open-label phase 2 trial. Lancet Oncol. 2018;19(7):940-52.

46. Finn RS, Ryoo B-Y, Merle P, Kudo M, Bouattour M, Lim H-Y, et al. Results of KEYNOTE-240: phase 3 study of pembrolizumab (Pembro) vs best supportive care (BSC)

for second line therapy in advanced hepatocellular carcinoma (HCC). J Clin Oncol. 2019;37(15):4004.

47. Yau T, Park JW, Finn RS, Cheng A-L, Mathurin P, Edeline J, et al. CheckMate 459: A randomized, multi-center phase III study of nivolumab (NIVO) vs sorafenib (SOR) as first-line (1L) treatment in patients (pts) with advanced hepatocellular carcinoma (aHCC). Ann Oncol. 2019;30(5).

48. Finn RS, Ducreux M, Qin S, Galle PR, Zhu AX, Ikeda M, et al. IMbrave150: A randomized phase III study of 1L atezolizumab plus bevacizumab vs sorafenib in locally advanced or metastatic hepatocellular carcinoma. J Clin Oncol. 2018 May 20;36(15):abstract 4141.

124

Tumores da Árvore Biliar

Leonardo Gomes da Fonseca
Fabrício Ferreira Coelho

DESTAQUES

- Os tumores da árvore biliar constituem um grupo heterogêneo de neoplasias com sítio primário em diferentes topografias da árvore biliar, e as principais são: o colangiocarcinoma (intra-hepático, hilar e distal), o carcinoma de vesícula biliar e o carcinoma da ampola de Vater.
- Além do sítio anatômico, as neoplasias da árvore biliar apresentam diferentes perfis moleculares, fatores de risco, abordagens terapêuticas e resposta ao tratamento.
- A maioria dos casos é esporádica, enquanto alguns podem ter relação com patologias da árvore biliar, hepatopatia crônica ou síndromes hereditárias.
- O algoritmo diagnóstico envolve suspeita clínica (icterícia, dor abdominal, sintomas constitucionais etc.), realização de exames radiológicos e análise histopatológica de fragmentos obtidos por biópsia ou ressecção cirúrgica.
- A estratégia terapêutica é definida a partir do estadiamento clínico. Em casos passíveis de ressecção cirúrgica, este é o tratamento inicial de escolha. Tumores não ressecáveis ou metastáticos à apresentação inicial são considerados, em geral, para tratamento sistêmico.

INTRODUÇÃO

Os tumores da árvore biliar formam um grupo de neoplasias originadas em diferentes pontos da árvore biliar, com as principais os colangiocarcinomas, os carcinomas da vesícula biliar e os tumores da ampola de Vater.[1] Os tumores mistos, também chamados de hepatocolangiocarcinoma ou colangiocarcinoma-hepatocarcinoma, são um tipo raro de neoplasia intra-hepática, com curso clínico agressivo e prognóstico reservado.[2]

Os colangiocarcinomas são divididos em intra-hepáticos (ou periféricos), hilares e distais. Os colangiocarcinomas intra-hepáticos originam-se acima dos ductos biliares de segunda ordem e os distais, no colédoco abaixo da implantação do ducto cístico. Os colangiocarcinomas hilares (ou tumores de Klatskin) envolvem a confluência dos ductos hepáticos direito e esquerdo (Figura 124.1). A classificação de Bismuth-Corlette divide os tumores hilares em cinco tipos e visa a auxiliar na determinação da ressecabilidade, bem como na definição da extensão da ressecção[1] (Figura 124.2).

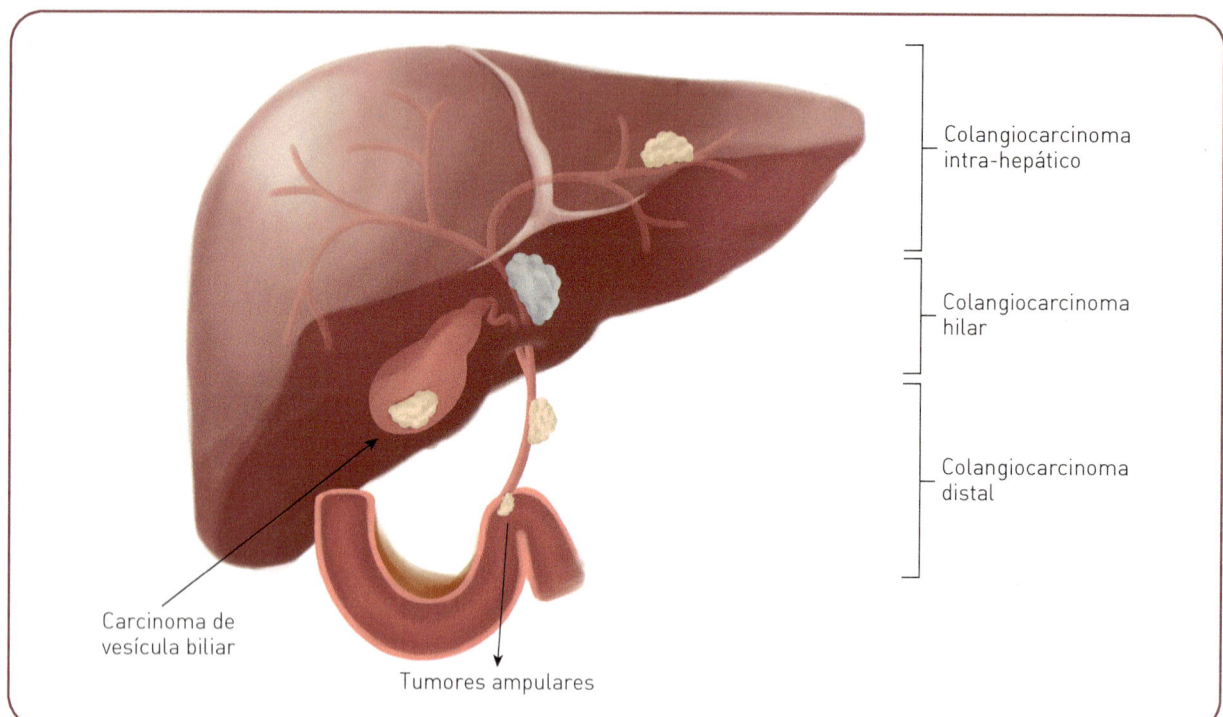

FIGURA 124.1 – Classificação anatômica dos tumores de vias biliares.
Fonte: Desenvolvida pela autoria.

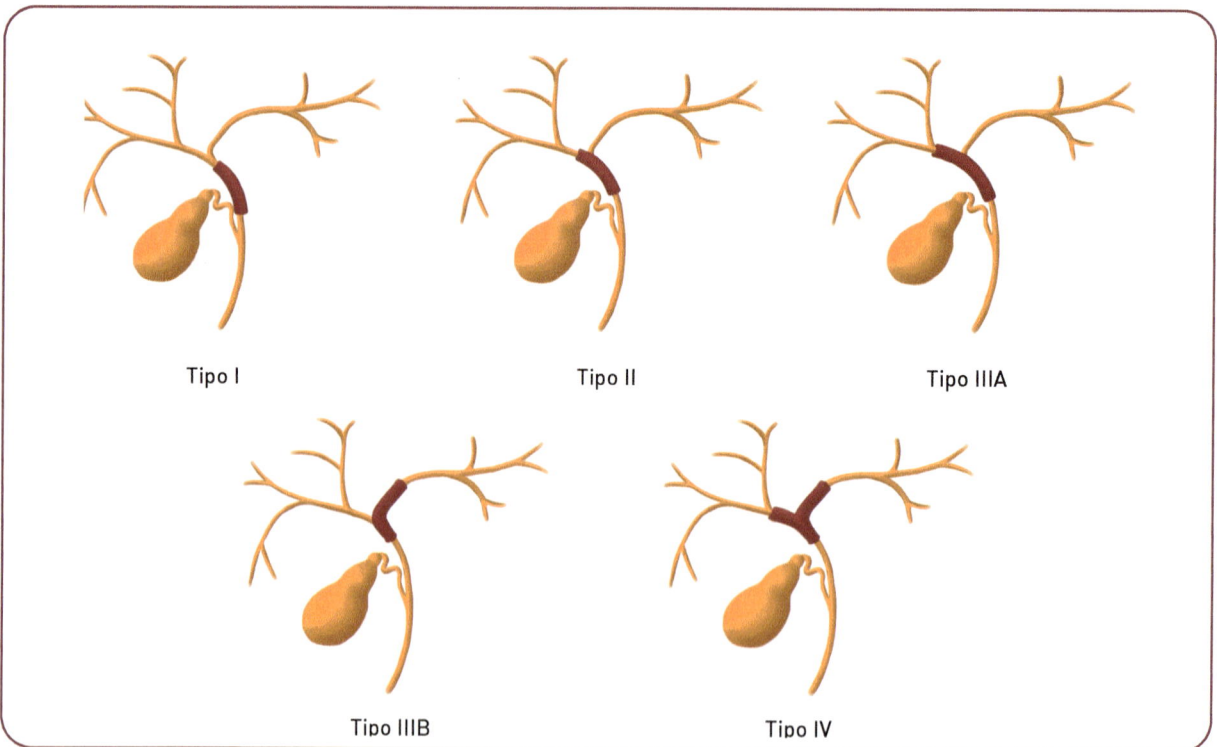

FIGURA 124.2 – Classificação de Bismuth-Corlette para colangiocarcinomas hilares. Tipo I: Tumores abaixo da confluência dos ductos hepáticos. Tipo II: Tumores que acometem a confluência dos ductos hepáticos. Tipo IIIa: Tumores que envolvem o ducto hepático comum e o ducto hepático direito. Tipo IIIb: Tumores que envolvem o ducto hepático comum e o ducto hepático esquerdo. Tipo IV: Tumores que envolvem a confluência e se estendem para o ducto hepático direito e esquerdo.
Fonte: Desenvolvida pela autoria.

Os tumores ampulares se originam da ampola hepatopancreática (ou ampola de Vater), na porção terminal da confluência do ducto biliar comum e o ducto pancreático. É importante distingui-lo de outros tumores periampulares, como, por exemplo, os adenocarcinomas de pâncreas, visto que estas entidades apresentam características patológicas, manejo e prognóstico distintos.

Os tumores das vias biliares são neoplasias raras, mas de incidência crescente (sobretudo o colangiocarciocarcinoma intra-hepático). Em conjunto, apresentam altas taxas de mortalidade, principalmente pela ausência de sintomas em estádios iniciais, o que leva ao diagnóstico tardio. Além disso, são conhecidos por apresentarem comportamento biológico agressivo e pouca resposta às terapias sistêmicas citotóxicas.[3]

Apesar dos avanços no conhecimento dos mecanismos moleculares, técnicas diagnósticas e estratégias terapêuticas, o prognóstico dos pacientes com tumores biliares é reservado. Trata-se, portanto, de uma doença desafiadora, tanto no campo da pesquisa quanto na prática clínica.

EPIDEMIOLOGIA

Colangiocarcinomas

Os colangiocarcinomas representam cerca de 15% dos tumores primários do fígado e 3% das neoplasias do trato digestivo. Entre os subtipos, os intra-hepáticos representam entre 10% e 20% dos casos, os hilares representam entre 50% e 60% e os distais, 20% e 30%.[4] A incidência do colangiocarcinoma intra-hepático é crescente nas últimas décadas, ao passo que a incidência do colangiocarcinoma extra-hepático tem diminuído. A distribuição geográfica varia consideravelmente, uma vez que existem áreas de alta incidência, como o sudeste asiático (por exemplo, Tailândia, com 85 casos novos por 100.000 habitantes), a áreas de incidência intermediária e baixa (p. ex., Canadá, com 0,4 por 100.000). Variações globais devem-se, provavelmente, a diferenças em fatores de risco e genéticos. Nos Estados Unidos, estimam-se 5 mil novos casos a cada ano, ou 1 a 2 casos por 100.000 habitantes. A incidência aumenta com a idade e o pico de incidência acontece na sétima década de vida. Há um discreto predomínio no sexo masculino em relação às mulheres.[5]

O colangiocarcinoma é uma doença de alta mortalidade, pois é responsável por 13% das mortes por câncer no mundo. A sobrevida global em 5 anos é de cerca de 10%. A mortalidade por esta neoplasia cresceu nas últimas décadas e é maior na Ásia em comparação ao Ocidente. Além disso, os custos implicados com cuidados em saúde para esta patologia aumentaram expressivamente na última década.[6]

Câncer da vesícula biliar

A incidência de carcinoma de vesícula biliar nos Estados Unidos e na Europa ocidental é baixa (1,6 a 2,0 por 100.000). Por outro lado, a incidência é elevada no Chile, Índia e Europa central e oriental. Na região chilena de Valdívia, a incidência atinge 24,3 por 100.000 entre mulheres.[7] O achado incidental de câncer da vesícula biliar em colecistectomias corresponde a cerca de 1% dos procedimentos.[8]

Carcinoma da Ampola de Vater

O carcinoma ampular é mais comumente do tipo intestinal (em aproximadamente 50% dos casos), seguido de epitélio pancreato-biliar em 24% dos casos. Trata-se de uma neoplasia rara, com incidência de 0,3 por 100.000. Entre os tumores periampulares, os carcinomas de ampola de Vater representam 6% dos casos.[9]

FATORES DE RISCO

Colangiocarcinomas

A maior parte dos colangiocarcinomas é esporádico, embora existam alguns fatores de risco que predispõem à ocorrência desta neoplasia. Alguns fatores de risco são comuns a todos os subtipos, enquanto outros são mais específicos a determinado subtipo, ou mais observados em algumas regiões geográficas. Esses fatores de risco estão, em geral, associados a inflamação do epitélio biliar e estase biliar.

Doenças como a colangite esclerosante primária – que também está associada com a doença inflamatória intestinal (retocolite ulcerativa) – é considerada um importante fator de risco. As doenças fibropolicísticas congênitas da árvore biliar (cistos do colédoco e doença de Caroli) estão associadas à incidência de 10% de colangiocarcinoma, o que corresponde a um risco cumulativo de 1% ao ano, com platô após 15 a 20 anos.[10]

Outras hepatopatias também aumentam o risco de desenvolvimento de colangiocarcinoma intra-hepático, como hepatite alcoólica, infecção crônicas pelos vírus da hepatite B e C e litíase intra-hepática.[11]

Doenças hepáticas relacionada a alterações do metabolismo, como, por exemplo, a doença hepática gordurosa não alcoólica, parecem ter papel crescente no risco de colangiocarcinoma, juntamente com obesidade e diabetes.[12]

No sudeste asiático, a infecção crônica e recorrente por *Opisthorchis viverrini* e *Clonorchis sinensis* exerce importante papel na carcinogênese dos colangiocarcinomas, pela produção de enzimas autocatalíticas que provocam dano oxidativo crônico ao DNA das células epiteliais das vias biliares. A prevalência da infecção por *Opisthorchis viverrini* em áreas endêmicas, como a Tailândia, é de 9,6% ou 6 milhões de pessoas, e por *Clonorchis sinensis*, na China, é de 12,5 milhões de pessoas.[12,13]

O dióxido de Thorium (Thorotrast) é, sabidamente, uma substância carcinogênica que foi utilizada como meio de contraste em exames radiológicos até a década de 1950. O seu uso está relacionado com o desenvolvimento de tumores hepáticos décadas após a exposição, particularmente o colangiocarcinoma intra-hepático e o angiossarcoma.[14]

Algumas síndromes genéticas aumentam o risco de tumores de vias biliares, como Síndrome de Lynch (em até 2% dos portadores) e papilomatose biliar (em até 85%).[15,16]

Câncer da vesícula biliar

A inflamação crônica da mucosa da vesícula biliar pode resultar em displasia e progressão para adenocarcinoma. A principal causa relacionada à inflamação crônica é a colelitíase. Até 80% dos pacientes com adenocarcinoma tem colelitíase, e entre 0,3% e 3% dos portadores de colelitíase podem desenvolver adenocarcinoma durante a vida. O risco é maior quanto maior o tamanho, volume e número de cálculos. Pólipos da vesícula, sobretudo quando maiores que 1 cm, aumentam o risco de carcinoma e, por isso, portadores de pólipos maiores que 1 cm são considerados para colecistectomia. Outros fatores de risco parecem ter alguma associação com o surgimento do carcinoma de vesícula biliar, como tabagismo, colangite esclerosante primária, obesidade, calcificação da vesícula, infecção por *Salmonella typhi* e exposição a derivados de petróleo.[17,18]

Carcinoma da Ampola de Vater

A etiologia do carcinoma ampular é desconhecida na maioria dos casos, embora algumas condições pareçam ter associação com seu surgimento. A polipose adenomatosa familiar é um importante fator de risco para esta neoplasia, além de outras doenças genéticas, como neurofibromatose tipo 1 e síndrome de Muir Torre[19] (Tabela 124.1).

Tabela 124.1. Principais fatores de risco dos tumores de árvore biliar

FATOR DE RISCO	
COLANGIOCARCINOMA	CÂNCER DA VESÍCULA BILIAR
Cisto de colédoco	Colelitíase
Coledocolitíase	Pólipos de vesícula
Doença de Caroli	Obesidade
Colangite esclerosante primária	Colangite esclerosante primária
Cirrose	Infecção por *Salmonella typhi*
Infecção pelo vírus da hepatite B	
Infecção pelo vírus da hepatite C	Carcinoma da ampola de Vater
Hemocromatose	Polipose adenamatose familiar
Parasitas hepáticos (*Opisthorchis viverrini*, *Clonorchis sinensis*)	Neurofibromatose tipo 1
Diabetes *mellitus* tipo 2	
Doença hepática gordurosa não alcóolica	

Fonte: Desenvolvida pela autoria.

LESÕES PRECURSORAS

Colangiocarcinoma

Algumas lesões originadas de colangiócitos ou glândulas peribiliares são consideradas precursoras do colangiocarcinoma, como a neoplasia papilar intraductal mucinosa (conhecida como IPMN biliar) e a neoplasia intraepitelial dos ductos biliares.[5]

Câncer da vesícula biliar

As vias de carcinogênese dos tumores da vesícula biliar não estão plenamente elucidadas. Há, possivelmente, dois modelos distintos: a displasia, que evolui para carcinoma *in situ*, e o adenoma, que pode sofrer transformação maligna ou mesmo coexistir em áreas de carcinoma.[17,18]

Carcinoma da Ampola de Vater

Devido à sua embriogênese e situação anatômica, a ampola de Vater é composta por diferentes tipos histológicos, como o epitélio pancreatobiliar e a mucosa intestinal. A maioria dos adenocarcinomas ampulares de origem intestinal segue a via adenoma-carcinoma. Os casos originados do epitélio pancreatobiliar, em geral, não apresentam lesões precursoras associadas.[20]

PATOLOGIA E MARCADORES MOLECULARES

Colangiocarcinoma

O colangiocarcinoma intra-hepático pode apresentar três padrões morfológicos de crescimento: formador de massa, infiltrativo periductal e intraductal. Já os colangiocarcinomas hilares e distais, em geral, apresentam-se como tumores nodulares esclerosantes ou mal definidos. Histologicamente, a maioria dos tumores distais ou hilares são adenocarcinomas convencionais produtores de mucina, e os intra-hepáticos podem apresentar diversas variantes histológicas (convencional, colangiocarcinoma e variantes raras).

O colangiocarcinoma intra-hepático convencional pode ser classificado em dois subtipos histológicos principais, de acordo com o nível ou tamanho do ducto afetado: 1) de pequenos ductos biliares; 2) de grandes ductos biliares. Cada subtipo histológico está associado a padrões genéticos específicos. Enquanto os de pequenos ductos apresentam maior frequência de mutações da isocitrato desidrogenase (IDH1, IDH2) ou fusões do receptor 2 do fator de crescimento de fibroblastos (FGFR2), os de grandes ductos biliares apresentam alta frequência de mutações nos genes KRAS e/ou TP53.[21]

Os colangiocarcinomas de pequenos ductos comumente se desenvolvem no contexto de doença hepática crônica (como hepatite viral crônica e cirrose). Os de grandes ductos biliares se desenvolvem, principalmente, em ductos afetados por inflamação crônica, como na colangite esclerosante primária. Na colangite esclerosante primária, a proliferação das glândulas peribiliares, metaplasia mucinosa e displasia ocorrem dentro dos ductos biliares e ao longo da árvore biliar, o que caracteriza um campo de cancerização.[21]

Histologicamente, os carcinomas da árvore biliar se distinguem por conglomerados de células com extensa reação desmoplásica, característica que pode ser bastante exacerbada em alguns casos, de modo que o espécime pode apresentar grande quantidade de tecido fibrótico e baixa celularidade, que dificulta seu diagnóstico. Os marcadores imuno-histoquímicos, como o CK20 e CK19, estão presentes nos colangiocarcinomas. A positividade para CK7 está presente na maioria dos casos e pode ajudar a diferenciar do adenocarcinoma de cólon metastático.[22]

Câncer da vesícula biliar

Os carcinomas de vesícula biliar podem se apresentar com aspecto exofítico ou como um espessamento da parede da vesícula. Histologicamente, a maioria se caracteriza por adenocarcinoma do tipo biliar. Outros subtipos encontrados são os adenocarcinomas mucinosos, com células em anel de sinete, os adenoescamosos e carcinomas escamosos. A marcação imuno-histoquímica é, habitualmente, positiva para CK7, CEA, p53 e CA19-9.

As alterações genéticas mais frequentes incluem mutações em TP53, CDKN2A, PIK3CA, amplificação em HER-2 e perda das enzimas de reparo de DNA.[23]

Carcinoma da Ampola de Vater

Os subtipos intestinal e pancreatobiliar apresentam alterações moleculares distintas. As mutações em KRAS são mais frequentes no subtipo pancreatobiliar, enquanto as mutações em APC são frequentes no subtipo intestinal. Outras mutações encontradas são: TP53, amplificações em HER-2, SMAD4 e ELF3.

Macroscopicamente, estes tumores são classificados em intra-ampular, periampular e ulcerado, com o adenocarcinoma o subtipo mais frequente em 90% dos casos. A diferenciação entre os subtipos pode ser auxiliada por imuno-histoquímica, uma vez que o subtipo intestinal se caracteriza por positividade para CDX2, e os pancreatobiliares para MUC1.[20]

FATORES PROGNÓSTICOS

Colangiocarcinoma

O principal fator prognóstico é a possibilidade de ressecção cirúrgica radical (R0). Em um estudo multicêntrico europeu com 2.234 pacientes, aqueles que foram submetidos à ressecção apresentaram melhor sobrevida tardia, quando com margens negativas. Por outro lado, margem positiva e acometimento linfonodal foram associados a pior prognóstico.[24] Outros fatores reconhecidamente relacionados a pior prognóstico incluem: grau histológico, maior estadiamento tumoral (T), número de lesões ≥ 4, presença de invasão vascular e perineural.[25,26]

Para os pacientes com doença avançada e não candidatos à cirurgia curativa, os fatores relacionados a um pior prognóstico são: doença metastática, metástase peritoneal, *performance status* desfavorável, presença de ascite, hiperbilirrubinemia e nível sérico elevado de CA19-9.[24,27]

Além disso, alguns marcadores moleculares parecem ter relação prognóstica. Em pacientes com colangiocarcinoma intra-hepático submetidos a ressecção, mutações em KRAS e TP53 estão associadas a pior sobrevida e maior risco de recorrência. Por outro lado, mutações em IDH1 e 2 estão associadas a maior sobrevida.[28,29]

Câncer da vesícula biliar

Os principais fatores associados a pior prognóstico são: a profundidade do tumor em relação à parede da vesícula (estadiamento T), margens cirúrgicas positivas, grau de diferenciação do tumor e invasão linfonodal.[18] Mutações em genes codificadores da família de proteína ERBB, inclusive HER-2, parecem ter associação com pior prognóstico, embora estes dados sejam provenientes de pequenas séries de caso.[30]

Carcinoma da Ampola de Vater

A presença de metástases linfonodais e invasão perineural estão associadas a um pior prognóstico em pacientes com câncer da ampola de Vater. Em algumas séries, pacientes com subtipo pancreato-biliar apresentam pior sobrevida em comparação a pacientes com subtipo intestinal.[31]

DIAGNÓSTICO E ESTADIAMENTO

Apresentação clínica e laboratorial

Os tumores em estádios iniciais podem ser diagnosticados incidentalmente, sem que haja quaisquer sintomas. Por outro lado, tumores localmente avançados e/ou metastáticos são diagnosticados por meio de sinais e sintomas como: icterícia, fadiga, prurido, perda de peso, anorexia e febre. Em alguns casos, a apresentação inicial pode ser um quadro de colangite.[32]

A sintomatologia está relacionada à localização do tumor. Os colangiocarcinomas intra-hepáticos podem se apresentar com dor abdominal associada à massa palpável. Os colangiocarcinomas hilares, distais tumores da ampola, geralmente apresentam-se com icterícia obstrutiva. Os carcinomas de vesícula biliar podem apresentar sintomas que mimetizam cólica biliar ou colecistite, como dor abdominal, náuseas e vômitos. Os carcinomas de vesícula biliar iniciais podem ser incidentalmente encontrados em produto de colecistectomia.

O exame físico pode revelar icterícia, hepatomegalia, vesícula biliar palpável (sinal de Courvoisier-Terrier) e, eventualmente, sinais de hipertensão portal (Tabela 124.2).[33]

Tabela 124.2. Sintomas associados ao colangiocarcinoma

Sintomas	Porcentagem (%)
Icterícia	84
Perda de peso	35
Dor abdominal	30
Náuseas e vômitos	20
Febre	10

Fonte: Aljiffry M, Walsh MJ, Molinari M, 1990-2009.

Marcadores tumorais

Os marcadores tumorais séricos são comumente utilizados na prática clínica, porém, não são específicos para as neoplasias das vias biliares. Os marcadores CA19-9 e CEA elevam-se também em outras condições, como na obstrução das vias biliares e outras neoplasias do trato gastrointestinal. Além disso, o CA19-9 é indetectável em 6% a 22% da população, a qual é negativa para antígeno de Lewis.[34]

O papel do CA19-9 no diagnóstico de tumores das vias biliares não está claro. Elevação de CA19-9 foi encontrado em 59,1% dos casos, sobretudo, quando metastático. A elevação do CA19-9 está associada a pior prognóstico e maior risco de doença metastática.[24] Não há uma definição em relação ao valor de corte do CA19-9 que corresponde a maior sensibilidade e especificidade no diagnóstico diferencial entre condições malignas e benignas de origem pancreaticobiliar. Um estudo mostrou que o valor de corte de 90 U/mL corresponde à sensibilidade de 61% e especificidade de 95%, após drenagem biliar.[35]

O CEA encontra-se elevado em 30,9% dos colangiocarcinomas.[24] Entretanto, outras condições se correlacionam com o seu aumento, como dano hepático, obstrução das vias biliares e outros tipos de tumores.

Técnicas de biópsia líquida, inclusive pesquisa de células tumorais circulantes, DNA tumoral livre, DNA tumoral circulante e exossomas com proteínas e ácidos nucleicos, podem oferecer vantagens, como menor invasividade, agilidade para o diagnóstico e obtenção de perfil genômico; no entanto, ainda não estão incorporadas à prática clínica.[36]

DIAGNÓSTICO POR IMAGEM E BIÓPSIA

Colangiocarcinoma

A colangiorressonância (CRNM) é um exame útil para avaliação inicial de pacientes com icterícia obstrutiva e deve ser realizada antes da drenagem das vias biliares, uma vez que o seu colabamento pode dificultar a sua avaliação por imagem. A colangiografia percutânea ou a colangiopancreatografia retrógrada endoscópica tem importância pela possibilidade de realizar, no mesmo procedimento, a coleta de material por meio de lavado ou escovado das vias biliares para exame citopatológico, bem como a sua drenagem, quando indicada.

A tomografia computadorizada de abdome (TC) é útil na avaliação do envolvimento linfonodal e vascular, fatores fundamentais para programação terapêutica.

Em tumores considerados ressecáveis, deve-se programar uma avaliação clínica pré-operatória. Em tumores não ressecáveis, a obtenção de amostra tumoral para o diagnóstico histológico deve ser indicada em pacientes que receberão tratamento sistêmico. Os tumores das vias biliares, em geral, são de difícil acesso. Estas características podem tornar difícil a obtenção de material adequado para o diagnóstico histológico. Quando existe massa tumoral visível, como, por exemplo, nos colangiocarcinomas intra-hepáticos, a biópsia percutânea guiada por imagem (ultrassonografia ou TC) pode ser indicada. Já em tumores da via biliar extra-hepática, a ultrassonografia endoscópica (UE) tem acurácia de 91%, sensibilidade de 89% e especificidade de 100%, além de permitir avaliação e punção por agulha fina de linfonodos regionais, uma vez que até 50% dos pacientes com colangiocarcinoma podem apresentar acometimento linfonodal, muitas vezes não detectado por outros métodos de imagem.[37] O uso da colangioscopia como método diagnóstico (*Spyglass®*) tem aumentado em muitos centros e parece incrementar a acessibilidade para obtenção de amostras para diagnóstico.

O PET-CT é útil para detecção de metástases linfonodais ou a distância em casos avaliados para ressecção primária curativa. O valor de SUV de 3,65 é o mais preciso para detectar malignidade, com uma sensibilidade, especificidade e valor preditivo positivo superiores aos métodos convencionais, de 90,2%, 93,7% e 86,9%, respectivamente.[38] Entre 20% e 30% dos pacientes, o PET-CT pode alterar o plano de tratamento original.[39] Entretanto, o PET-CT pode ter menor acuidade para detectar metástases em linfonodos regionais e carcinomatose peritoneal. Os pacientes potencialmente ressecáveis podem completar o estadiamento com laparoscopia, principalmente pela detecção de metástases hepáticas e peritoneais não vistas nos exames de imagem.

Câncer da vesícula biliar

Em pacientes com suspeita de tumor de vesícula biliar, deve-se realizar avaliação clínica e exames laboratoriais, inclusive função hepática. Exame axiais de imagem, como a TC ou ressonância magnética (RM) do abdômen, devem ser realizados com o intuito de avaliar a extensão do acometimento local, e disseminação metastática. Para pacientes que se apresentaram com icterícia, a CRNM é o exame de escolha.

A TC de tórax deve ser indicada para avaliação de acometimento secundário pulmonar. O PET-CT pode ser útil para a detecção de metástases linfonodais ou a distância que não foram detectadas em exames iniciais. Em caso de tumores ressecáveis, a confirmação histológica é realizada com exame da peça cirúrgica. Para pacientes não candidatos à cirurgia, a obtenção de biópsia é mandatória para programação de tratamento sistêmico. A via de obtenção de material mais frequente na prática é por meio da biópsia percutânea.[40,41]

Carcinoma da Ampola de Vater

Os carcinomas da ampola de Vater são, usualmente, diagnosticados em exames endoscópicos, pela visualização direta e biópsia. Adicionalmente, os pacientes devem realizar exames de imagem axiais (TC e/ou RM), à semelhança dos outros tumores da árvore biliar para avaliação da extensão de acometimento local. A ultrassonografia endoscópica pode ser usada na avaliação pré-operatória, com acurácia entre 80% e 90% para avaliação de invasão de órgãos adjacentes e sensibilidade, e especificidade de 73% e 90%, respectivamente, para invasão vascular.[42]

ESTADIAMENTO AJCC 2017 (TABELAS 124.3 A 124.7)

Tabela 124.3. Estadiamento do colangiocarcinoma intra-hepático

ESTÁDIO T

TX: tumor primário não pode ser avaliado
T0: sem evidência de tumor primário
Tis: tumor *in situ* (tumor intraductal)
T1: tumor solitário sem invasão vascular (T1a: ≤ 5 cm, T1b: > 5 cm)
T2: tumor solitário com invasão vascular ou múltiplos tumores, com ou sem invasão vascular
T3: tumor com perfuração do peritônio visceral
T4: tumor infiltrado por contiguidade estruturas extra-hepáticas

ESTÁDIO N

NX: linfonodos regionais não podem ser avaliados
N0: ausência de metástases em linfonodos regionais
N1: presença de metástases em linfonodos regionais

ESTÁDIO M

MX: metástases a distância não podem ser avaliadas
M0: ausência de metástases a distância
M1: metástases a distância
Estádio 0: TisN0M0
Estádio IA: T1aN0M0
Estádio IB: T1bN0M0
Estádio II: T2N0M0
Estádio IIIA: T3N0M0
Estádio IIIB: T4N0M0 ou qqTN1M0
Estádio IV: qqTqqNM1

Fonte: Desenvolvida pela autoria.

Tabela 124.4. Estadiamento do colangiocarcinoma extra-hepático (peri-hilar)

ESTÁDIO T

TX: tumor primário não pode ser avaliado
T0: sem evidência de tumor primário
Tis: carcinoma *in situ*
T1: tumor histologicamente confinado ao ducto biliar com extensão até a camada muscular ou tecido fibroso
T2a: invasão além da parede do ducto biliar até tecido adiposo ao redor
T2b: invasão de parênquima hepático adjacente
T3: invasão de ramo unilateral da veia porta ou artéria hepática
T4: invasão da veia porta principal ou de seus ramos bilateralmente, ou artéria hepática comum ou outra estrutura ou órgão adjacente

ESTÁDIO N

NX: linfonodos regionais não podem ser avaliados
N0: ausência de metástases em linfonodos regionais
N1: presença de metástases em 1a 3 linfonodos regionais (ao longo do ducto cístico, ducto biliar comum, artéria hepática e veia porta)
N2: presença de metástases em 4 ou mais linfonodos regionais

ESTÁDIO M

MX: metástases a distância não podem ser avaliadas
M0: ausência de metástases a distância
M1: metástases a distância
Estádio 0: TisN0M0
Estádio I: T1N0M0
Estádio II: T2a-bN0M0
Estádio IIIA: T3N0M0
Estádio IIIB: qqTN1M0
Estádio IVA: qqTN2M0
Estádio IVB: qqTqqNM1

Fonte: Desenvolvida pela autoria.

Tabela 124.5. Estadiamento do colangiocarcinoma extra-hepático (distal)

ESTÁDIO T

TX: tumor primário não pode ser avaliado
T0: sem evidência de tumor primário
Tis: carcinoma *in situ*
T1: tumor invade a parede do ducto biliar com profundidade abaixo de 5 mm
T2: invasão da parede do ducto biliar com profundidade entre 5 e 12 mm
T3: invasão da parede do ducto biliar com profundidade acima de 12 mm
T4: invasão do plexo celíaco ou da artéria mesentérica superior

Continua >>

>> Continuação

Tabela 124.5. Estadiamento do colangiocarcinoma extra-hepático (distal)

ESTÁDIO N

NX: linfonodos regionais não podem ser avaliados
N0: ausência de metástases em linfonodos regionais
N1: presença de metástases em 1a 3 linfonodos regionais
N2: presença de metástases em 4 ou mais linfonodos regionais

ESTÁDIO M

MX: metástases a distância não podem ser avaliadas
M0: ausência de metástases a distância
M1: metástases a distância
Estádio 0: TisN0M0
Estádio I: T1N0M0
Estádio IIA: T2N0M0 ou T1N1M0
Estádio IIB: T3N0-1M0 ou T2N1M0
Estádio IIIA: T3N2M0
Estádio IIIB: T4qqNM0
Estádio IV: qqTqqNM1

Fonte: Desenvolvida pela autoria.

Tabela 124.6. Estadiamento do câncer da vesícula biliar

ESTÁDIO T

TX: tumor primário não pode ser avaliado
T0: sem evidência de tumor primário
Tis: tumor *in situ*
T1a: tumor invade a lâmina própria
T1b: tumor invade a camada muscular
T2a: tumor na face peritoneal da vesícula com invasão do tecido conjuntivo perimuscular sem extensão além da serosa
T2b: tumor na face hepática da vesícula com invasão do tecido conjuntivo perimuscular sem extensão para o fígado
T3: tumor perfura a serosa ou invade o fígado e/ou órgão ou estrutura adjacente
T4: tumor invade veia portal principal ou artéria hepática, ou invade múltiplos órgãos ou estruturas extra-hepáticas

ESTÁDIO N

NX: linfonodos regionais não podem ser avaliados
N0: ausência de metástases em linfonodos regionais
N1: presença de metástases em 1a 3 linfonodos regionais
N2: presença de metástases em 4 ou mais linfonodos regionais

ESTÁDIO M

MX: metástases a distância não podem ser avaliadas
M0: ausência de metástases a distância
M1: metástases a distância
Estádio 0: TisN0M0
Estádio I: T1N0M0
Estádio IIA: T2aN0M0
Estádio IIB: T2bN1M0
Estádio IIIA: T3N0M0
Estádio IIIB: T1-3N1M0
Estádio IVA: T4N0-1M0
Estádio IVB: qqTN2M0 ou qqTqqNM1

Fonte: Desenvolvida pela autoria.

Tabela 124.7. Estadiamento do câncer da ampola de Vater

ESTÁDIO T

TX: tumor primário não pode ser avaliado
T0: sem evidência de tumor primário
Tis: carcinoma *in situ*
T1: tumor limitado à ampola de Vater ou esfíncter de Oddi
T2: tumor invade a parede do duodeno
T3a: tumor invade o pâncreas com profundidade de até 0,5 cm
T3b: tumor invade o pâncreas com profundidade de 0,5 cm ou extensão para serosa peripancreática, periduodenal ou duodenal, sem envolvimento do tronco celíaco ou artéria mesentérica superior
T4: tumor invade tronco celíaco, artéria mesentérica superior e/ou artéria hepática comum

ESTÁDIO N

NX: linfonodos regionais não podem ser avaliados
N0: ausência de metástases em linfonodos
N1: metástase em 1 a 3 linfonodos regionais
N2: metástase em 4 ou mais linfonodos regionais

ESTÁDIO M

MX: metástases a distância não podem ser avaliadas
M0: ausência de metástases a distância
M1: metástases a distância
Estádio 0: TisN0M0
Estádio IA: T1N0M0
Estádio IB: T2N0M0
Estádio IIA: T3aN0M0
Estádio IIB: T3bN0M0
Estádio IIIA: T13N1M0
Estádio IIIB: T4qqNM0 ou qqTN2M0
Estádio IV: qqTqqNM1

Fonte: Desenvolvida pela autoria.

TRATAMENTO

Drenagem biliar pré-operatória

A maioria dos pacientes com tumores das vias biliares apresentam-se, clinicamente, ictéricos ao diagnóstico inicial. A icterícia obstrutiva pode trazer diversas consequências aos pacientes, como dor abdominal, risco de colangite, dificuldade na ingesta alimentar e prurido. Além disso, a colestase está associada a menor regeneração hepática, pois é um importante fator de risco quando são necessárias ressecções hepáticas maiores para tratamento dos tumores das vias biliares, algo frequentemente necessário na ressecção dos colangiocarcinomas hilares. Desta forma, uma dúvida frequente é a necessidade de drenagem biliar antes do início do tratamento específico para a neoplasia.

A drenagem biliar pode reduzir o risco de colangite, melhorar a condição nutricional e absortiva, e reduzir o prurido. Além disso, o restabelecimento do fluxo biliar permite o uso de agentes quimioterápicos, sobretudo aqueles que dependem de excreção biliar. As principais técnicas de drenagem biliar são: transparieto hepática, endoscópica e nasobiliar (utilizada em centros orientais).[43] Não existe consenso sobre qual o melhor tipo de prótese utilizar, uma vez que as metálicas recobertas têm melhor patência e durabilidade em comparação às plásticas; no entanto, podem trazer maiores dificuldades em um eventual procedimento cirúrgico.[44]

Por outro lado, drenagem pré-operatória está associada a maior risco de colangite e maior tempo de internação hospitalar no pós-operatório, portanto, não deve ser realizada de rotina.[45] A drenagem pré-operatória pode ser considerada em paciente selecionados, como, por exemplo, com colangite, icterícia prolongada, alterações renais, estado nutricional desfavorável, e quando são necessárias hepatectomias de mais de 60% do volume hepático total.[43,46,47] Desta forma, a drenagem biliar pré-operatória é, frequentemente, utilizada em pacientes com colangiocarcinoma hilar, mas não é necessária em tumores da via biliar distal e ampulares quando indicada cirurgia *up-front*.[48]

TRATAMENTO DA DOENÇA LOCALIZADA RESSECÁVEL

Câncer da vesícula biliar

O manejo cirúrgico de pacientes com tumores da vesícula passíveis de ressecção consiste em colecistectomia em monobloco com seu leito hepático (segmentos 4b e 5), além de avaliar o risco de micrometástases no leito da vesícula biliar e de infiltração direta do tumor na camada subserosa.[49] A linfadenectomia locorregional deve ser realizada rotineiramente, e incluir os linfonodos portais, do ligamento hepatogástrico e retroduodenais. Ressecções hepáticas estendidas podem ser necessárias, em alguns casos, para obtenção de margens negativas, em especial quando ocorre a invasão por continuidade de estruturas vasculares (mais comumente o ramo portal direito e/ou a artéria hepática direita) ou da via biliar principal.

O achado incidental de carcinoma de vesícula biliar em colecistectomias ocorre em até 1% dos casos. A colecistectomia isolada é uma abordagem adequada para pacientes com tumores pT1a, com sobrevida de, aproximadamente, 100% em 5 anos. Portanto, não há necessidade de reabordagem cirúrgica nestes casos.[49] A colecistectomia, com linfadenectomia e ressecção hepática, está associada à melhor sobrevida em pacientes com tumores com estadiamento pT2 ou maior. Em tumores incidentais pT2, foi encontrada doença residual durante a reexploração cirúrgica em 25% dos casos.[50] Os dados são controversos em relação ao benefício da cirurgia radical em casos de tumores pT1b, ainda que alguns estudos tenham demonstrado presença de doença residual hepática em pacientes que realizaram reabordagem cirúrgica estendida.[51]

Uma metanálise recente mostrou que a linfadenectomia está associada a melhores desfechos em pacientes com tumores pT1b, T2 e T3.[52]

Dessa forma, em pacientes com achado incidental de carcinoma de vesícula biliar pT2 ou maior, deve-se propor reabordagem cirúrgica para ressecção do leito da vesícula biliar e linfadenectomia hilar. A ressecção da parede abdominal correspondente aos portais da laparoscopia não é necessária, de acordo com as evidências atuais.[53,54] A maioria dos *guidelines* cirúrgicos indica a reabordagem para pacientes com estadiamento pT1b, embora existam dados discordantes de seu benefício.[55]

Ao considerar as altas taxas de recorrência, mesmo nos pacientes submetidos à cirurgia radical, existe um racional para a recomendação de terapia adjuvante nos pacientes com tumores T2 ou mais avançados, após a colecistectomia radical. As recidivas são predominantemente sistêmicas, uma vez que em 15% podem ocorrer recidivas locais.[56]

O estudo BILCAP incluiu 447 pacientes com câncer de vesícula com invasão da camada muscular ou colangiocarcinoma, e randomizou para tratamento com capecitabina por 8 ciclos *versus* observação. Na análise por intenção de tratamento, não houve ganho estatisticamente significativo de sobrevida global (51,1 meses *versus* 36,4 meses; p = 0,097); entretanto, houve ganho de sobrevida na análise por protocolo, o que inclui somente os pacientes que receberam o tratamento (52,7 meses *versus* 36,1 meses, p = 0,028).[57] Outro estudo avaliou quimioterapia com combinação de gencitabina e oxaliplatina adjuvante, sem demonstração de benefício em sobrevida global.[58]

Algumas séries retrospectivas sugerem benefício do uso de radioterapia concomitante à quimioterapia no cenário adjuvante, porém, tal abordagem carece de evidências de estudos prospectivos e randomizados.[59,60]

Colangiocarcinoma intra-hepático

A cirurgia é o tratamento de escolha sempre que factível, uma vez que a ressecabilidade do tumor é o principal fator prognóstico em pacientes com colangiocarcinoma intra-hepático. Deve-se buscar a ressecção completa da lesão com margens livres, uma vez que são, frequentemente, necessárias hepatectomias maiores (≥ 3 segmentos hepáticos) pelo alto volume tumoral ao diagnóstico. A linfadenectomia do hilo hepático é usualmente indicada, pois não há claro benefício na sobrevida, mas tem importante papel no correto estadiamento desses pacientes.[61,62]

Na maioria do estudos, margens negativas, ausência de acometimento linfonodal e baixo grau de diferenciação são os fatores prognósticos mais importantes em pacientes submetidos à ressecção hepática [63].

As taxas de recorrência após o tratamento cirúrgico primário são elevadas. A cirurgia no tratamento da doença recorrente ressecável pode estar associada à sobrevida favorável.[64] Em caso de recorrência irressecável ou a distância, quimioterapia é o tratamento de escolha.

O uso de quimioterapia adjuvante com capecitabina está embasado nos dados do estudo BILCAP, descrito na seção anterior.[57] Aproximadamente, 60% dos pacientes apresentam recidiva locorregional, de modo que a radioterapia pode ser considerada em casos selecionados, sobretudo em pacientes com margem cirúrgica positiva e/ou acometimento linfonodal.[65]

Alguns centros especializados reportam desfechos favoráveis para transplante hepático, semelhantes aos da ressecção cirúrgica tradicional. Em uma série que incluiu 48 pacientes transplantados, mostrou-se sobrevida de 65% em tumores < 2 cm.[66] Em outra série, com 27 pacientes com cirrose submetidos a transplante, e com achado incidental de colangiocarcinoma < 2 cm, a sobrevida global em 5 anos foi de 62%.[67] No Brasil, o transplante para colangiocarcinoma intra-hepático não é considerado padrão, pois é restrito a casos com doadores vivos.[68]

Colangiocarcinoma hilar

A ressecção cirúrgica com margens negativas é a modalidade de tratamento que oferece potencial curativo aos pacientes com colangiocarcinoma hilar. Entretanto, a proximidade com estruturas vasculares do hilo hepático e a extensão intra-hepática adicionam complexidade técnica ao procedimento. A realização de ressecção hepática, combinada à ressecção da via biliar, aumenta a taxa de ressecabilidade, embora ressecções potencialmente curativas sejam possíveis em menos da metade dos casos.[69] A invasão da via biliar com envolvimento de ductos secundários bilateralmente e a atrofia de um dos lobos hepáticos com envolvimento do ducto biliar contralateral ou remanescente hepático insuficiente são considerados fatores de contraindicação à ressecção.

Em geral, para os tumores Bismuth-Corlette I-II, o procedimento indicado é a ressecção em monobloco da biliar extra-hepática com margens negativas e linfadenectomia regional. Os tumores Bismuth-Corlette III e IV necessitam de ressecções hepáticas maiores. Os tumores Bismuth-Corlette IIIa, quando ressecáveis, são candidatos à hepatectomia direita, associada à ressecção do segmento 1 (lobo caudado), ressecção da via biliar e linfadenectomia hilar. A reconstrução é feita com uma anastomose biliodigestiva na via biliar esquerda (Figura 124.3).[70,71] Já os pacientes com tumores Bismuth-Corlette IIIb são candidatos à hepatectomia esquerda (ou esquerda ampliada), associada à ressecção do segmento 1, ressecção da via biliar, linfadenectomia hilar e reconstrução por meio de anastomose biliodigestiva na via biliar direita (Figura 124.4).[72] Os pacientes com tumores Bismuth-Corlette IV, quando ressecáveis, são candidatos à hepatectomia direita ou esquerda, a depender da predominância da invasão biliar e acometimento vascular.

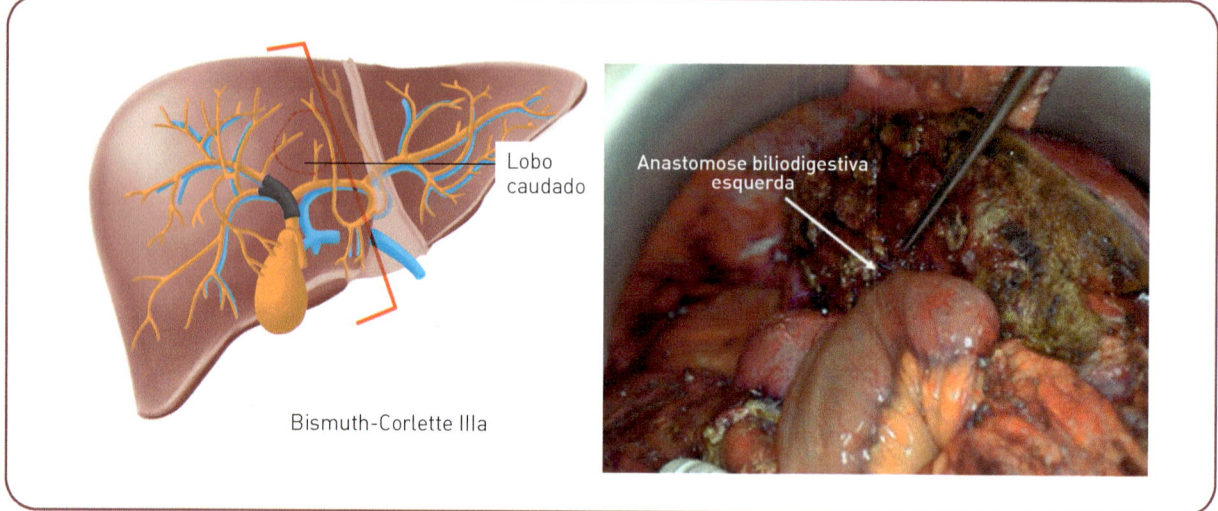

FIGURA 124.3 – Esquema representativo da resseção dos tumores Bismuth-Corlette IIIa. O segmento 1 deve ser ressecado juntamente com o lobo direito. Na foto, a reconstrução da via biliar esquerda.
Fonte: Acervo da autoria.

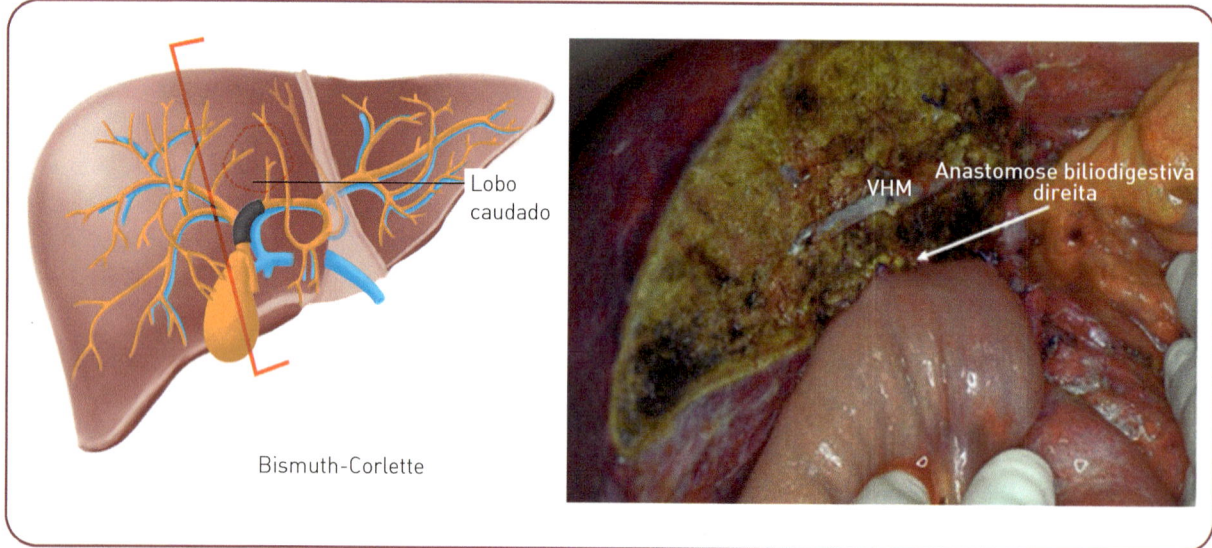

FIGURA 124.4 – Esquema representativo da resseção dos tumores Bismuth-Corlette IIIb. O segmento 1 deve ser ressecado juntamente com o lobo esquerdo. Na foto, a reconstrução da via biliar direita e esqueletização da veia hepática média (VHM).
Fonte: Acervo da autoria.

Os tumores Bismuth-Corlette III-IV estão associados a maiores taxas de margem positiva e piores desfechos de sobrevida.[73] Os principais fatores prognósticos são o *status* da margem, invasão vascular e metástases linfonodais.[4]

A taxa de ressecções com margem negativa é superior a 75% em centros de referência. As taxas de sobrevida aos 5 anos, após ressecção, são entre 20% e 50%.[74] Em algumas séries, o uso de quimiorradioterapia pós-operatória contribuiu para os melhores resultados, embora isso não tenha sido observado em todas as séries e o benefício da terapia adjuvante continua indefinido.[75,76] O uso da capecitabina adjuvante é uma opção, segundo dados do estudo de fase III BILCAP.[57]

O transplante hepático, combinado à quimiorradioterapia neoadjuvante, é uma opção reportada por algumas séries em pacientes não candidatos à ressecção, sem metástases e com diagnóstico confirmado de colangiocarcinoma com diâmetro radial ≤ 3 cm (critérios estabelecidos pela Clínica Mayo). Pacientes tratados segundo esses critérios em 12 centros norte-americanos apresentaram sobrevida livre de recorrência de 65% em 5 anos.[77]

Colangiocarcinoma distal

Os colangiocarcinomas distais ressecáveis são, geralmente, tratados com duodenopancreatectomia. O acometimento linfonodal e a profundidade da invasão do tumor são os principais fatores prognósticos.[78,79] As taxas de sobrevida podem atingir 62% em 5 anos, em pacientes selecionados na ausência de acometimento linfonodal. Para pacientes com doença linfonodal, as taxas de sobrevida em cinco anos são inferiores a 20%.[80]

Os colangicarcinomas parecem apresentar melhor prognóstico em relação aos tumores hilar e intra-hepáticos, apesar de que nem todas as séries distinguiram o colangiocarcinoma distal do carcinoma da ampola de Vater, que é uma doença com uma taxa de cura significativamente maior.

Similarmente aos colangiocarcinomas intra-hepáticos e hilares, não há um consenso em relação ao real papel do tratamento adjuvante, embora algumas séries retrospectivas sugiram maior sobrevida global naqueles que receberam quimiorradioterapia ou quimioterapia isolada.[57,65,80]

Carcinoma da ampola de Vater

Os tumores periampulares incluem os adenocarcinomas do ducto biliar distal, da ampola de Vater e pancreáticos e, muitas vezes, é difícil identificar, antes da cirurgia, o local exato de sua origem. Desse modo, a abordagem cirúrgica é similar e, geralmente, envolve a duodenopancreatectomia. Apesar da origem embriológica comum e das semelhanças na abordagem cirúrgica, os tumores da ampola de Vater apresentam melhor prognóstico.[81]

Os resultados de estudos clínicos que avaliaram o papel do tratamento adjuvante em carcinomas ampulares não são definitivos, e não há consenso sobre a melhor estratégia. Alguns centros não adotam tratamentos adjuvantes, dado o melhor prognóstico dos carcinomas ampulares ressecados.[82] Por outro lado, Krishnan *et al.* sugerem, em análise retrospectiva, tendência a aumento de sobrevida nos pacientes com adenocarcinoma da ampola de Vater que foram tratados com quimiorradioterapia pós-operatória, em relação aos que não receberam nenhum tratamento adicional após a cirurgia.[83] O benefício da quimioterapia adjuvante foi avaliado no estudo ESPAC-3, que incluiu 428 pacientes com tumores periampulares (297 com carcinomas ampulares) após ressecção completa. Os pacientes foram randomizados para observação, 5-fluorouracil ou gencitabina por 6 meses. O uso de quimioterapia adjuvante foi associado à melhora não estatisticamente significativa na sobrevida global (mediana 43 meses *versus* 35 meses, *hazard ratio* [HR]= 0,86, IC95% 0,66 a 1,11), com uma maior magnitude entre os pacientes tratados com gencitabina. Quando a análise foi restrita a pacientes com carcinoma ampular, aqueles tratados com gencitabina tiveram uma sobrevida mediana quase duas vezes maior do que os do grupo de observação (mediana de 71 meses *versus* 41 meses).[84] Neste sentido, o uso da quimioterapia adjuvante com gencitabina por 6 meses pode ser uma opção. Além disso, o regime FOLFIRINOX pode ser uma opção de tratamento em casos selecionados, baseado em extrapolação de dados de estudo prospectivo em pacientes com adenocarcinoma de pâncreas, que mostrou superioridade desse regime em relação à gencitabina.[85]

TRATAMENTO DA DOENÇA LOCALMENTE AVANÇADA IRRESSECÁVEL OU METASTÁTICA

Cerca de 70% dos pacientes são diagnosticados com tumores localmente avançados/irressecáveis ou com metástases a distância. Além disso, a taxa de recorrência local e a distância após tratamento cirúrgico com intenção curativa é elevada.[86] Neste contexto, evidências robustas demonstram que o tratamento sistêmico pode promover melhora na sobrevida e controle dos sintomas. Algumas séries reportam controle de doença localmente avançada com modalidades locorregionais, como quimioembolização, quimioterapia intra-arterial ou radioterapia.[87]

A avaliação de pacientes potenciais candidatos a tratamento sistêmico para doença avançada deve abranger a *performance status* (pacientes com ECOG-PS ≥ 3, em geral, não apresentam benefício de tratamento ativo e devem receber cuidados paliativos exclusivos); carga tumoral (pacientes com doença oligometastática ou com doença exclusivamente hepática podem se beneficiar de tratamentos locorregionais, como radioterapia ou tratamento intra-arterial) e perfil genômico do tumor (algumas alterações genéticas predizem melhor resposta a terapias dirigidas). A maioria dos estudos clínicos com terapias sistêmicas no cenário de doença metastática inclui pacientes com diversos tumores da árvore biliar em conjunto, sem diferenciação do sítio primário de origem.

Dentre as modalidades de tratamento sistêmico utilizadas, destaca-se a quimioterapia citotóxica, além de um crescente papel das terapias-alvo e imunoterapia.

Quimioterapia paliativa

O estudo randomizado fase III ABC-02 embasa o uso da combinação de cisplatina com gencitabina como tratamento de primeira linha em carcinoma das vias biliares. Esse estudo randomizou 410 pacientes com ECOG-PS ≤ 2 para gencitabina isolada ou combinação cisplatina-gencitabina. O estudo mostrou um benefício na sobrevida global em favor da combinação cisplatina–gencitabina, com sobrevida mediana de 11,7 meses *versus* 8,1 meses para o braço tratado com gencitabina isolada.[88] Esse benefício foi confirmado no estudo japonês randomizado de fase II BT22.[89] Combinações triplas de quimioterapia são avaliadas em cenário de primeira linha, como cisplatina–gencitabina com nab-paclitaxel[90] e FOLFIRINOX (NCT02591030).

Invariavelmente, os pacientes tratados em primeira linha irão apresentar progressão tumoral com um tempo mediano de 8 meses, e alguns pacientes serão potenciais candidatos a tratamentos adicionais. O benefício do tratamento de segunda linha com quimioterapia se justifica pelos dados do estudo ABC-06.[91] Esse estudo randomizou 162 pacientes com progressão após primeira linha com cisplatina-gencitabina para controle ativo de sintomas, ou quimioterapia com FOLFOX. O estudo mostrou ganho de sobrevida global em favor da quimioterapia. Embora as diferenças nas medianas de sobrevida tenham sido modestas (5,3 meses *versus* 6,2 meses) entre os braços do estudo, as diferenças nas taxas de sobrevida em 6 meses (35,5% *versus* 50,6%) e 12 meses (11,4% *versus* 25,9%) foram, clinicamente, significativas. Com base nestes achados, FOLFOX pode ser considerado opção de tratamento de segunda linha após progressão à cisplatina-gencitabina (Tabela 124.8).

Tabela 124.8. Principais estudos prospectivos randomizados que avaliaram o tratamento sistêmico de tumores da via biliar

Estudo	População	Braços	Sobrevida mediana	HR (IC 95%), p
TOPAZ-1	1ª linha • Colangiocarcinoma extra-hepático (19,1%) • Colangiocarcinoma intra-hepático (55,9%) • Vesícula biliar (24,9%)	Cisplatina + gencitabina + durvalumabe (n = 341)	12,8 meses	0,80 (0,66 a 0,97), p = 0,021
		Cisplatina + gencitabina (n = 344)	11,5 meses	
ABC-02	1ª linha • Vesícula biliar (26,3%) • Colangiocarcinoma (58,8%) • Ampola (4,9%)	Cisplatina + gencitabina (n = 204)	11,7 meses	0,64 (0,52 a 0,80), p < 0,001
		Gencitabina (n = 206)	8,1 meses	
BT22	1ª linha • Colangiocarcinoma extra-hepático (24,1%) • Colangiocarcinoma intra-hepático (33,7%) • Vesícula biliar (38,6%) • Ampola (4,8%)	Cisplatina + gencitabina (n = 41)	11,2 meses	0,69 (0,42 a 1,13), p = 0,139
		Gencitabina (n = 42)	7,7 meses	
ABC-06	2ª linha • Colangiocarcinoma extra-hepático (27,7%) • Colangiocarcinoma intra-hepático (44,4%) • Vesícula biliar (20,1%) • Ampola (6,8%)	FOLFOX (n = 81)	6,2 meses	0,69 (0,50 a 0,97), p = 0,031
		Cuidados de suporte (n = 81)	5,3 meses	

HR: *Hazard ratio*; IC: intervalo de confiança.
Fonte: Desenvolvida pela autoria.

TERAPIAS ALVO-MOLECULARES

Alterações gênicas com potencial para terapias-alvo em tumores do trato biliar, principalmente em colangiocarcinoma intra-hepático, foram identificadas e são ativamente estudadas. Elas incluem fusões do receptor do fator de crescimento de fibroblastos (FGFR) e mutações da isocitrato desidrogenase (IDH) −1 e −2 que estão presentes em cerca de 10% a 20% dos pacientes com colangiocarcinoma intra-hepático. Além disso, drogas dirigidas a alterações em genes relacionados ao fator de crescimento epidérmico humano (HER), fusões do receptor neurotrópico de tirosina quinase (NTRK) e mutações BRAF também se mostram alvos terapêuticos promissores.[4]

O inibidor de IDH1 ivosidenibe foi testado em ensaio clínico de fase III, no qual 185 pacientes com colangiocarcinoma pré-tratado com IDH-1 mutado foram, aleatoriamente, designados para receberem ivosidenibe ou placebo. O ivosidenibe mostrou benefício em termos de sobrevida livre de progressão com uma mediana de 10,8 meses *versus* 9,7 meses em pacientes que receberam placebo.[92] Este estudo reforça a eficácia da terapia alvo-molecular e a importância da determinação do perfil molecular nesta neoplasia.

Inibidores de FGFR, como o pemigatinibe e o futibatinibe, mostraram altas taxas de resposta em estudos de fase I/II (35,5% e 25,4%, respectivamente) em pacientes com fusões do FGFR-2.[93,94] A hiperfosfatemia demonstrou ser evento adverso desta classe de inibidores, e deve ser monitorada. Alguns estudos com esta classe de drogas estão em curso, como, por exemplo, o FIGHT- 302 (NCT03656536) e o estudo PROOF (NCT03773302)).

Além disso, há dados encorajadores de fase I/II com uso de inibidores NTRK (entrectibe e larotrectinibe), drogas anti-HER2 (pertuzumabe e trastuzumabe) e inibidores BRAF (dabrafenibe e trametinibe).[95,96]

Imunoterapia

Os principais dados de imunoterapia em tumores das vias biliares se originam de estudos que utilizaram fármacos inibidores de *checkpoint* imunológico; entretanto, esses dados são recentes e ainda limitados.

A combinação de inibidor de *checkpoint* imunológico com quimioterapia demonstrou ser uma alternativa eficaz em estudo fase III, que avaliou a combinação de durvalumabe (agente anti-PDL1) com quimioterapia (cisplatina-gencitabina) *versus* quimioterapia. Esse estudo mostrou ganho significativo de sobrevida em favor do braço experimental (12,8 meses *versus* 11,5 meses).[97] Baseado nesse resultado, a combinação de imunoterapia e quimioterapia deve se tornar a escolha de tratamento em primeira linha.

Alguns estudos mostram que inibidores de *checkpoint* imunológico têm alta eficácia em pacientes com tumores deficientes em enzimas de reparo de DNA (inclusive pacientes com tumores das vias biliares), uma vez que alcançaram respostas objetivas de até 40%.[98]

Em estudo que incluiu pacientes com tumores sólidos com positividade imuno-histoquímica para PDL1, o pembrolizumabe (um agente anti-PD1) apresentou taxa de resposta objetiva de 17% em pacientes com tumores das vias biliares, com sobrevida livre de progressão de 1,8 meses, e mostrou atividade modesta em tumores selecionados por este marcador.[99]

CONCLUSÕES

Os tumores da árvore biliar incluem um grupo heterogêneo de tumores, que incluem diferentes sítios anatômicos, perfis gênicos e comportamentos biológicos. A ressecção cirúrgica com margens negativas é a única modalidade com potencial curativo, e deve ser considerada nos pacientes diagnosticados em estádios iniciais. Devido às altas taxas de recorrência, mesmo nos pacientes operados de forma radical, o tratamento adjuvante deve considerado na maior parte dos casos, apesar da escassez de estudos que validem de forma definitiva a sua eficácia.

A maior parte dos pacientes com tumores da árvore biliar se apresenta com doença avançada ao diagnóstico e fora de possibilidade de tratamento curativo. A quimioterapia é a base do tratamento neste cenário e a combinação com imunoterapia parece ser promissora (Figura 124.5). Grandes avanços têm sido alcançados na busca de biomarcadores preditivos de resposta, baseados em alterações gênicas específicas e no uso de terapias alvo-moleculares para pacientes com doença avançada.

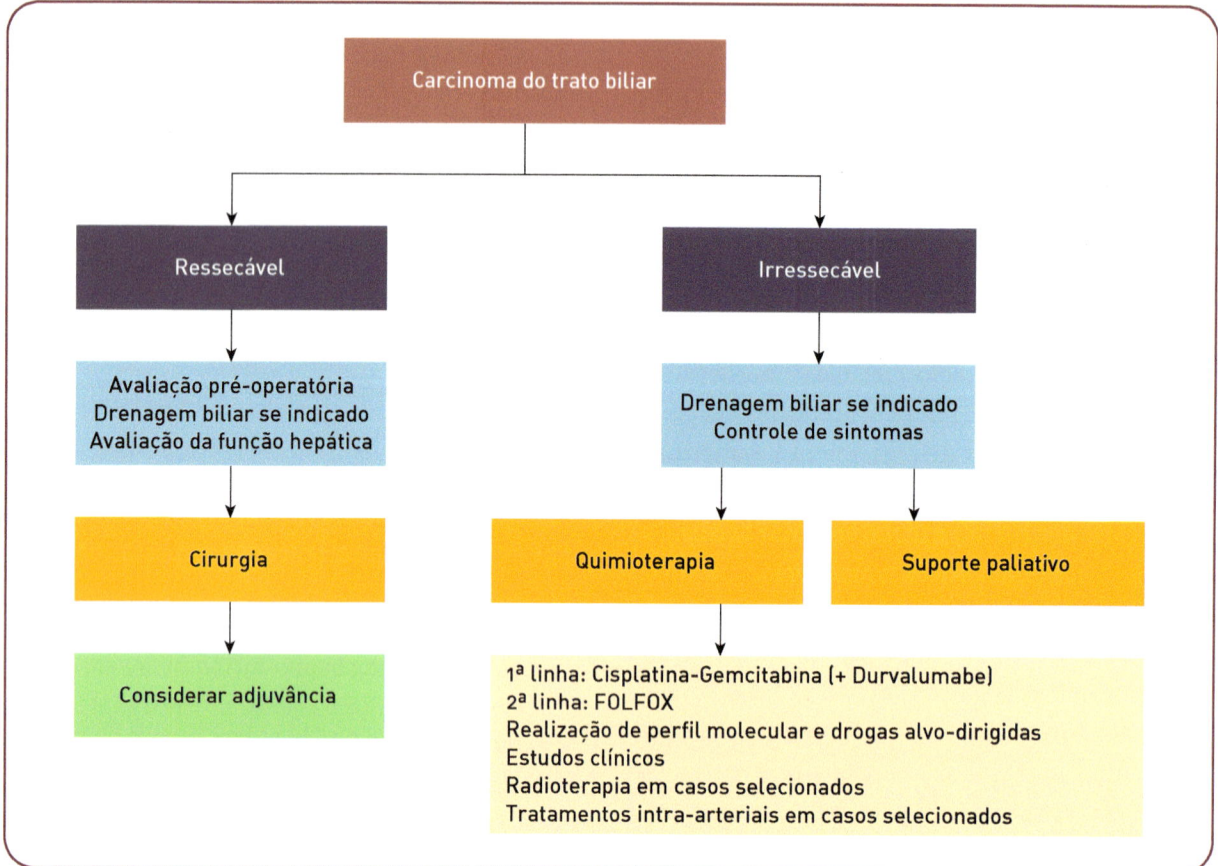

FIGURA 124.5 – Algoritmo de abordagem geral dos tumores do trato biliar.
Fonte: Desenvolvida pela autoria.

REFERÊNCIAS

1. Khan AS, Dageforde LA. Cholangiocarcinoma. Surg Clin North Am. 2019;99(2):315-335. doi:10.1016/J.SUC.2018.12.004.
2. Munoz-Garrido P, Rodrigues PM. The jigsaw of dual hepatocellular-intrahepatic cholangiocarcinoma tumours. Nat Rev Gastroenterol Hepatol. 2019;16(11):653-655. doi:10.1038/S41575-019-0185-Z.
3. Bertuccio P, Malvezzi M, Carioli G, et al. Global trends in mortality from intrahepatic and extrahepatic cholangiocarcinoma. J Hepatol. 2019;71(1):104-114. doi:10.1016/J.JHEP.2019.03.013.
4. Banales JM, Marin JJG, Lamarca A, et al. Cholangiocarcinoma 2020: the next horizon in mechanisms and management. Nat Rev Gastroenterol Hepatol. 2020;17(9):557-588. doi:10.1038/s41575-020-0310-z.
5. Banales JM, Cardinale V, Carpino G, et al. Expert consensus document: Cholangiocarcinoma: current knowledge and future perspectives consensus statement from the European Network for the Study of Cholangiocarcinoma (ENS-CCA). Nat Rev Gastroenterol Hepatol. 2016;13(5):261-280. doi:10.1038/NRGASTRO.2016.51.
6. Peery AF, Crockett SD, Murphy CC, et al. Burden and cost of gastrointestinal, liver, and pancreatic diseases in the United States: Update 2018. Gastroenterology. 2019;156(1):254-272.e11. doi:10.1053/J.GASTRO.2018.08.063.
7. Bertran E, Heise K, Andia ME, Ferreccio C. Gallbladder cancer: incidence and survival in a high-risk area of Chile. Int J cancer. 2010;127(10):2446-2454. doi:10.1002/IJC.25421.
8. Dorobisz T, Dorobisz K, Chabowski M, et al. Incidental gallbladder cancer after cholecystectomy: 1990 to 2014. Onco Targets Ther. 2016;9:4913-4916. doi:10.2147/OTT.S106580.
9. Rostain F, Hamza S, Drouillard A, Faivre J, Bouvier AM, Lepage C. Trends in incidence and management of cancer of the ampulla of Vater. World J Gastroenterol. 2014;20(29):10144-10150. doi:10.3748/WJG.V20.I29.10144.
10. Tyson GL, El-Serag HB. Risk factors for cholangiocarcinoma. Hepatology. 2011;54(1):173-184. doi:10.1002/hep.24351.
11. Clements O, Eliahoo J, Kim JU, Taylor-Robinson SD, Khan SA. Risk factors for intrahepatic and extrahepatic

11. cholangiocarcinoma: A systematic review and meta-analysis. J Hepatol. 2020;72(1):95-103. doi:10.1016/J.JHEP.2019.09.007.

12. Clements O, Eliahoo J, Kim JU, Taylor-Robinson SD, Khan SA. Risk factors for intrahepatic and extrahepatic cholangiocarcinoma: A systematic review and meta-analysis. J Hepatol. 2020;72(1):95-103. doi:10.1016/J.JHEP.2019.09.007.

13. Kaewpitoon N, Kaewpitoon SJ, Pengsaa P, Sripa B. Opisthorchis viverrini: the carcinogenic human liver fluke. World J Gastroenterol. 2008;14(5):666-674. doi:10.3748/WJG.14.666.

14. Yamamoto Y, Chikawa J, Uegaki Y, Usuda N, Kuwahara Y, Fukumoto M. Histological type of thorotrast-induced liver tumors associated with the translocation of deposited radionuclides. Cancer Sci. 2010;101(2):336-340. doi:10.1111/J.1349-7006.2009.01401.X.

15. Cloyd JM, Chun YS, Ikoma N, et al. Clinical and genetic implications of DNA mismatch repair deficiency in biliary tract cancers associated with lynch syndrome. J Gastrointest Cancer. 2018;49(1):93-96. doi:10.1007/S12029-017-0040-9.

16. Wadsworth CA, Dixon PH, Wong JH, et al. Genetic factors in the pathogenesis of cholangiocarcinoma. Dig Dis. 2011;29(1):93-97. doi:10.1159/000324688.

17. Schmidt MA, Marcano-Bonilla L, Roberts LR. Gallbladder cancer: epidemiology and genetic risk associations. Chinese Clin Oncol. 2019;8(4):31-45. doi:10.21037/CCO.2019.08.13.

18. Sharma A, Sharma KL, Gupta A, Yadav A, Kumar A. Gallbladder cancer epidemiology, pathogenesis and molecular genetics: Recent update. World J Gastroenterol. 2017;23(22):3978-3998. doi:10.3748/WJG.V23.I22.3978.

19. Offerhaus GJA, Giardiello FM, Krush AJ, et al. The risk of upper gastrointestinal cancer in familial adenomatous polyposis. Gastroenterology. 1992;102(6):1980-1982. doi:10.1016/0016-5085(92)90322-P.

20. Okano K, Oshima M, Yachida S, et al. Factors predicting survival and pathological subtype in patients with ampullary adenocarcinoma. J Surg Oncol. 2014;110(2):156-162. doi:10.1002/JSO.23600.

21. Banales JM, Marin JJG, Lamarca A, et al. Cholangiocarcinoma 2020: the next horizon in mechanisms and management. Nat Rev Gastroenterol Hepatol. 2020;17(9):588. doi:10.1038/S41575-020-0310-Z.

22. Nakanuma Y, Sato Y, Harada K, Sasaki M, Xu J, Ikeda H. Pathological classification of intrahepatic cholangiocarcinoma based on a new concept. World J Hepatol. 2010;2(12):419-427. doi:10.4254/WJH.V2.I12.419.

23. 2Javle M, Bekaii-Saab T, Jain A, et al. Biliary cancer: Utility of next-generation sequencing for clinical management. Cancer. 2016;122(24):3838-3847. doi:10.1002/CNCR.30254.

24. Izquierdo-Sanchez L, Lamarca A, La Casta A, et al. Cholangiocarcinoma landscape in Europe: Diagnostic, prognostic and therapeutic insights from the ENSCCA Registry. J Hepatol. 2022;76(5):1109-1121. doi:10.1016/J.JHEP.2021.12.010.

25. Guglielmi A, Ruzzenente A, Campagnaro T, et al. Intrahepatic cholangiocarcinoma: prognostic factors after surgical resection. World J Surg. 2009;33(6):1247-1254. doi:10.1007/S00268-009-9970-0.

26. Murakami Y, Uemura K, Sudo T, et al. Prognostic factors after surgical resection for intrahepatic, hilar, and distal cholangiocarcinoma. Ann Surg Oncol. 2011;18(3):651-658. doi:10.1245/S10434-010-1325-4.

27. Tovoli F, Garajová I, Gelsomino F, et al. Pattern of progression of intrahepatic cholangiocarcinoma: Implications for second-line clinical trials. Liver Int. 2022;42(2):458-467. doi:10.1111/LIV.15117.

28. 28. Lin J, Cao Y, Yang X, et al. Mutational spectrum and precision oncology for biliary tract carcinoma. Theranostics. 2021;11(10):4585-4598. doi:10.7150/thno.56539.

29. Nakamura H, Arai Y, Totoki Y, et al. Genomic spectra of biliary tract cancer. Nat Genet. 2015;47(9):1003-1010. doi:10.1038/NG.3375.

30. Li M, Zhang Z, Li X, et al. Whole-exome and targeted gene sequencing of gallbladder carcinoma identifies recurrent mutations in the ErbB pathway. Nat Genet. 2014;46(8):872-876. doi:10.1038/NG.3030.

31. Chang DK, Jamieson NB, Johns AL, et al. Histomolecular phenotypes and outcome in adenocarcinoma of the ampulla of vater. J Clin Oncol. 2013;31(10):1348-1356. doi:10.1200/JCO.2012.46.8868.

32. Razumilava N, Gores GJ. Cholangiocarcinoma. Lancet. 2014;383(9935):2168-2179. doi:10.1016/S0140-6736(13)61903-0.

33. Aljiffry M, Walsh MJ, Molinari M. Advances in diagnosis, treatment and palliation of cholangiocarcinoma: 1990-2009. World J Gastroenterol. 2009;15(34):4240-4262. doi:10.3748/WJG.15.4240.

34. Lee T, Teng TZJ, Shelat VG. Carbohydrate antigen 19-9 – tumor marker: Past, present, and future. World J Gastrointest Surg. 2020;12(12):468-490. doi:10.4240/WJGS.V12.I12.468.

35. Marrelli D, Caruso S, Pedrazzani C, et al. CA19-9 serum levels in obstructive jaundice: clinical value in benign and malignant conditions. Am J Surg. 2009;198(3):333-339. doi:10.1016/J.AMJSURG.2008.12.031.

36. Rizzo A, Ricci AD, Tavolari S, Brandi G. Circulating tumor DNA in biliary tract cancer: current evidence and future perspectives. Cancer Genomics Proteomics. 2020;17(5):441-452. doi:10.21873/CGP.20203.

37. Fritscher-Ravens A, Broering DC, Knoefel WT, et al. EUS-guided fine-needle aspiration of suspected hilar cholan-

giocarcinoma in potentially operable patients with negative brush cytology. Am J Gastroenterol. 2004;99(1):45-51. doi:10.1046/J.1572-0241.2003.04006.X.

38. Lee SW, Kim HJ, Park JH, et al. Clinical usefulness of 18F-FDG PET-CT for patients with gallbladder cancer and cholangiocarcinoma. J Gastroenterol. 2010;45(5):560-566. doi:10.1007/S00535-009-0188-6.

39. Corvera CU, Blumgart LH, Akhurst T, et al. 18F-fluorodeoxyglucose positron emission tomography influences management decisions in patients with biliary cancer. J Am Coll Surg. 2008;206(1):57-65. doi:10.1016/J.JAMCOLLSURG.2007.07.002.

40. Furlan A, Ferris JV, Hosseinzadeh K, Borhani AA. Gallbladder carcinoma update: multimodality imaging evaluation, staging, and treatment options. AJR Am J Roentgenol. 2008;191(5):1440-1447. doi:10.2214/AJR.07.3599.

41. Levy AD, Murkata LA, Rohrmann CA. Gallbladder carcinoma: radiologic-pathologic correlation. Radiographics. 2001;21(2):295-314. doi:10.1148/RADIOGRAPHICS.21.2.G01MR16295.

42. Puli SR, Singh S, Hagedorn CH, Reddy J, Olyaee M. Diagnostic accuracy of EUS for vascular invasion in pancreatic and periampullary cancers: a meta-analysis and systematic review. Gastrointest Endosc. 2007;65(6):788-797. doi:10.1016/J.GIE.2006.08.028.

43. Ellis RJ, Soares KC, Jarnagin WR. Preoperative management of perihilar cholangiocarcinoma. Cancers (Basel). 2022;14(9):2119-2133. doi:10.3390/CANCERS14092119.

44. Shariff MIF, Khan SA, Westaby D. The palliation of cholangiocarcinoma. Curr Opin Support Palliat Care. 2013;7(2):168-174. doi:10.1097/SPC.0B013E32835F1E2F.

45. Celotti A, Solaini L, Montori G, Coccolini F, Tognali D, Baiocchi G. Preoperative biliary drainage in hilar cholangiocarcinoma: Systematic review and meta-analysis. Eur J Surg Oncol. 2017;43(9):1628-1635. doi:10.1016/J.EJSO.2017.04.001.

46. Xiong JJ, Nunes QM, Huang W, et al. Preoperative biliary drainage in patients with hilar cholangiocarcinoma undergoing major hepatectomy. World J Gastroenterol. 2013;19(46):8731-8739. doi:10.3748/wjg.v19.i46.8731.

47. Wronka KM, Grat M, Stypułkowski J, et al. Relevance of preoperative hyperbilirubinemia in patients undergoing hepatobiliary resection for hilar cholangiocarcinoma. J Clin Med. 2019;8(4):458. doi:10.3390/JCM8040458.

48. Barauskas G, Urbonas K, Smailyte G, Pranys D, Pundzius J, Gulbinas A. Preoperative endoscopic biliary drainage may negatively impact survival following pancreatoduodenectomy for ampullary cancer. Dig Surg. 2016;33(6):462-469. doi:10.1159/000445777.

49. Fuks D, Regimbeau JM, Le Treut YP, et al. Incidental gallbladder cancer by the AFC-GBC-2009 Study Group. World J Surg. 2011;35(8):1887-1897. doi:10.1007/S00268-011-1134-3.

50. Goetze TO, Paolucci V. Benefits of reoperation of T2 and more advanced incidental gallbladder carcinoma: analysis of the German registry. Ann Surg. 2008;247(1):104-108. doi:10.1097/SLA.0B013E318154BF5D.

51. Foster JM, Hoshi H, Gibbs JF, et al. Gallbladder cancer: Defining the indications for primary radical resection and radical re-resection. Ann Surg Oncol. 2007;14(2):833-840. doi:10.1245/S10434-006-9097-6.

52. Widmann B, Warschkow R, Beutner U, et al. Effect of lymphadenectomy in curative gallbladder cancer treatment: a systematic review and meta-analysis. Langenbeck's Arch Surg. 2020;405(5):573-584. doi:10.1007/S00423-020-01878-Z.

53. Maker AV, Butte JM, Oxenberg J, et al. Is port site resection necessary in the surgical management of gallbladder cancer? Ann Surg Oncol. 2012;19(2):409-417. doi:10.1245/S10434-011-1850-9.

54. Søreide K, Guest RV, Harrison EM, Kendall TJ, Garden OJ, Wigmore SJ. Systematic review of management of incidental gallbladder cancer after cholecystectomy. Br J Surg. 2019;106(1):32-45. doi:10.1002/BJS.11035.

55. Aloia TA, Járufe N, Javle M, et al. Gallbladder cancer: expert consensus statement. HPB (Oxford). 2015;17(8):681-690. doi:10.1111/HPB.12444.

56. Jarnagin WR, Ruo L, Little SA, et al. Patterns of initial disease recurrence after resection of gallbladder carcinoma and hilar cholangiocarcinoma: implications for adjuvant therapeutic strategies. Cancer. 2003;98(8):1689-1700. doi:10.1002/CNCR.11699.

57. Primrose JN, Neoptolemos J, Palmer DH, et al. Capecitabine compared with observation in resected biliary tract cancer (BILCAP): a randomised, controlled, multicentre, phase 3 study. Lancet Oncol. 2019;20(5):663-673. doi:10.1016/S1470-2045(18)30915-X.

58. Edeline J, Benabdelghani M, Bertaut A, et al. Gemcitabine and oxaliplatin chemotherapy or surveillance in resected biliary tract cancer (PRODIGE 12-ACCORD 18-UNICANCER GI): A randomized phase III study. J Clin Oncol. 2019;37(8):658-667. doi:10.1200/JCO.18.00050.

59. Kim Y, Amini N, Wilson A, et al. Impact of chemotherapy and external-beam radiation therapy on outcomes among patients with resected gallbladder cancer: A multi-institutional analysis. Ann Surg Oncol. 2016;23(9):2998-3008. doi:10.1245/S10434-016-5262-8.

60. Gold DG, Miller RC, Haddock MG, et al. Adjuvant therapy for gallbladder carcinoma: the Mayo Clinic Experience. Int J Radiat Oncol Biol Phys. 2009;75(1):150-155. doi:10.1016/J.IJROBP.2008.10.052.

61. Jiang BG, Sun LL, Yu WL, Tang ZH, Zong M, Zhang YJ. Retrospective analysis of histopathologic prognostic factors after hepatectomy for intrahepatic cholangiocarcinoma. Cancer J. 2009;15(3):257-261. doi:10.1097/PPO.0B013E31819E3312.

62. Asakura H, Ohtsuka M, Ito H, et al. Long-term survival after extended surgical resection of intrahepatic cholangiocarcinoma with extensive lymph node metastasis. Hepatogastroenterology. 2005;52(63):722-724. Disponível em: https://pubmed.ncbi.nlm.nih.gov/15966191/. [2022 abr. 26].

63. DeOliveira ML, Cunningham SC, Cameron JL, et al. Cholangiocarcinoma: thirty-one-year experience with 564 patients at a single institution. Ann Surg. 2007;245(5):755-762. doi:10.1097/01.SLA.0000251366.62632.D3.

64. Ercolani G, Vetrone G, Grazi GL, et al. Intrahepatic cholangiocarcinoma: primary liver resection and aggressive multimodal treatment of recurrence significantly prolong survival. Ann Surg. 2010;252(1):107-114. doi:10.1097/SLA.0B013E3181E462E6.

65. Horgan AM, Amir E, Walter T, Knox JJ. Adjuvant therapy in the treatment of biliary tract cancer: a systematic review and meta-analysis. J Clin Oncol. 2012;30(16):1934-1940. doi:10.1200/JCO.2011.40.5381.

66. Sapisochin G, Facciuto M, Rubbia-Brandt L, et al. Liver transplantation for "very early" intrahepatic cholangiocarcinoma: International retrospective study supporting a prospective assessment. Hepatology. 2016;64(4):1178-1188. doi:10.1002/HEP.28744.

67. Sapisochin G, De Lope CR, Gastaca M, et al. Intrahepatic cholangiocarcinoma or mixed hepatocellular-cholangiocarcinoma in patients undergoing liver transplantation: a Spanish matched cohort multicenter study. Ann Surg. 2014;259(5):944-952. doi:10.1097/SLA.0000000000000494.

68. Ernani L, de Martino RB, Andraus W, et al. Protocol for liver transplantation in hilar cholangiocarcinoma. Arq Bras Cir Dig. 2022;34(3):1618. doi:10.1590/0102-672020210002E1618.

69. D'Angelica MI, Jarnagin WR, Blumgart LH. Resectable hilar cholangiocarcinoma: Surgical streatment and long-term outcome. Surg Today. 2004;34(11):885-890. doi:10.1007/s00595-004-2832-3.

70. Perini MV, Coelho FF, Kruger JA, Rocha FG, Herman P. Extended right hepatectomy with caudate lobe resection using the hilar "en bloc" resection technique with a modified hanging maneuver. J Surg Oncol. 2016;113(4):427-431. doi:10.1002/JSO.24154.

71. Birgin E, Rasbach E, Reissfelder C, Rahbari NN. A systematic review and meta-analysis of caudate lobectomy for treatment of hilar cholangiocarcinoma. Eur J Surg Oncol. 2020;46(5):747-753. doi:10.1016/J.EJSO.2020.01.023.

72. Shimizu H, Kimura F, Yoshidome H, et al. Aggressive surgical resection for hilar cholangiocarcinoma of the left-side predominance: radicality and safety of left-sided hepatectomy. Ann Surg. 2010;251(2):281-286. doi:10.1097/SLA.0B013E3181BE0085.

73. Ebata T, Kosuge T, Hirano S, et al. Proposal to modify the International Union Against Cancer staging system for perihilar cholangiocarcinomas. Br J Surg. 2014;101(2):79-88. doi:10.1002/BJS.9379.

74. Tsao JI, Nimura Y, Kamiya J, et al. Management of hilar cholangiocarcinoma: comparison of an american and a japanese experience. Ann Surg. 2000;232(2):166-174. doi:10.1097/00000658-200008000-00003.

75. Tran TB, Ethun CG, Pawlik TM, et al. Actual 5-year survivors after surgical resection of hilar cholangiocarcinoma. Ann Surg Oncol. 2019;26(2):611-618. doi:10.1245/S10434-018-7075-4.

76. Nakeeb A, Tran KQ, Black MJ, et al. Improved survival in resected biliary malignancies. Surgery. 2002;132(4):555-564. doi:10.1067/MSY.2002.127555.

77. Murad SD, Kim WR, Harnois DM, et al. Efficacy of neoadjuvant chemoradiation, followed by liver transplantation, for perihilar cholangiocarcinoma at 12 US centers. Gastroenterology. 2012;143(1):88-98. doi:10.1053/J.GASTRO.2012.04.008.

78. Ito K, Ito H, Allen PJ, et al. Adequate lymph node assessment for extrahepatic bile duct adenocarcinoma. Ann Surg. 2010;251(4):675-681. doi:10.1097/SLA.0B013E3181D3D2B2.

79. Hong SM, Pawlik TM, Cho HJ, et al. Depth of tumor invasion better predicts prognosis than the current American Joint Committee on Cancer T classification for distal bile duct carcinoma. Surgery. 2009;146(2):250-257. doi:10.1016/J.SURG.2009.02.023.

80. Murakami Y, Uemura K, Hayashidani Y, Sudo T, Ohge H, Sueda T. Pancreatoduodenectomy for distal cholangiocarcinoma: prognostic impact of lymph node metastasis. World J Surg. 2007;31(2):337-342. doi:10.1007/S00268-006-0224-0.

81. Sommerville CAM, Limongelli P, Pai M, et al. Survival analysis after pancreatic resection for ampullary and pancreatic head carcinoma: an analysis of clinicopathological factors. J Surg Oncol. 2009;100(8):651-656. doi:10.1002/JSO.21390.

82. Albores-Saavedra J, Schwartz AM, Batich K, Henson DE. Cancers of the ampulla of vater: demographics, morphology, and survival based on 5,625 cases from the SEER program. J Surg Oncol. 2009;100(7):598-605. doi:10.1002/JSO.21374.

83. Krishnan S, Rana V, Evans DB, et al. Role of adjuvant chemoradiation therapy in adenocarcinomas of the ampulla of vater. Int J Radiat Oncol Biol Phys. 2008;70(3):735-743. doi:10.1016/J.IJROBP.2007.07.2327.

84. Neoptolemos JP, Moore MJ, Cox TF, et al. Effect of adjuvant chemotherapy with fluorouracil plus folinic acid or gemcitabine vs observation on survival in patients with resected periampullary adenocarcinoma: the ESPAC-3 periampullary cancer randomized trial. JAMA. 2012;308(2):147-156. doi:10.1001/JAMA.2012.7352.

85. Conroy T, Hammel P, Hebbar M, et al. FOLFIRINOX or Gemcitabine as Adjuvant Therapy for Pancreatic Cancer. N Engl J Med. 2018;379(25):2395-2406. doi:10.1056/NEJMOA1809775.

86. Forner A, Vidili G, Rengo M, Bujanda L, Ponz-Sarvisé M, Lamarca A. Clinical presentation, diagnosis and staging of cholangiocarcinoma. Liver Int. 2019;39(1):98-107. doi:10.1111/LIV.14086.

87. Edeline J, Lamarca A, McNamara MG, et al. Locoregional therapies in patients with intrahepatic cholangiocarcinoma: A systematic review and pooled analysis. Cancer Treat Rev. 2021;99:102258. doi:10.1016/J.CTRV.2021.102258.

88. Valle J, Wasan H, Palmer DH, et al. Cisplatin plus gemcitabine versus gemcitabine for biliary tract cancer. N Engl J Med. 2010;362(14):1273-1281. doi:10.1056/NEJMoa0908721.

89. Okusaka T, Nakachi K, Fukutomi A, et al. Gemcitabine alone or in combination with cisplatin in patients with biliary tract cancer: a comparative multicentre study in Japan. Br J Cancer. 2010;103(4):469-474. doi:10.1038/SJ.BJC.6605779.

90. Shroff RT, Javle MM, Xiao L, et al. Gemcitabine, cisplatin, and nab-paclitaxel for the treatment of advanced biliary tract cancers: A phase 2 clinical trial. Jama Oncol. 2019;5(6):824-830. doi:10.1001/JAMAONCOL.2019.0270.

91. Lamarca A, Palmer DH, Wasan HS, et al. Second-line FOLFOX chemotherapy versus active symptom control for advanced biliary tract cancer (ABC-06): a phase 3, open-label, randomised, controlled trial. Lancet Oncol. 2021;22(5):690-701. doi:10.1016/S1470-2045(21)00027-9.

92. Abou-Alfa GK, Macarulla T, Javle MM, et al. Ivosidenib in IDH1-mutant, chemotherapy-refractory cholangiocarcinoma (ClarIDHy): a multicentre, randomised, double-blind, placebo-controlled, phase 3 study. Lancet Oncol. 2020;21(6):796-807. doi:10.1016/S1470-2045(20)30157-1.

93. Meric-Bernstam F, Bahleda R, Hierro C, et al. Futibatinib, an irreversible FGFR1-4 inhibitor, in patients with advanced solid tumors harboring FGF/FGFR Aberrations: A phase i dose-expansion study. Cancer Discov. 2022;12(2):402-415. doi:10.1158/2159-8290.CD-21-0697.

94. Abou-Alfa GK, Sahai V, Hollebecque A, et al. Pemigatinib for previously treated, locally advanced or metastatic cholangiocarcinoma: a multicentre, open-label, phase 2 study. Lancet Oncol. 2020;21(5):671-684. doi:10.1016/S1470-2045(20)30109-1.

95. Subbiah V, Lassen U, Élez E, et al. Dabrafenib plus trametinib in patients with BRAF V600E-mutated biliary tract cancer (ROAR): a phase 2, open-label, single-arm, multicentre basket trial. Lancet Oncol. 2020;21(9):1234-1243. doi:10.1016/S1470-2045(20)30321-1.

96. Meric-Bernstam F, Hurwitz H, Raghav KPS, et al. Pertuzumab plus trastuzumab for HER2-amplified metastatic colorectal cancer (MyPathway): an updated report from a multicentre, open-label, phase 2a, multiple basket study. Lancet Oncol. 2019;20(4):518-530. doi:10.1016/S1470-2045(18)30904-5.

97. Oh D-Y, He AR, Qin S, et al. A phase 3 randomized, double-blind, placebo-controlled study of durvalumab in combination with gemcitabine plus cisplatin (GemCis) in patients (pts) with advanced biliary tract cancer (BTC): TOPAZ-1. J Clin Oncol. 2022;40(4):378-378. doi:10.1200/JCO.2022.40.4_SUPPL.378.

98. Le DT, Uram JN, Wang H, et al. PD-1 blockade in tumors with mismatch-repair deficiency. N Engl J Med. 2015;372(26):2509-2520. doi:10.1056/NEJMOA1500596.

99. Ott PA, Bang YJ, Piha-Paul SA, et al. T-cell-inflamed gene-expression profile, programmed death ligand 1 expression, and tumor mutational burden predict efficacy in patients treated with pembrolizumab across 20 cancers: KEYNOTE-028. J Clin Oncol. 2019;37(4):318-327. doi:10.1200/JCO.2018.78.2276.

125

Tumores do Intestino Delgado

Ademar Lopes
Tomás Mansur Duarte de Miranda Marques

DESTAQUES

- O câncer do intestino delgado é uma neoplasia maligna rara que representa aproximadamente 2% das neoplasias gastrintestinais. Os tipos histológicos mais frequentes são os adenocarcinomas e os tumores carcinoides.
- Em função de seus sintomas inespecíficos, os tumores de intestino delgado são frequentemente diagnosticados em fase avançada de desenvolvimento. O prognóstico da neoplasia e seu tratamento são dependentes do tipo histológico da lesão.
- Os tipos histológicos observados em geral são adenocarcinoma, tumor neuroendócrino, linfoma e sarcoma (normalmente, tumor estromal do trato gastrointestinal - GIST).

INTRODUÇÃO

As neoplasias malignas do intestino delgado são raras e representam menos de 1% dos cânceres do trato gastrointestinal, sendo cerca de 0,6% dos novos casos de câncer diagnosticados.[1,2] O número de casos novos estimados para o ano de 2019 era de 10.590 com 1.590 mortes por essa doença.[1] O adenocarcinoma e os tumores neuroendócrinos, conhecidos também como "carcinoides", são os principais tipos de tumores do intestino delgado. Por se tratar de um órgão de alta mobilidade, a apresentação clínica, normalmente, se dá quando o tumor já atinge um estágio mais avançado. A dificuldade de avaliação por métodos de imagem, além da limitação dos exames laboratoriais, retarda o diagnóstico. A cirurgia ainda é a principal forma de tratamento dos tumores do intestino delgado, em virtude da raridade desses tumores raros e da carência de estudos prospectivos com tratamento sistêmico.

EPIDEMIOLOGIA

Apesar de raros, sua incidência vem aumento no decorrer das últimas décadas, passando de 1,8 por 100 mil pessoas no início da década de 2000 para 2,4 por 100 mil em 2019.[1,3,4] Esse aumento correlaciona-se com as melhorias no diagnóstico, principalmente dos tumores carcinoides, que tiveram um aumento de cerca de quatro vezes.³,⁴ O adenocarcinoma é a neoplasia mais comum no intestino delgado, correspondendo de 35% a 55% dos casos de câncer diagnosticados neste órgão.³,⁵,⁶ A principal localização é o duodeno que concentra mais da metade dos casos de adenocarcinoma, por volta de 56%. O tumor neuroendócrino, que corresponde de 30% a 40% dos casos diagnosticados de neoplasia de delgado, por sua vez, tem uma incidência maior no Íleo terminal. Os tipos histológicos linfoma e sarcoma são ainda mais raros, correspondendo a 15% e a 10% dos diagnósticos, respectivamente. O tumor do estroma gastrointestinal (GIST) é o principal representante do grupo de sarcomas no intestino delgado, representando cerca de 85% dos casos de sarcoma de intestino delgado.⁷

ETIOLOGIAS E FATORES DE RISCO

A incidência das neoplasias malignas do intestino delgado é muito menor comparada com a de câncer colorretal (CCR). Mesmo compartilhando a carcinogênese adenoma-carcinoma do adenocarcinoma colorretal, a incidência no delgado é cerca de 30 a 50 vezes menor.⁸,⁹ Não se sabem, ao certo, razões para isso, acredita-se que a maior mobilidade do delgado em decorrência do peristaltismo diminui o tempo que os alimentos ficam em contato com o intestino; assim, fatores cancerígenos têm sua ação limitada.⁹,¹⁰ Além disso, estudos demonstram que o intestino delgado produz menos agentes oxidantes do que o cólon, o que causaria menos danos ao DNA das células superficiais da mucosa, o que, por sua vez, protegeria o órgão contra a carcinogênese.¹¹⁻¹³

Entretanto, algumas condições são encaradas como fatores de risco. Paciente com idade entre 50 e 70 anos é mais acometido por tumores de delgado. Os homens parecem ter uma discreta maior incidência em relação às mulheres. A raça negra também tem uma incidência mais elevada.³,⁴

Diferente dos CCR, estudos moleculares demonstraram que a cadeia betacatenina, responsável por uma das vias da carcinogênese, sofre mutação direta em grande parte dos casos. O gene APC, a mutação mais comum no CCR, é a origem da mutação em cerca de apenas 10% dos casos de câncer no intestino delgado. Já a mutação no Tp53 e no KRAS aparece de forma semelhante entre os dois.¹⁴⁻²¹

Doença inflamatória intestinal, como a doença de Crohn, está associada ao desenvolvimento de adenocarcinoma do intestino delgado.¹⁰,²²⁻²⁵ Uma metanálise demonstrou que a chance de adenocarcinoma de delgado em pacientes com doença de Crohn é 33,2 (95% CI: 15,9-60,9) em relação aos não portadores dessa doença.²² O tempo de duração e o grau de atividade da doença inflamatória são fatores diretos de maior risco. O íleo terminal concentra maior parte da atividade inflamatória na doença de Chron, sendo também a região com maior incidência de adenocarcinoma nos portadores dessa doença.²⁶

A doença celíaca também está relacionada a maior incidência de tumores intestinais. Pacientes com essa condição têm risco 60 a 80 vezes maior de ter neoplasia de intestino delgado, sendo mais comum a presença de adenocarcinoma de jejuno.²⁷ O linfoma de células T não Hodgkin do intestino delgado também está relacionado à doença celíaca.²⁸⁻³¹

Algumas síndromes hereditárias como a de Lynch e a polipose adenomatosa familiar (PAF) podem aumentar o risco de adenocarcinoma de intestino delgado em até 300 vezes. Na síndrome de Lynch, o risco estimado de ter câncer de intestino delgado durante a vida é entre 1% e 7%. No caso da PAF, esse risco pode chegar a 5%, sendo que até 80% desses pacientes apresentarão polipose duodenal adenomatosa.³²⁻³⁵

Os pacientes com síndrome de Peutz Jeghers (SPJ), doença autossômica dominante, caracterizada por múltiplos pólipos hamartomatosos no trato intestinal, apresentam risco de 13% para desenvolver adenorcinoma de delgado, aumentando o risco relativa em até 520 vezes.¹³,³⁶

Na maioria das vezes, o tumor neuroendócrino (TNE) é esporádico, entretanto podem aumentar sua incidência algumas síndromes hereditárias como a neoplasia endócrina múltipla tipo I, doença de von Hippel-Lindau e neurofibromatose tipo I. A história familiar de câncer de mama e CCR, assim como o tabagismo, também aparecem como fatores de risco para TNE.³⁷

A neoplasia endócrina múltipla tipo 1 é uma síndrome autossômica dominante cujo defeito no gene MEN-1 predispõe a tumores neuroendócrinos do trato gastrointestinal alto, aumento risco entre 5% e 10%.³⁸,³⁹

Os pacientes com síndrome neurofibromatose tipo 1, doença autossômica dominante, apresentam uma mutação no gene NF-1 que aumenta em duas a quatro vezes a predisposição para desenvolverem tumores neuroendócrinos e sarcomas.⁴⁰

ANATOMIA

O intestino delgado faz parte do intestino anterior, iniciando no piloro junto ao estômago, estende-se por cerca de 6 metros até o ceco. Ele é dividido em três porções – duodeno, jejuno e Íleo. O duodeno tem cerca de 25 cm e divide-se em quatro porções. É no duodeno que, mais especificamente na segunda porção, que a ampola de Vater é encontrada. O jejuno, que se inicia logo após o ligamento de Treitz, tem cerca de 2,5 m, e o Íleo, com cerca de 3,5 m, são os responsáveis por grande parte da absorção intestinal.

O suprimento arterial do intestino delgado se dá pela artéria mesentérica superior, ramo direto da aorta. Com uma rede vascular extremamente difusa pelo mesentério, a disseminação linfonodal do câncer de intestino delgado é uma das principais vias de metástases. Outro ponto importante é a relação da veia mesentérica superior, que, ao se unir com a veia esplênica, forma a veia porta. A importância disso é a drenagem direta do sistema venoso mesentérico para o fígado, local mais comum de metástase à distância do câncer de intestino delgado. O conhecimento da anatomia do intestino delgado é fundamental para se compreenderem os mecanismos de disseminação das neoplasias e para o planejamento da execução da cirurgia.

APRESENTAÇÃO E DIAGNÓSTICO

Os sintomas associados ao câncer de intestino delgado são inespecíficos e frequentemente não ocorrem em tumores iniciais. Dor abdominal, náuseas e vômitos, perda de peso, diarreia e sangramento são os sintomas mais comuns do trato intestinal alto.

Uma peculiaridade dos tumores neuroendócrinos é a síndrome carcinoide, caracterizada por rubor, diarreia, taquipneia e cólicas intestinais. Essa é uma resposta à liberação de serotonina pelo tumor, principalmente quando metastático para o fígado.

Avaliação por métodos de imagem

O exame de trânsito intestinal, em que se administra contraste baritado por via oral associado à sequência de radiográfica de abdome, foi, durante muito tempo, o padrão-ouro para a avaliação do câncer de intestino delgado. A famosa imagem de "maçã mordida" marca o principal achado de uma lesão tumoral do delgado. A tomografia computadorizada (TC) de abdome total com contraste iodado endovenoso é, hoje, o exame de escolha para a avaliação do câncer de delgado. Além de identificar a lesão, tamanho e possível expansão aos órgãos e estruturas adjacentes, consegue ainda prover informações sobre doença metastática hepática e linfonodal. Ela também é usada para avaliar doença metastática pulmonar e complementar o estadiamento.

No GIST, a TC é um exame consagrado com achados típicos que incluem lesão de crescimento exofítico, realçados por contraste endovenoso, com variados graus de necrose, ulceração e hemorragia[41] (Figura 125.1).

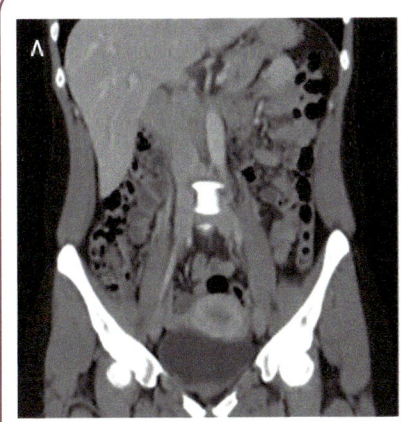
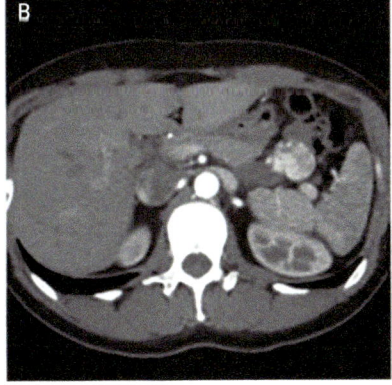
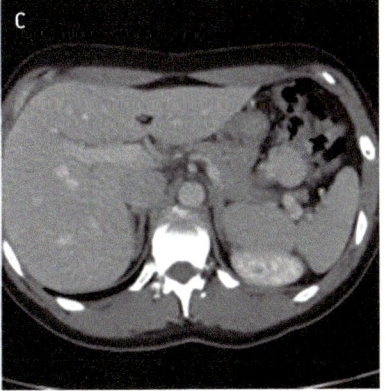

FIGURA 125.1 – Exame de tomografia computadorizada, realizado antes e após a administração de contraste endovenoso iodado (não iônico), demonstrando imagem de tumor de GIST, medindo cerca de 3 × 2,5 cm, localizado na projeção do ângulo de Treitz (duodeno distal/jejuno proximal), em corte coronal (A), fase arterial (B) e fase venosa (C).
Fonte: Acervo da autoria.

A TC com emissão de prótons (PET-CT) tem um papel especial na avaliação dos tumores neuroendócrinos. Como esses tumores expressam de 80% a 100% das vezes receptores de somatostatina, usam-se análogos para identificação mais precisa de focos tumorais.[42] No início da década 1990, o uso de Octrescan ([111]Indium – DTPA – D-Phe-1 octreotide) foi consagrado para identificação de tumores neuroendócrinos, chegando a identificá-los em 86% dos casos, com sensibilidade entre 60% e 80%.[43,44] Em substituição a esse método, o PET-CT com Ga[68] (gálio 68) vem demonstrando maior resolução espacial, aquisições mais rápidas e melhor acurácia de imagem na identificação de lesões tumorais neuroendócrinas[45,46] (Figura 125.2). Além disso, sua aplicação também orienta tratamentos com marcadores específicos. A sensibilidade desse método chega a 97%.[47]

A endoscopia digestiva alta e a colonoscopia também são exames que podem auxiliar no diagnóstico de tumores do intestino delgado, quando localizados no duodeno ou no íleo terminal. A ultrassonografia (USG) endoscópica possibilita a avaliação linfonodal, de invasão na parede do órgão e até de órgãos adjacentes.

A cápsula endoscópica ou enteroscopia é um bom método para avaliar a luz do intestino delgado. Em estudo de um único centro, submetidos à endoscopia por cápsula, tumores de intestino delgado foram encontrados em 8,9% dos casos. Já houve um avanço significativo na tecnologia das cápsulas endoscópicas e novos estudos estão desenvolvendo a possibilidade de controle da cápsula durante o exame[48,49] e biópsia de lesão e aprimoramento das baterias para maior período de exame e segurança.[50] A impossibilidade de coleta de material para exame anatomopatológico e o uso em pacientes obstruídos são limitações ainda enfrentadas.[51,52]

Avaliação laboratorial

Marcadores tumorais estão elevados em cerca de 40% dos casos de adenocarcinoma de delgado, sendo o antígeno carcinoembrionário (CEA) o mais comum, seguido do CA19.9. A avaliação inicial ao diagnóstico destes marcadores serve como referência no seguimento e controle da doença. No caso dos tumores neuroendócrinos, temos a avaliação da cromoganina A no sangue e do ácido 5-hidroxi-indoleacético (5HIAA) na urina de 24 horas como marcadores tumorais.[53,54] Não disponibilizamos de marcadores específicos para sarcoma ou linfoma.

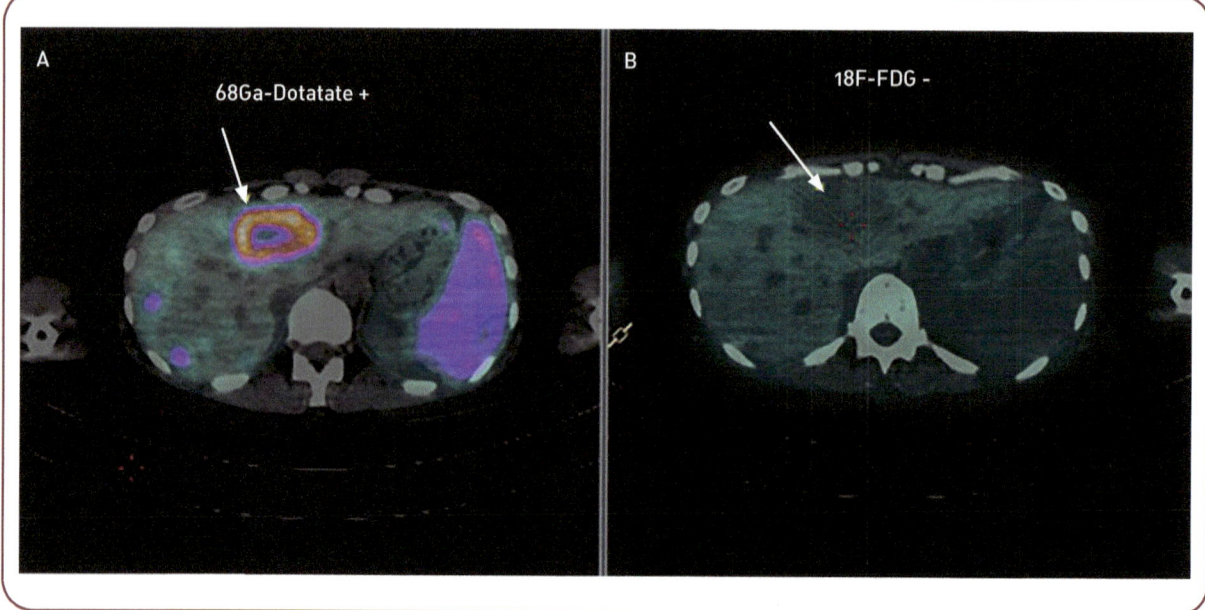

FIGURA 125.2 – Exame de PET-CT com galio 68, identificando lesão hepática de origem secundária de tumor neuroendócrino do trato intestinal com atividade metabólica presente (A), sendo comparada ao exame de PET-CT com fluordeoxiglicose (B) em que não há atividade metabólica visto se tratar de um tumor neuroendócrino bem diferenciado de baixo grau.
Fonte: Acervo da autoria.

SUBTIPOS HISTOLÓGICOS

Adenocarcinoma

É o tumor mais comum do intestino delgado, correspondendo a cerca de 50% dos casos. São mais comuns entre as 5ª e 8ª décadas de vida, com média de idade de 65 anos, sendo a maioria localizada no duodeno e guardando muita semelhança com neoplasia do cólon. Um dos marcadores mais específicos para determinar a origem intestinal é o CDX-2, expresso em cerca de 70% das neoplasias do intestino delgado.[55] Aproximadamente 20% dos pacientes com adenocarcinoma de intestino delgado podem ter perda na expressão de genes de reparo, sendo assim, a expressão desses genes deve ser investigada para afastar a possibilidade de associação com a síndrome de Lynch e para adequado seguimento.

Em geral, o diagnóstico nesses pacientes se dá em uma fase avançada da doença, apenas 30% dos casos diagnosticados estão ainda em fase inicial. O prognóstico é diretamente proporcional ao estágio quando do diagnóstico, tendo uma sobrevida de 5 anos entre 50% e 60% no estádio I e caindo para 3% a 5% no estádio IV.[1,4,56] O comprometimento linfonodal é um dos principais achados relacionados a pior prognostico, assim como idade avançada, sexo masculino, etnia negra, localização duodenal e aumento dos marcadores tumorais CEA e CA19.9.[57,58]

Tumores neuroendócrinos

Os tumores neuroendócrinos (TNE) do trato gastrointestinal são raros, mas a incidência aumentou cerca de quatro vezes nas últimas décadas. Representam de 30% a 40% dos casos de neoplasia de delgado, surgindo, principalmente, no íleo terminal. Em até 20% a 30% dos casos, pode ser encontrado lesão sincrônica em intestino delgado e cólon, sendo sempre sugerido exame complementar para sua identificação.[59] Diferentemente do adenocarcinoma, os TNE têm origem nas células secretoras do TGI; com isso, são, muitas vezes, produtores de hormônios como serotonina, somatostatina, glucagon, histamina ou gastrina, nesses casos são denominados "tumores funcionantes", ao passo que aqueles que não têm essa capacidade são denominados "não funcionantes". É essa capacidade de produzir e liberar hormônios resulta na síndrome carcinoide. A liberação de serotonina nas lesões metastáticas hepáticas resulta em que um grande volume desse hormônio caia na corrente sanguínea sem que passe pelo sistema portal hepático e, assim, não seja depurado, causando os sintomas comuns da síndrome.[60] A maioria dos TNE é esporádica; entretanto, algumas síndrome hereditárias podem aumentar sua incidência, como a neoplasia endócrina múltipla tipo I, doença de von Hippel-Lindau e neurofibromatose tipo I.[61,62] Esses tumores se disseminam por via linfática, acometendo os linfonodos mesentéricos, induzindo uma reação desmoplástica extensa que pode ocasionar retração mesentérica e dificuldade ou obstrução do retorno venoso mesentérico.[63] Frequentemente, essa metástase mesentérica é detectável por imagem em corte transversal, enquanto o tumor primário das imediações, em geral, não é identificado na imagem. A disseminação hematogênica é principalmente para o fígado.

Linfoma

O linfoma do trato gastrointestinal é raro, correspondendo entre 10% e 17% dos casos de neoplasia intestinal do delgado.[64,65] Sua incidência mais comum no trato gastrointestinal é no estômago, que corresponde a 74% dos casos, com destaque para o linfoma de tecido linfoide associado à mucosa (MALT). No intestino delgado, ocorre em torno dos 8,6%, e sua localização mais comum é no íleo terminal.

Sarcoma

Representa o quarto tipo de neoplasia do intestino delgado, é raro e corresponde a 8% dos casos.[66] O tumor do estroma gastrointestinal (GIST) é o tipo mais comum, correspondendo de 1% a 2% dos tumores intestinais.[67] Em geral, esse tumor está localizado no estômago (51%), seguido pelo intestino delgado (36%).[68] O jejuno é o local com maior ocorrência do GIST no intestino delgado, chegando a 35% dos casos. O GIST tem origem nas células mesenquimais do intestino, mais precisamente das células intersticiais de Cajal. Uma característica do GIST é a expressão do antígeno CD117, parte do c-kit, que está expresso entre 60% e 85% das vezes.[69] O entendimento dessas mutações foi fator muito relevante no aperfeiçoamento do tratamento dessa doença e também melhorou significativamente a sobrevida desse grupo de pacientes ao introduzir o uso de inibidores de tirocinacinase como o mesilato de imatinibe ou sunitinibe. Esses agentes são altamente eficazes no tratamento neoadjuvante, adjuvante e de metástase.

A classificação de risco no GIST é um fator importante no manejo dessa doença, determinando risco de metástase e de recorrência local e definindo o melhor tratamento (Tabela 125.1).

Tabela 125.1. Estimativa do potencial de malignidade

Risco de malignidade	Tamanho	Índice mitótico (50 CGA)
Muito baixo	< 2	< 5
Baixo	2 a 5	< 5
Intermediário	< 5	6 a 10
	5 a 10	< 5
Alto	> 5	> 5
	> 10	Qualquer índice
	Qualquer tamanho	> 10

Fonte: Adaptada de Linhares E, Valadão M, 2006.

ESTADIAMENTO

O estadiamento do câncer de intestino delgado é feito de acordo com o tipo histológico do tumor. Adenocarcinomas do intestino delgado e GIST são estadiados de acordo com a 8ª edição dos sistemas de estadiamento de TNM do American Joint Committee on Cancer 2017 (AJCC) (Quadros 125.1 a 125.4). Os linfomas seguem uma classificação desenvolvida para linfomas não Hodgkin, a Ann Arbor, porém não leva em consideração a profundidade de invasão tumoral. Já a classificação de Lugano, que leva em conta o grau de profundidade, vem sendo o tipo de estadiamento mais utilizado atualmente. Os tumores neuroendócrinos seguem uma classificação individualizada de TNM. Além disso, é muito importante a definição em relação ao grau de malignidade do tumor de acordo com a avaliação de características de agressividade como Ki67, número de mitoses por campo ampliado (Quadro 125.5).

Quadro 125.1. Estadiamento de adenocarcinoma de intestino delgado

Tumor primário (T)	
Tx	Tumor primário não ser avaliado
T0	Sem evidência de tumor primário
Tis	Hiperplasia de alto grau/carcinoma *in situ*
T1	Tumor invade lâmina própria ou submucosa
T1a	Tumor invade lâmina própria
T1a	Tumor invade submucosa
T2	Tumor invade muscular própria
T3	Tumor invade através da muscular própria até subserosa ou tecido perimuscular não peritonizado (mesentério ou retroperitônio), sem invadir serosa
T4	Tumor perfura peritônio visceral ou invade diretamente outros órgão ou estruturas (inclui outras alças do intestino delgado, mesentério de outra alça intestinal, e a parede abdominal através da serosa); para duodeno, apenas invasão do pâncreas ou via biliar
Linfonodo regional (N)	
Nx	Linfonodos regionais não podem ser avaliados
N0	Sem metástase linfonodal
N1	Metástase linfonodal em um ou dois linfonodos regionais
N2	Metástase linfonodal em 3 ou mais linfonodos regionais
Metástase a distância	
M0	Sem metástase à distância
M1	Metástase a distância

Fonte: Adaptado de American Joint Committee on Cancer, AJCC Cancer Staging Manual, 2017.

Quadro 125.2. Estadiamento de tumor neuroendócrino de duodeno e ampola de Vater

Tumor primário (T)	
Tx	Tumor primário não ser avaliado
T1	Tumor invade mucosa ou submucosa e é ≤ 1 cm (duodeno) Tumor ≤ 1 cm e confinado dentro do esfíncter de Oddi (tumor de ampola)

Continua >>

>> Continuação

Quadro 125.2. Estadiamento de tumor neuroendócrino de duodeno e ampola de Vater

TUMOR PRIMÁRIO (T)

T2	Tumor invade a muscular própria ou é > 1 cm (duodeno)
	Tumor invade submucosa ou muscular própria do duodeno através do esfíncter de Oddi ou é > 1 cm (ampola)
T3	Tumor invade pâncreas ou tecido adipose peripancreático
T4	Tumor invade peritônio visceral (serosa) ou outros órgãos

LINFONODOS REGIONAIS (N)

Nx	Linfonodos regionais não podem ser avaliados
N0	Sem metástase de linfonodo regional
N1	Metástase de linfonodo regional

METÁSTASE À DISTÂNCIA

M0	Sem metástase
M1	Metástase à distância
M1a	Metástase confinado no fígado
M1b	Metástase em apenas um sítio extra-hepático
M1c	Metástase no fígado e extra-hepática

Fonte: Desenvolvido pela autoria.

Quadro 125.3. Definição do grau histológico do tumor neuroendócrino

GRAU HISTOLÓGICO

Gx	Grau não pode ser avaliado
G1	Nº mitoses por CGA < 2 ou índice Ki-67 < 3%
G2	Nº mitoses por CGA > 2 e < 20; ou índice Ki-67 > 3% e < 20%
G3	Nº mitoses por CGA > 20 ou índice Ki-67% > 20%

Fonte: Desenvolvido pela autoria.

Quadro 125.4. Estadiamento de tumor neuroendócrino de jejuno e íleo

TUMOR PRIMÁRIO (T)

Tx	Tumor primário não ser avaliado
T0	Sem evidência de tumor primário
T1	Tumor invade lâmina própria ou submucosa e é ≤ 1 cm
T2	Tumor invade a muscular própria ou é > 1 cm
T3	Tumor invade até subserora, sem penetrar na camada serosa
T4	Tumor invade peritônio visceral (serosa) ou outros órgãos

LINFONODOS REGIONAIS (N)

Nx	Linfonodos regionais não podem ser avaliados
N0	Sem metástase de linfonodo regional
N1	Metástase de linfonodo regional < 12
N2	Massa mesentérica (> 2 cm) e/ou mais de 12 linfonodos comprometidos

METÁSTASE A DISTÂNCIA

M0	Sem metástase
M1	Metástase à distância
M1a	Metástase confinada ao fígado
M1b	Metástase em apenas um sítio extra-hepático
M1c	Metástase no fígado e extra-hepática

Fonte: Desenvolvido pela autoria.

Quadro 125.5. Estadiamento GIST conforme TNM

TUMOR PRIMÁRIO (T)

Tx	Tumor primário não pode ser avaliado
T0	Sem evidência de tumor primário
T1	Tumor 2 cm ou menos
T2	Tumor maior 2 cm, porém menor que 5 cm
T3	Tumor maior que 5 cm, porém menor que 10 cm
T4	Tumor maior que 10 cm

LINFONODOS REGIONAIS (N)

Nu	Sem metástase linfonodo regional ou *status* linfonodal desconhecido
N1	Metástase de linfonodo regional

METÁSTASE À DISTÂNCIA

M0	Sem metástase à distância
M1	Metástase à distância

GRAU HISTOPATOLÓGICO

Baixo	5 ou menos mitoses por 50 CGA
Alto	Mais de 5 mitoses por 50 CGA

Fonte: Adaptado de American Joint Committee on Cancer, AJCC Cancer Staging Manual, 2017.

TRATAMENTO

Adenocarcinoma

Podemos dividir o tratamento em dois grupos: aquele dos pacientes com doença metastática, e aquele dos pacientes sem metástase. A cirurgia é o principal tratamento para fins curativos e a ressecção ampla com margens livres associada à linfadenectomia regional é o padrão-ouro.[70] A via de acesso minimamente invasiva, por laparoscopia vem, cada vez mais, sendo o meio de escolha para a cirurgia do câncer de delgado. Uma metanálise de 2017 avaliou seis estudos, incluindo um total de 391 pacientes do leste asiático, demonstrando o benefício da cirurgia laparoscópica especialmente no tempo de cirurgia e de internação, sangramento intraoperatório e diminuição de íleo pós-cirúrgico. Além disso, concluiu que não houve alteração significativa em recorrência nem sobrevida entre os dois grupos.[71,72] Entretanto, a cirurgia não é indicada em caso de metástase à distância, sendo, nesse cenário, limitada a urgências como obstrução intestinal, perfuração ou sangramento tumoral.

O envolvimento de linfonodos locorregionais não é contraindicação para a cirurgia.[73,74]

Por se tratar de uma neoplasia rara, existem poucos estudos que avaliam a terapia adjuvante no adenocarcinoma de intestino delgado. Até o momento, não há nenhum estudo prospectivo que avalie essa terapia. Todavia, estudo observacional realizado avaliando o Banco de Dados de câncer dos Estados Unidos, de 1998 a 2011, demonstrou que o emprego de terapia adjuvante diminui significativamente o risco de morte nestes pacientes (*Hazard ratio* 0,74, p < 0,001). Ainda nesse estudo, demonstrou-se que os pacientes com estádio III, com linfonodo comprometido, são os que se beneficiaram com a terapia adjuvante. Os pacientes com estádio I e II não tiveram benefícios com a adjuvância.[75] No adenocarcinoma de duodeno e papila de Vater, a radioterapia concomitante com quimioterapia pode ser usada para reduzir o volume tumoral e facilitar a ressecção cirúrgica e também pós-operatória nos pacientes com margem positiva após ressecção cirúrgica.[76-79]

Apesar de não existir estudo prospectivo randomizado que demonstre o benefício da quimioterapia para o adenocarcinoma metastático de intestino delgado, há séries retrospectivas que demonstraram benefício de sobrevida em pacientes com adenocarcinoma de intestino delgado metastático, bem como em casos com tumor irressecável que receberam quimioterapia em comparação com pacientes que não receberam quimioterapia.[80-83] Entretanto, o passo seguinte é definir a eficácia de diferentes regimes quimioterápicos. Baseando-se em três estudos fase II, dos quais dois utilizam esquema quimioterápico com fluorpirimidina e oxaliplatina, temos uma avalição de sobrevida global livre de progressão de 7, 8 e 11,3 meses, e de sobrevida de 15,2 e 20,4 meses.[53,84] Com base nesses dados, a combinação de fluorpirimidina com oxaliplantina (FOLFOX ou CAPOX) parece ser o mais adequado para o tratamento destes pacientes.

Tumores neuroendócrinos

A doença localizada requer tratamento com ampla ressecção cirúrgica em bloco, que inclui o mesentério adjacente e linfonodos. Pelo fato de até um terço dos pacientes com tumores carcinoides de intestino delgado poder ter doença multicêntrica, a via de acesso para cirurgia convencional é a laparotomia.[73,85] Entretanto, com a evolução das técnicas cirúrgicas videolaparoscópicas, a cirurgia minimamente invasiva vem sendo uma via de acesso factível para cirurgia do TNE, contudo ainda se recomenda uma pequena incisão para avaliação manual das alças do intestino delgado em busca de metástase peritoneais e de lesões sincrônicas.[73] Em até 60% dos casos de TNE de intestino delgado pode haver metástase hepática ao diagnóstico, a cirurgia paliativa minimamente invasiva pode ser usada para tratar obstrução pelo tumor ou para a identificação de uma lesão primária oculta.[73,86] Nesses pacientes, a somatostatina, hormônio gastrintestinal com efeito inibitório sobre as células que expressam este receptor, é o principal tratamento. Essa droga é extremamente eficaz para controle da síndrome carcinoide e para a inibição do crescimento do tumor, com indução das respostas de aproximadamente 50%.[87] Ao passo que a quimioterapia sistêmica não é eficaz no tratamento desta neoplasia visto seu crescimento indolente. Estudos demonstram que o uso de terapia-alvo com mTOR (everolimus) tem sido benéfico, com uma progressão na sobrevida livre de doença de 3,9 para 11 meses. Já outros estudos avaliaram o 177Lu-DOTATATE – radioterapia com peptídeo receptor – no TNE de intestino delgado, com sobrevida livre de progressão de doença de 8 meses.[88-90]

Linfoma

A quimioterapia é a modalidade terapêutica primária. Em geral, deve-se supor que os pacientes têm uma doença sistêmica e devem ser tratados com terapia sistêmica. A cirurgia é, muitas vezes, realizada em situação de urgência por obstrução intestinal pela lesão tumoral ou por sangramento importante que não se resolve por outros métodos. A evolução dos quimioterápicos e o desenvolvimento de anticorpos monoclonais ocasionaram uma mudança importante no tratamento do linfoma, tornando a radioterapia obsoleta e poupando efeitos da radiação sobre o intestino saudável. No linfoma MALT gástrico, a erradicação do *H. pylori* deve sempre ser alcançada; apesar disso, não se sabe qual a função desse método no tratamento do linfoma MALT do intestino.[65]

Sarcoma

A ressecção cirúrgica com margens negativas é o tratamento de escolha para sarcomas do intestino delgado.

O GIST metastatiza através da corrente sanguínea, o que pode poupar o paciente da necessidade de uma linfadenectomia extensa.[91] A cirurgia laparoscópica pode ser uma opção em tumores de até 5 cm, tendo a mesma segurança da via convencional. Embora o GIST possa apresentar-se como massa abdominal, ele tem um comportamento pouco invasivo sobre órgãos adjacentes, porém muitas vezes a ressecção multivisceral é necessária para alcançar uma ressecção R0. A neoadjuvância tem papel importante nesses casos, com intuito de diminuir a lesão, fazendo *downstage*, diminuir o risco de ruptura da lesão e aumentar a chance de preservação de órgãos. Entretanto, ainda são escassos os estudos prospectivos para esse fim.[92,93]

O GIST com menos de 2 cm tem um baixo risco de recorrência. Já o GIST com mais de 10 cm, assim como com índice mitótico maior que 5 (por campo de grande aumento), é considerado de alto risco. A ruptura do tumor na cavidade abdominal também é fator de alto risco.[94] A adjuvância demonstrou diminuir taxas de recidiva local e metástase e ocasionou sobrevivência livre de doença de 71,1% e sobrevida global 91,9% após 3 anos de uso adjuvante com Imatinib.[95,96]

REFERÊNCIAS

1. SEER Cancer Stat Facts: Small Intestine Cancer. National Cancer Institute. Bethesda, MD. Disponível em: https://seer.cancer.gov/statfacts/html/smint.html.
2. Weiss NS, Yang CP. Incidence of histologic types of cancer of the small intestine. J Natl Cancer Inst. 1987;78(4):653-6.
3. Haselkorn T, Whittemore AS, Lilienfeld DE. Incidence of small bowel cancer in the United States and worldwide: geographic, temporal, and racial differences. Cancer Causes Control. 2005;16(7):781-7.
4. Bilimoria KY, Bentrem DJ, Wayne JD, Ko CY, Bennett CL, Talamonti MS. Small bowel cancer in the United States: changes in epidemiology, treatment, and survival over the last 20 years. Ann Surg. 2009;249(1):63-71.
5. Zouhairi M El, Venner A, Charabaty A, Pishvaian MJ. Small bowel adenocarcinoma. Curr Treat Options Oncol. 2008;9(4-6):388-99.
6. Schottenfeld D, Beebe-Dimmer JL, Vigneau FD. The epidemiology and pathogenesis of neoplasia in the small intestine. Ann Epidemiol. 2009;19(1):58-69.
7. Miettinen M, Kopczynski J, Makhlouf HR, Sarlomo-Rikala M, Gyorffy H, Burke A, et al. Gastrointestinal stromal tumors, intramural leiomyomas, and leiomyosarcomas in the duodenum: a clinicopathologic, immunohistochemical, and molecular genetic study of 167 cases. Am J Surg Pathol. 2003;27(5):625-41.
8. Chen EY, Vaccaro GM. Small bowel adenocarcinoma. Clin Colon Rectal Surg. 2018;31(5):267-77.
9. Overman MJ. Rare but real: Management of small bowel adenocarcinoma. Am Soc Clin Oncol Educ B. 2013;33:189-93.
10. Pan SY. Epidemiology of cancer of the small intestine. World J Gastrointest Oncol. 2011;3(3):1.
11. Holt P, Neugut I, Bernard I. Molecular genetics of small bowel cancer. Cancer Epid Biom Review. 1997;6(9):745-8.
12. Sanders LM, Henderson CE, Hong MY, Barhoumi R, Burghardt RC, Carroll RJ, et al. Pro-oxidant environment of the colon compared to the small intestine may contribute to greater cancer susceptibility. Cancer Lett. 2004;208(2):155-61.
13. Gill SS, Heuman DM, Mihas AA. Small intestinal neoplasms. J Clin Gastroenterol. 2001;33(4):267-82.
14. Hanninen UA, Katainen R, Tanskanen T, Plaketti R-M, Laine R, Hamberg J, et al. Exome-wide somatic mutation characterization of small bowel adenocarcinoma. PLoS Genet. 2018;14(3):e1007200.
15. Schrock AB, Devoe CE, McWilliams R, Sun J, Aparicio T, Stephens PJ, et al. Genomic profiling of small-bowel adenocarcinoma. JAMA Oncol. 2017;3(11):1546-53.

16. Nishiyama K, Yao T, Yonemasu H, Yamaguchi K, Tanaka M, Tsuneyoshi M. Overexpression of p53 protein and point mutation of K-ras genes in primary carcinoma of the small intestine. Oncol Rep. 2002;9(2):293-300.
17. Wheeler JMD, Warren BF, Mortensen NJM, Kim HC, Biddolph SC, Elia G, et al. An insight into the genetic pathway of adenocarcinoma of the small intestine. Gut. 2002;50(2):218-223. Disponível em: http://gut.bmj.com/content/50/2/218.abstract.
18. Arai M, Shimizu S, Imai Y, Nakatsuru Y, Oda H, Oohara T, et al. Mutations of the Ki-ras, p53 and APC genes in adenocarcinomas of the human small intestine. Int J cancer. 1997;70(4):390-5.
19. Laforest A, Aparicio T, Zaanan A, Silva FP, Didelot A, Desbeaux A, et al. ERBB2 gene as a potential therapeutic target in small bowel adenocarcinoma. Eur J Cancer. 2014;50(10):1740-6.
20. Lee HJ, Lee O-J, Jang K-T, Bae YK, Chung J-Y, Eom DW, et al. Combined loss of E-cadherin and aberrant β-catenin protein expression correlates with a poor prognosis for small intestinal adenocarcinomas. Am J Clin Pathol. 2013;139(2):167-76. Disponível em: http://www.ncbi.nlm.nih.gov/pubmed/23355201.
21. Bläker H, Helmchen B, Bönisch A, Aulmann S, Penzel R, Otto HF, et al. Mutational activation of the RAS-RAF-MAPK and the wnt pathway in small intestinal adenocarcinomas. Scand J Gastroenterol. 2004;39(8):748-53. Disponível em: http://www.ncbi.nlm.nih.gov/pubmed/15513360.
22. Canavan C, Abrams KR, Mayberry J. Meta-analysis: colorectal and small bowel cancer risk in patients with Crohn's disease. Aliment Pharmacol Ther. 2006;23(8):1097-104.
23. Bernstein CN, Blanchard JF, Kliewer E, Wajda A. Cancer risk in patients with inflammatory bowel disease: a population-based study. Cancer. 2001;91(4):854-62.
24. Feldstein RC, Sood S, Katz S. Small bowel adenocarcinoma in Crohn's disease. Inflamm Bowel Dis. 2008;14(8):1154-7.
25. Neugut AI, Jacobson JS, Suh S, Mukherjee R, Arber N. The epidemiology of cancer of the small bowel. Cancer Epidemiol Biomarkers Prev. 1998;7(3):243-51.
26. Palascak-Juif V, Bouvier AM, Cosnes J, Flourie B, Bouche O, Cadiot G, et al. Small bowel adenocarcinoma in patients with Crohn's disease compared with small bowel adenocarcinoma de novo. Inflamm Bowel Dis. 2005;11(9):828-32.
27. Rampertab SD, Forde KA, Green PHR. Small bowel neoplasia in coeliac disease. Gut. 2003 Aug;52(8):1211-4. Disponível em: http://www.ncbi.nlm.nih.gov/pubmed/12865284.
28. Askling J, Linet M, Gridley G, Halstensen TS, Ekstrom K, Ekbom A. Cancer incidence in a population-based cohort of individuals hospitalized with celiac disease or dermatitis herpetiformis. Gastroenterology. 2002;123(5):1428-35.
29. Catassi C, Fabiani E, Corrao G, Barbato M, De Renzo A, Carella AM, et al. Risk of non-Hodgkin lymphoma in celiac disease. JAMA. 2002;287(11):1413-9.
30. Peters U, Askling J, Gridley G, Ekbom A, Linet M. Causes of death in patients with celiac disease in a population-based Swedish cohort. Arch Intern Med. 2003;163(13):1566-72.
31. Green PHR, Fleischauer AT, Bhagat G, Goyal R, Jabri B, Neugut AI. Risk of malignancy in patients with celiac disease. Am J Med. 2003;115(3):191-5.
32. Groves CJ, Saunders BP, Spigelman AD, Phillips RKS. Duodenal cancer in patients with familial adenomatous polyposis (FAP): results of a 10 year prospective study. Gut. 2002;50(5):636-41.
33. Vasen HF, Stormorken A, Menko FH, Nagengast FM, Kleibeuker JH, Griffioen G, et al. MSH2 mutation carriers are at higher risk of cancer than MLH1 mutation carriers: a study of hereditary nonpolyposis colorectal cancer families. J Clin Oncol. 2001;19(20):4074-80.
34. Campos FG, Sulbaran M, Safatle-Ribeiro AV, Martinez CAR. Duodenal adenoma surveillance in patients with familial adenomatous polyposis. World J Gastrointest Endosc. 2015;7(10):950-9. Disponível em: http://www.ncbi.nlm.nih.gov/pubmed/26265988.
35. Bonadona V, Bonaiti B, Olschwang S, Grandjouan S, Huiart L, Longy M, et al. Cancer risks associated with germline mutations in MLH1, MSH2, and MSH6 genes in Lynch syndrome. JAMA. 2011;305(22):2304-10.
36. Giardiello FM, Brensinger JD, Tersmette AC, Goodman SN, Petersen GM, Booker S V, et al. Very high risk of cancer in familial Peutz-Jeghers syndrome. Gastroenterology. 2000;119(6):1447-53.
37. Rinzivillo M, Capurso G, Campana D, Fazio N, Panzuto F, Spada F, et al. Risk and protective factors for small intestine neuroendocrine tumors: a prospective case-control study. Neuroendocrinology. 2016;103(5):531-7.
38. Benafif S, Eeles R. Diagnosis and management of hereditary carcinoids. 2016;149-68. Disponível em: http://link.springer.com/10.1007/978-3-319-29998-3_9.
39. Barsouk A, Rawla P, Barsouk A, Thandra KC. Epidemiology of cancers of the small intestine: trends, risk factors, and prevention. Med Sci. 2019;7(3):46.
40. Lodish MB, Stratakis CA. Endocrine tumours in neurofibromatosis type 1, tuberous sclerosis and related syndromes. Best Pract Res Clin Endocrinol Metab. 2010 Jun;24(3):439-49. Disponível em: https://linkinghub.elsevier.com/retrieve/pii/S1521690X10000278.

41. Vasconcelos RN, Dolan SG, Barlow JM, Wells ML, Sheedy SP, Fidler JL, et al. Impact of CT enterography on the diagnosis of small bowel gastrointestinal stromal tumors. Abdom Radiol. 2017;42(5):1365-73.
42. Scott AT, Howe JR. Management of small bowel neuroendocrine tumors. J Oncol Pract. 2018;14(8):471-82.
43. Krenning EP, Kwekkeboom DJ, Bakker WH, Breeman WAP, Kooij PPM, Oei HY, et al. Somatostatin receptor scintigraphy with [111In-DTPA-d-Phe1]- and [123I-Tyr3]-octreotide: the Rotterdam experience with more than 1000 patients. Eur J Nucl Med. 1993;20(8):716-31. Disponível em: http://link.springer.com/10.1007/BF00181765.
44. Reubi JC. Somatostatin and other peptide receptors as tools for tumor diagnosis and treatment. Neuroendocrinology. 2004;80(1):51-6. Disponível em: https://www.karger.com/Article/FullText/80742.
45. Sundin A, Arnold R, Baudin E, Cwikla JB, Eriksson B, Fanti S, et al. ENETS Consensus Guidelines for the standards of care in neuroendocrine tumors: Radiological, nuclear medicine and hybrid imaging. Neuroendocrinology. 2017;105(3):212-44. Disponível em: https://www.karger.com/Article/FullText/471879.
46. Maxwell JE, Howe JR. Imaging in neuroendocrine tumors: an update for the clinician. Int J Endocr Oncol. 2015;2(2):159-68. Disponível em: https://www.futuremedicine.com/doi/10.2217/ije.14.40.
47. Skoura E, Michopoulou S, Mohmaduvesh M, Panagiotidis E, Al Harbi M, Toumpanakis C, et al. The Impact of 68Ga-DOTATATE PET/CT imaging on management of patients with neuroendocrine tumors: Experience from a National Referral Center in the United Kingdom. J Nucl Med. 2016;57(1):34-40. Disponível em: http://jnm.snmjournals.org/cgi/doi/10.2967/jnumed.115.166017.
48. Quirini M, Menciassi A, Scapellato S, Dario P, Rieber F, Ho C-N, et al. Feasibility proof of a legged locomotion capsule for the GI tract. Gastrointest Endosc. 2008;67(7):1153-8. Disponível em: https://linkinghub.elsevier.com/retrieve/pii/S0016510707031902.
49. Remes-Troche J, García Montes JM, Roesch-Dietlen F, Herrerías-Gutiérrez JM, Jiménez-García VA, Hergueta Delgado P. Application of colon capsule endoscopy (CCE) to evaluate the whole gastrointestinal tract: a comparative study of single-camera and dual-camera analysis. Clin Exp Gastroenterol. 2013;185. Disponível em: http://www.dovepress.com/application-of-colon-capsule-endoscopy-cce-to-evaluate-the-whole-gastr-peer-reviewed-article-CEG.
50. Pikul JH, Gang Zhang H, Cho J, Braun P V, King WP. High-power lithium ion microbatteries from interdigitated three-dimensional bicontinuous nanoporous electrodes. Nat Commun. 2013;4:1732.
51. Lewis BS, Eisen GM, Friedman S. A pooled analysis to evaluate results of capsule endoscopy trials. Endoscopy. 2005;37(10):960-5.
52. Cobrin GM, Pittman RH, Lewis BS. Increased diagnostic yield of small bowel tumors with capsule endoscopy. Cancer. 2006;107(1):22-7.
53. Overman MJ, Varadhachary GR, Kopetz S, Adinin R, Lin E, Morris JS, et al. Phase II study of capecitabine and oxaliplatin for advanced adenocarcinoma of the small bowel and ampulla of vater. J Clin Oncol. 2009;27(16):2598-603.
54. Overman MJ, Kopetz S, Wen S, Hoff PM, Fogelman D, Morris J, et al. Chemotherapy with 5-fluorouracil and a platinum compound improves outcomes in metastatic small bowel adenocarcinoma. Cancer. 2008;113(8):2038-45.
55. Overman MJ, Pozadzides J, Kopetz S, Wen S, Abbruzzese JL, Wolff RA, et al. Immunophenotype and molecular characterisation of adenocarcinoma of the small intestine. Br J Cancer. 2010;102(1):144-50.
56. Nicholl MB, Ahuja V, Conway WC, Vu VD, Sim M-S, Singh G. Small bowel adenocarcinoma: understaged and undertreated? Ann Surg Oncol. 2010;17(10):2728-32.
57. Sakae H, Kanzaki H, Nasu J, Akimoto Y, Matsueda K, Yoshioka M, et al. The characteristics and outcomes of small bowel adenocarcinoma: a multicentre retrospective observational study. Br J Cancer. 2017;117(11):1607-13.
58. Ecker BL, McMillan MT, Datta J, Dempsey DT, Karakousis GC, Fraker DL, et al. Lymph node evaluation and survival after curative-intent resection of duodenal adenocarcinoma: a matched cohort study. Eur J Cancer. 2016;69:135-41.
59. Caplin ME, Buscombe JR, Hilson AJ, Jones AL, Watkinson AF, Burroughs AK. Carcinoid tumour. Lancet (London, England). 1998;352(9130):799-805.
60. Oberg K, Akerstrom G, Rindi G, Jelic S. Neuroendocrine gastroenteropancreatic tumours: ESMO Clinical Practice Guidelines for diagnosis, treatment and follow-up. Ann Oncol Off J Eur Soc Med Oncol. 2010;21(5):v223-7.
61. Sadowski SM, Triponez F. Management of pancreatic neuroendocrine tumors in patients with MEN 1. Gland Surg. 2015;4(1):63-8.
62. Tirosh A, Sadowski SM, Linehan WM, Libutti SK, Patel D, Nilubol N, et al. Association of VHL genotype with pancreatic neuroendocrine tumor phenotype in patients with von Hippel-Lindau disease. JAMA Oncol. 2018;4(1):124-6.
63. Hoff PM. Tratado de oncologia. 1 ed. Hoff PM, Katz A, editors. São Paulo: Atheneu; 2013.
64. Moser AR, Pitot HC, Dove WF. A dominant mutation that predisposes to multiple intestinal neoplasia in the mouse. Science. 1990;247(4940):322-4.

65. Beaton C, Davies M, Beynon J. The management of primary small bowel and colon lymphoma – a review. 2012;555-63.
66. Siegel RL, Miller KD, Jemal A. Cancer statistics, 2016. CA Cancer J Clin. 2016;66(1):7-30. Disponível em: http://doi.wiley.com/10.3322/caac.21332.
67. Parab TM, DeRogatis MJ, Boaz AM, Grasso SA, Issack PS, Duarte DA, et al. Gastrointestinal stromal tumors: A comprehensive review. J Gastrointest Oncol. 2019;10(1):144-54.
68. Tran T, Davila JA, El-Serag HB. The epidemiology of malignant gastrointestinal stromal tumors: an analysis of 1,458 cases from 1992 to 2000. Am J Gastroenterol. 2005;100(1):162-8.
69. Hirota S, Isozaki K, Moriyama Y, Hashimoto K, Nishida T, Ishiguro S, et al. Gain-of-function mutations of c-kit in human gastrointestinal stromal tumors. Science. 1998;279(5350):577-80.
70. Bakaeen FG, Murr MM, Sarr MG, Thompson GB, Farnell MB, Nagorney DM, et al. What prognostic factors are important in duodenal adenocarcinoma? Arch Surg. 2000;135(6):632-5.
71. Kemp CD, Russell RT, Sharp KW. Resection of benign duodenal neoplasms. Am Surg. 2007;73(11):1086-91.
72. Blanc P, Porcheron J, Pages A, Breton C, Mosnier JF, Balique JG. Laparoscopic excision of a duodenal neuroendocrine tumor. Ann Chir. 2000;125(2):176-8.
73. Howe JR, City I, Cardona K, Fraker DL, Kebebew E, Branch EO, et al. The surgical management of small bowel neuroendocrine tumors: Consensus Guidelines of the North American Neuroendocrine Tumor Society (NANETS). Neuroendocrinology. 2018;46:715-731.
74. North JH, Pack MS. Malignant tumors of the small intestine: a review of 144 cases. Am Surg. 2000;66(1):46-51.
75. Ecker BL, McMillan MT, Datta J, Mamtani R, Giantonio BJ, Dempsey DT, et al. Efficacy of adjuvant chemotherapy for small bowel adenocarcinoma: a propensity score-matched analysis. Cancer. 2016;122(5):693-701.
76. Ecker BL, McMillan MT, Datta J, Lee MK, Karakousis GC, Vollmer CM, et al. Adjuvant chemotherapy versus chemoradiotherapy in the management of patients with surgically resected duodenal adenocarcinoma: A propensity score-matched analysis of a nationwide clinical oncology database. Cancer. 2017;123(6):967-76. Disponível em: http://doi.wiley.com/10.1002/cncr.30439.
77. Kelsey CR, Nelson JW, Willett CG, Chino JP, Clough RW, Bendell JC, et al. Duodenal adenocarcinoma: Patterns of failure after resection and the role of chemoradiotherapy. Int J Radiat Oncol. 2007;69(5):1436-41. Disponível em: https://linkinghub.elsevier.com/retrieve/pii/S0360301607008279.
78. Halfdanarson TR, McWilliams RR, Donohue JH, Quevedo JF. A single-institution experience with 491 cases of small bowel adenocarcinoma. Am J Surg. 2010;199(6):797-803. Disponível em: https://linkinghub.elsevier.com/retrieve/pii/S0002961009006266.
79. Onkendi EO, Boostrom SY, Sarr MG, Farnell MB, Nagorney DM, Donohue JH, et al. Neoadjuvant treatment of duodenal adenocarcinoma: A rescue strategy. J Gastrointest Surg. 2012;16(2):320-4. Disponível em: http://link.springer.com/10.1007/s11605-011-1667-7.
80. Dabaja BS, Suki D, Pro B, Bonnen M, Ajani J. Adenocarcinoma of the small bowel: presentation, prognostic factors, and outcome of 217 patients. Cancer. 2004;101(3):518-26.
81. Fishman PN, Pond GR, Moore MJ, Oza A, Burkes RL, Siu LL, et al. Natural history and chemotherapy effectiveness for advanced adenocarcinoma of the small bowel: a retrospective review of 113 cases. Am J Clin Oncol. 2006;29(3):225-31.
82. Czaykowski P, Hui D. Chemotherapy in small bowel adenocarcinoma: 10-year experience of the British Columbia Cancer Agency. Clin Oncol (R Coll Radiol). 2007;19(2):143-9.
83. de Bree E, Rovers KP, Stamatiou D, Souglakos J, Michelakis D, de Hingh IH. The evolving management of small bowel adenocarcinoma. Acta Oncol (Madr). 2018;57(6):712-22. Disponível em: https://doi.org/10.1080/0284186X.2018.1433321.
84. Xiang XJ, Liu YW, Zhang L, Qiu F, Yu F, Zhan ZY, et al. A phase II study of modified FOLFOX as first-line chemotherapy in advanced small bowel adenocarcinoma. Anticancer Drugs. 2012;23(5):561-6.
85. Niederle B, Pape U-F, Costa F, Gross D, Kelestimur F, Knigge U, et al. ENETS Consensus Guidelines Update for Neuroendocrine Neoplasms of the Jejunum and Ileum. Neuroendocrinology. 2016;103(2):125-38. Disponível em: http://www.ncbi.nlm.nih.gov/pubmed/26758972.
86. Massimino KP, Han E, Pommier SJ, Pommier RF. Laparoscopic surgical exploration is an effective strategy for locating occult primary neuroendocrine tumors. Am J Surg. 2012;203(5):628-31. Disponível em: http://www.ncbi.nlm.nih.gov/pubmed/22459446.
87. Rinke A, Müller H-H, Schade-Brittinger C, Klose K-J, Barth P, Wied M, et al. Placebo-controlled, double-blind, prospective, randomized study on the effect of octreotide LAR in the control of tumor growth in patients with metastatic neuroendocrine midgut tumors: a report from the PROMID Study Group. J Clin Oncol. 2009 Oct 1;27(28):4656-63. Disponível em: http://ascopubs.org/doi/10.1200/JCO.2009.22.8510.
88. Strosberg J, El-Haddad G, Wolin E, Hendifar A, Yao J, Chasen B, et al. Phase 3 trial of (177) Lu-Dotatate for midgut neuroendocrine tumors. N Engl J Med. 2017 Jan;376(2):125-35.

89. Yao JC, Fazio N, Singh S, Buzzoni R, Carnaghi C, Wolin E, et al. Everolimus for the treatment of advanced, non-functional neuroendocrine tumours of the lung or gastrointestinal tract (RADIANT-4): a randomised, placebo-controlled, phase 3 study. Lancet. 2016;387(10022):968-77.

90. Pavel ME, Hainsworth JD, Baudin E, Peeters M, Horsch D, Winkler RE, et al. Everolimus plus octreotide long-acting repeatable for the treatment of advanced neuroendocrine tumours associated with carcinoid syndrome (RADIANT-2): a randomised, placebo-controlled, phase 3 study. Lancet. 2011;378(9808):2005-12.

91. Joensuu H. Risk stratification of patients diagnosed with gastrointestinal stromal tumor. Hum Pathol. 2008;39(10):1411-9. Disponível em: https://linkinghub.elsevier.com/retrieve/pii/S0046817708003377.

92. von Mehren M, Randall RL, Benjamin RS, Boles S, Bui MM, Ganjoo KN, et al. Soft tissue sarcoma, version 2.2018, NCCN Clinical Practice Guidelines in Oncology. J Natl Compr Cancer Netw. 2018;16(5):536-63. Disponível em: https://jnccn.org/doi/10.6004/jnccn.2018.0025.

93. Iwatsuki M, Harada K, Iwagami S, Eto K, Ishimoto T, Baba Y, et al. Neoadjuvant and adjuvant therapy for gastrointestinal stromal tumors. Ann Gastroenterol Surg. 2019;3(1):43-9.

94. Casali PG, Abecassis N, Bauer S, Biagini R, Bielack S, Bonvalot S, et al. Gastrointestinal stromal tumours: ESMO-EURACAN Clinical Practice Guidelines for diagnosis, treatment and follow-up. Ann Oncol. 2018;29(May):iv68-78.

95. DeMatteo RP, Ballman KV, Antonescu CR, Maki RG, Pisters PW, Demetri GD, et al. Adjuvant imatinib mesylate after resection of localised, primary gastrointestinal stromal tumour: a randomised, double-blind, placebo-controlled trial. Lancet. 2009;373(9669):1097-104. Disponível em: https://linkinghub.elsevier.com/retrieve/pii/S0140673609605006.

96. Joensuu H, Eriksson M, Sundby Hall K, Hartmann JT, Pink D, Schütte J, et al. One vs three years of adjuvant imatinib for operable gastrointestinal stromal tumor. JAMA. 2012;307(12):1265. Disponível em: http://jama.jamanetwork.com/article.aspx?doi=10.1001/jama.2012.347.

Tumores do Cólon

Marília Polo Mingueti e Silva
Camila Soares Araujo
Luis Tenório de Brito Siqueira

Maria Ignez Freitas Melro Braghiroli
Ulysses Ribeiro Junior
Paulo Marcelo Gehm Hoff

DESTAQUES

- Câncer colorretal é a terceira neoplasia mais diagnosticada globalmente. Em decorrência do aumento na incidência em jovens, atualmente a colonoscopia de rastreio é indicada a partir dos 45 anos.
- Ressecção cirúrgica é a única modalidade de tratamento curativo no câncer de cólon localizado.
- Quimioterapia adjuvante reduz recorrência e aumenta taxas de cura, com benefício demonstrado especialmente nos pacientes com estádio III.
- A definição do tratamento na doença avançada deve ser realizada de maneira individualizada, baseando-se nos aspectos moleculares e clínicos do paciente.
- Apesar da ausência de impacto do uso de terapias moleculares na adjuvância, as mesmas proporcionam um ganho significativo na doença metastática.
- A lateralidade tem sido considerada como importante fator prognóstico e preditivo no tratamento do câncer colorretal, sendo tumores do lado direito pouco responsivos ao tratamento com anticorpos contra EGFR.

EPIDEMIOLOGIA E FATORES DE RISCO

O câncer colorretal (CRC) é uma neoplasia maligna de grande relevância em decorrência de suas elevadas taxas de incidência e mortalidade, sendo a terceira mais diagnosticada em homens e a segunda em mulheres (excetuando-se tumores de pele não melanoma), de acordo com dados do World Health Organization Globocan Database. Globalmente, a incidência regional varia em até dez vezes, concentrando-se em países desenvolvidos. As maiores taxas são registradas na Austrália, Nova Zelândia, Europa e América do Norte; e as menores, na África e América do Sul.[1] Nos Estados Unidos, apesar da tendência de redução nas últimas décadas, aproximadamente, a cada ano, 106.180 novos casos são diagnosticados e 52.580 americanos falecem por CRC, correspondendo a 8% do percentual de todos os óbitos por neoplasia.[2,3] No Brasil, segundo levantamento do Instituto Nacional do Câncer (INCA), no biênio 2020-2022, estimam-se 41.010 novos casos, sendo esta a segunda neoplasia de maior importância.[4]

A faixa etária de maior incidência do CRC é dos 60 aos 70 anos, acometendo ligeiramente mais homens do que mulheres.[5] Apesar de incomum em jovens, o diagnóstico antes dos 50 anos tem aumentado. Nesta população, a taxa de mais de 86% dos casos diagnosticados de maneira sintomática e em estádios mais avançados sugere que o aumento de incidência é real e não apenas um evento que se possa atribuir ao diagnóstico precoce. As razões parecem ser multifatoriais, com contribuição de fatores genéticos, mudanças ambientais e de estilo de vida.[6-8] Tem-se percebido também uma mudança na distribuição anatômica do CRC, com aumento no diagnóstico de neoplasia de cólon direito e proximais.[9]

Os fatores de risco mais bem estabelecidos são: idade; história pessoal de pólipo adenomatoso > 1 cm, com histologia vilosa ou tubulovilosa ou displasia de alto grau (RR 3,5 a 6,5); história individual e/ou familiar de câncer colorretal; radiação abdominal; dieta rica em carne vermelha e gorduras e pobre em frutas e verduras; obesidade (RR 1,23); tabagismo (RR 1,18); consumo excessivo de álcool (RR 1,52); sedentarismo; diabetes *mellitus*.[10-13] A doença inflamatória intestinal também é fator de risco importante para o câncer colorretal, incluindo tanto a retocolite ulcerativa como a doença de Crohn, e seu risco aumenta com a gravidade e o tempo da doença inflamatória, atingindo 30% de risco de desenvolvimento de neoplasia em portadores de pancolite após 4 décadas do diagnóstico.[14] Pacientes com fibrose cística apresentam também elevado risco, especialmente quando submetidos a transplante pulmonar, com aumento de duas a cinco vezes do risco.[15]

Estudos epidemiológicos identificaram a prática regular de exercícios físicos[16] e o uso crônico de ácido acetilsalicílico (AAS)[17] como fatores protetores para o desenvolvimento de câncer de cólon e de reto. Há fortes evidências de que o uso regular de AAS, em diferentes doses, reduz a incidência de adenomas, trazendo um impacto positivo na sobrevida câncer-específica de pacientes com câncer colorretal, particularmente naqueles pacientes cujo tumor expressa cicloxigenase-2, uma vez que esta via é superexpressa em 80% a 85% dos pacientes portadores de CRC.[17] Contudo, o benefício parece ser restrito aos pacientes que desenvolveram o câncer sem ter história pregressa de uso crônico do AAS e não se justifica, até o momento, a indicação rotineira desta medicação.[18]

HEREDITARIEDADE

Apesar de a maioria dos tumores de cólon ser do tipo esporádico, o câncer colorretal pode surgir como parte de algumas síndromes hereditárias, sendo a maioria autossômica dominante e associada a alto risco de desenvolvimento da doença. Condições que predispõem ao CRC podem ser divididas de acordo com a presença ou não de pólipos colônicos. São consideradas patologias com polipose relevantes, neste cenário, a polipose adenomatosa familiar (FAP) e suas variantes, a polipose associada a MUTYH (MAP) e as síndromes poliposas harmatomatosas (p. ex., Peutz-Jeghers, polipose juvenil, síndrome de Cowden). A síndrome de Lynch, por sua vez, é a principal representante do grupo das patologias não polipóides.

Entre as síndromes anteriormente citadas, a polipose adenomatosa familiar e a síndrome de Lynch são as mais comuns, com risco de desenvolvimento de câncer ao longo da vida acima de 90% e de 48%, respectivamente. Porém, em conjunto, essas condições correspondem a menos de 5% dos casos diagnosticados.[19-22] Quando analisamos a proporção de diagnóstico CRC em pacientes com menos de 50 anos, cerca de 16% têm associação com uma síndrome hereditária e um terço desses pacientes tem mutação potencial patogênica germinativa, mas não preenche critérios clínicos para testagem genética, o que sugere que o teste e o aconselhamento genéticos podem ser considerados para todos aqueles com diagnóstico precoce.[23]

A síndrome de Lynch é a síndrome genética associada ao câncer colorretal mais comum, compreendendo aproximadamente 3% dos tumores colorretais, podendo seu diagnóstico ser suspeitado na presença de história familiar rica em CRC, câncer de endométrio e outras neoplasias. É uma herança autossômica dominante de alta penetrância, caracterizada pela deficiência (hereditária ou *de novo*) de um dos genes de reparo (MMR), mais comumente hMLH1, hMSH2, hMSH6 ou hPMS2. Geralmente, ocorre mutação germinativa em um alelo no gene MMR e o segundo alelo inativo somático por mutação, perda de heterozigose ou silenciamento epigenético promovendo hipermetilação. Como resultado, desenvolve-se um estado de hipermutação e instabilidade de microssatélite, assinatura genética que pode ser detectada por meio da reação da cadeia polimerase. Em alguns centros, a realização do teste de MSI e/ou imuno-histoquímica para proteínas MMR, cuja perda de expressão é identificada na síndrome, costuma ser investigada naqueles pacientes abaixo dos 50 anos ou com suspeita pelos critérios de Bethesda. No entanto, a prática da testagem universal tem sido adotada com maior frequência e recomendada por *guidelines* da Sociedade Americana de Oncologia (ASCO) e Sociedade Europeia de Oncologia (ESMO).[24-26] Em geral, esses pacientes se apresentam frequentemente com tumores de cólon direito e mais precocemente (abaixo de 50 anos). Em comparação aos cânceres esporádicos de cólon e de reto, estes parecem ter um prognóstico melhor em termos de sobrevida global. Portadores de síndrome de Lynch podem se apresentar com tumores sincrônicos e metacrônicos, além de apresentarem maior risco de desenvolvimento de neoplasias extracolônicas, particularmente neoplasia de endométrio, que pode acometer até 60% das mulheres carreadoras da mutação. Outros sítios de maior risco são ovário, estômago, intestino delgado, sistema hepatobiliar, sistema nervoso central (SNC), pelve renal ou ureter, próstata, entre outros. Por esse motivo, a avaliação por especialista é recomendada, com orientação de rastreamento de rotina. O diagnóstico e a abordagem da síndrome de Lynch serão discutidos em outro capítulo.

A polipose adenomatosa familiar e suas variantes (síndromes de Gardner e de Turcot e polipose adenomatosa familiar atenuada) respondem por menos de 1% dos CRC. A FAP é herdada de forma autossômica dominante. Manifesta-se em indivíduos jovens e caracteriza-se por centenas ou milhares de adenomas no cólon. Essa condição deriva de uma mutação do gene APC (*adenomatous polyposis coli*) no cromossomo 5 e o diagnóstico definitivo se faz pelo teste genético que busca identificar essa mutação. A variação no gene APC ocorre em aproximadamente 6% a 8% da população judaica asquenaze, sendo associada a um risco 1,5 a 2 vezes maior de câncer de cólon.[27,28]

CARCINOGÊNESE

A descrição do processo clássico de carcinogênese do adenocarcinoma colorretal se embasou inicialmente na sequência adenoma-carcinoma, relatado pela primeira vez em 1990 por Fearon e Vogelstein. A formação de pólipos adenomatosos se inicia quando mecanismos de regulação da regeneração de epitélio são modificados. A transformação de um adenoma para um carcinoma colônico pode levar de 20 a 25 anos.

Estudos demonstraram que o câncer colorretal constitui um grupo heterogêneo de tumores e, aparentemente, sua tumorigênese pode ocorrer em três vias moleculares: via instabilidade cromossômica; via de reparo de DNA ou instabilidade de microssatélites; fenótipo via hipermetilação (CIMP+).[29]

Via instabilidade cromossômica

A via instabilidade cromossômica é a via clássica descrita por Fearon e Vogelstein, traduzindo-se por um acúmulo de alterações moleculares do tipo deleções e inserções que resultam em variabilidade do cariótipo, aneuploidia e perda de heterozigose e, gradualmente, resultam na ativação de oncogenes (KRAS) e na inativação de genes supressores de tumor (DCC, APC, SMAD4 e TP53), com formação de tumores esporádicos ou hereditários.

Via de reparo de DNA ou instabilidade de microssatélites

Na via instabilidade de microssatélites (MSI), ocorrem acúmulos de erros durante a replicação de DNA por inserções ou deleções de pares de base nucleotídeos nas regiões ditas microssatélites, que constituem regiões com pares de bases repetidos no genoma humano sem função estabelecida.[30] Embora se correlacione com síndrome de Lynch, a MSI pode surgir de forma somática (ou esporádica). Independentemente de alteração molecular se efetivar de forma somática ou germinativa, observa-se que a MSI é um reflexo da perda de função de pelo menos um dos genes de reparo de DNA do complexo MMR (*mismatch repair complex*), composto por vários genes, principalmente MLH1, MSH2, MSH6 e PMS2. Assim, a MSI cria um estado favorável para o acúmulo de mutações em genes vulneráveis que controlam atividades biológicas críticas das células e essas alterações podem ocasionar o desenvolvimento do câncer. A presença da instabilidade de microssatélites desencadeia um fenótipo característico em que se observam mais comumente tumores do tipo mucinoso, com origem no cólon direito, pouco diferenciados, com infiltrado inflamatório linfocitário peritumoral, afetando indivíduos de uma faixa etária mais jovem.[31] O diagnóstico molecular de MSI é suspeitado por meio da pesquisa das proteínas dos respectivos genes do complexo MMR pela técnica de imuno-histoquímica (IHQ) ou pelas técnicas de reação em cadeia de polimerase (PCR). Caso haja necessidade de identificação da mutação específica para o futuro rastreamento de outros membros da família do paciente, utiliza-se o sequenciamento específico do gene cuja IHQ foi negativa para expressão de sua proteína.[30]

Via fenótipo hipermetilação

Por fim, a via fenótipo metilador das ilhas CPG é conhecida como via alternativa da carcinogênese ou via serrilhada, correspondendo a 20% e 30% dos casos de CRC, associada a pólipos sésseis e caracterizada pela hipermetilação das chamadas ilhas de CpG (regiões do genoma ricas em citosina-fosfato-guanina) nas regiões promotoras de genes supressores de tumor com consequente silenciamento de genes envolvidos e mutação do oncogene BRAF.[30-32]

MANEJO DE LESÕES PRECURSORAS

Lesões restritas à mucosa e ressecadas integralmente pelo método colonoscópico podem ser tratadas unicamente pela endoscopia. As características histopatológicas favoráveis incluem margens livres de ressecção, tumores bem diferenciados, sem invasão linfática ou vascular, completamente ressecados. Com essas características e com invasão, no máximo, restrita à primeira camada da submucosa, a chance de o paciente apresentar metástases linfonodais é menor do que 5%.[33]

Na presença de um dos seguintes fatores a seguir, deve ser considerada cirurgia complementar: histologia pouco diferenciada, invasão angiolinfática ou perineural; tumor *budding*; câncer na margem de ressecção ou profundidade de invasão de submucosa > 1 mm.

O seguimento colonoscópico deve ser realizado em 3 meses após a polipectomia para se examinar a área de ressecção. Se a colonoscopia for normal, pode se repetir após 1 ano.

DIAGNÓSTICO E ESTADIAMENTO

O câncer de cólon pode se apresentar de maneira sintomática ou ser diagnosticado mediante exames de *screening* como colonoscopia ou pesquisa de sangue oculto nas fezes, recomendados com intuito de detectar alterações precursoras (pólipos) e estágios iniciais da doença. Até recentemente, a maioria dos *guidelines* sugeria início de rastreio a partir dos 50 anos, exceto na presença de situações como doença inflamatória intestinal, radioterapia abdominal, história familiar ou predisposição genética. Porém, em 2021, dados o aumento da incidência do diagnóstico em adultos jovens e a ausência de sintomas na maioria dos pacientes com doença em estágios iniciais, a American Cancer Society atualizou sua recomendação antecipando para 45 anos o início de rastreio com colonoscopia para toda a população.[31]

Entre os sintomas, os mais frequentes são mudança de hábito intestinal, dor abdominal, hematoquezia ou melena. Sintomas menos comuns à apresentação incluem distensão abdominal, náuseas e vômitos, que podem indicar a presença de quadro obstrutivo. Fraqueza, sintomas de anemia e perda de peso podem também ser encontrados.[34,35] Em relação à localização, os tumores do cólon direito comumente cursam com anemia, o que é explicado pela maior perda sanguínea assintomática nessa topografia; já tumores do cólon esquerdo comumente causam alteração do hábito intestinal e obstrução, justificadas pela consistência mais endurecida das fezes e menor diâmetro do cólon.[36]

Metástases à distância estão presentes em aproximadamente 20% dos pacientes nos Estados Unidos na apresentação inicial[2] e, com mais frequência, ocorrem em fígado, linfonodos, pulmões e peritônio. Em virtude de a drenagem venosa e linfática diferir entre os segmentos colônicos, é maior a proporção de pacientes com metástases pulmonares entre aqueles com tumores primários do reto distal, em que a drenagem é feita via veia cava inferior, do que a proporção de pacientes com metástases pulmonares nos demais segmentos cuja predominância é de metástases hepáticas resultantes de drenagem pelo sistema porta. Mais raramente, observam-se metástases em ossos e SNC, que podem se tornar mais evidentes naqueles com múltiplas terapias sistêmicas e sobrevida após vários anos após diagnóstico.[37]

Uma vez que exista suspeita diagnóstica do CRC, a colonoscopia deve ser realizada sempre que possível, sendo este o teste de maior acurácia diagnóstica. Lesões sincrônicas estão presentes em 3% a 5% e adenomas sincrônicos em até 30% dos casos.[38,39] Revisão sistemática e metanálise de 25 estudos com 9.223 pacientes demonstraram sensibilidade de 94,7% da colonoscopia em detectar CRC.[40] Nos casos em que, por aspectos técnicos, a visualização completa do cólon não é possível, o enema opaco e a colonoscopia virtual podem ser úteis.[41,42] Outras possibilidades incluem, durante o ato operatório, a palpação manual de todo o cólon e a colonoscopia intraoperatória.[43,44] A avaliação por colonoscopia posterior do restante do cólon é mandatória nos casos não avaliados por método endoscópico antes ou durante a cirurgia.

O diagnóstico dos tumores colônicos é feito pelo exame anatomopatológico, e a maioria das neoplasias malignas do cólon é representada pelos adenocarcinomas, em mais de 90% dos casos, com imuno-histoquímica usualmente CK20 positivo, CDX2 positivo e CK7 negativo. Esses tumores podem ainda ser classificados em: baixo grau ou grau 1, sendo bem diferenciados, com > 95% de formação glandular; moderadamente diferenciado ou grau 2, com 50% a 95% de formação glandular; alto grau ou grau 3, pouco diferenciado, com < 50% de formação glandular; e grau 4 ou indiferenciado, sem glândula ou formação de mucina, sem diferenciação neuroendócrino ou escamosa. Aqueles tumores com predomínio de mucina extracelular são ditos mucinosos e, mais comumente, apresentam-se no cólon direito. Nas Figuras (126.1) exemplificamos imagens de exames anatomopatológicos de tumores de cólon.

Outras neoplasias primárias que podem ser encontradas mais raramente no cólon são os linfomas, o sarcoma de Kaposi e os tumores carcinoides. Metástases de outros tumores para o cólon (p. ex., mama e ovário) são ainda mais raras.

A determinação do correto estadiamento é fundamental para a definição do prognóstico e para o planejamento do tratamento. Seguindo o sistema TNM, o estadiamento do câncer de cólon tem três componentes, tumor primário (T), *status* de linfonodos regionais (N) e metástase à distância (M), que, quando combinados, agrupam-se em estádios I a IV. Na edição mais recente (descrito na Tabela 126.1), algumas mudanças importantes podem ser destacadas, dentre elas: caracterização de micrometástases nodais (clusters > 0,2 mm de diâmetro), descritas como N1c; e a introdução do estádio M1c, que representa a presença de carcinomatose peritoneal.[45,46]

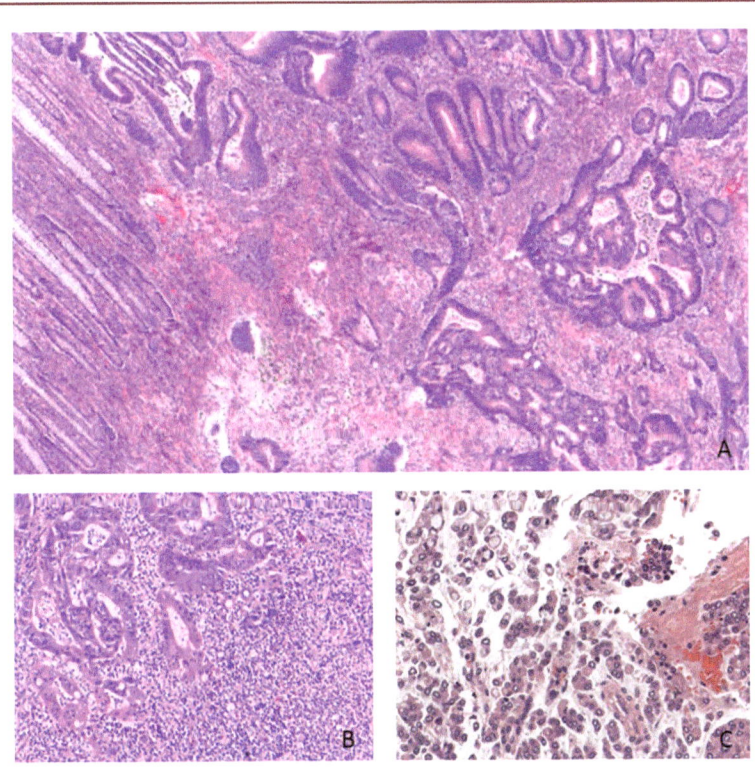

FIGURA 126.1 – Fotomicrografias de Adenocarcinomas de cólon corados por hematoxilina e eosina mostrando em (**A**): Adenocarcinoma moderadamente diferenciado; (**B**): Adenocarcinoma moderadamente diferenciado associado com denso infiltrado inflamatório associado (achado frequentemente encontrado em adenocarcinomas relacionados à instabilidade de microssatélites); (**C**): Adenocarcinoma pouco diferenciado com células em anel de sinete (canto superior à direita, associado à Carcinoma neuroendócrino (canto inferior à esquerda)
Fonte: Acervo da autoria.

Tabela 126.1. Estadiamento do Câncer Colorretal AJCC 8ª edição

TUMOR PRIMÁRIO (T)

CATEGORIA T	CRITÉRIO T
Tx	Tumor primário não acessível
T0	Sem evidência de tumor primário
Tis	Carcinoma *in situ*, carcinoma intramucoso (envolvimento da lâmina própria sem extensão através da muscular da mucosa)
T1	Tumor invade a submucosa
T2	Tumor invade a muscular própria
T3	Tumor invade a muscular própria até os tecidos pericolorretais
T4	Tumor invade peritoneo visceral ou invade ou adere órgãos ou estruturas adjacentes
T4a	Tumor invade através do peritoneo visceral (incluindo perfuração intestinal através do tumor e invasão por contiguidade do tumor por áreas de inflamação na superfície do peritoneo visceral)
T4b	Tumor invade diretamente ou adere orgãos ou estruturas adjacentes

LINFONODOS REGIONAIS (N)

CATEGORIA N	CRITÉRIOS N
Nx	Linfonodos regionais não acessíveis
N0	Ausência de metástase em linfonodos regionais
N1	Um a três linfonodos regionais positivos (tumor em linfonodos ↑0.2mm) ou presença de depósitos tumorais com todos linfonodos identificados negativos
N1a	Um linfonodo regional positivo
N1b	Dois ou três linfonodos regionais positivos
N1c	Nenhum linfonodo regional é positivo, mas há depósito tumoral na: subserosa; mesentério; tecido pericólico não peritoneizado, periretal ou mesoretal
N2	Quatro ou mais linfonodos regionais positivos
N2a	Quatro a seis linfonodos regionais positivos
N2b	Sete ou mais linfonodos regionais positivos

METÁSTASE À DISTÂNCIA

CATEGORIA M	CRITÉRIO M
M0	Ausência de metástase à distância por imagem, etc; nenhuma evidência de tumor em sítios ou órgãos à distância
M1	Metástase em um ou mais sítios ou órgãos ou metástase peritoneal identificada
M1a	Metástase para um sítio ou órgão é identificada, sem metástase peritoneal
M1b	Metástase para dois ou mais sítios ou órgãos são identificada, sem metástase peritoneal
M1c	Metástase identificada para superfície peritoneal isolada ou com outro sítio de metástase

GRUPOS DE ESTADIAMENTO PROGNÓSTICO

T	N	M	
Tis	N0	M0	0
T1, T2	N0	M0	I
T3	N0	M0	IIA
T4a	N0	M0	IIB
T4b	N0	M0	IIC
T1-T2	N1/N1c	M0	IIIA
T1	N2a	M0	IIIA
T3-T4a	N1/N1c	M0	IIIB
T2-T3	N2a	M0	IIIB
T1-T2	N2b	M0	IIIB
T4a	N2a	M0	IIIC
T3-T4a	N2b	M0	IIIC
T4b	N1-N2	M0	IIIC
Qualquer T	Qualquer N	M1a	IVA
Qualquer T	Qualquer N	M1b	IVB
Qualquer T	Qualquer N	M1c	IVC

Fonte: Desenvolvida pela autoria.

Em pacientes recém-diagnosticados com neoplasia de cólon invasiva, imagens de tórax e abdômen total são recomendadas. Em relação ao abdome e à pelve, o exame mais recomendado é a tomografia computadorizada (TC), útil e custo-efetiva para avaliação de metástases e linfonodos.[47] Se o exame tomográfico não for disponível, são aceitos o ultrassom convencional e a radiografia de tórax. A ressonância nuclear magnética (RNM) com contraste pode ser uma alternativa, apresentando maior capacidade de identificação de lesões hepáticas em relação à TC e é particularmente útil para auxiliar na definição de potencial de ressecabilidade de lesões secundárias hepáticas. Em relação à presença de metástases peritoneais, ainda que a tomografia o seja melhor método diagnóstico, sua sensibilidade depende da localização e do tamanho da tumoração, sendo estimados 11% para nódulos < 0,5 cm e 27% naqueles entre 0,5 cm e 5 cm.[48] A incorporação da tomografia por emissão de pósitrons (PET-CT) não trouxe benefício adicional para o estadiamento inicial dos pacientes com câncer de cólon, não sendo recomendada de rotina.[49,50] Esse exame pode ser útil, por exemplo, naqueles pacientes candidatos à ressecção cirúrgica de metástases isoladas pulmonares e hepáticas, com o intuito de identificar possíveis nódulos não visualizados por meio de outros exames de imagem.

Na avaliação laboratorial, destacam-se o hemograma e a dosagem de enzimas hepáticas. O antígeno carcinoembrionário (CEA) deve sempre fazer parte da avaliação inicial desses pacientes e deve ser idealmente medido já no pré-operatório. O CEA, em estádios iniciais, parece ser um marcador de mau prognóstico, pois, quando aumentado (> 5 ng/mL), correlaciona-se com recidiva pós-cirúrgica.[51] O CEA também é útil para o acompanhamento dos pacientes, mas vale ressaltar que a dosagem de CEA não deve ser realizada como rastreio de câncer colorretal, tendo em vista as suas baixas sensibilidade e especificidade. São causas não relacionadas à neoplasia de elevação de CEA, por exemplo, presença de gastrite, úlcera péptica, diverticulite, doença hepática, doença pulmonar obstrutiva crônica (DPOC), diabetes e estados crônicos inflamatórios.

Apesar de não fazer parte do estadiamento inicial, é possível se considerar, nos candidatos a tratamento baseado em 5-fluorouracil, a investigação com testes de pesquisa de deficiência e mutação do gene DPYD, responsável por codificar a enzima di-hidropirimidina-desidrogenase. Pacientes que têm deficiência parcial ou total na atividade da DPD podem não degradar de modo adequado fluoropirimidinas, aumentando o risco de toxicidades, incluindo náuseas, vômitos, diarreia, mucosite, alopecia, alterações neurológicas e óbito. Em virtude de sua raridade, nos Estados Unidos, a investigação é realizada somente em casos de toxicidades precoces e não usuais. Por sua vez, *guidelines* da ESMO favorecem a adoção do teste. A despeito da potencial maior toxicidade nesses casos, não é indicada a sua investigação de maneira rotineira em nosso meio.[52,53]

PROGNÓSTICO E SEGUIMENTO

Entre casos diagnosticados nos Estados Unidos, aproximadamente 34% são localizados ao diagnóstico e 37% têm acometimento locorregional (linfonodo positivo), sendo a maioria candidata à cirurgia com intuito curativo.

Recentemente, a lateralidade tem sido considerada como importante fator prognóstico e preditivo no tratamento do câncer colorretal. Sobrevida global para tumores de cólon direito é de 78 meses *versus* 89 meses para tumores à esquerda (p < 0,001) em dados baseados em seguimento longitudinal, incluindo estágios iniciais e doença metastática.[54] Diferenças na origem embriológica e características moleculares estão sob investigação como possíveis justificativas para esses achados.

Apesar do potencial curativo da cirurgia e da terapia sistêmica, aproximadamente 40% dos pacientes com estádio II e III apresentarão recorrência. Sobrevida global em 5 anos para todos os estágios de câncer colorretal é de aproximadamente 65%. Por esse motivo, programas de seguimento são indicados visando detecção de recorrências assintomáticas, com o intuito de aumentar a elegibilidade a tratamentos potencialmente curativos.[55,56]

A sensibilidade para detectar recorrências precoces é ao redor de 60% quando se utilizam a TC e o CEA. O CEA deve ser medido a cada 3 meses por 2 anos após a ressecção, e a cada 6 meses por mais 3 anos.[57,58] As tomografias devem ser, no mínimo, anuais nos 3 primeiros anos. Entretanto, dados recentemente apresentados na ESMO 2022 do estudo PRODIGE 13 trouxeram resultados conflitantes, não parecendo haver prejuízo para população submetida a seguimento sem CEA ou tomografias. Aguarda-se publicação, assim como desfechos na pequena parcela da população submetida posteriormente a metastasectomia.[59]

Em relação à colonoscopia, caso o paciente não a tenha realizado antes da cirurgia ou não tenha sido possível a visualização de todo o cólon, esse exame deve ser realizado em 3 a 6 meses após o tratamento cirúrgico para detectar lesões metacrônicas. Se normal, repetir em 3 anos e, após, em 5 anos.[60] Em caso do achado de adenoma, o intervalo da colonoscopia deve ser menor, principalmente se os achados incluírem pólipo viloso, pólipo > 1 cm ou presença de displasia de alto grau. Os intervalos devem ser menores também para pacientes com história familiar, idade ou teste que indique a presença de síndrome de câncer colorretal hereditário.[61]

Após os 5 primeiros anos, a taxa de recorrência é extremamente baixa (inferior a 1,5% ao ano e, após 8 anos, inferior a 0,5% ao ano),[62] não havendo, portanto, uma recomendação específica de seguimento.

DOENÇA LOCALIZADA – TRATAMENTO CIRÚRGICO

A ressecção cirúrgica é o tratamento de escolha dos tumores colorretais, uma vez que se trata da única modalidade de tratamento curativo em pacientes com doença localizada.

Os objetivos primordiais do tratamento cirúrgico são a ressecção ampliada do segmento colônico envolvido, com a remoção dos linfonodos na sua área de drenagem. A extensão da ressecção é determinada pelo suprimento sanguíneo e pela distribuição locorregional dos linfonodos. Deve-se realizar a ligadura do pedículo vascular na raiz do vaso, promovendo a ressecção de todo o tecido linfático periaórtico, mesentérico e pericólico; e a ressecção em monobloco de qualquer órgão ou estrutura aderida ao tumor. A ressecção deve incluir pelo menos 5 cm de cólon de cada lado do tumor, apesar de comumente essa margem ser muito maior em razão da necessidade de ligadura arterial e de isquemia subsequente.[63] O número de linfonodos ressecados durante a operação sinaliza a qualidade desta, devendo ser removidos no mínimo 12 linfonodos, segundo a International Union against Cancer (UICC) e o American Joint Committee on Cancer (AJCC). A análise de vários estudos sugere que o número de linfonodos removidos após ressecção cirúrgica associa-se com a sobrevida em pacientes em estádio II e III dos tumores colorretais.[64] O estudo do linfonodo sentinela mapeado por injeção de tinta ou por radioisótopo durante o ato operatório não demonstrou melhora na acurácia do estadiamento desses pacientes.[65]

Preservação de continuidade intestinal pode ser obtida na maioria dos pacientes submetidos à colectomia não complicada. Entretanto, colostomia proximal ou ileostomia temporárias podem ser necessárias em caso de perfuração ou peritonite, por exemplo.

Ressecção laparoscópica

Vários trabalhos randômicos e prospectivos e de metanálise demonstraram os mesmos resultados oncológicos com menor morbidade e rápido retorno às atividades normais.[66-71] As colectomias por videolaparoscopia, portanto, apresentam resultados semelhantes em termos de margens de ressecção e de número de linfonodos ressecados, associados com menor morbidade operatória, rápido restabelecimento pós-operatório, menor necessidade de analgesia, menor risco de infecções de parede e menor tempo de internação hospitalar.

DOENÇA LOCALIZADA – TRATAMENTO NEOADJUVANTE

Para pacientes com doença localmente avançada, o tratamento neoadjuvante de câncer de cólon poderia ser teoricamente associado com diversas vantagens, incluindo redução de micrometástases e aumento das chances de cirurgia com margem negativa por meio da redução do tumor primário. Entretanto, estudos randomizados têm falhado em demonstrar benefício a longo prazo quando comparados à cirurgia *upfront*.

A quimioterapia perioperatória foi estudada em dois estudos prospectivos a seguir descritos. Estudo de fase III FOxTROT, no qual 1.052 pacientes com imagem de tomografia, T3-T4N0-2 não obstruído e não metastático, foram randomizados para cirurgia *upfront* seguida de 6 meses de quimioterapia adjuvante baseada em oxaliplatina (FOLFOX ou CAPOX) ou 6 semanas de quimioterapia pré-operatória baseada em oxaliplatina seguida de cirurgia e 18 semanas de quimioterapia adicional. Apesar de dados preliminares apresentados na ASCO, em 2020, sugerirem resultados promissores de regressão tumoral, especialmente em pacientes com deficiência de enzimas de reparo, não houve diferença em termos de sobrevida livre de recorrência entre os grupos.[72] Resultados similares foram obtidos no *OPTICAL trial*, no qual 752 pacientes com doença localmente avançada radiologicamente foram randomizados para 3 meses de neoadjuvância com FOLFOX ou CAPOX seguida de cirurgia e de quimioterapia adicional ou cirurgia imediata seguida de quimioterapia adjuvante. Dados preliminares apresentados na ASCO 2022 demonstraram 7% de resposta patológica completa, porém com curvas de sobrevida livre de doença em 3 anos similares entre os grupos (79% × 77%, HR0,83, IC 95% 0,6-1,15).[73]

Dados de análise retrospectiva de 26.654 pacientes com estádio clínico T3/T4 submetidos à cirurgia foram reportados para a *National Cancer Database*; entre 2006 e 2014, tratamentos foram categorizados em quimioterapia neoadjuvante seguida de cirurgia (n = 921) ou em cirurgia seguida de quimioterapia adjuvante. Pacientes com T4b submetidos à quimioterapia neoadjuvante tiveram 23% menos risco de óbito quando comparados à coorte similar tratada com cirurgia *upfront* (HR 0,77, 95% CI 0,60-0,98), mas não houve benefício significativo naqueles T3 ou T4a.[74]

Dados promissores, no entanto, foram apresentados na ESMO 2022 com o estudo NICHE-2, avaliando o papel da imunoterapia neoadjuvante em pacientes com CCR estádio III e dMMR, com taxas de resposta de até 95%, incluindo resposta patológica completa (pCR) de 67%. Trata-se de um estudo inicial e não randomizado, restrito a uma pequena parcela da população com diagnóstico de CCR e dMMR, porém, que nos traz perspectivas de desenvolvimento de novos tratamentos oncológicos no cenário neoadjuvante.

Apesar do surgimento de estudos nesse cenário, o benefício dessa estratégia ainda é incerto e não existe consenso sobre quais pacientes poderiam ser considerados para esta estratégia. No momento, pacientes com doença localizada ressecável e sem contraindicações devem seguir com abordagem cirúrgica.

DOENÇA LOCALIZADA – TRATAMENTO QUIMIOTERÁPICO ADJUVANTE

O objetivo principal do tratamento adjuvante é erradicar essas micrometástases e, assim, aumentar a taxa de cura. Os benefícios da quimioterapia adjuvante foram demonstrados mais claramente em pacientes com estádio III, com redução de risco de recorrência e de mortalidade de aproximadamente 30%.[62] Nos pacientes com estádio II, esse benefício é mais incerto, sendo a indicação de quimioterapia dependente de características de risco definidas após a cirurgia.

Os primeiros estudos propondo um tratamento adjuvante após a ressecção do câncer de cólon foram realizados na década de 1950.[75,76] A mostarda nitrogenada foi um dos primeiros quimioterápicos a ser pesquisado para esse fim, mas múltiplos outros agentes foram testados.[77-80] Infelizmente, a maior parte desses estudos foi realizada com um número pequeno de pacientes e muitas vezes sem desenho e análise estatística adequados, impedindo maiores conclusões.

Avançando-se para a década de 1980, importantes evidências surgiram. Metanálise de 17 estudos randomizados, com 6.791 pacientes, demonstrou benefício da adjuvância com 5-FU, com 17% de redução de mortalidade.[81]

O estudo de adjuvância que resultou na incorporação definitiva do conceito foi o Intergroup 0035, que contou com a colaboração de diversos grupos cooperativos. Um total de 1.296 pacientes estádios II e III foi para observação ou 5-FU com levamisole. Os pacientes estádio III poderiam receber também apenas o levamisole. Concluiu-se que, nos pacientes estádio III, 5-FU e levamisole por 1 ano reduziram a recorrência em 41% (p < 0,0001) e a mortalidade em 33% (p = 0,006), estabelecendo essa combinação como padrão.[82,83] O levamisole isolado não teve papel relevante.

Um importante estudo fez a comparações entre esquemas com levamisole ou leucovorin e avaliou o tempo de adjuvância. O trabalho randomizou 891 pacientes para quatro braços:

1. levamisole e 5-FU por 6 meses;
2. levamisole e 5-FU por 12 meses;
3. levamisole, 5-FU e leucovorin por 6 meses;
4. levamisole, 5-FU e leucovorin por 12 meses.

O braço levamisole e 5-FU por 6 meses foi inferior à combinação com as três drogas também por 6 meses (SG em 5 anos de 60% *versus* 70%, p < 0,01). O esquema de três drogas por 6 meses foi semelhante ao tratamento-padrão até então (5-FU e levamisole por 12 meses).[84] Estabeleceram-se 6 meses com as três drogas como opção, porém restava ainda a dúvida da comparação de esquema com 5-FU e LV por 6 meses.

O estudo NSABP C-04 incluiu 2.151 pacientes randomizados para três braços, todos por 1 ano:

5-FU e levamisole; 5-FU e LV e 5-FU; levamisole e LV. Comparando-se os braços de duas drogas, o leucovorin foi superior ao levamisole em SLD (65% *versus* 60%, p = 0,04) e houve tendência a melhor sobrevida (74% *versus* 70%, p = 0,07). Não houve benefício adicional da associação de levamisole ao leucovorin, com SLP (64% *versus* 65%, p = 0,67) e SG (73% *versus* 74%, p = 0,99) semelhantes. Descarta-se, portanto, o papel do levamisole na adjuvância em favor do leucovorin.[85] Estudo alemão do Arbeitsgemeinschaft Gastrointestinale Onkologie (AGO) denominado adjCCA-01, publicado posteriormente ao NSABP C-04, incluindo 680 pacientes com estádio III, confirmou a superioridade do leucovorin em relação ao levamisole na associação ao 5-FU, com maior SLD (p = 0,037) e SG (p = 0,0089).

Finalmente, o uso da quimioterapia por 6 meses com 5-FU e LV foi estabelecido como padrão pelo estudo Intergroup 0089, com quatro braços e mais de 3.500 pacientes: 5-FU e levamisole por 1 ano, dois esquemas diferentes de 5-FU e LV por 6 a 8 meses (Mayo e Roswell Park) e as três drogas por 7 a 8 meses. Os esquemas Mayo e Roswell Park não diferiram entre si e ambos, em comparação com o 5-FU e levamisole por 1 ano, foram superiores em SLD. O resultado maduro desse trabalho foi publicado em 2005, com seguimento de 10 anos, mostrando resultados semelhantes entre os quatro braços em SLD e SG.[86] Os esquemas de quimioterapia Mayo e Roswell Park se consolidaram por muitos anos como padrão de adjuvância. Metanálise que incluiu estudos europeus e canadenses confirmou mais uma vez os benefícios do 5-FU na adjuvância, com 22% de redução de mortalidade.[87]

Um estudo pouco convencional a ser citado é o QUASAR (*Quick and Simple and Reliable*), que com um desenho 2×2 procurou responder se a dose de leucovorin (alta dose de 175 mg/m^2 ou baixa dose de 25 mg/m^2) e a adição ou não do levamisole (ao 5-FU e LV) trariam diferenças na adjuvância. Com 4.927 pacientes incluídos, não houve benefício adicional com o uso de dose mais alta de leucovorin e a adição de levamisole mostrou tendência a piores resultados.[88] Logo, doses de leucovorin baixas (como 50 mg ou 20 mg/m^2) na adjuvância parecem ser efetivas e trazem menor custo ao tratamento do que doses mais altas (p. ex., doses de 500 mg/m^2, utilizadas no esquema Roswell Park).

Em relação ao uso de infusional do 5-FU, apesar dos melhores resultados em doença metastática, isso não se confirmou na adjuvância em dois grandes trabalhos randomizados.[89,90] Reafirmando esses achados, há o estudo de fase III *Intergroup 0153*, restringindo-se ao benefício apenas de menor toxicidade.[89-91]

O desenvolvimento das fluoropirimidinas orais (capecitabina e UFT), juntamente com os dados de eficácia e não inferioridade no cenário metastático, trouxe o interesse pelo estudo dessas drogas na adjuvância. Outras formas de fluoropirimidinas orais já haviam mostrado eficácia no cenário adjuvante, conforme metanálise realizada em pacientes japoneses.[92] A equivalência de capecitabina (1250 mg/m^2 a cada 12horas, D1 a D14 a cada 21 dias), com o regime Mayo por 6 meses, foi provada no estudo de fase III X-ACT, que incluiu apenas pacientes com estádio III (1.987 pacientes no total), cujos resultados demonstraram não inferioridade de SLD, com perfil de toxicidade favorável à droga oral.[93] O NSABP C-06, com 1.608 pacientes, comparou o UFT com 5-FU (bólus) e LV em pacientes no estádio II e III, com resultados também equivalentes.[94] Embora a UFT seja largamente disponível na Europa e na Ásia, esta não é uma medicação disponível nos Estados Unidos e no Brasil.

Paralelamente às fluoropirimidinas orais, a adição de dois novos quimioterápicos (oxaliplatina e irinotecano), no tratamento do câncer colorretal metastático (CCRm) com bons resultados, trouxe a perspectiva de melhorar os benefícios da adjuvância. A oxaliplatina foi avaliada em associação com 5-FU (infusional) e LV (esquema FOLFOX4 *versus* 5FULV2 por 12 ciclos) no estudo MOSAIC (*Multicenter International Study of Oxaliplatin/5-FU/Leucovorin in Adjuvant Treatment of Colon Cancer*). Com 2.246 pacientes randomizados com estádio II (40%) ou III, a SLD em 3 anos foi a maior do grupo que recebeu a oxaliplatina (78,2% *versus* 72,9%, p = 0,002).[95] O desfecho de SLD em 3 anos, utilizado no estudo MOSAIC, foi uma inovação nos estudos de adjuvância em câncer de cólon, possibilitando maior agilidade na análise dos resultados. Uma análise de 20.898 pacientes tratados em 18 estudos randomizados de fase III estabeleceu esse desfecho como válido, pois se correlaciona diretamente com a SG em 5 anos.[96] Posteriormente, a análise de SLD em 2 anos também foi validada.[97] Os resultados finais do MOSAIC confirmaram o benefício com 20% de ganho de SLD em 5 anos (73,3% *versus* 67,4%, HR0,8, p = 0,003) e 16% de ganho de sobrevida em 6 anos (78,5% *versus* 76%, HR0,84, p = 0,046). A diferença ficou clara entre pacientes estádio III (73% *versus* 69%, HR 0,8, p = 0,046), porém não houve diferença em relação aos pacientes estádio II.[98] Benefício de sobrevida com oxaliplatina foi mantido com seguimento de longo prazo naqueles com estádio III, com sobrevida em 10 anos de 67% *versus* 59%, HR 0,8, p = 0,016.[99]

Reforçando o papel da oxaliplatina na adjuvância, deve-se destacar o NSABP C-07, estudo que comparou o esquema com 5-FU em bólus Roswell Park ao mesmo esquema adicionando-se a oxaliplatina quinzenal (esquema FLOX). Com 2.407 pacientes, 29% estádio II e 71% estádio III, houve também ganho de SLD (p < 0,004) com a adição da oxaliplatina, representando uma SLD em 3 anos de 76,1% contra 71,5% do grupo tratado apenas com 5-FU e LV.[100] Em relação ao FLOX, os pacientes devem ser monitorados para o aparecimento de diarreia, pois 4,3% dos pacientes no NSABP C07 desenvolveram uma síndrome de injúria da parede intestinal caracterizada por diarreia, desidratação e aparecimento de alterações radiológicas da parede intestinal, resultando, muitas vezes, em internações hospitalares.[101] Apesar de o FLOX tornar-se opção para adjuvância, essa combinação parece ser potencialmente mais tóxica quando comparada ao FOLFOX.[102] Outros esquemas, como mFOLFOX6 e FOLFOX7, embora não estudados em grandes trabalhos na adjuvância, são comumente utilizados na prática clínica em virtude de maior conveniência e de menor toxicidade hematológica.

Dados do estudo de fase III envolvendo, 1886 pacientes com estádio III no cenário adjuvante, com a associação de oxaliplatina e capecitabina em comparação ao 5-FU e LV em bólus, sugerem que se trata de um esquema seguro[103] e também eficaz, com melhor SLD em 3 anos (67% *versus* 71%, p = 0,0045).[104] Na última atualização, em 2015, após seguimento de 74 meses, SLD foi significativamente superior om XELOX (HR 0,8, IC 95% 0,69-0,93, DFS 7 anos 63% *versus* 56%), assim como sobrevida global (73% *versus* 67% em 7 anos).[105] De forma geral, XELOX é associado com menor neutropenia, neutropenia febril, estomatite e alopecia graus 3 e 4, porém com maior ocorrência de síndrome mão-pé e trombocitopenia em relação a esquema de bólus de 5 FU/LV.

Apesar da equivalência entre irinotecano e oxaliplatina na doença metastática, os resultados com o irinotecano no tratamento adjuvante foram negativos, sem ganho de SLP e SG, e acrescentando maior toxicidade, como diarreia, neutropenia e neutropenia febril.[106-108]

A lição aprendida com o irinotecano de que resultados observados na doença metastática não necessariamente se refletem nos estudos de adjuvância foi reforçada pela ausência, até o momento, de benefício da incorporação de drogas com alvo molecular como o bevacizumabe (anticorpo anti-VEGF) e cetuximabe (anticorpo anti-EGFR) no cenário adjuvante.

Outro ponto importante debatido em pacientes com estádio III é a duração da quimioterapia baseada em oxaliplatina. Apesar de considerado padrão até recentemente, o intervalo de 6 meses de tratamento traz consigo toxicidades cumulativas e risco de neuropatia limitante, sendo desejável a redução da duração. Na população do estudo MOSAIC, por exemplo, neuropatia periférica ocorreu em 92% dos pacientes recebendo FOLFOX, sendo severa (grau 3) em 13%.[109] A comparação de 3 *versus* 6 meses de tratamento baseado em oxaliplatina foi realizada em seis *trials* randomizados; cinco dos quais já tiveram seus resultados divulgados.[110-114] A análise combinada foi publicada no estudo de não inferioridade IDEA, em 2018. Nesse importante estudo, pacientes foram randomizados para receber tratamento com FOLFOX ou CAPOX por 6 meses *versus* 3 meses, com escolha entre regimes a critério do investigador (60% FOLFOX e 40% CAPOX). Na análise combinada de 12.834 pacientes com estádio III ressecados após 41,8 meses de seguimento, houve aumento 0,9% em SLD 3 anos com 3 *versus* 6 meses de XELOX ou FOLFOX (HR 1.07, IC 95% 1-1,15), excedendo o limite pré-determinado de 1,12 e, portanto, tornando o estudo formalmente negativo. Mas, a despeito desse resultado, dados pré-planejados de subgrupos tiveram grande impacto, trazendo consigo mudanças na prática de tratamento. Entre indivíduos considerados de alto risco (T4 e/ou N2), 6 meses de terapia foram superiores, com um aumento absoluto de SLD em 3 anos de 1,7% (HR 1.2, IC 95% 1,03-1,23). Em contraste, para pacientes de baixo risco (T1-3N1), SLD 3 anos foi 83,1% e 83,3% para 3 e 6 meses de tratamento, respectivamente, atingindo critério de não inferioridade (HR 1.01, IC 95% 0,9-1,12). Em análises pré-planejada, não inferioridade foi confirmada apenas naqueles pacientes que receberam esquema XELOX, mas não com FOLFOX, com redução relevante do risco de neuropatia grau 2 ou mais (44,9% *versus* 14,2% com 6 meses e 3 meses de

XELOX, respectivamente). Em relação à toxicidade, o braço de tratamento de 3 meses de duração apresentou redução absoluta de até 20% de toxicidades gerais e até três vezes menos neuropatia G2 ou mais.[115] Assim, apesar de a não inferioridade não ter sido atingida, a diferença de sobrevida global em 5 anos absoluta entre os grupos é baixa, dando suporte ao uso de 3 meses de XELOX naqueles pacientes de baixo risco, que constituem aproximadamente 60% da população do estádio III.[116] Vale ressaltar que, apesar da robustez dos dados apresentados no IDEA, estudos são heterogêneos (população incluída e seguimentos diferentes) e que não houve randomização entre FOLFOX e CAPOX, o que não permite inferir superioridade entre os esquemas. Para pacientes com estádio III com MSI-H ou dMMR, esquemas de quimioterapia baseados em oxaliplatina e fluoropirimidinas são preferíveis, uma vez que a maioria dos estudos demonstra resistência a tratamentos com fluoropirimidina isolada.[116,117]

Muita discussão pode ser feita também em relação à adjuvância em duas populações de pacientes: idosos; e no estádio II.

Adjuvância em idosos

A idade média ao diagnóstico do câncer colorretal é de 67 anos, sendo que aproximadamente 32% têm 75 anos ou mais e, com o envelhecimento populacional, espera-se que essa parcela torne-se mais significativa. Pacientes com idade superior a 70 anos se beneficiam de quimioterapia baseada em fluoropirimidinas da mesma maneira que pacientes mais jovens, conforme metanálise que incluiu 3.351 pacientes de sete estudos randomizados de fase III.[118] Não se observou maior toxicidade nos idosos. A análise do banco de dados populacional em pacientes idosos no estádio III, não apenas oriundos de estudos randomizados, também confirma os benefícios da adjuvância.[119] Todavia, estudo de coorte de pacientes idosos com câncer de cólon estádio III, a partir do banco de dados SEER (Surveillance, Epidemiology, and End Results-Medicare Database), sugere que, apesar de a presença de comorbidades (especialmente insuficiência cardíaca) se associar a menor chance do paciente receber quimioterapia adjuvante, há aumento de sobrevida para a população idosa tratada.[120] Esses dados, juntamente com os benefícios claros da adjuvância, melhor controle das comorbidades e aumento do número de idosos com diagnóstico de CCR, talvez justifiquem o maior emprego de quimioterapia adjuvante nos idosos. Pacientes idosos têm maior chance de não completarem toda a adjuvância proposta, o que pode trazer impacto negativo à sobrevida.[121]

Na análise do benefício da adjuvância com oxaliplatina em idosos, as dúvidas são maiores. Sabe-se que, com o uso de FOLFOX4, há maior toxicidade nos idosos, conforme análise que incluiu pacientes com CCR em adjuvância e metastáticos.[122] Recente análise do banco de dados ACCENT (mais de 12.500 pacientes de seis estudos randomizados de fase III), avaliando os 2.170 pacientes com idade maior do que 70 anos, não mostrou melhores SLD e SG para os pacientes tratados com oxaliplatina.[123] Isso significa que pacientes com mais de 70 anos usualmente não devam receber quimioterapia baseada em oxaliplatina, mas isso pode ser considerado para pacientes muito bem selecionados, considerando-se o risco de recidiva, presença de comorbidades, desempenho funcional e a expectativa de vida estimada.

Adjuvância em estádio II

Em relação ao estádio II, nos primeiros estudos de adjuvância, os resultados já eram controversos. Nos estudos com 5-FU e levamisole por 1 ano do NCCTG e NGCG não houve benefício para o estádio II.[124,125] O estudo do *Intergroup 0035* com 318 pacientes no estádio II, randomizados para 5-FU e levamisole, mostrou redução de recorrência de 31%, embora sem significância (p = 0,10), e os dados de sobrevida foram negativos.[126] A análise combinada dos pacientes no estádio II do *Intergroup 0035* e do NCCTG (totalizando 403 pacientes) revelou redução de recorrência de 38% (p = 0,02) sem benefício em sobrevida. A falta de ganho de sobrevida foi atribuída pelos próprios autores ao maior número de mortes não relacionadas ao câncer no grupo submetido à adjuvância e ao maior número de cirurgias de resgate com intuito curativo realizadas no grupo-controle.[126] Utilizando-se de 5-FU e LV, o NSABP C-03 mostrou maior SLP e SG nos pacientes estádio II.[127]

No final dos anos 1990, duas metanálises tentaram esclarecer essas dúvidas. No IMPACT B2 (*International Multicenter Pooled Analysis of B2 Colon Cancer Trials*), foram combinados os resultados de 1.016 pacientes com tumores T3-4 N0 M0, incluídos em cinco estudos tratados com 5-FU e LV. Com mais de 5 anos de seguimento, não houve benefício estatístico em sobrevida livre de eventos (recidiva, segundo tumor primário ou morte) e sobrevida global. Numericamente, a SG em 5 anos foi de 82% no grupo tratado, e 80% do grupo da observação, o que significou que 50 pacientes deveriam ser tratados para se obter cura em um paciente.[128] Na análise de 1.565 pacientes, que compilou os resultados de quatro estudos do NSABP (C-01, C-02, C-03 e C-04 em que 41% dos pacientes correspondiam a estádio II), houve redução de 30% de mortalidade, independentemente da presença ou não de fatores prognósticos clínicos adversos (obstrução, perfuração ou extensão a órgãos adjacentes, presentes em 26% da amostra).[129] Nos pacientes sem fatores prognósticos clínicos adversos, a redução do risco foi proporcionalmente maior nos pacientes com essas características (32% versus 20%) e numericamente representou 5% (de 82% para 87% e de 70% para 75%, respectivamente).[129] Os resultados das análises do IMPACT B2 e dos estudos do NSABP são conflitantes, mas evidenciam que um benefício de sobrevida, se realmente existente, é pequeno, equivalente a 2% a 5%. A dúvida permanecia, e análise do banco de dados SEER mostrou que, mesmo sem evidência clara, a quimioterapia foi utilizada em 27% de 3.151 pacientes estádio II sem fatores prognósticos adversos, com maior sobrevida para os pacientes tratados (78% versus 75%), porém sem significância estatística.[130]

O estudo QUASAR, com enfoque em pacientes com indicação incerta de quimioterapia adjuvante (3.239 pacientes, sendo 91% pacientes estádio II, o que representa 2.963 pacientes com câncer colorretal), randomizou pacientes para tratamento adjuvante com 5-FU e LV ou observação. Como um todo, houve 22% de redução de recorrência e 18% de redução de mortalidade com a quimioterapia, o que foi traduzido em 3% a 4% de benefício absoluto em sobrevida global em 5 anos. No subgrupo apenas de pacientes estádio II com câncer de cólon (2.146 pacientes), houve menor recorrência em 2 anos (risco relativo de 0,71, IC 95% 0,49 a 1,01) e tendência a menor sobrevida (risco relativo de 0,86, IC 95% 0,66 a 1,12). A magnitude de ganho de sobrevida em 5 anos estimada foi de 3,6%.[131] Destaca-se que, nesse trial, foram incluídos pacientes com câncer retal (29%), a média de linfonodos ressecada foi de apenas 6, alguns pacientes tiveram indicação de radioterapia adjuvante e um pequeno grupo recebeu quimioterapia portal.

A resposta definitiva sobre o real benefício do tratamento adjuvante talvez nunca seja esclarecida por um estudo randomizado, pois provavelmente o benefício real é pequeno e, para provar isso, o número de pacientes necessário é enorme (para ganho de 2%, com poder de 90% e significância de 5%, 9.680 pacientes seriam necessários).[132]

Diversas características clinicopatológicas foram associadas com pior prognóstico em pacientes com estádio II. Apesar da influência desses fatores no prognóstico, não há evidência de que os pacientes estádio II com essas características se beneficiem mais da quimioterapia adjuvante, ou seja, que esses fatores prognósticos sejam também preditivos e a decisão de tratamento deve ser individualizada, devendo os riscos e benefícios estimados ser discutidos com aqueles pacientes considerados de alto risco

Guideline atualizado da ASCO, em 2022, para terapia adjuvante no câncer de cólon estádio II recomenda contra o uso de rotina de quimioterapia adjuvante, especialmente em indivíduos de baixo risco, reiterando conclusões de 2004 de que o subgrupo importante do estádio II não apresenta benefício com esta terapia. Pacientes com estádio IIB e IIC, isto é, com lesões T4, podem derivar benefício dessa estratégia, assim como pacientes IIA (T3) com fatores de risco como menos de 12 linfonodos ressecados, invasão angiolinfática ou perineural, grau tumoral pouco ou indiferenciado, obstrução ou perfuração intestinal e/ou grau de tumor budding 3 (> 10 buds).[133]

O número de fatores de risco deve ser também considerado como parte do processo de decisão, uma vez que a presença de mais de um fator pode aumentar o risco de recorrência. Análises exploratórias do estudo IDEA, por exemplo, demonstraram que a sobrevida livre de progressão de doença em 5 anos foi de 74,8% para estádio II com dois ou mais fatores, comparada com a de 87,3% para pacientes com apenas um fator de risco.[134]

Além das características clinicopatológicas, diversos fatores moleculares têm sido estudados. Um dos mais promissores é a pesquisa de instabilidade microssatélite. A presença da instabilidade, denotando deficiência de genes de reparo de DNA, associa-se com melhor prognóstico e maior sobrevida. Pacientes com dMMR têm um risco de recorrência aproximadamente 50%

menor e relativa maior sobrevida após cirurgia isolada quando comparados a proficientes de MMR.135,136. A maioria dos estudos sugere também que *status* de MMR é um importante preditor de benefício da adjuvância baseada em fluoropirimidina, sendo dMMR mais resistentes a 5FU e sensíveis à oxaliplatina. Assim, todos os pacientes com estádio II devem ser testados para dMMR por meio do teste de instabilidade de microssatélite ou IHQ para perda de expressão de proteínas MMR, contribuindo para decisão quanto à indicação de quimioterapia.

Revisão apresentada na ASCO de 2010 propõe que pacientes no estádio II com instabilidade microssatélite de alta frequência não devam receber quimioterapia adjuvante. Nos pacientes com instabilidade de baixa frequência ou estáveis, as características clinicopatológicas prognósticas devem ser consideradas (margens positivas, menos de 12 linfonodos avaliados, presença de invasão linfovascular, tumores pouco diferenciados, tumores T4, obstrução e perfuração) e deve-se realizar a discussão em conjunto com o paciente. Informações moleculares podem, no futuro, ajudar nessa decisão.

Dados recentes suportam também que a presença de mutações BRAF V600E correspondem a fator prognóstico negativo entre pacientes com estádio II pMMM. Análise combinada de 2.299 pacientes em dois estudos, o *National Surgical Adjuvant Breast* e o *Bowel Project Trials*, testou o valor da quimioterapia adjuvante em pacientes com estádio II ou III em câncer colorretal, sendo a mutação de BRAF associada a menor sobrevida global, porém havendo também interação entre a presença desta mutação e a deficiência de enzimas de reparo. Sobrevida em 5 anos foi maior em pacientes com dMMR e BRAF selvagem (90%), pior naqueles pMMR e BRAF mutado (69%), e intermediária naqueles pMMR e BRAF wt (82%) ou dMMR e BRAF mutado (84%).[137] Apesar do estudo do impacto prognóstico do BRAF, não existem dados que deem suporte para utilizar essa característica na indicação de tratamento adjuvante.

Não existem dados suficientes para recomendação de rotina de adição de oxaliplatina a esquemas baseados em fluoropirimidina para qualquer estádio II. No estudo MOSAIC, com 2.246 pacientes de EC II e EC III, já citado anteriormente, compararam-se 6 meses de adjuvância com 5FU/LV *versus* FOLFOX em pacientes ressecados, 40% da amostra populacional foi constituída de estádio II. Na análise inicial, o benefício de adição de oxaliplatina foi limitado àqueles com estádio III. Na análise de 569 pacientes com estádio II de alto risco, sobrevida livre de progressão em 5 anos foi superior, porém não estatisticamente superior com 6 meses de FOLFOX. Na atualização de 2015, análise de subgrupo sugere benefício com aumento absoluto de 7% de sobrevida livre de progressão (82% *versus* 77 %) e 2% de aumento absoluto de sobrevida (85% *versus* 83,8%) com FOLFOX comparado com uFU/LV ainda que, pelo pequeno número de pacientes, não haja significância estatística. Porém, dados de análise de subgrupo do NSABP C-07, comparando tratamento adjuvante com 5-FU isolado aos moldes do Rosewell Park *versus* esquema oxaliplatina com mFLOX na população com estádio II, não demonstraram nem benefício em sobrevida livre de progressão (HR0,94 p = 0,67) nem sobrevida global (HR1,04 p = 0,84). Em análise de dados do ACCENT, da mesma forma, não houve ganho expressivo de sobrevida global naquele grupo de estádio II. Assim, com dados conflitantes, a adição de oxaliplatina não deve ser realizada de rotina, podendo ser discutida de forma individual, em especial naqueles de alto risco e T4 ou múltiplos fatores, com base no estudo MOSAIC.[133,138,139]

Caso a fluoropirimidina isolada for a terapia escolhida, 6 meses de terapia são considerados padrão. Para aqueles de alto risco em que se optou por tratamento combinado com oxaliplatina, a duração do tratamento permanece incerta. Em análise não pré-planejada, 3 meses de CAPOX foram não inferiores a 6 meses, enquanto 3 meses de FOLFOX foram inferiores a 6 meses.[134] Sendo assim, recomendações da ASCO atuais sugerem que a adjuvância com 3 meses de duração com oxaliplatina pode ser oferecida ao paciente, após discussão de potenciais benefícios e riscos.[133]

Dados recentes sugerem que a análise de DNA circulante após a cirurgia pode ser marcador prognóstico promissor nos pacientes estádio II, e que sua persistência após quimioterapia adjuvante poderia identificar pacientes de maior risco para recorrência, a despeito do tratamento adjuvante. Para que essa estratégia seja adotada, são necessários ainda melhor validação e mais estudos prospectivos com esse intuito, como fase III DYNAMIC cujos dados foram publicados recentemente após apresentação no congresso ASCO 2022. Nesse *trial*, 455 pacientes com estádio II foram randomizados 2:1 para ter sua decisão de tratamento guiada por ctDNA ou manejo padrão, através de características clinicopatológicas. Para manejo no braço experimental, ctDNA positivo em 4 a 7 semanas implicava tratamento baseado em oxaliplatina ou 5-FU. Pacientes com ctDNA-negativos, por sua vez, não eram tratados. Após seguimento de 37 meses, um menor percentual de pacientes no grupo de tratamento guiado por ctDNA do que o percentual do grupo de tratamento-padrão recebeu quimioterapia adjuvante (15% versus 28%, RR1,82, IC 95% 1,25-2,65). Na avaliação de sobrevida livre de recorrência em 2 anos, objetivo primário do estudo, manejo guiado por ctDNA foi não inferior ao tratamento-padrão (93,5% e 92,4%, respectivamente), com diferença absoluta de 1,1%. Sobrevida livre de recorrência em 3 anos foi de 86,4% naqueles com ctDNA-positivos que receberam adjuvância e 92,5% nos pacientes com ctDNA negativo que não foram submetidos à quimioterapia. Assim, os resultados sugerem que guiar tratamento adjuvante em pacientes estádio II por ctDNA possivelmente reduz a indicação da quimioterapia adjuvante, sem comprometer sobrevida livre de recorrência.[140-142]

Por fim, convém destacar que o tratamento adjuvante, quando indicado, deve ser iniciado o mais precocemente possível após a cirurgia. Até o presente momento, não existem estudos randomizados que definam um intervalo ideal, e os resultados de estudos retrospectivos disponíveis são controversos, sendo a maioria deles predominantemente na população estádio III e com esquemas de quimioterapia que não incluíam oxaliplatina.[143] Mas, em 2011, metanálise de dez trials com 15.410 pacientes demonstrou que atraso de início da quimioterapia após 12 semanas da cirurgia foi associado com aumento de mortalidade (HR para óbito de 1,14, IC 95% 1,1-1,17) e recorrência de doença (HR 1,14, IC 95% 1,1-1,18). Dessa forma, ainda que a literatura seja limitada, sempre que possível, sugere-se o início de quimioterapia em até 8 semanas da cirurgia.[144]

Na Tabela 126.2, descrevemos os principais esquemas de terapia adjuvante.

DOENÇA METASTÁTICA – TRATAMENTO QUIMIOTERÁPICO PALIATIVO

As últimas décadas testemunharam grandes avanços no tratamento do câncer colorretal metastático. O tratamento com suporte clínico exclusivo foi considerado uma opção válida para o tratamento até a década de 1980, com uma sobrevida mediana estimada entre 5 e 6 meses.

Com o advento do tratamento sistêmico, a sobrevida mediana inicialmente aproximou-se de 1 ano, com uso do 5-fluororacil (5-FU) isolado. A incorporação de novas opções terapêuticas paulatinamente elevou essa expectativa de vida, aproximando-se agora a 3 anos.[148] O grande desafio atual é o manejo do paciente com doença avançada, particularmente quanto à combinação e à sequência das drogas utilizadas.

Tabela 126.2. Principais regimes de tratamento adjuvante para câncer colorretal

	Drogas, doses e vias	Esquema
5FU (de Gramont modificado)[145]	5-FU 400 mg/m² EV bólus D1, seguido por 2400 mg/m² EV infusional em 46 horas Leucovorin 400 mg/m² EV D1	A cada 2 semanas
Capecitabina[146]	Capecitabina 1.000 mg/m² VO 2 vezes/dia D1-D14	A cada 3 semanas
mFOLFOX6[147]	5-FU 400 mg/m² EV bólus D1, seguido por 2400 mg/m² EV infusional em 46 horas Leucovorin 400 mg/m² EV D1 Oxaliplatina 85 mg/m² EV D1	A cada 2 semanas
XELOX[104]	Capecitabina 1.000 mg/m² VO 2 vezes/dia D1-D14 Oxaliplatina 130 mg/m² EV D1	A cada 3 semanas
mFLOX[139]	5-FU 500 mg/m² EV bólus D1, D8, D15, D22, D29, D35 Leucovorin 500 mg/m² EV D1, D8, D15, D22, D29, D35 Oxaliplatina 85mg/m² EV D1, D15, D29	A cada 8 semanas*

EV: (via) endovenosa; VO: via oral.
Fonte: Kuebler JP, Wieand HS, O'Connell MJ, Smith RE, Colangelo LH, Yothers G, et al., 2007; Böckelman C, Engelmann BE, Kaprio T, Hansen TF, Glimelius B, 2015; Reinert T, Henriksen TV, Christensen E, Sharma S, Salari R, Sethi H, et al., 2019; Tie J, Cohen JD, Lahouel K, Lo SN, Wang Y, Kosmider S, et al., 2022; Klein M, et al., 2015.

As drogas ativas no câncer colorretal podem ser classificadas em quimioterapia, incluindo fluoropirimidinas, oxaliplatina e irinotecano; medicamentos alvomoleculares, incluindo pequenas moléculas e anticorpos monoclonais contra angiogênese, EGFR ou HER-2; e imunoterapia, para pacientes com instabilidade de microssatelite.

5-Fluorouracil

A primeira quimioterapia para o câncer colorretal foi o 5-fluorouracil, uma fluoropirimidina desenvolvida, em 1957, pelo doutor Charles Heidelberger.[80] Ao longo de décadas, foram estudados diferentes esquemas de infusão do 5-FU, assim como a combinação com diversas drogas.

Alguns estudos experimentais trouxeram maior conhecimento dos mecanismos de ação do 5-FU e sugeriram que a adição de leucovorin (LV) poderia melhorar o efeito citotóxico da droga.[149,150]

O principal estudo foi a metanálise publicada na década de 1990, *Advanced Colorectal Cancer Meta-analysis Projec*, a qual consolidou o benefício da associação de 5-FU e LV. Apesar de não conseguir revelar um ganho em sobrevida global, a análise de dados individuais de 1.381 pacientes demonstrou uma maior taxa de resposta com a associação de LV (23% *versus* 11%, $p < 10^{-7}$).[151] Em contrapartida, numa metanálise mais recente, do mesmo grupo de pesquisadores, totalizando 3.300 pacientes, foram observados a manutenção do ganho em taxa de resposta (21% *versus* 11%, p < 0,0001) e ganho de sobrevida modesto: 10,5 *versus* 11,7 meses, p = 0,004.[151]

Os regimes de 5-FU inicialmente estudados se baseavam na administração em bólus: como o da Mayo Clinic, utilizado pelo NCCTG (*North Central Cancer Treatment Group*)[152]; e o regime de Roswell Park, utilizado pelo GITSG (*Gastrointestinal Tumor Study Group*).[153,154] A diferença entre os dois regimes é seu perfil de toxicidade, com mais estomatite e leucopenia no grupo Mayo e mais diarreia no Roswell Park.[155]

Em virtude do racional de que, realizando o 5-FU infusional, haveria aumento do tempo de exposição das células tumorais à quimioterapia, foram idealizados diversos regimes utilizando esse esquema. Observaram-se aumento da dose total tolerada e menores índices de neutropenia, quando comparado aos esquemas em bólus, porém maiores índices de síndrome mão-pé.[154] Esses achados foram responsáveis por um importante estudo, liberado por De Gramont, com 448 pacientes, comparando o uso do 5FU infusional (5FULV2) com o esquema Mayo. Foram demonstrados ganho em taxa de resposta (32,6% *versus* 4,4%, p = 0,0004) e menor incidência de toxicidades, incluindo leucopenia, diarreia e mucosite; porém, inicialmente, sem ganho de sobrevida global.[156] De maneira modesta, um ganho em sobrevida global foi confirmado em uma metanálise com 1.219 pacientes.[157]

Fluoropirimidinas orais

No final do século XX, com base na experiência japonesa, surgiram pesquisas com o uso de fluoropirimidinas orais, com destaque para a capecitabina e o uracil-tegafur (UFT).

O racional da capecitabina se baseava em manter uma exposição prolongada ao 5-FU, imitando uma infusão contínua, e ser mais conveniente pela administração por via oral. Objetivava também aumentar a concentração do 5-FU pelo fato de a conversão da droga ocorrer preferencialmente dentro da célula tumoral, o que foi demonstrado em estudo *in vivo*.[158]

A fim de demonstrar a equivalência da capecitabina ao 5-FU em bólus associado ao leucovorin, foram realizados dois estudos de fase III, randomizados, com cerca de 600 pacientes cada, cujo objetivo primário foi a taxa de resposta.[159,160] Os resultados demonstraram equivalência dos esquemas em termos de tempo para progressão e sobrevida mediana global. Porém, no estudo liderado por Hoff PM *et al.*, foram demonstradas maiores taxas de resposta em favor da capecitabina, (25,5% *versus* 11,6%, p = 0,005),[158] mas não observadas no estudo conduzido poro Van Cutsem *et al.*, que demonstrou equivalência (18,9% *versus* 15%).[159] Posteriormente, foi realizada uma análise combinada, confirmando maiores taxas de resposta em favor da capecitabina.[160]

Outra fluoropirimidina oral, o UFT, uma combinação de tegafur, uma pró-droga do 5-FU, e a uracila, um inibidor competitivo da di-hidropirimidina desidrogenase (DPD), foi comparada ao 5-FU em dois grandes estudos: comparação de UFT (300 mg/m^2/dia) e leucovorin (75 a 90 mg/dia) administrados por 28 dias, a cada 35 dias, ao esquema Mayo clássico. O resultado demonstrado foi de equivalência, porém com perfil de toxicidade favorável ao UFT.[161,162] Embora ainda utilizado em diversos países, o UFT não está disponível no Brasil ou nos Estados Unidos.

Outras fluoropirimidinas orais, como o S-1, foram identificadas e estão presentes em outros países, mas não são comercializadas em nosso meio. Mais recentemente, foi introduzido, no arsenal do tratamento do CCR metastático, outro antimetabólito oral aparentado ao 5-FU, a trifluridina + cloridrato de tipiracila, conhecida também como TAS-102.

Tipiracil-Trifluridina

O tipiracil-trifluridina é um agente citotóxico oral que consiste no análogo de nucleosídeo trifluridina, um antimetabólito citotóxico que, após modificação dentro das células tumorais, é incorporado ao DNA, causando quebras de fita; e tipiracil, um potente inibidor da timidina fosforilase, que inibe o metabolismo da trifluridina e tem propriedades potencialmente antiangiogênicas. Para os pacientes com CCR metastático após progressão ao irinotecano, oxalipaltina, 5-FU, anti-VEGF e anti-EGFR, o tipiracil-trifluridina pode ser uma opção terapêutica para o subgrupo de pacientes ainda candidatos a tratamento sistêmico.[163]

Sua atividade foi confirmada em dois estudos placebo-controlados, de fase III.[164,165] No estudo RECOURSE, 800 pacientes refratários a irinotecano, oxaliplatina, anti-EGFR e anti-VEGF foram randomizados para tipiracil-trifluridina ou placebo. O braço tipiracil-trifluridina foi associado a um ganho em sobrevida global, com significância estatística de 7,1 meses *versus* 5,3 m; HR 0,68, 95% IC 0,58-0,81; benefício observado independentemente do uso prévio de regorafenibe. Apenas oito pacientes demonstraram uma resposta objetiva. A toxicidade mais frequente foi gastrointestinal e hematológica. A associação dessa droga ao bevacizumabe foi avaliada em um estudo de fase II, em que a terapia combinada demonstrou um ganho modesto, mas estatisticamente significante em SLP com 4,6 *versus* 2,6 meses, HR 0,55, IC 95% 0,29-0,72 e de sobrevida global de 9,4 meses *versus* 6,7 meses, HR 0,55 IC 95% 0,32-0,94.[166]

Diversos estudos continuam a avaliar combinações e regimes alternativos incluindo tipiracil-trifluridina nas diversas linhas de tratamento do CCR metastático.

Oxaliplatina e irinotecano

Os primeiros quimioterápicos fora da família das fluoropirimidinas a demonstrarem atividade efetiva contra o CCR foram a oxaliplatina e o irinotecano, desenvolvidos de maneira quase paralela.

A oxalipaltina, uma platina de 3ª geração,[167] inicialmente demonstrou benefício em estudos de fase II, evidenciando taxas de resposta de 10% a 24% como monoterapia[168-170] e de 20% a 50% quando combinada ao 5FU e LV.[171-173]

Após inicialmente ser avaliada com bons resultados em conjunto com cronoterapia,[174] De Gramond et al. avaliaram diversos esquemas, incluindo a oxaliplatina contra CCR metastático. O estudo mais importante tinha como objetivo primário ganho de sobrevida livre de progressão (SLP) em 1ª linha. O esquema infusional de 5-FU (5FULV2)[156] foi comparado com o mesmo esquema mais oxaliplatina (85 mg/m²), no regime conhecido como FOLFOX4. Foram incluídos 420 pacientes, evidenciando ganho de SLP de 6 *versus* 9 meses, p = 0,0003 e também um aumento da taxa de resposta (50,7 *versus* 22,3, p = 0,0001) para o braço do FOLFOX4. Importante salientar que a sobrevida global mediana foi numericamente favorável à combinação (14,7 *versus* 6,2 meses), porém não atingiu significância estatística. Algumas hipóteses foram levantadas como a presença de *crossover* e a realização de outro tratamento efetivo após progressão (37% dos pacientes receberam oxaliplatina ou irinotecano), no braço controle.[175]

O ganho descrito com o FOLFOX4 foi acompanhado de um maior índice de toxicidade com neutropenia e diarreia graus 3-4; assim como neuropatia sensorial grau 3. Com o tempo, foram estudados outros esquemas da mesma combinação, sendo o mFOLFOX6 o mais comumente utilizado.[145]

Importante lembrar que também foram avaliadas alternativas combinando o 5-FU em bólus com a oxaliplatina: Mayo modificado com oxaliplatina; bFOL, NordicFLOX e mFLOX.[176-179] No geral, embora a eficácia desses regimes seja comparável aos esquemas com infusão de 5-FU, a toxicidade observada parece ser mais evidente.

A oxaliplatina está relacionada ao surgimento de neuropatia periférica, um evento cumulativo e, muitas vezes, limitante. A fim de manejar esse evento adverso, surgiu o conceito do tratamento intermitente no CCR metastático. A primeira estratégia estudada foi a suspensão programada da oxaliplatina, com a manutenção do 5-FU e, posteriormente, a reintrodução do tratamento combinado na progressão. No estudo

OPTIMOX1, 620 pacientes foram randomizados em 1ª linha, em duas estratégias: FOLFOX4, utilizado até a progressão; ou FOLFOX7, por seis ciclos, manutenção sem a oxaliplatina por 12 ciclos e reintrodução do FOLFOX7. Como resultados, foi observada ausência de diferença em SLP, TR e SG entre os braços, porém o grupo da manutenção apresentou menores taxas de toxicidades graus 3 e 4 após o sexto ciclo de quimioterapia, validando essa estratégia de tratamento.[180]

Outra estratégia foi avaliada no estudo OPTIMOX2, com base em suspender completamente a quimioterapia, ideia já investigada quando havia apenas o 5-FU e que se mostrou factível, sem impactar a sobrevida. Nesse pequeno estudo de fase II randomizado, a SLP da estratégia de seis ciclos de FOLFOX7, sem nenhuma terapia de manutenção após, foi inferior ao reportado no OPTIMOX1 em termos de sobrevida global, o que colocou em dúvida o papel da parada total da quimioterapia.[181] Hoje em dia, a estratégia com quimioterapia de manutenção ou intervalo sem tratamento é factível, mas deve ser discutida caso a caso.

Infelizmente, embora diversas medicações e intervenções tenham sido tentadas e até consideradas promissoras em estudos iniciais, nenhuma conseguiu alterar significativamente a incidência e a intensidade da neuropatia associada ao uso da oxaliplatina em estudos mais robustos.

Na mesma época dos estudos com oxaliplatina, outra droga, da classe das camptotecinas, o irinotecano, foi introduzida. Em ensaios de fase II, foram observadas taxas de resposta entre 17% e 32%.[182-185] Posteriormente, estudos de fase III, no cenário de 2ª linha, após falha ao 5-FU, compararam irinotecano com suporte clínico ou 5-FU infusional. Ambos demonstraram ganho de sobrevida global (SG em 1 ano: 36,2% versus 13,8%, p = 0,0001 e SG em 1 ano: 45% versus 32%, p = 0,035, respectivamente).[186,187]

Essas evidências culminaram em estudo de fase III, incluindo 683 pacientes com diagnóstico de CCR metastáticos virgens de tratamento oncológico. A randomização foi realizada em três braços de tratamento: combinação de irinotecano, 5-FU e LV (esquema IFL); esquema Mayo clássico; e irinotecano monodroga. O desfecho primário foi favorável ao braço com IFL, com melhor SLP (7 versus 4,3 versus 4,2 meses), TR (50% versus 28% versus 29%) e SG (14,8 versus 12,6 versus 12 meses, p = 0,04). Os grupos tratados com Mayo e irinotecano isolado foram equivalentes. Importante salientar que o benefício de sobrevida global foi observado apesar de 56% dos pacientes tratados com 5FU e LV terem recebido irinotecano em 2ª linha. A maior toxicidade apresentada nos pacientes do braço do IFL foi a diarreia.[188]

Os esquemas infusionais de 5FU também foram combinados ao irinotecano. A associação foi avaliada em um estudo com 387 pacientes, virgens de tratamento oncológico, comparando o 5FULV2 com e sem a adição de irinotecano – FOLFIRI. A associação resultou em maiores taxas de resposta (49% versus 31%, p < 0,001) e tempo para progressão (6,7 versus 4,4 meses, p < 0,001), com ganho de sobrevida estatisticamente significativo (17,4 versus 14,1 meses, p = 0,031).[189] Assim como foi descrito na estratégia do estudo OPTIMOX I, esse esquema também foi avaliado em um estudo randomizado com 336 pacientes,[190] com períodos de descanso a cada 2 meses. Esta parece ser uma alternativa que não traz impactos negativos em sobrevida em ralação ao FOLFIRI contínuo.

Um importante questionamento surgiu logo após o estabelecimento dessas duas opções de tratamento em 1ª e 2ª linhas (FOLFOX e FOLFIRI). Qual seria a ordem mais adequada? Um estudo pequeno, com 226 pacientes, avaliou as sequências de FOLFIRI, seguido de FOLFOX6 e FOLFOX6, seguidos de FOLFIRI na progressão. O seu objetivo primário foi SLP e não houve diferenças entre os grupos, atingindo uma sobrevida global mediana superior a 20 meses em ambos os grupos (21,5 versus 20,6 meses, p = 0,99). As taxas de resposta em 1ª linha também foram semelhantes (56% para FOLFIRI e 54% para FOLFOX).[191]

Em relação à avaliação de igualdade entre esquemas infusionais e em bólus, o estudo N9741 verificou inferioridade do IFL em relação ao FOLFOX.[192-194] Ainda nesse estudo, a inferioridade do esquema IROX foi evidente, sendo uma opção somente para os pacientes com contraindicação ao uso de fluoropirimidina.

O conjunto de estudos aponta para a importância da exposição dos pacientes a todas as drogas disponíveis, aumentando a sobrevida, o que foi confirmado pela análise combinada de sete estudos randomizados de fase III.[195] A grande diferença entre os esquemas é o perfil de toxicidade. Com FOLFOX, há maiores taxas de neurotoxicidade, trombocitopenia e reações de hipersensibilidade, já o FOLFIRI apresenta mais alterações no trato gastrointestinal e alopecia. Estudos adicionais como o FOCUS e o CAIRO[196,197] sugerem que o ganho de sobrevida é similar com uso combinado ou sequencial das principais drogas. No entanto, os pacientes que iniciam tratamento com monoterapia tendem a ter menor oportunidade de receber as três drogas, o que sugere que o uso de terapia combinada deva ser considerado.

Explorando ao máximo o conceito da combinação de quimioterápicos, o Grupo Oncológico Nord Ovest (GONO), italiano, realizou um estudo de fase III, com 244 pacientes, comparando o esquema FOLFOXIRI ao FOLFIRI em 1ª linha.[198] O estudo selecionou pacientes com boa performance e observou uma das maiores taxas de resposta objetiva já relatadas em favor do FOLFOXIRI (41% versus 66%, p = 0,0002), às custas de maior toxicidade hematológica (neutropenia) e neurotoxicidade. Foi observada maior taxa de ressecção R0 de metástases hepáticas no grupo com três drogas, o que leva à possibilidade de uso dessa combinação como possível terapia de conversão ou quando uma maior taxa de resposta é desejável. Os dados de sobrevida global foram favoráveis ao braço do FOLFOXIRI, atingindo 22,6 meses versus 16,7 meses, p = 0,032.[198] Contrapondo esses dados, outro esquema estudado pelo Hellenic Oncology Research Group (HORG),[199] em uma população não tão bem selecionada, não mostrou resultados tão animadores, com resultados inferiores e maiores taxas de toxicidades graus 3 e 4, indicando que o esquema deve ser indicado após adequada individualização.[200] Outro ponto relevante é a aparente falta de benefício adicional com o uso de FOLFOXIRI combinado com um anti-EGFR, quando comparado ao uso do anticorpo monoclonal associado a FOLFOX, indicando que a combinação de duas drogas com o agente biológico é equivalente e suficiente na maioria dos casos.[201]

A avaliação de equivalência das associações de capecitabina com irinotecano (CAPIRI) e oxaliplatina (CAPOX)[101] mostrou resultados contraditórios com os estudos utilizando infusão de 5-FU.[200] Uma metanálise com 3.494 pacientes confirmou a equivalência da capecitabina com o 5-FU quando associada à oxaliplatina, em relação à sobrevida global e sobrevida livre de progressão, porém com menor taxa de resposta.[202] O mesmo não foi demonstrado com a associação da capecitabina ao irinotecano, demonstrando possível inferioridade no estudo BICC-C (fase III), com menores SLP e SG e maiores toxicidades graus 3 e 4 (diarreia, desidratação e vômitos) para o esquema CAPIRI em relação ao FOLFIRI.[203] Em virtude do descrito, CAPOX é uma opção usual, enquanto o CAPIRI é restrito a ocasiões muito particulares, sendo pouco utilizado.

Pouco usado, o UFT foi avaliado, em estudos menores, em combinação com irinotecano e oxaliplatina. Estudos de fase II demonstraram que as combinações são efetivas, com taxa de resposta ao redor de 40% e sobrevida mediana comparável ao 5FU.[204,205] O S-1, utilizado principalmente em países orientais, tem estudo de fase II/III associado ao irinotecano (IRIS), sendo não inferior ao FOLFIRI.[206]

Raltitrexato

Esse inibidor direto da timidilato-sintetase (TS) foi avaliado contra o 5-FU e LV (esquema Mayo). Os resultados foram equivalentes em relação à SG, ao tempo para progressão e à taxa de resposta.[207] O mesmo também foi avaliado no o cenário do 5-FU em associação com irinotecano e oxaliplatina em estudos de fase II, demonstrando atividade.[208-210] No entanto, o estudo PETACC-1, que avaliou o uso do raltitrexato em adjuvância, evidenciou maior mortalidade nesse braço, o que resultou na sua suspensão.[211]

Pouco utilizado, o raltitrexede permanece como uma opção viável quando há contraindicação ao 5-FU, como em casos de deficiência de DPD ou de vasoespasmo coronariano.

Regorafenibe

O regorafenibe é uma droga oral, que bloqueia múltiplas proteinaquinases, incluindo as quinases envolvidas na angiogênese tumoral VEGFR1, -2, -3 e TIE2. Ele tem indicação para o tratamento de pacientes com CCR metastático, que foram previamente tratados com as combinações usuais. A sua atividade no CCR metastático foi demonstrada no estudo CORRECT, com 760 pacientes randomizados para regorafenibe 160 mg, uma vez ao dia, por 21 dias, a cada 28 dias, versus placebo.[212] Os pacientes no braço do regorafenibe demonstraram um modesto ganho de sobrevida global (6,4 versus 5 meses, HR 0,77, 95% IC 0,64-0,94). Somente 1% dos pacientes apresentaram resposta parcial. Os principais eventos adversos de graus 3 e 4 foram síndrome mão-pé, fadiga, hipertensão, diarreia e rash cutâneo. Como muitos pacientes apresentavam alta taxa de toxicidade e necessidade de redução de dose, o estudo ReDOS, de fase II, demonstrou melhor tolerância com o uso de escalonamento de dose (iniciando com 80 mg por dia, aumentando a cada semana até a dose habitual de 160 mg). A mediana de sobrevida apresentou tendência de melhora para o grupo se escalonamento de dose (9,8 *versus* 6 meses); assim como um melhor perfil de toxicidade.[213]

Drogas de alvo molecular

Terapia direcionada contra o VEGF

O bevacizumabe foi o primeiro anticorpo monoclonal aprovado para o tratamento do CCR. Atua ligando-se ao fator de crescimento endotelial vascular ou VEGF-A. Após estudos iniciais promissores,[214] um ensaio de fase III com aproximadamente 800 pacientes avaliou três braços: IFL com e sem bevacizumabe, e 5-FU/LV com BEV. Porém, após a primeira análise interina, o braço sem irinotecano foi abandonado. Os resultados demonstraram ganho de sobrevida nos pacientes que receberam BEV (15,6 *versus* 20,3 meses, p < 0,001), assim como em SLP (10,6 *versus* 6,2 meses, p < 0,001) e TR (44,8% *versus* 34,8%, p = 0,004). Em relação às toxicidades, hipertensão, sangramentos e perfurações intestinais foram as mais relevantes.[215]

O estudo BICC-C, de fase III, foi submetido a uma emenda com adição de bevacizumabe e comparou a associação de bevacizumabe com FOLFIRI e mIFL, e seu resultado evidenciou a superioridade do esquema infusional, com maior SLP (7,6 *versus* 5,9 meses, p = 0,004) e SGm (não alcançada no grupo FOLFIRI + bevacizumabe *versus* 19,2 meses no grupo mIFL + bevacizumabe, p = 0,007).[203] Na análise final do estudo, foi confirmada a maior SGm para o braço FOLFIRI + bevacizumabe (28 *versus* 19,2 meses, p = 0,037).[216] Esses achados foram consolidados em um estudo de fase IV com 209 pacientes que avaliou a associação de FOLFIRI + bevacizumabe, com SLP de 11,1 meses, SG 22,2 meses e TR de 53,1%.[217]

Com relação aos estudos de combinação de bevacizumabe à oxaliplatina, os resultados foram menos expressivos.[147]

O estudo NO16966, inicialmente proposto para comparar FOLFOX4 e XELOX, foi redesenhado num formato randomizado 2×2 para avaliar a SLP com a adição do bevacizumabe, em virtude dos resultados da adição do bevacizumabe em 1ª linha.[218] O mesmo não demonstrou ganho significativo em sobrevida (21,3 *versus* 19,9 meses, p = 0,077); porém, em relação à SLP, houve benefício da adição do bevacizumabe (9,4 *versus* 8 meses, p = 0,0023). Algumas hipóteses foram levantadas para explicar os achados, como o fato de uma grande parte dos pacientes não ter mantido o tratamento até progressão, com algumas suspensões de tratamento em virtude de toxicidades relacionadas à quimioterapia como neuropatia e fadiga.[218] Apesar de o resultado desapontador em relação a ganho em sobrevida global e taxa de resposta no estudo NO 16966, uma metanálise com aproximadamente 1.300 pacientes, tratados com quimioterapia e bevacizumabe, sugere benefício tanto em SLP como ganho em SG, com um HR 0,77, assim como melhor taxa de resposta global.[219]

O uso do esquema tríplice com FOLFOXIRI associado ao bevacizumabe foi avaliado em alguns estudos. Um dos principais foi o TRIBE, estudo de fase III que avaliou o uso de FOLFOXIRI com bevacizumabe *versus* FOLFIRI com bevacizumabe. O TRIBE evidenciou altas taxas de resposta objetiva e ganho em sobrevida global estatisticamente significativo (29,8 *versus* 25,8 meses) para o subgrupo das três drogas + bevacizumabe, porém não conseguiu alterar as taxas de cirurgia de conversão para metástase hepática (15% *versus* 12% com FOLFIRI).[220]

O benefício do uso de FOLFOXIRI/bevacizumabe em 1ª linha, comparado à estratégia pré-planejada sequencial de exposição aos mesmos agentes em linhas subsequentes, foi sugerido pelo mesmo grupo, no estudo TRIBE2. Os benefícios dessa estratégia incluíram ganho significativo de tempo para a segunda progressão, taxa de resposta objetiva e sobrevida global (27,4 *versus* 22,5 meses). Todavia, com um custo alto em toxicidades, com maiores taxas de diarreia graus 3 a 4, neutropenia e neutropenia febril.[221]

Em 2020, foi publicada uma metanálise de cinco estudos comparando FOLFOXIRI com bevacizumabe *versus* doublet com bevacizumabe (dos estudos CHARTA, OLIVIA, STEAM, TRIBE e TRIBE2). A sua conclusão foi que a terapia tripla com bevacizumabe atingiu ganho estatisticamente significativo em sobrevida global (28,9 *versus* 24,5 meses), SLP mediana (12,2 *versus* 9,9 meses), taxa de resposta objetiva (65% *versus* 54%), e um ganho modesto, porém significativo, na taxa de ressecção R0 (16 *versus* 12% p = 0,07).[222]

Com o crescimento do uso do bevacizumabe em 1ª linha, um importante questionamento clínico surgiu sobre quando e em quem o medicamento deveria ser mantido em associação à quimioterapia de 2ª linha. Uma associação entre sobrevida e exposição ao bevacizumabe além da primeira progressão foi sugerida em uma análise do registro observacional BRiTE, que avaliou 1.953 pacientes que progrediram após receber um regime de 1ª linha contendo bevacizumabe[223] e em um relatório preliminar do estudo de coorte observacional no estudo ARIES.[224]

A melhor evidência disponível vem do ML 18147, estudo europeu de fase III com 820 pacientes, randomizados para quimioterapia baseada em fluoropirimidina associada ou não ao bevacizumabe. A manutenção do bevacizumabe em 2ª linha demonstrou ganho em SLP (mediana 5,7 *versus* 4,1 meses) e sobrevida global (mediana de 11,2 *versus* 9,8 meses), assim como eventos adversos relacionados ao BEV não apresentaram incremento de acordo com os dados históricos, em relação ao seu uso em 1ª linha. Assim como ficou demonstrado que mais pacientes atingiram taxa de controle de doença (68% *versus* 54%).[225]

Mesmo em pacientes idosos, há benefício do uso do bevacizumabe em adição à quimioterapia.[226,227] Porém, há necessidade de maior cautela em virtude das maiores taxas de toxicidades graus 3 e 4, como hipertensão, sangramento, perfuração gastrointestinal e eventos trombóticos e tromboembólicos, especialmente arteriais.[219,228] Complicações relacionadas à cicatrização não apresentaram aumento naqueles pacientes que iniciaram bevacizumabe 28 a 60 dias após a cirurgia; porém, se utilizado concomitante, o risco é maior, com 13% dos pacientes tendo alguma complicação.[229]

Aflibercepte

O aflibercepte intravenoso é uma proteína de fusão recombinante, consistindo em porções de ligação do fator de crescimento endotelial vascular (VEGF) de domínios-chave dos receptores 1 e 2 de VEGF humanos fundidos à porção Fc da imunoglobulina humana G1.[230] A aprovação de seu uso em 2ª linha em associação com FOLFIRI foi baseada no estudo VELOUR, com 1.226 pacientes. A sobrevida global mediana foi significativamente maior em pacientes tratados com aflibercept (13,5 *versus* 12,1 meses), assim como a PFS mediana (6,9 *versus* 4,7 meses). O benefício e a segurança foram semelhantes, independentemente da exposição anterior ao bevacizumabe.[231] O perfil de toxicidades no braço FOLFIRI + aflibercept foi consistente com outros agentes direcionados à via do VEGF (sangramento, hipertensão, proteinúria, infecção da ferida, eventos tromboembólicos arteriais).

Ramucirumabe

O ramucirumabe é um anticorpo monoclonal recombinante que se liga ao VEGFR-2, bloqueando a ativação do receptor. A eficácia do ramucirumabe para o tratamento de 2ª linha de mCRC foi abordada no estudo de fase III RAISE, em que 1.072 pacientes pós-progressão à 1ª linha com bevacizumabe, oxaliplatina e uma fluoropirimidina foram randomizados para FOLFIRI com ramucirumabe (8 mg/kg por via intravenosa a cada 2 semanas) ou placebo até progressão da doença, toxicidade inaceitável ou morte. Como resultado, foi evidenciado um ganho modesto em sobrevida mediana (13,3 *versus* 11,7 meses), assim como a SLP mediana de (5,7 *versus* 4,5 meses). Os principais eventos adversos de grau 3 ou mais incluíram neutropenia (38% *versus* 23%), hipertensão (11% *versus* 3%) e fadiga (12% *versus* 8%). Com base nesses resultados, o ramucirumabe recebeu aprovação para uso em combinação com FOLFIRI para o tratamento de CRC metastático em pacientes cuja doença apresentou progressão a um regime de 1ª linha contendo bevacizumabe, oxaliplatina e fluoropirimidina.[232] Porém, na prática clínica, essa combinação não é muito utilizada.[233]

Terapias direcionadas contra o EGFR

No final do século XX, John Mendelsohn desenvolveu um anticorpo monoclonal quimérico, direcionado contra o *epidermal growth factor receptor* (EGFR), conhecido como C225, ou cetuximabe, e o mesmo foi avaliado em diversos estudos incluindo pacientes com CCR. Esses dados iniciais deram suporte a um estudo de fase III (estudo BOND), que comparou irinotecano e cetuxiomabe *versus* cetuximabe isolado em pacientes refratários à quimioterapia. A associação de irinotecano e cetuximabe foi superior ao anticorpo isolado em TR (22,9% *versus* 10,8%, p = 0,007) e tempo para progressão (4,1 *versus* 1,5 meses, p < 0,001), porém sem diferença em sobrevida (SG em 1 ano de 29% e 32%, respectivamente).[234] O estudo BOND demonstrou superioridade da combinação, inclusive podendo resgatar pacientes refratários a irinotecano, porém também evidenciou benefício no uso do cetuximabe isolado em pacientes politratados. Os estudos iniciais evidenciaram uma maior taxa de resposta naqueles pacientes que apresentavam rash cutâneo acneiforme, sendo a sua intensidade diretamente proporcional à taxa de resposta e sobrevida.[234-236]

O panitumunabe, um anticorpo monoclonal humanizado específico para o domínio extracelular de EGFR, também foi avaliado em monoterapia em um estudo com 463 pacientes refratários a FU, irinotecano e oxaliplatina, comparando cuidados de suporte com ou sem panitumumabe. Os pacientes que receberam panitumumabe foram significativamente mais propensos a estarem vivos e livres de progressão em 8 semanas (49% versus 30%). Não houve ganho de sobrevida, mas o estudo permitia crossover dos pacientes para o grupo experimental, o que pode ter influenciado no resultado.[237]

Após essa descrição de ganho em 3ª linha de tratamento, com taxas de resposta expressivas, havia necessidade de pesquisas no uso de ambos os anticorpos em 1ª linha de tratamento, em associação com FOLFIRI e FOLFOX.

O principal estudo nesse cenário foi o CRYSTAL, de fase III, que randomizou 1.217 pacientes para uso de FOLFIRI associado ou não ao cetuximabe. O medicamento atingiu o objetivo primário com ganho de SLP (8,9 versus 8 meses, p = 0,036) assim como trouxe maior taxa de resposta (46,9% versus 38,7%, p = 0,004), mas não apresentou impacto em sobrevida global (19,9 versus 18,6 meses, p = 0,31).[238] Nesse momento, ainda não havia os estudos demonstrando a falta de eficácia do cetuximabe para pacientes que apresentavam mutações do gene KRAS (presentes em cerca de 40% dos pacientes com CCR metastático).[239-42]

As mutações, comumente encontradas nos éxons 12 e 13, ocasionavam ativação constitutiva da via de sinalização de KRAS (ativação independente do bloqueio do receptor do EGFR). A análise da mutação de KRAS de 394 pacientes do estudo CO.17[235] confirmou a falta de eficácia do anticorpo nos pacientes KRAS mutado e o ganho de sobrevida no grupo de KRAS selvagem.[243]

O uso em associação com a oxaliplatina foi avaliado no estudo OPUS (*Oxaliplatin and Cetuximab in First-Line Treatment of mCRC*), fase II randomizado, com o objetivo primário de avaliar taxa de resposta, valendo-se do FOLFOX4 como esquema de quimioterapia. Com 344 pacientes randomizados, a taxa de resposta foi maior com a adição do cetuximabe (46% versus 36%), embora sem significância estatística (p = 0,064).[244]

Em contraste com o irinotecano, o benefício de adicionar cetuximabe ou panitumumabe (que será descrito a seguir) a um regime de 1ª linha baseado em oxaliplatina é menos certo. Os dados são controversos, com dois ensaios sugerindo benefício para a terapia combinada,[245,246] mas outros sugerindo falta de benefício.

Embora todos os trabalhos citados até aqui utilizem o cetuximabe em esquema semanal, existem evidências que indicam a segurança e a manutenção da eficácia utilizando-se a droga quinzenalmente em dose maior, mantendo-se a mesma intensidade de dose, o que confere maior praticidade aos esquemas e maior comodidade para o paciente.[247,248]

O panitumumabe, outro anticorpo contra o EGFR, foi comparado ao melhor cuidado de suporte clínico em casos refratários à quimioterapia em estudo de fase III com 463 pacientes. O grupo tratado apresentou ganho modesto, mas significativo, de sobrevida livre de progressão (HR 0,54). A taxa de resposta com o panitumumabe foi de 10%.[237] Não houve ganho de sobrevida, o que pode ser explicado pelo fato de a maioria (76%) do grupo de suporte clínico ter recebido a droga posteriormente. Assim como com o cetuximabe, o benefício do panitumumabe está restrito aos pacientes com RAS selvagem.[241]

Em 1ª linha, o estudo de fase III PRIME incluiu 1.183 pacientes (em 93% conseguiu ser avaliado o KRAS) e os randomizou para FOLFOX4 com ou sem o anticorpo. Nos pacientes KRAS selvagem, com a adição do panitumumabe, houve ganho com significância estatística de SLP (9,6 versus 8 meses, p = 0,02), porém sem ganho de SG (23,9 versus 19,7 meses, p = 0,072) ou TR (55% versus 48%, p = 0,068).[249] No subgrupo dos pacientes com mutação KRAS, os resultados foram piores com a adição do anticorpo. No estudo de fase III, em 2ª linha, 1.186 pacientes receberam tratamento com FOLFIRI associado ou não ao panitumumabe. Assim como no estudo PRIME, nos pacientes com KRAS selvagem houve melhora da SLP (5,9 versus 3,9 meses, p = 0,004), porém sem ganho de SG (14,5 versus 12,5 meses, p = 0,12). Maior TR foi observada (35% versus 10%).[250]

O cetuximabe e o panitumumabe parecem ter eficácia comparável quando usados como agentes únicos para terapia de resgate em pacientes com mCRC refratário à quimioterapia,[92,93,104-106] e quando usados para terapia de 1ª ou 2ª linhas de mCRC em conjunto com um esquema quimioterápico à base de irinotecano.[235,237,251-253] Em termos de toxicidade, ambos podem causar rash cutâneo aceniforme, bem como distúrbios eletrolíticos, particularmente hipomagnesemia, e desenvolvimento de anticorpos contra anticorpos. Como o cetuximabe é um anticorpo quimérico, apresenta risco um pouco maior de reação alérgica em relação ao panitumumabe, que é um anticorpo "humano". Ambos somente devem ser utilizados em pacientes com NRAS, KRAS, BRAF selvagens. Na prática clínica, não há preferência terapêutica pelo uso de cetuximabe ou panitumumabe em monoterapia ou em combinação com quimioterapia.

Na Tabela 126.3, exemplificamos as doses dos principais esquemas quimioterápicos no cenário paliativo.

Mutação do BRAF

BRAF é um componente da via de sinalização RAS-RAF-MAPK. As mutações ativadoras, que são mutuamente exclusivas com mutações KRAS, são encontradas em aproximadamente 5% a 12% dos CRC metastático, em sua grande maioria V600E, e são associadas a um piora prognóstico.[255] Avaliações recentes demonstram a ausência de eficácia dos anticorpos contra EGFR nessa população.[256]

Tabela 126.3. Regimes mais comumente utilizados para o tratamento de 1ª linha do câncer de cólon metastático

	Drogas, doses e vias	Esquema
Regimes – Fluoropirimidinas/Oxaliplatina/Irinotecano		
FOLFIRI[191]	5-FU 400 mg/m² EV bólus D1, seguido por 2.400 a 3.000 mg/m² EV infusional em 46 horas Leucovorin EV 400 mg/m² D1 Irinotecano EV 180 mg/m² D1	A cada 2 semanas
mFOLFOX6[145]	5-FU 400 mg/m² EV bólus D1, seguido por 2.400 mg/m² EV infusional em 46 horas Leucovorin 400 mg/m² EV D1 Oxaliplatina 85 mg/m² EV D1	A cada 2 semanas
XELOX[147]	Capecitabina 1.000 mg/m² VO 2 vezes/dia D1-D14 Oxaliplatina 130 mg/m² EV D1	A cada 3 semanas
FOLFOXIRI[198]	5-FU 400 mg/m² EV bólus D1, seguido por 3.200 mg/m² EV infusional em 46 horas Leucovorin 400 mq/m² EV D1 Irinotecano EV 165 mg/m² D1 Oxaliplatina 85 mg/m² EV D1	A cada 2 semanas
Regimes – Bevacizumabe		
Bevacizumabe[147]	5 mg/m² EV D1 (Em adição aos regimes a cada 2 semanas)	A cada 2 semanas
Bevacizumabe[147]	7.5 mg/m² EV D1 (Em adição aos regimes a cada 3 semanas)	A cada 3 semanas
Regimes – Anti-EGFR		
Cetuximabe[254]	500 mg/m² EV D1 (Em adição aos regimes a cada 2 semanas)	A cada 2 semanas
Panitumumabe[249]	6 mg/kg EV D1 (Em adição aos regimes a cada 2 semanas)	A cada 2 semanas

Fonte: Reinert T, Henriksen TV, Christensen E, Sharma S, Salari R, Sethi H, et al., 2019; Klein M, et al., 2015; Rougier P, Van Cutsem E, Bajetta E, Niederle N, Possinger K, Labianca R, et al., 1998; Sanoff HK, Sargent DJ, Campbell ME, Morton RF, Fuchs CS, Ramanathan RK, et al., 2008; Qin S, Li J, Wang L, Xu J, Cheng Y, Bai Y, et al., 2018; Peeters M, Price TJ, Cervantes A, Sobrero AF, Ducreux M, Hotko Y, et al., 2010.

O estudo de fase III BEACON, incluiu pacientes com mutação BRAF V600E e RAS selvagem, pós-progressão a 1-2 regimes de tratamento, para receber cetuximabe + encorafenibe (inibidor BRAF), com ou sem o inibidor de MEK (binimetinibe); ou irinotecano associado a cetuximabe.[257] Os resultados iniciais evidenciaram uma sobrevida global mediana maior para a combinação tripla em comparação com ambos os regimes de controle (9 versus 5,4 meses). Porém, numa análise posterior, enquanto a sobrevida global mediana permaneceu significativamente maior com a terapia tripla em comparação com irinotecano ou FOLFIRI mais cetuximabe (9,3 versus 5,9 meses), não houve mais a diferença de sobrevida entre os dois regimes direcionados (triplo e duplo com o uso do encorafenibe).[258] Tanto o regime triplo como o duplo demonstraram melhora na qualidade de vida em comparação com o tratamento-padrão com uma combinação de irinotecano/cetuximabe em uma análise dos resultados relatados pelo paciente. Em virtude do descrito, atualmente é favorecido o uso de terapia dupla, com encorafenibe e cetuximabe.

HER-2

Aproximadamente 3% a 5% dos tumores CCR metastáticos têm amplificação do HER2. Apesar da raridade, estudos têm sido realizados com pacientes com tumores de cólon metastáticos, HER2-positivos, pós-progressão às linhas de tratamento disponíveis. As opções investigadas incluíram trastuzumabe mais lapatinibe, trastuzumabe mais pertuzumabe ou, para indivíduos que receberam trastuzumabe anteriormente, fam-trastuzumabe deruxtecano.[259]

O estudo HERACLES, de fase II, avaliou a eficácia da terapia direcionada dupla com trastuzumabe (um anticorpo monoclonal que se liga ao domínio extracelular de HER2) mais lapatinibe (um inibidor de tirosina quinase -TKI, contra EGFR1 e HER2) em pacientes CCR metastático, com KRAS selvagem e superexpressão de HER2.[260] No total, 27 pacientes receberam trastuzumabe intravenoso mais lapatinibe oral até progressão. Os primeiros resultados incluíram oito pacientes com resposta objetiva (30%), um com resposta completa e outros 12 com doença estável (44%). A tolerância foi razoável com toxicidade grau 3 em 22% dos pacientes. Em uma análise posterior, foi observada alta taxa de metástase em SNC.

Outro estudo, o MyPathway – estudo *basket*, avaliou a combinação de trastuzumabe mais pertuzumabe (um anticorpo monoclonal humanizado recombinante que tem como alvo o domínio de dimerização HER2 extracelular) para pacientes com tumores amplificados/superexpressos de HER2 que não sejam câncer de mama.[51,52] Na análise mais recente, entre os 84 pacientes mCRCs incluídos, houve 22 respostas objetivas (26%), 21 das quais em pacientes com tumores KRAS selvagem.[261]

Por fim, o trastuzumabe-deruxtecano, um conjugado anticorpo-droga composto por um anticorpo anti-HER2, um ligante à base de tetrapeptídeo clivável e um inibidor de topoisomerase I citotóxico, foi avaliado no estudo de fase II, o DESTINY-CRC01. Foram recrutados 78 pacientes com CCR metastático com superexpressão de HER2, pós-progressão a dois ou mais regimes (aproximadamente 30% haviam recebido terapias direcionadas ao HER2).[262] A última análise apresentada, com seguimento de 62 semanas, incluindo pacientes com HER2 3+ IHC ou 2+ com FISH positivo (53 pacientes), apresentou uma taxa de resposta de 45%, incluindo uma resposta completa e 23 respostas parciais; a taxa de controle de doença foi de 83%. A duração média da resposta foi de 7 meses e a PFS mediana foi de 6,9 meses. No entanto, é importante notar que reações adversas graves de grau 3 ou mais ocorreram em 61% dos pacientes; as mais comuns sendo hematológicas, gastrointestinais e pneumológicas, principalmente pneumonite.

Em virtude do descrito, o alvo HER2 torna-se cada vez mais importante no tratamento dos tumores colorretais metastáticos.

Deficiência de enzimas reparo DNA (dMMR)/ Instabilidade de microssatélites (MSI-H)

A presença de deficiência nas enzimas de reparo do DNA (dMMR), com a resultante Instabilidade de Microssatélites (MSI-H), ocorre em aproximadamente 3,5% a 6,5% dos pacientes com CCR metastático. Em decorrência da alta produção de neoantígenos, esses tumores tornam-se "quentes" para o sistema imunológico e são muito suscetíveis a tratamento com inibidores de *checkpoint* imunológico. Embora o conhecimento ainda esteja em evolução, parece muito provável que esta se torne a abordagem de 1ª linha para pacientes adequadamente selecionados.

O estudo que embasa o uso de imunoterapia em 1ª linha para esse subgrupo de pacientes é o KEYNOTE-177. O uso em monoterapia com pembrolizumabe (um anticorpo anti-PD1) foi comparado com quimioterapia convencional em 307 pacientes com dMMR/MSI-H. O braço do pembrolizumabe demonstrou superioridade em termos de SLP (mediana de 16,5 versus 8,2 meses), taxa de resposta objetiva (44% versus 33%) e duração da resposta. Entre os pacientes com resposta, 83% no grupo pembrolizumabe versus 35% daqueles no grupo de quimioterapia tiveram respostas sustentadas em 24 meses. Assim como houve melhor perfil de toxicidades para o braço do pembrolizumabe (taxas de reações adversas de graus 3 a 5 de 22% versus 66%).[263]

O CHECKmate 142 é um estudo de fase II que também avaliou a mesma população em 1ª linha com 45 pacientes. Os pacientes receberam nivolumabe 3 mg/kg a cada 2 semanas, mais ipilimumabe (um anticorpo monoclonal dirigido contra CTLA-4) em dose baixa (1 mg/kg a cada 6 semanas), com ambos os medicamentos continuados até a progressão da doença ou toxicidade limitante. A taxa de resposta global mediana foi de 69% pela avaliação do investigador e 62% pela revisão central cega; 13% dos pacientes apresentaram progressão de doença como a melhor resposta inicial. A duração mediana da resposta ainda não foi alcançada. As toxicidades de graus 3 ou 4 relacionadas ao tratamento foram relatadas em apenas 22% dos pacientes, e apenas seis descontinuaram a terapia em razão de um evento adverso relacionado ao tratamento. Ainda não sabemos se esses resultados são melhores do que os que podem ser alcançados com a monoterapia.[264]

Em cenários pós progressão à quimioterapia, também há evidência do uso de imunoterapia para os pacientes com dMMR/MSI-H. O estudo de fase II com pembrolizumabe incluiu 11 pacientes com mCRC dMMR, 21 com pMMR mCRC e 9 com cânceres metastáticos dMMR não colorretais; todos pós-progressão a diversas linhas de tratamento.[265] Na coorte de pacientes com mCRC dMMR, foram observadas uma taxa de resposta de 50% e uma taxa de controle de doença de 89%.[263,266] A sobrevida global e a sobrevida livre de progressão (PFS) não foram alcançadas no grupo dMMR versus uma PFS mediana de 2,3 meses e uma sobrevida global de 7,6 meses no grupo pMMR.

O nivolumabe, outro anticorpo monoclonal anti-PD-1, também foi avaliado em um estudo de fase II, o CheckMate 142, no qual pacientes com dMMR refratários (n = 59) ou pMMR (n = 23) mCRC receberam nivolumabe com ou sem ipilimumabe.[264] A mediana de duração de resposta não foi atingida, com resposta objetiva e taxa de controle de doença em 69% e 89% respectivamente, demonstrando uma resposta robusta e durável, beneficiando aqueles pacientes com tumores dMMR. Em uma análise posterior de 74 pacientes com mCRC dMMR tratados apenas com nivolumabe (3 mg/kg a cada 2 semanas), em um acompanhamento médio de 12 meses, 23 apresentaram uma resposta objetiva (31%) e a duração média da resposta não havia sido alcançada.[267]

Embora promissores, esses tratamentos ainda estão em fase de avaliação no Brasil, e seu uso em monoterapia ou em combinação ainda não foi totalmente incorporado na prática clínica.

Impacto da lateralidade no tumor de cólon

Uma das maiores surpresas em relação ao tratamento dos tumores de cólon foi o entendimento do impacto do local de surgimento da lesão primária no resultado do tratamento sistêmico. Pacientes com CCR metastáticos originados no lado direito (ou seja, proximal à flexura esplênica) não respondem bem ao uso de anticorpos contra EGFR e devem ser considerados para uso de um anti-VEGF em 1ª linha, mesmo que o tumor seja RAS e BRAF selvagem.[268] Pacientes nos quais há contraindicação de uso de um anti-VEGF devem receber apenas quimioterapia em 1ª linha. No entanto, o uso de anti-EGFR em linhas subsequentes parece ser aceitável.

Para pacientes com CCR metastático e tumor primário do lado esquerdo, que não apresentam mutações no RAS ou BRAF, o esquema preferencial combina um dos regimes quimioterápicos com um dos anticorpos anti-EGFR.

O estudo FIRE-3, em que 735 pacientes foram randomizados para FOLFIRI com bevacizumabe ou cetuximabe em 1ª linha, apresentou taxas de resposta maiores no subgrupo com cetuximabe (72% versus 56%). Em uma análise subsequente, o benefício do cetuximabe sobre o bevacizumabe foi limitado aos pacientes com tumor primário do lado esquerdo (SGm de 38 m versus 28 m); enquanto para os tumores do lado direito, o bevacizumabe foi melhor (SGm de 23 m versus 18,3 m).[148,269] De modo similar, uma análise retrospectiva do estudo CALGB/SWOG 80405 avaliou cetuximabe versus bevacizumabe em combinação com FOLFIRI ou FOLFOX em pacientes com tumores KRAS selvagem. O cetuximabe resultou em sobrevida superior para aqueles com tumores primários do lado esquerdo (mediana de 39 m *versus* 33 m).[270,271] Na ASCO de 2022, esse questionamento pôde ser respondido definitivamente com os resultados do estudo PARADIGM. Esse estudo randomizou pacientes com CCRm e RAS selvagem, virgens de quimioterapia, para mFOLFOX6 com bevacizumabe ou panitumumabe. O uso do panitumumabe melhorou significativamente a SG *versus* bevacizumabe, mais evidente em pacientes com tumores do lado esquerdo, estabelecendo um regime de combinação padrão de 1ª linha para esta população.[272]

Outras estratégias de terapia molecular – associação de anti-EGFR e VEGF?

O primeiro estudo a avaliar essa associação foi o BOND-2, de fase II randomizado com 83 pacientes previamente tratados e refratários a irinotecano. Os pacientes foram randomizados para dois braços: o braço A com a combinação de bevacizumabe, cetuximabe e irinotecano e o braço B apenas a combinação dos dois anticorpos (cetuximabe associado a bevacizumabe). Os resultados foram interessantes,[273] porém estudos posteriores falharam em confirmar esses achados. Como o PACCE, estudo de fase IIIB que avaliou a combinação de panitumumabe e bevacizumabe em mais de 1 mil pacientes com CCR metastático tratados com esquemas baseados em oxaliplatina ou irinotecano em 1ª linha. O estudo foi suspenso após a primeira análise interina em razão dos piores resultados observados com a combinação dos anticorpos.[274] Outro estudo de fase III em 1ª linha (CAIRO2) avaliou a combinação de capecitabina, oxaliplatina, bevacizumabe e o mesmo esquema mais o cetuximabe. Com 755 pacientes randomizados, observou-se menor SLP no grupo com a associação de anticorpos, bem como maior toxicidade e pior qualidade de vida.[275] Por esse motivo, o uso do bloqueio concomitante de VEGF e EGFR nunca deve ser utilizado no CCR metastático.

DOENÇA METASTÁTICA – TRATAMENTO CIRÚRGICO

Nos pacientes com câncer colorretal metastático, a ressecção do tumor primário raramente está indicada, pois a presença ou não do tumor primário não parece alterar o resultado do tratamento sistêmico.

Em casos selecionados, a ressecção pode ser necessária quando o tumor estiver causando, ou ameaçando causar, obstrução, sangramento, ou outras complicações locais. Outra indicação para a remoção do tumor primário seria quando há possibilidade real de uma combinação da cirurgia com outros tratamentos para deixar o paciente livre de doença, ou seja, quando a metastasectomia estiver indicada.

O tratamento cirúrgico das metástases tem ganho espaço, pelos bons resultados de longo prazo, inclusive com taxas razoáveis de cura. No entanto, é importante salientar que nem todo paciente metastático é candidato à ressecção. De maneira geral, pacientes são considerados bons candidatos à metastasectomia quando apresentam poucas metástases (oligometastáticos), não mais do que um ou dois órgãos acometidos, e longo tempo desde a ressecção do primário ou boa resposta ao tratamento sistêmico. Pacientes com doença disseminada, múltiplos órgãos acometidos, ou que progridam na vigência de tratamento sistêmico, são maus candidatos para tratamentos locais.

Quando há dúvida em relação à indicação cirúrgica, recomenda-se fortemente que o caso seja discutido em reunião multidisciplinar antes de uma decisão final.

Tratamento local de metástases hepáticas

O fígado é o sítio mais comum de metástases à distância para os tumores colorretais. As metástases sincrônicas para o fígado ocorrem como apresentação inicial em 10% a 20% dos pacientes e serão identificadas em 40% a 70% de todos os pacientes que evoluem com doença disseminada. A maioria das metástases hepáticas aparece nos 2 primeiros anos após a ressecção do tumor primário. A literatura atual mostra que o tratamento de pacientes com metástases bem selecionados pode ocasionar maior sobrevida livre de doença.[276]

O tratamento local está indicado naqueles pacientes em que o tumor primário foi ou pode ser ressecado com intenção curativa, quando há doença exclusivamente hepática ou predominantemente hepática, com lesões oligometastáticas em um ou mais sítios (pulmão ou eventualmente peritônio), desde que passível de ressecção completa dos sítios acometidos (ressecção R0).[277]

A abordagem contemporânea no tratamento local das metástases hepáticas é realizada de forma multidisciplinar, envolvendo equipes de cirurgia oncológica, radiologia intervencionista, radioterapia e oncologia clínica.

O tratamento local das metástases hepáticas deve ser oferecido quando a doença é limitada e, quando bem indicado, acarreta ganho de sobrevida, inclusive com possibilidade de cura. A definição de quais pacientes seriam bons candidatos deve ser conjunta, preferencialmente discutida em reuniões multidisciplinares. O registro internacional LiverMetSurvey demonstra sobrevida global dos pacientes com metástases exclusivamente hepáticas de 42% e 25% em 5 e 10 anos respectivamente após a ressecção; enquanto nos pacientes não operados, a sobrevida em 5 anos é de 9% (Figura 126.2).[278]

Estudo recente realizado no Instituto do Câncer do Estado de São Paulo (ICESP) do Hospital das Clínicas da Universidade de São Paulo demonstra ainda que a hepatectomia repetida em pacientes previamente submetidos à hepatecomia R0 que recidivaram a doença metastática hepática traz ganho de sobrevida semelhante à de pacientes submetidos à hepatectomia única, tendo como fator prognóstico o longo tempo para recidiva da doença secundária (Figura 126.3).[277]

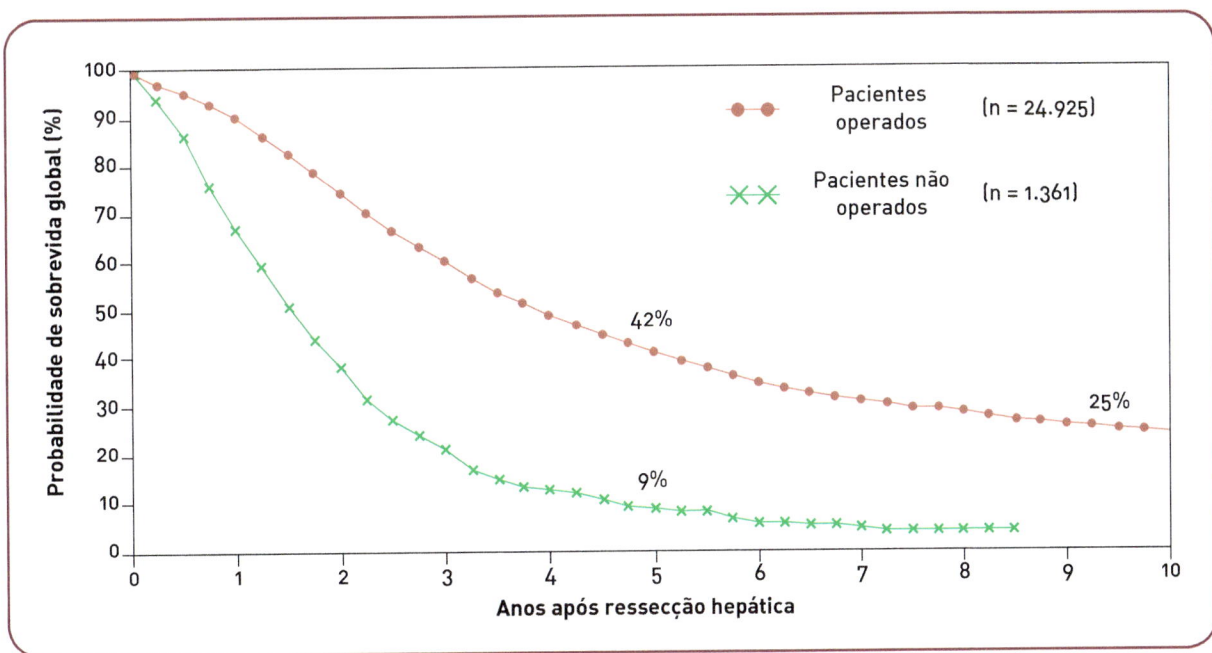

FIGURA 126.2 – Sobrevida global dos pacientes com metástases exclusivamente hepáticas submetidos ou não a metastasectomia.
Fonte: Adaptada de Adam R, Kitano Y, 2019.

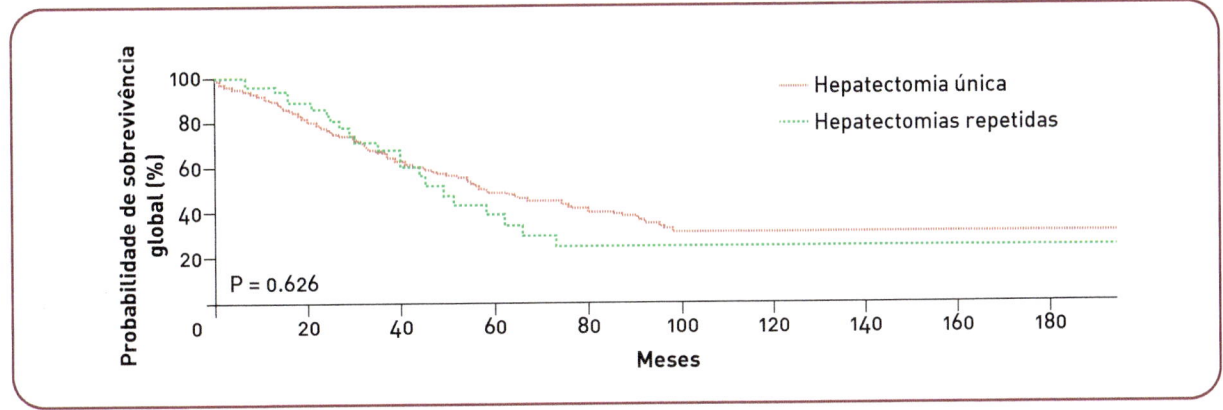

FIGURA 126.3 – Sobrevida pós hepatectomia repetida em pacientes previamente submetidos à hepatecomia R0 que recidivaram a doença metastática hepática.
Fonte: Adaptada de Costa PF, Coelho FF, Jeismann VB, Kruger JAP, Fonseca GM, Cecconello I, et al., 2022.

As técnicas de ablação por radiofrequência ou, mais recentemente, por micro-ondas são métodos térmicos utilizados para danificar o tecido tumoral e utilizadas quando a ressecção cirúrgica não é possível, apresentando taxas de sucesso semelhantes às de ressecção para tumores menores de 3 cm, sendo amplamente utilizados durante o ato operatório em pacientes com fígados multinodulares, com a finalidade de preservação do parênquima hepático e pode ainda emergir como opção de tratamento em pacientes oligometastáticos menores de 3 cm dimensões, sendo, por vezes, realizados de forma percutânea guiada por ultrassonografia e TC.[279] Nas Figuras 126.4 a 126.7, exemplificamos um caso de ablação hepática e hepatectomia.

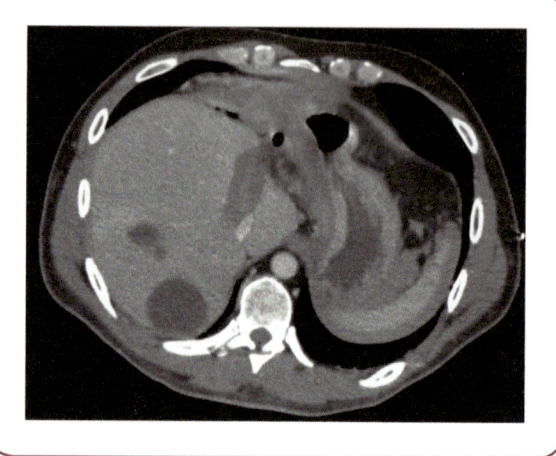

FIGURA 126.6 – Imagem logo após a ablação hepática.
Fonte: Acervo da autoria.

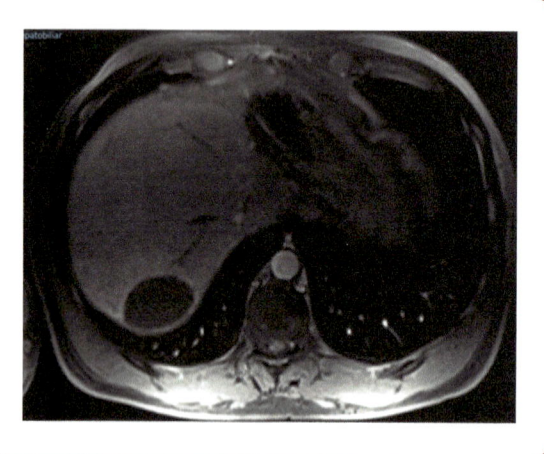

FIGURA 126.4 – Imagem pré-ablação hepática.
Fonte: Acervo da autoria.

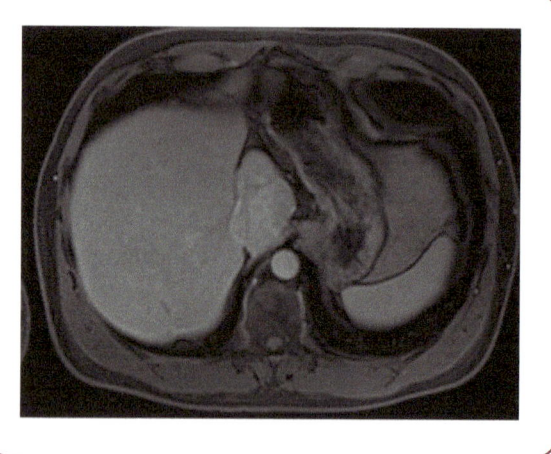

FIGURA 126.7 – Imagem de 4 anos após ablação hepática, em paciente submetido à hepatectomia esquerda e enucleação no lobo direito.
Fonte: Acervo da autoria.

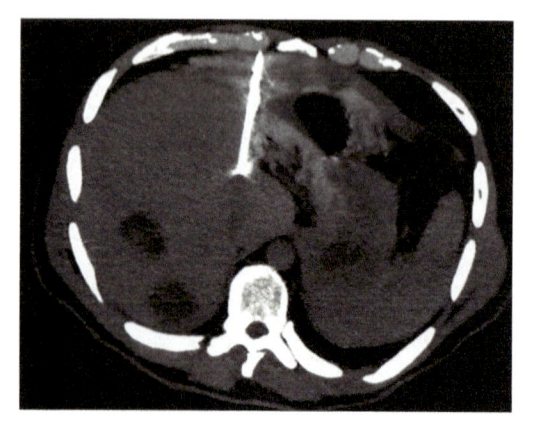

FIGURA 126.5 – Imagem durante a ablação hepática.
Fonte: Acervo da autoria.

Em pacientes com parênquima normal, necessita-se manter apenas 25% do volume hepático para se prevenir a insuficiência hepática pós-operatória. Quando se planeja uma ressecção extensa de um lobo hepático, pode-se realizar a embolização portal seletiva para promoção da hipertrofia do lobo contralateral que se planeja manter.[181]

Tratamento local de metástases pulmonares

O parênquima pulmonar constitui o segundo sítio mais comum de metástases de tumores colorretais, podendo ainda ser sítio único de metástases, sobretudo de tumores de reto.[280]

A metastasectomia pulmonar aparenta, assim como já consolidado nas metástases hepáticas, trazer benefício de sobrevida e de tempo livre de recidiva, sobretudo quando apresentam sinais favoráveis como menos de três lesões, unilaterais, longo intervalo libre de recidiva, CEA baixo pré-operatório.[281]

Alternativas menos invasivas como SBRT e ablação percutânea podem ser considerados nos tratamentos de pacientes não candidatos cirúrgicos ou em casos selecionados, inclusive com intuito curativo, visto que a eficácia se apresenta em estudos não randomizadas sobreponíveis à metastasectomia cirúrgica em lesões menores de 3 cm, com sobrevida global em 3 anos de 84% em estudo prospectivo publicado em 2020.[282]

REFERÊNCIAS

1. Fitzmaurice C, Abate D, Abbasi N, Abbastabar H, Abd-Allah F, et al. Global, Regional, and National Cancer Incidence, Mortality, Years of Life Lost, Years Lived With Disability, and Disability-Adjusted Life-Years for 29 Cancer Groups, 1990 to 2017: a systematic analysis for the global burden of disease study. JAMA Oncol. 2019;5(12):1749.
2. Siegel RL, Miller KD, Fuchs HE, Jemal A. Cancer statistics, 2022. CA Cancer J Clin. 2022;72(1):7-33.
3. Islami F, Ward EM, Sung H, Cronin KA, Tangka FKL, Sherman RL, et al. Annual report to the nation on the status of cancer, part 1: national cancer statistics. JNCI J Natl Cancer Inst. 2021;113(12):1648-69.
4. Tipos de Câncer [Internet]. Instituto Nacional de Câncer – INCA. [2022 ago. 22]. Disponível em: https://www.gov.br/inca/pt-br/assuntos/cancer/tipos/tipos-de-cancer.
5. Jemal A, Siegel R, Ward E, Hao Y, Xu J, Thun MJ. Cancer Statistics, 2009. CA Cancer J Clin. 2009;59(4):225-49.
6. Montminy EM, Zhou M, Maniscalco L, Abualkhair W, Kim MK, Siegel RL, et al. Contributions of adenocarcinoma and carcinoid tumors to early-onset colorectal cancer incidence rates in the United States. Ann Intern Med. 2021;174(2):157-66.
7. Ahnen DJ, Wade SW, Jones WF, Sifri R, Mendoza Silveiras J, Greenamyer J, et al. The increasing incidence of young-onset colorectal cancer: a call to action. Mayo Clin Proc. 2014;89(2):216-24.
8. Cercek A, Chatila WK, Yaeger R, Walch H, Fernandes GDS, Krishnan A, et al. A Comprehensive comparison of early-onset and average-onset colorectal cancers. JNCI J Natl Cancer Inst. 2021;113(12):1683-92.
9. Meester RGS, Mannalithara A, Lansdorp-Vogelaar I, Ladabaum U. Trends in incidence and stage at diagnosis of colorectal cancer in adults aged 40 through 49 years, 1975-2015. JAMA. 2019;321(19):1933.
10. Meyerhardt JA, Niedzwiecki D, Hollis D, Saltz LB, Hu FB, Mayer RJ, et al. Association of dietary patterns with cancer recurrence and survival in patients with stage III colon cancer. JAMA. 2007;298(7):754.
11. Beresford SAA, Johnson KC, Ritenbaugh C, Lasser NL, Snetselaar LG, Black HR, et al. Low-fat dietary pattern and risk of colorectal cancer: the women's health initiative randomized controlled dietary modification trial. JAMA. 2006;295(6):643.
12. Park Y, Hunter DJ, Spiegelman D, Bergkvist L, Berrino F, van den Brandt PA, et al. Dietary fiber intake and risk of colorectal cancer: a pooled analysis of prospective cohort studies. JAMA. 2005;294(22):2849.
13. Wilschut JA, Habbema JDF, Ramsey SD, Boer R, Looman CWN, van Ballegooijen M. Increased risk of adenomas in individuals with a family history of colorectal cancer: results of a meta-analysis. Cancer Causes Control. 2010;21(12):2287-93.
14. Ueno Y, Tanaka S, Chayama K. Non-polypoid colorectal neoplasms in ulcerative colitis. Gastrointest Endosc Clin N Am. 2010;20(3):525-42.
15. Yamada A, Komaki Y, Komaki F, Micic D, Zullow S, Sakuraba A. Risk of gastrointestinal cancers in patients with cystic fibrosis: a systematic review and meta-analysis. Lancet Oncol. 2018;19(6):758-67.
16. Wolin KY, Patel AV, Campbell PT, Jacobs EJ, McCullough ML, Colditz GA, et al. Change in Physical activity and colon cancer incidence and mortality: table 1. Cancer Epidemiol Biomarkers Prev. 2010;19(12):3000-4.
17. Giovannucci E, Chan AT. Role of vitamin and mineral supplementation and aspirin use in cancer survivors. J Clin Oncol. 2010;28(26):4081-5.
18. Chan AT. Aspirin Use and Survival After Diagnosis of Colorectal Cancer. JAMA. 2009;302(6):649.
19. Burt RW, DiSario JA, Cannon-Albright L. Genetics of colon cancer: impact of inheritance on colon cancer risk. Annu Rev Med. Fevereiro de 1995;46(1):371-9.
20. Lynch HT, Smyrk TC, Watson P, Lanspa SJ, Lynch JF, Lynch PM, et al. Genetics, natural history, tumor spectrum, and pathology of hereditary nonpolyposis colorectal cancer: an updated review. Gastroenterology. 1993;104(5):1535-49.
21. De Leon MP, Sassatelli R, Benatti P, Roncucci L. Identification of hereditary nonpolyposis colorectal cancer in the general population. The 6-year experience of a population-based registry. Cancer. 1993;71(11):3493-501.
22. Yurgelun MB, Kulke MH, Fuchs CS, Allen BA, Uno H, Hornick JL, et al. Cancer Susceptibility gene mutations in individuals with colorectal cancer. J Clin Oncol. 2017;35(10):1086-95.

23. Pearlman R, Frankel WL, Swanson B, Zhao W, Yilmaz A, Miller K, et al. Prevalence and spectrum of germline cancer susceptibility gene mutations among patients with early-onset colorectal cancer. JAMA Oncol. 2017;3(4):464.

24. Stoffel EM, Mangu PB, Gruber SB, Hamilton SR, Kalady MF, Lau MWY, et al. Hereditary colorectal cancer syndromes: American Society of Clinical Oncology Clinical Practice Guideline Endorsement of the Familial Risk – Colorectal Cancer: European Society for Medical Oncology Clinical Practice Guidelines. J Clin Oncol. 2015;33(2):209-17.

25. Giardiello FM, Allen JI, Axilbund JE, Boland CR, Burke CA, Burt RW, et al. Guidelines on genetic evaluation and management of Lynch Syndrome: a consensus statement by the US multi-society task force on colorectal cancer. Gastroenterology. 2014;147(2):502-26.

26. Balmaña J, Balaguer F, Cervantes A, Arnold D. Familial risk-colorectal cancer: ESMO Clinical Practice Guidelines. Ann Oncol. 2013;24:vi73-80.

27. Boursi B, Sella T, Liberman E, Geva R, Shmueli E, Sagiv E, et al. The APC I1307K polymorphism as a significant risk factor for CRC in average-risk Ashkenazi Jews. J Clin Oncol. 2012;30(15):1507.

28. Locker GY, Lynch HT. Genetic factors and colorectal cancer in Ashkenazi Jews. Fam Cancer. 2004;3(3-4):215-21.

29. Noffsinger AE. Serrated polyps and colorectal cancer: new pathway to malignancy. Annu Rev Pathol Mech Dis. 2009;4(1):343-64.

30. de la Chapelle A, Hampel H. Clinical relevance of microsatellite instability in colorectal cancer. J Clin Oncol. 2010;28(20):3380-7.

31. Ribic CM, Sargent DJ, Moore MJ, Thibodeau SN, French AJ, Goldberg RM, et al. Tumor microsatellite-instability status as a predictor of benefit from fluorouracil-based adjuvant chemotherapy for colon cancer. N Engl J Med. 2003;349(3):247-57.

32. Szylberg Ł, Janiczek M, Popiel A, Marszałek A. Serrated polyps and their alternative pathway to the colorectal cancer: a systematic review. Gastroenterol Res Pract. 2015;2015:e573814.

33. Ms G, Am C. Management of invasive carcinoma in pedunculated colorectal polyps. Oncol Williston Park N [Internet]. julho de 1989;3(7). [2022 jun. 8]. Disponível em: https://pubmed.ncbi.nlm.nih.gov/2641916/.

34. Speights VO, Johnson MW, Stoltenberg PH, Rappaport ES, Helbert B, Riggs M. Colorectal cancer: current trends in initial clinical manifestations. South Med J. 1991;84(5):575-8.

35. Steinberg SM, Barkin JS, Kaplan RS, Stablein DM. Prognostic indicators of colon tumors. The gastrointestinal tumor study group experience. Cancer. 1986;57(9):1866-70.

36. Macrae FA, St John DJ. Relationship between patterns of bleeding and hemoccult sensitivity in patients with colorectal cancers or adenomas. Gastroenterology. 1982;82(5-1):891-8.

37. Sundermeyer ML, Meropol NJ, Rogatko A, Wang H, Cohen SJ. Changing patterns of bone and brain metastases in patients with colorectal cancer. Clin Colorectal Cancer. 2005;5(2):108-13.

38. Langevin JM, Nivatvongs S. The true incidence of synchronous cancer of the large bowel. A prospective study. Am J Surg. 1984;147(3):330-3.

39. Passman MA, Pommier RF, Vetto JT. Synchronous colon primaries have the same prognosis as solitary colon cancers. Dis Colon Rectum. 1996;39(3):329-34.

40. Pickhardt PJ, Hassan C, Halligan S, Marmo R. Colorectal cancer: CT colonography and colonoscopy for detection – systematic review and meta-analysis. Radiology. 2011;259(2):393-405.

41. Kim DH, Pickhardt PJ, Taylor AJ, Leung WK, Winter TC, Hinshaw JL, et al. CT colonography versus colonoscopy for the detection of advanced neoplasia. N Engl J Med. 2007;357(14):1403-12.

42. Neerincx M, Terhaar sive Droste JS, Mulder CJ, Räkers M, Bartelsman JF, Loffeld RJ, et al. Colonic work-up after incomplete colonoscopy: significant new findings during follow-up. Endoscopy. 2010;42(9):730-5.

43. Richter RM, Littman L, Levowitz BS. Intraoperative fiberoptic colonoscopy. Localization of nonpalpable colonic lesions. Arch Surg Chic Ill 1960. 1973;106(2):228.

44. Ms K, Yj P. Detection and treatment of synchronous lesions in colorectal cancer: the clinical implication of perioperative colonoscopy. World J Gastroenterol [Internet]. 2007;13(30). [2022 jun. 8]. Disponível em: https://pubmed.ncbi.nlm.nih.gov/17696231/.

45. Sloothaak DM, Sahami S, van der Zaag-Loonen HJ, van der Zaag ES, Tanis PJ, Bemelman WA, et al. The prognostic value of micrometastases and isolated tumour cells in histologically negative lymph nodes of patients with colorectal cancer: a systematic review and meta-analysis. Eur J Surg Oncol J Eur Soc Surg Oncol Br Assoc Surg Oncol. 2014;40(3):263-9.

46. Weiser MR. AJCC 8. ed. Colorectal Cancer. Ann Surg Oncol. 2018;25(6):1454-5.

47. Mauchley DC, Lynge DC, Langdale LA, Stelzner MG, Mock CN, Billingsley KG. Clinical utility and cost-effectiveness of routine preoperative computed tomography scanning in patients with colon cancer. Am J Surg. 2005;189(5):512-7; discussion 517.

48. Koh JL, Yan TD, Glenn D, Morris DL. Evaluation of preoperative computed tomography in estimating peritoneal cancer index in colorectal peritoneal carcinomatosis. Ann Surg Oncol [Internet]. fevereiro de 2009;16(2).

48. [2022 jun. 8]. Disponível em: https://pubmed.ncbi.nlm.nih.gov/19050972/.

49. Furukawa H, Ikuma H, Seki A, Yokoe K, Yuen S, Aramaki T, et al. Positron emission tomography scanning is not superior to whole body multidetector helical computed tomography in the preoperative staging of colorectal cancer. Gut. 2006;55(7):1007-11.

50. Nahas CSR, Akhurst T, Yeung H, Leibold T, Riedel E, Markowitz AJ, et al. Positron emission tomography detection of distant metastatic or synchronous disease in patients with locally advanced rectal cancer recebendo preoperative chemoradiation. Ann Surg Oncol. 2008;15(3):704-11.

51. Stillwell AP, Ho YH, Veitch C. Systematic review of prognostic factors related to overall survival in patients with stage IV colorectal cancer and unresectable metastases. World J Surg [Internet]. março de 2011;35(3). [2022 jun. 8]. Disponível em: https://pubmed.ncbi.nlm.nih.gov/21181473/.

52. Maring JG, van Kuilenburg ABP, Haasjes J, Piersma H, Groen HJM, Uges DRA, et al. Reduced 5-FU clearance in a patient with low DPD activity due to heterozygosity for a mutant allele of the DPYD gene. Br J Cancer. 2002;86(7):1028-33.

53. Diasio RB, Beavers TL, Carpenter JT. Familial deficiency of dihydropyrimidine dehydrogenase. Biochemical basis for familial pyrimidinemia and severe 5-fluorouracil--induced toxicity. J Clin Invest. 1988;81(1):47-51.

54. Meguid RA, Slidell MB, Wolfgang CL, Chang DC, Ahuja N. Is there a difference in survival between right versus left sided colon cancers? Ann Surg Oncol. 2008;15(9):2388-94.

55. Kjeldsen BJ, Kronborg O, Fenger C, Jørgensen OD. The pattern of recurrent colorectal cancer in a prospective randomised study and the characteristics of diagnostic tests. Int J Colorectal Dis. 1997;12(6):329-34.

56. Renouf DJ, Woods R, Speers C, Hay J, Phang PT, et al. Improvements in 5-year outcomes of stage II/III rectal cancer relative to colon cancer. Am J Clin Oncol [Internet]. dezembro de 2013 [citado 8 de junho de 2022];36(6). [2022 jun. 8]. Disponível em: https://pubmed.ncbi.nlm.nih.gov/22868238/.

57. Pfister DG, Benson AB, Somerfield MR. Clinical practice. Surveillance strategies after curative treatment of colorectal cancer. N Engl J Med. 2004;350(23):2375-82.

58. Locker GY, et al. ASCO 2006 update of recommendations for the use of tumor markers in gastrointestinal cancer. J Clin Oncol Off J Am Soc Clin Oncol [Internet]. 2006;24(33). [2022 jun. 8]. Disponível em: https://pubmed.ncbi.nlm.nih.gov/17060676/.

59. Desch CE, Benson AB, Somerfield MR, Flynn PJ, Krause C, Loprinzi CL, et al. Colorectal cancer surveillance: 2005 update of an American Society of Clinical Oncology practice guideline. J Clin Oncol Off J Am Soc Clin Oncol. 2005;23(33):8512-9.

60. Rex DK, et al. Guidelines for colonoscopy surveillance after cancer resection: a consensus update by the American Cancer Society and US Multi-Society Task Force on Colorectal Cancer. CA Cancer J Clin [Internet]. junho de 2006;56(3). [2022 jun. 8]. Disponível em: https://pubmed.ncbi.nlm.nih.gov/16737948/.

61. Rex DK, Kahi CJ, Levin B, Smith RA, Bond JH, Brooks D, et al. Guidelines for colonoscopy surveillance after cancer resection: a consensus update by the American Cancer Society and US Multi-Society Task Force on Colorectal Cancer. CA Cancer J Clin. 2006;56(3):160-7; quiz 185-6.

62. Sargent D, Sobrero A, Grothey A, O'Connell MJ, Buyse M, Andre T, et al. Evidence for cure by adjuvant therapy in colon cancer: observations based on individual patient data from 20,898 patients on 18 randomized trials. J Clin Oncol Off J Am Soc Clin Oncol. 2009;27(6):872-7.

63. Nelson H, Petrelli N, Carlin A, Couture J, Fleshman J, Guillem J, et al. Guidelines 2000 for colon and rectal cancer surgery. J Natl Cancer Inst. 2001;93(8):583-96.

64. Chang GJ, Rodriguez-Bigas MA, Skibber JM, Moyer VA. Lymph node evaluation and survival after curative resection of colon cancer: systematic review. J Natl Cancer Inst. 2007;99(6):433-41.

65. Bertagnolli M, Miedema B, Redston M, et al. Sentinel node staging of resectable colon cancer: results of a multicenter study. Ann Surg [Internet]. outubro de 2004;240(4). [2022 jun 8]. Disponível em: https://pubmed.ncbi.nlm.nih.gov/15383790/.

66. Aziz O, Constantinides V, Tekkis PP, Athanasiou T, Purkayastha S, Paraskeva P, et al. Laparoscopic versus open surgery for rectal cancer: a meta-analysis. Ann Surg Oncol. Março de 2006;13(3):413-24.

67. Bonjer HJ, Hop WCJ, Sargent DJ, et al. Laparoscopically assisted vs open colectomy for colon cancer: a meta-analysis. Arch Surg Chic Ill 1960 [Internet]. Março de 2007;142(3). [2022 jun. 8]. Disponível em: https://pubmed.ncbi.nlm.nih.gov/17372057/.

68. Braga M, Vignali A, Gianotti L, Zuliani W, Radaelli G, Gruarin P, et al. Laparoscopic versus open colorectal surgery: a randomized trial on short-term outcome. Ann Surg. 2002;236(6):759-66; disscussion 767.

69. Laparoscopically assisted colectomy is as safe and effective as open colectomy in people with colon cancer Abstracted from: Nelson H, Sargent D, Wieand HS, et al; for the Clinical Outcomes of Surgical Therapy Study Group. A comparison of laparoscopically assisted and open colectomy for colon cancer. N Engl J Med 2004;350: 2050-2059. Cancer Treat Rev. dezembro de 2004;30(8):707-9.

70. Fleshman J, Sargent DJ, Green E, Anvari M, Stryker SJ, Beart RW, et al. Laparoscopic colectomy for cancer is not inferior to open surgery based on 5-year data from the COST Study Group trial. Ann Surg. Outubro de 2007;246(4):655-62; discussion 662-664.
71. Guillou PJ, Quirke P, Thorpe H, Walker J, Jayne DG, Smith AMH, et al. Short-term endpoints of conventional versus laparoscopic-assisted surgery in patients with colorectal cancer (MRC CLASICC trial): multicentre, randomised controlled trial. Lancet Lond Engl. 2005;365(9472):1718-26.
72. Seymour MT, Morton D. FOxTROT: an international randomised controlled trial in 1052 patients (pts) evaluating neoadjuvant chemotherapy (NAC) for colon cancer. J Clin Oncol. 2019;37(15):3504.
73. Hu H, Huang M, Li Y, Wang Z, Wang X, Liu P, et al. Perioperative chemotherapy with mFOLFOX6 or CAPOX for patients with locally advanced colon cancer (OPTICAL): a multicenter, randomized, phase 3 trial. J Clin Oncol. 2022;40(16):3500.
74. Dehal A, Graff-Baker AN, Vuong B, Fischer T, et al. Neoadjuvant Chemotherapy Improves Survival in Patients with Clinical T4b Colon Cancer. J Gastrointest Surg Off J Soc Surg Aliment Tract [Internet]. fevereiro de 2018;22(2). [2022 jun. 8]. Disponível em: https://pubmed.ncbi.nlm.nih.gov/28933016/.
75. Economou SG, Mrazek R, Cole WH. Adjunctive cancer chemotherapy in surgery of the colon and rectum. Dis Colon Rectum. 1958;1(6):424-31.
76. Huipers EJ, et al. Prophylactic measures in the spread of carcinoma of the colon and rectum. Dis Colon Rectum [Internet]. fevereiro de 1959 [citado 8 de junho de 2022];2(1). [2022 jun. 8]. Disponível em: https://pubmed.ncbi.nlm.nih.gov/13639819/.
77. Cruz EP, Mcdonald GO, Cole WH. Prophylactic treatment of cancer; the use of chemotherapeutic agents to prevent tumor metastasis. Surgery. 1956;40(2):291-6.
78. Economou SG, Mrazek R, McDonald G, Slaughter D, Cole WH. The intraperitoneal use of nitrogen mustard at the time of operation for cancer. Ann N Y Acad Sci. 1958;68(3):1097-102.
79. Mrazek R, et al. Prophylactic and adjuvant use of nitrogen mustard in the surgical treatment of cancer. Ann Surg [Internet]. outubro de 1959;150(4). [2022 jun. 8]. Disponível em: https://pubmed.ncbi.nlm.nih.gov/14424856/.
80. Heidelberger C, Chaudhuri NK, Danneberg P, Mooren D, Griesbach L, Duschinsky R, et al. Fluorinated pyrimidines, a new class of tumour-inhibitory compounds. Nature. 1957;179(4561):663-6.
81. Buyse M, Zeleniuch-Jacquotte A, Chalmers TC. Adjuvant therapy of colorectal cancer. Why we still don't know. JAMA. 1988;259(24):3571-8.
82. Moertel CG, Fleming TR, Macdonald JS, Haller DG, Laurie JA, Goodman PJ, et al. Levamisole and fluorouracil for adjuvant therapy of resected colon carcinoma. N Engl J Med. 1990;322(6):352-8.
83. Moertel CG, et al. Fluorouracil plus levamisole as effective adjuvant therapy after resection of stage III colon carcinoma: a final report. Ann Intern Med [Internet]. 3 de janeiro de 1995;122(5). [2022 jun. 8]. Disponível em: https://pubmed.ncbi.nlm.nih.gov/7847642./
84. O'Connel MJ, et al. Prospectively randomized trial of postoperative adjuvant chemotherapy in patients with high-risk colon cancer. J Clin Oncol Off J Am Soc Clin Oncol [Internet]. janeiro de 1998;16(1). 2022 jun. 8]. Disponível em: https://pubmed.ncbi.nlm.nih.gov/9440756/.
85. Wolmark N, Rockette H, Mamounas E, Jones J, Wieand S, Wickerham DL, et al. Clinical trial to assess the relative efficacy of fluorouracil and leucovorin, fluorouracil and levamisole, and fluorouracil, leucovorin, and levamisole in patients with Dukes' B and C carcinoma of the colon: results from National Surgical Adjuvant Breast and Bowel Project C-04. J Clin Oncol Off J Am Soc Clin Oncol. 1999;17(11):3553-9.
86. Haller DG, et al. Phase III study of fluorouracil, leucovorin, and levamisole in high-risk stage II and III colon cancer: final report of Intergroup 0089. J Clin Oncol Off J Am Soc Clin Oncol [Internet]. 2005;23(34). [2022 jun. 8]. Disponível em: https://pubmed.ncbi.nlm.nih.gov/16314627/.
87. Efficacy of adjuvant fluorouracil and folinic acid in colon cancer. International multicentre pooled analysis of colon cancer trials (IMPACT) investigators. Lancet Lond Engl. 1995;345(8955):939-44.
88. Comparison of fluorouracil with additional levamisole, higher-dose folinic acid, or both, as adjuvant chemotherapy for colorectal cancer: a randomised trial. QUASAR Collaborative Group. Lancet Lond Engl. 2000;355(9215):1588-96.
89. Andre T, Colin P, Louvet C, Gamelin E, Bouche O, Achille E, et al. Semimonthly versus monthly regimen of fluorouracil and leucovorin administered for 24 or 36 weeks as adjuvant therapy in stage II and III colon cancer: results of a randomized trial. J Clin Oncol Off J Am Soc Clin Oncol. 2003;21(15):2896-903.
90. Saini A, Norman AR, Cunningham D, Chau I, Hill M, Tait D, et al. Twelve weeks of protracted venous infusion of fluorouracil (5-FU) is as effective as 6 months of bolus 5-FU and folinic acid as adjuvant treatment in colorectal cancer. Br J Cancer. 2003;88(12):1859-65.
91. Poplin EA, Benedetti JK, Estes NC, Haller DG, Mayer RJ, Goldberg RM, et al. Phase III Southwest Oncology Group 9415/Intergroup 0153 randomized trial of fluorouracil, leucovorin, and levamisole versus fluorouracil conti-

nuous infusion and levamisole for adjuvant treatment of stage III and high-risk stage II colon cancer. J Clin Oncol Off J Am Soc Clin Oncol. 2005;23(9):1819-25.

92. Sakamoto J, et al. Efficacy of oral adjuvant therapy after resection of colorectal cancer: 5-year results from three randomized trials. J Clin Oncol Off J Am Soc Clin Oncol [Internet]. 2 de janeiro de 2004;22(3). [2022 jun. 8]. [Disponível em: https://pubmed.ncbi.nlm.nih.gov/14752071/.

93. Twelves C, Wong A, Nowacki MP, Abt M, Burris H, Carrato A, et al. Capecitabine as adjuvant treatment for stage III colon cancer. N Engl J Med. 2005;352(26):2696-704.

94. Lembersky BC, Wieand HS, Petrelli NJ, O'Connell MJ, Colangelo LH, Smith RE, et al. Oral uracil and tegafur plus leucovorin compared with intravenous fluorouracil and leucovorin in stage II and III carcinoma of the colon: results from National Surgical Adjuvant Breast and Bowel Project Protocol C-06. J Clin Oncol Off J Am Soc Clin Oncol. 2006;24(13):2059-64.

95. Adjuvant chemotherapy with oxaliplatin, in combination with fluorouracil plus leucovorin prolongs disease-free survival, but causes more adverse events in people with stage II or III colon cancer Abstracted from: Andre T, Boni C, Mounedji-Boudiaf L, et al. Multicenter international study of oxaliplatin/5-fluorouracil/leucovorin in the adjuvant treatment of colon cancer (MOSAIC) investigators. Oxaliplatin, fluorouracil, and leucovorin as adjuvant treatment for colon cancer. N Engl J Med 2004;350:2343-51. Cancer Treat Rev. 2004;30(8):711-3.

96. Disease-free survival versus overall survival as a primary end point for adjuvant colon cancer studies: individual patient data from 20,898 patients on 18 randomized trials – PubMed [Internet]. [2022 jun. 8]. Disponível em: https://pubmed.ncbi.nlm.nih.gov/16260700/.

97. Sargent DJ, Patiyil S, Yothers G, Haller DG, Gray R, Benedetti J, et al. End points for colon cancer adjuvant trials: observations and recommendations based on individual patient data from 20,898 patients enrolled onto 18 randomized trials from the ACCENT Group. J Clin Oncol Off J Am Soc Clin Oncol. 2007;25(29):4569-74.

98. André T, Boni C, Navarro M, Tabernero J, Hickish T, Topham C, et al. Improved overall survival with oxaliplatin, fluorouracil, and leucovorin as adjuvant treatment in stage II or III colon cancer in the MOSAIC trial. J Clin Oncol Off J Am Soc Clin Oncol. 1º de julho de 2009;27(19):3109-16.

99. André T, et al. Adjuvant fluorouracil, leucovorin, and oxaliplatin in stage II to III colon cancer: updated 10-year survival and outcomes according to BRAF mutation and mismatch repair status of the MOSAIC study. J Clin Oncol Off J Am Soc Clin Oncol [Internet]. 12 de outubro de 2015;33(35). [2022 out. 12]. Disponível em: https://pubmed.ncbi.nlm.nih.gov/26527776/.

100. Kuebler JP, Wieand HS, O'Connell MJ, Smith RE, Colangelo LH, Yothers G, et al. Oxaliplatin combined with weekly bolus fluorouracil and leucovorin as surgical adjuvant chemotherapy for stage II and III colon cancer: results from NSABP C-07. J Clin Oncol Off J Am Soc Clin Oncol. 2007;25(16):2198-204.

101. Kuebler JP, Colangelo L, O'Connell MJ, Smith RE, Yothers G, Begovic M, et al. Severe enteropathy among patients with stage II/III colon cancer treated on a randomized trial of bolus 5-fluorouracil/leucovorin plus or minus oxaliplatin: a prospective analysis. Cancer. 2007;110(9):1945-50.

102. Chakrabarti S, et al. Bolus 5-fluorouracil (5-FU) in combination with oxaliplatin is safe and well tolerated in patients who experienced coronary vasospasm with infusional 5-FU or capecitabine. Clin Colorectal Cancer [Internet]. março de 2019;18(1). [2022 jun. 8]. Disponível em: https://pubmed.ncbi.nlm.nih.gov/30396850/.

103. Schmoll HJ, Cartwright T, Tabernero J, Nowacki MP, Figer A, Maroun J, et al. Phase III trial of capecitabine plus oxaliplatin as adjuvant therapy for stage III colon cancer: a planned safety analysis in 1,864 patients. J Clin Oncol Off J Am Soc Clin Oncol. 2007;25(1):102-9.

104. Haller DG, Tabernero J, Maroun J, de Braud F, Price T, Van Cutsem E, et al. Capecitabine plus oxaliplatin compared with fluorouracil and folinic acid as adjuvant therapy for stage III colon cancer. J Clin Oncol Off J Am Soc Clin Oncol. 2011;29(11):1465-71.

105. Schmoll HJ, Tabernero J, Maroun J, de Braud F, Price T, Van Cutsem E, et al. Capecitabine plus oxaliplatin compared with fluorouracil/folinic acid as adjuvant therapy for stage III colon cancer: final results of the NO16968 randomized controlled phase III trial. J Clin Oncol Off J Am Soc Clin Oncol. 2015;33(32):3733-40.

106. Saltz LB, Niedzwiecki D, Hollis D, Goldberg RM, Hantel A, Thomas JP, et al. Irinotecan fluorouracil plus leucovorin is not superior to fluorouracil plus leucovorin alone as adjuvant treatment for stage III colon cancer: results of CALGB 89803. J Clin Oncol Off J Am Soc Clin Oncol. 2007;25(23):3456-61.

107. Cutsem EV, et al. Randomized phase III trial comparing biweekly infusional fluorouracil/leucovorin alone or with irinotecan in the adjuvant treatment of stage III colon cancer: PETACC-3. J Clin Oncol Off J Am Soc Clin Oncol [Internet]. 2009;27(19). [2022 jun. 8]. Disponível em: https://pubmed.ncbi.nlm.nih.gov/19451425/.

108. Ychou M, Raoul JL, Douillard JY, Gourgou-Bourgade S, Bugat R, Mineur L, et al. A phase III randomised trial of LV5FU2 + irinotecan versus LV5FU2 alone in adjuvant high-risk colon cancer (FNCLCC Accord02/FFCD9802). Ann Oncol Off J Eur Soc Med Oncol. Abril de 2009;20(4):674-80.

109. André T, Boni C, Mounedji-Boudiaf L, Navarro M, Tabernero J, Hickish T, et al. Oxaliplatin, fluorouracil, and leucovorin as adjuvant treatment for colon cancer. N Engl J Med. 2004;350(23):2343-51.

110. Iveson TJ, Kerr RS, Saunders MP, Cassidy J, Hollander NH, Tabernero J, et al. 3 versus 6 months of adjuvant oxaliplatin-fluoropyrimidine combination therapy for colorectal cancer (SCOT): an international, randomised, phase 3, non-inferiority trial. Lancet Oncol. 2018;19(4):562-78.

111. Sobrero A, Lonardi S, Rosati G, Di Bartolomeo M, Ronzoni M, Pella N, et al. FOLFOX or CAPOX in stage II to III colon cancer: efficacy results of the Italian three or six colon adjuvant trial. J Clin Oncol Off J Am Soc Clin Oncol. 2018;36(15):1478-85.

112. André T, et al. Three versus 6 months of oxaliplatin-based adjuvant chemotherapy for patients with stage III colon cancer: disease-free survival results from a randomized, open-label, international duration evaluation of adjuvant (IDEA) France, phase III trial. J Clin Oncol Off J Am Soc Clin Oncol [Internet]. 20 de maio de 2018;36(15). [2022 jun. 8]. Disponível em: https://pubmed.ncbi.nlm.nih.gov/29620995/.

113. Yoshino T, Yamanaka T, Oki E, Kotaka M, Manaka D, Eto T, et al. Efficacy and long-term peripheral sensory neuropathy of 3 vs 6 months of oxaliplatin-based adjuvant chemotherapy for colon cancer: the ACHIEVE phase 3 randomized clinical trial. JAMA Oncol. 2019;5(11):1574-81.

114. Souglakos J, Boukovinas I, Kakolyris S, Xynogalos S, Ziras N, Athanasiadis A, et al. Three-versus six-month adjuvant FOLFOX or CAPOX for high-risk stage II and stage III colon cancer patients: the efficacy results of Hellenic Oncology Research Group (HORG) participation to the International Duration Evaluation of Adjuvant Chemotherapy (IDEA) project. Ann Oncol Off J Eur Soc Med Oncol. 2019;30(8):1304-10.

115. Grothey A, Sobrero AF, Shields AF, Yoshino T, Paul J, Taieb J, et al. Duration of adjuvant chemotherapy for stage III colon cancer. N Engl J Med. 2018;378(13):1177-88.

116. André T, Meyerhardt J, Iveson T, Sobrero A, Yoshino T, Souglakos I, et al. Effect of duration of adjuvant chemotherapy for patients with stage III colon cancer (IDEA collaboration): final results from a prospective, pooled analysis of six randomised, phase 3 trials. Lancet Oncol. 2020;21(12):1620-9.

117. Carethers JM, Smith EJ, Behling CA, Nguyen L, Tajima A, Doctolero RT, et al. Use of 5-fluorouracil and survival in patients with microsatellite-unstable colorectal cancer. Gastroenterology. 2004;126(2):394-401.

118. Sargente DJ, et al. A pooled analysis of adjuvant chemotherapy for resected colon cancer in elderly patients. N Engl J Med [Internet]. 10 de novembro de 2001;345(15). [2022 jun. 8]. Disponível em: https://pubmed.ncbi.nlm.nih.gov/11596588/.

119. Sundararajan V, Mitra N, Jacobson JS, Grann VR, Heitjan DF, Neugut AI. Survival associated with 5-fluorouracil-based adjuvant chemotherapy among elderly patients with node-positive colon cancer. Ann Intern Med. 2002;136(5):349-57.

120. Gross CP, McAvay GJ, Guo Z, Tinetti ME. The impact of chronic illnesses on the use and effectiveness of adjuvant chemotherapy for colon cancer. Cancer. 2007;109(12):2410-9.

121. Neugut AI, et al. Duration of adjuvant chemotherapy for colon cancer and survival among the elderly. J Clin Oncol Off J Am Soc Clin Oncol [Internet].;24(15). [2022 jun. 8]. Disponível em: https://pubmed.ncbi.nlm.nih.gov/16618946/.

122. Goldberg RM, Tabah-Fisch I, Bleiberg H, de Gramont A, Tournigand C, Andre T, et al. Pooled analysis of safety and efficacy of oxaliplatin plus fluorouracil/leucovorin administered bimonthly in elderly patients with colorectal cancer. J Clin Oncol Off J Am Soc Clin Oncol. 2006;24(25):4085-91.

123. McCleary NJ, Meyerhardt JA, Green E, Yothers G, de Gramont A, Van Cutsem E, et al. Impact of age on the efficacy of newer adjuvant therapies in patients with stage II/III colon cancer: findings from the ACCENT database. J Clin Oncol Off J Am Soc Clin Oncol. 2013;31(20):2600-6.

124. Laurie JA, Moertel CG, Fleming TR, Wieand HS, Leigh JE, Rubin J, et al. Surgical adjuvant therapy of large-bowel carcinoma: an evaluation of levamisole and the combination of levamisole and fluorouracil. The North Central Cancer Treatment Group and the Mayo Clinic. J Clin Oncol Off J Am Soc Clin Oncol. 1989;7(10):1447-56.

125. Dahl O, Fluge Ø, Carlsen E, Wiig JN, Myrvold HE, Vonen B, et al. Final results of a randomised phase III study on adjuvant chemotherapy with 5 FU and levamisol in colon and rectum cancer stage II and III by the Norwegian Gastrointestinal Cancer Group. Acta Oncol Stockh Swed. 2009;48(3):368-76.

126. Moertel CG, et al. Intergroup study of fluorouracil plus levamisole as adjuvant therapy for stage II/Dukes' B2 colon cancer. J Clin Oncol Off J Am Soc Clin Oncol [Internet]. dezembro de 1995;13(12). [2022 jun. 8]. Disponível em: https://pubmed.ncbi.nlm.nih.gov/8523058/.

127. Woalmark N, et al. The benefit of leucovorin-modulated fluorouracil as postoperative adjuvant therapy for primary colon cancer: results from National Surgical Adjuvant Breast and Bowel Project protocol C-03. J Clin Oncol Off J Am Soc Clin Oncol [Internet]. 1993;11(10). [2022 jun. 8]. Disponível em: https://pubmed.ncbi.nlm.nih.gov/8410113/.

128. Efficacy of adjuvant fluorouracil and folinic acid in B2 colon cancer. International multicentre pooled analysis of B2 Colon cancer trials (IMPACT B2) investigators. J Clin Oncol Off J Am Soc Clin Oncol. 1999;17(5):1356-63.
129. Mamounas E, Wieand S, Wolmark N, Bear HD, Atkins JN, Song K, et al. Comparative efficacy of adjuvant chemotherapy in patients with Dukes' B versus Dukes' C colon cancer: results from four National Surgical Adjuvant Breast and Bowel Project adjuvant studies (C-01, C-02, C-03, and C-04). J Clin Oncol Off J Am Soc Clin Oncol. 1999;17(5):1349-55.
130. Shrag D, et al. Adjuvant chemotherapy use for Medicare beneficiaries with stage II colon cancer. J Clin Oncol Off J Am Soc Clin Oncol [Internet]. 10 de janeiro de 2002;20(19). 2022 jun. 9]. Disponível em: https://pubmed.ncbi.nlm.nih.gov/12351597/.
131. Quasar Collaborative Group, Gray R, Barnwell J, McConkey C, Hills RK, Williams NS, et al. Adjuvant chemotherapy versus observation in patients with colorectal cancer: a randomised study. Lancet Lond Engl. 2007;370(9604):2020-9.
132. Benson AB, Schrag D, Somerfield MR, Cohen AM, Figueredo AT, Flynn PJ, et al. American Society of Clinical Oncology recommendations on adjuvant chemotherapy for stage II colon cancer. J Clin Oncol Off J Am Soc Clin Oncol. 2004;22(16):3408-19.
133. Baxter NN, Kennedy EB, Bergsland E, Berlin J, George TJ, Gill S, et al. Adjuvant therapy for stage II colon cancer: ASCO guideline update. J Clin Oncol Off J Am Soc Clin Oncol. 2022;40(8):892-910.
134. Iveson TJ, Sobrero AF, Yoshino T, Souglakos I, Ou FS, Meyers JP, et al. Duration of Adjuvant doublet chemotherapy (3 or 6 months) in patients with high-risk stage II colorectal cancer. J Clin Oncol Off J Am Soc Clin Oncol. 2021;39(6):631-41.
135. Böckelman C, Engelmann BE, Kaprio T, Hansen TF, Glimelius B. Risk of recurrence in patients with colon cancer stage II and III: a systematic review and meta-analysis of recent literature. Acta Oncol Stockh Swed. 2015;54(1):5-16.
136. Dienstmann R, Mason MJ, Sinicrope FA, Phipps AI, Tejpar S, Nesbakken A, et al. Prediction of overall survival in stage II and III colon cancer beyond TNM system: a retrospective, pooled biomarker study. Ann Oncol Off J Eur Soc Med Oncol. 2017;28(5):1023-31.
137. Gavin PG, Colangelo LH, Fumagalli D, Tanaka N, Remillard MY, Yothers G, et al. Mutation profiling and microsatellite instability in stage II and III colon cancer: an assessment of their prognostic and oxaliplatin predictive value. Clin Cancer Res Off J Am Assoc Cancer Res. 2012;18(23):6531-41.
138. Shah MA, Renfro LA, Allegra CJ, André T, de Gramont A, Schmoll HJ, et al. Impact of patient factors on recurrence risk and time dependency of oxaliplatin benefit in patients with colon cancer: analysis from modern-era adjuvant studies in the adjuvant colon cancer end points (ACCENT) database. J Clin Oncol Off J Am Soc Clin Oncol. 2016;34(8):843-53.
139. Yothers G, O'Connell MJ, Allegra CJ, Kuebler JP, Colangelo LH, Petrelli NJ, et al. Oxaliplatin as adjuvant therapy for colon cancer: updated results of NSABP C-07 trial, including survival and subset analyses. J Clin Oncol Off J Am Soc Clin Oncol. 2011;29(28):3768-74.
140. Tie J, Cohen JD, et al. Circulating tumor DNA analyses as markers of recurrence risk and benefit of adjuvant therapy for stage III colon cancer. JAMA Oncol [Internet]. 12 de janeiro de 2019;5(12). [2022 jun. 9]. Disponível em: https://pubmed.ncbi.nlm.nih.gov/31621801/.
141. Reinert T, Henriksen TV, Christensen E, Sharma S, Salari R, Sethi H, et al. Analysis of plasma cell-free DNA by ultradeep sequencing in patients with stages I to III colorectal cancer. JAMA Oncol. 2019;5(8):1124-31.
142. Tie J, Cohen JD, Lahouel K, Lo SN, Wang Y, Kosmider S, et al. Circulating tumor DNA analysis guiding adjuvant therapy in stage II colon cancer. N Engl J Med. 2022;386(24):2261-72.
143. Klein M, et al. Improved survival with early adjuvant chemotherapy after colonic resection for stage III colonic cancer: a nationwide study. J Surg Oncol [Internet]. outubro de 2015;112(5). [2022 jun. 9]. Disponível em: https://pubmed.ncbi.nlm.nih.gov/26271357/.
144. Biagi JJ, Raphael MJ, Mackillop WJ, Kong W, King WD, Booth CM. Association between time to initiation of adjuvant chemotherapy and survival in colorectal cancer: a systematic review and meta-analysis. JAMA. 2011;305(22):2335-42.
145. Cheeseman SL, Joel SP, Chester JD, Wilson G, Dent JT, Richards FJ, et al. A "modified de Gramont" regimen of fluorouracil, alone and with oxaliplatin, for advanced colorectal cancer. Br J Cancer. 2002;87(4):393-9.
146. Haller DG, Cassidy J, Clarke SJ, Cunningham D, Van Cutsem E, Hoff PM, et al. Potential regional differences for the tolerability profiles of fluoropyrimidines. J Clin Oncol. 2008;26(13):2118-23.
147. Hochster HS, Hart LL, Ramanathan RK, Childs BH, Hainsworth JD, Cohn AL, et al. Safety and efficacy of oxaliplatin and fluoropyrimidine regimens with or without bevacizumab as first-line treatment of metastatic colorectal cancer: results of the TREE Study. J Clin Oncol Off J Am Soc Clin Oncol. 2008;26(21):3523-9.
148. Heinemann V, von Weikersthal LF, Decker T, Kiani A, Vehling-Kaiser U, Al-Batran SE, et al. FOLFIRI plus cetuximab versus FOLFIRI plus bevacizumab as first-line treatment for patients with metastatic colorectal cancer (FIRE-3): a randomised, open-label, phase 3 trial. Lancet Oncol. 2014;15(10):1065-75.

149. Evans RM, Laskin JD, Hakala MT. Effect of excess folates and deoxyinosine on the activity and site of action of 5-fluorouracil. Cancer Res. 1981;41(9 Pt 1):3288-95.

150. Waxman S, Bruckner H. The enhancement of 5-fluorouracil anti-metabolic activity by leucovorin, menadione and alpha-tocopherol. Eur J Cancer Clin Oncol. 1982;18(7):685-92.

151. Thirion P, Michiels S, Pignon JP, Buyse M, Braud AC, Carlson RW, et al. Modulation of fluorouracil by leucovorin in patients with advanced colorectal cancer: an updated meta-analysis. J Clin Oncol Off J Am Soc Clin Oncol. 2004;22(18):3766-75.

152. Poon MA, O'Connell MJ, Moertel CG, Wieand HS, Cullinan SA, Everson LK, et al. Biochemical modulation of fluorouracil: evidence of significant improvement of survival and quality of life in patients with advanced colorectal carcinoma. J Clin Oncol Off J Am Soc Clin Oncol. 1989;7(10):1407-18.

153. Petrelli N, Douglass HO, Herrera L, Russell D, Stablein DM, Bruckner HW, et al. The modulation of fluorouracil with leucovorin in metastatic colorectal carcinoma: a prospective randomized phase III trial. Gastrointestinal tumor study group. J Clin Oncol Off J Am Soc Clin Oncol. 1989;7(10):1419-26.

154. Petrelli N, Herrera L, Rustum Y, Burke P, Creaven P, Stulc J, et al. A prospective randomized trial of 5-fluorouracil versus 5-fluorouracil and high-dose leucovorin versus 5-fluorouracil and methotrexate in previously untreated patients with advanced colorectal carcinoma. J Clin Oncol Off J Am Soc Clin Oncol. 1987;5(10):1559-65.

155. Buroker TR, O'Connell MJ, Wieand HS, Krook JE, Gerstner JB, Mailliard JA, et al. Randomized comparison of two schedules of fluorouracil and leucovorin in the treatment of advanced colorectal cancer. J Clin Oncol Off J Am Soc Clin Oncol. 1994;12(1):14-20.

156. de Gramont A, Bosset JF, Milan C, Rougier P, Bouché O, Etienne PL, et al. Randomized trial comparing monthly low-dose leucovorin and fluorouracil bolus with bimonthly high-dose leucovorin and fluorouracil bolus plus continuous infusion for advanced colorectal cancer: a French intergroup study. J Clin Oncol Off J Am Soc Clin Oncol. 1997;15(2):808-15.

157. Meta-analysis Group In Cancer, Piedbois P, Rougier P, Buyse M, Pignon J, Ryan L, et al. Efficacy of intravenous continuous infusion of fluorouracil compared with bolus administration in advanced colorectal cancer. J Clin Oncol Off J Am Soc Clin Oncol. 1998;16(1):301-8.

158. Schüller J, Cassidy J, Dumont E, Roos B, Durston S, Banken L, et al. Preferential activation of capecitabine in tumor following oral administration to colorectal cancer patients. Cancer Chemother Pharmacol. 2000;45(4):291-7.

159. Hoff PM, Ansari R, Batist G, Cox J, Kocha W, Kuperminc M, et al. Comparison of oral capecitabine versus intravenous fluorouracil plus leucovorin as first-line treatment in 605 patients with metastatic colorectal cancer: results of a randomized phase III study. J Clin Oncol Off J Am Soc Clin Oncol. 2001;19(8):2282-92.

160. Van Cutsem E, Twelves C, Cassidy J, Allman D, Bajetta E, Boyer M, et al. Oral capecitabine compared with intravenous fluorouracil plus leucovorin in patients with metastatic colorectal cancer: results of a large phase III study. J Clin Oncol Off J Am Soc Clin Oncol. 2001;19(21):4097-106.

161. Douillard JY, Hoff PM, Skillings JR, Eisenberg P, Davidson N, Harper P, et al. Multicenter phase III study of uracil/tegafur and oral leucovorin versus fluorouracil and leucovorin in patients with previously untreated metastatic colorectal cancer. J Clin Oncol Off J Am Soc Clin Oncol. 2002;20(17):3605-16.

162. Carmichael J, Popiela T, Radstone D, Falk S, Borner M, Oza A, et al. Randomized comparative study of tegafur/uracil and oral leucovorin versus parenteral fluorouracil and leucovorin in patients with previously untreated metastatic colorectal cancer. J Clin Oncol Off J Am Soc Clin Oncol. 2002;20(17):3617-27.

163. Lenz HJ, Stintzing S, Loupakis F. TAS-102, a novel antitumor agent: a review of the mechanism of action. Cancer Treat Rev. 2015;41(9):777-83.

164. Mayer RJ, et al. Randomized trial of TAS-102 for refractory metastatic colorectal cancer. N Engl J Med [Internet]. 14 de maio de 2015;372(20). [2022 jun. 13]. Disponível em: https://pubmed.ncbi.nlm.nih.gov/25970050/.

165. Xu J, Kim TW, Shen L, Sriuranpong V, Pan H, Xu R, et al. Results of a Randomized, Double-blind, placebo-controlled, phase III trial of trifluridine/tipiracil (TAS-102) monotherapy in Asian patients with previously treated metastatic colorectal cancer: the TERRA study. J Clin Oncol Off J Am Soc Clin Oncol. 2018;36(4):350-8.

166. Satake H, Kato T, Oba K, Kotaka M, Kagawa Y, Yasui H, et al. Phase Ib/II study of biweekly TAS-102 in combination with bevacizumab for patients with metastatic colorectal cancer refractory to standard therapies (BiTS study). The Oncologist. 2020;25(12):e1855-63.

167. Dilruba S, Kalayda GV. Platinum-based drugs: past, present and future. Cancer Chemother Pharmacol. 2016;77(6):1103-24.

168. Machover D, Diaz-Rubio E, de Gramont A, Schilf A, Gastiaburu JJ, Brienza S, et al. Two consecutive phase II studies of oxaliplatin (L-OHP) for treatment of patients with advanced colorectal carcinoma who were resistant to previous treatment with fluoropyrimidines. Ann Oncol Off J Eur Soc Med Oncol. 1996;7(1):95-8.

169. Díaz-Rubio E, Sastre J, Zaniboni A, Labianca R, Cortés-Funes H, de Braud F, et al. Oxaliplatin as single agent in previously untreated colorectal carcinoma patients: a phase II multicentric study. Ann Oncol Off J Eur Soc Med Oncol. 1998;9(1):105-8.

170. Bécouarn Y, Ychou M, Ducreux M, Borel C, Bertheault-Cvitkovic F, Seitz JF, et al. Phase II trial of oxaliplatin as first-line chemotherapy in metastatic colorectal cancer patients. Digestive group of French federation of cancer centers. J Clin Oncol Off J Am Soc Clin Oncol. 1998;16(8):2739-44.

171. de Gramont A, Vignoud J, Tournigand C, Louvet C, André T, Varette C, et al. Oxaliplatin with high-dose leucovorin and 5-fluorouracil 48-hour continuous infusion in pretreated metastatic colorectal cancer. Eur J Cancer Oxf Engl 1990. 1997;33(2):214-9.

172. André T, Louvet C, Raymond E, Tournigand C, de Gramont A. Bimonthly high-dose leucovorin, 5-fluorouracil infusion and oxaliplatin (FOLFOX3) for metastatic colorectal cancer resistant to the same leucovorin and 5-fluorouracil regimen. Ann Oncol Off J Eur Soc Med Oncol. 1998;9(11):1251-3.

173. Lévi FA, Zidani R, Vannetzel JM, Perpoint B, Focan C, Faggiuolo R, et al. Chronomodulated versus fixed-infusion-rate delivery of ambulatory chemotherapy with oxaliplatin, fluorouracil, and folinic acid (leucovorin) in patients with colorectal cancer metastases: a randomized multi-institutional trial. J Natl Cancer Inst. 1994;86(21):1608-17.

174. L??vi F, Metzger G, Massari C, Milano G. Oxaliplatin: Pharmacokinetics and chronopharmacological aspects. Clin Pharmacokinet. 2000;38(1):1-21.

175. de Gramont A, Figer A, Seymour M, Homerin M, Hmissi A, Cassidy J, et al. Leucovorin and fluorouracil with or without oxaliplatin as first-line treatment in advanced colorectal cancer. J Clin Oncol Off J Am Soc Clin Oncol. 2000;18(16):2938-47.

176. Ravaioli A, Marangolo M, Pasquini E, Rossi A, Amadori D, Cruciani G, et al. Bolus fluorouracil and leucovorin with oxaliplatin as first-line treatment in metastatic colorectal cancer. J Clin Oncol Off J Am Soc Clin Oncol. 2002;20(10):2545-50.

177. Hochster H, Chachoua A, Speyer J, Escalon J, Zeleniuch-Jacquotte A, Muggia F. Oxaliplatin with weekly bolus fluorouracil and low-dose leucovorin as first-line therapy for patients with colorectal cancer. J Clin Oncol Off J Am Soc Clin Oncol. 2003;21(14):2703-7.

178. Sørbye H, Glimelius B, Berglund A, Fokstuen T, Tveit KM, Braendengen M, et al. Multicenter phase II study of Nordic fluorouracil and folinic acid bolus schedule combined with oxaliplatin as first-line treatment of metastatic colorectal cancer. J Clin Oncol Off J Am Soc Clin Oncol. 2004;22(1):31-8.

179. Nebuloni DR, Mak MP, Souza FH, Saragiotto DF, Júlio T, DE Castro G, et al. Modified FLOX as first-line chemotherapy for metastatic colorectal cancer patients in the public health system in Brazil: effectiveness and cost-utility analysis. Mol Clin Oncol. 2013;1(1):175-9.

180. Tournigand C, et al. OPTIMOX1: a randomized study of FOLFOX4 or FOLFOX7 with oxaliplatin in a stop-and-go fashion in advanced colorectal cancer – a GERCOR study. J Clin Oncol Off J Am Soc Clin Oncol [Internet]. 20 de janeiro de 2006;24(3). [2022 jun. 12]. Disponível em: https://pubmed.ncbi.nlm.nih.gov/16421419/.

181. Covey AM, Brown KT, Jarnagin WR, Brody LA, Schwartz L, Tuorto S, et al. Combined portal vein embolization and neoadjuvant chemotherapy as a treatment strategy for resectable hepatic colorectal metastases. Ann Surg. 2008;247(3):451-5.

182. Conti JA, Kemeny NE, Saltz LB, Huang Y, Tong WP, Chou TC, et al. Irinotecan is an active agent in untreated patients with metastatic colorectal cancer. J Clin Oncol Off J Am Soc Clin Oncol. 1996;14(3):709-15.

183. Shimada Y, Rougier P, Pitot H. Efficacy of CPT-11 (irinotecan) as a single agent in metastatic colorectal cancer. Eur J Cancer Oxf Engl 1990. 1996;32A Suppl 3:S13-17.

184. Pitot HC, Wender DB, O'Connell MJ, Schroeder G, Goldberg RM, Rubin J, et al. Phase II trial of irinotecan in patients with metastatic colorectal carcinoma. J Clin Oncol Off J Am Soc Clin Oncol. 1997;15(8):2910-9.

185. Rougier P, Bugat R, Douillard JY, Culine S, Suc E, Brunet P, et al. Phase II study of irinotecan in the treatment of advanced colorectal cancer in chemotherapy-naive patients and patients pretreated with fluorouracil-based chemotherapy. J Clin Oncol Off J Am Soc Clin Oncol. 1997;15(1):251-60.

186. Cunningham D, Pyrhönen S, James RD, Punt CJ, Hickish TF, Heikkila R, et al. Randomised trial of irinotecan plus supportive care versus supportive care alone after fluorouracil failure for patients with metastatic colorectal cancer. Lancet Lond Engl. 1998;352(9138):1413-8.

187. Rougier P, Van Cutsem E, Bajetta E, Niederle N, Possinger K, Labianca R, et al. Randomised trial of irinotecan versus fluorouracil by continuous infusion after fluorouracil failure in patients with metastatic colorectal cancer. Lancet Lond Engl. 1998;352(9138):1407-12.

188. Slatz LB, et al. Irinotecan plus fluorouracil and leucovorin for metastatic colorectal cancer. Irinotecan Study Group. N Engl J Med [Internet]. 28 de setembro de 2000;343(13). [2022 jun. 12]. Disponível em: https://pubmed.ncbi.nlm.nih.gov/11006366/.

189. Douillard JY, Cunningham D, Roth AD, Navarro M, James RD, Karasek P, et al. Irinotecan combined with fluorouracil compared with fluorouracil alone as

first-line treatment for metastatic colorectal cancer: a multicentre randomised trial. Lancet Lond Engl. 2000;355(9209):1041-7.

190. Labianca R, Floriani I, Cortesi E, Isa L, Zaniboni A, Marangolo M, et al. Alternating versus continuous FOLFIRI in advanced colorectal cancer (ACC): a randomized GISCAD trial. J Clin Oncol. 2006;24(18):3505.

191. Tournigand C, et al. FOLFIRI followed by FOLFOX6 or the reverse sequence in advanced colorectal cancer: a randomized GERCOR study. J Clin Oncol Off J Am Soc Clin Oncol [Internet]. 15 de janeiro de 2004;22(2). [2022 jun. 12]. Disponível em: https://pubmed.ncbi.nlm.nih.gov/14657227/.

192. Goldberg RM, Sargent DJ, Morton RF, Fuchs CS, Ramanathan RK, Williamson SK, et al. A randomized controlled trial of fluorouracil plus leucovorin, irinotecan, and oxaliplatin combinations in patients with previously untreated metastatic colorectal cancer. J Clin Oncol Off J Am Soc Clin Oncol. 2004;22(1):23-30.

193. Goldberg RM, Sargent DJ, Morton RF, Fuchs CS, Ramanathan RK, Williamson SK, et al. Randomized controlled trial of reduced-dose bolus fluorouracil plus leucovorin and irinotecan or infused fluorouracil plus leucovorin and oxaliplatin in patients with previously untreated metastatic colorectal cancer: a North American Intergroup Trial. J Clin Oncol Off J Am Soc Clin Oncol. 2006;24(21):3347-53.

194. Sanoff HK, Sargent DJ, Campbell ME, Morton RF, Fuchs CS, Ramanathan RK, et al. Five-year data and prognostic factor analysis of oxaliplatin and irinotecan combinations for advanced colorectal cancer: N9741. J Clin Oncol Off J Am Soc Clin Oncol. 2008;26(35):5721-7.

195. Grothey A, Sargent D, Goldberg RM, Schmoll HJ. Survival of patients with advanced colorectal cancer improves with the availability of fluorouracil-leucovorin, irinotecan, and oxaliplatin in the course of treatment. J Clin Oncol Off J Am Soc Clin Oncol. 2004;22(7):1209-14.

196. Seymour MT, Maughan TS, Ledermann JA, Topham C, James R, Gwyther SJ, et al. Different strategies of sequential and combination chemotherapy for patients with poor prognosis advanced colorectal cancer (MRC FOCUS): a randomised controlled trial. Lancet Lond Engl. 2007;370(9582):143-52.

197. Koopman M, Antonini NF, Douma J, Wals J, Honkoop AH, Erdkamp FL, et al. Sequential versus combination chemotherapy with capecitabine, irinotecan, and oxaliplatin in advanced colorectal cancer (CAIRO): a phase III randomised controlled trial. Lancet Lond Engl. 2007;370(9582):135-42.

198. Falcone A, et al. Phase III trial of infusional fluorouracil, leucovorin, oxaliplatin, and irinotecan (FOLFOXIRI) compared with infusional fluorouracil, leucovorin, and irinotecan (FOLFIRI) as first-line treatment for metastatic colorectal cancer: the Gruppo Oncologico Nord Ovest. J Clin Oncol Off J Am Soc Clin Oncol [Internet]. 5 de janeiro de 2007;25(13). [2022 jun. 12]. Disponível em: https://pubmed.ncbi.nlm.nih.gov/17470860/.

199. Souglakos, et al. FOLFOXIRI (folinic acid, 5-fluorouracil, oxaliplatin and irinotecan) vs FOLFIRI (folinic acid, 5-fluorouracil and irinotecan) as first-line treatment in metastatic colorectal cancer (MCC): a multicentre randomised phase III trial from the Hellenic Oncology Research Group (HORG). Br J Cancer [Internet]. 27 de março de 2006;94(6). [2022 jun. 12]. Disponível em: https://pubmed.ncbi.nlm.nih.gov/16508637/.

200. Porschen R, Arkenau HT, Kubicka S, Greil R, Seufferlein T, Freier W, et al. Phase III study of capecitabine plus oxaliplatin compared with fluorouracil and leucovorin plus oxaliplatin in metastatic colorectal cancer: a final report of the AIO Colorectal Study Group. J Clin Oncol Off J Am Soc Clin Oncol. 2007;25(27):4217-23.

201. Cremolini C, Rossini D, Lonardi S, Antoniotti C, Pietrantonio F, Marmorino F, et al. Modified FOLFOXIRI plus panitumumab (mFOLFOXIRI/PAN) versus mFOLFOX6/PAN as initial treatment of patients with unresectable *RAS* and *BRAF* wild-type metastatic colorectal cancer (mCRC): Results of the phase III randomized TRIPLETE study by GONO. J Clin Oncol. 2022;40(17):LBA3505–LBA3505.

202. Arkenau HT, Arnold D, Cassidy J, Diaz-Rubio E, Douillard JY, Hochster H, et al. Efficacy of oxaliplatin plus capecitabine or infusional fluorouracil/leucovorin in patients with metastatic colorectal cancer: a pooled analysis of randomized trials. J Clin Oncol Off J Am Soc Clin Oncol. 2008;26(36):5910-7.

203. Fuchs CS, Marshall J, Mitchell E, Wierzbicki R, Ganju V, Jeffery M, et al. Randomized, controlled trial of irinotecan plus infusional, bolus, or oral fluoropyrimidines in first-line treatment of metastatic colorectal cancer: results from the BICC-C Study. J Clin Oncol Off J Am Soc Clin Oncol. 2007;25(30):4779-86.

204. Bajetta E, Di Bartolomeo M, Buzzoni R, Mariani L, Zilembo N, Ferrario E, et al. Uracil/ftorafur/leucovorin combined with irinotecan (TEGAFIRI) or oxaliplatin (TEGAFOX) as first-line treatment for metastatic colorectal cancer patients: results of randomised phase II study. Br J Cancer. 2007;96(3):439-44.

205. Bennouna J, Saunders M, Douillard JY. The role of UFT in metastatic colorectal cancer. Oncology. 2009;76(5):301-10.

206. Muro K, Boku N, Shimada Y, Tsuji A, Sameshima S, Baba H, et al. Irinotecan plus S-1 (IRIS) versus fluorouracil and folinic acid plus irinotecan (FOLFIRI) as second-line chemotherapy for metastatic colorectal cancer:

a randomised phase 2/3 non-inferiority study (FIRIS study). Lancet Oncol. 2010;11(9):853-60.

207. Cunningham D, Zalcberg JR, Rath U, Oliver I, van Cutsem E, Svensson C, et al. Final results of a randomised trial comparing Tomudex (raltitrexed) with 5-fluorouracil plus leucovorin in advanced colorectal cancer. Tomudex colorectal cancer study group. Ann Oncol Off J Eur Soc Med Oncol. 1996;7(9):961-5.

208. Aparicio J, Vicent JM, Maestu I, Bosch C, Galán A, Busquier I, et al. First-line treatment with irinotecan and raltitrexed in metastatic colorectal cancer. Mature results of a multicenter phase II study. Oncology. 2005;68(1):58-63.

209. Cascinu S, Graziano F, Ferraù F, Catalano V, Massacesi C, Santini D, et al. Raltitrexed plus oxaliplatin (TOMOX) as first-line chemotherapy for metastatic colorectal cancer. A phase II study of the Italian group for the study of gastrointestinal tract carcinomas (GISCAD). Ann Oncol Off J Eur Soc Med Oncol. 2002;13(5):716-20.

210. Cortinovis D, Bajetta E, Di Bartolomeo M, Dognini G, Beretta E, Ferrario E, et al. Raltitrexed plus oxaliplatin in the treatment of metastatic colorectal cancer. Tumori. 2004;90(2):186-91.

211. Popov I, Carrato A, Sobrero A, Vincent M, Kerr D, Labianca R, et al. Raltitrexed (Tomudex) versus standard leucovorin-modulated bolus 5-fluorouracil: results from the randomised phase III Pan-European trial in adjuvant colon cancer 01 (PETACC-1). Eur J Cancer Oxf Engl 1990. 2008;44(15):2204-11.

212. Grothey A, Van Cutsem E, Sobrero A, Siena S, Falcone A, Ychou M, et al. Regorafenib monotherapy for previously treated metastatic colorectal cancer (CORRECT): an international, multicentre, randomised, placebo-controlled, phase 3 trial. Lancet Lond Engl. 2013;381(9863):303-12.

213. Bekaii-Saab TS, Ou FS, Ahn DH, Boland PM, Ciombor KK, Heying EN, et al. Regorafenib dose-optimisation in patients with refractory metastatic colorectal cancer (ReDOS): a randomised, multicentre, open-label, phase 2 study. Lancet Oncol. 2019;20(8):1070-82.

214. Kabbinavar F, Hurwitz HI, Fehrenbacher L, Meropol NJ, Novotny WF, Lieberman G, et al. Phase II, randomized trial comparing bevacizumab plus fluorouracil (FU)/leucovorin (LV) with FU/LV alone in patients with metastatic colorectal cancer. J Clin Oncol Off J Am Soc Clin Oncol. 2003;21(1):60-5.

215. Hurwitz H, Fehrenbacher L, Novotny W, Cartwright T, Hainsworth J, Heim W, et al. Bevacizumab plus irinotecan, fluorouracil, and leucovorin for metastatic colorectal cancer. N Engl J Med. 2004;350(23):2335-42.

216. Fuchs CS, Marshall J, Barrueco J. Randomized, controlled trial of irinotecan plus infusional, bolus, or oral fluoropyrimidines in first-line treatment of metastatic colorectal cancer: updated results from the BICC-C study. J Clin Oncol Off J Am Soc Clin Oncol. 2008;26(4):689-90.

217. Sobrero A, Ackland S, Clarke S, Perez-Carrión R, Chiara S, Chiara S, et al. Phase IV study of bevacizumab in combination with infusional fluorouracil, leucovorin and irinotecan (FOLFIRI) in first-line metastatic colorectal cancer. Oncology. 2009;77(2):113-9.

218. Saltz LB, Clarke S, Díaz-Rubio E, Scheithauer W, Figer A, Wong R, et al. Bevacizumab in combination with oxaliplatin-based chemotherapy as first-line therapy in metastatic colorectal cancer: a randomized phase III study. J Clin Oncol Off J Am Soc Clin Oncol. 2008;26(12):2013-9.

219. Cao Y, Tan A, Gao F, Liu L, Liao C, Mo Z. A meta-analysis of randomized controlled trials comparing chemotherapy plus bevacizumab with chemotherapy alone in metastatic colorectal cancer. Int J Colorectal Dis. 2009;24(6):677-85.

220. Cremolini C, et al. FOLFOXIRI plus bevacizumab versus FOLFIRI plus bevacizumab as first-line treatment of patients with metastatic colorectal cancer: updated overall survival and molecular subgroup analyses of the open-label, phase 3 TRIBE study. Lancet Oncol [Internet]. outubro de 2015;16(13). [2022 jun. 13]. Disponível em: https://pubmed.ncbi.nlm.nih.gov/26338525/.

221. Cremolini C, Antoniotti C, Rossini D, Lonardi S, Loupakis F, Pietrantonio F, et al. Upfront FOLFOXIRI plus bevacizumab and reintroduction after progression versus mFOLFOX6 plus bevacizumab followed by FOLFIRI plus bevacizumab in the treatment of patients with metastatic colorectal cancer (TRIBE2): a multicentre, open-label, phase 3, randomised, controlled trial. Lancet Oncol. 2020;21(4):497-507.

222. Cremolini C, Antoniotti C, Stein A, Bendell J, Gruenberger T, Rossini D, et al. Individual Patient Data Meta-Analysis of FOLFOXIRI Plus Bevacizumab Versus Doublets Plus Bevacizumab as Initial Therapy of Unresectable Metastatic Colorectal Cancer. J Clin Oncol Off J Am Soc Clin Oncol. 2020;JCO2001225.

223. Grothey A, Sugrue MM, Purdie DM, Dong W, Sargent D, Hedrick E, et al. Bevacizumab beyond first progression is associated with prolonged overall survival in metastatic colorectal cancer: results from a large observational cohort study (BRiTE). J Clin Oncol Off J Am Soc Clin Oncol. 2008;26(33):5326-34.

224. Bekaii-Saab TS, Grothey A, Bendell JC, Kozloff M, Cohn AL, Mun Y, et al. Effectiveness and safety of second-line (2L) irinotecan-and oxaliplatin-based regimens after first-line (1L) bevacizumab (BV)-containing treatment (tx) for metastatic colorectal cancer (mCRC): Results from the ARIES observational cohort study. J Clin Oncol. 2012;30(4):535.

225. Bennouna J, Sastre J, Arnold D, Österlund P, Greil R, Van Cutsem E, et al. Continuation of bevacizumab after first progression in metastatic colorectal cancer (ML18147): a randomised phase 3 trial. Lancet Oncol. 2013;14(1):29-37.

226. Cassidy J, Saltz LB, Giantonio BJ, Kabbinavar FF, Hurwitz HI, Rohr UP. Effect of bevacizumab in older patients with metastatic colorectal cancer: pooled analysis of four randomized studies. J Cancer Res Clin Oncol. 2010;136(5):737-43.

227. Kozloff MF, Berlin J, Flynn PJ, Kabbinavar F, Ashby M, Dong W, et al. Clinical outcomes in elderly patients with metastatic colorectal cancer receiving bevacizumab and chemotherapy: results from the BRiTE observational cohort study. Oncology. 2010;78(5-6):329-39.

228. Scappaticci FA, Skillings JR, Holden SN, Gerber HP, Miller K, Kabbinavar F, et al. Arterial thromboembolic events in patients with metastatic carcinoma treated with chemotherapy and bevacizumab. J Natl Cancer Inst. 2007;99(16):1232-9.

229. Scappaticci FA, et al. Surgical wound healing complications in metastatic colorectal cancer patients treated with bevacizumab. J Surg Oncol [Internet]. 9 de janeiro de 2005;91(3). [2022 jun. 13]. Disponível em: https://pubmed.ncbi.nlm.nih.gov/16118771/.

230. Holash J, Davis S, Papadopoulos N, Croll SD, Ho L, Russell M, et al. VEGF-trap: a VEGF blocker with potent antitumor effects. Proc Natl Acad Sci U S A. 2002;99(17):11393-8.

231. Tabernero J, et al. Aflibercept versus placebo in combination with fluorouracil, leucovorin and irinotecan in the treatment of previously treated metastatic colorectal cancer: prespecified subgroup analyses from the VELOUR trial. Eur J Cancer Oxf Engl 1990 [Internet]. 2014;50(2). [2022 jun. 13]. Disponível em: https://pubmed.ncbi.nlm.nih.gov/24140268/.

232. Tabernero J, Yoshino T, Cohn AL, Obermannova R, Bodoky G, Garcia-Carbonero R, et al. Ramucirumab versus placebo in combination with second-line FOLFIRI in patients with metastatic colorectal carcinoma that progressed during or after first-line therapy with bevacizumab, oxaliplatin, and a fluoropyrimidine (RAISE): a randomised, double-blind, multicentre, phase 3 study. Lancet Oncol. 2015;16(5):499-508.

233. Da G, Bf ER. Considering Efficacy and Cost, Where Does Ramucirumab Fit in the Management of Metastatic Colorectal Cancer? The oncologist [Internet]. setembro de 2015;20(9). [2022 jun. 13]. Disponível em: https://pubmed.ncbi.nlm.nih.gov/26265225/.

234. Cunningham D, Humblet Y, Siena S, Khayat D, Bleiberg H, Santoro A, et al. Cetuximab monotherapy and cetuximab plus irinotecan in irinotecan-refractory metastatic colorectal cancer. N Engl J Med. 2004;351(4):337-45.

235. Jonker DJ, O'Callaghan CJ, Karapetis CS, Zalcberg JR, Tu D, Au HJ, et al. Cetuximab for the treatment of colorectal cancer. N Engl J Med. 2007;357(20):2040-8.

236. Lenz HJ, Van Cutsem E, Khambata-Ford S, Mayer RJ, Gold P, Stella P, et al. Multicenter phase II and translational study of cetuximab in metastatic colorectal carcinoma refractory to irinotecan, oxaliplatin, and fluoropyrimidines. J Clin Oncol Off J Am Soc Clin Oncol. 2006;24(30):4914-21.

237. Van Cutsem E, Peeters M, Siena S, Humblet Y, Hendlisz A, Neyns B, et al. Open-label phase III trial of panitumumab plus best supportive care compared with best supportive care alone in patients with chemotherapy-refractory metastatic colorectal cancer. J Clin Oncol Off J Am Soc Clin Oncol. 2007;25(13):1658-64.

238. Van Cutsem E, Köhne CH, Hitre E, Zaluski J, Chang Chien CR, Makhson A, et al. Cetuximab and chemotherapy as initial treatment for metastatic colorectal cancer. N Engl J Med. 2009;360(14):1408-17.

239. Lièvre A, et al. KRAS mutation status is predictive of response to cetuximab therapy in colorectal cancer. Cancer Res [Internet]. 2006;66(8). [2022 jun. 13]. Disponível em: https://pubmed.ncbi.nlm.nih.gov/16618717/.

240. Clinical relevance of KRAS mutation detection in metastatic colorectal cancer treated by Cetuximab plus chemotherapy – PubMed [Internet]. [2022 jun. 13]. Disponível em: https://pubmed.ncbi.nlm.nih.gov/17375050/.

241. Amado RG, Wolf M, Peeters M, Van Cutsem E, Siena S, Freeman DJ, et al. Wild-type KRAS is required for panitumumab efficacy in patients with metastatic colorectal cancer. J Clin Oncol Off J Am Soc Clin Oncol. 2008;26(10):1626-34.

242. Lièvre A, Bachet JB, Boige V, Cayre A, Le Corre D, Buc E, et al. KRAS mutations as an independent prognostic factor in patients with advanced colorectal cancer treated with cetuximab. J Clin Oncol Off J Am Soc Clin Oncol. 2008;26(3):374-9.

243. Karapetis CS, Khambata-Ford S, Jonker DJ, O'Callaghan CJ, Tu D, Tebbutt NC, et al. K-ras mutations and benefit from cetuximab in advanced colorectal cancer. N Engl J Med. 2008;359(17):1757-65.

244. Bokemeyer C, Bondarenko I, Makhson A, Hartmann JT, Aparicio J, de Braud F, et al. Fluorouracil, leucovorin, and oxaliplatin with and without cetuximab in the first-line treatment of metastatic colorectal cancer. J Clin Oncol Off J Am Soc Clin Oncol. 2009;27(5):663-71.

245. Qin S, Li J, Wang L, Xu J, Cheng Y, Bai Y, et al. Efficacy and tolerability of first-line cetuximab plus leucovorin, fluorouracil, and oxaliplatin (FOLFOX-4) versus FOLFOX-4 in patients with RAS wild-type metastatic colorectal cancer: the open-label, randomized, phase

III TAILOR trial. J Clin Oncol Off J Am Soc Clin Oncol. 2018;36(30):3031-9.

246. Bokemeyer C, Bondarenko I, Hartmann JT, de Braud F, Schuch G, Zubel A, et al. Efficacy according to biomarker status of cetuximab plus FOLFOX-4 as first-line treatment for metastatic colorectal cancer: the OPUS study. Ann Oncol Off J Eur Soc Med Oncol. 2011;22(7):1535-46.

247. Martín-Martorell P, Roselló S, Rodríguez-Braun E, Chirivella I, Bosch A, Cervantes A. Biweekly cetuximab and irinotecan in advanced colorectal cancer patients progressing after at least one previous line of chemotherapy: results of a phase II single institution trial. Br J Cancer. 2008;99(3):455-8.

248. Tabernero J, Ciardiello F, Rivera F, Rodriguez-Braun E, Ramos FJ, Martinelli E, et al. Cetuximab administered once every second week to patients with metastatic colorectal cancer: a two-part pharmacokinetic/pharmacodynamic phase I dose-escalation study. Ann Oncol Off J Eur Soc Med Oncol. 2010;21(7):1537-45.

249. Douillard JY, Siena S, Cassidy J, Tabernero J, Burkes R, Barugel M, et al. Randomized, phase III trial of panitumumab with infusional fluorouracil, leucovorin, and oxaliplatin (FOLFOX4) versus FOLFOX4 alone as first-line treatment in patients with previously untreated metastatic colorectal cancer: the PRIME study. J Clin Oncol Off J Am Soc Clin Oncol. 2010;28(31):4697-705.

250. Peeters M, Price TJ, Cervantes A, Sobrero AF, Ducreux M, Hotko Y, et al. Randomized phase III study of panitumumab with fluorouracil, leucovorin, and irinotecan (FOLFIRI) compared with FOLFIRI alone as second-line treatment in patients with metastatic colorectal cancer. J Clin Oncol Off J Am Soc Clin Oncol. 2010;28(31):4706-13.

251. Price TJ, Peeters M, Kim TW, Li J, Cascinu S, Ruff P, et al. Panitumumab versus cetuximab in patients with chemotherapy-refractory wild-type KRAS exon 2 metastatic colorectal cancer (ASPECCT): a randomised, multicentre, open-label, non-inferiority phase 3 study. Lancet Oncol. 2014;15(6):569-79.

252. Price T, Kim TW, Li J, Cascinu S, Ruff P, Suresh AS, et al. Final results and outcomes by prior bevacizumab exposure, skin toxicity, and hypomagnesaemia from ASPECCT: randomized phase 3 non-inferiority study of panitumumab versus cetuximab in chemorefractory wild-type KRAS exon 2 metastatic colorectal cancer. Eur J Cancer Oxf Engl 1990. 2016;68:51-9.

253. Sakai D, Taniguchi H, Sugimoto N, Tamura T, Nishina T, Hara H, et al. Randomised phase II study of panitumumab plus irinotecan versus cetuximab plus irinotecan in patients with KRAS wild-type metastatic colorectal cancer refractory to fluoropyrimidine, irinotecan and oxaliplatin (WJOG 6510G). Eur J Cancer Oxf Engl 1990. 2020;135:11-21.

254. Tabernero J, Pfeiffer P, Cervantes A. Administration of Cetuximab every 2 weeks in the treatment of metastatic colorectal cancer: an effective, more convenient alternative to weekly administration? The Oncologist. 2008;13(2):113-9.

255. Yuan ZX, Wang XY, Qin QY, Chen DF, Zhong QH, Wang L, et al. The prognostic role of BRAF mutation in metastatic colorectal cancer receiving anti-EGFR monoclonal antibodies: a meta-analysis. PloS One. 2013;8(6):e65995.

256. Pietrantonio F, Petrelli F, Coinu A, Di Bartolomeo M, Borgonovo K, Maggi C, et al. Predictive role of BRAF mutations in patients with advanced colorectal cancer receiving cetuximab and panitumumab: a meta-analysis. Eur J Cancer Oxf Engl 1990. 2015;51(5):587-94.

257. Kopetz S, Grothey A, Yaeger R, Van Cutsem E, Desai J, Yoshino T, et al. Encorafenib, binimetinib, and cetuximab in BRAF v600e-mutated colorectal cancer. N Engl J Med. 2019;381(17):1632-43.

258. Tabernero J, Grothey A, Van Cutsem E, Yaeger R, Wasan H, Yoshino T, et al. Encorafenib plus cetuximab as a new standard of care for previously treated BRAF V600E-mutant metastatic colorectal cancer: updated survival results and subgroup analyses from the BEACON study. J Clin Oncol Off J Am Soc Clin Oncol. 2021;39(4):273-84.

259. Loree JM, Bailey AM, Johnson AM, Yu Y, Wu W, Bristow CA, et al. Molecular landscape of ERBB2/ERBB3 mutated colorectal cancer. J Natl Cancer Inst. de 2018;110(12):1409-17.

260. Sartore-Bianchi, et al. Dual-targeted therapy with trastuzumab and lapatinib in treatment-refractory, KRAS codon 12/13 wild-type, HER2-positive metastatic colorectal cancer (HERACLES): a proof-of-concept, multicentre, open-label, phase 2 trial. Lancet Oncol [Internet]. junho de 2016;17(6). [2022 jun. 13]. Disponível em: https://pubmed.ncbi.nlm.nih.gov/27108243/.

261. Meric-Bernstam F, Hurwitz H, Raghav KPS, McWilliams RR, Fakih M, VanderWalde A, et al. Pertuzumab plus trastuzumab for HER2-amplified metastatic colorectal cancer (MyPathway): an updated report from a multicentre, open-label, phase 2a, multiple basket study. Lancet Oncol. 2019;20(4):518-30.

262. Siena S, Di Bartolomeo M, Raghav K, Masuishi T, Loupakis F, Kawakami H, et al. Trastuzumab deruxtecan (DS-8201) in patients with HER2-expressing metastatic colorectal cancer (DESTINY-CRC01): a multicentre, open-label, phase 2 trial. Lancet Oncol. 2021;22(6):779-89.

263. André T, Shiu KK, Kim TW, Jensen BV, Jensen LH, Punt C, et al. Pembrolizumab in microsatellite-instability-high advanced colorectal cancer. N Engl J Med. 2020;383(23):2207-18.

264. Lenz HJ, Van Cutsem E, Luisa Limon M, Wong KYM, Hendlisz A, Aglietta M, et al. First-line nivolumab plus low-dose ipilimumab for microsatellite instability-high/mismatch repair-deficient metastatic colorectal cancer: the phase II CheckMate 142 study. J Clin Oncol Off J Am Soc Clin Oncol. 2022;40(2):161-70.

265. Le DT, Uram JN, Wang H, Bartlett BR, Kemberling H, Eyring AD, et al. PD-1 Blockade in tumors with mismatch-repair deficiency. N Engl J Med. 2015;372(26):2509-20.

266. Le DT, Uram JN, Wang H, Bartlett B, Kemberling H, Eyring A, et al. Programmed death-1 blockade in mismatch repair deficient colorectal cancer. J Clin Oncol. 2016;34(15_suppl):103.

267. Overman MJ, McDermott R, Leach JL, Lonardi S, Lenz HJ, Morse MA, et al. Nivolumab in patients with metastatic DNA mismatch repair-deficient or microsatellite instability-high colorectal cancer (CheckMate 142): an open-label, multicentre, phase 2 study. Lancet Oncol. 2017;18(9):1182-91.

268. Loree JM, Pereira AAL, Lam M, Willauer AN, Raghav K, Dasari A, et al. Classifying colorectal cancer by tumor location rather than sidedness highlights a continuum in mutation profiles and consensus molecular subtypes. Clin Cancer Res Off J Am Assoc Cancer Res. 2018;24(5):1062-72.

269. Tejpar S, Stintzing S, Ciardiello F, Tabernero J, Van Cutsem E, Beier F, et al. Prognostic and predictive relevance of primary tumor location in patients with RAS wild-type metastatic colorectal cancer: retrospective analyses of the CRYSTAL and FIRE-3 trials. JAMA Oncol. 2017;3(2):194-201.

270. Venook AP, Niedzwiecki D, Lenz HJ, Innocenti F, Fruth B, Meyerhardt JA, et al. Effect of first-line chemotherapy combined with cetuximab or bevacizumab on overall survival in patients with KRAS wild-type advanced or metastatic colorectal cancer: a randomized clinical trial. JAMA. 2017;317(23):2392-401.

271. Venook AP, Niedzwiecki D, Innocenti F, Fruth B, Greene C, O'Neil BH, et al. Impact of primary (1°) tumor location on overall survival (OS) and progression-free survival (PFS) in patients (pts) with metastatic colorectal cancer (mCRC): Analysis of CALGB/SWOG 80405 (Alliance). J Clin Oncol. 2016;34(15_suppl):3504.

272. Yoshino T, Watanabe J, Shitara K, Yasui H, Ohori H, Shiozawa M, et al. Panitumumab (PAN) plus mFOLFOX6 versus bevacizumab (BEV) plus mFOLFOX6 as first-line treatment in patients with RAS wild-type (WT) metastatic colorectal cancer (mCRC): results from the phase 3 PARADIGM trial. J Clin Oncol. 2022;40(17_suppl):LBA1-LBA1.

273. Saltz LB, Lenz HJ, Kindler HL, Hochster HS, Wadler S, Hoff PM, et al. Randomized phase II trial of cetuximab, bevacizumab, and irinotecan compared with cetuximab and bevacizumab alone in irinotecan-refractory colorectal cancer: the BOND-2 study. J Clin Oncol Off J Am Soc Clin Oncol. 2007;25(29):4557-61.

274. Hecht JR, Mitchell E, Chidiac T, Scroggin C, Hagenstad C, Spigel D, et al. A randomized phase IIIB trial of chemotherapy, bevacizumab, and panitumumab compared with chemotherapy and bevacizumab alone for metastatic colorectal cancer. J Clin Oncol Off J Am Soc Clin Oncol. 2009;27(5):672-80.

275. Tol J, Koopman M, Cats A, Rodenburg CJ, Creemers GJM, Schrama JG, et al. Chemotherapy, bevacizumab, and cetuximab in metastatic colorectal cancer. N Engl J Med. 2009;360(6):563-72.

276. Curley SA, Izzo F, Abdalla E, Vauthey JN. Surgical treatment of colorectal cancer metastasis. Cancer Metastasis Rev. 2004;23(1-2):165-82.

277. Costa PF, Coelho FF, Jeismann VB, Kruger JAP, Fonseca GM, Cecconello I, et al. Repeat hepatectomy for recurrent colorectal liver metastases: a comparative analysis of short-and long-term results. Hepatobiliary Pancreat Dis Int HBPD INT. 2022;21(2):162-7.

278. Adam R, Kitano Y. Multidisciplinary approach of liver metastases from colorectal cancer. Ann Gastroenterol Surg. 2019;3(1):50-6.

279. McEachron KR, Ankeny JS, Robbins A, Altman AM, Marmor S, D'Souza D, et al. Surgical microwave ablation of otherwise non-resectable colorectal cancer liver metastases: Expanding opportunities for long term survival. Surg Oncol. 2021;36:61-4.

280. Labianca R, Beretta GD, Kildani B, Milesi L, Merlin F, Mosconi S, et al. Colon cancer. Crit Rev Oncol Hematol. 2010;74(2):106-33.

281. Gonzalez M, Poncet A, Combescure C, Robert J, Ris HB, Gervaz P. Risk factors for survival after lung metastasectomy in colorectal cancer patients: a systematic review and meta-analysis. Ann Surg Oncol. 2013;20(2):572-9.

282. Hasegawa T, Takaki H, Kodama H, Yamanaka T, Nakatsuka A, Sato Y, et al. Three-year survival rate after radiofrequency ablation for surgically resectable colorectal lung metastases: a prospective multicenter study. Radiology. 2020;294(3):686-95.

127

Tumores do Reto

Fernanda Cunha Capareli
Fernando Freire de Arruda
Guilherme Cutait Castro Cotti
Raul Cutait

DESTAQUES

- No estadiamento do câncer de reto, é necessária avaliação detalhada da doença locorregional, através de exame coloproctologico, retoscopia e ressonância magnética de pelve ou ultrassom endorretal.
- A retossigmoidectomia com excisão total do mesorreto é a técnica padrão-ouro no tratamento cirúrgico dos tumores de reto extraperitoniais.
- O tratamento do câncer de reto, em especial no que tange à cirurgia, associa-se a potencial redução da qualidade de vida, em especial no que diz respeito à função evacuatória, urinária e sexual.
- A adição de tratamentos neoadjuvantes visa melhorar os desfechos oncológicos e preservação as funções dos pacientes. Para o carcinoma de reto médio ou baixo, opções de neoadjuvância incluem a quimiorradioterapia, a radioterapia de curso curto e a terapia neoadjuvante total.
- No câncer de reto, assim como em cólon, é relevante a pesquisa de expressão de enzimas de reparo. Para casos de câncer de reto localizado com deficiência de enzimas de reparo, a imunoterapia primária com pembrolizumabe apresentou resultados animadores.

INTRODUÇÃO

Em 2020, as neoplasias colorretais foram responsáveis por 10% da incidência global de câncer e 9,4% das mortes, pouco menos do que a neoplasia de pulmão, responsável por 18% das mortes.[1]

De acordo com estimativas do GLOBOCAN 2020, ocorrem 700 mil novos casos de câncer de reto em todo o mundo, podendo aumentar para 1,16 milhão de casos em 2040, com base nas projeções de envelhecimento, crescimento populacional e desenvolvimento humano.[2] Esse aumento da incidência de neoplasias colorretais é atribuído, principalmente, à elevada exposição a fatores de risco ambientais resultantes da mudança de estilo de vida, principalmente no que tange ao incremento de costumes dietéticos mais ocidentais e ao aumento da incidência de obesidade e do sedentarismo.[3]

Para o Brasil, a estimativa para cada ano do triênio 2020-2022 aponta que ocorrerão 625 mil casos novos de câncer, sendo a mama e a próstata (66 mil cada), o cólon e o reto (41 mil), o pulmão (30 mil) e o estômago (21 mil) os sítios mais incidentes de neoplasias, quando se excluem os tumores de pele não melanoma (177 mil).[4]

Em relação ao fator idade, sabe-se que o câncer é considerado uma doença do envelhecimento, o que justifica a incidência e a mortalidade do CCR aumentarem drasticamente após os 50 anos. Porém, nos últimos anos, tem se observado aumento da incidência em população mais jovem.[5] Em torno de 80% dos casos de câncer colorretal são de origem esporádica, ou seja, sem identificação de claro histórico familiar ou de predisposição hereditária identificável, apresentando, na sua via de carcinogênese básica, mutações genéticas somáticas adquiridas ou alterações epigenéticas induzidas por fatores modificáveis.[6] O restante dos 20% dos pacientes com esse diagnóstico exibe suscetibilidade a componentes hereditários, que incluem histórico familiar, síndromes de câncer hereditário (em especial a síndrome de Lynch e a polipose familiar hereditária), variações genéticas de baixa penetrância e outras aberrações genômicas hereditárias desconhecidas.[7] Vale ressaltar que fatores ambientais, como dieta rica em produtos derivados de gordura animal, sedentarismo, obesidade e tabagismo contribuem para a carcinogênese em todos os casos de câncer colorretal, sejam eles esporádicos, sejam relacionados à síndrome de predisposição hereditária. No caso específico das neoplasias de reto, adiciona-se aos fatores de risco já mencionados a história pregressa de radioterapia para tratamento de neoplasia pélvicas, como tumores de próstata, endométrio e de colo de útero, com mesma magnitude de risco da presença de história familiar de adenomas de cólon.[8]

Neste capítulo, serão tecidas considerações sobre o diagnóstico dos adenocarcinomas de reto, com doença restrita à pelve, seu estadiamento e as modalidades terapêuticas curativas empregadas no respectivo tratamento. Assim, não serão abordados adenocarcinomas de reto com doença metastática nem outros tumores menos frequentes, como os neuroendócrinos e os estromais do trato gastrointestinal (GIST).

ESTADIAMENTO

Sistêmico

As **tomografias computadorizadas** (TC) de tórax e abdome completo, com contraste endovenoso, são os exames mais utilizados na detecção de metástases à distância, destacando-se fígado, pulmões e peritônio como sítios mais comumente acometidos.

A **ressonância nuclear magnética** (RNM) de abdome pode substituir a tomografia dedicada, em caso de alergia a contraste iodado ou na necessidade de melhor avaliação de lesões hepáticas indeterminadas à TC, principalmente em pacientes com alto teor de depósito gorduroso hepático. A dosagem do antígeno carcinoembrionário **(CEA)** tem interesse clínico, uma vez que auxilia no acompanhamento pós-tratamento e valores elevados pré-operatórios correlacionam com sinal de pior prognóstico para recidiva de doença e piores desfechos de sobrevida global.[9] A **colonoscopia** se faz necessária para não só identificar as características do tumor, mas também para procurar lesões colorretais sincrônicas, como pólipos, presentes em 10% a 15% dos pacientes, ou outros tumores primários, encontrados em 2% a 3% dos casos.[10] Nos casos de pacientes com apresentação clínica de tumor obstrutivo à colonoscopia, pode-se empregar a colonografia por TC (colonoscopia "virtual"). Em pacientes que tenham sido submetidos à ressecção cirúrgica sem estudo completo do cólon, deve-se sempre realizar a colonoscopia no pós-operatório, assim que possível.

Locorregional

- Exame proctológico: com o toque retal e o exame endoscópico empregando-se instrumental rígido ou flexível, deve-se procurar definir: distância da borda inferior do tumor em relação à linha pectínea, configuração (vegetante ou polipoide), presença de ulceração, extensão de envolvimento circular da parede retal; se o tumor estiver ao alcance do toque, se fixo ou móvel; se o tumor é estenosante e não transponível pelo endoscópio. Durante o exame proctológico e antes de qualquer definição terapêutica, é de fundamental importância a definição da relação entre a lesão e o aparelho esfincteriano, tentando se definir se este encontra-se invadido pelo tumor. Essas informações devem sempre ser estabelecidas e documentadas antes do início de qualquer modalidade terapêutica.

- Ressonância nuclear magnética: por meio de aquisição de imagens de qualidade, pode-se definir a localização do tumor em relação à reflexão peritoneal, sua altura em relação à linha pectínea e à borda anal e sua relação com órgãos e estruturas adjacentes. Mais ainda, a RNM fornece o estadiamento T e N com acurácia, respectivamente, de 90% a 95% e 75% a 80%; além de poder identificar a presença de embolização vascular extramural, linfonodos clinicamente suspeitos em cadeia lateral pélvica e acometimento de fáscia mesorretal. Todas essas informações são imprescindíveis para adequada definição dos critérios de doença localmente avançada (cT3/cT4 ou qualquer estádio clínico T com presença de linfonodos clinicamente positivos – qqTcN+) para os quais as modalidades de tratamento neoadjuvante são indicadas, como será exposto a seguir.

O estágio T é caracterizado pela invasão do tumor primário através da parede retal e de órgãos adjacentes. Tumores T1 são representados na ressonância como áreas de intensidade de sinal intermediário anormal restritos à camada submucosa. Os classificados como T2 atingem até muscular própria, mas sem extensão para o tecido adiposo mesorretal. Tumores T3 caracterizam-se por áreas de intensidade de sinal intermediário anormal nodular presentes na gordura do mesorreto e são subclassificados de T3a-T3d de acordo com a extensão milimétrica desta. Tumores T4 caracterizam-se pelo acometimento do peritônio visceral (T4a) ou invasão de órgãos e estruturas adjacentes (T4b). Já estádio N diz respeito a linfonodos clinicamente suspeitos em mesorreto, estes podem se apresentar com morfologia alterada (bordas irregulares e sinais de intensidade alterados incluindo aqueles com sinal sugestivo de mucina em seu interior) e aumentados em tamanho. Linfonodos clinicamente suspeitos em topografia de cadeia lateral pélvica devem ter destaque na descrição pela sua relevância prognóstica e pela sua terapêutica no que diz respeito a planejamento radioterápico e cirúrgico.[11]

No reestadiamento após tratamento neoadjuvante, além de reavaliar as características observadas durante estadiamento primário, a ressonância retal pode auxiliar na avaliação da resposta ao tratamento, inferindo tumores biologicamente mais favoráveis ou não, exercendo papel crucial, em conjunto com a retoscopia, na definição de resposta clínica completa, critério clínico imprescindível para a discussão de protocolos de preservação de órgão.[12]

- Ultrassonografia endorretal: este exame, mais utilizado antes do aprimoramento da RNM, continua tendo seu valor, especialmente em duas situações: 1) na caracterização de lesões mais precoces, como aprimoramento na diferenciação entre lesões T1 e T2[13] ou; 2) casos em que o paciente tenha contraindicações para RNM (p. ex., pacientes com próteses ou implantes metálicos). A maior série retrospectiva uni-institucional já publicada, envolvendo 1.184 pacientes em período de 10 anos, identificou acurácia global para invasão mural de 68%, com taxas de subestadiamento de 18% e de superestadiamento de 13%, com valor preditivo positivo de 75% e valor preditivo negativo de 93%. Quanto à sensibilidade em detectar linfonodos positivos no mesorreto, esta atingiu apenas 33%, com especificidade de 82%; sendo as diferenças técnicas de aparelhagem e examinador-dependente as principais limitações do método.[14] Em nossa opinião, é um exame para casos selecionados, quando a interpretação da RNM pode ser questionada, em especial para lesões precoces.

- Avaliação para genes de reparo do complexo *mismatch-repair* (MMR): pode ser feita uma pesquisa em produto de biópsias da lesão realizadas previamente ao tratamento, de preferência pela técnica de imuno-histoquímica ou, então, como alternativa, por reação em cadeia da polimerase (PCR). Embora não seja parte do estadiamento do tumor de reto, sua caracterização pode ser feita por biópsias da lesão realizadas previamente ao tratamento, de preferência pela técnica de imuno-histoquímica ou, então, como alternativa, por PCR. Essa detecção tem importância em auxiliar na detecção e no adequado rastreio familiar de portadores assintomáticos; além de abrir possibilidade para a discussão do uso de drogas inibidoras de *checkpoint* imunológico em cenário neoadjuvante para tumores localmente avançados.[15]

TRATAMENTO

Aspectos gerais

Nas últimas décadas, observou-se grande avanço no tratamento do câncer do reto, com quebras constantes de paradigmas, em decorrência da melhor integração entre as diversas modalidades terapêuticas _ cirurgia, radioterapia e quimioterapia –, bem como pelo apuramento de técnicas operatórias, de novas tecnologias radioterápicas e, finalmente, de fármacos mais eficazes. De forma sucinta, foi nas décadas de 1970 e 1980 que apareceram os primeiros trabalhos empregando a radioterapia isolada ou associada à quimioterapia como métodos complementares à cirurgia do câncer do reto.[16,17] Havia, então, duas correntes principais: a da neoadjuvância, preconizada pela escola europeia; e a do tratamento adjuvante, praticada pelos americanos. Alguns desses trabalhos mostravam uma evidente vantagem do tratamento combinado sobre a cirurgia exclusiva, em especial no que dizia respeito aos índices de recidiva local.[16,17] Contudo, no início da década de 1980, Heald sedimentou a necessidade de se empregar a técnica da excisão total do mesorreto, mostrando índices de controle local, apenas com a cirurgia, até mesmo melhores do que dos braços terapêuticos dos estudos randomizados da época, consagrando essa técnica cirúrgica como padrão-ouro no tratamento cirúrgico dos tumores de reto extraperitoniais.[18] Mais recentemente, estudos prospectivos aleatorizados que investigaram o emprego de estratégias de tratamento neoadjuvante total (TNT), definido como a combinação entre a modalidade de tratamento radioterápico e os esquemas de quimioterapia mais intensivos, tornaram-se padrão no tratamento dos tumores de reto extraperitoniais com critérios de doença localmente avançada, por demonstrarem melhores desfechos de eficácia, como taxas de resposta patológica completa, tempo livre de metástases à distância e sobrevida livre de progressão.[19,20]

O tratamento do câncer de reto, em especial no que tange à cirurgia, associa-se a potencial redução da qualidade de vida, em especial no que diz respeito à função evacuatória, urinária e sexual, bem como em risco de colostomia terminal definitiva. Assim, a possibilidade de se prescindir da cirurgia radical ou de se realizarem ressecções locais como alternativa à excisão total do mesorreto vem sendo cada vez mais explorada e representa um dos tópicos mais discutidos na literatura mundial na última década.[21-23]

Dessa forma, esquemas de neoadjuvância têm permitido definir o tratamento do câncer de reto com preservação do órgão, com ou sem ressecção local associada, para casos selecionados, contrapondo-se ao padrão-ouro, que consiste na ressecção do reto pela técnica de excisão do mesorreto após a neoadjuvância, a qual tem seus inconvenientes relacionados com complicações operatórias, eventual ileostomia de proteção e alterações funcionais significantes.

Tratamento cirúrgico

Existem diferentes opções cirúrgicas no manejo de pacientes portadores de câncer de reto que devem ser ponderadas levando-se em consideração o estadiamento, as decisões no ambiente multidisciplinar e a vontade dos pacientes. Algumas das opções estão apresentadas na Tabela 127.1. Observa-se que o processo envolvendo as definições terapêuticas dependem ainda de variáveis adicionais daquelas obtidas no estadiamento TNM: 1) avaliação do exame proctológico, em especial no que diz respeito à relação da lesão com o aparelho esfincteriano; e 2) de variáveis fornecidas pela RNM – *status* da margem circunferencial, presença de invasão vascular extramural no compartimento mesorretal e avaliação de linfonodos laterais pélvicos/extramesorretais.

Tabela 127.1. Potenciais opções terapêuticas no adenocarcinoma de reto sem evidência de doença metastática

ESTADIAMENTO LOCORREGIONAL	OPÇÃO CIRÚRGICA	COMENTÁRIOS
Adenocarcinoma in situ	Ressecção endoscópica; alternativa: ressecção local via transanal	As ressecções locais de lesões no terço médio do reto devem ser realizadas preferencialmente com emprego de equipamentos como TEO/TEM/TAMIS
T1N0 com invasão até SM1 ou menor que 1000 um	ESD com margens livres ou ressecção local via transanal	
T1N0 com invasão submucosa > SM1 ou tumor pouco diferenciado, com invasão linfática ou neural	Retossigmoidectomia com excisão total do mesorreto	Considerar alternativas nos casos em que a excisão total do mesorreto implicaria uma amputação de reto

Continua >>

>> Continuação

Tabela 127.1. Potenciais opções terapêuticas no adenocarcinoma de reto sem evidência de doença metastática

Estadiamento locorregional	Opção cirúrgica	Comentários
T2N0	Retossigmoidectomia com excisão total do mesorreto	Considerar tratamento neoadjuvante no caso de lesões distais com risco de amputação de reto, seguida ou não de ressecção local
T3/4N0 ou TxN+ pós-neoadjuvância	Excisão total do mesorreto com ou sem preservação esfincteriana	Tendência atual: esquemas de neoadjuvância total
TxNx com linfonodos laterais pélvicos comprometidos pós-neoadjuvância	Excisão total do mesorreto com linfadenectomia lateral pélvica com ou sem preservação esfincteriana	
Qualquer tumor com margem circunferencial positiva, incluindo tumores T2N0 de reto distal	Retossigmoidectomia com excisão total do mesorreto, ressecção em monobloco quando factível	Os pacientes devem ser submetidos a tratamento neoadjuvante preferencialmente com quimiorradioterapia para reduzir o risco de recorrência local associado à margem circunferencial comprometida

Fonte: Desenvolvida pela autoria.

Ressecção local

A realização de ressecção local por via transanal sempre foi muito atrativa, em especial pela baixa morbidade, bons resultados funcionais e rápida recuperação; além de praticamente eliminar o risco de estomias temporárias e definitivas. Contudo, ela contempla apenas a variável "T" do estadiamento, uma vez que não contempla de forma radical o tratamento do envelope mesorretal.

A ressecção local pode ser oferecida com intenção curativa em casos selecionados de pacientes com câncer de reto precoce cT1N0M0. Nesse cenário, e como forma de garantir o melhor estadiamento para seleção adequada dos pacientes, costuma-se associar a realização de RNM e ultrassonografia endoanal, bem como retoscopia com cromoscopia e magnificação de imagem. Os critérios clássicos de seleção incluem: lesões menores do que 3 cm de diâmetro, envolvimento da circunferência do reto menor do que 30%, adenocarcinomas bem ou moderadamente diferenciados, ausência de invasão vascular e *budding*, além de ausência de suspeita de comprometimento linfonodal.[24]

Do ponto de vista técnico, recomenda-se que a ressecção da parede do reto seja feita em "monobloco", de espessura total e com margens de 1 cm, ressecando-se a gordura perirretal em formato de trapézio quando a lesão não é da parede anterior do reto. Acredita-se que o emprego de equipamentos de cirurgia microscópica transanal – com plataformas como TEO, TEM, TAMIS – ofereça melhor visualização e aumente as possibilidades de ressecção como supracitado. Após análise do espécime anatomopatológico, pode ser que seja necessário complementação terapêutica pelo risco de recorrência/metástases linfonodais ocultas ou por ressecção incompleta/margens comprometidas do espécime patológico. Desta forma, invasões maciças da submucosa, tumores >T2, tumores pouco diferenciados, *budding* e invasão vascular angiolinfática, em geral, constituem indicações de cirurgia radical complementar por meio de excisão total do mesorreto. De forma não infrequente, pacientes que apresentam lesões pT1 de alto risco para recorrência ou pT2 após ressecção local se mostram relutantes à cirurgia radical e a seus potenciais efeitos adversos e impacto na qualidade de vida. Nesse cenário, sugere-se discussão em ambiente multidisciplinar sobre os potenciais benefícios de quimiorradioterapia adjuvante e o seguimento a curtos intervalos, tendo em vista o elevado risco de recorrência locorregional.[24,25]

A ressecção local pode ainda ser oferecida em dois outros cenários: 1) de forma paliativa do ponto de vista oncológico, em pacientes com tumores da variável "T" mais avançada, mas de risco cirúrgico proibitivo para ressecção radical; 2) como opção terapêutica radical após realização de tratamento neoadjuvante – em geral, quando há bom *downstaging/downsizing* em tumores cujo estadiamento pré-operatório não seja muito avançado.[23]

Ressecção radical

A cirurgia radical, associada ou não a outras formas de tratamento, permanece nos dias atuais como pilar fundamental no tratamento com intenção curativa do câncer de reto. A necessidade de aliar um controle pélvico adequado de forma a minimizar índices de recidiva local com suas terríveis consequências, bem como a de promover a manutenção da qualidade de vida, em especial no que tange à preservação esfincteriana e à manutenção de funções urinárias e sexuais, representa um grande desafio técnico.

Via de acesso

A cirurgia do câncer do reto pode ser realizada tanto por laparotomia como por via minimamente invasiva (mediante emprego de laparoscopia ou de robótica). É interessante ressaltar que, independentemente da via de acesso empregada, as etapas e preocupações do cirurgião serão sempre as mesmas: execução da excisão total do mesorreto; obtenção de margem radial; e preservação esfincteriana. Do ponto de vista técnico, a via minimamente invasiva, nas mãos de cirurgiões experientes, permite cirurgias de qualidade equivalente às abertas, havendo mesmo quem sugira que a dissecção do reto é facilitada pela melhora do campo visual. Além disso, a via minimamente invasiva apresenta vantagens amplamente reconhecidas quando comparadas com a via convencional, como menor tempo de internação hospitalar, menos sangramento, menor dor pós-operatória e, principalmente, recuperação mais rápida. Quanto aos resultados oncológicos, existem estudos comparativos e metanálises que sugerem semelhanças entre as duas vias de acesso.[18,26] Contudo, ao contrário do que se reconhece para câncer de cólon, há ainda alguma controvérsia referente aos resultados oncológicos de longo prazo, mesmo com inúmeros estudos prospectivos randomizados. Ainda assim, a American Society of Colon and Rectal Surgeons atesta que a via minimamente invasiva pode e deve ser utilizada para realização da excisão do mesorreto por cirurgiões afeitos às técnicas com grau de nível de evidência 1A.[24]

Com relação à via minimante invasiva, a cirurgia robótica vem ganhando espaço em relação à cirurgia laparoscópica convencional com vantagens advogadas de maior facilidade na execução bem como a de apresentar supostamente melhores resultados funcionais. A verdade é que esses análises se baseiam em estudos com vieses a favor da cirurgia robótica[27] e, do ponto de vista científico, o único estudo prospectivo randomizado que comparou a cirurgia laparoscópica à robótica não demonstrou vantagens estatísticas no seu *end-point* primário, que seria redução da taxa de conversão para laparotomia.[28] A incorporação de novas tecnologias, que incluem o desenvolvimento de novas plataformas robóticas e a incorporação de *big data* e navegação de imagem em tempo real, poderá ser de grande auxílio no tratamento do câncer de reto.[29]

Excisão do mesorreto

Foi Heald quem mostrou a importância da excisão total do mesorreto (ETM) no controle da recidiva local após a cirurgia do câncer de reto.[18,30] Essa técnica consiste na retirada de todo o tecido gorduroso perirretal mediante dissecção precisa do reto no plano situado entre sua fáscia própria e a fáscia parietal, junto às paredes pélvicas, até o plano dos músculos elevadores para tumores de reto médio e distal ou, então, com margem distal de 5 cm abaixo da margem distal para tumores de reto alto.[24] Estudos que analisaram o espécime cirúrgico de adenocarcinomas de reto alto demonstraram que raramente existem linfonodos comprometidos no mesorreto numa extensão 5 cm distais à borda inferior do tumor.[30,31] Dessa forma, tumores do reto alto podem ser tratados com uma ressecção parcial do mesorreto; ou seja de 5 cm além do limite inferior da lesão.[32]

O avanço principal da excisão total do mesorreto é a obtenção de margens de segurança laterais (ou radiais), o que não era valorizado de maneira apropriada até apresentação do trabalho pioneiro de Heald, em 1982,[30] corroborado por outros estudos, mostrando índices de recidiva local com cirurgia exclusiva de 5% a 8%,[33-36] inferiores aos 20% a 25% de grupos-controle de estudos randomizados anteriores à época da excisão total do mesorreto, que hoje é considerada padrão-ouro na cirurgia do reto. Cabe ainda ressaltar que a experiência do cirurgião com essa técnica é essencial para a obtenção dos melhores resultados, tornando-o um fundamental fator prognóstico no manejo de pacientes com câncer de reto,[37] uma vez que existe relação entre a qualidade técnica da cirúrgica e o espécime cirúrgico. Pacientes cujo espécime cirúrgico apresenta o envelope mesorretal íntegro parecem apresentar menores índices de recidiva local do que os que apresentam tumores que foram ressecados em que houve violação do envelope mesorretal com exposição da camada muscular.

Preservação da inervação autonômica

Valorizada pela escola japonesa nos anos 1980, é hoje praticada rotineiramente na cirurgia do câncer do reto e consiste na preservação dos nervos hipogástricos superiores e inferiores desde a região de dissecção da artéria mesentérica inferior até a intimidade da escavação pélvica. Com esse aspecto técnico, é possível reduzir os índices de bexiga neurogênica e de distúrbios sexuais de 25% a 75% para 10% a 28%.[38-40]

Margem distal

Para tumores do reto, ganha importância o fato de a margem distal de segurança se relacionar com a preservação esfincteriana, e deve ser medida na peça a fresco.[32] Nos tumores de reto alto, conforme mencionado, busca-se uma margem distal de 5 cm. Para tumores do reto extraperitoneal, estima-se que 2 cm de margem distal sejam adequados para evitar a disseminação intramural.[41] Não obstante, em tumores de reto distal, acredita-se que margem distal de 1 cm seja suficiente, em especial quando se emprega o uso de quimiorradioterapia pré-operatória. O racional desse fato decorre de inúmeros trabalhos que atestam o fato de que a disseminação de células tumorais intramural raramente ocorre numa distância superior a 1 cm.[42-44]

Preservação esfincteriana

A preservação esfincteriana é atingida, nos dias atuais, em 80% a 90% dos casos de câncer de reto,[45,46] graças a técnicas operatórias mais apuradas, facilitadas pelo emprego de grampeadores e pela diminuição do tumor com tratamento neoadjuvante, o que permite preservar os esfíncteres em cerca de 40% a 70% dos casos que apresentavam essa indicação ao diagnóstico de amputação de reto pelo tamanho e localização do tumor.[47-50] Do ponto de vista técnico, em um grupo bastante selecionado de pacientes, realizam-se ressecções interesfincterianas, com benefício de se permitir um aumento de cirurgias conservadoras mesmo em pacientes com tumores muito próximos à linha pectínea. Essa técnica permite a obtenção de margem distal negativa em tumores do reto distal mediante ressecção parcial ou total de músculo esfíncter interno do ânus por via anal, sem promover aumento da recorrência local e com resultados funcionais aceitáveis. O problema é o alto índice de incontinência para gases e/ou fezes. A amputação de reto permanece indicada para tumores que, mesmo com tratamento neoadjuvante, encontram-se até 2 a 3 cm da linha pectínea associados a mecanismo esfincteriano prejudicado pela idade ou presença de lesão prévia; e maior facilidade de se cuidar de um ostoma do que das alterações funcionais decorrentes de anastomoses baixas.

Ressecções em monobloco

Assim como ocorreu para a maioria dos procedimentos cirúrgicos de grande porte, nas últimas décadas houve grande redução da mortalidade associada às ressecções pélvicas ampliadas, com morbidade aceitável. Obviamente, essas ressecções podem variar de simples ressecção em monobloco da parede posterior da vagina a uma exenteração pélvica completa. Estima-se que, nas ressecções mais amplas, a mortalidade atual varie de 0% a 10%, com morbidade ao redor de 40% a 50%.

Linfonodos laterais pélvicos

A linfadenectomia lateral pélvica, contemplando as cadeias ilíaca interna e obturatória, foi por muito tempo empregada junto à excisão total do mesorreto *upfront* pela escola japonesa para pacientes com câncer de reto extraperitoneal localmente avançado. Enquanto isso, no ocidente, a tendência era de se combinar a neoadjuvância com quimiorradioterapia seguida de excisão total do mesorreto sem linfadenectomia lateral pélvica. No presente, a linfadenectomia lateral tem sido indicada para pacientes cuja RNM de estadiamento mostra linfonodos aumentados, definidos como com 0,7 cm ou mais de diâmetro,[51] mesmo com boa resposta à neoadjuvância com quimiorradioterapia, qualquer que seja a via empregada.[52]

Tratamento neoadjuvante

O impacto positivo do tratamento neoadjuvante dos adenocarcinomas de reto localizados abaixo da reflexão peritoneal, com critérios clínicos e de imagens de doença localmente avançada, já está amplamente consagrado em vasta literatura científica, com alto nível de evidência. O racional para se discutir alguma modalidade terapêutica antes da intervenção cirúrgica baseia-se no objetivo primário de possibilitar redução da lesão primária facilitando a plena ressecção do tumor e, assim, reduzindo-se os índices de recidiva local e facilitando a preservação esfincteriana, além de permitir melhor definição do alvo do tratamento radioterápico, com menos irradiação de tecidos normais em relação ao tratamento pós-operatório. Mais ainda, permite testar *in vivo* a quimiossenssibilidade tumoral e, eventualmente, melhorar os índices de curabilidade. Para tumores mais iniciais, como aqueles clinicamente T2N0, pode-se discutir intensificar tratamento aos moldes de tumores com estadiamento clínico mais avançados, quando ressecções cirúrgicas iniciais levam a alto risco de não preservação esfincteriana, em estratégias hoje bem estudadas de preservação de órgão, conforme será discutido mais adiante.

Historicamente, dois esquemas de radioterapia neoadjuvante são empregados no cenário do tratamento dos tumores de reto: o esquema hipofracionado, composto por cinco frações totalizando 1 semana de tratamento, muito utilizado em países do norte da Europa como Holanda, Suécia e Polônia; e o esquema convencional estendido de 25 frações, totalizando 5 semanas com uso de quimioterapia concomitante, à base de fluoropirimidina monodroga, consagrado na América do Norte.

O estudo fase III holandês, conduzido pelo *Dutch Colorectal Cancer Group* com 1.800 pacientes com tumores de reto operáveis demonstrou que associar radioterapia hipofracionada (5 Gy frações de 5 Gy) pré-cirurgia de excisão total de mesorreto, reduziu em quatro vezes a taxa de recidiva local (8,2% *versus* 2,4% p < 0,001), mesmo na presença de uma cuidadosa revisão central das cirurgias, com sobrevida global semelhante em ambos os braços estudados de 82%. Vale a pena destacar que os paciente que se submeteram à cirurgia sem radioterapia neoadjuvante e eram estádio III patológico, tiveram taxa de recorrência local de 21%, corroborando pior prognóstico desse grupo e ratificando papel positivo da estratégia neoadjuvante. Seguimento de 12 anos do estudo manteve dados benéficos de menor recorrência local sem diferenças de sobrevida global.[53]

O estudo historicamente mais importante que definiu o papel do tratamento radioquimioterápico (RTQT) neoadjuvante foi conduzido pelo Grupo Alemão de Câncer Retal.[47] Esse estudo randomizou 823 pacientes com neoplasia de reto localmente avançada, a receber radioterapia com dose total de 5.040 cGy em 28 frações diárias concomitantes com 5-fluouracil (5-FU) infusional no pré *versus* pós-operatório. Todos os pacientes foram submetidos à excisão total de mesorreto e quatro ciclos de quimioterapia adjuvante com 5-FU. Com 46 meses de seguimento, o tratamento neoadjuvante mostrou-se significantemente superior pela menor taxa de recidiva pélvica (6% *versus* 13%), taxa de resposta patológica completa de 8% e menor toxicidade aguda e crônica (27% *versus* 40% e 14% *versus* 24%, respectivamente). Entre os pacientes que necessitariam de uma amputação abdominoperineal, a taxa de cirurgia com preservação de esfíncter foi duas vezes maior no grupo de RTQT pré-operatório (39% *versus* 19%), sem diferença, estatisticamente significativa, em termos de tempo livre de progressão de doença e sobrevida global entre os grupos de tratamento (68% *versus* 65% e 76% *versus* 74%, respectivamente).

Uma das desvantagens teóricas do tratamento neoadjuvante é superestimar o estadiamento e oferecer tratamento trimodal para tumores em estádios mais iniciais, em que bastaria apenas a cirurgia. A título de ilustração, 18% dos pacientes no estudo alemão com estadiamento clínico cT3N0, randomizados para cirurgia antes do tratamento combinado, apresentaram estádio patológico pT1 ou pT2, sendo razoável admitir que a mesma proporção de pacientes recebeu, desnecessariamente, RTQT no grupo do tratamento neoadjuvante.

O estudo americano de fase 3 NSABP R-03 também comparou tratamento com RTQT pré *versus* pós-operatório e igualmente demonstrou superioridade a favor do braço do tratamento pré-operatório. Apesar de ter sido fechado precocemente pela baixa taxa de inclusão, a análise dos 267 pacientes que entraram no estudo demonstrou maiores taxas de sobrevida livre de recidiva (65% *versus* 53%) a favor do tratamento neoadjuvante com uma tendência a maior sobrevida global (75% *versus* 66%, p = 0,065). O estudo ainda demonstrou taxa de 15% de resposta patológica completa no grupo de tratamento pré-operatório.[54]

Num outro estudo, comparando radioterapia hipofracionada ao esquema tradicional de RTQT neoadjuvante, identificou-se menor incidência de margem circunferencial positiva (4% *versus* 13%, p < 0,017) no grupo de pacientes que receberam RTQT, com incidência igual de cirurgias com preservação esfincteriana a despeito de taxa de resposta patológica completa maior no braço de tratamento combinado neoadjuvante (16% *versus* 1%). Essa constatação se explica pelo fato de os cirurgiões do estudo não terem sido encorajados a mudar o plano cirúrgico baseado na resposta patológica. Não foram demonstradas diferenças na taxa de falha local ou na sobrevida global em 4 anos entre os pacientes.[55]

Um segundo estudo, com desenho semelhante, também tentou comparar RT hipofracionada em cinco frações sem quimioterapia com RTQT usando fracionamento convencional em 25 frações. Ambos os grupos recebiam quimioterapia adjuvante. O *Trans-Tasman Radiation Oncology Group* (TROG) foi desenhado para demonstrar superioridade de 10%, em termos absolutos, em taxa de controle local a favor da estratégia de fracionamento convencional. Para isso, 326 pacientes foram randomizados e, de forma parecida ao estudo polonês, a taxa de resposta patológica completa foi significativamente maior com RTQT (15% *versus* 1%, p < 0,001), porém sem diferenças na incidência de margem positiva ou preservação esfincteriana. Com seguimento mediano de 6 anos, também não foram detectadas diferenças significativas em controle local, controle à distância, sobrevida ou toxicidade tardia graus 3 a 4.[56] Uma análise de subgrupo dos pacientes com tumores distais tratados nesse estudo mostrou incidência de 12,5% de recorrência local naqueles tratados com RT hipofracionada e nenhuma recorrência no grupo fracionamento convencional. Apesar dessa sugestão de benefício a favor do fracionamento convencional com QT combinada, uma metanálise que incluiu apenas os pacientes com tumor de até 5 cm de distância da borda anal, tratados nesse e também em outros três estudos, foi incapaz de comprovar o ganho em controle local da RTQT nesse grupo específico de pacientes.[57] Em resumo, pode-se concluir que a RT em esquema curto de 5 frações, antes da cirurgia, aumenta o controle local mesmo diante da melhor técnica cirúrgica, além de ser atraente quanto aos aspectos de duração e aderência do paciente ao tratamento. Por outro lado, a RTQT (50 Gy em 25 frações concomitante à fluoroupirimidina) pré-operatória permite a regressão tumoral e possivelmente mais cirurgias preservadoras de esfíncter, além de aumentar o controle pélvico aparentemente sem adicionar efeitos colaterais em longo prazo.

Na maioria dos estudos aqui discutidos, o intervalo de tempo usado entre o final de radioterapia (RT) hipofracionada em cinco aplicações e a cirurgia foi de 7 dias. Uma estratégia terapêutica com intervalo de espera maior para operar, assim como o usado nos estudos de RTQT combinadas, poderia aumentar a regressão tumoral e assim a resposta patológica completa. O estudo fase III de não inferioridade conhecido como Stockholm III randomizou 843 pacientes e comparou RT hipofracionada e cirurgia imediata, RT hipofracionada e cirurgia postergada (4 a 8 semanas) e RT exclusiva com fracionamento convencional. Apesar de várias críticas em relação ao tempo de recrutamento dos pacientes, falta de uso de quimioterapia combinada no grupo de RT fracionamento convencional e o não uso de quimioterapia adjuvante em todos os grupos, a análise de 810 pacientes favorece o uso de intervalo de tempo maior entre RT hipofracionada e cirurgia. O risco de qualquer complicação cirúrgica foi reduzido no grupo que fez RT hipofracionada e cirurgia postergada em relação aquele que fez RT hipofracionada e cirurgia imediata. Houve também um aparente aumento da regressão tumoral quase completa a favor do grupo de RT hipofracionada e cirurgia postergada (36% a 43%) quando comparado com o grupo de RT hipofracionada e cirurgia imediata (26% a 29%).[58,59]

A despeito de melhores taxas de controle local e maiores taxas de regressão patológica, nenhuma estratégia de tratamento neoadjuvante demonstrou ganho em termos de sobrevida global, com incidência cumulativa de recorrência de doença sistêmica de 30%, conforme dados de seguimento de 11 anos do estudo alemão.[60]

Nesse sentido, faz-se necessário questionar como melhorar as chances de cura dos pacientes com tumores de reto localmente avançados. Os racionais biológicos para intensificação de tratamento neoadjuvante seriam a chance de se tratar mais precocemente doença micrometastática e proporcionar maior aderência ao tratamento sistêmico, com adequada manutenção de dose-intensidade de quimioterapia. Nesse cenário, dois estudos multicêntricos, prospectivos, aleatorizados, recentemente publicados, consagraram duas modalidades de tratamento neoadjuvante total (TNT) para tumores de reto extraperitoneais com critérios de doença localmente avançada, o estudo RAPIDO[20] e o estudo PRODIGE-23.[19]

O estudo RAPIDO comparou tratamento convencional de RTQT neoadjuvante, seguido por TME e 6 meses de quimioterapia adjuvante com esquema contendo oxaliplatina (FOLFOX ou CAPOX), com estratégia de intensificação de tratamento com radioterapia hipofracionada seguido por 4,5 meses de poliquimioterapia (FOLFOX ou CAPOX) com excisão total de mesorreto como última modalidade de tratamento. Importante destacar que pacientes necessitavam de, pelo menos, um critério clínico definido como alto risco de recidiva, definidos por RNM de pelve, a saber: tumores T4a/T4b; presença de invasão venosa extramural; fáscia mesorretal comprometida; ou presença de linfonodos comprometidos em cadeia lateral pélvica. Do ponto de vista de segurança e morbimortalidade cirúrgica, o braço de intensificação de tratamento neoadjuvante não demonstrou impacto negativo, com taxas muito semelhantes de sangramento, infecções intra-abdominais e deiscência de anastomose. Do ponto de vista de eficácia, estudo foi positivo para seu desfecho primário com redução de 25% na taxa de falha de doença relacionada ao tratamento (30,4% *versus* 23,7% p = 0,019), com o dobro da taxa de resposta patológica completa (28% *versus* 14%) e redução na taxa de metástases à distância (26,8% *versus* 20% p = 0,005) com sobrevida global em torno de 89% em ambos os braços.[20]

O estudo multicêntrico francês com desenho bem diferente também demonstrou desfechos de eficácia semelhantes. Tumores de reto extraperitoneais, com critérios clássicos de doença localmente avançada, foram randomizados para braço de tratamento convencional (RTQT neoadjuvante, seguido de TME e quimioterapia adjuvante por 6 meses com capecitabina ou FOLFOX a critério do investigador) *versus* intensificação de tratamento com 3 meses de poliquimioterapia, esquema mFOLFOXIRI (combinação de 5FU infusional com oxaliplatina e irinotecano, amplamente utilizado em cenário metastático quando o objetivo é atingir taxas de regressão tumoral maiores), seguido de RTQT com capecitabina, TME e mais 3 meses de quimioterapia adjuvante com esquema FOLFOX ou capecitabina a critério do investigador. No que tange aos desfechos de segurança, a intensificação de tratamento não demonstrou diferenças em morbimortalidade pós-operatória, com menor taxa de metástases à distância detectadas em exames de imagem de reestadiamento (1% *versus* 4% p = 0,03), sem nenhum procedimento cirúrgico não curativo *versus* 4% no grupo controle (p = 0,007). Estudo demonstrou positividade para desfecho primário com redução absoluta de 7,2% em sobrevida livre de doença em 3 anos (p = 0,0034), aumento na sobrevida livre de metástases (71,7% *versus* 78,8% p = 0,0017), aumento na taxa de resposta patológica completa (27% *versus* 12% p < 0,001) com metade dos pacientes praticamente atingindo taxa de regressão tumoral quase completa (p = 0,003).[19]

A despeito da clara vantagem do tratamento neoadjuvante total, ainda existem perguntas não completamente respondidas, assim como algumas incertezas em relação a cenários específicos de apresentação de tumores de reto de localização extraperitoneal. Um desses cenários é em relação à real necessidade de tratamento neoadjuvante, seja com radioterapia hipofracionada, seja com RTQT pré-operatória ou até mesmo alguma modalidade de intensificação de tratamento pré-operatório nos moldes de TNT, para os tumores T3N0 de reto médio ou alto. Todos os estudos randomizados incluíram pacientes com margem distal do tumor até 12 a 15 cm da borda anal, e não há dados prospectivos randomizados na literatura médica quanto à recorrência pélvica baseada na altura do tumor no reto. Algumas análises de subgrupo de pacientes (não estratificados pela distância do tumor do ânus), em estudos randomizados, sugerem que tumores do reto alto (> 10 cm da borda anal) têm menor incidência de recorrência local quando comparados aos tumores do reto médio ou baixo.[44,61]

Contrariamente, não houve diferença entre os pacientes com tumores de reto médio e reto alto tratados no estudo alemão. Se considerarmos principalmente os tumores na transição retossigmoide, com componentes intra e extraperitoneal, parece bem aceitável iniciar o tratamento com a cirurgia de excisão total de mesorreto e, em caso de estádio III patológico, administrar tratamento adjuvante com quimioterapia exclusiva nos moldes do que se preconiza para tumores de cólon.

Outro contexto clínico ainda a ser explorado é o uso de quimioterapia (QT) neoadjuvante exclusiva, sem RT, em pacientes sem doença volumosa e com tumores potencialmente ressecáveis. O aumento da eficácia dos novos tratamentos sistêmicos e o baixo índice de recorrência local com modalidade cirúrgica TME podem favorecer o uso seletivo de RT. O estudo randomizado fase III FOWARK selecionou 495 pacientes estádio clínico II ou III para tratamento com RTQT concomitante a 5FU, RTQT concomitante a mFOLFOX6 ou à QT exclusiva com mFOLFOX6 sem RT. As taxas de recorrência local foram equivalentes (8% *versus* 7% *versus* 8%, respectivamente). Da mesma forma, a sobrevida livre de doença e a sobrevida global foram similares em 3 anos (73%, 74% 77% e 91%, 89%, 91%; respectivamente). Ainda assim, vale destacar que o grupo que recebeu QT exclusiva teve a menor taxa de resposta patológica completa (7% para mFOLFOX; 28% para mFOLFOX com RT e 14% para RT com 5FU). Embora esses resultados sejam promissores, RTQT pré-operatória ainda é considerada o tratamento-padrão para esses pacientes. Aguardam-se estudos com dados a serem divulgados, num futuro próximo, como o PROSPECT N1049 fase II/III; para respaldar uma utilização mais precisa dessa modalidade terapêutica.[62]

Por fim, para pacientes que apresentem deficiência de enzimas de reparo, estratégia de imunoterapia neoadjuvante mostrou resultados animadores. Em estudo de fase II de braço único, foi avaliada o tratamento neoadjuvante para câncer de reto estádio II-III com o anticorpo monoclonal anti-PD1 dostarlimab por 6 meses. Entre 12 pacientes que completaram o tratamento e mais 6 meses de seguimento, todos apresentaram resposta clínica completa, sem necessidade de quimiorradioterapia ou cirurgia até o momento da análise reportada.[81]

Neoadjuvância como estratégia de preservação do reto

A utilização de RTQT pré-operatória no tratamento do adenocarcinoma de reto localmente avançado apresenta inúmeras vantagens, conforme aqui já exposto, e visa especialmente melhor controle local e melhora de sobrevida quando comparada com cirurgia exclusiva. Com a possibilidade de resposta patológica completa (pCR: ausência de tumor residual viável, ypT0N0) nos espécimes cirúrgicos, alguns autores propuseram o manejo não operatório do grupo de pacientes que, quando reestadiados após o tratamento neoadjuvante, apresentam resposta clínica completa (cCR: ausência de tumor identificável do ponto de vista clínico, endoscópico e radiológico).[32,63] Atualmente, essa estratégia vem sendo estudada e dados reproduzidos por vários grupos.[64,65]

Até o momento, não existem estudos randomizados testando cirurgia *versus* seguimento sem cirurgia em pacientes que atingiram resposta clínica completa após RTQT. Alguns estudos retrospectivos e, principalmente, os resultados de novos estudos de TNT com pacientes não operados após resposta clínica completa trazem boas expectativas com essa estratégia. Uma revisão sistemática de estudos retrospectivos ou coortes prospectivas com 867 pacientes, num total de 10 de 23 estudos inicialmente analisados, mostra que a taxa de recrescimento local tumoral em 2 anos nos pacientes seguidos sem cirurgia após cCR foi de 16%. Destes, 95% conseguiram receber um tratamento de salvamento, com metade dos pacientes conseguindo cirurgia de preservação esfincteriana. Oito desses estudos compararam pacientes que foram seguidos sem cirurgia com aqueles que foram para cirurgia mesmo após resposta clínica ou patológica completa. Pacientes que não foram operados tiveram sobrevida livre de doença pior que aqueles que o foram, embora não tenha sido notada diferença em sobrevida relacionada com a doença, com metástase à distância ou com sobrevida global. O recrescimento tumoral foi de 5% a 21% sem cirurgia *versus* 0% a 8% com cirurgia para paciente com cCR; e 3% a 30% sem cirurgia *versus* 0% a 2% com cirurgia para pacientes com pCR.[66]

Um segundo estudo, conhecido como OPRA, testou a modalidade TNT na preservação esfincteriana sem cirurgia. Num formato randomizado fase II, 324 pacientes estádio clínico II ou III receberam 4 meses de QT baseada em oxaliplatina antes (QT de indução) ou após (QT de consolidação) e RTQT baseada em fluropirimidina e fracionamento convencional de radioterapia. Embora o objetivo primário do estudo tenha sido uma comparação com resultados históricos de série sem TNT, o objetivo secundário foi a avaliação de sobrevida livre de TME. Após 8 a 12 semanas do tratamento, pacientes com toque retal, exame endoscópico e RNM com cCR ou próximos a cCR poderiam seguir sem cirurgia. A sobrevida livre de TME, num seguimento mediano de 3 anos, foi de 41% (95% CI, 33 a 50) no grupo de QT de indução *versus* 53% (95% CI, 45 to 62) no grupo de consolidação. Não foram observadas outras diferenças significativas em pacientes que receberam TME logo após reestadiamento (que não tiveram cCR ou próximo a cCR), e pacientes que receberam TME após recrescimento tumoral tiveram sobrevida livre de doença similar. Os autores concluem que preservação esfincteriana sem cirurgia pode ser atingida em metade dos pacientes tratados com TNT sem aparente detrimento em sobrevida em relação a controles históricos e QT de consolidação parece estar associada com menor chance de TME.[65]

Apesar das limitações naturais pelo fato de virem de estudos sem randomização para cirurgia após cCR, as séries mostradas aqui sugerem que, após uma avaliação clínica, endoscópica e radiológica extremamente criteriosa, um seleto grupo de pacientes com cCR pode ser seguido sem cirurgia. Alguns consensos conhecidos como O NCCN (National Comprehensive Cancer Network) e o da ASCRS (American Society of Colon and Rectal Surgeons) já reconhecem que a modalidade pode ser considerada sob os cuidados de um time multidisciplinar experiente e para pacientes altamente selecionados dentro de contexto protocolar bem definido. Será bastante importante a análise desses resultados, em conjunto com os de outros estudos em andamento, para estabelecer a preservação sem cirurgia como uma modalidade de tratamento padrão nos cuidados do paciente com câncer retal.

Tratamento adjuvante

O tratamento cirúrgico com TME, essência de toda a abordagem curativa das neoplasias de reto, tem intuito curativo isolado apenas para uma pequena parcela dos tumores; ou seja, aqueles ditos de baixo risco de recidiva, ou estádio I. Mesmo com os dados positivos dos estudos de neoadjuvância, ainda existe uma quantia significativa de pacientes com câncer de reto localmente avançado que são submetidos à cirurgia primariamente, seja por subestadiamento, seja por indisponibilidade de atendimento multidisciplinar num primeiro momento. É nesse cenário que se destaca o papel do tratamento adjuvante. Em 1990, antes dos estudos de neoadjuvância, o consenso do National Institutes of Health (NIH) determinou o tratamento adjuvante combinado com RTQT como padrão para basicamente todos os tumores clinicamente classificados como T3, T4 ou qualquer grau de invasão tumoral na presença de linfonodos clinicamente comprometidos.[67]

Ao contrário do que ocorre com as neoplasias de cólon, o primeiro sítio de recidiva nos tumores de reto pode tanto comprometer a pelve (recidiva local) como órgãos à distância como fígado e pulmão; e como as recidivas locais trazem uma morbidade significativa, cada vez mais é necessário definir quais pacientes são de risco mais elevado que justifiquem algum tipo de modalidade de tratamento pós-operatório.[68]

Após tratamento cirúrgico isolado, recidiva local ocorre em menos de 10% dos tumores estádio I (T1-2N0), 15% a 35% no estádio II e 45% a 65% nos tumores T3-4 e linfonodos comprometidos.[69,70] Vários estudos foram desenhados com o objetivo de demonstrar se a radioterapia pós-operatória teria papel na redução do risco de recidiva local e se teria impacto na sobrevida dos pacientes com tumores estádios II e III submetidos à cirurgia sem tratamento neoadjuvante prévio.

O trabalho de maior impacto nesse cenário foi a metánalise que envolveu 2.157 pacientes provenientes de 8 estudos randomizados. Todos os pacientes tinham sido submetidos à cirurgia sem nenhum tipo de tratamento neoadjuvante e foram randomizados entre receber ou não radioterapia isolada pós-operatória. Importante salientar que uma minoria dos pacientes teve acesso à quimioterapia concomitante adjuvante. A radioterapia reduziu significativamente o risco de recidiva local em 5 anos (17% versus 28%) com taxa de sobrevida global similar. A partir da comprovação de seus dados, ficou estabelecido o papel da radioterapia adjuvante para os tumores de reto localmente avançado que não receberam essa modalidade terapêutica pré-operatória.[71]

Em relação ao real impacto da associação da quimioterapia à radioterapia pós-operatória, trabalhos realizados nas décadas de 1980 e 1990 demonstraram benefício de sobrevida e menores taxas de recidiva local quando comparada ao uso isolado de radioterapia. No estudo randomizado conduzido pelo Gastrointestinal Tumor Study Group (GITSG 7175), o braço que utilizou RTQT pós-operatória apresentou taxa de recorrência local significativamente menor (33% versus 55%) em relação aos grupos que receberam apenas radioterapia ou quimioterapia isoladas, ou apenas observação, com ganho de sobrevida global (p = 0,01) após 8 anos de seguimento.[72] Da mesma forma, estudo conduzido pela Mayo Clinic também evidenciou redução de risco de recidiva de 47% e de 36% no risco de morte causa-específica com a associação entre radioterapia e

5-FU e metil-CCNU.[73] O estudo conduzido pelo NSABP R-01 comparou apenas observação *versus* radioterapia isolada ou quimioterapia isolada, com esquema MOF (5-FU, vincristina e metil-CCNU). Esse estudo demonstrou aumento no tempo livre sem recidiva da doença a favor do braço da quimioterapia, porém sem ganho de sobrevida, confirmando mais uma vez o papel do tratamento radioquimioterápico para os pacientes estádios II e III com neoplasia de reto operados.[74]

Em relação ao melhor esquema de quimioterapia a se empregar associado à radioterapia pós-operatória, sabe-se que metil-CCNU (droga utilizada em associação ao 5-FU nos três estudos citados anteriormente e que apresenta alto risco de mielodisplasia)[75] não é mais empregada após comprovação de ausência de benefício e presença de maior toxicidade quando comparada ao uso de 5-FU apenas;[76,77] e com base no fato de que a radiossensibilização *in vitro* do 5-FU é maior quando se tem exposição mantida à droga por pelo menos 24 horas, estudos foram desenhados na tentativa de responder se seria melhor usar 5-FU em bólus ou infusional associado à radioterapia fracionada.[78] Um dos principais estudos (*NCCTG Intergroup*) randomizou pacientes a receber infusão contínua de 5-FU (225 mg/m^2/dia, por 5 semanas) *versus* bólus de 5-FU (500 mg/m^2 nos dias 1 a 3 e 36 a 39) concomitantes à radioterapia. Infusão contínua foi associada à redução significativa da incidência de metástases à distância (31% *versus* 40%) e ao aumento de sobrevida global (70% *versus* 60%), mas sem diferença nas taxas de recidiva local. Em relação à toxicidade, houve maior taxa de diarreia aguda, porém autolimitada. Dessa forma, sempre que possível, é preferível o esquema de 5-FU infusional ao esquema em bólus associado à radioterapia. Como pontos negativos dessa estratégia, cita-se principalmente o maior custo e inconveniência de se manter um quimioterápico em infusão contínua.[79]

Para os pacientes que se submeteram a tratamento neoadjuvante convencional com RTQT e permaneceram com estádios patológicos II (ypT3N0 ou ypT4N0) ou III (linfonodos patologicamente comprometidos), estudo randomizado, coreano, multicêntrico de fase 2, demonstrou ganho de sobrevida livre de progressão com adição de 4 meses de poliquimioterapia com esquema FOLFOX (5FU infusional em combinação com oxaliplatina), com ganho absoluto de 11,4% e redução do risco de recidiva de 37% com p = 0,018. Em análise de subgrupo, vale a pena destacar benefício apenas para estádio III (48,3 *versus* 63,2% p = 0,014), com tendência a maior benefício nos subgrupos que refletem maior risco de recidiva sistêmica, como tumores com mínima regressão patológica, estádio patológico N2 e tumores pobremente diferenciados.[80]

A despeito de vasta literatura demonstrar melhor controle pélvico com tratamento adjuvante com RTQT para tumores de reto extraperitoneais, estádios II ou III tratados, inicialmente, com TME, nenhum deles demonstrou claro benefício em melhores chances de cura. Outros pontos negativos dessa estratégia são as maiores toxicidade e morbidade por risco de disfunção esfincteriana causadas por irradiação de tecido previamente manipulado com anastomose, muitas vezes, próxima ao canal anal. Somando-se todos esses fatores, principalmente em tumores de reto médio ou alto, linfonodos comprometidos, achamos aceitável discutir estratégia de quimioterapia sistêmica aos moldes de tumores colônicos intraperitoneais, uma vez que risco de recidiva sistêmica desses tumores não é desprezível. Da mesma forma, pacientes que receberam tratamento neoadjuvante, seja com estratégia RTQT convencional, seja com RT hipofracionada, e permaneceram como estádio patológico III (linfonodos comprometidos), sugerimos quimioterapia adjuvante com base em esquema com fluoroupirimidina em associação à oxaliplatina.

CONCLUSÃO

O tratamento das neoplasias de reto constitui-se em um grande desafio para todas as especialidades envolvidas, uma vez que existe uma grande variabilidade de esquemas terapêuticos multidisciplinares relacionados com as várias formas de apresentação da doença. A combinação de melhores exames de imagens que permitem maior acurácia no estadiamento dos tumores, assim como o emprego de novos fármacos e das combinações dos existentes com novas modalidades de radioterapia, além de procedimentos cirúrgicos mais apurados, tem permitido alcançar, em um número cada vez mais expressivo de pacientes, o objetivo principal do tratamento, que é a cura, porém sem se esquecer da manutenção da qualidade de vida e da funcionalidade, principalmente no que diz respeito à preservação esfincteriana e à manutenção das funções sexual, reprodutiva e urinária.

REFERÊNCIAS

1. Y Xi, P Xu. Global colorectal cancer burden in 2020 and projections to 2040. Translational Oncology 2021;14:1-7.
2. Sung H, Ferlay J, Siegel RL, et al. Global cancer statistics 2020: GLOBOCAN estimates of incidence and mortality worldwide for 36 cancers in 185 countries, CA Cancer J. Clin. 2021;71:209-49.
3. Murphy N, Moreno V, Hughes DJ, et al. Lifestyle and dietary environmental factors in colorectal cancer susceptibility, Mol. Asp. Med. 2019;69:2-9.
4. Estimativas 2020: incidência de câncer no Brasil/Instituto Nacional de Câncer José de Alencar Gomes da Silva – Rio de Janeiro: INCA, 2019. ISBN 978-85-7318-389-4 Disponível em: https://rbc.inca.gov.br/index.php/revista/article/view/927.
5. Vuik FE, Nieuwenburg SA, Bardou M, et al. Increasing incidence of colorectal cancer in young adults in Europe over the last 25 years. Gut, 2019;68:1820-6.
6. Quintero E, Carillo M, Leoz ML, et al. Risk of advanced neoplasia in first-degree relatives with colorectal cancer: a large multicenter cross-sectional study. PLoS Med 2016;13:e1002008.
7. Jiao S, Peters U, Berndt S, et al. Estimating the heritability of colorectal cancer, Hum. Mol. Genet. 2014;23:3898-905.
8. Baxter NN, Tepper JE, Durham SB, et al. Increased risk of rectal cancer after prostate radiation: A population-based study. Gastroenterology 2005;128:819-24.
9. Goldstein MJ, Mitchell EP. Carcinoembryonic antigen in the staging and follow-up of patients with colorectal cancer. Cancer Invest 2005;23:338-351.
10. Atkin W, Wooldrage K, Brenner A, et al. Adenoma surveillance and colorectal cancer incidence: a retrospective, multicentre, cohort study. Lancet Oncol 2017;18:823-34.
11. Horvat N, Rocha CCT, Oliveira BC, et al. MRI of rectal cancer: tumor staging, imaging techniques, and management. RadioGraphics 2019;39:367-87.
12. Santiago I, Rodrigues B, Barata M, et al. Re-staging and follow-up of rectal cancer patients with MR imaging when "watch-and-wait" is an option: a practical guide. Insights Imaging. 2021;12:1-17.
13. Beets-Tan RGH, Lambregts DMJ, Maas M, et al. Magnetic resonance imaging for clinical management of rectal cancer: updated recommendations from the 2016 European Society of Gastrointestinal and Abdominal Radiology (ESGAR) consensus meeting. Eur Radiol. 2018;28:1465-75.
14. Garcia-Aguilar J, Pollack J, Lee SH, et al. Accuracy of endorectal ultrasonography in preoperative staging of rectal tumors. Dis Colon Rectum 2002;45:10-5.
15. Cercek A, Lunish M, Sinopoli J, et al. PD-1 Blockade in mismatch repair–deficient, locally advanced rectal cancer. N Engl J Med 2022;386:2363-76.
16. Gastrointestinal Tumor Study Group. Prolongation of the disease-free interval in surgically treated rectal carcinoma. N Engl J Med. 1985;312:1465-72.
17. Fisher B, Wolmark N, Rockette H, et al. Postoperative adjuvant chemotherapy or BCG for colon cancer: results from NSABP Protocol R-01. J Natl Cancer Inst. 1988;80:21-9.
18. Heald RJ, Ryall RD. Recurrence and survival after total mesorectal excision for rectal cancer. Lancet. 1986;1:1479-82.
19. Conroy T, Bosset JF, Etienne PL, et al. Neoadjuvant chemotherapy with FOLFIRINOX and preoperative chemoradiotherapy for patients with locally advanced rectal cancer (UNICANCER-PRODIGE 23): a multicentre, randomised, open-label, phase 3 trial. Lancet Oncol 2021;22:702-15.
20. Bahadoer RR, Dijikistra EA, van Etten B, et al. Short-course radiotherapy followed by chemotherapy before total mesorectal excision (TME) versus preoperative chemoradiotherapy, TME, and optional adjuvant chemotherapy in locally advanced rectal cancer (RAPIDO): a randomised, open-label, phase 3 trial. Lancet Oncol: 2020;7:1-14.
21. Smith JJ, Strombom P, Chow OS, et al. Assessment of a Watch-and-Wait Strategy for Rectal Cancer in Patients With a Complete Response After Neoadjuvant Therapy. JAMA Oncol, 2019;5(4):e185896.
22. Cotti GC, Pandini RV, Braghiroli OFM, et al. Outcomes of patients with local regrowth after nonoperative management of rectal cancer after neoadjuvant chemoradiotherapy. Dis Colon Rectum 2022;65:333-339.
23. Chin RI, Otegbeye EE, Kang KH, et al. Cost-effectiveness of total neoadjuvant therapy with short-course radiotherapy for resectable locally advanced rectal cancer. JAMA Netw Open. 2022;5(2):e2146312.
24. You YN, Hardiman KM, Bafford A, et al. The American Society of Colon and Rectal Surgeons Clinical Practice Guidelines for the Management of Rectal Cancer. Dis Colon Rectum. 2020;63:1191-222.
25. Russo S, Anker CJ, Abdel-Wahab M, et al. Expert panel on radiation oncology-local excision in rectal cancer. Executive summary of the American Radium Society Appropriate Use Criteria for local excision in rectal cancer. Int J Radiat Oncol Biol Phys. 2019;105:977-93.
26. Aziz O, Constantinides V, Tekkis PP, et al. Laparoscopic versus open surgery for rectal cancer: a meta-analysis. Ann Surg Oncol. 2006;13:413-24.
27. Patel SV, Van Koughnett JA, Howe B, Wexner SD. spin is common in studies assessing robotic colorectal surgery:

an assessment of reporting and interpretation of study results. Dis Colon Rectum. 2015;58:878-84.
28. Jayne D, Pigazzi A, Marshall H, et al. Effect of robotic-assisted vs conventional laparoscopic surgery on risk of conversion to open laparotomy among patients undergoing resection for rectal cancer: the ROLARR randomized clinical trial. JAMA. 2017;318:1569-80.
29. Melani AGF, Romagnolo LGC, Davila EP. Safe introduction of new technologies and techniques in minimally invasive colorectal surgery. Clin Colon Rectal Surg. 2021;34:181-5.
30. Heald RJ, Husband EM, Ryall RD. The mesorectum in rectal cancer surgery: the clue to pelvic recurrence? Br J Surg. 1982;69:613-6.
31. Morikawa E, Yasutomi M, Shindou K, et al. Distribution of metastatic lymph nodes in colorectal cancer by the modified clearing method. Dis Colon Rectum. 1994;37:219-23.
32. Jeong SY, Chessin DB, Guillem JG. Surgical treatment of rectal cancer: radical resection. Surg Oncol Clin N Am. 2006;15:95-107.
33. Enker WE. Total mesorectal excision – the new golden standard of surgery for rectal cancer. Ann Med. 1997;29:127-33.
34. Murty M, Enker WE, Martz J. Current status of total mesorectal excision and autonomic nerve preservation in rectal cancer. Semin Surg Oncol. 2000;19:321-8.
35. Rullier E, Laurent C. Advances in surgical treatment of rectal cancer. Minerva Chir. 2003;58:459-7.
36. Chessin DB, Guillem JG. Surgical issues in rectal cancer: a 2004 update. Clin Colorectal Cancer. 2004;4:233-40.
37. Martling AL, Holm T, Rutqvist LE, et al. Effect of a surgical training programme on outcome of rectal cancer in the County of Stockholm. Stockholm Colorectal Cancer Study Group, Basingstoke Bowel Cancer Research Project. Lancet. 2000;356:93-6.
38. Mancini R, Cosimelli M, Filippini A, et al. Nerve-sparing surgery in rectal cancer: feasibility and functional results. J Exp Clin Cancer Res. 2000;19:35-40.
39. Havenga K, Maas CP, DeRuiter MC, et al. Avoiding long-term disturbance to bladder and sexual function in pelvic surgery, particularly with rectal cancer. Semin Surg Oncol. 2000;18:235-43.
40. Maas CP, Moriya Y, Steup WH, et al. A prospective study on radical and nerve-preserving surgery for rectal cancer in the Netherlands. Eur J Surg Oncol. 2000;26:751-7.
41. Nelson H, Petrelli N, Carlin A, et al. Guidelines 2000 for colon and rectal cancer surgery. J Natl Cancer Inst. 2001;93:583-96.
42. Vernava AM III, Moran M, Rothenberger DA, et al. A prospective evaluation of distal margins in carcinoma of the rectum. Surg Gynecol Obstet. 1992;175:333-6.
43. Andreola S, Leo E, Belli F, et al. Distal intramural spread in adenocarcinoma of the lower third of the rectum treated with total rectal resection and coloanal anastomosis. Dis Colon Rectum. 1997;40:25-9.
44. Guillem JG, Chessin DB, Shia J, et al. A prospective pathologic analysis using whole-mount sections of rectal cancer following preoperative combined modality therapy: implications for sphincter preservation. Ann Surg. 2007;245:88-93.
45. Chamlou R, Parc Y, Simon T, et al. Long-term results of intersphincteric resection for low rectal cancer. Ann Surg. 2007;246:916-21.
46. Mroczkowski P, Kube R, Schmidt U, et al. Quality Assessment of Colorectal Cancer Care – an International Online Model. Colorectal Dis 2011;13:890-5.
47. Sauer R, Becker H, Hohenberger W, et al. Preoperative versus postoperative chemoradiotherapy for rectal cancer. N Engl J Med. 2004;351:1731-40.
48. Wagman R, Minsky BD, Cohen AM, et al. Sphincter preservation in rectal cancer with preoperative radiation therapy and coloanal anastomosis: long term follow-up. Int J Radiat Oncol Biol Phys. 1998;42:51-7.
49. Rouanet P, Fabre JM, Dubois JB, et al. Conservative surgery for low rectal carcinoma after high-dose radiation. Functional and oncologic results. Ann Surg. 1995;221:67-73.
50. Cutait R, Cotti GC, Schutz FA, et al. Preservação esfincteriana em câncer de reto distal pós-quimiorradioterapia neoadjuvante. Rev Bras Coloproct. 2005;25(1):42.
51. Ogura A, Konishi T, Cunningham C, et al. Lateral Node Study Consortium. Neoadjuvant (chemo)radiotherapy with total mesorectal excision only is not sufficient to prevent lateral local recurrence in enlarged nodes: results of the multicenter lateral node study of patients with low cT3/4 rectal cancer. J Clin Oncol. 2019;37:33-43.
52. Peacock O, Chang GJ. The Landmark Series: Management of Lateral Lymph Nodes in Locally Advanced Rectal Cancer. Ann Surg Oncol. 2020;27:2723-31.
53. van Gijn W, Marijnen CAM, Nagtegaal ID, et al. Preoperative radiotherapy combined with total mesorectal excision for resectable rectal cancer: 12-year follow-up of the multicentre, randomised controlled TME trial. Lancet Oncol 2011;12: 575-82.
54. Roh MS, Colangelo LH, O'Connell MJ, et al. Preoperative multimodality therapy improves disease-free survival in patients with carcinoma of the rectum: NSABP R-03. J Clin Oncol 2009;27:5124-30.
55. Bujko K, Nowacki MP, Nasierowska-Guttmejer A, et al. Long-term results of a randomized trial comparing preoperative short-course radiotherapy with preoperative conventionally fractionated chemoradiation for rectal cancer. Br J Surg 2006;93:1215-23.

56. Ngan SY, Burmeister B, Fisher RJ, et al. Randomized trial of short-course radiotherapy versus long-course chemoradiation comparing rates of local recurrence in patients with T3 rectal cancer: Trans-Tasman Radiation Oncology Group trial 01.04. J Clin Oncol. 2012;30:3827.

57. Socha J, Kairevice L, Kępka L, et al. Should short-course neoadjuvant radiation therapy be applied for low-lying rectal cancer? A systematic review and meta-analysis of the randomized trials. Int J Radiat Oncol Biol Phys. 2020;108:1257.

58. Erlandsson J, Holm T, Pettersson D, et al. Optimal fractionation of preoperative radiotherapy and timing to surgery for rectal cancer (Stockholm III): a multicentre, randomised, non-blinded, phase 3, non-inferiority trial. Lancet Oncol 2017;18:336-46.

59. Erlandsson J, Pettersson D, Glimelius B, et al. Postoperative complications in relation to overall treatment time in patients with rectal cancer receiving neoadjuvant radiotherapy. Br J Surg. 2019;106:1248.

60. Sauer R, Liersch T, Merkel S, et al. preoperative versus postoperative chemoradiotherapy for locally advanced rectal cancer: results of the German CAO/ARO/AIO-94 randomized phase III trial after a median follow-up of 11 years. J Clin Oncol 2012;30:1926-33.

61. Andreola S, Leo E, Belli F, et al. Distal intramural spread in adenocarcinoma of the lower third of the rectum treated with total rectal resection and coloanal anastomosis. Dis Colon Rectum 1997;40:25-9.

62. Deng Y, Chi P, Lan P, et al. Neoadjuvant modified FOLFOX6 with or without radiation versus fluorouracil plus radiation for locally advanced rectal cancer: final results of the Chinese FOWARC Trial. J Clin Oncol. 2019;37:3223.

63. Govindarajan A, Coburn NG, Kiss A, et al. Population-based assessment of the surgical management of locally advanced colorectal cancer. J Natl Cancer Inst. 2006;98:1474-81.

64. Habr-Gama A, Perez RO, Nadalin W, et al. Operative versus nonoperative treatment for stage 0 distal rectal cancer following chemoradiation therapy: long-term results. Ann Surg, 2004;240:711-717discussion 717-718.

65. Garcia-Aguilar J, Patil S, Gollub MJ, et al. Organ preservation in patients with rectal adenocarcinoma treated with total neoadjuvant therapy. J Clin Oncol 2022;40:2546-56.

66. Dossa F, Chesney TR, Acuna SA, et al. A watch-and--wait approach for locally advanced rectal cancer after a clinical complete response following neoadjuvant chemoradiation: a systematic review and meta-analysis. Lancet Gastroenterol Hepatol. 2017;2:501.

67. NIH consensus conference. Adjuvant therapy for patients with colon and rectal cancer. JAMA, 1999;264:1444-50.

68. Minsky BD, Mies C, Recht A, et al. Resectable adenocarcinoma of the rectosigmoid and rectum. I. Patterns of failure and survival. Cancer 1988;61:1408-16.

69. Rich T, Gunderson LL, Lew R, et al. Patterns of recurrence of rectal cancer after potentially curative surgery. Cancer 1983;52:1317-29.

70. Gunderson LL, Sosin H. Areas of failure found at reoperation (second or symptomatic look) following "curative surger" for adenocarcinoma of the rectum. Clinicopathologic correlation and implications for adjuvant therapy. Cancer 1974;34:1278-92.

71. Adjuvant radiotherapy for rectal cancer: A systematic overview of 8507 patients from 22 randomised trials. Colorectal Cancer Collaborative Group. Lancet 2001;358:1291-304.

72. Douglass HO Jr, Moertel CG, Mayer, RJ, et al. Survival after postoperative combination treatment of rectal cancer [letter]. N Engl J Med 1986;315:1294-5.

73. Krook JE, Moertel CG, Gunderson LL, et al. Effective surgical adjuvant therapy for high-risk rectal carcinoma. N Engl J Med 1991;324:709-15.

74. Fisher B, Wolmark N, Rockette H, et al. Postoperative adjuvant chemotherapy or radiation therapy for rectal cancer: results from NSABP protocol R-01. J Natl Cancer Inst 1988;80:21-9.

75. Boice JD Jr, Killen GMH, et al. Leukemia and preleukemia after adjuvant treatment of gastrointestinal cancer with semustine (methyl-CCNU). N Engl J Med 1983;309:1079-84.

76. Radiation therapy and fluorouracil with or without semustine for the treatment of patients with surgical adjuvant adenocarcinoma of the rectum. Gastrointestinal Tumor Study Group. J Clin Oncol 1992;10:549-57.

77. O'Connell MJ, Martenson JA, Wieand HS, et al. Improving adjuvant therapy for rectal cancer by combining protracted-infusion 5-FU with radiation therapy after curative surgery. N Engl J Med 1994;331:502-7.

78. Byfield JE, Calabro-Jones P, Klisak I, et al. Pharmacologic requirements for obtaining sensitization of human tumor cells in vitro to combined 5-Fluorouracil or ftorafur and X rays. Int J Radiat Oncol Biol Phys 1982;8:1923-33.

79. Miller RC, Sargent DJ, Martenson JA, et al. Acute diarrhea during adjuvant therapy for rectal cancer: a detailed analysis from a randomized intergroup trial. Int J Radiat Oncol Biol Phys 2002;54:409-13.

80. Hong YS, Kim SY, Lee JS, et al. Oxaliplatin-based adjuvant chemotherapy for rectal cancer after preoperative chemoradiotherapy (ADORE): long-term results of a randomized controlled trial. J Clin Oncol 2019;37:3111-23.

81. Cercek A, Lumish M, Sinopoli J, Weiss J, Shia J, Lamendola-Essel M, et al. PD-1 Blockade in Mismatch Repair–Deficient, Locally Advanced Rectal Cancer. New England Journal of Medicine. 2022;386:2363-76.

128

Tumores do Canal e Borda Anal

Renata R. C. Colombo Bonadio
Suilane Coelho Ribeiro Oliveira
Caio Sergio Rizkallah Nahas
Karina Gondim Moutinho da Conceição Vasconcelos
Camila Motta Venchiarutti Moniz

DESTAQUES

- O câncer de canal anal está associado à infecção crônica pelo papilomavírus humano (HPV).
- O tratamento do carcinoma anal localizado deve ser multidisciplinar, com uma combinação de quimioterapia e radioterapia.
- O resgate cirúrgico é reservado aos casos refratários ao tratamento multimodal.

INTRODUÇÃO

O câncer anal é uma doença rara, que corresponde a 0,47% de todas as neoplasias.[1] Estimou-se para o ano de 2020, nos Estados Unidos, cerca de 8.590 casos novos e cerca de 1.350 mortes.[1]

Os principais fatores de risco para o desenvolvimento da doença são a infecção crônica pelo papilomavírus humano (HPV) e a imunossupressão. Quando consideramos populações de pacientes HIV+ de homens que fazem sexo com homens, a incidência do câncer de canal anal pode ser de 30 a 100 vezes maior do que a encontrada na população geral.[2]

Em 85% dos casos, o carcinoma anal é diagnosticado como doença localizada e, neste cenário, o tratamento deve ser multidisciplinar e com a preservação da função anogenital, sempre que possível.[3]

ANATOMIA

O canal anal é a parte terminal do intestino grosso. Anatomicamente, o canal anal se estende do reto até a pele perianal, com um comprimento de cerca de 4 cm. A linha pectínea se origina do ponto de união embrionária do ectoderma com o endoderma, e é composta pelas bases das colunas anais e válvulas anais, que representam a divisão anatômica macroscópica entre canal anal e reto.[4]

Existem três tipos diferentes de epitélio nessa região: glandular, transicional e escamoso. A parte superior do canal é revestida por mucosa tipo colorretal. A zona de transição é formada por um epitélio especializado que se inicia na linha pectínea e se estende por até 1 cm. A região distal é revestida por epitélio semelhante ao da pele da região perianal, que é do tipo escamoso e pode ser parcialmente queratinizado.[5]

A drenagem venosa do canal anal acima da linha pectínea é realizada pelo plexo venoso submucoso, que drena para as veias retais superiores, veias mesentéricas e sistema porta. Abaixo da linha pectínea, a drenagem é feita por meio das veias retais inferiores, que são tributárias da veia pudenda interna, e desembocam na veia cava inferior.[6]

A inervação acima da linha pectínea é realizada pelo plexo hipogástrico inferior. A inervação parassimpática inibe o tônus do esfíncter anal interno para permitir a saída das fezes. A inervação simpática funciona de maneira oposta, para manter o tônus do esfíncter anal interno e preservar a continência. Essa região do canal anal é sensível à distensão. Abaixo da linha pectínea, a inervação é somática e derivada de ramos do nervo pudendo. Essa região do canal anal é sensível à dor, temperatura e toque.[6]

A disseminação linfonodal está relacionada com a localização primária do tumor. Os tumores localizados acima da linha pectínea drenam para os linfonodos mesorretais e linfonodos ilíacos internos, enquanto aqueles situados abaixo dela drenam para os linfonodos inguinais e ilíacos externos. Os linfonodos regionais do canal anal correspondem aos linfonodos mesorretais, inguinais superficiais e profundos, retais superiores, ilíacos internos e externos. Linfonodos acometidos fora dessas cadeias representam sítios de doença metastática.[7]

Para fins de classificação anatômica do tumor primário, são considerados tumores do canal anal aqueles que não podem ser visualizados completamente ao exame físico pela tração suave das nádegas. Tumores que são visualizados completamente e que estejam a uma distância de até 5 cm do ânus são classificados como tumores perianais.[7]

EPIDEMIOLOGIA

Apesar de raro, o câncer anal tem apresentado aumento em sua incidência.[8] Ao se usarem modelos matemáticos, as taxas ajustadas por idade para casos novos da doença aumentaram, em média 2,2% por ano, nos últimos 10 anos.[9] Na população geral, a incidência é de 1,9 a cada 100.000 habitantes/ano. Populações de alto risco apresentam incidência maior, de 35 a cada 100.000 habitantes entre homens que fazem sexo com homens (HSH), e de 70 a cada 100.000 habitantes em portadores de HIV.[10] A faixa etária mais comum de diagnóstico é entre 35 e 49 anos para os homens e acima de 65 anos para mulheres.[11]

HISTÓRIA NATURAL DA DOENÇA

O câncer de canal anal é uma doença predominantemente locorregional com extensão local do tumor primário. A disseminação para linfonodos da região inguinal e/ou pélvicos ocorre em até 53% dos casos.[12]

Pacientes com doença localizada ao diagnóstico tratados com quimioterapia associada à radioterapia apresentam sobrevida livre de progressão de doença em 3 anos de 73%.[13] Metástases a distância podem acometer qualquer órgão, e mais frequentemente observadas no fígado e pulmões.[7] Ao diagnóstico, a presença de metástase a distância ocorre em cerca de 15% dos casos.[3]

O estadiamento influencia diretamente a sobrevida em 5 anos: estádio I – 76,9%, estádio II – 66,7%, estádio IIIA – 57,7%, estádio IIIB – 50,7% e estádio IV – 15,2%.[7]

FATORES DE RISCO

Os principais fatores de risco associados ao câncer de canal anal são infecção pelo papilomavírus humano e imunossupressão.

Infecção por HPV

A infecção pelo HPV está fortemente associada ao desenvolvimento do câncer anal, com dados que mostram que os principais grupos de risco são de pessoas que fazem sexo receptivo por via anal ou pessoas com um grande número de parceiros sexuais. Essas práticas sexuais acarretaram um maior risco para infecção por HPV. Estudos epidemiológicos demostram a presença de HPV no tumor de canal anal em até 93% dos casos.[14]

Existem diversos subtipos de HPV relacionados ao câncer de canal anal e suas lesões precursoras. O subtipo HPV-16 está mais frequentemente associado, seguido pelo HPV-18. A integração do HPV é uma etapa necessária para a progressão de lesões intraepiteliais pré-neoplásicas para carcinoma invasivo.[15] Os subtipos de alto risco HPV-16 e HPV-18 codificam pelo menos 3 oncoproteínas diferentes, com propriedades estimuladoras do crescimento e transformadoras: E5, E6 e E7. A integração do DNA do HPV promove a quebra da região E1-E2 do genoma viral, que resulta na perda da função da proteína E2 e no aumento da expressão gênica de E6 e E7.

A proteína E6 se liga à proteína p53, enquanto E7 exerce sua função ao formar complexos com a proteína supressora tumoral do retinoblastoma (pRb). A capacidade das proteínas E6 e E7 de alto em promover a degradação de p53 e pRb é um dos mecanismos pelo qual os oncogenes do HPV induzem transformação celular. E6 e E7 são capazes de anular pontos de verificação do ciclo celular, de forma a induzir instabilidade genômica.[16]

A infecção por HPV no canal anal e região perianal pode se manifestar de forma clínica ou subclínica. As lesões clínicas são representadas pelos condilomas acuminados, popularmente conhecidos por "crista de galo". São lesões verrucosas que podem variar em número e tamanho. A presença de lesões visíveis leva o paciente a procurar atendimento médico por receio, desconforto, dificuldade para higiene local, prurido, temor ou por ter sua vida sexual comprometida com a rejeição pelo parceiro.

Por outro lado, o vírus HPV pode permanecer alojado nas células basais por décadas após a infecção inicial, em sua forma subclínica.[17] O indivíduo está infectado, mas é assintomático e não tem conhecimento de sua contaminação.

HIV

A capacidade de eliminar a infecção viral por HPV está reduzida em indivíduos imunossuprimidos. Além disso, observou-se um aumento da incidência de NIA em homens que fazem sexo com homens HIV-positivo. A incidência de infecção pelo HPV e lesões malignas e pré-malignas, associadas ao HPV, é maior em pacientes infectados pelo HIV, independentemente do tipo de prática sexual. Entretanto, o impacto global da infecção pelo HIV na incidência do câncer anal ainda permanece desconhecido. Sabe-se que a neoplasia anal ocorre em idade mais precoce em indivíduos HIV-positivos (idade média 37 anos) que em homens HIV-negativos (idade média 58 anos) e mulheres HIV-negativas (idade média 65 anos).[18]

Outras causas de imunossupressão crônica também estão associadas a um risco aumentado para desenvolver câncer de canal anal ou lesões precursoras. Pacientes submetidos a transplante de órgão têm um risco para câncer de canal anal 10 vezes maior que a população geral.[19]

Tabagismo

Vários estudos identificaram o tabagismo como um fator de risco para o câncer de canal anal. Em uma série publicada por Holly *et al.*, observou-se que, comparado com o grupo controle sem câncer, o tabagismo estava associado a um risco aumentado para câncer de canal anal, que foi maior de acordo com a carga tabágica (RR = 1,9 para 20 anos-maço, $p < 0,001$; RR = 5,2 para 50 anos-maço, $p < 0,001$).[20]

Outros fatores

Antigamente, acreditava-se que a inflamação crônica na região anal por fístulas, fissuras e hemorroidas poderia predispor ao câncer de canal anal. Porém, estudos caso-controle mostraram que parece não haver relação entre lesões benignas e o carcinoma epidermoide de canal anal.[21]

APRESENTAÇÃO CLÍNICA

As principais manifestações clínicas da doença são dor (38%) e sangramento anal (23%).[22] O câncer de canal anal pode ser confundido com doença hemorroidária ou com fissuras anais, o que pode levar ao atraso no diagnóstico.[23] Desta forma, recomenda-se uma avaliação clínica minuciosa de qualquer paciente com uma queixa relacionada à região anal, o que inclui a realização do exame retal digital, palpação de linfonodos inguinais e anuscopia com biópsia de lesões suspeitas.

DIAGNÓSTICO

O diagnóstico definitivo é realizado por meio de biópsia e exame anatomopatológico.

Biópsia guiada por anuscopia de magnificação de imagem

Inicia-se o exame com um toque digital seguido da introdução do anuscópio para viabilizar a inserção de uma gaze embebida com ácido acético a 3%.

O anuscópio é retirado e a gaze permanece por 40 segundos, para garantir a absorção do ácido pela mucosa. Após a retirada da gaze, o anuscópio é reintroduzido e, então, principia-se o exame com o aparelho de magnificação de imagem. O canal anal é analisado em diferentes aumentos. Áreas do epitélio do canal anal que se coram com o ácido acético a 3% (áreas "acetobrancas positivas") e apresentam irrigação vascular anormal, que confere ao epitélio um aspecto de pontilhado fino ou grosseiro, são consideradas suspeitas para displasia e, portanto, são biopsiadas (Figura 128.1). O anuscópio é retirado e a área perianal é analisada também, após aplicação de uma gaze com ácido acético a 3%. Áreas evidenciadas pelo ácido, ou com mudança de pigmentação ou consistência, ou presença de ulcerações, devem ser biopsiadas.

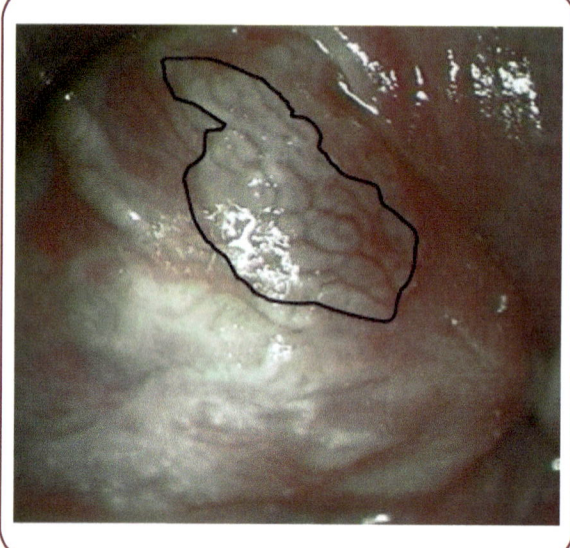

FIGURA 128.1 – Anuscopia com magnificação.
Fonte: Acervo da autoria.

PATOLOGIA

O tipo histológico mais frequente é o carcinoma epidermoide (CEC), que representa 80% dos casos de tumores anais.[24] O adenocarcinoma corresponde a cerca de 10% e outras histologias raras incluem melanoma, neoplasias mesenquimais, neuroendócrinos, pequenas células e tumores indiferenciados.[15,25] Tumores originados na região retal e retrorretal podem invadir o canal anal por contiguidade. Metástases de outros tumores primários para o canal anal são incomuns, uma vez que ocorrem em menos de 1% dos casos.[15,26]

ESTADIAMENTO

Os tumores do canal anal são estadiados de acordo com a classificação do Comitê Americano sobre Câncer (AJCC) VIII edição[7] (Tabelas 128.1, 128.2, 128.3 e 128.4).

Tabela 128.1. Definição do tumor primário

T	CRITÉRIOS
TX	Tumor primário não acessível
T0	Sem evidência do tumor primário
Tis	Displasia intraepitelial de alto grau
T1	Tumor ≤ 2 cm
T2	Tumor > 2 cm e ≤ 5 cm
T3	Tumor > 5 cm
T4	Tumor de qualquer tamanho, mas com invasão de órgãos adjacentes (p. ex. vagina, uretra, bexiga)

Fonte: Amin MB, American Joint Committee on Cancer, American Cancer Society. AJCC cancer staging manual, 2017.

Tabela 128.2. Definição de linfonodos regionais

N	CRITÉRIOS
NX	Linfonodos regionais não acessíveis
N0	Ausência acometimento linfonodal
N1	
N1a	Metástase em LN inguinais, mesorretais ou ilíacos internos
N1b	Metástases em LN ilíacos externos
N1c	Metástases em LN ilíacos externos e qualquer linfonodo N1a

Fonte: Amin MB, American Joint Committee on Cancer, American Cancer Society. AJCC cancer staging manual, 2017.

Tabela 128.3. Definição de metástase a distância

M0	Ausência de metástase a distância
M1	Presença de metástase a distância

Fonte: Amin MB, American Joint Committee on Cancer, American Cancer Society. AJCC cancer staging manual, 2017.

Tabela 128.4 - Grupos de estadiamento prognóstico

T	N	M	Estádio
Tis	N0	M0	0
T1	N0	M0	I
T1	N1	M0	IIIA
T2	N0	M0	IIA
T2	N1	M0	IIIA
T3	N0	M0	IIB
T3	N1	M0	IIIC
T4	N0	M0	IIIB
T4	N1	M0	IIIC
Qualquer T	Qualquer N	M1	IV

Fonte: Amin MB, American Joint Committee on Cancer, American Cancer Society. AJCC cancer staging manual, 2017.

O estadiamento é clínico, de acordo com o tamanho do tumor e extensão. Deve-se realizar a inspeção, palpação e biópsia do tumor primário, palpação e, se necessário, biópsia ou punção dos linfonodos regionais. Tomografia de tórax e abdome associada à ressonância magnética de pelve permitem uma avaliação do acometimento linfonodal e da presença de metástase a distância. A adição do PET-CT ao estadiamento melhora o delineamento do tumor primário e aumenta a sensibilidade para avaliação do acometimento linfonodal.[27,28]

Em metanálise publicada em 2017, oito dos estudos relataram alterações no manejo terapêutico de pacientes devido a achados de PET ou PET/CT. Os planos de tratamento com radioterapia foram modificados em 12,5-59,3% dos pacientes.[27]

TRATAMENTO

Doença localizada

Carcinoma epidermoide

Pacientes com tumores superficiais (Tis-T1N0), bem ou moderadamente diferenciados, preferencialmente da margem anal, podem ser tratados com ressecção local transanal com margem negativa.[29] Nos pacientes em que o tumor da margem anal ocupa mais da metade da circunferência do ânus e a preservação do esfíncter anal for prejudicada, pode optar-se por radioterapia isolada ou combinada à quimioterapia como tratamento definitivo. Em pacientes submetidos à excisão local da lesão com ressecção incompleta ou margens exíguas, pode-se considerar quimiorradioterapia após o procedimento.[29]

Historicamente, ressecção abdominoperineal com colostomia definitiva foi considerada como tratamento padrão até a década de 1980. Nessa época, a sobrevida em 5 anos para o câncer de canal anal após amputação variava em torno de 40% a 70%.[30]

Em 1974, Nigro publicou o primeiro resultado de um estudo que utilizou tratamento combinado no câncer de canal anal.[31] Em 1983, foi publicado o resultado de uma série de 28 pacientes tratados com quimiorradioterapia. O esquema de quimioterapia utilizado foi mitomicina e 5-Fluorouracil (5-FU) concomitante à radioterapia. Deste grupo, 12 pacientes foram submetidos à ressecção cirúrgica, 4 a 6 semanas após o tratamento combinado. Resposta patológica completa foi observada em 58% dos casos. Os 16 casos não operados evoluíram com resposta clínica completa, o que demonstrou que o tratamento com quimioterapia e radioterapia poderia ser definitivo.[32]

Estudos posteriores mostraram que a radioterapia isolada proporcionava uma sobrevida em 5 anos de até 70%,[33] enquanto pacientes que recebem tratamento combinado apresentam taxas de resposta completa entre 80% e 90%, bem como taxas de controle local e sobrevida de cerca de 90%. Tornou-se primordial, então, comparar de forma direta o real impacto da quimioterapia em relação à radioterapia exclusiva.

Um dos primeiros estudos com este propósito foi conduzido pelo Comitê de Pesquisa em Câncer do Reino Unido - *Anal Cancer Trial* (ACT I). Foram randomizados 585 pacientes entre radioterapia isolada (45 Gy) ou o mesmo regime de radioterapia em combinação com 5-FU em infusão contínua durante a primeira e última semana da radioterapia, e mitomicina no primeiro dia da radioterapia. Após seis semanas, os pacientes que apresentavam resposta parcial ou completa recebiam um reforço de dose de radioterapia entre 15 Gy e 20 Gy, e os não respondedores eram submetidos aà amputação abdominoperineal. Após um seguimento mediano de 42 meses, observou-se recorrência local em 59% dos pacientes submetidos à radioterapia isolada comparado a 36% para o grupo combinado, de forma a conferir uma redução de risco de recidiva local de 46% nos pacientes que receberam tratamento combinado (p < 0,001), sem acréscimo de sobrevida global.[34] Apesar da ausência de ganho em sobrevida global, houve redução de 29% no risco de morte por câncer de canal anal no grupo que recebeu quimioterapia.

Resultados similares foram observados noutro estudo da European Organization for Reasearch and Treatment of Cancer (EORTC), em que 101 pacientes com tumores de canal anal T3-4N0-3 ou T1-2N1-3 foram randomizados para receber radioterapia isolada ou quimiorradioterapia com o mesmo esquema descrito anteriormente. A adição de quimioterapia à radioterapia resultou num aumento significante da taxa de remissão completa, de 54% no grupo de radioterapia isolada para 80% no grupo quimiorradiação. As taxas de controle locorregional e sobrevida livre de colostomia em 5 anos foram 68% versus 50%, e 72% versus 40%, respectivamente, ambos a favor do tratamento combinado. Novamente, não foi observado benefício em sobrevida global.[35]

Um estudo de fase III randomizado, realizado pelo Radiation Therapy Oncology Group (RTOG 87-04) e EORTC, avaliou o papel da adição da mitomicina C ao esquema de quimiorradioterapia para carcinoma anal. Foram randomizados 310 pacientes para radioterapia e 5-FU, ou radioterapia, 5-FU e mitomicina. Pacientes com tumor residual na biópsia após tratamento foram tratados com regimes de resgate, que consistiu em adição de radioterapia pélvica, 5-FU e cisplatina. As biópsias após tratamento foram positivas em 15% dos pacientes no braço com 5-FU e em 7,7% para o braço que recebeu mitomicina + 5-FU (p = 0,135). Após 4 anos, a taxa de colostomia foi menor (9 versus 22%; p=0,002), a sobrevida livre de colostomia foi maior (71 versus 59%; p = 0,014), a sobrevida livre de doença também foi maior para o grupo que recebeu mitomicina (73% versus 51%; p = 0,0003). Não houve diferença em sobrevida global. A toxicidade foi maior no braço mitomicina (23 versus 7% de toxicidade grau 4 e 5; p = 0,001).[36]

Posteriormente, o estudo do RTOG 98-11 avaliou o papel da adição da cisplatina como agente radiossensibilizante no carcinoma do canal anal. O objetivo do estudo foi comparar a eficácia do tratamento com cisplatina versus mitomicina. Também foi avaliado o papel de quimioterapia de indução. Foram randomizados 682 pacientes que receberam 5-FU associado à mitomicina e radioterapia concomitante, ou cisplatina associada ao 5-FU de indução, seguido de radioterapia concomitante com 5-FU e cisplatina. A sobrevida livre de doença em 5 anos foi de 60% no grupo da mitomicina, contra 54% no grupo da cisplatina (p = 0,17). A taxa cumulativa de colostomia foi significativamente menor para o grupo da mitomicina quando comparada ao grupo da cisplatina (10% versus 19%, respectivamente; p = 0,02). A toxicidade hematológica foi maior no grupo da mitomicina (p < 0,001). Em atualização do estudo, com seguimento mais prolongado, houve aumento de sobrevida global para o grupo da mitomicina de 78,3% versus 70,7% (p = 0,026).[37]

Esses resultados divergem do estudo ACT-II, um estudo fase III mais recente, em que 940 pacientes foram randomizados para receber mitomicina ou cisplatina em adição ao 5-FU concomitante à radioterapia (sem quimioterapia de indução). Não foi demonstrada diferença entre os tratamentos em termos de resposta patológica completa (90,5% com mitomicina versus 89,6% com cisplatina; p= 0,64) ou sobrevida livre de progressão (SLP). Assim, levantou-se a hipótese de que, no estudo RTOG 98-11, o braço de cisplatina pode ter sido inferior devido ao atraso do início da quimiorradioterapia definitiva por causa da realização da quimioterapia de indução.[13]

No estudo ACT-II, com desenho fatorial 2 versus 2, os pacientes eram também randomizados para receber, ou não, quimioterapia de manutenção após a quimiorradioterapia com 2 ciclos de 5-FU e cisplatina. Esta abordagem não adicionou benefício ao tratamento concomitante (SLP em 3 anos: 74% com manutenção versus 73% sem manutenção; p = 0,70).

O tratamento de indução foi também avaliado no protocolo ACCORD-03, um estudo fatorial 2 versus 2 que randomizou pacientes para receber ou não neoadjuvância com cisplatina e 5-FU e para receber boost de radioterapia em dose padrão (15 Gy) ou dose mais elevada (20 Gy a 25 Gy). Novamente, não se demonstrou benefício da quimioterapia de indução. Já em relação à dose mais alta de boost, houve um benefício numérico, porém, sem significância estatística, em sobrevida livre de colostomia (78% versus 74%) e controle local em 5 anos (83% versus 78%).[38]

Dessa forma, o tratamento definitivo com mitomicina e 5-FU concomitante à radioterapia continua sendo o padrão. A concomitância com cisplatina e 5-FU é uma alternativa aceitável em casos de contraindicação à mitomicina ou de sua indisponibilidade.

Alguns estudos sugerem que a capecitabina via oral durante a radioterapia pode substituir o 5-FU infusional, com uma boa eficácia e toxicidade aceitável. Em estudo de fase II que utilizou quimioterapia concomitante com capecitabina 825 mg/m² 12/12 horas e mitomicina no D1, observou-se taxa de resposta clínica completa de 86%.[39]

Em relação à radioterapia, recomenda-se que sejam usados equipamentos de megavoltagem de 6MV ou superior. Os campos de tratamento devem abranger a lesão e toda drenagem linfonodal de risco, no caso, os linfonodos ilíacos externos e internos, pré-sacrais, perirretais e inguinais. Portanto, pelo grande volume de tecido irradiado, técnicas tridimensionais de radioterapia (baseadas em exames de tomografia), incorporadas nos últimos anos, trazem grande benefício para a melhor definição dos volumes de tratamento e dos órgãos de risco. Estão publicados alguns guias de orientação para delineamento dos alvos de tratamento, baseados nas técnicas empregas (por exemplo, modulação da intensidade do feixe – IMRT), estadiamento da doença, tamanho das lesões, inclusive com definições de níveis de doses diferentes para tumores visíveis no exame físico ou de imagem (volume tumoral grosseiro – GTV) e áreas de risco de doença subclínica (volume-alvo clínico – CTV).[40,41]

A técnica de IMRT permite que níveis de dose diferentes sejam administrados, com *boost* integrado concomitante ("*dose painting*"- Figura 128.2), de forma a permitir que doses mais altas sejam entregues no GTV. Além disso, o alto índice de conformação dessa técnica se apresenta como uma oportunidade para redução de toxicidade. O estudo de fase 2 RTOG 0529 tratou 52 pacientes com IMRT e esquema de MMC e 5-FU concomitantes, e demonstrou perfis de toxicidade favoráveis.[42] Comparado com controles históricos do RTOG 98-11, a técnica IMRT permitiu reduzir, significativamente toxicidade hematológica ≥ 2 (73% x 85%; p = 0,032), grau ≥ 3 toxicidade gastrointestinal e geniturinária (21% x 36%; p = 0,0082) e toxicidade cutânea ≥ 3 (23% x 49%; p < 0,0001). As interrupções de tratamento foram ainda menores com a técnica de IMRT, com a média de duração de tratamento de 43 dias comparada com 49 dias para os pacientes tratados no RTOG 98-11.

A análise da base de dados americana SEER (Surveillance, Epidemiology, and End Results Program), demonstrou que o uso de IMRT esteve associado com a menor taxa de internação de pacientes idosos com tumores de canal anal, possivelmente relacionada à menor taxa de toxicidade aguda severa.[43] Outra análise retrospectiva da base de dados também demonstrou que o IMRT reduziu o tempo total de tratamento, e as taxas de sobrevida global em 5 anos foram superiores em relação ao tratamento tridimensional (80,8% para IMRT x 78,9% para 3D; p=0,0036).[44]

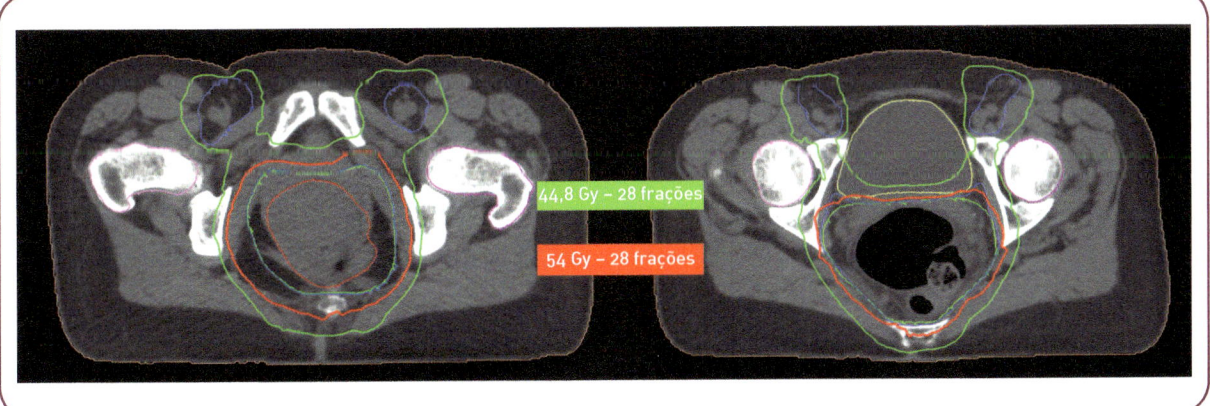

FIGURA 128.2 – Diagnóstico de carcinoma espinocelular de canal anal. Mulher, 56 anos, com diagnóstico de carcinoma espinocelular de canal anal, estádio clínico T3N0M0, tratada com esquema de quimiorradioterapia com MMC e 5-FU e técnica de radioterapia com modulação da intensidade do feixe. Em verde, isodose de 44,8 Gy (1,6Gy/dia) que engloba linfonodos pélvicos e inguinais; tumor primário e mesorreto com margens recebem 54 Gy (1,8 Gy/dia). Note que volumes diferentes recebem ao mesmo tempo doses diferentes, com proteção de estruturas normais, como fêmures direito e esquerdo e bexiga.
Fonte: Acervo da autoria.

Com relação à dose, análises dos estudos anteriores do RTOG permitem conclusões interessantes a respeito da dose de tratamento. No estudo RTOG/ECOG, a dose recomendada da radioterapia foi de 36 Gy em drenagem eletiva e 45 Gy na lesão e linfonodos comprometidos. Reforço de dose com mais 9 Gy na lesão e 2 cm de margem pode ser realizado nos pacientes T3, T4 e N+, após a irradiação pélvica. Os pacientes do grupo tratamento combinado tiveram 84% de controle local em 4 anos, às custas de 26% de toxicidade grave, inclusive 3% de óbito. No estudo RTOG 98-11, a dose final recomendada nas áreas de tumor presente ou T3/T4 foi de 55 Gy a 59 Gy, com taxas de falha locorregional de 17% para tumores T2N0 a 60% para T4N1+. Enquanto no estudo RTOG0529 com IMRT, as doses propostas foram de 53,2 Gy (em 28 frações) nos volumes de doença maiores que 3 cm; 50,4 Gy nos volumes de doença menores de 3 cm; 44,8 Gy nos volumes de doença subclínica. Favorecemos esse esquema de dose fracionamento para casos tratados com IMRT.

De qualquer forma, o tratamento deve ser contínuo, 5 vezes por semana, com frações de 1,8 a 2 Gy diárias. Interrupções devem ser evitadas, mas caso realmente sejam necessárias por toxicidade aguda, não devem exceder 10 dias, para restringir o curso total do tratamento para cinco a seis semanas e meia. Estudo retrospectivo com 90 pacientes, tratados com quimioirradiação, demonstrou que interrupções prolongadas estão relacionadas a um pior controle locorregional, principalmente em pacientes com menos de 65 anos.

Os efeitos mais comumente observados em pacientes submetidos à radioterapia associada à quimioterapia incluem radiodermite, fadiga e toxicidade hematológica, gastrointestinal e geniturinária. Tardiamente, os efeitos mais observados são urgência anorretal, sangramento, impotência, fibrose e estenose vaginal. Dose de tolerância aos órgãos de risco, que incluem bexiga, intestino delgado e órgãos genitais, deve ser respeitada durante o planejamento, para se obter o menor grau de toxicidade possível.

Braquiterapia não é rotineiramente indicada no tratamento definitivo dos tumores de canal anal. Essa modalidade pode ser utilizada como reforço de dose após radioterapia pélvica. Resultados de estudos retrospectivos demonstram taxa de controle local entre 70% e 90%, porém com uma taxa de necrose anal de 10%.

Adenocarcinoma

O adenocarcinoma de canal anal apresenta maior incidência de metástases a distância e pior prognóstico quando comparado à histologia epidermoide. A raridade desta histologia limita a evidência para tratamento. Séries de caso sugerem uma abordagem multimodal que envolvem quimiorradioterapia com ou sem cirurgia complementar.[25]

SEGUIMENTO

Avaliação após término do tratamento

A avaliação da resposta clínica e por imagem com tomografias de tórax/abdome e RNM de pelve deve ser feita após 6 a 8 semanas do término do tratamento. A avaliação de resposta inclui toque retal e anuscopia associada à avaliação cuidadosa da região inguinal.

Uma boa resposta clínica parcial pode ser manejada por um seguimento clínico precoce, a fim de confirmar a regressão completa, a qual pode ocorrer mais tardiamente. A presença de tumor residual ou recorrente deve ser confirmada histologicamente por biópsia antes de se considerar uma cirurgia radical. Não há evidência suficiente para recomendar o uso do PET-CT de rotina para determinação de resposta e de forma sistemática no seguimento pós-tratamento.[27]

Pacientes com remissão completa em 8 semanas devem ser avaliados clinicamente com exame digital e palpação de linfonodos inguinais a cada 3 meses por um período de 2 anos. Após, os pacientes devem ser avaliados a cada 6 meses até completar 5 anos de seguimento. Anuscopia deve ser realizada a cada 6 meses nos 3 primeiros anos. Seguimento radiológico com ressonância magnética de pelve semestral e tomografia computadorizada de tórax e abdome superior anual deve ser realizado nos primeiros 3 anos.[29,45]

Pacientes com progressão de doença durante ou após o tratamento devem ser considerados para cirurgia de resgate com amputação abdominoperineal. A sobrevida global em 5 anos para estes casos é entre 30% e 60%.[46] No caso de recidiva isolada em linfonodos inguinais, pode ser considerado tratamento local com radioterapia adicional ou linfadenectomia.

TRATAMENTO NA DOENÇA METASTÁTICA

Ao diagnóstico, a presença de metástase a distância ocorre em cerca de 15% dos casos.[3] A ocorrência de metástase a distância é rara, e o fígado e o pulmão são os principais sítios acometidos.[7] Em algumas séries, observa-se o desenvolvimento de doença metastática em até 20% dos pacientes após tratamento inicial com quimioterapia e radioterapia. A sobrevida mediana na doença metastática se baseia em estudos com pequeno número de pacientes, e é bastante variável na literatura, de 4 a 53 meses.[47]

Dentre os agentes com atividade na doença metastática estão a cisplatina, carboplatina, paclitaxel, docetaxel e o irinotecano. Pacientes com bom estado geral devem ser tratados com combinações de quimioterápicos, sempre que possível.

O esquema com cisplatina e 5-FU tem sido comumente utilizado, de forma a se extrapolar os dados do tratamento da doença localizada. Entretanto, em 2018, foram apresentados dados de um estudo fase II que randomizou 91 pacientes com câncer de canal metastático ou localizado, sem proposta de tratamento curativo para quimioterapia com carboplatina e paclitaxel a cada 28 dias ou cisplatina e 5-FU a cada 21 dias. Não se demonstrou diferença entre os esquemas em termos de taxa de resposta ou sobrevida livre de progressão (57% e 5,7 meses com cisplatina e 5-FU versus 59% e 8,1 meses com carboplatina e paclitaxel, respectivamente). Demonstrou-se, porém, que o esquema de carboplatina e paclitaxel apresentou benefício em sobrevida global (20 meses versus 12,3 meses; p = 0,014) e foi associado a menos eventos adversos sérios (36% versus 62%; p = 0,016). Ao considerar esses resultados, o esquema com carboplatina e paclitaxel pode ser considerado tratamento padrão de primeira linha paliativa.[48]

Em outro estudo de fase II publicado recentemente, o estudo Epitope-HPV02, avaliou-se a quimioterapia paliativa de primeira linha com esquema DCF para o câncer de canal anal com recorrência local irressecável ou metastático. Dois esquemas de DCF (docetaxel, cisplatina e 5-FU) poderiam ser utilizados. Os resultados mostraram taxa de resposta de 89%, com SLP em 12 meses de 47% e SLP mediana de 11 meses. O esquema DCF modificado teve eficácia semelhante e foi mais bem tolerado que o padrão. Assim, para pacientes com bom *performance status*, a quimioterapia de primeira linha com DCF pode ser considerada.[49]

Em relação ao uso de terapia alvo, relatos e séries de casos mostram evidência de atividade clínica do cetuximabe associado a irinotecano em pacientes com CEC de canal anal refratário.[50]

O papel da imunoterapia no câncer de canal anal também tem sido estudado, com resultados iniciais promissores. Em estudo de fase II com 37 pacientes metastáticos refratários ao tratamento, o nivolumabe foi associado a taxa de resposta de 24%, com dois casos de resposta completa, e a taxa de controle de doença foi de 72%.[51] De forma semelhante, em estudo de fase Ib com 24 pacientes com CEC de canal anal irressecável ou metastático com falha ao tratamento padrão e com PD-L1 positivo, a taxa de resposta e a taxa de controle de doença foram de 17% e 58%, respectivamente.[52]

TRATAMENTO EM PACIENTES PORTADORES DE HIV

A presença de HIV foi um critério de exclusão na maioria dos estudos de fase 3 randomizados para tratamento de CEC de canal anal. Séries de casos e coortes reportam resultados conflitantes sobre a influência do HIV em taxa de reposta e prognóstico. Em série com 105 pacientes, 37 portadores de HIV, a sobrevida global em 3 anos foi de 42% no grupo HIV+ e de 76% entre os pacientes HIV- (HR = 2,3; IC 95% = 1,03-5,28; p = 0,037).[53] Outros estudos retrospectivos mostram taxa de resposta de 86%, ou seja, semelhante aos controles históricos em populações HIV-.[54]

Em estudo de coorte prospectiva, que acompanhou 78 pacientes com seguimento mediano de 66 meses e que avaliou fatores preditores de resposta pós quimiorradioterapia e de sobrevida em pacientes com câncer de canal anal, demonstrou-se que o *status* HIV-positivo foi associado a menor taxa de resposta a quimiorradioterapia definitiva aos 6 meses após tratamento. Pacientes HIV-negativos tiveram uma chance 5,72 vezes maior de atingir resposta parcial ou completa (OR 5,72, IC 95% 2,5-13,0, p < 0,001). Paciente com resposta completa apresentaram sobrevida global em 5 anos de 88,5% contra apenas

56,6% no grupo sem resposta completa. Na análise multivariada, a idade (HR 1,06, p = 0,022, IC 95% 1,01-1,11) e ausência de resposta completa em 6 meses (HR 3,36, p = 0,007, IC 95% 1,39-8,09) foram associadas pior sobrevida global.[55,56]

Pacientes portadores de HIV também podem ter uma tolerância reduzida ao tratamento, com maior risco de complicações.[57] Dessa forma, modificações no tratamento, como reduções de dose ou monoterapia na concomitância, podem ser necessárias, mas não devem ser baseadas exclusivamente na positividade do vírus HIV.[29] A presença de outras disfunções orgânicas, comorbidades, infecções oportunistas, *performance status* e a contagem de CD4 também devem ser consideradas para escolha do esquema terapêutico.

RASTREAMENTO

Rastreamento de lesões pré-malignas

O rastreamento pode ser recomendado em populações de alto risco: transplantados, portadores de HIV e homens que fazem sexo com homens; entretanto, não existe ainda um consenso quanto ao melhor método e periodicidade que deve ser realizado.[58] No algoritmo utilizado atualmente, o rastreamento é iniciado pelo esfregaço anal, mas reserva-se a anuscopia com magnificação de imagem para aqueles indivíduos com um resultado alterado (qualquer resultado sugestivo de infecção pelo HPV ou displasia) (Figura 128.3).

A lesão precursora do tumor de canal anal é a neoplasia intraepitelial anal (NIA), que se divide em lesões de baixo ou alto grau. A progressão da NIA para carcinoma de células escamosas de canal anal invasivo está relacionada a vários fatores, que incluem infecção pelo HIV e baixa contagem de CD4.

O exame citológico do canal anal é capaz de identificar essas lesões e as classifica em displasia de baixo grau (correspondente a NIA 1) ou de alto grau (correspondentes a NIA 2 e 3). Quanto maior o grau de displasia, maior é o risco dessa lesão evoluir para carcinoma invasivo.[59]

O raspado anal (exame citológico) pode ser colhido por meio de uma escova cervical padrão para coleta de células por 3 cm no canal anal, girando-a 3 vezes no sentido horário em toda a parede do canal anal para obtenção de células. A escova é aplicada em uma lâmina de vidro convencional para leitura microscópica com posterior imersão em solução de álcool 70% para fixação do material (Figura 128.4).

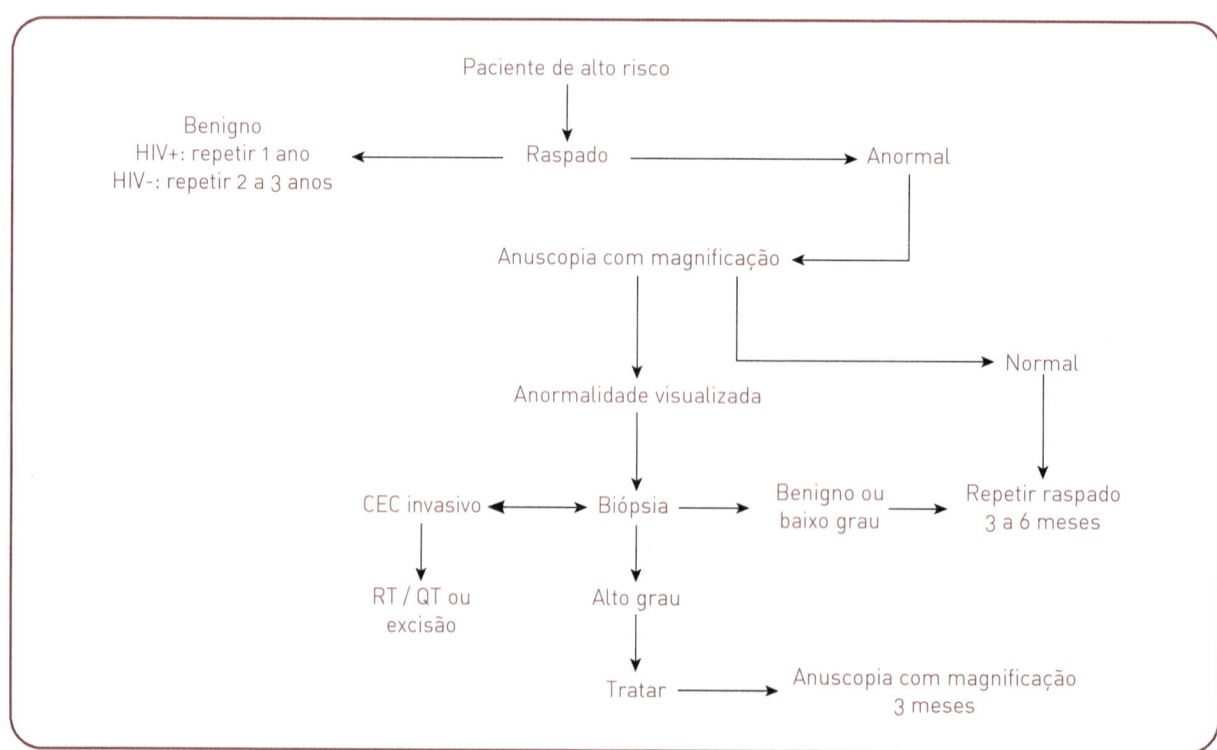

FIGURA 128.3 – Algoritmo de rastreamento
Fonte: Desenvolvida pela autoria.

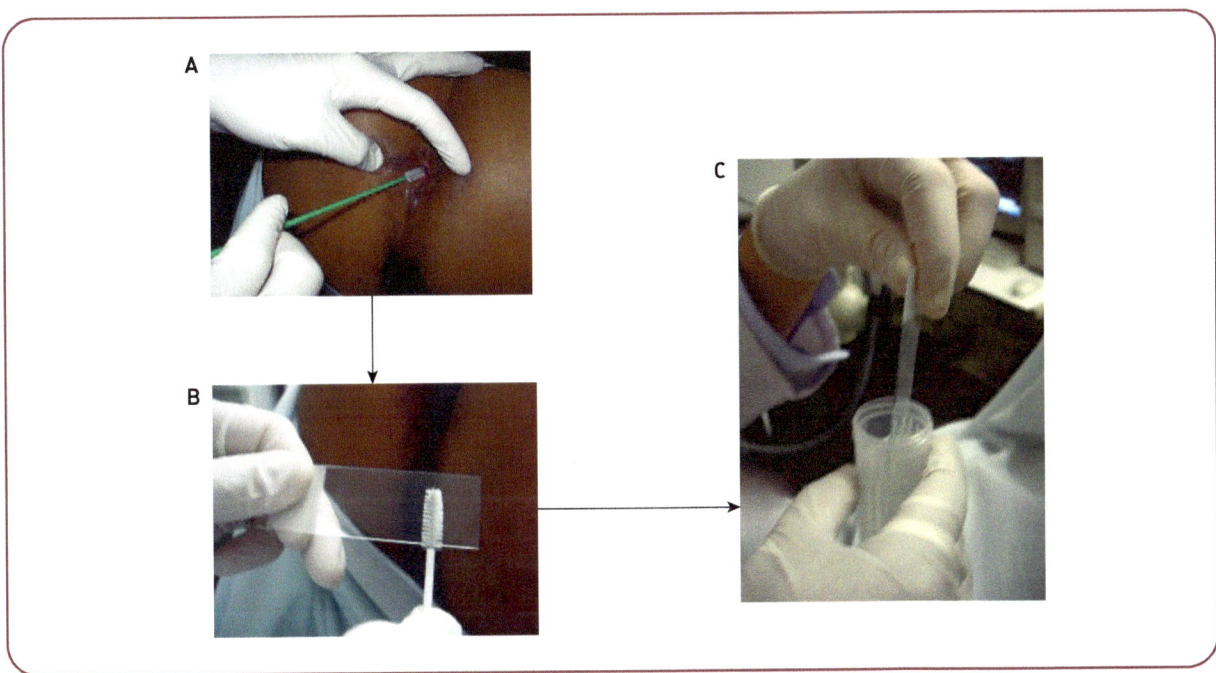

FIGURA 128.4 – Raspado anal.
Fonte: Acervo da autoria.

O Instituto do Câncer do Estado de São Paulo (ICESP), em conjunto com o Hospital das Clínicas da Universidade de São Paulo (HC/USP), vem realizando o rastreamento de rotina nos pacientes considerados de alto risco: imunossuprimidos por qualquer causa, praticantes do intercurso anal, indivíduos com outras displasias genitais e/ou antecedente de condilomas anogenitais.

Acurácia dos métodos de rastreamento

Diversos estudos avaliaram a eficácia do exame citológico anal, para calcular a sensibilidade e especificidade do teste por meio de uma comparação com resultados histológicos obtidos por biópsia guiada por anuscopia com magnificação de imagem.[60-64] Nesses estudos, a sensibilidade do exame citológico variou de 69% a 93%, e a especificidade variou entre 32% e 59%. Além disso, esses estudos relataram uma concordância variável entre os dois métodos, que não superaram a marca de 74% (com k ponderado = 0,36).[64] Esses resultados se assemelham aos encontrados em estudos comparativos de exame citológico cervical e de biópsias do colo uterino, que revelaram uma concordância entre 64% e 91% (com k = 0,18 a 0,65).[65,66]

Em estudo realizado para avaliar a concordância entre a citologia oncótica por esfregaço e a biópsia por anuscopia com magnificação guiada pelo uso do ácido acético a 3%, no diagnóstico de displasia anal em pacientes portadores de HIV, 222 pacientes HIV positivos foram submetidos a um total de 311 exames de esfregaço anal, em um período de 12 meses. A maioria dos pacientes era do sexo masculino (85%), com escolaridade acima do 2º grau (80%), praticantes de sexo anal receptivo (82%), em uso de antirretrovirais (79%) e com carga viral HIV indetectável (67%). As biópsias mostraram uma prevalência de 46% (IC 95%: 40% a 51%) de displasia anal na população estudada. O esfregaço anal obteve uma sensibilidade de 61%, especificidade de 60%, valor preditivo positivo de 56% e valor preditivo negativo de 64%. O índice *kappa* ponderado de concordância entre os dois métodos empregados (esfregaço e biópsia) foi de 0,20 (IC 95%: 0,103 a 0,292).[67]

Neste cenário, o uso do esfregaço anal, isoladamente, não foi suficiente para excluir displasia anal nos pacientes. Desta forma, a recomendação é que se realize a biópsia guiada por anuscopia com magnificação de imagem como exame complementar no rastreamento de displasia anal em populações de alto risco.

O rastreamento não se deve limitar ao canal anal exclusivamente, mas também à região perianal. Alterações de pigmentação da epiderme, verrugas planas e úlceras persistentes têm como diagnóstico diferencial infecções herpéticas, sifilíticas, displasias de alto grau e carcinoma invasivo (Figura 128.5).

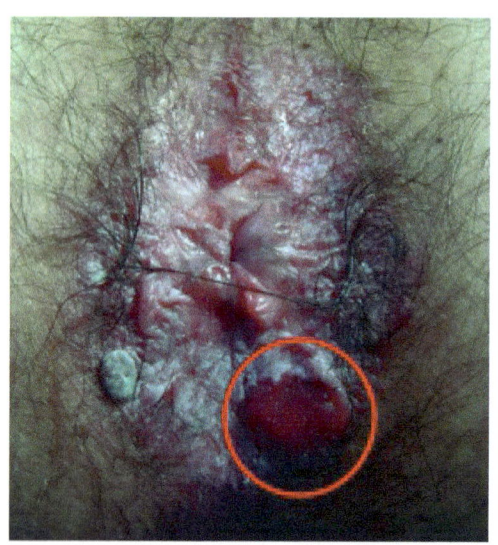
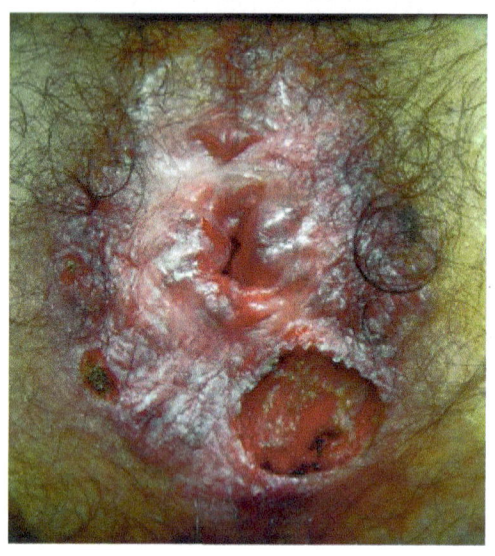

FIGURA 128.5 – Displasia perianal.
Fonte: Acervo da autoria.

Em revisão de 52 pacientes, portadores de HIV e com queixas orificiais, 19 (37%) apresentaram anormalidades na região perianal diagnosticadas por anuscopia com magnificação de imagem. Após a realização de biópsias, 11 pacientes (21%) foram diagnosticados com lesões displásicas de alto grau ou carcinoma microinvasivo, o que demonstra a importância do exame minucioso da região perianal.[68]

PREVENÇÃO

A vacina contra HPV confere proteção contra neoplasias associadas à infecção persistente. Atualmente, existem 3 tipos de vacina contra o HPV. A vacina bivalente (HPV 16 e 18), vacina quadrivalente (HPV 6,11,16 e 18) e a vacina nonavalente (HPV 6,11,16,18,31,33,45,52 e 58).

Nos últimos anos, foi demonstrado o benefício da vacina contra HPV na prevenção de neoplasias do canal anal. Em estudo publicado por Kreimer *et al.*, observou-se eficácia da vacina para redução de infecção anal por HPV 16/18.[69] Em estudo randomizado com 602 homens que fazem sexo com homens, o uso da vacina quadrivalente (contra subtipos HPV 6, 11, 16 e 18) reduziu em 50,3% o risco de neoplasia intraepitelial associada à HPV 6, 11, 16 e 18 na população por intenção de tratar e em 77,5% na população por protocolo.[61]

Recomenda-se vacinar antes do início da atividade sexual. No Brasil, a vacina quadrivalente está indicada pelo Ministério da Saúde (MS), sendo duas doses para meninas entre 9 a 14 anos e meninos entre 11 a 14 anos. Pacientes entre 9 e 26 anos portadores de HIV também devem ser vacinados.[70]

REFERÊNCIAS

1. Siegel RL, Miller KD, Jemal A. Cancer statistics, 2020. CA Cancer J Clin 2020;70:7-30.
2. Amirian ES, Fickey PA Jr., Scheurer ME, Chiao EY. Anal cancer incidence and survival: comparing the greater San-Francisco bay area to other SEER cancer registries. PLoS One. 2013;8:e58919.
3. Kim S, Buecher B, Andre T, et al. Atezolizumab plus modified docetaxel-cisplatin-5-fluorouracil (mDCF) regimen versus mDCF in patients with metastatic or unresectable locally advanced recurrent anal squamous cell carcinoma: a randomized, non-comparative phase II SCARCE GERCOR trial. BMC Cancer. 2020;20:352.
4. Gami B, Kubba F, Ziprin P. Human papilloma virus and squamous cell carcinoma of the anus. Clin Med Insights Oncol. 2014;8:113-119.
5. Fritsch H, Zehm S, Illig R, et al. New insights into the development and differentiation of the human anorectal epithelia. Are there clinical consequences? Int J Colorectal Dis. 2010;25:1231-1242.
6. Ahmed A, Qureshi WA. Anatomy, abdomen and pelvis, anal canal. In: StatPearls. Treasure Island. 2020.
7. Amin MB, American Joint Committee on Cancer, American Cancer Society. AJCC cancer staging manual. Eighth Edition. Chicago IL: Springer; 2017.
8. Kang YJ, Smith M, Canfell K. Anal cancer in high-income countries: Increasing burden of disease. PLoS One. 2018;13:e0205105.

9. Cancer Stat Facts: Anal Cancer. In. 2020.
10. Clark MA, Hartley A, Geh JI. Cancer of the anal canal. Lancet Oncol. 2004;5:149-157.
11. Nelson RA, Levine AM, Bernstein L, et al. Changing patterns of anal canal carcinoma in the United States. J Clin Oncol. 2013;31:1569-1575.
12. Moniz CMV, Ribeiro SC, Rivelli TG, Bariani GM, Chen A, Franco R, et al. Prospective study of biomarkers in squamous cell carcinoma of the anal canal (SCCAC) and their influence on treatment outcomes: Final results. Journal of Clinical Oncology 2017;35:3577-3577.
13. James RD, Glynne-Jones R, Meadows HM, et al. Mitomycin or cisplatin chemoradiation with or without maintenance chemotherapy for treatment of squamous-cell carcinoma of the anus (ACT II): a randomised, phase 3, open-label, 2 x 2 factorial trial. Lancet Oncol. 2013;14:516-524.
14. Frisch M, Glimelius B, van den Brule AJ, et al. Sexually transmitted infection as a cause of anal cancer. N Engl J Med. 1997;337:1350-1358.
15. Hoff PM, Coudry R, Moniz CM. Pathology of anal cancer. Surg Oncol Clin N Am. 2017;26:57-71.
16. Chen JJ. Genomic instability induced by human papillomavirus oncogenes. N Am J Med Sci. 2010;3:43-47.
17. Hellner K, Munger K. Human papillomaviruses as therapeutic targets in human cancer. J Clin Oncol. 2011;29:1785-1794.
18. Gervaz P, Hirschel B, Morel P. Molecular biology of squamous cell carcinoma of the anus. Br J Surg. 2006;93:531-538.
19. Adami J, Gabel H, Lindelof B, et al. Cancer risk following organ transplantation: a nationwide cohort study in Sweden. Br J Cancer. 2003;89:1221-1227.
20. Holly EA, Whittemore AS, Aston DA, et al. Anal cancer incidence: genital warts, anal fissure or fistula, hemorrhoids, and smoking. J Natl Cancer Inst. 1989;81:1726-1731.
21. Frisch M. On the etiology of anal squamous carcinoma. Dan Med Bull. 2002;49:194-209.
22. Tanum G, Tveit K, Karlsen KO. Diagnosis of anal carcinoma-doctor's finger still the best? Oncology. 1991;48:383-386.
23. Barbeiro S, Atalaia-Martins C, Marcos P, et al. A Case series of anal carcinoma misdiagnosed as idiopathic chronic anal fissure. GE Port J Gastroenterol. 2017;24:227-231.
24. Flejou JF. An update on anal neoplasia. Histopathology. 2015;66:147-160.
25. Anwar S, Welbourn H, Hill J, Sebag-Montefiore D. Adenocarcinoma of the anal canal - a systematic review. Colorectal Dis. 2013;15:481-1488.
26. Bosman FT, World Health Organization, International Agency for Research on Cancer. WHO classification of tumours of the digestive system. Lyon: International Agency for Research on Cancer; 2010.
27. Mahmud A, Poon R, Jonker D. PET imaging in anal canal cancer: a systematic review and meta-analysis. Br J Radiol. 2017;90:20170370.
28. Rice SR, Chuong M, Koroulakis A, et al. The Utility of PET/computed tomography for radiation oncology planning, surveillance, and prognosis prediction of gastrointestinal tumors. PET Clin. 2020;15:77-87.
29. al. ABBe. NCCN Guidelines for treatment of cancer by site. In: Anal Carcinoma. 2020.
30. Boman BM, Moertel CG, O'Connell MJ, et al. Carcinoma of the anal canal. A clinical and pathologic study of 188 cases. Cancer. 1984;54:114-125.
31. Nigro ND, Vaitkevicius VK, Considine B Jr. Combined therapy for cancer of the anal canal: a preliminary report. Dis Colon Rectum. 1974;17:54-356.
32. Nigro ND, Vaitkevicius VK, Considine B Jr. Combined therapy for cancer of the anal canal: a preliminary report. 1974. Dis Colon Rectum. 1993;36:709-711.
33. Cantril ST, Green JP, Schall GL, Schaupp WC. Primary radiation therapy in the treatment of anal carcinoma. Int J Radiat Oncol Biol Phys. 1983;9:1271-1278.
34. Northover J, Glynne-Jones R, Sebag-Montefiore D, et al. Chemoradiation for the treatment of epidermoid anal cancer: 13-year follow-up of the first randomised UKCCCR Anal Cancer Trial (ACT I). Br J Cancer. 2010;102:1123-1128.
35. Bartelink H, Roelofsen F, Eschwege F, et al. Concomitant radiotherapy and chemotherapy is superior to radiotherapy alone in the treatment of locally advanced anal cancer: results of a phase III randomized trial of the European Organization for Research and Treatment of Cancer Radiotherapy and Gastrointestinal Cooperative Groups. J Clin Oncol. 1997;15:2040-2049.
36. Flam M, John M, Pajak TF, et al. Role of mitomycin in combination with fluorouracil and radiotherapy, and of salvage chemoradiation in the definitive nonsurgical treatment of epidermoid carcinoma of the anal canal: results of a phase III randomized intergroup study. J Clin Oncol. 1996;14:2527-2539.
37. Gunderson LL, Winter KA, Ajani JA, et al. Long-term update of US GI intergroup RTOG 98-11 phase III trial for anal carcinoma: survival, relapse, and colostomy failure with concurrent chemoradiation involving fluorouracil/mitomycin versus fluorouracil/cisplatin. J Clin Oncol. 2012;30:4344-4351.
38. Peiffert D, Tournier-Rangeard L, Gerard JP, et al. Induction chemotherapy and dose intensification of the radiation boost in locally advanced anal canal carcinoma: final analysis of the randomized Unicancer Accord 03 trial. J Clin Oncol. 2012;30:1941-1948.

39. Oliveira SC, Moniz CM, Riechelmann R, et al. Phase II study of capecitabine in substitution of 5-FU in the chemoradiotherapy regimen for patients with localized squamous cell carcinoma of the anal canal. J Gastrointest Cancer. 2016;47:75-81.

40. Ng M, Leong T, Chander S, et al. Australasian gastrointestinal trials group (AGITG) contouring atlas and planning guidelines for intensity-modulated radiotherapy in anal cancer. Int J Radiat Oncol Biol Phys. 2012;83:1455-1462.

41. Gay HA, Barthold HJ, O'Meara E, et al. Pelvic normal tissue contouring guidelines for radiation therapy: a Radiation Therapy Oncology Group consensus panel atlas. Int J Radiat Oncol Biol Phys. 2012;83:e353-362.

42. Kachnic LA, Tsai HK, Coen JJ, et al. Dose-painted intensity-modulated radiation therapy for anal cancer: a multi-institutional report of acute toxicity and response to therapy. Int J Radiat Oncol Biol Phys. 2012;82:153-158.

43. Pollom EL, Wang G, Harris JP, et al. The impact of intensity modulated radiation therapy on hospitalization outcomes in the SEER-Medicare population with anal squamous cell carcinoma. Int J Radiat Oncol Biol Phys. 2017;98:177-185.

44. Elson JK, Kachnic LA, Kharofa JR. Intensity-modulated radiotherapy improves survival and reduces treatment time in squamous cell carcinoma of the anus: A National Cancer Data Base study. Cancer. 2018;124:383-4392.

45. Hoff PM. Manual de condutas em oncologia. Rio de Janeiro: Atheneu; 2018.

46. Bai YK, Cao WL, Gao JD, et al. Surgical salvage therapy of anal cancer. World J Gastroenterol. 2004;10:424-426.

47. Eng C, Chang GJ, You YN, et al. The role of systemic chemotherapy and multidisciplinary management in improving the overall survival of patients with metastatic squamous cell carcinoma of the anal canal. Oncotarget. 2014;5:11133-11142.

48. Sclafani F, Adams RA, Eng C, et al. InterAACT: An international multicenter open label randomized phase II advanced anal cancer trial comparing cisplatin (CDDP) plus 5-fluorouracil (5-FU) versus carboplatin (CBDCA) plus weekly paclitaxel (PTX) in patients with inoperable locally recurrent (ILR) or metastatic disease. Journal of Clinical Oncology. 2015;3:TPS792-TPS792.

49. Kim S, Francois E, Andre T, et al. Docetaxel, cisplatin, and fluorouracil chemotherapy for metastatic or unresectable locally recurrent anal squamous cell carcinoma (Epitopes-HPV02): a multicentre, single-arm, phase 2 study. Lancet Oncol. 2018;19:1094-1106.

50. Phan LK, Hoff PM. Evidence of clinical activity for cetuximab combined with irinotecan in a patient with refractory anal canal squamous-cell carcinoma: report of a case. Dis Colon Rectum. 2007;50:395-398.

51. Morris VK, Salem ME, Nimeiri H, et al. Nivolumab for previously treated unresectable metastatic anal cancer (NCI9673): a multicentre, single-arm, phase 2 study. Lancet Oncol. 2017;18:446-453.

52. Ott PA, Piha-Paul SA, Munster P et al. Safety and antitumor activity of the anti-PD-1 antibody pembrolizumab in patients with recurrent carcinoma of the anal canal. Ann Oncol. 2017;28:1036-1041.

53. Grew D, Bitterman D, Leichman CG, et al. HIV Infection is associated with poor outcomes for patients with anal cancer in the highly active antiretroviral therapy era. Dis Colon Rectum. 2015;58:1130-1136.

54. Fraunholz IB, Haberl A, Klauke S, et al. Long-term effects of chemoradiotherapy for anal cancer in patients with HIV infection: oncological outcomes, immunological status, and the clinical course of the HIV disease. Dis Colon Rectum. 2014;57:423-431.

55. Moniz CMV, Riechelmann RP, Ribeiro SC, et al. Prospective study of biomarkers in squamous cell carcinoma of the anal canal (SCCAC) and their influence on treatment outcomes: Final results. Journal of Clinical Oncology. 2017;35:3577-3577.

56. Moniz CMV, Ribeiro SC, et al. Prospective study of biomarkers in squamous cell carcinoma of the anal canal (SCCAC) and their influence on treatment outcomes: Five-year long-term results. Journal of Clinical Oncology. 2020;38.

57. Kim JH, Sarani B, Orkin BA, et al. HIV-positive patients with anal carcinoma have poorer treatment tolerance and outcome than HIV-negative patients. Dis Colon Rectum. 2001;44:1496-1502.

58. Albuquerque A, Rios E, Schmitt F. Recommendations favoring anal cytology as a method for anal cancer screening: A systematic review. Cancers (Basel). 2019;11.

59. Melbye M, Sprogel P. Aetiological parallel between anal cancer and cervical cancer. Lancet. 1991;338:657-659.

60. Panther LA, Wagner K, Proper J, et al. High resolution anoscopy findings for men who have sex with men: inaccuracy of anal cytology as a predictor of histologic high-grade anal intraepithelial neoplasia and the impact of HIV serostatus. Clin Infect Dis. 2004;38:1490-1492.

61. Palefsky JM, Giuliano AR, Goldstone S, et al. HPV vaccine against anal HPV infection and anal intraepithelial neoplasia. N Engl J Med. 2011;365:1576-1585.

62. Papaconstantinou HT, Lee AJ, Simmang CL, et al. Screening methods for high-grade dysplasia in patients with anal condyloma. J Surg Res. 2005;127:8-13.

63. Fox PA, Seet JE, Stebbing J, et al. The value of anal cytology and human papillomavirus typing in the detection of anal intraepithelial neoplasia: a review of cases from an anoscopy clinic. Sex Transm Infect. 2005;81:142-146.

64. Mathews WC, Sitapati A, Caperna JC, et al. Measurement characteristics of anal cytology, histopathology, and high-resolution anoscopic visual impression in an anal dysplasia screening program. J Acquir Immune Defic Syndr. 2004;37:1610-1615.
65. DiBonito L, Falconieri G, Tomasic G et al. Cervical cytopathology. An evaluation of its accuracy based on cytohistologic comparison. Cancer. 1993;72:3002-3006.
66. Mayeaux EJ Jr., Harper MB, Abreo F, et al. A comparison of the reliability of repeat cervical smears and colposcopy in patients with abnormal cervical cytology. J Fam Pract. 1995;40:57-62.
67. Nahas CS, da Silva Filho EV, Segurado AA, et al. Screening anal dysplasia in HIV-infected patients: is there an agreement between anal pap smear and high-resolution anoscopy-guided biopsy? Dis Colon Rectum. 2009;52:1854-1860.
68. Nahas SC, Nahas CS, Silva Filho EV, et al. Perianal squamous cell carcinoma with high-grade anal intraepithelial neoplasia in an HIV-positive patient using highly active antiretroviral therapy: case report. Sao Paulo Med J. 2007;125:292-294.
69. Kreimer AR, Gonzalez P, Katki HÁ, et al. Efficacy of a bivalent HPV 16/18 vaccine against anal HPV 16/18 infection among young women: a nested analysis within the Costa Rica vaccine trial. Lancet Oncol. 2011;12:862-870.
70. Ministério da Saúde (BR). Campanha de vacinação contra HPV 2020. Disponível em: www.portalarquivos.saude.gov.br. [2020 maio 25].

129 Tumores com Sítio Primário Desconhecido

Gabriel Prolla
Matheus dos Santos Ferla

DESTAQUES

- O avanço da imunoistoquímica tem contribuído para um diagnóstico mais preciso, reduzindo o número de pacientes com tumores de sítio primário desconhecido.
- O estudo de perfil de expressão gênica pode contribuir na identificação do tecido de origem tumoral, identificar grupo de melhor prognóstico e, possivelmente, orientar o tratamento.
- O uso de testes invasivos e de imagem deve ser guiado pelo local de apresentação, pela história e pelo exame físico do paciente, devendo ser relativamente limitado.
- A tomografia por emissão de pósitrons (PET-CT), quando disponível, é uma boa opção diagnóstica em pacientes com adenopatias cervicais ou sítio único de metástase.
- Deve-se fazer um esforço para não deixar de identificar tumores primários responsivos a opções terapêuticas.

INTRODUÇÃO

Tumor com sítio primário desconhecido é um diagnóstico relativamente comum, mas não há estatísticas confiáveis quanto à sua incidência ou prevalência. Nos Estados Unidos, utilizando os dados de registro de câncer feitos pela Surveillance Epidemiology and End Results (SEER), é estimado que cerca de 1,7% de todos os casos de câncer no ano de 2020 correspondem a tumores sem sítio primário.[1] Dados brasileiros do *Atlas de Mortalidade do Instituto Nacional do Câncer* (INCA) demonstram que, no período de 2014 a 2018, a proporção do total de óbitos por câncer relacionado à neoplasia de localização primária desconhecida foi de 4,73%, sendo mais frequente na 6ª década de vida, com leve predomínio masculino (25.675 mortes em homens *versus* 24.580 mortes em mulheres).[2]

Tumores de sítio primário desconhecido são neoplasias metastáticas de comportamento usualmente agressivo, que, após investigação diagnóstica padronizada, falham em ter a localização do primário identificada. A variabilidade na apresentação clínica, heterogeneidade das características histopatológicas e diferenças no curso da história natural desses tumores têm dificultado o acúmulo de conhecimento. Portanto, há poucos estudos focados na incidência, biologia e tratamento de tumores com primário desconhecido.

O diagnóstico histopatológico é chave na tentativa de melhor classificar o tipo histológico do tumor e sugerir possíveis sítios primários da neoplasia. O avanço da imunoistoquímica (IHQ) tem contribuído para um diagnóstico mais preciso, possibilitando a classificação do tipo histológico e, em alguns casos, definindo a origem e a biologia dos tumores.[3,4]

O manejo de pacientes com tumor com primário desconhecido requer a identificação de várias características clínicas e/ou patológicas que indiquem subgrupos de pacientes com tumores mais responsivos. O paciente com câncer e primário desconhecido apresenta-se com sintomas e sinais referentes ao sítio metastático. A avaliação inicial deve incluir a coleta de uma história detalhada, exame físico completo e os exames apropriados (Quadro 129.1).[5-7] Esses exames devem incluir testes laboratoriais, radiografia ou tomografia computadorizada (TC) de tórax e TC de abdome total. A tomografia computadorizada por emissão de pósitrons (PET-CT) com 18-fluoro-deoxi-glicose pode ter um papel na busca do sítio primário e na avaliação da extensão das metástases e alguns estudos indicam que o tumor primário é encontrado em 40% desses pacientes, podendo chegar a quase 75% nos pacientes com carcinoma epidermoide cervical.[8-10]

No entanto, estudo prospectivo dinamarquês comparou o uso de TC com o do PET-CT em 136 pacientes com neoplasia de sítio primário desconhecido extracervical e não houve diferença em termos de sensibilidade, especificidade e acurácia entre esses dois métodos. Houve uma maior e estatisticamente significativa detecção de lesões ósseas com o uso de PET-CT (28,1% versus 20%), mas essa informação não determinou mudança no plano terapêutico.[11] Uma metanálise do uso de PET-CT em tumores sem primário conhecido, apesar de grande heterogeneidade entre os estudos analisados, demonstrou uma taxa de detecção do primário em 40,9% dos pacientes.[12] As recomendações da European Society of Medical Oncology (ESMO) e da National Comprehensive Cancer Network (NCCN) sugerem benefício em realizar PET-CT no manejo de pacientes quando, na apresentação inicial, há adenomegalia cervical ou metástase única. As demais situações teriam benefício clínico limitado, não sendo recomendada sua utilização.[5,6] Em mulheres, a avaliação inicial deve incluir um exame pélvico e mamografia. Em homens, a avaliação deve incluir o toque retal para exame da próstata e a mensuração do antígeno específico da próstata (PSA). A necessidade de outros exames como RNM e endoscopias

Quadro 129.1. Investigação de tumor com sítio primário desconhecido

AVALIAÇÃO INICIAL EM TODOS OS PACIENTES

- História médica completa incluindo questionamento sobre biópsias prévias, diagnóstico prévio de neoplasias, lesões removidas ou lesões com regressão espontânea
- Exame físico completo incluindo a região cervical, pele, linfonodos, exame retal e perianal, pelve, geniturinário e, nas mulheres, exame ginecológico e exame das mamas
- Exames laboratoriais: hemograma completo, eletrólitos, TGO, TGP, fosfatase alcalina, gama-GT, desidrogenase láctica, cálcio, creatinina, exame qualitativo de urina, pesquisa de sangue oculto nas fezes
- TC do tórax, abdome e pelve com contraste endovenoso
- Endoscopias somente se clinicamente indicadas
- Mamografia bilateral nas mulheres com adenocarcinoma
- Biópsia por agulha (core-biopsy) do local mais acessível

CENÁRIOS CLÍNICOS ESPECÍFICOS

- Mulheres com adenocarcinoma em linfonodo axilar ou supraclavicular: RNM das mamas
- Doença metastática na linha média (mediastino ou retroperitônio): alfafetoproteína e beta-HCG e ecografia testicular se homem < 65 anos com doença retroperitoneal
- Homens com adenocarcinoma e metástases ósseas (com componente osteoblástico): PSA
- Carcinoma escamoso em linfonodos cervicais: TC da região cervical com contraste endovenoso e considerar PET-CT com FDG
- Tumor neuroendócrino metastático sem sítio primário: PET-CT com gálio (Octreoscan se PET-CT com gálio não for acessível)

PET-TC: tomografia por emissão de pósitrons; RNM: ressonância nuclear magnética; TC: tomografia computadorizada.
Fonte: Desenvolvido pela autoria.

deve ser individualizada. Marcadores tumorais não auxiliam no diagnóstico, mas podem ser utilizados no seguimento desses pacientes. A biópsia inicial deve ser a mais generosa possível, pois frequentemente é necessário um grande número de testes. Deve-se evitar, se possível, biópsia por agulha fina, pois o padrão histológico não é preservado no exame citopatológico e a possibilidade de realização de exames adicionais no material coletado é limitada. Punções por agulha que permitem a coleta de um filete de tecido podem ser feitas, mas sofrem da restrição de que o material é exíguo para muitos testes adicionais. A comunicação com o patologista é fundamental para que a informação clínica auxilie na escolha dos testes (que podem exigir cuidados especiais com o tecido) e contribua para a confiança e certeza no diagnóstico. O resultado inicial da patologia, com base na coloração de hematoxilina e eosina (H-E), serve para confirmar a presença de uma neoplasia maligna e classificar o paciente em uma das categorias possíveis. Os achados da microscopia ótica permitem categorizar o paciente como pertencente a um entre cinco diagnósticos possíveis: neoplasia maligna pouco diferenciada; carcinoma pouco diferenciado (incluindo adenocarcinoma pouco diferenciado); adenocarcinoma bem ou moderadamente diferenciado; carcinoma epidermoide (escamoso); carcinoma neuroendócrino.

Esses diagnósticos diferem quanto às características clínicas, à abordagem diagnóstica, ao tratamento e ao prognóstico.

NEOPLASIA MALIGNA POUCO DIFERENCIADA

Neoplasia maligna pouco diferenciada compõe cerca de 5% dos tumores sem primário conhecido. A designação pelo patologista de neoplasia maligna pouco diferenciada significa que o patologista está frente a um diagnóstico de malignidade, mas não consegue distinguir entre carcinoma, sarcoma, melanoma ou linfoma. A utilização da técnica de IHQ permite um diagnóstico mais preciso e a definição da linhagem histológica, sendo que cerca de dois terços dos casos são definidos como linfoma.[3]

A IHQ pela técnica de imunoperoxidase é a técnica especializada mais difundida para a classificação de neoplasias. Ela se baseia na utilização de anticorpos policlonais ou monoclonais que reconhecem certas proteínas celulares, além de ser um campo em constante desenvolvimento. O patologista pode utilizar essa técnica para auxiliá-lo na determinação da malignidade da lesão, da linhagem celular (carcinoma, melanoma, sarcoma ou linfoma), subclassificar os carcinomas (diferenciar entre tumor germinativo, carcinoma epidermoide, adenocarcinoma e carcinomas neuroendócrinos) e tentar definir a origem topográfica do tumor.[4]

Para diferenciação entre carcinoma, linfoma e melanoma, utilizam-se três marcadores: um marcador epitelial (pancitoqueratina AE1/3); um marcador linfoide (LCA, *leucocyte common antigen*); e um marcador melanocítico (proteína S100). Sarcomas são raros em tumores sem primário conhecido, e marcadores de sarcoma são utilizados somente se a morfologia ou apresentação clínica sugerirem o diagnóstico de sarcoma.[4] A positividade em um desses marcadores ocasionará expansão do painel para confirmar o tipo de tumor, subclassificar e tentar determinar o órgão de origem do tumor (Quadro 129.2).

Quadro 129.2. Painel básico de IHQ para diferenciar entre os principais tipos de neoplasias

	MARCADOR EPITELIAL (AE1/3)	MARCADOR MELANOCÍTICO (S-100)	MARCADOR LINFOIDE (LCA)
Carcinoma	Positivo	Geralmente negativo	Negativo
Melanoma	Negativo	Positivo	Negativo
Linfoma	Negativo	Negativo	Positivo
Sarcoma	Geralmente negativo	Geralmente negativo	Negativo

Fonte: Desenvolvido pela autoria.

A utilização de microscopia eletrônica é restrita em virtude de sua escassa disponibilidade, seu alto custo e a necessidade de fixação diferente da habitual. No entanto, a análise genética, como a identificação de anormalidades cromossômicas e variantes genéticas, está se tornando mais importante e mais disponível. A detecção de anormalidades no cromossomo 12 pode ser encontrada em tumores germinativos.[13-15] A detecção do genoma do vírus Epstein-Barr em células tumorais, de metástases de linfonodos cervicais, é altamente sugestiva de um primário de nasofaringe.[16] A detecção de translocações como t(14:18), t(11:14), t(11:18) ou pesquisa de clonalidade para linfócitos T ou B (detecção de rearranjos no gene da imunoglobulina ou no receptor de células T gamma) determinam a linhagem linfoide do tumor e a classificação mais precisa do linfoma.[17,18] A análise do perfil de expressão gênica por meio de reação em cadeia da polimerase via transcriptase reversa (RT-PCR), em material arquivado em parafina, já foi estudada em pacientes com tumores primários desconhecidos.[19] Uma análise retrospectiva (2001 a 2008) de 501 pacientes com tumores de primário desconhecido demonstrou que, em 38 pacientes (7,6%), o sítio primário foi revelado durante o acompanhamento do paciente. Em 28 dos 38 pacientes com tumor primário conhecido, foi possível obter material suficiente para o estudo de expressão gênica, e em 20 pacientes a expressão gênica por RT-PCR foi realizada com sucesso. A previsão do tumor de origem foi correta, correspondendo ao tumor identificado pela evolução clínica, em 75% (15/20).[19] A análise do perfil de expressão gênica por meio de RT-PCR, em material arquivado em parafina, já foi demonstrada ser reproduzível e validada em uma série com 462 casos de tumores metastáticos pouco diferenciados ou indiferenciados com um diagnóstico referencial estabelecido e que pertenciam a um dos 15 tipos de tumor em que a expressão gênica por RT-PCR havia sido estabelecida. A concordância entre a expressão gênica por RT-PCR e o diagnóstico referência foi de 89%.[20] O perfil de metilação de DNA também foi utilizado para classificação de tecido de origem em 216 pacientes com tumores sem sítio primário conhecido.[21] O teste previu o tecido de origem em 87% dos casos, sendo que 23 sítios de origem foram identificados. Nesta série retrospectiva, 38 de 216 pacientes tiveram seu primário identificado ao longo do curso clínico e o perfil de metilação do DNA foi concordante em 33 casos (87%).

A IHQ tem a grande vantagem de ser rotina na maioria dos laboratórios de patologia, mas vários desses testes moleculares estão disponíveis em alguns laboratórios do Brasil. Quando a patologia identifica um tipo específico de neoplasia (p. ex., linfoma, sarcoma ou outros), o tratamento deve ser direcionado ao diagnóstico respectivo.

CARCINOMA POUCO DIFERENCIADO (INCLUINDO ADENOCARCINOMA POUCO DIFERENCIADO)

Carcinoma pouco diferenciado (incluindo adenocarcinoma pouco diferenciado) corresponde a cerca de 30% dos tumores com primário desconhecido, sendo que cerca de um terço desse grupo tem alguma característica de diferenciação de adenocarcinoma.

Pacientes com carcinoma pouco diferenciado têm uma frequência maior de envolvimento mediastinal e retroperitoneal. Portanto, nesse grupo de pacientes, é rotina a utilização de TC de tórax e abdome total. Os níveis séricos de beta-HCG (HCG) e alfafetoproteína (AFP) devem ser obtidos, pois, quando elevados, sugerem o diagnóstico de tumor germinativo. Esses dados clínicos e laboratoriais devem ser informados ao patologista para utilização de marcadores na imunoistoquímica que possam corroborar o diagnóstico de tumor germinativo.

A IHQ deve ser usada de rotina nesse grupo de pacientes, apesar de diagnósticos mais específicos nesse grupo serem menos frequentes do que quando comparados ao grupo de pacientes com neoplasia maligna pouco diferenciada. Padrões de expressão de proteínas pela IHQ podem ser úteis em estabelecer um diagnóstico mais preciso quanto ao possível sítio de origem (Quadro 129.3).[5,22]

Quadro 129.3. Padrões de expressão de proteínas pela IHQ, úteis para o diagnóstico diferencial de carcinomas

Subtipo histológico	Imunoistoquímica
Carcinoma	Marcadores epiteliais: CK7, CK20, EMA Marcadores negativos: LCA, S-100 e Vimentina
Carcinoma Colorretal	CK 7 (-), CK 20 (+), CDX2 (+)
Carcinoma de estômago	CK 7 (+), CK 20 (+/-), CDX2 (+)
Carcinoma pulmonar	
Adenocarcinoma	CK 7 (+), CK 20 (-) TTF-1 (+), Surfactante A (+), Surfactante B (+)
Outros carcinomas não pequenas células	CK 7(+), CK 20 (-), TTF-1 (-)

Continua >>

>> Continuação

Quadro 129.3. Padrões de expressão de proteínas pela IHQ, úteis para o diagnóstico diferencial de carcinomas

Subtipo histológico	Imunoistoquímica
Pequenas células	TTF-1 (+), Cromogranina (+), NSE (+)
Carcinoma neuroendócrino	CK 7 (-), CK 20 (+/-) NSE (+), Cromogranina (+), Sinaptofisina (+)
Tumor germinativo	CK 7(-), CK 20 (-) HCG (+), Alfafetoptoteina (+), Sinaptofisina (+), PLAP (+), OCT4 (+)
Carcinoma de próstata	CK 7(-), CK 20 (-), PSA (+)
Carcinoma de pâncreas	CK 7 (+), CK 20 (-/+) Mesotelina (+), Trefoil factor 1 (+)
Carcinoma de mama	CK 7 (+), CK 20 (-) RE (+), RP (+) na maioria dos casos HER-2 (+), GCDFP-15 (+)
Carcinoma de ovário	CK 7 (+), CK 20 (-) CA-125 (+), Mesotelina (+), WT1 (+), RE (+)
Carcinoma epidermoide	CK7 (-), CK 20 (-), CK5 (+), p63 (+)
Carcinoma renal	CK7 (-), CK 20 (-) Pancitoqueratina AE1/3 (+), Vimentina (+), CD10 (+), RCC (+)
Carcinoma de tireoide	TTF1 (+), Tireoglobulina (+) Folicular e Papilar: CK7 (+), CK 20 (-) Medular: calcitonina (+)

Nota: Para cada tipo de carcinoma, foi colocado o padrão mais comum de expressão de CK7/CK20, que é a combinação inicial mais frequentemente utilizada pelos patologistas para auxiliar na determinação do sítio de origem. Também foram listados os marcadores mais frequentemente utilizados para confirmar ou excluir um possível sítio de origem.

Fonte: Desenvolvido pela autoria.

No entanto, deve-se manter em mente que a expressão de proteínas pela IHQ não é 100% sensível ou específica para neoplasias específicas ou tecido de origem. Então, a interpretação da IHQ deve ser feita em conjunto com o contexto clínico, os achados da microscopia óptica e coloração por H-E e por um painel de marcadores em que a expressão positiva e negativa de certos marcadores constrói um diagnóstico mais provável.[4] O patologista, ao interpretar a IHQ, deve considerar se a coloração está em células normais ou neoplásicas, o padrão da expressão (nuclear, na membrana celular ou citoplasmática) e os controles positivos ou internos apropriados. Em um estudo retrospectivo com 87 pacientes com carcinoma pouco diferenciado ou adenocarcinoma pouco diferenciado, foi realizada a IHQ e confirmou-se o diagnóstico em 49 pacientes (56%); em 24 pacientes (28%) a IHQ foi inconclusiva e o diagnóstico foi alterado em 16 pacientes (18%).[23] Setenta e cinco (86%) pacientes foram tratados com quimioterapia em regime contendo cisplatina e 24 (28%) tiveram uma resposta completa. Nove desses pacientes com resposta completa tiveram um diagnóstico pela IHQ, sendo quatro pacientes com linfoma, quatro pacientes com melanoma e um com tumor germinativo. Nesse estudo foram identificados, pela IHQ, oito casos de melanoma sem sítio primário conhecido e, surpreendentemente, três obtiveram resposta completa com o tratamento quimioterápico.

A presença de anormalidades do cromossomo 12 por cariótipo, Southern Blot e hibridização *in situ* (FISH) foi estudada em 40 pacientes com carcinoma sem sítio primário, em que predominava a presença de doença mediastinal ou retroperitoneal em 90% desses pacientes.[15] Pela análise genética, foram identificados 12 pacientes com tumor germinativo e cinco pacientes com outros diagnósticos (dois melanomas, linfoma, neuroepitelioma periférico e tumor desmoplásmico de pequenas células nos outros pacientes). A taxa de resposta com quimioterapia contendo cisplatina, nos 12 pacientes identificados com tumor germinativo, foi de 75%, com cinco respostas completas.

Pacientes com níveis elevados de HCG ou AFP e achados clínicos de tumor germinativo extragonadal (massa mediastinal ou retroperitoneal) devem ser tratados com quimioterapia efetiva para tumor germinativo, mesmo que a patologia não seja indicativa dessa origem. A análise retrospectiva de uma série de 220 pacientes com carcinoma ou adenocarcinoma pouco diferenciados, tratados com quimioterapia contendo cisplatina, demonstrou uma taxa de resposta de 63%, sendo que 58 pacientes (26%) tiveram uma resposta completa e 36 pacientes (16%) permaneceram livres de doença.[24] A análise multivariada desse grupo reconheceu os seguintes fatores de bom prognóstico: tumor predominando no retroperitônio ou linfonodos periféricos; doença limitada a um ou dois sítios de metástases; ausência de tabagismo; e idade mais jovem. Outro estudo identificou bom *Eastern Cooperative Oncology Group* (ECOG) *performance status* (ECOG 0-1) e nível sérico normal de desidrogenase láctica (DHL) como fatores de bom prognóstico com sobrevida global (SG) mediana de 11,7 meses *versus* 3,9 meses nos pacientes com ECOG 2-3 ou DHL elevado.[25] Em uma análise retrospectiva do M.D. Anderson Cancer Center, com 337 pacientes com carcinoma ou adenocarcinoma pouco diferenciado, o grupo com melhor SG (mediana de 40 meses) foi envolvimento linfonodal e um ou dois sítios de metástases.[26] Em resumo, há um grupo de pacientes com carcinoma pouco diferenciado (incluindo adenocarcinoma pouco diferenciado) que tem maior resposta à quimioterapia, um prognóstico mais favorável e que inclui: pacientes com uma ou mais características de tumor germinativo extragonadal; pacientes com neoplasia maligna indiferenciada (utilizando IHQ uma parte será diagnosticada como linfoma); pacientes com carcinoma primário do peritônio; pacientes com carcinoma neuroendócrino pouco diferenciado; pacientes com sítios predominantes de tumor no retroperitônio, mediastino ou linfonodos periféricos.

ADENOCARCINOMA

A categoria adenocarcinoma constitui cerca de 60% a 70% dos tumores sem sítio primário conhecido. Os pacientes tendem a ser mais idosos e com múltiplos sítios de metástases, sendo comuns metástases em linfonodos, pulmão, fígado e ossos. Os sinais e sintomas presentes são, em geral, decorrentes das metástases. Ao longo do curso da doença, o sítio primário pode se tornar detectável em cerca de 8% dos pacientes.[6]

O diagnóstico de adenocarcinoma é estabelecido pela patologia no exame por microscopia óptica, caracteristicamente pela formação de estruturas glandulares pelas células neoplásicas. Nos estudos que utilizaram autópsia na busca do sítio do tumor primário, os órgãos mais frequentes como sítio primário foram pulmão, pâncreas e trato gastrointestinal.[27]

Nos pacientes com adenocarcinoma, pode-se recomendar colonoscopia nos pacientes com IHQ sugerindo primário em cólon/reto ou nos pacientes com doença metastática predominantemente hepática, pois adenocarcinoma de cólon é um diagnóstico de melhor prognóstico e com múltiplas possibilidades de tratamento.

Pacientes com adenocarcinoma sem sítio primário têm um prognóstico reservado com SG mediana de poucos meses, em geral, apenas de 3 a 4 meses. No entanto, há um grupo de pacientes que fazem parte de apresentações clínicas e patológicas de melhor prognóstico como: mulheres com carcinomatose peritoneal, mulheres com metástases em linfonodos axilares e homens com possível primário em próstata merecem ser reconhecidos como de melhor prognóstico e com melhor chance de sucesso com o tratamento sistêmico. Mesmo pacientes que não se enquadram nessas características podem se beneficiar com quimioterapia (Quadro 129.4).

Quadro 129.4. Subtipos favoráveis de câncer sem sítio primário conhecido

SUBTIPO	TRATAMENTO PROPOSTO	TIPO TUMORAL ANÁLOGO
Carcinoma neuroendócrino pouco diferenciado sem sítio primário	Cisplatina-etoposide	Carcinoma neuroendócrino pouco diferenciado
Tumor neuroendócrino bem diferenciado sem sítio primário	Análogos de somatostatina, everolimus, sunitinibe, radioisótopo (177lutécio-octreotato)	Tumor neuroendócrino bem diferenciado
Adenocarcinoma de histologia seroso papilar peritoneal em mulheres	Cirurgia citorredutora ótima e quimioterapia baseada em platina e taxano	Câncer de ovário ou primário de peritônio
Metástase linfonodal isolada em axila, em mulheres	Dissecção linfonodal axilar, mastectomia ou radioterapia para mama e tratamento adjuvante conforme RE/RP e HER2	Câncer de mama

>> Continuação

Quadro 129.4. Subtipos favoráveis de câncer sem sítio primário conhecido

SUBTIPO	TRATAMENTO PROPOSTO	TIPO TUMORAL ANÁLOGO
Carcinoma escamoso em linfonodos cervicais	Dissecção linfonodos cervicais e/ou radioterapia cervical e sítios primários de cabeça e pescoço	Carcinoma escamoso de cabeça e pescoço
Carcinoma escamoso em linfonodos inguinais com tumor primário desconhecido	Dissecção linfonodos inguinais e/ou radioterapia inguinal	Carcinoma escamoso urogenital
Carcinoma pouco diferenciado em mediastino e/ou retroperitônio, em homens jovens, com elevação de beta-HCG ou alfafetoproteína	Quimioterapia com base em platina	Tumor germinativo extragonadal
Tumor com sítio primário desconhecido com IHQ de CCR (CK20+, CDX2+, CK7-)	Quimioterapia com protocolo para CCR metastático +/- biológicos (antiangiogênico, anti-EGFR)	CCR metastático
Lesão metastática única com primário desconhecido	Ressecção e/ou radioterapia e/ou quimioterapia sistêmica	Doença oligometastática
Metástases osteoblásticas em homens com PSA elevado ou na IHQ	Deprivação androgênica +/- radioterapia	Câncer de próstata

Fonte: Desenvolvido pela autoria.

Mulheres com bom *performance status* e envolvimento difuso peritoneal, sem primário identificado nos ovários, ainda assim merecem um tratamento quimioterápico com esquema direcionado a carcinoma de ovário.[28]

Em mulheres com adenocarcinoma em linfonodos axilares, deve-se investigar um primário em mama por meio de mamografia. Quando a mamografia não evidenciar lesão suspeita para primário, a investigação deve ser complementada com RNM da mama e PET-CT, se a RNM da mama for negativa.[29-32] Quando a investigação radiológica for negativa, deve-se considerar fortemente mastectomia, pois em cerca de 70% dos casos é encontrado um primário na mama.[33] A análise imunoistoquímica do tumor deve incluir pesquisa de receptores de estrógeno, progesterona e HER-2 para auxiliar no diagnóstico e manejo desses casos.

Em homens com adenocarcinoma sem primário conhecido, deve-se medir a concentração sérica de PSA e, provavelmente, também pesquisar a presença de PSA no tumor por IHQ. Caso qualquer uma dessas pesquisas seja positiva, uma tentativa de hormonoterapia deve ser realizada. Pacientes com metástases osteoblásticas, independentemente dos achados de PSA sérico ou tumoral, também podem ser considerados para um teste terapêutico com terapia hormonal.

CARCINOMA EPIDERMOIDE (ESCAMOSO) COM PRIMÁRIO DESCONHECIDO

O carcinoma epidermoide com primário desconhecido representa cerca de 5% de todos os pacientes com primário desconhecido, mas é importante ser reconhecido por existir tratamento efetivo em situações clínicas específicas.

Os linfonodos cervicais são o sítio mais comum de metástases e esses pacientes tendem a ser mais idosos, com história de tabagismo e/ou consumo de álcool. Essa apresentação deve levantar a suspeita de um primário na via aerodigestiva superior. Os exames da orofaringe, hipofaringe, nasofaringe, laringe e esôfago superior devem ser realizados por via endoscópica. A detecção de genoma do vírus Epstein-Barr nas metástases cervicais sugere um tumor primário de nasofaringe, principalmente se o tumor for pouco diferenciado.[16] A detecção de HPV por hibridização *in-situ* ou de p16 por IHQ é útil para direcionar a investigação para orofaringe, como fator prognóstico e planejar tratamento menos intensos.[34] TC da região cervical pode definir melhor a extensão das metástases e, ocasionalmente, indicar o sítio do tumor primário. PET ou PET-CT são úteis em tentar localizar o tumor primário em cerca de 25% dos pacientes.³⁵ Uma metanálise do uso de PET-CT antes do exame endoscópico demonstrou o sítio primário em 44% dos casos com uma sensibilidade de 97% e especificidade de 68%.³⁶ Amigdalectomia deve ser considerada, pois pode revelar um primário oculto. Uma série com 87 pacientes com linfonodo cervical único ou linfonodos cervicais múltiplos, com carcinoma epidermoide submetidos à amigadalectomia, demonstrou que 26% tinham um primário em amígdala descoberto apenas pela cirurgia.³⁷ Quando os linfonodos envolvidos são cervicais inferiores ou em fossa supraclavicular, a investigação deve ser dirigida para um possível primário em pulmão e deve incluir TC de tórax e fibrobroncoscopia.

Quando não se identifica o tumor primário, o tratamento por cirurgia e/ou radioterapia deve englobar a região cervical afetada. As dosagens e as técnicas de radioterapia utilizadas devem seguir as mesmas utilizadas para tumores de cabeça e pescoço, e os possíveis locais de tumor primário devem ser incluídos nos campos da radioterapia. O uso da quimioterapia também pode ser utilizado, em similitude com os protocolos de tratamento de carcinoma epidermoide de cabeça e pescoço.

Nos pacientes que se apresentam com linfonodos inguinais comprometidos, a busca do tumor primário deve incluir a região genital e anorretal. Deve ser realizado um exame detalhado da vulva, vagina e colo uterino nas mulheres; e, nos homens, o pênis e escroto devem ser examinados. Toque retal e anuscopia devem ser realizados para excluir tumor primário da margem ou canal anal. O tratamento, quando o sítio primário não é identificado, é a ressecção cirúrgica, possivelmente com radioterapia para a região inguinal.

Tumor neuroendócrino

Carcinoma neuroendócrino corresponde a cerca de 3% dos casos de tumores sem primário conhecido. Esses tumores podem ser reconhecidos pela microscopia óptica com coloração por H-E como tumores neuroendócrinos bem diferenciados (p. ex., carcinoide) ou pouco diferenciados (p. ex., carcinoma de pequenas células). No entanto, a maior parte desses tumores não apresenta características suficientes para diagnóstico pelo H-E e necessita de confirmação por IHQ. Muitos são carcinomas indiferenciados e somente são reconhecidos como carcinoma neuroendócrino pela IHQ. O manejo desses tumores ou carcinomas neuroendócrinos deve levar em conta o Ki-67 como nos tumores neuroendócrinos com sítio primário conhecido.

Tumor neuroendócrino bem diferenciado pode apresentar-se sem tumor primário e PET-CT com 68-gálio-dota pode detectar o sítio primário com sensibilidade de 81%, especificidade de 55% e demonstrando o padrão metastático predominando em fígado, linfonodo e ossos.³⁸ A apresentação clínica pode ser dominada pela secreção de substâncias bioativas e produzir quadros clínicos como síndrome carcinoide, síndrome de Zollinger-Ellison, entre outros. O manejo desses casos segue a recomendação de tumores neuroendócrinos com sítio primário conhecido e a evolução é indolente.

Carcinoma de pequenas células pode se apresentar com primário desconhecido. História de tabagismo e coloração para TTF-1 por imunoperoxidase sugerem fortemente um primário de pulmão e TC de tórax e fibrobroncoscopia devem ser realizados. PET-CT também pode ser considerado na busca de um primário pulmonar ou extrapulmonar. Se um primário de pulmão é encontrado, esses tumores são tratados como carcinoma de pulmão de pequenas células. Quando o tumor primário não é encontrado, o tratamento deve utilizar esquemas de quimioterapia contendo cisplatina, como os utilizados para carcinoma de pulmão de pequenas células.

Os carcinomas indiferenciados que têm o diagnóstico de carcinoma neuroendócrino estabelecido pela IHQ têm um comportamento agressivo e, geralmente, têm múltiplos sítios de metástases. Em estudo que avaliou o papel da quimioterapia (carboplatina, paclitaxel e etoposide) em carcinoma neuroendócrino pouco diferenciado sem sítio primário, esses pacientes foram responsivos à quimioterapia com taxas de resposta de 53% (15% de respostas completas) e SG mediana de 14,5 meses.³⁹

TRATAMENTO SISTÊMICO DE CARCINOMA COM PRIMÁRIO DESCONHECIDO

A maioria dos pacientes com adenocarcinoma ou carcinoma pouco diferenciado não se enquadra em algum dos grupos de melhor prognóstico. Não há nenhum estudo comprovando o benefício de quimioterapia comparada ao melhor cuidado de suporte nesse grupo de pacientes. É importante selecionar os pacientes que podem ser candidatos a tratamento sistêmico. Um estudo identificou e validou um escore para predizer os pacientes com mortalidade precoce, dentro de 90 dias. A análise multivariada em uma coorte multi-institucional de 409 pacientes, com tumores sem primário conhecido, demonstrou que ECOG *performance status* > 1, desidrogenase láctica (DHL) > 1,5 vezes o limite superior do normal, albumina baixa e pelo menos uma comorbidade necessitando de tratamento eram os fatores associados com mortalidade em 90 dias. A presença de zero a um, dois ou três a quatro desses fatores era associada à mortalidade precoce em 12,5%, 25% e 64%, respectivamente.[40] Outro estudo identificou apenas dois fatores – boa *performance status* (ECOG 0-1) e nível sérico normal de desidrogenase láctica (DHL) – de bom prognóstico com SG mediana de 11,7 meses *versus* 3,9 meses nos pacientes com ECOG 2-3 ou DHL elevado.[25] No entanto, o resultado obtido em uma série de estudos de fase II e de um estudo de fase III sugere que quimioterapia pode ser efetiva e resultar em sobrevida prolongada em uma minoria dos pacientes.

Nas séries mais antigas, há uma dificuldade de interpretação dos dados pela inclusão de pacientes pertencentes a subgrupos favoráveis. Na análise dos tratamentos de 1978 a 1989, dos pacientes da Vanderbilt University, foram utilizados esquemas de quimioterapia similares aos utilizados para tratamento de tumores de testículo.[23] A idade mediana dos pacientes era 39 anos e em 48% dos pacientes o sítio predominante de doença era no mediastino, retroperitônio ou linfonodos; pacientes com adenocarcinoma bem diferenciado foram excluídos. A SG mediana foi de 12 meses, mas a sobrevida em 10 anos foi 16%, demonstrando o potencial curativo em uma minoria de pacientes. Dos pacientes, 26% apresentou resposta completa à quimioterapia e, nesse grupo, a sobrevida em 12 anos foi de 62%. Apesar de ser difícil comparar essa série com resultados mais recentes, esses estudos foram importantes no reconhecimento de subgrupos de pacientes com prognósticos mais favoráveis.

Uma série consecutiva de estudos do mesmo grupo, já excluindo pacientes de subgrupos favoráveis, auxilia na demonstração dos resultados mais atuais.[41] A análise de 396 pacientes de cinco estudos de fase II consecutivos, entre 1995 e 2002, demonstra uma taxa de resposta de 30% (24% de respostas parciais e 6% de respostas completas), uma SG mediana de 9,1 meses, com sobrevida em 1 ano de 38%; em 2 anos, de 19%; e, em 8 anos, de 6%. A mortalidade relacionada ao tratamento foi de 2%. Detalhes dos estudos que foram incluídos nessa série estão na Tabela 129.1.

Um dos esquemas mais utilizados em carcinomas com primário desconhecido é a combinação de carboplatina, paclitaxel e etoposide.[42-44] Um estudo de fase II, que avaliou a combinação de carboplatina, paclitaxel e etoposide, com 55 pacientes, alcançou taxa de resposta de 47%, SG mediana de 13,4 meses.[42] Esse estudo incluiu pacientes com adenocarcinoma bem diferenciado e excluiu pacientes de subgrupos

Tabela 129.1. Análise comparativa de cinco estudos de fase II consecutivos em carcinomas com primário desconhecido

	CARBOPLATINA/ PACLITAXEL/ ETOPOSIDE[30]	CISPLATINA/ DOCETAXEL[31]	CARBOPLATINA/ DOCETAXEL[31]	CARBOPLATINA/ GENCITABINA/ PACLITAXEL[32]	CARBOPLATINA/ PACLITAXEL/ ETOPOSIDE	TOTAL[29]
Número de pacientes	71	26	47	120	132	396
Respostas parciais	48%	22%	22%	21%	23%	30%
Respostas completas	15%	4%	0%	4%	6%	6%
Sobrevida em 1 ano	48%	40%	33%	42%	35%	38%
Sobrevida em 2 anos	20%	28%	28%	23%	16%	19%
Sobrevida em 3 anos	14%	16%	15%	14%	13%	12%
Sobrevida em 5 anos	12%	13%	10%	11%	-	11%
Sobrevida em 10 anos	8%	8%	8%	-	-	8%

Fonte: Desenvolvida pela autoria.

com prognóstico melhor. O mesmo grupo publicou os resultados com o mesmo protocolo de quimioterapia, mas com 71 pacientes, e obteve resultados semelhantes: 48% de taxa de resposta; e SG mediana de 11 meses.[43] Outro estudo de fase II menor, com 22 pacientes, avaliou carboplatina e paclitaxel, sem etoposide, e demonstrou taxas de resposta de 23%, SG mediana de 6,5 meses e sobrevida em 1 ano de 27%.[44] A comparação entre esses estudos para tentar estimar a importância do etoposide fica dificultada pelo número pequeno de pacientes em ambos os estudos e pela heterogeneidade dos pacientes com tumores sem primário conhecido. Outros estudos avaliaram a troca de etoposide por outra droga, mantendo paclitaxel e uma platina. Um estudo de fase II com cisplatina, paclitaxel e gemcitabina incluiu 98 pacientes, com idades entre 18 e 65 anos (definindo um grupo mais jovem do que o usual).[45] Nesse estudo, a taxa de resposta foi 42,9%, a SG mediana foi de 10,7 meses e a sobrevida em 1 ano e 2 anos foi 42% e 14%, respectivamente. Estudo de fase II, avaliando a combinação de carboplatina, paclitaxel e gencitabina, incluiu 120 pacientes e obteve taxa de resposta de 25%, SG mediana de 9 meses e sobrevida em 1 ano e 2 anos de 42% e 23%, respectivamente.[46]

Outro estudo de fase II avaliou dois ciclos de carboplatina, paclitaxel e etoposide seguidos de dois ciclos de gemcitabina e irinotecano.[47] Nesse estudo, foram incluídos 132 pacientes e a taxa de resposta foi 30%, com SG mediana de 9,1 meses e a sobrevida em 1 ano e 2 anos foi 35% e 16%, respectivamente. O esquema com carboplatina, paclitaxel e etoposide apresentou mais efeitos colaterais, principalmente relacionados à mielossupressão.

A combinação de cisplatina e docetaxel ou carboplatina e docetaxel foi avaliada em estudos de fase II.[48] A combinação cisplatina e docetaxel foi utilizada em 26 pacientes com taxa de resposta de 26%, SG mediana de 8 meses e sobrevida em 1 ano de 42%. A combinação carboplatina e docetaxel foi utilizada em 47 pacientes com taxa de resposta de 22%, SG mediana de 8 meses e sobrevida em 1 ano de 29%. A combinação de carboplatina e irinotecano foi avaliada em estudo de fase II com 45 pacientes.[49] No estudo, a taxa de resposta foi de 42%, a SG mediana foi 12,2 meses com sobrevida em 1 e 2 anos de 44% e 27%, respectivamente. Um estudo de fase II avaliou a combinação de gemcitabina e docetaxel, para verificar atividade e toxicidade, sem carboplatina ou cisplatina.[50] A combinação de gemcitabina e docetaxel obteve taxa de resposta de 40%, SG mediana de 10 meses e a sobrevida em 1 ano e 2 anos foi de 43% e 7%, respectivamente. Estudo de fase II avaliou o uso de oxaliplatina e 5-Fluorouracil (mFOLFOX6) em 23 pacientes com adenocarcinoma sem sítio primário conhecido. A taxa de resposta foi de 30,4%, mediana de sobrevida livre de progressão (SLP) de 3 meses e mediana de SG de 9,5 meses.[51] Outro estudo de fase II avaliou capecitabona e oxaliplatina (CAPOX) em 51 pacientes com adenocarcinoma pouco diferenciado (71%) e carcinoma pouco diferenciado (16%) sem sítio primário conhecido.[52] A taxa de resposta foi de apenas 11,7%, mediana de SLP de 2,5 meses e mediana da SG de 7,5 meses. Um estudo que compilou 928 pacientes tratados em estudos com diversos protocolos de quimioterapia entre 1997 e 2008 demonstrou uma SG mediana de 8,9 meses.[53]

O único estudo de fase III em pacientes com sítio primário desconhecido comparou carboplatina, paclitaxel, etoposide (CPE) com gemcitabina e irinotecano (GI) seguidos de gefitinib em ambos braços.[54] O estudo foi planejado para incluir 320 pacientes, mas foi interrompido após a inclusão de 198 pacientes em virtude do recrutamento lento. O objetivo do estudo era detectar melhora da sobrevida em 2 anos, de 20% para 30%, com a combinação de gemcitabina e irinotecano. O estudo demonstrou resultados semelhantes entre CPE e GI para taxa de resposta (18% *versus* 18%), SG mediana (7,4 meses *versus* 8,5 meses), sobrevida em 2 anos (15% *versus* 18%). O perfil de toxicidade graus 3/4 demonstrou que com CPE eram mais comuns neutropenia, trombocitopenia, anemia, neutropenia febril e necessidade de transfusões de sangue, enquanto diarreia era mais comum com gemcitabina e irinotecano. A duração mediana de uso de gefitinib foi de 3 meses, o que sugere a ineficácia do gefitinib nesses pacientes. Os resultados, semelhantes entre as duas combinações, associados a menor toxicidade com gemcitabina e irinotecano, fazem esse o esquema preferencial entre ambas combinações.

Há alguns estudos avaliando tratamento quimioterápico em 2ª linha demonstrando resultados modestos. Nesses estudos, foram avaliadas gemcitabina isolada[55] ou combinada com irinotecano[56] assim como a combinação de capecitabina e oxaliplatina.[57] As taxas de resposta ficaram entre 8% e 13%, a SG mediana em torno de 4 meses e a sobrevida em 1 ano variou entre 25% e 32%.

O uso de drogas antiangiogênicas e drogas dirigidas a alvos moleculares em outras neoplasias motivou o uso dessas drogas em tumores com primário desconhecido. Potenciais alvos como EGFR pode estar expresso em até 66% dos carcinomas com primário desconhecido, ao passo que HER-2 e c-kit estavam expressos em apenas 4% a 10% dos casos, respectivamente.[58] Estudo retrospectivo utilizando o banco de dados do FoundationOne CDX, teste que utiliza sequenciamento de nova geração (NGS), para identificar alterações genéticas nos tumores, identificou que o exame havia sido feito em 303 pacientes identificados com adenocarcinoma ou carcinoma indiferenciado com sítio primário desconhecido.[59] As alterações genômicas mais frequentemente encontradas foram: ERBB2 (7,3%); PIK3CA (6,3%); NF1 (5,6%); NF2 (4,6%); BRAF (4,3%); IDH1 (3,3%); PTEN, FGFR2, EGFR (3,6% cada); MET (4,6%); CDK6 (3%); FBXW7 e CDK4 (2,3% cada); IDH2, RET, ROS1, NTRK1 (1% cada); e ALK (0,7%). Trinta e quatro pacientes (11,4%) tinham carga mutacional (TMB) ≥ 16 mutações por megabase, três pacientes (1%) tinham instabilidade de microssatélites alta (MSI-H) e 42 (14%) tinham alta expressão de PD-L1 (Escore de proporção tumoral/*tumor proportion score*-TPS ≥ 50%). Nesse grupo avaliado retrospectivamente, havia 32% de pacientes com alterações genômicas que o tornariam candidatos a entrar no estudo CUPISCO (NCT03498521) que randomiza entre quimioterapia empírica ou tratamento para terapia-alvo ou imunoterapia baseado no perfil genômico. Outro estudo avaliou alterações genômicas em biópsia líquida (*cell-free DNA*) de 1.937 pacientes (com 2.022 amostras) utilizando painel de NGS com 74 genes. Em 1.743 pacientes, havia ≥ 1 alterações detectadas, sendo que em 22% havia droga-alvo aprovada e 17% com alteração preditiva de resistência a uma terapia-alvo.[60]

Estudo de fase II avaliou o uso de bevacizumab e erlotinib em 52 pacientes, em que a maioria dos pacientes (73%) já havia recebido um ou dois esquemas de quimioterapia prévios.[61] A taxa de respostas objetivas foi de 10%, mas 61% de pacientes tiveram doença estável como melhor resposta. No entanto, a sobrevida mediana foi de 7,4 meses e a sobrevida em 1 ano foi de 33%, comparáveis aos tratamentos com quimioterapia em 1ª linha. Os resultados desse estudo motivaram outro estudo de fase II, no qual foi testada a combinação de carboplatina, paclitaxel, bevacizumab e erlotinib, sendo que, após quatro ciclos, os pacientes que não haviam progredido seguiam com bevacizumab e erlotinib.[62] O estudo recrutou 60 pacientes, 49 pacientes (82%) deles completaram os primeiros quatro ciclos com todas as drogas e 44 pacientes (73%) receberam a manutenção de bevacizumab e erlotinib. A taxa de resposta foi 53%, a sobrevida mediana foi 12,6 meses, sendo que a SLP em 1 ano foi de 38% e sobrevida em 2 anos foi 27%. Apesar dos resultados promissores comparados a outros estudos com quimioterapia exclusiva, fica difícil avaliar a contribuição das drogas biológicas usadas em estudo pequeno e não randomizado. Estudo de fase II randomizado comparou carboplatina e paclitaxel *versus* carbolatina, paclitaxel e belinostate (inibidor de histona deacetilase).[63] O estudo incluiu 89 pacientes e a mediana de SLP, que era o desfecho primário, foi de 5,4 para o braço controle *versus* 5,3 meses no braço experimental. A taxa de resposta (avaliada pelos investigadores) foi de 45% *versus* 21% (p = 0,02) a favor do braço com belinostate. A mediana de SG também favoreceu o braço com belinostate, 12,4 *versus* 9,1 meses, mas não foi estatisticamente significativo (p = 0,2). Estudo de fase II avaliou a combinação de carboplatina/paclitaxel e everolimus em 45 pacientes (adenocarcinoma em 78% dos pacientes) com câncer com sítio primário desconhecido.[64] A taxa de resposta objetiva foi 36%, a SLP mediana foi 4,1 meses e a SG mediana foi 10,1 meses. Nesse estudo, foi realizado um perfil de expressão gênica para identificar sítios primários. O perfil de expressão gênica identificou que 50% dos pacientes tinham como provável primário tumores nos quais a combinação de uma platina e taxano pode ser considerada um tratamento-padrão (não pequena células de pulmão, ovário, bexiga e mama). No grupo classificado como sensível a platina e taxano, a taxa de resposta foi 53%, a mediana de SLP foi 6,4 meses e a mediana de SG foi 17,8 meses. Portanto, esse estudo indicou a possível utilidade de escolher o tratamento conforme a identificação do provável sítio primário por intermédio do perfil de expressão gênica do tumor. O estudo NivoCUP (fase II) avaliou o uso de nivolumabe em 56 pacientes com tumores com sítio primário desconhecido, sendo 45 pacientes com tratamento prévio.[65] No grupo com tratamento prévio, a taxa de resposta foi 22% com mediana de duração de resposta de 12,4 meses, SLP mediana de 4 meses e SG mediana de 15,9 meses. No entanto, em estudos pequenos como esses e sem uso de biomarcadores preditivos, fica difícil avaliar a contribuição das drogas biológicas usadas.

Mais recentemente, tem sido estudada a possibilidade de orientar o tratamento de acordo com a identificação do tumor de origem pelo perfil de expressão gênica. Estudo prospectivo recrutou 289 pacientes, em que 252 pacientes (87%) conseguiram realizar o teste e a identificação do tumor de origem pelo perfil de expressão gênica foi obtida em 98%.[66] Os tumores mais comuns identificados pela expressão gênica, entre 26 possíveis tipos identificados pelo teste, foram via biliar (18%), urotelial (11%), colorretal (10%), pulmão não pequena células (7%). Nos 194 pacientes, nos quais o tumor de origem foi identificado e o tratamento foi dirigido pela identificação do provável sítio primário, a SG mediana foi de 12,5 meses. Nos pacientes cujo tipo tumoral identificado era classificado como responsivo a tratamento, a SG mediana foi 13,4 meses. Estudo retrospectivo, utilizando o perfil de metilação do DNA para predição de sítio de origem em 216 pacientes com tumores com sítio primário desconhecido, identificou pacientes que receberam quimioterapia e para qual havia dados de sobrevida, sendo que 31 pacientes receberam tratamento adequado ao sítio primário indicado e 61 pacientes receberam quimioterapia empírica e que não seria a indicada para o tipo de tumor predito.[21] A mediana da SG no grupo que recebeu tratamento adequado foi de 13,6 meses e, no outro grupo, foi 6 meses. Estudo de fase II randomizado comparou tratamento dirigido a primário identificado por perfil de expressão gênica com carboplatina e paclitaxel.[67] O estudo randomizou 130 pacientes, mas a necessidade de uma nova biópsia para a realização do teste em tecido fresco congelado acabou limitando a 101 pacientes o tratamento conforme o randomizado. Os tipos de tumores primários mais comumente identificados foram pâncreas (21%), estômago (21%) e linfoma (20%). A mediana de SLP foi de 5,1 meses versus 4,8 meses (p = 0,55) e a mediana de SG foi de 9,8 meses versus 12,5 meses respectivamente para o braço do tratamento dirigido versus carboplatina e paclitaxel. No grupo de pacientes identificados como acometidos por tumores mais responsivos, a mediana da SLP foi de 5,5 meses e a mediana da SG foi 16,7 meses, revelando a utilidade do teste de determinação do sítio primário na identificação de um grupo de pacientes com melhor prognóstico. A utilização de sequenciamento genético de nova geração (NGS) para guiar a terapia-alvo em casos de sítio primário oculto foi testada em um estudo japonês de fase II, braço único.[68] Foram incluídos 111 pacientes de risco desfavorável para tratamento de 1ª linha e realizado sequenciamento de DNA e RNA para avaliar a expressão gênica e as alterações genéticas nos tumores. Amostras tumorais foram sequenciadas por NGS e, utilizando um algoritmo de expressão de 257 genes pré-determinados, todos pacientes obtiveram a indicação de um provável sítio primário. O tratamento planejado era sítio-específico, incluindo o uso de terapia-alvo de acordo com as indicações aprovadas no Japão. Os sítios primários mais comumente preditos pelo NGS foram pulmão (21%), fígado (15%), rim (15%) e cólon/reto (12%). A probabilidade de estar vivo em 1 ano foi de 53,1%, com uma mediana de SG de 13,7 meses e uma SLP mediana de 5,2 meses. Nos 68 pacientes classificados como acometidos por tumores mais responsivos/sensíveis a tratamento, a mediana de SLP foi 5,5 meses e a mediana de SG foi 15,7 meses. Estudo de fase III (GEFCAPI 04) comparou terapia personalizada, conforme sítio primário indicado por avaliação da expressão gênica versus quimioterapia empírica com cisplatina e gencitabina, em 243 pacientes com neoplasia de sítio primário oculto com prognóstico adverso.[69] Os sítios primários mais frequentes pela análise genômica foram tumores de via pancreatobiliar (19%), carcinoma de células escamosas (11%), rim (8%) e pulmão (8%). A diferença na SLP não foi estatisticamente significativa (HR 0,95, IC 0,72-1,25, p 0,7), medianas atingidas de 5,3 meses com cisplatina/gencitabina versus 4,6 meses para o braço de terapia personalizada. A mediana de SG não foi diferente entre os dois braços (HR 0,92, IC 0,69-1,23), com medianas de 10 meses versus 10,7 meses.

Atualmente, não há um esquema de quimioterapia que seja claramente superior aos outros. Portanto, o primeiro passo é determinar se o paciente é candidato a tratamento sistêmico, pesando-se as comorbidades e os fatores prognósticos. Após esse primeiro passo, a escolha do protocolo de tratamento deverá levar em conta as toxicidades e a expectativa dos resultados. Qualquer dos esquemas contendo uma platina ou o protocolo com gencitabina e irinotecano é escolha razoável. O uso de agentes biológicos em pacientes com sítio primário desconhecido ainda não pode ser considerado de rotina. A possibilidade de orientar o tratamento de acordo com a identificação do tumor de origem pelo perfil de expressão gênica ou alterações genômicas ainda não é recomendado pelo NCCN ou por diretriz da ESMO, apesar de identificar um grupo de pacientes de melhor prognóstico, mas ainda são necessários mais estudos prospectivos e randomizados. Há ainda a questão de acesso aos testes após sua validação e o acesso ao uso das terapias-alvo ou à imunoterapia nessas indicações.

REFERÊNCIAS

1. Siegel RL, Miller KD, Jemal A. Cancer Statistics, 2020. CA Cancer J Clin 2020;70:7-30.
2. Instituto Nacional do Câncer, Atlas On-line de Mortalidade. [2020 out 21] Disponível em: https://www.inca.gov.br/MortalidadeWeb/pages/Modelo02/consultar.xhtml;jsessionid=56866EB29CCA93048123D03703AF8183#panelResultado.
3. Gatter KC, Alcock C, Heryet A, et al. Clinical importance of analysing malignant tumours of uncertain origin with immunohistological techniques. Lancet. 1985;1:1302-5.
4. Oien KA. Pathologic evaluation of unknown primary cancer. Semin Oncol. 2009;36:8-37.
5. Fizazi K, Greco FA, Pavlidis N, et al. Cancers of unkown primary site: ESMO Clinical Practice Guidelines for diagnosis, treatment and follow-up. Ann Oncol 2015;26(5):v133-138.
6. NCCN Guidelines version 2.2021 Occult Primary [2021 fev 10] Disponível em: https://www.nccn.org/professionals/physician_gls/pdf/occult.pdf.
7. Lee MS, Sanoff HK. Cancer of unkown primary. BMJ 2020;371:m4050.
8. Kwee TC, Basu S, Cheng G, et al. FDG PET/CT in carcinoma of unknown primary. Eur J Nucl Med Mol Imaging. 2010;37:635-44.
9. Sève P, Billotey C, Broussolle C, et al. The role of 2-deoxy-2-[F-18]fluoro-D-glucose positron emission tomography in disseminated carcinoma of unknown primary site. Cancer. 2007;109:292-9.
10. Rusthoven KE, Koshy M, Paulino AC. The role of fluorodeoxyglucose positron emission tomography in cervical lymph node metastases from an unknown primary tumor. Cancer. 2004;101:2641-9.
11. Møller AK, Loft A, Berthelsen AK, et al. A prospective comparison of 18F-FDG PET/CT and CT as diagnostic tools to identify the primary tumor site in patients with extracervical carcinoma of unknown primary site. Oncologist. 2012;17:1146-1154.
12. Burglin SA, Hess S, Flemming P, et al. 18F-FDG PET/CT for detection of the primary tumor in adults with extracervical metastases from cancer of unknown primary: A systematic review and meta-analysis, Medicine (Baltimore) 2017;96:e6713.
13. Atkin NB, Baker MC. Specific chromosome change, i(12p), in testicular tumours? Lancet. 1982;2:1349.
14. Atkin NB, Baker MC. i(12p): specific chromosomal marker in seminoma and malignant teratoma of the testis? Cancer Genet Cytogenet. 1983;10:199-204.
15. Motzer RJ, Rodriguez E, Reuter VE, et al. Molecular and cytogenetic studies in the diagnosis of patients with poorly differentiated carcinomas of unknown primary site. J Clin Oncol. 1995;13:274-82.
16. Feinmesser R, Miyazaki I, Cheung R, et al. Diagnosis of nasopharyngeal carcinoma by DNA amplification of tissue obtained by fine-needle aspiration. N Engl J Med. 1992;326:17-21.
17. Rowley JD. Recurring chromosome abnormalities in leukemia and lymphoma. Semin Hematol. 1990;27:122-36.
18. Arnold A, Cossman J, Bakhshi A, et al. Immunoglobulin-gene rearrangements as unique clonal markers in human lymphoid neoplasms. N Engl J Med. 1983;309:1593-9.
19. Greco FA, Spigel DR, Yardley DA, et al. Molecular profiling in unknown primary cancer: accuracy of tissue of origin prediction. Oncologist. 2010;15:500-6.
20. Pillai R, Deeter R, Rigl CT, et al. Validation and reproducibility of a microarray-based gene expression test for tumor identification in formalin-fixed, paraffin-embedded specimens. J Mol Diagn 2011;13:48-56.
21. Moran S, Martinez-Cardus A, Sayols S, et al. Epigenetic profiling to classify cancer of unknown primary: a multicentre, retrospective analysis. Lancet Oncol 2016;17:1386-1395.
22. Selves J, Long-Mira E, Mathieu MC, et al. Immunohistochemistry for diagnosis of metastatic carcinomas of unknown primary site. Cancers (Basel) 2018;10:108.
23. Hainsworth JD, Wright EP, Johnson DH, et al. Poorly differentiated carcinoma of unknown primary site: clinical usefulness of immunoperoxidase staining. J Clin Oncol. 1991;9:1931-8.
24. Hainsworth JD, Johnson DH, Greco FA. Cisplatin-based combination chemotherapy in the treatment of poorly differentiated carcinoma and poorly differentiated adenocarcinoma of unknown primary site: results of a 12-year experience. J Clin Oncol. 1992;10:912-22.
25. Culine S, Kramar A, Saghatchian M, et al. French Study Group on Carcinomas of Unknown Primary. Development and validation of a prognostic model to predict the length of survival in patients with carcinomas of an unknown primary site. J Clin Oncol. 2002;20:4679-83.

26. Lenzi R, Hess KR, Abbruzzese MC, et al. Poorly differentiated carcinoma and poorly differentiated adenocarcinoma of unknown origin: favorable subsets of patients with unknown-primary carcinoma? J Clin Oncol. 1997;15:2056-66.
27. Blaszyk H, Hartmann A, Bjornsson J. Cancer of unknown primary: clinicopathologic correlations. APMIS. 2003;111:1089-94.
28. Pentheroudakis G, Pavlidis N. Serous papillary peritoneal carcinoma: Unknown primary tumour, ovarian cancer counterpart or a distinct entity? A systematic review. Crit Rev Oncol Hematol. 2009;6 [Epub ahead of print].
29. Takabatake D, Taira N, Aogi K et al. Two cases of occult breast cancer in which PET-CT was helpful in identifying primary tumors. Breast Cancer. 2008;15:181-4.
30. Scoggins CR, Vitola JV, Sandler MP et al. Occult breast carcinoma presenting as an axillary mass. Am Surg. 1999;65:1-5.
31. Schorn C, Fischer U, Luftner-Nagel S, et al. MRI of the breast in patients with metastatic disease of unknown primary. Eur Radiol. 1999;9:470-3.
32. Ko EY, Han BK, Shin JH, et al. Breast MRI for evaluating patients with metastatic axillary lymph node and initially negative mammography and sonography. Korean J Radiol. 2007;8:382-9.
33. Pentheroudakis G, Lazaridis G, Pavlidis N. Axillary nodal metastases from carcinoma of unknown primary (CUPAx): a systematic review of published evidence. Breast Cancer Res Treat. 2010;119:1-11.
34. Civantos FJ, Vermorken JB, Shah JP, et al. Metastatic Squamous Cell Carcinoma to the Cervical Lymph Nodes From an Unknown Primary Cancer: Management in the HPV Era. Front Oncol 2020;10:593164.
35. Nassenstein K, Veit-Haibach P, Stergar H, et al. Cervical Lymph Node Metastases of Unknown Origin: Primary Tumor Detection with Whole-Body Positron Emission Tomography/Computed Tomography. Acta Radiol. 2007;23:1-8.
36. Zhu L, Wang N. 18F-fluorodeoxyglucose positron emission tomography-computed tomography as a diagnostic tool in patients with cervical nodal metastases of unknown primary site: a meta-analysis. Surg Oncol 2013;22:190-194.
37. Lapeyre M, Malissard L, Peiffert DE, et al. Cervical lymph node metastasis from an unknown primary: is a tonsillectomy necessary? Int J Radiat Oncol Biol Phys. 1997;39:291-6.
38. Ma H, Kan Y, Yang JG. Clinical value of 68Ga-DOTA-SSTR PET/CT in the diagnosis and detection of neuroendocrine tumors of unknown primary origin: a systematic review and meta-analysis. Acta Radiol 2020;26:284185120958412. Online ahead of print.
39. Hainsworth JD, Spigel DR, Litchy S, et al. Phase II trial of paclitaxel, carboplatin, and etoposide in advanced poorly differentiated neuroendocrine carcinoma: a Minnie Pearl Cancer Research Network Study. J Clin Oncol. 2006;24:3548-54.
40. Penel N, Negrier S, Ray-Coquard I, et al. Development and validation of a bedside score to predict early death in cancer of unknown primary patients. PLoS One. 2009;4:e6483.
41. Greco FA, Litchy S, Dannaher C, et al. Carcinoma of unknown primary site with unfavorable characteristics: Survival of 396 patients after treatment with five consecutive phase II trials by the Minnie Pearl Cancer Research Network. J Clin Oncol. 2004:4186.
42. Hainsworth JD, Erland JB, Kalman LA, et al. Carcinoma of unknown primary site: treatment with 1-hour paclitaxel, carboplatin, and extended-schedule etoposide. J Clin Oncol. 1997;15:2385-93.
43. Greco FA, Burris HA 3rd, Erland JB, et al. Carcinoma of unknown primary site. Cancer. 2000;89:2655-60.
44. El-Rayes BF, Shields AF, Zalupski M, et al. A phase II study of carboplatin and paclitaxel in adenocarcinoma of unknown primary. Am J Clin Oncol. 2005;28:152-6.
45. Møller AK, Pedersen KD, Gothelf A, et al. Paclitaxel, cisplatin and gemcitabine in treatment of carcinomas of unknown primary site, a phase II study. Acta Oncol. 2010;49:423-30.
46. Greco FA, Burris HA 3rd, Litchy S, et al. Gemcitabine, carboplatin, and paclitaxel for patients with carcinoma of unknown primary site: a Minnie Pearl Cancer Research Network study. J Clin Oncol. 2002;20:1651-6.
47. Greco FA, Rodriguez GI, Shaffer DW, et al. Carcinoma of unknown primary site: sequential treatment with paclitaxel/carboplatin/etoposide and gemcitabine/irinotecan: a Minnie Pearl Cancer Research Network phase II trial. Oncologist. 2004;9:644-52.
48. Greco FA, Erland JB, Morrissey LH, et al. Carcinoma of unknown primary site: phase II trials with docetaxel plus cisplatin or carboplatin. Ann Oncol. 2000;11:211-5.
49. Yonemori K, Ando M, Yunokawa M, et al. Irinotecan plus carboplatin for patients with carcinoma of unknown primary site. Br J Cancer. 2009;100:50-5.
50. Pouessel D, Culine S, Becht C, et al. Gemcitabine and docetaxel as front-line chemotherapy in patients with carcinoma of unknown primary site. Cancer 2004;100:1257-1261.
51. Shin DY, Choi YH, Lee HR, et al. A phase II trial of modified FOLFOX6 as first-line therapy for adenocarcinoma of an unkown primary site. Cancer Chemother Pharmacol 2016;77:163-168.
52. Schuette K, Folprecht G, Kretzschmar A, et al. Phase II trial of capecitabine and oxaliplatin in patients with

adeno- and undifferentiated carcinoma of unknown primary. Onkologie 2009;32:162-166.
53. Greco FA, Pavlidis N. Treatment for patients with unkown primary carcinoma and unfavorable prognostic factors. Semin Oncol 2009;36:65-74.
54. Hainsworth JD, Spigel DR, Clark BL, et al. Paclitaxel/carboplatin/etoposide versus gemcitabine/irinotecan in the first-line treatment of patients with carcinoma of unknown primary site: a randomized, phase III Sarah Cannon Oncology Research Consortium Trial. Cancer J. 2010;16:70-5.
55. Hainsworth JD, Burris HA, Calvert SW, et al. Gemcitabine in the second-line therapy of patients with carcinoma of unknown primary site: a phase II trial of the Minnie Pearl Cancer Research Network. Cancer Invest. 2001;19:335-9.
56. Hainsworth JD, Spigel DR, Raefsky EL, et al. Combination chemotherapy with gemcitabine and irinotecan in patients with previously treated carcinoma of an unknown primary site: a Minnie Pearl Cancer Research Network Phase II trial. Cancer. 2005;104:1992-7.
57. Møller AK, Pedersen KD, Abildgaard J, et al. Capecitabine and oxaliplatin as second-line treatment in patients with carcinoma of unknown primary site. Acta Oncol. 2010;49:431-5.
58. Massard C, Voigt JJ, Laplanche A, et al. Carcinoma of an unknown primary: are EGF receptor, Her-2/neu, and c-Kit tyrosine kinases potential targets for therapy? Br J Cancer 2007;97(7):857-61.
59. Ross JS, Sokol ES, Moch H, et al. Comprehensive Genomic Profiling of Carcinoma of Unknown Primary Origin: Retrospective Molecular Classification Considering the CUPISCO Study Design. The Oncologist, 2020;25:1-9.
60. Weipert C, Kato S, Razelle JS, et al. Utility of circulating cell-free DNA (cfDNA) analysis in patients with carcinoma of unknown primary (CUP) in identifying alterations with strong evidence for response or resistance to targeted therapy. J Clin Oncol 2020;38(105).
61. Hainsworth JD, Spigel DR, Farley C, et al. Phase II trial of bevacizumab and erlotinib in carcinomas of unknown primary site: the Minnie Pearl Cancer Research Network. J Clin Oncol. 2007;25:1747-52.
62. Hainsworth JD, Spigel DR, Thompson DS, et al. Paclitaxel/carboplatin plus bevacizumab/erlotinib in the first-line treatment of patients with carcinoma of unknown primary site. Oncologist. 2009;14:1189-97.
63. Hainsworth JD, Daugaard G, Lesimle T, et al. Paclitaxel/carboplatin with or without belinostat as empiric first-line treatment for patients with carcinoma of unknown primary site: a randomized, phase 2 trial. Cancer 2015;121:1654-1661.
64. Yoon HH, Foster NR, Meyers JP, et al. Gene expression profiling identifies responsive patients with cancer of unknown primary treated with carboplatin, paclitaxel, and everolimus: NCCTG N0871 (allinace). Ann Oncol. 2016; 27:339-344.
65. Tanizaki J, Yonemori K, Akiyoshi K, et al. NivoCUP: An open-label phase II study on the efficacy of nivolumab in cancer of unknown primary. J Clin Oncol 2020;38(106).
66. Hainsworth JD, Rubin MS, Spigel DR, et al. Molecular gene expression profiling to predict the tissue of origin and direct site-specific therapy in patients with carcinoma of unknown primary site: a prospective trial of the Sarah Connor Research Institute. J Clin Oncol. 2013;31:217-223.
67. Hayashi H, Kurata T, Takiguchi Y, et al. Randomized phase II trial comparing site-specific tretment based on gene expressing profiling with carboplatin and paclitaxel for patients with cancer of unknown primary site. J Clin Oncol 2019;37:570-579.
68. Hayashi H, Takiguchi Y, Minami H, et al. Site-Specific and Targeted Therapy Based on Molecular Profiling by Next-Generation Sequencing for Cancer of Unknown Primary Site: A Nonrandomized Phase 2 Clinical Trial. JAMA Oncol 2020;6:1-9.
69. Fizazi K, Maillard A, Penel N, et al. A phase 3 trial of empiric chemotherapy with cisplatin and gemcitabine or systemic treatment tailored by molecular gene expression analysis in patients with carcinomas of an unknown primary (CUP) site (GEFCAPI 04). Ann Oncol. 2019;30(5):v851–v934.

130

Tratamento da Carcinomatose Peritoneal

Ademar Lopes
Paulo Roberto Stevanato Filho

DESTAQUES

- As neoplasias primárias do peritônio são raras e incluem o carcinoma primário do peritônio e o mesotelioma.
- A carcinomatose é mais comumente secundária a carcinomas colorretal, de ovário, gástrico, pancreático e do apêndice cecal.
- A disseminação neoplásica intraperitoneal segue padrões específicos.
- Cirurgia citorredutora com quimioterapia intraperitoneal hipertérmica é hoje terapêutica-padrão para o mesotelioma e o pseudomixoma peritoneal e discutível para casos selecionados no carcinoma epitelial de ovário, com taxas de morbidade e mortalidade aceitáveis em centros especializados.

INTRODUÇÃO

A carcinomatose peritoneal (CP) caracteriza-se pela ampla disseminação de carcinomas pelo peritônio. Frequentemente está associada ao acúmulo de líquido na cavidade peritoneal, causando ascite neoplásica. Pode ser primária ou secundária. As neoplasias primárias do peritônio são raras e incluem o carcinoma primário do peritônio e o mesotelioma. A CP é mais comumente secundária a carcinomas colorretal, de ovário, gástrico, pancreático e do apêndice cecal. Seu diagnóstico pode ocorrer nos mais diversos cenários clínicos: na investigação de ascite; no estadiamento inicial de neoplasia gastrointestinal ou ginecológica; ou no seguimento de pacientes tratados dessas doenças.

Foi reconhecida historicamente como uma manifestação de fase terminal da neoplasia, com baixa sobrevida. No entanto, avanços mais recentes na compreensão de suas bases biológicas possibilitaram resultados animadores, por meio de progressos no tratamento sistêmico. Além disso, o modelo da CP fundamentada na premissa de que a disseminação peritoneal pode ser considerada uma forma de doença locorregional e, não necessariamente, disseminação sistêmica da neoplasia, intervenções cada vez mais amplas focadas no objetivo de remoção completa da doença macroscópica passaram a ser realizadas. Entende-se que a citorredução macroscópica completa não trata a doença microscópica, motivo pelo qual se acredita que a associação de quimioterapia intraperitoneal aumente a eficácia do método, particularmente se associada ao calor. Além da ação citotóxica direta do calor, o aumento da permeabilidade das células neoplásicas induzido pela hipertermia potencializaria a ação do quimioterápico.

Para compreender melhor o seu papel no tratamento da CP, é preciso inicialmente discutir aspectos básicos da fisiopatologia da disseminação peritoneal das neoplasias e entender as limitações do tratamento tradicional com base em cirurgias paliativas e quimioterapia sistêmica. Conhecer os fundamentos da cirurgia citorredutora com quimioterapia intraperitoneal hipertérmica (CC-HIPEC), suas variações técnicas e diferentes modalidades é imprescindível para aprofundar a discussão no contexto de sua aplicabilidade clínica para as diferentes neoplasias. Para cada neoplasia, podemos acrescentar uma diversidade de variáveis clínicas e patológicas e definir diferentes subgrupos de pacientes, candidatos a terapias individualizadas.

Ao longo dos últimos anos, como consequência do melhor entendimento dos mecanismos de disseminação peritoneal e de aspectos do comportamento biológico para determinados tumores, somados ao desenvolvimento técnico e à padronização dos procedimentos, a indicação de CC-HIPEC tornou-se rotina em centros especializados de tratamento oncológico. Esse tema envolve muitas controvérsias, questões complexas, extensamente abordadas em inúmeros estudos. Dessa forma, exige uma discussão aprofundada, no contexto global do tratamento de cada neoplasia.

BASES FISIOPATOLÓGICAS

O peritônio consiste em um epitélio simples de células mesoteliais dispostas sobre membrana basal e uma fina camada de tecido conectivo. Compõe uma barreira protetora contra processos infecciosos e neoplásicos e permite o deslizamento entre as vísceras intraperitoneais por intermédio da secreção de pequenas quantidades de fosfolípides.

Sua função protetora não se restringe a dificultar a progressão de infecções e neoplasias, mas também atua como barreira à passagem de macromoléculas em direção aos tecidos submesoteliais.

A fisiopatologia e os mecanismos moleculares para o desenvolvimento da carcinomatose peritoneal ainda apresentam diversos pontos obscuros. Um melhor entendimento nessa área está relacionado a pesquisas com base em modelos teóricos.

Um modelo bastante aceito pressupõe a liberação de células neoplásicas no peritônio a partir de um tumor intraperitoneal com infiltração da serosa (conceito de "ruptura tumoral").[1] A CP desenvolve-se, então, mediante uma sequência de eventos: desprendimento de células neoplásicas do tumor primário; adesão das células intraperitoneais a outros pontos do peritônio; invasão do espaço subperitoneal; proliferação; e neoangiogênese.[2]

Contudo, esse modelo não explica a ocorrência de disseminação peritoneal, por exemplo, para neoplasias de cólon sem comprometimento da serosa, neoplasias de reto extraperitoneais, ou mesmo para neoplasias extra-abdominais. Outros mecanismos menos compreendidos, relacionados provavelmente às vias linfática e hematogênica, devem endereçar o peritônio como alvo da disseminação tumoral.

Além disso, a simples liberação de células tumorais pelo peritônio ocasionaria a distribuição aleatória dos implantes peritoneais. O que se sabe, porém, é que a disseminação neoplásica intraperitoneal segue alguns padrões,[3] direcionada por diversos fatores, biológicos e físicos, como localização do tumor primário, tipo histológico, presença de peristaltismo, presença de ascite volumosa e reabsorção do líquido peritoneal, força da gravidade, entre outros.[4] De acordo com esses princípios, pode-se afirmar de forma simplificada que a ocorrência de ascite volumosa favorece a distribuição dos implantes peritoneais segundo forças físicas da gravidade e da hidrodinâmica do líquido peritoneal. Esse evento, denominado "fenômeno de redistribuição abdominopélvica", direciona as células tumorais aos locais de reabsorção do líquido peritoneal, como os espaços subdiafragmáticos. Além disso, segmentos intestinais com menor mobilidade, como o íleo terminal, apresentam maior propensão à ocorrência de implantes, em relação aos demais segmentos do intestino delgado e mesentério.[4]

Já nos casos de disseminação peritoneal sem volume significativo de ascite, observa-se, em geral, a deposição preferencial dos implantes neoplásicos próxima ao tumor primário. Entretanto, a importância da ascite na disseminação peritoneal de células neoplásicas não parece estar relacionada simplesmente à sua propriedade carreadora. A produção de mucina é uma característica marcante no grupo de tumores denominado neoplasias superficiais do peritônio (primárias ou secundárias). A associação entre secreção intra ou extracelular de mucina e a maior ocorrência de implantes peritoneais formam a base da "teoria de secreção".[1] Essa teoria sugere que a secreção de fatores de crescimento, fatores nutricionais e outras substâncias, pelas células tumorais, podem tornar o peritônio mais propício à invasão por células neoplásicas.

Da mesma forma, o peritônio não deve ser visto como uma simples barreira física. Estudos de Yonemura et al.[5] permitiram caracterizar uma complexa rede linfática subperitoneal que se comunica com o peritônio através de orifícios linfáticos denominados *lymphatic stomata*, concentrados principalmente na superfície subdiafragmática, mesentério, grande e pequeno omento, apêndices epiploicos e pelve. Através deles, células neoplásicas teriam acesso facilitado para proliferar-se em estruturas linfáticas submesoteliais, contribuindo na distribuição preferencial dos implantes neoplásicos nas regiões supracitadas. Outro local mais suscetível aos implantes tumorais é a área cruenta do peritônio após cirurgia abdominopélvica. Alguns exemplos disso são bastante ilustrativos, como os implantes em cicatriz de laparotomia ou em portais de laparoscopia em pacientes com mesotelioma peritoneal ou recidivas na cúpula vaginal de pacientes operadas com disseminação peritoneal de carcinoma de ovário.

Como resultado, células tumorais envoltas por material fibrinoso e, possivelmente, por fatores de crescimento, podem proliferar de modo acelerado.[6] Esse evento implica, muitas vezes, prejuízos na abordagem terapêutica subsequente. É esperado menor efeito da quimioterapia sistêmica sobre esses nódulos tumorais em meio a tecido fibrocicatricial. Além disso, essas áreas de dissecção prévia frequentemente se encontram em locais de difícil abordagem cirúrgica, junto aos ureteres, grandes vasos do retroperitônio e outros locais de linfadenectomia.

O conhecimento da fisiopatologia da disseminação neoplásica no peritônio é fundamental para compreender os princípios, e as dificuldades, de sua abordagem terapêutica.

CIRURGIA CITORREDUTORA COM QUIMIOTERAPIA INTRAPERITONIAL HIPERTÉRMICA (HIPEC)

Histórico

O contexto clínico em que suas bases foram desenvolvidas está associado inicialmente ao tratamento do pseudomixoma peritoneal, que é uma síndrome caracterizada pela disseminação peritoneal mucinosa, com ascite e implantes neoplásicos, mais frequentemente atribuída a neoplasias do apêndice cecal ou a ovário com rotura para o peritônio livre.

Relatos de casos podem ser encontrados, desde o ano de 1874, caracterizando essa condição como degeneração mixomatosa do peritônio.

O termo "pseudomixoma peritoneal" foi introduzido por Werth, em 1885. Mesmo nessa época, variações no comportamento biológico da doença já eram descritas, desde disseminação mucinosa restrita à superfície do peritônio até implantes tumorais infiltrativos na parede uterina e colônica.

As descrições clássicas ilustram, mais frequentemente, casos decorrentes da rotura de lesões mucinosas benignas do apêndice cecal e ovário. No entanto, ao longo dos anos, neoplasias com comportamento biológico bastante distinto foram incluídas, como carcinomas mucinosos (principalmente de baixo grau histológico) de apêndice, colorretal e de ovário.

Com o melhor conhecimento dos aspectos biológicos dessa entidade clínica, grandes discussões começaram a surgir relacionadas com sua definição, patologia, órgão de origem e prognóstico. Classificações com base em características patológicas foram desenvolvidas para diferenciar grupos com comportamento clínico e prognóstico distintos.

A diferenciação entre disseminação adenomucinosa peritoneal e carcinomatose mucinosa peritoneal permitiu demonstrar com critérios os objetivos em populações com diferenças significativas de sobrevida.[7] Sua evolução caracteriza-se pelo acúmulo intraperitoneal progressivo de material mucinoso, causando distensão abdominal, dor e compressão intestinal, obstrução e perda de peso, causas principais da morbimortalidade em pacientes não tratados. Por se tratar tipicamente de neoplasia restrita ao peritônio, com disseminação superficial, não associada a metástases à distância, por via linfática ou hematogênica, teve como base de seu tratamento tradicional a realização de procedimentos repetidos de esvaziamento da ascite mucinosa e cirurgias de *debulking* tumoral.

A cirurgia, isoladamente, no controle da doença, apresenta pouco fundamento, já que não possibilita o tratamento completo no nível microscópico. Dessa estratégia, resultam recorrências frequentes, com deterioração clínica progressiva, e menor sobrevida.[8]

A resposta nos implantes peritoneais mucinosos à quimioterapia sistêmica, mesmo após tratamento cirúrgico, é baixa. Agentes citotóxicos administrados por via sistêmica apresentam baixa penetração na cavidade peritoneal, atingindo concentrações insuficientes para eliminar de forma efetiva lesões residuais, mesmo microscópicas.

Apesar da nítida relação dose-efeito das drogas citotóxicas para neoplasias do trato digestivo e do ovário, a dose terapêutica necessária para tratar doença peritoneal excede amplamente a dose tóxica. Essa constatação serviu como motivação para o desenvolvimento de estudos sobre os efeitos da administração intraperitoneal de quimioterápicos, desde as décadas de 1950 e 1960. No início da década de 1980, foram desenvolvidos estudos teóricos capazes de predizer com maior acurácia as propriedades farmacocinéticas das drogas administradas diretamente na cavidade peritoneal.[9,10]

Além disso, a utilização do cateter de Tenckoff e o desenvolvimento subsequente de dispositivos subcutâneos implantáveis tornaram a infusão intraperitoneal de quimioterápicos mais prática, segura e acessível, até mesmo em regime ambulatorial. Com a maior viabilidade do uso dessa via de aplicação e os novos conhecimentos na farmacocinética dos quimioterápicos sobre o peritônio, tornou-se necessário desenvolver critérios para selecionar o fármaco ideal para uso clínico[11] como:

- capacidade de eliminar o tumor, direta ou indiretamente, por ativação metabólica no tecido tumoral;
- baixa permeabilidade peritoneal;
- rápida eliminação do plasma;
- a relação dose-reposta entre a droga e a neoplasia intraperitoneal deve ser demonstrada.

Estudos de Dedrick et al.[9] já postulavam que drogas citotóxicas hidrofílicas mantêm um gradiente de concentração por intermédio da barreira peritônio-plasma, com maiores concentrações peritoneais, quando administradas em grandes volumes na cavidade peritoneal. Além disso, o fator limitante mais significativo encontrado, para a ação do quimioterápico, foi a baixa penetração das drogas em profundidade no tecido tumoral (provavelmente 1 mm a 3 mm). Esse achado contribuiu com o princípio de redução cirúrgica da doença peritoneal para níveis mínimos, possibilitando a ação regional da quimioterapia intraperitoneal.

Ainda no final da década de 1970, Spratt et al.[12] iniciaram experimentos em cães, associando hipertermia e perfusão contínua de quimioterápicos na cavidade peritoneal, no tratamento da carcinomatose. Desenvolveram um modelo de tratamento com base na associação dos efeitos citotóxicos diretos da hipertermia, no sinergismo entre hipertermia e drogas citotóxicas e nas vantagens da administração por via intraperitoneal.

Nos anos seguintes, outros estudos confirmaram os efeitos citotóxicos diretos da hipertermia relacionados a prejuízos no reparo do DNA, desnaturação de proteínas, indução de proteínas de fase aguda, indução de apoptose e inibição de angiogênese.[13,14] Além disso, a hipertermia apresenta sinergismo com algumas drogas citotóxicas, relacionado a aumento da permeabilidade da membrana celular, com aumento da concentração no tecido tumoral.[15]

A partir desses e outros estudos, pesquisas no tratamento da CP tiveram seu interesse renovado, a partir de uma nova abordagem com base na cirurgia citorredutora com quimioterapia intraperitoneal hipertérmica. Tem como pontos primordiais a ressecção completa de lesões visíveis e a liberação das aderências, com exposição de todos os focos de neoplasia, para possibilitar o acesso direto das drogas por via intraperitoneal, sob hipertemia.

A remoção de todos os focos tumorais macroscópicos representa o principal desafio, por ser um fator prognóstico centra, e também por estar diretamente relacionada à extensão da cirurgia e ao risco de complicações. Foi Paul H. Sugarbaker o responsável pelo desenvolvimento da técnica cirúrgica que possibilitou realizar de maneira ordenada grandes ressecções peritoneais associadas ao uso de eletrocoagulação, na busca por citorredução máxima.[16] Por meio de sua técnica, foi possível dar identidade à cirurgia citorredutora e divulgá-la como um novo tratamento promissor para a CP. Sua publicação inicial, com o seguimento de 14 pacientes,[17] apresentou resultados animadores e despertou grande interesse em todo o mundo. Na década de 1990, diversos centros apresentaram suas experiências no tratamento da disseminação peritoneal de tumores mucinosos de apêndice com essa abordagem, com sobrevida de 61% a 81% em 3 anos, e 50% a 96% em 5 anos.[18-21]

A técnica inicialmente descrita consistia na instilação intraperitoneal de quimioterapia hipertérmica durante a cirurgia, e normotérmica no pós-operatório. A quimioterapia intraperitoneal no pós-operatório contemplava uma técnica mais antiga, normalmente realizada durante os 5 primeiros dias após a cirurgia, com o objetivo de atingir focos residuais microscópicos antes da formação de aderências.

Com sua crescente divulgação, esse e outros aspectos técnicos, originalmente propostos por Sugarbaker, começaram a ser questionados, e modificações foram sugeridas. Além disso, esforços foram direcionados na validação dessa abordagem para outros tipos de tumores com disseminação peritoneal, exigindo novas adaptações. Diferentes regimes de quimioterapia foram desenvolvidos, associando a aplicação endovenosa, intraperitoneal durante e, até mesmo, após a cirurgia.

Esse grande repertório de variações em torno da técnica proposta inicialmente amplia, de forma animadora, o universo de suas possíveis aplicações clínicas. Ao mesmo tempo, torna esse assunto ainda mais complexo, exigindo uma discussão detalhada de algumas questões centrais para seu melhor entendimento.

Aspectos técnicos

Como a CP é caracterizada pela disseminação neoplásica predominantemente superficial no peritônio, os exames de imagem pré-operatórios apresentam acurácia limitada em predizer a extensão da doença, principalmente em relação à presença de nódulos com dimensões reduzidas.

A tomografia computadorizada (TC) é o exame mais comumente utilizado na maioria das instituições. Suas vantagens estão relacionadas sobretudo com sua ampla disponibilidade e com a maior familiaridade de clínicos e radiologistas. Além disso, exige menor tempo para a aquisição das imagens, com maior comodidade para o paciente, e está menos sujeita a artefatos por movimentos associados ao peristaltismo intestinal. Em relação ao seu desempenho, apresenta sensibilidade de 60% a 90% no diagnóstico da CP.[22-25] No entanto, seu valor na avaliação de doença peritoneal de pequeno volume é preocupante, como demonstrado por de Bree et al.[26] na análise retrospectiva de 25 casos de câncer colorretal: 9,1% a 24,3% para nódulos menores do que 1 cm; e 59,3% a 66,7% para lesões maiores do que 5 cm.

Seu valor diagnóstico parece variar na dependência da região anatômica abdominopélvica estudada e, ainda, em função do examinador responsável pela interpretação das imagens.[25,26]

O desempenho de outros exames também tem sido avaliado na análise pré-operatória da extensão da disseminação neoplásica peritoneal, como a ressonância nuclear magnética (RNM)[27] e a tomografia por emissão de pósitrons (PET-CT).[28] No entanto, a avaliação pré-operatória não invasiva com métodos de imagem não demonstrou ser confiável na determinação da extensão do comprometimento peritoneal e de sua potencial ressecabilidade.[29]

O uso da laparoscopia consiste em uma alternativa para selecionar candidatos passíveis de citorredução completa, com base no inventário da cavidade peritoneal e na realização de biópsias. Representa uma opção interessante na tentativa de evitar a morbidade e o retardo na instituição do tratamento mais adequado, decorrentes de uma laparotomia exploradora desnecessária. Resultados favoráveis podem ser encontrados em publicações de análises retrospectivas de algumas instituições.[30,31] Entretanto, essa via de acesso pode ter limitação técnica em alguns pacientes com múltiplas cirurgias prévias ou extensas. Além disso, a possibilidade de disseminação neoplásica através dos portais de laparoscopia é motivo de preocupação adicional. Recomendamos que os portais sejam inseridos na linha mediana abdominal, no intuito de incluir o trajeto na área a ser manipulada e ressecada durante laparotomia para CC-HIPEC, evitando implantes nas demais áreas da parede abdominal.

A quantificação da doença peritoneal é um fator prognóstico central, e toda a preocupação em definir sua extensão é justificada, já que o bom resultado do tratamento depende da seleção adequada dos candidatos. Porém, na maioria das vezes, isso somente é possível durante a cirurgia. Nesse momento, a lise completa de aderências e a avaliação de toda superfície peritoneal é imprescindível para a confirmação criteriosa da indicação da proposta cirúrgica. Tentativas de avaliar a extensão peritoneal da doença no intraoperatório, resultaram no desenvolvimento de quatro sistemas principais,[32-34] sendo o índice de carcinomatose peritoneal (peritoneal carcinomatosis index – PCI), conforme proposto por Jacquet e Sugarbaker,[33] o mais utilizado (Figura 130.1).

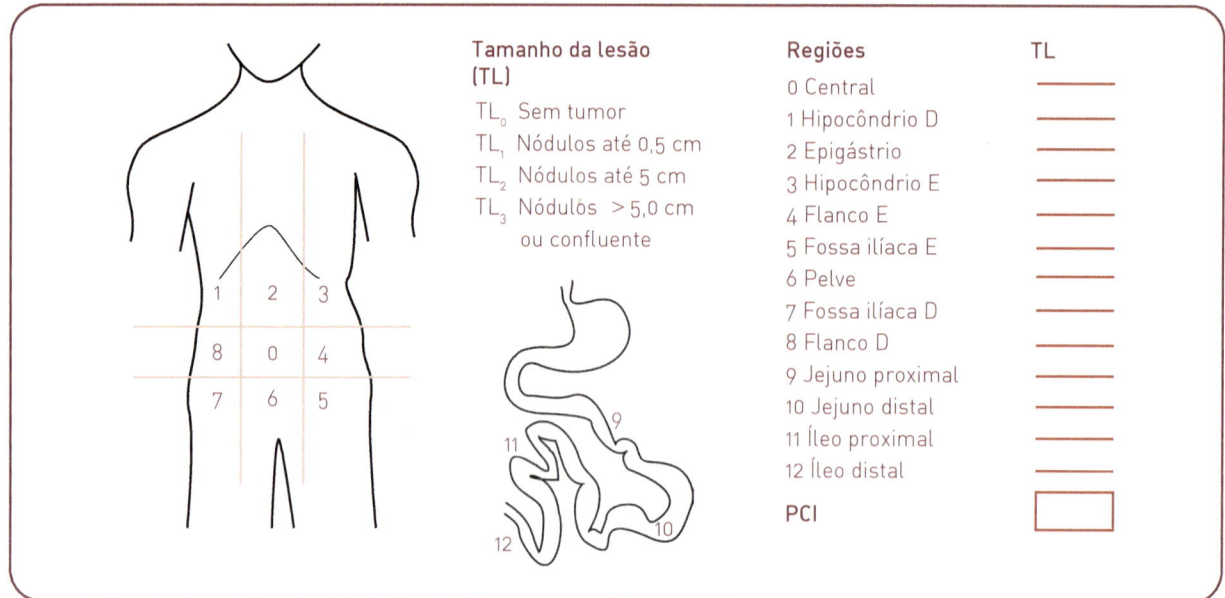

FIGURA 130.1 – Índice de disseminação peritoneal (IDP). O cálculo do índice de disseminação peritoneal (IDP) mede o volume dos implantes na cavidade abdominal. É uma variável muito importante na indicação do procedimento bem como nos resultados, sobretudo nos tumores invasivos. Para determinar o IDP, a cavidade abdominal é dividida em compartimentos e consideram-se também os implantes no jejuno e no íleo. O tamanho das lesões (TL) define a pontuação (0-3) nas 13 regiões, que, somadas, podem chegar no máximo a 39 (traduzido a partir de Jacquet e Sugarbaker[33]).
Fonte: Desenvolvida pela autoria.

O PCI baseia-se na avaliação integrada das dimensões dos implantes peritoneais (*Lesion Size Score* – LS), e da extensão do comprometimento da superfície peritoneal para o cálculo da pontuação final para cada paciente. Esse sistema apresenta aplicabilidade na carcinomatose de cólon e reto,[35,36] porém tem menor relação com prognóstico para o pseudomixoma peritoneal e para o mesotelioma primário do peritônio.

A ressecção completa de todos os focos de doença é o objetivo central, já que apresenta valor prognóstico bem definido após a cirurgia citorredutora e a quimioterapia intraperitoneal hipertérmica.[34] Essa avaliação baseia-se na presença de resíduos tumorais visíveis e pode ser realizada utilizando-se diferentes sistemas de classificação.[37,38] O principal critério seguido é o tamanho dos nódulos tumorais remanescentes, levando-se em consideração a capacidade limitada de penetração em profundidade do quimioterápico por via intraperitoneal para nódulos de maior diâmetro.

O sistema mais comumente utilizado é o escore CC (*Completeness of Cytoreduction score*)[39] (Figura 130.2).[38,39] Baseia-se em estudos com medidas da concentração intratumoral de cisplatina administrada por via intraperitoneal, em modelos experimentais, com capacidade demonstrada de penetração máxima de 2,5 mm.[40]

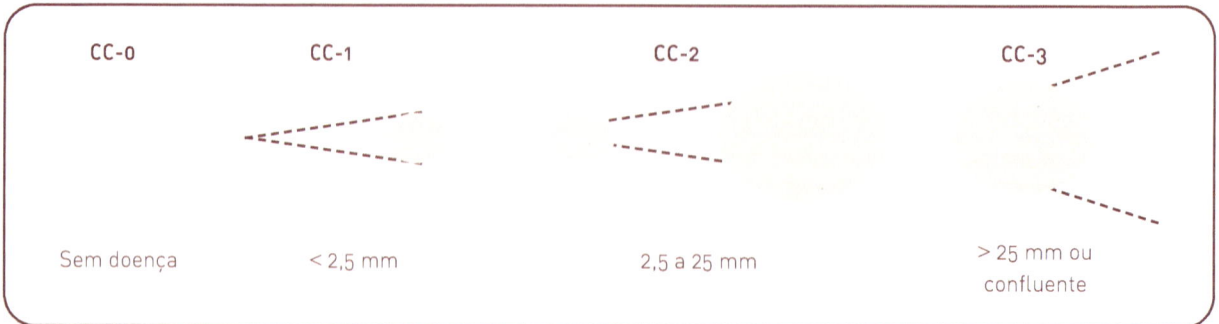

FIGURA 130.2 – Escore CC – sistema de classificação conforme o diâmetro máximo da doença residual.[38,39]
Fonte: Glehen O, Mithieux F, Osinsky D *et al.*, 2003; Gonzalez-Moreno S, Kusamura S, Baratti D *et al.*, 2008.

Apesar da justificativa teórica do *cut off* de 2,5 mm no sistema escore CC, é difícil justificar sua aplicação irrestrita nos mais diversos cenários clínicos, envolvendo quimioterápicos com propriedades farmacocinéticas distintas no tratamento dos diferentes tipos de neoplasias. Além da proposta de outros valores de *cut off*, há ainda sugestão de utilizá-los de maneira diferenciada conforme a neoplasia em questão.[39]

Com esse objetivo, podem-se dividir as neoplasias com disseminação peritoneal, de forma simplificada, em dois grupos principais: as neoplasias invasivas (estômago, cólon, ovário e outros); e as não invasivas ou pouco invasivas (mesotelioma e pseudomixoma peritoneal). De modo geral, considera-se citorredução ótima a completa ausência de doença residual macroscópica para as neoplasias invasivas, e nódulos residuais de até 2,5 mm a 5 mm para as neoplasias não invasivas.

Outras controvérsias existem sobre alguns aspectos da cirurgia citorredutora, relacionadas, por exemplo, à extensão da ressecção peritoneal, ao momento ideal para confecção das anastomoses (antes ou após a quimioterapia intraperitoneal).[41] Considerando-se a diversidade de combinações possíveis, torna-se difícil desenvolver estudos comparando os resultados do emprego das diferentes opções técnicas, mesmo porque, em sua maioria, os dados disponíveis são provenientes da análise de séries retrospectivas. Além disso, os principais estudos prospectivos randomizados ainda apresentam como objetivo principal demonstrar ganho de sobrevida associado à CC-HIPEC em relação às modalidades mais antigas de tratamento.

Questões sobre a HIPEC também são motivo de discussão. São frequentes as dúvidas relacionadas ao tipo de quimioterápico e de solução carreadora, ao volume necessário, à temperatura ideal e à duração do procedimento.

Diferentes drogas foram testadas ao longo da história da quimioterapia intraperitoneal, em pesquisas sobre dose terapêutica e toxicidade, atividade clínica antitumoral e análises da eficácia em ensaios clínicos randomizados. Apesar da variedade de opções, muitos quimioterápicos encontram-se ainda em fases intermediárias de estudo para sua aplicação clínica. As drogas mais estudadas e de uso mais frequente são mitomicina C, oxaliplatina, cisplatina e doxorrubicina.

As soluções carreadoras são utilizadas como veículo para dissolução e aplicação intraperitoneal do quimioterápico. Podem apresentar diferentes composições e tonicidades (hipotônicas, isotônicas ou hipertônicas). Essas características podem interferir na manutenção do volume intraperitoneal, no efeito citotóxico do quimioterápico, em seu *clearance* a partir da cavidade peritoneal e sua absorção sistêmica.[42] As soluções isotônicas e as soluções com dextrose apresentam maior aceitação,[43] porém mais estudos são necessários para facilitar essa escolha. Além disso, o volume de solução utilizado também deve desempenhar papel importante, uma vez que apresenta implicação direta na concentração final do quimioterápico, juntamente com a dose prescrita.

O aquecimento da solução infundida por via intraperitoneal deve ser discutido com base em dois pontos principais: a temperatura-alvo desejada; e os cuidados para sua monitorização.

Diferentes níveis de temperatura são relatados na literatura, variando de 40 até 45 °C.[43-48] O sinergismo da hipertermia com o efeito citotóxico da quimioterapia intraperitonial se inicia a partir dos 39 °C e torna-se ainda mais significativa aos 45 °C. No entanto, o risco de lesão térmica, principalmente do intestino delgado, aumenta significativamente nesses níveis, sendo o principal fator limitante para sua aplicação clínica. Além do nível de temperatura, a duração da hipertermia contribui diretamente para lesão térmica, e poucos estudos específicos apresentam dados objetivos sobre a tolerância biológica dos órgãos intrabdominais.[44]

A temperatura ideal seria aquela capaz de potencializar o sinergismo citotóxico com a quimioterapia, sem causar danos teciduais significativos. Segundo a Reunião de Consenso do 5º Workshop Internacional de Milão sobre Neoplasias Malignas da Superfície Peritonial, a faixa de temperatura ideal recomendada seria entre 41 e 43 °C.[43]

Além do controle dos efeitos locorregionais, a monitorização da temperatura é fundamental pelos riscos de hipertermia sistêmica. Dessa forma, termômetros são utilizados em diferentes pontos do sistema de perfusão e da cavidade peritoneal. Termômetros também devem ser posicionados para monitorizar a temperatura central. Alguns grupos sugerem que a temperatura não deva exceder 34 a 35 °C no início da perfusão.[45]

A duração da quimioterapia intraperitoneal hipertérmica varia amplamente, de 30 até 120 minutos, de acordo com a toxidade da medicação utilizada e da experiência dos diferentes centros de tratamento. É difícil estabelecer qual a duração ideal, já que mudanças na concentração do quimioterápico, no nível de temperatura utilizada, e na duração do procedimento possibilitam amplas variações na farmacocinética da droga e, consequentemente, nos resultados clínicos esperados.

Além disso, diferentes sistemas podem ser utilizados para se realizar a quimioterapia intraperitoneal hipertérmica (sistema aberto e sistema fechado). Os resultados clínicos obtidos, para o sistema aberto, com base em parâmetros de temperatura, duração e dose de quimioterápico, não devem ser aplicados de maneira indistinta para o sistema fechado e vice-versa. Isso decorre de algumas particularidades que diferenciam essas duas modalidades de perfusão.

Na técnica abdominal aberta ("técnica de coliseu"), uma membrana de silastic é fixada à pele e sobre um afastador de Thompson posicionado na incisão abdominal. Assim, forma-se um reservatório onde a solução com quimioterápico pode ser infundida e drenada, permitindo sua circulação sobre a superfície peritoneal. Uma abertura nessa membrana no centro do campo cirúrgico permite o manuseio dos órgãos abdominais durante a circulação do quimioterápico, facilitando a perfusão homogênea e o equilíbrio da temperatura em toda a cavidade. De fato, já foi demonstrado em estudo fase II, que esse sistema de perfusão está associado a maior homogeneidade térmica e ao equilíbrio na difusão espacial do quimioterápico.[46] A emissão de vapores com quimioterápico para o ambiente deve ser minimizada acoplando-se um sistema de aspiração. As duas desvantagens principais desse sistema são decorrentes da maior dissipação para o meio ambiente de calor, dificultando a manutenção de níveis adequados de hipertermia e do quimioterápico, causando maior exposição inalatória da equipe cirúrgica. Apesar da falta de comprovação de danos associados a essa exposição a aerossóis com quimioterápico, uma série de cuidados e recomendações deve ser rigorosamente seguida.[47]

A técnica abdominal fechada (Figura 130.3) caracteriza-se pelo fechamento da parede abdominal (geralmente através do fechamento hermético apenas da pele), após o posicionamento do sistema de infusão e drenagem da solução com quimioterápico e dos termômetros para monitorização da temperatura.

Permite menor exposição da equipe cirúrgica a aerossóis com quimioterápico e menor dissipação do calor, atingindo níveis adequados de hipertermia mais rapidamente. Acrescenta ainda uma nova variável, a pressão intra-abdominal, que teoricamente pode interferir na difusão tecidual do quimioterápico e em sua ação citotóxica.[48,49] Sua principal desvantagem pode decorrer da perfusão menos homogênea da superfície peritoneal a depender dos cateteres, gerando gradientes de temperatura e áreas menos suscetíveis à circulação do quimioterápico. No entanto, isso é pouco relevante com os novos cateteres com múltiplas ramificações que permitem múltiplas distribuições para infusão em todas as regiões.

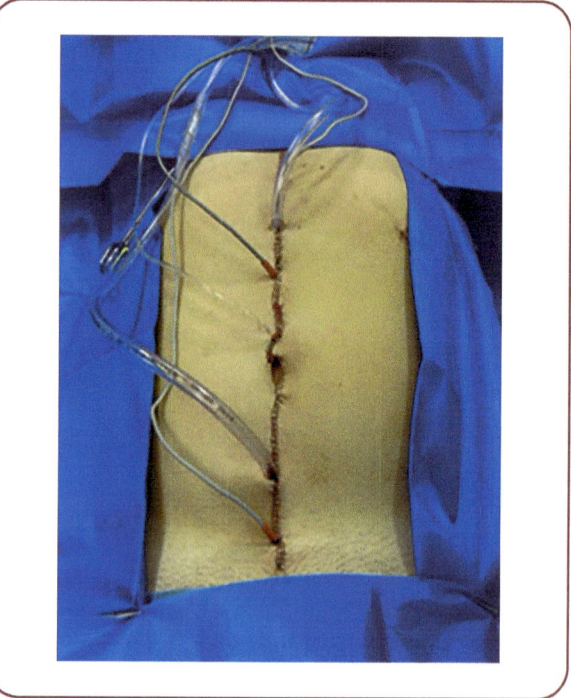

FIGURA 130.3 – Técnica abdominal fechada: o sistema contempla um cateter para infusão e outro de retorno conectados em máquina de circulação extracorpórea, uma sonda para monitoramento de pressão intra-abdominal e três sondas termômetros distribuídas na cavidade abdominal no andar superior, médio e pélvica inferior, a pele é fechada com pontos ancorados para evitar o extravasamento do fluido durante o procedimento.
Fonte: Acervo da autoria.

Apesar das vantagens e desvantagens dos dois principais sistemas de perfusão peritoneal, não há um consenso na literatura sobre a superioridade de algum deles, e ambos são amplamente utilizados de acordo com a experiência de cada centro. Algumas inovações, como a técnica semifechada, o uso de expansores de cavidade abdominal e o sistema de aerossolização PIPAC (*Pressurized Intraperitoneal Aerosol Chemotherapy*) também necessitam de mais estudos para sua maior aceitação.

Por fim, há ainda a possibilidade de se prosseguir com a quimioterapia intraperitoneal no pós-operatório. A infusão da solução com quimioterápico passa a ser realizada através de um cateter de Tenckoff ou de dispositivo subcutâneo implantável, devidamente posicionado ao final da cirurgia. Drenos intra-abdominais compõem o sistema fechado de drenagem. Pode ser iniciada no primeiro dia de pós-operatório, geralmente durante 5 dias, e permite a aplicação de múltiplos ciclos de quimioterapia. No entanto, há maior risco de toxicidade sistêmica e de complicações infecciosas relacionadas ao cateter. Além disso, a ocorrência precoce de aderências em toda a cavidade, e em torno do cateter, torna questionável o valor dessa modalidade de quimioterapia intraperitoneal, considerando a perfusão inadequada da cavidade peritoneal, com a formação de loculações e obstruções frequentes do sistema de infusão.[50] Por esses motivos, a quimioterapia intraperitoneal pós-operatória tem sido cada vez menos utilizada.

Complicações

A morbidade associada à cirurgia citorredutora com quimioterapia intraperitoneal hipertérmica deve ser entendida sob dois aspectos principais: das complicações relacionadas à cirurgia; e da toxicidade decorrente da quimioterapia intraperitoneal. Apesar de essa divisão simplificar o assunto, na prática, há uma interação desses fatores no pós-operatório, contribuindo conjuntamente para a ocorrência dos resultados negativos. Além disso, muitas vezes não é possível identificar esses dados de maneira clara, nos diferentes estudos. Da mesma forma, a falta de um sistema de classificação padronizado prejudica a comparação dos resultados dos diversos centros envolvidos no tratamento da carcinomatose peritoneal.

Alta morbidade está associada principalmente naqueles que apresentam um *status* funcional não ótimo pré-operatório, que frequentemente apresentam-se hipoxêmicos no pré-operatório por causa de ascite, derrame pleural e atelectasia. Alguns pacientes podem estar desnutridos. Além disso, a fase de perfusão promove um aumento na pressão das vias respiratórias e uma redução da capacidade residual funcional em virtude da compressão diafragmática.[51]

As complicações decorrentes da cirurgia estão relacionadas principalmente à extensão da carcinomatose e ao tempo cirúrgico.[52] Perfurações intestinais e fístulas anastomóticas representam as complicações cirúrgicas mais frequentes, com incidência variando entre 3,9% e 34%.[19,38,52-57] Complicações como íleo prolongado, sangramento, infecção de ferida operatória, abscesso intra-abdominal, fenômenos tromboembólicos, pancreatite aguda e outras, próprias de cirurgias abdominais de grande porte, também são relatadas. A morbidade descrita varia de 24% a 54%, 34%, 65% e deve ser entendida no contexto das particularidades de cada estudo, da extensão da CP, tempo cirúrgico, além de diversos outros aspectos técnicos relacionados à cirurgia e à quimioterapia.

Taxas de toxicidade à quimioterapia intraperitoneal de 18% a 56% são descritas na literatura.[19,21,58-60] Segundo Glehen *et al.*, 4,6% dos 206 pacientes submetidos à cirurgia citorredutora com quimioterapia intraperitoneal hipertérmica apresentaram toxicidade hematológica graus III ou IV, observada basicamente após o uso de cisplatina. Nenhum caso de perfusão peritoneal com mitomicina C apresentou toxicidade hematológica graus III ou IV. Esses dados também devem ser avaliados com cautela, já que o histórico de múltiplos tratamentos prévios com quimioterapia, comum em pacientes com CP de ovário submetidas à perfusão peritoneal com cisplatina, pode estar associado a maior toxicidade hematológica pós-operatória. Dificuldades em padronizar um sistema de classificação da toxicidade hematológica nesses pacientes também atrapalham a comparação de resultados.

Considerando-se sua elevada morbidade, a indicação desse procedimento cirúrgico deve seguir critérios rigorosos, não apenas relacionados aos fatores prognósticos para controle da doença, mas também em relação às condições clínicas e às comorbidades dos candidatos.

A mortalidade decorre das mais variadas complicações como infecção e sepse, tromboembolismo pulmonar, infarto agudo do miocárdio, entre outras. Pode-se notar uma redução na mortalidade nas publicações mais recentes dos diversos centros de tratamento, associada a maior experiência na seleção dos pacientes, e na realização do procedimento. Taxas de mortalidade entre 1,5% e 3,2% são descritas[52,55] e encontram-se dentro de níveis aceitáveis.

PRINCIPAIS NEOPLASIAS RELACIONADAS

Pseudomixoma peritoneal e apêndice cecal

A citorredução com HIPEC é o tratamento padrão-ouro do pseudomixoma peritoneal (ascite mucinosa ou de implantes difusos na cavidade peritoneal) frequentemente associado a uma lesão apendicular mucinosa de baixo grau (LAMN).[61] Também constitui a forma principal de tratamento em alguns casos selecionados com disseminação peritoneal por um adenocarcinoma apendicular/neoplasia mucinosa de alto grau (carcinomatose peritoneal mucinosa). Nestes, o perfil de paciente mais adequado como candidato ao tratamento com CC-HIPEC é aquele assintomático ou que tem bom *performance status*, desde que passível de ressecção com doença residual mínima < 2,5 mm (citorredução ótima – CC-0). Sugarbaker incluiu 501 pacientes tratados com citorredução com HIPEC por um período de 17 anos.[62] As taxas de sobrevida global em 5 e 10 anos foram de 72% e 54%, respectivamente.

Embora os pacientes com carcinomas apendiculares de células do anel de sinete sejam menos favoráveis comparados com as demais histologias, não devem ser considerados uma contraindicação absoluta para o procedimento e casos selecionados podem se beneficiar dessa abordagem. A laparoscopia pode ser utilizada para determinar o volume de doença e estimar a probabilidade de citorredução completa, especialmente em pacientes com doença apendicular de alto grau.[63]

A CC-HIPEC para carcinomatose peritoneal de origem apendicular em vários centros de todo o mundo se apoia principalmente em estudos retrospectivos, sendo que apenas um estudo prospectivo controlado foi concluído. Trata-se de um estudo holandês que designou aleatoriamente 105 pacientes com carcinomatose peritoneal de câncer apendice (n = 18) ou colorretal (n = 87) sem evidência de outras metástases, para citorredução completa (doença macroscopia residual ≤ 2,5 mm) com HIPEC (mitomicina com 41° por 90 minutos), seguido de quimioterapia sistêmica *versus* grupo-controle com QT sistêmica isolada sem citorredução.[63] Somente cirurgia paliativa foi permitida nos pacientes-controle e eles receberam QT com fluoracil e leucovorin administrados semanalmente até a progressão.

A sobrevida mediana foi significativamente maior no grupo HIPEC (22,4 *versus* 12,6 meses, p = 0,032).[64] A morbidade relacionada ao tratamento foi alta e a mortalidade foi de 8% no grupo HIPEC. O estudo recebeu muitas críticas porque o grupo HIPEC foi diferente do grupo controle em virtude de associação com a citorredução. É possível que o tratamento importante tenha sido a citorredução e a HIPEC tenha feito pouca diferença. Além disso, o estudo foi realizado sem oxaliplatina ou irinotecano, assim as diferenças de sobrevivência poderiam ter sido menores se esses agentes mais ativos tivessem sido utilizados para terapia sistêmica. No entanto, predominantemente dados de outros estudos, ainda que retrospectivos, apoiam a contribuição independente do HIPEC quando adicionado à citorredução completa em comparação com a citorredução isolada em pacientes com adenocarcinoma mucinoso primário de apêndice.[65]

Embora seja difícil saber se a citorredução e ou a adição de HIPEC afetaram a sobrevida, os resultados encontrados por longo prazo são muito superiores aos relatados para grupos semelhantes de pacientes com disseminação peritoneal de adenocarcinoma de apêndice tratados sem CC-HIPEC.

Os benefícios potenciais da quimioterapia sistêmica na maioria dos pacientes com doença de alto grau antes de um procedimento planejado de CC-HIPEC incluem melhora da ressecabilidade e de sobrevida e possibilita identificar os pacientes com progressão de doença metastática para outros sítios não detectados inicialmente.

Com a falta de estudos prospectivos comparando os pacientes portadores de neoplasia mucinosa apendicular (baixo grau ou adenomucinose) randomizado para os grupos citorredução com HIPEC *versus* citorredução isolada, não podemos descartar que o benefício esteja apenas associado à citorredução completa. No entanto, pela falta desses estudos e considerando a dificuldade para alocar os pacientes em um grupo-controle (apenas citorredução) com os dados observacionais, a associação de citorredução com HIPEC atualmente é considerada o padrão-ouro de tratamento desses pacientes.

Mesotelioma peritoneal

O mesotelioma peritoneal é um bom candidato para a aplicação desses princípios, já que se caracteriza pela disseminação confinada ao peritônio abdominal e pélvico, desde suas fases iniciais. No entanto, pela sua raridade, há muitas dificuldades em reunir pacientes para desenvolver estudos fase III. Além disso, torna-se difícil aceitar um estudo em que o paciente possa ser randomizado para um grupo que não receba cirurgia citorredutora com quimioterapia intraperitoneal hipertérmica, já que estudos prospectivos fases I e II demonstram sobrevida mediana de até 5 anos com essa abordagem contra a sobrevida mediana em torno de 1 ano (9 a 15 meses) das séries históricas com cirurgias paliativas e quimioterapia sistêmica.[66-69]

Apesar da falta de estudos randomizados, recentemente múltiplos centros que utilizam a CC-HIPEC se expandiram, apresentando melhores resultados em comparação com os dados controles históricos. O maior registro multicêntrico com dados retrospectivos de pacientes com mesotelioma peritoneal tratados com CC-HIPEC envolveu 29 centros, incluindo 405 pacientes, e uma variedade de agentes quimioterápicos foi utilizada durante a HIPEC, incluindo cisplatina, mitomicina e doxorrubicina.[70] A sobrevida global média foi de 53 meses, com taxas de sobrevida em 3 e 5 anos de 60% e 47%, respectivamente. Os fatores prognósticos associados à melhora da sobrevida na análise multivariada foram o subtipo histológico epitelioide, ausência de metástases linfonodais, ressecção completa (CC-0) ou quase completa (CC-1) e o uso de HIPEC.

Outro grande estudo multicêntrico com 211 casos tratados mostrou uma taxa de sobrevida em 5 e 10 anos de 41% e 26%, respectivamente.[71] Todos os pacientes foram submetidos à CC-HIPEC usando cisplatina ou mitomicina. Os fatores prognósticos associados à melhora da sobrevida foram a idade < 60 anos, ressecção CC-0 ou CC-1, baixo grau histológico e o uso de cisplatina *versus* mitomicina.[72]

Câncer colorretal

A CP ocorre em aproximadamente 30% dos pacientes com câncer colorretal. É a segunda principal causa de morte por essa neoplasia, seguindo a disseminação metastática para o fígado. A base para seu tratamento tradicional é composta pela quimioterapia sistêmica. Sua associação com agentes biológicos, proporcionou uma sobrevida mediana mais surpreendente.[73]

O conceito de metástases peritoneais como estágio intermediário à disseminação generalizada da doença, aos moldes da experiência com o tratamento de metástases hepáticas, impulsionou a aplicação dos princípios da CC-HIPEC para o câncer colorretal. Inicialmente, diversos centros publicaram suas experiências favoráveis a essa abordagem.[56,74-76] Entre eles, o estudo prospectivo randomizado holandês publicado em 2004, comparando quimioterapia sistêmica (5-fluorouracil e leucovorin), CC-HIPEC (Mitomicina C),[77] demonstrou ganho de sobrevida mediana a favor do grupo experimental (12,6 meses ×22,4 meses). Melhores resultados foram observados nos subgrupos de pacientes com menor extensão da doença e com ressecção completa de todas as lesões visíveis. Na busca de indicadores prognósticos, Glehen et al.[7] publicaram, também em 2004, o resultado de um estudo retrospectivo multicêntrico com pacientes submetidos à cirurgia citorredutora com quimioterapia intraperitoneal perioperatória (quimioterapia intraperitoneal hipertérmica intraoperatória e/ou quimioterapia intraperitoneal pós-operatória precoce). Foram excluídos os casos de adenocarcinoma de apêndice cecal, e diferentes esquemas de quimioterapia intraperitoneal foram utilizados (incluindo mitomicina C, cisplatina, oxaliplatina e outros). A citorredução completa, extensão limitada da carcinomatose peritoneal, idade abaixo de 65 anos e uso de quimioterapia adjuvante apresentaram valor prognóstico positivo. O uso prévio de quimioterapia, o comprometimento linfonodal, presença de metástases hepáticas e neoplasias pouco diferenciadas corresponderam a indicadores prognósticos independentes negativos.

No entanto, apesar desses estudos, as evidências ainda são insuficientes para concluir se a vantagem de sobrevida se deve ao tratamento ou pelas características biológicas nos pacientes selecionados submetidos à cirurgia citorredutora completa. Além disso, a qualidade da cirurgia citorredutora depende das habilidades e do nível de experiência do cirurgião, o qual, na maioria das vezes, não podem ser replicados com a mesma expectativa dos maiores centros.[79] Recentemente a contribuição independente da HIPEC para o sucesso dessa abordagem não foi comprovada em um relatório preliminar do estudo multicêntrico e randomizado fase III – o PRODIGE-7.[80]

Conforme os dados do estudo PRODIGE 7, após um seguimento mediano de 64 meses, a sobrevida global média foi de 41,2 meses no grupo não HIPEC *versus* 41,7 meses no grupo HIPEC. A sobrevida livre de recorrência também foi semelhante entre os dois grupos: mediana de 11,1 meses no grupo não HIPEC *versus* 13,1 meses no grupo HIPEC. A taxa de mortalidade geral em 30 dias após a cirurgia foi de 1,5% em ambos os grupos, e não houve diferença na taxa de efeitos colaterais durante os primeiros 30 dias. Aos 60 dias, no entanto, a taxa de complicações no grupo HIPEC era quase o dobro do que no grupo não HIPEC. Portanto, conclui-se que nenhum benefício de sobrevida foi relatado com quimioterapia intraperitoneal hipertérmica durante a cirurgia em pacientes com câncer colorretal e carcinomatose peritoneal isolada. A HIPEC foi associada a mais complicações pós-operatórias.

Assim sendo, no momento não há evidência que justifique o uso da HIPEC para o tratamento da carcinomatose de origem colorretal. O uso da mitomicina, para se obterem resultados diferentes, ainda nos parece especulativo. A nossa opinião é que pacientes com recidiva local de câncer colorretal devem ser tratados com cirurgia radical (ressecção adequada), sempre que possível, exceto naqueles casos em que o intervalo livre de doença seja muito curto. Nos pacientes com recidiva peritoneal ou com arcinomatose peritoneal inicial, que, após quimioterapia apresentarem doença residual mínima e localização favorável, devem ser submetidos à cirurgia, bem como aqueles que após o tratamento do tumor primário com cirurgia e quimioterapia adjuvante tiverem recidiva peritoneal mínima, localização favorável e longo intervalo livre de doença.

Atualmente, a maioria dos centros oncológicos especializados não considera a HIPEC uma abordagem-padrão para câncer colorretal, devendo apenas ser seguida em centros com experiência e de preferência, no contexto de um ensaio clínico.[81]

Câncer de ovário

O câncer de ovário é diagnosticado em fase avançada em 75% dos casos. Seu manejo inicial envolve a abordagem cirúrgica, para confirmação diagnóstica, estadiamento e tratamento. A quimioterapia sistêmica adjuvante, com base na combinação de platina e taxano, apresenta indicação bem definida. A superfície peritoneal é um local frequente de disseminação, e a citorredução é, muitas vezes, necessária já na abordagem inicial. Resultados positivos com a cirurgia citorredutora podem ser encontrados em publicações desde 1970.[82] O valor prognóstico da extensão da cirurgia e da doença residual na sobrevida de pacientes submetidas à cirurgia citorredutora foi demonstrado em estudos retrospectivos e prospectivos.[82-83] O interesse na associação de quimioterapia intraperitoneal também é antigo. Em 2006, um estudo prospectivo com 415 pacientes submetidas à cirurgia citorredutora para ovário, randomizadas para quimioterapia-padrão endovenosa ou combinação de quimioterapia intraperitoneal e sistêmica, demonstrou maior sobrevida livre de progressão de doença e sobrevida global a favor do grupo experimental.[84] Juntamente com dois outros estudos prospectivos randomizados mais antigos, com resultados menos expressivos,[85,86] esses achados encorajaram a discussão sobre o papel da quimioterapia intraperitoneal hipertérmica em diferentes situações: cirurgia inicial; cirurgia de intervalo; tratamento de consolidação após resposta completa com quimioterapia sistêmica; e tratamento da recidiva.

Um dos maiores estudos[87] com HIPEC para câncer de ovário recorrente avaliou 246 pacientes, sendo 184 recorrentes e sensíveis à platina, 92,2% foram submetidas à citorredução ótima. A sobrevida global foi de 48,9 meses, sendo 52 meses para as pacientes sensíveis à platina. A sobrevida global em 5 anos foi de 35%, com taxas de mortalidade e morbidade de 0,37% e 11,6%, respectivamente. O estudo conclui que a terapia de resgate combinando cirurgia citorredutora ideal e HIPEC é viável e com morbidade aceitável e pode alcançar sobrevida a longo prazo em pacientes altamente selecionadas com carcinoma ovariano recorrente, incluindo aqueles com doença resistente à platina.

Foi realizado um estudo fase III,[88] randomizado, em 245 pacientes submetidas à citorredução ideal, para investigar se a adição de quimioterapia intraperitoneal hipertermica (HIPEC) com cisplatina à cirurgia citorredutora com intervalo (três ciclos de carboplatina e paclitaxel antes e após) melhoraria os resultados entre as pacientes que com câncer de ovário epitelial em estágio III.

A sobrevida mediana livre de recidiva foi de 10,7 meses no grupo de cirurgia e 14,2 meses no grupo de cirurgia mais HIPEC. Em um seguimento médio de 4,7 anos, 76 pacientes (62%) no grupo da cirurgia e 61 pacientes (50%) no grupo da cirurgia mais HIPEC morreram ((IC 95%, de 0,48 a 0,94); P = 0,02). A sobrevida global média foi de 33,9 meses no grupo de cirurgia e 45,7 meses no grupo de cirurgia mais HIPEC.

Os autores concluíram que, entre as pacientes com câncer de ovário epitelial em estágio III, a adição de HIPEC à cirurgia citorredutora com intervalo resultou em maior sobrevida livre de recidiva e sobrevida global do que a cirurgia isolada e não resultou em maiores taxas de efeitos colaterais.

Em torno de 70% das pacientes com resposta completa apresentam recorrência da doença durante o seguimento e, dado o comportamento peritoneal após citorredução cirúrgica nas pacientes platinassensíveis, existe um interesse crescente em HIPEC. Outro estudo randomizado de HIPEC para câncer de ovário com recorrência – CHIPOR[89] (*Relapse Ovarian Cancer Treatment*) está em andamento e muitas instituições ainda aguardam que mais dados estejam disponíveis para validação do método, reservando-se o procedimento apenas para centros com experiência.

ASPECTOS TÉCNICOS E EXPERIÊNCIA DO AC CAMARGO CANCER CENTER

Esse procedimento vem sendo realizado nessa instituição desde o ano de 2001, atualmente já foram realizados mais 400 procedimentos utilizando-se a técnica fechada de perfusão peritoneal.

No período de março de 2001 a julho de 2014, 240 procedimentos (228 pacientes) foram realizados (cirurgia citorredutora com HIPEC) e os dados, analisados.[90]

A média de idade foi de 49 anos (20 a 75 anos), sendo a maioria dos casos (70,4%) do sexo feminino. As taxas de sobrevida global (SG) em 5 anos segundo a origem do tumor primário foram: origem apendicular (n = 96), 82,1%; mesotelioma peritoneal (n = 20), 66,3%; colorretal (n = 51), 24,5%; e ovário (n = 61), 52,3% (Tabela 130.1) (Figura 130.4).

As taxas de sobrevida livre de doença (SLD) em 5 anos segundo a origem do tumor primário foram: origem apendicular (n = 96), 58,9%; mesotelioma peritoneal (n = 20), 44,7%; colorretal (n = 51), 14,7%; e ovário (n = 61), 13,3% (Tabela 130.2) (Figura 130.5).

Tabela 130.1. Taxas de sobrevida global para 228 pacientes submetidos à cirurgia citorredutora com quimioterapia intraperitoneal hipertérmica (CC-HIPEC) segundo a origem do tumor primário

	3 ANOS	ERRO-PADRÃO	5 ANOS	ERRO-PADRÃO
Apêndice (96)	0,899	0,034	0,821	0,054
Mesotelioma (20)	0,663	0,113	0,663	0,113
Ovário (61)	0,761	0,061	0,523	0,079
Colorretal (51)	0,517	0,085	0,245	0,084

Fonte: Adaptada de Takahashi R, Ferreira FO, 2016.

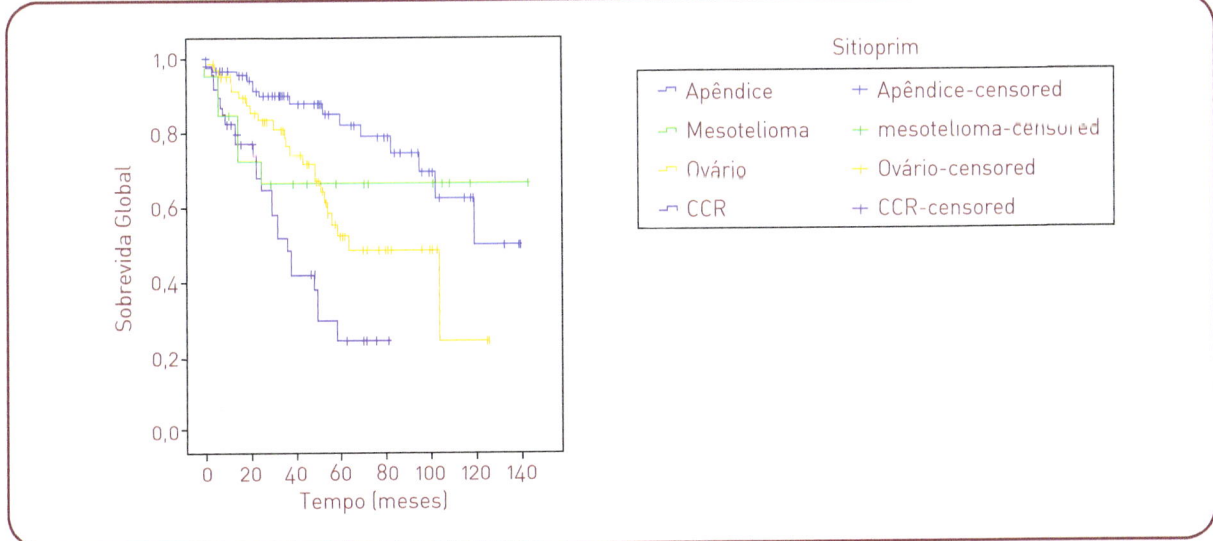

FIGURA 130.4 – Curvas de sobrevida global de 228 pacientes submetidos à CC-HIPEC segundo a origem do tumor primário.
Fonte: Adaptada de Takahashi R, Ferreira FO, 2016.

Tabela 130.2. Taxas de sobrevida livre de doença para 228 pacientes submetidos à cirurgia citorredutora com quimioterapia intraperitoneal hipertérmica (CC-HIPEC) segundo a origem do tumor primário

	3 ANOS	ERRO-PADRÃO	5 ANOS	ERRO-PADRÃO
Apêndice (96)	0,737	0,051	0,589	0,068
Mesotelioma (20)	0,521	0,124	0,447	0,127
Ovário (61)	0,240	0,060	0,133	0,049
Colorretal (51)	0,235	0,070	0,147	0,059

Fonte: Adaptada de Takahashi R, Ferreira FO, 2016.

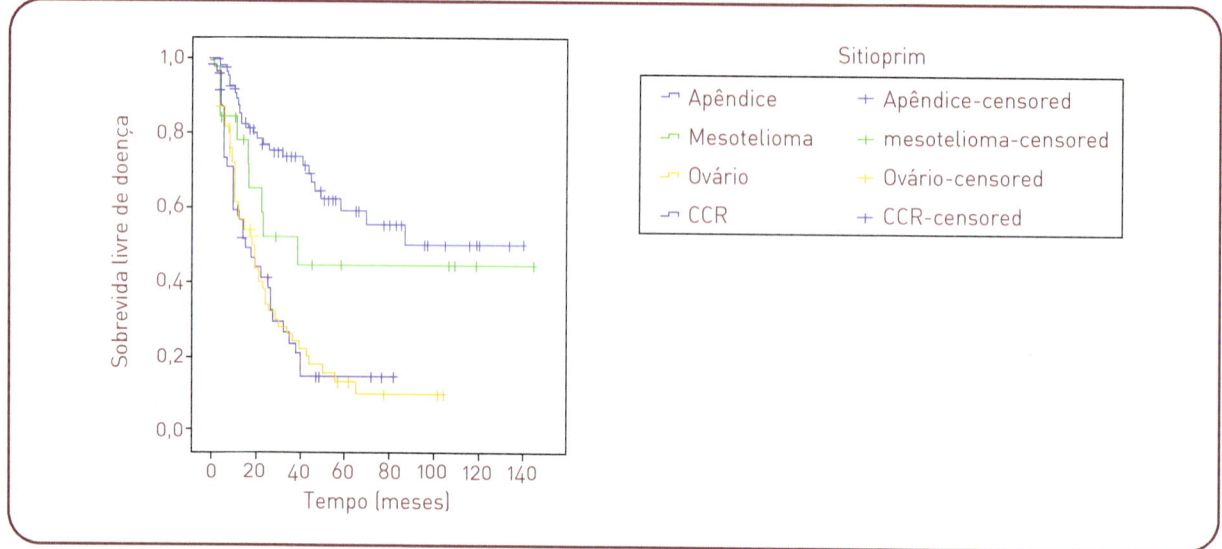

FIGURA 130.5 – Curvas de sobrevida livre de doença de 228 pacientes submetidos à CC-HIPEC segundo a origem do tumor primário.
Fonte: Adaptada de Takahashi R, Ferreira FO, 2016.

A duração média da cirurgia foi de 9,5 horas (4 a 20,5 horas). A mediana do IDP foi 11. A mediana de tempo internação em unidade de terapia intensiva (UTI) foram 3 dias e 12 dias de internação hospitalar. Ocorreram seis óbitos relacionados à cirurgia, resultando em uma mortalidade pós-operatória de 2,5%. A Tabela 130.3 contempla grau de toxidade, morbidade e mortalidade. A Tabela 130.4 mostra o perfil de complicações pós-operatórios em 240 procedimentos de CC-HIPEC.

A realização rotineira nesse período permitiu algumas padronizações de conduta.[90-93]

Tabela 130.3. Complicações segunda a escala de toxicidade e categorias estabelecidas, taxas de morbidade e mortalidade em 240 procedimentos de cirurgia citorredutora com quimioterapia intraperitoneal hipertérmica (CC-HIPEC)

CATEGORIA	GRAU DE TOXICIDADE	N (%)		MORBIDADE (%)	MORTALIDADE (%)
Ausência de complicações/ complicações menores	Grau 0 Grau I Grau II	89 (37,1) 16 (6,7) 77 (32,1)	38,8	62,9	2,5
Complicações maiores/ óbito	Grau III Grau IV Grau V (óbito)	26 (10,8) 26 (10,8) 6 (2,5)	24,1		

Fonte: Departamento de Cirurgia Pélvica – A.C.Camargo Cancer Center; mar/2001 – jul/2014.

Tabela 130.4. Perfil de complicações pós-operatórios em 240 procedimentos de cirurgia citorredutora com quimioterapia intraperitoneal hipertérmica (CC-HIPEC)

Tipo de complicação	N
1. Cirúrgicas	
Íleo adinâmico/gastroparesia	22
Sangramento	21
Fístula intestinal	14
Evisceração	6
Fístula gástrica/biliopancreática	5
Suboclusão	2
Outras	7
2. Clínicas	
Respiratórias	
Derrame pleural	7
Congestão pulmonar	5
Atelectasia	2
Cardiovasculares	
Arritmia e IAM	8
TEP/TVP	5
Hipertensão arterial	4
Choque anafilático	1
Hematológicas	
Anemia	43
Neutropenia	13
Pancitopenia	7
Plaquetopenia/coagulopatia	6
Gastrointestinais	
Náusea/vômitos	12
Diarreia	11
Hepatite	1
Icterícia	1
Hemorragia digestiva	1
Renais	
Insuficiência renal	11
Infecciosas	
Infecção abdominal	20
Febre a/e	19
Pneumonia	16
Infecção urinária	14
Infecção de ferida operatória	7
Infecção de corrente sanguínea	7
Infecção de cateter	5
Flebite / celulite	3
Endocardite	1
Neurológicas	
Delirium/confusão mental	2
SIRS	
Alterações hemodinâmicas sem infecção associada	11

IAM: infarto agudo do miocárdio: TEP: tromboembolismo profundo; TVP: trombose venosa profunda; SIRS: síndrome da resposta inflamatória sistêmica.
Fonte: Departamento de Cirurgia Pélvica – A.C.Camargo Cancer Center; mar/2001 – jul/2014.

Aspectos técnicos

- Terminada a etapa de citorredução, um cateter de infusão com seis ramos fenestrados tem suas extremidades posicionadas nos espaços subdiafragmáticos direito e esquerdo, incluindo goteira parieto cólica bilateral, no mesogátrio, retrocavidade, retroperitoneo e na cavidade pélvica.
- O sistema de drenagem é composto por três drenos multiperfurados interligados em "Y", assim posicionados: um na cavidade pélvica e um em cada espaço subdiafragmático, anteriorizados (contra a infusão, posicionados mais posteriormente).
- São colocados três termômetros intraperitoneais, sendo um na cavidade pélvica, o segundo no andar superior do abdome e o terceiro no mesogástrio, além do termômetro esofágico.
- Todos os cateres, sondas e termômetros são posicionados através da própria incisão mediana.
- A cavidade peritoneal é temporariamente fechada por sutura contínua da pele.
- Inicia-se a perfusão com solução de quimioterapia, previamente estabelecida segundo a origem da disseminação peritoneal.
- O equipamento de perfusão consta de um rolete que impulsiona a solução de quimioterapia pelo cateter de infusão, e outro que a retira através do

sistema de drenagem, retornando o fluido para um reservatório. Um trocador de calor acoplado ao sistema mantém o fluido entre 44 e 46 °C, de modo que a perfusão seja mantida por 30 a 90 minutos com a temperatura intraperitoneal entre 41 e 42 °C.
- Controlar a pressão intra-abdominal por meio de sonda de Levine posicionada na cavidade e conectada ao monitor de pressão, evitando-se medidas > 10 mmHg.
- Ao término da perfusão intraoperatória, procede-se à irrigação da cavidade com soro fisiológico 0,9% em temperatura ambiente, realiza-se a abertura da cavidade e, então, são confeccionadas as anastomoses.
- Quando se procede à ressecção do peritônio subdiafragmático, é necessária a drenagem pleural ipsilateral.

Quimioterapia intraperitoneal hipertérmica intraoperatória

Mesotelioma peritoneal

1. Cisplatina + Mitomicina ou Cisplatina + Doxorrubicina
- Dose Cisplatina – 50 a 80 mg/m^2, diluído em 1.000 mL de solução de diálise peritoneal (ou 40 mg de cisplatina por litro de perfusato, cálculo menos preciso).
- Dose Mitomicina – 10 mg/m^2 diluídos na solução com a cisplatina.
- Dose Doxorrubicina 10 mg/m^2 – diluído na solução com a cisplatina.
- Atenção para a dose de cisplatina em pacientes previamente submetidos a múltiplos ciclos de quimioterapia contendo cisplatina e carboplatina.
- Deve ser feita avaliação rigorosa da função renal antes da cirurgia, de preferência com o *clearance* de creatinina em amostra de urina de 24 horas.
- No pós-operatório, na UTI, instituir medidas nefroprotetoras.
- Atenção para leucopenia com uso de mitomicina.
- Citorredução não deve ser indicada em mesotelioma para casos de sarcomatoide bifásico e com KI67 acima de 10.

Neoplasia de origem apendicular

1. Mitomicina C
- Mitomicina C – 18 mg/m^2 diluídos em 1.000 mL de solução de diálise peritoneal glicosada a 1,5% para aplicação no início da perfusão, após testar o circuito.
- Seguido de mitomicina C 8,0 mg/m^2 diluídos em 250 mL de SF0,9% para aplicação 30 minutos após o início da perfusão.
- Seguido de mitomicina C 8,0 mg/m^2 diluídos em 250 mL de SF0,9% para aplicação 60 minutos após o início da perfusão.
- Checar necessidade de reduzir a dose em 33% para os pacientes previamente submetidos à quimioterapia intensa, com função renal limítrofe e idade acima de 60 anos.
- Atenção para leucopenia com uso de mitomicina.

2. Oxaliplatina
Doses/protocolo
- Oxaliplatina 200 – 400 mg/m^2.
- Diluir em 1.000 mL de solução glicosada 5%.
- Infundir aberto.
- Tempo de perfusão – 30 minutos.
- Solução perfusional (manipulada pela equipe cirúrgica) – solução não salina – SG 5%.

Cuidados no intra e no pós-operatório:
- Hiperglicemia.
- Hiponatremia.
- Hipocalemia e hipomagnesemia.
- Hiperssenssibilidade/neuropatia periférica aguda no pós-operatório (exacerbada pelo frio).
- Reação de hiperssenssibilidade (alergia) durante infusão, principalmente pacientes tratados previamente com oxaliplatina.

Notas
1. Antes da adição de solução de quimioterapia, preencher o reservatório com 3 L de solução de diálise peritoneal glicosada a 1,5% para testar e aquecer o circuito.
2. Quando o sistema estiver com o volume total, controlar o volume a ser mantido na cavidade peritoneal aumentando ou diminuindo o volume no reservatório, conforme a necessidade.
3. O total de volume no circuito deve ser de 4 L (somados aos volumes da QT).

CONCLUSÕES

A cirurgia desempenha um papel central no tratamento das neoplasias malignas epiteliais não metastáticas. O tratamento bem-sucedido depende da ressecção completa do tumor, envolto pelo tecido adjacente não comprometido, com margens microscopicamente negativas. Além disso, a linfadenectomia regional adequada apresenta contribuição no estadiamento preciso e implicações terapêuticas cada vez mais reconhecidas.

Já os casos de doença metastática exigem avaliação cuidadosa e individualizada considerando-se a diversidade de variáveis envolvidas, com valores prognósticos e preditivos distintos, nos diferentes cenários clínicos.

Os bons resultados da abordagem cirúrgica das metástases hepáticas do câncer colorretal introduziram um novo paradigma no entendimento da doença metastática. Foi possível reconhecer casos selecionados em que, mesmo na presença de metástases à distância, a cirurgia se impõe com vistas ao controle da doença.

Apesar da falta de estudos prospectivos e randomizados, a literatura mostra que CC-HIPEC foi capaz de oferecer sobrevida a longo prazo para pacientes selecionados, portadores de disseminação peritoneal de origem em tumores de apêndice, mesotelioma peritoneal e discutível no carcinoma epitelial de ovário, com taxas de morbidade e mortalidade aceitáveis em centros especializados. Ao nosso ver, a quebra de paradigma decorreu da remoção de doença mucinosa, anteriormente tratada apenas com cirurgia paliativa nos casos sintomáticos e eventualmente com quimioterapia sistêmica.

REFERÊNCIAS

1. Nissan A, Stojadinovic A, Garofalo A, et al. Evidence-based medicine in the treatment of peritoneal carcinomatosis: past, present, and future. J Sur Oncol. 2009;100:335-44.
2. al-Shammaa HA, Li Y, Yonemura Y. Current status and future strategies of cytoreductive surgery plus intraperitoneal hyperthermic chemotherapy for peritoneal carcinomatosis. W J Gastroenterol. 2008;14:1159-66.
3. Sugarbaker PH. Observations concerning cancer spread within the peritoneal cavity and concepts supporting an ordered pathophysiology. In: Sugarbaker PH (eds). Peritoneal carcinomatosis: principles of management. Boston: Kluwer Academic Publisher, 1995:80-99.
4. Carmignani CP, Sugarbaker TA, Bromley CM, et al. Intraperitoneal cancer dissemination: mechanisms of the patterns of spread. Cancer and metastasis reviews. 2003;22:465-72.
5. Yonemura Y. Hyperthermo-chemotherapy for the treatment of peritoneal dissemination. In: Contemporary approaches toward cure of gastric cancer. Maeda Shoten: Kanazawa; 1996:105-16.
6. Sugarbaker PH. Peritoneum as the first-line of defense in carcinomatosis. J Sur Oncol. 2007;95:93-6.
7. Ronnett BM, Yan H, Kurman RJ, et al. Patients with pseudomyxoma peritonei associated with disseminated peritoneal adenomucinosis have a significantly more favorable prognosis than patients with peritoneal mucinous carcinomatosis. Am Cancer Soc. 2001;92:85-91.
8. Sugarbaker PH. Pseudomyxoma peritonei. Cancer Treatment Research. 1996;81:105-19.
9. Dedrick RL, Myers CE, Bungay PM, et al. Pharmacokinetic rationale for peritoneal drug administration in treatment of ovarian cancer. Cancer Treatment Reports 1978;62:1-11.
10. Myers CE, Collins JM. Pharmacology of intraperitoneal chemotherapy. Cancer Investigation. 1983;1:395-407.
11. Brenner DE. Intraperitoneal chemotherapy – a review. J Clin Oncol. 1986;4:1135-47.
12. Spratt JS, Adcock RA, Sherrill W, et al. Hyperthermic peritoneal perfusion system in canines. Cancer Research. 1980;40:253-5.
13. Christophi C, Winkworth A, Muralihdaran V, et al. The treatment of malignancy by hyperthermia. Surg Oncol. 1999;7:83-90.
14. Dahl O, Dalene R, Schem BC, et al. Status of clinical hyperthermia. Acta Oncologica. 1999;38:863-73.
15. Witkamp AJ, de Bree E, Van Goethem AR, et al. Rationale and techniques of intra-operative hyperthermic intraperitoneal chemotherapy. Cancer Treat Rev. 2001;27:365-74.
16. Sugarbaker PH. Peritonectomy procedures. Ann Sur. 1995;221(1):29-42.
17. Sugarbaker PH, Kern K, Lack E. Malignant pseudomyxoma of colonic origin: natural history and presentation of a curative approach to treatment. Dis Colon Rectum. 1987;30:772-9.
18. Sugarbaker PH, Chang D. Results of treatment of 385 patients with peritoneal surface spread of appendiceal malignancy. Ann Surg Oncol. 1999;6:727-31.
19. Witkamp AJ, Bree E, Kaag MM, et al. Extensive surgical cytoreduction and intraoperative hyperthermic intraperitoneal chemotherapy in patients with pseudomyxoma peritonei. Br J Surg. 2001;88:458-63.
20. Piso P, Bektas H, Werner U, et al. Improved prognosis following peritonectomy procedures and hyperthermic intraperitoneal chemotherapy for peritoneal carcinomatosis from appendiceal carcinoma. Eur J Surg Oncol. 2001;27:286-90.
21. Deraco M, Baratti D, Inglese MG, et al. Peritonectomy and intraperitoneal hyperthermic perfusion (iphp):

a strategy that has confirmed its efficacy in patients with pseudomyxoma peritonei. Ann Surg Oncol. 2004;11:393-8.
22. Jacquet P, Jelinek JS, Steves MA, et al. Evaluation of computed tomography in patients with peritoneal carcinomatosis. Cancer. 1993;72:1631-6.
23. Tempany C, Zou K, Siverman S, et al. Staging of advanced ovarian: comparison of imaging modalities ￼ Report from the Radiological Diagnostic Oncology Group. Radiology. 2000;215:761-7.
24. Davies J, Chalmers A, Sue-Ling H, et al. Spiral computed tomography and operative staging of gastric carcinoma: a comparison with histopathological staging. Gut. 1997;41:314-9.
25. De Bree E, Koops W, Kroger R, et al. Peritoneal carcinomatosis from colorectal or appendiceal origin: correlation of preoperative CT with intraoperative findings and evaluation of interobserver agreement. J Surg Oncol. 2004;86:64-73.
26. de Bree E, Koops W, Kroger R, van Ruth S, et al. Preoperative computed tomography and selection of patients with colorectal peritoneal carcinomatosis for cytoreductive surgery and hyperthermic intraperitoneal chemotherapy. Ejso. 2006;32:65-71.
27. Low R, Saleh F, Song S, et al. Treated ovarian cancer: comparison of MR imaging with serum CA-125 level and physical examination: a longitudinal study. Radiology. 1999;211:519-28.
28. Huebner R, Park K, Shepherd JE, et al. A meta-analysis of the literature for whole-body FDG PET detection of recurrent colorectal cancer. J Nucl Med. 2000;41:1177-89.
29. Yan TD, Morris DL, Shigeki K, et al. Preoperative investigations in the management of peritoneal surface malignancy with cytoreductive surgery and perioperative intraperitoneal chemotherapy: expert consensus statement. J Surg Oncol. 2008;98:224-7.
30. Pomel C, Appleyard T, Gouy S, et al. The role of laparoscopy to evaluate candidates for complete cytoreduction of peritoneal carcinomatosis and hyperthermic intraperitoneal chemotherapy. Eur J Surg Oncol. 2005;31:540-3.
31. Valle M, Garofalo A. Laparoscopic staging of peritoneal surface malignancies. Eur J Surg Oncol. 2006;32:625-7.
32. Gilly FN, Carry PY, Sayag AC, et al. Regional chemotherapy (with mitomycin C) and intra-operative hyperthermia for digestive cancers with peritoneal carcinomatosis. Hepatogastroenterology. 1994;41:124-9.
33. Jacquet P, Sugarbaker PH. Clinical research methodologies in diagnosis and staging of patients with peritoneal carcinomatosis. In: Sugarbaker PH (ed). Peritoneal carcinomatosis: principles of management. Boston: Kluwer Academic Publishers, 1996:359-74.
34. Witkamp AJ, de Bree E, Kaag MM, et al. Extensive cytoreductive surgery followed by intra-operative hyperthermic intraperitoneal chemotherapy with mitomycin-C in patients with peritoneal carcinomatosis of colorectal origin. Eur J Cancer. 2001;37:979-84.
35. Sugarbaker PH. Successful management of microscopic residual disease in large bowel cancer. Cancer Chemother Pharmacol. 1999;43(Suppl):S15-25.
36. Gomez Portilla A, Sugarbaker PH, Chang D. Secondlook surgery after cytoreduction and intraperitoneal chemotherapy for peritoneal carcinomatosis from colorectal cancer: analysis of prognosis features. World J Surg. 1999;23:23-9.
37. Verwaal VJ, van Ruth S, Witkamp A, et al. Long-term survival of peritoneal carcinomatosis of colorectal origin. Ann Surg Oncol. 2005;12:65-71.
38. Glehen O, Mithieux F, Osinsky D, et al. Surgery combined with peritonectomy procedures and intraperitoneal chemohyperthermia in abdominal cancers with peritoneal carcinomatosis: a phase II study. J Clin Oncol. 2003;21:799-806.
39. Gonzalez-Moreno S, Kusamura S, Baratti D, et al. Postoperative residual disease evaluation in the locoregional treatment of peritoneal surface malignancy. J Surg Oncol. 2008;98:237-41.
40. McVie JG, Dikhoff T, Van der Heide J, et al. Tissue concentration of platinum after intraperitoneal cisplatinum administration in patients. Proc Am Assoc Cancer Res. 1985;26:162.
41. Kusamura S, O'Dwyer ST, Baratti D, et al. Technical aspects of cytoreductive surgery. J Surg Oncol. 2008;98:232-6.
42. Pestieau SR, Schnake KJ, Stuart OA, et al. Impact of carrier solutions on pharmacokinetics of intraperitoneal chemotherapy. Cancer Chemother Pharmacol. 2001;47:269-76.
43. Kusamura S, Dominique E, Baratti D, et al. Drugs, carrier solutions and temperature in hyperthermic intraperitoneal chemotherapy. J Surg Oncol. 2008;98(4):247-52.
44. Shimizu T, Maeta M, Koga S. Influence of local hyperthermia on the healing of small intestinal anastomoses in the rat. Br J Surg. 1991;78:57-9.
45. Glehen O, Cotte E, Kusamura S, et al. Hyperthermic intraperitoneal chemotherapy: nomenclature and modalities of perfusion. J Surg Oncol. 2008;98:242-6.
46. Elias D, Antoun S, Goharin A, et al. Research on the best chemohyperthermia technique of treatment of peritoneal carcinomatosis after complete resection. Int J Surg Investig. 2000;1:431-9.
47. Gonzalez-Bayon L, Gonzalez-Moreno S, Ortega-Perez G. Safety considerations for operating room personnel during hyperthermic intraoperative intraperitoneal chemotherapy perfusion. Eur J Surg Oncol. 2006;32:619-24.
48. Jacquet P, Stuart OA, Chang D, et al. Effects of intra--abdominal pressure on pharmacokinetics and tissue

distribution of doxorubicin after intraperitoneal administration. Anticancer Drugs. 1996;7:596-603.
49. Esquis P, Consolo D, Magnin G, et al. High intra-abdominal pressure enhances the penetration and antitumor effect of intraperitoneal cisplatin on experimental peritoneal carcinomatosis. Ann Surg. 2006;244:106-12.
50. Glehen OKF, Sugarbaker PH, Elias D, et al. Cytoreductive surgery combined whith perioperative intraperitoneal chemotherapy for the management of peritoneal carcinomatosis from colorectal cancer: a multi-institutional study. J Clin Oncol. 2004;22:3284-92.
51. Sugarbaker PH. Peritonectomy procedures. Ann Surg. 1995;221(1):29-42.
52. Glehen O, Osinsky D, Cotte E, et al. Intraperitoneal chemohyperthermia using a closed abdominal procedure and cytoreductive surgery for the treatment of peritoneal carcinornatosis: morbidity and mortality analysis of 216 consecutive procedures. Ann Surg Oncol. 2003;10:863-9.
53. Verwaal VJ, Tinteren H, van Ruth SV, et al. Toxicity of cytoreductive surgery and hyperthermic intra-peritoneal chemotherapy. J Surg Oncol. 2004;85:61-7.
54. Elias D, Matsuhisa T, Sideris L, et al. Heated intra--operative intraperitoneal oxaliplatin plus irinotecan after complete resection of peritoneal carcinomatosis: pharmacokinetics, tissue distribution and tolerance. Ann Oncol 2004;15:1558.
55. Stephens AD, Alderman R, Chang D, et al. Morbidity and mortality analysis of 200 treatments with cytoreductive surgery and hyperthermic intraoperative intraperitoneal chemotherapy using the coliseum technique. Ann Surg Oncol. 1999;6:790-6.
56. Glehen O, Cotte E, Schreiber V, et al. Intraperitoneal chemohyperthermia and attempted cytoreductive surgery in patients with peritoneal carcinomatosis of colorectal origin. Br J Surg. 2004;91:747-54.
57. Shen P, Hawksworth J, Lovato J, et al. Cytoreductive surgery and intraperitoneal hyperthermic chemotherapy with mitomycin C for peritoneal carcinomatosis from nonappendiceal colorectal carcinoma. Ann Surg Oncol. 2004;11:178-86.
58. Deraco M, Gronchi A, Mazzaferro V, et al. Feasibility of peritonectomy associated with intraperitoneal hyperthermic perfusion in patients with pseudomyxoma peritonei. Tumori. 2002;88:370-5.
59. Deraco M, Kusamura S, Gronchi A. Cytoreductive surgery (peritonectomy) and intraperitoneal hyperthermic chemotherapy: an innovative and effective approach to the treatment of pseudomyxoma peritonei. Tumori. 2003;89(4):54-5.
60. Butterworth SA, Panton ON, Klaassen DJ, et al. Morbidity and mortality associated with intraperitoneal chemotherapy for pseudomyxoma peritonei. Am J Surg. 2002;183:529-32.
61. Overman MJ, Asare EA, Compton CC, et al. Appendix-carcinoma. In: AJCC Cancer Staging Manual. 8. ed., Amin MB (ed). AJCC: Chicago, 2017. p. 237.
62. Simkens GA, van Oudheusden TR, Braam HJ, Luyer MD, Wiezer MJ, van Ramshorst B, Nienhuijs SW, et al. Treatment-related mortality after cytoreductive surgery and HIPEC in patients with colorectal peritoneal carcinomatosis is underestimated by conventional parameters. Ann Surg Oncol. 2016;23(1):99-105. Epub 2015 Jul 7.
63. Verwaal VJ, van Ruth S, de Bree E, van Sloothen GW, van Tinteren H, Boot H, Zoetmulder FA. Randomized trial of cytoreduction and hyperthermic intraperitoneal chemotherapy versus systemic chemotherapy and palliative surgery in patients with peritoneal carcinomatosis of colorectal cancer. J Clin Oncol. 2003;21(20):3737.
64. Shaib WL, Martin LK, Choi M, Chen Z, Krishna K, Kim S, et al. Hyperthermic intraperitoneal chemotherapy following cytoreductive surgery improves outcome in patients with primary appendiceal mucinous adenocarcinoma: a pooled analysis from three tertiary care centers. Oncologist. 2015;20(8):907. Epub 2015 Jun 12.
65. González-Moreno S, Sugarbaker PH. Right hemicolectomy does not confer a survival advantage in patients with mucinous carcinoma of the appendix and peritoneal seeding. Br J Surg. 2004;91(3):304.
66. Sugarbaker PH, Yan TD, Stuart OA, et al. Comprehensive management of diffuse malignant peritoneal mesothelioma. Eur J Surg Oncol. 2006;32:686-91.
67. Chailleux E, Dabouis G, Pioche D, et al. Prognostic factors in diffuse malignant pleural mesothelioma a study of 167 patients. Chest. 1988;93:159-62.
68. Antman K, Shemin R, Ryan L, et al. Malignant mesothelioma: prognostic variables in a registry of 180 patients, the Dana-Farber Cancer Institute and Brigham and Women's Hospital experience over two decades, 1965-1985. J Clin Oncol. 1988;6:147-53.
69. Markman M, Kelsen D. Efficacy of cisplatin-based intraperitoneal chemotherapy as treatment of malignant peritoneal mesothelioma. J Cancer Res Clin Oncol. 1992;118:547-50.
70. Milao N, Pingpank JF, Alexander HR, Royal R, Steinberg SM, Quezado MM, et al. Cytoreductive surgery and continuous hyperthermic peritoneal perfusion in patients with mesothelioma and peritoneal carcinomatosis: hemodynamic, metabolic, and anesthetic considerations. Ann Surg Oncol. 2009;16:334-344. DOI: 10.1245/s10434-008-0253.
71. Yan TD, Deraco M, Baratti D, Kusamura S, Elias D, Glehen O, et al. Cytoreductive surgery and hyperthermic intraperitoneal chemotherapy for malignant peritoneal mesothelioma: multi-institutional experience. J Clin Oncol. 2009;27(36):6237.

72. Alexander HR Jr, Bartlett DL, Pingpank JF, Libutti SK, Royal R, Hughes MS, et al. Treatment factors associated with long-term survival after cytoreductive surgery and regional chemotherapy for patients with malignant peritoneal mesothelioma. Surgery. 2013;153(6):779-86. Epub 2013 Mar 13.

73. Hurwitz HI, Fehrenbacher L, Hainsworth JD, et al. Bevacizumab in combination with fluorouracil and leucovorin: An active regimen for first-line metastatic colorectal cancer. J. Clin Oncol. 2005;23:3502-8.

74. Elias D, Delperro JR, Sideris L, et al. Treatment of peritoneal carcinomatosis from colorectal cancer: impact of complete cytoreductive surgery and difficulties in conducting randomized trials. Ann Surg Oncol. 2004;11:518-21.

75. Elias D, Raynard B, Farkhondeh F, et al. Peritoneal carcinomatosis of colorectal origin: long-term results of intraperitoneal chemohyperthermia with oxaliplatin following complete cytoreductive surgery. Gastroenterol Clin Biol. 2006;30:1200-4.

76. Verwaal VJ, van Tinteren H, van Ruth S, et al. Predicting the survival of patients with peritoneal carcinomatosis of colorectal origin treated by aggressive cytoreduction and hyperthermic intraperitoneal chemotherapy. Br J Surg. 2004;91:739-46.

77. Verwaal VJ, van Ruth S, de Bree E, et al. Randomized trial of cytoreduction and hyperthermic intraperitoneal chemotherapy versus systemic chemotherapy and palliative surgery in patients with peritoneal carcinomatosis of colorectal origin. J Clin Oncol. 2003;21:3737-43.

78. Glehen O, Kwiatkowski F, Sugarbaker PH, et al. Cytoreductive surgery combined with perioperative intraperitoneal chemotherapy for the management of peritoneal carcinomatosis from colorectal cancer: a multi-institutional study. J Clin Oncol. 2004;22:3284-92.

79. Quenet F, Elias D, Roca L, et al. A UNICANCER phase III trial of hyperthermic intra-peritoneal chemotherapy (HIPEC) for colorectal peritoneal carcinomatosis (PC): PRODIGE 7 (abstract). J Clin Oncol, 2018;36:(3503). [2022 jun 10]. https://meetinglibrary.asco.org/record/158740/abstract.

80. National Comprehensive Cancer Network (NCCN). NCCN Clinical Practice Guidelines in Oncology.

81. Cooksley TJ, Haji-Michael P. Post-operative critical care management of patients undergoing cytoreductive surgery and heated intraperitoneal chemotherapy (HIPEC) World J Surg Oncol. 2011;9:169. DOI: 10.1186/1477-7819-9-169.

82. Griffiths CT. Surgical resection of tumor bulk in the primary treatment of ovarian carcinoma. Natl Cancer Inst Monogr. 1975;42:101-4.

83. Chi DS, Liao JB, Leon LF, et al. Identification of prognostic factors in advanced epithelial ovarian carcinoma. Gynecol Oncol. 2001;82:532-7.

84. Armstrong DK, Bundy B, Wenzel L, et al. Intraperitoneal cisplatin and paclitaxel in ovarian cancer. N Eng J Med. 2006;354:34-43.

85. Alberts DS, Liu PY, Hannigan EV, et al. Intraperitoneal cisplatin plus intravenous cyclophosphamide versus intravenous cisplatin plus intravenous cyclophosphamide for stage III ovarian cancer. N Engl J Med. 1996;335:1950-5.

86. Markman M, Bundy BN, Alberts DS, et al. Phase III trial of standard-dose intravenous cisplatin plus paclitaxel versus moderately high-dose carboplatin followed by intravenous paclitaxel and intraperitoneal cisplatin in small-volume stage III ovarian carcinoma: an intergroup study of the Gynecologic Oncology Group, Southwestern Oncology Group, and Eastern Cooperative Oncology Group. J Clin Oncol. 2001;19:1001-7.

87. Blackham AU, Shen P, Stewart JH, Russell GB, Levine EA. Cytoreductive surgery with intraperitoneal hyperthermic chemotherapy for malignant peritoneal mesothelioma: mitomycin versus cisplatin. Ann Surg Oncol. 2010;17(10):2720-7. Epub 2010 Apr 27.

88. Lopes A, Ferreira FO, Rossi BM, Aguiar Jr. S, Barreto ÉS, Nakagawa WT, et al. Cirurgia citorredutora e quimioterapia intraperitoneal hipertérmica no tratamento da carcinomatose peritoneal das neoplasias: quando, como e por quê? Prática Hospitalar, 2003;30:62-70.

89. Hyperthermic Intra-Peritoneal Chemotherapy (HIPEC) in Relapse Ovarian Cancer Treatment (CHIPOR). ClinicalTrials.gov Identifier: NCT01376752. [2019 dez 09]. Disponível em: https://clinicaltrials.gov/ct2/show/NCT01376752.

90. Takahashi R, Ferreira FO. Alterações laboratoriais em marcadores metabólicos e de inflamação relacionadas à cirurgia citorredutora associada quimioterapia intraperitoneal hipertérmica / Renata Takahashi. Dissertação de Mestrado, 112 p. São Paulo: Fundação Antônio Prudente, 2016

91. Hospital AC Camargo. Padronização de condutas e rotinas terapêuticas. Adenocarcinoma de cólon. São Paulo: Departamento de Cirurgia Pélvica; 2006:58-61.

92. Lopes A. Cirurgia citorredutora e quimioterapia intraperitoneal hipertérmica no tratamento da disseminação peritoneal das neoplasias. Pratica Hospitalar. 2003;30:62-70.

93. Lopes A. Cirurgia citorredutora e quimioterapia intraperitoneal hipertérmica no tratamento da disseminação peritoneal das neoplasias. Cancer Hoje. 2005;3:11-6.

131
Metástases Hepáticas do Câncer Colorretal

Renato Micelli Lupinacci
Luis A. Carneiro D'Albuquerque
Paulo Herman

DESTAQUES

- Apesar da ausência de estudos prospectivos randomizados, a ressecção cirúrgica das metástases hepáticas do câncer colorretal permanece como a única terapia potencialmente curativa para esses pacientes.
- Nos últimos anos, os resultados da ressecção de metástases hepáticas do câncer colorretal têm sido cada vez melhores graças ao melhor estadiamento, aos avanços cirúrgicos, às melhores drogas quimioterápicas e, principalmente, ao tratamento multidisciplinar.
- A frequência e o prognóstico das metástases hepáticas de câncer colorretal estão diretamente relacionados ao estádio do câncer colorretal primário.
- A realização da tomografia computadorizada por emissão de pósitrons (PET-CT) nas quatro semanas que se seguem à quimioterapia apresenta um elevado número de falso-negativos em consequência da inibição metabólica causada pelas drogas quimioterápicas.
- A quimioterapia pode causar dano ao parênquima hepático e deve ser utilizada por tempo limitado quando existe a possibilidade de ressecção cirúrgica.
- Como alguns pacientes podem apresentar recidivas hepáticas podendo ser submetidos a mais de uma hepatectomia com intuito curativo, é importante que o maior volume de parênquima hepático seja preservado a cada cirurgia.

INTRODUÇÃO

Metástases hepáticas (MH) estão presentes em 15% a 25% dos pacientes com câncer colorretal (CCR) no momento do diagnóstico,[1] e outros 25% a 50% desenvolverão MH em um período de 3 anos após a ressecção do tumor primário.[2]

Em pacientes com metástases hepáticas isoladas, a extensão da doença hepática é o principal determinante de sobrevida. Nesses pacientes a sobrevida é mensurada em meses quando não tratados.[3,4] Neste contexto, a sobrevida média varia entre 5 e 10 meses, a sobrevida em 2 anos é um evento pouco frequente e sobrevidas maiores do que 5 anos são extremamente raras.[3,5]

A maioria dos estudos indica que o prognóstico está fortemente relacionado à extensão da doença metastática.[3-6] Wood et al.[4] relataram sobrevida de 1 ano em apenas 5,7% dos pacientes com doença hepática multifocal, 27% em pacientes com metástases localizadas em um único segmento ou lobo hepático e 60% em pacientes com metástases solitárias.

A ressecção cirúrgica das MH do CCR passou, a partir da década de 1980, progressivamente a ocupar o seu lugar na estratégia terapêutica destes pacientes. Em 1988, o registro americano, após análise de 859 hepatectomias realizadas entre 1948 e 1985, estipulava três critérios para a indicação cirúrgica: a) não mais de três lesões; b) ausência de lesões extra-hepáticas; e c) margem cirúrgica superior a 1cm.[7] Em 1992, o relatório da Associação Francesa de Cirurgia analisava 1895 hepatectomias realizadas entre 1959 e 1991.[8] A sobrevida global (SG) em 5 anos era de 28% e os autores sugeriam um aumento das indicações cirúrgicas. Vinte anos depois, um estudo multicêntrico incluindo 1.669 pacientes mostrava uma sobrevida em 5 anos de 47% confirmando o progresso indubitável das estratégias cirúrgicas para o tratamento das MH do CCR.[9]

Para facilitar a escolha da melhor estratégia terapêutica dos pacientes com MH do CCR, Pawlik e Choti[10] propuseram uma classificação em três categorias em função das possibilidades de ressecção cirúrgica: a) ressecabilidade de classe I: lesão(ões) facilmente ressecál(veis), localizada(s) em um e três segmentos hepáticos, preservando mais de 40% do volume hepático e sem doença extra-hepática; b) ressecabilidade de classe II: pacientes potencialmente ressecáveis, mas necessitando de uma cirurgia complexa ou em dois tempos, com necessidade de clampeamento pedicular prolongado, presença de nódulos em mais de cinco segmentos e preservando entre 25% e 40% do parênquima hepático; c) ressecabilidade de classe III: pacientes considerados irressecáveis inicialmente, seja pela extensão e/ou localização das lesões hepáticas, seja pela presença de doença extra-hepática importante. Essa classificação, apesar de útil, é variável em função do centro onde a cirurgia for realizada e da experiência dos cirurgiões.

CONTROLE DA DOENÇA EXTRA-HEPÁTICA

O controle adequado do tumor primário (incluindo ausência de recidiva na anastomose ou disseminação locorregional) bem como a ausência de um novo tumor colorretal devem ser investigados por meio de tomografia computadorizada (TC) do abdômen e pelve. Nos casos de tumores retais primários, o uso de ressonância nuclear magnética (RNM) da pelve é fortemente recomendado. A colonoscopia é obrigatória para confirmar a ausência de recidiva anastomótica ou, mais frequentemente, a presença de uma segunda lesão primária. A TC de tórax é realizada para excluir ou identificar metástases pulmonares não ressecáveis.

O uso de PET-CT permanece controverso. Apesar de apresentar uma acurácia superior à TC na avaliação da presença de lesões extra-hepáticas e boa acurácia na detecção de lesões hepáticas,[11,12] os resultados do uso sistemático de PET-CT na avaliação pré-operatória dos pacientes é motivo de debate. Selzner et al.,[13] em um estudo prospectivo com 76 pacientes, revelam uma mudança da conduta clínica em 21% dos casos após a realização de PET-CT. Entretanto, Glazer et al.[14] publicaram estudo analisando o papel de PET-CT na avaliação da resposta das MH à quimioterapia, encontrando uma sensibilidade de 89,9% e especificidade de apenas 22,2% com acurácia de 85,5%; o que fez os autores concluírem que a realização do PET-CT nas 4 semanas que se seguem à quimioterapia não traz dados adicionais e que o elevado número de falso-negativos é consequência da inibição metabólica causada pelas drogas quimioterápicas, terminando por não recomendar a realização do exame nesses pacientes que recentemente terminaram uma quimioterapia, e sim submetê-los diretamente à ressecção cirúrgica prevista no início.

Em 2019, uma metanálise incluindo 13 artigos (dois estudos randomizados e 11 estudos não controlados) e 2.251 pacientes mostrou que o uso sistemático de PET-CT não aumenta a SG ou livre de doença. Os dois estudos randomizados mostraram que a mudança de conduta clínica ocorreu em apenas 8% dos pacientes e que o uso de PET-CT não diminuiu a taxa de laparotomias desnecessárias.[15]

Na opinião dos autores deste capítulo, a realização de PET-CT só se faz necessária nos casos de doença extra-hepática limitada conhecida, geralmente pulmonar, linfonodal ou peritoneal, com o objetivo de confirmar a possibilidade de uma estratégia ambiciosa escalonada ou, ainda, nos casos de volume tumoral hepático muito importante (várias lesões, geralmente > 4) em que uma cirurgia hepática complexa (e, sendo assim, associada a uma alta taxa de morbimortalidade) constitui a única opção de tratamento curativo.

AVALIAÇÃO PRÉ-OPERATÓRIA DO ENVOLVIMENTO HEPÁTICO

Uma localização acurada de todas as lesões hepáticas e as suas relações com os principais vasos e pedículos biliares é essencial para o planejamento do tipo adequado de ressecção.

A ultrassonografia (USG) transabdominal apresenta boa especificidade (85% a 95%) no diagnóstico de metástases hepáticas,[16-18] mas na detecção de lesões menores do que 1 cm a sensibilidade permanece baixa. A USG com contraste tem maior sensibilidade e especificidade na detecção de metástases pequenas e é útil no diagnóstico diferencial de lesões duvidosas.

A TC de abdômen com infusão de contraste endovenoso apresenta boa sensibilidade (75% a 85%) e excelente especificidade (85% a 97%).[19] Ela permite reconstruções tridimensionais, que ajudam na análise das relações entre as MH e os pedículos vasculho-biliares, além de facilitar o cálculo do volume residual hepático após a ressecção. A RNM também apresenta ótima sensibilidade e especificidade sobretudo para a detecção de pequenas lesões hepáticas, sendo superior à TC de abdome e ao PET-CT.[12]

Na opinião dos autores, a RNM do fígado (com fase de difusão) é, nos dias atuais, exame obrigatório antes de qualquer proposta cirúrgica para MH do CCR.

FUNÇÃO HEPÁTICA

Quando o parênquima hepático sede das metástases é normal, até seis segmentos anatômicos ou 75% do volume hepático pode ser ressecado sem que ocorra insuficiência hepática pós-operatória. O volume de fígado remanescente após uma hepatectomia programada pode ser medido por meio de TC, pela volumetria, cuja importância foi recentemente confirmada em estudo com 301 pacientes submetidos a ressecções hepáticas alargadas, demonstrando que a medida do volume residual pela volumetria por TC é importante na seleção de pacientes que necessitarão de embolização portal pré-operatória, procedimento que resulta na hipertrofia do remanescente hepático. Além disso, o estudo demonstrou também que uma relação volume do fígado residual/volume hepático total > 20% é suficiente para ressecções hepáticas seguras.[20] Nos casos em que se estima insuficiente o volume hepático residual (de maneira geral, < 20% em fígados normais, < 30% em fígados submetidos à quimioterapia prolongada e < 40% em fígados cirróticos), o emprego da oclusão do ramo portal ipsilateral à ressecção é instrumento útil e comprovadamente eficaz para hipertrofia do remanescente hepático. A oclusão do ramo portal pode ser realizada mediante ligadura cirúrgica ou embolização percutânea por radiologia intervencionista, esta última preferida pela maior parte dos serviços porque é menos invasiva e, potencialmente, mais eficaz.[21] Estudo recente confirma o aumento da ressecabilidade nos pacientes portadores de MH do CCR submetidos à embolização portal e o ganho de sobrevida associado à ressecção de lesões tidas anteriormente como irressecáveis.[22]

A capacidade funcional do fígado pode ser estimada por meio da avaliação de testes sanguíneos de função hepática (dosagem de albumina sérica, bilirrubina total e frações e determinação dos tempos de coagulação) e, em alguns casos, por testes funcionais como o clearance do verde de indocianina (substância totalmente metabolizada pelo fígado).

Quimioterapia e hepatotoxicidade

Metástases hepáticas raramente se desenvolvem em fígados cirróticos, porém, em virtude do recente desenvolvimento de regimes quimioterápicos mais eficientes, um número cada vez mais elevado de pacientes pode se apresentar com fígados anormais como resultado da toxicidade por quimioterapia recebida antes da ressecção cirúrgica (quimioterapia neoadjuvante).[23] Por conta da hepatotoxicidade específica de alguns agentes utilizados nos novos regimes quimioterápicos, o entusiasmo com os potenciais benefícios da quimioterapia neoadjuvante foi de certo modo atenuado pela toxicidade hepática observada após quimioterapia pré-operatória. A utilização de 5-FU associado à oxaliplatina e/ou irinotecan associa-se a alterações histológicas específicas e representam um efeito deletério potencial na função hepática pós-operatória e na capacidade de recuperação do paciente após a cirurgia.[22-29]

Três tipos principais de lesões hepáticas associadas à quimioterapia foram relatados: 1) esteatose; 2) esteato-hepatite (em inglês, *chemotherapy-associated steatohepatitis* (CASH)); e 3) a síndrome de obstrução sinusoidal, denominada no passado "doença vaso-oclusiva". A esteatose faz parte das quatro características histológicas avaliadas de maneira semiquantitativa no escore de atividade da doença hepática gordurosa não alcoólica (DHGNA).[30] A esteato-hepatite ou CASH é uma forma mais avançada da NAFLD, definida pela associação de esteatose importante (geralmente macrovacuolar e centrolobular), fibrose perissinusoidal e lesões inflamatórias portal e lobular, observada mais comumente com o uso do irinotecano.[24] Os dois principais mecanismos lesionais são inicialmente uma resistência à insulina e, em um segundo momento, o estresse oxidativo.[31] Essas alterações podem aumentar o risco de sangramento perioperatório e insuficiência hepática pós-operatória.

As lesões histológicas observadas na síndrome de obstrução sinusoidal são consequência das lesões na microcirculação hepática (venulas portais, vênulas hepáticas, sinusoides) pela ação direta da oxiliplatina que induz uma super produção de radicais livres e uma depleção de glutationa nas células endoteliais. Ocorre progressivamente uma dilatação sinusoidal com congestão eritrocítica, acompanhada de fibrose perissinusoidal e congestão do espaço de Disse, resultando em dificuldade de perfusão do parênquima hepático.[22] Quando a síndrome de oclusão sinusoidal se torna severa, pode causar o desenvolvimento de uma hipertensão portal intra-hepática não cirrótica associada a uma hiperplasia nodular regenerativa.[32]

Muitos autores têm demonstrado que quimioterapia sistêmica prolongada com irinotecano ou oxaliplatina pode aumentar a morbidade pós-operatória após ressecções hepáticas maiores.[26-29] Alguns autores têm sugerido a realização de biópsias hepáticas pré-operatórias em pacientes que receberam quimioterapia sistêmica prolongada para avaliar o grau de lesão hepática induzida pela quimioterapia.[23] A validade dessa abordagem é incerta por conta das dificuldades com as variações interobservadores na avaliação da CASH[24,32] e pela heterogeneidade das alterações histológicas observadas associadas à quimioterapia. Além do mais, é muito difícil negar a um paciente com metástases ressecáveis o tratamento cirúrgico com base unicamente em biópsias do fígado não metastático. Overman *et al.* publicaram um interessante estudo em que o aumento do tamanho do baço secundário ao uso de oxaliplatina associada a fluoropirimidinas correlacionou-se com o aumento no grau de injúria sinusoidal hepática e propuseram a análise do aumento do tamanho do baço como método simples na análise inicial do risco operatório adicionado pelo esquema quimioterápico.[33]

Mais do que os esquemas utilizados, o tempo de tratamento parece ser fator determinante nas complicações relacionadas à quimioterapia neoadjuvante. Esquemas de longa duração não aumentam a resposta ao tratamento e aumentam as complicações pós-hepatectomia.[34,35] Entretanto, esquemas de curta duração (geralmente menores de seis ciclos ou 3 meses) não promovem aumento da morbidade pós-operatória para alguns, mesmo com a realização da cirurgia num período inferior a 30 dias após o último ciclo,[36] e permitem a obtenção dos benefícios relacionados à quimioterapia neoadjuvante.

Atualmente, não existem recomendações para a avaliação pré operatória da hepatotoxicidade induzida pela quimioterapia. Os testes não invasivos, utilizados rotineiramente nos pacientes com hepatite viral, não foram adequadamente avaliados.

BIÓPSIA HEPÁTICA

Nos raros casos em que há dúvida diagnóstica, a biópsia por punção percutânea pode ser necessária. No entanto, um estudo encontrou depósitos tumorais no trajeto da agulha em 10% dos pacientes após biópsias por lesões suspeitas de MH de CCR.[37] Esse risco não é justificado em pacientes com lesões potencialmente ressecáveis, sendo a preferência para lesões pequenas de difícil caracterização pelos métodos de imagem, um período curto de observação com controle radiológico (TC ou RNM) e biológico (dosagem de CEA).

LESÕES QUE DESAPARECERAM APÓS A QUIMIOTERAPIA

Persistem dúvidas quanto ao momento, tipo e extensão da ressecção necessária após uma resposta clínica (radiológica) completa, isto é, quando todas ou alguma(s) lesão(ões) hepática(s) desaparecer(am) completamente após terapia neoadjuvante. De todo modo, deve-se considerar que o desaparecimento de uma ou várias lesões constitui um evento favorável na evolução da doença e uma excelente resposta à quimioterapia se traduz como um melhor comportamento biológico da doença.[38,39]

A principal questão para o cirurgião hepático é se deve ressecar ou não o local no fígado que corresponderia à localização da MH que se tornou indetectável. Elias et al.,[40] analisando 228 pacientes com MH de CCR, tratados com quimioterapia pré-operatória sistêmica (e em 12 pacientes, quimioterapia intra-arterial associada), identificaram 16 pacientes com 69 lesões indetectáveis (ou *missing lesions*), não identificadas no intraoperatório e não ressecadas durante a exploração cirúrgica. Com seguimento médio de 51 meses, por um lado, não houve reaparecimento das lesões em 10 pacientes (62%); por outro lado, observou-se recidiva (persistência da doença) em 38%. Porém, Benoist et al.[41] demonstraram que em 83% dos casos (de MH consideradas indetectáveis pelos métodos de imagem pré-operatórios), houve persistência do tumor microscópico após desaparecimento radiológico das MH. Esse dado reforça o conceito de ressecção, sempre que possível, de todos os locais no fígado inicialmente acometidos, embora encontrar o local da MH que se tornou indetectável após quimioterapia possa trazer grande dificuldade. O cirurgião encontra-se diante da necessidade de identificar o local preciso da MH desaparecida e ressecar parênquima hepático suficiente para conseguir margens adequadas, sem o auxílio da palpação do tumor ou de USG intraoperatória. Aí reside o risco da quimioterapia neoadjuvante tornar um paciente marginalmente operável que se apresentou inicialmente com uma MH identificável e facilmente ressecável. Nos casos em que a MH desaparecida pode ser facilmente observada por meio de uma cicatriz fibrosa ou de uma pequena calcificação, o tratamento mediante ressecção ou terapia ablativa deve ser realizado.

Nesses pacientes, é imperativa a avaliação precoce pelo cirurgião hepático antes da decisão clínica final e do início da quimioterapia, que deve ser de curta duração, servindo para definir a sensibilidade da lesão e não induzir o seu desaparecimento. Do mesmo modo, necessita de acompanhamento rigoroso com exames de imagem adequados para avaliar a resposta à quimioterapia, estes devendo ser realizados antes do desaparecimento completo do foco metastático.

Posto que a quimioterapia sistêmica é pouco eficaz nesses casos,[41] três estudos avaliaram a utilização de uma quimioterapia intra-arterial pós-operatória quando lesões desaparecidas foram "deixadas" pelo cirurgião. Nesses estudos, a taxa de recidiva *in situ* das lesões desaparecidas variou de 20% a 40%, bem inferiores às taxas de recidiva observadas com a quimioterapia sistêmica isolada, justificando, para esses autores, a sua utilização.[38,42,43]

ESCOLHA DO TIPO DE RESSECÇÃO

Classicamente, o objetivo da cirurgia oncológica das MH é o de remover todos os focos metastáticos com margens macroscopicamente livres, idealmente superiores a 1 cm. O aumento das indicações de cirurgia curativa e o uso de métodos ablativos de maneira isolada ou em associação revolucionou o dogma da necessidade de margens > 1 cm ao ponto que, recentemente, alguns estudos avaliaram, em pacientes que receberam quimioterapia pré-operatória, o interesse de ressecções R1 (margem de ressecção microscopicamente invadida ou < 1 mm).[44]

Uma margem livre de no mínimo 1 cm tem sido proposta como a melhor prática para evitar a recidiva intra-hepática, principalmente nos pacientes que não receberam quimioterapia no pré-operatório. Are et al.,[45] em análise de 1.019 pacientes submetidos a ressecções hepáticas, mostraram uma diferença estatisticamente significante na sobrevida média para os pacientes com margens superiores a 10 mm, colocando uma evidência clara de que margens superiores a > 1 cm são ideais e constituem fator preditivo de sobrevida independente após ressecções hepáticas por MH de CCR. Mas estudos multicêntricos mostraram que margens menores não afetam negativamente a sobrevida.[8,45,46] Em estudo comparando 234 pacientes (54%) submetidos a ressecções R0 e 202 (46%) submetidos a ressecções radicais que se revelaram ao exame anatomopatológico serem R1 (margens comprometidas ou coincidentes), não houve diferença na SG em 5 anos e tampouco na sobrevida livre de doença (SLD) em 5 anos. Importante ressaltar que, no grupo de ressecções R1, foram observadas mais recidivas intra-hepáticas.[44] Parece-nos importante reafirmar que, mesmo se alguns artigos mostraram interesse em realizar a ressecção hepática apesar de margens comprometidas[44,47,48] em casos selecionados, as séries publicadas comparando ressecções com margens R0 *versus* R1 mostram de maneira unânime uma tendência à diminuição da sobrevida livre de doença e da SG nos pacientes com ressecção R1.[49-51] Os resultados publicados sobre a influência do tipo de ressecção (cirurgia regrada *versus* metastasectomia) sobre a probabilidade de se obter uma margem positiva são contraditórios. DeMatteo *et al.* mostraram uma frequência importante de margens invadidas após ressecção atípica (16% *versus* 2%, n = 267),[52] enquanto Zorzi *et al.* obtiveram taxas idênticas de margem positiva (8,3%), de recidiva local e do modo de recidiva, independentemente do tipo de ressecção.[53] O tipo de borda tumoral parece ser outro fator importante, mas ainda não faz parte da análise histológica habitual.[48]

A extensão da ressecção hepática (anatômica/estendida *versus* não anatômica/limitada) não é por si só um fator prognóstico.[54] O tipo de ressecção hepática dependerá do tamanho, número e da localização das MH, da sua relação com as estruturas vasculares principais e dos pedículos biliares e do volume de parênquima residual após a cirurgia. Pequenas lesões localizadas próximas da cápsula hepática podem ser removidas por meio de ressecções não regradas (enucleações ou metastasectomias) periféricas; lesões maiores geralmente necessitam de ressecções anatômicas/maiores (setorectomias, lobectomias etc.).

Algumas vezes, o cirurgião deve escolher entre a realização de múltiplas ressecções não regradas ou uma única hepatectomia maior que inclua todos os depósitos tumorais. Por um lado, a primeira solução preserva maior quantidade de parênquima hepático saudável, mas aumenta a chance de hemorragia e, em alguns casos, pode aumentar a incidência de recidiva hepática pela dificuldade de obtenção de margens livres nas metastasectomias. Por outro lado, uma ressecção hepática mais estendida remove maior quantidade de parênquima normal, aumentando o risco de insuficiência hepática, porém permitiria, segundo alguns autores, um controle das margens mais seguro e diminuiria o risco de sangramento pós-operatório/fístula biliar nas margens de secção.

Em alguns casos de MH de CCR com extenso acometimento bilobar, o emprego de métodos de ablação como radiofrequência (RF), micro-ondas ou criocirurgia associado à ressecção hepática (ressecção de um lado do fígado e ablação de nódulos contralaterais), embora raramente necessária, pode proporcionar uma limpeza efetiva de toda doença metastática hepática. Empregando essa técnica, Kornprat *et al.* demonstraram uma sobrevida atuarial em 3 anos de 47%, com uma morbidade aceitável de 41%.[55]

MÉTODOS ABLATIVOS

Os benefícios óbvios dos tratamentos não cirúrgicos das MH são a baixa morbidade e a recuperação mais rápida. As principais indicações são a presença de comorbidades importantes que impeçam a ressecção e a presença de múltiplos nódulos bilaterais. Entretanto, a experiência, o tempo de seguimento e a quantidade de dados sobre pacientes submetidos a quaisquer das terapias ablativas disponíveis são muito inferiores ao disponível nas ressecções cirúrgicas das MH do CCR. Alguns tumores são dificilmente visualizados pelos métodos de imagem disponíveis, e essa é uma limitação fundamental do tratamento por RF guiado por imagens. Tumores próximos ao hilo hepático e especialmente aqueles adjacentes ao ducto hepático comum ou à confluência dos ductos hepáticos, são contraindicações absolutas à RF para a maioria dos grupos familiarizados com a técnica na tentativa de evitar lesões térmicas na árvore biliar. Radiofrequência para tumores subcapsulares protruídos em direção às alças intestinais está contraindicada e, para grandes tumores exofíticos, também deve ser idealmente evitada. Outros tumores subcapsulares podem ser seguramente tratados se acessíveis através do fígado normal.[56] A presença de anastomoses bilioentéricas é uma contraindicação relativa em virtude do risco aumentado de formação de abscessos no sítio de ablação.[57] Lu *et al.* relataram taxas elevadas de recidiva local em tumores intimamente próximos aos vasos hepáticos maiores que 3 mm,[58] mas deve ser considerado como uma lição da necessidade de refinamento técnico e de indicação, e não como uma contraindicação.[58-60]

De modo geral, os melhores resultados são observados em pacientes com até quatro nódulos, medindo cada um, em suas dimensões máximas, não mais do que 2,5 cm.[59] Quando do tratamento de múltiplos tumores, a soma da dimensão de todos os tumores não deve exceder 10 cm.[60,61]

MOMENTO DA CIRURGIA HEPÁTICA E COLORRETAL NA SITUAÇÃO DE METÁSTASES SINCRÔNICAS

Metástases hepáticas colorretais sincrônicas são aquelas diagnosticadas antes, ao mesmo tempo ou em até 6 meses após a detecção do tumor primário. Essa definição é heterogênea na literatura uma vez que diferentes publicações adotam diferentes intervalos de tempo a partir do diagnóstico do tumor colorretal. O Consenso Brasileiro optou por considerar o intervalo de 6 meses, pois ele foi o único que demonstrou impacto na sobrevida em análise prospectiva.[62-64] Metástases hepáticas sincrônicas são encontradas em 15% a 20% dos pacientes que se apresentam para uma cirurgia de CCR.[3] A ressecção do tumor primário e da MH pode ser realizada tanto simultaneamente como em intervalos.[46,65] A incisão abdominal é, em geral, diferente para os dois procedimentos e a possibilidade de contaminação peritoneal durante a ressecção intestinal pode precipitar a infecção de uma coleção líquida peri-hepática ou subfrênica. Alguns autores acreditam também que as alterações hemodinâmicas subsequentes ao clampeamento vascular durante a ressecção hepática podem ser prejudiciais à viabilidade da anastomose intestinal.

Em um grande estudo multicêntrico,[8] a morbidade pós-operatória aumentou significativamente quando ressecções hepáticas e intestinais foram realizadas de maneira simultânea (6,1% *versus* 2,4%). Entretanto, outros autores relatam em casos selecionados procedimentos simultâneos sem acréscimo na morbidade e sem diferença na sobrevida em 5 anos.[66,67] Estudo com 228 pacientes submetidos à hepatectomia por MH de CCR sincrônicas comparou as ressecções simultâneas com as ressecções em dois tempos e mostrou que a mortalidade após hepatectomia foi semelhante nos dois grupos, mas a morbidade acumulada foi significativamente menor no grupo de ressecções simultâneas (11% *versus* 25,4%; p = 0,015). A SG e a sobrevida livre de progressão foram de 74% e 8% no grupo de ressecções simultâneas, comparada com 70,3% e 26,1% no grupo de ressecções escalonadas. Recidivas em 3 anos foram significativamente mais observadas no grupo de ressecções simultâneas; e finalmente, a estratégia de ressecções simultâneas foi um fator preditivo independente de recidiva.[68]

Para pacientes com tumor primário *in loco*, duas distinções são fundamentais:
- a presença de sintomas ou risco de complicações relacionadas ao tumor primário durante o tratamento sistêmico;
- a localização retal (tumor de reto médio/baixo localmente avançado) do tumor primário que exija tratamento neoadjuvante.

Na primeira situação, a tendência é priorizar o tratamento do tumor primário ou a sua sintomatologia (colostomia). Na segunda situação, duas opções são possíveis e dependem da experiência da equipe multidisciplinar. Pode-se realizar a cirurgia hepática inicialmente precedida de quimioterapia sistêmica (*liver first* ou *reversal approach*) ou radioquimioterapia seguida de cirurgia retal, quimioterapia sistêmica e, por fim, cirurgia hepática. Manceau *et al.* demonstraram que se as lesões hepáticas são ressecáveis, o risco de evolução delas durante o tratamento neoadjuvante do tumor retal é baixo.[69] Os defensores do *liver-first* ressaltam a possibilidade de realizar quimioterapia sistêmica (antes da cirurgia hepática) em todos os pacientes e a possibilidade de evitar-se uma cirurgia retal em pacientes em que a evolução da neoplasia durante as primeiras fases dessa estratégia tornou a doença incurável.[70] O fato é que nenhuma das duas estratégias demonstrou até agora sua superioridade e a escolha deve ser feita caso a caso pela equipe multidisciplinar.[71]

Em pacientes com baixo volume de doença, estadiamento pré-operatório completo e que possam ter o tumor primário e as metástases abordadas de forma simultânea e com pequeno risco de complicação, a ressecção sincrônica seguida de quimioterapia pós-operatória por 6 meses é uma opção válida.[63] As indicações mais comuns e seguras de ressecções simultâneas recaem nos casos de MH que necessitam de hepatectomias menores (até três segmentos hepáticos) e são acessíveis pela mesma incisão. Nos outros casos, a ressecção hepática (ou a ressecção do tumor primitivo) é adiada por 2 a 4 meses e, durante esse período, quimioterapia sistêmica pode ser realizada.

CIRURGIA LAPAROSCÓPICA NO TRATAMENTO DAS METÁSTASES HEPÁTICAS

Contrárias a outras cirurgias abdominais, as ressecções hepáticas por laparoscopia necessitaram de tempo para ganhar aceitação universal em virtude das dificuldades técnicas e dúvidas quanto aos resultados oncológicos. No entanto, relatos de diferentes grupos têm mostrado a exequibilidade das ressecções laparoscópicas mesmo para grandes hepatectomias.[72,73]

Como foi demonstrado em várias revisões da literatura, as principais vantagens da laparoscopia são a diminuição da dor pós-operatória, uma diminuição do tempo de hospitalização, menos complicações parietais e respiratórias, e até a possibilidade de iniciar mais rapidamente a quimioterapia adjuvante.

Mesmo na ausência de estudos randomizados controlados comparando a cirurgia hepática laparoscópica por MH à cirurgia aberta, várias séries retrospectivas mostraram resultados comparáveis em termos de sobrevida a longo prazo.[74-76] Aceita-se hoje que, em centros especializados, o acesso laparoscópico permite os mesmos resultados oncológicos da cirurgia por laparotomia no tratamento das MH do CCR.[77]

Alguns grupos propõem técnicas híbridas (em que a liberação do fígado é realizada por laparoscopia, enquanto o controle dos pedículos e a secção do parênquima são realizados mediante pequena incisão) ou com auxílio da mão *hand-assisted* (HALS), reproduzindo a baixa mortalidade e morbidade da cirurgia convencional.[78,79]

RESULTADOS EM LONGO PRAZO

A ressecção hepática de metástases colorretais é associada com sobrevidas em 3, 5 e 10 anos de aproximadamente 40% a 74%, 25% a 58%, e 22% a 38%, respectivamente[8,9,64,66,80-90] (Tabela 131.1). A melhora na sobrevida não se deve unicamente ao refinamento da técnica cirúrgica e do manejo perioperatório, mas também a uma melhor seleção dos pacientes com base em um estadiamento mais refinado e em fatores prognósticos estabelecidos. Mesmo MH inicialmente irressecáveis podem apresentar bom prognóstico e ser tratadas cirurgicamente após redução pela quimioterapia sistêmica, como muito bem demonstrado por Adam *et al.*[91] Esse centro altamente especializado mostrou um índice de 12,5% de resposta excelente após quimioterapia, permitindo ressecção hepática em lesões consideradas inicialmente (antes da quimioterapia) irressecáveis. A SLD em 5 e 10 anos foi de 22% e 17%, respectivamente.

Tabela 131.1. Resultados das ressecções cirúrgicas das MH do CCR

Autor, Ano	N	Mortalidade operatória (%)	Morbidade pós-operatória (%)	Sobrevida			
				1y(%)	3y(%)	5y(%)	10y(%)
Nordlinger, 1987[85]	80	5	13	-	40	25	-
Scheele, 1991[83]	207	5	22	-	41	31	-
Doci, 1991[84]	100	5	39	-	-	30	-
AFC, 1992[8]	1818	2	24	-	41	26	-
Scheele, 1995[86]	469	4	-	83	-	33	-
Jamison, 1997[87]	280	4	-	84	-	27	-
Fong, 1999[64]	1001	3	-	-	-	38	22
Minagawa, 2000[88]	235	0	-	-	51	38	38
Tanaka, 2004[66]	193	1	26	69	46	43	-
Pawlika, 2005[89]	557	1	-	97	74	58	-
Rees, 2008[90]	929	1,5	-	-	-	36	23
De Jong, 2009*[9]	1669	-	-	-	-	47	-
Morris, 2010[80]	3116	3,8	-	-	-	44	-
Beppu, 2012*[81]	727	0,55	-	-	63,8	47,7	38,5
Faron, 2014[82]	179	0,6	19	97	66	46	-

N: número de pacientes; (-): dado não disponível no estudo; [a]: estudos multicêntricos.
Fonte: Desenvolvida pela autoria.

Na presença de MH bilobares, a discussão é essencialmente a possibilidade de ressecar ou ablar (radiofrequência ou micro-ondas) a totalidade das lesões hepáticas. Várias possibilidades existem, cirurgia em um tempo,[92,93] dois tempos,[93,94] dois tempos acelerados (ALPPS).[95,96] De todo modo, nos casos de volume tumoral importante, o conhecimento da quimiossensibilidade é um fator essencial. Está demonstrado que, nos pacientes com MH de CCR, quanto maior a resposta tumoral à quimioterapia, maiores são a taxa de ressecabilidade e a sobrevida, especialmente nos pacientes com doença hepática exclusiva.[97,98]

INDICADORES DE PROGNÓSTICO

Para melhorar a avaliação do prognóstico e auxiliar na seleção apropriada dos pacientes para cirurgia e tratamento adjuvante pós-operatório, numerosos estudos interessaram-se pelos fatores que influenciam a sobrevida. Esses estudos estão apresentados no Quadro 131.1. O intervalo entre a cirurgia colorretal e o aparecimento das lesões hepáticas, o número de lesões (geralmente > 3), o tamanho da lesão hepática (geralmente > 5 cm), os níveis pré-operatórios de CEA, a localização do tumor primário e o estádio do CCR primário são considerados os fatores preditivos de sobrevida mais importantes. O sexo dos pacientes e o envolvimento de um ou ambos os lobos não parecem influenciar os resultados.

O estádio do tumor primário está associado à sobrevida em 5 anos:
- 70% para os estádios clínicos I ou II;
- 33% para os CCR em estádio clínico III.[65]

Quadro 131.1. Fatores prognósticos associados à recidiva tumoral e à sobrevida após ressecção cirúrgica de MH

Autor/Ano	N	Sexo	Localização do tumor primário	Tipo de ressecção	CEA pré-operatório	Intervalo livre de doença	Tamanho do tumor	Estádio do tumor primário	Sincrônica/Metacrônica	No. de MH	Margens	Metástase linfonodal
Doci, 1991[84]	100	Não	Não	Não	Não	-	-	Sim	Não	Não	-	-
Scheele, 1995[86]	469	Não	Não	Sim	Não	-	Sim	Sim	Sim	Não	Sim	-
Nordlinger, 1996[8]	1.568	Não	Não	Não	Sim	Sim	Sim	Sim	Sim	Sim	Sim	-
Jamison, 1997[87]	280	-	-	-	-	-	Não	Não	-	Não	Não	Sim
Fong, 1999[64]	1.001	Não	-	-	Sim	Sim	Não	Não	-	Sim	-	-
Minagawa, 2000[88]	235	Não	Não	Não	Não	Não	Não	Sim	Não	Sim	Não	Sim
Tanaka, 2004[66]	193	Não	Não	Não	Não	-	Não	Não	Sim	Sim	Sim	-
Sasaki, 2005[100]	103	Não	Não	Não	Sim	Sim	Não	Não	-	Sim	-	-
Pawlik, 2005[89]	557	Não	Não	Não	Sim	Não	Sim	Não	Não	Sim	Sim	-
Wang, 2007[101]	923	Sim	-	-	-	-	-	Sim	Sim	-	-	Sim
Minagawa, 2007[102]	369	Não	Não	Não	Sim	Não	Sim	Sim	Sim	Sim	Não	Sim
Arru, 2008[107]	297	-	Não	Não	Sim	Não	Não	Sim	Não	Sim	Não	Não
Beppu, 2012*[81]	727	Não	Não	Não	Sim	Sim	Sim	Sim	Sim	Sim	-	Sim

N: número de pacientes; não: não é fator prognóstico; sim: fator prognóstico; (-): não analisado; (ª): estudos multicêntricos.
Fonte: Desenvolvida pela autoria.

Muitos autores incluem fatores como margem cirúrgica e envolvimento de linfonodos do hilo hepático nas suas análises de sobrevida. Em um estudo retrospectivo, anterior ao advento das novas drogas quimioterápicas, com mais de 1.500 pacientes, a sobrevida em 5 anos foi de 30% quando a margem foi superior a 1 cm, 15% quando foi inferior a 1 cm, e 0% quando as margens eram positivas.[47,65] Atualmente, com base em estudos mais recentes, uma margem de ressecção prevista com menos de 1 cm não deve ser contraindicação para ressecções curativas.[44,45] A importância do envolvimento linfonodal no hilo hepático foi investigada em um estudo prospectivo com 156 pacientes e a sobrevida em 5 anos no grupo com linfonodos positivos foi extremamente baixa (5%).[99] Transfusões sanguíneas têm sido relatadas por afetar de maneira adversa a sobrevida, mas isso pode apenas refletir a dificuldade cirúrgica quando de ressecções de grandes e/ou múltiplas lesões.

Usando análises uni e multivariadas, tabelas de prognóstico foram propostas com a intenção de prever o resultado oncológico em pacientes que serão submetidos a ressecções de MH.[8,64,100,101] Uma das primeiras tabelas de prognóstico foi desenvolvida a partir de estudo multicêntrico retrospectivo com 1.568 pacientes submetidos à ressecção de MH.[8] A sobrevida em 2 e 5 anos foi de 64% e 28%, respectivamente, e foi afetada por idade, tamanho do maior nódulo metastático, nível de CEA pré-operatório, estádio do tumor primário, intervalo livre de doença, número de MH e margens de ressecção maiores ou inferiores a 1 cm. Atribuindo 1 ponto para cada fator, a população do estudo foi dividida em 3 grupos de risco, com sobrevidas em 2 anos bem diferentes: 0 a 2 pontos, 79%; 3 a 4 pontos, 60%; 5 a 7 pontos, 43%. Minagawa et al.[102] propuseram um sistema simplificado após a análise de 369 pacientes consecutivos, demonstrando quatro variáveis independentes de prognóstico: metástase para linfonos peri-hilares (RR = 4,39); quatro ou mais metástases linfonodais do tumor primário (RR = 1,50); nível de CEA pré-operatório ≥ 50 ng/mL (RR = 1,29); e múltiplas MH (RR = 1,27).

Em 2019, Makhloufi et al. avaliaram a pertinência na era de protocolos modernos de quimioterapia e terapias-alvo do mais conhecido e utilizado escore, o de Fong et al., publicado em 1999.[64] Eles demonstraram que o escore de Fong continua associado de maneira independente à sobrevida livre de doença e à SG.[103]

RE-HEPATECTOMIAS

Apesar das ressecções hepáticas com intuito curativo em pacientes bem selecionados, até 70% dos pacientes desenvolverão lesões hepáticas recorrentes ulteriormente. Dessas, cerca de 20% a 30% ocorrem de maneira isolada no fígado e são potencialmente selecionáveis para novas ressecções hepáticas. A morbidade e a mortalidade pós-operatórias não diferem das relatadas após a primeira ressecção, e a sobrevida média se aproxima dos 2 anos. Em uma série com 146 pacientes com recidiva intra-hepática e tratados por nova ressecção hepática, a sobrevida atuarial foi de 78% em 1 ano, 30% em 3 anos, 16% aos 5 e 10 anos, não comparáveis, mas próximas das observadas após a primeira ressecção hepática.[104] Uma série comparativa recente demonstrou maior perda sanguínea durante as hepatectomias de repetição, porém com sobrevidas atuariais impressionantes de 1, 3, e 5 anos de 94%, 68% e 44%, respectivamente, comparados com 89,3%, 51,7% e 29,5% após uma única hepatectomia.[105] A recidiva hepática na ausência de doença disseminada deve ser interpretada do ponto de vista oncológico de maneira similar à doença metastática na sua apresentação inicial, devendo ser ressecada sempre que possível.[106]

CONCLUSÃO

O tratamento das MH do CCR é um exemplo claro da evolução concomitante da cirurgia e da Oncologia Clínica, resultando em curvas de sobrevida que não poderiam ser sequer imaginadas há 30 anos. Fruto dos avanços da biologia molecular, do desenvolvimento de novas drogas, de uma melhor compreensão da biologia tumoral do lado da Oncologia Clínica e, no campo operatório, de um melhor conhecimento da anatomia hepática (poucas são as áreas da cirurgia que viram tal ganho de conhecimento anatômico nos últimos 50 anos) e de um refinamento técnico, o tratamento das MH do CCR não cessa de ver barreiras caindo, limites sendo superados e cura onde antes se via apenas desesperança. A interação da Radiologia (intervencionista e de imagem), da Oncologia Clínica e da Cirurgia encontra no tratamento das MH o seu florescimento. Essa maior agressividade, traduzida por ressecções de múltiplos nódulos, hepatectomias em dois tempos, associação de métodos ablativos às ressecções, re-hepatectomias, citorredução mediante quimioterapia sistêmica ou intra-arterial e ressecções com margens milimétricas trouxeram um aumento expressivo da sobrevida. E os outrora 20%, hoje, estão ao redor de 40% dos pacientes com MH do CCR que podem submeter-se a um tratamento com potencial curativo e ganho certo de sobrevida.

REFERÊNCIAS

1. Fong Y, Kemeny N, Paty P, Blumgart LH, Cohen AM. Treatment of colorectal cancer: hepatic metastasis. Semin Surg Oncol. aug 1996;12(4):219-52.
2. Steele G, Ravikumar TS. Resection of hepatic metastases from colorectal cancer. Biologic perspective. Ann Surg. aug 1989;210(2):127-38.
3. Bengtsson G, Carlsson G, Hafström L, Jönsson PE. Natural history of patients with untreated liver metastases from colorectal cancer. Am J Surg. mai 1981;141(5):586-9.
4. Wood CB, Gillis CR, Blumgart LH. A retrospective study of the natural history of patients with liver metastases from colorectal cancer. Clin Oncol. sept 1976;2(3):285-8.
5. Bengmark S, Hafström L. The natural history of primary and secondary malignant tumors of the liver. I. The prognosis for patients with hepatic metastases from colonic and rectal carcinoma by laparotomy. Cancer. jan 1969;23(1):198-202.
6. Wagner JS, Adson MA, Van Heerden JA, Adson MH, Ilstrup DM. The natural history of hepatic metastases from colorectal cancer. A comparison with resective treatment. Ann Surg. mai 1984;199(5):502-8.
7. Hughes KS, Simon R, Songhorabodi S, Adson MA, Ilstrup DM, Fortner JG, et al. Resection of the liver for colorectal carcinoma metastases: a multi-institutional study of patterns of recurrence. Surgery. aug 1986;100(2):278-84.
8. Nordlinger B, Guiguet M, Vaillant JC, Balladur P, Boudjema K, Bachellier P, et al. Surgical resection of colorectal carcinoma metastases to the liver. A prognostic scoring system to improve case selection, based on 1568 patients. Association Française de Chirurgie. Cancer. 1 apr 1996;77(7):1254-62.
9. de Jong MC, Pulitano C, Ribero D, Strub J, Mentha G, Schulick RD, et al. Rates and patterns of recurrence following curative intent surgery for colorectal liver metastasis: an international multi-institutional analysis of 1669 patients. Ann Surg. sept 2009;250(3):440-8.
10. Pawlik TM, Choti MA. Surgical therapy for colorectal metastases to the liver. J Gastrointest Surg. aug 2007;11(8):1057-77.
11. Lubezky N, Metser U, Geva R, Nakache R, Shmueli E, Klausner JM, et al. The role and limitations of 18-fluoro-2-deoxy-D-glucose positron emission tomography (FDG-PET) scan and computerized tomography (CT) in restaging patients with hepatic colorectal metastases following neoadjuvant chemotherapy: comparison with operative and pathological findings. J Gastrointest Surg. apr 2007;11(4):472-8.
12. Kong G, Jackson C, Koh DM, Lewington V, Sharma B, Brown G, et al. The use of 18F-FDG PET/CT in colorectal liver metastases – comparison with CT and liver MRI. Eur J Nucl Med Mol Imaging. jul 2008;35(7):1323-9.
13. Selzner M, Hany TF, Wildbrett P, McCormack L, Kadry Z, Clavien P-A. Does the novel PET/CT imaging modality impact on the treatment of patients with metastatic colorectal cancer of the liver? Ann Surg. dec 2004;240(6):1027-34; discussion 1035-6.
14. Glazer ES, Beaty K, Abdalla EK, Vauthey JN, Curley SA. Effectiveness of positron emission tomography for predicting chemotherapy response in colorectal cancer liver metastases. Arch Surg. apr 2010;145(4):340-5; discussion 345.
15. Daza JF, Solis NM, Parpia S, Gallinger S, Moulton C-A, Belley-Cote EP, et al. A meta-analysis exploring the role of PET and PET-CT in the management of potentially resectable colorectal cancer liver metastases. Eur J Surg Oncol. 2019,21.
16. Schölmerich J, Volk BA, Gerok W. Value and limitations of abdominal ultrasound in tumour staging – liver metastasis and lymphoma. Eur J Radiol. nov 1987;7(4):243-5.
17. Hagspiel KD, Neidl KF, Eichenberger AC, Weder W, Marincek B. Detection of liver metastases: comparison of superparamagnetic iron oxide-enhanced and unenhanced MR imaging at 1.5 T with dynamic CT, intraoperative US, and percutaneous US. Radiology. aug 1995;196(2):471-8.
18. Konopke R, Kersting S, Bergert H, Bloomenthal A, Gastmeier J, Saeger HD, et al. Contrast-enhanced ultrasonography to detect liver metastases: a prospective trial to compare transcutaneous unenhanced and contrast-enhanced ultrasonography in patients undergoing laparotomy. Int J Colorectal Dis. feb 2007;22(2):201-7.
19. Zerhouni EA, Rutter C, Hamilton SR, Balfe DM, Megibow AJ, Francis IR, et al. CT and MR imaging in the staging of colorectal carcinoma: report of the Radiology Diagnostic Oncology Group II. Radiology. aug 1996;200(2):443-51.
20. Kishi Y, Abdalla EK, Chun YS, Zorzi D, Madoff DC, Wallace MJ, et al. Three hundred and one consecutive extended right hepatectomies: evaluation of outcome based on systematic liver volumetry. Ann Surg. oct 2009;250(4):540-8.
21. Wilms C, Mueller L, Lenk C, Wittkugel O, Helmke K, Krupski-Berdien G, et al. Comparative study of portal vein embolization versus portal vein ligation for induc-

tion of hypertrophy of the future liver remnant using a mini-pig model. Ann Surg. mai 2008;247(5):825-34.

22. Wicherts DA, de Haas RJ, Andreani P, Sotirov D, Salloum C, Castaing D, et al. Impact of portal vein embolization on long-term survival of patients with primarily unresectable colorectal liver metastases. Br J Surg. feb 2010;97(2):240-50.

23. Bilchik AJ, Poston G, Curley SA, Strasberg S, Saltz L, Adam R, et al. Neoadjuvant chemotherapy for metastatic colon cancer: a cautionary note. J Clin Oncol. 20 dec 2005;23(36):9073-8.

24. Rubbia-Brandt L, Audard V, Sartoretti P, Roth AD, Brezault C, Le Charpentier M, et al. Severe hepatic sinusoidal obstruction associated with oxaliplatin-based chemotherapy in patients with metastatic colorectal cancer. Ann Oncol. mars 2004;15(3):460-6.

25. Fernandez FG, Ritter J, Goodwin JW, Linehan DC, Hawkins WG, Strasberg SM. Effect of steatohepatitis associated with irinotecan or oxaliplatin pretreatment on resectability of hepatic colorectal metastases. J Am Coll Surg. jun 2005;200(6):845-53.

26. Karoui M, Penna C, Amin-Hashem M, Mitry E, Benoist S, Franc B, et al. Influence of preoperative chemotherapy on the risk of major hepatectomy for colorectal liver metastases. Ann Surg. jan 2006;243(1):1-7.

27. Vauthey J-N, Pawlik TM, Ribero D, Wu T-T, Zorzi D, Hoff PM, et al. Chemotherapy regimen predicts steatohepatitis and an increase in 90-day mortality after surgery for hepatic colorectal metastases. J Clin Oncol. 2006;24(13):2065-72.

28. Parikh AA, Gentner B, Wu T-T, Curley SA, Ellis LM, Vauthey J-N. Perioperative complications in patients undergoing major liver resection with or without neoadjuvant chemotherapy. J Gastrointest Surg. dec 2003;7(8):1082-8.

29. Aloia T, Sebagh M, Plasse M, Karam V, Lévi F, Giacchetti S, et al. Liver histology and surgical outcomes after preoperative chemotherapy with fluorouracil plus oxaliplatin in colorectal cancer liver metastases. J Clin Oncol. 2006;24(31):4983-90.

30. Kleiner DE, Brunt EM, Van Natta M, Behling C, Contos MJ, Cummings OW, et al. Design and validation of a histological scoring system for nonalcoholic fatty liver disease. Hepatology. jun 2005;41(6):1313-21.

31. Baumgaertner I, Ratziu V, Vaillant J-C, Hannoun L, Poynard T, André T. [Hepatotoxicity of metastatic colorectal cancer chemotherapy: systematic review]. Bull Cancer. mai 2010;97(5):559-69.

32. Rubbia-Brandt L, Lauwers GY, Wang H, Majno PE, Tanabe K, Zhu AX, et al. Sinusoidal obstruction syndrome and nodular regenerative hyperplasia are frequent oxaliplatin-associated liver lesions and partially prevented by bevacizumab in patients with hepatic colorectal metastasis. Histopathology. mars 2010;56(4):430-9.

33. Overman MJ, Maru DM, Charnsangavej C, Loyer EM, Wang H, Pathak P, et al. Oxaliplatin-mediated increase in spleen size as a biomarker for the development of hepatic sinusoidal injury. J Clin Oncol. 2010;28(15):2549-55.

34. Kishi Y, Zorzi D, Contreras CM, Maru DM, Kopetz S, Ribero D, et al. Extended preoperative chemotherapy does not improve pathologic response and increases postoperative liver insufficiency after hepatic resection for colorectal liver metastases. Ann Surg Oncol. 2010;17(11):2870-6.

35. Welsh FKS, Tilney HS, Tekkis PP, John TG, Rees M. Safe liver resection following chemotherapy for colorectal metastases is a matter of timing. Br J Cancer. 10 apr 2007;96(7):1037-42.

36. Fahy BN, Aloia TA, Jones SL, Bass BL, Fischer CP. Chemotherapy within 30 days prior to liver resection does not increase postoperative morbidity or mortality. HPB (Oxford). déc 2009;11(8):645-55.

37. Ohlsson B, Nilsson J, Stenram U, Akerman M, Tranberg K-G. Percutaneous fine-needle aspiration cytology in the diagnosis and management of liver tumours. Br J Surg. jun 2002;89(6):757-62.

38. Goéré D, Gaujoux S, Deschamp F, Dumont F, Souadka A, Dromain C, et al. Patients operated on for initially unresectable colorectal liver metastases with missing metastases experience a favorable long-term outcome. Ann Surg. jul 2011;254(1):114-8.

39. Carpenter S, Fong Y. Management of disappearing colorectal hepatic metastases. Adv Surg. 2010;44:269-79.

40. Elias D, Goere D, Boige V, Kohneh-Sharhi N, Malka D, Tomasic G, et al. Outcome of posthepatectomy-missing colorectal liver metastases after complete response to chemotherapy: impact of adjuvant intra-arterial hepatic oxaliplatin. Ann Surg Oncol. nov 2007;14(11):3188-94.

41. Benoist S, Brouquet A, Penna C, Julié C, El Hajjam M, Chagnon S, et al. Complete response of colorectal liver metastases after chemotherapy: does it mean cure? J Clin Oncol. 20 aug 2006;24(24):3939-45.

42. Auer RC, White RR, Kemeny NE, Schwartz LH, Shia J, Blumgart LH, et al. Predictors of a true complete response among disappearing liver metastases from colorectal cancer after chemotherapy. Cancer. 15 mars 2010;116(6):1502-9.

43. Tanaka K, Takakura H, Takeda K, Matsuo K, Nagano Y, Endo I. Importance of complete pathologic response to prehepatectomy chemotherapy in treating colorectal cancer metastases. Ann Surg. dez 2009;250(6):935-42.

44. de Haas RJ, Wicherts DA, Flores E, Azoulay D, Castaing D, Adam R. R1 resection by necessity for colorectal liver metastases: is it still a contraindication to surgery? Ann Surg. out 2008;248(4):626-37.

45. Are C, Gonen M, Zazzali K, Dematteo RP, Jarnagin WR, Fong Y, et al. The impact of margins on outcome after hepatic resection for colorectal metastasis. Ann Surg. ago 2007;246(2):295-300.
46. Nordlinger B, Balladur P. Surgical management of hepatic metastases from large bowel cancer. Cancer Treat Res. 1994;69:43-51.
47. Herman P, Pinheiro RS, Mello ES, Lai Q, Lupinacci RM, Perini MV, et al. Surgical margin size in hepatic resections for colorectal metastasis: impact on recurrence and survival. Arq Bras Cir Dig. dez 2013;26(4):309-14.
48. Pinheiro RS, Herman P, Lupinacci RM, Lai Q, Mello ES, Coelho FF, et al. Tumor growth pattern as predictor of colorectal liver metastasis recurrence. Am J Surg. abr 2014;207(4):493-8.
49. Eveno C, Karoui M, Gayat E, Luciani A, Auriault M-L, Kluger MD, et al. Liver resection for colorectal liver metastases with peri-operative chemotherapy: oncological results of R1 resections. HPB (Oxford). mai 2013;15(5):359-64.
50. Andreou A, Aloia TA, Brouquet A, Dickson PV, Zimmitti G, Maru DM, et al. Margin status remains an important determinant of survival after surgical resection of colorectal liver metastases in the era of modern chemotherapy. Ann Surg. jun 2013;257(6):1079-88.
51. Viganò L, Capussotti L, Lapointe R, Barroso E, Hubert C, Giuliante F, et al. Early recurrence after liver resection for colorectal metastases: risk factors, prognosis, and treatment. A LiverMetSurvey-based study of 6,025 patients. Ann Surg Oncol. abr 2014;21(4):1276-86.
52. DeMatteo RP, Palese C, Jarnagin WR, Sun RL, Blumgart LH, Fong Y. Anatomic segmental hepatic resection is superior to wedge resection as an oncologic operation for colorectal liver metastases. J Gastrointest Surg. abr 2000;4(2):178-84.
53. Zorzi D, Mullen JT, Abdalla EK, Pawlik TM, Andres A, Muratore A, et al. Comparison between hepatic wedge resection and anatomic resection for colorectal liver metastases. J Gastrointest Surg. jan 2006;10(1):86-94.
54. Kokudo N, Tada K, Seki M, Ohta H, Azekura K, Ueno M, et al. Anatomical major resection versus nonanatomical limited resection for liver metastases from colorectal carcinoma. Am J Surg. fev 2001;181(2):153-9.
55. Kornprat P, Jarnagin WR, DeMatteo RP, Fong Y, Blumgart LH, D'Angelica M. Role of intraoperative thermoablation combined with resection in the treatment of hepatic metastasis from colorectal cancer. Arch Surg. nov 2007;142(11):1087-92.
56. Kim YJ, Raman SS, Yu NC, Busuttil RW, Tong M, Lu DSK. Radiofrequency ablation of hepatocellular carcinoma: can subcapsular tumors be safely ablated? AJR Am J Roentgenol. abr 2008;190(4):1029-34.
57. Elias D, Di Pietroantonio D, Gachot B, Menegon P, Hakime A, De Baere T. Liver abscess after radiofrequency ablation of tumors in patients with a biliary tract procedure. Gastroenterol Clin Biol. jul 2006;30(6-7):823-7.
58. Lu DSK, Raman SS, Limanond P, Aziz D, Economou J, Busuttil R, et al. Influence of large peritumoral vessels on outcome of radiofrequency ablation of liver tumors. J Vasc Interv Radiol. out 2003;14(10):1267-74.
59. Stoltz A, Gagnière J, Dupré A, Rivoire M. Radiofrequency ablation for colorectal liver metastases. J Visc Surg. abr 2014;151(1):S33-44.
60. Hof J, Wertenbroek MWJL a. E, Peeters PMJG, Widder J, Sieders E, de Jong KP. Outcomes after resection and/or radiofrequency ablation for recurrence after treatment of colorectal liver metastases. Br J Surg. jul 2016;103(8):1055-62.
61. Machi J, Oishi AJ, Sumida K, Sakamoto K, Furumoto NL, Oishi RH, et al. Long-term outcome of radiofrequency ablation for unresectable liver metastases from colorectal cancer: evaluation of prognostic factors and effectiveness in first-and second-line management. Cancer J. ago 2006;12(4):318-26.
62. Mekenkamp LJM, Koopman M, Teerenstra S, van Krieken JHJM, Mol L, Nagtegaal ID, et al. Clinicopathological features and outcome in advanced colorectal cancer patients with synchronous vs metachronous metastases. Br J Cancer. 13 jul 2010;103(2):159-64.
63. Ribeiro HS de C, Torres OJM, Marques MC, Herman P, Kalil AN, Fernandes E de SM, et al. I Brazilian Consensus on Multimodal Treatment of Colorectal Liver Metastases. Module 2: approach to resectable metastases. Arq Bras Cir Dig. março 2016;29(1):9-13.
64. Fong Y, Fortner J, Sun RL, Brennan MF, Blumgart LH. Clinical score for predicting recurrence after hepatic resection for metastatic colorectal cancer: analysis of 1001 consecutive cases. Ann Surg. set 1999;230(3):309-18; discussion 318-321.
65. Lambert LA, Colacchio TA, Barth RJ. Interval hepatic resection of colorectal metastases improves patient selection. Arch Surg. abr 2000;135(4):473-9; discussion 479-480.
66. Tanaka K, Shimada H, Matsuo K, Nagano Y, Endo I, Sekido H, et al. Outcome after simultaneous colorectal and hepatic resection for colorectal cancer with synchronous metastases. Surgery. set 2004;136(3):650-9.
67. Weber JC, Bachellier P, Oussoultzoglou E, Jaeck D. Simultaneous resection of colorectal primary tumour and synchronous liver metastases. Br J Surg. ago 2003;90(8):956-62.
68. de Haas RJ, Adam R, Wicherts DA, Azoulay D, Bismuth H, Vibert E, et al. Comparison of simultaneous or delayed liver surgery for limited synchronous colorectal metastases. Br J Surg. ago 2010;97(8):1279-89.

69. Manceau G, Brouquet A, Bachet J-B, Penna C, El Hajjam M, Rougier P, et al. Response of liver metastases to preoperative radiochemotherapy in patients with locally advanced rectal cancer and resectable synchronous liver metastases. Surgery. set 2013;154(3):528-35.

70. Ayez N, Burger JWA, van der Pool AE, Eggermont AMM, Grunhagen DJ, de Wilt JHW, et al. Long-term results of the "liver first" approach in patients with locally advanced rectal cancer and synchronous liver metastases. Dis Colon Rectum. março 2013;56(3):281-7.

71. Esposito F, Lim C, Sa Cunha A, Pessaux P, Navarro F, Azoulay D, et al. Primary tumor versus liver-first approach for synchronous colorectal liver metastases: an Association Française de Chirurgie (AFC) multicenter-based study with propensity score analysis. World J Surg. 2018;42(12):4046-53.

72. Gigot J-F, Glineur D, Santiago Azagra J, Goergen M, Ceuterick M, Morino M, et al. Laparoscopic liver resection for malignant liver tumors: preliminary results of a multicenter European study. Ann Surg. juill 2002;236(1):90-7.

73. Cherqui D, Husson E, Hammoud R, Malassagne B, Stéphan F, Bensaid S, et al. Laparoscopic liver resections: a feasibility study in 30 patients. Ann Surg. dez 2000;232(6):753-62.

74. Nguyen KT, Gamblin TC, Geller DA. World review of laparoscopic liver resection-2,804 patients. Ann Surg. nov 2009;250(5):831-41.

75. van der Poel MJ, Barkhatov L, Fuks D, Berardi G, Cipriani F, Aljaiuossi A, et al. Multicentre propensity score-matched study of laparoscopic versus open repeat liver resection for colorectal liver metastases. Br J Surg. 2019;106(6):783-9.

76. Topal H, Tiek J, Aerts R, Topal B. Outcome of laparoscopic major liver resection for colorectal metastases. Surg Endosc. set 2012;26(9):2451-5.

77. Castaing D, Vibert E, Ricca L, Azoulay D, Adam R, Gayet B. Oncologic results of laparoscopic versus open hepatectomy for colorectal liver metastases in two specialized centers. Ann Surg. nov 2009;250(5):849-55.

78. Coelho FF, Kruger JAP, Jeismann VB, Fonseca GM, Makdissi FF, Ferreira LA, et al. Are Hybrid liver resections truly minimally invasive? A propensity score matching analysis. J Laparoendosc Adv Surg Tech A. dez 2017;27(12):1236-44.

79. Coelho FF, Perini MV, Kruger JAP, Lupinacci RM, Makdissi FF, D'Albuquerque LAC, et al. Video assisted resections. Increasing access to minimally invasive liver surgery? Rev Col Bras Cir. out 2015;42(5):318-24.

80. Morris EJA, Forman D, Thomas JD, Quirke P, Taylor EF, Fairley L, et al. Surgical management and outcomes of colorectal cancer liver metastases. Br J Surg. juill 2010;97(7):1110-8.

81. Beppu T, Sakamoto Y, Hasegawa K, Honda G, Tanaka K, Kotera Y, et al. A nomogram predicting disease-free survival in patients with colorectal liver metastases treated with hepatic resection: multicenter data collection as a Project Study for Hepatic Surgery of the Japanese Society of Hepato-Biliary-Pancreatic Surgery. J Hepatobiliary Pancreat Sci. jan 2012;19(1):72-84.

82. Faron M, Chirica M, Tranchard H, Balladur P, de Gramont A, Afchain P, et al. Impact of preoperative and postoperative FOLFOX chemotherapies in patients with resectable colorectal liver metastasis. J Gastrointest Cancer. set 2014;45(3):298-306.

83. Scheele J, Stangl R, Altendorf-Hofmann A, Gall FP. Indicators of prognosis after hepatic resection for colorectal secondaries. Surgery. jul 1991;110(1):13-29.

84. Doci R, Gennari L, Bignami P, Montalto F, Morabito A, Bozzetti F. One hundred patients with hepatic metastases from colorectal cancer treated by resection: analysis of prognostic determinants. Br J Surg. jul 1991;78(7):797-801.

85. Nordlinger B, Quilichini MA, Parc R, Hannoun L, Delva E, Huguet C. Hepatic resection for colorectal liver metastases. Influence on survival of preoperative factors and surgery for recurrences in 80 patients. Ann Surg. março 1987;205(3):256-63.

86. Scheele J, Stang R, Altendorf-Hofmann A, Paul M. Resection of colorectal liver metastases. World J Surg. fev 1995;19(1):59-71.

87. Jamison RL, Donohue JH, Nagorney DM, Rosen CB, Harmsen WS, Ilstrup DM. Hepatic resection for metastatic colorectal cancer results in cure for some patients. Arch Surg. mai 1997;132(5):505-10; discussion 511.

88. Minagawa M, Makuuchi M, Torzilli G, Takayama T, Kawasaki S, Kosuge T, et al. Extension of the frontiers of surgical indications in the treatment of liver metastases from colorectal cancer: long-term results. Ann Surg. abr 2000;231(4):487-99.

89. Pawlik TM, Scoggins CR, Zorzi D, Abdalla EK, Andres A, Eng C, et al. Effect of surgical margin status on survival and site of recurrence after hepatic resection for colorectal metastases. Ann Surg. maio 2005;241(5):715-22, discussion 722-724.

90. Rees M, Tekkis PP, Welsh FKS, O'Rourke T, John TG. Evaluation of long-term survival after hepatic resection for metastatic colorectal cancer: a multifactorial model of 929 patients. Ann Surg. jan 2008;247(1):125-35.

91. Adam R, Delvart V, Pascal G, Valeanu A, Castaing D, Azoulay D, et al. Rescue surgery for unresectable colorectal liver metastases downstaged by chemotherapy: a model to predict long-term survival. Ann Surg. out 2004;240(4):644-57; discussion 657-658.

92. Faitot F, Faron M, Adam R, Elias D, Cimino M, Cherqui D, et al. Two-stage hepatectomy versus 1-stage resection combined with radiofrequency for bilobar colorectal metastases: a case-matched analysis of surgical and oncological outcomes. Ann Surg. nov 2014;260(5):822-7; discussion 827-828.

93. Torzilli G, Viganò L, Cimino M, Imai K, Vibert E, Donadon M, et al. Is enhanced one-stage hepatectomy a safe and feasible alternative to the two-stage hepatectomy in the setting of multiple bilobar colorectal liver metastases? A comparative analysis between two pioneering centers. Dig Surg. 2018;35(4):323-32.

94. Regimbeau JM, Cosse C, Kaiser G, Hubert C, Laurent C, Lapointe R, et al. Feasibility, safety and efficacy of two-stage hepatectomy for bilobar liver metastases of colorectal cancer: a LiverMetSurvey analysis. HPB (Oxford). 2017;19(5):396-405.

95. Vivarelli M, Vincenzi P, Montalti R, Fava G, Tavio M, Coletta M, et al. ALPPS procedure for extended liver resections: a single centre experience and a systematic review. PLoS ONE. 2015;10(12):e0144019.

96. Herman P, Krüger JAP, Perini MV, Coelho FF, Cecconello I. High mortality rates after ALPPS: the devil is the indication. J Gastrointest Cancer. jun 2015;46(2):190-4.

97. Masi G, Loupakis F, Pollina L, Vasile E, Cupini S, Ricci S, et al. Long-term outcome of initially unresectable metastatic colorectal cancer patients treated with 5-fluorouracil/leucovorin, oxaliplatin, and irinotecan (FOLFOXIRI) followed by radical surgery of metastases. Ann Surg. mars 2009;249(3):420-5.

98. Blazer DG, Kishi Y, Maru DM, Kopetz S, Chun YS, Overman MJ, et al. Pathologic response to preoperative chemotherapy: a new outcome end point after resection of hepatic colorectal metastases. J Clin Oncol. 20 nov 2008;26(33):5344-51.

99. Laurent C, Sa Cunha A, Rullier E, Smith D, Rullier A, Saric J. Impact of microscopic hepatic lymph node involvement on survival after resection of colorectal liver metastasis. J Am Coll Surg. jun 2004;198(6):884-91.

100. Sasaki A, Iwashita Y, Shibata K, Matsumoto T, Ohta M, Kitano S. Analysis of preoperative prognostic factors for long-term survival after hepatic resection of liver metastasis of colorectal carcinoma. J Gastrointest Surg. março 2005;9(3):374-80.

101. Wang X, Hershman DL, Abrams JA, Feingold D, Grann VR, Jacobson JS, et al. Predictors of survival after hepatic resection among patients with colorectal liver metastasis. Br J Cancer. 17 dez 2007;97(12):1606-12.

102. Minagawa M, Yamamoto J, Kosuge T, Matsuyama Y, Miyagawa S-I, Makuuchi M. Simplified staging system for predicting the prognosis of patients with resectable liver metastasis: development and validation. Arch Surg. março 2007;142(3):269-76; discussion 277.

103. Makhloufi S, Turpin A, El Amrani M, André T, Truant S, Bachet J-B, et al. Fong's score in the era of modern perioperative chemotherapy for metastatic colorectal cancer: a post hoc analysis of the GERCOR-MIROX phase III trial. Ann Surg Oncol. 2019.

104. Lange JF, Leese T, Castaing D, Bismuth H. Repeat hepatectomy for recurrent malignant tumors of the liver. Surg Gynecol Obstet. ago 1989;169(2):119-26.

105. Shaw IM, Rees M, Welsh FKS, Bygrave S, John TG. Repeat hepatic resection for recurrent colorectal liver metastases is associated with favourable long-term survival. Br J Surg. avr 2006;93(4):457-64.

106. Wicherts DA, de Haas RJ, Salloum C, Andreani P, Pascal G, Sotirov D, et al. Repeat hepatectomy for recurrent colorectal metastases. Br J Surg. maio 2013;100(6):808-18.

107. Arru M, Aldrighetti L, Castoldi R, Di Palo S, Orsenigo E, Stella M, et al. Analysis of prognostic factors influencing long-term survival after hepatic resection for metastatic colorectal cancer. World J Surg. jan 2008;32(1):93-103.

132

Biologia Molecular dos Tumores Urológicos

Isabela Werneck da Cunha
Fernanda Caramella Pereira
Fernando Augusto Soares
Mariana Petaccia de Macedo

DESTAQUES

- Fusões que envolvem o gene TMPRSS2 com membros da família de fatores de transcrição ETS são as alterações mais comuns que ocorrem no câncer de próstata.
- Diversos estudos têm mostrado que as fusões que envolvem ERG podem ser detectadas na neoplasia intraepitelial prostática de alto grau, e são vistas como eventos clonais em tumores localizados
- Alterações na via de sinalização dos receptores androgênicos são importantes mecanismos que levam os tumores a serem resistentes à castração.
- Recentemente, alterações em genes do sistema de reparo do DNA ganharam bastante importância nos tumores prostáticos, principalmente pela aplicação de terapias que atuam em tumores com defeitos nestas vias.
- Do ponto de vista molecular, os carcinomas de bexiga apresentam duas vias de carcinogêses distintas: a) a via dos carcinomas não invasivos, em que predominam alterações em genes relacionados a fatores de crescimento, receptores transmembranas e ativação de vias tirosinocinase e b) a via de carcinoma urotelial invasivo, em que há predomínio de alterações de genes relacionados a ciclo celular, como, por exemplo, p53.
- O evento inicial da tumorigênese do carcinoma renal de células claras é a inativação bialélica do gene von Hippel-Lindau (VHL) no cromossomo 3p25.
- A principal alteração genética dos tumores germinativos é a presença do isocromossomo 12p.

INTRODUÇÃO

A medida que a medicina caminha para a era do cuidado personalizado, é fundamental entender e identificar como alterações genômicas são capazes de firmar o diagnóstico, estabelecer o prognóstico e predizer as respostas às terapias específicas.

Nos últimos anos, grandes avanços foram obtidos no entendimento dos mecanismos moleculares dos tumores sólidos, inclusive os do trato geniturinário. Este capítulo tem a intenção de apresentar os principais achados nestas neoplasias, que resultam em um diagnóstico mais preciso e melhor manejo dos pacientes.

ALTERAÇÕES MOLECULARES DOS TUMORES PROSTÁTICOS

O adenocarcinoma prostático é o tumor mais prevalente do trato urogenital masculino, e o adenocarcinoma acionar usual corresponde a mais de 95% destes tumores. Enquanto a graduação de Gleason permanece como o principal fator prognóstico, as alterações moleculares têm sido incorporadas como fatores prognósticos, relacionadas a predisposição genética e preditivas da resposta ao tratamento.

Fusão dos genes TMPRSS2-ERG

Fusões que envolvem o gene TMPRSS2 com membros da família de fatores de transcrição ETS (ERG, ETV1, ETV4, ETV5 ou FLI1) são as alterações mais comuns que ocorrem no câncer de próstata (CaP), uma vez que acometem cerca de 50% dos casos. A frequência de alterações dos genes da família ETS (ERG, ETV1, ETV4 e FLI1) são 48%, 8%, 4% e 1%, respectivamente. Em resposta a indução de androgênio, fusões TMPRSS2/ETS causam o aumento da expressão dos fatores de transcrição ETS, que estão envolvidos em várias vias celulares, inclusive proliferação, migração celular e angiogênese.

A detecção de rearranjos do gene ERG no CaP são percebidas por métodos de imuno-histoquímica ou hibridação *in situ* com alta sensibilidade e especificidade. Diversos estudos têm mostrado que as fusões que envolvem ERG podem ser detectadas na neoplasia intraepitelial prostática (PIN) de alto grau, e são vistas como eventos clonais em tumores localizados, o que sugere que esses rearranjos ocorrem no início do desenvolvimento dos tumores de próstata. No entanto, apesar de sua alta frequência no CaP e potenciais mecanismos oncogênicos, rearranjos de ERG/ETS não provaram ser bons biomarcadores prognósticos, o que os leva à pouca aplicabilidade clínica.

Gene PTEN

Entre as alterações moleculares mais comumente observadas no CaP está a deleção do gene supressor de tumor PTEN (p. ex., fosfatase homólogo de tensina). A proteína PTEN é uma fosfatase lipídica que bloqueia a cascata oncogênica da via PI3K/AKT/mTOR. A perda de função de PTEN permite o aumento de ativação das quinases AKT e mTOR, e o seu bloqueio é um potencial alvo terapêutico. Além disto, a perda de função de PTEN leva ao pior prognóstico no CaP, especialmente nos casos homozigóticos. Esta alteração, quando associada à pesquisa da fusão TMPRSS2: ERG, estratifica os casos clínicos em 3 grupos: grau genômico favorável (ausência de fusão ou deleção de PTEN), grau genômico intermediário (caracterizado por uma das duas alterações) e grau genômico ruim (deleção de PTEN associada à fusão TMPRSS2:ERG).

A frequência de perda é observada em tumores de grau mais alto de Gleason. Alguns estudos ainda com resultados pouco expressivos também já foram realizados, e avaliaram a resposta de tumores metastáticos ao uso de inibidores de mTOR.

A perda do PTEN acontece, geralmente, por deleção genômica, menos frequentemente por rearranjo genético e mais raramente por mutações truncadas, o que leva à inativação da proteína. Portanto, os métodos mais comuns para detecção da perda de expressão da proteína são ensaios imuno-histoquímicos e de hibridização *in situ* fluorescente (FISH) para detecção de deleção ou rearranjo.

RECEPTORES ANDROGÊNICOS

A grande maioria dos adenocarcinomas prostáticos são andrógeno-dependentes, motivo pelo qual seu bloqueio faz parte da terapia sistêmica para os pacientes com CaP. Alterações na via de sinalização dos receptores androgênicos são importantes mecanismos que levam os tumores a serem resistentes à castração. Entre as principais alterações, encontram-se as amplificações e as mutações com ganhos de função de genes, que levam à hiperativação da via androgênica, de modo a permitir o escape ao bloqueio hormonal.

Entre essas alterações, podemos destacar a variante AR-V7 que, por mecanismo de *splicing*, leva à ativação constitutiva da via.

Outro mecanismo de resistência à castração que merece ser destacado é a transdiferenciação neuroendócrina, encontrada em cerca de 15% a 20% destes CaP que escapam ao bloqueio hormonal. Estes tumores adquirem características morfológicas e imuno-histoquímicas de neoplasias neuroendócrinas de pequenas células, de alto grau histológico (Figura 132.1).

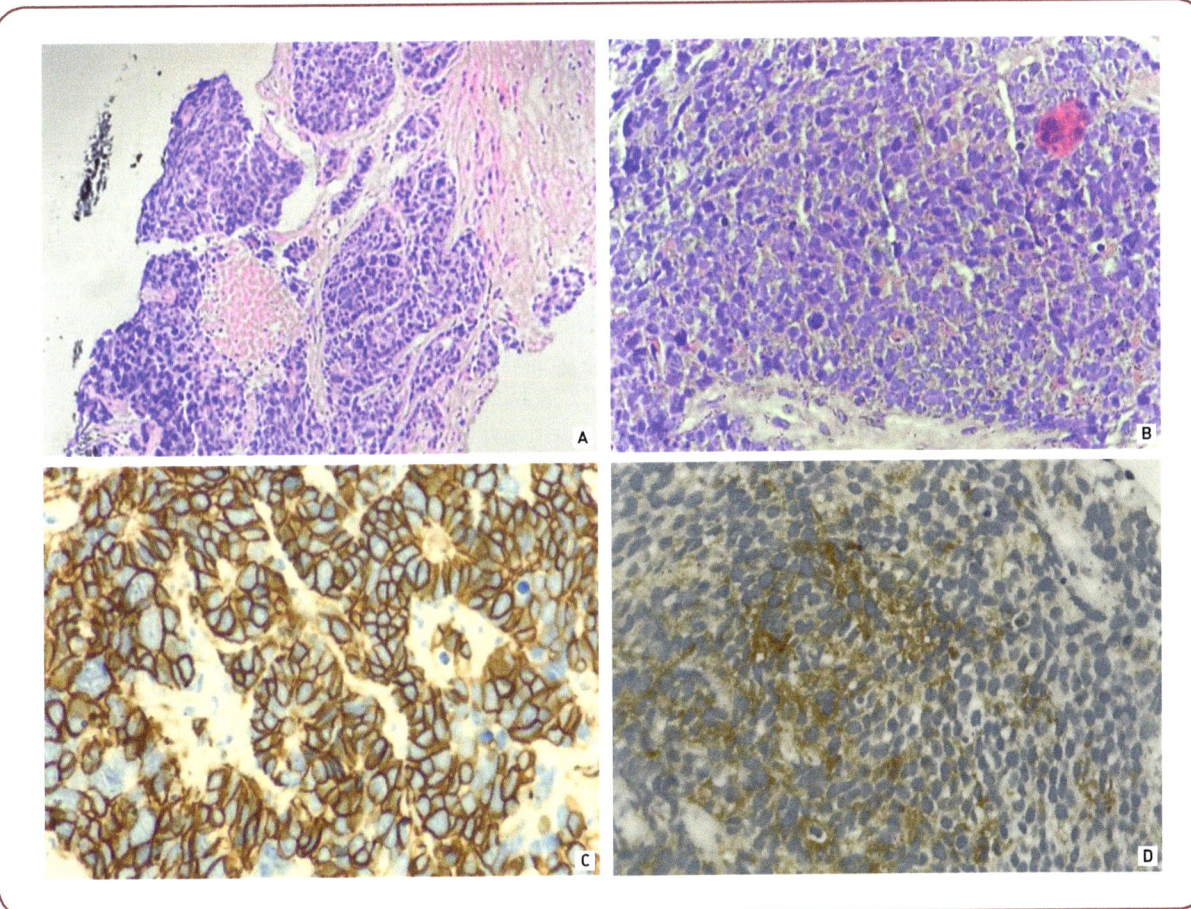

FIGURA 132.1 – Metástase hepática de adenocarcinoma prostático com transdiferenciação neuroendócrina, pós-castração. **A e B**: carcinoma neuroendócrino de pequenas células (HE 4 x e 20x); **C**: expressão de CD56 e D expressão de sinaptofisina.
Fonte: Acervo da autoria.

GENES DE REPARO DO DNA

Recentemente, alterações em genes do sistema de reparo do DNA ganharam bastante importância nos tumores prostáticos, principalmente pelo surgimento de drogas alvo e imunoterápicos que atuam em tumores com defeitos nestas vias. O DNA genômico sofre, constantemente, danos a partir de agentes endógenos ou exógenos, que podem interferir com seu processamento normal. São diversas as vias de reparo de DNA nas células, entre elas duas se destacam na atualidade no contexto da oncologia, que são a via da recombinação homóloga (HR) e a via de reparo de mal pareamento de bases (MMR), devido ao seu potencial terapêutico associado.

Via da recombinação homóloga

Cerca de 20% dos tumores prostáticos apresentam alteração em algum gene envolvido direta ou indiretamente na via de recombinação homóloga do reparo do DNA, e entre as principais alterações são mutações que levam à perda de função nos genes supressores tumorais BRCA1, BRCA2 e ATM. Também são reportadas outras alterações menos frequentes nos genes BRIP1, BARD1, CDK12, CHEK1, CHEK2, FANCL, PALB2, PPP2R2A, RAD51B, RAD51C, RAD51D e RAD54L. Em geral, entre as alterações encontradas, estima-se que aproximadamente 50% delas sejam de origem germinativa. Em aspectos morfológicos, os tumores associados à deficiência nesta via são enriquecidos para variantes mofológicas de alto grau de Gleason, além de histologia ductal e intraductal.

Os cânceres com deficiência de recombinação homóloga são sensíveis ao bloqueio do reparo de quebras de fita simples de DNA via inibição da enzima poli (ADP) ribose polimerase (PARP). O princípio de ação destas drogas também é conhecido como letalidade sintética, uma vez que tanto a via do PARP quanto as vias de recombinação homóloga atuam para reparam defeitos após replicação no DNA. O bloqueio medicamentoso da via PARP, associada às mutações de genes da via de recombinação homólogo, resulta em falhas importantes de reparo, o que leva à morte da célula tumoral por instabilidades genéticas graves incompatíveis com a sobrevivência celular tumoral.

As alterações nos genes da via de recombinação homóloga podem ser tanto somáticas quanto germinativas, e leva, muitas vezes, à necessidade da pesquisa de mutações, tanto com a utilização de amostras de sangue (ou saliva) ou de amostras do tecido neoplásico. Como o objetivo dos testes é identificar alterações patogênicas que levem à perda de função de algum dos genes listados previamente, técnicas como NGS que permitem sequenciamento de genes inteiros e múltiplas regiões simultaneamente são as mais adequadas disponíveis atualmente para pesquisar estas alterações. Outras cicatrizes genômicas relacionadas à deficiência de recombinação homóloga são também utilizadas para selecionar pacientes que se beneficiariam de tratamentos com inibidores da PARP, especialmente no contexto de outras neoplasias como ovário, mas sua utilidade clínica no contexto dos pacientes com câncer de próstata ainda se encontra em estudo. Essa avaliação de cicatrizes genômica baseia-se em uma pontuação que avalia dados como perda de heterozigose, imbalanço telomérico e transições de larda escala.

MMR/MSI (Via *mismatch repair*)

Alterações na sequência do DNA durante a replicação são comuns e usualmente corrigidas por mecanismos de reparo de mau pareamento do DNA (MMR – do inglês *Mismatch repair*). Esta via é constituída por quatro proteínas principais MSH2, MSH6, PMS2 e MLH1, que trabalham em heterodímeros, o que permite a substituição das bases incorporadas erroneamente na sequência de DNA durante a replicação. As alterações dessas proteínas podem ser decorrentes de alterações genéticas, como nas mutações somáticas ou germinativas (síndrome de Lynch) em alguns dos genes relacionados a esta via de reparo, e também podem ser epigenéticas, como observado nos casos de metilação do gene MLH1. Quando deficientes, levam à instabilidade do DNA, com uma assinatura de instabilidade de microssatélites (MSI-*high*), além de hipermutação e predisposição ao aparecimento de tumores.

Os microssatélites são regiões repetitivas presentes no genoma humano, e que podem sofrer variações no seu tamanho nos casos de deficiência no sistema de reparo MMR do DNA, fenômeno chamado de instabilidade de microssatélites (MSI).

Tumores com defeitos no sistema de reparo do mau pareamento de DNA cursam com alterações gênicas mais frequentes, em geral fenótipo hipermutador, ou seja, com elevada carga mutacional, o que os tornam bons candidatos ao uso da imunoterapia por serem tumores considerados mais imunogênicos devido à maior produção de neoantígenos decorrentes de numerosas mutações.

Existem diferentes técnicas moleculares para detecção de MSI, como a reação em cadeia da polimerase (PCR), imuno-histoquímica e, mais recentemente, o sequenciamento de nova geração (NGS).

A técnica de imuno-histoquímica baseia-se na utilização de anticorpos anti-MSH2, MSH6, MLH1 e PMS2 nas amostras parafinadas representativas do tumor. Ao considerar que a expressão das proteínas MMR são esperadas em todos os tecidos, a reação aguardada para um tecido normal e um tumor que não possua alterações nesta via é que exista positividade nuclear nas células avaliadas. A perda da positividade pode estar relacionada a alterações genéticas ou epigenéticas, conforme citado anteriormente, o que leva à negatividade da reação imuno-histoquímica da respectiva proteína. Os padrões de perda de marcação, em geral, são de perda concomitante de MSH2 e MSH6, MLH1 e PMS2, ou perda isolada de PMS2 e MSH6. Perdas isoladas de MSH2 e MLH1 não são esperadas.

A PCR para MSI baseada em análise de fragmentos por eletroforese avalia a distribuição dos tamanhos de regiões de microssatélites em sítios padronizados previamente estabelecidos, para saber se existe alteração em seu tamanho, ou seja, instabilidade, de modo a utilizar, comparativamente, amostra de DNA do tumor e de componente não tumoral do paciente. Mais atualmente, encontra-se disponível, também, plataforma comercial baseada em PCR associada à curva de dissociação em alta resolução para avaliar sítios de microssatélite dos tumores. A concordância dos achados de PCR de análise de fragmentos e IHQ é elevada, reportada como maior que 90%. A vantagem da imuno-histoquímica é o achado poder guiar testes germinativos para os genes potencialmente afetados.

O NGS é utilizado mais recentemente como ferramenta para determinação de MSI. por meio dos dados de sequenciamento, são realizadas análise das regiões repetitivas, com a utilização de algoritmos de bioinformática, com variável número de sítios avaliados entre as plataformas. Com as validações de cada teste e suas respectivas coberturas e algoritmo utilizado, adicionado de outros métodos ortogonais, os métodos computacionais têm seus valores reportados, de modo a refletir a presença ou não de MSI pelos dados de sequenciamento.

A frequência de MSI-high em tumores de próstata é reportada de maneira variável, com trabalhos que variam entre 1% e 12%, com estimativas de que este número seja de, aproximadamente, 3% dos casos, e entre esses casos, cerca de um quinto apresentariam mutações germinativas em algum dos genes MSH2, MSH6, MLH1 e PMS2. Em relação ao espectro morfológico, os tumores de próstata com assinatura MSI-high, em geral, possuem alto grau de Gleason, variantes morfológicas ductal, intraductal e de pequenas células.

BIOLOGIA MOLECULAR DOS TUMORES PENIANOS

O carcinoma de pênis (CaPe) é uma doença pouco comum, mas que ainda aflige populações de países como Brasil e Índia. Trata-se de uma doença devastadora, tanto do ponto físico como emocional. Sua apresentação é marcada pela heterogeneidade, desde o ponto de vista epidemiológico, com grande variação de incidência ao redor do mundo, apresentação clínica, subtipos histológicos e lesões precursoras. É uma doença de caráter locorregional e a maioria dos pacientes falece por complicações infecciosas e metástases linfonodais inguinais.

A classificação patológica correta desses tumores é importante para o gerenciamento, estadiamento e prognóstico do paciente. Embora todos se originem do epitélio de revestimento, há muitas variantes histopatológicas, uma vez que existem 16 variantes histológicas de CaPe. Algumas delas são mais agressivas, como o carcinoma basaloide, carcinoma sarcomatoide e acantolítico (Guimaraes GC *et al.*, 2009). O grau histológico é mais importante que o subtipo histológico, e os tumores com pequena proporção de componente pouco diferenciado evoluem significativamente pior (Chaux *et al.*, 2009).

O principal fator etiológico destes tumores é a infecção pelo papilomavírus humano, que acomete cerca de 50% de todos os casos (HPV). Os tumores HPV+ e HPV − são epidemiológica, clínica e molecularmente diferentes entre si. Usualmente, os pacientes com tumores HPV-positivos têm um prognóstico melhor do que aqueles com neoplasias HPV-negativos. Isto torna a identificação do vírus em tecidos tumorais um importante marcador prognóstico (Djajadiningrat *et al.*, 2015). O teste padrão ouro para detecção do HPV em tecidos tumorais é a genotipagem, capaz de identificar os diferentes subtipos assim como caracterizá-los se de baixo ou alto risco. A imuno-histoquímica para p16 pode ser utilizada como um substituto para averiguação se há infecção por HPV de alto risco associada quando a genotipagem não estiver disponível, e devem ser considerados positivos os casos que apresentam positividade intensa e em praticamente 100% das células.

CARCINOMAS PENIANOS ASSOCIADOS AO HPV

Estes tumores apresentam certos tipos histopatológicos que permitem a suspeição morfológica, como carcinoma basaloide, carcinoma condilomatoso, carcinoma de células claras e carcinoma linfoepitelioma-símile. Correspondem à cerca de um terço de todos os tumores, e a maioria tem o HPV16 como principal infectante. Muitos outros subtipos estão associados e a presença de mais de um sorotipo não é incomum (De Oliveira Mota *et al.*, 2013).

As vias patogenéticas envolvidas são as mesmas dos carcinomas associados ao HPV de outros sítios, com a inativação de genes supressores de tumor pela ligação da oncoproteína E7 com a forma hipofosforilada da proteína retinoblastoma (RB), ou da ligação da oncoproteína E6 ao p53, ambas produzidas pelos HPV de alto risco.

Carcinomas penianos HPV-independentes

Estima-se que mais da metade dos casos de CaPes não estejam relacionados à infecção pelo HPV. Estes tumores apresentam alterações em diversas vias de sinalização associadas à genes supressores de tumor, como p16INK4a, ciclina D1, retinoblastoma (RB1) e TP53. Estas últimas conferem pior prognóstico ao tumor. A perda da função da proteína P53 pode estar associada com mutações adicionais de oncogenes, como PIK3CA, KRAS e HRAS.

Como são neoplasias induzidas por processo inflamatório crônico, elas se caracterizam por instabilidade cromossômica e mutações em diversos genes. Dois aspectos extremamente relevantes é a superexpressão do gene EGFR e o fenômeno da transição epitélio-mesênquima.

As mutações de EGFR, KRAS e BRAF são raríssimas em CaPe, mas a superexpressão por polissomia ou amplificação gênica de EGFR está associada ao risco de morte. A observação do fenômeno de transição epitélio-mesênquima com o ganho de expressão de vimentina e perda de expressão de E-caderina é vista, no fronte de invasão, em um terço dos casos, e se associa com alto grau histológico, padrão de invasão, metástases nos linfonodos regionais e invasão vascular/perineural, todos fatores de mau prognóstico.

BIOLOGIA MOLECULAR DOS TUMORES DE BEXIGA

O carcinoma urotelial é o tumor mais frequente do trato urinário (bexiga, ureteres, pelve renal e uretra) (Ferlay *et al.*, 2013). Do ponto de vista do tratamento, o câncer de bexiga é dividido em carcinoma "não invasivo" ou "invasivo". O carcinoma não invasivo é responsável por mais de 70% dos diagnósticos de câncer de bexiga. Esta categoria inclui o carcinoma urotelial papilífero, carcinoma urotelial *in situ* (CIS) e carcinoma urotelial invasivo limitado à lâmina própria (pTa, pTis e pT1 respectivamente). O tratamento é conservador para a maioria dos casos, com ressecção completa do tumor por via cistoscópica, seguido, muitas vezes, por aplicação de Bacillus Calmette-Guerin (BCG) intravesical, em casos específicos, como no caso de tumores de alto grau.

Do ponto de vista molecular, os carcinomas de bexiga apresentam duas vias de carcinogêses distintas: a) a via dos carcinomas não invasivos, em que predominam alterações em genes relacionados a fatores de crescimento, receptores transmembranas e ativação de vias tirosinocinase e b) a via de carcinoma urotelial invasivo, em que há predomínio de alterações de genes relacionados a ciclo celular, como, por exemplo, p53 (Figura 132.2) (Netto GJ, 2014).

O carcinoma invasivo inclui todos os carcinomas com evidência de envolvimento da musculatura própria da bexiga. Pode ser tratado cirurgicamente, com a realização de cistectomia precedida ou não por quimioterapia neoadjuvante. O câncer invasivo de bexiga mais comumente tem morfologia clássica, embora uma minoria caracterize variantes histológicas, nas quais, muitas vezes, estão presentes, como áreas distintas em um mesmo tumor. Algumas variantes histológicas são mais agressivas e podem necessitar de tratamentos mais amplos, como cistectomias precoces em casos de tumores não músculo-invasivos, por exemplo. Essas variantes incluem subtipos plasmocitoide, micropapilar, sarcomatoide e o de pequenas células.

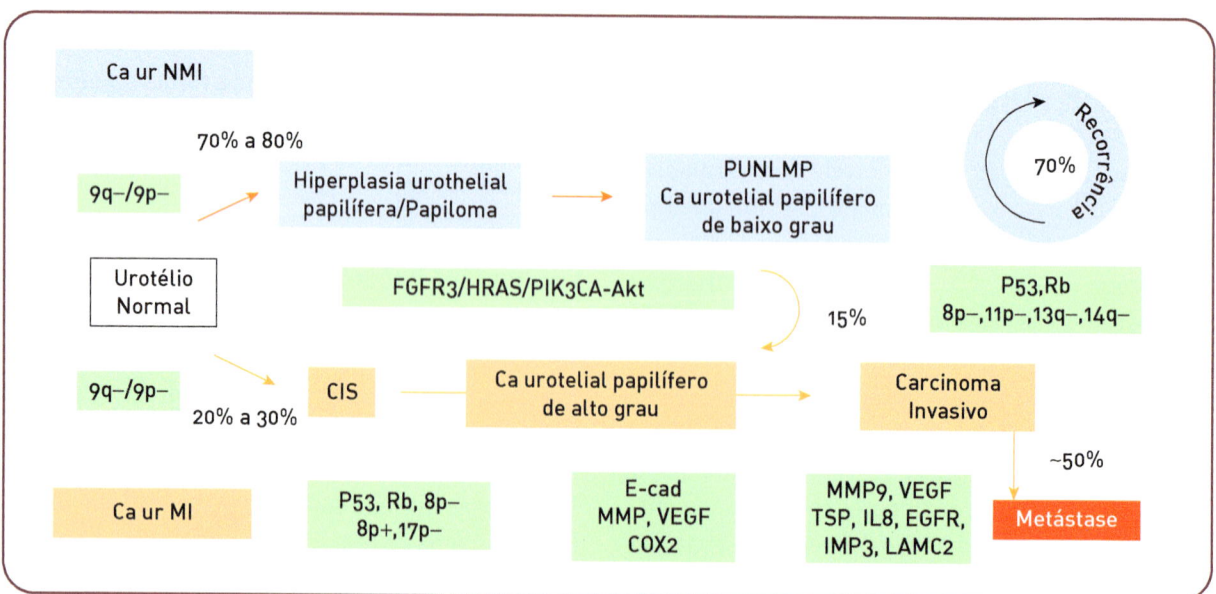

FIGURA 132.2 – Vias de carcinogênese dos carcinomas uroteliais de bexiga.
Ca: carcinoma; ur: urotelial, MI: musculo-invasivo, PUNLMP; neoplasia urotelial de baixo potencial histológico de malignidade.
Fonte: Desenvolvida pela autoria.

Subtipos moleculares

O câncer de bexiga invasivo também pode ser dividido em subtipos moleculares com base na expressão gênica. Esses subtipos estão associados ao comportamento clínico, histologia e resposta ao tratamento.

Vários sistemas diferentes de classificação molecular foram propostos, com quatro propostas desenvolvidas em diferentes instituições, a saber: The Cancer Genome Atlas (TCGA); Lund University, MD Anderson Cancer Center; e University of North Carolina. Um outro sistema que combina esses subtipos moleculares em um sistema unificado também foi proposto por Kamoun et al., 2020. De maneira geral, os subtipos moleculares entre esses sistemas são superponíveis (Sjordal G, 2017). Mais de 90% dos cânceres de bexiga invasivos são classificados como luminais ou basais, embora a terminologia possa diferir, particularmente, dentro do sistema de classificação desenvolvido pela Universidade de Lund. Ao considerar o sistema desenvolvido pelo TCGA, os tumores luminais expressam altos níveis de genes associados à diferenciação urotelial, como GATA3 e uroplaquinas, e baixos níveis de genes associados à diferenciação basal, como ceratinas de alto peso molecular e p63. Tumores basais têm o padrão de expressão oposto. O subtipo luminal é enriquecido em tumores com concomitante componente papilar não invasivo, e tende a abrigar perdas de número de cópias de CDKN2A e mutações em FGFR3. Já os tumores de subtipo basal têm uma frequência desproporcionalmente alta de mutação TP53. Um pequeno subconjunto de cânceres de bexiga invasivo carece de expressão de genes luminal e basal, e expressa altos níveis de genes de diferenciação neuroendócrina, como SOX2 e TUBB2B, uma vez que são referidos como neuronais ou pequenas células, na dependência da classificação utilizada (Figura 132.3).

Alterações do gene TERT

Mutações no gene promotor de TERT estão presentes entre 60% e 80% dos tumores uroteliais. Essas mutações são um evento inicial na patogênese do câncer de bexiga, independentemente do grau de invasão, e incluem os carcinomas uroteliais de baixo grau e neoplasia urotelial papilífera de baixo potencial de malignidade (neste caso, em menor proporção, entre 30% e 60% dos casos). Não há consenso sobre a incidência desta mutação nos papilomas (dados variam de 0% a 30%). Não há mutações do promotor de TERT em lesões reacionais, o que torna essa mutação uma ferramenta diagnóstica interessante. E, em contraste à classificação molecular descrita anteriormente, há mínima heterogeneidade intratumoral em relação ao TERT, de modo a corroborar que essa mutação é um evento inicial na tumorigênese urotelial.

Alterações do gene FGFR3

A alteração de FGFR3 está presente em cerca de 15% dos carcinomas uroteliais invasivos. A maioria das alterações são mutações ativadoras no éxon 7 ou éxon 10, a minoria é composta por rearranjos como fusão FGRF3-TACC.

Mutações em FGFR3 são mais comuns em câncer de bexiga não invasivo, particularmente o carcinoma urotelial papilífero não invasivo, que corresponde à cerca de 75% dos casos.

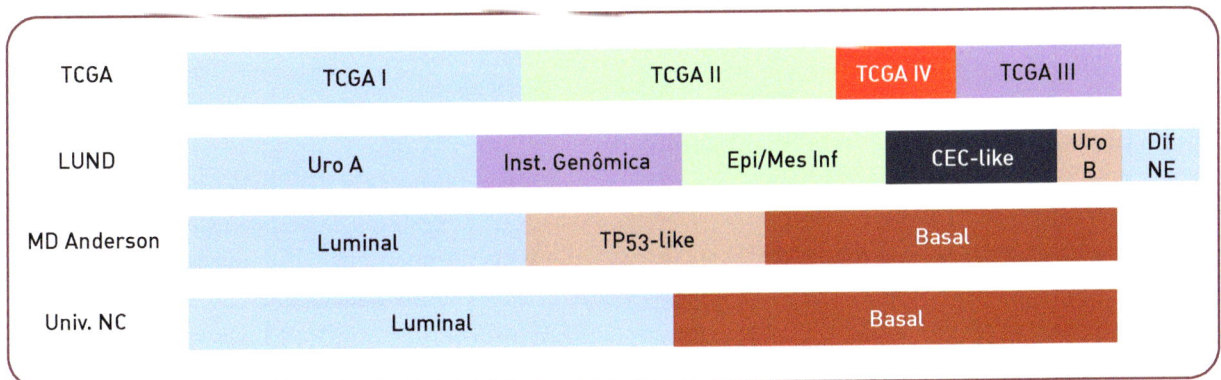

FIGURA 132.3 – Comparação entre os sistemas de classificação molecular dos carcinomas uroteliais invasivos.
Fonte: Adaptada de Sjodal G, 2017.

Em pacientes com câncer de bexiga não invasivo, a mutação no FGFR3 está associada com melhor evolução clínica, especificamente com taxas mais baixas de progressão para doença invasiva.

A detecção da alteração de FGFR3 em carcinomas uroteliais avançados, realizada por teste específico de PCR, permite o tratamento-alvo. Resultados do ensaio clínico de fase II mostraram taxas de resposta objetiva de aproximadamente 30% em pacientes com metástase ou tumor irressecável (Figura 132.2).

IMUNO-ONCOLOGIA E CÂNCER DE BEXIGA

A capacidade de evadir da resposta inflamatória é uma das características mais importantes das neoplasias malignas em geral, um dos mecanismos mais bem conhecido deste sistema de proteção é por meio dos inibidores de *checkpoint,* como os genes CTLA-4 e PD-1/PD-L1. A ativação destes sistemas impede que a resposta citotóxica seja efetiva. Agentes terapêuticos que bloqueiam a ligação do inibidor e seu ligante mudaram radicalmente o tratamento do câncer de bexiga metastático, especialmente em pacientes que não podem fazer uso da cisplatina. Várias características do câncer de bexiga estão associadas com a resposta dos imunoterápicos, como: infiltração do tumor por linfócitos T CD8 e tumores com carga mutacional alta; alguns subtipos moleculares têm melhor resposta a agentes imunoterápicos, como, por exemplo, o subtipo basal. Tumores com instabilidade genômica ou com infiltração tumoral por linfócitos PD-L1 positivo, também possuem maior probabilidade de resposta à imunoterapia.

Apesar de nenhum biomarcador ter uma capacidade preditiva satisfatória, o papel da imuno-histoquímica para testar a expressão de PD-L1 tem ganhado destaque para guiar o uso destas terapias. Temos aprovados pelo FDA dois testes diferentes que correlacionam a indicação do agente imunoterápico com a expressão imuno-histoquímica de PD-L1, com os anticorpos SP-142 e 22C3.

BIOLOGIA MOLECULAR DOS TUMORES RENAIS

Os carcinomas de células renais (CCR) representam cerca de 80% das neoplasias renais. Entre essas neoplasias, os subtipos mais frequentes são: células claras, papilífero e cromófobo. A evolução na classificação desses tumores foi bastante significativa após os estudos de sequenciamento em grande escala como, por exemplo, o TCGA. Esses estudos permitiram um melhor entendimento dos mecanismos de carcinogênese e identificação de subtipos histológicos específicos, que estão cada vez mais discernidos por meio de suas bases moleculares.

CARCINOMA DE CÉLULAS RENAIS DO TIPO CÉLULAS CLARAS

O TCGA identificou nove genes frequentemente mutados no carcinoma de células renais do tipo células claras (CCR-cc). A gênese do CCR-cc também foi associado à perda de cromossomos 3p e ganho de 5q. No geral, este tumor tem o segundo pior prognóstico de todos os subtipos de RCC, atrás apenas do carcinoma de células renais papilífero tipo 2 com fenótipo metilador de ilha CpG, discutido a seguir.

O Gene VHL

O evento inicial da tumorigênese do CCR-cc é a inativação bialélica do gene von Hippel-Lindau (VHL) no cromossomo 3p25. O gene VHL regula o fator proteína induzível por hipóxia (HIF), que por sua vez regula as vias de hipóxia, com papéis importantes na angiogênese tumoral, migração celular, proliferação e permeabilidade. A mutação de VHL é observada em 55% dos tumores sequenciados pelo TCGA, e em 73% em uma análise semelhante de 106 tumores pelo consórcio TRACERx Renal.

Apenas um estudo até o momento verificou, explicitamente, a associação entre *status* da mutação de VHL e terapia direcionada, e não encontrou associação entre o estado mutacional e a taxa de resposta a inibidores fatores de crescimento do endotélio vascular (VEGF).

Cromossomo 3p

Embora a inativação VHL bialélica seja considerada uma marca registrada da patogênese do CCR-cc, a importância do braço curto do cromossomo 3 no CCR-cc se estende muito além deste gene. Os genes PBRM1, BAP1 e SETD2, que codificam histona e reguladores da cromatina, também estão localizados em 3p21. Esses genes são frequentemente mutados em ccRCC, com taxas de 38%, 11% e 13%, respectivamente. A perda de expressão de cada um dos genes é intimamente relacionada entre si, graças à perda do cromossomo 3p em 95% dos CCR-cc.

O gene SETD2 codifica uma histona metiltransferase, com funções em manter a integridade do genoma. Mutações de SETD2 levam a hipermetilação aumentada, e esta mutação está associada a tumores avançados e pior sobrevida. A hipermetilação pode ser alvo de tratamento com agentes desmetilantes; no entanto, vários estudos de fase I e II de vários agentes mostraram apenas benefícios limitados.

O gene BAP1 codifica a enzima desubiquitinadora relacionada ao BRCA-1, de modo a promover estabilidade cromossômica. As mutações de BAP1 se correlacionam com pior sobrevida no CCR-cc, e isso foi confirmado em estudos que compararam pacientes com baixo risco e aqueles com doença metastática.

O gene PBRM1 codifica a subunidade BAF180 do complexo SWI/SNF de remodelação da cromatina. Sua inativação demonstrou promover a proliferação de células cancerígenas e a sua migração.

Outros genes implicados

Foi observada mutação, hipermetilação ou deleção de CDKN2A em 16% desses tumores, com a única alteração sempre associada à sobrevivência menor em todos os subtipos de CCR. A proteína CDKN2A regula a expressão de CDK4/6, chave para a transição G1-S do ciclo celular. Portanto, inibidores de CDK4/6 podem ser uma opção terapêutica futura e já mostraram benefícios em estudos iniciais em outros tipos de câncer.

Um gene com papel protagonista em muitos tipos de câncer, TP53, foi mutado em 2,6%, e também foi associado à diminuição da sobrevida no CCR-cc. MTOR e PTEN, componentes importantes da via PI3K/AKT, foram mutados em 6,7% e 4,5%, respectivamente, porém, não apresentam alterações à taxa de sobrevivência.

CARCINOMA DE CÉLULAS RENAIS PAPILÍFERO

Os carcinomas de células renais papilíferos, tradicionalmente classificados nos tipos 1 e 2, foram os que sofreram a maior alteração com o advento dos estudos moleculares, o que levou à identificação de diversos subtipos histológicos distintos, principalmente na antiga categoria de carcinomas identificados como do tipo 2.

De acordo com a nova classificação da pênis esta distinção entre papilífero do tipo 1 e tipo 2 não é mais necessária, visto que, entre os antigos papilíferos do tipo 2, foram identificados entre vários subtipos histológicos e passaram a ser reconhecidos como entidades específicas.

Desta maneira, hoje, o chamado subtipo papilífero, compreende os antigos papilíferos do tipo 1, acrescentados de um subgrupo morfológico dos antigos papilíferos do tipo 2 que mantêm características moleculares semelhantes. A alteração cromossômica mais comum nesse subtipo é a polissomia ou trissomia dos cromossomos 7 (sítio do gene MET) ou 17. Outras alterações cromossômicas também foram descritas, como nos cromossomos 3, 12, 16 e 20. A síndrome do CCR papilífero hereditário é caracterizada por mutações germinativas do gene MET. As mutações que envolvem MET também podem estar presentes no CCR papilífero esporádico.

Entre o antigo CCR papilífero tipo 2 houve a identificação de diversas alterações moleculares específicas (a grande maioria passível de ser identificada pelas características morfológicas e/ou biomarcadores imuno-histoquímicos) como, por exemplo, o CCR com deficiência de fumarato hidratase (FH), tumores associados à translocação de genes da família MiT, entre outros.

Os tumores relacionados à deficiência de fumarato hidratase são tumores muito agressivos e que podem estar relacionados à síndrome da leiomiomatose hereditária, associada à mutação germinativas deste gene.

Já os tumores relacionados à translocação de genes da família MiT tendem a acometer pacientes mais jovens, com maior propensão à metástase linfonodal.

CARCINOMA DE CÉLULAS RENAIS CROMÓFOBO

O carcinoma de células renais cromófobo possui uma taxa de mutação significativamente menor em comparação aos subtipos de carcinomas renais descritos anteriormente. Foram identificados apenas dois genes significativamente mutados, TP53 (31%) e PTEN (8%). Ao contrário do descrito nos outros subtipos, a alteração em PTEN é relacionada à pior sobrevida. O CCR cromófobo também pode apresentar deleções cromossômicas inteiras de 1, 2, 6, 10, 13 e 17.

Diversos outros subtipos de CCR podem ser identificados por suas alterações genéticas específicas, como carcinomas associados à mutação do gene ELOC, carcinomas associados à mutação de INI1 (SMARCB1) e carcinoma associados às translocações de ALK, entre outros (Tabela 132.1).

Tabela 132.1. Subtipos de carcinomas de células renais e principais alterações moleculares

Subtipos de carcinomas de células renais	Principais alterações moleculares
Células claras	Deleção de 3p (VHL, PBRM1, SETD2, BAP1)
Papilífero	MET, NRF2, CUL3. Ganhos do cromossomo 7, 17 e 20. Perda de 9p
Cromófobo	Perda dos cromossomos 1, 2, 6, 10, 13, e 17
Ducto coletor	Perdas de 8p, 16p, 1p, 9p, e ganhos de 13q
Translocação da família MiT	Translocações que envolvem Xp11.2 (TFE3) ou 6p21(TFEB)
Mutação de ELOC	Mutações recorrentes de genes da via TSC/MTOR, principalmente ELOC1
Deficiência de Fumarato hidratase	Mutações germinativas ou somáticas que envolvem o gene FH
Translocação de ALK	Translocação de ALK
Deficiência de SMARCB1 (INI1)	Deleção/ Inativação de SMARCB1
Deficiência de Succinato Dehidrogenase	Mutações germinativas ou somáticas que envolvem o gene FH

Fonte: Desenvolvida pela autora.

SÍNDROMES GENÉTICAS

Algumas entidades de carcinomas renais são associadas às síndromes genéticas, como o carcinoma de células renais com deficiência de fumarato hidratase (FH) e o carcinoma de células renais com deficiência de succinato desidrogenase (SDH).

O carcinoma deficiente em FH pode estar associado à síndrome de leiomiomatose hereditária. A perda de fumarato é causada pela mutação bialélica no gene FH, que codifica a enzima fumarato hidratase. A perda dessa enzima é identificada por meio de imuno-histoquímica (perda da expressão), após identificação de morfologia favorável. Esse tipo de tumor tem comportamento mais agressivo.

O CCR com deficiência de SDH está associado a mutações germinativas nesta família de genes, mais comumente afeta o gene SDHB. A identificação da deficiência desta enzima pode ser feita por meio de marcadores imuno-histoquímicos, capazes de identificar todas as subunidades mutadas. Como esta neoplasia está associada a uma mutação germinativa e, portanto, outros tumores (paragangliomas, tumor gastrointestinal estromal com deficiência de SDH e adenomas pituitários), é importante a identificação correta da neoplasia, para seguimento adequado e aconselhamento genético do paciente.

A doença de von Hippel-Lindau é uma síndrome autossômica dominante, que tem como manifestação clínica diversos tumores (hemangioblastoma do sistema nervoso central e retina, feocromocitoma, cistos pancreáticos, tumores do saco endolinfático do ouvido interno). Pacientes com doença de von Hippel-Lindau têm mutação germinativa do gene VHL, que também é comumente mutado no câncer renal esporádico. Os achados morfológicos dos tumores renais nessa síndrome são semelhantes aos tumores esporádicos, exceto que os tumores associados à síndrome podem ser císticos e numerosos, ou o achado incidental de múltiplos tumores microscópicos incipientes podem ser encontrados no parênquima renal de aparência macroscópica normal. Esses achados, portanto, podem sugerir que um tumor renal pode estar associado à doença de VHL, o que indica acompanhamento e aconselhamento genético.

IMUNO-ONCOLOGIA E CÂNCER RENAL

A terapia para tumores renais metastáticos evoluiu muito nos últimos anos, especialmente com o uso de agentes imunoterápicos. O uso desses agentes melhorou a sobrevida geral e a taxa de resposta dos pacientes com câncer metastático. Embora os inibidores de *checkpoint* do PD-L1 tenham grande relevância clínica, a marcação imuno-histoquímica de PD-L1 não é preditiva de resposta ao tratamento, e não se trata, portanto, de um *companion-test* (Flaifel *et al.*, 2019).

BIOLOGIA MOLECULAR DOS TUMORES TESTICULARES

Os tumores de células germinativas do testículo (TCGT) são um grupo heterogêneo de neoplasias. Esses tumores podem ser classificados, histologicamente, como seminoma ou tumores não seminomatosos (grupo que abrange as seguintes entidades: carcinoma embrionário, tumor do seio endodérmico, coriocarcinoma e teratoma maduro ou imaturo). De maneira geral, os TCGT são tumores com excelentes taxas de sobrevida e boa resposta aos tratamentos atuais. A principal alteração genética dos TCGSs é a presença do isocromossomo 12p, já conhecida desde a década de 1980.

Em estudos recentes, com o uso de análise robusta do genoma destes tumores, foram identificadas três mutações com frequências significativas: KIT (18%), KRAS (14%), e NRAS (4%). De maneira geral, os cânceres testiculares apresentam baixa carga mutacional (0,5 mutações/Mb).

A metilação pode ser um alvo terapêutico promissor nos tumores germinativos. Tumores não seminoma apresentaram altos índices de metilação de genes supressores de tumor (como BRCA1). Estudos *in vitro* já demonstraram que inibidores de PARP aumentam a resposta a cisplatina num subgrupo de carcinomas embrionários. Outro gene comumente silenciado nesses tumores é o DNAJC/MCJ, que é uma alteração frequentemente encontrada em tumores de mama e do endométrio resistentes à tratamento, e podem se tornar um marcador prognóstico interessante.

BIBLIOGRAFIA CONSULTADA

Abida W, Armenia J, Gopalan A, Brennan R, Walsh M, Barron D, et al. Prospective genomic profiling of prostate cancer across disease states reveals germline and somatic alterations that may affect clinical decision making. JCO Precis Oncol. 2017;2017:PO.17.00029. doi: 10.1200/PO.17.00029. Epub 2017 May 31. PMID: 28825054; PMCID: PMC5558263.

Abida W, Cheng ML, Armenia J, et al. Analysis of the prevalence of microsatellite instability in prostate cancer and response to immune checkpoint blockade. Jama Oncol. 2019;5(4):471-478. doi:10.1001/jamaoncol.2018.5801.

Abida W, et al. Preliminary results from TRITON2: A phase II study of rucaparib in patients (pts) with metastatic castration-resistant prostate cancer (mCRPC) associated with homologous recombination repair (HRR) gene alterations. Annals of Oncology.2018;29. Disponível em: https://doi.org/10.1093/ annonc/mdy284.002.

Balar AV, et al. First-line pembrolizumab in cisplatin-ineligible patients with locally advanced and unresectable or metastatic urothelial cancer (Keynote-052): a multicentre, single-arm, phase 2 study. The Lancet Oncology. 2017;18:11. Disponível em: https://doi.org/10.1016/S1470-2045(17)30616-2.

Billerey C, et al. Frequent FGFR3 mutations in papillary non-invasive bladder (pTa) tumors. American Journal of Pathology. 2001;158:6. Disponível em: https://doi.org/10.1016/S0002-9440(10)64665-2.

Bonneville R, Krook MA, Kautto EA, Miya J, Wing MR, Chen HZ, et al. Landscape of microsatellite instability across 39 cancer types. JCO Precis Oncol. 2017. 2017:PO.17.00073. doi: 10.1200/PO.17.00073. Epub 2017 Oct 3. PMID: 29850653; PMCID: PMC5972025.

Brown NA, et al. Comparative study of TERT promoter mutation status within spatially, temporally and morphologically distinct components of urothelial carcinoma. 2018. Disponível em: https://doi.org/10.1111/his.13318.

Canete-Portillo S, et al. Report from the International Society of Urological Pathology (ISUP) Consultation Conference on Molecular Pathology of Urogenital Cancers V: Recommendations on the use of immunohistochemical and molecular biomarkers in penile cancer. American Journal of Surgical Pathology. 2020;44:7. Disponível em: https://doi.org/10.1097/PAS.0000000000001477.

Carneiro BA, et al. Emerging subtypes and new treatments for castration-resistant prostate cancer. American Society of Clinical Oncology Educational Book. 2020;40. Disponível em: https://doi.org/10.1200/edbk_100025.

Cavallo F, et al. Reduced proficiency in homologous recombination underlies the high sensitivity of embryonal carcinoma testicular germ cell tumors to cisplatin and poly (ADP-Ribose) polymerase inhibition. PLoS ONE. 2012;7:12. Disponível em: https://doi.org/10.1371/journal.pone.0051563.

Chatterjee N, Walker GC. Mechanisms of DNA damage, repair, and mutagenesis. Environ Mol Mutagen. 2017;58(5):235-263. doi: 10.1002/em.22087. Epub 2017 May 9. PMID: 28485537; PMCID: PMC5474181.

Cheng L, et al. Understanding the molecular genetics of renal cell neoplasia: Implications for diagnosis, prognosis and therapy. 2010. Disponível em: https://doi.org/10.1586/era.10.72.

Cheville JC, et al. Sarcomatoid renal cell carcinoma: An examination of underlying histologic subtype and an analysis of associations with patient outcome. 2004. Disponível em: https://doi.org/10.1097/00000478-200404000-00002.

Choi W, et al. Identification of distinct basal and luminal subtypes of muscle-invasive bladder cancer with different sensitivities to frontline chemotherapy. Cancer Cell. 2014; 25:2. Disponível em: https://doi.org/10.1016/j.ccr.2014.01.009.

Choueiri TK, et al. Von Hippel-Lindau gene status and response to vascular endothelial growth factor targeted therapy for metastatic clear cell renal cell carcinoma. Journal of Urology. 2008;180:3. Disponível em: https://doi.org/10.1016/j.juro.2008.05.015.

Coelho, RWP, et al. Penile cancer in Maranhão, Northeast Brazil: The highest incidence globally? BMC Urology. 2018;18:1. Disponível em: https://doi.org/10.1186/s12894-018-0365-0.

Costa WH, de Oliveira RAR, Santana TB, Benigno BS, da Cunha IW, de Cássio Zequi S, et al. Prognostic factors in patients with penile carcinoma and inguinal lymph node metastasis. Int J Urol. 2015;22(7):669-73. doi: 10.1111/iju.12759. Epub 2015 Mar 31. PubMed PMID: 25833472.

Costa WH, Jabboure G Netto, Cunha IW. Urological cancer related to familial syndromes. Int Braz J Urol. 2017;43(2):192-201. doi:10.1590/S1677-5538.IBJU.2016.0125. PubMed PMID: 27819754.

Cubilla AL, et al. Value of p16INK4a in the pathology of invasive penile Squamous cell carcinomas: A report of 202 cases. American Journal of Surgical Pathology. 2011;35:2. Disponível em: https://doi.org/10.1097/PAS.0b013e318203cdba.

da Cunha IW, Souza MJ, da Costa WH, Amâncio AM, Fonseca FP, Zequi SC, et al. Epithelial-mesenchymal transition (EMT) phenotype at invasion front of squamous cell carcinoma of the penis influences oncological outcomes. Urol Oncol. 2016;34(10):433.e19-26. doi:10.1016/j.urolonc.2016.05.015. [Epub ahead of print] PubMed PMID: 27381894.

Damrauer JS, et al. Intrinsic subtypes of high-grade bladder cancer reflect the hallmarks of breast cancer biology. Proceedings of the National Academy of Sciences of the United States of America. 2014;111:8. Disponível em: https://doi.org/10.1073/pnas.1318376111.

de Bono J, Mateo J, Fizazi K, Saad F, Shore N, Sandhu S, et al. Olaparib for metastatic castration-resistant prostate cancer. N Engl J Med. 2020;382(22):2091-2102. doi: 10.1056/NEJMoa1911440. Epub 2020 Apr 28. PMID: 32343890.

Djajadiningrat RS, et al. Human papillomavirus prevalence in invasive penile cancer and association with clinical outcome. Journal of Urology. 2015;193:2. Disponível em: https://doi.org/10.1016/j.juro.2014.08.087.

Erho N, et al. Discovery and validation of a prostate cancer genomic classifier that predicts early metastasis following radical prostatectomy. PLoS ONE. 2013;8:6. Disponível em: https://doi.org/10.1371/journal.pone.0066855.

Faisal FA, Lotan TL. The genomic and molecular pathology of prostate cancer: clinical implications for diagnosis, prognosis, and therapy. 2020. Disponível em: https://doi.org/10.1097/PAP.0000000000000245.

Fernández-Cabezudo MJ, et al. Deficiency of mitochondrial modulator MCJ promotes chemoresistance in breast cancer. JCI Insight. 2016;1:7. Disponível em: https://doi.org/10.1172/jci.insight.86873.

Fernández-Nestosa MJ, et al. Comparison of human papillomavirus genotypes in penile intraepithelial neoplasia and associated lesions: LCM-PCR study of 87 lesions in 8 patients. International Journal of Surgical Pathology. 2020;28:3. Disponível em: https://doi.org/10.1177/1066896919887802.

Fernández-Nestosa MJ, et al. Human papillomavirus (HPV) genotypes in condylomas, intraepithelial neoplasia, and invasive carcinoma of the penis using laser capture microdissection (LCM)-PCR: A study of 191 lesions in 43 patients. American Journal of Surgical Pathology. 2017;41:6. Disponível em: https://doi.org/10.1097/PAS.0000000000000821.

Flaifel A, et al. PD-L1 expression and clinical outcomes to cabozantinib, everolimus, and sunitinib in patients with metastatic renal cell carcinoma: Analysis of the randomized clinical trials Meteor and Cabosun. Clinical Cancer Research. 2019;25:20. Disponível em: https://doi.org/10.1158/1078-0432.CCR-19-1135.

Flaig TW, et al. Bladder cancer, version 3.2020, NCCN Clinical Practice Guidelines in Oncology. Journal of the National Comprehensive Cancer Network. 2020;18:3. Disponível em: https://doi.org/10.6004/jnccn.2020.0011.

Geurts VKA, et al. Chromosome 12q heterozygosity is retained in i(12p)-positive testicular germ cell tumor cells. Cancer Genetics and Cytogenetics.1989;40:1. Disponível em: https://doi.org/10.1016/0165-4608(89)90154-4.

Giedl J, et al. TERT core promotor mutations in early-onset bladder cancer. Journal of Cancer. 2016;7:8. Disponível em: https://doi.org/10.7150/jca.15006.

Gill AJ, et al. Overview of current and future first-line systemic therapy for metastatic clear cell renal cell carcinoma. Current Treatment Options in Oncology. 2018;19:1. Disponível em: https://doi.org/10.1007/s11864-018-0517-1.

Gill AJ, et al. Succinate dehydrogenase (SDH)-deficient renal carcinoma: A morphologically distinct entity: A clinicopathologic series of 36 tumors from 27 patients. American Journal of Surgical Pathology. 2014;38:12. Disponível em: https://doi.org/10.1097/PAS.0000000000000292.

Gregoire L, et al. Preferential association of human papillomavirus with high-grade histologic variants of penile-invasive squamous cell carcinoma. Journal of the National Cancer Institute. 1995;87:22. Disponível em: https://doi.org/10.1093/jnci/87.22.1705.

Guimarães GC. Editorial comment: Prevalence of human papillomavirus DNA and p16INK4a in penile cancer and penile intraepithelial neoplasia: a systematic review and meta-analysis. 2020. Disponível em: https://doi.org/10.1590/S1677-5538.IBJU.2020.04.09.

Guo J, Mckenney JK. The pathology of von hippel-lindau disease. 2014. AJSP. Disponível em: https://doi.org/10.1097/PCR.0000000000000023.

Havel JJ, Chowell D, Chan TA. The evolving landscape of biomarkers for checkpoint inhibitor immunotherapy. 2019. Disponível em: https://doi.org/10.1038/s41568-019-0116-x.

Humphrey PA, et al. The 2016 WHO Classification of tumours of the urinary system and male genital organs – Part B: Prostate and bladder tumours. European Urology. 2016;70:1. Disponível em: https://doi.org/10.1016/j.eururo.2016.02.028.

Isharwal S, et al. Genomic landscape of inverted urothelial papilloma and urothelial papilloma of the bladder. Journal of Pathology. 2019;248:3. Disponível em: https://doi.org/10.1002/path.5261.

Jamaspishvili T, et al. Clinical implications of PTEN loss in prostate cancer. 2018. Disponível em: https://doi.org/10.1038/nrurol.2018.9.

Jiricny J. The multifaceted mismatch-repair system. Nat Rev Mol Cell Biol. 2006;7(5):335-46. doi: 10.1038/nrm1907. PMID: 16612326.

Kamoun A, et al. A Consensus molecular classification of muscle-invasive bladder cancer [formula presented]. European Urology. 2020;77:4. Disponível em: https://doi.org/10.1016/j.eururo.2019.09.006.

Krishnakumar R, Kraus WL. PARP-1 regulates chromatin structure and transcription through a KDM5B-dependent pathway. Mol Cell. 2010;39(5):736-49. doi: 10.1016/j.molcel.2010.08.014. PMID: 20832725; PMCID: PMC2939044.

Krishnakumar R, Kraus WL. The PARP Side of the Nucleus: Molecular Actions, Physiological Outcomes, and Clinical Targets. 2010. Disponível em: https://doi.org/10.1016/j.molcel.2010.06.017.

Latham A, Srinivasan P, Kemel Y, Shia J, Bandlamudi C, Mandelker D, et al. Microsatellite instability is associated with the presence of lynch syndrome pan-cancer. J Clin Oncol. 2019;37(4):286-295. doi: 10.1200/JCO.18.00283. Epub 2018 Oct 30. Erratum in: J Clin Oncol. 2019;37(11):942. PMID: 30376427; PMCID: PMC6553803.

Le DT, Uram JN, Wang H, Bartlett BR, Kemberling H, Eyring AD, et al. PD-1 blockade in tumors with mismatch-repair deficiency. N Engl J Med. 2015;372(26):2509-20. doi: 10.1056/NEJMoa1500596. Epub 2015 May 30. PMID: 26028255; PMCID: PMC4481136.

Light A, et al. The genetic landscapes of urological cancers and their clinical implications in the era of high-throughput genome analysis. 2020. Disponível em: https://doi.org/10.1111/bju.15084.

Loriot Y, et al. Erdafitinib in locally advanced or metastatic urothelial carcinoma. New England Journal of Medicine. 2019;381:4. Disponível em: https://doi.org/10.1056/nejmoa1817323.

Lotan TL, Tomlins SA, Bismar TA, Van der Kwast TH, Grignon D, Egevad L, et al. Report from the International Society of Urological Pathology (ISUP) Consultation conference on molecular pathology of urogenital cancers. Molecular biomarkers in prostate cancer. Am J Surg Pathol. 2020;44(7):e15-e29. doi: 10.1097/PAS.0000000000001450. PMID: 32044806.

Mariathasan S, et al. TGFβ attenuates tumour response to PD-L1 blockade by contributing to exclusion of T cells. Nature. 2018;554:7693. Disponível em: https://doi.org/10.1038/nature25501.

Markow M, Chen W, Frankel WL. Immunohistochemical pitfalls: Common mistakes in the evaluation of lynch syndrome. Surg Pathol Clin. 2017;10(4):977-1007. doi: 10.1016/j.path.2017.07.012. PMID: 29103543.

Marzouka NAD, et al. A validation and extended description of the Lund taxonomy for urothelial carcinoma using the TCGA cohort. Scientific Reports. 2018;8:1. Disponível em: https://doi.org/10.1038/s41598-018-22126-x.

Mateo J, et al. DNA-Repair defects and olaparib in metastatic prostate cancer. New England Journal of Medicine.2015;373:18. Disponível em: https://doi.org/10.1056/nejmoa1506859.

Moch H, et al. The 2016 WHO Classification of Tumours of the urinary system and male genital organs – Part A: renal, penile, and testicular tumours. European Urology. 2016;70:1. Disponível em: https://doi.org/10.1016/j.eururo.2016.02.029.

Netto GJ. Molecular biomarkers in urothelial carcinoma of the bladder: are we there yet? Nat Rev Urol. 2011;9(1):41-51. doi: 10.1038/nrurol.2011.193. PMID: 22158597.

Olesen, Tina Bech, et al. Prevalence of human papillomavirus DNA and p16 INK4a in penile cancer and penile intraepithelial neoplasia: a systematic review and meta-analysis. The Lancet Oncology. 2019;20:1. Disponível em: https://doi.org/10.1016/S1470-2045(18)30682-X.

Pettersson A, et al. The TMPRSS2:ERG rearrangement, ERG expression, and prostate cancer outcomes: A cohort study and meta-analysis. Cancer Epidemiology

Biomarkers and Prevention. 2012;21:9. Disponível em: https://doi.org/10.1158/1055-9965.EPI-12-0042.

Pritchard CC, et al. Inherited DNA-Repair Gene Mutations in Men with Metastatic Prostate Cancer. New England Journal of Medicine. 2016;375:5. Disponível em: https://doi.org/10.1056/nejmoa1603144.

Rachakonda OS, et al. TERT promoter mutations in bladder cancer affect patient survival and disease recurrence through modification by a common polymorphism. Proceedings of the National Academy of Sciences of the United States of America. 2013;110:43. Disponível em: https://doi.org/10.1073/pnas.1310522110.

Ratta R, et al. PARP inhibitors as a new therapeutic option in metastatic prostate cancer: a systematic review. 2020. Disponível em: https://doi.org/10.1038/s41391-020-0233-3.

Ricketts CJ, et al. The cancer genome atlas comprehensive molecular characterization of renal cell carcinoma. Cell Reports. 2018;23:1. Disponível em: https://doi.org/10.1016/j.celrep.2018.03.075.

Robertson AG, et al. Comprehensive Molecular characterization of muscle-invasive bladder cancer. Cell. 2017;171:3. Disponível em: https://doi.org/10.1016/j.cell.2017.09.007.

Robinson D, et al. Integrative clinical genomics of advanced prostate cancer. Cell. 2015;161:5. Disponível em: https://doi.org/10.1016/j.cell.2015.05.001.

Rocha RM, Ignácio JA, Jordán J, Carraro DM, Lisboa B, Lopes A, et al. A clinical, pathologic, and molecular study of p53 and murine double minute 2 in penile carcinogenesis and its relation to prognosis. Hum Pathol. 2012;43(4):481-8. doi: 10.1016/j.humpath.2011.06.013. Epub 2011 Sep PubMed PMID: 21925707.

Rodriguez P MDC, et al. Spectrum of genetic mutations in de novo PUNLMP of the urinary bladder. Virchows Archiv. 2017;471:6. Disponível em: https://doi.org/10.1007/s00428-017-2164-5.

Rosenberg JE, et al. Atezolizumab in patients with locally advanced and metastatic urothelial carcinoma who have progressed following treatment with platinum-based chemotherapy: A single-arm, multicentre, phase 2 trial. The Lancet. 2016;387:10031. Disponível em: https://doi.org/10.1016/S0140-6736(16)00561-4.

Sedhom R, Antonarakis ES. Clinical implications of mismatch repair deficiency in prostate cancer. Future Oncol. 2019;15(20):2395-2411. doi: 10.2217/fon-2019-0068. Epub 2019 Jun 25. PMID: 31237441; PMCID: PMC6714067.

Sharma P, et al. Nivolumab in metastatic urothelial carcinoma after platinum therapy (CheckMate 275): a multicentre, single-arm, phase 2 trial. The Lancet Oncology. 2017;18:3. Disponível em: https://doi.org/10.1016/S1470-2045(17)30065-7.

Shen H, et al. Integrated molecular characterization of testicular germ cell tumors. Cell Reports. 2018;23:11. Disponível em: https://doi.org/10.1016/j.celrep.2018.05.039.

Shuch B, et al. Defining early-onset kidney cancer: Implications for germline and somatic mutation testing and clinical management. Journal of Clinical Oncology. 2014;32:5. Disponível em: https://doi.org/10.1200/JCO.2013.50.8192.

Shuch B, et al. Impact of pathological tumour characteristics in patients with sarcomatoid renal cell carcinoma. BJU International. 2012;109:11. Disponível em: https://doi.org/10.1111/j.1464-410X.2011.10785.x.

Silva AAM, Cunha IW, Neves JI, Quetz JD, Carraro DM, Rocha RM, et al. Epidermal growth factor receptor as an adverse survival predictor in squamous cell carcinoma of the penis. Hum Pathol. 2017;61:97-104. doi:10.1016/j.humpath.2016;07:041. Epub 2016 Nov 15. PubMed PMID: 27864120.

Sjödahl G, Eriksson P, Liedberg F, Höglund M. Molecular classification of urothelial carcinoma: global mRNA classification versus tumour-cell phenotype classification. J Pathol. 2017 May;242(1):113-125. doi: 10.1002/path.4886. Epub 2017. PMID: 28195647; PMCID: PMC5413843.

Sjödahl G, et al. A molecular taxonomy for urothelial carcinoma. Clinical Cancer Research. 2012;18:12. Disponível em: https://doi.org/10.1158/1078-0432.CCR-12-0077-T.

Statz CM, Patterson SE, Mockus SM. MTOR Inhibitors in castration-resistant prostate cancer: A Systematic Review. 2017. Disponível em: https://doi.org/10.1007/s11523-016-0453-6.

Tomlins SA, et al. ETS Gene fusions in prostate cancer: From Discovery to Daily Clinical Practice. 2009. Disponível em: https://doi.org/10.1016/j.eururo.2009.04.036.

Tomlinson IPM, et al. Germline mutations in FH predispose to dominantly inherited uterine fibroids, skin leiomyomata and papillary renal cell cancer the multiple leiomyoma consortium. Nature Genetics. 2002;30:4. Disponível em: https://doi.org/10.1038/ng849.

Trpkov K, et al. Fumarate hydratase-deficient renal cell carcinoma is strongly correlated with fumarate hydratase mutation and hereditary leiomyomatosis and renal cell carcinoma syndrome. American Journal of Surgical Pathology. 2016;40:7. Disponível em: https://doi.org/10.1097/PAS.0000000000000617.

Turajlic S, et al. Deterministic evolutionary trajectories influence primary tumor growth: TRACERx renal. Cell.

2018;173:3. Disponível em: https://doi.org/10.1016/j.cell.2018.03.043.

Van Oers JMM, et al. FGFR3 Mutations and a normal CK20 staining pattern define low-grade noninvasive urothelial bladder tumours. European Urology. 2007;52:3. Disponível em: https://doi.org/10.1016/j.eururo.2007.01.009.

Warrick JI. Clinical significance of histologic variants of bladder cancer. JNCCN. 2017. Disponível em: https://doi.org/10.6004/jnccn.2017.7027.

WHO Classification of Tumours, 5. ed., Urinary and Male Genital Tumours. 2022.

Yoshimoto M, Cunha IW, Coudry RA, Fonseca FP, Torres CH, Soares FA, et al. FISH analysis of 107 prostate cancers shows that PTEN genomic deletion is associated with poor clinical outcome. Br J Cancer. 2007;97(5):678-85. Epub 2007 Aug 14. PubMed PMID: 17700571; PubMed Central PMCID: PMC2360375.

Yoshimoto M, Joshua AM, Cunha IW, Coudry RA, Fonseca FP, Ludkovski O, et al. Absence of TMPRSS2:ERG fusions and PTEN losses in prostate cancer is associated with a favorable outcome. Mod Pathol. 2008;21(12):1451-60. doi: 10.1038/modpathol.2008.96. Epub 2008 May 23. PubMed PMID: 18500259.

Zhong M, et al. Distinguishing nested variants of urothelial carcinoma from benign mimickers by TERT promoter mutation. American Journal of Surgical Pathology. 2015;39:1. Disponível em: https://doi.org/10.1097/PAS.0000000000000305.

133 Tumores do Rim

Raquel Baptista Pio
Óren Smaletz

DESTAQUES

- A ocorrência de carcinomas renais pode estar ligada a síndromes hereditárias, porém a maior parte dos casos ocorre de forma esporádica.
- A cirurgia constitui tratamento curativo para o câncer de rim localizado. Em casos selecionados pode optar-se pela realização de uma nefrectomia parcial.
- O tratamento adjuvante com o imunoterápico pembrolizumabe apresenta vantagem em sobrevida livre de progressão para pacientes com carcinoma renal de alto risco.
- Nos últimos anos, diversos avanços modificaram os padrões de tratamento do carcinoma renal avançado. Hoje, diferentes tipos de imunoterapia, inibidores de tirosina quinase e inibidores de mTOR fazem parte do arsenal terapêutico.

INTRODUÇÃO

O presente capítulo tratará dos tumores de rim, conhecidos como "carcinomas de células renais" (CCR). Tumores de pélvis renal, por terem semelhança com tumores de bexiga, serão tratados no Capítulo 134 – Tumores de Bexiga, Ureter e Pelve Renal.

EPIDEMIOLOGIA

O câncer renal, assim como diversas outras neoplasias malignas, é uma doença de pacientes em faixa etária mais avançada, sendo a mediana de apresentação por volta de 65 anos. O CCR apresenta maior proporção de incidência em homens, com uma relação de 2:1, e tem como principais fatores de risco bem definidos o tabagismo, a obesidade, A doença renal policística e A hipertensão arterial sistêmica. Fatores ambientais também influenciam no desenvolvimento da doença, sendo os solventes, gasolina, asbesto e cádmio os mais comumente relacionados. Importante ressaltar ainda que até 2% dos casos acontecem em decorrência de síndrome hereditárias, sendo a doença de Von Hippel Lindau (VHL) a mais comum.[1]

O CCR é responsável por cerca de 90% das neoplasias malignas do rim, com uma estimativa de 60 mil casos diagnosticados nos Estados Unidos no ano de 2016, correspondendo a cerca de 3% de todas as neoplasias malignas, com aproximadamente 14 mil mortes por ano.[2] No Brasil, conforme dados do Instituto Nacional do Câncer (INCA), estimam-se cerca de 6 mil casos novos por ano no biênio 2018/2019.[3]

Os tumores de células claras são os mais comuns, perfazendo 75% dos casos de CCR. Até pouco tempo, usava-se a classificação patológica de células claras e não células claras (papilífero (10%), cromófobo (< 5%)). A classificação dos tumores renais epiteliais foi modificada para incluir histologias menos comuns que apresentam prognóstico e desfechos distintos. Cinco novas entidades foram então reconhecidas: carcinoma células renais tubulocístico; carcinoma renal associado à doença cística renal; carcinoma renal de células claras papilífero; carcinoma renal relacionado à translocação da família do MiT (fatores de transcrição específicos); e carcinoma renal associado à síndrome da leiomiomatose hereditária. Outros menos comuns são o tumor medular e do ducto coletor de Bellini (menos de 1% dos casos).[4] A diferenciação sarcomatoide, associada com pior prognóstico, pode ocorrer em qualquer subtipo histológico.

Os CCR aparecem tanto na forma esporádica, mais frequente, como na forma hereditária, apresentação mais rara da doença. A forma esporádica aparece em pacientes com idade mediana de 65 anos, ao passo que a forma hereditária aparece em pacientes mais jovens e costuma implicar acometimento renal bilateral. Atualmente, indica-se avaliação genética complementar para os pacientes abaixo de 45 anos com diagnóstico de CCR pela maior chance de manifestação da forma hereditária.[5]

As formas hereditárias do CCR[6] podem ser:

1. Síndrome de von Hippel-Lindau, associada à mutação autossômica dominante do gene VHL. Os pacientes podem desenvolver tumores renais, tumores benignos no sistema nervoso central (hemangioblastomas), na retina e nas adrenais;
2. Carcinoma renal papilífero hereditário (tipo 1), associado com a mutação no gene c-met;
3. Leiomiomatose hereditária, uma condição associada à mutação do gene da fumarata-hidratase e que se caracteriza pela formação de leiomiomas cutâneos, ou uterinos, é associada a um dos subtipos de carcinoma de rim papilífero tipo 2, com comportamenteo muito agressivo.
4. Síndrome Birt-Hogg-Dubé, caracterizada pela formação de tumores cutâneos não malignos e pneumotórax espontâneo. Alguns desses pacientes desenvolvem tumores renais do tipo cromófobo ou oncocitoma.

FISIOPATOLOGIA

Uma melhor compreensão da fisiopatologia dos tumores de células claras possibilitou o desenvolvimento de novas drogas expandiu o leque de opções terapêuticas e aumentou as taxas de sobrevida nessa população.

O mecanismo inicial da fisiopatologia dos tumores de células claras é a alteração do gene VHL. Essa alteração é observada na maioria (58% a 91%)[7] dos casos de tumores de células claras, mesmo nos tumores não hereditários, e pode ocorrer por mutação do gene, deleção ou hipermetilação. Em células normais, o complexo contendo VHL degrada o fator indutor de hipóxia (HIF), que é um fator de transcrição importante no ambiente celular relacionado ao processo oxidativo. Contudo, nos tumores de células claras esse complexo é disfuncional. Ocorre, então, uma diminuição dos níveis da proteína VHL que aumenta a concentração de HIF nas células, ativando a produção de outros genes induzidos pela hipóxia e envolvidos no processo de angiogênese, crescimento tumoral e sobrevivência celular, como o VEGF (fator de crescimento endotelial vascular), PDGF (fator de crescimento derivado de plaquetas) e TGF-alfa (fator de crescimento tumoral). A compreensão desse mecanismo propiciou o desenvolvimento de medicações antiangiogênicas com alvo no VEGF ou seus receptores.[8]

Outra via ativada em CCR é a via de mTOR (proteína-alvo da rapamicina nos mamíferos). Ela tem proteínas na sua cascata que sinalizam proteínas promotoras de tumor como a ativação da quinase p70S6, com um consequente aumento de transcrição de várias proteínas ribossômicas que aumentam os níveis de HIF. Além disso, promovem a dissociação do complexo 4E-BP1 (proteína ligante 4E) e eIF-4E (subunidade 4E do fator iniciador eucariótico) que estimula o aumento da transcrição do RNA mensageiro de proteínas importantes para o ciclo celular, como c-myc, ciclina D1 e orinitina descarboxilase.[9]

Sendo um dos principais avanços na Oncologia nos últimos anos, a descoberta dos *checkpoints* imunes (nivolumabe, pembrolizumabe, ipilimumabe, entre outros) foi uma mudança de paradigma, também no CCR. Essas drogas bloqueiam anticorpos diretamente contra o receptor PD-1 ou seu ligante PD-L1 ou anti CTLA-4. O PD-L1 ligado ao PD-1 regula negativamente a resposta imune, inibindo a liberação de citocinas e da atividade citotóxica antitumoral das células T.[10]

A maioria dos CCR expressa PD-L1 em sua membrana celular e em células do infiltrado tumoral, o que, associado ao fato de que os carcinomas renais são sensíveis à imunoterapia, já evidenciado em estudos prévios por respostas à citocina (como interleucinas e interferon),[11,12] justifica o estudo e uso do bloqueio dos anticorpos contra PD-1 e PD-L1 nesta doença.

QUADRO CLÍNICO

Com o aprimoramento e a maior disponibilidade de técnicas radiológicas, como tomografia e ultrassom, não é incomum ao diagnóstico o achado acidental de uma massa suspeita em topografia renal identificada mediante exames de imagem realizados por outro motivo. Entre 2009 e 2015, a proporção de pacientes diagnosticados com doença localizada (restrita ao rim) foi de 65%, localmente avançada (acometimento de linfonodos regionais) de 17%, enquanto a proporção de pacientes com doença avançada foi de 16%.[12] Atualmente, menos de 10% dos pacientes apresentam a tríade clássica de dor abdominal, hematúria e uma massa palpável em flanco ao diagnóstico, assim como são menos comuns sinais ou sintomas relacionados à doença metastática, como dor óssea por acometimento ósseo secundário ou dispneia por doença pulmonar. Outros sintomas sistêmicos mais comuns são fadiga, febre, caquexia, perda de peso, podendo estar presente um quadro de anemia hipocrômica ou, mais infrequentemente, de policitemia, pela produção anormal de renina.

Embora raro, existe um fenômeno paraneoplásico denominado "síndrome de Stauffer", no qual o paciente portador de RCC apresenta-se com sinais e sintomas de insuficiência hepática sem evidência de doença metastática. Neste cenário, a ressecção cirúrgica do tumor renal ocasiona uma reversão da hepatopatia.[13]

ESTADIAMENTO

O exame físico bem-feito deve ser realizado sempre e em todo paciente. Alinhados à suspeita diagnóstica, realizam-se exames complementares de imagem e laboratoriais para avaliar a extensão da doença e prosseguir com o tratamento adequado. Os locais mais comuns de envolvimento secundário dos CCR são os linfonodos regionais, pulmões, osso, fígado e sistema nervoso central (SNC).[14]

Exames laboratoriais gerais, como hemograma completo, função hepática, função renal, eletrólitos (incluindo cálcio), exame de urina e desidrogenase lática (DHL) são necessários. Tomografias de tórax, abdome e pelve com contraste são métodos seguros e confiáveis para o estadiamento de tumores renais. Ressonância magnética é uma alternativa para pacientes com disfunção renal ou, ainda, caso seja necessária a caracterização anatômica mais específica do tumor, o que, por ventura, pode modificar estratégias cirúrgicas, como o comprometimento da veia cava inferior ou veia renal por invasão tumoral.

A cintilografia óssea deve ser realizada apenas na presença de sintomas de acometimento ósseo, como dor ou se a fosfatase alcalina estiver aumentada. Assim como a ressonância magnética de crânio deve ser requisitada em caso de doença metastática ou se houver sinais ou sintomas neurológicos.[15]

O papel da tomografia computadorizada por emissão de pósitrons (PET-CT) oncológico em pacientes com CCR ainda é controverso. Atualmente, não é indicada como padrão para estadiamento sistêmico, tampouco para seguimento dos pacientes após ressecção cirúrgica.[14,15]

Com os exames, pode-se classificar os pacientes conforme o estadiamento atualizado na 8ª edição do *AJCC cancer staging manual*, publicação do American Joint Committee on Cancer (AJCC) (Tabela 133.1).[16]

Tabela 133.1. Estadiamento conforme AJCC 8ª edição	
Tumor pulmonar	**Definição**
Tx	Não avaliável
T0	Sem evidência de tumor
T1	Tumor ≤ 7 cm, restrito ao rim
T1a	Tumor ≤ 4 cm, restrito ao rim
T1b	Tumor > 4 cm e ≤ 7 cm, restrito ao rim
T2	Tumor > 7 cm, restrito ao rim
T2a	Tumor > 7 cm e ≤ 10 cm, restrito ao rim

Continua >>

>> Continuação

Tabela 133.1. Estadiamento conforme AJCC 8ª edição

Tumor pulmonar	Definição
T2b	Tumor > 10 cm, restrito ao rim
T3	Tumor se estende aos vasos renais ou tecidos perinefréticos, mas não invade a glândula adrenal e não ultrapassa a fáscia de Gerota
T3a	Tumor se estende à veia renal ou seus segmentos, ou invade o sistema pielocalicial ou invade a gordura perirrenal ou a gordura do seio renal, mas não ultrapassa a fáscia de Gerota, nem invade a glândula adrenal ipsilateral
T3b	Tumor se estende até a veia cava inferior abaixo do diafragma
T3c	Tumor se estende até a veia cava inferior acima do diafragma, ou invade a veia renal
T4	Tumor se estende além da fáscia de Gerota

Linfonodos (N)	Definição
Nx	Não avaliável
N0	Sem metástases para linfonodos regionais
N1	Metástases em linfonodos regionais

Metástases (M)	Definição
M0	Sem metástases à distância
M1	Presença de metástases à distância

Estágio	T	N	M
I	T1	N0	M0
II	T2	N0	M0
III	T1/T2	N1	M0
III	T3	N0/N1/Nx	M0
IV	T4	Qualquer	M0
IV	Qualquer	Qualquer	M1

Fonte: AJCC Cancer Staging Manual. 8ª ed., 2017.

TRATAMENTO DA DOENÇA LOCALIZADA

A ressecção cirúrgica é uma terapia efetiva para tumores renais localizados, muitas vezes indicada como terapia curativa. As cirurgias mais comumente realizadas são a nefrectomia radical (NR) e a nefrectomia parcial (NP), cada qual podendo ser via técnica cirúrgica aberta, laparoscópica ou robótica, a depender da experiência do cirurgião.

Classicamente, a NR inclui a ressecção do rim, da fáscia e da gordura perirrenal, dos linfonodos regionais e da glândula suprarrenal ipsilateral.[17] A dissecção linfonodal na NR é um tema de amplo debate entre comunidades científicas porque estudos prévios não evidenciam ganho de sobrevida global, além de demais desfechos, comparativamente entre pacientes submetidos à dissecção linfonodal associada à nefrectomia *versus* apenas a nefrectomia isolada.[18,19] A realização da linfadenectomia é mais um procedimento prognóstico do que terapêutico, pois há uma chance maior de que pacientes com linfonodos acometidos desenvolvam eventualmente doença metastática. Todavia, a adrenalectomia é considerada desnecessária, exceto nos casos de grandes tumores localizados no polo superior ou quando os exames de imagem documentam anormalidades. Até 10% dos tumores de rim invadem a veia cava inferior e, nesse caso, preconiza-se a nefrectomia radical com ressecção cirúrgica do trombo.[17] Por fim, exames pré-operatórios de imagem detalhados podem ajudar a definir a indicação da dissecção linfonodal e da adrenalectomia ipsilateral.

Importante ressaltar que a perda de nefróns relacionada à NR aumenta o risco de desenvolvimento de doença renal crônica (DRC),[20] sendo este um fator de risco associado com aumento de mortalidade e com doença cardiovascular na população geral.

A NP tem desfechos oncológicos similares comparados aos da NR, com a possibilidade de preservação da função renal, redução da mortalidade geral e morbidade operatória, além de reduzir a frequência de eventos cardiovasculares a longo prazo.[17] Essa técnica é mais apropriada em tumores de localização polar ou periférica e deve ser considerada em situações especiais, como em pacientes com tumor em rim solitário ou rim contralateral com disfunção ou em tumores bilaterais.

O algoritmo para a ressecção cirúrgica deve considerar a funcionalidade do rim contralateral, função renal do paciente, síndromes familiares com predisposição a múltiplas massas renais, proximidade do tumor com o hilo renal e estruturas vasculares nobres, volume tumoral e experiência do cirurgião.

Vigilância ativa e técnicas ablativas, como crio ou radiofrequência, podem ser consideradas em situações especiais, principalmente em pacientes mais idosos e com risco cirúrgico elevado.

TRATAMENTO ADJUVANTE

Pacientes com tumores grandes ou de alto grau, mesmo em estádio inicial, têm alta chance de recidiva. A University of California (UCLA) desenvolveu um modelo, na sigla em inglês UISS (Integrated Staging System), que é preditor acurado na avaliação de sobrevida em pacientes com RCC localizado. O modelo combina os seguintes fatores: estadiamento conforme TNM; grau de Fuhrman na patologia; e *performance status* do paciente baseado no ECOG (Eastern Cooperative Oncology Group) (Tabela 133.2).[21]

Tabela 133.2. Classificação UISS – University of California – Los Angeles Integrated System

Estágio T	Grau Nuclear	ECOG	Risco
T1	Fuhrman 1-3	1	Baixo
		≥ 2	Intermediário
	Fuhrman 3-5	Qualquer	
T2	Qualquer	Qualquer	
T3	Fuhrman 2	1	
		≥ 2	
	Fuhrman > 2	1	
		≥ 2	Alto
T4	Qualquer	Qualquer	

Fonte: Patard JJ. et al., 2004.

Inúmeros estudos foram desenhados com o intuito de avaliar o potencial benefício no uso de inibidores de tirosinaquinase (TKI) no cenário adjuvante para os pacientes de alto risco após nefrectomia.

O estudo clínico fase 3 *ASSURE*[22] randomizou 1.943 pacientes após ressecção ótima para sorafenibe ou sunitinibe ou placebo por até 1 ano. O estudo falhou em demonstrar diferenças estatisticamente significantes entre os três grupos em sobrevida livre de progressão (SLP) e sobrevida global (SG).

Um segundo estudo clínico fase 3 *S-TRAC*[23] randomizou 615 pacientes com CCR com histologia de células claras para sunitinibe ou placebo por 1 ano ou até progressão, tendo como desfecho primário a SLP. Esse estudo foi positivo para seu desfecho primário a favor do sunitinibe, com ganho de 1,2 anos em SLP, mas com maior toxicidade. Com base nesse estudo, foi aprovado pela Food and Drug Administration (FDA), agência regulatória americana, o uso do Sunitinibe adjuvante para pacientes de alto risco submetidos à nefrectomia. Essa medicação não é aprovada pela Agência Nacional de Vigilância Sanitária (Anvisa), neste cenário, no Brasil.

Outro estudo fase 3 (*PROTECT*)[24] randomizou 1.538 pacientes após nefrectomia a pazopanibe ou placebo por 1 ano, tendo como desfecho principal a SLP, sendo também um estudo negativo.

Até o momento, o consenso é que não há indicação de tratamento adjuvante com TKI após nefrectomia radical ou parcial. Porém, com o avanço tecnológico e a incorporação de novas tecnologias no cenário metastático com ganho de sobrevida global, como a imunoterapia, a tendência de trazer métodos eficazes para cenários cada vez mais precoces é uma realidade.

O estudo *Keynote 564*, fase 3 randomizado, selecionou 994 pacientes de alto risco a receberem pembrolizumabe ou placebo adjuvante por 12 meses, com SLP como desfecho primário e SG como secundário. Na análise de 24 meses, com dados ainda imaturos de SG, os pacientes no grupo do pembrolizumabe tiveram um ganho significativo de SLP (77,3% versus 68,1%, IIR 0,68 p < 0,002), sendo o primeiro estudo adjuvante com imunoterapia a evidenciar que essa terapia é benéfica no cenário.[26]

SEGUIMENTO

Os pacientes devem ser seguidos com exame clínico e exames de imagem a cada 3 a 6 meses nos primeiros 2 anos, e a cada 6 a 12 meses até completar 5 anos.[14] Após 5 anos, sugere-se seguimento anual com exame clínico apenas e exames de imagem solicitados apenas se suspeita de recidiva.

TRATAMENTO DA DOENÇA METASTÁTICA

Historicamente, as curvas de prognóstico e sobrevida do CCR têm alta letalidade. A taxa de sobrevida global para pacientes com doença localmente avançada (estádio clínico III) é de cerca de 53% em 5 anos, sendo de 8% para pacientes com doença metastática (estádio clínico IV).[1] Contudo, nos últimos 10 anos, houve um progresso considerável em opções de tratamento sistêmico, com o surgimento da imunoterapia, e aprimoramento dos tratamento já estabelecidos como inibidores da tirosinaquinase, além de aprimoramento de técnicas cirúrgicas com menor morbidade pós-operatória, que resultam na expectativa de aumento de sobrevida e no ganho de qualidade de vida para esses pacientes a longo prazo.

Modelos de risco prognóstico

Modelos matemáticos foram desenvolvidos, integrando variáveis distintas (clínicas e laboratoriais) na tentativa de disponibilizar a melhor informação possível acerca do prognóstico da doença, sendo importante a classificação dos pacientes para o tratamento mais adequado.

Atualmente, dois modelos são os mais utilizados: o do Memorial Sloan-Kettering Cancer Center (MSKCC); e o do International Metastatic Renal Cell Cancer Database Consortium (IMDC), Quadros 133.1 e 133.2, respectivamente.

Quadro 133.1. Critérios de estratificação de risco de doença metastática Memorial Sloan-Kettering Cancer Center (MSKCC)

Escore de performance Karnofsky < 80

Tempo do diagnóstico para início do tratamento sistêmico < 1 ano

Hemoglobina menor que o limite inferior da normalidade

Cálcio sérico maior que o limite superior da normalidade

DHL maior que 1,5 vezes o limite superior da normalidade

Ausência de nefrectomia prévia

- Risco favorável: nenhum dos critérios supracitados
- Risco intermediário: 1 ou 2 dos critérios supracitados
- Risco desfavorável: 3 ou mais dos critérios supracitados

Fonte: Memorial Sloan-Kettering Cancer Center (MSKCC).

Quadro 133.2. Critérios de estratificação de risco de doença metastática International Metastatic Renal Cell Cancer Database Consortium (IMDC)

Escore de performance Karnofsky < 80

Tempo do diagnóstico para início do tratamento sistêmico < 1 ano

Hemoglobina menor do que o limite inferior da normalidade

Cálcio sérico maior do que o limite superior da normalidade

Contagem de neutrófilos maior do que o limite superior da normalidade

Contagem de plaquetas maior do que o limite superior da normalidade

- Risco favorável: nenhum dos critérios supracitados
- Risco intermediário: 1 ou 2 dos critérios supracitados
- Risco desfavorável: 3 ou mais dos critérios supracitados

Fonte: International Metastatic Renal Cell Cancer Database Consortium (IMDC).

O MSKCC[26] fundamentou-se na análise de 670 pacientes com CCR avançado, tratados entre 1975 e 1996, em uma era que precedeu a utilização dos medicamentos dirigidos ao alvo molecular ou imunoterapia, e mostrou que os seguintes fatores prognósticos estão relacionados com uma piora na sobrevida global dos pacientes: baixo escore de performance na escala de Karnofsky (< 80%); altos níveis séricos de desidrogenase lática (> 1,5 × o limite superior da normalidade); baixos níveis de hemoglobina (< limite inferior da normalidade); altos níveis séricos do cálcio total corrigido para a albumina (> 10 mg/dL) e ausência de nefrectomia prévia. Com a combinação desses fatores, os pacientes com CCR metastáticos podem ser classificados em baixo risco (ausência de fatores de risco, com sobrevida média em 3 anos de 31%), risco intermediário (um ou dois fatores de risco, com sobrevida média em 3 anos de 7%) e alto risco (mais de dois fatores de risco, com sobrevida média de 0% em 3 anos).

O IMDC[27] analisou as características e os resultados de 645 pacientes tratados com terapêutica anti-VEGF (sunitinib, sorafenib e bevacizumab) entre 2004 e 2008, evidenciando que os seguintes fatores prognósticos estão diretamente relacionados com a sobrevida dos pacientes: intervalo de tempo entre o diagnóstico e o tratamento menor do que 1 ano; baixo escore de performance na escala de Karnofsky (< 80%); cálcio sérico elevado (cálcio corrigido pela albumina acima do limite superior); baixos níveis de hemoglobina (< limite inferior da normalidade); neutrofilia (neutrófilos acima do limite superior); e trombocitose (plaquetas acima do limite superior). Com a combinação desses fatores, os pacientes podem ser classificados em risco favorável (com sobrevida média não alcançada), risco intermediário (um ou dois fatores de risco, com sobrevida média 27 meses) e alto risco (mais de dois fatores de risco, sobrevida média de 8,8 meses). Como no MSKCC, não houve discriminação dos subtipos histológicos para a formulação do modelo.

Essas classificações são utilizadas atualmente na era da terapia em alvo molecular e imunoterapia, tendo os estudos mais recentes feito estratificação dos pacientes conforme seu risco prognóstico, e com o conhecimento de que os modelos de risco são intercambiáveis.

TRATAMENTO CIRÚRGICO NA DOENÇA METASTÁTICA

O papel da cirurgia se estende mesmo aos pacientes com doença metastática no momento do diagnóstico. A nefrectomia citorredutora (NC) mostrou, em estudos randomizados mais antigos, que pode propiciar uma vantagem na sobrevida de 3 a 10 meses nos pacientes tratados com cirurgia seguida de tratamento para a doença sistêmica com interferon versus somente tratamento com interferon.[28] Contudo, com o desenvolvimento de terapias de alvo molecular mais eficazes, como os TKI, esse tratamento passou a ser questionado, pelos riscos do procedimento cirúrgico e pela necessidade do início precoce do tratamento sistêmico.

O recente *Carmena*[29] foi um estudo fase 3 de não inferioridade com o objetivo de analisar o impacto em SG da NC na era dos TKI em portadores de carcinoma renal do tipo células claras metastático de risco intermediário e alto pelos critérios do MSKCC. Os pacientes foram randomizados para NC seguida de sunitinibe versus sunitinibe apenas. Os resultados evidenciaram que sunitinibe isolado foi não inferior ao grupo cirúrgico. O estudo encontrou uma mediana de SG de 18,4 meses para o grupo do sunitinibe isolado versus 13,9 meses para o grupo do sunitinibe após nefrectomia (HR, 0,89; 95% CI; 0,71-1,10), o que não excedeu o limite de não inferioridade fixado em 1,20. Contudo, grande parte dos pacientes selecionados tinha fatores de prognóstico ruim, podendo ter sido este um fator que mascarou a seleção ideal de pacientes que derivam o maior benefício para a cirurgia.

O *Surtime*[30] teve como questionamento principal se a exposição do paciente a um período de sunitinibe antes da NC poderia melhorar o desfecho comparativamente a realizar NC imediata e seguir o uso do sunitinibe após. O estudo apresentou baixo recrutamento, prejudicando sua análise. Ainda assim, não foram observadas diferenças significativas em sobrevida entre os dois grupos.

Após esses estudos, NC deixou de ser padrão de tratamento no CCR metastático, de risco intermediário e alto elegíveis para nefrectomia, em especial pacientes de pior prognóstico nos quais o tratamento sistêmico é mandatório. Contudo, cirurgia com intuito paliativo visando controle de sintomas refratários (sangramento, dor) deve ser considerada. Por fim, o tratamento deve continuar sendo decidido em grupos multidisciplinares, nos quais a melhor estratégia será planejada de forma individual.

TRATAMENTO SISTÊMICO DA DOENÇA METASTÁTICA

Inibidores da tirosinaquinase (TKI)

Sunitinibe

O sunitinibe foi o primeiro TKI a ser estudado e aprovado neste cenário em estudo de fase 3 multicêntrico.[31] Foram randomizados 750 pacientes, sem tratamento prévio, na proporção de 1:1, entre sunitinibe e interferon-alfa, tendo como *endpoint* primário do estudo SLP. Os pacientes que receberam sunitinibe tiveram uma melhor mediana da SLP (11 meses versus 5 meses; HR 0,42 IC 0,32 a 0,54; p < 0,001), além de maior taxa de resposta (31% versus 6%, P < 0,001), com tendência a ganho de SG, porém não estatisticamente significativo. Os efeitos adversos mais comuns relacionados ao TKI foram diarreia, fadiga, náuseas e síndrome mão-pé.

Pazopanibe

O pazopanibe, um inibidor oral da angiogênese, teve sua segurança e efetividade avaliadas em um estudo de fase 3,[32] multicêntrico, no qual 435 pacientes com até uma linha de tratamento prévio com TKI foram randomizados na proporção de 2:1 a receberem pazopanibe ou placebo. O objetivo primário do estudo foi SLP, tendo o resultado favorecido o pazopanibe em toda população do estudo (9,2 meses versus 4,2 meses) com SLP ainda maior na população sem tratamento prévio (11,1 meses versus 2,8 meses). Houve também maior taxa de resposta (30% versus 3%) no braço do pazopanibe, não tendo sido significante a SG entre os grupos provavelmente em virtude do cross over do grupo placebo. Os efeitos adversos mais comuns relacionados ao TKI foram diarreia, hipertensão arterial, mudança na coloração do cabelo, fadiga e náusea. Hepatotoxicidade foi um efeito adverso grau 3 notável, sendo indicada a monitorização das transaminases hepáticas (TGP e TGP) durante o tratamento.

O estudo de não inferioridade COMPARZ[33] randomizou 1.110 pacientes a pazopanibe e sunitinibe, evidenciando que as duas drogas têm eficácia similar (taxa de resposta 31% versus 25%, SLP 8,4 meses × 9,5 meses, respectivamente), porém perfil de segurança e toxicidade diferentes. Esses dados foram posteriormente corroborados pelo estudo de fase 3 PISCES[34] que teve como objetivo primário avaliar a preferência do paciente entre o uso do sunitinibe e do pazopanibe com 22 semanas de tratamento. O pazopanibe foi a opção de escolha em quase 70% dos pacientes por melhor tolerabilidade dos efeitos adversos, com menos impacto na qualidade de vida.

Cabozantinibe

O cabozantinibe é um inibidor oral do fator de crescimento endotelial vascular e foi avaliado no estudo de fase 2 CABOSUN,[35] que randomizou 157 pacientes de risco intermediário ou alto sem tratamento prévio para receberem cabozantinibe ou sunitinibe. O objetivo primário do estudo foi SLP. Os resultados favoreceram o braço do cabozantinibe, ganho em SLP (8,2 meses versus 5,6 meses), maior taxa de resposta (33% versus 12%) e redução do risco de morte em 34% (HR 0,66 IC, 0,46 a 0,95; p = 0,012). Os efeitos adversos mais comuns foram diarreia, fadiga e hipertensão arterial.

Em 2ª linha, o estudo de fase 3 METEOR[36] randomizou 658 pacientes que haviam progredido a alguma linha de tratamento com TKI a receberem cabozantinibe ou everolimus. O objetivo primário do estudo foi SLP. Seus resultados favoreceram o braço do cabozanitibe, evidenciando maiores SLP (7,4 meses versus 3,8 meses), taxa de resposta (21% versus 5%) e SG (21,4 versus 16,5 meses, HR 0,66 IC, 0,53 a 0,83; p = 0,00026). O cabozantinibe é aprovado pela Anvisa para uso em adultos não tratados previamente com risco intermediário ou alto ou em pacientes após tratamento prévio com TKI.

Axitinibe

O axitinibe é um inibidor oral seletivo de 2ª geração de VEGFR1, VEGFR2 e VEGFR3. Em estudo de fase 3, multicêntrico, pacientes recém-diagnosticados sem tratamento prévio, randomizados na proporção de 2:1 a receberem axitininibe ou sorafenibe. O objetivo primário do estudo foi SLP. O estudo apresentou resultado negativo, demonstrando que o axitinibe não foi superior ao sorafenibe (10,1 meses versus 6,5 meses, respectivamente HR 0,77, 95% IC 0,56 a 1,05), porém apresenta atividade e perfil de segurança aceitável. Posteriormente atualizado, também não houve diferença de sobrevida global entre os braços.[37]

Em contraponto, em pacientes com progressão após um tratamento, o estudo de fase 3 AXIS[38] corrobora o uso de axinitibe comparativamente ao sorafenibe, por maiores SLP (6,7 meses versus 4,7 meses – HR 0,66 p < 0,0001) e taxa de resposta (19% × 9%).

No Brasil, o axitinibe é aprovado pela Anvisa para uso apenas em 2ª linha, após falha de sunitinibe ou citocina.

Levantinibe

O levantinibe, um TKI oral que atua como um inibidor de múltiplas quinases como as VEGFR1, VEGFR2 e VEGFR3, foi avaliado em estudo de fase 2 em 2ª linha em 153 pacientes com RCC metastático que já haviam sido tratados com inibidores da angiogênese.[39] Os pacientes foram randomizados a receberam levantininbe associado a everolimus ou everolimus monoterapia ou levantinibe monoterapia, e o objetivo primário foi SLP. Os resultados evidenciaram que houve ganho importante em SLP na combinação comparativamente a everolimus isolado (14,6 meses versus 5,5 meses HR 0,40 IC 95% 0,24 a 0,68), assim como maior SG com a combinação (25,5 meses versus 15,4 meses versus 18,4 meses) do que com a combinação everolimus e levantinibe, respectivamente.

Por esses dados, o levantinibe é aprovado em combinação com o everolimus para o tratamento de pacientes com RCC metastático após tratamento com terapia antiangiogênica.

Sorafenibe

O sorafenibe, um TKI oral de múltiplos alvos, foi avaliado em estudo de fase 3 com 903 pacientes, no cenário pós-progressão à 1ª linha de tratamento com citocinas (*Target*).[40] Os pacientes foram randomizados a sorafenibe ou placebo, tendo o estudo SG como *end point* primário. Os resultados evidenciaram que não foi estatisticamente significativa a diferença para SG, porém houve superioridade de sorafenibe em SLP (5,5 × 2,8 meses, HR 0,44, p = 0,000001), sendo aprovado neste contexto pela Anvisa.

Inibidores da via do MTOR

Temsirolimus

O *ARCC*[41] foi um estudo randomizado de fase III que recrutou 626 pacientes para receberem interferon-alfa, interferon-alfa com temsirolimus ou temsirolimus agente único. O estudo foi desenhado para pacientes sem tratamento sistêmico prévio, com risco intermediário e alto do MSKCC. O estudo mostrou o ganho de sobrevida global (hazard ratio, 0,73; IC 95%, 0,58 a 0,92; p = 0,008) e de sobrevida livre de progressão com o temsirolimus em relação ao interferon-alfa, mas a combinação de temsirolimus com interferon-alfa não foi melhor do que o interferon-alfa sozinho (hazard ratio, 0,96; IC 95%, 0,76 a 1,20; p = 0,70). As medianas da sobrevida global nos grupos interferon, temsirolimus e combinação foram de 7,3; 10,9 e 8,4 meses, respectivamente. A taxa de resposta com temsirolimus foi de 8,6% *versus* 4,8% no grupo que recebeu interferon somente, sendo que a combinação não mostrou taxa de resposta melhor. Rash, edema periférico, hiperglicemia e hiperlipidemia são os efeitos colaterias mais comuns do temsirolimus.

Everolimus

É um inibidor oral de mTOR que teve sua aprovação para o tratamento de CCR metastático baseado em um estudo randomizado de fase III contra placebo,[42] para pacientes que já haviam tomado sunitinibe e/ou sorafenibe. Foram randomizados 410 pacientes, 2:1 para receberam everolimus, e o *end point* primário do estudo foi SLP. Os pacientes que receberam everolimus tiveram uma melhor mediana em SLP (4,0 *versus* 1,9 meses, hazard ratio 0,30; IC 95% 0,22 a 0,40; p < 0,0001. A taxa de reposta foi mínima com essa medicação, mas houve uma maior estabilização de doença com everolimus (63% *versus* 32%). Estomatite, rash, fadiga são os efeitos colaterais mais comuns, sendo que pneumonite foi rara, mas grave em alguns pacientes.

Imunoterapia

Até o momento, quimioterapia ou hormonoterapia não são indicadas para tratar CCR metastático por ausência de efeito e benefício. Por características relacionadas à história natural do tumor (como recidivas tardias e doença estável sem tratamento ativo, entre outros), iniciaram-se estudos com imunoterapia ainda na década de 90.[43] Interferon-alfa por muito tempo foi a base do tratamento para o CCR metastático, porém com baixa taxa de resposta (cerca de 12%) agregada à toxicidade importante, prioritariamente hipertensão arterial, fadiga, cefaleia e febre. No mesmo sentido, dados de interleucina 2 em altas doses evidenciam taxas de resposta completa em até 5% dos casos, sendo algumas duradouras, mas com um perfil de cardiotoxicidade aguda importante por aumento de permeabilidade vascular. Pelo perfil de toxicidade elevado, além de taxas de resposta pobres e desenvolvimento de novos tratamentos, essas opções estão sendo menos utilizadas na prática clínica.

A imunoterapia moderna revolucionou o tratamento oncológico nos últimos anos, não sendo diferente para os tumores renais. Estudos recentes evidenciaram a eficácia das combinações de anticorpos anti PD-1, anti PD-L1 e anti CTLA4 com TKIs ou em terapia isolada.

Imunoterapia isolada

A imunoterapia foi primeiramente testada em CRR após falha de TKI, já em 2ª linha de tratamento sistêmico. Neste cenário, no estudo fase 3 Checkmate 025,[44] 841 pacientes que já haviam progredido há pelo menos uma linha de tratamento com TKI foram randomizados na proporção de 1:1 a receberem nivolumabe ou everolimus. O *endpoint* primário do estudo foi sobrevida global. Os resultados favoreceram o uso da imunoterapia em 2ª linha, com maior sobrevida mediana (25 meses *versus* 19,6 meses, HR 0,73 IC 0,57 a 0,93; p = 0,002), e maior taxa de resposta (25% *versus* 5%, odds ratio, 5,98 IC, 3,68 a 9,72]; p < 0,001), com perfil de toxicidade mais bem tolerado.

Com dados robustos positivos, posteriormente a imunoterapia foi trazida para um cenário mais precoce, em 1ª linha, e em que existem os principais estudos na atualidade.

O estudo randomizado, multicêntrico, de fase 3 *Checkmate 214*,[45] randomizou, em 1ª linha, 1.096 pacientes receberam a combinação de ipilimumabe associado a nivolumabe seguida de manutenção de nivolumabe monoterapia com sunitinibe isolado. Os desfechos primários eram SLP, SG e TR nos subgrupos de risco intermediário e elevado risco. A combinação da imunoterapia evidenciou maior taxa de resposta (42% *versus* 27%, p < 0,001%) além de maior sobrevida global (não alcançada no grupo da combinação *versus* 26 meses no grupo do sunitinine HR 0,63; p < 0,001), sem diferença estatisticamente significativa para SLP. Com os dados do *Checkmate 214*, houve a aprovação da combinação de imunoterapia neste cenário pela Anvisa no Brasil.

Imunoterapia associada a TKI

Também em 1ª linha, há o estudo multicêntrido de fase 3 *Keynote 426*,[46] no qual 861 pacientes foram randomizados a receberem a combinação de pembrolizumabe com axitinibe comparativamente com sunitinib isolado, tendo como objetivos primários SG e SLP. Os resultados favoreceram o grupo da combinação, com redução do risco de óbito em 34% (HR 0,53; 95% IC, 0,38 a 0,74; p < 0,0001), maior taxa de resposta (59,3% *versus* 35,7%, P < 0,001) e maior SLP (15,1 meses *versus* 11,1 meses – HR 0,69; IC 0,57 a 0,84; p < 0,001). Essa combinação também está aprovada pela Anvisa no Brasil.

Outro estudo fase 3 multicêntrico randomizou 886 pacientes sem tratamento anterior na proporção de 1:1 a receberem avelumabe associado a axitinibe *versus* sunitinibe isolado,[47] tendo como objetivos primários SG e SLP nos pacientes com tumor PD-L1 positivo. Neste subgrupo, a SLP foi maior no braço da combinação 13,8 *versus* 7,2 meses (HR 0,61: p < 0,001), porém sem diferença em SG. Essa combinação também está aprovada pela Anvisa no Brasil.

Ainda em 1ª linha, o estudo *Clear*,[48] fase 3, randomizou 1.069 pacientes na proporção de 1:1:1 à combinação de levantinibe e pembrolizumabe ou levantinibe e everolimus comparativamente a sunitinibe isolado, tendo como desfecho primário SLP. O estudo foi positivo, tendo combinação de levantinibe e pembrolizumabe ganho de SLP (23,9 *versus* 9,2 meses – HR 0,39: p < 0,001) e SG (HR 0,66: p = 0,005) comparativamente ao sunitinibe, porém com maior toxicidade associada. Essa combinação ainda não está disponível no Brasil.

O estudo *Checkmate 9ER*[49] randomizou 651 pacientes na proporção de 1:1 a receberem cabozantinibe associado a nivolumabe comparativamente a sunitibe, com ganho de SG, SLP e TR no grupo da combinação, com perfil de toxicidade diferente do TKI isolado. Infelizmente, essa combinação também ainda não está disponível no Brasil.

Tumores não células claras

O carcinoma renal não células claras (CCRncc) representa até 20% dos carcinomas reais, porém, apesar de serem classificados na mesma categoria, são muito distintos molecularmente e prognosticamente. Os principais dados para tratamento nessa população vêm de análises de subgrupos de estudos, revisões sistemáticas, metanálises e dados retrospectivos.[50] De forma geral, as taxas de resposta encontradas são menores do que aquelas vistas no CCR.

Os carcinomas de ductos coletores respondem de forma semelhante aos carcinomas do trato urotelial e devem ser tratados como tal. Os tumores com diferenciação sarcomatoide são bastante agressivos e respondem pobremente à terapia-alvo, devendo ser tratados com quimioterapia quando há presença de > 20% de componente sarcomatoide.[14]

O estudo *ASPEN*,[51] de fase II, avaliou prospectivamente 108 pacientes com histologia não células claras, comparando sunitinib com everolimus, e demonstrou benefício em SLP a favor de sunitinibe (8,3 meses *versus* 5,6 meses, HR 1,41), assim como o dobro de taxa de resposta (18% *versus* 9%).

O estudo *ARCC*,[41] já citado anteriormente, contemplava pacientes portadores de histologia não células claras. Em análise exploratória, esse subgrupo histológico obteve ganho em SG com o uso de temsirolimus (11,6 versus 4,3 meses).

O estudo fase 2 randomizado *SGOW 1500*[62] comparou cabozantinibe com o sunitinibe em pacientes com RCC subtipo papilífero já expostos a uma terapia sistêmica prévia, tendo como desfecho primário a SLP. O braço do cabozantinibe obteve estatisticamente maior SLP (9 meses versus 5,6 meses, HR 0,60) e maior taxa de resposta (23% × 4%), sendo o cabozantinibe atualmente o padrão para esses pacientes.

O estudo fase 2 *Keynote 427* evidenciou dados promissores com o uso de pembrolizumabe para histologias não células claras, com TR de 26,7%.[53] Assim como a coorte de tumores não células claras do estudo *Checkmate 374*,[54] evidenciou segurança e efetividade nesse subgrupo de pacientes com o uso de nivolumabe, com TR de 13,6%, SLP mediana de 2,2 meses e SG mediana de 16,3 meses.

Há em andamento estudos de combinação de imunoterapia para carcinoma renais não células claras.[55]

CONCLUSÃO

Os tumores renais apresentam-se com características patológicas distintas e que, por isso, divergentes em prognóstico. Tornam-se, então, parte de um capítulo interessante e de grande desenvolvimento recente na Oncologia, por melhor compreensão sistemática dos seus mecanismos fisiopatológicos e aprimoramento de tecnologias para tratamento, levando a um ganho inestimável para a população portadora da doença, tanto em estádios iniciais como avançados.

REFERÊNCIAS

1. Choueiri TK, Motzer RJ. Systemic therapy for metastatic renal-cell carcinoma. N Engl J Med. 2017;376:354-66.
2. Siegel RL, Miller KD, Jemal A. Cancer statistics, 2016. CA Cancer J Clin. 2016;66:7-30. PMID: 26742998.
3. Estimativa 2018 INCA – Incidência de câncer no Brasil. Disponível em: http://www1.inca.gov.br/estimativa/2018/estimativa-2018.pdf. [2022 ago. 11].
4. Srigley, et al. Am J Surg Pathol, 2013.
5. Shuch B, Vourganti S, Ricketts CJ, et al. Defining early-onset kidney cancer: implications for germline and somatic mutation testing and clinical management. J Clin Oncol. 2014;32(5):431-7.
6. Linehan WM, Pinto PA, Bratslavsky G, et al. Hereditary kidney cancer. Cancer. 2009;115:2252-61.
7. Rini BI. Metastatic Renal Cell Carcinoma: Many Treatment Options, One Patient. J Clin Oncol. 2009;27:3225-34.
8. Hanna SC, Heathcote SA, Kim WY. mTOR pathway in renal cell carcinoma. Expert Review of Anticancer Therapy. 2008;8:283-92.
9. Antoni R. Releasing the brakes on cancer immunotherapy. N Engl J Med 2015;373:1490-1492.
10. Mickisch GH, Garin A, van Poppel H, et al. Radical nephrectomy plus interferon-alfa-based immunotherapy compared with interferon alfa alone in metastatic renal-cell carcinoma: a randomised trial. Lancet. 2001;22;358:966-70.
11. Negrier S, Escudier B, Lasset C, et al. Recombinant human interleukin-2, recombinant human interferon alfa-2a, or both in metastatic renal-cell carcinoma. N Eng J Med. 1998;338:1272-8.
12. SEER Stat Fact Sheets: Kidney and Renal Pelvis. Disponível em: http://seer.cancer.gov/statfacts/html/kidrp.html. [2022 ago. 11].
13. M. Fontes-sousa et al Stauffer's syndrome: a comprehensive review and proposed updated diagnostic. Urologic Oncology: Seminars and Original Investigations. 2018;321-326325.
14. NCCN Clinical Practice Guidelines in Oncology. Kidney Cancer Version 4.2022.
15. Park JW, Jo MK, Lee HM. Significance of 18F-fluorodeoxyglucose positron-emission tomography/computed tomography for the postoperative surveillance of advanced renal cell carcinoma. BJU Int. 2009;103(5):615-9. doi: 10.1111/j.1464-410X.2008.08150.x. Epub 2008 Oct 24.
16. AJCC Cancer Staging Manual. 8. ed. 2017.
17. Zini L, Perrotte p, Capitanio U, et al. Radical versus partial nephrectomy: effect on overall and noncancer mortality. Cancer. 2009;115(7):1465-71.
18. Herrlinger A, Schrott KM, Schott G, et al. What are the benefits of extended dissection of the regional renal lymph nodes in the therapy of renal cell carcinoma. J Urol. 1991;146:1224-7.
19. Blom JH, van Poppel H, Marechal JM, et al. Radical nephrectomy with and without lymph node dissection: preliminary results of the EORTC randomized phase III protocol 30881. EORTC Genitourinary Group. Eur Urol. 1999;36:570-5.
20. Huang WC, Levey AS, Serio AM, et al. Chronic kidney disease after nephrectomy in patients with renal cortical tumours: a retrospective cohort study. Lancet Oncol. 2006;7:735-40.
21. Patard JJ. et al. Use of the University of California Los Angeles integrated staging system to predict survival in renal cell carcinoma: an international multicenter study. J Clin Oncol. 2004;22(16):3316-22.

22. Haas NB, et al. Adjuvant sunitinib or sorafenib for high-risk, non metastatic renal-cell carcinoma. The Lancet. 2016;14:P2008-2016.
23. Ravaud A, Motzer RJ, Pandha HS, George DJ, Pantuck AJ, Patel A, et al. Adjuvant sunitinib in high-risk renal-cell carcinoma after nephrectomy. The New England journal of medicine. 2016;375(23):2246-54.
24. Motzer RJ, et al. Randomized phase iii trial of adjuvant pazopanib versus placebo after nephrectomy in patients with localized or locally advanced renal cell carcinoma. J Clin Oncol. 2017;35(35):3916-3923.
25. Choueiri T, Tomcazk P, Park SH, et al: Adjuvant pembrolizumabe after nephrectomy in renal cell carcinoma. N Engl J Med 2021;385:683-94.
26. Motzer RJ, Bacik J, Mazumdar M. Prognostic factors for survival of patients with stage IV renal cell carcinoma: memorial sloan-kettering cancer center experience. Clin Cancer Res. 2004;10(18-2):6302S-3S.
27. Heng DY, Xie W, Regan MM, et al. Prognostic factors for overall survival in patients with metastatic renal cell carcinoma treated with vascular endothelial growth factor-targeted agents: results from a large, multicenter study. J Clin Oncol 2009;27:5794-9.
28. Flanigan RC, Salmon SE, Blumenstein BA, Bearman SI, Roy V, McGrath PC, et al. Nephrectomy followed by interferon alfa-2b compared with interferon alfa-2b alone for metastatic renal-cell cancer. The New England journal of medicine. 2001;345(23):1655-9.
29. Mejean A, Ravaud A, Thezenas S, Colas S, Beauval JB, Bensalah K, et al. Sunitinib Alone or after Nephrectomy in Metastatic Renal-Cell Carcinoma. N Engl J Med. 2018.
30. Bex A, et al. Comparison of immediate vs deferred cytoreductive nephrectomy in patients with synchronous metastatic renal cell carcinoma receiving sunitinib. The Surtime trial. JAMA Oncol. 2019;5(2):164-170.
31. Motzer RJ, Hutson TE, Tomczak P, Michaelson MD, Bukowski RM, Oudard S, et al. Overall survival and updated results for sunitinib compared with interferon alfa in patients with metastatic renal cell carcinoma. J Clin Oncol. 2009;27(22):3584-90.
32. Sternberg CN, Davis ID, Mardiak J, Szczylik C, Lee E, Wagstaff J, et al. Pazopanib in locally advanced or metastatic renal cell carcinoma: results of a randomized phase III trial. J Clin Oncol. 2010;28(6):1061-8.
33. Motzer RJ, Hutson TE, Cella D, Reeves J, Hawkins R, Guo J, et al. Pazopanib versus sunitinib in metastatic renal-cell carcinoma. The New England journal of medicine. 2013;369(8):722-31.
34. Motzer RJ, Hutson TE, McCann L, Deen K, Choueiri TK. Overall survival in renal-cell carcinoma with pazopanib versus sunitinib. The New England Journal of Medicine. 2014;370(18):1769-70.
35. Choueiri TK, Halabi S, Sanford BL, Hahn O, Michaelson MD, Walsh MK, et al. Cabozantinib versus sunitinib as initial targeted therapy for patients with metastatic renal cell carcinoma of poor or intermediate risk: the alliance A031203 CABOSUN trial. J Clin Oncol. 2017;35(6):591-7.
36. Choueiri TK, Escudier B, Powles T, Tannir NM, Mainwaring PN, Rini BI, et al. Cabozantinib versus everolimus in advanced renal cell carcinoma (METEOR): final results from a randomised, openlabel, phase 3 trial. Lancet Oncol. 2016;17(7):917-27.
37. Motzer RJ, Escudier B, et al. Axitinib versus sorafenib as second-line treatment for advanced renal cell carcinoma: overall survival analysis and updated results from a randomised phase 3 trial. Lancet Oncol. 2013;14(6):552-62.
38. Rini BI, Escudier B, Tomczak P, Kaprin A, Szczylik C, Hutson TE, et al. Comparative effectiveness of axitinib versus sorafenib in advanced renal celcarcinoma (AXIS): a randomised phase 3 trial. Lancet (London, England). 2011;378(9807):1931-9.
39. Motzer RJ, Hutson TE, Glen H, Michaelson MD, Molina A, Eisen T, et al. Lenvatinib, everolimus, and the combination in patients with metastatic renal cell carcinoma: a randomised, phase 2, open-label, multicentre trial. Lancet Oncol. 2015;16(15):1473-82.
40. Escudier B, Eisen T, Stadler WM, Szczylik C, Oudard S, Siebels M, et al. Sorafenib in advanced clear-cell renal-cell carcinoma. The New England Journal of Medicine. 2007;356(2):125-34.
41. Hudes G, et al. Temsirolimus, Interferon Alfa, or Both for Advanced Renal-Cell Carcinoma. N Engl J Med 2007;356:2271-81.
42. Motzer RJ, Escudier B, Oudard S, Hutson TE, Porta C, Bracarda S, et al. Phase 3 trial of everolimus for metastatic renal cell carcinoma: final results and analysis of prognostic factors. Cancer. 2010;116(18):4256-65.
43. Motzer RJ, Bander NH, Nanus DM. Renal-cell carcinoma. N Engl J Med 1996;335:865-75.
44. Motzer RJ, Escudier B, McDermott DF, George S, Hammers HJ, Srinivas S, et al. Nivolumab versus everolimus in advanced renal-cell carcinoma. The New England Journal of Medicine. 2015;373(19):1803-13.
45. Motzer RJ, Tannir NM, McDermott DF, Aren Frontera O, Melichar B, Choueiri TK, et al. Nivolumab plus Ipilimumab versus sunitinib in advanced renal-cell carcinoma. N Engl J Med. 2018;378(14):1277-90.
46. Rini BI, Plimack ER, Stus V, Gafanov R, Hawkins R, Nosov D, et al. Pembrolizumab plus axitinib versus sunitinib for advanced renal-cell carcinoma. N Engl J Med. 2019;380(12):1116-27.
47. Motzer RJ, et al. Avelumab plus axitinib versus sunitinib for advanced renal-cell carcinoma. N Engl J Med 2019;380:1103-15.

48. Motzer RJ, et al. Lenvatinib plus pembrolizumab or everolimus for advanced renal cell carcinoma. N Engl J Med. 2021.
49. Choueiri TK, et al. Nivolumab plus cabozantinib versus sunitinib for advanced renal-cell carcinoma. N Engl J Med 2021;384:829-841. Choueiri TK. The treatment approach to non-clear cell renal carcinoma UpToDate.
50. Armstrong AJ, Halabi S, Eisen T, Broderick S, Stadler WM, Jones RJ, et al. Everolimus versus sunitinib for patients with metastatic non-clear cell renal cell carcinoma (ASPEN): a multicentre, open-label, randomised phase 2 trial. Lancet Oncol. 2016;17(3):378-88.
51. Mcdermott DF, et al. Open-label, single-arm phase ii study of pembrolizumab monotherapy as first-line therapy in patients with advanced clear cell renal cell carcinoma. Journal of Clinical Oncology. 2021;39(9):1020-8.
52. Pal SK, et al. A comparison of sunitinib with cabozantinib, crizotinib, and savolitinib for treatment of advanced papillary renal cell carcinoma: a randomised, open-label, phase 2 trial. The Lancet. 2021;397(10275):695-703.
53. McDermott DF, et al. Open-label, single-arm phase ii study of pembrolizumab monotherapy as first-line therapy in patients with advanced clear cell renal cell carcinoma. Clinical Oncology. 2021;39(9):1020-28.
54. Vogelzang NJ. Safety and efficacy of nivolumab in patients with advanced non-clear cell renal cell carcinoma: results from the phase IIIb/IV CheckMate 374 study. Clin Genitourin Cancer. 2020;18(6):461.
55. A Phase 2, Randomized, Open-Label Study of Nivolumab Combined With Ipilimumab Versus Standard of Care in Subjects With Previously Untreated and Advanced (Unresectable or Metastatic) Non-clear Cell Renal Cell Carcinoma (nccRCC). Clinicaltrials.gov.

134

Tumores de Bexiga, Ureter e Pelve Renal

Daniel Herchenhorn
Guilherme Fialho de Freitas
Maurício Baptista Pereira
Vitor Srougi

DESTAQUES

- A incidência e a mortalidade pelo câncer de bexiga continuam a aumentar. O tabagismo e a exposição a aminas aromáticas constituem importantes fatores de risco. A maioria dos casos ocorre entre indivíduos do sexo masculino e de idade avançada.
- Os carcinomas uroteliais correspondem a mais de 90% dos cânceres de bexiga, seguidos pelo carcinoma de células escamosas (aproximadamente 7%) e outras histologias menos frequentes, como adenocarcinoma (cerca de 2%) e carcinoma neuroendócrino (pequenas células). Linfomas e sarcomas são extremamente raros.
- Hematúria macroscópica indolor e sintomas irritativos, como disúria e urgência miccional, constituem as principais manifestações clínicas do câncer de bexiga.
- A ressecção transuretral de bexiga (RTUb) permite diagnosticar os tumores da bexiga, avaliar o estadiamento local e ressecar o tumor superficial, e pode constituir um procedimento curativo para a maioria dos tumores T1 e Ta.
- O emprego de tratamentos intravesicais (BCG ou quimioterapia) reduz o risco de recorrência nos tumores superficiais.
- Os tumores superficiais de bexiga (Ta, T1 e Cis) correspondem a 70% das lesões vesicais. Apresentam baixo risco de metástases, porém, com altas taxas de recorrência local e potencial de progressão para doença músculo-invasiva.
- O seguimento clínico após a RTUb de tumores superficiais deve ser feito com cistoscopia, citologia oncótica urinária e imagem do trato urinário com periodicidade a depender do risco.
- Aproximadamente 30% dos casos de câncer de bexiga apresentam-se com doença músculo-invasiva no momento do diagnóstico. A cistoprostatectomia radical associada à linfadenectomia e derivação urinária constitui o tratamento padrão para pacientes com doença músculo-invasiva.
- Quimiorradioterapia pode ser uma opção para pacientes selecionados (idealmente tumores T2, sem hidronefrose e sem CIS difuso associado), e visa a preservação vesical, com resultados comparáveis à cirurgia, em centros com experiência e atendimento multidisciplinar.

>> Continuação

- A quimioterapia neoadjuvante baseada em cisplatina deve ser indicada para pacientes de alto risco, em especial tumores T3/T4 e/ou com linfonodos acometidos/suspeitos. A terapia adjuvante pode ser indicada, caso não tenha sido feita antes da cirurgia.
- Terapias sistêmicas com quimioterapia, imunoterapia, terapias-alvo e anticorpo-droga conjugados são os tratamentos de escolha para pacientes com carcinoma urotelial avançado, e têm apresentado grandes avanços nos últimos anos.
- Os tumores do trato urinário alto são raros e aproximadamente 90% têm origem urotelial, com aspecto histológico idêntico aos tumores uroteliais de bexiga. São frequentemente múltiplos ou diagnosticados com tumores sincrônicos de bexiga.
- A cirurgia é a única modalidade de tratamento potencialmente curativa do carcinoma urotelial do trato urinário alto, diagnosticado com doença localizada. Tumores com alto risco de recorrência podem se beneficiar de tratamento complementar, especialmente quimioterapia adjuvante.
- Os pacientes com carcinoma urotelial do trato urinário alto metastático são tratados aos moldes do que é recomendado para tumores uroteliais avançados de bexiga.

CÂNCER DE BEXIGA

Introdução

O risco estimado de desenvolvimento do câncer de bexiga, ao longo da vida, é de cerca de 1,1% em homens e 0,27% em mulheres, com maiores incidências nas sociedades ocidentais, provavelmente em virtude da maior exposição aos carcinógenos. A prevalência é alta, com uma estimativa de mais de 1,6 milhões de pessoas que vivem com a doença, ao redor do mundo.[1]

O câncer de bexiga representa um espectro de doenças com comportamentos, tratamentos e prognósticos distintos. Do ponto de vista patológico simplificado, estes tumores são divididos em: câncer de bexiga superficial, carcinoma *in situ* (isolado ou associado aos outros tipos) e câncer de bexiga músculo-invasivo. Os tumores superficiais raramente ocasionam metástases, porém, apresentam altas taxas de recorrência local (70%) e de progressão para tumores invasivos (20% a 35%). Seu tratamento envolve a ressecção endoscópica transuretral (RTU), seguida, em casos de alto risco, de alguma modalidade de terapia intravesical. O carcinoma *in situ* de bexiga tem comportamento variável e frequentemente agressivo, com potencial de progressão para doença músculo-invasiva e capacidade de desenvolver metástases a distância.[2]

Os tumores músculo-invasivos apresentam alto risco de disseminação linfonodal e de metástases a distância, e requerem tratamentos mais agressivos. Por este motivo, o tratamento padrão definitivo da doença localizada ou localmente avançada comumente envolve uma cistectomia radical, associada ou não a tratamento sistêmico neoadjuvante e/ou adjuvante. Nos casos de doença avançada, geralmente é indicado o tratamento sistêmico (com opções de quimioterapia, imunoterapia, terapias-alvo e anticorpo-droga conjugados). Nos últimos anos, os avanços na compreensão da biologia molecular destes tumores têm acarretado mudanças importantes no manejo destes pacientes.

Epidemiologia e patologia

O câncer de bexiga é o segundo câncer geniturinário mais comum no homem, com incidência anual estimada para ambos os sexos, em 2022, nos Estados Unidos, de aproximadamente 81 mil casos, e é responsável por cerca de 17 mil óbitos. No Brasil, a incidência anual estimada para o triênio 2020 a 2022, de acordo com as estatísticas do INCA, gira em torno de 10 mil casos novos (destes, cerca de 75% no sexo masculino).[3,4]

Trata-se de uma doença que, classicamente, acomete indivíduos idosos, com quase 75% dos pacientes diagnosticados após os 65 anos; é 3 a 4 vezes mais frequente em pacientes do sexo masculino, em virtude do estilo de vida e exposições ambientais, mas, provavelmente, também devido à exposição prolongada a carcinógenos urinários pela retenção urinária causada pelo aumento prostático.[5-7] Apesar disso, o prognóstico costuma ser pior nas mulheres, com menores taxas de sobrevida câncer-específica e sobrevida global, provavelmente pelos diagnósticos mais tardios, já que sintomas vesicais irritativos são comuns e a hematúria é frequentemente atribuída a infecções urinárias, no sexo feminino.[7,8] Além da idade avançada, o tabagismo é o principal fator de risco, e está relacionado a cerca de 50% dos casos, no entanto, com um tempo médio entre a exposição e o diagnóstico da neoplasia de aproximadamente 20 a 30 anos.[9,10]

A exposição ocupacional a carcinógenos como as aminas aromáticas (processos industriais de tintas, borrachas, derivados de petróleo, corantes) também tem sido implicada como fator de risco.[2] Outros fatores de risco incluem radioterapia pélvica prévia, exposição à ciclofosfamida (um agente citotóxico alquilante), cistite crônica, refluxo vesico-ureteral, bexiga neurogênica, sondagem vesical crônica e infecção pelo *Schistosoma hematobium* (este mais comum no Oriente Médio e na África do Norte, e classicamente associado ao carcinoma de células escamosas.[11,12] A maior parte desses tumores são esporádicos, mas pode haver predisposição familiar. A síndrome de Lynch aumenta o risco de tumores uroteliais, especialmente da pelve renal.[13]

Histologia

Mais de 90% dos cânceres da bexiga constituem carcinomas uroteliais. Tecnicamente, os carcinomas uroteliais incluem tumores da bexiga (90% a 95%), trato urinário alto (pelve renal e ureteres) e uretra proximal. Outros tipos histológicos menos frequentes são o carcinoma epidermoide ou de células escamosas, o adenocarcinoma e o carcinoma neuroendócrino de pequenas células. Os linfomas e sarcomas primários da bexiga são extremamente raros.[14,15] Vale ressaltar que o diagnóstico destas histologias menos frequentes é feito quando a neoplasia é constituída exclusivamente por um desses padrões, uma vez que o carcinoma urotelial tem a propensão de diferenciação multidirecional e até 25% dos tumores apresentam variantes, e são mais comuns a diferenciação escamosa (em até 20% dos primários de bexiga) e a glandular (cerca de 6%), especialmente nos tumores de alto grau. Outras variantes menos frequentes são a plasmocitoide/células em anel de sinete, variante em ninhos, microcística, micropapilar, linfoepitelioma-símile e sarcomatoide.[16,17] Algumas particularidades dessas variantes e das histologias não uroteliais serão discutidas posteriormente, neste capítulo.

Aproximadamente 70% dos casos de carcinoma urotelial são superficiais ao diagnóstico. Por outro lado, grande parte dos adenocarcinomas e carcinomas escamosos são músculo-invasivos à apresentação inicial, provavelmente pelo diagnóstico mais tardio.[18] Até um terço dos adenocarcinomas são originados na região do úraco, e usualmente localizados na cúpula/parede anterior da bexiga; no geral, acometem pacientes mais jovens, ao redor dos 50 anos de idade.[19]

A classificação inicial dos tumores vesicais designava-os como carcinomas de células transicionais e os dividia em quatro categorias: papiloma, grau 1 (G1), grau 2 (G2) e grau 3 (G3). Em 2004, a Organização Mundial de Saúde – OMS atualizou a classificação, de modo a oficializar a nomenclatura carcinoma urotelial e dividir estes tumores em duas grandes categorias: não invasivos e invasivos da camada muscular própria (ou músculo-invasivos). Os não invasivos são divididos de acordo com a arquitetura em lesões planas ou papilíferas, e esta, subdividida em alto ou baixo grau histológico.[20]

Características genéticas e moleculares

Os tumores uroteliais representam um espectro de doenças heterogêneas, caracterizadas por instabilidade genômica e alta carga mutacional. A análise do transcriptoma possibilita classificar esses tumores em subtipos moleculares, o que permite uma estratificação mais precisa, em termos de prognóstico e implicações terapêuticas. Um consenso molecular recente, elaborado pelo Grupo de Taxonomia Molecular do Câncer de Bexiga, redefiniu seis subgrupos principais: luminal papilar (24%), luminal não especificado (8%), luminal instável (15%), rico em estroma (15%), basal/escamoso (35%) e neuroendócrino-símile (3%).[21] Estas classes apresentam mecanismos oncogênicos únicos, distintos padrões de infiltração por células imunes e estromais, além de diferentes características histológicas, clínicas e desfechos, conforme sumarizado na Figura 134.1 – adaptada do referido consenso.

Quadro clínico e diagnóstico

O sintoma mais comum é a hematúria, que geralmente é intermitente, macroscópica, indolor e durante as micções. A incidência aproximada de câncer de bexiga é entre 10% e 20% em pacientes com hematúria macroscópica e de 2% a 5% naqueles com hematúria microscópica.[22,23] Muitos pacientes também apresentam sintomas miccionais (irritativos ou obstrutivos), seja pelo comprometimento da musculatura detrusora, invasão do trígono da bexiga ou obstrução do colo da

% de tumores	24%	8%	15%	15%	35%	3%
Subtipo molecular	Luminal papilífero 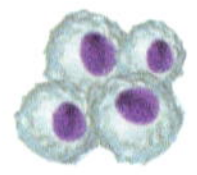	Luminal não especificado 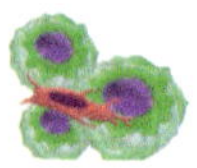	Luminal instável 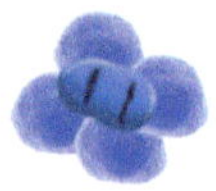	Rico em estroma 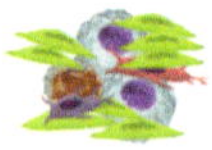	Basal/escamoso 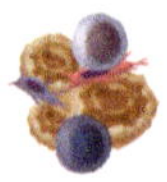	Neuroendócrino-símile 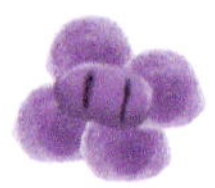
Diferenciação	Urotelial/luminal				Basal	Neuroendócrina
Mecanismos oncogenéticos	FGFR3 + PPARG + CDKN2A –	PPARG +	PPARG + E2F3 +; ERBB2+ Instabilidade genômica Ciclo celular +		EGFR +	TP53 – RB1 – Ciclo celular +
Mutações	FGFR3 (40%) KDM6A (38%)	ELF3 (35%)	TP53 (76%) ERCC2 (22%) TMB +, APOBEC +		TP53 (61%) RB1 (25%)	TP53 (94%) RB1 (39%)
Infiltrado estromal		Fibroblastos		Células musculares lisas Fibroblastos Miofibroblastos	Fibroblastos Miofibroblastos	
Infiltrado imune				Células B	Células T CD8 Células NK	
Histologia	Morfologia papilífera (59%)	Variante micropapilífera (36%)			Diferenciação escamosa (42%)	Diferenciação neuroendócrina (72%)
Clínica	Estádio T2 +	Idosos + (80 +)			Mulheres + Estádio T3/T4 +	
SG mediana (anos)	4	1,8	2,9	3,8	1,2	1,0

FIGURA 134.1 – Características histológicas, moleculares e clínicas, de acordo com a classificação do câncer de bexiga músculo-invasivo.
Fonte: Adaptada do Consenso Molecular do Grupo de Taxonomia Molecular do Câncer de Bexiga.[21]

bexiga ou uretra.[2] A dor lombar ou pélvica normalmente está presente nos pacientes já com doença localmente avançada ou metastática, seja por obstrução ureteral, invasão de tecidos perivesicais e órgãos adjacentes ou metástases linfonodais. Os pacientes metastáticos com alto volume de doença comumente evoluem com sintomas constitucionais (fadiga, perda de peso, anorexia). Apesar da maioria dos pacientes apresentarem doença localizada ao diagnóstico, naqueles metastáticos, os sítios mais frequentemente acometidos são: linfonodos abdominais não regionais (como retroperitoneais), pulmão, fígado e ossos.

Diante de um quadro de hematúria microscópica, sugere-se a avaliação global do trato urinário, já que afecções benignas como infecções, cálculos, glomerulopatias e patologias prostáticas são causas mais comuns que o próprio carcinoma urotelial.[23,24] A associação de sintomas irritativos e hematúria microscópica deve ser valorizada e investigada, especialmente em populações de risco elevado (idade acima de 50 anos, história de tabagismo maior que 10 maços-ano e/ou exposição a outros fatores ambientais de risco por mais que 15 anos), já que nesses indivíduos o risco de apresentar carcinoma de bexiga gira em torno de 2%.[23]

A avaliação propedêutica inicial de um paciente com hematúria deve incluir uma cistoscopia, de modo a permitir a visualização direta da bexiga. Este é o método confirmatório, já que é importante não apenas no diagnóstico, mas também no estadiamento e seguimento dos tumores superficiais.

A urinálise com exame de urina tipo 1 pode evidenciar hematúria sem dismorfismo eritrocitário e leucocitúria asséptica. É possível realizar a pesquisa de citologia oncótica urinária, particularmente útil como exame complementar à cistoscopia para diagnóstico dos carcinomas *in situ* e de tumores do trato urinário alto, apresentando alta especificidade (90% a 98%), o que a torna uma ferramenta complementar importante, especialmente nos casos de tumores planos e *in situ*, que apresentam difícil diagnóstico por imagem.[2] A principal desvantagem é a baixa sensibilidade, especialmente para tumores de baixo grau (7% a 17%).[25]

A avaliação complementar inicial também deve envolver uma imagem do trato urinário. Comumente, na prática clínica, é solicitada uma ultrassonografia (USG) do trato urinário, talvez por sua disponibilidade e menor custo. No entanto, diante de um paciente com hematúria, todo o trato urinário deve ser avaliado, pois pacientes com câncer de bexiga podem apresentar, ao diagnóstico inicial, tumor sincrônico no trato superior em até 5% dos casos.[26] A USG tem acurácia limitada na avaliação do trato urinário superior e de envolvimento linfonodal e, geralmente, é reservada para os casos de hematúria microscópica de riscos baixo e intermediário, conforme estratificação pela Associação Americana de Urologia (que leva em conta fatores como idade, tabagismo e contagem de eritrócitos na urina I).[27,28] Portanto, os exames de imagem mais recomendados são a tomografia computadorizada (TC) ou a ressonância nuclear magnética (RM), uma vez que ambas trazem informações sobre a extensão vesical, a pelve renal, o ureter e acometimento linfonodal e/ou metastático.

A RM apresenta melhor resolução para avaliação de tecidos moles que a TC e consegue diferenciar melhor a reação inflamatória local após biópsia/ressecções, e sua acurácia para o estadiamento do tumor primário varia de 73% a 96%. Em uma revisão sistemática de 20 estudos, observaram-se sensibilidade e especificidade para diferenciar entre os estágios ≤ T1 e ≥ T2 de 92% e 88%, respectivamente.[29-31] Mais recentemente, o uso da RM multiparamétrica, que empregou a classificação VI-RADS, provou ser útil em diferenciar tumores não músculo invasivos de músculo-invasivos.[32,33]

As vantagens da TC incluem alta resolução espacial, tempo de aquisição mais curto e menor suscetibilidade a fatores variáveis do paciente. Apesar disso, a TC não consegue diferenciar entre os tumores de estádios Ta a T3a, porém, é útil para detectar invasão na gordura perivesical (T3b) e órgãos adjacentes. A acurácia do método na determinação da extensão extravesical do tumor varia de 55% a 92% e aumenta com a doença mais avançada.[33,34]

Tanto a TC quanto a RM podem ser usadas para avaliação da invasão local por doença T3b ou superior, mas são incapazes de diagnosticar com precisão a invasão microscópica da gordura perivesical (T2 *versus* T3a). A avaliação de metástases linfonodais apenas pelas características morfológicas é limitada pela incapacidade da TC e da RM de identificar metástases em linfonodos de tamanho normal ou minimamente aumentados. De forma geral, ambos os métodos apresentam resultados semelhantes na detecção de metástases linfonodais.

O estadiamento com Tomografia Emissora de Pósitrons (PET-CT) nos pacientes com doença músculo-invasiva também pode ser considerado, já que é um método que, possivelmente, apresenta maior sensibilidade que a TC e a RM na detecção de metástases a distância e acometimento linfonodal, o que pode modificar o planejamento terapêutico em uma parcela dos pacientes (principalmente, naqueles com doença localmente avançada).[35]

Outros métodos diagnósticos já foram avaliados e continuam em investigação, contudo, ainda não foram incorporados na prática clínica. Embora vários biomarcadores urinários sejam aprovados pela agência regulatória americana (FDA) e possam ser úteis em pacientes selecionados, a maioria não apresenta a precisão diagnóstica necessária para substituir a cistoscopia.[36] Mais recentemente, a detecção de células tumorais circulantes tem sido correlacionada a desfechos clínicos como sobrevida câncer-específica e a detecção de DNA tumoral circulante à recidiva de doença metastática (com altas taxas de sensibilidade e especificidade).[37,38]

Aspectos cirúrgicos da ressecção transuretral da bexiga (RTUb)

A RTUb (ressecção transuretral da bexiga) pode ser realizada por meio de anestesia regional ou geral. A anestesia geral com ventilação por máscara laríngea é a mais aceita na literatura, por ser rápida, permitir total relaxamento do paciente, ventilação espontânea ou controlada; além de uma rápida recuperação após o término do procedimento. Uma vez anestesiado, o paciente é posicionado e um exame bimanual é realizado antes da introdução do aparelho, com o intuito de se identificar prováveis tumores T4, especialmente naqueles indivíduos com lesões grandes e/ou aparentemente invasivas nos exames de imagem. A irrigação contínua utilizada durante o procedimento pode ser feita por meio de soluções hipertônicas de glicina, manitol ou sorbitol. A cirurgia é realizada com magnificação de imagem e a melhor maneira de se fazer a ressecção é com enchimento parcial da bexiga, para diminuir o risco de perfuração de sua parede. Estudos recentes sugerem que a ressecção endoscópica do tumor em bloco torna a análise anatomopatológica da peça cirúrgica mais precisa. Contudo, essa técnica só pode ser empregada em tumores pequenos e é mais difícil de se executar (Quadro 134.1).

Quadro 134.1. Dados clínicos e patológicos derivados da RTUb

1. Dados clínicos
Avaliação sob anestesia
a. Massa palpável ou não palpável
b. Massa móvel ou fixa
Tumor
a. Configuração (papilar ou sólido)
b. Localização na bexiga
c. Número de tumores
d. Tamanho dos tumores
e. Carcinoma *in situ* (localizado ou difuso)
f. Uretra e colo vesical
Ressecção
a. Completa *versus* incompleta
2. Dados patológicos
Grau do tumor (alto ou baixo)
Invasão
a. Profundidade
b. Músculo representado (sim ou não)
c. Focal ou maciça
d. Carcinoma *in situ* (localizado *versus* difuso)
Ressecção de uretra prostática e colo vesical

Fonte: Desenvolvido pela autoria.

Uma vez introduzido o ressector, pode-se coletar urina para citologia oncótica e o urologista deve avaliar todas as áreas da bexiga e anotar informações detalhadas de cada um dos tumores encontrados. Cada um dos tumores deve ser ressecado completamente (Figura 134.2) e a camada muscular própria deve ser obtida nas amostras (Figura 134.3), especialmente nos tumores de aspecto infiltrativo.

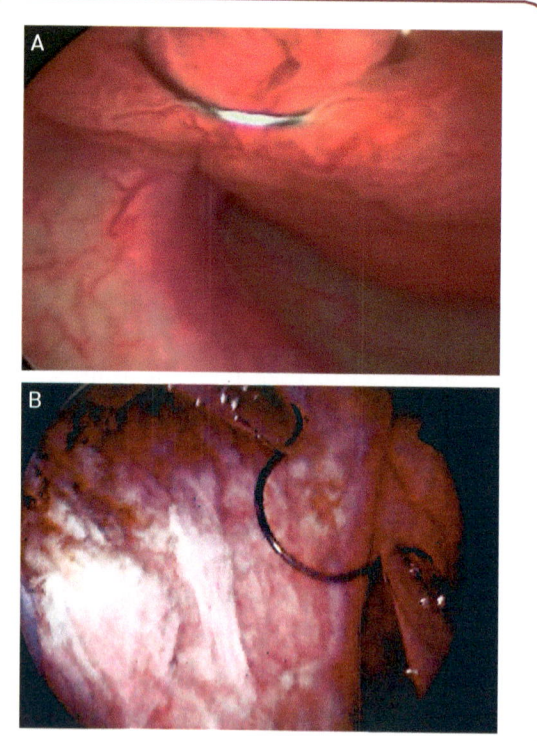

FIGURA 134.2 – Repre sentação do tumor vesical (**A**) e da camada muscular à visão endoscópica (**B**), em paciente com tumor vesical imediatamente após a ressecção. Notar as fibras musculares (seta).
Fonte: Acervo da autoria.

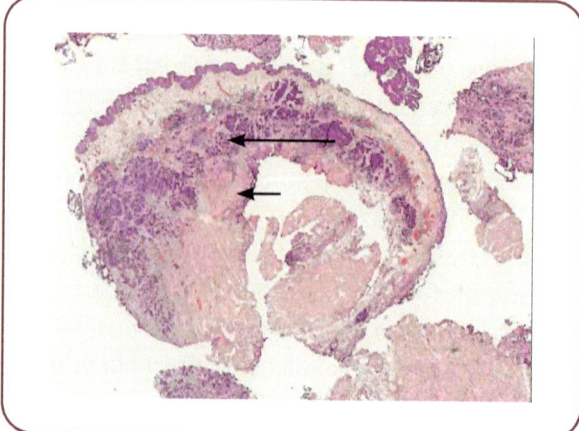

FIGURA 134.3 – Representação da camada muscular própria da bexiga em paciente submetido à RTUb. Notar a camada muscular própria (seta curta) comprometida por tumor invasivo (seta longa).
Fonte: Acervo da autoria.

As lesões suspeitas para Cis (avermelhadas e com aspecto aveludado) devem ser biopsiadas, preferencialmente com pinça "a frio", já que a utilização do eletrocautério prejudica a avaliação do patologista. Biópsias do colo vesical e da uretra prostática devem ser realizadas para diagnóstico de invasão do colo vesical e/ou do parênquima prostático. Além disso, são também realizadas em pacientes com programação de cistectomia, uma vez que o envolvimento da uretra contraindica a realização de neobexiga ortotópica.

Em pacientes com tumores músculo-invasivos considerados para preservação vesical, a RTUb tem papel importante no tratamento multimodal e deve ser realizada de forma agressiva, na tentativa de se ressecar todo tumor visível, inclusive a camada muscular.

Sabe-se que muitos fatores interferem no resultado da ressecção, como tamanho e multiplicidade tumoral, conhecimento teórico e habilidade do cirurgião. A qualidade das amostras e da análise patológica também influencia a estratégia de tratamento e, consequentemente, os desfechos oncológicos.

Pelo fato do estadiamento e do controle tumoral dependerem de uma RTUb completa, muitos autores sugerem que uma nova intervenção (re-RTUb) tem papel importante na redução do subestadiamento e na melhora do controle local do tumor. O subestadiamento deve ser uma preocupação, pois dados do estudo de Herr *et al.* sugerem que uma re-RTU em pacientes com tumores T1 revela tumores T2 em até 28% dos casos.[39] Já em pacientes cuja RTUb inicial evidencia T1 sem muscular representada, a re-RTUb revela tumor T2 em metade dos casos.[40] Um cuidado prático para minimizar o subestadiamento é a realização da biópsia da base da lesão e envio em separado para análise anatomopatológica, preferencialmente a frio. Mesmo com todos os cuidados técnicos pré e intraoperatórios, sabe-se que um número significativo de pacientes são subestadiados, o que pode prejudicar os índices de cura a médio e longo prazo.

Nesse contexto, existem protocolos de re-RTUb, em situações de risco aumentado de recidiva tumoral ou de progressão para doença músculo invasiva, nos quais a re-RTUb é indicada de 4 a 6 semanas após a primeira cirurgia:
- ausência de representação da camada muscular própria da bexiga, que tem fundamental importância na definição de conduta e prognóstico;
- RTU incompleta: quando sabidamente foram deixados tumores residuais na ressecção inicial. Isso ocorre, na maioria das vezes, em casos de tumores grandes e/ou múltiplos. Nesse caso a re-RTUb pode ser indicada de 2 a 3 semanas após o primeiro procedimento;
- T1 de alto grau: pacientes com tumores de alto grau beneficiam-se da re-RTU pela diminuição do risco de subestadiamento, pelo aparente melhor controle local da doença e pela melhor resposta ao tratamento com BCG.[41,42] Em algumas séries, a chance de *upstaging* pode chegar a 20% quando uma segunda RTU confirmatória é realizada;
- tumores múltiplos;
- tumores maiores que 3 cm;
- tratamento com preservação vesical: quando a proposta de tratamento é com alguma terapia não cirúrgica, a indicação de re-RTU se faz necessária.

A RTUb é associada a baixo (5%) índice de complicações.[43] As complicações são mais comuns em casos de tumores grandes, múltiplos e localizados no domo da bexiga. A mais comum é o sangramento pós-operatório, que ocorre em até 3% dos pacientes. A segunda complicação mais frequente (1%) é a perfuração vesical. Em 80% dos casos é extraperitoneal e requer apenas sondagem de demora por 7 a 10 dias. Em caso de perfuração intraperitoneal (20%), pode ser necessária sutura do defeito quando existe grande extravasamento de urina para a cavidade abdominal. Apesar do risco de implante de células quando há perfuração vesical, alguns estudos mostram que a mudança de estádio e a piora do prognóstico ocorrem apenas quando é necessária correção aberta da perfuração.[44]

Estadiamento

O estádio e o grau tumoral são os fatores mais importantes na decisão do tratamento e do prognóstico de pacientes com tumores de bexiga. O estadiamento desses pacientes é dividido em clínico e patológico. Conforme descrito anteriormente, o estádio patológico é determinado pelas características encontradas na RTUb, como tipo histológico, grau e profundidade de invasão da parede vesical. O estadiamento clínico é realizado com tomografia ou ressonância do abdome e da pelve com contraste e tomografia de tórax. A imagem de abdome e pelve deve ser realizada antes da RTU, ou seja, na suspeita clínica de tumor ou após o diagnóstico ultrassonográfico do pólipo vesical, uma vez que a RTU traz artefatos que podem prejudicar a análise da profundidade do tumor.

Independentemente do método utilizado no estadiamento do tumor vesical, a presença ou ausência de hidronefrose pré-operatória tem valor prognóstico. Numa análise retrospectiva com 415 pacientes submetidos à cistectomia, observou-se que 43% daqueles sem hidronefrose apresentavam doença extravesical ou metastática, enquanto naqueles com hidronefrose unilateral e bilateral, esses índices foram de 67% e 91%, respectivamente.[45]

O estadiamento clínico do câncer de bexiga segue o sistema TNM e baseia-se no exame físico, exames de imagem e achados patológicos da cistoscopia e/ou RTUb. É importante ressaltar que uma parcela razoável dos pacientes (cerca de 40%) apresentam "*upstaging*" (migração para um estadiamento mais avançado) na análise patológica da cistectomia radical, que representa o estadiamento patológico – inclusive pacientes que apresentavam doença supostamente superficial, mas que no material da cistectomia demonstram acometimento da camada muscular própria; assim como extensão para tecidos perivesicais e/ou órgãos adjacentes ou acometimento linfonodal não identificados no estadiamento clínico.[46] Tanto o Ta como o carcinoma *in situ* (Cis) são restritos à mucosa, ou seja, não invadiram a lâmina própria ou a membrana basal. O que os diferencia é o fato do Ta ser uma lesão papilífera, enquanto o Cis é uma lesão plana e de alto grau. Quando o tumor invade a lâmina própria, porém, sem atingir a musculatura detrusora, é chamado de T1. Quando há invasão da camada muscular é denominado T2. A oitava e mais recente edição do TNM pela AJCC (2017) encontra-se sumarizada no Quadro 134.2 e Tabela 134.1, inclusive os grupos de estadiamento prognóstico.[47]

Quadro 134.2. Estadiamento TNM dos tumores de bexiga

Estádio – Descrição
TX Tumor primário não pode ser avaliado
T0 Sem evidência de tumor primário
Ta Tumor papilar não invasivo
Tis Carcinoma *in situ*
T1 Tumor invade a lâmina própria (tecido conjuntivo subepitelial)
T2 Tumor invade a muscular própria
pT2a Tumor invade o músculo superficialmente (metade interna)
pT2b Tumor invade o músculo profundamente (metade exterior)
T3 Tumor invade tecido perivesical
PT3a Tumor invade tecido perivesical microscopicamente
pT3b Tumor invade tecido perivesical macroscopicamente (massa extravesical)
T4 Tumor invade qualquer das seguintes estruturas: estroma prostático, vesículas seminais, útero, vagina, parede pélvica, parede abdominal
pT4a Tumor invade estroma prostático, vesículas seminais, útero, vagina
pT4b Tumor invade parede pélvica e parede abdominal
NX Linfonodos regionais não podem ser avaliados
N0 Sem metástases em linfonodos regionais
N1 Metástase em um único linfonodo pélvico verdadeiro (perivesical, obturatório, ilíaco externo e interno ou sacral)
N2 Metástase em mais de um linfonodo pélvico verdadeiro (perivesical, obturatório, ilíaco externo e interno ou sacral)

Continua >>

>> Continuação

Quadro 134.2. Estadiamento TNM dos tumores de bexiga

ESTÁDIO – DESCRIÇÃO

N3 Metástase em linfonodos ilíacos comuns

MX Metástases a distância não podem ser avaliadas

M0 Ausência de metástase a distância

M1 Presença de Metástases a distância

M1a Metástases a distância limitadas a linfonodos não regionais além da cadeia ilíaca comum

M1b Metástases a distância não linfonodais

Fonte: Desenvolvido pela autoria.

Tabela 134.1. Grupos de estádio prognóstico

T	N	M	GRUPO DE ESTADIAMENTO
Ta	N0	M0	0a
Tis	N0	M0	0is
T1	N0	M0	I
T2a	N0	M0	II
T2b	N0	M0	II
T3a, T3b, T4a	N0	M0	IIIA
T1-T4a	N1	M0	IIIA
T1-T4a	N2, N3	M0	IIIB
T4b	Qualquer N	M0	IVA
Qualquer T	Qualquer N	M1a	IVA
Qualquer T	Qualquer N	M1b	IVB

Fonte: Desenvolvida pela autoria.

Algumas situações especiais no estadiamento do câncer de bexiga merecem ser ressaltadas. O envolvimento do estroma prostático por carcinoma urotelial ocorre por contiguidade ou por invasão intrauretral e é considerado pT4a. Além disso, a invasão estromal prostática confere prognóstico pior que tumor uretral isolado, cis ou envolvimento ductal. Em mulheres, o carcinoma urotelial pode invadir a vagina por meio de extensão pela parede posterior da bexiga, o que também se considera como doença T4. Apesar dessa possibilidade, a invasão vaginal é normalmente identificada antes da cirurgia pelo exame físico e por exames de imagem. Portanto, quando essa avaliação é negativa, pode-se tentar preservar a parede anterior da vagina, o que pode trazer benefícios em termos de continência e prevenção de fístulas.

Os tumores em divertículos também determinam situações desafiadoras. Como os divertículos vesicais são projeções do epitélio sem a proteção da camada muscular própria da bexiga, os tumores localizados dentro deles são de difícil ressecção. Existe um risco elevado de perfuração vesical durante a RTU, na tentativa de representar toda a espessura da bexiga. Além disso, existe um risco de doença extravesical pela ausência da camada muscular própria da bexiga, que serve como proteção contra a extensão local do tumor. Uma das maiores séries publicadas sobre tumores em divertículos foi realizada no *Memorial Sloan-Kettering Cancer Center* e teve como objetivo avaliar a evolução desses pacientes em termos de doença extravesical e sobrevida câncer-específica. Foram avaliados 39 pacientes, e um terço deles apresentava doença superficial (Ta), um terço tinha tumores invasivos das camadas superficiais (T1) e um terço apresentava doença extradiverticular. A sobrevida câncer específica em 5 anos para toda a coorte foi de 72% e de 83%, 67% e 45% para Ta, T1 e doença extradiverticular, respectivamente.[48]

TRATAMENTO DOS CARCINOMAS SUPERFICIAIS (TUMORES NÃO MÚSCULO-INVASIVOS)

São considerados tumores superficiais da bexiga o Ta, o T1 e o Cis (discutido posteriormente), que correspondem a 70% das lesões vesicais (60% Ta, 30% T1 e 10% Cis). De modo geral, as lesões superficiais apresentam baixo potencial de gerar metástases a distância, no entanto, com alta chance de recidiva local (70%) e progressão para doença músculo-invasiva em até um terço dos pacientes. Diante disso, em um paciente com câncer superficial de bexiga, existem duas grandes preocupações: evitar a recidiva local e detectá-la o mais precocemente possível para, desta forma, diminuir os riscos de progressão para doença músculo invasiva.

Nesse contexto, o seguimento após a RTUb é de fundamental importância, e é recomendada a realização de cistoscopia e citologia oncótica com periodicidades, de acordo com a estratificação de risco inicial e considerar razoável imagens do trato urinário nos pacientes de mais alto risco.[1,3,36] Em geral, a primeira cistoscopia é realizada no terceiro mês após a RTU ou a re-RTU, com intuito de identificar recidivas precoces e/ou tumores residuais.[2] A avaliação de todo trato urinário com tomografia computadorizada é preconizada, visto que 5% dos pacientes com câncer de bexiga desenvolvem tumores uroteliais do trato alto.[26]

Após a confirmação diagnóstica, os pacientes devem ser estratificados para determinar o risco de recorrência e/ou progressão. Esta estratificação incorpora informações sobre a profundidade de invasão, grau histológico, presença ou ausência de doença multifocal, carcinoma *in situ* ou invasão linfovascular; e será importante para definir se a conduta terapêutica consistirá em RTUb isolada, RTUb associada à terapia intravesical ou cistectomia. Baseado nas diretrizes da Associação Europeia de Urologistas (EAU) de 2021 (que incorporou as classificações da Organização Mundial da Saúde – OMS de 1973 e 2004/2016), o risco de progressão é estratificado em baixo, intermediário, alto e muito alto, conforme sumarizado na Tabela 134.2 a seguir.[49,50]

Tabela 134.2. Risco de progressão

BAIXO RISCO
- Lesão única Ta/T1 grau 1 - baixo grau (G1) < 3 cm de diâmetro, sem componente de Cis em um paciente ≤ 70 anos
- Ta G1 (baixo grau) sem componente de Cis com no máximo um fator de risco clínico adicional (idade > 70 anos; múltiplos tumores papilíferos; diâmetro ≥ 3 cm).

RISCO INTERMEDIÁRIO
- Pacientes sem componente de Cis que não são incluídos nos outros grupos (baixo, alto ou muito alto)

ALTO RISCO
- Todos os tumores T1 G3 (alto grau) sem componente de Cis, exceto aqueles incluídos no grupo de muito alto risco
- Todos carcinomas *in situ*, exceto aqueles incluídos no grupo de muito alto risco
- Estádio e grau com fatores de risco adicionais (citados acima – idade > 70 anos; múltiplos tumores papilíferos; diâmetro ≥ 3 cm)
  – Ta baixo grau/G2 ou T1 G1 com Cis e todos os três fatores de risco
  – Ta alto grau/G3 ou T1 baixo grau sem componente de Cis e com pelo menos 2 fatores de risco
  – T1 G2 sem componente de Cis e com no mínimo um fator de risco

MUITO ALTO RISCO
- Estádio e grau com fatores de risco adicionais (citados anteriormente)
  – Ta alto grau/G3 e Cis com todos os três fatores de risco
  – T1 G2 e Cis com no mínimo dois fatores de risco
  – T1 alto grau/G3 e Cis com no mínimo um fator de risco
  – T1 alto grau/G2 sem Cis e com todos os dois fatores de risco

Fonte: Adaptada da classificação de estratificação de risco da Associação Europeia de Urologistas.[49]

Existem outras classificações com algumas diferenças em termos da estratificação dos grupos (como a da Associação Americana de Urologia) mas que, dificilmente, acarretarão em mudanças na conduta. Outros trabalhos ainda dividem os fatores de risco em dois grupos: associados à recidiva (sexo feminino, história prévia de recorrência, tumores múltiplos, presença de Cis) e associados à progressão tumoral (idade maior que 70 anos, história prévia de recorrência, estádio T1, alto grau, recidiva menor que três meses após RTU).[51]

Manejo simplificado de acordo com a estratificação de risco

O manejo inicial dos tumores superficiais, após a RTU de bexiga, é baseado na estratificação de risco. Posteriormente, abordaremos, em detalhes, cada uma das modalidades terapêuticas citadas a seguir.

- **Baixo risco:** não há necessidade de tratamento adjuvante. Uma única dose de quimioterapia intravesical é frequentemente administrada após a RTU, geralmente com duração de 60 minutos.
- **Risco intermediário:** a terapia intravesical é recomendada após a RTU de bexiga completa (com ressecção de todos os tumores visíveis). As opções

incluem BCG (*Bacillus Calmette-Guerin*) ou quimioterapia intravesical.[52]

- Alto risco: para pacientes de alto risco com tumores T1 (e pacientes selecionados com tumores Ta de alto grau com RTU incompleta), uma nova RTU de reestadiamento é recomendada 4 a 6 semanas após a cistoscopia/RTU inicial para determinar se a cistectomia radical estaria indicada. Para os pacientes com doença superficial de alto risco que não são submetidos à cistectomia, um curso de terapia intravesical é indicado (o agente de escolha, nestes casos, é o BCG).

T1G3 (alto grau) – uma situação especial

Os tumores T1G3 (alto grau que invadem a lâmina própria) correspondem, aproximadamente, a 20% a 25% dos tumores de bexiga no momento do diagnóstico. Apesar da classificação como tumor superficial de bexiga, o T1G3 apresenta comportamento agressivo, com altas taxas de recorrência e progressão para doença invasiva. A abordagem dos tumores T1 de alto grau ainda não é consensual. Apesar disso, a maioria dos autores concorda que a primeira linha de tratamento para esses pacientes deva ser conservadora.

A RTUb com ressecção completa da lesão e representação da camada muscular própria é fundamental para o estadiamento dos pacientes com carcinoma urotelial de bexiga e representa um desafio especial nos tumores T1G3, nos quais a ressecção incompleta e o subestadiamento pode ocorrer em até 28% dos casos. Para tumores T1 de alto grau, quando apenas a RTUb é realizada, as taxas de recorrência e progressão chegam a 80% e 50%, respectivamente.[53,54] Portanto, a RTUb isolada é insuficiente para o tratamento dos tumores T1G3. Com dados desapontadores de radioterapia adjuvante,[55] a melhor opção de tratamento combinada é a instilação intravesical de BCG, que permitiu redução de 25% de progressão comparado à RTUb isolada.[56] Entretanto, alguns autores questionam o efeito protetor do BCG nos tumores T1G3. Apesar disso, a maioria dos especialistas recomenda a utilização do BCG para pacientes portadores de tumores T1G3, classificados como alto risco. Como grande parte dos pacientes com lesões superficiais de alto grau que falham à terapia com BCG apresentam progressão tumoral para a invasão muscular, a presença de recorrência precoce é indicação de cistectomia. Alguns estudos sugerem que o atraso na cistectomia relaciona-se à redução de sobrevida em pacientes que falharam BCG,[57] bem como naqueles com tumores que progridem de T1 para T2.[58]

TRATAMENTO ADJUVANTE COM INSTILAÇÃO INTRAVESICAL

Quimioterapia intravesical imediata

A instilação intravesical de quimioterapia permite elevada concentração do agente terapêutico na bexiga, o que possibilita a destruição de células tumorais circulantes no interior da bexiga após a realização de RTUb, além de apresentar efeito antitumoral em tumores residuais no sítio de ressecção e em pequenos tumores negligenciados. O tratamento é recomendado após a realização de RTUb de tumores de baixo risco.[59]

A redução na taxa de recorrência após a realização de RTUb é alcançada com diversos agentes quimioterápicos, como foi demonstrado em revisão sistemática de dados individuais de pacientes incluídos em metanálises que utilizaram esquemas com mitomicina C, epirrubicina e pinarrucina. No mesmo estudo, a instilação intravesical de quimioterapia resultou na redução do risco de recorrência de 14% (59% *versus* 45%).[60]

A gencitabina tornou-se outra opção terapêutica ao ser demonstrada superioridade em relação ao placebo com salina intravesical no câncer urotelial não musculoinvasivo de baixo grau, com baixa taxa de eventos adversos. Apesar de não terem sido comparadas formalmente, com eficácia comparável à mitomicina e melhor perfil de toxicidade, a gencitabina tornou-se a opção preferencial de quimioterapia intravesical pós-operatória em dose única. Nos pacientes que não podem receber instilação vesical com agentes citotóxicos, a irrigação vesical contínua com solução salina após a RTUb pode ser benéfica.[61,62]

Para prevenir o implante de células tumorais, o tratamento deve ser iniciado nas primeiras horas após a realização da RTUb. Dados de ensaio clínico randomizado demonstraram melhores desfechos de eficácia para a instilação intravesical de mitomicina nas primeiras 24 horas comparado ao tratamento realizado em 2 semanas.[63] Idealmente, a instilação deve ser iniciada o mais precocemente possível, preferencialmente nas primeiras 2 horas após a realização da RTUb. O início do tratamento na sala de recuperação anestésica é uma prática adotada que permite o aumento da eficácia terapêutica. Após a instilação, o agente quimioterápico é mantido na bexiga por 1 a 2 horas e, posteriormente, a bexiga é lavada com soro fisiológico. Deve-se ter cuidado para evitar hiperdistensão vesical e avaliar criteriosamente a indicação nos casos de grandes ressecções. A dose única de quimioterapia intravesical após RTUb deve ser omitida nos casos de perfuração de bexiga evidente ou suspeita, assim como nos casos em que se faz necessária a irrigação vesical por sangramento.

Terapia intravesical adjuvante

A terapia intravesical adjuvante após a realização da RTUb tem como objetivo primário a prevenção de recorrência. Apesar da possibilidade de ressecção completa de tumores Ta-T1 por meio da ressecção transuretral da bexiga, esses tumores comumente recorrem e podem progredir para carcinoma musculoinvasivo.[64]

Entre os agentes intravesicais, o Bacilo de Calmette-Guérin (BCG) é o mais comumente utilizado. Mitomicina C, epirrubicina e gencitabina são alternativas utilizadas. Sintomas urinários irritativos podem ocorrer em todas as terapias intravesicais. Apesar da instilação intravesical minimizar os efeitos sistêmicos do agente administrado, pode ocorrer absorção pela mucosa vesical, especialmente na presença de lesão local após RTUb, e é dependente de variáveis como tamanho da molécula e do pH da bexiga no momento da instilação. Para permitir a cicatrização da mucosa da bexiga e reduzir a possibilidade de toxicidades locais ou sistêmicas graves, a terapia intravesical pode ser iniciada em 2 a 3 semanas e no máximo 4 semanas após a realização da RTUb.

Imunoterapia intravesical com BCG

O Bacilo de Calmette-Guérin é uma forma atenuada do *Mycobacterium bovis* e a instilação vesical desse agente desencadeia o desenvolvimento de resposta imune local com potencial atividade tumoral, por meio da indução de infiltrado de células mononucleares - macrófagos e células T CD4, aumento da expressão de interferon gama e níveis de outras citocinas proinflamatórias - como IL-1, IL2- e TNF-alfa, além de supressão direta do crescimento tumoral.

A superioridade na prevenção de recorrência do tumor de bexiga não musculoinvasivo com a instilação intravesical de BCG após RTUb comparado à RTUb isolada foi confirmada por dados de metanálises.[65-68] O fato da BCG ser o agente mais comumente utilizado se justifica pela menor taxa de recorrência nos tumores de risco alto e intermediário com esse tratamento, quando comparado a outros agentes como mitomicina C, epirrubicina isolada ou combinada a interferon.

A comparação entre BCG e mitomicina C realizada em metanálise de dados individuais de 2.820 pacientes de nove ensaios clínicos randomizados demonstrou redução de 32% no risco de recorrência nos pacientes tratados com BCG de manutenção. A superioridade da instilação intravesical de BCG comparado à mitomocina C foi confirmada em revisão sistemática da *Cochrane*.[69,70]

Os principais *guidelines* de manejo do câncer de bexiga – Associação Americana de Urologia (AUA), Associação Europeia de Urologia (EAU), and the Associação Urológica Canadense (CUA) - sugerem a preferência pela administração intravesical de BCG à instilação de quimioterapia intravesical após a RTUb de reestadiamento de tumores de bexiga não musculoinvasivos de alto risco e em pacientes selecionados com tumores de risco intermediário.

Para a utilização de qualquer terapia intravesical, deve-se esvaziar a bexiga completamente por meio de sondagem e, só então, é aplicada a droga ou imunoterápico. No caso do BCG, o paciente é orientado a permanecer com a solução por 2 horas na bexiga, quando, então, deverá urinar. Normalmente, orienta-se o paciente a utilizar apenas um vaso sanitário no dia da aplicação, para que esse possa ser isolado do contato com crianças e posteriormente lavado com água sanitária.

Foram estudados diferentes esquemas de instilação de BCG de indução e de manutenção. Habitualmente, no esquema de indução, é realizada administração intravesical de BCG semanalmente por 6 semanas, com início de 2 a 6 semanas após a RTUb. Esse regime introduzido por Morales *et al.*, em 1976, segue como esquema padrão, com dados prospectivos de ensaio clínico randomizado, o que demonstra inferioridade de esquema com número reduzido de instilações.[71,72] Na terapia de manutenção, a duração do tratamento depende da classificação de risco, com realização por 3 anos na doença de alto risco e por 1 ano na doença de risco intermediário. Os dados que justificam essa recomendação são provenientes de ensaio clínico randomizado do EORTC, em que foi demonstrada redução da taxa de recorrência com BCG de manutenção por 3 anos, comparado a 1 ano apenas no grupo de pacientes de alto risco, sem encontrar diferença em pacientes de risco intermediário. No mesmo estudo, não houve diferença em progressão ou sobrevida global entre os dois grupos.[73] A BCG de manutenção é administrada semanalmente por 3 semanas nos meses 3, 6, 12, 18, 24, 30 e 36 na doença de alto risco e nos meses 3, 6 e 12 na doença de risco intermediário. A dose instalada é de 81 mg da *BCG Connaught* ou 50 mg da *BCG TICE* diluída em 50 mL de água destilada. Ao objetivar a redução da toxicidade do tratamento, foram propostas reduções de dose. Apesar dos resultados conflitantes dos estudos, o uso da dose cheia parece mais efetiva nos tumores multifocais e a aplicabilidade do uso de um terço da dose padrão é limitada por potenciais dificuldades técnicas do preparo na rotina.[74]

Após o uso do BCG, até 90% dos pacientes apresentam sintomas não infecciosos, como mal-estar, febre e sintomas urinários irritativos (disúria, polaciúria e hematúria leve). Esses sintomas geralmente se resolvem em até 48 horas e são, em sua maioria, relacionados à reação de hipersensibilidade e não a complicações infecciosas da BCG. Medidas preventivas, diagnóstico precoce e tratamento adequado são fundamentais para o manejo dos efeitos colaterais dos pacientes tratados com BCG. Os pacientes com sintomas miccionais irritativos normalmente são tratados conservadoramente com medicação sintomática, em geral anti-inflamatórios. Caso haja persistência dos sintomas, deve ser coletada cultura da urina para excluir infecções por bactérias comuns e realizar tratamento antibiótico empírico. Eventualmente é necessária a suspensão ou o adiamento das instilações. Na persistência de febre, pode ser necessário o uso de isoniazida e considerada a avaliação por infectologista.

A complicação mais temida da instilação de BCG intravesical é a sepse, decorrente de absorção sistêmica do bacilo. Para diminuir o risco de infecção sistêmica, a administração de BCG intravesical é indicada após 2 semanas da RTUb e não deve ser realizada em pacientes com sondagem traumática, cistite ativa ou hematúria persistente após a realização de RTUb. Felizmente, a sepse é uma complicação rara do tratamento (< 0,5%). O manejo inicial inclui coleta de culturas de urina e sangue aeróbica, anaeróbica e para microbactérias, e nos casos graves, início de tratamento empírico com isoniazida, rifampicina e etambutol, além de corticoterapia enquanto persistirem os sintomas. Deve ser considerado o tratamento antimicrobiano empírico para cobertura de bactérias gram-negativas e *Enterococcus*. Na ocorrência desta grave complicação, o uso de BCG deve ser descontinuado permanentemente. O uso de dispositivos protéticos, como marcapasso, valvas cardíacas ou próteses ortopédicas, não é contraindicação à realização do tratamento com BCG intravesical. A infecção pelo HIV é contraindicação relativa, enquanto a imunossupressão por uso de antagonistas TNF é considerada contraindicação à imunoterapia com BCG.

A avaliação pós-tratamento é realizada 6 semanas após o término do ciclo de indução com BCG por meio de nova cistoscopia. A persistência de carcinoma *in situ* não deve ser interpretada inicialmente como falha ao tratamento. Nesses casos, está indicado um novo ciclo de indução ou o início de BCG de manutenção por 3 semanas. Essa última estratégia demonstrou aumento da taxa de resposta completa de 55% para 84% em estudo prospectivo.[75]

A falha após a imunoterapia com BCG intravesical pode ser dividida em diversas categorias, conforme indicado na Tabela 134.3. De maneira mais ampla, é definida como a ocorrência de doença de alto grau durante ou após a terapia com BCG. A recorrência de tumor não alto grau após BCG não é considerada falha de tratamento. O tratamento padrão e opção preferencial de conduta para os tumores refratários ao BCG é a cistectomia radical. Atualmente, estratégias de preservação de bexiga são investigadas e podem ser oferecidas para pacientes não candidatos ao tratamento com cistectomia por comorbidades.

Tabela 134.3. Falha à imunoterapia com BCG intravesical

TUMOR BCG REFRATÁRIO

1. Presença de T1 alto grau/G3 em 3 meses
2. Presença de Ta alto grau/G3 após 3 meses e/ou em 6 meses, após reindução ou primeiro curso de manutenção
3. Presença de CIS (sem tumor papilar concomitante) em 3 meses e persistência em 6 meses após reindução ou primeiro curso de manutenção. Caso paciente apresente Cis em 3 meses, um curso adicional de BCG pode resultar em resposta completa em ↑ 50% dos casos
4. Surgimento de tumor de alto grau durante a terapia de manutenção BCG

TUMOR BCG RECORRENTE

Recorrência de tumor de alto grau/G3 após o término da BCG de manutenção, a despeito de resposta inicial

TUMOR BCG NÃO RESPONSIVO

Inclui todos os tumores BCG refratários; recorrência de T1-Ta de alto grau 6 meses do término da BCG de manutenção; ou surgimento de Cis em 12 meses após o término da BCG de manutenção

INTOLERÂNCIA A BCG

Efeitos colaterais graves que impedem a instalação de BCG antes de completar o tratamento

Fonte: Desenvolvida pela autoria.

Quimioterapia intravesical adjuvante

A quimioterapia intravesical (QTIV) foi muito utilizada no passado para o tratamento de pacientes com tumores de bexiga não invasivos. Entretanto, com dados de eficácia superiores com uso de BCG, muitos agentes caíram em desuso. A QTIV tem como objetivos teóricos principais o tratamento de tumores residuais, a prevenção da recorrência tumoral e a prevenção ou o adiamento da progressão tumoral. Apesar de estudos recentes demonstrarem que a QTIV pode ser utilizada para tratamento de tumores pequenos, ela não substitui a RTUb.

Apesar do papel estabelecido da administração intravesical única de quimioterapia após a ressecção de tumores não musculoinvasivos de baixo risco, o benefício com quimioterapia adjuvante em esquemas de instilações vesicais múltiplas é questionável, como demonstram dados de metanálises.[76,77] Alguns agentes citotóxicos intravesicais podem ser alternativas, especialmente na indisponibilidade de BCG, após a RTUb de tumores de risco intermediário. O uso dessa estratégia após falha ao tratamento prévio com BCG permanece investigacional. A duração e a frequência com que a instilação de quimioterapia intravesical deve ser realizada é controversa, entretanto o tratamento não deve exceder um ano. Entre as possibilidades de tratamento, destacam-se:

- Mitomicina C: um dos agentes mais comumente utilizados, pode ser usada alternativamente ao BCG em dose semanal por 6 semanas, seguida de instilação mensal por 12 meses. Apresenta absorção mínima pela mucosa vesical, com a principal toxicidade a cistite química, com disúria, hematúria e/ou polaciúria após o uso da droga em até 40% dos pacientes, geralmente responsivas à corticoterapia.[78] A mitomicina C impede a cicatrização adequada de lesões vesicais, o que pode resultar em calcificação distrófica que, apesar de assintomática, pode levar longos períodos para regeneração completa.[79]
- Gencitabina: com papel mais bem estabelecido na administração única após a RTUb, apresenta perfil de toxicidade atrativo e foi estudada também após falha à terapia com BCG. Um estudo multicêntrico, prospectivo e randomizado de fase II comparou a instilação vesical de gemcitabina com BCG em pacientes com tumores de alto risco, não invasivos, que falharam no tratamento prévio com BCG.[80]

A gencitabina foi administrada (2 g/50 mL) duas vezes por semana por 6 semanas e, posteriormente, uma vez por semana por 3 semanas nos meses 3, 6 e 12 e o BCG instilado semanalmente por 6 semanas (81 mg/50 mL da cepa Connaught) e, posteriormente, uma vez por semana por 3 semanas nos meses 3, 6 e 12. A análise da taxa de recorrência mostrou diferenças significativas a favor do grupo que recebeu gencitabina (52,5% versus 87,5%, p = 0,002), ao passo que não houve diferença no tempo para a recorrência. Outro estudo de braço único que avaliou a gencitabina (2 g/50 mL, 2x/semana por 6 semanas) para pacientes refratários ao BCG mostrou recorrência em 55% dos pacientes, com tempo mediano para a primeira recorrência de 3,5 meses, cuja progressão foi verificada em 45% dos pacientes que recorreram.[81]

NOVAS ESTRATÉGIAS EM PACIENTES COM FALHA A BCG

Combinação de docetaxel e gencitabina

A terapia combinada de gencitabina/docetaxel intravesical parece ser efetiva em pacientes com doença não responsiva ao BCG, apesar da ausência de ensaios clínicos randomizados. Dados retrospectivos publicados em 2020 por Steinberg et al.[82] avaliaram os resultados obtidos de 276 pacientes tratados com gencitabina/docetaxel intravesical e foram demonstradas taxas de sobrevida livre de doença em 1 e 2 anos de 60% e 46% e taxas de sobrevida livre de recorrência com lesões de alto grau de 65% e 52%, respectivamente. Além disso, os casos que não obtiveram uma resposta ao tratamento com BCG demonstraram uma sobrevida livre de recorrência de tumor de alto grau de 50% em 2 anos, enquanto casos de doença papilar isolada demonstraram uma sobrevida livre de recorrência de lesões de alto grau de 58% em 2 anos. Entre estes pacientes, 10 (3,6%) apresentaram progressão da doença na ressecção transuretral e 43 (1,6%) foram submetidos à cistectomia radical (mediana de 11,3 meses), dos quais 11 (4%) evoluíram para doença músculo-invasiva. Quarenta e um por cento dos pacientes apresentaram algum evento adverso e 9% necessitaram de modificação no esquema de tratamento, em virtude de eventos adversos.

Termoquimioterapia

Recentemente, a terapia intravesical assistida por dispositivos também tem sido alvo de interesse de estudos. Apesar dos resultados promissores de estudos retrospectivos, o benefício da estratégia de termoquimioterapia com mitomicina não foi demonstrado em pacientes com tumor de bexiga não musculoinvasivo com falha à terapia com BCG quando comparado ao controle. Foi realizado estudo fase III, randomizado e placebo-controlado com desfecho coprimário de sobrevida livre de doença em toda a população e taxa de resposta completa em 3 meses nos pacientes com carcinoma *in situ*. Foram randomizados 104 pacientes num esquema 1:1 para a termoquimioterapia induzida por radiofrequência (60 minutos, 40 mg mitomicina-C, 42 ± 2 °C) ou terapia padrão de segunda linha do centro investigador (possibilidade de reexposição à BCG) e não houve diferença estatisticamente significativa entre o grupo intervenção e o grupo controle nos dois desfechos avaliados.[83]

Terapias experimentais

Diversas outras terapias intravesicais estão em desenvolvimento para o tratamento do câncer de bexiga não musculoinvasivo recorrente com dados promissores, porém, indisponíveis para o uso na prática clínica até o momento. A principal população alvo desses estudos é de pacientes com CIS não responsivos ao tratamento com BCG (com ou sem Ta/T1 de alto grau).

Um estudo avaliou a eficácia do tratamento com oportuzumabe monatox - proteína de fusão recombinante que tem como alvo células tumorais que expressam EpCAM (molécula de adesão celular epitelial). Dos pacientes com carcinoma *in situ*, observou-se 40% de resposta completa em 3 meses e 17% em 12 meses.[84]

Nadofaragene firadenovec é uma terapia genética baseada em um vetor adenovírus tipo 5 recombinante não replicante que codifica o gene IFNa2b humano. Esse agente foi avaliado em estudo multicêntrico de Fase III e braço único, e incluiu 157 pacientes com tumor urotelial superficial não responsivos a BCG, com avaliação de desfechos de eficácia e segurança da administração de nadofaragene firadenovec intravesical uma vez a cada 3 meses. Para avaliar a recorrência de alto grau, foram realizadas citologia oncótica e cistoscopia (com biópsia se clinicamente indicada) com 3, 6 e 9 meses. Aos 12 meses, todos os pacientes foram submetidos à citologia oncótica urinária, cistoscopia e biópsia obrigatória. Pacientes sem recorrência de alto grau eram elegíveis para um novo ciclo de tratamento com intervalos de 3 meses, enquanto permanecessem livres de recorrência de alto grau. A taxa de resposta completa em pacientes com carcinoma *in situ* (com ou sem Ta ou T1 de alto grau) – desfecho primário do estudo – foi de 53% em 3 meses, com essa resposta mantida em 45% dos pacientes em 12 meses.[85]

Pembrolizumabe

O uso do anti-PD1 pembrolizumabe intravenoso tem aprovação para uso nos pacientes com carcinoma *in situ* (CIS) não responsivos a BCG, com ou sem tumores papilares, considerados inelegíveis ou que recusaram a cistectomia radical. Os dados que levaram a essa aprovação são provenientes do estudo KEYNOTE-057, fase II e de braço único, em que pacientes com CIS e BCG não responsivos receberam pembrolizumabe por 24 meses ou até confirmação de persistência de doença, recorrência, progressão ou toxicidade limitante. Dentre os 101 pacientes tratados, 96 foram incluídos nas análises de eficácia (5 pacientes não preencheram os critérios de não resposta ao BCG). Vale ressaltar que mais de 95% dos pacientes do estudo eram elegíveis à cistectomia e foram incluídos por recusa ao procedimento. Após um seguimento mediano de 36 meses, a taxa de resposta completa foi de 41% em 3 meses, com mediana de duração de resposta completa de 16 meses e 46% dos pacientes com RC inicial tiveram resposta sustentada por 12 meses ou mais. Quarenta pacientes foram submetidos à cistectomia radical após a descontinuação do pembrolizumabe: 35 pacientes (88%) não apresentaram avanço do estadiamento patológico para tumor invasivo, 2 (5%) não tiveram os dados patológicos disponíveis e 3 (8%) apresentaram tumor músculo-invasivo (todos não responsivos). Pembrolizumabe apresenta taxa de resposta completa sustentada modesta e comparável com outras estratégias estudadas, apesar da ausência de dados prospectivos comparativos. De modo semelhante ao que ocorre com outros estudos de imunoterapia em cenários distintos, biomarcadores devem ser identificados para melhor seleção dos pacientes que se beneficiam dessa estratégia de tratamento.[86]

A elevada morbidade da cistectomia radical com risco de morte não desprezível relacionado ao procedimento, torna as novas opções de tratamento intravesicais e sistêmicas para o carcinoma urotelial de bexiga não musculoinvasivo não responsivo a BCG ainda mais atrativas. Entretanto, ressalta-se que a cistectomia radical permanece como padrão de tratamento nesses casos. Nos pacientes elegíveis à cistectomia que apresentam falha ao tratamento com os novos agentes ou quimioterapia intravesical, deve ser indicada cistectomia de resgate.

Radioterapia nos tumores superficiais

Devido à escassez de informações relativas à utilização da radioterapia (RT) no tratamento do câncer de bexiga superficial, não há suporte na literatura para se justificar seu emprego rotineiro.[55,87,88] Na maioria dos relatos, a RT foi utilizada em pacientes com doença com progressão ou na recidiva após várias tentativas de RTUb, associada ou não à terapia intravesical. Em um estudo retrospectivo com 141 pacientes com doença em estádio T1 (60% dos quais de alto grau), a RT (isolada ou em combinação à quimioterapia) foi associada à resposta completa em 88% dos casos, porém com taxas de progressão de 19% e 30% em 5 e 10 anos, respectivamente.[89] No entanto, em um estudo randomizado de 210 pacientes com doença T1 de alto grau, a RT radical (60 Gy em 30 frações) isolada não foi superior à observação em termos de SLP ou SG para pacientes com doença unifocal, e também não foi superior à terapia com BCG em pacientes com doença multifocal ou carcinoma *in situ* (Cis).[90]

TRATAMENTO DOS CARCINOMAS MÚSCULO-INVASIVOS – DOENÇA LOCALIZADA OU LOCALMENTE AVANÇADA

Aproximadamente 30% dos casos de câncer de bexiga se apresentam como doença músculo-invasiva, ao momento do diagnóstico (T2, T3 ou T4). Além disso, conforme descrito anteriormente, cerca de 20% a 30% dos tumores superficiais progredirão para doença músculo-invasiva. A cistectomia radical com linfadenectomia e derivação urinária é o tratamento padrão para pacientes com doença músculo-invasiva.[91] Uma das maiores séries publicadas sobre cistectomias incluiu mais de mil pacientes operados com intenção curativa entre 1971 e 1997.[92] Foram incluídos todos os pacientes submetidos à cistectomia e linfadenectomia, com ou sem quimioterapia ou radioterapia adjuvantes. A sobrevida livre de recorrência da coorte após 5 e 10 anos foi de 68% e 66%, respectivamente. Quando os resultados foram analisados por subgrupos, observou-se que pacientes com doença músculo-invasiva tinham sobrevida livre de recorrência de 89% após 5 anos e 87% após 10 anos. Já os pacientes com tumores localmente avançados, apresentaram sobrevida livre de recorrência de 61% e 61% após 5 e 10 anos, respectivamente. Dos 246 casos com envolvimento linfonodal (24% dos pacientes), 35% e 34% estavam livres de recorrência após 5 e 10 anos, respectivamente.[92] A recorrência tumoral foi verificada em 30% dos casos e o tempo mediano para recorrência foi de 12 meses. A recorrência pélvica foi verificada em apenas 7% dos casos, o que mostra que a cistectomia apresenta ótimo controle local do câncer de bexiga.

Nos casos de tumores T3 e T4, a maioria dos dados é proveniente de análises de subgrupos e de protocolos com quimioterapia neoadjuvante. Entretanto, sabe-se que a cistectomia na doença localmente avançada melhora o controle de recidiva pélvica e previne complicações locais, como hematúria e obstrução urinária.

A cistectomia radical também está indicada nos casos de falha à BCG e outros tratamentos intravesicais, de tumores superficiais extensos nos quais a RTUb não permite a ressecção completa e de tumores T1 de alto grau recidivados. Vale lembrar que o subestadiamento é comum (35% a 65% dos casos) e, portanto, a cistectomia radical é cada vez mais indicada precocemente em pacientes que anteriormente seriam manejados de forma conservadora.

ASPECTOS CIRÚRGICOS DA CISTECTOMIA RADICAL

A seleção e preparo dos pacientes é fundamental na cistectomia radical, uma vez que a maioria dos candidatos à cirurgia apresenta idade superior a 60 anos e múltiplas comorbidades, como pneumopatia associada ao tabagismo. A sobrevida dos pacientes não curados com a cistectomia é pequena.[92] Também deve-se enfatizar que os pacientes com tumores irressecáveis ou inelegíveis à cistectomia apresentam muita morbidade decorrente dos sintomas pélvicos (hematúria, dor e obstrução do trato urinário) e, frequentemente, com necessidade de internações hospitalares recorrentes para procedimentos paliativos.

O Quadro 134.3 resume os cuidados pré-operatórios fundamentais da cistectomia radical. É crucial que o preparo clínico seja feito rapidamente, uma vez que já existem trabalhos que mostram que o atraso da cirurgia pode comprometer os desfechos oncológicos.[93]

Quadro 134.3. Aspectos do preparo pré-operatório de pacientes candidatos à cistectomia

Avaliação cardiologista/clínico geral para risco cirúrgico e orientações perioperatórias

Coleta de exames:
a. sangue (hemograma, ureia, creatinina, gasometria venosa, eletrólitos, glicemia)
b. urina (urina tipo I e urocultura)

Tipagem sanguínea e reserva de hemoconcentrados (eventualmente optamos pela autotransfusão, coletada 2 semanas antes da cirurgia)

Preparo intestinal
a. antevéspera da cirurgia - dieta leve
b. véspera da cirurgia - dieta líquida sem resíduos, laxativos como bisacodil pela manhã e jejum absoluto após o jantar.
Quando planejamos a confecção de neobexiga ortotópica ou de reservatório continente,
realizamos o preparo intestinal completo com manitol oral desde a manhã da véspera da cirurgia
c. dia da cirurgia - hidratação endovenosa, coleta de eletrólitos e correção em caso de necessidade e início da antibioticoterapia venosa com ceftriaxona e metronidazol

Avaliação de equipe de enfermagem especializada em estomas e marcação cutânea para eventual confecção de conduto ileal

Prevenção de eventos tromboembólicos (após indução anestésica):
a. posiciona-se o paciente de forma a prevenir compressão da fossa poplítea
b. meia elástica até a raiz da coxa
c. massageador automático (que permanece até o paciente poder deambular espontaneamente)
d. inicia-se quimioprofilaxia de tromboembolismo a partir do segundo dia pós-operatório

Prevenção de infecções:
a. antibioticoterapia iniciada no dia da cirurgia
b. preparo intestinal (ver acima)
c. limpeza mecânica do abdome, pelve e raiz da coxa do paciente imediatamente antes do procedimento
d. cuidados com drenos, sondas e curativos no pós-operatório

Fonte: Desenvolvido pela autoria.

A cistoprostatectomia radical com ressecção de vesículas seminais é a técnica padrão realizada nos homens. Em pacientes selecionados, quando se realiza a preservação dos feixes vásculo-nervosos em torno da próstata, a chance da potência ser mantida chega a 70%. Outra estratégia aplicável em casos oncologicamente favoráveis e nos quais existe uma grande preocupação em se preservar a função sexual, é realizar a cistectomia radical com a enucleação prostática, de modo a manter a cápsula da próstata e as vesículas seminais intactas, por onde passam os nervos responsáveis pela ereção. Já nas mulheres, a exenteração pélvica anterior, que inclui a retirada da bexiga, do útero e da parede anterior da vagina, é o procedimento de escolha. Em casos selecionados, podem-se preservar útero, uretra e vagina, sem comprometimento do resultado oncológico e com a possibilidade de melhorar a qualidade de vida, principalmente em mulheres com vida sexual ativa.[2] Quando há o acometimento da uretra, independentemente do gênero, realiza-se a uretrectomia radical.

A via de acesso da cistectomia deve ser eleita de acordo com a experiência do cirurgião. Um estudo prospectivo e randomizado demonstrou que os desfechos oncológicos e complicações independem se o procedimento é realizado pela via aberta ou robótica.[94] Os princípios cirúrgicos devem ser mantidos e incluem a realização da linfadenectomia, a ressecção da bexiga e estruturas adjacentes e a reconstrução do trato urinário. A reconstrução com neobexiga implica uma seleção estrita dos pacientes, que utiliza critérios clínicos e oncológicos: tumor sem comprometimento uretral, estádio < T2, *clearence* de creatinina > 60 ml/min, boa função cognitiva e bom *status performance*. Nos casos em que esses critérios não são preenchidos, urostomias com reservatório ileal não continentes são preferíveis (p. ex., Bricker).[95] Devido à capacidade de absorção do epitélio intestinal, os reservatórios continentes absorvem prótons e provocam acidose metabólica. Pacientes com função renal lábil ou com múltiplas morbidades não conseguem compensar esse mecanismo e podem deteriorar clinicamente. Apesar da desvantagem estética das urostomias cutâneas, a qualidade de vida dos pacientes submetidos a este tipo de reconstrução é semelhante as das reconstruções continentes, que geralmente têm mais complicações a longo prazo.[96]

A linfadenectomia no câncer de bexiga tem papel no estadiamento e em alguns casos, tem papel terapêutico, especialmente naqueles indivíduos com doença linfonodal mínima que eventualmente seriam tratados com quimioterapia adjuvante. Ainda não se sabe a extensão ideal da linfadenectomia em pacientes com tumores vesicais. Os limites clássicos da linfadenectomia pélvica são: o nervo genitofemoral (lateral), a bexiga (medial), a bifurcação da artéria ilíaca comum (cranial) e a fáscia endopélvica (caudal). Muitos autores preconizam a linfadenectomia pélvica estendida, cujo limite cranial é a bifurcação da aorta e inclui os linfonodos pré-sacrais. Cerca de um terço dos pacientes com comprometimento ganglionar apresentam linfonodos acometidos acima do cruzamento dos vasos ilíacos, fora da área da linfadenectomia clássica.[97] Com a dissecção estendida, há a retirada de um maior número de linfonodos, o que permite o melhor estadiamento da doença e, possivelmente, diminui o risco de recorrência e aumenta a sobrevida global.[97,98] É sugerido que o número mínimo de linfonodos removidos seja 15, pela correlação com o aumento da sobrevida livre de doença.[99]

TRATAMENTO SISTÊMICO NO CÂNCER DE BEXIGA MÚSCULO-INVASIVO – DOENÇA LOCALIZADA OU LOCALMENTE AVANÇADA

Quimioterapia neoadjuvante

Os estudos de quimioterapia neoadjuvante (prévia à cistectomia radical) evidenciaram ganho em sobrevida global, sendo a conduta padrão, quando factível. Os primeiros ensaios clínicos randomizados de quimioterapia neoadjuvante não demonstravam benefício significativo em sobrevida; no entanto, a maioria dos estudos utilizava monoterapia e muitos regimes com drogas hoje sabidamente pouco eficazes no câncer de bexiga.

Posteriormente, com a introdução de regimes de poliquimioterapia baseados em cisplatina, oriundos do cenário de tratamento da doença avançada, observou-se benefício em sobrevida global. Esta abordagem é preferível nos pacientes elegíveis e que podem tolerar o tratamento quimioterápico. Adiciona-se ao benefício do tratamento neoadjuvante o fato de não aumentar a morbidade/complicações cirúrgicas e de ser mais facilmente oferecido do que a terapia adjuvante, uma vez que até um terço dos pacientes operados podem não apresentar condições clínicas após o ato cirúrgico, o que impede, assim, a realização deste tratamento.

Uma metanálise que incluiu 11 ensaios clínicos randomizados de tratamento neoadjuvante confirmou a superioridade do tratamento combinado, com ganho absoluto aproximado de 5% em sobrevida global em 5 anos.[100,101]

Os regimes de quimioterapia mais utilizados no cenário neoadjuvante são o MVAC dose-densa (dd) (metotrexate, vimblastina, doxorrubicina e cisplatina) e gencitabina com cisplatina (GC). Outros regimes prévios foram sendo cada vez menos utilizados na prática clínica, em virtude dos melhores desfechos oncológicos e tolerância dos dois regimes citados acima.[102,103]

O estudo prospectivo e randomizado VESPER (GETUG-AFU V05 VESPER), publicado em 2022, comparou estes dois regimes (MVAC dose-densa *versus* gencitabina com cisplatina). Ao todo, 492 pacientes com câncer de bexiga músculo-invasivo não metastático foram randomizados para receber 6 ciclos de MVACdd (a cada 2 semanas) ou 4 ciclos de GC (a cada 3 semanas), antes ou após a cistectomia radical. Entre os 437 pacientes (88%) com estadiamento clínico T2 a T4a tratados com quimioterapia neoadjuvante, aproximadamente 90% foram submetidos à cistectomia. Os 56 pacientes restantes (12%) receberam tratamento adjuvante após a cistectomia. Após um seguimento mediano de 40 meses, apesar da diferença numérica, não houve diferença estatisticamente significativa para sobrevida livre de doença (SLD) em 3 anos para a população geral (SLD em 3 anos – 64% para MVACdd e 56% para GC; HR 0,77 - IC 95%: 0,57 - 1,02; p = 0,066). Houve, no entanto, aumento do tempo para progressão no braço do MVACdd (69% *versus* 58%). Os dados de sobrevida global ainda se encontravam imaturos na ocasião da publicação. Ao avaliar o subgrupo de pacientes submetidos ao tratamento no cenário neoadjuvante (a maioria), houve aumento da SLD em 3 anos no braço MVACdd (66% *versus* 56% no braço GC - HR 0,70; IC 95% 0,51 - 0,96). Não houve diferença estatisticamente significativa em termos de resposta patológica completa; todavia, o braço MVACdd apresentou maiores taxas de controle local, inclusive doença residual não músculo invasiva (<ypT2 ypN0) e doença confinada ao órgão (<ypT3 ypN0). Em relação às toxicidades, o grupo MVACdd

apresentou maiores taxas de toxicidades ≥ grau 3, inclusive efeitos adversos gastrointestinais e astenia. Apenas 60% dos pacientes completaram os 6 ciclos previstos de MVACdd em virtude das toxicidades.[104,105]

Apesar dos dados apresentados, não há, até o momento, um esquema ideal estabelecido, já que é necessário mais tempo de seguimento para determinar se haverá diferença de sobrevida global entre os regimes. De maneira geral, na ausência de um tratamento padrão estabelecido, sugere-se o esquema MVACdd em pacientes mais jovens, com bom *performance status* e sem comorbidades relevantes, especialmente porque este esquema reduz o tempo entre o diagnóstico e o tratamento cirúrgico. Em pacientes com idade mais avançada e/ou comorbidades clínicas mais significativas, o esquema GC é uma alternativa razoável.

Merecem atenção especial, no cenário neoadjuvante, os pacientes com função renal alterada. De maneira geral, os pacientes com *clearance* de creatinina inferior a 50 mL/min são considerados inelegíveis aos esquemas baseados em cisplatina e, portanto, preconiza-se tratamento cirúrgico inicial. No entanto, para aqueles pacientes com função renal reduzida, porém não em níveis proibitivos (especialmente aqueles com *clearance* de creatinina entre 50 e 60 mL/min), uma estratégia a ser considerada é o emprego de gencitabina com cisplatina *split-dose* (dose dividida no D1 e D8 do esquema).[106] Alguns estudos retrospectivos já avaliaram o uso da carboplatina (em substituição à cisplatina) neste cenário, porém, não é uma estratégia recomendada, em virtude da falta de estudos randomizados e eficácia provavelmente inferior. Outra questão importante nestes pacientes é a avaliação de possível causa obstrutiva, já que a injúria renal por obstrução do trato urinário é comumente encontrada em pacientes com câncer de bexiga, especialmente quando há acometimento ou proximidade do tumor com os orifícios ureterais. Quando factível, esses pacientes devem ser avaliados quanto à colocação de *stents* ureterais ou nefrostomia percutânea, na tentativa de recuperar a função renal e permitir a administração da dose padrão de cisplatina.

Imunoterapia neoadjuvante

Não há, até o momento da elaboração deste capítulo, dados publicados de estudos de fase III randomizados que embasem o uso de imunoterapia no cenário neoadjuvante. No entanto, trata-se de uma estratégia promissora, em virtude da atividade comprovada desta modalidade na doença avançada, com consequente crescente interesse da investigação do uso dos inibidores do checkpoint imunológico como tratamento neoadjuvante, inclusive com estudos de fase III já em andamento. A maioria dos estudos de fase I e fase II foram realizados em pacientes inelegíveis à quimioterapia baseada em cisplatina, com taxas de resposta patológica completa por volta de 30% a 40% (dados de drogas anti-PD-1 ou anti-PD-L1 em monoterapia ou em combinação com drogas anti-CTLA-4).[107-110] A combinação de terapia anti-PD-1 ao esquema clássico de quimioterapia com gencitabina e cisplatina também já foi avaliada em estudos de fase II, com taxas de resposta patológica completa que variavam de 36% a 50%.[111,112]

Tratamento sistêmico adjuvante

Apesar da quimioterapia neoadjuvante estar associada a um benefício em sobrevida global, nem todos os pacientes com câncer de bexiga músculo-invasivo serão candidatos a esta modalidade terapêutica. Para esses pacientes, pode-se discutir abordagens de tratamentos adjuvantes.

Quimioterapia adjuvante

Os pacientes que apresentam tumores com características de alto risco (especialmente pT3, pT4 e/ou com acometimento linfonodal) e que não receberam quimioterapia neoadjuvante são candidatos ao emprego de quimioterapia adjuvante, desde que não apresentem contraindicações à realização de cisplatina. O racional para o emprego de tratamento complementar, nestes casos, baseia-se nos piores desfechos em termos de sobrevida livre de recorrência e sobrevida global nos pacientes com as características de alto risco citadas. Ainda que os dados sejam controversos e o fato de grande parte dos estudos no cenário adjuvante não possuírem amostra populacional suficiente para demonstrar superioridade estatisticamente significativa,[113] dados de metanálises e de estudos observacionais sugerem benefício do tratamento pós-operatório. Em uma metanálise de 9 estudos randomizados, com um total de 945 pacientes, observou-se benefício em sobrevida global em QT adjuvante baseada em cisplatina (HR 0,77 - IC de 95%: 0,59 - 0,99; p = 0,049), assim como SLD na população global e, especialmente, no subgrupo com acometimento linfonodal. No entanto, estes resultados não são conclusivos, principalmente pela inclusão, nesta metanálise, de estudos com populações muito heterogêneas, baixo recrutamento e encerramento precoce.[114] Para exemplificar a controvérsia do tema, em um dos maiores estudos randomizados (EORTC 30994, com 284 pacientes), apesar do ganho estatisticamente significativo em SLP, não se observou benefício em sobrevida global com a quimioterapia adjuvante.[115]

É possível também discutir QT adjuvante para alguns pacientes com estadiamento patológico pT2pN0, especialmente os de maior risco de recidiva, inclusive aqueles com invasão linfovascular e margens positivas após cistectomia radical,[116] porém, sem dados robustos que embasem essa conduta.

Apesar dos dados controversos, em virtude do ganho comprovado em sobrevida no cenário neoadjuvante, é esperado que tal benefício possa se estender à adjuvância, com comum, na prática clínica, a indicação da quimioterapia pós-operatória nos pacientes de maior risco, quando factível.

Imunoterapia e terapias-alvo adjuvantes

Apesar dos resultados negativos do uso de atezolizumabe adjuvante (estudo IMvigor010, publicado em 2021),[117] os dados iniciais do estudo de fase III CheckMate 274 demonstraram benefício em sobrevida livre de doença com o uso de nivolumabe adjuvante por 1 ano (SLD mediana de 20,8 meses versus 10,8 meses no grupo placebo) após o tratamento cirúrgico radical, na população global (independentemente da expressão de PD-L1) e naqueles com expressão de PD-L1 > 1%, em que o benefício foi mais pronunciado. Era permitida a realização prévia de quimioterapia neoadjuvante baseada em cisplatina (realizada em cerca de 40% dos pacientes). Foram incluídos 709 pacientes com alto risco de recorrência, definidos pelos seguintes critérios: para os que não realizaram QT neoadjuvante - estadiamento patológico pT3 ou pT4a e/ou com linfonodos positivos, que fossem inelegíveis ou que declinassem QT adjuvante com cisplatina; e para os que realizaram QT neoadjuvante - estadiamento patológico de ypT2 a ypT4 e/ou linfonodos comprometidos. Apesar dos dados de sobrevida global ainda imaturos na ocasião da elaboração deste capítulo, esta se tornou uma conduta passível de discussão, já que o nivolumabe foi o primeiro inibidor de *checkpoint* imunológico a demonstrar redução do risco de recorrência em tumores uroteliais operados.[118]

A discrepância entre os resultados dos dois estudos citados reforça a necessidade de uma melhor seleção de pacientes, assim como a tentativa de validar o uso de biomarcadores mais confiáveis em estudos futuros. Outros ensaios clínicos estão em andamento, inclusive o estudo de fase III AMBASSADOR,[119] que avaliará o uso de pembrolizumabe neste mesmo cenário.

Até o momento, não há terapias alvo aprovadas como tratamento adjuvante dos tumores uroteliais. O uso de inibidores de tirosina quinase anti-FGFR (como o infigratinibe - estudo PROOF 302) também é investigado no tratamento complementar de pacientes com carcinoma urotelial que carreiam alterações do gene FGFR3.[120]

RADIOTERAPIA NA DOENÇA LOCALIZADA OU LOCALMENTE AVANÇADA

Radioterapia neoadjuvante

A RT pré-operatória surgiu com o racional de se tentar minimizar a possível disseminação da doença durante o ato cirúrgico, bem como erradicar focos microscópicos situados além das margens de ressecção. Inicialmente, alguns estudos retrospectivos sugeriram benefício com a utilização da RT neoadjuvante comparada à cistectomia isolada.[121,122] Um artigo de revisão antigo com pacientes no estádio T3 sugeria que a RT pré-operatória trazia ganho de sobrevida em 5 anos, quando comparada somente à cirurgia.[123]

Resultados conflitantes foram encontrados em estudos com o objetivo de comparar RT pré-operatória seguida de cirurgia radical versus tratamento radical com RT e cirurgia de resgate no momento da recidiva.[124-126] É importante ressaltar que o esquema de RT empregado foi distinto em cada um dos estudos e, na maioria das vezes, o número de pacientes incluídos foi pequeno, o que dificultou o poder estatístico da análise. Com exceção de um trabalho do MD Anderson Cancer Center,[125] que mostrou ganho significativo em favor da terapêutica bimodal, os demais estudos não encontraram diferenças em termos de sobrevida. Por fim, uma metanálise com 5 estudos randomizados concluiu que não existe papel para o uso rotineiro da RT neoadjuvante,[127] e não é recomendada antes da cistectomia.

Radioterapia adjuvante

Após a cistectomia radical, a RT não é comumente administrada em pacientes com câncer de bexiga, principalmente, em virtude do alto risco de efeitos adversos intestinais, uma vez que a manipulação abdominal acarreta na fixação do intestino delgado na pelve, especialmente nos casos de neobexiga ortotópica. As taxas de complicação giram em torno de 20%.[124] Dados sobre RT adjuvante são limitados e mais estudos prospectivos são necessários. Um estudo de fase II comparou tratamento sequencial com QT e RT adjuvantes *versus* QT adjuvante isolada em 120 pacientes operados com margens negativas após cistectomia radical com um ou mais fatores de risco: ≥ pT3b, G2 ou linfonodo positivo. Na população do estudo, 53% eram carcinomas uroteliais e 47% carcinomas de células escamosas (CEC). A adição de RT adjuvante associou-se a uma maior sobrevida livre de recorrência local (96% *versus* 69% em 2 anos no braço de QT isolada), porém, sem diferença estatisticamente significativa em sobrevida livre de doença e sobrevida global.[128] Uma revisão sistemática de 2019 também não evidenciou benefício claro de RT adjuvante após cirurgia radical.[129]

Embora não existam dados conclusivos, é possível discutir a realização de RT adjuvante em casos bastante selecionados com alto risco de recorrência local (margens positivas; pT3/pT4; linfonodos comprometidos).[130-132] Em virtude da falta de evidência de estudos randomizados, a decisão de administrar RT adjuvante deve ser tomada, idealmente, após discussão em âmbito multidisciplinar.

Radioterapia como tratamento definitivo ou de controle local

Até o aperfeiçoamento das técnicas de cistectomia e reconstrução, a RT era amplamente utilizada. Atualmente, a RT definitiva é reservada para pacientes de alto risco cirúrgico (contraindicação à cistectomia radical), naqueles que recusam o tratamento cirúrgico ou nos que apresentam doença pélvica avançada, com intuito paliativo de controle local. Sua melhor indicação, contudo, está limitada aos protocolos de preservação vesical que serão melhor abordados no próximo tópico.

A eficácia da RT exclusiva no tratamento do câncer de bexiga foi avaliada em estudos retrospectivos europeus e canadenses. No entanto, houve menor controle local e pior sobrevida em comparação com a cistectomia. Um estudo retrospectivo inglês demonstrou sobrevida em 5 anos de 40%, com 41% de controle local em 182 pacientes com câncer de bexiga T2 e T3 tratados com RT.[133] Outra série também retrospectiva teve como objetivo investigar a sobrevida após tratamento de tumor vesical. Quarenta e cinco pacientes foram submetidos à cistectomia e 90 à RT. A sobrevida global em 10 anos para tumores superficial e invasivo foi 67% e 26% após a cirurgia e de 26% e 5% após a radioterapia, respectivamente.[134]

Um trabalho canadense reportou os resultados de longo prazo de pacientes com tumores T1 a T4 submetidos à RT. Dos 340 pacientes avaliados, 247 receberam RT isolada, 36 RT e quimioterapia concomitante e 56 quimioterapia neoadjuvante seguida de RT. A taxa de resposta completa foi de 63,5% para todo o grupo. A sobrevida global, a sobrevida câncer-específica e a taxa de controle local em 10 anos foram 19%, 35% e 32%, respectivamente. Em 131 pacientes com doença confinada à parede da bexiga (T2N0M0), a sobrevida câncer-específica (p = 0,02) e a taxa de controle local (p = 0,03) em 10 anos foram 68% e 60% na ausência de Cis, e 47% e 28% na presença de Cis. Na análise multivariada, menor idade, estádio e ausência de Cis foram associados ao aumento significativo de sobrevida e controle local (p=0,01).[135]

Outro estudo com 55 pacientes tratados com RT exclusiva teve como objetivo identificar fatores associados à sensibilidade à radioterapia e cura. A sobrevida em 5 anos para todo o grupo foi de 28%. Quando divididos em T2/T3 e T4, a sobrevida do primeiro grupo foi de 45% contra 9% do segundo grupo (p = 0,009). Dentro dos T2/T3, o fator prognóstico mais importante foi a presença de tumor superficial papilar, com taxa de 63% de controle local e 62% de sobrevida em 5 anos, *versus* 20% e 0% na presença de tumores sólidos ou conglomerado tumoral. Outros fatores prognósticos importantes de sobrevida em 5 anos foram a extensão da RTUb (54% completa *versus* 17% incompleta, p = 0,009) e a obstrução ureteral (47% sem obstrução *versus* 14% com obstrução, p = 0,01).[136]

Por fim, a radioterapia tem papel estabelecido no tratamento do câncer de bexiga músculo-invasivo, especialmente em pacientes com tumores menos avançados, tumores superficiais papilares, na ausência de obstrução ureteral e quando a RTUb foi completa. Conforme discutiremos no tópico adiante, a estratégia de adicionar quimioterapia concomitante aumenta o controle locorregional.

TRATAMENTO COMBINADO (TRIMODAL) PARA PRESERVAÇÃO DA BEXIGA

O tratamento trimodal, definido pela associação de uma RTU máxima de bexiga, radioterapia e quimioterapia concomitante, é uma opção para os pacientes com câncer de bexiga músculo-invasivo que não são candidatos à cistectomia radical (em geral, pela idade mais avançada e/ou comorbidades) e para aqueles que declinam o tratamento cirúrgico, com desejo de preservação vesical. A cistectomia é considerada como opção de resgate nos pacientes com resposta inicial incompleta ou com recorrência locorregional.

Mesmo em pacientes sem comorbidades relevantes, a cistectomia radical está associada a um risco de mortalidade relacionada ao tratamento entre 1% e 2%. Além disso, o carcinoma urotelial é, tipicamente, uma neoplasia predominantemente diagnosticada em idosos, o que aumenta a morbimortalidade perioperatória, especialmente quando há comorbidades clínicas mais significativas (associados ou não ao tabagismo - fator de risco muito prevalente nestes pacientes).[137]

Os dados mais robustos desta abordagem trimodal derivam de uma análise combinada de 6 estudos do RTOG (n = 468 pacientes) e de uma coorte retrospectiva unicêntrica do Massachusets General Hospital (n = 475 pacientes). Nestas duas publicações, observaram-se taxas de resposta completa de 69% e 75% e taxas de sobrevida global bastante similares (57% em 5 anos e 36% a 39% em 10 anos, respectivamente). As taxas de cistectomia de resgate em 5 anos foram de 21% e 29%.[138,139]

A comparação entre o tratamento trimodal de preservação de bexiga e a cistectomia radical, em termos de sobrevida, é desafiadora, especialmente pelos diferentes critérios utilizados para a seleção dos pacientes. Não há, até o momento, na literatura, estudos randomizados publicados que comparem as duas estratégias. Ademais, as informações disponíveis de estudos observacionais são conflitantes: enquanto uma metanálise com mais de 9 mil pacientes elegíveis sugere resultados equiparáveis de sobrevida entre as abordagens;[140] um estudo observacional retrospectivo com cerca de 18 mil pacientes elegíveis evidenciou maior sobrevida em 5 anos nos pacientes tratados com cistectomia radical (40%) *versus* tratamento trimodal (30%).[141]

Por outro lado, o benefício da adição da quimioterapia concomitante à radioterapia nos pacientes com doença músculo-invasiva, em termos de controle locorregional, foi evidenciado em dois estudos randomizados principais: o BC2001, que avaliou a adição de 5-Fluorouracil e Mitomicina à radioterapia e um estudo canadense, que avaliou a adição de cisplatina. Em ambos os estudos, apesar de não ter sido evidenciado ganho estatisticamente significativo em sobrevida global, houve redução de recorrência pélvica nos braços de quimiorradioterapia (QRT) *versus* radioterapia isolada.[142] O regime ideal de quimioterapia concomitante não está estabelecido, sendo que as opções preferenciais são:

- Regimes baseados em cisplatina (combinações com 5-FU ou paclitaxel foram comumente adotadas em regimes do RTOG).
- 5-FU e mitomicina em pacientes com função renal comprometida (ou até mesmo Paclitaxel, conforme esquema do RTOG 0524).[143,144]
- Gencitabina monodroga doses baixas (27 mg/m² 2 vezes na semana, conforme esquema do RTOG 07-12).[145,146]

Não há papel estabelecido, até o momento, para o emprego de tratamento sistêmico isolado (quimioterapia ou imunoterapia) neoadjuvante ou adjuvante em pacientes submetidos à quimiorradioterapia como tratamento definitivo. Apesar da quimioterapia concomitante à RT apresentar algum efeito sistêmico, sua principal ação é de radiossensibilização, o que objetiva melhor controle locorregional. Por outro lado, o racional de oferecer alguma modalidade de tratamento em doses sistêmicas efetivas seria erradicar doença a distância microscópica (não tratada com a RT), na tentativa de melhorar os desfechos de SLD e SG. Ao extrapolar o benefício de sobrevida global observado com a quimioterapia neoadjuvante baseada em cisplatina prévia à cistectomia radical, poder-se-ia pensar que tal estratégia também seria válida para pacientes tratados com QRT. No entanto, até o momento, nenhum grande estudo randomizado evidenciou ganho de sobrevida com a adição de quimioterapia isolada (neo ou adjuvante) à estratégia de preservação vesical. Portanto, essa conduta somente deve ser considerada após uma decisão bem informada entre oncologista e paciente, cientes da incerteza do benefício ou no contexto de inclusão em um estudo clínico prospectivo.

Os principais fatores relacionados à resposta ao tratamento foram avaliados em um estudo alemão [com 415 pacientes (T1 de alto risco n = 89; T2 a T4, n = 326) tratados com RT (n = 126) ou QRT (n = 289) após a RTUb. Seis semanas após, a resposta foi avaliada por uma nova RTUb de reestadiamento. Em caso de resposta completa, os pacientes foram observados em intervalos regulares. Na persistência ou recorrência do tumor invasivo, a cistectomia de resgate era recomendada. A taxa de resposta completa foi de 72%, e foi mantido controle local sem recidiva em 64% dos pacientes após 10 anos de seguimento. Metástases a distância foram diagnosticadas em 35% dos pacientes, em 10 anos. A SLD em 10 anos foi de 42% e mais de 80% dos sobreviventes tiveram a bexiga preservada. Neste estudo, o estádio inicial do tumor e a RTUb completa foram os fatores mais importantes para controle local e sobrevida.[147]

Assim como o estudo anterior, outros estudos já incluíram também pacientes com tumores T1 de alto risco em protocolos de preservação vesical. Um outro estudo alemão de QRT avaliou 112 pacientes com câncer de bexiga músculo-invasivo ou T1 de alto risco (G3, Cis associado, multifocal, diâmetro > 5 cm). O protocolo previa RTUb seguido de cisplatina e 5-FU administrados nos dias D1 a D5 e D29 a D33 da RT, sendo realizada uma nova RTUb 4 a 6 semanas após. A taxa de resposta completa foi de 88%, a sobrevida global em 5 anos de 74% e 82% dos sobreviventes preservaram a bexiga.[148] A principal crítica a esses estudos foi justamente a inclusão de tumores T1 de alto risco e, portanto, os resultados devem ser avaliados cautelosamente.

Apesar de não haver critérios absolutos para a seleção ideal dos pacientes candidatos à preservação de bexiga, alguns fatores devem ser considerados, como: histologia urotelial; RTU máxima; estadiamento clínico T2 a T3a (tumores T3b e T4 tendem a apresentar menores taxas de resposta completa);[139] ausência de hidronefrose; função renal adequada (que permita a administração concomitante de cisplatina, apesar de que regimes com 5-Fluoruracil e Mitomicina são uma alternativa razoável em pacientes com função renal comprometida); ausência de componente extenso de carcinoma *in situ*; idealmente, tumores unifocais < 6 cm e bexiga com funcionalidade adequada.

Técnica da radioterapia

Habitualmente, nos esquemas convencionais, emprega-se esquema de RT com fracionamento de 1,8 Gy a 2 Gy por dia. Com isso, é possível entregar uma dose total de 45 Gy a 50 Gy na pelve e 55 Gy a 70 Gy no leito tumoral da bexiga, para obter taxas de controle local favoráveis. Um estudo de revisão enfatizou a importância da dose de tratamento, em que incrementos de 10 Gy na dose final da RT proporcionam aumento de cerca de 50% no controle local em 3 anos.[149]

Alguns grupos utilizam esquemas de RT com diferentes fracionamentos de dose (hiperfracionamento), na tentativa de melhorar os resultados. O hiperfracionamento consiste em aumentar o número de frações por dia com consequente aumento da dose diária e, concomitantemente, diminuir as doses das frações. Um estudo prospectivo e randomizado avaliou a eficácia e toxicidade do fracionamento acelerado no tratamento do câncer de bexiga invasivo. Duzentos e vinte e nove pacientes (T2 ou T3, N0 ou N1, M0) foram randomizados em dois grupos: fracionamento acelerado (FA) - 60,8 Gy em 32 frações, em 26 dias, e fracionamento convencional (FC) - 64 Gy em 32 frações, em 45 dias. Foi verificada toxicidade aguda mais frequente no grupo submetido ao FA (121 pacientes) em relação ao grupo submetido ao FC (96 pacientes). Além disso, não houve diferença estatística significativa em termos de controle local e sobrevida livre de doença e global.[150]

Já a RT hipofracionada consiste na administração de maiores frações diárias (em geral de 2,5 Gy a 6 Gy). Uma metanálise de dados individuais de dois estudos randomizados (BC2001 e BCON) evidenciou que o regime de hipofracionamento com 55 Gy em 20 frações foi não inferior ao regime convencional de 64 Gy em 32 frações, em termos de controle locorregional e toxicidade.[151]

O uso de sistemas de planejamento tridimensional e da técnica de IMRT possibilitou maior concentração da radiação nos alvos a serem tratados, o que diminui a dose em tecidos normais adjacentes e, portanto, reduz a toxicidade ao tratamento. Com a técnica de IMRT, é possível poupar importantes tecidos sadios do volume a ser irradiado, de modo a permitir o escalonamento de dose da RT sem aumento da toxicidade.

DOENÇA AVANÇADA

Tratamento sistêmico

Aproximadamente 25% dos pacientes com tumores músculo-invasivos são diagnosticados ou desenvolvem metástases durante o curso da doença. Há mais de 20 anos, a quimioterapia sistêmica baseada em cisplatina tem sido o tratamento padrão de escolha em 1ª linha nos pacientes com carcinoma urotelial avançado. Apesar de altas taxas de resposta iniciais com os esquemas mais modernos, as taxas de sobrevida em 5 anos permanecem baixas.[152] A quimioterapia de segunda linha tem um papel limitado, em virtude da baixa expectativa de resposta, intervalo curto de sobrevida livre de progressão e pelo fato de muitos pacientes apresentarem deterioração clínica por rápida progressão após o tratamento inicial, o que impede a realização de tratamento citotóxico sequencial. No entanto, nos últimos anos, o emprego de imunoterapia, assim como de terapias-alvo direcionadas (como anti-FGFR) e novos tratamentos com anticorpo-droga conjugados têm modificado este panorama.

Fatores prognósticos

Algumas características clínicas e moleculares se correlacionam com a sobrevida nos carcinomas uroteliais avançados. Além disso, alguns destes fatores são fundamentais na escolha da melhor modalidade de tratamento sistêmico inicial ou em linhas subsequentes.
- Fatores clínicos: *performance status* reduzido e a presença de metástases viscerais (especialmente ósseas e hepáticas) estão relacionados a uma menor sobrevida.[153,154]
- Fatores moleculares: a presença de alterações genéticas no FGFR 3 ou 2 (receptor do fator de crescimento de fibroblastos) prediz resposta aos inibidores de FGFR. O papel da hiperexpressão de HER-2 como fator de possível pior prognóstico e preditor de resposta a terapias anti-HER-2 também vem sendo melhor investigado nos últimos anos.[155,156] Diversos outros fatores não apresentam validação e ainda não influenciam no processo decisório do manejo clínico, mas merecem ser citados: mutações no p53 podem estar associadas a um pior prognóstico, apesar de dados controversos;[157] alterações nos genes ERCC1 e ERCC2 podem estar relacionadas mecanismos de sensibilidade/resistência à cisplatina.[158,159]

Tratamento sistêmico de primeira linha

Conforme mencionado anteriormente, a quimioterapia baseada em cisplatina continua como o tratamento inicial preferencial no cenário do carcinoma urotelial avançado. No entanto, uma parcela razoável dos pacientes não será candidata a esta terapia. De maneira geral, os pacientes podem ser divididos em três grandes categorias para definição do tratamento inicial: 1) elegíveis à quimioterapia com cisplatina; 2) inelegíveis à cisplatina, porém, candidatos à quimioterapia com carboplatina e 3) inelegíveis a qualquer quimioterapia baseada em platina. Os critérios clássicos de inelegibilidade à cisplatina estão sumarizados a seguir.

Critérios clássicos de inelegibilidade à cisplatina[160]
- ECOG *performance status* ≥ 2 (ou escala de Karnofsky < 70%).
- *Clearance* de creatinina < 60 mL/min.
- Perda auditiva mensurada na audiometria ≥ grau 2.
- Neuropatia periférica ≥ grau 2.
- Insuficiência cardíaca classe III ou IV pela classificação da NYHA (New York Heart Association).

Pacientes elegíveis à quimioterapia com cisplatina

Os regimes mais comumente utilizados são citados a seguir:
- GC: Gencitabina com Cisplatina.
- MVAC: Metotrexato, Vimblastina, Doxorrubicina e Cisplatina (convencional, com intervalos de 4 semanas entre os ciclos).
- MVAC dose densa (dd): mesmo esquema acima, com suporte de fator de estímulo de granulócitos, a cada 2 semanas.
- PCG: Paclitaxel, Gencitabina e Cisplatina.

O regime MVAC foi um dos primeiros a demonstrar taxas de resposta objetivas significativas e aumento de sobrevida global nestes pacientes, em estudos randomizados. A partir daí, este esquema passou a ser considerado uma terapia padrão, apesar do alto índice de toxicidades (principalmente, gastrointestinal, mucosite, mielossupressão, insuficiência renal e cardíaca), o que limita o seu uso em pacientes com idade mais avançada e/ou comorbidades mais relevantes.[153,161]

Com o intuito de tentar melhorar os desfechos de sobrevida e aumentar a dose-intensidade do regime, o esquema MVACdd foi comparado com o MVAC convencional no estudo do EORTC 30294. Apesar do regime de dose densa não ter apresentado um aumento clinicamente significativo na sobrevida global mediana, houve uma maior taxa de resposta neste braço (64% no MVACdd *versus* 50% no MVAC convencional), além de redução significativa das toxicidades. Após um seguimento mediano de 7 anos, observou-se uma taxa de SG em 5 anos de 21,8% no braço MVACdd *versus* 13,5% no MVAC convencional, apesar de não ter atingido clara significância estatística.[162,163]

A comparação do regime clássico MVAC com GC, em um estudo randomizado do EORTC com 405 pacientes, demonstrou que a combinação GC tinha eficácia semelhante ao MVAC em termos de sobrevida global (mediana de 13,8 *versus* 14,8 meses; SG em 5 anos de 13% *versus* 15,3%); taxa de resposta (49 *versus* 46%); tempo para progressão (cerca de 7 meses em ambos os braços); porém, com menores toxicidades (alopecia, neutropenia febril e mucosite).[152] Este estudo foi desenhado para avaliar se GC seria superior ao MVAC e não para demonstrar a equivalência entre os regimes. No entanto, em virtude da eficácia aparentemente similar e menor toxicidade, muitos consideram GC como um regime padrão em primeira linha para pacientes com carcinoma urotelial avançado.

Outra opção de tratamento é o esquema de terapia tripla PCG, que intensifica o regime GC com a adição de Paclitaxel. No estudo do EORTC 30987, PCG foi comparado a CG, com resultado em um aumento em taxa de resposta (56% *versus* 44%), porém sem ganho estatisticamente significativo em sobrevida global na população por intenção de tratamento e com maior incidência de toxicidades graves. Ao avaliar apenas o subgrupo de pacientes com tumor primário da bexiga (81% da população), observou-se um benefício em termos de SG mediana (16 meses *versus* 12 meses). Apesar de mais tóxico, este regime também pode ser considerado em pacientes mais jovens, que tolerem a terapia e que necessitem de maiores taxas de resposta.[164]

Vale ressaltar que, na prática clínica, a cisplatina também tem sido administrada em pacientes com função renal em níveis limítrofes (geralmente, *clearance* de creatinina entre 40 a 60 mL/min), com a utilização de diferentes esquemas de dose dividida (*split-dose*). Tal estratégia foi avaliada em estudos pequenos, principalmente de fase I e II, em diferentes cenários (neoadjuvância e doença avançada), o que demonstra que pode ser uma alternativa razoável e com resultados com eficácia promissora. No entanto, nenhum ensaio clínico randomizado comparou o regime convencional com os regimes de *split-dose*.[106,165]

Os regimes de QT baseados em carboplatina não são considerados equivalentes às combinações que contêm cisplatina e, portanto, não devem ser considerados intercambiáveis em pacientes elegíveis à cisplatina. Uma análise comparativa de quatro estudos randomizados de fase II demonstrou menores taxas de resposta e menor SG em pacientes que receberam carboplatina.[160,166]

Adiante, discutiremos as estratégias já estudadas de combinação e/ou manutenção com imunoterapia nestes pacientes.

Pacientes inelegíveis à quimioterapia com cisplatina, porém candidatos à carboplatina

*Inelegíveis à cisplatina, porém candidatos à carboplatina e com expressão positiva de PD-L1**

- Expressão de PDL-1 ≥ 5% ou IC2/3 (imuno-histoquímica – teste do Ventana SP142), para uso de atezolizumabe.
- *Combined Positive Score* (CPS) ≥ 10 (imuno-histoquímica – teste diagnóstico 22C3), para uso de pembrolizumabe.

Quimioterapia baseada em carboplatina

Para a maioria dos pacientes, mesmo com PD-L1 positivo, a melhor escolha é um regime de quimioterapia baseado em carboplatina - mesmo porque, atualmente, há evidência de empregar imunoterapia com Avelumabe de manutenção nos pacientes sem progressão à platina, conforme discutiremos adiante.[167] Além disso, nos estudos IMvigor 130, Keynote 361 e DANUBE, que avaliaram um braço experimental com imunoterapia isolada (com atezolizumabe, pembrolizumabe e durvalumabe, respectivamente), não foi observado benefício em termos de SLP ou SG com o uso de imunoterapia com agente único, em comparação com quimioterapia à base de platina.[168-170] Estes estudos serão detalhados posteriormente.

Opção de imunoterapia isolada (casos selecionados)

No estudo de fase II IMvigor 210, o atezolizumabe foi avaliado em 119 pacientes não elegíveis à QT baseada em cisplatina. A taxa de resposta foi de 23% (independentemente da expressão do PDL-1), inclusive 9% com resposta completa.[171] O pembrolizumabe também foi avaliado na mesma população de indivíduos (inelegíveis à cisplatina), no estudo KEYNOTE-052, e obteve taxa de resposta similar de 24%, com índices maiores nos pacientes com expressão de PDL-1 por CPS ≥ 10% (taxa de resposta de 38%). A aprovação para o uso de pembrolizumabe, neste cenário, é apenas para este subgrupo de pacientes com PDL-1 por CPS ≥ 10%.[172]

Como decidir entre imunoterapia isolada versus quimioterapia?

Em geral, neste cenário, considera-se o uso da imunoterapia isolada apenas em pacientes muito selecionados que apresentam doença indolente, sem comprometimento visceral, sem comorbidades autoimunes ou naqueles que declinam quimioterapia baseada em carboplatina. Para os demais pacientes, recomenda-se quimioterapia, e pode-se considerar imunoterapia de manutenção, após.

Inelegíveis à cisplatina, porém candidatos à carboplatina e com PD-L1 negativo

Conforme mencionado anteriormente, apesar de cerca de 50% dos pacientes serem inelegíveis aos esquemas baseados em cisplatina, grande parte deles serão candidatos aos regimes baseados em carboplatina.[173] Neste grupo de pacientes, não é recomendada a utilização de imunoterapia isolada como tratamento inicial.

O primeiro estudo randomizado de fase II/III neste cenário foi conduzido pelo EORTC e comparou dois regimes contendo carboplatina (M-CAVI: metotrexato/carboplatina/vinblastina e GemCarbo: gencitabina/carboplatina). O esquema de GemCarbo foi menos tóxico (13,6% de toxicidades agudas graves versus 23% com M-CAVI) e apresentou maior taxa de resposta (42% versus 30% com M-CAVI).[174] Com base nestes resultados, a combinação de carboplatina e gencitabina tornou-se um padrão de tratamento neste grupo de pacientes.

Outros regimes sem platina já foram avaliados em primeira linha, como combinações de gencitabina e paclitaxel, com taxas de resposta que oscilava entre 38% e 60%, no entanto, sem dados robustos de estudos randomizados. De maneira geral, os principais *guidelines* não recomendam como tratamento padrão de primeira linha esquemas de poliquimioterapia sem platina em pacientes que possam, ao menos, receber carboplatina.[175-177]

Pacientes elegíveis à quimioterapia com platina (cisplatina/carboplatina) – Tratamento de manutenção com imunoterapia

Um estudo randomizado de fase II, publicado em 2020, com o uso de pembrolizumabe de manutenção, já sugeria possível benefício naqueles pacientes que atingiam ao menos doença estável após quimioterapia de 1ª linha baseada em platina, porém, sem ganho em sobrevida global (apenas sobrevida livre de progressão).[178]

O avelumabe (um anti-PD-L1) já era aprovado, desde 2017, para o tratamento do carcinoma urotelial avançado com progressão após quimioterapia baseada em platina, baseado nos dados de dois coortes de um estudo de fase Ib.[179]

O panorama do tratamento de 1ª linha se modificou após a publicação dos dados do estudo de fase III JAVELIN Bladder 100, que avaliou o impacto da manutenção com avelumabe após tratamento inicial com quimioterapia com platina/gencitabina (cisplatina ou carboplatina) em 700 pacientes com carcinoma urotelial avançado. Os pacientes que apresentavam ao menos doença estável após 4 a 6 ciclos de QT com platina eram randomizados para avelumabe de manutenção por 1 ano versus observação/cuidados de suporte.

O desfecho primário desse estudo foi a sobrevida global (em todos os pacientes randomizados e nos pacientes com tumores PD-L1 positivos pelo ensaio Ventana SP263). Os desfechos secundários incluíram tempo livre de progressão, taxa de resposta objetiva e segurança. Houve ganho estatisticamente significativo de SG no braço do Avelumabe na população geral - independentemente da expressão de PD-L1 (21,4 meses *versus* 14,3 meses; HR: 0,69, IC 95%: 0,56–0,86; p < 0,001) e também nos pacientes com tumores PD-L1 positivo (que correspondiam a 54% dos pacientes no braço avelumabe e 48% no grupo controle). Dos pacientes do braço controle/observação, 53% receberam imunoterapia como tratamento subsequente.[167]

A terapia de manutenção com anti-PD-L1 é uma estratégia interessante, pois o controle da doença alcançado com a quimioterapia pode fornecer tempo suficiente para que o bloqueio dos *checkpoints* imunológicos resulte em um efeito antitumoral mais efetivo. Iniciar a imunoterapia antes que ocorra a progressão da doença pode permitir que mais pacientes sejam expostos a esta modalidade de tratamento, já que, comumente, muitos pacientes não apresentam condições clínicas para receber um tratamento de segunda linha.[180]

Após a publicação destes dados, o uso de imunoterapia de manutenção com avelumabe se tornou uma conduta padrão nos pacientes com resposta ou doença estável após 4 a 6 ciclos de quimioterapia de 1ª linha com platina, independentemente da expressão de PD-L1.

Pacientes inelegíveis a qualquer quimioterapia baseada em platina

Existem dados muito limitados para este subgrupo de pacientes, geralmente caracterizado por uma população com *performance status* bastante comprometido (geralmente, ECOG PS > 2 e/ou função renal gravemente comprometida - clearance de creatinina < 30 mL/min). Historicamente, esses pacientes apresentam prognóstico ruim e os cuidados de suporte clínico frequentemente são priorizados, em detrimento de tratamentos sistêmicos. É importante ressaltar que a maioria dos estudos que avaliaram opções de tratamento alternativas à quimioterapia baseada em platinas não incluiu esta população de pacientes, o que dificulta a interpretação dos dados. A agência regulatória americana (FDA) aprovou o uso do pembrolizumabe e do atezolizumabe como tratamento de 1ª linha em pacientes inaptos para receber qualquer quimioterapia baseada em platina, independente do status de PD-L1, baseado no resultados dos dois estudos de fase II de braço único previamente citados (IMvigor 210 e KEYNOTE-052) (171,172)poor survival, and high toxicity. This study assessed atezolizumab (anti-programmed death-ligand 1 [PD-L1]). No entanto, vale ressaltar que tais estudos não especificaram quantos pacientes eram inelegíveis para qualquer QT com base de platina (os critérios de inclusão apenas mencionam pacientes inelegíveis à cisplatina). Os pacientes não candidatos à imunoterapia podem ser considerados para monoquimioterapia, novas terapias aprovadas em linhas sequenciais ou suporte clínico exclusivo, a depender das condições clínicas.

HÁ PAPEL DA ASSOCIAÇÃO DA IMUNOTERAPIA NO TRATAMENTO INICIAL DE 1ª LINHA?

No ano de 2020, os resultados de três estudos de fase III foram publicados para investigar a associação de imunoterapia ao tratamento inicial nos pacientes candidatos à quimioterapia baseada em platina (cisplatina/carboplatina).

O primeiro deles foi o IMvigor 130, que randomizou 1.213 pacientes para os braços de atezolizumabe + QT com platina/gencitabina *versus* QT isolada com platina/gencitabina *versus* atezolizumabe isolado. O desfecho primário de SLP no braço atezolizumabe + QT *versus* QT isolada na população por intenção de tratar foi atingido (SLP 8,2 meses *versus* 6,3 meses, com significância estatística). As taxas de resposta objetiva foram de 47% com atezolizumabe + QT; 23% com atezolizumabe isolado e 44% com QT isolada. No entanto, o desfecho de sobrevida global, apesar de numericamente superior no braço da combinação, não atingiu significância estatística na análise interina. Em virtude do pequeno benefício em SLP e ausência de significância estatística nos dados de SG, questiona-se a relevância clínica desta estratégia, uma vez que é necessário seguimento mais longo para avaliação dos desfechos de sobrevida global.[168]

Outros dois estudos também falharam em demonstrar o benefício desta estratégia. O estudo de fase III KEYNOTE-361 apresentou um desenho similar ao estudo do atezolizumabe, tendo randomizado os pacientes para receber pembrolizumabe + QT com platina/gencitabina *versus* QT isolada *versus* pembrolizumabe isolado. O estudo também não conseguiu demonstrar a superioridade da associação de imunoterapia à QT *versus* QT isolada, em termos de SLP e SG.[169]

Por fim, o estudo DANUBE, apesar de um desenho diferente, também avaliou a estratégia de imunoterapia em 1ª linha. Neste estudo de fase III, os pacientes foram randomizados para receber durvalumabe + tremelimumabe (combinação de anti-PD-L1 e anti-CTLA-4) *versus* quimioterapia isolada com platina/gencitabina *versus* durvalumabe isolado. Nenhum dos desfechos coprimários foi alcançado, com ausência de benefício em SG com a combinação de imunoterapia *versus* quimioterapia isolada tradicional, mesmo em pacientes com alta expressão de PD-L1.[170]

Um outro estudo de fase III (NILE) encontra-se em andamento no cenário de primeira linha do carcinoma urotelial avançado e está comparando os seguintes grupos: durvalumabe + QT com platina/gencitabina *versus* durvalumabe + tremelimumabe + QT com platina/gencitabina *versus* QT isolada com platina/gencitabina.[181]

Por fim, o corpo de evidências disponíveis até o momento não permite indicar as combinações de imunoterapia + quimioterapia ou imunoterapia + imunoterapia em 1ª linha. Outras estratégias combinando imunoterapia com novos agentes (como erdafitinibe e enfortumabe vedotin) também estão em investigação em estudos clínicos randomizados de fase II e III e, em um futuro próximo, podem modificar o panorama do tratamento de 1ª linha do carcinoma urotelial avançado.

TRATAMENTO SISTÊMICO APÓS PROGRESSÃO À PLATINA (2ª LINHA E LINHAS POSTERIORES)

Imunoterapia em 2ª linha

Os inibidores do *checkpoint* imunológico apresentam segurança e eficácia em pacientes que progridem durante ou após tratamento com quimioterapia baseada em platina em estudos de fase I, II e III.[179,182-184]

A evidência mais sólida neste cenário deriva dos resultados do estudo de fase III KEY-NOTE 045, em que 542 pacientes com progressão durante ou após quimioterapia com platina foram randomizados para receber pembrolizumabe em monoterapia ou quimioterapia de 2ª linha à escolha do investigador (paclitaxel, docetaxel ou vinflunina). A sobrevida global mediana foi superior no braço do Pembrolizumabe (10,3 meses *versus* 7,4 meses com QT; HR 0,73; com significância estatística), independentemente dos níveis de expressão de PD-L1.[184]

O atezolizumabe foi o primeiro inibidor de *checkpoint* aprovado pelo órgão regulatório americano (FDA) para carcinoma urotelial metastático, baseado nos resultados dos estudos de fase I e II.[185,186] No entanto, no estudo de fase III IMvigor 211, que incluiu 931 pacientes comparando o atezolizumabe com quimioterapia de segunda linha (paclitaxel, docetaxel ou vinflunina), este anti-PD-L1 não aumentou a SG em pacientes com alta expressão de PD-L1 (desfecho primário).[187]

O nivolumabe também foi avaliado em um estudo de fase II de braço único (CheckMate 275), tendo atingido uma taxa de resposta de 19,6% e SG mediana de 8,7 meses.[182] A combinação de nivolumabe e ipilimumabe ainda está em investigação e necessita de estudos de fase III e com seguimento mais longo. Esta estratégia foi avaliada em um estudo de fase I/II multicoortes que incluiu pacientes com carcinoma urotelial com progressão após platina. O nivolumabe foi avaliado isolado (na dose de 3 mg/kg) e em combinação com o ipilimumabe, em dois diferentes regimes de doses (Nivo 1 mg/kg + Ipi 3 mg/kg e Nivo 3 mg/kg + Ipi 1 mg/kg). Neste estudo, o nivolumabe demonstrou atividade tumoral isolado e quando em combinação com terapia anti-CTLA-4. O braço de Nivo 1 + Ipi 3 atingiu maiores taxas de respostas, porém às custas de mais toxicidades graves (em geral, manejáveis).[188] O avelumabe também demonstrou eficácia em estudos de fase I, com taxa de resposta de 17%.[179]

Baseado no nível de evidência 1 de um ensaio clínico randomizado, o pembrolizumabe tende a ser a opção preferencial de imunoterapia no cenário de segunda linha após progressão à quimioterapia com platina. Infelizmente, apesar da eficácia dos agentes anti-PD1/PD-L1, ainda não há biomarcadores confiáveis que permitam selecionar os melhores candidatos para essa terapia. Apesar da expressão de PD-L1 ter se correlacionado com maiores chances de resposta em alguns estudos, este benefício não é uniforme entre os vários agentes disponíveis. Em geral, as taxas de resposta variam entre 20% e 25%, em alguns casos com controle de doença a longo prazo.[179,182-184] Ademais, utilizar a expressão de PD-L1 como um biomarcador isolado na tomada de decisão do tratamento, neste cenário, é algo bastante complicado, em virtude dos diferentes tipos de ensaios utilizados, assim como variações nas linhas de corte e qualidade dos controles testados.[189]

Quimioterapia em 2ª linha

Historicamente, a quimioterapia de 2ª linha era empregada como regime padrão após progressão à platina, antes do advento da imunoterapia, terapias-alvo e uso de anticorpo-droga conjugados. Infelizmente, uma grande parcela dos pacientes apresenta deterioração clínica por rápida progressão após a 1ª linha e não apresenta condições clínicas de serem submetidos a um esquema tradicional de quimioterapia citotóxica sequencial.

Os dados de quimioterapia de segunda linha são altamente variáveis e derivam, principalmente, de estudos pequenos de fase II. Uma opção razoável, na ausência de outras terapias disponíveis e comum na prática clínica, é a reexposição à quimioterapia baseada em platina naqueles pacientes considerados sensíveis – em que a progressão ocorreu, pelo menos, seis a doze meses após o uso em 1ª linha.

Em geral, as taxas de resposta com monoterapia em 2ª linha com agentes como paclitaxel, docetaxel, gencitabina, nab-paclitaxel, oxaliplatina, ifosfamida, topotecano e pemetrexede variam entre 0 e 28% em pequenos estudos de fase II. A combinação de paclitaxel/gencitabina também foi avaliada em pequenos estudos de braço único, com taxas de resposta próximas a 40%.[190-192]

A vinflunina é aprovada na Europa e foi avaliada em um ensaio clínico randomizado de fase III, comparada com suporte clínico exclusivo em pacientes com progressão após quimioterapia baseada em platina. A taxa de resposta objetiva foi muito modesta (8,6%), com perfil de segurança favorável e benefício em SG estatisticamente significativo apenas na população de pacientes elegíveis (mas não na população por intenção de tratamento).[193]

A adição de Ramucirumabe (um antiangiogênico) à quimioterapia com docetaxel também foi avaliada na 2ª linha do carcinoma urotelial em estudo de fase III (RANGE). Apesar de uma SLP discretamente maior (4,1 versus 2,8 meses) e maior taxa de resposta (24% versus 14%), o antiangiogênico não conferiu ganho de sobrevida global.[194,195]

NOVAS DROGAS NO TRATAMENTO SISTÊMICO DO CARCINOMA UROTELIAL AVANÇADO

Antes de abordarmos o melhor tratamento sequencial após a progressão à 1ª linha com platina, é interessante contextualizarmos o panorama dos últimos anos. Além da imunoterapia, avanços no entendimento das características genéticas e moleculares dos tumores uroteliais permitiram o desenvolvimento de novas drogas com mecanismos de ação distintos e eficácia promissora, apresentando resultados animadores, especialmente pelo contexto histórico da baixa atividade da quimioterapia citotóxica tradicional de segunda linha. Nos próximos tópicos, abordaremos os principais novos agentes, com destaque para o erdafitinibe e o enfortumabe vedotina.

Erdafitinibe e outros inibidores de FGFR

O perfil genômico do carcinoma urotelial revelou alterações genômicas potencialmente acionáveis comuns, inclusive alterações em FGFR (receptor do fator de crescimento de fibroblastos), que induz uma via de sinalização que regula a proliferação, sobrevivência, migração e diferenciação celular. As alterações no gene que codifica o FGFR (como as mutações e fusões, exemplificadas na Tabela 134.4) estão presentes em até 20% dos pacientes com tumores uroteliais avançados, e podem estar associadas a piores taxas de resposta a outros tratamentos como a imunoterapia.[196]

Tabela 134.4. Mutações e fusões de FGFR (aprovação de erdafitinibe)[197]

Mutações	Fusões
c.S249C	FGFR3:TACC3
p.R248C	FGFR3:BAIAP2L1
p.G370C	FGFR2:BICC1
p.Y373C	FGFR2:CASP7

Fonte: Adaptada de Loriot Y, Necchi A, Park SH, Garcia-Donas J, Huddart R, Burgess E, et al., 2019.

O erdafitinibe é um inibidor de tirosina quinase pan-FGFR que reduz a sinalização celular relacionada ao FGFR, assim como a viabilidade celular, na presença de alterações genéticas nos receptores ou mutações pontuais com fusões e amplificações.[197]

As alterações em FGFR avaliadas por métodos de sequenciamento genético de nova geração (NGS) foram encontradas em cerca de 7% de todos os tipos de tumores (não apenas uroteliais), com a maioria de amplificação gênica (66% das alterações), seguidas pelas mutações (26%) e rearranjos (8%). Algumas dessas alterações em FGFR aparentemente são "*drivers*" (guiadoras) e também podem estar relacionadas ao prognóstico ou à sensibilidade aos tratamentos oncológicos. Como a maioria dessas alterações em FGFR leva a um ganho de função, é razoável supor que tratar esses tumores com inibidores de FGFR seria terapeuticamente benéfico.[198,199]

Existem duas variantes de *splicing* de FGFR1 (FGFR1α e FGFR1β), ambas expressas no urotélio normal. FGFR1β é a forma predominante no carcinoma urotelial e a mudança de α para β se correlaciona com a piora do estádio e grau do tumor.[200]

Conforme descrito anteriormente neste capítulo, o carcinoma urotelial pode ser subdividido em diferentes subtipos moleculares.[21] No subtipo luminal-papilar, as mutações em FGFR3 são frequentes. De maneira geral, as alterações em FGFR3 são encontradas entre 10% e 20% dos pacientes com câncer de bexiga refratário ou recorrente e foram descritas em 84% dos tumores superficiais de bexiga grau 1, 55% dos tumores grau 2 e 7% dos tumores grau 3, com uma associação significativa ($p<0,0001$) entre mutações FGFR3 e doenças de baixo grau. O tipo mais frequente de alteração encontrada nos carcinomas uroteliais é a mutação ativadora em FGFR3S249C, que representa cerca de 21% das mutações. Esta alteração induz a dimerização ligante-dependente e a ativação do receptor, frequentemente observada nos tumores de baixo grau. Outra alteração típica no carcinoma urotelial é a fusão de FGFR3 com o gene TACC3, o que leva à ativação aberrante de FGFR3 nas vias de sinalização *downstream*. As amplificações de FGFR3 são menos comuns.[196]

O estudo que levou à aprovação do Erdafitinibe foi um ensaio clínico de fase II (aberto, não controlado) com 99 pacientes com doença avançada, cujos tumores apresentavam mutação de FGFR3 ou fusão FGFR2/3 e que progrediram durante ou após quimioterapia com platina. O uso de imunoterapia prévia era permitido.[116] O Erdafitinibe conferiu uma taxa de resposta de 40% (3% de resposta completa e 37% de resposta parcial), com adicionais 39% de taxa de doença estável. Após um seguimento mediano de 24 meses, a SLP mediana foi de 5,5 meses e a SG mediana de 13,8 meses. Em 46% dos pacientes, foram reportados eventos adversos ≥ grau 3; principalmente às custas de hiponatremia (11%), estomatite (10%) e astenia (7%). Foi necessária a redução de dose em 55 pacientes, especialmente por estomatite e hiperfosfatemia (presente em 77% dos casos, em grande parte graus 1 ou 2). Apesar de eventos oftalmológicos terem sido frequentes, em geral foram de grau leve a moderado e solucionados com redução de dose ou suspensão da medicação. Vale ressaltar que a resposta ao erdafitinibe foi rápida e independentemente do número e tipos de tratamentos prévios, da presença de metástase visceral e localização do tumor.[197]

O medicamento foi aprovado juntamente com um teste específico de RT-PCR para detecção de alterações específicas do FGFR, com o intuito de auxiliar a selecionar quais pacientes provavelmente se beneficiarão da terapia.[201]

As alterações presentes em FGFR parecem estar associadas a tumores imunologicamente "frios", relacionados à baixa expressão de marcadores imunológicos e infiltração de células T e, provavelmente, a um microambiente não responsivo aos inibidores de *checkpoint* imunológico.[200] Como as alterações FGFR3 estão mais presentes no subtipo luminal, que demonstrou ser relativamente menos responsivo à imunoterapia, estes dados suscitam a hipótese que estes pacientes possam não ser os melhores candidatos à imunoterapia.[202] No entanto, os dados são conflitantes. Wang *et al.*, ao utilizarem dados oriundos de dois ensaios clínicos prospectivos de imunoterapia em tumores uroteliais metastáticos, não observaram diferença significativa nas taxas de resposta em pacientes com alterações em FGFR3 *versus* tipo selvagem (sem mutações). Os resultados desses estudos sugerem que taxas de respostas similares podem ser explicadas por um certo equilíbrio entre fatores preditores negativos e positivos, independentes da sensibilidade à imunoterapia. Baseado nesses achados, pressupõe-se que o *status* de mutação em FGFR3, isoladamente, não deveria ser considerado um biomarcador de resistência à imunoterapia. Além disso, a atividade dos inibidores de FGFR e dos inibidores do *checkpoint* imune como agentes isolados no carcinoma urotelial com alterações de FGFR, atrelada ao potencial de resistência não cruzada, provê um racional interessante de abordagem combinada das duas estratégias.[203]

Há estudos em andamento que possivelmente auxiliarão no melhor sequenciamento de terapias nestes pacientes com alterações de FGFR, como o estudo de fase III THOR, que compara o uso de erdafitinibe com quimioterapia ou pembrolizumabe.[204]

Além do erdafitinibe, vários outros inibidores de FGFR são avaliados, inclusive o infigratinibe, que demonstrou atividade promissora.[205] A identificação de novas mutações/fusões do FGFR3 impulsionou a realização de vários novos ensaios clínicos, em andamento com diferentes agentes e combinações, nos diferentes cenários da doença. A Tabela 134.5 a seguir exemplifica alguns destes novos agentes em investigação.

O rogaritinibe é um inibidor pan-FGFR que evidenciou taxa de resposta promissora em um estudo de fase I com tumores sólidos avançados e alterações de FGFR3 (198). Este inibidor é avaliado em associação ao atezolizumabe em estudo de fase Ib/II (FORT-2) de primeira linha para pacientes com carcinoma urotelial avançado inelegíveis à cisplatina e com alterações de FGFR. Dados preliminares de eficácia e segurança evidenciaram taxas de resposta objetiva e de controle de doença de 54% e 83%, respectivamente.[206] No entanto, no estudo de fase II/III FORT-1, em que o rogaritinibe foi comparado à quimioterapia de 2ª linha em pacientes com progressão após platina, este medicamento não foi associado a um incremento na taxa de resposta (aproximadamente 19% nos dois braços).[207]

Enfortumabe vedotina e outros anticorpo-droga conjugados

A nectina-4 é uma proteína transmembrana que pertence à família das nectinas, que são moléculas de adesão celular envolvidas nos mecanismos celulares associados à carcinogênese. Ela é fortemente expressa em tumores sólidos, incluindo os tumores uroteliais, de mama, estômago e pulmão.[208]

O enfortumabe vedotina (EV) é um conjugado anticorpo-droga direcionado à nectina-4, que contém um anticorpo monoclonal anti-nectina-4 conjugado ao agente monometil auristatina E (MMAE) – um inibidor de microtúbulos. O conjugado é internalizado na célula após a ligação à nectina 4 expressa nas células tumorais e, então, o MMAE é liberado no espaço intracelular, o que interrompe o ciclo celular e promove a apoptose.[209,210]

Tabela 134.5. Outros anti-FGFR em desenvolvimento para câncer urotelial

MEDICAMENTO	AÇÃO	ALTERAÇÃO	STATUS DOS ESTUDOS CLÍNICOS EM CÂNCER UROTELIAL
Rogaratinibe	Inibidor de FGFR 1-4	FGFR super expressão/mutação	Fase III
Infigratinibe	Inibidor de FGFR 1-3	FGFR3 alteração	Fase I/II
Vofatamabe	Anticorpo monoclonal anti-FGFR3	Alteração de FGFR3	Fase Ib/II
Pemigatinibe	Inibidor de FGFR 1-3	Não específico	Fase II
Debio1347	Inibidor de FGFR 1-3	Fusões gênicas de FGFR 1-3	Fase I/II
Derazantinibe	Inibidor de FGFR 1-3	Alterações gênicas de FGFR	Fase Ib/II

Fonte: Adaptada de Pal SK, Rosenberg JE, Hoffman-Censits JH, Berger R, Quinn DI, Galsky MD, *et al.*, 2018.

Em um estudo de fase II de braço único (EV-201) com duas coortes, 125 pacientes da coorte 1 (previamente tratados com quimioterapia baseada em platina e imunoterapia) apresentaram uma taxa de resposta objetiva de 44% com o enfortumabe vedotina, o que incluiu 12% de respostas completas.[208] A coorte 2 demonstrou resultados promissores semelhantes em 91 pacientes que eram inelegíveis para cisplatina e receberam anti-PD-1/PD-L1 previamente.[209,211]

Em um estudo randomizado de fase III (EV-301) com 608 pacientes que haviam sido expostos à quimioterapia com platina e com progressão após imunoterapia, o enfortumabe vedotina proporcionou ganho estatisticamente significativo de sobrevida global de quase 4 meses (SG mediana de 12,88 meses *versus* 8,97 meses; HR 0,7; IC 95%: 0,56 - 0,89; p = 0,001), quando comparado à monoquimioterapia de 2ª linha (docetaxel, paclitaxel ou vinflunina). Os eventos adversos relacionados ao tratamento mais frequentes foram alopecia (45%), neuropatia periférica (34%), fadiga (31%), diminuição do apetite (31%), diarreia (24%), náuseas (23%) e *rash* cutâneo (16%).[212]

Além disso, foram relatados resultados preliminares da combinação de enfortumabe vedotina e pembrolizumabe como tratamento de 1ª linha em pacientes com carcinoma urotelial avançado inelegíveis à cisplatina, no estudo de fase Ib/II EV-103, que atingiu taxa de resposta objetiva de 73,3%, com 15,6% de respostas completas.[213,214] Esta combinação encontra-se, atualmente, em investigação em um estudo de fase III no cenário de primeira linha para pacientes elegíveis à quimioterapia com platina (EV-302).[215]

Com base nos resultados já publicados, o enfortumabe vedotina foi aprovado pelas agências regulatórias americana e europeia para pacientes que receberam quimioterapia prévia que continha platina e imunoterapia anterior com anti-PD-1 ou anti-PD-L1.

Outro novo e também promissor conjugado anticorpo-droga é o sacituzumabe govitecano, que consiste em um anticorpo monoclonal direcionado ao antígeno de superfície celular trofoblástico 2 (Trop-2) conjugado ao SN-38, o metabólito ativo do irinotecano.[216] No estudo de fase II TROPHY-U-01, o sacituzumabe govitecano foi avaliado em diferentes coortes e cenários, e alcançou, na coorte de pacientes com carcinoma urotelial metastático previamente tratados com platina e imunoterapia, uma taxa de resposta objetiva de 27%, além de SLP mediana de 5,4 meses e SG mediana de 10,9 meses. As principais toxicidades observadas foram hematológicas (inclusive neutropenia e neutropenia febril), fadiga, alopecia, náuseas, diarreia e redução do apetite.[217] Os resultados preliminares da coorte 2 (utilizado como monoterapia em pacientes inelegíveis à platina com progressão após imunoterapia) e da coorte 3 (utilizado em associação ao pembrolizumabe em pacientes com progressão após QT com platina) também evidenciaram resultados promissores, com taxas de resposta de 28% e 34%, respectivamente.[218,219]

O disitamabe vedotina também é um novo conjugado anticorpo-droga, que combina um anticorpo monoclonal anti-HER2 ao MMAE (monometil auristatina E - um agente citotóxico inibidor de microtúbulos) e é investigado no câncer urotelial metastático HER2-positivo. Os resultados de um estudo de fase II evidenciaram taxa de resposta objetiva de 51,2% em pacientes com carcinoma urotelial avançado HER-2 positivo previamente expostos a pelo menos um regime de quimioterapia, o que impulsiona a realização de estudos randomizados maiores, diante da eficácia promissora.[220]

DECIDINDO A MELHOR SEQUÊNCIA DE TRATAMENTO

Apesar dos avanços moleculares e aprovação de novas drogas nos últimos anos, a quimioterapia citotóxica baseada em platina ainda permanece como o tratamento padrão em primeira linha para os pacientes com carcinoma urotelial avançado. É importante ressaltar que combinações diversas entre os tratamentos já aprovados e novas terapias estão em investigação e podem modificar esse panorama em um futuro próximo.

A melhor forma de sequenciar os tratamentos disponíveis não está estabelecida na literatura e, de forma geral, deve levar em conta os dados disponíveis das melhores evidências, atrelados a fatores clínicos (como *performance status* e comorbidades) e alterações moleculares.

Em uma pequena análise retrospectiva, a administração sequencial de imunoterapia seguida por quimioterapia sugeriu um aumento da eficácia da quimioterapia.[221] Outro estudo retrospectivo multicêntrico avaliou 146 pacientes com carcinoma urotelial metastático inelegíveis à cisplatina e que foram tratados com imunoterapia de primeira linha anti-PD-1/PD-L1 seguida por quimioterapia à base de carboplatina ou na ordem reversa. Embora limitada por se tratar de uma análise retrospectiva, ambas opções parecem conferir valores de sobrevida global equiparáveis, apesar de taxas de resposta maiores observadas quando a administração da quimioterapia baseada em carboplatina foi realizada anteriormente.[222]

Para os pacientes submetidos à 1ª linha com platina e que progridem após a imunoterapia de manutenção, as melhores opções são os inibidores de FGFR (naqueles pacientes com alterações elegíveis de FGFR) ou o enfortumabe vedotina, ambos com taxas de resposta superiores à quimioterapia citotóxica tradicional de 2ª linha. Já para aqueles pacientes com progressão após a quimioterapia com platina, porém, não previamente expostos à imunoterapia, a decisão quanto à melhor opção em 2ª linha (imunoterapia, erdafitinibe ou enfortumabe vedotina) deve ser baseada na análise do status FGFR, na presença de sintomas e na necessidade ou não de urgência de resposta.

Ao passo que a imunoterapia correlaciona-se a respostas mais duradouras, o erdafitinibe e o enfortumabe vedotina estão associados a taxas de resposta superiores e mais rápidas quando comparadas à imunoterapia (40% *versus* 25%). Por este motivo, em pacientes muito sintomáticos, o emprego de terapia alvo anti-FGFR ou o uso do enfortumabe vedotina podem se tornar opções preferenciais. Este cenário poderá sofrer mudanças profundas em um futuro próximo, a depender dos resultados de importantes estudos que combinam ou comparam essas estratégias.

No contexto atual, algumas limitações merecem ser discutidas. Ao excetuarmos a presença das alterações de FGFR e alguns dados questionáveis da expressão de PD-L1 (diferentes pontos de corte e diferentes testes), não dispomos de biomarcadores confiáveis preditores de resposta e que permitam selecionar os melhores candidatos às terapias. Outra questão é a falta de seguimento de longo prazo nos estudos mais recentes de fase III, que permitirá analisar melhor o impacto na sobrevida e das terapias após progressão.

Por fim, é importante relembrar o perfil dos pacientes com carcinoma urotelial avançado: grande parte deles apresenta idade avançada e diversas comorbidades clínicas. Ainda não dispomos de dados de vida real e de seguimento de longo prazo dos novos agentes, especialmente nesta população subrepresentada em estudos clínicos.

Conforme mencionado anteriormente, diversos estudos de fase III estão em andamento/planejamento e ajudarão a responder algumas lacunas existentes, como o papel da combinação dos tratamentos já existentes e a melhor forma de sequenciá-los. Esperamos que a identificação de novos biomarcadores permita aprimorar a seleção dos melhores candidatos às terapias disponíveis e que o melhor entendimento da biologia do tumor, assim como da forma como ele interage com o sistema imune do hospedeiro, proporcione o desenvolvimento subsequente de diferentes drogas com alvo nas vias imunológicas e genéticas. Finalmente, tentar transpor o benefício dos novos agentes e combinações de tratamento para o cenário da doença localizada é de fundamental importância, já que são pacientes potencialmente curáveis, em que o impacto na sobrevida pode ser mais significativo.

EXISTE PAPEL PARA O TRATAMENTO CIRÚRGICO NA DOENÇA AVANÇADA?

Alguns pacientes muito bem selecionados, com ótima resposta ao tratamento sistêmico, podem ser considerados para ressecção de lesões metastáticas residuais (em geral, pacientes com bom *performance status*, mais jovens, com expectativa de vida razoável e oligometástases, especialmente pulmão e linfonodos).[223] Vale ressaltar que não há evidências de estudos randomizados que embasem tal conduta, que deve ser amplamente discutida com o paciente e em âmbito multidisciplinar. Outras alternativas para os pacientes com boa resposta ao tratamento sistêmico inicial incluem radioterapia e imunoterapia de manutenção (previamente abordada neste capítulo). Abaixo, segue Algoritmo 134.1 que exemplifica as principais opções terapêuticas aprovadas no cenário atual da doença avançada.

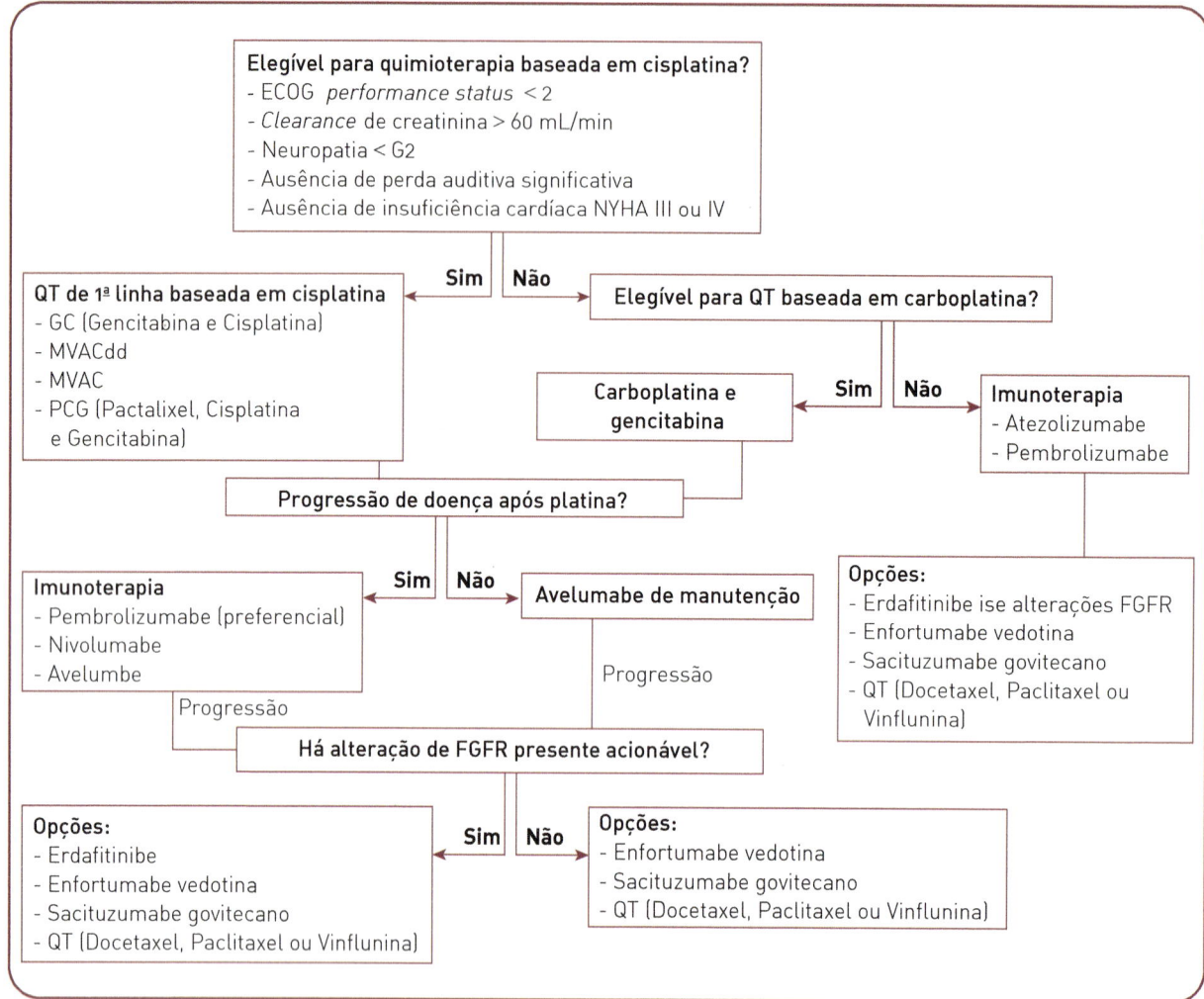

ALGORITMO 134.1 – Principais opções terapêuticas.
Fonte: Adaptado de ©2022 UpToDate, Inc.

TUMORES DE BEXIGA NÃO UROTELIAIS

A abordagem terapêutica dos tumores não uroteliais de bexiga é baseada em dados de séries retrospectivas e pequenos ensaios clínicos, devido à raridade desses tumores, que representam menos de 5% de todos os tumores de bexiga nos países ocidentais.[224] Os tumores não uroteliais não foram incluídos na maioria dos estudos prospectivos de fase III, sendo o tratamento dos tumores uroteliais de bexiga comumente extrapolado para esse subgrupo de tumores raros.

CARCINOMA DE CÉLULAS ESCAMOSAS (CEC)

Apesar de raro em países europeus e na América do Norte, a prevalência do CEC pode chegar a 75% dos tumores de bexiga nos locais em que a infecção pelo *Schistosoma haematobium* é endêmica. Nos pacientes que se apresentam com doença localizada, o tratamento indicado é a cistectomia radical com linfadenectomia. O padrão de recidiva local dos tumores espinocelulares após a cistectomia oferece o racional para o uso de radioterapia perioperatória isolada ou combinada à quimioterapia. Apesar da ausência de dados robustos, dados retrospectivos de séries de casos sugerem possível benefício com o uso de radioterapia.[225] Quando indicada, a radioterapia pré-operatória é preferível ao tratamento pós-operatório por minimizar o risco de toxicidade intestinal e pela dificuldade em determinar o campo de radioterapia após a retirada da bexiga. Nos pacientes inelegíveis ou com recusa à quimioterapia que apresentam persistência de doença localmente avançada após a realização de cistectomia radical, a radioterapia pós-operatória torna-se opção razoável. A comparação de radioterapia pós-operatória e quimioterapia adjuvante foi realizada em estudo de fase III com 123 pacientes com tumor localmente avançado, submetidos à cistectomia e aproximadamente metade com histologia espinocelular, e foi demonstrado aumento da taxa de controle local nos pacientes tratados com radioterapia. Não houve diferença entre os grupos nos demais desfechos de eficácia avaliados - sobrevida livre de doença, sobrevida livre de metástase à distância e sobrevida global.[226] Nos casos com margens cirúrgicas positivas, a radioterapia pós-operatória pode ser considerada.

O CEC de bexiga localmente avançado e irressecável é comumente tratado com radioterapia e quimioterapia concomitantes, de modo semelhante ao que é realizado em tumores espinocelulares de outros sítios. Mesmo na ausência de robustez de dados prospectivos, a intensificação do tratamento é justificada pelo comportamento localmente agressivo desses tumores. O melhor esquema de quimioterapia radiossensibilizante não é conhecido, entretanto, a combinação de mitomicina C e fluorouracil - com esquema similar ao utilizado para o tratamento de CEC de canal anal - foi estudada no tratamento de tumores de bexiga e demonstrou atividade e segurança. O uso desse regime pode ser considerado, especialmente nos pacientes inelegíveis ao tratamento contendo platina.[143]

No cenário de doença metastática, podem ser utilizados esquemas de tratamento para o câncer urotelial metastático, como a combinação de cisplatina e gencitabina ou MVAC. Pode ser considerado o uso da combinação de carboplatina, gencitabina e paclitaxel, que foi estudada em ensaio clínico de fase II e incluiu tumores de bexiga com histologia escamosa. Apesar do baixo recrutamento de pacientes com CEC, estes pacientes apresentaram desfechos semelhantes aos portadores de tumores uroteliais.[227]

ADENOCARCINOMA

No adenocarcinoma de bexiga, diferentes tipos de células podem se associar a pior prognóstico, como é o caso da variante com células em anel de sinete.[228] Os tumores são classificados em adenocarcinoma de úraco e adenocarcinomas não uracais, por apresentarem história natural e comportamento biológico distintos que auxiliam na decisão terapêutica. Como característica comum que diferem dos tumores espinocelulares, os adenocarcinomas apresentam metástase a distância mais comumente. Entretanto, de modo semelhante ao descrito para o CEC, o tratamento do adenocarcinoma de bexiga localizado é cirúrgico.

Adenocarcinoma de úraco

Originado do remanescente uracal, localiza-se na cúpula da bexiga, pode se estender para o espaço pré-vesical e ter como apresentação inicial a presença de massa palpável em hipogástrio. Além da localização típica, o tumor de úraco difere dos demais adenocarcinomas pela ausência de metaplasia, presença de úraco patente e padrão distinto de envolvimento do urotélio.[229] A maior parte desses tumores produz mucina e a ocorrência de mucosúria levanta suspeita para o adenocarcinoma uracal.

Para o tratamento da doença localizada, a cistectomia parcial é uma alternativa à realização de cistectomia radical, desde que seja possível a ressecção com margens livres. A ressecção deve ser realizada em bloco com a retirada da cúpula vesical, ligamento uracal e umbigo por técnica cirúrgica fechada, como laparoscopia ou cirurgia robótica, para minimizar a possibilidade de implantes tumorais.

Adenocarcinoma não uracal

Deve ser distinguido de adenocarcinomas de outros sítios que se estendem para a bexiga, como de colo uterino, endométrio, reto ou próstata, além de metástase de sítios primários distantes. Em geral, apresentam sobrevida inferior à encontrada em pacientes com adenocarcinoma de úraco. Nos pacientes com adenocarcinoma não uracal, a realização de cistectomia parcial está associada a piores desfechos e não é recomendada.[230] O tratamento cirúrgico padrão é a cistectomia radical com linfadenectomia.

Para o tratamento dos adenocarcinomas de úraco e não uracais, não há dados de ensaios clínicos randomizados com quimioterapia adjuvante ou neoadjuvante. No cenário de doença localmente avançada ou metastática, o papel de quimioterapia ou radioterapia não é bem estabelecido. Dados de pequeno estudo prospectivo com pacientes portadores de tumores não uroteliais, incluindo adenocarcinoma, demonstraram taxa de resposta de 36% com uso de ifosfamida, paclitaxel e cisplatina.[231] Outros esquemas contendo platina são opções possíveis, como cisplatina e fluorouracil ou Cis/carboplatina + gencitabina + paclitaxel ou fluorouracil. Em muitos centros, é utilizado o esquema com fluorouracil, leucovorin e oxaliplatina (FOLFOX), aos moldes do esquema habitualmente utilizado para o tratamento do adenocarcinoma colorretal.

TUMOR NEUROENDÓCRINO/PEQUENAS CÉLULAS

O carcinoma de pequenas células de bexiga é uma neoplasia agressiva com comportamento biológico semelhante ao carcinoma de pequenas células de pulmão e é, felizmente, uma condição bastante rara. Apresenta prognóstico ruim mesmo na doença localizada, em que a sobrevida global mediana se aproxima de 21 meses, e não ultrapassa 12 meses na população geral.[232] Diferentemente do que ocorre nos tumores uroteliais de bexiga, a presença ou ausência de invasão da muscular própria não interfere na decisão terapêutica do carcinoma de pequenas células de bexiga pela alta probabilidade de ocorrer metástase a distância, independentemente do estádio T. O fator mais importante para definir o tratamento é a extensão da doença: localizada na bexiga ou metastática.

DOENÇA LOCALIZADA

A cistectomia radical isolada é associada a prognóstico ruim e baixa taxa de cura.[233] Apesar da ausência de ensaio clínico randomizado que comprove o benefício de quimioterapia perioperatória, dados retrospectivos de pacientes com carcinoma de pequenas células de bexiga submetidos à cistectomia sugerem benefício em sobrevida global nos pacientes tratados com quimioterapia perioperatória. Pacientes com carcinoma de pequenas células (CPC) de bexiga ou tumores com componente significativo de CPC devem ser tratados com quimioterapia neoadjuvante, seguido de terapia de consolidação local, caso apresentem resposta ao tratamento. Nos casos tratados inicialmente com cistectomia radical, pode ser oferecida quimioterapia adjuvante. Os esquemas de quimioterapia mais comumente utilizados são os regimes com atividade comprovada no câncer de pulmão de pequenas células, como cisplatina/carboplatina e etoposídeo. Outros regimes utilizados são doxorrubicina e ifosfamida e a alternância deste último esquema com etoposídeo/cisplatina.[234] Ao término da quimioterapia neoadjuvante, os pacientes que apresentam resposta ao tratamento e não apresentam doença metastática são candidatos à realização de terapia local definitiva. Na ausência de dados prospectivos que comparam radioterapia *versus* cistectomia, a radioterapia é preferencialmente indicada para pacientes não candidatos ou que recusam a cistectomia. Comparado com o carcinoma de pequenas células do pulmão, a incidência de metástases cerebrais parece menor nos tumores de bexiga, e não está indicada de rotina a irradiação profilática de crânio para reduzir a recidiva cerebral.[235]

DOENÇA AVANÇADA

Para os pacientes virgens de tratamento, o regime preferencialmente adotado é com cisplatina e etoposídeo (EP). A carboplatina pode ser utilizada em substituição à cisplatina nos pacientes inelegíveis ou com elevado risco de apresentar toxicidades relacionadas à cisplatina. A preferência pelo regime EP é extrapolada do tratamento do câncer de pulmão de pequenas células. O estudo que avaliou o regime com alternância de EP com ifosfamida e doxorrubicina em pacientes com carcinoma de pequenas células de bexiga e doença localizada também incluiu pacientes com doença irressecável ou metastática, com esquema alternativo a ser considerado.[234] Para os pacientes que progridem à primeira linha de quimioterapia e permanecem candidatos à realização de tratamento sistêmico, a abordagem terapêutica se assemelha à do carcinoma de pequenas células de pulmão.

Enquanto o uso de inibidores de *checkpoint* imunológico – durvalumabe e atezolizumabe - foram incorporados ao tratamento padrão da doença extensa do carcinoma de pequenas células de pulmão,[236,237] não há papel estabelecido da imunoterapia nesses tumores de bexiga.

VARIANTES HISTOLÓGICAS DO CARCINOMA UROTELIAL: CONSIDERAÇÕES ESPECIAIS

A identificação adequada de variantes histológicas no carcinoma urotelial tem importância na decisão terapêutica. Determinadas variantes estão relacionadas a comportamento biológico mais agressivo, com destaque para as variantes micropapilífera, plasmocitoide/células em anel de sinete e sarcomatoide.

A variante micropapilífera do carcinoma urotelial de bexiga é rara, classicamente de alto grau, com apresentação em estádios mais avançados e associada com pior prognóstico, especialmente pela alta incidência de metástases. Para o diagnóstico dessa variante, pelo menos 10% do tumor deve ser representado por componente micropapilífero, com a porcentagem de acometimento um conhecido fator prognóstico.[238] Uma vez diagnosticado o carcinoma urotelial de bexiga T1 de alto grau com variante micropapilífera por RTUb, deve ser indicada cistectomia radical com linfadenectomia.

Na variante plasmocitoide ou com células em anel de sinete, a expressão de E-caderina é quase completamente perdida, e é comum a mutação somática de CHD1. Trata-se de variante histológica agressiva, com progressão frequente para doença metastática e risco aumentado de disseminação peritoneal. Os tumores uroteliais de bexiga que exibem diferenciação epitelial e mesenquimal são classificados como variante sarcomatoide. Comumente diagnosticados com metástase linfonodal e a distância, a presença da variante sarcomatoide é associada a pior prognóstico. A sobrevida global mediana encontrada em estudo observacional de pacientes com esses tumores foi de 18,4 meses.[239] Em virtude do comportamento biológico distinto desses subgrupos histológicos do carcinoma urotelial de bexiga, alguns grupos recomendam a realização imediata de cistectomia radical com linfadenectomia para tumores que se estendem para a lâmina própria e não apresentam envolvimento da muscular própria (T1).

CÂNCER DE URETER E PELVE RENAL

Epidemiologia e patologia

Os tumores do trato urinário alto compreendem um grupo raro de neoplasias originadas desde os cálices renais até o ureter distal e apresentam origem urotelial em mais de 90% dos casos. O restante dos tumores é representado por carcinoma espinocelular – relacionado a pior prognóstico – e ainda mais raro, por adenocarcinoma e carcinoma de pequenas células. Conforme discutido anteriormente, os tumores de bexiga representam a maior parte dos carcinomas uroteliais e, destes, apenas entre 5% e 10% são tumores do trato urinário alto.

O carcinoma urotelial do trato urinário alto apresenta pico de incidência na população idosa, com idade mediana ao diagnóstico de 73 anos, e é duas vezes mais comum em homens que em mulheres.[240] O local mais frequente de acometimento é a pelve renal, entretanto, são diagnosticados tumores multifocais entre 10% a 20% dos casos.[241] Por compartilharem a mesma origem embrionária e a exposição aos mesmos estímulos carcinogênicos, é comum o diagnóstico carcinoma urotelial sincrônico ou metacrônico (fenômeno de cancerização de campo). Em análise retrospectiva de pacientes com tumor do trato urinário alto, 17% apresentavam tumor de bexiga concomitante.[242] Apesar da recorrência frequente em bexiga durante o seguimento de tumores do trato alto, são raros os casos de recidiva de carcinoma urotelial no trato urinário alto contralateral.

Além dos fatores de risco classicamente associados ao carcinoma urotelial de bexiga, como tabagismo e exposição ocupacional a aminas aromáticas; outros fatores têm sido implicados no desenvolvimento dos tumores de trato urinário alto. Dentre eles, destacam-se o uso de fenacetina e a exposição ao arsênico e ao ácido aristolóquico. Esta última exposição pode ocorrer por contaminação ambiental por plantas *Aristolochia* e está relacionada à nefropatia endêmica dos Balcãs, doença tubulointestinal crônica associada com o desenvolvimento de carcinoma urotelial de pelve renal e ureter.[243] Os tumores do trato urinário alto podem estar relacionados à Síndrome de Lynch e deve-se atentar para história pessoal e familiar de câncer relacionada à síndrome, ainda que a maior parte dos tumores sejam esporádicos.[13]

Quadro clínico e diagnóstico

A apresentação mais comum dos tumores de ureter e pelve renal é a hematúria, que ocorre em cerca de 75% dos pacientes. A dor lombar pode estar associada em 40% dos casos e normalmente se relaciona a obstrução pelo tumor ou por coágulos impactados no ureter. Sintomas sistêmicos como fadiga, anorexia, perda de peso e dor óssea são raros no momento do diagnóstico e estão relacionados à doença avançada. A presença de sintomas irritativos em pacientes com tumor de urotélio alto deve ser valorizada e investigada, já que nesses indivíduos o risco de tumor de bexiga é muito alto.

A investigação dos tumores de ureter e pelve renal inclui exames de imagem como a tomografia computadorizada (TC), a tomografia emissora de pósitrons (PET-CT), a ressonância nuclear magnética (RNM) e a urografia excretora, hoje muito menos utilizada que no passado. A TC tem como vantagens a rapidez, a possibilidade de diagnóstico diferencial com cálculos, outras causas de obstrução e de hematúria, além de realizar o estadiamento local e sistêmico, com a avaliação do fígado e dos linfonodos retroperitoneais.[34]

Quando existe dúvida no diagnóstico de lesões uretrais ou de pelve renal, a citologia oncótica pode ser realizada, com a coleta de urina da bexiga e de cada um dos ureteres por via endoscópica, sob sedação ou anestesia. Em geral, no mesmo procedimento realiza-se uma pielografia ascendente e/ou uma ureteroscopia diagnóstica. Uma das preocupações técnicas nesses procedimentos é o cuidado na utilização de cateteres e fios guia, que podem provocar traumas e sangramentos, o que dificulta a visualização das lesões. Quando o tumor é alcançado, faz-se a biópsia com auxílio de *basket* ou pinça rígida. As biópsias feitas por ureteroscopia concordam em mais de 90% dos casos com a patologia final, após a nefroureterectomia. A biópsia por escovação também pode ser realizada, mas apresenta resultados inferiores aos da biópsia com pinça.

Estadiamento

O estadiamento clínico dos tumores de urotélio alto segue o sistema TNM. Como nos tumores vesicais, tanto o Ta como o carcinoma *in situ* (Cis) são restritos à mucosa, ou seja, não invadiram a lâmina própria ou membrana basal. O que os diferencia é o fato do Ta ser uma lesão papilífera (macroscopicamente), enquanto o Cis é sempre uma lesão plana e de alto grau. Quando o tumor invade a lâmina própria sem atingir a musculatura ureteral, é chamado de T1. Quando há invasão da camada muscular, é denominado T2. A oitava e mais recente edição do TNM pela AJCC (2017) encontra-se sumarizada nos Quadro 134.4 e Tabela 134.6 a seguir, inclusive os grupos de estadiamento prognóstico.[47]

Quadro 134.4. Estadiamento TNM dos tumores de ureter e pelve renal

Estádio	Descrição
TX	Primário não pode ser avaliado
T0	Sem evidência de tumor primário
Ta	Tumor papilar não invasivo
Tis	Carcinoma *in situ*
T1	Tumor invade tecido conjuntivo subepitelial
T2	Tumor invade camada muscular
T3	Tumor invade, além da camada muscular: tecido periureteral (nos tumores de ureteres) ou gordura peripiélica e/ou parênquima renal (nos tumores de pelve renal)
T4	Tumor invade órgãos adjacentes pelo rim para a gordura perirrenal
NX	Linfonodos regionais não podem ser avaliados
N0	Sem metástases em linfonodos regionais
N1	Metástase em um único linfonodo < 2 cm em sua maior dimensão
N2	Metástase em um único linfonodo > 2 cm ou em mais de um linfonodo
MX	Metástases a distância não podem ser avaliadas
M0	Ausência de metástase a distância
M1	Presença de metástase a distância

Fonte: Adaptado de AJCC Cancer Staging Manual. Springer Link. 2017.

Tabela 134.6. Grupos de estadiamento prognóstico

T	N	M	Estádio
Ta	N0	M0	0a
Tis	N0	M0	0is
T1	N0	M0	I
T2	N0	M0	II
T3	N0	M0	III
T4	NX, N0	M0	IV
Qualquer T	N1	M0	IV
Qualquer T	N2	M0	IV
Qualquer T	Qualquer N	M1	IV

Fonte: Adaptada de AJCC Cancer Staging Manual. Springer Link. 2017.

Grau e estádio são os fatores mais importantes no estadiamento de pacientes com tumores de pelve renal e ureter. O estadiamento desses pacientes é dividido em clínico e patológico, e o estádio patológico é conseguido apenas após o tratamento cirúrgico. O estadiamento clínico é realizado com tomografia de abdome e pelve com contraste e tomografia de tórax, com a acurácia superior a 90%.[244] A ressonância magnética aparentemente apresenta resultados semelhantes aos da TC na avaliação local (invasão de gordura periureteral e perirrenal). Atenção deve ser dada a presença de linfonodos aumentados em retroperitôneo, frequentes em tumores mais invasivos e avançados.[245] O PET/CT com F18-Fluorodeoxiglicose (FDG) também pode ser utilizado para o estadiamento, com sensibilidade e especificidade maiores do que 80%.[246]

TRATAMENTO

O tratamento do tumor urotelial do trato alto pode ser manejado de maneira conservadora ou radical, a depender de uma estratificação de risco proposta por Rouprêt et al, dos *Guidelines* da Associação Europeia de Urologia, sumarizada a seguir (Quadro 134.5).[247]

Quadro 134.5. Estratificação de risco proposta por Rouprêt *et al.*

Baixo risco (todos os critérios presentes)	Alto risco (um dos critérios presentes)
Foco único de tumor Tumor < 2 cm Aspecto de tumor superficial na TC Baixo grau na citologia oncótica Baixo grau na biópsia de ureter	Tumor multifocal Tumor ≥ 2 cm Tumor invasivo na TC Alto grau na citologia oncótica Alto grau na biópsia de ureter Hidronefrose Tumor de alto grau na bexiga Variante histológica desfavorável Cistectomia radical prévia por tumor de bexiga de alto grau

Fonte: Adaptado dos Guidelines da Associação Europeia de Urologia do Carcinoma Urotelial do Trato Urinário Alto.[247]

Os pacientes de baixo risco são passíveis de tratamentos conservadores, com a preservação do rim e ureter. Uma revisão sistemática e metanálise recente demonstrou que os desfechos oncológicos entre a cirurgia preservadora ou radical são similares quando os critérios de risco são respeitados.[248] Já os pacientes no grupo de alto risco devem ser abordados com tratamentos radicais, geralmente a nefroureterectomia.

Tratamento endoscópico

O tratamento endoscópico é realizado por ureteroscopia semirrígida ou flexível e deve ser reservado para pacientes de baixo risco ou ponderado em indivíduos com rim único.[249] O princípio do tratamento é a ablação completa do tumor e, por isso, o paciente deve estar ciente que uma revisão do procedimento é necessária dentro de 2 meses. A ablação pode ser realizada com diversas fontes de energia, mas, atualmente, a predominante é o laser. O procedimento deve iniciar-se com uma biópsia a frio antes da remoção do tumor. O tratamento endoscópico pode trazer resultados expressivos. Em uma revisão de literatura com 205 pacientes, a recorrência global foi de 33% para tumores de ureter e 31% para tumores piélicos.[250] Reavaliações frequentes devem ser realizadas a cada 3 meses até ausência de tumor e, posteriormente, de 6 em 6 meses pelo alto risco de recidiva. As complicações do tratamento endoscópico felizmente são raras e incluem perfuração, estenose e sangramento.

Ureterectomia parcial

A ressecção de parte do ureter é indicada apenas para pacientes de baixo risco com tumores localizados em ureter distal que são muito grandes para tratamento endoscópico, salvo alguns casos de tumor de alto risco cuja preservação de função renal é imperativa. Os resultados dessa modalidade dependem do grau e do estádio tumoral. Em casos bem selecionados, as séries mais robustas demonstram a mortalidade câncer-específica de cerca de 15%, comparável aos resultados da nefroureterectomia.[248,251] Da mesma forma que no tratamento endoscópico, o seguimento deve ser feito com intervalos regulares pelo alto risco de recorrência.

Instilação de agentes tópicos após o tratamento conservador

O uso de BCG para o carcinoma de trato alto foi investigado tanto com a aplicação anterógrada (por nefrostomia) como retrógrada (por cateter ureteral). Uma metanálise recente não demonstrou benefício claro com essa estratégia.[252] Além disso, existe a preocupação com o refluxo do BCG para as papilas renais e a possibilidade de infecção sistêmica.

A mitomicina C é o único agente testado num estudo de fase 3 de braço único, instalado por cateter ureteral, com uma taxa de resposta completa após o tratamento endoscópico de 59%. Contudo, 44% dos pacientes desta corte tiveram estenose de ureter após o tratamento. Por tratar-se de um estudo não comparativo e com alta taxa de complicações, o uso da mitomicina C é questionável.[253]

Nefroureterectomia

O padrão-ouro no tratamento dos tumores de ureter e pelve renal de alto risco é a nefroureterectomia com retirada de *cuff* de bexiga.[254] O *cuff* de bexiga pode ser retirado por via extravesical, intra-vesical e pela incisão endoscópica combinada com a via extravesical. Independentemente da abordagem, o principal conceito é que o *cuff* deve ser diligentemente excisado de maneira completa, já que o risco de recidiva no coto ureteral chega a 70%.[255] A cirurgia pode ser feita por via aberta, laparoscópica ou combinada, com resultados oncológicos semelhantes.[256,257] A sobrevida câncer-específica em 5 anos para todos os estádios gira em torno dos 75%, mas diminui para cerca de 60% em tumores T2 e T3 e 35% em casos com linfonodos acometidos.

Na última década houve uma mudança de paradigma em relação à linfadenectomia em casos de tumor urotelial do trato alto. Baseado em estudos retrospectivos, sabe-se que a remoção dos linfonodos diminui o risco de recidiva local e prolonga a sobrevida câncer-específica em pacientes com doença músculo invasiva.[258] Também foi demonstrado que a linfadenectomia deve ser realizada mesmo em pacientes cN0.[259] O *template* ideal da dissecção varia conforme a localização do tumor, já que a drenagem linfática do ureter distal, proximal e pelve renal são diferentes. Por último, não há aumento no risco de complicações em pacientes submetidos à linfadenectomia.

Tratamento neoadjuvante

Os estudos com quimioterapia neoadjuvante para o tratamento do carcinoma urotelial musculoinvasivo que demonstraram benefício em sobrevida global não incluíram tumores do trato urinário alto. Com isso, a realização de quimioterapia em pacientes elegíveis antes do tratamento cirúrgico tornou-se padrão apenas nos tumores uroteliais de bexiga. Recentemente, apresentado no Simpósio de tumores genitourinários da ASCO 2022, um estudo prospectivo de fase II avaliou o papel da quimioterapia neoadjuvante no tratamento do carcinoma urotelial de trato urinário alto de alto risco, definido como alto grau e/ou estádio clínico T2 a T4a com citologia oncótica urinária positiva. Ao todo, 57 pacientes foram elegíveis para receber 4 ciclos de gencitabina e cisplatina (GC), a cada 3 semanas, antes da nefroureterectomia/ureterectomia com linfadenectomia. Aproximadamente 90% dos pacientes receberam 3 ciclos ou mais de GC e todos os pacientes foram submetidos ao tratamento cirúrgico proposto. A taxa de resposta patológica (<ypT2N0), definida como desfecho primário do estudo, foi de 63% e a taxa de resposta completa (ypT0N0) foi de 19%. Após um seguimento mediano de 42,3 meses, a sobrevida livre de progressão e sobrevida global em 5 anos encontrada foi de 61% e 79%, respectivamente. No estudo, a presença de resposta patológica completa se associou a melhores desfechos de sobrevida. Com taxa de complicação cirúrgica de grau maior ou igual a 3 em 30 dias próxima a 10%, a realização de quimioterapia neoadjuvante não se relacionou com aumento significativo de complicações pós-operatórias e atraso da cirurgia.[260]

Até a apresentação desse estudo, apenas dados retrospectivos de estudos com pequeno número de pacientes apontavam para possível benefício da quimioterapia neoadjuvante.[261]

Até então, os dados mais robustos de quimioterapia perioperatória no manejo do carcinoma urotelial de trato urinário alto, provenientes de estudo prospectivo, de fase III e randomizado, foram com quimioterapia adjuvante, conforme discutiremos adiante.[262] Portanto, apesar da vantagem teórica de utilizar quimioterapia com platina antes da cirurgia, pela redução da função renal após o tratamento cirúrgico, a quimioterapia adjuvante ainda é preferencialmente utilizada na maioria dos centros.

Quimioterapia adjuvante

Os pacientes que apresentam carcinoma urotelial do trato urinário alto com características de alto risco – estadiamento patológico pT2-pT4 e/ou com acometimento linfonodal – são candidatos ao tratamento com quimioterapia adjuvante. A presença dessas características está relacionada a elevado risco de recorrência e piores desfechos de sobrevida, o que justifica o emprego de estratégia de intensificação do tratamento após a nefroureterectomia. O benefício da quimioterapia adjuvante foi demonstrado no estudo de fase III POUT, que randomizou 261 pacientes com tumores uroteliais do trato urinário alto de alto risco para receberem quatro ciclos de gencitabina e platina (cisplatina ou carboplatina), iniciados em até 90 dias do tratamento cirúrgico ou observação. Com tempo de seguimento mediano de 30 meses, foi demonstrado ganho estatisticamente significativo e clinicamente relevante de sobrevida livre de progressão no braço da quimioterapia (HR 0,45, IC95%: 0·30–0·68; p=0,0001).[262] Apesar da ausência de dados prospectivos que confirmem o benefício de sobrevida global, um estudo observacional do *National Cancer Database* com 3.253 pacientes com carcinoma urotelial do trato urinário alto T3-T4 e/ou com acometimento linfonodal submetidos à nefroureterectomia evidenciou sobrevida global superior nos pacientes que receberam quimioterapia adjuvante.[263]

Imunoterapia adjuvante

O estudo de fase III que demonstrou benefício em sobrevida livre de doença com o uso de Nivolumabe por 1 ano após o tratamento cirúrgico de pacientes com carcinoma urotelial incluiu tumores originados da bexiga, ureter e pelve renal. Apesar de majoritariamente representada por tumores de bexiga, na população total do estudo que incluiu 709 pacientes incluídos, 149 eram portadores de tumores do trato urinário alto. Esse estudo (Checkmate 274) avaliou pacientes com evidência patológica de carcinoma urotelial com alto risco de recorrência, definida como estadiamento patológico ypT2 a ypT4 e/ou linfonodos comprometidos nos que realizaram QT neoadjuvante e pT3 ou pT4a e/ou com linfonodos positivos, que fossem inelegíveis ou que declinassem QT adjuvante com cisplatina. O ganho de sobrevida livre de doença com imunoterapia comparado ao placebo ocorreu na população global, apesar da maior magnitude de benefício da população com PD-L1 > 1%. Com dados de sobrevida global ainda imaturos no momento da publicação do estudo, a adoção dessa estratégia de tratamento pode ser discutida na abordagem terapêutica do carcinoma urotelial do trato urinário alto.[118] Para definição do papel do nivolumabe adjuvante no subgrupo de pacientes com tumores do trato urinário alto, essa população deve ser mais bem estudada.

Doença avançada irressecável ou metastática

A abordagem terapêutica dos tumores do trato urinário alto segue os princípios de tratamento do câncer urotelial de bexiga. Poucos trabalhos avaliaram exclusivamente tumores de pelve e ureter. No entanto, esses tumores foram incluídos em diversos estudos que avaliaram o tratamento do carcinoma urotelial avançado.

O tratamento inicial depende da elegibilidade do paciente ao tratamento com cisplatina, com a combinação deste agente com outro quimioterápico o esquema preferencialmente utilizado nos pacientes elegíveis à cisplatina, conforme mencionado previamente neste capítulo. Os esquemas mais comumente utilizados são cisplatina e gencitabina (GC) e mmetotrexato, vimblastina, doxorrubicina e cisplatina (MVAC) em dose padrão ou dose densa. Destaca-se a associação comum entre carcinoma urotelial do trato urinário alto com a doença renal crônica, fator que pode dificultar ou impossibilitar o uso de quimioterapia contendo cisplatina.

Os pacientes inelegíveis à cisplatina podem ser tratados com quimioterapia baseada em carboplatina ou imunoterapia isolada, em casos selecionados. Os pacientes com PD-L1 negativo não devem ser tratados com imunoterapia isolada em primeira linha e, mesmo naqueles com expressão positiva de PD-L1, o regime de quimioterapia contendo carboplatina é preferencialmente utilizado. Um fator que contribui para essa escolha é a possibilidade de empregar a imunoterapia de manutenção com avelumabe nos pacientes que não progridem após 4 a 6 ciclos de quimioterapia com platina (incluindo carboplatina).[167]

Para os pacientes com progressão à quimioterapia baseada em platina, o uso de inibidores de *checkpoint* imunológico, dos inibidores de FGFR (como o erdafinitibe) e dos anticorpo-droga conjugados são opções sabidamente eficazes de tratamento. Enquanto as alterações de FGFR são encontradas em 20% dos carcinomas uroteliais, 37% dos tumores de trato urinário alto apresentam tal alteração, o que torna essa população-alvo de especial interesse.[264] Após progressão à imunoterapia, o enfortumabe vedotina foi comparado à quimioterapia (paclitaxel, docetaxel ou vinflunina) em ensaio clínico randomizado de fase III e demonstrou ganho absoluto em sobrevida global mediana de aproximadamente 4 meses. A população com tumores do trato urinário alto foi bem representada no estudo: 205 do total de 608 pacientes. Assim, torna-se opção de tratamento também para esse grupo de pacientes.[212] Outro conjugado anticorpo-droga, o sacituzumabe govitecano, foi também avaliado em estudo fase II com pacientes com carcinoma urotelial metastático e progressão prévia a platina e imunoterapia, e foi demonstrada taxa de resposta objetiva de 27%, com dados promissores de sobrevida livre de progressão e sobrevida global.[217] Com o desenvolvimento desses novos tratamentos, o uso de quimioterapia citotóxica sequencial após a progressão à platina deixou de ser o tratamento padrão, porém, permanece como opção de tratamento após a progressão e/ou na ausência dos novos agentes terapêuticos.

Os detalhes sobre o tratamento do carcinoma urotelial localmente avançado irressecável e metastático estão descritos no tópico de câncer de bexiga, assim como o melhor sequenciamento do tratamento.

REFERÊNCIAS

1. Richters A, Aben KKH, Kiemeney LALM. The global burden of urinary bladder cancer: an update. World J Urol. 2020;38(8):1895-904.
2. Kaufman DS, Shipley WU, Feldman AS. Bladder cancer. Lancet Lond Engl. 2009;374(9685):239-49.
3. Siegel RL, Miller KD, Fuchs HE, Jemal A. Cancer statistics, 2022. CA Cancer J Clin. Jan 2022;72(1):7-33.
4. Ministério da Saúde (BR). Instituto Nacional de Câncer José Alencar Gomes da Silva – INCA. Estimativa 2020: incidência de câncer no Brasil. Rio de Janeiro; 2019.
5. Burger M, Catto JWF, Dalbagni G, Grossman HB, Herr H, Karakiewicz P, et al. Epidemiology and risk factors of urothelial bladder cancer. Eur Urol. 2013;63(2):234-41.
6. Shariat SF, Milowsky M, Droller MJ. Bladder cancer in the elderly. Urol Oncol Semin Orig Investig. 2009;27(6):653-67.
7. Dobruch J, Daneshmand S, Fisch M, Lotan Y, Noon AP, Resnick MJ, et al. Gender and bladder cancer: A collaborative review of etiology, biology, and outcomes. Eur Urol. 2016;69(2):300-10.
8. Mungan NA, Aben KK, Schoenberg MP, Visser O, Coebergh JW, Witjes JA, et al. Gender differences in stage-adjusted bladder cancer survival. Urology. 2000;55(6):876-80.
9. Freedman ND, Silverman DT, Hollenbeck AR, Schatzkin A, Abnet CC. Association between smoking and risk of bladder cancer among men and women. JAMA. 2011;306(7):737-45.
10. Moolgavkar SH, Stevens RG. Smoking and cancers of bladder and pancreas: risks and temporal trends. J Natl Cancer Inst. 1981;67(1):15-23.
11. Ishida K, Hsieh MH. Understanding urogenital schistosomiasis-related bladder cancer: An Update. Front Med. 2018;5:223.
12. Moschini M, Zaffuto E, Karakiewicz PI, Andrea DD, Foerster B, Abufaraj M, et al. External beam radiotherapy increases the risk of bladder cancer when compared with radical prostatectomy in patients affected by prostate cancer: A population-based analysis. Eur Urol. 2019;75(2):319-28.
13. Huang D, Matin SF, Lawrentschuk N, Roupret M. Systematic review: An Update on the spectrum of urological malignancies in lynch syndrome. Bladder Cancer Amst Neth. 2018;4(3):261-8.
14. Spiess PE, Kassouf W, Steinberg JR, Tuziak T, Hernandez M, Tibbs RF, et al. Review of the M.D. Anderson experience in the treatment of bladder sarcoma. Urol Oncol. 2007;25(1):38-45.
15. Kempton CL, Kurtin PJ, Inwards DJ, Wollan P, Bostwick DG. Malignant lymphoma of the bladder: evidence from 36 cases that low-grade lymphoma of the MALT-type is the most common primary bladder lymphoma. Am J Surg Pathol. 1997;21(11):1324-33.
16. Lobo N, Shariat SF, Guo CC, Fernandez MI, Kassouf W, Choudhury A, et al. What is the significance of variant histology in urothelial carcinoma? Eur Urol Focus. 2020;6(4):653-63.
17. Alanee S, Alvarado-Cabrero I, Murugan P, Kumar R, Nepple KG, Paner GP, et al. Update of the International consultation on urological diseases on bladder cancer 2018: Non-urothelial cancers of the urinary bladder. World J Urol. 2019;37(1):107-14.
18. Ploeg M, Aben KK, Hulsbergen-van de Kaa CA, Schoenberg MP, Witjes JA, Kiemeney LA. Clinical epidemiology of nonurothelial bladder cancer: analysis of the Netherlands Cancer Registry. J Urol. 2010;183(3):915-20.
19. Gill HS, Dhillon HK, Woodhouse CR. Adenocarcinoma of the urinary bladder. Br J Urol. 1989;64(2):138-42.
20. Montironi R, Lopez-Beltran A. The 2004 WHO classification of bladder tumors: a summary and commentary. Int J Surg Pathol. 2005;13(2):143-53.
21. Kamoun A, de Reyniès A, Allory Y, Sjödahl G, Robertson AG, Seiler R, et al. A Consensus molecular classification of muscle-invasive bladder cancer. Eur Urol. Apr 2020;77(4):420-33.
22. Cohen RA, Brown RS. Clinical practice. Microscopic hematuria. N Engl J Med. 2003;348(23):2330-8.
23. Elias K, Svatek RS, Gupta S, Ho R, Lotan Y. High-risk patients with hematuria are not evaluated according to guideline recommendations. Cancer. 2010;116(12):2954-9.
24. McDonald MM, Swagerty D, Wetzel L. Assessment of microscopic hematuria in adults. Am Fam Physician. 2006;73(10):1748-54.
25. Lotan Y, Roehrborn CG. Sensitivity and specificity of commonly available bladder tumor markers versus cytology: results of a comprehensive literature review

and meta-analyses. Urology. 2003;61(1):109–18; discussion 118.

26. Rübben H, Lutzeyer W, Fischer N, Deutz F, Lagrange W, Giani G. Natural history and treatment of low and high risk superficial bladder tumors. J Urol. 1988;139(2):283–5.

27. Barocas DA, Boorjian SA, Alvarez RD, Downs TM, Gross CP, Hamilton BD, et al. Microhematuria: AUA/SUFU Guideline. J Urol. 2020;204(4):778–86.

28. Lenis AT, Lec PM, Chamie K, Mshs MD. Bladder cancer: A review. Jama. 2020;324(19):1980–91.

29. Mallampati GK, Siegelman ES. MR imaging of the bladder. Magn Reson Imaging Clin N Am. 2004;12(3):545–55, vii.

30. Rajesh A, Sokhi HK, Fung R, Mulcahy KA, Bankart MJG. Bladder cancer: evaluation of staging accuracy using dynamic MRI. Clin Radiol. 2011;66(12):1140–5.

31. Swe C, Pw V, Fj W, Rp M. Diagnostic Accuracy of Multiparametric MRI for Local Staging of Bladder Cancer: A Systematic Review and Meta-Analysis. Urology. Nov 2020;145. Disponível em: https://pubmed.ncbi.nlm.nih.gov/32721515/. [2022 jun. 07].

32. Panebianco V, Narumi Y, Altun E, Bochner BH, Efstathiou JA, Hafeez S, et al. Multiparametric Magnetic resonance imaging for bladder cancer: Development of VI-RADS (vesical imaging-reporting and data system). Eur Urol. 2018;74(3):294–306.

33. Kundra V, Silverman PM. Imaging in oncology from the University of Texas M. D. Anderson Cancer Center. Imaging in the diagnosis, staging, and follow-up of cancer of the urinary bladder. AJR Am J Roentgenol. 2003;180(4):1045–54.

34. Kim B, Semelka RC, Ascher SM, Chalpin DB, Carroll PR, Hricak H. Bladder tumor staging: comparison of contrast-enhanced CT, T1- and T2-weighted MR imaging, dynamic gadolinium-enhanced imaging, and late gadolinium-enhanced imaging. Radiology. 1994;193(1):239–45.

35. Apolo AB, Riches J, Schöder H, Akin O, Trout A, Milowsky MI, et al. Clinical value of fluorine-18 2-fluoro-2-deoxy-D-glucose positron emission tomography/computed tomography in bladder cancer. J Clin Oncol Off J Am Soc Clin Oncol. 2010;28(25):3973–8.

36. Chang SS, Boorjian SA, Chou R, Clark PE, Daneshmand S, Konety BR, et al. Diagnosis and treatment of non-muscle invasive bladder cancer: AUA/SUO Guideline. J Urol. 2016;196(4):1021–9.

37. Zhang Z, Fan W, Deng Q, Tang S, Wang P, Xu P, et al. The prognostic and diagnostic value of circulating tumor cells in bladder cancer and upper tract urothelial carcinoma: a meta-analysis of 30 published studies. Oncotarget. 2017;8(35):59527–38.

38. Christensen E, Birkenkamp-Demtröder K, Sethi H, Shchegrova S, Salari R, Nordentoft I, et al. Early detection of metastatic relapse and monitoring of therapeutic efficacy by ultra-deep sequencing of plasma cell-free DNA in patients with urothelial bladder carcinoma. J Clin Oncol Off J Am Soc Clin Oncol. 2019;37(18):1547–57.

39. Herr HW. The value of a second transurethral resection in evaluating patients with bladder tumors. J Urol. 1999;162(1):74–6.

40. Brauers A, Buettner R, Jakse G. Second resection and prognosis of primary high risk superficial bladder cancer: is cystectomy often too early? J Urol. 2001;165(3):808–10.

41. Grimm MO, Steinhoff C, Simon X, Spiegelhalder P, Ackermann R, Vogeli TA. Effect of routine repeat transurethral resection for superficial bladder cancer: a long-term observational study. J Urol. 2003;170(2 Pt 1):433–7.

42. Herr HW. Restaging transurethral resection of high risk superficial bladder cancer improves the initial response to bacillus Calmette-Guerin therapy. J Urol. 2005;174(6):2134–7.

43. Collado A, Chéchile GE, Salvador J, Vicente J. Early complications of endoscopic treatment for superficial bladder tumors. J Urol. Nov 2000;164(5):1529–32.

44. Skolarikos A, Chrisofos M, Ferakis N, Papatsoris A, Dellis A, Deliveliotis C. Does the management of bladder perforation during transurethral resection of superficial bladder tumors predispose to extravesical tumor recurrence? J Urol. Jun 2005;173(6):1908–11.

45. Haleblian GE, Skinner EC, Dickinson MG, Lieskovsky G, Boyd SD, Skinner DG. Hydronephrosis as a prognostic indicator in bladder cancer patients. J Urol. 1998;160(6 Pt 1):2011–4.

46. Shariat SF, Palapattu GS, Karakiewicz PI, Rogers CG, Vazina A, Bastian PJ, et al. Discrepancy between clinical and pathologic stage: impact on prognosis after radical cystectomy. Eur Urol. 2007;51(1):137–49; discussion 149-151.

47. AJCC Cancer Staging Manual. Springer Link. Disponível em: https://link.springer.com/book/9783319406176. [2022 jun. 07].

48. Golijanin D, Yossepowitch O, Beck SD, Sogani P, Dalbagni G. Carcinoma in a bladder diverticulum: presentation and treatment outcome. J Urol. 2003;170(5):1761–4.

49. Babjuk M, Burger M, Capoun O, Cohen D, Compérat EM, Dominguez Escrig JL, et al. European Association of Urology Guidelines on non-muscle-invasive bladder cancer (Ta, T1, and carcinoma in situ). Eur Urol. 2022;81(1):75–94.

50. Sylvester R, Rodriguez O, et al. European Association of Urology (EAU) Prognostic Factor Risk Groups for Non-muscle-invasive Bladder Cancer (NMIBC)

Incorporating the WHO 2004/2016 and WHO 1973 Classification Systems for Grade: An Update from the EAU NMIBC Guidelines Panel. Eur Urol. 2021;79(4). Disponível em: https://pubmed.ncbi.nlm.nih.gov/33419683/. [2022 jun. 07].

51. Fernandez-Gomez J, Solsona E, Unda M, Martinez-Piñeiro L, Gonzalez M, Hernandez R, et al. Prognostic factors in patients with non-muscle-invasive bladder cancer treated with bacillus Calmette-Guérin: multivariate analysis of data from four randomized CUETO trials. Eur Urol. 2008;53(5):992–1001.

52. Kamat AM, Witjes JA, Brausi M, Soloway M, Lamm D, Persad R, et al. Defining and treating the spectrum of intermediate risk nonmuscle invasive bladder cancer. J Urol. Aug 2014;192(2):305–15.

53. Páez Borda A, Luján Galán M, Gómez de Vicente JM, Moreno Santurino A, Abate F, Berenguer Sánchez A. Preliminary results of the treatment of high grade (T1G3) superficial tumors of the bladder with transurethral resection. Actas Urol Esp. Mar 2001;25(3):187–92.

54. Zungri E, Martinez L, et al. T1 GIII bladder cancer. Management with transurethral resection only. Eur Urol. novembro de 1999;36(5). Disponível em: https://pubmed.ncbi.nlm.nih.gov/10516446/. Acesso em: 07/06/2022.

55. Quilty PM, Duncan W. Treatment of superficial (T1) tumours of the bladder by radical radiotherapy. Br J Urol. Apr 1986;58(2):147–52.

56. Herr HW, et al. Intravesical bacillus Calmette-Guérin therapy prevents tumor progression and death from superficial bladder cancer: ten-year follow-up of a prospective randomized trial. J Clin Oncol Off J Am Soc Clin Oncol. Jun 1995;13(6). Disponível em: https://pubmed.ncbi.nlm.nih.gov/7751885/. Acesso em: 07/06/2022.

57. Herr HW, Klein EA, Rogatko A. Local BCG failures in superficial bladder cancer. A multivariate analysis of risk factors influencing survival. Eur Urol. 1991;19(2):97–100.

58. Dinney CP, Babkowski RC, Antelo M, Perrotte P, Liebert M, Zhang HZ, et al. Relationship among cystectomy, microvessel density and prognosis in stage T1 transitional cell carcinoma of the bladder. J Urol. Oct 1998;160(4):1285–90.

59. Soloway MS, Masters S. Urothelial susceptibility to tumor cell implantation: influence of cauterization. Cancer. Sep 1 1980;46(5):1158–63.

60. Sylvester RJ, Oosterlinck W, Holmang S, Sydes MR, Birtle A, Gudjonsson S, et al. Systematic review and individual patient data meta-analysis of randomized trials comparing a single immediate instillation of chemotherapy after transurethral resection with transurethral resection alone in patients with stage pTa-pT1 urothelial carcinoma of the bladder: Which patients benefit from the instillation? Eur Urol. Feb 2016;69(2):231–44.

61. Messing EM, Tangen CM, Lerner SP, Sahasrabudhe DM, Koppie TM, Wood DP, et al. Effect of intravesical instillation of gemcitabine vs saline immediately following resection of suspected low-grade non-muscle-invasive bladder cancer on tumor recurrence: SWOG S0337 Randomized Clinical Trial. Jama. May 2018;319(18):1880–8.

62. Onishi T, Sugino Y, Shibahara T, Masui S, Yabana T, Sasaki T. Randomized controlled study of the efficacy and safety of continuous saline bladder irrigation after transurethral resection for the treatment of non-muscle-invasive bladder cancer. BJU Int. 2017;119(2):276–82.

63. Bosschieter J, Nieuwenhuijzen JA, van Ginkel T, Vis AN, Witte B, Newling D, et al. Value of an immediate intravesical instillation of mitomycin c in patients with non-muscle-invasive bladder cancer: A prospective multicentre randomised study in 2243 patients. Eur Urol. Feb 2018;73(2):226–32.

64. Brausi M, Collette L, Kurth K, van der Meijden AP, Oosterlinck W, Witjes JA, et al. Variability in the recurrence rate at first follow-up cystoscopy after TUR in stage Ta T1 transitional cell carcinoma of the bladder: a combined analysis of seven EORTC studies. Eur Urol. 2002;41(5):523–31.

65. Böhle A, Jocham D, Bock PR. Intravesical bacillus Calmette-Guerin versus mitomycin C for superficial bladder cancer: a formal meta-analysis of comparative studies on recurrence and toxicity. J Urol. Jan 2003;169(1):90–5.

66. Shelley MD, Wilt TJ, Court J, Coles B, Kynaston H, Mason MD. Intravesical bacillus Calmette-Guérin is superior to mitomycin C in reducing tumour recurrence in high-risk superficial bladder cancer: a meta-analysis of randomized trials. BJU Int. 2004;93(4):485–90.

67. Han RF, Pan JG. Can intravesical bacillus Calmette-Guérin reduce recurrence in patients with superficial bladder cancer? A meta-analysis of randomized trials. Urology. 2006;67(6):1216–23.

68. Shelley MD, Kynaston H, Court J, Wilt TJ, Coles B, Burgon K, et al. A systematic review of intravesical bacillus Calmette-Guérin plus transurethral resection vs transurethral resection alone in Ta and T1 bladder cancer. BJU Int. 2001;88(3):209–16.

69. Malmström PU, Sylvester RJ, Crawford DE, Friedrich M, Krege S, Rintala E, et al. An individual patient data meta-analysis of the long-term outcome of randomised studies comparing intravesical mitomycin C versus bacillus Calmette-Guérin for non-muscle-invasive bladder cancer. Eur Urol. 2009;56(2):247–56.

70. Schmidt S, Kunath F, Coles B, Draeger DL, Krabbe LM, Dersch R, et al. Intravesical Bacillus Calmette-Guérin versus mitomycin C for Ta and T1 bladder cancer. Cochrane Database Syst Rev. 2020;1:CD011935.

71. Morales A, Eidinger D, Bruce AW. Intracavitary bacillus Calmette-Guerin in the treatment of superficial bladder tumors. J Urol. 1976;116(2):180–3.

72. Grimm MO, van der Heijden AG, Colombel M, Muilwijk T, Martínez-Piñeiro L, Babjuk MM, et al. Treatment of high-grade non-muscle-invasive bladder carcinoma by standard number and dose of BCG instillations versus reduced number and standard dose of BCG Instillations: Results of the European Association of Urology Research Foundation Randomised phase III clinical trial "NIMBUS". Eur Urol. 2020;78(5):690–8.

73. Oddens J, Brausi M, Sylvester R, Bono A, van de Beek C, van Andel G, et al. Final results of an EORTC-GU cancers group randomized study of maintenance bacillus Calmette-Guérin in intermediate- and high-risk Ta, T1 papillary carcinoma of the urinary bladder: one-third dose versus full dose and 1 year versus 3 years of maintenance. Eur Urol. 2013;63(3):462–72.

74. Martínez-Piñeiro JA, Flores N, Isorna S, Solsona E, Sebastián JL, Pertusa C, et al. Long-term follow-up of a randomized prospective trial comparing a standard 81 mg dose of intravesical bacille Calmette-Guérin with a reduced dose of 27 mg in superficial bladder cancer. BJU Int. 2002;89(7):671–80.

75. Lamm DL, Blumenstein BA, Crissman JD, Montie JE, Gottesman JE, Lowe BA, et al. Maintenance bacillus Calmette-Guerin immunotherapy for recurrent TA, T1 and carcinoma in situ transitional cell carcinoma of the bladder: a randomized Southwest Oncology Group Study. J Urol. 2000;163(4):1124–9.

76. Lamm DL, Riggs DR, Traynelis CL, Nseyo UO. Apparent failure of current intravesical chemotherapy prophylaxis to influence the long-term course of superficial transitional cell carcinoma of the bladder. J Urol. 1995;153(5):1444–50.

77. Pawinski A, Sylvester R, Kurth KH, Bouffioux C, van der Meijden A, Parmar MK, et al. A combined analysis of European Organization for Research and Treatment of Cancer, and Medical Research Council randomized clinical trials for the prophylactic treatment of stage TaT1 bladder cancer. European Organization for Research and Treatment of Cancer Genitourinary Tract Cancer Cooperative Group and the Medical Research Council Working Party on Superficial Bladder Cancer. J Urol. 1996;156(6):1934–40, discussion 1940-1941.

78. Thrasher JB, Crawford ED. Complications of intravesical chemotherapy. Urol Clin North Am. 1992;19(3):529–39.

79. Friedrich MG, Pichlmeier U, Schwaibold H, Conrad S, Huland H. Long-term intravesical adjuvant chemotherapy further reduces recurrence rate compared with short-term intravesical chemotherapy and short-term therapy with Bacillus Calmette-Guérin (BCG) in patients with non-muscle-invasive bladder carcinoma. Eur Urol. 2007;52(4):1123–9.

80. Di Lorenzo G, Perdonà S, Damiano R, Faiella A, Cantiello F, Pignata S, et al. Gemcitabine versus bacille Calmette-Guérin after initial bacille Calmette-Guérin failure in non-muscle-invasive bladder cancer: a multicenter prospective randomized trial. Cancer. 2010;116(8):1893–900.

81. Perdonà S, Di Lorenzo G, Cantiello F, Damiano R, De Sio M, Masala D, et al. Is gemcitabine an option in BCG-refractory nonmuscle-invasive bladder cancer? A single-arm prospective trial. Anticancer Drugs. 2010;21(1):101–6.

82. Steinberg RL, Thomas LJ, Brooks N, Mott SL, Vitale A, Crump T, et al. Multi-institution evaluation of sequential gemcitabine and docetaxel as rescue therapy for nonmuscle invasive bladder cancer. J Urol. 2020;203(5):902–9.

83. Tan WS, Panchal A, Buckley L, Devall AJ, Loubière LS, Pope AM, et al. Radiofrequency-induced thermo-chemotherapy effect versus a second course of bacillus calmette-guérin or institutional standard in patients with recurrence of non-muscle-invasive bladder cancer following induction or maintenance bacillus calmette-guérin therapy (HYMN): A phase III, open-label, randomised controlled trial. Eur Urol. 2019;75(1):63–71.

84. Viventia Bio. Open-label, multicenter, Ph 3 study to evaluate the efficacy and tolerability of intravesical vicinium™ in subjects with non muscle-invasive carcinoma in situ and/or high-grade papillary disease of the bladder treated with BCG. Clinicaltrials.gov. 2021 jun. Report No.: NCT02449239. Disponível em: https://clinicaltrials.gov/ct2/show/NCT02449239. [2022 jun. 07].

85. Boorjian SA, Alemozaffar M, Konety BR, Shore ND, Gomella LG, Kamat AM, et al. Intravesical nadofaragene firadenovec gene therapy for BCG-unresponsive non-muscle-invasive bladder cancer: a single-arm, open-label, repeat-dose clinical trial. Lancet Oncol. 2021;22(1):107–17.

86. Balar AV, Kamat AM, Kulkarni GS, Uchio EM, Boormans JL, Roumiguié M, et al. Pembrolizumab monotherapy for the treatment of high-risk non-muscle-invasive bladder cancer unresponsive to BCG (KEYNOTE-057): an open-label, single-arm, multicentre, phase 2 study. Lancet Oncol. 2021;22(7):919–30.

87. Gospodarowicz MK, Warde P. The role of radiation therapy in the management of transitional cell carcinoma of the bladder. Hematol Oncol Clin North Am. 1992;6(1):147–68.

88. Sawczuk IS, Olsson CA, deVere White R. The limited usefulness of external beam radiotherapy in the control of superficial bladder cancer. Br J Urol. 1988;61(4):330–2.

89. Weiss C, Wolze C, Engehausen DG, Ott OJ, Krause FS, Schrott KM, et al. Radiochemotherapy after transurethral resection for high-risk T1 bladder cancer: an alternative to intravesical therapy or early cystectomy? J Clin Oncol Off J Am Soc Clin Oncol. 2006;24(15):2318–24.

90. Harland SJ, Kynaston H, Grigor K, Wallace DM, Beacock C, Kockelbergh R, et al. A randomized trial of radical radiotherapy for the management of pT1G3 NXM0 transitional cell carcinoma of the bladder. J Urol. Sept 2007;178(3 Pt 1):807–13; discussion 813.

91. Huang GJ, Stein JP. Open radical cystectomy with lymphadenectomy remains the treatment of choice for invasive bladder cancer. Curr Opin Urol. 2007;17(5):369–75.

92. Stein JP, Lieskovsky G, Cote R, Groshen S, Feng AC, Boyd S, et al. Radical cystectomy in the treatment of invasive bladder cancer: long-term results in 1,054 patients. J Clin Oncol Off J Am Soc Clin Oncol. 2001;19(3):666–75.

93. Gore JL, Lai J, Setodji CM, Litwin MS, Saigal CS, Urologic Diseases in America Project. Mortality increases when radical cystectomy is delayed more than 12 weeks: results from a surveillance, epidemiology, and end results-medicare analysis. Cancer. 2009;115(5):988–96.

94. Parekh DJ, Reis IM, Castle EP, Gonzalgo ML, Woods ME, Svatek RS, et al. Robot-assisted radical cystectomy versus open radical cystectomy in patients with bladder cancer (RAZOR): an open-label, randomised, phase 3, non-inferiority trial. Lancet Lond Engl. 2018;391(10139):2525–36.

95. Nieuwenhuijzen JA, et al. Urinary diversions after cystectomy: the association of clinical factors, complications and functional results of four different diversions. Eur Urol. 2008;53(4). Disponível em: https://pubmed.ncbi.nlm.nih.gov/17904276/. [2022 jun. 07].

96. Somani BK, Gimlin D, Fayers P, N'dow J. Quality of life and body image for bladder cancer patients undergoing radical cystectomy and urinary diversion - a prospective cohort study with a systematic review of literature. Urology. 2009;74(5):1138–43.

97. Steven K, Poulsen AL. Radical cystectomy and extended pelvic lymphadenectomy: survival of patients with lymph node metastasis above the bifurcation of the common iliac vessels treated with surgery only. J Urol. 2007;178(4 Pt 1):1218–23; discussion 1223-1224.

98. Wright JL, Lin DW, Porter MP. The association between extent of lymphadenectomy and survival among patients with lymph node metastases undergoing radical cystectomy. Cancer. 2008;112(11):2401–8.

99. Leissner J, Hohenfellner R, Thüroff JW, Wolf HK. Lymphadenectomy in patients with transitional cell carcinoma of the urinary bladder; significance for staging and prognosis. BJU Int. 2000;85(7):817–23.

100. Advanced Bladder Cancer Meta-Analysis Collaboration. Neoadjuvant chemotherapy in invasive bladder cancer: a systematic review and meta-analysis. Lancet Lond Engl. 2003;361(9373):1927–34.

101. Meeks JJ, Bellmunt J, Bochner BH, Clarke NW, Daneshmand S, Galsky MD, et al. A systematic review of neoadjuvant and adjuvant chemotherapy for muscle-invasive bladder cancer. Eur Urol. 2012;62(3):523–33.

102. Galsky MD, Pal SK, Chowdhury S, Harshman LC, Crabb SJ, Wong YN, et al. Comparative effectiveness of gemcitabine plus cisplatin versus methotrexate, vinblastine, doxorubicin, plus cisplatin as neoadjuvant therapy for muscle-invasive bladder cancer. Cancer. 2015;121(15):2586–93.

103. Zargar H, Espiritu PN, Fairey AS, Mertens LS, Dinney CP, Mir MC, et al. Multicenter assessment of neoadjuvant chemotherapy for muscle-invasive bladder cancer. Eur Urol. 2015;67(2):241–9.

104. Pfister C, Gravis G, Fléchon A, Soulié M, Guy L, Laguerre B, et al. Randomized phase III trial of dose-dense methotrexate, vinblastine, doxorubicin, and cisplatin, or gemcitabine and cisplatin as perioperative chemotherapy for patients with muscle-invasive bladder cancer. Analysis of the GETUG/AFU V05 VESPER Trial Secondary Endpoints: Chemotherapy Toxicity and Pathological Responses. Eur Urol. 2021;79(2):214–21.

105. Pfister C, Gravis G, Fléchon A, Chevreau C, Mahammedi H, Laguerre B, et al. Dose-Dense methotrexate, vinblastine, doxorubicin, and cisplatin or gemcitabine and cisplatin as perioperative chemotherapy for patients with nonmetastatic muscle-invasive bladder cancer: Results of the GETUG-AFU V05 VESPER Trial. J Clin Oncol Off J Am Soc Clin Oncol. 2022;JCO2102051.

106. Hussain SA, Palmer DH, Lloyd B, Collins SI, Barton D, Ansari J, et al. A study of split-dose cisplatin-based neo-adjuvant chemotherapy in muscle-invasive bladder cancer. Oncol Lett. 2012;3(4):855–9.

107. Powles T, Kockx M, Rodriguez-Vida A, Duran I, Crabb SJ, Van Der Heijden MS, et al. Clinical efficacy and biomarker analysis of neoadjuvant atezolizumab in operable urothelial carcinoma in the ABACUS trial. Nat Med. 2019;25(11):1706–14.

108. Necchi A, Anichini A, Raggi D, Briganti A, Massa S, Lucianò R, et al. Pembrolizumab as neoadjuvant therapy before radical cystectomy in patients with muscle-invasive urothelial bladder carcinoma (PURE-01): An open-label, single-arm, phase II Study. J Clin Oncol Off J Am Soc Clin Oncol. 2018;36(34):3353–60.

109. Gao J, Navai N, Alhalabi O, Siefker-Radtke A, Campbell MT, Tidwell RS, et al. Neoadjuvant PD-L1 plus CTLA-4 blockade in patients with cisplatin-ineligible

operable high-risk urothelial carcinoma. Nat Med. 2020;26(12):1845–51.
110. van Dijk N, Gil-Jimenez A, Silina K, Hendricksen K, Smit LA, de Feijter JM, et al. Preoperative ipilimumab plus nivolumab in locoregionally advanced urothelial cancer: the NABUCCO trial. Nat Med. 2020;26(12):1839–44.
111. Rose TL, Harrison MR, Deal AM, Ramalingam S, Whang YE, Brower B, et al. Phase II study of gemcitabine and split-dose cisplatin plus pembrolizumab as neoadjuvant therapy before radical cystectomy in patients with muscle-invasive bladder cancer. J Clin Oncol Off J Am Soc Clin Oncol. 2021;39(28):3140–8.
112. Gupta S, Sonpavde G, Weight CJ, McGregor BA, Gupta S, Maughan BL, et al. Results from BLASST-1 (Bladder Cancer Signal Seeking Trial) of nivolumab, gemcitabine, and cisplatin in muscle invasive bladder cancer (MIBC) undergoing cystectomy. J Clin Oncol. Febr 2020;38(6):439–439.
113. Svatek RS, Shariat SF, Lasky RE, Skinner EC, Novara G, Lerner SP, et al. The effectiveness of off-protocol adjuvant chemotherapy for patients with urothelial carcinoma of the urinary bladder. Clin Cancer Res Off J Am Assoc Cancer Res. 2010;16(17):4461–7.
114. Leow JJ, Martin-Doyle W, Rajagopal PS, Patel CG, Anderson EM, Rothman AT, et al. Adjuvant chemotherapy for invasive bladder cancer: a 2013 updated systematic review and meta-analysis of randomized trials. Eur Urol. 2014;66(1):42–54.
115. Sternberg CN, Skoneczna I, Kerst JM, Albers P, Fossa SD, Agerbaek M, et al. Immediate versus deferred chemotherapy after radical cystectomy in patients with pT3-pT4 or N+ M0 urothelial carcinoma of the bladder (EORTC 30994): an intergroup, open-label, randomised phase 3 trial. Lancet Oncol. 2015;16(1):76–8
116. Sonpavde G, Khan MM, Svatek RS, Lee R, Novara G, Tilki D, et al. Prognostic risk stratification of pathological stage T2N0 bladder cancer after radical cystectomy. BJU Int. 2011;108(5):687–92.
117. Bellmunt J, Hussain M, Gschwend JE, Albers P, Oudard S, Castellano D, et al. Adjuvant atezolizumab versus observation in muscle-invasive urothelial carcinoma (IMvigor010): a multicentre, open-label, randomised, phase 3 trial. Lancet Oncol. 2021;22(4):525–37.
118. Bajorin DF, Witjes JA, Gschwend JE, Schenker M, Valderrama BP, Tomita Y, et al. Adjuvant nivolumab versus placebo in muscle-invasive urothelial carcinoma. N Engl J Med. Jun 2021;384(22):2102–14.
119. Apolo AB, Rosenberg JE, Kim WY, Chen RC, Sonpavde G, Srinivas S, et al. Alliance A031501: Phase III randomized adjuvant study of MK-3475 (pembrolizumab) in muscle-invasive and locally advanced urothelial carcinoma (MIBC) (AMBASSADOR) versus observation. J Clin Oncol. 2019;37(7):TPS504–TPS504.
120. Pal SK, Daneshmand S, Matin SF, Loriot Y, Sridhar SS, Grivas P, et al. PROOF 302: A randomized, double-blind, placebo-controlled, phase III trial of infigratinib as adjuvant therapy in patients with invasive urothelial carcinoma harboring FGFR3 alterations. J Clin Oncol. 2020;38(6):TPS600–TPS600.
121. Batata MA, Chu FC, Hilaris BS, Lee MZ, Varesko RW, Lee HS, et al. Preoperative whole pelvis verus true pelvis irradiation and/or cystectomy for bladder cancer. Int J Radiat Oncol Biol Phys. 1981;7(10):1349–55.
122. Spera JA, Whittington R, Littman P, Solin LJ, Wein AJ. A comparison of preoperative radiotherapy regimens for bladder carcinoma. The University of Pennsylvania experience. Cancer. 1988;61(2):255–62.
123. Parsons JT, Million RR. Planned preoperative irradiation in the management of clinical stage B2-C (T3) bladder carcinoma. Int J Radiat Oncol Biol Phys. 1988;14(4):797–810.
124. Abrahamsen JF, Fosså SD. Long-term morbidity after curative radiotherapy for carcinoma of the bladder. A retrospective study. Strahlenther Onkol Organ Dtsch Rontgengesellschaft Al. 1990;166(9):580–3.
125. Miller LS. Bladder cancer: superiority of preoperative irradiation and cystectomy in clinical stages B2 and C. Cancer. 1977;39(2):973–80.
126. Sell A, Jakobsen A, Nerstrøm B, Sørensen BL, Steven K, Barlebo H. Treatment of advanced bladder cancer category T2 T3 and T4a. A randomized multicenter study of preoperative irradiation and cystectomy versus radical irradiation and early salvage cystectomy for residual tumor. DAVECA protocol 8201. Danish Vesical Cancer Group. Scand J Urol Nephrol Suppl. 1991;138:193–201.
127. Huncharek M, Muscat J, Geschwind JF. Planned preoperative radiation therapy in muscle invasive bladder cancer; results of a meta-analysis. Anticancer Res. 1998;18(3B):1931–4.
128. Zaghloul MS, Christodouleas JP, Smith A, Abdallah A, William H, Khaled HM, et al. Adjuvant sandwich chemotherapy plus radiotherapy vs adjuvant chemotherapy alone for locally advanced bladder cancer after radical cystectomy: A randomized phase 2 trial. Jama Surg. 2018;153(1):e174591.
129. Iwata T, Kimura S, Abufaraj M, Janisch F, Karakiewicz PI, Seebacher V, et al. The role of adjuvant radiotherapy after surgery for upper and lower urinary tract urothelial carcinoma: A systematic review. Urol Oncol. 2019;37(10):659–71.
130. Lewis GD, Haque W, Verma V, Butler EB, Teh BS. The role of adjuvant radiation therapy in locally advanced bladder cancer. Bladder Cancer Amst Neth. 2018;4(2):205–13.

131. Fischer-Valuck BW, Michalski JM, Mitra N, Christodouleas JP, DeWees TA, Kim E, et al. Effectiveness of postoperative radiotherapy after radical cystectomy for locally advanced bladder cancer. Cancer Med. 2019;8(8):3698–709.

132. Sargos P, Baumann BC, Eapen L, Christodouleas J, Bahl A, Murthy V, et al. Risk factors for loco-regional recurrence after radical cystectomy of muscle-invasive bladder cancer: A systematic-review and framework for adjuvant radiotherapy. Cancer Treat Rev. 2018;70:88–97.

133. Jenkins BJ, Caulfield MJ, Fowler CG, Badenoch DF, Tiptaft RC, Paris AM, et al. Reappraisal of the role of radical radiotherapy and salvage cystectomy in the treatment of invasive (T2/T3) bladder cancer. Br J Urol. 1988;62(4):343–6.

134. Daehlin L, Haukaas S, Maartmann-Moe H, Medby PC. Survival after radical treatment for transitional cell carcinoma of the bladder. Eur J Surg Oncol J Eur Soc Surg Oncol Br Assoc Surg Oncol. 1999;25(1):66–70.

135. Chung PWM, Bristow RG, Milosevic MF, Yi Q long, Jewett MAS, Warde PR, et al. Long-term outcome of radiation-based conservation therapy for invasive bladder cancer. Urol Oncol. 2007;25(4):303–9.

136. Shipley WU, Rose MA, Perrone TL, Mannix CM, Heney NM, Prout GR. Full-dose irradiation for patients with invasive bladder carcinoma: clinical and histological factors prognostic of improved survival. J Urol. 1985;134(4):679–83.

137. Donat SM, Shabsigh A, Savage C, Cronin AM, Bochner BH, Dalbagni G, et al. Potential impact of postoperative early complications on the timing of adjuvant chemotherapy in patients undergoing radical cystectomy: a high-volume tertiary cancer center experience. Eur Urol. 2009;55(1):177–85.

138. Mak RH, Hunt D, Shipley WU, Efstathiou JA, Tester WJ, Hagan MP, et al. Long-term outcomes in patients with muscle-invasive bladder cancer after selective bladder-preserving combined-modality therapy: a pooled analysis of Radiation Therapy Oncology Group protocols 8802, 8903, 9506, 9706, 9906, and 0233. J Clin Oncol Off J Am Soc Clin Oncol. 2014;32(34):3801–9.

139. Giacalone NJ, Shipley WU, Clayman RH, Niemierko A, Drumm M, Heney NM, et al. Long-term outcomes after bladder-preserving tri-modality therapy for patients with muscle-invasive bladder cancer: An updated analysis of the Massachusetts General Hospital Experience. Eur Urol. Jun 2017;71(6):952–60.

140. Vashistha V, Wang H, Mazzone A, Liss MA, Svatek RS, Schleicher M, et al. Radical cystectomy compared to combined modality treatment for muscle-invasive bladder cancer: a systematic review and meta-analysis. Int J Radiat Oncol Biol Phys. 2017;97(5):1002–20.

141. Kaushik D, Wang H, Michalek J, Liss MA, Liu Q, Jha RP, et al. Chemoradiation vs radical cystectomy for muscle-invasive bladder cancer: A propensity score-weighted comparative analysis using the national cancer database. Urology. 2019;133:164–74.

142. Coppin CM, Gospodarowicz MK, James K, Tannock IF, Zee B, Carson J, et al. Improved local control of invasive bladder cancer by concurrent cisplatin and preoperative or definitive radiation. The National Cancer Institute of Canada Clinical Trials Group. J Clin Oncol Off J Am Soc Clin Oncol. 1996;14(11):2901–7.

143. James ND, Hussain SA, Hall E, Jenkins P, Tremlett J, Rawlings C, et al. Radiotherapy with or without chemotherapy in muscle-invasive bladder cancer. N Engl J Med. 2012;366(16):1477–88.

144. Michaelson MD, Hu C, Pham HT, Dahl DM, Lee-Wu C, Swanson GP, et al. A Phase 1/2 trial of a combination of paclitaxel and trastuzumab with daily irradiation or paclitaxel alone with daily irradiation after transurethral surgery for noncystectomy candidates with muscle-invasive bladder cancer (trial NRG Oncology RTOG 0524). Int J Radiat Oncol Biol Phys. 2017;97(5):995–1001.

145. Choudhury A, Swindell R, Logue JP, Elliott PA, Livsey JE, Wise M, et al. Phase II study of conformal hypofractionated radiotherapy with concurrent gemcitabine in muscle-invasive bladder cancer. J Clin Oncol Off J Am Soc Clin Oncol. 2011;29(6):733–8.

146. Coen JJ, Zhang P, Saylor PJ, Lee CT, Wu CL, Parker W, et al. Bladder preservation with twice-a-day radiation plus fluorouracil/cisplatin or once daily radiation plus gemcitabine for muscle-invasive bladder cancer: NRG/RTOG 0712-A randomized phase II trial. J Clin Oncol Off J Am Soc Clin Oncol. 2019;37(1):44–51.

147. Rödel C, Grabenbauer GG, Kühn R, Papadopoulos T, Dunst J, Meyer M, et al. Combined-modality treatment and selective organ preservation in invasive bladder cancer: long-term results. J Clin Oncol Off J Am Soc Clin Oncol. 2002;20(14):3061–71.

148. Weiss C, Engehausen DG, Krause FS, Papadopoulos T, Dunst J, Sauer R, et al. Radiochemotherapy with cisplatin and 5-fluorouracil after transurethral surgery in patients with bladder cancer. Int J Radiat Oncol Biol Phys. 2007;68(4):1072–80.

149. Pos FJ, Hart G, Schneider C, Sminia P. Radical radiotherapy for invasive bladder cancer: What dose and fractionation schedule to choose? Int J Radiat Oncol Biol Phys. 2006;64(4):1168–73.

150. Horwich A, Dearnaley D, Huddart R, Graham J, Bessell E, Mason M, et al. A randomised trial of accelerated radiotherapy for localised invasive bladder cancer. Radiother Oncol J Eur Soc Ther Radiol Oncol. 2005;75(1):34–43.

151. Choudhury A, Porta N, Hall E, Song YP, Owen R, MacKay R, et al. Hypofractionated radiotherapy in locally advanced bladder cancer: an individual patient data meta-analysis of the BC2001 and BCON trials. Lancet Oncol. 2021;22(2):246–55.

152. von der Maase H, Sengelov L, Roberts JT, Ricci S, Dogliotti L, Oliver T, et al. Long-term survival results of a randomized trial comparing gemcitabine plus cisplatin, with methotrexate, vinblastine, doxorubicin, plus cisplatin in patients with bladder cancer. J Clin Oncol Off J Am Soc Clin Oncol. 2005;23(21):4602–8.

153. Loehrer PJ, Einhorn LH, Elson PJ, Crawford ED, Kuebler P, Tannock I, et al. A randomized comparison of cisplatin alone or in combination with methotrexate, vinblastine, and doxorubicin in patients with metastatic urothelial carcinoma: a cooperative group study. J Clin Oncol Off J Am Soc Clin Oncol. 1992;10(7):1066–73.

154. Saxman SB, Propert KJ, Einhorn LH, Crawford ED, Tannock I, Raghavan D, et al. Long-term follow-up of a phase III intergroup study of cisplatin alone or in combination with methotrexate, vinblastine, and doxorubicin in patients with metastatic urothelial carcinoma: a cooperative group study. J Clin Oncol Off J Am Soc Clin Oncol. 1997;15(7):2564–9.

155. Gan K, Gao Y, Liu K, Xu B, Qin W. The clinical significance and prognostic value of HER2 expression in bladder cancer: A meta-analysis and a bioinformatic analysis. Front Oncol. 2021;11. Disponível em: https://www.frontiersin.org/article/10.3389/fonc.2021.653491. Acesso em: 09/06/2022.

156. Zhao J, Xu W, Zhang Z, Song R, Zeng S, Sun Y, et al. Prognostic role of HER2 expression in bladder cancer: a systematic review and meta-analysis. Int Urol Nephrol. 2015;47(1):87–94.

157. Lorenzo-Romero JG, Salinas-Sánchez AS, Giménez-Bachs JM, Sánchez-Sánchez F, Escribano-Martínez J, Segura-Martín M, et al. Prognostic implications of p53 gene mutations in bladder tumors. J Urol. 2003;169(2):492–9.

158. Bellmunt J, Paz-Ares L, Cuello M, Cecere FL, Albiol S, Guillem V, et al. Gene expression of ERCC1 as a novel prognostic marker in advanced bladder cancer patients receiving cisplatin-based chemotherapy. Ann Oncol Off J Eur Soc Med Oncol. 2007;18(3):522–8.

159. Van Allen EM, Mouw KW, Kim P, Iyer G, Wagle N, Al-Ahmadie H, et al. Somatic ERCC2 mutations correlate with cisplatin sensitivity in muscle-invasive urothelial carcinoma. Cancer Discov. 2014;4(10):1140–53.

160. Galsky MD, Hahn NM, Rosenberg J, Sonpavde G, Hutson T, Oh WK, et al. A consensus definition of patients with metastatic urothelial carcinoma who are unfit for cisplatin-based chemotherapy. Lancet Oncol. 2011;12(3):211–4.

161. Logothetis CJ, Dexeus FH, Finn L, Sella A, Amato RJ, Ayala AG, et al. A prospective randomized trial comparing MVAC and CISCA chemotherapy for patients with metastatic urothelial tumors. J Clin Oncol Off J Am Soc Clin Oncol. 1990;8(6):1050–5.

162. Sternberg CN, de Mulder PH, Schornagel JH, Théodore C, Fossa SD, van Oosterom AT, et al. Randomized phase III trial of high-dose-intensity methotrexate, vinblastine, doxorubicin, and cisplatin (MVAC) chemotherapy and recombinant human granulocyte colony-stimulating factor versus classic MVAC in advanced urothelial tract tumors: European Organization for Research and Treatment of Cancer Protocol no. 30924. J Clin Oncol Off J Am Soc Clin Oncol. 2001;19(10):2638–46.

163. Sternberg CN, de Mulder P, Schornagel JH, Theodore C, Fossa SD, van Oosterom AT, et al. Seven year update of an EORTC phase III trial of high-dose intensity M-VAC chemotherapy and G-CSF versus classic M-VAC in advanced urothelial tract tumours. Eur J Cancer Oxf Engl 1990. 2006;42(1):50–4.

164. Bellmunt J, von der Maase H, Mead GM, Skoneczna I, De Santis M, Daugaard G, et al. Randomized phase III study comparing paclitaxel/cisplatin/gemcitabine and gemcitabine/cisplatin in patients with locally advanced or metastatic urothelial cancer without prior systemic therapy: EORTC Intergroup Study 30987. J Clin Oncol Off J Am Soc Clin Oncol. 2012;30(10):1107–13.

165. Hussain SA, Stocken DD, Riley P, Palmer DH, Peake DR, Geh JI, et al. A phase I/II study of gemcitabine and fractionated cisplatin in an outpatient setting using a 21-day schedule in patients with advanced and metastatic bladder cancer. Br J Cancer. 2004;91(5):844–9.

166. Galsky MD, Chen GJ, Oh WK, Bellmunt J, Roth BJ, Petrioli R, et al. Comparative effectiveness of cisplatin-based and carboplatin-based chemotherapy for treatment of advanced urothelial carcinoma. Ann Oncol Off J Eur Soc Med Oncol. 2012;23(2):406–10.

167. Powles T, Park SH, Voog E, Caserta C, Valderrama BP, Gurney H, et al. Avelumab maintenance therapy for advanced or metastatic urothelial carcinoma. N Engl J Med. 2020;383(13):1218–30.

168. Galsky MD, Arija JÁA, Bamias A, Davis ID, De Santis M, Kikuchi E, et al. Atezolizumab with or without chemotherapy in metastatic urothelial cancer (IMvigor130): a multicentre, randomised, placebo-controlled phase 3 trial. Lancet Lond Engl. 2020;395(10236):1547–57.

169. Powles T, Csőszi T, Özgüroğlu M, Matsubara N, Géczi L, Cheng SYS, et al. Pembrolizumab alone or combined with chemotherapy versus chemotherapy as first-line therapy for advanced urothelial carcinoma (KEYNOTE-361): a randomised, open-label, phase 3 trial. Lancet Oncol. 2021;22(7):931–45.

170. Powles T, van der Heijden MS, Castellano D, Galsky MD, Loriot Y, Petrylak DP, et al. Durvalumab alone and durvalumab plus tremelimumab versus chemotherapy in previously untreated patients with unresectable, locally advanced or metastatic urothelial carcinoma (DANUBE): a randomised, open-label, multicentre, phase 3 trial. Lancet Oncol. 2020;21(12):1574–88.

171. Balar AV, Galsky MD, Rosenberg JE, Powles T, Petrylak DP, Bellmunt J, et al. Atezolizumab as first-line treatment in cisplatin-ineligible patients with locally advanced and metastatic urothelial carcinoma: a single-arm, multicentre, phase 2 trial. Lancet Lond Engl. 2017;389(10064):67–76.

172. Balar AV, Castellano D, O'Donnell PH, Grivas P, Vuky J, Powles T, et al. First-line pembrolizumab in cisplatin-ineligible patients with locally advanced and unresectable or metastatic urothelial cancer (KEYNOTE-052): a multicentre, single-arm, phase 2 study. Lancet Oncol. 2017;18(11):1483–92.

173. Galsky MD, Hahn NM, Rosenberg J, Sonpavde G, Hutson T, Oh WK, et al. Treatment of patients with metastatic urothelial cancer "unfit" for cisplatin-based chemotherapy. J Clin Oncol Off J Am Soc Clin Oncol. 2011;29(17):2432–8.

174. De Santis M, Bellmunt J, Mead G, Kerst JM, Leahy M, Maroto P, et al. Randomized phase II/III trial assessing gemcitabine/carboplatin and methotrexate/carboplatin/vinblastine in patients with advanced urothelial cancer "unfit" for cisplatin-based chemotherapy: phase II-results of EORTC study 30986. J Clin Oncol Off J Am Soc Clin Oncol. 2009;27(33):5634–9.

175. Sternberg CN, Calabrò F, Pizzocaro G, Marini L, Schnetzer S, Sella A. Chemotherapy with an every-2-week regimen of gemcitabine and paclitaxel in patients with transitional cell carcinoma who have received prior cisplatin-based therapy. Cancer. 2001;92(12):2993–8.

176. Meluch AA, Greco FA, Burris HA, O'Rourke T, Ortega G, Steis RG, et al. Paclitaxel and gemcitabine chemotherapy for advanced transitional-cell carcinoma of the urothelial tract: a phase II trial of the Minnie pearl cancer research network. J Clin Oncol Off J Am Soc Clin Oncol. 2001;19(12):3018–24.

177. Calabrò F, Lorusso V, Rosati G, Manzione L, Frassineti L, Sava T, et al. Gemcitabine and paclitaxel every 2 weeks in patients with previously untreated urothelial carcinoma. Cancer. 2009;115(12):2652–9.

178. Galsky MD, Mortazavi A, Milowsky MI, George S, Gupta S, Fleming MT, et al. Randomized double-blind phase II study of maintenance pembrolizumab versus placebo after first-line chemotherapy in patients with metastatic urothelial cancer. J Clin Oncol Off J Am Soc Clin Oncol. 2020;38(16):1797–806.

179. Patel MR, Ellerton J, Infante JR, Agrawal M, Gordon M, Aljumaily R, et al. Avelumab in metastatic urothelial carcinoma after platinum failure (JAVELIN Solid Tumor): pooled results from two expansion cohorts of an open-label, phase 1 trial. Lancet Oncol. 2018;19(1):51–64.

180. Cheeseman S, Thompson M, Sopwith W, Godden P, Seshagiri D, Adedokun L, et al. Current treatment and outcomes benchmark for locally advanced or metastatic urothelial cancer from a large uk-based single centre. Front Oncol. 2020;10:167.

181. AstraZeneca. A Phase III, randomized, open-label, controlled, multi-center, global study of first-line durvalumab in combination with standard of care chemotherapy and durvalumab in combination with tremelimumab and standard of care chemotherapy versus standard of care chemotherapy alone in patients with unresectable locally advanced or metastatic urothelial cancer. Clinical trials. 2022. Report N°: NCT03682068. Disponível em: https://clinicaltrials.gov/ct2/show/NCT03682068. [2022 jun. 08].

182. Sharma P, Retz M, Siefker-Radtke A, Baron A, Necchi A, Bedke J, et al. Nivolumab in metastatic urothelial carcinoma after platinum therapy (CheckMate 275): a multicentre, single-arm, phase 2 trial. Lancet Oncol. 2017;18(3):312–22.

183. Powles T, O'Donnell PH, Massard C, Arkenau HT, Friedlander TW, Hoimes CJ, et al. Efficacy and safety of durvalumab in locally advanced or metastatic urothelial carcinoma: updated results from a phase 1/2 open-label study. Jama Oncol. 2017;3(9):e172411.

184. Bellmunt J, de Wit R, Vaughn DJ, Fradet Y, Lee JL, Fong L, et al. Pembrolizumab as second-line therapy for advanced urothelial carcinoma. N Engl J Med. 2017;376(11):1015–26.

185. Rosenberg JE, Hoffman-Censits J, Powles T, van der Heijden MS, Balar AV, Necchi A, et al. Atezolizumab in patients with locally advanced and metastatic urothelial carcinoma who have progressed following treatment with platinum-based chemotherapy: a single-arm, multicentre, phase 2 trial. Lancet Lond Engl. 2016;387(10031):1909–20.

186. Powles T, Eder JP, Fine GD, Braiteh FS, Loriot Y, Cruz C, et al. MPDL3280A (anti-PD-L1) treatment leads to clinical activity in metastatic bladder cancer. Nature. 2014;515(7528):558–62.

187. Powles T, Durán I, van der Heijden MS, Loriot Y, Vogelzang NJ, De Giorgi U, et al. Atezolizumab versus chemotherapy in patients with platinum-treated locally advanced or metastatic urothelial carcinoma (IMvigor211): a multicentre, open-label, phase 3 randomised controlled trial. Lancet Lond Engl. 2018;391(10122):748–57.

188. Sharma P, Siefker-Radtke A, de Braud F, Basso U, Calvo E, Bono P, et al. Nivolumab alone and with ipilimumab in previously treated metastatic urothelial carcinoma: checkmate 032 nivolumab 1 mg/kg plus ipilimumab 3 mg/kg expansion cohort results. J Clin Oncol Off J Am Soc Clin Oncol. Jul 2019;37(19):1608–16.

189. Eckstein M, Cimadamore A, Hartmann A, Lopez-Beltran A, Cheng L, Scarpelli M, et al. PD-L1 assessment in urothelial carcinoma: a practical approach. Ann Transl Med. Nov 2019;7(22):690.

190. Oing C, Rink M, Oechsle K, Seidel C, von Amsberg G, Bokemeyer C. Second line chemotherapy for advanced and metastatic urothelial carcinoma: vinflunine and beyond-a comprehensive review of the current literature. J Urol. Febr 2016;195(2):254–63.

191. Raggi D, Miceli R, Sonpavde G, Giannatempo P, Mariani L, Galsky MD, et al. Second-line single-agent versus doublet chemotherapy as salvage therapy for metastatic urothelial cancer: a systematic review and meta-analysis. Ann Oncol Off J Eur Soc Med Oncol. Jan 2016;27(1):49–61.

192. Fechner G, Siener R, Reimann M, Kobalz L, Albers P, German Association Of Urologic Oncology (Auo) Bladder Cancer Study Group. Randomised phase II trial of gemcitabine and paclitaxel second-line chemotherapy in patients with transitional cell carcinoma (AUO Trial AB 20/99). Int J Clin Pract. Jan 2006;60(1):27–31.

193. Bellmunt J, Théodore C, Demkov T, Komyakov B, Sengelov L, Daugaard G, et al. Phase III trial of vinflunine plus best supportive care compared with best supportive care alone after a platinum-containing regimen in patients with advanced transitional cell carcinoma of the urothelial tract. J Clin Oncol Off J Am Soc Clin Oncol. Sept 2009;27(27):4454–61.

194. Petrylak DP, de Wit R, Chi KN, Drakaki A, Sternberg CN, Nishiyama H, et al. Ramucirumab plus docetaxel versus placebo plus docetaxel in patients with locally advanced or metastatic urothelial carcinoma after platinum-based therapy (RANGE): a randomised, double-blind, phase 3 trial. Lancet Lond Engl. Nov 2017;390(10109):2266–77.

195. Petrylak DP, de Wit R, Chi KN, Drakaki A, Sternberg CN, Nishiyama H, et al. Ramucirumab plus docetaxel versus placebo plus docetaxel in patients with locally advanced or metastatic urothelial carcinoma after platinum-based therapy (RANGE): overall survival and updated results of a randomised, double-blind, phase 3 trial. Lancet Oncol. Jan 2020;21(1):105–20.

196. Casadei C, Dizman N, Schepisi G, Cursano MC, Basso U, Santini D, et al. Targeted therapies for advanced bladder cancer: new strategies with FGFR inhibitors. Ther Adv Med Oncol. 2019;11:1758835919890285.

197. Loriot Y, Necchi A, Park SH, Garcia-Donas J, Huddart R, Burgess E, et al. Erdafitinib in locally advanced or metastatic urothelial carcinoma. N Engl J Med. Jul 2019;381(4):338–48.

198. Grünewald S, Politz O, Bender S, Héroult M, Lustig K, Thuss U, et al. Rogaratinib: A potent and selective pan-FGFR inhibitor with broad antitumor activity in FGFR-overexpressing preclinical cancer models. Int J Cancer. 2019;145(5):1346–57.

199. Helsten T, Elkin S, Arthur E, Tomson BN, Carter J, Kurzrock R. The FGFR landscape in cancer: Analysis of 4,853 tumors by next-generation sequencing. Clin Cancer Res Off J Am Assoc Cancer Res. 2016;22(1):259–67.

200. Santiago-Walker AE, Chen F, Loriot Y, Siefker-Radtke AO, Sun L, Sundaram R, et al. Predictive value of fibroblast growth factor receptor (FGFR) mutations and gene fusions on anti-PD-(L)1 treatment outcomes in patients (pts) with advanced urothelial cancer (UC). J Clin Oncol. 2019;37(7):419–419.

201. therascreen® FGFR RGQ RT-PCR Kit 874721 Medical Device Identificatio. Disponível em: https://fda.report/GUDID/04053228034094. [2022 jun. 06].

202. Sweis RF, Spranger S, Bao R, Paner GP, Stadler WM, Steinberg G, et al. Molecular drivers of the non-t-cell-inflamed tumor microenvironment in urothelial bladder cancer. Cancer Immunol Res. 2016;4(7):563–8.

203. Wang L, Gong Y, Saci A, Szabo PM, Martini A, Necchi A, et al. Fibroblast growth factor receptor 3 alterations and response to PD-1/PD-L1 blockade in patients with metastatic urothelial cancer. Eur Urol. 2019;76(5):599–603.

204. Janssen Research & Development, LLC. A phase 3 study of erdafitinib compared with vinflunine or docetaxel or pembrolizumab in subjects with advanced urothelial cancer and selected FGFR gene aberrations. Clinicaltrials.gov. 2022. Report n°: NCT03390504. Disponível em: https://clinicaltrials.gov/ct2/show/NCT03390504. [2022 jun. 06].

205. Pal SK, Rosenberg JE, Hoffman-Censits JH, Berger R, Quinn DI, Galsky MD, et al. Efficacy of BGJ398, a fibroblast growth factor receptor 1-3 inhibitor, in patients with previously treated advanced urothelial carcinoma with FGFR3 alterations. Cancer Discov. 2018;8(7):812–21.

206. Rosenberg JE, Gajate P, Morales-Barrera R, Lee JL, Necchi A, Penel N, et al. Safety and efficacy of rogaratinib in combination with atezolizumab in cisplatin-ineligible patients (pts) with locally advanced or metastatic urothelial cancer (UC) and FGFR mRNA overexpression in the phase Ib/II FORT-2 study. J Clin Oncol. 2021;39(15):4521–4521.

207. Quinn DI, Petrylak DP, Bellmunt J, Necchi A, Gurney H, Lee JL, et al. FORT-1: Phase II/III study of rogaratinib versus chemotherapy (CT) in patients (pts) with locally advanced or metastatic urothelial carcinoma (UC) selected based on FGFR1/3 mRNA expression. J Clin Oncol. 2020;38(6):489–489.
208. Rosenberg JE, O'Donnell PH, Balar AV, McGregor BA, Heath EI, Yu EY, et al. Pivotal trial of enfortumab vedotin in urothelial carcinoma after platinum and anti-programmed death 1/programmed death ligand 1 therapy. J Clin Oncol Off J Am Soc Clin Oncol. 2019;37(29):2592–600.
209. Petrylak DP, Balar AV, O'Donnell PH, McGregor BA, Heath EI, Yu EY, et al. EV-201: Results of enfortumab vedotin monotherapy for locally advanced or metastatic urothelial cancer previously treated with platinum and immune checkpoint inhibitors. J Clin Oncol. 2019;37(18):4505–4505.
210. Rosenberg J, Sridhar SS, Zhang J, Smith D, Ruether D, Flaig TW, et al. EV-101: A phase I study of single-agent enfortumab vedotin in patients with nectin-4-positive solid tumors, including metastatic urothelial carcinoma. J Clin Oncol Off J Am Soc Clin Oncol. 2020;38(10):1041–9.
211. Yu EY, Petrylak DP, O'Donnell PH, Lee JL, van der Heijden MS, Loriot Y, et al. Enfortumab vedotin after PD-1 or PD-L1 inhibitors in cisplatin-ineligible patients with advanced urothelial carcinoma (EV-201): a multicentre, single-arm, phase 2 trial. Lancet Oncol. 2021;22(6):872–82.
212. Powles T, Rosenberg JE, Sonpavde GP, Loriot Y, Durán I, Lee JL, et al. Enfortumab vedotin in previously treated advanced urothelial carcinoma. N Engl J Med. 2021;384(12):1125–35.
213. Rosenberg JE, Flaig TW, Friedlander TW, Milowsky MI, Srinivas S, Petrylak DP, et al. Study EV-103: Preliminary durability results of enfortumab vedotin plus pembrolizumab for locally advanced or metastatic urothelial carcinoma. J Clin Oncol. 2020;38(6):441.
214. Friedlander TW, Milowsky MI, Bilen MA, Srinivas S, McKay RR, Flaig TW, et al. Study EV-103: Update on durability results and long term outcome of enfortumab vedotin + pembrolizumab in first line locally advanced or metastatic urothelial carcinoma (la/mUC). J Clin Oncol. 2021;39(15):4528–4528.
215. Van Der Heijden MS, Gupta S, Galsky MD, Derleth CL, Lee S, Kataria RS, et al. Study EV-302: A two-arm, open-label, randomized controlled phase 3 study of enfortumab vedotin in combination with pembrolizumab versus chemotherapy in previously untreated advanced urothelial carcinoma (aUC) (trial in progress). J Clin Oncol. 2022;40(6):TPS589–TPS589.
216. Tagawa ST, Faltas BM, Lam ET, Saylor PJ, Bardia A, Hajdenberg J, et al. Sacituzumab govitecan (IMMU-132) in patients with previously treated metastatic urothelial cancer (mUC): Results from a phase I/II study. J Clin Oncol. 2019;37(7):354.
217. Tagawa ST, Balar AV, Petrylak DP, Kalebasty AR, Loriot Y, Fléchon A, et al. TROPHY-U-01: A Phase II open-label study of sacituzumab govitecan in patients with metastatic urothelial carcinoma progressing after platinum-based chemotherapy and checkpoint inhibitors. J Clin Oncol Off J Am Soc Clin Oncol. 2021;39(22):2474–85.
218. Petrylak DP, Tagawa ST, Jain RK, Bupathi M, Balar AV, Rezazadeh A, et al. Early results of TROPHY-U-01 Cohort 2: Sacituzumab govitecan (SG) in platinum-ineligible patients (pts) with metastatic urothelial cancer (mUC) who progressed after prior checkpoint inhibitor (CPI) therapy. J Clin Oncol. 2020;38(15):5027.
219. Grivas P, Pouessel D, Park CH, Barthélémy P, Bupathi M, Petrylak DP, et al. TROPHY-U-01 Cohort 3: Sacituzumab govitecan (SG) in combination with pembrolizumab (Pembro) in patients (pts) with metastatic urothelial cancer (mUC) who progressed after platinum (PLT)-based regimens. J Clin Oncol. 2022;40(6):434.
220. Sheng X, Yan X, Wang L, Shi Y, Yao X, Luo H, et al. Open-label, multicenter, phase ii study of RC48-ADC, a HER2-targeting antibody-drug conjugate, in patients with locally advanced or metastatic urothelial carcinoma. Clin Cancer Res Off J Am Assoc Cancer Res. 2021;27(1):43–51.
221. Szabados B, van Dijk N, Tang YZ, van der Heijden MS, Wimalasingham A, Gomez de Liano A, et al. Response rate to chemotherapy after immune checkpoint inhibition in metastatic urothelial cancer. Eur Urol. 2018;73(2):149–52.
222. Wei XX, Werner L, Teo MY, Rosenberg JE, Koshkin VS, Grivas P, et al. Sequencing of PD-1/L1 inhibitors and carboplatin based chemotherapy for cisplatin ineligible metastatic urothelial carcinoma. J Urol. 2021;205(2):414–9.
223. Abufaraj M, Dalbagni G, Daneshmand S, Horenblas S, Kamat AM, Kanzaki R, et al. The role of surgery in metastatic bladder cancer: A systematic review. Eur Urol. 2018;73(4):543–57.
224. Dahm P, Gschwend JE. Malignant non-urothelial neoplasms of the urinary bladder: a review. Eur Urol. 2003;44(6):672–81.
225. Swanson DA, Liles A, Zagars GK. Preoperative irradiation and radical cystectomy for stages T2 and T3 squamous cell carcinoma of the bladder. J Urol. 1990;143(1):37–40.
226. Zaghloul MS, Christodouleas JP, Zaghloul T, Smith A, Abdalla A, William H, et al. Randomized trial of adjuvant chemotherapy versus adjuvant radiation

therapy for locally advanced bladder cancer after radical cystectomy. J Clin Oncol. 2019;37(15):4507.

227. Hussain M, Vaishampayan U, Du W, Redman B, Smith DC. Combination paclitaxel, carboplatin, and gemcitabine is an active treatment for advanced urothelial cancer. J Clin Oncol Off J Am Soc Clin Oncol. 2001;19(9):2527–33.

228. Grignon DJ, Ro JY, Ayala AG, Johnson DE, Ordóñez NG. Primary adenocarcinoma of the urinary bladder. A clinicopathologic analysis of 72 cases. Cancer. 1991;67(8):2165–72.

229. Manunta A, Vincendeau S, Kiriakou G, Lobel B, Guillé F. Non-transitional cell bladder carcinomas. BJU Int. 2005;95(4):497–502.

230. Xiaoxu L, Jianhong L, Jinfeng W, Klotz LH. Bladder adenocarcinoma: 31 reported cases. Can J Urol. 2001;8(5):1380–3.

231. Galsky MD, Iasonos A, Mironov S, Scattergood J, Donat SM, Bochner BH, et al. Prospective trial of ifosfamide, paclitaxel, and cisplatin in patients with advanced non-transitional cell carcinoma of the urothelial tract. Urology. 2007;69(2):255–9.

232. Koay EJ, Teh BS, Paulino AC, Butler EB. A surveillance, epidemiology, and end results analysis of small cell carcinoma of the bladder: epidemiology, prognostic variables, and treatment trends. Cancer. 2011;117(23):5325–33.

233. Quek ML, Nichols PW, Yamzon J, Daneshmand S, Miranda G, Cai J, et al. Radical cystectomy for primary neuroendocrine tumors of the bladder: the university of southern california experience. J Urol. 2005;174(1):93–6.

234. Siefker-Radtke AO, Kamat AM, Grossman HB, Williams DL, Qiao W, Thall PF, et al. Phase II clinical trial of neoadjuvant alternating doublet chemotherapy with ifosfamide/doxorubicin and etoposide/cisplatin in small-cell urothelial cancer. J Clin Oncol Off J Am Soc Clin Oncol. 2009;27(16):2592–7.

235. Morgan TN, Turner RM, Baptiste J, Lyon TD, Maranchie JK, Hrebinko RL, et al. Small cell bladder cancer: should we consider prophylactic cranial irradiation? Int Braz J Urol Off J Braz Soc Urol. 2019;45(2):299–305.

236. Horn L, Mansfield AS, Szczęsna A, Havel L, Krzakowski M, Hochmair MJ, et al. First-line atezolizumab plus chemotherapy in extensive-stage small-cell lung cancer. N Engl J Med. 2018;379(23):2220–9.

237. Paz-Ares L, Dvorkin M, Chen Y, Reinmuth N, Hotta K, Trukhin D, et al. Durvalumab plus platinum-etoposide versus platinum-etoposide in first-line treatment of extensive-stage small-cell lung cancer (CASPIAN): a randomised, controlled, open-label, phase 3 trial. Lancet Lond Engl. 2019;394(10212):1929–39.

238. Lopez-Beltran A, Cheng L. Histologic variants of urothelial carcinoma: differential diagnosis and clinical implications. Hum Pathol. 2006;37(11):1371–88.

239. Sui W, Matulay JT, Onyeji IC, Theofanides MC, James MB, RoyChoudhury A, et al. Contemporary treatment patterns and outcomes of sarcomatoid bladder cancer. World J Urol. 2017;35(7):1055–61.

240. Raman JD, Messer J, Sielatycki JA, Hollenbeak CS. Incidence and survival of patients with carcinoma of the ureter and renal pelvis in the USA, 1973-2005. BJU Int. 2011;107(7):1059–64.

241. Green DA, Rink M, Xylinas E, Matin SF, Stenzl A, Roupret M, et al. Urothelial carcinoma of the bladder and the upper tract: disparate twins. J Urol. 2013;189(4):1214–21.

242. Cosentino M, Palou J, Gaya JM, Breda A, Rodriguez-Faba O, Villavicencio-Mavrich H. Upper urinary tract urothelial cell carcinoma: location as a predictive factor for concomitant bladder carcinoma. World J Urol. 2013;31(1):141–5.

243. Jelaković B, Karanović S, Vuković-Lela I, Miller F, Edwards KL, Nikolić J, et al. Aristolactam-DNA adducts are a biomarker of environmental exposure to aristolochic acid. Kidney Int. 2012;81(6):559–67.

244. Cowan NC, Turney BW, Taylor NJ, McCarthy CL, Crew JP. Multidetector computed tomography urography for diagnosing upper urinary tract urothelial tumour. BJU Int. 2007;99(6):1363–70.

245. Verhoest G, Shariat SF, Chromecki TF, Raman JD, Margulis V, Novara G, et al. Predictive factors of recurrence and survival of upper tract urothelial carcinomas. World J Urol. 2011;29(4):495–501.

246. Voskuilen CS, Schweitzer D, Jensen JB, Nielsen AM, Joniau S, Muilwijk T, et al. Diagnostic value of 18F-fluorodeoxyglucose positron emission tomography with computed tomography for lymph node staging in patients with upper tract urothelial carcinoma. Eur Urol Oncol. 2020;3(1):73–9.

247. Rouprêt M, Babjuk M, Burger M, Capoun O, Cohen D, Compérat EM, et al. European Association of Urology Guidelines on upper urinary tract urothelial carcinoma: 2020 Update. Eur Urol. 2021;79(1):62–79.

248. Seisen T, Peyronnet B, Dominguez-Escrig JL, Bruins HM, Yuan CY, Babjuk M, et al. Oncologic outcomes of kidney-sparing surgery versus radical nephroureterectomy for upper tract urothelial carcinoma: A systematic review by the EAU non-muscle invasive bladder cancer guidelines panel. Eur Urol. 2016;70(6):1052–68.

249. Cutress ML, Stewart GD, Zakikhani P, Phipps S, Thomas BG, Tolley DA. Ureteroscopic and percutaneous management of upper tract urothelial carcinoma (UTUC): systematic review. BJU Int. 2012;110(5):614–28.

250. Tawfiek ER, Bagley DH. Upper-tract transitional cell carcinoma. Urology. 1997;50(3):321–9.
251. Jeldres C, Lughezzani G, Sun M, Isbarn H, Shariat SF, Budaus L, et al. Segmental ureterectomy can safely be performed in patients with transitional cell carcinoma of the ureter. J Urol. 2010;183(4):1324–9.
252. Foerster B, D'Andrea D, Abufaraj M, Broenimann S, Karakiewicz PI, Rouprêt M, et al. Endocavitary treatment for upper tract urothelial carcinoma: A meta-analysis of the current literature. Urol Oncol. 2019;37(7):430–6.
253. Kleinmann N, Matin SF, Pierorazio PM, Gore JL, Shabsigh A, Hu B, et al. Primary chemoablation of low-grade upper tract urothelial carcinoma using UGN-101, a mitomycin-containing reverse thermal gel (OLYMPUS): an open-label, single-arm, phase 3 trial. Lancet Oncol. 2020;21(6):776–85.
254. Margulis V, Shariat SF, Matin SF, Kamat AM, Zigeuner R, Kikuchi E, et al. Outcomes of radical nephroureterectomy: a series from the Upper Tract Urothelial Carcinoma Collaboration. Cancer. 2009;115(6):1224–33.
255. Seisen T, Granger B, Colin P, Léon P, Utard G, Renard-Penna R, et al. A Systematic review and meta-analysis of clinicopathologic factors linked to intravesical recurrence after radical nephroureterectomy to treat upper tract urothelial carcinoma. Eur Urol. 2015;67(6):1122–33.
256. Simone G, Papalia R, Guaglianone S, Ferriero M, Leonardo C, Forastiere E, et al. Laparoscopic versus open nephroureterectomy: perioperative and oncologic outcomes from a randomised prospective study. Eur Urol. 2009;56(3):520-6.
257. Favaretto RL, Shariat SF, Chade DC, Godoy G, Kaag M, Cronin AM, et al. Comparison between laparoscopic and open radical nephroureterectomy in a contemporary group of patients: are recurrence and disease-specific survival associated with surgical technique? Eur Urol. 2010;58(5):645-51.
258. Kondo T, Hashimoto Y, Kobayashi H, Iizuka J, Nakazawa H, Ito F, et al. Template-based lymphadenectomy in urothelial carcinoma of the upper urinary tract: impact on patient survival. Int J Urol Off J Jpn Urol Assoc. 2010;17(10):848-54.
259. Dong F, Xu T, Wang X, Shen Y, Zhang X, Chen S, et al. Lymph node dissection could bring survival benefits to patients diagnosed with clinically node-negative upper urinary tract urothelial cancer: a population-based, propensity score-matched study. Int J Clin Oncol. 2019;24(3):296-305.
260. Yip W, Coleman J, Wong NC, Sjoberg DD, Bochner BH, Dalbagni G, et al. Final results of a multicenter prospective phase II clinical trial of gemcitabine and cisplatin as neoadjuvant chemotherapy in patients with high-grade upper tract urothelial carcinoma. J Clin Oncol. 2022;40(6):440-440.
261. Porten S, Siefker-Radtke AO, Xiao L, Margulis V, Kamat AM, Wood CG, et al. Neoadjuvant chemotherapy improves survival of patients with upper tract urothelial carcinoma. Cancer. 2014;120(12):1794–9.
262. Birtle A, Johnson M, Chester J, Jones R, Dolling D, Bryan RT, et al. Adjuvant chemotherapy in upper tract urothelial carcinoma (the POUT trial): a phase 3, open-label, randomised controlled trial. Lancet Lond Engl. 2020;395(10232):1268–77.
263. Seisen T, Krasnow RE, Bellmunt J, Rouprêt M, Leow JJ, Lipsitz SR, et al. Effectiveness of adjuvant chemotherapy after radical nephroureterectomy for locally advanced and/or positive regional lymph node upper tract urothelial carcinoma. J Clin Oncol Off J Am Soc Clin Oncol. 2017;35(8):852–60.
264. Li Q, Bagrodia A, Cha EK, Coleman JA. Prognostic genetic signatures in upper tract urothelial carcinoma. Curr Urol Rep. 2016;17(2):12.

135

Câncer de Próstata

José Maurício Mota
Rafael Ferreira Coelho

DESTAQUES

- Os tumores malignos da próstata são a neoplasia mais comum em homens (excluindo-se tumores de pele não melanoma).
- A sua ocorrência aumenta com a idade, atingindo cerca de 50% dos indivíduos com 80 anos.
- O sistema de graduação histológico mais utilizado é o proposto por Gleason, que valoriza principalmente o padrão glandular e a relação entre as glândulas e o estroma prostático.
- A detecção é feita pelo toque digital da glândula, através de medidas do PSA sérico e de exames de imagem, com ressonância nuclear magnética de próstata multiparametrica ou ultrassonografia transrretal.
- Lesões bem diferenciadas (escore de Gleason até 6) tendem a ter um comportamento mais indolente. Tumores localizados inteiramente dentro da glândula nem sempre precisam ser tratados, mas, se for necessário, pode-se recorrer à cirurgia ou à radioterapia.
- A estratégia de tratamento dos casos de carcinoma de próstata deve levar em conta as perspectivas
- de vida do paciente.
- Para a doença avançada, em adição a castração, diversas terapias tiveram seu papel demonstrado nos últimos anos para a doença sensível e resistente à castração. Opções hoje incluem hormonoterapia, tais como a abiraterona e a enzalutamida, quimioterapia, principalmente com docetaxel, e inibidores de PARP para casos selecionados.

EPIDEMIOLOGIA

O câncer de próstata é a malignidade mais comum em homens, exceto pelo câncer de pele não melanoma, tendo sido estimados mais de 1,4 milhão de casos e 375 mil mortes por câncer por ano no mundo para 2020.[1] A idade média ao diagnóstico é 66 anos e ocorre raramente antes dos 40 anos.[2] No Brasil, o Instituto Nacional do Câncer estimou 65.840 casos novos ao ano entre 2020 e 2022.[3] Aproximadamente 1 em cada 9 homens será diagnosticado com câncer de próstata em vida.[4]

FATORES DE RISCO

A idade é um dos principais fatores de risco. Estudos de autópsia evidenciaram crescente prevalência de câncer de próstata oculto como aumento da idade, atingido cerca de 40% a 73% em homens entre 81 e 90 anos.[5,6] História familiar em parente de 1º grau pode aumentar o risco em duas a três vezes.[7] Indivíduos de raça negra têm maior risco do que caucasianos enquanto asiáticos detêm o menor risco de desenvolver câncer de próstata.[8,9] Obesidade e dieta rica em gordura animal e pobre em vegetais, podem aumentar o risco.[10] O papel do tabagismo é controverso como fator de risco,[11] apesar de estar associado a piores desfechos clínicos em homens diagnosticados com câncer de próstata.[11,12]

Fatores de Risco Genéticos

É estimado que possa ocorrer, por fatores herdados, uma variação de até 57% no risco interindividual.[13] A variante G84E do gene HOXB13, comum em famílias escandinavas, aumenta em até três vezes o risco de câncer de próstata.[14-16] Perda de função em genes associados à detecção de dano e ao reparo do DNA (p. ex., BRCA1, BRCA2, ATM, CHEK2, PALB2, FANCA e NBN) aumentam o risco de desenvolver câncer de próstata, também determinando maior agressividade.[17-23] Em até 11,8% dos pacientes com doença metastática resistente à castração são encontradas alterações germinativas em genes de reparo de DNA,[24] enquanto essas alterações estão presentes em apenas 4,6% dos pacientes com doença localizada.[25] O risco de câncer de próstata é aproximadamente cinco vezes maior em pacientes com síndrome de Lynch.[26]

BIOLOGIA MOLECULAR

O câncer de próstata é uma doença heterogênea, caracterizada por uma grande variedade de alterações genéticas. Em um dos primeiros estudos a analisar alterações moleculares recorrentes no câncer de próstata metastático resistente à castração, os genes mais frequentemente alterados foram AR (62%), ETS (58%), TP53 (53%) e PTEN (40%). Foram identificadas alterações nas vias do receptor de andrógeno (71%), PI3K (49%), Wnt/β-catenina (18%), ciclo celular (21%) e reparo do DNA (22%).[27] Outro estudo em câncer de próstata localizado identificou diversos outros genes recorrentemente alterados (p. ex., SPOP, TP53, FOXA1, PTEN, MED12, CDKN1B, ATM, CTNNB1, PIK3CA, IDH1). Em 2015, o TCGA propôs uma classificação com sete subtipos moleculares caracterizadas por fusões em: 1) ERG (46%); 2) ETV1 (8%); 3) ETV4 (4%); 4) FLI1 (1%); ou mutações em 5) SPOP (11%); 6) FOXA1 (3%); e 7) IDH1 (1%).[25] Um estudo maior reuniu o sequenciamento do exoma completo de vários bancos de dados contendo amostras de doença localizada e metastática. Foram identificados 97 genes com alterações recorrentes significantes (70 previamente não demonstrados), incluindo reguladores epigenéticos (20% – p. ex., KMT2C, KMT2D, KMT2A, KDM6A), genes da via Wnt/β-catenina (10% – p. ex., APC, CTNNB1) genes da via do splicing do RNA (4% – p. ex., SF3B1, U2AF1) e participantes da via da ubiquitina protease (12% – p. ex., CUL3, USP28).[28] A maior parte dessas alterações nunca antes demonstradas ocorre em menos de 5% dos casos, refletindo a heterogeneidade molecular do câncer de próstata.

Alterações moleculares podem ter implicações prognósticas e preditivas. Por exemplo, a perda de RB1 associa-se a menor sobrevida global em pacientes com câncer de próstata avançado.[29] Alterações em genes de reparo de DNA (particularmente em BRCA2) estão associadas a maior resposta aos inibidores da poli(ADP-ribose) polimerase (PARPi).[30-33] Instabilidade de microssatélites ou deficiência em enzimas do sistema mismatch de reparo de DNA (MSH2, MSH6, MLH1 ou PMS2) podem ser encontradas em 3,1% dos pacientes com câncer de próstata e predizem maior resposta à imunoterapia.[34]

PREVENÇÃO

Por um lado, ainda não há dados prospectivos comprovando que mudanças do estilo de vida reduzem a incidência de câncer de próstata. Por outro lado, o estudo SELECT demonstrou um aumento da incidência com a suplementação de vitamina E em doses suprafisiológicas.[35] Dois estudos prospectivos randomizados (PCPT e REDUCE) demonstraram que inibidores de 5-α-redutase reduzem a incidência de câncer de próstata, apesar de não alterarem a sobrevida câncer-específica.[36,37]

MANIFESTAÇÕES CLÍNICAS

A maior parte dos pacientes apresenta-se com doença localizada (77%) ou regional (13%), com apenas 6% apresentando doença metastática ao diagnóstico.[38] Elevação isolada do PSA é a apresentação mais comum, com ou sem alteração do toque retal (i. e., nódulos, assimetria, endurecimento). Haja vista cerca de 85%

das neoplasias originarem-se da zona periférica da próstata, o toque retal deve ser parte da rotina propedêutica tanto no rastreio como na avaliação inicial do paciente com suspeita de câncer de próstata. A doença localizada avançada pode determinar sintomas como hematúria, hematospermia, dor ao urinar ou polaciúria. Já a doença metastática pode estar associada a dores ósseas, perda de peso ou fadiga.

ANTÍGENO PROSTÁTICO ESPECÍFICO (PSA) E OUTROS BIOMARCADORES

O PSA (gamma-seminoproteína ou kalikreína-3) é uma glicoproteína codificada pelo gene KLK3. Tem por função dissolver o coágulo seminal após a ejaculação, facilitando a migração dos espermatozoides. Apesar de ter sido descoberto em 1971,[39] o primeiro teste comercial foi disponibilizado clinicamente apenas em 1987.[40] O PSA é um marcador específico para o tecido prostático, mas não para o câncer de próstata, podendo elevar-se em outras condições como hiperplasia prostática benigna, prostatites, biópsia da próstata, retenção urinária, toque retal, trauma perineal e infarto da próstata. Refinamentos do PSA podem ser utilizados para aumentar a acurácia da avaliação (Quadro 135.1). No câncer de próstata, o desequilíbrio do sistema de proteólise intraluminal do PSA pelo rompimento da membrana basal diminui a quantidade detectada de PSA livre no plasma.[41]

Quadro 135.1. Estratégias de refinamentos do PSA

Variável	Definição	Valores mais sugestivos de câncer de próstata
Densidade do PSA[42]	PSA dividido por volume da próstata medido por ultrassom	> 0,15 ng/mL/mm³
PSA livre: PSA total[43]	Razão entre PSA livre e PSA total	< 25%
Velocidade do PSA[44]	Velocidade de aumento do PSA ao longo do tempo	> 0,75 ng/mL/ano (se PSA > 4 ng/mL) > 0,35 ng/mL/ano (se PSA < 4 ng/mL)

PSA: antigênio específico da próstata (prostate specific antigen).
Fonte: Desenvolvido pela autoria.

Outros biomarcadores diagnósticos estão sendo desenvolvidos. O PCA3, um RNA não codificante específico da próstata, e o escore 4K (composto de medidas do PSA livre, PSA total, kalikreína 2, PSA intacto associado a dados clínicos como toque retal, idade, resultado de biópsia anterior) podem ser considerados quando há dúvida na indicação de biópsia, reduzindo a frequência de biópsias desnecessárias.[45,46]

RASTREAMENTO

Dois grandes ensaios prospectivos randomizados avaliaram o papel do rastreamento do câncer de próstata na população assintomática e reportaram resultados controversos. O estudo PLCO randomizou 76.685 homens entre 55 e 74 anos para rastreio com PSA e toque retal anual por 6 anos versus grupo-controle sem rastreamento. PSA igual a 4 ng/mL ou maior era indicativo de biópsia da próstata. Após 13 anos de seguimento, o estudo não detectou diferenças na mortalidade por câncer de próstata (risco relativo = 1,09, IC 95% 0,87-1,36).[47] Entretanto, foi estimado que 78% dos pacientes designados para o grupo-controle também realizaram rastreio por PSA.[48]

O estudo ERSPC randomizou 162.388 homens entre 55 e 69 anos para rastreio com PSA a cada 4 anos versus grupo-controle sem rastreamento. PSA acima de 3 ng/mL indicava biópsia. Esse estudo detectou uma redução do risco de morte por câncer de próstata após um seguimento mediano de 11 anos (risco relativo 0,79, IC 95% 0,68-0,91, p = 0,001). Para prevenir uma morte, era necessário detectar câncer de próstata em 37 pacientes.[49] Apesar de não ter sido avaliado de forma sistemática, estima-se que o rastreio por PSA ocorreu em cerca de 20% dos casos do grupo controle, de acordo com dados do braço holandês do estudo ERSPC.[50] Na parte sueca do ERSPC (estudo de Göteborg), o PSA era mensurado a cada 2 anos e o gatilho para biópsia era de 3 ng/mL (2,5 ng/mL a partir de 2005). Após um seguimento de 18 anos, esse estudo evidenciou uma mortalidade por câncer de próstata de 0,98% no grupo rastreio e 1,5% no grupo controle (risco relativo 0,65, IC 95% 0,49-0,87). Estimou-se que 231 participantes e 10 diagnósticos de câncer de próstata eram necessários para prevenir uma morte.[51] Entretanto, o rastreamento do câncer de próstata não é isento de riscos. O risco de falsa positividade no teste de PSA e sobrediagnóstico é alto, podendo resultar em biópsias desnecessárias e ansiedade. No estudo ERSPC, aproximadamente

76% dos homens com PSA > 3 ng/mL tiveram biópsias com resultados benignos.[49] Além disso, a biópsia de próstata pode determinar hematúria, infecção, febre e hospitalização.[52,53]

O Quadro 135.2 a seguir sumariza as recomendações de rastreamento do câncer de próstata na população geral de acordo com várias sociedades médicas.

Quadro 135.2. Recomendações para o rastreamento do câncer de próstata

Sociedade	Recomendação
AUA[52]	< 40 anos: recomendação de não realizar rastreio 40 a 54 anos: não recomenda rastreio de rotina (individualizar) 55 a 69 anos: decisão de rastrear deve ser compartilhada com o paciente* ≥ 70 anos ou expectativa de vida menor que 10 a 15 anos: não realizar rastreio de rotina *Se optar pelo rastreio, dosar PSA a cada 2 anos
USPSTF[54]	55 a 69 anos: discutir riscos e benefícios, individualizar a decisão ≥ 70 anos: não realizar rastreio de rotina
ACS[55]	Idade de início: Risco habitual: 50 anos e com expectativa de vida > 10 anos Alto risco (afro-americanos, pai ou irmão com câncer de próstata abaixo de 65 anos): 45 anos Muito alto risco (pai ou irmão com câncer de próstata em idade precoce): 40 anos *Se PSA < 2,5 ng/mL, dosar PSA a cada 2 anos; se PSA ≥ 2,5 ng/mL, dosar PSA a cada ano *Discutir incertezas, riscos e potenciais benefícios do rastreio com todos pacientes
NCCN[45]	45 a 75 anos: se PSA <1 ng/mL, repetir PSA a cada 2 a 4 anos; se PSA 1-3 ng/mL, repetir PSA a cada 1 a 2 anos; se PSA > 3 ng/mL, avaliar realização de biópsia da próstata > 75 anos: não rastrear de rotina
ACP[56]	< 50 anos: recomendação de não realizar o rastreio 50 a 69 anos: discutir riscos e benefícios, individualizar a decisão ≥ 70 anos ou expectativa de vida menor que 10 a 15 anos: recomendação de não realizar o rastreio

AUA: American Urological Association; ACS: American Cancer Society; USPSTF: US Preventive Services Task Force; ACP: American College of Physicians; NCCN: National Comprehensive Cancer Network; PSA: antigênio específico da próstata (*prostate specific antigen*).
Fonte: Desenvolvido pela autoria.

Indivíduos afro-americanos ou com história familiar em parentes de 1º grau estão sob maior risco de desenvolver câncer de próstata. Apesar de esses pacientes terem sido pouco representados nos principais estudos de rastreamento, é razoável iniciar o rastreamento em idade mais precoce (i. e., 40 anos) e em maior frequência (i. e., anual) para esses indivíduos.[45] Homens com alterações germinativas em genes da via do reparo do DNA também podem ser considerados para regimes especiais de rastreamento, tendo em vista o maior risco de apresentação da doença em idades precoces. O estudo IMPACT comparou o rastreamento (PSA anual com biópsia se PSA > 3 ng/mL) em pacientes entre 40 e 69 anos de acordo com a presença ou não de alterações germinativas em BRCA1/2. Indivíduos com mutações em BRCA2 tiveram mais diagnósticos de câncer de próstata, câncer em idade mais precoce, e maior proporção de câncer de risco intermediário e alto.[57]

DIAGNÓSTICO

Toque retal alterado e PSA elevado ou em elevação foram, por muitos anos, os métodos de eleição para indicar a realização de uma biópsia da próstata (por via transretal ou transperineal). Entretanto, muitos pacientes eram submetidos a biópsias desnecessárias frente à inespecificidade desses parâmetros em identificar câncer prostático. Para pacientes com doença metastática, a biópsia de metástases pode ser recomendada ao diagnóstico. Em geral, níveis de PSA acima de 3 a 4 ng/mL são considerados indicativos de biópsia da próstata.[49] Entretanto, a taxa de detecção de câncer de próstata em homens com PSA menor ou igual a 4 ng/mL é de aproximadamente 15,2%, aumentando de forma contínua com a elevação do PSA.[58] Dessa forma, deve-se individualizar a decisão para cada paciente. Em homens com hiperplasia prostática benigna severa, idosos acima de 70 a 74 anos, ou naqueles com suspeita de infecção/inflamação da próstata, é aceitável adiar a biópsia e repetir o PSA após alguns meses. O uso de rotina de antibióticos por tempo prolongado em homens com PSA elevado não é indicado.[52]

A introdução da ressonância nuclear magnética (RNM) de próstata multiparametrica (RNMp), antes da realização de biópsias, representou um grande avanço na avaliação de pacientes com alteração de PSA ou toque retal; a RNMp diminui a realização de biópsias desnecessárias, reduz diagnóstico de tumores insignificantes e aumenta o diagnóstico de tumores significantes da próstata ao permitir a realização de biópsias guiadas para lesões suspeitas (biópsia com fusão de imagens). Um estudo publicado em 2018, por Kasivisvanathan et al.,[59] corrobora a importância da RNMp na avaliação diagnóstica de pacientes com câncer de próstata. Esses autores realizaram um estudo multicêntrico randomizado de não inferioridade que selecionou 500 homens com suspeita clínica de câncer de próstata para serem submetidos à RNM ou à biópsia guiada por ultrassonografia transretal padrão. Os pacientes no grupo da ressonância magnética foram submetidos a uma biópsia direcionada apenas se a ressonância magnética sugerisse câncer de próstata; homens cujos resultados de RNMp não sugeriam câncer de próstata não foram submetidos a biópsia. No grupo da ressonância magnética, 71 de 252 homens (28%) tiveram resultados de ressonância magnética que não eram sugestivos de câncer de próstata e, portanto, não foram submetidos a biópsia. Câncer clinicamente significativo foi detectado em 95 homens (38%) no grupo de biópsia direcionado por RM, em comparação com 64 de 248 (26%) no grupo de biópsia padrão (diferença ajustada de 12 pontos percentuais; IC 95% [IC], 4 a 20; P = 0,005), demonstrando a superioridade da estratégia baseada em ressonância na identificação de doença clinicamente significante. Além disso, menos pacientes no grupo de biópsia guiada por ressonância magnética receberam um diagnóstico de câncer clinicamente insignificante do que no grupo de biópsia padrão (diferença ajustada, −13 pontos percentuais; IC 95%, −19 a −7; P <0,001). Este estudo representou a evidência definitiva da superioridade do uso da RNMp antes da biópsia em relação à biópsia guiada por ultrassonografia (USG) transretal padrão em homens com risco clínico de câncer de próstata (Figura 135.1).

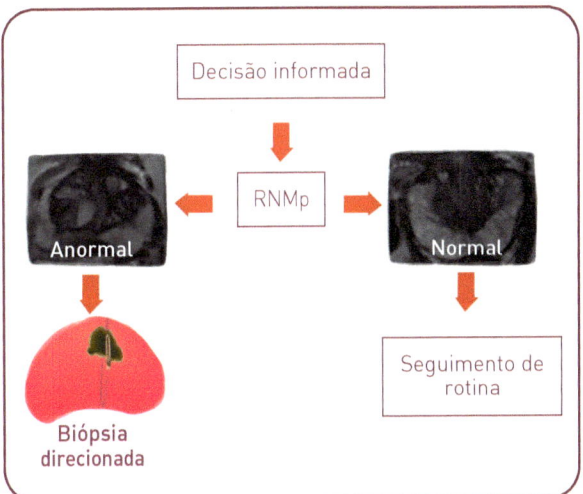

FIGURA 135.1 – Estratégia diagnóstica em câncer de próstata.
Fonte: Desenvolvida pela autoria.

PATOLOGIA

O adenocarcinoma de próstata é caracterizado histologicamente pela presença de glândulas menores do que o normal e nucléolos proeminentes, sendo responsável por até 95% dos tumores da próstata, a qual pode ser acometida também por sarcomas, carcinoma basocelular, linfomas e carcinomas neuroendócrinos. A arquitetura tumoral é classificada de acordo com escore de Gleason primário (padrão mais comum) e secundário (segundo padrão mais comum). Escores mais altos representam maior perda da arquitetura e estão relacionados a pior prognóstico (Tabela 135.1). A presença de carcinoma intraductal, invasão perineural, padrão cribiforme e Gleason 5 terciário também associam-se a pior prognóstico.[60]

Tabela 135.1. Classificação da International Society of Urological Pathology e risco de morte por câncer de próstata[61,62]

Grupo	Definição	Razão de risco	Intervalo de confiança 95%
1	Gleason 3 + 3	1 (ref)	–
2	Gleason 3 + 4	2,81	1,55 a 5,51
3	Gleason 4 + 3	6,05	3,40 a 10,76
4	Gleason 8	7,12	3,48 a 10,76
5	Gleason 9 ou 10	12,67	7,09 a 22,64

Fonte: Adaptada de Epstein JI, et al., 2016; Berney DM, et al., 2016.

Estadiamento

O sistema de estadiamento mais comumente utilizado segue o padrão TNM, conforme ilustrado no Quadro 135.3 a seguir.

Quadro 135.3. Classificação de tumores malignos (*Classification of malignant tumours*) da American Joint Committee on Cancer (AJCC) e Union for International Cancer Control (UICC) (8ª edição)

Tumor primário	
Categoria	**Critério**
Estadiamento clínico (cT)	
Tx	Não pode ser avaliado
T0	Sem evidência de tumor primário
T1	Tumor não palpável/clinicamente não aparente
T1a	Tumor incidental em 5% ou menos do tecido ressecado
T1b	Tumor incidental em mais de 5% do tecido ressecado
T1c	Tumor não palpável identificado por biópsia
T2	Tumor palpável e confinado à próstata
T2a	Tumor envolve metade ou menos de um lobo
T2b	Tumor envolve mais de metade de um lobo
T2c	Tumor envolve os dois lobos
T3	Extensão extraprostática, tumor móvel e não invade estruturas adjacentes
T3a	Extensão extraprostática unilateral ou bilateral
T3b	Tumor invade vesícula seminal
T4	Tumor fixo ou invade outras estruturas (reto, bexiga, musculatura perineal, parede pélvica)
Estadiamento patológico (pT)	
T2	Tumor confinado à próstata
T3	Extensão extraprostática
T3a	Invasão extracapsular ou invasão microscópica do colo vesical
T3b	Invasão de vesícula seminal
T4	Tumor fixo ou invade outras estruturas (reto, bexiga, musculatura perineal, parede pélvica)

Continua >>

>> Continuação

Linfonodos regionais (N)	
Nx	Linfonodos não podem ser avaliados
N0	Linfonodos regionais não acometidos
N1	Linfonodos regionais com metástases
Metástases à distância (M)	
M0	Sem metástases à distância
M1	Com metástases à distância
M1a	Linfonodos não regionais envolvidos
M1b	Metástases ósseas
M1c	Presença de metástases extraósseas

Fonte: Adaptado de AJCC Cancer Staging Manual, 2017.

Em 2000, Howard Scher e Glenn Heller, do Memorial Sloan Kettering Cancer Center, propuseram um modelo dinâmico de avaliação do câncer de próstata, classificando a doença por período de sua história natural (Figura 135.2). Essa nova classificação teve importantes impactos práticos e para o desenho de ensaios clínicos.[63]

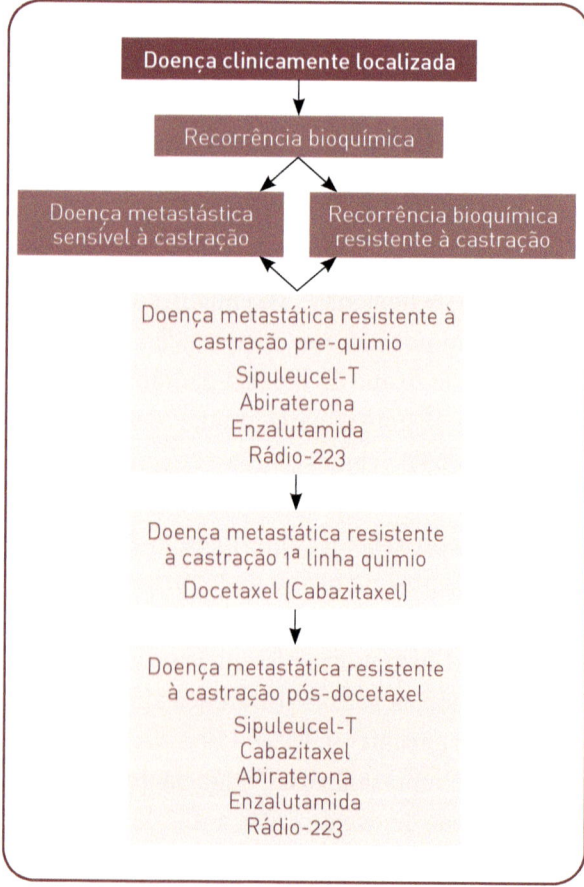

FIGURA 135.2 – Modelo dinâmico de avaliação do câncer de próstata.
Fonte: Adaptada de Scher HI, Heller G, 2000.

TRATAMENTO

Dadas a extensão e a complexidade do tema, não é o objetivo deste capítulo abordar todos os aspectos relacionados ao tratamento do câncer de próstata. A decisão sobre a melhor abordagem terapêutica passa por uma apurada avaliação do estadiamento, da expectativa de vida, dos fatores prognósticos e preditivos e de comorbidades associadas.

Doença Localizada

O tratamento do câncer de próstata localizado é realizado conforme a avaliação de risco (Tabela 135.2).

Exames de imagem para detecção de metástases não são recomendados nos pacientes de risco muito baixo e baixo, enquanto a cintilografia óssea e TC ou RNM da pelve ± abdômen são recomendados para a doença de risco intermediário e alto.[64] Indivíduos com expectativa de vida limitada devem ser observados e tratados quando do aparecimento de sintomas. Já a vigilância ativa envolve o acompanhamento com PSA, toque retal, RNMp da próstata e novas biópsias se houver indicação. O tratamento definitivo é indicado caso haja progressão do câncer, definida como achado de Gleason 4 ou 5 e/ou aumento do número de fragmentos positivos na biópsia.[65]

Tabela 135.2. Modalidades de tratamento de acordo com a estratificação de risco do câncer de próstata localizado[65]

Risco	Características	Expectativa de vida	Tratamento
Muito baixo	T1c Gleason ≤ 6 PSA < 10 ng/mL < 3 fragmentos positivos ≤ 50% de envolvimento por fragmento Densidade do PSA < 0,15 ng/mL/g	≥ 20 anos	Vigilância ativa (preferido), EBRT ou braquiterapia ou prostatectomia radical
		10 a 20 anos	Vigilância ativa
		< 10 anos	Observação
Baixo	T1 a T2a Gleason ≤ 6 PSA < 10 ng/mL	≥ 10 anos	Vigilância ativa (preferido), EBRT ou RT, ou prostatectomia radical
		< 10 anos	Observação
Intermediário favorável	T2b a T2c OU Gleason 3+4 OU PSA 10 a 20 ng/mL + Porcentagem de fragmentos envolvidos < 50%	≥ 10 anos	Vigilância ativa, EBRT ou braquiterapia, ou prostatectomia radical
		< 10 anos	Observação (preferido) ou EBRT ou braquiterapia
Intermediário desfavorável	T2b a T2c OU Gleason 3+4 OU Gleason 4+5 OU PSA 10 a 20 ng/mL	≥ 10 anos	Prostatectomia radical ou EBRT ou EBRT + braquiterapia
		< 10 anos	Observação (preferido) ou EBRT ou EBRT + braquiterapia
Alto	T3a OU Gleason 8 ou 9 OU PSA > 20 ng/mL	> 5 anos ou sintomático	EBRT ou EBRT + braquiterapia ou Prostatectomia radical
		≤ 5 anos	Observação, TDA ou EBRT
Muito alto	T3b a T4 OU Gleason primário 5 OU > 4 fragmentos com Gleason 8 a 10	> 5 anos ou sintomático	EBRT ou EBRT + braquiterapia ou prostatectomia radical
		≤ 5 anos	Observação, TDA ou EBRT

EBRT: radioterapia externa; PSA: antigênio específico da próstata (*prostate specific antigen*); TDA: terapia de deprivação androgênica.
Fonte: Adaptada de National Comprehensive Cancer Network, 2019.

Para pacientes com risco mais alto, está indicado tratamento definitivo (prostatectomia radical ou radioterapia mais hormonoterapia), o qual pode aumentar a sobrevida câncer de próstata específica.[66-68] Em um estudo com seguimento mediano de 10 anos, cirurgia e radioterapia foram equivalentes em sobrevida livre de metástases à distância e sobrevida global.[69] Pacientes tratados com radioterapia tiveram mais complicações gastrointestinais e urinárias, enquanto pacientes submetidos à prostatectomia apresentaram maior frequência de disfunção sexual e incontinência.[70] A escolha do método deve levar em conta critérios como a experiência do cirurgião, preferência do paciente, comorbidades e perfil de efeitos colaterais esperados. Deve-se também considerar nessa equação a evolução constante da técnica cirúrgica, com emprego crescente da robótica e melhoria dos cuidados pós-operatórios, assim como do maquinário da radioterapia, com maior precisão na entrega da radiação atingindo menos os órgãos vizinhos.

Para pacientes tratados inicialmente com radioterapia, a terapia de deprivação androgênica (TDA) é recomendada por 6 meses para pacientes com risco intermediário ou por 18 a 36 meses para aqueles com risco mais alto.[65] Radioterapia adjuvante após prostatectomia pode ser considerada para pacientes com fatores adversos, principalmente extensão extracapsular ou margens comprometidas,[71] apesar de estudos mais recentes terem desafiado o seu papel quando é possível realizar radioterapia de salvamento de forma precoce.[72] O papel da terapia sistêmica adjuvante ou neoadjuvante em pacientes submetidos à prostatectomia radical ainda não foi estabelecido.

Recorrência Bioquímica

Definições e avaliação inicial

Após o tratamento definitivo da doença primária, os pacientes devem ser acompanhados com avaliações clínicas e medidas seriadas do PSA. As definições de recorrência bioquímica variam conforme o tratamento previamente utilizado (Tabela 135.3). Exames de imagem (cintilografia óssea ± TCs ou RNM) devem ser realizados para afastar doença metastática. Imagem molecular (p. ex., PSMA PET) aumenta a taxa de detecção de doença residual, apesar de seu valor ainda não estar claramente definido.[73]

Tabela 135.3. Definição de recorrência bioquímica após tratamento definitivo do câncer de próstata

TRATAMENTO PRÉVIO	DEFINIÇÃO	REFERÊNCIA
Prostatectomia radical	PSA ≥ 0,2 ng/mL (confirmado)*	AUA[74]
Radioterapia	Aumento do PSA ≥ 2 ng/mL acima do nadir (confirmado)&	Critérios de Phoenix/ASTRO[75]

*A presença de tecido prostático residual pode ocasionar PSA ≥ 0,2 ng/mL com ascensão muita lenta, raramente ≥ 0,4 ng/mL; &A elevação do PSA em menos de 18 a 24 meses deve levantar a suspeita para falso-positivo ou *bounce*. AUA: American Urological Association; PSA: antigênio específico da próstata (*prostate specific antigen*). Fonte: Desenvolvida pela autoria.

Estratificação de risco

Existem diversos nomogramas que podem ser aplicados para predizer o risco de morte e/ou evolução para doença metastática no cenário de recorrência bioquímica. Na clássica coorte da Johns Hopkins University, 15% dos pacientes submetidos à prostatectomia radical tiveram recorrência bioquímica (PSA ≥ 0,2 ng/mL) e 34% desses evoluíram com doença metastática. Tempo para recidiva bioquímica ≤ 2 anos, Gleason ≥ 8 e tempo de duplicação do PSA < 10 meses predisseram o risco de evolução para doença metastática.[74]

Tratamento

O tratamento de resgate é possível para uma parcela dos homens que apresentam recorrência bioquímica. Pacientes com fatores de mau prognóstico (p. ex., nível do PSA, tempo de duplicação do PSA, Gleason) são menos favorecidos a receber a terapia de salvamento. Após a radioterapia primária, o tratamento de resgate pode ser tentado com prostatectomia em que pese a dificuldade técnica de operar a pelve previamente irradiada, sendo fundamental a obtenção de biópsia de próstata confirmatória pelo menos 18 meses após a radioterapia. Para homens tratados com prostatectomia primária, a radioterapia de salvamento precoce (PSA entre 0,1 e 0,2 ng/mL) pode alterar a história natural do câncer de próstata e aumentar o tempo de sobrevida livre de doença.[76] Adicionalmente, dois estudos de fase 3 comprovaram o papel da TDA associada à radioterapia de salvamento.[77] Tratamento sistêmico é considerado se progressão bioquímica após tratamento de salvamento ou para aqueles não candidatos ou que recusem tratamentos locais. O momento ideal para iniciar a TDA nesse cenário ainda é incerto e[78] comumente lança-se mão de TDA de forma intermitente.[79] A evolução para doença não metastática resistente à castração pode ocorrer. Antiandrógenos como enzalutamida,[80] apalutamida[81] e darolutamida[82] aumentam a sobrevida livre de metástases em pacientes com tempo de duplicação do PSA ≤ 10 meses.

Doença oligometastática

O uso de métodos de imagem mais sensíveis, como o PET-PSMA, tem propiciado maior detecção de doença oligometastática no cenário de recorrência bioquímica. Apesar de ainda não haver definição ideal para doença oligometastática, homens com até três ou quatro lesões fora da próstata podem ser considerados para tratamento local com cirurgia ou radioterapia, ainda que o efeito de longo prazo dessa abordagem seja pouco conhecido. Estudos pequenos sugeriram que o tratamento focal (radioterapia ou cirurgia) das metástases pode aumentar o tempo livre de TDA[83] e sobrevida livre de progressão por PSA em 6 meses.[84]

Doença Metastática Sensível à Castração

Em 1968, Charles Huggins e Clarence Hodges demonstraram que a orquiectomia melhora parâmetros clinicolaboratoriais em pacientes com câncer de próstata metastático.[85] Posteriormente, Andrew Schally *et al.* descobriram a relação entre a testosterona e o eixo LHRH, abrindo caminho para o desenvolvimento de análogos de LHRH (p. ex., gosserelina, leuprolide, triptorelina) e antagonistas de LHRH (p. ex., degarelix). Desde então, esses tratamentos são considerados a espinha dorsal do tratamento do câncer de próstata. Os efeitos colaterais mais comuns da TDA são fogachos, fadiga, queda da libido, variações de humor, ginecomastia, osteoporose, obesidade central, sarcopenia, aumento do risco cardiovascular, declínio cognitivo, depressão e reações cutâneas no sítio da aplicação.[86]

Aumento transitório da testosterona (*flare*) pode ocorrer nos primeiros dias após uso de análogos de LHRH, sendo recomendado o uso de antagonistas da testosterona (p. ex., bicalutamida) por 10 a 14 dias para evitar esse efeito em pacientes de maior risco. A intensificação do tratamento com quimioterapia ou antiandrógenos mais modernos tem sido associada a melhores desfechos clínicos nos pacientes com doença metastática sensível à castração. Ainda carecemos de biomarcadores para guiar a indicação da melhor estratégia nesse cenário (Tabela 135.4). Mais recentemente, a combinação tripla, com TDA, docetaxel e mais uma hormonoterapia (abiraterona ou daralutamida) demonstrou também benefício em sobrevida global, em comparação com TDA e docetaxel.[92] A avaliação por "volume" (alto volume se ≥ 4 lesões ósseas sendo pelo menos 1 extra-axial ou ≥ 1 lesão visceral) ou por "risco" (alto risco se pelo menos 2 de 3: ≥ 3 lesões ósseas, metástases viscerais e Gleason ≥ 8), porém, tem sido utilizada com críticas. O papel da radioterapia do tumor primário é ainda controverso em pacientes metastáticos, apesar de possível benefício se doença de baixo volume.[87]

Tabela 135.4. Estudos de fase 3 em câncer de próstata metastático sensível à castração[88]				
Estudo	Experimental	Controle	N	SG (HR)
Alto volume/Risco				
CHAARTED	TDA + DOC	TDA	513	0,63
GETUG-15	TDA + DOC	TDA	183	0,78
STAMPEDE (braço C)	TDA + DOC	TDA	724	0,81
LATITUDE	TDA + AAP	TDA	955	0,62
STAMPEDE (braço G)	TDA + AAP	TDA	473	0,54
ARASENS	ADT + Docetaxel + Daralutamida	ADT + Docetaxel + Placebo	1306	0,68
PEACE-1 (análise de subgrupo)	ADT + Docetaxel + Abiraterona	ADT + Docetaxel + Placebo	1173	0,75

>> Continuação

Tabela 135.4. Estudos de fase 3 em câncer de próstata metastático sensível à castração[88]

Estudo	Experimental	Controle	N	SG (HR)
ENZAMET	TDA + ENZA (±DOC)	TDA + NSAA (±DOC)	588	0,80
ARCHES	ADT + ENZA	ADT	727	A definir
TITAN	ADT + APA	ADT	660	0,68
Baixo volume/risco				
CHAARTED	TDA + DOC	TDA	277	1,04
GETUG-15	TDA + DOC	TDA	202	0,90
STAMPEDE (braço C)	TDA + DOC	TDA	362	0,76
LATITUDE	TDA + AAP	TDA	243	0,72
STAMPEDE (braço G)	TDA + AAP	TDA	428	0,66
ENZAMET	TDA + ENZA (±DOC)	TDA + NSAA (±DOC)	537	0,43
ARCHES	ADT + ENZA	ADT	423	A definir
TITAN	ADT + APA	ADT	392	0,67

AAP: abiraterona + prednisona; ADT: terapia de privação androgênica; APA: apalutamida; DOC: docetaxel; ENZA: enzalutamida; NSAA: antiandrógeno não esteroidal (p. ex., bicalutamida, flutamida, nilutamida); TDA: análise de dados topológicos (topological data analysis).
Fonte: Adaptada de VanderWeele DJ et al., 2019.

Doença metastática resistente à castração (CPMRC)

O primeiro tratamento a demonstrar ganho de sobrevida global em pacientes com CPMRC foi a quimioterapia com docetaxel no clássico estudo TAX327 publicado em 2004.[89] Desde então, vários outros tratamentos demonstraram benefícios significativos nesse cenário clínico (Quadro 135.4). Apesar desses importantes avanços, a magnitude dos ganhos é visivelmente aquém do esperado, sendo, portanto, necessário o desenvolvimento de outras terapias para esses pacientes.[90] Radiofarmacêuticos são também uma opção neste cenário, sendo que em pacientes previamente tratados e que expressam PSMA, o 177-Lutécio-PSMA-617 teve ganho de sobrevida global.[91]

Quadro 135.4. Estratégias que demonstraram ganho de sobrevida global em pacientes com câncer de próstata metastático resistente à castração (CPMRC)[90]

Droga	Regime	Estudo	Situação	Controle	Δ SG mediana	Eventos adversos
Docetaxel	75 mg/m² a cada 21 dias	TAX3503	CPMRC	Mitoxantrona	2,9 meses	Toxicidade medular, neuropatia, aumento de AST/ALT, alterações cutâneas e ungueais
Cabazitaxel	25 mg/m² a cada 21 dias	TROPIC	CPMRC pós-docetaxel	Mitoxantrona	2,4 meses	Toxicidade medular
Abiraterona	1.000 mg ao dia (com prednisona)	COU-AA-301	CPMRC pós-docetaxel	Placebo	4,6 meses	Hipocalemia, hipertensão, aumento de AST/ALT, edema
Abiraterona	1.000 mg ao dia (com prednisona)	COU-AA-302	CPMRC pré-docetaxel	Placebo	4,4 meses	

Continua >>

>> Continuação

Quadro 135.4. Estratégias que demonstraram ganho de sobrevida global em pacientes com câncer de próstata metastático resistente à castração (CPMRC)[90]

Droga	Regime	Estudo	Situação	Controle	Δ SG MEDIANA	Eventos adversos
Enzalutamida	160 mg ao dia	AFFIRM	CPMRC pós-docetaxel	Placebo	4,8 meses	Fadiga, declínio cognitivo, quedas, convulsão
Enzalutamida	160 mg ao dia	PREVAIL	CPMRC pré-docetaxel	Placebo	2,2 meses	
Rádio-223	50 kBq/kg a cada 4 semanas	ALSYMPCA	CPMRC metastático para ossos, sem metástases viscerais	Placebo	2,8 meses	Toxicidade medular e diarreia
Olaparibe	300 mg 2xd	PROfound	CPMRC pós-PD a hormonoterapias novas	Escolha do investigador (abiraterona ou enzalutamida)	3,4 meses	náuseas, anemia
Lutécio-177-PSMA-617	7,4 GBq a cada 6 semanas (4 - 6 ciclos)	VISION	CPMRC pós PD a inibidor androgênico e taxano	Escolha do investigador	4 meses	

Fonte: Adaptado de Sartor O, de Bono JS, 2018.

Inibidores de poli-ADP-ribose-polimerase (PARP) têm demonstrado respostas significativas em especial na doença com alteração em genes de reparo de DNA. Infelizmente, a imunoterapia com inibidores anti-PD1 e anti-CTLA4 demonstrou resultados frustrantes. Contudo, um estudo retrospectivo evidenciou resposta em até 50% dos pacientes com CPMRC com instabilidade de microssatélites.[34]

CONCLUSÕES E PERSPECTIVAS

Apesar de potencialmente curável na maior parte dos casos e quando diagnosticado precocemente, o câncer de próstata ainda ocasiona muitas mortes no mundo. Existe grande expectativa que o aprofundamento do conhecimento da biologia molecular possa trazer evoluções importantes no tratamento. A grande heterogeneidade molecular da doença nos faz predizer que em um futuro próximo a individualização do tratamento será cada vez mais necessária. Será fundamental o desenvolvimento de novos tratamentos acompanhados de biomarcadores adequados para auxiliar na seleção de pacientes.

REFERÊNCIAS

1. Sung H, Ferlay J, Siegel RL, Laversanne M, Soerjomataram I, Jemal A, et al. Global Cancer Statistics 2020: GLOBOCAN Estimates of Incidence and Mortality Worldwide for 36 Cancers in 185 Countries. CA Cancer J Clin. 2021;71(3):209-249. doi: 10.3322/caac.21660.
2. Rawla P. Epidemiology of Prostate Cancer. World J Oncol 2019;10:63-89. [2022 jun. 10]. Disponível em: https://doi.org/10.14740/wjon1191.
3. Instituto Nacional do Câncer. Câncer de Próstata 2019. [2022 set. 14]. Disponível em: https://www.inca.gov.br/estimativa/sintese-de-resultados-e-comentarios#:~:text=No%20Brasil%20%20estimam%2Dse%2065.840,mil%20homens%20(Tabela%201).
4. Siegel RL, Miller KD, Jemal A. Cancer statistics, 2020. CA Cancer J Clin 2020;70:7–30. [2022 jun. 10]. Disponível em: https://doi.org/10.3322/caac.21590.
5. Delongchamps NB, Singh A, Haas GP. The role of prevalence in the diagnosis of prostate cancer. Cancer Control 2006;13:158-68. [2022 jun. 10]. Disponível em: https://doi.org/10.1177/107327480601300302.
6. Bell KJL, Del Mar C, Wright G, Dickinson J, Glasziou P. Prevalence of incidental prostate cancer: a systematic review

of autopsy studies. Int J Cancer 2015;137:1749-57. [2022 jun. 10]. Disponível em: https://doi.org/10.1002/ijc.29538.

7. Bratt O, Drevin L, Akre O, Garmo H, Stattin P. Family History and probability of prostate cancer, differentiated by risk category: a nationwide population-based study. J Natl Cancer Inst 2016;108. [2022 jun. 10]. Disponível em: https://doi.org/10.1093/jnci/djw110.

8. Platz EA, Rimm EB, Willett WC, Kantoff PW, Giovannucci E. Racial variation in prostate cancer incidence and in hormonal system markers among male health professionals. J Natl Cancer Inst 2000;92:2009-17. [2022 jun. 10]. Disponível em: https://doi.org/10.1093/jnci/92.24.2009.

9. Hankey BF, Feuer EJ, Clegg LX, Hayes RB, Legler JM, Prorok PC, et al. Cancer surveillance series: interpreting trends in prostate cancer – part I: evidence of the effects of screening in recent prostate cancer incidence, mortality, and survival rates. J Natl Cancer Inst 1999;91:1017–24. [2022 jun. 10]. Disponível em: https://doi.org/10.1093/jnci/91.12.1017.

10. Allott EH, Masko EM, Freedland SJ. Obesity and prostate cancer: weighing the evidence. Eur Urol 2013;63:800-9. [2022 jun. 10]. Disponível em: https://doi.org/10.1016/j.eururo.2012.11.013.

11. Islami F, Moreira DM, Boffetta P, Freedland SJ. A systematic review and meta-analysis of tobacco use and prostate cancer mortality and incidence in prospective cohort studies. Eur Urol 2014;66:1054-64. [2022 jun. 10]. Disponível em: https://doi.org/10.1016/j.eururo.2014.08.059.

12. Foerster B, Pozo C, Abufaraj M, Mari A, Kimura S, D'Andrea D, et al. Association of smoking status with recurrence, metastasis, and mortality among patients with localized prostate cancer undergoing prostatectomy or radiotherapy: a systematic review and meta-analysis. JAMA Oncol 2018;4:953-61. [2022 jun. 10]. Disponível em: https://doi.org/10.1001/jamaoncol.2018.1071.

13. Mucci LA, Hjelmborg JB, Harris JR, Czene K, Havelick DJ, Scheike T, et al. Familial risk and heritability of cancer among twins in nordic countries. JAMA 2016;315:68-76. [2022 jun. 10]. Disponível em: https://doi.org/10.1001/jama.2015.17703.

14. Ewing CM, Ray AM, Lange EM, Zuhlke KA, Robbins CM, Tembe WD, et al. Germline mutations in HOXB13 and prostate-cancer risk. N Engl J Med 2012;366:141-9. [2022 jun. 10]. Disponível em: https://doi.org/10.1056/NEJMoa1110000.

15. Cai Q, Wang X, Li X, Gong R, Guo X, Tang Y, et al. Germline HOXB13 p.Gly84Glu mutation and cancer susceptibility: a pooled analysis of 25 epidemiological studies with 145,257 participates. Oncotarget 2015;6:42312-21. [2022 jun. 10]. Disponível em: https://doi.org/10.18632/oncotarget.5994.

16. Xu J, Lange EM, Lu L, Zheng SL, Wang Z, Thibodeau SN, et al. HOXB13 is a susceptibility gene for prostate cancer: results from the International Consortium for Prostate Cancer Genetics (ICPCG). Hum Genet 2013;132:5-14. [2022 jun. 10]. Disponível em: https://doi.org/10.1007/s00439-012-1229-4.

17. Helgason H, Rafnar T, Olafsdottir HS, Jonasson JG, Sigurdsson A, Stacey SN, et al. Loss-of-function variants in ATM confer risk of gastric cancer. Nat Genet 2015;47:906-10. [2022 jun. 10]. Disponível em: https://doi.org/10.1038/ng.3342.

18. Hale V, Weischer M, Park JY. CHEK2 (*) 1100delC mutation and risk of prostate cancer. Prostate Cancer 2014;2014:294575. [2022 jun. 10]. Disponível em: https://doi.org/10.1155/2014/294575.

19. Erkko H, Xia B, Nikkilä J, Schleutker J, Syrjäkoski K, Mannermaa A, et al. A recurrent mutation in PALB2 in dinnish cancer families. Nature 2007;446:316-9. [2022 jun. 10]. Disponível em: https://doi.org/10.1038/nature05609.

20. Castro E, Goh C, Olmos D, Saunders E, Leongamornlert D, Tymrakiewicz M, et al. Germline BRCA mutations are associated with higher risk of nodal involvement, distant metastasis, and poor survival outcomes in prostate cancer. J Clin Oncol 2013;31:1748-57. [2022 jun. 10]. Disponível em: https://doi.org/10.1200/JCO.2012.43.1882.

21. Castro E, Goh C, Leongamornlert D, Saunders E, Tymrakiewicz M, Dadaev T, et al. Effect of BRCA mutations on metastatic relapse and cause-specific survival after radical treatment for localised prostate cancer. Eur Urol 2015;68:186-93. [2022 jun. 10]. Disponível em: https://doi.org/10.1016/j.eururo.2014.10.022.

22. Castro E, Romero-Laorden N, Del Pozo A, Lozano R, Medina A, Puente J, et al. PROREPAIR-B: a prospective cohort study of the impact of germline DNA repair mutations on the outcomes of patients with metastatic castration-resistant prostate cancer. J Clin Oncol 2019;37:490–503. [2022 jun. 10]. Disponível em: https://doi.org/10.1200/JCO.18.00358.

23. Na R, Zheng SL, Han M, Yu H, Jiang D, Shah S, et al. Germline mutations in ATM and BRCA1/2 distinguish risk for lethal and indolent prostate cancer and are associated with early age at death. Eur Urol 2017;71:740-7. [2022 jun. 10]. Disponível em: https://doi.org/10.1016/j.eururo.2016.11.033.

24. Pritchard CC, Mateo J, Walsh MF, De Sarkar N, Abida W, Beltran H, et al. Inherited DNA-repair gene mutations in men with metastatic prostate cancer. N Engl J Med 2016;375:443-53. [2022 jun. 10]. Disponível em: https://doi.org/10.1056/NEJMoa1603144.

25. Cancer Genome Atlas Research Network. The molecular taxonomy of primary prostate cancer. Cell

2015;163:1011-25. [2022 jun. 10]. Disponível em: https://doi.org/10.1016/j.cell.2015.10.025.

26. Haraldsdottir S, Hampel H, Wei L, Wu C, Frankel W, Bekaii-Saab T, et al. Prostate cancer incidence in males with Lynch syndrome. Genet Med 2014;16:553-7. [2022 jun. 10]. Disponível em: https://doi.org/10.1038/gim.2013.193.

27. Robinson D, Van Allen EM, Wu Y-M, Schultz N, Lonigro RJ, Mosquera J-M, et al. Integrative clinical genomics of advanced prostate cancer. Cell 2015;161:1215-28. [2022 jun. 10]. Disponível em: https://doi.org/10.1016/j.cell.2015.05.001.

28. Armenia J, Wankowicz SAM, Liu D, Gao J, Kundra R, Reznik E, et al. The long tail of oncogenic drivers in prostate cancer. Nat Genet 2018;50:645-51. [2022 jun. 10]. Disponível em: https://doi.org/10.1038/s41588-018-0078-z.

29. Abida W, Cyrta J, Heller G, Prandi D, Armenia J, Coleman I, et al. Genomic correlates of clinical outcome in advanced prostate cancer. Proc Natl Acad Sci U S A 2019;116:11428-36. [2022 jun. 10]. Disponível em: https://doi.org/10.1073/pnas.1902651116.

30. Mateo J, Carreira S, Sandhu S, Miranda S, Mossop H, Perez-Lopez R, et al. DNA-repair defects and olaparib in metastatic prostate cancer. N Engl J Med 2015;373:1697-708. [2022 jun. 10]. Disponível em: https://doi.org/10.1056/NEJMoa1506859.

31. Mateo J, Porta N, Bianchini D, McGovern U, Elliott T, Jones R, et al. Olaparib in patients with metastatic castration-resistant prostate cancer with DNA repair gene aberrations (TOPARP-B): a multicentre, open-label, randomised, phase 2 trial. Lancet Oncol 2019. [2022 jun. 10]. Disponível em: https://doi.org/10.1016/S1470-2045(19)30684-9.

32. Abida W, Bryce AH, Vogelzang NJ, Amato RJ, Percent I, Shapiro JD, et al. Preliminary results from TRITON2: a phase II study of rucaparib in patients (pts) with metastatic castration-resistant prostate cancer (mCRPC) associated with homologous recombination repair (HRR) gene alterations. Ann Oncol 2018;29. [2022 jun. 10]. Disponível em: https://doi.org/10.1093/annonc/mdy284.002.

33. Smith MR, Sandhu SK, Kelly WK, Scher HI, Efstathiou E, Lara PN, et al. Pre-specified interim analysis of GALAHAD: a phase II study of niraparib in patients (pts) with metastatic castration-resistant prostate cancer (mCRPC) and biallelic DNA-repair gene defects (DRD). Ann Oncol 2019;30. [2022 jun. 10]. Disponível em: https://doi.org/10.1093/annonc/mdz394.043.

34. Abida W, Cheng ML, Armenia J, Middha S, Autio KA, Vargas HA, et al. Analysis of the prevalence of microsatellite instability in prostate cancer and response to immune checkpoint blockade. JAMA Oncol 2019;5:471-8. [2022 jun. 10]. Disponível em: https://doi.org/10.1001/jamaoncol.2018.5801.

35. Klein EA, Thompson IM, Tangen CM, Crowley JJ, Lucia MS, Goodman PJ, et al. Vitamin E and the risk of prostate cancer: the selenium and vitamin E cancer prevention trial (SELECT). JAMA 2011;306:1549-56. [2022 jun. 10]. Disponível em: https://doi.org/10.1001/jama.2011.1437.

36. Andriole GL, Bostwick DG, Brawley OW, Gomella LG, Marberger M, Montorsi F, et al. Effect of dutasteride on the risk of prostate cancer. N Engl J Med 2010;362:1192-202. [2022 jun. 10]. Disponível em: https://doi.org/10.1056/NEJMoa0908127.

37. Goodman PJ, Tangen CM, Darke AK, Lucia MS, Ford LG, Minasian LM, et al. Long-term effects of finasteride on prostate cancer mortality. N Engl J Med 2019;380:393-4. [2022 jun. 10]. Disponível em: https://doi.org/10.1056/NEJMc1809961.

38. National Cancer Institute. SEER cancer stat facts: prostate cancer 2019. [2022 jun. 10]. Disponível em: https://seer.cancer.gov/statfacts/html/prost.html.

39. Hara M, Koyanagi Y, Inoue T, Fukuyama T. [Some physico-chemical characteristics of "seminoprotein", an antigenic component specific for human seminal plasma. Forensic immunological study of body fluids and secretion. VII]. Nihon Hoigaku Zasshi 1971;25:322-4.

40. Stamey TA, Yang N, Hay AR, McNeal JE, Freiha FS, Redwine E. Prostate-specific antigen as a serum marker for adenocarcinoma of the prostate. N Engl J Med 1987;317:909-16. [2022 jun. 10]. Disponível em: https://doi.org/10.1056/NEJM198710083171501.

41. Balk SP, Ko Y-J, Bubley GJ. Biology of prostate-specific antigen. J Clin Oncol 2003;21:383-91. [2022 jun. 10]. Disponível em: https://doi.org/10.1200/JCO.2003.02.083.

42. Benson MC, Whang IS, Olsson CA, McMahon DJ, Cooner WH. The use of prostate specific antigen density to enhance the predictive value of intermediate levels of serum prostate specific antigen. J Urol 1992;147:817-21. [2022 jun. 10]. Disponível em: https://doi.org/10.1016/s0022-5347(17)37394-9.

43. Catalona WJ, Partin AW, Slawin KM, Brawer MK, Flanigan RC, Patel A, et al. Use of the percentage of free prostate-specific antigen to enhance differentiation of prostate cancer from benign prostatic disease. JAMA 1998;279:1542. [2022 jun. 10]. Disponível em: https://doi.org/10.1001/jama.279.19.1542.

44. Carter HB, Pearson JD, Metter EJ, Brant LJ, Chan DW, Andres R, et al. Longitudinal evaluation of prostate-specific antigen levels in men with and without prostate disease. JAMA n.d.1992;267:2215-20.

45. National Comprehensive Cancer Network. Prostate Cancer Early Detection. 2019 n.d. [2022 jun. 10]. Disponível em:

https://www.nccn.org/professionals/physician_gls/pdf/prostate_detection.pdf.

46. Konety B, Zappala SM, Parekh DJ, Osterhout D, Schock J, Chudler RM, et al. The 4Kscore® Test reduces prostate biopsy rates in community and academic urology practices. Rev Urol 2015;17:231-40.

47. Andriole GL, Crawford ED, Grubb RL, Buys SS, Chia D, Church TR, et al. Prostate cancer screening in the randomized prostate, lung, colorectal, and ovarian cancer screening trial: mortality results after 13 years of follow-up. J Natl Cancer Inst 2012;104:125-32. [2022 jun. 10]. Disponivel em: https://doi.org/10.1093/jnci/djr500.

48. Pinsky PF, Blacka A, Kramer BS, Miller A, Prorok PC, Berg C. Assessing contamination and compliance in the prostate component of the prostate, lung, colorectal, and ovarian (PLCO) cancer screening trial. Clin Trials 2010;7:303-11. [2022 jun. 10]. Disponivel em: https://doi.org/10.1177/1740774510374091.

49. Schröder FH, Hugosson J, Roobol MJ, Tammela TLJ, Ciatto S, Nelen V, et al. Prostate-cancer mortality at 11 years of follow-up. N Engl J Med 2012;366:981-90. [2022 jun. 10]. Disponivel em: https://doi.org/10.1056/NEJMoa1113135.

50. Otto SJ, van der Cruijsen IW, Liem MK, Korfage IJ, Lous JJ, Schröder FH, et al. Effective PSA contamination in the Rotterdam section of the European Randomized study of screening for prostate cancer. Int J Cancer 2003;105:394-9. [2022 jun. 10]. Disponivel em: https://doi.org/10.1002/ijc.11074.

51. Hugosson J, Godtman RA, Carlsson S V, Aus G, Grenabo Bergdahl A, Lodding P, et al. Eighteen-year follow-up of the Göteborg randomized population-based prostate cancer screening trial: effect of sociodemographic variables on participation, prostate cancer incidence and mortality. Scand J Urol 2018;52:27–37. [2022 jun. 10]. Disponivel em: https://doi.org/10.1080/21681805.2017.1411392.

52. Carter HB, Albertsen PC, Barry MJ, Etzioni R, Freedland SJ, Greene KL, et al. American Urological Association (AUA) Guideline: early detection of prostate cancer 2018:1-27.

53. Loeb S, van den Heuvel S, Zhu X, Bangma CH, Schröder FH, Roobol MJ. Infectious complications and hospital admissions after prostate biopsy in a European randomized trial. Eur Urol 2012;61:1110-4. [2022 jun. 10]. Disponivel em: https://doi.org/10.1016/j.eururo.2011.12.058.

54. Grossman DC, Curry SJ, Owens DK, Bibbins-Domingo K, Caughey AB, Davidson KW, et al. Screening for prostate cancer. JAMA 2018;319:1901. [2022 jun. 10]. Disponivel em: https://doi.org/10.1001/jama.2018.3710.

55. Smith RA, Andrews KS, Brooks D, Fedewa SA, Manassaram-Baptiste D, Saslow D, et al. Cancer screening in the United States, 2018: a review of current American Cancer Society guidelines and current issues in cancer screening. CA Cancer J Clin 2018;68:297-316. [2022 jun. 10]. Disponivel em: https://doi.org/10.3322/caac.21446.

56. Qaseem A, Barry MJ, Denberg TD, Owens DK, Shekelle P. Screening for prostate cancer: a guidance statement from the clinical guidelines Committee of the American College of Physicians. Ann Intern Med 2013;158:761. [2022 jun. 10]. Disponivel em: https://doi.org/10.7326/0003-4819-158-10-201305210-00633.

57. Page EC, Bancroft EK, Brook MN, Assel M, Hassan Al Battat M, Thomas S, et al. Interim results from the IMPACT study: evidence for prostate-specific antigen screening in BRCA2 mutation carriers. Eur Urol 2019;76:831-42. [2022 jun. 10]. Disponivel em: https://doi.org/10.1016/j.eururo.2019.08.019.

58. Thompson IM, Pauler DK, Goodman PJ, Tangen CM, Lucia MS, Parnes HL, et al. Prevalence of prostate cancer among men with a prostate-specific antigen level < or = 4.0 ng per milliliter. N Engl J Med 2004;350:2239-46. [2022 jun. 10]. Disponivel em: https://doi.org/10.1056/NEJMoa031918.

59. Kasivisvanathan V, Rannikko AS, Borghi M, Panebianco V, Mynderse LA, Vaarala MH, et al. MRI-targeted or standard biopsy for prostate-cancer diagnosis. N Engl J Med 2018;378:1767-77. [2022 jun. 10]. Disponivel em: https://doi.org/10.1056/NEJMoa1801993.

60. Epstein JI, Allsbrook WC, Amin MB, Egevad LL, ISUP Grading Committee. The 2005 International Society of Urological Pathology (ISUP) Consensus Conference on Gleason Grading of Prostatic Carcinoma. Am J Surg Pathol 2005;29:1228-42. [2022 jun. 10]. Disponivel em: https://doi.org/10.1097/01.pas.0000173646.99337.b1.

61. Epstein JI, Zelefsky MJ, Sjoberg DD, Nelson JB, Egevad L, Magi-Galluzzi C, et al. A contemporary prostate cancer grading system: a validated alternative to the Gleason score. Eur Urol 2016;69:428-35. [2022 jun. 10]. Disponivel em: https://doi.org/10.1016/j.eururo.2015.06.046.

62. Berney DM, Beltran L, Fisher G, North B V, Greenberg D, Møller H, et al. Validation of a contemporary prostate cancer grading system using prostate cancer death as outcome. Br J Cancer 2016;114:1078-83. [2022 jun. 10]. Disponivel em: https://doi.org/10.1038/bjc.2016.86.

63. Scher HI, Heller G. Clinical states in prostate cancer: toward a dynamic model of disease progression. Urology 2000;55:323-7. [2022 jun. 10]. Disponivel em: https://doi.org/10.1016/s0090-4295(99)00471-9.

64. Bekelman JE, Rumble RB, Chen RC, Pisansky TM, Finelli A, Feifer A, et al. Clinically localized prostate cancer:

ASCO clinical practice guideline endorsement of an American Urological Association/American Society for Radiation Oncology/Society of Urologic Oncology guideline. J Clin Oncol 2018:JCO1800606. [2022 jun. 10]. Disponivel em: https://doi.org/10.1200/JCO.18.00606.

65. National Comprehensive Cancer Network. Prostate Cancer 2019. [2022 jun. 10]. Disponivel em: https://www.nccn.org/professionals/physician_gls/pdf/prostate.pdf.

66. Fosså SD, Wiklund F, Klepp O, Angelsen A, Solberg A, Damber J-E, et al. Ten-and 15-yr prostate cancer-specific mortality in patients with nonmetastatic locally advanced or aggressive intermediate prostate cancer, randomized to lifelong endocrine treatment alone or combined with radiotherapy: final results of the Scandinavian. Eur Urol 2016;70:684-91. [2022 jun. 10]. Disponivel em: https://doi.org/10.1016/j.eururo.2016.03.021.

67. Wilt TJ, Brawer MK, Jones KM, Barry MJ, Aronson WJ, Fox S, et al. Radical prostatectomy versus observation for localized prostate cancer. N Engl J Med 2012;367:203-13. [2022 jun. 10]. Disponivel em: https://doi.org/10.1056/NEJMoa1113162.

68. Bill-Axelson A, Holmberg L, Garmo H, Rider JR, Taari K, Busch C, et al. Radical prostatectomy or watchful waiting in early prostate cancer. N Engl J Med 2014;370:932-42. [2022 jun. 10]. Disponivel em: https://doi.org/10.1056/NEJMoa1311593.

69. Hamdy FC, Donovan JL, Lane JA, Mason M, Metcalfe C, Holding P, et al. 10-Year outcomes after monitoring, surgery, or radiotherapy for localized prostate cancer. N Engl J Med 2016;375:1415-24. [2022 jun. 10]. Disponivel em: https://doi.org/10.1056/NEJMoa1606220.

70. Donovan JL, Hamdy FC, Lane JA, Mason M, Metcalfe C, Walsh E, et al. Patient-reported outcomes after monitoring, surgery, or radiotherapy for prostate cancer. N Engl J Med 2016;375:1425-37. [2022 jun. 10]. Disponivel em: https://doi.org/10.1056/NEJMoa1606221.

71. Thompson IM, Tangen CM, Paradelo J, Lucia MS, Miller G, Troyer D, et al. Adjuvant radiotherapy for pathological T3N0M0 prostate cancer significantly reduces risk of metastases and improves survival: long-term followup of a randomized clinical trial. J Urol 2009;181:956-62. [2022 jun. 10]. Disponivel em: https://doi.org/10.1016/j.juro.2008.11.032.

72. Vale CL, Brihoum M, Chabaud S, Cook A, Fisher D, Forcat S, et al. Adjuvant or salvage radiotherapy for the treatment of localised prostate cancer? A prospectively planned aggregate data meta-analysis. Ann Oncol 2019;30:v883. [2022 jun. 10]. Disponivel em: https://doi.org/10.1093/annonc/mdz394.041.

73. Tan N, Bavadian N, Calais J, Oyoyo U, Kim J, Turkbey IB, et al. Imaging of prostate specific membrane antigen targeted radiotracers for the detection of prostate cancer biochemical recurrence after definitive therapy: a systematic review and meta-analysis. J Urol 2019;202:231-40. [2022 jun. 10]. Disponivel em: https://doi.org/10.1097/JU.0000000000000198.

74. Pound CR. Natural history of progression after PSA elevation following radical prostatectomy. JAMA 1999;281:1591. [2022 jun. 10]. Disponivel em: https://doi.org/10.1001/jama.281.17.1591.

75. Roach M, Hanks G, Thames H, Schellhammer P, Shipley WU, Sokol GH, et al. Defining biochemical failure following radiotherapy with or without hormonal therapy in men with clinically localized prostate cancer: recommendations of the RTOG-ASTRO Phoenix Consensus Conference. Int J Radiat Oncol Biol Phys 2006;65:965-74. [2022 jun. 10]. Disponivel em: https://doi.org/10.1016/j.ijrobp.2006.04.029.

76. Punnen S, Cooperberg MR, D'Amico A V, Karakiewicz PI, Moul JW, Scher HI, et al. Management of biochemical recurrence after primary treatment of prostate cancer: a systematic review of the literature. Eur Urol 2013;64:905-15. [2022 jun. 10]. Disponivel em: https://doi.org/10.1016/j.eururo.2013.05.025.

77. Carrie C, Magné N, Burban-Provost P, Sargos P, Latorzeff I, Lagrange J-L, et al. Short-term androgen deprivation therapy combined with radiotherapy as salvage treatment after radical prostatectomy for prostate cancer (GETUG-AFU 16): a 112-month follow-up of a phase 3, randomised trial. Lancet Oncol 2019;20:1740-9. [2022 jun. 10]. Disponivel em: https://doi.org/10.1016/S1470-2045(19)30486-3.

78. Duchesne GM, Woo HH, Bassett JK, Bowe SJ, D'Este C, Frydenberg M, et al. Timing of androgen-deprivation therapy in patients with prostate cancer with a rising PSA (TROG 03.06 and VCOG PR 01-03 [TOAD]): a randomised, multicentre, non-blinded, phase 3 trial. Lancet Oncol 2016;17:727-37. [2022 jun. 10]. Disponivel em: https://doi.org/10.1016/S1470-2045(16)00107-8.

79. Crook JM, O'Callaghan CJ, Duncan G, Dearnaley DP, Higano CS, Horwitz EM, et al. Intermittent androgen suppression for rising PSA level after radiotherapy. N Engl J Med 2012;367:895-903. [2022 jun. 10]. Disponivel em: https://doi.org/10.1056/NEJMoa1201546.

80. Hussain M, Fizazi K, Saad F, Rathenborg P, Shore N, Ferreira U, et al. Enzalutamide in men with nonmetastatic, castration-resistant prostate cancer. N Engl J Med 2018;378:2465-74. [2022 jun. 10]. Disponivel em: https://doi.org/10.1056/NEJMoa1800536.

81. Smith MR, Saad F, Chowdhury S, Oudard S, Hadaschik BA, Graff JN, et al. Apalutamide treatment and metastasis-free survival in prostate cancer. N Engl J Med 2018;378:1408-18. [2022 jun. 10]. Disponivel em: https://doi.org/10.1056/NEJMoa1715546.

82. Fizazi K, Shore N, Tammela TL, Ulys A, Vjaters E, Polyakov S, et al. Darolutamide in nonmetastatic, castration-resistant prostate cancer. N Engl J Med 2019;380:1235-46. [2022 jun. 10]. Disponivel em: https://doi.org/10.1056/NEJMoa1815671.

83. Ost P, Reynders D, Decaestecker K, Fonteyne V, Lumen N, De Bruycker A, et al. Surveillance or metastasis-directed therapy for oligometastatic prostate cancer recurrence: a prospective, randomized, multicenter phase II trial. J Clin Oncol 2018;36:446-53. [2022 jun. 10]. Disponivel em: https://doi.org/10.1200/JCO.2017.75.4853.

84. Phillips R, Lim SJ, Shi WY, Antonarakis ES, Rowe S, Gorin M, et al. Primary outcomes of a phase II randomized trial of observation versus stereotactic ablative radiation for oligometastatic prostate cancer (ORIOLE). Int J Radiat Oncol 2019;105:681. [2022 jun. 10]. Disponivel em: https://doi.org/10.1016/j.ijrobp.2019.08.031.

85. Huggins C, Hodges CV. Studies on prostatic cancerI. The effect of castration, of estrogen and of androgen injection on serum phosphatases in metastatic carcinoma of the prostate. Cancer Res 1941;1:293-7. [2022 jun. 10]. Disponivel em: https://doi.org/10.1111/j.1743-6109.2009.01680.x.

86. Schally AV, Block NL, Rick FG. Discovery of LHRH and development of LHRH analogs for prostate cancer treatment. Prostate 2017;77:1036-54. [2022 jun. 10]. Disponivel em: https://doi.org/10.1002/pros.23360.

87. Burdett S, Boevé LM, Ingleby FC, Fisher DJ, Rydzewska LH, Vale CL, et al. Prostate radiotherapy for metastatic hormone-sensitive prostate cancer: a STOPCAP systematic review and meta-analysis. Eur Urol 2019;76:115-24. [2022 jun. 10]. Disponivel em: https://doi.org/10.1016/j.eururo.2019.02.003.

88. VanderWeele DJ, Antonarakis ES, Carducci MA, Dreicer R, Fizazi K, Gillessen S, et al. Metastatic hormone-sensitive prostate cancer: clinical decision making in a rapidly evolving landscape of life-prolonging therapy. J Clin Oncol 2019;37:2961-7. [2022 jun. 10]. Disponivel em: https://doi.org/10.1200/JCO.19.01595.

89. Tannock IF, de Wit R, Berry WR, Horti J, Pluzanska A, Chi KN, et al. Docetaxel plus prednisone or mitoxantrone plus prednisone for advanced prostate cancer. N Engl J Med 2004;351:1502-12. [2022 jun. 10]. Disponivel em: https://doi.org/10.1056/NEJMoa040720.

90. Sartor O, de Bono JS. Metastatic Prostate Cancer. N Engl J Med 2018;378:645-57. [2022 jun. 10]. Disponivel em: https://doi.org/10.1056/NEJMra1701695.

91. Sartor O, de Bono J, Chi KN, Fizazi K, Herrmann K, Rahbar K, et al. Lutetium-177-PSMA-617 for Metastatic Castration-Resistant Prostate Cancer. N Engl J Med. 2021;385(12):1091-1103. doi: 10.1056/NEJMoa2107322.

92. Smith MR, Hussain M, Saad F, Fizazi K, Sternberg CN, Crawford ED, et al. Darolutamide and survival in metastatic, hormone-sensitive prostate cancer. New England Journal of Medicine. 2022;386(12):1132-1142.

136

Tumores de Uretra e Pênis

Daniel Herchenhorn
Nathália de Souza Del Rey Crusoé
Rodrigo Frota

DESTAQUES

- O câncer de pênis é uma neoplasia rara, mais comum em países em desenvolvimento.
- Os fatores de risco mais conhecidos incluem fimose, obesidade, lesões penianas e infecção por HPV.
- O carcinoma escamocelular (CEC) é a histologia mais comum, com os subtipos HPV-relacionados de melhor prognóstico.
- O prognóstico varia bastante de acordo com o estadiamento inicial, com taxa de sobrevida global em 5 anos de 70% quando diagnóstico na doença localizada.
- Ressecção que visa à preservação de órgão é uma modalidade de tratamento possível no estádio inicial, porém, a penectomia parcial/total pode ser necessária.
- Quimioterapia neoadjuvante com esquema TIP seguido do tratamento cirúrgico é o tratamento de escolha na doença localmente avançada.
- Na doença metastática, quimioterapia paliativa com esquema TIP é o tratamento padrão de primeira linha para pacientes com bom *performance status*.
- Após progressão à primeira linha baseada em platina, não existe tratamento de segunda linha bem estabelecido, e a inclusão em protocolo de pesquisa, sempre que possível, deve ser encorajada.

EPIDEMIOLOGIA

O câncer de pênis é uma neoplasia rara, que corresponde a menos de 1% dos casos de câncer em homens nos países desenvolvidos, como os Estados Unidos, porém, chega a representar entre 10% e 20% dos casos nos países em desenvolvimento. No Brasil, de acordo com dados do Instituto Nacional do Câncer (INCA), estima-se que o câncer de pênis foi responsável por 463 mortes no ano de 2020 e representa 2% dos casos de câncer que acometem pacientes do sexo masculino no país, com maior número de casos nas regiões Norte e Nordeste. Tipicamente, é uma doença que acomete pacientes idosos, com idade média do diagnóstico por volta dos 60 anos.[1-5]

Fatores de risco

Diversos fatores de risco estão associados ao câncer de pênis. Epidemiologicamente, homens solteiros e homens submetidos a circuncisão em idades mais avançadas parecem ter maior risco de desenvolver a doença. Histórico de infecções do trato urinário e de lesões cutâneas penianas como verrugas, lacerações e *rash*, assim como estenose uretral também estão implicados.[6,7]

Estima-se que a presença de fimose aumenta a um risco em cerca de 7 a 10 vezes o desenvolvimento do câncer de pênis. A ausência de circuncisão sem história de fimose, no entanto, não parece ter associação.[6,7] A obesidade também é um fator de risco conhecido, possivelmente devido à redução da higiene local com formação de esmegma, que leva à fimose funcional.[8]

É bem descrita a associação entre a infecção por HPV e o câncer de pênis. A detecção do DNA-HPV é presente em cerca de metade dos casos, principalmente os subtipos 16 (68%), 6 (8%) e 18 (7%), com a doença HPV-relacionada associada a um melhor prognóstico em relação aos tumores não-HPV relacionados. Aproximadamente 80% dos casos de neoplasia intraepitelial peniana também apresentam DNA-HPV detectável. Sua pesquisa deve ser realizada quando disponível, e pode ser realizada tanto por método de PCR quanto por meio da expressão de p16 por análise imuno-histoquímica. Com a implementação das estratégias de vacinação para HPV, espera-se uma redução da incidência do câncer de pênis para os próximos anos.[9-12]

Outros fatores de risco possivelmente associados ao desenvolvimento do câncer de pênis incluem infecção por HIV, exposição ao tabaco, fotoquimioterapia com psoralen e ultravioleta A, formação de esmegma, zoofilia e líquen escleroso/balanite, e esclerótica obliterante.[6,7,13-18]

Patologia

O carcinoma escamocelular (CEC) representa a histologia mais comum, e é responsável por cerca de 95% dos casos de câncer de pênis. Outras histologias menos comuns incluem melanoma, sarcoma de Kaposi, doença de Paget, carcinoma basocelular, linfomas e sarcomas.

O CEC de pênis compreende um grupo heterogêneo de doenças, e suas variantes podem ser categorizadas em subtipos histológicos, classificadas de acordo com características histopatológicas e correlação com a infecção por HPV.[19,20]

Entre os subtipos não-HPV-relacionados, o subtipo usual é o mais comum (45% a 65% dos casos), de modo a apresentar-se, mais comumente, como lesões de grau histológico 2, com invasão perineural (IPN)/linfovascular (ILV) e acometimento linfonodal em cerca de 30% e 25% a 40% dos casos, respectivamente. Outras variantes menos comuns incluem: subtipo papilífero (2% a 15% dos casos), tipicamente tumores de baixo grau, com a presença de IPN/ ILV e acometimento linfonodal menos comuns (< 12% dos casos); subtipo sarcomatoide/células fusiformes (1% a 6% dos casos), habitualmente tumores com características mais agressivas, frequentemente associado a presença de IPN/ ILV, doença linfonodal e metastática. Mais raramente, as variantes pseudoglandular, adenoescamosa e células-claras, podem ser encontradas, tipicamente, de modo a apresentar-se como doenças de comportamento mais agressivo, com alta taxa de recorrência e acometimento linfonodal.[19,20]

A avaliação do *status* do HPV, sempre que possível, deve sempre ser realizada, uma vez que tem impacto tanto em termos prognósticos, conforme citado previamente, quanto preventivo (orientação ao parceiro). Quanto às variantes HPV-relacionadas, o subtipo verrucoso/condilomatoso é o mais comum (7% a 10% dos casos), tipicamente com a apresentação de uma doença bulky de crescimento indolente, com lesões em aspecto de couve-flor, de grau 2, sem IPN/ ILV, e com acometimento linfonodal até 17% a 25% dos casos. O subtipo basaloide (4% a 10% dos casos), aparece como uma ulceração irregular, habitualmente de alto grau, e frequentemente com doença linfonodal (> 50% dos casos). O carcinoma verrucoso (3% a 7% dos casos), apresenta-se como uma lesão de baixo grau, de aspecto expansivo (não-infiltrativo), tipicamente com recorrência local, porém, sem potencial metastático.[19,20]

O termo neoplasia intraepitelial peniana (NIPe) é utilizado para se referir a um conjunto de lesões pré-malignas com potencial de malignização para o carcinoma invasor de pênis. Entre elas, destacam-se a eritroplasia de Queyrat, doença de Bowen, papulose de Bowenoid e o carcinoma *in situ*. A classificação da Organização Mundial de Saúde (OMS) de 2016 subdivide as NIPes em subtipos HPV-relacionados (basaloide e verrucoso) e HPV-não-relacionados (diferenciados), no entanto, de acordo com o potencial de malignização, as NIPes podem ser classificadas em NIPe I ou leve, com 2% dos casos em evolução para carcinoma invasor, e NIPe II ou moderado e III ou severa, em que 7% a 8% dos casos evoluem para carcinoma invasor.[19,21]

APRESENTAÇÃO CLÍNICA

Na maioria dos casos, o câncer de pênis surge como uma lesão na glande, habitualmente um caroço ou úlcera, contudo, apresentações menos típicas podem ocorrer, como *rash* cutâneo, sangramento ou infecção/inflamação. Sinais e sintomas decorrentes da doença metastática variam de acordo com o sítio de acometimento, porém, essa apresentação clínica é menos comum, uma vez que apenas entre 1% e 10% dos casos apresentam-se no cenário metastático, ao passo que 30% a 60% dos casos apresentam-se como doença localmente avançada ao diagnóstico. O prognóstico varia bastante de acordo com o estadiamento inicial, com 70% e 50% de sobrevida global em 5 anos, quando o diagnóstico é dado na doença localizada e regional, respectivamente, e cai para apenas 9% quando na doença metastática.[22-29]

Diagnóstico e estadiamento

O estadiamento do câncer de pênis segue o sistema TNM 2018 (oitava edição) da American Joint Committe on Cancer (AJCC) e Union for International Cancer Control (UICC) (Tabela 136.1).Tumores com ILV, IPN ou de alto grau histológico são considerados estágio clínico II, ao passo que tumores com envolvimento linfonodal são classificados como estágio clínico III.[30] Além de contemplar o tamanho do tumor (T), o acometimento linfonodal (N) e avaliação de metástase a distância (M), o estadiamento mais atual incorpora também o sistema de graduação histológica da International Society of Urologic Pathology (ISUP).[30,31]

Tabela 136.1. Estadiamento TNM do câncer de pênis

Tumor primário (T)	
TX	Tumor primário não pode ser avaliado
T0	Sem evidência do tumor primário
Tis	Carcinoma *in situ* (neoplasia intraepitelial peniana)
Ta	Carcinoma escamocelular localizado não invasor
T1	Glande: tumor invade a lâmina própria Prepúcio: tumor invade a derme, lâmina própria ou dartos Tumor invade o tecido conjuntivo entre a epiderme e os corpos, independentemente da localização
T1a	Sem invasão linfovascular, sem invasão perineural e não é de alto grau
T1b	Com invasão linfovascular ou perineural ou é de alto grau (grau 3 ou sarcomatoide)
T2	Tumor invade o corpo esponjoso
T3	Tumor invade o corpo cavernoso
T4	Tumor invade estruturas adjacentes (escroto, próstata, osso do púbis)
Linfonodos regionais (N)	
Estadiamento clínico (cN)	
cNX	Linfonodos regionais não podem ser avaliados
cN0	Ausência de linfonodos inguinais palpáveis ou visíveis
cN1	1 linfonodo inguinal unilateral palpável móvel
cN2	≥ 2 linfonodos inguinais unilaterais palpáveis móveis ou linfonodos inguinais bilaterais
cN3	Massa linfonodal inguinal fixa palpável ou linfadenopatia pélvica unilateral ou bilateral

Continua >>

Tabela 136.1. Estadiamento TNM do câncer de pênis

ESTADIAMENTO PATOLÓGICO (pN)

pNX	Metástase linfonodal não pode ser avaliada
pN0	Sem metástase linfonodal
pN1	≤ 2 metástases linfonodais inguinais unilaterais, sem extensão extranodal
pN2	≥ 3 metástases linfonodais inguinais unilaterais ou metástases linfonodais inguinais bilaterais, sem extensão extranodal
pN3	Extensão extranodal ou metástase linfonodal pélvica

METÁSTASE A DISTÂNCIA (M)

M0	Ausência de metástase a distância
M1	Presença de metástase a distância

GRUPOS DE ESTADIAMENTO PROGNÓSTICOS

T	N	M	ESTADIAMENTO
Tis	N0	M0	0is
Ta	N0	M0	0a
T1a	N0	M0	I
T1b	N0	M0	IIA
T2	N0	M0	IIA
T3	N0	M0	IIB
T1-3	N1	M0	IIIA
T1-3	N2	M0	IIIB
T4	Qualquer N	M0	IV
Qualquer N	N3	M0	IV
Qualquer N	Qualquer N	M1	IV

Fonte: American Joint Committe on Cancer (AJCC) e Union for International Cancer Control (UICC), 2018.

Para avaliação do tumor primário (T), o exame físico associado a exame de imagem complementar, preferencialmente ressonância magnética,[32] devem ser realizados para avaliar, com maior precisão, a extensão do acometimento neoplásico. Além de diagnóstico, a biópsia com adequada amostragem tumoral deve ser procedida para graduação histopatológica.

A avaliação do *status* linfonodal é de extrema importância no estadiamento do câncer de pênis, uma vez que, além de guiar a abordagem terapêutica inicial, é o fator prognóstico de maior impacto na doença, com taxas de sobrevida global em 5 anos que variam entre 80% e 100% para pacientes com nenhum ou 1 linfonodo inguinal acometido, para 17% a 60% e 0% a 17% para pacientes com 2 ou mais linfonodos inguinais e linfonodos pélvicos acometidos, respectivamente.[33]

A drenagem linfática peniana ocorre por meio dos linfonodos inguinais superficiais para os inguinais profundos, que segue, então, para os linfonodos ilíacos externos, pélvicos e retroperitoneais. Apesar de grande parte dos casos apresentarem-se com linfonodomegalia, apenas metade destes serão secundários a acometimento de doença. Os principais fatores preditivos de acometimento linfonodal incluem tamanho tumoral, grau histológico e invasões linfovascular (ILV) e perineural (IPN). A incidência de acometimento linfonodal em tumores T1a é de cerca de 10% a 18%, e aumenta para cerca de 30% a 50% para tumores T1b a 4.[34]

Em pacientes sem acometimento linfonodal no estadiamento clínico, mas com doença de alto risco (T1b ou ≥ T2), deve-se prosseguir a investigação de acometimento linfonodal por meio da biópsia de linfonodo sentinela (BLS), dissecção linfonodal inguinal (DLI). Tal investigação também deve ser considerada naqueles pacientes com doença de baixo risco para acometimento linfonodal, porém, que não poderão fazer seguimento adequadamente.[35]

Para pacientes com suspeita de acometimento linfonodal no exame clínico, deve-se prosseguir a investigação do linfonodo suspeito por meio de uma biópsia percutânea guiada por imagem. Caso negativa, deve-se proceder à DLI. Caso positiva, o paciente deve, então, ser encaminhado para tratamento neoadjuvante com proposta de linfadenectomia inguinal e/ou pélvica após terapia sistêmica.[35]

A investigação metástase a distância por exames de imagem complementares é indicada para pacientes sem linfonodos palpáveis com doença de alto risco, e para pacientes com suspeita de acometimento linfonodal por exame físico. Os exames de imagem incluem avaliação de tórax, abdome e pelve, e pode ser feita por tomografia computadorizada (TC), ressonância magnética (RM) ou tomografia por emissão de pósitrons (PET/TC).[35]

TRATAMENTO

Introdução

Doença localizada

Para pacientes com doença com baixo risco de recorrência (Tis, Ta e T1a/b na pele/ glande), podem ser realizadas estratégias com preservação de órgão, como excisões locais, terapias tópicas (fluorouracil creme a 5%), ablação a *laser*, recapeamento total da glande, cirurgia micrográfica de Mohs e radioterapia.[35]

Na doença com alto risco de recorrência (T2 a T4, ou tumores "destrutivos" – Ta bulky ou tumores verrucosos), a penectomia parcial ou total e o tratamento de escolha devem ser realizados.[35]

Doença localmente avançada

Pacientes com doença irressecável e/ou com acometimento linfonodal N2/N3 devem ser encaminhados para tratamento neoadjuvante com quimioterapia (QT) com esquema TIP. Pacientes não candidatos ao regime de escolha e candidatos ao tratamento cirúrgico devem realizar a cirurgia *upfront*.[36-39] O grau de evidência para tratamento adjuvante com quimioterapia e/ou radioterapia é limitado, e o benefício é incerto. Para pacientes que não realizaram neoadjuvância e possuem alto risco para recorrência (metástase linfonodal pélvica, extensão extranodal, envolvimento de cadeias inguinais bilateral, acometimento linfonodal > 4 cm) a quimioterapia adjuvante deve ser considerada, assim como a radioterapia e/ou quimiorradioterapia adjuvantes podem ser oferecidas.[35]

Doença recorrente/metastática

Após tratamento para doença não metastática, em uma mediana de 10,5 meses, cerca de 30% dos pacientes irão recorrer, com 75% dessas recorrências locorregionais, e 10% a distância. No caso de recorrência local peniana, cirurgias de resgate com preservação de órgão ou penectomia total/parcial podem ser realizadas, ao passo que recorrências em cadeia linfonodal inguinal devem ser submetidas a tratamento neoadjuvante (quimioterapia ou quimiorradioterapia) antes da cirurgia.[35,40,41]

Na recorrência a distância, a quimioterapia sistêmica com intuito paliativo para pacientes com *performance status* preservado é o tratamento de escolha, com taxas de resposta em torno de até 30% a 38%. Para pacientes com baixo *performance status* não candidatos a tratamento sistêmico, o tratamento de suporte deve ser oferecido, para melhora da qualidade de vida.[35]

CIRURGIA

Lesões pré-invasivas, superficiais e de baixo grau, como o carcinoma *in situ*, podem ser tratadas com 5-fluorouracil (5-FU) ou imiquimode 5% (modificador de resposta imune) tópico, terapia fotodinâmica, crioterapia (com nitrogênio líquido), excisão cirúrgica local ou cirurgia micrográfica de Mohs e cirurgia com laser. Todas essas modalidades oferecem bom controle local e sem importantes danos estético, sexual ou urinário.[25,26] É importante selecionar adequadamente pacientes para essas terapias, de modo a reservá-las para tumores pequenos. Em um estudo retrospectivo, comparou-se terapia com laser, excisão local e radioterapia *versus* penectomia parcial ou total. As taxas de recorrência local foram maiores nas primeiras terapias que na amputação (27,7% *versus* 5,3%).[27]

Em pacientes com lesões possivelmente confinadas à glande, uma cirurgia conservadora, inicialmente usada para tumores com baixo potencial de malignidade,[25,26] pode ser realizada até para lesões mais invasivas. Um exame de imagem do pênis deve ser realizado primeiramente para avaliar invasão e plano da cirurgia. O melhor método é a RNM com injeção de gadolíneo, após induzir ereção com prostaglandina intracavernosa.[25] É possível, então, realizar a glandenectomia com retirada de planos profundos (toda glande superficial e tecido coronal abaixo do corpo esponjoso) e reconstrução com enxerto de pele na cabeça do corpo.[25,26]

Tumores grau 3 ou invasivos exigem tratamentos mais agressivos, principalmente se não localizados na glande ou no prepúcio. A penectomia total ou parcial é a terapia padrão. A decisão entre amputação parcial ou total dependerá da extensão do tumor. Para tumores T1, o tratamento usual é com penectomia parcial com 2 cm de margem proximal, que assegura 10 mm a 15 mm de margem histológica, que parece ser adequada para controle local 28. Margens mais estreitas podem resultar em taxas maiores de recorrência local. Alguns estudos, porém, com margens menores, baseadas no grau do tumor determinado na biópsia, obtiveram bons desfechos clínicos, com resultados semelhantes.

Carcinomas pouco diferenciados ou tumores mais profundamente infiltrados, que envolvem corpo cavernoso e eixo distal, também são mais bem manejados com penectomia parcial, com excisão de 0,5 cm a 1 cm de tecido normal na margem proximal do tumor. Para lesões nessas localizações, o foco é margem segura para ressecção.[26] A amputação parcial deve deixar 2,5 cm a 3 cm de coto peniano para mínima funcionalidade.[25] O pênis residual permite micção direta na postura ereta (paciente em pé), bem como alguma função sexual.[29] Penectomia total com uretrostomia perineal deve ser realizada em tumores volumosos T3 e T4, que envolvem a base do pênis.[25,29] Pacientes com tumores T4 são de difícil manejo e possuem prognóstico mais reservado, pois a maioria têm acometimento extenso de linfonodos regionais. Quando optado por tratamento cirúrgico, a excisão em bloco da lesão primária, da parede abdominal envolvida e dos linfonodos inguinais bilaterais é obrigatória. A quimioterapia pré-operatória pode ter um papel nessa situação.

Nos pacientes com linfonodos clinicamente palpáveis, deve-se considerar um curso de 4 a 6 semanas de antibióticos, após a ressecção do tumor primário – em até 50% dos casos, os linfonodos estão aumentados por causas inflamatórias e/ou infecciosas. A linfadenectomia isolada tem papel curativo nesses pacientes, ao contrário de outras neoplasias, cujos linfonodos acometidos representam doença sistêmica.

Nos pacientes clinicamente linfonodo-negativo, a linfadenectomia inguinal não é indicada nos tumores Tis, Ta, T1 de baixo grau. A chance de doença oculta linfonodal nesse subgrupo é de 10% e a morbidade cirúrgica (infecção, necrose, linfedema de membros inferiores e escrotal etc.) não se justifica.[30]

Já os pacientes clinicamente linfonodo-negativo, mas com tumores T2, T3, grau 3 e presença de invasão vásculo-linfática têm uma chance de 50% de acometimento linfonodal neoplásico.[31] A biópsia do linfonodo sentinela, descrito originalmente por Cabanas, não é mais recomendada devido ao alto índice de falso-negativo. Recentemente, foi introduzido o método da linfocintilografia dinâmica com tecnécio-marcado injetado na região perilesional, o que fez diminuir o número de falso-negativos, mas essa técnica ainda carece de validação clínica.[32] O tempo certo para realização desse procedimento também é controverso: não existem dados prospectivos que comprovem que a linfadenectomia tardia (quando da presença de linfonodos clinicamente comprometidos) seja tão eficaz quanto à precoce. Entretanto, há um dado retrospectivo que mostrou que, em três anos, os pacientes que haviam se submetido à linfadenectomia ao diagnóstico encontravam-se sem evidência de doença em 84% dos casos. Nos pacientes em que a linfadenectomia foi postergada, apenas 35% dos pacientes encontravam-se livres de doença.[33]

Em um grande estudo holandês, verificou-se que pacientes com apenas 1 ou 2 linfonodos inguinais comprometidos, sem extravasamento extracapsular e sem comprometimento de tumor pouco diferenciado, são de baixo risco para envolvimento linfonodal pélvico e possuem uma sobrevida mediana, em 5 anos, de 90%.[34] Dessa forma, indica-se linfadenectomia inguinal bilateral superficial e profunda. Se os linfonodos inguinais estiverem comprometidos, o passo seguinte será a linfadenectomia ilíaca ipsilateral, sobretudo para aqueles que tenham mais de dois linfonodos comprometidos, extravasamento extracapsular ou presença de tumor pouco diferenciado nesses linfonodos. Uma revisão dos dados do Surveillance, Epidemiology, and End Results (SEER), entre 1988 e 2005 mostrou que apenas 26,5% foram submetidos à linfadenectomia inguinal com intuito curativo. A retirada de número maior ou igual a 8 linfonodos levou ao aumento relativo da sobrevida global em 46%.[35]

Aos pacientes com linfonodos clinicamente comprometidos (N1, N2 ou N3) após o curso de antibiótico, indica-se linfadenectomia com dissecção inguinal superficial e profunda, bilateralmente. Em pacientes com blocos linfonodais ou linfonodomegalias fixas, o uso de quimioterapia ou radioterapia pré-operatória deve ser considerado. Infelizmente, esse grupo de pacientes possui grandes chances de recidiva local e a distância.

RADIOTERAPIA

A radiação, por meio da braquiterapia ou radioterapia externa, é uma alternativa de preservação do órgão, e que mantem a morfologia e função peniana em pacientes selecionados, sem comprometer a cura,[36] além de estabilizar e controlar localmente a doença, com possibilidade de preservação fálica. Em tumores pequenos, T1 e T2 menores que 4 cm, as taxas de controle local são similares à ressecção cirúrgica, o que previne a amputação entre 70% e 80% no caso da braquiterapia e 50% a 60% no caso da radioterapia externa.

A experiência de 20 anos de um centro canadense com uso de braquiterapia no tratamento do câncer de pênis resultou numa série em que a sobrevida livre de recorrência local em 5 anos foi de 87%, e 72% em 10 anos, com taxas de preservação peniana de 88% e 67% em 5 e 10 anos.[36] Se não houver disponibilidade de braquiterapia, a radioterapia externa torna-se opção igualmente adequada. A principal vantagem é o fácil acesso, além disso, são aplicadas doses homogêneas e com segurança e não requer a habilidade técnica exigida pela braquiterapia.

A braquiterapia pode ser realizada de forma intersticial (fonte dentro do tecido) ou de moldagem (fonte ao redor do tumor). Ambas utilizam fios de iridium-192. Doses de 60 Gy a 65 Gy são entregues em um período de 6 a 7 dias.

O tratamento com radioterapia externa é administrado com o paciente em decúbito dorsal e, para que se obtenha uma distribuição homogênea da dose, são confeccionados moldes especiais. Em séries antigas, o fracionamento variava de 2,5 Gy a 3,5 Gy (dose total de 50 Gy a 55 Gy). Esse fracionamento esteve associado ao aumento de complicações tardias como fibrose. Tem-se dado preferência pela utilização de frações menores (1,8 Gy a 2,0 Gy) com doses totais maiores (60 Gy a 65 Gy). A drenagem linfática regional pode ser tratada com radioterapia externa. O campo envolve os linfonodos inguinais bilaterais e pélvicos. Na ausência de doença grosseira, utiliza-se dose de 50 Gy. Na presença, um acréscimo de 15 Gy a 20 Gy é recomendado.

Foram identificados alguns fatores de sucesso na preservação peniana com radioterapia. Dose total < 60 Gy, prolongado tempo de tratamento (> 45 dias) e dose por fração diária < 2 Gy estão associados, na radioterapia externa, a aumento no risco de falha local[37,38] e necessidade subsequente de cirurgia de resgate.[36] Para a braquiterapia, o volume ou tamanho do tumor e a profundidade da invasão são preditivos de controle local. Idealmente, o tumor deve ter < 4 cm de diâmetro, com < 1 cm de invasão.[36]

O papel da radioterapia adjuvante não está bem definido. Em um pequeno estudo retrospectivo, a radioterapia inguinal foi administrada em pacientes após linfadenectomia inguinal (pacientes com linfonodos positivos). A taxa de recidiva regional foi de 11% nos pacientes que receberam radioterapia *versus* 60% para os pacientes que não receberam.[39]

A radioterapia não está isenta de efeitos adversos. A descamação úmida, reação aguda após braquiterapia, tem pico entre 2 e 3 semanas, e pode levar 2 a 3 meses para remissão completa. Adesão da uretra distal, que causa desvio ou divisão do conduto urinário, pode ser resolvida com a passagem de um cateter de Foley 18 Fr ou dilatação do meato distante até 3 cm a 4 cm. Relações sexuais podem ser retomadas dentro de algumas semanas, mas recomenda-se o uso de um lubrificante à base de água adicional para proteger a cicatrização do epitélio. As duas mais comuns e importantes complicações tardias da radioterapia são a necrose tecidual e a estenose de meato, vistas em 12% e 9% da população tratada, respectivamente.[36] Mudança de pigmentação na área tratada e fibrose local, leve a moderada, também podem ocorrer.

QUIMIOTERAPIA

Neoadjuvância e adjuvância

O esquema de quimioterapia neoadjuvante (e adjuvante, com baixo nível de evidência) de escolha envolve poliquimioterapia aos moldes do regime TIP (paclitaxel 175 mg/m² D1 + ifosfamida 1200 mg/m² D1-D3 + cisplatina 25 mg/m² D1-D3) a cada 3 a 4 semanas por 4 ciclos. Um estudo de fase II, que incluiu 30 pacientes com câncer de pênis estágio N2/N3 M0, demonstrou taxas de resposta (TR) de 50% com esse esquema, e 73% dos pacientes seguiram para cirurgia após. Como fatores prognósticos, a resposta à quimioterapia, ausência de tumor residual bilateral e ausência de extensão extranodal ou envolvimento cutâneo se correlacionaram com ganho em sobrevida livre de progressão e sobrevida global.[39] O papel da quimioterapia neoadjuvante também foi evidenciado por meio de uma metanálise de 10 estudos em pacientes com CEC de pênis localmente avançado, o que demonstrou resultados semelhantes, com TR de 53% e taxas de resposta patológica completa (pRC) de 16%. Resultados dessa revisão sugerem que esquemas baseados em platina parecem ser superiores aos esquemas com taxanos em termos de TR, e com melhor perfil de toxicidades.[38]

Na adjuvância, o esquema TIP também é o regime de escolha, porém, um regime alternativo, baseado em extrapolação de dados na doença metastática, é o esquema com 5-FU + cisplatina.[42,43]

Paliativa

Na doença metastática, o tratamento de escolha de primeira linha inclui o esquema TIP (paclitaxel 175 mg/m² D1 + ifosfamida 1200 mg/m² D1-D3 + cisplatina 25 mg/m² D1-D3 a cada 3 a 4 semanas) utilizado na neoadjuvância, ou cisplatina 70 a 80 mg/m² D1 + 5-FU infusional 800 a 1000 mg/m²/dia D1-D4 ou D2-D5 a cada 3 a 4 semanas.[35,43] Uma revisão sistemática que avaliou esquema de quimioterapia em primeira linha demonstrou que os regimes com cisplatina possuem maior atividade contra a doença, com taxas de resposta de 26%, e sobrevida global mediana de 5,5 meses.[44] Para pacientes inelegíveis à cisplatina, um esquema alternativo, baseado em estudos de neoadjuvância, é a carboplatina AUC 6 D1 + paclitaxel 175 mg/m2 D a cada 3 a 4 semanas.[36]

Após progressão à primeira linha, não há tratamento de segunda linha padrão bem estabelecido, e a inclusão em protocolos de pesquisa deve ser encorajada, visto que os dados nesse cenário são limitados.[35]

Em maio de 2017, a agência regulatória americana Food and Drug Administration (FDA) concedeu a primeira aprovação de terapia agnóstica ao pembrolizumabe para tumores sólidos irressecáveis/metastáticos que progrediram à primeira linha de tratamento, sem segunda linha padrão bem estabelecida, e com alta instabilidade de microssatélite (*microsatellite instability-high* – MSI-H) ou deficiência nas enzimas de reparo do DNA (*mismatch repair-deficient* – dMMR). Essa aprovação foi baseada nos resultados de cinco estudos clínicos multicêntricos que incluíram 149 pacientes, com diversos sítios primários de tumor, e com MSI-H ou dMMR, e que observaram, em todas as coortes, uma taxa de resposta da ordem de 39,6%, com 7,4% de taxa de resposta completa com pembrolizumabe.[45] Em junho de 2020, a aprovação do uso do anti-PD-1 foi estendida para tumores com alta carga tumoral mutacional (*tumor mutation burden-high* – TMB-H), definido com TMB ≥ 10 mut/ Mb, baseado nos resultados do estudo *basket* KEYNOTE-158, no qual observou-se uma taxa de resposta de 29%, com 4% de resposta completa.[46] A despeito da não representatividade da neoplasia de pênis nas coortes supracitadas, relatos de casos de pacientes previamente tratados evidenciaram taxas de resposta duradouras com pembrolizumabe quando presentes os biomarcadores preditivos de resposta.[47,48] Infelizmente, a presença de MSI-H, dMMR ou TMB-H no câncer de pênis é rara (cerca de 1% dos casos).[49] A expressão de PD-L1, encontrada em até 40% dos casos de CEC de pênis, é um possível marcador preditivo de resposta à imunoterapia, contudo, mais estudos são necessários para comprovar o potencial benefício da imunoterapia nesse cenário.[50] Até o momento, a aprovação agnóstica do pembrolizumabe não foi concedida pela agência regulatória brasileira – Agência Nacional de Vigilância Sanitária (ANVISA).

Em novembro de 2018, o larotrectinibe, um inibidor seletivo do receptor neurotrófico de tropomiosina kinase (NTRK), teve aprovação agnóstica concedida pelo FDA para tumores sólidos com fusão de NTRK metastáticos previamente tratados, baseada em resultados de 3 estudos clínicos, que evidenciaram taxa de resposta de 75%, com 22% de resposta completa.[51] A frequência da presença de fusão do NTRK no câncer de pênis, no entanto, é desconhecida. No Brasil, a medicação foi aprovada para uso agnóstico pela ANVISA em julho de 2019.

Outros possíveis regimes de tratamento após progressão à primeira linha, com baixo nível de evidência, incluem paclitaxel (caso não utilizado em primeira linha)[52] e cetuximabe,[53] com taxas de resposta próximas a 20%.

Seguimento

Para pacientes tratados com protocolos de preservação de órgão, o seguimento deve ter um protocolo mais intenso, com exame físico a cada 3 meses nos primeiros 2 anos, semestral do terceiro ao quinto ano, e anual até completar 10 anos.[35,54]

Para pacientes submetidos a penectomia, o exame físico deve ser realizado a cada 6 meses nos primeiros 2 anos, e anual do terceiro ao quinto ano.[35,54]

Pacientes que não realizaram linfadenectomia inguinal, no entanto, o exame físico deve ser realizado a cada 3 meses nos primeiros 2 anos, a cada 4 meses no terceiro ano, e semestral nos quarto e quinto anos.[35,54]

Paciente que realizaram a linfadenectomia inguinal, e sem acometimento linfonodal (pN0), o exame físico deve ser realizado a cada 4 meses nos primeiros 2 anos, semestral no terceiro ano, e anual no quarto e quinto ano. Para pacientes com acometimento linfonodal (pN+), porém, o seguimento deve contemplar exames de imagem, com exame físico e tomografias de abdome e pelve a cada 3 meses nos primeiros 2 anos, e exame físico a cada 4 meses no terceiro ano, e semestral no quarto e quinto ano.[35,54]

REFERÊNCIAS

1. Siegel RL, Miller KD, Fuchs HE, Jemal A. Cancer statistics, 2022. CA Cancer J Clin. janeiro de 2022;72(1):7-33. [2022 jun. 5] Disponível em: https://onlinelibrary.wiley.com/doi/10.3322/caac.21708.
2. Ornellas AA. Management of penile cancer. J Surg Oncol. 1º de março de 2008;97(3):199-200. [2022 jun. 5] Disponível em: https://onlinelibrary.wiley.com/doi/10.1002/jso.20893.
3. Hegarty PK, Kayes O, Freeman A, Christopher N, Ralph DJ, Minhas S. A prospective study of 100 cases of penile cancer managed according to European Association of Urology guidelines. BJU Int. setembro de 2006;98(3):526-31. [2022 jun. 5] Disponível em: https://onlinelibrary.wiley.com/doi/10.1111/j.1464-410X.2006.06296.x.
4. Favorito LA, Nardi AC, Ronalsa M, Zequi SC, Sampaio FJB, Glina S. Epidemiologic study on penile cancer in Brazil. Int Braz J Urol. 2008;34(5):587-93. [2022 jun. 5] Disponível em: http://www.scielo.br/scielo.php?script=sci_arttext&pid=S1677-55382008000500007&lng=en&tlng=en.
5. Ministério da Saúde (BR). INCA – Instituto Nacional de Câncer. Câncer de pênis. 2018 [2022 jun. 8]. Disponível em: https://www.inca.gov.br/tipos-de-cancer/cancer-de-penis.
6. Daling JR, Madeleine MM, Johnson LG, Schwartz SM, Shera KA, Wurscher MA, et al. Penile cancer: Importance of circumcision, human papillomavirus and smoking in in situ and invasive disease. Int J Cancer. 10 de setembro de 2005 [2022 jun. 5];116(4):606–16. Disponível em: https://onlinelibrary.wiley.com/doi/10.1002/ijc.21009.
7. Maden C, Sherman KJ, Beckmann AM, Hislop TG, Teh CZ, Ashley RL, et al. History of circumcision, medical conditions, and sexual activity and risk of penile cancer. JNCI J Natl Cancer Inst. 6 de janeiro de 1993;85(1):19-24. [2022 jun. 5] Disponível em: https://academic.oup.com/jnci/article-lookup/doi/10.1093/jnci/85.1.19.
8. Barnes KT, McDowell BD, Button A, Smith BJ, Lynch CF, Gupta A. Obesity is associated with increased risk of invasive penile cancer. BMC Urol. dezembro de 2016;16(1):42. [2022 jun. 5] Disponível em: http://bmcurol.biomedcentral.com/articles/10.1186/s12894-016-0161-7.
9. Bezerra AL, Lopes A, Santiago GH, Ribeiro KC, Latorre MR, Villa LL. Human papillomavirus as a prognostic factor in carcinoma of the penis: analysis of 82 patients treated with amputation and bilateral lymphadenectomy. Cancer. 15 de junho de 2001;91(12):2315-21.
10. Olesen TB, Sand FL, Rasmussen CL, Albieri V, Toft BG, Norrild B, et al. Prevalence of human papillomavirus DNA and p16INK4a in penile cancer and penile intraepithelial neoplasia: a systematic review and meta-analysis. Lancet Oncol. janeiro de 2019:145-58. [2022 jun. 5] Disponível em: https://linkinghub.elsevier.com/retrieve/pii/S147020451830682X.
11. Djajadiningrat RS, Jordanova ES, Kroon BK, van Werkhoven E, de Jong J, Pronk DTM, et al. Human papillomavirus prevalence in invasive penile cancer and association with clinical outcome. J Urol. 2015;193(2):526-31.
12. Gunia S, Erbersdobler A, Hakenberg OW, Koch S, May M. p16 ^{INK4a} is a marker of good prognosis for primary invasive penile squamous cell carcinoma: A Multi-Institutional Study. J Urol. março de 2012;187(3):899-907. [2022 jun. 5] Disponível em: http://www.jurology.com/doi/10.1016/j.juro.2011.10.149.
13. Dillner J, Krogh G von, Horenblas S, Meijer CJLM. Etiology of squamous cell carcinoma of the penis. Scand J Urol Nephrol. 1º de janeiro de 2000;34(205):189-93. [2022 jun. 5] Disponível em: https://www.tandfonline.com/doi/full/10.1080/00365590050509913.

14. Harish K, Ravi R. The role of tobacco in penile carcinoma. Br J Urol. março de 1995;75(3):375-7.
15. Stern RS, Members of the photochemotherapy follow-up study. Genital tumors among men with psoriasis exposed to psoralens and ultraviolet a radiation (PUVA) and ultraviolet B radiation. N Engl J Med. 19 de abril de 1990;322(16):1093-7. [2022 jun. 5] Disponível em: http://www.nejm.org/doi/abs/10.1056/NEJM199004193221601.
16. Van Howe R, Hodges F. The carcinogenicity of smegma: debunking a myth. J Eur Acad Dermatol Venereol. outubro de 2006;20(9):1046-54. [2022 jun. 5] Disponível em: https://onlinelibrary.wiley.com/doi/10.1111/j.1468-3083.2006.01653.x.
17. Zequi S de C, Guimarães GC, da Fonseca FP, Ferreira U, de Matheus WE, Reis LO, et al. Sex with animals (SWA): Behavioral characteristics and possible association with penile cancer. A Multicenter Study. J Sex Med. julho de 2012;9(7):1860-7 [2022 jun. 5]. Disponível em: https://linkinghub.elsevier.com/retrieve/pii/S1743609515340273.
18. Thomas A, Necchi A, Muneer A, Tobias-Machado M, Tran ATH, Van Rompuy AS, et al. Penile cancer. Nat Rev Dis Primer. 11 de fevereiro de 2021;7(1):11.
19. Moch H, Cubilla AL, Humphrey PA, Reuter VE, Ulbright TM. The 2016 WHO Classification of tumours of the urinary system and male genital organs – Part A: renal, penile, and testicular tumours. Eur Urol. julho de 2016;70(1):93-105. [2022 jun. 5] Disponível em: https://linkinghub.elsevier.com/retrieve/pii/S0302283816002062.
20. Sanchez DF, Soares F, Alvarado-Cabrero I, Cañete S, Fernández-Nestosa MJ, Rodríguez IM, et al. Pathological factors, behavior, and histological prognostic risk groups in subtypes of penile squamous cell carcinomas (SCC). Semin Diagn Pathol. maio de 2015;32(3):222-31. [2022 jun. 5] Disponível em: https://linkinghub.elsevier.com/retrieve/pii/S0740257014001245.
21. Hoekstra RJ, Trip EJ, Kate FJ, Horenblas S, Lock MT. Penile intraepithelial neoplasia: Nomenclature, incidence and progression to malignancy in the Netherlands. Int J Urol. março de 2019;26(3):353-7. [2022 jun. 5] Disponível em: https://onlinelibrary.wiley.com/doi/10.1111/iju.13871.
22. Ritchie AWS, Foster PW, Fowler S. Penile cancer in the UK: clinical presentation and outcome in 1998/99. BJU Int. dezembro de 2004;94(9):1248-52. [2022 jun. 5] Disponível em: https://onlinelibrary.wiley.com/doi/10.1111/j.1464-410X.2004.05152.x.
23. Heyns CF, Mendoza-Valdés A, Pompeo ACL. Diagnosis and staging of penile cancer. Urology. agosto de 2010;76(2):S15-23. [2022 jun. 5] Disponível em: https://linkinghub.elsevier.com/retrieve/pii/S0090429510003055.
24. Beggs JH, Spratt JS. Epidermoid carcinoma of the penis. J Urol. fevereiro de 1964;91(2):166-72. [2022 jun. 7] Disponível em: http://www.jurology.com/doi/10.1016/S0022-5347%2817%2964082-5.
25. Staubitz WJ, Lent MH, Oberkircher OJ. Carcinoma of the penis. Cancer. janeiro de 1955;8(2):371-8. [2022 jun. 5] Disponível em: https://onlinelibrary.wiley.com/doi/10.1002/1097-0142%281955%298%3A2%3C371%3A%3AAID-CNCR2820080216%3E3.0.CO%3B2-%23.
26. Riveros M. Cancer of the penis. Arch Surg. 1º de setembro de 1962;85(3):377. [2022 jun. 5] Disponível em: http://archsurg.jamanetwork.com/article.aspx?doi=10.1001/archsurg.1962.01310030025004.
27. Derrick FC, Lynch KM, Kretkowski RC, Yarbrough WJ. Epidermoid carcinoma of the penis: Computer analysis of 87 cases. J Urol. setembro de 1973;110(3):303–5. [2022 jun. 7] Disponível em: http://www.jurology.com/doi/10.1016/S0022-5347%2817%2960196-4.
28. Johnson DE, Fuerst DE, Ayala AG. Carcinoma of the penis experience with 153 cases. Urology. maio de 1973;1(5):404-8. [2022 jun. 7] Disponível em: https://linkinghub.elsevier.com/retrieve/pii/0090429573903683.
29. Kossow JH, Hotchkiss RS, Morales PA. Carcinoma of penis treated surgically analysis of 100 cases. Urology. agosto de 1973;2(2):169-72. [2022 jun. 7] Disponível em: https://linkinghub.elsevier.com/retrieve/pii/0090429573902537.
30. Amin MB, American Joint Committee on Cancer, American Cancer Society, organizadores. AJCC cancer staging manual. Eight edition/editor-in-chief, Mahul B. Amin MD, FCAP; editors, Stephen B. Edge, MD, FACS [and 16 others]; Donna M. Gress, RHIT, CTR-Technical editor; Laura R. Meyer, CAPM-Managing editor. Chicago IL: American Joint Committee on Cancer: Springer; 2017. 1024 p.
31. Organisation mondiale de la santé, Centre international de recherche sur le cancer, organizadores. WHO classification of tumours of the urinary system and male genital organs. Lyon: International agency for research on cancer; 2016. (World health organization classification of tumours).
32. Petralia G, Villa G, Scardino E, Zoffoli E, Renne G, de Cobelli O, et al. Local staging of penile cancer using magnetic resonance imaging with pharmacologically induced penile erection. Radiol Med (Torino). junho de 2008;113(4):517–28. [2022 jun. 7] Disponível em: http://link.springer.com/10.1007/s11547-008-0273-6.
33. Ficarra V, Akduman B, Bouchot O, Palou J, Tobias-Machado M. Prognostic factors in penile cancer. Urology.

agosto de 2010;76(2):S66-73. [2022 jun. 7] Disponível em: https://linkinghub.elsevier.com/retrieve/pii/S0090429510005091.

34. Sun M, Djajadiningrat RS, Alnajjar HM, Trinh QD, Graafland NM, Watkin N, et al. Development and external validation of a prognostic tool for prediction of cancer-specific mortality after complete loco-regional pathological staging for squamous cell carcinoma of the penis. BJU Int. novembro de 2015;116(5):734-43. [2022 jun. 7] Disponível em: https://onlinelibrary.wiley.com/doi/10.1111/bju.12677.

35. NCCN Clinical Practice Guidelines in Oncology (NCCN Guidelines®) Penile Cancer Version 2.2022. 2022. Disponível em: https://www.nccn.org/professionals/physician_gls/pdf/penile.pdf.

36. Bermejo C, Busby JE, Spiess PE, Heller L, Pagliaro LC, Pettaway CA. Neoadjuvant chemotherapy followed by aggressive surgical consolidation for metastatic penile squamous cell carcinoma. J Urol. abril de 2007;177(4):1335-8. [2022 jun. 7] Disponível em: http://www.jurology.com/doi/10.1016/j.juro.2006.11.038.

37. Pagliaro LC, Crook J. Multimodality therapy in penile cancer: when and which treatments? World J Urol. abril de 2009;27(2):221-5. [2022 jun. 5] Disponível em: http://link.springer.com/10.1007/s00345-008-0310-z.

38. Azizi M, Aydin AM, Hajiran A, Lai A, Kumar A, Peyton CC, et al. Systematic review and meta-analysis – is there a benefit in using neoadjuvant systemic chemotherapy for locally advanced penile squamous cell carcinoma? J Urol. junho de 2020;203(6):1147-55. [2022 jun. 7] Disponível em: http://www.jurology.com/doi/10.1097/JU.0000000000000746.

39. Pagliaro LC, Williams DL, Daliani D, Williams MB, Osai W, Kincaid M, et al. Neoadjuvant paclitaxel, ifosfamide, and cisplatin chemotherapy for metastatic penile cancer: A phase II Study. J Clin Oncol. 20 de agosto de 2010;28(24):3851-7. [2022 jun. 7] Disponível em: https://ascopubs.org/doi/10.1200/JCO.2010.29.5477.

40. Leijte JAP, Kirrander P, Antonini N, Windahl T, Horenblas S. Recurrence patterns of squamous cell carcinoma of the penis: Recommendations for follow-up based on a two-centre analysis of 700 patients. Eur Urol. julho de 2008;54(1):161-9. [2022 jun. 7] Disponível em: https://linkinghub.elsevier.com/retrieve/pii/S0302283808004375.

41. Rieken M, Djajadiningrat RS, Kluth LA, Favaretto RL, Xylinas E, Guimaraes GC, et al. Predictors of cancer-specific mortality after disease recurrence in patients with squamous cell carcinoma of the penis. Eur Urol. novembro de 2014;66(5):811-4. [2022 jun. 7] Disponível em: https://linkinghub.elsevier.com/retrieve/pii/S0302283814004928.

42. Shammas FV, Ous S, Fossa SD. Cisplatin and 5-fluorouracil in advanced cancer of the penis. J Urol. março de 1992;147(3 Part 1):630-2. [2022 jun. 7] Disponível em: http://www.jurology.com/doi/10.1016/S0022-5347%2817%2937327-5.

43. Di Lorenzo G, Buonerba C, Federico P, Perdonà S, Aieta M, Rescigno P, et al. Cisplatin and 5-fluorouracil in inoperable, stage IV squamous cell carcinoma of the penis: Cisplatin and 5-fluorouracil in penile cancer. BJU Int. dezembro de 2012;110(11b):E661-6. [2022 jun. 7] Disponível em: https://onlinelibrary.wiley.com/doi/10.1111/j.1464-410X.2012.11453.x.

44. Pettaway CA, Pagliaro L, Theodore C, Haas G. Treatment of visceral, unresectable, or bulky/unresectable regional metastases of penile cancer. Urology. agosto de 2010;76(2):S58-65. [2022 jun. 7] Disponível em: https://linkinghub.elsevier.com/retrieve/pii/S009042951000511X.

45. Research C for DE and. FDA grants accelerated approval to pembrolizumab for first tissue/site agnostic indication. FDA. 2 de setembro de 2019. [2022 jun. 8] Disponível em: https://www.fda.gov/drugs/resources-information-approved-drugs/fda-grants-accelerated-approval-pembrolizumab-first-tissuesite-agnostic-indication.

46. Research C for DE and. FDA approves pembrolizumab for adults and children with TMB-H solid tumors. FDA. 17 de junho de 2020 [2022 jun. 8]. Disponível em: https://www.fda.gov/drugs/drug-approvals-and-databases/fda-approves-pembrolizumab-adults-and-children-tmb-h-solid-tumors.

47. Chahoud J, Skelton WP, Spiess PE, Walko C, Dhillon J, Gage KL, et al. Case report: Two cases of chemotherapy refractory metastatic penile squamous cell carcinoma with extreme durable response to pembrolizumab. Front Oncol. 23 de dezembro de 2020;10:615298. [2022 jun. 7] Disponível em: https://www.frontiersin.org/articles/10.3389/fonc.2020.615298/full.

48. Hahn AW, Chahoud J, Campbell MT, Karp DD, Wang J, Stephen B, et al. Pembrolizumab for advanced penile cancer: a case series from a phase II basket trial. Invest New Drugs. outubro de 2021;39(5):1405-10. [2022 jun. 7] Disponível em: https://link.springer.com/10.1007/s10637-021-01100-x.

49. Montella M, Sabetta R, Ronchi A, De Sio M, Arcaniolo D, De Vita F, et al. Immunotherapy in penile squamous cell carcinoma: Present or future? Multi-target analysis of programmed cell death ligand 1 expression and microsatellite instability. Front Med. 3 de maio de 2022;9:874213. [2022 jun. 7] Disponível em: https://www.frontiersin.org/articles/10.3389/fmed.2022.874213/full.

50. Santos J dos, Cabrebra R, Neves B, Silva E, Polónia A. Squamous cell carcinoma with sarcomatous transforma-

tion of the penis. Autopsy Case Rep. 2021;11:e2021303. [2022 jun. 8] Disponível em: http://www.autopsyandcasereports.org/article/doi/10.4322/acr.2021.303.

51. Research C for DE and. FDA approves larotrectinib for solid tumors with NTRK gene fusions. FDA. 20 de dezembro de 2019 [2022 jun. 8]. Disponível em: https://www.fda.gov/drugs/fda-approves-larotrectinib-solid-tumors-ntrk-gene-fusions.

52. Di Lorenzo G, Federico P, Buonerba C, Longo N, Cartenì G, Autorino R, et al. Paclitaxel in pretreated metastatic penile cancer: Final results of a phase 2 study. Eur Urol. dezembro de 2011;60(6):1280-4. [2022 jun. 7] Disponível em: https://linkinghub.elsevier.com/retrieve/pii/S0302283811008967.

53. Carthon BC, Ng CS, Pettaway CA, Pagliaro LC. Epidermal growth factor receptor-targeted therapy in locally advanced or metastatic squamous cell carcinoma of the penis: EGFR-targeted therapy in metastatic penile SCC. BJU Int. junho de 2014;113(6):871-7. [2022 jun. 7] Disponível em: https://onlinelibrary.wiley.com/doi/10.1111/bju.12450.

54. Hakenberg OW, Compérat EM, Minhas S, Necchi A, Protzel C, Watkin N. EAU Guidelines on penile cancer: 2014 Update. Eur Urol. janeiro de 2015;67(1):142-50. [2022 jun. 7] Disponível em: https://linkinghub.elsevier.com/retrieve/pii/S0302283814010252.

BIBLIOGRAFIA CONSULTADA DA PARTE DE CIRURGIA/RADIOTERAPIA PARA POSTERIOR INTEGRAÇÃO

Agrawal AP, Ananthakrishnan N, Smile SR, et al. The histological extent of the local spread of carcinoma of the penis and its therapeutic implications. Br J Urol. 2000;85:299-301.

Bermejo C, Busby J, Spiess P, et al. Neadjuvant chemotherapy followed by aggressive surgical consolidation for metastaica penile squamous cell carcinoma. J Urol. 2007;177:1335-8.

Bin K, Kroon SH. Contemporary management of penile squamous cell carcinoma. J Sur Oncol 2005;89:45-50.

Chen MF, Chen WC, Wu CT, et al. Contemporary management od penile cancer including surgery and adjuvant radiotherapy: An experience in Taiwan. World J Urol. 2004;22:60-6.

Crook J, Ma C, Grimard L. Radiation therapy in the management of the primary penile tumor: an update. World J Urol. 2009;27:189-96.

Haas GP, Blumenstein BA, Gagliano RG, et al. Cisplatin, methotrexate and bleomycin for the treatment of carcinoma of the penis: a Southwest Oncology Group study. J Urol. 1999;161:1823-5.

Hussein AM, Benedetto P, Sridhar KS. Chemotherapy with cisplatin and 5-fluorouracil for penile and urethral squamous cell carcinomas. Cancer. 1990;65:433-8.

Jakub JW, Pendas S, Reintgen DS. Current status of sentinel lymph node mapping and biopsy: fact and controversies. Oncologist. 2003;8(1):59.

Johnson TV, Hsiao W, Delman KA, et al. Extensive inguinal lymphadenectomy improves overall 5-year survival in penile cancer patients: results from the Surveillance, Epidemiology, and End Results program. Cancer. 2010;116:2960-6.

Jorge R, Caso AR, Correa J, et al. Spiess: Update in the management of penile cancer. International Braz J Urol. 2009;35:406-15.

Kroon BK, Horenblas S, Lont AP, et al. Patients with penile carcinoma benefit from immediate resection of clinically occult lymph node metastases. J Urol. 2005;173(3):816-9.

Leijte JA, Antonini KP, Windahl N, et al. Recurrence patterns of squamous cell carcinoma of the penis: recommendations for follow-up based on a two-centre analysis of 700 patients. Eur Urol. 2008;54:161-8.

Lont AP, Kroon BK, Gallee MP, et al. Pelvic lymph node dissection for penile carcinoma: extent of inguinal lymph node involvement as an indicator for pelvic lymph node involvement and survival. J Urol. 2007;177(3):947-52.

Morganstern NJ, Slaton JW, Levy DA, et al. Vascular invasion and tumor stage are independent prognosticator of lymph node (LN) metastasis in squamous penile cancer (SPC). J Urol. 1999;161:158A.

Paul K, Hegarty RW, Nigel C, et al. Contemporary management of penile cancer. Br J Urol. 2008;102:928-32.

Sarin RN. Treatment results and prognostic factors in 101 men treated for squamous carcinoma of the penis. Int J Radiat Oncol Biol Phys. 1997;38:713-22.

Shammas FV, Ous S, Fossa SD. Cisplatin and 5-fluorouracil in advanced cancer of the penis. J Urol. 1992;147:630-2.

Slaton JW, Morgenstern N, Levy DA, et al. Tumor stage, vascular invasion and the porcentage of poorly diferenciated cancer: independent prognosticators for inguinal lymph node metastasis in pnile squamous cancer. J Urol. 2001;165:1138.

Zouhair AC. Radiation therapy alone or combined surgery and radiation therapy in squamous cell carcinoma of the penis? Eur J Cancer. 2001;37:198-203.

137

Câncer de Testículo

José Maurício Mota
Miguel Srougi

DESTAQUES

- Representa o câncer mais frequente em homens com idade entre 15 e 35 anos.
- Quando os tumores apresentam componentes não-seminomatosos associados a seminomas, o tratamento deve ser orientado de acordo com as regras adotadas para o componente mais agressivo do tumor.
- Pacientes jovens com manifestações escrotais devem ser avaliados e, se necessário, submetidos a estudo de ultrassonografia para se descartar neoplasia local.
- Em pacientes com o tumor primário não-tratado, elevação acentuada da b-HCG e da AFP indica a
- presença de elementos não-seminomatosos na lesão. A persistência de altos níveis desses marcadores
- depois do tratamento inicial indicam a presença de doença metastática
- O tratamento dos pacientes com câncer de testículo deve ser individualizado de acordo com o tipo histológico, estadiamento e avaliação de risco.

INTRODUÇÃO E EPIDEMIOLOGIA

O câncer de testículo é a neoplasia mais comum em homens entre 18 e 35 anos, acometendo aproximadamente 1 em cada 250 indivíduos. Sua incidência tem aumentado ao longo dos últimos anos. Nos Estados Unidos, estimaram-se para 2020 cerca de 9.610 casos novos diagnosticados e 440 mortes por câncer de testículo. A idade mediana ao diagnóstico é de 33 anos.[1,2] Infelizmente, o Brasil não dispõe de estimativas epidemiológicas para o câncer de testículo.

Os principais fatores de risco para essa neoplasia são criptorquidia, testículo atrófico com infertilidade, síndrome da imunodeficiência adquirida, história pessoal prévia de câncer de testículo contralateral (risco cumulativo de 1,9% em 20 anos)[3] ou de tumores germinativos não gonadais, raça caucasiana, histórico familiar (Tabela 137.1), hipospádia, síndrome de Down e síndrome de Klinefelter. Até 10% dos pacientes com câncer de testículo têm história de criptorquidia. A reversão cirúrgica da criptorquidia reduz parcialmente o risco, sobretudo se realizada precocemente, antes dos 13 anos.[4] A exposição intrauterina a estrógenos tem sido investigada como um possível fator de risco.[5]

Tabela 137.1. Histórico familiar e risco de câncer de testículo[6,7]

	Aumento relativo do risco
Pai ou filho	4 a 6 vezes
Irmão	8 a 10 vezes
Gêmeos bivitelínicos	35 vezes
Gêmeos univitelínicos	75 vezes

Fonte: Adaptada de Kharazmi E, *et al.*, 2015; Hemminki K, Li X., 2004.

PATOGÊNESE

A Figura 137.1 ilustra o modelo de patogênese correntemente mais aceito. A hipótese correntemente mais aceita é a de que os tumores germinativos originam-se a partir de um evento intrauterino, que levaria ao surgimento de uma lesão pré-neoplásica (neoplasia germinativa i*n situ*).[8] Os gonócitos, células destinadas para tornarem-se espermatogônias e, depois, espermatozoides, originam as neoplasias germinativas *in situ* possivelmente por um processo de demetilação. O acúmulo de alterações moleculares, como a aquisição do isocromossomo 12, e/ou mutações em KIT, KRAS ou NRAS, aumenta o potencial de malignização. Seminomas têm baixo nível de metilação e baixa capacidade de diferenciação celular. Já os carcinomas embrionários têm alto nível de metilação e alta capacidade de diferenciação celular, podendo dar origem ao coriocarcinoma e/ou tumores de saco vitelínico (mediante diferenciação extraembrionária) e/ou ao teratoma (mediante diferenciação somática). Teratomas podem raramente dar origem a adenocarcinomas, carcinomas, sarcomas, leucemias e/ou linfomas. Vale salientar que os teratomas que surgem na infância são quase sempre benignos, ao passo que 10% dos adultos com essa mesma neoplasia apresentam metástases sincrônicas ou metacrônicas.[9]

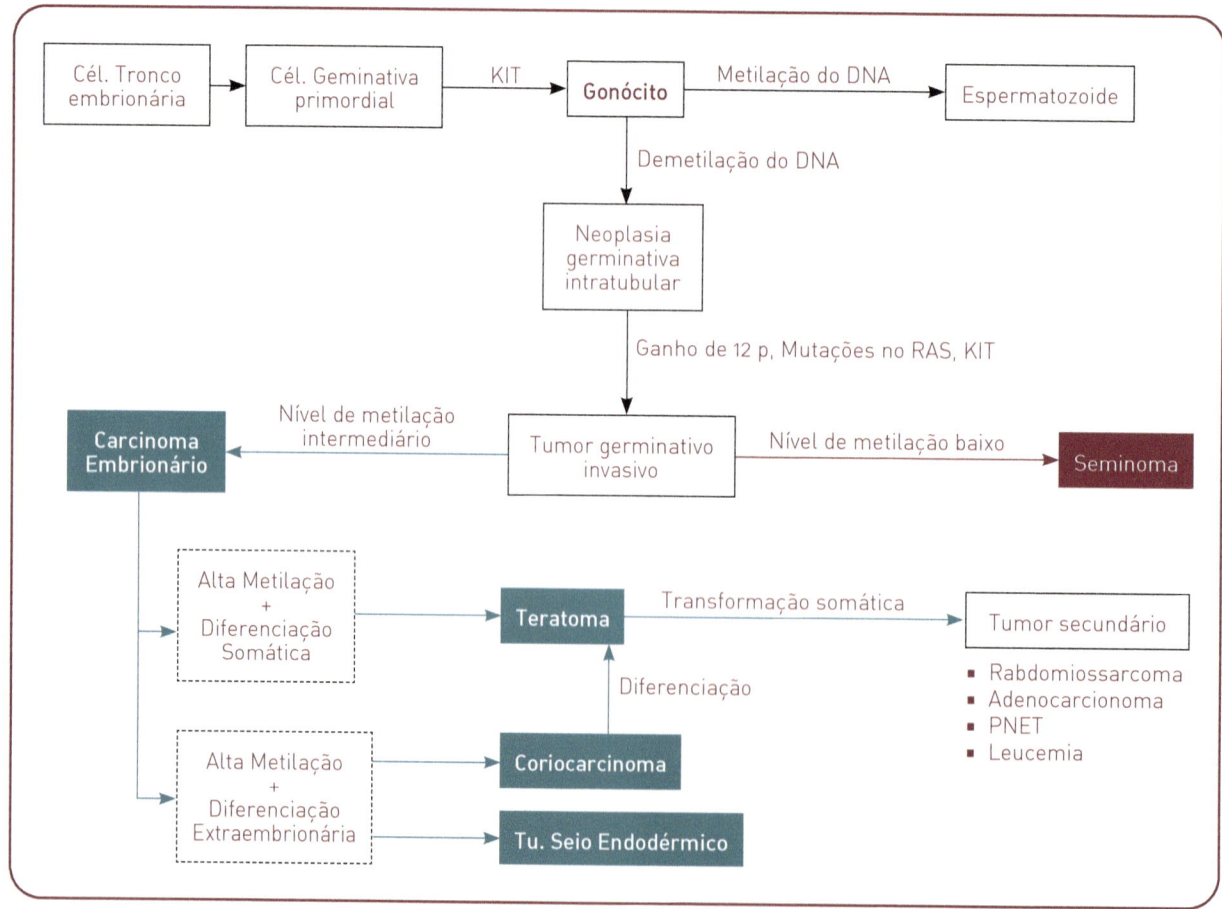

FIGURA 137.1 – Fisiopatogênese dos tumores germinativos.
Fonte: Desenvolvida pela autoria.

SUBTIPOS HISTOLÓGICOS

Os tumores germinativos de testículo dividem-se em dois grandes subtipos: os seminomas puros e os tumores não seminomatosos. Comumente, esses tumores originam-se de neoplasias germinativas *in situ* (exceto os tumores espermatocíticos). Os tumores espermatocíticos (anteriormente classificados como seminomas espermatocíticos) ocorrem em idades mais tardias (mediana 54 anos) e têm ótimo prognóstico.[10] Os tumores não seminomatosos podem conter elementos de seminoma puro, coriocarcinoma, carcinoma embrionário, carcinoma de saco vitelínico e/ou teratoma. O carcinoma de saco vitelínico é também denominado "carcinoma de seio endodérmico" e caracteriza-se pela histologia variável. O coriocarcinoma caracteriza-se pela presença de sinciotrofoblastos e citotrofoblastos, grande tropismo vascular e presença de necrose e áreas de hemorragia. Dessa forma, é considerado um subtipo histológico mais agressivo, com maior risco de metástases viscerais e sangramentos. Teratomas são caracterizados pela presença de rico estroma mixoide e/ou fibroso e presença heterogênea de células bem diferenciadas e muitas vezes estruturas organoides. É comum encontrarem-se tecido cartilaginoso, pancreático, intestinal, epitélio respiratório, estruturas cutâneas e calcificações. A avaliação por imunoistoquímica contribui para a diferenciação dos subtipos histológicos (Tabela 137.2).

Tabela 137.2. Expressão imunoistoquímica de marcadores de acordo com o subptipo histológico do tumor germinativo

	Positivo	Negativo
Seminoma puro	c-kit, NANOG, D2-40, OCT3/4, SALL4	Sox-2, CD30
Tumor espermatocítico	c-kit, SALL4	PLAP, OCT3/4
Carcinoma embrionário	CD30, OCT3/4, NANOG, SALL4, Sox-2	–
Coriocarcinoma	SALL4, HCG*, GATA3	OCT3/4, NANOG, Sox-2, c-kit
Saco vitelínico	Glypican-3, AFP, SALL4	Sox-2, NANOG, OCT3/4
Teratoma	variável	SALL4

*Positividade isolada para HCG é pouco confiável.
Fonte: Desenvolvida pela autoria.

MANIFESTAÇÕES CLÍNICAS, EXAME FÍSICO E DIAGNÓSTICO

Dor é sintoma incomum. A maior parte dos pacientes queixa-se de desconforto, aumento global do volume ou presença de nodulação em um dos testículos. A presença de doença metastática pode determinar outros sintomas como dor lombar, tosse ou dispneia, perda de peso, inapetência, edema unilateral ou bilateral de membros inferiores ou linfonodomegalias palpáveis. Uma pequena parcela de pacientes pode desenvolver ginecomastia dolorosa.

O exame físico deve ser completo e incluir o exame dos testículos realizado em ortostase. A presença de alterações suspeitas deve ensejar a realização de ultrassonografia (USG) dos testículos e coleta de marcadores séricos tumorais, incluindo a porção beta da gonadotrofna coriônica humana (β-HCG), lactato desidrogenase (LDH) e alfafetoproteína (AFP).

Em caso de forte suspeita ultrassonográfica para câncer de testículo, o procedimento-padrão é a realização de orquiectomia inguinal. A biópsia de testículo ou a orquiectomia parcial são realizadas apenas em casos de rara exceção. A orquiectomia transescrotal é proscrita, tendo em vista o risco de disseminação local, intercorrência que ocorre em cerca de 15% dos casos, e ruptura da drenagem linfática habitual que eleva as chances de metástases iniciais em linfonodos inguinais.

Para pacientes que desejam preservar a fertilidade, é importante discutir a criopreservação do esperma antes da cirurgia ou de outros tratamentos. Nos pacientes que optam pela preservação de sêmen, a colheita deve ser realizada após a orquiectomia, já que, na presença de neoplasia primária, a contagem e a qualidade dos espermatozoides frequentemente estão comprometidas e melhoram com a remoção do tumor.

MARCADORES SÉRICOS TUMORAIS

A dosagem dos marcadores séricos tumorais é um fator que contribui para o diagnóstico, mas sua maior utilidade tem sido no seguimento e na avaliação de eficácia dos tratamentos. A quantificação de LDH é mais importante para a classificação de risco e para a avaliação da carga tumoral. Por um lado, aproximadamente 85% dos pacientes com tumores germinativos não seminomatosos apresentam elevação de AFP ou β-HCG. Por outro lado, apenas cerca de 25% dos pacientes com seminoma puro apresentam elevação de β-HCG, em níveis quase sempre inferiores a 200 mU/mL. Valores superiores indicam a provável presença de tumores não seminomatosos. Aumento de AFP não ocorre em pacientes com seminoma puro (Quadro 137.1).

Quadro 137.1. Marcadores séricos e tipos histológicos

	β-HCG	AFP
Seminoma	Normal/Alto	Normal
Carcinoma embrionário	Normal/Alto	Normal/Alto
Saco vitelínico	Normal	Normal/Alto
Coriocarcinoma	Normal/Alto	Normal
Teratoma	Normal	Normal

Fonte: Desenvolvido pela autoria.

β-HCG tem meia-vida de 1,5 a 3 dias, enquanto AFP tem meia-vida de 5 a 7 dias. A ocorrência de elevações não relacionadas ao tumor germinativo é possível. AFP pode estar elevada em pacientes com carcinoma hepatocelular ou outros tumores com diferenciação hepatoide. β-HCG pode elevar-se em estados hipogonádicos. Quando há essa suspeita, devem-se coletar FSH, LH e testosterona para confirmar o estado hipogonádico e pode-se realizar nova dosagem de β-HCG 7 dias após administração de testosterona 250 mg.[11] Outras possíveis razões para falsas elevações do β-HCG são uso de maconha, presença de anticorpos heterófilos ou outras neoplasias com diferenciação trofoblástica.

Caso os marcadores estejam elevados após a orquiectomia, deve-se suspeitar de doença à distância e o seu valor é usado para estratificar o risco e refinar o tratamento. Outros biomarcadores para tumores germinativos, como a expressão plasmática do micro RNA miR371, estão em desenvolvimento na atualidade e podem ser incorporados à prática clínica no futuro.[12,13]

ESTADIAMENTO

A Figura 137.2 ilustra o sistema de estadiamento mais comumente utilizado para câncer de testículos. A avaliação por imagem deve incluir pelo menos a tomografia computadorizada (TC) de abdome e de pelve

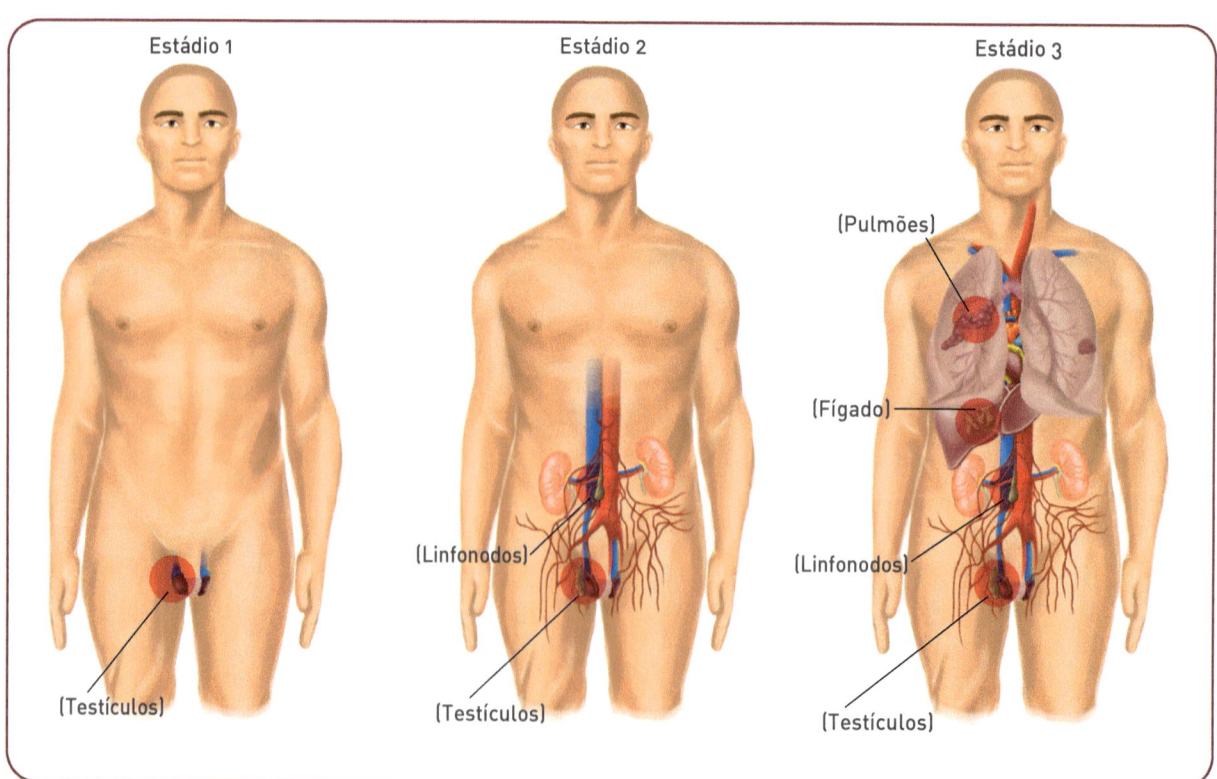

FIGURA 137.2 – Estadiamento dos tumores germinativos.
Fonte: Desenvolvida pela autoria.

e a radiografia de tórax. Em geral, o câncer de testículo respeita um padrão de disseminação bem estabelecido, ocorrendo disseminação linfática para o retroperitônio antes do acometimento de outros órgãos, apesar de haver exceções. Tumores de testículo esquerdo mais frequentemente disseminam-se para o espaço para-aórtico, enquanto tumores de testículo direito acometem mais o espaço interaortocaval (Figura 137.3).

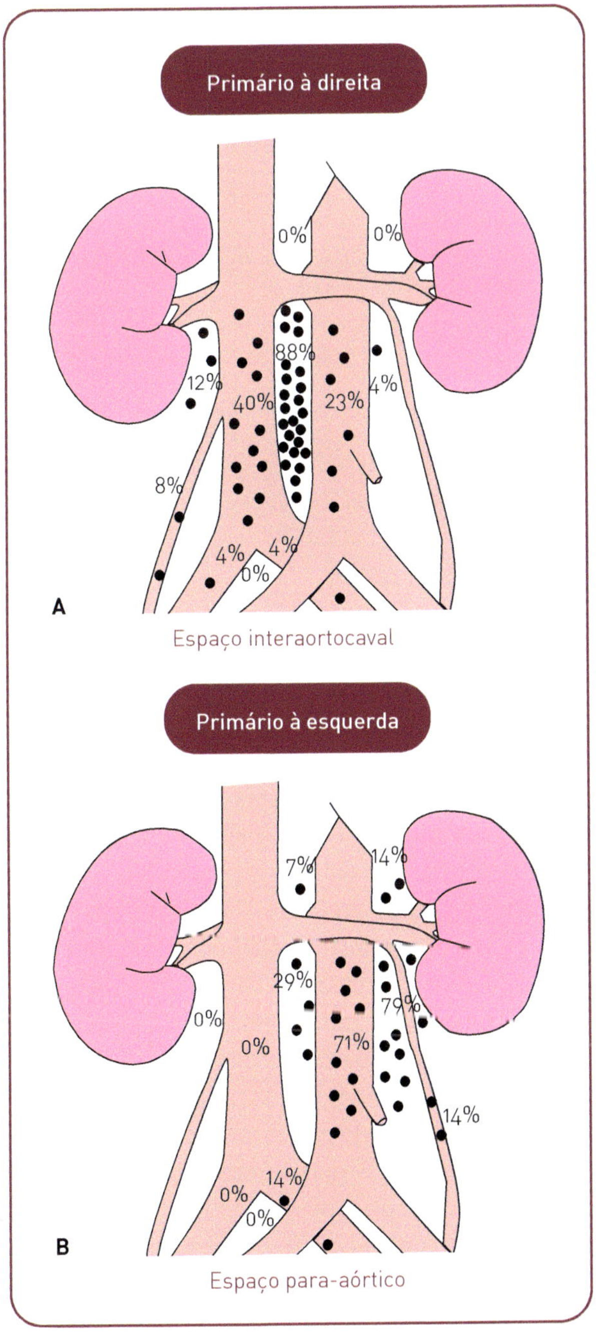

FIGURA 137.3 – Padrão de disseminação retroperitoneal dos tumores germinativos de testículo.
Fonte: Desenvolvida pela autoria.

Tomografia de tórax deve ser indicada se a radiografia de tórax estiver alterada ou se houver suspeita para doença metastática no tórax. Imagem do sistema nervoso central (SNC) deve ser considerada em pacientes com predomínio de coriocarcinoma, elevações pronunciadas de BHCG, presença de sinais e/ou sintomas sugestivos de metástases em SNC, ou com alto volume de doença metastática pulmonar. As tabelas a seguir resumem o estadiamento TNM (Tabela 137.3) e o agrupamento por estádios TNM (Tabela 137.4) propostos pela American Joint Committee on *Cancer* (AJCC) e pela Union for International *Cancer* Control (UICC) na 8ª edição do respectivo Manual.

Tabela 137.3. Estadiamento TNM AJCC UICC (8ª edição)

	CRITÉRIO
pT (T PATOLÓGICO)	
pTx	Desconhecido
pT0	Sem evidência de tumor primário
pTis	Neoplasia germinativa *in situ*
pT1	Tumor limitado ao testículo sem invasão de *rete testis*
pT1a*	Tumor menor que 3 cm
pT1b*	Tumor medindo 3 cm ou mais
pT2	Tumor limitado ao testículo com invasão de *rete testis* ou tumor invadindo hilo do testículo ou epidídimo ou penetrando camada mesotelial visceral da túnica albugínea
pT3	Invasão direta do cordão espermático com ou sem invasão linfovascular
pT4	Invasão do escroto com ou sem invasão linfovascular
cN (N CLÍNICO)	
cNx	Desconhecido
cN0	Ausência de metástases em linfonodos regionais
cN1	Metástase em linfonodo regional único ou múltiplos medindo 2 cm ou menos
cN2	Metástase em linfonodo regional único ou múltiplos medindo mais de 2 cm e até 5 cm
cN3	Metástase em linfonodo regional único ou múltiplos medindo mais de 5 cm

Continua >>

Tabela 137.3. Estadiamento TNM AJCC UICC (8ª edição)

	CRITÉRIO
pN (N PATOLÓGICO)	
pNx	Desconhecido
pN0	Ausência de metástases em linfonodos regionais
pN1	Metástase em linfonodo único medindo 2 cm ou menos ou 5 ou menos linfonodos positivos, nenhum maior que 2 cm
pN2	Metástase em linfonodo regional único medindo mais de 2 cm e até 5 cm ou mais do que cinco linfonodos positivos, nenhum maior do que 5 cm, ou extensão extranodal de tumor
pN3	Metástase em linfonodo regional único ou múltiplos medindo mais de 5 cm
M	
M0	Ausência de metástases à distância
M1	Metástases à distância
M1a	Linfonodos não retroperitoneais ou metástases pulmonares
M1b	Metástases viscerais não pulmonares
CATEGORIA S (APÓS ORQUIECTOMIA)	
Sx	Marcadores não avaliáveis
S0	Marcadores dentro dos limites da normalidade
S1	LDH < 1,5 vezes o LSN e β-HCG < 5.000 mIU/mL e AFP < 1.000 ng/mL
S2	LDH 1,5 a 10 vezes o LSN ou β-HCG 5.000 a 50.000 mIU/mL e AFP 1.000 a 10.000 ng/mL
S3	LDH > 10 vezes o LSN ou β-HCG > 50.000 mIU/mL ou AFP > 10.000 ng/mL

*Aplicável apenas para seminoma. LSN: limite superior da normalidade.
Fonte: Adaptada de AJCC Cancer Staging Manua, 2017.

Tabela 137.4. Agrupamento por estádios TNM AJCC UICC (8. ed.)

T	N	M	S	ESTÁDIO
pT1s	N0	M0	S0	0
pT1-T4	N0	M0	S0	I
pT1	N0	M0	S0	IA
pT2	N0	M0	S0	IB
pT3	N0	M0	S0	IB
pT4	N0	M0	S0	IB
Qualquer	N0	M0	S1-S3	IS
Qualquer	N1-N3	M0	Sx	II
Qualquer	N1	M0	S0	IIA
Qualquer	N1	M0	S1	IIA
Qualquer	N2	M0	S0	IIB
Qualquer	N2	M0	S1	IIB
Qualquer	N3	M0	S0	IIC
Qualquer	N3	M0	S1	IIC
Qualquer	Qualquer	M1	Sx	III
Qualquer	Qualquer	M1a	S0	IIIA
Qualquer	Qualquer	M1a	S1	IIIA
Qualquer	N1-N3	M0	S2	IIIB
Qualquer	Qualquer	M1a	S2	IIIB
Qualquer	N1-N3	M0	S3	IIIC
Qualquer	Qualquer	M1a	S3	IIIC
Qualquer	Qualquer	M1b	Qualquer	IIIC

Fonte: Adaptada de AJCC Cancer Staging Manual, 2017.

AVALIAÇÃO DE RISCO

O International Germ Cell Cancer Collaborative Group (IGCCCG) propôs, em 1997, o International Germ Cell Consensus Classification, uma classificação de risco específica para pacientes que receberão tratamento com quimioterapia (Quadro 137.2).[14] A avaliação de risco do IGCCCG divide os pacientes com doença metastática em grupos prognósticos (risco favorável, intermediário e alto), auxiliando a tomada de decisão em relação à intensidade do tratamento sistêmico a ser oferecido. Ela baseia-se na histologia (seminoma *versus* não seminomatoso), sítio primário do tumor germinativo, sítios de acometimento metastático e nível sérico de marcadores tumorais (coletados no 1º dia do primeiro ciclo, antes do início da quimioterapia, e após a orquiectomia radical). Importante ressaltar que seminomas puros não são classificados como alto risco. No estudo original, a sobrevida global em 5 anos foi de 91%, 79% e 48%, para pacientes de risco favorável, intermediário ou alto, respectivamente.

Quadro 137.2. Classificação de risco de acordo com o International Germ Cell Cancer Collaborative Group (IGCCCG)

Risco	Seminoma	Não Seminomatoso
Favorável	Qualquer sítio primário, ausência de metástases viscerais não pulmonares	Primário testicular ou retroperitoneal, ausência de metástases viscerais não pulmonares, AFP < 1.000 ng/mL, β-HCG < 5.000 mUI/mL, e LDH < 1,5 vezes o LSN
Intermediário	Qualquer sítio primário, presença de metástases viscerais não pulmonares	Primário testicular ou retroperitoneal, ausência de metástases viscerais não pulmonares, AFP 1.000 a 10.000 ng/mL, β-HCG 5.000 a 50.000 mUI/mL, e LDH 1,5 a 10 vezes o LSN
Alto	–	Primário mediastinal, presença de metástases viscerais não pulmonares, AFP > 10.000 ng/mL, β-HCG > 50.000 mUI/mL, e LDH > 10 vezes o LSN

LSN: limite superior da normalidade.
Fonte: Adaptado de International Germ Cell Consensus Classification: a prognostic factor-based staging system for metastatic germ cell cancers, 1997.

TRATAMENTO

O tratamento dos pacientes com câncer de testículo deve ser individualizado de acordo com o tipo histológico, estadiamento e avaliação de risco.

Seminoma puro

Estádio I

Esse estádio compreende 75% dos pacientes com seminoma puro, sendo a orquiectomia inguinal o tratamento apropriado. A invasão de *rete testis*, infiltração angiolinfática no tumor primário e lesões maiores que 4 cm são fatores de risco para recidiva, apesar de não serem determinantes para indicação de tratamento complementar.[15,16] No estudo da SWENOTECA, a ausência de fatores de risco associou-se a risco de recidiva de 4%, enquanto um a dois fatores associaram-se a risco de recidiva de 15,5%.[15]

A sobrevida global desses pacientes em 5 anos é alta (99%), mesmo na eventualidade de uma recidiva. Portanto, vigilância ativa é preferencial nesses casos.[17] A aderência é fundamental e os pacientes devem ser seguidos com dosagem de marcadores e exames de imagem de forma frequente (Tabela 137.5).

Tabela 137.5. Seguimento na vigilância ativa para seminoma estádio I

	Ano				
	1	2	3	4	5
História + exame físico + marcadores tumorais	3 a 6 meses	A cada 6 meses	A cada 6 a 12 meses	Anual	Anual
TC abdômen ± pelve#	3, 6, 12 meses	A cada 6 meses	A cada 6 a 12 meses	A cada 12 a 24 meses	
Radiografia de tórax	Se clinicamente indicado				

#com ou sem contraste; pode-se considerar realização de ressonância magnética em lugar das tomografias.
Fonte: Desenvolvida pela autora.

Historicamente, a radioterapia adjuvante em *dog leg* (20 Gy direcionados para linfonodos retroperitoneais ipsilaterais e linfonodos pélvicos regionais) tem sido empregada com risco de recidiva de apenas 4% em 5 anos.[18] Entretanto, essa modalidade de tratamento está em desuso, haja vista estudos mais recentes terem demonstrado aumento do risco de segundas neoplasias e possivelmente risco cardiovascular.[19–22]

Outra opção de tratamento adjuvante é o uso de carboplatina com AUC 7 (uma a duas aplicações), mas os potenciais riscos de longo prazo são desconhecidos.[23,24] Recentemente, a eficácia do tratamento adjuvante com carboplatina dose única tem sido questionada, tendo em vista a redução de risco aparentar menor do que previamente demonstrada.[25] Ademais, um estudo retrospectivo alemão relacionou o uso de carboplatina AUC 7 dose única com possível maior incidência de hipogonadismo.[26] De qualquer forma, a administração de um ciclo de carboplatina continua como opção nos pacientes com seminoma em estágio I de alto risco.

Estádios IIA e IIB

Pacientes com estádio IIA e IIB podem ser tratados com radioterapia exclusiva (30 Gy a 36 Gy em linfonodos para-aórticos e ilíacos ipsilaterais) ou quimioterapia (três ciclos de BEP ou quatro ciclos de EP). A escolha entre uma modalidade e outra deve ser definida de acordo com a carga de doença e com o perfil de toxicidade. Em geral, a comunidade favorece o tratamento sistêmico para pacientes com doença de maior volume (3 cm ou maior). Aqueles com idade superior a 50 anos, função renal ou pulmonar comprometida por doença pulmonar obstrutiva crônica ou outras doenças devem ser considerados para regimes sem bleomicina.[27,28] Recentemente, o estudo PRIMETEST tem avaliado o possível papel da dissecção de linfonodos retroperitoneais em pacientes com seminoma estádios IIA e IIB.[29]

Estádios IIC e III

Nessas situações, o tratamento é determinado de acordo com a avaliação de risco. Pacientes com risco favorável devem receber três ciclos de BEP ou quatro ciclos de EP. Pacientes com risco intermediário podem ser tratados com quatro ciclos de BEP ou quatro ciclos de VIP (etoposídeo, ifosfamida, cisplatina), caso haja contraindicação à bleomicina.[27,30–34]

Tratamento de massas residuais

Pacientes com estádios IIA, IIB, IIC ou III tratados com quimioterapia devem repetir avaliação com imagens e dosagem de marcadores para avaliação de resposta (Figura 137.4). Pacientes com marcadores negativos e massa residual menor ou igual a 3 cm usualmente são postos em vigilância ativa para acompanhamento. A presença de reações desmoplásicas e de cicatriciais benignas não é rara em seminomas. Para pacientes com massas residuais maiores que 3 cm, avaliação por tomografia computadorizada por emissão de pósitrons (PET-CT) com glicose marcada pode ser realizada pelo menos 6 semanas após o término da quimioterapia.[35] Em caso de PET/CT duvidoso, deve-se considerar repetir a avaliação por imagens em 8 a 12 semanas. Se o PET/CT mostrar aumento do metabolismo suspeito, uma biópsia guiada por imagem ou ressecção da massa residual pode ser realizada. Caso confirme-se seminoma viável e a ressecção seja incompleta ou não factível, o tratamento é feito com quimioterapia de 2ª linha.[36] Caso a ressecção completa seja feita e confirme-se presença de seminoma viável, recomenda-se a realização de dois ciclos adicionais de quimioterapia com os esquemas EP (etoposídeo e cisplatina), TIP (paclitaxel, ifosfamida e cisplatina), VIP (etoposídeo, ifosfamida e cisplatina), ou VeIP (vimblastina, ifosfamida, cisplatina).[37]

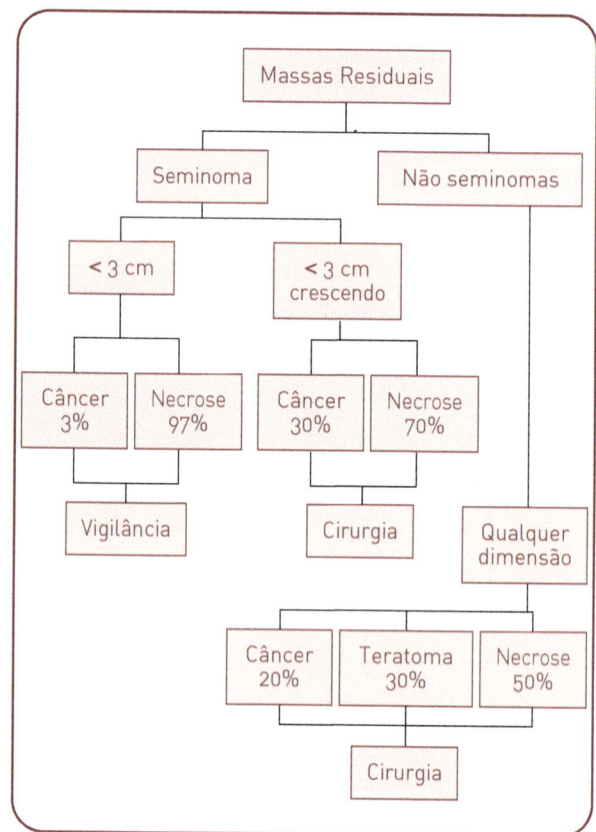

FIGURA 137.4 – Manejo de massas residuais.
Fonte: Desenvolvida pela autoria.

Tumor germinativo não seminomatoso

Estádio I

Esse estádio compreende 30% a 40% dos pacientes com tumores germinativos não seminomatosos, sendo caracterizado por doença localizada apenas no testículo e marcadores normais (AFP e BHCG) após orquiectomia. Os fatores de risco mais relevantes para a ocorrência de metástases retroperitoneais incluem a presença de invasão angiolinfática na lesão primaria, infiltração do cordão espermático e componente de carcinoma embrionário maior do que 50% na neoplasia testicular. De forma geral, recidivas são esperadas em 30% dos casos (15% em pacientes de baixo risco e 50% em pacientes de alto risco), com sobrevida em 5 anos de aproximadamente 99%.[38,39] Vigilância ativa é considerada o tratamento preferencial, apesar de alguns centros preferirem tratamento complementar em pacientes com alto risco[17] (Tabela 137.6).

Para pacientes não aderentes ou caso não seja factível a realização de vigilância ativa, tratamento adjuvante pode ser indicado com um a dois ciclos de BEP (bleomicina, etoposídeo e cisplatina) ou tratamento cirúrgico com dissecção de linfonodos retroperitoneais.[40,41] É fundamental discutir com o paciente quais são os objetivos de tratamento (evitar quimioterapia, evitar cirurgia, evitar exames de imagem frequentes) para se melhor direcionar o tratamento, tendo em vista as taxas de sobrevida serem semelhantes independentemente da modalidade de tratamento escolhida. Pacientes tratados de forma adjuvante com cirurgia e/ou quimioterapia adjuvante podem ser seguidos de forma menos intensiva do que no protocolo de vigilância ativa.

Estádios IIA e IIB

Pacientes com marcadores negativos (AFP e β-HCG) e doença de menor volume podem ser tratados com cirurgia de dissecção de linfonodos retroperitoneais exclusivamente.[42] Marcadores em elevação e/ou presença de doença de maior volume favorece mais tratamento sistêmico com quimioterapia (três ciclos de BEP ou quatro ciclos de EP), com taxas de cura da ordem de 95%. Alguns centros recomendam a realização de dissecção de linfonodos retroperitoneais em todos os pacientes após realização de quimioterapia, mesmo para aqueles com linfonodos subcentimétricos. Entretanto, uma metanálise evidenciou que cerca de 71% têm apenas necrose, 24% têm teratoma e apenas 4% têm tumor germinativo viável.[43]

Estádios IIC e III

Em 1974, Lawrence Einhorn *et al.* iniciaram o estudo seminal que determinou o papel da cisplatina no tratamento do câncer de testículo avançado. Nesse estudo, a cisplatina foi combinada à bleomicina e vimblastina, produzindo uma taxa de sobrevida em 5 anos de 64%.[44] Desde então, o tratamento do cân-

Tabela 137.6. Seguimento na vigilância ativa para tumores não seminomatosos estádio I

	Ano				
	1	2	3	4	5
SEM FATORES DE RISCO					
História + exame físico + marcadores tumorais	A cada 2 meses	A cada 3 meses	A cada 4 a 6 meses	A cada 6 meses	Anual
TC abdômen ± pelve#	A cada 4 a 6 meses	A cada 6 meses	Anual	Quando clinicamente indicado	
Radiografia de tórax	Se clinicamente indicado				
COM FATORES DE RISCO					
História + exame físico + marcadores tumorais	A cada 2 meses	A cada 3 meses	A cada 4 a 6 meses	A cada 6 meses	Anual
TC abdômen ± pelve#	A cada 4 meses	A cada 4 a 6 meses	A cada 6 meses	Anual	Quando clinicamente indicado
Radiografia de tórax	A cada 4 meses	A cada 4 a 6 meses	A cada 6 meses		Quando clinicamente indicado

#com ou sem contraste; pode-se considerar realização de ressonância magnética em lugar das tomografias.
Fonte: Desenvolvida pela autoria.

cer de testículo passou por muitos refinamentos. A superioridade de BEP (bleomicina, etoposídeo e cisplatina) ao esquema com bleomicina, vimblastina e cisplatina foi demonstrada em estudo de fase III.[45] Adicionalmente, outros estudos demonstraram que três ciclos de BEP são equivalentes a quatro ciclos de BEP em pacientes de risco favorável.[30,46,47]

Pacientes com doença avançada são avaliados e tratados de acordo com a estratificação de risco da IGCCCG. Pacientes de risco favorável podem ser tratados com o esquema etoposídeo mais cisplatina (EP) por quatro ciclos ou BEP por três ciclos, com taxas de cura da ordem de mais de 90%.[31,47] Em estudo do Memorial Sloan Kettering Cancer Center, o tratamento com duas drogas foi menos tóxico e teve eficácia semelhante em pacientes de risco favorável.[48]

Pacientes de risco intermediário têm taxas de cura da ordem de 70% a 80% e são usualmente tratados com quatro ciclos de BEP ou quatro ciclos de VIP.[49,50] Pacientes de risco alto podem ter taxas de cura de 50% a 60%.[51] O tratamento-padrão é com quatro ciclos de BEP ou quatro ciclos de VIP em pacientes que não possam receber bleomicina.[50] Um estudo de fase 2 randomizado sugeriu esquema com TIP ser possivelmente equivalente a BEP na 1ª linha.[52]

Estádio IS

Pacientes classificados como estádio IS têm marcadores em elevação (AFP ou β-HCG), mas sem doença metastática detectável por exames de imagem. Em geral, esses pacientes são tratados com três ciclos de BEP ou quatro de EP.[53] Essa orientação é reforçada por revisões sobre o assunto, que demonstram que os marcadores séricos em pacientes com estádio IS tornam-se indetectáveis em 0% a 40% dos pacientes submetidos à linfadenectomia radical e em 90% a 100% daqueles tratados com quimioterapia sistêmica.

Tratamento de massas residuais

Após o término da quimioterapia, pacientes que tenham negativado marcadores (AFP e/ou β-HCG) e que tenham massas residuais maiores que 1 cm (Figura 137.4) devem ser considerados para cirurgia de dissecção de linfonodos retroperitoneais.[54] Caso detec-se necrose ou teratoma, deve-se iniciar vigilância. Caso detecte-se tumor viável, é recomendável a realização de dois ciclos de quimioterapia adjuvante.[55]

Tratamento de 2ª linha

Para pacientes com recidivas limitadas e tardias (> 2 anos), a cirurgia deve ser a opção preferencial desde que tecnicamente factível.[56] Pacientes com recidivas precoces (< 2 anos) são tratados com quimioterapia de 2ª linha. Os esquemas mais utilizados são TIP, VeIP ou quimioterapia de altas doses com suporte de células-tronco hematopoiéticas.[36,57,58] Resposta completa pode ser obtida em muitos desses pacientes. Por exemplo, no estudo do Memorial Sloan Kettering Cancer Center com 48 pacientes tratados com o protocolo TI-CE (dois ciclos de paclitaxel e ifosfamida seguidos de três ciclos com altas doses de carboplatina e etoposídeo, com suporte de células-tronco hematopoiéticas), a taxa de resposta completa foi de 55% e a sobrevida global em 5 anos foi de 52%.[59] O estudo de fase III TIGER, em andamento, está comparando os esquemas TIP *versus* protocolo TI-CE como modalidade de 2ª linha, tendo sobrevida global como desfecho primário (NCT02375204).

Tratamento de 3ª linha

Quimioterapia de altas doses com suporte de células-tronco hematopoiéticas deve ser indicada, se não realizada anteriormente. Pode ser realizada a pesquisa de instabilidade de microssatélites como preditor de resposta à imunoterapia, mas essa é uma alteração pouco frequente em tumores germinativos. O emprego de quimioterapia paliativa deve levar em conta as toxicidades potenciais, buscando-se não somar toxicidades crônicas nesses pacientes potencialmente politratados. Entre os esquemas disponíveis, pode-se lançar mão de gemcitabina com paclitaxel, gemcitaibina com oxaliplatina e etoposídeo oral.[60–62]

SEGUIMENTO DE LONGO PRAZO DE SOBREVIVENTES

O acompanhamento de efeitos adversos de longo prazo é essencial, uma vez que é esperada alta taxa de sobrevida. O risco de recidivas tardias existe e deve ser levado em conta no acompanhamento dos pacientes, assim como o risco de tumor germinativo no testículo contralateral. Pacientes previamente tratados com quimioterapia estão sob maior risco de segundas neoplasias, infertilidade, hipogonadismo, depressão, fadiga crônica, eventos cardiovasculares, toxicidade pulmonar, neuropatias, ototoxicidade e nefrotoxicidade. Ejaculação retrógada é um possível efeito adverso relacionado à dissecção de linfonodos retroperitoneais.[20,54,63,64]

REFERÊNCIAS

1. Siegel RL, Miller KD, Jemal A. Cancer statistics, 2020. CA Cancer J Clin 2020;70:7-30. [2022 jun. 13] Disponível em: https://doi.org/10.3322/caac.21590.

2. American Cancer Society. Cancer Facts & Figures 2020. Atlanta, Ga: American Cancer Society; 2020.

3. Kier MGG, Lauritsen J, Almstrup K, Mortensen MS, Toft BG, Rajpert-De Meyts E, et al. Screening for carcinoma in situ in the contralateral testicle in patients with testicular cancer: a population-based study. Ann Oncol Off J Eur Soc Med Oncol 2015;26:737-42. [2022 jun. 13] Disponível em: https://doi.org/10.1093/annonc/mdu585.

4. Pettersson A, Richiardi L, Nordenskjold A, Kaijser M, Akre O. Age at surgery for undescended testis and risk of testicular cancer. N Engl J Med 2007;356:1835-41. [2022 jun. 13] Disponível em: https://doi.org/10.1056/NEJMoa067588.

5. Weir HK, Marrett LD, Kreiger N, Darlington GA, Sugar L. Pre-natal and peri-natal exposures and risk of testicular germ-cell cancer. Int J Cancer 2000;87:438-43. [2022 jun. 13] Disponível em: https://doi.org/10.1002/1097-0215(20000801)87:3<438::aid-ijc20>3.0.co;2-1.

6. Kharazmi E, Hemminki K, Pukkala E, Sundquist K, Tryggvadottir L, Tretli S, et al. Cancer risk in relatives of testicular cancer patients by histology type and age at diagnosis: a joint study from five nordic countries. Eur Urol 2015;68:283-9. [2022 jun. 13] Disponível em: https://doi.org/10.1016/j.eururo.2014.12.031.

7. Hemminki K, Li X. Familial risk in testicular cancer as a clue to a heritable and environmental aetiology. Br J Cancer 2004;90:1765-70. [2022 jun. 13] Disponível em: https://doi.org/10.1038/sj.bjc.6601714.

8. Rajpert-De Meyts E. Developmental model for the pathogenesis of testicular carcinoma in situ: genetic and environmental aspects. Hum Reprod Update 2006;12:303-23. [2022 jun. 13] Disponível em: https://doi.org/10.1093/humupd/dmk006.

9. Hanna NH, Einhorn LH. Testicular cancer – discoveries and updates. N Engl J Med 2014;371:2005-16. [2022 jun. 13] Disponível em: https://doi.org/10.1056/NEJMra1407550.

10. Carrière P, Baade P, Fritschi L. Population based incidence and age distribution of spermatocytic seminoma. J Urol 2007;178:125-8. [2022 jun. 13] Disponível em: https://doi.org/10.1016/j.juro.2007.03.024.

11. Takizawa A, Kawai K, Kawahara T, Kojima T, Maruyama S, Shinohara N, et al. The usefulness of testosterone administration in identifying false-positive elevation of serum human chorionic gonadotropin in patients with germ cell tumor. J Cancer Res Clin Oncol 2018;144:109-15. [2022 jun. 13] Disponível em: https://doi.org/10.1007/s00432-017-2520-5.

12. Nappi L, Thi M, Lum A, Huntsman D, Eigl BJ, Martin C, et al. Developing a highly specific biomarker for germ cell malignancies: plasma miR371 expression across the germ cell malignancy spectrum. J Clin Oncol 2019;37:3090-8. [2022 jun. 13] Disponível em: https://doi.org/10.1200/JCO.18.02057.

13. Dieckmann K-P, Radtke A, Geczi L, Matthies C, Anheuser P, Eckardt U, et al. Serum levels of MicroRNA-371a-3p (M371 Test) as a new biomarker of testicular germ cell tumors: results of a prospective multicentric study. J Clin Oncol 2019;37:1412-23. [2022 jun. 13] Disponível em: https://doi.org/10.1200/JCO.18.01480.

14. International Germ Cell Consensus Classification: a prognostic factor-based staging system for metastatic germ cell cancers. International Germ Cell Cancer Collaborative Group. J Clin Oncol 1997;15:594-603. [2022 jun. 13] Disponível em: https://doi.org/10.1200/JCO.1997.15.2.594.

15. Tandstad T, Ståhl O, Dahl O, Haugnes HS, Håkansson U, Karlsdottir Å, et al. Treatment of stage I seminoma, with one course of adjuvant carboplatin or surveillance, risk-adapted recommendations implementing patient autonomy: a report from the Swedish and Norwegian Testicular Cancer Group (SWENOTECA). Ann Oncol Off J Eur Soc Med Oncol 2016;27:1299-304. [2022 jun. 13] Disponível em: https://doi.org/10.1093/annonc/mdw164.

16. Warde P, Specht L, Horwich A, Oliver T, Panzarella T, Gospodarowicz M, et al. Prognostic factors for relapse in stage I seminoma managed by surveillance: a pooled analysis. J Clin Oncol 2002;20:4448–52. [2022 jun. 13] Disponível em: https://doi.org/10.1200/JCO.2002.01.038.

17. Nichols CR, Roth B, Albers P, Einhorn LH, Foster R, Daneshmand S, et al. Active surveillance is the preferred approach to clinical stage I testicular cancer. J Clin Oncol 2013;31:3490-3. [2022 jun. 13] Disponível em: https://doi.org/10.1200/JCO.2012.47.6010.

18. Mead GM, Fossa SD, Oliver RTD, Joffe JK, Huddart RA, Roberts JT, et al. Randomized trials in 2466 patients with stage I seminoma: patterns of relapse and follow-up. J Natl Cancer Inst 2011;103:241-9. [2022 jun. 13] Disponível em: https://doi.org/10.1093/jnci/djq525.

19. Groot HJ, Lubberts S, de Wit R, Witjes JA, Kerst JM, de Jong IJ, et al. Risk of solid cancer after treatment of testicular germ cell cancer in the Platinum Era. J Clin

20. Haugnes HS, Wethal T, Aass N, Dahl O, Klepp O, Langberg CW, et al. Cardiovascular risk factors and morbidity in long-term survivors of testicular cancer: a 20-year follow-up study. J Clin Oncol 2010;28:4649-57. [2022 jun. 13] Disponível em: https://doi.org/10.1200/JCO.2010.29.9362.

21. Huddart RA, Norman A, Shahidi M, Horwich A, Coward D, Nicholls J, et al. Cardiovascular disease as a long-term complication of treatment for testicular cancer. J Clin Oncol 2003;21:1513-23. [2022 jun. 13] Disponível em: https://doi.org/10.1200/JCO.2003.04.173.

22. van den Belt-Dusebout AW, de Wit R, Gietema JA, Horenblas S, Louwman MWJ, Ribot JG, et al. Treatment-specific risks of second malignancies and cardiovascular disease in 5-year survivors of testicular cancer. J Clin Oncol 2007;25:4370-8. [2022 jun. 13] Disponível em: https://doi.org/10.1200/JCO.2006.10.5296.

23. Oliver R, Mason M, Mead G, von der Maase H, Rustin G, Joffe J, et al. Radiotherapy versus single-dose carboplatin in adjuvant treatment of stage I seminoma: a randomised trial. Lancet 2005;366:293-300. [2022 jun. 13] Disponível em: https://doi.org/10.1016/S0140-6736(05)66984-X.

24. Oliver RTD, Mead GM, Rustin GJS, Joffe JK, Aass N, Coleman R, et al. Randomized trial of carboplatin versus radiotherapy for stage I seminoma: mature results on relapse and contralateral testis cancer rates in MRC TE19/EORTC 30982 study (ISRCTN27163214). J Clin Oncol 2011;29:957-62. [2022 jun. 13] Disponível em: https://doi.org/10.1200/JCO.2009.26.4655.

25. van de Wetering RAW, Sleijfer S, Feldman DR, Funt SA, Bosl GJ, de Wit R. Controversies in the management of clinical stage i seminoma: carboplatin a decade in-time to start backing out. J Clin Oncol 2018;36:837-40. [2022 jun. 13] Disponível em: https://doi.org/10.1200/JCO.2017.76.5610.

26. Ruf CG, Borck S, Anheuser P, Matthies C, Nestler T, Zecha H, et al. Adjuvant carboplatin therapy in patients with clinical stage 1 testicular seminoma: is long-term morbidity increased? J Cancer Res Clin Oncol 2019;145:2335-42. [2022 jun. 13] Disponível em: https://doi.org/10.1007/s00432-019-02965-5.

27. Tandstad T, Smaaland R, Solberg A, Bremnes RM, Langberg CW, Laurell A, et al. Management of seminomatous testicular cancer: a binational prospective population-based study from the Swedish norwegian testicular cancer study group. J Clin Oncol 2011;29:719-25. [2022 jun. 13] Disponível em: https://doi.org/10.1200/JCO.2010.30.1044.

28. Garcia-del-Muro X, Maroto P, Gumà J, Sastre J, López Brea M, Arranz JA, et al. Chemotherapy as an alternative to radiotherapy in the treatment of stage IIA and IIB testicular seminoma: a Spanish Germ Cell Cancer Group Study. J Clin Oncol 2008;26:5416-21. [2022 jun. 13] Disponível em: https://doi.org/10.1200/JCO.2007.15.9103.

29. Albers P, Hiester A, Grosse Siemer R, Lusch A. The PRIMETEST trial: Interim analysis of a phase II trial for primary retroperitoneal lymph node dissection (RPLND) in stage II A/B seminoma patients without adjuvant treatment. J Clin Oncol 2019;37:507-507. [2022 jun. 13] Disponível em: https://doi.org/10.1200/JCO.2019.37.7_suppl.507.

30. de Wit R, Roberts JT, Wilkinson PM, de Mulder PH, Mead GM, Fosså SD, et al. Equivalence of three or four cycles of bleomycin, etoposide, and cisplatin chemotherapy and of a 3-or 5-day schedule in good-prognosis germ cell cancer: a randomized study of the European Organization for Research and Treatment of Cancer Genitourinary Tr. J Clin Oncol 2001;19:1629-40. [2022 jun. 13] Disponível em: [2022 jun. 13] Disponível em: https://doi.org/10.1200/JCO.2001.19.6.1629.

31. Kondagunta GV, Bacik J, Bajorin D, Dobrzynski D, Sheinfeld J, Motzer RJ, et al. Etoposide and cisplatin chemotherapy for metastatic good-risk germ cell tumors. J Clin Oncol 2005;23:9290-4. [2022 jun. 13] Disponível em: https://doi.org/10.1200/JCO.2005.03.6616.

32. Cary C, Jacob JM, Albany C, Masterson TA, Hanna NH, Einhorn LH, et al. Long-Term survival of good-risk germ cell tumor patients after postchemotherapy retroperitoneal lymph node dissection: a comparison of BEP × 3 vs. EP × 4 and Treating Institution. Clin Genitourin Cancer 2018;16:e307-13. [2022 jun. 13] Disponível em: https://doi.org/10.1016/j.clgc.2017.10.008.

33. Feldman DR, Bosl GJ, Sheinfeld J, Motzer RJ. Medical treatment of advanced testicular cancer. JAMA 2008;299:672-84. [2022 jun. 13] Disponível em: https://doi.org/10.1001/jama.299.6.672.

34. Yoshida T, Yonese J, Kitsukawa S, Kin T, Tsukamoto T, Maeda Y, et al. Treatment results of VIP (etoposide, ifosfamide and cisplatin) chemotherapy as a first-line therapy in metastatic germ cell tumors. Nihon Hinyokika Gakkai Zasshi 2000;91:55-61. [2022 jun. 13] Disponível em: https://doi.org/10.5980/jpnjurol1989.91.55.

35. De Santis M, Becherer A, Bokemeyer C, Stoiber F, Oechsle K, Sellner F, et al. 2-18fluoro-deoxy-D-glucose positron emission tomography is a reliable predictor for viable tumor in postchemotherapy seminoma: an update of the prospective multicentric SEMPET trial. J Clin Oncol 2004;22:1034-9. [2022 jun. 13] Disponível em: https://doi.org/10.1200/JCO.2004.07.188.

36. Kondagunta GV, Bacik J, Donadio A, Bajorin D, Marion S, Sheinfeld J, et al. Combination of paclitaxel, ifosfamide, and cisplatin is an effective second-line therapy

for patients with relapsed testicular germ cell tumors. J Clin Oncol 2005;23:6549-55. [2022 jun. 13] Disponível em: https://doi.org/10.1200/JCO.2005.19.638.

37. Flechon A, Bompas E, Biron P, Droz J-P. Management of post-chemotherapy residual masses in advanced seminoma. J Urol 2002;168:1975-9. [2022 jun. 13] Disponível em: https://doi.org/10.1097/01.ju.0000034401.89295.67.

38. Sweeney CJ, Hermans BP, Heilman DK, Foster RS, Donohue JP, Einhorn LH. Results and outcome of retroperitoneal lymph node dissection for clinical stage I embryonal carcinoma – predominant testis cancer. J Clin Oncol 2000;18:358-62. [2022 jun. 13] Disponível em: https://doi.org/10.1200/JCO.2000.18.2.358.

39. Daugaard G, Gundgaard MG, Mortensen MS, Agerbæk M, Holm NV, Rørth M, et al. Surveillance for stage I nonseminoma testicular cancer: outcomes and long-term follow-up in a population-based cohort. J Clin Oncol 2014;32:3817-23. [2022 jun. 13] Disponível em: https://doi.org/10.1200/JCO.2013.53.5831.

40. Albers P, Siener R, Krege S, Schmelz H-U, Dieckmann K-P, Heidenreich A, et al. Randomized phase III trial comparing retroperitoneal lymph node dissection with one course of bleomycin and etoposide plus cisplatin chemotherapy in the adjuvant treatment of clinical stage I Nonseminomatous testicular germ cell tumors: AUO trial AH 01/94. J Clin Oncol 2008;26:2966-72. [2022 jun. 13] Disponível em: https://doi.org/10.1200/JCO.2007.12.0899.

41. de Wit R, Bosl GJ. Optimal management of clinical stage I testis cancer: one size does not fit all. J Clin Oncol 2013;31:3477-9. [2022 jun. 13] Disponível em: https://doi.org/10.1200/JCO.2013.51.0479.

42. Carver BS, Sheinfeld J. The current status of laparoscopic retroperitoneal lymph node dissection for non-seminomatous germ-cell tumors. Nat Clin Pract Urol 2005;2:330-5. [2022 jun. 13] Disponível em: https://doi.org/10.1038/ncpuro0226.

43. Ravi P, Gray KP, O'Donnell EK, Sweeney CJ. A meta-analysis of patient outcomes with subcentimeter disease after chemotherapy for metastatic non-seminomatous germ cell tumor. Ann Oncol Off J Eur Soc Med Oncol 2014;25:331-8. [2022 jun. 13] Disponível em: https://doi.org/10.1093/annonc/mdt425.

44. Einhorn LH, Donohue J. Cis-diamminedichloroplatinum, vinblastine, and bleomycin combination chemotherapy in disseminated testicular cancer. Ann Intern Med 1977;87:293-8. [2022 jun. 13] Disponível em: https://doi.org/10.7326/0003-4819-87-3-293.

45. Williams SD, Birch R, Einhorn LH, Irwin L, Greco FA, Loehrer PJ. Treatment of disseminated germ-cell tumors with cisplatin, bleomycin, and either vinblastine or etoposide. N Engl J Med 1987;316:1435-40. [2022 jun. 13] Disponível em: https://doi.org/10.1056/NEJM198706043162302.

46. Einhorn LH, Williams SD, Loehrer PJ, Birch R, Drasga R, Omura G, et al. Evaluation of optimal duration of chemotherapy in favorable-prognosis disseminated germ cell tumors: a Southeastern Cancer Study Group protocol. J Clin Oncol 1989;7:38--91. [2022 jun. 13] Disponível em: https://doi.org/10.1200/JCO.1989.7.3.387.

47. Culine S, Kerbrat P, Kramar A, Théodore C, Chevreau C, Geoffrois L, et al. Refining the optimal chemotherapy regimen for good-risk metastatic nonseminomatous germ-cell tumors: a randomized trial of the Genito-Urinary Group of the French Federation of Cancer Centers (GETUG T93BP). Ann Oncol Off J Eur Soc Med Oncol 2007;18:917-24. [2022 jun. 13] Disponível em: https://doi.org/10.1093/annonc/mdm062.

48. Bosl GJ, Geller NL, Bajorin D, Leitner SP, Yagoda A, Golbey RB, et al. A randomized trial of etoposide + cisplatin versus vinblastine + bleomycin + cisplatin + cyclophosphamide + dactinomycin in patients with good-prognosis germ cell tumors. J Clin Oncol 1988;6:1231-8. [2022 jun. 13] Disponível em: https://doi.org/10.1200/JCO.1988.6.8.1231.

49. de Wit R, Stoter G, Sleijfer DT, Neijt JP, ten Bokkel Huinink WW, de Prijck L, et al. Four cycles of BEP vs four cycles of VIP in patients with intermediate-prognosis metastatic testicular non-seminoma: a randomized study of the EORTC Genitourinary Tract Cancer Cooperative Group. European Organization for Research and Treatment of Cancer. Br J Cancer 1998;78:828-32. [2022 jun. 13] Disponível em: https://doi.org/10.1038/bjc.1998.587.

50. Nichols CR, Catalano PJ, Crawford ED, Vogelzang NJ, Einhorn LH, Loehrer PJ. Randomized comparison of cisplatin and etoposide and either bleomycin or ifosfamide in treatment of advanced disseminated germ cell tumors: an Eastern Cooperative Oncology Group, Southwest Oncology Group, and Cancer and Leukemia Group B Study. J Clin Oncol 1998;16:1287-93. [2022 jun. 13] Disponível em: https://doi.org/10.1200/JCO.1998.16.4.1287.

51. van Dijk MR, Steyerberg EW, Habbema JDF. Survival of non-seminomatous germ cell cancer patients according to the IGCC classification: An update based on meta-analysis. Eur J Cancer 2006;42:820-6. [2022 jun. 13] Disponível em: https://doi.org/10.1016/j.ejca.2005.08.043.

52. Feldman DR, Hu J, Srinivas S, Stadler WM, Costello BA, Appleman LJ, et al. Multicenter randomized phase 2 trial of paclitaxel, ifosfamide, and cisplatin (TIP) versus bleomycin, etoposide, and cisplatin (BEP) for first-line treatment of patients (pts) with intermediate- or poor-risk germ cell tumors (GCT). J Clin Oncol 2018;36:4508-4508. [2022 jun. 13] Disponível em: https://doi.org/10.1200/JCO.2018.36.15_suppl.4508.

53. Mezvrishvili Z, Managadze L. Three cycles of etoposide and cisplatin chemotherapy in clinical stage IS nonseminomatous testicular cancer. Int Urol Nephrol 2006;38:621-4. [2022 jun. 13] Disponível em: https://doi.org/10.1007/s11255-006-0038-x.

54. Schmidt AH, Høyer M, Jensen BFS, Agerbaek M. Limited post-chemotherapy retroperitoneal resection of residual tumour in non-seminomatous testicular cancer: complications, outcome and quality of life. Acta Oncol 2018;57:1084-93. [2022 jun. 13] Disponível em: https://doi.org/10.1080/0284186X.2018.1449249.

55. Kondagunta GV, Sheinfeld J, Mazumdar M, Mariani T V, Bajorin D, Bacik J, et al. Relapse-free and overall survival in patients with pathologic stage II nonseminomatous germ cell cancer treated with etoposide and cisplatin adjuvant chemotherapy. J Clin Oncol 2004;22:464-7. [2022 jun. 13] Disponível em: https://doi.org/10.1200/JCO.2004.07.178.

56. Albers P, Ganz A, Hannig E, Miersch WD, Müller SC. Salvage surgery of chemorefractory germ cell tumors with elevated tumor markers. J Urol 2000;164:381-4.

57. Feldman DR, Sheinfeld J, Bajorin DF, Fischer P, Turkula S, Ishill N, et al. TI-CE high-dose chemotherapy for patients with previously treated germ cell tumors: results and prognostic factor analysis. J Clin Oncol 2010;28:1706-13. [2022 jun. 13] Disponível em: https://doi.org/10.1200/JCO.2009.25.1561.

58. Loehrer PJ, Gonin R, Nichols CR, Weathers T, Einhorn LH. Vinblastine plus ifosfamide plus cisplatin as initial salvage therapy in recurrent germ cell tumor. J Clin Oncol 1998;16:2500-4. [2022 jun. 13] Disponível em: https://doi.org/10.1200/JCO.1998.16.7.2500.

59. Kondagunta GV, Bacik J, Sheinfeld J, Bajorin D, Bains M, Reich L, et al. Paclitaxel plus Ifosfamide followed by high-dose carboplatin plus etoposide in previously treated germ cell tumors. J Clin Oncol 2007;25:85-90. [2022 jun. 13] Disponível em: https://doi.org/10.1200/JCO.2006.06.9401.

60. Pectasides D, Pectasides M, Farmakis D, Aravantinos G, Nikolaou M, Koumpou M, et al. Gemcitabine and oxaliplatin (GEMOX) in patients with cisplatin-refractory germ cell tumors: a phase II study. Ann Oncol Off J Eur Soc Med Oncol 2004;15:493-7. [2022 jun. 13] Disponível em: https://doi.org/10.1093/annonc/mdh103.

61. Einhorn LH, Brames MJ, Juliar B, Williams SD. Phase II study of paclitaxel plus gemcitabine salvage chemotherapy for germ cell tumors after progression following high-dose chemotherapy with tandem transplant. J Clin Oncol 2007;25:513-6. [2022 jun. 13] Disponível em: https://doi.org/10.1200/JCO.2006.07.7271.

62. Miller JC, Einhorn LH. Phase II study of daily oral etoposide in refractory germ cell tumors. Semin Oncol 1990;17:36-9.

63. Shinn EH, Swartz RJ, Thornton BB, Spiess PE, Pisters LL, Basen-Engquist KM. Testis cancer survivors' health behaviors: comparison with age-matched relative and demographically matched population controls. J Clin Oncol 2010;28:2274-9. [2022 jun. 13] Disponível em: https://doi.org/10.1200/JCO.2009.23.9608.

64. Richiardi L, Scélo G, Boffetta P, Hemminki K, Pukkala E, Olsen JH, et al. Second malignancies among survivors of germ-cell testicular cancer: a pooled analysis between 13 cancer registries. Int J Cancer 2007;120:623-31. [2022 jun. 13] Disponível em: https://doi.org/10.1002/ijc.22345.

138

Biologia Molecular dos Tumores do Trato Ginecológico

Renata R. C. Colombo Bonadio
Maria Del Pilar Estevez Diz

DESTAQUES

- Os carcinomas de endométrio e de ovário englobam diversas neoplasias com biologia molecular e comportamento biológico distintos.
- Apesar de o carcinoma de endométrio ser classicamente dividido em tipos 1 e 2, análises do TCGA classificaram essa neoplasia em quatro grupos que diferem em relação às alterações moleculares subjacentes e ao prognóstico: 1) grupo instabilidade microssatélite; 2) grupo baixo número de cópias; 3) grupo alto número de cópias (serosossímile); 4) grupo pole.
- Alterações da via PI3K-AKT-mTOR ocorrem frequente no carcinoma de endométrio, especialmente nos grupos instabilidade microssatélites e baixo número de cópias, enquanto mutações de TP53 são predominantes no grupo seroso-símile.
- A instabilidade microssatélite ocorre em até um terço dos casos de carcinoma de endométrio, sendo recomendada a pesquisa de expressão de enzimas de reparo ou de instabilidade microssatélite em todas as pacientes com carcinoma de endométrio.
- De forma análoga ao carcinoma de endométrio, os carcinomas de ovário também podem ser divididos em dois grupos. O grupo 1 inclui carcinomas endometrioides e de células claras e apresenta alteraçoes de PTEN, PIK3CA e genes do reparo dos erros de parcamento. Já no grupo 2, ocorrem com frequência mutações de TP53 e deficiência de recombinação homóloga.
- Deficiência de recombinação homóloga ocorre em até 50% dos casos de carcinoma seroso de ovário de alto grau. Mutações germinativas de BRCA1 e BRCA2 são as principais causas de deficiência de recombinação homóloga e recomenda-se a pesquisa de tais mutações em toda paciente com câncer de ovário epitelial não mucinoso.
- O câncer de colo uterino é representado principalmente pelo carcinoma de células escamosas relacionado ao HPV. As proteínas virais E6 e E7 provocam a inativação das proteínas supressoras tumorais p53 e pRb, tendo importante papel na carcinogênese desses tumores.

INTRODUÇÃO

Apesar de diversos mecanismos estarem implicados na patogênese do câncer, estes, em geral, incluem o comprometimento de fatores moleculares envolvidos na proliferação e na morte celular. Assim, entre as diferentes neoplasias, são identificadas alterações em vias de mecanismos de reparo do DNA, de estímulo à proliferação celular e de inibição de apoptose.

No caso das neoplasias de ovário e de endométrio, há uma diversidade de subtipos, cada qual caracterizado por um diferente padrão de vias comumente comprometidas. Já no caso do câncer de colo uterino, há o papel fundamental do vírus HPV que resulta na inativação de genes supressores tumorais (Rb e p53), conforme será detalhado adiante. A biologia molecular dos sarcomas e melanomas será discutida em capítulos específicos.

CÂNCER DE ENDOMÉTRIO

O carcinoma de endométrio é classicamente dividido em dois grupos.[1] O tipo 1 é caracterizado por tumores, em geral, de menor agressividade, grau histológico 1 ou 2. O subtipo histológico endometrioide é o principal representante do grupo. Como fator de risco, destaca-se a exposição ao estrógeno, sendo este um provável estímulo proliferativo para as células tumorais. Assim, diferentes situações que acarretam em níveis aumentados de estrógeno estão associadas a riscos aumentados de carcinoma de endométrio do tipo 1, incluindo obesidade, síndrome metabólica e menacme prolongada. Por um lado, o uso de terapia de reposição hormonal com estrógeno, especialmente quando não contrabalanceado com progestágenos, é também um fator de risco. O progestágeno, por outro lado, tem efeito de diminuir a expressão de receptores de estrógeno e diminuir o estímulo proliferativo.

Reforçando a importância do papel hormonal para esses tumores, entre os carcinomas endometrioides de baixo grau, é comum a expressão de receptores de estrógeno e de progesterona, o que permitiu a incorporação da hormonoterapia como opção terapêutica para este grupo.

Já o carcinoma de endométrio tipo 2 engloba neoplasias de maior agressividade, de prognóstico habitualmente mais reservado e que ocorrem em idades mais avançadas. No entanto, o grupo é heterogêneo, com subtipos histológicos de comportamentos clínicos distintos, como o carcinoma seroso, o carcinoma de células claras e o carcinossarcoma. Além disso, alguns carcinomas endometrioides de alto grau também se enquadram no grupo, conforme confirmado por dados posteriores do TCGA (*The Cancer Genome Atlas*).[2]

As características moleculares dos dois grupos reforçam as diferenças entre eles. Mais que isso, a biologia molecular do carcinoma de endométrio mostrou que a divisão em dois grupos é simplista, já que há uma maior heterogeneidade entre as neoplasias de endométrio.

Como em outras neoplasias, as diferentes alterações encontradas resultam na inativação de genes supressores tumorais e ativação de oncogenes. Entre importantes genes reconhecidamente envolvidos na tumorigênese, o grupo 1 se destaca por mutações de PTEN, PIK3CA, betacatenina (CTNNB1), KRAS, ARID1A e por instabilidade de microssatélite.

As alterações de PTEN, provocando a perda de sua função, são as mais comuns nos carcinomas endometrioides (80% no grupo 1) e parecem ocorrer precocemente, sendo frequentes em estágios iniciais.[3] O gene PTEN é um gene supressor tumoral que exerce efeitos regulatórios negativos sobre a via PI3K-AKT-mTOR, a qual, por sua vez, exerce efeitos proliferativos e anti-apoptóticos (Figura 138.1). Mutações de PIK3CA são também comuns (55% no grupo 1) e aumentam, neste caso, sua atividade. A inativação de PTEN e ativação de PIK3CA resultam na estimulação de mTOR. Assim, estratégias terapêuticas utilizando inibidores de mTOR no carcinoma de endométrio têm sido estudadas.[4,5]

De forma semelhante, o gene KRAS também participa de outra via de transmissão de sinais de crescimento, a via RAS-RAF-MEK-MAPK (Figura 138.1). As mutações de KRAS ocorrem em até 25% dos carcinoma de endométrio do grupo 1 e resultam, em geral, em proteínas ativadas. Já o CTNNB1 é um oncogene que codifica a proteína betacatenina envolvida tanto na adesão celular como nas vias de sinalização e está mutado em cerca de 40% dos tumores do grupo 1. O ARID1A, também mutado em 40% do grupo 1, é um gene supressor tumoral e sua proteína participa de mecanismos de reparo do DNA e no remodelamento da cromatina.

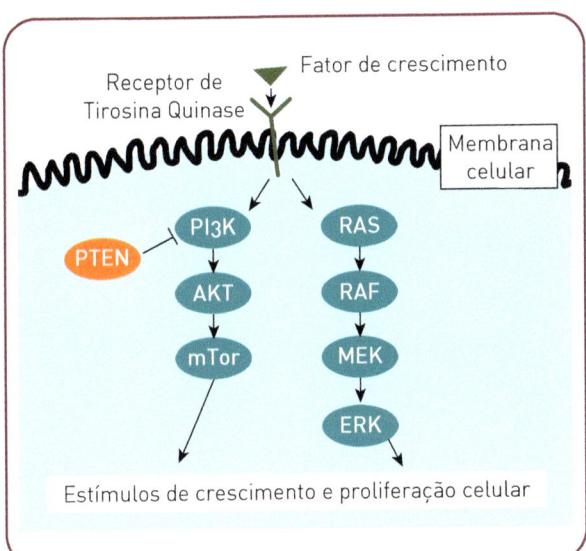

FIGURA 138.1 – Diagrama simplificado das vias de sinalização de RAS e PI3K.
Fonte: Desenvolvida pela autoria.

Por fim, a instabilidade microssatélite ocorre em até 33% dos carcinomas de endométrio do grupo 1 e representa, na verdade, um fenótipo da presença da perda da expressão de enzimas de reparo.[6] As enzimas de reparo de DNA (MLH1, MSH2, MSH6 e PMS2) fazem a correção de nucleotídeos com erro de pareamento. As regiões microssatélites do DNA são aquelas em que ocorrem sequências repetidas de nucleotídeos e que acumulam mutações quando há prejuízo na função das enzimas de reparo. Assim, esse acúmulo de mutações pode ser detectado e é denominado "instabilidade microssatélite".

Mutações germinativas em enzimas de reparo do DNA resultam na síndrome de Lynch. Há aumento do risco de diversas neoplasias, destacando-se as neoplasias colorretal e de endométrio, as quais ocorrem em 40% a 60% das mulheres com síndrome de Lynch. Assim, recomenda-se a pesquisa de expressão de enzimas de reparo ou de instabilidade microssatélite em todas as pacientes com carcinoma de endométrio. Atualmente, esta recomendação tem também implicações terapêuticas dado o benefício demonstrado da imunoterapia entre pacientes com instabilidade microssatélite. No entanto, apenas cerca de 3% das pacientes com carcinoma de endométrio apresentam síndrome de Lynch. A maior parte dos casos de instabilidade microssatélite no carcinoma de endométrio se deve, na verdade, à metilação do promotor de *MLH1*.[7]

Já no grupo 2, há frequência elevada de mutações de TP53 (90% dos casos). O gene *TP53* é um importante gene supressor tumoral que codifica a proteína p53 e é frequentemente comprometido em neoplasias. A proteína p53 exerce importante papel regulatório nos processos de proliferação celular e apoptose. Seu comprometimento acarreta em estímulo tumoral pelo acúmulo de erros genômicos e prejuízo ao mecanismo de apoptose.

No grupo 2, são também comuns mutações de PIK3CA (40% dos casos) e FBXW7 (30% dos casos) e amplificações de HER2 (Erbb2) (30% dos casos). O PIK3CA participa da via de estímulo proliferativo PI3K-AKT-mTOR, como já mencionando. O FBXW7 é um gene supressor tumoral que codifica uma proteína do complexo ubiquitina-proteinaligase, o qual atua na degradação de proteínas. Já o HER2 é um conhecido receptor de tirosinaquinase que, quando superexpresso, pode atuar como condutor do estímulo proliferativo tumoral. Destaca-se que, recentemente, a terapia anti-HER2, que já tem seu papel estabelecido em carcinomas de mama e gástrico, apresentou também atividade no carcinoma seroso de endométrio HER2-positivo em ensaio clínico de fase II.[8] A Tabela 138.1 sumariza características clínicas e moleculares do carcinoma de endométrio tipos 1 e 2.

Tabela 138.1. Características do carcinoma de endométrio tipos 1 e 2

	Tipo 1	Tipo 2
Frequência	70% a 90%	10% a 30%
Fatores de risco	Exposição estrogênica, síndrome metabólica, obesidade, tamoxifeno	–
Faixa etária	Peri ou pós-menopausa	Idade mais avançada
Tipos histológicos mais comuns	Endometrioide (baixo e alto grau)	Seroso, células claras, endometrioide de alto grau, carcinossarcoma

Continua >>

>> Continuação

Tabela 138.1. Características do carcinoma de endométrio tipos 1 e 2

	Tipo 1	Tipo 2
Alterações moleculares frequentes	PTEN PI3KCA KRAS Betacatenina MLH1/MSH2/MSH6/PMS2 Expressão de RE/RP	TP53 p16 E-caderina HER2
Prognóstico	Mais favorável	Mais desfavorável

RE: receptor de estrógeno; RP: receptor de progesterona.
Fonte: Desenvolvida pela autoria.

O conhecimento sobre a biologia molecular das neoplasias de endométrio foi enriquecido pelas análises do TCGA, nas quais foram sequenciados carcinomas endometrioides e serosos de endométrio (Tabela 138.2).[2] Os resultados sugeriram uma classificação desses tipos histológicos em quatro grupos com base em suas características moleculares, conforme apresentado:

1. Grupo instabilidade microssatélite (hipermutado): representa um terço dos casos, incluindo apenas histologia endometrioide. Associado a níveis elevados de carga mutacional e pouca alteração de número de cópias de DNA. São comuns alterações de PTEN, PI3K e KRAS, sendo que, neste grupo, alterações da via PI3K – PIK3R1 – PTEN ocorrem em até 95% dos casos.
2. Grupo baixo número de cópias/estabilidade microssatélite: inclui a maior parte dos carcinomas endometrioides de baixo grau e uma proporção pequena dos endometrioides de alto grau (8,7%) e dos serosos (2,7%). Também são frequentes alterações da via PI3K (cerca de 92% dos casos).
3. Grupo alto número de cópias (seroso-símile): inclui a maior parte dos carcinomas seroso de endométrio (97,7%) e até um quinto dos carcinomas endometrioides. Como característico da histologia serosa, as mutações de TP53 são as mais comuns neste grupo (91,7%).
4. Grupo POLE (ultramultado): apresenta cargas mutacionais muito elevadas, cerca de 100 vezes maior que o grupo estabilidade microssatélite, representando

Tabela 138.2. Características dos grupos moleculares do carcinoma de endométrio, conforme classificação do TCGA (*The Cancer Genome Atlas*)[2]

	Grupo instabilidade microssatélite (hipermutado)	Grupo POLE	Grupo baixo número de cópias	Grupo alto número de cópias (serosossímile)
Proporção	25%	5%	40%	30%
Histologia	Endometrioide de alto grau (54,3%) Endometrioide de baixo grau (28,6%)	Endometrioide de alto grau (17,4%) Endometrioide de baixo grau (6,4%)	Endometrioide de baixo grau (60%) Endometrioide de alto grau (8,7%) Seroso (2,3%) Misto (25%)	Seroso (97,7%) Misto (75%) Endometrioide de baixo grau (19,6%) Endometrioide de alto grau (5%)
Alterações moleculares	MLH1/ MSH2/ PMS2/ MSH6 PTEN PIK3CA PI3KR1 KRAS CTNNB1 FGFR2	POLE PTEN FBXW7	PTEN PIK3CA CTNNB1 ARID1A	P53 FBXW7 PPP2R1A

Fonte: Adaptada de Kandoth C, *et al.*, 2013.

taxas ainda mais elevadas do que o grupo instabilidade microssatélite. Este grupo se caracteriza pela ocorrência de mutações de POLE, uma DNA-polimerase que atua no reparo de DNA. Os tipos histológicos identificados neste grupo foram endométrioides de alto grau e endométrioides de baixo grau.

Como esperado, a biologia molecular difere entre estes grupos, apresentando implicações prognósticas e terapêuticas. O grupo POLE, por um lado, apresenta melhor prognóstico, com sobrevida livre de progressão de 100% em 5 anos no estudo do TCGA. O grupo serosossímile, por outro lado, apresenta o prognóstico mais reservado, enquanto os dois outros grupos (hipermutado e estabilidade microssatélite) apresentam prognósticos intermediários.

Alguns estudos sugeriram uma sequência de testes para diferenciação dos quatro grupos do TCGA na prática clínica, como alternativa ao sequenciamento genético mais amplo.[9,10] De forma geral, tais estudos sugerem a realização de imuno-histoquímica para pesquisa de expressão de enzimas de reparo (com ou sem sequenciamento para instabilidade microssatélite), sequenciamento genético para POLE e imuno-histoquímica para p53 (com ou sem sequenciamento para TP53). O grupo Vancouver (ProMisE) sugere a sequência de testes representado na Figura 138.2.[9]

Caso os três testes sejam negativos, isso classificaria uma neoplasia com baixo número de cópias.

CÂNCER EPITELIAL DE OVÁRIO

O carcinoma epitelial de ovário é caracterizado por uma ampla heterogeneidade em termos de tipo histológico, grau histológico e invasividade. É interessante destacar que o carcinoma epitelial de ovário apresenta, em geral, origem extravariana, em sua maioria, na tuba uterina. Postula-se que ele pode também ser originado em outros locais, como de focos de implante de endometriose (especialmente os carcinomas endométrioides e de células claras).

Algumas similaridades moleculares com o carcinoma de endométrio são encontradas, sendo que dois grupos com características comuns podem ser considerados. O grupo 1 seria constituído por carcinomas endométrioides e de células claras, nos quais se destaca uma frequência considerável de mutações de PTEN, PIK3CA, KRAS, CTNNB1 e ARID1A; de forma similar aos carcinomas endométrioides de endométrio do grupo 1, já discutidos em detalhes. Neste grupo também ocorrem, em 10% a 20% dos casos, mutações em genes do sistema de reparo de erros de pareamento (MLH1, MSH2, MSH6, PMS2).[11] Entre mulheres com síndrome de Lynch (mutações germinativas em genes da via de reparo de erros de pareamento), 4% a 12% desenvolvem câncer de ovário.[12]

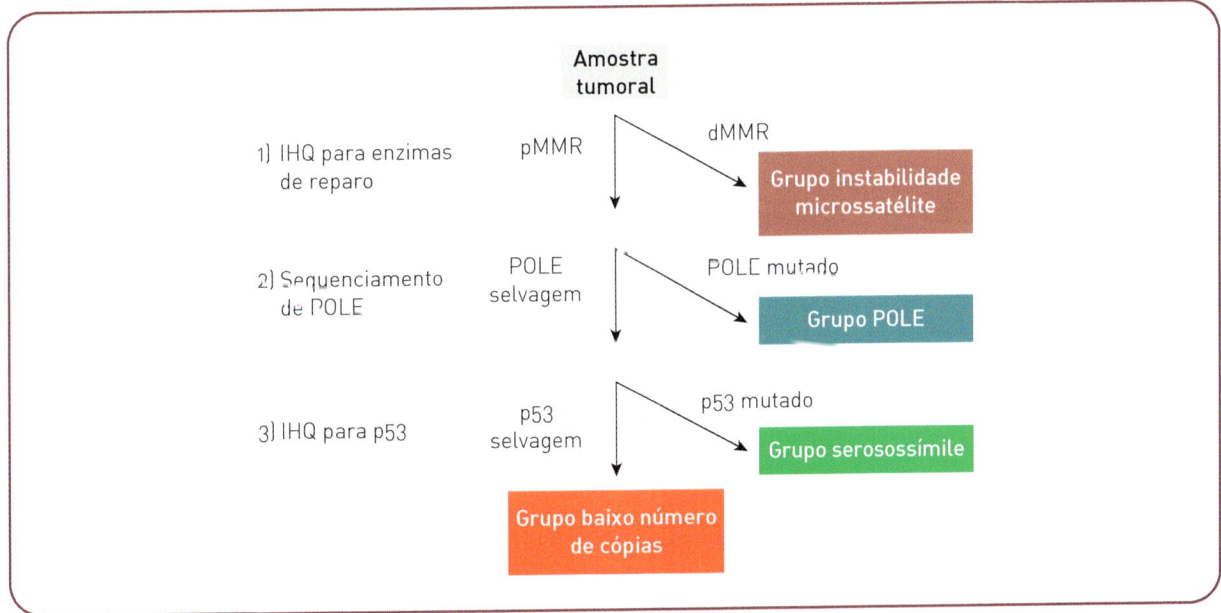

FIGURA 138.2 – Sequência de testes proposta por grupo Vancouver[9] para classificação molecular dos carcinomas de endométrio. IHQ: imuno-histoquímica; pMMR: enzimas de reparo preservadas (*mismatch repair*); dMMR: deficiência de enzimas de reparo (*mismatch repair*).
Fonte: Adaptada de Talhouk A, *et al.*, 2015.

Já o grupo 2 é representado principalmente pelos carcinomas serosos de alto grau, apresentando comumente mutações de TP53 e alterações de números de cópias. Entre os carcinomas serosos de alto grau, que é o tipo histológico mais comum em câncer de ovário, as mutações de TP53 ocorrem precocemente e foram identificadas em mais de 95% dos casos em análise do TCGA. Outras mutações que ocorrem com frequência nesse grupo e que têm elevada importância clínica são as mutações de BRCA1 e BRCA2. As características moleculares do carcinoma de ovários dos grupos 1 e 2 estão sumarizadas no Quadro 138.1.

Quadro 138.1. Características moleculares do carcinoma de ovário tipos 1 e 2

	Tipo 1	Tipo 2
Tipos histológicos mais comuns	Endometrioide Células claras	Seroso
Alterações moleculares frequentes	PTEN PIK3CA KRAS CTNNB1 ARID1A MLH1/MSH2/MSH6/PMS2	TP53 Deficiência de recombinação homóloga (p. ex., BRCA1 e BRCA2)

Fonte: Desenvolvido pela autoria.

Para melhor compreensão do papel dos genes BRCA1 e BRCA2, é necessário entender o mecanismo de recombinação homóloga. A recombinação homóloga é um dos principais mecanismos de reparo de quebras do DNA de dupla-fita. Este mecanismo faz uso da cromátide irmã como molde, permitindo um reparo fidedigno do DNA. Outro sistema de reparo, denominado "junção terminal não homóloga", também participa no reparo de quebras de DNA dupla-fita, porém não utiliza o *template* da cromátide irmã, sendo mais propenso a erros. Assim, quando a via de recombinação homóloga está comprometida, há maior instabilidade genômica, com acúmulo de erros no DNA, favorecendo a carcinogênese.

As mutações germinativas de BRCA1 e BRCA2 são as principais responsáveis pela síndrome hereditária de câncer de mama e ovário, ocorrendo em cerca de 17% das pacientes com carcinoma seroso de alto grau. Apesar da menor frequência, essas mutações ocorrem também em outras histologias, justificando a recomendação de que seja feita pesquisa de mutações de BRCA1 e BRCA2 em toda paciente com câncer de ovário epitelial não mucinoso.

No entanto, mutações somáticas nos genes BRCA1 e BRCA2 são também frequentes, além de mutações (germinativas ou somáticas) em outros genes que participam da via da recombinação homóloga, como PALB2, CHEK2 e ATM (Tabela 138.3). Estima-se que até 50% dos casos de carcinoma seroso de ovário de alto grau apresentem deficiência de recombinação homóloga (HRD).[13] A HRD pode também ser identificada por meio do fenótipo resultante da instabilidade genômica. Demonstrou-se a associação da HRD com níveis elevados das seguintes alterações genômicas: perda de heterozigosidade (LOH); desbalanço de alelo telomérico; e transições em larga escala.

Tabela 138.3. Frequência de mutações germinativas e somáticas de genes envolvidos na recombinação homóloga no câncer de ovário[13]

Gene	Mutações germinativas	Mutações somáticas
BRCA1	3,5% a 15,3%	2% a 4,9%
BRCA2	3% a 6,3%	1,4% a 2,9%
EMSY	–	8%
PTEN	–	4,4% a 7%
RAD51C	0,6% a 2,5%	0,3%
RAD51D	0,6% a 1%	0,2%
RAD50	0,2%	0,6%
ATM/ATR	0,4% a 0,6%	0,2% a 2,2%
FANC	0,7%	0,2% a 5%
BARD1	0% a 0,5%	0,6%
BRIP1	0,4% a 2,5%	0,5% a 0,6%
CHEK1	0,2% a 0,25%	0% a 0,3%
CHEK2	0,6% a 0,7%	0,3% a 0,8%
FAM175A	0,2% a 0,5%	–
NBN	0,25% a 0,5%	0,3%
PALB2	0,5% a 1,1%	0,2% a 0,3%
MRE11A	0,1% a 0,4%	0,3%
MMR	0,5% a 0,6%	0,4%

Fonte: Adaptada de Cunha Colombo Bonadio RR, Fogace RN, Miranda VC, Diz MDPE., 2018.

Essa informação apresenta relevância prática dada a particularidade da resposta desses tumores a determinados tratamentos. Eles apresentam, em geral, boa sensibilidade aos agentes platinantes já que, com o prejuízo ao reparo do DNA, há acúmulo dos danos provocados por esses agentes, resultando na apoptose celular. Além disso, apresentam também sensibilidade elevada aos inibidores da PARP (poli-ADP ribose polimerase). A PARP é uma enzima que participa do reparo do DNA de fita única mediante reparo por excisão de base. Mais uma vez, com o prejuízo de duas vias de reparo de DNA (reparo por excisão de base e recombinação homóloga), acumulam-se danos, resultando em apoptose. Esse efeito ficou conhecido como letalidade sintética.

Além das alterações já comentadas, análises do TCGA reforçaram também que, entre os carcinomas serosos de alto grau, são comuns amplificações de MYC, MECOM e CCNE1 (ciclina E1), cada uma ocorrendo em uma frequência de 20%.[14] O fator de transcrição MYC e a ciclina E1 estão envolvidos em estímulos de transformação maligna. As amplificações de CCN1 são mutuamente excludentes com as mutações de BRCA e estão associadas a prognóstico reservado.[15] Já o gene MECOM codifica um fator de transcrição envolvido em vias de sinalização que regulam o ciclo celular.

Por fim, análises do TCGA sugeriram que, com base em assinaturas genéticas, o carcinoma seroso de ovário de alto grau poderia ser dividido em quatro grupos: mesenquimal, imunorreativo, diferenciado e proliferativo; sendo o grupo imunorreativo associado a prognóstico mais favorável do que os demais.[16] Adicionalmente, outra análise com amostras de 1.525 pacientes mostrou que assinaturas genéticas foram também capazes de predizer o *status* de *debulking* do carcinoma seroso de ovário.[17]

A biologia molecular dos carcinomas serosos de ovário de baixo grau difere da histologia dos serosos de alto grau, reforçando o comportamento biológico distinto das duas neoplasias. Nos carcinomas serosos de baixo grau, assim como nos tumores *borderline* de ovário, são comuns alterações da via RAS-RAF-MEK-ERK. Mutações ativadoras do oncogene RAS ocorrem com frequência em ambos (entre 20% e 40%). Mutações em BRAF, por sua vez, são comuns entre os tumores *borderline* (20% a 70%) e mais raras entre os serosos de baixo grau. Alguns estudos sugeriram que as mutações de BRAF estão associadas a efeito protetor contra a progressão de tumores *borderline* para serosos de baixo grau.[18]

As mutações de KRAS são também comuns entre os carcinomas mucinosos de ovário (50% a 75%). Quando se diagnósticam carcinomas mucinosos de ovário, é importante inicialmente descartar que se trate de metástase de tumores primários de sítio gastrointestinal. No entanto, alguns tumores mucinosos são de fato primário de ovário, inclusive podendo se originar de tumores mucinosos *borderline* de ovário. Entre os mucinosos, também foi descrita frequência considerável de amplificação de HER2 (19%).[19]

CÂNCER DE COLO UTERINO

Diferentemente das neoplasias de ovário e de endométrio, que são compostas por uma heterogeneidade de tumores com comportamentos biológicos distintos, o câncer de colo uterino é dominado pelo carcinoma escamoso de colo uterino, associado ao papiloma vírus humano (HPV).

O HPV tem oncoproteínas, denominadas E6 e E7, as quais causam inativação das proteínas supressoras tumorais p53 e pRb, favorecendo a oncogênese. O desequilíbrio gerado no ciclo celular provoca aumento da expressão de outro gene supressor tumoral, o p16. O aumento da expressão da proteína p16 pode ser detectado na análise por imuno-histoquímica dessas neoplasias, sendo um biomarcador de tumores HPV-relacionados.[20]

Outros eventos parecem estar também envolvidos no desenvolvimento do câncer de colo uterino. Alterações no número de cópias são frequentes e já foram também identificadas em displasias de alto grau.[21] Além disso, alterações de alguns oncogenes também já foram implicadas, com destaque para os genes RAS e c-MYC.[22,23] As amplificações de c-MYC parecem ocorrer de forma precoce e estão associadas com risco de progressão de neoplasias intraepiteliais.[24] Ativação do gene TERT, que codifica uma proteína constituinte da telomerase, é também um evento frequente e parece decorrer da ação da oncoproteína viral E6.[25] Com a atividade da telomerase, deixa de ocorrer o encurtamento dos telômeros que acarretaria em senescência celular.

CÂNCER DE VULVA E DE VAGINA

Os carcinomas de vulva e de vagina apresentam com frequência biologia molecular semelhantes aos carcinomas de colo uterino, com predomínio de carcinomas de células escamosas relacionados ao HPV.[26]

Um proporção pequena dos casos de carcinoma de vagina são adenocarcinomas, associados a um processo distinto de carcinogênese e caracterizados por ocorrerem em idades jovens.[27] Esses tumores parecem se desenvolver em áreas de adenose vaginal, que são áreas de epitélio glandular. Dada a raridade desses tumores, pouco se sabe das alterações moleculares envolvidas. Um tipo específico de adenocarcinoma de vagina de células claras está associado à exposição intrauterina ao dietilestilbestrol (DES).[28] Os adenocarcinomas associados à exposição ao DES tem prognóstico favorável, enquanto aqueles não associados ao DES estão associados a prognóstico reservado.[29]

DOENÇA TROFOBLÁSTICA GESTACIONAL

A doença trofoblástica gestacional corresponde a um grupo de doenças que se desenvolvem a partir de células gestacionais. No entanto, esse grupo engloba um grande espectro de doenças que vão de lesões com baixo potencial de malignidade até neoplasias malignas agressivas. Como característica genética dessas patologias, observa-se um desbalanço de cromossomos parentais que acarreta um excesso de material genético paterno, podendo haver cópias extras de cromossomos paternos e perda de cromossomo materno.[30]

Molas parciais (em que pode haver feto, além de tecido trofoblástico), por exemplo, são caracterizadas por triplodia, a qual ocorre pela fertilização de um óocito por dois espermatozoides. No caso de molas completas (em que há profileração trofoblástica, sem feto), o mais comum é a ocorrência de perda do material genético do óocito, com duplicação do material genético parterno (por meio da duplicação do material de um espermatozoide ou da fertilização por dois espermatozoides). Esse desbalanço cromossômico pode acarrer alterações na expressão de oncogenes e genes supressores.

Além disso, alterações no gene NLRP7 foram implicadas no desenvolvimento da moléstia trofoblástica gestacional a partir do estudo de famílias com casos recorrentes.[31] O gene NLRP7 parece ter papel no desenvolvimento embrionário precoce.[32] Mutações deste gene, resultando na perda de sua função, estão também associadas a prejuízos à resposta imune por diminuição da secreção de IL1B.[33]

Por fim, outras alterações moleculares parecem favorecer a progressão para neoplasia maligna, com desenvolvimento da capacidade de invasão e metastatização. Neste sentido, já identificou-se aumento de expressão de oncogenes, incluindo c-MYC, MCL-1, ERBB2 e EGFR, assim como alterações em genes supressores tumorais, como TP53, Rb e CDKN1A (p21).[34-37]

REFERÊNCIAS

1. Lax SF, Kurman RJ. A dualistic model for endometrial carcinogenesis based on immunohistochemical and molecular genetic analyses. Verh Dtsch Ges Pathol. 1997;81:228-32.
2. Kandoth C, Schultz N, Cherniack AD, Akbani R, Liu Y, Shen H, et al. Integrated genomic characterization of endometrial carcinoma. Nature. 2013;497(7447):67-73.
3. Mutter GL, Ince TA, Baak JP, Kust GA, Zhou XP, Eng C. Molecular identification of latent precancers in histologically normal endometrium. Cancer Res. 2001;61(11):4311-4.
4. Oza AM, Elit L, Tsao MS, Kamel-Reid S, Biagi J, Provencher DM, et al. Phase II study of temsirolimus in women with recurrent or metastatic endometrial cancer: a trial of the NCIC Clinical Trials Group. J Clin Oncol. 2011;29(24):3278-85.
5. Slomovitz BM, Jiang Y, Yates MS, Soliman PT, Johnston T, Nowakowski M, et al. Phase II study of everolimus and letrozole in patients with recurrent endometrial carcinoma. J Clin Oncol. 2015;33(8):930-6.
6. Zighelboim I, Goodfellow PJ, Gao F, Gibb RK, Powell MA, Rader JS, et al. Microsatellite instability and epigenetic inactivation of MLH1 and outcome of patients with endometrial carcinomas of the endometrioid type. J Clin Oncol. 2007;25(15):2042-8.
7. Salvesen HB, MacDonald N, Ryan A, Iversen OE, Jacobs IJ, Akslen LA, et al. Methylation of hMLH1 in a population-based series of endometrial carcinomas. Clin Cancer Res. 2000;6(9):3607-13.
8. Fader AN, Roque DM, Siegel E, Buza N, Hui P, Abdelghany O, et al. Randomized phase II trial of carboplatin-paclitaxel versus carboplatin-paclitaxel-trastuzumab in uterine serous carcinomas that overexpress human epidermal growth factor receptor 2/neu. J Clin Oncol. 2018;36(20):2044-51.
9. Talhouk A, McConechy MK, Leung S, Li-Chang HH, Kwon JS, Melnyk N, et al. A clinically applicable molecular-based classification for endometrial cancers. Br J Cancer. 2015;113(2):299-310.
10. Stelloo E, Nout RA, Osse EM, Jürgenliemk-Schulz IJ, Jobsen JJ, Lutgens LC, et al. Improved risk assessment by integrating molecular and clinicopathological factors in early-stage endometrial cancer-combined analysis of the PORTEC Cohorts. Clin Cancer Res. 2016;22(16):4215-24.

11. Lynch HT, Casey MJ, Snyder CL, Bewtra C, Lynch JF, Butts M, et al. Hereditary ovarian carcinoma: heterogeneity, molecular genetics, pathology, and management. Mol Oncol. 2009;3(2):97-137.
12. Pal T, Permuth-Wey J, Sellers TA. A review of the clinical relevance of mismatch-repair deficiency in ovarian cancer. Cancer. 2008;113(4):733-42.
13. da Cunha Colombo Bonadio RR, Fogace RN, Miranda VC, Diz MDPE. Homologous recombination deficiency in ovarian cancer: a review of its epidemiology and management. Clinics (Sao Paulo). 2018;73(1):e450s.
14. Network CGAR. Integrated genomic analyses of ovarian carcinoma. Nature. 2011;474(7353):609-15.
15. Rosen DG, Yang G, Deavers MT, Malpica A, Kavanagh JJ, Mills GB, et al. Cyclin E expression is correlated with tumor progression and predicts a poor prognosis in patients with ovarian carcinoma. Cancer. 2006;106(9):1925-32.
16. Verhaak RG, Tamayo P, Yang JY, Hubbard D, Zhang H, Creighton CJ, et al. Prognostically relevant gene signatures of high-grade serous ovarian carcinoma. J Clin Invest. 2013;123(1):517-25.
17. Riester M, Wei W, Waldron L, Culhane AC, Trippa L, Oliva E, et al. Risk prediction for late-stage ovarian cancer by meta-analysis of 1525 patient samples. J Natl Cancer Inst. 2014;106(5).
18. Tsang YT, Deavers MT, Sun CC, Kwan SY, Kuo E, Malpica A, et al. KRAS (but not BRAF) mutations in ovarian serous borderline tumour are associated with recurrent low-grade serous carcinoma. J Pathol. 2013;231(4):449-56.
19. Mackenzie R, Kommoss S, Winterhoff BJ, Kipp BR, Garcia JJ, Voss J, et al. Targeted deep sequencing of mucinous ovarian tumors reveals multiple overlapping RAS-pathway activating mutations in borderline and cancerous neoplasms. BMC Cancer. 2015;15:415.
20. von Knebel Doeberitz M, Reuschenbach M, Schmidt D, Bergeron C. Biomarkers for cervical cancer screening: the role of p16(INK4a) to highlight transforming HPV infections. Expert Rev Proteomics. 2012;9(2):149-63.
21. Umayahara K, Numa F, Suehiro Y, Sakata A, Nawata S, Ogata H, et al. Comparative genomic hybridization detects genetic alterations during early stages of cervical cancer progression. Genes Chromosomes Cancer. 2002;33(1):98-102.
22. Wong YF, Chung TK, Cheung TH, Lam SK, Xu YG, Chang AM. Frequent ras gene mutations in squamous cell cervical cancer. Cancer Lett. 1995;95(1-2):29-32.
23. Abba MC, Laguens RM, Dulout FN, Golijow CD. The c-myc activation in cervical carcinomas and HPV 16 infections. Mutat Res. 2004;557(2):151-8.
24. Gimenes F, Souza RP, de Abreu AL, Pereira MW, Consolaro ME, da Silva VR. Simultaneous detection of human papillomavirus integration and c-MYC gene amplification in cervical lesions: an emerging marker for the risk to progression. Arch Gynecol Obstet. 2016;293(4):857-63.
25. Klingelhutz AJ, Foster SA, McDougall JK. Telomerase activation by the E6 gene product of human papillomavirus type 16. Nature. 1996;380(6569):79-82.
26. Insinga RP, Liaw KL, Johnson LG, Madeleine MM. A systematic review of the prevalence and attribution of human papillomavirus types among cervical, vaginal, and vulvar precancers and cancers in the United States. Cancer Epidemiol Biomarkers Prev. 2008;17(7):1611-22.
27. Creasman WT, Phillips JL, Menck HR. The National Cancer Data Base report on cancer of the vagina. Cancer. 1998;83(5):1033-40.
28. Melnick S, Cole P, Anderson D, Herbst A. Rates and risks of diethylstilbestrol-related clear-cell adenocarcinoma of the vagina and cervix. An update. N Engl J Med. 1987;316(9):514-6.
29. Frank SJ, Deavers MT, Jhingran A, Bodurka DC, Eifel PJ. Primary adenocarcinoma of the vagina not associated with diethylstilbestrol (DES) exposure. Gynecol Oncol. 2007;105(2):470-4.
30. Shih IM, Kurman RJ. Molecular basis of gestational trophoblastic diseases. Curr Mol Med. 2002;2(1):1-12.
31. Murdoch S, Djuric U, Mazhar B, Seoud M, Khan R, Kuick R, et al. Mutations in NALP7 cause recurrent hydatidiform moles and reproductive wastage in humans. Nat Genet. 2006;38(3):300-2.
32. Slim R, Wallace EP. NLRP7 and the genetics of hydatidiform moles: recent advances and new challenges. Front Immunol. 2013;4:242.
33. Messaed C, Akoury E, Djuric U, Zeng J, Saleh M, Gilbert L, et al. NLRP7, a nucleotide oligomerization domain-like receptor protein, is required for normal cytokine secretion and co-localizes with Golgi and the microtubule-organizing center. J Biol Chem. 2011;286(50):43313-23.
34. Fulop V, Mok SC, Genest DR, Szigetvari I, Cseh I, Berkowitz RS. c-myc, c-erbB-2, c-fms and bcl-2 oncoproteins. Expression in normal placenta, partial and complete mole, and choriocarcinoma. J Reprod Med. 1998;43(2):101-10.
35. Fulop V, Mok SC, Genest DR, Gati I, Doszpod J, Berkowitz RS. p53, p21, Rb and mdm2 oncoproteins. Expression in normal placenta, partial and complete mole, and choriocarcinoma. J Reprod Med. 1998;43(2):119-27.
36. Fong PY, Xue WC, Ngan HY, Chan KY, Khoo US, Tsao SW, et al. Mcl-1 expression in gestational trophoblastic disease correlates with clinical outcome: a differential expression study. Cancer. 2005;103(2):268-76.
37. Tuncer ZS, Vegh GL, Fulop V, Genest DR, Mok SC, Berkowitz RS. Expression of epidermal growth factor receptor-related family products in gestational trophoblastic diseases and normal placenta and its relationship with development of postmolar tumor. Gynecol Oncol. 2000;77(3):389-93.

139

Tumores do Colo Uterino

Jesus Paula Carvalho
Renata R. C. Colombo Bonadio

DESTAQUES

- O câncer de colo uterino é uma doença prevenível, porém, no Brasil, a mortalidade por essa causa ainda é muito elevada.
- O principal fator de risco para o câncer do colo do útero é a infecção pelo papilomavírus humano (HPV).
- A cirurgia é o tratamento padrão para estágios iniciais da doença. Resultado anatomopatológico deve ser avaliado para definição de critérios de risco de recidiva e definição da necessidade de tratamento adjuvante.
- No caso de tumores maiores que 4 cm ou localmente avançados, a associação de radioterapia e quimioterapia concomitante (quimiorradioterapia definitiva) é o tratamento de escolha.
- Para a doença recidivada irressecável ou metastática, o tratamento de primeira-linha é a quimioterapia com platina e taxano, havendo também benefício da adição de bevacizumabe e de pembrolizumabe, se disponíveis.

INTRODUÇÃO

O câncer do colo do útero acometeu, no Brasil, um número estimado de 16.370 mulheres por ano no biênio 2018-2019. A incidência nacional é de 15,43 casos para cada 100 mil mulheres/ano. Existe, entretanto, uma grande disparidade na incidência nas diferentes regiões do país, sendo a maior na região Norte com 25,62/100 mil casos por ano, seguida das regiões Nordeste (20,47/100 mil), Centro-Oeste (18,32/100 mil), Sul (14,07/100 mil) e Sudeste com (9,97/100 mil).

A mortalidade em 2016 também foi maior na região Norte, com 11,07 mortes por 100 mil mulheres, sendo esta a primeira causa de óbito por câncer feminino nessa parte do Brasil. A taxa de mortes nas regiões Nordeste e Centro-Oeste foi de 5,71/100 mil e 5,55/100 mil. As regiões Sul e Sudeste tiveram taxas de 4,64/100 mil e 3,29/100 mil respectivamente. O pico de incidência da doença se dá na faixa etária de 45 a 50 anos.

FATORES DE RISCO

O principal fator de risco para o câncer do colo do útero é a infecção pelo papilomavírus humano (HPV). O teste para HPV 16 e 18 é positivo em cerca de 74% dos carcinomas de células escamosas e 78% dos adenocarcinomas de colo do útero. O pico de incidência da infecção pelo HPV ocorre entre 25 e 30 anos e declina após essa idade. Em mulheres de 30 a 64 anos, a prevalência de HPV varia de 2% a 12%, sendo que os tipos de HPV 16 e 18, considerados de alto risco, representam 30% dos casos. Os oito tipos mais frequentes de HPV em tumores do colo do útero no Brasil são HPV 16, 18, 31, 33, 35, 45, 52, e 58. Outro fator de risco para o câncer do colo do útero é o tabagismo. Mulheres portadoras do HPV e fumantes têm risco muito maior de desenvolverem neoplasia intraepitelial de alto grau comparadas com pacientes não fumantes.

PATOLOGIA

Os dois principais tipos histológicos do câncer do colo do útero são o carcinoma de células escamosas com 80% e o adenocarcinoma com aproximadamente 20% dos casos.

A infecção pelo HPV está relacionada com a etiologia de ambos os tipos. O carcinoma de células escamosas apresenta incidência decrescente em todas as regiões do mundo onde programas de rastreamento e diagnóstico precoce foram implantados. A incidência do carcinoma de células escamosas é crescente até os 40 anos de idade e depois declina. O adenocarcinoma tende a acometer mulheres mais jovem.

QUADRO CLÍNICO

O câncer do colo do útero cursa de forma assintomática durante todo o processo de neoplasia intraepitelial (pré-invasiva) e mesmo nas etapas iniciais da doença invasiva. Isso pode durar vários anos. A primeira manifestação clínica costuma ser o sangramento durante as relações sexuais. Posteriormente, o sangramento torna-se mais frequente e imotivado. Os tumores avançados sofrem necrose e, em consequência disso, surge corrimento serossanguinolento de odor fétido. Quando o tumor progride para os paramétrios, costuma acometer os ureteres, bexiga e reto, resultando em hidronefrose, anúria e uremia. Fístulas vesicovaginais e retovaginais são frequentes nos casos muito avançados. O câncer do colo uterino deve ser sempre considerado em pacientes com sangramento vaginal. Sangramentos irregulares de qualquer natureza estão presentes em 5,9% das mulheres. O sangramento durante as relações é o que mais se relaciona com câncer do colo do útero.

ESTADIAMENTO

O estadiamento do câncer do colo do útero foi alterado pela Federação Internacional de Ginecologia e Obstetrícia (Figo) em 2018 (Quadro 139.1). As mudanças em relação ao estadiamento anterior foram as seguintes: no estádio IA, a extensão da lateral da doença não é mais considerada; o estádio IB passou a ser subdividido em três subgrupos – IB1, com tumor invasivo ≥ 5 mm e < 2 cm no maior diâmetro; IB2 tumor, de 2 cm a 4 cm; IB3, tumor ≥ 4 cm. Recomenda-se também o uso de imagens e achados patológicos para avaliação do estado dos linfonodos retroperitoneais e, se forem considerados comprometidos por neoplasia, o tumor é classificado como estádio IIIC, sendo IIIC1 quando apenas os linfonodos pélvicos estiverem comprometidos e IIIC2 quando os linfonodos paraórticos estiverem positivos. Deve-se também notificar com 'r' e 'p' se a informação considerada para fins de estadiamento foi radiológica ou patológica respectivamente. Outros métodos de investigação como exame sob anestesia, cistoscopia, colonoscopia, urografia excretora não são mais recomendados.

Quadro 139.1. Estadiamento do câncer do colo do útero (Figo, 2018)

Estádio I:
O carcinoma é confinado ao colo do útero (a extensão para o corpo não é considerada)
- IA Carcinoma invasivo que pode ser diagnosticado apenas pela microscopia, com profundidade de invasão máxima < 5 mm
  – IA1 Invasão do estroma < 3 mm de profundidade
  – IA2 Invasão do estroma ≥ 3 mm e < 5 mm de profundidade
- IB Carcinoma invasivo com profundidade de invasão ≥ 5 mm (maior do que o estádio IA), lesão limitada ao colo do útero
  – IB1 Carcinoma invasivo ≥ 5 mm de profundidade e < 2 cm no maior diâmetro
  – IB2 Carcinoma invasivo ≥ 2 cm 2d < 4 cm no maior diâmetro
  – IB3 Carcinoma invasivo ≥ 4 cm no maior diâmetro

Estádio II:
O carcinoma invade além do útero, mas não acomete o terço inferior da vagina ou da parede pélvica
- IIA Envolvimento limitado aos dois terços superiores da vagina, sem comprometimento dos paramétrios
  – IIA1 Carcinoma invasivo < 4 cm no maior diâmetro
  – IIA2 Carcinoma invasivo ≥ 4 cm no maior diâmetro
- IIB Com comprometimento parametrial, sem atingir a parede pélvica

Continua >>

>> Continuação

Quadro 139.1. Estadiamento do câncer do colo do útero (Figo, 2018)

Estádio III:
O carcinoma invasivo acomete o terço inferior da vagina e/ou a parede pélvica e/ou causa hidronefrose, ou rim não funcionante e/ou acomete linfonodos pélvicos ou paraórticos
- IIIA Carcinoma acomete o terço inferior da vagina, sem extensão para a parede pélvica
- IIIB Com extensão para a parede pélvica e/ou hidronefrose e/ou rim não funcionante (a menos que com outra causa conhecida)
- IIIC Acomete a parede pélvica e/ou linfonodos pélvicos e/ou linfonodos paraórticos, independentemente do tamanho ou extensão do tumor, e com as notificações ("r" e "p")
  – IIIC1 Metástases para linfonodos pélvicos apenas
  – IIIC2 Metástases para linfonodos paraórticos

Estádio IV:
O carcinoma se estende para além da pelve verdadeira ou envolve (com confirmação por biópsia) a mucosa da bexiga ou reto. Apenas o edema bolhoso não permite alocar o carcinoma no estádio IV
- IVA Comprometimento de órgãos adjacentes
- IVB Metástase à distância

Imagens e informes patológicos podem ser usados, quando disponíveis, para complementar os achados clínicos, a respeito do tamanho e extensão do tumor, em todos os estádios.
O envolvimento dos espaços linfovasculares não muda o estadiamento. A extensão lateral do tumor não é mais considerada.
Acrescente uma nota ("r" e "p") para indicar achados radiológicos ou patológicos utilizados para classificar o tumor como IIIC. Exemplos IIIC1r, IIIC1r.
O tipo de imagem utilizado deve ser sempre documentado.
Em caso de dúvidas, o estádio menor deve ser o escolhido.
Fonte: Adaptado de Bhatla N, Berek JS, Cuello Fredes M, *et al.*, 2019.

TRATAMENTO CIRÚRGICO

O tratamento do câncer do colo do útero combina cirurgia, quimioterapia e radioterapia. A cirurgia é o tratamento de escolha nos estágios iniciais da doença e pode ser suficiente. Nos casos avançados, a associação de radioterapia e quimioterapia concomitante é o tratamento-padrão. A seguir, é descrito o tratamento do câncer do colo do útero segundo os diferentes estádios da doença.

Estádio IA1 (invasão menor do que 3 mm)

Nos tumores com até 3 mm de invasão, a probabilidade de invasão ganglionar é mínima. O tratamento local com margens livres é suficiente. Dessa forma, a conização ou amputação do colo do útero é tratamento suficiente nas pacientes que desejam manter a função menstrual e reprodutiva. Nas pacientes sem esses interesses, a histerectomia simples por qualquer via é o tratamento-padrão. Raspagliese *et al.* estudaram 67 casos de carcinomas microinvasivos do colo do útero, com profundidade de invasão menor do que 3 mm, tratados por conização. Em 10 anos de seguimento, houve 6% de recidivas invasivas. Os dois principais fatores relacionados com as recidivas foram invasão de espaços linfovasculares e estado das margens endocervicais. Esses autores recomendam que as margens cirúrgicas devam ter pelo menos 10 mm e 8 mm de tecido livre de neoplasia na porção lateral e endocervical, respectivamente. Marana et al. verificaram que o comprometimento da margem endocervical foi o principal fator de recidiva em 59 pacientes com carcinoma microinvasivo tratadas com conização, e o comprometimento da margem estava fortemente associado com a idade mais avançada da paciente. Quando houver invasão de espaços linfovasculares, recomenda-se tratar o carcinoma IA1 da mesma forma que o IB1.

Estádio IA2 (invasão de 3 mm a 5 mm)

Nos estádios IA2, o tratamento de escolha ainda é a cirurgia radical, com histerectomia total, parametrectomia e linfadenectomia pélvica, mesmo na ausência de comprometimento linfovascular. Em casos muito selecionados, e após avaliação criteriosa para excluir fatores de mau prognóstico, por meio de estudo anatomopatológico e de métodos de imagens, podem-se realizar procedimentos menos radicais em pacientes desejosas de preservar a função menstrual e reprodutiva.

Estágios IB1, IB2 e IIA1

Tumores restritos ao colo do útero (IB1 e IB2) ou com comprometimento do terço superior da vagina (IIA1) são aqueles de escolha para tratamento cirúrgico. A cirurgia pode ser realizada por via abdominal aberta, laparoscópica ou por via vaginal, desde que todos os procedimentos oncológicos sejam realizados, o que consiste em: histerectomia total; parametrectomia; e linfadenectomia pélvica. Os anexos podem ser preservados nas pacientes jovens e com carcinoma de células escamosas. Nas pacientes com adenocarcinoma, a preservação dos anexos é mais problemática, ainda que desejada, pois a incidência de comprometimento neoplásico ovariano é significativamente maior.

Pacientes tratadas por cirurgia e com alto risco de recidivas devem receber como tratamento adjuvante a radioterapia associada ou não com quimioterapia. Consideram-se alto risco para recidivas: a profundidade de invasão do estroma; o tumor maior do que 2 cm; invasão de espaço linfovascular; metástases linfonodais; e margens cirúrgicas comprometidas. Nesse grupo de pacientes, a radioterapia adjuvante reduz de forma significativa o risco de recidivas.

Recentemente, a histerectomia radical realizada por técnicas minimamente invasivas (laparoscopia e robótica) passou a ser questionada, e um estudo randomizado demonstrou aumento nas taxas de recidivas quando comparadas às da laparotomia. Porém, muitos fatores (técnica cirúrgica, uso de manipuladores e abertura da vagina com exposição do tumor na cavidade peritoneal) podem estar envolvidos neste aumento de recidivas. A observância desses cuidados tem sido implementada nos diferentes serviços e estudos futuros poderão determinar a segurança da via minimamente invasiva.

TRATAMENTO ADJUVANTE PÓS-CIRURGIA

Conforme mencionado, para pacientes com doença inicial que são tratados com cirurgia, devem ser avaliados critérios patológicos para definição da necessidade de tratamento complementar. Pacientes que não apresentem critérios de risco não necessitam de nenhum tratamento adjuvante adicional.

A presença de invasão angiolinfatica (IAL), a invasão estromal e o tamanho de tumor devem ser avaliados, sendo consideradas de risco intermediário as pacientes que preencherem algum dos critérios (Critérios de Sedlis) a seguir:
- Presença de IAL e invasão do terço mais profundo do estroma cervical (independente do tamanho do tumor);
- Presença de IAL e invasão do terço médio do estroma cervical, com tumor maior que 2 cm;
- Presença de IAL e invasão do terço mais superficial do estroma cervical, com tumor maior que 5 cm;
- Invasão do terço mais profundo ou do teço médio do estroma cervical, com tumor maior que 4 cm (independente da IAL).

Para este grupo (risco intermediário), deve ser considerada radioterapia adjuvante, objetivando redução do risco de recidiva.

Já a invasão de paramétrio, o comprometimento de margens ou o comprometimento de linfonodos são critérios de alto risco. Nestes casos, a quimiorradioterapia adjuvante está indicada. Peters e colegas demonstraram em estudo de fase III que a adição da quimioterapia concomitante à radioterapia, neste cenário, apresenta benefício absoluto de 17% em sobrevida livre de progressão e 10% em sobrevida global em 4 anos quando comparado com radioterapia isolada.

A Figura 139.1 ilustra o fluxograma de tratamento recomendado para o câncer de colo uterino localizado.

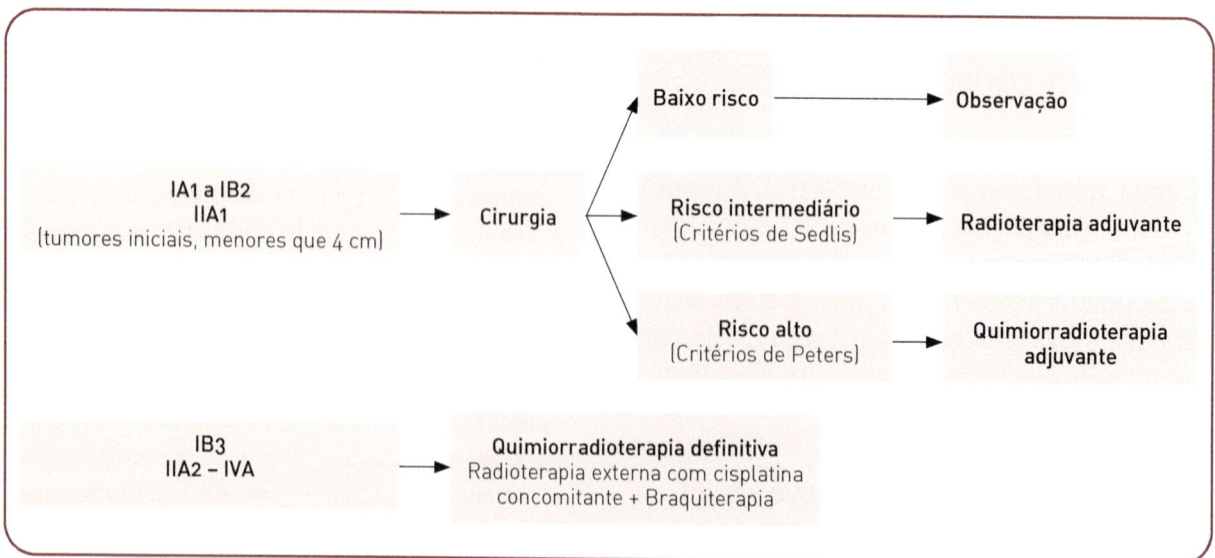

FIGURA 139.1 – Fluxograma de tratamento recomendado para o carcinoma de colo uterino localizado (doença inicial ou localmente avançada). stadiamento FIGO para o câncer de vagina.
Fonte: Desenvolvida pela autoria.

QUIMIORRADIOTERAPIA DEFINITIVA

Estágios IB3 e IIA2

Os tumores IB3 e IIA2 são tumores volumosos (maiores do que 4 cm) localizados no colo do útero ou, no máximo, nos dois terços superiores da vagina e, portanto, passíveis de tratamento cirúrgico. Entretanto, apresentam alto risco de recidivas quando tratados apenas com cirurgia. A sobrevida média de 80% a 95%, nos tumores IB1, cai para 65% a 80%, nos tumores IB3. As pacientes tratadas por cirurgia e que apresentam linfonodos comprometidos têm alto risco de recidivas. Mesmo quando os linfonodos estão negativos, cerca de 25% das pacientes com tumores volumosos apresentam outros fatores de risco de recidiva como invasão de espaços linfovasculares e invasão profunda do estroma e, portanto, devem ser avaliadas para tratamento complementar conforme discutido adiante.

Quando somados todos os fatores de alto risco de recidivas, verifica-se que 84% das pacientes com tumores maiores do que 4 cm necessitam de tratamento adjuvante. A radioterapia pós-operatória nessas pacientes reduz o risco de recidivas, porém está associada com taxas consideráveis de complicações, possivelmente por redução do suprimento sanguíneo na bexiga e ureter distal e, também, por aderências intestinais. Por esses motivos, conclui-se que o tratamento cirúrgico deve ser reservado para pacientes com tumores menores do que 4 cm de diâmetro. Tumores maiores devem ser tratados como tumores avançados.

Tumores localmente avançados (IIB – IV)

A radioterapia exclusiva era o tratamento de escolha nos carcinomas avançados do colo do útero até o ano de 1999, quando uma série de estudos demonstrou que a radioterapia concomitante com quimioterapia baseada em cisplatina apresentava resultados muito superiores. Em cinco estudos que envolveram quase 2 mil pacientes com carcinoma avançado de colo do útero, o tratamento combinado de radioterapia e quimioterapia concomitante com platina demonstrou redução expressiva no número de recidivas e mortes pela doença na ordem de 30% a 50%. Com base nesses dados, esse esquema se tornou o tratamento-padrão do carcinoma avançado do colo, sendo realizada concomitância com cisplatina 40 mg/m2 semanal por 6 semanas. Pacientes que completaram pelo menos cinco ciclos de cisplatina no curso da radioterapia apresentaram significativo aumento no intervalo livre de doença e sobrevida global.

Em câncer de colo uterino localmente avançado, ocorre com alguma frequência a obstrução ureteral, com comprometimento de função renal. Em casos com clearance de creatinina abaixo de 60, com contraindicação a cisplatina, esquemas alternativos, como a carboplatina, podem ser considerados.

A radioterapia mais comumente utilizada é a radioterapia pélvica externa com dose de 45 a 54 G, em 25 a 28 frações, seguido por braquiterapia intracavitária nos casos com geometria adequada para tanto. O campo da radioterapia deve abranger também a cadeia paraórtica (camapo estendido) nos casos com comprometimento conhecido ou suspeito de linfonodos paraórticos. Outro aspecto relevante em relação a quimiorradioterapia definitiva é que sejam evitados atrasos para o início do tratamento e para conclusão do mesmo, já que um período de mais de 8 semanas para conclusão do tratamento está associado a piores desfechos.

A doença localmente avançada, porém, ainda apresenta risco elevado de persistência de doença ou recidiva, de até 40%, após a quimiorradioterapia definitiva. Assim, estratégias de intensificação do tratamento têm sido estudadas buscando melhorar o desfecho dessas pacientes. Até o momento, no entanto, já foram estudas estratégias de com quimioterapia neoadjuvante (com cisplatina e gencitabina no estudo CIRCE), quimioterapia adjuvante (com carboplatina e paclitaxel. no estudo OUTBACK) ou imunoterapia concomitante e adjuvante (com durvalumabe no estudo CALLA), com resultados negativos. No estudo de fase II CIRCE, realizado no Instituto do Câncer do Estado de São Paulo (ICESP) (da Costa e colegas), a estratégia de neoadjuvância com cisplatina e gencitabina em adição à quimiorradioterapia definitiva apresentou efeito detrimental em sobrevida livre de progressão e sobrevida global. Aguarda-se resultados de estudo fase III avaliando um outro esquema de neoadjuvância com carboplatina e paclitaxel semanal (INTERLACE trial - NCT01566240).

Após a conclusão da quimiorradioterapia, é realizado controle radiológico, de preferência com ressonância magnética de pelve, após período de 8 a 12 semanas do término. Caso haja doença estável ou resposta parcial, deve ser mantido o acompanhamento radiológico, já que pode continuar havendo resposta meses após. Em pacientes com resposta completa, está indicado acompanhamento, com exame ginecológico a cada 3 a 6 meses e colpocitologia oncótica anual.

Um aspecto importante no seguimento das pacientes que realizaram radioterapia ou quimiorradioterapia é avaliar e manejar sequelas tardias do tratamento. Tais pacientes podem apresentar estreitamentos e adesões vaginais, sendo recomendado uso de dilatadores para evitar tais complicações. Além disso, podem haver cistite e colite actínicas, com relevante impacto na qualidade de vida das pacientes a longo prazo.

TRATAMENTO DA DOENÇA RECIDIVA IRRESSECÁVEL OU METASTÁTICA

Alguns casos que apresentam recidivam local isolada podem ser avaliados para realização de cirurgia de resgate, com proposta potencialmente curativa. No entanto, tal estratégia apresenta elevada morbidade, podendo ser necessária exenteração pélvica. O resgate cirúrgico deve, então, ser avaliado para casos de doença de baixo volume, em linha média, com expectativa de ressecção completa e em pacientes com bom *performance status*.

Casos com recidiva irressecável ou doença metastática à distância são candidatos a tratamento sistêmico, sendo que a base do tratamento é a quimioterapia com combinação baseada em platina. A combinação com duas drogas apresenta maiores taxas de resposta e sobrevida livre de progressão comparada a platina isolada. Apesar de diferentes combinações a base de platina serem possível, a combinação com paclitaxel é a mais comumente utilizada, frente a melhor tolerância de tal esquema. Em relação a escolha de platina, Kitagawa e colegas mostrou em estudo de fase III que a combinação de carboplatina e paclitaxel é não-inferior a cisplatina e paclitaxel. Em análise de subgrupo, porém, pacientes que não haviam sido expostas previamente a cisplatina, tiveram melhor desfecho com a cisplatina.

Em estudo de fase III, a adição do antiangiogênico bevacizumabe à quimioterapia de primeira-linha resultou em benefício em taxa de resposta (48% *versus* 36%), sobrevida livre de progressão (mediana de 8,2 *versus* 5,9 meses, HR 0,67) e sobrevida global (mediana de 17 *versus* 13,3 meses, HR 0,71). Portanto, o bevacizumabe deve ser considerado em adição a quimioterapia de primeira-linha caso haja disponibilidade da medicação e ausência de contraindicações.

Mais recentemente, outro importante avanço no tratamento do câncer de colo uterino recidivado ou metastático foi a incorporação da imunoterapia com pembrolizumabe ao tratamento de primeira-linha. No estudo KEYNOTE-826, o pembrolizumabe (anticorpo monoclonal anti-PD1) foi comparado ao placebo, em adição a quimioterapia com platina e paclitaxel, com ou sem bevacizumabe. A adição do pembrolizumabe resultou em taxa de resposta de 65% e sobrevida livre de progressão de 10,4 meses, ambos superiores ao braço placebo. Além disso, houve também ganho em sobrevida global, com diferença absoluta de 10% em 2 anos na população por intenção de tratar. Ressalta-se, porém, que a maior parte da população do estudo apresentava expressão de PD-L1, definida como escore positivo combinado (CPS) maior ou igual a 1, sendo incerto o papel da imunoterapia no grupo PD-L1 negativo.

Após progressão a primeira-linha, quimioterapia monodroga em linhas subsequentes tem atividade limitada. Caso haja instabilidade microssatélite ou expressão de PD-L1, pode ser considerado o uso de imunoterapia. O imunoterápico cemiplimabe foi comparado a quimioterapia de escolha do investigador em cenário pós progressão a platina no estudo de fase III EMPOWER-Cervical 1. O cemiplimabe resultou em maior sobrevida global (mediana de 12 *versus* 8,5 meses, HR 0,69), sendo o benefício em sobrevida aparentemente limitado à população PD-L1 positivo. A taxa de resposta observada foi de 18% no grupo PD-L1 positivo e 11% no PD-L1 negativo. Em estudo de fase II de braço único avaliando o pembrolizumabe, pacientes com PD-L1 positivo tiveram taxa de resposta de 14%.

Um tratamento que apresentou resultados promissores em estudos iniciais é o conjugado droga-anticorpo tisotumabe vedotin. Este conjugado combina um anticorpo antifator tecidual com quimioterápico inibidor de microtúbulo. Após progressão a platina, a medicação foi associada a taxa de resposta de 24% e duração de resposta de 8,3 em estudo de fase II de braço único.

BIBLIOGRAFIA CONSULTADA

Chung HC, Ros W, Delord JP, Perets R, Italiano A, Shapira-Frommer R, Manzuk L, Piha-Paul SA, Xu L, Zeigenfuss S, Pruitt SK, Leary A. Efficacy and Safety of Pembrolizumab in Previously Treated Advanced Cervical Cancer: Results

From the Phase II KEYNOTE-158 Study. J Clin Oncol. 2019 Jun 10;37(17):1470-1478. doi: 10.1200/JCO.18.01265. Epub 2019 Apr 3. PMID: 30943124.

Chung HC, Ros W, Delord JP, Perets R, Italiano A, Shapira-Frommer R, et al. Efficacy and Safety of Pembrolizumab in Previously Treated Advanced Cervical Cancer: Results From the Phase II KEYNOTE-158 Study. J Clin Oncol. 2019;37(17):1470-1478. doi: 10.1200/JCO.18.01265.

Coleman RL, Lorusso D, Gennigens C, González-Martín A, Randall L, Cibula D, Lund B, Woelber L, Pignata S, Forget F, Redondo A, Vindeløv SD, Chen M, Harris JR, Smith M, Nicacio LV, Teng MSL, Laenen A, Rangwala R, Manso L, Mirza M, Monk BJ, Vergote I; innovaTV 204/GOG-3023/ENGOT-cx6 Collaborators. Efficacy and safety of tisotumab vedotin in previously treated recurrent or metastatic cervical cancer (innovaTV 204/GOG-3023/ENGOT-cx6): a multicentre, open-label, single-arm, phase 2 study. Lancet Oncol. 2021 May;22(5):609-619. doi: 10.1016/S1470-2045(21)00056-5. Epub 2021 Apr 9. PMID: 33845034.

Coleman RL, Lorusso D, Gennigens C, González-Martín A, Randall L, Cibula D, et al. Efficacy and safety of tisotumab vedotin in previously treated recurrent or metastatic cervical cancer (innovaTV 204/GOG-3023/ENGOT-cx6): a multicentre, open-label, single-arm, phase 2 study. Lancet Oncol. 2021;22(5):609-619. doi: 10.1016/S1470-2045(21)00056-5.

Colombo N, Dubot C, Lorusso D, Caceres MV, Hasegawa K, Shapira-Frommer R, Tewari KS, Salman P, Hoyos Usta E, Yañez E, Gümüş M, Olivera Hurtado de Mendoza M, Samouëlian V, Castonguay V, Arkhipov A, Toker S, Li K, Keefe SM, Monk BJ; KEYNOTE-826 Investigators. Pembrolizumab for Persistent, Recurrent, or Metastatic Cervical Cancer. N Engl J Med. 2021 Nov 11;385(20):1856-1867. doi: 10.1056/NEJMoa2112435. Epub 2021 Sep 18. PMID: 34534429.

Colombo N, Dubot C, Lorusso D, Caceres MV, Hasegawa K, Shapira-Frommer R, et al. Pembrolizumab for Persistent, Recurrent, or Metastatic Cervical Cancer. N Engl J Med. 2021;385(20):1856-1867. doi: 10.1056/NEJMoa2112435.

da Costa SCS, Bonadio RC, Gabrielli FCG, Aranha AS, Dias Genta MLN, Miranda VC, de Freitas D, Abdo Filho E, Ferreira PAO, Machado KK, Scaranti M, Carvalho HA, Estevez-Diz MDP. Neoadjuvant Chemotherapy With Cisplatin and Gemcitabine Followed by Chemoradiation Versus Chemoradiation for Locally Advanced Cervical Cancer: A Randomized Phase II Trial. J Clin Oncol. 2019 Nov 20;37(33):3124-3131. doi: 10.1200/JCO.19.00674. Epub 2019 Aug 26. PMID: 31449470.

da Costa SCS, Bonadio RC, Gabrielli FCG, Aranha AS, Dias Genta MLN, Miranda VC, et al. Neoadjuvant Chemotherapy With Cisplatin and Gemcitabine Followed by Chemoradiation Versus Chemoradiation for Locally Advanced Cervical Cancer: A Randomized Phase II Trial. J Clin Oncol. 2019;37(33):3124-3131. doi: 10.1200/JCO.19.00674.

Mileshkin LR, Moore KN, Barnes E, Gebski V, Narayan K, Bradshaw N, et al. Adjuvant chemotherapy following chemoradiation as primary treatment for locally advanced cervical cancer compared to chemoradiation alone: The randomized phase III OUTBACK Trial. 2021 (ANZGOG 0902, RTOG 1174, NRG 0274).

Mileshkin, L. R., Moore, K. N., Barnes, E., Gebski, V., Narayan, K., Bradshaw, N., ... & Monk, B. J. (2021). Adjuvant chemotherapy following chemoradiation as primary treatment for locally advanced cervical cancer compared to chemoradiation alone: The randomized phase III OUTBACK Trial (ANZGOG 0902, RTOG 1174, NRG 0274).

Monk BJ, Sill MW, McMeekin DS, Cohn DE, Ramondetta LM, Boardman CH, Benda J, Cella D. Phase III trial of four cisplatin-containing doublet combinations in stage IVB, recurrent, or persistent cervical carcinoma: a Gynecologic Oncology Group study. J Clin Oncol. 2009 Oct 1;27(28):4649-55. doi: 10.1200/JCO.2009.21.8909. Epub 2009 Aug 31. PMID: 19720909; PMCID: PMC2754911.

Monk BJ, Sill MW, McMeekin DS, Cohn DE, Ramondetta LM, Boardman CH, et al. Phase III trial of four cisplatin-containing doublet combinations in stage IVB, recurrent, or persistent cervical carcinoma: a Gynecologic Oncology Group study. J Clin Oncol. 2009;27(28):4649-55. doi: 10.1200/JCO.2009.

Moore DH, Blessing JA, McQuellon RP, Thaler HT, Cella D, Benda J, Miller DS, Olt G, King S, Boggess JF, Rocereto TF. Phase III study of cisplatin with or without paclitaxel in stage IVB, recurrent, or persistent squamous cell carcinoma of the cervix: a gynecologic oncology group study. J Clin Oncol. 2004 Aug 1;22(15):3113-9. doi: 10.1200/JCO.2004.04.170. PMID: 15284262.

Moore DH, Blessing JA, McQuellon RP, Thaler HT, Cella D, Benda J, et al. Phase III study of cisplatin with or without paclitaxel in stage IVB, recurrent, or persistent squamous cell carcinoma of the cervix: a gynecologic oncology group study. J Clin Oncol. 2004;22(15):3113-9. doi: 10.1200/JCO.2004.04.170.

Peters WA 3rd, Liu PY, Barrett RJ 2nd, Stock RJ, Monk BJ, Berek JS, Souhami L, Grigsby P, Gordon W Jr, Alberts DS. Concurrent chemotherapy and pelvic radiation therapy compared with pelvic radiation therapy alone as adjuvant therapy after radical surgery in high-risk early-stage cancer of the cervix. J Clin Oncol. 2000 Apr;18(8):1606-13. doi: 10.1200/JCO.2000.18.8.1606. PMID: 10764420.

Peters WA 3rd, Liu PY, Barrett RJ 2nd, Stock RJ, Monk BJ, Berek JS, et al. Concurrent chemotherapy and pelvic radiation therapy compared with pelvic radiation therapy alone as adjuvant therapy after radical surgery in high-risk early-stage cancer of the cervix. J Clin Oncol. 2000;18(8):1606-13. doi: 10.1200/JCO.2000.18.8.1606.

Sedlis A, Bundy BN, Rotman MZ, Lentz SS, Muderspach LI, Zaino RJ. A randomized trial of pelvic radiation therapy versus no further therapy in selected patients with stage IB carcinoma of the cervix after radical hysterectomy and pelvic lymphadenectomy: A Gynecologic Oncology Group Study. Gynecologic oncology. 1999;73(2):177-183.

Sedlis, A., Bundy, B. N., Rotman, M. Z., Lentz, S. S., Muderspach, L. I., & Zaino, R. J. A randomized trial of pelvic radiation therapy versus no further therapy in selected patients with stage IB carcinoma of the cervix after radical hysterectomy and pelvic lymphadenectomy: A Gynecologic Oncology Group Study. Gynecologic oncology, 1999;73(2), 177-183.

Tewari KS, Monk BJ, Vergote I, Miller A, de Melo AC, Kim HS, et al. Survival with Cemiplimab in Recurrent Cervical Cancer. N Engl J Med. 2022;386(6):544-555. doi: 10.1056/NEJMoa2112187.

Tewari KS, Monk BJ, Vergote I, Miller A, de Melo AC, Kim HS, etal. Investigators for GOG Protocol 3016 and ENGOT Protocol En-Cx9. Survival with Cemiplimab in Recurrent Cervical Cancer. N Engl J Med. 2022 Feb 10;386(6):544-555. doi: 10.1056/NEJMoa2112187. PMID: 35139273.

Tewari KS, Sill MW, Long HJ 3rd, Penson RT, Huang H, Ramondetta LM, Landrum LM, Oaknin A, Reid TJ, Leitao MM, Michael HE, Monk BJ. Improved survival with bevacizumab in advanced cervical cancer. N Engl J Med. 2014 Feb 20;370(8):734-43. doi: 10.1056/NEJMoa1309748.

Tewari KS, Sill MW, Long HJ 3rd, Penson RT, Huang H, Ramondetta LM, et al. Improved survival with bevacizumab in advanced cervical cancer. N Engl J Med. 2014;370(8):734-43. doi: 10.1056/NEJMoa1309748.

Update on CALLA phase III trial of concurrent use of Imfinzi and chemoradiotherapy in locally advanced cervical cancer. News release. AstraZeneva. March 24, 2022. Accessed March 24, 2022. https://bit.ly/3ICkIiR

Update on CALLA phase III trial of concurrent use of Imfinzi and chemoradiotherapy in locally advanced cervical cancer. News release. AstraZeneva. 2022. [2022 mar 24]. Disponível em: <https://bit.ly/3ICkIiR>.

140

Tumores do Corpo Uterino

Maria Del Pilar Estevez Diz
Renata R. C. Colombo Bonadio

DESTAQUES

- O carcinoma de endométrio é a neoplasia ginecológica mais frequente nos países desenvolvidos.
- O carcinoma de endométrio tipo I é caracterizado pelo tipo histológico endometrioide e está associado à exposição estrogênica elevada. O tipo II apresenta pior prognóstico e é constituído por histologias não endometrioides (seroso, células claras); porém, estudos de sequenciamento genético mostraram que parte dos carcinomas endometrioides também se encaixa nesse grupo. A classificação molecular, a partir dos dados do TCGE, propõe quatro grupos: POLE ultramutados; instabilidade microssatélite; número de cópias baixo; e número de cópias elevado.
- Os principais fatores de risco para o carcinoma de endométrio estão relacionados com a exposição crônica a estrogênio: obesidade; ingestão de estrogênios exógenos; presença de tumores secretores de estrogênio; baixa paridade; longos períodos anovulatórios; menarca precoce; e menopausa tardia.
- Em todas as pacientes com carcinoma de endométrio, deve ser realizada a pesquisa de expressão de enzimas de reparo ou de instabilidade microssatélite, visando a pesquisa de síndrome de Lynch.
- A cirurgia continua sendo fundamental no tratamento dos tumores do corpo uterino. Radioterapia e quimioterapia adjuvantes estarão indicadas em alguns casos.
- Em pacientes com doença metastática com instabilidade microssatélite ou perda de expressão de enzimas de reparo, há benefício do uso de imunoterapia após progressão à 1ª linha paliativa.

EPIDEMIOLOGIA

Apesar de os tumores epiteliais do corpo uterino compreenderem os tumores ginecológicos mais frequentes em países desenvolvidos, em países em desenvolvimento, bem como no Brasil, esse grupo perde em incidência para os carcinomas de colo uterino.[1] Segundo dados da Organização Mundial de Saúde (OMS), nas últimas décadas houve decréscimo na mortalidade decorrente desse diagnóstico, no Brasil. Cerca de 90% dos tumores originários do corpo uterino são de origem epitelial (carcinomas do endométrio) e os tumores com componentes mesenquimais contribuem com 10% das neoplasias uterinas. Do ponto de vista da origem celular, podem ser divididos em dois grupos principais: os carcinomas endometriais, incluindo o carcinossarcoma; e o sarcoma estromal endometrial.[2]

CARCINOMA ENDOMETRIAL

Fisiopatologia

O carcinoma do endométrio é a neoplasia ginecológica mais frequente nos países desenvolvidos, com uma incidência relativamente estável na última década.[3] Nos Estados Unidos, a estimativa foi de 61.880 casos novos em 2019, com 12.160 mortes.[4] Já no Brasil, estimaram-se 6.600 casos novos em 2019, porém esses números são apenas aproximados em virtude da notificação da doença tanto como "útero não especificado" como "corpo uterino".[1] Aproximadamente 90% dos casos são esporádicos e 10% são hereditários.[5]

Podem ser classificados por critérios morfológicos em endometrioide (75% a 80% dos casos), serosopapilífero (10%), de células claras (2% a 4%), mucinoso (0,6% a 5%), células escamosas (0,1% a 0,5%) e urotelial. Essa variedade reflete o potencial de diferenciação do epitélio mülleriano, bem como diferentes vias de carcinogênese. Em 1983, a partir do estudo de 366 pacientes com carcinoma de endométrio, Bohkman[6] propôs a existência de duas variantes principais de câncer de endométrio, o primeiro tipo (posteriormente denominado "tipo I") tem como protótipo o adenocarcinoma endometrioide moderadamente ou bem diferenciado, com invasão superficial do miométrio. Apresentava alta sensibilidade aos progestágenos e acometia mulheres com obesidade, hiperlipidemia e sinais de hiperestrogenismo. No segundo tipo (tipo II), cujo principal representante é o adenocarcinoma seroso, os distúrbios metabólicos eram ausentes ou subclínicos, havia predominância de alto grau histológico (62,5% de G3), alta frequência de invasão miometrial profunda e comprometimento linfonodal, baixa sensibilidade aos progestágenos e prognóstico mais sombrio. As alterações moleculares que caracterizam esses tipos só foram conhecidas 10 anos depois de sua descrição.

Os carcinomas endometriais do tipo I compreendem de 70% a 80% dos casos novos e ocorrem principalmente em mulheres brancas na pré ou perimenopausa e com elevada exposição ao estrogênio, caracterizada por nuliparidade, menarca precoce, ciclos anovulatórios, exposição a estrogênio exógeno sem oposição com progestágenos, obesidade e hiperlipidemia.[7,8] O tipo histológico mais frequente é o carcinoma endometrioide, de baixo grau, em estádio precoce e com comportamento indolente. Os carcinomas mucinosos, entretanto, também pertencem a esse grupo. Geralmente, expressam receptores de estrogênio e progesterona. A maioria dos carcinomas endometriais esporádicos é do tipo I.

Os carcinomas endometriais do tipo II correspondem entre 10% e 20% dos carcinomas endometriais. O carcinoma serosopapilífero é o tipo histológico mais frequente, seguido dos carcinomas de células claras, de células escamosas e carcinomas indiferenciados. São caracterizados por alto grau histológico, comprometimento do epitélio endometrial atrófico e invasão miometrial profunda. Tem comportamento agressivo, elevada frequência de metástases em linfonodos ou à distância e baixa resposta aos progestágenos. Mais frequente em mulheres negras, mais idosas (5 a 10 anos mais que o tipo I) e sem antecedentes de hiperestrogenismo.

Patologia molecular dos carcinomas de endométrio

Do ponto de vista da origem celular, as neoplasias endometriais podem ser classificadas, segundo a célula de origem, em dois grandes grupos: carcinomas endometriais, incluindo o carcinossarcoma; e o sarcoma estromal endometrial.[2] O perfil molecular dos carcinomas de endométrio suporta hoje o "modelo dualístico", no qual os carcinomas de tipo I são lesões dependentes de estrogênio e de baixo grau, e nos carcinomas de tipo II são encontradas lesões independentes do estrogênio e de alto grau.[9] O conhecimento da via de carcinogênese nessa neoplasia é importante para o desenvolvimento de novos alvos terapêuticos.

Nesse modelo, proposto por Westin,[10] observa-se uma elevada expressão de genes induzidos pelo estrogênio, RALDH2, EIG121, SFRP1, SFRP4, IGF-1 e IGF-R em carcinomas endometrioides moderadamente ou bem diferenciados (tipo I). A transformação do epitélio normal em neoplásico dependeria de mutações em cinco genes, PTEN,[11,12] PIK3CA,[13] KRAS[14] e CTNNB1 (betacatenina)[15] e instabilidade de microssatélites (MSI-h). A alteração mais frequente é do PTEN, gene supressor de tumor que codifica uma fosfatase que bloqueia a via PI3K/AKT. A redução da atividade do

PTEN ocasiona o aumento da proliferação celular. Pode ser inativado por mutações, perda da heterozigose ou hipermetilação do promotor. As mutações somáticas do PTEN ocorrem em 83% dos carcinomas endometrioides e as mutações germinativas são responsáveis pela síndrome de Cowden, em que as pacientes apresentam elevado risco de câncer de mama e de endométrio. Mutações do PTEN ocorrem entre 60% e 86% dos pacientes com MSI-h e também são encontradas em epitélios hiperplásicos, o que sugere que essas mutações sejam eventos precoces no desenvolvimento do câncer. Os carcinomas não endometrioides (serosos, de células claras e indiferenciados) são frequentemente associados a mutações do TP53, aumento da expressão do TP53, inativação do p16 e da E-caderina e perda da heterozigose, que ocorre em 80% dos casos e pode refletir a instabilidade cromossômica desses tumores.[9,16] Tumores mistos serosos e endometrioides têm sido cada vez mais identificados, dado que sugere que o componente seroso pode ser atribuído à perda da diferenciação de carcinoma endometrioide preexistente.[17] O aumento da expressão de p53 pode ser útil no diagnóstico desse tumor.

Recentemente, o sequenciamento genético tem também permitido melhor caracterização dos subtipos de carcinomas de endométrio. A partir dos dados do TCGA (The Cancer Genome Atlas), que avaliou carcinomas endometrioide e seroso de endométrio, quatro grupos prognósticos foram identificados, conforme o perfil mutacional: POLE ultramutados; instabilidade microssatélite elevada; número de cópias baixo; e número de cópias elevado.[18,19] Carcinomas de endométrio POLE ultramutados são, em geral, carcinomas endometrioides de alto grau. O grupo instabilidade microssatélite elevada é mais tipicamente associado a subtipo histológico endometrioide. Esse grupo se caracteriza pela perda de expressão de enzimas de reparo que pode se originar de mutações germinativas (síndrome de Lynch) ou somáticas nos genes MLH1, MSH2, MSH6 e/ou PMS2, ou pela hipermetilação do promotor de MLH1. O grupo de número de cópias baixo também seria característico de carcinomas endometrioides; neste grupo, foram frequentes mutações em Pi3K/Akt e vias de sinalização Wnt, com a maior parte expressando receptores de estrógeno e progesterona. Por fim, o grupo número de cópias elevadas é caracterizado por tumores de alto grau, com frequente mutação de TP53, sendo principalmente carcinomas serosos de endométrio, porém parte dos carcinomas endometrioides de endométrio (26%) também foi classificada nesse grupo. A implicação dos perfis mutacionais na prática clínica ainda precisa ser definida. Até o momento, apenas o grupo com instabilidade microssatélite teria indicação de uma terapia específica, tendo sido demonstrado benefício da imunoterapia.

A partir de evidências epidemiológicas e moleculares, podem-se identificar lesões precursoras para o carcinoma de endométrio. A hiperplasia endometrial atípica é considerada a lesão precursora do carcinoma endometrioide tipo I. A atipia nuclear é o fator prognóstico mais importante para progressão para carcinoma e pode ser caracterizada por alterações nucleares como estratificação, perda da polaridade, cromatina grosseira e nucléolo proeminente.[20] Uma dificuldade importante é a grande variação interobservador encontrada na classificação da hiperplasia endometrial atípica[21] proposta pela Organização Mundial de Saúde (OMS).

O carcinoma intraepitelial endometrial é encontrado adjacente ao carcinoma seroso invasivo de endométrio em cerca de 90% dos casos, geralmente em focos não contíguos à área de invasão, e apresenta padrão de expressão de p53, semelhante ao carcinoma seroso invasivo.[22-25] Existem evidências de que o carcinoma endometrial intraepitelial seja a lesão precursora do carcinoma endometrial invasivo seroso.[26] Zheng et al.[27] sugerem que lesões displásicas, denominadas "displasia endometrial glandular", com diferenciação serosa e atipia celular, sejam lesões precursoras.

Por fim, os carcinossarcomas, anteriormente designados "tumores müllerianos mistos" ou "tumores mesodérmicos mistos malignos", são tumores que apresentam componentes carcinomatosos e sarcomatosos à microscopia óptica. São mais adequadamente classificados como carcinomas metaplásicos ou carcinomas com metaplasia sarcomatoide. Atualmente, podem ser classificados como carcinomas endometriais do tipo II, e a alteração genética mais frequente é a amplificação de C-MYC, além de mutações do TP53 e perda da heterozigose (LOH).

Fatores de risco

Os principais fatores de risco para o carcinoma de endométrio estão relacionados com a exposição crônica a estrogênio: obesidade; ingestão de estrogênios exógenos (sem a oposição de progestágenos); presença de tumores secretores de estrogênio; baixa paridade; longos períodos anovulatórios; menarca precoce; menopausa tardia.[28-31] Mulheres obesas apresentam risco aumentado, provavelmente em decorrência da conversão de androstenidiona em estrona pelos adipócitos.[32] O uso de tamoxifeno também está correlacionado a maior risco de câncer de endométrio em virtude da ação pró-estrogênica que essa droga exerce no endométrio; mulheres portadoras de câncer de mama, em tratamento adjuvante com tamoxifeno, devem ser monitoradas quanto à presença de sangramento vaginal.[33,34] Também são fatores de risco a idade avançada, raça branca, elevado *status* socioeconômico e história familiar de câncer de endométrio. Doenças crônicas, como diabetes *mellitus*, cálculos biliares, hipertensão e radioterapia pélvica pregressa, também estão associadas a maior risco de carcinoma endometrial.

Os carcinomas endometriais hereditários compreendem entre 2% e 5% dos casos, sendo que a síndrome de Lynch (câncer de colo retal hereditário não poliposo (HNPCC)) é responsável pela maioria dos casos. Trata-se de doença autossômica dominante, causada por mutação germinativa em um dos genes de reparo do DNA (MMR genes), MLH1, MSH2, MSH6 e PMS2.[35-37] A neoplasia se desenvolve apenas após a mutação ou deleção no alelo contralateral correspondente, com consequente instabilidade de microssatélites (MSI). Em mulheres portadoras das mutações, o risco de desenvolvimento de câncer de endométrio é muito superior ao risco de câncer de cólon,[38] com um risco cumulativo de 71% aos 70 anos, particularmente nas portadoras de mutações do MSH6.[39,40] Em 117 mulheres que apresentaram câncer de endométrio e cólon sincrônico ou metacrônico, e que preenchiam os critérios para a síndrome,[46] foi observado que, nos casos de tumores metacrônicos, 51% das mulheres apresentaram o câncer de endométrio primeiro e a média de intervalo entre os tumores foi de 11 anos. Recomenda-se que todo sangramento anormal seja investigado com biópsias, além de ultrassonografia anual para avaliação do endométrio a partir dos 30 ou 35 anos de idade.

Outras síndromes hereditárias menos frequentes são as decorrentes de mutações do PTEN: de Cowden; de Bannayan-Riley-Ruvalcaba; de Proteus; e Proteus-*like*.

Quadro clínico e fatores prognósticos

A idade média ao diagnóstico é 60 anos, 5% dos casos ocorrem antes dos 40 anos de idade e 25% antes da menopausa. As lesões têm sua origem no epitélio glandular que recobre internamente o útero e, no início, apresentam-se como pólipos que aumentam progressivamente de tamanho e ocupam a cavidade uterina. Depois, acometem a porção inferior do útero e a cérvix uterina. São lesões friáveis, com áreas de necrose e sangramento frequente. Após a menopausa, o sangramento é o primeiro sintoma em cerca de 90% das pacientes. Em mulheres na pré-menopausa é sinal de alerta o sangramento volumoso ou prolongado, especialmente se obesas e com ciclos anovulatórios. Lesões endocervicais, mais frequentes em pacientes jovens, podem ser de difícil diagnóstico, dada a dificuldade de visualização na histeroscopia. Com a progressão da doença, o aumento do volume uterino é achado frequente. Localmente, o tumor invade o miométrio e, quando alcança a serosa, pode comprometer por contiguidade estruturas adjacentes como bexiga, cólon e anexos. Além disso, a disseminação na cavidade peritoneal pode ocasionar múltiplos implantes peritoneais.

A disseminação linfonodal pode ocorrer em várias regiões, dada a complexidade da drenagem linfática uterina. O fundo uterino tem sua drenagem para os linfonodos para-aórticos no abdome superior, as porções média e inferior drenam para os ligamentos redondos, linfonodos pélvicos e linfonodos superficiais inguinais. Os órgãos mais frequentemente acometidos por metástases são os pulmões, fígado, ossos e cérebro.

Os fatores prognósticos mais importantes são o grau, tipo celular, profundidade da invasão miometrial e extensão do tumor para a cérvix uterina.[41] Fatores menos importantes são a extensão da doença na cavidade uterina, invasão do espaço linfovascular e vascularização do tumor. Também são fatores de mau prognóstico a presença de metástases em anexos, disseminação para linfonodos pélvicos ou para-aórticos, citologia oncótica de lavado peritoneal positiva e idade avançada.[42-45] A partir de dados obtidos, de cerca de mil pacientes, foram identificados com maior risco para recidiva a disseminação para linfonodos pélvicos ou para aórticos, disseminação intraperitoneal macroscópica ou invasão do espaço linfo vascular, sendo que pacientes com dois ou mais fatores de risco apresentavam elevada taxa de recidiva.[46]

Algumas classificações procuram avaliar o risco de recidiva com base na presença de fatores prognósticos. Essas classificações ainda são variadas na literatura. O consenso da ESMO (European Society of Medical Oncology) sugere a seguinte classificação:[47]

- Risco baixo: estádio IA, grau 1 e 2, invasão angiolinfática ausente;
- Risco intermediário-baixo: estádio I, grau 1 e 2, invasão miometrial maior ou igual a 50%, invasão angiolinfática ausente;
- Risco intermediário-alto: estádio I, grau 3 e invasão miometrial menor que 50%, ou; estádio I, grau 1-2, com invasão angiolinfática presente;
- Risco alto: estádio I, grau 3 e invasão miometrial maior ou igual a 50%; estádio II-III, ou; histologias não endometrioides.

O risco de recidiva, de acordo com os grupos de risco da ESMO, é menor que 6% para risco baixo; 6% a 10% para risco intermediário-baixo; 20% a 30% para risco intermediário-alto; 35% a 62% para risco alto.[48]

Já em estudos do PORTEC e do GOG, apenas pacientes com estádios III-IV ou com histologia serosa ou células claras eram considerados de risco alto. Os demais grupos eram definidos a depender do estádio, grau histológico, invasão miometrial, invasão angiolinfática e idade da paciente.[49,50]

Diagnóstico e estadiamento

Para o estadiamento do câncer de corpo uterino, as classificações propostas pelo Sistema de Classificação de Tumores 'Tumor, Node, Metastasis' (TNM) e pela Federação Internacional de Ginecologia e Obstetrícia (FIGO) são as mais utilizadas, ressaltando que, para a classificação pela FIGO, é necessário estadiamento cirúrgico (histerectomia total, salpingo-ooforectomia bilateral e linfadenectomia).[51,52] A 8ª edição do TNM incorpora a revisão de 2009 da FIGO e apresenta duas classificações, uma para os adenocarcinomas de endométrio e outra para os sarcomas uterinos; cabe salientar que os carcinossarcomas (tumores müllerianos mistos) devem ser classificados como carcinomas. Para essa classificação, é recomendado que a profundidade da invasão miometrial seja relatada em milímetros e em percentual de invasão. Além disso, considerando-se o impacto no prognóstico da presença de metástases linfonodais, a dissecção é recomendada. A positividade da citologia oncótica no líquido peritoneal não é mais utilizada para o estadiamento, dada a controvérsia com relação ao impacto no prognóstico (Quadros 140.1 e 140.2).

Quadro 140.1. Estadiamento TNM e FIGO para os carcinomas do corpo uterino

Carcinomas uterinos – estadiamento [51,52]

TNM CATEGORIAS	FIGO ESTÁDIOS	ACHADOS CIRÚRGICOS/PATOLÓGICOS
Tumor Primário (T)		
TX		Tumor primário não pode ser avaliado
T0		Sem evidência de tumor primário
Tis*		Carcinoma *in situ* (carcinoma pré-invasivo)
T1	I	Tumor confinado ao corpo uterino
T1a	IA	Tumor limitado ao endométrio, ou invade, menor que metade do endométrio
T1b	IB	Tumor invade metade ou mais do miométrio
T2	II	Tumor invade o tecido conectivo estromal da cérvix, mas não se estende além do útero**
T3	III	Tumor invade serosa, anexos, vagina ou paramétrio
T3a	IIIA	Tumor compromete a serosa e/ou anexos (extensão direta ou metástase)
T3b	IIIB	Comprometimento vaginal (extensão direta ou metástase) ou parametrial
T4	IVA	Tumor invade mucosa vesical e/ou intestinal (edema bolhoso não é suficiente pra classificar um tumor como T4)

Continua >>

>> Continuação

Quadro 140.1. Estadiamento TNM e FIGO para os carcinomas do corpo uterino

CARCINOMAS UTERINOS – ESTADIAMENTO [51,52]

TNM CATEGORIAS	FIGO ESTÁDIOS	ACHADOS CIRÚRGICOS/PATOLÓGICOS
LINFONODOS REGIONAIS (N)		
NX		Linfonodos regionais não podem ser avaliados
N0		Ausência de metástases em linfonodos regionais
N0(i+)		Células tumorais isoladas em linfonodos regionais ≤ 0,2 mm
N1	IIIC1	Metástases para linfonodos pélvicos
N1mi	IIIC1	Metástases para linfonodos pélvicos > 0,2 mm e ≤ 2 mm
N1a	IIIC1	Metástases para linfonodos pélvicos > 2 mm
N2	IIIC2	Metástases para linfonodos para-aórticos, com ou sem linfonodos pélvicos positivos
N2mi	IIIC2	Metástases para linfonodos para-aórticos > 0,2 mm e ≤ 2 mm
N2a	IIIC2	Metástases para linfonodos para-aórticos > 2 mm
METÁSTASES (M)		
M0		Ausência de metástases à distância
M1	IVB	Presença de metástases à distância***

*FIGO não inclui o estádio 0 (Tis). **Comprometimento endocervical glandular apenas deve ser considerado estádio I, e não estádio II. ***Inclui metástases para linfonodos inguinais, doença intraperitoneal, pulmão, fígados ou ossos. Exclui metástases para linfonodos para-aórticos, vagina, serosa pélvica ou anexos.

Fonte: Adaptado de Pecorelli S, 2009; T. A. J. C. O. Cancer, 2017.

Quadro 140.2. Fatores prognósticos

GRAU HISTOLÓGICO (G)	
GX	Grau não pode ser avaliado
G1	Bem diferenciado
G2	Moderadamente diferenciado
G3	Pouco diferenciado ou indiferenciado
HISTOPATOLOGIA: GRAU DE DIFERENCIAÇÃO*,,***,**** **	
G1	< 5% de padrão de crescimento não escamoso ou não morular sólido
G2	6% a 50% de padrão de crescimento não escamoso ou não morular sólido
G3	> 50% de padrão de crescimento não escamoso ou não morular sólido

*Os carcinomas do corpo uterino devem ser agrupados segundo o grau de diferenciação do adenocarcinoma. **Atipia nuclear importante, inadequada para o grau arquitetural, eleva o grau para 3. ***Tumores serosos, de células claras e mesodérmicos mistos são considerados de risco elevado e, portanto, grau 3. ****Adenocarcinomas com elementos escamosos benignos (metaplasia escamosa) são graduados de acordo com o grau nuclear do componente glandular.

Fonte: Adaptado de T. A. J. C. O. Cancer, 2017; Prat J, 2009.

Tratamento

Cirurgia

O tratamento do tumor primário do carcinoma de endométrio tem como base a cirurgia, que consiste na histerectomia total abdominal e salpingo-ooforectomia bilateral. Na maioria dos casos, margens cirúrgicas adequadas são obtidas com histerectomia extrafascial; entretanto, a retirada dos ovários é necessária por serem estruturas que podem apresentar metástases ocultas. Esse tratamento é curativo na maioria dos pacientes no estádio I; mas em casos em que há comprometimento macroscópico da cérvix uterina, o tratamento pode ser complementado com teleradioterapia da pélvis.[53,54] A coleta de líquido peritoneal para citologia oncótica deve ser sempre registrada, mas deixa de ter impacto no estadiamento a partir da última classificação da FIGO e TNM.[51] A cirurgia com citorredução máxima, incluindo biópsias de lesões suspeitas, aparentemente, confere melhor prognóstico para essas pacientes. Com o desenvolvimento de técnicas de laparoscopia, a cirurgia por via laparoscópica, associada ou não à histerectomia transvaginal, parece ter resultados semelhantes aos da cirurgia aberta.[55-58]

Para o estadiamento adequado e, portanto, planejamento terapêutico, é necessária a avaliação do comprometimento linfonodal. O câncer de endométrio compromete por contiguidade a musculatura uterina. A drenagem linfática uterina é primariamente realizada pelos linfonodos pélvicos e, depois, para os linfonodos para-aórticos. A disseminação para linfonodos para-aórticos e pélvicos é encontrada em até 10% dos casos de doença precoce.[59] O comprometimento linfonodal é raro em tumores de baixo grau (G1) ou confinados à metade interna do miométrio, para essas pacientes, provavelmente a inspeção cuidadosa dos linfonodos, com retirada apenas dos suspeitos, é provavelmente suficiente. Mulheres com tumores de alto grau (G2 ou G3, confirmado por biópsia), ou com evidência de comprometimento do miométrio maior que 50% em exames de imagem, apresentam maior risco de comprometimento linfonodal e, eventualmente, beneficiar-se-iam do procedimento.[60] Estudos retrospectivos não randomizados apresentam dados divergentes com relação ao benefício da linfadenectomia.[61-64] Dois grandes estudos prospectivos randomizados foram realizados, conduzidos por Kitchene (estudo ASTEC)[65] e Panici,[66] com a inclusão de 1.408 e 514 pacientes, respectivamente. De modo isolado, esses estudos não demonstraram benefício de sobrevida com a linfadenectomia. A metanálise desses estudos avaliou um total de 1.945 pacientes incluídas, das quais 1.923 (99%) completaram os estudos e 1.851 (95%) puderam ser avaliadas para sobrevida global utilizando o modelo de Cox.[67] Não foram encontradas diferenças estatisticamente significantes para sobrevida global (HR = 1,07, 95% IC 0,81-1,43) ou sobrevida livre de progressão (HR = 1,23, 95% IC 0,96-1,58). Do ponto de vista dos eventos adversos, também não houve diferença estatisticamente significante no tocante à morbidade cirúrgica direta (RR = 1,93, 95% IC 0,79-4,71); entretanto, houve maior morbidade sistêmica (RR = 1,23, 95% IC 1,04-1,45) e linfedema ou linfocele (RR = 8,39, 95% IC 4,06-17,33) para as pacientes submetidas à linfadenectomia quando comparadas às sem linfadenectomia.

Esses dados não são suficientes para contraindicar a linfadenectomia, mas alertam para a necessidade de cautela em sua indicação, uma vez que, nos estádios precoces, o papel do tratamento adjuvante não está bem definido e essas pacientes apresentam elevadas taxas de cura com a cirurgia exclusiva. Provavelmente, sua indicação deve se restringir aos grupos de risco elevado para comprometimento linfonodal e que se beneficiariam do tratamento adjuvante. Recentemente, tem sido proposta a realização de ressecção de linfonodo sentinela.

Tratamento adjuvante

A radioterapia adjuvante, ou pós-operatória, é bastante empregada nas pacientes com câncer de endométrio. Nos estádios I e II, apesar de controverso, é um tratamento apropriado para pacientes com elevado risco de recidiva, como grau histológico alto (G2/3), profundidade da invasão miometrial, invasão do espaço linfovascular, idade e comprometimento cervical. Os estudos publicados até o momento demonstram benefício da radioterapia adjuvante no controle locorregional, porém sem ganho de sobrevida.

No estudo PORTEC-1 (*Post Operative Radiation Therapy in Endometrial Carcinoma*), foram randomizadas 714 mulheres com adenocarcinoma de endométrio estádio I, com grau 1 e invasão miometrial ≥ 50% ou grau 2 ou 3 com invasão miometrial < 50%, para radioterapia pélvica ou observação. Houve redução da recidiva locorregional em 5 anos (4% *versus* 15%, P < 0,001), porém não houve diferença de sobrevida de 5 anos ou recidiva com metástases à distância.[49] De forma semelhante, no estudo GOG-99,[72] foram randomizadas 392 mulheres com adenocarcinoma de endométrio estádios IB-II (com doença oculta) para radioterapia adjuvante ou observação.[50] A redução do risco de recidiva foi observada no subgrupo de pacientes com três fatores de risco (tumores G2/3, invasão do espaço linfovascular e invasão do terço externo do miométrio); mulheres com ≥ 50 anos, com dois desses fatores de risco; ou mulheres com ≥ 70 anos, com um desses fatores de risco. Uma metanálise com sete estudos randomizados e 3.628 mulheres confirmou o papel da radioterapia adjuvante na redução do risco de recidiva local (RR = 0,33, 95% IC 0,23-0,47), assim como a ausência de impacto na sobrevida global.[68] Já em estudo de base populacional, sugeriu-se ganho de sobrevida com radioterapia adjuvante para pacientes com estádio I e risco intermediário-alto ou risco alto.[69]

O papel da braquiterapia adjuvante também foi avaliado em estudos de fase III.[70] O estudo PORTEC-2 foi um estudo de não inferioridade que randomizou 427 mulheres com carcinoma endometrioide de endométrio estádio I-II de risco intermediário-alto foram randomizadas para adjuvância com radioterapia pélvica ou braquiterapia vaginal. O estudo foi positivo, mostrando que a braquiterapia vaginal é não inferior à radioterapia pélvica em recidiva vaginal (1,8% *versus* 1,6%; P = 0,74). Não houve diferença em sobrevida livre de doença ou sobrevida global e as toxicidades foram menores com a braquiterapia. Assim, com base nos dados do PORTEC-2, a braquiterapia vaginal adjuvante é uma alternativa aceitável para pacientes com carcinoma endometrioide de endométrio estádio I-II.

Já o estudo GOG 249 avaliou pacientes com carcinoma endometrioide estádio I-II de risco intermediário-alto ou carcinoma seroso ou células claras estádio I-II.[71] O objetivo do estudo era avaliar se o tratamento adjuvante com quimioterapia (carboplatina e paclitaxel) e braquiterapia era superior à radioterapia pélvica, tendo apresentado resultado negativo.

Para pacientes com estádio III-IVA, o uso de radioterapia adjuvante também tem papel no controle locorregional, sem ganho de sobrevida, conforme os resultados do estudo GOG 258 descrito adiante.[72]

Ainda existe uma série de controvérsias em relação ao uso de quimioterapia adjuvante para o carcinoma de endométrio. Estudos realizados até o momento diferem em relação à população analisada e aos resultados encontrados.

O benefício da quimioterapia adjuvante foi demonstrado inicialmente em um estudo de fase III, o GOG 122, que randomizou 396 pacientes com carcinoma de endométrio estádio III-IV (com até 2 cm de doença residual) para receberem tratamento adjuvante com quimioterapia (doxorrubicina 60 mg/m^2 e cisplatina 50 mg/m^2 a cada 21 dias por oito ciclos) ou radioterapia abdominal total (30 Gy mais *boost* de 15 Gy).[73] O estudo mostrou superioridade da quimioterapia adjuvante em sobrevida livre de doença (50% *versus* 38% em 5 anos; P < 0,01) e sobrevida global (55% *versus* 42% em 5 anos; P < 0,01). Uma crítica ao estudo é que a radioterapia abdominal total diverge do tratamento radioterápico indicado atualmente, que é a radioterapia pélvica.

Dois outros estudos do mesmo período (GICOG e JCOG 2033) também avaliaram o papel da quimioterapia adjuvante em comparação com radioterapia. Porém, nestes estudos, foram incluídas pacientes com estádios IC-III randomizadas para quimioterapia adjuvante (com cisplatina, doxorrubicina e ciclofosfamida) ou radioterapia pélvica.[74,75] Diferentemente do GOG 122, esses estudos tiveram resultados negativos, não tendo sido demonstrada diferença em sobrevida livre de doença ou sobrevida global. Em análise de subgrupo do JGOG 2033, sugeriu-se ganho em sobrevida livre de progressão (84% *versus* 66% em 5 anos; P = 0,024) e em sobrevida global (90% *versus* 74% em 5 anos; P = 0,006) para pacientes de risco intermediário-alto (estádio IC com mais de 70 anos ou grau 3; estádios II-IIIA com mais de 50% de invasão miometrial).

Em seguida, uma análise combinada de dois estudos (NSOG/ EORTC e Mango ILIADE III) avaliou o papel da quimioterapia seguida de radioterapia em comparação com radioterapia isolada. Foram incluídas pacientes com estádios I-IIIC de risco alto, e a maior parte recebeu doxorrubicina e cisplatina como esquema quimioterápico.[76] Na análise combinada, houve benefício do tratamento sequencial em sobrevida livre de doença (78% *versus* 69% em 5 anos; P = 0,009) e sobrevida câncer-específica (87% *versus* 78%; P = 0,01).

Com relação ao esquema quimioterápico, o estudo GOG 184 comparou dois esquemas de quimioterapia adjuvante, AP (doxorrubicina e cisplatina) e CAP (ciclofosfamida, doxorrubicina e cisplatina) a cada 3 semanas por seis ciclos.[77] Não houve diferença em sobrevida livre de progressão e o esquema CAP foi associado a maior frequência de toxicidade hematológica severa, neuropatia e mialgia. No cenário paliativo, foi demonstrado que a quimioterapia com carboplatina e paclitaxel é não inferior à cisplatina, à doxorrubicina e ao paclitaxel.[78] Já como tratamento adjuvante, um estudo japonês de fase III comparou três regimes quimioterápicos (cisplatina e docetaxel *versus* carboplatina e paclitaxel *versus* cisplatina e doxorrubicina), não tendo sido demonstrada diferença de sobrevida entre os três regimes.[79] Com base nesses dados e na boa tolerância ao regime quimioterápico com carboplatina e paclitaxel, este é utilizado com frequência no cenário adjuvante.

Recentemente, foram publicados dois importantes estudos avaliando o tratamento adjuvante do carcinoma de endométrio. O estudo GOG 258 avaliou o papel da adição da quimiorradioterapia pélvica à quimioterapia adjuvante para pacientes com estádio III-IVA, enquanto o estudo PORTEC-3 avaliou a adição da quimioterapia à radioterapia adjuvante para pacientes com estádios I-III de alto risco.[72,80]

No estudo PORTEC-3, o grupo de alto risco foi definido como: estádio I, grau 3 com invasão miometrial profunda ou invasão de espaço linfovascular; estádio II-III; ou, estádio I-III com histologia serosa ou células claras.[80] Um total de 660 mulheres foi randomizado para tratamento adjuvante com quimiorradioterapia (radioterapia pélvica 48,6 Gy com cisplatina 50 mg/m² D1 e D22) seguida por quimioterapia adjuvante (carboplatina AUC 5 e paclitaxel 175 mg/m² a cada 21 dias, por quatro ciclos) *versus* radioterapia pélvica isolada (48,6 Gy). O estudo foi positivo em atualização mostrando superioridade do braço com quimiorradioterapia + quimioterapia em sobrevida livre de falha (76 *versus* 69% em 5 anos; P = 0,016) e sobrevida global (81 *versus* 76% em 5 anos; P = 0,034). Em análise de subgrupo, sugeriu-se que o benefício ocorreu em pacientes com estádio III e/ou naquelas com histologia serosa. A diferença entre os braços não foi significante na análise de subgrupo de estádios I-II.

No estudo GOG 258, foram randomizadas 736 pacientes com carcinoma de endométrio estádio III-IVA (ou estádio I-II com subtipo seroso ou células claras e com lavado peritoneal positivo) para receber quimiorradioterapia (radioterapia pélvica com ou sem campo para-aórtico 45Gy e cisplatina 50 mg/m² D1 e D28), seguida de quimioterapia adjuvante (carboplatina AUC 5-6 e paclitaxel 175 mg/m² a cada 21 dias, por quatro ciclos) ou quimioterapia adjuvante isolada (carboplatina AUC 6 e paclitaxel 175 mg/m² a cada 21 dias, por seis ciclos).[72] O estudo foi negativo para seu desfecho primário, não tendo sido demonstrada diferença em sobrevida livre de recidiva (59% *versus* 58% em 5 anos). O braço com quimiorradioterapia + quimioterapia adjuvante teve menos recidiva vaginal (2% *versus* 7%, HR 0,36, IC 95% 0,16 a 0,82) e em linfonodos pélvicos e para-aórticos (115 *versus* 20%, HR 0,43, IC 95% 0,28 – 0,66). Já o braço com quimioterapia isolada teve menos recidiva à distância (21% *versus* 27%, HR 1,36, IC 95% 1 – 1,86). Estudos prévios já sugeriam o papel da radioterapia no controle local e da quimioterapia no controle de metástases a distância.[74] Possíveis explicações para a ocorrência de mais recidiva à distância no braço com quimiorradioterapia seguida de quimioterapia incluem o menor número de ciclos de quimioterapia realizados neste braço (4 *versus* 6), o atraso para o início da quimioterapia, já que ela foi realizada após a quimiorradioterapia, e a menor aderência à quimioterapia após quimiorradioterapia.

No Instituto do Câncer do Estado de São Paulo, o tratamento adjuvante recomendado para pacientes estádios III-IVA e para aquelas com histologia serosa ou células claras (qualquer estádio) consiste em quimioterapia adjuvante com carboplatina e paclitaxel por seis ciclos, seguida por radioterapia adjuvante. Em análise retrospectiva de 146 pacientes que receberam esse tratamento, observaram-se boa aderência ao tratamento (85% de aderência a quimioterapia) e desfechos favoráveis, com sobrevida livre de doença e sobrevida global em 5 anos de 69,5% e 75,4%, respectivamente.[81]

Assim, com base nos dados disponíveis até o momento, sugere-se a indicação de quimioterapia adjuvante (com ou sem radioterapia adjuvante) para pacientes com estádio III a IVA e para aquelas com subtipo seroso (qualquer estádio). Para pacientes com estádios I a II, mesmo para aquelas com critérios de risco intermediário-alto, ainda não se demonstrou ganho de sobrevida com a quimioterapia adjuvante.

Caso haja indicação de quimioterapia e radioterapia adjuvante, sugerimos considerar o uso da quimioterapia com seis ciclos de carboplatina e paclitaxel, seguida pela radioterapia. Como alternativa, pode-se considerar tratamento nos moldes do PORTEC-3 e do GOG-258, com quimiorradioterapia com cisplatina concomitante seguido de quimioterapia com quatro ciclos de carboplatina e paclitaxel.

Tratamento paliativo – quimioterapia

Diversos agentes apresentam atividade no carcinoma de endométrio, entre eles: cisplatina; carboplatina; doxorrubicina; paclitaxel; 5-fluorouracil; ciclofosfamida; ifosfamida; topotecano; doxorrubicina lipossomal peguilada; oxaliplatina; docetaxel; ixabepilona. As taxas de resposta em monoterapia são de até 20%. No estudo GOG 107, foi demonstrada a superioridade da combinação cisplatina/doxorrubicina quando comparada com doxorrubicina monoterapia em pacientes com carcinoma de endométrio avançado ou recorrente.[82] Houve diferença estatisticamente significativa na taxa de resposta global (42% *versus* 25%, P = 0,004) e na sobrevida livre de progressão (5,7 *versus* 3,8 meses, P = 0,014). A sobrevida global, entretanto, foi semelhante.

Outro estudo, o GOG 163, comparou dois esquemas na 1ª linha de tratamento sistêmico após a recidiva ou em pacientes com doença avançada e irressecável.[83] Foram randomizadas 317 pacientes para doxorrubicina/paclitaxel infusional em 24 horas (AT) ou doxorrubicina/cisplatina. Não foram observadas diferenças na taxa de resposta (43% versus 40%), sobrevida livre de progressão (6,2 versus 7,2 meses) ou sobrevida global (13,6 versus 12,6 meses). Posteriormente, foi comparado o esquema AP com AP associado a paclitaxel infusional no estudo GOG 177.[84] A inclusão do paclitaxel resultou em maior taxa de resposta (57% versus 34%; p < 0,01), maior sobrevida livre de progressão (8,3 versus 5,3 meses; HR = 0,60; IC 95%:0,46-0,78; p < 0,001) e sobrevida global (15,3 versus 12,3 meses; HR = 0,75; IC 95%:0,57-0,988; p = 0,037). A toxicidade, entretanto, foi superior no braço contendo paclitaxel, inclusive com cinco mortes (4%) relacionadas ao tratamento.

Em seguida, o estudo GOG 209 avaliou se o tratamento de 1ª linha com carboplatina e paclitaxel (TC) seria não inferior ao tratamento com doxorrubicina, cisplatina e paclitaxel (TAP).[78] Foram randomizadas 1.381 pacientes. Conforme mencionado anteriormente, o estudo mostrou que o esquema TC é não inferior à TAP em sobrevida livre de progressão e sobrevida global. Além disso, o esquema TC foi mais bem tolerado. Assim, o tratamento de 1ª linha com carboplatina e paclitaxel é uma opção padrão, frequentemente utilizado na prática clínica.

Recentemente, um estudo fase II mostrou que, em pacientes com carcinoma seroso de ovário recorrente ou metastático HER2-positivo, a adição de trastuzumabe à carboplatina e ao paclitaxel resultou em ganho de sobrevida livre de progressão (mediana: 12,6 meses versus 8 meses no braço controle de carboplatina e paclitaxel sem trastuzumabe; P= 0,005).[85] Considerando que o carcinoma seroso de ovário é uma variante de prognóstico reservado e que há hiperexpressão de HER2 em até 30% dos casos, a adição de trastuzumabe é uma estratégia promissora.

Diversos quimioterápicos foram testados no tratamento em 2ª linha do carcinoma de endométrio – ifosfamida, topotecano, doxorrubicina lipossomal peguilada, paclitaxel, oxaliplatina, docetaxel e ixabepilona –, com taxas de resposta variáveis. As maiores taxas de resposta foram obtidas com o paclitaxel (30%), ifosfamida (24%) e topotecano (12,5%). Em estudo de fase II, a ixabepilona apresentou taxa de resposta de 12% em pacientes previamente tratados com paclitaxel e cisplatina.[86]

Todas as pacientes com carcinoma de endométrio apresentam indicação de pesquisa de enzimas de reparo (MLH1, MSH2, MSH6, PMS2). Em pacientes com perda de expressão de enzima de reparo ou instabilidade microssatélite, foi demonstrado benefício do pembrolizumabe após progressão à quimioterapia de 1ª linha.[87] Neste grupo, foram observadas taxas de resposta e de controle de doença de 52% e 73%, respectivamente. A agência norte-americana FDA (Food and Drug Administration) aprovou o uso do pembrolizumabe para essas pacientes.

Em população não selecionada para biomarcadores, estudos iniciais mostraram resultados promissores com lenvatinibe e pembrolizumabe. Em estudo fase II, foram incluídas 53 pacientes com carcinoma de endométrio metastático que receberam previamente até duas linhas de tratamento sistêmico para receber lenvatinibe e pembrolizumabe.[88] Os resultados mostraram taxa de resposta de 39,6% e a combinação está atualmente em análise em estudo de fase III. Esta combinação foi aprovada para tratamento na recidiva pela FDA com base nos resultados do estudo de fase II.

Em relação ao bevacizumabe, estudos de fase II também sugerem alguma atividade no câncer de endométrio.[89,90] Em pacientes com progressão a até duas linhas de tratamento prévios, observaram-se taxa de resposta de 13,5% e sobrevida livre de progressão em 6 meses de 40%.[89]

Tratamento paliativo – hormonoterapia

O tratamento hormonal para o câncer de endométrio é utilizado desde a década de 1950 e tem como base o conhecido efeito antiestrogênico dos progestágenos no endométrio.[91] O *status* dos receptores de estrógeno e de progesterona (RE e RP, respectivamente) tem valor preditivo de resposta ao tratamento hormonal; entretanto, cerca de 10% das pacientes com tumores receptor hormonal negativo apresentam resposta objetiva ao tratamento hormonal.[92-94] Estudos retrospectivos mostravam taxa de resposta aos progestágenos de 34% e intervalo livre de progressão de 16 a 28 meses.[95] Estudos prospectivos posteriores demonstraram taxas de resposta mais modestas (11% a 16%) e sobrevida livre de progressão de 4 a 6 meses apenas, em mulheres tratadas com medroxiprogesterona ou acetato de megestrol.[91,92,95,96] São fatores preditivos de resposta ao tratamento hormonal o baixo grau histológico, a expressão de receptores de progesterona no tumor e longo intervalo entre o diagnóstico e o desenvolvimento de metástases. A dose recomendada de acetato de megestrol oral é de 200 mg ao dia; não há benefício no escalonamento da dose e os principais efeitos colaterais são tromboflebite, embolia pulmonar, ganho de peso e edema.

O tamoxifeno é um modulador do receptor de estrogênio utilizado no tratamento do câncer de mama e que confere risco aumentado para o câncer de endométrio para essas pacientes. No tratamento dos carcinomas de endométrio avançado, foram observadas taxas de resposta de 10% em estudos de fase II.[104] Também foi empregado em combinação com progestágenos em estudos fase II, tanto em alternância como em concomitância, com taxas de resposta superiores, mas sem ganho na sobrevida livre de progressão ou na sobrevida global; a toxicidade foi semelhante à monoterapia.[97,98] O uso de megestrol (80 mg duas vezes/dia, por 3 semanas) alternado com tamoxifeno (20 mg duas vezes/dia, por 3 semanas) teve taxa de resposta de 27%.[97] Já no uso concomitante, foi avaliada a combinação de tamoxifeno (20 mg duas vezes/dia) e medroxiprogesterona (100 mg duas vezes/dia, por 1 semana, seguida de 1 semana de pausa), com taxa de resposta de 33%.[98]

Os inibidores da aromatase anastrozol e letrozol foram testados em pequenos estudos de fase II e foram observadas taxas de resposta de 9% e 11%, respectivamente. Não houve correlação com a expressão do receptor hormonal.[99,100]

Como a mutação de PTEN é frequente em carcinomas endometrioides de endométrio, sugeriu-se a possibilidade da eficácia de inibidores de mTOR (mammalian target of rapamycin), em decorrência da participação na via PI3K/PTEN/AKT/mTOR. Em estudo fase II, a combinação de everolimos (10 mg/dia) e letrozol (2,5 mg/dia) foi associada à taxa de resposta de 32% entre pacientes com progressão a duas linhas prévias.[101] Outros estudos utilizando inibidores de mTOR estão em andamento.

A atividade dos agonistas do hormônio liberador de gonadotropina (GnRH), em pacientes com câncer de endométrio, é bastante variável (0 a 28%).[102-104]

CARCINOMA UTERINO SEROSOPAPILÍFERO

O comitê de patologia do GOG (Gynecology Oncology Group) classifica uma neoplasia como carcinoma uterino serosopapilífero quando essa variante representa mais de 50% do componente misto do tumor. Apesar de o carcinoma uterino serosopapilífero representar apenas 10% dos carcinomas de endométrio, é responsável por 39% das mortes por essa neoplasia. É mais frequente em mulheres idosas, negras, magras, estádios mais avançados ao diagnóstico, displasia glandular endometrial, grau histológico alto, mutações do BRCA1/2, mutações do TP53, aumento da expressão do HER-2/neu, tratamento anterior com tamoxifeno, maior taxa de recidiva metastática. Também está associado a menor sobrevida de 5 anos, tanto em estádios precoces como em avançados (75% e 33%). Quando o diagnóstico pré-operatório é disponível, recomenda-se estadiamento cuidadoso com exames de imagem seguido de histerectomia total abdominal, salpingo-ooforectomia bilateral, linfadenectomia pélvica e para-aórtica. A quimioterapia sistêmica adjuvante, associada ou não à braquiterapia, deve ser considerada mesmo no estádio IA. Nos estádios IB, IC e II, recomenda-se a quimioterapia sistêmica adjuvante, braquiterapia vaginal associada ou não à radioterapia da pelve. Nos estádios III e IV, devem ser considerados estudos clínicos ou quimioterapia seguida de radioterapia pélvica.[105]

CARCINOSSARCOMA (TUMOR MÜLLERIANO MISTO MALIGNO)

Como já relatado, os carcinossarcomas são atualmente classificados no grupo de adenocarcinomas de endométrio. Ocorrem, em geral, na pós-menopausa, mas eventualmente são encontrados em mulheres com menos de 40 anos de idade. Na maioria dos casos, essas pacientes apresentam aumento do volume uterino e sangramento vaginal. Observa-se a elevação do CA125 na maioria dos casos e que a disseminação extrauterina (estádios III e IV) está presente na apresentação em um terço dos casos. Irradiação pélvica pregressa está presente em até 37% das pacientes.[106]

A sobrevida de 5 anos é de 30% e os fatores prognósticos mais importantes são o estádio cirúrgico e a profundidade da invasão miometrial, além da presença de elementos heterólogos no tumor. O tratamento inclui a histerectomia total abdominal, salpingo-ooforectomia bilateral, linfadenectomia pélvica e inguinal, omentectomia e citologia peritoneal. Os dados disponíveis na literatura são mais escassos e, em geral, a indicação de tratamento adjuvante segue os preceitos de outras histologias não endometrioides.

O benefício da quimioterapia adjuvante foi sugerido por estudo de fase III GOG 150.[107] Pacientes com carcinossarcoma de útero estádios I-IV foram randomizadas para adjuvância com quimioterapia (cisplatina e ifosfamida) ou radioterapia de abdome total. O resultado mostrou menor recidiva com a quimioterapia (52% versus 58% em 5 anos), porém sem significância estatística.

Já como tratamento paliativo, há benefício do tratamento quimioterápico combinado em 1ª linha. O estudo GOG 161 demonstrou superioridade da combinação de paclitaxel e ifosfamida em comparação com ifosfamida isolada, em termos de taxa de resposta (45% versus 29%; P = 0,017), sobrevida livre de progressão (mediana: 5,8 versus 3,6 meses; P = 0,03) e sobrevida global (mediana: 13,5 versus 8,4 meses; P = 0,03).[108]

Recentemente, foram apresentados resultados do estudo GOG 261 que avaliou pacientes com carcinossarcomas ginecológicos (de endométrio ou ovário) com estádio I-IV ou doença recorrente, virgens de tratamento quimioterápico prévio, com o objetivo de avaliar se quimioterapia com carboplatina e paclitaxel seria não inferior à quimioterapia com paclitaxel e ifosfamida.[109] O estudo foi positivo, mostrando que a sobrevida global com carboplatina e paclitaxel é não inferior à sobrevida global com paclitaxel e ifosfamida (mediana: 37 versus 29 meses; P < 0,01 para não inferioridade). Além disso, a sobrevida livre de progressão foi superior com carboplatina e paclitaxel (mediana: 16 versus 12 meses; P < 0,01 para superioridade). Considerando esses resultados, a boa tolerância e a facilidade de realização do esquema, a quimioterapia com carboplatina e paclitaxel pode ser considerada o novo regime-padrão para carcinossarcomas ginecológicos.

SARCOMAS UTERINOS

Os sarcomas uterinos são tumores raros, perfazendo 1% das neoplasias malignas do trato genital feminino e entre 3% e 7% dos cânceres.[110] Histologicamente, eram classificados em carcinossarcomas (40%), leiomiossarcomas (40%), sarcoma estromal endometrial (10% a 15%) e sarcomas indiferenciados (Quadro 140.3).

Quadro 140.3. Estadiamento TNM/FIGO para os sarcomas do corpo uterino

TNM CATEGORIAS	FIGO ESTÁDIOS	DEFINIÇÃO
LEIOMIOSSARCOMA E SARCOMA ESTROMAL ENDOMETRIAL[52,132]		
TUMOR PRIMÁRIO (T)		
TX		Tumor primário não pode ser avaliado
T0		Sem evidência de tumor primário
T1	I	Tumor limitado ao útero
T1a	IA	Tumor de 5 cm ou menos em sua maior dimensão
T1b	IB	Tumor maior que 5 cm
T2	II	Extensão tumoral além do útero, dentro da pélvis
T2a	IIA	Tumor compromete anexos
T2b	IIB	Comprometimento tumoral de outros tecidos pélvicos
T3	III*	Tumor infiltra tecidos abdominais
T3a	IIIA	Um local
T3b	IIIB	Mais de um local
T4	IVA	Tumor invade a bexiga ou o reto

Continua >>

>> Continuação

Quadro 140.3. Estadiamento TNM/FIGO para os sarcomas do corpo uterino

TNM CATEGORIAS	FIGO ESTÁDIOS	DEFINIÇÃO
LINFONODOS REGIONAIS (N)		
NX		Linfonodos regionais não podem ser avaliados
N0		Ausência de metástases para linfonodos regionais
N0(i+)		Células tumorais isoladas em linfonodos regionais ≤ 0,2 mm
N1	IIIC	Metástases para linfonodos regionais
METÁSTASES À DISTÂNCIA (M)		
M0		Ausência de metástases à distância
M1	IVB	Presença de metástases à distância (exclui anexos, tecidos pélvicos e abdominais)
ADENOSSARCOMA		
TUMOR PRIMÁRIO (T)		
TX		Tumor primário não pode ser avaliado
T0		Sem evidência de tumor primário
T1	I	Tumor limitado ao útero
T1a	IA	Tumor limitado ao endométrio/endocérvix
T1b	IB	Tumor invade menos que metade do miométrio
T1c	IC	Tumor invade mais do que metade do miométrio
T2	II	Extensão tumoral além do útero, dentro da pélvis
T2a	IIA	Tumor compromete anexos
T2b	IIB	Tumor compromete outros tecidos pélvicos
T3	III*	Tumor compromete tecidos abdominais
T3a	IIIA	Um local
T3b	IIIB	Mais do que um local
T4	IVA	Tumor invade a bexiga ou o reto
LINFONODOS REGIONAIS (N)		
NX		Linfonodos regionais não podem ser avaliados
N0		Ausência de metástases para linfonodos regionais
N0(i+)		Células tumorais isoladas em linfonodos regionais ≤ 0,2 mm
N1	IIIC	Presença de metástases para linfonodos regionais
METÁSTASES A DISTÂNCIA (M)		
M0		Ausência de metástases à distância
M1	IVB	Presença de metástases à distância (exclui anexos, tecidos pélvicos e abdominais)

*Nesse estádio, as lesões devem infiltrar os tecidos abdominais e não apenas apresentar protusão na cavidade abdominal. **Nota: o estádio IC não se aplica para o leiomiossarcoma e para o sarcoma estromal endometrial.

Fonte: Adaptado de T. A. J. C. O. Cancer, 2017; Prat J, 2009.

LEIOMIOSSARCOMA

Quadro clínico

O leiomiossarcoma é o subtipo mais comum de sarcoma uterino. Ocorre em mulheres com mais de 40 anos de idade e os sintomas mais frequentes são sangramento vaginal (56%), massas pélvicas palpáveis (54%) e dor pélvica (22%). Tem sua origem na porção fúndica do útero e eventualmente pode ter conformação polipoide com prolapso pela cérvix e surgimento de massa vaginal (especialmente os carcinossarcomas). Os leiomiossarcomas se apresentam, em geral, como neoplasias localmente avançadas, com comprometimento de estruturas e alças intestinais pélvicas. Nesses casos, a sintomatologia inclui sensação de plenitude, pressão pélvica, dor, polaciúria, hematúria, tenesmo, sangramento retal, obstrução intestinal ou fístulas. Metástases pulmonares são observadas com maior frequência, além de metástases em fígado, ossos e cérebro.

Na avaliação inicial, são necessários história e exame físico cuidadosos, avaliação pulmonar por imagem, tomografia computadorizada (TC) de abdome e pelve. Se houver suspeita de comprometimento de bexiga ou reto, estão indicados cistoscopia, retosigmoidoscopia ou enema com barium. Os leiomiossarcomas captam 18-fluorodeoxiglicose (18FDG), que é detectada pela tomografia com emissão de pósitrons (PET-TC). O uso combinado do PET-TC com FDG é promissor para o estadiamento pré-operatório dessas neoplasias. Os resultados, entretanto, devem ser interpretados com cautela, pois leiomiossarcomas de baixo grau ou mesmo metástases de pequeno tamanho têm pouca probabilidade de serem detectados por esse método.[111]

Na maioria dos casos, são observada elevados celularidade, atipia nuclear e alto índice mitótico. Duas raras variantes são descritas: os leiomiossarcomas epitelioides; e os mixoides.[112]

Prognóstico e tratamento

Os leiomiossarcomas são caracterizados por comportamento agressivo e o prognóstico é reservado, mesmo em estádios precoces, com taxas de recidiva de 53% a 71%. Algumas séries relatam sobrevida de 5 anos de 51% no estádio I, 25% no estádio II e 0% nos estádios III ou IV. São fatores de mau prognóstico o tamanho > 5 cm, índice mitótico e grau do tumor. É importante a diferenciação do leiomiossarcoma de leiomiomas atípicos ou com atividade mitótica e das neoplasias uterinas de músculo liso de potencial incerto de malignidade.[112]

O tratamento dos leiomiossarcomas inclui a histerectomia abdominal total e citorredução tumoral quando esse se estende além do útero. Metástases para ovários e linfonodos ocorrem em apenas 3% dos casos e há controvérsia quanto ao papel da ooforectomia e da linfadenectomia.[113] Em uma série com 1.396 pacientes, a linfadenectomia e a anexectomia não foram fatores prognósticos independentes para sobrevida.[114] Os ovários geralmente são retirados em função da idade, pequena chance de metástases e possibilidade de se estar frente a um leiomiosarcoma uterino de baixo grau hormônio sensível.[115] A quimioterapia sistêmica adjuvante também é controversa e dois estudos clínicos randomizados com doxorrubicina ou observação não demonstraram benefício na sobrevida.[116] Estudo randomizado avaliando o uso de radioterapia *versus* observação também não demonstrou benefício.[116] Na doença avançada, metastática ou na recidiva, o tratamento é paliativo. A radioterapia pode ser útil para o controle de recidivas localizadas e diversos agentes foram testados em monoterapia, em pequenos estudos com taxas de resposta de 8% a 25%. São eles a doxorrubicina, ifosfamida, paclitaxel, gencitabina, temozolamida e doxorrubicina lipossomal.[115] As maiores taxas de resposta foram observadas em estudos prospectivos de fase II com a combinação de gencitabina e docetaxel apresentando taxas de resposta de 27% a 53%.[117,118] Além disso, pacientes com leiomiossarcomas uterinos foram também incluídas em estudos que mostraram atividade do pazopanibe, da trabectedina e da eribulina para sarcoma de partes moles, porém com taxas de resposta abaixo de 10%.[119-121]

Pequenas séries de casos ou relatos isolados de pacientes tratados com hormonoterapia mostraram respostas duradouras em tumores com crescimento indolente. Foram empregados medroxiprogesterona, anastrozol, letrozol e mifepristona.[122-125]

SARCOMA ESTROMAL ENDOMETRIAL

Os sarcomas estromais endometriais são o segundo mais comum tumor mesenquimal puro do útero, ainda que representem apenas 10% desses tumores. O termo se aplica a neoplasias compostas tipicamente por células que lembram células endometriais estromais do endométrio proliferativo. São tumores indolentes e de prognóstico favorável, caracterizados por recidivas tardias mesmo em pacientes no estádio I. A sobrevida de 5 anos no estádio I é de 98% e de 89% em 10 anos. São divididos em três grupos: nódulos endometriais estromais; sarcomas endometriais estromais de baixo grau; e sarcomas endometriais indiferenciados.[126]

Os nódulos endometriais estromais são tumores arredondados e bem circunscritos, mas não encapsulados. Têm excelente prognóstico e a histerectomia tem alto potencial de cura.

Os sarcomas estromais endometriais de baixo grau são tumores indolentes e de prognóstico favorável, caracterizados por recidivas tardias mesmo em pacientes no estádio I. A sobrevida de 5 anos no estádio I é de 98% e de 89% em 10 anos. Ocorrem em mulheres entre 40 e 55 anos de idade e podem estar relacionados a ovários policísticos, uso de estrógenos ou tratamento com tamoxifeno. Em um terço dos casos, é encontrada extensão extrauterina na apresentação e o pulmão é local preferencial para metástases à distância. O tratamento preconizado é a histerectomia com salpingo-ooforectomia. Como são tumores altamente sensíveis a hormônios, a preservação dos ovários está associada a alto risco de recidiva.[127] O tratamento adjuvante é controverso, podem ser considerados a radioterapia e o uso de inibidores da aromatase;[128,129] não há, entretanto, estudos prospectivos que suportem essa indicação.

O sarcoma estromal endometrial indiferenciado é caracterizado por invasão miometrial, pleomorfismo nuclear severo, elevado índice mitótico e/ou necrose celular e ausência de musculatura lisa ou diferenciação estromal endometrial. São tumores de mau prognóstico e a presença de recidiva local ou de metástases à distância está associada à elevada mortalidade. O tratamento consiste na cirurgia associada ou não à quimioterapia e à radioterapia.[130,131]

REFERÊNCIAS

1. Ministério da Saúde (BR). Instituto Nacional do Câncer. Estimativa 2018: incidência do câncer no Brasil.
2. Samarnthai N, Hall K, Yeh IT. Molecular profiling of endometrial malignancies. Obstet Gynecol Int. 2010;162363. DOI:10.1155/2010/162363.
3. Silverberg S, Kurman R, Nogales F, et al. IARC Press, 2003.
4. Horner MJRL, Krapcho M, et al. SEER Cancer Statistics Review. 1975-2016.
5. Bansal N, Yendluri V, Wenham RM. The molecular biology of endometrial cancers and the implications for pathogenesis, classification, and targeted therapies. Cancer Control. 2009;16:8-13, doi:10.1177/107327480901600102.
6. Bokhman JV. Two pathogenetic types of endometrial carcinoma. Gynecol Oncol. 1983;15:10-17, doi:10.1016/0090-8258(83)90111-7.
7. Cirisano FD, et al. Epidemiologic and surgicopathologic findings of papillary serous and clear cell endometrial cancers when compared to endometrioid carcinoma. Gynecol Oncol. 1999;74:385-394. doi:10.1006/gyno.1999.5505.
8. Cirisano FD, et al. The outcome of stage I-II clinically and surgically staged papillary serous and clear cell endometrial cancers when compared with endometrioid carcinoma. Gynecol Oncol. 2000;77:55-65. doi:10.1006/gyno.2000.5737.
9. Lax SF. Molecular genetic pathways in various types of endometrial carcinoma: from a phenotypical to a molecular-based classification. Virchows Arch. 2004;444:213-223. doi:10.1007/s00428-003-0947-3.
10. Westin SN, et al. Molecular clustering of endometrial carcinoma based on estrogen-induced gene expression. Cancer Biol Ther. 2009;8:2126-2135. DOI:10.4161/cbt.8.22.9740.
11. Mutter GL, et al. Molecular identification of latent precancers in histologically normal endometrium. Cancer Res. 2001;61:4311-4314.
12. Mutter GL, Zaino RJ, Baak JP, Bentley RC, Robboy SJ. Benign endometrial hyperplasia sequence and endometrial intraepithelial neoplasia. Int J Gynecol Pathol. 2007;26:103-114, DOI:10.1097/PGP.0b013e31802e4696.
13. Catasus L, Gallardo A, Cuatrecasas M, Prat J. PIK3CA mutations in the kinase domain (exon 20) of uterine endometrial adenocarcinomas are associated with adverse prognostic parameters. Mod Pathol. 2008;21:131-139, DOI:10.1038/modpathol.3800992.
14. Lax SF, Kendall B, Tashiro H, Slebos RJ, Hedrick L. The frequency of p53, K-ras mutations, and microsatellite instability differs in uterine endometrioid and serous carcinoma: evidence of distinct molecular genetic pathways. Cancer. 2000;88:814-824.
15. Irving JA, et al. Synchronous endometrioid carcinomas of the uterine corpus and ovary: alterations in the beta-catenin (CTNNB1) pathway are associated with independent primary tumors and favorable prognosis. Hum Pathol. 2005;36,605-619, DOI:10.1016/j.humpath.2005.03.005.
16. Velasco A, et al. PIK3CA gene mutations in endometrial carcinoma: correlation with PTEN and K-RAS alterations. Hum Pathol.2006;37:1465-1472, DOI:10.1016/j.humpath.2006.05.007.

17. Herrington CS. Recent advances in molecular gynaecological pathology. Histopathology.2009;55: 243-249, doi:10.1111/j.1365-2559.2008.03216.x.
18. Kandoth C, et al. Integrated genomic characterization of endometrial carcinoma. Nature. 2013;497: 67-73, DOI:10.1038/nature12113.
19. McAlpine J, Leon-Castillo A, Bosse T. The rise of a novel classification system for endometrial carcinoma; integration of molecular subclasses. J Pathol. 2018;244,538-549, DOI:10.1002/path.5034.
20. Kurman RJ, Kaminski PF, Norris HJ. The behavior of endometrial hyperplasia. A long-term study of "untreated" hyperplasia in 170 patients. Cancer. 1985;56:403-412. DOI:10.1002/1097-0142(19850715)56:2<403::aid-cncr2820560233>3.0.co;2-x.
21. Sherman ME, et al. Reproducibility of biopsy diagnoses of endometrial hyperplasia: evidence supporting a simplified classification. Int J Gynecol Pathol. 2008;27:318-325, DOI:10.1097/PGP.0b013e3181659167.
22. Lacey JV, et al. Risk of subsequent endometrial carcinoma associated with endometrial intraepithelial neoplasia classification of endometrial biopsies. Cancer. 2008;113,2073-2081, DOI:10.1002/cncr.23808.
23. Ambros RA, Sherman ME, Zahn CM, Bitterman P, Kurman RJ. Endometrial intraepithelial carcinoma: a distinctive lesion specifically associated with tumors displaying serous differentiation. Hum Pathol. 1995;26:1260-1267. DOI:10.1016/0046-8177(95)90203-1.
24. Sherman ME, Bitterman P, Rosenshein NB, Delgado G, Kurman RJ. Uterine serous carcinoma. A morphologically diverse neoplasm with unifying clinicopathologic features. Am J Surg Pathol. 1992;16:600-610. DOI:10.1097/00000478-199206000-00008.
25. Sherman ME, Bur ME, Kurman RJ. p53 in endometrial cancer and its putative precursors: evidence for diverse pathways of tumorigenesis. Hum Pathol.1995;26:1268-74. DOI:10.1016/0046-8177(95)90204-x.
26. Tashiro H, et al. p53 Gene mutations are common in uterine serous carcinoma and occur early in their pathogenesis. Am J Pathol. 1997;150:177-85.
27. Zheng W, et al. Endometrial glandular dysplasia: a newly defined precursor lesion of uterine papillary serous carcinoma. Part I: morphologic features. Int J Surg Pathol. 2004;12:207-23. DOI:10.1177/106689690401200302.
28. Wynder EL, Escher GC, Mantel N. An epidemiological investigation of cancer of the endometrium. Cancer. 1966;19:489-520.DOI:10.1002/1097-0142(196604)19:4<489::aid-cncr2820190406>3.0.co;2-w.
29. Smith DC, Prentice R, Thompson DJ, Herrmann WL. Association of exogenous estrogen and endometrial carcinoma. N Engl J Med.1975;293:1164-7. DOI:10.1056/NEJM197512042932302.
30. Ziel HK, Finkle WD. Increased risk of endometrial carcinoma among users of conjugated estrogens. N Engl J Med. 1975;293:1167-70. DOI:10.1056/NEJM 197512042932303.
31. McPherson CP, Sellers TA, Potter JD, Bostick RM, Folsom AR. Reproductive factors and risk of endometrial cancer. The Iowa Women's Health Study. Am J Epidemiol. 1996;143:1195-202, DOI:10.1093/oxfordjournals.aje. a008707.
32. DiSaia P, Creasman W. In: Clinical gynecologic oncology. Mosby. 1997;134.
33. Fisher B, et al. Endometrial cancer in tamoxifen-treated breast cancer patients: findings from the National Surgical Adjuvant Breast and Bowel Project (NSABP) B-14. J Natl Cancer Inst. 1994;86: 527-37. DOI:10.1093/jnci/86.7.527.
34. Barakat RR, Wong G, Curtin JP, Vlamis V, Hoskins WJ. Tamoxifen use in breast cancer patients who subsequently develop corpus cancer is not associated with a higher incidence of adverse histologic features. Gynecol Oncol. 1994;55:164-8. DOI:10.1006/gyno.
35. Taylor N, Mutch DG. Gynecologic manifestations of hereditary nonpolyposis colorectal cancer. From inherited to sporadic disease. Oncology (Williston Park). 2006;20:85-94; discussion 94-86, 100.
36. Karlan BY, Berchuck A, Mutch D. The role of genetic testing for cancer susceptibility in gynecologic practice. Obstet Gynecol. 2007;110: 155-67. DOI:10.1097/01. AOG.0000269050.79143.84.
37. Hampel H. Genetic counseling and cascade genetic testing in Lynch syndrome. Fam Cancer. 2016;15:423-427. DOI:10.1007/s10689-016-9893-5.
38. Aarnio M, et al. Cancer risk in mutation carriers of DNA-mismatch-repair genes. Int J Cancer. 1999;81:214-218. DOI:10.1002/(sici)1097-0215(19990412)81:2<214::aid--ijc8>3.0.co;2-l.
39. Buttin BM, et al. Penetrance and expressivity of MSH6 germline mutations in seven kindreds not ascertained by family history. Am J Hum Genet. 2004;74:1262-9. DOI:10.1086/421332.
40. Hendriks YM, et al. Cancer risk in hereditary nonpolyposis colorectal cancer due to MSH6 mutations: impact on counseling and surveillance. Gastroenterology. 2004;127:17-25. DOI:10.1053/j.gastro.2004.03.068.
41. Zaino RJ. FIGO staging of endometrial adenocarcinoma: a critical review and proposal. Int J Gynecol Pathol. 2009;28:1-9. DOI:10.1097/PGP.0b013e3181846c6d.
42. Soslow RA, et al. Clinicopathologic analysis of 187 high-grade endometrial carcinomas of different histologic subtypes: similar outcomes belie distinctive biologic differences. Am J Surg Pathol. 2007;31:979-987. DOI:10.1097/PAS.0b013e31802ee494.

43. Fujimoto T, et al. Para-aortic lymphadenectomy may improve disease-related survival in patients with multipositive pelvic lymph node stage IIIc endometrial cancer. Gynecol Oncol. 2007;107:253-9. DOI:10.1016/j.ygyno.2007.06.009.
44. Petru E, et al. Gynecologic Cancer Intergroup (GCIG) proposals for changes of the current FIGO staging system. Eur J Obstet Gynecol Reprod Biol. 2009;143:69-74. DOI:10.1016/j.ejogrb.2008.12.015.
45. Hanson MB, et al. The prognostic significance of lymph-vascular space invasion in stage I endometrial cancer. Cancer. 1985;55:1753-7. DOI:10.1002/1097-0142(19850415)55:8<1753::aid-cncr2820550823>3.0.co;2-p.
46. Morrow CP, et al. Relationship between surgical-pathological risk factors and outcome in clinical stage I and II carcinoma of the endometrium: a gynecologic oncology group study. Gynecol Oncol. 1991;40:55-65. DOI:10.1016/0090-8258(91)90086-k.
47. Colombo N, et al. ESMO-ESGO-ESTRO Consensus Conference on Endometrial Cancer: diagnosis, treatment and follow-up. Ann Oncol. 2016;27:16-41. DOI:10.1093/annonc/mdv484.
48. Bendifallah S, et al. Patterns of recurrence and outcomes in surgically treated women with endometrial cancer according to ESMO-ESGO-ESTRO Consensus Conference risk groups: results from the FRANCOGYN study group. Gynecol Oncol. 2017;144:107-12, DOI:10.1016/j.ygyno.2016.10.025.
49. Creutzberg CL, et al. Surgery and postoperative radiotherapy versus surgery alone for patients with stage-1 endometrial carcinoma: multicentre randomised trial. PORTEC Study Group. Post Operative Radiation Therapy in Endometrial Carcinoma. Lancet. 2000;355:1404-11. DOI:10.1016/s0140-6736(00)02139-5.
50. Keys HM, et al. A phase III trial of surgery with or without adjunctive external pelvic radiation therapy in intermediate risk endometrial adenocarcinoma: a gynecologic oncology group study. Gynecol Oncol. 2004;92:744-51. DOI:10.1016/j.ygyno.2003.11.048.
51. Pecorelli S. Revised FIGO staging for carcinoma of the vulva, cervix, and endometrium. Int J Gynaecol Obstet. 2009;105:103-4. DOI:10.1016/j.ijgo.2009.02.012.
52. T. A. J. C. O. Cancer. New York: Springer; 2017.
53. Rutledge F. The role of radical hysterectomy in adenocarcinoma of the endometrium. Gynecol Oncol. 1974;2:331-347. DOI:10.1016/0090-8258(74)90024-9.
54. Kinsella TJ, Bloomer WD, Lavin PT, Knapp RC. Stage II endometrial carcinoma: 10-year follow-up of combined radiation and surgical treatment. Gynecol Oncol. 1980;10:290-7. DOI:10.1016/0090-8258(80)90096-7.
55. Childers JM, Brzechffa PR, Hatch KD, Surwit EA. Laparoscopically assisted surgical staging (LASS) of endometrial cancer. Gynecol Oncol. 1993;51:33-38. DOI:10.1006/gyno.1993.1242.
56. Bristow RE, Zerbe MJ, Rosenshein NB, Grumbine FC, Montz FJ. Stage IVB endometrial carcinoma: the role of cytoreductive surgery and determinants of survival. Gynecol Oncol. 2000;78:85-91. DOI:10.1006/gyno.2000.5843.
57. Chi DS, Welshinger M, Venkatraman ES, Barakat, RR. The role of surgical cytoreduction in Stage IV endometrial carcinoma. Gynecol Oncol. 1997;67:56-60. DOI:10.1006/gyno.1997.4838.
58. Boggess JF, et al. A comparative study of 3 surgical methods for hysterectomy with staging for endometrial cancer: robotic assistance, laparoscopy, laparotomy. Am J Obstet Gynecol. 2008;199: 360.e361-369. DOI:10.1016/j.ajog.2008.08.012.
59. Creasman WT, et al. Prognostic significance of peritoneal cytology in patients with endometrial cancer and preliminary data concerning therapy with intraperitoneal radiopharmaceuticals. Am J Obstet Gynecol. 1981;141:921-929. DOI:10.1016/s0002-9378(16)32684-9.
60. Kim YB, Niloff JM. Endometrial carcinoma: analysis of recurrence in patients treated with a strategy minimizing lymph node sampling and radiation therapy. Obstet Gynecol. 1993;82:175-180.
61. Kilgore LC, et al. Adenocarcinoma of the endometrium: survival comparisons of patients with and without pelvic node sampling. Gynecol Oncol. 1995;56:29-33. DOI:10.1006/gyno.1995.1005.
62. Look KY. Role of lymphadenectomy in management of adenocarcinoma of the endometrium. Eur J Gynaecol Oncol. 2004;25:545-551.
63. Trimble EL, Kosary C, Park RC. Lymph node sampling and survival in endometrial cancer. Gynecol Oncol. 1998;71:340-3. DOI:10.1006/gyno.1998.5254.
64. Fujimoto T, et al. Endometrioid uterine cancer: histopathological risk factors of local and distant recurrence. Gynecol Oncol. 2009;112:342-7. DOI:10.1016/j.ygyno.2008.10.019.
65. Kitchener H, et al. Efficacy of systematic pelvic lymphadenectomy in endometrial cancer (MRC ASTEC trial): a randomised study. Lancet. 2009;373:25-136. DOI:10.1016/S0140-6736(08)61766-3.
66. Panici PB, et al. Systematic pelvic lymphadenectomy vs. no lymphadenectomy in early-stage endometrial carcinoma: randomized clinical trial. J Natl Cancer Inst. 2008;100:1707-16. DOI:10.1093/jnci/djn397.
67. May K, Bryant A, Dickinson HO, Kehoe S, Morrison J. Lymphadenectomy for the management of endometrial cancer. Cochrane Database Syst Rev. 2010. CD007585. DOI:10.1002/14651858.CD007585.pub2.
68. Kong A, Johnson N, Kitchener HC, Lawrie TA. Adjuvant radiotherapy for stage I endometrial can-

cer. Cochrane Database Syst Rev. 2012;CD003916. DOI:10.1002/14651858.CD003916.pub3.
69. Harkenrider MM, et al. Improved overall survival with adjuvant radiotherapy for high-intermediate and high risk Stage I endometrial cancer. Radiother Oncol. 2017;122:452-7. DOI:10.1016/j.radonc.2016.12.003.
70. Nout RA, et al. Vaginal brachytherapy versus pelvic external beam radiotherapy for patients with endometrial cancer of high-intermediate risk (PORTEC-2): an open-label, non-inferiority, randomised trial. Lancet. 2010;375:816-23, DOI:10.1016/S0140-6736(09)62163-2.
71. Randall M, Filiaci V, McMeekin D, et al. In 2017 ASTRO Annual Meeting. San Diego, CA, USA; 2017.
72. Matei D, et al. Adjuvant chemotherapy plus radiation for locally advanced endometrial cancer. N Engl J Med. 2019;380:2317-26. DOI:10.1056/NEJMoa1813181.
73. Randall ME, Spirtos NM, Dvoretsky P. Whole abdominal radiotherapy versus combination chemotherapy with doxorubicin and cisplatin in advanced endometrial carcinoma (phase III): gynecologic oncology group study No. 122. J Natl Cancer Inst Monogr. 1995;13-15.
74. Maggi R, et al. Adjuvant chemotherapy vs radiotherapy in high-risk endometrial carcinoma: results of a randomised trial. Br J Cancer. 2006;95:266-271. DOI:10.1038/sj.bjc.6603279.
75. Susumu N, et al. Randomized phase III trial of pelvic radiotherapy versus cisplatin-based combined chemotherapy in patients with intermediate-and high-risk endometrial cancer: a Japanese gynecologic oncology group study. Gynecol Oncol. 2008;108:226-233, DOI:10.1016/j.ygyno.2007.09.029.
76. Hogberg T, et al. Sequential adjuvant chemotherapy and radiotherapy in endometrial cancer – results from two randomised studies. Eur J Cancer. 2010;46:2422-31, DOI:10.1016/j.ejca.2010.06.002.
77. Homesley HD, et al. A randomized phase III trial in advanced endometrial carcinoma of surgery and volume directed radiation followed by cisplatin and doxorubicin with or without paclitaxel: a gynecologic oncology group study. Gynecol Oncol. 2009;112:543-552. DOI:10.1016/j.ygyno.2008.11.014.
78. Miller D, Filiaci V, Fleming G, et al. Gynecologic Oncology. 2012;125:771.
79. Nomura H, Aoki D, Michimae H, et al. Clinical Oncology. 2017;35(15):5503.
80. de Boer SM, et al. Adjuvant chemoradiotherapy versus radiotherapy alone for women with high-risk endometrial cancer (PORTEC-3): final results of an international, open-label, multicentre, randomised, phase 3 trial. Lancet Oncol. 2018;19:295-309. DOI:10.1016/S1470-2045(18)30079-2.
81. Bonadio RRCC, et al. Adjuvant Carboplatin and Paclitaxel Chemotherapy Followed by Radiotherapy in High-Risk Endometrial Cancer: a Retrospective Analysis. J Glob Oncol. 2018;4:1-8. DOI:10.1200/JGO.17.00146.
82. Thigpen JT, et al. Phase III trial of doxorubicin with or without cisplatin in advanced endometrial carcinoma: a gynecologic oncology group study. J Clin Oncol. 2004;22:3902-3908, DOI:10.1200/JCO.2004.02.088.
83. Fleming GF, et al. Phase III randomized trial of doxorubicin + cisplatin versus doxorubicin + 24-h paclitaxel + filgrastim in endometrial carcinoma: a gynecologic oncology group study. Ann Oncol. 2004;15:1173-1178. DOI:10.1093/annonc/mdh316.
84. Fleming GF, et al. Phase III trial of doxorubicin plus cisplatin with or without paclitaxel plus filgrastim in advanced endometrial carcinoma: a gynecologic oncology group study. J Clin Oncol. 2004;22:2159-2166. DOI:10.1200/JCO.2004.07.184.
85. Fader AN, et al. Randomized phase II trial of carboplatin-paclitaxel versus carboplatin-paclitaxel-trastuzumab in uterine serous carcinomas that overexpress human epidermal growth factor receptor 2/neu. J Clin Oncol. 2018;36:2044-2051. DOI:10.1200/JCO.2017.76.5966.
86. Dizon DS, et al. Phase II trial of ixabepilone as second-line treatment in advanced endometrial cancer: Gynecologic Oncology Group Trial 129-P. J Clin Oncol. 2009;27:3104-8. DOI:10.1200/JCO.2008.20.6995.
87. Le DT, et al. PD-1 Blockade in tumors with mismatch-repair deficiency. N Engl J Med. 2015;372: 2509-20, DOI:10.1056/NEJMoa1500596.
88. Makker V, et al. Lenvatinib plus pembrolizumab in patients with advanced endometrial cancer: an interim analysis of a multicentre, open-label, single-arm, phase 2 trial. Lancet Oncol. 2019;20:711-8. DOI:10.1016/S1470-2045(19)30020-8.
89. Aghajanian C, et al. Phase II trial of bevacizumab in recurrent or persistent endometrial cancer: a gynecologic oncology group study. J Clin Oncol. 2011;29:2259-65. DOI:10.1200/JCO.2010.32.6397.
90. Simpkins F, et al. A phase II trial of paclitaxel, carboplatin, and bevacizumab in advanced and recurrent endometrial carcinoma (EMCA). Gynecol Oncol. 2015;136:240-5, DOI:10.1016/j.ygyno.2014.12.004.
91. Kelley RM, Baker WH. Progestational agents in the treatment of carcinoma of the endometrium. N Engl J Med. 1961;264:216-22. DOI:10.1056/NEJM196102022640503.
92. Thigpen JT, et al. Oral medroxyprogesterone acetate in the treatment of advanced or recurrent endometrial carcinoma: a dose-response study by the Gynecologic Oncology Group. J Clin Oncol. 1999;17:1736-44. DOI:10.1200/JCO.1999.17.6.1736.
93. Lentz SS, Brady MF, Major FJ, Reid GC, Soper JT. High-dose megestrol acetate in advanced or recurrent endometrial carcinoma: a gynecologic oncology group study. J Clin Oncol. 1996;14:357-361. DOI:10.1200/JCO.1996.14.2.357.

94. Decruze SB, Green JA. Hormone therapy in advanced and recurrent endometrial cancer: a systematic review. Int J Gynecol Cancer. 2007;17:964-978. DOI:10.1111/j.1525-1438.2007.00897.x.
95. Kauppila A. Progestin therapy of endometrial, breast and ovarian carcinoma. A review of clinical observations. Acta Obstet Gynecol Scand. 1984;63:441-50. DOI:10.3109/00016348409156700.
96. Piver MS, Barlow JJ, Lurain JR, Blumenson LE. Medroxyprogesterone acetate (Depo-Provera) vs. hydroxyprogesterone caproate (Delalutin) in women with metastatic endometrial adenocarcinoma. Cancer. 1980;45:268-72. DOI:10.1002/1097-0142(19800115)45:2<268::aid-cncr2820450211>3.0.co;2-8.
97. Fiorica JV, et al. Phase II trial of alternating courses of megestrol acetate and tamoxifen in advanced endometrial carcinoma: a gynecologic oncology group Study. Gynecol Oncol. 2004;92:10-14, DOI:10.1016/j.ygyno.2003.11.008.
98. Whitney CW, et al. Phase II study of medroxyprogesterone acetate plus tamoxifen in advanced endometrial carcinoma: a gynecologic oncology group study. Gynecol Oncol. 2004;92:4-9, DOI:10.1016/j.ygyno.2003.09.018.
99. Rose PG, et al. A phase II trial of anastrozole in advanced recurrent or persistent endometrial carcinoma: a gynecologic oncology group study. Gynecol Oncol. 2000;78:212-216, DOI:10.1006/gyno.2000.5865.
100. Ma BB, et al. The activity of letrozole in patients with advanced or recurrent endometrial cancer and correlation with biological markers--a study of the National Cancer Institute of Canada Clinical Trials Group. Int J Gynecol Cancer. 2004;14:650-658, DOI:10.1111/j.1048-891X.2004.14419.x.
101. Slomovitz BM, et al. Phase II study of everolimus and letrozole in patients with recurrent endometrial carcinoma. J Clin Oncol. 2015;33:930-936. DOI:10.1200/JCO.2014.58.3401.
102. Jeyarajah AR, et al. Long-term follow-up of gonadotrophin-releasing hormone analog treatment for recurrent endometrial cancer. Gynecol Oncol. 1996;63:47-52. DOI:10.1006/gyno.1996.0276.
103. Asbury RF, et al. Goserelin acetate as treatment for recurrent endometrial carcinoma: a gynecologic oncology group study. Am J Clin Oncol. 2002;25:557-60. DOI:10.1097/00000421-200212000-00004.
104. Covens A, et al. A phase II study of leuprolide in advanced/recurrent endometrial cancer. Gynecol Oncol. 1997;64:126-129. DOI:10.1006/gyno.1996.4544.
105. Boruta DM, Gehrig PA, Fader AN, Olawaiye AB. Management of women with uterine papillary serous cancer: a Society of Gynecologic Oncology (SGO) review. Gynecol Oncol. 2009;115:142-153, DOI:10.1016/j.ygyno.2009.06.011.
106. Silverberg SG, et al. Carcinosarcoma (malignant mixed mesodermal tumor) of the uterus. A gynecologic oncology group pathologic study of 203 cases. Int J Gynecol Pathol. 1990;9:1-19. DOI:10.1097/00004347-199001000-00001.
107. Wolfson AH, et al. A gynecologic oncology group randomized phase III trial of whole abdominal irradiation (WAI) vs. cisplatin-ifosfamide and mesna (CIM) as post-surgical therapy in stage I-IV carcinosarcoma (CS) of the uterus. Gynecol Oncol. 2007;107:177-185. DOI:10.1016/j.ygyno.2007.07.070.
108. Homesley HD, et al. Phase III trial of ifosfamide with or without paclitaxel in advanced uterine carcinosarcoma: a gynecologic oncology group study. J Clin Oncol. 2007;25:526-31. DOI:10.1200/JCO.2006.06.4907.
109. Powell M, Filiaci V, Hensley M, et al. Journal of Clinical Oncology. 2019;37(15)5500.
110. Major FJ, et al. Prognostic factors in early-stage uterine sarcoma. A gynecologic oncology group study. Cancer. 1993;71:1702-1709. DOI:10.1002/cncr.2820710440.
111. Cher S, Lay Ergun E. Positron emission tomographic-computed tomographic imaging of a uterine sarcoma. Clin Nucl Med. 2003;28:443-4. DOI:10.1097/01.RLU.0000063701.90033.7D.
112. Bell SW, Kempson RL, Hendrickson MR. Problematic uterine smooth muscle neoplasms. A clinicopathologic study of 213 cases. Am J Surg Pathol. 1994;18:535-58.
113. Giuntoli RL, et al. Retrospective review of 208 patients with leiomyosarcoma of the uterus: prognostic indicators, surgical management, and adjuvant therapy. Gynecol Oncol. 2003;89:460-9. DOI:10.1016/s0090-8258(03)00137-9.
114. Kapp DS, Shin JY, Chan JK. Prognostic factors and survival in 1396 patients with uterine leiomyosarcomas: emphasis on impact of lymphadenectomy and oophorectomy. Cancer. 2008;112: 820-30. DOI:10.1002/cncr.23245.
115. Amant F, Coosemans A, Debiec-Rychter M, Timmerman D, Vergote I. Clinical management of uterine sarcomas. Lancet Oncol. 2009;10:1188-1198. DOI:10.1016/S1470-2045(09)70226-8.
116. Reed NS, et al. Phase III randomised study to evaluate the role of adjuvant pelvic radiotherapy in the treatment of uterine sarcomas stages I and II: an European Organisation for Research and Treatment of Cancer Gynaecological Cancer Group Study (protocol 55874). Eur J Cancer. 2008;44:808-18. DOI:10.1016/j.ejca.2008.01.019.
117. Hensley ML, Blessing JA, Mannel R, Rose PG. Fixed-dose rate gemcitabine plus docetaxel as first-line therapy for metastatic uterine leiomyosarcoma: a Gynecologic Oncology Group Phase II Trial. Gynecol Oncol. 2008;109:329-334. DOI:10.1016/j.ygyno.2008.03.010.

118. Hensley ML, et al. Adjuvant gemcitabine plus docetaxel for completely resected stages I-IV high grade uterine leiomyosarcoma: results of a prospective study. Gynecol Oncol. 2009;112: 563-7. DOI:10.1016/j.ygyno.2008.11.027.

119. van der Graaf WT, et al. Pazopanib for metastatic soft-tissue sarcoma (PALETTE): a randomised, double-blind, placebo-controlled phase 3 trial. Lancet. 2012;379:1879-1886. DOI:10.1016/S0140-6736(12)60651-5.

120. Demetri GD, et al. Efficacy and safety of trabectedin or dacarbazine for metastatic liposarcoma or leiomyosarcoma after failure of conventional chemotherapy: results of a phase III randomized multicenter clinical trial. J Clin Oncol. 2016;34:786-793. doi:10.1200/JCO.2015.62.4734.

121. Schöffski P, et al. Eribulin versus dacarbazine in previously treated patients with advanced liposarcoma or leiomyosarcoma: a randomised, open-label, multicentre, phase 3 trial. Lancet. 2016;387:1629-1637. DOI:10.1016/S0140-6736(15)01283-0.

122. Nielsen TO, et al. Molecular characterisation of soft tissue tumours: a gene expression study. Lancet. 2002;359:1301-1307. DOI:10.1016/S0140-6736(02)08270-3.

123. Meza-Zepeda LA, et al. Array comparative genomic hybridization reveals distinct DNA copy number differences between gastrointestinal stromal tumors and leiomyosarcomas. Cancer Res. 2006;66: 8984-8993. DOI:10.1158/0008-5472.CAN-06-1972.

124. Lee YF, et al. Molecular classification of synovial sarcomas, leiomyosarcomas and malignant fibrous histiocytomas by gene expression profiling. Br J Cancer. 2003;88:510-5. DOI:10.1038/sj.bjc.6600766.

125. Koivisto-Korander R, Leminen A, Heikinheimo O. Mifepristone as treatment of recurrent progesterone receptor-positive uterine leiomyosarcoma. Obstet Gynecol. 2007;109:512-4. DOI:10.1097/01.AOG.0000223228.23289.0f.

126. D'Angelo E, Spagnoli LG, Prat J. Comparative clinicopathologic and immunohistochemical analysis of uterine sarcomas diagnosed using the World Health Organization classification system. Hum Pathol. 2009;4:1571-85. DOI:10.1016/j.humpath.2009.03.018.

127. Spano JP, et al. Long-term survival of patients given hormonal therapy for metastatic endometrial stromal sarcoma. Med Oncol. 2003;20:87-93. DOI:10.1385/MO:20:1:87.

128. Amant F, et al. Clinical study investigating the role of lymphadenectomy, surgical castration and adjuvant hormonal treatment in endometrial stromal sarcoma. Br J Cancer. 2007;97:1194-9. DOI:10.1038/sj.bjc.6603986.

129. Weitmann HD, Kucera H, Knocke TH, Pötter R. Surgery and adjuvant radiation therapy of endometrial stromal sarcoma. Wien Klin Wochenschr. 2002;114:44-49.

130. Mansi JL, Ramachandra S, Wiltshaw E, Fisher C. Endometrial stromal sarcomas. Gynecol Oncol. 1990;36:113-118. DOI:10.1016/0090-8258(90)90120-a.

131. Sutton G, et al. Whole abdominal radiotherapy in the adjuvant treatment of patients with stage III and IV endometrial cancer: a gynecologic oncology group study. Gynecol Oncol. 2005;97:755-63. DOI:10.1016/j.ygyno.2005.03.011.

132. Prat J. FIGO staging for uterine sarcomas. Int J Gynaecol Obstet. 2009;104:177-8, DOI:10.1016/j.ijgo.2008.12.008.

141

Tumores da Vagina e da Vulva

Andréia Cristina de Melo
Paulo Alexandre Ribeiro Mora
Angélica Nogueira-Rodrigues

Antonio Rodrigues Braga Neto
Jorge Fonte de Rezende Filho

DESTAQUES

- Lesões metastáticas na vagina são mais frequentes que o carcinoma primário e são provenientes do colo do útero, endométrio, ovário, vulva, reto, uretra, bexiga e do coriocarcinoma.
- O fator de risco mais importante, tanto para carcinomas primários de vagina como de vulva, é a infecção pelo papilomavírus humano (HPV).
- A vulva é sítio de uma grande variedade de tumores muito raros como melanoma, sarcomas e carcinomas de glândula de Bartholin, porém o tipo histológico mais frequente é o carcinoma de células escamosas.
- A recomendação atual de manejo cirúrgico de carcinomas de células escamosas e adenocarcinomas da vulva é a excisão radical ampla, incluindo margem mínima de 1 cm e avaliação de linfonodos inguinais por técnica de linfonodo sentinela ou linfadenectomia.
- Para a doença localmente avançada e metastática, o tratamento é realizado aos moldes do tratamento do carcinoma de colo uterino.

CÂNCER DE VAGINA

Introdução

As neoplasias primárias da vagina são doenças incomuns e de diagnóstico difícil. A maioria dos estudos é retrospectiva e praticamente todos descrevem a dificuldade em diferenciar as lesões primárias das doenças metastáticas de trato genital ou não, ou ainda a extensão direta de neoplasias da vulva ou do colo uterino.[1]

Nos últimos 28 anos de acompanhamento de neoplasias ginecológicas, o Instituto Nacional do Câncer (INCA) recebeu 26.678 mulheres com câncer ginecológico, sendo 242 casos classificados como neoplasia primária da vagina (dados não publicados). Em que pesem as dificuldades de classificação, variações nos procedimentos de estadiamento e diagnóstico histopatológico, 0,9% de diagnósticos primários são próximos ao que se observa em outras séries internacionais de centros de referência.[2] A raridade da apresentação exige uma abordagem multidisciplinar no processo decisório, que inclui o debate sobre as morbidades pelos tratamentos com as pacientes.

Anatomia e lesões precursoras

A vagina compreende uma estrutura tubular distensível com limite inferior no anel himenal e superior ao nível da cérvix (colo do útero); tem proximidade anterior anatômica com a bexiga e posterior com o reto. O primeiro desafio no diagnóstico de uma lesão detectada no canal vaginal é a exclusão de sítios de origem diversos desse órgão. Os principais são vulva, colo do útero, útero e ovário, além das doenças de disseminação local (reto, bexiga, uretra) e as neoplasias trofoblásticas gestacionais.[3]

Entre as histologias primárias, os carcinomas escamosos compreendem entre 80% e 90%, seguidos pelos adenocarcinomas, linfomas, melanoma e sarcomas botrioides – uma variante embrionária do rabdomiossarcoma.[2]

Assim como no câncer do colo do útero, o HPV é a principal causador do câncer vaginal de células escamosas. A prevenção primária segue tão somente a estratégia global na redução da infecção persistente pelo HPV: a vacinação. Análises de tendências temporais já são capazes de predizer a redução da incidência do câncer primário de vagina por essa estratégia.[4]

Entre mulheres submetidas à histerectomia por doença benigna não há recomendação formal de rastreamento de lesões vaginais;[5] em mulheres operadas como parte do tratamento de lesões precursoras ou carcinoma invasor detectado, e também nas submetidas à radioterapia definitiva, o seguimento com citologias vaginais é mandatório e tem boa correlação entre os achados citológicos e as pesquisas diretas para HPV.[6]

A persistência da infecção pelo HPV pode resultar na progressão para lesões precursoras instaladas, previamente classificadas como neoplasia intraepitelial vaginal graus 1 a 3 (*vaginal intraepithelial neoplasia* (VAIN)), atualmente conhecidas como "lesões intraepiteliais escamosas de alto grau" (*high grade squamous intraepithelial neoplasia* (HSIL) – equivalentes às VAIN 2 ou 3, ou baixo grau (*low grade squamous intraepithelial neoplasia* (LSIL)), anteriormente designado como VAIN 1.[7] O risco de progressão de HSIL para câncer invasor varia entre 2% e 12%.[8]

Ainda entre as histologias primárias da vagina, mulheres acometidas por adenocarcinoma podem ter como fator predisponente o uso de dietilestilbestrol (DES), um estrogênio sintético não esteroide pouco utilizado na atualidade, mas responsável por um aumento nos casos de adenocarcinoma primário – variante de células claras, entre mulheres jovens e meninas expostas intraútero ainda na década de 1970.[9,10] Ademais, os adenocarcinomas de vagina não relacionados à exposição ao DES são entidades raras, acontecendo principalmente na menopausa, com variantes mucinosas ou endometrioides.

Os rabdomiossarcomas são o principal grupo de tumores de partes moles em crianças e adolescentes, com cerca de um quinto dos casos acometendo o trato genital, sendo as lesões vaginais mais comuns em crianças, gerando sangramentos e, por vezes, protrusões vaginais violáceas ou *grape like*.[11]

Apresentação clínica e estadiamento

Mesmo em estágios iniciais, os tumores invasivos podem gerar sintomas dependendo da localização e do volume, entre os quais se destacam sangramento vaginal – pós-menopausa, pós-coito ou entre os períodos menstruais, leucorreia, dispareunia, dor pélvica, e em lesões mais volumosas podem acontecer sintomas urinários, como retenção urinária, hematúria, disúria ou polaciúria; as lesões de parede posterior podem causar tenesmo, constipação e sangramento retal.[3]

O estadiamento do câncer de vagina é estabelecido clinicamente (Federação Internacional de Ginecologia e Obstetrícia (FIGO)) e, assim como em câncer do colo do útero, o estadiamento clínico inicial não deve ser modificado por exames complementares invasivos ou achados de cirurgia. A Figura 141.1 sumariza o estadiamento FIGO para o câncer vaginal. A descrição histopatológica pode acrescentar a descrição da doença como elemento do pTNM, refinando o prognóstico da doença e definindo o tratamento adjuvante quando necessário.[12]

O estadiamento por imagem não muda a definição inicial de extensão de doença até o momento, porém é inegável seu valor para a definição de conduta mais adequada, evitando o tratamento inadequado para a extensão de doença.

A ressonância magnética apresenta maior sensibilidade na definição do tamanho tumoral, bem como da invasão paravaginal ou parametrial.[13] A tomografia com emissão de pósitrons (PET-TC) vem crescendo como ferramenta de avaliação da extensão linfonodal, bem como na monitorização de recorrência.[14]

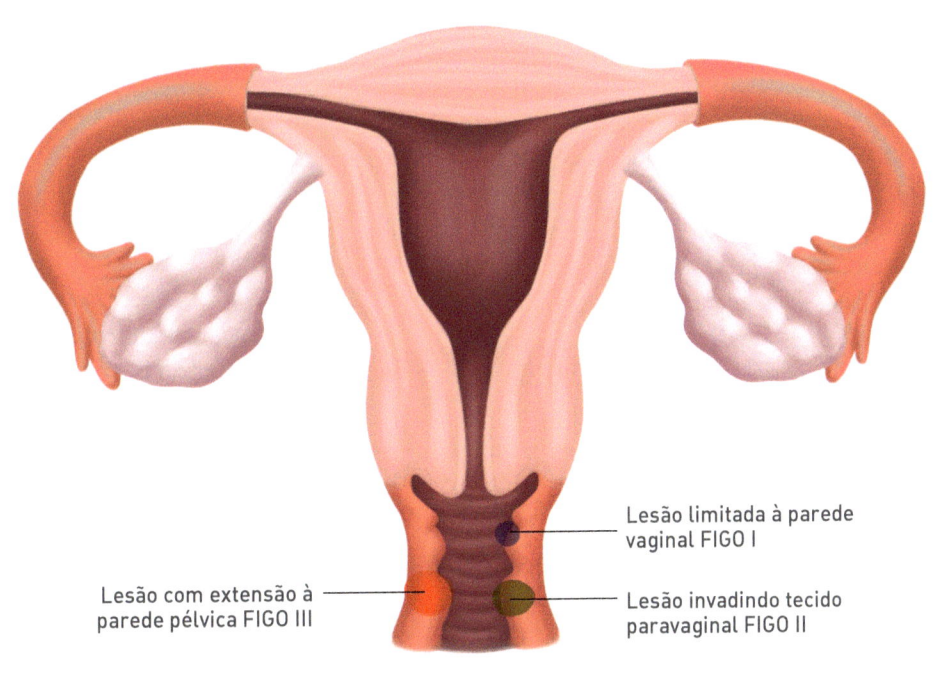

FIGURA 141.1 – Estadiamento FIGO para o câncer de vagina.
Fonte: Desenvolvida pela autoria.

Na avaliação inicial de um caso de lesão vaginal de origem neoplásica, todas as pacientes devem ser submetidas à anamnese detalhada, com informações sobre tratamento oncológico, ginecológico e procedimentos obstétricos anteriores, além de um exame vaginal especular completo, com sedação se necessária; quando há suspeita de comprometimento uretral ou vesical ou de trato gastrointestinal, a cistoscopia e a retossigmoidoscopia devem ser utilizadas de forma complementar. Por fim, a avaliação de função orgânica deve incluir hemograma completo, avaliação de eletrólitos e função renal. As lesões suspeitas devem ser biopsiadas, exceto para as lesões hipervasculares com alto risco de sangramento, como as secundárias de neoplasias trofoblásticas.[3]

Tratamento

O tratamento das neoplasias primárias da vagina apresenta muitas semelhanças com o tratamento de câncer do colo do útero: em estágios iniciais, a escolha é pela cirurgia, que deve levar em conta a localização e potenciais morbidades na avaliação pré-operatória. Nesse ponto, o uso de exames de imagem mais detalhados aumenta a precisão das indicações cirúrgicas curativas e, talvez ainda mais importante, evita ou contraindica as ressecções radicais incapazes de gerar a cura oncológica. Além disso, não há diferença de conduta entre os carcinomas escamosos e os adenocarcinomas.[2]

As doenças estádio I, menores que 2 cm e de localização proximal devem ser submetidas à histerectomia total, com colpectomia – pelo menos 1 cm de margem cirúrgica, salpingo-ooforectomia bilateral e linfadenectomia pélvica bilateral. Alguns autores incluem a vaginectomia radical na extensão dessa indicação. Nas lesões da vaginal distal há a possibilidade de ressecção local radical, incluindo linfadenectomia inguinal bilateral.[15,16]

Entre os estádios II a IVA, além das doenças locais cuja ressecabilidade não é possível ou quando há suspeita de envolvimento linfonodal pélvico (N1), a base do tratamento é a radioterapia com doses totais próximas a 70 Gy. Apesar de poucos dados objetivos e extrapolações a partir dos dados de câncer do colo do útero, a utilização de cisplatina semanal concomitante à radioterapia tem evidências de maior controle local e sobrevida quando comparada à utilização da radioterapia isolada.[17,18]

Como nas demais condutas, na doença metastática à distância, os esquemas de tratamento paliativo são extrapolados a partir dos tratamentos para câncer do colo do útero, em geral com taxas de controle de doença similares. Na atualidade, são aceitáveis os esquemas com base em platina, mesmo em paciente submetidas anteriormente à cisplatina como radiossensibilizante (cisplatina 40 mg/m² /semana intravenoso durante a radioterapia – 5 a 6 semanas), como a carboplatina AUC 5 e o paclitaxel 175 mg/m² a cada 3 semanas, por seis ciclos;[19] o acréscimo de bevacizumabe 15 mg/kg a cada 3 semanas pode aumentar o controle de doença e mesmo a sobrevida, porém suas toxicidades podem ser desafiadoras e faz-se necessária a seleção criteriosa de pacientes.[20] Deve-se encorajar a participação dessas pacientes em protocolos de pesquisa clínica que ofereçam opções mais promissoras, especialmente após a falha em 1ª linha, em pacientes com estado geral preservado e que tenham apresentado algum benefício com a terapêutica anterior.

Alguns aspectos do tratamento do câncer de vagina relacionados à sua localização anatômica e opções terapêuticas:

- em mulheres jovens, a transposição ovariana é considerada oncologicamente segura, para evitar a menopausa relacionada à radioterapia;
- mesmo em doenças localmente avançadas a cirurgia radical (incluindo exanterações) pode ser uma opção, principalmente quando envolve a correção de fístulas;
- as recidivas centrais podem ser tratadas também com ressecções amplas, sempre levando em consideração as morbidades obrigatoriamente envolvidas.[15]

Em países e regiões onde há limitação de recursos e do acesso ao tratamento especializado, o cenário mais comum é de pacientes com doenças localmente avançadas, muitas com sinais incipientes ou mesmo fístulas clinicamente detectáveis – e as diferentes infecções locorregionais associadas, alterações ureterais com ou sem disfunção renal detectável e variáveis graus de comprometimento do estado geral. Apesar das opções apresentadas, o que parece ser indispensável para essas pacientes são a abordagem multidisciplinar, o controle de dor, o manejo da disfunção renal e a integração do cuidado paliativo precoce.

Conclusões

O câncer de vagina é uma doença oncológica rara, que guarda similaridades com o câncer do colo do útero na maioria dos casos; todavia, apresenta variações de conduta que devem ser manejadas por uma equipe com experiência em ginecologia oncológica. A melhor perspectiva continua sendo a prevenção por vacinação de jovens e o acompanhamento especializado e mais abrangente em mulheres com risco aumentado, como naquelas previamente diagnosticadas com lesões precursoras ou tratadas por doenças oncológicas relacionadas à infecção pelo HPV.

CÂNCER DE VULVA

Introdução

O câncer de vulva é a quarta neoplasia ginecológica mais comum nos Estados Unidos.[21] O carcinoma de células escamosas é o tipo histológico mais comum, compreendendo pelo menos 75% dos casos.[22] Outras histologias incluem melanoma, carcinoma basocelular, adenocarcinoma da glândula de Bartholin, sarcomas e doença de Paget. A infecção pelo HPV está associada à maioria dos carcinomas de vulva. Os fatores de risco para o câncer de vulva incluem neoplasia intraepitelial do colo do útero, história prévia de câncer do colo do útero, tabagismo, líquen escleroso vulvar e as síndromes de imunodeficiência.[3]

Mulheres com câncer de vulva geralmente apresentam uma lesão vulvar, notada pela paciente ou por um médico ao exame clínico. Os sinais e sintomas de todos os tipos histológicos de malignidade vulvar são semelhantes. Muitas pacientes são assintomáticas no momento do diagnóstico, mas algumas pacientes apresentam prurido vulvar ou sangramento. Disúria, sangramento retal, linfadenomegalia inguinal ou edema nos membros inferiores são sintomas menos frequentemente encontrados e sugerem doença avançada.

A avaliação diagnóstica do câncer de vulva inclui a avaliação dos fatores de risco e dos sintomas, um exame pélvico completo, com atenção à inspeção e à palpação da vulva e da região inguinal bilateral quanto a lesões, alterações de cor, massas ou ulceração e biópsia de lesões grosseiramente visíveis que levantam suspeita de câncer.[23] O estadiamento do câncer de vulva estabelecido pelo American Joint Committee on Cancer (AJCC) e pela FIGO é híbrido, levando em consideração aspectos clínicos, cirúrgicos e patológicos, visto que o principal fator prognóstico é a metástase linfonodal.

Tratamento da doença inicial e localmente avançada

A decisão sobre a abordagem inicial do câncer de vulva deve basear-se no estádio da doença, na viabilidade de ressecção completa e na condição clínica da paciente. Para a maioria das pacientes em boas condições clínicas e sem evidência de doença à distância, o tratamento-padrão é a cirurgia e o tratamento adjuvante é indicado na dependência da presença de critérios clínicos de maior risco.

A recomendação atual de manejo cirúrgico de carcinomas de células escamosas e adenocarcinomas da vulva é a excisão radical ampla, incluindo margem mínima de 1 cm e avaliação de linfonodos inguinais por técnica de linfonodo sentinela ou linfadenectomia. No caso de lesões invasivas multifocais, a excisão isolada de cada uma das lesões deve ser considerada. A abordagem cirúrgica deve ser cuidadosamente planejada para se evitarem morbidade e desfiguração do órgão.

Em lesões que invadem menos de 1 mm de profundidade, pode ser omitida a avaliação linfonodal. Se tumores unifocais, > 1 mm de profundidade, < 4 cm de extensão e sem linfonodo suspeito à palpação ou por imagem, a avaliação por linfonodo sentinela deve ser o método eleito. Nos casos em que houver falha da técnica de linfonodo sentinela e o linfonodo não for identificado, deve ser feita linfadenectomia. Quando a linfadenectomia for necessária, devem ser retirados linfonodos femorais superficiais e profundos. Se a lesão está a mais de 1 cm da linha média, a avaliação linfonodal contralateral pode ser omitida; porém, se a lesão está dentro de 1 cm da linha média, a avaliação linfonodal bilateral é necessária.[24]

Em pacientes com linfonodos negativos, os dados sobre tratamento adjuvante são limitados. Recomenda-se que, a pacientes com tumores maiores que 4 cm e com aqueles com margens positivas ou exíguas (≤ 8 mm), seja oferecida radioterapia adjuvante.[25,26] No entanto, sempre que possível reabordagem para ampliação de margens, esta deve ser preferida para se evitarem fibrose e estenose vaginais que são efeitos colaterais frequentes da radioterapia nesse sítio. Em análise retrospectiva, pacientes com margens subótimas submetidas à radioterapia têm sobrevida similiar à daquelas com margens livres; no entanto, em pacientes com margens subótimas que não recebem radioterapia, a sobrevida é afetada. Segundo estudo retrospectivo com 257 pacientes, a sobrevida em 5 anos em pacientes com margens positivas foi de apenas 29% no grupo que não recebeu radioterapia, comparada à sobrevida de 68% no braço do tratamento.[26] Quando indicada, a radioterapia adjuvante deve ser iniciada em até 6 semanas do tratamento cirúrgico.

Em pacientes com comprometimento linfonodal, o tratamento adjuvante com radioterapia ou quimiorradioterapia tem impacto positivo em desfechos clínicos e deve ser indicado, quando tolerado pela paciente. Estudo retrospectivo com 447 pacientes revelou aumento na sobrevida livre de progressão (SLP) em pacientes que receberam radioterapia adjuvante comparado ao grupo de observação (40 versus 26%, respectivamente; Hazard ratio [HR] 0,67, IC 95% 0,51-0,88), sem, entretanto, impactar a sobrevida global (SG).[27] Há muita controvérsia sobre quando indicar quimioterapia combinada à radioterapia e consensos internacionais defendem seu uso quando há mais de um linfonodo comprometido com doença micrometastática e em toda paciente com comprometimento macrometastático.[28-30] O acréscimo de quimioterapia encontra respaldo em estudo que analisou 1.700 casos do US National Database com linfonodos positivos: o acréscimo de quimioterapia à radioterapia foi associado a uma tendência de redução do risco de morte (HR 0,81, IC 95% 0,65-1,01).[31] O tratamento quimioterápico citotóxico mais comumente usado concomitantemente à radioterapia emprega a cisplatina semanal na dose de 40 mg/m², e ressalta-se que ocorre significativa toxicidade cutânea, além dos demais efeitos frequentes após o uso de cisplatina.

Para pacientes com doença localmente avançada, irressecável, a quimiorradioterapia definitiva deve ser o tratamento de escolha.[24] São candidatas à quimiorradioterapia pacientes com envolvimento anorretal, uretral e vesical (para se evitarem ostomias), lesões fixas a ossos e envolvimento linfonodal inguinal grosseiro (independentemente de se linfadenectomia foi realizada). A radioterapia deve incluir a vulva e a região inguinal bilateral, apesar de não haver dado prospectivo robusto que sustente essa última recomendação. Quando houver condição clínica para quimioterapia, o tratamento de escolha utiliza cisplatina semanal na dose de 40 a 50 mg/m². Não há estudo prospectivo comparando radioterapia versus quimiorradioterapia em pacientes com câncer de vulva irressecável. Uma metanálise de 2011 incluindo três estudos, sendo um randomizado, revelou que quimiorradioterapia não foi inferior à cirurgia em sobrevida global[32] e, apesar de esse dado não informar sobre eficácia da radioterapia isolada, tem sido a base para indicação de quimiorradioterapia nesse contexto clínico.

Tratamento da doença avançada

Para pacientes que se apresentam inicialmente com estádio IVB ou com doença recorrente envolvendo a região pélvica, múltiplos sítios e/ou doença metastática à distância, a combinação de carboplatina e paclitaxel é a escolha aos moldes do tratamento do câncer do colo do útero mestastático, já que não existem estudos prospectivos de quimioterapia de 1ª linha para essa população.[20] Para pacientes que progridem após quimioterapia de 1ª linha, as opções de tratamento também refletem as de mulheres com câncer do colo do útero metastático. Assim como nas outras neoplasias HPV dependentes, as imunoterapias têm sido testadas em estudos clínicos em pacientes com câncer de vulva avançado.

REFERÊNCIAS

1. Hacker NF, Eifel PJ, van der Velden J. Cancer of the vagina. International Journal of Gynecology & Obstetrics. 2015;131:84-7.
2. Adams TS, Cuello MA. Cancer of the vagina. International Journal of Gynecology & Obstetrics. 2018;143:14-21.
3. Sam A, George J, Mathew B. Less common gynecologic malignancies: an integrative review. Seminars in Oncology Nursing. 2019;35:175-81.
4. Hansen BT, Campbell S, Nygård M. Long-term incidence trends of HPV-related cancers, and cases preventable by HPV vaccination: a registry-based study in Norway. BMJ Open. 2018;8:1-9.
5. Farghaly H, Bourgeois D, Houser PM, Padmanabhan V, Lage JM, Hoda RS. Routine vaginal pap test is not useful in women status-post hysterectomy for benign disease. Diagn Cytopathol. 2006;34:640-3.
6. Bansal M, Austin RM, Zhao C. Correlation of histopathologic follow-up findings with vaginal human papillomavirus and low-grade squamous intraepithelial lesion papanicolaou test results. Archives of Pathology and Laboratory Medicine. 2011;135:1545-9.
7. Reich O, Regauer S, Marth C, Schmidt D, Horn LC, Dannecker C, et al. Precancerous lesions of the cervix, vulva and vagina according to the 2014 WHO Classification of Tumors of the Female Genital Tract. Geburtshilfe und Frauenheilkunde. 2015;75:1018-20.
8. Hodeib M, Cohen JG, Mehta S, Rimel BJ, Walsh CS, Li AJ, et al. Recurrence and risk of progression to lower genital tract malignancy in women with high grade VAIN. Gynecologic Oncology. 2016;141:507-10.
9. Herbst AL, Ulfelder H, Poskanzer DC. Adenocarcinoma of the vagina: association of maternal stilbestrol therapy with tumor appearance in young women. New England Journal of Medicine. 1971;284:878-81.
10. Huo D, Anderson D, Palmer JR, Herbst AL. Incidence rates and risks of diethylstilbestrol-related clear-cell adenocarcinoma of the vagina and cervix: update after 40-year follow-up. Gynecologic Oncology. 2017;146:566-71.
11. Zeisler H, Mayerhofer K, Joura EA, Bancher-Todesca D, Kainz C, Breitenecker G, et al. Embryonal rhabdomyosarcoma of the uterine cervix: case report and review of the literature. Gynecol Oncol.1998;69:78-83.

12. Rajaram S, Maheshwari A, Srivastava A. Staging for vaginal cancer. Best practice and research: Clinical obstetrics and gynaecology. 2015;29:822-32.
13. Gardner CS, Sunil J, Klopp AH, Devine CE, Sagebiel T, Viswanathan C, et al. Primary vaginal cancer: Role of MRI in diagnosis, staging and treatment. Br J Radiol. 2015;88(1052):20150033.
14. Lamoreaux WT, Grigsby PW, Dehdashti F, Zoberi I, Powell MA, Gibb R, et al. FDG-PET evaluation of vaginal carcinoma. International Journal of Radiation Oncology Biology Physics. 2005;62:733-7.
15. Tjalma WA, Monaghan JM, de Barros Lopes A, Naik R, Nordin AJ, Weyler JJ. The role of surgery in invasive squamous carcinoma of the vagina. Gynecol Oncol. 2001;81:360-5.
16. Di Donato V, Bellati F, Fischetti M, Plotti F, Perniola G, Panici PB. Crit Rev Oncol Hematol. 2012;81(3):286-95.
17. Lian J, Dundas G, Carlone M, Ghosh S, Pearcey R. Twenty-year review of radiotherapy for vaginal cancer: an institutional experience. Gynecol Oncol. 2008;111:298-306.
18. Kirkbride P, Fyles A, Rawlings GA, Manchul L, Levin W, Murphy KJ, et al. Carcinoma of the vagina-experience at the Princess Margaret Hospital (1974-1989). Gynecol Oncol. 1995;56(3):435-43.
19. Saito I, Kitagawa R, Fukuda H, Shibata T, Katsumata N, Konishi I, et al. A Phase III Trial of paclitaxel plus carboplatin versus paclitaxel plus cisplatin in stage IVB, persistent or recurrent cervical cancer: gynecologic cancer study group/Japan clinical oncology group study (JCOG0505). Jpn J Clin Oncol. 2010;40(1):90-3.
20. Tewari KS, Sill MW, Penson RT, Huang H, Ramondetta LM, Landrum LM, et al. Bevacizumab for advanced cervical cancer: final overall survival and adverse event analysis of a randomised, controlled, open-label, phase 3 trial (gynecologic oncology group 240). The Lancet. 2017;390:1654-63.
21. Siegel RL, Miller KD, Jemal A. Cancer Statistics, 2017. CA Cancer J Clin. 2017;67(1):7-30.
22. Schuurman MS, van den Einden LC, Massuger LF, Kiemeney LA, van der Aa MA, de Hullu JA. Trends in incidence and survival of Dutch women with vulvar squamous cell carcinoma. Eur J Cancer. 2013;49(18):3872-80.
23. Collins CG, Lee FY, Roman-Lopez JJ. Invasive carcinoma of the vulva with lymph node metastasis. Am J Obstet Gynecol. 1971;109(3):446-52.
24. Oonk MHM, Planchamp F, Baldwin P, Bidzinski M, Brännström M, Landoni F, et al. European Society of Gynaecological Oncology Guidelines for the management of patients with vulvar cancer. Int J Gynecol Cancer. 2017;27(4):832-7.
25. Chapman BV, Gill BS, Viswanathan AN, Balasubramani GK, Sukumvanich P, Beriwal S. Adjuvant radiation therapy for margin-positive vulvar squamous cell carcinoma: defining the ideal dose-response using the national cancer data base. Int J Radiat Oncol Biol Phys. 2017;97:107-17.
26. Ignatov T, Eggemann H, Burger E, Costa SD, Ignatov A. Adjuvant radiotherapy for vulvar cancer with close or positive surgical margins. J Cancer Res Clin Oncol. 2016;142(2):489-95.
27. Mahner S, Jueckstock J, Hilpert F, Neuser P, Harter P, de Gregorio N, et al. Adjuvant therapy in lymph node-positive vulvar cancer: the AGO-CaRE-1 study. J Natl Cancer Inst. 2015;107.
28. Chan JK, Sugiyama V, Pham H, Gu M, Rutgers J, Osann K, et al. Margin distance and other clinico-pathologic prognostic factors in vulvar carcinoma: a multivariate analysis. Gynecol Oncol. 2007;104(3):636-41.
29. Homesley HD, Bundy BN, Sedlis A, Adcock L. Radiation therapy versus pelvic node resection for carcinoma of the vulva with positive groin nodes. Obstet Gynecol. 1986;68(6):733-40.
30. Parthasarathy A, Cheung MK, Osann K, Husain A, Teng NN, Berek JS, et al. The benefit of adjuvant radiation therapy in single-node-positive squamous cell vulvar carcinoma. Gynecol Oncol. 2006;103:1095-9.
31. Gill BS, Bernard ME, Lin JF, Balasubramani GK, Rajagopalan MS, Sukumvanich P, et al. Impact of adjuvant chemotherapy with radiation for node-positive vulvar cancer: A National Cancer Data Base (NCDB) analysis. Gynecol Oncol. 2015;137:365-72.
32. Shylasree TS, Bryant A, Howells RE. Chemoradiation for advanced primary vulval cancer. Cochrane Database Syst Rev. 2011;2011(4):CD003752.

142 Doença Trofoblástica Gestacional

Antonio Rodrigues Braga Neto
Paulo Alexandre Ribeiro Mora
Andréia Cristina de Melo

Angélica Nogueira-Rodrigues
Jorge Fonte de Rezende Filho

DESTAQUES

- Doença trofoblástica gestacional (DTG) é termo aplicado ao espectro de anomalias do trofoblasto viloso placentário, distintas entre si do ponto de vista clinicopatológico, agrupadas em formas benignas, representada pela mola hidatiforme completa (MHC) e parcial (MHP), e formas malignas, em que se incluem a mola invasora, coriocarcinoma, tumor trofoblástico de sítio placentário (TTSP) e tumor trofoblástico epitelioide (TTE) caracterizando a neoplasia trofoblástica gestacional (NTG).
- O estadiamento da NTG envolve classificação de risco baseada na avaliação de fatores prognósticos, tais como os sítios de metástase e os níveis de beta HCG. A classificação de risco orienta a estratégia de tratamento sistêmico de escolha. Os casos de baixo risco são tratados com esquemas únicos (metotrexato ou actinomicina D), enquanto o risco alto e ultra-alto risco, apresentam indicação de regimes combinados, tal como o regime EMA-CO. Quimioterapia de indução com EP (cisplatina e etoposído) pode ser considerada em alguns casos, especialmente em ultra-alto risco.

INTRODUÇÃO

Doença trofoblástica gestacional (DTG) é termo aplicado ao espectro de anomalias do trofoblasto viloso placentário, distintas entre si do ponto de vista clinicopatológico, agrupadas em formas benignas, representada pela mola hidatiforme completa (MHC) e parcial (MHP), e formas malignas, em que se incluem a mola invasora, coriocarcinoma, tumor trofoblástico de sítio placentário (TTSP) e tumor trofoblástico epitelioide (TTE) caracterizando a neoplasia trofoblástica gestacional (NTG).[1-4]

A importância clínica da DTG está em acometer mulheres jovens, em idade reprodutiva, que, após apresentar uma gestação, podem evoluir para o câncer da placenta – a NTG.[5,6]

A possibilidade de diagnóstico precoce, a disponibilidade de marcador tumoral e a excepcional resposta clínica aos antineoplásicos tornam essa moléstia única e obrigatória ao tirocínio clínico dos médicos em geral e do oncologista em especial.[7,8]

É objetivo deste capítulo sintetizar o essencial em DTG para oncologistas, salientando seus aspectos obstétricos fundamentais, como também enfatizar as questões oncológicas de diagnóstico, estadiamento, tratamento e seguimento dessas mulheres.

MOLA HIDATIFORME

A mola hidatiforme (MH) decorre de fertilização anômala do ovo e apresenta diversos graus de proliferação trofoblástica, com ou sem presença de embrião. A MH pode-se apresentar como MH completa (MHC) ou parcial (MHP).[9]

Cerca de 90% das MHC têm um cariótipo 46 XX, pois são provenientes da duplicação de um oócito sem conteúdo genético materno, fecundado por um espermatozoide haploide. Os outros 10% são provenientes da fecundação de um oócito vazio por dois espermatozoides, originando, portanto, um cariótipo 46 XX ou 46 XY (fenômeno da dispermia).[9]

Já na MHP, é possível a identificação de tecido embrionário. Sua origem citogenética decorre da fecundação de um oócito normal por dois espermatozoides, originando células triploides 69 XXY.[9]

A origem genética díspar dessas formas clínicas de MH determina diferentes propensões para desenvolvimento de NTG. Enquanto apenas entre 1% e 5% das pacientes com MHP evolvem para NTG, cerca de 15% a 20% assim o fazem entre as pacientes com MHC.[1-4]

A incidência de MH nas gestações é variável conforme a região estudada. Nos Estados Unidos, é de 1 em 1.500 gestações. Nos países asiáticos, a incidência de mola hidatiforme é mais elevada, tanto como 1 em 400 gestações.[1-4] No Brasil, não há estatística confiável, mas acredita-se que haja 1 caso dessa doença para 200 a 400 gestações normais, o que torna essa doença pouco frequente e, por isso, desconhecida da população e mesmo de muitos médicos.[4]

Sintomatologia da mola hidatiforme

A apresentação clínica da MH vem mudando ao longo dos últimos 30 anos, principalmente pela evolução tecnológica dos aparelhos de ultrassonografia (USG).[10,11] Sabe-se que as alterações clínicas como o sangramento genital (com ou sem anemia), o útero aumentado para a idade gestacional, os cistos tecaluteínicos e a hiperemese são os achados mais comuns nas pacientes com gravidez molar.[10,11] Já a pré-eclampsia precoce, hipertireoidismo e a síndrome de angústia respiratória aguda são hoje fenômenos bissextos.[12] Sintomatologia clínica exuberante reflete hiperplasia trofoblástica marcante e maior risco de progressão para NTG.[10,11]

Diagnóstico da mola hidatiforme

O diagnóstico da MH ocorre geralmente no 1º trimestre de gravidez. A anamnese e o exame físico deixam entrever situações suspeitas e já aludidas.[13]

Sem dúvida, a dosagem de hCG mostra valores elevados, frequentemente maior que 100.00,00 UI/L, muitas vezes não compatível com a idade gestacional, auxiliando no diagnóstico.[14] Ainda de valia será a dosagem de hCG nos casos em que a histopatologia é inconclusiva (notadamente em casos de aborto hidrópico) ou quando não se dispõe de avaliação histopatológica de produto de esvaziamento uterino.

A MHC é facilmente visualizada pela USG, quando se observa eco endometrial hiperecoico, preenchido por imagens hipoanecogênicas, irregulares, centrais ou margeando o miométrio, na ausência de embrião-feto (Figuras 142.1 e 142.2). É frequente o útero encontrar-se aumentado para a idade gestacional e os ovários apresentarem policistose (múltiplas formações císticas, de 4 cm a 8 cm, anecogênico, bem delimitado, geralmente bilateral) (Figuras 142.3 e 142.4). Nesses casos, 80% das MHC são diagnosticadas à USG.[13]

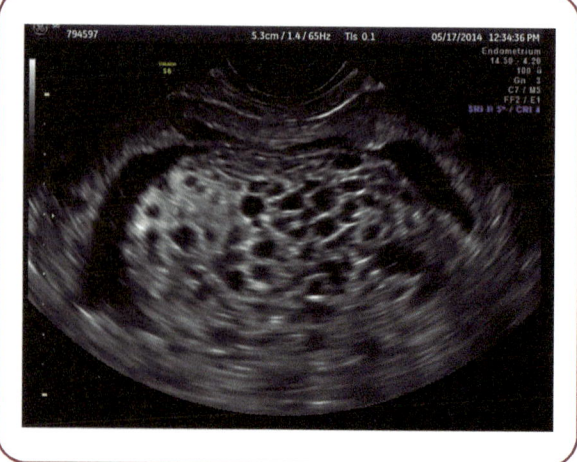

FIGURA 142.1 – Ultrassonografia sugestiva de mola hidatiforme completa. São evidentes as formações anecogênicas permeando a cavidade endometrial.
Fonte: Acervo da autoria.

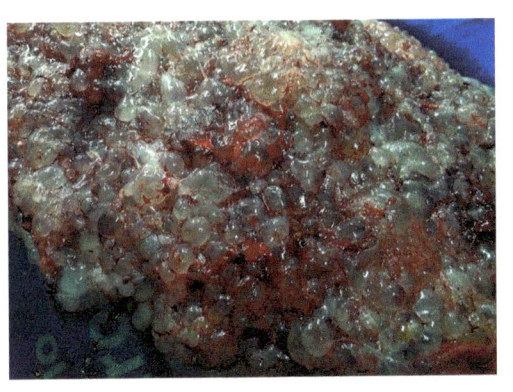

FIGURA 142.2 – Macroscopia de mola hidatiforme completa de 2º trimestre. Notar as vesículas de grandes dimensões e a ausência de anexos fetais.
Fonte: Acervo da autoria.

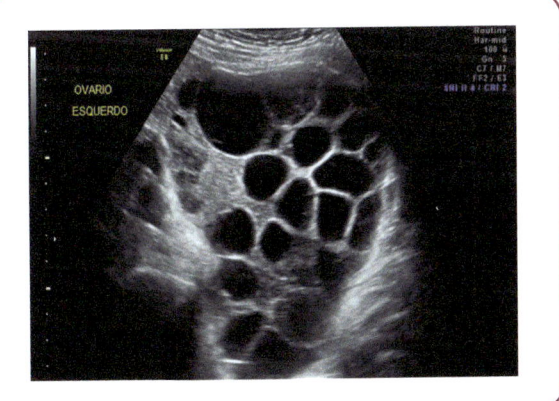

FIGURA 142.3 – Ultrassonografia mostrando cistos-tecaluteínicos aumentados de tamanho.
Fonte: Acervo da autoria.

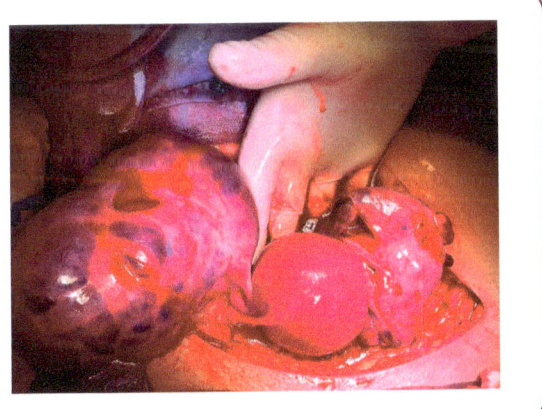

FIGURA 142.4 – Macroscopia dos cistos teca-luteínicos. Essas alterações ovarianas não demandam intervenção, via de regra, exceto quando se rompem e determinam hemoperitônio, como mostrado nessa foto.
Fonte: Acervo da autoria.

O diagnóstico da MHP, estando íntegro o feto, não oferece dificuldade após a 12ª semana de gestação. A suspeita diagnóstica é fortalecida ao se visualizarem imagens de feto com áreas hidrópicas e hiperecogências tipo "flocos de neve" no sítio placentário (Figuras 142.5 e 142.6). O feto apresenta malformações grosseiras, mais bem vistas no 2º trimestre, como mostra a Figura 142.7. A USG reconhecerá 90% das MHP com as alterações clássicas descritas. Infelizmente, esse não é o cenário mais frequente. Em verdade, o cenário da MHP diagnosticada precocemente é tão inespecífico que resulta em que mais de 70% desses casos não sejam diagnosticados pela USG.[13]

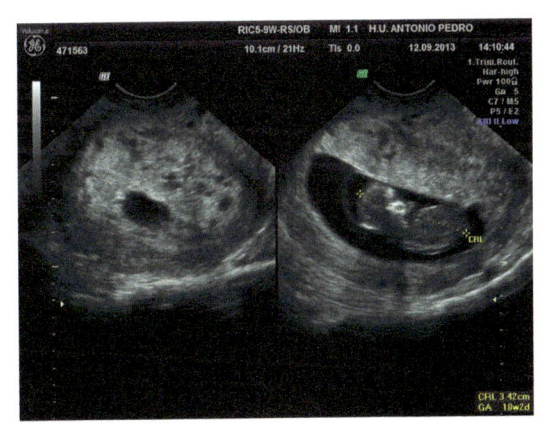

FIGURA 142.5 – Ultrassonografia compatível com mola hidatiforme parcial. Percebe-se a presença embrionária algo hidrópica diante de área placentária repleta de material amorfo e sonoluscente.
Fonte: Acervo da autoria.

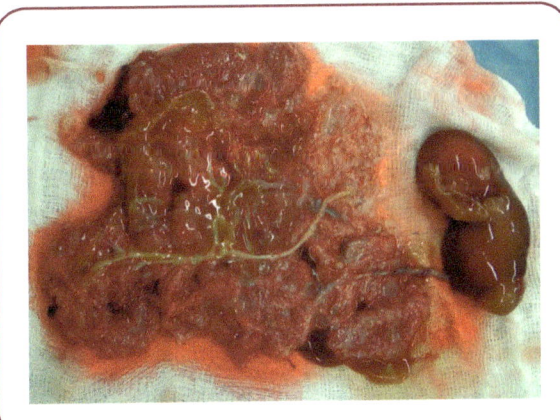

FIGURA 142.6 – Macroscopia de mola hidatiforme parcial de primeiro trimestre.
Fonte: Acervo da autoria.

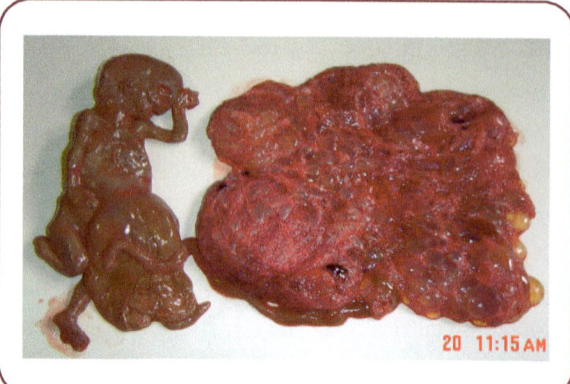

FIGURA 142.7 – Macroscopia de mola hidatiforme parcial de 2º trimestre.
Fonte: Acervo da autoria.

Tratamento da mola hidatiforme

Uma vez identificadas as pacientes com suspeita de MH, elas deverão ser encaminhadas para centros de referência onde serão submetidas ao esvaziamento uterino da mola hidatiforme.[15]

Depois de anamnese minuciosa e exame físico completo, são recomendados os seguintes exames pré-operatórios: tipo sanguíneo; fator Rh (aplicar imunoglobulina anti-Rh nas pacientes com MHP que forem Du negativo); hemograma completo; AST; ALT; EAS; radiografia de tórax; hCG. Pacientes com fundo de útero maior que 20 cm devem ter avaliado ainda os níveis de TSH, T_4 livre a fim de diagnosticar hipertireoidismo e eletrocardiograma para avaliar a função cardíaca. Reserva de concentrados de hemácias deve ser feita para todos os casos. Saliente-se que estão proscritos os métodos de esvaziamento uterino por prostaglandinas ou ocitocina, incriminadas em aumentar o risco de embolização trofoblástica. Recomenda-se o uso de aspiração uterina a vácuo, uma vez que a curetagem concorre para maior chance de perfuração uterina, amolecidos e aumentados estão esses úteros. Recomenda-se parcimônia na infusão de ocitocina durante o esvaziamento uterino, reservada para os casos de hemorragia.[16]

Seguimento pós-molar

Após o esvaziamento uterino, inicia-se o seguimento pós-molar, cujo objetivo é monitorar a curva de hCG a fim de se detectar evolução para NTG. As dosagens de hCG devem ser realizadas semanalmente até a ocorrência da remissão da doença – quando os níveis de hCG permanecem persistentemente abaixo de 5 UI/L, ao menos por 3 semanas.[17]

A molécula de hCG é complexa e, por isso, recomendamos no seguimento pós-molar o uso do quite DPC *Immulite*, capaz de analisar todas as frações de hCG. Quando isso não for possível, deve-se dar preferência ao uso do mesmo quite a fim de se evitarem variações no método de leitura hormonal.[14]

Fundamental no seguimento pós-molar é a contracepção sistemática a fim de se evitar gravidez, cujo hCG placentário não permitiria diferençar hCG de origem tumoral.[18,19]

NEOPLASIA TROFOBLÁSTICA GESTACIONAL

A NTG é tumor originário da gravidez, que, em 50% das vezes, advém após MH, mas que sobrevém em 25% após abortamentos ou gravidez ectópica e 25% após gestações de termo ou pretermo.[1-3] Já o TTSP e o TTE seguem gestações a termo ou abortamentos não molares em 95% das vezes.[1-4]

O pilar do diagnóstico da NTG é a monitorização de hCG. As biópsias de lesões metastática são, ordinariamente, desaconselhadas, pelo risco de hemorragia profusa e morte. A histopatologia não é essencial para iniciar o diagnóstico da neoplasia trofoblástica gestacional.[20]

A NTG é doença altamente responsiva à quimioterapia, consignando altas taxas de cura, mesmo em casos multimetastáticos.[1-4]

Por ser doença rara, deve a neoplasia trofoblástica gestacional ser tratada em centros de referência, com equipe multiprofissional versada no tratamento desses tumores, capaz de evitar, em cerca de 10 vezes, a ocorrência de morte dessas mulheres.[15,21,22]

Patogênese e subtipos histológicos

A apresentação clínica da NTG é mais importante do ponto de vista do tratamento e do prognóstico do que o diagnóstico histológico preciso.

A mola invasora é doença confinada ao útero, caracterizada pela presença de vilosidades coriônicas hidrópicas, com proliferação trofoblástica que invadem diretamente o miométrio, como mostra a Figura 142.8. Raramente alcançam locais extrauterinos. Seu diagnóstico é habitualmente clínico (NTG não metastática) e não histológico. A ultrassonografia fornece subsídios de valor ao mapear, pelo Doppler colorido, a invasão do miométrio pelo trofoblasto.[23]

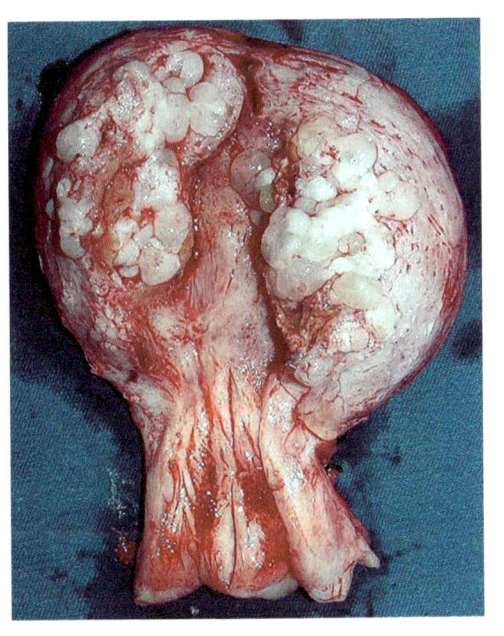

FIGURA 142.8 – Mola invasora. Notar a presença de vesículas ocupando a intimidade miometrial. Histerectomia feita por rotura uterina e hemoperitônio.
Fonte: Acervo da autoria.

Já a constituição celular do coriocarcinoma é dimórfica, com a presença de sincício e citotrofoblasto, mas não forma estrutura vilosa. É muito invasivo e metastático, podendo se localizar em qualquer parte do útero, como pode ser visto na Figura 142.9. Ele tem superfície vermelho-escura (devido às hemorragias frequentes, repetidas, e à destruição de vasos).[23]

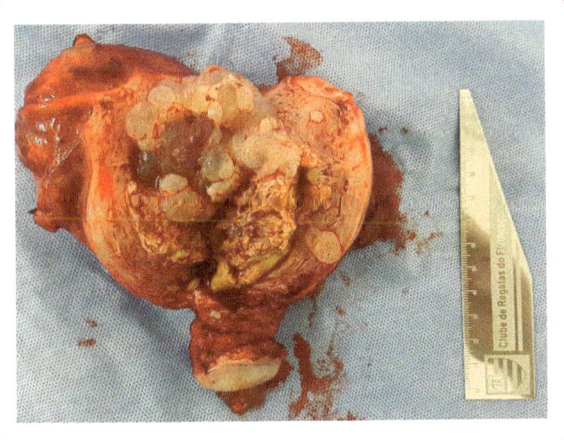

FIGURA 142.9 – Coriocarcinoma. Observa-se grande área necro-hemorrágica ocupando grande parte do útero. Histerectomia feita por quimiorresistência.
Fonte: Acervo da autoria.

O TTSP forma uma massa branco-amarelada que invade o miométrio, podendo projetar-se para a cavidade uterina, assumindo aspecto polipoide, como mostra a Figura 142.10. É caracterizada pela ausência de vilosidades, com proliferação de trofoblasto intermediário (extraviloso), apresentando constituição celular monomórfica, caracterizado por célula grande, poligonal e irregular. O número de células de sinciciotrofoblasto está diminuído no TTSP, o que se reflete nos baixos níveis de hCG usualmente encontrados. O TTSP apresenta positividade difusa para hPL (lactogênio placentário humano) e MEL-CAM (CD146) (anticorpo específico do trofoblasto intermediário), sendo fracamente positivo para hCG e PLAP (fosfatase alcalina placentária). No TTSP, ao contrário do que ocorre no CCA, não há tendência à invasão vascular precoce e generalizada.[24-26]

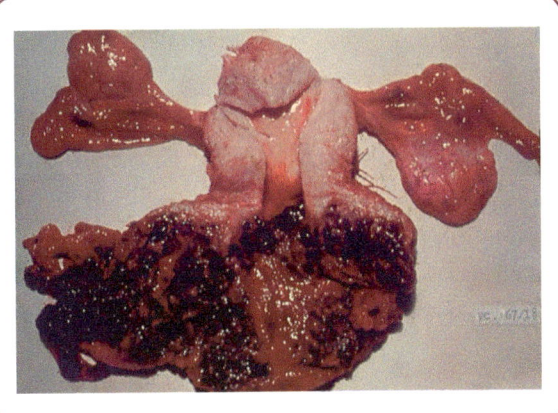

FIGURA 142.10 – Tumor trofoblástico do sítio placentário. Presença de grande metástase vaginal, sangrante. Tentou-se exérese da área tumoral, sem sucesso, evolvendo a paciente a óbito por choque hemorrágico.
Fonte: Acervo da autoria.

Já o TTE é uma rara neoplasia e representa a mais nova categoria entre as NTG, reportada inicialmente como múltiplos nódulos uterinos de trofoblasto intermediário, como apresentado na Figura 142.11. O estudo imuno-histoquímico do TTE mostra imunoexpressão focal dos marcadores trofoblásticos hPL e hCG e positividade para cytoqueratin 18, antígeno epitelial de membrana (EMA), p63, PLAP e inibina alfa e taxa de proliferação celular (Ki-67) > 10%.[27]

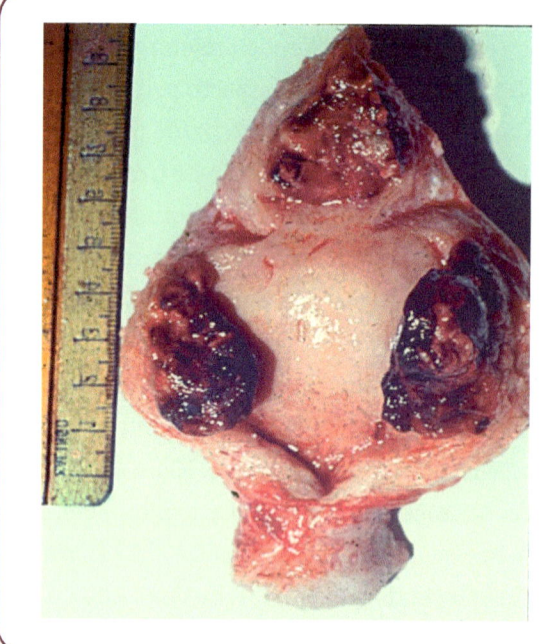

FIGURA 142.11 – Tumor trofoblástico epitelioide. Pode-se observar área neoplásica uterina multinodular. Histerectomia feita por quimiorresistência, na vigência de níveis baixos persistentes de hCG.
Fonte: Acervo da autoria.

A apresentação clínica da NTG é variável, dependente do evento gestacional que a originou, da extensão da doença e de seu diagnóstico anatomopatológico.[1-4]

Útero aumentado de volume, sangramento transvaginal irregular e persistência dos cistos tecaluteínicos nos ovários são sinais sugestivos de NTG.[1-4] No entanto, mais de 50% das pacientes com NTG pós-molar não apresentam nenhum achado clínico e o diagnóstico é feito somente pelo platô ou aumento do hCG sérico dosado durante o seguimento após o esvaziamento uterino.[1-4] A disseminação da NTG ocorre via hematogênica, mais frequentemente para pulmão (80%), vagina (30%), cérebro (10%) e fígado (10%).[1-4] As mestástases pulmonares são, em geral, assintomáticas; porém, quando extensas, podem provocar dispneia, tosse, hemoptise e dor torácica.[1-4] Nódulos vaginais metastáticos ocorrem mais frequentemente nos fórnices e região suburetral, como mostra a Figura 142.12. Podem causar leucorreia purulenta e sangramento de difícil controle uma vez que apresentam exuberante vascularização.[1-4] Sangramento resultante de perfuração uterina ou lesões metastáticas cursam com dor abdominal, hemoptise, melena e sinais e sintomas de aumento da pressão intracraniana como cefaleia, convulsões, alterações na fala, distúrbios visuais e hemiplegia.[1-4] É a NTG perfundida por circulação anômala, aberrante, com vasos frágeis que apresentam tendência ao sangramento. Pelo elevado risco de hemorragia, biópsias de sítios metastáticos não são recomendadas.[1-4] Em quase todas as pacientes com TTSP e TTE, há sangramento uterino anormal, após longo período do evento gestacional anterior.[1-4]

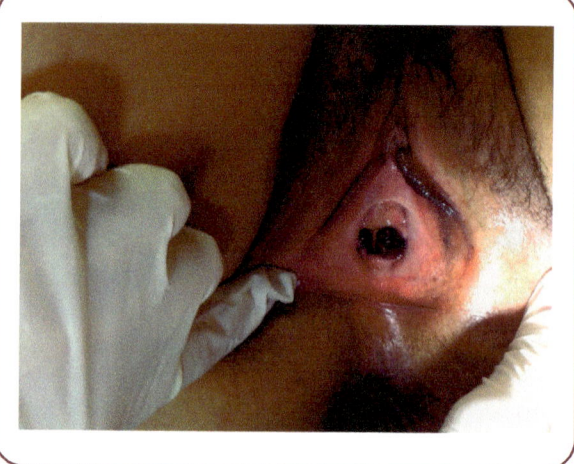

FIGURA 142.12 – Metástase de neoplasia trofoblástica gestacional na vagina.
Fonte: Acervo da autoria.

Uma vez que os sintomas podem ser mínimos ou até mesmo ausentes, e o antecedente gestacional, remoto, o diagnóstico de NTG deve ser suspeitado em toda mulher em idade reprodutiva com sintomas pulmonares ou sistêmicos inexplicáveis, notadamente na presença de metástases com sítio desconhecido de neoplasia primária.[1-4]

Diagnóstico da neoplasia trofoblástica gestacional

A avaliação sérica quantitativa de hCG é o pilar diagnóstico da NTG pós-molar, cujos critérios diagnósticos são apresentados a seguir:[20,28]

1. Quatro valores ou mais de hCG em platô em um período superior a 3 semanas, ou seja, nos dias 1, 7, 14 e 21;
2. Aumento nos níveis de hCG por três medidas consecutivas ou mais, ao menos por 2 semanas, ou seja, nos dias 1, 7 e 14;
3. Diagnóstico histológico de coriocarcinoma.[29]

Ademais, podem ser incluídos como critérios diagnósticos de NTG os seguintes elementos clínicos considerados pelo Charing Cross Trophoblastic Disease Center como indicativos de tratamento: hemorragia vaginal abundante; evidência de hemorragia gastrointestinal ou intraperitoneal; evidência de metástase no cérebro; fígado ou trato gastrointestinal; e opacidades radiológicas maiores que 2 cm na radiografia de tórax.[3,30,31]

Estadiamento da neoplasia trofoblástica gestacional

Ao longo do tempo, diversos estadiamentos, classificações e sistemas prognósticos foram utilizados para NTG em todo o mundo, o que tornava difíceis comparações entre os resultados de trabalhos realizados em diferentes centros de referência.[6]

Frente à necessidade de uma linguagem universal, critérios comuns de tratamento e um sistema de estadiamento mundialmente aceito, em 2002, a FIGO publicou um novo sistema de classificação para NTG (Tabela 142.1), que combinou seu antigo sistema de estadiamento anatômico com um sistema modificado de pontuação de fatores de risco da Organização Mundial da Saúde (OMS).[20,28]

Nessa nova classificação, excluiu-se grupo sanguíneo dos fatores de risco, atribuiu-se à metástase hepática pontuação 4 em vez de 3 e foi eliminado o grupo doença de médio risco. Utilizando-se esse sistema, a paciente poderá ter seu tumor classificado em dois grupos: NTG de baixo risco, se pontuação igual ou inferior a 6; e NTG de alto risco, se pontuação igual ou superior a 7.[20,28] O estadiamento é designado por um número romano seguido por um número arábico, que representam o estadiamento anatômico da FIGO e o escore modificado da OMS, respectivamente. TTSP e TTE são classificados separadamente.[20,28]

Tabela 142.1. Estadiamento e classificação da FIGO/OMS para neoplasia trofoblástica gestacional

NTG: estadiamento e classificação FIGO (Washington, 2000)
Estadiamento anatômico da FIGO
Estádio I: doença confinada ao útero
Estádio II: doença confinada aos limites da pelve
Estádio III: metástase pulmonar com ou sem envolvimento do sistema genital
Estádio IV: todos os outros sítios metastáticos
Sistema de escore prognóstico da OMS modificado pela FIGO

FATORES PROGNÓSTICOS	PONTUAÇÃO			
	0	1	2	4
Idade	< 40	≥ 40	–	–
Gestação anterior#	Mola	Aborto	Termo	–
Intervalo (meses)*	< 4	4-6	7-12	> 12
hCG sérico pré-tratamento (UI/L)¥	< 10^3	10^3 a < 10^4	10^4 a < 10^5	> 10^5
Maior tumor, incluindo útero (cm)	< 3	3 a 4	≥ 5	–
Local de metástases	Pulmão	Baço, rim	SGIʲ	Cérebro, fígado
Número de metástases	–	1 a 4	5 a 8	> 8
Falha à primeira quimioterapia	–	–	1 droga	2 ou + drogas

#Gestação que originou a neoplasia trofoblástica gestacional; *Intervalo (em meses) entre o fim do antecedente gestacional (quando conhecido) e o início dos sintomas; ʲSistema gastrointestinal; ¥Gonadotrofina coriônica humana no momento do diagnóstico da neoplasia trofoblástica gestacional.

Fonte: Adaptada de FIGO Committee, 2002.

A radiografia de tórax é o método de imagem recomendado pela FIGO para avaliação de metástases pulmonares.[20,28] Até 41% das pacientes com metástases pulmonares apresentam radiografia de tórax normal. Geralmente, são as micrometástases mais bem avaliadas pela tomografia computadoriza (TC), porém com importância questionável, uma vez que sua presença não parece afetar a sobrevida a longo prazo.[1-4]

Outros exames de imagem, como ressonância nuclear magnética (RNM) e TC não fazem parte da avaliação rotineira da NTG, ficando reservados a casos duvidosos ou suspeita de metástases.[1-4]

Apesar de existirem poucos estudos a respeito, parece que a TC com emissão de pósitrons (PET-TC) apresenta capacidade para identificar sítios de doença metabolicamente ativa não evidenciados por outros exames. Outrossim, também pode ser útil na diferenciação de cicatrizes uterinas e doença recidivante.[1-4]

Tratamento da neoplasia trofoblástica gestacional

O tratamento baseia-se no escore total dos fatores de risco, o qual representa a chance da paciente desenvolver resistência aos medicamentos de 1ª linha.[1-4,31]

Atualmente, mesmo com doença disseminada, a taxa de cura é superior a 90%.[1-4] Estudo multicêntrico realizado no Brasil observou que, das 5.250 pacientes com DTG estudadas, 21,79% evoluíram para NTG, sendo 81,3% classificadas como baixo risco; 17,5%, alto risco; e 1,2%, TTSP.[4]

Metotrexato (MTX), actinomicina-D (ActD), ciclofosfamida, vincristina, etoposide, cisplatina e paclitaxel são exemplos de drogas bastante efetivas no tratamento da NTG.[1-4]

Após a normalização do hCG, os ciclos de quimioterapia, ditos de consolidação, são repetidos por mais três vezes no baixo e alto risco e por mais quatro vezes no ultra-alto risco ou nos casos de metástases hepáticas, na tentativa de evitar recidivas.[1-4]

Estudo recente realizado por Lybol *et al.* observou maior taxa de recidiva em pacientes com NTG de baixo risco tratadas com dois, em vez de três, cursos de QT de consolidação.[32] Porém, trata-se de dados retrospectivos, necessitando-se de mais estudos, prospectivos e randomizados para confirmação desses resultados.

O Algoritmo 142.1 sumariza todo o tratamento das pacientes com NTG e seu seguimento após a cura.

Tratamento da neoplasia trofoblástica gestacional de baixo risco

A NTG de baixo risco inclui doença não metastática (estádio I) e doença metastática com escore FIGO/OMS inferior a 7.[1-4] Essas pacientes devem ser tratadas inicialmente com agente quimioterápico único, MTX ou ActD.[33]

Estudo retrospectivo relatou diminuição no número de ciclos de QT necessários para alcançar remissão e taxa de cura sem necessidade de QT adicional de 9,4% em mulheres submetidas a um segundo esvaziamento uterino.[34] O benefício parece ser maior quando o hCG encontra-se inferior a 1.500 UI/L no momento do esvaziamento.[35] No entanto, essa recomendação permanece controversa e novos estudos prospectivos e randomizados são necessários para confirmar os benefícios do esvaziamento uterino repetido.

Para esse grupo de pacientes, a terapia de 1ª linha depende do desejo de preservar a fertilidade. Para pacientes com prole constituída, pode-se oferecer HTA associada a um ciclo de monoquimioterapia adjuvante, com intuito de eliminar metástases ocultas.[1-4]

Apesar da extensa experiência no tratamento da NTG de baixo risco acumulada ao longo dos anos e da descrição de mais de 14 tipos diferentes de regimes quimioterápicos, não há consenso acerca da 1ª linha de tratamento. Na ausência de fortes evidências que confirmem a superioridade de um método, diversos tratamentos são arbitrariamente utilizados por diferentes centros.[1] No entanto, há consenso sobre o uso de monoquimioterapia com MTX ou ActD para essas pacientes.[1-4] São relatadas taxas de indução de remissão entre 50% e 90%, para essas duas drogas.[1-4,36]

Dois regimes são mais frequentemente utilizados: (1) MTX esquema de 8 dias com ácido folínico (AF) de resgate; e (2) pulsos de ActD intravascular (IV) a cada 2 semanas.[1]

A Tabela 142.2 mostra as taxas de remissão primária de acordo com o regime de QT utilizado.

```
                    Neoplasia trofoblástica gestacional

    Plateau em 4 dosagens semanais de hCG#    Aumento em 3 valores semanais de hCG#

                    Diagnóstico histopatológico de coriocarcinoma

        Encaminhar ao Centro de Referência          Contracepção hormonal

              Estadiamento da NTG e Classificação de Risco FIGO/WHO

    NTG de baixo risco: I a III, escore até 6    NTG de alto risco: I a III escore > 6; IV

         Quimioterapia com agente único           Quimioterapia com
                  Metotrexate                    múltiplos agentes EMA/CO

      Remissão          NTG                   Remissão              NTG
    hCG < 5 IU/L   Quimiorresistente*       hCG < 5 IU/L      Quimiorresistente*

    Quimioterapia de   Actinomicina-D em    Quimioterapia de         EP/EMA
    consolidação =     pulso quinzenal      consolidação =
    3 ciclos                                4 ciclos
                                                                      NTG
    Monitorização      NTG                  Monitorização de hCG  Quimiorresistente*
    de hCG por         Quimiorresistente*   por 12 meses, após
    12 meses                                o qual a monitorização       TP/TE
                                            deverá ser semestral
    Alta após 12       Tratamento como      por 5                       NTG
    meses de hCG       NTG de alto risco                         Quimiorresistente*
    normal e liberação                      Alta após 12 meses de
    para nova gravidez                      hCG normal e liberação
                                            para nova gravidez
                                                                  Quimioterapia de resgate
                                                                  VIP/TIP/BEP
                                                                  FAEV/Capecitabina
                                                                  Imunoterapia com
                                                                  Pembrolizumabe
                                                                  Quimioterapia com
                                                                  alta dose e transplante
                                                                  autólogo de medula
```

ALGORITMO 142.1 – Sumário do tratamento das pacientes com neoplasia trofoblástica gestacional e seu seguimento após a remissão.
#Plateau = 3 valores consecutivos estáveis (queda inferior a 10%), considerando 4 medidas, dias 7, 14, 21 e 28.
#Aumento = 2 valores consecutivos em elevação (aumento de 10%), considerando 3 medidas, dias 7, 14 e 21.
*Queda inferior a 50% nos valores de hCG ou aumento dos valores de hCG que persistam ao menos por 2 ciclos de quimioterapia consecutivos;
Fonte: Desenvolvido pela autoria.

Tabela 142.2. Taxas de remissão primária na neoplasia trofoblástica gestacional de baixo risco de acordo com o regime utilizado

Regime de QT	Remissão primária (%)
1) MTX 0,4 mg/kg (máximo 25 mg)/dia EV ou IM por 5 dias; repetir a cada 14 dias	87% a 93%
2) MTX 1 mg/kg IM dias 1, 3, 5, 7; ácido folínico 0,1 mg/kg IM dias 2,4,6,8; repetidos a cada 15 a 18 dias, ou quando necessário	74% a 90%
3) ActD 10 a 13 mg/kg EV diariamente por 5 dias; repetidos a cada 14 dias	77% a 94%
4) ActD 1,25 mg/m² EV cada 2 semanas	69% a 90%

ActD: actinomicina-D; EV: (via) endovenosa; IM: (via) intramuscular; MTX: metotrexato.
Fonte: Adaptada de Lurain JR. Gestational trophoblastic disease II: classification and management of gestational trophoblastic neoplasia. Am J Obstet Gynecol. 2011;204:11-8.

A ActD tem sido utilizada como terapia primária quando há comprometimento renal ou hepático ou contraindicações para uso do MTX e como terapia secundária quando há resistência ao MTX. Apresenta mais efeitos adversos (náuseas, alopecia) do que o MTX e há risco de dano tecidual local caso haja extravasamento durante a aplicação EV. Os regimes mais eficazes são ActD 10 a 12 mg/kg IV diariamente, por 5 dias, a cada 2 semanas ou dose única de 1,25 mg/m2 EV, a cada 2 semanas, que é menos tóxica.[1-4,31]

Independentemente do esquema de monoquimioterapia utilizado, a QT deve continuar até que o hCG retorne aos valores normais e pelo menos mais três cursos de QT tenham sido administrados após o primeiro hCG normal. A droga em uso deve ser substituída por outra, caso seja observado platô de hCG ou instale-se toxicidade que não permita dose ou frequência adequada de tratamento. Se houver elevação significativa de hCG, aparecimento de metástases ou resistência sequencial aos agentes únicos, deve-se instituir poliquimioterapia.[1-4]

Acompanhando uma tendência global de desabastecimento de medicamentos oncológicos de baixo custo, o Brasil tem experimentado, desde 2013, escassez periódica de ActD, comprometendo o tratamento de pacientes com NTG quimiorresistentes ao MTX. Sem acesso à ActD, dois agentes únicos alternativos têm sido usados para tratar mulheres nessa condição: carboplatina (AUC 6 IV, a cada 3 semanas – máximo de 900 mg, ou AUC 4, a cada 2 semanas – máximo de 600 mg) e etoposide (100 mg/m² D1-5 IV, a cada 2 semanas).[37]

Tratamento da neoplasia trofoblástica gestacional de alto risco

Pacientes com NTG metastática de alto risco (FIGO estádio IV e estádios II e II com escore > 7) devem ser tratadas com agentes quimioterápicos múltiplos, com ou sem radioterapia e cirurgia adjuvantes.[1-4,38]

Desde 1980, tem-se considerado o etoposide um agente muito efetivo para NTG e esquemas contendo esta droga em associação com alta dose de MTX, AF, ActD, ciclofosfamida e vincristina (EMA-CO) resultavam em aumento das taxas de remissão e de sobrevida.[1-4] O regime EMA-CO tornou-se, então, a primeira escolha para o tratamento da NTG de alto risco, por sua baixa toxicidade e altas taxas de resposta completa e sobrevida, sendo resgatado pelo regime EP/EMA nos casos de quimiorresistência (Tabela 142.3).[1-4]

Tabela 142.3. Protocolos dos regimes EMA-CO e EMA-EP

Dia	Droga	Dose
EMA/CO		
1	Etoposide	100 mg/m² diluídos em 200 mL de solução salina e infundidos IV em 30 minutos
	ActD	0,5 mg em *push* IV
	MTX	100 mg/m² em *push* IV
	MTX	200 mg/m² por infusão IV em 12 horas

Continua >>

>> Continuação

Tabela 142.3. Protocolos dos regimes EMA-CO e EMA-EP

Dia	Droga	Dose
2	Etoposide ActD Ácido folínico	100 mg/m² diluídos em 200 mL de solução salina e infundidos EV em 30 minutos 0,5 mg em *push* IV 15 mg IM a cada 12 horas (4 doses) ou VO começando 24 horas após o início do MTX
8	Ciclofosfamida Vincristina	600 mg/m² diluídos em solução salina e infundidos em 30 minutos 1 mg/m² em *push* IV
EP/EMA		
1	Etoposide Cisplatina	150 mg/m² diluídos em 200 mL de solução salina e infundidos IV em 30 minutos 75 mg/m² IV com hidratação prévia
8	Etoposide MTX ActD Ácido folínico	100 mg/m² diluídos em 200 mL de solução salina e infundidos IV em 30 minutos 300 mg/m² por infusão IV em 12 horas 0,5 mg em *push* IV 15 mg IM a cada 12 horas (4 doses) ou VO começando 24 horas após o início do MTX

ActD: actinomicina D; IM: intramuscular; IV: intravascular; MTX: metotrexato; VO: via oral.
Fonte: Desenvolvida pela autoria.

HTA primária ou secundária não é efetiva na redução da necessidade de QT ou no aumento de taxas de indução de cura em mulheres com NTG de alto risco metastática, provavelmente pela maior carga de doença extrauterina presente nestas pacientes.[1-4]

As taxas de remissão primária para o regime EMA-CO variam de 54% a 91% e, apesar de ser o esquema mais comumente empregado no tratamento de pacientes com NTG de alto risco, as evidências atualmente disponíveis são incompletas, pois não há, na literatura, estudos de alta qualidade que suportem a superioridade desse regime em comparação a outros esquemas de quimioterapia com agentes múltiplos.[1-4]

Evidências sugerem que QT de indução com EP (etoposide 100 mg/m² e cisplatina 20 mg/m²) por um a dois ciclos antes do início do EMA-CO, em pacientes selecionadas, de alto risco (hCG superior à 100.000 UI/L e escore FIGO/OMS > 12), é capaz de aumentar a sobrevida global e diminuir óbitos precoces.[39]

Tratamento do tumor trofoblástico do sítio placentário e tumor trofoblástico epitelioide

Em decorrência da raridade, o tratamento desses tumores tem tido como base pequenas séries de casos descritas retrospectivamente.[1-4]

São tumores relativamente resistentes à QT, com propensão à disseminação linfática. Por esse motivo, HTA com ou sem linfadenectomia e salpingo-ooforectomia bilateral ocupa papel principal no tratamento quando a doença está confinada ao útero e é, por si só, curativa em dois terços dos casos.[1-4]

Pode haver resposta ao regime EP-EMA ou paclitaxel/cisplatina-paclitaxel/etoposide (TE-TP), esquemas indicados para pacientes com fatores prognósticos adversos ou doença disseminada.[1-4]

É importante fator preditivo de sobrevida, tanto nas pacientes com TTSP, quanto naquelas com TTE, que o tratamento dessas raras formas clínicas ocorra com menos de 4 anos do término da gestação precedente.[1-4]

Tratamento da neoplasia trofoblástica gestacional resistente ou recidivante

Por um lado, quimiorresistência ocorre quando há platô ou aumento nos níveis de hCG, com ou sem desenvolvimento de novas metástases, frequentemente enquanto a paciente está recebendo terapia. Por outro lado, o diagnóstico de recidiva exige pelo menos duas elevações nos níveis de hCG, na ausência de gestação, após alcançado um período de titulação normal. O risco global de recidiva é de 3% a 9% no 1º ano após a terapia e é incomum após 12 meses de hCG normal.[1-4] Ambas as condições são um desafio no tratamento da NTG.

Aproximadamente 5% das pacientes com NTG de baixo risco sem metástases e entre 10% e 15% daquelas com metástases desenvolverão resistência à QT primária.[1-4,40] Para doença de baixo risco, tratamento de resgate com outro agente único (p. ex., ActD após quimioterapia com MTX) usualmente é tudo que é preciso quando o hCG está em platô.[41] Quando há falha com a terapia sequencial com agente único, deve-se instituir poliquimioterapia, sendo EMA-CO o regime de 2ª linha mais comumente utilizado.[1-4]

Estudos recentes sugerem que o índice de pulsatilidade da artéria uterina inferior ou igual a 1 prediz aumento no risco de resistência ao MTX/AF em mulheres com NTG de baixo risco, podendo ser útil na estratificação das pacientes para terapia de 1ª linha.[42] Estudos prospectivos estão em andamento para confirmar esse achado.

Quimiorresistência e doença recidivante ocorrem mais frequentemente em pacientes com NTG de alto risco.[1-4]

Cerca de 20% a 30% das pacientes de alto risco terão resposta incompleta à QT de 1ª linha ou recidiva após remissão e necessitarão de QT de resgate. Geralmente, esquemas com agentes alternativos, especialmente contendo cisplatina são necessários após falha da QT inicial combinada.[1-4]

Em virtude de altas taxas de cura e de poucos casos de resistência à QT, a maioria dos estudos neste grupo de pacientes é retrospectiva e tem como base séries de casos. Vários esquemas de resgate (Quadro 142.1) são utilizados em todo o mundo e não está claro quais regimes são mais efetivos e menos tóxicos, porém o regime EP-EMA é o preferido e recomendado pela FIGO. A taxa de resposta completa com esse esquema é superior na resistência (81,8%) quando comparada a recidivas (42,9%) e os efeitos adversos mais comuns são mielossupressão, náuseas, vômitos e hepatotoxicidade.[1-4]

Quadro 142.1. Quimioterapia de resgate para NTG resistente ou recidivada

Regimes quimioterápicos

EP-EMA: etoposide, MTX, ActD, etoposide, cisplatina
BEP: bleomicina, etoposide, cisplatina
TE/TP: paclitaxel, etoposide/paclitaxel, cisplatina
FA: 5-fluoracil, ActD
FAEV: floxurudina, ActD, etoposide, vincristina
MBE: MTX, bleomicina, etoposide
VIP: ifosfamida, cisplatina, etoposide
TIP: paclitaxel, ifosfamida, etoposide
Capecitabina

Fonte: Desenvolvido pela autoria.

Para predição de resistência à QT com EMA/CO, estudos recentes sugerem a utilização de normogramas de regressão de hCG e início de QT com agente platínico em vez de EMA-CO quando o hCG pré-tratamento estiver acima do percentil 90.[43]

Além da QT de resgate, procedimentos auxiliares, como HTA, ressecção cirúrgica de sítios de doença resistente, radioterapia e técnicas de quimioembolização, fazem parte do tratamento adjuvante dessas pacientes.[1-4]

Recentemente, alguns casos de NTG, incluindo TTSP e TTE, multirresistente a diversas linhas de resgate de medicamentos quimioterápicos, mostraram respostas completas ao imunoterápico anti-PD-1 pembrolizumab, com remissão atestada em 6 a 24 meses.[44,45] Portanto, é tentador aventar que essas imunoterapias *check point* possam fornecer um novo tratamento de resgate eficaz para mulheres com NTG multirresistente às inúmeras terapias existentes e que isso possa eliminar a necessidade de quimioterapia em altas doses, pelo geral muito tóxicas e nem sempre exitosas.

Acompanhamento pós-tratamento da neoplasia trofoblástica gestacional

Após três dosagens consecutivas semanais de hCG indetectável e completada a QT, faz-se seguimento com dosagem sérica mensal de hCG por 12 meses.[1-4] Alguns centros recomendam acompanhamento adicional após esse período. No New England Trophoblastic Disease Center (Harvard Medical School), especialistas recomendam 2 anos de seguimento para doença de alto risco e, no Charing Cross Trophoblastic Disease Center (Imperial College of London), o seguimento é realizado com dosagem urinária de hCG, a cada 6 meses, até 7 anos de seguimento.[2,3]

Contracepção é obrigatória durante o seguimento, preferencialmente com anticoncepcionais orais combinados.[18,19] Dispositivos intrauterinos não devem ser usados até que os níveis de hCG tornem-se indetectáveis.[18,19]

FUTURO REPRODUTIVO

No que se refere ao futuro reprodutivo após NTG, de há muito se sabe do potencial mutagênico e teratogênico dos agentes quimioterápicos.

A maioria das pacientes apresenta função ovariana normal após a QT e muitas gestações de sucesso têm sido relatadas, sem aumento de abortos, natimortos, anomalias congênitas, prematuridade e outras complicações obstétricas maiores.[46]

Estudo brasileiro sobre a primeira gestação subsequente à QT com agentes únicos e múltiplos encontrou 68,2% de gestações normais a termo com nascimento de bebês saudáveis. Efeitos adversos maternos e abortamento espontâneo foram significativamente maiores quando a concepção ocorreu em até 6 meses após o término da QT.[47]

Como há risco de 1% a 2% de nova DTG em gestações subsequentes, ultrassonografia precoce é recomendada no início do 1º trimestre para confirmar a normalidade da gestação e produtos da concepção e placentas de futuras gestações devem ser encaminhadas para exame anatomopatológico. Deve-se, também, obter dosagem sérica de hCG 6 semanas após o término de qualquer gestação.[48]

Gravidez, ainda no seguimento pós-NTG, representa importante óbice à detecção precoce das recidivas dessa neoplasia. Recomenda-se, criteriosamente, que as gravidezes após quimioterapia ocorram depois de 12 meses do último ciclo de quimioterapia a fim de lobrigar NTG recidivante, o que é mais frequente no 1º ano do seguimento. Ademais, deve-se propiciar intervalo suficiente para que os oócitos lesados pelos agentes antiblásticos possam ser substituídos pelo recrutamento de novos oócitos.[47]

Matsui *et al.* analisaram 137 pacientes que engravidaram durante o seguimento pós-NTG no Hospital Universitário de Chiba, no Japão. As gravidezes ocorridas com menos de 6 meses do último ciclo de quimioterapia cursaram com mais anormalidades gestacionais, quando comparadas àquelas após 12 meses da última quimioterapia. Os autores verificaram maior proporção de abortamentos espontâneo, natimorto e DTG recorrente em pacientes que engravidaram dentro de 6 meses pós-quimioterapia (6/16 – 37,5% *versus* 11/99 – 10,5%).[46]

Atualmente, os especialistas preconizam contracepção pelo menos durante 1 ano em pacientes com NTG, depois do sucesso da quimioterapia. Entretanto, no caso de uma paciente conceber antes de completar 1 ano pós-tratamento, não é necessária a interrupção da gravidez, aconselhando-se pré-natal cuidadoso para vigiar o desenvolvimento e a vitalidade do feto.

CONSIDERAÇÕES FINAIS

Apesar da grande melhora observada no tratamento de mulheres com NTG, principalmente no que tange aos métodos de monitoramento da doença, rastreio mais preciso das metástases e tratamentos mais eficazes, mesmo em casos multimetastáticos, acreditamos que a chave mais importante para a sobrevivência das mulheres afetadas por esta doença é o tratamento nos centros de referência.

Brewer foi o primeiro a relatar que tanto a morbidade como a mortalidade de pacientes com NTG eram nove vezes menores em um centro formado por médicos com experiência no tratamento dessa neoplasia do que com o médico "ocasional" que pouca experiência tem no tratamento dessa doença.[49] Além disso, a experiência britânica de atendimento centralizado em um sistema nacional de saúde forneceu um exemplo do que pode ser alcançado com os centros especializados do Reino Unido que relatam as mais altas taxas de cura do mundo.[3]

A experiência brasileira agora também mostra claramente que, quando essas pacientes são acompanhadas nos centros de referência, demonstram menor taxa de metástases, menor intervalo médio de tempo entre o esvaziamento uterino molar e o início da quimioterapia do que aquelas inicialmente tratadas fora dos centros de referência.[15,50]

Entre os avanços e os desafios, a verdade é que a NTG ainda é uma doença desconhecida de muitos médicos. Quando o obstetra é incapaz de reconhecer essa anomalia da gravidez, adiando seu diagnóstico; quando o ginecologista não entende a importância da vigilância hormonal e contracepção estrita durante esse período; quando o oncologista indica cirurgias desnecessárias para tratar mulheres com NTG ou usa esquemas quimioterápicos inapropriados para seus estadiamento/fator de risco, mais mulheres com NTG sofrerão, às vezes perdendo o útero ou até a vida.

REFERÊNCIAS

1. Lurain JR. Gestational trophoblastic disease II: classification and management of gestational trophoblastic neoplasia. Am J Obstet Gynecol. 2011;204:11-8.
2. Goldstein DP, Berkowitz RS. Current management of gestational trophoblastic neoplasia. Hematol Oncol Clin N Am. 2012;26:111-31.

3. Seckl MJ, Sebire NJ, Fisher RA, Golfier F, Massuger L, Sessa C. Gestational trophoblastic disease: ESMO clinal practice guidelines for diagnosis, treatment and follow-up. Ann Oncol. 2013;24:vi39-50.

4. Braga A, Uberti EMH, Fajardo MC, Viggiano BM, Sun SY, Grillo BM, et al. Epidemiological report on the treatment of patients with gestational trophoblastic disease in 10 Brazilian referral centers. Results after 12 years since International FIGO 2000 consensus. J Reprod Med. 2014;59:241-7.

5. Berkowitz RS, Goldstein DP. Current Management of gestational trophoblastic diseases. Gynecol Oncol. 2009;112:654-62.

6. Maesta I, Braga A. Challenges of the treatment of patients with gestational trophoblastic disease. Rev Bras Ginecol Obstet. 2012;34:143-6.

7. Braga A, Lin LH, Maestá I, Sun SY, Uberti E, Madi JM, et al. Gestational trophoblastic disease in Brazil. Rev Bras Ginecol Obstet. 2019;41:211-2.

8. Braga A, Mora P, Melo AC, Nogueira-Rodrigues A, Amim-Junior J, Rezende-Filho J, et al. Challenges in the diagnosis and treatment of gestational trophoblastic neoplasia worldwide. World J Clin Oncol. 2019;10(2):28-37.

9. Berkowitz RS, Goldstein DP. Current advances in the management of gestational trophoblastic disease. Gynecol Oncol. 2013;128(1):3-5.

10. Braga A, Moraes V, Maestá I, Amim Júnior J, Rezende-Filho Jd, Elias K, et al. Changing trends in the clinical presentation and management of complete hydatidiform mole among brazilian women. Int J Gynecol Cancer. 2016;26:984-90.

11. Sun SY, Melamed A, Goldstein DP, Bernstein MR, Horowitz NS, Moron AF, et al. Changing presentation of complete hydatidiform mole at the New England Trophoblastic Disease Center over the past three decades: does early diagnosis alter risk for gestational trophoblastic neoplasia? Gynecol Oncol. 2015;138:46-9.

12. Sun SY, Goldstein DP, Bernstein MR, Horowitz NS, Mattar R, Maestá I, et al. Maternal Near miss according to World Health Organization Classification among women with a hydatidiform mole: experience at the New England Trophoblastic Disease Center, 1994-2013. J Reprod Med. 2016;61:210-4.

13. Lima LL, Parente RC, Maestá I, Amim J Jr, de Rezende Filho JF, Montenegro CA, et al. Clinical and radiological correlations in patients with gestational trophoblastic disease. Radiol Bras. 2016;49:241-50.

14. Souza JMQ, Braga A, Dos Santos RS, Ramos MM, Cortés-Charry R, Maestá I. Comparison of 2 human chorionic gonadotropin immunoassays commercially available for monitoring patients with gestational trophoblastic disease. Int J Gynecol Cancer. 2017;27:1494-1500.

15. Dantas PR, Maestá I, Cortés-Charry R, Growdon WB, Braga A, Rudge MV, et al. Influence of hydatidiform mole follow-up setting on postmolar gestational trophoblastic neoplasia outcomes: a cohort study. J Reprod Med. 2012;57:305-9.

16. Padrón L, Rezende Filho J, Amim J Jr, Sun SY, Charry RC, Maestá I, et al. Manual compared with electric vacuum aspiration for treatment of molar pregnancy. Obstet Gynecol. 2018;131:652-9.

17. Biscaro A, Braga A, Berkowitz RS. Diagnosis, classification and treatment of gestational trophoblastic neoplasia. Rev Bras Ginecol Obstet. 2015;37:42-51.

18. Braga A, Maestá I, Short D, Savage P, Harvey R, Seckl MJ. Hormonal contraceptive use before hCG remission does not increase the risk of gestational trophoblastic neoplasia following complete hydatidiform mole: a historical database review. BJOG. 2016;123:1330-5.

19. Dantas PRS, Maestá I, Filho JR, Junior JA, Elias KM, Howoritz N, et al. Does hormonal contraception during molar pregnancy follow-up influence the risk and clinical aggressiveness of gestational trophoblastic neoplasia after controlling for risk factors? Gynecol Oncol. 2017;147:364-70.

20. FIGO Committee. FIGO staging for gestational trophoblastic neoplasia 2000. FIGO Oncology Committee. Int J Gynaecol Obstet. 2002;77:285-7.

21. Braga A, Burlá M, Freitas F, Uberti E, Viggiano M, Sun SY, et al. centralized coordination of decentralized assistance for patients with gestational trophoblastic disease in brazil: a viable strategy for developing countries. J Reprod Med. 2016;61:224-9.

22. Kohorn EI. Worldwide survey of the results of treating gestational trophoblastic disease. J Reprod Med. 2014;59:145-53.

23. Hui P, Martel M, Parkash V. Gestational trophoblastic diseases. Adv Anat Pathol. 2005;12(3):116-25.

24. Kurman RJ, Scully RE, Norris HJ. Trophoblastic pseudotumor of the uterus: an exaggerated form of "syncytial endometritis" simulating a malignant tumor. Cancer. 1976;38:1214-26.

25. Scully RE, Young RH. Trophoblastic pseudotumor: a reappraisal. Am J Surg Pathol. 1981;5(1):75-6.

26. Hyman DM, Bakios L, Gualtiere G, Carr C, Grisham RN, Makker V, et al. Placental site trophoblastic tumor: analysis of presentation, treatment and outcome. Gynecol Oncol 2013;129:58-62.

27. Sung WJ, Shin HC, Kim MK, Kim MJ. Epithelioid trophoblastic tumor: clinicopathologic and immunohistochemical analysis of three cases. Korean J Pathol. 2013;47(1):67-73.

28. Ngan HYS, Seckl MJ, Berkowitz RS, Xiang Y, Golfier F, Sekharan PK, et al. Update on the diagnosis and

management of gestational trophoblastic disease. Int J Gynaecol Obstet. 2018;143:79-85.

29. Braga A, Campos V, Filho JR, Lin LH, Sun SY, Souza CB, et al. Is chemotherapy always necessary for patients with nonmetastatic gestational trophoblastic neoplasia with histopathological diagnosis of choriocarcinoma? Gynecol Oncol. 2018;148:239-46.

30. Braga A, Biscaro A, Giordani JM, Viggiano M, Elias KM, Berkowitz RS, et al. Does a human chorionic gonadotropin level of over 20,000 IU/L four weeks after uterine evacuation for complete hydatidiform mole constitute an indication for chemotherapy for gestational trophoblastic neoplasia? Eur J Obstet Gynecol Reprod Biol. 2018;223:50-55.

31. Uberti EM, Fajardo MC, Cunha AG, Frota SS, Braga A, Ayub AC. Treatment of low-risk gestational trophoblastic neoplasia comparing biweekly eight-day methotrexate with folinic acid versus bolus-dose actinomycin-D, among Brazilian women. Rev Bras Ginecol Obstet. 2015;37:258-65.

32. Lybol C, Sweep FCGJ, Harvey R, Mitchell H, Short D, Thomas CMG, et al. Relapse rates alter two versus three consolidation courses of methotrexate in the treatment of low-risk gestational trophoblastic neoplasia. Gynecol Oncol. 2012;125:576-9.

33. Alazzam M, Tidy J, Hancock BW, Osborne R, Lawrie TA. First-line chemotherapy in low-risk gestational trophoblastic neoplasia. Cochrane Database of Systematic Reviews. 2016;(6):CD007102. DOI: 10.1002/14651858.CD007102.pub3.

34. van Trommel NE, Massuger LF, Verheijen RH, Sweep FC, Thomas CM. The curative effect of a second curettage in persistent trophoblastic disease: a retrospective cohort survey. Gynecol Oncol. 2005;99(1):6-13.

35. Pezeshki M, Hancock BW, Silcocks P, Everard JE, Coleman J, Gillespie AM, et al. The role of repeat uterine evacuation in the management of persistent gestational trophoblastic disease. Gynecol Oncol. 2004;95:423-9.

36. Taylor F, Grew T, Everard J, Ellis L, Winter MC, Tidy J, et al. The outcome of patients with low risk gestational trophoblastic neoplasia treated with single agent intramuscular methotrexate and oral folinic acid. Eur J Cancer. 2013;49:3184-90.

37. Mora PAR, Sun SY, Velarde GC, Filho JR, Uberti EH, Santos-Esteves APV, et al. Can carboplatin or etoposide replace actinomycin-d for second-line treatment of methotrexate resistant low-risk gestational trophoblastic neoplasia? Gynecol Oncol. 2019;153:277-85.

38. Deng L, Zhang J, Wu T, Lawrie TA. Combination chemotherapy for primary treatment of high-risk gestational trophoblastic tumour. Cochrane Database of Systematic Reviews, 2013;(1):CD005196. DOI: 10.1002/14651858.CD005196.pub4.

39. Alifrangis C, Agarwal R, Short D, Fisher RA, Sebire NJ, Harvey R, et al. EMA/CO for high-risk gestational trophoblastic neoplasia: good outcomes with induction low-dose etoposide-cisplatin and genetic analysis. J Clin Oncol. 2013;31(2):280-6.

40. Ngu SF, Chan KKL. Management of chemoresistant and quiescent gestational trophoblastic disease. Curr Obstet Gynecol Rep. 2014;3:84-90.

41. Lurain JR, Nejad B. Secondary chemotherapy for high-risk gestational trophoblastic neoplasia. Gynecol Oncol. 2005;97:618-23.

42. Agarwal R, Harding V, Short D, Fisher RA, Sebire NJ, Harvey R, et al. Uterine artery pulsatility index: a predictor of methotrexate resistance in gestational trophoblastic neoplasia. BJOG. 2012;106:1089-94.

43. Lybol C, Westerdijk K, Sweep FCGJ, Ottevanger PB, Massuger LFAG, Thomas CMG. Human chorionic gonadotropin (hCG) regresión normograms for patients with high-risk gestacional trophoblastic neoplasia treated with EMA/CO (etoposide, methotrexate, actinomycin D, cyclophosphamide and vincristine) chemotherapy. Ann Oncol. 2012;23(11):2903-6.

44. Bolze PA, Patrier S, Massardier J, Hajri T, Abbas F, Schott AM, et al. PD-L1 Expression in premalignant and malignant trophoblasts from gestational trophoblastic diseases is ubiquitous and independent of clinical outcomes. Int J Gynecol Cancer. 2017;27(3):554-61.

45. Ghorani E, Kaur B, Fisher RA, Short D, Joneborg U, Carlson JW, et al. Pembrolizumab is effective for drug-resistant gestational trophoblastic neoplasia. Lancet. 2017; 390(10110):2343-45.

46. Matsui H, Litsuka Y, Suzuka K, et al. Early pregnancy outcomes after chemotherapy for gestational trophoblastic tumor. J Reprod Med. 2004;49:531-4.

47. Braga A, Maestá I, Michelin OC, Delmanto LR, Consonni M, Rudge MV, et al. Maternal and perinatal outcomes of first pregnancy after chemotherapy for gestational trophoblastic neoplasia in Brazilian women. Gynecol Oncol. 2009;112(3):568-71.

48. Belfort P, Braga A. Recurrent gestational trophoblastic disease. Rev Bras Ginecol Obstet. 2003;25:61-6.

49. Brewer JI, Eckman TR, Dolkart RE, Torok EE, Webster A. Gestational trophoblastic disease. A comparative study of the results of therapy in patients with invasive mole and with choriocarcinoma. Am J Obstet Gynecol. 1971;109:335-40.

50. Diniz MV, Sun SY, Barsottini C, Viggiano M, Signorini Filho RC, Sanches OPB, et al. Experience with the use of an online community on facebook for brazilian patients with gestational trophoblastic disease: netnography study. J Med Internet Res. 2018;20:e10897.

143

Tumores Epiteliais de Ovário, Primário de Peritônio e Trompas

Vanessa da Costa Miranda

DESTAQUES

- Entres os carcinomas epiteliais de ovário, o seroso de alto grau é o tipo histológico mais comum. A maior parte dos casos é diagnosticada em estádios avançados (estádio III-IVA).
- A pesquisa de mutações germinativas de BRCA 1/2 está indicada para pacientes com carcinomas epiteliais de ovário.
- No caso do carcinoma seroso de alto grau, até 20% dos casos podem ter mutações germinativas de BRCA 1/2 e 50% dos casos têm deficiência de recombinação homóloga (HRD), o que pode impactar nas decisões terapêuticas para as pacientes.
- A quimioterapia baseada em platina e a cirurgia com citorredução completa constituem pilares do tratamento do carcinoma epitelial de ovário. Os inibidores de PARP e o bevacizumabe apresentam também benefício em diferentes cenários da doença. Para a decisão do uso de tais medicações, fatores como status de BRCA e HRD, volume de doença e presença de doença residual, toxicidades e acesso devem ser levados em conta.

INTRODUÇÃO

O câncer de ovário é o segundo tumor ginecológico mais frequente e a primeira em causa de morte entre os tumores ginecológicos nos Estados Unidos. No mundo, foram estimados mais de 295 mil casos novos e mais de 184 mil mortes em 2018. No Brasil, segundo dados do Instituto do Câncer (INCA), são estimados mais de 6.650 novos casos em 2020. A maioria dos tumores ovarianos (até 95% dos casos) tem origem epitelial. E entre os tumores epiteliais, o mais frequente é o seroso de alto grau.[1-4] Na Tabela 143.1, encontram-se os principais tipos de tumores ovarianos de origem epitelial. Neste capítulo, focaremos na abordagem e no tratamento dos tumores epiteliais com ênfase nos tumores serosos de alto grau que são os tumores mais frequentes.

A alta taxa de mortalidade desta neoplasia reside no fato de a maioria (aproximadamente 75%) dos tumores ovarianos ser diagnosticada em estádios avançados.[5]

Com base na similaridade histológica e no comportamento clínico, os tumores serosos de alto grau de ovário são fortemente relacionados aos tumores de tuba uterina e peritônio. Atualmente, não há distinção entre o tratamento dos tumores serosos quanto à sua origem (ovário, tuba uterina ou peritônio).[2]

Tabela 143.1. Principais tipos de tumores ovarianos de origem epitelial

Tipo histológico	Câncer de ovário epitelial (%)
Seroso de alto grau	70% a 80%
Seroso de baixo grau	< 5%
Endometrioide	10%
Células claras	10%
Mucinoso	3%

Fonte: Desenvolvida pela autora.

Não se sabe ao certo qual a origem dos tumores ovarianos, alguns parecem ter origem no próprio ovário enquanto outros podem se originar das trompas. Acredita-se que a ovulação frequente pode aumentar o risco de câncer de ovário. Desta forma, pacientes que foram expostas a mais ciclos menstruais ao longo da vida podem estar sob maior risco, como as nulíparas e as mulheres que apresentaram menopausa tardia. O uso de contraceptivos orais parece diminuir o risco de câncer de ovário em até 50% em 5 anos.[6-7]

A endometriose, acometimento benigno de cavidade abdominal, pode aumentar o risco de desenvolver tumores de células claras e endometrioides. Cistos de inclusão ovarianos podem predispor ao desenvolvimento de tumores de baixo grau.[8-9]

A origem dos tumores serosos de alto grau ainda é mais controversa. Acredita-se que a origem desses tumores se encontra nas tubas uterinas. Em salpingo-ooforectomias realizadas com o intuito de reduzir risco de neoplasias de pacientes com mutação de BRCA 1 e 2, foram encontradas lesões pré-invasivas chamadas STIC (*serous tubal intraepithelial carcinoma*) entre 1% e 6% dos casos. Isso sugere que essas pacientes que apresentam alto risco familiar de câncer podem desenvolver essas lesões pré-malignas em trompa, que, se não forem retiradas precocemente, podem se tornar neplasias.[10]

A mutação de BRCA é um importante fator de risco hereditário para o desenvolvimento do câncer de ovário e de mama. A mutação de BRCA é uma das mais frequentes mutações hereditárias nas pacientes com tumores de ovário, porém sabemos que não é a única.[11] Os tumores de ovário de origem hereditária, relacionados ao BRCA 1 e 2, podem ocorrer em até 10% a 18% de todos os casos e geralmente acometem mulheres com idade mais jovem.[12-13] Outras mutações genéticas que predispõem ao câncer de ovário também são encontradas em outros genes de recombinação homóloga como BARD1, BRIP1, CHEK1, CHEK2, FAM175A, PALB2, RAD51C e RAD51D.[14]

Identificar a presença de mutações genéticas tem relevância para prevenção e investigação de outros membros da família. Porém, também tem importância terapêutica. Os inibidores da PARP são medicamentos cada vez mais utilizados no arsenal terapêutico do câncer de ovário, sabe-se que pacientes com mutação de BRCA e outros genes de recombinação homóloga (seja mutação somática ou germinativa) tem maiores respostas com o uso desses tratamentos.[15]

MANIFESTAÇÕES CLÍNICAS E EXAME FÍSICO

Os sintomas em pacientes com câncer de ovário surgem, na maioria das vezes, quando a doença já está em estádios avançados. Os sintomas podem ser insidiosos ou agudos como desconforto abdominal, empachamento pós-prandial, cólica abdominal, anorexia, náusea, aumento de volume abdominal, surgimento de ascite e suboclusão intestinal. Dispneia progressiva pode ocorrer em razão da ascite volumosa ou do surgimento de derrame pleural. Sangramento vaginal pós-menopausa ou sangramento retal podem ocorrer, porém não são frequentes em tumores ovarianos. Nesses casos, patologias uterinas e gastrointestinais devem ser inicialmente descartadas.

Alguns tumores ovarianos não epiteliais, como os tumores de cordão sexual, podem apresentar sintomas como virilização em decorrência de sua capacidade de produção hormonal.

Ao exame físico, pode se observar aumento abdominal frequentemente com massa pélvica fixa, sólida e irregular. Esas características sugerem fortemente a presença de neoplasia de origem ovariana. Outros sintomas como febre e sinais de sepse podem sugerir presença de abcesso ou tumor ovariano infectado. O exame ginecológico frequentemente evidencia massa ovariana uni ou bilateral.

Na pré–menopausa, a chance de uma massa anexial ser maligna tem percentual menor em relação à chance de malignidade em massas ovarianas de mulheres na pós-menopausa. No Quadro 143.1, podemos observar as principais causas benignas e malignas de massas ovarianas.

Quadro 143.1. Principais causas benignas e malignas de massas ovarianas

Alterações ovarianas ou para ovariana benignas	Alterações ovarianas malignas
Cisto funcional	Carcinoma epitelial
Cisto de corpo lúteo	Neoplasias epiteliais borderline
Luteoma da gestação	Tumores germinativos malignos
Ovários policísticos	Tumores de cordão sexual malignos
Tumores germinativos ou de cordão sexual com espectro benigno	Metástase ovariana de outros tumores como os de origem: trato gastrointestinal e mamário
Cistoadenomas	
Endometrioma	
Cistos paraovarianos ou para tubáreos	
Abcesso tubo-ovariano	
Hidrossalpinge	

Fonte: Adaptado de Rauh-Hain JA, Melamed A, Buskwofie A, Schorge JO, 2015.

AVALIAÇÃO DIAGNÓSTICA INICIAL E EXAMES DE ESTADIAMENTO

Para investigação inicial de massas ovarianas, a ultrassonografia (USG) é um dos exames mais utilizados. A maioria das massas ovarianas benignas apresenta aspectos de cistos simples e pode involuir com o tempo. A chance de malignidade é muito baixa caso não haja áreas sólidas na massa ovariana. A utilização de Doppler e o conhecimento de dados clínicos da paciente podem aumentar a sensibilidade do método para detectar neoplasias.[16-17] No Quadro 143.2, podemos observar algumas das principais características ultrassonográficas associadas à malignidade.[18]

Para massas ovarianas suspeitas pela USG, o ideal é complementar a investigação com exames adicionais como ressonância nuclear magnética (RNM) e tomografias. Com a combinação desses exames, é possível identificar, com mais precisão, características da massa ovariana, além do grau de acometimento extraovariano.

Esses dados podem ajudar tanto o cirurgião como o oncologista clínico na definição da melhor abordagem terapêutica inicial.[19] Definir a extensão do acometimento tumoral (estadiamento) é fundamental porque o prognóstico da paciente está diretamente relacionado ao estadiamento inicial (Quadro 143.3).

Quadro 143.2. Algumas das principais características ultrassonográficas associadas à malignidade

Características ultrassonográficas relacionadas à malignidade

Presença de componente sólido nodular ou papilar

Presença de septações irregulares e grossas (> 2 a 3 mm)

Fluxo dentro do componente sólido observado ao Doppler

Presença de ascite

Presença de massas peritoneias e/ou linfonodomegalia

Fonte: Adaptada de International Ovarian Tumor Analysis (IOTA). IOTA Simple Rules and SRrisk calculator to diagnose ovarian cancer.

Quadro 143.3. Definições do acometimento tumoral

Categoria TNM*	Estádio FIGO*	Definições
T1	I	Tumor limitado aos ovários (um ou ambos)
T1a	IA	Tumor limitado a um ovário; cápsula intacta, ausência de tumor na superfície ovariana. Ausência de células malignas em líquido ascítico ou lavados peritoneais**
T1b	IB	Tumor limitado a ambos os ovários; cápsula intacta, ausência de tumor na superfície ovariana. Ausência de células malignas em líquido ascítico ou em lavados peritoneais**
T1c	IC	Tumor limitado a um ou a ambos os ovários com qualquer um dos seguintes achados: ▪ T1c1 derramamento cirúrgico ▪ T1c2 ruptura de cápsula antes da cirurgia ou acomete superfície ovariana ▪ T1c3 presença de células malignas no lavado peritoneal

Continua >>

>> Continuação

Quadro 143.3. Definições do acometimento tumoral

CATEGORIA TNM*	ESTÁDIO FIGO*	DEFINIÇÕES
T2	II	Tumor que envolve um ou ambos os ovários, com extensão pélvica
T2a	IIA	Extensão e/ou implantes no útero e/ou em trompa(s)
T2b	IIB	Extensão para outros órgãos pélvicos como bexiga, cólon sigmoide ou reto
T3 e/ou N1	III	Tumor que envolve um ou ambos os ovários com metástase peritoneal fora da pélvis, confirmada microscopicamente e/ou metástase em linfonodo regional
T1 ou T2 e N1	IIIA1	T1 ou T2, porém com acometimento para os linfonodos retroperitoneais (pélvicos e/ou para-aórticos)
T3a, N0 ou N1	IIIA2	Metástase peritoneal microscópica, além da pélvis
T3b, N0 ou N1	IIIB	Metástase peritoneal macroscópica, além da pélvis, com 2 cm ou menos em sua maior dimensão
T3c, N0 ou N1	IIIC	Metástase peritoneal, além da pélvis, com mais de 2 cm em sua maior dimensão, +/− metástase em linfonodo regional
M1	IV	Metástase à distância, exclui metástase perironeal M1a (ECIVa) se metástase pleural (citologia +) M1b (ECIVb) se metástase em parênquima hepático e esplênico, metástase em órgão extra-abdominal (incluindo linfonodos extra-abdominais) e envolvimento transmural do intestino

*Os estádios da Federação Internacional de Ginecologia e Obstetrícia (FIGO) têm por base os estadiamentos cirúrgicos. Os estádios da Classificação de Tumores Malignos (TNM) têm por base a classificação clínica e/ou patológica. **A presença de ascite não maligna não é classificada. A presença de ascite não modifica o estádio, a menos que células malignas estejam presentes.
Fonte: Desenvolvido pela autoria.

Quando existe suspeita de massa maligna de origem ovariana, marcadores tumores podem ser úteis. O principal marcador tumoral para neoplasias ovarianas de origem epitelial é o CA 125. O CA 125 está elevado em até 80% das mulheres com câncer epitelial de ovário e sua sensibilidade aumenta quanto mais avançada for a neoplasia. A histologia pode também influenciar na sensibilidade desse exame, visto que os tumores serosos de alto grau expressam mais frequentemente CA 125 do que a histologia mucinosa. Quando a paciente tem diagnóstico de câncer de ovário e expressa CA125, utilizamos esse exame (em conjunto com exames de imagens) para avaliar a eficácia do tratamento oncológico. É importante ressaltar que o aumento do CA 125 não é patognomônico para neoplasia, algumas condições benignas como endometriose, doença inflamatória pélvica e até mesmo mulheres saudáveis podem expressar aumento desse marcador.[20,21]

Tratamento

O tratamento dos tumores ovarianos serosos de alto grau depende do seu estadiamento inicial (Quadro 143.3). A maioria das pacientes necessita de tratamento que inclui cirurgia e quimioterapia. Entretanto, até 25% das pacientes podem ter diagnóstico inicial. Entre estas, os tumores diagnosticados muito precocemente e com grau baixo histológico, como: EC IAG1-2 e IB G1, podem ser tratadas com cirurgia exclusivamente, desde que bem operados.[22,23] O benefício da adição de quimioterapia adjuvante encontra-se sobretudo nas pacientes com estádios mais avançados e que não foram adequadamente operadas.[22,23]

Cirurgia

A cirurgia é um dos principais pilares no tratamento das pacientes com câncer de ovário. A cirurgia dos tumores ovarianos é complexa e deve ser feita por cirurgiões capacitados em operar seguindo os preceitos oncológicos, a cirurgia realizada de forma adequada impacta positivamente na sobrevida dessas pacientes.[24] A cirurgia é essencial não apenas para se obter o diagnóstico patológico, mas também porque tem papel terapêutico (citorredução ótima) e serve para avaliar a extensão da doença.

"Citorredução ótima" é o nome da cirurgia-padrão para as pacientes com tumores ovarianos. Vários estudos mostram a correlação entre volume de doença residual e sobrevida.[25] A cirurgia citorredutora só tem impacto positivo em sobrevida global quando for possível deixar doença residual menor que 1 cm. Quando esse objetivo não é alcançado, denomina-se "cirurgia subótima". Há aumento de sobrevida de aproximadamente 20 meses quando comparamos pacientes submetidas à cirurgia ótima *versus* subótima.[26]

A incisão dessa cirurgia deve ser vertical mediana para adequada exposição de toda cavidade pélvica e do abdome superior. Qualquer líquido ascítico presente deve ser coletado para análise citológica, caso não haja ascite, lavado peritoneal deve ser realizado. Toda a cavidade abdominal deve ser explorada de maneira sistemática (inspeção de órgãos pélvicos, alças intestinais, mesentério, apêndice, estômago, fígado, vesícula, baço, omento, diafragma e peritônio). Toda alteração suspeita visualizada durante essa inspeção deve resultar na ressecção e no encaminhamento desse material para análise anatomopatológica. Em caso de ausência de doença suspeita peritoneal, biópsias randômicas devem ser realizadas nas seguintes localizações: saco de Douglas; peritônio da bexiga; regiões paracólicas; parede lateral pélvica; e ambos os lados do diafragma. A realização de biópsias peritoneais randômicas resultou em aumento de sobrevida para essas pacientes.[27] Além da inspeção abdominal, a cirurgia-padrão inclui pan-histerectomia total, salpingo-ooforectomia bilateral, amostra linfonodal pélvica e para-aórica e omentectomia. Em tumores avançados com doença peritoneal, o papel da linfadenectomia é discutível, pois, com a publicação do estudo LION, observou-se que a linfadenectomia não gera ganho na sobrevida global das pacientes e aumenta o tempo cirúrgico e o risco de complicações pós-operatórias.[28] A linfadenectomia em tumores iniciais ainda deve ser considerada procedimento-padrão em razão da chance de se encontrar doença microscópica estádio III, que pode ocorrer em até um terço dos casos inicialmente considerados como EC I.[29]

Existia, no início, muita controversa a respeito do papel da ruptura de cápsula no intraoperatório, porém atualmente defendemos que a ruptura de cápsula seja evitada ao máximo, pois alguns estudos sugerem que ela possa estar relacionada a risco elevado de recorrência.[30,31] Apendicectomia não deve ser realizada rotineiramente. Entretanto, ela é fundamental nas cirurgias de tumores mucinosos porque o apêndice pode ser aparentemente normal, porém, ainda assim, ser o sítio primário do tumor mucinoso que resultou na metástase ovariana.[32]

Conforme previamente exposto, a citorredução ótima tem importante impacto em sobrevida. Porém, em pacientes com tumores avançados, é fundamental avaliar se é factível realizar citorredução ótima a fim de evitar procedimentos invasivos e agressivos desnecessários em pacientes nas quais não será possível remover a doença de forma máxima. Pode ser muito difícil avaliar, somente por exames de imagem, se a paciente será ou não candidata à citorredução ótima; entretanto, existem alguns sinais que sugerem que a citorredução ótima não será possível: carcinomatose envolvendo raiz de mesentério; carcinomatose peritoneal extensa; metástases intraparenquimatosas em pulmão e fígado; extenso acometimento diafragmático; e doença visível extensa no andar superior do abdome.[33] Como os métodos de imagem podem não ser suficientemente precisos para definir ressecabilidade, muitos cirurgiões optam por iniciar a cirurgia por laparoscopia para definir possibilidade de ressecção tumoral completa.[34] Apesar de existirem métodos indiretos para definir ressecabilidade, a experiência do cirurgião conta muita para o sucesso do procedimento cirúrgico.

Alguns tumores ovarianos permitem a realização de cirurgias preservadoras de fertilidade, essas cirurgias são principalmente aceitas para tumores ovarianos de baixo potencial de malignidade EC IA ou alguns tumores não epiteliais.[35] Entretanto, quando se deseja realizar esse tipo de cirurgia, é necessária a confirmação de que a doença é localizada por meio de avaliação cuidadosa da cavidade abdominal, realização de lavado peritoneal, omentectomia, linfadenectomia pélvica e para-aórtica e biópsias randômicas.

PAPEL DA CIRURGIA NA DOENÇA RECORRENTE

A cirurgia na doença recorrente platinossensível desempenha papel limitado no tratamento do câncer de ovário e os dados que temos até hoje ainda são controversos. Estudos observacionais sugerem vantagem em sobrevida nas pacientes que fizeram citorredução secundária em relação à quimioterapia isoladamente, mas esses estudos têm importantes limitações por provável viés de seleção.[36]

Recentemente dois importantes estudos randomizados foram apresentados, o primeiro deles foi o DESKTOP III que incluiu paciente com doença platinossensível que tinham alcançado cirurgia inicial R0 na primeira cirurgia e que, na recorrência, mantinham bom *performance status* (ECOG 0) e ascite < 500 mL. Neste estudo, a citorredução secundária seguida de quimioterapia resultou em aumento de sobrevida livre de progressão quando comparada à quimioterapia isoladamente, os dados de sobrevida global ainda são imaturos.[37]

Já um segundo estudo publicado pelo grupo GOG (Gynecologic Oncology Group 213) incluiu quase 500 pacientes com resposta completa à quimioterapia de 1ª linha e que apresentaram recorrência após pelo menos 6 meses (platinossensível). Nesse estudo, a citorredução mais a quimioterapia adjuvante resultou em uma sobrevida global média de 51 meses *versus* 65 meses no grupo que fez somente com quimioterapia, essa diferença não foi estatisticamente significante. Apesar de o estudo GOG não mostrar vantagem com a cirurgia na recorrência, é importante ressaltar que as pacientes do DESKTOP III foram mais bem selecionadas antes de serem submetidas a procedimento cirúrgico.[38]

Diante desses dados conflitantes, muitos especialistas optam por reservar citorredução secundária para pacientes com câncer de ovário que apresentam recorrência, pelo menos 6 meses, após a quimioterapia à base de platina, apresentam baixo volume de doença e ótimo KPS. Fora desse contexto, cirurgia para desobstrução do trato gastrointestinal ou via urinária e ressecção de recidivas hepáticas devem ser avaliadas individualmente e com cautela para que não se façam cirurgias com alta morbimortalidade e nenhum benefício real em sobrevida pós-operatório para as pacientes.

QUIMIOTERAPIA ADJUVANTE NA DOENÇA INICIAL (EC I E II)

Somente 25% de todas as pacientes com câncer de ovário receberão o diagnóstico em estádios iniciais (EC I e II). E para essas pacientes, o prognóstico, em geral, é excelente, com sobrevida global em 5 anos maior que 90% sem nenhum tratamento adicional após a cirurgia.[39] Entretanto, existem pacientes com tumores iniciais que apresentam maior risco para recidiva: pacientes com EC IC ou II; tumores com histologia de células claras; e tumores ovarianos de alto grau. Esses três fatores de risco são frequentemente utilizados para favorecer a aplicação de quimioterapia adjuvante em pacientes com tumores iniciais.[40] Pacientes com esses fatores de risco têm sobrevida global em 5 anos de apenas entre 40% e 80%.[39]

Dois grandes estudos, o *International Collaborative Ovarian Neoplasm* (ICON 1)[22,41] e *o Adjuvant Chemoterapy in Ovarian Neoplasm* (ACTION)[42] evidenciaram benefício com a aplicação de quimioterapia adjuvante contendo platina em tumores iniciais. O estudo ICON 1 incluiu 477 pacientes com tumores ovarianos de EC I ou II que foram randomizadas a receber seis ciclos de quimioterapia adjuvante baseada em platina ou observação. Nesse estudo, houve aumento em sobrevida global e sobrevida livre de progressão para o grupo que recebeu quimioterapia adjuvante com ganho principalmente para as pacientes que apresentavam fatores de risco para recorrência (EC 1B/1C grau 2/3, qualquer EC 1 grau 3 ou histologia de células claras).[22,41]

O segundo estudo, ACTION, analisou 448 pacientes com tumores ovarianos EC I e II que tinham características de alto risco (EC IAG2 ou G3, EC IBG2 ou G3, EC IC, EC II e todos com histologia de células claras) e as randomizou para quatro a seis ciclos de quimioterapia com base em platina *versus* observação. Nesse estudo, houve aumento de sobrevida livre de progressão e tendência a aumento de sobrevida global. O maior benefício estava nas pacientes que não foram operadas de modo adequado, provavelmente porque elas apresentam maior risco de doença residual.[42]

O esquema de quimioterapia adjuvante e o tempo de terapia ideal para essas pacientes ainda são motivo de controvérsia. Num estudo de fase III randomizado, 427 pacientes foram randomizadas, após procedimento cirúrgico, para três *versus* seis ciclos de carboplatina + paclitaxel adjuvante. Nesse estudo, não houve diferença em sobrevida livre de progressão e sobrevida global entre os dois grupos, exceto no subgrupo de pacientes com tumores serosos de alto grau que aparentemente tiveram mais benefício com seis ciclos. Por esse motivo, consideramos que o tratamento adjuvante padrão nos serosos de alto grau é de seis ciclos, enquanto nas demais histologias seria aceitável realizar entre três e seis ciclos de carboplatina e paclitaxel conforme a tolerância da paciente.[43]

QUIMIOTERAPIA ADJUVANTE NA DOENÇA AVANÇADA (EC III E ICV)

Até 75% das pacientes recebem o diagnóstico com doença avançada. O tratamento dessas pacientes envolve cirurgia e quimioterapia. Apesar de todos os esforços empregados para elas, a sobrevida global gira em torno de 25%. As drogas mais ativas e mais estudadas no contexto adjuvante são as platinas (carboplatina ou cisplatina) e o paclitaxel por seis ciclos. Tanto a cisplatina como a carboplatina têm eficácia semelhante, porém com perfil de toxicidade diferentes. Por ser mais bem tolerado, em geral, damos preferência ao esquema com carboplatina e paclitaxel.[44]

O uso de terapia de manutenção após tratamento inicial é controverso. Em pacientes com presença de mutação de BRCA, pode-se considerar tratamento de manutenção com olaparibe após os seis ciclos de quimioterapia adjuvante. O estudo que apoia essa conduta é o SOLO 1. Nesse estudo, 391 pacientes foram randomizadas para receber olaparibe ou placebo como manutenção após o tratamento quimioterápico, a sobrevida livre de progressão em 3 anos foi de 60% versus 27% a favor do grupo que usou olaparibe. Os dados de sobrevida global ainda são imaturos.[45]

Entretanto, nas pacientes que não apresentam mutação de BRCA, pode-se avaliar o uso de bevacizumabe de manutenção conforme estudo ICON 7. Nesse estudo, 1.528 mulheres foram randomizadas para realizar manutenção com bevacizumabe ou placebo após quimioterapia baseada em platina. Houve aumento de sobrevida livre de progressão de 22,4 meses versus 24,1 meses a favor do grupo que usou bevacizumabe sem aumento da sobrevida global significativamente estatístico. Nesse estudo, em análise de subgrupo, foi observado que, no grupo com doença residual após cirurgia, a adição da manutenção com bevacizumabe propiciou aumento de sobrevida global (36,6 meses × 28,8 meses).[46]

E a quimioterapia intraperitoneal?

Embora alguns estudos de terapia adjuvante tenham sugerido benefícios em sobrevida com a quimioterapia intravenosa associada à intraperitoneal, em vez de quimioterapia intravenosa isoladamente em pacientes com doença avançada, os dados são controversos.[47,48] A técnica de quimioterapia intraperitoneal merece alguns cuidados: deve ser aplicada somente em pacientes com mínima ou nenhuma doença residual após citorredução e não deve ser aplicada em pacientes com peritonite ativa ou sepse, aderências abdominais importantes e função renal inadequada (que não tolere a cisplatina).

Um estudo com 429 pacientes que foram submetidas à citorredução ótima e posteriormente randomizadas para quimioterapia adjuvante intravenosa tradicional versus combinação de quimioterapia intravenosa e intraperitoneal. Nesse estudo, o grupo que realizou quimioterapia intraperitoneal apresentou mais toxicidade, porém aumento em sobrevida global (49,7 meses versus 65,6 meses).[47] Por sua vez, um estudo fase III com 1.560 pacientes publicado recentemente não evidenciou diferença em sobrevida livre de progressão entre os braços, sugerindo que aquele submetido à quimioterapia intraperitoneal sofreu mais complicações e efeitos colaterais do tratamento sem apresentar nenhum benefício adicional.[48]

Diante de dados conflitantes, na prática, não usamos quimioterapia intraperitoneal adjuvante com frequência porque ela necessita de grande expertise da equipe médica e de enfermagem, além de ser um procedimento com alto risco de complicações sérias.

Papel da quimioterapia neoadjuvante

O tratamento-padrão para pacientes com tumores ovarianos avançados é a cirurgia com citorredução ótima inicial seguida de quimioterapia adjuvante. Entretanto, em algumas situações, a cirurgia front line não é possível, seja porque a paciente tem doença muito avançada que não é passível de citorredução completa, seja porque a paciente não tem performance status para suportar o procedimento cirúrgico. Nesses casos, apesar de não haver ganho de sobrevida com a neoadjuvância, é aceitável a sua utilização porque alguns estudos sugerem que sobrevida global é semelhante entre as duas abordagens (cirurgia front line versus cirurgia de intervalo após neoadjuvância). Nos estudos de neoadjuvância, foi observado que as pacientes que fizeram cirurgia de intervalo apresentaram menos complicações pós-operatórias (menos mortes pós-operatórias e sangramento) em comparação a pacientes que fizeram a cirurgia como tratamento inicial.[49-51] Apesar desses estudos evidenciarem resultados similares em sobrevida entre a cirurgia inicial versus cirurgia de intervalo. Foi apresentado por Onda et al.[52] um estudo japonês no

Congresso Americano de Oncologia Clínica (ASCO), que sugeriu que a neoadjuvância possa ser inferior à terapia tradicional. Entretanto, como ainda não saiu a publicação desse estudo e temos outros importantes dados que sugerem existir semelhança entre essas abordagens, consideramos que a neoadjuvância é comparável ao tratamento-padrão (cirurgia inicial) e deve ser principalmente utilizada em pacientes que não são candidatas à citorredução ótima inicial.

O esquema geralmente utilizado no tratamento neoadjuvante é carboplatina e paclitaxel, pois é o esquema que foi tradicionalmente usado na adjuvância e nos estudos de neoadjuvância.[49-51] O número de ciclos de quimioterapia neoadjuvante varia entre três e quatro ciclos de quimioterapia, seguidos de cirurgia e, posteriormente, mais três ciclos de quimioterapia adjuvante após o procedimento cirúrgico.

Existe papel para quimioterapia intraperitoneal hipertérmica (HIPEC) em pacientes submetidas à terapia neoadjuvante?

Embora a terapia neoadjuvante seguida de quimioterapia intraperitoneal aquecida (HIPEC), no momento da cirurgia de intervalo, tenha mostrado resultados promissores em um estudo randomizado, mais dados são necessários antes de seu uso clínico de rotina.[52] Um estudo randomizou 245 mulheres com doença em estágio III que receberam quimioterapia intravenosa (IV) neoadjuvante seguida de cirurgia com ou sem HIPEC.[52] As participantes receberam três ciclos de carboplatina e paclitaxel neoadjuvante e, após a citorredução, foram randomizadas para cirurgia com cisplatina intraperitoneal aquecida a 100 mg/m² (HIPEC) ou cirurgia isolada. Todas as mulheres receberam três ciclos adjuvantes adicionais de carboplatina e paclitaxel endovenoso. O estudo observou que menos pacientes haviam morrido no grupo HIPEC (50% versus 62%). O grupo HIPEC teve uma sobrevida mediana livre de recidiva mais longa (14 versus 11 meses) e sobrevida global mediana (46 versus 34 meses). A taxa de eventos adversos de grau 3 ou 4 foi semelhante nos dois grupos (27% e 25%). É importante lembrar que, apesar de resultados promissores, mais dados são esperados para definirmos o real benefício. Vale ressaltar que é necessária uma equipe com *expertise* para conduzir essas cirurgias (tanto no intra como no pós-operatório).

DOENÇA RECORRENTE

A terapia na doença recorrente dependerá do *status* da sensibilidade a platina (Quadro 143.4), lembrando que existe uma tendência a se considerar não apenas o tempo para recidiva, mas também a melhor resposta alcançada na última terapia.[53]

Quadro 143.4. *Status* da sensibilidade à platina

SENSIBILIDADE À PLATINA	DEFINIÇÃO
Sensível	Pacientes que responderam ao tratamento com platina e progrediram após 6 meses da última aplicação de quimioterapia
Resistente	Pacientes que apresentaram doença estável como melhor resposta ou responderam, porém progrediram em um intervalo menor que 6 meses
Refratário	Pacientes que progrediram durante o tratamento com platina

Fonte: Desenvolvido pela autoria.

Quanto maior o tempo livre de progressão, maiores as chances de resposta com a terapia subsequente contendo platina. Por exemplo, um intervalo livre de progressão entre 6 e 12 meses está relacionado a uma taxa de resposta entre 20% e 30% com o tratamento contendo platina, ao passo que, em pacientes com intervalo entre 18 e 24 meses, essa taxa pode ser de 60% a 70%.[54] Habitualmente, usamos *doublet* de platina porque sabemos que a adição de uma terceira droga não trouxe benefício ao tratamento e somente aumentou a toxicidade.[55]

O momento para instituir o tratamento quimioterápico é indubitavelmente o da progressão sintomática. O aumento do CA125 pode anteceder de 3 a 5 meses a progressão radiológica. Um estudo de fase III mostra que, para pacientes que apresentam remissão completa, não há benefício em sobrevida iniciar quimioterapia no momento da elevação do CA125 versus quando ocorre progressão clinica. As pacientes que iniciaram tratamento precocemente apresentaram maior toxicidade e pior qualidade de vida.[56] Por esse motivo, não devemos instituir tratamento quimioterápico no momento em que há aumento exclusivo do CA125 sem evidência de progressão de doença clínica ou radiológica.

DOENÇA RECORRENTE PLATINO SENSÍVEL

Na doença platinossensível, o retratamento das pacientes deve ser com esquemas baseados em platina, pois sabemos que a combinação de drogas foi superior à monoterapia (Tabela 143.2).[57-59] A escolha do "par" da platina deve levar em consideração a neuropatia residual que a paciente apresenta após carboplatina e paclitaxel, o desejo da paciente em não apresentar alopecia e as outras toxicidades associadas a cada esquema de tratamento. Com relação à eficácia, existe apenas um estudo que comparou diferentes *doublets* de platina. Esse estudo analisou carboplatina e paclitaxel *versus* carboplatina e doxorrubicina lipossomal. Foi observado que a combinação com doxorrubicina lipossomal resultou em maior sobrevida livre de progressão (11,3 meses *versus* 9,4 meses, p = 0,005) sem aumento em sobrevida global.[60] Diante disso, na prática clínica escolhemos o esquema de quimioterapia principalmente com base no perfil de toxicidade dos diferentes esquemas.

Na doença platinossensível, existe a possibilidade de adicionar ao esquema quimioterápico a terapia de manutenção. Nesse cenário, temos principalmente duas opções: bevacizumabe ou inibidores de PARP. Não existe, até o momento, nenhum estudo que compare as diferentes opções de terapia de manutenção.

Os principais estudos que avaliaram o bevacizumabe como terapia de manutenção, neste cenário, foram o estudo OCEANS que mostrou que o bevacizumabe na manutenção ocasionou aumento de sobrevida livre de progressão (12 meses *versus* 8 meses) e taxa de resposta (79% *versus* 57%), mas sem impacto em sobrevida global.[61] Outro estudo foi o GOG 213, que também propiciou aumento de sobrevida livre de progressão (14 meses *versus* 10 meses) com tendência a aumento de sobrevida global (37 meses *versus* 42 meses) após uma reanálise dos dados realizada no estudo.[62] Ainda há autores que acreditam que o bevacizumabe possa ter papel mais relevante principalmente no cenário platino resistente.[63]

Já com relação aos inibidores de PARP, existem três estudos no cenário platino sensível que testaram três diferentes inibidores de PARP (olaparibe, niraparibe e rucaparibe). Sabe-se que o principal benefício em sobrevida livre de progressão da utilização de inibidores de PARP está nas pacientes com mutação de BRCA ou com deficiência de recombinação homóloga (Tabela 143.3).[64-67] Porém, apesar de menor o benefício, pacientes sem mutação de BRCA ou deficiência de recombinação homóloga também podem alcançar algum pequeno benefício em sobrevida livre de progressão. Os dados de sobrevida global desses estudos ainda são imaturos.

A escolha em relação à melhor opção de tratamento ainda é controversa, há quem defenda o uso dos iPARP no cenário platinossensível apenas nas pacientes com mutação de BRCA ou deficiência de recombinação homóloga, favorecendo o uso de bevacizumabe nas demais situações. Porém, ainda aguardamos os dados de sobrevida global dos iPARPs para nos ajudar a definir a melhor abordagem de manutenção para essas pacientes.

Tabela 143.2. Regime de tratamento para doença recorrente platinossensível

REGIME DE TRATAMENTO	SLP MEDIANA	SG MEDIANA
Platina + paclitaxel *versus* platina monodroga[57]	12 meses *versus* 9 meses (p = 0,0004; HR 0,76)	29 meses *versus* 24 meses (p = 0,02; HR 0,82)
Carboplatina + gemcitabina *versus* carboplatina monodroga[58]	8,6 meses *versus* 5,8 meses (p = 0,003; HR 0,72)	18 meses *versus* 17,3 meses (p = 0,74; HR 0,96)
Carboplatina + doxorrubicina lipossomal *versus* carboplatina monodroga[59]	12 meses *versus* 8 meses (p = 0,03; HR 0,54)	26 meses *versus* 18 meses (p = 0,03; HR 0,46)

Fonte: Desenvolvida pela autoria.

Tabela 143.3. Sobrevida associada a inibidores de PARP (olaparibe, niraparibe e rucaparibe) em pacientes com mutação de BRCA ou deficiência de recombinação homóloga

Estudo	PFS BRCAm	HR BRCAm	PFS DRH	PFS ITT
ESTUDO 19 Olaparibe[64]	11,2 meses × 4,3 meses p < 0,0001	0,18	-	8,4 meses × 4,8 meses (p < 0,001; HR 0,35)
NOVA Niraparibe[65]	21 meses × 5,5 meses p < 0,001	0,27	12,9 meses × 3,8 meses (p < 0,001; HR 0,38)	-
SOLO 2 Olaparibe[66]	19,1 meses × 5,5 meses p < 0,0001	0,30	-	-
ARIEL 3 Rucaparibe[67]	16,6 meses × 5,4 meses p < 0,0001	0,23	13,6 meses × 5,4 meses (p < 0,0001; HR 0,32)	10,8 meses × 5,4 meses (p < 0,0001; HR 0,36)

Fonte: Desenvolvida pela autoria.

DOENÇA RECORRENTE PLATINO RESISTENTE

O tratamento da doença platinorresistente é feito principalmente com monoterapia. Não há estudos de fase III que demonstrem superioridade de uma droga sobre a outra nem o benefício da combinação sobre o uso de monoterapia. Uma revisão sistemática com pacientes com tumores ovarianos platinorresistentes concluiu que o topotecano, a doxorrubicina lipossomal e o paclitaxel têm eficácia semelhante.[68] Portanto, a escolha acaba dependendo do perfil de toxicidade, de comorbidades do paciente e da experiência do médico.

As principais drogas que podem ser usadas neste cenário são: paclitaxel; gencitabina; doxorrubicina lipossomal; topotecano; etoposídeo; pemetrexed; 5-fluorouracil; vinorelbina; e docetaxel.[69-75]

O uso de bevacizumabe como terapia de manutenção pode ser usado no cenário platinossensível conforme apresentado no estudo AURELIA em combinação com doxorrubicina lipossomal, topotecano ou paclitaxel. Nesse estudo, houve aumento de sobrevida livre de progressão com uso de terapia de manutenção sem incremento em sobrevida global.[63]

Para pacientes que apresentam progressão de doença com poucos sintomas relacionados à doença, o uso de terapia hormonal pode ser uma alternativa. Os estudos com hormonoterapia em câncer de ovário são pequenos, porém sugerem que possa existir algum papel para esse tratamento nas pacientes assintomáticas e com pouco volume de doença. As terapias hormonais principalmente estudadas nesse cenário são o tamoxifeno, o letrozol e o fulvestranto.[76-78]

Em caso de instabilidade de microssatélite, existem estudos em andamento que podem mostrar o papel da imunoterapia nesse cenário. Até o momento, os estudos ainda são muito pequenos para definir essa abordagem como terapia-padrão.[79]

PARTICULARIDADES SOBRE OUTRAS HISTOLOGIAS EPITELIAIS

Carcinomas mucinosos de ovário

Podem representar até 3% dos tumores epiteliais de ovário. É de fundamental importância descartar tumores primários de trato gastrointestinal com metástase ovariana (atenção especial a apêndice). Quando nos deparamos com uma massa ovariana de histologia muconosa, sugerimos solicitar uma endoscopia digestiva alta e uma colonoscopia sempre que possível.[80] Em geral, acomete mulheres mais jovens quando comparado aos tumores serosos de alto grau (média de 53 anos). Em até 80% dos casos apresentam-se em estádios iniciais ao diagnóstico. Podem expressar CEA e CA125. Esses tumores também têm menores taxa de resposta ao tratamento com platina (20% a 60%).[81] Diferentemente dos tumores serosos, os mucinosos não parecem estar associados a número de partos, amamentação ou uso prévio de anticoncepcional oral.[82] Recentemente, temos entendido que os tumores mucinosos têm duas entidades distintas: os expansivos; e os infiltrativos. Os tumores infiltrativos são mais agressivos e têm maior capacidade de se disseminar.[83] Existem autores que, inclusive, favorecem uma abordagem cirúrgica e adjuvante mais agressiva aos tumores infiltrativos, não omitindo a linfadenectomia e, muitas vezes, sugerindo uso de quimioterapia adjuvante.[84]

Carcinomas serosos de ovário de baixo grau

São responsáveis por aproximadamente 5% a 10% dos tumores ovarianos.[80] Eles parecem ser uma continuidade dos tumores de ovário *borderline*. Em geral, ocorrem em mulheres mais jovens, com mediana de idade de 43 a 46 anos.[85] O ideal é que esses tumores sejam submetidos à citorredução primária por apresentarem baixas taxas de resposta com quimioterapia neoadjuvante. Para pacientes com EC I, a indicação de quimioterapia é controversa, mas geralmente é indicada em EC II-IV. Cada vez mais, tem se estudado o papel da hormonoterapia e algumas terapias-alvo nesses tumores. Nas recidivas em que a citorredução é factível, esta deve ser priorizada pela baixa taxa de resposta esperada com o tratamento sistêmico.[86]

Carcinoma de células claras de ovário

Esses tumores representam aproximadamente 10% dos tumores ovarianos.[80] Ocorrem mais frequentemente em mulheres na pré-menopausa (entre 40 e 50 anos) e seu desenvolvimento pode estar associado à endometriose.[87,88] Em geral, têm bom prognóstico quando diagnosticados em estádios iniciais. Porém, quando em estádios avançados, têm prognóstico pior na comparação aos serosos de alto grau, principalmente porque são tumores agressivos e pouco responsivos à quimioterapia com base em platina.[89] Esses tumores podem estar relacionados com eventos trombóticos e hipercalcemia da malignidade.[90]

Carcinomas endometrioides de ovário

Esses tumores representam aproximadamente 10% dos tumores ovarianos.[80] Em geral, a idade mediana dessas pacientes gira em torno de 56 anos. Acredita-se que se originam de focos de endometriose e podem estar associados a tumores endometriais/uterinos. Quando isso ocorre, a chance de a lesão ovariana ser metástase da lesão uterina é alta, porém é importante lembrar que podem se tratar de dois tumores primários. Na maioria das vezes, são diagnosticados em estádios iniciais e apresentam sensibilidade maior à quimioterapia, o que lhes confere melhor prognóstico em relação a alguns tumores ovarianos (p. ex., células claras). Os tumores endometrioides podem ser de alto ou baixo grau. Os de alto grau são muito similares aos serosos de alto grau.[91-94]

REFERÊNCIAS

1. Siegel R, Naishadham D, Jemal A. Cancer statistics 2013. CA Cancer J Clin. 2013;63(1):11.
2. Berek JS, Crum C, Friedlander M. Cancer of the ovary, fallopian tube, and peritoneum. Int J Gynaecol Obstet. 2012;119(2):S118-29.
3. Bray F, Ferlay J, Soerjomataram I, Siegel RL, Torre LA, Jemal A. Global cancer statistics 2018: GLOBOCAN estimates of incidence and mortality worldwide for 36 cancers in 185 countries. CA Cancer J Clin. 2018;68(6):394-424.
4. Instituto Nacional do Câncer – Ministério da Saúde (BR). Câncer de ovário. Disponível em: https://www.inca.gov.br/tipos-de-cancer/cancer-de-ovario. Acesso em: 23 abril 2020.
5. Berkenblit A, Cannistra SA. Advances in the management of epithelial ovarian cancer. J Reprod Med. 2005;50:426-38.
6. Herbst AL. The epidemiology of ovarian carcinoma and the current status of tumor markers to detect disease. Am J Obst Gynecol. 1994;170;1099-105.
7. Iversen L, Sivasubramaniam S, Lee AJ, et al. Lifetime cancer risk and combined oral contraceptives: the Royal College of General Practitioners' Oral Contraception Study. Am J Obstet Gynecol. 2017;216(6):580.e1.
8. Auersperg N. The origin of ovarian cancers-hypotheses and controversies. Front Biosci (Schol Ed). 2013;5:709.
9. Flesken-Nikitin A, Odai-Afotey AA, Nikitin AY. Role of the stem cell niche in the pathogenesis of epithelial ovarian cancers. Mol Cell Oncol. 2014;1(3):e963435. Epub 2014 Oct 31.
10. Wethington SL, Park KJ, Soslow RA, et al. Clinical outcome of isolated serous tubal intraepithelial carcinomas (STIC). Int J Gynecol Cancer. 2013;23(9):1603-11.
11. Norquist BM, Harrell MI, Brady MF, et al. Inherited mutations in women with ovarian carcinoma. JAMA Oncol. Apr 2016;2(4):482-90.
12. Pal T, Permuth-Wey J, Betts JA, et al. BRCA1 and BRCA2 mutations account for a large proportion of ovarian carcinoma cases. Cancer. 2005;104(12):2807.
13. Zhang S, Royer R, Li S, et al. Frequencies of BRCA1 and BRCA2 mutations among 1,342 unselected patients with invasive ovarian cancer. Gynecol Oncol. 2011;121(2):353.
14. Pennington KP, Walsh T, Harrell MI, et al. Germline and somatic mutations in homologous recombination genes

14. predict platinum response and survival in ovarian, fallopian tube, and peritoneal carcinomas. Clin Cancer Res. 2014 Feb 1;20(3):764-75.

15. Mirza RM, Monk BJ, Herrstedt J, et al. Niraparib maintenance therapy in platinum-sensitive, recurrent ovarian cancer. N Engl J Med. 2016; 375:2154-2164.

16. Brown DL, Doubilet PM, Miller FH, et al. Benign and malignant ovarian masses: selection of the most discriminating gray-scale and Doppler sonographic features. Radiology. 1998;208(1):103.

17. Timmerman D, Schwärzler P, Collins WP, et al. Subjective assessment of adnexal masses with the use of ultrasonography: an analysis of interobserver variability and experience. Ultrasound Obstet Gynecol. 1999;13(1):11.

18. International Ovarian Tumor Analysis (IOTA). IOTA Simple Rules and SRrisk calculator to diagnose ovarian cancer. Disponível em: https://www.iotagroup.org/research/iota-models-software/iota-simple-rules-and--srrisk-calculator-diagnose-ovarian-cancer. Accessed on March 20, 2019.

19. Spencer JA, Ghattamaneni S. MR imaging of the sonographically indeterminate adnexal mass. Radiology. 2010;256(3):677.

20. Bast RC Jr, Klug TL, St John E, et al. A radioimmunoassay using a monoclonal antibody to monitor the course of epithelial ovarian cancer. N Engl J Med. 1983 Oct 13;309(15):883-7.

21. Cannistra SA. Cancer of the ovary. N Engl J Med. 2004 Dec 9;351(24):2519-29.

22. Collinson F, Qian W, Fossati R, et al. Optimal treatment of early-stage ovarian cancer. Ann Oncol. 2014 Jun;25(6):1165-71.

23. Trimbos B, Timmers P, Pecorelli S, et al. Surgical staging and treatment of early ovarian cancer: long-term analysis from a randomized trial. J Natl Cancer Inst. 2010 Jul 7; 102(13): 982-987.

24. Bristow RE, Tomacruz RS, Armstrong DK, et al. Survival effect of maximal cytoreductive surgery for advanced ovarian carcinoma during the platinum era: a meta-analysis. J Clin Oncol. 2002 Mar 1;20(5):1248-59.

25. RE Bristow, RS Tomacruz, DK Armstrong, et al. Survival effect of maximal cytoreductive surgery for advanced ovarian carcinoma during the platinum era: a meta-analysis. 2002. In: Database of Abstracts of Reviews of Effects (DARE): Quality-assessed Reviews. York (UK): Centre for Reviews and Dissemination (UK); 1995. Disponível em: https://www.ncbi.nlm.nih.gov/books/NBK68993/.

26. Chi DS, Eisenhauer EL, Lang J, et al. What is the optimal goal of primary cytoreductive surgery for bulky stage IIIC epithelial ovarian carcinoma (EOC)? Gynecol Oncol. 2006 Nov;103(2):559-64.

27. Timmers PJ, Zwinderman K, Coens C, et al. Lymph node sampling and taking of blind biopsies are important elements of the surgical staging of early ovarian cancer. Int J Gynecol Cancer. 2010 Oct;20(7):1142-7.

28. Harter P, Sehouli J, Lorusso D, et al. A randomized trial of lymphadenectomy in patients with advanced ovarian neoplasms. N Engl J Med 2019; 380:822-32.

29. Pereira A, Magrina JF, Rey V, et al. Pelvic and aortic lymph node metastasis in epithelial ovarian cancer. Gynecol Oncol. 2007 Jun;105(3):604-8. Epub 2007 Feb 23.

30. Bakkum-Gamez JN, Richardson DL, Seamon LG, et al. Influence of intraoperative capsule rupture on outcomes in stage I epithelial ovarian cancer. Obstet Gynecol. 2009 Jan;113(1):11-7.

31. Vergote I, De Brabanter J, Fyles A, et al. Prognostic importance of degree of differentiation and cyst rupture in stage I invasive epithelial ovarian carcinoma. Lancet. 2001 Jan 20;357(9251):176-82.

32. Ramirez PT, Slomovitz BM, McQuinn L, et al. Role of appendectomy at the time of primary surgery in patients with early-stage ovarian cancer. Gynecol Oncol. 2006 Dec;103(3):888-90.

33. Salani R, Axtell A, Gerardi M, et al. Limited utility of conventional criteria for predicting unresectable disease in patients with advanced stage epithelial ovarian cancer. Gynecol Oncol. 2008 Feb;108(2):271-5.

34. Fagotti A, Ferrandina G, Fanfani F, et al. Prospective validation of a laparoscopic predictive model for optimal cytoreduction in advanced ovarian carcinoma. Am J Obstet Gynecol. 2008 Dec;199(6):642.e1-6.

35. Melamed A, Rizzo AE, Nitecki R, et al. All-cause mortality after fertility-sparing surgery for stage i epithelial ovarian cancer. Obstet Gynecol. 2017;130(1):71.

36. Gockley A, Melamed A, Cronin A, et al. Outcomes of secondary cytoreductive surgery for patients with platinum-sensitive recurrent ovarian cancer. Am J Obstet Gynecol. 2019;221(6):625.e1.

37. Du Bois A, Vergote I, Ferron G, et al. Randomized controlled phase III study evaluating the impact of secondary cytoreductive surgery in recurrent ovarian cancer: AGO DESKTOP III/ENGOT ov20. Journal of Clinical Oncology. 2017;35(15):5501.

38. Coleman RL, Spirtos NM, Enserro D, et al. Secondary surgical cytoreduction for recurrent ovarian cancer. N Engl J Med. 2019;381(20):1929.

39. Ahmed FY, Wiltshaw E, A'Hern RP, et al. Natural history and prognosis of untreated stage I epithelial ovarian carcinoma. J Clin Oncol. 1996;14(11):2968.

40. Chan JK, Tian C, Teoh D, et al. Survival after recurrence in early-stage high-risk epithelial ovarian cancer: a

Gynecologic Oncology Group study. Gynecol Oncol. 2010;116(3):307. Epub 2009 Nov 27.

41. Colombo N, Guthrie D, Chiari S, et al. International Collaborative Ovarian Neoplasm trial 1: a randomized trial of adjuvant chemotherapy in women with early-stage ovarian cancer. J Natl Cancer Inst. 2003 Jan 15;95(2):125-32.

42. Trimbos JB, Vergote I, Bolis G, et al. Impact of adjuvant chemotherapy and surgical staging in early-stage ovarian carcinoma: European Organisation for Research and Treatment of Cancer – adjuvant chemotherapy in ovarian neoplasm trial. JNCI: Journal of the National Cancer Institute. 2003;95(2):113-25.

43. Bell J, Brady MF, Young RC, et al. Randomized phase III trial of three versus six cycles of adjuvant carboplatin and paclitaxel in early stage epithelial ovarian carcinoma: a gynecologic oncology group study. Gynecol Oncol. 2006 Sep;102(3):432-9.

44. du Bois A, Lück HJ, Meier W, et al. A randomized clinical trial of cisplatin/paclitaxel versus carboplatin/paclitaxel as first-line treatment of ovarian cancer. J Natl Cancer Inst. 2003 Sep 3;95(17):1320-9.

45. Moore K, Colombo N, Scambia G, et al. Maintenance olaparib in patients with newly diagnosed advanced ovarian cancer. N Engl J Med. 2018;379:2495-505.

46. Perren TJ, Swart AM, Pfisterer J, et al. A phase 3 trial of bevacizumab in ovarian cancer. N Engl J Med. 2011;365:2484-96.

47. Armstrong DK, Bundy B, Wenzel L, et al. Intraperitoneal cisplatin and paclitaxel in ovarian cancer. N Engl J Med. 2006;354(1):34.

48. Walker JL, Brady MF, Wenzel L, et al. Randomized trial of intravenous versus intraperitoneal chemotherapy plus bevacizumab in advanced ovarian carcinoma: an NRG oncology/gynecologic oncology group study. J Clin Oncol. 2019;37(16):1380. Epub 2019 Apr 19.

49. Vergote I, TropéCG, Amant F, et al. Neoadjuvant chemotherapy or primary surgery in stage IIIC or IV ovarian cancer. N Engl J Med. 2010;363(10):943.

50. Coleridge SL, Bryant A, Lyons TJ, et al. Chemotherapy versus surgery for initial treatment in advanced ovarian epithelial cancer. Cochrane Database Syst Rev. 2019;2019(10).

51. Kehoe S, Hook J, Nankivel M, et al. Primary chemotherapy versus primary surgery for newly diagnosed advanced ovarian cancer (CHORUS): an open-label, randomised, controlled, non-inferiority trial. The Lancet. 2015;386(9990):249-57.

52. van Driel WJ, Koole SN, Sikorska K, et al. Hyperthermic intraperitoneal chemotherapy in ovarian cancer. N Engl J Med. 2018;378(3):230.

53. Thigpen JT, Vance RB, Khansur T. Second-line chemotherapy for recurrent carcinoma of the ovary. Cancer. 1993 Feb 15;71(4):1559-64.

54. Markman M, Rothman R, Hakes T, et al. Second-line platinum therapy in patients with ovarian cancer previously treated with cisplatin. J Clin Oncol. 1991 Mar;9(3):389-93.

55. Bookman MA, Brady MF, McGuire WP, et al. Evaluation of new platinum-based treatment regimens in advanced-stage ovarian cancer: a phase III trial of the gynecologic cancer intergroup. J Clin Oncol. 2009 Mar 20;27(9):1419-25.

56. Rustin GJ, van der Burg ME, et al. A randomized trial in ovarian cancer (OC) of early treatment of relapse based on CA125 level alone versus delayed treatment based on conventional clinical indicators (MRC OV05/EORTC 55955 trials). Journal of Clinical Oncology. 2009;27(18):1-1.

57. Parmar MK, Ledermann JA, Colombo N, et al. Paclitaxel plus platinum-based chemotherapy versus conventional platinum-based chemotherapy in women with relapsed ovarian cancer: the ICON4/AGO-OVAR-2.2 trial. Lancet. 2003 Jun 21;361(9375):2099-106.

58. Pfisterer J, Plante M, Vergote I, et al. Gemcitabine plus carboplatin compared with carboplatin in patients with platinum-sensitive recurrent ovarian cancer: an intergroup trial of the AGO-OVAR, the NCIC CTG, and the EORTC GCG. J Clin Oncol. 2006 Oct 10;24(29):4699-707.

59. Alberts DS, Liu PY, Wilczynski SP, et al. Randomized trial of pegylated liposomal doxorubicin (PLD) plus carboplatin versus carboplatin in platinum-sensitive (PS) patients with recurrent epithelial ovarian or peritoneal carcinoma after failure of initial platinum-based chemotherapy (Southwest Oncology Group Protocol S0200). Gynecol Oncol. 2008 Jan;108(1):90-4.

60. U Wagner, C Marth, R Largillier, et al. Final overall survival results of phase III GCIG CALYPSO trial of pegylated liposomal doxorubicin and carboplatin vs paclitaxel and carboplatin in platinum-sensitive ovarian cancer patients. Br J Cancer. 2012 Aug 7; 107(4): 588-591.

61. Aghajanian C, Goff B, Nycum LR, et al. Final overall survival and safety analysis of OCEANS, a phase 3 trial of chemotherapy with or without bevacizumab in patients with platinum-sensitive recurrent ovarian cancer. Gynecol Oncol. 2015 Oct;139(1):10-6.

62. Coleman RL, Brady MF, Herzog TJ, et al. Bevacizumab and paclitaxel-carboplatin chemotherapy and secondary cytoreduction in recurrent, platinum-sensitive ovarian cancer (NRG Oncology/Gynecologic Oncology Group study GOG-0213): a multicentre, open-label, randomised, phase 3 trial. Lancet Oncol. 2017;18(6):779.

63. Pujade-Lauraine E, Hilpert F, Weber B, et al. Bevacizumab combined with chemotherapy for platinum-resistant recurrent ovarian cancer: the AURELIA open-label randomized phase III trial. J Clin Oncol. 2014 May 1;32(13):1302-8.
64. Ledermann J, Harter P, Gourley C, et al. Olaparib maintenance therapy in platinum-sensitive relapsed ovarian cancer. N Engl J Med. 2012;366(15):1382.
65. Mirza MR, Monk BJ, Herrstedt J, et al. Niraparib maintenance therapy in platinum-sensitive, recurrent ovarian cancer. N Engl J Med. 2016;375(22):2154.
66. Pujade-Lauraine E, Ledermann JA, Selle F, et al. Olaparib tablets as maintenance therapy in patients with platinum-sensitive, relapsed ovarian cancer and a BRCA1/2 mutation (SOLO2/ENGOT-Ov21): a double-blind, randomised, placebo-controlled, phase 3 trial. Lancet Oncol. 2017 Sep;18(9):1274-84.
67. Coleman RL, Oza AM, Lorusso D, et al. Rucaparib maintenance treatment for recurrent ovarian carcinoma after response to platinum therapy (ARIEL3): a randomised, double-blind, placebo-controlled, phase 3 trial. Lancet. 2017;390(10106):1949.
68. Peng LH, Chen XY, Wu TX. Topotecan for ovarian cancer. Cochrane Database Syst Rev. 2008.
69. Gynecologic Oncology Group, Markman M, Blessing J, et al. Phase II trial of weekly paclitaxel (80 mg/m2) in platinum and paclitaxel-resistant ovarian and primary peritoneal cancers: a gynecologic oncology group study. Gynecol Oncol. 2006;101(3):436. Epub 2005 Dec 2.
70. Gordon AN, Fleagle JT, Guthrie D, et al. Recurrent epithelial ovarian carcinoma: a randomized phase III study of pegylated liposomal doxorubicin versus topotecan. J Clin Oncol. 2001;19(14):3312.
71. Mutch DG, Orlando M, Goss T, et al. Randomized phase III trial of gemcitabine compared with pegylated liposomal doxorubicin in patients with platinum-resistant ovarian cancer. J Clin Oncol. 2007;25(19):2811.
72. Rose PG, Blessing JA, Mayer AR, et al. Prolonged oral etoposide as second-line therapy for platinum-resistant and platinum-sensitive ovarian carcinoma: a gynecologic oncology group study. J Clin Oncol. 1998;16(2):405.
73. Verschraegen CF, Sittisomwong T, Kudelka AP, et al. Docetaxel for patients with paclitaxel-resistant Müllerian carcinoma. J Clin Oncol. 2000;18(14):2733.
74. Vergote I, Calvert H, Kania M, et al. A randomised, double-blind, phase II study of two doses of pemetrexed in the treatment of platinum-resistant, epithelial ovarian or primary peritoneal cancer. Eur J Cancer. 2009;45(8):1415.
75. Bajetta E, Di Leo A, Biganzoli L, et al. Phase II study of vinorelbine in patients with pretreated advanced ovarian cancer: activity in platinum-resistant disease. J Clin Oncol. 1996 Sep;14(9):2546-51.
76. Williams CJ. Tamoxifen for relapse of ovarian cancer. Cochrane Database Syst Rev. 2001.
77. Smyth JF, Gourley C, Walker G, et al. Antiestrogen therapy is active in selected ovarian cancer cases: the use of letrozole in estrogen receptor-positive patients. Clin Cancer Res. 2007;13(12):3617.
78. Argenta PA, Thomas SG, Judson PL, et al. A phase II study of fulvestrant in the treatment of multiply-recurrent epithelial ovarian cancer. Gynecol Oncol. 2009;113(2):205.
79. Marabelle A, Le DT, Ascierto PA, et al. Efficacy of pembrolizumab in patients with noncolorectal high microsatellite instability/mismatch repair-deficient cancer: results from the phase II KEYNOTE-158 study. J Clin Oncol. 2020;38(1):1.
80. Human Pathology. 2018;80:1-248.
81. Morice P, Gouy S, Leary A. Mucinous ovarian carcinoma. N Engl J Med. 2019;380:1256-1266.
82. Jordan SJ, Green AC, Whitemanet DC, et al. Risk factors for benign, borderline and invasive mucinous ovarian tumors: epidemiological evidence of a neoplastic continuum? Gynecologic Oncology.2007;107:223-30.
83. Gouy S, Saidani M, Maulard A, et al. Characteristics and prognosis of stage I ovarian mucinous tumors according to expansile or infiltrative type. Int J Gynecol Cancer. 2018 Mar;28(3):493-9.
84. Colombo N, Sessa N, du Bois A, et al, ESMO-ESGO consensus conference recommendations on ovarian cancer: pathology and molecular biology, early and advanced stages, borderline tumours and recurrent disease. Annals of Oncology.2019;30:672-705.
85. Gershenson DM, Sun CC, Lu KH, et al. Clinical behavior of stage II-IV low-grade serous carcinoma of the ovary. Obstet Gynecol. 2006;108(2):361.
86. Romero I, Sun CC, Wong KK, et al. Low-grade serous carcinoma: new concepts and emerging therapies. Gynecol Oncol. 2013;130(3):660. Epub 2013 May 23.
87. Heintz AP, Odicino F, Maisonneuve P, et al. Carcinoma of the ovary. J Epidemiol Biostat. 2001;6(1):107.
88. Yamamoto S, Tsuda H, Takano M, et al. Clear-cell adenofibroma can be a clonal precursor for clear-cell adenocarcinoma of the ovary: a possible alternative ovarian clear-cell carcinogenic pathway. J Pathol. 2008;216(1):103.
89. Goff BA, Sainz de la Cuesta R, Muntz HG, et al. Clear cell carcinoma of the ovary: a distinct histologic type with poor prognosis and resistance to platinum-based chemotherapy in stage III disease. Gynecol Oncol. 1996;60(3):412.

90. Tan DS, Kaye S. Ovarian clear cell adenocarcinoma: a continuing enigma. J Clin Pathol. 2007 Apr;60(4):355-60.
91. Tothill RW, Tinker AV, George J, et al. Novel molecular subtypes of serous and endometrioid ovarian cancer linked to clinical outcome. Clin Cancer Res. 2008 Aug;14(16):5198-208.
92. Lee K, Tavassoli FA, Prat J, et al. Tumors of the ovary and peritoneum. In: World Health Organization Classification of Tumours: pathology and genetics of tumours of the breast and female genital organs. Lyon, France: IARC Press; 2003. 117 p.
93. Karseladze AI. [WHO histological classification of ovarian tumors. Geneva, 1999 (R.E.Scully, L.H.Sobin]. Arkh Patol. 2005;(1):64.
94. Rendi MH. Epithelial carcinoma of the ovary, fallopian tube, and peritoneum: Histopathology. Uptodate Topic 3241, version 28.0. [2022 set.]

144

Tumores Não Epiteliais de Ovário

Mariana de Paiva
Renata R. C. Colombo Bonadio

DESTAQUES

- Tumores não epiteliais de ovário são entidades raras, podendo corresponder a tumores benignos ou malignos, com comportamentos biológicos que diferem dos tumores epiteliais.
- Os tumores de cordão sexual e estroma incluem tumores de células da granulosa, tumores de Sertoli-Leydig, fibromas e tecomas. Esses tumores são, com frequência, funcionantes, manifestando quadros clínicos relacionais ao hiperestrogenismo ou hiperandrogenismo, como puberdade precoce, sangramento uterino anormal ou virilização.
- Na maior parte dos casos, os tumores de cordão sexual e estroma são diagnosticados em estádios iniciais, sendo a cirurgia a base do tratamento.
- Os TCG malignos de ovário são classificados em: disgerminomas, tumores *yolk sac*, carcinomas embrionários, coriocarcinoma não gestacional, teratoma maduro, teratoma imaturo tumor misto de células germinativas.
- Mulheres jovens (< 35 anos) que se apresentam com massa pélvica e elevação de alfafetoproteína devem levar à suspeita de TCG. Os TCG primitivos e teratomas imaturos são quimiossensíveis e suscetíveis à cirurgia de preservação de fertilidade.

INTRODUÇÃO

Os tumores malignos de ovário são classificados em três grandes grupos: tumores epiteliais, com aproximadamente 90% dos casos; tumores dos cordões sexuais e estroma, entre 5% e 8%; e tumores de células germinativas, com outros 5% dos casos. Os carcinomas de pequenas células do tipo hipercalcêmico constituem um subtipo muito raro, caracterizando uma doença agressiva, com sobrevidas medianas menores que 1 ano, sendo frequentemente associados a mutações de SMARCA4.[1]

Os tumores de cordões sexuais e estroma se originam das células que compõem o estroma ovariano e circundam os oócitos, sendo compostos por diferentes tumores benignos e malignos. Os tumores benignos fogem ao escopo do capítulo. Entre os tumores malignos ou potencialmente malignos, o principal representante do grupo é o tumor de células da granulosa, mas o grupo ainda é composto por outros tumores menos frequentes, como o tumor de células de Sertoli-Leydig. Pela raridade dessas neoplasias, os tumores de células da granulosa servem como padrão para o diagnóstico e tratamento dos tumores desse grupo.

No grupo dos tumores malignos de células germinativas estão os disgerminomas, tumor de seio endodérmico, carcinoma embrionário, poliembrioma, teratoma imaturo e coriocarcinoma. Para fins práticos de tratamento, costuma-se classificar os tumores de células germinativas em disgerminomas (os mais frequentes) e não disgerminomas. E entre os disgerminomas, classificam-se em disgerminomas puros ou mistos.

TUMOR DE CORDÕES SEXUAIS E ESTROMA

Os tumores de células da granulosa representam cerca de 5% das neoplasias malignas ovarianas[2,3] e são classificados em tipos juvenil e adulto de acordo com características histológicas e clínicas. A forma juvenil é diagnosticada principalmente em pacientes com menos de 30 anos de idade e frequentemente está associada com síndrome de Potter (múltiplas anomalias congênitas), doença de Ollier (encondromarose múltipla) e síndrome de Maffucci (doença de Ollier com hemangiomas). A forma adulta pode ser encontrada também em crianças, apesar de ser um evento muito raro.[4] Os tumores de células da granulosa do tipo adulto correspondem a 95% dos casos de tumores de células da granulosa, sendo mais comuns na peri ou pós-menopausa. Os tumores de células da granulosa do tipo adulto são considerados neoplasias de baixo potencial de malignidade, porém podem apresentar metastatização e recidivas, inclusive com recidivas tardias, até 20 anos após a remoção do tumor primário. Análises moleculares evidenciaram que os tumores do tipo adulto apresentam, com frequência, alterações somáticas FOXL2, um gene que codifica para um fator de transcrição.[5]

Outros tumores de cordão sexual e estroma são ainda mais raros e podem estar associados a síndromes hereditárias. Tumores de cordão sexual com túbulos anulares estão associados a variantes patogênicas germinativa de STK11, que resulta na síndrome de Peutz-Jeghers. Já os tumores de células de Sertoli-Leydig podem decorrer de variantes patogênicas germinativas de DICER1.

Quadro clínico e diagnóstico

Os tumores de cordão sexual e estroma provocam sintomas relacionados ao crescimento da massa na pelve, podendo ocorrer desconforto abdominal, sintomas dispépticos e aumento de volume abdominal. Nos tumores de granulosa do tipo juvenil, as lesões ovarianas costumam ter diâmetro superior a 12 cm e os principais sintomas são dor abdominal aguda em virtude da ruptura do tumor, e ascite em 10% dos casos.

Exames de imagem do abdome evidenciam tumores ovarianos com diâmetros médios ao redor de 8,2 cm, podendo haver características morfológicas sólido-císticas, sólidas com aspectos espongiosos ou inteiramente sólidas.[6]

Além dos sintomas relacionados à massa ovariana, podem também ser observados sintomas relacionados à produção hormonal anômala. No caso de tumores de células da granulosa, pode haver produção estrogênica aumentada. No tipo juvenil, o excesso de estradiol gera quadro de pseudopuberdade precoce em 90% dos casos de pacientes com menos de 8 anos de idade, com o aparecimento de pelos pubianos, sangramento uterino, desenvolvimento mamário e raramente virilização.[4] Já no tipo adulto, causa estímulo endometrial excessivo, podendo provocar sangramento uterino anormal. Em consequência, hiperplasia endometrial associada ocorre em 25% e 50% dos casos, e adenocarcinoma do endométrio entre 5% e 13% dos casos.[7] Assim, coleta de amostra de endométrio é necessária em casos de espessamento do endométrio ou sangramento uterino anormal.

Já nos tumores de Sertoli-Leydig, a produção elevada de testosterona pode ocasionar quadro de virilização, hirsutismo, acne e alterações menstruais. A dosagem dos níveis hormonais de estrógeno e de testosterona estão indicadas e podem auxiliar no diagnóstico em casos de quadros sugestivos de hiperprodução hormonal.

Além das dosagens hormonais, elevação de marcadores tumorais também pode ocorrer nos tumores de cordão sexual e estroma, com destaque para as inibinas A e B, o hormônio antimulleriano e a alfafetoproteína.[8,9] A inibina A e a inibina B são hormônios peptídeos produzidos pelas células da granulosa, cujos níveis tornam-se indetectáveis após a menopausa em decorrência de depleção de folículos ovarianos. Nos tumores de células da granulosa, seus níveis elevados podem auxiliar no diagnóstico e no acompanhamento das pacientes. Ressalta-se, porém, que a inibinas A e B podem também se elevar em outras neoplasias, como nos carcinomas mucinosos. O hormônio antimulleriano é também um hormônio peptídeo, produzido pelas células da granulosa, porém é mais específico do que a inibina porque não aumenta nos tumores mucinosos.

A alfafetoproteína pode estar elevada em tumores de Sertoli-Leydig. No entanto, outras neoplasias, como os hepatocarcinomas e os tumores germinativos, também expressam alfafetoproteína. Para pacientes que expressam algum dos marcadores tumorais, eles podem ser úteis no seguimento oncológico.

Tratamento e prognóstico

A maioria dos tumores de cordão sexual e estroma apresenta estádio I ao diagnóstico. A cirurgia é a base do tratamento dessas neoplasias. Em mulheres na pós-menopausa ou com prole constituída e sem desejo reprodutivo, deve ser considerada a histerectomia com salpingo-ooforectomia bilateral.[10] Já em mulheres em idade fértil, com desejo reprodutivo, a cirurgia conservadora da fertilidade deve ser o tratamento de escolha. Linfadenectomia pélvica e paraórtica sistemática não está indicada, já que o comprometimento linfonodal é raro nesses tumores. O prognóstico dos tumores na forma juvenil é excelente, com taxas de sobrevida superiores a 97% em 3,5 anos.[11] O tumor pode apresentar recidivas até 48 meses após o tratamento conservador, de forma mais precoce que o tipo adulto. Os tumores de células granulosa do tipo adulto também são curáveis na maior parte dos casos, com sobrevida em 10 anos de 60% a 90%.[12]

Alguns fatores prognósticos foram associados a maior risco de recidiva dos tumores de células da granulosa. O fator mais relevante é o estádio. A sobrevida em 5 anos, que é ao redor de 90% no estádio I, cai para 16% na doença mais avançada com estádio III-IV.[12] A idade mais avançada é também associada a um pior prognóstico.[13,14] A ruptura da cápsula ovariana é também um fator relevante, tendo sido demostrada redução da sobrevida em 5 anos de tumores estádio I com cápsula rota em comparação com aqueles com cápsula íntegra.[15,16]

Com relação ao padrão histológico, um estudo demonstrou que a variante insular ou difusa tem pior prognóstico,[17] enquanto outro demonstrou relação entre recidivas precoces e ausência de corpúsculos de Call-Exner.[18] Outros fatores que também foram associados a maior risco de recidiva em alguns estudos foram a atividade mitótica elevada,[7,18-20] a presença de atipias nucleares[18] ou de aneuploidia,[21,22] alterações de P53[23,24] e expressam elevação de Ki67 ou de nível sérico de inibina.[25]

Para tumores de Sertoli-Leydig, a sobrevida em 5 anos é entre 70% e 90%, sendo influenciada pelo estádio e pelo grau histológico do tumor.[26] Em uma coorte de pacientes com tumores de Sertoli-Leydig, mostrou-se que os tumores bem diferenciados apresentam comportamento benigno, enquanto 11% a 19% dos tumores com diferenciação intermediária ou com elementos heterólogos apresentaram comportamento maligno.[26] O comportamento maligno foi mais elevado (59%) entre aqueles pouco diferenciados.[26]

Apesar da identificação de fatores associados a maior risco de recidiva, não existem evidências claras sobre o papel de tratamentos adjuvantes nos tumores de cordão sexual e estroma. Dada a raridade dessas neoplasias, não há estudos de fase III avaliando o tratamento adjuvante. Para tumores de células da granulosa estádio IA e para os tumores de Sertoli-Leydig estádio IA bem diferenciado, o prognóstico é excelente e não se recomenda tratamento complementar adicional. Para os demais, sugere-se uma avaliação individualizada dos fatores de risco para decisão entre quimioterapia adjuvante ou observação, com base em dados observacionais e na opinião de especialistas.[26-29] Os regimes mais comumente utilizados são o esquema BEP (bleomicina, etoposide e cisplatina) e o esquema carboplatina com paclitaxel, sendo este mais bem tolerado.[30] Após o tratamento, a vigilância prolongada é mandatória frente ao risco de recidivas tardias. O seguimento se baseia na avaliação clínica, no exame físico e na dosagem de marcadores tumorais nos casos com elevação de marcador ao diagnóstico.

No caso de recidivas, novas abordagens cirúrgicas podem ser cogitadas caso se considere a doença ressecável. Nos casos irressecáveis ou com metástases à distância, o tratamento quimioterápico está indicado, com quimioterapia baseada em platina (esquemas BEP ou carboplatina com paclitaxel). Além da quimioterapia, dados limitados sugerem poder haver alguma atividade de hormonoterapia[31] e de antiangiogênicos[32] em tumores de células da granulosa. Em um estudo de fase II com 36 pacientes com tumores de cordão sexual e estroma metastáticos, o bevacizumabe foi associado à taxa de resposta de 16,7%, com sobrevida livre de progressão mediana de 9 meses.[33]

TUMORES DE CÉLULAS GERMINATIVAS

Os tumores de células germinativas (TCG) malignos do ovário representam 5% dos cânceres ovarianos e 80% dos tumores ovarianos malignos da pré-adolescência. A taxa de incidência anual ajustada destes tumores é de 2.1/1.000.000 mulheres.[34]

Os TCG recapitulam os estágios do desenvolvimento embriológico, desde as células germinativas indiferenciadas aos tecidos adultos. TCG primitivos compostos por células germinativas indiferenciadas e TCG com diferenciação extraembrionária são malignos em sua totalidade. Por um lado, os teratomas são os TCG mais comuns e, em sua maioria, compostos por tecidos maduros e benignos (cistos dermoides). Por outro lado, os teratomas imaturos têm em seu componente embrionário a determinação de seu potencial de malignidade e consequente prognóstico. Os TCG primitivos e teratomas imaturos são quimiossensíveis e suscetíveis à cirurgia de preservação de fertilidade.[35] De acordo com a Organização Mundial da Saúde (OMS) 2014, os TCG malignos de ovário são classificados em: disgerminomas; tumores *yolk sac*; carcinomas embrionários; coriocarcinoma não gestacional; teratoma maduro; teratoma imaturo tumor misto de células germinativas.[36]

A disgenesia gonadal é um fator de risco para TCG. De forma geral, esses tumores apresentam bom prognóstico com expectativa de sobrevida global em 5 anos > 85%, após tratamento adequado.[37]

Quadro clínico e diagnóstico

Os sintomas iniciais associados aos TCG malignos também estão associados ao crescimento de massa pélvica. Mulheres jovens (< 35 anos) que se apresentam com massa pélvica e elevação de alfafetoproteína devem suscitar a suspeita de TCG. Exames de imagem como tomografias de tórax e abdome total, tomografia computadorizada por emissão de pósitrons (PET-TC) em casos selecionados, além da coleta de marcadores (BHCG quantitativo, Ca 125, DHL e alfafetoproteína) devem ser realizados. Esses marcadores, apesar de não específicos, têm valor prognóstico e podem sugerir subtipos individuais de TCG ovarianos.[29,35]

O estadiamento segue o mesmo usado para tumores epiteliais de ovário definido pela Federação Internacional de Ginecologia e Obstetrícia (FIGO), sendo o mais atual o de 2014.[38]

Tratamento e prognóstico

Tratamento cirúrgico

A extensão cirúrgica a ser realizada leva em conta a idade e o desejo gestacional da paciente. Cirurgias preservadoras de fertilidade são recomendadas sempre que houver desejo reprodutivo. Salpingo-ooforectomia unilateral com preservação de ovário contralateral e útero é considerado o tratamento-padrão para pacientes jovens com TCG ovarianos mesmo em estádios avançados em virtude da quimiossensibilidade desse tipo de tumor.[29,35,39]

Em crianças ou adolescentes com tumores de células germinativas em estádio inicial, o estadiamento abrangente pode ser omitido.[29,35] A omissão de estadiamento peritoneal amplo parece aumentar a taxa de recorrência, embora sem impacto na sobrevida global.[41,42] Quanto à linfadenectomia, não há consenso sobre sua realização sistemática. Embora TCG, especialmente disgerminomas, apresentem maior risco de disseminação linfática, potenciais metástases linfonodais podem ser curadas com quimioterapia adjuvante em razão de sua alta quimiossensibilidade. Sendo assim, a indicação de linfadenectomia se restringe aos casos de doença residual após quimioterapia e quando há evidência em imagem ou achado intraoperatório de linfadenopatia.[35,39]

Em pacientes pós-menopausa ou que tenham cumprido desejo gestacional, está indicada cirurgia completa (histerectomia abdominal e salpingo-ooforectomia bilateral) com estadiamento cirúrgico abrangente (omentectomia infracólica, biópsia de peritônio diafragmático, goteiras paracólicas, peritônio pélvico e lavado peritoneal).[29,35]

Tratamento adjuvante

Pacientes portadoras de disgerminoma puro IA ou teratoma imaturo grau 1 não requerem tratamento adjuvante adicional após estadiamento cirúrgico adequado por causa da baixa chance de recaída e da elevada chance de cura em caso de recorrência, frente à quimiossensibilidade do tumor.[29,40]

Nos demais, observação ou quimioterapia pode ser considerada em casos selecionados. É controversa a necessidade de quimioterapia adjuvante pós-cirurgia preservadora de fertilidade em teratomas imaturos IA, G2-G3; IB-IC e disgerminomas IB e IC.[29,35] De acordo com os guias recentes,[35] devem receber quimioterapia adjuvante as pacientes portadoras de disgerminoma IB e IC, submetidas à cirurgia preservadora de fertilidade ou não, não estadiadas de forma apropriada. Da mesma forma, as pacientes portadoras de teratoma IA G2-3, IB-IC não estadiadas de forma completa ou com marcadores tumorais positivos no pós operatório também devem receber adjuvancia.[35] A indicação de quimioterapia adjuvante nos casos citados (disgerminoma IB-IC; teratoma IA G2-3, IB-IC) completamente estadiados e na ausência de marcadores tumorais é controversa e deve ser decidida levando-se em consideração vigilância ativa posterior, riscos e benefícios em acordo com a paciente.[35] A partir do estadiamento IIA, todos os casos devem receber adjuvância, assim como todos os tumores de seio endodérmico e embrionários em qualquer estádio.[29]

Importante ressaltar a avaliação de possível citorredução de lesões residuais pós-quimioterapia, especialmente em casos de teratoma imaturo com marcadores normais. Os teratomas imaturos podem recorrer somente com elementos maduros benignos (síndrome do teratoma crescente) ou com gliose benigna, portanto quimiorresistentes, por vezes resultando na necessidade de cirurgias de *debulking* para alívio de sintomas.[42]

O esquema quimioterápico mais utilizado consiste em três a quatro ciclos de bleomicina-cisplatina e etoposídeo por 5 dias, com base em sua eficácia e tolerabilidade, também aplicável a tumores germinativos de testículo.[29,35,42] Bleomicina não deve ser utilizada em pacientes com mais de 40 anos ou com doença pulmonar preexistente.[35] Quando da utilização de bleomicina, sugerem-se avaliação da função pulmonar prévia e acompanhamento de possível toxicidade pulmonar.[42]

Tratamento em doença persistente ou recorrente

Pacientes que apresentam recorrência de doença em um período maior do que 4 a 6 semanas pós-exposição à platina podem se beneficiar de tratamento de 2ª linha com ifosfamida e platina com ou sem a associação de paclitaxel. Outros tratamentos ativos incluem vimblastina-ifosfamida-cisplatina e cisplatina-vimblastina e bleomicina. Por sua vez, pacientes que apresentam recorrência com intervalo pós-platina < 4 a 6 semanas, são considerados resistentes à platina e podem se beneficiar de esquemas como vincristina, actinomicina e ciclofosfamida; gemcitabina e paclitaxel ou gemcitabina e oxaliplatina.[29,35]

A quimioterapia de altas doses seguida de transplante autólogo de células-tronco é uma alternativa em tumores germinativos de testículo, porém ainda permanece indefinida em tumores germinativos ovarianos em virtude da escassez de dados prospectivos neste cenário.[35]

SEGUIMENTO E PROGNÓSTICO

Alguns fatores estão associados a pior prognóstico em TCG ovarianos, como idade > 45 anos, estádio avançado, BHCG e AFP elevados, ressecção cirúrgica incompleta e tumores de seio endodérmico.[41,42]

O seguimento das pacientes submetidas à quimioterapia adjuvante deve ocorrer a cada 3 meses nos 2 primeiros anos com avaliação clínica e de marcadores; e imagens devem ser realizadas sempre que houver suspeita de recaída. No 3º ano de seguimento, as avaliações devem ocorrer a cada 6 meses e, então, anualmente.[35]

Pacientes que não realizaram tratamento adjuvante em situações controversas devem ser orientadas sobre a importância ainda maior de um seguimento estreito. Protocolos de seguimento para essas pacientes foram propostos compreendendo avaliações frequentes por 10 anos, pelos autores Vazquez e Rustin.[43]

No seguimento, é importante aconselhar as pacientes a não gestar durante os primeiros 2 anos após o diagnóstico inicial, pois a maioria das recaídas ocorre neste período, sendo a cavidade peritoneal o principal sítio de recorrência.[35] Além disso, é importante o controle de efeitos colaterais de curto e longo prazo do tratamento, frente às altas taxas de cura dos tumores germinativos de ovário.[42]

REFERÊNCIAS

1. Ramos P, Karnezis AN, Craig DW, et al. Small cell carcinoma of the ovary, hypercalcemic type, displays

frequent inactivating germline and somatic mutations in SMARCA4. Nat Genet. 2014;46(5):427-9. doi:10.1038/ng.2928.

2. Schumer ST, Cannistra SA. Granulosa cell tumor of the ovary. J Clin Oncol. 2003;21(6):1180-9. doi:10.1200/JCO.2003.10.019.

3. Unkila-Kallio L, Tiitinen A, Wahlström T, Lehtovirta P, Leminen A. Reproductive features in women developing ovarian granulosa cell tumour at a fertile age. Hum Reprod. 2000;15(3):589-93. doi:10.1093/humrep/15.3.589.

4. Pectasides D, Pectasides E, Psyrri A. Granulosa cell tumor of the ovary. Cancer Treat Rev. Feb 2008;34(1):1-12. doi:10.1016/j.ctrv.2007.08.007.

5. Shah SP, Köbel M, Senz J, et al. Mutation of FOXL2 in granulosa-cell tumors of the ovary. N Engl J Med. 2009;360(26):2719-29. doi:10.1056/NEJMoa0902542.

6. Kim JA, Chun YK, Moon MH, et al. High-resolution sonographic findings of ovarian granulosa cell tumors: correlation with pathologic findings. J Ultrasound Med. Feb 2010;29(2):187-93. doi:10.7863/jum.2010.29.2.187.

7. Malmström H, Högberg T, Risberg B, Simonsen E. Granulosa cell tumors of the ovary: prognostic factors and outcome. Gynecol Oncol. Jan 1994;52(1):50-5. doi:10.1006/gyno.1994.1010.

8. Robertson DM, Pruysers E, Jobling T. Inhibin as a diagnostic marker for ovarian cancer. Cancer Lett. 2007;249(1):14-7. doi:10.1016/j.canlet.2006.12.017.

9. Geerts I, Vergote I, Neven P, Billen J. The role of inhibins B and antimüllerian hormone for diagnosis and follow-up of granulosa cell tumors. Int J Gynecol Cancer. 2009;19(5):847-55. doi:10.1111/IGC.0b013e3181a702d1.

10. Koukourakis GV, Kouloulias VE, Koukourakis MJ, et al. Granulosa cell tumor of the ovary: tumor review. Integr Cancer Ther. 2008;7(3):204-15. doi:10.1177/1534735408322845.

11. Bouffet E, Basset T, Chetail N, et al. Juvenile granulosa cell tumor of the ovary in infants: a clinicopathologic study of three cases and review of the literature. J Pediatr Surg. 1997;32(5):762-5. doi:10.1016/s0022-3468(97)90029-4.

12. Fontanelli R, Stefanon B, Raspagliesi F, et al. Adult granulosa cell tumor of the ovary: a clinico pathologic study of 35 cases. Tumori. 1998;84(1):60-4.

13. Costa MJ, Walls J, Ames P, Roth LM. Transformation in recurrent ovarian granulosa cell tumors: Ki67 (MIB-1) and p53 immunohistochemistry demonstrates a possible molecular basis for the poor histopathologic prediction of clinical behavior. Hum Pathol. 1996;27(3):274-81. doi:10.1016/s0046-8177(96)90069-6.

14. Ayhan A, Salman MC, Velipasaoglu M, Sakinci M, Yuce K. Prognostic factors in adult granulosa cell tumors of the ovary: a retrospective analysis of 80 cases. J Gynecol Oncol. 2009;20(3):158-63. doi:10.3802/jgo.2009.20.3.158.

15. Pectasides D, Papaxoinis G, Fountzilas G, et al. Adult granulosa cell tumors of the ovary: a clinicopathological study of 34 patients by the Hellenic Cooperative Oncology Group (HeCOG). Anticancer Res. 2008;28(2B):1421-7.

16. Li W, Wu X, Fang C, Yao J, Guo Y, Zhang S. Prognostic factors in adult granulosa cell tumor of the ovary. Saudi Med J. 2009;30(2):247-52.

17. Ohel G, Kaneti H, Schenker JG. Granulosa cell tumors in Israel: a study of 172 cases. Gynecol Oncol. 1983;15(2):278-86. doi:10.1016/0090-8258(83)90083-5.

18. Miller BE, Barron BA, Wan JY, Delmore JE, Silva EG, Gershenson DM. Prognostic factors in adult granulosa cell tumor of the ovary. Cancer. 1997;79(10):1951-5. doi:10.1002/(sici)1097-0142(19970515)79:10<1951::aid-cncr16>3.0.co;2-u.

19. Fujimoto T, Sakuragi N, Okuyama K, et al. Histopathological prognostic factors of adult granulosa cell tumors of the ovary. Acta Obstet Gynecol Scand. 2001;80(11):1069-74. doi:10.1034/j.1600-0412.2001.801120.x.

20. Miller BE, Barron BA, Dockter ME, Delmore JE, Silva EG, Gershenson DM. Parameters of differentiation and proliferation in adult granulosa cell tumors of the ovary. Cancer Detect Prev. 2001;25(1):48-54.

21. Roush GR, el-Naggar AK, Abdul-Karim FW. Granulosa cell tumor of ovary: a clinicopathologic and flow cytometric DNA analysis. Gynecol Oncol. 1995;56(3):430-4. doi:10.1006/gyno.1995.1076.

22. Villella J, Herrmann FR, Kaul S, et al. Clinical and pathological predictive factors in women with adult-type granulosa cell tumor of the ovary. Int J Gynecol Pathol. 2007;26(2):154-9. doi:10.1097/01.pgp.0000228143.52054.46.

23. Ala-Fossi SL, Mäenpää J, Aine R, Koivisto P, Koivisto AM, Punnonen R. Prognostic significance of p53 expression in ovarian granulosa cell tumors. Gynecol Oncol. 1997;66(3):475-9. doi:10.1006/gyno.1997.4803.

24. Gebhart JB, Roche PC, Keeney GL, Lesnick TG, Podratz KC. Assessment of inhibin and p53 in granulosa cell tumors of the ovary. Gynecol Oncol. 2000;77(2):232-6. doi:10.1006/gyno.2000.5774.

25. Nosov V, Silva I, Tavassoli F, Adamyan L, Farias-Eisner R, Schwartz PE. Predictors of recurrence of ovarian granulosa cell tumors. Int J Gynecol Cancer. 2009;19(4):628-33. doi:10.1111/IGC.0b013e3181a48a6f.

26. Young RH, Scully RE. Ovarian Sertoli-Leydig cell tumors. A clinicopathological analysis of 207 cases. Am J Surg Pathol. 1985;9(8):543-69. doi:10.1097/00000478-198508000-00001.

27. van Meurs HS, Buist MR, Westermann AM, Sonke GS, Kenter GG, van der Velden J. Effectiveness of chemotherapy in measurable granulosa cell tumors: a retrospective study and review of literature. Int J Gynecol Cancer. 2014;24(3):496-505. doi:10.1097/IGC.0000000000000077.

28. Gurumurthy M, Bryant A, Shanbhag S. Effectiveness of different treatment modalities for the management of adult-onset granulosa cell tumours of the ovary (primary and recurrent). Cochrane Database Syst Rev. 2014;(4):CD006912. doi:10.1002/14651858.CD006912.pub2.

29. Network NCC. Ovarian Cancer/Fallopian Tube Cancer/Primary Peritoneal Cancer. [2022 abr. 24]. Disponível em: https://www.nccn.org/professionals/physician_gls/pdf/ovarian.pdf.

30. Brown J, Shvartsman HS, Deavers MT, et al. The activity of taxanes compared with bleomycin, etoposide, and cisplatin in the treatment of sex cord-stromal ovarian tumors. Gynecol Oncol. 2005;97(2):489-96. doi:10.1016/j.ygyno.2005.01.011.

31. van Meurs HS, van Lonkhuijzen LR, Limpens J, van der Velden J, Buist MR. Hormone therapy in ovarian granulosa cell tumors: a systematic review. Gynecol Oncol. 2014;134(1):196-205. doi:10.1016/j.ygyno.2014.03.573.

32. Tao X, Sood AK, Deavers MT, et al. Anti-angiogenesis therapy with bevacizumab for patients with ovarian granulosa cell tumors. Gynecol Oncol. 2009;114(3):431-6. doi:10.1016/j.ygyno.2009.04.021.

33. Brown J, Brady WE, Schink J, et al. Efficacy and safety of bevacizumab in recurrent sex cord-stromal ovarian tumors: results of a phase 2 trial of the Gynecologic Oncology Group. Cancer. 2014;120(3):344-51. doi:10.1002/cncr.28421.

34. Gatta G. van der Zwan JM. Casali PG, et al. Rare cancers are not so rare: the rare cancer burden in Europe. Eur J Cancer. 2011;47: 2493-2511. http://dx.doi.org/10.1016/j.ejca.2011.08.008.

35. Ray-Coquard, et al, Non-epithelial ovarian cancer: ESMO Clinical Practice Guidelines for diagnosis, treatment and follow-up. Gynaecological cancers. 2018;29(4):IV1-IV18. https://doi.org/10.1093/annonc/mdy001.

36. WHO Classification of Tumours of Female Reproductive Organs. in: Kurman RJ, Carcangiu ML, Herrington CS, Young RH. Monodermal teratomas and somatic-type tumours arising from a dermoid cyst (Chapter 1: Tumours of the ovary). 2014;4(6):63-66.

37. Zanagnolo V, Sartori E, Galleri G, et al. Clinical review of 55 cases of malignant ovarian germ cell tumors. Eur J Gynaecol Oncol 2004;25:315-320. [2022 set. 06]. Disponível em: http://www.ncbi.nlm.nih.gov/pubmed/15171308.

38. FIGO Committee on Gynecologic Oncology. Staging classification for cancer of the ovary, fallopian tube, and peritoneum. Int J Gynaecol Obstet. 2014;124:1-5.

39. Low JJ, Perrin LC, Crandon AJ, Hacker NF. Conservative surgery to preserve ovarian function in patients with malignant ovarian germ cell tumors. A review of 74 cases. Cancer. 2000;89:391-398.

40. Mangili G, Sigismondi C, Lorusso D, et al. The role of staging and adjuvant chemotherapy in stage I malignant ovarian germ cell tumors (MOGTs): the MITO-9 study. Ann Oncol. 2017;28:333-338.

41. Billmire D, Vinocur C, Rescorla F, et al. Outcome and staging evaluation in malignant germ cell tumors of the ovary in children and adolescents: an Intergroup study. J Pediatr Surg. 2004;39:424-429. http://dx.doi.org/10.1016/j.jpedsurg.2003.11.027.

42. Brown J, Friedlander M, Backes FJ, et al. Gynecologic Cancer Intergroup (GCIG) consensus review for ovarian germ cell tumors. Int J Gynecol Cancer. 2014;24: S48-S54.

43. Vazquez I, Rustin GJ. Current controversies in the management of germ cell ovarian tumours. Curr Opin Oncol. 2013;25:539-545. http://dx.doi.org/10.1097/01.cco.0000432609.39293.77.

145

Biologia Molecular do Câncer de Mama

Renata R. C. Colombo Bonadio
Laura Testa

DESTAQUES

- O câncer de mama representa um grupo heterogêneo e complexo de neoplasias com diferentes comportamentos biológicos.
- Análises de expressão gênica propuseram, pelo menos, cinco grupos moleculares intrínsecos distintos do câncer de mama: luminal A, luminal B, HER2-enriquecido, basal-símile e claudina-baixo.
- Entre os diferentes grupos moleculares, fatores distintos estão implicados na carcinogênese mamária.
- O receptor de estrógeno e vias implicadas em sua ação têm papel central no desenvolvimento dos tumores luminais. O grupo luminal B se distingue do grupo luminal A, especialmente pela maior expressão de assinaturas proliferativas.
- Entre os tumores HER2-enriquecido, a amplificação de *ERBB2* tem elevada importância nos mecanismos de carcinogênese, e é um foco essencial do tratamento atual dessas neoplasias.
- Os grupos basal-símile e claudina-baixo são representados, principalmente, por tumores triplo-negativos e de maior agressividade. Os tumores basal-símile apresentam diversas alterações moleculares, com amplificações gênicas e mutações, a se destacar a frequência elevada de mutações TP53.

INTRODUÇÃO

O câncer de mama é a principal neoplasia em incidência e mortalidade entre mulheres. Este grupo engloba, porém, doenças heterogêneas, que apresentam uma diversidade de características moleculares, comportamento biológico e resposta ao tratamento.

Na prática clínica, uma classificação básica do câncer de mama divide as pacientes conforme a expressão de receptor de estrógeno, receptor de progesterona e receptor de HER2 (fator de crescimento epidérmico humano tipo 2). Esta caracterização é, atualmente, essencial na decisão terapêutica das pacientes. No entanto, a heterogeneidade da doença se estende além desses subgrupos. Análises de expressão gênica sugerem a divisão do câncer de mama em pelo menos cinco grupos moleculares: luminal A, luminal B, HER2-enriquecido, basal-símile e claudina-baixo.[1]

Entre os grupos moleculares do câncer de mama, diferentes mecanismos subjacentes de carcinogênese estão envolvidos, a ressaltar a heterogeneidade e a complexidade dessa neoplasia, conforme será discutido no presente capítulo. Como mecanismos comuns entre as diversas neoplasias, há o envolvimento de vias associadas a estímulos proliferativos, resistência a apoptose e a estímulos de supressão de crescimento, imortalidade, alterações no reparo de DNA com instabilidade genômica, indução de angiogênese, evasão imune, capacidade de invasão e metastatização.[2]

Dada a importância na prática clínica, até o momento, de alterações em receptores celulares e vias de sinalização, e de alterações em mecanismos de reparo do DNA, estes dois tópicos serão abordados em separado. Felizmente, o gradual avanço na compreensão da biologia molecular do câncer de mama tem permitido cada vez mais a evolução da prática clínica, com o desenvolvimento de terapias personalizadas.

SUBTIPOS MOLECULARES

A compreensão das características moleculares do câncer de mama teve um avanço importante após um estudo de Perou et al., publicado em 2000.[3] A partir de uma amostra de apenas 42 indivíduos, com total de 65 amostras tumorais, foi estudado o padrão de expressão gênica do câncer de mama. Observou-se que o padrão de expressão gênica se correlaciona com uma série de características tumorais, como a taxa de crescimento, atividade de vias de sinalização e composição celular. Baseado nos padrões identificados, quatro subtipos moleculares de câncer de mama foram propostos: luminal; HER2-enriquecido; basal-símile, e; mama-normal símile.

O grupo luminal se assemelha ao epitélio luminal dos dutos mamários, e apresenta comumente expressão de receptores de estrógeno, receptores de progesterona e citoqueratina CK8/18. Estudos posteriores sugeriram a divisão do grupo em luminal A e luminal B.[1,4] O grupo luminal A representa entre 60% e 70% dos casos de câncer de mama, e apresenta menor agressividade, melhor prognóstico e boa resposta a hormonoterapia. Já o luminal B ocorre entre 10% e 20% dos casos, e está associado a maior expressão de genes proliferativos, tais como MKI67, ciclina B1 e HER2. Assim, está associado a tumores mais agressivos que o luminal A, porém, com melhor resposta à quimioterapia.[5] A maior parte dos casos apresenta expressão de receptor de estrógeno e, entre 18% e 20% dos casos, apresenta amplificação de HER2 no grupo luminal B.[1,6]

O grupo HER2 – enriquecido apresenta expressão elevada de ERBB2 e outros genes envolvidos nessa via, e corresponde entre 15% e 20% dos casos de câncer de mama. Também apresenta expressão elevada de genes proliferativos, enquanto é baixo o nível de expressão de receptor de estrógeno ou outros genes associados ao tipo luminal.

Já o grupo basal-símile apresenta características que se assemelham às células epiteliais basais, com expressão de citoqueratina 5, citoqueratina 17, integrina-beta4 e laminina. São raras a expressão de receptor de estrógeno e amplificação de HER2, uma vez que é mais comum tumores triplo-negativos. Possuem características agressivas e prognóstico reservado, que corresponde entre 10% e 20% dos cânceres de mama. Nesse grupo, são frequentes mutações de TP53 e de genes da recombinação homóloga, com destaque para mutações germinativas de BRCA1.[1,7,8]

O grupo mama-normal símile foi pouco caracterizado e apresentaria um padrão intermediário. No entanto, estudos posteriores sugeririam que tal grupo possa ter sido identificado devido a um artefato provocado pela presença de tecido normal nas análises.[9]

Por fim, posteriormente, descreveu-se um quinto tipo molecular, denominado claudina-baixo.[10] Nesse grupo, há baixa expressão de moléculas de adesão celular (claudinas e E-caderina). Assim como o grupo basal-símile, apresentam prognóstico reservado e baixa expressão de genes relacionados a HER2 e ao grupo luminal. A principal distinção em relação ao grupo basal-símile é a expressão de genes relacionados a resposta imune. Além de carcinomas ductais invasivos de alto grau, foram identificados, nesse grupo, tumores com diferenciação metaplásica e medular.[11]

É importante destacar que a divisão do câncer de mama, de acordo com expressão de receptor de estrógeno e de amplificação de HER2, não reproduz de forma fidedigna a classificação molecular baseada no grupo de genes expressos. Tumores triplo-negativo, por exemplo, podem também ser identificados em outros grupos, além do basal-símile e do claudina-baixo. Cerca de 6% e 18% dos tumores nos grupos luminal B e HER2-enriquecido, respectivamente, são triplo-negativo.[6]

ONCOGENES, GENES SUPRESSORES TUMORAIS E ANÁLISES DO TCGA

Oncogenes e genes supressores tumorais atuam nos diversos marcos da carcinogênese descritos acima. No desenvolvimento do câncer, são frequentes alterações que levam a ativação de oncogenes, por meio de mutações ativadoras, amplificações e rearranjos. No câncer de mama, destacam-se como oncogenes os genes ERBB2 e PIK3CA.

Por outro lado, a atuação de genes supressores tumorais protege contra o desenvolvimento do câncer, de forma que sua perda favorece a carcinogênese. A perda da ação de genes supressores tumorais pode ocorrer devido a mutações, deleções e mecanismos epigenéticos de silenciamento do gene por metilação de seu promotor. Entre os genes supressores tumorais, são comuns alterações de TP53, PTEN, BRCA1 e BRCA2, entre diversos outros.

Análise do TCGA (The Cancer Genome Atlas Network) do câncer de mama, publicada em 2012, colaborou significativamente para a compreensão do seu cenário molecular.[12] Um total de 825 pacientes foram incluídos na análise, que abrangeu sequenciamento de exoma, análise de número de cópias de DNA, metilação do DNA, expressão de RNA mensageiro, sequenciamento de microRNA e expressão proteica. Os achados do estudo podem ser sumarizados, de acordo com os grupos moleculares de câncer de mama descritos previamente.

Como características da assinatura luminal, destacou-se a expressão de ESR1 (codifica o receptor de estrógeno), GATA3 (codifica um fator de transcrição que regula diversos genes e participa na diferenciação de células luminais), FOXA1 (codifica um fator de transcrição que atua na reprogramação da ligação do receptor de estrógeno), XBP1 e MYB.[13,14] Mutações do oncogene PIK3CA ocorreu em cerca de metade dos tumores luminal A e um terço dos tumores luminal B. Mutações de TP53 foram raras no grupo luminal A, porém, ocorreram em 29% dos tumores luminais B. Além disso, alterações de outros genes envolvidos na regulação da proteína p53 também foram detectadas no grupo luminal B, o que inclui a perda de ATM e amplificação de MDM2. Por fim, foram também identificadas nos tumores luminais amplificações de genes que codificam receptores celulares, tais como FGFR e IGFR1, e fatores envolvidos no controle do ciclo celular, como ciclina D1, CDK4 e CDK6.

No grupo HER2-enriquecido, além da frequência elevada de amplificação de HER2, foi também elevada a expressão de outros receptores de tirosina quinase, tais como FGFR, EGFR e HER3. Foram também comuns, nesse grupo, mutações de PIK3CA (39%) e TP53 (75%) e amplificações de ciclina D1 (38%) e CDK4 (24%). A aneuploidia e as taxas de mutações somáticas foram elevadas nesse grupo.

Já o grupo basal-símile apresentou interessantes similaridades com o carcinoma seroso de ovário. Mutações de TP53 ocorrem na maioria dos casos (80%). São também comuns perdas de outros genes supressores tumorais, que incluem Rb1 (retinoblastoma) e BRCA (20% com mutações germinativas ou somáticas de BRCA1 e BRCA2). Demonstrou-se, ainda, hiperativação de FOXM1, MYC (40%) e HIF1alfa/ARNT. FOXM1 e MYC codificam fatores de transcrição que conduzem estímulos proliferativos, enquanto o HIF1alfa/ARNT participa na angiogênese. Amplificações de diversos outros genes também ocorreram. Aumento da ativação das vias PI3K e RAS-RAF-MEK foi sugerida pelas amplificações de PIK3CA (49%), KRAS (32%), BRAF (30%) e por perda de PTEN (35%). Amplificação de ciclina E1 ocorreu em 9% dos casos e aumento de expressão de AKT3 em 31%. Foram também frequentes amplificações de receptores de tirosina quinase, inclusive EGFR, FGFR1, FGFR2, IGFR1, KIT, PDGFRA e MET.

Assim, as alterações moleculares demonstradas nos diferentes grupos intrínsecos contribuiram para melhor compreensão da biologia molecular de cada grupo, além de fornecer bases para o desenvolvimento de terapias-alvos, voltadas para as alterações em cada um.

RECEPTORES HORMONAIS

Dado que 70% dos cânceres de mama apresentam expressão de receptor de estrógeno, é essencial a compreensão do papel dessa molécula na carcinogênese. A sinalização via receptor de estrógeno está envolvida em diversos marcos do câncer, o que inclui a proliferação celular e a inibição da apoptose.[15]

O receptor de estrógeno é um receptor nuclear que interage com a cromatina para regulação da expressão gênica. Alguns fatores de transcrição, denominados fatores pioneiros, regulam essa interação, que mantém a cromatina em conformação aberta nos sítios de ligação do RE. Como fatores pioneiros, destacam-se o FOXA1 e PBX1.[16,17]

Além disso, a atuação do receptor de estrógeno é também regulada por co-fatores, como o SRC1 (coativador 1 do receptor de esteroide).[18] Com a atuação desses diferentes fatores reguladores, postula-se a possibilidade de que diferentes padrões de ligação do RE estejam associados a diferentes fenótipos do câncer de mama RE-positivo. Assim, enquanto a interação com o fator pioneiro PBX1 foi associada a neoplasias mais agressivas, a interação com GATA3 leva a neoplasias de comportamento mais favorável.[14,17] Já o receptor de progesterona (RP) é ao mesmo tempo um alvo genético de ligação do RE e um cofator do RE. Entre pacientes com neoplasias RE-positivo, a perda de número de cópias do RP está associada a prognóstico mais reservado.[19]

RECEPTORES CELULARES E VIAS DE SINALIZAÇÃO

No câncer de mama, com frequência receptores celulares associados a tirosina quinase, como o HER2, encontram-se desregulados. Isso leva a ativação de vias de sinalização que resultam em proliferação celular e metastatização.

Uma das principais alterações que envolve receptores celulares no câncer de mama é a amplificação de HER2, a qual ocorre em até 20% dos casos dessa neoplasia.[20] O gene HER2 (ou ERBB2) é membro da família ERBB, do qual também fazem parte o ERBB1 (EGFR – receptor do fator de crescimento epidérmico), o ERBB3 e o ERBB4. Essa família forma homo e heterodímeros que levam a ativação da função tirosina quinase e ativação de vias de sinalização subsequentes.

Além disso, alterações nas próprias vias de sinalização também estão implicadas no câncer de mama. Uma das vias ativadas pelos receptores de tirosina quinase é a via PI3K/PTEN/AKT/mTOR. Nessa via, as moléculas PI3K, AKT e mTOR têm papel de ativação que culmina em estímulos proliferativos e de síntese proteica. Já o PTEN tem ação regulatória, de forma a contrabalancear a ação do PI3K. Alterações nesta via são, frequentemente, encontradas no câncer de mama, especialmente por meio de amplificações de moléculas da via, mutações ativadoras em PIK3CA e deleções de PTEN.[21] Conforme demonstrado anteriormente, a prevalência de mutações de PIK3CA é elevada entre os tumores luminais, o que provê um racional para a eficácia de inibidores de PI3K e inibidores de mTOR nessa população.[22,23]

Outra importante via de sinalização regulada por receptores de tirosina quinase é a via do Ras-ERK, a qual também regula processos de crescimento celular, proliferação e apoptose. Além disso, as vias de PI3K/AKT e Ras-ERK apresentam grande interação e reações cruzadas.

Apesar da amplificação de HER2 ser o receptor de tirosina quinase mais discutido no câncer de mama por suas implicações na prática clínica, outros receptores de tirosina quinase são também implicados na biologia do câncer de mama. Amplificação de MET (receptor de fator de crescimento de hepatócitos) ocorre em até 20% dos cânceres de mama, e ocorre, principalmente, em tumores triplo-negativos.[24] Já amplificação do receptores de insulina (INSR) e de IGF1 (fator de crescimento insulínico tipo 1) ocorre em até 80% e 50% dos cânceres de mama, respectivamente.[25,26]

A fosforilação dos substratos de INSR e IGF1R levam a ativação das vias de PI3K-Akt e Ras-ERK. Assim, esse pode ser um dos motivos para o qual condições que levam a hiperinsulinemia, como obesidade e síndrome metabólica, estão associadas a impacto negativo no câncer de mama. Por outro lado, a metformina, que reduz os níveis de insulina, foi associada a redução da proliferação de células tumorais.[27]

MECANISMOS DE REPARO DO DNA

Com frequência, na carcinogênese de diversas neoplasias, há comprometimento de mecanismos de reparo do DNA. Diversas vias atuam na correção dos danos possíveis ao DNA. Assim, destacam-se:
- reparo por excisão de bases;
- reparo por excisão de nucleotídeos;
- reparo de erro de pareamento (estabilidade microssatélite);
- reparo de quebra de fita simples;
- reparo de quebra de fita dupla.

Na carcinogênese mamária, é relevante o papel deste último sistema de reparo. O principal mecanismo de reparo das quebras de dupla-fita é a recombinação homóloga. Tal mecanismo utiliza a cromátide-irmã como um *template*, que permite uma correção fidedigna. A junção terminal não homóloga (NHEJ) também repara quebras de dupla-fita, porém, esse mecanismo não utiliza um *template*, o que o torna mais propenso a erros. Assim, quando há deficiência da recombinação homóloga (HRD), ocorrem perdas cromossômicas e transições, que produzem alterações ao DNA que favorecem o desenvolvimento de determinadas neoplasias.[28] No câncer de mama, o comprometimento de mecanismos de reparo ao DNA e o nível de instabilidade cromossômica é variável entre os diferentes grupos.

Entre os subtipos de câncer de mama triplo-negativo, existe grande complexidade genômica. Nesse grupo, é comum a ocorrência de deficiência de recombinação homóloga (HRD), com descrições frequenciais entre 50% e 70%.[29-31] A HRD pode ocorrer por mutações germinativas ou somáticas em genes da recombinação homóloga, assim como por alterações epigenéticas desses genes. Mutações germinativas de BRCA1 e BRCA2 ocorrem entre 10% e 20% dos casos de câncer de mama triplo-negativo.[32] Mutações de BRCA1, em especial, são caracteristicamente relacionadas a câncer de mama do tipo basal-símile. Como consequência da HRD e, assim do reparo inadequado das quebras de dupla-fita, são comuns rearranjos, perdas e ganhos cromossômicos. Mais uma vez, a frequência de elevada de HRD no câncer de mama basal-símile aproxima esse grupo do carcinoma seroso de ovário de alto grau. Nessa população, há elevada eficácia de inibidores de PARP (Poli-ADP-Ribose Polimerase). A proteína PARP participa do reparo de quebras de fita-simples do DNA. Com o prejuízo de sua função, associado ao prejuízo do reparo das quebras de dupla-fita pela HRD, há um acúmulo de danos ao DNA que culmina em apoptose celular.[28] Assim, de forma semelhante ao câncer de ovário de alto grau, confirmou-se a eficácia da terapia com inibidores de PARP para o câncer de mama avançado com mutações de BRCA.[33]

O subtipo luminal A se encontra no outro extremo, de maior estabilidade genômica, com infrequentes rearranjos cromossômicos. Já o subtipo luminal B e o subtipo HER2 apresentam um padrão intermediário, e são caracterizados por um nível maior de amplificações de DNA. A amplificação de ERBB2 (HER2) é majoritária no subtipo HER2, mas pode também estar presente no subtipo luminal B. No luminal B, são também frequentes alterações em outros genes envolvidos em vias de sinalização e de regulação de ciclo celular, como FGFR1, MYC, CCND1 (ciclina D1), conforme já discutido.[34]

Além do prejuízo a mecanismos de reparo, podem também ocorrer alterações moleculares que favorecem o acúmulo de erros no DNA. Nesse sentido, destaca-se a atividade da família APOBEC. A enzima APOBEC3B atua como DNA citosina deaminase, que causa a conversão de citosina (C) em uracila (U). Essa enzima atua, normalmente, em processos de resposta imune. Quando hiperexpressa em neoplasias, porém, ela pode provocar um acúmulo de eventos de deaminação C-para-U no DNA.[35] Normalmente, tais alterações seriam corrigidas pelo processo de reparo por excisão de bases. No entanto, alterações no processo podem resultar em uma variedade de efeitos mutagênicos. De fato, a expressão elevada de APOBEC3B foi associada a uma maior quantidade de mutações no câncer de mama.[36] Assinaturas mutacionais associadas ao APOBEC3B ocorrem entre os diferentes subtipos moleculares do câncer de mama, no entanto, destaca-se uma frequência elevada no câncer de mama HER2-positivo.[37] Além disso, no câncer de mama receptor de estrógeno-positivo, a expressão elevada de APOBEC3B foi identificada como fator prognóstico negativo, a se correlacionar com piores desfechos.[38]

CONCLUSÃO

O câncer de mama engloba diversas neoplasias, as quais são moldadas por biologias moleculares distintas. Assim, é observada uma variedade de histologias, expressões de receptores hormonais e HER2 e expressões gênicas. Além do comportamento biológico particular resultante dessas neoplasias, há importante impacto nos tratamentos aplicados. A compreensão das alterações moleculares subjacentes às neoplasias de mama tem permitido o desenvolvimento de terapias direcionadas para tais alterações, que contribuem para o caminho rumo aos tratamentos personalizados.

REFERÊNCIAS

1. Eroles P, Bosch A, Pérez-Fidalgo JA, Lluch A. Molecular biology in breast cancer: intrinsic subtypes and signaling pathways. Cancer Treat Rev. 2012;38(6):698-707.
2. Hanahan D, Weinberg RA. Hallmarks of cancer: the next generation. Cell. 2011;144(5):646-74.

3. Perou CM, Sørlie T, Eisen MB, van de Rijn M, Jeffrey SS, Rees CA, et al. Molecular portraits of human breast tumours. Nature. 2000;406(6797):747-52.
4. Sotiriou C, Neo SY, McShane LM, Korn EL, Long PM, Jazaeri A, et al. Breast cancer classification and prognosis based on gene expression profiles from a population-based study. Proc Natl Acad Sci U S A. 2003;100(18):10393-8.
5. Parker J, Prat A, Cheang M, et al. Breast cancer molecular subtypes predict response to anthracycline/taxane-based chemotherapy. Cancer Research. 2009;24(3).
6. Lluch A, Martínez de Dueñas E, Eroles P. Clasificación molecular del cáncer de mama. Cáncer de mama en el 2010. Estado actual del diagnóstico y tratamiento. Madrid: Clasificación molecular del cáncer de mama. Cáncer de mama en el 2010. Estado actual del diagnóstico y tratamiento. 2010.
7. Sorlie T, Tibshirani R, Parker J, Hastie T, Marron JS, Nobel A, et al. Repeated observation of breast tumor subtypes in independent gene expression data sets. Proc Natl Acad Sci USA. 2003;100(14):8418-23.
8. Sørlie T, Perou CM, Tibshirani R, Aas T, Geisler S, Johnsen H, et al. Gene expression patterns of breast carcinomas distinguish tumor subclasses with clinical implications. Proc Natl Acad Sci USA. 2001;98(19):10869-74.
9. Weigelt B, Mackay A, A'hern R, Natrajan R, Tan DS, Dowsett M, et al. Breast cancer molecular profiling with single sample predictors: a retrospective analysis. Lancet Oncol. 2010;11(4):339-49.
10. Herschkowitz JI, Simin K, Weigman VJ, Mikaelian I, Usary J, Hu Z, et al. Identification of conserved gene expression features between murine mammary carcinoma models and human breast tumors. Genome Biol. 2007;8(5):R76.
11. Prat A, Parker JS, Karginova O, Fan C, Livasy C, Herschkowitz JI, et al. Phenotypic and molecular characterization of the claudin-low intrinsic subtype of breast cancer. Breast Cancer Res. 2010;12(5):R68.
12. Network CGA. Comprehensive molecular portraits of human breast tumours. Nature. 2012;490(7418):61-70.
13. Kouros-Mehr H, Bechis SK, Slorach EM, Littlepage LE, Egeblad M, Ewald AJ, et al. GATA-3 links tumor differentiation and dissemination in a luminal breast cancer model. Cancer Cell. 2008;13(2):141-52.
14. Ross-Innes CS, Stark R, Teschendorff AE, Holmes KA, Ali HR, Dunning MJ, et al. Differential oestrogen receptor binding is associated with clinical outcome in breast cancer. Nature. 2012;481(7381):389-93.
15. Lewis-Wambi JS, Jordan VC. Estrogen regulation of apoptosis: how can one hormone stimulate and inhibit? Breast Cancer Res. 2009;11(3):206.
16. Carroll JS, Liu XS, Brodsky AS, Li W, Meyer CA, Szary AJ, et al. Chromosome-wide mapping of estrogen receptor binding reveals long-range regulation requiring the forkhead protein FoxA1. Cell. 2005;122(1):33-43.
17. Magnani L, Ballantyne EB, Zhang X, Lupien M. PBX1 genomic pioneer function drives ERα signaling underlying progression in breast cancer. PLoS Genet. 2011;7(11):e1002368.
18. Spencer TE, Jenster G, Burcin MM, Allis CD, Zhou J, Mizzen CA, et al. Steroid receptor coactivator-1 is a histone acetyltransferase. Nature. 1997;389(6647):194-8.
19. Mohammed H, Russell IA, Stark R, Rueda OM, Hickey TE, Tarulli GA, et al. Progesterone receptor modulates ERα action in breast cancer. Nature. 2015;523(7560):313-7.
20. Ross JS, Fletcher JA, Linette GP, Stec J, Clark E, Ayers M, et al. The Her-2/neu gene and protein in breast cancer 2003: biomarker and target of therapy. Oncologist. 2003;8(4):307-25.
21. Saal LH, Holm K, Maurer M, Memeo L, Su T, Wang X, et al. PIK3CA mutations correlate with hormone receptors, node metastasis, and ERBB2, and are mutually exclusive with PTEN loss in human breast carcinoma. Cancer Res. 2005;65(7):2554-9.
22. Baselga J, Campone M, Piccart M, Burris HA, Rugo HS, Sahmoud T, et al. Everolimus in postmenopausal hormone-receptor-positive advanced breast cancer. N Engl J Med. 2012;366(6):520-9.
23. André F, Ciruelos E, Rubovszky G, Campone M, Loibl S, Rugo HS, et al. Alpelisib for PIK3CA-mutated, hormone receptor-positive advanced breast cancer. N Engl J Med. 2019;380(20):1929-40.
24. Ho-Yen CM, Green AR, Rakha EA, Brentnall AR, Ellis IO, Kermorgant S, et al. C-Met in invasive breast cancer: is there a relationship with the basal-like subtype? Cancer. 2014;120(2):163-71.
25. Law JH, Habibi G, Hu K, Masoudi H, Wang MY, Stratford AL, et al. Phosphorylated insulin-like growth factor-i/insulin receptor is present in all breast cancer subtypes and is related to poor survival. Cancer Res. 2008;68(24):10238-46.
26. Farabaugh SM, Boone DN, Lee AV. Role of IGF1R in breast cancer subtypes, stemness, and lineage differentiation. Front Endocrinol (Lausanne). 2015;6:59.
27. Dowling RJ, Niraula S, Chang MC, Done SJ, Ennis M, McCready DR, et al. Changes in insulin receptor signaling underlie neoadjuvant metformin administration in breast cancer: a prospective window of opportunity neoadjuvant study. Breast Cancer Res. 2015;17:32.
28. Bonadio RRCC, Fogace RN, Miranda VC, Diz MDPE. Homologous recombination deficiency in ovarian cancer: a review of its epidemiology and management. Clinics. 2018;73(1):e450s.
29. Imanishi S, Naoi Y, Shimazu K, Shimoda M, Kagara N, Tanei T, et al. Clinicopathological analysis of homologous

recombination-deficient breast cancers with special reference to response to neoadjuvant paclitaxel followed by FEC. Breast Cancer Res Treat. 2019;174(3):627-37.

30. Loibl S, Weber KE, Timms KM, Elkin EP, Hahnen E, Fasching PA, et al. Survival analysis of carboplatin added to an anthracycline/taxane-based neoadjuvant chemotherapy and HRD score as predictor of response-final results from GeparSixto. Ann Oncol. 2018;29(12):2341-7.

31. Sharma P, Barlow WE, Godwin AK, Pathak H, Isakova K, Williams D, et al. Impact of homologous recombination deficiency biomarkers on outcomes in patients with triple-negative breast cancer treated with adjuvant doxorubicin and cyclophosphamide (SWOG S9313). Ann Oncol. 2018;29(3):654-60.

32. 32. Belli C, Duso BA, Ferraro E, Curigliano G. Homologous recombination deficiency in triple negative breast cancer. Breast. 2019;45:15-21.

33. Robson M, Im SA, Senkus E, Xu B, Domchek SM, Masuda N, et al. Olaparib for metastatic breast cancer in patients with a germline BRCA Mutation. N Engl J Med. 2017;377(6):523-33.

34. Kwei KA, Kung Y, Salari K, Holcomb IN, Pollack JR. Genomic instability in breast cancer: pathogenesis and clinical implications. Mol Oncol. 2010;4(3):255-66.

35. Harris RS. Molecular mechanism and clinical impact of APOBEC3B-catalyzed mutagenesis in breast cancer. Breast Cancer Res. 2015;17:8.

36. Burns MB, Lackey L, Carpenter MA, Rathore A, Land AM, Leonard B, et al. APOBEC3B is an enzymatic source of mutation in breast cancer. Nature. 2013;494(7437):366-70.

37. Roberts SA, Lawrence MS, Klimczak LJ, Grimm SA, Fargo D, Stojanov P, et al. An APOBEC cytidine deaminase mutagenesis pattern is widespread in human cancers. Nat Genet. 2013;45(9):970-6.

38. Sieuwerts AM, Willis S, Burns MB, Look MP, Meijer-Van Gelder ME, Schlicker A, et al. Elevated APOBEC3B correlates with poor outcomes for estrogen-receptor-positive breast cancers. Horm Cancer. 2014;5(6):405-13.

146

Tratamento do Carcinoma Ductal *In Situ* e Carcinoma Lobular *In Situ*

Antonio Luiz Frasson
Felipe Pereira Zerwes
Betina Vollbrecht
Isabela Albuquerque Severo de Miranda

DESTAQUES

- O carcinoma ductal *in situ* se manifesta em 80% das vezes através de microcalcificações.
- O tratamento cirúrgico do carcinoma ductal *in situ* pode ser a cirurgia conservadora ou a mastectomia.
- A radioterapia, após o tratamento conservador do carcinoma ductal *in situ*, reduz em média 50% as recidivas locais.
- A hormonoterapia pode ser considerada nas pacientes com carcinoma ductal *in situ* receptores hormonais positivos.
- O carcinoma lobular *in situ* é geralmente diagnosticado ao acaso por uma biópsia mamária.
- O carcinoma lobular *in situ* é considerado um marcador de risco para neoplasia mamária futura.
- No tratamento do carcinoma lobular *in situ* deve-se considerar a mastectomia bilateral ou o seguimento rigoroso, com ou sem medicamento.

CARCINOMA DUCTAL *IN SITU*

O carcinoma ductal *in situ* (CDIS) faz parte do grupo das lesões precursoras do câncer de mama. É uma doença heterogênea com potencial variável de progressão para carcinoma invasor. Estima-se que a evolução para carcinoma invasor seja de 20% a 30%, no entanto ainda não estão bem determinados os fatores moleculares e patológicos que predigam de forma confiável o risco individual de progressão. Por essa razão, tem-se amplamente discutido qual o melhor manejo para essa patologia.

Epidemiologia

Segundo casuística americana, o CDIS representa aproximadamente 20% dos novos casos diagnosticados de câncer de mama, sendo mais frequente entre 50 e 59 anos. Com a introdução dos programas de rastreamento do câncer de mama, a incidência do CDIS aumentou quase seis vezes nos últimos anos, chegando a 0,5 a 3,6 casos por 1 mil mulheres rastreadas. A mortalidade do CDIS é baixa, estimada em 3% no seguimento de 20 anos, segundo estatística do banco de dados americano SEER (Surveillance, Epidemiology, and End Results).

Patologia

O CDIS é definido como uma proliferação neoplásica de células epiteliais confinadas ao sistema ducto-lobular. O limite estrutural que distingue a lesão *in situ* do câncer de mama invasivo é a membrana basal. A coexistência de CDIS e carcinoma invasivo dentro de uma lesão sugere que o CDIS atua como lesão precursora não obrigatória do carcinoma invasivo. Pode ser classificado com base no padrão arquitetural em tipos sólido, cribiforme, micropapilar e comedo. A graduação histológica baseia-se no grau nuclear e na presença e extensão de necrose, sendo classificado em baixo, intermediário e alto grau. A presença de necrose focal ou comedonecrose, microcalcificações associadas, tamanho, extensão da lesão e estado das margens devem ser considerados para descrição patológica, uma vez que são determinantes na avaliação de risco. De maneira geral, a avaliação do *status* de expressão do receptor de estrogênio é válida apenas para a decisão do uso de terapia antiestrogênica.

Diagnóstico – Clínica e Imagem

Cerca de 80% a 85% dos casos de CDIS são detectados em virtude das microcalcificações associadas vistas na mamografia, em forma de bastonete ou ramificação linear no CDIS de alto grau, e granulares ou segmentares no CDIS de baixo grau. Estima-se que 20% a 30% dos CDIS possam se apresentar por uma densidade de tecido mole ou distorção arquitetural, com ou sem calcificações associadas. Raramente manifesta-se com massa palpável, descarga papilar ou doença de Paget do mamilo.

Fatores prognósticos

A idade jovem está associada a um risco aumentado de recorrência de CDIS, dado observado em quase todas as séries e ensaios clínicos. A extensão da lesão correlaciona-se diretamente com a probabilidade de doença residual após excisão, margens reduzidas ou positivas e recorrência local. Da mesma forma, margens menores do que 2 mm se correlacionam com maior risco de recorrência local.

Com relação aos aspectos histopatológicos, o papel do grau tumoral na determinação da probabilidade de recorrência tem sido controverso, embora estudos que correlacionam grau e sobrevida específica para câncer de mama em 10 anos mostrem que lesões de alto grau apresentam menor sobrevida, com *hazard ratio* de 0,85 para baixo grau, 0,23 para grau intermediário e 0,15 para alto grau. Estudo de Maxwell *et al.* mostrou incidência cumulativa de câncer invasor de 18% em seguimento de 59 meses, em pacientes não operadas. O CDIS do tipo comedo associa-se com recorrências mais precoces, e o micropapilar, com lesões mais extensas. Metanálise de 40 estudos publicada em 2019, sobre os fatores preditores de recorrência invasora após diagnóstico e tratamento de CDIS, identificou seis fatores prognósticos estatisticamente significativos: raça afro-americana; estado pré-menopausa; detecção por palpação; margens comprometidas; alto grau histológico; e alta expressão de p16.

Tratamento

Cirurgia e radioterapia

Todo CDIS deve ser retirado por método cirúrgico. Inicialmente, o tratamento preconizado era a mastectomia radical modificada e o índice de cura chegava a 99%. Com o aprimoramento das técnicas, a cirurgia conservadora para o tratamento do CDIS é hoje considerada padrão-ouro, sendo a mastectomia aconselhada em casos de lesão muito extensa para permitir a conservação da mama. A técnica cirúrgica conservadora é semelhante à usada nos carcinomas invasores, com margem ideal de pelo menos 2 mm. De acordo com Thompson *et al.*, as taxas de recorrência (tanto para invasão como *in situ*) em 5 anos são de 4,1% após cirurgia conservadora seguida de radioterapia e 7,2% após cirurgia conservadora isolada. A incidência cumulativa de recorrência em 15 anos no estudo NSABP17 foi de 19,4% após cirurgia conservadora e 8,9% após cirurgia conservadora da mama seguida de radioterapia. De forma geral, o tratamento conservador sem radioterapia recidiva localmente em 15% a 30% das vezes, sendo 30% a 50% destas na forma invasora. A adição da radioterapia reduz as taxas de recorrência local, mas não influencia a sobrevida geral ou a sobrevida específica do câncer de mama.

Vários estudos examinaram a omissão da radioterapia após cirurgia conservadora em pacientes selecionadas de baixo risco. Em uma análise retrospectiva, as taxas de sobrevida livre de doença em 10 anos de 186 pacientes com CDIS tratadas apenas com cirurgia conservadora foram de 94% para pacientes com CDIS de baixo risco e 83% para pacientes com CDIS de risco alto e intermediário. Em estudo retrospectivo de Gilleard et al., envolvendo 215 pacientes com CDIS tratadas com cirurgia conservadora sem radioterapia e com terapia endócrina, a taxa de recidiva em 8 anos foi de 0%, 21,5% e 32,1% em pacientes com CDIS de risco baixo, intermediário e alto. Os dados dos estudos que avaliam omissão da radioterapia no CDIS de baixo risco sugerem que as recorrências podem ocorrer mais tardiamente, porém não são evitadas. Dessa forma, o NCCN (National Comprehensive Cancer Network) conclui que, para pacientes com CDIS tratadas com cirurgia conservadora sem radioterapia, seja qual for a largura da margem, o risco de recorrência ipsilateral é substancialmente maior, não sendo recomendação padrão a omissão da radioterapia.

A biópsia de linfonodo sentinela (BLS) não deve ser realizada de rotina em CDIS puro, exceto quando há grande risco de subestimação de invasão, como nas lesões palpáveis ou maiores do que 4 cm de alto grau – nesses casos, deve ser discutida a abordagem linfonodal com a paciente. Nas pacientes submetidas à mastectomia, a BLS está formalmente indicada, uma vez que existe a possibilidade de achado de lesão invasora na peça definitiva.

Terapia endócrina

Em decorrência dos efeitos colaterais da terapia hormonal e dos resultados ambíguos dos estudos clínicos, os casos de CDIS nem sempre são tratados com terapia endócrina em muitos países. Dois ensaios clínicos randomizados, NSABP B24 e estudo no Reino Unido, na Austrália e na Nova Zelândia (UK/ANZ) investigaram o papel do tamoxifeno na redução de eventos após tratamento do CDIS, com ou sem radioterapia. O risco de câncer de mama ipsilateral invasivo subsequente foi reduzido pelo tamoxifeno no NSABP B24, enquanto o UK/ANZ demonstrou uma redução no CDIS recorrente, mas não no câncer de mama invasivo. Uma análise combinada dos resultados do NSABP B24 e B17 demostrou que radioterapia e tamoxifeno associados promovem uma redução relativa de 70% na recorrência invasiva da mama ipsilateral.

Em pacientes na pós-menopausa, os resultados dos estudos IBIS-II e NSABP B35 indicam que o anastrozol proporciona pelo menos um benefício comparável como tratamento adjuvante no CDIS receptor hormonal positivo, com um perfil de toxicidade diferente. De acordo com o painel do NCCN, a terapia endócrina, com tamoxifeno (para mulheres na pré e pós-menopausa) ou um inibidor da aromatase (para mulheres na pós-menopausa, especialmente as que têm menos de 60 anos de idade ou com risco de tromboembolismo, pode ser considerada uma estratégia para reduzir o risco de recidiva de câncer de mama ipsilateral em mulheres com CDIS receptor estrogênio (RE) positivo tratadas com tratamento conservador da mama (categoria 1 para as que foram submetidas à cirurgia conservadora seguida de radioterapia; categoria 2A para as submetidas à excisão apenas). O benefício da terapia endócrina para CDIS RE negativo não é conhecido. Nos Estados Unidos, a aceitação do tratamento endócrino é maior do que em outros países, e quase metade de todos as pacientes com RE positivo é tratada com tamoxifeno adjuvante, indicando falta de consenso sobre o valor agregado desse tratamento.

O estudo multicêntrico randomizado Tam01 avaliou o uso de tamoxifeno em baixa dose no tratamento de pacientes com CDIS receptor hormonal positivo (70% das pacientes do estudo). As pacientes foram randomizadas para uso de tamoxifeno 5 mg/dia ou placebo administrado por 3 anos após a cirurgia. Após seguimento de 5,1 anos, demonstrou-se que o tamoxifeno reduziu em mais de 40% a incidência de carcinoma invasor e em 75% os eventos em mama contralateral, com baixa toxicidade e boa tolerância. Os resultados do estudo sugerem que, em casos selecionados, a redução na dose e na duração do tratamento com tamoxifeno possa ser uma opção.

Vigilância ativa

Considerando o potencial variável de progressão para carcinoma invasor, estudos sobre vigilância ativa dos casos de CDIS têm ganhado força. Recentemente, quatro estudos clínicos – LORIS (Reino Unido), COMET (Estados Unidos), LORD (Holanda) e LORETTA (Japão) – iniciaram-se com este objetivo e estão selecionando pacientes com CDIS de baixo risco para vigilância ativa, conforme descrito na Tabela 146.1.

Tabela 146.1. Estudos de vigilância ativa no CDIS

	LORIS	LORD	COMET	LORETTA
País	Reino Unido	Holanda	Estados Unidos	Japão
Fase do estudo	III	III	III	III
Desenho do estudo	ECR	ECR	ECR	Braço único
Desfecho primário	SVL CA invasor ipsilateral 5 anos	SVL CA invasor ipsilateral 10 anos	CA invasor ipsilateral 2 anos	CA invasor ipsilateral 5 anos
Braço controle	Tratamento-padrão	Tratamento-padrão	Tratamento-padrão	–
Intervenção	Monitoramento ativo	Vigilância ativa	Vigilância ativa +/- HT (escoha)	Vigilância ativa; HT (mandatória)
Idade	≥ 46 anos	≥ 45 anos	≥ 40 anos	≥ 40 anos
Screening	MMG	MMG	MMG	MMG, US e RNM
Grau nuclear	Baixo/intermediário	1 ou 2	1 ou 2	1 ou 2
Comedonecrose	Não	Não	Elegíveis	Não
RE	NE	NE	Positivo	Positivo
HER 2	NE	NE	Negativo	Negativo
Tamanho	NE	Qualquer tamanho	Qualquer tamanho*	≤ 2,5 cm
Seguimento imagem	MMG 12 meses	MMG 12 meses	MMG 12 meses GC/ 6 meses GV	MMG e US 6-12 meses
Ano de início	2014/2016	2017	2017	2017
Locais	63	28	79	43
Pacientes	134/932	35/1240	253/1200	36/340

CA: carcinoma; ECR: ensaio clínico randomizado; GC: grupo controle; GV: grupo vigilância; HT: hormonoterapia; MMG: mamografia; NE: não especifica; RNM: ressonância nuclear magnética; SVL: sobrevida livre; US: ultrassonografia.
Fonte: Desenvolvida pela autoria.

Instrumentos de avaliação risco

- **Nomogramas:** a necessidade de preditores de presença de carcinoma invasivo ou de risco de recorrência resultou no desenvolvimento de vários nomogramas. O índice prognóstico de Van Nuys (VNPI) é baseado na idade do paciente, tamanho e grau da lesão e diâmetro da margem. Estratifica as pacientes em três grupos de risco e fornece diretrizes de tratamento para atingir uma taxa de recorrência inferior a 20% em 12 anos. As limitações deste instrumento incluem a falta de validação externa e não inclusão de características moleculares. Uma modificação mais recente deste nomograma incorpora o índice de grau genômico (GGI), aguardando validação adicional. O nomograma do Memorial Sloan Kettering Cancer Center (MSKCC) é baseado na idade, história familiar, características clínicas na apresentação inicial, grau nuclear, presença de necrose, margens, número de excisões, tipo de cirurgia, radioterapia e terapia endócrina. É amplamente utilizado e validado, embora possa subestimar a heterogeneidade da doença. Recentemente, grupo da clínica Mayo descreveu um nomograma de predição de evolução do CDIS para o carcinoma invasivo.
- **Oncotype Dx:** o instrumento objetiva uma decisão personalizada de tratamento do CDIS. Avalia o risco de eventos ipsilaterais após retirada cirúrgica do CDIS, sem radioterapia. São avaliados 12 genes no tumor que, de acordo com o escore de 0 a 100, estimam risco de recorrência invasora e recorrência ipsilateral em baixo, intermediário e alto risco. A principal aplicação é na decisão de radioterapia adjuvante.
- **DCISionRT (PreludeDx):** analisa a expressão de um conjunto de marcadores (HER2, PR, Ki-67, COX2,

p16/INK4A, FOXA1 e SIAH2) para estimar o benefício da radioterapia. O instrumento foi validado em várias coortes independentes e recentemente foi aplicado em uma coorte de 526 pacientes com CDIS tratados com cirurgia conservadora com ou sem radioterapia, sendo um prognóstico de risco e benefício previsto de radioterapia.

CARCINOMA LOBULAR *IN SITU*

O carcinoma lobular *in situ* (CLIS) é frequentemente um achado incidental de biópsia de mama ou espécime de excisão cirúrgica visando outra lesão. É atualmente considerado fator de risco e precursor não obrigatório do câncer de mama invasor. Na 8ª edição do TNM da American Joint Committee on Cancer (AJCC), a lesão foi excluída da classificação.

Epidemiologia

A incidência real do CLIS é de difícil avaliação, uma vez que costuma ser achado ocasional. A literatura estima que a lesão seja identificada em 1,8% a 2,5% de todas as biópsias da mama e em 0,5% a 1,5% das biópsias benignas. Em um estudo de base populacional usando a base de dados americana SEER, a incidência de CLIS em mulheres sem história prévia de carcinoma de mama *in situ* ou invasivo aumentou de 0,90/100.000 pessoas-ano em 1978-1980 para 3,19/100.000 pessoas-ano em 1996-1998. Esse aumento na incidência deve-se, provavelmente, à ampliação do rastreamento mamográfico e de biópsia de lesões mamograficamente indeterminadas ou suspeitas. A probabilidade de *upstaging* na peça cirúrgica após uma biópsia com resultado de CLIS é de até 28% em alguns estudos.

Patologia

A neoplasia lobular refere-se ao espectro de lesões epiteliais atípicas envolvendo a unidade ducto-lobular terminal, caracterizadas pela proliferação de células pequenas, uniformes, sem coesão celular, com ou sem extensão pagetoide para ductos terminais. Essas lesões caracterizam-se por um aumento variável. No número dos ácinos, que são preenchidos e expandidos pela proliferação de uma população monomórfica de pequenas células arredondadas ou poligonais com distúrbio da coesão e citoplasma inconspícuo. A perda de expressão da molécula de adesão E-caderina à imuno-histoquímica é típica do CLIS, embora até 15% dessas lesões possam expressá-la. A variante pleomórfica do CLIS caracteriza-se por perda da coesão celular, presença de áreas de necrose tipo comedo e pleomorfismo nuclear acentuado, semelhante ao CDIS de alto grau. O CLIS geralmente apresenta positividade para expressão de receptor de estrogênio e/ou progesterona e negatividade para HER 2. No entanto, não há nenhuma recomendação de avaliação.

Diagnóstico – Clínica e Imagem

O CLIS ocorre predominantemente em pacientes na pré-menopausa, com idade de 40 a 55 anos. A multicentricidade está presente em 60% a 80% dos casos, e a bilateralidade, em 20% a 60%. O CLIS clássico não costuma ter representação clínica e mamográfica, sendo achado ocasional. Estudos recentes têm sugerido que calcificações amorfas agrupadas ou granulares à mamografia e realces heterogêneos não massa com cinética persistente à ressonância magnética de mamas possam estar relacionados ao CLIS. As variantes de CLIS, como pleomórfica e com necrose central, são geralmente detectadas mamograficamente em virtude de calcificações pleomórficas associadas ou como uma lesão em massa com ou sem calcificações associadas.[1,4]

Tratamento

As mulheres portadoras de CLIS apresentam risco relativo de oito a dez vezes para câncer de mama, sendo esse risco bilateral. Em estudo de longo seguimento, a probabilidade de desenvolvimento de um carcinoma *in situ* ou invasor após o diagnóstico de CLIS foi de aproximadamente 1% ao ano, constante durante a vida. Na prática atual, um diagnóstico de CLIS é considerado como indicador de risco e não como precursor de carcinoma subsequente, tendo o tratamento radical caído em desuso.

Nas lesões proliferativas atípicas diagnosticadas por meio de biópsia percutânea, deve-se proceder à exérese cirúrgica da área, uma vez que o risco de subestimação diagnóstica pode ser de 15% a 30%. Casos altamente selecionados, em que haja concordância radiológico-patológica, podem ser manejados com biópsia a vácuo ou observação, com subsequente acompanhamento rigoroso clínico e de imagem.

Um diagnóstico de CLIS feito por excisão cirúrgica não torna necessário intervenção cirúrgica adicional e não há indicação de documentação de margens. Da mesma forma, o achado de CLIS circundando outra lesão, como carcinoma invasor ou CDIS, não altera o plano de tratamento, assim como não influencia nas taxas de recorrência local. Por constituir um subtipo mais agressivo, no caso de variante pleomórfica do CLIS, recomenda-se excisão completa da área com margens negativas, embora não exista recomendação específica sobre as margens. Não há recomendação específica para emprego de mastectomia bilateral profilática após diagnóstico de CLIS, devendo ser discutida individualmente em casos de pacientes com outros fatores de risco.

O emprego da quimioprofilaxia deve ser considerado em pacientes com diagnóstico de CLIS, uma vez que reduz em pelo menos 50% o risco de câncer de mama subsequente. Publicação de King *et al.* relatou seguimento de 29 anos de 1.060 pacientes com CLIS sem câncer de mama concomitante diagnosticado entre 1980 e 2009, das quais 1.004 escolheram vigilância com (n = 173) ou sem (n = 831) quimioprevenção. A incidência cumulativa geral de câncer em 15 anos foi de 26%, com uma incidência anual de 2% de câncer de mama. Os riscos cumulativos de câncer em 10 anos em mulheres com ou sem quimioprevenção foram de 7% e 21%, respectivamente. Na análise multivariada, a quimioprevenção foi o único fator clínico associado à redução do risco de câncer de mama. As diretrizes da Asco (American Society of Clinical Oncology) recomendam que o uso de quimioprevenção seja discutido como uma opção para reduzir o risco de câncer de mama em pacientes de alto risco.

Não há indicação de radioterapia adjuvante em casos de CLIS.

Seguimento

As recomendações do NCCN para pacientes apresentando CLIS incluem exame clínico a cada 6 a 12 meses, mamografia anual a partir do diagnóstico, mas não antes dos 30 anos, podendo-se considerar tomossíntese e ressonância magnética anual após diagnóstico, esta não antes dos 25 anos.

BIBLIOGRAFIA CONSULTADA

Badve SS, Gökmen-Polar Y. Ductal carcinoma in situ of breast: update. Pathology, 2019;51(6)563-69.

Barrio AV, Van Zee KJ. Ductal carcinoma in situ of the breast: Controversies and Current Management. Adv Surg, 2019;53(09)21-35.

Chavez PVC, Bonev V, Senthil M, Solomon N, et al. Factors associated with underestimation of invasive cancer in patients with ductal carcinoma in situ: precautions for active surveillance. JAMA Surg, 2017;152(11):1007-14.

Decensi A, Puntoni M, Guerrieri-Gonzaga A, Caviglia S, et al. Randomized placebo controlled trial of low-dose tamoxifen to prevent local and contralateral recurrence in breast intraepithelial neoplasia. J Clin Oncol, 2019;37(19)1629-1637.

Dixon MJ, Bundred NJ. Carcinoma lobular in situ: biologia e tratamento. In: Harris JR, Lippman ME, Morrow M, Osborne CK (eds.). Doenças da mama. 5.ed. v.1.Brasil: DLivros, 2016:403-18.

Dixon MJ, Bundred NJ. Carcinoma ductal in situ e carcinoma microinvasivo. In: Harris JR, Lippman ME, Morrow M, Osborne CK (eds.). Doenças da mama. 5.ed. v.1.Brasil: DLivros, 2016:419-50.

Frasson A, et al. Grupo de Pesquisas em Mastologia. Conduta nas lesões proliferativas intraductais e precursoras. Doenças da mama. Guia de Bolso Baseado em Evidências. 2.ed. São Paulo: Atheneu, 2017:179-84.

Frasson A, et al. Grupo de Pesquisas em Mastologia. Carcinoma ductal in situ. Doenças da mama. Guia de Bolso Baseado em Evidências. 2.ed. São Paulo: Atheneu, 2017:185-92.

Maxwell AJ, Clements K, Dodwell DJ, Evans AJ, et al. The radiological features, diagnosis and management of screen-detected lobular neoplasia of the breast: findings from the Sloane Project. Breast, 2016;27:109-15.

Maxwell AJ, Clements K, Hilton B, Dodwell DJ, et al. Risk factors for the development of invasive cancer in unresected ductal carcinoma in situ. Eur J Surg Oncol, 2018;44(4)429-35.

Mooney KL, Bassett LW, Apple SK. Upgrade rates of high-risk breast lesions diagnosed on core needle biopsy: a single-institution experience and literature review. Mod Pathol, 2016;29(12):1471-84.

NCCN Clinical Practice Guidelines in Oncology (NCCN Guidelines®) Breast Cancer Version 1.2021, January 15, 2021.

NCCN Clinical Practice Guidelines in Oncology (NCCN Guidelines®) Breast Cancer Risk Redction Version 1.2020, May 29, 2020.

Schnitt SJ, Brogi E, Chen YY, King TA, et al. American registry of pathology expert opinions: the spectrum of lobular carcinoma in situ: diagnostic features and clinical implications. Ann Diagn Pathol, 2020;45:151481.

Scoggins M, Krishnamurthy S, Santiago L, Yang W. Lobular carcinoma in situ of the breast: clinical, radiological, and pathological correlation. Acad Radiol, 2013;20(4):463-70.

Solin LJ. Management of ductal carcinoma in situ (DCIS) of the breast: present approaches and future directions. Curr Oncol Rep, 2019;21(4)33.

Van Seijen M, Lips EH, Thompson AM, Nik-Zainal S, et al. Ductal carcinoma in situ: to treat or not to treat, that is the question. Br J Cancer, 2019;121(4)285-92.

Visser LL, Groen EJ, Van Leeuwen FE, Lips EH, et al. Predictors of an invasive breast cancer recurrence after DCIS: a systematic review and meta-analyses. Cancer Epidemiol Biomarkers Prev, 2019;28(5):835-45.

Wen HY, Brogi E. Lobular carcinoma in situ. Surg Pathol Clin, 2018;11(1):123-45.

Williams KE, Barnes NLP, Cramer A, Johnson R, et al. Molecular phenotypes of DCIS predict overall and invasive recurrence. Ann Oncol, 2015;26(5):1019-25.

147

Tratamento do Câncer de Mama Localizado

Carlos Henrique dos Anjos
José Luiz Barbosa Bevilacqua
Juliana Panichella
Laura Testa

Renata Cangussu
Renata R. C. Colombo Bonadio

DESTAQUES

- A decisão para realização de cirurgia conservadora ou mastectomia é, basicamente, definida pelo volume da mama da paciente, pelo volume de tecido mamário necessário a ser ressecado do ponto de vista oncológico e o volume da mama remanescente, e leva-se em consideração, também, o resultado estético final.
- A abordagem padrão da axila em pacientes com estadiamento axilar clinicamente negativo é a biópsia de linfonodo sentinela. Quando o estadiamento axilar é positivo, principalmente em carcinomas HER2 positivos ou triplo negativos, sugere-se o tratamento sistêmico neoadjuvante, na tentativa de se evitar a linfadenectomia axilar clássica quando se atinge resposta patológica completa nos linfonodos sentinelas após a neoajuvância.
- Em casos de axila clinicamente positiva com múltiplos linfonodos comprometidos, atualmente, ainda se recomenda a linfadenectomia axilar clássica, mesmo após um tratamento sistêmico neoadjuvante.
- Radioterapia adjuvante está indicada nos casos de cirurgia conservadora. Após a mastectomia, existe também a indicação de radioterapia adjuvante, com as indicações principais tumores maiores que 5 cm, margem comprometida e envolvimento linfonodal de mais de 3 linfonodos ou com extravasamento extracapsular.
- Nos últimos anos, ampliaram-se as modalidades de tratamento sistêmico neo/adjuvante para o câncer de mama localizado. Além de hormonoterapia, quimioterapia e terapia anti-HER2, foram incorporadas ao armamentário a imunoterapia, os inibidores de PARP e os inibidores de CDK4/6. Mantém-se, porém, crucial a seleção adequada de pacientes para o uso dos diferentes tratamentos sistêmicos.
- Na doença receptora hormonal-positiva, está indicada a hormonoterapia adjuvante. O tipo de hormonoterapia, a duração e a associação de supressão ovariana serão indicadas a depender do *status* menopausal, do risco de recidiva e da tolerância ao tratamento.
- Além dos critérios de risco clínico, tornaram-se disponíveis escores de risco poligênico, que avaliam o risco de recidiva e podem ser utilizados para auxílio na seleção de pacientes com câncer de mama receptor hormonal-positivo que poderiam ser poupadas de quimioterapia adjuvante.
- Na doença HER2 positiva e triplo-negativa, conhecer a resposta patológica após neoadjuvância traz informação importante para a seleção de pacientes que possam se beneficiar de tratamento adicional adjuvante, de modo a ampliar as indicações de neoadjuvância.

INTRODUÇÃO

O câncer de mama é o mais incidente e a principal causa de óbito por câncer entre mulheres no Brasil e no mundo. No país, estimam-se 66.280 casos novos de câncer de mama em 2022.[1] A maior parte dos casos são diagnosticados com doença localizada (limitada a mama e linfonodos locorregionais), com indicação de tratamento com intuito curativo. Nesse cenário, os pilares do tratamento são a cirurgia, a radioterapia e o tratamento sistêmico. Avanços dessas três modalidades de tratamento têm permitido importantes melhoras no prognóstico e na chance de cura das pacientes.

No entanto, o câncer de mama é uma doença de grande heterogeneidade, em que diversos fatores clínicos, patológicos e moleculares influenciam o risco de recidiva e a resposta ao tratamento. Assim, na doença localizada, fatores como o subtipo imuno-histoquímico (HER2-positivo, receptor hormonal-positivo HER2-negativo, triplo-negativo), o tamanho do tumor na mama, o comprometimento linfonodal e o grau histológico, entre diversos outros fatores, precisam ser considerados para a seleção da melhor estratégia de tratamento para cada paciente, conforme será detalhado ao longo do capítulo.

Em adição aos tratamentos oncológicos, é essencial destacar a importância de estratégias de estilo de vida e o manejo de toxicidades tardias no seguimento das pacientes após o tratamento do câncer de mama. A atividade física e evitar o ganho de peso estão associados à redução do risco de recidiva do câncer de mama.[2] A atividade física possui, ainda, o benefício de melhorar sintomas pós-tratamento, como sintomas menopausais em pacientes com menopausa induzida pelo tratamento ou em uso de bloqueadores hormonais. Outro aspecto relevante é a atenção para a saúde óssea, em especial para pacientes tratadas com inibidores de aromatase. Durante o tratamento e no seguimento após a sua conclusão, o suporte multidisciplinar pode auxiliar no manejo dos diversos aspectos que podem ser impactados pelo câncer de mama, inclusive a saúde física, sexual e mental. Em mulheres em idade reprodutiva, o tratamento oncológico pode levar à perda de fertilidade, de forma que o profissional de saúde deve abordar esse aspecto antes do início do tratamento, para consideração de estratégias de preservação de fertilidade, caso este seja o desejo da paciente.

DIAGNÓSTICO E ESTADIAMENTO

A biópsia por agulha grossa de nódulo mamário suspeito identificado por meio de exame de rastreamento, ou por sintomas locais percebidos pela paciente, permite a caracterização anatomopatológica e imuno-histoquímica, para definição do tipo histológico do tumor e a avaliação de expressão de receptor de estrógeno, progesterona e HER2 (receptor do epitélio humano do tipo 2). Essa caracterização é básica para a definição do plano de tratamento. Para o estadiamento da doença, além do exame físico detalhado, são necessárias imagens da mama com mamografia e ultrassonografia. A ressonância magnética das mamas é, também, uma opção que pode auxiliar na avaliação da doença locorregional. Caso haja linfonodo suspeito, a punção por agulha fina (PAAF) permite a avaliação do comprometimento linfonodal pela neoplasia.

Exames laboratoriais gerais estão indicados na investigação inicial, inclusive hemograma, transaminases e fosfatase alcalina. Para pacientes com doença estádio IIB e III, há a indicação de estadiamento com exames de imagem para avaliação de sítios a distância, por meio de tomografia computadorizada de tórax, abdome e pelve e cintilografia óssea. Como alternativa, o PET-CT com FDG pode ser considerado, especialmente em casos em que haja dúvidas no estadiamento. A versão mais recente do estadiamento proposto pela American Joint Committee on Cancer (AJCC), 8ª edição, apresenta uma classificação de estadiamento anatômico, baseado nas características do tumor primário (T), comprometimento linfonodal (N) e metástases a distância (M), e um estadiamento prognóstico que engloba também o grau histológico e a expressão de receptor de estrógeno, receptor de progesterona e HER2 (Tabela 147.1).[3] Somente após a conclusão dessa investigação inicial de diagnóstico e estadiamento, o plano terapêutico para a doença localizada pode ser adequadamente elaborado.

Tabela 147.1. Estadiamento anatômico conforme estadiamento TNM (*tumor, node, metastasis*), da AJCC (American Joint Committee on Cancer) (8ª edição)[3]

ESTADIAMENTO TNM PARA O CÂNCER DE MAMA	
CARCINOMAS UTERINOS – ESTADIAMENTO[47-49]	
TNM CATEGORIAS	**ACHADOS**
TUMOR PRIMÁRIO (T)	
TX	Tumor primário não pode ser avaliado
T0	Sem evidência de tumor primário
Tis	Carcinoma *in situ*
T1	Tumor ≤ 20 mm na maior dimensão
T1mic	Tumor ≤ 1 mm na maior dimensão
T1a	Tumor > 1 mm e ≤ 5 mm na maior dimensão
T1b	Tumor > 5 mm e ≤ 10 mm na maior dimensão
T1c	Tumor > 10 mm e ≤ 20 mm na maior dimensão
T2	Tumor > 20 mm e ≤ 50 mm na maior dimensão
T3	Tumor > 50 mm na maior dimensão
T4	Tumor de qualquer tamanho com extensão direta para parede torácica e/ou pele (ulceração ou nódulos macroscópicos em pele)
T4a	Extensão para parede torácica, não incluindo apenas aderência/invasão de musculatura peitoral
T4b	Ulceração e/ou nódulos satélites ipsilateral e/ou edema de pele (inclusive *peau d'orange*), que não configure carcinoma inflamatório
T4c	Ambos os critérios de T1a e T4b
T4d	Carcinoma inflamatório
LINFONODOS REGIONAIS (N)	
NX	Linfonodos regionais não podem ser avaliados
N0	Ausência de metástases em linfonodos regionais
N1mi	Micrometástase para linfonodo axilar ipsilateral (aproximadamente 200 células; dimensão maior que 0,2 mm e menor que 2 mm)
N1	Metástases para linfonodos axilares ipsilaterais móveis em nível I, II
N2	Metástases para linfonodos axilares ipsilaterais fixos ou emaranhados; ou metástase para linfonodo em mamária interna ipsilateral na ausência de comprometimento axilar
N2a	Metástases para linfonodos axilares ipsilaterais fixos ou emaranhados
N2b	Metástases para linfonodo em mamária interna ipsilateral na ausência de comprometimento axilar
N3	Metástases em linfonodos infraclaviculares ipsilaterais (nível axilar III) com ou sem comprometimento axilar nível I ou II; ou metástases para linfonodo em mamária interna ipsilateral com comprometimento axilar de nível I, II; ou metástases em linfonodos supraclaviculares ipsilaterais com ou sem comprometimento axilar ou de mamária interna
N3a	Metástases em linfonodos infraclaviculares ipsilaterais (nível axilar III) com ou sem comprometimento axilar nível I ou II
N3b	Metástases para linfonodo em mamária interna ipsilateral com comprometimento axilar de nível I, II
N3c	Metástases em linfonodos supraclaviculares ipsilaterais com ou sem comprometimento axilar ou de mamária interna

Continua >>

>> Continuação

Tabela 147.1. Estadiamento anatômico conforme estadiamento TNM (*tumor*, *node*, *metastasis*), da AJCC (American Joint Committee on Cancer) (8ª edição)[3]

METÁSTASES (M)			
M0	Ausência de metástases a distância		
M1	Presença de metástases a distância		
ESTADIAMENTO AGRUPADO			
Tis	N0	M0	0
T1	N0	M0	IA
T0	N1mi	M0	IB
T1	N1mi	M0	IB
T0	N1	M0	IIA
T1	N1	M0	IIA
T2	N0	M0	IIA
T2	N1	M0	IIB
T3	N0	M0	IIB
T0	N2	M0	IIIA
T1	N2	M0	IIIA
T2	N2	M0	IIIA
T3	N1	M0	IIIA
T3	N2	M0	IIIA
T4	N0	M0	IIIB
T4	N1	M0	IIIB
T4	N2	M0	IIIB
Qualquer T	N3	M0	IIIC
Qualquer T	Qualquer N	M1	IV

Fonte: Adaptada de Cancer. TAJCo. AJCC Cancer Staging Manual, 2017.

TRATAMENTO CIRÚRGICO

O tratamento cirúrgico do câncer de mama, historicamente, é uma busca incessante pelo tratamento locorregional ideal. Observamos, nesta trajetória secular, que estes procedimentos variaram de mastectomias radicais e ultrarradicais a procedimentos mais conservadores, que hoje incluem ressecções mais limitadas da mama e abordagem axilar com biópsia de linfonodo sentinela. Da mesma maneira, a abordagem axilar variou ao longo do tempo. A linfadenectomia axilar completa era parte integrante e obrigatória das cirurgias mamárias (mastectomia ou cirurgia conservadora). Ao final da década de 1990, com o advento da biópsia de linfonodo sentinela, houve uma separação entre as abordagens da mama e da axila que passaram a ser abordadas de forma independente.

Abordagem cirúrgica do tumor primário

Podemos dividir a abordagem cirúrgica do câncer de mama em dois grandes grupos: cirurgia conservadora de mama e mastectomia. Cirurgia conservadora de mama é também conhecida como quadrantectomia, ressecção segmentar de mama, ou até mesmo tumorectomia. A mastectomia é caracterizada pela ressecção da totalidade do tecido mamário, e pode variar quanto à extensão de pele preservada.

Os diferentes tipos de mastectomias são denominados, atualmente, como:

- mastectomia total (ou simples), na qual se resseca grande quantidade de pele;
- mastectomia preservadora de pele, em que se preserva a maior parte da pele, porém, com ressecção completa do plexo areolopapilar;
- mastectomia preservadora de aréola, em que se preserva toda pele e aréola, no entanto, com a ressecção do mamilo (papila mamária);
- mastectomia preservadora do complexo areolopapilar (MPCAP).

As nomenclaturas citadas são as mais apropriadas, pois descrevem mais em detalhes o tipo de preservação. Existem outras nomenclaturas para as mastectomias descritas, como: adenomastectomia, adenectomia, mastectomia subcutânea etc. Contudo, o uso dessas outras nomenclaturas comumente gera dúvidas quanto a extensão de pele preservada.

Cirurgia conservadora de mama

A cirurgia conservadora, baseada em diversos estudos prospectivos e randomizados e, também em metanálises, é reconhecidamente similar à cirurgia radical em relação à sobrevida global ou livre de doença.[4-6] Do ponto de vista da cirurgia oncológica, a princípio, o tamanho do tumor não é um parâmetro exclusivo para a seleção entre cirurgia conservadora ou mastectomia.[7] A decisão para realização de uma cirurgia conservadora ou uma mastectomia basicamente é definida pelo volume da mama da paciente, pelo volume de tecido mamário necessário a ser ressecado do ponto de vista oncológico e o volume da mama remanescente, e leva-se em consideração o resultado estético final.

A parceria entre cirurgiões de mama e cirurgiões plásticos tem permitido, nas cirurgias conservadoras, ressecções mamárias mais amplas, se necessário, com excelentes resultados estéticos quando se associa a reconstrução desta mama com retalhos glandulares locais ou mesmo com retalhos miocutâneos (p. ex., retalho do músculo grande dorsal). Geralmente, nestas situações, é realizada a mamoplastia contralateral para simetrização das mamas.[8] Além disso, o tratamento sistêmico neoadjuvante (antes da cirurgia) tem permitido aumentar a possibilidade de se realizarem cirurgias conservadoras, sem impacto na sobrevida e controle local.[9]

A avaliação criteriosa por meio de métodos de imagem, principalmente com ressonância magnética, pode auxiliar, de forma significativa, a tomada de decisão para a realização de uma cirurgia conservadora, mesmo naquelas pacientes que serão submetidas a tratamento neoadjuvante. Com base nas imagens, o cirurgião deve ressecar toda a área suspeita de envolvimento neoplásico (invasor ou *in situ*), com margem de segurança de tecido mamário não comprometido.[10-13]

Um dos princípios fundamentais em cirurgia oncológica é atingir margens de ressecção livres de comprometimento neoplásico. O cirurgião, durante o procedimento, deve assegurar uma margem macroscópica ampla. A avaliação anatomopatológica intraoperatória (congelação) das margens pode auxiliar significativamente a segurança oncológica dessa cirurgia, de modo a evitar novas intervenções cirúrgicas para atingir margens livres. A avaliação anatomopatológica intraoperatória é de especial importância em cirurgias conservadoras, nas quais se fazem reconstruções mamárias com princípios de cirurgia plástica, especialmente nos casos de retalhos glandulares na reconstrução.[14] Recomenda-se que, durante o processo da avaliação anatomopatológica da peça cirúrgica, seja realizada a pintura das margens antes do estudo macroscópico.[15,16] A definição anatomopatológica de margens adequadas em câncer de mama invasivos é não haver tinta no tumor. A ausência de tinta na margem está associada a baixas taxas de recidiva local, e tem o potencial de diminuir as taxas de reexcisão, melhorar o resultado estético e diminuir os custos de cuidados com saúde.[15]

No contexto de carcinoma ductal *in situ* (CDIS), o uso de uma margem de 2 mm como padrão para margens tratadas com radioterapia de toda mama, também está associado a baixas taxas de recidiva local e tem o potencial de diminuir as taxas de reexcisão, melhorar os resultados estéticos e diminuir os custos de cuidado com a saúde.[16] Deve ser usado o julgamento clínico na determinação da necessidade de mais cirurgia em pacientes com margens negativas < 2 mm.[16]

Na cirurgia conservadora, outro detalhe técnico muito importante é a clipagem do leito cirúrgico. Isto permite que, durante a radioterapia adjuvante, seja possível a localização precisa do leito tumoral para a realização da dose de reforço (*boost*) na localização adequada.[17] O controle locorregional é uma prioridade no tratamento cirúrgico do câncer de mama. Para cada quatro recorrências evitadas em 10 anos após o tratamento, uma morte por câncer de mama é evitada em 15 anos, ou seja, 25% das pacientes que desenvolvem recidiva local morrerão por câncer de mama.[18] Felizmente, o evento de recidiva local é baixo quando se seguem os princípios cirúrgicos oncológicos, sendo que nos estudos prospectivos à cirurgia conservadora mostrou-se similar à mastectomia radical.[4-6]

Um estudo populacional atual nos Países Baixos demonstrou que tanto para a análise não ajustada quanto ajustada, a considerar vários fatores de confusão, a cirurgia conservadora mais radioterapia foi significativamente associada à melhora da sobrevida global em 10 anos em toda a coorte global em comparação com a mastectomia (HR 0,51 [IC 95% 0,49-0,53]; p < 0,0001; HR ajustada 0,81 [0,78-0,85]; p < 0,0001), e essa melhora permaneceu significativa para todos os subgrupos de diferentes estágios T e N do câncer de mama.[19] Outros estudos, mais recentes, têm também demonstrado benefícios da cirurgia conservadora sobre a mastectomia.[20]

Mastectomia

A mastectomia é a cirurgia de ressecção cirúrgica de todo tecido glandular, nesse sentido, um dos princípios básicos na cirurgia oncológica do câncer de mama é conhecer a extensão anatômica do tecido glandular mamário.

A mama adulta está compreendida, no eixo vertical, entre a segunda e sexta costelas; no eixo horizontal, entre a borda do osso esterno e a linha média axilar. O tecido da mama também projeta na axila, conhecida como "Cauda de Spence".[21]

O princípio básico em cirúrgica oncológica mamária é seguir os padrões dos manuais de técnica cirúrgica:

- O plano de dissecção (na mastectomia) usualmente deve ser aproximadamente 3 mm abaixo da pele, para garantir o fornecimento de sangue adequado.[22]
- A dissecção deve continuar superiormente até o nível da clavícula, inferiormente até a bainha do músculo reto abdominal, medialmente até o esterno, e lateralmente até o músculo grande dorsal.[23]
- Embora as opções de incisões e quantidade de pele excisada variem entre os diversos tipos de mastectomia, os limites anatômicos que a guiam permanecem uniformes, de forma a remover todo o parênquima mamário.[24]
- Os limites da mama incluem a 2ª costela superiormente, a borda superior da porção tendínea do músculo reto abdominal, a borda lateral do esterno medial e o músculo grande dorsal lateralmente.[24]
- O limite superolateral de qualquer tipo de mastectomia deve incluir o prolongamento axilar da mama ("Cauda de Spence"), a qual se estende em direção à axila numa distância variável, além da margem lateral do músculo peitoral maior.
- Deve-se tomar cuidado para remover qualquer tecido glandular mamário que se estende para a axila.[24]
- A espessura do retalho em mastectomia varia muito entre as pacientes; a camada subcutânea em pacientes magras pode ter somente de 2 mm a 3 mm de espessura.[24]
- O tecido fibroglandular e a doença residual têm sido relatados serem mais prevalentes em pacientes com retalhos cutâneos mais espessos que 5 mm.[24]

Deve-se evitar a presença de tecido fibroglandular nos retalhos de mastectomia. Retalhos de pele acima de 5 mm de espessura apresentam 82% de tecido mamário residual e 9,5% de doença residual (câncer residual).[25]

Vários estudos demostram que a presença de tecido fibroglandular é proporcionalmente maior quanto maior a espessura do retalho cutâneo.[26-28] A fáscia superficial é um ponto de referência irregular e não confiável do ponto de vista oncológico e estético, a considerar-se a viabilidade da vascularização.[27]

Devido à demanda por resultados estéticos, tem se observado que as mastectomias preservadoras de pele, na atualidade, em um grande percentual das vezes, não seguem as recomendações dos padrões de cirurgia oncológica em relação à espessura dos retalhos,[29] o que pode acarretar o maior risco de recidiva e menor sobrevida, especialmente quando não se realiza radioterapia adjuvante.[29-31] O estudo populacional atual nos Países Baixos, citado anteriormente, não permite concluir o motivo pelo qual a cirurgia conservadora tem melhor controle do que a mastectomia, mas abre a discussão às críticas ao rigor técnico oncológico das mastectomias "menos radicais" nos dias de hoje.[19]

Em revisão sistemática da Cochrane sobre mastectomia preservadora de mamilo e/ou aréola para tratamento de câncer de mama, foi identificado 7% (144/2105) de recorrências locais após mastectomia preservadora do complexo areolopapilar; entre estes casos, 26 não foram descritos os locais da recidiva, 32% (38/118) das recidivas ocorreram no mamilo/aréola e 68% (80/118) das recidivas ocorreram fora do complexo areolopapilar. Provavelmente, os 68% de recorrência em local fora do complexo areolopapilar é um efeito da grande espessura dos retalhos de pele e presença de tecido fibroglandular residual.[32] Esta mesma revisão conclui que os achados destes estudos observacionais de muito baixa qualidade de evidência são inconclusivos para todos os desfechos (inclusive sobrevida global e livre de doença recidiva) devido ao alto risco de viés de seleção dos estudos publicados.[32]

Um estudo recente avaliou, por meio de ressonância magnética, a presença de tecido fibroglandular residual em pacientes já submetidas a mastectomias. Os autores identificaram a presença de tecido fibroglandular em 2,8% (3/109) em mastectomia total, 13,2% (19/144) em mastectomia preservadora de pele e 73,8% (183/248) em mastectomia preservadora do complexo araolopapilar. Nos casos de mastectomia preservadora do complexo araolopapilar, a excluir-se a região de tecido fibroglandular sob o complexo areolopapilar, foi identificado tecido fibroglandular em 51,6% (128/248) dos casos. Na análise multivariada, os fatores independentes associados à presença de tecido fibroglandular foram: espessura do retalho (mais espesso), altura da paciente (menor estatura), indicação de mastectomia (mais frequente em profilática) tipo de mastectomia (mais frequente em mastectomia preservadora de pele e mastectomia preservadora do complexo araolopapilar) e reconstrução com retalho miocutâneos (mais frequente com reconstrução sem retalho).[29]

Não é justificável comprometer o resultado oncológico com a técnica adequada para visar a estética, já que, com os avanços técnicos das cirurgias reparadoras, pode-se atingir excelentes resultados estéticos.[31]

RECONSTRUÇÃO MAMÁRIA

A reconstrução mamária parcial ou total da mama deve ser considerada parte integrante do manejo cirúrgico oncológico. A reconstrução pode, inclusive, ser vista como aliada da radicalidade cirúrgica, pois permite maior liberdade ao cirurgião oncológico para realizar maiores ressecções cirúrgicas se necessário, sabendo que uma equipe independente de reconstrução mamária agregará os resultados estéticos desejados à paciente. Neste aspecto, porém de caráter não obrigatório, a presença de equipes separadas de cirurgia oncológica mamária e equipe de cirurgia plástica experiente em reconstrução mamária pode evitar potenciais conflitos de compromisso com a paciente, uma vez que o compromisso do cirurgião oncológico é o tratamento do câncer, e o da equipe de cirurgia plástica, a reconstrução. Uma boa parceria com trocas de informações e estratégias cirúrgicas entre estas equipes agrega sobremaneira os melhores resultados oncológicos e estéticos à paciente.[31]

As técnicas para reconstrução parcial de mama mais comuns são:[33,34]

- mamoplastia com retalhos não padronizados de tecido mamário, associado ou não a mamoplastias na mama contralateral;
- retalhos dermocutâneos toracolaterais;
- retalhos miocutâneos, geralmente do músculo grande dorsal;
- retalho da artéria perfurante toracodorsal ("*Thoracodorsal Artery Perforator Flap* – TAP Flap").

As técnicas para reconstrução total da mama mais comumente usadas são:

- expansores ou próteses mamárias;
- retalhos miocutâneos associado ou não a próteses.

Os retalhos miocutâneos para reconstrução mamárias mais usados são o retalho pediculado do músculo grande dorsal, normalmente associado à prótese mamária, ou retalho pediculado do músculo retoabdominal (TRAM). Existem algumas derivações que sugiram do retalho do músculo retoabdominal pediculado. Estas derivações incluem retalhos livre não pediculados por anastomoses vasculares microcirúrgicas, chamados de retalhos microcirúrgicos. Os retalhos microcirúrgicos mais comuns são:

- retalho microcirúrgico com preservação de grande porção do retoabdominal ("*Muscle-sparing free TRAM flap*");
- retalho microcirúrgico da artéria perfurante epigástrica inferior profunda – DIEP ("*Deep inferior epigastric perforator flap*");
- retalho microcirúrgico da artéria perfurante epigástrica inferior superficial – SIEA ("*Superficial inferior epigastric artery flap*");
- retalho microcirúrgico do músculo glúteo máximo.

Os detalhes e indicações de cada tipo de reconstrução não serão abordados neste capítulo.

ABORDAGEM DA AXILA

A linfadenectomia axilar clássica com esvaziamento linfonodal radical era parte integrante do tratamento cirúrgico do câncer de mama até o final da década de 1990, quando houve o início da "era" biópsia de linfonodo sentinela.[35] Não podemos esquecer que a busca por procedimentos menos agressivos na abordagem axilar deu-se principalmente pelas morbidades associadas à linfadenectomia axilar clássica (esvaziamento axilar). A principal morbidade relacionada a este procedimento é o linfedema do membro superior.[36,37]

Estudos mais recentes mostram que o risco de desenvolvimento de linfedema após a linfadenectomia axilar é aproximadamente 30% em 5 anos e 40% em 10 anos.[36-38] O risco de desenvolvimento de linfedema com o linfonodo sentinela é 4 vezes menor do que a linfadenectomia axilar.[39,40]

Inúmeros estudos demonstram que a sensibilidade (cerca de 91%) e o risco de recidiva axilar (cerca de 0,3%) com a biópsia do linfonodo sentinela é similar à linfadenectomia axilar clássica.[41,42] Desta forma, a biópsia do linfonodo sentinela é a abordagem padrão para pacientes com ausência de metástase axilar clinicamente detectável no câncer de mama inicial.[7] A Figura 147.1 resume o manejo da axila nos dias atuais.

A avaliação clínica da axila pela palpação faz parte do estadiamento clínico da doença. Se a paciente possuir, clinicamente, à palpação linfonodos positivos, ela é considerada com axila clinicamente positiva (cN+). Em casos em que a axila é negativa clinicamente, são recomendados métodos de imagem através de ultrassonografia ou ressonância magnética para o estadiamento clínico-radiológico da axila, especialmente em tumores HER2 positivos ou triplo-negativos. Em caso de linfonodos suspeitos ou positivos, caracterizados por espessamento da cortical ou por perda total do hilo gorduroso do linfonodo, é recomendável a realização de punção aspirativa com agulha fina ou uma core biópsia desses linfonodos para confirmar ou descartar células neoplásicas. Se o estudo cito ou anatomopatológico do espécime do linfonodo não demonstrar células tumorais, a axila é considerada clinicamente negativa (cN0). Por outro lado, na presença de células tumorais, classifica-se a axila como clinicamente positiva (cN+).

Na vigência de linfonodo positivo, em pacientes que serão submetidas a tratamento sistêmico, com a perspectiva de se evitar a linfadenectomia axilar completa, é fortemente recomendada a clipagem dos linfonodos positivos antes no início do tratamento sistêmico, para que possa ser ressecado e confirmado durante a cirurgia.[7] A marcação com clipe metálico é hoje a estratégia mais comum, porém, existem outras técnicas que utilizam sementes de iodo radioativo, ou mesmo carvão.[43,44]

AXILA CLINICAMENTE NEGATIVA (CN0)

Pacientes com axila clinicamente negativa são candidatas à biópsia do linfonodo sentinela. Após a cirurgia, a confirmar-se a ausência de metástases nos linfonodos sentinelas, não existe a necessidade de linfadenectomia complementar ou radioterapia da axila.[7]

No caso de linfonodo sentinela positivo para neoplasia, pacientes com mais do que dois linfonodos sentinelas comprometidos ou aquelas submetidas à quimioterapia neoadjuvante, ou que serão submetidas à radioterapia parcial de mama, devem ser submetidas a esvaziamento axilar, de acordo com as recomendações atuais baseadas nos estudos randomizados.[7]

Já aquelas pacientes com dois ou menos linfonodos positivos, ou com micrometástases, podem ser poupadas de um esvaziamento axilar. Neste cenário, três estudos randomizados (ACOSOG Z0011, ATTRM-048-13-2000 e IBCSG 23-01) não demonstraram diferenças em sobrevida global, sobrevida livre de doença e recorrência axilar entre a biópsia de linfonodo sentinela exclusiva ou linfadenectomia axilar complementar.[45-47]

Outros dois estudos prospectivos e randomizados (AMAROS e OTOASOR) compararam a linfadenectomia axilar complementar *versus* a radioterapia axilar em pacientes com linfonodo sentinela positivo (predominantemente até dois linfonodos positivos). Ambos os estudos também permitiram a inclusão de pacientes submetidas à mastectomia. Nesses dois estudos, não houve diferenças estatísticas em sobrevida global ou livre de doença, assim como as taxas de recidiva axilar.[48,49] A incidência de linfedema foi estatisticamente menor no grupo de pacientes submetidas à radioterapia em relação à linfadenectomia complementar.[48,49]

A linfadenectomia axilar complementar na presença de linfonodo sentinela positivo, atualmente, ainda está indicada em pacientes que receberam tratamento sistêmico neoadjuvante, ou naquelas em que existe contraindicação de radioterapia, ou ainda, nas pacientes que não preenchem os critérios dos estudos randomizados descritos acima.[7]

O uso de ferramentas estatísticas, como nomogramas, para avaliar o risco individual de linfonodos axilares positivos adicionais <www.nomograma.com>, podem ser úteis no julgamento clínico de tomada de decisão sobre esvaziamento axilar complementar, ou, em situações especiais, nas quais existe um elevado risco elevado de linfedema <www.lymphedemarisk.com>.[36]

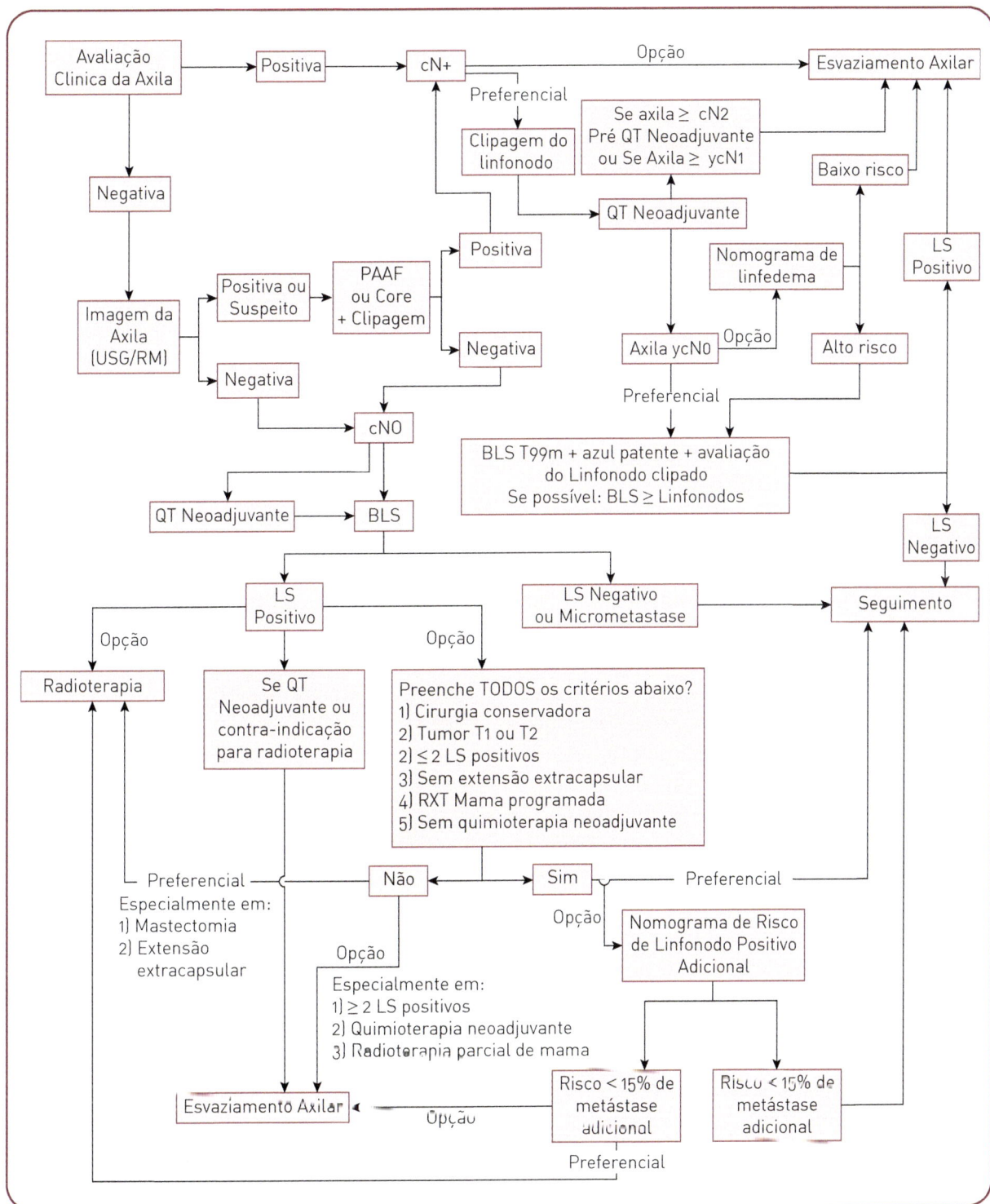

FIGURA 147.1 – Fluxograma de avaliação e manejo da axilar no câncer de mama localizado.
Fonte: Desenvolvida pela autoria.

AXILA CLINICAMENTE POSITIVA (CN+)

Os avanços no tratamento sistêmico neoadjuvante e elevadas taxas de resposta patológica completa mudaram significativamente a necessidade obrigatória da linfadenectomia axilar em pacientes com axila clinicamente positiva. As taxas de resposta patológica completa axilar dependem do perfil imuno-histoquímico do tumor; taxas mais elevadas são observadas nas doenças HER2-positivo e triplo-negativo, enquanto a doença receptor hormonal-positivo, especialmente o suptipo luminal A, apresenta taxas menores de resposta patológica completa.[50]

Neste cenário, deve-se ponderar o real benefício oncológico da linfadenectomia completa frente ao risco individual para linfedema,[36] o que vale, portanto, a tentativa de se realizar um tratamento sistêmico neoadjuvante para poupar a paciente da linfadenectomia axilar completa. Alguns estudos prospectivos (ACOSOG Z1071, SENTINA, SN-FNAC, GANEA 2) avaliaram as taxas de falso negativo de linfonodo sentinela após tratamento sistêmico neoadjuvante. Segundo esses estudos, a taxa de identificação de linfonodo sentinela variou entre 85% e 98%, e a taxa de falso negativo variou entre 11% e 14%. Essas taxas de falso negativo ficaram acima do valor limite planejado por esses estudos. Porém, esses mesmos estudos mostraram que, em algumas situações específicas, as taxas de falso negativo foram bem menores. Quando três ou mais linfonodos sentinelas foram ressecados, as taxas de falso negativo foram de 7% a 12%. O uso de dois marcadores para o mapeamento do linfonodo sentinela (radioisótopo + corante azul) baixou essa taxa para 10,8% e, a adição de imuno-histoquímica para pesquisa de células epiteliais nos linfonodos diminuiu a taxa de falso negativo para 8,7%. A remoção do linfonodo sentinela clipado fez com que a taxa de falso negativo atingisse 6,8%.[51-54] Outros estudos mostraram taxas ainda menores (1,5% a 5%) com o uso de clipagem do linfonodo e confirmação da remoção do linfonodo sentinela clipado previamente.[44,55-58]

De acordo com o fluxograma da Figura 147.2, a linfadenectomia axilar complementar atualmente se restringe principalmente a pacientes com axila maciçamente positiva (cN2) ou àquelas pacientes com persistência de células neoplásicas em linfonodos axilares (sentinelas ou não) após o tratamento sistêmico.[7] Atualmente, outros estudos prospectivos estão em andamento neste último grupo, por exemplo, que comparam radioterapia *versus* linfadenectomia axilar complementar (Aliance A11202 e NSABP B-51/RTOG 1304).

Após o tratamento neoajuvante, com a confirmação de linfonodos sentinelas negativos, não é necessária a linfadenectomia axilar complementar.[7] Porém, muitas destas pacientes ainda serão submetidas à radioterapia de cadeias linfonodais de drenagem. As indicações de radioterapia adjuvante serão discutidas em outra parte deste capítulo.

BIÓPSIA DE LINFONODO SENTINELA EM CARCINOMA DUCTAL *IN SITU*

A realização de biópsia de linfonodo sentinela deve ser considerada se a paciente com aparente carcinoma ductal *in situ* puro for tratada com mastectomia, ou com excisão em local anatômico que comprometa a realização deste procedimento no futuro.[7] Deve-se, também, considerar a realização deste procedimento em casos de carcinoma ductal *in situ* com suspeita de invasão ou alto risco para invasão, como, por exemplo, lesões nodulares ou extensas com alto grau nuclear.

TRATAMENTO SISTÊMICO

O tratamento sistêmico no câncer de mama localizado visa à eliminação da doença micrometastática, com intuito de diminuir o risco de recidiva e aumentar a sobrevida global. As modalidades de tratamento sistêmico atualmente disponíveis na prática clínica incluem hormonoterapia, quimioterapia, terapia anti-HER2, imunoterapia e inibidores da poli (ADP-ribose) polimerase (PARP). No entanto, o tratamento sistêmico, em suas diferentes modalidades, está associado a uma série de efeitos adversos a curto e longo prazos. Assim, é essencial a seleção adequada de pacientes que poderão se beneficiar desses tratamentos, assim como daquelas que apresentam excelente prognóstico e que podem ser poupadas de suas toxicidades. Caso seja optado por tratamento sistêmico adjuvante, ele deve ser iniciado em até 12 semanas após a cirurgia, já que atrasos no início resultam em prejuízo na eficácia do tratamento.[59] Outra análise retrospectiva que avaliou o câncer de mama estádio I-III sugeriu ainda maior benefício da adjuvância se iniciada em até 30 dias após a cirurgia, especialmente para o subgrupo triplo-negativo.[60]

Diferentes fatores devem ser considerados para avaliação do risco de recidiva de doença. Apesar desse risco não ser necessariamente um preditor do benefício do tratamento sistêmico, ele permite identificar uma população cuja expectativa de ganho absoluto com o tratamento seria maior, o que justifica o seu uso. Classicamente, a avaliação do risco de recidiva se baseava em características clínico-patológicas. Critérios associados a maior risco de recidiva incluem idade jovem, *status* pré-menopausa, tamanho do

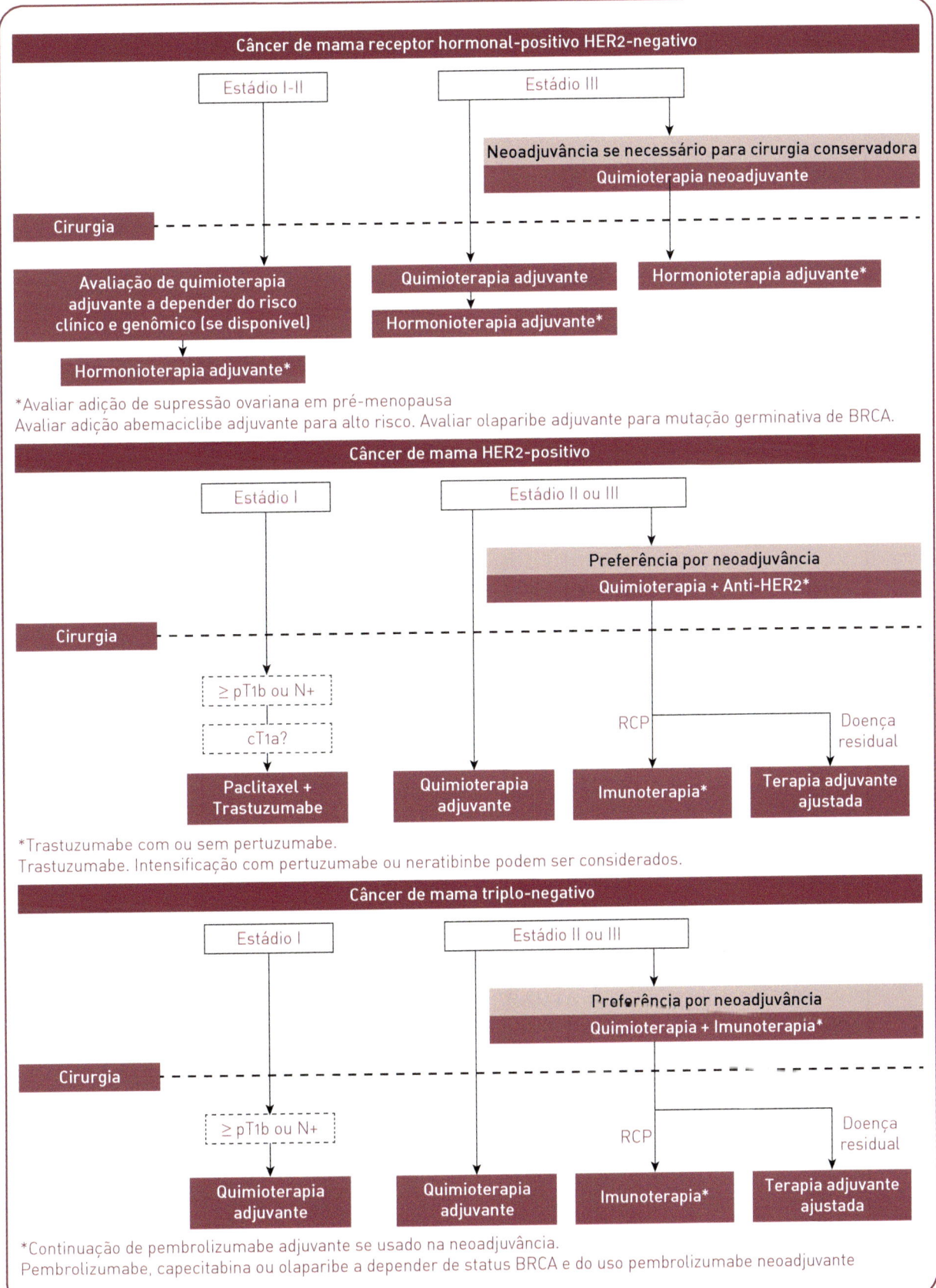

FIGURA 147.2 – Fluxograma sugerido de indicações de tratamento sistêmico, conforme o subtipo imuno-histoquímico e o estadiamento.
Fonte: Desenvolvida pela autoria.

tumor primário, comprometimento linfonodal, presença de invasão angio-linfática, grau histológico 3, índice Ki67 elevado e subtipos triplo-negativo ou HER2-positivo.[61] Ao considerarem-se essas variáveis, calculadoras *on-line* desenvolvidas por meio de modelos computacionais, como o *Predict Breast*, <https://breast.predict.nhs.uk/> estão disponíveis, o que permite estimar o risco de recidiva e o benefício esperado de tratamentos sistêmicos.

Nos últimos anos, escores de risco poligênico têm permitido aprimorar a avaliação do risco de recidiva, em adição aos critérios clínico-patológicos clássicos. Esses escores avaliam a expressão tumoral de genes relacionados à carcinogênese, como genes relacionados à proliferação celular, à invasão e à sinalização estrogênica. Entre os testes mais estudados até o momento destacam-se o Oncotype DX, o Mammaprint, o Prosigna, o Endopredict e o Breast Cancer Index (BCI), os quais diferem entre si em termos de genes avaliados e de tipos de estudos e populações em que foram validados.[62] Atualmente, os testes Oncotype Dx e Mammaprint podem ser utilizados na prática clínica para auxílio na seleção de pacientes com câncer de mama receptor hormonal-positivo que poderiam ser poupadas de quimioterapia adjuvante, conforme será detalhado adiante.

Outro aspecto relevante em relação ao tratamento sistêmico para a doença localizada é o momento do tratamento em relação à cirurgia. Quando se considera um mesmo esquema de tratamento, a realização de neoadjuvância ou adjuvância resulta em desfechos semelhantes em longo prazo, e são comparáveis em termos de sobrevida global.[63] A estratégia neoadjuvante possui como vantagens principalmente a possibilidade de redução do tumor, de modo a permitir cirurgias conservadoras, e da avaliação da eficácia do tratamento *in vivo*, pelo acompanhamento da resposta tumoral. Mais recentemente, firmou-se outra vantagem da neoadjuvância, que é a de permitir o ajuste do tratamento adjuvante baseado na resposta patológica apresentada. A resposta patológica completa pós neoadjuvância representa um fator prognóstico favorável, enquanto a doença residual está associada a maior risco de recidiva. Para a doença HER2-positivo ou triplo-negativo localmente avançadas, demonstrou-se o benefício de alterações na proposta de adjuvância para os casos sem resposta patológica completa,[64,65] o que leva a ampliação do uso do tratamento neo-adjuvante, de forma a permitir acessar a resposta e ajustar a adjuvância, quando necessário.

CÂNCER DE MAMA RECEPTOR-HORMONAL POSITIVO

Hormonoterapia

No câncer de mama receptor hormonal-positivo, a ativação de vias estrogênicas tem relevante papel na carcinogênese e no estímulo de proliferação tumoral, de forma que o bloqueio hormonal é a base do tratamento deste subtipo. Diversos estudos demonstraram o benefício da hormonoterapia adjuvante em sobrevida livre de recidiva e sobrevida global.[66] A hormonoterapia está indicada para todos pacientes com carcinoma mamário invasivo receptor hormonal-positivo, independentemente de idade, tamanho tumoral ou *status* linfonodal.[67] Ressalta-se que a positividade de receptor hormonal é considerada quando há expressão acima de 1% do receptor de estrógeno e/ou do receptor de progesterona. No entanto, pacientes com expressão hormonal baixa, entre 1% e 10%, o comportamento biológico da doença muitas vezes se aproxima do câncer de mama receptor hormonal negativo, e parece haver menor sensibilidade a hormonoterapia.[68]

O tamoxifeno, um inibidor seletivo do receptor de estrógeno, tem papel bem estabelecido no tratamento adjuvante do câncer de mama, e está associado à redução de recidiva e de óbito.[69] Na pós-menopausa, porém, o regime preferencial de hormonoterapia preferencial é o inibidor de aromatase (anastrozol, letrozol ou exemestano) isolado ou a alternância (*switch*) com uso de inibidor de aromatase por 2 a 3 anos, complementado pelo tamoxifeno nos demais anos (ou vice-versa),[67] devido a ganhos em sobrevida livre de recidiva e sobrevida global quando comparados com o tamoxifeno isolado. No estudo ATAC, que comparou 5 anos de adjuvância com anastrozol *versus* tamoxifeno, houve redução do risco de recidiva com o anastrozol, com diferença absoluta de 4,3% em 10 anos (HR 0,81, IC 95% CI 0,67-0,98; p = 0,03).[70,71] Já no estudo BIG 1-98, as pacientes foram randomizadas para quatro braços de tratamento: tamoxifeno isolado por 5 anos (braço controle), letrozol isolado por 5 anos, tamoxifeno por 2 anos, seguido por letrozol por 3 anos ou letrozol por 2 anos, seguido por tamoxifeno por 3 anos. Mais uma vez, os resultados demonstraram benefício do letrozol isolado *versus* tamoxifeno isolado em sobrevida livre de doença e também em sobrevida global (85,4% versus 81,4% em 8 anos, HR 0,79, IC 95% 0,69 – 0,90, P < 0,001).[72,73] Além disso, não se observou diferença entre as estratégias de *switch* em comparação com o letrozol isolado, de forma que o *switch* é uma alternativa apropriada, especialmente ao se considerarem os efeitos colaterais das duas classes de hormonoterapia.[73] Para o tamoxifeno, destacam-se os riscos de eventos tromboembólicos e de câncer de endométrio (1,2% em 10 anos) frente ao efeito estimulatório do tamoxifeno sobre o endométrio.[74] Já os inibidores de aromatase estão associados a artralgia, perda de massa óssea, aumento de fraturas ósseas, dislipidemia e aumento de risco cardiovascular.

Em relação à duração da hormonoterapia adjuvante na pós-menopausa, recomenda-se um período de 5 a 10 anos. Frente às recidivas tardias observadas no câncer de mama receptor hormonal-positivo, diversos estudos avaliaram estratégias de terapia estendida, com períodos de 7 a 15 anos. Nos estudos MA17 e NSABP B-42, após 5 anos de hormonoterapia (com tamoxifeno no MA17 ou com inibidor de aromatase ou *switch* no NSABP B-42), observou-se benefício em sobrevida livre de recidiva com a extensão da hormonoterapia com mais 5 anos de inibidor de aromatase.[75,76] Períodos ainda mais longos de hormonoterapia adjuvante foram avaliados no estudo MA17R, em que pacientes já tratadas com 5 anos de tamoxifeno, seguido por 5 anos de inibidor de aromatase, foram randomizadas para mais 5 anos de inibidor de aromatase ou placebo, e também foi demonstrada a melhora da sobrevida livre de doença, mas às custas principalmente de redução de câncer de mama contralateral.[77] Já nos estudos IDEAL e SALSA, após 5 anos de tamoxifeno, inibidor de aromatase ou *switch*, não houve diferença entre estender a hormonoterapia adjuvante com inibidor de aromatase por 5 anos em comparação com 2 anos (SALSA) ou 2,5 anos (IDEAL).[78,79] Apenas o estudo GIM4 demonstrou benefício em sobrevida global de terapia estendida na pós-menopausa. Neste estudo, após 2 a 3 anos de tamoxifeno, as pacientes foram randomizadas para letrozol por 5 anos (total de hormonoterapia de 7 a 8 anos) ou letrozol por 2 a 3 anos (total de hormonoterapia de 4 a 6 anos). Com seguimento mediano de 11,7 anos, observaram-se ganhos absolutos em 12 anos de 5% em sobrevida livre de recidiva (HR 0,78, IC 95% 0,65 – 0,93, P = 0,006) e de 4% em sobrevida global (HR 0,77, IC 95% 0,60 – 0,98, P = 0,036).[80]

Frente ao exposto, recomenda-se avaliar a duração da hormonoterapia adjuvante caso a caso, a depender do risco de recidiva, da tolerância ao tratamento e dos potenciais eventos adversos, e deve ressaltar-se que o uso estendido de inibidor de aromatase está associado a aumento do risco de fraturas. O papel de escores de risco poligênico para predição do benefício da hormonoterapia estendida tem sido alvo de estudos. Neste sentido, o teste BCI (*Breast Cancer Index*) foi avaliado em análise retrospectiva das pacientes incluídas no estudo IDEAL (terapia estendida com letrozol 5 anos versus 2,5 anos). Na análise, sugeriu-se que o BCI elevado foi capaz de identificar um subgrupo de pacientes com benefício da terapia estendida, no qual houve redução absoluta do risco de recidiva de 9,8% em 10 anos (HR 0,43, IC 95% 0,21 – 0,84, P = 0,011).[81]

Para mulheres na pré-menopausa ou que apresentem alguma contraindicação a inibidores de aromatase, a terapia estendida com tamoxifeno isolado é também uma opção a ser considerada, especialmente para pacientes de maior risco. Nos estudos ATLAS e aTTom, que avaliaram o uso do tamoxifeno por 10 anos versus 5 anos, o uso por 10 anos resultou em redução de recidivas e de óbito. O ganho absoluto de sobrevida em 15 anos foi de 2,8% a 3%.[82,83] Por outro lado, observou-se aumento do risco de câncer de endométrio (2,9% em 10 anos), de forma que, mais uma vez, deve-se pesar o risco e benefício da extensão da hormonoterapia.[83] Importante lembrar que, nesses estudos, a maior parte das pacientes estava na pós-menopausa (cujo risco de câncer de endométrio costuma ser maior que em pacientes mais jovens).

Outra importante estratégia a ser considerada nas mulheres pré-menopausa é a adição da supressão ovariana, uma vez que mulheres na pré-menopausa que permanecem em amenorreia após tratamento quimioterápico adjuvante apresentam melhores desfechos oncológicos que aquelas que apresentam recuperação ovariana.[84] Nos estudos SOFT e TEXT, avaliou-se a adição de supressão ovariana ao tamoxifeno ou ao exemestano adjuvantes por 5 anos para mulheres na pré-menopausa. Análise conjunta dos dois estudos demonstrou o benefício da supressão ovariana em sobrevida livre de doença e sobrevida global que, em análise de subgrupo, pareceu ser limitado a pacientes de maior risco, representado por mulheres abaixo de 35 anos ou que tiveram indicação de quimioterapia adjuvante.[85] Após seguimento mediano de 12 a 13 anos, observou-se ainda uma vantagem do exemestano com supressão ovariana, em comparação com tamoxifeno com supressão ovariana em sobrevida livre de recidiva a distância, com ganho absoluto de 1,8% em 12 anos (HR 0,83, IC 95% 0,70 – 0,98, P = 0,03).[86]

Uma dúvida em aberto é o tempo necessário de supressão ovariana. Em outro estudo de fase III (ASTRRA), avaliou-se o uso de supressão ovariana por 2 anos em adição ao tamoxifeno (este, realizado por 5 anos) para mulheres com manutenção ou recuperação de função ovariana pós quimioterapia.[87] Tal período mais curto de supressão ovariana resultou também em benefício em sobrevida livre de doença e sobrevida global, o que pode representar uma alternativa. Ressalta-se que a supressão ovariana pode ocasionar efeitos adversos com impacto na qualidade de vida da paciente, tais como redução de libido, fogachos, fadiga, perda de massa muscular e óssea. Assim, as potenciais toxicidades devem ser contempladas frente ao benefício esperado na redução de recidiva para decisão conjunta da melhor estratégia a ser adotada.

Por fim, dado o relevante benefício dos inibidores de ciclina dependente de quinase 4/6 (CDK4/6), com potencialização da hormonoterapia, no câncer de mama receptor hormonal-positivo metastático, essas drogas têm também sido estudadas para a doença localizada. Assim, recentemente, o uso abemaciclibe, em adição à hormonoterapia, tornou-se uma opção para pacientes com doença localizada de alto risco. No estudo monarchE, foram com câncer de mama receptor hormonal-positivo HER2-negativo consideradas de alto risco pela presença de um dos seguintes critérios: mais de 4 linfonodos comprometidos ou 1 a 3 linfonodos comprometidos associado a tumor primário maior que 5 cm ou grau 3 ou Ki-67 ≥ 20%, com randomização para hormonoterapia padrão com ou sem adição de abemaciclibe por 2 anos. Em análise interina, demonstrou-se aumento da sobrevida livre de doença invasiva em 2 anos de 88,7% para 92,2% com o abemaciclibe (HR 0,75, IC 95% 0,60-0,93, P = 0,01).[88] Como efeito colateral que pode impactar a qualidade de vida dessas pacientes, destaca-se a diarreia com o abemaciclibe. Resultados com seguimento mais prolongado são necessários para consolidação da eficácia do tratamento e avaliação de dados de sobrevida global e de toxicidades em longo prazo. Em relação a outros inibidores de CDK4/6 para o câncer de mama localizado, estudos que avaliaram o uso do palbociclibe (estudos PALLAS e PENELOPE) tiveram resultados negativos[89,90] e o estudo NATALEE (NCT03701334) está em andamento, e avalia o ribociclibe.

Por fim, estratégia de hormonoterapia neoadjuvante pode ser considerada para uma população selecionada. Alguns estudos demonstram segurança dessa estratégia em pacientes na pós-menopausa com tumores palpáveis e que apresentam alta expressão de receptores hormonais. Nesta população, o risco de progressão é ~1%, e é seguro para um grande número de mulheres.[91,92] Ainda assim, essa estratégia é uma opção mais frequente para pacientes frágeis que apresentem contraindicação à quimioterapia neoadjuvante e não sejam candidatas à cirurgia primária. No estudo ADAPT HR+/HER2-, foi avaliado o uso de hormonoterapia neoadjuvante isolada (sem quimioterapia) para pacientes com risco baixo ou intermediário pelo teste do OncotypeDX e que eram responsivas a hormonoterapia, baseado no nível de Ki67 ≤ 10% após 3 semanas de hormonoterapia neoadjuvante (tamoxifeno ou inibidor de aromatase). Para este grupo, foram observados resultados favoráveis, com sobrevida livre de doença em 5 anos de 93,9% entre pacientes com Oncotype de baixo risco e de 92,6% entre aquelas com OncotypeDX de risco intermediários com Ki67 ≤ 10% após hormonoterapia neoadjuvante.[93] Caso se opte pela hormonoterapia neoadjuvante, o tratamento por período de, pelo menos, 6 meses, aumenta as chances de cirurgia conservadora.[94]

Quimioterapia

No câncer de mama receptor hormonal-positivo HER2-negativo, o uso de terapia endócrina adjuvante é a principal modalidade sistêmica redutora do risco de recorrência de doença.[74] No entanto, parte das pacientes podem se beneficiar do acréscimo de quimioterapia perioperatória (neo/adjuvante), a depender das características clínicas, patológicas e moleculares da doença.

Por anos utilizamos critérios prognósticos para seleção de pacientes a receberem quimioterapia adjuvante, pautado no racional de quanto maior o risco de recorrência, maior o potencial benefício de terapias adjuvantes. Características como tamanho tumoral, volume de doença axilar, invasão linfovascular, idade e *status* menopausal, são todos atributos que influenciam o risco de recorrência de doença. Ainda, tentamos estimar o potencial benefício do acréscimo de terapia citotóxica adjuvante pautado em marcadores preditivos do benefício de quimioterapia tal como grau histológico, tipo histológico e índice de proliferação (Ki67). No entanto, a integração destes marcadores prognósticos/preditivos, na maior parte das vezes, não é capaz de excluir completamente o potencial benefício do acréscimo de quimioterapia adjuvante. É notório o fato de que, na metanálise de Oxford de 2012, todos os subgrupos de câncer de mama RH-positivo aparentemente se beneficiarem de terapia quimioterápica adjuvante, independentemente de tamanho, idade, volume linfonodal ou grau de positividade para receptor de estrogênio.[95]

O desenvolvimento de escores de risco poligênico permitiu uma melhor estimativa do risco de recorrência de doença, bem como do potencial benefício de acréscimo de quimioterapia adjuvante para pacientes com câncer de mama receptor hormonal-positivo HER2-negativo. Conforme previamente mencionado neste capítulo, tais escores avaliam a expressão de genes-chave relacionados à carcinogênese da doença hormônio positivo, como via de sinalização estrogênica, proliferação e invasividade tumoral. Esses testes são capazes de estimar pacientes com risco muito baixo de recorrência, cujo potencial benefício de quimioterapia adjuvante pode ser negligenciado. Entre os escores disponíveis em literatura médica hoje, Oncotype DX, Mammaprint, Prosigna, Endopredict e Breast Cancer Index (BCI), são recomendados pela Sociedade Americana de Oncologia Clínica (ASCO) como ferramentas úteis para seleção de tratamento quimioterápico adjuvante em pacientes com doença receptor hormonal-positivo HER2-negativo.[96] No entanto, estes testes apresentam particularidades de populações nas quais foram validados, uma vez que não têm indicação para todas as pacientes com receptor hormonal-positivo, doença inicial. Ao longo dos próximos parágrafos, discutiremos os dados que embasam o uso de cada uma destas ferramentas, bem como a população para que cada teste se destina.

O Oncotype Dx é um painel que avalia a expressão gênica de 21 genes, 16 genes para geração do *recurrence score* (RS) e 5 genes para controle interno do teste. Sua validade foi demonstrada em dois grandes estudos prospectivos, TAILORx e RxPONDER, conduzidos em populações de pacientes com câncer de mama RH-positivo HER2-negativo, axila negativa e axila positiva (1-3 linfonodos), respectivamente.

O estudo TAILORx incluiu mulheres com câncer de mama inicial, idade entre 18 e 75 anos, axila negativa, tumores entre 0,5 cm e 5 cm, receptor de estrogênio e/ou progesterona positivos, HER2 negativo, tratadas com cirurgia com intenção curativa e que estavam dispostas a receber quimioterapia, se randomizadas para isso. Todas pacientes foram submetidas à testagem por Oncotype Dx e alocadas de acordo com o valor de RS. Pacientes com RS de baixo risco (RS < 11, total de 1.619 pacientes) foram tratadas apenas com terapia endócrina; aquelas com RS intermediário (RS 11-25, total de 6.711 pacientes) foram randomizadas entre os braços adjuvantes de quimioterapia, seguida de terapia endócrina (quimioendocrinoterapia) ou terapia endócrina isolada; e pacientes de alto risco (RS > 25, total de 1.389) foram tratadas com quimioterapia adjuvante, seguida de terapia endócrina.[97]

Em um seguimento mediano de 69 meses, a população de baixo risco apresentou excelentes desfechos, com sobrevida livre de recidiva a distância (SLRD) em 5 anos de 99,3% (IC 95%: 98,7-99,6%) e sobrevida global de 98% (IC 95%: 97.1-98.6).[97] Já na população de alto risco, a despeito do uso de quimioterapia e endocrinoterapia, 13% da amostra evoluiu com recorrência de doença a distância em 9 anos.[98] Dado mais interessante advém da população de risco intermediário, cuja terapia endócrina não foi inferior à quimioterapia e endocrinoterapia na análise da sobrevida livre de doença invasiva (SLDI) com razão de risco de 1,08 (IC 95%: 0,94-1,24; P = 0,26). Aos 9 anos, os dois grupos de tratamento tiveram taxas semelhantes de SLDI (83,3% no grupo de terapia endócrina e 84,3% no grupo de quimioterapia e endocrinoterapia), bem como de ausência de recorrência da doença a distância (94,5% e 95%) e sobrevida global (93,9% e 93,8%). O benefício da quimioterapia para SLDI variou com a combinação do RS e idade (P = 0,004), com algum benefício da quimioterapia encontrado em mulheres com 50 anos de idade ou menos.[97] Nesta população de indivíduos com menos de 50 anos e RS entre 16-20 e RS 21-25, o benefício absoluto de SLRD em 9 anos foi de 1,6% e 6,5%, respectivamente, a favor do braço quimioterapia e endocrinoterapia. Logo, baseado nos dados to TAILORx, pacientes com doença receptor hormonal-positiva HER2-negativa, axila negativa e tumores menores que 5 cm, podem se beneficiar do uso de Oncotype Dx, em que indivíduos com 50 anos ou mais podem ser poupados de quimioterapia se RS

< 26 e indivíduos com 50 anos ou menos podem ser poupados de quimioterapia se RS < 16, uma vez que cabe discussão caso a caso para pacientes com RS 16-25. Integração de dados clínico-moleculares, por meio de ferramentas matemáticas como RSClim que podem auxiliar na tomada de decisão terapêutica para estes casos mais desafiadores.[99]

O estudo RxPONDER testou o papel do Oncotype Dx em população de pacientes com doença receptor hormonal-positiva HER2-negativa e axila comprometida com 1 a 3 linfonodos. Nesse estudo randomizado, pacientes com câncer de mama receptor hormonal-positivo HER2-negativo ressecadas com intenção curativa, apresentando 1 a 3 linfonodos comprometidos (inclusive micrometastases), capazes de receber quimioterapia, se alocadas para tal e com RS entre 0 e 25, foram randomizados para tratamento adjuvante de quimoendocrinoterapia ou terapia endócrina isolada. O objetivo primário do estudo foi determinar o efeito da quimioterapia na SLDI e se o efeito seria influenciado pelo valor de RS. Um total de 5.083 mulheres foram randomizadas, inclusive 33,2% de pacientes pré-menopausadas e 66,8% de pacientes pós menopausadas. O benefício de quimioterapia adjuvante em termos de SLDI diferiu de acordo com *status* menopausal, logo, análises pré especificadas entre os dois grupos foram realizadas. Na população de pacientes pós-menopausadas, a SLDI em 5 anos foi de 91,9% no grupo de terapia endócrina isolada, *versus* 91,3% no grupo quimioterapia e endocrinoterapia com uma HR 1,02 (95% IC 0,82-1,26), também não houve diferença em SLRD. Já entre mulheres pré-menopausadas, a SLDI em 5 anos foi de 89% com terapia endócrina isolada e 93,9% com quimioendocrinoterapia (HR 0,60; IC 95% 0,43-0,83), com uma diferença semelhante na SLRD (HR 0,58; IC 95% 0,39-0,87).[100] Baseado nos dados do RxPONDER, paciente com 1 a 3 linfonodos, a ASCO recomenda o uso do Oncotype Dx como ferramenta de decisão de quimioterapia adjuvante para mulheres pós-menopausadas, mas contraindica o uso desta ferramenta para pacientes pré-menopausadas.[96]

O Mammaprint é um escore poligênico que avalia a expressão de 70 genes. Foi testado prospectivamente no estudo MINDACT, que avaliou o benefício de quimioterapia em pacientes com câncer de mama hormonal-positivo HER2-negativo, alto risco clínico (definido por critérios modificados de *adjuvant online*) e baixo risco genômico (definido pela plataforma do Mammaprint). A hipótese foi que essas pacientes, quando tratados apenas com terapia endócrina isolada, teriam baixas taxas de recorrência a distância, e definido como sucesso do estudo a SLRD em 5 anos acima de 92%. Um total de 1.551 pacientes com alto risco clínico e baixo risco genômico foram randomizadas para tratamento adjuvante de quimioendocrinoterapia *versus* endocrinoterapia isolada. Nessa população, 58% da amostra apresentava tumores acima de 2 cm, 48% apresentavam 1 a 3 linfonodos. Em um seguimento mediano de 8,7 anos, a SLRD em 5 anos, na população de indivíduos com alto risco clínico, baixo risco genômico, tratados apenas com terapia endócrina isolada, foi de 95,7% (95% IC 93,9% a 96,9%), o que atingiu o estudo seu desfecho primário.[101] Numa análise exploratória, o benefício da quimioterapia pareceu divergir de acordo com a idade das pacientes. Ao considerar-se o corte de 50 anos, assim como foi realizado no estudo TAILOx, pacientes com menos de 50 anos apresentaram benefício de acréscimo de quimioterapia adjuvante a endocrinoterapia (benefício absoluto de SLRD em 8 anos de 5%) e pacientes com mais de 50 anos não tiveram benefício, mesmo em segmentos mais tardios.[102] Baseado nos dados do MINDACT, podemos considerar o uso de Mammaprint para pacientes com mais de 50 anos, câncer de mama receptor hormonal-positivo inicial, com 0 a 3 linfonodos. Para pacientes com 50 anos ou menos, deve-se pontuar o potencial benefício da quimioterapia adjuvante, independentemente do valor de Mammaprint, o que torna mais árdua sua utilização para essa população.

Entre os demais escores poligênicos, Prosigna, Endopredict e Breast Cancer Index (BCI), nenhum destes testes teve sua utilidade clínica formalmente checada em um estudo prospectivo, desenhado especificamente para validar a utilidade do ensaio na decisão do tratamento adjuvante da doença receptor hormonal-positiva HER2-negativa. Os três foram avaliados em estudos prospectivos-retrospectivos, nos quais se usa informação clínica previamente coletada prospectivamente, mas avalia-se a utilidade do teste genômico retrospectivamente. Na maior parte destes estudos prospectivos-retrospectivos, a população preponderante era de mulheres pós-menopausadas com axila negativa. Nesta população, os três testes foram capazes de identificar uma população de muito baixo risco de recorrência a distância, em que possivelmente não haverá benefício do acréscimo de quimioterapia adjuvante.[103-105] Dados em população pré-menopausada e pacientes com axila positiva são mais escassos. Diretrizes da ASCO sugerem que esses testem podem ser considerados, sobretudo em pacientes com câncer de mama receptor hormonal-positivo HER2-negativo, axila negativa, pacientes pós-menopausadas.[96]

É importante salientar que nenhum desses escores foi testado em populações de doença receptor hormonal-positiva HER2-negativa localmente avançado, com quatro ou mais linfonodos axilares, ou tumores pT4. Logo, para pacientes com grande volume de doença local, continua a indicação de quimioterapia perioperatória, se a paciente não possuir contraindicação formal para isso.

Em termos de sequência terapêutica, conforme previamente discutido neste capítulo, dados dos estudos NSABP B18 e NSABP B27 sugerem que a sobrevida livre de recorrência e sobrevida global não são influenciadas pela sequência terapêutica: quimioterapia neoadjuvante seguida de cirurgia ou cirurgia seguida de quimioterapia adjuvante.[106] Não temos dados de trabalho prospectivos randomizados que embasem a modulação do tratamento adjuvante, a depender da resposta patológica ao tratamento neoadjuvante, para doença receptor hormonal-positiva HER2-negativa, como temos em doença triplo negativa ou HER2-amplificado. Logo, para a maior parte dos pacientes com doença receptor hormonal-positiva HER2-negativa favorece-se a sequência terapêutica com início por cirurgia. Soma-se a esse racional o fato de que a definição de volume de doença linfonodal pode modular a utilização de escores poligênicos. Por exemplo, em pacientes pós-menopausadas, podemos considerar o uso destes escores se 1 a 3 linfonodos estão comprometidos, e não é recomendado o uso em pacientes pré-menopausadas com axila positiva. Ainda, tumores receptor hormonal-positivo HER2-negativo apresentam baixas taxas de resposta patológica completa à quimioterapia neoadjuvante em axila, o que diminui as chances de negativação axilar e conversão de um esvaziamento axilar para pesquisa de linfonodo sentinela.[107] Na realidade, dados sugerem que quimioterapia neoadjuvante em tumores receptor hormonal-positivo HER2-negativo com axila clinicamente negativa aumentam as chances de esvaziamento axilar, uma vez que qualquer volume de doença em axila pós neoadjuvância é sinônimo de indicação de esvaziamento axilar.[108] Admite-se o uso de quimioterapia neoadjuvante quando, de antemão, há grande segurança da necessidade de quimioterapia perioperatória, como em doença de grande volume axilar ou local, como pacientes com conglomerados linfonodais axilares, carcinoma inflamatórios ou axila clinicamente detectável em pacientes pré-menopausadas.

Em relação ao esquema/regime de quimioterapia perioperatória, a utilização de esquemas baseados em antraciclina, ciclofosfamida e taxano segue como a preferência de tratamento para pacientes de alto risco, definido por quatro ou mais linfonodos axilares ou tumores T4 (na ausência de contraindicação formal a antraciclina). Em análise conjunta de estudos que avaliaram antraciclina no câncer de mama localizado HER2-negativo (estudos ABC), com 4.242 pacientes, esquemas com antraciclina, ciclofosfamida e taxano foram superiores ao regime de TC (docetaxel e ciclofosfamida por seis ciclos, com ganho modesto em SLDI (90,7% com AC e taxano versus 88,2% com TC6, P=0,04). Em análise exploratória, o ganho de SLDI foi mais pronunciado em pacientes com grande volume de doença axilar (quatro ou mais linfonodos), independentemente do *status* de positividade do receptor de estrogênio.[109] Para pacientes de menor risco de recorrência, sobretudo com linfonodos axilares negativos, quando indicada a quimioterapia, admite-se o uso de esquemas livre de antraciclina, dado o potencial ganho marginal, se existente, do acréscimo deste fármaco.

Câncer de mama HER2-positivo

Tumores com superexpressão de HER2, definido com imuno-histoquímica 3+ ou imuno-histoquímica 2+ com FISH (hibridização *in situ*) positivo, apresentam comportamento mais agressivo, com maior possibilidade de doença micrometastática na apresentação.[110] Por outro lado, a história natural dessa doença foi modificada graças aos avanços da terapia anti-HER2, que permitiram melhora considerável do prognóstico da doença.

Nessa população, a resposta patológica completa foi identificada como um desfecho que se correlaciona com sobrevida livre de doença e sobrevida global em pacientes que fizeram uso de trastuzumabe neoadjuvante. No entanto, esse impacto prognóstico é notadamente maior nos tumores receptor hormonal-negativos. A adição de trastuzumabe neoadjuvante aumentou a taxa de resposta patológica completa (RPC) de 20 para 43% nesse subtipo molecular, o que reduziu o risco de recidiva de 39 para 26% e demonstra uma tendência a uma menor mortalidade (13 versus 20%).[111]

A melhor compreensão a respeito das vias de sinalização HER, assim como da sua biologia tumoral, levou ao desenvolvimento de novas drogas anti-HER2. O pertuzumabe é também um anticorpo monoclonal contra o HER2, mas que atua em outro sítio do receptor. Sua combinação com o trastuzumabe, em um duplo bloqueio anti-HER2, foi inicialmente aprovado de forma acelerada com base em dois estudos de fase 2. O NeoSphere foi um estudo de fase 2 que randomizou 417 pacientes a um dos quatro braços: docetaxel com trastuzumabe (braço A); docetaxel com trastuzumabe e pertuzumabe (braço B); pertuzumabe com trastuzumabe isolados (braço C) e docetaxel com pertuzumabe (braço D). Após a cirurgia, as pacientes que receberam previamente docetaxel receberam três ciclos de FEC e depois completaram 1 ano de trastuzumabe adjuvante. Já o braço que recebeu apenas quimioterapia neoadjuvante (sem pertuzumabe e trastuzumabe) recebeu tanto o docetaxel quanto o FEC seguidos de trastuzumabe na adjuvância. Os resultados mostraram que as taxas de RPC foram de 29, 46, 17 e 24% nos braços A, B, C e D, respectivamente, sendo as maiores taxas alcançadas no subgrupo receptor hormonal-negativo: 37, 63, 29 e 30%. A adição do pertuzumabe aumentou a taxa de RPC, especialmente naquelas RH negativo e sem adicionar toxicidade, nem mesmo cardíaca. Vale ressaltar que o braço apenas com o duplo bloqueio anti-HER2 atingiu taxas de RPC não desprezíveis.[112] Na atualização de cinco anos do NeoSphere, a combinação de docetaxel, trastuzumabe e pertuzumabe pareceram melhorar a sobrevida livre de progressão quando comparadas ao trastuzumabe com docetaxel.

O segundo estudo que reforçou o benefício do duplo bloqueio em ampliar a RPC foi o THYPHAENA, no qual 223 mulheres receberam trastuzumabe e pertuzumabe com diferentes regimes quimioterápicos: de forma concomitante a FEC seguido por concomitância com docetaxel; com FEC seguido de concomitância com docetaxel; ou, com concomitância com docetaxel e carboplatina. A adição de duplo bloqueio anti-HER2 à quimioterapia chegou a atingir taxas de RPC de 84% entre pacientes com receptor hormonal-negativo.[113]

Outra droga anti-HER2 estudada também na neoadjuvância foi o lapatinibe que, quando adicionado ao trastuzumabe e quimioterapia no NeoALTTO e CHERLOB, aumentou as taxas de RPC, apesar de não alterar a taxa de cirurgia conservadora como se previa. Além da ausência de benefício em sobrevida livre de eventos, o braço do duplo bloqueio com o lapatinibe foi também mais tóxico, logo, não é considerado uma opção padrão.[114,115]

O grupo do TBCR006 (*Trasnslational Breast Cancer Consortum*) avaliou a eficácia de um bloqueio duplo sem quimioterapia em um braço único de 65 mulheres, no qual as pacientes RH negativo recebiam lapatinibe com trastuzumabe e as RH positivo recebiam adicionalmente letrozol (com goserelina nas pré-menopausadas). Foi identificada uma taxa de resposta de 27%, com 36 e 21% nas pacientes com receptor hormonal-negativo e positivo, respectivamente.[116] Ainda nesse cenário de duplo bloqueio com lapatinibe e trastuzumabe, foi publicada uma metanálise com quatro estudos fase 2 e 3 (CALGB 40601, Cher-LOB, NSABP-B41, NeoALTTO) e com um total de 1.410 pacientes, o duplo bloqueio mostrou aumento da sobrevida livre de recidiva (HR 0,62; IC 95% 0,46-0,85) assim como sobrevida global (HR 0,65; IC 95% 0,43-0,98).[117]

Outro estudo também de fase 2 avaliou a eficácia de 12 semanas de trastuzumabe entamsina (T-DM1) neoadjuvante com ou sem hormonoterapia *versus* trastuzumabe e hormonoterapia nas pacientes HER2-positivo e receptor hormonal-positivo. Os resultados demonstraram taxas de RPC substancialmente maiores com o uso do T-DM1 que apresentou RPC de 40,5% isoladamente e 45,8% em combinação com hormonoterapia, em comparação com 6,7% no braço de trastuzumabe com hormonoterapia (p < 0,001). Esse benefício foi à custa de mínima toxicidade.[118] Ainda sobre o papel do T-DM1 na neoadjuvância, o estudo de fase 3 KRISTINE comparou TDM1 associado ao pertuzumabe *versus* trastuzumabe + pertuzumabe + docetaxel + carboplatina. Após seis ciclos, as pacientes eram encaminhadas para cirurgia e posteriormente completavam adjuvância com mais 12 ciclos de TDM1 + pertuzumabe no braço A ou trastuzumabe + pertuzumabe no braço B. O braço TCHP comparado com TDM1 + P promoveu maior RPC, independentemente do perfil hormonal; no entanto, o braço com TDM1 ofereceu perfil de toxicidade mais favorável, além de melhor qualidade de vida.[119] Os investigadores do estudo sugerem que a quimioterapia com trastuzumabe + pertuzumabe persiste como tratamento padrão.

Desde 2019, com a publicação do estudo Katherine, há mais um dado que reforça a necessidade de neoadjuvância para tumores HER2-positivos: com base nesse estudo, os tumores HER2-positivos podem ser beneficiados com redução do risco de recorrência após uma terapia sistêmica individualizada baseada em doença residual após neoadjuvância. Nesse estudo, as pacientes que mantiveram doença residual, mesmo que de pequeno volume, receberam 14 ciclos de TDM1 *versus* trastuzumabe adjuvante e houve um incremento da SLD de 77% *versus* 88% (HR 0,5, IC 95% 0,39 a 0,64), assim como redução clinicamente significativa do risco de recorrência à distância (HR 0,6, IC 95% 0,45 a 0,79). Vale ressaltar que, nesse estudo, 80% das pacientes receberam apenas trastuzumabe como terapia anti-HER2 neoadjuvante, apenas cerca de 18% receberam o duplo bloqueio com pertuzumabe.[65]

Para as pacientes que respondem com RPC, a adjuvância pode ser oferecida com o trastuzumabe com ou sem pertuzumabe, ainda sem dados que nos embasam nessa decisão. Apesar de pacientes com RPC terem menor risco de recidiva, aquelas que apresentam fatores prognósticos desfavoráveis, como comprometimento axilar prévio e tumores grandes, terão maior risco independentemente da RPC e, portanto, para esse subgrupo pode ser considerada a manutenção do duplo bloqueio por um ano.[7,67]

Na adjuvância, o pertuzumabe foi avaliado no APHINITY, um estudo multicêntrico com 4.804 pacientes com câncer de mama precoce HER2-positivo que tiveram seu tumor primário operado antes da randomização. As pacientes foram randomizadas para receber pertuzumabe ou placebo, em combinação com trastuzumabe adjuvante e quimioterapia. O principal resultado de eficácia foi a SLDI.[120] A proporção de eventos para pacientes com doença de linfonodo positivo foi de 9,2% e 12,1% nos braços de pertuzumabe e placebo, respectivamente (HR 0,77, 95%IC 0,62-0,96), e não houve diferença estatisticamente significante em sobrevida global. O benefício em SLDI se sustentou na análise de seis anos com redução de 24% da sobrevida livre de doença invasiva, independentemente do receptor hormonal.[121]

Outra intensificação da adjuvância anti-HER2 foi estudada, com a extensão do bloqueio com o uso de um inibidor irreversível pan-HER2, neratinibe, como uma opção para pacientes selecionados com doença HER2-positiva, receptor de estrogênio-positivo que receberam quimioterapia neoadjuvante ou adjuvante com trastuzumabe. O estudo de fase 3 ExteNet avaliou o uso de neratinibe após 1 ano de trastuzumabe adjuvante em 2.840 mulheres com um benefício absoluto de 2,5% em SLDI (HR, 0,73; P = 0,0008) apenas no subgrupo com receptor de estrógeno positivo e 7,4% de benefício absoluto para aquele subgrupo receptor de estrógeno-positivo com doença residual após neoadjuvância. Vale lembrar que esse benefício foi às custas de maior toxicidade com uma taxa de diarreia graus 3 a 4 de 40%.[122]

Novas drogas anti-HER2 são estudadas na neo/adjuvância. O trastuzumabe deruxtecano (conjugado droga anticorpo ligado a um inibidor da topoisomerase) demonstrou atividade tumoral considerável em pacientes com câncer de mama HER2-positivo,[123,124] assim como em pacientes com baixa expressão HER2 (HER2-*low*).[125] Seu papel na adjuvância é avaliado no DESTINY-Breast05 para pacientes com doença residual de alto risco após neoadjuvância. (NCT04622319). Já o tucatinibe (um inibidor de tirosino-quinase de terceira geração e seletividade pelo receptor HER2), foi avaliado no HER2CLIMB em combinação com capecitabina e trastuzumabe e aprovado no cenário metastático, inclusive em pacientes com metástases para SNC,[126] e é sendo avaliado em combinação com TDM1 para pacientes com doença residual após neoadjuvância (COMPASS-RD) (NCT04457596).

Sobre o tempo de bloqueio HER2 na adjuvância, desde quando foi estabelecido o padrão de manutenção com 1 ano, alguns estudos já foram realizados com a tentativa de reduzir para 6 ou 9 meses.[127-130] O mais recente desses estudos, o PERSEPHONE, foi também o único que sugere que 6 meses pode ser não inferior a 12 meses e com menor cardiotoxicidade.[131] No entanto, algumas ressalvas com relação ao estudo são a ampla margem de não inferioridade considerada e a divergência entre o tratamento sistêmico recebido no estudo e os padrões de tratamento atuais. No estudo, uma proporção considerável de pacientes recebeu terapia anti-HER2 de forma sequencial à quimioterapia (a qual é inferior a realização concomitante) e pacientes de alto risco não receberam duplo bloqueio anti-HER2. Outra estratégia avaliada foi a de aumentar o tempo de bloqueio, mas 2 anos de trastuzumabe não foi superior a 1 ano no estudo HERA, seguindo 1 ano como o padrão.[132]

Em relação ao regime de quimioterapia, com a incorporação de novas drogas anti-HER2 ao tratamento do câncer de mama localizado, estratégias de descalonamento da base quimioterápica passaram a ser estudadas. Nesse sentido, estudos que avaliaram esquemas sem antraciclina são de grande interesse frente ao risco a longo prazo de cardiotoxicidade, mielodisplasia e leucemia secundária com tais agentes. O BCIRG 006, estudo de fase 3 que randomizou pacientes a adriamicina e ciclofosfamida seguido de docetaxel com ou sem trastuzumabe ou esquema sem antraciclina (docetaxel, carboplatina e trastuzumabe – TCH), demonstrou semelhantes desfechos nos dois braços quimioterápicos associados a trastuzumabe, mas com menor toxicidade cardíaca e menos leucemia secundária no braço sem antraciclinas.[133] O estudo, porém, não foi desenhado para tal comparação, mas levantou a possibilidade da omissão das antraciclinas nesse subgrupo de pacientes. Mais recentemente, o estudo de fase 3 TRAIN 2 randomizou 438 mulheres a receber três ciclos de FEC seguido de seis ciclos de paclitaxel com carboplatina ou nove ciclos de paclitaxel com carboplatina na neoadjuvância, ambos os braços com duplo bloqueio anti-HER2 (trastuzumabe e pertuzumabe). Não houve diferença na taxa de RPC (67% *versus* 68%, P=0.75), na sobrevida livre de eventos ou na sobrevida global entre os regimes com ou sem antraciclinas No braço de tratamento com antraciclinas, porém, houve maior toxicidade hematológica (mais neutropenia grau 3 10% *versus* 1%) assim como cardíaca, o que impactou o número de pacientes que conseguiram concluir um ano de trastuzumabe (97% x 89%).[134] Diante desses dados, esquemas de neoadjuvância com duplo bloqueio anti-HER2 e quimioterapia sem antraciclina são opções adequadas para o câncer de mama HER2-positivo. Não é claro, porém, se regimes sem antraciclina têm eficácia semelhante em grupos de maior risco, como em casos de axila extensamente comprometida ou em pacientes muito jovens.

Pacientes com tumores T1a e T1b não foram incluídos em estudos de neoadjuvância e, portanto, não há dados sobre o benefício dessa estratégia nesse cenário. A recomendação contra o uso de quimioterapia neoadjuvante nessas pacientes se baseia na possível ausência de benefício clínico adicional do tratamento neoadjuvante *versus* adjuvante neste grupo, e preocupação com excesso de tratamento para pacientes que tenham baixo risco de recorrência. Essa preocupação surge com os resultados do estudo multicêntrico de fase II *Adjuvant Paclitaxel and Trastuzumabe* (APT), que administrou paclitaxel e trastuzumabe semanalmente por 12 semanas, seguido por 9 meses de trastuzumabe, para 406 pacientes com câncer de mama HER 2-positivo e linfonodo negativo em tumores medindo até 3 cm. Em três anos, as análises mostraram SLD invasiva de 98,7% (IC 95%, 97,6-99,8).[135] A sobrevida específica do câncer de mama em 7 anos foi de 98,6% (IC de 95%, 97-100).[136] Frente a esses resultados, o tratamento adjuvante com paclitaxel e trastuzumabe tornou-se tratamento de escolha para pacientes com câncer de mama HER2-positivo inicial, especialmente aqueles menores que 2 cm. Nesse mesmo perfil de pacientes estádio clínico I, o estudo ATEMPT randomizou 497 pacientes para receber T-DM1 ou TH adjuvante por um ano adjuvante. O T-DM1 foi associado a SLD em 3 anos de 97,7%, como uma frequência de efeitos adversos semelhante ao TH.[137]

Em suma, pacientes com câncer de mama HER2-positivo, com tumores maiores de 2 cm ou com comprometimento axilar, apresentam indicação de tratamento neoadjuvante, enquanto os tumores menores, especialmente abaixo de 1 cm, são candidatos à cirurgia primária (*upfront*). Para pacientes T1c (tumores 1 cm a 2 cm), existe a dúvida quanto ao papel da neoadjuvância, já que este grupo foi pouco representado em estudos nesse cenário. Além disso, o tumor de mama HER2-positivo é caracterizado por heterogeneidade tumoral que reflete em diferente sensibilidade ao tratamento e, por isso, individualizar a escolha terapêutica é o ideal, de forma que pode ser possível descalonar o tratamento em alguns casos, o que diminui a toxicidade e mantem a segurança oncológica, ou escalonar, se necessário, em pacientes de maior risco.

Câncer de mama triplo-negativo

Com as terapias disponíveis atualmente, o câncer de mama localizado triplo-negativo segue como o subtipo com maior risco de recidiva. No entanto, trata-se de uma doença heterogênea, a qual pode ser subdividida de acordo com o subtipo histológico e o subtipo molecular. Embora o carcinoma invasivo de tipo não especial (carcinoma ductal invasivo) seja o subtipo histológico mais frequente, outros subtipos com diferentes biologias estão englobados no grupo triplo-negativo. Entre as histologias especiais, os subtipos metaplásico e lobular pleomórfico são caracterizados por tumores agressivos e pouco quimiossensíveis.[138] Já o subtipo apócrino tem comportamento intermediário, e o subtipo adenoide cístico está, geralmente, associado a desfechos mais favoráveis.[138] Em termos de grupos moleculares, baseados em análises de genéticas, Lehmann *et al.* propuseram sete grupos intrínsecos de câncer de mama triplo-negativo com diferentes comportamentos biológicos: basal-símile 1, basal-símile 2, imunomodulatório, mesenquimal, células-tronco mesenquimal-símile, receptor de androgênio luminal e subtipo instável.[139] No entanto, mais estudos são necessários para a seleção de tratamentos sistêmicos baseada em subtipos histológicos e subtipos moleculares. Assim, as recomendações de tratamento sistêmico aqui discutidas se baseiam em dados fundamentados majoritariamente em estudos que incluíam pacientes com carcinoma invasivo de tipo não especial, independentemente do subtipo molecular.

O tratamento sistêmico está indicado para qualquer carcinoma mamário invasivo triplo-negativo localizado com tumor primário a partir de 0,5 cm, ou com linfonodo positivo.[67,140] Opções de regimes quimioterápicos adjuvantes aceitáveis incluem esquemas baseados em antraciclina e taxano (como AC-T, antraciclina e ciclofosfamida, seguido por taxano), TC (docetaxel e ciclofosfamida) e CMF (ciclofosfamida, metotrexato e 5-fluorouracil), conforme detalhado abaixo.[67,140,141] A escolha entre as diferentes opções deve levar em conta o risco de recidiva, as toxicidades esperadas, características dos pacientes, inclusive performance-*status* e comorbidades, e suas preferências. Para a doença estádio II-III, discutida mais adiante, o tratamento sistêmico de preferência é o tratamento neoadjuvante, já que, além de permitir cirurgias conservadoras e tratamento precoce de micrometástases, esta estratégia permite o posterior ajuste do tratamento adjuvante baseado na resposta patológica apresentada pós-neoadjuvância.[67,140]

Em 1976, Bonnadona *et al.* demonstraram o benefício da quimioterapia adjuvante com esquema CMF por 12 ciclos.[142] Desde então, estudos de fase III para o câncer de mama não selecionado por subtipo demonstraram que: quatro ciclos de AC têm eficácia semelhante a seis ciclos de CMF;[95,143,144] a adição de taxano a regime com antracíclico resulta em benefício adicional em sobrevida livre de recidiva (ganho absoluto de 4,6% em 8 anos, P < 0.001) e sobrevida global (ganho absoluto de 3,2% em 8 anos, P < 0.001);[95,145] quatro ciclos de TC são superiores a quatro ciclos de AC,[146] porém, não à combinação de antraciclina, ciclofosfamida e taxano.[109]

Em análise conjunta de estudos que avaliaram antraciclina no câncer de mama localizado HER2-negativo (estudos ABC), com 4.242 pacientes, esquemas com antraciclina, ciclofosfamida e taxano foram superiores ao regime de TC (docetaxel e ciclofosfamida por seis ciclos, com ganho modesto em sobrevida livre de doença invasiva (90,7% com AC e taxano *versus* 88,2% com TC6, P = 0.04).[109] Análise de subgrupo sugeriu um possível maior benefício dos regimes com antraciclina para pacientes com câncer de mama triplo-negativo e com comprometimento linfonodal.[109] Esses resultados divergem daqueles do estudo de não inferioridade PlanB, com 2.449 pacientes com câncer mama HER2-negativo, no qual pacientes com risco moderado a alto foram randomizadas para TC por seis ciclos ou EC (epirrubicina e ciclofosfamida) por quatro ciclos seguido por docetaxel por quatro ciclos.[147] Os resultados sugeriram a não-inferioridade do TC em comparação com EC-docetaxel, aceitando-se como margem de não inferioridade uma diferença de sobrevida livre de doença de até 4,4% em 5 anos.[147] Quando se consideram as toxicidades, o esquema TC está associado a maior risco de neutropenia febril, enquanto com o uso de antraciclinas, existe uma maior preocupação a longo prazo com os riscos de cardiotoxicidade e leucemogênese (mielodisplasia e leucemia secundárias). Assim, enquanto o tratamento complementar com antraciclina, ciclofosfamida e taxano é o esquema preferencial para o câncer de mama localizado HER2-negativo de maior risco, o esquema TC pode ser considerado uma alternativa em casos de menor risco ou em casos de contraindicação a antracíclicos. Em metanálise de Peto e colegas que avaliaram os diferentes regimes quimioterápicos, prévias aos estudos ABC e PlanB, concluiu-se que a adjuvância com esquema baseado em antraciclina e taxano reduz a mortalidade por câncer de mama em até um terço.[95]

Em relação à forma de administração, realização de AC e taxano de forma sequencial é mais eficaz e melhor tolerado que a realização dos quimioterápicos de forma concomitante.[84] Além disso, a realização de paclitaxel semanal (80 mg/m2 semanal por 12 semanas) é superior à administração a cada 3 semanas em sobrevida livre de doença e sobrevida global,[148] com necessária atenção para a neuropatia, já que 27% dos casos apresentaram neuropatia de grau 2 ou maior. O subgrupo triplo-negativo é com maior benefício absoluto da realização do paclitaxel semanal, com sobrevida global em 10 anos de 75,1% comparado com 65,6% com o paclitaxel a cada três semanas (HR 0.69, IC 95% 0,50 a 0,94).[149] O uso do docetaxel, com administração a cada três semanas, é uma alternativa, porém, está associado a maior risco de neutropenia.[148] Ressalta-se, ainda, que a realização de dose densa, com administração de AC a cada duas semanas, seguido por taxano a cada duas semanas, seguido por suporte com fator estimulador de colônia de granulócito, resultou em ganho de sobrevida livre de doença (diferença absoluta de 4,3% em 10 anos, RR 0.83, IC 95% 0.76-0.91) e sobrevida global (diferença absoluta de 2,8% em 10 anos, RR 0.86, IC 95% 0.77-0.96) quando comparado com a administração a cada três semanas.[150,151] Discute-se, ainda, se haveria diferença em relação à sequência de tratamento, com realização de taxano seguido por AC ou de AC seguido por taxano, e não há conclusões definitivas até o momento.[152,153]

Em relação à escolha de tratamento neoadjuvante para o carcinoma mamário triplo-negativo estádio II-III, o regime clássico baseado em antraciclina e taxano (AC-T ou T-AC) constitui a base do tratamento. A neoadjuvância, contudo, pode ser intensificada com a adição de carboplatina e de imunoterapia, conforme detalhado a seguir. Estudos de fase II e III demonstraram aumentos da taxa de resposta patológica completa com a adição da carboplatina a diferentes regimes de neoadjuvância, com taxas entre 50% a 60% nos braços com carboplatina *versus* 30% a 40% nos regimes controle.[154-156] Apesar da resposta patológica completa ser um fator prognóstico favorável,[157] questionava-se o uso da carboplatina pela adição de toxicidade e pelos resultados divergentes dos estudos em termos de desfechos a longo prazo. Assim, o estudo de fase II GeparSixto havia demonstrado benefício da carboplatina semanal em sobrevida livre de eventos quando adicionada a regime de paclitaxel, doxorrubicina lipossomal e bevacizumabe (sobrevida livre de eventos em 3 anos de 85,5% *versus* 76,4%, HR 0,56, IC 95% 0,33 – 0,96, P = 0,035).[154] Já em outro estudo de fase II (CALGB406003), não houve diferença em sobrevida livre de evento ao se adicionar carboplatina, a cada 3 semanas, ao esquema de paclitaxel mais bevacizumabe seguido por AC.[155]

Mais recentemente, foram apresentados dados atualizados do estudo de fase III BrighTNess que randomizou pacientes com câncer de mama triplo-negativo estádio II-III para três braços: 1) carboplatina (a cada 3 semanas, por 4 ciclos) mais veliparibe mais paclitaxel semanal; 2) carboplatina (a cada 3 semanas, por 4 ciclos) mais paclitaxel semanal (com placebo de veliparibe); 3) paclitaxel semanal (com placebos de carboplatina e veliparibe). Todos os braços recebiam, em seguida, AC por quatro ciclos. Com seguimento de 4,5 anos, demonstrou-se benefício dos braços com carboplatina em sobrevida livre de eventos, a qual foi de 78,2% a 79,3% em 4 anos nos braços com carboplatina *versus* 68,5% sem a carboplatina (HR 0,57, IC 95% 0,36-0,91, P = 0,02 para comparação do braço carboplatina e paclitaxel *versus* paclitaxel).[158] Por outro lado, não houve benefício da adição do inibidor de PARP veliparibe. Tais resultados reforçaram a opção de adicionar a carboplatina neoadjuvante na doença triplo-negativa. É importante destacar, porém, que com tal adição, há aumento do risco de toxicidades, em especial mielotoxicidades, e não foi demonstrada diferença em sobrevida global até o momento.

Outra observação interessante é sobre o impacto do *status* de BRCA1/2 na resposta à carboplatina neoadjuvante. A presença de mutação de BRCA1/2 é um fator associado ao aumento da sensibilidade a agentes platinantes e a inibidores de poli(ADP-ribose) polimerase (PARP) em diferentes neoplasias.[159] No entanto, no cenário de neoadjuvância para câncer de mama triplo-negativo, pacientes com mutação germinativa de BRCA1/2 apresentam taxas de resposta patológica completa elevada, independentemente do uso da platina, e a adição da carboplatina não resultou em aumentos significantes da resposta patológica completa nos estudos GeparSixto e Brightness.[156,160] Já pacientes com BRCA1/2 selvagem tiveram aumentos de maior magnitude e estatisticamente significantes da resposta patológica completa com a carboplatina (de cerca de 30% nos braços controles para 50% a 59% nos braços com carboplatina).[156,160]

Quando se considera a imunoterapia, a adição de pembrolizumabe (KEYNOTE-522) e de atezolizumabe (IMpassion031) a neoadjuvância também resultou em aumento da taxa de resposta patológica completa em estudos de fase III.[161,162] O estudo KEYNOTE-522 merece destaque, pela mudança de paradigma, ao demonstrar benefício a longo prazo do uso da imunoterapia para o câncer de mama triplo-negativo localizado. No estudo, o pembrolizumabe a cada 3 semanas foi realizado em adição à quimioterapia neoadjuvante com carboplatina e paclitaxel seguido por AC, o que resultou em taxa de resposta patológica completa de 65% em comparação com 51% no braço controle sem pembrolizumabe.[161] Após a cirurgia, o pembrolizumabe foi continuado em cenário adjuvante por mais 27 semanas, até completar o total de um ano de pembrolizumabe. Em atualização do estudo, a adição do pembrolizumabe resultou em um aumento absoluto da sobrevida livre de eventos de 7,7% em 3 anos (84,5% *versus* 76,8%, HR 0,63, IC 95% 0,48-0,82, P < 0.001).[163] Diferentemente do observado na doença metastática, para a doença localizada, o benefício foi independente da expressão de PD-L1. Houve, ainda, benefício em sobrevida livre de doença invasiva (87% *versus* 80,7%, HR 0,61, IC 95% 0,46-0,82) e uma tendência de benefício em sobrevida global com o pembrolizumabe (89,7% *versus* 86,9%, HR 0,72, IC 95% 0,51-1,02), porém, que não atingiu significância estatística na atualização com seguimento mediano de 3 anos.[163] O estudo de fase II GeparNuevo, que avaliou a adição de durvalumabe à neoadjuvância sugeriu também superioridade do braço com imunoterapia em sobrevida livre de doença invasiva, sobrevida livre de doença a distância e sobrevida global, os quais foram analisados como desfechos secundários do estudo.[164]

Assim, frente aos dados do KEYNOTE-522, a adição de pembrolizumabe à quimioterapia tornou-se uma nova opção de tratamento neoadjuvante para o câncer de mama triplo-negativo estádio II-III. Persistem em aberto algumas questões, como quais são as pacientes que de fato necessitam dessa intensificação do tratamento e de qual é o papel da continuidade do pembrolizumabe no contexto adjuvante. Entre os fatores associados a um pior prognóstico para o câncer de mama triplo-negativo localizado, destaca-se a presença de doença residual pós-neoadjuvância. Em uma coorte de 1.118 pacientes tratadas com quimioterapia neoadjuvante, entre o grupo triplo-negativo, a sobrevida global em 3 anos foi de 94% entre pacientes com resposta patológica completa *versus* 68% entre aquelas com doença residual.[165] Tais dados justificaram a investigação de estratégias de intensificação de tratamento para pacientes com doença residual após neoadjuvância. Neste sentido, estabeleceram-se até o momento como opções de tratamento adjuvante a capecitabina ou, para pacientes com variante patogênica germinativa de BRCA, o olaparibe.

A capecitabina adjuvante para pacientes com doença residual foi avaliada no estudo de fase III CREATE-X, que randomizou pacientes com câncer de mama HER2-negativo com doença residual para receberem capecitabina por oito ciclos ou observação. O estudo teve resultados positivos, com destaque para o grupo com doença triplo-negativa. Nesse grupo, observaram-se ganhos absolutos de 13,7% em sobrevida livre de doença (69,8% *versus* 56,1%, HR 0,58, IC 95% 0,39-0,87) e de 8,5% em sobrevida global em 5 anos (78,8% *versus* 70,3%, HR 0,52, IC 95% 0,30-0,90) com a capecitabina.[64] Dessa forma, a capecitabina adjuvante tornou-se padrão de tratamento para os pacientes com doença residual.

Já o olaparibe, um inibidor da PARP, foi avaliado como tratamento adjuvante no estudo de fase III Olympia, o qual randomizou pacientes portadoras de variante germinativa patogênica de BRCA1/2 e com câncer de mama HER2-negativo de alto risco para receberem olaparibe adjuvante por 1 ano *versus* observação. Todas as pacientes incluídas haviam recebido tratamento quimioterápico padrão neoadjuvante ou adjuvante. Entre aquelas com câncer de mama triplo-negativo, foram incluídas pacientes que apresentassem doença residual após quimioterapia neoadjuvante, ou que apresentassem tumores maiores que 2 cm ou linfonodo positivo, caso tratadas com quimioterapia adjuvante. Entre as pacientes com receptor hormonal-positivo, deveria haver escore elevado de doença residual (CPS+EG 3 ou mais) pós-neoadjuvância, ou comprometimento de pelo menos quatro linfonodos entre as tratadas com quimioterapia adjuvante. O uso do olaparibe adjuvante resultou em aumento da sobrevida livre de progressão em 3 anos de 80,4% no braço controle para 87,5% com o olaparibe (HR 0,57, IC 95% 0,39-0,83, P < 0,001).[166] Na atualização mais recente do estudo, confirmou-se, ainda, o aumento da sobrevida global com o uso do olaparibe (92,8% *versus* 89,1% em 3 anos, HR 0,68, IC 95% 0,47-0,97), o que reforça a incorporação dessa droga ao arsenal terapêutico do câncer de mama triplo-negativo localizado.[167]

Com as novas terapias que tiveram seu benefício demonstrado para o câncer de mama triplo-negativo localizado, um dos próximos passos será compreender como integrar as diferentes opções de tratamento. Além disso, é crucial o aprimoramento de estratégias para melhor seleção de pacientes que precisam do escalonamento do tratamento, e daquelas que apresentam prognóstico favorável e que poderiam, então, ser poupadas das toxicidades de tratamentos mais intensos.

BIFOSFONATO ADJUVANTE

Os protetores ósseos, como os bifosfonatos e o inibidor de RANK-L denosumabe, têm papel importante na preservação da massa óssea em pacientes com perda de massa óssea secundária ao tratamento, devido à menopausa precoce ou ao uso dos inibidores de aromatase. Sendo os ossos um dos principais sítios de metástase do câncer de mama, estas medicações foram também estudadas com intuito de tratamento oncológico adjuvante, para a diminuição de recidivas. Em metanálise de 26 estudos que avaliou o uso de bifosfonado adjuvante para pacientes com os diferentes subtipos de câncer de mama, sugeriu-se um benefício modesto, com reduções absolutas em 10 anos de 1,7% em mortalidade por câncer de mama e 1,4% em recidiva a distância, às custas, principalmente, de redução de recidivas ósseas.[168] Em análise conforme o *status* menopausal, o benefício pareceu limitado às mulheres na peri ou pós-menopausa.[168] Assim, a recomendação da Sociedade Europeia de Oncologia é que o uso de bifosfonato deve ser considerado para mulheres pós menopausa que apresentem alto risco de recidiva, e é recomendado para tanto o ácido zoledrônico a cada 6 meses por 3 a 5 anos.[169] Já em relação ao denosumabe adjuvante, o estudo de fase 3 ABCSG-18 avaliou denosumabe a cada 6 meses *versus* placebo em pacientes com câncer de mama localizado tratadas com inibidor de aromatase adjuvante. Além da redução de fraturas, resultados atualizados de sobrevida, mostraram que o denosumabe adjuvante está associado a ganho absolutos em 9 anos de 3,5% em sobrevida livre de doença (HR 0,83, IC 95% 0,71 – 0,97), 2,5% em sobrevida livre de metástases ósseas (HR 0,81, IC 95% 0,65-1,00) e 1% em sobrevida global (HR 0,80, IC 95% 0,64-1,01).[170] Assim, o denosumabe adjuvante é uma alternativa para as pacientes pós menopausa com câncer de mama receptor hormonal-positivo tratadas com inibidor de aromatase.

RADIOTERAPIA ADJUVANTE

A radioterapia (RT) é um dos pilares do tratamento do câncer de mama, cujo objetivo é erradicar células tumorais remanescentes após o tratamento cirúrgico, seja com cirurgia conservadora ou mastectomia.

Indicações

Nos tumores invasivos iniciais, a RT após cirurgia conservadora reduz o risco de recidiva local com impacto na sobrevida de câncer específica. Esse benefício é demonstrado em uma metanálise publicada em 2011 pelo Early Breast Cancer Trialits´Collaborative Group (EBCTCG), que incluiu mais de 10 mil mulheres em 17 estudos. Pacientes que foram submetidas à RT adjuvante de toda a mama após cirurgia conservadora apresentaram, aproximadamente, uma redução de 50% em 10 anos para qualquer tipo de recidiva quando comparado àquelas com cirurgia conservadora exclusiva (19% *versus* 35%, respectivamente; risco relativo [RR] 0,52, 95% IC 0,49-0,56). Com relação à morte câncer-específica, houve uma redução em 15 anos de 25,2% para 21,4% (redução absoluta de 3,8%, 1,6-6,0, 2 p = 0,00005). No geral, em torno de uma morte por câncer de mama foi evitada em 15 anos para cada quatro recorrências evitadas em 10 anos. A redução de mortalidade não teve diferença significativa em relação ao *status* linfonodal pN0 ou pN+.[171]

Para mulheres com mais de 65 anos com tumores de baixo risco (T < 3 cm, N0 e receptores hormonais-positivos), dados de estudos randomizados mostraram que a RT adjuvante não teve impacto na recidiva a distância ou sobrevida global quando comparado à hormonoterapia (HT) exclusiva,[172-175] o que coloca a possibilidade de omissão de RT neste subgrupo de pacientes às custas de um pequeno aumento de recidiva local. Entretanto, essa abordagem deve ser individualizada e discutida com a paciente, pois leva em consideração expectativa de vida, comorbidades e outros fatores que impactam na chance de recidiva local, tais como grau tumoral, invasão linfovascular, baixa expressão dos receptores hormonais e aderência à HT por 5 anos.

Em pacientes submetidas à mastectomia, as indicações clássicas de RT adjuvante são: tumores T3 ou T4, > 3 linfonodos, extravasamento capsular ou margem positiva.[176-180] Para pacientes com 1 a 3 linfonodos comprometidos existe um debate sobre o benefício da adjuvância com RT. Os resultados da metanálise realizada pelo EBCTCG em pacientes mastectomizadas, a qual incluiu 8.135 pacientes de 22 estudos randomizados, mostraram que a RT adjuvante de plastrão e cadeias linfonodais regionais ipsilaterais reduziu o risco de recorrência e mortalidade de câncer específica em pacientes com linfonodos positivos.[180] Esse benefício foi independente do número de linfonodos ou administração de quimioterapia, sendo maior após dissecção parcial da axila ou não abordagem axilar. Uma das críticas dessa metanálise é que envolveu estudos antigos e uso de quimioterapia não contemporânea.

Dados adicionais vêm do estudo do EORTC 22922[181] que incluiu quase 1000 mulheres que foram submetidas à mastectomia e RT adjuvante de plastrão e linfonodos regionais, a maioria das quais tinham menos de quatro linfonodos envolvidos, bem como a série da Colúmbia Britânica, na qual a RT após mastectomia melhorou a sobrevida livre de câncer de mama entre mulheres na pré-menopausa com doença com linfonodos positivos, independentemente de terem quatro (RR 0,59, IC 95% 0,38-0,91) ou um a três linfonodos envolvidos (RR 0,64, 0,42-0,97).[182]

Embora alguns estudos mais modernos mostraram baixos índices de recorrência locorregional em pacientes com tumores T1 a T2 e 1 a 3 linfonodos positivos, a associação de outros fatores prognósticos de recidiva locorregional devem ser considerados na indicação de RT pós-mastectomia neste grupo de pacientes. O risco é maior em casos de grau histológico 3, invasão linfovascular, idade < 45 anos, > 25% dos linfonodos positivos, ou localização medial do tumor.[183-186]

No contexto de quimioterapia neoadjuvante, a decisão de RT adjuvante deve ser baseada no estadiamento clínico máximo ao diagnóstico e estádio patológico após cirurgia definitiva (após QT neoadjuvante).[7] Dados retrospectivos em mulheres com estádio clínico III sugerem que RT adjuvante aumenta o controle local, mesmo com resposta patológica completa após QT neoadjuvante.[187-191] Por outro lado, para pacientes com EC II e resposta patológica completa, estudos retrospectivos mostraram baixo risco de recidiva locorregional após mastectomia, o que sugere que talvez nesse grupo de pacientes poderia ser omitida a RT adjuvante.[192,193] Entretanto, esses resultados são baseados em análise de estudos retrospectivos e, portanto, nível de evidência de alta qualidade é necessária para orientar e mudar as recomendações em pacientes submetidas à QT neoadjuvante. Até o momento, dois estudos prospectivos e randomizados estão em andamento para avaliar o benefício da RT nesse cenário (NSABP B51/RTOG 1304 – NCT 01872975 – e A011202 – NCT 01901094).

Em suma, mesmo em pacientes com critérios histopatológicos de baixo risco à RT ainda contribui para diminuição de recorrência local a longo prazo, e deve ser oferecida a pacientes com longa expectativa de vida. Análises de expressão genômica como o *Oncotype DX DCIS* estão sendo estudadas como uma ferramenta para selecionar de forma mais acurada pacientes de baixo risco em que a RT poderia ser omitida, porém, os dados sobre a sua utilidade ainda são limitados.[194-196]

Em relação ao carcinoma ductal *in situ* (CDIS), estudos randomizados mostram que a RT adjuvante após cirurgia conservadora diminui o risco de recidiva local não invasiva e invasiva, contudo, sem impacto em recorrência a distância ou sobrevida.[197,198] Devido à falta de impacto em sobrevida, vários estudos tentaram identificar pacientes com CDIS com baixo risco de recidiva e que fossem potencialmente candidatos à omissão de RT.[199-202] O estudo RTOG 9804[41,42] investigou resultados de omissão de RT em pacientes considerados de baixo risco, randomizando 636 pacientes entre RT adjuvante ou observação após cirurgia conservadora. Nesse estudo, baixo risco consistiu em tumor de grau baixo ou intermediário, com ≤ 2,5 cm, e margens negativas ≥ 3 mm. Com um seguimento de 7 anos, houve uma diminuição de risco de recidiva local com o uso de RT quando comparado à observação (0,9% *versus* 6,7%; HR, 0,11; IC 95% 0,03-0,47), sem diferença em relação à sobrevida livre de doença e sobrevida global.[201] Com um seguimento de 15 anos, a taxa de recorrência local foi reduzida em torno de 50% com RT *versus* observação (7,1% *versus* 15,1%; HR 0,36; IC 95% 0,20 a 0,66).[202]

Fracionamento

Historicamente, a radioterapia adjuvante consistiu, durante décadas, em irradiar toda a mama com fracionamento convencional, ou seja, dose diária de 1,8-2 Gy durante 25 a 28 frações até completar uma dose total de 50-50,4 Gy. A partir da década de 1990, estudos com hipofracionamento moderado, ou seja, aumento da dose diária com diminuição da dose total, mostraram equivalência no controle local com diminuição de toxicidade.[203-209]

A eficácia do esquema de hipofracionamento moderado foi mostrada em uma metanálise publicada em 2016, que envolveu nove estudos randomizados com cerca de 8228 mulheres, a qual comparou o hipofracionamento com o esquema convencional.[210] O esquema mais curto mostrou ser equivalente ao esquema convencional em relação à sobrevida câncer-específica, mortalidade, aparência da mama e toxicidade tardia no tecido sadio, com uma diminuição na toxicidade aguda. Os esquemas mais utilizados são de 40,05 Gy em 15 frações (estudo START B) e 42,5 Gy em 16 frações (estudo canadense). A *American Society for Radiation Oncoloy (ASTRO)* recomenda o uso de hipofracionamento moderado para pacientes que irradiaram toda a mama sem indicação de drenagem linfática, independentemente da idade, estágio ou uso de terapia sistêmica.[211]

Em pacientes mastectomizadas, dados publicados com 5 anos de seguimento mostraram que o uso de esquema hipofracionado moderado é seguro e eficaz.[208,212,213] Wang *et al.*, em estudo fase III, compararam RT adjuvante após mastectomia com hipofracionamento moderado *versus* fracionamento convencional em 810 mulheres com tumores T3 a T4 ou quatro linfonodos positivos. Após 5 anos de seguimento, o esquema com hipofracionamento mostrou ser não inferior em termo de controle local (8,3% *versus* 8,1%; p < 0,0001) e sem aumento de toxicidade quando comparado ao fracionamento convencional.[208] Vários grupos conduzem estudos randomizados nesse cenário, inclusive França (NCT03127995), Estados Unidos (NCT02700386 e NCT02958774), Dinamarca (NCT02384733) e Egito (NCT02690636). Para pacientes com reconstrução mamária, os dados ainda são limitados. O estudo fase III Alliance A221505 – RT CHARM (NCT03414970) está em andamento e tem como objetivo primário a avaliação de complicação na reconstrução mamária em 2 anos.

Subsequentemente, foram publicados dois estudos com esquemas ultra-hipofracionados. O estudo FAST comparou dois esquemas de cinco frações semanais (28,5 Gy e 30 Gy) com o esquema de fracionamento convencional (50 Gy em 25 frações diárias) em paciente acima de 50 anos e tumores pT1-T2N0. Com um seguimento de 10 anos, não houve diferença significativa no efeito no tecido sadio para o esquema de 28,5 Gy em cinco frações, com uma taxa maior de efeito no tecido sadio para o braço de 30 Gy (OR 2,12, 95%, CI 0,55-2,89).[214] Similarmente, o estudo *FAST forward* randomizou 4096 pacientes com tumores de mama pT1-3, pN0-1, M0, submetidas à cirurgia conservadora (93% da amostra) ou mastectomia para um dos seguintes esquemas: 40 Gy em 15 frações, 27 Gy em cinco frações (em 1 semana) e 26 Gy em cinco frações (em 1 semana). Após um seguimento mediano de 5 anos, o esquema de 26 Gy em cinco frações em 1 semana mostrou-se não inferior ao fracionamento de 40 Gy em 15 frações em relação a controle local (1,7% x 1,4%, HR 0,67; IC 95% 0,38–1,16), mudança fotográfica na aparência da mama e alterações em tecidos sadios reportados pelo médico e paciente (mudança moderada ou marcada 10% para 40 Gy em 15 frações x 12% para 26 Gy em 5 frações, p = NS).[215] É importante enfatizar que, nesse estudo, todas as pacientes foram tratadas com técnica conformacional e verificação com imagem diária. Não houve diferença significativa na toxicidade cardíaca e pulmonar a longo prazo. Está em andamento e ainda sem publicação o subestudo do *FAST forward* que irá avaliar o esquema de ultra-hipofracionamento que envolve irradiação de drenagem linfonodal.

Outra forma de desescalonar a radioterapia adjuvante é a irradiação parcial da mama *(accelerated partial-breast irradiation – APBI)*. Esta estratégia, comparada com a irradiação de toda a mama, tem como alvo um volume limitado de tecido mamário que envolve a cavidade cirúrgica, o qual é considerado a região de maior risco de recorrência. Além de tratar um volume menor, a APBI pode ser realizada em menor número de sessões por meio de diversas técnicas: radioterapia externa, braquiterapia (intersticial ou intracavitária) e intraoperatória. Irradiar parcialmente a mama é considerada uma opção de tratamento em um grupo selecionado de pacientes com tumores iniciais e baixo risco de recorrência. A American Society for Radiation Oncoloy (ASTRO) e European Organisation for Research and Treatment of Cancer (EORTC) publicaram as suas recomendações sobre qual seria o grupo de pacientes adequado para indicação de APBI (Tabela 147.2).[216-218] Apesar de diversos estudos mostrarem taxas de controle local semelhantes à radioterapia de toda a mama, diferentes resultados foram vistos em relação à toxicidade aguda e tardia.[219-228] Os principais estudos randomizados fase III que utilizaram uma fração por dia mostraram melhor resultado em relação à cosmese do que os esquemas que utilizaram duas frações ao dia (Tabela 147.3).

Tabela 147.2. Recomendações para o uso de APBI fora de protocolos clínicos

Fatores	Critérios ASTRO de baixo risco (atualização 2016)	Critérios GEC-ESTRO para grupo adequado
Idade	> 50	> 60 anos
Mutação BRCA1 e 2	Negativo	NA
Tamanho tumoral	< 2 cm	< 2 cm
Estágio T	Tis, T1	T1
Grau	Qualquer	Qualquer
Margens	Negativa (≥ 2 mm)	Negativa (≥ 2 mm)
Invasão linfovascular	Não permitido	Não permitido
Status RE	Positivo	Qualquer
Multicentricidade	Unicêntrico	Unicêntrico
Multifocalidade	Unifocal	Unifocal, 2 cm
Histologia	Ductal invasivo, mucinoso, medular, coloide	Ductal invasivo, mucinoso, tubular, coloide
CDIS	Se cumprir os seguintes critérios: detecção por exame de imagem, risco baixo ou intermediário, ≤ 2,5 cm, margens ≥ 3 mm	Não permitido
Lobular *in situ* associado	Permitido	Permitido
Status nodal	pN0 (por LS ou DA)	pN0 (por LS ou DA)
Terapia neoadjuvante	Não permitido	Não permitido

CDIS: carcinoma ductal *in situ*; DA: dissecção axilar; LS: linfonodo sentinela; NA: não avaliado; RE: receptor de estrogênio.
Fonte: Desenvolvida pela autoria.

Tabela 147.3. Principais estudos de radioterapia acelerada parcial da mama (APBI)

Estudo	Período	Número de pacientes	Duração (anos)	Dose RT/técnica	RL (WBI)	RL (APBI)	Toxicidade
Húngaro	1998 a 2004	258	17	36,3 Gy/8fx (BT intersticial) 50 Gy/25fx (elétrons/intersticial elétrons)	7,9	9,9	Melhora da cosmese com APBI (81% *versus* 63%)
NSABP B39	2005 a 2013	4.216	10,2	38,5 Gy/10fx RCT-3D, 34 Gy/10fx braquiterapia	3,9	4,6	Toxicidade grau: 10% APBI *versus* 7% WBRT
GEC-ESTRO	2004 a 2009	1.184	6,6	32 Gy/8 fx 30,2 Gy/7fx (HDR)/50Gy (PDR)/intersticial	0,9	1,4	Menor toxicidade cutânea grau 2 a 3 com APBI
Universidade de Florência	2005 a 2013	520	10,7	30 Gy/5fx (dias alternados)/IMRT	2,5	3,7	Menor toxicidade aguda e crônica com APBi

Continua >>

>> Continuação

Tabela 147.3. Principais estudos de radioterapia acelerada parcial da mama (APBI)

Estudo	Período	Número de pacientes	Duração (anos)	Dose RT/técnica	RL (WBI)	RL (APBI)	Toxicidade
RAPID	2006 a 2011	2.135	8,6	38,5 Gy/10 fx/RCT-3D	2,8	3,0	Aumento toxicidade tardia com APBI (32% versus 13%) e pior cosmese com APBI
IMPORT LOW	2007 a 2010	2018	6,2	40 Gy/15 fx 36 Gy/15 fx (40 Gy/15 f parcial) 40 Gy/15 fr parcial/3D-CRT	1,1 0,2	0,5	Toxicidade similar, melhora da aparência e firmeza da mama com RT parcial
ELIOT	2000 a 2007	1.305	12,4	21 Gy/IORT	2	11	Não avaliado
TARGIT-A	2000 a 2012	3.451 1.153 (pre-patologia) 2.298 (pós-patologia)		20 Gy/IORT	3,96 (5 anos) -IORT inferior 2,11% (5 anos) não inferior RL global (60 IORT v 24 WBI, pré-patologia)		Sem diferença em complicações da ferida operatória

APBI: accelerated partial breast irradiation; fx: frações; HDR: high dose rate; IMRT: intensity-modulated radiation therapy; IORT: intraoperative radiation therapy; PDR: pulse dose rate; RCT-3D: radioterapia tridimensional conformacionada; WBI: whole breast irradiation.
Fonte: Desenvolvida pela autoria.

Frente ao exposto, o hipofracionamento moderado é considerado, hoje, o fracionamento padrão para a maioria das pacientes com indicação de RT adjuvante. Os esquemas de ultra-hipofracionamento (*FAST e FAST forward*) podem ser uma alternativa para pacientes > 50 anos e com tumores iniciais (pTis, T1-T2N0, receptores hormonais positivos), principalmente no contexto de pacientes com comorbidades ou dificuldade de aderência a curso de tratamento mais longo. Para o uso de APBI como modalidade de tratamento, é imprescindível seguir as recomendações de seleção recomendadas pela ASTRO e ESTRO, com preferência para os esquemas de 1 fração diária.

CÂNCER DE MAMA EM HOMEM

A despeito da baixa incidência, neoplasias mamárias também podem ocorrer em indivíduos do sexo masculino. Estima-se que algo entre 0,5% e 1% de todos os diagnósticos de câncer de mama ocorram em homens.[229] Assim como na população feminina, a incidência de câncer de mama entre homens aumenta com o envelhecimento, com o pico de novos casos por volta dos 70 anos. Os fatores de risco para o desenvolvimento de carcinoma mamários em homens se assemelham aos fatores envolvidos no câncer de mama em mulheres na pós-menopausa.[230]

Variantes patogênicas germinativas devem sempre ser testadas em homens diagnosticados com neoplasia mamária, haja visto a maior incidência dessas alterações nesta população. Variantes patogênicas que envolvem BRCA2 são as mais prevalentes entre homens com câncer de mama, com a detecção estimada em coortes retrospectivas de 4% a 40%.[231,232] Indivíduos com variantes patogênicas germinativas em BRCA2 apresentam um risco acumulado ao longo da vida de desenvolver câncer de mama de aproximadamente 6%, o que representa risco 100 vezes maior que o da população masculina em geral.[233]

Tipicamente, o diagnóstico de câncer de mama em homens ocorre em estádios mais avançados do que em mulheres, possivelmente pela ausência de testes de rastreamento e menor atenção a sintomas mamários. Usualmente, a doença se apresenta como uma nodulação indolor na região retroareolar, que pode vir acompanhada de alteração cutânea, retração papilar ou ulceração local.[234] A incidência de carcinoma ductal *in situ*, bem como carcinoma lobular é menor em homens quando comparado à população feminina. Estudos retrospectivos estimam que apenas 10% dos diagnósticos de câncer de mama em homens sejam carcinomas *in situ* e algo entre 0,5% e 1,5% se apresentam na forma de carcinomas lobulares.[235,236] Logo, a neoplasia mamária mais comum entre homens é o carcinoma ductal invasivo, que corresponde a 85% a 90% de todos os diagnósticos.

O protótipo fenotípico do câncer de mama em homens é de receptor hormonal-positivo HER2-negativa, com rara a prevalência dos demais subtipos. Estima-se que apenas 8% a 10% dos diagnósticos de câncer de mama em homens seja de doença HER2 hiperexpressa, e apenas 0,3% a 4% de subtipo triplo negativo.[237] Logo, na presença de doença receptor hormonal-negativa, cabe-se discutir revisão patológica, a fim de afastar a possibilidade de resultado falso negativo. A maior parte dos carcinomas mamários em homens também apresenta expressão de receptor de androgênio, com a prevalência de positividade deste receptor muito alta, presente em 95% a 97% dos casos.[238]

Congruente com a investigação em mulheres, homens que se apresentem com nodulações clínicas suspeitas em tecido mamário devem ser submetidos à mamografia e prosseguir com biópsia mamária na presença de imagens suspeitas. Entre os diagnósticos diferenciais para nodulações/massas mamárias, podem-se citar: ginecomastia, pseudoginecomastia, quadros infecciosos, lipomas, fibromas, entre outros. Estadiamento local e sistêmico não divergem em relação ao orientado para população feminina, e aplica-se, portanto, mesma classificação de AJCC, TNM.

Em termos de manejo local, a maior parte dos cânceres de mama em homens serão tratados com mastectomia simples, com a utilização de cirurgias conservadoras menos frequentes. O menor volume de tecido mamário muitas vezes impossibilita a realização de cirurgias poupadoras de tecido mamário, mas não há dados que contraindiquem este procedimento para indivíduos cuja proporção tumor/tecido mamário seja adequada e haja desejo de conservação pelo paciente.[239] Manejo axilar segue os mesmos preceitos do câncer de mama em mulheres, com a recomendação de uso de pesquisa de linfonodo sentinela para pacientes com axila clinicamente negativa.[240] Ainda, em termos de manejo local, a indicação de radioterapia adjuvante espelhará as recomendações no câncer de mama em mulheres, e as indicações clássicas de radioterapia adjuvante (pós cirurgia conservadora, para tumores T3/T4 ou para doença N2) mantidas em homens.

Em relação ao tratamento sistêmico adjuvante, temos uma carência de dados prospectivos randomizados para tomada das decisões terapêuticas. Logo, a maior parte das recomendações do tratamento adjuvante do câncer de mama em homens são pautadas em dados que advêm de pacientes do sexo feminino. Para os raros casos de pacientes com doença HER2 hiperexpressa ou triplo negativo, cabe consideração de tratamento sistêmico neoadjuvante, a fim de checar sensibilidade tumoral *in vivo* e modular decisão de tratamento adjuvante, o qual será pautado no grau de resposta patológica tumoral. Para os pacientes com doença receptor hormonal-positiva HER2-negativa, que corresponde à maior parte dos casos na população masculina, usualmente se recomenda cirurgia como primeiro passo terapêutico, de modo a checar estadiamento patológico, o qual, em conjunto com dados clínicos, guiará a conduta adjuvante.

Dados retrospectivos coletados do NCDB (National Cancer Database) americano e SEER sugerem que Oncotype Dx é capaz de identificar uma população de homens com câncer de mama inicial receptor hormonal-positivo HER2-negativo que possuem um prognóstico bastante favorável, com improvável benefício do uso de quimioterapia adjuvante. No estudo conduzido com dados do NCDB, a associação entre RS e mortalidade foi avaliada em 848 homens com câncer de mama inicial, receptor hormonal-positivo HER2-negativo. As estimativas de sobrevida global em 5 anos diferiram significativamente de acordo com o valor de RS. Quando pacientes foram agrupados com o uso dos pontos de corte do estudo TAILORx (RS 0-10, 11-25 ou > 25), a sobrevida global em 5 anos foi de 97,2% (IC 95%: 90,3 a 99,2%), 91,0% (IC 95%: 86,1 a 94,3%) e 83,2% (IC 95%: 70,5 a 90,7%), respectivamente. Quando o agrupamento levou em consideração os cortes tradicionais de RS, a sobrevida global em 5 anos foi de 95,7%, 87,5% e 82,3% para homens com RS 0-17, RS 18-30 e RS 31-100, respectivamente.[241] Baseado nestes dados, as diretrizes de manejo de câncer de mama em homens da ASCO sugerem o uso de Oncotype Dx como uma ferramenta útil na tomada de decisão terapêutica de homens com câncer de mama inicial receptor hormonal-positivo HER2-negativo.

Assim como no câncer de mama receptor hormonal-positivo HER2-negativo em mulheres, o tratamento endócrino adjuvante em homens diminui o risco de recorrência de doença, bem como sobrevida câncer específica e global.[242] Estudo retrospectivo conduzido com dados do NCDB avaliou 10.173 homens com câncer de mama inicial RH+, no intuito de investigar tendências, padrões de uso e eficácia da terapia endócrina adjuvante nesta população. Uma coorte de pacientes do sexo feminino também foi identificada, com o uso dos mesmos critérios de inclusão para análises comparativas por sexo (total de 961.676 mulheres). Os homens elegíveis para tratamento endócrino adjuvante foram menos propensos a receber esse tratamento, quando comparado às mulheres (OR 0,61; IC 95%, 0,58-0,63). Em termos absolutos 67,3% dos homens receberam terapia endócrina adjuvante, versus 79% entre as mulheres. Uma análise ponderada de escore de propensão indicou associação entre o uso de terapia endócrina adjuvante e sobrevida global entre homens (OR 0,70; IC 95%, 0,63-0,77). Neste estudo, a sobrevida global em 5 anos foi de 81,8% versus 72% para aqueles que receberam versus não recebimento de terapia endócrina adjuvante, respectivamente.[242]

Quanto ao tipo de terapia endócrina adjuvante, diretrizes internacionais sugerem o uso de tamoxifeno como terapêutica de eleição.[243] Dados de estudos retrospectivos sugerem maior benefício de tamoxifeno adjuvante versus inibidores de aromatase para esta população, tendo como uma das potenciais explicações o fato de a produção testicular de estrogênio não ser bloqueada pelos inibidores de aromatase.[244] Em estudo retrospectivo, conduzido em banco de dados de população alemã, 257 pacientes do sexo masculino com câncer de mama inicial receptor hormonal-positivo foram tratados com tamoxifeno (N = 207) ou inibidores de aromatase (N = 50) adjuvantes. Quando se ajustaram os pacientes por idade, tamanho tumoral, positividade axilar e classificação tumoral, o tratamento com inibidor de aromatase foi associado a um aumento de 1,5 vezes no risco de mortalidade em comparação com o tamoxifeno (HR 1,55; IC 95%: 1,13–2,13).[245] Para aqueles pacientes que apresentem contraindicação ao uso de tamoxifeno, é aceitável o uso de inibidor de aromatase reversa, desde que acrescido supressão testicular com análogo de LHRH.[243]

O prognóstico de homens com câncer de mama inicial parece ser pior quando comparado ao prognóstico de população feminina, mesmo ao ajustar para variáveis como idade, estádio e subtipo intrínseco. Em uma análise do banco de dados do SEER, pacientes masculinos com câncer de mama diagnosticados entre 2005 e 2009 tiveram um pior prognóstico em comparação com mulheres do mesmo período, com um risco de morte 41% maior. Neste estudo, as taxas de sobrevida em 5 e 10 anos nos pacientes do sexo masculino foram de 85% e 73% respectivamente, menores do que a sobrevida de pacientes do sexo feminino, de 90% e 85%, respectivamente. Estes achados foram semelhantes quando estratificados por estádio clínico/patológico.[246] Porém, é importante ressaltar que a mortalidade de câncer específica em homens com neoplasia mamária vem em melhora ao longo das décadas, conforme sugerido por dado retrospectivo do International Male Breast Group. Nesse estudo, 1.483 homens com câncer de mama diagnosticados entre 1990 e 2010 foram avaliados para características clínico/patológicos e desfechos clínicos. A taxa de mortalidade de câncer específica em 5 anos foi estimada de acordo com anos de tratamento: 15,1% para casos diagnosticados entre 1990 e 1995, 8,3% para casos entre 1996 e 2000, 7,8% para casos entre 2001 e 2005 e 7,6% para casos entre 2006 e 2010;[238] o que sugere uma melhora do cuidado desta população.

REFERÊNCIAS

1. Ministério da Saúde (BR). Instituto Nacional de Câncer – INCA. Estimativa 2020: incidência de câncer no Brasil. Disponível em: https://www.inca.gov.br/publicacoes/livros/estimativa-2020-incidencia-de-cancer-no-brasil; 2020.
2. Ligibel JA, Basen-Engquist K, Bea JW. Weight management and physical activity for breast cancer prevention and control. Am Soc Clin Oncol Educ Book. Jan 2019;39:e22-e33. doi:10.1200/EDBK_237423.
3. Cancer. TAJCo. AJCC Cancer Staging Manual, Eighth Edition. New York: Springer; 2017.
4. Chien JC, Liu WS, Huang WT, et al. Local treatment options for young women with ductal carcinoma in situ: A systematic review and meta-analysis comparing breast conserving surgery with or without adjuvant radiotherapy, and mastectomy. Breast. 2022;63:29-36. doi:10.1016/j.breast.2022.03.006.
5. Chen Y, Jiang L, Gao B, Cheng ZY, Jin J, Yang KH. Survival and disease-free benefits with mastectomy versus breast conservation therapy for early breast cancer: a meta-

-analysis. Breast cancer research and treatment. Jun 2016;157(3):517-25. doi:10.1007/s10549-016-3830-z.

6. Yang SH, Yang KH, Li YP, et al. Breast conservation therapy for stage I or stage II breast cancer: a meta-analysis of randomized controlled trials. Annals of oncology: official journal of the European Society for Medical Oncology/ESMO. 2008;19(6):1039-44. doi:10.1093/annonc/mdm573.

7. The NCCN Guideline Breast Cancer Clinical Practice Guidelines in Oncology (Version 3.2022— May 7, 2022). National Comprehensive Cancer Network, Inc.(www.nccn.org). 2022.

8. Mohamedahmed AYY, Zaman S, Zafar S, et al. Comparison of surgical and oncological outcomes between oncoplastic breast-conserving surgery versus conventional breast-conserving surgery for treatment of breast cancer: A systematic review and meta-analysis of 31 studies. Surgical Oncology. 2022;42:101779. doi:10.1016/j.suronc.2022.101779.

9. Spring LM, Bar Y, Isakoff SJ. The evolving role of neoadjuvant therapy for operable breast cancer. Journal of the National Comprehensive Cancer Network: JNCCN. 2022;20(6):723-34. doi:10.6004/jnccn.2022.701.

10. Gao P, Kong X, Song Y, et al. Recent progress for the techniques of MRI-guided breast interventions and their applications on surgical strategy. J Cancer. 2020;11(16):4671-4682. doi:10.7150/jca.46329.

11. Lobbes MBI, Heuts EM, Moossdorff M, van Nijnatten TJA. Contrast enhanced mammography (CEM) versus magnetic resonance imaging (MRI) for staging of breast cancer: The pro CEM perspective. Eur J Radiol. Sep 2021;142:109883. doi:10.1016/j.ejrad.2021.109883.

12. Thompson JL, Wright GP. The role of breast MRI in newly diagnosed breast cancer: An evidence-based review. American journal of surgery. 2021;221(3):525-528. doi:10.1016/j.amjsurg.2020.12.018.

13. Canelo-Aybar C, Taype-Rondan A, Zafra-Tanaka JH, et al. Preoperative breast magnetic resonance imaging in patients with ductal carcinoma in situ: a systematic review for the European Commission Initiative on Breast Cancer (ECIBC). Eur Radiol. 2021;31(8):5880-5893. doi:10.1007/s00330-021-07873-2.

14. Rana MK, Rana APS, Sharma U, Barwal TS, Jain A. Evolution of frozen section in carcinoma breast: systematic review. Int J Breast Cancer. 2022;2022:4958580. doi:10.1155/2022/4958580.

15. Moran MS, Schnitt SJ, Giuliano AE, et al. Society of Surgical Oncology-American Society for Radiation Oncology consensus guideline on margins for breast-conserving surgery with whole-breast irradiation in stages I and II invasive breast cancer. Journal of clinical oncology: official journal of the American Society of Clinical Oncology. 2014;32(14):1507-15. doi:10.1200/JCO.2013.53.3935.

16. Morrow M, Van Zee KJ, Solin LJ, et al. Society of surgical Oncology-American Society for Radiation Oncology-American Society of Clinical Oncology Consensus Guideline on Margins for Breast-Conserving Surgery With Whole-Breast Irradiation in ductal carcinoma in situ. Pract Radiat Oncol. 2016;6(5):287-295. doi:10.1016/j.prro.2016.06.011.

17. Kindts I, Laenen A, Depuydt T, Weltens C. Tumour bed boost radiotherapy for women after breast-conserving surgery. The Cochrane database of systematic reviews. 2017;11:CD011987. doi:10.1002/14651858.CD011987.pub2.

18. Early Breast Cancer Trialists' Collaborative G, Darby S, McGale P, et al. Effect of radiotherapy after breast-conserving surgery on 10-year recurrence and 15-year breast cancer death: meta-analysis of individual patient data for 10,801 women in 17 randomised trials. Lancet. 2011;378(9804):1707-16. doi:10.1016/S0140-6736(11)61629-2.

19. van Maaren MC, de Munck L, de Bock GH, et al. 10 year survival after breast-conserving surgery plus radiotherapy compared with mastectomy in early breast cancer in the Netherlands: a population-based study. The Lancet Oncology. 2016;17(8):1158-1170. doi:10.1016/S1470-2045(16)30067-5.

20. Ratosa I, Plavc G, Pislar N, Zagar T, Perhavec A, Franco P. Improved survival after breast-conserving therapy compared with mastectomy in stage I-IIA breast cancer. Cancers (Basel). 2021;13(16)doi:10.3390/cancers13164044.

21. Osborne MP. Breast anatomy and development. In: Harris JR, Lippman ME, Osborne CK, Morrow M, eds. Diseases of the Breast. 3. ed. Lippincott Williams & Wilkins; 2004:5:chap 1.

22. Singletary SE. Techniques in surgery: Therapeutic and prophylactic mastectomy. In: Harris JR, Lippman ME, Osborne CK, Morrow M, eds. Diseases of the Breast. 3. ed. 2004:836:chap 35.

23. Jatoi I, Kauffmann M, Petit JY. Surgery for breast carcinoma – Simple mastectomy. In: Gabriele Schröder II, Germany, ed. Atlas of Breast Surgery. Springer; 2006. 67 p.

24. Nelson H, Hunt KK, Veeramachaneni N, et al. Operative standards for cancer surgery. Total Mastectomy. Wolters Kluwer. 2015;p.2-79:chap 2.

25. Torresan RZ, dos Santos CC, Okamura H, Alvarenga M. Evaluation of residual glandular tissue after skin-sparing mastectomies. Ann Surg Oncol. 2005;12(12):1037-1044.

26. Baltzer HL, Alonzo-Proulx O, Mainprize JG, et al. MRI volumetric analysis of breast fibroglandular tissue to assess risk of the spared nipple in BRCA1 and BRCA2 mutation carriers. Annals of surgical oncology. May 2014;21(5):1583-8. doi:10.1245/s10434-014-3532-x.

27. Beer GM, Varga Z, Budi S, Seifert B, Meyer VE. Incidence of the superficial fascia and its relevance in skin-sparing mastectomy. Cancer. 2002;94(6):1619-25. doi:10.1002/cncr.10429.
28. Larson DL, Basir Z, Bruce T. Is oncologic safety compatible with a predictably viable mastectomy skin flap? Plastic and reconstructive surgery. 2011;127(1):27-33. doi:10.1097/PRS.0b013e3181f9589a.
29. Giannotti DG, Hanna SA, Cerri GG, Bevilacqua JLB. Analysis of skin flap thickness and residual breast tissue after mastectomy. International journal of radiation oncology, biology, physics. 2018;102(1):82-91. doi:10.1016/j.ijrobp.2018.05.023.
30. Marks LB, Gupta GP, Muss HB, Ollila DW. Mastectomy may be an inferior oncologic approach compared to breast preservation. International journal of radiation oncology, biology, physics. 2019;103(1):78-80. doi:10.1016/j.ijrobp.2018.07.2021.
31. Bevilacqua JLB, Hanna SA, Giannotti DG, Cerri GG. Mastectomy may be an inferior oncologic approach compared with breast preservation. International journal of radiation oncology, biology, physics. Jan 1 2019;103(1):281-282. doi:10.1016/j.ijrobp.2018.09.018.
32. Mota BS, Riera R, Ricci MD, et al. Nipple-and areola-sparing mastectomy for the treatment of breast cancer. The Cochrane database of systematic reviews. Nov 29.2016;11:CD008932. doi:10.1002/14651858.CD008932.pub3.
33. Salibian AA, Olson B, Shauly O, Patel KM. Oncoplastic breast reconstruction: Principles, current techniques, and future directions. Journal of surgical oncology. 2022;126(3):450-459. doi:10.1002/jso.26897.
34. Citgez B, Yigit B, Bas S. Oncoplastic and reconstructive breast surgery: A comprehensive review. Cureus. 2022;14(1):e21763. doi:10.7759/cureus.21763.
35. Magnoni F, Galimberti V, Corso G, Intra M, Sacchini V, Veronesi P. Axillary surgery in breast cancer: An updated historical perspective. Seminars in oncology. 2020;47(6):341-352. doi:10.1053/j.seminoncol.2020.09.001.
36. Bevilacqua JLB, Kattan MW, Changhong Y, et al. Nomograms for predicting the risk of arm lymphedema after axillary dissection in breast cancer. Annals of surgical oncology. 2012;19(8):2580-2589. doi:10.1245/s10434-012-2290-x.
37. Bevilacqua J, Bergmann A, Andrade MF. Linfedema após o câncer de mama – Da epidemiologia ao tratamento. Revista Brasileira de Mastologia. 2008;18(4):171-178.
38. Ribeiro Pereira ACP, Koifman RJ, Bergmann A. Incidence and risk factors of lymphedema after breast cancer treatment: 10 years of follow-up. Breast. 2017;36:67-73. doi:10.1016/j.breast.2017.09.006.
39. DiSipio T, Rye S, Newman B, Hayes S. Incidence of unilateral arm lymphoedema after breast cancer: a systematic review and meta-analysis. The Lancet Oncology. 2013;14(6):500-15. doi:10.1016/S1470-2045(13)70076-7.
40. Wang Z, Wu LC, Chen JQ. Sentinel lymph node biopsy compared with axillary lymph node dissection in early breast cancer: a meta-analysis. Breast cancer research and treatment. 2011;129(3):675-89. doi:10.1007/s10549-011-1665-1.
41. Layeequr Rahman R, Crawford SL, Siwawa P. Management of axilla in breast cancer – The saga continues. Breast. 2015;24(4):343-53. doi:10.1016/j.breast.2015.03.010.
42. van der Ploeg IM, Nieweg OE, van Rijk MC, Valdes Olmos RA, Kroon BB. Axillary recurrence after a tumour-negative sentinel node biopsy in breast cancer patients: A systematic review and meta-analysis of the literature. European journal of surgical oncology: the journal of the European Society of Surgical Oncology and the British Association of Surgical Oncology. 2008;34(12):1277-84. doi:10.1016/j.ejso.2008.01.034.
43. van Nijnatten TJA, Simons JM, Smidt ML, et al. A novel less-invasive approach for axillary staging after neoadjuvant chemotherapy in patients with axillary node-positive breast cancer by combining radioactive iodine seed localization in the axilla with the sentinel node procedure (RISAS): A Dutch Prospective Multicenter Validation Study. Clinical breast cancer. 2017;17(5):399-402. doi:10.1016/j.clbc.2017.04.006.
44. Swarnkar PK, Tayeh S, Michell MJ, Mokbel K. The evolving role of marked lymph node biopsy (MLNB) and targeted axillary dissection (TAD) after neoadjuvant chemotherapy (NACT) for node-positive breast cancer: Systematic review and pooled analysis. Cancers (Basel). 2021;13(7)doi:10.3390/cancers13071539.
45. Giuliano AE, Hunt KK, Ballman KV, et al. Axillary dissection vs no axillary dissection in women with invasive breast cancer and sentinel node metastasis: a randomized clinical trial. JAMA. 2011;305(6):569-75. doi:10.1001/jama.2011.90.
46. Sola M, Alberro JA, Fraile M, et al. Complete axillary lymph node dissection versus clinical follow-up in breast cancer patients with sentinel node micrometastasis: final results from the multicenter clinical trial AATRM 048/13/2000. Annals of surgical oncology. Jan 2013;20(1):120-7. doi:10.1245/s10434-012-2569-y.
47. Galimberti V, Cole BF, Zurrida S, et al. Axillary dissection versus no axillary dissection in patients with sentinel-node micrometastases (IBCSG 23-01): a phase 3 randomised controlled trial. The Lancet Oncology. 2013;14(4):297-305. doi:10.1016/S1470-2045(13)70035-4.
48. Donker M, van Tienhoven G, Straver ME, et al. Radiotherapy or surgery of the axilla after a positive

sentinel node in breast cancer (EORTC 10981-22023 AMAROS): a randomised, multicentre, open-label, phase 3 non-inferiority trial. The Lancet Oncology. 2014;15(12):1303-10. doi:10.1016/S1470-2045(14)70460-7.

49. Savolt A, Peley G, Polgar C, et al. Eight-year follow up result of the OTOASOR trial: The optimal treatment of the axilla – Surgery or radiotherapy after positive sentinel lymph node biopsy in early-stage breast cancer: A randomized, single centre, phase III, non-inferiority trial. European journal of surgical oncology: the journal of the European Society of Surgical Oncology and the British Association of Surgical Oncology. 2017;43(4):672-679. doi:10.1016/j.ejso.2016.12.011.

50. Samiei S, Simons JM, Engelen SME, et al. Axillary pathologic complete response after neoadjuvant systemic therapy by breast cancer subtype in patients with initially clinically node-positive disease: A systematic review and meta-analysis. Jama Surg. 2021;156(6):e210891. doi:10.1001/jamasurg.2021.0891.

51. Boughey JC, Suman VJ, Mittendorf EA, et al. Sentinel lymph node surgery after neoadjuvant chemotherapy in patients with node-positive breast cancer: the ACOSOG Z1071 (Alliance) clinical trial. JAMA. 2013;310(14):1455-61. doi:10.1001/jama.2013.278932.

52. Kuehn T, Bauerfeind I, Fehm T, et al. Sentinel-lymph-node biopsy in patients with breast cancer before and after neoadjuvant chemotherapy (SENTINA): a prospective, multicentre cohort study. The Lancet Oncology. 2013;14(7):609-18. doi:10.1016/S1470-2045(13)70166-9.

53. Boileau JF, Poirier B, Basik M, et al. Sentinel node biopsy after neoadjuvant chemotherapy in biopsy-proven node-positive breast cancer: the SN FNAC study. Journal of clinical oncology: official journal of the American Society of Clinical Oncology. Jan 20 2015;33(3):258-64. doi:10.1200/JCO.2014.55.7827.

54. Classe JM, Bordes V, Campion L, et al. Sentinel lymph node biopsy after neoadjuvant chemotherapy for advanced breast cancer: results of ganglion sentinelle et chimiothérapie neoadjuvante, a french prospective multicentric study. Journal of clinical oncology: official journal of the American Society of Clinical Oncology. 2009;27(5):726-32. doi:10.1200/JCO.2008.18.3228.

55. Caudle AS, Yang WT, Krishnamurthy S, et al. Improved axillary evaluation following neoadjuvant therapy for patients with node-positive breast cancer using selective evaluation of clipped nodes: Implementation of targeted axillary dissection. Journal of clinical oncology: official journal of the American Society of Clinical Oncology. 2016;34(10):1072-8. doi:10.1200/JCO.2015.64.0094.

56. Siso C, de Torres J, Esgueva-Colmenarejo A, et al. Intraoperative ultrasound-guided excision of axillary clip in patients with node-positive breast cancer treated with neoadjuvant therapy (ILINA Trial): A new tool to guide the excision of the clipped node after neoadjuvant treatment. Annals of surgical oncology. 2018;25(3):784-791. doi:10.1245/s10434-017-6270-z.

57. Weber WP, Matrai Z, Hayoz S, et al. Tailored axillary surgery in patients with clinically node-positive breast cancer: Pre-planned feasibility substudy of TAXIS (OPBC-03, SAKK 23/16, IBCSG 57-18, ABCSG-53, GBG 101). Breast. 2021;60:98-110. doi:10.1016/j.breast.2021.09.004.

58. Kuemmel S, Heil J, Rueland A, et al. A prospective, multicenter registry study to evaluate the clinical feasibility of targeted axillary dissection (TAD) in node-positive breast cancer patients. Annals of surgery. 2020;doi:10.1097/SLA.0000000000004572.

59. Lohrisch C, Paltiel C, Gelmon K, et al. Impact on survival of time from definitive surgery to initiation of adjuvant chemotherapy for early-stage breast cancer. J Clin Oncol. 2006;24(30):4888-94. doi:10.1200/JCO.2005.01.6089.

60. Gagliato DeM, Gonzalez-Angulo AM, Lei X, et al. Clinical impact of delaying initiation of adjuvant chemotherapy in patients with breast cancer. J Clin Oncol. Mar 10 2014;32(8):735-44. doi:10.1200/JCO.2013.49.7693.

61. Loprinzi CL, Thomé SD. Understanding the utility of adjuvant systemic therapy for primary breast cancer. J Clin Oncol. 2001;19(4):972-9. doi:10.1200/JCO.2001.19.4.972.

62. Varga Z, Sinn P, Seidman AD. Summary of head-to-head comparisons of patient risk classifications by the 21-gene Recurrence Score® (RS) assay and other genomic assays for early breast cancer. Int J Cancer. 08 2019;145(4):882-893. doi:10.1002/ijc.32139.

63. Mauri D, Pavlidis N, Ioannidis JP. Neoadjuvant versus adjuvant systemic treatment in breast cancer: a meta-analysis. J Natl Cancer Inst. 2005;97(3):188-94. doi:10.1093/jnci/dji021.

64. Masuda N, Lee SJ, Ohtani S, et al. Adjuvant capecitabine for breast cancer after preoperative chemotherapy. N Engl J Med. 2017;376(22):2147-2159. doi:10.1056/NEJMoa1612645.

65. von Minckwitz G, Huang CS, Mano MS, et al. Trastuzumab emtansine for residual invasive HER2-positive breast cancer. N Engl J Med. 2019;380(7):617-628. doi:10.1056/NEJMoa1814017.

66. (EBCTCG) EBCTCG. Effects of chemotherapy and hormonal therapy for early breast cancer on recurrence and 15-year survival: an overview of the randomised trials. Lancet. 2005;365(9472):1687-717. doi:10.1016/S0140-6736(05)66544-0.

67. Cardoso F, Kyriakides S, Ohno S, et al. Early breast cancer: ESMO Clinical Practice Guidelines for diagnosis,

68. Schrodi S, Braun M, Andrulat A, et al. Outcome of breast cancer patients with low hormone receptor positivity: analysis of a 15-year population-based cohort. Ann Oncol. 2021;32(11):1410-1424. doi:10.1016/j.annonc.2021.08.1988.
69. Davies C, Godwin J, Gray R, et al. Relevance of breast cancer hormone receptors and other factors to the efficacy of adjuvant tamoxifen: patient-level meta-analysis of randomised trials. Lancet. 2011;378(9793):771-84. doi:10.1016/S0140-6736(11)60993-8.
70. Baum M, Budzar AU, Cuzick J, et al. Anastrozole alone or in combination with tamoxifen versus tamoxifen alone for adjuvant treatment of postmenopausal women with early breast cancer: first results of the ATAC randomised trial. Lancet. 2002;359(9324):2131-9. doi:10.1016/s0140-6736(02)09088-8.
71. Cuzick J, Sestak I, Baum M, et al. Effect of anastrozole and tamoxifen as adjuvant treatment for early-stage breast cancer: 10-year analysis of the ATAC trial. Lancet Oncol. 2010;11(12):1135-41. doi:10.1016/S1470-2045(10)70257-6.
72. Mouridsen H, Giobbie-Hurder A, Goldhirsch A, et al. Letrozole therapy alone or in sequence with tamoxifen in women with breast cancer. N Engl J Med. 2009;361(8):766-76. doi:10.1056/NEJMoa0810818.
73. Regan MM, Neven P, Giobbie-Hurder A, et al. Assessment of letrozole and tamoxifen alone and in sequence for postmenopausal women with steroid hormone receptor-positive breast cancer: the BIG 1-98 randomised clinical trial at 8·1 years median follow-up. Lancet Oncol. 2011;12(12):1101-8. doi:10.1016/S1470-2045(11)70270-4.
74. (EBCTCG) EBCTCG. Aromatase inhibitors versus tamoxifen in early breast cancer: patient-level meta-analysis of the randomised trials. Lancet. 2015;386(10001):1341-1352. doi:10.1016/S0140-6736(15)61074-1.
75. Goss PE, Ingle JN, Martino S, et al. Randomized trial of letrozole following tamoxifen as extended adjuvant therapy in receptor-positive breast cancer: updated findings from NCIC CTG MA.17. J Natl Cancer Inst. 2005;97(17):1262-71. doi:10.1093/jnci/dji250.
76. Mamounas EP, Bandos H, Lembersky BC, et al. Use of letrozole after aromatase inhibitor-based therapy in postmenopausal breast cancer (NRG Oncology/NSABP B-42): a randomised, double-blind, placebo-controlled, phase 3 trial. Lancet Oncol. 2019;20(1):88-99. doi:10.1016/S1470-2045(18)30621-1.
77. Goss PE, Ingle JN, Pritchard KI, et al. Extending aromatase-inhibitor adjuvant therapy to 10 years. N Engl J Med. 2016;375(3):209-19. doi:10.1056/NEJMoa1604700.
78. Blok EJ, Kroep JR, Meershoek-Klein Kranenbarg E, et al. Optimal duration of extended adjuvant endocrine therapy for early breast cancer; results of the ideal trial (BOOG 2006-05). J Natl Cancer Inst. 2018;110(1). doi:10.1093/jnci/djx134.
79. Gnant M, Fitzal F, Rinnerthaler G, et al. Duration of adjuvant aromatase-inhibitor therapy in postmenopausal breast cancer. N Engl J Med. 2021;385(5):395-405. doi:10.1056/NEJMoa2104162.
80. Del Mastro L, Mansutti M, Bisagni G, et al. Extended therapy with letrozole as adjuvant treatment of postmenopausal patients with early-stage breast cancer: a multicentre, open-label, randomised, phase 3 trial. Lancet Oncol. 2021;22(10):1458-1467. doi:10.1016/S1470-2045(21)00352-1.
81. Noordhoek I, Treuner K, Putter H, et al. Breast cancer index predicts extended endocrine benefit to individualize selection of patients with HR. Clin Cancer Res. 2021;27(1):311-319. doi:10.1158/1078-0432.CCR-20-2737.
82. Davies C, Pan H, Godwin J, et al. Long-term effects of continuing adjuvant tamoxifen to 10 years versus stopping at 5 years after diagnosis of oestrogen receptor-positive breast cancer: Atlas, a randomised trial. Lancet. 2013;381(9869):805-16. doi:10.1016/S0140-6736(12)61963-1.
83. Gray R, Rea D, Handley K, et al. TTom: Long-term effects of continuing adjuvant tamoxifen to 10 years versus stopping at 5 years in 6,953 women with early breast cancer. Journal of Clinical Oncology. 2013;5(5):18.
84. Swain SM, Jeong JH, Geyer CE, et al. Longer therapy, iatrogenic amenorrhea, and survival in early breast cancer. N Engl J Med. 2010;362(22):2053-65. doi:10.1056/NEJMoa0909638.
85. Francis PA, Pagani O, Fleming GF, et al. Tailoring adjuvant endocrine therapy for premenopausal breast cancer. N Engl J Med. 2018;379(2):122-137. doi:10.1056/NEJMoa1803164.
86. Regan M, Walley B, Fleming G, et al. Randomized comparison of adjuvant aromatase inhibitor exemestane (E) plus ovarian function suppression (OFS) vs tamoxifen (T) plus OFS in premenopausal women with hormone receptor-positive (HR+) early breast cancer (BC): update of the combined TEXT and SOFT trials. Cancer Research 2022. p. GS2-05.
87. Kim HA, Lee JW, Nam SJ, et al. Adding ovarian suppression to tamoxifen for premenopausal breast cancer: A randomized phase III trial. J Clin Oncol. 2020;38(5):434-443. doi:10.1200/JCO.19.00126.
88. Johnston SRD, Harbeck N, Hegg R, et al. Abemaciclib combined with endocrine therapy for the adjuvant treatment of HR+, HER2-, node-positive, high-risk, early bre-

ast cancer (monarchE). J Clin Oncol. 2020;38(34):3987-3998. doi:10.1200/JCO.20.02514.

89. Mayer EL, Dueck AC, Martin M, et al. Palbociclib with adjuvant endocrine therapy in early breast cancer (PALLAS): interim analysis of a multicentre, open-label, randomised, phase 3 study. Lancet Oncol. 2021;22(2):212-222. doi:10.1016/S1470-2045(20)30642-2.

90. Loibl S, Marmé F, Martin M, et al. Palbociclib for residual high-risk invasive HR-positive and HER2-negative early breast cancer-the penelope-B Trial. J Clin Oncol. 2021;39(14):1518-1530. doi:10.1200/JCO.20.03639.

91. Ma C, Suman V, Leitch A, et al. Alternate: Neoadjuvant endocrine treatment (NET) approaches for clinical stage II or III estrogen receptor-positive HER2-negative breast cancer (ER+ HER2-BC) in postmenopausal (PM) women: Alliance A011106. Journal of Clinical Oncology. 2020;15:suppl 504.

92. Ellis MJ, Suman VJ, Hoog J, et al. Randomized phase II neoadjuvant comparison between letrozole, anastrozole, and exemestane for postmenopausal women with estrogen receptor-rich stage 2 to 3 breast cancer: clinical and biomarker outcomes and predictive value of the baseline PAM50-based intrinsic subtype-ACOSOG Z1031. J Clin Oncol. 2011;29(17):2342-9. doi:10.1200/JCO.2010.31.6950.

93. Harbeck N, Gluz O, Kuemmel S, et al. Endocrine therapy alone in patients with intermediate or high-risk luminal early breast cancer (0-3 lymph nodes), recurrence score < 26 and Ki67 response after preoperative endocrine therapy: primary outcome results from the WSG-ADAPT HR+/HER2-tria. Cancer Research; 2021. p. GS4-04.

94. Carpenter R, Doughty JC, Cordiner C, et al. Optimum duration of neoadjuvant letrozole to permit breast conserving surgery. Breast Cancer Res Treat. 2014;144(3):569-76. doi:10.1007/s10549-014-2835-8.

95. Peto R, Davies C, Godwin J, et al. Comparisons between different polychemotherapy regimens for early breast cancer: meta-analyses of long-term outcome among 100,000 women in 123 randomised trials. Lancet. 2012;379(9814):432-44. doi:10.1016/S0140-6736(11)61625-5.

96. Andre F, Ismaila N, Allison KH, et al. Biomarkers for adjuvant endocrine and chemotherapy in early-stage breast cancer: ASCO Guideline Update. J Clin Oncol. 2022;40(16):1816-1837. doi:10.1200/JCO.22.00069.

97. Sparano JA, Gray RJ, Makower DF, et al. Prospective validation of a 21-gene expression assay in breast cancer. N Engl J Med. 2015;373(21):2005-14. doi:10.1056/NEJMoa1510764.

98. Sparano JA, Gray RJ, Makower DF, et al. Adjuvant chemotherapy guided by a 21-Gene expression assay in breast cancer. N Engl J Med. 2018;379(2):111-121. doi:10.1056/NEJMoa1804710.

99. Sparano JA, Crager MR, Tang G, Gray RJ, Stemmer SM, Shak S. Development and validation of a tool integrating the 21-gene recurrence score and clinical-pathological features to individualize prognosis and prediction of chemotherapy benefit in early breast cancer. J Clin Oncol. 2021;39(6):557-564. doi:10.1200/JCO.20.03007.

100. Kalinsky K, Barlow WE, Gralow JR, et al. 21-Gene assay to inform chemotherapy benefit in node-positive breast cancer. N Engl J Med. 2021;385(25):2336-2347. doi:10.1056/NEJMoa2108873.

101. Cardoso F, van't Veer LJ, Bogaerts J, et al. 70-Gene signature as an aid to treatment decisions in early-stage breast cancer. N Engl J Med. 2016;375(8):717-29. doi:10.1056/NEJMoa1602253.

102. Piccart M, van 't Veer LJ, Poncet C, et al. 70-gene signature as an aid for treatment decisions in early breast cancer: updated results of the phase 3 randomised MINDACT trial with an exploratory analysis by age. Lancet Oncol. 2021;22(4):476-488. doi:10.1016/S1470-2045(21)00007-3.

103. Filipits M, Dubsky P, Rudas M, et al. Prediction of distant recurrence using endopredict among women with ER. Clin Cancer Res. 2019;25(13):3865-3872. doi:10.1158/1078-0432.CCR-19-0376.

104. Sestak I, Buus R, Cuzick J, et al. Comparison of the performance of 6 prognostic signatures for estrogen receptor-positive breast cancer: A secondary analysis of a randomized clinical trial. Jama Oncol. 2018;4(4):545-553. doi:10.1001/jamaoncol.2017.5524.

105. Sgroi DC, Chapman JA, Badovinac-Crnjevic T, et al. Assessment of the prognostic and predictive utility of the Breast Cancer Index (BCI): an NCIC CTG MA.14 study. Breast Cancer Res. 2016;18(1):1. doi:10.1186/s13058-015-0660-6.

106. Rastogi P, Anderson SJ, Bear HD, et al. Preoperative chemotherapy: updates of National Surgical Adjuvant Breast and Bowel Project Protocols B-18 and B-27. J Clin Oncol. 2008;26(5):778-85. doi:10.1200/JCO.2007.15.0235.

107. Boughey JC, McCall LM, Ballman KV, et al. Tumor biology correlates with rates of breast-conserving surgery and pathologic complete response after neoadjuvant chemotherapy for breast cancer: findings from the ACOSOG Z1071 (Alliance) Prospective Multicenter Clinical Trial. Ann Surg. 2014;260(4):608-14; discussion 614-6. doi:10.1097/SLA.0000000000000924.

108. Pilewskie M, Morrow M. Axillary nodal management following neoadjuvant chemotherapy: A review. Jama Oncol. 2017;3(4):549-555. doi:10.1001/jamaoncol.2016.4163.

109. Blum JL, Flynn PJ, Yothers G, et al. Anthracyclines in early breast cancer: The ABC Trials-USOR 06-090, NSABP B-46-I/USOR 07132, and NSABP B-49 (NRG Oncology). J Clin Oncol. 2017;35(23):2647-2655. doi:10.1200/JCO.2016.71.4147.

110. Ross JS, et al. The HER-2 receptor and breast cancer: ten years of targeted anti-HER-2 therapy and personalized medicine. The oncologist. 2009;14(4)doi:10.1634/theoncologist.2008-0230.

111. Gianni L, Eiermann W, Semiglazov V, et al. Follow-up results of NOAH, a randomized phase III trial evaluating neoadjuvant chemotherapy with trastuzumab (CT+H) followed by adjuvant H versus CT alone, in patients with HER2-positive locally advanced breast cancer. J Clin Oncol; 2013. p. 31s:503.

112. Gianni L, et al. Efficacy and safety of neoadjuvant pertuzumab and trastuzumab in women with locally advanced, inflammatory, or early HER2-positive breast cancer (NeoSphere): a randomised multicentre, open-label, phase 2 trial. The Lancet Oncology. 2012;13(1)25-32.doi:10.1016/S1470-2045(11)70336-9.

113. Schneeweiss A, et al. Pertuzumab plus trastuzumab in combination with standard neoadjuvant anthracycline-containing and anthracycline-free chemotherapy regimens in patients with HER2-positive early breast cancer: a randomized phase II cardiac safety study (TRYPHAENA). Annals of oncology: official journal of the European Society for Medical Oncology. 2018;19(10):e521-e533.doi:10.1093/annonc/mdt182.

114. Baselga J, et al. Lapatinib with trastuzumab for HER2-positive early breast cancer (NeoALTTO): a randomised, open-label, multicentre, phase 3 trial. Lancet (London, England). 2012;379(9816):633-40. doi:10.1016/S0140-6736(11)61847-3.

115. Guarneri V, et al. Preoperative chemotherapy plus trastuzumab, lapatinib, or both in human epidermal growth factor receptor 2-positive operable breast cancer: results of the randomized phase II CHER-LOB study. Journal of clinical oncology: official journal of the American Society of Clinical Oncology. 2012;30(16):1989-95.doi:10.1200/JCO.2011.39.0823.

116. Rimawi MF, et al. Multicenter phase II study of neoadjuvant lapatinib and trastuzumab with hormonal therapy and without chemotherapy in patients with human epidermal growth factor receptor 2-overexpressing breast cancer: TBCRC 006. Journal of clinical oncology: official journal of the American Society of Clinical Oncology. 2013;31(14)1726-31.doi:10.1200/JCO.2012.44.8027.

117. Guarneri V, et al. Survival after neoadjuvant therapy with trastuzumab-lapatinib and chemotherapy in patients with HER2-positive early breast cancer: a meta-analysis of randomized trials. ESMO open. 2022;7(2)100433.doi:10.1016/j.esmoop.2022.100433.

118. Harbeck N, Gluz O, Christgen M, et al. Efficacy of 12-weeks of neoadjuvant TDM1 with or without endocrine therapy in HER2-positive hormone-receptor-positive early breast cancer: WSG-ADAPT HER2+/HR + phase II trial.: J Clin Oncol. 2015;33(15):506-506.

119. Hurvitz SA, et al. Neoadjuvant trastuzumab, pertuzumab, and chemotherapy versus trastuzumab emtansine plus pertuzumab in patients with HER2-positive breast cancer (KRISTINE): a randomised, open-label, multicentre, phase 3 trial. The Lancet Oncology. 2018;19(1):115-126.doi:10.1016/S1470-2045(17)30716-7.

120. von Minckwitz G, Procter M, de Azambuja E, et al. Adjuvant pertuzumab and trastuzumab in early HER2-positive breast cancer. N Engl J Med. 2017;377(2):122-131. doi:10.1056/NEJMoa1703643.

121. Piccart M, et al. Adjuvant pertuzumab and trastuzumab in early HER2-positive breast cancer in the APHINITY trial: 6 years' follow-up. Journal of clinical oncology: official journal of the American Society of Clinical Oncology. 2021;39(13).doi:10.1200/JCO.20.01204.

122. Chan A, Moy B, Mansi J, et al. Final efficacy results of neratinib in HER2-positive hormone receptor-positive early-stage breast cancer from the phase III ExteNET Trial. Clin Breast Cancer. 2021;21(1):80-91.e7. doi:10.1016/j.clbc.2020.09.014.

123. Modi S, Saura C, Yamashita T, et al. Trastuzumab deruxtecan in previously treated HER2-positive breast cancer. N Engl J Med. 2020;382:610-621.doi:10.1056/NEJMoa1914510.

124. Cortés J, et al. Trastuzumab deruxtecan versus trastuzumab emtansine for breast cancer. The New England journal of medicine. 2022;386:1143-1154.doi:10.1056/NEJMoa2115022.

125. Modi S, Jacot W, Yamashita T, et al. Trastuzumab deruxtecan in previously treated HER2-low advanced breast cancer. New England Journal of Medicine. 2022.

126. Murthy RK, Loi S, Okines A, et al. Tucatinib, trastuzumab, and capecitabine for HER2-positive metastatic breast cancer. N Engl J Med. 2020;382:597-609. doi:10.1056/NEJMoa1914609.

127. Joensuu H, Fraser J, Wildiers H, et al. Effect of adjuvant trastuzumab for a duration of 9 weeks vs 1 year with concomitant chemotherapy for early human epidermal growth factor receptor 2-positive breast cancer: The SOLD randomized clinical trial. Jama Oncol. 2018;4(9):1199-1206. doi:10.1001/jamaoncol.2018.1380.

128. Conte P, Frassoldati A, Bisagni G, et al. Nine weeks versus 1 year adjuvant trastuzumab in combination with chemotherapy: final results of the phase III randomized Short-HER study‡. Ann Oncol. 2018;29(12):2328-2333. doi:10.1093/annonc/mdy414.

129. Mavroudis D, Saloustros E, Malamos N, et al. Six versus 12 months of adjuvant trastuzumab in combination with dose-dense chemotherapy for women with HER2-positive breast cancer: a multicenter randomized study by the Hellenic Oncology Research Group (HORG). Ann Oncol. 2015;26(7):1333-40. doi:10.1093/annonc/mdv213.

130. Pivot X, Romieu G, Debled M, et al. 6 months versus 12 months of adjuvant trastuzumab in early breast cancer (PHARE): final analysis of a multicentre, open-label, phase 3 randomised trial. Lancet. 2019;393(10191):2591-2598. doi:10.1016/S0140-6736(19)30653-1.

131. Earl HM, Hiller L, Vallier AL, et al. 6 versus 12 months of adjuvant trastuzumab for HER2-positive early breast cancer (PERSEPHONE): 4-year disease-free survival results of a randomised phase 3 non-inferiority trial. Lancet. 2019;393(10191):2599-2612. doi:10.1016/S0140-6736(19)30650-6.

132. Cameron D, Piccart-Gebhart MJ, Gelber RD, et al. 11 years' follow-up of trastuzumab after adjuvant chemotherapy in HER2-positive early breast cancer: final analysis of the HERceptin Adjuvant (HERA) trial. Lancet. 2017;389(10075):1195-1205. doi:10.1016/S0140-6736(16)32616-2.

133. Slamon D, Eiermann W, Robert N, et al. Adjuvant trastuzumab in HER2-positive breast cancer. N Engl J Med. 2011;365(14):1273-83. doi:10.1056/NEJMoa0910383.

134. van der Voort A, van Ramshorst M, van Werkhoven E, al e. Three-year follow-up of neoadjuvant chemotherapy with or without anthracyclines in the presence of dual HER2-blockade for HER2-positive breast cancer (TRAIN-2): A randomized phase III trial. Journal of Clinical Oncology. 2020;15:suppl.501.

135. Tolaney SM, Barry WT, Dang CT, et al. Adjuvant paclitaxel and trastuzumab for node-negative, HER2-positive breast cancer. N Engl J Med. Jan 2015;372(2):134-41. doi:10.1056/NEJMoa1406281.

136. Tolaney SM, et al. Seven-year follow up analysis of adjuvant paclitaxel and trastuzumab trial for node--negative, human epidermal growth factor receptor 2-positive breast cancer. Journal of clinical oncology: official journal of the American Society of Clinical Oncology. 2019;37(22):1868-1875.doi:10.1200/JCO.19.00066.

137. Tolaney S, Trippa L, Barry W, et al. A randomized phase II study of adjuvant trastuzumab emtansine (TDM1) vs paclitaxel (T) in combination with trastuzumab (H) for stage I HER2-positive breast cancer (BC) (ATEMPT). Cancer Res. 2020. p. abstr TBCRC 033.

138. Dieci MV, Orvieto E, Dominici M, Conte P, Guarneri V. Rare breast cancer subtypes: histological, molecular, and clinical peculiarities. Oncologist. 2014;19(8):805-13. doi:10.1634/theoncologist.2014-0108.

139. Lehmann BD, Pietenpol JA. Identification and use of biomarkers in treatment strategies for triple-negative breast cancer subtypes. J Pathol. 2014;232(2):142-50. doi:10.1002/path.4280.

140. Korde LA, Somerfield MR, Carey LA, et al. Neoadjuvant chemotherapy, endocrine therapy, and targeted therapy for breast cancer: ASCO Guideline. J Clin Oncol. 2021;39(13):1485-1505. doi:10.1200/JCO.20.03399.

141. Denduluri N, Somerfield MR, Chavez-MacGregor M, et al. Selection of optimal adjuvant chemotherapy and targeted therapy for early breast cancer: ASCO Guideline Update. J Clin Oncol. 2021;39(6):685-693. doi:10.1200/JCO.20.02510.

142. Bonadonna G, Brusamolino E, Valagussa P, et al. Combination chemotherapy as an adjuvant treatment in operable breast cancer. N Engl J Med. 1976;294(8):405-10. doi:10.1056/NEJM197602192940801.

143. Fisher B, Redmond C, Wickerham DL, et al. Doxorubicin-containing regimens for the treatment of stage II breast cancer: The National Surgical Adjuvant Breast and Bowel Project experience. J Clin Oncol. 1989;7(5):572-82. doi:10.1200/JCO.1989.7.5.572.

144. Fisher B, Anderson S, Tan-Chiu E, et al. Tamoxifen and chemotherapy for axillary node-negative, estrogen receptor-negative breast cancer: findings from National Surgical Adjuvant Breast and Bowel Project B-23. J Clin Oncol. 2001;19(4):931-42. doi:10.1200/JCO.2001.19.4.931.

145. Henderson IC, Berry DA, Demetri GD, et al. Improved outcomes from adding sequential Paclitaxel but not from escalating Doxorubicin dose in an adjuvant chemotherapy regimen for patients with node-positive primary breast cancer. J Clin Oncol. 2003;21(6):976-83. doi:10.1200/JCO.2003.02.063.

146. Jones S, Holmes FA, O'Shaughnessy J, et al. Docetaxel with cyclophosphamide is associated with an overall survival benefit compared with doxorubicin and cyclophosphamide: 7-year follow-up of US Oncology Research Trial 9735. J Clin Oncol. 2009;27(8):1177-83. doi:10.1200/JCO.2008.18.4028.

147. Nitz U, Gluz O, Clemens M, et al. West german study plan B trial: Adjuvant four cycles of epirubicin and cyclophosphamide plus docetaxel versus six cycles of docetaxel and cyclophosphamide in HER2-negative early breast cancer. J Clin Oncol. 2019;37(10):799-808. doi:10.1200/JCO.18.00028.

148. Sparano JA, Wang M, Martino S, et al. Weekly paclitaxel in the adjuvant treatment of breast cancer. N Engl J Med. 2008;358(16):1663-71. doi:10.1056/NEJMoa0707056.

149. Sparano JA, Zhao F, Martino S, et al. Long-term follow--up of the E1199 phase III trial evaluating the role of taxane and schedule in operable breast cancer.

150. Citron ML, Berry DA, Cirrincione C, et al. Randomized trial of dose-dense versus conventionally scheduled and sequential versus concurrent combination chemotherapy as postoperative adjuvant treatment of node-positive primary breast cancer: first report of Intergroup Trial C9741/Cancer and Leukemia Group B Trial 9741. J Clin Oncol. 2003;21(8):1431-9. doi:10.1200/JCO.2003.09.081.

151. EBCTCG. Increasing the dose intensity of chemotherapy by more frequent administration or sequential scheduling: a patient-level meta-analysis of 37 298 women with early breast cancer in 26 randomised trials. Lancet. 2019;393(10179):1440-1452. doi:10.1016/S0140-6736(18)33137-4.

152. Zaheed M, Wilcken N, Willson ML, O'Connell DL, Goodwin A. Sequencing of anthracyclines and taxanes in neoadjuvant and adjuvant therapy for early breast cancer. Cochrane Database Syst Rev. 2019;2:CD012873. doi:10.1002/14651858.CD012873.pub2.

153. Bines J, Small IA, Sarmento R, et al. Does the sequence of anthracycline and taxane matter? The NeoSAMBA Trial. Oncologist. 2020;25(9):758-764. doi:10.1634/theoncologist.2019-0805.

154. von Minckwitz G, Schneeweiss A, Loibl S, et al. Neoadjuvant carboplatin in patients with triple-negative and HER2-positive early breast cancer (GeparSixto; GBG 66): a randomised phase 2 trial. Lancet Oncol. 2014;15(7):747-56. doi:10.1016/S1470-2045(14)70160-3.

155. Sikov WM, Berry DA, Perou CM, et al. Impact of the addition of carboplatin and/or bevacizumab to neoadjuvant once-per-week paclitaxel followed by dose-dense doxorubicin and cyclophosphamide on pathologic complete response rates in stage II to III triple-negative breast cancer: CALGB 40603 (Alliance). J Clin Oncol. 2015;33(1):13-21. doi:10.1200/JCO.2014.57.0572.

156. Loibl S, O'Shaughnessy J, Untch M, et al. Addition of the PARP inhibitor veliparib plus carboplatin or carboplatin alone to standard neoadjuvant chemotherapy in triple-negative breast cancer (BrighTNess): a randomised, phase 3 trial. Lancet Oncol. 2018;19(4):497-509. doi:10.1016/S1470-2045(18)30111-6.

157. Cortazar P, Zhang L, Untch M, et al. Pathological complete response and long-term clinical benefit in breast cancer: the CTNeoBC pooled analysis. Lancet. 2014;384(9938):164-72. doi:10.1016/S0140-6736(13)62422-8.

158. Geyer CE, Sikov WM, Huober J, et al. Long-term efficacy and safety of addition of carboplatin with or without veliparib to standard neoadjuvant chemotherapy in triple-negative breast cancer: 4-year follow-up data from BrighTNess, a randomized phase III trial. Ann Oncol. 2022;33(4):384-394. doi:10.1016/j.annonc.2022.01.009.

159. Bonadio RRCC, Fogace RN, Miranda VC, Diz MDPE. Homologous recombination deficiency in ovarian cancer: a review of its epidemiology and management. Clinics (Sao Paulo). 2018;73(1):e450s. doi:10.6061/clinics/2018/e450s.

160. Hahnen E, Lederer B, Hauke J, et al. Germline mutation status, pathological complete response, and disease-free survival in triple-negative breast cancer: Secondary analysis of the geparsixto randomized clinical trial. JAMA Oncol. 2017;3(10):1378-1385. doi:10.1001/jamaoncol.2017.1007.

161. Schmid P, Dent R, O'Shaughnessy J. Pembrolizumab for early triple-negative breast cancer reply. N Engl J Med. 2020;382(26):e108. doi:10.1056/NEJMc2006684.

162. Mittendorf EA, Zhang H, Barrios CH, et al. Neoadjuvant atezolizumab in combination with sequential nab-paclitaxel and anthracycline-based chemotherapy versus placebo and chemotherapy in patients with early-stage triple-negative breast cancer (IMpassion031): a randomised, double-blind, phase 3 trial. Lancet. 2020;396(10257):1090-1100. doi:10.1016/S0140-6736(20)31953-X.

163. Schmid P, Cortes J, Dent R, et al. Event-free survival with pembrolizumab in early triple-negative breast cancer. N Engl J Med. 2022;386(6):556-567. doi:10.1056/NEJMoa2112651.

164. Loibl S, Schneeweiss A, Huober J, et al. Durvalumab improves long-term outcome in TNBC: results from the phase II randomized GeparNUEVO study investigating neodjuvant durvalumab in addition to an anthracycline/taxane based neoadjuvant chemotherapy in early triple-negative breast cancer (TNBC). Journal of Clinical Oncology. 2021;p.506.

165. Liedtke C, Mazouni C, Hess KR, et al. Response to neoadjuvant therapy and long-term survival in patients with triple-negative breast cancer. J Clin Oncol. 2008;26(8):1275-81. doi:10.1200/JCO.2007.14.4147.

166. Tutt ANJ, Garber JE, Kaufman B, et al. Adjuvant olaparib for patients with BRCA1 – or BRCA2 – mutated breast cancer. N Engl J Med. 2021;384(25):2394-2405. doi:10.1056/NEJMoa2105215.

167. Tutt A, Garber J, Gelber R, Phillips K-A, et al. Pre-specified event driven analysis of overall survival (OS) in the olympia phase III trial of adjuvant olaparib (OL) in germline BRCA1/2 mutation (gBRCAm) associated breast cancer. ESMO Virtual Plenary; 16-17 March 2022.

168. EBCTCG. Adjuvant bisphosphonate treatment in early breast cancer: meta-analyses of individual patient data

from randomised trials. Lancet. 2015;386(10001):1353-1361. doi:10.1016/S0140-6736(15)60908-4.

169. Coleman R, Hadji P, Body JJ, et al. Bone health in cancer: ESMO Clinical Practice Guidelines. Ann Oncol. 2020;31(12):1650-1663. doi:10.1016/j.annonc.2020.07.019.

170. Gnant M, Frantal S, Pfeiler G, et al. Long-term outcomes of adjuvant denosumab in breast cancer: Fracture reduction and survival results from 3,425 patients in the randomised, double-blind, placebo-controlled ABCSG-18 trial. Journal of Clinical Oncology; 2022;(6):507.

171. Darby S, McGale P, Correa C, et al. Effect of radiotherapy after breast-conserving surgery on 10-year recurrence and 15-year breast cancer death: meta-analysis of individual patient data for 10,801 women in 17 randomised trials. Lancet. 2011;378(9804):1707-16. doi:10.1016/S0140-6736(11)61629-2.

172. Hughes KS, Schnaper LA, Bellon JR, et al. Lumpectomy plus tamoxifen with or without irradiation in women age 70 years or older with early breast cancer: long-term follow-up of CALGB 9343. J Clin Oncol. 2013;31(19):2382-7. doi:10.1200/JCO.2012.45.2615.

173. Hughes KS, Schnaper LA, Berry D, et al. Lumpectomy plus tamoxifen with or without irradiation in women 70 years of age or older with early breast cancer. N Engl J Med. 2004;351(10):971-7. doi:10.1056/NEJMoa040587.

174. Fyles AW, McCready DR, Manchul LA, et al. Tamoxifen with or without breast irradiation in women 50 years of age or older with early breast cancer. N Engl J Med. 2004;351(10):963-70. doi:10.1056/NEJMoa040595.

175. Kunkler IH, Williams LJ, Jack WJ, Cameron DA, Dixon JM, investigators PI. Breast-conserving surgery with or without irradiation in women aged 65 years or older with early breast cancer (PRIME II): a randomised controlled trial. Lancet Oncol. 2015;16(3):266-73. doi:10.1016/S1470-2045(14)71221-5.

176. Overgaard M, Hansen PS, Overgaard J, et al. Postoperative radiotherapy in high-risk premenopausal women with breast cancer who receive adjuvant chemotherapy. Danish Breast Cancer Cooperative Group 82b Trial. N Engl J Med. 02 1997;337(14):949-55. doi:10.1056/NEJM199710023371401.

177. Overgaard M, Jensen MB, Overgaard J, et al. Postoperative radiotherapy in high-risk postmenopausal breast-cancer patients given adjuvant tamoxifen: Danish Breast Cancer Cooperative Group DBCG 82c randomised trial. Lancet. 1999;353(9165):1641-8. doi:10.1016/S0140-6736(98)09201-0.

178. Ragaz J, Olivotto IA, Spinelli JJ, et al. Locoregional radiation therapy in patients with high-risk breast cancer receiving adjuvant chemotherapy: 20-year results of the British Columbia randomized trial. J Natl Cancer Inst. 2005;97(2):116-26. doi:10.1093/jnci/djh297.

179. Recht A, Edge SB, Solin LJ, et al. Postmastectomy radiotherapy: clinical practice guidelines of the American Society of Clinical Oncology. J Clin Oncol. 2001;19(5):1539-69. doi:10.1200/JCO.2001.19.5.1539.

180. McGale P, Taylor C, Correa C, et al. Effect of radiotherapy after mastectomy and axillary surgery on 10-year recurrence and 20-year breast cancer mortality: meta-analysis of individual patient data for 8135 women in 22 randomised trials. Lancet. 2014;383(9935):2127-35. doi:10.1016/S0140-6736(14)60488-8.

181. Poortmans PM, Collette S, Kirkove C, et al. Internal mammary and medial supraclavicular irradiation in breast cancer. N Engl J Med. 2015;373(4):317-27. doi:10.1056/NEJMoa1415369.

182. Nielsen HM, Overgaard M, Grau C, Jensen AR, Overgaard J, Group DBCC. Study of failure pattern among high-risk breast cancer patients with or without postmastectomy radiotherapy in addition to adjuvant systemic therapy: long-term results from the Danish Breast Cancer Cooperative Group DBCG 82 b and c randomized studies. J Clin Oncol. 2006;24(15):2268-75. doi:10.1200/JCO.2005.02.8738.

183. Jagsi R, Raad RA, Goldberg S, et al. Locoregional recurrence rates and prognostic factors for failure in node-negative patients treated with mastectomy: implications for postmastectomy radiation. Int J Radiat Oncol Biol Phys. 2005;62(4):1035-9. doi:10.1016/j.ijrobp.2004.12.014.

184. Truong PT, Lesperance M, Culhaci A, Kader HA, Speers CH, Olivotto IA. Patient subsets with T1-T2, node-negative breast cancer at high locoregional recurrence risk after mastectomy. Int J Radiat Oncol Biol Phys. 2005;62(1):175-82. doi:10.1016/j.ijrobp.2004.09.013.

185. Abdulkarim BS, Cuartero J, Hanson J, Deschênes J, Lesniak D, Sabri S. Increased risk of locoregional recurrence for women with T1-2N0 triple-negative breast cancer treated with modified radical mastectomy without adjuvant radiation therapy compared with breast-conserving therapy. J Clin Oncol. Jul 2011;29(21):2852-8. doi:10.1200/JCO.2010.33.4714.

186. Rowell NP. Radiotherapy to the chest wall following mastectomy for node-negative breast cancer: a systematic review. Radiother Oncol. 2009;91(1):23-32. doi:10.1016/j.radonc.2008.09.026.

187. Liu J, Mao K, Jiang S, et al. The role of postmastectomy radiotherapy in clinically node-positive, stage II-III breast cancer patients with pathological negative nodes after neoadjuvant chemotherapy: an analysis from the NCDB. Oncotarget. 2016;7(17):24848-59. doi:10.18632/oncotarget.6664.

188. Huang EH, Tucker SL, Strom EA, et al. Postmastectomy radiation improves local-regional control and survival for selected patients with locally advanced breast cancer treated with neoadjuvant chemotherapy and mastectomy. J Clin Oncol. 2004;22(23):4691-9. doi:10.1200/JCO.2004.11.129.

189. Abdel-Wahab M, Wolfson A, Raub W, et al. The importance of postoperative radiation therapy in multimodality management of locally advanced breast cancer: a phase II trial of neoadjuvant MVAC, surgery, and radiation. Int J Radiat Oncol Biol Phys. 1998;40(4):875-80. doi:10.1016/s0360-3016(97)00897-3.

190. Buchholz TA, Tucker SL, Masullo L, et al. Predictors of local-regional recurrence after neoadjuvant chemotherapy and mastectomy without radiation. J Clin Oncol. 2002;20(1):17-23. doi:10.1200/JCO.2002.20.1.17.

191. Ring A, Webb A, Ashley S, et al. Is surgery necessary after complete clinical remission following neoadjuvant chemotherapy for early breast cancer? J Clin Oncol. 2003;21(24):4540-5. doi:10.1200/JCO.2003.05.208.

192. Huang EH, Tucker SL, Strom EA, et al. Predictors of locoregional recurrence in patients with locally advanced breast cancer treated with neoadjuvant chemotherapy, mastectomy, and radiotherapy. Int J Radiat Oncol Biol Phys. Jun 2005;62(2):351-7. doi:10.1016/j.ijrobp.2004.09.056.

193. Mamounas EP, Anderson SJ, Dignam JJ, et al. Predictors of locoregional recurrence after neoadjuvant chemotherapy: results from combined analysis of National Surgical Adjuvant Breast and Bowel Project B-18 and B-27. J Clin Oncol. Nov 2012;30(32):3960-6. doi:10.1200/JCO.2011.40.8369.

194. Solin LJ, Gray R, Baehner FL, et al. A multigene expression assay to predict local recurrence risk for ductal carcinoma in situ of the breast. J Natl Cancer Inst. May 2013;105(10):701-10. doi:10.1093/jnci/djt067.

195. Rakovitch E, Nofech-Mozes S, Hanna W, et al. A large prospectively designed study of the DCIS score: Recurrence risk after local excision for ductal carcinoma in situ patients with and without irradiation. Cancer Res; 2015. p. 75.

196. Rakovitch E, Sutradhar R, Nofech-Mozes S, et al. 21-Gene assay and breast cancer mortality in ductal carcinoma in situ. J Natl Cancer Inst. 2021;113(5):572-579. doi:10.1093/jnci/djaa179.

197. Bijker N, Meijnen P, Peterse JL, et al. Breast-conserving treatment with or without radiotherapy in ductal carcinoma-in-situ: ten-year results of European Organisation for Research and Treatment of Cancer randomized phase III trial 10853--a study by the EORTC Breast Cancer Cooperative Group and EORTC Radiotherapy Group. J Clin Oncol. Jul 2006;24(21):3381-7. doi:10.1200/JCO.2006.06.1366.

198. Goodwin A, Parker S, Ghersi D, Wilcken N. Postoperative radiotherapy for ductal carcinoma in situ of the breast-a systematic review of the randomised trials. Breast. 2009;18(3):143-9. doi:10.1016/j.breast.2009.04.003.

199. Hughes LL, Wang M, Page DL, et al. Local excision alone without irradiation for ductal carcinoma in situ of the breast: a trial of the Eastern Cooperative Oncology Group. J Clin Oncol. 2009;27(32):5319-24. doi:10.1200/JCO.2009.21.8560.

200. Solin LJ, Gray R, Hughes LL, et al. Surgical excision without radiation for ductal carcinoma in situ of the breast: 12-year results from the ECOG-ACRIN E5194 Study. J Clin Oncol. 2015;33(33):3938-44. doi:10.1200/JCO.2015.60.8588.

201. McCormick B, Winter K, Hudis C, et al. RTOG 9804: a prospective randomized trial for good-risk ductal carcinoma in situ comparing radiotherapy with observation. J Clin Oncol. 2015;33(7):709-15. doi:10.1200/JCO.2014.57.9029.

202. McCormick B, Winter KA, Woodward W, et al. Randomized phase III trial evaluating radiation following surgical excision for good-risk ductal carcinoma in situ: long-term report from NRG Oncology/RTOG 9804. J Clin Oncol. 2021;39(32):3574-3582. doi:10.1200/JCO.21.01083.

203. Yarnold J, Ashton A, Bliss J, et al. Fractionation sensitivity and dose response of late adverse effects in the breast after radiotherapy for early breast cancer: long-term results of a randomised trial. Radiother Oncol. 2005;75(1):9-17. doi:10.1016/j.radonc.2005.01.005.

204. Bentzen SM, Agrawal RK, Aird EG, et al. The UK standardisation of breast radiotherapy (START) Trial B of radiotherapy hypofractionation for treatment of early breast cancer: a randomised trial. Lancet. 2008;371(9618):1098-107. doi:10.1016/S0140-6736(08)60348-7.

205. Bentzen SM, Agrawal RK, Aird EG, et al. The UK Standardisation of Breast Radiotherapy (START) Trial A of radiotherapy hypofractionation for treatment of early breast cancer: a randomised trial. Lancet Oncol. 2008;9(4):331-41. doi:10.1016/S1470-2045(08)70077-9.

206. Whelan TJ, Pignol JP, Levine MN, et al. Long-term results of hypofractionated radiation therapy for breast cancer. N Engl J Med. 2010;362(6):513-20. doi:10.1056/NEJMoa0906260.

207. Offersen BV, Alsner J, Nielsen HM, et al. Hypofractionated versus standard fractionated radiotherapy in patients with early breast cancer or ductal carcinoma in situ in a randomized phase III Trial: The DBCG HYPO Trial. J Clin Oncol. 2020;38(31):3615-3625. doi:10.1200/JCO.20.01363.

208. Wang SL, Fang H, Song YW, et al. Hypofractionated versus conventional fractionated postmastectomy radiotherapy for patients with high-risk breast cancer: a randomised, non-inferiority, open-label, phase 3 trial. Lancet Oncol. 2019;20(3):352-360. doi:10.1016/S1470-2045(18)30813-1.

209. Haviland JS, et al. The UK Standardisation of Breast Radiotherapy (START) trials of radiotherapy hypofractionation for treatment of early breast cancer: 10-year follow-up results of two randomised controlled trials. The Lancet Oncology. 2013;14(11):1086-1094. doi:10.1016/S1470-2045(13)70386-3.

210. Hickey BE, et al. Fraction size in radiation therapy for breast conservation in early breast cancer. The Cochrane database of systematic reviews. 07/18/2016 2016;7(7) CD003860.doi:10.1002/14651858.CD003860.pub4.

211. Smith BD, et al. Radiation therapy for the whole breast: Executive summary of an American Society for Radiation Oncology (ASTRO) evidence-based guideline. Practical radiation oncology. 2018;8(3):145-152. doi:10.1016/j.prro.2018.01.012.

212. Sayan M, et al. Hypofractionated postmastectomy radiation therapy. Advances in radiation oncology. 2020;6(1):100618. doi:10.1016/j.adro.2020.11.003.

213. Liu L, et al. Comparing hypofractionated to conventional fractionated radiotherapy in postmastectomy breast cancer: a meta-analysis and systematic review. Radiation oncology (London, England). 2020;15(1). doi:10.1186/s13014-020-1463-1.

214. Brunt AM, et al. Ten-year results of fast: a randomized controlled trial of 5-fraction whole-breast radiotherapy for early breast cancer. Journal of clinical oncology: official journal of the American Society of Clinical Oncology. 2020;38(28). doi:10.1200/JCO.19.02750.

215. Brunt AM, et al. Hypofractionated breast radiotherapy for 1 week versus 3 weeks (FAST-Forward): 5-year efficacy and late normal tissue effects results from a multicentre, non-inferiority, randomised, phase 3 trial. Lancet. 2020;395(10237). doi:10.1016/S0140-6736(20)30932-6.

216. Smith BD, et al. Accelerated partial breast irradiation consensus statement from the American Society for Radiation Oncology (ASTRO). International journal of radiation oncology, biology, physics. 2009;74(4). doi:10.1016/j.ijrobp.2009.02.031.

217. Arthur DW, et al. Accelerated partial breast irradiation: an updated report from the American Brachytherapy Society. Brachytherapy. 2003;2(2). doi:10.1016/S1538-4721(03)00107-7.

218. Polgar C, et al. Patient selection for accelerated partial-breast irradiation (APBI) after breast-conserving surgery: recommendations of the Groupe Européen de Curiethérapie-European Society for Therapeutic Radiology and Oncology (GEC-ESTRO) breast cancer working group based on clinical evidence (2009). Radiotherapy and oncology: journal of the European Society for Therapeutic Radiology and Oncology. 2010;94(3). doi:10.1016/j.radonc.2010.01.014.

219. Polgar C, et al. Breast-conserving surgery followed by partial or whole breast irradiation: twenty-year results of a phase 3 clinical study. International journal of radiation oncology, biology, physics. 2021;109(4). doi:10.1016/j.ijrobp.2020.11.006.

220. Strnad V, et al. 5-year results of accelerated partial breast irradiation using sole interstitial multicatheter brachytherapy versus whole-breast irradiation with boost after breast-conserving surgery for low-risk invasive and in-situ carcinoma of the female breast: a randomised, phase 3, non-inferiority trial. Lancet. 2016;387(10015).doi:10.1016/S0140-6736(15)00471-7.

221. Vicini FA, et al. Long-term primary results of accelerated partial breast irradiation after breast-conserving surgery for early-stage breast cancer: a randomised, phase 3, equivalence trial. Lancet. 2019;394(10215). doi:10.1016/S0140-6736(19)32514-0.

222. Julian T, Constantino, JP, Vicini, FA, et al. Early toxicity results with 3D conformal external beam (CEBT) from the NSABP B-39/RTOG 0413 accelerated partial breast irradiation (APBI) trial. J Clin Oncol. 2011;S1011.

223. Coles CE, et al. Partial-breast radiotherapy after breast conservation surgery for patients with early breast cancer (UK IMPORT LOW trial): 5-year results from a multicentre, randomised, controlled, phase 3, non-inferiority trial. Lancet (London, England). 2017;390(10099). doi:10.1016/S0140-6736(17)31145-5.

224. Meattini I, et al. Accelerated partial-breast irradiation compared with whole-breast irradiation for early breast cancer: long-term results of the randomized phase III APBI-IMRT-florence trial. Journal of clinical oncology: official journal of the American Society of Clinical Oncology. 2020;38(35). doi:10.1200/JCO.20.00650.

225. Whelan TJ, et al. External beam accelerated partial breast irradiation versus whole breast irradiation after breast conserving surgery in women with ductal carcinoma in situ and node-negative breast cancer (RAPID): a randomised controlled trial. Lancet. 2019;394(10215). doi:10.1016/S0140-6736(19)32515-2.

226. Orecchia R, et al. Intraoperative irradiation for early breast cancer (ELIOT): long-term recurrence and survival outcomes from a single-centre, randomised, phase 3 equivalence trial. The Lancet Oncology. 2021;22(5). doi:10.1016/S1470-2045(21)00080-2.

227. Vaidya JS, et al. Long term survival and local control outcomes from single dose targeted intraoperative radiotherapy during lumpectomy (TARGIT-IORT) for early breast cancer: TARGIT-A randomised clinical trial.

228. Correa C, et al. Accelerated partial breast irradiation: executive summary for the update of an ASTRO Evidence-Based Consensus Statement. Practical radiation oncology. 2017;7(2):73-79.doi:10.1016/j.prro.2016.09.007.

229. Siegel RL, Miller KD, Jemal A. Cancer Statistics, 2017. CA Cancer J Clin. 2017;67(1):7-30. doi:10.3322/caac.21387.

230. Anderson WF, Althuis MD, Brinton LA, Devesa SS. Is male breast cancer similar or different than female breast cancer? Breast Cancer Res Treat. 2004;83(1):77-86. doi:10.1023/B:BREA.0000010701.08825.2d.

231. Friedman LS, Gayther SA, Kurosaki T, et al. Mutation analysis of BRCA1 and BRCA2 in a male breast cancer population. Am J Hum Genet. Feb 1997;60(2):313-9.

232. Thorlacius S, Olafsdottir G, Tryggvadottir L, et al. A single BRCA2 mutation in male and female breast cancer families from Iceland with varied cancer phenotypes. Nat Genet. 1996;13(1):117-9. doi:10.1038/ng0596-117.

233. Tai YC, Domchek S, Parmigiani G, Chen S. Breast cancer risk among male BRCA1 and BRCA2 mutation carriers. J Natl Cancer Inst. 2007;99(23):1811-4. doi:10.1093/jnci/djm203.

234. Giordano SH, Buzdar AU, Hortobagyi GN. Breast cancer in men. Ann Intern Med. 2002;137(8):678-87. doi:10.7326/0003-4819-137-8-200210150-00013.

235. Anderson WF, Devesa SS. In situ male breast carcinoma in the Surveillance, Epidemiology, and End Results database of the National Cancer Institute. Cancer. 2005;104(8):1733-41. doi:10.1002/cncr.21353.

236. Giordano SH, Cohen DS, Buzdar AU, Perkins G, Hortobagyi GN. Breast carcinoma in men: a population-based study. Cancer. 2004;101(1):51-7. doi:10.1002/cncr.20312.

237. Wang X, Liu S, Xue Y. Clinicopathological features and prognosis of male breast cancer. J Int Med Res. 2021;49(10):3000605211049977. doi:10.1177/03000605211049977.

238. Cardoso F, Bartlett JMS, Slaets L, et al. Characterization of male breast cancer: results of the EORTC 10085/TBCRC/BIG/NABCG International Male Breast Cancer Program. Ann Oncol. 2018;29(2):405-417. doi:10.1093/annonc/mdx651.

239. Zaenger D, Rabatic BM, Dasher B, Mourad WF. Is Breast conserving therapy a safe modality for early-stage male breast cancer? Clin Breast Cancer. 2016;16(2):101-4. doi:10.1016/j.clbc.2015.11.005.

240. Lyman GH, Giuliano AE, Somerfield MR, et al. American Society of Clinical Oncology guideline recommendations for sentinel lymph node biopsy in early-stage breast cancer. J Clin Oncol. 2005;23(30):7703-20. doi:10.1200/JCO.2005.08.001.

241. Williams AD, et al. Utility of oncotype DX in male breast cancer patients and impact on chemotherapy administration: a comparative study with female patients. Annals of surgical oncology. 2020;27(10). doi:10.1245/s10434-020-08473-y.

242. Venigalla S, Carmona R, Guttmann DM, et al. Use and effectiveness of adjuvant endocrine therapy for hormone receptor-positive breast cancer in men. Jama Oncol. 2018;4(10):e181114. doi:10.1001/jamaoncol.2018.1114.

243. Hassett MJ, Somerfield MR, Baker ER, et al. Management of male breast cancer: ASCO Guideline. J Clin Oncol. 2020;38(16):1849-1863. doi:10.1200/JCO.19.03120

244. Volm MD. Male breast cancer. Curr Treat Options Oncol. 2003;4(2):159-64. doi:10.1007/s11864-003-0017-8.

245. Eggemann H, Ignatov A, Smith BJ, et al. Adjuvant therapy with tamoxifen compared to aromatase inhibitors for 257 male breast cancer patients. Breast Cancer Res Treat. 2013;137(2):465-70. doi:10.1007/s10549-012-2355-3.

246. Liu N, Johnson KJ, Ma CX. Male breast cancer: an updated surveillance, epidemiology, and end results data analysis. Clin Breast Cancer. 2018;18(5):e997-e1002. doi:10.1016/j.clbc.2018.06.013.

148

Tratamento do Câncer de Mama Avançado

Daniel Musse Gomes
José Bines

DESTAQUES

- Nos últimos anos, ocorreram importantes avanços terapêuticos no tratamento dos diferentes subtipos de câncer de mama metastático, mudando o prognóstico da doença.
- Para a doença receptor hormonal-positivo, em que a hormonoterapia é o tratamento preferencial, há considerável benefício da potencialização do tratamento com adição de inibidores de ciclina dependente de quinase 4 e 6. Em linhas subsequentes, o inibidor de PI3K alpelisibe pode ser considerado caso haja mutação de PIK3CA.
- Na doença HER2-amplificado, até o momento do lançamento desta edição, o regime de escolha de 1ª linha para a doença avançada continua sendo docetaxel, trastuzumabe e pertuzumabe, aos moldes do estudo Cleópatra. O conjugado droga-anticorpo trastuzumabe deruxtecan é tratamento de escolha atualmente em 2ª linha.
- A baixa expressão de HER2 (HER2-low) se mostrou também um marcador para seleção de pacientes que apresentam benefício de tratamento com trastuzumabe deruxtecan.
- Novas opções terapêuticas foram também incorporadas para o tratamento do câncer de mama triplo-negativo, incluindo imunoterapia, inibidores de PARP para pacientes com mutação de BRCA1/2 e o conjugado droga-anticorpo sacituzumabe govitecan.

INTRODUÇÃO

O câncer de mama é o tumor maligno mais comum em pacientes do sexo feminino e, segundo estimativa do Ministério da Saúde (MS), é diagnosticado em cerca de 60 mil mulheres por ano no Brasil. É também responsável por mais de 16 mil mortes por ano em nosso país, sendo a maioria no cenário metastático.[1]

Cerca de 5% das pacientes com câncer de mama apresenta doença avançada ao diagnóstico. Assim, grande parte das metástases decorre de recidiva da doença após o tratamento na apresentação inicial, em fase mais precoce. Os sítios mais frequentes são linfonodos, partes moles, ossos, pulmão, fígado e sistema nervoso central.

Cura, nesse cenário, é incomum e ocorre em menos de 5% dos casos, muitas vezes em situações de doença oligometastática, em que se combina o tratamento local. Assim, os objetivos do tratamento do câncer de mama avançado são prolongamento da sobrevida, estabilização e controle de sintomas e melhoria da qualidade de vida.[3,4]

A avaliação do melhor tratamento envolve o conhecimento de fatores relacionados:

a) ao paciente: estado funcional, comorbidades, idade, estado menopausal e presença de mutação germinativa do gene BRCA;
b) ao comportamento da doença: sintomas, volume, órgãos acometidos, tempo entre a apresentação da doença e a metástase;
c) à biologia tumoral: expressão dos receptores de estrogênio, progesterona e HER2, níveis de expressão de PD-L1 e presença de mutação na via do PIK3CA.

Recomenda-se que a confirmação de recidiva seja feita por meio de biópsia, principalmente em situações clínicas suspeitas, como metástases únicas, quando outros tumores primários podem ser diagnosticados, e em situações de comportamento clínico distinto da apresentação inicial. Além disso, a reavaliação do perfil de imuno-histoquímica no momento da progressão pode modificar a terapia a ser oferecida. Série prospectiva confirma mudanças de até 40% em receptores hormonais e 10% na expressão de HER2, com mudança na estratégia terapêutica em uma de cada cinco pacientes.[5]

O uso de painéis de sequenciamento de genes de nova geração ganha espaço crescente atualmente, pois pode identificar mutações para as quais terapias-alvo podem gerar benefício clínico, como mutações na via PIK3Ca, AKT-1, ERBB2, ESR1 e fusões de NTRK. Podem, ainda, identificar mutações relacionadas com sensibilidade a algumas drogas não previamente consideradas.[6] Entretanto, seu uso na prática clínica deve ser realizado com cautela, preferencialmente em cenários com estudos clínicos disponíveis.

De modo didático, divide-se o câncer de mama em receptor hormonal (RH) positivo, HER2 positivo e doença triplo-negativa. Essa divisão tem como objetivo compreender o prognóstico, o padrão de disseminação e, assim, determinar o tratamento apropriado.

Metástases de tumores RH positivo são mais comuns em ossos, partes moles e linfonodos, e podem apresentar recorrências tardias. Carcinomas lobulares, geralmente RH positivo HER2 negativo, possuem um padrão de acometimento peculiar de vísceras abdominais e serosas.[7] Já tumores HER2 positivo possuem maior acometimento visceral hepático e de sistema nervoso central (SNC), enquanto tumores triplo-negativo (TN) tendem a apresentar recorrência precoce, com acometimento pulmonar e de sistema nervoso central.[8]

Neste capítulo, serão abordados os tratamentos específicos de cada um dos três subtipos de tumor de mama avançado, por meio dos principais estudos que corroboram a adoção de regimes em primeira e segunda linhas e subsequentes.

Vale ressaltar que os custos e a disponibilidade dos diversos esquemas são consideração relevante na seleção terapêutica e apresentam variação regional, assim como temporal. Apesar dessa relevância, esses aspectos merecem uma análise detalhada e fogem ao conteúdo deste capítulo, portanto, não serão mais mencionados ao longo do texto.

TUMORES RECEPTOR HORMONAL (RH) POSITIVO HER2 NEGATIVO

Aproximadamente, 70% dos tumores de mama apresentam expressão de receptores de estrogênio ou progesterona, com essa expressão mensurada por meio de imuno-histoquímica.

Em pacientes que possuem câncer de mama avançado com expressão de receptores hormonais, a endocrinoterapia constitui tratamento de escolha na maior parte dos cenários. Exceção a esse fato são as pacientes com crise visceral (doença pulmonar volumosa e sintomática, linfangite carcinomatosa, doença hepática com alteração de sua função) ou hipercalcemia sintomática, com estado de *performance* que permita tratamento da doença de base. Nesses casos, proceder com quimioterapia que garanta uma boa taxa de resposta e alívio do estado de crise é a estratégia adequada.[9]

A maior parte dos tratamentos disponíveis são para mulheres em pós-menopausa. Caso as pacientes estejam em pré-menopausa, recomenda-se induzir ablação ovariana e, dessa forma, tratá-las em estado pós-menopausal. A supressão ovariana pode ser feita de três modos: a) radioterapia ovariana, que embora eficaz, necessita da verificação de níveis hormonais, uma vez que a função ovariana pode permanecer em algumas pacientes; b) ooforectomia, terapia definitiva e irreversível; c) análogo de LHRH (buserelina, goserelina, leuprolide e triptorelina), que causam inibição do eixo hipotálamo-hipófise-ovário e ocasionam castração reversível. São administrados em injeções de liberação lenta a cada 28 dias.[10,11]

Define-se resistência hormonal primária quando há recaída de doença nos dois primeiros anos de adjuvância ou progressão nos primeiros 6 meses, em caso de doença metastática. Resistência secundária ocorre quando há recaída de 2 a 5 anos do início da adjuvância, no primeiro ano após o término da adjuvância, ou quando há progressão após 6 meses do tratamento de doença metastática. Quando a recaída se dá após o primeiro ano do término da adjuvância, a doença é considerada sensível à hormonoterapia.[6]

Durante o tratamento hormonal, dois eventos infrequentes, porém relevantes, merecem ressalva: *flare* tumoral e resposta após retirada do tratamento em curso. O *flare* tumoral pode ocorrer com terapias de ação estrogênica inicial, como estradiol, tamoxifeno e agonista LHRH. As manifestações clínicas acontecem aproximadamente 10 dias após início do tratamento e incluem dor óssea, síndrome de compressão medular, hiperemia, aumento de nódulos subcutâneos e hipercalcemia. Os exames de imagem podem revelar aumento de captação em cintilografia óssea ou tomografia com emissão de pósitrons (PET). Habitualmente, esses tumores são hormônio responsivos e, após medidas de suporte, deve-se continuar com a terapia em questão.[12] Já a resposta após retirada do tratamento em curso pode ocorrer após resposta inicial, devido à suspensão da pressão seletiva e *down regulation* dos receptores hormonais, que podem ser estimulados pelos próprios hormônios endógenos.

Agentes em monoterapia

Fulvestranto

Fulvestranto, considerado o primeiro antiestrogênico puro, isto é, desprovido de qualquer atividade estrogênica, é uma opção em primeira linha. No estudo fase III FALCON, com fulvestranto na dose de 500 mg intramuscular (IM) a cada 28 dias (com uma dose adicional no décimo quarto dia do primeiro ciclo somente), houve um ganho de sobrevida livre de progressão (SLP) (16,6 versus 13,3 meses; HR 0,79; p = 0,0486) na comparação com anastrozol. Esse benefício foi ainda mais acentuado em pacientes que não tinham doença visceral.[13]

Em segunda linha, fulvestranto também foi analisado na dose de 500 versus 250 mg IM a cada 28 dias em pacientes que progrediram ao uso de inibidores de aromatase (IA) no estudo de fase III CONFIRM, que apontou um ganho de sobrevida global (SG) 25,1 versus 22,8 meses (HR 0,81; p = 0,02), o que estabelece a nova dose padrão da medicação.[14]

Inibidores de aromatase

O uso de inibidores de aromatase em monoterapia é, também, uma opção neste cenário. Os mais utilizados na prática clínica são os de terceira geração: anastrozol (1 mg), exemestano (25 mg) e letrozol (2,5 mg), todos em formulação oral diária e contínua, com resposta objetiva que pode atingir até 40%. Apesar de possuírem algumas diferenças entre si, não há evidências de superioridade de um agente sobre os demais. Todavia, quando comparados com tamoxifeno isolado na dose de 20 mg/dia em primeira linha, esta classe apresenta ganho modesto de sobrevida, o que foi demonstrado em metanálise. A vantagem sobre tamoxifeno em termos de sobrevida é de, aproximadamente, 11% (p = 0,03), o que corresponde a ganho de 5 meses em sobrevida mediana calculada em 40 meses. Houve, também, melhor tolerância a favor dos IA e melhores índices de qualidade de vida.[15]

Tamoxifeno

O uso isolado de tamoxifeno constitui opção de tratamento no cenário metastático atual.[16]

Vale ressaltar que é a principal indicação de terapia endócrina para mulheres na pré-menopausa e em homens.

Outros agentes

Em linhas subsequentes, outras opções a serem citadas são:
- *Abemaciclibe, inibidor de ciclina (vide a seguir)*
  - Seu uso isolado em pacientes com três ou mais linhas de tratamento prévio foi avaliado no es-

tudo fase II MONARCH 1, com taxa de resposta de 20%, taxa de benefício clínico (definida como resposta completa, parcial ou estabilização de doença por 24 semanas) de 42% e sobrevida livre de progressão (SLP) de 6 meses.[17]

- *Outros*
  - Acetato de megestrol, estrógenos e andrógenos podem ser eventualmente considerados em linhas mais avançadas.[18,19]

AGENTES EM COMBINAÇÃO

Inibidores de ciclina

Primeira linha

Recentemente, uma nova classe de agentes foi incorporada no tratamento do câncer de mama RH positivo: os inibidores da quinase 4/6 dependentes de ciclina (ou inibidores de ciclina). Dados de análise genômica já apontavam que a desregulação da ciclina D, com ativação das quinases dependentes de ciclina 4 e 6 (CDK4/6), levam à progressão do ciclo celular para a fase S, associadas à oncogênese e resistência hormonal.[20] Por meio de estudos preliminares, foram conduzidos três grandes estudos de fase III da associação de inibidores de ciclina com IA na pós-menopausa em primeira linha.[21-23]

O estudo PALOMA-2 incluiu 666 pacientes na pós-menopausa, com RH positivo HER2 negativo, sem tratamentos prévios para doença avançada, e comparou a associação de palbociclibe e letrozol *versus* placebo e letrozol. Houve aumento de taxa resposta: 42% *versus* 35%, e ganho de sobrevida livre de progressão (SLP): 24,8 meses *versus* 14,4 meses (HR = 0,58; p < 0,01), a favor do braço da combinação, às custas de mais neutropenia (sem aumento da taxa de infecções), fadiga, alopecia e diarreia.[21] O estudo MONALEESA-2, comparou a associação de ribociclibe e letrozol com placebo e letrozol em primeira linha para 668 pacientes na pós-menopausa e demonstrou ganho de SLP de 25 *versus* 16 meses (HR = 0,56; p < 0,01), em favor da combinação, também às custas de maior toxicidade hematológica, astenia e aumento do intervalo QT.[22] O terceiro estudo, MONARCH 3, comparou abemaciclibe em associação a IA (anastrozol ou letrozol) *versus* placebo e IA, com vantagem para a combinação. A taxa de resposta foi de 59% *versus* 44%, e a SLP não foi atingida na associação, em comparação a 14,7 meses (HR = 0,54; p < 0,01) com IA isolado, às custas de mais diarreia e neutropenia no braço da associação com abemaciclibe.[23]

O estudo MONALEESA-7 incluiu 672 pacientes na pré e perimenopausa, e comparou a associação de gosserelina, tamoxifeno ou IA com ribociclibe *versus* o tratamento hormonal com placebo. A SLP foi de 24 meses *versus* 13 meses (HR = 0,55; p < 0,01) a favor da combinação, e esse foi o primeiro estudo a demonstrar aumento de sobrevida global com a associação dessa nova classe: após 3 anos e meio de seguimento, a SG foi de 70%, e de 36% (HR = 0,69; p = 0,009) no braço ribociclibe e placebo, respectivamente.[24]

Segunda linha

A associação de inibidores de CDK4/6 com fulvestranto pode ser considerada em pacientes que progridem durante ou em até um ano do término da adjuvância hormonal. Tal critério de seleção foi utilizado no estudo PALOMA-3, que incluiu 521 mulheres na pré e pós-menopausa, e comparou palbociclibe e fulvestranto (e ablação ovariana, quando necessário) *versus* placebo e fulvestranto.[25] Houve vantagem de SLP de 11,2 meses *versus* 4,6 meses para a associação (HR = 0,5; p < 0,05). Abemaciclibe também foi comparado a placebo na associação com fulvestranto no estudo MONARCH 2 em 669 pacientes, e demonstrou resposta objetiva (RO) de 48% *versus* 21%, e ganho de SLP de 16,4 meses *versus* 9,3 meses (HR = 0,55; p < 0,01).[26] Uma atualização desse estudo mostrou ganho de sobrevida global em favor da associação de 46,7 meses *versus* 37,3 meses (HR = 0,75; p = 0,01).[27] Da mesma forma, o estudo MONALEESA-3 demonstrou SLP de 20,5 meses *versus* 12,8 meses (HR = 0,59; p < 0,001) para a combinação de fulvestranto com ribociclibe em 484 pacientes na pós-menopausa.[28] Atualização dos dados de sobrevida mostraram que, após 42 meses, 70,2% do braço da combinação estavam vivos *versus* 46% do braço de fulvestranto isolado (HR = 0,71; p = 0,009).[29]

A Tabela 148.1 apresenta o resumo dos estudos fase III referentes à combinação de endocrinoterapia com inibidores de ciclina.

Tabela 148.1. Estudos fase III que envolvem inibidores de CDK4/6

	PALOMA 2	MONALEESA 2	MONARCH 3	MONALEESA 7	PALOMA 3	MONALEESA 3	MONARCH 2
Pacientes (n)	666	668	493	772	521	484	669
Status menopausal	Pós-menopausa	Pós-menopausa	Pós-menopausa	Pré e perimenopausa	Pós-menopausa	Pós-menopausa	Pré e Pós-menopausa
Linha de tto	Primeira linha	Primeira linha	Primeira linha	Primeira linha	Até uma linha de QT/MLH	Primeira linha ou segunda linha	Primeira ou segunda linha
Braços de comparação	Palbociclibe + IA versus Pbo + IA	Ribociclibe + IA versus Pbo + IA	Abemaciclibe + IA versus Pbo + IA	Ribociclibe + Tamoxifeno + ALHRH versus Pbo + Tamoxifeno + ALRH	Palbociclibe + Fulvestranto versus Pbo + Fulvestranto	Ribociclibe + Fulvestranto versus Pbo + Fulvestranto	Abemacicline + Fulvestranto versus Pbo + Fulvestranto
SLP (meses) (Hazard Ratio)	24,8 versus 14,5 (0,58)	25,3 versus 16 (0,56)	N.A versus 14,7 (0,54)	23,8 versus 13 (0,55)	9,5 versus 4,6 (0,46)	20,5 versus 1,8 (0,59)	16,4 versus 9,3 (0,66)
Taxa de resposta (%)	55 versus 44	53 versus 37	59 versus 44	51 versus 36	25 versus 11	40,9 versus 28,7	48 versus 21

ALHRH: gosserrelina; IA: inibidores de aromatase; MLH: múltiplas linhas hormonais prévias; NA: não atingida; Pbo: placebo; QT: quimioterapia; SLP: sobrevida livre de progressão; Tto: tratamento.
Fonte: Desenvolvida pela autoria.

Fulvestranto e inibidores de aromatase

A combinação de fulvestranto e inibidores de aromatase foi avaliada em dois estudos fase III, com resultados conflitantes. O estudo SWOG S0226 mostrou um ganho de SLP de 15 meses versus 13,5 meses (HR = 0,8; p = 0,007), e de SG de 47,7 meses versus 41,3 meses (HR = 0,81; p = 0,05) para a combinação versus IA isoladamente. Uma atualização mais recente confirmou ganho de SG: 49,8 meses versus 42 meses (HR = 0,82; p = 0,03) e, em particular para pacientes sem uso prévio de tamoxifeno, de 52,2 meses versus 40,3 meses (HR = 0,72; p < 0,05).[30] Já o estudo FACT, com desenho semelhante, não confirmou esta diferença.[31]

Everolimo

Outra alternativa terapêutica é a exploração da via mTOR/AKT/PI3K, que tem papel conhecido na oncogênese e resistência à endocrinoterapia. O estudo BOLERO-2 randomizou 724 pacientes na pós-menopausa após progressão ao IA, entre everolimo (inibidor de mTOR) e exemestano versus placebo e exemestano, e demonstrou um aumento de SLP: 7 meses versus 3 meses (HR = 0,45; p < 0,001), respectivamente. A toxicidade observada consistiu de estomatite, anemia, disglicemia e pneumonite – mais proeminentes no braço – com o uso do everolimo.[32] O estudo de fase II TAMRAD randomizou 111 pacientes na pós-menopausa que progrediram a anastrozol e demonstrou benefício da associação de tamoxifeno com everolimo, com SLP de 8,6 meses versus 4,5 meses, a favor da combinação (HR = 0,45; p < 0,01).[16]

Alpelisibe

Recentemente, o estudo SOLAR-1 demonstrou o benefício da associação de fulvestranto e alpelisibe (inibidor alfa seletivo de PI3K), quando comparado com fulvestranto e placebo, após falha de IA. Nos casos de mutação da via PIK3CA, a SLP foi de 11 meses versus 5,7 meses (HR = 0,65; p < 0,01) a favor da combinação.[33] Tal mutação pode ser pesquisada via painéis de multigenes, como sequenciamento de próxima geração.

A Figura 148.1 mostra sugestão de sequenciamento de tratamento de tumores RH positivos avançados.

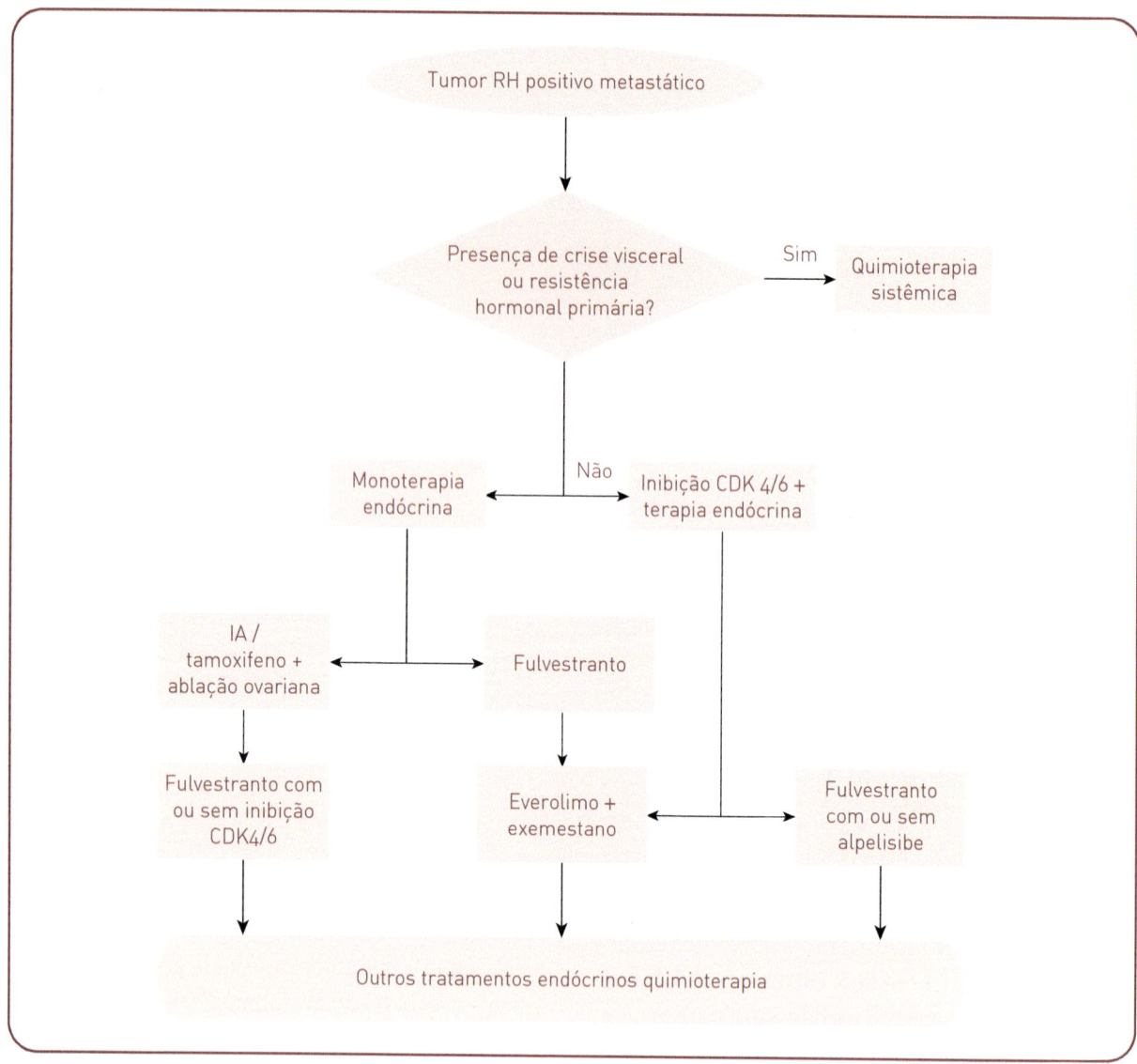

FIGURA 148.1 – Fluxograma de tratamento para tumores de mama RH positivo metastáticos.
Fonte: Desenvolvida pela autoria.

TUMORES HER2 POSITIVO

Aproximadamente 20% dos tumores de mama têm superexpressão de HER2, avaliada por imuno-histoquímica 3+ ou FISH (hibridização *in situ* por fluorescência) positivo. Trata-se de receptor glicoproteico transmembrana com atividade de tirosina-quinase implicado em diversos processos de proliferação celular. Sua expressão está associada a pior prognóstico, mas, ao mesmo tempo, é fator preditivo de resposta a inibidores específicos, como trastuzumabe, pertuzumabe, TDM-1, lapatinibe e neratinibe. Sempre que possível, deve-se adicionar o bloqueio da via do HER2 como um dos componentes do tratamento.

Primeira linha de tratamento de doença metastática

Trastuzumabe

Trastuzumabe é anticorpo monoclonal contra epítopo específico de HER2 presente na membrana celular. Os primeiros estudos com trastuzumabe em monoterapia de câncer de mama avançado mostraram taxas de resposta objetiva (RO) na ordem de 35%, com SLP de 3,5 meses.[34] Os regimes semanais e a cada 3 semanas apresentam eficácia similar. A combinação de trastuzumabe com paclitaxel ou antraciclina mostrou ganho em RO, SLP e SG.[35] Contudo, o braço de antraciclinas combinado com trastuzumabe apresentou toxicidade cardíaca grave em 27% das pacientes, o que contraindicou estudos subsequentes com essa combinação em doença avançada. Outros agentes, como docetaxel, capecitabina, vinorelbina, gemcitabina e platinas, podem ser combinados com trastuzumabe sem incremento significativo de toxicidade.[36] A adição de terceiro agente, especialmente platinas, além de taxanes combinados a trastuzumabe, não demonstrou benefício em SG.[37,38]

Pertuzumabe

Pertuzumabe é um anticorpo monoclonal que impede a heterodimerização de HER2. O estudo de fase III CLEOPATRA avaliou 808 pacientes com câncer de mama metastático na primeira linha de terapia para doença HER2 positiva. Docetaxel, trastuzumabe e pertuzumabe (THP) demonstraram aumento de SLP (19 meses *versus* 12 meses; HR = 0,68; p < 0,01) e SG (56,5 meses *versus* 40,8 meses; HR = 0,68; p < 0,01) na comparação com docetaxel e trastuzumabe (TH), às custas de diarreia como toxicidade mais proeminente. Vale ressaltar que não houve diferença no declínio de função cardíaca entre os dois braços.[39] Paclitaxel também foi estudado em associação com esse mesmo duplo bloqueio e constitui outra opção de tratamento em primeira linha.[40]

Segunda linha e subsequentes

O bloqueio continuado da via HER2 após a progressão da doença baseia-se em racional biológico e estudos clínicos. Estudo de fase II randomizou 156 pacientes para receber capecitabina isolada ou seguir com trastuzumabe, além de capecitabina. A RO foi de 48% *versus* 27%, tempo para progressão (TPP) de 8,2 meses *versus* 5,6 meses (HR = 0,69; p < 0,03) e SG 26 meses *versus* 20 meses (p = 0,25), a favor da continuação de bloqueio anti-HER2.[36] O mesmo benefício foi demonstrado com a modificação da terapia anti-HER2 adicionada à quimioterapia. Estudo de fase III com 399 pacientes que falharam à terapia prévia anti-HER2 comparou capecitabina combinada a lapatinibe (inibidor de tirosina quinase com ação anti-HER2 e anti-EGFR) com capecitabina isolada. O benefício em TPP foi de, aproximadamente, 2 meses (6 meses *versus* 4 meses; HR = 0,57; p < 0,001).[40,41] A manutenção de trastuzumabe em progressão também foi avaliada em combinação com lapatinibe, em estudo com 296 pacientes. Após progressão a uma ou mais linhas que contém trastuzumabe, as pacientes foram randomizadas entre lapatinibe isolado ou em associação com trastuzumabe. Houve ganho de SLP: 11 semanas *versus* 8 semanas (HR = 0,74; p = 0,08) sem ganho de SG (14 meses *versus* 10 meses; p = 0,1), às custas de maior diarreia no braço da combinação.[43] Esses estudos sugerem o benefício da manutenção da via HER2 suprimida, mesmo após falha prévia.

Trastuzumabe emtansina (T-DM1)

Trastuzumabe emtansina (T-DM1) é a combinação entre trastuzumabe com a emtansina (quimioterápico com ação antimicrotúbulo) numa mesma molécula, por meio de um ligante. O estudo fase III EMILIA randomizou 978 pacientes com doença avançada entre T-DM1 *versus* lapatinibe com capecitabina e mostrou benefício de SLP 9,6 meses *versus* 6,4 meses, e SG de 30,9 meses *versus* 25,1 meses, a favor do braço T-DM1, às custas de toxicidade gastrointestinal e neutropenia.[44]

Trastuzumabe deruxtecan

O trastuzumabe deruxtecan (T-Dxd) é também um conjugado droga anticorpo, que utiliza o trastuzumabe como anticorpo carreador e o quimioterápico deruxtecan, um inibidor de topoisomerase como payload. A relação droga-anticorpo nesse conjugado é de 8, comparado com 3,5 no caso do T-DM1. Em estudo de fase II de braço único, foi observado expressivo benefício do T-Dxd em população com câncer de mama HER2-positivo politratada, observando-se taxa de resposta de 60% e sobrevida livre de progressão mediana de 16 meses.[95]

O benefício da medicação foi confirmado no estudo de fase III DESTINY-Breast03, que comparou o T-Dxd ao T-DM1 para pacientes que haviam progredido a tratamento com trastuzumabe e paclitaxel (incluindo pacientes que receberam as drogas em cenário neoadjuvante e apresentaram recidiva até 6 meses após o término do tratamento). Houve redução relativa do risco de progressão ou óbito de 72% com o T-Dxd, com sobrevida livre de progressão mediana de 75% *versus* 34% (P < 0,001). Da mesma forma, o T-Dxd foi associado a maiores taxas de resposta (79% *versus* 34%). Houve ainda tendência a benefício em sobrevida global, apesar de sem significância estatística na primeira análise interina. Assim, essa droga passou a ser o regime de escolha de 2ª linha para o câncer de mama HER2-positivo.[96] Além disso, para pacientes com recidivas precoces após neoadjuvância, o T-Dxd pode ser considerado em 1ª linha.

Toxicidade potencialmente grave relacionada à droga e que deve ser monitorada é a doença pulmonar intersticial, sendo necessário avaliar a presença de tosse, dispneia e de alterações radiológicas. Além disso, devem ser otimizados antieméticos pelo risco emetogênico.

Outros agentes

O tucatinibe é um inibidor de tirosinaquinase (TKI) anti-HER2 avaliado para pacientes com câncer de mama HER2-positivo pós-progressão a trastuzumabe, pertuzumabe e T-DM1. No estudo HER2CLIMB, eram permitidas pacientes com metástase em sistema nervoso central (SNC), incluindo metástases ativas. O uso do tucatinibe *versus* placebo em adição a trastuzumabe e capecitabina resultou em benefício em taxa de resposta, sobrevida livre de progressão e sobrevida global (mediana 21 *versus* 17 meses, HR 0,66, P < 0,001), incluindo para a população com metástase em SNC que correspondia à quase metade da população do estudo.[45]

Outros agentes anti-HER2 também apresentaram resultados recentes, com ganhos mais discretos. O estudo SOPHIA comparou quimioterapia associada a trastuzumabe ou margetuximabe, um novo anticorpo monoclonal anti-HER2 em pacientes politratadas, e mostrou benefício (5,8 meses *versus* 4,9 meses) em favor da nova droga.[46] O estudo NALA comparou neratinibe (inibidor pan-HER oral) com lapatinibe, ambos em combinação com capecitabina em pacientes previamente tratadas. Dados preliminares mostraram aumento da SLP em 12 meses: 28,8% *versus* 14,8% (HR = 0,76; p = 0,059).[47]

Já o TKI pyrotinibe foi um estudo em população oriental sobre a adição à capecitabina, apresentando ganho de sobrevida livre de progressão comparado com lapatinibe e capecitabina.[97]

A Figura 148.2 mostra o sequenciamento de tratamento de tumores HER2 positivos, com base nos principais estudos anteriormente citados.

TUMORES HER2 POSITIVO E RH POSITIVO ("TRIPLO POSITIVO")

Em pacientes cujos receptores hormonais e HER2 são positivos, a quimioterapia com duplo bloqueio, segundo molde do estudo CLEOPATRA segue como escolha.

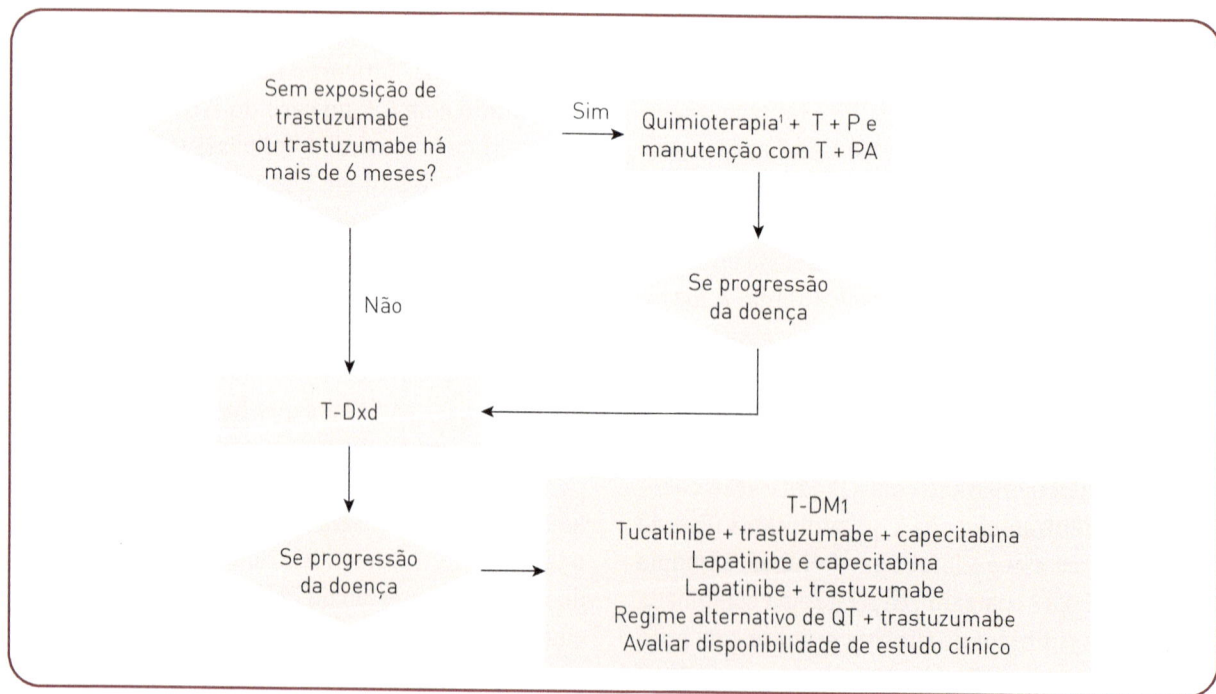

FIGURA 148.2 - Fluxograma de tratamento de tumores HER 2 positivo metastático.
a 1: preferência regime com taxano; P: pertuzumabe; QT: quimioterapia; T: trastuzumabe.
Fonte: Desenvolvida pela autoria.

O estudo de fase III ALTERNATIVE randomizou 355 pacientes na pós-menopausa (com exposição prévia a trastuzumabe e terapia hormonal) entre lapatinibe + trastuzumabe + IA *versus* lapatinibe + IA *versus* trastuzumabe + IA. Houve ganho de SLP: 11 meses *versus* 5,7 meses (HR0,62; p = 0,006) em favor da terapia tripla em comparação com trastuzumabe + IA.[48] O estudo de fase II PERTAIN randomizou 258 pacientes com até uma linha de tratamento endócrino prévio, para receberem trastuzumabe e IA com ou sem pertuzumabe. Quimioterapia de indução com docetaxel antes da randomização foi permitida, a critério do investigador. Houve benefício da SLP:18,8 meses *versus* 15,8 meses (HR 0,65; p = 0,07), em favor da adição de pertuzumabe.[49] O bloqueio concomitante da via do RH e do HER2 é uma opção a ser considerada em situações específicas e, principalmente, após quimioterapia de indução.

Mais recentemente, o estudo SYSUCC-002 foi um estudo de não inferiodade que comparou o tratamento de 1ª linha com hormonoterapia e trastuzumabe *versus* quimioterapia e trastuzumabe. O regime com hormonoterapia foi não inferior ao braço com a quimioterapia, podendo ser considerada uma opção para pacientes receptor hormonal-positivos.[98] Uma crítica, porém, é que o estudo não utilizou a terapia anti-HER2 padrão de 1ª linha que seria o duplo bloqueio anti-HER2 com trastuzumabe e pertuzumabe.

TRATAMENTO SISTÊMICO DOS TUMORES HER2 POSITIVO COM DOENÇA NO SISTEMA NERVOSO CENTRAL (SNC)

Aproximadamente 50% das pacientes com tumor HER2 positivo avançado apresentam extensão da doença para o SNC. Pacientes com metástases cerebrais devem receber terapia local apropriada e terapia sistêmica, se indicado. As terapias locais incluem cirurgia, radioterapia de cérebro inteiro e radiocirurgia estereotática. Os tratamentos dependem de fatores como prognóstico da paciente, presença de sintomas, ressecabilidade, número e tamanho de metástases, assim como terapia prévia. Outras opções incluem terapia sistêmica e cuidados de suporte exclusivos. O regime com tucatinibe, trastuzumabe e capecitabina é uma estratégia interessante nesta população frente ao benefício demonstrado para pacientes com metástase em SNC em estudo de fase III. Análises de subgrupo e estudos de fase II até o momento sugerem também eficácia satisfatória do trastuzumabe deruxtecan para controle da doença em SNC, com taxa de resposta intracraniana de até 73%.[99] Em caso de doença sistêmica em progressão ao mesmo tempo da doença em SNC, o esquema de tratamento sistêmico instituído deve seguir o algoritmo normal de tratamento de tumores HER2 positivos, além do tratamento local.[50]

TRATAMENTO SISTÊMICO DOS TUMORES HER2-LOW

Pacientes que apresentem câncer de mama com imuno-histoquímica para HER2 +1 ou +2 com hibridização *in situ* negativa constituem o grupo HER2-baixo (HER2-low). Esse grupo representa 55% dos casos do câncer de mama, podendo ocorrer na doença receptor hormonal-positiva e triplo-negativo, apesar de ser mais comum no primeiro (doença receptor hormonal-positiva). As terapias clássicas anti-HER2 não tiveram benefício demonstrado para a população HER2-low, porém esse cenário mudou com o trastuzumabe deruxtecan, um potente conjugado droga-anticorpo já aqui detalhado.

O estudo DESTINY-Breast04 randomizou pacientes com câncer de mama avançado HER2-low que haviam recebido uma a duas linhas de quimioterapia prévia para receber trastuzumabe deruxtecan ou quimioterapia de escolha do investigador. Para a população receptor hormonal-positiva, pelo menos uma linha prévia de hormonoterapia era necessária.

Os resultados mostraram benefício do trastuzumabe deruxtecan em sobrevida livre de progressão (9,9 *versus* 5,1 meses, HR 0,50, P < 0,001) e sobrevida global (23,4 *versus* 16,8 meses, HR 0,64, P = 0,001). A taxa de resposta foi também maior com o conjugado droga-anticorpo (52% *versus* 16%). O benefício foi consistente em todos os grupos quando se avaliaram separadamente pacientes com receptor hormonal-positivo e triplo-negativo. Assim, o trastuzumabe deruxtecan passou a ser uma opção terapêutica para esse grupo de pacientes definidos como HER2-low, ampliando consideravelmente a população que pode se beneficiar do tratamento.[100]

PACIENTES COM TUMOR RH NEGATIVO HER 2 NEGATIVO (TRIPLO-NEGATIVO)

Esse perfil corresponde a 15% dos tumores de mama e possui maior associação às mutações de BRCA, em até 20% das pacientes.[51] Compreende um grupo de tumores com grande heterogeneidade biológica e engloba subtipos moleculares distintos: basal-símile imunossupresso, basal-símile imunoativado, luminal androgênico e mesenquimal.[52]

Esse grupo de pacientes têm na quimioterapia sua principal ferramenta no tratamento sistêmico, visto que a terapia alvo contra receptores hormonais ou HER2 não está indicada.[6] Recentemente, a combinação de quimioterapia e inibidores de *checkpoint* tem ganhado espaço no cenário de doença metastática.

Quimioterapia sistêmica

Diversas classes de agentes quimioterápicos citotóxicos são ativas em câncer de mama, tanto em monoterapia como em combinações, e, até o momento, não há dados que justifiquem a escolha de um regime preferencial.[6] O uso sequencial das alternativas quimioterápicas permite controle de doença e benefício clínico com menor toxicidade. Metanálise que reuniu estudos que compararam mono com poliquimioterapia em pacientes com câncer de mama metastático não apontaram ganho de SG, apesar de aumento de RO e TPP.[53] O uso combinado fica reservado para pacientes com doença visceral extensa ou doença rapidamente progressiva, com intuito de resposta rápida.

A combinação de antraciclinas e taxanos em primeira linha de câncer de mama avançado aumenta a RO e SLP, sem aumento de SG quando comparado ao uso isolado de antraciclinas, conforme avaliado em metanálise com mais de 3 mil pacientes.[54] Outras combinações de quimioterápicos também avaliadas incluem: docetaxel mais capecitabina, docetaxel mais gencitabina, paclitaxel mais gencitabina e ixabepilona mais capecitabina.[55-58]

A seguir, listamos alguns dos esquemas de combinações utilizados:
- Capecitabina + docetaxel
- Capecitabina + vinorelbina
- Carboplatina + gemcitabina
- Carboplatina + paclitaxel
- Cisplatina + gemcitabina
- Ciclofosfamida + metotrexato metronômico
- Docetaxel + gencitabina
- Fluorouracil + doxorrubicina + ciclofosfamida
- Paclitaxel + gencitabina

Quanto à manutenção ou intermitência da quimioterapia, metanálise de 11 estudos que incluíram 2.300 pacientes virgens de tratamento comparou a manutenção com intermitência, e demonstrou ganho de SLP (HR 0,61; p < 0,001) e de SG (HR 0,91; p = 0,046) em favor da manutenção. Apesar de não se constituir em padrão universal de conduta, a manutenção com quimioterapia pode ser oferecida para pacientes jovens, na ausência de toxicidade significativa e na vigência de resposta ao tratamento.[59] A duração da quimioterapia deve seguir os intuitos do tratamento e as perspectivas da paciente, assim como as respectivas toxicidades.

Opções terapêuticas

Embora discutida no subtipo triplo-negativo, a quimioterapia é a estratégia empregada, eventualmente, na maioria das pacientes com câncer de mama avançado, independentemente do subtipo. Outra ressalva diz respeito aos estudos de quimioterápicos serem mais antigos e, dessa forma, sem a seleção de acordo com RH e/ou HER2.

Antraciclinas

Antraciclinas são drogas comumente utilizadas no tratamento neo/adjuvante, o que limita seu uso na doença avançada. Nesse cenário, a RO encontra-se na faixa de 30% a 50%[60-62] e a principal toxicidade é o desenvolvimento de insuficiência cardíaca. O uso da formulação liposomal ou a coadministração de cardioprotetores, como dexrazoxane, reduzem esse risco.

Taxanos

Os taxanos apresentam a mesma limitação de uso frequente na doença inicial. A RO que varia entre 20% e 40% e SLP de 4 a 9 meses em câncer de mama avançado. O uso de paclitaxel semanal, em comparação com a administração a cada 3 semanas, atinge maior TPP, RO e SG, como demonstrado em estudo de fase III.[55] A toxicidade com paclitaxel inclui reações de hipersensibilidade e neuropatia periférica. Nab-paclitaxel (formulação ligada à nano-albumina) é desprovida do veículo cremofor e da necessidade de uso de corticoesteroide, uma vez que apresenta menor risco de hipersensibilidade.⁶³⁻⁶⁶ Já docetaxel é infundido a cada 3 semanas e apresenta como efeitos colaterais: neutropenia febril, fadiga e retenção de líquidos.

Capecitabina

Estudos de fase II demonstraram atividade de capecitabina após progressão a antraciclinas e taxanos com RO que variou entre 15% e 35%.⁶⁷,⁶⁸ As toxicidades mais características deste agente são a síndrome mão-pé e a diarreia. Sua administração por via oral possibilita alternativa atrativa em diversos cenários clínicos.

Outros agentes

Em segunda linha ou linhas posteriores, vinorelbina com opção endovenosa ou oral apresenta RO de aproximadamente 30%.⁶⁹

Gencitabina em monoterapia tem atividade limitada, com RO em menos de 10% das pacientes. Seu uso em combinação com cisplatina apresenta RO entre 15% e 25%, e vem sendo investigada mais frequentemente no subgrupo de pacientes com tumores triplo-negativos.⁷⁰

Eribulina, um estabilizador de microtúbulo, com mecanismo de ação distinto dos taxanos e alcaloides da vinca, também demonstrou eficácia no tratamento de pacientes com doença avançada. O estudo de fase III EMBRACE apresentou aumento de SG em pacientes refratárias a antraciclinas e taxanos quando comparado à quimioterapia de escolha do médico: 13,1 meses *versus* 10,6 meses (HR = 0,81; p = 0,04), respectivamente.⁷¹

Esquemas alternativos, com RO na faixa entre 20% e 30% em doença politratada incluem etoposídeo oral e quimioterapia metronômica com ciclofosfamida e metotrexato oral.⁷²,⁷³

A Tabela 148.2 sugere aspectos a serem considerados na escolha do agente quimioterápico.

Tabela 148.2. Escolha de quimioterápicos de acordo com perfil de preferência e comorbidades de pacientes

Características e preferências do paciente	Escolha de agente quimioterápico
Evitar alopecia	Preferência: capecitabina, cisplatina, doxorrubicina lipossomal, gencitabina
Aumentar espaçamento entre os ciclos	Preferência: antracíclico, CMF, carboplatina, docetaxel
Droga oral	Preferência: capecitabina, quimioterapia metronômica (ciclofosfamida e metotrexato), vinorelbina
Mielossupresso	Preferência: capecitabina, esquemas semanais (paclitaxel, antracíclico)
Disfunção cardíaca	Evitar antracíclico
Doença coronariana	Atenção com capecitabina
Neuropatia periférica	Preferência: antracíclico, capecitabina, carboplatina, etoposídeo, gencitabina
Ascite e derrame pleural	Evitar metotrexato
Disfunção hepática	Preferência: cisplatina, gencitabina, capecitabina, carboplatina
Disfunção renal	Evitar cisplatina e metotrexato
Hiperglicemia	Preferência: capecitabina, gencitabina, nab-paclitaxel

Fonte: Desenvolvida pela autoria.

MUTAÇÃO GERMINATIVA NOS GENES BRCA 1/2

Agentes que causam dano direto ao DNA, como as platinas, ou que inibem as vias de reparo desse dano, como os inibidores de poli-ADP ribose polimerase (PARP), são atrativos na presença de mutações de BRCA1/2.⁶ Esta hipótese foi testada no estudo TNT, que comparou carboplatina e docetaxel na primeira linha em 376 pacientes com tumor triplo-negativo. Os resultados foram semelhantes entre os braços, mas nas pacientes com mutação de BRCA, a RO foi de 68% *versus* 33% (p = 0,01) e a SLP de 6,8 meses *versus* 4,4 meses (p = 0,03), o que favoreceu o agente platinante.⁷⁴ Os inibidores de PARP olaparibe e talazoparibe também possuem benefício comprovado nessas pacientes. O estudo OlympiAD reuniu 302 pacientes com câncer de mama metastático e mutação no gene BRCA 1/2, e randomizou entre olaparibe ou quimioterapia (capecitabina, vinorelbina ou eribulina).⁷⁵ A RO foi de 60% *versus* 29% e a SLP de 7 meses *versus* 4,3 meses

(HR = 0,58; p < 0,01) para olaparibe e quimioterapia, respectivamente. O estudo EMBRACA avaliou a ação de talazoparibe em comparação com quimioterapia em 431 pacientes e demonstrou benefício em RO (62% versus 27%) e SLP (8,6 meses versus 5,6 meses; HR = 0,54; p < 0,01).[76]

Imunoterapia

Em tumores triplo-negativos, células que infiltram o tecido tumoral podem expressar PD-L1 em cerca de 40% dos casos e inibir a resposta antineoplásica no organismo. O uso da quimioterapia pode levar à liberação de antígenos tumorais na circulação e incrementar a resposta aos agentes que aumentam essa resposta imunológica, como inibidores de *checkpoint*.

O estudo IMPASSION 130 randomizou 900 pacientes em primeira linha metastática entre atezolizumabe (inibidor de PD-L1) e nab-paclitaxel, ou placebo e nab-paclitaxel. O aumento de SLP com a combinação para a população total do estudo foi de 7,2 meses versus 5,5 meses. Houve benefício de SG para o subgrupo com tumores PD-L1 positivo (maior que 1% por meio do kit SP142): 25,5 meses versus 18 meses a favor do braço com imunoterapia (HR = 0,71).[77] Já o estudo IMPASSION131, que avaliou a adição do atezolizumabe a paclitaxel em 1ª linha teve resultado negativo.

O benefício da imunoterapia, porém, foi também observado no estudo KEYNOTE-355 que avaliou a adição do pembrolizumabe à quimioterapia de 1ª linha. Os regimes de quimioterapia utilizados foram paclitaxel, nab-paclitaxel ou combinação de carboplatina e gencitabina. Na população com CPS maior ou igual a 10, foi observado o benefício do pembrolizumabe em sobrevida livre de progressão (mediana de 9,7 versus 5,6 meses, HR 0,66) e sobrevida global (mediana de 23 versus 16 meses, HR 0,73).[101] A partir desses resultados, vale considerar a mensuração de PD-L1 nas células inflamatórias em pacientes com tumor triplo-negativo metastático.

Sacituzumabe govitecan

O sacituzumabe govitecan é um conjugado droga-anticorpo que une o anticorpo anti-TROP2 com o quimioterápico SN38 (um metabólito ativo do irinotecano). Na doença triplo-negativa, essa droga foi superior à quimioterapia de escolha do investigador em população politratada, havendo ganho em taxa de resposta (35% versus 5%), sobrevida livre de progressão (mediana 5,6 versus 1,7 meses) e sobrevida global (12,1 versus 6,7 meses).[102] O benefício das novas drogas mencionadas para doença triplo-negativo, incluindo o sacituzumabe govitecan, é relevante já que por muitos anos não se observava melhora do prognóstico câncer de mama triplo-negativo.

Mais recentemente, demonstrou-se eficácia do sacituzumabe govitecan também para a população receptor hormonal-positiva resistente à hormonoterapia.[81]

Agentes em investigação

A expressão de receptor de androgênio (em cerca de 30% dos tumores triplo-negativos) também têm sido alvo de pesquisa. Estudos com bicalutamida e enzalutamida demonstraram atividade nesse subgrupo.[78-80]

CIRURGIA EM CÂNCER DE MAMA AVANÇADO

A cirurgia local pode ter papel paliativo em situações de sangramento, ulceração e infecção, complicações locais que podem impactar em larga escala na qualidade de vida.[6] Os resultados dos estudos e das metanálises não permitem, neste momento, estabelecer um papel definitivo para a ressecção do tumor primário quanto a SLP ou SG.[82,83]

Na prática clínica, o tratamento local da mama ou de doença oligometastática pode ser considerado em pacientes com doença avançada limitada e após resposta ao tratamento sistêmico oferecido.[84]

USO DE BISFOSFONATOS EM METÁSTASES ÓSSEAS

Pacientes com câncer de mama que apresentam metástases ósseas devem ser tratadas com agentes capazes de diminuir o risco de eventos ósseos, como fraturas, necessidade de radioterapia, compressão medular e hipercalcemia. Os principais agentes são os bisfosfonatos (pamidronato e zolendronato) e um anticorpo monoclonal anti-ativador do receptor ligante de fator nuclear Kappa B (RANKL) (denosumabe).[85] Os efeitos analgésicos desses agentes são modestos e não devem ser utilizados isoladamente para dores ósseas.[86]

Seu uso está recomendado para pacientes com evidência radiológica de destruição óssea, por tempo indeterminado, com complicações potenciais a hipocalcemia e a osteonecrose de mandíbula. Denosumabe pode ser utilizado em caso de disfunção renal.

O estudo recente CALGB 70604 incluiu 1822 pacientes com câncer de próstata e mieloma, além de câncer de mama, e demonstrou não inferioridade quanto à ocorrência de eventos esqueléticos com o uso de ácido zoledrônico trimestral quando comparado com seu uso mensal.[87] Dessa forma, há a opção de intervalo mais longo na administração deste bisfosfonato.

Estudo fase III comparou denosumabe – um anticorpo monoclonal anti-ativador do receptor ligante de fator nuclear Kappa B (RANKL) – e zolendronato em 2.046 pacientes com câncer de mama e metástases ósseas. Denosumabe atrasou o tempo até o primeiro evento ósseo ou hipercalcemia de 623 eventos *versus* 491 eventos (HR = 0,82; p = 0,01) quando comparado a zoledronato.[88]

Neste momento, as opções de tratamento incluem: denosumabe (120 mg por via subcutânea, a cada 4 semanas); pamidronato (90 mg por via intravenosa, a cada 3 a 4 semanas); ou zolendronato (4 mg por via intravenosa a cada 12 semanas ou a cada 3 a 4 semanas). As evidências são insuficientes para a escolha de um em detrimento de outro.

CONCLUSÃO

Apesar do diagnóstico precoce e da administração de tratamento apropriado na doença inicial, o câncer de mama, eventualmente, recorre à distância, e esse evento denota a impossibilidade de cura, na maioria das vezes. Os melhores cuidados gerais associados com os avanços terapêuticos direcionados à doença de base possibilitam um controle de sintomas mais adequado e o potencial aumento da sobrevida.

Nos últimos anos, o subtipo HER2 positivo foi aquele com o benefício mais expressivo quando comparado com os demais subtipos em termos de SLP e SG a longo prazo, em particular para a doença avançada à apresentação e com resposta completa após a terapia inicial.[90-92] O subgrupo com RH positivo, mais representativo em câncer de mama, é aquele com a sobrevida habitualmente mais longa. Apesar da estabilidade deste desfecho ao longo dos últimos anos, a incorporação da nova classe de inibidores de ciclina pode modificar esse cenário favoravelmente. A adição desses agentes ao tratamento endócrino demonstrou, inicialmente, expressivo aumento de SLP e os benefícios em SG começam a despontar. O melhor entendimento dos tumores triplo-negativos avançados, tradicionalmente com a sobrevida mais curta, começa a ser delineado e estratégias de tratamento além da quimioterapia tradicional apresentam resultados promissores.

O conhecimento da biologia do câncer de mama possibilita o surgimento de novas estratégias que tendem a modificar o curso da doença avançada. Nos próximos anos, antecipa-se a combinação entre estas novas classes de agentes na expectativa de resultados mais robustos e duradouros. A tradução destas conquistas para um maior número permanece como grande desafio para aqueles que cuidam de pacientes com câncer de mama avançado.

REFERÊNCIAS

1. https://www.inca.gov.br/publicacoes/livros/estimativa-2018-incidencia-de-cancer-no-brasil.
2. Chia SK, Speers CH, D'Yachkova Y, et al. The impact of new chemotherapeutic and hormone agents on survival in a population - based cohort of women with metastatic breast cancer. Cancer. 2007;110:973-9.
3. Stockler M, Wilcken NR, Ghersi D, et al. Systematic reviews of chemotherapy and endocrine therapy in metastatic breast cancer. Cancer Treat Rev. 2000;26(3):151-168.
4. Fietz T, Tesch H, Rauh J, et al. Palliative systemic therapy and overall survival of 1,395 patients with advanced breast cancer - results from the prospective German TMK cohort study. Breast. 2017;34:122-130.
5. Simmons C, Miller N, Geddie W, et al. Does confirmatory tumor biopsy alter the management of breast cancer patients with distant metastases? Ann Oncol 2009;20:1499-504.
6. 4th Consenus ESO-ESMO International Consensus Guidelines for Advanced Breast Cancer (ABC 4).
7. Ferlicot S, Vincent-Salomon A, Médioni J, et al. Wide metastatic spreading in infiltrating lobular carcinoma of the breast. Eur J Cancer. 2004;40:336-41.
8. Foulkes WD, Smith IE, Reis-Filho JS. Triple-negative breast cancer. N Engl J Med. 2010;363:1938-48.
9. Wilcken N, Hornbuckle J, Ghersi D. Chemotherapy alone versus endocrine therapy alone for metastatic breast cancer. Cochrane Database Syst Rev. 2003.
10. Taylor CW, Green S, Dalton WS, et al. Multicenter randomized clinical trial of goserelin versus surgical ovariectomy in premenopausal patients with receptor-positive metastatic breast cancer: an intergroup study. J Clin Oncol. 1998;16:994-9.

11. Zhang P, Li CZ, Jiao GM, Zhang JJ, et al. Effects of ovarian ablation or suppression in premenopausal breast cancer: A meta-analysis of randomized controlled trials. Eur J Surg Oncol. 2017;43(7):1161-1172.
12. Mortimer JE, Dehdashti F, Siegel BA, et al. Metabolic flare: Indicator of hormone responsiveness in advanced breast cancer. J Clin Oncol 2001;19:2797-803.
13. Robertson JFR, Bondarenko IM, Trishkina E, et al. Fulvestrant 500 mg versus anastrozole 1 mg for hormone receptor-positive advanced breast cancer (FALCON): an international, randomised, double-blind, phase 3 trial. Lancet. 2016;388(10063):2997-3005.
14. Di Leo A, Jerusalem G, Petruzelka L, et al. Results of the confirm phase III trial comparing fulvestrant 250 mg with fulvestrant 500 mg in postmenopausal women with estrogen receptor-positive advanced breast cancer. J Clin Oncol. 2010;28:4594.
15. Mauri D, Pavlidis N, Polyzos NP, et al. Survival with aromatase inhibitors and inactivators versus standard hormonal therapy in advanced breast cancer: meta-analysis. J Natl Cancer Inst. 2006;98:1285-91.
16. Bachelot T, Bourgier C, Cropet C, et al. Randomized phase II trial of everolimus in combination with tamoxifen in patients with hormone receptor-positive, human epidermal growth factor receptor 2-negative metastatic breast cancer with prior exposure to aromatase inhibitors: a gineco study. J Clin Oncol. 2012;30(22):2718-2724.
17. Dickler MN, Tolaney SM, Rugo HS, et al. Monarch 1, a phase II study of abemaciclib, a CDK4 and CDK6 inhibitor, as a single agent, in patients with refractory HRþ/HER2- metastatic breast cancer. Clin Cancer Res. 2017;23(17): 5218-5224.
18. Bines J, Dienstmann R, Obadia RM, et al. Activity of megestrol acetate in postmenopausal women with advanced breast cancer after nonsteroidal aromatase inhibitor failure: a phase II trial. Ann Oncol. 2014;25:831-836.
19. Ellis MJ, Gao F, Dehdashti F, et al. Lower-dose vs. high-dose oral estradiol therapy of hormone receptor-positive, aromatase inhibitor-resistant advanced breast cancer. JAMA. 2009;302(2):774-780.
20. Reinert T, Barrios CH. Optimal management of hormone receptor positive metastatic breast cancer in 2016. Ther Adv Med Oncol. 2015;7(6):304-320.
21. Finn RS, Martin M, Rugo HS, et al. Palbociclib and letrozole in advanced breast cancer. N Engl J Med. 2016;375:1925.
22. Hortobagyi GN, Stemmer SM, Burris HA, et al. Updated results from monaleesa-2, a phase III trial of first-line ribociclib plus letrozole versus placebo plus letrozole in hormone receptor-positive, HER2-negative advanced breast cancer. Ann Oncol. 2018;29:1541.
23. Goetz MP, Toi M, Campone M, et al. Monarch 3: Abemaciclib as initial therapy for advanced breast cancer. J Clin Oncol. 2017;35:3638.
24. Im S-A, Lu Y-S, Bardia A, et al. Overall survival with ribociclib plus endocrine therapy in breast cancer. N Engl J Med. 2019;381(4):307-316.
25. Loibl S, Turner NC, Ro J, et al. Palbociclib combined with fulvestrant in premenopausal women with advanced breast cancer and prior progression on endocrine therapy: Paloma-3 results. Oncologist. 2017;22:1028.
26. Sledge GW Jr, Toi M, Neven P, et al. Monarch 2: Abemaciclib in combination with fulvestrant in women with HR+/HER2- advanced breast cancer who had progressed while receiving endocrine therapy. J Clin Oncol. 2017;35:2875.
27. ledge GW, Toi M, Neven P, et al. The effect of abemaciclib plus fulvestrant on overall survival in hormone receptor-positive, ERBB2-negative breast cancer that progressed on endocrine therapy-Monarch 2: A randomized clinical trial. JAMA Oncol. 2019.
28. Slamon DJ, Neven P, Chia S, et al. Phase III randomized study of ribociclib and fulvestrant in hormone receptor-positive, human epidermal growth factor receptor 2-negative advanced breast cancer: Monaleesa-3. J Clin Oncol. 2018;36:2465.
29. Seock-Ah I, Shen LY, Bardia A, et al. Overall survival with ribociclib plus endocrine therapy in breast cancer. N Engl J Med. 2019;381:307-316.
30. Mehta RS, Barlow WE, Albain KS, et al. Overall survival with fulvestrant plus anastrozol for metastatic breast cancer. N Engl J Med. 2019;380:1226-1234.
31. Bergh J, Jönsson PE, Lidbrink EK, et al. Fact: an open-label randomized phase III study of fulvestrant and anastrozole in combination compared with anastrozole alone as first-line therapy for patients with receptor-positive postmenopausal breast cancer. J Clin Oncol. 2012;30:1919.
32. Piccart M, Hortobagyi GN, Campone M, et al. Everolimus plus exemestane for hormone-receptor-positive, human epidermal growth factor receptor-2-negative advanced breast cancer: overall survival results from bolero-2†. Ann Oncol. 2014;25:2357.
33. André F, Ciruelos E, Rubovszky G, et al. Alpelisib for PIK3CA-Mutated, hormone receptor-positive advanced breast cancer. N Engl J Med. 2019;380:1929.
34. Vogel CL, Cobleigh MA, Tripathy D, et al. Efficacy and safety of trastuzumab as a single agent in first-line treatment of HER-2 overexpressing metastatic breast cancer. J Clin Oncol. 2002;20:719-26.
35. Slamon DJ, Leyland-Jones B, Shak S, et al. Use of chemotherapy plus a monoclonal antibody against HER-2 for metastatic breast cancer that overexpresses HER-2. N Engl J Med. 2001;344:783-92.

36. Marty M, Cognetti F, Maraninchi D, et al. Randomized phase II trial of the efficacy and safety of trastuzumab combined with docetaxel in patients with human epidermal growth factor receptor 2-positive metastatic breast cancer administered as first-line treatment: the M77001 study group. J Clin Oncol. 2005;23:4265-74.

37. Robert N, Leyland-Jones B, Asmar L, et al. Randomized phase III study of trastuzumab, paclitaxel, and carboplatin compared with trastuzumab and paclitaxel in women with HER-2-overexpressing metastatic breast cancer. J Clin Oncol. 2006;24:2786-92.

38. Pegram M, Forbes JF, Pienkowski T, et al. BCIRG 007: First overall survival analysis of randomized phase III trial of trastuzumab plus docetaxel with or without carboplatin as first-line therapy in HER-2 amplified metastatic breast cancer. J Clin Oncol. 2007;25:34s.

39. Swain SM, Baselga J, Kim SB, et al. Pertuzumab, trastuzumab, and docetaxel in HER2-positive metastatic breast cancer. N Engl J Med. 2015;372:724-34.

40. Smyth LM, Iyengar NM, Chen MF, Popper SM. Weekly paclitaxel with trastuzumab and pertuzumab in patients with HER2-overexpressing metastatic breast cancer: overall survival and updated progression-free survival results from a phase II study. Breast Cancer Res Treat. 2016;158(1):91-97.

41. Geyer CE, Forster J, Lindquist D, et al. Lapatinib plus capecitabine for HER2-positive advanced breast cancer. N Engl J Med. 2006;355:2733-43.

42. Cameron D, Casey M, Press M, et al. A phase III randomized comparison of lapatinib plus capecitabine versus capecitabine alone in women with advanced breast cancer that has progressed on trastuzumab: updated efficacy and biomarker analyses. Breast Cancer Res Treat. 2008;112:533-43.

43. Blackwell KL, Burstein HJ, Storniolo AM, et al. Randomized study of lapatinib alone or in combination with trastuzumab in women with ErbB2-positive, trastuzumab-refractory metastatic breast cancer. J Clin Oncol. 2010;28:1124.

44. Blackwell KL, Miles D, Gianni L, et al. Primary results from EMILIA, a phase III study of trastuzumab emtansine versus capecitabine and lapatinib in HER2-positive locally advanced or metastatic breast cancer previously treated with trastuzumab and a taxane. J Clin Oncol. 2012;30.

45. Murthy RK, Loi S, Okines A, Paplomata E, Hamilton E, Hurvitz SA, et al. Tucatinib, Trastuzumab, and Capecitabine for HER2-Positive Metastatic Breast Cancer. N Engl J Med. 2020;382(7):597-609. doi: 10.1056/NEJMoa1914609.

46. Rugo HS, Seock-Ah I, Lynn G, et al. Sophia primary analysis. 2019 ASCO Annual Meeting. Abstract 1000.

47. Saura C, Oliveira M, Feng YH, et al. Neratinib + capecitabine versus lapatinib + capecitabine in patients with HER2+ metastatic breast cancer previously treated with ≥ 2 HER2-directed regimens: Findings from the multinational, randomized, phase III NALA trial. J Clin Oncol. 2019;37S:ASCO #1002.

48. Johnston SRD, Hegg R, IM SA, et al. Phase III, Randomized study of dual human epidermal growth factor receptor 2 (HER2) blockade with lapatinib plus trastuzumab in combination with an aromatase inhibitor in postmenopausal women with HER2-positive, hormone receptor-positive metastatic breast cancer: Alternative. J Clin Oncol. 2018;36:741.

49. Rimawi M, Ferrero JM, de la Haba-Rodriguez J, et al. First-line trastuzumab plus an aromatase inhibitor, with or without pertuzumab, in human epidermal growth factor receptor 2-positive and hormone receptor-positive metastatic or locally advanced breast cancer (pertain): A randomized, open-label phase II Trial. J Clin Oncol. 2018;36:2826.

50. Recommendations on disease management for patients with advanced human epidermal growth factor receptor 2–positive breast cancer and brain metastases: ASCO clinical practice guideline update summary. Journal of Oncology Practice. 2018;14(8):505-507.

51. Gonzalez-Angulo AM, Timms KM, Liu S, et al. Incidence and outcome of BRCA mutations in unselected patients with triple receptor-negative breast cancer. Clin Cancer Res. 2011;17:1082.

52. Burstein MD, Tsimelzon A, Poage GM, et al. Comprehensive genomic analysis identifies novel subtypes and targets of triple-negative breast cancer. Clin Cancer Res. 2015;21(7):1688-98.

53. Schmid P, Adams S, Rugo HS, et al. Atezolizumab and nab-paclitaxel in advanced triple-negative breast cancer. N Engl J Med. 2018;379(22):2108-2121.

54. Dear RF, McGeechan K, Jenkins MC, Barratt A, Tattersall MH, Wilcken N. Combination versus sequential single agent chemotherapy for metastatic breast cancer. Cochrane Database Syst Rev. 2013;(12);CD008792.

55. Piccart-Gebhart MJ, Burzykowski T, Buyse M, et al. Taxanes alone or in combination with anthracyclines as first-line therapy of patients with metastatic breast cancer. J Clin Oncol. 2008;26:1980-6.

56. O'Shaughnessy J, Miles D, Vukelja S, et al. Superior survival with capecitabine plus docetaxel combination therapy in anthracycline-pretreated patients with advanced breast 39cancer: phase III trial results. J Clin Oncol 2002;20:2812-23.

57. Albain K, Nag S, Calderillo-Ruiz G, et al. Gemcitabine plus paclitaxel versus paclitaxel monotherapy in patients

58. Chan S, Romieu G, Huober J, et al. Phase III study of gemcitabine plus docetaxel compared with capecitabine plus docetaxel for anthracycline-pretreated patients with metastatic breast cancer. J Clin Oncol 2009;27:1753-60.
59. Gennari A, Stockler M, Puntoni M, et al. Duration of chemotherapy for metastatic breast cancer: a systematic review and meta-analysis of randomized clinical trials. J Clin Oncol. 2011;29:2144.
60. Seidman AD. The search for an elusive uniform strategy for a heterogeneous disease: lesson learned? J Clin Oncol. 2013;31(14):1707-8.
61. Hortobagyi GN, Bodey GP, Buzdar AU, et al. Evaluation of high-dose versus standard FAC chemotherapy for advanced breast cancer in protected environment units: a prospective randomized study. J Clin Oncol. 1987;5:354.
62. Blomqvist C, Elomaa I, Rissanen P, et al. Influence of treatment schedule on toxicity and efficacy of cyclophosphamide, epirubicin, and fluorouracil in metastatic breast cancer: a randomized trial comparing weekly and every-4-week administration. J Clin Oncol. 1993;11:467.
63. Seidman AD, Berry D, Cirrincione C, et al. Randomized phase III trial of weekly compared with every-3-weeks paclitaxel for metastatic breast cancer, with trastuzumab for all HER-2 overexpressors and random assignment to trastuzumab or not in HER-2 nonoverexpressors: final results of Cancer and Leukemia Group B protocol 9840. J Clin Oncol. 2008;26:1642-9.
64. Harvey V, Mouridsen H, Semiglazov V, et al. Phase III trial comparing three doses of docetaxel for second-line treatment of advanced breast cancer. J Clin Oncol. 2006;24:4963-70.
65. Jones SE, Erban J, Overmoyer B, et al. Randomized phase III study of docetaxel compared with paclitaxel in metastatic breast cancer. J Clin Oncol. 2005;23:5542-51.
66. Gradishar WJ, Tjulandin S, Davidson N, et al. Phase III trial of nanoparticle albumin-bound paclitaxel compared with polyethylated castor oil-based paclitaxel in women with breast cancer. J Clin Onco.l 2005;23:7794-803.
67. Venturini M, Paridaens R, Rossner D, et al. An open-label, multicenter study of outpatient capecitabine monotherapy in 631 patients with pretreated advanced breast cancer. Oncology. 2007;72:51-7.
68. Zielinski C, Gralow J, Martin M. Optimising the dose of capecitabine on metastatic breast cancer: confused, clarified or confirmed? Ann Oncol. 2010;21(11):2145-52.
69. Gasparini G, Caffo O, Barni S, et al. Vinorelbine is an active antiproliferative agent in pretreated advanced breast cancer patients: a phase II study. J Clin Oncol. 1994;12:2094-101.
70. Chew HK, Doroshow JH, Frankel P, et al. Phase II studies of gemcitabine and cisplatin in heavily and minimally pretreated metastatic breast cancer. J Clin Oncol. 2009;27:2163-9.
71. Cortes J, O'Shaughnessy J, Loesch D, et al. Eribulin monotherapy versus treatment of physician's choice in patients with metastatic breast cancer (EMBRACE): a phase 3 open-label randomised study. Lancet. 2011;377(9769):914-23.
72. Atienza DM, Vogel CL, Trock B, et al. Phase II study of oral etoposide for patients with advanced breast cancer. Cancer. 1995;76:2485-90.
73. Colleoni M, Rocca A, Sandri MT, et al. Low-dose oral methotrexate and cyclophosphamide in metastatic breast cancer: antitumor activity and correlation with vascular endothelial growth factor levels. Ann Oncol. 2002;13:73-80.
74. Tutt A, Tovey H, Cheang MCU, et al. Carboplatin in BRCA 1/2 mutated and triple-negative breast câncer BRCAness subgroups: the TNT trial. Nat Med. 2018;24(5):628-637.
75. Robson M, Im SA, Senkus E, et al. Olaparib for Metastatic Breast Cancer in Patients with a Germline BRCA Mutation. N Engl J Med. 2017;377:523-533.
76. Litton JK, Rugo HS, Ettl J, et al. Talazoparib in patients with advanced breast cancer and a germline BRCA mutation. N Engl J Med. 2018;379(8):753-763.
77. Schmid P, Adams S, Rugo HS, et al. Impassion130: updated overall survival (OS) from global, randomized, double-blind, placebo-controlled, Phase III study of atezolizumab (atezo) + nab-paclitaxel (nP) in previously untreated locally advanced or metastatic triple-negative breast cancer (mTNBC). J Clin Oncol. 2019;337(15):1003-1003.
78. Collins LC, Cole KS, Marotti JD, et al. Androgen receptor expression in breast cancer in relation to molecular phenotype: results from the Nurses' Health Study. Mod Pathol. 2011;24:924.
79. Gucalp A, Tolaney S, Isakoff SJ, et al. Phase II trial of bicalutamide in patients with androgen receptor-positive, estrogen receptor-negative metastatic Breast Cancer. Clin Cancer Res. 2013;19:5505.
80. Traina TA, Miller K, Yardley DA, Eakle J, et al. Enzalutamide for the treatment of Androgen Receptor-Expressing Triple Negative Breast Cancer J Clin Oncol. 2018;36(9):884-890.
81. Rugo HS, Bardia A, Marmé F. et al. Sacituzumab Govitecan in Hormone Receptor–Positive/Human Epidermal Growth Factor Receptor 2-Negative Metastatic Breast Cancer. JCO; Published online 26 August 2022.

82. Xiao W, Zou Y, Zheng S et al. Primary tumor resection in stage IV breast cancer: A systematic review and meta--analysis. Eur J Surg Oncol. 2018;44(10):1504-1512.
83. Harris E, Barry M, Kell MR. Meta-analysis to determine if surgical resection of the primary tumour in the setting of stage IV breast cancer impacts on survival. Ann Surg Oncol. 2013;20:2828.
84. Sledge GW Jr. Curing metastatic breast cancer. J Oncol Pract. 2016;1:6-10.
85. Poznak CV, Somerfield MR, Barlow WE. Role of bone-modifying agents in metastatic breast cancer: an american society of clinical oncology–cancer care ontario focused guideline update. J Clin Oncol. 2017;35(35):3978-3986.
86. Pavlakis N, Schmidt R, Stockler M. Bisphosphonates for breast cancer. Cochrane Database Syst Rev. 2005;CD003474.
87. Himelstein AL, Foster JC, Khatcheressian JL, Roberts JD, et al. Effect of longer-interval vs standard dosing of zoledronic acid on skeletal events in patients with bone metastases: a randomized clinical trial. JAMA. 2017;317(1):48.
88. Stopeck A, de Boer R, Fujiwara Y, et al. A comparison of denosumab versus zoledronic acid for the prevention of skeletal-related events in breast cancer patients with bone metastases. Cancer Res. 2009;69:490.
89. Winer E, Waks A. Breast Cancer Treatment: a review. JAMA. 2019;321(3):316.
90. Diretriz de Câncer de Mama da Sociedade Brasileira de Oncologia Clínica. Disponível em: https://www.sboc.org.br/images/diretrizes/diretrizes_pdfs/Carcinoma_de_Mama.pdf.
91. Gobbini E, Ezzalfani M, Dieras V, et al. Time trends of overall survival among metastatic breast cancer patients in the real-life ESME cohort. Eur J Cancer. 2018;96:17-24.
92. Wong Y, Raghavendra AS, Hatzis C, et al. Long-Term survival of de novo stage iv human epidermal growth receptor 2 (HER2) positive breast cancers treated with HER2-targeted therapy. Oncologist. 2019;24(3):313-318.
93. Joshi H, Press MF. Molecular oncology of breast cancer. In: Bland KI, Copeland EM, Klimberg VS, Gradishar WJ, eds. The Breast. Philadelphia, PA: Elsevier; 2018:22.
94. NCCN Clinical Practice Guidelines in Oncology (NCCN Guidelines), Breast Cancer (version 1.2014). Disponível em: http://www.nccn.org/professionals/physician_gls/pdf/breast.pdf. [2019 Out 04].
95. Modi S, Saura C, Yamashita T, Park YH, Kim SB, Tamura K, et al. Trastuzumab Deruxtecan in Previously Treated HER2-Positive Breast Cancer. N Engl J Med. 2020;382(7):610-21. doi: 10.1056/NEJMoa1914510.
96. Cortés J, Kim SB, Chung WP, Im SA, Park YH, Hegg R, et al. Trastuzumab Deruxtecan versus Trastuzumab Emtansine for Breast Cancer. N Engl J Med. 2022;386(12):1143-54).
97. Xu B, Yan M, Ma F, Hu X, Feng J, Ouyang Q, et al. Pyrotinib plus capecitabine versus lapatinib plus capecitabine for the treatment of HER2-positive metastatic breast cancer (PHOEBE): a multicentre, open-label, randomised, controlled, phase 3 trial. Lancet Oncol. 2021;22(3):351-60. doi: 10.1016/S1470-2045(20)30702-6.
98. Hua X, Bi XW, Zhao JL, Shi YX, Lin Y, Wu ZY, et al. Trastuzumab Plus Endocrine Therapy or Chemotherapy as First-line Treatment for Patients with Hormone Receptor-Positive and HER2-Positive Metastatic Breast Cancer (SYSUCC-002). Clin Cancer Res. 2022;28(4):637-45. doi: 10.1158/1078-0432.CCR-21-3435.
99. Bartsch R, Berghoff AS, Furtner J., et al. Trastuzumab deruxtecan in HER2-positive breast cancer with brain metastases: a single-arm, phase 2 trial. Nat Med, 2022. https://doi.org/10.1038/s41591-022-01935-8).
100. Modi S, Jacot W, Yamashita T, Sohn J, Vidal M, Tokunaga E, et al. Trastuzumab Deruxtecan in Previously Treated HER2-Low Advanced Breast Cancer. N Engl J Med. 2022;387(1):9-20. doi: 10.1056/NEJMoa2203690.
101. Cortes J, Rugo HS, Cescon DW, Im SA, Yusof MM, Gallardo C, et al. Pembrolizumab plus Chemotherapy in Advanced Triple-Negative Breast Cancer. N Engl J Med. 2022;387(3):217-226).
102. Bardia A, Hurvitz SA, Tolaney SM, Loirat D, Punie K, Oliveira M, et al. Sacituzumab Govitecan in Metastatic Triple-Negative Breast Cancer. N Engl J Med. 2021;384(16):1529-1541. doi: 10.1056/NEJMoa2028485.

149

Biologia Molecular dos Tumores Endócrinos

Raquel Soares Jallad
Andrea Glezer
Ericka Barbosa Trarbach
Maria Candida Barisson Villares Frangoso
Regina Matsunaga Martin
Débora Danilovic
Suemi Marui

Amanda Meneses Ferreira Lacombe
Antonio Marcondes Lerario
Gustavo Fagundes
Madson Queiroz Almeida
Rafael Loch Batista
Berenice Bilharinho de Mendonça
Sorahia Domenice

DESTAQUES

- Atualização dos mecanismos moleculares envolvidos no processo de tumorigênese, tanto nas neoplasias benignas como nas malignas mais prevalentes das diferentes glândulas do sistema endócrino.

INTRODUÇÃO

Os avanços no conhecimento das alterações moleculares relacionadas ao processo de tumorigênese das glândulas endócrinas são crescentes. A identificação de marcadores moleculares de prognóstico tem importante papel nas decisões terapêuticas.

A tumorigênese envolve múltiplos mecanismos responsáveis por mudanças hiperplásicas como ativação de oncogenes, inativação de genes supressores tumorais, desequilíbrio entre fatores de crescimento e proteínas envolvidas na regulação celular e alterações epigenéticas.[75]

Os tumores endócrinos podem ser esporádicos ou associados a síndromes hereditárias. Desse modo, as alterações genéticas que resultam no desenvolvimento desses tumores podem ser germinativas (herdadas) ou somáticas (adquiridas – seja no período embrionário, levando a quadros de mosaicismo – seja no período pós-natal). Os principais eventos genéticos que culminam no desenvolvimento dos tumores do sistema endócrino podem ser agrupados em duas grandes categorias. A primeira é caracterizada por ativação de vias de sinalização que promovem proliferação celular e resistência à apoptose. Entre estas, podemos citar as vias RAS/RAF/ERK/MAPK, JNK e PI3K/AKT. Exemplos de alterações pertencentes a essa categoria incluem variantes alélicas ativadoras em receptores de membrana com atividade tirosinaquinase (RTK) como o RET (*REarranged during Transfection*) e EGFR (*epidermal growth factor receptor*) e de componentes de suas vias de sinalização intracelular, como o próprio RAS (*rat sarcoma virus*) e o BRAF (*B-Raf proto-oncogene, serine-threonine kinase*). A ativação dessas vias de sinalização tem sido responsabilizada pela resistência à quimioterapia convencional e à radioterapia. O bloqueio dessas vias, por meio de substâncias como os inibidores dos receptores com atividade tirosinaquinase, inibidores do mTOR (*mechanistic Target of Rapamycin kinase*) ou inibidores do BRAF é uma opção terapêutica promissora para o tratamento dos tumores endócrinos.

A segunda categoria de alterações moleculares é caracterizada por inativação de genes supressores tumorais. Exemplos de supressores tumorais relacionados aos tumores endócrinos incluem: MEN1; VHL; PRKAR1A; TP53; SDHs; AIP; CDKN1B e o NF1.

BIOLOGIA MOLECULAR DOS TUMORES DA HIPÓFISE

Os tumores hipofisários representam entre 10% e 15% de todos os tumores intracranianos em adultos.[1] Geralmente são tumores benignos e desenvolvem-se a partir dos cinco tipos celulares da adeno-hipófise: prolactina-PRL; hormônio do crescimento (GH); hormônio adrenocorticotrófico (ACTH); hormônio tireoestimulante (TSH); e hormônios gonadotrópicos (LH e FSH). Os mais frequentes são os prolactinomas, seguidos pelos adenomas clinicamente não funcionantes, os somatotropinomas, os corticotropinomas os tireotropinomas e os gonadotropinomas.[2]

A causa genética da maioria dos adenomas hipofisários ainda permanece desconhecida. As alterações genéticas que predispõem à formação dos adenomas hipofisarios podem ser variantes alélicas patogênicas germinativas e/ou somáticas, variações no número de cópias de uma região genômica ou alterações epigenéticas.[3-5] A maioria dos adenomas hipofisários é esporádica e aproximadamente 5% são familiais (Figura 149.1).

TUMORES PRODUTORES DE HORMÔNIO DO CRESCIMENTO

Diante de uma endocrinopatia rara, como acromegalia e gigantismo hipofisário, a primeira abordagem do paciente deve ser uma avaliação clínica detalhada, incluindo histórico pessoal e familiar, a fim de detectar a presença de doenças em outras glândulas endócrinas, bem como a presença de familiares com adenomas hipofisários.

As principais características clínicas e moleculares das síndromes genéticas associadas ao gigantismo e à acromegalia estão discriminadas na Tabela 149.1. O fluxograma para rastreamento genético dos pacientes com acromegalia/gigantismo está resumido na Figura 149.2.

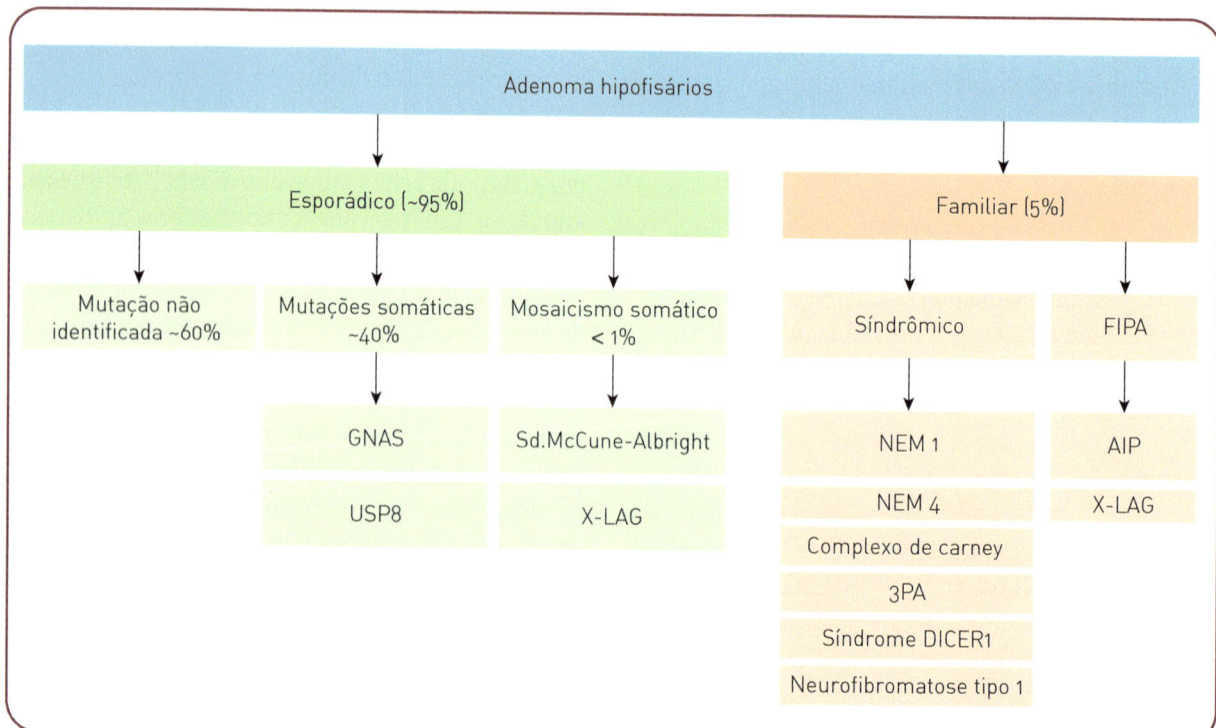

FIGURA 149.1 – Causas genéticas somáticas e germinativas dos adenomas hipofisários.
Fonte: Desenvolvida pela autoria.

Tabela 149.1. Características clínicas e moleculares das síndromes genéticas associadas ao gigantismo e à acromegalia[3-6]

Síndrome	Gene			Alteração Genética		Mecanismo de Tumorigênese Hipofisária	Frequência (%)		Achados	
	Nome	Cromossomo	Função	Herança	Germinativa/Mosaico	Mutação		Adenoma de Hipófise	Acromegalia	Clínicos	Patológicos
Adenoma familiar isolado (FIPA)	AIP (15% a 30%)	11q13.2	Supressor tumoral	Autossômica dominante/ esporádica	Germinativa	Inativadora	Interação na síntese de AMPc	100%	15% a 30%	Acromegalia/ gigantismo	Adenoma
Acrogigantismo ligado ao X (X-LAG)	GPR101	Xq26.3	Oncogene	Dominantes ligadas ao X/esporádica	Germinativa/ mosaicismo somático	Microduplicação	Alteração no receptor acoplado à proteína → ativação constitutiva da via CAMP-PK	85%	100%	Gigantismo Geralmente início < 2 anos	Adenoma somatotrófico e/ou hiperplasia
Neoplasia endócrina múltipla tipo 1 (NEM1)	MEN1	11q13.1	Supressor tumoral	Autossômica dominante/ esporádica	Germinativa	Inativadora	Codifica a proteína menina, que está envolvida com regulação transcricional e estabilidade do ciclo celular	40%	3% a 10%	Hiperpara-tireoidismo 1º, tumores neuroendócrinos enteropancreáticos e adenomas da hipófise	Adenoma somatotrófico
Neoplasia endócrina múltipla tipo 4 (NEM4)	CDKN1B	12p13.1	Supressor tumoral	Autossômica dominante	Germinativa	Inativadora	Codifica a proteína p27kip1, envolvida na regulação do ciclo celular	Raro	Rara	Acromegalia, hiperparatireoidismo e tu neuroendócrinos pancreáticos	Adenoma somatotrófico
Complexo de Carney (CNC)	PRKAR1 17q24.2 CNC1 Lócus		Supressor tumoral	Autossômica dominante	Germinativa	Inativadora	Codifica a subunidade reguladora (R1A) da proteína cinase A, que está envolvida com transcrição, progressão do ciclo celular e apoptose	15%	10% a 15%	Acromegalia, pigmentação cutânea, mixomas, hiperatividade endócrina	Adenoma somatotrófico hiperplasia
Síndrome de McCune-Albright (MAS)	GNAS	20q13.32	Oncogene esporádica		Mosaicismo somático	Pós-zigótica	Mutação determina perda da atividade de GTP-ase e ativação permanente da adenil ciclase → hipersecreção hormonal e à proliferação celular	Até 20%	20% a 30%	Acromegalia, displasia fibrosa poliostótica, manchas café com leite e puberdade precoce	Adenoma somatotrófico hiperplasia
Síndrome da associação 3P (Pheochromocytom, paraganglioma and pituitary adenoma)	SDHA 5p15.33 SDHB 1p36.13 SDHC 1q23.3 SDHD 11q23.1 MAX 14q23.3		Supressor tumoral	Autossômica dominante esporádica	Germinativa	Inativadora	SDHX: participa do complexo mitocondrial II, produção de energia	100%	Rara	Feocromocitoma/ paraganglioma e adenoma hipofisário (geralmente um somatotropinoma	Adenoma somatotrófico

Fonte: Adaptada de Marques P, Caimari F, Hernández-Ramírez LC, Collier D, Iacovazzo D, Ronaldson A, et al., 2020; Vandeva S, Daly AF, Petrossians P, Zacharieva S, Beckers A, 2019.

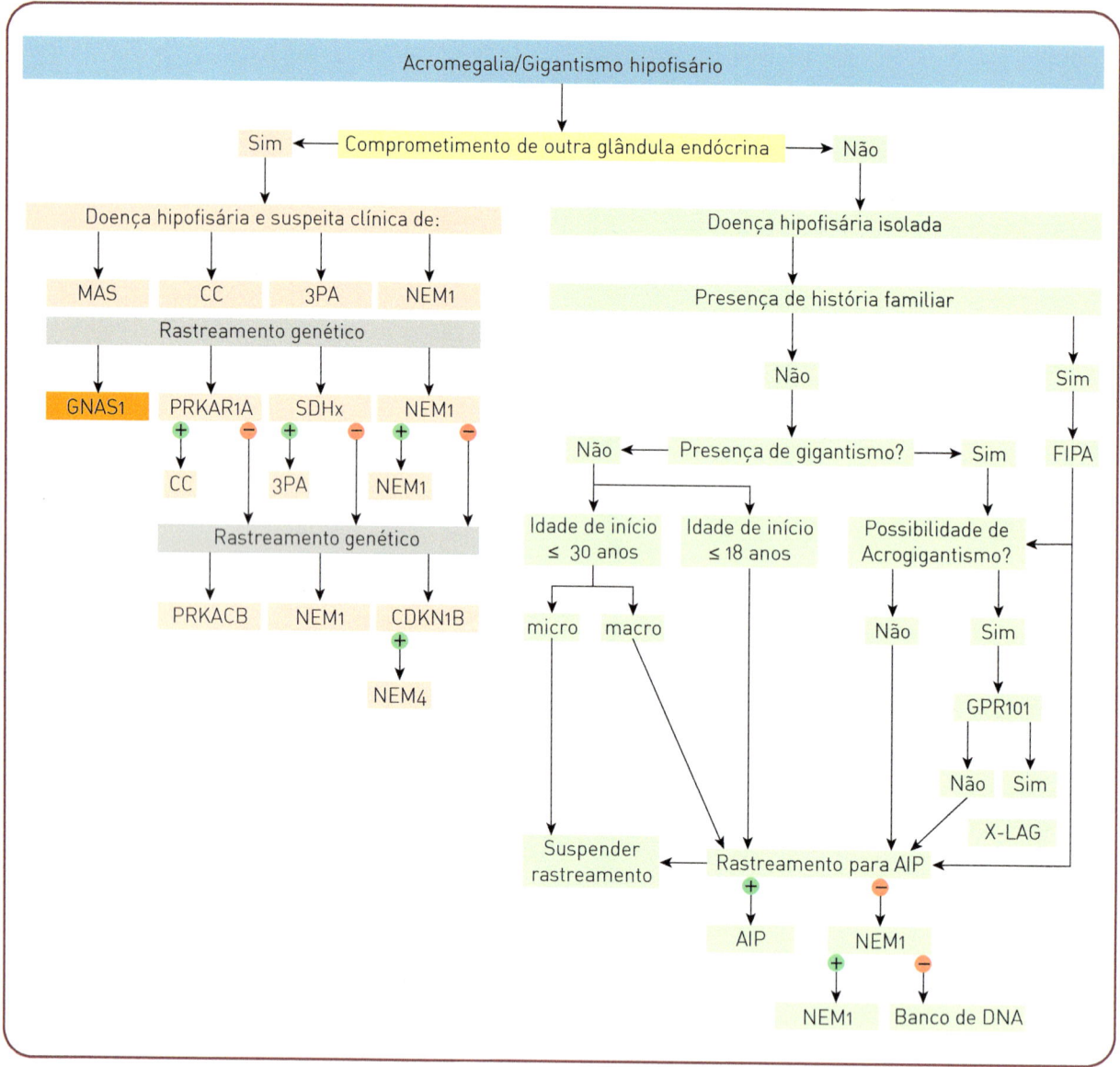

FIGURA 149.2 – Fluxo de rastreamento genético em pacientes com acromegalia/gigantismo.
Fonte: Desenvolvida pela autoria.

ALTERAÇÕES GENÉTICAS GERMINATIVAS NOS SOMATOTROPINOMAS

Adenomas Hipofisários Familiares Isolados (FIPA)

A AIP (*aryl hydrocarbon receptor interacting protein*) tem um papel importante na síntese do AMPc. Variantes alélicas germinativas patogênicas no *AIP* determinam um aumento das concentrações do AMPc, favorecendo a proliferação celular.[3] Variantes alélicas patogênicas no gene AIP foram identificadas em até 8% das formas esporádicas dos adenomas hipofisários e entre 50% e 75% das famílias com somatotropinomas.[3,4] Nos pacientes com AIP, os adenomas geralmente secretam apenas GH ou podem cossecretar PRL. Comparados com pacientes com adenomas esporádicos ou com FIPA sem mutação AIP, os pacientes com variantes alélicas patogênicas no AIP são mais jovens (entre 15% e 20% são diagnosticados antes dos 30 anos), apresentam macroadenomas, geralmente invasivos, com maior risco de apoplexia e menor resposta ao tratamento cirúrgico e/ou ao tratamento com os ligantes do receptor de somatostatina.[3,4]

Acrogigantismo ligado ao X (X-LAG)

O XLAG (*X-linked acrogigantism*) (OMIM 300942) é causa rara de gigantismo hipofisário, responsável por 10% dos casos com causa genética conhecida.[5] Na maioria deles, a aceleração rápida e progressiva do crescimento linear acontece durante os primeiros 2 anos de vida. A maioria dos indivíduos apresenta hiperprolactinemia em decorrência de um adenoma hipofisário secretor de GH/PRL, com ou sem hiperplasia associada. Em alguns pacientes, há apenas hiperplasia de somatotróficos, lactotróficos e mamossomatotróficos. Em aproximadamente um terço dos pacientes, há aumento das concentrações séricas do hormônio liberador do hormônio do crescimento hipotalâmico (GHRH). O X-LAG é causado por hiperexpressão do gene GPR101, no tumor hipofisário por microduplicações na região Xq26.3 (germinativa ou somática) que contém o lócus do GPR101. O GPR101 codifica um receptor acoplado à proteína G (GPCR), que, via cAMP, estimula a proliferação de células hipofisárias e a secreção de GH e de PRL. Geralmente, o X-LAG ocorre como doença esporádica, entretanto três famílias já foram relatadas. De 33 pacientes portadores da mutação XLAG, 24 eram do sexo feminino e nove do sexo masculino. Na avaliação genética, 26 pacientes apresentaram duplicação na linhagem germinativa do GPR101, seis pacientes com duplicação na linhagem somática do GPR101 e um paciente com avaliação genética indeterminada.[4] No geral, o tratamento dos pacientes com X-LAG envolve uma equipe multidisciplinar, sendo que os pacientes podem ser submetidos a tratamento isolado ou combinado, incluindo cirurgia transesfenoidal, uso de ligantes dos receptores de somatostatina (LRS), agonista dopaminérgico e/ ou antagonista do receptor do GH (pegvisomanto).[4]

Neoplasia Endócrina Múltipla – tipo 1 (NEM1)

Na NEM1 (OMIM 131100), as principais glândulas endócrinas envolvidas são: as paratireoides (95% dos casos) o pâncreas (de 30% a 80% dos casos); e a glândula hipofisária anterior (de 15% a 90% dos casos). A maioria dos adenomas hipofisários é de prolactinomas, seguidos pelos adenomas clinicamente não funcionantes, somatotropinomas e corticotropinomas.[6] Variantes alélicas somáticas no MENIN são raramente identificadas em tumores pituitários esporádicos.[6]

Neoplasia Endócrina Múltipla – tipo 4 (NEM4)

Na NEM4 (OMIM 610755), ocorre a associação de hiperparatireoidismo, adenoma hipofisário e, menos frequentemente, tumores carcinoides brônquicos, gástricos ou gastrinoma. Os adenomas hipofisários mais frequentes são os somatotropinomas e os corticotropinomas.[6]

Complexo Carney (CC)

O CC (OMIM 160980) se caracteriza por lesões hiperpigmentadas lentiginosas na pele e em mucosas, mixomas cardíacos e cutâneos e tumores endócrinos.[6] Aproximadamente 75% dos pacientes apresentam elevações assintomáticas do GH, IGF-1 e/ou PRL, sem evidência de tumor hipofisário na ressonância nuclear magnética (RNM). Recomenda-se a monitorização hormonal e por imagem, uma vez que pode haver evolução gradual para acromegalia entre 10% e 12% dos casos. A avaliação histopatológica do tumor hipofisário revela áreas de hiperplasia somatotrófica e/ou mamosomatotrófica. Após a cirurgia transesfenoidal, a introdução de tratamento adjuvante pode ser necessária para controle da doença em virtude do risco de recidiva.[6]

Síndrome dos 3P Association (3PA)

Na síndrome dos 3PAs, observa-se a combinação das seguintes neoplasias: adenomas pituitários (PA); feocromocitomas (PHE); e/ou paragangliomas (PGL). Xekouki *et al.* descreveram que 75% dos casos familiais com 3PAs apresentaram variantes patogênicas nos genes SDHx (SDHB e SDHD).[7] Os somatotropinomas e os prolactinomas são os tumores hipofisários mais comuns nesta síndrome, exibindo um comportamento mais agressivo e com maior resistência ao tratamento-padrão.[7]

ALTERAÇÕES SOMÁTICAS NOS SOMATOTROPINOMAS

Variante Alélica Patogênica no GNAS e Síndrome de McCune-Albright (MAS)

Variantes alélicas patogênicas somáticas ocorrem com maior frequência nos adenomas hipofisários esporádicos em virtude de uma variante alélica ativadora no GNAS que codifica a subunidade α da proteína G (Gsα). Esta variante tem sido identificada em aproximadamente 40% dos tumores hipofisários de pacientes com acromegalia.[6] Alguns estudos sugerem que os pacientes acromegálicos carreadores desta variante ativadora respondem melhor ao tratamento com os LRS.[6,8]

A variante ativadora no GNAS, quando ocorre no início do desenvolvimento embrionário, resulta na MAS (OMIM 174800). Esta síndrome é caracterizada clinicamente pelo comprometimento de três sistemas: ósseo (displasia fibrosa poliostótica); cutâneo (manchas café com leite); e endócrino (puberdade precoce periférica, hipertiroidismo, acromegalia/gigantismo). A apresentação clínica varia amplamente, dependendo do grau de mosaicismo e da expressão do alelo mutado nos tecidos. A expressão da proteína Gsα na linhagem somatotrófica da hipófise está ligada preferencialmente ao alelo materno. A hiperprolactinemia é observada em 20% dos pacientes que geralmente apresentam hiperplasia hipofisária. Assim, o tratamento primário de escolha para estes pacientes é o medicamentoso, em monoterapia ou em combinação de drogas.

TUMORES PRODUTORES DE PROLACTINA

Os prolactinomas (OMIM 600634) são os tumores hipofisários mais frequentes, correspondendo entre 30% e 50% dos tumores secretores. O tratamento medicamentoso é eficaz em 80% a 90% dos casos e, portanto, a minoria dos pacientes é submetida ao tratamento cirúrgico, o que torna as amostras tumorais escassas para os estudos de biologia molecular e investigação do processo da tumorigênese.[8]

Estudos em modelos animais auxiliaram no entendimento da tumorigênese e apontam para perspectivas terapêuticas. Em modelos animais, *knock out* para o receptor de dopamina subtipo 2 (DR2) ou para o gene p27, o tratamento com estrogênios e o aumento da expressão do FGF alfa foram relacionados à formação de prolactinomas, ainda que nenhuma dessas alterações tenha sido implicada em humanos.[8] O aumento da expressão do receptor humano do fator de crescimento epidermal (EGFR) em camundongos propiciou o desenvolvimento de prolactinomas, que foram tratados com sucesso com inibidor oral da tirosinaquinase, como a lapatiniba, fato que impulsionou os testes terapêuticos em humanos.[9]

Em humanos, as variantes alélicas patogênicas foram descritas em uma pequena proporção dos prolactinomas. Mutação no RAS foi descrita em somente um caso com evolução clínica desfavorável.[10] Uma mutação inativadora do gene MEN1 foi relatada em prolactinoma esporádico.[11] Assim como nos somatotrofinomas, o aumento da expressão de HMGA2 foi relacionado à tumorigênese em prolactinomas.[12] O gene hst, que codifica o fator de crescimento de fibroblasto 4 (FGF-4), já foi identificado em prolactinomas humanos, sendo marcador de agressividade tumoral.[13,14] A hiperexpressão do PTTG, induzida por estrogênios e FGF-2, resultou em formação e progressão de prolactinomas em ratos e correlacionou-se a maior invasão tumoral em humanos.[15]

O gene AIP tem sido implicado em tumores hipofisários familiais, incluindo prolactinomas.

Polimorfismos em genes supressores tumorais, genes reguladores de ciclo celular e de receptores de fatores decrescimento já foram descritos em prolactinomas.[16] A participação receptora TGF beta tipo II na tumorigênese foi sugerida pela alta frequência de um SNP (*single nucleotide poymorphism*) em prolactinomas[17] e da aceleração na formação de prolactinomas em camundongos *knockout*.[18] SNP no DR2 foram associados à expansão extrasselar de prolactinomas.[19] Porém, não identificamos SNP do DR2 no estudo caso-controle entre portadores de prolactinomas e população saudável.[20] SNP no gene ABCB1 foram relacionados à ocorrência de efeitos colaterais da cabergolina no sistema nervoso central (SNC).[21] A análise de transcriptomas identificou genes relacionados à proliferação celular (PTTG, AKS, CCNB1, AURKB, CENPE) e à invasividade (ADAMT56 e CRMP1) em prolactinomas recorrentes/agressivos.[22-25]

Outros mecanismos possivelmente relacionados à tumorigênese têm sido estudados. Em uma coorte de prolactinomas esporádicos, identificou-se ganho de CNV (*copy number variations*), incluindo os genes DR2 e PRL.[26] Em outro estudo, com a técnica de "spliceosome", demonstrou-se que 28% dos pacientes com prolactinoma exibiam padrões de desregulação somática dos componentes de *splicing*.[27]

TUMORES PRODUTORES DE HORMÔNIO ADRENOCORTICOTRÓFICO

Mecanismos de tumorigênese

A doença de Cushing (DC) (OMIM 219090) é uma condição incapacitante rara causada por adenomas hipofisários secretores do hormônio adrenocorticotrópico (ACTH). A maioria dos adenomas corticotrópicos é monoclonal e ocorre esporadicamente. Apenas muito raramente a DC surge no contexto de síndromes familiais genéticas com raros relatos descritos na literatura (síndrome MEN 1, MEN2A, MEN2B, MEN4; síndrome de McCune-Albright (MAS); complexo de Carney (CC); complexo de esclerose tuberosa (CET); síndrome DICER1; Dax1; adenomas da hipófise isolados familiares (FIPA).[28-42]

Os corticotropinomas são caracterizados pela expressão alterada de proteínas que regulam a progressão do ciclo celular. A hiperexpressão de várias ciclinas tem sido frequentemente documentada em adenomas hipofisários, sendo a ciclina E (CCNE1) específica dos corticotropinomas.[43]

Um estudo recente usando o teste de reação em cadeia da polimerase (PCR) quantitativa em tempo real mostrou diminuição dos transcritos para ciclina D1 e CCNE1 em 10 corticotropinomas em comparação com 11 corticotropinomas silenciosos e 22 adenomas hipofisários não funcionantes.[44] De particular interesse para a tumorigênese dos corticotropinomas, é o resíduo 1 da enzima CDK5 e ABL1 (CABLES1), um supressor de tumor que regula negativamente o ciclo celular por inativação de várias CDK. A imunorreatividade dos CABOS1 é perdida ou reduzida em mais da metade dos tumores corticotróficos, e isso se correlaciona com a perda da proteína p27/kip1.[45] Como a CABLES1 estabiliza os inibidores do ciclo celular p21/Cip1 e p27/Kip1, sua perda pode contribuir para o desenvolvimento de corticotropinomas, pela regulação negativa de p27/kip1 e desestabilização de p21/cip1.[46] O gene de transformação do tumor da hipófise (PTTG) codifica a securina que regula a separação das cromátides irmãs durante a metáfase. O PTTG é hiperexpresso em adenomas hipofisários, incluindo os corticotropinomas, e está associado à agressividade tumoral.[15] Um fator de crescimento protótipo é o fator de crescimento epitelial (EGF) que, na hipófise, desempenha um papel importante na regulação da secreção hormonal e na proliferação celular. Os corticotropinomas apresentam expressão aumentada do receptor de EGF, e isso se correlaciona negativamente com a imunorreatividade ao p27/kip1.[47] As células dos corticotropinomas com alta expressão do receptor do EGF desenvolvem tumores maiores quando xenoenxertadas em camundongos e induzem a DC que pode ser controlada com inibidores do EGFR.[48] Esses achados confirmam o importante papel do EGFR na tumorigênese do corticotropinoma e sugerem uma potencial utilidade farmacológica direcionados ao EGFR para o manejo da DC. Outra família importante de fatores de crescimento envolvidos na diferenciação e na tumorigênese são os fatores de crescimento de fibroblastos (FGF). O FGF é liberado a partir de células tumorais da hipófise, incluindo corticotropinomas.[49] O receptor FGF 4 está hipererexpresso na DC.[50] Os polimorfismos funcionais do FGFR4 têm sido associados a macrocorticotropinomas silenciosos (R388) ou aos microadenomas produtores de ACTH (G388).[51] O FGFR-G388 foi associado a menor taxa de remissão pós-operatória em pacientes com DC.[50] A hiperexpressão dos fatores de crescimento, citocinas e seus receptores nos tumores corticotróficos sugere que as cascatas de sinalização intracelular também podem estar superativadas. Há evidências de que a cascata da ERK-quinase pode desempenhar um papel na promoção do crescimento do tumor corticotrófico, pois o uso do inibidor da MEK- 62 exibiu ação antiproliferativa e antissecretora *in vitro* e *in vivo*.[52] A progressão do tumor também pode ser desencadeada pela expressão prematura de fatores de desenvolvimento no tecido adulto. A proteína morfogenética noggin/osso 4 (BMP4) foi identificada durante a exibição diferencial em busca de genes causadores em um modelo animal de tumores hipofisários.[53] A BMP4 inibe a secreção de ACTH e o crescimento do tumor corticotrófico e sua expressão está reduzida nos tumores corticotróficos.[54] Curiosamente, verificou-se que o BMP4 medeia a ação antiproliferativa e antissecretora dos ácidos retinoico e análogos da somatostatina, revelando sua promessa como alvo terapêutico.[54] A sinalização do Sonic hedgehog (SHH) desempenha um papel na diferenciação precoce da hipófise e sua expressão na hipófise normal do adulto é restrita às células corticotróficas, onde usa o CRH para induzir a transcrição de POMC e a secreção de ACTH.[55] O SHH suprime a proliferação de células corticotróficas e está ausente nos tumores CD, sugerindo seu papel como supressor de tumores.[56] O PAX7 está envolvido na diferenciação da linhagem melanotrófica, suprimindo genes específicos do corticotrófico. A expressão de PAX7 está ausente na glândula pituitária humana, mas foi detectada em 10% dos corticotropinomas humanos.[57] Estudos recentes destacaram o papel dos transcritos de RNA não codificadores, os microRNAs (miRNA), na regulação da expressão gênica e, posteriormente, em funções como proliferação e diferenciação. Os tumores corticotróficos têm um perfil de expressão de miRNA distinto que os diferencia dos outros tipos de tumores hipofisários, com os miR-30s sendo superexpressos.[58] Os miRNAsletl7a, -15a, -16, -21, -141, -143, -145 e -150 são expressos na hipófise normal, mas com regulação negativa nos corticotropinomas.[59] Em contraste, o miRNA-26a é significativamente hiperexpresso nos corticotropinomas, resultando na supressão da proteinaquinase C delta (PRKCD) e no aumento da progressão do ciclo celular.[60] Os miRNA-122 e -493 são significativamente aumentados em casos de carcinomas corticotróficos versus adenomas.[61] O miR-93 regula, entre outros, o gene solúvel de ligação à lectina galactosídeo 3 (LGALS3) que codifica a galectina 3, que é hiperexpressa nos corticotropinomas e correlaciona-se com a agressividade.[62]

EVENTOS GENÉTICOS SOMÁTICOS

Variações alélicas patogênicas em proto-oncogenes conhecidos ou genes supressores de tumores raramente são relatadas. Um estudo de 3 corticotropinomas e 4 carcinomas secretores de ACTH mostrou mutação no gene TP53 em dois dos carcinomas.[63] Outro caso foi relatado sobre a mutação somática da p53 em um paciente com tumor corticotrófico invasivo e com hipercortisolismo de difícil tratamento.[64]

Em 2015, usando o sequenciamento de nova geração, M Heinck et al. identificaram variantes alélicas patogênicas nos tumores corticotrópicos numa região hotspot do gene que codifica para a protease específica da ubiquitina 8 (USP8).[65] Estudos multicêntricos subsequentes em grandes coortes de DC revelaram que a incidência de variantes no USP8 está presente entre 35% e 60%.[65-69] O USP8 codifica uma desubiquitinase que desempenha um papel crucial na regulação da estabilidade de receptores de tirosinaquinases, como o EGFR. Todas as variantes identificadas até o momento estão localizadas em uma região de hotspot no exon 14, que se liga à família de proteínas 14-3-3 e, portanto, prejudicam sua ligação. A perda da ligação 14-3-3 torna o USP8 suscetível à clivagem proteolítica e permite a formação de um fragmento C-terminal de 40 kDa com maior capacidade catalítica.

Foi demonstrado que a USP8 ativada acarreta desubiquinação do EGFR, protegendo-o da degradação lisossômica, ocasionando o aumento da estabilidade do EGFR e mantendo suas vias de sinalização a jusante em um estado ativo.[65,67] Na DC, observaram-se maiores transcrição e imunorreatividade do EGFR em células de corticotropinoma USP8-mutadas.[67,68] Curiosamente, este estudo mostrou um aumento da transcrição da POMC, do subtipo 5 do receptor de somatostatina (SSTR5) e 06-metilguanina DNA metiltransferase (MGMT) nos corticotropinomas USP8-mutados. Estes achados sugerem que pacientes com corticotropinomas USP8-mutados podem responder aos análogos da somatostatina direcionados ao SSTR5, como o pasireotídeo.[68]

A origem genética da DC sofreu grandes avanços com a descoberta de variantes alélicas patogênicas ativadoras recorrentes no gene da protease 8 específica da ubiquitina (USP8) identificadas em quase metade dos corticotropinomas. A identificação dessas variantes patogênicas abre novas opções terapêuticas para os pacientes com doença de Cushing.

ADENOMAS GONADOTRÓFICOS/TUMORES CLINICAMENTE NÃO FUNCIONANTES

Os tumores hipofisários clinicamente não funcionantes (NFPA, do inglês non-functionating pituitary adenoma), em sua maioria, são originados das células gonadotróficas.[70] Entre as raras alterações genéticas descritas nesses tumores, destacam-se as variantes alélicas ativadoras no PIK3CA, oncogene que participa da via de proliferação celular PI3K/AKT, que estão especialmente associadas aos tumores invasivos.[71] Em relação aos fenômenos epigenéticos, a hipermetilação na região promotora do supressor tumoral CDKN2A tem sido frequentemente detectada nos NFPA e correlaciona-se com a redução da expressão de sua proteína, a p16.[70,72] Outros dois genes supressores tumorais, o GADD45g e o MEG3, ambos regulados pela p53, também têm sua expressão reduzida nesses tumores.[70,72] O aumento da expressão da isoforma ptd-FGFR4 (do inglês, pituitary tumor-derived fibroblast growth factor receptor 4) tem sido frequentemente descrito em NFPA (> 80%).[73] Este aumento de expressão foi observado em outros subtipos de tumores hipofisários, sendo mais pronunciado em macroadenomas e significantemente correlacionado ao marcador de proliferação celular Ki-67.[73] O oncogene

PTTG (*pituitary tumor transforming gene*) codifica uma proteína reguladora do ciclo celular, exercendo um papel crucial na tumorigênese de todos os tumores hipofisários, incluindo o NFPA.[70] A redução de expressão dos fatores inibidores da via oncogênica Wnt, entre eles o Wnt *inhibitory factor 1* (WIF-1) e *frizzled-related proteins* (sFRP2 e sFRP4), resulta em aumento na sinalização dessa via e de seus alvos, como a ciclina D1.[70] A expressão alterada de componentes da via Wnt, assim como das vias PI3K/AKT, mTOR e ERK/MAPK, em NFPA foi recentemente confirmada em uma extensa metanálise envolvendo dados de transcriptômica e proteômica.[74] Esses dados demonstram que a patogênese molecular dos NFPA é um processo complexo. Variantes alélicas genéticas somáticas e alterações epigenéticas, propiciando o silenciamento de genes supressores tumorais e/ou ativação de proto-oncogenes, parecem ser os principais eventos que influenciam o surgimento desses tumores.

BIOLOGIA MOLECULAR DOS TUMORES DAS PARATIROIDES

Vários estudos têm sido conduzidos no âmbito do entendimento da tumorigênese paratireoidiana. Os principais mecanismos estão discutidos a seguir.

Vias e genes envolvendo reguladores do ciclo celular

O ciclo celular engloba uma série de eventos que ocorrem em uma célula e que conduz à divisão celular. Ciclinas são proteínas envolvidas no ciclo celular que ativam quinases dependentes de ciclinas (CDK). Por um lado, em adenoma e carcinomas de paratireoide, tem se demonstrado a hiperexpressão do gene CCND1 que codifica a ciclina D1 cuja função é promover a progressão do ciclo celular.[76] Por outro lado, inibidores de CDK, como o p27 (inibidor CDK 1B) e o p21 (inibidor CDK 1A), também regulam a proliferação celular e apoptose ao inibirem o complexo ciclina-CDK.[76] Estudos têm mostrado que carcinomas esporádicos de paratireoide apresentam expressão reduzida de p27 e p21, enquanto em pacientes com adenomas tem sido relatada baixa frequência de variantes alélicas patogênicas somáticas ou germinativas envolvendo estas proteínas.[77]

Outro inibidor da progressão do ciclo celular é a proteína do retinoblastoma codificada pelo gene RB que atua como um supressor tumoral; sua perda alélica já foi descrita em carcinomas de paratireoide.[77] O PCNA tem sido reconhecido por interagir com proteínas envolvidas na replicação e no reparo do DNA, no controle do ciclo celular e em processos de remodelação da cromatina, herança epigenética e transcrição; atua ainda como um cofactor para a DNA polimerase D e interage com a ciclina D1; embora sua hiperexpressão já tenha sido demonstrada em adenomas e hiperplasias de paratireoide, também já foi descrita redução da sua expressão nestes mesmos tumores quando comparada à expressão em paratireoides normais.[77]

Estudos recentes mostraram que de 40% a 45% dos tumores esporádicos de paratireoide apresentam variantes patogênicas no gene MEN1. Tumores paratireoidianos esporádicos com variantes somáticas no MEN1 frequentemente apresentam perda de heterozigose (LOH) na região cromossômica 11q13 onde este gene está localizado. A LOH do cromossomo 11q tem sido descrita como uma aberração frequentemente encontrada em adenomas de paratireoide. A MENIN, produto do gene MEN1, atua como um supressor de transcrição por sua capacidade de se ligar a uma família de fatores de transcrição como o AP-1/Jun-Fos e também está associada ao complexo histona metiltransferase (HMT), resultando em aumento na expressão de inibidores das quinases dependentes de ciclina (CDKI) com consequente supressão do crescimento celular.[77]

Dados referentes aos adenomas estudados em casos de hiperparatireoidismo primário (pHPT) esporádico (cerca de 90% dos casos de pHPT) têm demonstrado o envolvimento de vários genes *up* e *down* regulados como MEN1, CCND1, RB, RIZ1, CTNN3 e LRP5.[78]

Contudo, formas esporádicas de pHPT podem também estar associadas a variantes patogênicas germinativas envolvendo os genes MEN1, CDC73, CASR, CDKIs ou do PTH. É estimado que cerca de 10% dos pacientes que apresentam pHPT esporádico antes dos 45 anos apresentem variantes patogênicas germinativas *de novo* nos genes MEN1, CDC73 ou CASR. Além disso, quase 5% dos pacientes com pHPT com surgimento entre a 6ª e a 9ª década de vida com apresentação de adenoma único, sem história familiar e sem tumores relacionados às síndromes genéticas associadas ao pHPT podem apresentar variantes patogênicas nos genes "CDKI", a saber: CDKN1A (codifica o p21); CDKN2B (codifica o p15); ou CDKN2C (codifica o p18).[78]

Via de sinalização da Wnt/β-catenin e alterações genéticas contribuindo para a gênese do Phpt

A via de sinalização da Wnt/β-catenina afeta múltiplas funções celulares. Várias proteínas participam desta via (p. ex., APC, axina, GSK3β e DVL) e alterações na interação entre estas proteínas e a β-catenina ao impedirem sua degradação culminam com o acúmulo de β-catenina não fosforilada ativa e podem interferir na transcrição gênica com implicação na tumorigênese paratireoidiana.[79] A β-catenina é codificada pelo gene CTNNB1 e já foram descritas variantes patogênicas no exon 3 deste gene, críticas para a estabilidade desta proteína ao impedirem sua degradação pela GSK3β. Embora alguns autores tenham encontrado estas "variantes estabilizadoras" da β-catenina em baixa frequência em adenomas de paratireoide, outros autores nada detectaram.[80] Em adenomas de paratireoide, outros mecanismos descritos capazes de acumular β-catenina envolvem a deleção de uma porção do receptor LRP5 da via Wnt (LRP5Δ) e a hiperexpressão dos oncogenes MYC e CCND1.[77]

Vias envolvendo fatores de crescimento e vias de predisposição genética ao Phpt

Fatores de crescimento podem afetar o crescimento celular, sua proliferação e o reparo tecidual e desequilíbrios neste sentido podem resultar em tumorigênese.[76] A angiogênese é o processo-chave para o surgimento e perpetuação de lesões proliferativas, uma vez que envolve a formação de novos vasos a fim de assegurar a oxigenação e o fornecimento de nutrientes que alimentarão o tumor. Já foram descritos vários fatores de crescimento hiperexpressos em pHPT, como: VEGF; FGF; TGFβ; e IGF1.[76]

Em lesões paratireoidianas proliferativas, o **VEGF** foi implicado na tumorigênese por seu efeito proangiogênico, assim como a hiperexpressão de **FGF2**. O FGF2 participa tanto da regulação do ciclo celular como da angiogênese, crescimento e reparo. O FGF2 e o VEGF atuam sinergicamente na angiogênese em cultura de células epiteliais. Por sua vez, o **TGFβ** participa de múltiplos processos celulares incluindo angiogênese e o aumento de sua expressão também já foi identificado em pHPT. O **IGF1** é um reconhecido mediador dos efeitos anabólicos do PTH nos ossos e sua detecção em tumores paratireoidiano parece contribuir para estimular a proliferação celular.[77,81]

Vias apoptóticas e fatores genéticos envolvidos no Phpt

A apoptose é uma forma de morte celular programada que assegura a homeostase tecidual e a manutenção de certo número de células. Mecanismos envolvidos na patogênese do pHPT também inclui um desequilíbrio entre fatores apoptóticos e antiapoptóticos, como o TRAIL, receptor FAS, BCL-2, MDM2 e o TP53.[77]

O TRAIL é uma proteína que induz a apoptose dependente de caspase 8 e dos receptores DR4 e DR5 e está implicado na atividade antitumoral e prevenção da doença cardiovascular. Contudo, o TRAIL pode ter papel oposto na apoptose quando forma complexos com o FADD (*fas-associated with a death domain*) ou com a caspase-8. Estudos em adenomas e hiperplasias de paratireoide mostram tanto hiperexpressão do gene TRAIL como do gene FAS, e a interação destas anormalidades no tecido paratireoidiano poderia contribuir para a sua tumorigênese.[77]

A família BCL-2 reúne proteínas que regulam a ativação de caspase entre outras funções; em adenomas e hiperplasias de paratireoide, foram detectados tanto aumento de expressão de genes desta família com atividade antiapoptótica (BCL-X(L) e BCL-W) como também redução da expressão de membros com ação pro-apoptótica (BIM e BOK) com provável papel na tumorigênese paratireoidiana.[76]

O MDM2 é um regulador negativo do supressor tumoral TP53; atua como oncogene e é encontrado hiperexpresso em sarcomas e tumores de mama. Essas proteínas estão expressas em adenomas e hiperplasias de paratireoide, mas não tem sido encontrada expressão de BCL-2 e de MDM2 em carcinoma de paratireoide.[76] Mais recentemente, vários estudos têm procurado determinar o *background* genético da hiperplasia da paratireoide primária *versus* adenoma por meio do perfil diferencial de expressão gênica. Um desses estudos revelou mais de 200 genes diferencialmente expressos entre hiperplasia e adenoma da paratireoide com destaque para hiperexpressão dos genes HOOK 1, TBXA2R e FHIT e redução de expressão dos genes PTGDS e EGFR.[82]

EXPRESSÃO DIFERENCIAL DE MIRNA E TUMORIGÊNESE PARATIREOIDIANA

MicroRNAs (miRNA) são sequências não codificantes de RNA fita única com cerca de 19 a 25 nucleotídeos que exercem funções regulatórias por intermédio de múltiplos mecanismos, incluindo redução de tradução e/ou aumento de degradação de RNA mensageiros-alvo (mRNA). miRNA diferencialmente expressos têm sido reportados em adenomas e carcinomas de paratireoide.[83,84] Dados recentes sugerem expressão específica de miRNA em carcinoma de paratireoide. Os miRNA detectados com expressão reduzida foram os miR-296, miR-139, miR-126-5p, miR-26b e miR-30b e estavam diferencialmente expressos nos carcinomas de paratireoide.

BIOLOGIA MOLECULAR DAS NEOPLASIAS FOLICULARES DA TIROIDE

O conhecimento dos mecanismos moleculares que resultam no desenvolvimento dos carcinomas diferenciados de tireoide evoluiu significativamente com as novas técnicas de sequenciamento de larga escala. A partir deste conhecimento foram elaborados e são continuamente aprimorados diversos testes moleculares para diagnóstico de nódulos tireoidianas com base em material obtido por punção por agulha fina.[85]

Os carcinomas diferenciados de tireoide (DTC) tem origem clonal. O modelo clássico de carcinogênese tireoidiana envolve alterações genéticas, variantes alélicas pontuais e rearranjos gênicos, ativadores das vias de sinalização intracelular MAPK e PI3K-ATK-mTOR.

A via MAPK é a mais frequentemente envolvida. Ela é ativada pela ligação de fatores de crescimento a receptores de tirosinaquinase, como RET, resultando na dimerização do receptor e sua ativação. Este receptor ativado, por meio de proteínas adaptadoras, ativa o RAS, presente na face interna da membrana plasmática, que, por sua vez, se liga a proteínas RAF (principalmente BRAF), e estas fosforilam e ativam a MEK (*mitogen-activated protein kinase/ERK kinase*). MEK ativa ERK (*extracellular-signal regulated kinase*), que se transloca ao núcleo, onde regula a transcriçãoo de genes relacionados à diferenciação, proliferação celular e apoptose.[86,87] Nos DTC, podem ocorrer alterações em diversos pontos desta via, com destaque às variantes alélicas dos genes BRAF e RAS e rearranjos RET/PTC.

A mutação p.V600E BRAF é a alteração genética mais frequente nos carcinomas papilíferos de tireoide (PTC), presente em 30% a 60% dos casos, especialmente nas variantes clássica, de células altas e *hobnail*.[88,89] Outras alterações moleculares relacionadas ao PTC são as variantes ativadoras de RAS (N-RAS, H-RAS, K-RAS), presentes em cerca de 40% dos PTC de variante folicular,[90] e os rearranjos intracromossômicos RET/PTC 1 e 3, mais frequentemente associados aos PTC de populações previamente expostas à radiação ionizante.[91] Enquanto os carcinomas foliculares de tireoide (FTC) estão mais frequentemente associados às variantes patogênicas do RAS, presentes em 22% a 49% dos casos, e ao rearranjo PAX8/PPARG, que corresponde à translocação do domínio que se liga ao DNA do gene PAX8 com os domínios A-F do gene PPARG, presente em cerca de 40% dos casos.

Tanto variantes ativadoras do RAS como o rearranjo PAX8/PPARG são considerados eventos precoces da tumorigênese uma vez que adenomas foliculares apresentam variantes ativadoras do RAS entre 23% a 48% dos casos e rearranjo PAX8/PPARG em 4% dos casos.[92]

A via PI3K-AKT-mTOR também se destaca na carcinogênese tireoidiana. PTEN é um regulador negativo da via PI3K-AKT. Variantes alélicas germinativas neste gene, presentes na síndrome de Cowden,[93] são associadas a adenomas e FTC. A proteína RAS também ativa PI3K que favorece a fosforilização de AKT. AKT fosforilada ativa mTOR (proteína-alvo da rapamicina em mamíferos). A mTOR modula funções celulares relacionadas ao seu crescimento e proliferação, como síntese de proteínas, nucleotídeos e lipídios, além de inibição da autofagia.[86,90]

A relação da presença das variantes alélicas iniciadoras e o prognóstico dos DTC é controversa. Sabe-se que a presença de variantes alélicas em pontos distintos da via MAPK geram diferentes padrões de sinalização intracelular, expressão gênica e características clínicas. A mutação p.V600E BRAF gera ativação da proteína BRAF, não responsiva ao efeito de retroalimentação negativa do ERK/MAPK, o que inibe, por exemplo, a expressão de genes envolvidos na captação e metabolismo do iodo, o que pode ocasionar a refratariedade ao tratamento com iodo radioativo.[89] Ao passo que vap de *RAS* e rearranjos dos genes dos receptores tirosinaquinase, como RET e NTRK, mantêm a susceptibilidade à retroalimentação negativa do ERK e a expressão adequada dos genes relacionados ao metabolismo do iodo, resultando em tumores com maior avidez pelo iodo radioativo.

A mutação p.V600E BRAF foi inicialmente associada a maior risco de recorrência em PTC de baixo risco[94] e maior mortalidade relacionada ao câncer, mas como a presença da mutação de BRAF está associada com a presença de metástases linfonodais, invasão extratireoidiana e metástases à distância, sabidamente determinantes de pior prognóstico, demonstrou-se que ela não é um fator independente de pior prognóstico.[95] Entretanto, após o evento molecular inicial, indutor do câncer, outras alterações moleculares podem ocorrer.

Variantes alélicas da região promotora de TERT contribuem para maior risco de recorrência e metástases nos PTC.[96] Esta região, não codificadora de DNA, aumenta a atividade da telomerase. As variantes alélicas da região promotora de TERT, C228T e C250T, estão presentes em 9% dos PTC, 14% dos FTC, 40% dos carcinomas pouco diferenciados de tireoide e em 45% a 73% dos carcinomas anaplásicos[97] e são associadas à progressão da doença, com desenvolvimento de metástases à distância, e indiferenciação tumoral, favorecendo, por exemplo, a perda da capacidade de expressar simportador sódio-iodeto (NIS), o que confere refratariedade ao tratamento com I-131.[98]

A caracterização genômica integrada dos PTC permitiu a ampliação do entendimento da carcinogênese tireoidiana.[89] O atlas do câncer de tireoide revela que PTC têm baixa densidade de variantes alelicas (~0,41/Mb), com menor número de genes de reparo de DNA comprometidos, como PPM1D e CHECK2. Maiores densidades de variantes alélicas são observadas nos PTC com maior risco de recorrência. Cerca de 80% dos eventos somáticos dos PTC correspondem às alterações já conhecidas de BRAF, NRAS, RET/PTC e HRAS, eventos somáticos mutuamente exclusivos.

Os 20% restantes correspondem a alterações em um número variado de outros genes com baixa frequência. Destaca-se como um novo gene indutor do câncer, EIF1AX, cuja presença de mutação é mutuamente exclusiva aos genes da via MAPK supracitados. Também podem estar relacionada com a carcinogênese tireoidiana, a presença de fusões, envolvendo NTRK1, NTRK3 e ALK, que são potenciais alvos de terapias moleculares. Alterações cromossômicas ocorrem em menor frequência nos PTC, destacando-se a amplificação 1q, associada à presença de mutação de BRAF, em casos de maior agressividade, e à deleção 22q, associada à variante alélica de RAS.

Além disso, diferentes padrões de expressão gênica são encontrados nos PTC, que caracterizam diversos escores de diferenciação tumoral. Dessa forma, os PTC são hoje classificados como "RAS-like" e "BRAF-like". Carcinomas "RAS-like" têm menor ativação da via MAPK e maior ativação de PI3K-AKT-mTOR, apresentam variantes alélicas em RAS, EIF1AX, rearranjos PAX8/PPARG ou rearranjos envolvendo NTRK, além de deleção 22q. São carcinomas com maior escore de diferenciação e correspondem, mais frequentemente, a PTC de variante folicular com menor risco de recorrência. Este padrão de alterações moleculares "RAS-like" também está presente nos FTC.[99] Ao passo que os carcinomas "BRAF-like" apresentam maior ativação da via MAPK, têm a mutação p.V600E BRAF ou fusões de RET e BRAF; seus escores de diferenciação são heterogêneos incluindo tumores com menor diferenciação e correspondem, mais frequentemente, aos PTC de variantes clássica ou de células altas, com maior risco de recorrência. Os carcinomas "BRAF-like" tem maior diversidade de variantes alélicas indutoras, fusões gênicas, densidade mutacional, escores de diferenciação, apresentação histológica e risco de recorrência, e podem, então, ser melhor agrupados de acordo com diferentes padrões de expressão de microRNAs. Os carcinomas de maior risco e menor diferenciação apresentam maior expressão de miR-146b, miR-375, miR-21, miR-221, miR-222 e menor expressão de miR-204.[89]

Os carcinomas de células de Hürthle (HCC), anteriormente classificados como variante dos FTC, apresentam alterações moleculares diferentes dos PTC e FTC. Alterações cromossômicas, como perdas cromossômicas diversas e duplicações dos cromossomos 5 e 7, assim como variantes alelicas recorrentes de DNA mitocondrial são os eventos moleculares mais frequentes.[97,98] Carcinomas extensamente invasivos tem maior ativação das vias PI3K-AKT-mTOR e Wnt/B-catenina.[100]

Os HCCs têm maior densidade de variantes alélicas (~2,6/Mb) e grande diversidade de variantes recorrentes. Elas envolvem genes das vias Wnt/B-catenina, como APC e FAT1, MAPK, como RAS, e PI3K-AKT-mTOR, como MTOR, além de variantes em genes de reparo de DNA, EIF1AX, região promotora de TERT e TP53.[97-99] Os HCC extensamente invasivos de maior risco apresentam com maior frequência perdas cromossômicas, duplicação do cromossomo 7 e variantes da região promotora de TERT.[97,98]

A caracterização molecular dos DTC ampliou-se com as novas técnicas de sequenciamento genômico. Hoje os PTC são classificados como "BRAF-like" ou

"RAS-like". O primeiro grupo corresponde aos PTC com defeitos que determinam maior expressão da via MAPK. Este grupo apresenta maior diversidade de expressão gênica, incluindo carcinomas com menor diferenciação e pior prognóstico.

O segundo grupo corresponde aos PTC com defeitos gênicos que favorecem maior expressão da via PI3K-AKT-mTOR, que apresentam maior diferenciação celular. Este padrão também está presente nos FTC. A aquisição de novas alterações moleculares, como variantes alélicas na região promotora de TERT e em genes de reparo de DNA e amplificação cromossômica da região 1q favorece o desenvolvimento de carcinomas mais agressivos, metastáticos, inclusive mais indiferenciados (carcinomas pouco diferenciados e anaplásicos). Enquanto os HCC têm alterações moleculares diversas dos PTC e FTC, com destaque para as alterações cromossômicas e variantes alelicas de DNA mitocondrial. Da mesma forma que nos demais DTC, a aquisição de novas alterações moleculares, como variantes na região promotora de TERT, é que favorecem a evolução para carcinomas de maior agressividade.

BIOLOGIA MOLECULAR DOS TUMORES DO CORTEX DAS SUPRARRENAIS

Os tumores do córtex suprarrenal (TCS) são neoplasias comuns, sobretudo em faixas etárias mais avançadas, nas quais a sua prevalência em exames de imagem se aproxima a 10%.[101] A maior parte desses tumores é benigna, estes são denominados "adenomas do córtex suprarrenal" (ACS); os tumores malignos, denominados "carcinomas do córtex suprarrenal" (CCS), são raros, apresentando uma incidência de cerca de 0,5 a 2 casos/milhão de habitantes/ano.[102,103] Enquanto os CCS são monoclonais, os ACS podem surgir de uma única célula ou de mais de uma célula sob a ação putativa de fatores de crescimento locais; em até 50% dos casos de ACS, é possível observar a policlonalidade.[104] Entre os TCS, a distinção entre benignidade e malignidade é fundamental uma vez que há uma diferença substancial em relação ao prognóstico dos pacientes e, consequentemente, em relação à abordagem terapêutica e ao seguimento.

Apesar de os CCS serem neoplasias malignas raras, na maioria dos casos eles são agressivos, determinando um prognóstico reservado na maior parte dos pacientes. Dados da literatura demonstram que a taxa de sobrevida em 5 anos varia entre 15% e 85%, sendo de aproximadamente 20% nos casos em que metástases já estão presentes no momento do diagnóstico.[105] A ressecção cirúrgica completa do tumor primário, nos casos em que a doença está localizada ao diagnóstico, é o tratamento de escolha e a única modalidade com potencial curativo.[105] No entanto, mesmo nestes casos, a possibilidade de recorrência existe e é significativa (entre 60% a 80%).[105-107]

Um maior entendimento da biologia molecular dos TCS tem sua importância pautada não apenas na elucidação do processo fisiopatológico e dos mecanismos envolvidos na tumorigênese adrenocortical, mas também na possibilidade de que os avanços neste conhecimento resultem, no futuro, em maior precisão na estratificação prognóstica dos pacientes e no desenvolvimento de novas estratégias terapêuticas com impacto positivo nos desfechos clínicos dos pacientes.

SÍNDROMES GENÉTICAS ASSOCIADAS AO DESENVOLVIMENTO DOS TUMORES DO CÓRTEX SUPRARRENAL

Embora a maioria dos TCS ocorra de forma esporádica, alguns casos apresentam-se como manifestações de síndromes genéticas. A elucidação da patogênese molecular dessas síndromes contribuiu para o entendimento do processo de tumorigênese dos TCS esporádicos.[108] As síndromes que merecem ser destacadas são a de Li-Fraumeni (SLF (OMIM 151623)), a de Beckwith-Wiedemann (SBW (OMIM 130650)) e a de Lynch (SL (OMIM 120435)).

Síndrome de Li-Fraumeni (SLF)

A SLF, descrita em 1969, é uma síndrome de predisposição ao câncer de herança autossômica dominante, que resulta da presença de variantes alélicas germinativas patogênicas inativadoras do gene supressor tumoral TP53. A SLF é caracterizada por um alto risco de desenvolvimento de câncer ao longo da vida. Esta síndrome inclui várias malignidades como sarcoma de partes moles, osteossarcoma, câncer de mama, leucemia, carcinoma do plexo coroide e CCS. Os CCS são a manifestação menos comum da síndrome; no entanto, o diagnóstico desta malignidade, por si, indica a pesquisa da alteração genética supracitada.[109]

O gene TP53 está localizado no cromossomo 17p13.1 e codifica a proteína tumoral p53. A proteína tumoral p53 regula positivamente a transcrição de genes-alvo envolvidos na parada do ciclo celular, reparo do DNA, apoptose e senescência em resposta a danos no DNA.[110] Aproximadamente 80% dos indivíduos com câncer nas famílias com LFS são carreadores de variantes alélicas patogênicas nos éxons 5-8 do gene TP53, as quais alteram os domínios de ligação ao DNA. Vinte por cento deles, entretanto, apresentam variantes localizadas fora destes domínios.[110] A variante alélica patogênica germinativa c.1010G>A (p.Arg337His, R337H), a qual ocorre no éxon 10, está presente em até 80% dos TCS pediátricos de pacientes provenientes das regiões Sul e Sudeste do Brasil.[111]

Alterações somáticas do TP53 são frequentemente descritas em diferentes tumores humanos. Nos CCS esporádicos, variantes alélicas do TP53 foram identificadas em aproximadamente 30% dos casos, sobretudo em tumores maiores e naqueles com estadiamento mais avançado ao diagnóstico, sugerindo que este fenômeno é tardio no processo de tumorigênese adrenocortical.[112] Dada esta frequência de variantes alélicas somáticas do TP53 em CCS esporádicos, muito inferior àquela encontrada na perda de heterozigose (LOH) da região 17p13, presente em 85% dos CCS, é provável que outros genes supressores tumorais estejam envolvidos na tumorigênese adrenocortical.[113]

Síndrome de Beckwith-Wiedemann (SBW)

A SBW é caracterizada por macrossomia fetal, macroglossia, organomegalia, onfalocele e pelo desenvolvimento de tumores embrionários como o tumor de Wilms, o hepatoblastoma, o rabdomiossarcoma e o CCS. Cerca de 15% dos casos são familiares. Esta síndrome é causada por alterações na região cromossômica 11p15, onde está presente um cluster constituído pelos genes p57/kip2, IGF2 e H19.[114] Em condições normais, o alelo materno do IGF2 e os alelos paternos dos genes p57/kip2 e H19 sofrem *imprinting* e, dessa forma, não são expressos.[108] Alterações epigenéticas e estruturais da região 11p15 resultam na hiperexpressão do IGF2, o que gera acúmulo da proteína homônima (o fator de crescimento *insulin-like growth factor 2*, IGF2) e ao silenciamento dos genes H19 e p57/kip2 (estes têm como função, a regulação da expressão do IGF2 e a regulação negativa do ciclo celular, respectivamente). Nos CCS esporádicos, a hiperexpressão do IGF2, o silenciamento dos genes H19 e p57/kip2 e a maior sinalização via receptor IGFR estão presentes em 90% dos casos de SBW.[108]

Síndrome de Lynch (SL)

A SL é causada por variantes alélicas nos genes de reparo do DNA como o MSH2, MSH6, PMS2, MLH1 e TACSD1/EPCAM.[115,116] Pacientes com LS também têm um risco aumentado de câncer ao longo da vida, especialmente de câncer colorretal e câncer de endométrio.[116] Recentemente, uma análise sistemática definiu a prevalência da LS em pacientes adultos com CCS em aproximadamente 3%, uma taxa comparável à prevalência em pacientes com câncer colorretal e endometrial, estimada entre 2% a 5%.[117,118] Recentemente foi demonstrada a presença de variantes patogênicas e provavelmente patogênicas nos genes acima supracitados em 8,6% dos pacientes pediátricos com TCS carreadores da variante alélica patogênica germinativa c.1010G>A (p.Arg337His, R337H) em uma coorte brasileira.[119]

AVALIAÇÃO MOLECULAR GLOBAL DOS TUMORES DO CÓRTEX SUPRARRENAL

O papel e a importância de vias e genes específicos na tumorigênese do córtex suprarrenal

Expressão dos genes DGL7, PINK1 e BUB1B

Um estudo que analisou o perfil de expressão gênica em 94 CCS em adultos demonstrou que os genes DGL7 e PINK1, envolvidos na regulação do ciclo celular, foram diferencialmente expressos entre tumores recorrentes e não recorrentes. Ainda, a expressão combinada do DGL7 e do PINK1 poderia auxiliar na distinção entre ACS e CCS nos casos nos quais os escores intermediários de Weiss são observados.[120] A hiperexpressão do DGL7 em células-tronco de modelos animais inibe a diferenciação e estimula o crescimento celular. Além disso, o cálculo da diferença da expressão dos genes BUB1B e PINK1 foi um fator preditivo significativo de redução da sobrevida global (SG) dos pacientes com CCS.[121] A importância prognóstica da expressão combinada dos genes BUB1B e PINK1 foi posteriormente validada nos CCS de outras coortes.[122]

Via de sinalização Wnt e o gene ZNRF3

A sinalização da via Wingless iNTegration (Wnt) ativa genes relacionados à proliferação celular, motilidade e resistência à apoptose.[123] Um dos principais eventos na ativação da via do Wnt é a estabilização da β-catenina citoplasmática, uma proteína que, além de sua função estrutural na interação entre células epiteliais, atua no núcleo como cofator de transcrição.[123] Sua estabilização se dá por sua fosforilação pela enzima GSK3-β. A β-catenina fosforilada deixa de ser degradada pelos proteossomos, sendo translocada para o núcleo, onde regula a transcrição de genes-alvo. Ativação anômala da via Wnt tem sido descrita em diversos tipos de câncer em humano.[124]

O gene ZNRF3 foi o mais frequentemente alterado em uma avaliação molecular global em tumores do córtex suprarrenal.[108] Esse gene codifica a proteína E3 ubiquitina ligase, que atua como um regulador negativo da via de sinalização Wnt/β-catenina. Desta forma, variantes alélicas somáticas inativadoras e deleções em homozigose do ZNRF3 induzem à ativação desta via.[108] O CCS é a neoplasia que apresenta com maior frequência alterações no ZNRF3 e foi demonstrado previamente que pacientes com tumores que apresentam alterações neste gene apresentam uma menor sobrevida global em relação aos pacientes que não apresentam tais alterações.[125]

Alteração do número de cópias do DNA

Os CCS apresentam com frequência, alterações do número de cópias do DNA nas células somáticas (SCNA). A partir desta observação, é possível classificar os CCS em três subgrupos de acordo com a sua assinatura em relação às SCNA: a) "silenciosos" – as SCNA são pouco frequentes e os tumores têm um genoma diploide; b) "cromossômicos" – dois terços dos tumores têm LOH de cromossomos inteiros (duplicação do genoma inteiro ou hipodiploidia); e c) "ruidoso" – um terço dos tumores apresentam perdas e ganhos cromossômicos frequentes por todo o genoma (duplicação do genoma inteiro).[126]

Metilação do DNA

A metilação do DNA está envolvida na patogênese de várias doenças, entre elas, o câncer. Em comparação com as células normais, as células tumorais exibem um metiloma diferenciado no qual padrões de hipometilação e hipermetilação podem ser observados.[127]

No estudo de Barreau *et al.*, os CCS foram globalmente mais hipermetilados do que o ACS. A hipermetilação das ilhas "CpG" (CIMP), as quais estão localizadas nas regiões regulatórias dos genes, contribuem para a inativação de genes supressores tumorais. Os CCS podem ser categorizados em dois subgrupos com base nos seus perfis de metilação; subgrupo "não CIMP" (fenótipo metilador de ilha CpG; tumores que exibem uma metilação apenas ligeiramente mais alta do que os ACS) e subgrupo CIMP (tumores que exibem maior metilação do que os ACS e do que os tumores não CIMP). O subgrupo CIMP ainda pode ser dividido em CIMP baixo, CIMP intermediário e CIMP alto com base no seu perfil de metilação diferencial.[128]

A hipermetilação das ilhas "CpG" (subgrupo CIMP-alto) no CCS caracteriza um subgrupo de pacientes com pior prognóstico; estes resultados já foram confirmados por intermédio de uma classificação molecular dos pacientes com CCS do projeto The Cancer Genome Atlas.[129]

Hipermetilação do GOS2: a hipermetilação e o silenciamento do GOS2 são encontrados em cerca de 40% dos CCS. Essa assinatura molecular define um subgrupo de pacientes que apresenta menor sobrevida livre de doença e menor sobrevida global, de forma que o silenciamento do GOS2 também é considerado um fator preditivo independente de recorrência e óbito.[130]

MicroRNAs (miRNA)

Estudos sugerem que as redes reguladoras envolvendo os miRNA podem estar desreguladas no CCS, promovendo, assim, o controle da transcrição de genes que regulam a dinâmica do ciclo celular e a agressividade tumoral.[131]

REPROGRAMAÇÃO DO METABOLISMO LIPÍDICO

Evidências recentes demonstram que o metabolismo lipídico é submetido a uma reprogramação nas células cancerosas, fato este observado em diferentes malignidades. Um aspecto relevante diz respeito a maior expressão da proteína esterol O-acilcoenzima A: colesterol aciltransferase 1 (SOAT1), a qual é responsável pela maior esterificação do colesterol e a formação das partículas ricas em moléculas de colesterol esterificado (*lipid droplets*), impedindo o acúmulo de moléculas de colesterol e ácidos graxos livres no interior das células. No glioblastoma multiforme, no carcinoma hepatocelular e no adenocarcinoma gástrico, o subgrupo de pacientes que se caracteriza pela presença de alterações na homeostase do colesterol apresenta a menor taxa de sobrevida global o maior risco de uma evolução desfavorável; de forma interessante, a assinatura molecular deste subgrupo de pacientes nestas neoplasias é a alta expressão da SOAT1.

Recentemente, a expressão proteica da SOAT1 também foi sugerida como novo fator prognóstico no CCS, tendo sido um fator preditivo independente de evolução para óbito e para recorrência nesta doença.[132]

BIOLOGIA MOLECULAR DOS FEOCROMOCITOMAS E PARAGANGLIOMAS

Os feocromocitomas e os paragangliomas (PPGL) são tumores neuroendócrinos originados das células cromafins da medula adrenal e da cadeia ganglionar simpática e parassimpática. Esses tumores podem produzir catecolaminas (dopamina, noraepinefrina e/ou epinefrina) e estão associados a complicações cardiocerebrovasculares.[133] Eles representam 0,6% das causas de hipertensão em adultos.[134] A malignidade nos PPGL é definida pela presença de acometimento de tecidos não cromafins e sua prevalência varia de acordo com o defeito genético associado aos PPGL (2% a 50%).[135]

A análise genética dos PPGL avançou consideravelmente na última década com o uso da técnica de sequenciamento paralelo em larga escala, tornando possível a identificação de variantes patogênicas germinativas em cerca de 40% dos portadores de PPGL.[136] Hoje, mais de 20 genes e 12 síndromes genéticas já foram associados à patogênese desses tumores, configurando a neoplasia sólida de maior caráter hereditário.[137,138] Nos últimos anos, variantes patogênicas somáticas têm sido implicadas na patogênese desses tumores, respondendo por cerca de 30% dos casos sem VP germinativas identificadas. Em virtude disso, a investigação genética por meio de um painel ou exoma por sequenciamento paralelo em larga escala está indicada para todos os pacientes com PPGLs.[134,135,139]

CLASSIFICAÇÃO GENÉTICA

A classificação genética dos PPGL, de acordo com o mecanismo de patogênese intracelular, é agrupada em três clusters de genes.[140] O cluster 1 (C1) se caracteriza pela hiperexpressão de genes associados às vias de hipóxia celular. Os tumores pertencentes a esse cluster geralmente têm perfil bioquímico predominantemente noradrenérgico.[137] Pode ser subdividido em C1A e C1B. O C1A engloba os genes que regulam as enzimas envolvidas no funcionamento do ciclo de Krebs e/ou a fosforilação oxidativa. Os genes envolvidos são: os SDHx; codificadores do complexo da succinato desidrogenase); o FH (fumarato hidratase); o MDH2 (malato desidrogenase 2); e o IDH1 (isocitrato desidrogenase 1). Variantes patogênicas no VHL (supressor tumoral *von Hippel Lindau*) e a EPAS1 (proteína dominante endotelial PAS 1, também denominado HIF2A) compõem o C1B, que ocasionam a não inativação do fator induzido por hipóxia (HIFα).[137] A não degradação desse fator culmina num estado de pseudo-hipóxia celular (ativação das vias de sinalização de hipóxia, mesmo na presença de normoxia celular). Ambos os perfis resultam no estado de pseudo-hipóxia celular, resultando no estímulo da angiogênese, divisão celular e efeitos antiapoptóticos. O cluster 2 (C2) envolve a ativação de vias ligadas a proteinaquinases. Esse cluster inclui o gene supressor tumoral da neurofibromatose tipo 1 (NF1), o proto-oncogene *REarranged during Transfection* (RET), os genes codificadores da proteína transmembrana TMEM217 e o gene MYC-associado ao fator X (MAX). Um terceiro cluster (C3) composto por alterações nos genes CSDE1 (*cold shock domain containing E1*) e MAML3 (mastermind like transcriptional coactivator 3), que provocam a ativação da via da Wnt e Hedgehog, foi descrito em tumores com maior agressividade.[138]

Relevância do diagnóstico genético

A análise genética dos PPGLs tem elevada aplicabilidade clínica, entre as quais destacamos:
1. Diagnóstico precoce das síndromes genéticas associadas. Entre as mais conhecidas, estão a neoplasia endócrina múltipla do tipo 2 (NEM2) causada por variantes patogênicas germinativas no proto-oncogene RET.[141] A NEM2A consiste na associação de carcinoma medular de tireoide (CMT, 90%), feocromocitoma (50%) e hiperparatireoidismo (20%).[142] A NEM2B é caracterizada por CMT (100%), feocromocitoma (50%), hábito marfanoide e ganglioneuromatose intestinal e de mucosa. A doença de VHL causada por variantes alélicas inativadoras do gene supressor tumoral VHL é uma síndrome de neoplasia múltipla com herança autossômica dominante e caracterizada por hemangioblastomas de retina (25% a 60%),

cerebelo (44% a 72%) e medula (13% a 50%), cistos e/ou carcinoma renal de células claras (25% a 75%), PPGL (10% a 25%), cistos e tumores neuroendócrinos pancreáticos (35% a 75%) e tumores do saco endolinfático (10% a 15%).[143] Por último, citamos a neurofibromatose tipo 1 (NF1), uma doença autossômica dominante causada pela alteração no gene NF1, que codifica a proteína neurofibromina. A NF1 está associada a tumores como gliomas, rabdomiosarcomas, tumores do estroma gastrointestinal, tumores malignos periféricos de bainha neural e feocromocitomas (< 5% dos casos de NF1).[144] O diagnóstico molecular dessas síndromes possibilita, além da confirmação diagnóstica, o rastreio de outros componentes da síndrome, o aconselhamento genético familiar e o tratamento mais precoce a partir da vigilância ativa dos carreadores assintomáticos.[135,139]

2. Correlação genótipo-fenótipo a partir do tipo de variante alélica identificada em uma determinada síndrome clínica. A NEM2 é uma síndrome com expressiva correlação genótipo-fenótipo. Os defeitos genéticos no domínio extracelular rico em cisteína localizadas nos exons 10-11 ou no códon 918 constituem as de maior risco para desenvolvimento de feocromocitomas.[137] Nos portadores de VHL, as variantes alélicas *missense* estão mais associadas ao desenvolvimento dos PPGL, enquanto as variantes truncadas ou grandes deleções estão associadas com o maior risco para hemangioblastomas e carcinoma renal de células claras.[145]

3. Avaliação do risco de malignidade e seguimento dos pacientes. Indivíduos com teste genético negativo e feocromocitoma < 4 cm apresentam menor risco de malignidade.[146] Já os portadores de variantes alélicas germinativas nos genes SDHA, SDHB e SDHC, além de variante somática no gene ATRX, apresentam maior risco de malignidade.[147-150] Em especial, o gene SDHB é o que agrega mais risco (cerca 50% dos casos).[148,151] Os carreadores de defeitos genéticos no SDHB podem se beneficiar de seguimento clínico mais rigoroso e rastreio molecular de familiares afetados.[152]

4. Maior entendimento da patogênese da doença, possibilitando o desenvolvimento de novas estratégias diagnósticas e terapêuticas. Novos estudos têm apontado a possibilidade de tratamentos antineoplásicos direcionados a partir da análise genético.[153-155] Estudo de fase 2 com o sunitinib demonstrou melhor resposta em portadores de variantes alélicas germinativas nos genes SDHA, SDHB e RET.[156]

Diagnóstico molecular

Em virtude do grande número de genes de suscepti- bilidade genética para os PPGL (> 20 genes, incluindo alterações germinativas e somáticas), o rastreamento genético realizado de forma sequencial por sequen- ciamento automático torna-se muito demorado e pouco custo-efetivo.[157] Desta forma, o rastreamento utilizando um painel de genes de susceptibilidade ou exoma por meio de sequenciamento paralelo em larga escala é atualmente a estratégia mais recomendada.[158]

Variantes alélicas ou deleções germinativas no VHL, RET, SDHB, SDHD, TMEM e MAX correspondem a mais de 90% das alterações genéticas entre os pacientes com PPGL e diagnóstico genético definido. Dessa forma, o painel básico (disponível em vários laboratórios) é suficiente para o diagnóstico genético da maioria dos pacientes com PPGL na prática clínica (Tabela 149.2).

Tabela 149.2. Genes avaliados para defeitos germinativos por meio do painel básico pelo método de sequenciamento paralelo em larga escala

Cluster Moleculares	Genes Relacionados	Frequência (%)
Cluster 1 Ativação das vias da hipóxia (pseudo-hipóxia)	SDHA	< 5
	SDHB	10
	SDHC	1
	SDHD	9
	VHL	7
	FH	1
Cluster 2 Ativação de vias ligadas a proteínas quinases	RET	6
	NF1	3
	TMEM127	1 a 2
	MAX	1
Cluster 3 Ativação da via da Wnt e Hedgehog	CSDE1	?
	MAML3	?

Fonte: Desenvolvida pela autoria.

BIOLOGIA MOLECULAR DOS TUMORES GONADAIS

Tumores de testículos

Os tumores testiculares são o tipo de tumor mais comum em homens jovens e representam 1,5% das neoplasias masculinas e 5% dos tumores urológicos. A incidência aumenta após a puberdade, com pico na terceira década de vida.[159] Os tumores de células germinativas testiculares (TGCT) representam de 90% a 95% dos tumores testiculares, sendo divididos em seminomatosos (60%) e não seminomatosos (40%: coriocarcinomas, Yolk sac carcinoma, carcinoma embrionário e teratomas). Tumores testiculares não germinativos representam de 5% a 10% (tumores do cordão sexual e do estroma gonadal.[160] Apesar de a incidência destes tumores estar crescendo nas últimas décadas, a mortalidade vem se reduzindo em decorrência de avanços no diagnóstico e no tratamento.

Múltiplos fatores contribuem para o desenvolvimento do TCGT, especialmente a inter-relação entre fatores genéticos e ambientais. Diferente de outros tumores, o desenvolvimento de TCGT não está associado a alterações em um único gene. No entanto, assinaturas específicas de expressão gênica, assim como alterações epigenéticas, são associadas ao desenvolvimento de TCGT.[161]

A duplicação do braço curto do cromossomo 12 (isocromossomo 12p) é frequente em TCGT, sendo identificada em diversos tipos histopatológicos. Essa região contém o protooncogene CCND2, além de genes relacionados à manutenção da pluripotencialidade celular (NANOG, DPPA3 e GDF3). No entanto, neoplasias de células germinativas in situ (NCGIS), que precedem o TCGT, não apresentam essa isocromossomia, sugerindo que essa alteração é relacionada com a invasividade do tumor e não com o início da tumorigênese.[162]

Quanto ao perfil de expressão gênica, a maioria dos estudos tem focado no perfil de expressão de genes nas lesões in situ (NCGIS). Genes com expressão aumentada em NCGIS, em comparação com tecidos normais, são genes associados com a manutenção da pluripotencialidade celular: POU5F1, NANOG, XBP1, XIST, TFAP2C, PDPN, PRDM1, SOX17 e KIT, além de genes essenciais na regulação da pluripotencialidade celular: OCT3/4, NANOG, SOX2 e LIN28.[163]

Embora estudos de NGS (next generation sequencing) sejam muito úteis para identificar novos genes em diversos tecidos, variantes alélicas patogênicas em genes específicos são raras nos TCTG.[164] No entanto, variantes nos genes KIT, TP53, KRAS/BRAF e NARS já foram descritas em TCGT. Entre estas, as no TP53 são as mais comuns, embora encontradas em menos de 5% dos seminomas.[162,163] Os vários genes e mecanismos relacionados à tumorigênese de TCGT estão sumarizados no Tabela 149.3.

Tabela 149.3. Fatores genéticos e mecanismos associados aos tumores testiculares

Gene	Mecanismo de ação
GATA1, GATA4	Diferenciação testicular
PRDM14, DMRT1	Diferenciação sexo-específica das células germinativas
SALL4	Manutenção da pluripotência das células germinativas
TEX14, WDR73, PMF1, CENPE, PCNT	Organização dos microtúbulos durante interfase
KIT	Via KIT-MAPK cinase
FCP2L1, ZFP42	Desenvolvimento das células germinativas
ZWILCH	Organização de proteínas no centrômero (cinetocore)
TIPIN	Resposta ao dano do DNA
TKTL1, LHPP	Função mitocondrial
AR, AMH	Diferenciação sexual
LHCGR	Esteroidogênese
INSL3, RXFP2	Migração testicular

Fonte: Desenvolvida pela autoria.

Quanto ao papel da epigenética na tumorigenese testicular, há diferenças significativas na metilação global do DNA entre os diferentes subtipos histológicos de TCGT. Enquanto os seminomas são completamente não metilados, os não seminomas mostram diferentes padrões de hipermetilação. O silenciamento epigenético via hipermetilação de genes supressores tumorais importantes (incluindo BRCA1, RAD51C, MGMT e RASSF1A) tem sido implicado na patogênese do TCGT.[165]

Os miRNA estão desregulados em diversos tipos de cânceres e vêm sendo explorados como biomarcadores e alvo terapêutico.[164] Em TCGT, o miR-371-373 é altamente expresso, funcionando como um oncogene, mediante inibição do gene supressor tumoral LATS2. Outros miRNA também são expressos em TGCT (miR-302-367 e miR-371-3) em diversos subtipos histológico.[164] Em virtude das altas acurácia e sensibilidade destes miRNA no diagnóstico de TCGT, é possível que estes, ou outros miRNA, se tornem biomarcadores dos TGCT, corrigindo a limitação dos marcadores clássicos, como alfa fetoproteína, hCG e DHL.

Tumores de ovário secretores de esteroides

O câncer de ovário constitui o terceiro câncer mais comum do sistema reprodutivo feminino, com altos índices de letalidade.[166] Alguns tumores ovarianos apresentam a capacidade de secretar hormônios. Manifestações de excesso de ação estrogênica, como sangramento uterino em mulheres menopausadas, irregularidade menstrual, amenorreia, hiperplasia endometrial, câncer de endométrio, sinais de virilização, puberdade precoce isso ou heterossexual podem ocorrer.

Os cânceres ovarianos de origem epitelial são os mais comuns (aproximadamente 90%) e habitualmente não apresentam manifestações hormonais.[166] Os tumores derivados dos cordões sexuais e do estroma constituem um grupo complexo de neoplasias. Esses tumores são categorizados em três grupos: tumores estromais puros (TE); tumores do cordão sexual puros (TCS); tumores mistos estromais e do cordão sexual (TECS).[167] Os tecomas, tumores de células esteroídicas e tumores de Leydig, constituem TE puros, são raros e secretores de esteroides. Os tecomas comumente causam manifestações de excesso de ação estrogênica. A variante somática (p.C134W) no FOXL2 foi identificada em tecomas.[168] Os tumores de células esteroídicas habitualmente são tumores secretores de andrógenos, mas secreções mistas de andrógenos e estrógenos podem ocorrer, bem como a secreção de cortisol mais raramente. Tumores de células de Leydig são secretores de andrógenos. A presença de variantes alélicas ativadoras no proto-oncogene GNAS1, que codifica a proteína Gαs, denominadas *gsp*, foram descritas em tumores das células de Leydig.[169]

O grupo dos TCS puro é constituído pelos tumores de células da granulosa (TCG), subgrupo adulto (TCGa) e juvenil (TGCj). Os TCG são os mais comuns entre os TECS e representam de 2% a 3% dos tumores ovarianos. As manifestações clínicas mais comuns são derivadas da secreção estrogênica, mas podem também apresentar produção de andrógenos, inibina e hormônio antimulleriano. Várias vias de sinalização celular estão envolvidas nos TCG, como as vias TGF-b, Notch e P13K/AKT.[170] Variantes alélicas somáticas no oncogene *gsp* foram identificadas em aproximadamente 30% dos TCGj e variantes ativadoras no AKT em 60% deles.[168] O FOXL2, desempenha um papel fundamental na inibição da proliferação e apoptose das células da granulosa, interagindo com elementos da via de sinalização TGF-B. A variante somática *missense* p.C134W no FOXL2 foi identificada de forma recorrente em TCGa e com menor frequência no TCGj.[169]

Os tumores das células de Sertoli (TCS) são raros e a produção dos esteroides sexuais pode provocar sinais de hiperestrogenismo e raramente virilização. Variantes alélicas no DICER1, uma endoribonuclease essencial para o processamento de microRNAs, foram relatadas em casos não hereditários de tumores de células de Sertoli e de células de Sertoli-Leydig.[170] Alguns tipos de TE e TCS podem ser associados com a síndrome de Peutz-Jegher por variantes alélicas no STK11.

Os tumores de células germinativas (TCGerm) representam apenas de 1% a 2% dos cânceres de ovário e podem secretar andrógenos, estrógenos, gonadotrofina coriônica humana e tiroxina.[166] Os TCGerm de origem ovariana e testicular apresentam várias semelhanças. Ambos apresentam frequentemente aneuploidias e duplicação do braço curto do cromossomo 12, principalmente nos disgerminomas.[171] Os TCGerm ovarianos se caracterizam por um perfil com baixa taxa de variantes alélicas somáticas. Variantes recorrentes no KIT têm sido observadas em disgerminomas, gonadoblastomas e tumores do saco vitelino, assim como no KRAS e no AKT1 e PIK3CA nos tumores do saco vitelino ou tumores mistos com componente do saco vitelino.[172]

Alterações em eventos epigenéticos são reconhecidas como mecanismos intimamente envolvidos na tumorigênese ovariana e na progressão da doença.[173]

REFERÊNCIAS

1. Aflorei ED, Korbonits M. Epidemiology and etiopathogenesis of pituitary adenomas. J Neurooncol. 2014;117(3):379-94.
2. Trouillas J, Jaffrain-Rea ML, Vasiljevic A, Dekkers O, Popovic V, Wierinckx A, et al. Are aggressive pituitary tumors and carcinomas two sides of the same coin? Pathologists reply to clinician's questions. Rev Endocr Metab Disord. 2020;21(2):243-51.
3. Marques P, Caimari F, Hernández-Ramírez LC, Collier D, Iacovazzo D, Ronaldson A, et al. Significant benefits of aip testing and clinical screening in familial isolated and young-onset pituitary tumors. J Clin Endocrinol Metab. 2020;105(6).
4. Vasilev V, Daly AF, Trivellin G, Stratakis CA, Zacharieva S, Beckers A. The roles of AIP and GPR101 in familial isolated pituitary adenomas (FIPA). Endocr Relat Cancer. 2020.
5. Trivellin G, Faucz FR, Daly AF, Beckers A, Stratakis CA. GPR101, an orphan GPCR with roles in growth and pituitary tumorigenesis. Endocr Relat Cancer. 2020.
6. Vandeva S, Daly AF, Petrossians P, Zacharieva S, Beckers A. Somatic and germline mutations in the pathogenesis of pituitary adenomas. Eur J Endocrinol. 2019;181(6):R235-R54.
7. Xekouki P, Brennand A, Whitelaw B, Pacak K, Stratakis CA. The 3PAs: an update on the association of pheochromocytomas, paragangliomas, and pituitary tumors. Horm Metab Res. 2019;51(7):419-36.
8. Gutierrez-Hartmann AKBaA. Signaling pathways regulating pituitary lactotrope homeostasis and tumorigenesis. In: Publishing SI, editor. Recent advances in prolactin research, advancesin experimental medicine and biology 846. Switzerland. 2015.
9. Liu X, Kano M, Araki T, Cooper O, Fukuoka H, Tone Y, et al. ErbB receptor-driven prolactinomas respond to targeted lapatinib treatment in female transgenic mice. Endocrinology. 2015;156(1):71-9.
10. Karga HJ, Alexander JM, Hedley-Whyte ET, Klibanski A, Jameson JL. Ras mutations in human pituitary tumors. J Clin Endocrinol Metab. 1992;74(4):914-9.
11. Herman V, Drazin NZ, Gonsky R, Melmed S. Molecular screening of pituitary adenomas for gene mutations and rearrangements. J Clin Endocrinol Metab. 1993;77(1):50-5.
12. Fedele M, Palmieri D, Fusco A. HMGA2: A pituitary tumour subtype-specific oncogene? Mol Cell Endocrinol. 2010;326(1-2):19-24.
13. Gonsky R, Herman V, Melmed S, Fagin J. Transforming DNA sequences present in human prolactin-secreting pituitary tumors. Mol Endocrinol. 1991;5(11):1687-95.
14. Shimon I, Hinton DR, Weiss MH, Melmed S. Prolactinomas express human heparin-binding secretory transforming gene (hst) protein product: marker of tumour invasiveness. Clin Endocrinol (Oxf). 1998;48(1):23-9.
15. Zhang X, Horwitz GA, Heaney AP, Nakashima M, Prezant TR, Bronstein MD, et al. Pituitary tumor transforming gene (PTTG) expression in pituitary adenomas. J Clin Endocrinol Metab. 1999;84(2):761-7.
16. Shah SS, Aghi MK. The role of single-nucleotide polymorphisms in pituitary adenomas tumorigenesis. Cancers (Basel). 2019;11(12).
17. Ikeda H. Mutational analysis of transforming growth factor-beta receptor type II and Smad3 tumor suppressor genes in prolactinomas. Brain Tumor Pathol. 2006;23(1):7-12.
18. Ikeda H, Yoshimoto T, Shida N, Miyoshi I, Nakayama K, Oshima M, et al. Morphologic and molecular analysis of estrogen-induced pituitary tumorigenesis in targeted disruption of transforming growth factor-beta receptor type II and/or p27 mice. Endocrine. 2001;16(1):55-65.
19. Peculis R, Balcere I, Rovite V, Megnis K, Valtere A, Stukens J, et al. Polymorphisms in MEN1 and DRD2 genes are associated with the occurrence and characteristics of pituitary adenomas. Eur J Endocrinol. 2016;175(2):145-53.
20. Bueno CBF. The influence of dopamine receptor type 2 and somatostatin receptors type 2 and 5 polymorphisms in medical treatment of pituitary adenomas. [Tese de Doutorado] São Paulo: Universidade São Paulo (USP); 2016.
21. Athanasoulia AP, Sievers C, Ising M, Brockhaus AC, Yassouridis A, Stalla GK, et al. Polymorphisms of the drug transporter gene ABCB1 predict side effects of treatment with cabergoline in patients with PRL adenomas. Eur J Endocrinol. 2012;167(3):327-35.
22. Raverot G, Wierinckx A, Jouanneau E, Auger C, Borson-Chazot F, Lachuer J, et al. Clinical, hormonal and molecular characterization of pituitary ACTH adenomas without (silent corticotroph adenomas) and with Cushing's disease. Eur J Endocrinol. 2010;163(1):35-43.
23. González-Loyola A, Fernández-Miranda G, Trakala M, Partida D, Samejima K, Ogawa H, et al. Aurora B overexpression causes aneuploidy and p21Cip1 repression during tumor development. Mol Cell Biol. 2015;35(20):3566-78.
24. Tang A, Gao K, Chu L, Zhang R, Yang J, Zheng J. Aurora kinases: novel therapy targets in cancers. Oncotarget. 2017;8(14):23937-54.
25. Yuan J, Yan R, Krämer A, Eckerdt F, Roller M, Kaufmann M, et al. Cyclin B1 depletion inhibits proliferation and induces apoptosis in human tumor cells. Oncogene. 2004;23(34):5843-52.

26. De Sousa SMC, Wang PPS, Santoreneos S, Shen A, Yates CJ, Babic M, et al. The genomic landscape of sporadic prolactinomas. Endocr Pathol. 2019;30(4):318-28.
27. Vázquez-Borrego MC, Fuentes-Fayos AC, Venegas-Moreno E, Rivero-Cortés E, Dios E, Moreno-Moreno P, et al. Splicing machinery is dysregulated in pituitary neuroendocrine tumors and is associated with aggressiveness features. Cancers (Basel). 2019;11(10).
28. Thakker RV, Newey PJ, Walls GV, Bilezikian J, Dralle H, Ebeling PR, et al. Clinical practice guidelines for multiple endocrine neoplasia type 1 (MEN1). J Clin Endocrinol Metab. 2012;97(9):2990-3011.
29. Stratakis CA, Tichomirowa MA, Boikos S, Azevedo MF, Lodish M, Martari M, et al. The role of germline AIP, MEN1, PRKAR1A, CDKN1B and CDKN2C mutations in causing pituitary adenomas in a large cohort of children, adolescents, and patients with genetic syndromes. Clin Genet. 2010;78(5):457-63.
30. Kasturi K, Fernandes L, Quezado M, Eid M, Marcus L, Chittiboina P, et al. Cushing disease in a patient with multiple endocrine neoplasia type 2B. J Clin Transl Endocrinol Case Rep. 2017;4:1-4.
31. Pellegata NS, Quintanilla-Martinez L, Siggelkow H, Samson E, Bink K, Höfler H, et al. Germ-line mutations in p27Kip1 cause a multiple endocrine neoplasia syndrome in rats and humans. Proc Natl Acad Sci USA. 2006;103(42):15558-63.
32. Dahia PL, Aguiar RC, Honegger J, Fahlbush R, Jordan S, Lowe DG, et al. Mutation and expression analysis of the p27/kip1 gene in corticotrophin-secreting tumours. Oncogene. 1998;16(1):69-76.
33. Georgitsi M, Raitila A, Karhu A, van der Luijt RB, Aalfs CM, Sane T, et al. Germline CDKN1B/p27Kip1 mutation in multiple endocrine neoplasia. J Clin Endocrinol Metab. 2007;92(8):3321-5.
34. Williamson EA, Ince PG, Harrison D, Kendall-Taylor P, Harris PE. G-protein mutations in human pituitary adrenocorticotrophic hormone-secreting adenomas. Eur J Clin Invest. 1995;25(2):128-31.
35. Riminucci M, Collins MT, Lala R, Corsi A, Matarazzo P, Gehron Robey P, et al. An R201H activating mutation of the GNAS1 (Gsalpha) gene in a corticotroph pituitary adenoma. Mol Pathol. 2002;55(1):58-60.
36. Kirschner LS, Carney JA, Pack SD, Taymans SE, Giatzakis C, Cho YS, et al. Mutations of the gene encoding the protein kinase A type I-alpha regulatory subunit in patients with the Carney complex. Nat Genet. 2000;26(1):89-92.
37. Kiefer FW, Winhofer Y, Iacovazzo D, Korbonits M, Wolfsberger S, Knosp E, et al. Mutation causing pituitary-dependent Cushing disease in a patient with Carney complex. Eur J Endocrinol. 2017;177(2):K7-K12.
38. Tigas S, Carroll PV, Jones R, Bingham E, Russell-Jones D, Powell M, et al. Simultaneous Cushing's disease and tuberous sclerosis; a potential role for TSC in pituitary ontogeny. Clin Endocrinol (Oxf). 2005;63(6):694-5.
39. Scheithauer BW, Kovacs K, Horvath E, Kim DS, Osamura RY, Ketterling RP, et al. Pituitary blastoma. Acta Neuropathol. 2008;116(6):657-66.
40. Sahakitrungruang T, Srichomthong C, Pornkunwilai S, Amornfa J, Shuangshoti S, Kulawonganunchai S, et al. Germline and somatic DICER1 mutations in a pituitary blastoma causing infantile-onset Cushing's disease. J Clin Endocrinol Metab. 2014;99(8):E1487-92.
41. De Menis E, Roncaroli F, Calvari V, Chiarini V, Pauletto P, Camerino G, et al. Corticotroph adenoma of the pituitary in a patient with X-linked adrenal hypoplasia congenita due to a novel mutation of the DAX-1 gene. Eur J Endocrinol. 2005;153(2):211-5.
42. Georgitsi M, Raitila A, Karhu A, Tuppurainen K, Mäkinen MJ, Vierimaa O, et al. Molecular diagnosis of pituitary adenoma predisposition caused by aryl hydrocarbon receptor-interacting protein gene mutations. Proc Natl Acad Sci U S A. 2007;104(10):4101-5.
43. Jordan S, Lidhar K, Korbonits M, Lowe DG, Grossman AB. Cyclin D and cyclin E expression in normal and adenomatous pituitary. Eur J Endocrinol. 2000;143(1):R1-6.
44. Tani Y, Inoshita N, Sugiyama T, Kato M, Yamada S, Shichiri M, et al. Upregulation of CDKN2A and suppression of cyclin D1 gene expressions in ACTH-secreting pituitary adenomas. Eur J Endocrinol. 2010;163(4):523-9.
45. Roussel-Gervais A, Couture C, Langlais D, Takayasu S, Balsalobre A, Rueda BR, et al. The cables1 gene in glucocorticoid regulation of pituitary corticotrope growth and cushing disease. J Clin Endocrinol Metab. 2016;101(2):513-22.
46. Hernández-Ramírez LC, Gam R, Valdés N, Lodish MB, Pankratz N, Balsalobre A, et al. Loss-of-function mutations in the CABLES1 gene are a novel cause of Cushing's disease. Endocr Relat Cancer. 2017;24(8):379-92.
47. Theodoropoulou M, Arzberger T, Gruebler Y, Jaffrain-Rea ML, Schlegel J, Schaaf L, et al. Expression of epidermal growth factor receptor in neoplastic pituitary cells: evidence for a role in corticotropinoma cells. J Endocrinol. 2004;183(2):385-94.
48. Fukuoka H, Cooper O, Ben-Shlomo A, Mamelak A, Ren SG, Bruyette D, et al. EGFR as a therapeutic target for human, canine, and mouse ACTH-secreting pituitary adenomas. J Clin Invest. 2011;121(12):4712-21.
49. Ezzat S, Smyth HS, Ramyar L, Asa SL. Heterogenous in vivo and in vitro expression of basic fibroblast growth factor by human pituitary adenomas. J Clin Endocrinol Metab. 1995;80(3):878-84.
50. Brito LP, Lerário AM, Bronstein MD, Soares IC, Mendonca BB, Fragoso MC. Influence of the fibroblast growth

factor receptor 4 expression and the G388R functional polymorphism on Cushing's disease outcome. J Clin Endocrinol Metab. 2010;95(10):E271-9.

51. Nakano-Tateno T, Tateno T, Hlaing MM, Zheng L, Yoshimoto K, Yamada S, et al. FGFR4 polymorphic variants modulate phenotypic features of Cushing disease. Mol Endocrinol. 2014;28(4):525-33.

52. Zhang D, Bergsneider M, Wang MB, Heaney AP. Targeting the ERK pathway for the treatment of Cushing's disease. Oncotarget. 2016;7(43):69149-58.

53. Paez-Pereda M, Giacomini D, Refojo D, Nagashima AC, Hopfner U, Grubler Y, et al. Involvement of bone morphogenetic protein 4 (BMP-4) in pituitary prolactinoma pathogenesis through a smad/estrogen receptor crosstalk. Proc Natl Acad Sci USA. 2003;100(3):1034-9.

54. Giacomini D, Páez-Pereda M, Theodoropoulou M, Labeur M, Refojo D, Gerez J, et al. Bone morphogenetic protein-4 inhibits corticotroph tumor cells: involvement in the retinoic acid inhibitory action. Endocrinology. 2006;147(1):247-56.

55. Vila G, Papazoglou M, Stalla J, Theodoropoulou M, Stalla GK, Holsboer F, et al. Sonic hedgehog regulates CRH signal transduction in the adult pituitary. FASEB J. 2005;19(2):281-3.

56. Vila G, Theodoropoulou M, Stalla J, Tonn JC, Losa M, Renner U, et al. Expression and function of sonic hedgehog pathway components in pituitary adenomas: evidence for a direct role in hormone secretion and cell proliferation. J Clin Endocrinol Metab. 2005;90(12):6687-94.

57. Budry L, Balsalobre A, Gauthier Y, Khetchoumian K, L'honoré A, Vallette S, et al. The selector gene Pax7 dictates alternate pituitary cell fates through its pioneer action on chromatin remodeling. Genes Dev. 2012;26(20):2299-310.

58. Bottoni A, Zatelli MC, Ferracin M, Tagliati F, Piccin D, Vignali C, et al. Identification of differentially expressed microRNAs by microarray: a possible role for microRNA genes in pituitary adenomas. J Cell Physiol. 2007;210(2):370-7.

59. Amaral FC, Torres N, Saggioro F, Neder L, Machado HR, Silva WA, et al. MicroRNAs differentially expressed in ACTH-secreting pituitary tumors. J Clin Endocrinol Metab. 2009;94(1):320-3.

60. Gentilin E, Tagliati F, Filieri C, Molè D, Minoia M, Rosaria Ambrosio M, et al. miR-26a plays an important role in cell cycle regulation in ACTH-secreting pituitary adenomas by modulating protein kinase Cδ. Endocrinology. 2013;154(5):1690-700.

61. Stilling G, Sun Z, Zhang S, Jin L, Righi A, Kovács G, et al. MicroRNA expression in ACTH-producing pituitary tumors: up-regulation of microRNA-122 and -493 in pituitary carcinomas. Endocrine. 2010;38(1):67-75.

62. Riss D, Jin L, Qian X, Bayliss J, Scheithauer BW, Young WF, et al. Differential expression of galectin-3 in pituitary tumors. Cancer Res. 2003;63(9):2251-5.

63. Tanizaki Y, Jin L, Scheithauer BW, Kovacs K, Roncaroli F, Lloyd RV. P53 gene mutations in pituitary carcinomas. Endocr Pathol. 2007;18(4):217-22.

64. Kawashima ST, Usui T, Sano T, Iogawa H, Hagiwara H, Tamanaha T, et al. P53 gene mutation in an atypical corticotroph adenoma with Cushing's disease. Clin Endocrinol (Oxf). 2009;70(4):656-7.

65. Reincke M, Sbiera S, Hayakawa A, Theodoropoulou M, Osswald A, Beuschlein F, et al. Mutations in the deubiquitinase gene USP8 cause Cushing's disease. Nat Genet. 2015;47(1):31-8.

66. Perez-Rivas LG, Theodoropoulou M, Ferraù F, Nusser C, Kawaguchi K, Stratakis CA, et al. The gene of the ubiquitin-specific protease 8 is frequently mutated in adenomas causing Cushing's disease. J Clin Endocrinol Metab. 2015;100(7):E997-1004.

67. Ma ZY, Song ZJ, Chen JH, Wang YF, Li SQ, Zhou LF, et al. Recurrent gain-of-function USP8 mutations in Cushing's disease. Cell Res. 2015;25(3):306-17.

68. Hayashi K, Inoshita N, Kawaguchi K, Ibrahim Ardisasmita A, Suzuki H, Fukuhara N, et al. The USP8 mutational status may predict drug susceptibility in corticotroph adenomas of Cushing's disease. Eur J Endocrinol. 2016;174(2):213-26.

69. Faucz FR, Tirosh A, Tatsi C, Berthon A, Hernández-Ramírez LC, Settas N, et al. Somatic USP8 gene mutations are a common cause of pediatric Cushing Disease. J Clin Endocrinol Metab. 2017;102(8):2836-43.

70. Korbonits M, Carlsen E. Recent clinical and pathophysiological advances in non-functioning pituitary adenomas. Horm Res. 2009;71(2):123-30.

71. Lin Y, Jiang X, Shen Y, Li M, Ma H, Xing M, et al. Frequent mutations and amplifications of the PIK3CA gene in pituitary tumors. Endocr Relat Cancer. 2009;16(1):301-10.

72. Zatelli MC. Pathogenesis of non-functioning pituitary adenomas. Pituitary. 2018;21(2):130-7.

73. Qian ZR, Sano T, Asa SL, Yamada S, Horiguchi H, Tashiro T, et al. Cytoplasmic expression of fibroblast growth factor receptor-4 in human pituitary adenomas: relation to tumor type, size, proliferation, and invasiveness. J Clin Endocrinol Metab. 2004;89(4):1904-11.

74. Long Y, Lu M, Cheng T, Zhan X. Multiomics-based signaling pathway network alterations in human non-functional pituitary adenomas. Front Endocrinol (Lausanne). 2019;10:835.

75. Árvai K, Nagy K, Barti-Juhász H, Peták I, Krenács T, Micsik T, et al. Molecular profiling of parathyroid hyperplasia, adenoma and carcinoma. Pathol Oncol Res. 2012;18(3):607-14.

76. Segiet OA, Deska M, Michalski M, Gawrychowski J, Wojnicz R. Molecular profiling in primary hyperparathyroidism. Head Neck. 2015;37(2):299-307.
77. Mizamtsidi M, Nastos C, Mastorakos G, Dina R, Vassiliou I, Gazouli M, et al. Diagnosis, management, histology and genetics of sporadic primary hyperparathyroidism: old knowledge with new tricks. Endocr Connect. 2018;7(2):R56-R68.
78. Thakker RV. Genetics of parathyroid tumours. J Intern Med. 2016;280(6):574-83.
79. Westin G. Molecular genetics and epigenetics of non-familial (sporadic) parathyroid tumours. J Intern Med. 2016;280(6):551-8.
80. Costa-Guda J, Arnold A. Absence of stabilizing mutations of beta-catenin encoded by CTNNB1 exon 3 in a large series of sporadic parathyroid adenomas. J Clin Endocrinol Metab. 2007;92(4):1564-6.
81. Segiet OA, Michalski M, Brzozowa-Zasada M, Piecuch A, Łaba M, Helewski K, et al. Angiogenesis in primary hyperparathyroidism. Ann Diagn Pathol. 2015;19(2):91-8.
82. Velázquez-Fernández D, Laurell C, Saqui-Salces M, Pantoja JP, Candanedo-Gonzalez F, Reza-Albarrán A, et al. Differential RNA expression profile by cDNA microarray in sporadic primary hyperparathyroidism (pHPT): primary parathyroid hyperplasia versus adenoma. World J Surg. 2006;30(5):705-13.
83. Rahbari R, Holloway AK, He M, Khanafshar E, Clark OH, Kebebew E. Identification of differentially expressed microRNA in parathyroid tumors. Ann Surg Oncol. 2011;18(4):1158-65.
84. Verdelli C, Forno I, Vaira V, Corbetta S. Epigenetic alterations in human parathyroid tumors. Endocrine. 2015;49(2):324-32.
85. Danilovic DLS, Marui S. Critical analysis of molecular tests in indeterminate thyroid nodules. Arch Endocrinol Metab. 2018;62(6):572-5
86. Riesco-Eizaguirre G, Santisteban P. Endocrine tumours: Advances in the molecular pathogenesis of thyroid cancer: lessons from the cancer genome. Eur J Endocrinol. 2016;175(5):R203-17.
87. Zhu Z, Gandhi M, Nikiforova MN, Fischer AH, Nikiforov YE. Molecular profile and clinical-pathologic features of the follicular variant of papillary thyroid carcinoma. An unusually high prevalence of ras mutations. Am J Clin Pathol. 2003;120(1):71-7.
88. Nikiforova MN, Lynch RA, Biddinger PW, Alexander EK, Dorn GW, Tallini G, et al. RAS point mutations and PAX8-PPAR gamma rearrangement in thyroid tumors: evidence for distinct molecular pathways in thyroid follicular carcinoma. J Clin Endocrinol Metab. 2003;88(5):2318-26.
89. Lima EU, Soares IC, Danilovic DL, Marui S. New mutation in the PTEN gene in a Brazilian patient with Cowden's syndrome. Arq Bras Endocrinol Metabol. 2012;56(8):592-6.
90. Xing M. Genetic alterations in the phosphatidylinositol-3 kinase/Akt pathway in thyroid cancer. Thyroid. 2010;20(7):697-706.
91. Elisei R, Viola D, Torregrossa L, Giannini R, Romei C, Ugolini C, et al. The BRAF(V600E) mutation is an independent, poor prognostic factor for the outcome of patients with low-risk intrathyroid papillary thyroid carcinoma: single-institution results from a large cohort study. J Clin Endocrinol Metab. 2012;97(12):4390-8.
92. Xing M, Alzahrani AS, Carson KA, Viola D, Elisei R, Bendlova B, et al. Association between BRAF V600E mutation and mortality in patients with papillary thyroid cancer. JAMA. 2013;309(14):1493-501.
93. Danilovic DL, Lima EU, Domingues RB, Brandão LG, Hoff AO, Marui S. Pre-operative role of BRAF in the guidance of the surgical approach and prognosis of differentiated thyroid carcinoma. Eur J Endocrinol. 2014;170(4):619-25.
94. Melo M, da Rocha AG, Vinagre J, Batista R, Peixoto J, Tavares C, et al. TERT promoter mutations are a major indicator of poor outcome in differentiated thyroid carcinomas. J Clin Endocrinol Metab. 2014;99(5):E754-65.
95. Network CGAR. Integrated genomic characterization of papillary thyroid carcinoma. Cell. 2014;159(3):676-90.
96. Yoo SK, Lee S, Kim SJ, Jee HG, Kim BA, Cho H, et al. Comprehensive Analysis of the transcriptional and mutational landscape of follicular and papillary thyroid cancers. PLoS Genet. 2016;12(8):e1006239.
97. Gopal RK, Kübler K, Calvo SE, Polak P, Livitz D, Rosebrock D, et al. Widespread chromosomal losses and mitochondrial dna alterations as genetic drivers in Hürthle cell carcinoma. Cancer Cell. 2018;34(2):242-55.e5.
98. Ganly I, Makarov V, Deraje S, Dong Y, Reznik E, Seshan V, et al. Integrated genomic analysis of hürthle cell cancer reveals oncogenic drivers, recurrent mitochondrial mutations, and unique chromosomal landscapes. Cancer Cell. 2018;34(2):256-70.e5.
99. Santana NO. Perfil clínico e molecular dos carcinomas de células de Hürthle da tireoide. [Tese de Doutorado]. São Paulo: Faculdade de Medicina da Universidade de São Paulo (USP); 2019.
100. Ganly I, Ricarte Filho J, Eng S, Ghossein R, Morris LG, Liang Y, et al. Genomic dissection of Hurthle cell carcinoma reveals a unique class of thyroid malignancy. J Clin Endocrinol Metab. 2013;98(5):E962-72.
101. Fassnacht M, Arlt W, Bancos I, Dralle H, Newell-Price J, Sahdev A, et al. Management of adrenal incidentalomas: European Society of Endocrinology Clinical Practice

102. Wajchenberg BL, Albergaria Pereira MA, Medonca BB, Latronico AC, Campos Carneiro P, Alves VA, et al. Adrenocortical carcinoma: clinical and laboratory observations. Cancer. 2000;88(4):711-36.
103. Allolio B, Fassnacht M. Clinical review: adrenocortical carcinoma: clinical update. J Clin Endocrinol Metab. 2006;91(6):2027-37.
104. Gicquel C, Leblond-Francillard M, Bertagna X, Louvel A, Chapuis Y, Luton JP, et al. Clonal analysis of human adrenocortical carcinomas and secreting adenomas. Clin Endocrinol (Oxf). 1994;40(4):465-77.
105. Fassnacht M, Dekkers OM, Else T, Baudin E, Berruti A, de Krijger R, et al. European Society of Endocrinology Clinical Practice Guidelines on the management of adrenocortical carcinoma in adults, in collaboration with the European Network for the Study of Adrenal Tumors. Eur J Endocrinol. 2018;179(4):G1-G46.
106. Berruti A, Grisanti S, Pulzer A, Claps M, Daffara F, Loli P, et al. Long-term outcomes of adjuvant mitotane therapy in patients with radically resected adrenocortical carcinoma. J Clin Endocrinol Metab. 2017;102(4):1358-65.
107. Zini L, Porpiglia F, Fassnacht M. Contemporary management of adrenocortical carcinoma. Eur Urol. 2011;60(5):1055-65.
108. Assié G, Letouzé E, Fassnacht M, Jouinot A, Luscap W, Barreau O, et al. Integrated genomic characterization of adrenocortical carcinoma. Nat Genet. 2014;46(6):607-12.
109. Ferreira AM, Brondani VB, Helena VP, Charchar HLS, Zerbini MCN, Leite LAS, et al. Clinical spectrum of Li-Fraumeni syndrome/Li-Fraumeni-like syndrome in brazilian individuals with the TP53 p.R337H mutation. J Steroid Biochem Mol Biol. 2019;190:250-5.
110. Zambetti GP. The p53 mutation "gradient effect" and its clinical implications. J Cell Physiol. 2007;213(2):370-3.
111. de Sousa GR, Ribeiro TC, Faria AM, Mariani BM, Lerario AM, Zerbini MC, et al. Low DICER1 expression is associated with poor clinical outcome in adrenocortical carcinoma. Oncotarget. 2015;6(26):22724-33.
112. Barzon L, Chilosi M, Fallo F, Martignoni G, Montagna L, Palù G, et al. Molecular analysis of CDKN1C and TP53 in sporadic adrenal tumors. Eur J Endocrinol. 2001;145(2):207-12.
113. Libè R, Groussin L, Tissier F, Elie C, René-Corail F, Fratticci A, et al. Somatic TP53 mutations are relatively rare among adrenocortical cancers with the frequent 17p13 loss of heterozygosity. Clin Cancer Res. 2007;13(3):844-50.
114. DeChiara TM, Robertson EJ, Efstratiadis A. Parental imprinting of the mouse insulin-like growth factor II gene. Cell. 1991;64(4):849-59.
115. Fishel R, Lescoe MK, Rao MR, Copeland NG, Jenkins NA, Garber J, et al. The human mutator gene homolog MSH2 and its association with hereditary nonpolyposis colon cancer. Cell. 1993;75(5):1027-38.
116. Giardiello FM, Allen JI, Axilbund JE, Boland CR, Burke CA, Burt RW, et al. Guidelines on genetic evaluation and management of Lynch syndrome: a consensus statement by the US Multi-Society Task Force on colorectal cancer. Gastroenterology. 2014;147(2):502-26.
117. Moreira L, Balaguer F, Lindor N, de la Chapelle A, Hampel H, Aaltonen LA, et al. Identification of Lynch syndrome among patients with colorectal cancer. JAMA. 2012;308(15):1555-65.
118. Dillon JL, Gonzalez JL, DeMars L, Bloch KJ, Tafe LJ. Universal screening for Lynch syndrome in endometrial cancers: frequency of germline mutations and identification of patients with Lynch-like syndrome. Hum Pathol. 2017;70:121-8.
119. Brondani VB, Montenegro L, Lacombe AMF, Magalhães BM, Nishi MY, Funari MFA, et al. High prevalence of alterations in DNA mismatch repair genes of lynch syndrome in pediatric patients with adrenocortical tumors carrying a germline mutation on. Cancers (Basel). 2020;12(3).
120. de Reyniès A, Assié G, Rickman DS, Tissier F, Groussin L, René-Corail F, et al. Gene expression profiling reveals a new classification of adrenocortical tumors and identifies molecular predictors of malignancy and survival. J Clin Oncol. 2009;27(7):1108-15.
121. Fragoso MCBV, Almeida MQ, Mazzuco TL, Mariani BMP, Brito LP, Goncalves TC, et al. Combined expression of BUB1B, DLGAP5, and PINK1 as predictors of poor outcome in adrenocortical tumors: validation in a Brazilian cohort of adult and pediatric patients. European Journal of Endocrinology. 2012;166(1):61-7.
122. Fragoso MC, Almeida MQ, Mazzuco TL, Mariani BM, Brito LP, Gonçalves TC, et al. Combined expression of BUB1B, DLGAP5, and PINK1 as predictors of poor outcome in adrenocortical tumors: validation in a Brazilian cohort of adult and pediatric patients. Eur J Endocrinol. 2012;166(1):61-7.
123. Moon RT, Kohn AD, De Ferrari GV, Kaykas A. WNT and beta-catenin signalling: diseases and therapies. Nat Rev Genet. 2004;5(9):691-701.
124. Karim R, Tse G, Putti T, Scolyer R, Lee S. The significance of the Wnt pathway in the pathology of human cancers. Pathology. 2004;36(2):120-8.
125. Maharjan R, Backman S, Åkerström T, Hellman P, Björklund P. Comprehensive analysis of CTNNB1 in adre-

nocortical carcinomas: Identification of novel mutations and correlation to survival. Sci Rep. 2018;8(1):8610.

126. Zheng S, Cherniack AD, Dewal N, Moffitt RA, Danilova L, Murray BA, et al. Comprehensive pan-genomic characterization of adrenocortical carcinoma. Cancer Cell. 2016;29(5):723-36.

127. Jouinot A, Assie G, Libe R, Fassnacht M, Papathomas T, Barreau O, et al. DNA methylation is an independent prognostic marker of survival in adrenocortical cancer. J Clin Endocrinol Metab. 2017;102(3):923-32.

128. Barreau O, Assié G, Wilmot-Roussel H, Ragazzon B, Baudry C, Perlemoine K, et al. Identification of a CpG island methylator phenotype in adrenocortical carcinomas. J Clin Endocrinol Metab. 2013;98(1):E174-84.

129. Assié G, Jouinot A, Fassnacht M, Libé R, Garinet S, Jacob L, et al. Value of molecular classification for prognostic assessment of adrenocortical carcinoma. JAMA Oncol. 2019.

130. Mohan DR, Lerario AM, Else T, Mukherjee B, Almeida MQ, Vinco M, et al. Targeted assessment of. clin. Cancer Res. 2019;25(11):3276-88.

131. Mohan DR, Lerario AM, Hammer GD. Therapeutic targets for adrenocortical carcinoma in the genomics era. J Endocr Soc. 2018;2(11):1259-74.

132. Lacombe AMF, Soares IC, Mariani BMP, Nishi MY, Bezerra-Neto JE, Charchar HDS, et al. Sterol O-Acyl transferase 1 as a prognostic marker of adrenocortical carcinoma. Cancers (Basel). 2020;12(1).

133. Mamilla D, Araque KA, Brofferio A, Gonzales MK, Sullivan JN, Nilubol N, et al. Postoperative management in patients with pheochromocytoma and paraganglioma. Cancers (Basel). 2019;11(7).

134. Lenders JW, Duh QY, Eisenhofer G, Gimenez-Roqueplo AP, Grebe SK, Murad MH, et al. Pheochromocytoma and paraganglioma: an endocrine society clinical practice guideline. J Clin Endocrinol Metab. 2014;99(6):1915-42.

135. Buffet A, Burnichon N, Favier J, Gimenez-Roqueplo AP. An overview of 20 years of genetic studies in pheochromocytoma and paraganglioma. Best Pract Res Clin Endocrinol Metab. 2020;34(2):101416.

136. Fishbein L. Pheochromocytoma/paraganglioma: Is this a genetic disorder? Curr Cardiol Rep. 2019;21(9):104.

137. Crona J, Taïeb D, Pacak K. New perspectives on pheochromocytoma and paraganglioma: Toward a molecular classification. Endocr Rev. 2017;38(6):489-515.

138. Dahia PL. Pheochromocytomas and paragangliomas, genetically diverse and minimalist, all at once! Cancer Cell. 2017;31(2):159-61.

139. Plouin PF, Amar L, Dekkers OM, Fassnacht M, Gimenez-Roqueplo AP, Lenders JW, et al. European Society of Endocrinology Clinical Practice Guideline for long-term follow-up of patients operated on for a phaeochromocytoma or a paraganglioma. Eur J Endocrinol. 2016;174(5):G1-G10.

140. Fishbein L, Leshchiner I, Walter V, Danilova L, Robertson AG, Johnson AR, et al. Comprehensive molecular characterization of pheochromocytoma and paraganglioma. Cancer Cell. 2017;31(2):181-93.

141. Brandi ML, Gagel RF, Angeli A, Bilezikian JP, Beck-Peccoz P, Bordi C, et al. Guidelines for diagnosis and therapy of MEN type 1 and type 2. J Clin Endocrinol Metab. 2001;86(12):5658-71.

142. Thosani S, Ayala-Ramirez M, Palmer L, Hu MI, Rich T, Gagel RF, et al. The characterization of pheochromocytoma and its impact on overall survival in multiple endocrine neoplasia type 2. J Clin Endocrinol Metab. 2013;98(11):E1813-9.

143. Nielsen SM, Rhodes L, Blanco I, Chung WK, Eng C, Maher ER, et al. Von Hippel-Lindau disease: Genetics and role of genetic counseling in a multiple neoplasia syndrome. J Clin Oncol. 2016;34(18):2172-81.

144. Shen MH, Harper PS, Upadhyaya M. Molecular genetics of neurofibromatosis type 1 (NF1). J Med Genet. 1996;33(1):2-17.

145. Gossage L, Eisen T, Maher ER. VHL, the story of a tumour suppressor gene. Nat Rev Cancer. 2015;15(1):55-64.

146. Dhir M, Li W, Hogg ME, Bartlett DL, Carty SE, McCoy KL, et al. Clinical predictors of malignancy in patients with pheochromocytoma and paraganglioma. Ann Surg Oncol. 2017;24(12):3624-30.

147. Alrezk R, Suarez A, Tena I, Pacak K. Update of pheochromocytoma syndromes: genetics, biochemical evaluation, and imaging. Front Endocrinol (Lausanne). 2018;9:515.

148. Lee H, Jeong S, Yu Y, Kang J, Sun H, Rhee JK, et al. Risk of metastatic pheochromocytoma and paraganglioma in. J Med Genet. 2020;57(4):217-25.

149. Albattal S, Alswailem M, Moria Y, Al-Hindi H, Dasouki M, Abouelhoda M, et al. Mutational profile and genotype/phenotype correlation of non-familial pheochromocytoma and paraganglioma. Oncotarget. 2019;10(57):5919-31.

150. Job S, Draskovic I, Burnichon N, Buffet A, Cros J, Lépine C, et al. Telomerase activation and ATRX mutations are independent risk factors for metastatic pheochromocytoma and paraganglioma. Clin Cancer Res. 2019;25(2):760-70.

151. Burnichon N, Rohmer V, Amar L, Herman P, Leboulleux S, Darrouzet V, et al. The succinate dehydrogenase genetic testing in a large prospective series of patients with paragangliomas. J Clin Endocrinol Metab. 2009;94(8):2817-27.

152. Martins RG, Cunha N, Simões H, Matos MJ, Silva J, Torres I, et al. Surveillance of succinate dehydrogenase gene

mutation carriers: Insights from a nationwide cohort. Clin Endocrinol (Oxf). 2020;92(6):545-53.
153. Mercado-Asis LB, Wolf KI, Jochmanova I, Taïeb D. Pheochromocytoma: A genetic and diagnostic update. Endocr Pract. 2018;24(1):78-90.
154. Redaelli S, Plaza-Menacho I, Mologni L. Novel targeted therapeutics for MEN2. Endocr Relat Cancer. 2018;25(2):T53-T68.
155. Favier J, Amar L, Gimenez-Roqueplo AP. Paraganglioma and phaeochromocytoma: from genetics to personalized medicine. Nat Rev Endocrinol. 2015;11(2):101-11.
156. Nölting S, Ullrich M, Pietzsch J, Ziegler CG, Eisenhofer G, Grossman A, et al. Current management of pheochromocytoma/paraganglioma: A guide for the practicing clinician in the era of precision medicine. Cancers (Basel). 2019;11(10).
157. Currás-Freixes M, Piñeiro-Yañez E, Montero-Conde C, Apellániz-Ruiz M, Calsina B, Mancikova V, et al. PheoSeq: A targeted next-generation sequencing assay for pheochromocytoma and paraganglioma diagnostics. J Mol Diagn. 2017;19(4):575-88.
158. Toledo RA, Burnichon N, Cascon A, Benn DE, Bayley JP, Welander J, et al. Consensus statement on next-generation-sequencing-based diagnostic testing of hereditary phaeochromocytomas and paragangliomas. Nat Rev Endocrinol. 2017;13(4):233-47.
159. Smith ZL, Werntz RP, Eggener SE. Testicular cancer: Epidemiology, diagnosis, and management. Med Clin North Am. 2018;102(2):251-64.
160. Williamson SR, Delahunt B, Magi-Galluzzi C, Algaba F, Egevad L, Ulbright TM, et al. The World Health Organization 2016 classification of testicular germ cell tumours: a review and update from the International Society of Urological Pathology Testis Consultation Panel. Histopathology. 2017;70(3):335-46.
161. Gonzalez-Exposito R, Merino M, Aguayo C. Molecular biology of testicular germ cell tumors. Clin Transl Oncol. 2016;18(6):550-6.
162. Chovanec M, Cheng L. Molecular characterization of testicular germ cell tumors: chasing the underlying pathways. Future Oncol. 2019;15(3):227-9.
163. Landero-Huerta DA, Vigueras-Villasenor RM, Yokoyama-Rebollar E, Arechaga-Ocampo E, Rojas-Castaneda JC, Jimenez-Trejo F, et al. Epigenetic and risk factors of testicular germ cell tumors: a brief review. Front Biosci (Landmark Ed). 2017;22:1073-98.
164. van Agthoven T, Looijenga LHJ. Accurate primary germ cell cancer diagnosis using serum based microRNA detection (ampTSmiR test). Oncotarget. 2017;8(35):58037-49.
165. Leão R, Ahmad AE, Hamilton RJ. Testicular cancer biomarkers: A role for precision medicine in testicular cancer. Clin Genitourin Cancer. 2019;17(1):e176-e83.
166. Edson MA, Nagaraja AK, Matzuk MM. The mammalian ovary from genesis to revelation. Endocr Rev. 2009;30(6):624-712.
167. RJ K, ML C, CS H, RH Y. WHO Classification of tumours of female reproductive organs. 4th Edition ed. Lyon, France: IARC; 2014.
168. Fuller PJ, Leung D, Chu S. Genetics and genomics of ovarian sex cord-stromal tumors. Clin Genet. 2017;91(2):285-91.
169. Li J, Bao R, Peng S, Zhang C. The molecular mechanism of ovarian granulosa cell tumors. J Ovarian Res. 2018;11(1):13.
170. Schultz KA, Harris AK, Schneider DT, Young RH, Brown J, Gershenson DM, et al. Ovarian sex cord-stromal tumors. J Oncol Pract. 2016;12(10):940-6.
171. Kraggerud SM, Hoei-Hansen CE, Alagaratnam S, Skotheim RI, Abeler VM, Rajpert-De Meyts E, et al. Molecular characteristics of malignant ovarian germ cell tumors and comparison with testicular counterparts: implications for pathogenesis. Endocr Rev. 2013;34(3):339-76.
172. Van Nieuwenhuysen E, Busschaert P, Neven P, Han SN, Moerman P, Liontos M, et al. The genetic landscape of 87 ovarian germ cell tumors. Gynecol Oncol. 2018;151(1):61-8.
173. Chang RK, Li X, Mu N, Hrydziuszko O, Garcia-Majano B, Larsson C, et al. MicroRNA expression profiles in non-epithelial ovarian tumors. Int J Oncol. 2018;52(1):55-66.

150

Tumores de Tireoide

Evelin Cavalcante Farias
Rui Monteiro de Barros Maciel
Ana Amélia Oliveira Hoff

DESTAQUES

- Os nódulos de tireoide são extraordinariamente comuns e, na maioria das vezes, são de natureza benigna (95% dos casos).
- O uso indiscriminado da ultrassonografia de tireoide frequentemente leva ao diagnóstico de nódulos de tireoide desprovidos de significado clínico, motivando a realização de procedimentos invasivos (punções) e até mesmo cirurgias desnecessárias.
- O câncer de tireoide é o tumor maligno mais comum do sistema endócrino e apresenta quadro clínico extremamente variável, desde tumores altamente diferenciados, com crescimento muito lento e compatível com expectativa de vida normal, até aqueles altamente anaplásicos e altamente agressivos.
- Os tumores originados na tireoide podem ter origem em três tipos diferentes de células: as foliculares, as parafoliculares e as de origem não tiroidiana (como ocorre nos linfomas de tireoide).
- As células foliculares, que constituem a quase totalidade dos elementos celulares da tiroide, são responsáveis por cerca de 90% ou mais dos carcinomas tiroidianos.
- O sorafenibe e o lenvatinibe são inibidores de tirosina quinase aprovados para o tratamento do carcinoma diferenciado. Outras terapias podem ser indicadas a depender da presença de alterações moleculares.

INTRODUÇÃO

Os nódulos de tireoide (NT) são achados comuns na prática clínica e, na maioria dos casos, são de natureza benigna. A grande importância no manejo dos NT, apesar de a maioria representar lesões benignas é descartar a possibilidade de câncer de tireoide, que ocorre em torno de 5% a 10% dos casos em adultos, e em até 26% em crianças. Esses percentuais são semelhantes se a glândula apresentar nódulo único ou múltiplos nódulos.[1,2]

O câncer de tireoide é o tumor maligno mais comum do sistema endócrino e apresenta quadro clínico extremamente variável, desde tumores altamente diferenciados, com comportamento indolente e compatível com uma expectativa de vida normal, até aqueles anaplásicos e extremamente agressivos.[3,4]

Os tumores originados na tireoide podem ter origem em três tipos diferentes de células: as foliculares, as parafoliculares e as de origem não tireoidiana (como ocorre nos linfomas de tireoide). As células foliculares, que constituem a quase totalidade dos elementos celulares da tireoide, correspondem a cerca de 90% ou mais dos carcinomas tireoidianos.[2]

Os carcinomas medulares da tireoide são tumores raros e derivados das células parafoliculares, produtoras de calcitonina, e que representam cerca de 5% a 10% dos casos de neoplasia de tireoide e serão abordados em outro capítulo.[1]

CARCINOMA DIFERENCIADO DE TIREOIDE

Os CDT, de maneira geral, apresentam bom prognóstico e pelo menos 80% dos pacientes estão vivos cerca de 10 anos após o diagnóstico. Incide em indivíduos mais jovens (entre a terceira e quarta décadas), e pode acometer inclusive crianças. São tumores caracteristicamente esporádicos, mas raramente podem ter agregação familiar, de forma isolada, ou surgir associados a doenças hereditárias complexas, como doença de Cowden, síndrome de Gardner ou complexo de Carney, entre outras.[2,5]

ALTERAÇÕES MOLECULARES DOS TUMORES DIFERENCIADOS DE TIREOIDE

O mecanismo fisiopatológico da maioria dos cânceres de tireoide envolve mutações ao longo das vias de sinalização de MAPK (*mitogen-activated protein kinase*) e PI3K-AKT-MTOR (*phosphatidylinositol 3-kinase – serine/threonine protein kinase – mechanistic target of rapamycin*). Essas são acopladas ao receptor celular de tirosina quinase e desempenham um papel fundamental na regulação do crescimento, da proliferação e da apoptose celular. O fator de crescimento endotelial (VEGF) promove a angiogênese, e também é um processo importante no desenvolvimento do tumor. No carcinoma papilífero de tireoide (CPT), as alterações genéticas que levam à ativação dessas vias de sinalização incluem mutações dos genes BRAF e RAS e rearranjos RET-PTC. Com relação ao carcinoma folicular de tireoide (CFT), as mutações no RAS e a translocação cromossômica do domínio de ligação do fator de transcrição da tireoide (PAX8) com domínios A a F de PPARγ (PAX8-PPARγ) são as mais prevalentes[6-9] (Figura 150.1).

As alterações moleculares mais frequentes no câncer de tireoide estão representadas na Figura 150.1, a qual também descreve as drogas que inibem essas alterações, assim como as vias intracelulares ativadoras da proliferação celular.

Gene BRAF

O oncogene BRAF é um ativador da via de sinalização da MAPK, com a mutação p.V600E de BRAF a alteração genética mais frequentemente associada ao desenvolvimento do CPT, presente entre 50% e 70% dos casos. As alterações no gene BRAF também são relacionadas ao carcinoma pouco diferenciado de tireoide (CPDT) e ao carcinoma anaplásico. Existe um debate sobre as implicações dessa mutação que sugere uma relação com tumores mais agressivos; no entanto, o fato de que essa mutação é a mais prevalente nos CPT e de que a maioria desses tumores tem comportamento indolente sugere que outros fatores, como a presença de outras mutações associadas, possam contribuir para um padrão mais agressivo.[7,10,11]

Gene RAS

As mutações de RAS possuem três formas N-RAS, K-RAS e H-RAS e estão associadas ao CPT em 10% dos casos e, mais frequentemente, ao CFT, o que pode ativar ambas as vias de MAPK e PI3K-AKT-MTOR. A mutação RAS é identificada em até 66% dos casos de CFT avançado, com N-RAS o subtipo mais frequente.[7,12,13]

Rearranjos RET/PTC

No CPT, destacam-se as translocações e inversões que causam a recombinação do gene *RET* com genes heterólogos que dão origem ao rearranjo RET/PTC, encontrado em aproximadamente 20% dos casos, e apresentam importante correlação com exposição à radiação ionizante e com CPT na faixa pediátrica. Entre essas alterações, os rearranjos RET/PTC1 e RET/PTC3 são os mais prevalentes.[6-8]

TERT

Mutações do promotor TERT estão presentes em várias neoplasias. Apesar de estarem presentes no CPT e no CFT, são mais encontradas no carcinoma pouco diferenciado e no carcinoma anaplásico de tireoide. Essas mutações podem coexistir com a mutação V600E do gene *BRAF* no CPT e estão associadas a um pior prognóstico.[14,15]

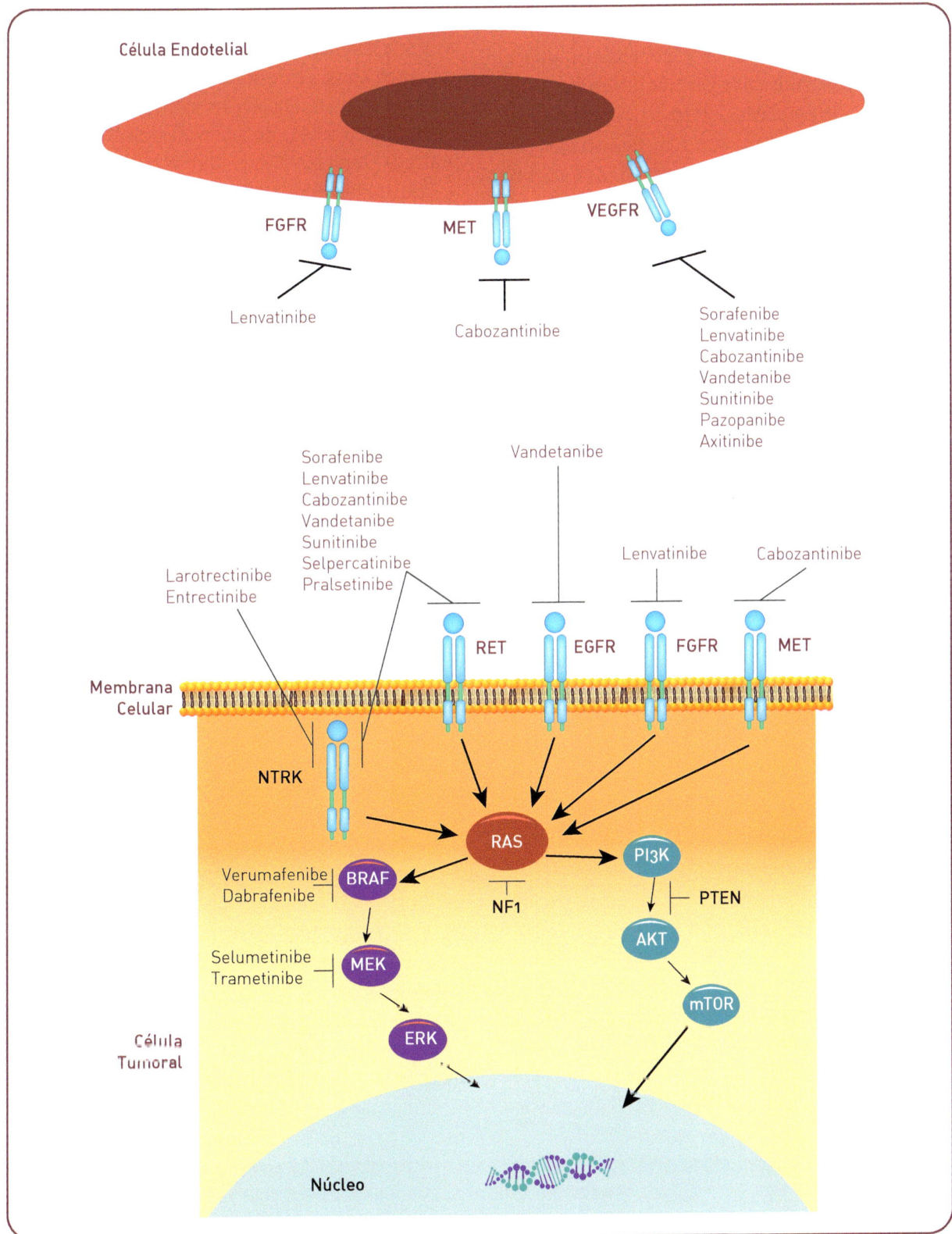

FIGURA 150.1 – Alterações genéticas e vias de sinalização no câncer de tireoide. Figura esquemática das alterações genéticas envolvidas no câncer de tireoide, bem como as drogas alvo-inibitórias das vias de sinalização intracelular. As vias MAPK e PI3K são ativadas por receptores de tirosina quinase (RTK). O aumento da atividade dos RTK por fatores de crescimento ou mutações genéticas nessas vias resulta em sua ativação com subsequente desenvolvimento e crescimento tumoral. As mutações mais frequentes no CDT incluem do gene BRAF, RAS, PI3K, e fusões dos genes RET e NTRK. Várias drogas inibem essas vias, inclusive sorafenibe, lenvatinibe e larotrectinibe, atualmente aprovadas para o tratamento do CDT.
Fonte: Adaptada de Cabanillas ME, et al., 2019.

NTRK

A família de receptores de tropomiosina quinase, TRK-A, B e C, é codificada por três genes distintos, NTRK1, 2 e 3. As proteínas TRK têm um papel regulador nas atividades fisiológicas, como dor, termorregulação, movimento, memória e propriocepção. As fusões de NTRK são anormalidades genéticas que ocorrem após uma sinalização descontrolada da via do TRK, que pode levar a diversos tipos de câncer tanto em adultos quanto em crianças. Assim como outras fusões, essas alterações são raras e sua presença é mais provável quando não há outra mutação de genes *driver*, como o BRAF e o RAS. O seu diagnóstico pode ser realizado por meio de vários métodos, como RT-PCR (*real time polymerase chain reaction*), FISH (*fluorescence in situ hybridization*), NGS (*next generation sequencing*) e IHQ (imuno-histoquímica). A imuno-histoquímica pode ser utilizada como ferramenta de rastreamento, enquanto o NGS é apontado como o método confirmatório de eleição.[7,16,17]

Gene p53

O p53 é um gene supressor tumoral que regula a apoptose e o ciclo celular. Do mesmo modo que ocorre em uma grande variedade de neoplasias, mutações do p53 podem estar presentes nos carcinomas tireoidianos com origem na célula folicular. As mutações do gene p53 podem ocorrer em neoplasias com mutações do gene RAS e BRAF, que resultam na transformação desses tumores para tumores pouco diferenciados e anaplásicos.[16,18]

TRATAMENTO DO CARCINOMA DIFERENCIADO DE TIREOIDE

O tratamento inicial dos CDT baseia-se na tireoidectomia total, seguida ou não de ablação com I-131 e supressão do TSH com levotiroxina, e apresenta excelente resultado em boa parte dos casos. O prognóstico da maioria dos pacientes com doença locorregional costuma ser excelente, com sobrevida superior a 95% em cinco anos. Entretanto, pacientes com doença localmente avançada ou com metástases a distância apresentam pior taxa de sobrevida global, e podem ser indicadas terapias-alvo para controle de doença.[5,19]

Entre as terapias-alvo, o sorafenibe e o lenvatinibe são inibidores de tirosina quinases aprovados no tratamento do CDT. Essas drogas, com propriedades antiantiogênicas, bloqueiam diversos alvos moleculares envolvidos na carcinogênese tireoidiana, inclusive as vias de sinalização de BRAF, RAS e a ativação do receptor RET/PTC, além de interferir na ação de VEGF e fatores de crescimento derivados de plaquetas (PDGF). A maioria dessas drogas inibe parcialmente diversas tirosina quinases *in vitro*, o que afeta múltiplas vias de sinalização[20] (Figura 150.1).

O sorafenibe é um inibidor de tirosina quinase que atua em receptores do fator de crescimento endotelial vascular (VEGFR-1, VEGFR-2 e VEGFR-3), receptor de PDGF, subtipos de RET/PTC, c-kit e, de forma menos potente, em BRAF. Essa droga foi aprovada pelo Food and Drug Administration (FDA), em 2013, com base nos resultados do estudo fase III DECISION, randomizado e duplo-cego, que avaliou 417 pacientes com CDT avançado e refratário a iodo. Os pacientes receberam placebo ou sorafenibe na dose inicial de 400 mg duas vezes ao dia, com a permissão da migração (*crossover*) do grupo placebo para o grupo em uso de medicação, se comprovada a progressão de doença. A mediana da sobrevida livre de progressão (SLP) foi de 10,8 *versus* 5,8 meses para placebo (HR [razão de risco]: 0,59; IC de 95%: 0,45-0,76; *p* < 0,0001). A taxa de resposta foi 12,2% (24/196) no grupo do sorafenibe e 0,5% (1/201) no grupo placebo. Não houve diferença na sobrevida global (SG) entre os dois grupos (Tabela 150.1) Os eventos adversos mais frequentes no grupo sorafenibe foram, principalmente, síndrome mão-pé (76,3%).[21]

Tabela 150.1. Medicamentos aprovados para o tratamento do CDT no Brasil

Referência	Medicamento	Dose inicial	SLP (meses)	TR
Brose et al., 2014[17]	Sorafenibe	800 mg	10,8	12,2%
Schlumberger et al., 2015[18]	Lenvatinibe	24 mg	18,3	64,8%
Drilon et al., 2018[20]	Larotrectinibe	200 mg	NE	79%

SLP: sobrevida livre de progressão; TR: taxa de resposta; NE: não estimada.
Fonte: Adaptada de Brose MS, *et al.*, 2014; Schlumberger M, *et al.*, 2015; Drilon A, *et al.*, 2018.

O lenvatinibe é um inibidor de tirosina quinase com atividade inibitória em receptores 1, 2 e 3 do fator de crescimento endotelial vascular (VEGFR), receptores 1 a 4 do fator de crescimento de fibroblastos (FGFR), receptor do fator de crescimento derivado de plaquetas α (PDGFR-α), RET e KIT. Esta medicação foi aprovada após o estudo de fase 3, multicêntrico, randomizado e duplo-cego denominado SELECT. Neste estudo, foram randomizados 261 pacientes para receber lenvatinibe, na dose inicial de 24 mg, e 131 pacientes no grupo placebo. Em caso de progressão de doença comprovada, os pacientes do grupo placebo poderiam receber lenvatinibe. A mediana da SLP foi de 18,3 meses no grupo do lenvatinibe e 3,6 meses no grupo placebo (HR 0,21; IC de 99%: 0,14-0,31; p < 0,001). A SLP também teve significado estatístico naqueles pacientes previamente tratados com inibidores de VEGFR. A taxa de resposta global ao lenvatinibe foi 64,8%, inclusive quatro respostas completas e 165 respostas parciais *versus* 1,5% no grupo placebo (p < 0,001). Assim como no estudo com sorafenibe, não houve diferença na SG entre os dois grupos. Entretanto, uma subanálise demonstrou vantagens na SG naqueles pacientes com mais de 65 anos que receberam lenvatinibe inicialmente *versus* o grupo placebo (Tabela 150.1). Eventos adversos ocorreram de forma significativa (grau 3 ou mais) em 75,9% dos pacientes que receberam lenvatinibe e a hipertensão arterial sistêmica se mostra um grande desafio no tratamento desses indivíduos. É importante enfatizar que uma parcela importante de pacientes teve necessidade de interrupção da medicação (82,4% *versus* 18,3%) ou redução da dose (67,8% *versus* 4,6%).[22,23]

O larotrectinibe, inibidor específico da tropomiosina quinase (TRK), é outra terapia-alvo recentemente aprovada pelo FDA e pela Agência Nacional de Vigilância Sanitária (Anvisa). Esse tratamento é indicado para vários tipos de tumores sólidos na faixa etária adulta ou pediátrica, que apresentem fusões de NTRK, independentemente da histologia primária, classificado, dessa maneira, como um tratamento agnóstico. A análise de eficácia e segurança do larotrectinibe foi demonstrada em um estudo de fase I/II que randomizou, inicialmente, 55 pacientes, seguido de 67 indivíduos com diversos tumores sólidos. Nessa avaliação, 63% tiveram uma resposta parcial, inclusive 10 pacientes com câncer de tireoide; e 17% tiveram uma resposta completa (inclusive três pacientes com câncer de tireoide) (Tabela 150.1). Somente dois pacientes com câncer de tireoide não apresentaram nenhum tipo de resposta. A alteração na função hepática foi o principal efeito colateral reportado mas, em geral, essa terapia-alvo se mostrou bastante tolerável com poucos efeitos adversos importantes.[24,25]

Após o cabozantinibe apresentar resultados promissores em um estudo de fase 2, foi realizado um estudo de fase 3 multicêntrico, duplo-cego e controlado por placebo para avaliação dessa medicação como tratamento de segunda ou terceira linha, após terapia prévia com outros inibidores de VEGFR, em indivíduos com CDT refratário a iodo.[26] Já na análise interina, o desfecho primário de sobrevida livre de progressão (SLP) foi atingido; nos pacientes tratados com cabozantinibe, a SLP foi significativamente maior do que nos pacientes em tratamento de suporte exclusivo (96% CI 5,7-não estimado [NE]), comparado a 1,9 meses (1,8-3,6); *hazard ratio* 0·22 (96% CI 0·13-0·36; p < 0·0001). Em termos de taxa de resposta, dez (15%; 99% CI 5·8-29·3) de 67 pacientes no grupo do cabozantinibe *versus* 0 (0%; 0-14·8) of 33 no grupo placebo (p = 0·028) alcançaram uma resposta objetiva (resposta parcial ou completa), entretanto, este resultado não alcançou no nível de significância pré-especificado (α = 0·01). Baseado nestes resultados, a inclusão de novos pacientes ao estudo foi descontinuada e o FDA aprovou o cabozantinibe como um tratamento de segunda-linha para pacientes com CDT metastático refratário à iodo, e à primeira-linha com sorafenibe ou lenvatinibe. O perfil de toxicidade se assemelha ao lenvatinibe em termos de hipertensão, diarreia e perda de peso (32%, 62%, ??% respectivamente – graus 1 a 4) e ao sorafenibe em termos da síndrome mão-pé (47% – graus 1 a 4).[26]

O selpercatinibe (inibidor específico da proteína RET) foi aprovado pela FDA para o tratamento de pacientes com fusão RET com doença avançada ou metastática e refratários ao iodo radioativo. A sua eficácia foi avaliada em 27 pacientes com câncer de tireoide metastático e com fusão do gene RET, refratários a iodo radioativo (RAI), com uma taxa de resposta de 79%, e 64% dos pacientes estavam livres de progressão de doença após um ano de seguimento.[27]

O pralsetinibe, medicamento com mecanismo de ação semelhante ao selpercatinibe, também foi aprovado pelo FDA após apresentar uma taxa de reposta de 89%

em 9 pacientes refratários ao iodo radioativo, com respostas que duraram em torno de 6 meses ou mais.[28]

Outros inibidores de tirosina quinase foram avaliados para o CDT, em estudos de fase II. O pazopanibe, medicação aprovada pelo FDA para carcinoma de células renais e sarcoma de partes moles, demonstrou resposta parcial em 49% (IC de 95%; 35, 68) em 37 pacientes com câncer de tireoide avançado e refratário à iodoterapia, principalmente naqueles indivíduos diagnosticados com CFT e carcinoma de células de Hurtle. O vandetanibe demonstrou benefício em uma análise que incluiu 145 pacientes *versus* placebo. Os indivíduos tratados com vandetanibe tiveram maior SLP mediana (11,1 *versus* 5,9 meses; HR = 0,63; IC de 95%: 0,54-0,74; p = 0,008). Entretanto, não foi observada diferença na mediana de SG entre os grupos.[29,30]

Quando indicar tratamento sistêmico com terapias-alvo?

Os pacientes com CDT assintomáticos, com baixo volume de doença e que demonstrem um curso indolente (doença estável ou mínima progressão) durante seguimento clínico devem ser avaliados sempre que possível quanto à possibilidade de excisão cirúrgica da doença locorregional, seguida de radioterapia por feixe externo ou outras modalidades de tratamento locais e terapia hormonal de supressão de TSH.[1,5,31]

A terapia-alvo deve ser considerada em pacientes com doença avançada, iodo-refratária ou não elegíveis aos tratamentos citados anteriormente. O momento ideal para seu início ainda se mostra um desafio na prática clínica, e deve ser considerado naqueles indivíduos sintomáticos associado à progressão estrutural da doença e ao aumento de marcadores tumorais. Outros fatores, como a taxa de progressão, o tamanho e o local da doença, devem ser considerados. Porém, deve ser ponderado o fato de que os inibidores de tirosina quinase promovem uma toxicidade significativa, além de não serem agentes curativos e ainda se mostrarem incertos em relação à SG. Portanto, a terapia deve ser instituída quando o risco significativo de morbimortalidade devido à doença metastática progressiva se mostra superior aos riscos desencadeados por esses agentes.[1,5,11,31] No momento, a experiência com a terapia-alvo específica é pequena, mas de acordo com a eficácia e perfil de toxicidade demonstrada nos estudos até agora publicados, caso disponíveis, podem ser consideradas como tratamentos de primeira linha. Na realidade, estudos de fase III, que avaliam esta possibilidade, estão em desenvolvimento.

A quimioterapia convencional apresenta resultados inconsistentes, e sua utilização fica reservada a casos de doença refratária aos tratamentos anteriormente citados.[32]

PERSPECTIVAS FUTURAS

Atualmente, alguns estudos de imunoterapia foram publicados, com o pembrolizumabe (anticorpo anti-PD-1) avaliado em 22 pacientes com CDT metastático e/ou irressecável no ensaio clínico KEYNOTE 028, em que o tumor apresentava expressão de PDL-1 ≥ 1% e a progressão de doença não foi um critério de elegibilidade. Resultados satisfatórios foram alcançados em uma minoria dos pacientes, com resposta parcial em apenas 9% (2/22) dos pacientes, 36% tiveram progressão de doença e 55% evoluíram com doença estável. Esse resultado pode ser explicado pelo fato de os pacientes apresentarem um perfil com doença indolente, além da baixa carga mutacional presente no carcinoma de tireoide.[33]

TERAPIAS DE REDIFERENCIAÇÃO

É considerada doença refratária a I-131 a doença metastática que não capta iodo em exame de pesquisa de corpo inteiro após dose terapêutica de I-131, doença que progride dentro do primeiro ano da administração de I-131, ou doença persistente após dose cumulativa superior a 600 mCi de I-131. Essa refratariedade geralmente está associada a CDT avançado e ocorre, provavelmente, por uma diminuição da expressão de NIS.[34]

Terapia de rediferenciação consiste no tratamento destinado a aumentar ou restaurar a captação de I-131 nos tumores, o que permite o tratamento com radiodoterapia (RIT). Uma série de experimentos animais restaurou a captação de RIT por meio da inibição da via MAPK por inibidores de MEK e BRAF. Essas descobertas levaram a um ensaio clínico inicial com 20 pacientes iodo-refratários que receberam selumetinibe, inibidor seletivo de MAPK, MEK 1 e 2, em que 12 indivíduos tiveram um incremento na captação que permitiu retratamento com iodoterapia.[35,36]

Um outro estudo incluiu pacientes com CDT com alto risco de recidiva, que avaliou se o selumetinibe prévio a RIT adjuvante resultava em uma menor taxa de recidiva. Esse estudo incluiu 233 pacientes que receberam igualmente RIT, dividido entre um grupo placebo (78 indivíduos) *versus* 155 indivíduos que receberam selumetinibe e, nesse contexto, não foi observada diferença na resposta completa entre os grupos, com o objetivo primário de obter uma taxa de 20% a mais de resposta completa no grupo que usou a medicação.[37]

Outras terapias-alvo

Novas drogas mais seletivas têm se tornado disponíveis, particularmente aquelas que envolvem vias oncogênicas, como BRAF e MEK.

O vemurafenibe, inibidor seletivo de BRAF mutado (V600E), em estudo de fase II, parece conferir benefício clínico nos carcinomas papilíferos com p.V600E BRAF, especialmente se não tratados previamente com outros inibidores, uma vez que apresentam estabilização em 38,5% ou resposta parcial em 57,5% com SLP de 18,2 meses.[38]

A combinação de dabrafenibe (inibidor de BRAF) com o trametinibe e o uso exclusivo de dabrafenibe também foi avaliada para o CDT com BRAF em um estudo de fase 2, o que mostra resposta parcial em 33% e 38%, além de SLP 15,1 e 11,4 meses nos grupos analisados, respectivamente.[39]

CARCINOMA ANAPLÁSICO DE TIREOIDE

O carcinoma anaplásico de tireoide (CAT) é um tumor com origem no epitélio folicular tireoidiano, raro e indiferenciado, que representa em torno de 1% a 2% das neoplasias malignas de tireoide. Apresenta uma evolução extremamente agressiva, com mortalidade próxima a 100%. Diferentemente do carcinoma diferenciado de tireoide (CDT), as células do CAT não apresentam as características biológicas e funcionais das células foliculares, como captação de iodo, síntese de tireoglobulina e dependência de TSH.[40,41]

Apenas 10% dos pacientes com CAT apresentam menos de 50 anos na ocasião do diagnóstico, com pico de incidência na sexta e sétima décadas de vida.[3] Predomina no sexo feminino, em uma proporção de aproximadamente 2:1,5.[42] Embora o CAT seja raro, ele é responsável por 20% a 50% das mortes por neoplasias malignas de tireoide. A média de sobrevida é de aproximadamente 5 meses, e somente 20% dos pacientes estarão vivos após 1 ano do diagnóstico.[40]

Frequentemente, o CAT origina-se a partir de uma tireoide anormal, e ao redor de um terço dos pacientes possui um histórico de bócio5 e 30% a 50% apresentam CDT concomitante. Tanto o carcinoma papilífero (CPT) como o carcinoma folicular de tireoide (CFT) podem estar associados ao CAT; entretanto, o CPT é mais frequente, principalmente sua variante de células altas.[40] O carcinoma pouco diferenciado de tireoide (CPDT) sincrônico com CAT também pode ocorrer, porém, com menor incidência. Entretanto a presença isolada de CAT, particularmente em pacientes jovens e sem antecedente de alteração na tireoide, sustenta a hipótese de uma transformação direta da célula folicular normal para uma célula completamente indiferenciada, que é identificada como de origem tireoidiana somente pela sua localização e características moleculares.[41,42]

Alterações genéticas

Nas últimas duas décadas, muito se aprendeu sobre a patogênese do CAT, o que resultou no desenvolvimento de terapias mais eficazes. O conhecimento das alterações moleculares é, atualmente, imprescindível na prática clínica para a escolha do melhor tratamento para esses pacientes.

As mutações observadas no CAT são classificadas em precoces e tardias. As mutações precoces, como dos genes BRAF, NRAS, KRAS e HRAS, que são frequentes no CDT, são também encontradas no CAT, já que estes são precursores do carcinoma anaplásico. Já as mutações tardias, como dos genes TP53 e TERT, são mais prevalentes no CAT, contudo, raras no CDT (Figura 150.1).[43,44]

A mutação do BRAF V600E, frequentemente encontrada no CDT, está presente entre 40% e 70% dos carcinomas anaplásicos. Muitos CATs com mutação BRAF V600E apresentam um componente bem diferenciado de CPT, geralmente a variante de células altas. Nesta situação, a mutação do gene BRAF ocorre em ambas as áreas, o que indica que ela ocorre em uma fase precoce da carcinogênese. As mutações ativadoras do gene *RAS,* comumente presentes no CFT, são encontradas em 15% a 40% dos carcinomas anaplásicos.[41]

As mutações tardias, como foi citado anteriormente, são associadas ao processo de desdiferenciação, acometem principalmente os genes supressores de tumores p53 (50% a 70%) e, menos comumente, NF1 e PTEN. Outras mutações que podem coexistir com as mutações mencionadas são as dos genes PIK3CA, promotor TERT, CTNNB1, EIF1AX, mTOR, CDKN2A e AKT1. Outras alterações menos frequentes no CAT são encontradas nos genes CDKN2A, CDKN2B, ATM, RB1. Apesar de raras no CAT, a fusão do gene NTRK e a fusão do RET/PTC, ALK e ROS1 são relevantes, pois propiciam o uso de terapia-alvo.[40,43,45]

Outras alterações moleculares que, quando presentes, podem auxiliar na escolha do tratamento, mais especificamente a imunoterapia, incluem a alta carga mutacional tumoral, que é cerca de 6 vezes maior que a observada no CDT,[40] e a expressão do ligante de morte celular programada 1 (*programmed death-ligand 1* – PD-L1), que está presente em 11% a 28% de pacientes.

Para melhor direcionamento terapêutico, como será explicado mais à frente, a pesquisa de mutação do BRAF V600E deve ser realizada em todos os pacientes com CAT, inicialmente por imuno-histoquímica e, se negativa, a avaliação deve ser complementada com a pesquisa por sequenciamento de nova geração (*next generation sequencing* – NGS).[40] Esta análise deve ser preferencialmente realizada pelo patologista, de maneira concomitante à avaliação citológica da biópsia ou da tireoide após a tireoidectomia, e antes mesmo de se enviar o material para realização do painel de NGS quando este for possível.

Manejo do paciente com carcinoma anaplásico de tireoide

O manejo dos pacientes com CAT comumente envolve várias modalidades de tratamento, como cirurgia, radioterapia e quimioterapia, e deve, portanto, ser realizado por uma equipe multidisciplinar constituída por endocrinologista, oncologista, radioterapeuta, cirurgião, patologista e psicólogo.[46,47] O pilar principal do tratamento, quando possível, é a ressecção completa do tumor.[40,46]

Devido à característica de progressão rápida da doença, o manejo inicial dos pacientes com CAT deve incluir a avaliação das vias aéreas, pelo risco iminente de obstrução que estes pacientes podem apresentar, em muitos casos com a necessidade de traqueostomia de emergência. Após a garantia de uma via aérea estável, é necessário realizar o estadiamento da doença, visto que 50% dos casos de CAT se apresentam com metástase a distância ao diagnóstico. Essa avaliação proporciona um melhor direcionamento para o tratamento, mediante à extensão da neoplasia.[40,46,48]

Na ausência de metástase a distância, o paciente deverá realizar a ressecção do tumor primário. A cirurgia é indicada quando o tumor puder ser totalmente ressecado (R0 – margens microscópicas negativas – ou R1 – margens macroscópicas negativas), pois, ao contrário do que ocorre em outros tumores de tireoide, como no CMT, a citorredução da lesão primária não melhora os resultados e apenas atrasa o tratamento mais efetivo. Portanto, se o tumor for considerado ressecável, a cirurgia deve ser realizada imediatamente e o tratamento complementar com quimiorradiação deve ser realizado 2 a 4 semanas após a cirurgia.[40,42,46]

Devido à rápida evolução dessa neoplasia, como citado anteriormente, em caso de um grande volume de doença metastática a distância, o tratamento paliativo deve ser considerado, realizado com um período curto de radioterapia seguido de quimioterapia *versus* quimioterapia isolada, ou nenhuma intervenção mediante à avaliação global do paciente.[40,42]

Em um paciente com doença cervical irressecável e sem evidência de metástase a distância, a radioterapia modulada por intensidade definitiva (> 60 Gy) no tumor primário associada à quimioterapia sistêmica adjuvante é o tratamento de escolha.[40,46]

Para os pacientes com doença metastática de pequeno volume e/ou com uma velocidade de progressão mais lenta, a radioterapia deve ser realizada seguida de terapia sistêmica. Deve-se lembrar que a terapia com iodo radioativo, tratamento bem estabelecido nos pacientes com CDT, é inefetiva nesse perfil de paciente e, portanto, não deve ser utilizada.[40]

No que diz respeito a agentes quimioterápicos, a doxorrubicina foi historicamente utilizada por seu efeito radiossensibilizante, porém, mais recentemente, outros agentes radiossensibilizantes, como paclitaxel e docetaxel, além de platinas (cisplatina e carboplatina), têm sido o tratamento de escolha, devido a seu provável efeito superior ao da doxorrubicina.[47] Portanto, o uso de quimioterapia citotóxica que envolve um taxano (paclitaxel ou docetaxel), administrado com ou sem antraciclinas (doxorrubicina), apesar de seu efeito modesto, é recomendado em pacientes tratados com radioterapia.[1] A quimioterapia foi associada à melhora da sobrevida quando avaliada em análise multivariável, no entanto, perdeu significância quando essa avaliação foi ajustada ao tempo e indicação da terapia. A falta de impacto na sobrevida é provavelmente devido a múltiplos fatores, inclusive a dificuldade de identificar se a quimioterapia foi isolada ou concomitante à radioterapia, se o tratamento foi em caráter paliativo, além do pequeno número de pacientes tratados disponíveis nos estudos.[40]

Para os pacientes com CAT e doença irressecável ou avançada que desejam terapia agressiva, sugerimos o início precoce de quimioterapia citotóxica até a obtenção dos resultados da avaliação mutacional do tumor.[11,40,46]

A terapia-alvo deve ser iniciada após a quimiorradiação e para seu melhor direcionamento, e todos os CAT devem ter seu perfil genético analisado previamente, ou pelo menos deve haver a análise da mutação do BRAF. No caso da impossibilidade dessa avaliação, os inibidores de tirosina quinase (ITK) ou a imunoterapia podem ser considerados (Figura 150.2).[11,47]

O tratamento sistêmico para os tumores que apresentam a mutação BRAF V600E é, geralmente, realizado com a combinação de inibidores de BRAF e MEK (dabrafenibe e trametinibe), ou apenas com um inibidor de BRAF (vemurafenibe), os quais mostraram eficácia nesse perfil de pacientes.[11,40,49] A experiência com a terapia dirigida para a mutação do BRAF demonstrou que ela resulta em regressão tumoral importante e, em certos casos, de maneira dramática, torna-se uma lesão irressecável em ressecável.[50] Os pacientes com estádio IVB, cujo tumor possui a mutação do gene BRAF, são os mais beneficiados com o tratamento neoadjuvante. Nestes pacientes, assim como naqueles com estádio IVC, na possibilidade de acesso a essas medicações, deve-se considerar a combinação de dabrafenibe e trametinibe, aprovados pela Agência Nacional de Vigilância Sanitária – Anvisa – em junho de 2021, como tratamento inicial. Porém, devemos ressaltar que a associação de quimioterapia e radioterapia como tratamento inicial também se mostra como uma opção já bem estabelecida.[49,51,52] No caso da ausência de mutação do BRAF, outras alterações genéticas, inclusive ALK, NTRK ou RET, podem ser encontradas, o que permite a personalização do tratamento sistêmico.[40]

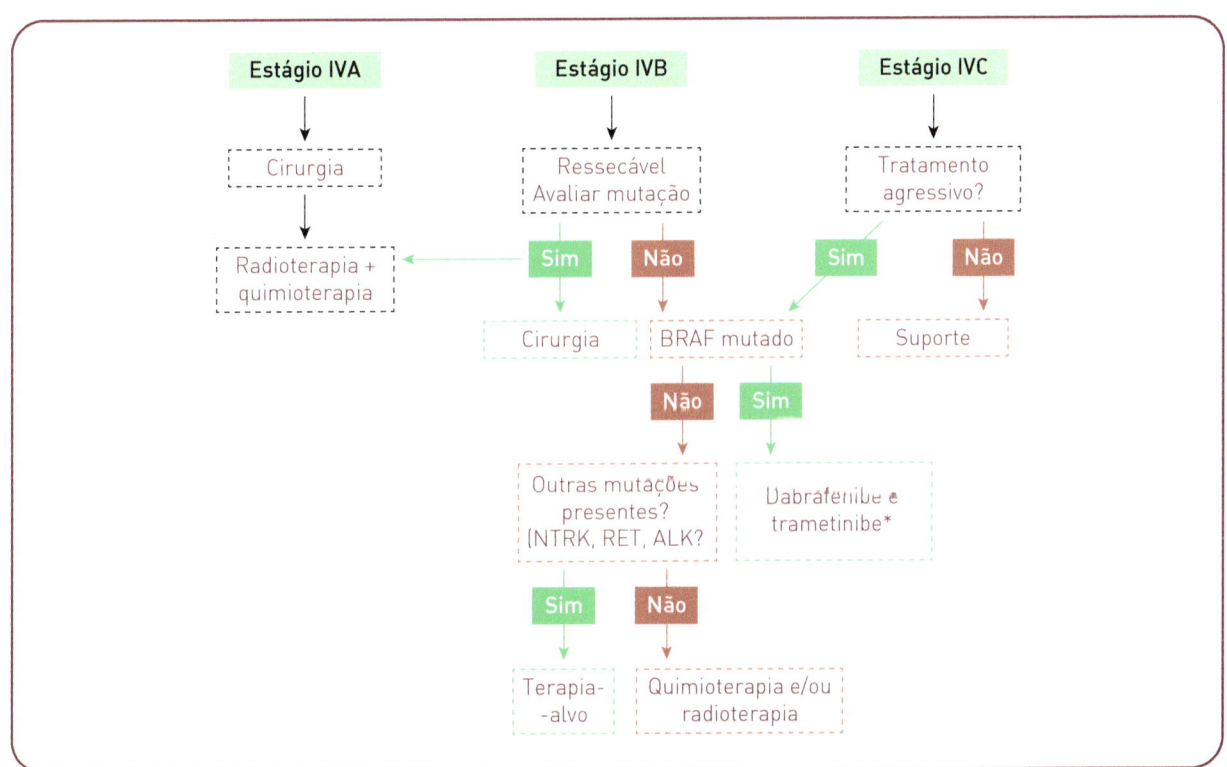

FIGURA 150.2 – Tratamento do carcinoma anaplásico de tireoide de acordo com a extensão da doença. O tratamento agressivo, o que inclui terapia sistêmica, deve ser considerado após a avaliação global do paciente e discussão em conjunto com os familiares.
* O uso neoadjuvante de dabrafenibe e trametinibe é considerado *off-label*.
Fonte: Adaptada de Alobuia W *et al.*, 2020.

No caso da presença da fusão NTRK, como citado anteriormente para CDT, o larotrectinibe também se apresenta como uma opção terapêutica no CAT.[53]

Já o selpercatinibe teve sua aprovação baseada em um estudo de fase I/II que incluiu 2 pacientes com CAT, com um desses indivíduos que apresentou resposta por 18 meses a essa medicação.[54]

No caso da ausência de alterações genéticas que personalizem o tratamento, outras medicações devem ser consideradas, já que a quimioterapia citotóxica confere resultados limitados. O lenvatinibe pode ser considerado para o tratamento do CAT, pois demonstrou sua eficácia em um estudo prospectivo realizado no Japão, onde é aprovado para o tratamento do CAT, com uma média de sobrevida global de 10,6 meses.[22] Outros estudos não demonstraram o mesmo benefício e, portanto, novos ensaios clínicos devem ser realizados para avaliar o real benefício. O risco do seu uso especificamente nesse grupo de pacientes, além dos efeitos colaterais já sabidos do lenvatinibe, consiste no risco de sangramento e fístulas.[40,41]

A imunoterapia, uma realidade para o tratamento de outras neoplasias, está sob constante investigação para o CAT. A proteína da morte celular programada 1 (PD-1) é expressa por macrófagos e células T e sua ligação com seus ligantes (PD-L1 ou PD-L2) inibe a resposta imune das células T citotóxicas, o que promove um escape imunológico das células que expressam esses ligantes. Em particular para o CAT, foi demonstrada a expressão de PD-L1 em até 65% a 90% das suas células, o que propõe a via PD/PDL-1 como alvo de imunoterapia.[55] Consequentemente, os anticorpos anti-PD-1 (por exemplo, pembrolizumabe e espartalizumabe), após dados promissores sobre seu uso em melanoma mutado em BRAF, foram usados como agentes únicos em pacientes com CAT.[47]

O pembrolizumabe, um anticorpo monoclonal anti-PD-1 seletivo, foi testado em CDT avançado e nos pacientes com diagnóstico de CAT, em combinação com quimioterapia e radioterapia, e apresentou resultados desanimadores. Em um estudo retrospectivo, o pembrolizumabe foi avaliado em associação com outros ITK. Doze pacientes com CAT receberam pembrolizumabe, além de lenvatinibe (n = 5), dabrafenibe mais trametinibe (n = 6) ou trametinibe (n = 1), no momento da progressão com ITK. O resultado mostrou resposta parcial e doença estável nos pacientes tratados com pembrolizumabe e lenvatinibe em 60% e 20%, respectivamente, e naqueles que receberam pembrolizumabe e dabrafenibe com trametinibe em 17% e 67%, respectivamente. O pembrolizumabe parece ser uma terapia de resgate eficaz, além de outros TKI. Vários estudos prospectivos estão em andamento com inibidores de checkpoints para CAT.[56,57]

Um ensaio clínico de fase II avaliou em 42 pacientes a eficácia e a tolerabilidade do espartalizumabe, um anticorpo monoclonal humanizado que se liga à PD-1 e que bloqueia a interação com PD-L1. A taxa de resposta global foi de 19%, e os indivíduos que apresentavam uma expressão de PD-L1 acima de 50% (35%) mostraram-se com melhor resposta ao tratamento, com uma taxa de sobrevida de 52,1% em 1 ano. Os eventos adversos mais frequentes foram diarreia, prurido, fadiga e febre, com eventos adversos de grau > III em 10% da população estudada.[58]

O avanço no tratamento para o CAT ocorrido nos últimos 20 anos, com terapias personalizadas e a integração de terapias multidisciplinares, alterou a história natural dessa doença com um aumento significativo da sobrevida.[52]

O CAT é uma doença agressiva que exige uma abordagem multidisciplinar. A medicina personalizada já é uma realidade, e torna-se imperativa a pesquisa da mutação do BRAF após esse diagnóstico. A experiência dos últimos anos consolidou a importância da utilização de protocolos institucionais que otimizem o fluxo de diagnóstico, a análise molecular do tumor e o rápido início do tratamento. A instituição desse fluxo (Figura 150.2) é fundamental para uma melhor resposta terapêutica e aumento de sobrevida destes pacientes.

REFERÊNCIAS

1. Cabanillas ME, McFadden DG, Durante C. Thyroid cancer. Lancet. 2016;388(10061):2783-2795. doi:10.1016/S0140-6736(16)30172-6.
2. Davies L, Welch HG. Current thyroid cancer trends in the United States. JAMA Otolaryngol Head Neck Surg. 2014;140(4):317-22. doi:10.1001/jamaoto.2014.1.
3. Treistman N, Nobre GM, Tramontin MY, et al. Prognostic factors in patients with advanced differentiated thyroid cancer treated with multikinase inhibitors – a single Brazilian center experience. Arch Endocrinol Metab. Apr 29 2021. doi:10.20945/2359-3997000000364.
4. Durante C, Haddy N, Baudin E, et al. Long-term outcome of 444 patients with distant metastases from papillary

and follicular thyroid carcinoma: benefits and limits of radioiodine therapy. J Clin Endocrinol Metab. Aug 2006;91(8):2892-9. doi:10.1210/jc.2005-2838.

5. Haugen BR, Alexander EK, Bible KC, et al. 2015 American Thyroid Association Management Guidelines for Adult Patients with Thyroid Nodules and Differentiated Thyroid Cancer: The American Thyroid Association Guidelines Task Force on Thyroid Nodules and Differentiated Thyroid Cancer. Thyroid. Jan 2016;26(1):1-133. doi:10.1089/thy.2015.0020.

6. Nikiforov YE. Thyroid carcinoma: molecular pathways and therapeutic targets. Mod Pathol. 2008;21(2):S37-43. doi:10.1038/modpathol.2008.10.

7. Network CGAR. Integrated genomic characterization of papillary thyroid carcinoma. Cell. 2014;159(3):676-90. doi:10.1016/j.cell.2014.09.050.

8. Fagin JA, Wells SA. Biologic and clinical perspectives on thyroid cancer. N Engl J Med. 2016;375(23):2307. doi:10.1056/NEJMc1613118.

9. Klein M, Vignaud JM, Hennequin V, et al. Increased expression of the vascular endothelial growth factor is a pejorative prognosis marker in papillary thyroid carcinoma. J Clin Endocrinol Metab. 2001;86(2):656-8. doi:10.1210/jcem.86.2.7226.

10. Kimura ET, Nikiforova MN, Zhu Z, Knauf JA, Nikiforov YE, Fagin JA. High prevalence of BRAF mutations in thyroid cancer: genetic evidence for constitutive activation of the RET/PTC-RAS-BRAF signaling pathway in papillary thyroid carcinoma. Cancer Res. 2003;63(7):1454-7.

11. Cabanillas ME, Ryder M, Jimenez C. Targeted therapy for advanced thyroid cancer: Kinase Inhibitors and beyond. Endocr Rev. 2019;40(6):1573-1604. doi:10.1210/er.2019-00007.

12. Vasko V, Ferrand M, Di Cristofaro J, Carayon P, Henry JF, de Micco C. Specific pattern of RAS oncogene mutations in follicular thyroid tumors. J Clin Endocrinol Metab. 2003;88(6):2745-52. doi:10.1210/jc.2002-021186.

13. Nikiforova MN, Lynch RA, Biddinger PW, et al. RAS point mutations and PAX8-PPAR gamma rearrangement in thyroid tumors: evidence for distinct molecular pathways in thyroid follicular carcinoma. J Clin Endocrinol Metab. 2003;88(5):2318-26. doi:10.1210/jc.2002-021907.

14. Landa I, Ganly I, Chan TA, et al. Frequent somatic TERT promoter mutations in thyroid cancer: higher prevalence in advanced forms of the disease. J Clin Endocrinol Metab. 2013;98(9):E1562-6. doi:10.1210/jc.2013-2383.

15. Xing M, Liu R, Liu X, et al. BRAF V600E and TERT promoter mutations cooperatively identify the most aggressive papillary thyroid cancer with highest recurrence. J Clin Oncol. 2014;32(25):2718-26. doi:10.1200/JCO.2014.55.5094.

16. Tirrò E, Martorana F, Romano C, et al. Molecular alterations in thyroid cancer: From bench to clinical practice. Genes (Basel). 2019;10(9). doi:10.3390/genes10090709.

17. Prasad ML, Vyas M, Horne MJ, et al. NTRK fusion oncogenes in pediatric papillary thyroid carcinoma in northeast United States. Cancer. 2016;122(7):1097-107. doi:10.1002/cncr.29887.

18. Manzella L, Stella S, Pennisi MS, et al. New insights in thyroid cancer and p53 family proteins. Int J Mol Sci. 2017;18(6). doi:10.3390/ijms18061325.

19. Cohen RN, Davis AM. Management of adult patients with thyroid nodules and differentiated thyroid cancer. Jama. 2017;317(4):434-435. doi:10.1001/jama.2016.18420.

20. Haddad RI, Nasr C, Bischoff L, et al. NCCN Guidelines Insights: Thyroid carcinoma, Version 2.2018. J Natl Compr Canc Netw. 2018;16(12):1429-1440. doi:10.6004/jnccn.2018.0089.

21. Brose MS, Nutting CM, Jarzab B, et al. Sorafenib in radioactive iodine-refractory, locally advanced or metastatic differentiated thyroid cancer: a randomised, double-blind, phase 3 trial. Lancet. 2014;384(9940):319-28. doi:10.1016/S0140-6736(14)60421-9.

22. Schlumberger M, Tahara M, Wirth LJ, et al. Lenvatinib versus placebo in radioiodine-refractory thyroid cancer. N Engl J Med. 2015;372(7):621-30. doi:10.1056/NEJMoa1406470.

23. Brose MS, Worden FP, Newbold KL, Guo M, Hurria A. Effect of age on the efficacy and safety of lenvatinib in radioiodine-refractory differentiated thyroid cancer in the phase III Select trial. J Clin Oncol. 2017;35(23):2692-2699. doi:10.1200/JCO.2016.71.6472.

24. Drilon A, Laetsch TW, Kummar S, et al. Efficacy of larotrectinib in TRK fusion-positive cancers in adults and children. N Engl J Med. 2018;378(8):731-739. doi:10.1056/NEJMoa1714448.

25. Lassen UAC, Kummar S, van Tilburg C, DuBois SGGB, Mascarenhas L, Federman NSR, et al. Larotrectinib efficacy and safety in TRK fusion cancer: an expanded clinicaldataset showing consistency in an age and tumor agnostic approach. Ann Oncol 2018.

26. Brose MS, et al. A phase 3 (COSMIC-311), randomized, double-blind, placebo-controlled study of cabozantinib in patients with radioiodine (RAI)-refractory differentiated thyroid cancer (DTC) who have progressed after prior VEGFR-targeted therapy. Clinical trial information: NCT03690388.

27. Wirth LJ, Sherman E, Robinson B, et al. Efficacy of selpercatinib. N Engl J Med. 2020;383(9):825-835. doi:10.1056/NEJMoa2005651.

28. Subbiah V, Hu MI, Wirth LJ, et al. Pralsetinib for patients with advanced or metastatic RET-altered thyroid cancer (ARROW): a multi-cohort, open-label, registrational, pha-

se 1/2 study. Lancet Diabetes Endocrinol. 2021;9(8):491-501. doi:10.1016/S2213-8587(21)00120-0.

29. Bible KC, Suman VJ, Molina JR, et al. Efficacy of pazopanib in progressive, radioiodine-refractory, metastatic differentiated thyroid cancers: results of a phase 2 consortium study. Lancet Oncol. 2010;11(10):962-72. doi:10.1016/S1470-2045(10)70203-5.

30. Leboulleux S, Bastholt L, Krause T, et al. Vandetanib in locally advanced or metastatic differentiated thyroid cancer: a randomised, double-blind, phase 2 trial. Lancet Oncol. 2012;13(9):897-905. doi:10.1016/S1470-2045(12)70335-2.

31. Haymart MR, Esfandiari NH, Stang MT, Sosa JA. Controversies in the management of low-risk differentiated thyroid cancer. Endocr Rev. 2017;38(4):351-378. doi:10.1210/er.2017-00067.

32. Schlumberger MJ. Papillary and follicular thyroid carcinoma. N Engl J Med. 1998;338(5):297-306. doi:10.1056/NEJM199801293380506.

33. Mehnert JM, Varga A, Brose MS, et al. Safety and antitumor activity of the anti-PD-1 antibody pembrolizumab in patients with advanced, PD-L1-positive papillary or follicular thyroid cancer. BMC Cancer. 2019;19(1):196. doi:10.1186/s12885-019-5380-3.

34. Van Nostrand D. Radioiodine refractory differentiated thyroid cancer: Time to update the classifications. Thyroid. 2018;28(9):1083-1093. doi:10.1089/thy.2018.0048.

35. Chakravarty D, Santos E, Ryder M, et al. Small-molecule MAPK inhibitors restore radioiodine incorporation in mouse thyroid cancers with conditional BRAF activation. J Clin Invest. 2011;121(12):4700-11. doi:10.1172/JCI46382.

36. Ho AL, Grewal RK, Leboeuf R, et al. Selumetinib-enhanced radioiodine uptake in advanced thyroid cancer. N Engl J Med. 2013;368(7):623-32. doi:10.1056/NEJMoa1209288.

37. Ho ADM, Wirth LJ, et al. ASTRA: a phase III, randomized, placebo-controlled study evaluating complete remission rate (CRR) with short-course selumetinib plus adjuvant radioactive iodine (RAI) in patients (pts) with differentiated thyroid cancer (DTC). Presented at: the 88 th. Annual Meeting of the American Thyroid Association: Abstract short call oral 8; 2018.

38. Brose MS, Cabanillas ME, Cohen EE, et al. Vemurafenib in patients with BRAF(V600E)-positive metastatic or unresectable papillary thyroid cancer refractory to radioactive iodine: a non-randomised, multicentre, open-label, phase 2 trial. Lancet Oncol. Sep 2016;17(9):1272-82. doi:10.1016/S1470-2045(16)30166-8.

39. Shah MH WL, Daniels GH, De Souza JA, Timmers CD. Results of randomized phase II trial of dabrafenib versus dabrafenib plus trametinib in BRAF-muted papillary thyroid carcinoma. J Clin Oncol 2017.

40. Bible KC, Kebebew E, Brierley J, et al. 2021 American Thyroid Association Guidelines for management of patients with anaplastic thyroid cancer. Thyroid. 2021;31(3):337-386. doi:10.1089/thy.2020.0944.

41. Prete A, Matrone A, Gambale C, et al. Poorly differentiated and anaplastic thyroid cancer: Insights into genomics, microenvironment and new drugs. Cancers (Basel). 2021;13(13). doi:10.3390/cancers13133200.

42. Molinaro E, Romei C, Biagini A, et al. Anaplastic thyroid carcinoma: from clinicopathology to genetics and advanced therapies. Nat Rev Endocrinol. 2017;13(11):644-660. doi:10.1038/nrendo.2017.76.

43. Volante M, Lam AK, Papotti M, Tallini G. Molecular Pathology of poorly differentiated and anaplastic thyroid cancer: What do pathologists need to know? Endocr Pathol. 2021;32(1):63-76. doi:10.1007/s12022-021-09665-2.

44. Landa I, Ibrahimpasic T, Boucai L, et al. Genomic and transcriptomic hallmarks of poorly differentiated and anaplastic thyroid cancers. J Clin Invest. 2016;126(3):1052-66. doi:10.1172/JCI85271.

45. Smallridge RC, Copland JA. Anaplastic thyroid carcinoma: pathogenesis and emerging therapies. Clin Oncol. R Coll Radiol. 2010;22(6):486-97. doi:10.1016/j.clon.2010.03.013.

46. Alobuia W, Gillis A, Kebebew E. Contemporary management of anaplastic thyroid cancer. Curr Treat Options Oncol. 2020;21(10):78. doi:10.1007/s11864-020-00776-2.

47. De Leo S, Trevisan M, Fugazzola L. Recent advances in the management of anaplastic thyroid cancer. Thyroid Res. 2020;13(1):17. doi:10.1186/s13044-020-00091-w.

48. Abe I, Lam AK. Anaplastic thyroid carcinoma: Updates on WHO classification, clinicopathological features and staging. Histol Histopathol. 2021;36(3):239-248. doi:10.14670/HH-18-277.

49. Subbiah V, Kreitman RJ, Wainberg ZA, et al. Dabrafenib and trametinib treatment in patients with locally advanced or metastatic BRAF V600-mutant anaplastic thyroid cancer. J Clin Oncol. 2018;36(1):7-13. doi:10.1200/JCO.2017.73.6785.

50. Cabanillas ME, Ferrarotto R, Garden AS, et al. Neoadjuvant BRAF – and Immune – directed therapy for anaplastic thyroid carcinoma. Thyroid. 2018;28(7):945-951. doi:10.1089/thy.2018.0060.

51. Tennvall J, Lundell G, Wahlberg P, et al. Anaplastic thyroid carcinoma: three protocols combining doxorubicin, hyperfractionated radiotherapy and surgery. Br J Cancer. 2002;86(12):1848-53. doi:10.1038/sj.bjc.6600361.

52. Maniakas A, Dadu R, Busaidy NL, et al. Evaluation of overall survival in patients with anaplastic thyroid carcinoma, 2000-2019. Jama Oncol. 2020;6(9):1397-1404. doi:10.1001/jamaoncol.2020.3362.
53. Hong DS, DuBois SG, Kummar S, et al. Larotrectinib in patients with TRK fusion-positive solid tumours: a pooled analysis of three phase 1/2 clinical trials. Lancet Oncol. 2020;21(4):531-540. doi:10.1016/S1470-2045(19)30856-3.
54. Wirth LJ SE, Drilon A, et al. LOXO-292 in patients with RET-altered thyroid cancers. Annals of Oncology. 2019. p. 851-934.
55. Ahn J, Jin M, Song E, et al. Immune profiling of advanced thyroid cancers using fluorescent multiplex immunohistochemistry. Thyroid. 2021;31(1):61-67. doi:10.1089/thy.2020.0312.
56. Xu B, Fuchs T, Dogan S, et al. Dissecting anaplastic thyroid carcinoma: A comprehensive clinical, histologic, immunophenotypic, and molecular study of 360 cases. Thyroid. 2020;30(10):1505-1517. doi:10.1089/thy.2020.0086.
57. Tiedje V, Stuschke M, Weber F, Dralle H, Moss L, Führer D. Anaplastic thyroid carcinoma: review of treatment protocols. Endocr Relat Cancer. 2018;25(3):R153-R161. doi:10.1530/ERC-17-0435.
58. Capdevila J, Wirth LJ, Ernst T, et al. PD-1 Blockade in anaplastic thyroid carcinoma. J Clin Oncol. 2020;38(23):2620-2627. doi:10.1200/JCO.19.02727.

151
Tumores de Paratireoide

Evelin Cavalcante Farias
Humberto Carvalho Carneiro
Ana Amélia Oliveira Hoff

DESTAQUES

- Os tumores que acometem as glândulas paratiroidieanas são, em sua maioria, funcionantes.
- O hiperparatiroidismo primário é sua principal manifestação, sendo a hipercalcemia a alteração laboratorial mais comum.
- O quadro clínico do hiperparatiroidismo primário é bastante variável, desde quadros clássicos com hipercalcemia, calculose renal e doença óssea, até casos classificados como assintomáticos.
- A maioria dos tumores é benigna e a retirada cirúrgica leva à cura.
- O carcinoma de paratiroide é condição rara e se manifesta com um espectro de sintomas e sinais de
- hiperparatiroidismo muito mais graves e de evolução mais rápida.
- Os métodos diagnósticos, quer laboratoriais, quer de imagem, evoluíram muito na última década, propiciando a elaboração de perfis diagnóstico-terapêuticos satisfatórios para a grande maioria dos casos.
- A deficiência de vitamina D com sua alta prevalência é um fator que deve ser avaliado e, quando presente, corrigido, visando um diagnóstico mais específico de hiperparatiroidismo primário.

INTRODUÇÃO

Os tumores que acometem as glândulas paratiroidianas são, em sua maioria, funcionantes e têm como sua principal apresentação clínica o hiperparatireoidismo primário. Essa desordem se caracteriza pela secreção inapropriadamente elevada do paratormônio (PTH) com consequente hipercalcemia decorrente de uma alteração no *setpoint* do cálcio por uma ou mais glândulas paratireoides.[1,2]

A principal causa de hipercalcemia ocorre por tumores classificados como benignos, sendo o carcinoma de paratireoide uma entidade rara que acomete em torno de 1% dos casos. Outra condição rara são os cistos de paratireoide, que podem ser funcionantes (adenomas com cistos) ou não funcionantes (cistos simples).[1,3]

O hiperparatireoidismo primário é a causa mais comum de hipercalcemia e sua principal apresentação clínica é a hipercalcemia assintomática detectada em exames laboratoriais de rotina. A incorporação da dosagem sérica de cálcio como parte da avaliação preventiva de saúde em países desenvolvidos promoveu um aumento importante no diagnóstico de hiperparatireoidismo e de tumores de paratireoide, em especial nos Estados Unidos nas décadas de 1970 e 1980.[4]

Ao longo desses anos ocorreu um importante progresso tanto no entendimento dos aspectos clínicos dessa doença, que pode variar de casos assintomáticos a repercussões exuberantes, assim como nos seus métodos diagnósticos, tanto laboratoriais como de imagem. Essa nova realidade teve como consequência um aumento no número de diagnósticos de uma condição benigna, na maior parte com adenomas pequenos, que podemos denominar como hiperparatireoidismo primário "assintomático".[4,5]

Outro contraponto considerável nos últimos anos ocorreu em relação ao tratamento cirúrgico; em mãos de cirurgiões experientes, a paratireoidectomia oferece alta taxa cura com poucas complicações. Diante desse cenário atual, lidamos com um grande desafio clinico-cirúrgico, mais especificamente, no que diz respeito ao momento e à modalidade da intervenção terapêutica.[3,6]

PATOGÊNESE

No hiperparatireoidismo primário (HPTP), o paratormônio geralmente se apresenta alto ou no limite superior da normalidade. Entretanto, é importante salientar que, em alguns casos, o PTH pode estar dentro do valor de referência da normalidade, mas inapropriadamente elevado pra calcemia.[1,7]

Outras condições que cursam com hipercalcemia PTH-dependente são o hiperparatireoidismo terciário e, como consequência, a doença renal, ao uso de lítio ou de diuréticos tiazídicos.[1,8] No que diz respeito à insuficiência renal crônica, os adenomas/hiperplasias encontrados nesses pacientes são condições com bases fisiopatológicas, diagnóstica e terapêuticas distintas e, portanto, não será abordada neste capítulo.[9]

Como já citado anteriormente, a maior parte dos tumores de paratireoide é considerada benigna, com a etiologia mais comum o adenoma de uma glândula solitária (80%), seguido de hiperplasia multiglandular em 15% a 20% dos casos. Os adenomas e a hiperplasia são etiologias, via de regra, consideradas benignas, tanto clínica como histologicamente. Já o carcinoma de paratireoide é considerado uma condição rara, presente em apenas 1% dos casos. Outra condição que pode ser encontrada são os adenomas duplos ou, mais raramente, triplos.[7,10,11]

Na grande maioria dos pacientes, HPTP é uma doença esporádica, com ausência do envolvimento de outras glândulas endócrinas e/ou de histórico familiar. A incidência do HPTP hereditário é aproximadamente em torno de 10% dos casos. Alterações genéticas podem ser relacionadas ao HPTP de forma isolada ou como parte das manifestações de síndromes endócrinas envolvendo múltiplas glândulas como visualizadas no Tabela 151.1.

Tabela 151.1. Desordens hereditárias associadas ao hiperparatireoidismo primário

Desordem hereditária	Hereditariedade	Alteração genética	Fenótipo
MEN1	Autossômica dominante	MEN1	HPTP (95%); tumores pancreáticos (40%); adenomas de hipófise (30%)
MEN2	Autossômica dominante	RET	HPTP (20%); carcinoma medular de tireoide; feocromocitoma (50%)
MEN4	Autossômica dominante	CDKN1B	HPTP (80%); adenomas de hipófise (40%); tumores neuroendócrinos de pâncreas
HPT-JT	Autossômica dominante	CDC73	HPTP com alta prevalência de carcinoma de paratireoide (15%); fibroma ossificante de mandíbula; tumores uterinos e renais
HFI	Autossômica dominante	MEN1, CDC73, CASR, GCM2, CDKN1B	HPTP isolado
HPTNS	Autossômica recessivo ou dominante	CASR	HPTP neonatal severo
HHF	Autossômica dominante	CASR, GNA11, AP2S1	Hipercalcemia PTH-dependente associado com baixa concentração de cálcio urinário

HPTP: hiperparatireoidismo primário MEN1/MEN2/MEN4: neoplasia endócrina múltipla tipo 1, 2 e 4; HPT-JP: síndrome do tumor hiperparatireóideo da mandíbula; HFI: hiperparatireoidismo familiar isolado; HPTNS: hiperparatireoidismo primário neonatal grave; HHF: hipercalcemia hipocalciúrica familiar.
Fonte: Adaptada de Bilezikian JP, 2018.

Quando o acometimento é multiglandular, seja por hiperplasia, seja por adenoma, principalmente em indivíduos abaixo dos 40 anos, deve-se suspeitar de uma síndrome genética. A neoplasia endócrina múltipla tipo 1 (MEN 1) é a síndrome hereditária transmitida de forma autossômica dominante mais frequentemente associada ao HPT primário. Essa síndrome é causada por uma mutação inativadora do gene MEN1, o *qual é um gene supressor de tumores*. MEN 1 está associada não só ao HPT primário, mas também a tumores hipofisários e enteropancreáticos. O HPTP associado à MEN1 apresenta particularidades importantes que o distinguem do HPT primário esporádico, o que repercute em estratégias terapêuticas diferentes. Esse tema será abordado detalhadamente no capítulo de Neoplasias Endócrinas Múltiplas (Capítulo 155).

A outra síndrome genética relacionada ao HPT primário é a neoplasia endócrina múltipla tipo 2 (MEN 2) decorrente de mutação ativadora do proto-oncogene RET. Nessa síndrome, a apresentação clínica mais importante e predominante é o carcinoma medular de tireoide, seguido de feocromocitoma e HPT primário, que ocorre entre 10% e 30% dos casos. Vale salientar que o HPTP associado à MEN 2 se apresenta de forma menos agressiva e com menor taxa de recidiva em relação ao diagnosticado na MEN 1, sendo o seu manejo semelhante ao do HPT primário esporádico discutido à frente.[12-14]

Em relação ao carcinoma de paratireoide, as mutações no gene supressor tumoral HRPT2, também denominado CDC73, têm sido implicadas na sua patogênese central. Esse gene expressa a parafibromina, um complexo proteico que regula a multiplicação e a sobrevivência celulares. Estudos têm confirmado a presença dessa mutação na síndrome do hiperparatireoidismo e no tumor de mandíbula (*hyperparathyroid-jaw tumor*, HPT-JT) além dos raros casos de hiperparatireoidismo familiar isolado (Tabela 151.1). O estudo da mutação pode ser potencialmente útil em casos selecionados.[9]

ASPECTOS CLÍNICOS

O hiperparatireoidismo primário é uma condição que afeta principalmente pessoas adultas, com incidência maior em mulheres (4:1), em especial após os primeiros anos da menopausa, coincidindo com a baixa de estrogênio. No entanto, pode ser encontrado em qualquer faixa etária e, quando diagnosticado em pacientes jovens, deve-se suspeitar da possibilidade de condições familiares e/ou malignas.[4,15]

A principal apresentação clínica dos tumores de paratireoide são a hipercalcemia e suas consequências, mediante a produção excessiva de PTH e sua ação sistêmica. Principalmente em países desenvolvidos, essa condição é diagnosticada como uma hipercalcemia assintomática, sem importantes repercussões clínicas e descoberta em exames laboratoriais de rotina.[4,16]

Os sinais e sintomas de hipercalcemia que incluem poliúria, polidpsia, constipação, vômitos e alteração da cognição geralmente estão presentes mediante níveis mais elevados de cálcio (acima de 12 mg/dL), ou quando essa elevação ocorre de forma abrupta. Além disso, órgãos alvos como os rins e ossos podem ser acometidos. Desta maneira, esses pacientes podem apresentar nefrolitíase, nefrocalcinose e declínio da função renal.

No que diz respeito à parte esquelética, as consequências incluem aumento da reabsorção óssea, o que resulta em perda óssea importante, provocando osteoporose e fraturas.[17] Anormalidades radiológicas (lesões em "sal e pimenta" na calota craniana, reabsorção óssea subperiosteal, cistos ósseos e tumores marrons), além de sintomas neuromusculares clássicos como fraqueza proximal, são cada vez mais raras. As coortes de países desenvolvidos apontam que uma história clínica consistente com nefrolitíase está presente em aproximadamente 20% dos casos. Já na América Latina, há uma grande prevalência de doença assintomática, mas com relatos frequentes de nefrolitíase.[4,17,18]

É importante salientar que existe uma correlação entre a gravidade do processo primário (tumor paratireoidiano) e a expressão do quadro clínico. Os casos de hipercalcemia grave associados com nefrolitíase de repetição, osteoporose ou mesmo lesões ósseas (osteíte fibrosa cística) são cada vez mais raros e, geralmente, condicionados a um tumor de longa evolução e a maior volume tecidual ou, até mesmo, a um carcinoma de paratireoide. Os tumores malignos devem ser suspeitados quando houver níveis de cálcio e PTH mais elevados, tumores de paratireoide acima de 3 cm e a presença de lesões em órgão-alvo.[16,17,19]

DIAGNÓSTICO

O diagnóstico laboratorial do hiperparatireoidismo primário HPTP baseia-se na dosagem de cálcio sérico e de PTH. Como já citamos, fisiologicamente existe uma correlação inversa entre os níveis de PTH e de cálcio; porém, nos pacientes com hiperparatireoidismo, essa relação se inverte e passa a ser direta. Em geral, ocorre uma hipercalcemia associada a um PTH elevado ou inapropriadamente "normal". Questionamentos podem surgir quando o paciente se apresenta com uma hipercalcemia associado a um valor de PTH ainda dentro da referência laboratorial. Nesse cenário, é importante salientar que valores de PTH superiores a 20 a 25 pg/mL mediante calcemia elevada corroboram o diagnóstico de HPTP.[1,20]

Os métodos para dosagem de PTH evoluíram consideravelmente nas últimas décadas, entretanto sua dosagem deve ser avaliada de forma cuidadosa nos pacientes que estão em suplementação com biotina. Esse composto pode ocasionar uma leitura falsamente baixa de PTH e, portanto, sempre deve ser orientada sua suspensão dias antes da coleta.[21]

A deficiência de vitamina D (25OH vitamina D) é bastante frequente nos dias atuais e também constitui uma das causas de elevação do PTH, denominada "hiperparatireoidismo secundário". Porém, diferentemente do HPTP, esta condição não é caracterizada pela presença de hipercalcemia e pode estar presente de forma concomitante nos indivíduos com HPTP. Outras causas possíveis para o incremento do PTH incluem insuficiência renal, uso de diuréticos, lítio, bifosfonatos e uma desordem rara decorrente de mutações inativadoras no receptor sensor de cálcio denominada 'hipercalcemia hipocalciúrica familiar'.[1,22,23]

QUANDO SUSPEITAR DE CARCINOMA DE PARATIREOIDE

Apesar de raro, sempre devemos estar atentos ao diagnóstico diferencial de carcinoma de paratireoide. Deve-se suspeitar quando há presença de hipercalcemia importante, geralmente, acima de 14 mg/dL associada à elevação de 5 a 10 vezes na concentração do PTH. Seu diagnóstico anatomopatológico confirmatório só pode ser estabelecido quando já existem metástases à distância na apresentação clínica ou naquelas lesões que apresentem evidência inequívoca de comportamento invasivo, seja por infiltração da totalidade da cápsula fibrosa até os tecidos moles ou outros órgãos adjacentes, seja por invasão vascular e/ou perineural. Lesões sem esses critérios, mas que apresentam características atípicas, como aumento de atividade proliferativa (> 5 mitoses em 50 campos de grande aumento ou Ki67 > 4%), aderência a estruturas vizinhas, crescimento trabecular, traves de fibrose intratumorais e atipia nuclear, são classificadas como adenomas atípicos, que são neoplasias de potencial de malignidade indeterminado cuja apresentação clínica e laboratorial pode ser muito semelhante à do carcinoma, porém com comportamento, em geral, indolente e baixa taxa de recorrência (Figuras 151.1 a 151.4).[19,24]

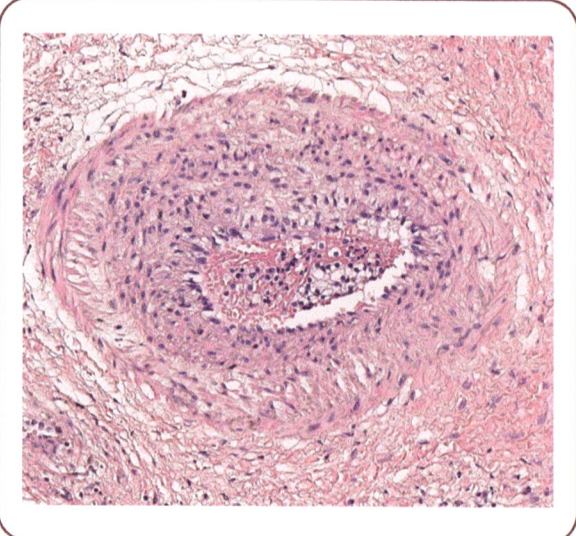

FIGURA 151.1 – Foco de invasão vascular em um vaso da cápsula.
Fonte: Acervo da autoria.

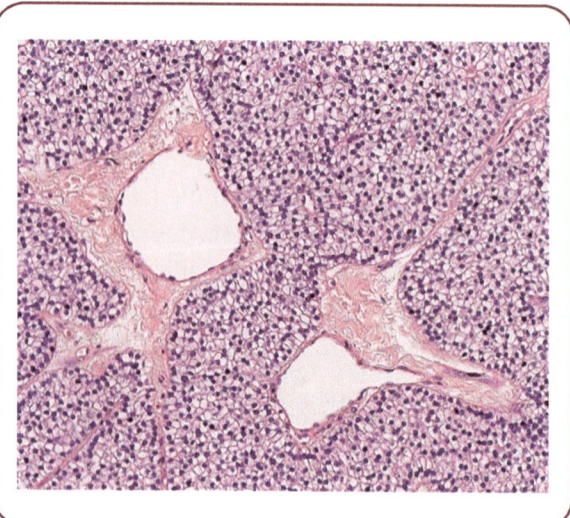

FIGURA 151.2 – Tumor de padrão sólido constituído por células semelhantes às células principais da paratireoide, neste exemplo exibindo marcante monotonia, sem atipia nuclear significativa.
Fonte: Acervo da autoria.

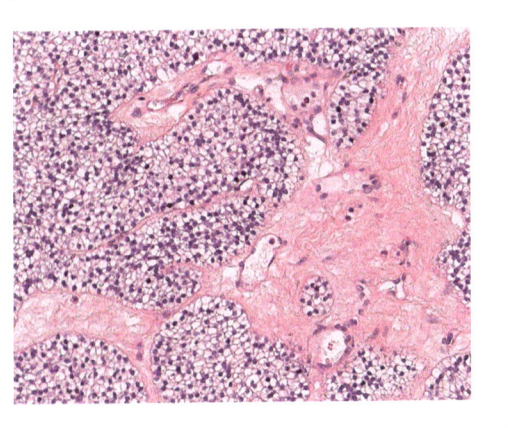

FIGURA 151.3 – Traves de fibrose hialina intratumorais comumente observadas nos carcinomas de paratireoide.
Fonte: Acervo da autoria.

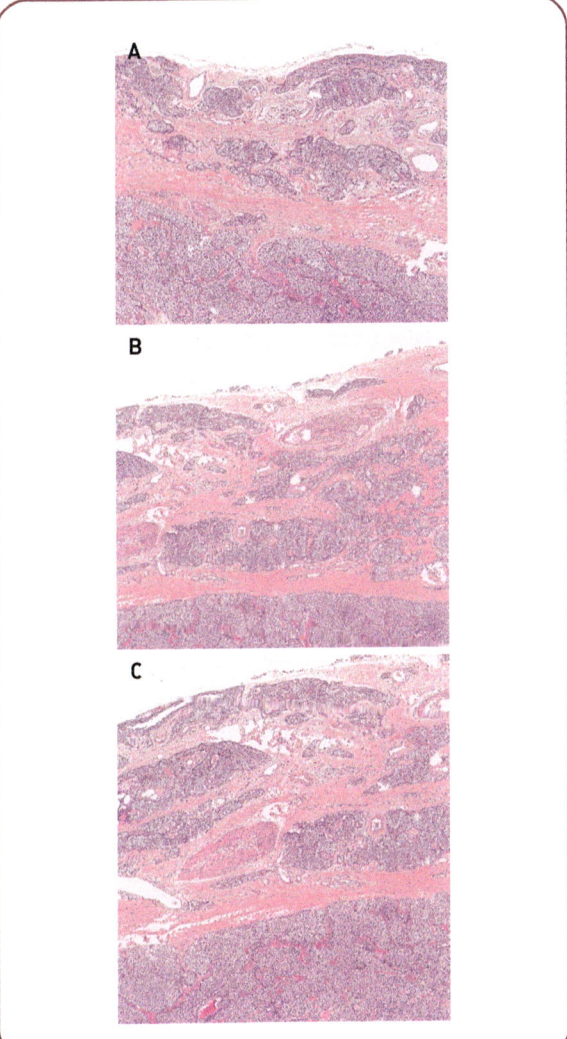

FIGURA 151.4 – Infiltração de toda a espessura da cápsula do tumor.
Fonte: Acervo da autoria.

Exames de localização

Estudos de imagem devem ser obtidos apenas após a confirmação bioquímica de hiperparatireoidismo primário. É importante salientar que a localização do tumor não é uma condição essencial para o diagnóstico tampouco para a definição cirúrgica, porém exibe vantagens indiscutíveis no planejamento cirúrgico dos doentes com essa indicação, promovendo intervenções mais localizadas e evitando a possibilidade, apesar de rara, de o adenoma localizar-se ectopicamente (p. ex., mediastino superior).[1,16]

Entre os métodos localizatórios, o uso da ultrassonografia (USG) e do mapeamento com sestamibi-Tc99m são os mais utilizados. O primeiro se destaca pela alta disponibilidade, e o segundo, pelo potencial de especificidade. A USG tem limitações no que diz respeito à avaliação do mediastino superior e à diferenciação entre nódulo de tireoide e adenoma de paratireoide. Já o exame com sestamibi necessita de um estudo realizado com tomografia computadorizada (TC) por emissão de pósitrons (PET-CT) e mapeamento sequencial com tecnécio para abranger todo o seu potencial (Figura 151.5).[2,25]

Apesar da sua alta especificidade, em torno de 15% a 25% dos pacientes com HPTP apresentam exame negativo com sestamibi. As varreduras falsamente negativas ocorrem principalmente na presença de hiperplasia da paratireoide, múltiplos adenomas, doença coexistente da tireoide ou mediante o uso de bloqueadores de canais de cálcio que interferem na captação do isótopo pelas células da paratireoide. Outras condições da glândula para esse achado incluem seu tamanho reduzido, localização superior e escassez de células oxifílicas.[25,26]

Nos últimos anos, têm surgido algumas alternativas habitualmente usadas como 2ª linha, como a TC tetradimensional (TC4D) e a ressonância nuclear magnética (RNM). A TC4D utiliza a rápida captação e a eliminação do contraste pelo adenoma de paratireoide para sua localização. Ela se mostra particularmente útil nos casos de recidiva do HPT primário e quando o exame com sestamibi é negativo, e sua principal desvantagem é a exposição à radiação. Em um estudo com 45 pacientes com histórico de cirurgia cervical prévia, a TC4D teve sensibilidade de 88% para a localização de glândulas paratireoides anormais em comparação com sestamibi e PET-TC ou USG de pescoço (54% e 21%, respectivamente).[27,28]

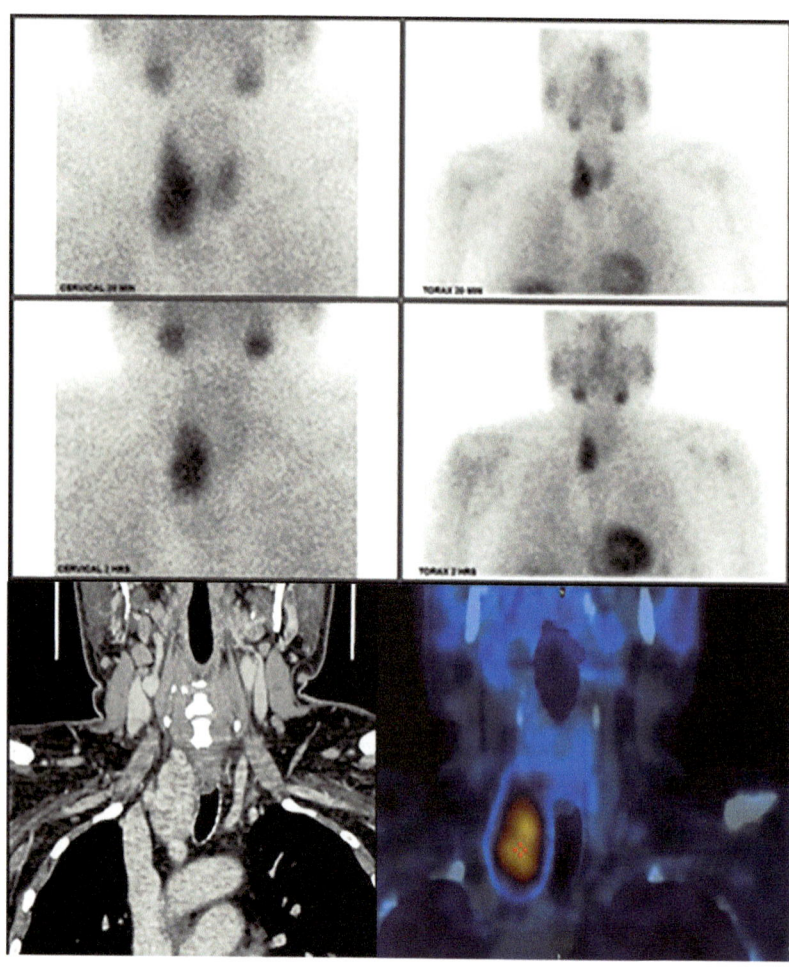

FIGURA 151.5 – Tomografia computadorizada e cintilografia com sestamibi de paciente com diagnóstico de carcinoma de paratireoide.
Fonte: Acervo da autoria.

A RNM também se mostrou útil em um cenário de reabordagem, com a vantagem de não promover exposição à radiação e sua sensibilidade neste contexto foi entre 40% e 85%.[29,30]

TRATAMENTO

Tratamento cirúrgico

O tratamento definitivo do HPTP consiste na remoção cirúrgica do tecido paratireoideano funcionante. O objetivo dessa intervenção é promover a normalização das alterações bioquímicas, reduzir o risco de fratura e nefrolitíase além de, eventualmente, promover um incremento na massa óssea. Nos casos bem definidos de forma clínica e laboratorial, a cirurgia é a modalidade de escolha. O questionamento pode surgir nos casos considerados limítrofes, com pacientes assintomáticos e sem lesões em órgão-alvo bem estabelecidas, mas que podem evoluir com repercussões ao longo do seguimento. Na Tabela 151.2, listamos as indicações cirúrgicas para os pacientes com HPTP assintomáticos.[17,31,32]

Tabela 151.2. Critérios para a indicação de tratamento cirúrgico em paciente com hiperparatireoidismo assintomático

Parâmetros	Critérios para paratireoidectomia
Idade	< 50 anos
Calcemia acima do limite da normalidade	> 1 mg/dL
Densidade mineral óssea	▪ Escore T < −2,5 em qualquer sítio (coluna lombar, quadril ou 1/3 do rádio distal) ▪ Fratura por fragilidade

Continua >>

>> Continuação

Tabela 151.2. Critérios para a indicação de tratamento cirúrgico em paciente com hiperparatireoidismo assintomático

Parâmetros	Critérios para paratireoidectomia
Manifestações renais	- Depuração de creatinina < 60 mL/min - Nefrolitíase ou nefrocalcinose - Hipercalciúria (> 400 mg/dia) associado a um risco maior para o desenvolvimento de nefrolitíase no perfil metabólico urinário

Fonte: Adaptada de Bilezikian JP, 2018.

A meia-vida biológica curta do PTH (2 a 3 minutos) abre a possibilidade da dosagem intraoperatória objetivando obter-se a certeza da retirada do tecido causador do hiperparatireoidismo. Geralmente, é realizada uma dosagem no início do procedimento seguida de outra medição 10 minutos após a retirada do adenoma. O procedimento é considerado efetivo, se houver uma queda de valores superiores a 50% do valor basal do PTH, evitando a necessidade de continuação da exploração cirúrgica.[33]

Nos casos de suspeita de carcinoma de paratireoide, é importante que o paciente seja abordado com uma cirurgia mais abrangente desde a primeira intervenção já com o intuito curativo ou de retardamento de recidivas. O risco de hipocalcemia no pós-operatório da paratireoidectomia geralmente é proporcional à gravidade da alteração bioquímica pré-cirúrgica.[6,34]

Tratamento clínico

A terapia farmacológica deve ser considerada naqueles pacientes inoperáveis, em que a intervenção cirúrgica pode trazer riscos, mas que apresentam hipercalcemia acima de 1 mg/dL do limite superior da normalidade e/ou baixa massa óssea. A escolha da melhor conduta terapêutica se baseia na manifestação clínica mais importante (hipercalcemia ou perda óssea) e na magnitude da hipercalcemia. Nos casos de hipercalcemia sintomática em pacientes cujo tratamento cirúrgico falhou (carcinoma paratireoide, HPT primário recidivante), pode-se considerar um tratamento oral e prolongado com o cinacalcet, agonista do receptor sensor de cálcio (calcimimético). O cinacalcet mimetiza o efeito do cálcio no receptor sensor de cálcio, ou seja, ao ativar o receptor, resulta na inibição da síntese de PTH, reduzindo a calcemia. Em situações de hipercalcemia grave, pode-se considerar o uso concomitante de inibidores de reabsorção óssea como o ácido zoledrônico ou o denosumabe.[4,32]

Nos casos de hipercalcemia discreta e assintomática em que a manifestação mais importante é a perda óssea, devem-se considerar inibidores de reabsorção óssea em doses e frequência semelhantes às utilizadas para osteoporose. O mais bem investigado neste contexto é o alendronato, um bisfosfonato oral, que tem mostrado benefício com aumento da massa óssea principalmente em coluna lombar. Outros esquemas terapêuticos como com o ácido zoledrônico anual ou denosumabe a cada 6 meses podem ser considerados. Vale ressaltar, que nesses casos, o calcimimértico cinacalcet não tem impacto na massa óssea.[32,33]

Seguimento pós-operatório

Em relação ao seguimento no pós-operatório, deve-se estar atento à queda da calcemia que pode ocorrer após o procedimento. A hipocalcemia pode ser decorrente de um hipoparatireoidismo transitório, considerando que o permanente é mais raro, ou por "fome óssea". A síndrome de fome óssea (*hungry bone syndrome*) está presente geralmente nos primeiros dias após o procedimento e as principais características são hipocalcemia importante e hipofosfatemia consequente a uma queda abrupta dos níveis de PTH, causando um desequilíbrio entre formação e reabsorção óssea com um aumento intenso da captação desse íon pelo osso. Nesses casos, deve ser realizada a administração de cálcio e calcitriol com monitorização intensa dos níveis de cálcio. O uso de bifosfonatos no pré-operatório pode ser considerado na prevenção dessa síndrome.[35]

Após a resolução cirúrgica do HPTP, ocorre um incremento importante na massa óssea, entre 2% e 4% no primeiro ano pós-operatório. Os dados ainda são inconsistentes em relação a sintomas neurocognitivos ou risco cardiovascular desencadeados por essa patologia.[33]

A detecção de níveis elevados de PTH com a normalização da calcemia pode ser indicativo de deficiência de vitamina D. Já a manutenção da hipercalcemia associada à manutenção do PTH elevado é sugestiva de não retirada do adenoma, além de outros diagnósticos diferencias como a presença de hiperplasia, adenomas múltiplos ou carcinoma de paratireoide.

REFERÊNCIAS

1. Bilezikian JP, Bandeira L, Khan A, Cusano NE. Hyperparathyroidism. Lancet. 2018;391(10116):168-178. DOI:10.1016/S0140-6736(17)31430-7.
2. Khan AA, Hanley DA, Rizzoli R, et al. Primary hyperparathyroidism: review and recommendations on evaluation, diagnosis, and management. A Canadian and international consensus. Osteoporos Int. 2017;28(1):1-19. DOI:10.1007/s00198-016-3716-2.
3. Udelsman R, Åkerström G, Biagini C, et al. The surgical management of asymptomatic primary hyperparathyroidism: proceedings of the Fourth International Workshop. J Clin Endocrinol Metab. 2014;99(10):3595-606. DOI:10.1210/jc.2014-2000.
4. Bilezikian JP. Primary hyperparathyroidism. J Clin Endocrinol Metab. 2018;103(11):3993-4004. DOI:10.1210/jc.2018-01225.
5. Collier A, Portelli M, Ghosh S, Nowell S, Clark D. Primary hyperparathyroidism: increasing prevalence, social deprivation, and surgery. Endocr Res. 2017;42(1):31-35. DOI:10.3109/07435800.2016.1169545.
6. Stephen AE, Mannstadt M, Hodin RA. Indications for surgical management of hyperparathyroidism: a review. JAMA Surg. 2017;152(9):878-882. DOI:10.1001/jamasurg.2017.1721.
7. Ruda JM, Hollenbeak CS, Stack BC. A systematic review of the diagnosis and treatment of primary hyperparathyroidism from 1995 to 2003. Otolaryngol Head Neck Surg. 2005;132(3):359-72. DOI:10.1016/j.otohns.2004.10.005.
8. Griebeler ML, Kearns AE, Ryu E, et al. Thiazide-Associated hypercalcemia: incidence and association with primary hyperparathyroidism over two decades. J Clin Endocrinol Metab. 2016;101(3):1166-73. DOI:10.1210/jc.2015-3964.
9. Cetani F, Saponaro F, Borsari S, Marcocci C. Familial and hereditary forms of primary hyperparathyroidism. Front Horm Res. 2019;51:40-51. DOI:10.1159/000491037.
10. Bartsch D, Nies C, Hasse C, Willuhn J, Rothmund M. Clinical and surgical aspects of double adenoma in patients with primary hyperparathyroidism. Br J Surg. Jul 1995;82(7):926-9. DOI:10.1002/bjs.1800820723.
11. Maret A, Bourdeau I, Ding C, Kadkol SS, Westra WH, Levine MA. Expression of GCMB by intrathymic parathyroid hormone-secreting adenomas indicates their parathyroid cell origin. J Clin Endocrinol Metab. Jan 2004;89(1):8-12. DOI:10.1210/jc.2003-030733.
12. Goudet P, Cougard P, Vergès B, et al. Hyperparathyroidism in multiple endocrine neoplasia type I: surgical trends and results of a 256-patient series from Groupe D'etude des Néoplasies Endocriniennes Multiples Study Group. World J Surg. Jul 2001;25(7):886-90. DOI:10.1007/s00268-001-0046-z.
13. Piecha G, Chudek J, Więcek A. Primary hyperparathyroidism in patients with multiple endocrine neoplasia type 1. Int J Endocrinol. 2010;2010:928383. DOI:10.1155/2010/928383.
14. Kiernan CM, Grubbs EG. Surgical management of multiple endocrine neoplasia 1 and multiple endocrine neoplasia 2. Surg Clin North Am. Aug 2019;99(4):693-709. DOI:10.1016/j.suc.2019.04.015.
15. Press DM, Siperstein AE, Berber E, et al. The prevalence of undiagnosed and unrecognized primary hyperparathyroidism: a population-based analysis from the electronic medical record. Surgery. Dec 2013;154(6):1232-7; discussion 1237-8. DOI:10.1016/j.surg.2013.06.051.
16. Rubin MR, Bilezikian JP, McMahon DJ, et al. The natural history of primary hyperparathyroidism with or without parathyroid surgery after 15 years. J Clin Endocrinol Metab. Sep 2008;93(9):3462-70. DOI:10.1210/jc.2007-1215.
17. Minisola S, Gianotti L, Bhadada S, Silverberg SJ. Classical complications of primary hyperparathyroidism. Best Pract Res Clin Endocrinol Metab. 2018;32(6):791-803. DOI:10.1016/j.beem.2018.09.001.
18. Bandeira F, Griz L, Caldas G, Bandeira C, Freese E. From mild to severe primary hyperparathyroidism: The Brazilian experience. Arq Bras Endocrinol Metabol. Aug 2006;50(4):657-63. DOI:10.1590/s0004-27302006000400011.
19. Wei CH, Harari A. Parathyroid carcinoma: update and guidelines for management. Curr Treat Options Oncol. Mar 2012;13(1):11-23. DOI:10.1007/s11864-011-0171-3.
20. Yu N, Donnan PT, Murphy MJ, Leese GP. Epidemiology of primary hyperparathyroidism in Tayside, Scotland, UK. Clin Endocrinol (Oxf). Oct 2009;71(4):485-93. DOI:10.1111/j.1365-2265.2008.03520.x.
21. Piketty ML, Prie D, Sedel F, et al. High-dose biotin therapy leading to false biochemical endocrine profiles: validation of a simple method to overcome biotin interference. Clin Chem Lab Med. May 2017;55(6):817-825. DOI:10.1515/cclm-2016-1183.
22. Rosen CJ, Gallagher JC. The 2011 IOM report on vitamin D and calcium requirements for north america: clinical implications for providers treating patients with low bone mineral density. J Clin Densitom. 2011;14(2):79-84. DOI:10.1016/j.jocd.2011.03.004.
23. Looker AC, Gunter EW. Hypovitaminosis D in medical inpatients. N Engl J Med. Jul 1998;339(5):344-5; author reply 345-6. DOI:10.1056/NEJM199807303390512.
24. Stojadinovic A, Hoos A, Nissan A, et al. Parathyroid neoplasms: clinical, histopathological, and tissue microarray-based molecular analysis. Hum Pathol. 2003;34(1):54-64. DOI:10.1053/hupa.2003.55.
25. Liu Y, Dang Y, Huo L, et al. Preoperative localization of adenomas in primary hyperparathyroidism: The Value

of the value of 11 C-choline PET/CT in patients with negative or discordant ultrasonography and 99m Tc-Sesta-MIBI-SPECT/CT. J Nucl Med. 04 2020;61(4):584-589. DOI:10.2967/jnumed.119.233213.

26. Wong KK, Fig LM, Gross MD, Dwamena BA. Parathyroid adenoma localization with 99mTc-sestamibi SPECT/CT: a meta-analysis. Nucl Med Commun. Apr 2015;36(4):363-75. DOI:10.1097/MNM.0000000000000262.

27. Mortenson MM, Evans DB, Lee JE, et al. Parathyroid exploration in the reoperative neck: improved preoperative localization with 4D-computed tomography. J Am Coll Surg. 2008;206(5):888-95; discussion 895-6. DOI:10.1016/j.jamcollsurg.2007.12.044.

28. Kluijfhout WP, Pasternak JD, Beninato T, et al. Diagnostic performance of computed tomography for parathyroid adenoma localization; a systematic review and meta-analysis. Eur J Radiol. Mar 2017;88:117-28. DOI:10.1016/j.ejrad.2017.01.004.

29. Lopez Hänninen E, Vogl TJ, Steinmüller T, Ricke J, Neuhaus P, Felix R. Preoperative contrast-enhanced MRI of the parathyroid glands in hyperparathyroidism. Invest Radiol. Jul 2000;35(7):426-30. DOI:10.1097/00004424-200007000-00005.

30. Wakamatsu H, Noguchi S, Yamashita H, et al. Parathyroid scintigraphy with 99mTc-MIBI and 123I subtraction: a comparison with magnetic resonance imaging and ultrasonography. Nucl Med Commun. Jul 2003;24(7):755-62. DOI:10.1097/00006231-200307000-00004.

31. Koumakis E, Souberbielle JC, Sarfati E, et al. Bone mineral density evolution after successful parathyroidectomy in patients with normocalcemic primary hyperparathyroidism. J Clin Endocrinol Metab. Aug 2013;98(8):3213-20. DOI:10.1210/jc.2013-1518.

32. Bilezikian JP, Brandi ML, Eastell R, et al. Guidelines for the management of asymptomatic primary hyperparathyroidism: summary statement from the Fourth International Workshop. J Clin Endocrinol Metab. Oct 2014;99(10):3561-9. DOI:10.1210/jc.2014-1413.

33. Insogna KL. Primary hyperparathyroidism. N Engl J Med. 2018;379(11):1050-9. DOI:10.1056/NEJMcp1714213.

34. Machado NN, Wilhelm SM. Parathyroid cancer: a review. Cancers (Basel). 2019;11(11). DOI:10.3390/cancers11111676.

35. Mayilvaganan S, Vijaya Sarathi HA, Shivaprasad C. Preoperative zoledronic acid therapy prevent hungry bone syndrome in patients with primary hyperparathyroidism. Indian J Endocrinol Metab. 2017;21(1):76-9. DOI:10.4103/2230-8210.196023.

Tumores Adrenais Malignos

Maria Cândida Barisson Villares Fragoso
Ana Claudia Latronico
Madson Queiroz Almeida

DESTAQUES

- A prevalência média dos tumores adrenocorticais varia de 1% a 8,7% em estudos de autópsia.
- As síndromes clínicas mais frequentemente associadas aos tumores adrenocorticais são hiperaldosteronismo e síndrome de Cushing.
- A avaliação hormonal completa é mandatória durante a investigação diagnóstica pré-operatória dos pacientes com tumores adrenocorticais.
- Adenomas adrenocorticais são geralmente lesões menores que 4 cm, homogêneas e com margens bem definidas, enquanto os carcinomas adrenocorticais são lesões usualmente maiores que 6 cm, densas, irregulares e heterogêneas.
- Dentre os escores de Weiss, o índice mitótico (> 5/50 por HPF, campo de alta resolução), necrose e invasão vascular (venosa e sinusoidal) constituem os critérios mais sugestivos de malignidade.
- O prognóstico de pacientes com carcinoma adrenocortical avançado é extremamente desfavorável.
- Diferentemente dos adultos, os tumores adrenocorticais pediátricos com prognóstico desfavorável
- baseado somente em critérios histopatológicos apresentam evolução clínica favorável sem recorrência em 69% dos casos.
- A ressecção cirúrgica completa é factível em pacientes com carcinoma adrenocortical em estádios
- I-II, e na maioria dos pacientes em estádio III.
- O uso adjuvante de mitotano está associado a uma significante redução da recorrência tumoral e a maior sobrevida geral e sobrevida livre de doença.

CARCINOMA DO CÓRTEX ADRENAL

Introdução

O carcinoma do córtex adrenal (CCA) é uma neoplasia maligna endócrina rara, contrariamente aos tumores do córtex adrenal benignos, que afetam entre 3% e 10% da população adulta. Nos Estados Unidos, o banco de dados de Vigilância e Epidemiologia estima uma incidência do CCA de aproximadamente 0,72 casos por milhão/ano associado a 0,2% de todas as mortes por câncer.[1] Entretanto, um relatório recente da base de dados do Serviço de Vigilância, Epidemiologia e Resultados Finais (SEER) daquele país relatou uma tendência crescente de diagnóstico de casos de CCA nos últimos anos, 933 casos entre 2005 e 2014 comparados a 597 casos entre 1995 e 2004.[2]

É importante salientar que, nas regiões Sul e Sudeste do Brasil, há uma alta incidência de tumor adrenal na faixa etária pediátrica, ocorrendo de 2,9 a 4,2 casos por milhão de crianças por ano, em comparação com a incidência mundial estimada em 0,2 a 0,3 casos por milhão de crianças.[3] Essa elevada incidência é atribuída à alta prevalência da variante alélica germinativa patogênica (p.R337H) no gene TP53. Essa variante alélica inicialmente não foi considerada resultante de uma ancestralidade comum aos pacientes; entretanto, análises recentes sugerem um efeito fundador na maioria dos casos. Acreditava-se que essa mutação estava relacionada especificamente com o desenvolvimento de CCA na infância; no entanto, atualmente é reconhecido que essa alteração genética é responsável também por outros tumores associados à síndrome de Li-Fraumeni (SLF) e à síndrome de Li-Fraumeni-*like* nas famílias afetadas.[4]

O CCA pode ocorrer em qualquer idade, todavia, dois picos de incidência são bem definidos na literatura: a 1ª década de vida, acometendo crianças (sobretudo crianças abaixo de 4 anos de idade), e as 4ª e 5ª décadas de vida.[5,6] De acordo com o registro alemão de CCA, a média de idade ao diagnóstico dos pacientes foi de 46 anos. No banco de dados dos pacientes adultos acompanhados nos últimos 30 anos no Hospital das Clínicas da Faculdade de Medicina da Universidade de São Paulo (HC-FMUSP) e no Instituto do Câncer do Estado de São Paulo (ICESP), a média de idade dos pacientes adultos ao diagnóstico foi de 42 anos. Tanto na população adulta como na pediátrica, há maior prevalência para sexo feminino (F1,5 a 2,5:M1).

Além da predisposição genética, nenhum outro fator de risco foi claramente estabelecido até hoje. Uma revisão dos dados da Pesquisa Nacional de Acompanhamento da Mortalidade de 1986 identificou que o tabagismo entre os homens e o uso de contraceptivos hormonais entre as mulheres, especialmente quando o uso antecedeu os 25 anos de idade, apresentam-se como fatores de risco para o CCA.[7] O estrógeno também foi sugerido como fator de risco pela observação de um aumento relativo do diagnóstico de CCA durante a gravidez. Corroborando esse fato, alguns estudos *in vitro* confirmaram os efeitos da proliferação celular em linhagens de CCA NCI-H295 promovida pelo estrogênio.[8]

Predisposição genética

Embora a maioria dos CCA se desenvolva de forma esporádica, alguns casos podem ocorrer em associação a síndromes hereditárias de predisposição ao câncer, sendo a SLF, a síndrome de Lynch (SL) e a síndrome de Beckwith-Wiedemann (SBW) as mais relacionadas ao CCA.

A SLF está entre as síndromes de predisposição ao câncer mais agressivas, caracterizada por um alto risco de desenvolvimento de malignidades em idade precoce. O espectro dos tumores é amplo e inclui tumores cerebrais como o carcinoma do plexo coroide, CCA, sarcomas de partes moles e ósseos, neoplasias hematológicas, câncer de mama e outros tipos de câncer, incluindo pulmão, pele, trato gastrointestinal, rim e tireoide.[9]

A SL é causada por mutações nos genes MSH2, MSH6, PMS2, MLH1 e TACSD1/EPCAM. Pacientes com SL têm um risco aumentado de câncer ao longo da vida, especialmente o câncer colorretal e o câncer de endométrio. Recentemente, uma análise sistemática definiu a prevalência da síndrome de Lynch em pacientes adultos com CCA em aproximadamente 3%, uma taxa comparável à prevalência do câncer colorretal e endometrial, estimada entre 2% e 5%. Como a imuno-histoquímica foi informativa na maioria dos casos, a investigação rotineira da SL em pacientes com CCA utilizando esta ferramenta diagnóstica justifica-se independentemente do histórico familiar do paciente.

A SBW é um distúrbio do crescimento caracterizado por hipoglicemia neonatal, macrossomia, macroglossia, hemihiperplasia, onfalocele, tumores embrionários (tumor de Wilms, hepatoblastoma, neuroblastoma e rabdomiossarcoma), visceromegalia, tumor adrenocortical, displasia medular, nefrocalcinose e nefromegalia. Nesses pacientes, identificam-se anormalidades envolvendo o cromossomo 11p15, is como a perda da metilação do cromossomo materno em 50% dos indivíduos afetados, a dissomia uniparental paterna em 20% dos indivíduos afetados e deleções ou duplicações cromossômicas em 5% deles.[10] Existem também relatos do desenvolvimento de CCA em pacientes com polipose adenomatosa familial, neurofibromatose tipo 1, síndrome de Werner e em pacientes com hiperplasia adrenal congênita.

Patogênese molecular

O CCA é um câncer heterogêneo com múltiplos fatores moleculares e genéticos envolvidos. Apesar dos recentes avanços na compreensão dos elementos moleculares e genéticos envolvidos na patogênese do CCA, ainda existem muitas áreas incertas, havendo a necessidade de estabelecer uma correlação entre o perfil molecular e as características clínicas e histopatológicas dos CCA.

A maioria dos fatores determinantes da patogênese do CCA está relacionada a mutações ou regulação negativa dos genes supressores tumorais e à hiperexpressão de certos fatores de crescimento celular, aberrações cromossômicas e desregulação de vias de sinalização celular.[11]

A mutação da proteína tumoral 53 codificada pelo TP53 e a hiperexpressão do fator de crescimento da insulina II (IGF-II) são as alterações genéticas mais importantes na patogênese do CCA. O TP53 é um gene supressor de tumor responsável pelo controle da proliferação celular. Mutações germinativas do TP53 são observadas em cerca de 70% dos pacientes com SLF e mutações somáticas são observadas entre 20% a 30% dos CCA esporádicos em pacientes adultos. O IGF-II é um gene localizado no cromossomo 11p15 e codifica o fator de crescimento fetal. Esse gene tem o alelo materno silenciado e apenas o alelo paterno é habitualmente expresso. Alterações genéticas na região 11p15 resultam na hipererexpressão do IGF-II. O tecido adrenal tem abundantes receptores de IGF-I e IGF-II, e a hiperexpressão desse gene é frequentemente encontrada nos CCA de pacientes adultos e pediátricos.[4]

A via de sinalização *Wingless iNTegration* (WNT) é uma via de fundamental importância na patogênese do ACC. Durante a embriogênese, essa via está ativada e é essencial para o crescimento e a renovação celular, mas a desregulação dessa via pode resultar na oncogênese em vários tecidos, incluindo as glândulas adrenais. A β-catenina e a proteína 3 de dedo e zinco (ZNRF3) são importantes reguladores da via de sinalização WNT. Cerca de 30% a 80% dos pacientes com CCA têm ativação anormal da β-catenina e 21% deles mostraram anormalidades do ZNRF3.[10]

Várias aberrações cromossômicas foram detectadas no CCA usando hibridização genômica comparativa (CGH). As aberrações mais comumente detectadas são perdas e ganhos cromossômicos, envolvendo os cromossomos 1, 17, 22, 2 e 11 e os cromossomos 5, 12, 19 e 4, respectivamente. Observa-se que os genes supressores de tumor e os oncogenes estão localizados nas regiões de perdas e ganhos cromossômicos.[12]

Recentemente, a caracterização genômica global de 91 carcinomas adrenocorticais (84 do tipo usual, quatro oncocíticos, dois sarcomatoides e um mixoide) foi concluída como parte do Atlas do Genoma do Câncer. Variantes patogênicas somáticas ocorreram com mais frequência nos genes TP53 (21%), ZNRF3 (19%), CTNNB1 (16%), CDKN2A (15%), TERT (14%) e PRKAR1A (11%).[11]

A hipermetilação e o silenciamento do G0S2 foram identificados em cerca de 40% dos CCA. Essa assinatura molecular define um subgrupo de pacientes que apresenta menor sobrevida livre de doença e menor sobrevida global, de forma que o silenciamento do G0S2 também é um fator preditivo independente para a recorrência da doença e para o óbito.[13]

Estudos pangenômicos integrados foram realizados no CCA, mostrando a convergência de alterações genômicas em distintos subtipos moleculares. Esses subgrupos moleculares estão associados a diferenças clínicas e de evolução relevantes. Em particular, há um subgrupo de pacientes associado a um prognóstico muito ruim, caracterizado por uma assinatura transcriptômica especifica chamada C1A, uma assinatura de hipermetilação nas ilhas CpG15 denominada CIMP, que apresenta um grande número de alterações cromossômicas denominadas "ruídos e acúmulo de mutações em genes reguladores".[11] Essa classificação é de suma importância para direcionar o tratamento do paciente de acordo com a agressividade biológica do tumor.

Diagnóstico

Apresentação clínica

A síndrome virilizante é a apresentação clínica mais comum entre as crianças com tumor adrenocortical. Sinais e sintomas isolados de síndrome de Cushing são infrequentes, podendo ocorrer eventualmente em associação às manifestações do excesso de andrógenos, caracterizando um quadro clínico de puberdade precoce periférica neste grupo de pacientes. Nos adultos, as manifestações clínicas mais comuns decorrem da secreção excessiva de cortisol. Alguns pacientes apresentam tanto excesso de cortisol como de andrógenos, apresentando uma síndrome clínica mista (síndrome de Cushing e a síndrome virilizante). O excesso isolado de andrógenos é infrequente nos adultos e o excesso de estrógenos e/ou aldosterona é extremamente raro. Em alguns casos, não há excesso hormonal identificado pela avaliação clínica e hormonal habitual; entretanto, com a utilização de métodos mais sensíveis como a espectrometria de massas é possível identificar concentrações elevadas de precursores da esteroidogênese adrenal.[14]

Os pacientes com tumores aparentemente não funcionantes podem se apresentar com sintomas decorrentes do efeito de massa do tumor como dor abdominal, náuseas, vômitos, sensação de saciedade precoce e dorsalgia ou dor lombar. Mais raramente, o CCA pode ser diagnosticado como achado incidental aos exames de imagem realizados com outro objetivo que não a avaliação da glândula suprarrenal. No entanto, é importante reforçar que a probabilidade de um incidentaloma suprarrenal tratar-se de um CCA é pequena; o CCA representa apenas 8% de todos os incidentaloma adrenais.[15]

Diagnóstico laboratorial

Em 2005, a Rede Europeia para o Estudo dos Tumores Adrenais (ENS@T) sugeriu uma avaliação laboratorial pré-operatória a ser realizada em todos os pacientes com suspeita de CCA <www.ensat.org>, a qual foi reforçada recentemente. Os exames a serem solicitados encontram-se no Quadro 152.1. A avaliação das catecolaminas/metanefrinas deve sempre ser realizada a fim de se excluir o diagnóstico de feocromocitoma uma vez que as características da imagem radiológica não permitem diferenciar essa condição com segurança.

Quadro 152.1. Investigação laboratorial de pacientes com suspeita clínica de carcinoma do córtex adrenal[16]

AVALIAÇÃO HORMONAL	
Eixo hipotálamo-hipófise-adrenal (cortisol)	• Teste de supressão com dexametasona 1 mg *overnight* ou cortisol livre urinário 24 horas • ACTH basal (plasmático)
Esteroides sexuais e precursores da esteroidogênese adrenal	• DHEAS (sérico) • 17-OH-progesterona (sérico) • Androstenediona (sérico) • Testosterona (sérico, apenas em mulheres) • 17-β-estradiol (sérico, apenas em homens ou mulheres na pós-menopausa) • 11-desoxicortisol
Mineralocorticoides	• Potássio (sérico) • Relação aldosterona/renina (apenas em pacientes com HAS e/ou hipocalemia)
Exclusão de feocromocitoma	• Catecolaminas ou metanefrinas urinárias 24 horas • Metanefrinas plasmáticas

Fonte: Adaptado de Fassnacht M, et al., 2018.

A avaliação hormonal detalhada desses pacientes é importante uma vez que o diagnóstico do excesso de esteroides estabelece a origem adrenocortical do tumor e qualquer evidência de cossecreção de esteroides diferentes aumenta a probabilidade de se estar diante de um CCA. Ainda, se não diagnosticada, a secreção autônoma de cortisol pode resultar na insuficiência adrenal secundária após a ressecção completa da lesão e o padrão hormonal pré-operatório pode ser útil como um marcador tumoral no seguimento pós-operatório, facilitando a detecção de recorrências.

A secreção hormonal autônoma pode estar presente em 80% dos pacientes e, com a introdução recente da análise metabolômica dos esteroides urinários, esse número pode ser ainda maior.

Diagnóstico radiológico

Os exames de imagem atualmente disponíveis fornecem informações importantes em relação ao potencial de malignidade de uma massa adrenal. Porém, na ausência de doença metastática, algumas incertezas podem ainda existir antes da ressecção cirúrgica.[17]

A maioria dos CCA é de lesões grandes (média de 10 cm no maior diâmetro ao diagnóstico), heterogêneas, com margens irregulares, comumente apresentam calcificações e apresentam captação irregular do contraste pelos seus componentes sólidos.[18]

À tomografia computadorizada (TC) de suprarrenais, uma lesão adrenal com densidade pré-contraste maior que 10 unidades Hounsfield (UH), indicando um baixo conteúdo lipídico, associada a um *washout* absoluto do contraste inferior a 40% a 50% apresenta maior probabilidade de corresponder a um CCA. Os CCA, em geral, apresentam uma densidade pré-contraste acima de 30 UH. A invasão local de tecidos adjacentes, principalmente da veia cava inferior, assim como de linfonodos, é outro achado que torna o diagnóstico de CCA muito provável.

A ressonância nuclear magnética (RNM) com gadolínio e com a técnica *chemical shift* é igualmente eficaz em caracterizar lesões adrenais e diferenciá-las entre provavelmente benignas e provavelmente malignas. A RNM parece ser superior à TC na avaliação de invasão vascular.[17]

A TC por emissão de prótons (PET-TC) utilizando a fluordesoxiglicose (FDG), principalmente quando combinada à TC, é de grande utilidade quando da suspeita de CCA. A alta captação de FDG é sugestiva de malignidade, no entanto deve-se sempre considerar que lesões benignas funcionantes e feocromocitomas também podem apresentar aumento do metabolismo glicolítico e, portanto, hipercaptação de FDG.[5] A Figura 152.1 exemplifica as características radiológicas do CCA à TC, RNM e PET-FDG.

Nos casos em que a suspeita de um CCA é alta, está indicada a realização de TC de tórax além de TC ou RNM de abdome e pelve, uma vez que o resultado desses exames pode vir a modificar a decisão terapêutica do paciente. O objetivo da realização desses exames é avaliar a extensão locorregional do tumor e descartar a presença de metástases, as quais mais comumente acometem o fígado e os pulmões. Exames de imagem adicionais como RNM encéfalo e cintilografia óssea devem ser solicitados apenas se o paciente apresentar sintomas que elevem a suspeição clínica de acometimento desses sítios uma vez que metástases cerebrais e ósseas são raras, principalmente em pacientes sem evidência de acometimento secundário de sítios mais comuns como fígado e pulmões.

Diagnóstico histopatológico

A avaliação histopatológica é determinante para o diagnóstico final do CCA e deve ser realizada por um ou mais patologistas com expertise nesta condição.[6] Uma vez que o CCA pode ser não secretor, a determinação da origem adrenocortical do tumor é a primeira etapa dessa avaliação. Essa etapa é realizada por meio da técnica de imuno-histoquímica; a imunorreatividade presente para Melan A, fator esteroidogênico 1 (SF1) e inibina confirma a origem adrenocortical da lesão enquanto a imunorreatividade presente para cromogranina A afasta esta origem. A segunda etapa consiste na avaliação de diversos parâmetros macroscópicos (peso do tumor, hemorragia e integridade da cápsula tumoral) e microscópicos com o objetivo de diferenciar tumores benignos de tumores malignos.[5]

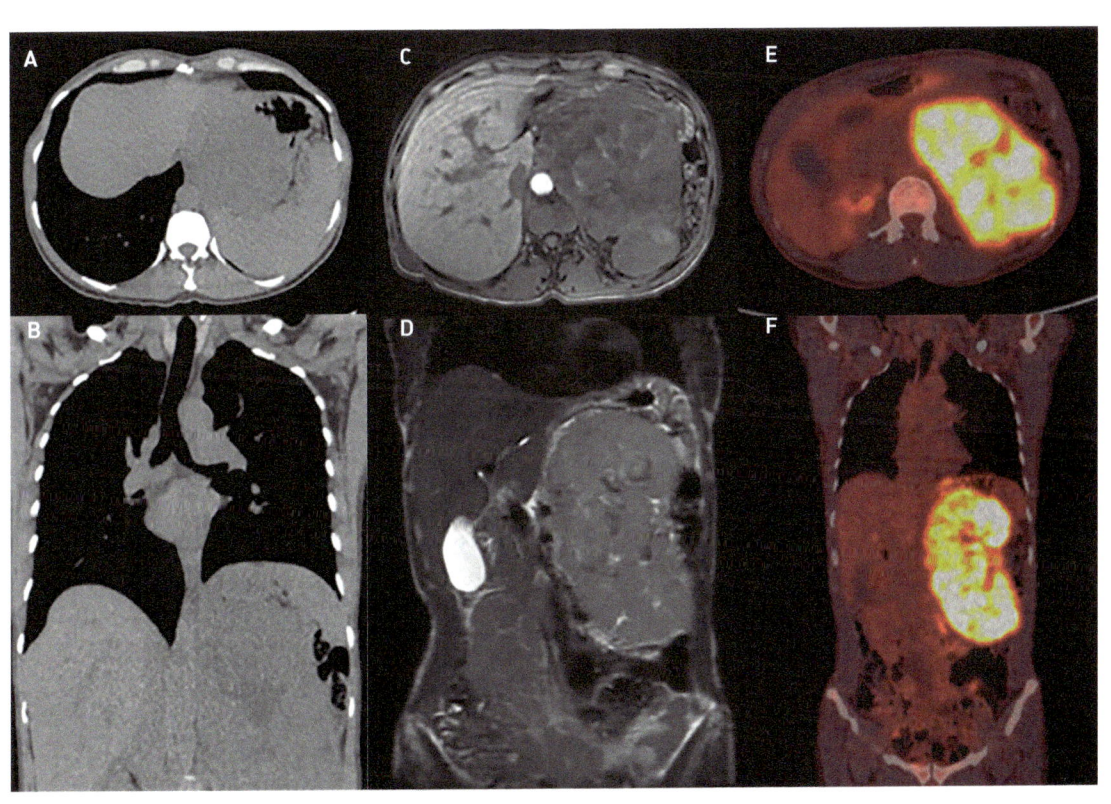

FIGURA 152.1 – Apresentação radiológica de um carcinoma do córtex adrenal produtor de cortisol e andrógenos em uma paciente do sexo feminino com 51 anos ao diagnóstico. (**A e B**). Tomografia computadorizada de abdome superior e pelve. (**C e D**). Ressonância nuclear magnética de abdome superior de abdome e pele. (**E e F**). Tomografia por emissão de prótons utilizando a 18F-fluorodesoxiglicose.
Fonte: Acervo da autoria.

Vários sistemas foram propostos para definir malignidade do ponto de vista microscópico entre os tumores adrenocorticais, sendo o sistema proposto por Weiss em 1984 o escore mais validado para este fim e mais utilizado.[5] Este compreende nove parâmetros histopatológicos: três relacionados à estrutura do tumor (presença de necrose, arquitetura difusa e porcentagem de células claras); três relacionados à estrutura celular (mitoses atípicas, número de mitoses e atipia nuclear); e três relacionados à invasão (invasão vascular, invasão sinusoidal e invasão capsular) (Tabela 152.1). Em 2002, o sistema de Weiss foi modificado, excluindo-se quatro parâmetros do sistema original que se mostraram mais subjetivos e de difícil interpretação e aplicando um maior peso (peso 2) aos parâmetros associados a um comportamento mais agressivo (Tabela 152.2). Considerando-se o escore de Weiss original ou modificado, um tumor do córtex adrenal nos pacientes adultos é definido como carcinoma quando apresenta pelo menos três critérios.[19] O índice mitótico elevado e a presença de mitoses atípicas estão relacionados a uma pior evolução da doença.[20]

Diferentemente dos adultos, os tumores adrenocorticais pediátricos com prognóstico desfavorável com base somente em critérios histopatológicos apresentam evolução clínica favorável sem recorrência em 69% dos casos. Dessa forma, os critérios definitivos de malignidade no grupo pediátrico são a presença de invasão de tecidos e/ou órgãos adjacentes e/ou a presença de metástases.[21]

Tabela 152.2. Escore de Weiss modificado

Análise microscópica do tumor adrenal		Pontuação por item presente
Mitoses	> 5 por 50 CGA	2 pontos
Mitoses atípicas	Presentes	1 pontos
Células claras	≤ 25%	2 pontos
Necrose	Presente	1 ponto
Invasão capsular	Presente	1 ponto
Diagnóstico de CCA: Número de pontos ≥ 3		

CGA: campos de grande aumento.
Fonte: Desenvolvida pela autoria.

Além disso, a quantificação do marcador de proliferação celular Ki67 é um fator prognóstico importante tanto no CCA localizado como no CCA avançado, sendo de fundamental importância na tomada de decisões em relação ao tratamento dos pacientes. A quantificação deste marcador, portanto, deve ser realizada em todos os espécimes de CCA.

Estadiamento

O estadiamento ao diagnóstico é um importante fator prognóstico em pacientes com CCA, sendo utilizada a classificação proposta pela ENS@T (Tabela 152.3).

Tabela 152.1. Escore de Weiss

Análise microscópica do tumor adrenal	Não pontua	1 Ponto por item presente
Grau nuclear	1 ou 2	3 ou 4
Mitoses	≤ 5 por 50 CGA	> 5 por 50 CGA
Mitoses atípicas	Ausentes	Presentes
Células claras	> 25%	≤ 25%
Arquitetura difusa	≤ 33%	> 33%
Necrose	Ausente	Presente
Invasão capsular	Ausente	Presente
Invasão sinusoidal	Ausente	Presente
Invasão vascular	Ausente	Presente
Diagnóstico de CCA: número de pontos ≥ 3		

CGA: campos de grande aumento.
Fonte: Desenvolvida pela autoria.

Tabela 152.3. Sistema de estadiamento (TNM) do carcinoma do córtex adrenal proposto pela ENSAT

Estádio*	TNM
1	T1, N0, M0
2	T2, N0, M0
3	T1-2, N1, M0
	T3-4, N0-1, M0
4	T1-4, N0-1, M1

M0: ausência de metástases à distância; M1: presença de metástases à distância. N0: ausência de linfonodos acometidos; N1: presença de linfonodos acometidos; *T1: tumor ≤ 5 cm; T2: tumor > 5 cm; T3: infiltração tumoral de tecidos adjacentes; T4: invasão tumoral de órgãos adjacentes e/ou trombo tumoral na veia cava e/ou veia renal;
Fonte: European Network for the Study of Adrenal Tumors (ENSAT); http://www.ensat.org/.

Essa classificação define os estádios I e II como tumores localizados com um tamanho ≤ 5 cm e > 5 cm, respectivamente. O estádio III é caracterizado pela infiltração de tecidos adjacentes, linfonodos positivos ou trombo tumoral na veia cava ou veia renal, enquanto o estádio IV é definido pela presença de metástases à distância.

Em 2015, Libé et al. propuseram um novo estadiamento (mENSAT) para os pacientes com doença avançada (ENSAT III e IV), definindo como estádio III a invasão de tecidos/órgãos vizinhos ou acometimento da veia cava/renal e estádios IVa, IVb e IVc quando associados a dois, três ou mais sítios metastáticos, incluindo linfonodos, respectivamente.[5] Além dessa nova classificação, foi proposta a consideração de fatores adicionais que alteram, também, o prognóstico da doença. Esses fatores constituem o escore **GRAS** (*grade:* grau do tumor: Weiss > 6 e/ou Ki67 ≥ 20%, *R status: status* da ressecção cirúrgica do tumor primário, *age:* idade ≥ a 50 anos e *symptoms*: sintomas relacionados ao tumor ou à produção hormonal). Foi demonstrado que a classificação mENSAT e o escore GRAS apresentam melhor correlação com o prognóstico dos pacientes portadores de CCA avançado.

Prognóstico

Os principais determinantes prognósticos do CCA são o estadiamento e a extensão da ressecção cirúrgica (*status* da ressecção). Entretanto, diversos outros fatores interferem no risco de recorrência local ou à distância e influenciam na sobrevida dos pacientes; a identificação desses fatores é de grande relevância para o seguimento dos pacientes.

Estadiamento

Entre os pacientes que se apresentam no estádio I ao diagnóstico, observa-se uma sobrevida entre 66% e 82% em 5 anos; no estádio II e III esta é de 58% a 64% e 24% a 50%, respectivamente. No estádio IV, a sobrevida em 5 anos diminui de forma significativa, sendo de 0% a 28%.[16]

Status *da ressecção*

Nos pacientes com doença localizada ao diagnóstico, o tratamento cirúrgico é a intervenção mais importante, e a ressecção completa (R0) correlaciona-se com um melhor prognóstico. A resseção incompleta, identificada na microscopia (R1) ou na macroscopia (R2), e um *status* de ressecção desconhecido (Rx) estão associados a uma sobrevida inferior.[5]

Idade

Os CCA pediátrico e adulto parecem diferir quanto aos mecanismos moleculares de tumorigênese, apresentando comportamento biológico distinto. A idade menor ou igual a 3 anos ao diagnóstico está associada a uma sobrevida livre de doença maior em relação ao diagnóstico na adolescência (13 a 20 anos de idade). As faixas etárias adulta e a dos adolescentes apresentam evolução semelhante e desfavorável. A relação da faixa etária compreendida entre 4 e 12 anos com o prognóstico da doença, no entanto, é pouco conhecida dado o menor número de casos diagnosticados nesta faixa etária.[22]

Funcionalidade

O hiperandrogenismo isolado é um fator independente associado a um bom prognóstico. Por sua vez, CCA secretores de cortisol, incluindo aqueles com secreção mista (cortisol e andrógenos) tendem a apresentar um comportamento mais agressivo, possivelmente em decorrência dos efeitos imunossupressores do cortisol. Os raros casos com produção estrogênica também caracterizam um grupo de tumores com comportamento mais agressivo.

Marcadores moleculares

Fator esteroidogênico 1 (SF1)

A análise da expressão proteica do SF1 por meio de imuno-histoquímica tem, além de um alto valor na confirmação da origem adrenocortical da neoplasia, um alto valor prognóstico. CCA que apresentam expressão forte do SF1 tem um prognóstico mais reservado que aqueles que apresentam expressão ausente ou fraca desse marcador.[23]

BUB1B e PINK1

Um estudo que analisou o perfil de expressão gênica em 94 CCA em adultos demonstrou que os genes DGL7 e PINK1, envolvidos na regulação do ciclo celular, foram diferencialmente expressos entre tumores recorrentes e não recorrentes. A hiperexpressão do DGL7 em células-tronco de ratos inibe a diferenciação e estimula o crescimento celular. Além disso, o cálculo da diferença da expressão dos genes BUB1B e PINK1 foi um fator preditivo significativo de redução da sobrevida global dos pacientes. A importância prognóstica da expressão combinada dos genes BUB1B e PINK1 foi posteriormente validada nos CCA de pacientes adultos da nossa coorte.

Hipermetilação do G0S2

A hipermetilação e o silenciamento do G0S2 são encontrados em cerca de 40% dos CCA. Essa assinatura molecular define um subgrupo de pacientes que apresenta uma menor sobrevida livre de doença e uma menor sobrevida global, de forma que o silenciamento do G0S2 também é um fator preditivo independente de recorrência e óbito.

Gene ZNRF3

Mutações somáticas inativadoras e deleções em homozigose do ZNRF3 induzem a ativação da via Wnt/Beta-catenina e, por isso, o ZNRF3 é considerado um novo gene supressor de tumor. O CCA é a neoplasia que apresenta com maior frequência alterações no ZNRF3 e foi demonstrado previamente que pacientes com tumores que apresentam alterações neste gene apresentam menor taxa de sobrevida global em relação aos pacientes sem alterações.[24]

Tratamento

O único tratamento do CCA com potencial curativo é a ressecção cirúrgica completa do tumor.[5] O tratamento adjuvante tem a finalidade de diminuir o risco de recorrência.[25] Essas duas abordagens referem-se aos pacientes com doença localizada ao diagnóstico (estádios 1, 2 e, em alguns casos, 3); esse grupo de pacientes é candidato à ressecção radical do tumor primário. Para os pacientes com doença irressecável ou metastática ao diagnóstico, todas as alternativas terapêuticas de que se dispõe são paliativas, inclusive o tratamento cirúrgico, quando considerado.

Tratamento cirúrgico – doença localizada

A ressecção cirúrgica completa é o tratamento de escolha para os pacientes com suspeita de CCA cuja doença encontra-se localizada ao diagnóstico (ENSAT I-III). O tratamento cirúrgico deve ser realizado por cirurgiões experientes a fim de evitar ressecções incompletas e ruptura da cápsula tumoral com consequentes implantes peritoneais.[17] Como regra geral, a adrenalectomia por via aberta (toracofrenotomia) é o procedimento preferencial e dever ser utilizada quando há suspeita de neoplasia maligna do tumor adrenal. A abordagem laparoscópica foi associada a uma maior recorrência do CCA em estudos retrospectivos e permanece ainda questionável. No entanto, pode ser considerada nos pacientes com tumores suspeitos para malignidade que apresentam um tamanho inferior a 6 cm e principalmente realizada por cirurgião experiente.

A ressecção tumoral em bloco está indicada na presença de invasão de tecidos e órgãos adjacentes. A linfadenectomia locorregional deve ser realizada de forma rotineira. Os linfonodos suspeitos visualizados nos exames de imagem pré-operatório ou os identificados no intraoperatório devem ser ressecados. Ainda, mesmo quando essas duas situações não estão presentes, a linfadenectomia profilática e a ressecção de linfonodos periadrenais e do hilo renal ipsilateral devem ser realizadas e um mínimo de quatro linfonodos deve ser ressecado para que se possa definir a ausência de acometimento linfonodal em um determinado paciente. Estudos mais recentes demonstram que a linfadenectomia reduz o risco de recorrência e prolonga a sobrevida livre de doença.[26]

Tratamento adjuvante

O risco de recorrência mesmo em pacientes com ressecção cirúrgica considerada completa varia de 60% a 80%. Dessa forma, o tratamento adjuvante está indicado em grande parte dos pacientes com doença localizada. Recentemente, o uso adjuvante do mitotano foi associado a uma significativa redução da recorrência tumoral e a maior sobrevida global e livre de doença.[27] A terapia adjuvante com mitotano deve ser considerada em pacientes com alto risco de recorrência como em pacientes que apresentam tumores maiores do que 8 cm a 10 cm, estádio III, tumores com elevado índice mitótico, quando há evidência microscópica de invasão vascular ou capsular e quando o Ki67 é superior a 10%. Até o momento, não há consenso em relação à instituição do tratamento adjuvante em pacientes com baixo/intermediário risco de recorrência, questão esta que vem sendo analisada por meio de um ensaio clínico multicêntrico (ADIUVO). Esse estudo, ainda em andamento, fase III, investiga se pacientes com estádio ENSAT I-III, sem evidência de doença microscópica e com um índice Ki67 ≤ 10%, ou seja, de baixo e intermediário risco de recorrência, seriam beneficiados pelo tratamento adjuvante com mitotano. Adicionalmente, radioterapia adjuvante do sítio tumoral pode ser considerada em pacientes com CCA e alto risco de recorrência, embora a sua indicação não esteja consensualmente definida na literatura.[28]

Mitotano adjuvante

O mitotano (o,p'DDD) é a única droga aprovada para o tratamento do CCA.[29] Como descrito anteriormente, o uso do mitotano está indicado como terapia adjuvante nos pacientes com CCA localizado ao diagnóstico submetidos à ressecção cirúrgica completa, mas que apresentam um alto risco de recorrência.

Essa droga induz a inibição da esteroidogênese e o comprometimento da viabilidade das células cancerosas, apresentando efeitos anti-hormonal e antiproliferativo. Os mecanismos sugeridos para justificar essas ações são a inibição de diversas enzimas envolvidas na esteroidogênese adrenal, a indução de estress do retículo endoplasmático e alterações funcionais e morfológicas mitocondriais que, quando mantidas, resultam em ativação de vias pró-apoptóticas.[27,30]

O tratamento adjuvante com mitotano deve ser iniciado até 3 meses da ressecção cirúrgica do tumor primário. O mitotano apresenta-se na formulação de comprimidos de 500 mg. O tratamento com esta droga deve ser iniciado com a dose de 1,5 g/dia, com aumento progressivo até 5 a 6 g/dia. A progressão da dose depende principalmente da tolerância aos seus efeitos colaterais gastrointestinais. A dose ideal deve ser definida por intermédio da monitorização da concentração plasmática da droga, objetivando-se uma mitotanemia entre 14 e 20 mg/L.[27] Concentrações plasmáticas do mitotano acima de 20 mg/L estão associadas à toxicidade graves, incluindo efeitos neurológicos (letargia, sonolência, ataxia, polineuropatia, entre outros). A monitorização da concentração plasmática do mitotano deve ser realizada a cada 4 semanas durante o início do tratamento. A maioria dos pacientes necessita de, no mínimo, 2 a 3 meses de tratamento para atingir as concentrações terapêuticas.

Em decorrência da inibição de várias enzimas envolvidas na esteroidogênese adrenal, o mitotano induz insuficiência adrenal primária. Como o mitotano também aumenta a metabolização periférica de cortisol e eleva a concentração da proteína ligadora de cortisol (CBG), os pacientes em reposição de glicocorticoide necessitam de doses mais elevadas de reposição. A indicação de reposição com mineralocorticosteroide deve ser avaliada a partir da dosagem de sódio e potássio séricos e da dosagem direta de renina.

Radioterapia adjuvante do leito tumoral

O papel da radioterapia adjuvante do leito tumoral (RALT) não está bem estabelecido. Os estudos realizados até o momento são pequenos e de natureza retrospectiva, dificultando a extrapolação dos resultados para a prática clínica. Uma metanálise realizada em 2017 envolvendo quatros estudos demonstrou que a RALT não impactou de forma significativa a sobrevida global, mas foi associada a uma maior sobrevida livre de recorrência local.[28] Em 2018, um estudo retrospectivo unicêntrico envolvendo o maior número de casos até o momento demonstrou que a RALT impactou de forma significativa a sobrevida livre de recorrência local e a sobrevida global em pacientes com margens de ressecção positivas (R1). Uma das razões aventadas para esses resultados é a modernização e o aprimoramento das técnicas utilizadas nessa modalidade terapêutica nos últimos anos.[31]

Tratamento da doença avançada

Quando a doença se apresenta no estádio IV ao diagnóstico, diversas questões devem ser consideradas como o volume tumoral, o número de órgãos acometidos por lesões metastáticas e a velocidade de progressão da doença. Todo tratamento instituído para esse paciente não tem potencial curativo sendo, portanto, considerado paliativo.

O *debulking* pode ser considerado em pacientes que se apresentam com uma massa tumoral ressecável, um número limitado de sítios acometidos por metástases ou clínica de excesso hormonal muito exuberante e refratária ao tratamento clínico e/ou quimioterápico. O mitotano deve ser instituído e, na grande maioria dos pacientes, a associação com outras drogas será necessária.

Terapia citotóxica/quimioterapia sistêmica

Existem poucos ensaios clínicos randomizados avaliando a eficácia de diferentes quimioterápicos no CCA. A combinação de mitotano com cisplatina, doxorrubicina e etoposídeo (EDP-M) foi comparada à combinação de mitotano com estreptozotocina e a superioridade do primeiro esquema foi demonstrada em termos de sobrevida livre de progressão, mas sem um impacto positivo na sobrevida global.[32] Até o presente momento, essa terapia é considerada de 1ª linha no contexto de doença avançada e tratamento sistêmico e não dispomos de terapias de 2ª linha eficazes para os pacientes que apresentam progressão da doença com este esquema (EDP-M).[33,34]

Terapias-alvo

Vários inibidores de quinase foram investigados em estudos envolvendo pacientes com CCA avançado. Os resultados foram, no entanto, desanimadores. Parte desse resultado ruim pode ser justificado pela alta frequência do uso dessa classe de medicações em associação com mitotano. Uma vez que o mitotano induz a atividade da isoenzima CYP3A4 do citocromo P450, a qual é responsável pela metabolização de drogas pertencentes a essa classe de drogas, é possível presumir que o uso do mitotano tenha aumentado a metabolização dessas drogas e, consequentemente, comprometido sua eficácia.[35] Já foram ou estão sendo estudadas drogas das seguintes subclasses: inibidores do IGFR1; inibidores multiquinases; inibidores do VEGFR; e inibidores do EGFR.

Imunoterapia

A aplicabilidade e a eficácia de imunoterápicos em outras neoplasias sólidas ocasionaram um interesse crescente sobre o efeito antineoplásico de inibidores do sistema imune (*checkpoint inhibitors*), também, no CCA. Diversos ensaios clínicos estão em andamento e visam avaliar o papel de inibidores de *checkpoints* do sistema imune no CCA como inibidores do antígeno CTLA4 (ipilimumabe, nivolumabe), inibidores do receptor PD-1 (pembrolizumabe) e inibidores do ligante do receptor PD-1 [PDL-1 (avelumabe)].

Um estudo chamado JAVELIN (estudo fase 1, aberto, utilizando a droga avelumabe, incluiu diferentes coortes, uma delas abrangendo pacientes com CCA). Esse estudo demonstrou resultados modestos em termos de sobrevida livre de doença e sobrevida global no CCA. As possíveis justificativas para estes resultados parecem envolver fatores intrínsecos ao próprio tumor e fatores sistêmicos.

A expressão do PDL-1 é um fator preditivo bem estabelecido da atividade dessas drogas e da maior sobrevida de pacientes oncológicos tratados com *checkpoint inhibitors*. No CCA, essa expressão é encontrada em uma minoria de paciente. Ainda, a maioria dos pacientes com CCA apresentam excesso de cortisol. Muitos também, por estarem em uso de mitotano, podem necessitar de reposição de glicocorticoide; isso resulta em um ambiente caracterizado por imunossupressão e poderia contribuir para um menor potencial do tratamento imunoterápico no CCA. A ativação de vias oncogênicas específicas como a ativação da via WNT/β-catenina e as mutações somáticas no TP53 também parecem comprometer a presença de linfócitos T CD*+ no micorambiente tumoral, uma fator necessário para a resposta imune antitumoral local.[34]

Ablação por radiofrequência

A ablação percutânea por radiofrequência é uma modalidade terapêutica que pode ser utilizada para recorrências de baixo volume e deve ser considerada após discussão dos casos com equipe multidisciplinar envolvendo as especialidades de oncologia, endocrinologia, radiologia, entre outras.[36]

Acompanhamento e seguimento dos pacientes com carcinoma do córtex adrenal

Os pacientes com CCA devem ser acompanhados a cada 3 ou 2 meses durante e após o tratamento inicial a depender se o paciente está em tratamento clínico ou com quimioterapia sistêmica, respectivamente. O acompanhamento dos pacientes baseia-se no exame físico completo, na avaliação hormonal e na avaliação radiológica completa, que inclui a realização de TC de tórax e TC de abdome e pelve. O PET-FDG também pode ser considerado no seguimento desses pacientes, assim como a RNM de crânio em pacientes com doença avançada. Somente após um tempo livre de recorrência superior a 2 a 3 anos, pode-se considerar espaçar as avaliações para que estas sejam realizadas semestralmente.[37] Importante salientar que, para todos os casos, a conduta deve ser discutida pela equipe multidisciplinar formada por oncologistas, endocrinologistas, radioterapeutas, radiologistas intervencionistas, patologistas, urologistas, geneticistas e psicólogos.

FEOCROMOCITOMAS E PARAGANGLIOMAS METASTÁTICOS

Feocromocitomas e paragangliomas (PPGL) são tumores neuroendócrinos derivados das células cromafins da medula da suprarrenal (feocromocitomas) ou dos gânglios autonômicos paravertebrais (paragangliomas). Aproximadamente 80% a 85% desses tumores são feocromocitomas e de 15% a 20% são paragangliomas. Os PPGL são tumores raros, sendo responsáveis por 0,6% dos casos de hipertensão em adultos e 1% nas crianças.[38] Hipertensão arterial é a apresentação mais comum e decorre dos efeitos cardiovasculares das catecolaminas noradrenalina e adrenalina produzidas pelo tumor. O quadro clínico clássico é de paroxismos adrenérgicos, decorrentes da liberação súbita dos hormônios pelo tumor ou da ativação do sistema nervoso autônomo repleto de catecolaminas.

A maioria dos pacientes apresenta hipertensão arterial mantida e paroxismos agravamento da hipertensão, cefaleia, palpitações e sudorese. Outros sintomas e sinais associados são náuseas, palidez, tremores, tontura, dor abdominal, vômitos, embaçamento visual, angina ou convulsões. Aproximadamente 10% dos pacientes com PPGL podem apresentar paroxismos adrenérgicos com pressão arterial normal entre as crises.[38] Raramente os feocromocitomas podem estar associados à síndrome de Cushing por produção ectópica de ACTH.

Até o momento, é difícil prever doença maligna em pacientes com PPGL sem metástases ao diagnóstico.[39-41] Com base nesses achados, a Organização Mundial de Saúde (OMS) responsável pela classificação de tumores endócrinos definiu que todos os PPGL têm algum potencial metastático e, que a partir do momento do diagnóstico da doença metastática, passam a ser classificados como PPGL metastáticos.[42]

Genética

Os PPGL estão associados entre 30% e 40% dos casos a variantes patogênicas (VP) germinativas, taxa acima de qualquer outra neoplasia endócrina conhecida. Até o momento, mais de 20 genes já foram associados a esses tumores.[38,43,44] Classicamente, esses genes envolvidos podem ser divididos em dois *clusters*: *cluster* 1 representam alterações genéticas que resultam na desestabilização dos fatores induzidos por hipóxia e consequente ativação das vias intracelulares de hipóxia. Esse *cluster* inclui o gene supressor von Hippel-Lindau (VHL), os genes que codificam as quatro subunidades do complexo succinato desidrogenase (SDHA, SDHB, SDHC e SDHD) e, menos comumente, os genes que codificam a enzima responsável pela flavinação da subunidade SDHA (SDHAF2), fumarato desidrogenase (FH) e prolil-hidroxilase 1 (EGLN2) e 2 (EGLN1). O **cluster 2** envolve a ativação de vias ligadas a proteinaquinases. Esse cluster inclui o gene supressor tumoral da neurofibromatose tipo 1 (NF1), o proto-oncogene RET, os genes codificadores da proteína transmembrana TMEM217 e o gene MYC-associado ao fator X (MAX).[38,43,44] Mais recentemente, um **terceiro cluster** envolvido com a ativação da via de sinalização WNT foi implicado na tumorigênese dos PPGL.[44] Esse novo cluster é representado pelas seguintes alterações somáticas: a translocação UBTF-MAML3 ou VP no gene CSDE1.[44] Esta última categoria está provavelmente associada a PPGL com comportamento mais agressivo.

Os PPGL compõem o espectro clínico de 12 síndromes genéticas[38,43,44] (Quadro 152.2). Dentre as mais conhecidas, a neoplasia endócrina múltipla do tipo 2 (NEM2) é causada por mutações germinativas no proto-oncogene *RET* (REarranged during Transfection), que possuem uma penetrância de 98%. A NEM2A consiste na associação de carcinoma medular de tireóide (CMT, 90%), feocromocitoma (50%) e hiperparatireoidismo (20%). Subtipos de NEM2A incluem CMT familial isolado ou feocromocitoma isolado familial. A NEM2B é caracterizada por CMT clinicamente mais agressivo (100%), feocromocitoma (50%), hábito marfanóide e ganglioneuromatose intestinal e de mucosa.[45]

Quadro 152.2. Principais síndromes genéticas associadas aos feocromocitomas e paragangliomas (PPGL)

Gene	Tumores
RET (neoplasia endócrina múltipla tipo 2A)	Carcinoma medular de tireoide
	Feocromocitoma (50%)
	Hiperparatireoidismo
RET (Neoplasia Endócrina Múltipla tipo 2B)	Carcinoma medular de tireoide
	Feocromocitoma (50%)
	Ganglioneuromatose de mucosa
	Hábito marfanoide

Continua >>

Quadro 152.2. Principais síndromes genéticas associadas aos feocromocitomas e paragangliomas (PPGL)

Gene	Tumores
VHL (doença de von Hippel-Lindau)	Hemangioblastoma cerebelar e retina
	Carcinoma renal de células claras
	Feocromocitoma (20%)
	Doença cística renal e pancreática
	Tumor neuroendócrino de pâncreas
NF1 (Neurofibromatose 1)	Manchas café com leite
	Neurofibromas dermais múltiplos
	Hamartomas de íris
	Feocromocitoma (< 5%)
SDHB	Feocromocitoma ou PGL (25%)
	GIST
SDHC	Paraganglioma cervical
	GIST
SDHD	PGL ou Feocromocitoma
	GIST

GIST: tumor estromal gastrointestinal; PGL: paraganglioma; VP: variantes patogênicas.
Fonte: Desenvolvido pela autoria.

A doença de von Hippel-Lindau (VHL) é uma síndrome de neoplasia múltipla com herança autossômica dominante e caracterizada por hemangioblastomas de retina (25% a 60%), cerebelo (44% a 72%) e medula (13% a 50%), cistos e/ou carcinoma renal de células claras (25% a 75%), PPGL (10% a 25%), cistos e tumores neuroendócrinos pancreáticos (35% a 75%), tumores do saco endolinfático (10% a 15%), além de cistos de epidídimo e ligamento largo. A doença de VHL tem uma penetrância > 90% aos 65 anos e é causada por mutações inativadoras do gene supressor tumoral VHL, responsável por regular genes induzidos por hipóxia mediante ubiquitinação e posterior degradação das subunidades α dos fatores de transcrição induzidos por hipóxia (HIF1α, HIF2 α e HIF3α).[46]

A neurofibromatose tipo 1 (NF1) é uma doença autossômica dominante com uma incidência de aproximadamente 1:3.000 indivíduos. Aproximadamente 50% dos casos são familiais e o restante causado por mutações *de novo* no gene NF1. A NF1 é causada por mutações no gene supressor tumoral NF1, que codifica a proteína neurofibromina.[47] Os pacientes com NF1 têm uma chance maior de desenvolver tumores malignos e benignos (2,5 a quatro vezes maior do que a população geral), como gliomas, rabdomiosarcomas, tumores do estroma gastrointestinal, tumores malignos periféricos de bainha neural e feocromocitomas (< 5% dos casos de NF1).

Entre os genes que codificam as subunidades da succinatodesidrogenase, os mais frequentemente associados aos PPGL são o SDHB e SDHD. Os fenótipos associados com defeitos genéticos nesse grupo de genes estão descritos na no Quadro 152.2. Os defeitos genéticos nos genes codificam as subunidades da SDH apresentam caráter de transmissão autossômico dominante. Entretanto, SDHD e SDHAF2 apresentam *imprinting* materno (o gene não é expresso a partir do alelo materno), o que significa que as mulheres não transmitem a doença, mas podem apresentar fenótipo se herdarem o alelo mutado do pai.[48]

Mais de 30% dos pacientes com PPGL "aparentemente esporádicos" (sem história familial ou características clínicas das síndromes citadas acima) são carreadores de VP germinativas em genes de susceptibilidade. Indivíduos com < 40 anos ao diagnóstico, a multifocalidade do tumor e o diagnóstico de paraganglioma têm maior probabilidade de doença hereditária.[49] Embora a taxa de positividade para o teste de genético dos PPGL metastáticos e não metastáticos seja semelhante, o perfil de genes encontrado em cada um dos cenários varia bastante. Aproximadamente 50% dos pacientes com VP ou deleções no SDHB têm doença metastática e cerca de 40% dos pacientes com PPGL metastático têm defeito genético no SDHB.[50,51] Alterações genéticas no SDHD, C e A também estão associadas com doença metastática, mas em menor frequência do que o SDHB. Pacientes com VP no VHL ou RET raramente apresentam PPGL metastáticos.

Em virtude do grande número de genes de susceptibilidade genética para os PPGL (> 20 genes incluindo alterações germinativas e somáticas), o rastreamento genético realizado de forma sequencial por sequenciamento automático torna-se muito demorado e pouco custo-efetivo.[43] Dessa forma, o rastreamento utilizando um painel de genes de susceptibilidade mediante sequenciamento paralelo em larga escala é atualmente a estratégia mais recomendada.[52] O **painel diagnóstico básico** inclui os genes mais associados com hereditariedade nos PPGL (**variantes germinativas**): FH; MAX; NF1; RET; SDHA; SDHB; SDHC; SDHD; TMEM127; e VHL (em ordem alfabética).

Diagnóstico

A investigação bioquímica inicial para os pacientes com PPGL deve ser feita por meio da dosagem de metanefrinas plasmáticas livres ou metanefrinas fracionadas em urina de 24 horas por cromatografia líquida com espectrometria de massa.[38] A investigação topográfica deve ser iniciada somente após o diagnóstico bioquímico. Como 90% dos PPGL estão localizados no abdômen, o exame de imagem inicial deve ser uma TC ou RNM de abdômen (Figura 152.2). A RNM é o exame de escolha em pacientes com doença metastática, com paraganglioma de cabeça e pescoço, com alergia a contraste iodado ou em gestantes.[38] A sensibilidade da cintilografia com metaiodobenzilguanidina (MIBG)-I^{131} é aproximadamente 80% para feocromocitomas e 50% para paragangliomas.[53,54] A cintilografia com MIBG pode ser indicada em todos os pacientes com diagnóstico bioquímico de PPGL, mas é essencial para pacientes com feocromocitoma > 5 cm ou paraganglioma (em virtude de maior risco de malignidade) ou para pacientes com doença multifocal ou residual.[38]

Apesar de os PPGL representarem uma causa pouco frequente de hipertensão, o diagnóstico desta condição é relevante, já que está associada a uma maior morbimortalidade cardiovascular. Além disso, os PPGL têm altos herdabilidade e potencial de malignidade.[38] Os PPGL metastáticos são definidos pela presença de metástases em tecidos não cromafins. A prevalência de malignidade nos PPGL é de 10% a 15%, mas depende fundamentalmente do tipo de alteração genética germinativa.[38] Pacientes portadores de paraganglioma de qualquer tamanho, feocromocitomas > 5 cm ou com VP germinativa no gene SDHB ou somática no gene ATRX apresentam um risco maior de doença metastática e requerem um seguimento mais rigoroso. Pacientes com teste genético negativo e feocromocitoma < 5 cm apresentam um risco de malignidade menor.[55] A produção de dopamina também se correlaciona com um maior risco de malignidade.[56]

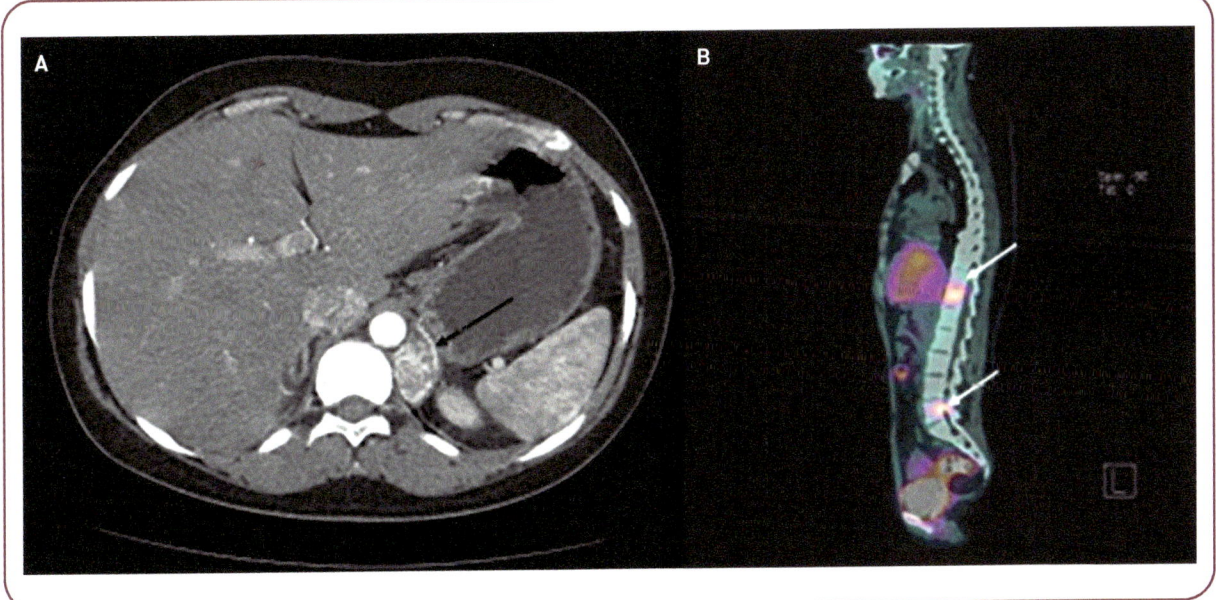

FIGURA 152.2. – (A) Tomografia computadorizada de abdômen mostrando um paraganglioma paraaórtico de 5 cm (seta). (B) Cintilografia com ^{131}I-MIBG com PET-CT mostrando metástases ósseas vertebrais.
MIBG: metaiodobenzilguanidina; SPECT-CT: do inglês *single-photon emission computed tomography*, tomografia computadorizada por emissão de pósitrons.
Fonte: Acervo da autoria.

A classificação histológica que mais tem sido empregada para auxiliar na determinação do potencial de malignidade dos PPGL é o escore de PASS (*Pheochromocytoma of the Adrenal Gland Scaled Score*).[39,57] O escore de PASS avalia: a) invasão vascular (escore = 1), capsular (escore = 1) ou de tecido adiposo periadrenal (escore = 2); b) crescimento difuso ou nichos volumosos (escore = 2); c) necrose focal ou difusa (escore = 2); d) alta celularidade (escore = 2); e) tumor com células espiculadas (escore = 2); f) monotonia celular (escore = 2); g) índice mitótico (> 3/10; escore = 2); h) mitoses atípicas (escore =2); i) pleomorfismo nuclear (escore = 1); j) hipercromasia (escore= 1). Um escore de PASS ≥ 4 sugere um maior potencial para comportamento biologicamente mais agressivo.[39,58] O escore de PASS é excelente para descartar o potencial de malignidade dos feocromocitomas, mas apresenta uma baixa especificidade para determinar o risco de malignidade. Até o momento, não há um modelo de estratificação de risco que combine os dados histológicos e genéticos.

Em 2017, o primeiro sistema de estadiamento TNM para PPGL foi introduzido (Tabela 152.4).[40] Feocromocitomas < 5 cm são classificados como T_1, enquanto feocromocitomas ≥ 5 cm ou paragangliomas simpáticos de qualquer tamanho são estadiados como T_2. PPGLs localmente invasivos são classificados como T_3.

Tabela 152.4. Estadiamento TNM para feocromocitomas e paragangliomas

Tumor primário	
TX	O tumor primário não pode ser avaliado
T1	Tumor < 5 cm na maior dimensão, sem invasão extra-adrenal
T2	Tumor ≥ 5 cm ou paraganglioma simpático de qualquer tamanho, sem invasão extra-adrenal
T3	Tumor de qualquer tamanho com invasão nos tecidos adjacentes (fígado, pâncreas, baço e rins)
Linfonodos regionais	
NX	Linfonodos regionais não podem ser avaliados
N0	Sem metástase linfonodal
N1	Metástase de linfonodos regionais
Metástase a distância	
M0	Sem metástase à distância
M1	Metástase à distância
	M1a: metástase à distância apenas para osso
	M1b: metástase à distância apenas para linfonodos distantes/fígado ou pulmão
	M1c: metástase à distância para o osso e vários outros locais

Estadiamento			
I	T1	N0	M0
II	T2	N0	M0
III	T1	N1	M0
	T2	N1	M0
	T3	Qualquer N	M0
IV	Qualquer T	Qualquer N	M1

Fonte: Desenvolvido pela autoria.

Aproximadamente 35% dos pacientes se apresentam com metástases sincrônicas, enquanto 65% desenvolvem metástases após um tempo de seguimento médio de 5,5 anos. Os principais sítios de metástases são ossos (59%), linfonodos (47%), fígado (38%) e pulmão (36%).[56,59] Aproximadamente 20% dos pacientes com PPGL metastáticos desenvolvem somente doença metastática óssea. As metástases ósseas são principalmente líticas.

Tratamento

PPGL localizado

Os pacientes com PPGL funcionantes devem ser submetidos a um preparo pré-operatório que consiste no bloqueio α-adrenérgico para prevenir complicações cardiovasculares. Esse preparo deve ser iniciado no mínimo 14 dias antes da cirurgia a fim de se permitir o adequado controle pressórico e da frequência cardíaca. O tratamento deve incluir também uma dieta rica em sódio e líquidos para corrigir a depleção volêmica causada pela vasoconstrição e evitar hipotensão grave pós-operatória.[38] Recomendamos o uso de bloqueadores seletivos dos receptores α_1 (prazosina ou doxazosina de liberação lenta) para controle da hipertensão e dos sintomas adrenérgicos. A dose inicial de doxazosina é 1 mg duas vezes/dia e deve ser titulada em geral até 6 a 12 mg/dia. O objetivo do tratamento é manter uma pressão < 130 × 80 mmHg na posição supina e uma pressão sistólica > 90 mmHg em ortostase. Se o paciente apresentar hipotensão postural, a dose do α-bloqueador deve ser ajustada para evitar hipotensão postural e outras classes de anti-hipertensivos devem ser adicionadas (preferencialmente bloqueadores de canal de canal de cálcio). O uso de β-bloqueador deve ser iniciado somente nos pacientes que já estão em uso de α-bloqueador e apresentaram taquicardia reflexa durante o α-bloqueio. Os bloqueadores α_1 devem ser suspensos 12 horas antes da cirurgia para evitar hipotensão refratária após a ressecção do tumor.

A ressecção cirúrgica está indicada inicialmente para os tumores primários, sendo a via preferencial laparoscópica. Os tumores com mais de 8 cm e sinais radiológicos de invasão local devem ser abordados por via aberta.

PPGL metastático

O tratamento dos PPGL metastáticos inclui o tratamento dos sintomas adrenérgicos com α-bloqueio, tratamento sistêmico para controle de crescimento tumoral, terapia antirreabsortiva para metástases ósseas e terapias locais (radioterapia e ablação). A terapia com α-bloqueio para prevenção e tratamento de crises adrenérgicas está indicada para os PPGL funcionantes e segue as mesmas orientações descritas no preparo perioperatório. Vale ressaltar que os pacientes com PPGL funcionantes devem estar adequadamente α-bloqueados antes de qualquer terapia sistêmica para prevenir crises adrenérgicas causada pela lise tumoral.

Como os PPGL metastáticos são em geral indolentes e associados a uma sobrevida global média superior a 5 anos, a ressecção cirúrgica para *debulking* deve ser considerada no tratamento.[60] Fatores associados à rápida progressão de doença incluem sexo masculino, idade avançada ao diagnóstico, tumores volumosos e não ressecção do tumor primário.[56]

O tratamento sistêmico está indicado no diagnóstico inicial de doença metastática em pacientes sintomáticos ou na vigência de progressão de doença documentada por critérios de RECIST (Tabela 152.5 e Figura 152.3). A forma de tratamento mais estudada é a terapia com [131]-I-MIBG. Como o MIBG apresenta uma estrutura similar à da NA, ele é captado pelas células tumorais e induz morte celular causada pela emissão de radiação β. Aproximadamente 50% das lesões metastáticas têm uma captação positiva no MIBG. Dessa forma, o [131]-I-MIBG é a 1ª linha de tratamento nesse grupo com captação positiva. As taxas de resposta objetiva ao [131]-I-MIBG variam de 22 a 48%.[61] O único estudo fase II com [131]-I-MIBG (dose 492 a 1.160 mCi fracionada em várias aplicações) demonstrou resposta objetiva em 22% dos pacientes com PPGL malignos.[62] Os efeitos tóxicos mais importantes foram neutropenia (87%) e trombocitopenia (83%). Recentemente, a tecnologia de preparo do [131]-I-MIBG foi aperfeiçoada, gerando um [131]-I-MIBG de alta seletividade (Azedra) com uma capacidade maior de liberar radioatividade no tumor por dose (92,5 *versus* 1,59 MBq/kg). Um estudo fase II com Azedra em 68 pacientes com PPGL metastático mostrou uma taxa de 30% de resposta parcial e 68% de doença estável após a segunda dose do Azedra.[63] Após a primeira dose de tratamento, 25% dos pacientes tiveram uma redução de 50% nas medicações anti-hipertensivas com duração mínima de 6 meses. O tratamento com AZEDRA foi também associado a uma redução ≥ 50% na normetanefrina plasmática em 44% dos pacientes com duração mediana de resposta de 10 meses. Os efeitos colaterais mais frequentes foram toxicidade hematológica, náusea, vômitos, fadiga, boca seca e cefaleia. Toxicidade hematológica grau 3 ou 4 foi evidenciada em 72% dos pacientes, mas somente 25% receberam terapia de suporte hematológico.[63] O AZEDRA foi aprovado pela agência americana Food and Drug Administration (FDA) para tratamento de PPGL metastáticos.

Tabela 152.5. Resposta objetiva baseada nos critérios de RECIST associadas às terapias sistêmicas para os feocromocitomas e paragangliomas metastáticos

Tratamento	Estudo	N	Taxa de resposta objetiva (%)
^{131}I-MIBG (AZEDRA)*	Fase II	50	30
^{90}Y-DOTATOC	Fase II	25	0
^{177}Lu-DOTATOC	Fase II	12	17
Ciclofosfamida e dacarbazina	Retrospectivo	52	25
Temozolomida	Retrospectivo	15	33
Everolimus	Fase II	7	0
Sunitinibe	Fase II	17	18
Cabozantinibe#	Fase II	15	53%

*Duas doses de AZEDRA; #Dados não publicados.
Fonte: Desenvolvida pela autoria.

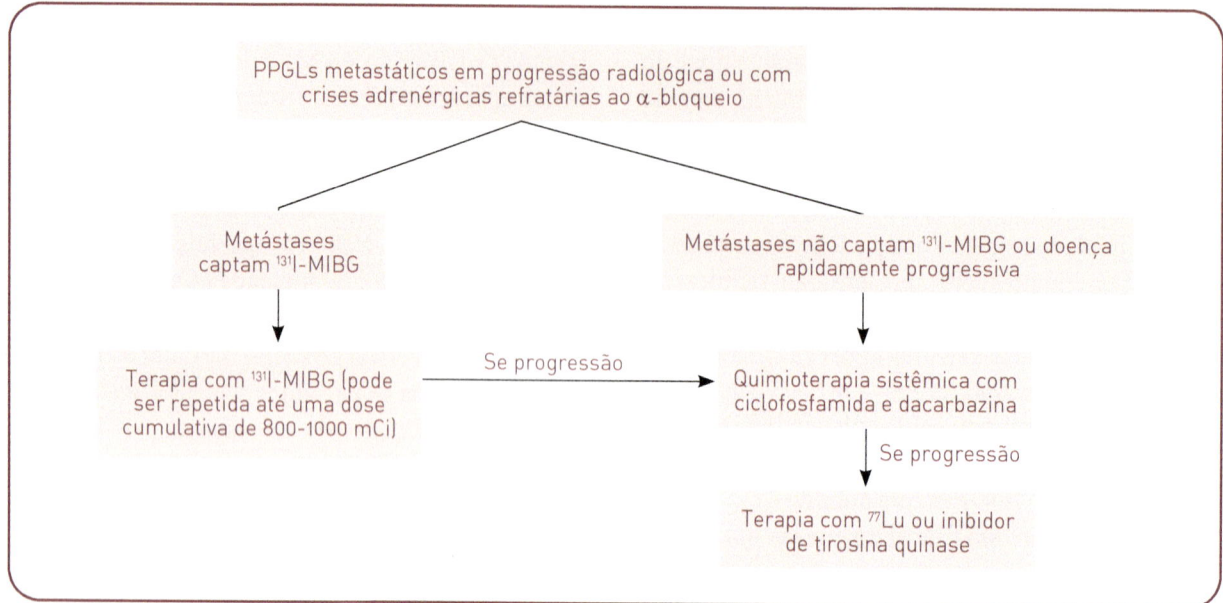

FIGURA 152.3 – Algoritmo para tratamento dos feocromocitomas e paragangliomas (PPGL) metastáticos. MIBG, metaiodobenzilguanidina.
Fonte: Desenvolvida pela autoria.

O esquema de terapia citotóxica mais comumente usado para tratar PPGL metastáticos inclui ciclofosfamida, vincristina e dacarbazina. A terapia citotóxica está indicada para os pacientes que apresentaram progressão de doença após uma dose cumulativa elevada de ^{131}I-MIBG ou para os pacientes com lesões metastáticas que não captam ^{131}I-MIBG. Os estudos que avaliam a eficácia da quimioterapia são limitados pelo seu caráter retrospectivo e pelo fato de não avaliarem resposta utilizando critérios de RECIST. Uma metanálise mostrou uma taxa de resposta de aproximadamente 37% (resposta parcial ou estabilização de doença estável) associada com melhores controle pressórico e resposta bioquímica.[64]

Os tumores com mutações nos genes que codificam as enzimas do ciclo de Krebs geralmente reduzem a expressão da 6-metilguanidina-DNA-metiltransferase (MGMT), predispondo-os a uma melhor resposta terapêutica à temozolamida. Os tumores associados às mutações SDHB são deficientes em MGMT e, portanto, podem responder melhor à terapia com CVD ou temozolomida. A terapia com temozolamida promoveu uma taxa de resposta parcial de 33% em PPGL metastáticos, mas somente em pacientes com VP no SDHB.[65]

Terapia antiangiogênica com inibidores de tirosinaquinase foi avaliada em pacientes com PPGL metastáticos (Tabela 152.3). O sunitinibe foi avaliado em 17 pacientes com PPGL metastáticos, dos quais três apresentaram efeitos adversos graves com suspensão da medicação, três tiveram resposta parcial e cinco, doença estável.[45] Atualmente, a eficácia do sunitinibe está sendo investigada em um estudo fase II placebo-controlado (*First International Randomized Study in Malignant Progressive Pheochromocytoma and Paraganglioma, FIRSTMAPPP, NCT01371201*). Um estudo fase II com pazopanibe em sete pacientes com somente uma resposta parcial, enquanto quatro pacientes apresentaram progressão de doença. Além disso, o pazopanibe foi associado a efeitos adversos cardiovasculares graves como piora da hipertensão e cardiomiopatia, resultando em redução ou suspensão da droga.[66] O everolimus, inibidor de mTORC1, não mostrou benefício em pacientes com PPGL metastáticos, com a maiorias dos pacientes apresentando progressão de doença ou doença estável.[67] Resultados preliminares de um estudo fase II com cabozantinibe, inibidor de cMET, mostram-se promissores com taxa de resposta parcial de 53% em pacientes com PPGL metastáticos.

Como metástases ósseas (principalmente líticas) são frequentes nos PPGL metastáticos, o uso de terapia antirreabsortiva com ácido zoledrônico está indicado para prevenir a ocorrência de eventos ósseos adversos (fraturas e dor). Terapias locais (radioterapia ou ablação por radiointervenção) podem também sem usadas para controle de dor, prevenção de fraturas e compressão medular.[61]

^{90}Y-DOTATOC e ^{177}Lu-DOTATOC podem ser usados em pacientes com lesões metastáticas positivas para receptores de somatostatina. No entanto, o ^{90}Y-DOTATOC e ^{177}Lu-DOTATOC foram avaliados somente em séries retrospectivas pequenas.[68,69] O ^{177}Lu-DOTATOC parece ter maior eficácia e menos toxicidade que o ^{90}Y-DOTATOC.

Seguimento de PPGL de alto risco ou metastáticos

Pacientes de alto risco (FEO > 5 cm, PGL de qualquer tamanho ou carreadores de alterações genéticas no SDHB) ou com doença metastática devem ser submetidos a um seguimento para detecção de metástases ou reestadiamento para avaliar progressão de doença. O seguimento bioquímico com metanefrinas plasmáticas deve ser anualmente para os PPGL funcionantes ao diagnóstico. Recomendamos RNM ou TC de abdome/pelve e TC de tórax a cada 6 meses durante os 2 primeiros anos e, depois, anualmente. Recomendamos também cintilografia com ^{131}I-MIBG com SPECT-CT anualmente, podendo ser prolongado o intervalo em pacientes com doença estável e sem planejamento de terapia sistêmica. A cintilografia com ^{131}I-MIBG tem o objetivo de rastrear lesões ósseas metastáticas (que podem não ser evidenciadas nas imagens de abdômen e tórax), determinar captação de MIBG pelas metástases e avaliar resposta ao tratamento com ^{131}I-MIBG. Em pacientes com PPGL metastáticos que não captam ^{131}I-MIBG, a cintilografia com ^{131}I-MIBG pode ser substituída pelo PET/CT com ^{68}Ga-DOTATATE ou PET/CT com ^{18}FDG (na impossibilidade de realizar o primeiro). Evidências apontam que o PET/CT com ^{68}Ga-DOTATATE é o exame de maior sensibilidade para a detecção de lesões metastáticas nos pacientes com PPGL, mas ainda não é facilmente disponível no Brasil (principalmente na rede pública).[70]

REFERÊNCIAS

1. Else T, Kim AC, Sabolch A, Raymond VM, Kandathil A, Caoili EM, et al. Adrenocortical carcinoma. Endocr Rev. 2014;35(2):282-326.
2. Sharma E, Dahal S, Sharma P, Bhandari A, Gupta V, Amgai B, et al. The characteristics and trends in adrenocortical carcinoma: a United States population based study. J Clin Med Res. 2018;10(8):636-40.
3. Faria AM, Almeida MQ. Differences in the molecular mechanisms of adrenocortical tumorigenesis between children and adults. Mol Cell Endocrinol. 2012;351(1):52-7.
4. Ferreira AM, Brondani VB, Helena VP, Charchar HLS, Zerbini MCN, Leite LAS, et al. Clinical spectrum of Li-Fraumeni syndrome/Li-Fraumeni-like syndrome in Brazilian individuals with the TP53 p.R337H mutation. J Steroid Biochem Mol Biol. 2019;190:250-5.
5. Libe R. Adrenocortical carcinoma (ACC): diagnosis, prognosis, and treatment. Front Cell Dev Biol. 2015;3:45.
6. Wajchenberg BL, Albergaria Pereira MA, Medonca BB, Latronico AC, Campos Carneiro P, Alves VA, et al. Adrenocortical carcinoma: clinical and laboratory observations. Cancer. 2000;88(4):711-36.
7. Hsing AW, Nam JM, Co Chien HT, McLaughlin JK, Fraumeni JF Jr. Risk factors for adrenal cancer: an exploratory study. Int J Cancer. 1996;65(4):432-6.
8. Casaburi I, Avena P, De Luca A, Chimento A, Sirianni R, Malivindi R, et al. Estrogen related receptor alpha (ERRalpha) a promising target for the therapy of adrenocortical carcinoma (ACC). Oncotarget. 2015;6(28):25135-48.
9. Bougeard G, Renaux-Petel M, Flaman JM, Charbonnier C, Fermey P, Belotti M, et al. Revisiting Li-Fraumeni syndrome from TP53 mutation carriers. J Clin Oncol. 2015;33(21):2345-52.
10. Weksberg R, Shuman C, Beckwith JB. Beckwith-Wiedemann syndrome. Eur J Hum Genet. 2010;18(1):8-14.
11. Zheng S, Cherniack AD, Dewal N, Moffitt RA, Danilova L, Murray BA, et al. Comprehensive pan-genomic characterization of adrenocortical carcinoma. Cancer Cell. 2016;29(5):723-36.
12. Assie G, Letouze E, Fassnacht M, Jouinot A, Luscap W, Barreau O, et al. Integrated genomic characterization of adrenocortical carcinoma. Nat Genet. 2014;46(6):607-12.
13. Mohan DR, Lerario AM, Else T, Mukherjee B, Almeida MQ, Vinco M, et al. Targeted assessment of G0S2 methylation identifies a rapidly recurrent, routinely fatal molecular subtype of adrenocortical carcinoma. Clin Cancer Res. 2019;25(11):3276-88.
14. Bancos I, Arlt W. Diagnosis of a malignant adrenal mass: the role of urinary steroid metabolite profiling. Curr Opin Endocrinol Diabetes Obes. 2017;24(3):200-7.
15. Fassnacht M, Arlt W, Bancos I, Dralle H, Newell-Price J, Sahdev A, et al. Management of adrenal incidentalomas: European Society of Endocrinology Clinical Practice Guideline in collaboration with the European Network for the Study of Adrenal Tumors. Eur J Endocrinol. 2016;175(2):G1-G34.
16. Fassnacht M, Dekkers OM, Else T, Baudin E, Berruti A, de Krijger R, et al. European Society of Endocrinology

Clinical Practice Guidelines on the management of adrenocortical carcinoma in adults, in collaboration with the European Network for the Study of Adrenal Tumors. Eur J Endocrinol. 2018;179(4):G1-G46.

17. Zini L, Porpiglia F, Fassnacht M. Contemporary management of adrenocortical carcinoma. Eur Urol. 2011;60(5):1055-65.

18. Fassnacht M, Allolio B. Clinical management of adrenocortical carcinoma. Best Pract Res Clin Endocrinol Metab. 2009;23(2):273-89.

19. Lau SK, Weiss LM. The Weiss system for evaluating adrenocortical neoplasms: 25 years later. Hum Pathol. 2009;40(6):757-68.

20. Assie G, Jouinot A, Bertherat J. The 'omics' of adrenocortical tumours for personalized medicine. Nat Rev Endocrinol. 2014;10(4):215-28.

21. Faria AM, Sbiera S, Ribeiro TC, Soares IC, Mariani BM, Freire DS, et al. Expression of LIN28 and its regulatory microRNAs in adult adrenocortical cancer. Clin Endocrinol (Oxf). 2015;82(4):481-8.

22. Michalkiewicz E, Sandrini R, Figueiredo B, Miranda EC, Caran E, Oliveira-Filho AG, et al. Clinical and outcome characteristics of children with adrenocortical tumors: a report from the International Pediatric Adrenocortical Tumor Registry. J Clin Oncol. 2004;22(5):838-45.

23. Sbiera S, Schmull S, Assie G, Voelker HU, Kraus L, Beyer M, et al. High diagnostic and prognostic value of steroidogenic factor-1 expression in adrenal tumors. J Clin Endocrinol Metab. 2010;95(10):E161-71.

24. Maharjan R, Backman S, Akerstrom T, Hellman P, Bjorklund P. Comprehensive analysis of CTNNB1 in adrenocortical carcinomas: Identification of novel mutations and correlation to survival. Sci Rep. 2018;8(1):8610.

25. De Francia S, Ardito A, Daffara F, Zaggia B, Germano A, Berruti A, et al. Mitotane treatment for adrenocortical carcinoma: an overview. Minerva Endocrinol. 2012;37(1):9-23.

26. Reibetanz J, Jurowich C, Erdogan I, Nies C, Rayes N, Dralle H, et al. Impact of lymphadenectomy on the oncologic outcome of patients with adrenocortical carcinoma. Ann Surg. 2012;255(2):363-9.

27. Terzolo M, Zaggia B, Allasino B, De Francia S. Practical treatment using mitotane for adrenocortical carcinoma. Curr Opin Endocrinol Diabetes Obes. 2014;21(3):159-65.

28. Srougi V, de Bessa J Jr, Tanno FY, Ferreira AM, Hoff AO, Bezerra JE, et al. Adjuvant radiotherapy for the primary treatment of adrenocortical carcinoma: Are we offering the best? Int Braz J Urol. 2017;43(5):841-8.

29. Sbiera S, Leich E, Liebisch G, Sbiera I, Schirbel A, Wiemer L, et al. Mitotane inhibits Sterol-O-Acyl Transferase 1 triggering lipid-mediated endoplasmic reticulum stress and apoptosis in adrenocortical carcinoma cells. Endocrinology. 2015;en20151367.

30. Hescot S, Slama A, Lombes A, Paci A, Remy H, Leboulleux S, et al. Mitotane alters mitochondrial respiratory chain activity by inducing cytochrome c oxidase defect in human adrenocortical cells. Endocr Relat Cancer. 2013;20(3):371-81.

31. Gharzai LA, Green MD, Griffith KA, Else T, Mayo CS, Hesseltine E, et al. Adjuvant radiation improves recurrence-free survival and overall survival in adrenocortical carcinoma. J Clin Endocrinol Metab. 2019;104(9):3743-50.

32. Fassnacht M, Terzolo M, Allolio B, Baudin E, Haak H, Berruti A, et al. Combination chemotherapy in advanced adrenocortical carcinoma. N Engl J Med. 2012;366(23):2189-97.

33. Berruti A, Terzolo M, Sperone P, Pia A, Della Casa S, Gross DJ, et al. Etoposide, doxorubicin and cisplatin plus mitotane in the treatment of advanced adrenocortical carcinoma: a large prospective phase II trial. Endocr Relat Cancer. 2005;12(3):657-66.

34. Cosentini D, Grisanti S, Dalla Volta A, Lagana M, Fiorentini C, Perotti P, et al. Immunotherapy failure in adrenocortical cancer: where next? Endocr Connect. 2018;7(12):E5-E8.

35. Jasim S, Habra MA. Management of adrenocortical carcinoma. Curr Oncol Rep. 2019;21(3):20.

36. de Freitas RMC, Caldas J, Verst SM, Hoff AO, Bezerra Neto JE, Fragoso M. Crossed-probes cryoablation for the treatment of a sclerotic vertebral metastasis abutting the spinal canal. J Vasc Interv Radiol. 2020;31(2):284-5.

37. Berruti A, Baudin E, Gelderblom H, Haak HR, Porpiglia F, Fassnacht M, et al. Adrenal cancer: ESMO Clinical Practice Guidelines for diagnosis, treatment and follow-up. Ann Oncol. 2012;23(7):vii131-8.

38. Lenders JW, Duh QY, Eisenhofer G, Gimenez-Roqueplo AP, Grebe SK, Murad MH, et al. Pheochromocytoma and paraganglioma: an endocrine society clinical practice guideline. The Journal of clinical endocrinology and metabolism. 2014;99(6):1915-42.

39. Stenman A, Zedenius J, Juhlin CC. The value of histological algorithms to predict the malignancy potential of pheochromocytomas and abdominal paragangliomas-a meta-analysis and systematic review of the literature. Cancers (Basel). 2019;11(2).

40. Roman-Gonzalez A, Jimenez C. Malignant pheochromocytoma-paraganglioma: pathogenesis, TNM staging, and current clinical trials. Curr Opin Endocrinol Diabetes Obes. 2017;24(3):174-83.

41. Plouin PF, Amar L, Dekkers OM, Fassnacht M, Gimenez-Roqueplo AP, Lenders JW, et al. European Society of Endocrinology Clinical Practice Guideline for long-term follow-up of patients operated on for a phaeochromocytoma or a paraganglioma. Eur J Endocrinol. 2016;174(5):G1-G10.

42. Kimura N, Takekoshi K, Naruse M. Risk stratification on pheochromocytoma and paraganglioma from laboratory and clinical medicine. J Clin Med. 2018;7(9).
43. Curras-Freixes M, Pineiro-Yanez E, Montero-Conde C, Apellaniz-Ruiz M, Calsina B, Mancikova V, et al. PheoSeq: A targeted next-generation sequencing assay for pheochromocytoma and paraganglioma diagnostics. J Mol Diagn. 2017;19(4):575-88.
44. Fishbein L, Leshchiner I, Walter V, Danilova L, Robertson AG, Johnson AR, et al. Comprehensive molecular characterization of pheochromocytoma and paraganglioma. Cancer Cell. 2017;31(2):181-93.
45. Ayala-Ramirez M, Chougnet CN, Habra MA, Palmer JL, Leboulleux S, Cabanillas ME, et al. Treatment with sunitinib for patients with progressive metastatic pheochromocytomas and sympathetic paragangliomas. The Journal of Clinical Endocrinology and Metabolism. 2012;97(11):4040-50.
46. Nielsen SM, Rhodes L, Blanco I, Chung WK, Eng C, Maher ER, et al. Von Hippel-Lindau disease: genetics and role of genetic counseling in a multiple neoplasia syndrome. J Clin Oncol. 2016;34(18):2172-81.
47. Shen MH, Harper PS, Upadhyaya M. Molecular genetics of neurofibromatosis type 1 (NF1). J Med Genet. 1996;33(1):2-17.
48. Benn DE, Robinson BG, Clifton-Bligh RJ. 15 Years of paraganglioma: clinical manifestations of paraganglioma syndromes types 1-5. Endocr Relat Cancer. 2015;22(4):T91-103.
49. Pamporaki C, Hamplova B, Peitzsch M, Prejbisz A, Beuschlein F, Timmers H, et al. Characteristics of pediatric vs adult pheochromocytomas and paragangliomas. The Journal of Clinical Endocrinology and Metabolism. 2017;102(4):1122-32.
50. Lee H, Jeong S, Yu Y, Kang J, Sun H, Rhee JK, et al. Risk of metastatic pheochromocytoma and paraganglioma in. J Med Genet. 2020;57(4):217-25.
51. Burnichon N, Rohmer V, Amar L, Herman P, Leboulleux S, Darrouzet V, et al. The succinate dehydrogenase genetic testing in a large prospective series of patients with paragangliomas. The Journal of Clinical Endocrinology and Metabolism. 2009;94(8):2817-27.
52. Group NGSIPS, Toledo RA, Burnichon N, Cascon A, Benn DE, Bayley JP, et al. Consensus Statement on next-generation-sequencing-based diagnostic testing of hereditary phaeochromocytomas and paragangliomas. Nat Rev Endocrinol. 2017;13(4):233-47.
53. Bhatia KS, Ismail MM, Sahdev A, Rockall AG, Hogarth K, Canizales A, et al. 123I-metaiodobenzylguanidine (MIBG) scintigraphy for the detection of adrenal and extra-adrenal phaeochromocytomas: CT and MRI correlation. Clin Endocrinol (Oxf). 2008;69(2):181-8.
54. Wiseman GA, Pacak K, O'Dorisio MS, Neumann DR, Waxman AD, Mankoff DA, et al. Usefulness of 123I-MIBG scintigraphy in the evaluation of patients with known or suspected primary or metastatic pheochromocytoma or paraganglioma: results from a prospective multicenter trial. J Nucl Med. 2009;50(9):1448-54.
55. Dhir M, Li W, Hogg ME, Bartlett DL, Carty SE, McCoy KL, et al. Clinical predictors of malignancy in patients with pheochromocytoma and paraganglioma. Ann Surg Oncol. 2017;24(12):3624-30.
56. Hamidi O, Young WF Jr, Iniguez-Ariza NM, Kittah NE, Gruber L, Bancos C, et al. Malignant pheochromocytoma and paraganglioma: 272 patients over 55 years. The Journal of Clinical Endocrinology and Metabolism. 2017;102(9):3296-305.
57. Corssmit EPM, Snel M, Kapiteijn E. Malignant pheochromocytoma and paraganglioma: management options. Curr Opin Oncol. 2020;32(1):20-6.
58. Thompson LD. Pheochromocytoma of the adrenal gland scaled score (PASS) to separate benign from malignant neoplasms: a clinicopathologic and immunophenotypic study of 100 cases. Am J Surg Pathol. 2002;26(5):551-66.
59. Hescot S, Curras-Freixes M, Deutschbein T, van Berkel A, Vezzosi D, Amar L, et al. Prognosis of malignant pheochromocytoma and paraganglioma (MAPP-Prono Study): a European Network for the Study of Adrenal Tumors Retrospective Study. J Clin Endocrinol Metab. 2019;104(6):2367-74.
60. Roman-Gonzalez A, Zhou S, Ayala-Ramirez M, Shen C, Waguespack SG, Habra MA, et al. Impact of surgical resection of the primary tumor on overall survival in patients with metastatic pheochromocytoma or sympathetic paraganglioma. Ann Surg. 2018;268(1):172-8.
61. Baudin E, Habra MA, Deschamps F, Cote G, Dumont F, Cabanillas M, et al. Therapy of endocrine disease: treatment of malignant pheochromocytoma and paraganglioma. Eur J Endocrinol. 2014;171(3):R111-22.
62. Gonias S, Goldsby R, Matthay KK, Hawkins R, Price D, Huberty J, et al. Phase II study of high-dose [131I] metaiodobenzylguanidine therapy for patients with metastatic pheochromocytoma and paraganglioma. J Clin Oncol. 2009;27(25):4162-8.
63. Pryma DA, Chin BB, Noto RB, Dillon JS, Perkins S, Solnes L, et al. Efficacy and safety of high-specific-activity (131)I-MIBG therapy in patients with advanced pheochromocytoma or paraganglioma. J Nucl Med. 2019;60(5):623-30.
64. Niemeijer ND, Alblas G, van Hulsteijn LT, Dekkers OM, Corssmit EP. Chemotherapy with cyclophosphamide, vincristine and dacarbazine for malignant paraganglioma

and pheochromocytoma: systematic review and meta-analysis. Clin Endocrinol (Oxf). 2014;81(5):642-51.

65. Hadoux J, Favier J, Scoazec JY, Leboulleux S, Al Ghuzlan A, Caramella C, et al. SDHB mutations are associated with response to temozolomide in patients with metastatic pheochromocytoma or paraganglioma. Int J Cancer. 2014;135(11):2711-20.

66. Jasim S, Suman VJ, Jimenez C, Harris P, Sideras K, Burton JK, et al. Phase II trial of pazopanib in advanced/progressive malignant pheochromocytoma and paraganglioma. Endocrine. 2017;57(2):220-5.

67. Oh DY, Kim TW, Park YS, Shin SJ, Shin SH, Song EK, et al. Phase 2 study of everolimus monotherapy in patients with nonfunctioning neuroendocrine tumors or pheochromocytomas/paragangliomas. Cancer. 2012;118(24):6162-70.

68. Forrer F, Riedweg I, Maecke HR, Mueller-Brand J. Radiolabeled DOTATOC in patients with advanced paraganglioma and pheochromocytoma. QJ Nucl Med Mol Imaging. 2008;52(4):334-40.

69. Kong G, Grozinsky-Glasberg S, Hofman MS, Callahan J, Meirovitz A, Maimon O, et al. Efficacy of peptide receptor radionuclide therapy for functional metastatic paraganglioma and pheochromocytoma. The Journal of Clinical Endocrinology and Metabolism. 2017;102(9):3278-87.

70. Janssen I, Blanchet EM, Adams K, Chen CC, Millo CM, Herscovitch P, et al. Superiority of [68Ga]-DOTATATE PET/CT to other functional imaging modalities in the localization of SDHB-associated metastatic pheochromocytoma and paraganglioma. Clin Cancer Res. 2015;21(17):3888-95.

153

Neoplasias Neuroendócrinas

Rachel Jorge Dino Cossetti Leal
Suilane Coelho Ribeiro Oliveira

DESTAQUES

- As neoplasias neuroendócrinas (NEN) são tumores raros que derivam da crista neural embriônica, neuroectoderma e endoderma, podendo se desenvolver em diversos locais do organismo. Em 90% dos casos, ocorrem no trato gastroenteropancreático, mas podem ainda surgir no pulmão, timo, tireoide, paratireoide, hipófise, adrenal, paragânglios e ovário.
- As células do sistema neuroendócrino são identificadas por seus produtos celulares específicos, peptídeos e aminas biogênicas, que, em geral, funcionam como hormônios ou neurotransmissores.
- As NEN preservam e amplificam a atividade de suas células de origem, com a produção de seus produtos celulares, que podem gerar síndromes clínicas típicas no caso de tumores funcionantes ou podem ser biologicamente inativos (tumores não funcionantes).
- Os fatores relacionados ao prognóstico das NEN são idade, sexo, grau histológico, sítio primário e estádio ao diagnóstico.
- A abordagem da doença localizada baseia-se na ressecção cirúrgica completa com margens livres, o único tratamento com melhora significativa da sobrevida em 5 anos.
- A escolha do tipo de tratamento na doença metastática a ser empregado depende de diversos fatores, incluindo a localização do tumor primário, o padrão de metástases, a expressão de receptores de somatostatina e a atividade hormonal do tumor.
- Em casos que já se apresentam com doença metastática, carcinomatose peritonial ou mesenterite retrátil, a remoção do tumor primário ainda deve ser considerada para prevenção de complicações locais, como obstrução intestinal ou isquemia mesentérica.

INTRODUÇÃO

As neoplasias neuroenndócrinas (NEN) são tumores raros que derivam da crista neural embriônica, neuroectoderma e endoderma, podendo se desenvolver em diversos locais do organismo. Em 90% dos casos ocorrem no trato gastroenteropancreático, mas podem ainda surgir no pulmão, timo, tireoide, paratireoide, hipófise, adrenal, paragânglios e ovário.[1] As NEN constituem um grupo heterogêneo de neoplasias que compartilham certas características biológicas e morfológicas, com a manifestação de síndromes de secreção hormonal.[2] Têm origem nas células enterocromafins (ECF) do sistema neuroendócrino difuso, que secretam diversas aminas e peptídeos com perfis hormonais distintos de acordo com seu local de origem.[3] O termo "carcinoide" (do alemão, *Karzinoide*) foi introduzido, em 1907, por Oberndorfer para designar tumores ileais que se originavam das células ECF, secretavam serotonina e apresentavam melhor prognóstico em relação aos adenocarcinomas.[4,5] Essa terminologia foi aplicada para os tumores neuroendócrinos bem diferenciados originados no trato digestivo, pulmão ou sítios primários raros como rins ou ovários, porém vem caindo em desuso devido à falsa interpretação de benignidade das lesões.[6,7] O termo "neuroendócrino" deriva da relação fenotípica com as células neurais na expressão de algumas proteínas, como a sinaptofisina (Sin), enolase neurônio-específica (ENS) e cromogranina A (CgA).

EPIDEMIOLOGIA

A incidência das NEN vem aumentando ao longo dos anos para todas as localizações, grau e estádio da doença. No registro do Programa Surveillance, Epidemiology, and End Results (SEER), a incidência das NEN aumentou de 1,09/100 mil habitantes em 1973 para 6,98/100 mil habitantes em 2012 na população americana.[8] Entre as NEN do trato gastroenteropancreático (NEN-GEP), houve aumento do diagnóstico de doença localizada (6,53, IC 95% 6,08-6,97; P < 0,001) e grau 1 (18,93; IC 95% 17,44-20,43; P < 0,001).[9] Essa maior incidência pode, em parte, ser explicada pelos avanços na classificação tumoral, rastreio e diagnóstico das neoplasias, mas não se pode excluir uma relação com as mudanças de hábitos alimentares populacionais, com os fatores ambientais e até mesmo o uso de novas medicações.

A localização das NEN também parece estar mudando ao longo dos anos. Em uma análise de 2.837 casos no período de 1950-1971, os sítios primários mais comuns de NEN foram apêndice em primeiro lugar, seguido de reto, íleo, pulmão e estômago,[10] com aumento na proporção de NEN pulmonares e gástricas e uma diminuição na proporção de NENs de apêndice no período entre 1973 e 1991.[11]

A idade média ao diagnóstico das NEN é de 63 anos. A sobrevida global mediana para todos os pacientes foi de 9,3 anos (112 meses). As NEN de reto (24,6 anos) e apêndice (> 30,0 anos) apresentam uma melhor sobrevida mediana entre os demais sítios, enquanto as NEN de pâncreas (3,6 anos) e de pulmão (5,5 anos) têm uma sobrevida mediana pior. As NEN localizadas têm uma melhor sobrevida global mediana (> 30 anos) comparada às NEN regionais (10,2 anos) e metastáticas (12 meses) ($P<0,001$).[8]

Origem embriológica e histologia

As células neuroendócrinas têm um núcleo uniforme e citoplasma com grânulos abundantes ou fracamente corado, o que dificulta seu reconhecimento à hematoxilina-eosina. Marcadores imunes possibilitam sua identificação correta. No nível ultraestrutural, essas células caracterizam-se por grânulos secretores citoplasmáticos ligados à membrana. Também contêm pequenas vesículas claras que correspondem às vesículas sinápticas neuronais. A função secretora dessas vesículas é finamente regulada, possibilitando grande precisão na liberação e absorção de diversas substâncias, na proliferação de células mucosas e no controle imune.[12]

As células do sistema neuroendócrino são identificadas por seus produtos celulares específicos, peptídeos e aminas biogênicas, que, em geral, funcionam como hormônios ou neurotransmissores e também como marcadores celulares.

A Sin é uma glicoproteína integral da membrana das vesículas pré-sinápticas dos neurônios e das pequenas vesículas claras das células neuroendócrinas. Sua expressão independe de outros marcadores neuroendócrinos.

As cromograninas (Cg) constituem uma família de proteínas solúveis presentes na matriz dos grânulos secretores de diversas células neuroendócrinas. A CgA é um marcador universal importante do tecido neuroendócrino. No entanto, sua expressão depende do tipo celular e do número de grânulos secretores presentes na célula.

O marcador citosólico mais conhecido é a ENS. Sua marcação deve ser usada com cautela uma vez que pode estar presente em outros tipos teciduais não endócrinos.

O NCAM-CD56 é um marcador celular expresso pelas células neuronais e neuroendócrinas, mas também pode estar presente nos túbulos renais, folículos tireoidianos e em tecidos neoplásicos, como carcinoma pulmonar não pequena célula.

O fator de transcrição CDX2, parte dos genes reguladores do desenvolvimento epitelial intestinal, tem se mostrado marcador confiável das NEN derivadas do intestino médio. Algumas NEN bem diferenciadas, como pulmão, pâncreas e reto, também são positivas para esse marcador, enquanto outras são consistentemente negativas (estômago, tireoide e paragânglios).[13]

Já o fator de transcrição tireoidiano 1 (TTF-1) é expresso em NEN pulmonares, mas não é expresso nas NEN-GEP. Os receptores de somatostatina (SSTR) são identificados principalmente em NEN produtoras de serotonina e gastrinomas, com positividade para SSTR tipo 2 e SSTR tipo 5 em até 90%, e em insulinomas em até 60% dos casos.

Os hormônios altamente específicos para a localização do sítio tumoral são a calcitonina para carcinoma medular da tireoide; a insulina, o glucagon e o polipeptídeo pancreático para tumores pancreáticos; a serotonina e a substância P para tumores neuroendócrinos ileais e do apêndice; e o transportador de monoamina vasoativa 2 (VMAT2) para tumores enterocromafin-like.

O sistema neuroendócrino do trato gastroenteropancreático é o mais extenso do organismo, podendo-se distinguir 15 tipos celulares secretores de diversos hormônios. As NEN preservam e amplificam a atividade de suas células de origem, podendo gerar síndromes clínicas típicas no caso de tumores funcionantes, ou podem ser biologicamente inativos (tumores não funcionantes).

As substâncias secretadas pelas células neuroendócrinas também podem ser importantes para a identificação fenotípica e genotípica das células tumorais. A relação entre o tecido tumoral e seus marcadores séricos está listada no Tabela 153.1.

Tabela 153.1. Tecidos tumorais e marcadores séricos para diagnóstico específico dos tumores neuroendócrinos gastrintestinais[14]

Localização	Hormônios, aminas e peptídeos para diagnóstico específico
Estômago	Histamina, gastrina, peptídeo liberador de gastrina, grelina e obestatina
Duodeno	Somatostatina, colecistocinina, gastrina, secretina, motilina, cromogranina B
Duodeno e jejuno	Polipeptídeo inibitório gástrico
Jejuno e íleo	Serotonina, taquicininas, bradicininas, neurocinina A, neuropeptídeo K, substância P
Pâncreas	Insulina, gastrina, peptídeo intestinal vasoativo (VIP), glucagon, somatostatina, serotonina.
Cólon e reto	Glicetina, polipeptídeo pancreático, peptídeo YY e somatostatina

Fonte: Adaptada de Giandomenico V, 2010.

CLASSIFICAÇÃO

Historicamente, a classificação das NEN se diferenciava entre os órgãos e causava uma confusão considerável. Eram classificadas de acordo com sua origem embriológica em tumores do intestino anterior (brônquios, estômago, pâncreas, vesícula biliar, duodeno), intestino médio (jejuno, íleo, apêndice e cólon direito) e intestino posterior (cólon esquerdo e reto). Quanto à localização tumoral, são definidos os sítios tumorais em estômago, duodeno (incluindo jejuno proximal), íleo (incluindo jejuno distal), apêndice, colo-reto e pâncreas. Os critérios morfológicos e biológicos adotados foram: grau de diferenciação celular; tamanho do tumor; invasão vascular; atividade proliferativa – indicada pela atividade mitótica e Ki67, presença de metástases e invasão de órgãos adjacentes. A atividade hormonal e a associação com certas síndromes clínicas e doenças foram incluídas como parâmetros específicos.[15]

De acordo com a classificação da Organização Mundial de Saúde (OMS) de 2010, as NEN bem diferenciadas (grau 1 e 2) eram classificadas como tumores neuroendócrinos (NET) e os tumores pobremente diferenciados (grau 3) classificados como carcinomas neuroendócrinos (NEC). Entretanto, havia uma confusão entre o grau e a diferenciação celular. A diferenciação celular está associada à semelhança morfológica das células tumorais com as células das ilhotas de Langerhans, e a quanto o grau se refere à agressividade do tumor, em termos de potencial de crescimento e metastatização. Na classificação de 2010, células bem diferenciadas poderiam apresentar um ki67 elevado e ser tecnicamente classificadas como NEC, porém pelo grau de diferenciação celular, muitas vezes poderiam não se mostrar sensíveis a esquemas de quimioterapia recomendados para NEC, o que poderia comprometer o desfecho clínico dos casos.[15]

A última classificação das NEN teve como base uma conferência realizada pela Agência Internacional para pesquisa em Câncer (IARC) em 2017.[2] O ponto-chave dessa classificação é a diferenciação entre tumores neuroendócrinos diferenciados (NET), previamente designados como tumores carcinoides em alguns sistemas e carcinoma neuroendócrino pouco diferenciado (NEC). No novo sistema, um subgrupo de NEN bem diferenciadas, porém com elevado Ki67 (> 20%) ou contagem mitótica (> 20 mitoses/CGA), foi reconhecido, classificado como NET grau 3. Esses tumores bem diferenciados apresentam características genômicas que se assemelham aos NET graus 1 e 2 e diferem das alterações dos tumores pobremente diferenciados (NEC)[15] (Tabela 153.2). A subdivisão morfológica entre os dois subgrupos, NET e NEC, é baseada em evidências genéticas bem como em diferenças clínicas, epidemiológicas, histológicas e prognósticas.

Em vários órgãos, os NET são classificados em graus 1, 2 ou 3 com baswe no índice mitótico e/ou Ki-67, e/ou presença de necrose. Os NEC são considerados de alto grau por definição.

Tabela 153.3. Classificação da Orgaização Mundial de Saúde (OMS) em 2017[15]

Classificação	Mitoses por 10 CGA*	Índice Ki67
NENs bem diferenciadas		
NET grau 1	< 2	< 3
NET grau 2	2 a 20	3 a 20
NET grau 3	> 20	> 20
NENs pobremente diferenciadas		
NEC grau 3	> 20	> 20
Tipo pequenas células		
Tipo grandes células		
MiNEM#		

*CGA: campos de grande aumento; #MiNEN: neoplasia mista endócrina não endócrina. Para qualificar como MiNEN, cada componente deve representar no mímino 30%.
Fonte: Adaptada de Choe J, Kim KW, Kim HJ, et al., 2019.

Assim, em 2017, o American Joint Committee on Cancer (AJCC) propôs uma nova classificação TNM para esses tumores[2] (Tabela 153.3 a 153.8). Nesta última classificação foi separada o TNM para os tumores da região do jejuno/íleo e duodeno/tumores ampulares.

Tabela 153.2. Classificação das neoplasias neuroendócrinas (NEN) pela Organização Mundial de Saúde (OMS) para os sítios pulmão, útero e pâncreas[16]

Sítio	Categoria	Família	Tipo	Grau	Terminologia atual
Pulmão	Neoplasia neuroendócrina (NEN)	Tumor neurendócrino (NET)	Tumor neuroendócrino de pulmão (NET)	G1 G2	Carcinoide Carcinoide atípico
		Carcinoma neuroendócrino (NEC)	Carcinoma de pequenas células do pulmão (NEC pulmonar, tipo pequenas células)		Carcinoma pequenas células de pulmão
			NEC pulmonar tipo grandes células		Carcinoma neuroendócrino de grandes células de pulmão

Continua >>

>> Continuação

Tabela 153.2. Classificação das neoplasias neuroendócrinas (NEN) pela Organização Mundial de Saúde (OMS) para os sítios pulmão, útero e pâncreas[16]

Sítio	Categoria	Família	Tipo	Grau	Terminologia atual
Útero	Neoplasia neuroendócrina	Neoplasia neuroendócrina (NEN)	Tumor neuroendócrino uterino (NET)	G1 G2 G3	Carcinoide Carcinoide atípico Carcinoide atípico
		Carcinoma neuroendócrino (NEC)	NEC uterino, tipo pequenas células		Carcinoma de pequenas células
			NEC uterino, tipo grandes células		Carcinoma neuroendócrino de grandes células
Pâncreas (Pan)	Neoplasia neuroendócrina (NEN)	Tumor neuroendócrino (NET)	Tumor neuroendócrino pancreático	G1 G2 G3	Pan NET G1 Pan NET G2 Pan NET G3
		Carcinoma neuroendócrino (NEC)	NEC pancreático tipo pequenas células		Carcinoma neuroendócrino de pequenas células
			NEC pancreático tipo grandes células		Carcinoma neuroendócrino de grandes células

Fonte: Adaptada de AJCC Cancer Staging Manual, 2018.

Tabela 153.4. Classificação TNM para as neoplasias neuroendócrinas de estômago de acordo com AJCC, 8. ed.[16]

Tumor (T)	
Tx	Tumor primário não pode ser avaliado
T0	Sem evidência de tumor primário
T1	Tumor invade a lâmina própria ou submucosa e tem < 1 cm
T2	Tumor invade a muscular própria ou tem > 1 cm tamanho
T3	Tumor invade através da muscular própria até o tecido subserosos sem penetração sobre a serosa sobrejacente
T4	Tumor invade o peritônio visceral (seroso) ou outros órgãos ou estruturas adjacentes
Para qualquer T, acrescentar (m) para tumores múltiplos [TX(#) ou TX(m), onde X = 1 a 4 e # = número de tumores primários identificados; para múltiplos tumores com diferentes Ts, usar o maior	
Linfonodo (N)	
Nx	Linfonodos não avaliáveis
N0	Linfonodos não acometidos
N1	Metástase para linfonodos regionais
Metástase (M)	
M0	Sem metástase a distância
M1a	Metástase confinada ao fígado
M1b	Metástases em pelo menos um sítio extra-hepático (p. ex., pulmão, ovário, linfonodos não regionais, peritônio e osso)
M1c	Metástase hepatica e extra-hepática

Fonte: Adaptada de AJCC Cancer Staging Manual, 2018.

Tabela 153.5. Classificação TNM para as neoplasias neuroendócrinas de jejuno/íleo de acordo com AJCC, 8. ed.

TUMOR (T)	
Tx	Tumor primário não avaliável
T0	Sem evidência de tumor primário
T1	Invade a lâmina própria ou submucosa e menor ou igual a 1 cm
T2	Invade a muscular própria ou maior que 1 cm
T3	Invade através da muscular própria até o tecido submerso sem penetrar a serosa sobrejacente
T4	Invade peritônio visceral ou outros órgãos adjacentes
LINFONODO (N)	
Nx	Linfonodos não avaliáveis
N0	Nenhum linfonodo acometido
N1	Metástase em ate 12 linfonodos regionais
N2	Massas mesentéricas (> 2 cm) e/ou depósitos modais extensos (12 ou mais), especialmente aqueles que envolvem os vasos mesentéricos superiores
METÁSTASE À DISTÂNCIA (M)	
M0	Sem metástase à distância
M1	Metástase à distância
M1a	Metástase restrita ao fígado
M1b	Metástase em pelo menos 1 sítio extra-hepático (pulmão, ovário, linfonodo não regional, peritônio)
M1c	Metástase hepática e extra-hepática

Fonte: Adaptada de AJCC Cancer Staging Manual, 2018.

Tabela 153.5. Classificação TNM das neoplasias neuroendócrinas de duodeno/ampola de Vater de acordo com AJCC, 8. ed.[16]

TUMOR (T)	
Tx	Tumor primário não avaliável
T1	Invade a mucosa ou apenas a submucosa e ≤ 1 cm (tumores duodenais); Tumor ≤ 1 cm e confinado ao esfíncter de Oddi (tumores ampulares)
T2	Invade a muscular própria ou maior que 1 cm (duodeno); Tumor invade através do esfíncter a submucosa duodenal ou muscular própria, ou > 1 cm (ampular)
T3	Invade pâncreas ou tecido adiposo peripancreático
T4	Invade peritônio visceral ou outros órgãos adjacentes

Continua >>

>> Continuação

LINFONODO (N)	
Nx	Linfonodos não avaliáveis
N0	Nenhum linfonodo acometido
N1	Metástase em linfonodos regionais
METÁSTASE À DISTÂNCIA (M)	
M0	Sem metástase à distância
M1	Metástase à distância
M1a	Metástase restrita ao fígado
M1b	Metástase em pelo menos 1 sítio extra-hepático (pulmão, ovário, linfonodo não-regional, peritônio, osso)
M1c	Metástase hepática e extra-hepática

Fonte: Adaptada de AJCC Cancer Staging Manual, 2018.

Tabela 153.6. Classificação TNM para as neoplasias neuroendócrinas de cólon/reto de acordo com AJCC, 8. ed.[16]

TUMOR (T)	
Tx	Tumor primário não avaliável
T0	Sem evidência do tumor primário
T1	Invade a lâmina própria ou submucosa e ≤ 2 cm
T1a	Tumor < 1 cm
T1b	Tumor de 1 a 2 cm
T2	Invade a muscular própria ou > 2 cm com invasão da lâmina própria ou submucosa
T3	Tumor invade muscular própria ao tecido submerso sem penetração da serosa sobrejacente
T4	Tumor invade peritônio visceral ou órgãos adjacentes
LINFONODO (N)	
Nx	Linfonodos não avaliáveis
N0	Nenhum linfonodo acometido
N1	Metástase em linfonodos regionais
METÁSTASE À DISTÂNCIA (M)	
M0	Sem metástase à distância
M1	Metástase à distância
M1a	Metástase restrita ao fígado
M1b	Metástase em pelo menos 1 sítio extra-hepático (pulmao, ovário, linfonodo não regional, peritônio, osso)
M1c	Metástase hepática e extra-hepáticapatica

Fonte: Adaptada de AJCC Cancer Staging Manual, 2018.

Tabela 153.7. Classificação TNM para as neplasias neuroendócrinas de pâncreas de acordo com AJCC, 8. ed.[6]

Tumor (T)

Tx	Tumor não pode ser avaliado
T1	Tumor limitado ao pâncreas,* < 2 cm
T2	Tumor limitado ao pâncreas,* 2 cm a 4 cm
T3	Tumor limitado ao pâncreas,* > 4 cm; ou tumor invadindo o duodeno ou dueto biliar comum
T4	Tumor invadindo órgãos adjacentes (estômago, baco, cólon, glândula adrenal) ou parede de grandes vasos (tronco celíaco ou artéria mesenterica superior)

Linfonodo (N)

Nx	Linfonodos regionais não avaliáveis
N0	Sem envolvimento de linfonodos regionais
N1	Envolvimento de linfonodos regionais

Metástase à distância (M)

M0	Sem metástase à distância
M1	Metástases à distância
M1a	Metástase confinada ao fígado
M1b	Metástases em pelo menos um sítio extra-hepático (pulmão, ovário, linfonodos não regionais, peritônio, osso)
M1c	Metástase hepática e extra-hepática

Fonte: Adaptada de AJCC Cancer Staging Manual, 2018.

FATORES PROGNÓSTICOS

Os fatores relacionados ao prognóstico das NEN são idade, gênero (melhor prognóstico para as mulheres), grau histológico, sitio primário e estádio ao diagnóstico. A melhor sobrevida das NEN ao longo do tempo se deve, em parte, à mudança do perfil das lesões diagnosticadas, com maior diagnóstico de lesões indolentes, como tumores neuroendócrinos graus 1 e 2 gástricos e retais. O fenômeno de migração de estadiamento, também conhecido como "fenômeno de Will Rogers", deve estar presente ao longo do tempo com a melhoria das técnicas de diagnóstico por imagem. Adicionalmente, a melhoria das opções terapêuticas para o manejo das NEN, incluindo o desenvolvimento e aplicação de técnicas de medicina nuclear, além da melhoria dos guidelines de estadiamento e de classificação da doença que também contribuiu.[8,9]

BIOLOGIA MOLECULAR E SÍNDROMES GENÉTICAS

As células neuroendócrinas do TGI originam-se de uma célula multipotente, mas há pouco entendimento sobre sua diferenciação em células do sistema neuroendócrino difuso. A maioria das NEN ocorre de forma esporádica entretanto, essa neoplasia pode estar relacionada a síndromes familiares.[14]

Estudos genéticos sobre as NEN-GEP mostram que oncogenes e genes supressores tumorais clássicos, como p53, RAS, MYC, FOS, SRC, JUN e RB, não estão envolvidos na sua via de tumorigênese. Perda de heterozigosidade do cromossomo 11 ocorre em até 78% das NEN-GEP, mas a frequência da mutação NEM-1 é mais baixa. NEN bem diferenciadas do estômago e duodeno relacionados à síndrome de Zollinger-Ellison (SZE) também apresentam perda de heterozigosidade para o NEM-1.

Já as alterações genéticas das NEN bem diferenciadas do íleo não apresentam alterações do NEM-1, sendo a instabilidade do cromossomo 18 muito comum. A perda do cromossomo 18 e, em um subgrupo de tumores com cromossomo 18 intacto, ganhos no cromossomo 14 estão relacionados à iniciação, progressão e sobrevivência desses tumores. Perda do 9p é outro fator importante.

Como recomendação, todos os pacientes portadores de NEN devem ser submetidos a exame clínico e sua história familiar deve ser avaliada para se excluírem síndromes genéticas. Em todos os casos de segundo tumor neuroendócrino ou com história familiar positiva para NEN, deve-se suspeitar de uma síndrome familiar. Indivíduos com NEN brônquicas ou gástricas esporádicas ou familiares devem ter avaliada sua história clínica familiar e deve-se considerar a avaliação de mutações genéticas para NEM-1.

Neoplasia endócrina múltipla tipo 1 (NEM-1)

É uma síndrome autossômica dominante decorrente da mutação do gene supressor tumoral que codifica a proteína menina no cromossomo 11q13. As três principais glândulas afetadas são a pituitária anterior, a paratireoide e o pâncreas endócrino (regra dos 3 P's).

O diagnóstico clínico pode ser feito pelo envolvimento de pelo menos duas glândulas. O hiperparatireoidismo primário é a característica fenotípica mais comum, ocorrendo em virtualmente 100% dos casos até os 50 anos de idade. Muitos pacientes apresentam-se inicialmente com alterações relacionadas à hipercalcemia, como nefrolitíase, constipação e redução da densidade mineral óssea. Em exames laboratoriais, o paratormônio (PTH) encontra-se elevado ou "inapropriadamente" normal. Adenomas de pituitária podem ocorrer, sendo o prolactinoma o tipo secretor mais comum. NET duodeno-pancreáticos são uma das principais causas de mortalidade associada à NEM-1. A recomendação para cirurgia redutora de risco é controversa, uma vez que todo o parênquima pancreático pode sofrer transformação tumoral, e os efeitos adversos em longo prazo da cirurgia podem ser limitantes. Outras manifestações importantes e muito comuns incluem as lesões cutâneas (angiofibromas, colagenomas e lipomas), que podem se apresentar como sinal precoce da síndrome. Tumores adrenais também podem ocorrer, porém o feocromocitoma é raro. "Carcinoides" brônquicos e tímicos também podem ocorrer.[17]

Neoplasia endócrina múltipla tipo 2 (NEM-2)

Síndrome autossômica dominante decorrente da mutação do proto-oncogene RET no cromossomo 10. O carcinoma medular da tireoide e o feocromocitomas são características clínicas da NEM-2, porém apresenta duas variantes clínicas distintas, a NEM2A e a NEM2B. O hiperparatireoidismo é característica da NEM2A, enquanto características marfanoides e tendência ao desenvolvimento de neuromas de mucosa são próprias da NEM2B.[18]

Síndrome de von Hippel-Lindau (VHL)

É uma síndrome familiar decorrente de mutação germinativa no gene supressor tumoral VHL, localizado no cromossomo 3p25. A maioria dos indivíduos afetados apresenta história familiar, mas em até 20% dos casos podem ocorrer mutações *de novo*. A síndrome de VHL é caracterizada pela presença de tumores benignos e malignos em sistema nervoso central (SNC), rim, adrenal, pâncreas e sistema reprodutor. O angioma de retina ocorre muitas vezes como apresentação inicial da doença, cursando com perda visual. Hemangioblastoma de cerebelo e da medula espinal, feocromocitoma, carcinoma de células renais e lesões císticas do pâncreas (incluindo NET) podem ocorrer. Os sintomas podem incluir cefaleia, tonturas, fraqueza, ataxia, diminuição da visão e hipertensão.[19]

Neurofibromatose tipo 1 (NF1)

A neurofibromatose tipo 1 (NF1) ou doença de Von Recklinghausen é uma das doenças genéticas mais comuns. É decorrente de mutação autossômica dominante no gene NF1 do cromossomo 17q11. Em cerca de metade dos casos, a mutação ocorre *de novo*, o que dificulta a detecção de padrões de herança genética. Cursa com o aparecimento de pequenos tumores, em sua maioria benignos, e manchas cor de café com leite na pele. Entre os tumores que ocorrem na NF1, estão os hamartomas de íris (conhecidos como nódulos de Lisch), gliomas ópticos. Schwannomas benignos, tumores malignos de bainha neural periférica e NET pancreáticos.[20]

Complexo de Esclerose Tuberosa (TSC)

É uma síndrome rara de caráter autossômico dominante decorrente da mutação no gene TSC1 no cromossomo 9p34 ou no gene TSC2 no cromossomo 16p13.3, que codificam as proteínas hamartina e tuberina, respectivamente. A mutação nesses genes resulta na ativação permanente da via mTOR e a formação de hamartomas em múltiplos órgãos. Em cerca de 70%, a mutação é somática e é comum haver mosaicismo somático. As principais características clínicas da doença são a formação de hamartomas em diversos órgãos, NEN pancreáticas (em cerca de 1% dos casos) e outras manifestações cutâneas, do tipo manchas despigmentadas em folha seca, angiofibromas na face (adenoma sebáceo), manchas congênitas ásperas com textura de casca de laranja e fibromas subungueais. As lesões em SNC podem causar crises convulsas e alterações cognitivas.[21]

MANIFESTAÇÕES CLÍNICAS

A maioria das NEN é de tumores mais indolentes em relação a outras neoplasias epiteliais. Em alguns casos, podem ter comportamento agressivo e ser resistentes ao tratamento.

Por ter um curso mais indolente, a maioria das NENs-GEP é oligo-sintomática e costuma ser diagnosticada em fase avançada. De acordo com o Programa SEER, pacientes com NEN bem e moderadamente diferenciados se apresentam com metástase sincrônica ao diagnóstico em 21% e 30% dos casos, respectivamente. Já aqueles com NET pouco diferenciados ou anaplásicos apresentam metástase ao diagnóstico em 50% dos casos.[22]

A apresentação clínica das NEN depende do seu local de origem e da sua funcionalidade. Apesar de até 84% dos pacientes portadores de NEN apresentarem nível sérico elevado de serotonina, apenas 18% apresentam a síndrome carcinoide clássica.[23] Os tumores podem ser biologicamente inativos e assintomáticos em virtude da rápida degradação da amina ativa, tanto pelo tumor como pelo fígado, à secreção de produtos inativos, ou à cossecreção de antagonistas hormonais por alguns tumores.

Síndrome carcinoide e a crise carcinoide

A síndrome carcinoide é uma síndrome paraneoplásica associada à secreção de diversos fatores humorais, como peptídeos, aminas vasoativas e prostaglandinas. Em geral, ocorre após o desenvolvimento de sítios metastáticos volumosos, principalmente hepáticos, mas também em linfonodos retroperitoniais e ovários. A partir desses sítios metastáticos, há secreção e liberação de compostos vasoativos diretamente na circulação sistêmica sem efeito de primeira passagem, podendo desenvolver o quadro clínico típico. A síndrome carcinoide é caracterizada por *flushing* e diarreia aquosa. Alguns pacientes se apresentam com lacrimejamento, rinorreia e palpitação episódica durante a crise. Em menor frequência, podem ocorrer broncoespasmo e pelagra.[24]

Em estudo prospectivo incluindo 103 pacientes portadores de NEN, 67% apresentaram sintomas de síndrome carcinoide. Os sintomas iniciais mais comuns foram diarreia (32%), íleo (25%) e *flushing* (23%). Cerca de 84% dos pacientes apresentaram diarreia em algum momento. Insuficiência cardíaca secundária à síndrome carcinoide foi observada em 33% dos pacientes. Níveis elevados de 5-HIAA foram observados em 88% dos pacientes, em que a maioria é de portadores de metástases hepáticas. Concentração plasmática elevada de neuropeptídeo K, PP e subunidade alfa do HCG (a-HCG) foi observada em 66%, 43% e 28% dos pacientes, respectivamente. Os níveis mais altos foram encontrados em pacientes portadores de NET brônquicos.[25]

Em análise mais recente de base de dados do SEER, 19% dos 9.512 pacientes portadores de NEN analisados apresentaram sintomas de síndrome carcinoide. A proporção de pacientes com síndrome carcinoide aumentou de 10,8% (50/465 paciente) em 2000 para 18,6% (159/854 paciente) em 2011 (p < 0,0001). Manifestação da síndrome carcinoide foi associada a pior sobrevida (HR 1,1, p = 0,017).[23] Ocasionalmente, síndromes semelhantes à síndrome carcinoide podem ocorrer na ausência de hormônios mensuráveis na circulação ou na urina.

Em alguns casos, mais relacionados às NEN gástricas, pode se desenvolver a síndrome carcinoide atípica, decorrente da liberação de histamina, com predomínio de *flushing* em placas avermelhadas generalizadas de maior duração, acompanhado de edema facial, lacrimejamento, prurido, cefaleia e broncoconstrição.

A crise carcinoide é uma manifestação mais grave da síndrome carcinoide, caracterizada por *flushing* intenso, broncoespasmo, taquicardia, arritmia e flutuações intempestivas da pressão arterial. Decorre da liberação de mediadores que acarretam a produção de níveis elevados de serotonina e peptídeos vasoativos. Geralmente, é precipitada por indução anestésica, manuseio tumoral intraoperatório ou outros procedimentos terapêuticos invasivos, como embolização e ablação por radiofrequência.[26]

Pode ser evitada com a administração do octreotide, um análogo da somatostatina, em infusão contínua endovenosa (EV) em dose de 50 mcg/hora por 12 horas antes e, no mínimo, 48 horas após o procedimento. Deve-se evitar o uso de drogas que causem liberação de histamina ou que ativem o sistema nervoso simpático. Apesar da terapia com octreotide, os pacientes ainda podem desenvolver complicações cardiorrespiratórias graves, sendo necessário o uso de drogas alfa e beta bloqueadoras para seu manejo. Tumores pancreáticos ou duodenais específicos podem necessitar de profilaxia semelhante, como infusão de glicose em caso de insulinoma e octreotide em gastrinomas.

A doença cardíaca carcinoide ocorre em mais da metade dos pacientes com síndrome carcinoide; em geral, vários anos após o início da doença. A serotonina é um importante mediador do comprometimento cardíaco. Placas fibróticas afetam as valvas e as cavidades cardíacas direitas, como espessamento dos folhetos valvares e encurtamento do cordão tendíneo, resultando em regurgitamento tricúspide e estenose pulmonar. A valva tricúspide é afetada em 95% dos pacientes. O lado esquerdo do coração é geralmente poupado, uma vez que os mediadores séricos são clareados ou inativados em sua passagem pulmonar antes de atingir as câmaras esquerdas. Nível sérico de 5-HIAA ≥ 300 μmol/24 horas e ≥ 3 episódios de *flushing* por dia são fatores independentes para o desenvolvimento de doença cardíaca.[27]

Tumores não funcionantes

As NEN não funcionantes, em geral, secretam hormônios do tipo somatostatina, peptídeo YY, polipeptídeo pancreático (PP), a-HCG e CgA. Seus sintomas são locais, relacionados ao crescimento tumoral e ao sítio de origem.

Tumores gástricos

As NEN gástricas são geralmente derivadas das células enterocromafin-*like* (ECL) secretoras de histamina, mas podem ocasionalmente derivar de outros tipos celulares. Os tumores de células ECL são classificados como gastrina-dependentes (tumores tipo 1 e 2) ou gastrina-independente (tipo III). Os tumores tipo 1 estão associados à gastrite crônica atrófica (GCA), hipergastrinemia e anemia perniciosa. São mais comuns em mulheres e geralmente ocorrem entre a 5ª e a 7ª décadas de vida. Em virtude de reduzida secreção de ácido gástrico, os níveis de gastrina estão elevados em pacientes com gastrite atrófica. O uso a longo prazo dos inibidores de bombas de próton (IBP) também induzem hipergastrinemia e pode estar associado ao desenvolvimento de NEN gástricas. Níveis séricos de gastrina e CgA estão elevados em 100% e 95% dos pacientes. As lesões são geralmente de pequeno tamanho ao diagnóstico, restritas à mucosa e à submucosa. Lesões maiores podem disseminar para linfonodos, mas raramente apresentam metástase à distância.[28]

Os tumores tipo 2 ocorrem em pacientes portadores de NEM-1 com desenvolvimento da SZE. São frequentemente multifocais e apresentam maior potencial maligno do que os tumores tipo 1. Os níveis de gastrina séricas estão geralmente bastante elevados. A apresentação clínica é variada e assemelha-se aos sintomas relacionados a úlcera péptica, pólipos gástricos ou carcinoma. A evolução clínica dos tumores tipo II é intermediária entre a agressividade dos tumores tipo III e o comportamento indolente dos tumores tipo I. Em pacientes portadores de NEM-1 ou SZE, é descrita a resolução completa da neoplasia gástrica ao atingir normogastrinemia após a ressecção de todos os gastrinomas.

Os tumores tipo 3 são geralmente solitários, maiores em tamanho, com padrão de crescimento invasivo e tendência à metastatização. Os níveis de gastrina séricos são normais e manejados cirurgicamente à semelhança dos adenocarcinomas gástricos.[28]

Tumores de duodeno

As NEN de duodeno incluem cinco tipos de tumores: gastrinoma duodenal (cerca de dois terços dos casos), somatostatinoma duodenal (15% dos casos), NEN não funcionante, paraganglioma gangliocítico duodenal e carcinoma neuroendócrino pouco diferenciado.[29]

Esses tumores podem produzir sintomas locais em decorrência da infiltração tumoral, cursando com icterícia, hemorragia, pancreatite, dor abdominal ou obstrução intestinal ou cursar com sintomas decorrentes de liberação hormonal, o que é pouco comum. A síndrome clínica mais frequentemente relacionada à NEN duodenal é a SZE. Há relatos de casos raros de síndrome carcinoide, síndrome de Cushing, acromegalia, insulinomas ou glucagonomas duodenais.

As NEN duodenais não funcionantes frequentemente produzem peptídeos como gastrina, serotonina, calcitonina, somatostatina. Têm prognóstico mais favorável. O paraganglioma gangliocítico duodenal é, em geral, benigno e os tumores pobremente diferenciados são inativos do ponto de vista hormonal.

Tumores de íleo e jejuno

O íleo é o local mais comum de apresentação das NEN, que, por sua vez, são o tipo de neoplasia mais comum do intestino delgado. A maioria ocorre no íleo terminal e, em geral, apresenta-se na 6ª ou 7ª décadas de vida. São tumores comumente assintomáticos por longo período, sendo, muitas vezes, diagnosticados em procedimentos cirúrgicos por quadros de obstrução, perfuração ou sangramento intestinal. Metástases linfonodais mesentéricas são comuns mesmo em tumores pequenos, e metástases microscópicas estão quase sempre presentes ao diagnóstico. Cerca de 20% apresentam metástases hepáticas. As metástases mesentéricas são, muitas vezes, maiores do que o tumor primário e frequentemente induzem fibrose importante com retração do mesentério e obstrução intestinal. A síndrome carcinoide costuma ocorrer em casos com comprometimento hepático. Níveis aumentados de taquicininas, neurocinina A, neuropeptídeo P e substância P são identificados. Invasão transmural e fibrose são comuns, refletindo característica de invasão local da doença.[1,30]

Tumores de apêndice

As NEN de apêndice originam-se das células endócrinas subepiteliais presentes na lâmina própria e submucosa da parede do órgão. Geralmente, são diagnosticadas na 4ª ou 5ª décadas de vida de forma incidental após procedimento cirúrgico por provável apendicite. São tumores de evolução favorável. Os tumores menores do que 1 cm representam 80% dos casos e apresentam virtualmente 100% de chance de cura. A maioria desses tumores se localiza no terço distal do apêndice, com poucos sintomas clínicos. Em alguns casos, ocorrem na base do apêndice, resultando em apendicite obstrutiva.[31]

Tumores de cólon

As NEN em cólon são raras e geralmente do tipo pequenas células e malignos, com prognóstico ruim. Cerca de dois terços dos tumores ocorrem no cólon ascendente, a maioria no ceco. Em geral, são assintomáticos até a presença de doença avançada. Os sintomas mais comuns são dor abdominal, alteração do hábito intestinal, anorexia, perda de peso e sangramento retal. Menos de 5% dos casos cursam com síndrome carcinoide. As NEN de cólon são as de pior prognóstico, com sobrevida em 5 anos de 33% a 42%. Geralmente, são diagnosticadas com tamanho > 2 cm e com invasão transmural.[1]

Tumores de reto

São tumores de evolução mais indolente, com raros sintomas endócrinos, frequentemente pequenos e ressecáveis ao diagnóstico. Metástases, em geral, ocorrem em lesões > 2 cm, invadindo a muscular própria. Os pacientes podem apresentar sangramento retal, alteração do hábito intestinal ou desconforto anal, mas a maioria dos tumores é assintomática, sendo diagnosticados em exames de rotina. Secretam glucagon, glicetina e PP, raramente com desenvolvimento de síndrome carcinoide.[1]

Tumores de pâncreas

As NEN pancreáticas (panNEN) são mais comuns entre as 4ª e 6ª décadas de vida. A maioria desses tumores é esporádica, mas eles também podem estar associados a síndromes hereditárias, como a NEM-1, VHL e CTS. As panNEN ocorrem em 80% a 100% dos pacientes portadores de NEM-1, em até 20% dos pacientes som síndrome VHL, 10% dos pacientes portadores de NF1 e 1% dos pacientes com CTS.[32]

Geralmente, são classificados em tumores funcionantes e não funcionantes. Ambos os tipos costumam secretar diversas substâncias, como a cromogranina, o polipeptídeo pancreático, a NSE, subunidades da gonadrotofina coriônica humana e grelina, porém essas substâncias não cursam com síndrome hormonal específica. Os tumores não funcionantes representam cerca de 70% dos casos. São, em geral, diagnosticados incidentalmente a partir de sintomas tardios como perda de peso, anorexia, inapetência, náusea, vômitos, icterícia obstrutitva, invasão de estruturas adjacentes ou metástases.[32-34]

Os tumores funcionantes tipicamente apresentam sintomas associados à secreção hormonal inapropriada, com síndromes clínicas especiais (Tabela 153.9), sendo o insulinoma o subtipo mais comum, seguido do gastrinoma, glucagonoma, VIPoma, somatostatinoma e outros subtipos mais raros. Apesar de sintomáticos, seu diagnóstico costuma ser desafiador e, muita vezes, demora anos para ser identificado de forma apropriada.[35]

Insulinomas

Os insulinomas são o tipo mais comum de panNEN funcionante. São geralmente benignos e costumam se apresentar com a tríade de Whipple: sintomas de hipoglicemia; hipoglicemia documentada à apresentação dos sintomas; e alívio dos sintomas com administração de glicose. Os sintomas podem ser neuroglicopênicos, como estado de confusão mental, crise convulsiva, rebaixamento do nível de consciência e até coma, sintomas induzidos pela hipoglicemia, como palpitação, diaforese e taquicardia. O padrão-ouro para o diagnóstico é o jejum supervisionado com dosagem de glicemia e níveis de insulina séricos. A mensuração dos níveis de pró-insulina ou peptídeo C ajudam a diferenciar o insulinoma do uso inadequado de insulina.

Tabela 153.8. Principais neoplasias neuroendócrinas pancreáticas funcionantes, localização, biomarcador, manifestações clínicas e diagnóstico[33]

Síndrome	Localização	Biomarcador	Sintomas	Diagnóstico
Insulinoma	Pâncreas	Insulina	Sintomas de hipoglicemia	Hipoglicemia associada a valores elevados de insulina e peptídeo C
Glucagonoma	Pâncreas	Glucagon	Eritema necrolítico migratório, diabetes, demência e TVP	Síndrome clínica glucagon sérico elevado
Gastrinoma	Pâncreas, duodeno	Gastrina	Úlcera péptica recorrente, diarreia, dispepsia, esofagite	Síndrome clínica gastrina ↑ 1.000 pg/mL Se gastrina ↓ 1.000 pg/mL realizar teste de estímulo com secretina
VIPoma	Pâncreas	VIP PTH-rp	Diarreia severa, desidratação, hipocalemia, acidose metabólica, hipercalcemia	Síndrome clínica VIP sérico elevado
Somatostatinoma	Pâncreas, duodeno (NF1)	Somatostatina	DM, colelitíase, perda peso, diarreia, hipocloridria	Síndrome clínica Somatostatina sérica elevada
GH, GHRHoma	Pâncreas	GH GHRH	Acromegalia	Síndrome clínica Lesão pancreática na ausência de adenoma hipofisário GH, GHRH e IGF-1 elevados Ausência de resposta aos estímulos TRH e/ou GHRH
PTHrpoma	Pâncreas	PTHrp	Hipercalcemia PTH-rp elevado e PTH suprimido Lesão pancreática	PTH-rp

GH: hormônio do crescimento; GHRH: hormônio liberador de GH; IGF-1: *insulin growth fator* (fator de crescimento de insulina)-1; NF1: neurofibromatose tipo 1; PTH: paratormônio; PTHrp: peptídeo relacionado ao PTH; PTH-rpoma: tumor produtor de PTHrp; TRH: hormônio liberador de tireotrofina; TVP: trombose venosa profunda; VIP: peptídeo intestinal vasoativo.
Fonte: Adaptada de Ma ZI, Gong YF, Zhuang HK, *et al.*, 2020.

Gastrinomas

Os gastrinomas são caracterizados pela hipersecreção de ácido gástrico, úlcera péptica e diarreia. Cerca de 50% dos tumores são malignos. Avaliação laboratorial inclui gastrina sérica em jejum elevada (na ausência de uso de IBP por pelo menos 72 horas) e teste de estimulação da secretina positivo (que pode ser realizado naqueles pacientes em uso de IBP). A elevação da gastrina pós-secretina em excesso > 200 pg/mL é considerado como resultado positivo.

Glucagonomas

Classicamente, apresentam-se com *rash* do tipo eritema necrolítico migratório (ENM) e pode estar associado a diabetes *mellitus* (DM). Níveis elevados de glucagon > 1.000 pg/mL são diagnósticos. Virtualmente, todos os glucagonomas são malignos e a maioria dos paciente se apresenta com doença metastática. Biópsia cutânea da borda interna da lesão do ENM pode ajudar, mas, em geral, não é necessária para o diagnóstico.

VIPoma

Também conhecido como "síndrome de Verner-Morrison" ou "síndrome da cólera pancreática", cursa com diarreia aquosa, hipocalemia e acloridria. Os pacientes, em geral, apresentam sintomas intermitentes de diarreia aquosa, com volume superior a 5 litros por dia. Hipocalemia é comum em decorrência da espolização de potássio nas fezes, e pode ocorrer acidose metabólica. O diagnóstico é realizado pela presença de níveis elevados de VIP, porém sua secreção é episódica e pode normalizar entre os episódios de diarreia. Deve-se repetir a dosagem de VIP em jejum se suspeita clínica importante.

Somatostatinoma

É o panNEN funcionante mais raro, com prevalência de 1 em 40 milhões de habitantes. A maioria das lesões se localiza no pâncreas, mas podem ocorrer no duodeno na região periampular. Cursa com a tríade clássica da produção de somatostatina: hiperglicemia; colelitíase; e esteatorréia. Os níveis séricos elevados de somatostatina confirmam o diagnóstico.

Tumores pancreáticos funcionantes raros

Outros panNEN mais raros incluem tumores secretores de hormônio adrenocorticotrópico (ACTH), hormônio secretor de hormônio de crescimento (GHRH), proteína relacionada ao paratormônio (PTHrp) e calcitonina. Ainda mais raros são os tumores secretores de hormônio luteinizante (LH), renina, IGF-2 ou eritropoetina.

Tumores pulmonares

As NEN de pulmão são classificadas em quatro variantes: carcinoide típico (CT); carcinoide atípico (CA); carcinoma neuroendócrino de grande célula (CNGC); e carcinoma de pulmão de pequenas células (CPPC). Diferentemente dos NET-GEP, os termos "típico" e "atípico" ainda são usados para descrever os tumores neuroendócrinos de pulmão de baixo grau e intermediário. No entanto, recomenda-se usar a terminologia atual de "NET bem diferenciado" e "NET de baixo grau" (para carcinoide típico) e "NET bem diferenciado", "NET de grau intermediário" (carcinoide atípico) de acordo com o índice mitótico e o grau (de acordo com grau de necrose). Os carcinoides típicos (NET de pulmão) bem diferenciados e de baixo grau são tumores malignos de baixo grau; os carcinoides atípicos (NET de pulmão) bem diferenciados, de grau intermediário, são tumores malignos de grau intermediário e o CNGC e CPPC são carcinomas malignos de alto grau, sem diferença significativa de sobrevida entre ambos. Tumores homólogos podem surgir no timo. A imuno-histoquímica auxilia no diagnóstico correto dessas lesões. O tratamento curativo é a ressecção cirúrgica. Os critérios definidores para diagnóstico na peça cirúrgica são a contagem mitótica, presença ou ausência de necrose, características citológicas e histológicas que incluem tamanho e forma da célula, características do núcleo e arquitetura global.

Até 30% dos casos são assintomáticos. Os sintomas podem incluir obstrução brônquica, com pneumonia obstrutiva, dor pleurítica, atelectasia e dispnéia. Podem também apresentar tosse, hemoptise e sintomas pouco específicos, como astenia, náusea, perda de peso, sudorese noturna ou neuralgia. As NEN pulmonares podem ser funcionantes e secretar corticotropina, hormônio antidiurético (ADH) e, menos comumente, GHRH (growth hormone releasing hormone).[36]

Tumores de timo

São tumores raros, representando < 0,5% das NEN. Podem ocorrer de forma esporádica ou associados à síndrome NEM-1. Pode apresentar sintomas locais como tosse, dor torácica, dispneia e síndrome de veia cava superior. Sintomas sistêmicos são comuns, incluindo fadiga, febre e sudorese noturna. Sintomas endócrinos, como síndrome de Cushing, acromegalia ou secreção inapropriada de ADH, ocorrem em cerca de 30% dos pacientes. A associação com síndrome carcinoide não foi descrita.[36]

As NEN de timo, assim como os de pulmão, agora são classificados como baixo grau (NET grau 1, chamado anteriormente "carcinoide típico"), grau intermediário (NET grau 2, anteriormente "carcinoide atípico") ou alto grau (carcinoma neuroendócrino de grandes células e NEC de pequenas células).

A maioria dos casos é diagnosticada em estádio avançado. Os sítios mais comuns e metástases são pleura, pericárdio, osso, pulmão e fígado. O prognóstico desses tumores é ruim. Pacientes com mutação do NEM-1 ou síndrome de Cushing têm pior prognóstico.

Associação a neoplasias secundárias

O desenvolvimento de uma segunda neoplasia primária em pacientes portadores de NEN do trato GEP é um fenômeno bem conhecido. Estudos populacionais encontraram taxas de 16% e 13%. Uma proporção desses pacientes pode apresentar, na verdade, uma diferenciação neuroendócrina de adenocarcinoma. O local mais comum de um segundo tumor primário é o trato gastrointestinal, principalmente o cólon, sendo o adenocarcinoma a histologia mais comum. Ocorre também com frequência no trato geniturinário e brônquios. Sugere-se que essa maior associação das NEN a um segundo tumor primário tenha relação com propriedades tumorigênicas dos peptídeos secretados pelas células neuroendócrinas.

DIAGNÓSTICO

A abordagem inicial dos casos suspeitos de NEN deve incluir avaliação laboratorial e exames de imagem convencionais, como tomografia computadorizada (TC), ressonância nuclear magnética (RNM), ultrassonografia (US) e US endoscópica (USE) e exames de imagem funcionais.[37]

Diagnóstico laboratorial

As propriedades bioquímicas das NEN refletem a presença de seus grânulos neurossecretórios. Vários produtos celulares secretados podem ser usados como marcadores sanguíneos ou urinários para diagnóstico e seguimento desses tumores. Esses marcadores também podem ser usados para estimar o comportamento biológico e prognóstico da doença, assim como para predizer resposta a possíveis tratamentos antineoplásicos.[38-40]

Os marcadores utilizados para diagnóstico e manejo das NEN são classificados em inespecíficos (que são encontrados em todas as NEN) e marcadores tumorais específicos. A CgA é um marcador sérico inespecífico promissor para diagnóstico e seguimento das NEN. Além da CgA, a NSE, o PP e a subunidade alfa do HCG também são marcadores gerais da doença. O 5-HIAA é um marcador urinário de tumores secretores de serotonina. Para as NEN funcionantes, deve-se realizar a dosagem sérica em jejum do peptídeo específico relacionado à síndrome clínica apresentada,[38-40] conforme apresentado no Quadro 153.8.

Ácido 5-hidroxi-indol-acético (5-HIAA)

O 5-HIAA é o produto final do metabolismo da serotonina, o principal hormônio secretado pelas NEN. No entanto, nem todas as NEN secretam ou contêm níveis elevados de serotonina, sendo então classificados em bioquimicamente típicos ou atípicos. Os tumores típicos, em geral, aqueles que se originam do intestino médio, contêm a enzima dopadescarboxilase que converte o 5-hidroxitriptofano (5-HTP) em serotonina (5-HT), que é metabolizada na periferia em seu produto final, o 5-HIAA, o qual é excretado na urina.

Os tumores atípicos, em geral, aqueles que se originam dos intestinos anterior e posterior, não têm a enzima dopadescarboxilase, sendo incapazes de secretar serotonina, mas secretam o 5-HTP na circulação. Parte do 5-HTP é excretada na urina e parte é "descarboxilado" no rim em serotonina. Como resultado, altos níveis de 5-HTP e 5-HT podem ser detectados na urina, enquanto o produto final 5-HIAA pode estar presente em níveis normais ou apenas moderadamente elevados.

O nível de 5-HIAA mensurado na urina de 24 horas é o teste mais comumente utilizado para avaliação das NEN. No entanto, seus níveis não estão consistentemente elevados em tumores atípicos e podem estar elevados em outras condições, como espru tropical, doença celíaca, doença de Whipple e obstrução do intestino delgado. Outros testes para avaliar a secreção tumoral de serotonina incluem a dosagem da serotonina plaquetária e urinária.

A excreção urinária normal do 5-HIAA é de 2 a 8 g/dia (10 a 12 mmol/dia). A maioria dos pacientes com NEN apresenta excreção urinária maior do que 100 mg/dia (523 mmol/dia). Os níveis de 5-HIAA são fator prognóstico independente ao diagnóstico e durante seguimento em pacientes com doença disseminada. Apesar de os níveis urinários de 5-HIAA serem muito específicos para NEN, não são muito sensíveis e podem estar normais mesmo na doença metastática.

Os níveis urinários do 5-HIAA são afetados pela ingestão de alimentos ricos em serotonina e por algumas medicações se ingeridas em 3 a 5 dias antes da realização do exame. Banana, abacate, abacaxi, berinjela, ameixa, nozes, paracetamol, fluouracil, metisergida, levodopa, aspirina, ácido 5-aminossalicílico (5-ASA), naproxeno e cafeína podem causar resultados falso-positivos. ACTH, glicocorticoides, heparina, isoniazida, metildopa e fenotiazinas podem causar resultados falso-negativos.

Cromogranina A (CgA)

A CgA é o marcador mais promissor das NEN. Independe da secreção tumoral de serotonina, sendo útil para o diagnóstico e controle de atividade de doença em pacientes com NEN não funcionantes com níveis urinários de 5-HIAA normais.

Os níveis de CgA detectáveis na circulação podem apresentar grande variação dependendo da metodologia utilizada para sua mensuração. Recomenda-se realizar dosagens subsequentes de CgA durante o seguimento clínico em um mesmo laboratório, evitando-se erros de interpretação ocasionados pela variação dos diferentes testes laboratoriais.

A CgA tem altas sensibilidade e especificidade para o diagnóstico das NEN. Está elevada em cerca de 90% das NEN-GEP, e seus níveis apresentam relação positiva com progressão e recidiva tumoral. A causa mais comum de resultado falso-positivo é o mieloma múltiplo. Condições inflamatórias, insuficiência renal, gastrite crônica atrófica e uso de inibidores de bomba de prótons também podem causar elevações do nível de CgA.

Enolase neurônio-específica (ENS)

A ENS é o isômero neurônio-específico da 2-fosfo-D-glicerato-hidrolase ou enolase, o qual funciona como um marcador inespecífico, com nível sérico elevado em diversas NEN, correlacionando-se com pobre diferenciação tumoral.

Catecolaminas

A excreção urinária de catecolaminas e de seus metabólitos é observada nas NEN. Ela pode ter algum papel na fisiopatologia do *flushing* e das alterações cardiovasculares da síndrome carcinoide.

Taquicininas

Os níveis de neurocinina A e substância P são usados em alguns centros como marcadores de NEN de intestino médio. Os níveis de neurocinina A estão elevados em cerca de metade das NEN de intestino delgado, apresentando relação com a agressividade tumoral.

Gastrina

Os níveis séricos de gastrina podem ser úteis na diferenciação entre as NEN gástricas: tipos I e II associadas à hipergastrinemi;, e os tumores tipo III gastrina-independetes. Também é importante determinar os níveis séricos de gastrina em casos suspeitos para gastrinoma.

Diagnóstico por imagem

Os exames de imagem têm um papel fundamental na localização do tumor primário, identificação de sítios metastáticos e avaliação de resposta ao tratamento nas NEN. A metodologia mais apropriada depende do tipo de tumor e da disponibilidade de técnicas e equipes especializadas.

Os tumores funcionantes são diagnosticados, em geral, em fases mais precoces em razão de suas manifestações clínicas e podem ser de difícil identificação aos exames de imagem. Os tumores não funcionantes cursam com sintomas pouco específicos, sendo diagnosticados em fases mais tardias, com maior volume tumoral, o que facilita sua identificação aos métodos diagnósticos. Exames de imagem convencionais e métodos de imagem funcionais são importantes para o diagnóstico, o estadiamento, a avaliação pré-operatória e o seguimento das NEN.

Entre os exames de imagem convencionais, os mais utilizados para avaliação das NEN estão a TC, a RNM e a ultrassonografia endoscópica (USE). Métodos de imagem funcionais utilizam análogos da somatostatina radiomarcados para a localização das NEN. Sendo eles a cintigrafia com o análogo da somatostatina (Octreoscan) e a tomografia por emissão de pósitrons (PET-TC) marcada com gálio[68] (PET-TC-Ga[68]). O PET-TC marcado com FDG (PET/TC-FDG) tem sido utilizado em algumas situação para avaliação das NEN.[32]

Tomografia computadorizada (TC) e ressonância nuclear magnética (RNM)

A TC e RNM são técnicas de imagem muito utilizadas para a localização inicial do tumor primário e avaliação de doença metastática. A TC é a modalidade diagnóstica mais utilizada, em especial por se tratar de exame rápido, amplamente disponível e com boa definição anatômica dos órgãos e de estruturas, como o pâncreas, linfonodos e metástases hepáticas. Para as panNEN, a TC apresenta sensibilidade de 82%.[32,41,42]

Entretanto, as metástases hepáticas podem ser de difícil identificação à TC. Frequentemente têm baixa atenuação em relação ao parênquima na fase pré-contraste, porém realçam fortemente após o contraste. São geralmente isointensas ao fígado na fase portal. A combinação da fase pré-contraste, fase arterial hepática (FAH) e fase venosa portal aumenta a sensibilidade para detecção de lesões hepáticas. Em alguns casos, as lesões são vistas em apenas uma das fases, em especial na FAH.[43]

A RNM apresenta sensibilidade semelhante à da TC para detecção de lesões primárias nas panNEN (79%), mas significativamente maior para detecção de metástases hepáticas, em especial com uso de contraste hepatoespecífico, sendo considerada o método de escolha para avaliação de metástases hepáticas, em especial em pacientes candidatos a terapias ablativas ou citorredutoras, diante de sua maior sensibilidade e especificidade.[32,41,42]

As metástases pulmonares são geralmente diagnosticadas à TC. Na maioria das vezes, são lesões não funcionantes. Metástases ósseas são frequentemente escleróticas e podem se apresentar como múltiplos depósitos puntiformes à TC.

Ultrassom endoscópico (USE)

Os sintomas iniciais das NEN-GEP podem se confundir com sintomas hepatobiliares, sendo a US transabdominal muito utilizada para avaliação inicial desses pacientes. Apesar de sua baixa sensibilidade para localização de tumores intra-abdominais, a US permite a biópsia percutânea de lesões metastáticas hepáticas para a elucidação diagnóstica inicial. A técnica de USE permite grande proximidade do transdutor com o pâncreas, possibilitando a detecção de tumores pequenos na cabeça do pâncreas, no estômago e na parede duodenal e, também, de linfadenopatia regional. No entanto, ainda tem disponibilidade limitada e seus resultados são operador-dependentes. É o exame de maior sensibilidade para identificação de pequenas lesões na região pancreatoduodenal, ou em casos de evidência bioquímica de NEN, porém sem evidência de tumor primário (como em pequenos insulinomas e gastrinomas). O USE permite a realização de biópsia guiada por agulha fina de lesões nessa localização para confirmação diagnóstica.[44,45]

Enteroscopia

Técnicas de enteróclise e enteroscopia têm baixas sensibilidade e especificidade, mas podem ser úteis em alguns casos. O uso da cápsula endoscópica é bastante limitado, porém pode auxiliar no diagnóstico de lesões de intestino delgado. No entanto, se houver suspeita de obstrução intestinal de delgado secundário ao tumor, o exame com a cápsula endoscópica deve ser contraindicado.

Cintigrafia com análogo da somatostatina (Octreoscan)

A expressão de receptores de somatostatina na superfície das células das NEN permitiu o desenvolvimento de técnicas funcionais para sua avaliação, com a utilização de análogos da somatostatina radioativos para a identificação de lesões. Existem cinco tipos diferentes de receptores de somatostatina com elevada afinidade pelo hormônio natural: os receptores SSTR 1, 2, 3, 4 e 5. Mais de 90% dos NET gastroenteropancreáticos expressam múltiplos subtipos de SSTR com predomínio da expressão dos SSTR 2 e 5 e podem ser visualizados pelo uso dos análogos da somatostatina marcados com composto radioativo, como o octreotide-In.[111] O Octreoscan foi o primeiro método de imagem funcional para avaliação das NEN. A taxa de detecção de lesões varia de 67% a 100%, e sua sensibilidade média é de 57% a 93%. Métodos de imagem funcionais com análogos de somatostatina, muitas vezes, evidenciam lesões metastáticas que não eram evidentes em exames convencionais, sendo muito útil também para definição de lesões duvidosas.[32,46]

PET/TC com análogo de somatostatina gálio[68] (PET/TC- Ga[68])

O DOTA-TOC-Ga[68] foi o primeiro radiofármaco análogo da somatostatina utilizado como marcador para NEN em exame de PET-TC. O DOTA-NOC-Ga68 apresenta afinidade três a quatro vezes mais elevada para os SSTRs 2, 3, e 5, resultando em ampla cobertura dos SSTR, com efeito significativo no estadiamento, diagnóstico e tratamento das NEN. Apesar de disponibilidade ainda limitada, o PET-Ga68 tem se tornado a modalidade de escolha para avaliação das NEN pela sua maior rapidez na aquisição das imagens e sensibilidade superior.[32] Em metanálise, a sensibilidade e especificidade do PET-TC-Ga[68] para o diagnóstico das NEN foi de 93% e 91%, respectivamente.[47] Apesar de sua melhor resolução espacial, o exame de tomografia sem contraste realizado no PET-TC-Ga[68] não permite avaliação anatômica adequada para programação cirúrgica e, nesses casos, exames de imagem convencionais, como a TC contrastada e RNM, podem ser necessários. As técnicas diagnósticas com uso de radionuclídeos apresentam a vantagem de serem utilizadas também para direcionar o tratamento das NEN por meio de análogos da somatostatina com carga radioativa. O PET-TC- Ga[68] é o metodo de preferência.[32]

PET/TC com F18-Fluorodesoxiglucose

O PET-TC com F^{18}-fluorodesoxiglucose (PET/CT-FDG) é exame que apresenta uma boa correlação anatômica e funcional dos tumores, além da caracterização do envolvimento tumoral. No entanto, apenas as NEN pouco diferenciadas apresentam um aumento marcante do metabolismo da glicose. Vale ressaltar que, nos tumores neuroendócrinos bem diferenciados, o PET-TC-FDG apresenta uma especificidade inferior ao PET/TC-Ga.[68,48]

TRATAMENTO

Doença localizada

A abordagem da doença localizada baseia-se na ressecção cirúrgica completa com margens livres (R0), o único tratamento com melhora significativa da sobrevida em 5 anos. Até o momento, não foi demonstrado benefício da terapia adjuvante nesses casos. Devido à diferente biologia dos tumores primários de diferentes localizações, a indicação e o tratamento cirúrgico desses tumores são individualizados.

Estômago

As NEN gástricas bem diferenciadas invasivas tipo I devem ser submetidos à ressecção cirúrgica. Seguimento com endoscopia a cada 6 e 12 meses com biópsias de repetição é necessário. Antrectomia isolada pode causar regressão tumoral em alguns casos de displasia das células enterocromafins e tumores menores. Tratamento com análogos de somatostatina pode prevenir a recorrência. Os tumores menores do que 1 cm a 2 cm são considerados indolentes e podem ser submetidos à ressecção endoscópica isolada. Tratamento cirúrgico mais agressivo pode ser necessário caso haja envolvimento tumoral extenso da parede gástrica (o que aumenta o risco da presença de adenocarcinoma concomitante), tumores > 2 cm, pouco diferenciados ou com sangramento ativo.

O tratamento das NEN gástricas tipo II baseia-se na remoção da fonte de hipergastrinemia associada à ressecção de metástases linfonodais.[49] O tratamento cirúrgico da lesão gástrica segue os mesmos preceitos dos tumores tipo I. Em casos de não reversão da hipergastrinemia, análogos da somatostatina podem reduzir o crescimento desses tumores. As NEN gástricas tipo III esporádicos devem ser tratadas com ressecção cirúrgica e dissecção ganglionar.

Intestino delgado

Para as NEN de intestino delgado recomenda-se a ressecção intestinal em conjunto com ressecção do mesentério e dissecção linfonodal ao redor da artéria e veia mesentéricas. Esses tumores devem ser seguidos cuidadosamente por longo período, uma vez que a recidiva hepática ocorre na maioria dos pacientes.

Apêndice

As NEN de apêndice, em geral, têm bom prognóstico. Tumores menores do que 1 cm são tratados com apendicectomia exclusiva. Tumores maiores do que 2 cm devem ser tratados com hemicolectomia direita em virtude do risco significativo de metástases. O tratamento de lesões entre 1 e 2 cm de diâmetro é controverso. Nesses casos, deve-se caracterizar melhor o tumor quanto à invasão vascular, invasão do mesoapêndice, atividade mitótica e marcadores de proliferação, visando a individualização de risco para definir a abordagem mais adequada. Para os tumores entre 1 e 2 cm com margem positiva ou desconhecida ou com invasão profunda do mesoapêndice, alta taxa de proliferação e/ou invasão vascular pode-se considerar hemicolectomia direita.

Cólon/reto

As NEN de cólon localizadas devem ser submetidas à ressecção radical com hemicolectomia ou colectomia subtotal e dissecção linfonodal. Pólipos menores do que 1 cm, removidos à endoscopia, em geral não metastatizam. Para tumores retais, a maioria dos autores recomenda ressecção endoscópica para tumores menores do que 1 cm, com avaliação histológica para excluir invasão da muscular. Tumores entre 1 e 2 cm devem ser avaliados com ultrassonografia endoscópica ou RNM transanal e podem ser tratados com ressecção transanal na ausência de invasão da camada muscular ou de metástases regionais.

Pâncreas

As panNEN podem secretar diferentes tipos de peptídeos hormonais, como insulina, gastrina, glucagon e VIP, resultando em diferentes síndromes clínicas. Nas séries clínicas mais recentes, em torno de 50% a 75% desses tumores são não funcionantes.

O tratamento cirúrgico das panNEN deve ser planejado levando-se em consideração a extensão da doença, grau de diferenciação, presença de sintomas clínicos e *performance status* do paciente. Além disso, a história clínica do paciente e a avaliação genética são importantes para definir se o tumor é esporádico ou associado a uma síndrome genética, o que deve ser considerado também no planejamento cirúrgico.

Para as panNEN bem ou moderadamente diferenciadas, recomenda-se a ressecção cirúrgica. Para as panNEN grau 1 (> 2 cm), grau 2 ou grau 3, sem evidência de doença à distância, recomenda-se ressecção para os pacientes com bom *performance status*. Para os carcinomas neuroendócrinos grau 3, a opção cirurgica raramente tem papel curativo, devendo-se, nestes casos, considerar uma abordagem muldisciplinar incluindo quimioterapia e/ou radioterapia.

A ressecção tradicional destas lesões deve incluir uma linfadenectomia para as panNEN não funcionantes sem evidência de doença metastática. Para as lesões localizadas na cabeça, processo uncinado ou colo do pâncreas, recomenda-se pancreaticoduodenectomia. Em alguns casos específicos, pode-se considerar uma enucleação. Para as lesões situadas no corpo e cauda do pâncreas, recomenda-se uma pancreatectomia distal. Nos raros casos de doença multifocal, pode ser necessário uma pancreatectomia total.

Doença metastática ressecável

Em casos que já se apresentam com doença metastática, carcinomatose peritoneal ou mesenterite retrátil, a remoção do tumor primário ainda deve ser considerada para prevenção de complicações locais, como obstrução intestinal ou isquemia mesentérica.

A ressecção do tumor primário, de linfonodos mesentéricos e citorredução de doença metastática hepática é considerada a 1ª linha de tratamento na doença metastática.[50] Durante a laparotomia, a cavidade abdominal deve ser explorada cuidadosamente em busca de um segundo tumor, que pode ocorrer em até 30% dos casos. A abordagem cirúrgica requer linfadenectomia extensa associada à colecistectomia profilática, prevendo terapias futuras com análogos de somatostatina ou embolização arterial.

A doença metastática hepática é fonte importante de sintomas clínicos e, em geral, é o fator limitante de sobrevida durante a progressão desses tumores. A ressecção das lesões hepáticas é considerada um procedimento seguro, com benefício em sobrevida, controle de sintomas e redução da necessidade de tratamento medicamentoso. Entretanto, apenas 10% a 25% das metástases hepáticas podem ser removidas com intenção curativa. Porém, a citorredução tumoral também proporciona melhora clínica não alcançada por intermédio de terapias não cirúrgicas.

A sobrevida em 5 anos para pacientes submetidos à ressecção de metástases hepáticas é de 60%, enquanto é de apenas 30% a 40% para aqueles não operados. Entretanto, as taxas de recorrência são elevadas, ocorrendo em 84% e 94% dos pacientes após 5 e 10 anos, respectivamente.

A citorredução de metástases hepáticas em casos de doença sintomática de difícil controle, com manejo medicamentoso, traz grande benefício em qualidade de vida. O controle de sintomas pode ser alcançado em até 96% dos pacientes após ressecção das lesões hepáticas. A redução da carga tumoral naturalmente reduz a necessidade de tratamento medicamentoso, mas o alívio sintomático é limitado, com recorrência de sintomas em 59% dos pacientes em 5 anos.

Em casos de metástases sincrônicas, a abordagem cirúrgica deve ser individualizada de acordo com a performance clínica e o número, o tamanho e a localização das lesões hepáticas. A ressecção paliativa da doença metastática deve ser considerada em pacientes que permanecem sintomáticos, apesar do tratamento medicamentoso, sempre que mais de 90% do volume tumoral possa ser ressecado. A citorredução também está indicada em casos de massa volumosa com sintomas compressivos, como compressão gástrica.

A hepatectomia segmentar é o procedimento-padrão para tratamento das lesões hepáticas. Em casos de doença acometendo ambos os lobos hepáticos, pode-se realizar o procedimento em dois tempos. Técnicas de crioterapia, ablação por radiofrequência (ARF), injeção alcoólica percutânea, embolização e quimioembolização estão entre as alternativas para o controle da doença hepática metastática.

A criocirurgia tem algumas vantagens em combinação com cirurgias abertas. A área de congelamento se torna de fácil monitorização. No entanto, em casos de lesão acometendo mais de 40% do volume hepático total ou envolvendo estruturas vasculares importantes, a ARF é preferível. A ARF pode ser executada por meio de técnicas percutâneas ou laparoscópicas com bons resultados. A alcoolização percutânea é considerada para casos de doença mais avançada. Tem boas taxas de resposta para doença hepática em NEN uma vez que essas lesões tendem a ser hipervascularizadas.

Vários estudos mostraram que a embolização arterial hepática pode reduzir o tamanho tumoral e os níveis hormonais, resultando na paliação dos sintomas. A embolização hepática com ou sem quimioterapia (doxorrubicina, mitomicina C e cisplatina) pode ser utilizada em pacientes com tumores avançados com envolvimento hepático não passível de abordagem curativa ou ablação. No momento, não existem estudos randomizados comprovando a superioridade da quimioembolização sobre a embolização. Em uma série publicada pelo MD Anderson, incluindo 69 pacientes com NEN metastáticas, observou-se que a adição da quimioterapia intra-arterial à embolização não foi superior à embolização isolada para os tumores carcinoides, porém houve uma tendência a um maior benefício para a combinação em pacientes com carcinoma de células de ilhota pancreática.[51] Taxas de respostas variam de 33% a 86%, com alívio sintomático e redução do volume de doença metastática. Alternar quimioembolização com quimioterapia sistêmica pode alcançar melhores resultados mesmo em casos de doença não restrita ao fígado.

Doença metastática irressecável

A doença metastática pode permanecer assintomática por longo período e ser manejada de forma conservadora ou progredir rapidamente e apresentar sintomas relacionados à secreção hormonal ou ao próprio crescimento tumoral. A maioria dos pacientes com doença residual requer tratamento adicional para paliação dos sintomas hormonais ou para inibir o crescimento tumoral.

A escolha do tipo de tratamento a ser empregado depende de diversos fatores, incluindo a localização do tumor primário, o padrão de metástases, a expressão de receptores de somatostatina e atividade hormonal do tumor. A cirurgia citorredutora também é importante para a paliação dos sintomas hormonais e para aumento de sobrevida. As opções de tratamento sistêmico incluem os análogos da somatostatina, quimioterapia citotóxica, interferon, e novos agentes, como os inibidores de angiogênese, inibidores do mTOR e os análogos de somatostatina radioativos. O papel da imunoterapia tem sido estudado em pacientes com tumores neuroendócrinos bem-diferenciados. Na doença metastática irressecável, sempre que possível, recomenda-se que esses pacientes sejam incluídos em estudos clínicos.

Manejo dos sintomas decorrentes da hipersecreção hormonal

Os análogos da somatostatina, que serão discutidos a seguir, devem ser usados nos pacientes com sintomas decorrente da hipersecreção hormonal nas NEN bem diferenciadas. Aos pacientes com panNEN bem diferenciadas com hipersecreção hormonal podem ser recomendados outros agentes de acordo com a síndrome clínica específica.

Nos pacientes com insulinoma, recomendam-se a reposição de carboidratos e o uso de diazóxido, que atuam inibindo a liberação de insulina das células tumorais. Deve-se monitorar a glicemia após o inicio do uso dos análogos de somatostatina nos pacientes com insulina, pois no início podem cursar com uma hipoglicemia paradoxal em razão da queda dos níveis dos hormônios contrarregulatórios.

Nos pacientes com VIPOMA e diarreia, o tratamento deve ser baseado na reposição vigorosa de fluidos e eletrólitos.

O controle do crescimento tumoral por meio do tratamento sistêmico com quimioterapia ou outros agentes, *debulking* cirúrgico e outros tratamentos direcionados ao fígado podem melhorar os sintomas decorrentes da hipersecreção hormonal.

Nos pacientes com síndrome carcinoide e diarreia refratária ao uso dos análogos de somatostatina, pode-se usar, quando disponível, o inibidor oral da triptofano hidroxilase telotristat. No estudo TELESTAR, o tratamento com telotristat em pacientes com síndrome carcinoide e persistência de diarreia mesmo com o uso de análogos de somatostatina resultou em uma redução significativa na frequência dos movimentos intestinais. A dose recomendada do telotristat é de 250 mg três vezes/dia.[52] Nos pacientes com gastrinoma, recomenda-se o uso de inibidores de bomba de prótons em dose maiores para controle da hipercloridria. Recomendam-se as doses iniciais de 40 mg duas vezes/dia ou 80 mg duas vezes/dia.

Análogos da somatostatina

A somatostatina é um hormônio liberado pelas células neuroendócrinas do trato gastrointestinal que apresenta efeito inibitório sobre a motilidade e a secreção intestinal e sobre a absorção de nutrientes. Sua ação é mediada por meio de seus cinco receptores (SSTR 1 a 5). Os SSTR 2 e 5 são importantes para inibição da secreção hormonal pancreática e gastrointestinal, enquanto o SSTR 1 parece estar relacionado à apoptose e à interrupção do ciclo celular.[53] Os efeitos antissecretores da somatostatina são importantes no manejo das NEN funcionantes, que apresentam elevada positividade para receptores de somatostatina.

Entretanto, a somatostatina humana apresenta meia-vida muito curta (cerca de 2 minutos), sendo seus análogos mais utilizados clinicamente. O primeiro análogo da somatostatina aprovado para uso clínico foi o octreotide, um octapeptídeo sintético com meia-vida de 2 horas e alta afinidade para SSTR 2. A dose inicial do octreotide é de 100 µg subcutâneo, três vezes/dia. O controle de sintomas é alcançado em 70% a 90% dos pacientes portadores de NEN metastáticas em uso de octreotide, com melhora importante da qualidade de vida e algumas evidências de melhora da sobrevida. Os efeitos adversos do octreotide incluem náusea e esteatorreia. Ocorre também um aumento da formação de cálculos biliares em decorrência de efeitos inibitórios sobre a contratilidade biliar.

Uma formulação de longa duração do octreotide possibilita a aplicação mensal da droga, com controle de sintomas semelhante após obtenção de nível sérico estável. Sua aplicação é mais confortável, em doses de 20 mg a 30 mg inicialmente a cada 4 semanas, podendo-se aumentar a dose até 60 mg/mensal de acordo com os sintomas.[54] Outro análogo da somatostatina disponível é o lanreotide. Essa droga apresenta propriedade de ligação a receptores, atividade clínica e perfil de efeitos adversos similares aos da somatostatina. A dose do lanreotide é 120 mg por via subcutânea a cada 4 semanas.

Doses adicionais de octreotide subcutâneo podem ser necessárias no início do tratamento com formulações de liberação prolongada até se atingir nível sérico adequado. As injeções intramusculares são planejadas para cada 4 semanas, mas pode-se reduzir o intervalo para 3 semanas de acordo com a recrudescência dos sintomas. Com o uso continuado dos análogos da somatostatina, os pacientes apresentam recorrência dos sintomas após cerca de 9 a 12 meses de tratamento. Pode-se tentar escalonar a dose, com resposta positiva em alguns casos.

A presença dos receptores de somatostatina pode ser pesquisada com exames de imagem usando análogo de somatostatina radiomarcado (p. ex., o octreoscan) ou PET-Ga[68] (DOTATATE ou DOTATOC). Em geral, a presença de captação dos radiotraçadores pelo tumor é preditiva de resposta aos análogos de somatostatina.

Os efeitos dos análogos da somatostatina sobre o crescimento tumoral ainda são amplamente discutidos e foram reportados em dois estudos. No estudo PROMID, publicado por Rinke et al.,[55] foi avaliado se o uso do octreotide prolongava a sobrevida e o tempo de progressão dos tumores neuroendócrinos irressecáveis e metastáticos (histologia bem diferenciada, tumores de origem do "midgut"-jejuno, íleo e cólon proximal, ou primário desconhecido com provável primário desta região). Os pacientes foram randomizados para placebo ou octreotide LAR 30 mg via intramuscular (IM)/mensal até progressão tumoral ou morte. Observou-se um tempo mediano para progressão de 14,3 meses para o grupo do octreotide LAR comparado a 6 meses para o grupo placebo (HR = 0,34; 95% CI, 0,2 a 0,59; p = 0,000072). Doença estável foi descrita em 66,7% dos pacientes com octreotide e 37,3% para os pacientes do grupo placebo, sendo que os pacientes funcionalmente ativos e inativos responderam de forma semelhante.[55] No estudo de fase III CLARINET, foram incluídos pacientes com tumores neuroendócrinos avançados pancreáticos ou intestinais não funcionantes, bem ou moderadamente diferenciados, positivos para receptor de somatostatina, grau 1 ou 2 e com doença em progressão. Os pacientes foram randomizados para lanreotide 120 mg ou placebo a cada 28 dias. O grupo que recebeu lanreotide teve um aumento da sobrevida livre de progressão. As taxas estimadas de sobrevida livre de progressão em 24 meses foram de 65,1% (95% CI, 54.0 a 74.1) para o grupo do lanreotide e 33% (95% CI, 23 a 43,3) para o grupo placebo.[56] Na atualização recente do estudo CLARINET com extensão open label publicada em 2021, demonstraram-se segurança a longo prazo e eficácia do lanreotide neste grupo de pacientes com NEN metastáticas pancreáticas ou intestinais com doença indolente ou progressiva. A sobrevida livre de progressão mediana no grupo lanreotide foi de 38,5 meses, enquanto no grupo placebo com progressão foi de 19 meses.[57]

Nos pacientes em crise carcinoide, deve-se usar infusão contínua de octreotide intravenoso (IV) 300 mcg IV, seguido por infusão contínua de octreotide (50 a 100 mcg/hora) se necessário. Caso o paciente necessite ser submetido a algum procedimento cirúrgico, biópsia tumoral ou anestesia, recomenda-se o uso pré-operatório de octreotide 300 mcg para reduzir o risco de crise carcinoide.

Interferon

O interferon-a (INF-a) desempenha suas propriedades antitumorais por meio de imunomodulação e efeito citostático. Em 1986, Öberg et al. demonstraram resposta objetiva em 47% dos pacientes portadores de NET tratados com INF-a, com média de estabilização da doença de 25 meses. Efeitos adversos, incluindo sintomas gripais, supressão hematológica, disfunção hepática e alteração do metabolismo lipídico foram controláveis e reversíveis. Fenômenos autoimunes também podem ser desencadeados pelo uso do INF-a.

Inicialmente, a combinação de INF-a com análogos da somatostatina também demonstrou algum benefício; no entanto, esse benefício não foi confirmado em estudos subsequentes.

Atualmente, o papel do interferon no tratamento dos pacientes com tumores neuroendócrino avançado é incerto. Recomenda-se como uma opção de uso em pacientes que apresentam progressão de doença em vigência de monoterapia com análogo da somatostatina quando não houver outras opções terapêuticas disponíveis ou para pacientes intolerantes aos análogos de somatostatina. A dose usual é de 3 a 5 milhões de unidades por via subcutânea, três vezes/semana.

Terapia com radionuclídeo para receptor de peptídeo

A terapia com radionuclídeo para receptor de peptídeo (TRRP) com análogos da somatostatina radioativos é uma nova modalidade no tratamento de pacientes portadores de NET irressecáveis positivos para SSTR com progressão aos análogos da somatostatina ou everolimus. Essa modalidade utiliza análogos da somatostatina ligados a uma carga radioativa por meio de um quelante, possibilitando o tratamento desses tumores a partir da ligação dos análogos aos SSTR. Quanto maior a positividade inicial ao octreoscan, maior a chance de resposta favorável e duradoura com a TRRP. Em geral, cerca de 25% dos pacientes tratados apresentaram regressão tumoral superior a 50%. Efeitos adversos graves resultam da dose de radiação absorvida em órgãos saudáveis, sendo as toxicidades medular, renal e, às vezes, hepática, as mais sérias.[58]

Estudos iniciais com TRRP utilizaram o In^{111} como quelante para o octreotide. Essa molécula é um emissor-g, o qual apresenta maior eficácia em técnicas de imagem. Posteriormente, foram empregados radionuclídeos emissor-b, o Y^{90} e o $Lu,^{177}$ com uma melhor taxa de radiação no nível celular, apresentando maior eficácia terapêutica.

O [$DOTA^0$-Y^{90},Tyr^3]-octreotide foi estudado em animais, demonstrando atividade de controle tumoral, principalmente em tumores de médio volume, com efeito dependente do volume tumoral inicial. Em estudo clínico de fase II, que incluiu 1.109 pacientes com tumores neuroendócrino tratados com ^{90}Y-DOTA-TOC, número mediano de dois ciclos, variando 1-10 ciclos/paciente, observou-se resposta morfológica em 378 (34,1%) dos pacientes; resposta bioquímica em 172 (15,5%) dos pacientes; e resposta clínica em 329 (29,7%) dos pacientes. Toxicidade hematológica transitória graus 3 e 4 ocorreram em 142 pacientes (12,8%) e toxicidade renal permanente graus 4 e 5 ocorreu em 103 pacientes (9,2%).[59]

O uso do lutetium-177-dotatate foi avaliado em pacientes com tumores neuroendócrino avançados do intestino médio positivos para receptor da somatostatina que tinham progredido após tratamento de 1ª linha com análogos de somatostatina. Foram incluídos 229 pacientes, que receberam uma dose de 7,4GBq a cada 8 semanas (quatro infusões EV associadas à manutenção do octreotide de liberação prolongada intramuscular 30 mg) ou octreotide LAR isolado na dose de 60 mg a cada 4 semanas. A taxa estimada de sobrevida livre de progressão aos 20 meses foi de 65,2% (95% CI, 50 a 76,8) no grupo do (177)Lu-Dotatate e 10,8% (95% CI, 3,5 a 23) no grupo-controle. A taxa de resposta foi de 18% para o grupo (177)Lu-Dotatate versus 3% para o grupo controle ($P < 0,001$).[60]

Quimioterapia

A determinação do momento ideal para início do tratamento quimioterápico nos pacientes portadores de NEN é controversa diante da natureza frequentemente indolente desses tumores. A quimioterapia deve ser considerada para aqueles pacientes com NEN bem diferenciadas, que não obtiveram benefício com análogos da somatostatina, ou que apresentaram sintomas recorrentes após resposta inicial. A terapia citotóxica também é recomendada para pacientes com tumores volumosos com alto índice de proliferação, porém não é considerada conduta-padrão em NEN bem diferenciadas de biologia indolente. Em casos de tumores pobremente diferenciados, mais agressivos, o tratamento precoce é indicado.

O uso de agentes citotóxicos em monoterapia, incluindo estreptozocina, doxorrubicina, 5-fluouracil (5-FU) e dacarbazina apresentam baixas taxas de resposta nesse grupo de tumores. Combinações incluindo estreptozocina, 5-FU ou doxorubicina apresentaram taxas de resposta apenas modestas, associadas com elevada toxicidade. Em estudo fase III, comparando 5-FU e estreptozocina em terapia combinada com INF-a, não houve diferença significativa entre os dois grupos de pacientes, inclusive com uma tendência a melhores respostas com o INF-a. Estudo prospectivo do Eastern Cooperative Oncology Group (ECOG), com o uso de dacarbazina após falência a esquemas contendo 5-FU + estreptozocina ou doxorubicina, obteve taxa de resposta de apenas 8,2%.

Baseando-se na atividade da dacarbazina e do 5-FU em NEN, existe um racional para o uso dos agentes orais temozolamida e capecitabina nesses tumores. A temozolamida, droga que é convertida em dacarbazina, já demonstrou atividade contra doença em progressão, com taxas de resposta parcial de 5% e estabilização do tumor em 81% dos casos.

A capecitabina, uma pró-droga oral do 5-FU, foi estudada em associação à oxaliplatina no esquema XELOX após progressão com uso de análogos da somatostatina. Para os tumores pouco diferenciados, houve resposta parcial em 23% dos casos e estabilização de doença em 7%. Já para os tumores bem diferenciados, resposta parcial ocorreu em 30% dos casos e estabilização da doença em 48%, demonstrando boa eficácia para o subgrupo de NET bem diferenciados.[61]

A combinação capecitabina com temozolamida parece ter efeito sinergístico indutor de apoptose em células neuroendócrinas. No estudo de fase II E2211, compararam-se os pacientes com tumores neuroendócrinos de pâncreas avançados que receberam temozolamida 200 mg/m^2 via oral uma vez/dia do D1 a D5 isolado *versus* a combinação temozolamida 200 mg/m^2 via oral uma vez/dia do D1-D14 associada à capecitabina 750 mg/m^2 via oral duas vezes/dia do D1-D14. A sobrevida livre de progressão mediana foi de 22,7 meses para o grupo combinado *versus* 14,4 meses para o grupo temozolamida isolado (HR = 0,58, p = 0,023). A sobrevida mediana foi de 38 meses para o grupo temozolamida isolado e ainda não foi alcançada para o grupo que recebeu a combinação (HR = 0,41, p = 0,012).[62] Na ASCO 2022, foi publicada uma atualização do estudo ECOG-ACRIN E2211, mostrando um beneficio em sobrevida global mediana favorecendo o grupo tratado com temozolamida e capecitabina de 58,7 meses × 53,8 meses para o grupo tratado com temozolamida isolada. A taxa de resposta também foi superior para o grupo da combinação de 40% × 34% para o grupo da temozolamida isolada. Além disso, a presença de deficiência da enzima de reparo do DNA metilguanina metiltransferase (MGMT) no tecido tumoral estava associada com maior resposta clínica.[63]

A associação de temozolamida com talidomida demonstrou taxa de resposta de 25% para todos os pacientes portadores de NET tratados, com 45% de resposta para os pacientes portadores de pNET e 7% para portadores de tumor carcinoide. A duração da resposta foi de 13,5 meses e a sobrevida em 1 e 2 anos foi de 79% e 61%. Essa combinação parece ser ativa, em especial para o subgrupo de pacientes portadores de pNET.

Inibidores de angiogênese

As drogas que atuam inibindo os mecanismos de angiogênese podem ser divididas em três grupos: drogas que agem sobre o fator de crescimento endotelial (VEGF), incluindo o anticorpo monoclonal bevacizumabe e o VEGF-trap; moléculas pequenas inibidoras da enzima tirosinaquinase do receptor do VEGF (VEGFR), como o sunitinibe e o sorafenibe; e outros agentes que atuam por meio de diferentes cascatas de sinalização, como a via do mTOR (*mammalian target of rapamycin*).

O bevacizumabe foi inicialmente avaliado em estudo fase II com 44 pacientes portadores de NET em comparação com o INF peguilado (peg-INF). Os pacientes foram randomizados para receber octreotide associado ao bevacizumabe ou ao peg-INF durante 18 semanas. A sobrevida livre de progressão (SLP) em 18 semanas foi de 96% para o grupo recebendo bevacizumab *versus* 68% para o grupo recebendo peg-INF. Além disso, uma rápida redução da perfusão tumoral foi demonstrada aos estudos de imagem nos pacientes do grupo bevacizumab.[64]

A associação temozolamida + bevacizumabe demonstrou atividade promissora em pNET, com 24% de resposta objetiva nesses tumores, porém não apresentou resposta objetiva para os tumores carcinoides.[65]

No estudo SWOG 0518 foi avaliado o papel do bevacizumab ou interferon associado ao octreotide em pacientes com tumores neuroendócrinos. Os pacientes foram randomizados para octreotide LAR 20 mg a cada 21 dias associado a bevacizumab 15 mg/kg a cada 21 dias ou interferon-α-2b 5 milhões de unidades três vezes/semana. A PFS mediana foi de 16,6 meses (95% CI, 12,9 a 19,6 meses) para o grupo do bevacizumab e 15,4 meses (95% CI, 9,6 a 18,6 meses) para o grupo do IFN ((HR), 0,93; 95% CI, 0,73 a 1,18; P = 0,55), o que sugere que ambos os agentes teriam atividade antitumoral similares.[66]

O sunitinibe foi avaliado em estudo fase II que incluiu 109 pacientes portadores de NEN, demonstrando atividade antitumoral importante para as panNEN. Resposta objetiva ocorreu em 16,7% dos pacientes portadores de pNET, e estabilização da doença em 68%. Para o grupo de pacientes portadores de tumor carcinoide, houve resposta objetiva em 2,4% e estabilização da doença em 83%. O tempo para progressão foi de 7,7 meses em pNET e de 10,2 meses no grupo de tumores carcinoides; a sobrevida em 1 ano foi de 81,1% e 83,4%, respectivamente.[67]

Sunitinib, pazopanib, sorafenib e cabozantinib foram avaliados em vários estudos de fase II de pacientes com tumores neuroendócrinos gastrointestinais. As taxas de resposta, de forma geral, foram baixas variando de 0% a 15%. Em relação à sobrevida livre de progressão e ao tempo para progressão tumoral, nestes estudos, a variação foi de 3,4 a 31,4 meses. O papel do uso desses inibidores de tirosinaquinase ainda está indefinido.

Recentemente, Capdevila et al.[68] publicaram dados do estudo de fase II TALENT, que incluiu pacientes com panNEN avançados graus 1 e 2 ou gastrointestinal com progressão tumoral confirmada após drogas-alvo ou análogos de somatostatina. Os pacientes foram tratados com lenvatinib 24 mg oral uma vez/dia até progressão ou intolerância. Nesse estudo, a taxa de resposta foi de 29,9% (95% CI, 21,6 a 39,6), sendo 44,2% (panNEN) e 16,4% (NEN-GEP). Os eventos adversos mais frequentes foram fadiga, hipertensão e diarreia, sendo que 93,7% dos pacientes necessitaram de redução de dose ou interrupção.

O mTOR é uma serina/treonina intracelular que atua em vias de regulação de apoptose, angiogênese, proliferação e crescimento celular. O inibidor do mTOR mais estudado para uso em NET é o everolimus. Estudo de fase II com a associação everolimus e de octreotide de longa duração demonstrou toxicidade leve a moderada, com taxa de resposta objetiva baixa de 22%, porém com estabilização do tumor em 70% da população geral. As taxas de resposta foram maiores para o grupo recebendo maior dose de everolimus (10 mg versus 5 mg) e para o grupo de pNET (27%).[69]

A partir desses dados, quatro grandes estudos foram desenvolvidos com o uso do everolimus. O estudo fase II RADIANT-1 avaliou a eficácia do everolimus 10 mg/dia em pacientes portadores de pNET metastáticos com progressão de doença durante ou após quimioterapia, com melhores resultados para a associação everolimus e octreotide. Para o grupo tratado apenas com everolimus, resposta parcial ocorreu em 9,6% dos pacientes e estabilização do tumor em 67,8%, com SLP de 9,7 meses. Para o grupo que recebeu everolimus em combinação com octreotide, houve um aumento clinicamente significativo na sobrevida livre de progressão mediana, porém foi de significância estatística *borderline* (16,4 versus 11,3 meses; (HR) para progressão tumoral 0,77, 95% CI 0,59-1).[70] Em análise posteriormente apresentada na ASCO GI 2012, encontrou-se um benefício significativo em sobrevida livre de progressão mediana após ajustes nos desequilíbrios da randomização (HR para progressão 0,62, 95% CI 0,51-0,87, p = 0,003). Na análise final, não houve diferença em sobrevida global entre os dois grupos (HR para morte 1,17, 95% CI 0,92-1,49); no entanto, foi permitido *cross-over* na progressão de doença para o tratamento com everolimus, o que pode ter tido impacto nesses dados.

No estudo Radiant 4, os pacientes com tumores neuroendócrinos não funcionantes bem diferenciados, avançados, progressivos, de origem pulmonar e do trato gastrointestinal foram randomizados para everolimus 10 mg/dia ou placebo. Nesse estudo, observou-se um ganho em sobrevida livre de progressão 11 meses para o grupo do everolimus (95% IC 9,2-13,3) versus 3,9 meses para o grupo placebo (95% IC 3,6-7,4). O everolimus esteve associado a uma redução de 52% do risco estimado de progressão ou morte (HR 0,48 (95% IC 0,35-0,67), p < 0,00001).[71]

Recentemente, a associação de everolimus ao bevacizumabe demonstrou diminuição do fluxo sanguíneo tumoral e atividade antitumoral em NET de baixo grau. Estudos confirmatórios ainda são necessários.

Imunoterapia

Entre os pacientes com tumor neuroendócrino avançado, observou-se que a expressão de PD-L1 estava associada a tumores de alto grau. No estudo KEYNOTE-028, foram avaliadas a segurança e a eficácia do pembrolizumab em pacientes com tumores avançados com expressão de PD-L1, destacando-se uma coorte de pacientes com tumores neuroendócrinos avançados. Os pacientes receberam pembrolizumab 10 mg/kg a cada 2 semanas por até 2 anos ou até progressão, toxicidade inaceitável ou retirada de consentimento. Na amostra, foram rastreados 276 pacientes, tendo sido encontrada positividade para PD-L1 em 36% dos pacientes. Observou-se resposta objetiva em três pacientes com tumores carcinoides (12%; 95% CI, 3%-31%) e 1 tumor neurendócrino pancreático (6%; 95% CI, 0%-30%).[72]

Transplante hepático

Alguns pacientes portadores de tumores irressecáveis e sintomas incontroláveis, após falha a outras formas de tratamento, podem se beneficiar do transplante hepático. As metástases hepáticas de NET são a única indicação de transplante no cenário das neoplasias metastáticas em decorrência da natureza mais indolente desses tumores.

O transplante hepático não é indicado como forma de tratamento paliativo. É reservado para casos com possibilidade de resposta sustentada e taxa livre de recorrência em 5 anos maior do que 50%, com seleção ótima de pacientes para esse tipo de tratamento. São candidatos ao transplante hepático pacientes com características tumorais favoráveis, volume de doença limitado e ausência de doença sistêmica.

Tratamento do carcinoma neuroendócrino gastroenteropancreático de alto grau

Não existem muitos estudos prospectivos para orientar o melhor tratamento destes tumores. As recomendações baseam-se nos estudos para tratamento de carcinoma de pulmão pequenas células. Na doença localizada, recomenda-se um tratamento muldisciplinar incluindo cirurgia em alguns casos, quimioterapia com platina e etoposídeo adjuvantes e/ou radioterapia.

O esquema recomendado na doença metastática tem como base a combinação de platina e etoposídeo. O prognóstico é ruim. A duração do tratamento não está bem-estabelecida. Geralmente, recomendam-se quatro a seis ciclos de platina e etoposídeo. Se o paciente tiver um bom *performance status* e função renal adequada, a opção inicial seria cisplatina, podendo-se considerar a carboplatina nos pacientes com contraindicação para cisplatina.

Uma coorte apresentada pelo grupo frânces incluiu 123 pacientes com NEC metastáticos tratados em 1ª linha com platina e etoposídeo. Nesse estudo, a taxa de resposta objetiva foi de 50%, 23% dos pacientes tiveram doença estável, com uma sobrevida livre de progressão mediana de 6,2 meses e sobrevida global mediana de 11,6 meses.[73]

Um regime alternativo seria a combinação de platina com irinotecano. No estudo JCOG 1213 de fase III, publicado na ASCO Gastrointestinal 2022, comparou-se o uso de cisplatina e etoposídeo *versus* cisplatina e irinotecano em carcinoma neuroendócrino avançado do trato gastrointestinal. Nesse estudo, não houve diferença nos desfechos clínicos entre os dois regimes, com uma sobrevida mediana de 12,5 meses para o primeiro regime *versus* 10,9 meses para cisplatina e irinotecano (HR 1,043, 95% CI 0,794-1,370). A taxa de resposta objetiva e a sobrevida livre de progressão também foram similares.[74]

O papel da imunoterapia ainda não está estabelecido nos carcinomas de alto grau extrapulmonares, portanto ainda não é recomendado em associação com a quimioterapia.

SEGUIMENTO

Todos os pacientes devem ser reavaliados após 3 a 12 meses da ressecção do tumor e em seguimento anual subsequente. Na consulta de seguimento, devem-se incluir história clínica completa, exame físico e exame de imagem, como TC ou RNM. Técnicas de medicina nuclear, como a cintilografia e o PET-CT, não são recomendadas de rotina no seguimento desses pacientes, mas podem ser utilizadas para a localização de doença em caso de suspeita de recidiva. A CgA sérica pode ser utilizada como marcador tumoral e níveis urinários de 5-HIAA podem ser utilizados em alguns casos.

Tumores de apêndice < 2 cm e tumores retais < 1 cm, em geral, não requerem seguimento. Tumores retais com 1 a 2 cm de diâmetro devem ser seguidos com proctoscopia a cada 6 a 12 meses após o tratamento. Pacientes portadores de gastrinomas devem ser submetidos à endoscopia digestiva alta a cada 6 a 12 meses nos primeiros 3 anos e, após, anualmente.

Não há consenso quanto à melhor forma de seguimento das NEN ressecadas sem metástase. Recomenda-se que estes pacientes sejam acompanhados por pelo menos 10 anos, uma vez que podem ocorrer recidivas tardias. Após ressecção de NEN metastáticas, pode-se recomendar um seguimento com imagens mais frequentes, uma recomendação aceitável seria acompanhamento com TC a cada 3 a 6 meses nos primeiros 2 anos e anual posteriormente até completar 10 anos. Nos pacientes com maior risco de recidiva, como Ki 67 maior do que 5% e linfonodo positivo, recomenda-se um seguimento mais frequente com tomografias a cada 6 a 12 meses por 3 anos e, depois, anualmente até o 10º ano.

REFERÊNCIAS

1. Ghevariya V, Malieckal A, Ghevariya N, Mazumder M, Anand S. Carcinoid tumors of the gastrointestinal tract. South Med J. 2009;102(10):1032-40. DOI: 10.1097/SMJ.0b013e3181b67356. PMID: 19738517.
2. Rindi G, Klimstra DS, Abedi-Ardekani B, et al. A common classification framework for neuroendocrine neoplasms: an International Agency for Research on Cancer (IARC) and World Health Organization (WHO) expert consensus proposal Modern Pathology. 2018;31:1770-86.
3. Klöppel G. Tumour biology and histopathology of neuroendocrine tumours. Best Practice & Research Clinical Endocrinology & Metabolism. 2007;21:15-31.
4. Oberndorfer S. Karzinoide tumoren des dündarms. Frankf Z Pathol. 1907;1:426-32.
5. Massironi S, Sciola V, Peracchi M, et al. Neuroendocrine tumors of the gastro-entero-pancreatic System. World J Gastroenterol. 2008;14:5377-84.
6. Ramage JK, et al. Guidelines for the management of gastroenteropancreatic neuroendocrine (including carcinoid) tumours. Gut, 2005;54(Suppl IV):iv1-iv16.
7. Asa SL, Mete O. Endocrine pathology: past, present and future. Pathology. 2018;50(1):111-8DOI: 10.1016/j.pathol.2017.09.003. Epub 2017 Nov 11. PMID: 29132721.
8. Dasari A, Shen C, Halperin D, et al. Trends in the incidence, prevalence, and survival outcomes in patients with neuroendocrine tumors in the United States MS1Chan Shen, PhD2,3Daniel Halperin, MD 1. JAMA Oncol. 2017;3(10):1335-42. DOI:10.1001/jamaoncol.2017.0589.
9. Xu Z, Wang L, Dai S, Chen M, Li F, Sun J, et al. Epidemiologic trends of and factors associated with overall survival for patients with gastroenteropancreatic neuroendocrine tumors in the United States. JAMA Netw Open. 2021;4(9):e2124750. DOI: 10.1001/jamanetworkopen.2021.24750. PMID: 34554237; PMCID: PMC8461504.
10. Godwin JD. Carcinoid tumors. An analysis of 2,837 cases. Cancer. 1975;36:560-9.
11. Modlin I, Sandor A. An analysis of 8305 cases of carcinoid tumors. Cancer. 1997;79:813-29.
12. Taupenot L, Harper KL, Daniel T. O'Connor. The chromogranin-secretogranin family. N Engl J Med. 2003;348:1134-49.
13. Erickson LA, Papouchado B, Dimashkieh H, et al. Cdx2 as a marker for neuroendocrine tumors of unknown primary sites. Endocr Pathol. 2004;15:247-52.
14. Giandomenico V. Molecular pathology of gastrointestinal neuroendocrine tumours e selected topics. Diagnostic Histopathology. 2010;16:243-50.
15. Choe J, Kim KW, Kim HJ, Kim DW, Kim KP, Hong SM, et al. What Is New in the 2017 World Health Organization Classification and 8th American Joint Committee on Cancer Staging System for Pancreatic Neuroendocrine Neoplasms? Korean J Radiol. 2019;20(1):5-17. DOI: 10.3348/kjr.2018.0040. Epub 2018 Dec 27. PMID: 30627018; PMCID: PMC6315069.
16. AJCC Cancer Staging Manual. 8. ed. Amin MB (Ed), AJCC, Chicago 2017;4:375. Corrected at 4. ed. printing, 2018.
17. Brandi ML, Agarwal SK, Perrier ND, Lines KE, Valk GD, Thakker RV. Multiple endocrine neoplasia type 1: latest insights, endocrine reviews, 2021;42(2):133-70. https://doi.org/10.1210/endrev/bnaa031.
18. Lewis MA. Hereditary syndromes in neuroendocrine tumors. Curr Treat Options Oncol. 2020;21(6):50. DOI: 10.1007/s11864-020-00749-5. PMID: 32350690.
19. Varshney N, Kebede AA, Owusu-Dapaah H, Lather J, Kaushik M, Bhullar JS. A review of Von Hippel-Lindau syndrome. J Kidney Cancer VHL. 2017;4(3):20-29. DOI: 10.15586/jkcvhl.2017.88. PMID: 28785532; PMCID: PMC5541202.
20. Hirbe AC, Gutmann DH. Neurofibromatosis type 1: a multidisciplinary approach to care. Lancet Neurol. 2014;13(8):834-43. DOI: 10.1016/S1474-4422(14)70063-8. PMID: 25030515.
21. Portocarrero LKL, Quental KN, Samorano LP, Oliveira ZNP, Rivitti-Machado MCDM. Tuberous sclerosis complex: review based on new diagnostic criteria. An Bras

Dermatol. 2018;93(3):323-331. DOI: 10.1590/abd1806-4841.20186972. PMID: 29924239; PMCID: PMC6001077.

22. Yao JC, et al. One hundred years after "carcinoid": epidemiology of and prognostic factors for neuroendocrine tumors in 35,825 cases in the United States. J Clin Oncol. 2008;26:3063-72.

23. Halperin DM, Shen C, Dasari A, Xu Y, Chu Y, Zhou S, et al. Frequency of carcinoid syndrome at neuroendocrine tumour diagnosis: a populationbased study. Lancet Oncol. 2017;18(4):525-34, http://dx.doi.org/10.1016/S1470-2045(17)30110-9.

24. Ferrari ACRC, Glasberg J, Riechelmann RP. Carcinoid syndrome: update on the pathophysiology and treatment. Clinics (Sao Paulo). 2018;73(1):e490s. DOI: 10.6061/clinics/2018/e490s. PMID: 30133565; PMCID: PMC6096975.

25. Norheim I, Oberg K, Theodorsson-Norheim E, Lindgren PG, Lundqvist G, Magnusson A, et al. Malignant carcinoid tumors. An analysis of 103 patients with regard to tumor localization, hormone production, and survival. Ann Surg. 1987;206:115-25.

26. Bardasi C, Benatti S, Luppi G, Garajovà I, Piacentini F, Dominici M, et al. Carcinoid crisis: a misunderstood and unrecognized oncological emergency. Cancers (Basel). 2022;14(3):662. DOI: 10.3390/cancers14030662. PMID: 35158931; PMCID: PMC8833591.

27. Kaltsas G, Caplin M, Davies P, Ferone D, Garcia-Carbonero R, Grozinsky-Glasberg S, et al. Antibes Consensus Conference participants. ENETS Consensus guidelines for the standards of care in neuroendocrine tumors: pre- and perioperative therapy in patients with neuroendocrine tumors. Neuroendocrinology. 2017;105(3):245-254. DOI: 10.1159/000461583. Epub 2017 Mar 2. PMID: 28253514; PMCID: PMC5637287.

28. Kidd M, Gustafsson B, Modlin IM. Gastric carcinoids (neuroendocrine neoplasms). Gastroenterol Clin North Am. 2013;42(2):381-97. DOI: 10.1016/j.gtc.2013.01.009. Epub 2013 Mar 1. PMID: 23639647.

29. Hoffmann K, Furukawa M, Jensen R. Duodenal neuroendocrine tumors: classification, functional syndromes, diagnosis and medical treatment. Best Practice & Research Clinical Gastroenterology 2005;19(5):675-97.

30. Clift AK, Kidd M, Bodei L, Toumpanakis C, Baum RP, Oberg K, et al. Neuroendocrine neoplasms of the small bowel and pancreas. Neuroendocrinology. 2020;110(6):444-476. DOI: 10.1159/000503721. Epub 2019 Sep 27. PMID: 31557758; PMCID: PMC9175236.

31. Abreu RPNS. Appendiceal neuroendocrine tumors: approach and treatment. Journal of Coloproctology (Rio de Janeiro) [online]. 2018;38(4):337-342. https://doi.org/10.1016/j.jcol.2018.05.010>. ISSN 2317-6423. DOI: 10.1016/j.jcol.2018.05.010.

32. Scott AT, Howe JR. Evaluation and management of neuroendocrine tumors of the pancreas. Surg Clin North Am. 2019;99(4):793-814. DOI: 10.1016/j.suc.2019.04.014. Epub 2019 May 27. PMID: 31255207; PMCID: PMC6601637.

33. Ma ZY, Gong YF, Zhuang HK, et al. Pancreatic neuroendocrine tumors: a review of serum biomarkers, staging, and management. World J Gastroenterol. 2020;26(19):2305-22. DOI: 10.3748/wjg.v26.i19.2305. PMID: 32476795.

34. Nosé VJM. Neoplasms of the neuroendocrine pancreas: an update in the classification, definition, and molecular genetic advances. Adv Anat Pathol. 2019;26(1):13-30. DOI: 10.1097/PAP.0000000000000201. PMID: 29912000.

35. Milan SA, Yeo CJ. Neuroendocrine tumors of the pancreas. Curr Opin Oncol. 2012;24(1):46-55. DOI: 10.1097/CCO.0b013e32834c554d. PMID: 22080942.

36. Pelosi G, Sonzogni A, Harari S, Albini A, Bresaola E, Marchiò C, et al. Classification of pulmonary neuroendocrine tumors: new insights. Transl Lung Cancer Res. 2017;6(5):513-529. DOI: 10.21037/tlcr.2017.09.04. PMID: 29114468; PMCID: PMC5653522.

37. Galgano SJ, Sharbidre K, Morgan DE. Multimodality Imaging of Neuroendocrine Tumors. Radiol Clin North Am. 2020;58(6):1147-1159. DOI: 10.1016/j.rcl.2020.07.008. Epub 2020 Sep 11. PMID: 33040854.

38. Ardill JE, O'Dorisio TM. Circulating biomarkers in neuroendocrine tumors of the enteropancreatic tract: application to diagnosis, monitoring disease, and as prognostic indicators. Endocrinol Metab Clin North Am. 2010;39(4):777-90. DOI: 10.1016/j.ecl.2010.09.001. PMID: 21095544.

39. Kanakis G, Kaltsas G. Biochemical markers for gastroenteropancreatic neuroendocrine tumours (GEP-NETs). Best Pract Res Clin Gastroenterol. 2012;26(6):791-802. DOI: 10.1016/j.bpg.2012.12.006. PMID: 23582919.

40. Aluri V, Dillon JS. Biochemical testing in neuroendocrine tumors. Endocrinol Metab Clin North Am. 2017;46(3):669-677. DOI: 10.1016/j.ecl.2017.04.004. Epub 2017 Jun 12. PMID: 28760232; PMCID: PMC5777173.

41. Maxwell JE, Howe JR. Imaging in neuroendocrine tumors: an update for the clinician. Int J Endocr Oncol. 2015;2(2):159-68. [PubMed: 26257863] 63.

42. Sundin A, Arnold R, Baudin E, et al. ENETS consensus guidelines for the standards of care in neuroendocrine tumors: radiological, nuclear medicine & hybrid imaging. Neuroendocrinology. 2017;105(3):212-44. [PubMed: 28355596]

43. Paulson EK, Mcdermott VG, Keogan MT, et al. Carcinoid metastases to the liver: role of triple-phase helical CT. Radiology. 1998;206:143-50.

44. Puli SR, Kalva N, Bechtold ML, et al. Diagnostic accuracy of endoscopic ultrasound in pancreatic neuroendocrine tumors: a systematic review and meta-analysis. World J Gastroenterol. 2013;19(23):3678-84. [PubMed: 23801872]

45. Zilli A, Arcidiacono PG, Conte D, Massironi S. Clinical impact of endoscopic ultrasonography on the management of neuroendocrine tumors: lights and shadows. Dig Liver Dis. 2018;50(1):6-14. [PubMed: 29102525]
46. Reubi JC. Somatostatin and other peptide receptors as tools for tumor diagnosis and treatment. Neuroendocrinology. 2004;80(1):51-6. [PubMed: 15477718]
47. Treglia G, Castaldi P, Rindi G, Giordano A, Rufini V. Diagnostic performance of Gallium-68 somatostatin receptor PET and PET/CT in patients with thoracic and gastroenteropancreatic neuroendocrine tumours: a meta-analysis. Endocrine. 2012;42(1):80-7.
48. Squires MH, Volkan Adsay N, Schuster DM, et al. Octreoscan Versus FDG-PET for neuroendocrine tumor staging: a biological approach. Ann Surg Oncol. 2015;22(7):2295-301. [PubMed: 25786743]
49. Richards ML. Regression of type II gastric carcinoid in multiple endocrine neoplasia type 1 patients with Zollinger-Ellison syndrome after surgical excision of all gastrinomas. World Journal of Surgery. 2004;28:652-8.
50. Chambers AJ. The palliative benefit of aggressive surgical intervention for both hepatic and mesenteric metastases from neuroendocrine tumors. Surgery. 2008;144:645-51.
51. Gupta S, Johnson MM, Murthy R, et al. Hepatic arterial embolization and chemoembolization for the treatment of patients with metastatic neuroendocrine tumors. Cancer. 2005;104:1590-602.
52. Kulke MH, Hörsch D, Caplin ME, Lowell BA, Bergsland E, Öberg k, et al. Telotristat ethyl, a tryptophan hydroxylase inhibitor for the treatment of carcinoid syndrome. Journal of Clinical Oncology 2017;35(1):14-23.
53. Lamberts SW, van der Lely AJ, de Herder WW, Hofland LJ. Octreotide. N Engl J Med 1996;334:246-54.
54. Rubin J, Ajani J, Schirmer W, et al. Octreotide acetate long-acting formulation versus open-label subcutaneous octreotide acetate in malignant carcinoid syndrome. J Clin Oncol. 1999;17:600-6.
55. Rinke A, Muller HH, Schade-Brittinger C, Klose KJ, Barth P, Wied M, et al. Placebo-controlled, double-blind, prospective, randomized study on the effect of octreotide LAR in the control of tumor growth in patients with metastatic neuroendocrine midgut tumors: a report from the PROMID Study Group. J Clin Oncol. 2009;27(28):4656. Epub 2009 Aug 24.
56. Caplin ME, Pavel M, Ćwikła JB, Phan AT, Raderer M, SedláčkováE, et al. CLARINET investigators lanreotide in metastatic enteropancreatic neuroendocrine tumors. N Engl J Med. 2014;371(3):224-33.
57. Caplin ME, Pavel M, Phan AT, Ćwikła JB, Sedláčková E, Thanh XT, et al. CLARINET Investigators. Lanreotide autogel/depot in advanced enteropancreatic neuroendocrine tumours: final results of the CLARINET open-label extension study. Endocrine. 2021;71(2):502-513. DOI: 10.1007/s12020-020-02475-2. Epub 2020 Oct 14. PMID: 33052555; PMCID: PMC7881960.
58. Forrer F, Valkema R, Kwekkeboom DJ, Jong M, Krenning EP. Neuroendocrine tumors. Peptide receptor radionuclide therapy. Best Pract Res Clin Endocrinol Metab. 2007;21:111-29.
59. Imhof A, Brunner P, Marincek N, Briel M, Schindler C, Rasch H, et al. survival, and long-term toxicity after therapy with the radiolabeled somatostatin analogue [90Y-DOTA]-TOC in metastasized neuroendocrine cancers. J Clin Oncol. 2011;29(17):2416. Epub 2011 May.
60. Strosberg J, El-Haddad G, Wolin E, Hendifar A, Yao J, Chasen B, et al. NETTER-1 trial investigators phase 3 trial of (177)Lu-Dotatate for midgut neuroendocrine tumors. N Engl J Med. 2017;376(2):125.
61. Bajetta E, Catena L, Procopio G, et al. Are capecitabine and oxaliplatin (XELOX) suitable treatments for progressing low-grade and high-grade neuroendocrine tumours? Cancer Chemother Pharmacol. 2007;59:637-42.
62. Kunz PL, Catalano PJ, Nimeiri H, Fisher GA, Longacre TA, Suarez CJ, et al. A randomized study of temozolomide or temozolomide and capecitabine in patients with advanced pancreatic neuroendocrine tumors: a trial of the ECOG-ACRIN cancer research group (E2211). Journal of Clinical Oncology 2018;36(15):4004.
63. Kunz PL, Graham N, et al. A randomized study of temozolomide or temozolomide and capecitabine in patients with advanced pancreatic neuroendocrine tumors: final analysis of efficacy and evaluation of MGMT (ECOG-ACRIN E2211). Journal of Clinical Oncology 2022;40(16):4004.
64. Yao JC, Phan A, Hoff PM, et al. Targeting vascular endothelial growth factor in advanced carcinoid tumor: a random assignment phase ii study of depot octreotide with bevacizumab and pegylated interferon alfa-2b. J Clin Oncol. 2008;26:1316-23.
65. Kulke MH, Stuart K, Earle CC, et al. A phase II study of temozolomide and bevacizumab in patients with advanced neuroendocrine tumors. Journal of Clinical Oncology. 2006;24(18S Abstr:4044).
66. Yao JC, Guthrie KA, Moran C, Strosberg JR, Kulke MH, Chan JA, et al. Phase III prospective randomized comparison trial of depot octreotide plus interferon alfa-2b versus depot octreotide plus bevacizumab in patients with advanced carcinoid tumors: SWOG S0518. J Clin Oncol. 2017.
67. Kulke MH, Kim H, Clark JW, et al. Activity of sunitinib in patients with advanced neuroendocrine tumors. J Clin Oncol. 2008;26:3403-10.

68. Capdevila J, Fazio N, Lopez C, Teulé A, Valle JW, Tafuto S, et al. Lenvatinib in patients with advanced grade 1/2 pancreatic and gastrointestinal neuroendocrine tumors: results of the phase ii TALENT trial (GETNE1509). J Clin Oncol. 2021;39(20):2304-2312. DOI: 10.1200/JCO.20.03368. Epub 2021 May 4. PMID: 33945297.

69. Yao JC, Phan AT, Chang DZ, et al. Efficacy of RAD001 (Everolimus) and octreotide LAR in advanced low- to intermediate-grade neuroendocrine tumors: results of a phase ii study. J Clin Oncol. 2008;28:4311-8.

70. Yao JC, Lombard-Bohas C, Baudin E. et al. Daily oral everolimus activity in patients with metastatic pancreatic neuroendocrine tumors after failure of cytotoxic chemotherapy: a phase II trial. J Clin Oncol. 2010;28:69-76.

71. Yao JC, Fazio N, Singh S, Buzzoni R, Carnaghi C, Wolin E, et al. Everolimus for the treatment of advanced, non-functional neuroendocrine tumours of the lung or gastrointestinal tract (RADIANT-4): a randomised, placebo-controlled, phase 3 study.RAD001 in advanced neuroendocrine tumours, fourth trial (RADIANT-4) study group. Lancet. 2016;387(10022):968. Epub 2015 Dec 17.

72. Mehnert JM, Rugo HS, O'Neil B, et al. Pembrolizumab for patients with PD-L1-positive advanced carcinoid or pancreatic neuroendocrine tumors: results from the KEYNOTE-028 study (abstract 4270). Data presented at the 2017 ESMO congress. Abstract. Disponível em: https://www.esmo.org/content/download/117241/2057634/file/ESMO-2017-Abstract-Book.pdf [2018 Dez. 12].

73. Walter T, Tougeron D, Baudin E, Le Malicot K, Lecomte T, Malka D, et al. Poorly differentiated gastro-entero-pancreatic neuroendocrine carcinomas: are they really heterogeneous? Insights from the FFCD-GTE national cohort. Eur J Cancer. 2017;79:158-165. DOI: 10.1016/j.ejca.2017.04.009. Epub 2017 May 11. PMID: 28501762.

74. Morizane C, MAchida N, Honma Y, et al. Randomized phase III study of etoposide plus cisplatin versus irinotecan plus cisplatin in advanced neuroendocrine carcinoma of the digestive system: a Japan Clinical oncology group study (JCOG1213) (abstract). J Clin Oncol 2022;40(4). (abstr 501). Abstract Disponível em: https://meetinglibrary.asco.org/record/204882/abstract [2022 Fev. 01].

154

Tumores Carcinoides e a Síndrome Carcinoide

Rachel Jorge Dino Cossetti Leal
Suilane Coelho Ribeiro Oliveira

DESTAQUES

- Os tumores neuroendócrinos (*neuroendocrine tumors* – NETs) são tumores raros que derivam da crista neural embriônica, neuroectoderma e endoderma, e podem se desenvolver em diversos locais do organismo. Em 90% dos casos, ocorrem no trato gastroenteropancreático, mas podem ainda ocorrer no pulmão, timo, tireoide, paratireoide, hipófise, adrenal, paragânglios e ovário.
- As células do sistema neuroendócrino são identificadas por seus produtos celulares específicos, peptídeos e aminas biogênicas que, em geral, funcionam como hormônios ou neurotransmissores. A produção dessas substâncias pode levar à ocorrência de síndromes clínicas específicas, cuja manifestação depende do tipo de substância produzida pelo tumor.
- Os NETs preservam e amplificam a atividade de suas células de origem, e podem gerar síndromes clínicas típicas no caso de tumores funcionantes, ou podem ser biologicamente inativos (tumores não funcionantes).
- Os fatores relacionados ao prognóstico dos NETs são estádio da doença, sítio primário do tumor, histopatologia, idade ao diagnóstico, raça, sexo, acometimento linfonodal e presença de metástases hepáticas.

INTRODUÇÃO

Os tumores neuroendócrinos (*neuroendocrine tumors* – NETs) são tumores raros que derivam da crista neural embriônica, neuroectoderma e endoderma, e podem se desenvolver em diversos locais do organismo. Em 90% dos casos ocorrem no trato gastroenteropancreático, mas podem ainda ocorrer no pulmão, timo, tireoide, paratireoide, hipófise, adrenal, paragânglios e ovário.[1] Os NETs constituem um grupo heterogêneo de neoplasias que compartilham certas características biológicas, e são considerados uma entidade única.[2] Têm origem nas células enterocromafins (ECF) do sistema neuroendócrino difuso, que secretam diversas aminas e peptídeos com perfis hormonais distintos, de acordo com seu local de origem.[2]

O termo "carcinoide" (do alemão, *karzinoide*) foi introduzido em 1907 por Oberndorfer para designar tumores ileais que se originavam das células ECF, secretavam serotonina e apresentavam melhor prognóstico em relação aos adenocarcinomas. O termo "neuroendócrino" deriva da relação fenotípica com as células neurais na expressão de algumas proteínas, como a sinaptofisina, enolase neurônio-específica e cromogranina A. Geralmente, o termo carcinoide tem sido aplicado para os tumores neuroendócrinos bem diferenciados, originados no trato digestivo, pulmão ou sítios primários raros com rins ou ovários. Atualmente, o termo carcinoide ainda é usado para os tumores neuroendócrinos de pulmão (carcinoides típico ou atípico), mas caiu em desuso para os tumores neuroendocrinos do trato digestivo.[3]

EPIDEMIOLOGIA

A incidência dos NETs tem aumentado ao longo dos anos. No registro do Programa Surveillance, Epidemiology, and End Results (SEER), a maior base de dados sobre NETs, a incidência dos NETs para uma população americana de 100 mil habitantes aumentou de 1,09 em 1973, para 6,98 em 2012.[4] Essa maior incidência pode, em parte, ser explicada pelos avanços na classificação tumoral e no rastreio de neoplasias, mas não se pode excluir uma relação com as mudanças de hábitos alimentares populacionais, com os fatores ambientais e até mesmo o uso de novas medicações.

A localização dos NETs também parece estar mudando ao longo dos anos. Em uma análise de 2.837 casos baseados em dados do Programa SEER (1950-1969) e da Terceira Pesquisa Nacional de Câncer – Estados Unidos (1969-1971), os sítios primários mais comuns de NETs foram apêndice em primeiro lugar, seguido de reto, íleo, pulmão e estômago.[5] Uma segunda análise entre 1973 e 1991 encontrou um aumento na proporção de NETs pulmonares e gástricos e uma diminuição na proporção de NETs de apêndice.[6] O aumento da incidência nos diferentes sítios variou de um aumento de 15 vezes para os tumores localizados no estômago até 2 vezes para os tumores do ceco.

A idade média ao diagnóstico dos NETs é de 63 anos. A sobrevida global mediana para todos os pacientes foi de 9,3 anos (112 meses). Os NETs localizados tem uma melhor sobrevida global mediana (> 30 anos) comparada aos NETs regionais (10,2 anos) e NETs metastáticos (12 meses) (P <,001). Os NETs de reto (24,6 anos) e apêndice (> 30,0 anos) apresentam uma melhor sobrevida mediana entre os demais sítios, enquanto os NETs de pâncreas (3,6 anos) e os de pulmão (5,5 anos) tem uma sobrevida mediana pior.

ORIGEM EMBRIOLÓGICA E HISTOLOGIA

As células neuroendócrinas possuem um núcleo uniforme e citoplasma com grânulos abundantes ou fracamente corado, que dificultam seu reconhecimento à hematoxilina-eosina. Marcadores imunes possibilitam sua identificação correta. No nível ultraestrutural, essas células caracterizam-se por grânulos secretores citoplasmáticos ligados à membrana. Também contêm pequenas vesículas claras que correspondem às vesículas sinápticas neuronais. A função secretora dessas vesículas é finamente regulada, o que possibilita grande precisão na liberação e absorção de diversas substâncias, na proliferação de células mucosas e no controle imune.[7]

Além dos marcadores celulares, os diversos peptídeos e receptores das células neuroendócrinas podem funcionar como marcadores. O marcador citosólico mais conhecido é a enolase neurônio-específica (NSE). Sua marcação deve ser usada com cautela, uma vez que pode estar presente em outros tipos teciduais não endócrinos.

A sinaptofisina (Sin) é uma glicoproteína integral da membrana das vesículas pré-sinápticas dos neurônios e das pequenas vesículas claras das células neuroendócrinas. Sua expressão independe de outros marcadores neuroendócrinos.

As cromograninas constituem uma família de proteínas solúveis presentes na matriz dos grânulos secretores de diversas células neuroendócrinas. A cromogranina A (CgA) é um marcador universal importante do tecido neuroendócrino. No entanto, sua expressão depende do tipo celular e do número de grânulos secretores presentes na célula.[8]

O NCAM, CD56 é um marcador celular expresso pelas células neuronais e neuroendócrinas, mas também pode estar presente nos túbulos renais, folículos tireoidianos e em tecidos neoplásicos, como carcinoma pulmonar não pequena célula.

O fator de transcrição CDX2, parte dos genes reguladores do desenvolvimento epitelial intestinal, tem se mostrado marcador confiável dos NETs derivados do intestino médio. Alguns NETs bem diferenciados, como pulmão, pâncreas e reto, também são positivos para esse marcador, enquanto outros são consistentemente negativos (estômago, tireoide e paragânglios).

Já o fator de transcrição tireoidiano 1 (TTF-1) é expresso em NETs pulmonares, mas não é expresso em NETs gastrintestinais (GI). Os receptores de somatostatina (SSTR) são identificados principalmente em NETs produtores de serotonina e gastrinomas, com positividade para SSTR tipo 2 e SSTR tipo 5 em até 90%, e em insulinomas em até 60% dos casos.

As células do sistema neuroendócrino são identificadas por seus produtos celulares específicos, peptídeos e aminas biogênicas, que, em geral, funcionam como hormônios ou neurotransmissores. Os hormônios que são altamente específicos para a localização do sítio tumoral são calcitonina para carcinoma medular da tireoide; insulina, glucagon e polipeptídeo pancreático para tumores pancreáticos; serotonina e substância P para tumores neuroendócrinos ileais e do apêndice; e o transportador de monoamina vasoativa 2 (VMAT2) para tumores enterocromafin-like.

O sistema neuroendócrino do trato gastroenteropancreático é o mais extenso do organismo, e pode se distinguir 15 tipos celulares secretores de diversos hormônios. Os NETs preservam e amplificam a atividade de suas células de origem, que podem gerar síndromes clínicas típicas no caso de tumores funcionantes, ou podem ser biologicamente inativos (tumores não funcionantes).

As substâncias secretadas pelas células neuroendócrinas também podem ser importantes para a identificação fenotípica e genotípica das células tumorais. A relação entre o tecido tumoral e seus marcadores séricos está listada na Tabela 154.1.

Tabela 154.1. Tecidos tumorais e marcadores séricos para diagnóstico específico dos tumores neuroendócrinos gastrintestinais

Localização	Hormônios, aminas e peptídeos para diagnóstico específico
Estômago	Histamina, gastrina, peptídeo liberador de gastrina, grelina e obestatina
Duodeno	Somatostatina, colecistocinina, gastrina, secretina, motilina, cromogranina B
Duodeno e jejuno	Polipeptídeo inibitório gástrico
Jejuno e íleo	Serotonina, taquicininas, bradicininas, neurocinina A, neuropeptídeo K, substância P
Cólon e reto	Glicetina, polipeptídeo pancreático, peptídeo YY e somatostatina

Fonte: Giandomenico V., 2010.

CLASSIFICAÇÃO

Historicamente, os NETs gastrointestinais são classificados, de acordo com sua origem embriológica, em tumores do intestino anterior (brônquios, estômago, pâncreas, vesícula biliar, duodeno), intestino médio (jejuno, íleo, apêndice e cólon direito) e intestino posterior (cólon esquerdo e reto).

Quanto à localização tumoral, são definidos os sítios tumorais em estômago, duodeno (inclusive jejuno proximal), íleo (inclusive jejuno distal), apêndice, colo-reto e pâncreas. Os critérios morfológicos e biológicos adotados foram: grau de diferenciação celular, tamanho do tumor, invasão vascular, atividade proliferativa – indicada pela atividade mitótica e Ki67, presença de metástases e invasão de órgãos adjacentes. A atividade hormonal e a associação com certas síndromes clínicas e doenças foram incluídas como parâmetros específicos.

A classificação das neoplasias neuroendócrinas (NENs) se diferenciava entre os órgãos e causava uma confusão considerável. A última classificação foi baseada em uma conferência realizada em novembro de 2017, da Agência Internacional para pesquisa em Câncer (IARC) (Tabela 154.2). O ponto-chave dessa classificação é a diferenciação entre tumores neuroendócrinos diferenciados, previamente designados como tumores carcinoides em alguns sistemas, e carcinoma neuroendócrino pouco diferenciado (NECs). A subdivisão morfológica entre os dois subgrupos é baseada em evidências genéticas em determinado sítio, bem como diferenças clínicas, epidemiológicas, histológicas e prognósticas. Em vários órgãos, os NETs são organizados em grau 1, 2 ou 3 baseado no índice mitótico e/ou Ki-67, e/ou presença de necrose; os NECs são considerados de alto grau por definição.

Em 2017, o American Joint Committee on Cancer (AJCC) propôs uma nova classificação TNM para esses tumores (Tabelas 154.3 a 154.6).[9] Nesta última classificação, foi separado o TNM para os tumores da região do jejuno/íleo e duodeno/tumores ampulares.[10]

FATORES PROGNÓSTICOS

Os fatores relacionados ao prognóstico dos NETs são estádio da doença, sítio primário do tumor, histopatologia (tanto o grau histológico como a presença de características de adenocarcinoma têm relação com pior prognóstico), idade ao diagnóstico, raça, sexo (melhor prognóstico para as mulheres), acometimento linfonodal e presença de metástases hepáticas.

Tabela 154.2. Classificação dos tumores neuroendócrinos pela OMS 2018

SÍTIO	CATEGORIA	FAMÍLIA	TIPO	GRAU	TERMINOLOGIA ATUAL
Pulmão	Neoplasia neuroendócrina (NEN)	Tumor neurendócrino (NET) Carcinoma neuroendócrino (NEC)	Tumor neuroendócrino de pulmão (NET) Carcinoma de pequenas células do pulmão (NEC pulmonar, tipo pequenas células) NEC pulmonar tipo grandes células	G1 G2	Carcinoide Carcinoide atípico Carcinoma pequenas células de pulmão Carcinoma neuroendócrino de grandes células de pulmão
Útero	Neoplasia neuroendócrina	Neoplasia neuroendócrina (NEN) Carcinoma neuroendócrino (NEC)	Tumor neuroendócrino uterino (NET) NEC uterino, tipo pequenas células NEC uterino, tipo grandes células	G1 G2 G3	Carcinoide Carcinoide atípico Carcinoide atípico Carcinoma de pequenas células Carcinoma neuroendócrino de grandes células
Pâncreas (Pan)	Neoplasia neuroendocrina	Tumor neuroendócrino Carcinoma neuroendócrino	Tumor neuroendócrino pancreático NEC pancreático tipo pequenas células NEC pancreático tipo grandes células	G1 G2 G3	Pan NET G1 Pan NET G2 Pan NET G3 Carcinoma neuroendocrino de pequenas células Carcinoma neuroendócrino de grandes células

Fonte: Organização Mundial da Saúde, 2018.

Tabela 154.3. Estômago. Classificação TNM para tumores neuroendócrinos de acordo com AJCC

TUMOR (T)	
Tx	Tumor primário não pode ser avaliado
T0	Sem evidência de tumor primário
T1	Tumor invade a lâmina própria ou submucosa e tem < 1 cm
T2	Tumor invade a muscular própria ou tem > 1 cm tamanho
T3	Tumor invade por meio da muscular própria até o tecido subserosos sem penetração sobre a serosa sobrejacente
T4	Tumor invade o peritônio visceral (seroso) ou outros órgãos ou estruturas adjacentes

Para qualquer T, acrescentar (m) para tumores múltiplos [TX(#) ou TX(m), onde X = 1 to 4 e # = número de tumores primários identificados; para múltiplos tumores com diferentes Ts, usar o maior

>> Continuação

LINFONODO (N)	
Nx	Linfonodos não avaliáveis
N0	Linfonodos não acometidos
N1	Metástase para linfonodos regionais

METÁSTASE (M)	
M0	Sem metástase a distância
M1a	Metástase confinada ao fígado
M1b	Metástases em pelo menos um sítio extra-hepático (p. ex., pulmão, ovário, linfonodos não regionais, peritônio e osso)
M1c	Metástase hepática e extra-hepática

Fonte: AJCC Cancer Staging Manual, 2017.

Continua >>

Tabela 154.4. Classificação TNM para tumores neuroendócrinos jejuno/íleo de acordo com AJCC

TUMOR (T)

Tx	Tumor primário não avaliável
T0	Sem evidência de tumor primário
T1	Invade a lâmina própria ou submucosa e menor ou igual a 1 cm
T2	Invade a muscular própria ou maior que 1 cm
T3	Invade por meio da muscular própria até o tecido submerso sem penetrar a serosa sobrejacente
T4	Invade peritônio visceral ou outros órgãos adjacentes

LINFONODO

Nx	Linfonodos não avaliáveis
N0	Nenhum linfonodo acometido
N1	Metástase em até 12 linfonodos regionais
N2	Massas mesentéricas (> 2 cm) e/ou depósitos nodais extensos (12 ou mais), especialmente aqueles que envolvem os vasos mesentéricos superiores

METÁSTASE A DISTÂNCIA

M0	Sem metástase a distância
M1 M1a	Metástase restrita ao fígado
M1b	Metástase em pelo menos 1 sítio extra-hepático (pulmão, ovário, linfonodo não regional, peritônio, osso)
M1c	Metástase hepática e extra-hepática

Fonte: AJCC Cancer Staging Manual, Eighth Edition, 2017.

Tabela 154.5. Classificação TNM para tumores neuroendócrinos duodeno/ampola de vater de acordo com AJCC

TUMOR (T)

Tx	Tumor primário não avaliável
T1	Invade a mucosa ou apenas a submucosa e ≤ 1 cm (tumores duodenais) Tumor ≤ 1 cm e confinado ao esfíncter de Oddi (tumores ampulares)
T2	Invade a muscular própria ou maior que 1 cm (duodeno)

Continua >>

>> Continuação

T3	Tumor invade por meio do esfíncter a submucosa duodenal ou muscular própria, ou > 1 cm (ampular) Invade pâncreas ou tecido adiposo peripancreático
T4	Invade peritônio visceral ou outros órgãos adjacentes

LINFONODO

Nx	Linfonodos não avaliáveis
N0	Nenhum linfonodo acometido
N1	Metástase em linfonodos regionais

METÁSTASE A DISTÂNCIA

M0	Sem metástase a distância
M1 M1a	Metástase restrita ao fígado
M1b	Metástase em pelo menos 1 sítio extra-hepático (pulmão, ovário, linfonodo não regional, peritônio, osso)
M1c	Metástase hepática e extra-hepática

Fonte: AJCC Cancer Staging Manual, Eighth Edition, 2017.

Tabela 154.6. Classificação TNM para tumores neuroendócrinos cólon/reto de acordo com AJCC

TUMOR (T)

Tx	Tumor primário não avaliável
T0	Sem evidência do tumor primário
T1	Invade a lâmina própria ou submucosa e ≤ 2 cm
T1a	Tumor < 1cm
T1b	Tumor entre 1 e 2 cm
T2	Invade a muscular própria ou > 2 cm com invasão da lâmina própria ou submucosa
T3	Tumor invade muscular própria ao tecido submerso sem penetração da serosa sobrejacente
T4	Tumor invade peritônio visceral ou órgãos adjacentes

LINFONODO

Nx	Linfonodos não avaliáveis
N0	Nenhum linfonodo acometido
N1	Metástase em linfonodos regionais

Continua >>

Tabela 154.6. Classificação TNM para tumores neuroendócrinos cólon/reto de acordo com AJCC

METÁSTASE A DISTÂNCIA	
M0	Sem metástase a distância
M1	
M1a	Metástase restrita ao fígado
M1b	Metástase em pelo menos 1 sítio extra-hepático (pulmão, ovário, linfonodo não regional, peritôonio, osso)
M1c	Metástase hepática e extra-hepática

Fonte: AJCC Cancer Staging Manual, 2017.

BIOLOGIA MOLECULAR E SÍNDROMES GENÉTICAS

As células neuroendócrinas do TGI originam-se de uma célula multipotente, mas há pouco entendimento sobre sua diferenciação em células do sistema neuroendócrino difuso. A maioria dos NETs ocorre de forma esporádica, entretanto, essa neoplasia pode estar relacionada a síndromes familiares, como as síndromes de neoplasia endócrina múltipla tipo 1 (NEM-1) e tipo 2 (NEM-2) ou de von Hippel-Lindau (VHL) que serão discutidas em capítulo posterior.

Estudos genéticos sobre os NETs GI mostram que oncogenes e genes supressores tumorais clássicos, como p53, RAS, MYC, FOS, SRC, JUN e RB, não estão envolvidos na sua via de tumorigênese. Perda de heterozigosidade do cromossomo 11 ocorre em até 78% dos NETs GI, mas a frequência da mutação MEN-1 é mais baixa.[11] NETs bem diferenciados do estômago e duodeno relacionados à síndrome de Zollinger-Ellison (SZE) também apresentam perda de heterozigosidade para o MEN-1.

Já as alterações genéticas dos NETs bem diferenciados do íleo não apresentam alterações do MEN-1, uma vez que a instabilidade do cromossomo 18 é muito comum. A perda do cromossomo 18 e, em um subgrupo de tumores com cromossomo 18 intacto, ganhos no cromossomo 14 estão relacionados à iniciação, progressão e sobrevivência desses tumores. Perda do 9p é outro fator importante.

Como recomendação, todos os pacientes portadores de tumor neuroendócrino devem ser submetidos a exame clínico e história familiar para excluir síndromes genéticas. Em todos os casos de segundo tumor neuroendócrino ou com história familiar positiva para NET, deve-se suspeitar de uma síndrome familiar. Indivíduos com carcinoides brônquicos ou gástricos esporádicos ou familiares devem ser submetidos à história clínica familiar, e deve-se considerar avaliação de mutações genéticas para MEN-1.

MANIFESTAÇÕES CLÍNICAS

A maioria dos NETs são tumores mais indolentes em relação a outras neoplasias epiteliais. Em alguns casos, podem ter comportamento agressivo e serem resistentes ao tratamento.

Por ter um curso mais indolente, a maioria dos NETs GI é pouco sintomático e já se apresenta como doença metastática ao diagnóstico. De acordo com o Programa SEER, pacientes com NETs bem e moderadamente diferenciados se apresentam com metástase sincrônica ao diagnóstico entre 21% e 30% dos casos, respectivamente. Já aqueles com NETs pouco diferenciados ou anaplásicos, apresentam metástase ao diagnóstico em 50% dos casos.

A apresentação clínica dos tumores neuroendócrinos depende do seu local de origem e da sua funcionalidade. Apesar de até 84% dos pacientes portadores de NETs apresentarem nível sérico elevado de serotonina, apenas 18% têm a síndrome carcinoide clássica.[1] Os tumores podem ser biologicamente inativos e assintomáticos devido à rápida degradação da amina ativa, tanto pelo tumor quanto pelo fígado, à secreção de produtos inativos, ou à cossecreção de antagonistas hormonais por alguns tumores.

A apresentação da síndrome carcinoide em geral ocorre após o desenvolvimento de sítios metastáticos volumosos, principalmente hepáticos, mas também em linfonodos retroperitoniais e ovários. A partir desses sítios metastáticos, há secreção e liberação de compostos vasoativos diretamente na circulação sistêmica sem efeito de primeira passagem, podendo desenvolver o quadro clínico típico. A síndrome carcinoide é caracterizada por *flushing* e diarreia aquosa. Alguns pacientes se apresentam com lacrimejamento, rinorreia e palpitação episódica durante a crise. Em menor frequência, pode ocorrer broncoespasmo e pelagra.

Em um estudo prospectivo com 103 pacientes portadores de NETs, 67% apresentaram sintomas de síndrome carcinoide. Os sintomas iniciais mais comuns foram diarreia (32%), íleo (25%), e *flushing* (23%). Cerca de 84% dos pacientes apresentaram diarreia em algum momento. Insuficiência cardíaca secundária à síndrome carcinoide foi observada em 33% dos pacientes. Níveis elevados de 5-HIAA foram observados em 88% dos pacientes, a maioria portadora de metástases hepáticas. Concentração plasmática elevada de neuropeptídeo K, PP e a-HCG for observada em 66%, 43% e 28% dos pacientes, respectivamente. Os níveis mais altos foram encontrados em pacientes portadores de NETs brônquicos.[12] Ocasionalmente, síndromes semelhantes à síndrome carcinoide podem ocorrer na ausência de hormônios mensuráveis na circulação ou na urina.

Em alguns casos, mais relacionados aos NETs gástricos, pode se desenvolver a síndrome carcinoide atípica, decorrente da liberação de histamina, com predomínio de *flushing* em placas avermelhadas generalizadas de maior duração, acompanhado de edema facial, lacrimejamento, prurido, cefaleia e broncoconstrição.

O acometimento cardíaco pode ocorrer em 2/3 dos pacientes portadores de sintomatologia carcinoide, em geral, anos após o início da doença. As lesões cardíacas são do tipo placas, com espessamento endocárdico fibrótico que ocorre mais frequentemente do lado direito do coração, o que sugere que a doença cardíaca esteja relacionada à secreção de fatores diretamente na veia hepática. Muitas vezes, ocorrem retração e fixação dos folhetos das valvas tricúspide e pulmonar. A regurgitação tricúspide é o achado mais comum. O acometimento cardíaco à esquerda ocorre em menos de 10% dos casos.[13] Os pacientes portadores de acometimento cardíaco secundário à síndrome carcinoide apresentam maiores níveis de serotonina sérica e de 5-HIAA urinário.

A crise carcinoide é uma manifestação mais grave da clínica carcinoide, caracterizada por *flushing* intenso, broncoespasmo, taquicardia, arritmia, e flutuações intempestivas da pressão arterial. Decorre da liberação de mediadores que acarretam a produção de níveis elevados de serotonina e peptídeos vasoativos. Geralmente, é precipitada por indução anestésica, manuseio tumoral intraoperatório ou outros procedimentos terapêuticos invasivos, como embolização e ablação por radiofrequência.

Pode ser evitada com a administração do octreotide, um análogo da somatostatina, em infusão contínua endovenosa em dose de 50 mcg/hora por 12 horas antes e, no mínimo, 48 horas após o procedimento. Deve-se evitar o uso de drogas que causem liberação de histamina ou que ativem o sistema nervoso simpático. Apesar da terapia com octreotide, os pacientes ainda podem desenvolver complicações cardiorrespiratórias graves, e pode ser necessário o uso de drogas alfa e beta bloqueadoras para seu manejo. Tumores pancreáticos ou duodenais específicos podem precisar de profilaxia semelhante, como infusão de glicose em caso de insulinoma, e octreotide em gastrinomas.

Os NETs não funcionantes, em geral, secretam hormônios do tipo somatostatina, peptídeo YY, polipeptídeo pancreático (PP), a-HCG e CgA. Seus sintomas são locais, relacionados ao crescimento tumoral e ao sítio de origem.

O desenvolvimento de uma segunda neoplasia primária em pacientes portadores de NETs GI é um fenômeno bem conhecido. Estudos populacionais encontraram taxas de 16% e 13%. Uma proporção desses pacientes pode apresentar, na verdade, uma diferenciação neuroendócrina de adenocarcinoma. O local mais comum de um segundo tumor primário é o trato gastrintestinal, principalmente o cólon, e o adenocarcinoma é a histologia mais comum. Ocorre também com frequência no trato geniturinário e brônquios. Sugere-se que essa maior associação dos NETs com um segundo tumor primário tenha relação com propriedades tumorigênicas dos peptídeos secretados pelas células neuroendócrinas.

Estômago

Os NETs gástricos são divididos em três subtipos. Os tumores tipo 1 são dependentes de gastrina e estão associados com gastrite crônica atrófica (GCA), hipergastrinemia e anemia perniciosa. Ocorrem em pacientes na sexta e sétima décadas de vida e são mais frequentes em mulheres. Representam o subtipo gástrico mais comum. Localizam-se no corpo e fundo gástrico e com frequência são múltiplos. São positivos para CgA, produzem histamina e são especificamente reconhecidos pelo marcador VMAT2. Podem se apresentar com náuseas, vômitos, dor epigástrica ou anemia perniciosa. São geralmente benignos, e metástases ocorrem raramente para linfonodos regionais em tumores maiores de 2 cm que infiltram a muscular própria.[13]

Os tumores tipo 2 também são dependentes de gastrina e observados em pacientes com NEM-1 com desenvolvimento da Síndrome de Zollinger-Ellison (SZE). Também derivam das células ECF-like e são, muitas vezes, multifocais. Têm maior potencial maligno que os tumores gástricos tipo 1. Em pacientes portadores de NEM-1 ou SZE, é descrita a resolução completa do carcinoide gástrico ao atingir normogastrinemia após a ressecção de todos os gastrinomas.

Os tumores tipo 3 são tumores esporádicos, solitários, sem localização preferencial, não associados aos níveis de gastrina. São mais comuns em homens. São tumores predominantemente bem diferenciados, com alto potencial maligno. Em um terço dos casos são maiores que 2 cm ao diagnóstico e, quando invadem a muscular própria, com invasão vascular, já são frequentemente metastáticos. Podem secretar histamina, e cursandom com síndrome carcinoide atípica. O sintoma mais comum é dor abdominal. Podem secretar também grelina, que estimula a secreção de hormônio de crescimento e inibe a de insulina, de forma a cursar com hiperglicemia.

Duodeno

Os NETs duodenais incluem cinco tipos de tumores: gastrinoma duodenal (cerca de 2/3 dos casos), somatostatinoma duodenal (15% dos casos), NET não funcional, paraganglioma gangliocítico duodenal e carcinoma neuroendócrino pobremente diferenciado.[14]

Esses tumores podem produzir sintomas locais devido à infiltração tumoral, a cursar com icterícia, hemorragia, pancreatite, dor abdominal ou obstrução intestinal, ou cursar com sintomas decorrentes de liberação hormonal, o que é pouco comum. A síndrome clínica mais frequentemente relacionada ao NET duodenal é a SZE. Há relatos de casos raros de síndrome carcinoide, síndrome de Cushing, acromegalia, insulinomas ou glucagonomas duodenais.

Os NETs duodenais não funcionais comumente produzem peptídeos como gastrina, serotonina, calcitonina, somatostatina. Têm prognóstico mais favorável. O paraganglioma gangliocítico duodenal é geralmente benigno, e os tumores pobremente diferenciados são inativos do ponto de vista hormonal.

Íleo

NETs de intestino delgado, em geral, apresentam-se na sexta ou sétima décadas de vida e são comumente assintomáticos por longo período. A maioria ocorre no íleo terminal. Metástases linfonodais mesentéricas são frequentes, mesmo em tumores pequenos, e metástases microscópicas estão quase sempre presentes ao diagnóstico. Cerca de 20% apresentam metástases hepáticas. As metástases mesentéricas são, muitas vezes, maiores que o tumor primário e, frequentemente, induzem fibrose importante com retração do mesentério e obstrução intestinal. Em casos de fibrose extensa, podem se formar verdadeiros blocos intestinais e até cursar com isquemia mesentérica. Quando sintomáticos, os pacientes se apresentam com dor abdominal mal definida ou quadro de obstrução intestinal com náuseas e vômitos, mesmo na presença de exames radiológicos normais.

Apêndice

Os NETs de apêndice originam-se das células endócrinas subepiteliais presentes na lâmina própria e submucosa da parede do órgão. Geralmente, são diagnosticados na quarta ou quinta décadas de vida de forma incidental, após procedimento cirúrgico por provável apendicite. Quase invariavelmente invadem a muscular própria ao diagnóstico, porém, raramente desenvolvem metástases até que o tumor esteja maior que 2,5 cm. Seu prognóstico é muito bom. A maioria desses tumores se localiza no terço distal do apêndice, o que causa pouca sintomatologia. Em alguns casos, ocorrem na base do apêndice, e resultam em apendicite obstrutiva.

Cólon

NETs colônicos são raros e, quando ocorrem, são do tipo pequenas células e malignos, com prognóstico ruim. Cerca de 2/3 dos tumores ocorrem no cólon ascendente, a maioria apresenta-se no ceco. Em geral, são assintomáticos até a presença de doença avançada. Os sintomas mais comuns são dor, anorexia e perda de peso. Menos de 5% dos casos cursam com síndrome carcinoide.

Reto

São tumores benignos, com raros sintomas endócrinos, frequentemente pequenos e ressecáveis. Metástases, geralmente, ocorrem quando são maiores que 2 cm, e invadem a muscular própria. A maioria dos tumores é assintomática, e encontrada em exames de rotina. Quando sintomáticos, ocorre sangramento, dor ou constipação. São positivos para glucagon, glicetina e PP, com síndrome carcinoide rara. Podem apresentar níveis elevados de antígeno carcinoembrionário (CEA) e antígeno prostático específico (PSA) entre 25% e 80% dos casos, respectivamente.[15]

Pâncreas

A maioria dos NETs pancreáticos (pNETs) são tumores bem diferenciados ou carcinomas neuroendócrinos. Nas seéries mais antigas, a maioria dos NETs pancreáticos eram tumores funcionantes. Nas últimas séries, tem-se observado um aumento na incidência dos NETs pancreáticos não funcionantes (em torno de 50% a 85% dos casos). No capítulo anterior, já foram discutidos os principais sintomas associados aos tumores neuroendócrinos do pâncreas.

Brônquios

NETs brônquicos são muito semelhantes a NETs intestinais e não estão relacionados ao tabagismo. Podem ser típicos ou atípicos. Os típicos são mais comuns e, apesar de potencialmente malignos, têm melhor prognóstico. São curáveis apenas com procedimento cirúrgico na presença de metástase linfonodal. Os tumores atípicos apresentam maior malignidade com metástases em até 70% dos casos.

Muitos desses tumores são assintomáticos e diagnosticados incidentalmente em exames de imagem. Quando sintomáticos, podem se apresentar com evidência de obstrução brônquica em 41% dos casos, com pneumonia obstrutiva, dor pleurítica, atelectasia e dispneia. Podem também apresentar tosse em 35% dos casos e hemoptise em 23%, enquanto outros 15% apresentam sintomas variados, que incluem fraqueza, náusea, perda de peso, sudorese noturna ou neuralgia. Até 30% são assintomáticos. Podem ser fonte direta de secreção hormonal, inclusive corticotropina, ADH e, menos comumente, GHRH.

Timo

Os tumores pdem ocorrer de forma esporádica ou associados à NEM-1. São geralmente localmente agressivos, com alto risco de recorrência após cirurgia. Entre 30% e 40% apresenta metástases. Podem apresentar sintomas locais como tosse, dor torácica, dispneia e síndrome de veia cava superior. Sintomas sistêmicos são comuns, do tipo fadiga, febre e sudorese noturna. Sintomas endócrinos, como síndrome de Cushing, acromegalia ou secreção inapropriada de ADH, ocorrem em cerca de 30% dos pacientes. A associação com síndrome carcinoide não foi descrita. O prognóstico desses tumores é ruim. Pacientes com mutação do MEN-1 ou síndrome de Cushing têm pior prognóstico.

DIAGNÓSTICO

A abordagem inicial dos casos suspeitos de NETs deve incluir avaliação laboratorial e exames de imagem convencionais, como tomografia computadorizada (TC), ressonância nuclear magnética (RNM), ultrassonografia (US) e US endoscópica (USE), e exames de imagem funcionais.[16]

Diagnóstico laboratorial

As propriedades bioquímicas dos NETs refletem a presença de seus grânulos neurossecretórios. Vários marcadores tumorais séricos e urinários podem ser usados em seu diagnóstico. Dentre os marcadores inespecíficos, o ácido 5-hidróxi-indol-acético (5-hydroxyindolacetic acid-5-HIAA) é um marcador urinário de tumores secretores de serotonina. A CgA é um marcador sérico promissor para diagnóstico e seguimento desses tumores.

Já para os pNETs funcionantes, a dosagem sérica em jejum dos hormônios específicos representa seus marcadores.[17]

5-HIAA

O 5-HIAA é o produto final do metabolismo da serotonina, o principal hormônio secretado pelos tumores neuroendócrinos. No entanto, nem todos os NETs secretam ou contêm níveis elevados de serotonina; por esse motivo, são classificados em bioquimicamente típicos ou atípicos. Os tumores típicos, em geral, aqueles que se originam do intestino médio, contêm a enzima dopa-descarboxilase que converte o 5-hidroxitriptofano (5-HTP) em serotonina (5-HT), que é metabolizada na periferia em seu produto final, o 5-HIAA, o qual é excretado na urina.

Os tumores atípicos, em geral, aqueles que se originam dos intestinos anterior e posterior, não possuem a enzima dopa-descarboxilase, logo, são incapazes de secretar serotonina, mas secretam o

5-HTP na circulação. Parte do 5-HTP é excretada na urina e parte é "descarboxilado" no rim em serotonina. Como resultado, altos níveis de 5-HTP e 5-HT podem ser detectados na urina, enquanto o produto final 5-HIAA pode estar presente em níveis normais ou apenas moderadamente elevados.[18]

O nível de 5-HIAA mensurado na urina de 24 horas é o teste mais comumente utilizado para avaliação dos NETs. No entanto, seus níveis não estão consistentemente elevados em tumores atípicos e podem estar elevados em outras condições, como espru tropical, doença celíaca, doença de Whipple e obstrução do intestino delgado. Outros testes para avaliar a secreção tumoral de serotonina incluem a dosagem da serotonina plaquetária e urinária.

A excreção urinária normal do 5-HIAA é de 2 a 8 g/dia (10 a 12 mmol/dia). A maioria dos pacientes com NETs apresenta excreção urinária maior que 100 mg/dia (523 mmol/dia). Os níveis de 5-HIAA são fator prognóstico independente ao diagnóstico e durante seguimento em pacientes com doença disseminada. Apesar dos níveis urinários de 5-HIAA serem muito específicos para NETs, não são muito sensíveis e podem estar normais mesmo em doença metastática. Feldman demonstrou especificidade de 100% para o diagnóstico de tumores neuroendócrinos, enquanto a sensibilidade foi de 73%.

Os níveis urinários do 5-HIAA são afetados pela ingestão de alimentos ricos em serotonina e por algumas medicações se ingeridas em 3 a 5 dias antes da realização do exame. Banana, abacate, abacaxi, berinjela, ameixa, nozes, paracetamol, fluouracil, metisergida, levodopa, aspirina, ácido 5-aminossalicílico (5-ASA), naproxeno e cafeína podem causar resultados falso-positivos. ACTH, glicocorticoides, heparina, isoniazida, metildopa e fenotiazinas podem causar resultados falso-negativos.

Cromogranina A

A cromogranina A (CgA) é um marcador mais promissor dos NETs. Independe da secreção tumoral de serotonina, e é útil para o diagnóstico e controle de atividade de doença em pacientes com NETs não funcionantes com níveis urinários de 5-HIAA normais.

Os níveis de CgA detectáveis na circulação podem apresentar grande variação, a depender da metodologia utilizada para sua mensuração. Recomenda-se realizar dosagens subsequentes de CgA durante o seguimento clínico em um mesmo laboratório, para evitar erros de interpretação ocasionados pela variação dos diferentes testes laboratoriais.[19]

A CgA tem alta sensibilidade e especificidade para o diagnóstico de NETs. Está elevada em cerca de 90% dos NETs GI, e seus níveis apresentam relação positiva com progressão e recidiva tumoral.[20]

A causa mais comum de resultado falso positivo é o mieloma múltiplo. Condições inflamatórias, insuficiência renal, gastrite crônica atrófica e uso de inibidores de bomba de prótons também podem causar elevações do nível de CgA.

Gastrina

Os níveis séricos de gastrina podem ser úteis na diferenciação entre os tipos de NET gástricos: Tipo I: bom prognóstico associado a gastrite atrófica, presença de hipergastrinemia e deficiência de vitamina B12; Tipo II: potencial maligno incerto, associado à hipergastrinemia em pacientes com gastrinoma ou NEM-1; Tipo III: agressivo, níveis normais de gastrina.[21]

Também é importante determinar os níveis séricos de gastrina em casos suspeitos para gastrinoma.

Enolase neurônio-específica

A enolase neurônio-específica (NSE) é o isômero neurônio-específico da 2-fosfo-D-glicerato hidrolase ou enolase, o qual funciona como um marcador inespecífico, com nível sérico elevado em diversos NETs, e que se correlaciona com pobre diferenciação tumoral.[22]

Catecolaminas

A excreção urinária de catecolaminas e seus metabólitos já foi observada nos NETs. Elas podem ter algum papel na fisiopatologia do *flushing* e das alterações cardiovasculares da síndrome carcinoide.

Taquicininas

Os níveis de neurocinina A e substância P são usados em alguns centros como marcadores de NETs de intestino médio. Os níveis de neurocinina A estão elevados em cerca de metade dos NETs de intestino médio, e apresentam relação com a agressividade tumoral.

Imagem

Os exames de imagem têm um papel fundamental na localização do tumor primário, identificação de sítios metastáticos e avaliação de resposta ao tratamento nos NETs. A metodologia mais apropriada depende do tipo de tumor e da disponibilidade de técnicas e equipes especializadas.

Os tumores funcionantes apresentam-se, em geral, em fases mais precoces devido às suas manifestações clínicas, e podem ser de difícil visualização aos exames de imagem. Os tumores não funcionantes cursam com sintomas pouco específicos, e são diagnosticados em fases mais tardias, com maior volume tumoral, o que torna mais fácil sua identificação aos métodos diagnósticos. Exames de imagem convencionais e métodos de imagem funcionais são importantes para o diagnóstico, estadiamento, avaliação pré-operatória e seguimento dos NETs.

Dentre os exames de imagem convencionais, os mais utilizados para avaliação dos NETs são a TC, a RNM e o US endoscópico.

TC e RNM são instrumentos muito utilizados para a localização inicial dos NETs e suas metástases. Em seus achados radiológicos, observam-se massas com áreas de calcificação e fibrose.

As metástases hepáticas dos NETs podem ser de difícil identificação à TC. Frequentemente, têm baixa atenuação em relação ao parênquima em fase pré-contraste, porém, realçam fortemente após o contraste. São, geralmente, isointensas ao fígado na fase portal. A combinação da fase pré-contraste, fase arterial hepática (FAH) e fase venosa portal aumenta a sensibilidade para detecção de lesões hepáticas. Em alguns casos, as lesões são vistas em apenas uma das fases, em especial na FAH.[23]

Em estudo que incluiu 80 pacientes com diagnóstico histológico de NET submetidos a exame tomográfico,[24] metástases hepáticas foram diagnosticadas em 68%, metástases mesentéricas em 21%, geralmente como uma massa na raiz do mesentério, e adenopatia retroperitonial em 24% dos casos. As imagens tomográficas foram normais em até 21% dos pacientes com sinais bioquímicos de NET, de forma a concluir que a TC apresenta limitações para a detecção primária dos NETs, e é mais eficaz na avaliação da extensão da doença e em seu seguimento clínico.

Em análise de pacientes portadores de NETs avaliados por RNM, o tumor primário se apresentou, comumente, como uma massa nodular ou espessamento regional da parede intestinal com realce moderado a intenso em imagens pós-gadolíneo. O tumor primário não foi observado em um terço dos casos. As metástases hepáticas são, geralmente, hipervasculares na FAH e, em alguns casos, aparecem apenas em imagens imediatas após o gadolínio à RNM.[25] Para avaliação de doença hepática, a RNM é o método preferencial, em especial em pacientes candidatos a terapias ablativas ou citorredutoras, diante de sua maior sensibilidade e especificidade.[26]

As metástases pulmonares são, geralmente, diagnosticadas à TC. Na maioria das vezes são lesões não funcionantes. Metástases ósseas são comumente associadas aos NETs de intestino anterior e posterior. São, frequentemente, escleróticas e podem se apresentar como múltiplos depósitos puntiformes.

A expressão de receptores de somatostatina na superfície das células dos NETs permitiu o desenvolvimento de técnicas funcionais para sua avaliação, com a utilização de análogos da somatostatina radioativos para a identificação de lesões. Existem 5 tipos diferentes de receptores de somatostatina com elevada afinidade pelo hormônio natural: os receptores SSTR 1, 2, 3, 4 e 5. Mais de 90% dos NETs gastro-êntero-pancreáticos expressam múltiplos subtipos de SSTR com predomínio da expressão dos SSTR 2 e 5, e podem ser visualizados pelo uso dos análogos da somatostatina marcados com composto radioativo, como o octreotide-In.[111] A taxa de detecção do octreoscan varia de 67% a 100%, e sua sensibilidade média é entre 57% e 93%.[27]

Outros métodos funcionais para avaliação dos NETs incluem PET/CT com F^{18}-Fluorodesoxiglucose (PET/CT-FDG) e o PET/CT com o análogo de somatostatina Gálio[68] (Ga^{68} PET/CT). O PET/CT-FDG apresenta uma boa correlação anatômica e funcional dos tumores, além da caracterização do envolvimento tumoral. No entanto, apenas os NETs pouco diferenciados apresentam um aumento marcante do metabolismo da glicose.

O DOTA-TOC-Ga68 foi o primeiro radiofármaco análogo da somatostatina utilizado como marcador para NETs em PETs. O DOTA-NOC-Ga68 possui afinidade três a quatro vezes mais elevada para os SSTRs 2, 3, e 5, que resulta em ampla cobertura dos SSTR, com efeito significativo no estadiamento, diagnóstico e tratamento dos NETs.[28]

Em metanálise, o Ga^{68} PET/CT e o PET/CT-FDG demonstraram elevada sensibilidade (93%; 95% CI: 91% a 95%) e especificidade (91%; 95% CI: 82% a 97%)

para os NETs, com evidência crescente para seu uso para orientação terapêutica.[29]

As técnicas diagnósticas com uso de radionuclídeos possuem a vantagem de serem utilizadas também para direcionar o tratamento dos NETs, por meio de análogos da somatostatina com carga radioativa. O Ga[68] PET/CT é o metodo de preferência, porém, seu acesso ainda é bastante limitado. Desta forma, as outras modalidades continuam muito utilizadas para orientação de tratamento e como fator prognóstico.

A cintigrafia com meta-iodo-benzil-guanidina (MIBG) demonstrou menor sensibilidade em relação à cintigrafia com receptores de somatostatina (50%) para o diagnóstico de NETs. Porém, esse método pode detectar tumores que não expressam SSTR e são negativos ao octreoscan. Esse teste tem maior valia principalmente quando a terapia com MIBG for considerada.[30]

A técnica de US transabdominal tem, relativamente, baixa sensibilidade para localização de tumores pancreáticos primários pequenos, que aumentam sua sensibilidade com o tamanho do tumor. O USE permite grande proximidade do transdutor com o pâncreas, o que possibilita a detecção de tumores pequenos na cabeça do pâncreas, estômago e parede duodenal e, também, de linfadenopatia regional. No entanto, ainda tem disponibilidade limitada e seus resultados são operador-dependentes.

Técnicas de enteróclise e enteroscopia têm baixa sensibilidade e especificidade, mas podem ser úteis em alguns casos. O uso da cápsula endoscópica ainda é bastante limitado, porém, pode auxiliar no diagnóstico de lesões de intestino delgado.

TRATAMENTO

Doença localizada

A abordagem da doença localizada baseia-se na ressecção cirúrgica completa com margens livres (R0), o único tratamento com melhora significativa da sobrevida em 5 anos. Até o momento, não foi demonstrado benefício da terapia adjuvante nesses casos. Devido à diferente biologia dos tumores primários de diferentes localizações, a indicação e o tratamento cirúrgico desses tumores são individualizados.

Os tumores carcinoides gástricos tipo I invasivos devem ser submetidos à ressecção cirúrgica. Seguimento com endoscopia a cada 6 a 12 meses com biópsias de repetição é necessário. Antrectomia isolada pode causar regressão tumoral em alguns casos de displasia das células enterocromafins e tumores menores. Tratamento com análogos de somatostatina pode prevenir a recorrência. Os tumores menores que 1 a 2 cm são considerados indolentes e podem ser submetidos à ressecção endoscópica isolada. Tratamento cirúrgico mais agressivo pode ser necessário caso haja um envolvimento tumoral extenso da parede gástrica (o que aumenta o risco da presença de adenocarcinoma concomitante), tumores > 2 cm, pouco diferenciados ou com sangramento ativo.

O tratamento dos tumores gástricos tipo II baseia-se na remoção da fonte de hipergastrinemia associada à ressecção de metástases linfonodais.[31] O tratamento cirúrgico da lesão gástrica segue os mesmos preceitos dos tumores tipo I. Em casos de não reversão da hipergastrinemia, análogos da somatostatina podem reduzir o crescimento desses tumores. Os tumores tipo III esporádicos devem ser tratados com ressecção cirúrgica e dissecção ganglionar.

Para os NETs de intestino delgado, recomenda-se a ressecção intestinal em conjunto com ressecção do mesentério e dissecção linfonodal ao redor da artéria e veia mesentéricas. Esses tumores devem ser seguidos cuidadosamente por longo período, uma vez que a recidiva hepática ocorre na maioria dos pacientes.

Os NETs de apêndice, em geral, têm bom prognóstico. Tumores menores que 1 cm são tratados com apendicectomia exclusiva. Tumores maiores que 2 cm devem ser tratados com hemicolectomia direita, devido ao risco significativo de metástases. O tratamento de lesões entre 1 a 2 cm de diâmetro é controverso. Nesses casos, deve-se caracterizar melhor o tumor quanto à invasão vascular, invasão do mesoapêndice, atividade mitótica e marcadores de proliferação, para visar à individualização de risco e definir a abordagem mais adequada. Para os tumores entre 1 e 2 cm com margem positiva ou desconhecida, ou com invasão profunda do mesoapêndice, alta taxa de proliferação e/ou invasão vascular, pode-se considerar hemicolectomia direita.

Os tumores de cólon localizados devem ser submetidos à ressecção radical com hemicolectomia ou colectomia subtotal e dissecção linfonodal. Pólipos menores que 1 cm, removidos à endoscopia, em geral não metastatizam. Para tumores retais, a maioria dos autores recomenda ressecção endoscópica para tumores menores que 1 cm, com avaliação histológica para excluir invasão da muscular. Tumores entre 1 e 2 cm devem ser avaliados com ultrassom endoscópico ou RNM transanal, e podem ser tratados com ressecção transanal na ausência de invasão da camada muscular ou de metástases regionais.

Doença metastática ressecável

Em casos que já se apresentam com doença metastática, carcinomatose peritonial ou mesenterite retrátil, a remoção do tumor primário ainda deve ser considerada para prevenção de complicações locais, como obstrução intestinal ou isquemia mesentérica.

A ressecção do tumor primário, de linfonodos mesentéricos e citorredução de doença metastática hepática é considerada como primeira linha de tratamento na doença metastática.[32] Durante a laparotomia, a cavidade abdominal deve ser explorada cuidadosamente em busca de um segundo tumor, que pode ocorrer em até 30% dos casos. A abordagem cirúrgica requer linfadenectomia extensa associada à colecistectomia profilática, que prevê terapias futuras com análogos de somatostatina ou embolização arterial.

A doença metastática hepática é fonte importante de sintomas clínicos e, em geral, é o fator limitante de sobrevida durante a progressão desses tumores. A ressecção das lesões hepáticas é considerada um procedimento seguro, com benefício em sobrevida, controle de sintomas e redução da necessidade de tratamento medicamentoso. Entretanto, apenas entre 10% e 25% das metástases hepáticas podem ser removidas com intenção curativa. Porém, a citorredução tumoral também proporciona melhora clínica não alcançada por meio de terapias não cirúrgicas.

A sobrevida em 5 anos para pacientes submetidos à ressecção de metástases hepáticas é de 60%, enquanto é de apenas entre 30% e 40% para aqueles não operados. Entretanto, as taxas de recorrência são elevadas, pois ocorre entre 84% e 94% dos pacientes após 5 e 10 anos, respectivamente.

A citorredução de metástases hepáticas em casos de doença sintomática de difícil controle, com manejo medicamentoso, traz grande benefício em qualidade de vida. O controle de sintomas pode ser alcançado em até 96% dos pacientes após ressecção das lesões hepáticas. A redução da carga tumoral naturalmente reduz a necessidade de tratamento medicamentoso, mas o alívio sintomático é limitado, com recorrência de sintomas em 59% dos pacientes em 5 anos.

Em casos de metástases sincrônicas, a abordagem cirúrgica deve ser individualizada de acordo com o *performance* clínico, número, tamanho e localização das lesões hepáticas. A ressecção paliativa da doença metastática deve ser considerada em pacientes que permanecem sintomáticos, apesar do tratamento medicamentoso, sempre que mais de 90% do volume tumoral possa ser ressecado. A citorredução também está indicada em casos de massa volumosa com sintomas compressivos, como compressão gástrica.

A hepatectomia segmentar é o procedimento padrão para tratamento das lesões hepáticas. Em casos de doença acometendo ambos os lobos hepáticos, pode-se realizar o procedimento em dois tempos. Técnicas de crioterapia, ablação por radiofrequência (ARF), injeção alcoólica percutânea, embolização e quimioembolização estão entre as alternativas para o controle da doença hepática metastática.

A criocirurgia tem algumas vantagens em combinação com cirurgias abertas. A área de congelamento se torna de fácil monitorização. No entanto, em casos de lesão que acomete mais de 40% do volume hepático total ou envolve estruturas vasculares importantes, a ARF é preferível. A ARF pode ser executada por meio de técnicas percutâneas ou laparoscópicas com bons resultados. A alcoolização percutânea é considerada para casos de doença mais avançada. Tem boas taxas de resposta para doença hepática em NETs, uma vez que essas lesões tendem a ser hipervascularizadas.

Vários estudos mostraram que a embolização arterial hepática pode reduzir o tamanho tumoral e os níveis hormonais, o que resulta na paliação dos sintomas. A embolização hepática com ou sem quimioterapia (doxorrubicina, mitomicina C e cisplatina) pode ser utilizada em pacientes com tumores avançados com envolvimento hepático não passível de abordagem curativa ou ablação. No momento, não existem estudos randomizados que comprovam a superioridade da quimioembolização sobre a embolização. Em uma série publicada pelo MD Anderson, que incluiu 69 pacientes com NETs metastáticos, observou-se que a adição da quimioterapia intra-arterial à embolização não foi superior à embolização isolada para os tumores carcinoides, porém, houve uma tendência a um maior benefício para a combinação em pacientes com carcinoma de células de ilhota pancreática.[33] Taxas de respostas variam entre 33% e 86%, com alívio sintomático e redução do volume de doença metastática. Alternar quimioembolização com quimioterapia sistêmica pode alcançar melhores resultados, mesmo em casos de doença não restrita ao fígado.

Doença metastática irressecável

A doença metastática pode permanecer assintomática por longo período e ser manejada de forma conservadora ou progredir rapidamente e apresentar sintomas relacionados à secreção hormonal ou ao próprio crescimento tumoral. A maioria dos pacientes com doença residual requer tratamento adicional para paliação dos sintomas hormonais ou para inibir o crescimento tumoral.

A escolha do tipo de tratamento a ser empregado depende de diversos fatores, que incluem a localização do tumor primário, o padrão de metástases, a expressão de receptores de somatostatina e atividade hormonal do tumor. A cirurgia citorredutora também é importante para a paliação dos sintomas hormonais e para aumento de sobrevida. As opções de tratamento sistêmico incluem os análogos da somatostatina, quimioterapia citotóxica, interferon, e novos agentes, como os inibidores de angiogênese, inibidores do mTOR e os análogos de somatostatina radioativos. O papel da imunoterapia tem sido estudado em pacientes com tumores neuroendócrinos bem-diferenciados.

Análogos da somatostatina

A somatostatina é um hormônio liberado pelas bem-diferenciadas células neuroendócrinas do trato gastrintestinal que apresenta efeito inibitório sobre a motilidade e secreção intestinal, e absorção de nutrientes. Sua ação é mediada por seus cinco receptores (SSTR 1 a 5). Os SSTR 2 e 5 são importantes para inibição da secreção hormonal pancreática e gastrintestinal, enquanto o SSTR 1 parece estar relacionado à apoptose e interrupção do ciclo celular.[34] Os efeitos antissecretores da somatostatina são importantes no manejo de NETs funcionantes, que apresentam elevada positividade para receptores de somatostatina.

Entretanto, a somatostatina humana apresenta meia-vida muito curta (cerca de 2 minutos), sendo seus análogos mais utilizados clinicamente. O primeiro análogo da somatostatina aprovado para uso clínico foi o octreotide, um octapeptídeo sintético com meia-vida de 2 horas e alta afinidade para SSTR 2. A dose inicial do octreotide é de 100 µg subcutâneo, três vezes ao dia. O controle de sintomas é alcançado entre 70% e 90% dos pacientes portadores de NETs metastáticos em uso de octreotide, com melhora importante da qualidade de vida e algumas evidências de melhora da sobrevida. Os efeitos adversos do octreotide incluem náusea e esteatorreia. Ocorre, também, um aumento da formação de cálculos biliares, devido a efeitos inibitórios sobre a contratilidade biliar.

Uma formulação de longa duração do octreotide possibilita a aplicação mensal da droga, com controle de sintomas semelhante após obtenção de nível sérico estável. Sua aplicação é mais confortável, em doses de 20 mg a 30 mg, inicialmente, a cada 4 semanas,[35] e pode-se aumentar a dose até 60 mg/mensal de acordo com os sintomas. Outro análogo da somatostatina disponível é o lanreotide. Essa droga apresenta propriedade de ligação a receptores, atividade clínica e perfil de efeitos adversos similares à somatostatina. A dose do lanreotide é 120 mg subcutâneo a cada 4 semanas.

Doses adicionais de octreotide subcutâneo podem ser necessárias no início do tratamento com formulações de liberação prolongada até atingir nível sérico adequado. As injeções intramusculares são planejadas para cada 4 semanas, mas pode-se reduzir o intervalo para 3 semanas, de acordo com a recrudescência dos sintomas. Com o uso continuado dos análogos da somatostatina, os pacientes apresentam recorrência dos sintomas após cerca de 9 a 12 meses de tratamento. Pode-se tentar escalonar a dose, com resposta positiva em alguns casos.

Os efeitos dos análogos da somatostatina sobre o crescimento tumoral ainda são amplamente discutidos e foram reportados em 2 estudos. No estudo PROMID, publicado por Rinke *et al.*, foi avaliado se o uso do octreotide prolongava o tempo de progressão do tumor e sobrevida. Os pacientes foram randomizados para placebo ou octreotide LAR 30 mg IM/mensal até progressão tumoral ou morte. Observou-se um tempo mediano para progressão de 14,3 meses para o grupo do octreotide LAR comparado a 6 meses para o grupo placebo (HR =0,34; 95% CI, 0,2 a 0,59; p= 0,000072). Doença estável foi descrita em 66,7% dos pacientes com octreotide e 37,3% para os pacientes do grupo placebo, e os pacientes funcionalmente ativos e inativos responderam de forma semelhante.[36] No estudo CLARINET, foram incluídos pacientes com tumores neuroendocrino avançado, bem diferenciado ou moderadamente diferenciado, não funcionantes, positivos para receptor de somatostatina, grau 1 ou 2 e com doença em progressão. Os pacientes foram randomizados para lanreotide 120 mg ou placebo a cada 28 dias. O grupo que recebeu lanreotide teve um aumento da sobrevida livre de progressão. As taxas estimadas de sobrevida livre de progressão em 24 meses foram de 65,1% (95% CI, 54,0 a 74,1) para o grupo do lanreotide e 33% (95% CI, 23,0 a 43,3) para o grupo placebo.[37]

Nos pacientes em crise carcinoide, deve-se usar infusão contínua de octreotide intravenoso 300 mcg IV, seguido por infusão contínua de octreotide (50 a 100 mcg/hora), se necessário. Caso o paciente necessite ser submetido a algum procedimento cirúrgico, biópsia tumoral ou anestesia, recomenda-se o uso pré-operatório de octerotide 300 mcg para reduzir o risco de crise carcinoide.

Interferon

O interferon-a (INF-a) desempenha suas propriedades antitumorais por meio de imunomodulação e efeito citostático. Em 1986, Öberg et al. demonstraram resposta objetiva em 47% dos pacientes portadores de NETs tratados com INF-a, com média de estabilização da doença de 25 meses. Efeitos adversos, que incluem sintomas gripais, supressão hematológica, disfunção hepática e alteração do metabolismo lipídico foram controláveis e reversíveis. Fenômenos autoimunes também podem ser desencadeados pelo uso do INF-a.

Inicialmente, a combinação de INF-a com análogos da somatostatina também demonstrou algum benefício, no entanto, esse benefício não foi confirmado em estudos subsequentes.

Atualmente, o papel do interferon no tratamento dos pacientes com tumores neuroendócrino avançado é incerto. Recomenda-se como uma opção de uso em pacientes que apresentam progressão de doença em vigência de monoterapia com análogo da somatostatina, quando não tiver outras opções terapêuticas disponíveis, ou para pacientes intolerantes aos análogos de somatostatina. A dose usual é de 3 a 5 milhões de unidades subcutâneo 3 vezes/semana.

Terapia com radionuclídeo para receptor de peptídeo

A terapia com radionuclídeo para receptor de peptídeo (TRRP) com análogos da somatostatina radioativos é uma nova modalidade no tratamento de pacientes portadores de NETs irressecáveis positivos para SSTR com progressão aos análogos da somatostatina ou everolimus. Essa modalidade utiliza análogos da somatostatina ligados a uma carga radioativa por meio de um quelante, que possibilita o tratamento desses tumores a partir da ligação dos análogos aos SSTR. Quanto maior a positividade inicial ao octreoscan, maior a chance de resposta favorável e duradoura com a TRRP. Em geral, cerca de 25% dos pacientes tratados apresentaram regressão tumoral superior a 50%. Efeitos adversos graves resultam da dose de radiação absorvida em órgãos saudáveis; as toxicidades medular, renal e, às vezes, hepática, são as mais sérias.[38]

Estudos iniciais com TRRP utilizaram o In^{111} como quelante para o octreotide. Essa molécula é um emissor-g, o qual apresenta maior eficácia em técnicas de imagem. Posteriormente, foram empregados radionuclídeos emissor-b, o Y^{90} e o $Lu,^{177}$ com uma melhor taxa de radiação ao nível celular, pois apresenta maior eficácia terapêutica.

O [$DOTA^0$-Y^{90},Tyr^3]-octreotide foi estudado em animais, demonstrando atividade de controle tumoral, principalmente em tumores de médio volume, com efeito dependente do volume tumoral inicial. Em estudo clínico de fase II que incluiu 1.109 pacientes com tumores neuroendócrino tratados com Y-DOTA-TOC[90] número mediano de 2 ciclos, com variável de 1 a 10 ciclos/paciente; observou-se resposta morfológica em 378 (34,1%) dos pacientes; resposta bioquímica em 172 (15,5%) dos pacientes; e resposta clínica em 329 (29,7%) dos pacientes. Toxicidade hematológica transitória graus 3 a 4 ocorreram em 142 pacientes (12,8%) e toxicidade renal permanente grau 4 a 5 ocorreu em 103 pacientes (9,2%).[39]

O uso do Lutetium 177-dotatate foi avaliado em pacientes com tumores neuroendócrino avançados do intestino médio positivos para receptor da somatostatina, que tinham progredido após tratamento de primeira linha com análogos de somatostatina. Foram incluídos 229 pacientes, que receberam uma dose de 7,4 GBq a cada 8 semanas (4 infusões EV associado a manutenção do octreotide de liberação prolongada intramuscular 30 mg) ou octreotide LAR isolado na dose de 60 mg a cada 4 semanas. A taxa estimada de sobrevida livre de progressão aos 20 meses foi de 65,2% (95% CI, 50 a 76,8) no grupo do (177) Lu-Dotatate e

10,8% (95% CI, 3,5 a 23,0) no grupo controle. A taxa de resposta foi de 18% para o grupo (177) Lu-Dotatate versus 3% para o grupo controle (P < 0,001).[40]

Quimioterapia

A determinação do momento ideal para início do tratamento quimioterápico nos pacientes portadores de NETs é controversa diante da natureza frequentemente indolente desses tumores. A quimioterapia deve ser considerada para aqueles pacientes com NETs bem diferenciados, que não obtiveram benefício com análogos da somatostatina, ou que apresentaram sintomas recorrentes após resposta inicial. A terapia citotóxica também é recomendada para pacientes com tumores volumosos com alto índice de proliferação, porém, não é considerada conduta padrão em NETs bem diferenciados de biologia indolente. Em casos de tumores pobremente diferenciados, mais agressivos, o tratamento precoce é indicado.

O uso de agentes citotóxicos em monoterapia, inclusive estreptozocina, doxorrubicina, 5-fluouracil (5-FU) e dacarbazina, apresenta baixas taxas de resposta nesse grupo de tumores. Combinações que incluem estreptozocina, 5-FU ou doxorubicina apresentaram taxas de resposta apenas modestas, associadas com elevada toxicidade. Em estudo fase III, ao comparar 5-FU e estreptozocina em terapia combinada com INF-a, não houve diferença significativa entre os dois grupos de pacientes, inclusive com uma tendência a melhores respostas com o INF-a. Estudo prospectivo do Eastern Cooperative Oncology Group (ECOG) com o uso de dacarbazina após falência a esquemas com 5-FU + estreptozocina ou doxorrubicina obteve taxa de resposta de apenas 8,2%.

Com base na atividade da dacarbazina e do 5-FU em NETs, existe um racional para o uso dos agentes orais temozolamida e capecitabina nesses tumores.[57] A temozolamida, droga que é convertida em dacarbazina, já demonstrou atividade contra doença em progressão, com taxas de resposta parcial de 5% e estabilização do tumor em 81% dos casos.

A capecitabina, uma pró-droga oral do 5-FU, foi estudada em associação à oxaliplatina no esquema XELOX após progressão com uso de análogos da somatostatina. Para os tumores pouco diferenciados, houve resposta parcial em 23% dos casos e estabilização de doença em 7%. Já para os tumores bem diferenciados, resposta parcial ocorreu em 30% dos casos e estabilização da doença em 48%, o que demonstra boa eficácia para o subgrupo de NETs bem diferenciados.[41]

A combinação capecitabina com temozolamida parece ter efeito sinergístico indutor de apoptose em células neuroendócrinas. No estudo de fase II E2211, comparou-se os pacientes com tumores neuroendócrinos de pâncreas avançados que receberam temozolamida 200 mg/m^2 via oral 1x/dia do D1 a D5 isolado versus a combinação temozolamida 200 mg/m^2 via oral 1x/dia do D1-D14 associado à Capecitabina 750 mg/m^2 via oral 2x/dia do D1-D14. A sobrevida livre de progressão mediana foi de 22,7 meses para o grupo combinado versus 14,4 meses para o grupo temozolamida isolado (HR = 0,58, p = 0,023). A sobrevida mediana foi de 38 meses para o grupo temozolamida isolado e ainda não foi alcançada para o grupo que recebeu a combinação (HR = 0,41, p = 0,012).[42]

A associação de temozolamida com talidomida demonstrou taxa de resposta de 25% para todos os pacientes portadores de NETs tratados, com 45% de resposta para os pacientes portadores de pNETs, e 7% para portadores de tumor carcinoide. A duração da resposta foi de 13,5 meses e a sobrevida em 1 e 2 anos foi entre 79% e 61%. Essa combinação parece ser ativa, em especial para o subgrupo de pacientes portadores de pNETs.

Inibidores de angiogênese

As drogas que atuam ao inibir os mecanismos de angiogênese podem ser divididas em três grupos: drogas que agem sobre o fator de crescimento endotelial (VEGF), inclusive o anticorpo monoclonal bevacizumabe e o VEGF-trap; moléculas pequenas inibidoras da enzima tirosina-quinase do receptor do VEGF (VEGFR), como o sunitinibe e o sorafenibe; e outros agentes que atuam por meio de diferentes cascatas de sinalização, como a via do mTOR (mammalian target of rapamycin).

O bevacizumabe foi inicialmente avaliado em estudo fase II com 44 pacientes portadores de NETs em comparação com o INF peguilado (peg-INF). Os pacientes foram randomizados para receber octreotide associado à bevacizumabe ou ao peg-INF durante 18 semanas. A sobrevida livre de progressão (SLP) em 18 semanas foi de 96% para o grupo recebendo bevacizumab versus 68% para o grupo recebendo peg-INF. Além disso, uma rápida redução da perfusão tumoral foi demonstrada aos estudos de imagem nos pacientes do grupo bevacizumab.[43]

A associação temozolamida + bevacizumabe demonstrou atividade promissora em pNETs, com 24% de resposta objetiva nesses tumores, porém, não apresentou resposta objetiva para os tumores carcinoides.[44]

No estudo SWOG 0518, foi avaliado o papel do bevacizumab ou interferon associado ao octreotide em pacientes com tumores neuroendocrinos. Os pacientes foram randomizados para octreotide LAR 20 mg a cada 21 dias associado a bevacizumab 15 mg/kg a cada 21 dias ou interferon-α-2b 5 milhões de unidades 3x/semana. A PFS mediana foi de 16,6 meses (95% CI, 12,9 a 19,6 meses) para o grupo do bevacizumab, e 15,4 meses (95% CI, 9,6 a 18,6 meses) para o grupo do IFN ([HR], 0,93; 95% CI, 0,73 a 1,18; P = 0,55, o que sugere que ambos os agentes teriam atividade antitumoral similares.[45]

O sunitinibe foi avaliado em estudo fase II que incluiu 109 pacientes portadores de NETs, que demonstra atividade antitumoral importante para os pNETs. Resposta objetiva ocorreu em 16,7% dos pacientes portadores de pNETs, e estabilização da doença em 68%. Para o grupo de pacientes portadores de tumor carcinoide, houve resposta objetiva em 2,4%, e estabilização da doença em 83%. O tempo para progressão foi de 7,7 meses em pNETs e de 10,2 meses no grupo de tumores carcinoides; a sobrevida em 1 ano foi de 81,1% e 83,4%, respectivamente.[46]

Sunitinib, pazopanib, sorafenib e cabozantinib foram avaliados em vários estudos de fase II de pacientes com tumores neuroendócrinos gastrintestinais. As taxas de resposta, de uma forma geral, foram baixas, com variação entre 0% e 15% de taxa de resposta. Em relação à sobrevida livre de progressão e o tempo para progressão tumoral, nesses estudos variou de 3,4 a 31,4 meses. O papel do uso desses inibidores de tirosina quinase ainda está indefinido.

O mTOR é uma serina/treonina intracelular que atua em vias de regulação de apoptose, angiogênese, proliferação e crescimento celular. O inibidor do mTOR mais estudado para uso em NETs é o everolimus. Estudo de fase II com a associação everolimus e octreotide de longa duração demonstrou toxicidade leve a moderada, com taxa de resposta objetiva baixa de 22%, porém, com estabilização do tumor em 70% da população geral. As taxas de resposta foram maiores para o grupo que recebeu maior dose de everolimus (10 mg versus 5 mg) e para o grupo de pNETs (27%).[47]

A partir desses dados, quatro grandes estudos foram desenvolvidos com o uso do everolimus. O estudo fase II RADIANT-1 avaliou a eficácia do everolimus 10 mg/dia em pacientes portadores de pNETs metastáticos com progressão de doença durante ou após quimioterapia, com melhores resultados para a associação everolimus e octreotide. Para o grupo tratado apenas com everolimus, resposta parcial ocorreu em 9,6% dos pacientes e estabilização do tumor em 67,8%, com SLP de 9,7 meses. Para o grupo que recebeu everolimus em combinação com octreotide, houve um aumento clinicamente significativo na sobrevida livre de progressão mediana, porém, foi de significância estatística borderline (16,4 versus 11,3 meses; [HR] para progressão tumoral 0,77, 95% CI 0,59 a 1,0).[48] Em análise posteriormente apresentada na ASCO GI 2012, encontrou-se um benefício significativo em sobrevida livre de progressão mediana após ajustes nos desequilíbrios da randomização (HR para progressão 0,62, 95% CI 0,51 a 0,87, p = 0,003). Na análise final, não houve diferença em sobrevida global entre os dois grupos. (HR para morte 1,17, 95% CI 0,92 a 1,49), no entanto, foi permitido cross-over na progressão de doença para o tratamento com everolimus, o que pode ter tido impacto nesses dados.

No estudo Radiant 4, os pacientes com tumores neuroendocrino não funcionantes bem-diferenciados, avançado, progressivo de origem pulmonar e do trato gastrointestinal foram randomizados para everolimus 10 mg/dia ou placebo. Nesse estudo, observou-se um ganho em sobrevida livre de progressão 11 meses para o grupo do everolimus (95% IC 9,2 a 13,3) versus 3,9 meses para o grupo placebo (95% IC 3,6 a 7,4). O everolimus esteve associado a uma redução de 52% do risco estimado de progressão ou morte (HR 0,48 [95% IC 0,35 a 0,67], p < 0,00001).[49]

Recentemente, a associação de everolimus ao bevacizumabe demonstrou diminuição do fluxo sanguíneo tumoral e atividade antitumoral em NETs de baixo grau. Estudos confirmatórios ainda são necessários.

Imunoterapia

Entre os pacientes com tumor neuroendocrino avançado, observou-se que a expressão de PD-L1 estava associada a tumores de alto grau. No estudo KEYNOTE –028, foi avaliada a segurança e eficácia do pembrolizumab em pacientes com tumores avançados com expressão de PD-L1, e se destacou uma coorte de pacientes com tumores neuroendócrino avançados. Os pacientes receberam pembrolizumab 10 mg/kg a cada 2 semanas por até 2 anos ou até progressão, toxicidade inaceitável ou retirada de consentimento. Na amostra, foram rastreados 276 pacientes, e foi encontrada positividade para PD-L1 em 36% dos pacientes. Observou-se resposta objetiva em 3 pacientes com tumores carcinoides (12%; 95% CI, 3% a 31%) e 1 tumor neurendocrino pancreático (6%; 95% CI, 0% a 30%).[50]

Transplante hepático

Alguns pacientes portadores de tumores irressecáveis e sintomas incontroláveis, após falha a outras formas de tratamento, podem se beneficiar do transplante hepático. As metástases hepáticas de NETs são a única indicação de transplante no cenário das neoplasias metastáticas, devido à natureza mais indolente desses tumores.

O transplante hepático não é indicado como forma de tratamento paliativo. É reservado para casos com possibilidade de resposta sustentada e taxa livre de recorrência em 5 anos maior que 50%, com seleção ótima de pacientes para esse tipo de tratamento. São candidatos ao transplante hepático pacientes com características tumorais favoráveis, volume de doença limitado, e ausência de doença sistêmica.

SEGUIMENTO

Todos os pacientes devem ser reavaliados após 3 a 12 meses da ressecção do tumor e em seguimento anual subsequente. Na consulta de seguimento, devem-se incluir história clínica completa, exame físico e exame de imagem, como TC ou RNM. Técnicas de medicina nuclear, como a cintilografia e o PET/CT, não são recomendadas como rotina no seguimento desses pacientes, mas podem ser utilizadas para a localização de doença em caso de suspeita de recidiva. A CgA sérica pode ser utilizada como marcador tumoral, e níveis urinários de 5-HIAA podem ser utilizados em alguns casos.

Tumores de apêndice < 2 cm e tumores retais < 1 cm, em geral, não requerem seguimento. Tumores retais com 1 a 2 cm de diâmetro devem ser seguidos com proctoscopia a cada 6 a 12 meses após o tratamento. Pacientes portadores de gastrinomas devem ser submetidos à endoscopia digestiva alta a cada 6 a 12 meses nos primeiros 3 anos, e após, anualmente.

REFERÊNCIAS

1. Pasieka JL, et al. Carcinoid Syndrome Symposium on Treatment modalities for gastrointestinal carcinoid tumours: symposium summary. Canadian Journal of Surgery. 2001;44:25-32.
2. Ramage JK, et al. Guidelines for the management of gastroenteropancreatic neuroendocrine (including carcinoid) tumours. Gut. 2005;54(IV):iv1-iv16.
3. Rindi G, Klimstra DS, Abedi-Ardekani B, et al. A common classification framework for neuroendocrine neoplasms: an International Agency for Research on Cancer (IARC) and World Health Organization (WHO) expert consensus proposal. Modern Pathology. 2018;31:1770–1786.
4. Dasari A, Shen C, Halperin D, et al. Trends in the Incidence, prevalence, and survival outcomes in patients with neuroendocrine tumors in the United States. JAMA Oncol. 2017;3(10):1335-1342. doi:10.1001/jamaoncol.2017.0589.
5. Godwin JD. Carcinoid tumors. An analysis of 2,837 cases. Cancer. 1975;36:560-9.
6. Modlin I, Sandor A. An analysis of 8305 cases of carcinoid tumors. Cancer. 1997;79:813-29.
7. Giandomenico V. Molecular pathology of gastrointestinal neuroendocrine tumours e selected topics. Diagnostic Histopathology. 2010;16:243-50.
8. Erickson LA, Papouchado B, Dimashkieh H, et al. Cdx2 as a marker for neuroendocrine tumors of unknown primary sites. Endocr Pathol. 2004;15:247-52.
9. Woltering EA, Bergsland EK, Beyer DT, et al. Neuroendocrine tumors of the jejunum and ileum. In: AJCC Cancer Staging Manual. 8. ed. Amin MB (Ed), Chicago: AJCC; 2017,375. Corrected at 4. ed. printing, 2018.
10. Bergsland EK, Woltering EA, Rindi G, et al. Neuroendocrine tumors of the duodenum and ampulla of Vater. In: AJCC Cancer Staging manual. 8. Ed. Amin MB (Ed), Chicago: AJCC; 2017,361.
11. Duerr E, Chung D. Molecular genetics of neuroendocrine tumors. Best Practice & Research Clinical Endocrinology & Metabolism. 2007;21:1-14.
12. Norheim I, Oberg K, Theodorsson-Norheim E, Lindgren PG, Lundqvist G, Magnusson A, et al. Malignant carcinoid tumors. An analysis of 103 patients with regard to tumor localization, hormone production, and survival. Ann Surg. 1987;206:115–25.
13. Kulke M, Mayer R. Carcinoid tumors. N Eng J Med. 1999;340:858-68.

14. Hoffmann K, Furukawa M, Jensen R. Duodenal neuroendocrine tumors: Classification, functional syndromes, diagnosis and medical treatment. Best Practice & Research Clinical Gastroenterology. 2005;19(5):675-97.
15. Vogelsang H, Siewert J. Endocrine tumours of the hindgut. Best Pract Res Clin Gastroenterol. 2005;19:739-51.
16. Hope TA, Bergsland EK, Bozkurt MF, Graham M, Heaney AP, Herrmann K, et al. Appropriate use criteria for somatostatin receptor PET imaging in neuroendocrine tumors. J Nucl Med. 2017. doi:10.2967/jnumed.117.202275.
17. Herder W. Biochemistry of neuroendocrine tumours. Best Practice & Research Clinical Endocrinology & Metabolism. 2007;21:33-41.
18. Feldman J. Urinary serotonin in the diagnosis of carcinoid tumours. Clin Chem. 1986;32:840-4.
19. Kalhan A, Kidd M, Modlin I, et al. Chromogranin A-biological function and clinical utility in neuro endocrine tumor disease. Ann Surgical Oncology. 2010;1-17.
20. Campana D, Nori F, Piscitelli L, et al. Chromogranin a: is it a useful marker of neuroendocrine tumors. J Clin Oncol. 2007;25:1967-73.
21. Riechelmann RP, Weschenfelder RF, Costa FP, Andrade AC, Osvaldt AB, et al. Guidelines for the management of neuroendocrine tumours by the Brazilian gastrointestinal tumour group. Ecancermedicalscience. 2017;11:716. doi: 10.3332/ecancer.2017.716.
22. Baudin E, Gigliotti A, Ducreux M, et al. Neuron-specific enolase and chromogranin A as markers of neuroendocrine tumours. Britsh Journal of Cancer. 1998;78:1102-7.
23. Paulson EK, Mcdermott VG, Keogan MT, et al. Carcinoid metastases to the liver: role of triple-phase helical CT. Radiology. 1998;206:143-50.
24. Sugimoto E, Lorelius LE, Eriksson B, et al. Midgut carcinoid tumours. CT appearance. Acta Radiol. 1995;36:367-71.
25. Dader TR, Semelka RC, Chiu VC, et al. MRI of carcinoid tumors: spectrum of appearances in the gastrointestinal tract and liver. J Magn Reson Imaging. 2001;14:261-9.
26. Dromain C, de Baere T, Lumbroso J, et al. Detection of liver metastases from endocrine tumors: a prospective comparison of somatostatin receptor scintigraphy, computed tomography, and magnetic resonance imaging. J Clin Oncol. 2005;23:70-8.
27. Modlin IM, Lye KD, Kidd, et al. Current status of gastrointestinal carcinoids. Gastroenterology. 2005;128:1717s-51.
28. Castellucci P, Ambrosini V, Montini G. PET/ CT in Neuroendocrine Tumors. PET Clin. 2008;3:197-205.
29. Treglia G, Castaldi P, Rindi G, et al. Diagnostic performance of Gallium-68 somatostatin receptor PET and PET/CT in patients with thoracic and gastroenteropancreatic neuroendocrine tumours: a meta-analysis. Endocrine. 2012;42:80–7.
30. Öberg K, Eriksson B. Nuclear medicine in the detection, staging and treatment of gastrointestinal carcinoid tumours. Best Practice & Research Clinical Endocrinology & Metabolism. 2005;19:265-76.
31. Richards ML. Regression of type II gastric carcinoid in multiple endocrine neoplasia type 1 patients with Zollinger–Ellison syndrome after surgical excision of all gastrinomas. World Journal of Surgery. 2004;28:652-8.
32. Chambers AJ. The palliative benefit of aggressive surgical intervention for both hepatic and mesenteric metastases from neuroendocrine tumors. Surgery. 2008;144:645-51.
33. Gupta S, Johnson MM, Murthy R, et al. Hepatic arterial embolization and chemoembolization for the treatment of patients with metastatic neuroendocrine tumors. Cancer. 2005;104:1590-602.
34. Lamberts SW, van der Lely AJ, de Herder WW, Hofland LJ. Octreotide. N Engl J Med. 1996;334:246-54.
35. Rubin J, Ajani J, Schirmer W, et al. Octreotide acetate long-acting formulation versus open-label subcutaneous octreotide acetate in malignant carcinoid syndrome. J Clin Oncol. 1999;17:600-6.
36. Rinke A, Müller HH, Schade-Brittinger C, Klose KJ, Barth P, Wied M, et al. PROMID Study Group. Placebo-controlled, double-blind, prospective, randomized study on the effect of octreotide LAR in the control of tumor growth in patients with metastatic neuroendocrine midgut tumors: a report from the PROMID Study Group. J Clin Oncol. 2009;27(28):4656. Epub 2009 Aug 24.
37. Caplin ME, Pavel M, Ćwikła JB, Phan AT, Raderer M, Sedláčková E, et al. CLARINET Investigators. Lanreotide in metastatic enteropancreatic neuroendocrine tumors. N Engl J Med. 2014;371(3):224-33.
38. Forrer F, Valkema R, Kwekkeboom DJ, Jong M, Krenning EP. Neuroendocrine tumors. Peptide receptor radionuclide therapy. Best Pract Res Clin Endocrinol Metab. 2007;21:111-29.
39. Imhof A, Brunner P, Marincek N, Briel M, Schindler C, Rasch H, et al. Response, survival, and long-term toxicity after therapy with the radiolabeled somatostatin analogue [90Y-DOTA]-TOC in metastasized neuroendocrine cancers. J Clin Oncol. 2011;29(17):2416. Epub 2011 May.
40. Strosberg J, El-Haddad G, Wolin E, Hendifar A, Yao J, Chasen B, et al. NETTER-1 Trial Investigators. Phase 3 trial of (177) lu-dotatate for midgut neuroendocrine tumors. N Engl J Med. 2017;376(2):125.
41. Bajetta E, Catena L, Procopio G, et al. Are capecitabine and oxaliplatin (XELOX) suitable treatments for progressing low-grade and high-grade neuroendocrine tumours? Cancer Chemother Pharmacol. 2007;59:637-42.

42. Kunz PL, Catalano PJ, Nimeiri HS, Fisher GA, Longacre TA, Suarez CJ, et al. A randomized study of temozolomide or temozolomide and capecitabine in patients with advanced pancreatic neuroendocrine tumors: A trial of the ECOG-ACRIN Cancer Research Group (E2211). Journal of Clinical Oncology. 2018;36:(15):4004-4004.

43. Yao JC, Phan A, Hoff PM, et al. Targeting vascular endothelial growth factor in advanced carcinoid tumor: a random assignment phase II study of depot octreotide with bevacizumab and pegylated interferon alfa-2b. J Clin Oncol. 2008;26:1316-23.

44. Kulke MH, Stuart K, Earle CC, et al. A phase II study of temozolomide and bevacizumab in patients with advanced neuroendocrine tumors. Journal of Clinical Oncology. 2006;24(18S Abstr:4044).

45. Yao JC, Guthrie KA, Moran C, Strosberg JR, Kulke MH, Chan JA, et al. Phase III prospective randomized comparison trial of depot octreotide plus interferon alfa-2b versus depot octreotide plus bevacizumab in patients with advanced carcinoid tumors: SWOG S0518. J Clin Oncol. 2017.

46. Kulke MH, Kim H, Clark JW, et al. Activity of sunitinib in patients with advanced neuroendocrine tumors. J Clin Oncol. 2008;26:3403-10.

47. Yao JC, Phan AT, Chang DZ, et al. Efficacy of RAD001 (everolimus) and octreotide LAR in advanced low- to intermediate-grade neuroendocrine tumors: results of a phase II study. J Clin Oncol. 2008;28:4311-8.

48. Yao JC, Lombard-Bohas C, Baudin E, et al. Daily oral everolimus activity in patients with metastatic pancreatic neuroendocrine tumors after failure of cytotoxic chemotherapy: a phase II trial. J Clin Oncol. 2010;28:69-76.

49. Yao JC, Fazio N, Singh S, Buzzoni R, Carnaghi C, Wolin E, et al. Everolimus for the treatment of advanced, non-functional neuroendocrine tumours of the lung or gastrointestinal tract (RADIANT-4): a randomised, placebo-controlled, phase 3 study. RAD001 in Advanced Neuroendocrine Tumours, Fourth Trial (RADIANT-4) Study Group. Lancet. 2016;387(10022):968. Epub 2015 Dec 17.

50. Mehnert JM, Rugo HS, O'Neil B, et al. Pembrolizumab for patients with PD-L1-positive advanced carcinoid or pancreatic neuroendocrine tumors: Results from the KEYNOTE-028 study (abstract 4270). Data presented at the 2017 ESMO congress. Disponível em: https://www.esmo.org/content/download/117241/2057634/file/ESMO-2017-Abstract-Book.pdf. [2018 Dez. 12].

155

Neoplasias Endócrinas Múltiplas

Ana Amélia Oliveira Hoff
Delmar Muniz Lourenço Junior
Rodrigo de Almeida Toledo
Sergio P. A. Toledo

DESTAQUES

- A neoplasia endócrina múltipla tipo 1 é uma síndrome genética autossômica dominante caracterizada pelo desenvolvimento de tumores na hipófise, nas paratireoides e a partir de células endócrinas do duodeno e das ilhotas pancreáticas. É, principalmente, causada por mutações germinativas inativadoras no gene supressor tumoral MEN1.
- O hiperparatireoidismo primário é a condição clínica mais prevalente na neoplasia endócrina múltipla tipo 1 (82% a 100%), seguida dos tumores duodenopancreáticos (10% a 85%) e dos tumores hipofisários (16% a 65%).
- O hiperparatireoidismo primário é, em pelo menos 50% dos casos, a primeira manifestação clínica de neoplasia endócrina múltipla tipo 1 e, geralmente, se inicia nas 2ª ou 3ª décadas de vida.
- Em comparação com os tumores hipofisários esporádicos, os tumores hipofisários associados à neoplasia endócrina múltipla tipo 1 apresentam maior incidência de macroadenomas (85% versus 42%) e menores taxas de normalização de hipersecreção hormonal (42% versus 90%), não havendo diferenças nas prevalências dos diferentes tipos tumorais. Entretanto, cursa com maior prevalência de adenomas hipofisários cossecretores ou duplos.
- Os gastrinomas representam os tumores neuroendócrinos duodenopancreáticos funcionantes mais frequentes na neoplasia endócrina múltipla tipo 1, sendo que cerca de 98% deles são localizados nas primeira e segunda porções do duodeno.
- O tratamento com bloqueadores de bomba de prótons em dose elevada é bastante efetivo no controle dos sinais e sintomas da síndrome de Zollinger-Ellison com resolução do quadro de diarreia crônica, das úlceras gastroduodenais, da esofagite e do refluxo gastroesofágico.
- A exploração do duodeno é obrigatória quando se opta por tratamento cirúrgico dos gastrinomas associados à neoplasia endócrina múltipla tipo 1.
- Os insulinomas representam o segundo tumor duodeno-pancreático funcionante mais frequente na neoplasia endócrina múltipla tipo 1. São, geralmente, benignos e, muito frequentemente, acompanhados

por tumores neuroendócrinos pancreáticos não funcionantes múltiplos. Essa associação implica, na maioria dos casos, na necessidade de cateterismo para localização do insulinoma.
- Os tumores neuroendócrinos pancreáticos não funcionantes são mais frequentes que os funcionantes e são, atualmente, reconhecidos como os principais responsáveis pela mortalidade relacionada a essa síndrome.
- O rastreamento genético discrimina portadores e não portadores de mutação, excluindo os não portadores da necessidade de seguimento e incluindo os portadores em programa de rastreamento laboratorial e radiológico periódico que permite diagnóstico, vigilância e tratamento precoce dos tumores.
- A neoplasia endócrina múltipla tipo 2 é uma síndrome genética autossômica dominante classificada em neoplasia endócrina múltipla tipo 2A e neoplasia endócrina múltipla tipo 2B.
- As variantes fenotípicas de neoplasia endócrina múltipla tipo 2A são: a) forma clássica; b) associada com líquen amiloidótico cutâneo; c) associada com doença de Hirshsprung e; d) carcinoma medular de tireoide familial isolado.
- A síndrome da neoplasia endócrina múltipla tipo 2 é causada por uma mutação germinativa do proto-oncogene RET, que codifica um receptor tirosinaquinase denominado RET.
- Na neoplasia endócrina múltipla tipo 2A clássica, além do carcinoma medular de tireoide, que ocorre em 95% dos casos, 50% dos indivíduos desenvolvem feocromocitoma e entre 20% a 30% desenvolvem o hiperparatireoidismo primário.
- A neoplasia endócrina múltipla tipo 2B é caracterizada pelo desenvolvimento precoce e agressivo do carcinoma medular de tireoide em mais de 98% dos indivíduos, de prevalência elevada de feocromocitoma (50%) e pela presença de um fenótipo distinto caracterizado pelo hábito marfanoide, face alongada, lábios grossos, presença de neuromas na mucosa oral, labial e/ou conjuntival e de ganglioneuromatose intestinal, entre outros.
- A variante de neoplasia endócrina múltipla tipo 2A com carcinoma medular de tireoide familial isolado cursa com penetrância mais baixa deste tumor que a observada na forma clássica além de, geralmente, se manifestar em idade mais avançada se confundindo com a forma esporádica deste tumor. Entretanto, o carcinoma medular de tireoide esporádico tende a ser unifocal ao passo que o carcinoma medular de tireoide hereditário é frequentemente multicêntrico, bilateral e associado à hiperplasia das células C.
- Com a disponibilidade do teste genético e diagnóstico mais precoce, grande parte dos indivíduos com neoplasia endócrina múltipla tipo 2A é portadora assintomática de mutações do gene RET e não chega a desenvolver nódulos na tireoide.
- A análise genética é indicada em todos os indivíduos diagnosticados com carcinoma medular de tireoide, mesmo na ausência de história familiar.
- A idade recomendada para tireoidectomia total profilática é definida de acordo com a mutação encontrada.
- A mutação p.M918T (exon 16) é associada ao fenótipo de neoplasia endócrina múltipla tipo 2B tendo sido classificada como de risco altíssimo. Pela manifestação muito precoce do carcinoma medular de tireoide, a tireoidectomia total deve ser realizada ainda no primeiro ano de vida. Mutação no códon 634 ou no 883 é associada com a forma clássica sendo definida como de risco muito elevado e, por isso, resulta na indicação de tireoidectomia profilática entre 3 e 5 anos. As demais mutações são classificadas como de risco moderado e tireoidectomia profilática pode ser postergada baseada na vigilância com ultrassonografia e dosagem sérica anual de calcitonina.
- No carcinoma medular de tireoide, níveis de calcitonina superiores a 500 pg/mL e envolvimento ganglionar no pré-operatório são fatores de risco associados com falência de normalização da calcitonina após a tireoidectomia total.

>> Continuação

- A quimioterapia é pouco efetiva no tratamento do carcinoma medular de tireoide metastático, sendo recomendada somente em pacientes que tenham progressão significativa da massa tumoral documentada durante o monitoramento periódico.
- Vandetanibe e cabozantinibe são drogas aprovadas para tratamento de carcinoma medular de tireoide avançado que atuam como inibidores potentes de RET e também de outros receptores como VEGFR, EGFR e PDGFR. Por agirem em receptores multiquinases, associam-se com taxa elevada de efeitos adversos que conduzem a frequente redução de dose e, eventualmente, suspensão.
- Estudo recente demonstrou elevada taxa de resposta global e de aumento de sobrevida livre de progressão com o inibidor RET seletivo selpercatinib com baixa taxa de efeitos adversos resultando na aprovação desta droga para tratamento de carcinoma medular de tireoide. Também, estudos preliminares demonstraram eficácia similar com outro inibidor RET seletivo praseltinib.

INTRODUÇÃO

As síndromes clínicas resultantes de neoplasias endócrinas múltiplas tipo 1 e tipo 2 (MEN-1 e MEN-2) são transmitidas de modo autossômico dominante e têm como característica a alta penetrância de tumores neuroendócrinos envolvendo principalmente as glândulas paratireoides, tireoide, adrenais, pâncreas e hipófise.

A MEN-1 foi descrita por Wermer em 1954 e é classicamente caracterizada pelo desenvolvimento de tumores na hipófise, paratireoides e a partir de células endócrinas do duodeno e das ilhotas pancreáticas.[1,2] O hiperparatireoidismo (HPT) é a condição clínica mais prevalente na MEN-1 (82% a 100%), seguida dos tumores enteropancreáticos (10% a 85%) e dos tumores hipofisários (16% a 65%). A síndrome MEN-1 é causada, principalmente, pelo desenvolvimento de mutações germinativas no gene MEN1, um gene supressor tumoral que codifica uma proteína denominada MENIN. Essa proteína participa de vários mecanismos relacionados ao controle da proliferação celular e da apoptose.[2,4,121]

A MEN-2 foi descrita por Sipple, em 1961, e é caracterizada pelo desenvolvimento do carcinoma medular de tireoide (CMT), feocromocitoma e hiperparatireoidismo primário.[5] A manifestação predominante é o CMT, que ocorre em mais de 95% dos casos, seguida pelo feocromocitoma em 50% e do hiperparatireoidismo primário de 20% a 30% dos indivíduos afetados. Essa síndrome é classificada, de acordo com a apresentação clínica, em neoplasia endócrina múltipla tipo 2A (MEN-2A) e neoplasia endócrina múltipla tipo 2B (MEN-2B).[2,6,7] A síndrome MEN-2 é causada por uma mutação germinativa do proto-oncogene RET[8,9] que codifica um receptor tirosinaquinase denominado RET. Na vigência de uma mutação ativadora, esse receptor é ativado constitutivamente, resultando na ativação excessiva de vias intracelulares que regulam a proliferação e a apoptose celular.[10]

O foco deste capítulo é fornecer informação sobre as características clínicas, diagnóstico e tratamento das manifestações associadas à MEN-1 e MEN-2, assim, como discutir as alterações moleculares, correlação fenótipo-genótipo e o impacto da avaliação genética na conduta clínica.

MEN-1

A MEN-1 é uma síndrome clínica complexa transmitida por um padrão de herança autossômica dominante, embora possa mais raramente ocorrer esporadicamente. É caracterizada pelo desenvolvimento assincrônico de diferentes tumores endócrinos e não endócrinos. Esses tumores são predominantemente multicêntricos, de comportamento benigno ou maligno, funcionantes ou não funcionantes e com graus de agressividade variáveis. Uma grande diversidade tumoral ocorre tanto intra como interfamilial.[2,3,121]

O diagnóstico de MEN-1 é estabelecido quando pelo menos duas das três glândulas endócrinas principais (hipófise, paratireoide e duodenopâncreas endócrino) são acometidas por tumores. A MEN-1 familial é definida quando, além do diagnóstico de MEN-1 no caso-índice, identifica-se outro membro da família com tumor em pelo menos uma dessas glândulas.[2] Adicionalmente, outros diferentes tecidos/glândulas são suscetíveis ao desenvolvimento de tumores, como a derme, sistema nervoso central (SNC), pulmões, tecido muscular, adrenais, entre outros (Tabela 155.1).[2]

A penetrância dos tumores relacionados à MEN-1 é bastante variável e é crescente com a idade (Quadro 155.1). Os tumores endócrinos com mais elevada penetrância são representados pelo HPT (90%), por tumores pancreáticos não funcionantes (TPNF) (40% a 50%), gastrinomas (40%) e prolactinomas (20%). Entre os tumores não endócrinos, os dérmicos são os que apresentam maior penetrância: angiofibromas (85%), colagenomas (75%) e lipomas (30%) (Quadro 155.1).[2,4,11]

Quadro 155.1. Penetrância estimada aos 40 anos dos tumores associados à MEN-1

Tumores endócrinos	Tumores não endócrinos
Hiperparatireoidismo (90%)	
Tumor enteropancreático • Gastrinoma (40%) • Insulinoma (10%) • Não funcionante (40% a 50%) • Glucagonoma, vipoma, somatostatinoma (2%)	Tumores dérmicos • Angiofibromas (85%) • Colagenomas (70%) • Lipomas (30%)
Tumores carcinoides • Tímico (2,6%) • Brônquico (5% a 31%)* • Tumor gástrico (10%)	Tumores do sistema nervoso central • Ependimomas (1%) • Meningioma (8%)
Tumores da hipófise anterior • Prolactinoma (20%) • GH + PRL, GH, NF (5% cada) • ACTH (2%) • TSH (raro)	Tumores musculares • Leiomiomas uterinos, esofagianos, pulmonares (10%?)
Tumores adrenais • Cortical não funcionante (50% a 70%) • Cortical funcionante (raros) • Feocromocitoma (< 1%)	

*5%: confirmados por biópsia; 31%: nódulos pulmonares identificados por tomografia computadorizada de tórax.
Fonte: Desenvolvido pela autoria.

MANIFESTAÇÕES CLÍNICAS

HPT

O HPT é, em pelo menos 50% dos casos, a primeira manifestação clínica de MEN-1 e, geralmente, inicia-se nas 2ª e 3ª décadas de vida.[2,12,103] As complicações renais e ósseas secundárias ao HPT são precoces, frequentes, graves, extensas e progressivas, contrastando com uma doença bioquímica leve. A nefrolitíase é uma complicação muito frequente e precoce na síndrome, e casos com HPT de longa duração podem evoluir com deterioração progressiva da função renal. Casos com HPT em idade jovem bem como aqueles com HPT assintomático podem já apresentar desmineralização óssea, principalmente do osso cortical. Já os casos com HPT de longa duração apresentam perda óssea mais frequente, severa e extensa, tanto no osso cortical como no trabecular.[13] Em familiares portadores de mutação rastreados prospectivamente, há predomínio de HPT assintomático enquanto a forma sintomática é predominante nos casos-índices.[111,118] Pacientes assintomáticos podem se apresentar com HPT normocalcêmico ou com hipercalemia leve associada com valores normais e não suprimidos de PTH por vários anos.[4,105,111,118] O HPT associado à MEN-1 apresenta particularidades importantes que o distinguem do HPT primário esporádico, sendo que isso repercute em estratégias terapêuticas diferentes[108] (Quadro 155.2).

Quadro 155.2. Diferenças clínicas entre HPT associado à MEN-1 e HPT primário esporádico

Características	HPT/MEN-1	HPT esporádico
Modo de herança	Autossômica dominante	Não familiar
Início	2ª e 3ª décadas	5ª e 6ª décadas
Distribuição sexual (F:M)	1:1	3:1
Hipercalcemia	Leve	Leve/moderada
PTH	Pouco elevado/inapropriadamente normal	Mais elevado
Presença de outros tumores endócrinos	Frequente	Ausente
Interação adversa com gastrinoma	Presente	Ausente
Patologia	Hiperplasia	Adenoma
Nefrolitíase	Frequente (40% a 70%) e de início precoce	20%

Quadro 155.2. Diferenças clínicas entre HPT associado à MEN-1 e HPT primário esporádico

Características	HPT/MEN-1	HPT esporádico
Doença óssea	++++	++
Início da doença óssea e sítio ósseo preferencial	Precoce/cortical	Precoce/cortical
Proteção relativa do osso trabecular	Ausente	Presente
Evolução da doença óssea	Progressiva (osso trabecular/cortical)	Estável
Evolução da doença óssea após 10 anos	Progressiva (osso cortical)	Progressiva (osso cortical)
Cirurgia	Paratireoidectomia subtotal ou total (implante em antebraço)	Exérese de adenoma
Timectomia profilática	Sim	Não
Recorrência	> 50%	< 2%

Fonte: Desenvolvido pela autoria.

O tratamento do HPT é eminentemente cirúrgico, embora haja estudos recentes em desenvolvimento testando o uso de drogas calcimiméticas com o uso de análogos da somatostatina no controle da doença.[14-16] O momento ideal para indicação cirúrgica, entretanto, não é bem definido nos casos assintomáticos.[111,118] Em geral, segue os mesmos critérios recomendados para HPT assintomático esporádico, não sendo considerado o critério idade < 50 anos e sendo acrescido do critério presença de gastrinoma[4,105,108] Duas abordagens cirúrgicas têm sido consideradas: paratireoidectomia subtotal (exérese de três e meio das glândulas paratireoides) e paratireoidectomia total (exérese das quatro glândulas seguida de implante de uma delas na musculatura anterior do antebraço). Hipocalcemia é mais frequente após paratireoidectomia total enquanto recorrências são similares nestas técnicas, embora tendem a recorrerem mais precocemente após a paratireoidectomia subtotal. A taxa de sucesso de vitalidade/funcionalidade do implante é elevada e a maioria dos pacientes não necessita mais da terapia de reposição ao redor dos 9 meses após a cirurgia.[17-19] Procedimentos cirúrgicos menos extensos são associados com taxas elevadas de persistência e recorrência.[117] Entretanto, a escolha por estes procedimentos tem sido discutida mais recentemente com base em avaliação pré-operatória de localização das paratireoides e pelo uso de dosagem de PTH intraoperatório, tentando diminuir o risco de hipoparatireoidismo ou retardar recorrência.[105,118,119]

Um dos benefícios potenciais do tratamento cirúrgico, além da correção da hipercalcemia, é a recuperação parcial em curto prazo (até 15 meses) da densidade mineral óssea da coluna vertebral e do fêmur.[19] Outro benefício é relacionado à diminuição da hipergastrinemia e à redução potencial da dose de bloqueadores de bomba de prótons em pacientes com HPT e gastrinoma. Pacientes com gastrinoma apresentam HPT mais grave e com maior risco de recorrência.[20] Recorrências do HPT são aguardadas, com base nos mecanismos de tumorigênese, e ocorrem em mais de 50% dos pacientes entre 5 e 10 anos após a cirurgia, necessitando de intervenções no implante (nos casos submetidos à paratireoidectomia total) ou na paratireoide remanescente em região cervical (nos casos de paratireoidectomia subtotal).[17,18,20]

Tumores hipofisários

Todos os tipos tumorais hipofisários foram descritos em pacientes com MEN-1, exceto tumor secretor de hormônio luteinizante. Prolactinomas e tumores não funcionantes são os mais prevalentes. Estudo francês comparando com tumores hipofisários esporádicos demonstrou que os tumores hipofisários associados à MEN-1 apresentam maior incidência de macroadenomas (85% versus 42%) e menores taxas de normalização de hipersecreção hormonal (42% versus 90%), não havendo diferenças nas prevalências dos diferentes tipos tumorais.[12,21] Além disso, maiores prevalências de adenomas pluri-hormonais (39%), adenomas duplos (4%) e invasivos (37% dos macroadenomas) foram observados nos pacientes com MEN-1[12,21] por esse mesmo grupo. Tumores agressivos foram, também, mais frequentes nos indivíduos mais jovens com MEN-1.[21] Entretanto, estudo holandês recente demonstrou taxas elevadas de resposta (90%) de prolactinoma ao tratamento com cabergolina e evolução indolente de adenomas hipofisários não funcionantes em longo prazo de seguimento.[120] Neste contexto, prolactinomas gigantes associados à MEN-1 parecem ser tão responsivos como prolactinomas gigantes esporádicos.[106] Não há diferenças nas condutas terapêuticas entre essas duas condições, adenomas hipofisários associados à MEN-1 e esporádicos.[12]

Tumores neuroendócrinos pancreáticos

Gastrinomas

Os gastrinomas representam os tumores neuroendócrinos duodenopancreáticos (pNET) funcionantes mais frequentes na MEN-1.[2,22] Os gastrinomas na MEN-1 são predominantemente duodenais, pequenos e múltiplos, divergindo dos gastrinomas esporádicos que são tumores solitários e predominantemente pancreáticos. Os gastrinomas têm potencial maligno em cerca de 50% dos casos e a malignidade é mais prevalente em tumores maiores, embora metástases possam advir de tumores pequenos. Os gastrinomas duodenais, geralmente, determinam metástases para linfonodos regionais. Gastrinomas pancreáticos na MEN-1 são raros (cerca de 2%), porém apresentam maior potencial maligno e determinam metástases hepáticas mais frequentemente. A maioria dos tumores pode permanecer indolente por toda a vida, entretanto, alguns deles podem apresentar evolução para comportamento maligno e altamente agressivo. A associação de gastrinomas duodenais com tumores neuroendócrinos pancreáticos não funcionantes é muito frequente.[2,22,23]

O tratamento com bloqueadores de bomba de prótons em dose elevada é bastante efetivo no controle dos sinais/sintomas da síndrome de Zollinger-Ellison pela resolução do quadro de diarreia crônica, das úlceras gastroduodenais, de esofagites e de refluxos gastroesofágicos. O emprego de análogos de somatostatina é também útil no controle dos sintomas e promove estabilização da doença, principalmente, nos casos com doença mais avançada. O tratamento cirúrgico é controverso e isso decorre: da eficiência do tratamento medicamentoso; da impossibilidade de identificar fatores determinantes de agressividade tumoral e do prognóstico; da morbidade e mortalidade relacionada à cirurgia; e das baixas taxas de cura mesmo quando cirurgias mais extensas são empregadas.[2,22,23]

A exploração do duodeno é obrigatória quando se opta por tratamento cirúrgico dos gastrinomas associados à MEN-1.[22,23] O tratamento quimioterápico e a terapia com radionuclídeos ligados a diferentes análogos de somatostatina, como o YDOTATOC[90] e o Lu-DOTATATE[177] lutécio (Lu), direcionados tanto para o gastrinoma como para os outros tumores associados à MEN-1, são considerados no capítulo que trata de tumores neuroendócrinos do pâncreas.[24,25]

Insulinomas

Os insulinomas representam o tumor pancreático funcionante mais frequente na MEN-1.[2] São, em geral, benignos e, frequentemente, associados com tumores pancreáticos não funcionantes múltiplos. É estimado que podem ser múltiplos em até 30% dos casos.[122,124] Entretanto, na maioria das vezes, um único tumor dominante é responsável pela sintomatologia do paciente. A cirurgia preconizada para insulinoma associado à MEN-1 é mais extensa do que a habitualmente realizada para os casos esporádicos em virtude da associação frequente com tumores pancreáticos não funcionantes múltiplos.[2,22] A localização do insulinoma em meio a diversos tumores não funcionantes é essencial para evitar falência cirúrgica de resolução da hipoglicemia. Assim, invariavelmente, pacientes devem realizar o cateterismo para localização e definição de estratégia cirúrgica.

pNET não funcionantes

Uma grande ênfase tem sido dado aos pNET não funcionantes nos últimos anos em razão de sua elevada prevalência, multicentricidade, potencial maligno e sua participação crescente no aumento da morbidade e na mortalidade relacionada à MEN-1 (sobrevida em 5 e 10 anos de 75% e 50%, respectivamente), a qual é equivalente ou até superior à reconhecida para gastrinomas.[22,26-28,124]

Uma estreita correlação tem sido sugerida entre o potencial maligno e o tamanho desses tumores. Assim, metástases ocorrem em: 4% dos casos com tumores menores de 1 cm; 10%, com tumores entre 1 cm e 2 cm; 18% entre 2 cm e 3 cm e; 43% acima de 3 cm.[28] A conduta atual tem sido indicar tratamento cirúrgico para todos os casos com tumores acima de 2 cm ou lesões abaixo de 2 cm que apresentem crescimento rápido.[122-125] Assim, vigilância periódica com ultrassonografia endoscópica (inicialmente, em 6 meses e, depois, a cada ano) é necessária com imagens convencionais de ressonância nuclear magnética (RNM) ou tomografia computadorizada (TC).[123,127] Pacientes com pNET não funcionantes, em geral, são submetidos a cirurgias mais extensas do que os com pNET esporádicos, sendo realizada, na maioria dos casos, pancreatectomia subtotal com enucleação de nódulos identificados na cabeça do pâncreas.[22,26-28] Houve grandes progressos nos últimos 10 anos no tratamento de pNET bem diferenciados avançados. Assim, o valor de uso de análogos da somatostatina foi provado (estudo clarinet) e drogas como sunitinib e everolimo foram aprovadas para tratamento desses tumores bem diferenciados. Além disto, associações de capecitabina com temozolamida e terapia com radionuclídeos têm mostrado resultados promissores. As vantagens, as desvantagens e a definição pela escolha de um desses e de outros tratamentos serão discutidas na seção de tumores neuroendócrinos.[129] Em particular, estudo recente sugeriu benefícios de uso de análogos de somatostatina para pacientes com pNET não funcionantes não candidatos à cirurgia por terem tumores entre 1 cm e 2 cm de tamanho.[136]

OUTROS TUMORES

Tumores carcinoides tímicos (TCT) e brônquicos

A penetrância aos 40 anos dos tumores carcinoides tímicos (TCT) foi recentemente estimada em 2,6%. Apesar da raridade, vigilância constante direcionada ao diagnóstico desses tumores deve ser conduzida, uma vez que apresentam elevado potencial maligno (> 90%) e ausência de resposta à radioterapia ou à quimioterapia. Os TCT predominam no sexo masculino (20:1) e a maioria dos casos tem história de tabagismo (> 70%). O diagnóstico é geralmente realizado acima dos 40 anos de idade, um terço dos pacientes é assintomático e cerca de 70% dos pacientes falecem em decorrência do tumor. A sobrevida média de 10 anos após o diagnóstico é de cerca de 9 anos; entretanto, a probabilidade de sobrevida em 10 anos é de apenas 36%. A ausência de marcadores tumorais implica necessidade de realização de estudos de imagem periódicos para permitir um diagnóstico mais precoce, uma vez que a cirurgia é a única possibilidade de um tratamento mais efetivo. A melhora dos sintomas de diarreia e *flushing* pode ser alcançada com o uso de análogos de somatostatina.[29]

Em decorrência do número elevado de pacientes com metástase ao diagnóstico, a timectomia profilática é recomendada para todos os pacientes durante o tratamento cirúrgico do HPT. Entretanto, tal procedimento não garante totalmente a ausência de desenvolvimento desses tumores nos anos subsequentes.[29]

A penetrância de tumores neuroendócrinos brônquicos é de 3% a 8%, podendo ser mais elevada, até 30%, se somente avaliação radiológica é considerada. Geralmente se manifestam ao redor dos 40 anos e são, frequentemente, múltiplos e indolentes, embora ao redor de 25% dos casos com esses tumores possam apresentar evolução para diferentes graus de malignidade. Embora vários estudos indicassem que esses tumores eram mais frequentes no sexo feminino, estudo mais recente demostrou igual prevalência entre os sexos.[29] Nenhum fator preditor claro de agressividade ou mesmo de sobrevida global foi documentado até então.[137] O tratamento cirúrgico, como a lobectomia, deve ser inicialmente indicado para tumores localizados e em expansão gradual.[30]

MEN-2

A MEN-2 é uma síndrome genética autossômica dominante classificada em MEN-2A e MEN-2B (Quadro 155.3).[2,6,7,82] Nessas síndromes, o CMT é a manifestação mais frequente e mais importante ocorrendo em mais de 95% dos indivíduos afetados. A distinção entre elas se faz por meio da manifestação de outras patologias ou caracteres físicos distintos. Na variante fenotípica de MEN2A, CMTF, a única manifestação clínica é o carcinoma medular da tireoide. Na MEN-2A clássica, além do CMT, 50% dos indivíduos desenvolvem feocromocitoma e entre 10% a 20% desenvolvem o HPT primário.[6,7,82] A MEN-2B é caracterizada pelo desenvolvimento precoce e agressivo do CMT em mais de 98% dos indivíduos, do feocromocitoma em 50% dos indivíduos e pela presença de um fenótipo distinto caracterizado pelo hábito marfanoide, face alongada, lábios grossos e pela presença de neuromas na mucosa oral e gastrintestinal.[2,7,31,32,82,100] A ganglioneuromatose intestinal causa a obstipação intestinal, sintoma frequente já no primeiro ano de vida, e pode causar, no decorrer da vida, complicações mais graves como o megacólon congênito.[32]

Quadro 155.3. MEN-2

MANIFESTAÇÕES CLÍNICAS	FREQUÊNCIA (%)
MEN-2A E SUAS VARIANTES FENOTÍPICAS	
MEN-2A – VARIANTE CLÁSSICA	
Carcinoma medular da tireoide	95% a 100%
Feocromocitoma	50%
Hiperparatireoidismo primário	15% a 20%
MEN2A – VARIANTE COM LÍQUEN AMILOIDÓTICO CUTÂNEO	
Líquen amiloidótico cutâneo	< 10%
MEN2A – VARIANTE COM DOENÇA DE HIRSCHSPRUNG	
Doença de Hirschsprung	< 2 (~8% em códons do exon 10)
MEN2A – VARIANTE CMTF	
Carcinoma medular da tireoide	95% a 100%
MEN-2B	
Carcinoma medular da tireoide	95% a 100%
Feocromocitoma	50%
Fenótipo típico*	90%

*Fenótipo típico: hábito marfanoide, lábios grossos, face alongada, neuromas de mucosa oral, labial, conjuntival e lingual, espessamento dos nervos da córnea, alacrimia e ganglioneuromatose intestinal, *pectus escavatum*; *pectus carinatum*; 1º pododáctilo longo; maior distância entre o 1º e 2º pododáctilos; frouxidão articular. CMT: carcinoma medular da tireoide; MEN-2: neoplasia endócrina múltipla tipo 2.
Fonte: Desenvolvido pela autoria.

MANIFESTAÇÕES CLÍNICAS

CMT

O CMT, descrito em 1959 por Hazard *et al.*[33] é um tumor neuroendócrino originário de células parafoliculares da tireoide denominadas "células C". Essas células têm o potencial de secretar diversos peptídeos e substâncias, incluindo a calcitonina e o antígeno carcinogênico embrionário (CEA), os quais são usados como marcadores tumorais do CMT.

Aproximadamente 70% dos indivíduos com CMT apresentam a forma esporádica da doença. Nesses casos, o CMT tende a ser unilateral e a se manifestar a partir da 4ª ou 5ª décadas de vida.[34,85] A apresentação clínica mais comum é um nódulo tireoidiano palpável, com ou sem adenopatia cervical. Dessa maneira, o diagnóstico pode ser realizado a partir da punção aspirativa do nódulo. A citologia demonstra ausência de coloide, células esparsamente distribuídas de aspecto plasmocitoide e citoplasma eosinofílico.[35,36] Como até 50% dos casos de CMT podem ser diagnosticados por esta abordagem, a maioria dos pacientes com a forma esporádica tem o diagnóstico definido após tireoidectomia.[85,86] No anatomopatológico, o CMT se caracteriza pela deposição de amiloide (presente em mais de 25% dos tumores) e pela imuno-histoquímica positiva para a calcitonina, cromogranina A, sinaptofisina, CEA e negativa para a tireoglobulina.[37] À microscopia eletrônica, observam-se caracteristicamente grânulos neurosecretórios, os quais contêm calcitonina.[37]

A forma hereditária do CMT, associada à MEN-2, corresponde a entre 25% e 30% dos casos. Enquanto o CMT esporádico tende a ser unifocal, o CMT hereditário é multicêntrico, bilateral e frequentemente associado à hiperplasia das células C. Além disso, o CMT hereditário se desenvolve mais precocemente. Na MEN-2B, o CMT é altamente agressivo e pode ser detectado já nos primeiros meses de vida;[7,31,32,87] na MEN-2A, as alterações das células C são observadas já por volta dos 3 a 5 anos de idade e, no CMT familial isolado, uma das variantes fenotípicas de MEN-2A, o CMT se manifesta de maneira mais indolente, geralmente a partir da 2ª década de vida.[7]

O diagnóstico do CMT hereditário que se apresenta com doença clinicamente aparente é realizado da mesma maneira que o do CMT esporádico, ou seja, pela punção do nódulo tireoidiano ou de linfonodos cervicais. Entretanto, com a disponibilidade do teste genético e diagnóstico mais precoce, o modo de apresentação clínica do paciente com CMT hereditário está se modificando. Atualmente, grande parte dos indivíduos com CMT hereditário é portadora assintomática de mutações do gene RET e não chegam a desenvolver nódulos na tireoide. Esses pacientes são identificados após o diagnóstico de CMT em um dos familiares e a detecção de uma mutação germinativa do gene RET nesse indivíduo. Como o diagnóstico e o tratamento precoces são fundamentais para a prevenção ou cura da doença e a prevalência de CMT hereditário é significativa, a análise genética é indicada em todos os indivíduos diagnosticados com CMT, mesmo na ausência de história familiar.[38]

Em pacientes que se apresentam com CMT clinicamente aparente, o envolvimento de linfonodos regionais é muito comum. Cerca de 60% a 80% dos pacientes com CMT palpável (> 1 cm) têm adenomegalia cervical em decorrência de metástases do CMT.[39] O envolvimento de linfonodos do compartimento central (nível VI) e da cadeia cervical (II-V) ipsilateral ao tumor é o mais frequente; entretanto, o envolvimento de linfonodos cervicais contralaterais pode ocorrer em até 40% dos casos com nódulo tireoidiano palpável.[39] Aproximadamente 5% dos pacientes com CMT apresentam, ao diagnóstico, evidência de doença metastática à distância.[6,7]

A maioria dos pacientes com CMT é assintomática e a presença de eventuais sintomas está relacionada à extensão da doença. Na doença local, sintomas como rouquidão, disfagia e dor refletem compressão de estruturas adjacentes. Já sintomas como diarreia e *flushing* estão associados à doença metastática extensa. Em casos raros de CMT, a produção ectópica de ACTH pode resultar em síndrome de Cushing.[7,40,88]

É importante ressaltar que a forma mais agressiva de CMT hereditário ocorre em pacientes com MEN-2B.[32] Nesses casos, o CMT está frequentemente associado a metástases em linfonodos cervicais nos primeiros anos de vida e a morte por doença metastática pode ocorrer nas 2ª ou 3ª décadas de vida.[7]

Após o diagnóstico de CMT, é recomendado que se façam exames para avaliação da extensão da doença e para excluir o feocromocitoma e hiperparatireoidismo primário. A dosagem de calcitonina, CEA, cálcio, PTH, dosagem plasmática e urinária de metanefrinas e a ultrassonografia (USG) e/ou (TC) da região cervical são exames recomendados a todos os pacientes com CMT. Pacientes com evidência de linfonodomegalia cervical ou com calcitonina sérica superior a 400 pg/mL devem realizar exames de imagem para excluir metástases à distância.[38] Em geral, nestes casos o estadiamento é conduzido com imagens convencionais (TC de pescoço e tórax, RNM do abdome e pelve e do esqueleto axial). Cintilografia óssea é, geralmente, realizada para investigação de metástases ósseas. Mais recentemente, estudos têm demonstrado melhor sensibilidade da tomografia computadorizada por emissão de pósitrons (PET-CT)/dotatato[68] Ga para detecção de metástases ósseas.[90] Casos avançados e com progressão rápida são associados com maior captação de tumores à PET-CT/[18] FDG.[82] A avaliação genética do RET é recomendada a todos os pacientes com CMT, pois, como mencionado, além de fornecer informações importantes quanto ao fenótipo de MEN-2, possibilita a avaliação dos familiares.

Essa avaliação pré-operatória é essencial para definir a conduta cirúrgica. Pacientes com doença localizada devem ser submetidos à tireoidectomia total (TT) com esvaziamento do compartimento central (nível VI) (Quadro 155.4). Em pacientes com linfonodomegalia cervical sem metástases à distância e pacientes com doença metastática à distância limitada recomenda-se a TT com esvaziamento do compartimento central e dos compartimentos laterais que tenham evidência clínica ou radiológica de doença. Em pacientes com doença metastática extensa, a cirurgia cervical deve ser realizada com intuito paliativo para controle local.[38,41]

Quadro 155.4. Estadiamento do carcinoma medular da tireoide. Classificação TNM (AJCC 2003)

Tumor primário (T):	
T1	Tumor ≤ 2 cm limitado à glândula
T2	Tumor > 2 e ≤ 4 cm limitado à glândula
T3	Tumor > 4 cm limitado à glândula, ou tumor com extensão mínima para tecidos adjacentes
T4a	Extensão além da cápsula da tireoide (subcutâneo, laringe, traqueia, esôfago ou n. laríngeo recorrente)
T4b:	Invasão da fáscia pré-vertebral ou abraçamento da carótida ou vasos mediastinais
Linfonodos cervicais e mediastino superior (N)	
N1a	Linfonodos do nível VI (pré-traqueais, paratraqueais e pré-laríngeos)
N1b	Linfonodos cervicais ou mediastinais superiores unilaterais, contralaterais ou bilaterais
Metástases à distância	
M0	Sem metástase à distância
M1	Com metástase à distância
Estádios	
I	T1N0M0
II	T2N0M0
III	T3N0M0, T1-3N1aM0,
IVA	T4aN0-1aM0, T1-4aN1bM0
IVB	T4bqqNM0, IVC: qqTqqNM1

Fonte: Desenvolvido pela autoria.

Entretanto, com o advento da análise genética do RET e a identificação de portadores de MEN-2, o diagnóstico de CMT, em grande parte dos casos, ocorre precocemente, o que propicia a cura mesmo realizando-se cirurgias menos extensas e com menor morbidade. Nesse caso, há dois grupos de pacientes; aqueles no qual o CMT ainda não se desenvolveu e são candidatos à TT profilática, e aqueles indivíduos que, apesar de assintomáticos, já têm doença macroscópica. Nesses casos, a intervenção cirúrgica pode ser mais abrangente como já descrito.[38,41]

O seguimento pós-tireoidectomia é fundamental. A calcitonina é o marcador bioquímico mais sensível e sua dosagem deve ser realizada 3 meses após a cirurgia e, depois, anualmente.[42-44] A remissão bioquímica após a cirurgia é considerada quando ocorrem níveis indetectáveis de calcitonina basal e/ou após o teste de estímulo com pentagastrina e/ou cálcio.

A doença residual pós-tireoidectomia é comum. Estudos retrospectivos indicam que entre 35% a 90% dos pacientes com CMT apresentam níveis detectáveis de calcitonina após a primeira intervenção cirúrgica.[7] Em um estudo envolvendo 224 pacientes com CMT, a calcitonina dosada após o tratamento cirúrgico ficou indetectável em 65% dos pacientes sem envolvimento ganglionar e em 10% daqueles com metástase em linfonodos cervicais.[45] Nesse estudo, níveis de calcitonina superiores a 500 pg/mL e envolvimento ganglionar no pré-operatório foram fatores de risco associados com ausência de normalização da calcitonina.[45]

A grande questão é como abordar esses pacientes que permanecem com calcitonina detectável após a cirurgia. A conduta nesses casos não é consenso, mas as recomendações mais frequentes são a observação clínica e a monitoração seriada da calcitonina, CEA e ultrassonografia cervical daqueles pacientes submetidos a uma intervenção cirúrgica adequada e que não apresentam evidência de doença em outros exames de imagem.[38,46] Já nos pacientes em que a intervenção cirúrgica inicial foi incompleta, é razoável que se considere a reintervenção cirúrgica com esvaziamento dos compartimentos central (VI) e cervicais bilaterais (II-V).

O papel da radioterapia (RT) adjuvante em pacientes com doença locorregional residual ainda não está bem definido. Entretanto, a experiência clínica e alguns estudos retrospectivos indicam que a RT não reduz a mortalidade, mas resulta em controle da doença local, reduzindo a recidiva e melhorando a qualidade de vida.[47-49] Em estudo da Universidade do Texas – no M.D. Anderson Cancer Center –, a RT adjuvante reduziu o índice de recidiva local de 86% para 52%.[47] De acordo com esses dados, alguns centros recomendam a RT adjuvante em pacientes com estádio T4a[38,47] (Quadro 155.4). Estudos prospectivos são necessários para melhor definir o efeito da RT e identificar os candidatos que melhor se aproveitariam desse tratamento. Porém, a RT paliativa é claramente indicada para pacientes com doença metastática óssea, com hemoptise ou obstrução das vias aéreas decorrentes de metástases no mediastino ou pulmões, e com doença locorregional avançada não ressecável cirurgicamente.[38]

Em pacientes com metástases à distância, mas doença assintomática e estável, uma conduta apropriada é a observação. O tratamento é indicado naqueles pacientes com doença sintomática ou com evidência de progressão radiológica significativa. Metástases ósseas sintomáticas podem ser tratadas com cirurgia, RT, bisfosfonatos e tratamentos locais como a embolização e ablação por radiofrequência. Nos casos em que o envolvimento hepático está associado com dor, diarreia, flushing, ou com a síndrome de Cushing, a embolização da artéria hepática ou ablação do tumor por radiofrequência são opções terapêuticas.[38]

A quimioterapia é pouco efetiva no tratamento do CMT metastático, portanto tende a ser recomendada somente em pacientes que tenham progressão significativa da massa tumoral documentada durante o monitoramento periódico.[38,50-55] Na literatura, existem poucos estudos que avaliam a quimioterapia no CMT metastático. A maioria é decorrente de estudos retrospectivos envolvendo um número pequeno de pacientes.[50-55] Esses estudos revelam que os agentes quimioterápicos de maior eficácia são a dacarbazina e a doxorubicina. Entretanto, a resposta é pobre, pois somente de 10% a 20% dos pacientes tratados com esses agentes quimioterápicos apresentam uma redução significativa da calcitonina e da massa tumoral.[50-55] Outras terapias investigadas, mas sem resposta significante incluem a radioimunoterapia (anticorpo monoclonal anti-CEA ligado ao iodo)[131] combinada ou não com agentes quimioterápicos[56] e o tratamento com ^{131}I-MIBG.[57]

O recente desenvolvimento de terapias-alvo que inibem os receptores tirosinaquinase renovou o interesse científico no tratamento de CMT metastático. O RET é alvo de drogas como o vandetanibe (ZD6474), motesanibe (AMG706), axitinibe (BAY 43-9006), sunitinibe e cabozantinibe (XL-184). Estudos pré-clínicos demonstraram que essas drogas são inibidores potentes de RET e de outros receptores como o VEGFR (*vascular endothelial growth factor receptor*), EGFR (*epidermal growth factor receptor*) e PDGFR (*platelet derived growth factor receptor*).[58,91] Posteriormente, após estudos de fase 3, vandetanib (2011) e cabozantinibe (2012) foram aprovados para o tratamento de CMT avançado progressivo.[143,144] O estudo com vandetanib (*ZETA study*) resultou em 45% de taxa de resposta objetiva e sobrevida livre de progressão de 30,5 meses enquanto foi, respectivamente, de 28% e 11,2 meses com cabozantinibe (*EXAM study*). A escolha entre vandetanib e cabozantinibe deveria ser personalizada com base nas comorbidades presentes e nos graus de riscos potenciais de efeitos adversos dessas drogas para o paciente.[91] Pelas elevadas taxas de redução de doses (vandetanib, 35% e cabozantinibe, 79%) e de descontinuação de tratamento (12% e 16%) decorrente de efeitos adversos grau 3 (11% e 69%), novos estudos foram conduzidos direcionados para o desenvolvimento de inibidores seletivos de RET. Muito recentemente, foi publicado e aprovado para tratamento de MTC o primeiro inibidor seletivo de RET, selpercatinib (LOXO-292) que apresentou elevada taxa de resposta objetiva (69%), incluindo cinco pacientes (9%) com resposta completa, em pacientes com MTC previamente tratados com inibidores multiquinases (vandetanib e/ou cabozantinibe). Também, houve aumento de sobrevida livre de progressão em 1 ano de 82% dos casos.[141] Estudos com outro inibidor seletivo, pralsetinib (BLU-667) (ARROW trial), previamente aprovado para tratamento de carcinoma de pulmão não pequenas células com mutação de fusão de RET, revelou elevada taxa de resposta objetiva, 60% e 66%, respectivamente, para casos com CMT previamente tratados e não tratados com vandetanib ou cabozantinib.[142] Também, houve persistência prolongada (> 6 meses) de resposta nestes dois grupos 79% e 84%, respectivamente. Assim, essa droga foi muito recentemente aprovada para tratamento de crianças (> 12 anos) e adultos com CMT e mutação RET e para casos com tumores diferenciados de tireoide positivos para mutação por fusão do RET classificados como iodorrefratários pela elevada resposta objetiva (89%) e de 100% de manutenção prolongada de resposta (> 6 meses), apesar do número muito baixo de casos avaliados (nove). Taxas de efeitos adversos foram muito baixas e reversíveis com esses dois inibidores seletivos.[141,142] Estudos com bases no tratamento de MTC usando análogos de somatostatina radiomarcados com ítrio (90Y) ou lutécio (177Lu) têm demonstrado taxas de resposta radiológicas favoráveis (estável, resposta parcial ou completa) em mais de 60% dos casos e com baixa toxicidade, podendo ser uma outra alternativa de tratamento para casos avançados e com doença progressiva.[99]

Feocromocitoma

O feocromocitoma é a segunda manifestação clínica mais frequente na MEN-2 (Quadro 155.3). Aproximadamente 55% dos indivíduos com MEN-2A e MEN-2B desenvolvem o feocromocitoma. Como o CMT, o feocromocitoma nesses indivíduos tende a ser multifocal, bilateral e precedido por hiperplasia das células cromafins. Aproximadamente 50% de indivíduos com feocromocitoma unilateral desenvolvem feocromocitoma da glândula contralateral em um intervalo de 10 anos da primeira adrenalectomia.[7,83] Casos com MEN-2B são diagnosticados com feo ao redor de 24 anos, 50% são bilaterais e sincrônicos; sendo que, em casos assincrônicos, o feo contralateral, em geral, é diagnosticado 4 anos após o primeiro (Consórcio MEN2B). Cerca de 56% dos feocromocitomas são sintomáticos e raramente são diagnosticados antes do CMT em MEN2B (6%). Ao contrário, cerca de 70% são diagnosticados após o CMT, em geral, 8 anos após.[84] Casos de paragangliomas ou de feocromocitomas malignos em MEN-2A ou MEN-2B são extremamente raros e anedóticos. As manifestações clínicas típicas do feocromocitoma como cefaleia, sudorese, palpitação, hipertensão, ansiedade e perda de peso só são aparentes em indivíduos em que o diagnóstico de MEN-2 é feito tardiamente. Já nos portadores de uma mutação do gene RET em que o rastreamento para feocromocitoma é realizado anualmente, o diagnóstico é precoce e usualmente antes do desenvolvimento de sintomatologia típica. A dosagem de catecolaminas pode ser feita na urina ou no plasma. Na urina (coleta de 24 horas), dosam-se as catecolaminas (epinefrina, norepinefrina e dopamina) e metanefrinas (normetanefrina e metanefrina). A dosagem das metanefrinas plasmáticas pode ser total ou fracionada (metanefrina e normetanefrina). Além da maior facilidade, estudos demonstram que a dosagem das metanefrinas livres fracionadas no plasma é o teste de maior sensibilidade (98% a 100%) para o diagnóstico do feocromocitoma hereditário.[7,65] Os exames de imagem mais frequentemente usados para a localização do feocromocitoma incluem a TC, a RNM do abdome e, menos frequentemente, a cintilografia com metaiodobenzilguanidina (MIBG). Mais recentemente, foi demonstrado que o PET-CT/68 Ga-dotatato é uma ferramenta altamente sensível para localização de feocromocitoma, embora 18F-DOPA/PET seja mais sensível para casos com mutação no gene RET.[98]

O tratamento do feocromocitoma inclui o preparo pré-operatório com alfa e betabloqueadores, seguido de adrenalectomia. Pelo diagnóstico preciso e precoce do feocromocitoma, a preocupação atual não é mais relacionada ao risco de óbito por complicações cardiovasculares, mas sim com a morbidade e a mortalidade associadas à insuficiência adrenal.[7] Portanto, na vigência de uma lesão unilateral, recomenda-se a adrenalectomia unilateral mesmo se sabendo do risco de esses indivíduos desenvolverem mais tarde um feocromocitoma contralateral. Outra técnica cirúrgica que vem ganhando espaço é a ressecção do feocromocitoma com preservação do córtex adrenal, a qual é feita com o intuito de manter a função adrenal. Essa técnica é indicada em indivíduos que se apresentam com feocromocitoma bilateral, uma condição muito frequente em MEN-2B e MEN2A clássica. Em mãos experientes, aproximadamente 80% dos indivíduos submetidos à adrenalectomia com preservação do córtex adrenal evoluem com função adrenal mantida.[7] Uma desvantagem dessa abordagem é a possibilidade da recorrência tardia do feocromocitoma que pode ocorrer em 20% dos casos.[7] Consórcio internacional de MEN-2B publicado recentemente documentou que essa cirurgia foi realizada em 20% dos pacientes com feocromocitoma (31/153), sendo que a função adrenal era normal em 62% dos casos e a insuficiência adrenal ocorreu em 28% com recorrência a longo prazo em 10%.[84]

HPT primário

O HPT ocorre entre 15% e 30% dos pacientes com MEN-2.[2,6,7] Grande parte dos indivíduos se apresenta com hipercalcemia leve assintomática, que é menos agressiva e associada com menor recidiva do que aquele associado à MEN-1.[2,103] O HPT na MEN-2A é frequentemente multiglandular e, portanto, a conduta cirúrgica inclui a exploração bilateral da região cervical com ressecção de 3,5 glândulas.[2,6,7] Entretanto, essa conduta está sendo questionada, pois, além do hiperparatireoidismo se manifestar em menos de um terço dos pacientes, apresentar-se mais tardiamente (idade mediana de 38 anos) e ser de evolução branda, a ressecção mais extensa das paratireoides está associada a um maior risco de hipoparatireoidismo.[7] Portanto, como o hiperparatireoidismo sincrônico quase nunca é observado em pacientes submetidos à tireoidectomia profilática, a maioria dos cirurgiões tenta preservar o tecido paratireoidiano, particularmente em crianças submetidas a uma tireoidectomia profilática total. Raramente, o HPT é a primeira manifestação de MEN-2A.

BIOLOGIA MOLECULAR DAS MENS

MEN-1

O gene MEN1 é o principal gene implicado na etiologia da neoplasia endócrina múltipla tipo 1. Esse gene foi clonado e sequenciado por dois grupos de pesquisa independentes; é um gene supressor tumoral; está localizado no cromossomo 11q13; tem 9,8 Kb e é constituído por 10 éxons. O gene MEN1 codifica uma proteína nuclear de 610 aminoácidos denominada MENIN.[66,67]

A patogênese de MEN-1 segue o mecanismo de tumorigênese de dois eventos descrito por Knudson (1971). Assim, a doença é causada pela ocorrência de uma mutação germinativa inativadora do gene MEN1 (primeiro evento mutacional), seguida da ocorrência de uma segunda mutação somática (segundo evento mutacional), ocorrendo em um dos tecidos relacionados à síndrome, como o pâncreas, as paratireoides e a hipófise. Essa mutação somática é observada pela detecção de perda de heterozigosidade desses tumores. A ausência de função de um dos alelos (alelo mutado) determina elevada suscetibilidade ao desenvolvimento da doença, seguindo um modelo de herança autossômica dominante. Entretanto, a tumorigênese é desencadeada somente quando ocorre uma mutação somática no segundo alelo. Isso implica ausência de formação de proteína MENIN pela célula ou na formação de proteínas truncadas e sem função.[68]

Vários estudos demonstram que a proteína MENIN participa de uma série de funções e vias celulares, implicadas no controle e inibição da proliferação, na indução de apoptose e no aumento da estabilidade genômica. Assim, sua perda de função seria responsável por determinar uma perda do controle do ciclo celular, ocasionando a proliferação celular e o desenvolvimento de tumores.[68]

Cerca de 1.300 mutações no gene MEN1 foram descritas até então e revelaram a ausência de *hot spots* mutacionais nesse gene. A maioria das mutações gera proteínas truncadas.[69] Mutações recorrentes são frequentes e independentes, com uma pequena parcela delas resultando de efeitos fundadores.[4,69] Nenhuma correlação genótipo-fenótipo foi identificada até então.[70,110,121,138]

Cerca de 80% a 90% das famílias com MEN-1 típica apresentam mutações germinativas no gene MEN1, ao passo que mutações são encontradas em 65% dos casos com MEN1 aparentemente esporádica.[71] Isso conduziu à identificação recente de novos genes com fenótipo MEN-1 ou MEN-1-*like*. Assim, genes inibidores de quinases dependentes de ciclinas foram reconhecidos como responsáveis pela tumorigênese em um grupo reduzido (cerca de 3%) dos casos com MEN-1. O primeiro gene identificado foi o p27 (CDKN1B), cuja síndrome foi denominada MEN-4, seguido dos genes p15, p18 e p21. Entretanto, poucos casos foram diagnosticados com MEN-1 e mutações germinativas nesses genes. Assim, não há dados suficientes para avaliar se há ou não diferenças no fenótipo desses casos com aqueles com mutação no gene MEN1.[71-74] Também, fenótipos MEN1-*like* foram associados raramente com mutações germinativas no gene AIP. Deleções grandes do gene MEN1 podem ser encontradas em cerca de 3% a 4% dos casos Todavia, mutações germinativas não foram encontradas em regiões promotoras ou intrônicas profundas destes genes.[104,110,121,138]

MEN-2

O proto-oncogene RET, descrito em 1985, contém 21 éxons e codifica um receptor tirosinaquinase denominado RET.[75] Mutações ativadoras causam MEN-2 e mutações inativadoras causam a doença de Hirchsprung.[76] Em MEN-2, as mutações se concentram em uma área de *hot spot* que inclui os éxons 5, 8, 10, 11, 13, 14, 15 e 16.[2,6,7,38,82,87] Diferentemente de MEN-1, a correlação genótipo-fenótipo é importante. As mutações mais frequentes associadas à MEN-2A envolvem os éxons 10 (códons 609, 611, 618 e 620) e 11 (códon 634) que codificam o domínio extracelular rico em cisteína, substituindo uma cisteína por outro aminoácido (Tabela 155.5). Os casos com a variante clássica de MEN2A e com a variante associada com líquen amiloidótico cutâneo apresentam-se com a mutações no códon 634, enquanto aqueles com a variante de MEN-2A associada a doença de Hirchsprung tem mutações no exon 10 do gene RET. Mutações que envolvem, principalmente, o primeiro domínio intracelular tirosina quinase também são descritas em famílias com MEN-2A e CMTF, mas são menos frequentes.[2,6,7,38] Mutações que envolvem o segundo domínio intracelular tirosina quinase são responsáveis por MEN-2B.[2,6,7,38] Mais de 95% dos indivíduos com MEN-2B possuem uma mutação que substitui metionina por treonina no códon 918 (p.met918thr)[2,6,7,38] (Tabela 155.1). O espectro de mutações identificadas em populações brasileiras com MEN2 foi recentemente publicado e diferenças pontuais com outros países parecem sofrer influência de efeito fundador e de migrações populacionais.

Tabela 155.1. Mutações do proto-oncogene RET associadas à MEN-2

Nível de risco*	Mutação	Éxon
MEN-2B		
Altíssimo	M918T	16
Muito Alto	A883F	15
Moderado	V804M + E805K	14
Moderado	V804M + Y806C	14
Moderado	V804M + S904C	14/15
Moderado	V804M/Q781R	13/14
Moderado	Y791F*/M918T	13/16
Moderado	M918T/S922Y	16/16

Continua >>

>> Continuação

Tabela 155.1. Mutações do proto-oncogene RET associadas à MEN-2

Nível de risco*	Mutação	Éxon
MEN2A com doença de Hirschsprung		
Moderado	C609G	10
Moderado	C611S	
Moderado	C618R	
Moderado	C618S	
Moderado	C620R	
Moderado	C620S	
Moderado	C620W	
MEN2A com líquen amiloidótico cutâneo		
Muito Alto	C634G	11
Muito Alto	C634R	11
Muito Alto	C634W	11
Muito Alto	C634Y	11
Moderado	V804M	14
MEN2A clássica****		
Moderado	V292M	5
Moderado	G533C	8
Moderado	C609F	10
Moderado	C609G	10
Moderado	C609R	10
Moderado	C609S	10
Moderado	C609W	10
Moderado	C609Y	10
Moderado	C611R	10
Moderado	C611S	10
Moderado	C611W	10
Moderado	C611Y	10
Moderado	C618F	10
Moderado	C618G	10
Moderado	C618R	10
Moderado	C618S	10
Moderado	C618W	10
Moderado	C618Y	10
Moderado	C620F	10
Moderado	C620G	10
Moderado	C620R	10
Moderado	C620S	10
Moderado	C620W	10
Moderado	C620Y	10
Moderado	C630R	11
Moderado	C630Y	11
Moderado	D631Y	11
Muito Alto	C634F	11
Muito Alto	C634G	11
Muito Alto	C634R	11
Muito Alto	C634S	11
Muito Alto	C634W	11
Muito Alto	C634Y	11
Moderado	S649L	11
Moderado	K666E	11
Moderado	L790F	13
Moderado	V804L	14
Moderado	V804M	14
Moderado	S891A	15

Continua >>

>> Continuação

Tabela 155.1. Mutações do proto-oncogene RET associadas à MEN-2

Nível de risco*	Mutação	Éxon
CMTF****		
Moderado	C611F**	10
Moderado	E768D**	13
Moderado	R912P**	16
Moderado	G321R***	5
Moderado	C515S***	8
Moderado	K603Q***	10
Moderado	Y606C***	10
Moderado	C611G***	10
Moderado	K666M***	11
Moderado	R770Q***	13
Moderado	Q781R***	13
Moderado	N777S***	13
Moderado	Y791N***	13
Moderado	L881V***	15
Moderado	R886W***	15
Moderado	S904F***	15

*Nível de risco das mutações é classificado de acordo com as diretrizes da "American Thyroid Association (ATA)"; **Definição de CMTF por critérios mais rigorosos (presença de pelo menos 10 casos com CMT sem ocorrência de outros tumores associados à MEN2); ***Outras mutações RET ocorrem em famílias pequenas acometendo pelo menos duas gerações e com CMT diagnosticado em pelo menos dois e menos do que 10 portadores de mutação sem ocorrência de outros tumores associados à MEN2; ****Para casos com MEN2A clássica e com CMTF, não são incluídas todas as mutações. Assim, mutações do tipo inserção, duplicação, deleção, mutação dupla, mutação tripla ou combinação de mutação germinativa e somática não são informadas. CMTF: carcinoma medular da tireoide familial; MEN-2A: neoplasia endócrina múltipla tipo 2A; MEN-2B: neoplasia endócrina múltipla tipo 2B. # a variante Y791F, previamente informada no último consenso como patogênica, foi excluída desta Tabela, uma vez que estudos posteriores têm indicado que esta variante não é patogênica.
Fonte: Adaptada de Wells SA Jr, Asa SL, Dralle H, Elisei R, Evans DB, Gagel RF, et al., 2015.

A avaliação genética do proto-oncogene RET é feita pelo sequenciamento direto de fragmentos de reação da cadeia de polimerase (PCR), provenientes da amplificação dos éxons 10, 11, 13, 14, 15, 16, região que abrange mais de 99% das mutações. Alguns laboratórios realizam, adicionalmente, o sequenciamento dos éxons 5 e 8. A análise genética do gene RET é disponível em diversos laboratórios do mundo, inclusive no Brasil. As primeiras análises genéticas tanto de MEN-2 como de outras neoplasias hereditárias em nosso laboratório tiveram início em 1998 e o impacto positivo dessas análises periódicas em nosso meio vem sendo reportado.[100]

IMPACTO DA AVALIAÇÃO GENÉTICA NA CONDUTA DO PORTADOR ASSINTOMÁTICO

MEN-1

A avaliação genética dos familiares sob risco de MEN-1 não tem o mesmo impacto daquela observada nos casos com MEN-2, uma vez que não implicará, necessariamente, nenhuma decisão terapêutica imediata. Entretanto, a análise genética permite identificar e discriminar portadores de não portadores de mutação. A identificação de membros da família que não herdaram o gene mutado é uma informação muito objetiva e de grande valor para esse grupo, uma vez que elimina a ansiedade dos pacientes e de todos seus descendentes e os libera da necessidade de acompanhamento médico e da realização de rastreamento clínico periódico.[2,77,78]

Além disso, a identificação de familiares que sejam portadores de mutação e assintomáticos permite ao médico focalizar seu atendimento nesse grupo por meio da realização de rastreamento clínico periódico, direcionado ao diagnóstico e ao tratamento mais precoce dos tumores associados à MEN-1. Esse rastreamento clínico determina forte impacto na sobrevida, na morbidade e na mortalidade relacionada à MEN-1.[2,71,77,78] Esse impacto positivo do rastreamento clínico e gênico foi também demonstrado em nosso país.[79,80]

O Consenso Internacional de MEN-1, realizado em 2001, recomendou que o rastreamento clínico dos portadores de mutação no gene MEN1 dos membros de famílias com MEN1 sem mutação estabelecida seja iniciado: aos 5 anos, direcionado para a investigação de tumores hipofisários e insulinoma; aos 8 anos, para HPT; e a partir dos 20 anos, para outros tumores pancreáticos, incluindo gastrinomas, e tumores carcinoides.[2,71] Recentemente, foi demonstrado que os pNET não funcionantes podem já ocorrer já na 2ª década de vida, necessitando, inclusive, de tratamento cirúrgico[81,139,140] (Gonçalves et al, 2014) (Tabela 155.2). Assim, o último *guidelines* de MEN-1 (2012) recomendou a antecipação do início do rastreamento de pNET para 10 anos de idade juntamente com tumores adrenocorticais e antecipação do início de rastreamento de tumores carcinoides para os 15 anos (Thakker et al 2012). Entretanto, consenso internacional recente sugere que rastreamento de tumores pancreáticos poderia ser iniciado aos 16 anos ou antes se houver sintomas.[121]

Este *guidelines* também estabeleceu quais são os pacientes que deveriam ser submetidos à análise do gene MEN1: casos-índices com MEN-1 familial ou esporádica; membros sob risco pertencentes a famílias com mutação MEN1 conhecida; casos com apresentação clínica atípica de MEN-1 (p. ex., HPT e tumores clássicos menos frequentes como acromegalia); casos com forte suspeita clínica de MEN-1 que não preenchem os critérios de definição estabelecidos (p. ex., HPT e tumor carcinoide tímico); casos com diagnóstico de adenoma de paratireoide antes dos 30 anos de idade ou com HPT recorrente ou com hiperplasia de paratireoides antes dos 40 anos; casos com gastrinomas ou tumores múltiplos de células das ilhotas pancreáticas, independente de idade; e casos com HPT familial isolado[2] (Thakker *et al* 2012).

MEN-2

A análise genética no paciente com CMT é de extrema importância, pois o achado de uma mutação germinativa resulta na confirmação do diagnóstico de MEN-2, na avaliação de familiares e na detecção precoce de portadores assintomáticos, os quais devem ser submetidos à tireoidectomia total. Como a TT é uma intervenção segura e resulta na cura de grande parte desses pacientes, recomenda-se essa abordagem cirúrgica para todos os portadores de uma mutação do gene RET, idealmente antes que haja metástase para LN cervicais.[38] A grande questão não é somente a realização da TT, mas quando esta deve ser realizada. A idade a se realizar a TT profilática foi definida de acordo com o grau de agressividade da mutação, estabelecida tanto pela agressividade como pela idade de início do CMT.[2,38] Na mutação associada à MEN-2B (mutação p.M918T), classificada como nível de risco altíssimo (corresponde ao nível D de consenso anterior), a TT deve ser realizada ainda no primeiro ano de vida.[2,38] Como o risco de hipoparatireoidismo é significativo e seu manejo é complexo na infância, recomenda-se atualmente o esvaziamento do compartimento central (nível VI) e/ou de compartimentos laterais somente na vigência de doença clínica detectada pela ultrassonografia ou durante o ato operatório ou se paratireoides foram claramente localizadas durante cirurgia e podem ser deixadas com vitalidade *in situ* ou autotransplantadas.[2,38] A mutação do códon 634 associada à MEN-2A é classificada como risco de risco muito elevado (antes classificada como ATA-C) juntamente com a mutação no códon 883 (antes classificada como ATA-D). É recomendado que crianças com mutação no códon 634 sejam submetidas à TT profilática até os 5 anos de idade ou antes, entre 3 e 5 anos, se a calcitonina estiver elevada. A dissecção de compartimento central é indicada somente se a dosagem de calcitonina é maior do que 40 pg/mL ou se houver detecção de linfonodos comprometidos pela ultrassonografia ou durante o ato operatório. Em portadores de outras mutações associadas à MEN-2A ou CMT-F, classificadas atualmente como nível moderado (antes classificadas como ATA-B: códons 609, 611, 618, 620 e 630 e; ATA-A, maioria das demais mutações), a investigação com calcitonina e a ultrassonografia deveriam ser iniciadas aos 5 anos de idade e indicadas se um desses exames estiver alterado. Entretanto, como a vigilância anual pode se prolongar por diversos anos, a decisão pode ser individualizada, sendo realizada aos 5 anos, entre 5 e 10 anos ou mesmo após, com base nesses exames periódicos, no comportamento do CMT na família, no grau de adesão e na decisão conjunta entre equipe médica e os pais da criança.[2,38] As mutações mais indolentes (códons 768, 790, 804, 891, entre outras), previamente classificadas como nível A (ATA-A), foram reclassificadas como de nível moderado e seguem o manejo já aqui descrito (Tabelas 155.2 e 155.3).

Tabela 155.2. Reclassificação do nível de risco das mutações mais indolentes, previamente classificadas como nível A (ATA-A)

Nível de risco	Moderado	Muito alto	Altíssimo
Códon	768, 790, 804, 649, 891 609, 611, 618, 620, 630, 631	634/883	918
Subtipo MEN2	FMTC/MEN2A	MEN2A	MEN2B
Agressividade CMT	Alto	Muito alto	Altíssimo
Início CMT	~10 anos	< 5 anos	1 ano
TTx profilática	↑calcitonina/5-10 anos	aos 5 anos ou antes	Até 6 meses
Screening Feo	16 anos, periodicamente	11 anos, anualmente	11 anos, anualmente
Screening HPT	16 anos, periodicamente	11 anos, anualmente	-

Fonte: Desenvolvida pela autoria.

Tabela 155.3. Manejo de acordo com a reclassificação das mutações mais indolentes, previamente classificadas como nível A (ATA-A)

Nível de risco (ATA)	Idade de teste (RET)	Idade do 1ª USG	Idade da 1ª dosagem de calcitonina	Idade da cirurgia profilática
Altíssimo	Quanto antes e no 1º ano	Quanto antes e no 1º ano	6 meses, se cirurgia já não foi feita	Quanto antes e no 1º ano
Muito alto	< 3 a 5 anos	> 3 a 5anos	> 3 a 5anos	Aos 5 anos ou antes dependendo de valores de calcitonina
Moderado	< 3 a 5 anos	~5anos	~5anos	Pode-se retardar a cirurgia*

Fonte: Desenvolvida pela autoria.

Além da TT profilática, os portadores de MEN-2A e MEN-2B devem ser submetidos a um rastreamento anual para excluir feocromocitoma e o hiperparatireoidismo primário.[2,38] Assim, é recomendado rastreamento anual com metanefrinas plasmáticas em casos com nível de risco altíssimo e muito elevado da ATA a partir dos 11 anos de idade e de casos de nível moderado a partir dos 16 anos. Por sua vez, o rastreamento anual de HPT se inicia aos 11 anos naqueles de risco muito elevado e aos 16 anos naqueles de risco moderado. Em portadores de mutações do RET de risco moderado que não estão associadas ou apresentam risco muito mais baixo de feocromocitoma ou hiperparatireoidismo primário (CMTF), é aceitável que esse rastreamento seja menos frequente (Tabela 155.2). Para adesão ao teste genético, realização de exames periódicos, tratamentos preventivos, curativos e paliativos pode ser importante o acesso a suporte psicológico, uma vez que estudos têm demonstrado taxas elevadas de transtornos de ansiedade e de depressão em pacientes e familiares.[101,107]

REFERÊNCIAS

1. Wermer P. Genetic aspects of adenomatosis of endocrine glands. Am J Med. 1954;16:363-71.
2. Brandi ML, Gagel RF, Angeli A, et al. Guidelines for diagnosis and therapy of MEN type 1 and type 2. J Clin Endocrinol Metab. 2001;86:5658-71.
3. Marx SJ. Molecular genetics of multiple endocrine neoplasia types 1 and 2. Nat Rev Cancer. 2005;5:367-75.
4. Lourenço DM Jr, Toledo RA, Mackowiak II, et al. Multiple endocrine neoplasia type 1 in Brazil: MEN-1 founding mutation, clinical features, and bone mineral density profile. Eur J Endocrinol. 2008;159:259-74.
5. Sipple JH. The association of pheochromocytoma with carcinoma of the thyroid gland. Am J Med. 1961;31:163-6.
6. Hoff AO, Gagel RF. Multiple endocrine neoplasia type 2. In: De Groot LJ, Jameson JL, editors. Endocrinology. 5th ed. Philadelphia: Elsevier Saunders; 2005,3533-50.
7. Gagel RF. Multiple endocrine neoplasia. In: Kronenberg SM, Polonsky KS, Larsen PR, editors. William textbook

of endocrinology. 11th ed. Philadelphia: Saunders Elsevier; 2008,1705-46.

8. Donis-Keller H, Dou S, Chi D, et al. Mutations in the RET proto-oncogene are associated with MEN 2A and FMTC. Hum Mol Genet. 1993;2:851-6.

9. Mulligan LM, Kwok JB, Healey CS, et al. Germ-line mutations of the RET proto-oncogene in multiple endocrine neoplasia type 2A. Nature. 1993;363:458-60.

10. Santoro M, Carlomagno F, Melillo RM, et al. Dysfunction of the RET receptor in human cancer. Cell Mol Life. 2004;61:2954-64.

11. Machens A, Schaaf L, Karges W, et al. Age-related penetrance of endocrine tumours in multiple endocrine neoplasia type 1 (MEN-1): a multicentre study of 258 gene carriers. Clin Endocrinol (Oxf). 2007;67:613-22.

12. Verges B, Boureille F, Goudet P, et al. Pituitary disease in MEN type 1 (MEN-1): data from the France–Belgium MEN-1 multicenter study. Journal of Clinical Endocrinology and Metabolism. 2002;87:457-65.

13. Lourenço DM Jr, Coutinho FL, Toledo RA, et al. Early-onset, progressive, frequent, extensive, and severe bone mineral and renal complications in multiple endocrine neoplasia type 1-associated primary hyperparathyroidism. J Bone Miner Res. 2010;25:2382-91.

14. Wüthrich RP, Martin D, Bilezikian JP. The role of calcimimetics in the treatment of hyperparathyroidism. Eur J of Clin Invest. 2007;37:915-22.

15. Falchetti A, Cilotti A, Vaggelli L, et al. A patient with MEN-1-associated hyperparathyroidism, responsive to cinacalcet. Nat Clin Pract Endocrinol Metab. 2008;4:351-7.

16. Faggiano A, Tavares LB, Tauchmanova L, et al. Effect of treatment with depot somatostatin analogue octreotide on primary hyperparathyroidism (PHP) in multiple endocrine neoplasia type 1 (MEN-1) patients. Clin Endocrinol (Oxf). 2008;69(5):756-62.

17. Goudet P, Cougard P, Vergès B, et al. Hyperparathyroidism in multiple endocrine neoplasia type I: surgical trends and results of a 256-patient series from Groupe D'etude des Néoplasies Endocriniennes Multiples Study Group. World J Surg. 2001;25:886-90.

18. Tonelli F, Marcucci T, Fratini G, et al. Is total parathyroidectomy the treatment of choice for hyperparathyroidism in multiple endocrine neoplasia type 1? Ann Surg. 2007;246:1075-82.

19. Coutinho FL, Lourenço DM Jr, Toledo RA, et al. Bone mineral density analysis in patients with primary hyperparathyroidism associated with multiple endocrine neoplasia type 1 after total parathyroidectomy. Clin Endocrinol (Oxf).2010;2:462-8.

20. Norton JA, Venzon DJ, Berna MJ, et al. Prospective study of surgery for primary hyperparathyroidism (HPT) in multiple endocrine neoplasia type 1 and Zollinger-Ellison syndrome: long-term outcome of a more virulent form of HPT. Ann Surg. 2008;247:501-10.

21. Trouillas J, Labat-Moleur F, Sturm N, et al. Groupe d'études des tumeurs endocrines. Pituitary tumors and hyperplasia in multiple endocrine neoplasia type 1 syndrome (MEN-1): a case-control study in a series of 77 patients versus 2509 non-MEN-1 patients. Am J Surg Pathol. 2008;32:534-43.

22. Akerstrom G, Hessman O, Hellman P, et al. Pancreatic tumours as part of the MEN-1 syndrome. Best Practice and Research. Clinical Endocrinology and Metabolism. 2005;19:819-30.

23. Anlauf M, Garbrecht N, Henopp T, et al. Sporadic versus hereditary gastrinomas of the duodenum and pancreas: distinct clinico-pathological and epidemiological features. World Journal of Gastroenterology. 2006;12:5440-6.

24. Kwekkeboom DJ, Kam BL, van Essen M, et al. Somatostatin-receptor-based imaging and therapy of gastroenteropancreatic neuroendocrine tumors. Endocr Relat Cancer. 2010;17:R53-73.

25. Basu B, Sirohi B, Corrie P. Systemic therapy for neuroendocrine tumours of gastroenteropancreatic origin. Endocrine-Related Cancer. 2010;17:R75-90.

26. Kouvaraki MA, Shapiro SE, Cote GJ, et al. Management of pancreatic endocrine tumors in multiple endocrine neoplasia type 1. World J Surg. 2006;30:643-53.

27. Thomas-Marques L, Murat A, Delemer B, et al. Groupe des Tumeurs Endocrines (GTE). Prospective endoscopic ultrasonographic evaluation of the frequency of nonfunctioning pancreaticoduodenal endocrine tumors in patients with multiple endocrine neoplasia type 1. Am J Gastroenterol. 2006;101:266-73.

28. Triponez F, Goudet P, Dosseh D, et al. French Endocrine Tumor Study Group. Is surgery beneficial for MEN-1 patients with small (< or = 2 cm), nonfunctioning pancreaticoduodenal endocrine tumor? An analysis of 65 patients from the GTE. World J Surg. 2006;30:654-62.

29. Goudet P, Murat A, Cardot-Bauters C, et al. GTE network (Groupe des Tumeurs Endocrines). Thymic neuroendocrine tumors in multiple endocrine neoplasia type 1: a comparative study on 21 cases among a series of 761 MEN-1 from the GTE (Groupe des Tumeurs Endocrines). World J Surg. 2009;33:1197-207.

30. Sachithanandan N, Harle RA, Burgess JR. Bronchopulmonary carcinoid in multiple endocrine neoplasia type 1. Cancer. 2005;103:509-15.

31. Camacho CP, Hoff AO, Lindsey SC, et al. Early diagnosis of multiple endocrine neoplasia type 2B: a challenge for physicians. Arq Bras Endocrinol Metabol. 2008;52(8):1393-8.

32. Santarpia L, Gagel RF, Sherman SI, et al. Diabetes insipidus and panhypopituitarism due to intrasellar

metastasis from medullary thyroid carcinoma. Head Neck. 2009;31:419-23.

33. Hazard JB, Hawk WA, Crile G Jr. Medullary (solid) carcinoma of the thyroid: A clinicopathologic entity. J Clin Endocrinol Metab. 1959;19:152-61.

34. Hoff AO, Hoff PM. Medullary thyroid carcinoma. Hematol Oncol Clin North Am. 2007;21:475-88.

35. Ali SZ. The Bethesda system for reporting thyroid cytopathology. New York: Springer; 2010.

36. Bugalho MJ, Santos JR, Sobrinho L. Preoperative diagnosis of medullary thyroid carcinoma: fine needle aspiration cytology as compared with serum calcitonin measurement. J Surg Oncol. 2005;91:56-60.

37. Wenig BM. Thyroid neoplasms. In: Wenig BM, Hefess CS, Adair CF, editors. Atlas of Endocrine Pathology. Philadelphia: Saunders; 1997. 83-159 p.

38. Kloos RT, Eng C, Evans DB, et al. Medullary thyroid cancer: management guidelines of the American Thyroid Association. Thyroid. 2009;19:565-612.

39. Moley JF, De Benedetti MK. Patterns of nodal metastases in palpable medullary thyroid carcinoma: recommendations for extent of node dissection. Ann Surg. 1999;229:880-7.

40. Keusch G, Binswanger U, Dambacher MA, et al. Ectopic ACTH syndrome and medullary thyroid carcinoma. Acta Endocrinol. 1977;86:306-16.

41. Kouvaraki MA, Shapiro SE, Lee JE, et al. Surgical management of thyroid carcinoma. J Natl Compr Canc Netw. 2005;3:458-66.

42. Stepanas AV, Samaan NA, Hill CS Jr, et al. Medullary thyroid carcinoma: importance of serial serum calcitonin measurement. Cancer. 1979;43(3):825-37.

43. Tisell LE, Dilley WG, Wells SA Jr. Progression of postoperative residual medullary thyroid carcinoma as monitored by plasma calcitonin levels. Surgery. 1996;119(1):34-9.

44. Ismailov SI, Piulatova NR. Postoperative calcitonin study in medullary thyroid carcinoma. Endocr Relat Cancer. 2004;11(2):357-63.

45. Machens A, Schmeyer U, Holzhausen HJ, et al. Prospects of remission in medullary thyroid carcinoma according to basal calcitonin level. J Clin Endocrinol Metab. 2005;90(4):2029-34.

46. Giraudet AL, Vanel D, Leboulleux S, et al. Imaging medullary thyroid carcinoma with persistent elevated calcitonin levels. J Clin Endocrinol Metab. 2007;92(11):4185-90.

47. Schwartz DL, Rana V, Shaw S, et al. Postoperative radiotherapy for advanced medullary thyroid cancer-local disease control in the modern era. Head Neck. 2008;30:883-8.

48. Brierley J, Tsang R, Simpson WJ, et al. Medullary thyroid cancer: analyses of survival and prognostic factors and the role of radiation therapy in local control. Thyroid. 1996;6:305-10.

49. Fersht N, Vini L, A'Hern R, et al. The role of radiotherapy in the management of elevated calcitonin after surgery for medullary thyroid cancer. Thyroid. 2001;11:1161-8.

50. Scherubl H, Raue F, Ziegler R. Combination chemotherapy of advanced medullary and differentiated thyroid cancer. Phase II study. J Cancer Res Clin Oncol. 1990;116:21-3.

51. Orlandi F, Caraci P, Berruti A, et al. Chemotherapy with dacarbazine and 5-fluorouracil in advanced medullary thyroid cancer. Ann Oncol. 1994;5:763-5.

52. Wu LT, Averbuch SD, Ball DW, et al. Treatment of advanced medullary thyroid carcinoma with a combination of cyclophosphamide, vincristine, and dacarbazine. Cancer. 1994;73:432-6.

53. Schlumberger M, Abdelmoumene N, Delisle MJ, et al. Treatment of advanced medullary thyroid cancer with an alternating combination of 5 FU-streptozocin and 5 FU-dacarbazine. The Groupe d'Etude des Tumeurs a Calcitonine (GETC). Br J Cancer. 1995;71:363-5.

54. Di Bartolomeo M, Bajetta E, Bochicchio AM, et al. A phase II trial of dacarbazine, fluorouracil and epirubicin in patients with neuroendocrine tumours. A study by the Italian Trials in Medical Oncology (I.T.M.O.) Group. Ann Oncol. 1995;6:77-9.

55. Bajetta E, Rimassa L, Carnaghi C, et al. 5-Fluorouracil, dacarbazine, and epirubicin in the treatment of patients with neuroendocrine tumors. Cancer. 1998;83:372-8.

56. Juweid ME, Hajjar G, Stein R, et al. Initial experience with high-dose radioimmunotherapy of metastatic medullary thyroid carcinoma using 131I-MN-14F(ab)2 anti-carcinoembryonic antigen. J Nucl Med. 2000;41:93-103.

57. Monsieurs M, Brans B, Bacher K, et al. Patient dosimetry for 131I-MIBG therapy for neuroendocrine tumours based on 123I-MIBG scans. Eur J Nucl Med Mol Imaging. 2002;29:1581-7.

58. Sherman SI. Advances in chemotherapy of differentiated epithelial and medullary thyroid cancers. J Clin Endocrinol Metab. 2009;94:1493-9.

59. Schlumberger MJ, Elisei R, Bastholt L, et al. Phase II study of safety and efficaccy of motesanib in patients with progressive or symptomatic, advanced or metastatic medullary thyroid cancer. J Clin Oncol. 2009;27:3794-801.

60. Gupta-Abramson V, Troxel AB, Nellore A, et al. Phase II trial of sorafenib in advanced thyroid cancer. J Clin Oncol. 2008;26:4714-9.

61. Frank-Raue K, Fabel M, Delorme S, et al. Efficacy of imatinib mesylate in advanced medullary thyroid carcinoma. European J Endocrinol. 2007;157:215-20.

62. de Groot JW, Zonnenberg BA, van Ufford-Mannesse PQ, et al. A phase II trial of imatinib therapy for metastatic

medullary thyroid carcinoma. J Clin Endocrinol Metab. 2007;92:3466-9.
63. Cohen EE, Rosen LS, Vokes EE, et al. Axitinib is an active treatment for all histologic subtypes of advanced thyroid cancer: results from a phase II study. J Clin Oncol. 2008;26:4708-13.
64. Kelleher FC, McDermott R. Response to sunitinib in medullary thyroid cancer. Ann Intern Med. 2008;148:567.
65. Pacak K, Ilias I, Adams KT, et al. Biochemical diagnosis, localization and management of pheochromocytoma: focus on multiple endocrine neoplasia type 2 in relation to other hereditary syndromes and sporadic forms of the tumour. J Intern Med. 2005;257:60-8.
66. Chandrasekharappa SC, Guru SC, Manickam P, et al. Positional cloning of the gene for multiple endocrine neoplasia type 1. Science. 1997;276:404-7.
67. Lemmens I, Van de Ven WJ, Kas K, et al. Identification of the multiple endocrine neoplasia type 1 (MEN-1) gene. Human Molecular Genetics. 1997;6:1177-83.
68. Agarwal SK, Kennedy PA, Scacheri PC, et al. Menin molecular interactions: insights into normal functions and tumorigenesis. Hormone and Metabolic Research. 2005;37:369-74.
69. Lemos MC, Thakker RV. Multiple endocrine neoplasia type 1 (MEN-1): analysis of 1336 mutations reported in the first decade following identification of the gene. Human Mutation. 2008;2922-32.
70. Kouvaraki MA, Lee JE, Shapiro SE, et al. Genotype–phenotype analysis in multiple endocrine neoplasia type 1. Archives of Surgery. 2002;137:641-7.
71. Falchetti A, Marini F, Brandi ML. Multiple endocrine neoplasia type 1. In: Pagon RA, Bird TC, Dolan CR, Stephens K, editors. Gene Reviews. Seattle (WA): University of Washington, Seattle; 1993-2005. [updated 2010 Mar 2].
72. Pellegata NS, Quintanilla-Martinez L, Siggelkow H, et al. Germ-line mutations in p27Kip1 cause a multiple endocrine neoplasia syndrome in rats and humans. Proc Natl Acad Sci USA. 2006;103:15558-63.
73. Georgitsi M, Raitila A, Karhu A, et al. Germline CDKN1B/p27Kip1 mutation in multiple endocrine neoplasia. J Clin Endocrinol Metab. 2007;92:3321-5.
74. Agarwal SK, Mateo CM, Marx SJ. Rare germline mutations in cyclin-dependent kinase inhibitor genes in MEN-1 and related states. J Clin Endocrinol Metab. 2009;94:1826-34.
75. Takahashi M, Ritz J, Cooper GM. Activation of a novel human transforming gene, ret, by DNA rearrangement. Cell. 1985;42:581-8.
76. Asai N, Jijiwa M, Enomoto A, et al. RET receptor signaling: dysfunction in thyroid cancer and Hirschsprung's disease. Pathol Int. 2006;56:164-72.
77. Cardinal JW, Bergman L, Hayward N, Sweet A, Warner J, Marks L, et al. A report of a national mutation testing service for the MEN-1 gene: clinical presentations and implications for mutation testing. Journal of Medical Genetics. 2005;42:69-74.
78. Tham E, Grandell U, Lindgren E, et al. Clinical testing for mutations in the MEN-1 gene in Sweden: a report on 200 unrelated cases. Journal of Clinical Endocrinology and Metabolism. 2007;92:3389-95.
79. Toledo RA, Lourenco DM Jr, Coutinho FL, et al. Novel MEN-1 germline mutations in brazilian families with multiple endocrine neoplasia type 1. Clinical Endocrinology. 2007;67:377-84.
80. Lourenço DM Jr, Toledo RA, Coutinho FL, et al. The impact of clinical and genetic screenings on the management of the multiple endocrine neoplasia type 1. Clinics. 2007;62:465-76.
81. Newey PJ, Jeyabalan J, Walls GV, et al. Asymptomatic children with multiple endocrine neoplasia type 1 mutations may harbor nonfunctioning pancreatic neuroendocrine tumors. J Clin Endocrinol Metab. 2009;94:3640-6.
82. Wells SA Jr, Asa SL, Dralle H, Elisei R, Evans DB, Gagel RF, et al. American Thyroid Association Guidelines Task Force on Medullary Thyroid Carcinoma. Revised American Thyroid Association guidelines for the management of medullary thyroid carcinoma. Thyroid. 2015 Jun;25(6):567-610. DOI: 10.1089/thy.2014.0335. PMID: 25810047.
83. Neumann HP, Young WF Jr, Krauss T, Bayley JP, Schiavi F, Opocher G, et al. 65 Years of the double helix: Genetics informs precision practice in the diagnosis and management of pheochromocytoma. Endocr Relat Cancer. 2018;25(8):T201-T219. DOI: 10.1530/ERC-18-0085. Epub 2018 May 24. PMID: 29794110.
84. Castinetti F, Waguespack SG, Machens A, Uchino S, Hasse-Lazar K, Sanso G, et al. Natural history, treatment, and long-term follow up of patients with multiple endocrine neoplasia type 2B: an international, multicentre, retrospective study. Lancet Diabetes Endocrinol. 2019 Mar;7(3):213-220. DOI: 10.1016/S2213-8587(18)30336-X. Epub 2019 Jan 16. PMID: 30660595.
85. Correia-Deur JE, Toledo RA, Imazawa AT, Lourenço DM Jr, Ezabella MC, Tavares MR, et al. Sporadic medullary thyroid carcinoma: clinical data from a university hospital Clinics (Sao Paulo). 2009 May;64(5):379-86. DOI: 10.1590/s1807-59322009000500002.PMID: 19488601.
86. Trimboli P, Treglia G, Guidobaldi L, Romanelli F, Nigri G, Valabrega S, et al. Detection rate of FNA cytology in medullary thyroid carcinoma: a meta-analysis Clin Endocrinol (Oxf). 2015 Feb;82(2):280-5. DOI: 10.1111/cen.12563. Epub 2014 Aug 14.PMID: 25047365.
87. Toledo SP, dos Santos MA, Toledo RA, Lourenço DM Jr. Impact of RET proto-oncogene analysis on the clinical management of multiple endocrine neoplasia type 2

Clinics (Sao Paulo). 2006 Feb;61(1):59-70. Epub 2006 Mar 10.PMID: 16532227.

88. Barroso-Sousa R, Lerario AM, Evangelista J, Papadia C, Lourenço DM Jr, Lin CS, et al. Complete resolution of hypercortisolism with sorafenib in a patient with advanced medullary thyroid carcinoma and ectopic ACTH (adrenocorticotropic hormone) syndrome. Thyroid. 2014 Jun;24(6):1062-6. DOI: 10.1089/thy.2013.0571. Epub 2014 Mar 21. PMID: 24499195.

89. Ueda CE, Duarte PS, de Castroneves LA, Coura-Filho GB, Sado HN, Sapienza MT, et al. Comparison of[18] **F-NaF PET/CT with** other imaging methods in the detection of bone metastases in patients with medullary thyroid cancer: a report of a series of 31 cases nucl med mol imaging. 2020 Dec;54(6):281-291. DOI: 10.1007/s13139-020-00666-3. Epub 2020 Sep 28.PMID: 33281999.

90. Castroneves LA, Coura Filho G, de Freitas RMC, Salles R, Moyses RA, Lopez RVM, et al. Comparison of[68] Ga PET/CT to other imaging studies in medullary thyroid cancer: superiority in detecting bone metastases. J Clin Endocrinol Metab. 2018 Sep 1;103(9):3250-3259. DOI: 10.1210/jc.2018-00193.PMID: 29846642.

91. Priya SR, Dravid CS, Digumarti R, Dandekar M. Targeted therapy for medullary thyroid cancer: a review front oncol. 2017 Oct 6;7:238. DOI: 10.3389/fonc.2017.00238. eCollection 2017. PMID: 29057215.

92. Kurzrock R, Sherman SI, Ball DW, Forastiere AA, Cohen RB, Mehra R, et al. Activity of XL184 (Cabozantinib), an oral tyrosine kinase inhibitor, in patients with medullary thyroid cancer. J Clin Oncol. 2011;29(19):2660-6. DOI:10.1200/JCO.2010.32.4145.

93. FDA Approves Cometriq to Treat Rare Type of Thyroid Cancer. Available From: https://www.fda.gov/drugs/informationondrugs/approveddrugs/ucm381452.htm.

94. Schoffski P, Elisei R, Müller S, Brose MS, Shah MH, Licitra LF, et al. An international, double-blind, randomized, placebo-controlled phase III trial (EXAM) of cabozantinib (XL184) in medullary thyroid carcinoma (MTC) patients with documented RECIST progression at baseline. J Clin Oncol. 2012;30(15):5508-5508. DOI:10.1200/jco.2012.30.15_suppl.550.

95. Schlumberger M, Elisei R, Müller S, Schöffski P, Brose MS, Shah MH, et al. Final overall survival analysis of EXAM, an international, double-blind, randomized, placebo-controlled phase III trial of cabozantinib (Cabo) in medullary thyroid carcinoma (MTC) patients with documented RECIST progression at baseline. J Clin Oncol. 2015;33(15):6012-6012. DOI:10.1200/jco.2015.33.15_suppl.6012.

96. An international, randomised, double-blind, two-arm study to evaluate the safety and efficacy of vandetanib 150 and 300mg/day in patients with unresectable locally advanced or metastatic medullary thyroid carcinoma with progressive or symptomatic disease. 2016. Available from: https://clinicaltrials.gov/ct2/show/NCT01496313.

97. Ernani V, Kumar M, Chen AY, Owonikoko TK. Systemic treatment and management approaches for medullary thyroid cancer. Cancer Treat Rev. 2016;50:89-98. DOI:10.1016/j.ctrv.2016.09.006.

98. Ryder SJ, Love AJ, Duncan EL, Pattison DA. PET detectives: Molecular imaging for phaeochromocytomas and paragangliomas in the genomics era Clin Endocrinol (Oxf). 2020 Dec 9. DOI: 10.1111/cen.14375. Online ahead of print. PMID: 33296100.

99. Grossrubatscher E, Fanciulli G, Pes L, Sesti F, Dolci C, de Cicco F, et al. Nike Group Advances in the Management of medullary thyroid carcinoma: focus on peptide receptor radionuclide therapy. J Clin Med. 2020 Oct 29;9(11):3507. DOI: 10.3390/jcm9113507. PMID: 33138305.

100. Maciel RMB, Camacho CP, Assumpção LVM, Bufalo NE, Carvalho AL, de Carvalho GA, et al. Genotype and phenotype landscape of MEN2 in 554 medullary thyroid cancer patients: the BrasMEN study Endocr Connect. 2019 Mar 1;8(3):289-298. DOI: 10.1530/EC-18-0506. PMID: 30763276.

101. Correa FA, Farias EC, Castroneves LA, Lourenço DM Jr, Hoff AO. Quality of life and coping in multiple endocrine neoplasia type 2. J Endocr Soc. 2019 Apr 15;3(6):1167-1174. DOI: 10.1210/js.2018-00371. eCollection 2019 Jun 1.PMID: 31139763.

102. Marx SJ, Lourenço DM Jr. Familial hyperparathyroidism – disorders of growth and secretion in hormone-secretory tissue. Horm Metab Res. 2017 Nov;49(11):805-815. DOI: 10.1055/s-0043-120670. Epub 2017 Nov 14.PMID: 29136674.

103. Marx SJ, Lourenço DM Jr Questions and controversies about parathyroid pathophysiology in children with multiple endocrine neoplasia type 1. Front Endocrinol (Lausanne). 2018 Jul 17;9:359. DOI: 10.3389/fendo.2018.00359. eCollection 2018.PMID: 30065698.

104. Carvalho RA, Urtremari B, Jorge AAL, Santana LS, Quedas EPS, Sekiya T, et al. Germline mutation landscape of multiple endocrine neoplasia type 1 using full gene next-generation sequencing. Eur J Endocrinol. 2018 Dec 1;179(6):391-407. DOI: 10.1530/EJE-18-0430.PMID: 30324798.

105. Montenegro FLM, Brescia MDG, Lourenço DM Jr, Arap SS, d'Alessandro AF, de Britto, et al. Could the less-than subtotal parathyroidectomy be an option for treating young patients with multiple endocrine neoplasia type 1-related hyperparathyroidism? Front Endocrinol (Lausanne). 2019 Mar 7;10:123. DOI: 10.3389/fendo.2019.00123. eCollection 2019.PMID: 30899245.

106. Dantas NCB, Soares CEL, Martins MRA, Lourenço DM Jr, Quidute ARP. Giant prolactinoma causing hydro-

cephalus and intracranial hypertension as first manifestations of multiple endocrine neoplasia type 1 front. Endocrinol (Lausanne). 2019 Aug 28;10:582. DOI: 10.3389/fendo.2019.00582. eCollection 2019. PMID: 31555208.

107. Rodrigues KC, Toledo RA, Coutinho FL, Nunes AB, Maciel RMB, Hoff AO, et al. Assessment of depression, anxiety, quality of life, and coping in long-standing multiple endocrine neoplasia type 2 patients. Thyroid. 2017 May;27(5):693-706. DOI: 10.1089/thy.2016.0148. Epub 2017 Apr 4.PMID: 28276947.

108. Lourenço DM Jr, Coutinho FL, Toledo RA, Gonçalves TD, Montenegro FL, Toledo SP. Biochemical, bone and renal patterns in hyperparathyroidism associated with multiple endocrine neoplasia type 1 Clinics (Sao Paulo). 2012;67(1):99-108. DOI: 10.6061/clinics/2012(sup01)17.PMID: 22584713.

109. Toledo SP, Lourenço DM Jr, Santos MA, Tavares MR, Toledo RA, Correia-Deur JE. Hypercalcitoninemia is not pathognomonic of medullary thyroid carcinoma. Clinics (Sao Paulo). 2009;64(7):699-706. DOI: 10.1590/S1807-59322009000700015.PMID: 19606248.

110. Brandi ML, Agarwal SK, Perrier ND, Lines KE, Valk GD, Thakker RV. Multiple endocrine neoplasia type 1: Latest insights. Endocr Rev. 2020 Nov 28:bnaa031. DOI: 10.1210/endrev/bnaa031. Online ahead of print. PMID: 33249439.

111. Marini F, Giusti F, Tonelli F, Brandi ML. When parathyroidectomy should be indicated or postponed in adolescents with MEN1-related primary hyperparathyroidism front. Endocrinol (Lausanne). 2018 Oct 5;9:597. DOI: 10.3389/fendo.2018.00597. eCollection 2018.PMID: 30364322.

112. Eller-Vainicher C, Chiodini I, Battista C, Viti R, Mascia ML, Massironi S, et al. Sporadic and MEN1-related primary hyperparathyroidism: differences in clinical expression and severity. J Bone Miner Res. 2009 Aug;24(8):1404-10. DOI: 10.1359/jbmr.090304. PMID: 19309299.

113. Filopanti M, Verga U, Ermetici F, Olgiati L, Eller-Vainicher C, Corbetta S, et al. MEN1-related hyperparathyroidism: response to cinacalcet and its relationship with the calcium-sensing receptor gene variant Arg990Gly Eur J Endocrinol. 2012;167(2):157-64. DOI: 10.1530/EJE-12-0117. Epub 2012 May 10. PMID: 22577108.

114. Giusti F, Cianferotti L, Gronchi G, Cioppi F, Masi L, Faggiano A, et al. Cinacalcet therapy in patients affected by primary hyperparathyroidism associated to multiple endocrine neoplasia syndrome type 1 (MEN1) endocrine. 2016;52(3):495-506. DOI: 10.1007/s12020-015-0696-5. Epub 2015 Jul 30.PMID: 26224587.

115. Del Prete M, Marotta V, Ramundo V, Marciello F, Di Sarno A, Esposito R, et al. Impact of cinacalcet hydrochloride in clinical management of primary hyperparathyroidism in multiple endocrine neoplasia type 1. Minerva Endocrinol. 2013;38(4):389-94. PMID: 24285106.

116. Bilezikian JP, Brandi ML, Eastell R, Silverberg SJ, Udelsman R, Marcocci C, et al. Guidelines for the management of asymptomatic primary hyperparathyroidism: summary statement from the Fourth International Workshop. J Clin Endocrinol Metab. 2014;99(10):3561-9. DOI: 10.1210/jc.2014-1413. Epub 2014 Aug 27. PMID: 25162665.

117. Tonelli F, Giudici F, Cavalli T, Brandi ML. Surgical approach in patients with hyperparathyroidism in multiple endocrine neoplasia type 1: total versus partial parathyroidectomy. Clinics. 2012;67(1):155-160.

118. Nastos C, Papaconstantinou D, Kofopoulos-Lymperis E, Peppa M, Pikoulis A, Lykoudis P, et al. Optimal extent of initial parathyroid resection in patients with multiple endocrine neoplasia syndrome type 1: A meta-analysis Surgery. 2020 Sep 29:S0039-6060(20)30553-5. DOI: 10.1016/j.surg.2020.08.021. Online ahead of print.PMID: 33008613.

119. Kartini D, Dasawala F, Ham MF. Less than subtotal parathyroidectomy in multiple endocrine neoplasia type 1: A case report and review of the literature. Int J Surg Case Rep. 2020 Nov 10;77:337-340. DOI: 10.1016/j.ijscr.2020.10.140. PMID: 33212306.

120. de Laat JM, Dekkers OM, Pieterman CR, Kluijfhout WP, Hermus AR, Pereira AM, et al. Long-term natural course of pituitary tumors in patients with MEN1: results from the Dutch MEN1 Study Group (DMSG). J Clin Endocrinol Metab. 2015 Sep;100(9):3288-96. DOI: 10.1210/JC.2015-2015. Epub 2015 Jun 30. PMID: 26126205.

121. Niederle B, Selberherr A, Bartsch D, Brandi ML, Doherty GM, Falconi M, et al. Multiple endocrine neoplasia type 1 (MEN1) and the pancreas ▯ diagnosis and treatment of functioning and non-functioning pancreatic and duodenal neuroendocrine neoplasia within the MEN1 syndrome. An International Consensus Statement Neuroendocrinology. 2020 Sep 24. DOI: 10.1159/000511791. Online ahead of print. PMID: 32971521.

122. Van Beek DJ, Nell S, Verkooijen HM, Borel Rinkes IHM, Valk GD, (on behalf of the DutchMEN study group), et al. International MEN1 Insulinoma Study Group. Surgery for multiple endocrine neoplasia type 1-related insulinoma: long-term outcomes in a large international cohort. Br J Surg. 2020 Oct;107(11):1489-1499. DOI: 10.1002/bjs.11632. Epub 2020 Apr 30. PMID: 32352164.

123. van Treijen MJC, van Beek DJ, van Leeuwaarde RS, Vriens MR, Valk GD. Diagnosing nonfunctional pancreatic NETs in MEN1: the evidence base. J Endocr Soc. 2018 Jul 31;2(9):1067-1088. DOI: 10.1210/js.2018-00087. eCollection 2018 Sep 1. PMID: 30202829.

124. Yates CJ, Newey PJ, Thakker RV. Challenges and controversies in management of pancreatic neuroendocrine tumours in patients with MEN1. Lancet Diabetes Endocrinol. 2015 Nov;3(11):895-905. doi: 10.1016/S2213-8587(15)00043-1. Epub 2015 Jul 9. PMID: 26165399.
125. Challis BG, Casey RT, Grossman A, Newell-Price J, Newey P, Thakker RV. What is the appropriate management of nonfunctioning pancreatic neuroendocrine tumours disclosed on screening in adult patients with multiple endocrine neoplasia type 1? Clin Endocrinol (Oxf). 2019 Dec;91(6):708-715. DOI: 10.1111/cen.14094. Epub 2019 Oct 1. PMID: 31505044.
126. Nell S, Verkooijen HM, Pieterman CRC, de Herder WW, Hermus AR, Dekkers OM, et al. Management of MEN1 related nonfunctioning pancreatic NETs: a shifting paradigm: results from the dutchMEN1 Study Group. Ann Surg. 2018 Jun;267(6):1155-1160. DOI: 10.1097/SLA.0000000000002183. PMID: 28257328.
127. Barbe C, Murat A, Dupas B, Ruszniewski P, Tabarin A, Vullierme MP, et al. Groupe d'étude des Tumeurs Endocrines (GTE). Magnetic resonance imaging versus endoscopic ultrasonography for the detection of pancreatic tumours in multiple endocrine neoplasia type 1 Dig Liver Dis. 2012 Mar;44(3):228-34. DOI: 10.1016/j.dld.2011.09.014. Epub 2011 Nov 11. PMID: 22078814.
128. Raymond E, Dahan L, Raoul J-L, Bang Y-J, Borbath I, Lombard-Bohas C, et al. Sunitinib malate for the treatment of pancreatic neuroendocrine tumors. N Engl J Med. 2011;364:501-13. DOI:10.1056/NEJMoa1003825.
129. Andreasi V, Partelli S, Muffatti F, Manzoni MF, Capurso G, Falconi M. Update on gastroenteropancreatic neuroendocrine tumors. Dig Liver Dis. 2020 Sep 7:S1590-8658(20)30453-9. DOI: 10.1016/j.dld.2020.08.031. Online ahead of print. PMID: 32912771.
130. Pavel M, Valle JW, Eriksson B, Rinke A, Caplin M, Chen J, et al. ENETS consensus guidelines for the standards of care in neuroendocrine neoplasms: systemic therapy-biotherapy and novel targeted agents. Neuroendocrinology. 2017. DOI:10.1159/000471880.
131. Yao JC, Shah MH, Ito T, Bohas CL, Wolin EM, Van Cutsem E, et al. Everolimus for advanced pancreatic neuroendocrine tumors. N Engl J Med. 2011;364:514-23. DOI:10.1056/NEJMoa1009290.
132. Yao JC, Fazio N, Singh S, Buzzoni R, Carnaghi C, Wolin E, et al. Everolimus for the treatment of advanced, non-functional neuroendocrine tumours of the lung or gastrointestinal tract (RADIANT-4): a randomised, placebo-controlled, phase 3 study. Lancet (London, England) 2016;387:968-77. DOI:10.1016/S0140-6736(15)00817-X.
133. Kunz PL, Catalano PJ, Nimeiri H, Fisher GA, Longacre TA, Suarez CJ, et al. A randomized study of temozolomide or temozolomide and capecitabine in patients with advanced pancreatic neuroendocrine tumors: a trial of the ECOG-ACRIN cancer research group (E2211). J Clin Oncol. 2018;36:4004. DOI:10.1200/JCO.2018.36.15_suppl.4004.
134. Chatzellis E, Angelousi A, Daskalakis K, Tsoli M, Alexandraki KI, Wachula E, et al. Activity and safety of standard and prolonged capecitabine/temozolomide administration in patients with advanced neuroendocrine neoplasms. Neuroendocrinology. 2019;109:333-45. DOI:10.1159/000500135.
135. Caplin ME, Pavel M, Cwikla JB, Phan AT, Raderer M, Sedlackova E, et al. Antitumour effects of lanreotide for pancreatic and intestinal neuroendocrine tumours: the CLARINET open-label extension study. Endocr Relat Cancer. 2016;23:191-9. DOI:10.1530/ERC-15-0490.
136. Faggiano A, Modica R, Lo Calzo F, Camera L, Napolitano V, Altieri B, et al. Lanreotide therapy vs active surveillance in MEN1-related pancreatic neuroendocrine tumors < 2 centimeters. J Clin Endocrinol Metab. 2020 Jan 1;105(1):dgz007. DOI: 10.1210/clinem/dgz007. PMID: 31586182.
137. Pieterman CR, Conemans EB, Dreijerink KM, de Laat JM, Timmers HT, Vriens MR, et al. Thoracic and duodenopancreatic neuroendocrine tumors in multiple endocrine neoplasia type 1: natural history and function of menin in tumorigenesis Endocr Relat Cancer. 2014 May 6;21(3):R121-42. DOI: 10.1530/ERC-13-0482. Print 2014 Jun. PMID: 24389729.
138. Falchetti A. Genetics of multiple endocrine neoplasia type 1 syndrome: what's new and what's old F1000Res. 2017 Jan 24;6:F1000 Faculty Rev-73. DOI: 10.12688/f1000research.7230.1. eCollection 2017. PMID: 28184288.
139. Goudet P, Dalac A, Le Bras M, Cardot-Bauters C, Niccoli P, Lévy-Bohbot N, et al. J MEN1 disease occurring before 21 years old: a 160-patient cohort study from the Groupe d'etude des Tumeurs Endocrines. Clin Endocrinol Metab. 2015 Apr;100(4):1568-77. DOI: 10.1210/jc.2014-3659. Epub 2015 Jan 16. PMID: 25594862.
140. Vannucci L, Marini F, Giusti F, Ciuffi S, Tonelli F, Brandi ML. MEN1 in children and adolescents: data from patients of a regional referral center for hereditary endocrine tumors endocrine. 2018 Feb;59(2):438-448. DOI: 10.1007/s12020-017-1322-5. Epub 2017 May 22. PMID: 28530019.
141. Wirth LJ, Sherman E, Robinson B, Solomon B, Kang H, Lorch J, Cabanillas ME. Efficacy of selpercatinib in RET-altered thyroid cancers. New England Journal of Medicine, 2020;383(9):825-835.
142. Subbiah V, Hu MI, Wirth LJ, Schuler M, Mansfield AS, Curigliano G, Taylor MH. Pralsetinib for patients with advanced or metastatic RET-altered thyroid cancer

(ARROW): a multi-cohort, open-label, registrational, phase 1/2 study. The lancet Diabetes & endocrinology, 2021;9(8):491-501.

143. Wells Jr. SA, Robinson BG, Gagel RF, Dralle H, Fagin JA, Santoro M, Schlumberger MJ. Vandetanib in patients with locally advanced or metastatic medullary thyroid cancer: a randomized, double-blind phase III trial. Journal of clinical oncology, 2012;30(2):134.

144. Elisei R, Schlumberger MJ, Müller SP, Schöffski P, Brose MS, Shah MH, et al. Cabozantinib in progressive medullary thyroid cancer. Journal of clinical oncology, 2013;31(29):3639.

156 Biologia Molecular dos Tumores Mesenquimais

Veridiana Pires de Camargo

DESTAQUES

- Os genes de fusão produzidos pelas translocações cromossômicas em alguns subtipos de sarcomas codificam fatores de transcrição quiméricos que causam desregulação da transcrição de DNA.
- A inativação da via do p53 constitui em fator primordial para a diferenciação entre os sarcomas de cariótipo simples e complexo.
- Novos métodos diagnósticos permitiram analisar as translocações cromossômicas dos tumores mesenquimais. Diante disso, esses tumores foram divididos entre aqueles com alterações genéticas específicas e cariótipos simples, e aqueles com alterações genéticas não específicas e cariótipos complexos.[3]
- O sarcoma de Ewing/tumor neuroectodérmico primitivo foi o primeiro sarcoma a ser identificado por uma alteração cromossômica específica: t(11; 22) (q24; q12).

INTRODUÇÃO

Os tumores mesenquimais são um grupo heterogêneo e complexo de lesões que se originam de uma transformação neoplásica de estruturas derivadas da mesoderme e neuroectoderme.[1] A classificação da Organização Mundial da Saúde (OMS) definiu mais de 50 subtipos de sarcomas de partes moles, além dos ósseos. A classificação correta dessas neoplasias é crucial, pois apresenta comportamentos biológicos diferentes e divergências na resposta às diversas modalidades terapêuticas.[1]

Os sarcomas de partes moles representam 1% das neoplasias malignas em adultos, com uma incidência de aproximadamente 13 mil casos anuais nos Estados Unidos (Surveillance, Epidemiology, and End Results _ SEER).[2] Enquanto os sarcomas ósseos são ainda mais raros, pois representam menos de 1% das neoplasias malignas do adulto.[1] Nas crianças e adolescentes, os sarcomas correspondem a 10% das neoplasias caracterizadas pelo alto índice de letalidade secundário às altas taxas de recorrência local e a distância.[1]

A dificuldade em se fazer um diagnóstico histológico correto dos tumores mesenquimais reside no fato de os marcadores imuno-histoquímicos não serem específicos de cada subgrupo histológico, além da histogênese ainda incerta de alguns sarcomas. A disparidade diagnóstica pode chegar a 25% após a revisão de um patologista especialista.[2]

Novos métodos diagnósticos permitiram analisar as translocações cromossômicas dos tumores mesenquimais. Diante disso, eles foram divididos entre aqueles com alterações genéticas específicas e cariótipos simples, e aqueles com alterações genéticas não específicas e cariótipos complexos.[3]

MÉTODOS DIAGNÓSTICOS EM CITOGENÉTICA MOLECULAR

Hibridização *in situ* por fluorescência

A hibridização *in situ* por fluorescência (FISH) é uma técnica de citogenética molecular que tem importante papel nas áreas de diagnóstico e pesquisa das neoplasias. A análise por FISH permite identificar alterações submicroscópicas e complexos rearranjos cromossomais. Pode ser aplicada em todos os estágios do ciclo celular, e não somente durante a fase de divisão.

As anormalidades cromossômicas podem ser detectadas por diferentes sondas de DNA. As mais comumente usadas em sarcomas de partes moles são: sondas de DNA alpha satélite e sequências de DNA de lócus único específico.[3]

Hibridização *in situ* cromogênica

A hibridização *in situ* cromogênica (CISH) é o método diagnóstico pelo qual a sonda de DNA é detectada por meio de uma reação de peroxidase, tal como um teste imuno-hstoquímico. É uma alternativa ao FISH, mais barata e prática, para revelar alterações genéticas específicas, como aneuploidia e amplificação.[3]

Reação em cadeia da polimerase em tempo real

O método de reação em cadeia da polimerase em tempo real (RT-PCR) detecta a fusão específica do RNA transcrito do gene de fusão por iniciadores que quebram o RNA no exato ponto de fusão. A enzima transcriptase reversa converte o RNA em cDNA, que se constitui como procedimento padrão para detecção das translocações cromossômicas.

O método de RT-PCR é mais sensível que os anteriormente descritos, e fornece informações mais acuradas do que o FISH a respeito do tipo de gene de fusão. Entretanto, é menos adaptável ao material de parafina e necessita de tecido fresco ou congelado. São métodos complementares, que necessitam muitas vezes do especialista de ambos para se chegar ao diagnóstico correto.[3]

As principais indicações dos métodos de diagnóstico das translocações cromossômicas em sarcomas são: diagnóstico diferencial entre sarcomas indiferenciados de células redondas e pequenas; sarcoma de Ewing/pNET; tumor desmoplásico de células pequenas e redondas; sarcoma sinovial indiferenciado e neuroblastoma; confirmação do diagnóstico de rabdomiossarcoma alveolar para fins prognósticos; diferenciação de sarcoma sinovial monofásico de outros sarcomas de partes moles; confirmação de sarcomas em lugares não comuns, histologia não definida.[3]

Microarranjo (*microarray*) de DNA

A tecnologia de microarranjo de DNA constitui um importante método auxiliar na classificação dos sarcomas. É importante obter o máximo de espécime tumoral possível, seja na *core biopsy* ou cirurgia. Os resultados podem mostrar discordâncias entre o diagnóstico por métodos convencionais e o feito por expressão gênica. Ao se dispor dos dados clínicos, é possível correlacionar genes associados com estádio, resposta terapêutica e metástases.[3] A análise por microarranjo também pode identificar genes que são inibidos por terapias-alvo já desenvolvidas para outras neoplasias mais comuns.[3] Um exemplo disso é a identificação da expressão da proteína Erb-B2 no componente bifásico do sarcoma sinovial, que levanta a possibilidade do trastuzumabe ser um importante tratamento desse subtipo de sarcoma de partes moles.[3]

O conceito básico de microarranjo de DNA reside na precisão do posicionamento das sondas de DNA que foram desenvolvidas, para monitorar especificamente a abundância de genes de alta relevância sob uma placa sólida de suporte. A determinação da concentração relativa de mRNA é baseada na hibridização de toda a população de mRNA em arranjo de alta densidade de oligonucleotídeos, e resultam na expressão de assinaturas gênicas específicas. Existem dois tipos de tecnologia de microarranjo: microarranjo em lâminas de vidro e microarranjo de DNA oligonucleotídeo. A dificuldade de interpretação dos resultados e o alto custo do microarranjo em lâminas de vidro fazem da segunda técnica a mais recomendável.[3]

Marcadores imuno-histoquímicos de alterações genéticas

Algumas translocações podem ser detectadas por imuno-histoquímica. Um exemplo é a detecção da proteína de fusão EWS-WT1, que usa um anticorpo contra o carbono-terminal WT1. Essa proteína de fusão é encontrada nos tumores desmoplásicos de células redondas e pequenas. A proteína de fusão ASPL-TFE3 está presente em 90% dos sarcomas alveolares, e pode ser detectada por imuno-histoquímica por meio de um anticorpo contra uma porção da proteína TFE3.[2]

NGS (*Next sequencing generation*)

Nos últimos anos, os NGS desempenharam um papel essencial na compreensão das vias genéticas alteradas envolvidas no desenvolvimento do câncer. Comparado aos métodos anteriores de sequenciamento de genoma, inúmeras vantagens caracterizam o NGS, entre elas a possibilidade de sequenciamento simultâneo de diversas regiões genômicas.[4]

Além disso, uma análise no NGS requer quantidade muito pequena de DNA / RNA, em contraste com os métodos de sequenciamento tradicionais. Uma variedade de aberrações genômicas com alta precisão e sensibilidade podem ser rastreados simultaneamente, como variantes de nucleotídeo único/múltiplo, pequenas e grandes inserções e exclusões, variações no número de cópias (CNVs) e transcrições de fusão.

A detecção de alterações críticas nos genes do câncer em tumores sólidos amostrais define adequadamente o diagnóstico e o prognóstico do paciente, e indica quais terapias direcionadas devem ser administradas para melhorar o atendimento de pacientes com câncer selecionados num cenário de medicina personalizada.[4]

CLASSES PATOGENÉTICAS DE SARCOMAS

Sarcomas com translocações específicas

Os genes de fusão produzidos pelas translocações cromossômicas em alguns subtipos de sarcomas codificam fatores de transcrição quiméricos que causam desregulação da transcrição de DNA. Esses fatores de transcrição são específicos para cada tipo celular, o que pode ter efeito nas células mesenquimais embrionárias e redireciona a sua diferenciação celular. Um bom exemplo seria do gene de fusão EWS-FL1 que, quando introduzido em células de neuroblastoma, pode alterar a diferenciação para células de SE/pNET.[2]

SE/PNET

O SE/PNET é um tumor de origem neuroectodérmica de células pequenas e redondas, porém, com limitada diferenciação neural, que aparece nos ossos de crianças e adolescentes. Constitui o segundo tumor ósseo mais comum da infância, após o osteossarcoma. O SE de partes moles é menos comum, e é patologicamente semelhante ao pNET. O último demonstra mais características neurais, e é mais comumente localizado em partes moles.

O SE/pNET foi o primeiro sarcoma a ser identificado por uma alteração cromossômica específica: t(11; 22)(q24; q12). Tanto o SE como o pNET, possuem uma translocação específica, de forma a levar à fusão da porção 5' do gene EWS, localizado no cromossomo 22q12, com a porção 3' do gene FLI1 no cromossomo 11q24. Em mais de 95% dos casos de SE e pNET, o gene de fusão é EWS-FLI1, os outros são menos frequentes ERG (10%), ETV1 (< 1%) e ETV4 (< 1%). O diagnóstico da translocação pode ser realizado por um estudo de FISH interfásico de maneira simples e rápida. O prognóstico dos pacientes que apresentam a translocação EWS-FLI1 tipo um é estatisticamente superior.[6-8]

As propriedades de ativação de transcrição da proteína de fusão EWS-FLI1 estão relacionadas à ativação do promotor do gene C-MYC, que causa um aumento de sua expressão.[9] Os seus efeitos biológicos podem ser o resultado de genes modulados por transcrição e responsáveis pela regulação do ciclo celular.[9]

Os sarcomas Ewing-like são um grupo de células redondas indiferenciadas que se assemelham morfologicamente à ES clássico, mas não têm a marca molecular dessa doença, a fusão EWSR1 – ETS. Estas entidades mal compreendidas representam a segunda mais frequente entre os sarcomas de células redondas, uma vez que representam 11% dos casos. Até agora, quatro tipos principais foram descritos: sarcomas com rearranjo de CIC, sarcomas com rearranjo BCOR, sarcomas com fusão entre EWSR1 e um gene que não pertence à família ETS, e sarcomas de células redondas não classificados. Os sarcomas com a fusão CIC -DUX 4 são os mais frequentes, pois constituem 66% dos casos com EWSR1 negativo após sequenciamento completo do genoma.[10] Recentemente, Antonescu *et al.*, revisaram uma grande coorte de 115 pacientes com sarcomas rearranjados pela CIC, em comparação com um "Grupo de controle" de 57 ES reorganizados por EWSR1. Mais uma vez, esses tumores foram caracterizados por um curso clínico significativamente mais agressivo quando comparado ao ES clássico, com sobrevida em 5 anos de 43% comparado com os 77% observados no grupo controle ES.[11]

A implementação de estudos colaborativos para melhor investigar as características dessas neoplasias raras, bem como a contínua integração de informações morfológicas, IHC, moleculares, radiológicas, e dados clínicos, serão importantes para entender um pouco mais as complicações prognósticas e terapêuticas associadas a esses tumores.[2,3]

Tumor desmoplásico de células pequenas e redondas

É uma neoplasia rara que tipicamente envolve o peritôneo de jovens do sexo masculino, e apresenta um quadro clínico agressivo. O gene de fusão característico desses tumores é o EWS-WT1, essencialmente todos os casos. O WT1 é um gene supressor de tumor que codifica um fator de transcrição que controla a expressão de fatores de crescimento como o PDGF alfa. A proteína de fusão induz a expressão de PDGF alfa, um potente mitógeno e quimioatrativo de fibroblastos e células endoteliais.[2,3]

Rabdomiossarcoma alveolar

O rabdomiossarcoma alveolar está associado a genes de fusão provenientes da família PAX de fatores de transcrição para a família FKHR. Aproximadamente, entre 60% e 70% dos casos apresentam a translocação t(2;12) (q35;q14), que leva ao gene de fusão PAX3-FKHR. Em torno de 10% a 20% dos casos apresentam a translocação t(1;13) (p36;q14), levando ao gene de fusão PAX7-FKHR. Os pacientes PAX3-FKHR positivos apresentam comportamento mais agressivo em comparação com aqueles PAX7-FKHR negativo, apesar de serem morfologicamente idênticos.[3]

Sarcoma de células claras

É um tipo raro de sarcoma de partes moles produtor de melanina completamente distinto geneticamente do melanoma. Acometem as extremidades de pacientes jovens em torno de 30 anos de idade. Esse sarcoma apresenta uma translocação balanceada característica em 70% dos casos: t(12; 22) (q13; q12).[12] Essa translocação não é encontrada nos melanomas e parece ser um evento primário da tumorigênese. A proteína de fusão resultante da translocação mimetiza a ação do hormônio estimulante de melanócito (MSH), ligando-se ao MITF, o fator de transcrição de melanócito.[13]

Lipossarcoma mixoide/células redondas

É o segundo subtipo mais comum de lipossarcoma, pois corresponde a um terço dos casos e 10% dos sarcomas de partes moles. A incidência é maior entre a 4ª e 5ª década de vida, sem predileção por sexo. A localização mais frequente é na extremidade inferior, principalmente a coxa. A taxa de recorrência local é alta e a tendência de metástases é maior para retroperitônio, coluna e axila antes dos pulmões.[14-16]

A nova classificação da WHO divide os lipossarcomas mixóides entre alto e baixo grau apenas, e exclui a nomenclatura baseada em porcentagem de células redondas presentes.[2]

A translocação t(12; 16) (q13; p11) é encontrada citogeneticamente em 90% dos casos de lipossarcoma mixóide. A translocação leva à fusão do gene CHOP com o TLS, e gera a proteína híbrida TLS/CHOP. A presença da fusão TLS/CHOP é altamente sensível e específica desses tumores. A especificidade da proteína de fusão TLS/CHOP foi demonstrada em cobaias pela capacidade de induzir a formação de um lipossarcoma mixóide.[17,18]

O tratamento por meio de terapia-alvo pode ser exemplificado pelo uso da droga trabectedina, um alcaloide derivado do mar. Grosso *et al.* demonstraram um axa de resposta de 51% em pacientes com lipossarcoma refratários a antracíclicos. Os autores sugerem que a trabectedina pode agir no mecanismo molecular responsável pela tumorigênese, que regula as funções de transcrição.[19]

Sarcoma sinovial

Os sarcomas sinoviais correspondem a 10% dos casos de sarcomas de partes moles, e acomete em mais de 90% dos casos as extremidades inferiores. A faixa etária mais comum é entre a segunda e terceira década de vida.[2]

A translocação t(X; 18) (p11.2;q11.2) está presente em 90% dos casos de sarcoma sinovial. A proteína de fusão resultante da translocação é a SYT-SSX, uma vez que a sua demonstração é uma importante prova de confirmação diagnóstica. A detecção da proteína de fusão pode ser feita por FISH ou RT-PCR.[20,21]

Os sarcomas sinoviais monofásicos apresentam a proteína de fusão SYT-SSX1 e a SYT-SSX2 em igual porcentagem. Entretanto, os sarcomas sinoviais bifásicos apresentam a proteína de fusão SYT-SSX1 em 95% dos casos. A proteína de fusão SYT-SSX4 é muita rara e pode estar presente nos sarcomas sinoviais bifásicos.[22-28]

Sarcoma alveolar de partes moles

É um sarcoma de partes moles raro com incidência entre os 15 e 35 anos e curso clínico indolente. A localização mais comum é nas extremidades inferiores, principalmente coxa. O prognóstico é ruim pela baixa resposta à quimioterapia e radioterapia, além da alta probabilidade de metástases pulmonares e cerebrais ao diagnóstico.[29]

A translocação não balanceada de (17) t(X; 17) (p11; q25) faz a fusão do gene TFE3 com o gene ASPL, que dá origem à proteína de fusão TFE3/ASPL. Estudos citogenéticos sugerem que essa translocação também está presente no carcinoma de células renais, porém, com a diferença que a translocação nesse é balanceada.[30]

Estudos recentes demonstraram boas taxas de respostas com inibidores de tirosina kinase, como cediranib e sunitinib em pacientes com sarcoma alveolar metastático.[31] Em estudo fase II, a associação de axitinib com pembrolizumab em pacientes com sarcoma alveolar metastático demonstrou uma sobrevida livre de progressão em três meses foi de 72,7% (IC95% 37 · 1–90 · 3). Os eventos adversos mais comuns relacionados ao tratamento de grau 3 ou 4 incluíram hipertensão, toxicidade autoimune, náusea ou vômito e convulsões.[32]

Condrossarcoma mixoide extraesquelético

É um subtipo raro de condrossarcoma com características morfológicas e citogenéticas distintas. A translocação t(9;22) (q22-31;q11-12) é patognomônica dessa entidade, e está presente e 75% a 80% dos casos. A fusão do gene EWS com o gene NR4A3 pertencente à superfamília dos receptores de tireoide/esteroide dá origem à proteína de fusão EWS/NR4A3.[4]

A incidência é maior em pacientes com mais de 35 anos, principalmente homens, localizados nas extremidades proximais. O curso clínico na maior parte das vezes é indolente, e a cirurgia é a principal modalidade de tratamento. A responsividade à quimioterapia e radioterapia são desprezíveis. Estudo fase II internacional que avaliou o Pazopanib em pacientes com condrossarcoma mixóide extraesquelético irressecável ou metastático demonstrou doença estável em 29% dos pacientes após 18 meses e benefício clínico de 69%, de forma a constituir uma opção de tratamento, junto com Sunitinib, nesse subtipo de condrossarcoma.[33]

Sarcomas com desregulação genética dos sinais de tirosina-quinase

Um segundo grupo de sarcomas é caracterizado por sarcomas com alterações genéticas que resultam em uma desregulação dos sinais provenientes das tirosina-quinases. São três os tipos de alterações observadas: translocações que formam proteínas quiméricas com atividade de tirosina-quinase; translocações que codificam um fator de transcrição autócrino quimérico; ativação de mutação nas tirosina-quinases.

Tumor estromal gastrintestinal

Os tumores estromais gastrintestinais (GIST) têm origem em células precursoras compartilhadas com as células intersticiais de Cajal no intestino. Representam um grupo heterogêneo de neoplasias com morfologia, comportamento biológico e características genéticas diferentes. Os três tipos histopatológicos são: epitelioide, fusiforme e misto.[34]

O receptor KIT é fundamental para o desenvolvimento e funcionamento das células intersticiais de Cajal, assim como a hematopoiese, gametogênese e melanogênese. O evento oncogênico que ocorre precocemente na tumorigenese do GIST é a mutação dos receptores de tirosina-quinase KIT ou PDGFR alfa.[35]

A mutação do receptor KIT ocorre no domínio justamembrana entre 70% e 75% dos casos, no éxon 11. A mutação no éxon 9 (domínio extracelular), ocorre entre 10% e 15% dos casos, e define um subtipo especial de pacientes com tumor primário em intestino delgado e curso clínico mais agressivo. As mutações nos éxons 13 e 17 são raras e têm pouca relevância clínica.[36]

Entre 10% e 15% dos casos, a mutação ocorre no receptor PDGFR alfa nos éxons 12, 14 ou 18.[63] A localização mais comum desses tumores é no estômago, com morfologia epitelioide e curso clínico indolente. A mutação PDGFRA D842V, localizada em éxon 18 no *loop* de ativação, também está associada à resistência ao imatinibe, embora a maioria desses tumores pareça ter baixas taxas mitóticas e um curso clínico indolente.[37] Recentemente, foi aprovado o avapratinib pelo FDA para esse grupo de pacientes, com taxas de resposta de 86% em estudo fase II.[38]

Ainda existe um pequeno grupo de GISTs que não têm nenhuma mutação detectável no KIT ou PDGFRA, anteriormente denominada GIST "tipo selvagem", que constitui aproximadamente 10% dos GISTs adultos, mas até 85% dos GISTs pediátricos. Na maioria deles, agora é reconhecido que os tumores têm uma deficiência na atividade da succinil desidrogenase (SDH). Um estudo do National Institutes of Health constatou que 66% dos GIST do tipo selvagem tinham mutações no SDH com perda de função e 22% tinham a metilação do promotor SDHC, o que levou ao silenciamento epigenético da expressão do SDH. A maioria dos 12% restantes dos pacientes com tumores competentes para SDH tinha NF1 (geralmente pacientes com neurofibromatose tipo 1, também chamada neurofibromatose de von Recklinghausen) ou mutações BRAF V600E, com apenas uma pequena minoria tendo um mecanismo tumorigênico idiopático.[39]

Existem pelo menos 11 famílias com GIST familiar com mutação germinativa em KIT ou PDGFR alfa. Pacientes com essa síndrome desenvolvem GIST multifocal, tamanho pequeno e hiperplasia de células de Cajal. Além disso, podem apresentar hiperpigmentação cutânea e urticária pigmentosa.[40]

O mesilato de imatinibe é um inibidor seletivo de tirosina-quinase que tem como alvo os receptores KIT e PDGFR alfa. A alta taxa de resposta nos pacientes com doença metastática extensa refratária à quimioterapia citotóxica é, não apenas notável, bem como dá suporte à hipótese da desregulação da proteína quinase KIT na tumorigênese. Em torno de 14% dos casos desenvolvem resistência primária ao imatinibe, quando ocorre nos primeiros 6 meses do início do tratamento. A resistência secundária ocorre dentro de 2 anos do início do tratamento entre 40% e 50% dos casos. A principal forma de resistência é por meio do aparecimento de novas mutações ou seleção clonal.[41]

Demetri *et al.*, em um estudo com pacientes portadores de GIST refratário à imatinibe, descreveram aumento do tempo de progressão com a droga sunitinibe, um inibidor de VEGF, PDGF, KIT, FLT3 e RET, em relação ao placebo. O benefício clínico foi de 24,2% e diminuição do risco de morte em 51%. O sunitinibe foi aprovado pela Food and Drugs Administration (FDA) como opção de segunda linha em pacientes com GIST refratários ao imatinibe.[42] Além do Sunitinibe, o Regorafenibe está aprovado para pacientes com GIST metastático refratário a Imatinibe e Sunitinibe.[43]

Tumor miofibroblástico inflamatório

O tumor miofibroblástico inflamatório (TMI) é uma neoplasia mesenquimal que acomete crianças e adultos jovens em vísceras e partes moles. Já foi descrito na literatura em todos os sítios anatômicos.

Estudos genéticos demonstraram anormalidades cromossômicas do 2p23 e rearranjos do gene ALK. As fusões do gene ALK com outros genes levam à ativação da tirosina-quinase ALK, que desencadeia uma cascata de sinais intracelulares responsáveis pela tumorigênese. A hiperexpressão da proteína ALK ocorre em 60% dos casos de TMI, principalmente em crianças e adolescentes.[44]

Em estudo fase II, Schofski P *et al.*, avaliaram 19 pacientes com TMI irressecável ou metastático em uso de Crizotinib (inibidor de Alk) com 50% dos pacientes com Alk positivo por imuno-histoquímica ou FISH tiveram resposta objetiva.[45]

Fibrossarcoma congênito

Esse subtipo de fibrossarcoma incide preferencialmente nos primeiros 2 anos de vida e tem um prognóstico melhor que o do adulto. A translocação característica é t (12; 15) (p13; q25), que dá origem à proteína de fusão ETV6-NTRK3. O nefroma mesoblástico congênito também apresenta essa translocação, o que sugere uma relação histogenética entre as entidades.[46]

O fibrossarcoma congênito apresenta a fusão de NTRK3 em mais de 75% dos casos. Recentemente, foi aprovado o Larotrectinibe para pacientes com fusão de NTRK detectada, com taxa de resposta de 75%, que facilita a ressecção cirúrgica em casos localmente avançados e com bom controle de doença em pacientes metastáticos.[47]

Dermatofibrossarcoma *protuberans*

É um tipo de sarcoma de baixo grau que se apresenta como uma massa nodular cutânea infiltrativa em adultos jovens. As localizações mais comuns são tronco e extremidades.[48]

O principal tratamento é a excisão cirúrgica com margens amplas, visto que a taxa de recorrência local pode chegar a 50%. O comportamento clínico é localmente agressivo, raramente evolui com doença metastática. A doença metastática ocorre na maioria dos casos após recorrência local e alguns anos após o diagnóstico inicial.[49]

A translocação t (17; 22) (q22; 13), que resulta na fusão COL1A-PDGF beta, é encontrada em todos os casos de dermatofibrossarcoma protuberans e de fibroblastoma de células gigantes, de forma a constituir entidades geneticamente semelhantes. A proteína de fusão PDGF-beta induz ativação do receptor PDGFR por via autócrina ou parácrina.[50]

Estudos clínicos demonstraram uma alta taxa de reposta ao imatinibe em pacientes com dermatofibrossarcoma protuberans recidivado ou metastático. O imatinibe bloqueia o receptor PDGF-b, uma vez que dá suporte ao conceito de que as células tumorais dependem da ativação aberrante do receptor PDGFR beta para proliferação e sobrevida.[51,52]

Sinovite vilonodular pigmentada/tumor de células gigantes da bainha tendínea

A translocação t(1;2) (p13;q37) resulta na fusão CSF1-COL6A3, presente na maioria dos casos de ambas as entidades acima. Essa translocação resulta no aumento da expressão de CSF1, detectado na minoria das células tumorais. A ligação de CSF1 no receptor é responsável pela patogênese desses tumores. Inibidores específicos de CSF1 são necessários, principalmente, em casos de sinovite vilonodular pigmentada que tendem a ser localmente agressivos e causar grande morbidade.[3]

Recentemente, foi aprovado pelo FDA um inibidor oral do receptor de CSF1, o Pexidartinib, para uso nos casos irressecáveis e sintomáticos com taxas de resposta de 39%. Houve melhora importante dos sintomas porém com alta toxicidade hepática e necessidade de descontinuação em 13% dos casos avaliados em estudo fase III.[52] O Pexidartinib ainda não está disponível no Brasil.

Sarcoma epitelioide (SE)

O SE é um sarcoma raro de partes moles que se metastatiza em aproximadamente 30% a 50% dos casos. Mais de 90% dos tumores SE não têm expressão de INI1, um componente importante da regulação epigenética. A perda da função INI1 permite que outro modificador epigenético, o EZH2, se torne um *driver* oncogênico nas células tumorais. O tazemetostat, um inibidor oral seletivo de EZH2, primeiro na classe, demonstrou regressão tumoral e segurança favorável em ensaios de fase ½.[53] O tazemetostat foi aprovado em janeiro de 2020 pelo FDA para sarcoma epitelioíde irressecável ou metastático.

Sarcomas com cariótipo complexo

A maior parte dos sarcomas não está associada a translocações cromossômicas específicas ou mutações simples pontuais. Nesse grupo de sarcomas, aberrações citogenéticas complexas, que levam a ganhos e perdas genômicas, já foram descritas.[3]

A inativação da via do p53 constitui em fator primordial para a diferenciação entre os sarcomas de cariótipo simples e complexo.[3]

Sarcoma indiferenciado pleomórfico de alto grau

Constituem o grupo mais prevalente entre os sarcomas de partes moles, incidindo entre os 50 e 70 anos de idade. Mais de 80% dos casos apresentam ganhos que afetam os cromossomos 1p31, 1q21-22, 17q23qter, 20q9q31, 5p14-pter e 7q32, detectados por hibridização genômica comparativa, e 50% dos casos apresentam perdas nos cromossomos 9p21, 10q, 11q23qter e 13q10-q31. Ganhos no lócus 7q32 demonstraram ser um fator de mau prognóstico, preditivo de pior sobrevida livre de metástases e global em um estudo clínico. Deleções frequentes no lócus p16 e RB1 dão suporte à hipótese de que a perda desses genes supressores de tumor seja importante na tumorigênese desses tumores.[54]

Lipossarcoma bem diferenciado/desdiferenciado

Os lipossarcomas bem diferenciados apresentam anel cromossômico supranumerário e/ou cromossomo gigante marcado como característica citogenética principal. Essas regiões consistem predominantemente em amplicons envolvendo a região q13-q15 do cromossomo 12, juntamente com a região q14-15. Os oncogenes MDM2, CDK4, HMGA2, GLI e CHOP estão localizados nessa região do cromossomo 12. Os lipossarcomas desdiferenciados também apresentam cromossomos em anel e/ou gigantes, porém, com um cariótipo mais complexo.[2]

Leiomiossarcomas

A característica marcante do cariótipo desses sarcomas é a aneuploidia com rearranjos cromossomais complexos. Dentre os leiomiossarcomas fora de partes moles, quebras cromossomais em 1q21 são mais frequentes daquelas que envolvem 1p13 ou 10q22, enquanto as perdas de material genético, que envolve os cromossomos 1q e 3p, são mais comuns em leiomiossarcomas de partes moles. Perdas nos cromossomos 14, 15 e 22q são mais comuns em leiomiossarcomas, não em partes moles.

Essas observações sugerem que algumas aberrações cromossômicas estejam mais relacionadas ao local de origem do que à própria morfologia desses tumores.[55]

Osteossarcomas

Esse grupo de sarcomas ósseos apresenta uma variedade de alterações genéticas que resultam na inativação de genes supressores de tumor e hiperexpressão de oncogenes. O defeito genético mais comum é aquele associado ao gene RB1 no cromossomo 13q14. Pacientes com inativação do gene RB1, associado ao retinoblastoma hereditário, apresentam mil vezes mais chance de um diagnóstico de osteossarcoma em sua vida do que a população geral. Os osteossarcomas esporádicos apresentam inativação do gene RB1 em 70% dos casos.[54,56]

O gene TP53 também é importante no desenvolvimento dos osteossarcomas. Está localizado no cromossomo 17p13, uma região frequentemente identificada como anormal por meio de citogenética ou hibridização genômica comparativa. As inativações desse gene podem ocorrer por mutações, e esse é o gene mais frequentemente mutado das neoplasias em seres humanos. O gene p53 mutado codifica um fator de transcrição cujos efeitos são pleiotrópicos, uma vez que ativam a expressão de muitos outros genes, alguns deles relacionados à regulação do ciclo celular. Além do controle do ciclo celular, o gene TP53 está envolvido na resposta ao dano DNA e apoptose, cuja desregulação é patogeneticamente significativa na tumorigênese.

Os oncogenes mais comumente associados ao osteossarcoma são: c – MYC, FOS, ERBB2 e MET/HGF.[57]

Estudo recente demonstrou atividade do inibidor de MET e VEGFR2 Cabozantinib em pacientes com osteossarcoma e sarcomas de Ewing metastáticos refratários à quimioterapia padrão.[58]

SÍNDROMES GENÉTICAS

Síndrome de Li-Fraumeni

É uma síndrome autossômica dominante, descrita em 1969 pelos americanos Frederick Li e Joseph Fraumeni, caracterizada pela presença de sarcoma de partes moles, osteossarcoma, leucemia aguda, carcinoma adrenocortical, tumores cerebrais e de mama. A mutação no gene p53 codifica um fator de transcrição envolvido na proliferação celular, apoptose e estabilidade genética. Critérios clássicos da síndrome de Li-Fraumeni:
- familiar diagnosticado com sarcoma antes dos 45 anos;
- parente de primeiro grau com câncer antes dos 45 anos;
- outro parente de primeiro ou segundo grau diagnosticado com qualquer tipo de câncer antes dos 45 anos ou com sarcoma em qualquer idade.

Os critérios de Birch ou de Eeles também são utilizados na prática clínica para aqueles que não preencham os critérios clássicos. Gonzalez *et al.* demonstraram em seu estudo que os critérios de Chompret mostraram-se mais sensíveis para identificar pacientes com mutação do p53, não se baseando apenas em história familiar.[60] No Brasil, a mutação do p53 mais comum é a R337H.

Neurofibromatose tipo I Li-Fraumeni

É uma síndrome autossômica dominante causada pela mutação no gene p53 no cromossomo 17. É caracterizada pela presença de neurofibromas, além de manchas café-com-leite em todo o corpo. A probabilidade de um paciente com neurofibromatose tipo I desenvolver um tumor maligno de bainha neural periférica é de 5% a 10%. Em contrapartida, entre 50% e 60% dos casos de tumor maligno de bainha neural periférica estão associados à neurofibromatose.[2,3]

Polipose adenomatosa familiar e desmoides

A polipose adenomatosa familiar é causada pela mutação no gene APC. Alguns casos estão associados à síndrome de Gardner, caracterizada pela presença de tumores desmóides, osteomas, fibromas e dentes supranumerários. A proteína APC está envolvida na regulação do gene que codifica a proteína b-catenina. Na ausência de um gene APC funcionante, a proteína b-catenina migra para o núcleo, e estimula a proliferação celular. A presença dessa proteína é importante para o diagnóstico do tumor desmóide associado ou não à polipose adenomatosa familiar.[2,3]

REFERÊNCIAS

1. Howlader N, Noone AM, Krapcho M, Miller D, Brest A, Yu M et al. (eds). SEER Cancer statistics review, 1975-2016, National Cancer Institute. Bethesda, MD, Disponível em: https://seer.cancer.gov/csr/1975_2016/, [2022 Ago. 17].
2. Fletcher CDM. The evolving classification of soft tissue tumours - an update based on the new 2013 WHO classification. Histopathology. 2013;64(1):2-11.
3. Ladanyi M, Antonescu CR, Cin PD. Cytogenetic and Molecular Genetic Pathology of Soft Tissue Tumors. In: Weiss SW, Goldblum JR. Soft Tissue Tumors. Fifth Edition. Mosby: Elsevier; 2008,73-102.
4. Serrati S, De Summa S, Pilato B, et al. Next-generation sequencing: advances and applications in cancer diagnosis. OncoTargets and Therapy. 2016;9:7355-7365.
5. Zoubek A, Dockhorn-Dworniczak B, Delattre O, et al. Does expression of different EWS chimeric transcripts define clinically distinct risk groups of Ewing tumor patients? J Clin Oncol. 1996;14:1245-51.
6. de Alava E, Kawai A, Healey JH, et al. EWS-FLI1 fusion transcript structure is an independent determinant of prognosis in Ewing's sarcoma. J Clin Oncol. 1998;16:1248-55. Erratum in: J Clin Oncol. 1998;16:2895.
7. Bailly RA, Bosselut R, Zucman J, et al. DNA-binding and transcriptional activation properties of the EWS-FLI-1 fusion protein resulting from the t(11;22) translocation in Ewing sarcoma. Mol Cell Biol. 1994;14:3230-41.
8. Renzi, S, Anderson ND, Light N, Gupta A. Ewing-like sarcoma: An emerging family of round cell sarcomas. Journal of Cellular Physiology. 2018.
9. Antonescu CR, Owosho AA, Zhang L, Chen S, Deniz K, Huryn JM, et al. Sarcomas with CIC-rearrangements are a distinct pathologic entity with aggressive outcome: A clinicopathologic and molecular study of 115 cases, American Journal of Surgical Pathology. 2017;41,941-49.
10. Travis JA, Bridge JA. Significance of both numerical and structural chromosomal abnormalities in clear cell sarcoma. Cancer Genet Cytogenet. 1992;64:104-6.
11. Davis IJ, Kim JJ, Ozsolak F, et al. Oncogenic MITF dysregulation in clear cell sarcoma: defining the MiT family of human cancers. Cancer Cell. 2006;9:473-84.
12. Chang HR, Gaynor J, Tan C, et al. Multifactorial analysis of survival in primary extremity liposarcoma. World J Surg. 1990;14:610-8.
13. Gustafson P, Rydholm A, Willén H et al. Liposarcoma: a population-based epidemiologic and prognostic study of features of 43 patients, including tumor DNA content. Int J Cancer. 1993;55:541-6.
14. Kilpatrick SE, Doyon J, Choong PF, et al. The clinicopathologic spectrum of myxoid and round cell liposarcoma. A study of 95 cases. Cancer. 1996;77:1450-8.
15. Smith TA, Easley KA, Goldblum JR. Myxoid/round cell liposarcoma of the extremities. A clinicopathologic study of 29 cases with particular attention to extent of round cell liposarcoma. Am J Surg Pathol. 1996;20:171-80.
16. Dei Tos AP, Piccinin S, Doglioni C, et al. Molecular aberrations of the G1-S checkpoint in myxoid and round cell liposarcoma. Am J Pathol. 1997;151:1531-9.
17. Grosso F, Jones RL, Demetri GD, et al. Efficacy of trabectedin (ecteinascidin-743) in advanced pretreated myxoid liposarcomas: a retrospective study. Lancet Oncol. 2007;8:595-602.
18. Turc-Carel C, Dal Cin P, Limon J et al. Involvement of chromosome X in primary cytogenetic change in human neoplasia: nonrandom translocation in synovial sarcoma. Proc Natl Acad Sci USA. 1987;84:1981-5.
19. Sandberg AA. The chromosomes in human cancer and leukemia. 2nd. New York: Elsevier Publishers; 1990.
20. de Leeuw B, Suijkerbuijk RF, Balemans M et al. Sublocalization of the synovial sarcoma-associated t(X;18) chromosomal breakpoint in Xp11.2 using cosmid cloning and fluorescence in situ hybridization. Oncogene. 1993;8:1457-63.
21. Leeuw B, Suijkerbuijk RF, Olde Weghuis D et al. Distinct Xp11.2 breakpoint regions in synovial sarcoma revealed by metaphase and interphase FISH: relationship to histologic subtypes. Cancer Genet Cytogenet. 1994;73:89-94.
22. de Leeuw B, Balemans M, Weghuis DO, et al. Molecular cloning of the synovial sarcoma-specific translocation (X;18)(p11.2;q11.2) breakpoint. Hum Mol Genet. 1994;3:745-9.
23. Fligman I, Lonardo F, Jhanwar SC et al. Molecular diagnosis of synovial sarcoma and characterization of a variant SYT-SSX2 fusion transcript. Am J Pathol. 1995;147:1592-9.
24. Shipley J, Crew J, Birdsall S, et al. Interphase fluorescence in situ hybridization and reverse transcription polymerase chain reaction as a diagnostic aid for synovial sarcoma. Am J Pathol. 1996;148:559-67.
25. Kawai A, Woodruff J, Healey JH, et al. SYT-SSX gene fusion as a determinant of morphology and prognosis in synovial sarcoma. N Engl J Med. 1998;338:153-60.
26. Nilsson G, Skytting B, Xie Y, et al. The SYT-SSX1 variant of synovial sarcoma is associated with a high rate of

tumor cell proliferation and poor clinical outcome. Cancer Res. 1999;59:3180-4.

27. Christopherson WM, Foote FW Jr, Stewart FW. Alveolar soft-part sarcomas; structurally characteristic tumors of uncertain histogenesis. Cancer. 1952;5:100-11.

28. Matsuno Y, Mukai K, Itabashi M, et al. Alveolar soft part sarcoma. A clinicopathologic and immunohistochemical study of 12 cases. Acta Pathol Jpn. 1990;40:199-205.

29. Judson I, Morden JP, Kilburn L, Leahy M, et al. Cediranib in patients with alveolar soft-part sarcoma (CASPS): a double-blind, placebo-controlled, randomised, phase 2 trial. Lancet Oncol. 2019;20:1023-34.

30. Wilky BA, Trucco MM, Subhawong TK, et al, Axitinib plus pembrolizumab in patients with advanced sarcomas including alveolar soft-part sarcoma: a single-centre, single-arm, phase 2 trial.Lancet Oncol 2019;20:837-48.

31. Stacchiotti S, Ferrari S, Redondo A, et al. International single-arm phase II trial of pazopanib in advanced extraskeletal myxoid chondrosarcoma: A Collaborative Spanish (GEIS), Italian (ISG) and French (FSG) Sarcoma Groups study. Journal of Clinical Oncology. 2017;35(15):11062-11062.

32. Miettinen M, Lasota J. Gastrointestinal stromal tumors (GISTs): definition, occurrence, pathology, differential diagnosis and molecular genetics. Pol J Pathol. 2003;54:3-24.

33. Lee JR, Joshi V, Griffin JW Jr, et al. Gastrointestinal autonomic nerve tumor: immunohistochemical and molecular identity with gastrointestinal stromal tumor. Am J Surg Pathol. 2001;25:979-87.

34. Antonescu CR, Sommer G, Sarran L, et al. Association of KIT exon 9 mutations with nongastric primary site and aggressive behavior: KIT mutation analysis and clinical correlates of 120 gastrointestinal stromal tumors. Clin Cancer Res. 2003;9:3329-37.

35. Lasota J, Dansonka-Mieszkowska A, Sobin LH, Miettinen M. A great majority of GISTs with PDGFRA mutations represent gastric tumors of low or no malignant potential. Lab Invest. 2004;84:874–883. doi:10.1038/labinvest.3700122.

36. Heinrich MC, von Mehren M, Jones RL, et al. Abstract 012: avapritinib is highly active and well-tolerated in patients with advanced GIST driven by a diverse variety of oncogenic mutations in KIT and PDGFRA. CTOS 2018 Annual Meeting. Rome. 2018.

37. Li GZ, Raut CP, et al. Targeted therapy and personalized medicine in gastrointestinal stromal tumors: drug resistance, mechanisms, and treatment strategies. Onco Targets Ther. 2019;12:5123-5133.

38. Medeiros F, Corless CL, Duensing A et al. KIT-negative gastrointestinal stromal tumors: proof of concept and therapeutic implications. Am J Surg Pathol. 2004;28:889-94.

39. Demetri GD, von Mehren M, Blanke CD. Efficacy and safety of Imatinib mesilate in advanced gastrointestinal tumors. New England Journal of Medicine. 2002;347:472.

40. Demetri GD, van Oosterom AT, Garrett CR, et al. Efficacy and safety of sunitinib in patients with advanced gastrointestinal stromal tumour after failure of imatinib: a randomised controlled trial. Lancet. 2006;368:1329-38.

41. Randomized phase III trial of regorafenib in patients (pts) with metastatic and/or unresectable gastrointestinal stromal tumor (GIST) progressing despite prior treatment with at least imatinib (IM) and sunitinib (SU): GRID trial. Journal of Clinical Oncology. 2012;30:18. LBA10008-LBA10008.

42. Cook JR, Dehner LP, Collins MH, et al. Anaplastic lymphoma kinase (ALK) expression in the inflammatory myofibroblastic tumor: a comparative immunohistochemical study. Am J Surg Pathol. 2001;25:1364-71.

43. Schöffski, P, Sufliarsky J, Gelderblom H, et al. Crizotinib in patients with advanced, inoperable inflammatory myofibroblastic tumours with and without anaplastic lymphoma kinase gene alterations (European Organisation for Research and Treatment of Cancer 90101 CREATE): a multicentre, single-drug, prospective, non-randomised phase 2 trial. The Lancet Respiratory Medicine. 2018;6(6):431-441.

44. Bourgeois JM, Knezevich SR, Mathers JA, et al. Molecular detection of the ETV6-NTRK3 gene fusion differentiates congenital fibrosarcoma from other childhood spindle cell tumors. Am J Surg Pathol. 2000;24:937-46.

45. Knezevich SR, McFadden DE, Tao W, et al. A novel ETV6-NTRK3 gene fusion in congenital fibrosarcoma. Nat Genet. 1998;18:184.

46. Hsiao SJ, Zehir A, Sireci AN, et al. Detection of Tumor NTRK Gene Fusions to Identify Patients Who May Benefit from Tyrosine Kinase (TRK) Inhibitor Therapy. J Molecular Diagnostics. 2019;21(4).

47. Fiore M, Miceli R, Mussi C, et al. Dermatofibrosarcoma protuberans treated at a single institution: a surgical disease with a high cure rate. J Clin Oncol. 2005;23:7669-75.

48. Simon MP, Pedeutour F, Sirvent N, et al. Deregulation of the platelet-derived growth factor B-chain gene via fusion with collagen gene COL1A1 in dermatofibrosarcoma protuberans and giant-cell fibroblastoma. Nat Genet. 1997;15:95-8.

49. Sjöblom T, Shimizu A, O'Brien KP et al. Growth inhibition of dermatofibrosarcoma protuberans tumors by the platelet-derived growth factor receptor antagonist STI571 through induction of apoptosis. Cancer Res. 2001;61:5778-83.

50. McArthur GA, Demetri GD, van Oosterom A, et al. Molecular and clinical analysis of locally advanced dermatofibrosarcoma protuberans treated with imatinib:

Imatinib Target Exploration Consortium Study B2225. J Clin Oncol. 2005;23:866-73.
51. Tap WD, Gelderblom H, Palmerini E, Desai J, Bauer S, Blay J-Y, et al. Pexidartinib versus placebo for advanced tenosynovial giant cell tumour (ENLIVEN): a randomised phase 3 trial. The Lancet. 2019;394(10197):478-487.
52. Stacchiotti S, Schoffski P, Jones R, et al. Safety and efficacy of tazemetostat, a first-in-class EZH2 inhibitor, in patients (pts) with epithelioid sarcoma (ES) (NCT02601950). Journal of Clinical Oncology. 2019;37(15):11003-11003.
53. Wunder JS, Czitrom AA, Kandel R et al. Analysis of alterations in the retinoblastoma gene and tumor grade in bone and soft-tissue sarcomas. J Natl Cancer Inst. 1991;83:194-200.
54. Mandahl N, Fletcher CD, Dal Cin P, et al. Comparative cytogenetic study of spindle cell and pleomorphic leiomyosarcomas of soft tissues: a report from the CHAMP Study Group. Cancer Genet Cytogenet. 2000;116:66-73.
55. Fletcher JA, Gebhardt MC, Kozakewich HP. Cytogenetic aberrations in osteosarcomas. Nonrandom deletions, rings, and double-minute chromosomes. Cancer Genet Cytogenet. 1994;77:81-8.
56. Kakar S, Mihalov M, Chachlani NA, et al. Correlation of c-fos, p53, and PCNA expression with treatment outcome in osteosarcoma. J Surg Oncol. 2000;73:125-6.
57. Italiano A, Mir O, Mathoulin-Pelissier S, Penel N, Piperno-Neumann S, Bompas E, et al. Cabozantinib in patients with advanced Ewing sarcoma or osteosarcoma (CABONE): a multicentre, single-arm, phase 2 trial. Lancet Oncol. 2020.
58. Gonzalez KD, Noltner KA, Buzin CH, et al. Beyond Li Fraumeni syndrome: clinical characteristics of families with p53 germline mutations. J Clin Oncol. 2009;27:1250-6.

Sarcomas de Partes Moles

Fabio Thadeu Ferreira
Camila Rangel Travassos Burity
Mirella Nardo

DESTAQUES

- Os sarcomas de partes moles correspondem a um grupo heterogêneo de doenças de origem mesenquimal. Eles correspondem a cerca de 1% das neoplasias malignas em adultos.
- A cirurgia é o tratamento-padrão para todos os pacientes com sarcomas localizados e deve ser realizada por um cirurgião experiente.
- Quimioterapia e radioterapia podem ser indicados de acordo com o estadiamento, subtipo histológico, idade e comorbidades do paciente. A indicação de tratamento (neo)adjuvantes deve ser feita após a discussão multidisciplinar em um time de especialistas em sarcomas de partes moles.
- Caso a adjuvancia seja indicada, o tratamento padrão baseia-se na combinação de doxorrubicina e ifosfamida.

INTRODUÇÃO

Mais do que um tipo específico de câncer, os sarcomas de partes moles e ósseos compõem um grupo extremamente heterogêneo de tumores, cuja característica comum é sua origem mesenquimal.[1] Atualmente são conhecidos mais de 50 subtipos de sarcomas, correspondendo a cerca de 1% das neoplasias malignas em adultos, com uma incidência aproximada de 5 casos para cada 100 mil habitantes ao ano.[2] Apesar de raras, essas neoplasias são extremamente agressivas, com uma sobrevida câncer-específica média não superior a 60%.[3]

Na população jovem, abaixo dos 30 anos de idade, esses tumores são mais comuns, podendo atingir a marca de 10% a 20% de todas as malignidades dessa faixa etária.[4]

Apesar de poderem surgir em qualquer sítio anatômico e ter sua origem em qualquer célula mesenquimal, as regiões abdominal e pélvica são os locais de acometimento mais prevalente, cerca de um quinto dos sarcomas se origina nesses sítios, especialmente no espaço retroperitoneal.[5]

Tendo em vista essa multivariedade de subtipos histológicos, as manifestações clínicas dessa patologia também são extremamente diversas; todavia, o surgimento de uma massa de crescimento progresso, indolor, na maioria das vezes, está presente. Na maioria dos casos, os sintomas associados à doença decorrem do acometimento de órgãos ou estruturas anexas à massa sarcomatosa mais do que propriamente do tumor.

Entre os subtipos de sarcomas de partes moles, os rabdomiossarcomas, sarcoma de Ewing e osteossarcomas figuram entre os mais diagnosticados em adultos jovens, com grande agressividade.[1]

Em virtude da alta complexidade imposta por esse tipo de neoplasia, seu diagnóstico muitas vezes é feito de forma tardia, causando atraso no tratamento, com consequências diretas para o paciente. Dessa forma, a avaliação e a condução desses casos em centros especializados e com equipes multidisciplinares são de extrema importância.[6] Em um estudo francês, de 2015, ficou evidente que o encaminhamento a centros de excelência oncológicos traz benefícios reais no diagnóstico e na terapêutica desses pacientes, seja pela maior experiência com casos do tipo, seja pela disponibilidade de recursos técnicos e financeiros.[5]

Apesar de alguns fatores de risco conhecidos na gênese de sarcomas de partes moles, por exemplo, o uso crônico de fenitoína na origem de tumores sarcomatoides em retroperitôneo, em sua essência, a oncogênese desses tumores é genética. Uma série de mutações, envolvendo a ativação de proto-oncogenes e a supressão de genes oncossupressores está no cerne do surgimento dos sarcomas, sendo que a má regulação do complexo p53, responsável pelo controle da progressão celular, está envolvida em grande parte dos mecanismos de crescimento dos sarcomas.[7]

Ao longo das últimas décadas, vários estudos têm demonstrado genes associados aos sarcomas de partes moles e ósseos. Dada a imensa variedade de subtipos, existe uma lista extensa de genes associados, alguns podendo ser utilizados para o diagnóstico, outros, mais comumente, estudados para o desenvolvimento de novas terapias, sobretudo em drogas imunoterápicas. Tratamentos específicos vêm sendo criados, aumentando o arsenal terapêutico no embate contra estas neoplasias malignas.

Do ponto de vista genético, sabe-se hoje que o gene AHRR-NCOA2 está associado a angiofibroma, bem como o gene MDM2, aos sarcomas pleomórficos e lipossarcomas. O gene AK1-mTOR foi correlacionado a um pior prognóstico ou a um grau histológico mais avançado em tumores de nervos periféricos. Testes de identificação gênica *in vitro* demonstraram que o gene FOXM1 apresenta uma relação com um comportamento mais agressivo da doença, mas, ao mesmo tempo, a uma maior quimiossensibilidade. Observa-se, apenas por esses poucos exemplos, o grande avanço que a pesquisa genética tem feito no entendimento da fisiopatologia dos sarcomas e nos grandes potenciais que esses estudos têm para guiar as terapêuticas atuais e futuras. Todavia, deve-se sempre ter em mente o tamanho do desafio em se identificar, listar, entender e compreender todos os mecanismos genéticos envolvidos na gênese e no desenvolvimento dos sarcomas, uma vez que cada subtipo e cada variável destes subtipos se comporta como uma entidade patológica única, com vias moleculares também únicas.[8]

Uma vez que as manifestações clínicas podem ser pobres e muitas vezes tardias, salvo naqueles tumores de extremidades, cuja massa se torna evidente precocemente, os exames de imagem têm importância fundamental para o diagnóstico dos sarcomas de parte mole. A tomografia computadorizada (TC) (Figura 157.1)[9] associada à ressonância nuclear magnética (RNM) estão no cerne do arsenal diagnóstico, enquanto a primeira oferece uma visão anatômica geral, com uma riqueza de detalhes adequada para o diagnóstico e o estadiamento dos sarcomas, substituindo exames mais antigos como a radiografia e a angiografia,[9] a segunda apresenta uma sensibilidade superior para

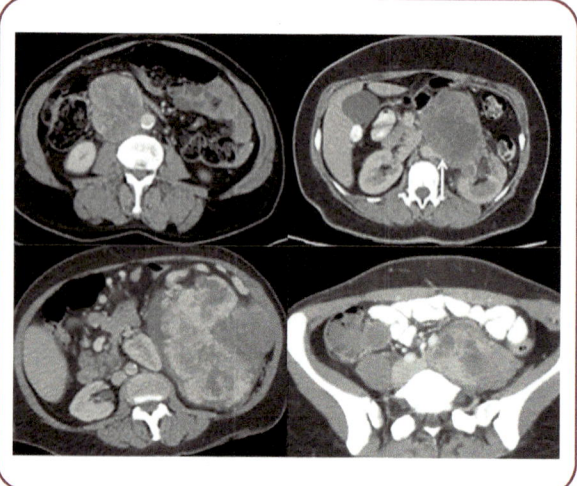

FIGURA 157.1 – Sarcoma de partes moles retroperitoneal, justarrenal esquerdo.[9]
Fonte: Messiou C, *et al.*, 2017.

a avaliação de acometimento de partes moles, sendo importante ferramenta para a definição terapêutica.[10] Atualmente, para os sarcomas mais frequentes, suas características radiológicas permitem um diagnóstico com alto grau de precisão, auxiliando na decisão e na programação terapêutica e a TC por emissão de pósitrons (PET-TC) de F-fluorodeoxiglicose (F-FDG) se mostrou uma ferramenta diagnóstica de alto valor preditivo em pacientes com sarcoma de partes moles e ossos.[11]

O tratamento dos sarcomas de partes moles também segue a regra de multivariedade, visto que o tipo histológico, o tamanho da lesão e a extensão do acometimento são dados fundamentais para a escolha da melhor terapêutica. Em vias gerais, as doenças localizadas se beneficiam da exérese radical do tumor, apesar de se discutir ainda hoje quais as margens são consideradas seguras para o sucesso terapêutico associadas à radioterapia do sítio anatômico acometido. As doenças localmente avançadas ou já metastáticas têm como princípio terapêutico as quimioterapias, com todas as suas combinações possíveis e adequadas para cada tipo histológico. Como dito anteriormente, o desenvolvimento de novos imunoterápicos, com base nos estudos genéticos, já são parte da realidade atual e novas drogas surgem anualmente.[12-14]

CLASSIFICAÇÃO DOS SARCOMAS DE PARTES MOLES[15]

Em 2013, a Organização Mundial de Saúde (OMS) refinou a classificação dos sarcomas de partes de mole, tendo como base as novas descobertas genéticas e moleculares dos últimos anos. Essa classificação estratificou os sarcomas em quatro categorias segundo seu comportamento clínico: (1) benigno; (2) intermediário, localmente agressivo; (3) intermediário, raramente com metástases; (4) maligno; podendo, desta forma, ser divididos como sintetizado no Quadro 157.1.[15]

MANIFESTAÇÕES CLÍNICAS

O diagnóstico de uma lesão suspeita costuma decorrer da procura por serviço médico em razão do achado de uma massa palpável ou pela dor local relacionada à compressão das estruturas adjacentes. Toda lesão profunda e as lesões superficiais superiores a 5 cm devem ser investigadas.

A disseminação do sarcoma de partes moles é tipicamente hematogênica e o órgão mais comumente acometido é o pulmão. Portanto, os pacientes podem apresentar um quadro clínico inicial caracterizado por sintomas respiratórios em decorrência da doença metastática.

Quadro 157.1. Classificação dos sarcomas de tecidos moles e ósseos, segundo a OMS, 2013

SARCOMAS DE TECIDOS MOLES	SARCOMAS ÓSSEOS
Tumores de adipócitos	Tumores condrogênicos
Tumores fibroblásticos/miofibroblásticos	Tumores osteogênicos
Tumores fibrohistocíticos	Tumores fibrogênicos
Tumores de músculo liso	Tumores fibrocísticos
Tumores pericísticos (perivasculares)	Sarcoma de Ewing
Tumores de músculos esqueléticos	Tumores osteoclásticos de células gigantes de Rich
Tumores vasculares	Tumores notocordais
Tumores ósteocondrais	Tumores vasculares
Tumores estromais do trato gastrointestinal	Neoplasias hematopoi*éticas*, *miogênicas*, lipogênicas e epiteliais
Tumores de bainhas neuronais	Tumores de natureza neoplásica indefinida
Tumores de diferenciação incerta	Sarcomas pleomórficos indiferenciados de alto grau
Sarcomas indiferenciados ou não classificados	

Fonte: Adaptado de Jo VY, Doyle LA, 2016.

O comprometimento linfonodal é incomum nos sarcomas, sendo um fator a se considerar em raras histologias, como rabdomiossarcoma, sarcoma epitelioide e sarcoma de células claras.

Algumas histologias requerem especial atenção, como os lipossarcomas mixoides, cujos sítios de metástases podem abranger o retroperitônio, ossos e tecidos paraespinais. Além disso, os sarcomas retroperitoneais (especialmente leiomiossarcomas) apresentam metástases hepáticas mais frequentemente do que as outras histologias. Esse entendimento é fundamental para guiar as escolhas de imagem durante o estadiamento.

AVALIAÇÃO DIAGNÓSTICA

Em razão da heterogeneidade dos locais em que se pode desenvolver um sarcoma, a apresentação clínica é muito variável. A suspeita deve ser levantada sempre que lesões de tecidos moles forem dolorosas, maiores do que 5 cm ou que cursem com um aumento progressivo.

Exames de Imagem

A ultrassonografia (USG) é o exame inicialmente escolhido para avaliação, com o objetivo de diferenciar lesões benignas, como o lipoma, de outras com aspecto neoplásico. A RNM é o melhor exame para lesões torácicas, pélvicas e de extremidade, enquanto a TC pode ser usada em tumores retroperitoneais e em massas calcificadas, esta última visando descartar miosite ossificante. Já as radiografias são capazes de identificar comprometimento ósseo, risco de fraturas e calcificações.[16]

Biópsia

A abordagem padrão para o diagnóstico de uma massa suspeita são múltiplas biópsias percutâneas por agulha central de 14 a 16 G. Essa punção deve ser planejada de tal maneira que o trajeto possa ser seguramente removido na cirurgia definitiva, prevenindo o implante neoplásico. No entanto, uma biópsia excisional pode ser a opção mais prática para lesões superficiais menores que 3 cm.[17,18]

Patologia

O diagnóstico histológico deve ser feito de acordo com a classificação da OMS de 2013 e devem conter a descrição do(a):[19]

- Margem: classificada em intralesional, marginal, ampla e radical. Tem direta relação com o grau de recorrência da doença.
- Grau de malignidade: tem significado prognóstico e preditivo. O sistema de classificação da Fédération Nationale des Centres de Lutte Contre le Cancer (FNCLCC) é geralmente usado e distingue três graus, com base na diferenciação, necrose e taxa mitótica (Tabela 157.1).
- Patologia molecular: deve ser usada quando o diagnóstico patológico específico é duvidoso, quando a apresentação patológica clínica é incomum ou quando pode haver relevância prognóstica e/ou preditiva no caso.
- Tamanho e profundidade: juntamente com o grau, são fatores prognósticos.

Tabela 157.1. Critérios de classificação histológica do FNCLCC

Diferenciação tumoral	Necrose	Taxa mitótica (10 campos de aumento)
1: Bem diferenciado	0: ausente	1: n < 10
2: Moderadamente diferenciado	1: < 50%	2: 10 – 19
3: Pouco diferenciado (anaplásico)	2: ≥ 50%	3: n ≥ 20

A soma dos escores dos três critérios determina o grau de malignidade. Grau 1 = 2 ou 3; Grau 2 = 4 ou 5; Grau 3 = 6.
Fonte: Fédération Nationale des Centres de Lutte Contre le Cancer (FNCLCC).

ESTADIAMENTO E AVALIAÇÃO DE RISCO

A determinação da extensão tumoral baseada no *status* TNM é definido pela American Joint Committee on Cancer (AJCC), sendo sua 8ª edição a mais recente e encontra-se adaptada nas Tabelas 157.2 e 157.3. Para correta classificação TNM, orienta-se realização dos seguintes exames:

- TC de tórax: para excluir metástases pulmonares antes do tratamento definitivo.
- TC de abdome/pelve: não é rotineira, mas pode ser considerada em tumores dos membros inferiores e em lipossarcomas mixoides.

- TC ou RM para avaliação de linfonodos regionais: indicadas em sarcomas sinoviais, sarcomas de células claras ou sarcomas epitelioides em virtude do maior risco de envolvimento nodal.
- TC ou RM de cérebro: podem ser consideradas nos casos de sarcoma alveolar de partes moles e de sarcoma de células claras.
- PET-CT: pode ser útil no diagnóstico de tumores malignos associados à neurofibromatose 1 (NF1) relacionados à bainha nervosa periférica.

Tabela 157.2. Estadiamento TNM (AJCC 8ª ed.)

T – Tumor primário

Cabeça e pescoço

Tx	Tumor primário não visualizado
T0	Sem evidência de tumor primário
T1	Tumor ≤ 2 cm
T2	Tumor 2-4 cm
T3	Tumor > 4 cm
T4	T4a: invasão de órbita, base de crânio, músculos pterigoides, esqueleto facial ou vísceras do compartimento central T4b: invasão do parênquima cerebral, músculos pré-vertebrais, artéria carótida ou do sistema nervoso central por propagação perineural

Tronco e extremidades

Tx	Tumor primário não visualizado
T0	Sem evidência de tumor primário
T1	Tumor ≤ 5 cm
T2	Tumor > 5 e ≤ 10 cm
T3	Tumor > 10 e ≤ 15 cm
T4	Tumor > 15 cm

Vísceras torácicas e abdominais + retroperitôneo

Tx	Tumor primário não visualizado
T0	Sem evidência de tumor primário
T1	Confinado ao órgão
T2	Extensão ao tecido adjacente ao órgão
T3	Invasão de outros órgãos
T4	Envolvimento multifocal T4a: 2 focos T4b: 3 a 5 focos T4c: > 5 focos

Continua >>

>> Continuação

N – Linfonodos regionais

Nx	Linfonodos não visualizados
N0	Sem evidência de linfonodos
N1	Linfonodos metastáticos regionais

M – Metástases à distância

M0	Sem metástases
M1	Presença de metástases

Grau histológico

Gx	Grau não descrito
G1	Bem diferenciado
G2	Moderadamente diferenciado
G3	Pouco diferenciado

Fonte: Adaptada de AJCC. AJCC Cancer Staging Manual, 2017.

Tabela 157.3. Estádios prognósticos dos tumores de retroperitônio, tronco e extremidades. Tumores de cabeça e pescoço, vísceras torácicas e abdominais não têm estádios

Estádio I	IA: G1/X, T1, N0, M0 IB: G1/X, T2, N0, M0
Estádio II	G2/3, T1, N0, M0
Estádio III	IIIA: G2/G3, T2, N0, M0 IIIB: G2/3, T3/4, N0, M0 G1-3/ T1-4, N1, M0
Estádio IV	G1-3, T1-4, N0-1, M1

Fonte: Adaptada de AJCC. AJCC Cancer Staging Manual, 2017.

TRATAMENTO

Tratamento clínico

O tratamento do sarcoma deve ser multidisciplinar, com a avaliação e o manejo em conjunto entre os profissionais de diversas áreas de um centro especializado. A seguir, descrevemos as principais indicações e protocolos da modalidade de tratamento sistêmica.

Doença localizada

No subtipo do adulto de sarcoma de partes moles, prioriza-se a cirurgia como principal modalidade curativa e, após a avaliação de risco, podem-se considerar a radioterapia e a quimioterapia adjuvantes como estratégias que visam à redução do risco de recorrência da doença.

Radioterapia

No geral, a indicação de radioterapia adjuvante baseia-se no tipo de cirurgia (indicado para excisões conservadoras, mas não em caso de amputação do membro), grau histológico (indicado para tumores com alto grau – graus 2-3), profundidade (tumores superficiais, no geral, não tem indicação de radioterapia adjuvante) e tamanho (a indicação de radioterapia foi padronizada para tumores superiores a 5 cm).[20-22] Apesar de os consensos considerarem essas variáveis preditivas de maior risco de recidiva, considera-se que, idealmente, todos os casos sejam discutidos em um contexto multidisciplinar, considerando a saúde global do paciente, a localização e a agressividade do tumor, as condições de margens cirúrgicas, bem como as toxicidades imediatas e tardias relacionadas ao tratamento adjuvante.

Não se demonstrou até o momento diferença de taxa de recorrência local e sobrevida global, quando comparada a radioterapia nos cenários neoadjuvante e adjuvante. No entanto, existe uma clara diferenciação em relação ao perfil de toxicidade.[23] E, por isso, quando consideramos o risco de complicações da ferida operatória (pacientes diabéticos ou com outros fatores que possam estar relacionados à pior cicatrização), a radioterapia adjuvante é considerada a melhor escolha. No cenário adjuvante, a dose preconizada é a de 50 Gy em frações de 1,8-2 Gy.

Devemos considerar, no entanto, que os estudos que realizaram a comparação dos diferentes momentos da radioterapia foram anteriores às recentes técnicas avançadas, como IMRT (*intensity-modulated radiotherapy*) e que possivelmente reduziriam o risco de complicações relacionadas ao tratamento pré-operatório.

Além disso, em relação à radioterapia adjuvante, a neoadjuvância permite uma redução do risco de complicações tardias, com impacto na qualidade de vida do paciente a longo prazo. Dessa forma, novamente recomenda-se a discussão individual dos casos em um contexto multidisciplinar.

Quimioterapia

Até o momento, não há consenso em relação ao papel da quimioterapia no tratamento adjuvante dos sarcomas de partes moles. Os resultados dos estudos publicados são conflitantes e podem ser interpretados como negativos ou positivos no conjunto final de dados.

No entanto, alguns estudos sugerem que possa haver um benefício em termos de sobrevida livre de progressão e sobrevida global e, por isso, pode-se considerar a realização do tratamento sistêmico para pacientes de alto risco.[24-26] Esses pacientes são aqueles com tumores profundos, maiores que 5 cm, de alto grau e com histologia sabidamente sensível à quimioterapia. É fundamental considerar a idade, a funcionalidade e as comorbidades do paciente antes de se indicar o tratamento adjuvante.

Propõe-se, portanto, que após acessar o risco de recidiva, essa decisão (e as toxicidades relacionadas ao tratamento) seja compartilhada com o paciente.

Quando se opta pela realização do tratamento adjuvante, o padrão baseia-se na combinação de ifosfamida e doxorrubicina, desde a demonstração de benefício com a adição de ifosfamida até os antracíclicos.[27]

Se o uso de quimioterapia adjuvante é questionável nesse contexto, a neoadjuvância é ainda mais controversa e deve ser considerada uma conduta de exceção a ser definida em conjunto pelas equipes assistentes das diversas áreas. Em relação ao número de ciclos, não se definiu a superioridade da realização de cinco ou três ciclos de quimioterapia.[28] Nesse cenário, também é priorizada o esquema de tratamento com base em ifosfamida e doxorrubicina, pois os dados descritos até o momento sugerem que terapia específica apoiada na histologia é inferior ao tratamento com base em antracíclico, em termos de sobrevida livre de progressão e de sobrevida global.[29]

Doença metastática

O tratamento da doença metastática tem, prioritariamente, base na quimioterapia, mas em casos selecionados podem ser considerados tratamentos locais, como a excisão de nódulos pulmonares na doença oligometastática (metacrônica, preferencialmente com mais de 1 ano de intervalo após o tratamento da lesão inicial, passível de ressecção completa e sem doença extrapulmonar). Nesses casos, sugere-se um estadiamento mais sensível para a pesquisa de doença à distância, como a realização de TC de abdome e cintilografia óssea ou PET-CT.

A escolha inicial abrange o uso de doxorrubicina, que pode ser usada isoladamente ou em combinação com a ifosfamida, o que promove benefício na taxa de resposta, mas sem impacto na sobrevida global.[30,31] Dessa forma, usualmente, reserva-se o uso da combinação para pacientes mais jovens, com boa *performance status* e que apresentam grande volume de doença e sintomáticos. A terapia sequencial deve ser a escolha nos demais casos, considerando-se que preserva a qualidade de vida do paciente, não requer o uso de fator estimulante de colônia de granulócitos e mantém um benefício semelhante em relação à sobrevida global.

O esquema de gencitabina associada ao docetaxel pode ser considerado uma opção para aqueles pacientes que apresentam contraindicação aos antracíclicos (como aqueles com disfunção cardíaca ou exposição prévia a uma dose superior a 450 mg/m² de doxorrubicina na adjuvância), apesar de não ter sido demonstrada a superioridade dessa combinação.[32]

Excepcionalmente nos casos de *performance status* reduzida ou graves comorbidades, considera-se, ainda, o uso de doxorrubicina lipossomal ou gencitabina monodroga como opções de tratamento inicial.

O paclitaxel é uma opção razoável no tratamento inicial dos pacientes com angiossarcoma avançado.[33]

Há, ainda, histologias sabidamente menos sensíveis aos antracíclicos, para a quais podem-se considerar outras opções terapêuticas iniciais (Quadro 157.2).

Quadro 157.2. Histologias sabidamente menos sensíveis aos antracíclicos e opções a serem consideradas no tratamento inicial

Tipo de tumor	Medicamentos
Tumor fibroso solitário	Temozolamida + Bevacizumabe Dacarbazina Pazopanibe
Sarcoma alveolar	Pazopanibe ou Sunitinibe
PEComas, Angiomiolipomas e Linfangioleiomiolipomas	Sirolimus
Tumor tenosinovial de células gigantes e Dermatofibrossarcoma protuberans	Imatinibe
Tumor desmóide	Tamoxifeno Inibidores da COX-2 Sorafenibe

Fonte: Desenvolvido pela autoria.

A 2ª linha, no entanto, engloba maior amplitude de opções e a escolha ideal orienta-se pela avaliação cautelosa do tipo histológico e do contexto clínico e social do paciente.[34] Cada vez mais defende-se o compartilhamento das decisões terapêuticas com o paciente na Medicina, e essa situação é um bom exemplo dessa boa prática.

Preconizam-se algumas drogas sabidamente eficazes para algumas histologias específicas (Quadro 157.3), mas é fundamental conhecer como a posologia, as possíveis toxicidades e a resposta esperada se alinham às necessidades do paciente.

Quadro 157.3. Opções terapêuticas nos principais subtipos histológicos (não estão classificados em ordem de preferência)

Tipo de tumor	Medicamentos
Pleomórficos	Gencitabina + Docetaxel Ifosfamida Pazopanibe
Leiomiossarcomas	Trabectedina Gencitabina + Docetaxel Gencitabina + Dacarbazina Pazopanibe
Lipossarcomas	Trabectedina Eribulina Gencitabina + Docetaxel
Sarcoma sinovial	Ifosfamida (opção em altas doses) Pazopanibe
Tumor maligno de bainha neural periférica	Pazopanibe

Fonte: Desenvolvido pela autoria.

Nos últimos anos, a pesquisa por marcadores moleculares vem se tornando mais importante, principalmente em alguns casos selecionados para os quais há tratamentos com boa evidência de eficácia. Portanto, favorecemos considerar avaliações como NTRK[35] e enzimas de reparo do DNA.[36]

Desde o início do tratamento e especialmente em linhas subsequentes, deve-se considerar oferecer a participação em estudos clínicos para pacientes com boa *performance status* e, em casos de más condições clínicas, avaliar a proposta de cuidados paliativos exclusivos.

Tratamento cirúrgico

Os sarcomas são um grupo diversificado de tumores e, à medida que nossa compreensão das diferentes histórias naturais e respostas ao tratamento melhora, é cada vez mais possível adaptar o tratamento de acordo com a histologia individual. Os principais objetivos terapêuticos são: sobrevivência a longo prazo; prevenção da recorrência local; e minimização da morbimortalidade.

Cirurgia

A cirurgia é o tratamento-padrão para todos os pacientes com sarcomas localizados e deve ser realizada por um cirurgião experiente, com objetivo de extirpar a lesão com margens livres. A distância de margem aceitável não é consenso, porém o valor de 1 cm é bem aceito pelas sociedades. Em caso de dificuldades anatômicas, recomenda-se a avaliação das margens por patologista no intraoperatório.

Para aqueles submetidos à cirurgia e que evoluem com margem positiva não planejada, uma nova abordagem cirúrgica deve ser realizada, pois a doença residual fornece um prognóstico ruim e com improvável controle local.

Tumores que, em decorrência do tamanho ou posição, são considerados ressecáveis limítrofes devem ser considerados para tratamento neoadjuvante com quimioterapia e/ou radioterapia. A radioterapia pré-operatória deve sempre ser considerada para o lipossarcoma mixoide por causa de sua alta taxa de resposta.

Após a ressecção, a radioterapia está indicada como tratamento-padrão adjuvante em lesões de alto grau (G2-3) e profundas, ou por aqueles que tiveram margens comprometidas e não são passíveis de uma cirurgia.

A ressecção cirúrgica do tumor primário em doença metastática é uma opção, sempre avaliando o prognóstico, sintomas associados, comorbidades, morbidade esperada da cirurgia, subtipo histológico e extensão das metástases.

A seguir, disponibilizamos três fluxogramas de conduta dos pacientes com SPM (Figuras 157.2 a 157.4).[38-39]

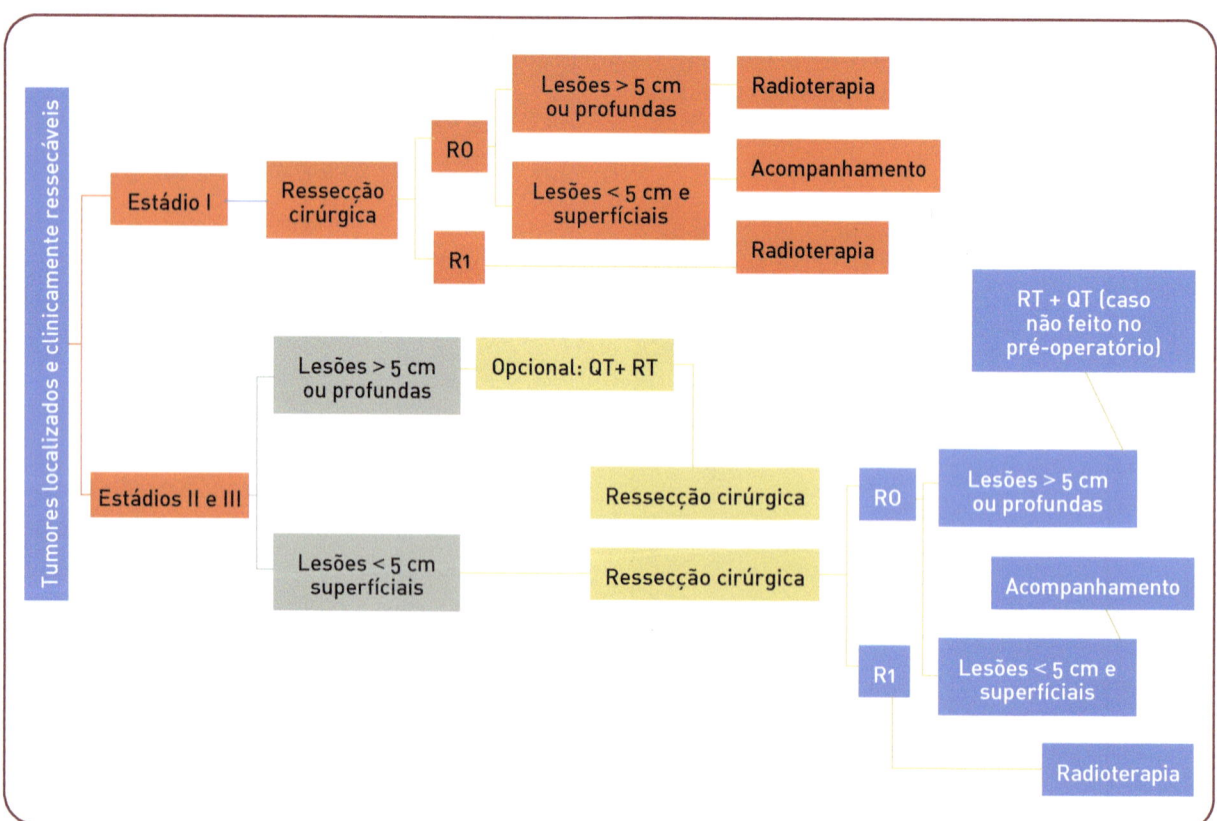

FIGURA 157.2 – Manejo do SPM localizado e clinicamente ressecável.
QT: quimioterapia; R0: tumor com margem libre; R1: tumor em margem microscópica; RT: radioterapia.
Fonte: Desenvolvida pela autoria.

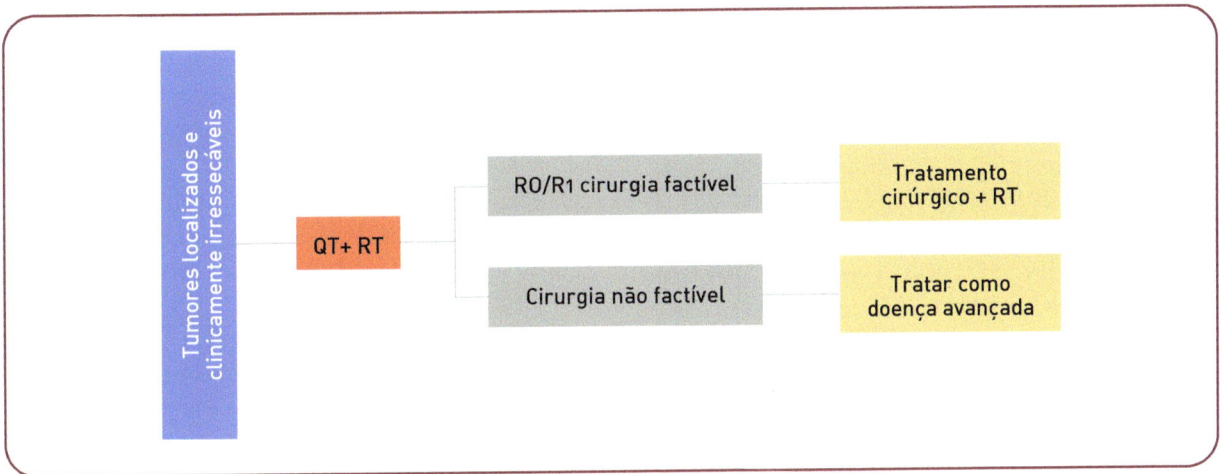

FIGURA 157.3 – Manejo do SPM localizado e clinicamente irressecável.
QT: quimioterapia; R0: tumor com margem livre; R1: tumor em margem microscópica; RT: radioterapia.
Fonte: Desenvolvida pela autoria.

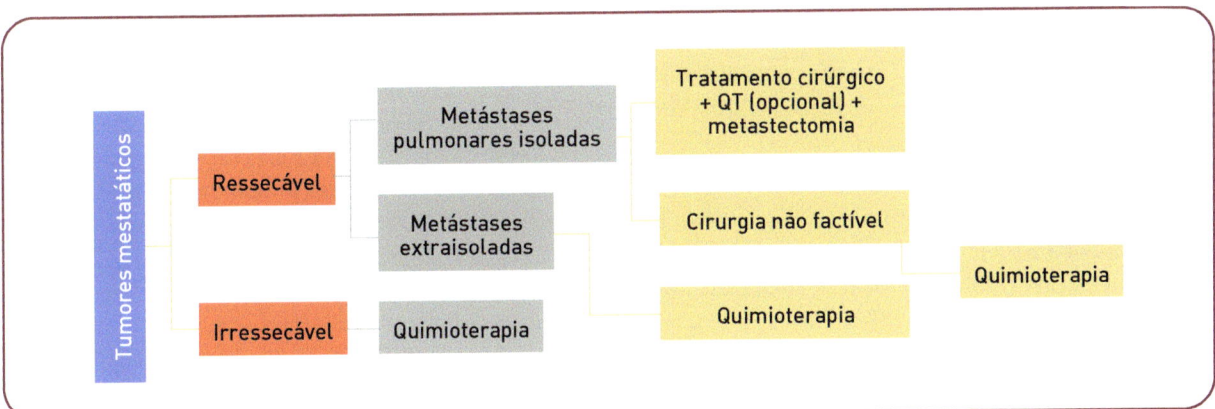

FIGURA 157.4 – Manejo do SPM metastático.
QT: quimioterapia; R0: tumor com margem livre.
Fonte: Desenvolvida pela autoria.

CONCLUSÃO

Os sarcomas de partes moles mantêm-se como situações extremamente desafiadoras para a prática oncológica, tanto clínica como cirúrgica. A grande variedade de subtipos histológicos e a enormidade de possibilidades de mutações envolvidas na gênese e progressão dessas doenças tornam as terapêuticas complexas e, muitas vezes, agressivas.

Atualmente, com o grande avanço tecnológico, o surgimento de técnicas cirúrgicas menos agressivas, de equipamentos de radioterapia mais precisos e de medicamentos quimioterápicos e imunoterápicos mais seletivos traz mais possibilidades aos pacientes. Todavia, o diagnóstico precoce, tendo uma avaliação clínica e com exames de imagem adequados, possibilitando um tratamento também precoce, é o cerne do sucesso para os pacientes, tanto em sua sobrevida câncer-específica como, principalmente, nos ganhos na qualidade de vida.

REFERÊNCIAS

1. Ferrari A, Dirksen U, Bielack S. Sarcomas of soft tissue and bone. Prog Tumor Res. 2016;43:128-41. DOI: 10.1159/000447083.
2. Galy-Bernadoy C, Garrel R. Head and neck soft-tissue sarcoma in adults. Eur Ann Otorhinolaryngol Head Neck Dis. 2016;133(1):37-42. DOI: 10.1016/j.anorl.2015.09.003.
3. Cable MG, Randall RL. Extremity soft tissue sarcoma: tailoring resection to histologic subtype. Surg Oncol Clin N Am. 2016;25(4):677-95. DOI: 10.1016/j.soc.2016.05.014.

4. Poon E, Quek R. Soft tissue sarcoma in Asia. Chin Clin Oncol. 2018;7(4):46. DOI: 10.21037/cco.2018.08.06.
5. Honoré C, Méeus P, Stoeckle E, Bonvalot S. Soft tissue sarcoma in France in 2015: Epidemiology, classification and organization of clinical care. J Visc Surg. 2015;152(4):223-30. DOI: 10.1016/j.jviscsurg.2015.05.001.
6. Goldberg BR. Soft tissue sarcoma: An overview. Orthop Nurs. 2007;26(1):4-11. DOI: 10.1097/00006416-200701000-00003.
7. Dirix LY, Van Oosterom AT. Soft tissue sarcoma in adults. Curr Opin Oncol. 1999;11(4):285-95. DOI: 10.1097/00001622-199907000-00008.
8. Oda Y, Yamamoto H, Kohashi K, Yamada Y, Iura K, Ishii T, et al. Soft tissue sarcomas: from a morphological to a molecular biological approach. Pathol Int. 2017;67(9):435-446. DOI: 10.1111/pin.12565.
9. Messiou C, Moskovic E, Vanel D, Morosi C, Benchimol R, Strauss D, et al. Primary retroperitoneal soft tissue sarcoma: imaging appearances, pitfalls and diagnostic algorithm. Eur J Surg Oncol. 2017;43(7):1191-1198. DOI: 10.1016/j.ejso.2016.10.032.
10. Matsumoto S. Changes in the diagnosis and treatment of soft tissue sarcoma in Japan 1977-2016. J Orthop Sci. 2018;23(3):441-448. DOI: 10.1016/j.jos.2017.11.019.
11. Kubo T, Furuta T, Johan MP, Ochi M. Prognostic significance of (18) F-FDG PET at diagnosis in patients with soft tissue sarcoma and bone sarcoma; systematic review and meta-analysis. Eur J Cancer. 2016;58:104-11. DOI: 10.1016/j.ejca.2016.02.007.
12. Gilbert NF, Cannon CP, Lin PP, Lewis VO. Soft-tissue sarcoma. J Am Acad Orthop Surg. 2009;17(1):40-7. DOI: 10.5435/00124635-200901000-00006.
13. Radaelli S, Stacchiotti S, Casali PG, Gronchi A. Emerging therapies for adult soft tissue sarcoma. Expert Rev Anticancer Ther. 2014;14(6):689-704. DOI: 10.1586/14737140.2014.885840.
14. Martín Broto J, Le Cesne A, Reichardt P. The importance of treating by histological subtype in advanced soft tissue sarcoma. Future Oncol. 2017;13(1s):23-31. DOI: 10.2217/fon-2016-0500.
15. Jo VY, Doyle LA. Refinements in sarcoma classification in the current 2013 World Health Organization Classification of tumours of soft tissue and bone. Surg Oncol Clin N Am. 2016;25(4):621-43. DOI: 10.1016/j.soc.2016.05.001.
16. Baheti AD, O'Malley RB, Kim S, Keraliya AR, Tirumani SH, Ramaiya NH, et al. Soft-tissue sarcomas: an update for radiologists based on the revised 2013 World Health Organization classification. Am J Roentgenol. 2016;206(5):924-32.
17. Baheti AD, O'Malley RB, Kim S, Keraliya AR, Tirumani SH, Ramaiya NH, et al. Sarcomas de partes moles. Pediatr mod. 2018;29(5):609-10.
18. Caran EM. Sarcomas de partes moles. Pediatr mod. 1999;35(8):609-10.
19. Mehren M Von, Randall RL, Benjamin RS, Boles S, Bui MM, Ganjoo KN, et al. Soft tissue sarcoma, version 2.2018: clinical practice guidelines in oncology. JNCCN J Natl Compr Cancer Netw. 2018;16(5):536-63.
20. Pisters PW, Harrison LB, Leung DH, et al. Long-term results of a prospective randomized trial of adjuvant brachytherapy in soft tissue sarcoma. J Clin Oncol. 1996;14:859-868.
21. Yang JC, Chang AE, Baker AR, et al. Randomized prospective study of the benefit of adjuvant radiation therapy in the treatment of soft tissue sarcomas of the extremity. J Clin Oncol. 1998;16:197-203.
22. Beane JD, Yang JC, White D, et al. Efficacy of adjuvant radiation therapy in the treatment of soft tissue sarcoma of the extremity: 20-year follow-up of a randomized prospective trial. Ann Surg Oncol. 2014;21: 2484-2489.
23. O'Sullivan B, Davis AM, Turcotte R, et al. Preoperative versus postoperative radiotherapy in soft-tissue sarcoma of the limbs: a randomized trial. Lancet. 2002;359:2235-2241.
24. Frustaci S, Gherlinzoni F, De Paoli A, et al. Adjuvant chemotherapy for adult soft tissue sarcomas of the extremities and girdles: results of the Italian randomized cooperative trial. J Clin Oncol. 2001;19:1238-47.
25. Woll PJ, Reichardt P, Le Cesne A, et al. Adjuvant chemotherapy with doxorubicin, ifosfamide, and lenograstim for resected soft-tissue sarcoma (EORTC 62931): a multicenter randomized controlled trial. Lancet Oncol. 2012;13:1045-54.
26. Pervaiz N, Colterjohn N, Farrokhyar F, et al. A systematic meta-analysis of randomized controlled trials of adjuvant chemotherapy for localized resectable soft-tissue sarcoma. Cancer 2008;113:573-581.
27. Sarcoma meta-analysis collaboration (SMAC). Adjuvant chemotherapy for localized resectable soft tissue sarcoma in adults. Cochrane Database Syst Rev. 2000;(4):CD001419.
28. Gronchi A, Frustaci S, Mercuri M, et al. Short, full-dose adjuvant chemo-therapy in high-risk adult soft tissue sarcomas: a randomized clinical trial from the Italian Sarcoma Group and the Spanish Sarcoma Group. J Clin Oncol. 2012;30:850-6.
29. Gronchi A, Ferrari S, Quagliuolo V, et al. Histotype-tailored neoadjuvant chemotherapy versus standard chemotherapy in patients with high-risk soft-tis-sue sarcomas (ISG-STS 1001): an international, open-label, randomized, controlled, phase 3, multicenter trial. Lancet Oncol. 2017;18:812-22.

30. Antman K, Crowley J, Balcerzak SP, et al. An intergroup phase III randomized study of doxorubicin and dacarbazine with or without ifosfamide and mesna in advanced soft tissue and bone sarcomas. J Clin Oncol. 1993;11:1276-85.
31. Judson I, Verweij J, Gelderblom H, et al. Doxorubicin alone versus intensified doxorubicin plus ifosfamide for first-line treatment of advanced or metastatic soft-tissue sarcoma: a randomized controlled phase 3 trial. Lancet Oncol. 2014;15:415-23.
32. Seddon BM, Whelan J, Strauss SJ, et al. GeDDiS: a prospective randomized controlled phase III trial of gemcitabine and docetaxel compared with doxorubicin as first-line treatment in previously untreated advanced unresectable or metastatic soft tissue sarcomas (EudraCT 2009-014907-29). J Clin Oncol. 2015;33(15); Abstr 10500.
33. Penel N, Bui BN, Bay JO, et al. Phase II trial of weekly paclitaxel for unresectable angiosarcoma: the Angiotax Study. J Clin Oncol. 2008;26:5269-74.
34. Casali PG, Abecassis N, Bauer S, Biagini R, Bielack S, Bonvalot S, et al. ESMO Guidelines Committee and Euracan. Soft tissue and visceral sarcomas: ESMO-Euracan Clinical Practice Guidelines for diagnosis, treatment and follow-up. Ann Oncol. 2018;29(4):iv51-67.
35. Drilon A, Laetsch TW, Kummar, S. Efficacy of larotrectinib in TRK fusion–positive cancers in adults and children. N Engl J Med. 2018;378:731-739.
36. Marabelle A, Le DT, Ascierto PA, et al. Efficacy of pembrolizumab in patients with noncolorectal high microsatellite instability/mismatch repair–deficient cancer: results from the phase II KEYNOTE-158 Study. Journal of Clinical Oncology. 2019. DOI: 10.1200/JCO.19.02105.
37. Dangoor A, Seddon B, Gerrand C, Grimer R, Whelan J, Judson I. UK guidelines for the management of soft tissue sarcomas. Clin Sarcoma Res. 2016;6(1):1-26.
38. Amin MB, Edge SB, Greene FL, Byrd DR, Brookland RK, Washington MK, et al. Staging AJCC Cancer Form Supplement. Ajcc Cancer Staging Manual, Eighth Ed. 2018;(June):303-10.
39. Casali PG, Abecassis N, Bauer S, Biagini R, Bielack S, Bonvalot S, et al. Soft tissue and visceral sarcomas: ESMO-EURACAN Clinical Practice Guidelines for diagnosis, treatment and follow-up. Ann Oncol. 2018;29:iv51-67.

158

Sarcomas de Partes Ósseas

Veridiana Pires de Camargo
Olavo Pires de Camargo

DESTAQUES

- A maioria dos osteossarcomas é de ocorrência esporádica, sendo poucos os casos associados a defeitos herdados na regulação do ciclo celular.
- Nos casos com predisposição genética, são mais comuns as mutações em helicases de DNA ou em genes supressores de tumor, como na síndrome de Li-Fraumeni.
- Os casos de osteossarcoma em pacientes com mais de 40 anos podem estar associados à doença de Paget, afecção caracterizada pelo aumento do *turnover* ósseo.
- O osteossarcoma intramedular é o subtipo mais prevalente, constituindo 80% dos casos, acometendo principalmente indivíduos nas 1ª e 2ª décadas de vida.
- A classificação da Organização Mundial da Saúde (OMS) subdivide o osteossarcoma intramedular de alto grau em categorias com base na predominância da matriz extracelular: osteoblástico, condroblástico ou fibroblástico.
- O osteossarcoma de células pequenas é um subtipo raro de osteossarcoma. O seu diagnóstico diferencial envolve outras neoplasias de células pequenas, como o sarcoma de Ewing e o linfoma ósseo.
- O estadiamento do osteossarcoma é com base em radiografia simples e ressonância nuclear magnética (RNM) da região acometida, tomografia computadorizada (TC) de tórax e cintilografia óssea.
- A RNM é superior à TC para definir extensão do componente de partes moles, principalmente, o feixe neurovascular, articulação e medula óssea, além da presença de lesões ósseas distantes da área acometida (*skip metastasis*).
- A disseminação dos sarcomas ósseos é hematogênica, sendo que metástases pulmonares são clinicamente detectáveis em 20% dos casos ao diagnóstico.
- O sítio principal de metástases é o pulmão (80% a 85% dos casos), seguido dos ossos.
- Os agentes quimioterápicos mais efetivos no tratamento do osteossarcoma são: doxorrubicina; cisplatina; metotrexato; e ifosfamida.

Continua >>

>> Continuação

- A quimioterapia neoadjuvante no osteossarcoma tem como objetivo principal possibilitar uma maior taxa de cirurgias com preservação do membro, além de tratar a doença micrometastática e testar *in vivo* a sensibilidade do tumor ao regime empregado.
- Segundo a classificação de Huvos para necrose tumoral no osteossarcoma, os tumores com melhor responsividade à quimioterapia (grau III e IV de Huvos) têm melhor prognóstico.
- Estudos que compararam a poliquimioterapia neoadjuvante com a adjuvante demonstraram taxas de sobrevida livre de progressão em 5 anos semelhantes entre os dois braços, bem como taxas de preservação de membro.
- Não existe um tratamento sistêmico padrão para o osteossarcoma não metastático. A maior parte dos regimes inclui cisplatina e doxorrubicina com ou sem metotrexato em altas doses.
- O papel do metotrexato no tratamento do osteossarcoma ainda é controverso, principalmente em adultos, visto que alguns estudos não demonstraram vantagem em adicioná-lo ao esquema de cisplatina e doxorrubicina.
- A adição de muramil tripeptídeo ao esquema de quimioterapia adjuvante com base em cisplatina, doxorrubicina e metotrexato aumentou a sobrevida global (SG) do osteossarcoma, sendo esse imunomodulador aprovado na Europa.
- A ressecção ampla após a quimioterapia neoadjuvante, habitualmente por volta da 12ª semana, é a base do tratamento do osteossarcoma.
- Caso a ressecção ampla com margem livre torne o membro não funcional, está indicada a amputação, o que acontece em até 30% dos casos.
- Pacientes com doença metastática ao diagnóstico têm SG em 5 anos variando entre 10% e 15%. Aqueles com metástases pulmonares isoladas têm melhor sobrevida livre de eventos em relação aos que se apresentam com metástases ósseas.
- No sarcoma de Ewing, o tratamento sistêmico padrão para pacientes não metastáticos consiste em vincristina, doxorrubicina, ciclofosfamida e actinomicina D, alternando com ifosfamida e etoposídeo.

INTRODUÇÃO

Os sarcomas ósseos são tumores extremamente raros, correspondendo a menos de 0,2% das neoplasias. Em 2009, ocorreram 2.570 casos novos nos Estados Unidos e 1.470 óbitos. São neoplasias com ampla heterogeneidade clínica, sendo potencialmente curáveis com tratamento adequado. Os três tipos mais comuns são: osteossarcoma (35%); condrossarcoma (30%); e sarcoma de Ewing (15%).[1] Os sarcomas ósseos são classificados de acordo com a produção da matriz óssea, seja ela osteoide (osteossarcoma), seja condroide (condrossarcoma).

Os sarcomas costumam respeitar as barreiras anatômicas crescendo dentro do compartimento anatômico ao seu redor. Entretanto, a maior parte dos sarcomas ósseos é extracompartimental na apresentação, destruindo o córtex e invadindo os tecidos moles adjacentes. A sobrevida dos pacientes com osteossarcoma melhorou significativamente nas últimas décadas com os avanços da quimioterapia. Antes da década de 1970, esses pacientes eram tratados com amputação de extremidades e, mesmo assim, entre 80% a 90% faleciam de doença metastática.

Neste capítulo, será feita uma revisão da abordagem clínica e cirúrgica dos principais sarcomas ósseos.

OSTEOSSARCOMA

Epidemiologia e fatores de risco

Os osteossarcomas são os sarcomas ósseos mais comuns, caracterizados pela produção de matriz osteoide e osso pelas células malignas. A doença afeta aproximadamente 560 crianças e adolescentes por ano nos Estados Unidos.[2] Incide principalmente na 2ª década de vida, durante os períodos de maior crescimento ósseo, como no estirão da adolescência. O segundo pico, e menos importante, ocorre na 6ª década de vida.

Existem 11 variantes de osteossarcoma, e o tipo convencional corresponde a 80% dos casos. A localização principal é nas áreas de maior *turnover* ósseo: fêmur distal; tíbia proximal; e úmero proximal.[3,4]

A maior parte dos osteossarcomas é de ocorrência esporádica, sendo poucos casos associados a defeitos herdados na regulação do ciclo celular. Aproximadamente 70% dos casos apresentam uma anormalidade cromossômica com cariótipo complexo. Nos casos com predisposição genética, são mais comuns as mutações em genes supressores de tumor ou em helicases de DNA.[5,6] A síndrome de Li-Fraumeni é caracterizada pela mutação do TP53, provocando sarcomas familiares incluindo osteossarcoma, câncer de mama bilateral em jovens, leucemia, tumores cerebrais, tumor adrenocortical, entre outros. Pacientes com retinoblastoma familiar ou bilateral apresentam mutação do gene supressor de tumor RB1. Esses pacientes apresentam risco acumulado de desenvolver sarcoma ósseo ou de partes moles, melanoma ou tumores cerebrais de 36% aos 50 anos. As mutações nas helicases de DNA podem resultar em alterações dos genes BLM e RECQL4 e causar a síndrome de Bloom e Rothmund-Thomson, respectivamente.[7-10]

A evolução no tratamento de algumas neoplasias, como a de mama e os linfomas, elevou a sobrevida e estes pacientes apresentassem o risco de um sarcoma induzido pela radioterapia que ocorre entre 0,03% e 0,2% dos casos. O osteossarcoma é o segundo sarcoma mais comum induzido após radioterapia, atrás do sarcoma pleomórfico indiferenciado de alto grau.[11] O período de latência varia na literatura de 6 meses até 50 anos. Em pacientes tratadas para neoplasia de mama, a média de período de latência é de 3 a 4 anos; enquanto para os pacientes com linfoma, chega a 11 anos.[12]

A exposição a agentes alquilantes pode estar associada ao desenvolvimento de osteossarcoma secundário, podendo também potencializar os efeitos de tratamento radioterápico prévio.[13] Os casos de osteossarcoma em pacientes com mais de 40 anos podem estar associados à doença de Paget, caracterizada por uma aceleração no *turnover* ósseo. Sua incidência é baixa, variando entre 0,7% e 1% dos casos, sendo que a transformação sarcomatosa é mais comum em pacientes com Paget de longa data.[14]

SUBTIPOS DE OSTEOSSARCOMA

Intramedular (convencional)

É o mais prevalente, constituindo 80% dos casos e acometendo pacientes nas 1ª e 2ª décadas de vida. É tipicamente de alto grau e tem origem na cavidade intramedular.[3] A radiografia da região acometida demonstra uma lesão osteolítica e/ou osteoblástica no osso com destruição da cortical. A metáfise dos ossos longos é o sítio primário em mais de 80% dos casos, mas os tumores também podem ter origem nas diáfises de ossos longos ou esqueleto axial[4] (Figura 158.1).

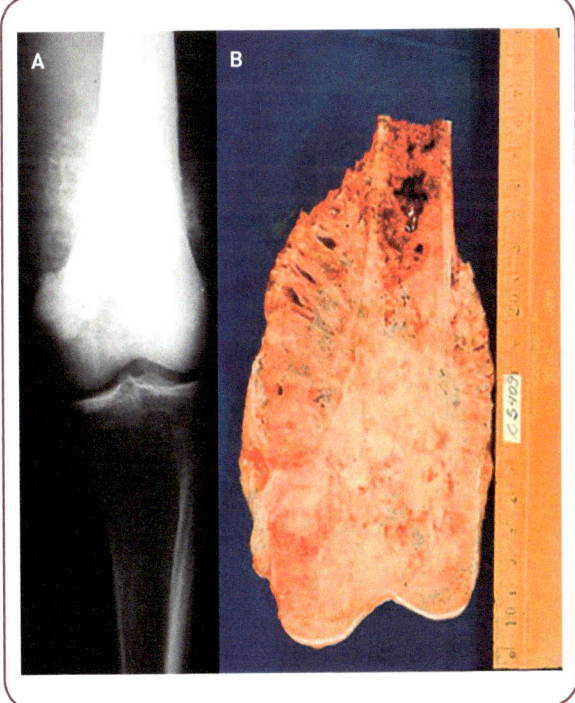

FIGURA 158.1 – (A) Radiografia de osteossarcoma de fêmur distal em adulto. (B) Macroscopia.
Fonte: Instituto de Ortopedia e Traumatologia da Faculdade de Medicina da Universidade de São Paulo.

A classificação da OMS subdivide o osteossarcoma intramedular de alto grau em categorias com base na predominância da matriz extracelular: osteoblástico (osso e/ou osteoide, 50% dos casos); condroblástico (cartilagem hialina de alto grau, 25% dos casos); ou fibroblástico (células fusiformes de alto grau, 25% dos casos).[15]

O osteossarcoma telangiectásico acomete < 4% dos casos, sendo a maioria deles em crianças e adolescentes. Pode se apresentar com fratura patológica em 25%

dos casos. A radiografia da região acometida mostra uma lesão osteolítica, rompendo a superfície metafisária e lembrando um cisto ósseo aneurismático.[15]

O osteossarcoma de células pequenas é um subtipo raro, com incidência de 1,3%. É necessária a diferenciação com outras neoplasias de células pequenas, como o sarcoma de Ewing e o linfoma ósseo. Em uma série da Mayo Clinic, com 16 casos não metastáticos, a SG em 5 anos foi de 28,9%.[16]

Osteossarcoma de baixo grau

O osteossarcoma intramedular de baixo grau constitui 1% a 2% dos casos e geralmente afeta indivíduos nas 3ª e 4ª décadas de vida. As lesões comumente envolvem fêmur distal ou tíbia proximal. A radiografia normalmente revela uma lesão lítica sem caráter de agressividade, ou mista, com áreas blásticas e líticas. É tratado apenas com cirurgia, sem indicação de tratamento sistêmico adjuvante.[17]

Osteossarcoma de superfície

Parosteal: tumor indolente que acomete a superfície dos ossos longos, poupando o canal medular. O pico de incidência é na 3ª década de vida, afetando mais mulheres do que homens. A variante justacortical é a mais comum e corresponde de 1% a 6% dos casos. Na maior parte dos casos, o tratamento é cirúrgico apenas.[18]

Periosteal: tumor justacortical mais agressivo do que a variante parosteal, acometendo de 1% a 2% dos casos. Localiza-se preferencialmente no fêmur distal ou tíbia próxima em adultos jovens. A imagem radiográfica revela os sinais clássicos de raios de sol ou do triângulo de Codman. O tratamento inclui cirurgia e quimioterapia em virtude do risco de 20% de doença metastática nesses casos.[18]

Alto grau: o osteossarcoma de alto grau de superfície constitui < 1% dos casos. Histologicamente, é semelhante ao osteossarcoma convencional, devendo ser tratado como tal.[18]

Osteossarcoma de mandíbula

Este subtipo de osteossarcoma tende a ocorrer em pacientes adultos jovens após a 3ª década de vida, com um curso indolente. Entretanto, trata-se de uma variante pouco sensível à quimioterapia, com altas taxas de recidiva local e à distância.[18] O principal tratamento é a cirurgia radical com equipe especializada em cirurgia de cabeça e pescoço.

Osteossarcoma extraósseo

É um subtipo raro de osteossarcoma de alto grau envolvendo partes moles, sendo geralmente secundário à radioterapia. Assim como nos sarcomas de partes moles, o tamanho do tumor constitui um importante fator prognóstico.[19]

AVALIAÇÃO INICIAL

História e exame físico

Os pacientes apresentam sintomas inespecíficos, mais comumente dor de intensidade variável, algumas vezes de caráter intermitente. Febre, fadiga e perda de peso, na maior parte dos casos, estão ausentes. No exame físico, palpa-se uma tumoração em partes moles com hipertermia e eritema local, grande e dolorosa à palpação localizada em fêmur distal, tíbia proximal ou úmero proximal.[15] Entre 5% e 10% dos casos, uma fratura patológica está associada.[20]

Exames laboratoriais

São inespecíficos para diagnóstico. Quando o diagnóstico é confirmado por biópsia percutânea, deve-se solicitar hemograma completo, bioquímica, transaminases, função renal e hepática. O ecocardiograma é conveniente antes do início da doxorrubicina. A avaliação laboratorial é geralmente normal, exceto por elevações de fosfatase alcalina em 40% dos casos e DHL em 30% dos casos. Níveis elevados são associados a um pior prognóstico.[1]

Estadiamento (Quadro 158.1)[1]

As diretrizes do National Comprehensive Cancer Network (NCCN) recomendam radiografias e RNM da região acometida, TC de tórax e cintilografia óssea. A RNM é superior à TC para definir extensão do componente de partes moles, principalmente o feixe neurovascular, articulação e medula óssea, além da presença de lesões ósseas longe da área acometida (*skip lesion*). A TC de tórax é mais sensível do que a radiografia de tórax para detecção de metástases pulmonares. As metástases pulmonares aparecem como nódulos pequenos e redondos, às vezes com calcificação central, geralmente na periferia dos pulmões.[1]

Tabela 158.1. Classificação AJCC dos sarcomas ósseos

Tumor primário (T)

Tx	Tumor não acessível
T0	sem evidência de tumor primário
T1	Menor ou igual a 8 cm
T2	Maior que 8 cm
T3	Descontinuidade com tecido ósseo

Linfonodos regionais (N)

NX	Linfonodos não acessíveis
N0	Ausência de metástase linfonodal
N1	Metástases em linfonodos regionais

Metástases à distância (M)

M0	Ausência de metástase à distância
M1	Metástases à distância
M1a	Metástases pulmonares
M1b	Outros sítios à distância

Estádio agrupado

EC IA	T1N0M0		G1, GX
EC IB	T2N0M0, T3N0M0		G1, GX
EC IIA	T1N0M0		G2, G3
EC IIB	T2N0M0		G2, G3
EC III	T3N0M0		G2, G3
EC IVA	qquer	TN0M1A	qquer G
EC IVB	qquer	T N1qquer M	qquer G
	qquer	T qquerN M1B	qquer G

Grau histológico (G)

GX	Grau não mensurável
G1	Bem diferenciado
G2	Moderadamente diferenciado
G3	Pouco diferenciado

Fonte: Desenvolvida pela autoria.

A cintilografia óssea com tecnécio permite observar atividade metabólica aumentada no local do tumor, além de revelar metástases à distância. Em um estudo com 70 pacientes portadores de osteossarcoma, foi comparado o FDG-PET com a cintilografia com tecnécio na avaliação de metástases ósseas, sendo demonstrada a superioridade da cintilografia.[20] O PET não tem sido usado com frequência para o estadiamento de osteossarcoma. Entretanto, tem aumentado o interesse pelo uso do PET como forma de monitorização de resposta ao tratamento.[15]

A disseminação dos sarcomas ósseos é hematogênica, e metástases pulmonares são clinicamente detectáveis em 20% dos casos ao diagnóstico. Em comparação aos pacientes com doença localizada, aqueles com doença metastática ao diagnóstico tendem a apresentar tumores axiais, de grande volume e com uma história natural longa de sintomas. O sítio principal de metástases é o pulmão (80% a 85% dos casos), seguido dos ossos. Sítios raros de metástases incluem fígado, linfonodos, sistema nervoso central (SNC), adrenais, músculo e pele.[4,22]

Biópsia

O diagnóstico de sarcoma ósseo necessita de biópsia para análise histopatológica e confirmação dos achados de imagem. O sítio de biópsia deve ser selecionado considerando a ressecção definitiva do tumor. A ressecção tumoral deve incluir o sítio de biópsia porque o trajeto da biópsia pode estar contaminado por células tumorais.[4]

As técnicas de biópsia podem ser realizadas por agulha ou de forma aberta. As agulhas *tru-cut* ou *core biopsy* estão sendo usadas com maior frequência, recentemente com o suporte da TC ou da ultrassonografia (USG). Se a biópsia por agulha core for inconclusiva, deve-se realizar uma biópsia aberta.

Idealmente, a biópsia deve ser realizada ou supervisionada pelo oncologista ortopédico em virtude do risco de um trajeto inapropriado de biópsia, erro na interpretação das radiografias, erro na interpretação da patologia ou complicações após a biópsia. Esses erros podem culminar em um tratamento inadequado ou em amputação desnecessária.[15]

Quimioterapia

Uma abordagem multidisciplinar é necessária no tratamento de pacientes com osteossarcoma, incluindo cirurgiões e oncologistas especialistas. O tempo de seguimento desses pacientes deve ser superior a 5 anos, considerando os riscos de recidiva, bem como o de complicações da quimioterapia.

O prognóstico dos pacientes com osteossarcoma evoluiu dramaticamente nos últimos anos. Com o uso do tratamento multidisciplinar, dois terços dos pacientes com osteossarcoma não metastático de extremidades se tornam sobreviventes de longa data. Presume-se que pacientes sem doença metastática detectável apresentem micrometástases e sejam tratados com quimioterapia neoadjuvante e adjuvante. Nos pacientes com doença metastática pulmonar limitada, existe a possibilidade de cura em até 50% dos casos. Antes do uso da quimioterapia, entre 80% e 90% dos pacientes desenvolviam doença metastática, mesmo após controle local com amputação, e sucumbiam em consequência da doença.[15]

O objetivo da quimioterapia sistêmica é tratar a doença localmente avançada, permitindo uma cirurgia com preservação do membro, além de ser também ativa na doença micrometastática e naquela com metástases detectáveis aos exames de estadiamento. Os agentes quimioterápicos mais efetivos no tratamento do osteossarcoma são: doxorrubicina; cisplatina; metotrexato; e ifosfamida. Os protocolos de osteossarcoma utilizam-se da poliquimioterapia para evitar resistência aos agentes quimioterápicos e aumentar o grau de necrose tumoral.[15]

ESTUDOS CLÍNICOS EM OSTEOSSARCOMA NÃO METASTÁTICO

Rosen *et al.* avaliaram 185 pacientes, na década de 1970, tratados com quimioterapia neoadjuvante. Dos primeiros 52 avaliados, 25 permaneceram livres de doença por 7 anos. A sobrevida em 5 anos, que anteriormente era de apenas 20%, subiu entre 40% e 60% com a adição da quimioterapia no tratamento de osteossarcoma. Esse foi o primeiro estudo a demonstrar o valor da quimioterapia no tratamento do osteossarcoma não metastático.[23]

A comparação entre quimioterapia neoadjuvante e adjuvante foi realizada no estudo POG 8651, em pacientes menores de 30 anos com diagnóstico de osteossarcoma não metastático. O regime quimioterápico consistia em metotrexato em altas doses, seguido de resgate com ácido folínico, cisplatina, doxorrubicina e BCD (bleomicina, ciclofosfamida e actinomicina D). A sobrevida livre de progressão em 5 anos foi semelhante em ambos os grupos (65% *versus* 61% para quimioterapia adjuvante e neoadjuvante, respectivamente), bem como as taxas de preservação de membro (55% *versus* 51% para quimioterapia adjuvante e neoadjuvante, respectivamente). Esse estudo foi criticado pela baixa taxa de preservação de membro em relação a estudos anteriores, bem como pela inclusão do regime BCD que teve benefício incerto nesse grupo de pacientes, acrescentando mais toxicidade.[24] Entretanto, foi um estudo marcante ao demonstrar igualdade de eficácia entre o tratamento neoadjuvante e o adjuvante, além da sobrevida livre de progressão em 5 anos de 65%.

A importância da quimioterapia neoadjuvante reside no fato de se mostrar *in vivo* a sensibilidade do tumor às drogas quimioterápicas. Um sistema de graduação histológica de resposta à quimioterapia foi desenvolvido no Memorial Hospital e é amplamente usado. Os tumores com melhor responsividade à quimioterapia, considerados "bons respondedores" (grau III e IV de Huvos), têm melhor prognóstico.[15] Em estudo europeu multicêntrico com 570 pacientes, cujos dados foram coletados de dois estudos do European Osteosarcoma Group, observou-se que os pacientes com necrose maior do que 90%, no exame anatomopatológico, apresentaram SG superior aos outros subgrupos. Além disso, alguns subtipos de osteossarcoma, como o fibroblástico, tiveram a melhor resposta à quimioterapia, em comparação com o subtipo condroblástico, com a pior resposta. Não houve diferença de sobrevida entre os subtipos.[25]

Em um estudo multicêntrico brasileiro, Petrilli *et al.* mostraram resultados de dois estudos com pacientes com osteossarcoma menores de 25 anos de idade. Em um dos estudos, as drogas utilizadas foram: ifosfamida; epirrubicina; carboplatina; e metotrexato em altas doses. No outro estudo, o protocolo incluía cisplatina, carboplatina, ifosfamida e doxorrubicina. A SG de pacientes não metastáticos em ambos os estudos foi de 57,1%, em 5 anos. Os autores justificaram a menor SG em relação aos estudos americanos e europeus pela alta taxa de doença avançada ao diagnóstico (20,8%) e pelo tamanho dos tumores primários (42,9%).[26]

No estudo de Souhami *et al.*, 407 pacientes com osteossarcoma não metastático foram randomizados para receber cisplatina 100 mg/m^2 no d1 e doxorubicina 25 mg/m^2 d1 a d3 ou vincristina, metotrexato em altas doses e doxorrubicina no pré-operatório ou ainda bleomicina, ciclofosfamida, actinomicina D, vincristina, metotrexato em altas doses, doxorrubicina e cisplatina no pós-operatório. Apenas 51% dos pacientes conseguiram terminar o tratamento com múltiplas drogas contra 94% com o regime de duas drogas. A porcentagem de pacientes com necrose tumoral maior do que 90% foi de 29% em ambos os grupos. Além disso, a SG em 5 anos foi de 55% em ambos. Esse estudo foi criticado pela baixa SG no grupo do metotrexato em altas doses, em relação a estudos anteriores.[27]

Em outro estudo randomizado, a adição de metotrexato ao esquema de cisplatina e doxorrubicina foi inferior em termos de sobrevida livre de progressão (57% *versus* 41%, p = 0,02) e sobrevida global (64% *versus* 50%, p = 0,10). Nos 66 pacientes com necrose > 90%, observou-se maior sobrevida livre de progressão e global.[28]

O papel do metotrexato permanece controverso, principalmente no tratamento de adultos. Uma série do Instituto Rizzoli sugere maior benefício com metotrexato em altas doses em relação a doses intermediárias.[29] Alguns estudos sugerem correlação entre o nível sérico de metotrexato, resposta clínica e prognóstico.[30,31]

Um estudo europeu randomizou 497 pacientes entre doxorrubicina e cisplatina por seis ciclos ou 12 semanas de cisplatina e doxorrubicina a cada 2 semanas, com suporte de G-CSF. A cirurgia era realizada na semana 6. Não houve diferença em termos de sobrevida livre de progressão e global entre os grupos.[32]

A adição de ifosfamida, com ou sem etoposídeo ao regime inicial, permanece controversa. Os principais estudos mostram aumento na taxa de resposta sem influência na sobrevida livre de progressão e na SG.[33,34]

Meyers *et al.*, em estudo de fase III, avaliaram a adição de ifosfamida e muramil tripeptídeo _ fosfatidiletanolamina (MTP-PE), um estimulante imunológico, em pacientes com osteossarcoma não metastático. A adição de ifosfamida aumentou a taxa de sobrevida livre de recorrência apenas quando utilizada em associação com MTP-PE. Já o MTP-PE aumentou SG e foi aprovado na Europa para pacientes com osteossarcoma.[35] O MTP-PE não está aprovado no Brasil.

O estudo EURAMOS-1, publicado em 2015, foi o maior estudo já realizado, incluindo 2.260 pacientes de 326 centros de 17 países. O estudo avaliou a adição de Ifosfamida e etoposide ao esquema MAP (metotrexato, cisplatina e doxorrubicina) no tratamento pós-operatório de pacientes maus respondedores (Huvos 1 e 2) e a manutenção com interferon alfa após término do esquema MAP pós operatório em pacientes bons respondedores (Huvos 3 e 4). Não houve benefício em SG em adicionar Ifosfamida e etoposide aos pacientes maus respondedores.[36]

Os pacientes adultos com osteossarcoma têm pior prognóstico em relação às crianças. Isso já foi demonstrado em estudos clínicos e em uma série de dados populacionais da Surveillance, Epidemiology, and End Results (SEER), entre 1973 e 2004. A SG em 5 anos de pacientes com 25 a 59 anos foi de 59% e, em maiores de 60 anos, de 24%.[37]

Em geral, pacientes com mais de 25 anos são tratados com cisplatina e doxorrubicina somente, pela falta de benefício e pela alta toxicidade do tratamento com o protocolo T10, já demonstrados em estudos clínicos.[27,28]

OSTEOSSARCOMA METASTÁTICO

Pacientes com doença metastática ao diagnóstico têm prognóstico reservado. A SG em 5 anos com quimioterapia e cirurgia varia entre 10% e 15%. Os pacientes com metástases pulmonares isoladas têm melhor sobrevida livre de eventos em relação àqueles que se apresentam com metástases ósseas.

Não existe tratamento-padrão para a doença metastática que tenham como base estudos randomizados. Nessa abordagem, são utilizadas as mesmas drogas da adjuvância, com respostas que variam entre 20% e 40%. Em estudo do Pediatric Oncology Group (POG), que avaliou ifosfamida em doses altas e etoposídeo na indução, seguidos de cisplatina, doxorrubicina, metotrexato em altas doses junto de ifosfamida em dose baixa e etoposídeo no pós-operatório, houve toxicidade hematológica grau quatro em 83% dos casos com 24% de casos de sepse. A taxa de resposta foi de 59%, sendo de 80% em pacientes com metástases ósseas associadas. A sobrevida livre de progressão foi de 34% em pacientes com metástases pulmonares isoladas e 58% naqueles com metástases ósseas associadas. Esse estudo teve o melhor resultado em doença metastática já publicado, porém às custas de muita toxicidade. Vale ressaltar que incluiu apenas pacientes com menos de 30 anos.[39]

Seguimento clínico

O seguimento clínico desses pacientes, segundo o NCCN, é feito com história e exame físico, hemograma completo, imagens do tórax e do sítio primário do tumor a cada 3 meses nos primeiros 2 anos; a cada 4 meses após 3 anos; a cada 6 meses no 4º e 5º anos; e anualmente depois desse último período.[1]

Osteossarcoma recorrente/metastático

Pacientes com recidiva local após cirurgia conservadora ainda têm a chance da amputação para controle local da doença. Os principais fatores prognósticos para recidiva local nos estudos foram tumores de grande volume, margens positivas e baixa taxa de resposta à quimioterapia inicial. Em um banco de dados do grupo EOI com 565 pacientes, aqueles com intervalo livre de progressão maior do que 2 anos tiveram uma sobrevida em 5 anos de 35% versus 14% daqueles com menos de 2 anos de intervalo livre de progressão.[39] O tratamento da doença recorrente depende de localização, extensão da doença e tempo de recorrência. A possibilidade de ressecção completa de todos os sítios de metástase aumenta o tempo de sobrevida.[40]

Bacci et al. avaliaram 162 pacientes com doença metastática ao diagnóstico, submetidos à quimioterapia neoadjuvante. A sobrevida livre de progressão em 5 anos em pacientes com ressecção completa dos nódulos pulmonares foi de 90%. Os fatores prognósticos mais importantes foram nódulos unilaterais e um a três nódulos apenas.[41]

As drogas de escolha em 2ª linha, na maior parte dos centros, são a ifosfamida e o etoposídeo com ou sem carboplatina.[42] Miser et al. demonstraram resposta parcial (RP) ou completa com a combinação de ifosfamida e etoposídeo, em três de oito pacientes com osteossarcoma recorrente.[43] Outra opção com atividade na 2ª linha é a combinação de ciclofosfamida e etoposídeo.[43]

Um pequeno estudo fase II avaliou o papel de gemcitabina 675 mg/m² no d1 e d8, com docetaxel 75 a 100 mg/m², em osteossarcomas e outros sarcomas ósseos refratários. A taxa de resposta foi de 29%, com duração mediana de resposta de 4,8 meses. Entre os 17 pacientes com osteossarcoma, três tiveram RP.[44]

Novas drogas

O uso de GM-CSF inalado foi estudado em pacientes com osteossarcoma com recorrência pulmonar em protocolo do COG. Não foram observados efeitos imunoestimuladores detectáveis nas metástases pulmonares ou aumento de SG e livre de doença após recorrência.[45]

Os bisfosfonatos inibem a ação dos osteoclastos e a reabsorção óssea, sendo já demonstrada a inibição in vitro do crescimento tumoral. Estudo fase III avaliando o uso de ácido zoledrônico associado à quimioterapia em pacientes não metastáticos não demonstrou benefício em termos de sobrevida livre de progressão.[46]

O grupo italiano avaliou, em estudo fase II, a associação de sorafenib e everolimus em pacientes com osteossarcoma metastático refratário. Foram avaliados 38 pacientes, sendo necessárias a redução de dose em 66% e a descontinuação em 5%; a taxa de resposta foi de 10%; e, 45% dos pacientes estavam livres de progressão em 6 meses. O estudo foi negativo para o objetivo primário de mais de 50% dos pacientes livres de progressão em 6 meses. No entanto, pacientes com expressão P-ERK1/2 e P-RPS6 parecem derivar maior benefício do tratamento.

Em estudo multicêntrico, braço único, fase II, foram avaliados 90 pacientes (45 com osteossarcoma e 45 com sarcoma de Ewing) refratários a diversas linhas de quimioterapia. Os pacientes receberam 60 mg de cabozantinib via oral até toxicidade limitante ou progressão de doença. Após um seguimento de 31 meses, 39 pacientes com sarcomas de Ewing foram avaliados com 26% de resposta objetiva em 6 meses e, nos pacientes com osteossarcoma, houve 12% com respostas parciais e 33% de ausência de progressão em 6 meses. Os principais eventos adversos incluem: hipofosfatemia; síndrome mão-pé; aumento de enzimas hepáticas; neutropenia; fadiga; diarreia; e perda de peso. A inibição de MET e VEGFR2 pelo cabozantinib mostrou atividade em pacientes com osteossarcoma e sarcoma de Ewing refratários, devendo ser considerada opção promissora e possivelmente ser avaliada em linhas mais precoces de tratamento.[47]

Cirurgia

A ressecção ampla após a quimioterapia neoadjuvante, habitualmente por volta da 12ª semana, é a base do tratamento do osteossarcoma. As duas opções de ressecção do tumor primário são preservação de membro com reconstituição ou amputação. A margem cirúrgica ampla é fundamental com 2 cm de tecido normal. A RNM pós-quimioterapia define o plano cirúrgico por revelar a extensão medular do tumor assim como o envolvimento do feixe neurovascular.[15]

A amputação do membro afetado era considerada tratamento de escolha antes da década de 1970, quando a quimioterapia neoadjuvante foi incorporada ao tratamento, tornando possível a conservação do membro. Caso a ressecção ampla com margem livre torne o membro não funcional, está indicada a amputação, o que é realizado em 30% dos casos.[13] É importante salientar que não existe diferença em sobrevida global entre os procedimentos.[48,49]

A preservação do membro é possível em mais de 85% dos casos, de acordo com o estudo de Grimer et al.[48] O objetivo de preservar o membro é mantê-lo funcionante, sem aumentar o risco de recidiva, o que piora muito a sobrevida do paciente.

A fratura patológica não constitui contraindicação para preservação de membro após a incorporação da quimioterapia sistêmica no tratamento do osteossarcoma.[20] A taxa de recorrência local é entre 4% e 6%, tanto na amputação como na preservação do membro.[49]

Após a ressecção ampla, existem algumas opções para reconstrução do membro afetado. A endoprótese modular é a mais empregada por permitir a estabilidade imediata do esqueleto e da articulação (Figura 158.2).[50] Outras possibilidades, dependendo de cada caso, incluem aloenxerto (banco de tecidos) e autoenxerto (fíbula). O aloenxerto osteoarticular constitui uma reconstituição biológica e permanente. Entretanto, o grau de complicações imediatas é maior do que com a endoprótese, como fratura, não integração do osso de banco, infecção e, nos casos de aloenxerto osteoarticular, pode haver degeneração progressiva da cartilagem articular. Outra possibilidade é o emprego do composto aloenxerto/prótese. Falhas no aloenxerto osteoarticular podem ser frequentes, com fraturas ocorrendo entre 17% e 20% dos casos.[51]

A reconstrução do membro pode ser um desafio em se tratando de crianças que têm o esqueleto imaturo, para as quais tanto a funcionalidade do membro como a discrepância de comprimento entre eles são importantes. Uma solução para evitar a discrepância de comprimento é a endoprótese expansível, que permite o intervalo de crescimento do membro, imitando o ritmo de crescimento do membro contralateral. Essa endoprótese pode ser ajustada cirurgicamente quando a discrepância de comprimento atingir 6 cm. As principais complicações na reconstrução do membro incluem infecção (11%), deiscência (4% a 38%) e falha mecânica.[52]

SARCOMA DE EWING

Os tumores da família do sarcoma de Ewing são caracterizados por um amplo espectro de diferenciação neural com uma uniformidade na imuno-histoquímica, citogenética e biologia molecular e resposta semelhante àquela aos agentes quimioterápicos.

São provavelmente originados de uma única célula mesenquimal totipotente, capaz de se diferenciar em múltiplas linhagens. O tumor neuroectodérmico primitivo (pNET) é uma neoplasia bem diferenciada de linhagem neural, diferente do sarcoma de Ewing, que constitui uma neoplasia pouco diferenciada. O tumor de Askin tem características semelhantes ao PNET, porém é característico da região toracopulmonar. O sarcoma de Ewing extraósseo foi descrito por Ezinger em 1975 e também constitui essa família de neoplasias.[53-55]

O sarcoma de Ewing/pNET foi o primeiro sarcoma a ser identificado por uma alteração cromossômica específica: t(11; 22) (q24; q12). Ambos têm uma translocação específica levando à fusão da porção 5' do gene EWS, localizado no cromossomo 22q12, com a porção 3' do gene FLI1 no cromomossomo 11q24. Em mais de 95% dos casos de sarcoma de Ewing e PNET, o gene de fusão é EWS-FLI1, os outros são menos frequentes. O diagnóstico da translocação pode ser realizado por um estudo de FISH interfásico, de maneira simples e rápida (Figura 158.3). O prognóstico dos pacientes que apresentam a translocação EWS-FLI1 tipo 1 é estatisticamente superior.[56-58]

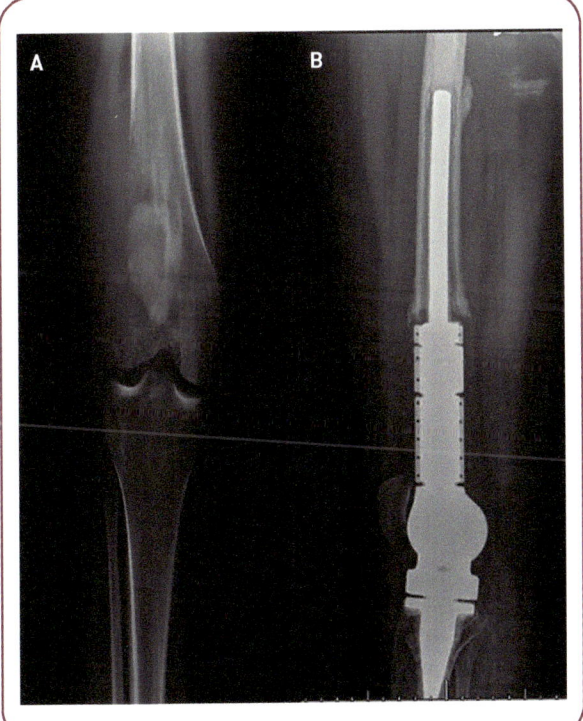

FIGURA 158.2 – Exemplo de endoprótese em osteossarcoma de fêmur distal.
Fonte: Instituto de ortopedia e Traumatologia da Faculdade de Medicina da Universidade de São Paulo.

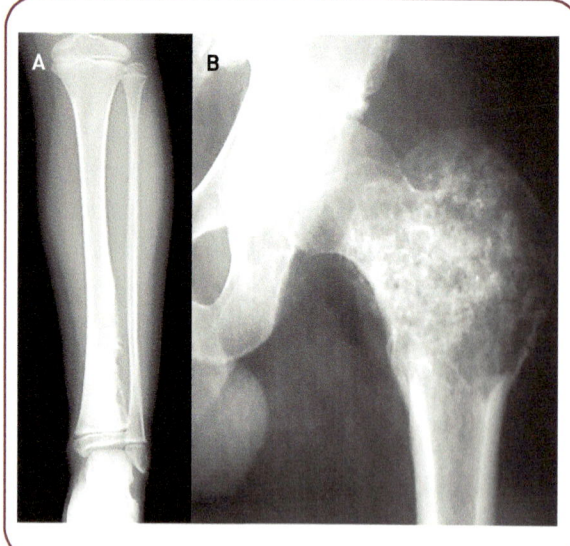

FIGURA 158.3 – (**A**) Sarcoma de Ewing de diáfise tibial. (**B**) Condrossarcoma grau II de fêmur esquerdo.
Fonte: Instituto de Ortopedia e Traumatologia da Faculdade de Medicina da Universidade de São Paulo.

Epidemiologia e fatores de risco

Atualmente, é reconhecido que as translocações genéticas ocorridas no sarcoma de Ewing são espontâneas, não estando relacionados a fatores ambientais, medicamentos, herança genética ou eventos traumáticos. A incidência de sarcoma de Ewing secundário à radioterapia é menor do que 3%.[59,60]

Apesar de raro, o sarcoma de Ewing constitui a terceira neoplasia óssea mais comum, depois do osteossarcoma e do condrossarcoma. É o segundo tumor ósseo mais comum da infância e adolescência, correspondendo a 10% dos casos de tumores ósseos. A idade média dos pacientes é de 15 anos, sendo mais de 50% dos casos em adolescentes. Em pacientes maiores de 30 anos, o diagnóstico de carcinoma de pequenas células pulmonar deve ser excluído. Em pacientes mais jovens, outros diagnósticos como linfoma/leucemia, rabdomiossarcoma, meduloblastoma e neuroblastoma devem ser também cogitados. São mais comuns em homens e extremamente raros em negros.

As localizações mais comuns são na diáfise do fêmur, tíbia e úmero, além dos ossos da pelve. Os pacientes mais velhos se apresentam com tumores maiores e pélvicos.[61,62]

AVALIAÇÃO INICIAL

História e exame físico

Os sintomas mais comuns são dor e edema local de algumas semanas de duração. A dor pode ser branda no início, porém tende a se intensificar, piorando com o exercício e durante a noite. Uma tumoração dolorosa e firme em partes moles pode ser identificada em alguns casos. Pacientes com lesões justa-articulares podem apresentar perda de movimento articular, enquanto lesões nos arcos costais podem ter invasão pleural, causando dor. Quando a coluna e o sacro estão envolvidos, irritação ou compressão nervosa pode causar dor, radiculopatia ou sinais de compressão medular.

Sintomas constitucionais como febre, fadiga, perda de peso ou anemia podem ocorrer entre 10% e 20% dos casos, estando relacionados à doença avançada. A maioria dos casos (80%) apresenta-se com doença localizada apesar de supostamente terem doença metastática subclínica. A doença metastática pode ficar evidente em poucas semanas, caso nenhuma terapia efetiva seja iniciada.[67] O atraso entre o início dos sintomas e o diagnóstico é relativamente frequente nos casos de sarcoma de Ewing. Em um estudo, 50% dos pacientes tinham sintomas por 6 meses antes do diagnóstico ser feito.

Os principais sintomas de doença metastática são constitucionais. Mais comumente, em pacientes com doença em localização pélvica, idade avançada, tumores grandes e DHL elevada.[63]

Exames laboratoriais

Estudos laboratoriais são inespecíficos, mas podem mostrar leucocitose, anemia, aumento de DHL ou de velocidade de hemossedimentação (VHS). A biópsia de medula óssea unilateral ou bilateral é recomendada em alguns centros para excluir invasão de medula óssea. A RNM da coluna ou da pelve é sensível para alterações na medula óssea, mas não é específica.[63]

Exames de imagem

A radiografia do sarcoma de Ewing apresenta-se como uma lesão metadiafisária, ao contrário do osteossarcoma, além de pouco definida e permeativa, com destruição intramedular. A reação periosteal com aparência de "casca de cebola" é comum nesses tumores. Outras apresentações como em "raios de sol" ou "triângulo de Codman" são mais comuns nos osteossarcomas. O diagnóstico diferencial mais importante é a osteomielite hematogênica aguda, seguida do osteossarcoma e do granuloma eosinófilo.[64,65]

ESTADIAMENTO (QUADRO 158.1)[1]

Quimioterapia na doença localizada

Os principais protocolos utilizam quimioterapia neoadjuvante seguida de ressecção e quimioterapia adjuvante. O primeiro estudo do IESS utilizou a combinação de vincristina, doxorrubicina, ciclofosfamida e actinomicina D (VDCA ou VACA) que mostrou melhor sobrevida livre de recorrência em 5 anos do que VAC sozinho ou VAC com radioterapia pulmonar (60% *versus* 24% *versus* 44%, respectivamente).[66]

O aumento da dose da doxorrubicina de 60 mg/m^2 para 75 mg/m^2, no estudo IESS-2, resultou em aumento na sobrevida livre de progressão para 73% em 5 anos em tumores não pélvicos.[67]

No estudo IESS III, a adição de ifosfamida e etoposídeo ao esquema VDCA *versus* VDCA sozinho mostrou aumento de sobrevida livre de recorrência (69% *versus* 54%) apenas em pacientes não metastáticos. Em um estudo do Memorial Hospital, Estados Unidos, com esquema semelhante, a sobrevida livre de eventos em 4 anos foi de 82%, ao passo que, no estudo do Instituto Rizolli, os resultados foram semelhantes sem o uso do etoposídeo.[68,69]

O tratamento-padrão para pacientes não metastáticos consiste em VDCA alternando com IE (ifosfamida e etoposídeo). No congresso da Connective Tissue Oncology Society, em 2007, foi apresentado o esquema de dose densa com VAC/IE alternado e suporte com G-CSF, comparado ao regime padrão a cada 3 semanas. Houve um aumento em sobrevida livre de eventos e global, principalmente nos pacientes menores de 18 anos a favor do esquema dose densa, sem aumento da toxicidade.[70]

Cirurgia

Os tratamentos cirúrgicos dos tumores ósseos da família do sarcoma de Ewing têm evoluído nos últimos anos. O objetivo da cirurgia é o controle local, prevenindo a recidiva local de células quimiorresistentes. Outra importância da cirurgia é obter informação da quantidade de necrose tumoral após quimioterapia neoadjuvante. Em estudo francês, a sobrevida livre de eventos em pacientes com < 5% de células viáveis foi 75% *versus* 20% naqueles com > 30% de células viáveis.[71]

A cirurgia deve ser feita com ressecção ampla em virtude da correlação entre margens positivas e recorrência local. A preservação do membro é possível em casos que permitam obter margens satisfatórias e boa funcionalidade do membro. A sobrevida é semelhante quando realizada preservação ou amputação do membro acometido.[65] Diversos tipos de reconstrução são possíveis, incluindo autoenxerto, com ou sem vascularização, aloenxerto, composto aloenxerto-prótese e endoprótese. A decisão da técnica de reconstrução a ser utilizada é de caráter individual, e a reconstrução biológica é preferível em pacientes mais jovens.[65]

Radioterapia

A radioterapia é tradicionalmente usada para controle local em tumores da família do sarcoma de Ewing. A recomendação é feita em casos com margens cirúrgicas exíguas, o que pode ocorrer na pelve e coluna, e em tumores irressecáveis com baixa resposta à quimioterapia. Em tumores pélvicos, a radioterapia pode ser usada como tratamento local isolado sem comprometimento de sobrevida global.

A dose tradicionalmente utilizada é de 55,8 Gy a 60 Gy. Tipicamente, administram-se 45 Gy, seguidos de um *boost* de 10,8 Gy. As complicações mais comuns da radioterapia ocorrem principalmente em pacientes com esqueleto imaturo, sendo elas: discrepância de comprimento de membro; contratura articular; atrofia muscular; fratura patológica; e neoplasias secundárias.[72]

Quimioterapia na doença recorrente/metastática

O papel da quimioterapia em altas doses seguida de resgate com células tronco permanece controverso em consequência da ausência de estudos clínicos randomizados. O benefício parece ser maior em pacientes com doença pulmonar isolada.[73] Segundo os dados da SEER, entre 26% e 28% dos casos têm metástases ao diagnóstico. Apesar dos avanços no tratamento do sarcoma de Ewing, o prognóstico na doença metastática continua ruim. Pacientes com metástases pulmonares isoladas têm chance de 40% de cura, enquanto aqueles com doença óssea e medula óssea têm chances de cura de 20% e 15%, respectivamente.[65]

Pacientes com metástases pulmonares devem receber radioterapia pulmonar bilateral (12 a 15 Gy), mesmo após resposta completa à quimioterapia. Doença residual pulmonar deve ser cirurgicamente removida. Quimioterapia com ifosfamida e etoposídeo deve ser considerada em pacientes que não receberam previamente esses agentes. Regimes de quimioterapia de 2ª linha incluem topotecano, irinotecano, ciclofosfamida e temozolamida.[65]

Novas drogas

Estudo de fase I, envolvendo um anticorpo contra o receptor de IGF-1, mostrou atividade em sarcomas de Ewing. Possíveis alvos promissores para novos tratamentos são: tirosinaquinase do IGF-1R; p53; CD99; mTOR; MAPK; PI3K/Akt; EGFR; PDGF-C; e VEGF. A combinação de terapias-alvo com as drogas quimioterápicas atua sinergicamente para aumentar a morte tumoral e diminuir a resistência, interferindo em diferentes sinais intracelulares essenciais para a sobrevivência celular.[65]

Estudo fase II recente avaliando o uso de cabozantinib (inibidor de MET e VEGFR2) em pacientes com osteossarcoma e sarcoma de Ewing metastáticos demonstrou atividade em ambos conforme já citado acima.[47]

CONDROSSARCOMA

É um grupo heterogêneo de tumores ósseos que compartilham a característica de produzir matriz condroide.[74] Correspondem a 20% a 27% dos tumores primários ósseos, sendo o terceiro tumor mais comum após o osteossarcoma e o mieloma múltiplo.[75]

Os osteocondromas e os encondromas são lesões consideradas precursoras de condrossarcoma em 5% e 1%, respectivamente. O condrossarcoma convencional corresponde a 90% dos casos, ocorre sobretudo em adultos de 50 a 60 anos. O tratamento mais importante é cirúrgico, por ser uma neoplasia primariamente resistente à quimioterapia e radioterapia.[75]

Os outros subtipos de condrossarcoma constituem menos de 10% dos casos. O condrossarcoma mesenquimal acomete predominantemente pacientes jovens, sendo sensível à quimioterapia e à radioterapia. A maioria é metastática ao diagnóstico e é tratada conforme os protocolos de sarcoma de Ewing, se houver componente de pequenas células, ou com base nos protocolos de osteossarcoma.[76]

O condrossarcoma desdiferenciado é uma neoplasia extremamente agressiva e costuma ser tratado preferencialmente com cirurgia e quimioterapia. Não é conhecido o valor da quimioterapia adjuvante nesses casos, sendo a melhor conduta colocar o paciente em um estudo clínico.

Novas terapias estão sendo testadas em casos de condrossarcomas irressecáveis ou metastáticos. A mutação de IDH está presente em mais de 50% dos casos de condrossarcomas convencionais, os inibidores de IDH1/IDH2 têm mostrado atividade em condrossarcomas em estudos fase I. Outros estudos em andamento incluem inibidores da via PI3K-Akt-Mtor, Hedgehog, inibidores de tirosinaquinase como pazopanib e regorafenib.[77]

Fibro-histiocitoma ósseo

É uma neoplasia rara com comportamento agressivo, considerada uma variante dos osteossarcoma intramedular convencional. É tratada com a combinação de cirurgia e quimioterapia. Em estudo publicado em 1997, a sobrevida livre de progressão em 5 anos foi de 65%, tanto para casos de osteossarcoma como pra os de de fibro-histiocitoma ósseo.[78]

Tumor de células gigantes

É uma neoplasia benigna óssea com características líticas e de comportamento localmente agressivo. Apresenta pico de incidência entre os 20 e 30 anos, predominantemente em mulheres. A localização principal é no joelho, podendo em alguns casos acometer o esqueleto axial.[79]

O tratamento principal é cirúrgico, com curetagem intralesional seguida de colocação de cimento para preencher a cavidade.[80] Alguns casos irressecáveis podem ser tratados com radioterapia com bom controle local, porém existe risco de neoplasia secundária não desprezível.[81] Estudo de fase II em pacientes com doença recorrente ou irressecável com a droga denosumabe, inibidor de rank-L, mostrou resposta de 86% com eliminação das células gigantes em > 90% do tumor.[82]

REFERÊNCIAS

1. NCCN Clinical Practice Guidelines in Oncology. Bone Câncer. Disponível em: http://www.nccn.org/professionals/physician_gls/f_guidelines.asp.
2. Horner MJ, Ries LA, Krapcho M, et al. SEER Cancer Statistics Review, 1975-2006. Bethesda: Nacional Cancer Institute; 2009.

3. Carrle D, Bielack SS. Current strategies of chemotherapy in osteosarcoma. Int Orthop. 2006;30:445-51.
4. Bielack SS, Kempf-Bielack B, Delling G, et al. Prognostic factors in high grade osteosarcoma of the extremities or trunk: an analysis of 1,702 patients treated on neoadjuvant cooperative osteosarcoma study group protocols. J Clin Oncol. 2002;20:776-90.
5. Hayden JB, Hoang BH. Osteosarcoma: basic science and clinical implications. Orthop Clin North Am. 2006;37:1-7.
6. Wang LL. Biology of osteogenic sarcoma. Cancer J. 2005;11:294-305.
7. Li FP, Fraumeni JF. Prospective study of a family cancer syndrome. JAMA. 1982;247:2692-4.
8. McIntyre JF, Smith Sorenesen B, Friend SH, et al. Germiline mutations of the p53 tumor suppressor gene in children with osteosarcoma. J Clin Oncol. 1994;12:925-30.
9. Miller CW, Aslo A, Won A, et al. Alterations of the p53, Rb and MDM2 genes in osteosarcoma. J Cancer Res Clin Oncol. 1996;122:559-65.
10. Gonzalez KD, Noltner KA, Buzin CH, et al. Beyond Li-Fraumeni syndrome: clinical characteristics of families with p53 mutations. J Clin Oncol. 2009;27(8):1250-6.
11. Inoue YZ, Frassica FJ, Sim FH, et al. Clinicopathologic features and treatment of postirradiation sarcoma of bone and soft tissue. J Surg Oncol. 2000;75(1):42-50.
12. Patel SR. Radiation-induced sarcoma. Current Treatment Options in Oncology. 2000;1(3),25-261.
13. Grimer RJ, Cannon SR, Taminiau AM, et al. Osteosarcoma over the age of forty. Eur J Cancer. 2003;39:157-63.
14. Messerschmitt PJ, Garcia RM, Abdul-Karim FW, et al. Osteosarcoma. J Am Acd Orthop Surg. 2009;17:515.
15. Nakajima H, Sim FH, Bond JR, et al. Small cell osteosarcoma of bone. Review of 72 cases. Cancer. 1997;79:2095-106.
16. Andresen KJ, Sundaram M, Unni KK, et al. Imaging features of low grade central osteosarcoma of the long bones and pelvis. Skeletal Radiol. 2004;33:373-9.
17. Klein MJ, Siegal GP. Osteosarcoma: Anatomic and histologic variants. Am J Clin Pathol. 2006;125:555-8.
18. Bane BL, Evans HL, Ro JY, et al. Extraskeletal osteosarcoma. A clinicopathologic review of 26 cases. Cancer. 1990;65:2762-70.
19. Scully SP, Ghert MA, Zurakowski D, et al. Pathologic fracture in osteosarcoma: prognostic importance and treatment implications. J Bone Joint Surg Am. 2002;84:49-57.
20. Franzius C, Sciuk J, Daldrup-Link HE, et al. FDG-PET for detection of osseous metastases from malignant primary bone tumours: comparison with bone scintigraphy. Eur J Nucl Med. 2000;27:1305-11.
21. Kager L, Zoubek A, Potsschger U, et al. Primary metastatic osteosarcoma: Presentation and outcome of patients treated on neoadjuvant Cooperative Osteosarcoma Study Group protocols. J Clin Oncol. 2003;21:2011-8.
22. Rosen G, Marcove RC, Huvos AG, et al. Primary osteogenic sarcoma: eight-year experience with adjuvant chemotherapy. J Cancer Res Clin Oncol. 1983;106(Sup):55-67.
23. Goorin AM, Schwartzentruber DJ, Devidas M, et al. Presurgical chemotherapy compared with immediate surgery and adjuvant chemotherapy for nonmetastatic osteosarcoma: Pediatric Oncology Group Study POG-8651. J Clin Oncol. 2003;21:1574-80.
24. Hauben EI, Weeden S, Pringle J, et al. Does the histological subtype of high-grade central osteosarcoma influence the response to treatment with chemotherapy and does it affect overall survival? A study on 570 patients of two consecutive trials of the European Osteosarcoma Intergroup. Eur J Cancer. 2002;38:1218-25.
25. Petrilli AS, de Camargo B, Filho VO, et al. Results of the brazilian osteosarcoma treatment group studies III and IV: prognostic factors and impact on survival. J Clin Oncol. 2006;24:1161-8.
26. Souhami RL, Craft AW, Van der Eijken JW, et al. Randomised trial of two regimens of chemotherapy in operable osteosarcoma: a study of the European Osteosarcoma Intergroup. Lancet. 1997;350:911-7.
27. Bramwell VH, Burgers M, Sneath R, et al. A comparison of two short intensive adjuvant chemotherapy regimens in operable osteosarcoma of limbs in children and young adults: the first study of the European Osteosarcoma Intergroup. J Clin Oncol. 1992;10:1579-91.
28. Bacci G, Picci P, Ruggieri P, et al. Primary chemotherapy and delayed surgery (neoadjuvant chemotherapy) for osteosarcoma of the extremities. The Instituto Rizzoli Experience in 127 patients treated preoperatively with intravenous methotrexate (high versus moderate doses) and intraarterial cisplatin. Cancer. 1990;65:2539-53.
29. Bacci G, Ferrari S, Delepine N, et al. Predictive factors of histologic response to primary chemotherapy in osteosarcoma of the extremity: study of 272 patients preoperatively treated with high-dose methotrexate, doxorubicin, and cisplatin. J Clin Oncol. 1998;16:658-63.
30. Graf N, Winkler K, Betlemovic M, et al. Methotrexate pharmacokinetics and prognosis in osteosarcoma. J Clin Oncol. 1994;12:1443-51.
31. Lewis IJ, Nooij MA, Whelan J, et al. Improvement in histologic response but not survival in osteosarcoma patients treated with intensified chemotherapy: a randomized phase III trial of the European Osteosarcoma Intergroup. J Natl Cancer Inst. 2007;99:112-28.
32. Meyers PA, Schwartz CL, Krailo MD, et al. Osteosarcoma: the addition of muramyl tripeptide to chemotherapy

improves overall survival-a report from the Children's Oncology Group. J Clin Oncol. 2008;26:633-8.

33. Patel SJ, Lynch JW Jr, Johnson T, et al. Dose-intense ifosfamide/doxorubicin/cisplatin based chemotherapy for osteosarcoma in adults. Am J Clin Oncol. 2002;25:489-95.

34. Meyers PA, Schwartz CL, Krailo MD, Healey JH, Bernstein ML, Betcher D, et al. Osteosarcoma: the addition of muramyl tripeptide to chemotherapy improves overall survival--a report from the Children's Oncology Group. J Clin Oncol. 2008;26:633-8.

35. Schwartz CL, Wexler LH, Devidas M, et al. P9754 therapeutic intensification in non-metastatic osteosarcoma: a COG trial (abstract). Proc Am Soc Clin Oncol. 2004;23:798a.

36. Marina NM, Smeland S, Bielack SS, et al. Comparison of MAPIE versus MAP in patients with a poor response to preoperative chemotherapy for newly diagnosed high-grade osteosarcoma (EURAMOS-1): an open-label, international, randomised controlled trial. Lancet Oncol. 2016 Oct;17(10):1396-1408. doi: 10.1016/S1470-2045(16)30214-5. Epub 2016 Aug 25.

37. Goorin AM, Harris MB, Bernstein M, et al. Phase II/III trial of etoposide and high-dose ifosfamide in newly diagnosed metastatic osteosarcoma: a pediatric oncology group trial. J Clin Oncol. 2002;20:426-33.

38. Sydes MR, Gederblom H, Morgan RC, et al. Survival after recurrent osteosarcoma: data from three European Osteosarcoma Intergroup (EOI) randomized controlled trials (abstract). J Clin Oncol. 2008;26:554s.

39. Bielack SS, Kempf-Bielack B, Branscheid D, et al. Second and subsequent recurrences of osteosarcoma: presentation, treatment, and outcomes of 249 consecutive cooperative osteosarcoma study group patients. J Clin Oncol. 2009;27:557-65.

40. Bacci G, Rocca M, Salone M, et al. High grade osteosarcoma of the extremities with lung metastases at presentation: treatment with neoadjuvant chemotherapy and simultaneous resection of primary and metastatic lesions. J Surg Oncol. 2008;98:415-20.

41. Cairo MS, Shen V, Krailo MD, et al. Prospective randomized trial between two doses of granulocyte colony-stimulating factor after ifosfamide, carboplatin, and etoposide in children with recurrent or refractory solid tumors: a children's cancer group report. J Pediatr Hematol Oncol. 2001;23:30-8.

42. Miser JS, Kinsella TJ, Triche TJ, et al. Ifosfamide with mesna uroprotection and etoposide: an effective regimen in the treatment of recurrent sarcomas and other tumors of children and young adults. J Clin Oncol. 1987;5:1191-8.

43. Berger M, Grignani G, Ferrari S, et al. Phase 2 trial of two courses of cyclophosphamide and etoposide for relapsed high-risk osteosarcoma patients. Cancer. 2009;115:2980-7.

44. Navid F, Willert JR, McCarville MB, et al. Combination of gemcitabine and docetaxel in the treatment of children and young adults with refractory bone sarcoma. Cancer. 2008;113:419-25.

45. Arndt CAS, Koshkina NV, Inwards CY, et al. Inhaled GM-CSF for first pulmonary recurrence of osteosarcoma; effects on disease free survival and immunomodulation: a report from the Children's Oncology Group. Clin Cancer Res. 2010;16(15):4024-30.

46. Piperno-Neumann S , Le Deley M-C, Rédini F, et al. Zoledronate in combination with chemotherapy and surgery to treat osteosarcoma (OS2006): a randomised, multicentre, open-label, phase 3 trial. Lancet Oncol. 2016;17(8):1070-1080.

47. Grignani G, Palmerini E, Ferraresi V, D'Ambrosio L, Bertulli R, Asaftei SD, et al. Sorafenib and everolimus for patients with unresectable high-grade osteosarcoma progressing after standard treatment: a non--randomised phase 2 clinical trial. The Lancet Oncology. 2015;16(1):98-107.

48. Italiano A, Mir O, Mathoulin-Pelissier S, Penel N, et al. Cabozantinib in patients with advanced Ewing sarcoma or osteosarcoma (CABONE): a multicentre, single-arm, phase 2 trial. Lancet Oncol. 2020;pii:S1470-2045(19)30825-3. doi: 10.1016/S1470-2045(19)30825-3.

49. Bacci G, Ferrari S, Lari S, et al. Osteosarcoma of the limb: amputation or limb salvage in patients treated by neoadjuvant chemotherapy. J Bone Joint Surg Br. 2002;84:88-92.

50. Jeys LM, Kulkarni A, Grimer RJ, et al. Endoprosthetic reconstruction for the treatment of musculoskeletal tumors of the appendicular skeleton and pelvis. J Bone Joint Surg Am. 2008;90:1265-71.

51. Sorger JI, Hornicek FJ, Zavatta M, et al. Allograft fractures revisited. Clin Orthop Relat Res. 2001:66-74.

52. Nichter LS, Menendez LR. Reconstructive considerations for limb salvage surgery. Orthop Clin North Am. 1993;24:511-21.

53. Ewing J. Diffuse endothelioma of bone. Proc NY Pathol Soc. 1921;21:17-24.

54. Angervall L, Ezinger FM. Extraskeletal neoplasm resembling Ewing's sarcoma. Cancer. 1975;36:240-51.

55. Askin FB, Rosai J, Sibley RK, et al. Malignant small cell tumor of the thoracopulmonary region in childhood: a distinctive clinicopathologic entity of uncertain histogenesis. Cancer. 1979;43:2438-51.

56. Zoubek A, Dockhorn-Dworniczak B, Delattre O, et al. Does expression of different EWS chimeric transcripts

define clinically distinct risk groups of Ewing tumor patients? J Clin Oncol. 1996;14:1245-51.

57. de Alava E, Kawai A, Healey JH, et al. EWS-FLI1 fusion transcript structure is an independent determinant of prognosis in Ewing Sarcoma. J Clin Oncol. 1998;16:1248-55.

58. Ayree DN, Sommergruber W, Muehlbacher K, et al. Variability in gene expression patterns of Ewing tumor cell lines differing in EWS-FLI1 fusion type. Lab Invest. 2000;80:1833-44.

59. Grier HE. The Ewing family of tumors: Ewing's sarcoma and primitive neuroectodermal tumors. Pediatr Clin North Am. 1997;44:991-1004.

60. Tucker MA, D'Angio GJ, Boice JD Jr, et al. Bone sarcomas linked to radiotherapy and chemotherapy in children. N Engl J Med. 1987;317:588-93.

61. Rodriguez-Galindo C, Liu T, Krasin MJ, et al. Analysis of prognostic factors in Ewing sarcoma family of tumors: reviwe of St. Jude Children's Research Hospital Studies. Cancer. 2007;110:375-84.

62. Esiashvili N, Goodman M, Marcus RB Jr. Changes in incidence and survival of Ewing sarcoma patients over the past 3 decades: surveillance epidemiology and end results data. J Pediatr Hematol Oncol. 2008;30:425-30.

63. Widhe B, Widhe T. Initial symptoms and clinical features in osteosarcoma and Ewing sarcoma. J Bone Joint Surg Am. 2000;82:667-74.

64. Bacci G, Balladelli A, Forni C, et al. Ewing´s sarcoma family tumors: differences in clinicopathological characteristics at presentation between localized and metastatic tumors. J Bone Joint Surg Br. 2007;89:1229-33.

65. Maheshwari AV, Cheng EY. Ewing sarcoma family of tumors. J Am Acad Orthop Surg. 2010;18:94-107.

66. Nesbit ME Jr, Gehan EA, Burgert EO Jr, et al. Multimodal therapy for the management of primary, nonmetastatic Ewing's sarcoma of bone: a long-term follow-up of the First Intergroup study. J Clin Oncol. 1990;8:1664-74.

67. Burgert EO Jr, Nesbit ME, Garnsey LA, et al. Multimodal therapy for the management of nonpelvic, localized Ewing's sarcoma of bone: intergroup study IESS-II. J Clin Oncol. 1990;8:1514-24.

68. Kolb EA, Kushner BH, Gorlick R, et al. Long-term event-free survival after intensive chemotherapy for Ewing's family of tumors in children and young adults. J Clin Oncol. 2003;21:3423-30.

69. Ferrari S, Mercuri M, Rosito P, et al. Ifosfamide and actinomycin-D, added in the induction phase to vincristine, cyclophosphamide and doxorubicin, improve histologic response and prognosis in patients with non metastatic Ewing's sarcoma of the extremity. J Chemother. 1998;10:484-91.

70. Womer RB, West DC, Krailo MD, et al. Chemotherapy intensification by interval compression in localized ewing sarcoma family tumors (ESFT). In: the connective tissue oncology society: 2007 October 31-November 2;Seatle-WA-US, NR855.

71. Oberlin O, Deley MC, Bui BN, et al. Prognostic factors in localized Ewing's tumours and peripheral neuro-ectodermal tumours: the third study of the French Society of Paediatric Oncology (EW88 study). Br J Cancer. 2001;85:1646-54.

72. Dunst J, Schuck A. Role of radiotherapy in Ewing tumors. Pediatr Blood Cancer. 2004;42:465-70.

73. Meyers PA, Krailo MD, Ladanyi M, et al. High dose melphalan, etoposide, total-body irradiation, and autologous stem-cell reconstruction as consolidation therapy for high risk Ewing's sarcoma does not improve prognosis. J Clin Oncol. 2001;19:2812-20.

74. Cartilage tumours. In: Fletcher CD, Unni KK, Mertens F (eds). World health organization classification of tumours. Pathology and genetics. Tumours of soft tissue and bone. 2002. 233 p.

75. Murphey MD, Walker EA, Wilson AJ, et al. From the archives of the AFIP: imaging of primary chondrosarcoma: radiologic-pathologic correlation. Radiographics 2003;23(5):1245-78.

76. Cesari M, Bertoni F, Bachinni P, et al. Mesenchymal chondrosarcoma. An analysis of patients treated at a single institution. Tumori. 2007;93:423-7.

77. Polychronidou G, Karavasilis V, Pollack SM, et al. Novel therapeutic approaches in chondrosarcoma. Future Oncol. 2017;13(7):637-48.

78. Picci P, Bacci G, Ferrari S, et al. Neoadjuvant chemotherapy in malignant fibrous histiocytoma of bone and in osteosarcoma located in the extremities: analogies and differences between the two tumors. Ann Oncol. 1997;8:1107-15.

79. Werner M. Giant cell tumour of bone: morphological, biological and histogenetical aspects. Int Orthop. 2006;30:484-9.

80. Leggon RE, Zlotecki R, Reith J, et al. Giant cell tumor of the pelvis and sacrum: 17 cases and analysis of the literature. Clin Orthop Relat Res. 2004:196-207.

81. Roeder F, Timke C, Zwicker F, et al. Intensity modulated radiotherapy (IMRT) in benign giant cell tumors – a single institution case series and a short review of the literature. Radiat Oncol. 2010;5:18.

82. Thomas D, Henshaw R, Skubitz K, Chawla S, Staddon A, Blay J-Y, et al. Denosumab in patients with giant-cell tumour of bone: an open-label, phase 2 study. Lancet Oncol. 2010;11(3):275-80.

159 Tumor Estromal do Trato Gastrointestinal

Andréia Cristina de Melo

DESTAQUES

- Os tumores estromais gastrointestinais (GISTs) são neoplasias localizadas principalmente no estômago e no intestino delgado proximal, mas que podem ocorrer em qualquer parte do trato alimentar e, menos comumente, no omento, mesentério e peritônio.[1]
- Os GISTs são identificados, em particular, pela expressão da proteína KIT e com frequência apresentam mutações nos genes *KIT* ou do receptor alfa do fator de crescimento derivado de plaquetas (*PDGFRA*).

EPIDEMIOLOGIA

Apesar dos GISTs serem as neoplasias não epiteliais mais comuns que envolvem o trato gastrointestinal, os tumores mesenquimais constituem apenas 1% dos tumores gastrointestinais primários.[2] Embora a incidência tenha sido difícil de avaliar nos anos anteriores devido à falta de critérios de diagnóstico, estudos na última década colocam uma incidência entre 7 a 15 casos por milhão de habitantes por ano.[3]

Os GISTs ocorrem predominantemente em indivíduos de meia idade ou mais velhos, e raramente naqueles com menos de 40 anos. Na análise dos dados do SEER, a idade média no diagnóstico foi de 64 anos.[3]

Embora a maioria dos GISTs seja esporádica, cerca de 5% dos pacientes apresentam uma das várias síndromes autossômicas dominantes familiares, incluindo a síndrome GIST familiar primária, a neurofibromatose tipo 1 (NF1) e a síndrome de *Carney-Stratakis*. Características fenotípicas, histológicas e moleculares do GIST parecem ser indistinguíveis em casos familiares e esporádicos.[4] Vários parentes com mutações hereditárias em *KIT* ou *PDGFRA* foram identificados (síndrome GIST familiar primária);[5] essas famílias têm predisposição para o desenvolvimento precoce de múltiplos GISTs gástricos e intestinais. Além disso, pacientes com mutações germinativas em *KIT* podem apresentar hiperpigmentação da pele, disfagia ou paragangliomas.[6] Por outro lado, mutações germinativas de *PDGFRA* estão associadas à fibromatose intestinal e pólipos inflamatórios fibroides.[7] Indivíduos com NF1 apresentam alta incidência de GISTs, principalmente no intestino delgado (> 70%).[8] Esses GISTs geralmente são multifocais, possuem histologia fusiforme e têm baixo índice mitótico. Diferentemente dos GISTs esporádicos, apenas alguns casos foram relatados como portadores de mutações somáticas nos genes *KIT* ou *PDGFRA*.[9] A síndrome de *Carney-Stratakis*, herdada de maneira autossômica dominante, é tipicamente diagnosticada em crianças. GISTs são raros em crianças ou adultos jovens, mas apresentam características clínicas, moleculares e patológicas distintas nessa população. Além de uma predileção feminina, que não é observada em adultos, o sangramento gastrointestinal crônico é a apresentação mais comum. Tumores gástricos multifocais e metástases linfonodais são mais comuns do que em adultos, e o subtipo epitelioide é mais comum do que o de células fusiformes.[10] Aliás, apesar das recorrências múltiplas e da doença metastática, o GIST pediátrico parece ter um curso de doença mais indolente que o GIST no adulto.[11] Em contraste com os adultos, 85% dos GISTs pediátricos não apresentam mutações no *KIT* ou *PDGFRA*.[12]

CLASSIFICAÇÃO E PATOGÊNESE MOLECULAR

Antes de 1998, os GISTs eram considerados derivados do músculo liso, com base na avaliação histológica. No entanto, seu perfil imunofenotípico diferia dos leiomiomas e leiomiossarcomas decorrentes de outros locais. No início dos anos 90, ficou aparente que os GISTs representam uma doença distinta de outros tumores mesenquimais do trato gastrointestinal.[13]

Um avanço significativo foi alcançado com a identificação da expressão quase universal do antígeno CD117 pelos GISTs,[14] enquanto os leiomiossarcomas verdadeiros, leiomiomas e outros tumores de células fusiformes do trato gastrointestinal são tipicamente negativos para CD117. Mais de 80% dos GISTs apresentam mutação no gene KIT.[15]

As células intersticiais de Cajal (ICCs), formam a interface entre a inervação autonômica da parede intestinal e o próprio músculo liso. Eles têm características imunofenotípicas e ultraestruturais da diferenciação do músculo liso e neuronal e servem para regular o peristaltismo. Como os GISTs, expressam a proteína KIT e dois terços dos GISTs também expressam CD34,[16] supõe-se que os GISTs se originem de células-tronco ICC CD34 positivas dentro da parede do intestino.

A morfologia celular dos GISTs varia de fusiforme a epitelioide. GISTs com célula fusiforme são compostos por células eosinofílicas relativamente uniformes, dispostas em fascículos ou espirais curtos.[17] O co-lágeno estromal é mínimo na maioria dos casos, e a hemorragia estromal é uma característica comum. O pleomorfismo citológico marcado é raro e deve aumentar a possibilidade de um diagnóstico diferencial, se presente. Já os GISTs epitelioides são compostos por células arredondadas com citoplasma variavelmente eosinofílico ou claro.[16] Eles tendem a ter núcleos arredondados a ovais, com cromatina vesicular. Curiosamente, os GISTs do tipo epitelioide são mais frequentemente negativos na expressão de KIT, com mutações em *PDGFRA* e estão presentes de forma mais contínua no estômago. Os GISTs do tipo misto podem ter áreas de transição abrupta entre o fuso e as áreas epitelioides, ou uma mistura complexa de ambos os tipos de células por toda parte.

O marcador diagnóstico mais frequente do GIST é a superexpressão do receptor tirosina cinase KIT (CD117), que é facilmente identificado por imuno-histoquímica. Mais de 90% dos GISTs são positivos para a expressão KIT, embora alguns deles sejam negativos para a mutação no gene KIT. No entanto, dentro do pequeno subconjunto de GISTs que não possui expressão KIT, muitos também não possuem mutações KIT. Alguns, em vez disso, apresentam mutações no gene *PDGFRA*.[18] É importante ressaltar, no entanto, que o DOG-1 e o PKC-teta (proteína cinase C teta) são dois marcadores imuno-histoquímicos positivos no GIST, independentemente do perfil mutacional *KIT/PDGFRA*.[19]

Aproximadamente 95% dos GISTs que surgem em adultos superexpressam o KIT. Aproximadamente 80% dos GISTs têm mutações no KIT,[20] que levam a uma ativação independente do ligante do KIT, o que resulta na ativação constitutiva de vias de sinalização à jusante que estimulam a sobrevivência, o crescimento e a proliferação celular. As mutações do KIT no GIST podem ocorrer em diferentes regiões (éxons) do gene e podem ser mutações pontuais, deleções ou inserções. A maioria das mutações em KIT nos GISTs (aproximadamente 70%) está o éxon 11, que codifica o domínio da justa membrana intracelular do receptor. Mutações no éxon 9 que afetam o domínio de ligação ao ligante extracelular são detectadas entre 12% e 15% dos casos. Mutações nos éxons 13 e 17 são raras, entretanto, são frequentes como mutações secundárias no GIST resistente ao imatinibe.[21] A relação entre mutações em KIT e expressão da proteína KIT (CD117) em GISTs não é totalmente direta. GISTs imuno-histoquimicamente negativos para KIT representam entre 4% a 5% dos casos. Nesses pacientes e naqueles com diagnóstico pouco claro, a análise mutacional é necessária para confirmar o diagnóstico de GIST.

Aproximadamente 15% dos GISTs não possuem mutações no gene KIT. Um subconjunto de GISTs sem mutações *KIT* possui mutações ativadoras no receptor relacionado tirosina cinase PDGFRA.[22]

Os GISTs do tipo selvagem *KIT/PDGFRA* são frequentemente localizados no estômago e de origem multicêntrica e podem ter um curso clínico indolente. Muitos desses tumores surgem em pacientes mais jovens (aproximadamente 85% dos GISTs que surgem em crianças e adolescentes são do tipo selvagem *KIT/PDGFRA*). Vários GISTs do tipo selvagem *KIT/PDGFRA* apresentam outras anormalidades, algumas das quais podem ter implicações terapêuticas importantes. Como exemplo, uma mutação *BRAF* V600E pode ser detectada em até 13% dos GISTs do tipo selvagem *KIT/PDGFRA*.[23] Os GISTs associados ao NF1 exibem aumento da sinalização por meio da cascata de sinalização da proteína MAPK,[24] o que aumenta a possibilidade de que o tratamento com inibidores da MEK possa ser promissor.

FATORES PROGNÓSTICOS

O tamanho do tumor, o índice mitótico e a localização são fatores prognósticos independentes.[25] Os GISTs colorretais parecem ter uma sobrevida livre de recidiva semelhante ou um pouco pior do que os GISTs do intestino delgado, enquanto os GISTs fora do trato gastrointestinal parecem recidivar com mais frequência.[26] O envolvimento nodal é raro no GIST, e a dissecção rotineira de linfonodos não é indicada, a menos que clinicamente aumentados. Além disso a ruptura tumoral (espontaneamente ou durante a cirurgia) é um fator de risco independente que afeta negativamente a sobrevida livre de doença.[27] Também tipos específicos de mutações no *KIT* estão associados a um fenótipo agressivo, que incluem as mutações no éxon 9[28] e deleções que envolvem os códons 557 a 558 no éxon 11.[29]

MANIFESTAÇÕES CLÍNICAS

GISTs ocorrem por todo o trato gastrointestinal, do esôfago ao ânus. No trato gastrointestinal, os GISTs são mais comuns no estômago (40% a 60%) e jejuno/íleo (25% a 30%).[30] O duodeno (5%), o cólon/reto (5% a 15%) e o esôfago (≤ 1%) são locais menos comuns. Os tumores sem associação com a parede intestinal têm sido referidos como tumores estromais extragastrointestinais (EGISTs) e ocorrem no retroperitônio, mesentério e omento, e próstata.[30]

Alguns GISTs são assintomáticos e são descobertos incidentalmente durante um estudo endoscópico (onde geralmente se apresentam como massas subepiteliais) ou em exames de imagem feitos para outro propósito. De modo mais contínuo, eles estão associados a sintomas inespecíficos como saciedade precoce, a menos que ulcerem, sangrem ou cresçam o suficiente para causar dor ou obstrução.[31]

Os GISTs frequentemente se disseminam para o fígado e peritônio, e raramente para os linfonodos regionais. Eles raramente dão metástases para os pulmões, o local mais comum de metástase para a maioria dos sarcomas de tecidos moles.

DIAGNÓSTICO

A tomografia computadorizada com contraste é o método de imagem de escolha para caracterizar uma massa abdominal, avaliar sua extensão e a presença ou ausência de doença metastática, que geralmente envolve o fígado, omento e cavidade peritoneal.

A ressonância magnética pode, ocasionalmente, ser preferida para GISTs em locais específicos como o reto, especialmente para avaliar a extensão anatômica da cirurgia ou para avaliar suspeitas de metástases hepáticas.

A endoscopia pode ser útil para caracterizar ainda mais a lesão se uma massa gástrica for identificada. Tanto os GISTs quanto os leiomiomas podem aparecer como uma massa submucosa com margens lisas, com uma mucosa normal sobreposta e protuberantes no lúmen gástrico. A ulceração central é vista ocasionalmente.

Diagnóstico diferencial

O diagnóstico diferencial de um tumor subepitelial que surge no trato gastrointestinal é amplo e pode incluir GIST, leiomiossarcoma, leiomioma, melanoma maligno, schwannoma, tumor maligno da bainha do nervo periférico, tumor desmóide, tumor miofibroblástico inflamatório ou carcinoma metaplásico.

Princípios cirúrgicos gerais

Alguns princípios cirúrgicos gerais se aplicam a esses tumores, independentemente da localização. A biópsia pré-operatória ou a biópsia aspirativa por agulha fina guiada por ultrassom pode não ser necessária se houver suspeita de um tumor mesenquimal ressecável. No entanto, é preferível uma biópsia para confirmar o diagnóstico se houver suspeita de doença metastática ou se o imatinibe pré-operatório for considerado antes da tentativa de ressecção em um paciente que tem uma lesão localmente avançada que representa um GIST. Todos os GISTs com tamanho ≥ 2 cm devem ser ressecados. Contudo, não há consenso sobre o manejo de lesões menores. A história natural dos GISTs < 2 cm, que inclui sua taxa de crescimento e potencial metastático, permanece desconhecida. Embora esses pequenos GISTs possam ser seguidos endoscopicamente até crescerem ou se tornarem sintomáticos, a frequência ideal de acompanhamento e os riscos específicos dessa estratégia são incertos. A ressecção endoscópica bem-sucedida é relatada, mas permanece controversa devido ao risco de margens positivas e perfuração. Como os GISTs são submucosos, as técnicas padrão de ressecção endoscópica da mucosa não se estendem necessariamente fundo suficientemente no tecido submucoso para garantir a remoção de todo o tecido acometido.

A ressecção cirúrgica é o tratamento de escolha para tumores potencialmente ressecáveis; no entanto, a terapia inicial com imatinibe pode ser preferível se um tumor for ressecável limítrofe ou se a ressecção levar a uma grande morbidade.

O objetivo do tratamento cirúrgico é a ressecção total completa com uma pseudocápsula intacta, se possível. A ressecção segmentar do estômago ou intestino deve ser realizada com o objetivo de obter margens de ressecção negativas. A ressecção mais ampla do tecido não envolvido não traz benefícios adicionais. No entanto, deve-se evitar a ressecção peritumoral em oposição à ressecção segmentar, pois existe um risco maior de recorrência local.[32] A linfadenectomia de rotina é desnecessária porque as metástases nodais são raras.[33]

Na laparotomia, o abdome deve ser completamente explorado, com atenção especial às superfícies peritoneais e ao fígado para excluir a disseminação metastática. O tumor deve ser tratado com cuidado para evitar a ruptura, o que aumenta significativamente o risco de recorrência da doença.

Imatinibe adjuvante e neoadjuvante

Até o início deste século, a cirurgia era o único tratamento disponível para os GISTs. O entendimento das alterações moleculares associadas ao GIST levou ao desenvolvimento de terapias sistêmicas eficazes, como o imatinibe.

O benefício do imatinibe em comparação com a cirurgia isolada foi demonstrado em um estudo de fase III, multicêntrico e duplo-cego, do ACOSOG Z9001.[34] Nesse estudo, 713 pacientes com GIST completamente ressecado com pelo menos 3 cm de diâmetro e imuno-histoquimicamente positivo para KIT foram aleatoriamente randomizados para um ano de imatinibe adjuvante (400 mg por dia) ou placebo. O *endpoint* primário foi sobrevida livre de recidiva. O estudo foi interrompido quando a análise interina planejada revelou que um número significativamente menor de pacientes no grupo tratado teve recidiva. A taxa de sobrevida livre de recidiva em um ano foi de 98% *versus* 83%, o que favorece o imatinibe, com um HR de 0,35, IC 95% 0,22-0,53.[34] A análise de subgrupos revelou que a sobrevida livre de recidiva foi significativamente mais longa com o imatinibe em todos os subgrupos (tamanho, taxa mitótica e localização no trato gastrointestinal). Como esperado, em uma análise posterior, o benefício absoluto foi maior naqueles com doença de alto risco (taxa de recaída 47% *versus* 19% para placebo e imatinibe, respectivamente); para doença de risco moderado, foi de 14% *versus* 5%, respectivamente.[35] O imatinibe foi bem tolerado pela maioria dos pacientes. O tratamento foi descontinuado por causa de reações adversas em 16% *versus* 5% do grupo placebo. Não houve diferença em sobrevida global, provavelmente pela curta duração do acompanhamento, o número limitado de recidivas e o alto grau de eficácia do imatinibe na doença recidivada.[35] Além disso, após a quebra do cego, todos os pacientes randomizados para receber o placebo foram autorizados a passar para o tratamento ativo, de forma a ocultar, assim, diferenças potenciais na sobrevida global entre os grupos. Com base nesses achados, o imatinibe recebeu aprovação acelerada nos Estados Unidos, em 2008, para tratamento adjuvante de GISTs completamente ressecados com tamanho ≥ 3 cm.

O estudo *Intergroup* EORTC 62024 randomizou 908 pacientes com GIST de risco intermediário ou alto para receber dois anos de imatinibe, ou apenas observação. O *endpoint* primário foi originalmente a sobrevida global, mas o protocolo foi modificado, em 2009, para sobrevida livre de falha do imatinibe (o tempo até a morte ou o início de um TKI diferente do imatinibe). Em um acompanhamento mediano de 4,7 anos, a sobrevida livre de falha do imatinibe de cinco anos foi de 87% no braço do imatinibe, comparado com 84% no braço de controle (HR 0,79, IC de 98,5% 0,50-1,25), a sobrevida livre de recidiva de três anos foi de 84% *versus* 66%, e a sobrevida global em cinco anos foi de 100% *versus* 99%.[36]

O estudo *Scandinavian Sarcoma Group* (SSG) XVIII comparou 36 *versus* 12 meses de imatinibe adjuvante (400 mg por dia) em 400 pacientes com GIST ressecado de alto risco.[37] Alto risco foi definido como pelo menos um dos seguintes: tumor > 10 cm, contagem mitótica > 10 por 50 campos de grande aumento, tamanho do tumor > 5 cm com taxa mitótica > 5/campo de grande aumento ou ruptura do tumor. Aproximadamente metade dos pacientes incluídos apresentava GISTs gástricos. Em um acompanhamento mediano de 54 meses, o tratamento prolongado foi associado a uma melhora significativa na sobrevida livre de recidiva, o *endpoint* primário (sobrevida livre de recidiva em cinco anos 66% *versus* 48%, HR 0,46, IC 95% 0,32-0,65), bem como sobrevida global (92% *versus* 82%, HR 0,45, IC 95% 0,22-0,89).[37] Os benefícios persistiram em uma análise posterior, com um acompanhamento mediano mais longo de 90 meses; os pacientes que receberam três anos de imatinibe continuaram a ter sobrevida livre de recidiva significativamente maior (71% *versus* 52%) e sobrevida global (92% *versus* 85%).[34] Os efeitos adversos relacionados ao tratamento foram mais comuns nos tratamentos mais prolongados, que incluíam edema periorbital (74% *versus* 59%), diarreia (54% *versus* 44%) e cãibras musculares (49% *versus* 31%). No entanto, a maioria dos eventos adversos era de grau 1 ou 2; o número de eventos de grau 3 ou 4 foi semelhante nos dois grupos. Porém, o dobro do número de pacientes interrompeu o imatinibe por outras razões que não a progressão da doença no grupo de terapia prolongada (26% *versus* 13%). Os benefícios persistiram com um acompanhamento mais longo. Esses dados estabeleceram pelo menos 36 meses de imatinibe adjuvante como um novo padrão para pacientes com GIST de alto risco, mas permanecem dúvidas sobre se o tratamento deve ser continuado por mais de três anos.

Um estudo de fase II avaliou cinco anos de imatinibe adjuvante no GIST ressecado de alto risco (PERSIST 5); doença de alto risco foi definida como um GIST primário de qualquer local ≥ 2 cm com uma contagem mitótica ≥ 5 por 50 campos de grande aumento, ou um GIST primário não gástrico ≥ 5 cm. Todos os pacientes receberam imatinibe 400 mg diariamente por cinco anos ou até recidiva, progressão ou intolerância.[38] Entre os 91 pacientes, a duração média do tratamento foi de 55,1 meses, e apenas 50% dos pacientes completaram cinco anos de tratamento. Os principais motivos para interromper o tratamento precocemente foram a escolha do paciente e os efeitos adversos. A estimativa de cinco anos da sobrevida livre de recidiva foi de 90%, enquanto a taxa de sobrevida global em cinco anos foi de 95%. Dada a falta de um braço de controle, o estudo PERSIST-5 não prova que a terapia por mais de três anos será benéfica. Um estudo randomizado de três *versus* cinco anos de imatinibe adjuvante está, atualmente, recrutando pacientes.

Terapia neoadjuvante

Não há consenso quanto às indicações para o imatinibe neoadjuvante, mas os *experts* o indicam para pacientes com tumores localmente avançados, tumores ressecáveis ou ressecáveis limítrofes, se uma redução no tamanho do tumor diminuir significativamente a morbidade da ressecção cirúrgica; e para a maioria dos pacientes com GIST em localização retal, a menos que o tumor seja pequeno e a cirurgia de preservação do esfíncter seja possível antecipadamente. Para pacientes com uma mutação *PDGFRA* D842V ou com tumores do tipo selvagem para *KIT* ou *PDGFRA*, a cirurgia primária deve ser a escolha.

Todas as séries retrospectivas e o estudo prospectivo único de imatinibe neoadjuvante utilizaram uma dose diária de imatinibe de 400 mg por dia, e essa é a abordagem usual. No entanto, como na terapia adjuvante, se uma mutação no éxon 9 de *KIT* for identificada e a terapia neoadjuvante estiver sendo considerada, o aumento da dose para 800 mg por dia é razoável e é indicado pelas diretrizes da Sociedade Europeia de Oncologia Médica (ESMO).[39]

A duração ideal da terapia neoadjuvante não está estabelecida. A decisão sobre quanto tempo administrar o imatinibe e quando operar (isto é, a primeira ressecabilidade *versus* após atingir a resposta máxima) deve ser individualizada. Para pacientes nos quais a redução do tumor diminuiria a complexidade do procedimento cirúrgico, o imatinibe é frequentemente administrado por até 12 meses, desde que seja evidente uma resposta radiográfica contínua.

Outras opções de terapia local para metástases hepáticas podem ser empregadas como a embolização arterial hepática em pacientes com lesões hepáticas irressecáveis, mas isoladas, e a ablação por radiofrequência em pacientes com progressão limitada de metástases hepáticas durante a terapia com um TKI.

ACOMPANHAMENTO PÓS-TRATAMENTO

Não há diretrizes baseadas em evidências sobre o que constitui um acompanhamento adequado após o tratamento de um GIST, e não há consenso sobre esse assunto. As diretrizes da National Comprehensive Cancer Network (NCCN) sugerem o seguinte: para um GIST completamente ressecado, história e exame físico a cada três a seis meses por cinco anos, depois anualmente. Uma tomografia computadorizada é recomendada a cada três a seis meses, durante três a cinco anos, e depois anualmente. Para pacientes com doença metastática ou localmente avançada que recebem imatinibe, recomenda-se histórico e exame físico, bem como tomografia computadorizada de abdome e pelve a cada três a seis meses.

TRATAMENTO DA DOENÇA AVANÇADA

Após a introdução do imatinibe, a sobrevida dos pacientes com GIST avançado aumentou de uma mediana de 18 para 57 meses no estudo com o seguimento mais longo até a data.[35] Apesar da alta eficácia do imatinibe na maioria dos pacientes com GISTs metastáticos/inoperáveis, as respostas completas são raras no geral (menos de 10%), e a maioria dos pacientes que respondem inicialmente acaba adquirindo resistência por meio de mutações adicionais no KIT. Um subconjunto de pacientes com GIST metastático apresenta respostas duráveis e sobrevida a longo prazo com o tratamento com imatinibe, mas os fatores que influenciam a duração do controle da doença não são bem conhecidos.[40]

Recomenda-se uma avaliação do *status* de mutação em GISTs para a maioria dos pacientes em tratamento de doença metastática, devido às informações prognósticas e preditivas que podem ser derivadas dessa avaliação. Aproximadamente 10% dos pacientes com GIST têm resistência primária ao imatinibe, definida como progressão nos primeiros seis meses de tratamento. As respostas clínicas ao imatinibe (e outros TKIs) se correlacionam com o genótipo do tumor, e muitos tumores resistentes carecem de mutações no KIT ou *PDGFRA*, ou eles abrigam a mutação D842 no *PDGFRA*. A maioria desses tumores não terá expressão de KIT por imuno-histoquímica. Como o imatinibe pode ser eficaz em um subconjunto desses GISTs, para pacientes com tumores avançados de células fusiformes do trato gastrointestinal que parecem histologicamente compatíveis com um diagnóstico de GIST não devem ser negados um teste terapêutico com imatinibe, mesmo que sejam imuno-histoquimicamente KIT negativos. No entanto, para pacientes com uma mutação D842V ou um GIST deficiente em succinato desidrogenase (SDH) existe resistência relativa ao imatinibe. O imatinibe é aprovado nos Estados Unidos para o tratamento de todos os GISTs metastáticos que expressam o KIT, independentemente do *status* da mutação.

Para avaliação radiológica da maioria dos pacientes com GIST metastático, a tomografia convencional com contraste intravenoso é um bom exame. A ressonância magnética com contraste também fornece informações semelhantes às obtidas por tomografias com contraste.

Uma diminuição na densidade do tumor, como observado na tomografia computadorizada, é um importante marcador clínico precoce da atividade antitumoral,[41] assim como a diminuição da captação de contraste nas tomografias ou ressonância. Uma vez que os tumores se tornam hipodensos (císticos), o tamanho das lesões pode diminuir lentamente e eventualmente estabilizar. Respostas tardias são frequentemente observadas em pacientes que inicialmente apresentam doença estável, e a sobrevivência naqueles com doença estável é paralela à dos pacientes com resposta objetiva.[35] O tempo médio para obter uma resposta objetiva é de quatro meses, enquanto a resposta máxima pode levar seis meses ou até mais.

Nos chamados critérios de Choi, pesquisadores mostraram, inicialmente, que uma redução de 10% no tamanho unidimensional do tumor ou uma redução de 15% na densidade do tumor nas tomografias com contraste (expressa em unidades de Hounsfield) correlaciona-se bem com os achados do PET, e é um melhor preditor de resposta à terapia do que o RECIST padrão.[42]

Pacientes imatinibe-refratários ou intolerantes

O escalonamento da dose pode ser considerado em pacientes em tratamento com imatinibe 400 mg por dia que tenham evidência clara da progressão da doença. É improvável que aumentar a dose beneficie os pacientes que progridem rapidamente após o início da terapia.

A ressecção cirúrgica pode ser considerada em pacientes selecionados. Em geral, a ressecção parece beneficiar os pacientes que responderam (isto é, aqueles que possuem resposta parcial, doença estável ou progressão focal enquanto recebem imatinibe e, possivelmente, aqueles com locais isolados de progressão), mas têm pouco a oferecer àqueles que sofrem de doença generalizada ou multifocal em progressão. O objetivo da metastasectomia é interromper a progressão da doença, de forma a eliminar os clones resistentes.

O sunitinibe é ativo em pacientes refratários ou intolerantes ao imatinibe. Um estudo internacional de fase III de sunitinibe *versus* placebo em 312 pacientes com doença refratária estabeleceu, definitivamente, o papel do sunitinibe nesse cenário.[43] Os pacientes que demonstraram progressão (pelo RECIST original) enquanto tomavam o placebo passaram para o braço de tratamento ativo. Na atualização mais recente, em um acompanhamento mediano de 42 meses, apesar de uma baixa taxa de resposta objetiva no grupo do sunitinibe (resposta parcial de 7%), o tempo médio para progressão do tumor, o *endpoint* primário, foi quatro vezes maior em comparação com o grupo placebo (27 *versus* 6 semanas).[44] Embora a sobrevida tenha sido significativamente melhor com o sunitinibe inicialmente, ao longo do tempo, como esperado, a sobrevida geral convergiu (mediana 73 *versus* 65 semanas). A resistência ao sunitinibe compartilha mecanismos semelhantes aos identificados na falha do imatinibe, com aquisição de mutações secundárias após uma resposta inicial prolongada ao medicamento.[45]

O regorafenibe é um TKI ativo por via oral que é estruturalmente semelhante ao sorafenibe, e tem como alvo uma variedade de cinases, que incluem KIT, PDGFR e VEGFRs. A eficácia foi confirmada em um estudo de fase III, no qual 199 pacientes refratários ou intolerantes ao sunitinibe foram aleatoriamente randomizados para regorafenibe (160 mg uma vez ao dia por três a cada quatro semanas) ou placebo.[46] O regorafenibe foi associado a uma sobrevida livre de progressão significativamente melhor (4,8 *versus* 0,9 meses). Embora não tenha havido benefício aparente na sobrevida global, esse achado é explicado pelo cruzamento para o braço com regorafenibe (85% dos pacientes no grupo placebo receberam regorafenibe após a progressão).

Outros agentes como nilotinibe, pazopanibe, dasatinibe e ponatinibe podem ser discutidos após falha dos TKIs aprovados padrão. Recentemente, o FDA aprovou o avapritinibe para o tratamento do GIST metastático ou irressecável com mutação no éxon 18 do gene *PDGFRA*.

Para pacientes com doença progressiva após o uso de todos os TKIs disponíveis, a reversão para o tratamento de manutenção com imatinibe ou sunitinibe, mesmo diante do agravamento da carga da doença, é uma estratégia preferida em vez da interrupção total de um TKI.

Pacientes com doença avançada que progrediram em terapias padrão, geralmente, estão clinicamente bem e podem ser candidatos à terapias adicionais. Especialmente para pacientes com mutações de resistência ao imatinibe, existem estudos em andamento que testam novos TKIs e tratamentos combinados que exploram as vias de resistência. O papel da imunoterapia ainda não foi definido, mas relatos iniciais do uso de imunoterápicos são promissores.

Para pacientes sintomáticos com metástases em progressão e, apesar do tratamento com múltiplos TKIs, a radioterapia é uma opção razoável, em casos selecionados.

REFERÊNCIAS

1. Rubin BP, Fletcher JA, Fletcher CDM. Molecular insights into the histogenesis and pathogenesis of gastrointestinal stromal tumors. Int J Surg Pathol. 2000;8(1):5-10.
2. Miettinen M, Lasota J. Gastrointestinal stromal tumors--definition, clinical, histological, immunohistochemical,

and molecular genetic features and differential diagnosis. Virchows Arch Int J Pathol. 2001;438(1):1-12.

3. Ma GL, Murphy JD, Martinez ME, Sicklick JK. Epidemiology of gastrointestinal stromal tumors in the era of histology codes: results of a population-based study. Cancer Epidemiol Biomark Prev Publ Am Assoc Cancer Res Cosponsored Am Soc Prev Oncol. 2015;24(1):298-302.

4. Mussi C, Schildhaus H-U, Gronchi A, Wardelmann E, Hohenberger P. Therapeutic consequences from molecular biology for gastrointestinal stromal tumor patients affected by neurofibromatosis type 1. Clin Cancer Res, Off J Am Assoc Cancer Res. 2008;14(14):4550-5.

5. de Raedt T, Cools J, Debiec-Rychter M, Brems H, Mentens N, Sciot R et al. Intestinal neurofibromatosis is a subtype of familial GIST and results from a dominant activating mutation in PDGFRA. Gastroenterology. 2006;131(6):1907-12.

6. Maeyama H, Hidaka E, Ota H, Minami S, Kajiyama M, Kuraishi A, et al. Familial gastrointestinal stromal tumor with hyperpigmentation: association with a germline mutation of the c-kit gene. Gastroenterology. 2001;120(1):210-5.

7. Ricci R, Martini M, Cenci T, Carbone A, Lanza P, Biondi A, et al. PDGFRA-mutant syndrome. Mod Pathol, Off JUS Can Acad Pathol Inc. 2015;28(7):954-64.

8. Andersson J, Sihto H, Meis-Kindblom JM, Joensuu H, Nupponen N, Kindblom L-G. NF1-associated gastrointestinal stromal tumors have unique clinical, phenotypic, and genotypic characteristics. Am J Surg Pathol. 2005;29(9):1170-6.

9. Miettinen M, Fetsch JF, Sobin LH, Lasota J. Gastrointestinal stromal tumors in patients with neurofibromatosis 1: a clinicopathologic and molecular genetic study of 45 cases. Am J Surg Pathol. 2006;30(1):90-6.

10. Scarpa M, Bertin M, Ruffolo C, Polese L, D'Amico DF, Angriman I. A systematic review on the clinical diagnosis of gastrointestinal stromal tumors. J Surg Oncol. 2008;98(5):384-92.

11. Miettinen M, Lasota J, Sobin LH. Gastrointestinal stromal tumors of the stomach in children and young adults: a clinicopathologic, immunohistochemical, and molecular genetic study of 44 cases with long-term follow-up and review of the literature. Am J Surg Pathol. 2005;29(10):1373-81.

12. Pappo AS, Janeway KA. Pediatric gastrointestinal stromal tumors. Hematol Oncol Clin North Am. 2009;23(1):15-34.

13. Newman PL, Wadden C, Fletcher CD. Gastrointestinal stromal tumours: correlation of immunophenotype with clinicopathological features. J Pathol. 1991;164(2):107-17.

14. Hirota S, Isozaki K, Moriyama Y, Hashimoto K, Nishida T, Ishiguro S, et al. Gain-of-function mutations of c-kit in human gastrointestinal stromal tumors. Science. 1998;279(5350):577-80.

15. Rubin BP, Singer S, Tsao C, Duensing A, Lux ML, Ruiz R et al. KIT activation is a ubiquitous feature of gastrointestinal stromal tumors. Cancer Res. 2001;61(22):8118-21.

16. Miettinen M, Sobin LH, Sarlomo-Rikala M. Immunohistochemical spectrum of GISTs at different sites and their differential diagnosis with a reference to CD117 (KIT). Mod Pathol Off J U S Can Acad Pathol Inc. 2000;13(10):1134-42.

17. Fletcher CDM, Berman JJ, Corless C, Gorstein F, Lasota J, Longley BJ, et al. Diagnosis of gastrointestinal stromal tumors: a consensus approach. Int J Surg Pathol. 2002;10(2):81-9.

18. Heinrich MC, Corless CL, Duensing A, McGreevey L, Chen C-J, Joseph N, et al. PDGFRA activating mutations in gastrointestinal stromal tumors. Science. 2003;299(5607):708-10.

19. Miettinen M, Wang Z-F, Lasota J. DOG1 antibody in the differential diagnosis of gastrointestinal stromal tumors: a study of 1840 cases. Am J Surg Pathol. 2009;33(9):1401-8.

20. Andersson J, Sjögren H, Meis-Kindblom JM, Stenman G, Aman P, Kindblom L-G. The complexity of KIT gene mutations and chromosome rearrangements and their clinical correlation in gastrointestinal stromal (pacemaker cell) tumors. Am J Pathol. 2002;160(1):15-22.

21. Corless CL, Barnett CM, Heinrich MC. Gastrointestinal stromal tumours: origin and molecular oncology. Nat Rev Cancer. 2011;11(12):865-78.

22. Lasota J, Jasinski M, Sarlomo-Rikala M, Miettinen M. Mutations in exon 11 of c-Kit occur preferentially in malignant *versus* benign gastrointestinal stromal tumors and do not occur in leiomyomas or leiomyosarcomas. Am J Pathol. 1999;154(1):53-60.

23. Hostein I, Faur N, Primois C, Boury F, Denard J, Emile J-F, et al. BRAF mutation status in gastrointestinal stromal tumors. Am J Clin Pathol. 2010;133(1):141-8.

24. Corless CL. Gastrointestinal stromal tumors: what do we know now? Mod Pathol, Off JUS Can Acad Pathol Inc. 2014;27(1):S1-16.

25. Miettinen M, Lasota J. Gastrointestinal stromal tumors: pathology and prognosis at different sites. Semin Diagn Pathol. 2006;23(2):70-83.

26. Kukar M, Kapil A, Papenfuss W, Groman A, Grobmyer SR, Hochwald SN. Gastrointestinal stromal tumors (GISTs) at uncommon locations: a large population based analysis. J Surg Oncol. 2015;111(6):696-701.

27. Joensuu H. Risk stratification of patients diagnosed with gastrointestinal stromal tumor. Hum Pathol. 2008;39(10):1411-9.

28. Taniguchi M, Nishida T, Hirota S, Isozaki K, Ito T, Nomura T, et al. Effect of c-kit mutation on prognosis of gastrointestinal stromal tumors. Cancer Res. 1999;59(17):4297-300.
29. Singer S, Rubin BP, Lux ML, Chen C-J, Demetri GD, Fletcher CDM, et al. Prognostic value of KIT mutation type, mitotic activity, and histologic subtype in gastrointestinal stromal tumors. J Clin Oncol, Off J Am Soc Clin Oncol. 2002;20(18):3898-905.
30. Liegl B, Hornick JL, Lazar AJF. Contemporary pathology of gastrointestinal stromal tumors. Hematol Oncol Clin North Am. 2009;23(1):49-68.
31. Miettinen M, Makhlouf H, Sobin LH, Lasota J. Gastrointestinal stromal tumors of the jejunum and ileum: a clinicopathologic, immunohistochemical, and molecular genetic study of 906 cases before imatinib with long-term follow-up. Am J Surg Pathol. 2006;30(4):477-89.
32. Aparicio T, Boige V, Sabourin J-C, Crenn P, Ducreux M, Le Cesne A, et al. Prognostic factors after surgery of primary resectable gastrointestinal stromal tumours. Eur J Surg Oncol J Eur Soc Surg Oncol Br Assoc Surg Oncol. 2004;30(10):1098-103.
33. Giuliano K, Nagarajan N, Canner J, Najafian A, Wolfgang C, Schneider E, et al. Gastric and small intestine gastrointestinal stromal tumors: Do outcomes differ? J Surg Oncol. 2017;115(3):351-7.
34. Dematteo RP, Ballman KV, Antonescu CR, Maki RG, Pisters PWT, Demetri GD, et al. Adjuvant imatinib mesylate after resection of localised, primary gastrointestinal stromal tumour: a randomised, double-blind, placebo-controlled trial. Lancet Lond Engl. 2009;373(9669):1097-104.
35. Blanke CD, Demetri GD, von Mehren M, Heinrich MC, Eisenberg B, Fletcher JA, et al. Long-term results from a randomized phase II trial of standard-versus higher-dose imatinib mesylate for patients with unresectable or metastatic gastrointestinal stromal tumors expressing KIT. J Clin Oncol, Off J Am Soc Clin Oncol. 2008;26(4):620-5.
36. Casali PG, Le Cesne A, Poveda Velasco A, Kotasek D, Rutkowski P, Hohenberger P, et al. Time to definitive failure to the first tyrosine kinase inhibitor in localized gi stromal tumors treated with imatinib as an adjuvant: A European Organisation for Research and Treatment of Cancer Soft Tissue and Bone Sarcoma Group Intergroup Randomized Trial in Collaboration With the Australasian Gastro-Intestinal Trials Group, UNICANCER, French Sarcoma Group, Italian Sarcoma Group, and Spanish Group for Research on Sarcomas. J Clin Oncol, Off J Am Soc Clin Oncol. 2015;33(36):4276-83.
37. Joensuu H, Eriksson M, Sundby Hall K, Hartmann JT, Pink D, Schütte J, et al. One vs three years of adjuvant imatinib for operable gastrointestinal stromal tumor: a randomized trial. JAMA. 2012;307(12):1265-72.
38. Raut CP, Espat NJ, Maki RG, Araujo DM, Trent J, Williams TF, et al. Efficacy and tolerability of 5-year adjuvant imatinib treatment for patients with resected intermediate- or high-risk primary gastrointestinal stromal tumor: The PERSIST-5 Clinical Trial. JAMA Oncol. 2018;4(12):e184060.
39. Casali PG, Abecassis N, Aro HT, Bauer S, Biagini R, Bielack S, et al. Gastrointestinal stromal tumours: ESMO-EURACAN Clinical Practice Guidelines for diagnosis, treatment and follow-up. Ann Oncol, Off J Eur Soc Med Oncol. 2018;29(4):267.
40. Rutkowski P, Nowecki ZI, Debiec-Rychter M, Grzesiakowska U, Michej W, Woźniak A, et al. Predictive factors for long-term effects of imatinib therapy in patients with inoperable/metastatic CD117(+) gastrointestinal stromal tumors (GISTs). J Cancer Res Clin Oncol. 2007;133(9):589-97.
41. Linton KM, Taylor MB, Radford JA. Response evaluation in gastrointestinal stromal tumours treated with imatinib: misdiagnosis of disease progression on CT due to cystic change in liver metastases. Br J Radiol. 2006;79(944):e40-44.
42. Choi H, Charnsangavej C, Faria SC, Macapinlac HA, Burgess MA, Patel SR, et al. Correlation of computed tomography and positron emission tomography in patients with metastatic gastrointestinal stromal tumor treated at a single institution with imatinib mesylate: proposal of new computed tomography response criteria. J Clin Oncol, Off J Am Soc Clin Oncol. 2007;25(13):1753-9.
43. Demetri GD, Garrett CR, Schöffski P, Shah MH, Verweij J, Leyvraz S, et al. Complete longitudinal analyses of the randomized, placebo-controlled, phase III trial of sunitinib in patients with gastrointestinal stromal tumor following imatinib failure. Clin Cancer Res, Off J Am Assoc Cancer Res. 2012;18(11):3170-9.
44. Reichardt P, Demetri GD, Gelderblom H, Rutkowski P, Im S-A, Gupta S, et al. Correlation of KIT and PDGFRA mutational status with clinical benefit in patients with gastrointestinal stromal tumor treated with sunitinib in a worldwide treatment-use trial. BMC Cancer. 2016;16:22.
45. Wolter P, Stefan C, Decallonne B, Dumez H, Bex M, Carmeliet P, et al. The clinical implications of sunitinib-induced hypothyroidism: a prospective evaluation. Br J Cancer. 2008;99(3):448-54.
46. George S, Wang Q, Heinrich MC, Corless CL, Zhu M, Butrynski JE, et al. Efficacy and safety of regorafenib in patients with metastatic and/or unresectable GI stromal tumor after failure of imatinib and sunitinib: a multicenter phase II trial. J Clin Oncol, Off J Am Soc Clin Oncol. 2012;30(19):2401-7.

160

Biologia Molecular dos Melanomas

Renata de Freitas Saito
Andréia Hanada Otake
Camila Machado

Roger Chammas

DESTAQUE

- Melanócitos são células residentes na camada basal da epiderme, que sofrem constantes agravos genotóxicos e adaptam-se a essas condições desfavoráveis ativando diferentes vias de sobrevivência e contribuindo para a carcinogênese do melanoma.
- Melanomas são neoplasias malignas que têm como célula de origem o melanócito, célula produtora de melanina. A incidência do melanoma ainda é crescente ao longo dos últimos anos e, em casos avançados, é alta a taxa de mortalidade.
- Melanócitos se encontram frequentemente quiescentes na camada basal da epiderme em resultado da interação com queratinócitos; essa interação é perdida em melanomas, o que promove um estado replicativo descontrolado.
- Vias de transdução de sinais comumente alteradas em melanomas incluem:
  1. mutação no oncogene BRAF;
  2. perda da função de supressores tumorais como CDKN2A e PTEN;
  3. perturbação no controle de fosforilação de pRB, resultando na ativação constitutiva de E2F e na proliferação celular descontrolada;
  4. perda de E-caderina e aumento da proliferação e migração celular.
- O microambiente tumoral tem papel importante na progressão do melanoma e é constituído por um conjunto de proteínas da matriz extracelular, norceptores e terminações neuronais, células do sistema imune, células residentes da pele, citocinas e quimiocinas, vesículas extracelulares e o microbioma.
- Vesículas extracelulares são secretadas por células tumorais e por diferentes células do microambiente do melanoma, sendo importantes mediadores da comunicação celular, contribuindo para a progressão do deste tipo tumoral.
- O desenvolvimento de terapias-alvo (inibidores da via MAPK) e imunoterapia (inibidores dos pontos de controle imunológico) resultou no aumento substancial da sobrevida dos pacientes com melanoma. No entanto, a resposta duradoura dessas terapias é limitada por efeitos colaterais e pelo rápido desenvolvimento de resistência ao tratamento.

INTRODUÇÃO

Melanoma é um tipo de câncer de pele que tem como célula de origem o melanócito. Assim como os demais tipos tumorais, o melanoma se apropria de sinalizações existentes em sua célula precursora para garantir a sua sobrevivência e o estabelecimento tumoral. A compreensão da biologia do melanócito permitiu a identificação de genes cruciais para seu desenvolvimento e para sua função, que também são importantes para o melanoma, como o fator de transcrição associado à microftalmia (MITF, do inglês *microphthalmia-associated transcription factor*). A transformação de melanócitos em células de melanoma está diretamente associada a contextos ambientais e menos frequentemente a fatores genéticos. O principal agente causador microambiental do melanoma é a radiação ultravioleta (UV), que gera danos no DNA e é responsável por caracterizar o melanoma como o tipo tumoral com maior carga mutacional. Além disso, o melanoma apresenta elevada heterogeneidade tumoral que, associada à sua alta capacidade metastática, torna desafiador o tratamento deste tipo tumoral. Melanomas localizados em sítios primários são removidos cirurgicamente com alta taxa de sucesso terapêutico. Em melanomas metastáticos, terapias-alvo contra componentes da via proteína quinase ativada por mitógeno (MAPK, do inglês *mitogen-activated protein*) e imunoterapia com inibidores dos pontos de controle imunológico revolucionaram o tratamento desta doença. No entanto, no decorrer do tempo, percebeu-se que apenas uma pequena parcela dos pacientes apresenta resposta terapêutica eficaz e duradoura, pois muitos são resistentes ou desenvolvem resistência após o tratamento, além de o ressurgimento da doença ser frequente em muitos casos. Neste capítulo, abordaremos aspectos da biologia do melanócito e os eventos moleculares que ocorrem durante a transformação de melanócitos em melanomas. Além disso, contextualizaremos fatores extrínsecos que contribuem para a progressão do melanoma como o papel do sistema imune e de vesículas extracelulares. Embora muito conhecimento tenha sido acumulado sobre o processo metastático em melanomas, até o presente momento, o tratamento desses tumores é ainda um desafio. O melhor entendimento do complexo processo de disseminação das células de melanoma permitirá o desenvolvimento de terapias que interfiram em etapas especificas desse processo, o que, em um futuro, resultará em um expressivo aumento das taxas de resposta terapêuticas e sobrevida desses pacientes.

DO MELANÓCITO AO MELANOMA

A biologia do melanócito

Melanócitos se originam de células da crista neural e durante o desenvolvimento embrionário colonizam a pele, cabelo e olhos. Além dessas regiões, melanócitos ainda são encontrados no ouvido interno, leptomeninges, ossos, coração, membranas, mucosas e tecido adiposo.[1-3] O destino das células precursoras dos melanócitos, os melanoblastos, é determinado antes de sua saída da crista neural por um complexo programa molecular mediante ativação sequencial de múltiplos genes.[4] Além de determinar o destino dessas células embrionárias, esse programa ativado na embriogênese também induz processos celulares como migração, invasão e transição epitélio-mesênquima, eventos necessários para que os melanoblastos migrem para seu destino, onde se diferenciarão em melanócitos. Esse programa é silenciado após a diferenciação do melanócito; no entanto, células de melanoma podem reexpressar alguns desses genes embrionários.[5,6] O melanoma recapitula capacidades migratórias de suas células embrionárias de origem, promovendo eventos como metástase e plasticidade. Mutações nesses genes podem ocasionar a hipopigmentação ou hiperpigmentação, evidenciando a principal função dos melanócitos, que é a produção do pigmento melanina.

Os melanócitos produzem dois tipos de melanina, a feomelanina (vermelha/amarela) e a eumelanina (marrom/preta), em compartimentos lisosomais especializados denominados "melanossomas". O processo de melanogênese se inicia com a produção de feomelanina e eumelanina por meio de uma série de reações enzimáticas e não enzimáticas que ocorrem dentro dos melanossomas (Figura 160.1). A primeira etapa na síntese de melanina é catalisada pela enzima tirosinase, que converte tirosina em diidroxifenilalanina (DOPA, do inglês *dihydroxyphenylalanine*). A partir de DOPA duas vias biossintéticas distintas dão origem às duas formas de melanina, eumelanina e feomelanina. A sinalização mediada pelo receptor de melanocortina (MCR-1) determina qual forma de melanina será predominantemente produzida. Quanto menor a atividade do receptor MCR1, maior a produção

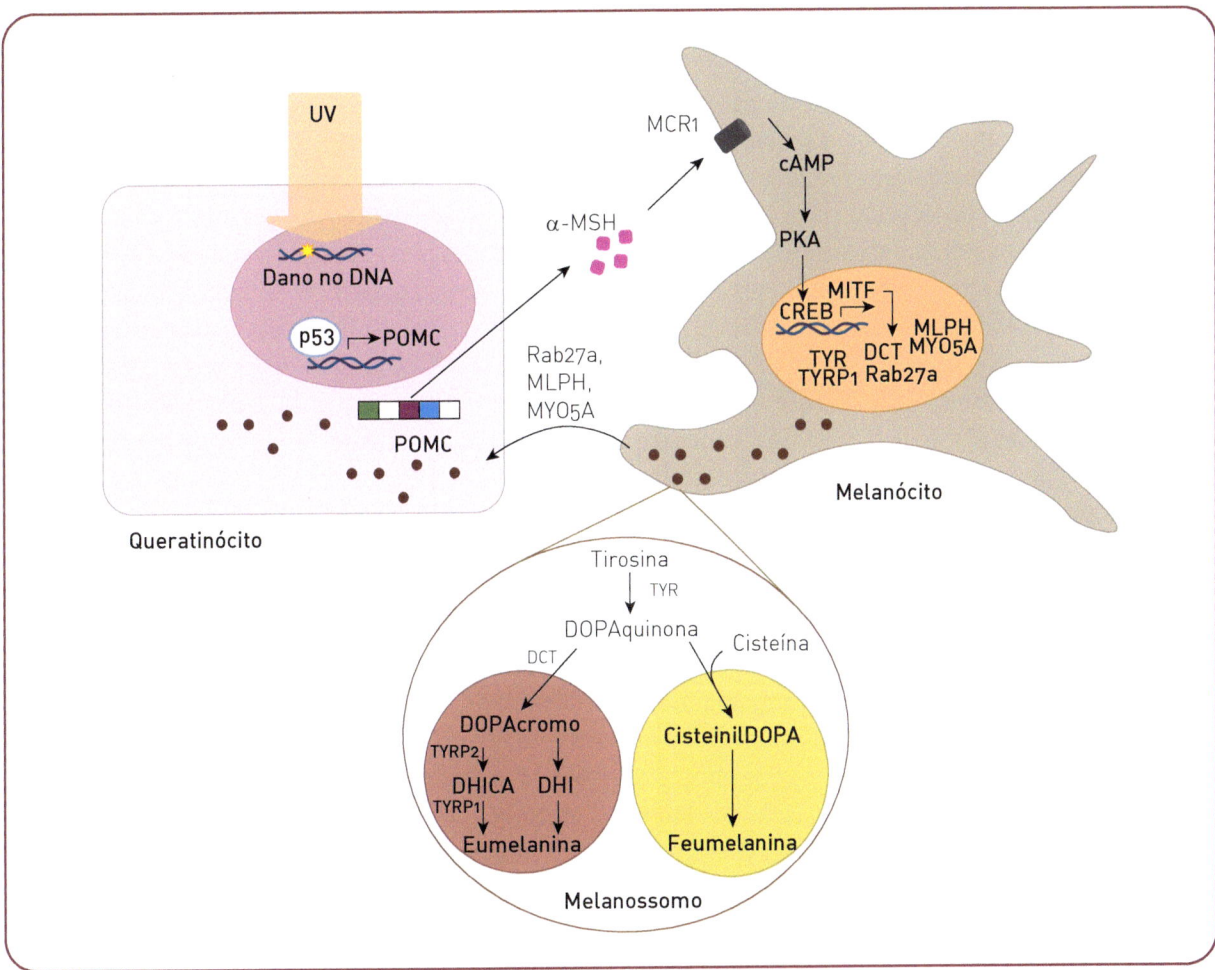

FIGURA 160.1 – Representação esquemática da incidência da radiação ultravioleta (UV) através da pele humana e suas consequências no DNA.

A epiderme é composta por queratinócitos (95%) e melanócitos (1% a 2%). Logo abaixo da epiderme, separada pela camada basal, encontra-se a derme composta por células do tecido conjuntivo como fibroblastos, adipócitos e células endoteliais. A pele não é exposta à radiação UVC, pois esta é majoritariamente absorvida pela camada de ozônio. Já a radiação UVB é capaz de penetrar na epiderme e causar danos diretos no DNA (dímeros de pirimidina ciclobutano, CDP e fotoprodutos pirimidina 6-4, pirimidona, 6-4PP) e a radiação UVA atinge até a derme, podendo gerar danos indiretamente no DNA por meio da produção de espécies reativas de oxigênio e estresse oxidativo (7,8-diidro-8-oxoguanina, 8-oxoG).

Fonte: Desenvolvida pela autoria.

de feomelanina, o que acontece em indivíduos ruivos ou de pele clara. Enquanto uma maior atividade de MCR1 resulta em uma maior produção de eumelanina,[7] o ligante de MCR1 é secretado por queratinócitos em resposta à radiação UV. Os melanossomas maduros carregados de melanina são transportados através de microtúbulos ao longo dos dendrímeros dos melanócitos e transferidos para os queratinócitos adjacentes.

Um único melanócito pode se conectar com até 40 queratinócitos adjacentes através de seus múltiplos dendrímeros, formando as unidades epidermomelânica. Assim, a coloração da pele resulta das diferentes proporções de feomelanina e eumelanina, e as variações de pigmentação derivam do número, do tamanho e da distribuição dos melanossomas e não da quantidade de melanócitos. O grau de pigmentação determina o fototipo de pele, um sistema de classificação numérica elaborado por Thomas B. Fitzpatrick, em 1975, que divide os indivíduos em seis grupos (fototipos I a VI) de acordo com a coloração da pele e sua capacidade de bronzeamento.[8] O fototipo de pele é um importante preditor de risco de desenvolvimento de câncer de pele, pois, além de ter a função de pigmentá-la, a síntese de melanina é um importante mecanismo de proteção a danos no DNA ocasionados pela exposição à luz UV em células cutâneas.

A pele é o maior órgão do nosso corpo e sua localização estratégica forma uma barreira de proteção para os tecidos internos contra agentes agressores externos como estresse mecânico, patógenos e radiação UV. Para desempenhar a atividade de fotoproteção, a pele depende da produção de melanina pelos melanócitos. A melanina absorve e reflete a radiação UV, impedindo que esta cause danos ao DNA. Portanto, quanto mais pigmentada a pele, maior o fototipo e menor o risco de desenvolvimento de câncer associado à exposição à radiação UV. Indivíduos de pele mais pigmentada apresentam maiores níveis de eumelanina, enquanto em indivíduos de pele menos pigmentada predomina a feomelanina. Geneticamente, esses fenótipos são produtos de polimorfismos no gene MC1R, o qual codifica o receptor MCR1 envolvido na produção de melanina, como já discutido. Curiosamente, eumelanina e feomelanina têm atividades dicotômicas, sendo a primeira fotoprotetora e a segunda, fotossensibilizadora. A atividade fotoprotetora de eumelanina decorre de sua capacidade de absorver e refletir a radiação UV; além disso, estudos mostram que esta apresenta atividade antioxidante ao sequestrar espécies reativas de oxigênio (ROS, do inglês *reative oxygen species*). Em contrapartida, a feomelanina apresenta atividade pró-oxidante, podendo amplificar a geração de ROS induzidas pela UV, favorecendo danos oxidativos no DNA. Ademais, a formação de melanina se inicia com a oxidação de L-tirosina em dopoquinona e esse precursor reativo pode formar monômeros (feomelanina) ou pode reagir com grupo tiol (SH-) da cisteína, formando feomelanina (Figura 160.1). A cisteína faz parte da molécula de glutationa, que atua no sistema de defesa antioxidante contra a produção de ROS intracelular. Assim, o aumento de produção de feomelanina pode elevar o consumo de estoques de antioxidantes celulares e tornar as células mais vulneráveis aos aumentos nos níveis de ROS.

A exposição à radiação UV é o principal fator de risco associado ao desenvolvimento de melanomas em pessoas de pele clara (fototipo I-III)[9] não em pessoas de pele escura (fototipo IV-VI).[10] Ainda não é claro qual o principal fator de risco nesta última população e, embora os melanomas sejam menos prevalentes nestes indivíduos, eles apresentam uma alta mortalidade em decorrência de estágios avançados no momento do diagnóstico.[11]

A TRANSFORMAÇÃO DO MELANÓCITO EM MELANOMA – MECANISMOS MOLECULARES DA CARCINOGÊNESE INDUZIDA PELA RADIAÇÃO ULTRAVIOLETA

Aproximadamente 70% dos melanomas cutâneos são causados pela exposição à radiação UV. A radiação UV que atinge a superfície da Terra é composta majoritariamente pela radiação UV de maior comprimento de onda, a UVA (400-320 nm) e minoritariamente pela radiação UVB (320-290 nm). A UVC (290-200 nm) não atinge a superfície da Terra, pois é absorvida pela camada de ozônio.

A radiação UVA é a mais abundante, tem maior capacidade de penetrar na pele e atingir a derme. Embora a UVB seja menos abundante e tenha capacidade de penetrar apenas até a camada basal da epiderme, ela é mais citotóxica e mutagênica.[12,13] O efeito destrutivo da radiação UVB se deve ao fato de que esta interage diretamente com o DNA, podendo gerar danos às bases nitrogenadas. Em contrapartida, a radiação UVA promove a carcinogênese na pele de maneira indireta, por intermédio da geração de ROS, que promovem oxidações em bases do DNA, incluindo 8,5-cyclo-2-deoxyadenosine, 8,5-cyclo-2-deoxyguanosine, e 8-oxo-deoxyguanine (Figura 160.2). Esses danos oxidativos ao DNA são reconhecidos pela proteína de reparo de DNA, OGG1 – 8-oxiguanina DNA glicosilase-1 –, e pela via de reparo por excisão de bases (BER, do inglês *base excision repair*). As principais fotolesões geradas pela UVB com propriedades mutagênicas são os dímeros de dímeros de ciclobutano pirimidina (CPD, do inglês *cyclobutane pyrimidine dimers*) e os fotoprodutos 6 primidina 6-4 primidona (4PP, do inglês *pyrimidine 6-4 pyrimidone photoproducts*).

Os CPD e 6-4PP podem ser reconhecidos e reparados pela via de reparo por excisão de nucleotídeos[14] (NER, do inglês, *nucleotide excision repair*). No entanto, CPD e 6-4 PP podem dar origem a mutações específicas, substituições de base CC → TT e C → T nos sítios das dipirimidinas, que são conhecidas como impressões digitais da radiação UV.[15]

Alterações nas vias de reparo de DNA (NER ou BER) favorecem o acúmulo de modificações no DNA contribuindo para o processo de carcinogênese. Quando estas mutações ocorrem em genes reguladores de fenômenos celulares como morte celular, ciclo celular e reparo de DNA, estes contribuem para a transformação oncogênica.

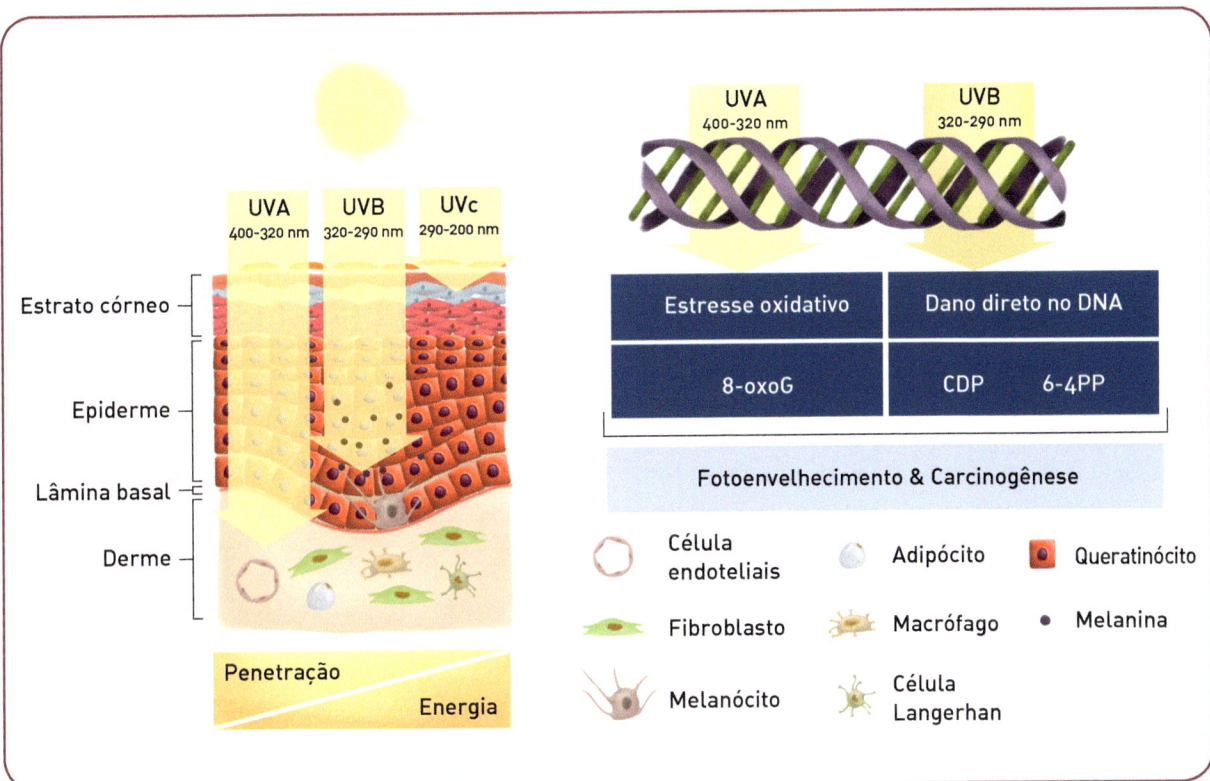

FIGURA 160.2 – Síntese de melanina induzida pela radiação ultravioleta.
A radiação ultravioleta (UV) gera danos ao DNA de queratinócitos, que resultam na estabilização de p53, o qual promove a ativação transcricional do gene pro-opiomelanocortina (POMC). POMC é clivado em múltiplos peptídeos, incluindo o hormônio alfaestimulante de melanócitos (α-MSH). Este é secretado quando se liga ao receptor de melanocortina 1 (MC1R) em melanócitos adjacentes, gerando cAMP, fosforilando CREB, ativando PKA e promovendo a expressão de MITF, o qual promove a expressão de genes envolvidos com a síntese de melanina. Dentro dos melanossomas, ocorre a oxidação de L-tirosina em L-diidroxifenilalanina (L-DOPA), catalisada pela enzima tirosinase (TYR) e, subsequentemente, em dopaquinona. Na presença de cisteína, a dopaquinona origina a cisteinilDOPA e, na sequência, o pigmento feomelanima (vermelho-amarelo). Em situações de depleção de cisteína, a dopaquinona é forma espontaneamente DCT – DOPAcromo tautomerase (do inglês, *dopachrome tautomerase*), o qual pode ser decarboxilado em 5,6 – diidroxiindol (DHI), gerando o pigmento eumelanina (marrom-preto). Alternativamente, DOPAcromo pode formar o ácido DHI-2-carboxílico (DHICA) pela atividade da dopacromo tautomerase (TYRP2) e, subsequentemente, DHICA é convertido em eumelanina pela enzima tirosinase relacionada à proteína 1 (TYRP1).
Fonte: Desenvolvida pela autoria.

Estudos experimentais evidenciaram que a UVB induz a formação de melanomas em modelos animais; no entanto, a contribuição da UVA é controversa.[16] Além de alterar a estabilidade do DNA desregulando oncogenes e genes supressores de tumor, a radiação UV pode contribuir para o processo de carcinogênese na pele ao promover imunossupressão local e sistêmica.[17] Após exposição à UV, as células de Langerhans apresentam atividade de apresentação de antígeno diminuída; já os queratinócitos, em resposta, à UV liberam mediadores imunossupressores.[18]

Ao penetrar até a epiderme, a radiação UVA pode gerar danos no DNA tanto de queratinócitos como de melanócitos. As células das diferentes camadas da epiderme contendo proteínas, lipídeos ou DNA modificados pela UV são constantemente eliminadas pelo processo de descamação. Quando os queratinócitos são expostos a altas doses de UV, estes ativam um programa de morte celular dependente de p53, resultando no desprendimento destas células da camada da epiderme após uma queimadura de sol.[19] No entanto, os melanócitos, que se encontram na camada basal da epiderme, permanecem após exposição à radiação UV e dependem de sua sinalização molecular, principalmente da sua maquinaria de reparo de DNA, para garantir sua sobrevivência. Esta capacidade de sobrevivência após um agravo presente nos melanócitos é uma das explicações moleculares para a agressividade do melanoma.

Como esperado, os melanócitos de regiões anatômicas não expostas à UV têm menos mutações do que os situados em regiões expostas. Curiosamente, entre os melanócitos expostos à UV, os melanócitos da região do dorso e dos membros superiores e inferiores apresentaram mais mutações do que células da face, regiões naturalmente mais expostas à UV.[20] Contudo, as células do rosto são constantemente expostas à UV, enquanto as células das outras regiões são expostas ao sol de maneira intermitente. Este achado de que células cronicamente expostas ao sol apresentam menores taxas mutacionais se correlaciona ao fato de que melanomas são mais comuns em peles com exposição intermitente ao sol. Portanto, um complexo grupo de fatores de risco está associado ao melanoma, incluindo acúmulo de exposição solar, intensidade e tempo de exposição ao longo da vida, pigmentação da pele, capacidade de bronzeamento e capacidade de reparo de DNA.

PATOLOGIA MOLECULAR DO MELANOMA

Os melanomas podem ser categorizados de acordo com aspectos histológicos, similaridades clínicas, epidemiológicas e características moleculares. Assim como os demais tipos tumorais, o melanoma pode ser classificado em primário e metastático. Os melanomas primários são divididos em (a) melanoma *in situ*, quando melanócitos atípicos estão limitados à epiderme e (b) melanomas invasivos, quando esses melanócitos alcançam a derme. Os melanomas invasivos ainda são classificados em quatro grupos de acordo com características clínicas e histopatológicas: (i) melanoma extensivo superficial (41%); (ii) melanoma nodular (16%); (iii) lentigo melanoma (2,7% a 14%); e (iv) melanoma lentigo acral (1% a 5%); além de dois subtipos raros de melanoma – melanoma desmoplásico (1% a 4%) e melanoma amelanótico.[21] Essa classificação foi proposta por Clark, Elder & Guerry, na década de 1990. No modelo proposto por Clark *et al.*, os melanócitos de lesões névicas, originados direta ou indiretamente de melanócitos imaturos, poderiam se converter, de modo progressivo, em melanócitos de nevos displásticos, melanomas de crescimento radial (*in situ*), melanomas de crescimento vertical (invasivos) e finalmente em melanomas metastáticos (Figura 160.3). Alternativamente, como em todos os modelos de progressão, melanócitos imaturos poderiam originar *ab initio* qualquer uma das formas tumorais propriamente ditas. A presença de nevos remanescentes adjacentes ao melanoma é um indicativo de que o melanoma foi originado a partir de uma lesão benigna; no entanto, a maioria dos melanomas primários não apresenta esta associação com um precursor névico. Além do modelo de progressão proposto por Clark, outras teorias foram propostas com base em evidências científicas acumuladas ao longo do tempo.

Vogelstein *et al.* e Shain *et al.* propuseram um modelo de evolução genética durante a transformação do melanócito em melanoma.[22,23] Eles identificaram a ordem em que diferentes mutações aparecem no melanoma e determinaram um tipo de lesão intermediária em que a doença não é benigna como um nevo e nem maligna como um melanoma. De acordo com seus achados, inicialmente o melanócito adquire uma mutação condutora (do inglês *driver mutation*) que resulta na hiperplasia dos melanócitos e no desenvolvimento do nevo, o qual apresenta baixa taxa mutacional e baixa frequência de alterações de número de cópias. Além disso, as lesões benignas névicas apresentam exclusivamente mutações no gene BRAF, do tipo V600E, que propicia uma substituição do aminoácido valina em ácido glutâmico no códon 600, conhecido como $BRAF^{V600E}$: mutação V600E de BRAF, sugerindo que esta mutação é suficiente para a formação de nevos. Já as lesões intermediárias apresentaram mutações em NRAS e outras mutações em BRAF. Estas lesões intermediárias dão origem ao melanoma *in situ*, que é acompanhado por mutações no promotor de transcriptase reversa da telomerase (TERT, do inglês *telomerase reverse transcriptase*); e alta taxa mutacional. A expressão aberrante de TERT resulta na desregulação das telomerases, o que permite que células de melanoma se repliquem indefinidamente. Após o acúmulo de múltiplas mutações, incluindo CDKN2A-quinase dependente de ciclina N2A (do inglês *cyclin dependente kinase N2A*), TP53, fosfatase homóloga à tensina (PTEN, do inglês *phosphatase and tensin homolog*) e genes codificadores de subunidades de complexos de remodelamento de cromatina SWI/SWF, melanomas primários iniciam uma fase invasiva e se tornam melanomas malignos. Esta fase é caracterizada por alta taxa mutacional e aumento da frequência de alterações de número de cópias. Segundo os autores, embora apenas 20% a 40% dos melanomas se originam de nevos, o restante deve ter sua origem em lesões precursoras clinicamente não detectáveis.

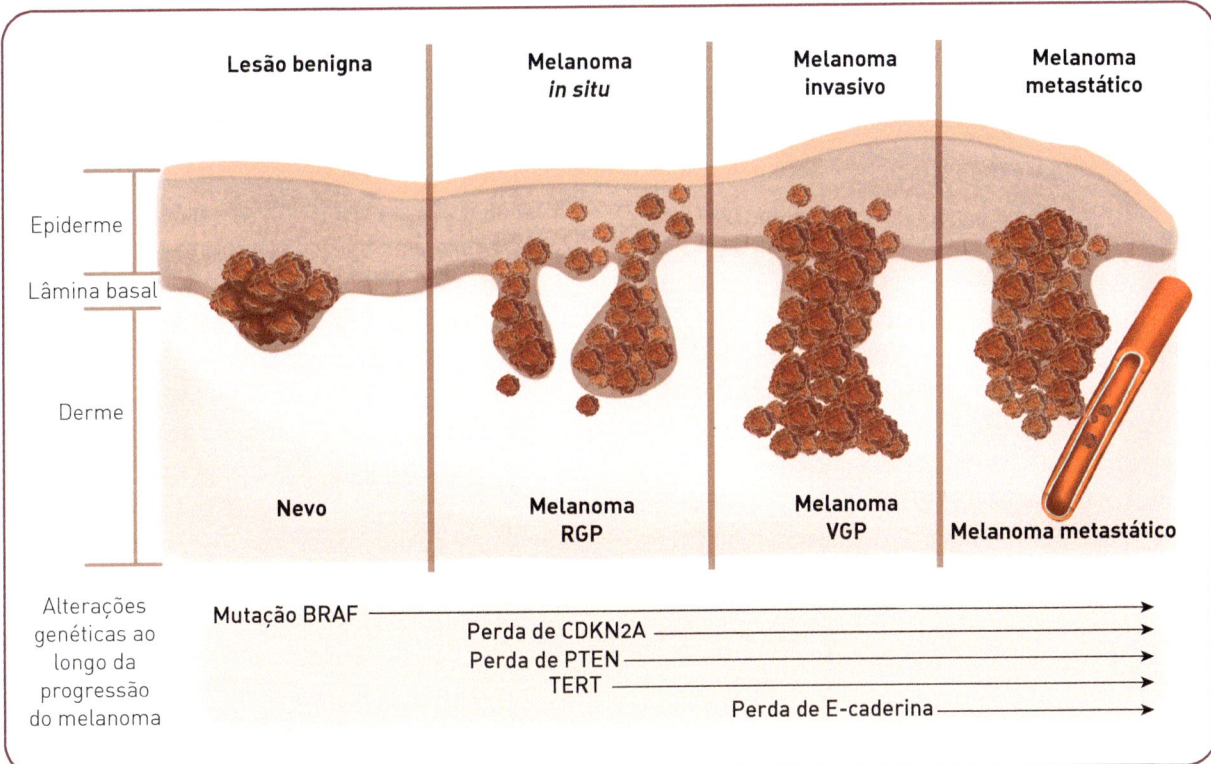

FIGURA 160.3 – Modelo de progressão do melanoma segundo Clark.
A primeira alteração fenotípica neste modelo é o desenvolvimento de nevos benignos, composto por melanócitos que, embora apresentem perda do controle de crescimento, raramente progridem para melanoma, talvez em virtude da indução de senescência induzida por oncogenes, incluindo BRAF. Durante a fase de crescimento radial (RGP), as células têm capacidade de proliferação aberrante intrapitelialmente e, eventualmente, estas células penetram a derme isoladamente. A perda de CDKN2A e de PTEN é frequente neste tipo de melanoma, além da diminuição da expressão de marcadores de melanoma regulados por MITF. Já a fase de crescimento vertical é caraterizada pela presença de células com capacidade de invadir e crescer descontroladamente na derme. Nessa fase, ocorrem alterações no controle de adesão celular, incluindo a perda de E-caderina e aumento de N-caderina, que propicia o aumento da proliferação e a migração celular. Na última etapa de progressão deste modelo, as células de melanoma se espalham após alcançarem vasos sanguíneos e crescem em órgãos distantes, estabelecendo focos metastáticos.
Fonte: Desenvolvida pela autoria.

A identificação de alterações gênicas nos diferentes subtipos de melanoma cutâneo motivou a classificação deste tumor de acordo com a exposição solar e características genômicas. Com a descoberta de mutações em BRAF, ficou evidente que mutações eram desigualmente distribuídas entre os subtipos de melanoma.[24] Um estudo genômico comparativo mostrou que alterações no número de cópias de DNA e o *status* mutacional de BRAF e NRAS eram capazes de identificar quatro grupos de melanomas: melanomas com sinais de danos induzidos por exposição crônica ao sol; melanomas sem estes sinais; melanomas de baixa exposição ao sol (palma das mãos, solas dos pés e subungueal (acral)); e melanomas não expostos à luz solar (melanomas de mucosa). As mutações eram mais comuns em pacientes jovens cujo melanoma tinha origem em áreas da pele expostas ao sol.[25] Estudos subsequentes confirmaram estas associações e adicionaram outras características discriminantes; assim, os melanomas cutâneos podem ser categorizados em dois grupos: melanomas provenientes de pele cronicamente exposta ao sol (CSD, do inglês *chronically sun damaged*) ou não (low-CSD melanomas).[26] Os melanomas CSD e low-CSD se diferenciam pelo grau de exposição cumulativa à radiação UV, região anatômica do tumor primário, idade do paciente, grau de mutação e tipos de alterações oncogênicas. Enquanto os melanomas CSD são frequentes na pele da cabeça, pescoço e superfícies dorsais das extremidades de idosos (> 55 anos), os melanomas low-CSD surgem em partes do corpo expostas intermitentemente ao sol como o tronco em indivíduos jovens (< 55 anos). Os melanomas CSD raramente são BRAF^{V600E} mutados, mas apresentam frequentemente mutações em neurofibromin-1 (NF1),

NRAS, BRAF nãoV600E ou KIT. Em contrapartida, os melanomas low-CDC são predominantemente BRAF^{V600E} mutados.[27] Comparado aos melanomas low-CSD, os melanomas CSD apresentam maiores taxas mutacionais, provavelmente como consequência da alta exposição à radiação UV (Figura 160.4).

Na última década, a revolução genômica permitiu a caracterização do genoma, transcriptoma e epigenoma de muitos tipos tumorais, incluindo o melanoma. Esse conhecimento propiciou a classificação genômica do melanoma de acordo com seu perfil mutacional. A análise integrativa de 331 pacientes com melanoma cutâneo realizada pelo programa internacional Atlas do Genoma do Câncer (TCGA, do inglês *The Cancer Genome Atlas*) estabeleceu uma classificação genômica do melanoma com base nas mutações mais prevalentes: BRAF mutados; RAS mutados; NF1 mutados; e triplo-negativos. Além disso, no subtipo triplo-negativo, há o enriquecimento em mutações em KIT, amplificações focais e rearranjos estruturais complexos.[28] O refinamento da categorização genômica do melanoma permitirá a classificação dos pacientes em subgrupos geneticamente mais homogêneos, substituindo a tradicional classificação clínico-patológica, e viabilizará a personalização terapêutica.[21]

A patobiologia do melanoma também pode ser compreendida por meio do modelo de progressão por células-tronco, o qual se contrapõe ao modelo estocástico. Neste último modelo, todas as células tumorais se originam de um único clone e o tumor é resultado

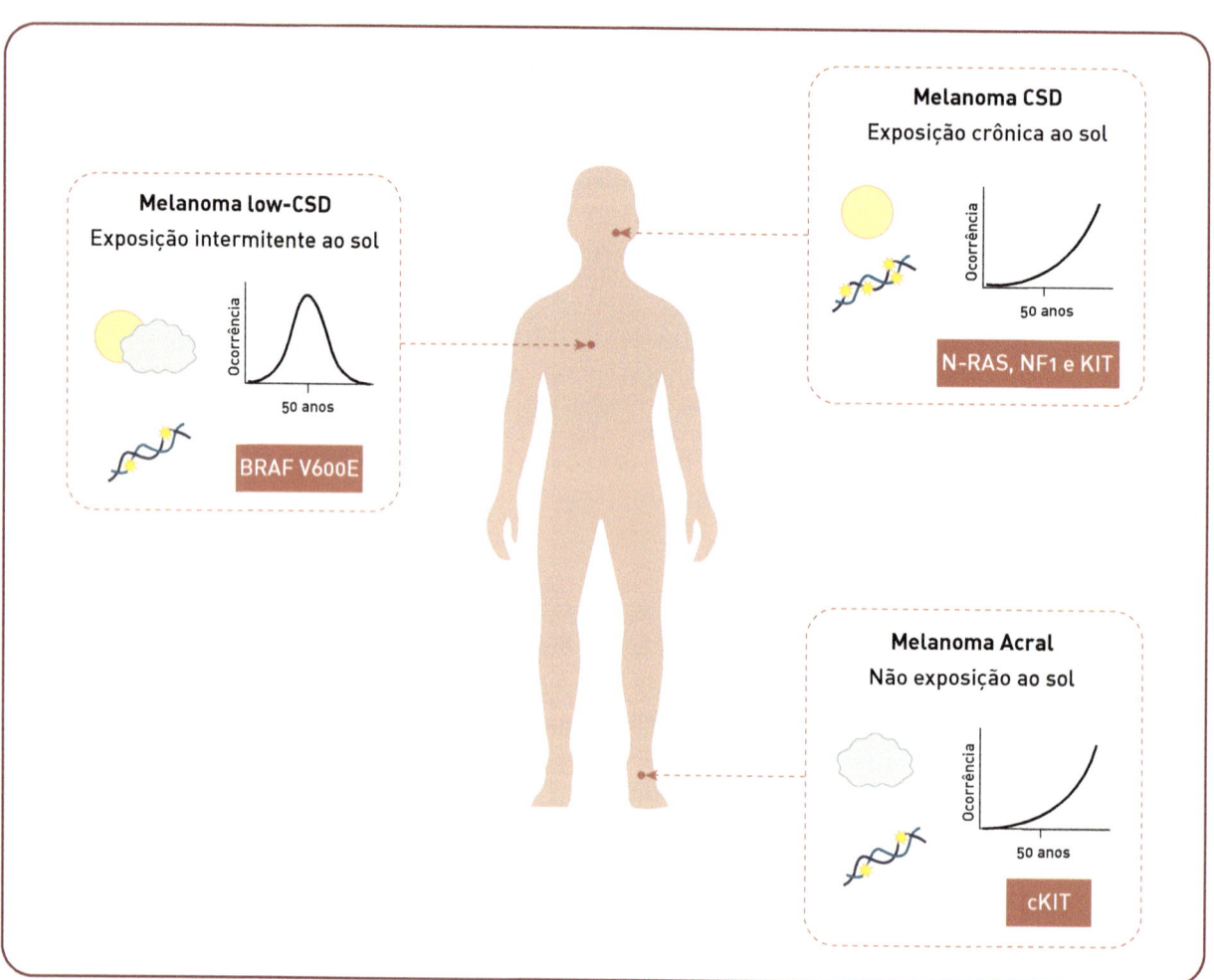

FIGURA 160.4 – Classificação de melanoma de acordo com a exposição solar.
Melanomas que acometem áreas do corpo não expostas à radiação solar (melanoma low-CSD), sobretudo no tronco, frequentemente apresentam mutações em BRAF. Já melanomas em regiões cronicamente expostas ao sol (melanoma CSD), como na cabeça e pescoço, apresentam mutações em NRAS, NF1, KIT e BRAF^{nãoV600E}. Melanomas CSD têm alta taxa mutacional e surgem em idades mais avançadas, comparativamente, melanomas low-CSD apresentam baixa carga mutacional e acometem idades mais precoces. Melanomas podem surgir em áreas minimamente expostas ao sol (melanoma acral) e estes apresentam mutações em c-KIT.
Fonte: Desenvolvida pela autoria.

do acúmulo de mutações ao longo de sucessivas expansões clonais. Já no modelo de células-tronco tumorais, a formação do tumor é resultado do acúmulo de mutações em células tronco tumorais, sendo o tumor composto minoritariamente por estas células-tronco e majoritariamente por células comprometidas com uma via de diferenciação. Melanomas em estágios avançados apresentam resistência terapêutica e o modelo de células-tronco tumorais contribui para o entendimento dessas falhas terapêuticas, pois essas terapias não alvejam as células-tronco tumorais. Há evidências de que existem células-tronco em melanomas humanos e essas células foram descritas como quimiorresistentes,[29] imunoevasivas[30] e estão associadas com o favorecimento de metástases.[31] Essas evidências corroboram a hipótese de que as células-tronco tumorais contribuem para a agressividade em melanomas. Estudos mostraram que as subpopulações de células-tronco em melanomas podem ser identificadas por meio do transportador ABCB5[32] pelo marcador de células-tronco CD271.[33] No entanto, as evidências de que o melanoma segue o modelo de células-tronco foram questionadas em outros trabalhos. Essa discordância decorre principalmente de divergências na interpretação do modelo em si, assim como de variações nas metodologias utilizadas nesses estudos.[34] O avanço na caraterização molecular das células-tronco contribuirá para o desenvolvimento de novas terapias antitumorais que alvejem essa subpopulação de células-tronco tumorais na tentativa de aumentar a reposta terapêutica e impedir o ressurgimento da doença em pacientes com melanoma.

GENES COMO FATORES DE PREDISPOSIÇÃO OU RISCO PARA O DESENVOLVIMENTO DE MELANOMA

Aproximadamente 5% a 12% dos melanomas se desenvolvem em indivíduos que têm um ou mais parentes de 1º grau com melanoma cutâneo, casos denominados "melanomas familiais". Esses pacientes têm idades precoces ao diagnóstico, tumores menos espessos e frequentemente apresentam múltiplas lesões. O melanoma familial é causado por mutações germinativas em genes de alto risco de susceptibilidade ao melanoma. No entanto, é importante considerar que o melanoma familial pode ser causado por exposição ao sol compartilhada por membros de famílias com fototipo de pele susceptível à formação de tumores de pele. Entre as variantes genéticas que influenciam o risco de desenvolvimento de melanoma, destacam-se dois genes com herança autossômica dominante, CDKN2A e quinase dependente de ciclina 4 (CDK4, do inglês *cyclin-dependent kinase 4*).

A existência de síndromes hereditárias que se caracterizam pela maior incidência de melanomas foi, a princípio, descrita simultaneamente por Clark e Lynch, em 1978. Membros dessas famílias apresentavam um grande número de nevos comuns e atípicos, associados com o câncer pancreático e melanoma. Essa síndrome foi denominada FAMMM (do inglês *familial atypical multiple mole melanoma* – melanoma mole múltiplo familiar). Naquela época, os nevos observados nestes pacientes apresentavam características histopatológicas atípicas, o que motivou o surgimento do termo "nevos displásicos" e o conceito de que essas lesões eram prováveis precursoras de melanoma. No entanto, hoje já se sabe que essas características histopatológicas estão presentes em nevos comuns e que raramente são precursoras de melanomas. O termo "nevos displásicos" é utilizado até hoje, porém com diversos significados controversos. O que até hoje é indiscutível é a associação entre a presença de múltiplos nevos e o risco aumentado de desenvolvimento de melanoma: quanto maior a contagem de nevos, maior o risco de melanoma.[35] Em 1990, foram observadas mutações germinativas no gene CDKN2A (proteína p16^{INK4a}) em nevos de FAMMM;[36,37] portanto, esse foi o primeiro gene de predisposição ao melanoma identificado. Hoje se sabe que mutações em CDKN2A aumentam em 65 vezes o risco de desenvolvimento de melanomas, e estima-se que aproximadamente 40% dos melanomas familiais são causados por estas mutações.[38]

O gene CDKN2A está localizado no braço curto do cromossomo 9 (9p21) e codifica duas proteínas, p16^{INK4a} e p14^{ARF}, que regulam duas vias críticas no controle do ciclo celular. A proteína p16^{INK4a} promove parada do ciclo celular na fase G_1 ao inibir a fosforilação da proteína de retinoblastoma (Rb) de maneira dependente de CDK4. A segunda proteína, p14^{ARF} é outro supressor tumoral que atua por intermédio de p53, induzindo parada no ciclo celular ou favorecendo apoptose. Como resultado da inativação de CDKN2A, há um aumento da proliferação celular e redução da indução de morte celular por apoptose. Mutações somáticas em CDKN2A/ARF são relativamente incomuns em melanomas esporádicos, variando em torno de 0% a 25% das casuísticas estudadas até o momento.

Mutações em outros genes de predisposição ao melanoma – CDK4, BAP1 (do inglês *BRCA1-associated protein 1* – proteína 1 associada ao BRCA1), TERT, POT1, ACD, TERF2IP e MITF – são raras, mas contribuem para os demais 10% dos casos de melanoma familial. O segundo gene de predisposição ao melanoma identificado, CDK4, codifica um dos "parceiros" de p16^{INK4a}. Quando CDK4 é mutado, p16^{INK4a} não é capaz de inibir a atividade de quinase de CDK4, resultando no aumento da fosforilação de Rb associado ao fator de transcrição E2F. O aumento da liberação de E2F resulta na ativação da transcrição de genes que promovem a transição G_1/S. Assim como mutações em CDKN2A, mutações germinativas em CDK4 predispõem ao aparecimento precoce de múltiplos melanomas primários e número aumentado de nevos atípicos. O desenvolvimento de sequenciamento de nova geração permitiu a identificação de mutações germinativas em famílias negativas para as duas mutações, CDKN2A e CDK4. Isso levou a descoberta de um pequeno número de genes de susceptibilidade ao melanoma de alta penetrância – BAP1, TERT e POT1. O gene BAP1 regula a diferenciação do melanócito e faz parte da resposta a danos no DNA. BAP1 é um gene supressor tumoral localizado no cromossomo 3p21 e mutações germinativas neste gene estão associadas com alta incidência de tumores melanocíticos spitzoides, melanoma uveal, melanoma cutâneo e, mais recentemente, com mesotelioma, carcinoma renal e carcinoma basocelular.[39] A diversidade de tumores associada com mutação germinativa em BAP-1 sugere que esse gene é um regulador crítico da oncogênese. Recentemente, a manutenção da telomerase foi descrita como uma via importante de predisposição ao melanoma. O gene TERT codifica a subunidade catalítica da telomerase. Mutações em TERT aumentam a expressão de telomerase, promovendo a estabilização dos telômeros e atuando no envelhecimento celular e senescência. Uma nova mutação na região promotora do gene TERT, que codifica a subunidade catalítica da telomerase, foi descrita recentemente em duas famílias de melanoma.[40,41] A noção de que a transmissão de alterações genéticas que impactam no comprimento dos telômeros é um fator de risco para o desenvolvimento de melanomas tem se confirmado com a identificação de genes relacionados com a estabilidade dos telômeros (POT1, TERT, ACD e TERF2IP) como genes de susceptibilidade de alta penetrância em melanomas familiais.[42]

Além dos genes de predisposição ao melanoma de alta penetrância supracitados, dois genes de penetrância intermediária foram determinados, MC1R e MITF. O gene MC1R codifica o receptor MCR1 presente na membrana de melanócitos e, ao se ligar à proteína αMSH (do inglês α-*melanocyte stimulating hormone* – hormônio α-estimulante de melanócito) estimula a atividade de tirosinase, resultando na síntese de eumelanina. O gene MCR1 é altamente polimórfico e mais de cem variantes já foram identificadas na população caucasiana. Algumas variantes de MCR1 (R142H, R151C, R160W e D294H), denominadas variantes "R", determinam a redução da atividade deste receptor, resultando na síntese predominante de feomelanina e um fenótipo que apresenta maior sensibilidade à radiação UV. No entanto, as variantes "R" estão associadas com um aumento de risco de desenvolvimento de melanoma independentemente das características fenotípicas resultantes dessas alterações genéticas.[43] As variantes em MCR1 aumentam o risco de desenvolvimento de melanoma, pois, além de modular a pigmentação e a sensibilidade à radiação UV, também regulam outras vias, incluindo indução de defesas antioxidantes e mecanismos de reparo de DNA.[44] O gene MITF codifica um fator de transcrição e é considerado o principal regulador da homeostasia do melanócitos, pois regula a diferenciação, a proliferação e a sobrevivência dessas células. Uma rara variante germinativa de MITF, p.E318K foi associada com melanomas e, posteriormente, foi determinado que essa mutação altera a sumoilação de MITF, aumentando sua atividade transcricional.[45]

Além das alterações genéticas de susceptibilidade ao melanoma já descritas aqui, indivíduos acometidos com a doença genética xeroderma pigmentoso (XP – *Xeroderma pigmentosum*) têm alto risco de desenvolvimento de melanoma. XP é uma doença autossômica recessiva causada pela deficiência na maquinaria de reparo por excisão de nucleotídeos (NER).[46] XP é causada por mutações em nove genes diferentes, sendo oito deles envolvidos na via de reparo NER. A via de NER é responsável pelo reparo de lesões geradas pela radiação UV e a ineficiência dessa via de reparo em pacientes XP é determinante para a acentuada sensibilidade à luz do sol nestes pacientes. Indivíduos acometidos por essa condição genética rara com idade inferior a 20 anos apresenta risco aumentado em 10 mil vezes de desenvolver tumores de pele do tipo não melanoma e em 2 mil vezes de desenvolver melanomas. Portanto, o câncer de pele é a principal causa de morte nesses indivíduos.

VIAS MOLECULARES NO DESENVOLVIMENTO E PROGRESSÃO DO MELANOMA

O melanoma primário e metastático não contém mutações restritas a um ou outro tipo ou, ainda, padrões de alterações como mutações fundadoras da progressão da doença. Contudo, alterações como o aumento do número de cópias em genes-chaves estão ligadas ao desenvolvimento da progressão em melanomas. Em adição, o estudo em culturas de células levou à descoberta de programas transcricionais definidos como fenótipos proliferativos ou invasivos. Da mesma forma, as alterações no microambiente também levam a semelhantes fenótipos das células do microambiente tumoral. Os estudos de transcriptomas demonstraram que há proteínas reguladoras que determinarão o destino da lesão. A plasticidade do fenótipo tem uma grande semelhança com a transição epitélio-mesenquimal. O equilíbrio entre estes reguladores será o fator determinante de plasticidade ou mudança de fenótipo. Mais do que isso, essas alterações que levam aos fenótipos plásticos permitem a progressão e a resistência às terapias correntes.

Genética

As alterações genéticas primordiais que estão ligadas em maior frequência ao desenvolvimento do melanoma são BRAF ou NRAS, sendo estas encontradas em lesões precursoras e também detectáveis no nevo benigno. Cerca de metade dos melanomas cutâneos apresenta mutações em BRAF, sendo que 90% são mutações do tipo BRAF^{V600E}.[24,28] Sua via de ativação se inicia com a interação de fatores de crescimento com receptores do tipo tirosinaquinase, localizados na membrana das células de melanoma. Moléculas adaptadoras, como GRB2 e SHC, são recrutadas para a membrana plasmática resultando na ativação da forma inativa de RAS ligado a GDP (RAS-GDP) na sua forma ativa ligada a GTP (RAS-GTP). A forma ativa de RAS dispara diferentes vias de sinalização, sendo que uma delas, a via RAS-RAF-MAPK–quinase, ocorre após a interação de RAS com RAF, o qual dimeriza e é ativado. A mutação BRAF^{V600E} em melanomas mantém essa via constitutivamente ativa, em que RAF fosforila MEK e ativa ERK. A forma de ERK fosfoforilada resulta na fosforilação e na ativação de outros substratos, o que promove a progressão no ciclo celular e a sobrevivência de células de melanoma. A sobrevivência ocorre também como resultado da inibição da morte celular por apoptose. Esse processo se dá por meio da regulação de fatores que promovem a morte celular, os pró-apoptóticos, e os que inibem esse mecanismo, os anti-apoptóticos, especialmente os pertencentes à família de proteínas Bcl-2. Em melanomas, ocorre a baixa expressão do fator pró-apoptótico BIM, pela ativação da via de BRAF. Mutações em BRAF ocasionam a ativação constitutiva de sua atividade e a ativação de sua cascata sem a interação precursora de RAS/RAF. Outra mutação recorrente em melanomas é a ativação de NRAS, encontrada entre 15% e 20% dos casos. A mutação em NRAS ativa a cascata de sinalização MAPK e também está envolvida na sinalização de PI3K-Akt. PI3K fosforila PIP2 resultando em PIP3, o que resulta na ativação da quinase serina/treonina Akt. Quando ativada, Akt promove proliferação celular, sobrevivência e angiogênese. Em melanomas, PI3K pode ser ativado pelo NRAS mutado, pelo NF1 mutado ou pela perda da atividade do supressor de tumor PTEN. A perda da atividade de PTEN é encontrada em cerca de 30% dos casos de melanoma e é geralmente associada aos casos de melanomas com mutação BRAF^{V600E}.[47,48] Cerca de 5% a 9% dos melanomas apresentam mutação na GTPase RAC1, sendo que a frequência de mutações no melanoma primário é similar à encontrada em sítios metastáticos, evidenciando o papel de RAC1 em processos iniciais da tumorigênese do melanoma.[49] Ainda, mutações em PREX2, uma GEF que regula negativamente a RAC1, são comumente encontradas em melanomas. A ativação de RAC1 e/ou a perda da atividade de PREX2 ocasiona a ativação de PI3K. A heterogeneidade tecidual também pode ser um fator determinante, por exemplo, um mesmo tecido poderá apresentar células com diferentes nuances de expressão desses marcadores, dependendo da posição em que estas se encontrem no tecido. Há, por exemplo, populações proliferativas que apresentam diferentes nuances de expressão de MITF e AXL, sendo que AXL é um marcador de fenótipo proliferativo invasivo e MITF está associado a um fenótipo exclusivamente proliferativo. Essa plasticidade é o maior obstáculo a ser suplantado na direção do tratamento do melanoma.

Outra mutação encontrada em melanomas é observada no promotor de TERT, o que aumenta a expressão da telomerase e promove a capacidade de replicação da célula. Com subsequentes divisões, células normais adultas vão apresentando o encurtamento progressivo das extremidades de seus cromossomos (telômeros), caracterizando a senescência replicativa, que ativa genes supressores de tumor, como o p16^{INK4a} e o p53.[50] Há evidências de que esse encurtamento funcionaria como um relógio biológico; quando a célula atingisse um número definido de divisões, o grau de encurtamento telomérico atingiria um nível crítico que deflagraria o processo de morte celular. Esse processo não ocorre em células progenitoras e em células embrionárias, que expressam enzimas que atuam na síntese das extremidades dos telômeros: as telomerases. O processo de imortalização da célula neoplásica cursa, muitas vezes, com aumento da atividade de telomerases. Além disso, mutações em TERT são encontradas em melanoma primário de alto risco.[51,52] Contudo, a atividade telomerásica não parece útil na discriminação entre melanomas nas fases de crescimento radial e vertical. Porém, essa característica molecular é útil para a diferenciação de lesões névicas em melanomas. Enquanto em nevos (comuns ou displásicos), a atividade telomerásica é frequentemente baixa; em melanomas, ela tende a ser alta.[53] Ainda, nevos frequentemente apresentam característica de processo de senescência induzida por oncogenes, em que o aumento da expressão de oncogenes pode ativar resposta de dano ao DNA em razão do aumento de seu estado proliferativo. Dessa forma, esse processo pode ativar p16 e p53.[54] A senescência que ocorre em nevos pode também ser acompanhada pela alteração de CDKN2B (p15^{INK4b}), que é descrito superexpresso em casos de melanoma com mutações em BRAF^{V600E}.[55] Ainda, tratamento de células de melanoma com quimioterápicos, como a temozolamida, induz a senescência acompanhada de um secretoma que tem atividade pró-tumoral e pró-metastática, o que pode, em parte, justificar a falha terapêutica de alguns quimioterápicos.[56]

Epigenética

Classicamente, alterações no conteúdo do DNA que não refletem em herança genética são denominadas "epigenéticas". Atualmente, essas alterações podem ser classificadas de acordo com os tipos de modificações que ocorrem na estrutura da cromatina, como a metilação no DNA, a acetilação de histonas e o remodelamento da cromatina, ativando ou inibindo a função de genes específicos. Ainda, a ativação ou a inibição da expressão gênica pode ser regulada por RNA não codificantes, como abordaremos adiante. A metilação de histonas geralmente ocorre em regiões conhecidas como ilhas CpG, que são repetições de 300-3.000 pares de bases em tandem e estão localizadas em diferentes partes do DNA, sendo encontradas em cerca de 40% a 60% de regiões promotoras de genes.[57] Em melanomas, observamos a hipermetilação de promotores de genes supressores de tumor envolvidos em proliferação, sinalização intracelular e apoptose, como o PTEN, RAR-b2 e CDKN2A,[58,59,60] inibindo a função desses genes. O melanoma é um tipo de tumor caracterizado por apresentar baixa frequência de ilhas CpG, apresentando baixos níveis de hipermetilação global do DNA. Porém, o fenótipo de hipermetilação, conhecido como CIMP, é encontrado em casos de melanoma com mutações em NRAS, ARID e em IDH1.[28] ARID e IDH1 são genes relacionados ao remodelamento da cromatina, o que sugere uma relação entre as mutações genéticas somáticas e as alterações epigenéticas. Dessa mesma forma, a mutação em BRAF^{V600E} é associada com a hipermetilação de genes supressores de tumor e com hipometilação de oncogenes, como os FGD1 e HMGBB2, que atuam na proliferação celular e apoptose.[61] O mecanismo direto dessa associação ainda não está claro, mas especula-se que a cascata de ativação da via de BRAF deve afetar a expressão de genes envolvidos na metilação do DNA, conhecidos como DNMT – DNA metiltransferase. Além disso, em sítios metastáticos, encontramos em cerca de 30% dos casos a hipermetilação do promotor de um gene de reparo de DNA, o MGMT, promovendo o acúmulo de danos no DNA.[62] De certa forma, isso pode, em parte, explicar o processo de resistência que ocorre em melanomas metastáticos quando tratados com drogas alquilantes como dacarbazina e temozolamida.[63]

As histonas são constituídas por diferentes subunidades que se organizam para manter a estrutura da cromatina e o empacotamento do DNA. As histonas podem sofrer acetilação ou metilação em resíduos de lisina, o que influencia na estrutura da cromatina e controla, assim, o acesso de RNA-polimerases ao DNA, influenciando na transcrição de genes. A acetilação de histonas é associada com a repressão da transcrição de genes enquanto a metilação é associada com a ativação da transcrição de genes. Em melanomas, a acetilação da histona H3 no 27º resíduo de lisina, H3K27ac, regula a expressão do gene MIFT, conferindo aumento do potencial metastático das células tumorais. A hipoacetilação de histonas que ocorre pela ação de deacetilases de histonas, as HDAC (histona DNA-acetilase), resulta na inibição da expressão de CDKN1A e PIB5PA em melanomas.[64] PIB5PA bloqueia a via de PI3K/Akt, inibe a proliferação e a sobrevivência de células de melanoma; logo, sua inibição contribui positivamente para o desenvolvimento do melanoma. Ainda, a hipermetilação do promotor de CDKN2A/ARF ocorre especialmente em melanomas em fase de crescimento vertical.[60]

O remodelamento da cromatina e o acesso e controle da expressão gênica são controlados por um grupo de proteínas conhecida como PcG, o qual é regulado negativamente por PRC2. Em melanomas, ocorre o aumento de EZH2, o qual aumenta a expressão de PRC2. PRC2 contribui para a trimetilação da histona H3, H3K27me3, resultando na inibição de CDKN2A e CDKN1A. Esses casos frequentemente progridem para um mau prognóstico em melanoma, com surgimento de metástases.[65]

Mais recentemente, foi definido um grupo de RNA não codificante (ncRNA) como responsáveis pela regulação da expressão gênica, sem o envolvimento do componente hereditário. Os ncRNA são divididos de acordo com seu tamanho, em longos, quando apresentam mais de 200 pb (lncRNA) e em curtos, com menos de 200 pb (sncRNA). Entre os curtos, encontramos as denominações miRNA, piRNA e snoRNA. Até o momento, os lncRNA e os microRNA (miRNA) são as classes de ncRNA que têm sido mais estudadas em diferentes etapas da progressão de melanomas. Uma dessas alterações observadas é o lncRNA BANCR (do inglês *BRAF-activated ncRNA* – RNA não codificante ativado por BRAF), ativado por BRAF, que está envolvido na proliferação e migração de melanócitos por meio da ativação das vias ERK1/2 e MAPK (Li, Zhang *et al.* 2014). Em amostras de metástase, o lncRNA HOTAIR é encontrado mais expresso do que em amostras de sítios primários de melanoma. Tem se mostrado que HOTAIR interage com PRC2, favorecendo a trimetilação da histona H3 e inibindo a ativação de genes anti-metastáticos.[66] Ainda, cerca de 90% dos casos de melanoma apresentam aumento da expressão do lncRNA SAMMSON (do inglês *survival associated mitochondrial melanoma-specific oncogenic lnRNA* – RNA longo não codificante oncogênico específico de mitocôndria de melanoma associado à sobrevivência), que atua na ativação da proteína mitocondrial p32, regulando o metabolismo tumoral por intermédio da fosforilação oxidativa e homeostase mitocondrial. Adicionalmente, os miRNA têm sido amplamente estudados em diferentes etapas da progressão do melanoma.

O perfil metastático do melanoma tem sido associado com a expressão alterada de miRNA, como o aumento da expressão de miR-214, que modula moléculas de adesão celular e de metaloproteases.[67] No processo de transição epitélio-mesênquima do melanoma, membros da família do miR-200 atuam negativamente em ZBOX e em E-caderinas, enquanto estimulam a expressão de N-caderina e de vimentina.[68] O melanoma apresenta ainda o aumento da expressão de miR-22, o qual inibe a expressão de p27, CDKN1B e c-Fos, reguladores do ciclo celular. O miR-222 é encontrado em vesículas extracelulares secretadas por células de melanoma, resultando na ativação da via PI3K/AKT nas células receptoras e consequente aumento de sua proliferação.[69] Curiosamente, melanossomos também carregam miRNA que são incorporados por outras células do estroma. O miR-211 foi encontrado em melanossomos secretados por células de melanoma *in situ*, sendo incorporados por fibroblastos residentes na derme, o que muda seu perfil genético pró-inflamatório, aumentado a proliferação e a migração, características peculiares dos denominados "fibroblastos associados ao câncer", os CAF.[70] Trabalhos na literatura têm reportado que cerca de 70% dos miRNA presentes em vesículas extracelulares são também encontrados em melanossomos, evidenciando o importante papel de células produtoras de melanina e a interface da sinalização entre diferentes células. Ainda, o perfil de alguns miRNA (miR-17, miR-19a, miR-21 miR-126 miR-149) presentes em vesículas extracelulares encontradas em pacientes com melanoma é aumentado em comparação aos pacientes com melanoma familial carreadores da mutação em CDKN2A (p16^{ARF}).[71] Esse aumento pode também ser explicado pela diferença na capacidade de secreção de vesículas extracelulares por esses diferentes melanomas, o que ainda está sendo amplamente estudado por diferentes grupos de pesquisa.

A GLICOSILAÇÃO E O IMPACTO NA TUMORIGÊNESE

Alterações da expressão de glicanos são comumente observadas na progressão do câncer e têm sido definidas como "glicosilação aberrante". A glicosilação é uma das alterações pós-traducionais mais frequentemente encontrada em melanoma e que tem sido correlacionada a um fenótipo mais invasivo e pró-metastático.[72] Isso decorre de alteração de diferentes glucosiltransferases, como as da família das N-acetiltransferases, sialiltransferases e fucosiltransferases. Em glicoproteínas, a adição de um carboidrato ocorre no nitrogênio do aminoácido asparagina (N-glicanos) ou no oxigênio do aminoácido serina ou treonina (O-glicanos). A O-glicosilação ainda é pouco entendida na progressão do melanoma, porém a N-glicosilação tem sido atribuída como responsável por alguns importantes aspectos da tumorigênese. Foi observado que alterações na N-glicosilação de integrinas $\alpha_3\beta_1$ e $\alpha_5\beta_1$ em células de melanoma metastático cultivadas *in vitro* foram responsáveis pelo aumento da motilidade dessas células em virtude de alteração da interação com a matriz extracelular (MEC).[73,74] O aumento da expressão da enzima GnT-V, codificada pelo gene MGAT5, modifica a adição de N-glicanos que alteram a meia vida de proteínas, sua estabilidade, a interação com outras proteínas e com a sua função. Em melanomas, a expressão de MGAT5 é regulada transcricionalmente por Ets-1, Her-2/neu e Scr.[75] A expressão de GnT-V pode regular a N-glicosilação de Her-2 e a sinalização induzida por Her-2. Glicoproteínas e glicolipídeos podem sofrer a ação de sialiltransferases, enzimas que adicionam ácido siálico em sua composição. Em melanomas, a sialação aberrante é frequentemente observada e tem sido associada a um fenótipo mais agressivo.[76] Os fatores de transcrição GLI1 e SOX2 participam da transcrição da sialiltransferase ST3GAL1, encontrada aumentada em melanomas. O receptor tirosinaquinase AXL foi identificado como substrato de ST3GAL1, evidenciado um papel importante na progressão do melanoma na via de sinalização SOX2/GLI1-ST3GAL1-AXL.[77] A atividade aumentada da sialiltransferase ST8SiaI ocorre em estágios avançados do melanoma, sendo que seu substrato, o gangliosídeo GM3, é encontrado em melanócitos enquanto sua forma mais sialiada, o GD3, é encontrado apenas em células de melanomas. O acúmulo de GD3 tem sido relacionado ao aumento da capacidade migratória e proliferativa das células.[78,79] Ainda, dados têm mostrado um papel importante do acúmulo de ácidos siálicos na superfície das células tumorais como uma forma de proteção de células do sistema imune.[77] Outro tipo de glicosilação encontrada alterada em melanomas é aquela atribuída à adição de um açúcar fucose em glicoproteínas. FUT4 é uma fucosiltransferase envolvida no aumento da migração e da invasão de células de melanoma por meio da ativação da via PI3K/AKT.[80] Ainda, a atividade de FUT8 evita a clivagem de L1CAM pela plasmina, facilitando a invasão das células de melanoma.[81] Essas alterações genéticas e fatores não genéticos contribuem para a acentuada heterogeneidade intra-tumoral em melanomas, o que favorece o surgimento de subclones altamente migratórios ou resistentes à terapia. Além disso, a interação entre a célula de melanoma com células componentes do microambiente tumoral é fundamental para o crescimento, o estabelecimento e a disseminação dessas células tumorais.

MICROAMBIENTE TUMORAL EM MELANOMAS

O termo microambiente surgiu da Ecologia, em que o ambiente é importante na relação do organismo com o ecossistema ao redor, de maneira que o organismo interage com o sistema e vice-versa. Na biologia do câncer, a utilização desse termo trouxe a noção de que a célula que originará o tumor sofre transformações dentro de um microssistema dinâmico e que, em conjunto, definem o microambiente tumoral (TME, do inglês *tumor microenvironment*).

O TME em melanomas pode determinar o prognóstico do paciente porque influencia desde a iniciação tumoral, o desenvolvimento e a progressão do melanoma para metástase. As células presentes no TME estão em constante troca de sinais através das citocinas, quimiocinas e proteínas de superfície. A camada mais externa (*stratum corneum*) da pele é um empilhado de células mortas (queratinócitos) que, em conjunto com lipídeos e diferentes bactérias, trabalham como uma barreira ao meio externo. Recentemente, essas bactérias vêm sendo bastante estudadas e, coletivamente, têm sido denominadas "microbioma". Elas participam tanto da ativação como do controle da resposta imune fisiológica e tumoral. O microambiente do melanoma é o local de interação do(s) melanócito(s) transformados (que representa o parênquima tumoral) com o estroma tumoral. O estroma é o conjunto de proteínas da matriz extracelular, norceptores e terminações neuronais, células do sistema imune, células residentes da pele que auxiliam no controle do melanoma, citocinas, quimiocinas, vesículas extracelulares e, mais recentemente, o microbioma (Figura 160.5).

PROTEÍNAS DA MATRIZ EXTRACELULAR (MEC)

A derme caracteriza-se por uma abundante quantidade de fibras de colágeno, elastina, fibronectina, laminina, proteoglicanos (heparan sulfato), que preenchem os espaços entre as células e formam a matriz extracelular. O suporte criado pela MEC fornece arcabouço para a migração das células recrutadas para

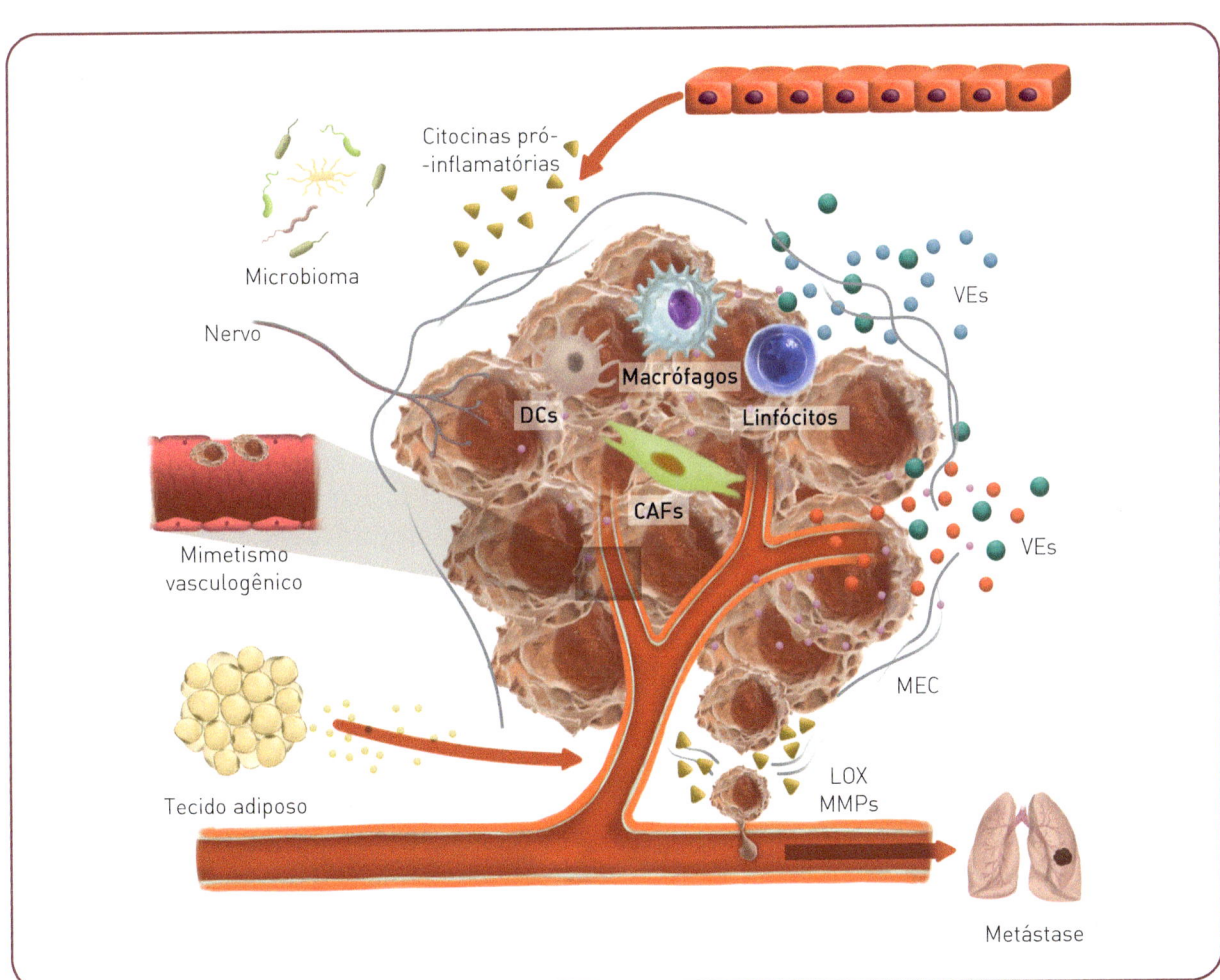

FIGURA 160.5 – Regulação do microambiente tumoral (TME) na progressão e na metástase em melanomas.
Células tumorais e componentes do estroma formam, em conjunto, o TME. O estroma é o conjunto de proteínas da matriz extracelular (MEC), terminações neuronais, células residentes da pele, citocinas, quimiocinas, vesículas extracelulares e o microbioma. As células presentes no TME estão em constante troca de sinais através das citocinas, quimiocinas e proteínas de superfície, promovendo o crescimento do melanoma. O remodelamento tecidual é realizado pela ação de metaloproteinases presentes na MEC. A falta de oxigênio contribui para a perda da função de LOX, favorecendo o remodelamento da MEC. Os neurônios têm papéis fundamentais como reguladores imunológicos que podem promover ou suprimir a inflamação da pele. O queratinócito produz e secreta citocinas que têm papel importante na modulação da resposta imune, pois ativa células mieloides e plasmacitoides dendríticas para a indução de Treg. Foi demonstrado que o adipócito pode ser o fornecedor principal de mediadores pró-angiogênicos. O mimetismo vasculogênico é a estrutura de um vaso composta por células tumorais e endoteliais. As células tumorais se organizam ao longo dos novos vasos como as células da parede do vaso, ocupando o mesmo nicho funcional de células endoteliais e respondendo a quimiocinas e citocinas do microambiente. As vesículas extracelulares podem ser secretadas pelas células tumorais e por outras células do TEM, promovendo, entre outros processos pró-tumorais, o estabelecimento do sítio metastático, como no pulmão. Por fim, o aumento da prevalência de determinada espécie presente no microbioma da pele resulta no aumento de secreção de ácido cis-urocânico, que é capaz de inibir a proliferação tumoral por uma acidificação do estroma tumoral.
Fonte: Desenvolvida pela autoria.

a pele advindas dos vasos sanguíneos. Ainda, a MEC permite o aprisionamento de citocinas e quimiocinas na forma inativa ou ativa, a organização de vasos sanguíneos e linfáticos, bem como dos neurônios. Entre as células recrutadas do sangue, encontramos monócitos, neutrófilos, linfócitos T e outras células derivadas da medula óssea, como veremos a seguir. Fisiologicamente, esse agrupamento de proteínas ocorre de forma organizada e é produzida e secretada por quase todas as células do microambiente, sobretudo pelos fibroblastos. Dessa forma, a MEC é resultado do alinhamento lado a lado das fibrilas de tropocolágeno, para que, de maneira organizada e uniforme, formem as fibras de colágenos. As células também produzem e secretam a proteína elastina que interage entre si para a formação de uma espécie de rede que confere a elasticidade da pele.

Durante a formação da microestrutura da MEC, mais especificamente durante a formação das fibrilas de colágeno, a enzima lisil-oxidase (LOX, do inglês *lysil oxidase*) tem papel fundamental ao estímulo de transcrição, secreção e organização da matriz de colágeno. Em perfusão normal de oxigênio, a LOX é estabilizada; porém, a falta de oxigênio impede a função normal dessa enzima e, assim, com a perda da função de LOX, a matriz perde sua rigidez. Esse evento, estimulado pela hipóxia, induz uma matriz mais frouxa e a permissividade de escape de citocinas e proteínas que estejam ali armazenadas, para a periferia do TME e para o plasma. Essas quimiocinas e outros fatores favorecem o processo pró-tumoral por aumentarem o recrutamento de células contrário à concentração dessas quimiocinas. O remodelamento tecidual é realizado pela ação de metaloproteinases (MMP, do inglês *matrix metalloproteinase*), que são enzimas proteolíticas especializadas que atuam fisiologicamente ou na patologia. Em melanomas, as MMP promovem a progressão tumoral pela ativação de moléculas intracelulares que promoverão o crescimento tumoral, a sobrevivência, a angiogênese, a metástase e a instabilidade genética. Em geral, os melanomas expressam MMP-1, -2, -9, -13, e -14, e seus inibidores, os inibidores teciduais de MMP (TIMP, do inglês *tissue inhibitor of metalloproteinase*) -1, -2 e -3, que, por sua vez, regulam o crescimento tumoral, a angiogênese e a progressão do melanoma. Além das células tumorais, células estromais produzem altas quantidades de MMP, afetando o desenvolvimento tumoral e contribuindo para ele.

O reconhecimento de componentes da MEC pelas células tumorais é feito principalmente por integrinas, que são proteínas heterodiméricas presentes na membrana celular e que desencadeiam processos de proliferação, migração, invasão, angiogêneses e sobrevivência. O aumento dessas moléculas em melanomas auxilia na migração celular. A sinalização de integrina tem como principal efetor uma proteína tirosinaquinase, a FAK. Essa proteína controla a invasão, a migração e o mimetismo vasculogênico. Concomitante à FAK, a perda de E-caderina corrobora um fenótipo de melanoma invasivo, em que as células se dissociam do sítio primário, migram através do estroma e da MEC menos densa, e, eventualmente, permite a disseminação das células tumorais através de vasos linfáticos e vasculares aos órgãos distantes. As integrinas como $\alpha_v\beta_3$ e seus ligantes (vitronectina e osteopontina) modulam VEGF e fator básico de crescimento de fibroblasto (bFGF, do inglês *basic-fibroblast growth factor*) para agirem sob as células do TME e estimular a angiogênese. Além disso, enquanto a proliferação de melanócitos normais e das células das fases iniciais da progressão de melanomas depende da ação sinergística de diferentes fatores de crescimento, melanomas de lesões metastáticas proliferam de maneira autônoma.

NORCEPTORES E TERMINAÇÕES NEURONAIS

Além de funcionar como barreira, a pele é constituída por extensos nervos e fibras nervosas do sistema nervoso autônomo. Essa disposição permite que as injúrias teciduais, a temperatura e as sensações sejam rapidamente detectadas por sensores que, em colaboração com o sistema imune e através da liberação de mediadores, ativam rapidamente o mecanismo de reparo ao DNA, se assim necessário for. Os neuropeptídeos têm ações imunes importantes sobre células de Langherans e dendríticas, mastócitos, células do folículo piloso e células sanguíneas. Histologicamente, as células dendríticas (DC) dérmicas estão posicionadas em regiões que contêm grande quantidade de neurônios sensoriais e alta expressão de receptores transientes da subfamília V membro 1 (TRVP1, do inglês *transient receptor potential cation channel subfamily V member 1*). O TRPV1 ainda não foi muito explorado no tratamento de melanomas, não é restrito às células do sistema nervoso e foi identificado em melanócitos, queratinócitos e em outras células. Os neurônios têm papéis fundamentais como reguladores imunológicos que podem promover ou suprimir a inflamação da pele, dependendo do contexto. Os macrófagos dérmicos produzem abundantemente citocinas pró-inflamatórias, como TNF (fator de necrose tumoral), IL-1β e IL-6, o que exacerba a inflamação da pele. Essa reação inflamatória pode ser suprimida pela ativação por haptenos específicos em TRPV1 expressos em neurônios presentes na pele. Da mesma maneira, a ablação do nervo pode suprimir indiretamente a secreção de IL-17 por células T γδ dérmicas por meio da inibição da produção de IL-23 por DC regionais. Em contrapartida, haptenos de fungos podem ativar os nociceptores sensoriais TRPV1+ e liberar o peptídeo relacionado ao gene da calcitonina (CGRP). O CGRP regula positivamente a produção de IL-23 por CD301b+ DC, que impulsiona a produção de IL-17A por células T γδ dérmicas. Assim, evidências têm mostrado que a presença de neurônios na derme pode atuar na promoção do melanoma em virtude da regulação de um ambiente pró-inflamatório.

CÉLULAS RESIDENTES DA PELE ENVOLVIDAS NO ESTABELECIMENTO E NA PROGRESSÃO DE MELANOMAS

Os queratinócitos, além de representarem as células que dão origem à camada mais externa da pele, também desempenham importante papel no sistema imune inato. O queratinócito produz e secreta TNF, IL-1, IL-33 e TSLP (linfopoietina estromal tímica). A TSLP tem papel importante na modulação da resposta imune, pois ativa células mieloides e plasmacitoides dendríticas para a indução de Treg, ativa a liberação de quimiocinas e, na pele, ativa a maturação das células de Langherans. O queratinócito tem influência direta no controle de melanócitos por intermédio de moléculas de adesão, fatores de crescimento que agem de forma parácrina e, até mesmo, a comunicação intercelular via junções celulares. Os queratinócitos produzem E-caderinas, desmogleína e conexinas que controlam a proliferação descontrolada de melanócitos, evitando o aparecimento do melanoma. As caderinas são proteínas transmembranas que controlam a adesão célula a célula e são dependentes de cálcio. As E-caderinas ligam o citoesqueleto intracelular entre proteínas do citoplasma e outras proteínas como a β-catenina. Uma vez a β-catenina livre, ela migra até o núcleo e promove a proliferação por induzir os genes c-Myc, ciclina D1 e MITF. Em melanomas, frequentemente observam-se a perda da expressão de E-caderina em melanócitos e aumento da expressão de N-caderina. A N-caderina auxilia a motilidade de células que a expressam como fibroblastos e células endoteliais. Essas proteínas também reprimem a morte desencadeada por fatores pró-apoptóticos. As moléculas de adesão não são específicas dessas células e, portanto, podem também alterar o ciclo celular de outras células.

As células principais na produção dos componentes da matriz extracelular são os fibroblastos. Os fibroblastos do estroma do melanoma também são recrutados como precursores mesenquimais (células-tronco) derivadas da medula óssea. Essas células podem favorecer ou impedir o desenvolvimento de melanomas e quando se diferenciam no estroma por ação de fatores produzidos pela célula tumoral, os CAF. Os CAF expressam a α-actina de músculo liso (α-SMA, do inglês α-*smooth muscle actin*), a proteína de ativação de fibroblastos (FAP, do inglês *fibroblast activation protein*), vimentina, proteína 1 específica de fibroblastos (FSP1, do inglês *fibroblast specific protein 1*), PDGFR-α e -β (receptor do fator de crescimento derivado de plaquetas). Os CAF têm papéis cruciais na remodelação, na angiogênese e nas interações célula-célula; e pela produção de citocinas específicas no TME como veremos a seguir, com ativação fundamental para neovascularização. Nos melanomas, os CAF podem auxiliar o tumor a adquirir maior capacidade de invasão, migração, metástase e outras funções não estabelecidas inicialmente durante o processo fisiológico.

Outro importante componente tecidual importante para a origem, a manutenção, o desenvolvimento e a progressão de melanomas é o tecido subcutâneo adiposo. Já bem relacionado com o câncer, foi demonstrado que o adipócito pode ser o fornecedor principal de mediadores pró-angiogênicos em vários tipos de câncer. Além disso, a cama vascular do tecido pode ser cooptada durante o desenvolvimento e a progressão do melanoma, podendo até ser utilizada como porta de saída para células circulantes tumorais e pró-metastáticas. Outro ponto importante é que o adipócito é uma célula pluripotente que pode ser diferenciada em vários tipos celulares do microambiente, como os CAF. Recentemente, descobriu-se que esses adipócitos podem funcionar como originadores de tumores, uma vez que são reservatórios de células-tronco de melanócitos e queratinócitos. Os precursores indiferenciados ainda expressam o gene MITF um dos determinantes genéticos para a transformação tumoral. Ainda, o tecido adiposo subcutâneo funciona como um depósito de macrófagos, que, por estarem em contato com lipídeos, já têm maior sinalização intracelular para diferenciação em fenótipos pró-tumorais e pró-angiogênicos.

CÉLULAS DO SISTEMA IMUNERRESIDENTES NA PELE E ENVOLVIDAS NO ESTABELECIMENTO E NA PROGRESSÃO DE MELANOMAS

Os melanomas são caracterizados pela alta quantidade de células imunes infiltradas, pois a pele apresenta células residentes do sistema imune inato. Essas células têm atividades importantes por desempenharem fisiologicamente papéis específicos na inflamação, infecção e na própria resposta imune. Durante o estabelecimento e a progressão do melanoma, as células desse infiltrado têm papéis contraditórios muitas vezes, podendo atuar na ativação ou na repressão do sistema imune.

Os constituintes celulares da resposta imune inata encontrados no microambiente da pele são linfócitos (CD4+ e CD8+), células natural *killer* T (NKT), linfócitos T$\gamma\delta$ T e células T invariantes associadas à mucosa. Na epiderme, as células de Langerhans (LC) são um tipo de células derivadas de monócitos que desempenham papéis de células "coletoras de antígenos" e, portanto, apresentadoras de antígeno do tipo dendríticas. No estado de equilíbrio, um pequeno número de neutrófilos, monócitos e células T $\alpha\beta$ examinam a derme em busca de patógenos; em resposta a estímulos inflamatórios, atraindo outras células do sistema imune à derme.

Os linfóctos T CD4+ regulatórios (T*reg*) são células que participam do mecanismo de reconhecimento e controle de resposta imune a antígenos próprios e, portanto, quando recrutadas pelos melanomas ao TME, participam do fenômeno de evasão tumoral desligando e reduzindo a resposta T citolítica de células antitumorais. Assim, funcionam de maneira geral como imunossupressoras por:
1. liberarem citocinas supressoras do sistema imune e citotóxicas como IL-10, IL-35 e TGF-β;
2. induzirem citólise de células imunes antitumorais;
3. inativarem células dendríticas apresentadoras de antígenos profissionais (APC); e desempenham;
4. a diminuição de células imune.

A interação com células natural *killer* resultaria na citólise do melanoma mediante o reconhecimento de diminuição dos receptores de superfície o MIC-A/MICB pelo NKG2D presente em NK. Em adição, as células NKT advêm de linhagem hematopoiética T e são responsáveis por reconhecer antígenos glicolipídeos por meio de receptor CD1D. Quando encontram receptores CD1 em melanomas, produzem IFNg que compõe para atração de células NK e, assim, o desenvolvimento de citólise por degranulação da célula NK.

Fisiologicamente, as MSDC – células mieloides supressoras – são responsáveis por promover a proteção contra patógenos invasores pela fagocitose destes e pela liberação de citocinas pró-inflamatórias para o recrutamento de outras células imunes. Os melanomas promovem a transformação de células presentes na medula óssea em células mieloides supressoras (MSDC) favorecendo a progressão tumoral por aumento na disseminação tumoral, inibição da função de células T, redução de atividade citotóxica de células T e desencadeamento de sua apoptose. O bloqueio e a depleção de MSDC auxiliam no tratamento ant-melanomas para aumentar a atividade antitumoral, sendo que elas estão correlacionadas negativamente com a sobrevida de pacientes de melanoma. Além disso, as MSDC também podem diferenciar-se em macrófagos associado ao tumor (TAM, do inglês *tumor associated macrophage*).

As células residentes da linhagem de macrófagos e as recrutadas da medula como monócitos diferenciam-se em macrófagos associados aos melanomas, que são os TAM. Assim como as MSDC, os TAM podem oscilar entre o tipo fenótipo de M1 ou M2 durante o desenvolvimento do tumor no TME. As regiões hipóxicas produzem o aumento de sinais pró-angiogênicos como o VEGF e normalmente impulsionam o desenvolvimento dos TAM-M2 e, em condições de normóxia, ocorre, então, o desenvolvimento de TAM-M1. Em melanomas, ocorre aumento maior de M2-infiltrados e estes são representativos de um pior prognóstico aos pacientes, sendo que a relação M1/M2 tem sido cada vez mais avaliada como um fator prognóstico. Os TAM-M1 têm maior efeito como antitumoral, enquanto os M2 estão geralmente associados à progressão em melanomas. O bloqueio de citocinas que diferenciarão as células do tipo TAM, mas ainda na medula como os receptores de M-CSF, auxiliam no aumento de outra citocina, a GM-CSF e, portanto, levando à maior presença do fenótipo M1 dentro dos tumores. Ainda, bloqueando-se receptores do tipo lixeiro como MARCO, desenvolveu-se uma reversão de macrófagos-M2 ao tipo M1 em melanomas experimentais. Com a progressão do melanoma a estágios avançados, há uma mudança tecidual em que ocorre maior detecção dos fenótipos TAM-tipo-M2 que favorecem a progressão tumoral, evasão do sistema imune e dificuldades terapêuticas.

Da mesma forma, os linfócitos T *helper* têm dois fenótipos importantes e responsáveis pela polarização M1-M2; sendo os Th1 e Th2, de acordo com a produção de citocinas. Lesões de pacientes de melanomas têm maior quantidade de Th2, o que ocasiona uma inflamação crônica e o suporte à progressão de melanomas; bem como a polarização a TAM-M2. Da mesma forma, os neutrófilos residentes na pele e aqueles recrutados ao TME têm fenótipos conhecidos como N1 e N2. Após a liberação de HMGB1 (do inglês *high mobility group box 1 protein*) por queratinócitos expostos a dano induzido por UVC, os neutrófilos são ativados em TLR4. Essa ativação estimula o angiotropismo dos melanomas em direção às células endoteliais dos vasos, um evento que precede a metástase de melanomas.

CITOCINAS E QUIMIOCINAS E O MIMETISMO VASCULOGÊNICO

Os melanomas secretam citocinas e quimiocinas, assim como fatores de crescimento, que têm ação direta no microambiente tumoral. Podemos enumerar alguns como o bFGF, PDGF, and TGF-β, que têm tanto influências autócrinas como parácrinas. O bFGF é uma citocina pleiotrópica produzida por uma série de células e promove a proliferação, sobrevivência e, indiretamente, a migração de melanomas. Os melanomas humanos, na presença de bFGF exógeno sobretudo, crescem independentemente de ancoragem, sobrevivem e podem progredir a estágios avançados da doença, como a metástase. Além disso, melanócitos que têm o aumento da expressão de bFGF podem proliferar independentemente hormônio de crescimento insulínico (IGF-1, do inglês *insulin-like growth factor*) e de melanocortina. Os fibroblastos associados a melanomas participam da secreção parácrina de bFGF, IGF-1 e TGF-β que agem em células do TME. O PDGF tem efeito inicial sobre os fibroblastos da epiderme estimulando as células a produzirem proteínas de MEC como colágeno, fibronectina e laminina. Os fibroblastos são então cooptados a desempenhar um papel ativo, promovendo e sustentando a tumorigênese pela atração de pericitos e indução da proliferação e diferenciação de células do endotélio vascular. Dessa forma, ocorre a promoção da formação de vasos e, futuramente, pela ação de PDGF, a diferenciação e o recrutamento de células para desenvolvimento de linfoangiogênese. As células dos melanomas também produzem e secretam o TGF-β com diferentes ações, agindo desde a inibição de células do sistema imune, inibição de crescimento das células dos melanomas e endoteliais, promovendo o sinergismo com fatores pro-angiogênicos para aumentar a coopção de vasos. Assim, o TGF-β desempenha papéis importantes na tumorigênese na metástase, com efeitos diretos e indiretos nas células do TME. Os melanomas podem ser resistentes ao efeito inibitório de TGF-β pela expressão de um fator inibidor (Ski e Sno endoglina), que são repressores da sinalização de SMAD. Outro efeito parácrino notável é a ação no desenvolvimento de fenótipos de células de melanoma mais agressivas, fibroblastos que produzem componentes da MEC.

O IFNγ – interferon gama – tem um papel dual na pele, podendo tanto estimular a proliferação como atuar como pró-apoptótico. O IFNγ induz a expressão de PDL1, e a perda desse mecanismo de *checkpoint* é uma das alterações que o melanoma carrega para tornar-se insensível às terapias vigentes. Outros genes associados com a resistência à imunoterapia incluem os de JAK1 e JAK2 (mutação que resulta na perda de função), ativador de transcrição 1 (STAT1) e do receptor de IFNγ receptor 1 e 2 (IFNGR1 e IFNGR2). Além destes, a expressão de proteína tirosinafosfatase (PTPN2 – proteína tirosinafosfatase) indiretamente suprime a expressão de genes responsivos a IFNγ e, portanto, medeia a morte de células T antitumorais.

O desenvolvimento da neovasculatura ou angiogênese é um processo que envolve diferentes citocinas e fatores de crescimento que de forma organizada, desenvolvem um emaranhado de vasos que promovem o suprimento de oxigenação ao foco primário e permite o escape de células circulantes tumorais aos nichos pré-metastáticos. Os vasos intratumorais derivam do recrutamento de vasos locais (angiogênese), mas podem também ser derivados de formações nas quais há recrutamento de células derivadas da medula ou fruto do mimetismo vasculogênico. O mimetismo vasculogênico (MV – mimetismo vasculogênico) é a estrutura de um vaso composta por células tumorais e endoteliais. As células tumorais se organizam ao longo dos novos vasos como as células da parede do vaso, ocupando o mesmo nicho funcional de células endoteliais e respondendo a quimiocinas e citocinas do microambiente. Os canais gerados por essas formações híbridas de células endoteliais, juntamente com as células tumorais, permitem a perfusão de oxigênio ao tecido, fluidos, presença de matriz extracelular, plasma e hemácias. Os melanomas presentes no MV fazem formações tubulares, produzem e secretam proteoglicanos e expressam matriz (laminina e MMP-1, –2, –9 e-14). Essa estrutura substitui a angiogênese em muitas partes do tecido tumoral e estão associadas a maior capacidade metastática e de resistência a tratamentos. Endostatina, um mediador fisiológico de controle sobre a angiogênese, não é capaz de reduzir regiões de MV. O MV é determinado pela plasticidade celular do melanoma por meio da expressão *de novo* de genes comuns ao período de desenvolvimento embrionário; como o de caderina-5, da EPHA2 – eritropoietina produzida por carcinoma hepatocelular – e LAMC2 – subunidade gama 2 da laminina. A transdução de sinais ocorre durante a formação de MV e inicia-se provavelmente com a fosforilação de EPHA2 (pEPHA2), VE-caderina na região da membrana plasmática. pEPHA2 está, então, colocalizada a uma proteína ativada pela migração, a FAK, convergindo a ativação de PI3K, que, consequentemente, regula a atividade da metaloproteinase matriz 1 (MT1-MMP). MT1-MMP ativa MMP2 e cliva a laminina 5 γ2 em moléculas pró-migratórias.

VEGF, bFGF, PDGF, TGF-α e TGFβ são fatores importantes para o desenvolvimento de angiogênese em melanomas e secretados por células de maneira autócrina ou parácrina. A proliferação descontrolada das células do melanoma requer maior suprimento de oxigênio do que a rede de microcirculação consegue prover. Portanto, o microambiente tecidual aumenta radicais de óxido nítrico, ocasionando a diminuição do pH e a de glicose, culminando na hipóxia tecidual. Essa combinação induz a ativação de genes pro--angiogênicos como a transcrição do VEGF e seus receptores (VEGFR-1 -Flt-1; VEGFR-2 -KDR/Flk-1). Os aumentos induzidos pela hipóxia em fatores pró--angiogênicos que desencadeiam a transcrição de VEGF em melanomas também aumentam a expressão desses genes em células endoteliais do TME. Em adição, esse aumento de VEGF retroalimenta um *loop* de secreção de bFGF que, como já descrito, afeta a secreção de fatores associados a MEC, como MMP por melanomas, fibroblastos e células endoteliais. Isso ocasiona um *loop* de pró-proliferação em endotélio, bem como aumento e recrutamento de células da medula como os precursores mieloides comprometidos com macrófagos e células supressoras-mieloides derivadas da medula. Os macrófagos recrutados por VEGF diferenciam-se em TAM e em MSDC pró-tumorais que auxiliam o aumento da angiogênese e linfoangiogênese. Com o desenvolvimento de linfoangiogênese por ação de PDGF, VEGFA e VEGFC, ocorre, então, a metastastização de células do melanoma a órgãos como pulmão, ossos e cérebro. O fator de crescimento de plaqueta (PlGF, do inglês *placental growth factor*) é outra citocina membro da família de VEGF produzida por células de melanomas. As PlGF ligam-se aos receptores endoteliais de neuropilina, uma molécula que tem ação sinérgica a VEGFA para desenvolvimento e estímulo de angiogênese. Os níveis aumentados de PlGF em melanomas estão ligados à prognose ruim em pacientes, e anticorpos anti-PlGF ou bloqueadores têm sucesso em bloquear por algum tempo a angiogênese.

VESÍCULAS EXTRACELULARES E SEU PAPEL NO MELANOMA

Vesículas extracelulares (VE) são pequenas partículas envoltas por uma bicamada lipídica secretadas constitutivamente por diferentes células do organismo. O tamanho das VE varia desde 30 nm até 1-2 μm de diâmetro e elas podem ser classificadas de acordo com o seu tamanho e a sua biogênese. Os tipos mais comumente estudados são os exosomos, cujo diâmetro varia de 30 a 150 m; microvesículas, com até 1 μm de diâmetro; corpos apoptóticos, de diâmetro maior do que 1μm e que são liberadas em processo de morte celular programada.[82,83] Essas definições têm sido parte de um conjunto de recomendações publicadas periodicamente por um comitê internacional de pesquisadores que atuam na área.[84,85] Além das diferenças de seu tamanho, os exosomos e as microvesículas se diferem principalmente em sua biogênese. Os exosomos são formados a partir de invaginações da membrana plasmática, em que se formam endossomos intracelulares precoces que se unem a vesículas intraluminares, formando os corpos multivesiculares intracelulares (MVB, do inglês *multivesicular bodies*). Esse processo, conhecido como ESCRT (do inglês *endosomal sorting complexes required for transport*) requer a participação de proteínas específicas que controlam diretamente a biogênese dos exosomos, como GTPases Rab, flotilina, anexinas e integrinas.[86] Em melanomas, observa-se aumento de Rab27a e de Rab27b, o que facilita a secreção de exosomos por essas células. Esse aumento de secreção de exosomos pelas células do melanoma contribui para a alteração do fenótipo das células do microambiente tumoral, contribuindo para a progressão do melanoma.[87] A formação de microvesículas tem sido descrita como uma protusão de parte da membrana plasmática e sua extrusão para o ambiente extracelular.[86] Microvesículas secretadas por células de melanoma podem conter EGFR que são incorporados por células endoteliais de forma dependente de fosfaditilserina, um fosfolipídeo presente em microvesículas.[88] Os melanossomos são responsáveis por sintetizar, armazenar e entregar a melanina sintetizada pelos melanócitos aos queratinócitos, como descrito anteriormente. No contexto do melanoma, observamos a secreção de melanossomos, que são maiores do que 500 nm, por melanócitos e têm a melanina como um de seus componentes. No melanoma *in situ*, marcadores de melanosomos foram encontrados em fibroblastos localizados na derme e a presença de miR-211, nesses melanossomos, foi responsável pelo aumento da proliferação e da migração dos fibroblastos.[70]

A sinalização celular mediada por VE tem a vantagem de carregar macromoléculas em seu interior de forma protegida de possíveis degradações no meio extracelular. Estudos têm mostrado que o conteúdo das VE é dependente do tipo celular e dos estímulos exógenos a que as células estão suscetíveis. A célula tumoral, por exemplo, tem maior secreção de VE quando comparada com célula normal, além de carregar proteínas e microRNA que promovem a proliferação e a metástase.[89,90] Células que são estimuladas a algum tipo de estresse exógeno aumentam a secreção de vesículas extracelulares como forma de transmitir sinalização entre células do próprio tecido e à distância. Um ambiente acídico, por exemplo, estimula o aumento de secreção de VE por células tumorais e por outras células do TME, favorecendo ambiente pró-tumoral.[91] Quimioterápicos comumente utilizados no tratamento de melanomas podem aumentar a secreção de vesículas pelas próprias células tumorais. A alteração do conteúdo das VE promove o crescimento e a recidiva do melanoma.[92] Ainda, estudos têm mostrado papel importante de VE no estabelecimento do nicho pré-metastático definindo o tecido-alvo da metástase.[93] As células tumorais secretam citocinas e fatores de crescimento que são carregados nas VE pela circulação e que recrutam células hematopoiéticas e mieloides para o sítio pré-metastático. Essas células interagem com as células residentes e promovem um fenótipo imunossupressor e anti-inflamatório evitando que as células tumorais passem pelo processo de imunoedição. Ainda, fibroblastos são estimulados a aumentar a secreção de fibronectina e, juntamente com o aumento da expressão de LOX, ocorre a alteração da matriz extracelular, o que favorece a disseminação e a adesão das células tumorais. Estudo precursor na década dos anos 2000 mostrou que fatores solúveis liberados por células de melanoma determinam o sítio pré-metastático para um tecido específico. Nesse trabalho, ficou evidente a participação de células progenitoras derivadas da medula óssea VEGFR1+ em processos mediados por integrina β_4 e fibronectina.[94] Cerca de uma década após esses achados, pesquisadores do mesmo grupo mostraram a participação de exosomos na formação do nicho pré-metastático (NPM) em melanomas e em outros tipos tumorais, sendo os exosomos importantes mediadores do processo de metástase.[87] Uma vez o NPM estabelecido, as células tumorais passam a crescer no tecido–alvo, surgindo, então, o foco metastático. VE são recrutadas em linfonodos e estimulam a expressão de proteases que degradam a MEC e de TNFα, VEGF, HIF-1α, uPA, que são fatores pró-angiogênicos, o que estimula o recrutamento da célula de melanoma ao sítio metastático e favorece o seu crescimento. O perfil de integrinas expresso em VE secretadas por células de melanoma tem papel importante na determinação do tropismo pelo tecido metastático, sendo que a expressão de integrinas $\alpha_6\beta_1$ ou $\alpha_6\beta_3$ está associada à metástase pulmonar enquanto a expressão de $\alpha_v\beta_5$ está associada à metástase hepática. Alguns estudos têm mostrado que o acúmulo da proteína MET em exosomos secretados por células do melanoma apresenta tropismo pelo pulmão, ao passo que o tropismo pelo fígado pode estar relacionado ao direcionamento de exossomos para os fibroblastos, estimulando a expressão de Scr e de S110, o que resulta na quimiotaxia de células da medula óssea e no estímulo de um ambiente pró-inflamatório.[87,95] Análises de comparação do conteúdo de VE secretadas por diferentes linhagens de células de melanoma humano mostram a expressão aumentada de HAPLN1, GRP78 e outras proteínas que aumentam a capacidade invasiva de melanócitos.[96] De fato, o conteúdo presente na célula de origem é de alguma forma transportada através de VE para células-alvo. Cerca de 80% das células de melanoma expressam CSPG4, o qual também é encontrado em VE secretadas por essas células.[97] Dessa forma, é possível caracterizar VE secretadas por determinado tipo celular. Ainda, a mutação de BRAF^{V600E} pode ser encontrada em VE na circulação linfática de pacientes com melanoma em estágios avançados da doença.[98]

MICROBIOMA

O microbioma associado à pele há muito faz-se uma constante nos estudos de oncobiologistas e médicos. Era de se esperar que o fruto da interação entre os microrganismos comensais e patológicos pudesse afetar os processos imunes na pele. Os metabólitos desdes microrganismos têm, nas células do sistema imune inato, ligantes para que seja afetada a resposta imune, incluindo a resposta imune adaptativa. O *Staphylococcus epidermidis* é uma das bactérias comensais encontradas na pele e cujo ácido lipoteicoico da parede bacteriana age na resposta em queratinócitos, inibindo a liberação de citocinas após interação com o receptor receptor do tipo toll 3 (TL5-3, do inglês *toll like receptor 3*). O *S. epidermidis* também induz um perfil inativo em APC da derme, provavelmente pela apresentação do mesmo antígeno, via MHC-I no linfonodo drenante. Como resultado, as células T CD8+ são subvertidas a produzirem IL-17A e expressarem genes associados com imunorregulação, angiogênese, remodelação tecidual e produção de proteínas da ECM. Em adição, essa mesma resposta desenvolvida faz com que este T CD8+ específico para o *S. epidermidis* induza a proliferação de queratinócitos, o que, como consequência, acelera o fechamento da ferida. Os queratinócitos são estimulados a produzir citocinas e quimiocinas que atuarão no recrutamento de neutrófilos, monócitos e outras células a desempenhar um papel imune local. Em melanomas, um estudo comparou amostras do microbioma da pele com amostras de nevos melanocíticos e mostrou a prevalência de genes de *Cutibacterium acnes* (anteriormente Propionobacterium). Embora não tenham sido encontradas diferenças significativas entre as amostras, também se observou a presença de Staphylococcus spp. e Corynebacterium spp. em grande quantidade acompanhada de diminuição da diversidade no microbioma. O aumento da prevalência de determinada espécie propicia o aumento de secreção de ácido cis-urocânico na pele, que é capaz de inibir a proliferação tumoral por uma acidificação do estroma tumoral. A Figura 160.5 sumariza os principais aspectos do TME abordados nesse tópico.

MELANOMA METASTÁTICO

Como já mencionado, melanócitos normalmente se distribuem na epiderme e em folículos pilosos, onde interagem diretamente com queratinócitos. Na epiderme, melanócitos normais estão em contato com a membrana basal, um tipo especializado de matriz extracelular constituído principal e especificamente de heparam-sulfato proteoglicano (Perlecam), colágeno IV e lamininas e que separa o extrato epidérmico da derme. É frequente o encontro de melanócitos névicos quiescentes na derme. Células de melanomas de crescimento radial, frequentemente encontradas na epiderme, onde se verificam células de melanoma em ativa proliferação, também podem ser encontradas na derme, onde, como no caso dos melanócitos névicos, não apresentam capacidade proliferativa detectável (diagnostica-se aí o melanoma de crescimento radial microinvasivo). Células de melanoma em fase de crescimento vertical e melanomas metastáticos são encontradas na derme, proliferando ativamente. O achado de células das diferentes fases de progressão na derme mostra que, embora necessária para a progressão, a capacidade migratória dos melanócitos transformados não é suficiente para o estabelecimento da metástase (Figura 160.3).

A migração dos melanócitos transformados para a derme é mediada por integrinas, que podem agir como receptores de elementos da matriz extracelular. A migração pela membrana basal proteolisada parece ser mediada por integrinas que reconhecem a glicoproteína laminina. Nessa condição, parece que as integrinas $\alpha_6\beta_1$ e $\alpha_7\beta_1$ são os principais efetores da saída de derivados de melanócitos da epiderme para a derme.

Na derme, a resposta proliferativa e migratória dos melanócitos névicos e de melanomas em fase de crescimento radial parece ser bastante discreta. Na derme, melanócitos normais deixam de reconhecer os sinais necessários de sobrevivência: o desalojamento é frequentemente acompanhado de morte celular por apoptose (anoikis, morte por desalojamento). A sobrevivência de células de melanoma de crescimento radial na derme parece associada a mecanismos de evasão dos processos de morte celular. A inativação genética por hipermetilação do gene regulador de apoptose APAF-1 já foi descrita em melanomas metastáticos. Ainda, genes antiapoptóticos como o BCL-2 e o gene da survivina podem ser expressos de maneira descontrolada em melanomas. Esse padrão de expressão que favorece a sobrevivência celular poderia justificar a quimiorresistência de melanomas e, consequentemente, sua refratariedade a diversos regimes quimioterápicos.[99]

As células de melanoma em fase de crescimento vertical não só sobrevivem, mas também se apresentam em proliferação e ativa migração pelo estroma intersticial. Nesse novo ambiente, a integrina que parece mediar a resposta migratória dessas células transformadas é o receptor de vitronectina, $\alpha_v\beta_3$.[99] De maneira independente, a expressão da integrina $\alpha_v\beta_3$ é um dos principais fatores preditivos de prognóstico, estando associado ao caráter localmente invasivo de melanomas. Essa integrina é expressa em compartimentos especializados da membrana da célula migratória. A integrina se concentra no polo anterior das células de melanoma que migram por matrizes complexas. Este polo tem sido denominado "invadopódio". Sua função não é restrita à resposta migratória. Além de mediar a migração, essa integrina funciona como um correceptor do receptor do ativador de plasminogênio tipo uroquinase. Há evidências da formação de complexos ternários entre o receptor do ativador de plasminogênio, o pró-ativador de plasminogênio e a integrina. Nesse complexo, parece haver a ativação de pró-uPA em uPA, que atua como a serinoprotease que converte plasminogênio em plasmina, que, por sua vez, ativa as pró-metaloproteinases em metaloproteinases. Assim, a matriz extracelular sendo é gradativamente remodelada e permite a invasão progressiva das células de melanoma.

Opções terapêuticas para o paciente com melanoma

Atualmente as opções terapêuticas para pacientes com melanoma consistem em excisão cirúrgica, quimioterapia, imunoterapia e terapia-alvo (Figura 160.6). Essas terapias podem ser administradas como agentes únicos ou em combinação, a depender do estágio da doença, localização e perfil genético do tumor, assim como estado geral de saúde e idade do paciente.[100] Em 90% dos casos de melanoma diagnosticados precocemente, o tratamento é cirúrgico por se tratar de uma doença local. O protocolo de atendimento após diagnose macroscópica da lesão dá-se pela cirurgia com alto sucesso terapêutico. Os 10% restantes se referem a melanomas avançados, que recebem tratamento, e há ainda pouco acréscimo de vida aos pacientes, mesmo depois de 50 anos de pesquisas orientadas ao tópico.

A quimioterapia com temozolamida e dacarbazina após remoção cirúrgica do melanoma primário foi, durante muitos anos, o único agente aprovado pela agência americana Food and Drug Administration (FDA) para o tratamento de melanomas de estádios avançados. O alvo dessas drogas seriam as células comprometidas com o fenótipo proliferativo; as drogas visavam, então, atingir as células em divisão. Além disso, altas doses de interleucina-2 (IL-2) e de interferon α-2b (IFN α-2b), aprovadas pela FDA em 1998 e 2011, respectivamente, foram a opção terapêutica para melanomas de estágio II/III. Todas essas terapias apresentavam sucesso terapêutico limitado. Um grande avanço no tratamento de melanomas metastáticos teve início com a identificação de mutações em BRAF, o que impulsionou a geração de terapias alvo com pequenas moléculas inibidoras de BRAF mutado (BRAFi). Vemurafenib foi o primeiro BRAFi aprovado pela FDA, em 2011, exibindo redução significativa do volume tumoral e aumento da sobrevida global de pacientes de melanoma em estágios avançados. Dois anos depois, um segundo BRAFi foi aprovado pela FDA, o dabrafenib. Este apresentava menores efeitos colaterais e maiores efeitos terapêutico que o vemurafenib. Embora esses inibidores tenham inicialmente reacendido a esperança de um tratamento

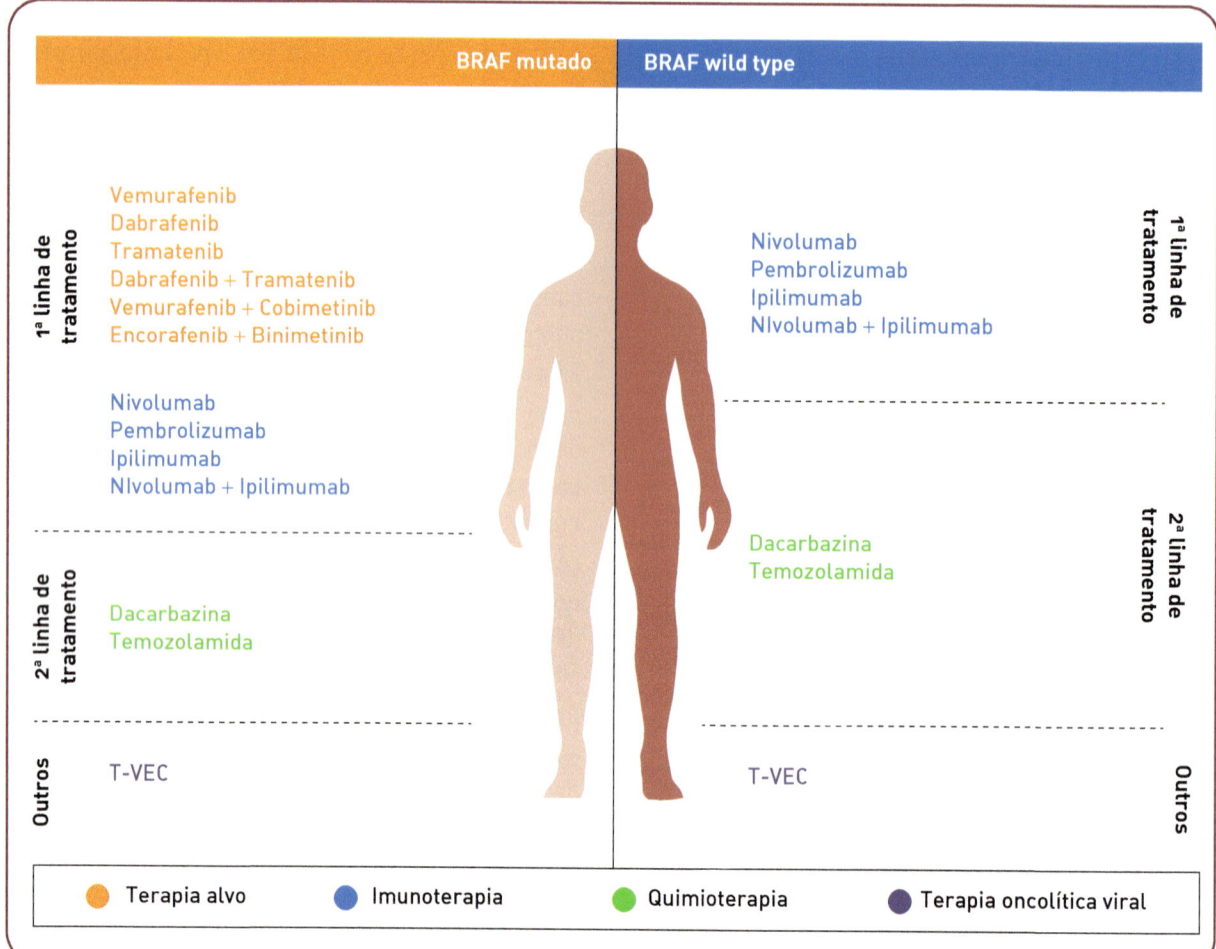

FIGURA 160.6 – Alternativas terapêuticas para pacientes com melanoma em estágios avançados de acordo com o perfil mutacional em BRAF.

Pacientes com melanoma que apresentam mutação em BRAF têm como 1ª linha de tratamento terapias-alvo dirigidas (BRAFi e MEKi) ou imunoterapias. Em contrapartida, a imunoterapia é a 1ª linha de tratamento para pacientes de melanoma que não apresentam mutação em BRAF. Alternativamente, quimioterápicos, como dacarbazina e temozolamida, são utilizados como 2ª linha de tratamento. Adicionalmente, pacientes com melanoma podem ser tratados com terapias baseadas em vírus-oncolíticos (T-VEC).
Fonte: Adaptada de Kozar et al., 2019.

eficaz para o controle de melanomas metastáticos, o acompanhamento dos pacientes tratados com esses BRAFi revelou o ressurgimento da doença em sua maioria. Assim, o sucesso inicial dos BRAFi é invariavelmente seguido pelo desenvolvimento de resistência e ressurgimento da doença, processos que serão discutidos com mais detalhe em tópico a seguir. A investigação de vias de resistência aos BRAFi motivou o desenvolvimento de inibidores de MEK, alvo *downstream* a BRAF. Em 2013, a FDA aprovou o primeiro inibidor de MEK, o tramatenib. Os inibidores de MEK não têm apresentado eficiência em seu uso sozinho em melanomas BRAF^{V600E}, mas têm mostrado algum benefício em melanomas não BRAF^{V600E}. A razão pela qual a terapia alvejando inibidores de MEK não tem mostrado resultados promissores na clínica é, em grande parte, a dualidade de ativação de vias. Estudos mostram que a administração combinada de BRAFi e MEKi aumenta a sobrevida livre de doença comparada à monoterapia; no entanto, os efeitos adversos são limitantes e a maioria dos pacientes passa a não responder ao tratamento no curso dos meses.

Na última década, anticorpos monoclonais que funcionam como inibidores de *checkpoint* imunes começaram a ser utilizados como forma de terapia para melanoma. Os anticorpos monoclonais aprovados para o tratamento de melanomas são o anticorpo anti-CTLA-4 (Ipilumimab), anti-PD-1 (Pembrolizumab) e anti-PD-L1 (Nivolumab). O anticorpo monoclonal anti-CTLA-4 se liga à proteína CTLA-4 presente na membrana do linfócito T e impede sua ligação com seus ligantes (CD80 e CD86), inibindo a atividade dessa proteína. Como consequência, ativa a proliferação de células T e promove o ataque às células tumorais, incluindo melanoma. Tanto pembrolizumab como nivolumab inibem PD-1, um *checkpoint* imune que, ao contrário de CTLA-4, é ativado mais tardiamente, pois é expresso após a exposição contínua a antígenos. PD-1 é expresso em células T e, após se ligar a seu ligante (PD-L1 ou PD-L2), diminui sua proliferação, atividade e sobrevivência. Células tumorais, incluindo melanomas, podem expressar níveis aumentados de PD-L1, portanto, a inibição dessa proteína estimula o ataque às células tumorais pelas células imunes.

Da mesma forma, a utilização de um anticorpo monoclonal (Atezolizumab) que bloqueie a interação dos melanomas pelo ligante de PD-1, PD-1L, ao receptor de morte na superfície das células T, também tem se mostrado uma alternativa terapêutica em pacientes de melanoma. Essas estratégias visam impedir que os melanomas realizem a evasão diante de resposta imune desenvolvida pelo organismo contra os melanomas. Esses anticorpos monoclonais aumentam a sobrevida global de pacientes com melanoma; no entanto, essas respostas duradouras são observadas em apenas 30% dos pacientes, sendo que a maioria ou não responde ou precisa ter o tratamento interrompido em virtude de efeitos adversos severos. A falha terapêutica com esses anticorpos monoclonais pode ser uma consequência do dinamismo do microambiente tecidual, pois este tem células de melanoma que secretam TGFb ou digerem a MEC, liberando essa citocina e, assim, ocorre a indução da expressão regional das moléculas de superfície PD-1 em qualquer linfócito T regional e, outra vez, o efeito da terapia é perdido. Recentemente, descobriu-se que o fenótipo M2 de TAM produtor de TGFb e de IL-10 está em grande quantidade no microambiente tumoral de pacientes resistentes à terapia com anti-PD-1. Esses pacientes expressam a molécula TREM-2 sob a superfície e, assim, continuam induzindo uma supressão de linfócito T efetores infiltrados nos tumores. A utilização de anticorpos anti-TREM combinados com anti-PD-1 impede a formação de um TME altamente supressor e os melanomas resistentes passam a ser sensíveis à terapia com anti-PD1.

Recentemente, vírus oncolíticos têm surgido como uma alternativa de terapia para melanomas em decorrência de sua capacidade de lisar as células tumorais, liberando antígenos solúveis e interferons que ativam a imunidade antitumoral. A imunoterapia oncolítica com talimogene laherparepvec (T-VEC) é a única terapia com vírus oncolítico aprovada pela FDA para o tratamento de melanomas avançados não ressecáveis. A radioterapia, por meio da radiocirurgia estereotática de pacientes de melanoma com metástases cerebrais, pode ser interpretada como um cuidado paliativo, pois tem efeito expressivo no controle da doença e no aumento de sobrevida do paciente. No entanto, a radioterapia apresenta um efeito sistêmico de reativação da imunidade antitumoral denominado "efeito abscopal". A ideia da utilização de radiação como terapia seria a tranformação de um tumor com baixa quantidade de antígenos em um tumor com alta quantidade de antígenos (tumor quente). No entanto, embora haja relatos de efeitos terapêuticos intrigantes, não há um consenso de que a combinação de radioterapia com imunoterapias resulte em aumento de resposta terapêutica em pacientes com melanoma avançado.

MECANISMOS DE RESISTÊNCIA AO TRATAMENTO

O desenvolvimento de terapias-alvo (inibidores da via MAPK) e da imunoterapia (inibidores dos pontos de controle imunológico) resultou no aumento substancial da sobrevida dos pacientes com melanoma. No entanto, a resposta duradoura dessas terapias é limitada por efeitos colaterais e pelo rápido desenvolvimento de resistência ao tratamento. Diversos mecanismos moleculares responsáveis por esses fenótipos de resistência já foram elucidados e abordá-los-emos a seguir.

Mecanismos de resistência às terapias-alvo

Embora os inibidores BRAFi e MEKi sejam eficientes em inibir a via MAPK, reduzindo a ativação de ERK, em 80% dos casos acontece a reativação da via MAPK.[101] Há evidências tanto de resistência intrínseca como de resistência adquirida em resposta a esses inibidores. Aproximadamente 20% dos pacientes com melanoma apresentam insensibilidade inata ao tratamento com BRAFi, mesmo tendo mutação em BRAF^{V600E}.[102] Múltiplas alterações genômicas e não genômicas foram descritas como contribuidoras dessa resistência, incluindo aumento da expressão de ciclina D1, a perda do supressor tumoral PTEN, a perda de NF1, a amplificação de CCND1, o aumento da expressão de CTO, a mutação em RAC1, a ativação de eIF4F, a alta expressão de MITF, a baixa expressão de AXL e a produção estromal de HGF – fator de crescimento de hepatócito[103-106] – contribuem para a resistência intrínseca aos inibidores de MAPK. Do ponto de vista mecanicista, deleções ou mutações em PTEN podem ativar a via de AKT e, como consequência, suprimir a sinalização pró-apoptótica; portanto, as células de melanoma com perda de PTEN são mais resistentes ao tratamento com BRAFi.[104] Evidências mostram que tanto a perda de NF1 como a mutação RAC1 ativam RAS.[107,108] Além disso, uma menor relação MITF/AXL é um fator preditor de resistência às múltiplas terapias-alvo. A falta de MITF está associada com acentuada resistência a BRAFi; em contrapartida, a presença de MITF é necessária para uma resposta efetiva.[109] Os níveis de MITF são, com frequência, inversamente correlacionados com a expressão do receptor tirosinaquinase AXL. O fenótipo de resistência MITF-low/AXL-high é comum entre as células de melanoma BRAF e NRAS mutadas.

A primeira resposta celular após a terapia é a ativação de vias de sobrevivência, que, além de comprometer a eficácia terapêutica inicial, pode propiciar tempo suficiente para o desenvolvimento de resistência adquirida. Múltiplos mecanismos foram descritos como responsáveis nesse processo, incluindo o aumento de receptores de tirosinaquinase (RTK, do inglês *receptor tirosine kinase*); MITF; e reprogramação metabólica. Estudos mostram que BRAFi diminuem a expressão de SPRY2/4 e DUSP, genes envolvidos no *feedback* de inibição de MEK/ERK, contribuindo para a ativação de ERK e para a resistência a essa terapia (Pratilas, Taylor *et al*. 2009). Além disso, o aumento da expressão de múltiplos RTK, incluindo Erb-2, ERBB3, PDGFR, EGFR e FGFR, contribui para a sobrevivência celular e protege as células da morte induzida por BRAFi (Nazarian, Shi *et al*. 2010).

A maioria dos pacientes BRAF-mutados tratados com BRAFi apresenta progressão da doença após um período de 6 a 8 meses de remissão, evidenciando a adaptação ao tratamento e o desenvolvimento de resistência adquirida. Assim, após longos períodos de tratamento com MAPKi, mutações principalmente na via de MAPK, PI3K/AKT e PDGF podem promover o estabelecimento de clones resistentes à terapia.

Múltiplas vias de sinalização já foram identificadas no desenvolvimento de resistência adquirida ao tratamento com MAPKi. Portanto, está claro que não é possível obter benefícios terapêuticos com a utilização de um único inibidor. Entre essas alterações moleculares, destacam-se mutações em RAS, MEK e NF1, amplificação de BRAF, upregulation de COT1 e *splicing* alternativo de BRAF. Todas essas alterações genéticas contribuem para a ativação da via MAPK e comprometem a resposta de BRAFi. Em paralelo, a ativação da via de sobrevivência celular PI3K-AKT atua como uma alça de proteção compensatória na vigência do bloqueio da via de MAPK. As principais alterações genéticas envolvidas nesse contexto são o aumento de IGF-1R, perda de PTEN, mutação missense PIK3CA e mutação em AKT.[110] Evidências mostram que a amplificação e *splicing* de BRAF apresentam relevante contribuição para o desenvolvimento de resistência adquirida. O sequenciamento de melanoma com resistência adquirida ao tratamento com BRAFi revelou que o gene BRAF encontra-se amplificado em aproximadamente 20% dos pacientes, resultando no aumento expressivo da proteína BRAF e na reativação de ERK na vigência do tratamento.[111] Além disso, a variante de *splicing* p61BRAF^{V600E}, identificada em um subgrupo de pacientes com resistência adquirida, resulta na expressão de uma proteína BRAF truncada com a perda do domínio N-terminal de ligação com RAS, mas mantendo o domínio quinase. Essa alteração favorece a formação de homodímeros que são resistentes ao tratamento com BRAFi.[112]

Além dessas alterações genéticas, alterações epigenéticas mediadas por microRNA (miRNA) regulam a expressão de genes envolvidos na via de MAPK. Nesse contexto, miR-509-3p, miR-204-5p, e miR-211-5p aumentam a expressão logo após o tratamento com BRAFi e conferem resistência ao tratamento com BRAFi.[113] Outros dois miRNA, miR-204-5p e miR-211-5p, cuja expressão é induzida por STAT3 e MITF, conferem resistência à BRAFi ao reativar a via de MAPK e PI3K/AKT.[113]

Portanto, a resistência à terapia pode surgir pela seleção "darwiniana" de subclones preexistentes que têm assinaturas moleculares que tornam essas células insensíveis ao efeito da droga, permitindo a sobrevivência e a proliferação das células tumorais. Alternativamente, as células tumorais podem se tornar resistentes por meio da aquisição de mutações genéticas ou pela reprogramação metabólica ou epigenômica ocasionada pela pressão seletiva mediada pelo tratamento, em um processo "lamarquiano". Evidências de que as células não acumulam mutações na presença de BRAFi, e sim desenvolvem adaptações seletivas temporárias e reversíveis, dão suporte a esse segundo modelo de desenvolvimento de resistência à terapia. Um exemplo dessa plasticidade é que altos níveis de AXL, EGFR e WNT5A estão associados com fenótipo de resistência em melanomas.[109] As células de melanoma são capazes de aumentar a expressão desses genes temporariamente na presença de BRAFi, tornando-as mais resistentes ao tratamento.[114] Ao mesmo tempo, esse estado transcricional transiente pode se tornar estável por intermédio da reprogramação epigenética iniciada com a de-diferenciação mediada por SOX10. SOX10 regula o desenvolvimento da crista neural em melanócitos e ativa vários fatores de transcrição; entre eles, TEAD, um importante regulador de invasão em melanomas.[115] Assim, dada a complexidade em alcançar respostas terapêuticas nos pacientes com melanoma, seria intuitivo pensar que ambos processos de geração de resistência, tanto "darwiniano" como "lamarquinao", aconteçam nesses tumores.

Mecanismos de resistência à imunoterapia

A efetividade terapêutica das terapias anti-PD-1 e anti-CTLA-4 é observada em aproximadamente 50% dos pacientes.[116] Essa baixa taxa de resposta decorre tanto de mecanismos intrínsecos como podem ser adquiridos de resistência ao tratamento. Alguns pacientes de melanoma apresentam resistência intrínseca à terapia anti-PD-L1 independentemente do *status* de PD-L1, enquanto outros são responsivos a essa imunoterapia mesmo apresentando baixos níveis de PD-L1. Espinosa *et al.* mostraram que pacientes PD-L1 positivos têm 50% de chance de responder à terapia anti-PD-L1; enquanto, no grupo PD-L1 negativo, aproximadamente 15% dos pacientes também respondem a esse tratamento.[117] Por essa razão, até o momento não foi desenvolvido um teste capaz de predizer a resposta à terapia anti-PD-L1 com base na expressão dessa proteína. Seria intuitivo considerar que níveis elevados de PD-L1 nas células tumorais seriam sinônimos de melhor resposta terapêutica à imunoterapia; no entanto, esses achados contraditórios evidenciam a complexidade da resposta imune antitumoral que depende de fatores biológicos associados não apenas com a células tumoral, mas também com o microambiente tumoral e com o organismo. Assim, os fatores biológicos que determinam o efeito antitumoral da imunoterapia podem ser reunidos em três grupos: os associados às células de melanoma; aqueles determinados pelo microambiente tumoral; e os classificados como características ontogenéticas e fisiológicas do paciente.

A primeira categoria consiste na expressão das proteínas PD-L1 e HLA nas células de melanoma, assim como carga mutacional, (de)ativação de vias de sinalização específicas e fatores epigenéticos. O principal fator que impacta a imunogenicidade de tumores é o número de mutações não sinônimas ou tumor *mutation burden* (TMB). Um TMB alto significa alto número de mutações, que aumenta a chance do surgimento de novas proteínas, denominadas "neoantígenos", reconhecíveis pelo sistema imune. Melanoma e câncer de pulmão são os tipos tumorais mais mutados,[118] por isso pacientes desses tipos tumorais se beneficiam da imunoterapia. Estudos mostram que TMB alto está correlacionado com aumento de sobrevida global e resposta a imunoterapia em pacientes com melanomas.[119,120] O número de mutações e de neoantígenos potencialmente reconhecíveis pelo sistema imune se torna irrelevante se o sistema de apresentação de antígenos não estiver funcionando adequadamente, o que acontece em 50% dos melanomas.[121] Essa falha de apresentação de antígenos em melanomas resulta de perda completa ou parcial do complexo HLA de classe I, moléculas de superfície das células especializadas na apresentação de peptídeos antigênicos ao TCR nas células T.[122] A diminuição de HLA I em melanomas está associada à exaustão das células T, comprometendo a resposta terapêutica de anti-PD-1 e anti-CTLA-4.[112,116] Embora necessária, a apresentação de neoantígenos seria inútil sem a presença de células do sistema imune no tumor para efetuar a morte dessas células. Nesse contexto, a segunda categoria é determinada pelo *status* inflamatório do tumor que pode ser categorizado em três grupos: *hot*, *cold* ou *excluded*. Os tumores são considerados *hot* quando apresentam alta quantidade de infiltrado imune; *cold*, quando têm baixa densidade; e *excluded*, quando têm alta densidade fora e baixa dentro do tumor. Embora melanomas sejam considerados tumores imunogênicos, ainda não é claro se a presença de células imunes nesses tumores prediz benefícios clínicos da imunoterapia.

Na terceira categoria, são características do paciente o metaboloma e os polimorfismos em genes específicos que determinam a resposta a imunoterapia. Estudos mostram que existe correlação entre o microbioma intestinal e a resposta à imunoterapia em pacientes com melanoma.[123] Em ensaio pré-clínico, o transplante fecal de microbiota reverteu a resistência a anti-PD-1 em camundongos.[124] A combinação de todos esses fatores influencia os três pré-requisitos para uma resposta imune antitumoral eficiente, que são a infiltração de células imunes ativas e funcionais no tumor, reconhecimento das células tumorais pelas células imunes e indução de morte das células tumorais pelas células do sistema imune.

BIOMARCADORES DE ACOMPANHAMENTO E DE RESISTÊNCIA EM MELANOMAS

A sobrevida média de pacientes com melanoma avançado aumentou apenas em 9 meses, desde 2011, e uma pequena parte desses pacientes vem sendo acompanhada por longo tempo. As resistências adquiridas para os tratamentos alvo-dirigidos a BRAF e imunoterapias têm sido elucidadas constantemente, como a reativação de sinalização de MAPK.

O melanoma tem indicações à imunoterapia com anticorpos monoclonais pelo fato de apresentar grande quantidade de linfócitos T infiltrados, uma variação antigênica alta no tecido por apresentar muitas mutações e populações heterogêneas. A escolha dos biomarcadores deve-se basear nos reconhecimentos das alterações comparativas em relação ao início do tratamento. Entretanto, o desafio de desenvolvimento de parâmetros de acompanhamento e de técnicas para acompanhamento ao longo do tempo tem sido o principal desafio da Oncologia. Os parâmetros de acompanhamento devem levar em conta a identificação de alterações moleculares apresentadas no tecido ao diagnóstico do tumor primário, i.e., mutações indicatórias de uma potencial resistência primária e, depois de tratado, a detecção de novas alterações moleculares ou marcadores secundários (de resistência adquirida).

Os biomarcadores primários serão quase os mesmos conhecidos do processo de diagnóstico inicial do tumor primário, ou os genes determinantes da biologia da transformação como mutações em BRAF. Os marcadores de resistência serão aqueles que aparecerão após o tratamento como demetilação *de novo*; ou especialização de populações BRAF^{V600} ou NRAS dentro dos tumores. Esses biomarcadores também podem ser utilizados como determinantes de prognóstico.

A cada fenômeno de resistência estudado, aproximadamente 58% dos pacientes apresentam uma ou mais mutações, sendo que, destes, 20% apresentam em NRAS/KRAS, 16% com variantes em BRAF advindas de *splice*; em 13%, amplificação de BRAF; 7% com mutações em MEK1/2 ou 11% não relacionadas à via de proliferação MAPK. Outros mecanismos de escape estão envolvidos com alterações que levarão os tumores aos mecanismos de escape e evasão da resposta imune e/ou terapias. A diminuição de antígenos de superfície por metilação genética (genes MET, LEF1, e YAP1) impede o reconhecimento de células T pelas células tumorais ou presentes nas metástases, contribuindo para a resistência.

Estima-se que aproximadamente 38% da resistência a terapias dirigidas estaria relacionada a causas não genéticas, mas microambientais; e que 56% se associariam à presença de aberrações não genômicas mais genômicas; e, ainda, 6% ainda desconhecidos até o presente momento. Alguns dos maiores avanços puderam ser feitos pela análise de células circulantes tumorais, DNA-livre (ctDNA) circulantes no soro e, mais, recentemente os estudos sobre vesículas extracelulares. Essas análises estão sendo exploradas há algum tempo e o método de diagnóstico utilizado ficou conhecido como "biópsia líquida".

Muitos dos mecanismos de resistência e escape observados estão relacionados a alterações metabólicas das células e na cadeia de fosforilação oxidativa. Aliás, até mesmo pela sua característica fisiológica e pelas intempéries que os melanócitos enfrentam desempenhando seu papel biológico, muitas células já têm maior capacidade de resistir a fenômenos de estresse oxidativo, possuindo, assim, alta resistência aos processos de morte provenientes dessa ordem. Ainda, o estresse oxidativo pode invocar a resistência em melanomas mediante fatores como o PGC1α, que induz biogênese de mitocôndrias e expressão MITF, após indução de expressão do gene anti-apoptótico.

CONSIDERAÇÕES FINAIS

O desenvolvimento do melanoma é um processo de múltiplas etapas que tem sido, ao longo dos anos, amplamente elucidadas. Certamente, não é somente uma, mas sim diferentes vias de sinalização que propiciam o desenvolvimento de melanomas, como abordado no decorrer desse capítulo. Por um lado, compreender o envolvimento de mutações germinativas nos ajuda a prever o risco relativo de lesões precursoras e no diagnóstico precoce. Por outro, conhecer os fatores ambientais envolvidos diretamente no desenvolvimento do melanoma tem ajudado a orientar melhor casos de prevenção ao risco aumentado desse tipo de tumor. Contudo, descobriu-se que alterações na interação entre as células tumorais e seu hospedeiro, no microambiente tumoral, têm um impacto substancial no desenvolvimento e na resistência a tratamentos do melanoma.

O crescimento descontrolado do melanoma ocorre frequentemente pela perda da atividade de genes supressores de tumor. Além das alterações genéticas, alterações pós-traducionais têm tido papel essencial nesse controle. O conhecimento do papel de alterações epigenéticas, como hipermetilação de ilhas CpG no promotor de CDKN2A, tem também ajudado a orientar estudos que usem terapias para reverter esse cenário. Porém, além da epigenética convencional, recentemente tem se descrito muito o envolvimento de pequenos ácidos nucleicos na regulação da expressão de genes chaves no desenvolvimento de melanomas. Os RNA não codificantes têm tido um papel fundamental nesse sentido e os estudos têm direcionado para alvos específicos de controle de genes-chaves no desenvolvimento do melanoma. Ainda, a glicosilação aberrante tem um papel importante, pois impacta em um fenótipo mais invasivo e pró-metastático do melanoma.

O microambiente tumoral do melanoma desempenha papel fundamental para o seu desenvolvimento. Células do microambiente contribuem, de forma diretam, para a supressão do sistema imune, como os queratinócitos e, mais curiosamente, neurônios, adipócitos e a influência do microbioma da pele. Nesse mesmo sentido, em tumores gastrointestinais, terapias que alteram a microbiota têm mostrado resultados promissores no combate ao tumor. Em tumores, as vesículas extracelulares, além de desempenhar o papel de comunicação celular fisiológico, transmitem características peculiares das células tumorais que favorecem o crescimento e o estabelecimento de metástases.

Mutações no oncogene BRAF, que mantêm sua via de sinalização ativada constitutivamente, foram uma das recentes descobertas que trouxeram um impacto muito positivo no tratamento de melanomas, visto que grande parte dos casos apresenta essa mutação. Contudo, vias de resistência a tratamentos que alvejam $BRAF^{V600E}$ são ativadas ao longo do tempo. De fato, avançamos nos tratamentos para esse tipo de neoplasia, mas nos deparamos com o grande desafio de aprimorar o entendimento do processo de resistência adquirida aos tratamentos. No curso do tempo, notou-se rápido desenvolvimento de resistência a esses novos tipos de tratamentos seguido de uma recidiva tumoral mais agressiva. Nessa perspectiva, além da importância da prevenção e da detecção precoce do melanoma, ainda se faz necessário o aprimoramento do uso de terapias efetiva e duraroura.

REFERÊNCIAS

1. Sulaimon SS, BE Kitchell. The biology of melanocytes. Vet Dermatol. 2003;14(2):57-65.
2. Lin JY, DE Fisher. Melanocyte biology and skin pigmentation. Nature. 2007;45(7130):843-50.
3. Mort RL, Jackson IJ, EE Patton. The melanocyte lineage in development and disease. Development. 2015;142(4):620-32.
4. Hartman ML, Czyz M. MITF in melanoma: mechanisms behind its expression and activity. Cell Mol Life Sci. 2015;72(7):1249-60.
5. Bailey CM, Morrison JA, Kulesa PM. Melanoma revives an embryonic migration program to promote plasticity and invasion. Pigment Cell Melanoma Res. 2012; 25(5):573-83.
6. Strizzi L, Hardy KM, et al. Embryonic signaling in melanoma: potential for diagnosis and therapy. Lab Invest. 2011;91(6):819-24.
7. Valverde PE, Healy I, Jackson JL, et al. Variants of the melanocyte-stimulating hormone receptor gene are associated with red hair and fair skin in humans. Nat Genet. 1995;11(3):328-30.
8. Fitzpatrick TB. The validity and practicality of sun-reactive skin types I through VI. Arch Dermatol. 1988;124(6):869-71.
9. Gandini SF, Sera MS, et al. Meta-analysis of risk factors for cutaneous melanoma: II. Sun exposure. Eur J Cancer. 2005;41(1):45-60.
10. Agbai ON, Buster M, Sanchez C, Hernandez RV, Kundu M, Chiu WE, et al. Skin cancer and photoprotection in people of color: a review and recommendations

for physicians and the public. J Am Acad Dermatol. 2014;70(4):748-62.

11. Lopes FCPS, Sleiman MG, Sebastian K, Bogucka R, Jacobs EA, Adamson AS. UV Exposure and the Risk of Cutaneous Melanoma in Skin of Color: A Systematic Review. JAMA Dermatol. 2021;157(2):213-9.

12. Anna B, Blazej Z, Jacqueline G, Andrew CJ, Jeffrey R, Andrzej S. Mechanism of UV-related carcinogenesis and its contribution to nevi/melanoma. Expert Rev Dermatol. 2007;2(4):451-69.

13. de Gruijl FR. Photocarcinogenesis: UVA vs. UVB radiation. Skin Pharmacol Appl Skin Physiol. 2002;15(5):16-320.

14. Shah P, He YY. Molecular regulation of UV-induced DNA repair. Photochem Photobiol. 2015;91(2):254-64.

15. Brash DE. UV signature mutations. Photochem Photobiol. 2015;91(1):15-26.

16. Sample A, He YY. Mechanisms and prevention of UV-induced melanoma. Photodermatol Photoimmunol Photomed. 2018;34(1):13-24.

17. Hart PH, Norval M. Ultraviolet radiation-induced immunosuppression and its relevance for skin carcinogenesis. Photochem Photobiol Sci. 2018;17(12):1872-84.

18. Aubin, F. Mechanisms involved in ultraviolet light--induced immunosuppression. Eur J Dermatol. 2003;13(6):515-23.

19. Ziegler A, Jonason AS, Leffell DJ, Simon JA, Sharma HW, Kimmelman J, et al. Sunburn and p53 in the onset of skin cancer. Nature. 1994;372(6508):773-6.

20. Tang J, Fewings E, Chang D, Zeng H, Liu S, Jorapur A, et al. The genomic landscapes of individual melanocytes from human skin. Nature. 2020;586(7830):600-5.

21. Scatena C, Murtas D, Tomei S. Cutaneous melanoma classification: the importance of high-throughput genomic technologies. Front Oncol. 2021;11:635488.

22. Vogelstein B, Kinzler KW. The path to cancer – three strikes and you're out. N Engl J Med. 2015;373(20):1895-8.

23. Shain AH, Yeh I, Kovalyshyn I, Sriharan A, Talevich E, Gagnon A, et al. The Genetic Evolution of Melanoma from Precursor Lesions. N Engl J Med. 2015;373(20):1926-36.

24. Davies H, Bignell GR, Cox C, Stephens P, Edkins S, Clegg S, et al. Futreal. Mutations of the BRAF gene in human cancer. Nature. 2002;417(6892):949-54.

25. Curtin JA, Fridlyand J, Kageshita T, Patel HN, Busam KJ, Kutzner H, et al. Distinct sets of genetic alterations in melanoma. N Engl J Med. 2005;353(20):2135-47.

26. Bastian BC. The molecular pathology of melanoma: an integrated taxonomy of melanocytic neoplasia. Annu Rev Pathol. 2014;9:239-71.

27. Sanna A, Harbst K, Johansson I, Christensen G, Lauss M, Mitra S, et al. Tumor genetic heterogeneity analysis of chronic sun-damaged melanoma. Pigment Cell Melanoma Res. 2020;33(3):480-9.

28. Network CGA. Genomic Classification of Cutaneous Melanoma. Cell. 2015;161(7):1681-96.

29. Schatton T, Murphy GF, Frank NY, Yamaura K, Waaga-Gasser AM, Gasser M, et al. Identification of cells initiating human melanomas. Nature. 2008;451(7176):345-9.

30. Schatton T, Schütte U, Frank NY, Zhan Q, Hoerning A, Robles SC, et al. Modulation of T-cell activation by malignant melanoma initiating cells. Cancer Res. 2010;70(2):697-708.

31. Ma J, Lin JY, Alloo A, Wilson BJ, Schatton T, Zhan Q, et al. Isolation of tumorigenic circulating melanoma cells. Biochem Biophys Res Commun. 2010;402(4):711-7.

32. Frank NY, Pendse SS, Lapchak PH, Margaryan A, Shlain D, Doeing C, et al. Regulation of progenitor cell fusion by ABCB5 P-glycoprotein, a novel human ATP-binding cassette transporter. J Biol Chem. 2003;278(47):47156-65.

33. Fang D, Nguyen TK, Leishear K, Finko R, Kulp AN, Hotz S, et al. A tumorigenic subpopulation with stem cell properties in melanomas. Cancer Res. 2005;65(20):9328-37.

34. Girouard SD, Murphy GF. Melanoma stem cells: not rare, but well done. Lab Invest. 2011;91(5):647-64.

35. Kelly JW, Yeatman JM, Regalia et al. A high incidence of melanoma found in patients with multiple dysplastic naevi by photographic surveillance. Med J Aust. 1997;167(4):191-4.

36. Gruis NA, van der Velden PA, et al. Homozygotes for CDKN2 (p16) germline mutation in Dutch familial melanoma kindreds. Nat Genet. 1995;10(3):351-3.

37. Hussussian CJ, Struewing JP, Goldstein AM, et al. Germline p16 mutations in familial melanoma. Nat Genet. 1994;8(1):15-21.

38. Goldstein AM, Chan M, Harland M, Gillanders EM, Hayward NK, Avril MF, et al. (GenoMEL). High-risk melanoma susceptibility genes and pancreatic cancer, neural system tumors, and uveal melanoma across GenoMEL. Cancer Res. 2006;66(20):9818-28.

39. Carbone M, Yang H, Pass HI, Krausz T, Testa JR, et al. BAP1 and cancer. Nat Rev Cancer. 2013;13(3):153-9.

40. Horn S, Figl A, Rachakonda PS, et al. TERT promoter mutations in familial and sporadic melanoma. Science. 2013;339(6122):959-61.

41. Harland M, Petljak M, et al. Germline TERT promoter mutations are rare in familial melanoma. Fam Cancer. 2016;15(1):139-44.

42. Iles MM, Bishop DT, Taylor JC, Hayward NK, Brossard M, Cust AE, et al. Investigators I, investigators QQ. Investigators SS, Group and G. Consortium. The effect on melanoma risk of genes previously associated with telomere length. J Natl Cancer Inst. 2014;106(10).

43. Pasquali E, García-Borrón JC, Fargnoli MC, Gandini S, Maisonneuve P, Bagnardi V, et al. S. Group. MC1R variants increased the risk of sporadic cutaneous melanoma in

44. Newton RA, Roberts DW, Leonard JH, Sturm RA. Human melanocytes expressing MC1R variant alleles show impaired activation of multiple signaling pathways. Peptides. 2007;28(12):2387-96.
45. Yokoyama S, Woods SL, Boyle GM, Aoude LG, MacGregor S, Zismann V, et al. A novel recurrent mutation in MITF predisposes to familial and sporadic melanoma. Nature. 2011;480(7375):99-103.
46. Bradford PT, Goldstein AM, et al. Cancer and neurologic degeneration in xeroderma pigmentosum: long term follow-up characterises the role of DNA repair. J Med Genet. 2011;48(3):168-76.
47. Guldberg P, Straten PT, Birck A, Ahrenkiel V, Kirkin AF, Zeuthen J. Disruption of the MMAC1/PTEN gene by deletion or mutation is a frequent event in malignant melanoma. Cancer Res. 1997;57(17):3660-3.
48. Goel VK, Lazar AJ, Warneke CL, Redston MS, Haluska FG. Examination of mutations in BRAF, NRAS, and PTEN in primary cutaneous melanoma. J Invest Dermatol. 2006;126(1):154-60.
49. Krauthammer M, Kong Y, Ha BH, Evans P, Bacchiocchi A, McCusker JP, et al. Exome sequencing identifies recurrent somatic RAC1 mutations in melanoma. Nat Genet. 2012;44(9):1006-14.
50. Campisi, J. Senescent cells, tumor suppression, and organismal aging: good citizens, bad neighbors. Cell. 2005;120(4):513-22.
51. Huang FW, Hodis E, Xu MJ, Kryukov GV, et al. Highly recurrent TERT promoter mutations in human melanoma. Science. 2013;339(6122):957-9.
52. Nagore E, Heidenreich B, RequenCa, García-Casado Z, Martorell-Calatayud A, Pont-Sanjuan V, et al. TERT promoter mutations associate with fast-growing melanoma. Pigment Cell Melanoma Res. 2016;29(2):236-8.
53. Rudolph P, Schubert C, Tamm S, Heidorn K, Hauschild A, Michalska I, et al. Telomerase activity in melanocytic lesions: a potential marker of tumor biology. Am J Pathol. 2000;156(4):1425-32.
54. Chandler H, Peters G. Stressing the cell cycle in senescence and aging. Curr Opin Cell Biol. 2013;25(6):765-71.
55. Vredeveld LC, Possik PA, Smit MA, Meissl K, et al. Abrogation of BRAFV600E-induced senescence by PI3K pathway activation contributes to melanomagenesis. Genes Dev. 2012;26(10):1055-69.
56. Ohanna M, Giuliano S, Bonet C, Imbert V, Hofman V, Zangari J, et al. Senescent cells develop a PARP-1 and nuclear factor-{kappa}B-associated secretome (PNAS). Genes Dev. 2011;25(12):1245-61.
57. Schinke C, Mo Y, Yu Y, et al. Aberrant DNA methylation in malignant melanoma. Melanoma Res. 2010;20(4):253-65.
58. Mirmohammadsadegh A, Marini A, Nambiar S, Hassan M, Tannapfel A, et al. Epigenetic silencing of the PTEN gene in melanoma. Cancer Res. 2006;66(13):6546-52.
59. Fan J, Eastham L, Varney ME, A. et al. Silencing and re-expression of retinoic acid receptor beta2 in human melanoma. Pigment Cell Melanoma Res. 2010;23(3):419-29.
60. Straume O, Smeds J, Kumar R, et al. Significant impact of promoter hypermethylation and the 540 C>T polymorphism of CDKN2A in cutaneous melanoma of the vertical growth phase. Am J Pathol. 2002;61(1):229-37.
61. Hou P, Liu D, Dong J, Xing M. The BRAF(V600E) causes widespread alterations in gene methylation in the genome of melanoma cells. Cell Cycle. 2012;11(2):286-95.
62. Hoon DS, Spugnardi M, Kuo C, Huang SK, Morton DL, Taback B. Profiling epigenetic inactivation of tumor suppressor genes in tumors and plasma from cutaneous melanoma patients. Oncogen. 2004;23(22):4014-22.
63. Christmann M, Pick M, Lage H, Schadendorf D, Kaina B. Acquired resistance of melanoma cells to the antineoplastic agent fotemustine is caused by reactivation of the DNA repair gene MGMT. Int J Cancer. 2001;92(1):123-9.
64. Flørenes VA, Skrede M, et al. Deacetylase inhibition in malignant melanomas: impact on cell cycle regulation and survival. Melanoma Res. 2004;14(3):173-181.
65. Bachmann IM, Halvorsen OJ, Collett K, et al. EZH2 expression is associated with high proliferation rate and aggressive tumor subgroups in cutaneous melanoma and cancers of the endometrium, prostate, and breast. J Clin Oncol. 2006;24(2):268-73.
66. Wu L, Murat P, Matak-Vinkovic D, et al. Binding interactions between long noncoding RNA HOTAIR and PRC2 proteins. Biochemistry. 2013;52(52):9519-27.
67. Penna E, Orso F, Cimino D, et al. Taverna. microRNA-214 contributes to melanoma tumour progression through suppression of TFAP2C. EMBO J. 2011;30(10):1990-2007.
68. Zhong X, Zheng L, Shen J, Zhang D, et al. Suppression of MicroRNA 200 family expression by oncogenic KRAS activation promotes cell survival and epithelial-mesenchymal transition in KRAS-driven cancer. Mol Cell Biol. 2016;36(21):2742-54.
69. Felicetti F, De Feo A, et al. Carè. Exosome-mediated transfer of miR-222 is sufficient to increase tumor malignancy in melanoma. J Transl Med. 2016;14:56.
70. Dror S, Sander L, Schwartz H, Sheinboim D, Barzilai A, Dishon Y, et al. Melanoma miRNA trafficking controls tumour primary niche formation. Nat Cell Biol. 2016;18(9):1006-17.
71. Pfeffer SR, Grossmann KF, Cassidy PB, Yang CH, et al. Detection of exosomal miRNAs in the plasma of melanoma patients. J Clin Med. 2015;4(12):2012-27.
72. Tang L, Chen X, Zhang X, Guo Y, Su J, Zhang J. et al. N-Glycosylation in progression of skin cancer. Med Oncol. 2019;36(6): 50.

73. Kremser ME, Przybyło M, Hoja-Łukowicz D, et al. Characterisation of alpha3beta1 and alpha(v)beta3 integrin N-oligosaccharides in metastatic melanoma WM9 and WM239 cell lines. Biochim Biophys Acta. 2008;1780(12):1421-31.
74. Pocheć E, Janik M, et al. Expression of integrins $\alpha 3\beta 1$ and $\alpha 5\beta 1$ and GlcNAc $\beta 1,6$ glycan branching influences metastatic melanoma cell migration on fibronectin. Eur J Cell Biol. 2013;92(12):355-62.
75. Ko JH, Miyoshi E, Noda K, et al. Regulation of the GnT-V promoter by transcription factor Ets-1 in various cancer cell lines. J Biol Chem. 1999;274(33):22941-8.
76. Dobie C, Skropeta D. Insights into the role of sialylation in cancer progression and metastasis. Br J Cancer. 2021;124(1):76-90.
77. Pietrobono S, Anichini G, Sala C, Manetti F, Almada LL, Pepe S, et al. ST3GAL1 is a target of the SOX2-GLI1 transcriptional complex and promotes melanoma metastasis through AXL. Nat Commun. 2020;11(1):5865.
78. Ohmi Y, Kambe M, Ohkawa Y, et al. Differential roles of gangliosides in malignant properties of melanomas. PLoS One. 2018;13(11):e0206881.
79. 79- Hamamura K, Furukawa K, Hayashi T, Hattori T, Nakano J, et al. Ganglioside GD3 promotes cell growth and invasion through p130Cas and paxillin in malignant melanoma cells. Proc Natl Acad Sci USA. 2005;102(31):1041-11046.
80. Shan X, Dong W, Shang L, Cai X, Zhao Y, et al. Role of fucosyltransferase IV in the migration and invasion of human melanoma cells. IUBMB Life. 2020;72(5):942-56.
81. Agrawal P, Fontanals-Cirera B, Sokolova E, et al. A Systems Biology Approach Identifies FUT8 as a Driver of Melanoma Metastasis Cancer Cell. 2017;31(6):804-819.e807.
82. Raposo G, Stoorvogel W. Extracellular vesicles: exosomes, microvesicles, and friends. J Cell Biol. 2013;200(4):373-83.
83. Kakarla R, Hur J, Kim YJ, Kim, Jand YJ. Chwae. Apoptotic cell-derived exosomes: messages from dying cells. Exp Mol Med. 2020;52(1):6.
84. Théry C, Witwer KW, Aikawa E, Alcaraz MJ, Anderson JD, Andriantsitohaina R, et al. Minimal information for studies of extracellular vesicles 2018 (MISEV2018): a position statement of the International Society for Extracellular Vesicles and update of the MISEV2014 guidelines. J Extracell Vesicles. 2018;7(1):1535750.
85. Witwer KW, Goberdhan DC, O'Driscoll L, Théry C, Welsh JA, Blenkiron C, et al. ZhengUpdating MISEV: Evolving the minimal requirements for studies of extracellular vesicles. J Extracell Vesicles. 2021;10(14):e12182.
86. Kalluri R. The biology and function of exosomes in cancer. J Clin Invest. 2016;126(4):1208-15.
87. Peinado H, Alečković M, Lavotshkin S, MateIi, et al. Melanoma exosomes educate bone marrow progenitor cells toward a pro-metastatic phenotype through MET. Nat Med. 2012;18(6):883-91.
88. Al-Nedawi K, Meehan B, Kerbel RS, Allison AC, et al. Endothelial expression of autocrine VEGF upon the uptake of tumor-derived microvesicles containing oncogenic EGFR. Proc Natl Acad Sci USA. 2009;106(10):3794-9.
89. Mashouri L, Yousefi H, Aref AR, et al. Exosomes: composition, biogenesis, and mechanisms in cancer metastasis and drug resistance. Mol Cancer. 2019;18(1):75.
90. McMasters A, McMasters KM, Hao H. Exosome to promote cancer progression via its bioactive cargoes. Arch Cancer Biol Ther. 2021;2(2):29-34.
91. Parolini I, Federici C, Raggi C, Lugini L, et al. Microenvironmental pH is a key factor for exosome traffic in tumor cells. J Biol Chem. 2009;284(49):34211-22.
92. Andrade LNS, Otake AH, Cardim SGB, et al. Extracellular Vesicles Shedding Promotes Melanoma Growth in Response to Chemotherapy. Sci Rep. 2019;9(1):14482.
93. Hoshino A, Kim HS, Bojmar L, Gyan KE, Cioffi M, et al. Extracellular vesicle and particle biomarkers define multiple human cancers. Cell. 2020;182(4):1044-1061.e1018.
94. Kaplan RN, Riba RD, Zacharoulis S, Bramley AH, et al. VEGFR1-positive haematopoietic bone marrow progenitors initiate the pre-metastatic niche. Nature. 2005;438(7069):820-7.
95. Adachi E, Sakai K, Nishiuchi T, Imamura R, Sato H, Matsumoto K. Different growth and metastatic phenotypes associated with a cell-intrinsic change of Met in metastatic melanoma. Oncotarget. 2016;7(43):70779-3.
96. Xiao D, Ohlendorf J, Chen Y, Taylor DD, et al. Identifying mRNA, microRNA and protein profiles of melanoma exosomes. PLoS One. 2012;7(10):e46874.
97. Pietrowska M, Zebrowska A, Gawin M, Marczak L, Sharma P, Mondal S, et al. Proteomic profile of melanoma cell-derived small extracellular vesicles in patients' plasma: a potential correlate of melanoma progression. J Extracell Vesicles. 2021;10(4):e12063.
98. arcía-Silva S, Benito-Martín A, Sánchez-Redondo S, Hernández-Barranco A, Ximénez-Embún P, Nogués L, et al. Use of extracellular vesicles from lymphatic drainage as surrogate markers of melanoma progression and. J Exp Med. 2019;216(5):1061-70.
99. Michaloglou C, Vredeveld LC, Soengas MS, et al. BRAFE600-associated senescence-like cell cycle arrest of human naevi. Nature. 2005;436(7051):720-4.
100. Kozar I, Margue C, Rothengatter S, Haan C, Kreis S. Many ways to resistance: how melanoma cells evade targeted therapies. Biochim Biophys Acta Rev Cancer. 2019;1871(2):13-322.

101. Moriceau GW, Hugo A, et al. Tunable-combinatorial mechanisms of acquired resistance limit the efficacy of BRAF/MEK cotargeting but result in melanoma drug addiction. Cancer Cell. 2015;27(2):240-56.
102. Chapman PB, Hauschild A, Robert C, Haanen JB, Ascierto P, Larkin J, et al. B-S. Group. Improved survival with vemurafenib in melanoma with BRAF V600E mutation. N Engl J Med. 2011;364(26):2507-16.
103. Smalley KS, Lioni M, Dalla, Palma M, Xiao M, Desai B, et al. Increased cyclin D1 expression can mediate BRAF inhibitor resistance in BRAF V600E-mutated melanomas. Mol Cancer Ther. 2008;7(9):2876-83.
104. Paraiso KH, Xiang Y, Rebecca VW, Abel EV, Chen YA, Munko AC, et al. PTEN loss confers BRAF inhibitor resistance to melanoma cells through the suppression of BIM expression. Cancer Res. 2011;71(7):2750-60.
105. Wilson TR, Fridlyand J, Yan Y, Penuel E, Burton L, Chan E, et al. Widespread potential for growth-factor-driven resistance to anticancer kinase inhibitors. Nature. 2012;487(7408):505-9.
106. Tian Y, Guo W. A review of the molecular pathways involved in resistance to BRAF inhibitors in patients with advanced-stage melanoma. Med Sci Monit. 2020;26:e920957.
107. Kiuru M, Busam KJ. The NF1 gene in tumor syndromes and melanoma. Lab Invest. 2017;97(2):146-57.
108. Watson IR, Li L, Cabeceiras PK, Mahdavi M, Gutschner T, Genovese G, et al. The RAC1 P29S hotspot mutation in melanoma confers resistance to pharmacological inhibition of RAF. Cancer Res. 2014;74(17):4845-52.
109. Müller J, Krijgsman O, Tsoi J, Robert L, Hugo W, Song C, et al. Low MITF/AXL ratio predicts early resistance to multiple targeted drugs in melanoma. Nat Commun. 2014;5:5712.
110. Van Allen EM, Wagle N, Sucker A, Treacy DJ, Johannessen CM, Goetz EM, et al. The genetic landscape of clinical resistance to RAF inhibition in metastatic melanoma. Cancer Discov. 2014;4(1):94-109.
111. Shi H, Moriceau G, Kong X, Lee MK, Lee H, Koya RC, et al. Melanoma whole-exome sequencing identifies (V600E)B-RAF amplification-mediated acquired B-RAF inhibitor resistance. Nat Commun. 2012;3:724.
112. Jerby-Arnon L, Shah P, Cuoco MS, Rodman C, Su MJ, Melms JC, et al. A cancer cell program promotes T cell exclusion and resistance to checkpoint blockade. Cell. 2018;175(4):984-997.e924.
113. Díaz-Martínez M, Benito-Jardón L, Alonso L, Koetz-Ploch L, et al. miR-204-5p and miR-211-5p contribute to BRAF inhibitor resistance in melanoma. Cancer Res. 2018;78(4):1017-30.
114. Shaffer SM, Dunagin MC, Torborg SR, Torre EA, Emert B, Krepler C, et al. Rare cell variability and drug-induced reprogramming as a mode of cancer drug resistance. Nature. 2017;546(7658):431-5.
115. Verfaillie AH, Imrichova ZK, Atak M, Dewaele F, Rambow G, Hulselmans V, et al. Decoding the regulatory landscape of melanoma reveals TEADS as regulators of the invasive cell state. Nat Commun. 2015;6:6683.
116. Olbryt M, Rajczykowski M, Widłak W. Biological Factors behind Melanoma Response to Immune Checkpoint Inhibitors. Int J Mol Sci. 2020;21(11).
117. Espinosa E, Márquez-Rodas I, Soria A, Berrocal A, Manzano JL, et al. Predictive factors of response to immunotherapy-a review from the Spanish Melanoma Group (GEM). Ann Transl Med. 2017;5(19):389.
118. Alexandrov L B, Nik-Zainal S, Wedge DC, Aparicio SA, Behjati S, Biankin AV, et al. PedBrain. Signatures of mutational processes in human cancer. Nature. 2013;500(7463):415-421.
119. Goodman AM, Kato S, Bazhenova L, et al. Tumor mutational burden as an independent predictor of response to immunotherapy in diverse cancers. Mol Cancer Ther. 2017;16(11):2598-608.
120. Van Allen EM, Miao D, Schilling B, Shukla SA, Blank C, Zimmer L, et al. Genomic correlates of response to CTLA-4 blockade in metastatic melanoma. Science. 2015;350(6257):207-11.
121. Weiss SA, Wolchok JD, SznoMl. Immunotherapy of Melanoma: Facts and Hopes. Clin Cancer Res. 2019;25(17):5191-201.
122. Hicklin DJ, Wang Z, Arienti F, Rivoltini L, Parmiani G, Ferrone S. Beta2-microglobulin mutations, HLA class I antigen loss, and tumor progression in melanoma. J Clin Invest. 1998;101(12):2720-9.
123. Thornton J, Chhabra G, Singh CK, Guzmán-Pérez G, et al. Mechanisms of immunotherapy resistance in cutaneous melanoma: recognizing a shapeshifter. Front Oncol. 2022;12:880876.
124. Gopalakrishnan V, Spencer CN, Nezi L, Reuben A, Andrews MC, Karpinets TV, et al. Gut microbiome modulates response to anti-PD-1 immunotherapy in melanoma patients. Science. 2018;359(6371):97-103.

161

Tumores de Pele Não Melanoma

Omar Lupi

DESTAQUES

- Os tumores de pele não melanoma são as neoplasias malignas mais frequentes no ser humano, sendo a radiação ultravioleta (UV) o fator de risco mais importante para tais tumores.
- O carcinoma basocelular pode ser localmente destrutivo e a cirurgia é a melhor opção terapêutica. Técnicas como curetagem e eletrodessecação e crioterapia são opções aceitáveis em casos selecionados, porém com índice superior de recidivas.
- O carcinoma espinocelular, além de invasão local, pode ocasionar metástases em alguns casos, sendo o índice de Breslow um fator prognóstico relevante. Tumores espessos com mais de 6 mm contando do ponto inferior de invasão do tumor à camada granulosa têm maior potencial de recorrência e metástase se comparados aos tumores finos de 2 mm ou menos
- O objetivo do tratamento do carcinoma espinocelular deve ser sua completa remoção com preservação funcional e estética, de preferência cirurgicamente.
- O carcinoma de células de Merkel (CCM) é um tumor neuroendócrino cutâneo raro, porém com importante agressividade. Em casos de doença sistêmica, imunoterapia com avelumab, pembrolizumab ou nivolumab está indicada.

CARCINOMA BASOCELULAR

Definição

Descrito primariamente por Jacob em 1827, que o denominou *ulcus rodens* (úlcera roedora), e com a atual nomenclatura proposta por Krompecher em 1903,[1] o carcinoma basocelular é uma neoplasia maligna derivada das células basaloides da camada basal da epiderme ou da bainha externa do folículo piloso.[2] É a neoplasia maligna mais frequente na espécie humana, correspondendo, só nos Estados Unidos, a 50% de todos os cânceres, sendo mais frequente que todas as outras neoplasias somadas, com mais de 4 milhões de casos/ano.[3] Atinge principalmente pessoas de pele clara, fototipo I e II com história de exposição intermitente ao sol. É mais frequente em idosos, porém sua incidência vem aumentando cada vez mais entre pessoas mais jovens.[4]

Tem a característica de apresentar baixíssimo potencial para metástase, sendo essencialmente de agressividade local. Isso resulta em que muitos médicos encarem erroneamente o carcinoma basocelular como uma lesão potencialmente benigna, caráter que, muitas vezes, é reforçado por uma terminologia errada de alguns patologistas que o chamam de "epitelioma". Essa impressão errada de benignidade, com frequência, faz o carcinoma basocelular ser menosprezado e malconduzido, podendo causar sucessivas recidivas e um caráter altamente destrutivo.

Epidemiologia

O carcinoma basocelular é a neoplasia maligna mais frequente no ser humano, correspondendo a mais de 50% dos cânceres e a aproximadamente 80% dos cânceres de pele.[4]

Somente no Brasil, o Instituto Nacional do Câncer (INCA) registra, a cada ano, cerca de 180 mil novos casos (entretanto, como há subnotificação dos casos, estima-se que a incidência seja muito maior), sendo em torno de 60% para homens e 40% para mulheres. Especula-se que a maior incidência no sexo masculino decorra de maior exposição ocupacional ao sol, porém essa diferença vem diminuindo ao longo dos anos. O gênero masculino também apresenta maior número de tumores e maior dimensão destes, o que sugere um maior cuidado do sexo feminino com a saúde.

Os índices variam de acordo com a região e a composição étnica da população, atingindo até 85 casos (por 100 mil habitantes) na região Sul e somente 25 na região Norte do Brasil. Há também aumento da incidência com a progressão da idade, o que reflete o caráter cumulativo do dano causado pelo sol e sua influência na gênese do CBC.

Patogênese

O carcinoma basocelular provém de mutações nas células da camada basal da epiderme e do folículo piloso. A expressão de CD10 denota a origem folicular e a ausência da citoqueratina 15 sugere origem especificamente no manto externo da bainha pilosa.[5,6]

Em geral, são tumores esporádicos, porém podem aparecer em número extremamente aumentado em determinadas síndromes como Gorlin Goltz (ou "síndrome do carcinoma basocelular nevoide"), xeroderma pigmentoso etc.

Os fatores de risco constitucionais mais importantes para o desenvolvimento de CBC são: fototipos claros (I e II, de Fitzpatrick); história familiar positiva de CBC (30% a 60%); sardas na infância; pele, olhos ou cabelos claros. Peles claras têm risco 10 a 20 vezes maior de desenvolver CBC do que peles escuras, mesmo quando vivem na mesma região. O CBC é raro em negros, orientais e hispânicos.

A radiação ultravioleta (UV) é isoladamente o fator de risco mais importante para CBC, especialmente UVB. A principal forma de exposição UV relacionada ao CBC é a intensa e intermitente e o risco de desenvolvimento de CBC aumenta, atingindo pico por volta de 30 mil horas acumuladas de exposição à radiação e, então, estabiliza-se (ao contrário do CEC cujo risco continua aumentando indefinidamente com o aumento da dose acumulada).[7]

A radiação UV causa dano ao DNA em determinados genes, resultando em alterações especialmente dos genes p53 e *patched* (PTCH1), os quais são genes de supressão tumoral. A produção de isoformas inativas desses genes causa diminuição da apoptose das células e consequente imortalização destas. A indução da inflamação cutânea causada pelo UV também aumenta o risco de formação de CBC. A inflamação UV-induzida é mediada pelo aumento da produção de prostaglandinas, especialmente COX-2. O eritema e a inflamação pós-exposição UV podem ser reduzidos com o uso de inibidores da COX-2, e diversos estudos apontam para a atividade quimioprotetora dessas drogas em relação à formação dos cânceres de pele. A "impressão digital" da mutação UV-induzida é a substituição das bases C→T e CC→TT, tamanha é a sua frequência frente à exposição UV.[8]

Os fatores comportamentais e de exposição mais relevantes são: exercício profissional exposto à radiação UV sem proteção (atividade rural, pescadores e construtores civis); atividades esportivas e de lazer ao ar livre; queimaduras solares na juventude; tratamentos radioterápicos; fototerapia (PUVA ou UVB); e exposição ao arsênico.

Imunossupressão parece aumentar em dez vezes o risco para o desenvolvimento de CBC. Uso de tintas escuras para cabelos, dieta rica em gordura e câmaras de bronzeamento artificial foram evidenciados em alguns estudos como fatores associados ao desenvolvimento do CBC, porém necessitam de elucidação com base em estudos de desenhos próprios. Uso prolongado de medicamentos fotossensibilizantes, a exemplo de tetraciclinas, sulfonamidas, fluoroquinolonas, fenotiazinas e diuréticos, foi associado ao risco de CBC em um estudo norte-americano. Outros fatores de risco incluem exposição ao carvão, ao alcatrão (coaltar), a óleos industriais, a defensivos agrícolas e a radiações ionizantes.

Fisiopatologia

O desenvolvimento do CBC é o resultado de uma interação dinâmica entre fatores de risco genéticos, clínicos e ambientais. Os fatores de risco genéticos incluem polimorfismos de nucleotídeo único e mutações esporádicas. Os primeiros indícios sobre a patogênese molecular dos carcinomas basocelulares foram originalmente derivados da análise genética de indivíduos com a síndrome do nevo basocelular (SNBC). Essa síndrome é herdada de forma autossômica dominante e caracteriza-se pelo desenvolvimento de centenas de CBC, que podem ser generalizados, mas frequentemente concentrados em áreas expostas ao sol. O estudo genético do SNBC identificou uma mutação no gene *patched* (PTCH), localizado no cromossômico 9q22.3, e posteriormente foi visto que essas mutações também estavam presentes em CBC esporádicos.

O produto do gene é um componente proteico transmembrana (Ptc, de *patched*) que, na presença da proteína *Sonic Hedgehog*, ativa outro componente proteico transmembrana (Smo, de *smoothened*). A ativação deste último promove a transcrição, em determinadas células, de genes que codificam proteínas sinalizadoras pertencentes às famílias do TGF-beta (*transforming growth factor beta*) e WNT (*wingless-type MMTV integration site*), facilitando processos de crescimento e diferenciação celular.[9]

A maior parte dos CBC apresentam dois padrões de alteração via Hedgehog: mutações inativadoras do gene *patched* 1 (PTCH1) identificadas em 90% dos CBC esporádicos e mutações ativadoras da proteína transmembrânica *Smoothened* (SMO) em aproximadamente 10%. Mutações no gene P53 também são frequentemente observadas e evidenciam mutação induzida por radiação UV, Dimeros CC → TT e C → T. Estudos apontam que 61% dos CBC demonstram alteração da via SHH ou mutações em P53 e 39% tinham alterações em ambos.

Classificação

O carcinoma basocelular tem uma variedade de apresentações clínicas, reflexo das variantes histopatológica. Classicamente, o CBC aparece com mais frequência em áreas fotoexpostas (70% de todos os casos são na face, com 30% ocorrendo no nariz), como uma pápula translúcida e brilhante, aspecto "perolado", com presença de telangiectasias. CBC podem ter um ou mais vasos sanguíneos visíveis e irregulares, eventualmente exulceração ou ulceração, além de áreas pigmentadas preto-azulada ou marrom.

O acometimento de mucosa é descrito pela maioria dos autores como uma ocorrência por contiguidade, pois, a princípio, não se teria folículo piloso nessa região e este não seria necessário para a patogênese da doença, mas uma minoria defende que eventualmente podem ocorrer tumores primários pela presença de folículo piloso ectópico no local acometido.[10]

São tumores tipicamente de crescimento lento, com propensão à invasão local, porém muito raramente geram metástases, podendo ter seu potencial destrutivo aumentado quando negligenciados ou diagnosticados incorretamente. Os CBC metastizam a uma taxa entre 0,00285% e 0,55%, mais comumente em linfonodos, pulmões, ossos ou pele.

Qualquer lesão não cicatrizante, que eventualmente sangra e forma crostas, com duração superior a 3 a 4 semanas, na pele exposta ao sol, deve-se considerar CBC nos diagnósticos diferenciais. Variações adicionais na apresentação clínica dependem do subtipo específico de CBC e as classificações histopatológicas, que serão descritas a seguir.

CBC nodular

O CBC nodular compreende metade de todos os CBC, sendo a forma "clássica" do tumor. Pode se apresentar como um nódulo circunscrito com ulceração central e uma borda perolada elevada com telangiectasia. Pigmento melânico pode estar presente em quantidades variáveis. Características dermatoscópicas comuns incluem vascularização irregular ou arboriforme, ulceração focal e translucidez. Se não tratados, esses tumores crescem de forma radical e podem se estender profundamente, causando destruição local do tecido.[11]

CBC superficial

Os CBC superficiais são encontrados com mais frequência no tronco e nas extremidades, mas eventualmente também no polo cefálico e na região cervical. Seu tamanho pode variar de alguns milímetros a vários centímetros. São tipicamente lesões planas, eritematosas, com escamas. Tende a ter um crescimento radial extenso muito superior ao grau de invasão vertical. Eles podem ter uma borda elevada pequena e translúcida, formando um "colarete periférico". Pode haver áreas de regressão espontânea caracterizadas por atrofia e hipocromia. Também pode haver quantidades variáveis de pigmento.

Na dermatoscopia dos CBC superficiais não pigmentados incluem-se padrão vascular disperso, microvasos arboriformes, vasos telangiectásicos ou atípicos, fundo rosa-leitoso, várias pequenas erosões e áreas brancas ou vermelhas brilhantes sem estrutura. Nos CBC superficiais pigmentados, a dermatoscopia revela áreas semelhantes a folhas de bordo, estruturas semelhantes a rodas e vários pequenos pontos ou glóbulos azul-cinza.[12]

CBC esclerodermiforme

O CBC esclerodermiforme adquiriu esse nome por sua semelhança clínica com a esclerodermia. Normalmente, essas lesões são endurecidas, de cor marfim, com telangiectasias ocasionais sobrepostas. A apresentação clínica pode ser sútil, muitas vezes atrasando o diagnóstico. É importante ressaltar que o carcinoma metastático da pele pode se assemelhar clínica e histologicamente ao CBC da forma esclerodermiforme e, portanto, deve estar sempre nos diagnósticos diferenciais. Esse subtipo também é caracterizado por extensa propagação subclínica; potencial de invasão de músculo, nervo e osso; e uma alta taxa de recorrência após o tratamento[13] (Figura 161.1).

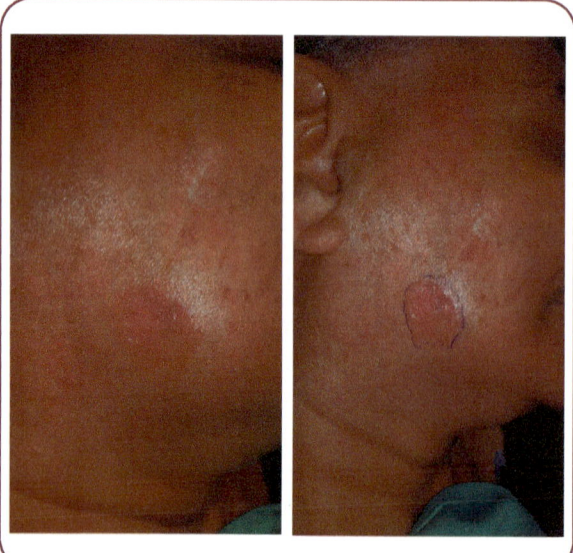

FIGURA 161.1 – Carcinoma basocelular esclerodermiforme mandibular.
Fonte: Acervo da autoria.

CBC basoescamoso

O CBC basoescamoso se apresenta como pápula ou nódulo de evolução lenta, que pode ulcerar. Histologicamente, esses tumores são caracterizados por áreas de CBC e áreas de carcinoma espinocelular (CEC), às vezes com uma zona de transição entre eles. A presença de estroma ajuda a distinguir essas lesões do CEC, que não está associado à proliferação do estroma. Em um estudo com 36 pacientes portadores de CBC basoescamosos, comprovados histopatologicamente, Akay *et al.* relataram características dermatoscópicas distintas. Estes incluíram massa de queratina (97,7% dos 36 CBC), descamação da superfície (77,8%), ulceração (69,4%), áreas brancas amorfas (69,4%), torrões brancos (66,7%), manchas de sangue na massa de queratina (66,7%) e padrões vasculares polimórficos que consistem em combinações variadas de vasos ramificados, serpentinos, retos, espiralados ou enrolados (61%).[14]

Embora o carcinoma basoescamoso compreenda apenas 3% de todos os NMSC, eles são mais agressivos e destrutivos em relação a outros subtipos de CBC. Costumam ter alta taxa de invasão perineural, sendo mais propensos a metástase e recidivas após o tratamento. A taxa de recorrência local é relatada em até 45% após a excisão local ampla, quase o dobro da observada apenas no CBC e no CEC. Os fatores preditivos de recorrência incluem sexo masculino, margens positivas de ressecção cirúrgica, invasão linfática e invasão perineural. O padrão mais comum de recorrência é apenas a recorrência local, seguida pela recorrência local mais metástases nos linfonodos regionais. Foi relatado que a taxa metastática estimada de carcinoma escamoso é de 9,7%, em comparação com menos de 0,1% dos outros CBC, embora isso aumente para aproximadamente 2% em CBC maiores do que 3 cm.[15]

CBC infiltrativo

Em 1951, Thackray apresentou o termo "infiltrativo" para distinguir um subtipo histológico que ele acreditava ser mais difícil de erradicar do que o CBC nodular. Tumores infiltrativos e micronodulares estão associados a um padrão de crescimento agressivo e têm extensões de tumor mais amplas e profundas quando comparadas às do CBC nodular. Assim, é mais provável que (26,5%) tenham margens tumorais positivas após simples excisão cirúrgica, quando comparados ao CBC nodular (6,4%). Clinicamente, aparecem como placas planas ou ligeiramente elevadas, com bordas mal definidas[16,17] (Figura 161.2).

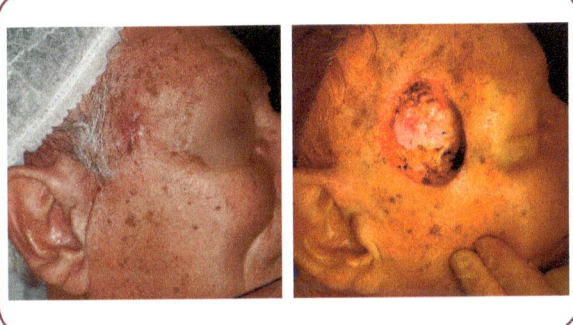

FIGURA 161.2 – Carcinoma basocelular infiltrativo antes e após cirurgia micrografica de Mohs, mostrando a extensa área de invasão subclínica.
Fonte: Acervo da autoria.

CBC pigmentado

O CBC pigmentado é uma variante incomum, mais comum em pacientes de pele morena. Clinicamente, é frequente ser confundido com melanoma em virtude de sua pigmentação, por vezes escura e irregular. Uma borda perolada e elevada com telangiectasia pode ajudar a distinguir o tumor. Características clínicas adicionais do CBC pigmentado incluem consistência firme, translucidez e ulceração superficial ocasional. Aproximadamente 6,7% a 8,5% de todos os CBC contêm pigmento (Figura 161.3).

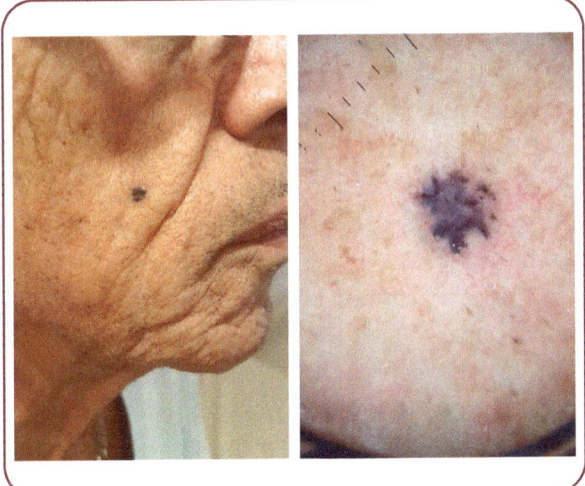

FIGURA 161.3 – CBC pigmentado simulando melanoma na face.
Fonte: Acervo da autoria.

Fibroepitelioma de Pinkus

Descrito pela primeira vez por Herman Pinkus, em 1953, o fibroepitelioma de Pinkus é caracterizado como uma neoplasia pré-maligna que pode dar origem ao CBC. Encontrado mais comumente na região lombossacra, costuma aparecer como pápulas solitárias de cor rosa-avermelhado com pigmentos ocasionais e são confundidos com fibroma, nevo dérmico, queratose seborreica, nevo lipomatoso superficial ou acrocórdon. As estruturas dermatoscópicas observadas no fibroepitelioma de Pinkus incluem estruturas brancas brilhantes (crisálida ou estruturas cristalinas), vasos arboriformes finos, cistos semelhantes a milia e ulceração. Histologicamente, é caracterizado por filamentos anastomosados de células epiteliais basaloides embebidas em um estroma fibroso. Também houve um relato de caso de histologia demonstrando um quadro raro de coexistência de fibroepitelioma de Pinkus e CBC nodular em uma única lesão.[18]

CBC nodulocístico

O CBC nodulocístico pode parecer clinicamente com CBC nodular. Histologicamente, no entanto, esses tumores apresentam alterações císticas como o nome indica. Clinicamente, eles podem ter uma aparência cística azul-cinza e podem drenar um líquido claro se perfurados ou cortados. Na área periorbital, podem ser confundidos com hidrocistomas (tumor de glândula écrina).

CBC gigante

CBC gigantes são definidos como tumores maiores do que 5 cm. Eles têm implicações clínicas e psicossociais únicas. Esses CBC representam aproximadamente 1% de todos os CBC e, em geral, resultam de negligência do paciente. Eles são mais comumente encontrados em pacientes que moram sozinhos, são indiferentes ou não se preocupam com sua doença e sofrem de alcoolismo ou outras formas de dependência. Histologicamente, os subtipos adenoide, infiltrativo ou esclerodermiformes são comuns entre os CBC gigantes. Esses CBC também são mais propensos a metastatizar, exibir invasão perineural, ulcerar e exibir crescimento mais rápido quando comparados aos CBC não gigantes (< 5 cm). Especula-se que uma deficiência imunológica específica possa contribuir para o padrão de crescimento extenso deste subtipo[19] (Figura 161.4).

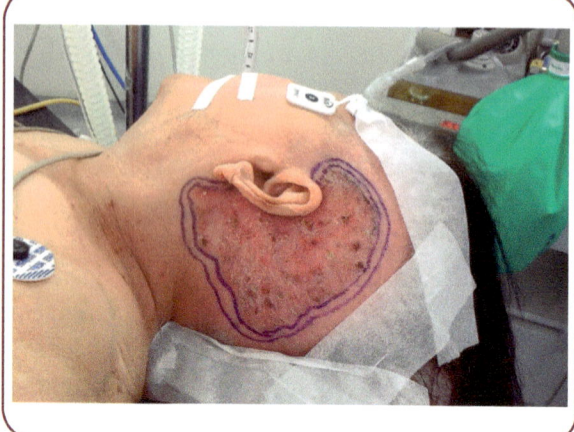

FIGURA 161.4 – CBC gigante no couro cabeludo.
Fonte: Acervo da autoria.

CBC "Ulcuns rodens" ou úlcera roedora

Trata-se de uma variante do carcinoma basocelular com a tendência a fazer um crescimento vertical muito mais rápido do que o crescimento radial. Essa propensão à destruição local resultou no apelido de "úlcera de roedor", uma vez que se diz que a lesão se assemelha a tecido roído por um rato. Este padrão de crescimento causa uma destruição precoce de estruturas nobres e profundas muitas vezes desproporcional ao seu diâmetro tumoral (Figura 161.5).

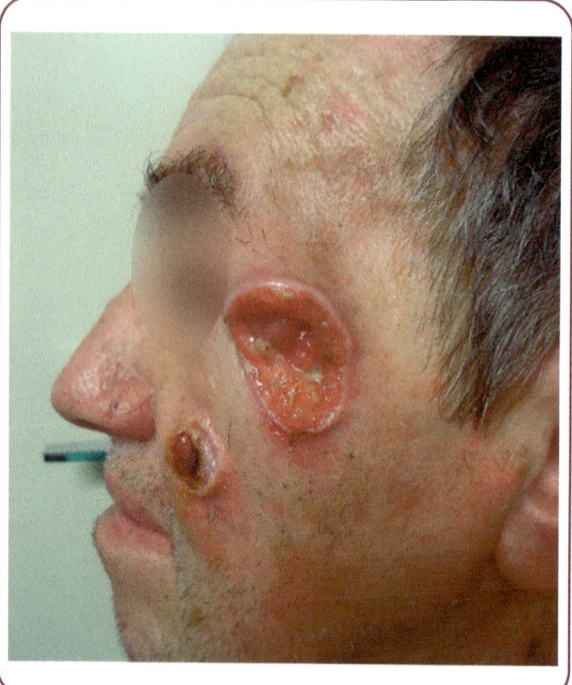

FIGURA 161.5 – CBC variante *Ulcuns rodens*.
Fonte: Acervo da autoria.

Classificação histológica

Os dois principais fatores que influenciam a aparência histológica são as células das quais o CBC se origina e a resposta estromal ao crescimento epitelial. Os CBC ocasionalmente mostram diferenciação em relação às estruturas anexiais epiteliais, embora evidências recentes sugiram que o padrão de diferenciação deva ser reconhecido principalmente com o objetivo de diagnosticar o CBC e criar um diagnóstico diferencial. O padrão de crescimento é relatado como o único prognóstico histológico comprovado do comportamento biológico e, portanto, é mais relevante para o planejamento do tratamento. Os dois principais padrões histológicos para categorização de CBC incluem padrões de crescimento indolente e agressivo. Vários subtipos histológicos são encontrados em cada categoria.

Podemos agrupar no padrão de crescimento indolente os tipos histológico nodular e superficial, bem como a variante fibroepitelioma de Pinkus. Já o padrão agressivo engloba as demais variantes, como micronodular, basoescamoso ou metatípico, esclerodermiforme, adenoide, infiltrativo etc.[20]

Padrão de crescimento indolente

CBC nodular

Os CBC do subtipo nodular ou sólido são constituídos por grandes agregados de células basais sem diferenciação em relação às estruturas anexiais. As células na periferia das ilhas basaloides se alinham em paralelo. A base entra em contato com a membrana do embasamento e o ápice aponta para dentro, em direção ao centro da ilha. Esse arranjo de cerca de estacas é conhecido como paliçada. O estroma geralmente contém mucina abundante, especialmente adjacente à ilha de células epiteliais. Como os glicosaminoglicanos no estroma são removidos durante o processamento do tecido, o estroma se afasta da ilha, produzindo fendas artefatuais. Essas fendas parecem tão consistentemente que assumiram um significado diagnóstico. Grandes ilhas de células epiteliais podem demonstrar necrose central, levando à formação de microcistos. Os CBC submetidos à necrose central desenvolvem, assim, características do subtipo histológico cístico. Esses tumores são incomuns e consistem em uma ou poucas ilhas excepcionalmente grandes de células basais com grande lacuna central.

CBC superficial

Histologicamente, os CBC superficiais aparecem como lóbulos arranjados horizontalmente de células basais atípicas na derme papilar que têm conexões amplas com a epiderme e demonstram retração do tipo fenda das células basais palisadas. Um estroma fino fibrovascular está na base dos ninhos do tumor. Todas as ilhas de células basais entram em contato com a epiderme e não há extensão descendente. As células tumorais podem colonizar o folículo piloso e, raramente, as estruturas anexas écrinas. As mitoses são raras e as células apoptóticas são raras. Um infiltrado linfoide do tipo banda também é característico.

Fibroepitelioma de Pinkus

O fibroepitelioma de Pinkus é composto por ramos semelhantes a rendas de células basaloides que se anastomosam em um estroma fibroso com aparência edemaciada. Os fios das células basais se originam na camada basal da epiderme. Ilhas mais típicas de células basaloides com paliçada periférica também podem estar presentes.

CBC pigmentado

CBC nodular é considerado um subtipo de padrão histológico, tendo em vista que a pigmentação da melanina pode ocorrer em todos os tipos de CBC, com exceção do tipo de morfologia, e a maioria dos CBC pigmentados é do tipo nodular. Nos CBC pigmentados, existem células nodulares, paliçada periférica, abundância de melanina e aumento da atividade mitótica. Os melanócitos são tipicamente intercalados entre as células basais. Também pode haver numerosos macrófagos com pigmento de melanina no estroma.

Padrão de crescimento agressivo

CBC micronodular

O subtipo micronodular é caracterizado por pequenos ninhos de células basais. As ilhas são tipicamente do tamanho de bulbos capilares e paliçadas estão frequentemente presentes. As fronteiras da ilha são, quase sempre, planas, indistintas e mal definidas. Esses tumores têm a capacidade de invadir profundamente. As células aninhadas no aspecto profundo do tumor podem aparecer como células livres no tecido sem estroma circundante.

CBC adenoide

O subtipo adenoide é um subtipo histopatológico raro, com incidência de aproximadamente 1,3%. É caracterizado por cordões entrelaçados e ilhas de tamanhos variados de células basais cercadas por estroma mucinoso. O aprisionamento do estroma por cordões anastomosados produz a aparência de estruturas semelhantes a glândulas. Se essas lesões demonstram alterações císticas, às vezes são denotadas como o subtipo cístico adequado. No entanto, alguns autores advogam evitar o termo "adenoide cístico", pois pode ser confundido com carcinoma adenoide cístico, que é uma entidade totalmente diferente. O CBC adenoide está associado a um baixo potencial de recorrência ou metástase.

CBC com queratinização

Raramente, os CBC demonstram a capacidade de cornificar ou criar queratina, o que geralmente ocorre no centro das ilhas basaloides. A queratina pode ser ortoqueratótica ou paraqueratótica. Essas lesões podem ser diferenciadas do tricoepitelioma pela ausência de formação de papila capilar abortada, presença incomum de retração estromal e predominância do componente epitelial sobre o componente estroma.

CBC folicular ou infundibulocístico

Os CBC foliculares geralmente aparecem na face e são caracterizados histologicamente por pequenos agregados de células basais contendo microcistos e células-sombra adjacentes às ilhas de células basaloides em proliferação. Os microcistos contêm material ortoqueratótico laminado e geralmente são envolvidos por metaplasia escamoide. Algumas ilhas basaloides podem se assemelhar a folículos capilares em fase telógena. Distinguem-se do tricoepitelioma, pois os agregados celulares são geralmente contínuos com a epiderme, o estroma compreende a minoria do tumor, não há reações de corpos estranhos à queratina e papilas capilares não estão presentes.

CBC esclerodermiforme

Os CBC esclerodermiformes têm avaliação da margem de inspeção clínica extremamente difícil em virtude de suas extensões (em média 7 mm) e sendo, então, notoriamente difíceis de tratar. O estroma fibroso denso compreende a maior parte do tumor e considera inadequado o tratamento com curetagem. Esses tumores geralmente não mostram conexão com a epiderme e as estruturas epiteliais são completamente apagadas. Mucina é mínimo ou ausente. Retração estromal e paliçada geralmente estão ausentes, exceto no caso de pequenas ilhas ocasionais.

Os CBC esclerodermiformes devem ser distinguidos histologicamente de siringoma, tricoepitelioma desmoplásico e adenocarcinoma metastático. Os siringomas são caracterizados por pequenas estruturas epiteliais tubulares embutidas em um estroma esclerótico. Os tricoepiteliomas desmoplásicos têm microcistos contendo queratina, que não são encontrados nos CBC de forma morfológica. O adenocarcinoma metastático também está no diferencial histopatológico dos CBC morfológicos. O carcinoma metastático da mama é o mimetismo histopatológico mais importante, pois pode induzir uma reação do tecido escirroso semelhante à observada nos CBC esclerodermiformes. Nesses casos, o exame cuidadoso do tecido pode revelar áreas de diferenciação glandular no adenocarcinoma metastático. Alguns adenocarcinomas metastáticos também mostrarão presença de antígeno carcinoembrionário (CEA) na coloração pelo método da imunoperoxidase.

CBC infiltrativo

Os CBC infiltrantes são particularmente agressivos, com propensão à destruição local de tecidos. Este subtipo carece de uma massa coesa central de ilhas de células basais. Em vez disso, são compostas por ilhas alongadas e cordões de células basais atípicas amplamente espaçadas. Os ninhos das células tumorais são, com frequência, angulados e podem ser orientados perpendicularmente à superfície da pele. A paliçada pode estar presente, mas não bem desenvolvida. Esses tumores tendem a exibir expansão lateral e profunda.

Tratamento do carcinoma basocelular

Após realização do diagnóstico com o exame clínico e complementar, uma avaliação de fatores de risco para recorrência deve ser realizada para determinar o plano de tratamento. As diretrizes da National Comprehensive Cancer Network (NCCN)[21] dividem as lesões localizadas em baixo e alto risco, analisando fatores como localização e tamanho do tumor, margens, primário *versus* recorrente, associação com imunossupressão, surgimento em local exposto à radioterapia (RT) anteriormente, subtipo histopatológico e envolvimento perineural. A partir dessa divisão, propõe-se a terapêutica.

Tratamento local para CBC

O melhor tratamento para o CBC é sempre a cirurgia, apresentando os melhores resultados em relação à cura oncológica. No entanto, algumas considerações, como funcionalidade da área e resultados cosméticos, podem fazer os pacientes a escolherem RT, como tratamento primário, a fim de alcançarem uma otimização global dos resultados. Técnicas tradicionais, como curetagem e eletrodessecação e crioterapia, são opções aceitáveis em casos selecionados, porém com índice superior de recidivas.

Curetagem e eletrodessecação

Curetagem e eletrodessecação (C&E) são o processo de raspagem mecânica da região tumoral com uma cureta para promover hemostasia e dano térmico da área por eletrodessecação. Após anestesia local, podem-se realizar dois a três ciclos de curetagem com eletrocoagulação em cada sessão, até que a curetagem encontre uma resistência "normal" da pele (tendo em vista que o CBC tende a ser friável e, com isso, faz menos resistência à cureta). Propõe-se que caso a curetagem acabe atingindo o subcutâneo, sempre se converta o procedimento para excisão da lesão.

Embora seja uma técnica rápida e econômica para as lesões superficiais, ela não permite a avaliação histológica de margens. Estudos observacionais e retrospectivos relataram taxas globais de cura, em 5 anos, variando de 91% a 97% em pacientes com CBC selecionado para curetagem e eletrodessecação. No entanto, alguns estudos relataram maiores taxas de recorrência (19% a 27%), possivelmente em decorrência do tratamento em locais de alto risco (21%) e de subtipos histológicos mais agressivos (27%). Cabe destacar também que os resultados são altamente dependentes do operador e as taxas de cura ideais são alcançadas por profissionais experientes. Essa técnica é considerada eficaz para tumores de tipo histológico indolente, de preferência superficiais e em áreas de baixo risco.[23]

Excisão com avaliação de margem per ou pós-operatória

Outra opção terapêutica para o CBC é a excisão cirúrgica padrão seguida de avaliação anatomopatológica per ou pós-operatória das margens. Foi relatado que esta técnica alcança taxas de 5 anos livres de doenças para mais de 98% dos CBC. Para lesões de CBC com margens bem circunscritas, menores de 2 cm de diâmetro, a excisão com margens clínicas de 4 mm deve resultar em remoção completa em mais de 95% dos casos. As indicações para essa abordagem também foram expandidas para incluir a reexcisão do CBC primário de baixo risco localizado no tronco e nas extremidades, excluindo região pré-tibial, mãos, pés, unha e tornozelos (regiões da área L) se margens positivas forem obtidas após uma excisão com avaliação da margem pós-operatória.

A vantagem de se fazer a patologia peroperatória é o fato de se ter uma segurança maior para eventualmente se fazer um retalho para reconstrução. Caso a análise se faça em fase pós-operatória, as lesões devem ser excisadas com as margens recomendadas e realizam-se fechamento linear primário, enxerto de pele ou cicatrização por segunda intenção, podendo se proceder à reconstrução em segundo tempo após o laudo anatomopatológico com margens livres (ou seja, fechamentos que não causem mudança de posição tecidual importante e/ou não alterem a anatomia em que resíduos tumorais possam ser inoculados à distância e perca-se a anatomia original do tumor). Conforme observado anteriormente, excisão com avaliação de margem intraoperatória (por análise tradicional ou preferencialmente micrográfica) é a técnica cirúrgica preferida para CBC de alto risco.

Cirurgia micrográfica de Mohs

Considerada padrão-puro, a cirurgia micrográfica de Mohs (MMS) é a técnica cirúrgica preferida para o CBC de alto risco, pois permite a análise intraoperatória de 100% da margem de excisão. Vários estudos indicam na MMS uma taxa de recorrência em 5 anos de apenas 1% para CBC primário e entre 5% e 7% para CBC recorrente.[20] Nas metanálises, a taxa de recidiva foi menor do que a taxa de recorrência da excisão cirúrgica padrão (10,1%, 17,4% para CBC primário e recorrente, respectivamente) e menor do que a taxa de recorrência de qualquer outra modalidade de tratamento incluída nas análises (C&E, crioterapia e RT). O tratamento de CBC facial de alto risco com MMS resulta em menos recorrências em comparação com a excisão padrão, bem como muitas vezes consegue poupar muito mais pele "saudável", pois minimiza as margens de segurança iniciais, tendo em vista sua grande acurácia. É importante notar que uma grande parte das recorrências ocorreu mais de 5 anos após o tratamento, enfatizando a importância do acompanhamento a longo prazo, principalmente de pacientes com tumores de alto risco.[24]

Radioterapia

Embora a cirurgia seja a base do tratamento local para CBC, alguns fatores como idade, local, recorrência, invasão neural ou de estruturas profundas podem resultar na indicação da RT como principal terapia. Duas metanálises relataram taxas de recorrência em 5 anos de 8,7% e 10% após a RT no CBC primário e recorrente, respectivamente. Análises retrospectivas mais recentes de CBC tratados com RT têm controle local relatado de 5 anos, cura ou taxas de resposta completas entre 93% e 96% e taxas de recorrência em 5 anos de 4% a 16%. A eficácia da RT foi melhor para os CBC menos avançados, primários (*versus* recorrente), com diâmetro menor ou subtipo histológico nodular (*versus* qualquer outro subtipo). Um estudo prospectivo randomizado com 347 pacientes que receberem qualquer cirurgia (excisão padrão com margens livres ≥ 2 mm das margens visíveis) ou RT como tratamento primário do CBC demonstrou que a RT resultou em taxas de recorrência mais altas do que a cirurgia com controle de margens, porém a cirurgia teve piores resultados cosméticos e mais complicações no pós--operatório. Isso pode ser explicado por um viés de seleção em que a maioria dos tumores referenciados à radioterapia é de grandes dimensões, cuja remoção cirúrgica frequentemente é mutiladora.

RT é contraindicado em condições genéticas que predispõem ao câncer de pele (p. ex., síndrome do nevo basocelular, xeroderma pigmentoso) e doenças do tecido conjuntivo (p. ex., lúpus, esclerodermia). Efeitos colaterais frequentes incluem a radiodermite local, perda de pelos locais, fadiga e dano à estruturas nobres adjacentes. É de suma importância um treinamento adequado, dos médicos, para usar essa tecnologia como tratamento primário. Atenção especial é necessária para garantir uma dose superficial adequada à área-alvo. A RT é frequentemente reservada para pacientes com mais de 60 anos por causa de preocupações com sequelas a longo prazo. O valor da radiação pós-operatória na redução da taxa de recorrência em pacientes de alto risco tem sido amplamente aceito. É indicada como adjuvante para qualquer CBC que mostre evidência de envolvimento perineural substancial (isto é, envolvimento de mais do que apenas poucos e pequenos ramos nervosos sensoriais ou grande envolvimento neural ou acometimento de nervo de grande porte). RT adjuvante também deve ser considerado se as margens são positivas após MMS.[25]

Terapias "superficiais"

Como as taxas de cura podem ser mais baixas, as terapias superficiais devem ser reservadas naqueles pacientes em que a cirurgia ou radioterapia são contraindicadas ou impraticáveis. As terapias superficiais incluem tratamento tópico com 5 fluorouracil (5-FU) ou imiquimode, terapia fotodinâmica (PDT) e crioterapia.

Terapias tópicas

Imiquimode

É um modificador da resposta imune, de uso tópico, que estimula o sistema imune inato, induzindo produção de interferon e outras citocinas, e estimula a imunidade celular, estimulando células T. Verificou-se que o imiquimode é eficaz no tratamento de CBC múltiplos e superficiais. Um estudo prospectivo relatou uma taxa de sucesso em 85% nos casos de CBC superficial. Um estudo randomizado de fase III em pacientes com CBC superficial ou nodular mostrou que o imiquimode proporcionou uma taxa de sucesso clínico de 84%, definida como ausência de falha do tratamento ou sinais de recorrência aos 3 anos a partir do início do tratamento. Embora a taxa de sucesso clínico tenha sido significativamente maior em pacientes tratados com excisão cirúrgica com margem de 4 mm (98%, P < 0,001), os resultados cosméticos por avaliação dermatológica foram significativamente melhores com imiquimode (excelente/bom no seguimento de 3 anos: 61% *versus* 36% P < 0,0001). Outro creme tópico com eficácia contra o CBC é o 5-fluouracil (5-FU), um antimetabólico que demonstrou em um estudo randomizado ter eficácia, segurança e resultados cosméticos similares aos do imiquimode.[20]

A forma de aplicação mais aceita para o tratamento de CBC com Imiquimode é a aplicação, uma vez ao dia, de preferência à noite, cinco vezes por semana, por 6 a 16 semanas. É esperada reação inflamatória local importante, com edema, eritema, pústulas, crostas e eventualmente ulceração local. Recomenda-se a aplicação em área de até 5 cm × 5 cm, a fim de prevenir síndrome *flu-like* por absorção sistêmica. Normalmente o índice de sucesso é proporcional ao grau de resposta inflamatória, sendo que tumores que geram pouca inflamação tendem a persistir ou recidivar rapidamente.

No caso do 5-FU, a forma da aplicação é diária, uma a duas vezes/dia, por 30 a 45 dias. Espera-se reação local semelhante àquela ao imiquimode, porém sem o risco de síndrome pseudogripal, permitindo o uso em várias lesões concomitantemente, de acordo com a tolerância do paciente.

Criocirurgia

A criocirurgia, que destrói células tumorais por ciclos de congelamento e descongelamento, é usada há muitos anos como um meio rápido e econômico de remoção de CBC. Em estudos prospectivos, a criocirurgia demonstrou resultados em taxas de recorrência de CBC variando entre 5% e 39%. A variabilidade nas taxas de recorrência relatadas pode decorrer, em parte, do paciente selecionado, da duração variável do acompanhamento e das diferenças na técnica e da habilidade do operador, sendo uma terapêutica extremamente técnico-dependente. A técnica preconizada é a de *spray* intermitente, aprofundando o congelamento, e o halo de congelamento deve ser equivalente à margem cirúrgica que seria dada, mais 2 mm (p. ex., 4 mm em CBC primário + 2 mm = 6 mm de halo). Isso se justifica pelo fato de que, nos últimos 2 mm, não se atingir temperatura adequada para tratamento. Devemos ter um tempo de descongelamento entre 1 e 2 minutos e os ciclos de congelamento-descongelamento devem ser feitos duas a três vezes. Pode-se otimizar o resultado realizando curetagem+eletrocoagulação da lesão previamente e realizando a margem com crioterapia. Espera-se formação de bolha hemorrágica seguida de ulceração local.[26]

Terapia fotodinâmica

A terapia fotodinâmica (TFD) envolve a aplicação de um agente fotossensibilizante na pele seguida de irradiação com uma fonte de luz. Agentes fotossensibilizadores frequentemente usados incluem metil aminolevulinato (MAL) e ácido 5-aminolevulínico

(ALA). Esses dois agentes têm resultados semelhantes de eficácia quando usado para tratar pacientes com CBC nodular. Múltiplos ensaios clínicos randomizados e uma metanálise incluindo quatro desses estudos mostraram que as taxas de resultados cosméticos eram mais altas nos submetidos à PDT *versus* cirurgia, embora a cirurgia tenha sido superior à PDT em termos de eficácia (depuração completa, recorrência de 1 e 5 anos taxas).

Revisões de ensaios clínicos relataram taxas de cura entre 70% e 90% pelo PDT para pacientes com CBC. A maioria dos estudos de TFD para CBC tem focado nos subtipos histológicos superficiais e nodulares, e vários encontraram taxas de cura mais altas para o subtipo superficial *versus* nodular. Ulceração e espessura estão associadas a menor resposta à terapia e, dentro do subtipo nodular, as taxas de cura são melhores com lesões mais finas. Estudos clínicos demonstraram o uso de TFD em lesões de "difícil tratamento", com 24 meses completos, com taxa de resposta de 78%.

Comparações de terapias superficiais

Vários estudos randomizados e metanálises compararam terapias superficiais para CBC. Resultados desses estudos indicam que em pacientes com CBC superficial: 1) TFD tem eficácia semelhante à da crioterapia, mas resultados cosméticos muito melhores; e 2) TFD, imiquimode e 5-fluorouracil têm eficácia semelhante com resultados cosméticos, embora o risco de recorrência possa ser um pouco maior com TFD *versus* imiquimode. Uma metanálise de 23 ensaios clínicos randomizados e não randomizados não encontrou diferença significativa na eficácia da TFD *versus* imiquimode, em pacientes com CBC superficial. Por outro lado, as taxas de sucesso do tratamento parecem significativamente maiores com imiquimode *versus* TFD para tumores grandes ou no tronco, enquanto a TFD apresentou resultados significativamente melhores do que o imiquimode em pacientes idosos com lesões nos membros inferiores. Resultados de segurança mostraram que TFD e tratamentos tópicos ocasionam eritema local de moderado a intenso. Considerando que o TFD causa dor de grau moderado a intenso, durante a administração do tratamento, imiquimode e fluorouracil são mais propensos a causar moderado a intenso edema local, erosão, formação de crostas, prurido e ulceração. Tanto a criocirurgia como a TFD estão associadas à dor durante e após o tratamento.[20]

Interferon intralesional

Dados de estudos abertos não comparativos e de um estudo duplo-cego ensaio clínico randomizado com controle placebo mostraram que injetar interferon intralesional pode ser eficaz no tratamento de CBC superficial de baixo risco. No entanto, é um tratamento difícil de ser posto em prática (injeções três vezes por semana, por 3 semanas), com efeitos colaterais associados à gripe, e despesas, que desencorajam sua prática de rotina nas instituições.

Terapia sistêmica

A aprovação recente pela agência americana Food and Drug Administration (FDA) dos novos agentes vismodegib e sonidegib, inibidores da via Hedgehog, forneceu outra opção para pacientes que esgotaram opções cirúrgicas e de radiação para o tratamento avançado CBC. Noventa e cinco por cento dos pacientes foram tratados previamente com cirurgia, RT e/ou terapias sistêmicas. No relatório mais recente, com base em 21 meses de seguimento mínimo, a resposta objetiva foi registrada em 48% e 33% de pacientes com doença localmente avançada e metastática (laBCC e mBCC), respectivamente, com duração mediana da resposta de 9,5 meses e 7,6 meses.

O vismodegib também foi testado como tratamento de CBC e profilaxia em pacientes com síndrome do CBC nevoide. Os estudos mostraram que o vismodegib reduziu significativamente a incidência de novas lesões de CBC em comparação com placebo, o tamanho das lesões existentes e o número de cirurgias necessárias para remover lesões de CBC. Diversos estudos mostraram que quase todos pacientes tratados com vismodegib experimentaram pelo menos um evento adverso (EA) no tratamento, mas uma proporção significativa deles foram de baixo grau (grau ≤ 2). EA graves ocorreram em 25% a 32% dos pacientes nesses estudos. Nos estudos, os EA mais comuns (qualquer grau) incluíam espasmos musculares, alopecia, perda de paladar, perda de peso, diminuição do apetite, fadiga, náusea e diarreia. Esses efeitos adversos também foram os mais propensos ocasionar a descontinuação. O tempo médio de início é inferior a 6 meses, mas para alguns EA a incidência continua a aumentar além dos 12 meses a partir do início do tratamento. Uma limitação-chave das terapias inibidoras da via

Hedgehog é que o CBC avançado pode desenvolver resistência, o que limita a duração da resposta. As pesquisas clínicas em andamento estão explorando vários regimes posológicos de vismodegib e sonidegib em uma variedade de configurações de tratamento de CBC, incluindo doenças menos avançadas ou como parte do tratamento primário para doença previamente não tratada. Um ensaio clínico com CBC grandes (área média do tumor, 12,6 cm²) de alto risco elegíveis para remoção cirúrgica (n = 11) constatou que o uso por 3 a 6 meses de vismodegib antes da ressecção reduziu a área do defeito cirúrgico em 27% comparando-se com a linha de base ($P = 0,006$). Porém, devemos ter cautela no uso da medicação previamente à cirurgia, pois os tumores diminuem, mas criam áreas de fibrose com "ilhas" de tumor residual, dificultando a análise de margens peroperatória.

Outros inibidores da via Hedgehog estão sendo testados em pacientes com CBC para ver se eles podem fornecer taxas de resposta mais altas, mais duráveis ou respostas nos CBC resistentes ao vismodegib. Resultados de ensaios de fase I-II com CBC pequenos demonstraram que o itraconazol e o saridegib podem provocar respostas positivas no CBC. Em virtude da raridade de casos avançados, a literatura sobre quimioterapia para o CBC é limitada aos relatos de casos.

Algoritmos de tratamento

O tratamento do carcinoma basocelular pode ser orientado conforme algoritmos de tratamento que levam primariamente em consideração a divisão dos tumores em de baixo risco para recidiva, alto risco para recidiva e tumores recidivados ou metastáticos. Os fatores de risco estão individualizados no Tabela 161.1 sendo a localização tumoral um componente importante:

Localização

- Zona "H": área central da face, assim como as regiões pré-auricular, nasal, pálpebras superiores e inferiores, periorbital, lábios (incluindo o vermelhão), mento, mandíbula, temporal e orelha. Genitália, mãos e pés.
- Zona "M": região malar, fronte, couro cabeludo, cervical e pré-tibial.
- Zona L: demais áreas.

Tabela 161.1. Fatores de risco para recidiva

	BAIXO RISCO	ALTO RISCO
Localização/tamanho	Area L < 20 Area M < 10	Area L ≥ 20 Area M ≥ 10 Area H
Margens	Bem definidas	Mal definidas
Primário/recorrente	Primário	Recorrente
Imunossupressão	ausente	Presente
Local de radioterapia anterior	Ausente	Presente
Subtipo histopatológico	Padrão de crescimento indolente (nodular e superficial)	Padrão de crescimento agressivo
Envolvimento perineural	Ausente	Presente

Fonte: Desenvolvida pela autoria.

CBC de baixo risco

As opções de tratamento primário para CBC de baixo risco são resumidas no algoritmo 1 (Figura 161.6) e incluem: 1) curetagem e eletrodessecação em áreas com menor quantidade de folículos pilosos (excluindo regiões de pelos terminais como couro cabeludo, regiões pubiana e axilar e área da barba nos homens) e, se a hipoderme for atingida, o tratamento será alterado para excisão; 2) excisão-padrão se a lesão puder ser excisada com margens clínicas de 4 mm e com técnicas de fechamento como sutura linear, cicatrização por segunda intenção ou enxerto de pele; e 3) RT para candidatos não cirúrgicos, geralmente limitado a pessoas com mais de 60 anos de idade em razão dos riscos cirúrgicos ou, se após uma abordagem cirúrgica, as margens ainda estiverem comprometidas e o paciente for não elegível à nova abordagem cirúrgica. Se as margens forem positivas após a excisão, os pacientes devem receber tratamento adicional, como cirurgia micrográfica de Mohs ou reexcisão padrão, (para as regiões da área L, tronco e extremidades, excluindo pré-tibial, mãos, pés, unha e tornozelo). A radioterapia adjuvante pode ser administrada a pacientes com contraindicação de cirurgia.

O uso de terapias alternativas, como 1ª linha no tratamento de pacientes com CBC superficial de baixo risco, é a escolha nos casos em que a cirurgia ou a radioterapia são contraindicadas ou impraticáveis. Essas terapias alternativas incluem 5-fluoracil (5-FU), imiquimode, PDT com MAL ou crioterapia. Os dados sugerem que a taxa de cura dessas abordagens pode ser menor comparado com a da cirurgia. Entretanto, podem ser eficazes para localidades anatômicas difíceis, e recorrências geralmente são pequenas. Tais práticas terapêuticas podem ser consideradas para CBC superficiais com base na preferência do paciente.

CBC de alto risco

As opções recomendadas para lesões de alto risco são resumidas no algoritmo 2 (Figura 161.7) e incluem: 1) excisão-padrão, usando margens mais amplas de 4 mm a 6 mm com reparo linear ou deixando para reconstruir em segundo tempo após análise na parafina; 2) cirurgia convencional com margem de 3, 4 ou 5 mm e analise peroperatória; e 3) cirurgia MMS ou ressecção com análise completa circunferencial e profunda das margens operatórias (CCPDMA, sigla do inglês *complete circumferential peripheral and deep margin assessment*). No caso de haver margens comprometidas após exérese sem analise micrográfica, estaria indicada a reabordagem com MMS. A RT estaria indicada apenas para não candidatos cirúrgicos. Pacientes tratados com MMS devem receber terapia adjuvante se margens livres não puderem ser alcançadas. Opções de terapia adjuvante incluem RT e/ou consulta multidisciplinar para considerar a terapia sistêmica com um inibidor da via *Sonic Hedgehog* ou tratamento no contexto de um ensaio clínico. Aprovados pela FDA, inibidores da via Hedgehog incluem vismodegib e sonidegib. A RT adjuvante também é recomendada para pacientes com margens negativas após a cirurgia, mas com envolvimento perineural extenso ou com invasão de nervo grande. Em decorrência do potencial envolvimento do crânio e da extensão intracraniana, deve-se realizar ressonância nuclear magnética (RNM) se houver suspeita de invasão de nervos maiores por tumores na cabeça e pescoço. Se margens negativas não forem alcançadas após a excisão padrão, os pacientes devem realizar MMS ou receber RT adjuvante. Se a doença residual ainda estiver presente após o tratamento adjuvante, e se a cirurgia e a RT forem contraindicadas, os médicos devem considerar consulta multidisciplinar para determinar se o paciente deve receber tratamento sistêmico, com um inibidor da via Hedgehog, ou tratamento no contexto de um ensaio clínico.

CBC recidivado

No caso de recidiva tumoral, devemos analisar se a recidiva é local ou se se trata de metástase nodal ou à distância. O algoritmo 3 (Figura 161.8) resume as opções em cada situação.

No caso de recidivas locais, o padrão-ouro será sempre cirurgia MMS, e mesmo essa técnica com controle completo das margens ainda possibilita chance de recidiva em torno de 5,6%, porém muito inferior à opção de excisão com margem ampla de 6 mm a 8 mm com patologia peroperatória, que tem índice de recidiva da ordem de 17,6%.[22]

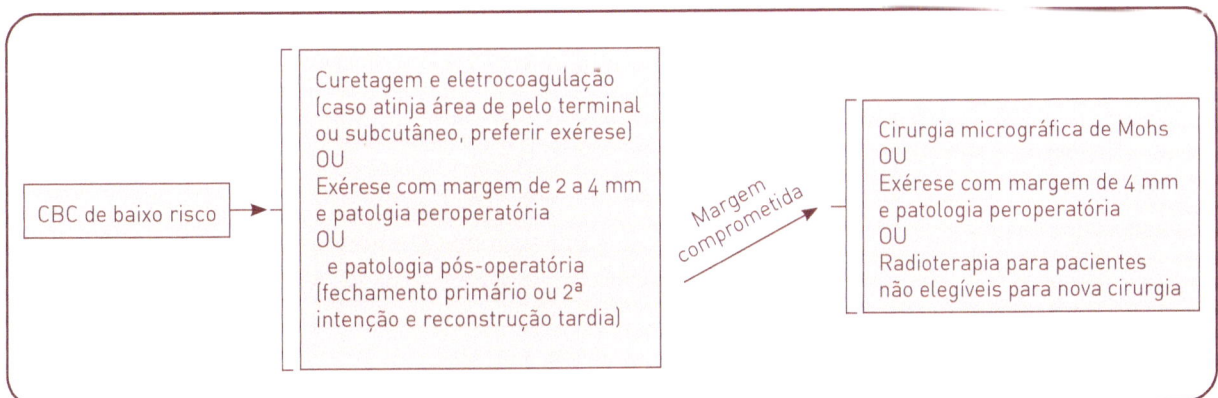

FIGURA 161.6 – Algoritmo 1: tratamento do CBC de baixo risco.
Fonte: Desenvolvida pela autoria.

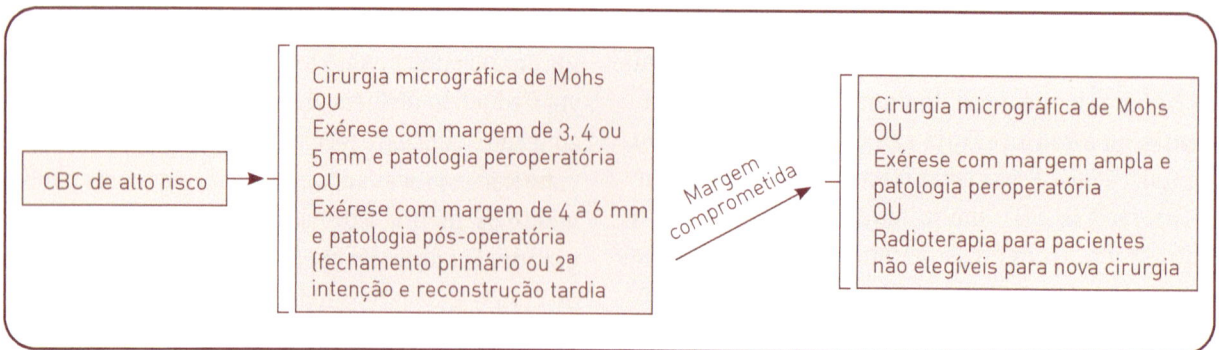

FIGURA 161.7 – Algoritmo 2: tratamento do CBC de alto risco.
Fonte: Desenvolvida pela autoria.

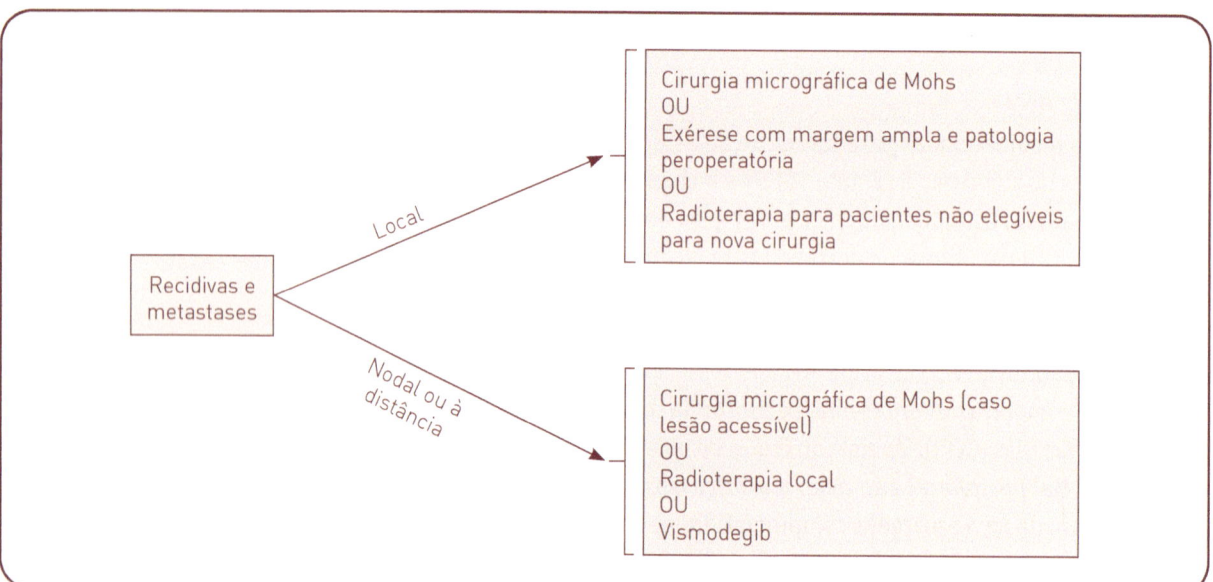

FIGURA 161.8 – Algoritmo 3: tratamento do CBC recidivado.
Fonte: Desenvolvida pela autoria.

A frequência do acompanhamento deve se basear no risco. Além de serem orientados sobre proteção solar e autoexame, os pacientes devem ser monitorados com exames físicos regulares, incluindo exames dermatológicos completos. O monitoramento durante os primeiros 2 anos é o mais crítico, e os exames devem ocorrer pelo menos a cada 6 a 12 meses durante esse período. Se nenhum outro câncer de pele se desenvolver nos primeiros 2 anos, pode ser apropriado reduzir a frequência dos exames.

CARCINOMA ESPINOCELULAR

Conceito

O carcinoma espinocelular (CEC) é o segundo câncer de pele mais comum, e diversos estudos têm demonstrado que sua incidência vem aumentando inclusive[27,28] mais rapidamente do que ao do carcinoma basocelular. Assim, a diferença de incidência desses dois tumores diminui a cada dia. O CEC é mais comum em pacientes de fototipo baixo em áreas fotoexpostas, além de mais prevalente no sexo masculino.

Etiologia

Diversos fatores estão associados ao desenvolvimento do CEC, porém a exposição solar crônica (radiação ultravioleta) é o fator preponderante para seu aparecimento, e sua incidência aumenta também com a idade.[29]

Carcinomas espinocelulares podem ocorrer a partir de ceratoses actínicas, ceratoses arsenicais, áreas de radiodermite, cicatrizes de queimaduras e feridas crônicas, sendo as duas últimas conhecidas como "úlcera de Marjolin". Quando ocorre sobre lesão cicatricial prévia, os carcinomas espinocelulares tendem a ser mais difíceis de tratamento e apresentar maior risco de recorrência.[30]

Patogênese

Além da radiação ultravioleta, outros fatores são implicados no aparecimento do CEC como imunossupressão, outros tipos de radiação, carcinógenos tópicos, inflamações crônicas e HPV.

Ceratoses actínicas são lesões induzidas por fotoexposição que, quando não tratadas, têm potencial de progredir para carcinoma espinocelular invasivo, inclusive com potencial metastático.

As localizações mais comuns são áreas fotoexpostas com face, lábios, orelhas, couro cabeludo, braços, tronco e, particularmente em mulheres, membros inferiores (Figura 161.9).

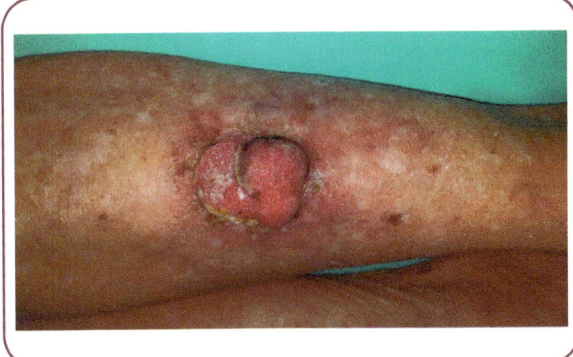

FIGURA 161.10 – Carcinoma espinocelular invasivo na região tibial.
Fonte: Acervo da autoria.

Propedêutica

Quando nos deparamos com uma lesão suspeita de CEC, um exame físico rigoroso deve ser executado incluindo palpação de cadeias linfonodais. A pele deve ser examinada por completo, pois estes pacientes apresentam risco aumentado de outras lesões malignas de pele como melanoma.[31] Na dermatoscopia, podemos observar vasos irregulares e glomerulares, queratinização, áreas brancas sem estruturas, áreas brancas perifoliculares, e ulceração (Figura 161.11).

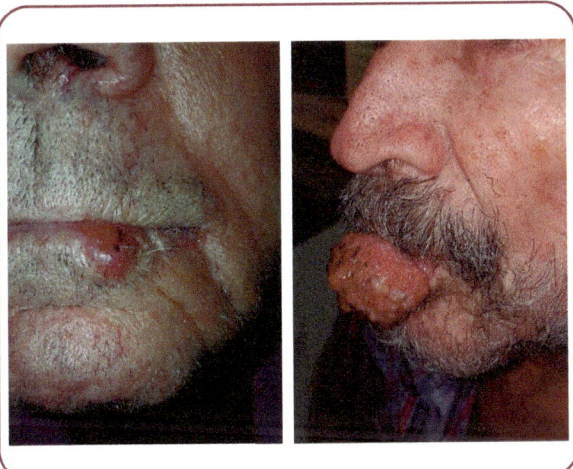

FIGURA 161.9 – Carcinoma espinocelular de mucosa (lábio).
Fonte: Acervo da autoria.

Pacientes com vitiligo, albinismo e xeroderma pigmentoso tem risco aumentado de desenvolver CEC.

Quadro clínico

Clinicamente, os CEC se apresentam como lesões eritematosas, ceratóticas que podem ulcerar e têm como diagnóstico diferencial o ceratoacantoma, melanoma amelanótico, porocarcinoma, entre outros (Figura 161.10).

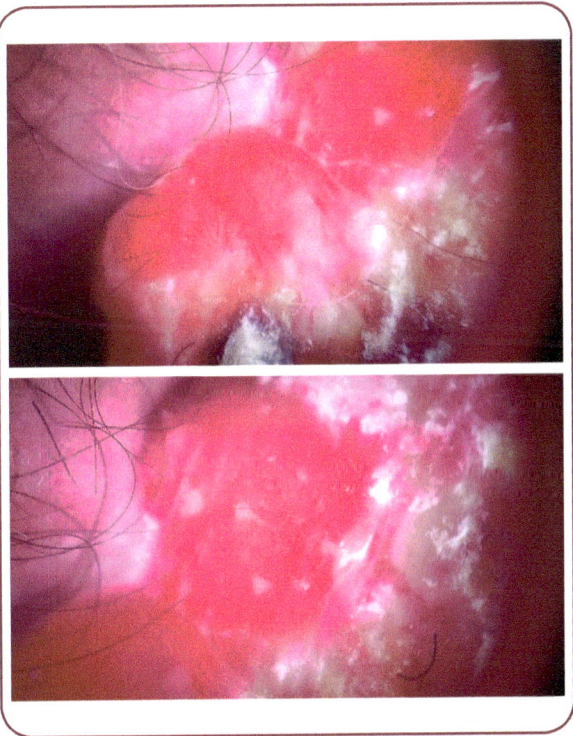

FIGURA 161.11 – Dermatoscopia carcinoma espinocelular, demonstrando vasos irregulares e glomerulares além de áreas brancas sem estrutura.
Fonte: Acervo da autoria.

Diagnóstico

O diagnóstico é realizado por exame histopatológico obtido por meio de biópsia de pele. Caracteriza-se por cordões invasivos de células escamosas malignas. Podendo formar ilhas no tecido conjuntivo sem haver conexão com a epiderme.

Estudos de imagem devem ser realizados quando há suspeição de envolvimento perineural, linfático, vascular, de partes moles ou osso. Nesses casos, é preferível RNM à tomografia computadorizada (TC). Menos em caso de envolvimento ósseo, no qual o contrário verdadeiro.[32]

Em 40% dos casos de envolvimento perineural, podem-se observar sintomas como dor, parestesia, queimação, paralisia facial ou diplopia.

Semelhante ao CBC, a localização do tumor está diretamente ligada com recorrência e potencial metastático, sendo cabeça e pescoço áreas de pior prognóstico. Tumores são considerados de alto risco quando maiores do que 20 mm na área L, maiores do que 10 mm na área M ou de qualquer tamanho na área H.[33]

A área L engloba tronco e extremidades (mãos e pés, aparato ungueal, tornozelos e região pré-tibial); a área M corresponde a região frontal, malar, couro cabeludo, pescoço e pré-tibial, e; a área H corresponde as regiões centro facial, pálpebras, supercílios, periorbital, nariz, lábios, queixo, mandíbula; região pré-auricular e retroauricular, genitália, mãos e pés.

Imunossupressão também se associa a pior prognóstico em pacientes transplantados, por exemplo.

Assim como no melanoma, o Breslow, que é um índice que mede a espessuda da lesão em milímetros, é considerado importante para prognóstico no CEC. Tumores espessos com mais de 6 mm contando do ponto inferior de invasão do tumor à camada granulosa têm maior potencial de recorrência e metástase (16%) se comparados aos tumores finos de 2 mm ou menos com (0%) de metástase.[34]

Tratamento

O objetivo do tratamento do carcinoma espinocelular deve ser sua completa remoção com preservação funcional e estética, de preferência cirurgicamente.

Curetagem e eletrocoagulação podem ser realizadas em tumores de baixo risco, *in situ* e superficiais com cura entre 95% e 96% em tumores primários. Exceto em área de barba, couro cabeludo, região inguinal e axilar, pois existe risco de disseminação através do folículo piloso. Caso durante a curetagem seja acessado o tecido subcutâneo, o procedimento deve ser convertido em cirurgia. Relembrando que deve ser realizada a biópsia prévia para confirmação de tumor superficial fora de área de risco. Desta maneira, podemos estadiar e avaliar a elegibilidade em relação à curetagem e à eletrocoagulação.[35]

Estudos com base em cirurgia MMS demonstraram que lesões menores do que 2 cm têm cura histológica em 95% dos casos quando excisadas com uma margem operatória de 4 mm. Para lesões de baixo risco maiores do que 2 cm, o mesmo índice de cura é atingido com 6 mm de margem. Por fim, para lesões de alto risco (couro cabeludo, orelhas, pálpebras, nariz e lábio) ou outros fatores que indicam alto risco, uma margem de até 9mm é recomendada.[36]

Extensões tumorais subclínicas foram observadas em aproximadamente 14% dos tumores primários e até 50% dos tumores recidivados. Mostrando a importância da cirurgia micrográfica em tumores recidivados.[37]

A MMS é o padrão-ouro para CEC de alto risco, pois permite análise de 100% das margens tumorais no intraoperatório. Estudos demonstram baixa recidiva quando essa técnica é utilizada. Em tumores primários e recidivados, a taxa de recorrência em mais de 5 anos foi de 3,1% e 10% respectivamente. A recorrência do tumor varia de acordo com tamanho e diferenciação. Porém, a taxa de cura com a técnica de Mohs tem se mostrado superior independentemente de subclassificação tumoral em relação às outras técnicas de análise intraoperatória de margens.[38]

Biópsia de linfonodo sentinela tem sido utilizada para rastrear pacientes candidatos a esvaziamento de cadeia linfonodal ou radioterapia adjuvante. Porém, ainda é um assunto controverso, apesar de a biópsia de linfonodo mostrar positividade entre 7% e 21% para tumores de alto risco mesmo sem suspeição clínica, os estudos incluíram poucos pacientes para uma conclusão efetiva. Além disso, os critérios para biópsia de linfonodo sentinela não estão claros, a taxa de metástase em paciente com BLS positivo foi maior mesmo após esvaziamento ganglionar. E esses pacientes têm maior chance de morrer do CEC do que pacientes com BLS negativo. Ou seja, nos dias de hoje, a BLS apresenta fator prognóstico importante apesar de não estar clara sua importância no tratamento.[39]

Radioterapia é uma opção de tratamento para pacientes que se recusam a realizar cirurgia, normalmente reservada para pacientes acima de 60 anos em razão de sequelas incluindo malignidades secundárias ao tratamento. Radioterapia pode causar defeitos inestéticos como telangiectasias, discromias e fibrose. Além de úlceras de difícil cicatrização, necrose e alterações de sensibilidade.[40]

Terapias para lesões superficiais decorrentes de menores taxas de cura e de penetração limitada devem ser reservadas para lesões de CEC *in situ*. Algumas opções são imiquimode, crioterapia, 5-Fluoracil e terapia fotodinâmica.

A educação dos pacientes é fundamental, especialmente daqueles com alto risco de CEC. Desta forma, lesões podem ser detectadas precocemente e tratadas com menor comorbidade e mortalidade. O autoexame para observação da superfície da pele e para palpação de linfonodos deve ser realizado. É comprovado que baixo nível socioeconômico se associa a tumores maiores. Por isso, devem ser encorajadas consultas regulares e observação de lesões suspeitas entre pacientes transplantados e população geral. Fotoproteção é mandatória, pois diminui o aparecimento de ceratoses actínicas e, portanto, potencial de malignidade.[41]

Por fim, o diagnóstico e tratamento do carcinoma espinocelular devem ser feitos sempre que possível, da forma mais precoce e adequada, para que o tratamento seja curativo e com menos morbidade possível.

CARCINOMA DE MERKEL

Conceito

Incidência em ascensão. Foi primariamente descrito por Toker como carcinoma trabecular.

Epidemiologia

Estudos populacionais demonstram que sua incidência aumentou desde os anos 1990 em 5% a 10% ao ano.[42] Aparentemente, o aumento de incidência está relacionado ao diagnóstico mais frequente por meio de biomarcadores. O CCM pode crescer com rapidez e metastatizar precocemente. Grandes metanálises mostraram que pelo menos metade dos pacientes com CCM desenvolve metástase linfonodal e aproximadamente um terço desenvolve metástases à distância. Por esse motivo, o CCM tem uma taxa de mortalidade muito elevada, excedendo até a do melanoma.[43,44]

Patogênese

Acredita-se que a exposição solar seja o maior fator de risco para CCM, com base no aumento de incidência em países de maior índice de radiação UV, além de aumento na incidência em pacientes que utilizaram tratamento para outras enfermidades com radiação UVA. Sua incidência aumenta com a idade e é maior em caucasianos e ainda maior em pacientes imunossuprimidos como transplantados, com doenças linfoproliferativas, como leucemia linfoide crônica, ou com síndrome da imunodeficiência adquirida.

Em 2008, Feng *et al.* indentificaram um novo poliomavírus nos tecidos do CCM. O vírus foi detectado entre 43% e 100% dos pacientes e pacientes soronegativos têm maior chance de recorrência tumoral. É raro o CCM ser suspeitado clinicamente e, muitas vezes, é confundido com lesões benignas e com cistos.

Quadro clínico

Pode se apresentar como nódulos ou placas induradas eritematovioláceas ou até mesmo ulceradas. Geralmente, as lesões são indolores e de crescimento rápido.[45]

Propedêutica

Na dermatosocopia, podemos observar pleomorfismo vascular com áreas vermelhas leitosas.[46]

Diagnóstico

Histopatologicamente, sob microscopia, o diagnóstico também é um desafio, visto que CCM podem ser confundidos com neuroblastoma, rabdomiosarcoma, tumor desmoplásico de pequenas células, melanoma amelanótico, entre outros. A imuno-histoquimica foi de suma importância para o aumento do diagnóstico e a citoqueratina (CK)[20] é positiva entre 75% e 100% dos casos. TTF-1 negativo os diferencia de carcinoma de pequenas células do pulmão. Cromogranina, sinaptofisina, enolase neuroespecifica, bombesina, somastotatina, entre outros, são marcadores importantes no diagnóstico. MCPyV é marcação específica para o poliomavírus de célula de Merkel.

O estadiamento deve incluir no mínimo radiografia de tórax, TC de tórax e de abdome para excluir possíveis lesões primárias e/ou metástases.

Histopatologicamente, o CCM é composto de pequenas células neoplásicas azuis com tamanho uniforme e núcleo ovalado, além de citoplasma escasso.

O tumor, com frequência, se estende da derme ao tecido subcutâneo e raramente se limita a epiderme. Um padrão trabecular pode ser visto na periferia. Grandes lesões podem demonstrar necrose tumoral e envolvimento angiolinfático ao redordo tumor. O CCM pode também se associar com carcinoma espinocelular.

Tratamento

O tratamento cirúrgico deve ser realizado com amplas margens, normalmente entre 1 cm e 2 cm, não havendo estudos que corroborem margens maiores do que 2 cm. A biópsia de linfonodo sentinela deve ser realizada em lesões de alto risco, bem como a radioterapia adjuvante do sítio primário (sendo considerado tumor radiossensível). Em casos de doença sistêmica, medicações imunoterápicas como avelumab, pembrolizumab ou nivolumab estão indicadas. A quimioterapia também é empregada com algum sucesso comprovado, drogas comumente utilizadas são cisplatina, etoposide, ciclofosfamida, doxorrubicina, entre outras.

Apesar do avanço diagnóstico, o CCM continua sendo um desafio terapêutico para médicos e pacientes nos dias de hoje, com alta taxa de metastatização e óbito.

REFERÊNCIAS

1. Crouch HE. History of basal cell carcinoma and its treatment. J R Soc Med. 1983;76(4):302-6. PMID: 6341587; PMCID: PMC1438987.
2. Cameron MC, Lee E, Hibler BP, Barker CA, Mori S, Cordova M, et al. Basal cell carcinoma: Epidemiology; pathophysiology; clinical and histological subtypes; and disease associations. Journal of the American Academy of Dermatology. Mosby Inc. 2019 Feb 1.
3. Rogers HW, Weinstock MA, Feldman SR, Coldiron BM. Incidence estimate of nonmelanoma skin cancer (keratinocyte carcinomas) in the U.S. population, 2012. JAMA Dermatol. 2015;151:1081-6.
4. Pessoa CV, Amante MH. Epidemiologia do carcinoma basocelular. An Bras Dermatol. 2011;86(2):292-305. Disponível em: http://www.scielo.br/scielo.php?script=sci_arttext&pid=S0365-05962011000200013&lng=en. [2019 Set. 01]
5. Heidarpour M, Rajabi P, Sajadi F. CD10 expression helps to differentiate basal cell carcinoma from trichoepithelioma. Journal of research in medical sciences: the official journal of Isfahan University of Medical Sciences. 2011;16:938-44.
6. Kim DP, Kus KJB, Ruiz E. Basal cell carcinoma review. Hematology/oncology clinics of North America. 2019;33(1):13-24. 10.1016/j.hoc.2018.09.004.
7. Chinem VP, Miot HA. Epidemiologia do carcinoma basocelular. An. Bras. Dermatol. 2011; 86(2):292-305. [2019 Out. 05]
8. Lupi O. Correlations between the Sonic Hedgehog Pathway and basal cell carcinoma. International journal of dermatology. 2007;1113-7. 10.1111/j.1365-4632.2007.03391.x.
9. Pino LC, Balassiano LK, Sessim M, de Almeida AP, Empinotti VD, Semenovitch I, et al. Basal cell nevus syndrome: clinical and molecular review and case report. Int J Dermatol. 2016;55(4):367-75. doi: 10.1111/ijd.12993. Epub 2015 Sep 10. Review. PubMed PMID: 26356331.
10. Loh T, Rubin AG, Jiang SIB. Management of mucosal basal cell carcinoma of the lip: an update and comprehensive review of the literature. Dermatologic Surgery. 2016;42(12):1313-1319.
11. Dourmishev LA, Rusinova D, Botev I. Clinical variants, stages, and management of basal cell carcinoma. Indian Dermatol Online J. 2013;4(1):12-7. DOI: 10.4103/2229-5178.105456. PubMed PMID: 23439912; PubMed Central PMCID: PMC3573444.
12. Pyne JH, Myint E, Barr EM, Clark SP, David M, Na R, et al. Superficial basal cell carcinoma: a comparison of superficial only subtype with superficial combined with other subtypes by age, sex and anatomic site in 3150 cases. J Cutan Pathol. 2017;44(8):677-683. DOI: 10.1111/cup.12959. Epub 2017 Jun 7. PubMed PMID: 28493477.
13. Husein-ElAhmed H. Sclerodermiform basal cell carcinoma: how much can we rely on dermatoscopy to differentiate from non-aggressive basal cell carcinomas? Analysis of 1256 cases. An Bras Dermatol. 2018;93(2):229-232. DOI: 10.1590/abd1806-4841.20186699. PubMed PMID: 29723362; PubMed Central PMCID: PMC5916395.
14. Akay BN, Saral S, Heper AO, Erdem C, Rosendahl C. Basosquamous carcinoma: dermoscopic clues to diagnosis. J Dermatol. 2017;44(2):127-134. DOI:10.1111/1346-8138.13563. Epub 2016 Aug 29. PubMed PMID: 27570202.
15. Tan CZ, Rieger KE, Sarin KY. Basosquamous carcinoma: controversy, advances, and future directions. Dermatol Surg. 2017;43(1):23-31. doi:10.1097/DSS.0000000000000815. Review. PubMed PMID: 27340741.
16. Mazloom S, Rich M, Grider D, Phillips M. Basal cell carcinoma with intravascular invasion: a case report and review of the literature. Dermatol Online J. 2018;24(10). pii: 13030/qt9q84f22g. Review. PubMed PMID:30677816.

17. Kurian RR, Di Palma S, Barrett AW. Basal cell carcinoma metastatic to parotid gland. Head Neck Pathol. 2014;8(3):349-53. DOI:10.1007/s12105-013-0507-3. Epub 2013 Nov 15. PubMed PMID: 24234479; PubMed Central PMCID: PMC4126929.

18. Reggiani C, Zalaudek I, Piana S, Longo C, Argenziano G, Lallas A, et al. Fibroepithelioma of Pinkus: case reports and review of the literature. Dermatology. 2013;226(3):207-11. DOI: 10.1159/000348707. Epub 2013 May 25. Review. PubMed PMID: 23711617.

19. Purnell JC, Gardner JM, Brown JA, Shalin SC. Conventional versus giant basal cell carcinoma, a review of 57 cases: histologic differences contributing to excessive growth. Indian J Dermatol. 2018;63(2):147-154. DOI: 10.4103/ijd.IJD_165_17. PubMed PMID: 29692457; PubMed Central PMCID:PMC5903045.

20. Work Group, Invited Reviewers, Kim JYS, Kozlow JH, Mittal B, Moyer J, et al. Guidelines of care for the management of basal cell carcinoma. J Am Acad Dermatol. 2018;78(3):540-559. DOI: 10.1016/j.jaad.2017.10.006. Epub 2018 Jan 10. PubMed PMID: 29331385.

21. Bichakjian CK, Olencki T, Aasi SZ, Alam M, Andersen JS, Berg D, et al. Basal cell skin cancer, version 1.2019, NCCN Clinical Practice Guidelines in Oncology. J Natl Compr Canc Netw. 2019;14(5):574-97. PubMed PMID: 27160235.

22. Lewin JM, Carucci JA. Advances in the management of basal cell carcinoma. F1000Prime Rep. 2015;7:53. DOI: 10.12703/P7-53. PMID: 26097726; PMCID: PMC4447055.

23. Rodriguez-Vigil T, Vázquez-López F, Perez-Oliva N. Recurrence rates of primary basal cell carcinoma in facial risk areas treated with curettage and electrodesiccation. J Am Acad Dermatol. 2007;56:91-5.

24. van Loo E, Mosterd K, Krekels GA, Roozeboom MH, Ostertag JU, Dirksen CD, et al. Surgical excision versus Mohs' micrographic surgery for basal cell carcinoma of the face: a randomised clinical trial with 10 year follow-up. Eur J Cancer. 2014;50(17):3011-20. DOI: 10.1016/j.ejca.2014.08.018. Epub 2014 Sep 25. PubMed PMID: 25262378.

25. Nestor MS, Berman B, Goldberg D, Cognetta AB Jr, Gold M, Roth W, et al. Consensus Guidelines on the use of superficial radiation therapy for treating nonmelanoma skin cancers and keloids. J Clin Aesthet Dermatol. 2019;12(2):12-18. Epub 2019 Feb 1. PMID: 30881578; PMCID: PMC6415702.

26. Kuijpers DI, Thissen MR, Berretty PJ, Ideler FH, Nelemans PJ, Neumann MH. Surgical excision versus curettage plus cryosurgery in the treatment of basal cell carcinoma. Dermatol Surg. 2007;33(5):579-87. PubMed PMID:17451581.

27. Rogers HW, Weinstock MA, Feldman SR, Coldiron BM. Incidence estimate of nonmelanoma skin cancer (keratinocyte carcinomas) in the U.S. population, 2012. JAMA Dermatol. 2015;151:1081-1086.

28. Rubio-Casadevall J, Hernandez-Pujol AM, Ferreira-Santos MC, et al. Trends in incidence and survival analysis in non-melanoma skin cancer from 1994 to 2012 in Girona, Spain: a population-based study. Cancer Epidemiol. 2016;45:6-10.

29. Sella T, Goren I, Shalev V, et al. Incidence trends of keratinocytic skin cancers and melanoma in Israel 2006-11. Br J Dermatol. 2015;172:202-207.

30. Eroglu A, Berberoglu U, Berreroglu S. Risk factors related to locoregional recurrence in squamous cell carcinoma of the skin. J Surg Oncol. 1996;61:124-130.

31. Callens J, Van Eycken L, Henau K, Garmyn M. Epidemiology of basal and squamous cell carcinoma in Belgium: the need for a uniform and compulsory registration. J Eur Acad Dermatol Venereol. 2016;30:1912-1918.

32. Gandhi MR, Panizza B, Kennedy D. Detecting and defining the anatomic extent of large nerve perineural spread of malignancy: comparing "targeted" MRI with the histologic findings following surgery. Head Neck. 2011;33:469-75.

33. Suen JK, Bressler L, Shord SS, et al. Cutaneous squamous cell carcinoma responding serially to single-agent cetuximab. Anticancer Drugs. 2007;18:827-829.

34. Carneiro BA, Watkin WG, Mehta UK, Brockstein BE. Metastatic basal cell carcinoma: complete response to chemotherapy and associated pure red cell aplasia. Cancer Invest. 2006;24:396-400.

35. Rowe DE, Carroll RJ, Day CL Jr. Prognostic factors for local recurrence, metastasis, and survival rates in squamous cell carcinoma of the skin, ear, and lip. Implications for treatment modality selection. J Am Acad Dermatol. 1992;26:976-90.

36. Batra RS, Kelley LC. Predictors of extensive subclinical spread in nonmelanoma skin cancer treated with Mohs micrographic surgery. Arch Dermatol. 2002;138:1043-51.

37. Leibovitch I, Huilgol SC, Selva D, et al. Cutaneous squamous cell carcinoma treated with Mohs micrographic surgery in Australia I. Experience over 10 years. J Am Acad Dermatol. 2005;53:253-60.

38. van der Eerden PA, Prins ME, Lohuis PJ, et al. Eighteen years of experience in Mohs micrographic surgery and conventional excision for nonmelanoma skin cancer treated by a single facial plastic surgeon and pathologist. Laryngoscope. 2010;120:2378-2384.

39. Gore SM, Shaw D, Martin RC, et al. Prospective study of sentinel node biopsy for high-risk cutaneous squamous cell carcinoma of the head and neck. Head Neck. 2016;38(1):E884-889.

40. Cox NH, Dyson P. Wound healing on the lower leg after radiotherapy or cryotherapy of Bowen's disease and other malignant skin lesions. Br J Dermatol. 1995;133:60-65.

41. Janda M, Youl P, Neale R, et al. Clinical skin examination outcomes after a video-based behavioral intervention: analysis from a randomized clinical trial. JAMA Dermatol. 2014;150:372-37.
42. Hodgson NC. Merkel cell carcinoma: changing incidence trends. J Surg Oncol. 2005;89:1-4.
43. Pitale M, Sessions RB, Husain S. An analysis of prognostic factors in cutaneous neuroendocrine carcinoma. Laryngoscope. 1992;102:244-9.
44. Medina-Franco H, Urist MM, Fiveash J, et al. Multimodality treatment of Merkel cell carcinoma: case series and literature review of 1024 cases. Ann Surg Oncol. 2001;8:204-8.
45. Heath M, Jaimes N, Lemos B, et al. Clinical characteristics of Merkel cell carcinoma at diagnosis in 195 patients: the AEIOU features. J Am Acad Dermatol. 2008;58:375-81.
46. Guiote Domínguez V, Cunha, MF. Dermoscopy in Merkel cell carcinoma: a case report. Journal of the Portuguese Society of Dermatology and Venereology. 2018;75(4): 397-400.

Melanoma Cutâneo

Veridiana Pires de Camargo
Mirella Nardo

DESTAQUES

- O melanoma cutâneo é classificado em quatro subtipos clinicopatológicos, que são definidos conforme o padrão de crescimento histológico, a localização e o grau de lesão actínica: extensivo superficial, nodular, lentigo maligno e acral lentiginoso.
- O diagnóstico deve ser feito através de uma biópsia excisional, com posterior ampliação das margens de acordo com os achados patológicos.
- A adjuvância pode ser indicada de acordo com o estadiamento da lesão e dos linfonodos. Ela se baseia no uso de inibidores de checkpoint imunológico ou, caso haja mutação BRAF V600E, pode-se considerar o uso de inibidores de BRAF associados a inibidores de MEK. As mesmas opções podem ser usadas no tratamento da doença sistêmica.

INTRODUÇÃO E EPIDEMIOLOGIA

O melanoma cutâneo tem apresentado crescimento em sua incidência, que aumenta com a idade, e com predomínio em pessoas caucasianas. O risco de desenvolvimento de melanoma durante a vida é de, aproximadamente, 2,6% em caucasianos, 0,1% em negros e 0,6% em hispânicos.[1]

No Brasil, o número de casos novos de melanoma esperados, para cada ano do triênio 2020-2022, será de 4.200 em homens e de 4.250 em mulheres. Na Região Sul, o câncer de pele melanoma é mais incidente, quando comparado com as demais regiões, para ambos os sexos.[2]

MANIFESTAÇÕES CLÍNICAS

O melanoma cutâneo é classificado em quatro subtipos clinicopatológicos, que são definidos conforme o padrão de crescimento histológico, a localização e o grau de lesão actínica: extensivo superficial, nodular, lentigo maligno e acral lentiginoso. Os subtipos relacionados à lesão actínica são: lentigo maligno (áreas cronicamente expostas ao sol, que podem apresentar outras lesões relacionadas a essa exposição), extensivo superficial e nodular (relacionados à exposição solar intermitente).

Além da diferença anatômica e histopatológica, esses subtipos apresentam diferentes assinaturas moleculares. O melanoma extensivo superficial pode demonstrar a mutação de BRAF. O subtipo nodular tem, mais comumente, a mutação NRAS. E o melanoma acral pode apresentar mutações em BRAF, NRAS e KIT.[3]

DIAGNÓSTICO E ESTADIAMENTO

Inicialmente, deve-se avaliar as características das lesões cutâneas que podem sugerir malignidade. Em especial, o melanoma extensivo superficial pode ser analisado pela regra do ABCDE clínico, na qual o A corresponde à assimetria, B se relaciona às bordas irregulares, C é descrito devido às múltiplas cores, D denota suspeição para lesões maiores que 6 mm e E é caracterizado pela evolução (aumento ou mudança das características) da lesão ao longo do tempo.

finalizada com a ampliação das margens de acordo com os achados patológicos.

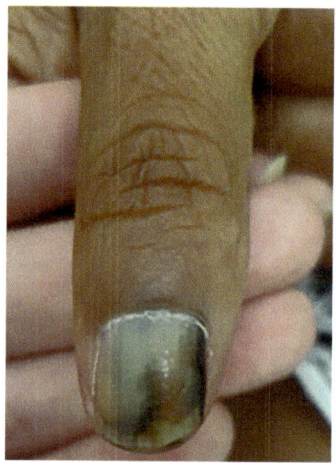

FIGURA 162.2 – Melanoma ungueal.
Fonte: Acervo da autoria.

Diante do material anatomopatológico, definimos o estadiamento correspondente a "T", pela AJCC 8ª edição,[5] conforme a Tabela 162.1. Nessa edição, manteve-se a classificação de acordo com o Breslow (a maior espessura medida da neoplasia), e omitiu-se a avaliação do número de mitoses.

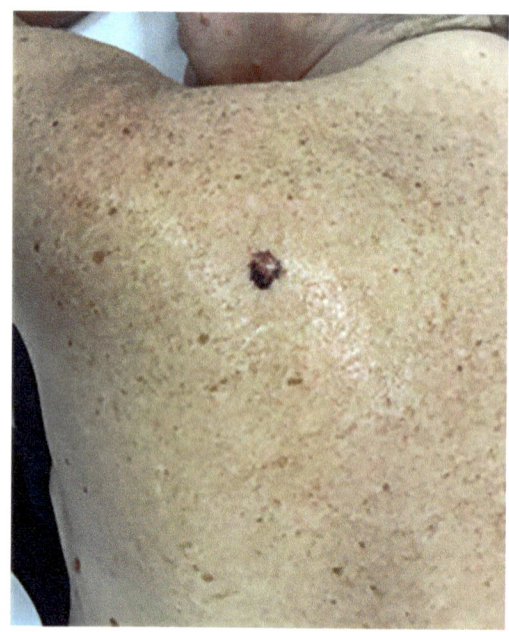

FIGURA 162.1 – Melanoma extensivo superficial.
Fonte: Acervo da autoria.

Na década de 1990, a dermatoscopia passou a ser utilizada pelos dermatologistas, de forma a permitir uma maior acurácia no diagnóstico de lesões pigmentadas suspeitas. Atualmente, existem outras tecnologias não invasivas que possibilitam o diagnóstico precoce das lesões cutâneas (dermatoscopia digital, microscopia confocal *in vivo*, ultrassonografia de alta frequência e tomografia de coerência óptica).[4]

O diagnóstico é confirmado apenas diante de uma avaliação histológica. Para isso, é indicada, inicialmente, uma biópsia excisional, que poderá ser

Tabela 162.1. Estadiamento do "T"

Categoria		Espessura	Ulceração
Tx		—	—
T0		—	—
Tis (in situ)		—	—
T1 (≤ 1 mm)	T1a	< 0,8 mm	Ausente
	T1b	0,8-1,0 mm	Independent
		< 0,8 mm	Presente
T2 (1,1-2,0 mm)	T2a	1,1-2,0 mm	Ausente
	T2b	1,1-2,0 mm	Presente
T3 (2,1-4,0 mm)	T3a	2,1-4,0 mm	Ausente
	T3b	2,1-4,0 mm	Presente
T4 (> 4,0 mm)	T4a	> 4,0 mm	Ausente
	T4b	> 4,0 mm	Presente

Fonte: Adaptada de AJCC, 2017.

Outra variável considerada é a presença ou não de ulceração. Apesar de serem variáveis que não modificam o estadiamento, outras citações são esperadas no relatório anatomopatológico, como: índice mitótico, invasão angiolinfática e neurotropismo, grau de invasão de Clark, infiltração linfocitária tumoral e subtipo histopatológico.

O estadiamento "N", referente à doença linfonodal (descrito na Tabela 162.2), pode ser micro (recebe o sufixo "a") ou macroscópico (recebe o sufixo "b") e depende do número total de linfonodos regionais acometidos (ver Tabela 162.2). A indicação da pesquisa de linfonodo sentinela está presente quando houver um Breslow superior a 8 mm ou ulceração na lesão primária. Ao contrário de outros tumores, considera-se o linfonodo positivo com a mínima detecção, mesmo que ocorra somente pela evidência imunohistoquímica de acometimento. No entanto, clinicamente, há evidência de que o comportamento da doença seja diferente em relação à detecção mínima ou grosseira de doença linfonodal.

Tabela 162.2. Estadiamento do "N"

CATEGORIA		Nº LINFONODOS	DOENÇA NÃO NODAL
Nx		Não avaliado	Não avaliado
N0		Nenhum	Ausente
N1	N1a	1 (detecção patológica)	Ausente
	N1b	1 (detecção clínica)	Ausente
	N1c	Nenhum	Presente
N2	N2a	2 - 3 (detecção patológica)	Ausente
	N2b	2 - 3 (detecção clínica)	Ausente
	N2c	1 (detecção clínica ou patológica)	Presente
N3	T3a	≥ 4 (detecção patológica)	Ausente
	T3b	≥ 4 (detecção clínica)	Ausente
	T4a	2 - 3 (detecção clínica ou patológica)	Presente

Fonte: Adaptada de AJCC, 2017.

O estadiamento pode, ainda, englobar o "N" mesmo sem nenhum acometimento linfonodal, por meio da detecção de microssatelitose (lesão microscópica a menos de 2 cm do primário), satelitose (lesão macroscópica a menos de 2 cm do primário) e metástase em trânsito (lesão distando mais de 2 cm do tumor primário). Nesses casos, usamos o sufixo "c" para a classificação no "N".

As metástases são incluídas na classificação "M", que pode receber a adição dos sufixos "a" (partes moles e linfonodos não regionais), "b" (pulmão), "c" (outros órgãos) ou "d" (sistema nervoso central). Além disso, também se considera o resultado do LDH normal ("0") ou alterado ("1") para a subclassificação do "M". Essas subclassificações são relevantes, porque predizem diferentes prognósticos clínicos.

Tabela 162.3. Classificação do "M"

CATEGORIA		SÍTIO	LDH
M0 (sem metástase)		—	—
M1a	M1a(0)	Pele, tecidos moles, músculo ou linfonodos não regionais	Normal
	M1a(1)		Elevado
M1b	M1b(0)	Pulmão	Normal
	M1b(1)		Elevado
M1c	M1c(0)	Outros órgãos não classificados nas outras categorias	Ausente
	M1c(1)		Presente
M1d	M1d(0)	Sistema nervoso central	Ausente
	M1d(1)		Presente

Fonte: Adaptada de AJCC, 2017.

O estadiamento final (considerando "T", "N" e "M") determina diferentes grupos prognósticos e vem sendo aperfeiçoado, como na última edição da AJCC (ver Tabela 162.4). No entanto, ainda há alguns ajustes a serem considerados futuramente, como, por exemplo, a grande heterogeneidade de prognóstico dentro do EC III (EC III de baixo risco parece ter melhores curvas de sobrevida em relação ao EC II de alto risco).

Tabela 162.4. Estadiamento final

ESTÁDIO	"T" "N" "M"
0	Tis N0 M0
IA	T1a N0 M0
IB	T1b / T2a N0 M0
IIA	T2b / T3a N0 M0

Continua >>

>> Continuação

Tabela 162.4. Estadiamento final	
IIB	T3b / T4a N0 M0
IIC	T4b N0 M0
IIIA	T1a / T1b / N1a / N2a M0 T2a
IIIB	T0 N1b / N1c M0
	T1a / T1b / N1b / N1c / M0 T2a N2b
	T2b / T3a N1a-N2b M0
IIIC	T0 N2b/ N2c / M0 N3b / N3c
	T1a-T3a N2c / N3 M0
	T3b / T4a ↘ N1 M0
	T4b N1a-N2c M0
IIID	T4b N3 M0
IV	— — M1

Fonte: Adaptada de AJCC, 2017.

TRATAMENTO

Doença localizada

A primeira avaliação em relação ao tratamento da doença localizada corresponde à ampliação de margens após a biópsia excisional diagnóstica. O tamanho desejável das margens é estimado conforme a profundidade do Breslow. Melanomas menores que 1 mm (com baixo risco de recorrência local) requerem margens de apenas 1 cm (para os casos de melanoma *in situ*, é aceitável margem a partir de 5 mm). Já para as lesões com espessura de 1mm a 4 mm, sugerem-se margens de, ao menos, 2 cm. Para lesões maiores que 4 mm, a definição das margens é menos exata.[6]

Outra avaliação essencial para completar o estadiamento é a pesquisa de linfonodo sentinela que, como citado anteriormente, em regra geral, é indicada nos casos de Breslow superior a 8 mm ou presença de ulceração tumoral. O achado de linfonodo sentinela positivo não tem benefício de linfadenectomia segundo os resultados dos estudos DECOG e MSLT-II, que não demonstraram ganho em SLP e SG.[7,8]

Pacientes com ao menos um linfonodo comprometido clinicamente, contudo, têm indicação de esvaziamento da cadeia linfonodal.

Apesar de um grande racional biológico e dos promissores resultados de estudos de fase II, até o momento, não há estudos fase III que comparam a neoadjuvância (com inibidores de *checkpoints* imunes e com inibidores de BRAF/MEK) com a adjuvância e, portanto, essa prática não é indicada de rotina.

No entanto, a indicação de tratamento sistêmico adjuvante tornou-se uma conduta estabelecida para os pacientes operados com maior risco de recidiva. Antes da descoberta dos inibidores de *checkpoints* imunes, o interferon alpha 2b apresentava-se como a opção de tratamento adjuvante em melanoma. Os dados iniciais sugeriam benefício em sobrevida global (SG), mas, na análise posterior do estudo, revelou-se apenas o benefício em sobrevida livre de progressão (SLP), sem diferença estatisticamente significativa para sobrevida global.[9,10]

A descoberta do ipilimumabe foi um divisor de águas no tratamento do melanoma maligno. Inicialmente utilizado para os casos metastáticos, não demorou muito para que fosse testado também no cenário adjuvante. Esse estudo fase III utilizou a dose de 10 mg/kg a cada 21 dias por quatro ciclos, e manutenção a cada 3 meses por 3 anos, comparado a placebo.[11] Houve benefício em sobrevida livre de progressão, e sobrevida global com o uso de ipilimumabe adjuvante em comparação ao placebo (65,4% *versus* 54,4% em 5 anos, HR 0,72).[12] Nesse estudo, foram incluídos apenas pacientes com estádios IIIB, C e D (pela atual 8ª AJCC).

Apesar do estudo citado acima ter sido realizado com a dose de ipilimumabe 10 mg/kg, sugere-se, caso seja optado pelo seu uso, a utilização da dose de 3 mg/kg, semelhante àquela usada no cenário da doença metastática. Essa recomendação se baseia na grande toxicidade que a dose maior gerou em relação à de 3 mg/kg, o que levou à descontinuação do tratamento em cerca da metade dos pacientes.[13]

Depois da descoberta dos inibidores de PD1 e a percepção do melhor perfil de tolerância, o nivolumabe foi testado também no cenário adjuvante. O CheckMate 238 foi um estudo fase III que incluiu 906 pacientes com estádios IIIB, IIIC, IIID ou estádio IV ressecável (que inclui pacientes com doença metastática em sistema nervoso central, submetida a ressecção completa), que comparou nivolumabe 3 mg/kg a cada 2 semanas, por 12 meses com ipilimumabe 10 mg/kg a cada 3 semanas, por quatro doses, seguido de administração da mesma dose a cada 12 semanas, até completar 1 ano de tratamento.[14] Após seguimento de 36 meses, esse estudo revelou uma superioridade em sobrevida livre de progressão do nivolumabe *versus* ipilimumabe (58% x 45%, HR 0,68 e p 0,0001).[15]

Com mecanismo de ação semelhante ao nivolumabe, o pembrolizumabe também foi avaliado no contexto adjuvante para melanoma EC III. Em 2018, foi publicado um estudo fase III, no qual se comparou o tratamento com pembrolizumabe 200 mg, a cada 3 semanas, até completar 18 doses (aproximadamente 1 ano) *versus* placebo. Houve superioridade em relação à sobrevida livre de progressão do pembrolizumabe *versus* placebo após 18 meses de seguimento (71,4% x 53,2%, HR 0,57 e p < 0,001).[16]

A combinação de drogas com ipilimumabe e nivolumabe está sendo avaliada no cenário adjuvante, ainda sem resultados definitivos para a comparação do uso das duas drogas com o uso de nivolumabe isolado.[17]

Outra categoria de drogas disponíveis na adjuvância do melanoma está restrita à subpopulação de pacientes com o diagnóstico de mutação do BRAF V600 (E ou K). Um estudo fase III, realizado em pacientes com estadiamento IIC ou III, comparou o uso de vemurafenibe por um ano no cenário adjuvante com placebo. Nos estádios IIC, IIIA e IIIB, houve um aumento da sobrevida livre de progressão, correspondente ao *endpoint* secundário do estudo. Dentre os pacientes EC IIIC (estadiamento conforme a 7ª AJCC na ocasião corresponde à presença de metástases em trânsito ou ≥ 4 linfonodos acometidos), não houve benefício evidenciado na análise de subgrupo.[18] O uso de Vemurafenib na adjuvância não é recomendado após o resultado do estudo BRIM 8.

No mesmo ano, foi publicado estudo que avaliou a combinação de dabrafenibe (inibidor de BRAF) e trametinibe (inibidor de MEK) com placebo, no contexto adjuvante do melanoma metastático EC III. Nesse estudo de fase III, os dados de sobrevida global, ainda imaturos, sugerem benefício em taxa de resposta. A sobrevida livre de progressão também foi superior com o uso da combinação, quando comparada ao placebo na análise de 4 anos (54% x 38%; HR 0,49, 95% CI 0,40-0,59).[19]

Atualmente, as opções aprovadas pela ANVISA são: ipilimumabe, nivolumabe, pembrolizumabe e dabrafenibe com trametinibe. Ipilimumabe e interferon alpha em altas doses não são recomendados de rotina no tratamento adjuvante do melanoma.

Doença avançada (irressecável ou metastática)

No passado, o melanoma foi tratado com diversas drogas pouco utilizadas nos dias atuais, devido à baixa taxa de resposta e ao perfil de toxicidade. Entre elas, podemos citar interleucina-2, interferon-alfa e quimioterapia/ bioquimioterapia. Desde a era dos inibidores de *checkpoint* imunológicos, essas drogas passaram a ser utilizadas apenas em casos excepcionais.

Tabela 162.5. Opções de adjuvância

EC (8ª AJCC)	Estadiamento	BRAF V600E/K	Adjuvância
IIB, IIC ou IIIA	T > 2 mm com ulceração ou T > 4 mm e N negativo ou < 1 mm doença em linfonodo único	Selvagem	Observação/Estudos clínicos IFN-α altas doses (raramente indicado devido à toxicidade)
IIIA, IIIB, IIIC ou IIID	Ao menos um linfonodo positivo, mesmo que < 1 mm	Mutado	Dabrafenibe/trametinibe Nivolumabe /Pembrolizumabe (estudo não incluiu EC IIIA pela 8ª AJCC) * Discutir individualmente, considerando o baixo risco se EC IIIA
IIIB, IIIC, IIID ou IV ressecável	Ao menos um linfonodo positivo, com doença > 1 mm	Selvagem	Nivolumabe Pembrolizumabe (estudo não incluiu EC IV) * Considerar dabrafenibe e trametinibe se contra-indicação à imunoterapia (estudo não incluiu EC IV)

Fonte: Adaptada de AJCC, 2017.

O primeiro inibidor de *checkpoint* imunológico testado foi o Ipilimumabe, um anticorpo monoclonal que bloqueia a via CTLA-4, que é a responsável pelo reconhecimento de antígenos e consequente sensibilização de linfócitos T. Dessa forma, essa droga estimula a ativação das células T, que permite o reconhecimento de antígenos tumorais e a resposta antitumoral.

No estudo que valida o ipilimumabe na primeira linha, os pacientes foram randomizados para um braço com ipilimumabe 10 mg/kg a cada 3 semanas por quatro doses, associado a 850 mg/m2 de dacarbazina a cada 3 semanas *versus* outro braço com dacarbazina associada a placebo. Houve ganho estatisticamente significativo de sobrevida global (11,2 x 9,1 m com HR 0,72) às custas de aumento de toxicidades (56 x 27% toxicidade G3-4) no braço ipilimumabe e dacarbazina.[20,21]

Devido ao questionamento sobre qual seria a melhor dose de ipilimumabe a ser utilizada, um estudo comparou o ipilimumabe na dose de 3 mg/kg a cada 3 semanas *versus* 10 mg/kg também a cada 3 semanas. Os pacientes tratados com a maior dose tiveram um ganho estatisticamente significativo em sobrevida global (SGm 15,7 x 11,5, HR 0,84), porém, às custas de muita toxicidade (34% x 19% de eventos adversos graves e 1% x < 1% de mortes relacionadas ao tratamento) e maiores taxas de descontinuação do tratamento. Por isso, a dose aprovada hoje, no contexto metastático, é a de 3 mg/kg a cada 3 semanas por quatro doses.[22]

Atualmente, porém, com o desenvolvimento de inibidores da via PD1/PDL1, o uso do ipilimumabe no tratamento do melanoma avançado passou a ser mais utilizado em pacientes com progressão ao nivolumabe/pembrolizumabe, ou quando há a necessidade do uso de combinação (anti-CTLA4 e anti-PD1).

Nivolumabe e pembrolizumabe são anticorpos monoclonais que bloqueiam o receptor de morte celular programada (PD1) expresso em linfócitos T ativados. Os ligantes desse receptor (PDL1) são expressos em células tumorais. A interação receptor-ligante faz com que o sistema imune não reconheça as células tumorais, o que gera um estado de imunotolerância ao crescimento tumoral. Quando os anticorpos monoclonais contra o receptor PD1 se ligam a ele, eles bloqueiam a interação PD1/PDL1 e, assim, permitem a ativação dos linfócitos contra as células neoplásicas.

As duas drogas são opções para a primeira linha e foram aprovadas para o tratamento do melanoma metastático/irressecável, com base em estudos de fase III, que mostraram benefícios claros em comparação à quimioterapia citotóxica ou ipilimumabe, nos critérios de sobrevida global, sobrevida livre de progressão, taxa e duração de resposta. A taxa de eventos adversos é menor do que aquela observada com o ipilimumabe e manejável, na maioria dos casos.[23-26]

O papel do nivolumabe em primeira linha foi consolidado pelo estudo fase III Checkmate 066. Os pacientes com melanoma irressecável/metastático foram randomizados para tratamento com nivolumabe na dose de 3 mg/kg a cada 2 semanas, ou dacarbazina 1.000 mg/m^2 a cada 3 semanas. A imunoterapia apresentou ganho em sobrevida global (taxa de sobrevida global em 1 ano de 73 × 42%, com HR de 0,42), sobrevida livre de progressão (5,1 × 2,2 m) e taxa de resposta (40 × 14%), com taxa de eventos adversos graus 3 e 4 de apenas 11,7%.[27]

O estudo KEYNOTE 006 comparou pembrolizumabe com ipilimumabe em pacientes com melanoma metastático virgens de imunoterapia. O estudo foi positivo para o braço do pembrolizumabe, com ganho em sobrevida global (HR 0,68), sobrevida livre de progressão (HR de 0,61) e taxa de resposta (37 x 13%). A dose aprovada foi de 2 mg/kg a cada 3 semanas.[28]

A ideia da combinação de inibidores de PD1/PDL1 e CTLA4 é atingir o bloqueio mais efetivo das vias inibitórias do sistema imune. O uso concomitante das duas classes de drogas foi testado em um estudo fase III (Checkmate 067) de três braços, que comparou a associação de nivolumabe com ipilimumabe *versus* nivolumabe monoterapia *versus* ipilimumabe monoterapia. A dose da associação utilizada foi de nivolumabe 1 mg/kg e ipilimumabe 3 mg/kg a cada 3 semanas por quatro doses, seguidos de manutenção com nivolumabe na dose de 3 mg/kg a cada 2 semanas; a dose do braço ipilimumabe monodroga foi de 3 mg/kg a cada 3 semanas por 4 doses; e a dose de nivolumabe monodroga foi de 3 mg/kg a cada 2 semanas. O estudo foi positivo para a combinação sobre terapia monodroga, com ganho em sobrevida global (taxa em 3 anos: 58, 52 e 34% com HR de 0,55 para combinação × ipilimumabe, e 0,85 para combinação × nivolumabe), sobrevida livre de progressão e taxa de resposta (58 × 44 × 19%). A taxa de eventos imunorrelacionados foi maior com a combinação, assim como a taxa de descontinuação de tratamento. Eventos adversos graus 3 e 4 aconteceram em 55% dos pacientes que receberam a combinação (27,3% com ipilimumabe e 16,3% com nivolumabe isoladamente).[29]

Esse estudo aponta, portanto, a associação de nivolumabe e ipilimumabe como uma opção de tratamento para pacientes com melanoma metastático ou irressecável. Devido às altas taxas de resposta aàs custas de elevada toxicidade, usualmente, a combinação é indicada para pacientes sintomáticos, com alto volume de doença que precisem de uma resposta objetiva e que tenham uma boa *performance*.

O tempo de tratamento com a imunoterapia depende da resposta atingida, tolerância e motivação do paciente. O ipilimumabe é administrado numa dose fixa de quatro aplicações, mas os anti-PD1 permitem seguirmos com mais ciclos naqueles pacientes que apresentam boa tolerância e benefício clínico. Os dados após 4 anos do Keynote 006 nos revelaram os resultados dos pacientes com resposta ou estabilidade da doença, cujo pembrolizumabe foi suspenso após 2 anos de tratamento. Nesse estudo, 20% dos pacientes conseguiram completar 2 anos de tratamento. Entre eles, 27,2% tiveram resposta completa, 63,1% tiveram resposta parcial e 9,7% tiveram doença estável. Após 20 meses de seguimento, 86% deles ainda permanecia sem progressão da doença, e aqueles que progrediram puderam ser resgatados com a reexposição ao pembrolizumabe, de forma a sugerir que talvez o prazo de tratamento por dois anos seja seguro para os pacientes com melanoma avançado em uso de anti-PD1.[30] Outros estudos estão em andamento para avaliar a segurança da suspensão temporária do tratamento nesse cenário.

Além da imunoterapia, para o subgrupo de pacientes com a documentação de uma mutação no gene BRAF (V600 E ou K), existe a opção do uso de drogas-alvo, que são inibidores de tirosina quinase capazes de bloquear a via de BRAF e MEK, envolvidos na cascata de ativação da transcrição de genes relacionados à carcinogênese.

O BRIM-3 foi um estudo que comparou vemurafenibe (inibidor de BRAF) e dacarbazina na primeira linha de pacientes BRAF mutado, e evidenciou ganho em taxa de resposta (57% x 9%), sobrevida global (mediana: 13,6 x 9,7 m, HR 0,81) e sobrevida livre de progressão (6,9 x 1,6 m, HR 0,38). Os principais eventos adversos relatados foram artralgia (56%), fadiga (46%), *rash* cutâneo (41%) e fotossensibilidade (41%).[31-33]

O estudo BREAK-3 comparou outro inibidor BRAF, dabrafenibe, e dacarbazina, também em primeira linha. Houve ganho em taxa de resposta (50% x 6%) e em sobrevida livre de progressão (5,1 x 2,7 m, HR 0,33). Os efeitos adversos relatados foram hiperceratose (36%), *rash* cutâneo (30%), alopecia (27%), artralgia (19%), fadiga (18%) e cefaleia (18%).[34]

Um importante efeito colateral dos inibidores de BRAF isolados é o risco não desprezível de desenvolvimento de tumores cutâneos, como carcinomas escamosos ou ceratoacantomas, que pode chegar a 25% dos casos.[35,36]

Cerca da metade dos pacientes tratados com inibidores de MEK ou BRAF isoladamente evolui com progressão de doença em 6 a 7 meses após o início do tratamento. Por isso, o uso combinado de inibidores de BRAF e MEK visa a bloquear mais eficientemente a via MAP-quinase, para, assim, postergar o surgimento de resistência às drogas e reduzir a toxicidade relacionada a novos tumores cutâneos.

Nesse cenário, um estudo fase III comparou vemurafenibe (inibidor de BRAF) e cobimetinibe (inibidor de MEK) *versus* vemurafenibe e placebo na primeira linha. Houve ganho em sobrevida livre de progressão (mediana: 12,3 x 7,2 m, HR 0,58), taxa de resposta (70 x 50%) e sobrevida global (mediana: 22,3 x 17,4 m, HR 0,7), com perfil de toxicidade manejável no grupo da combinação.[37,38]

Outra combinação avaliada foi a de dabrafenibe (inibidor de BRAF) e trametinibe (inibidor de MEK) *versus* vemurafenibe monoterapia nesse mesmo contexto.[39] Esse estudo também mostrou ganho em taxa de resposta, sobrevida livre de progressão e sobrevida global, assim como o estudo que avaliou a terceira possibilidade de combinação, baseada em encorafenibe (inibidor de BRAF) e binimetinibe (inibidor de MEK).[40]

Atualmente, damos preferência ao uso concomitante de inibidores de BRAF e inibidores de MEK em relação ao uso de inibidores de BRAF isolados, devido aos dados de maior eficácia e à menor taxa de toxicidades cutâneas do tipo ceratoacantose e carcinoma espinocelular.

Outra modalidade de tratamento não aprovada no Brasil, mas com dados bastante promissores é o T-VEC (injeção de vírus geneticamente modificado diretamente nas lesões irressecáveis), que também estimula o sistema imune a reconhecer as lesões tumorais. Um estudo fase III avaliou o uso de T-VEC isoladamente em pacientes com melanoma irressecável, e evidenciou uma taxa de resposta de 19% (comparado a 1,4% do grupo controle) e um benefício que se traduziu no ganho em sobrevida global (23,3 x 18,9 meses).[41] Aguardamos os dados do estudo em andamento para avaliar a eficácia e segurança da combinação de T-VEC com pembrolizumabe.[41]

Atualmente, as opções aprovadas pela ANVISA são: ipilimumabe, nivolumabe, pembrolizumabe, ipilimumabe combinado ao nivolumabe, dabrafenibe combinado com trametinibe e vemurafenibe combinado ao cobimetinibe.

DOENÇA METASTÁTICA EM SISTEMA NERVOSO CENTRAL

O acometimento do Sistema Nervoso Central é a principal causa de morbi-mortalidade no melanoma metastático, uma vez que acomete mais de 50% dos pacientes durante a evolução da doença. Historicamente, o manejo dos pacientes com metástase cerebral se restringia à cirurgia - quando possível - e radioterapia, com uma sobrevida global mediana de 4 a 5 meses.[42]

Estudos iniciais com imunoterapia monodroga em pacientes assintomáticos e sem uso de esteroides demonstraram taxas de resposta que variam entre 16% a 20%.

O estudo fase II checkmate 204 avaliou a combinação de Ipilimumab e Nivolumab por 4 ciclos, seguido de Nivolumab de manutenção até progressão de doença ou toxicidade, em 94 pacientes assintomáticos e sem uso de esteroides. Após um seguimento de 14 meses, a taxa de resposta intracraniana foi de 57% (IC 95% 47 a 68) e extracraniana de 56% (IC 95% 46 a 67). Eventos adversos grau 3 e 4 foram de 55%, com 1 óbito por miocardite imunomediada.[42]

Outro estudo fase II avaliou a combinação de Ipilimumab e Nivolumab versus Nivolumab sozinho em pacientes assintomáticos, sem uso de esteroides e sem tratamento prévio de doença cerebral. A coorte C não randomizada avaliou o uso de Nivolumab sozinho em pacientes sintomáticos e previamente tratados localmente em uso de esteroides. Após um seguimento de 17 meses, houve a resposta intracraniana de 46% (IC 95% 29 a 63) na coorte A, 20% (7 a 41) na coorte B e 6% (0 a 30) na coorte C. A mediana de sobrevida livre de progressão não havia sido atingida na coorte A e foi de apenas 2,5 meses na coorte B. Eventos adversos grau 3 e 4 em 46% da coorte A, 4% na coorte B e 13% na coorte C. Não houve óbitos relacionados ao tratamento.[43]

Nos pacientes com BRAF mutado, o estudo COMBi MB avaliou 4 coortes, as principais A e B com pacientes assintomáticos e não tratados, e sintomáticos e previamente tratados, respectivamente. Na coorte A, a taxa de resposta intracraniana foi de 58% e extracraniana de 55% com duração de 6,5 (IC 95% 4,9 a 10,3) meses e 10,2 meses (IC 95% 6,5 a 13), respectivamente. Eventos adversos grau 3 e 4 foram de 48%.[44]

Não existe um consenso sobre a melhor sequência de tratamento dos pacientes com metástase cerebral por melanoma. Tanto os inibidores de *checkpoint* como a combinação de dabrafenib e trametinib demonstraram atividade intracraniana semelhante à extracraniana, porém, com tempo livre de progressão mais curto com o uso da terapia alvo, o que constitui importante arsenal terapêutico nesses pacientes. Estudos que avaliam a melhor sequência de tratamento, bem como, avaliam a combinação de radiocirurgia com imunoterapia, estão em andamento.

Tabela 162.6. Opções de tratamento da doença avançada			
	1ª LINHA	2ª LINHA	LINHAS SUBSEQUENTES
Melanoma BRAF selvagem	Nivolumabe ou Pembrolizumabe ou Ipilimumabe + Nivolumabe	Ipilimumabe monodroga ou em combinação	Estudo clínico
Melanoma BRAF mut V600 E ou K	Nivolumabe ou Pembrolizumabe ou Ipilimumabe + Nivolumabe ou Dabrafenibe + Trametinibe ou Vemurafenibe + Cobimetinibe ou Encorafenibe + Binimetinibe	Se imunoterapia em 1ª linha, escolher uma das combinações de iBRAF + iMEK Se iBRAF + iMEK em 1ª linha, escolher uma das opções de anti-PD1	Ipilimumabe monodroga ou em combinação ou Estudo clínico

Fonte: Adaptada de AJCC, 2017.

SEGUIMENTO

Os principais estudos que avaliaram as indicações de exames para seguimento dos pacientes após o tratamento do melanoma não foram capazes de mostrar benefício em sobrevida global. Isso se deu, provavelmente, devido ao fato de que esses estudos estavam inseridos em um cenário no qual as opções de drogas existentes não eram tão eficazes como as que temos à nossa disposição hoje em dia.

A academia americana de dermatologia recomenda que todos os pacientes recebam seguimento dermatológico que incluam dermatoscopia no mínimo anualmente, e realizem autoexame para lesões cutâneas e linfonodos.

Nos estágios IIB e IIIA, sugere-se o acompanhamento clínico e dermatológico mais intensivo, além de considerar realizar ultrassonografia de linfonodos regionais se suspeita de recidiva, ou para aqueles casos de alto risco de acometimento linfonodal, para os quais não havia indicação de linfadenectomia.

Nos estágios IIC, IIIB, IIIC, IIID e IV ressecado, a despeito da ausência de estudos que comprovem a superioridade do seguimento com exames complementares, recomenda-se a realização adicional de tomografias (ou PET-CT), que pode ser a cada 3 ou 4 meses nos primeiros 2 anos e semestral entre o 3º e o 5º ano. Após esse intervalo, considera-se razoável o acompanhamento clínico e dermatológico anualmente.[45-48]

REFERÊNCIAS

1. https://www.cancer.org/cancer/melanoma-skin cancer/about/key-statistics.html. Acesso em: março 2020.
2. Ministério da Saúde (BR). Instituto Nacional de Câncer José Alencar Gomes da Silva. Estimativa 2020. Incidência de Câncer no Brasil. Rio de Janeiro: Ministério da Saúde, 2020.
3. Lee JH, Choi JW, Kim YS. Frequencies of BRAF and NRAS mutations are different in histological types and sites of origin of cutaneous melanoma: a meta-analysis. Br J Dermatol. 2011;164(4):776-84.
4. Thomas L, Puig S. Dermoscopy, digital dermoscopy and other diagnostic tools in the early detection of melanoma and follow-up of high-risk skin cancer patients. Acta Derm Venereol. 2017 Jul 5. doi: 10.2340/00015555-2719.
5. Amin MB, Cancer AJCo. AJCC Cancer Staging Manual. 8. ed. New York: Springer; 2016.
6. Thomas JM, Newton-Bishop J, A'Hern R, et al. Excision margins in high-risk malignant melanoma. N Engl J Med. 2004;350:757-66.
7. Leiter U, Stadler R, Mauch C. Complete lymph node dissection versus no dissection in patients with sen-tinel lymph node biopsy positive melanoma (DeCOG- SLT): a multicentre, randomised, phase 3 trial. Lancet Oncol. 2016;17:757-67.
8. Faries MB, Thompson JF, Cochran AJ. Completion dissection or observation for sentinel-node. Metastasis in melanoma. N Engl J Med. 2017;376:2211-22.
9. Kirkwood JM, Strawderman MH, Ernstoff MS, Smith TJ, Borden EC, Blum RH. Interferon alfa-2b adjuvant therapy of high-risk resected cutaneous melanoma: the Eastern Cooperative Oncology Group Trial EST 1684. J Clin Oncol. 1996;14(1):7-17.
10. Mocellin S, Pasquali S, Rossi CR, Nitti D. Interferon alpha adjuvant therapy in patients with high-risk melanoma: a systematic review and meta-analysis. J Natl Cancer Inst. 2010;102(7):493.
11. Eggermont AMM, Chiarion-Sileni V, Grob J-J, et al. Prolonged survival in stage III melanoma with ipilimumab adjuvant therapy. N Engl J Med. 2016;375:1845-55.
12. Eggermont AMM, Chiarion-Sileni V, et al. Prolonged survival in stage iii melanoma with ipilimumab adjuvant therapy. N Engl J Med. 2016;375:1845-1855.
13. Tarhini AA, Lee SJ, Hodi FS. Phase III study of adjuvant ipilimumab (3 or 10 mg/kg) versus high-dose interferon alfa-2b for resected high-risk melanoma: North American Intergroup E1609. J Clin Oncol. 2020;38(6):567. Epub 2019 Dec 27.
14. Weber J, Mandala M, Del Vecchio M et al. Adjuvant nivolumab versus ipilimumab in resected stage III or IV melanoma. N Engl J Med. 2017;377(19):1824-1835.
15. Weber JS, Del Vecchio M, Mandala M, et al. Adjuvant nivolumab (NIVO) versus ipilimumab (IPI) in resected stage III/IV melanoma: 3-year efficacy and biomarker results from the phase 3 CheckMate 238 trial. Esmo abstract (2019) 13100.
16. Eggermont AMM, Blank CU, Mandala M, et al. Adjuvant pembrolizumab versus placebo in resected stage III melanoma [published online April 15, 2018]. N Engl J Med. 2018;378(19):1789-1801. doi: 10.1056/NEJMoa1802357.
17. Schadendorf D, Hassel JC, Fluck M, et al. Adjuvant immunotherapy with nivolumab (nivo) alone or in combination with ipilimumab (ipi) versus placebo in stage iv melanoma patients with no evidence of disease (ned): a randomized, double-blind phase 2 trial

(immuned). Clinical trial identification: IMMUNED; CA209-184, NCT02523313. Presented at ESMO, 2019.
18. Maio M, Lewis K, Demidov L, et al. Adjuvant vemurafenib in resected, BRAFV600 mutation-positive melanoma (BRIM8): a randomised, double-blind, placebo-controlled, multicentre, phase 3 trial. Lancet Oncol. 2018;19:510.
19. Hauschild A, Dummer R, Schadendorf D, et al. Longer follow-up confirms relapse-free survival benefit with adjuvant dabrafenib plus trametinib in patients with resected BRAF V600-mutant stage III melanoma. J Clin Oncol. JCO1801219. 2018.
20. Robert C, Thomas L, Bondarenko I, et al. Ipilimumab plus dacarbazine for previously untreated metastatic melanoma. N Engl J Med. 2011;364:2517.
21. Maio M, Grob JJ, Aamdal S, et al. Five-year survival rates for treatment-naive patients with advanced melanoma who received ipilimumab plus dacarbazine in a phase III trial. J Clin Oncol. 2015;33:1191.
22. Ascierto PA, Del Vecchio M, Robert C, et al. Ipilimumab 10 mg/kg versus ipilimumab 3 mg/kg in patients with unresectable or metastatic melanoma: a randomised, double-blind, multicentre, phase 3 trial. Lancet Oncol. 2017.
23. Topalian SL, Hodi FS, Brahmer JR, et al. Safety, activity, and immune correlates of anti-PD-1 antibody in cancer. N Engl J Med. 2012;366:2443.
24. Ribas A, Hamid O, Daud A, et al. Association of pembrolizumab with tumor response and survival among patients with advanced melanoma. JAMA. 2016;315:1600.
25. Daud AI, Wolchok JD, Robert C, et al. Programmed death-ligand 1 expression and response to the anti-programmed death 1 antibody pembrolizumab in melanoma. J Clin Oncol. 2016;34:4102.
26. Topalian SL, Sznol M, McDermott DF, et al. Survival, durable tumor remission, and long-term safety in patients with advanced melanoma receiving nivolumab. J Clin Oncol. 2014;32:1020.
27. Robert C, Long GV, Brady B, et al. Nivolumab in previously untreated melanoma without BRAF mutation. N Engl J Med. 2015;372:320.
28. Robert C, Schachter J, Long GV, et al. Pembrolizumab versus ipilimumab in advanced melanoma. N Engl J Med. 2015;372:2521.
29. Wolchok JD, Chiarion-Sileni V, Gonzalez R, et al. Overall survival with combined nivolumab and ipilimumab in advanced melanoma. N Engl J Med. 2017;377:1345.
30. Robert C, Ribas A, Schachter J. Pembrolizumab versus ipilimumab in advanced melanoma (KEYNOTE-006): post-hoc 5-year results from an open-label, multicentre, randomised, controlled, phase 3 study. Lancet Oncol. 2019;20(9):1239-1251. doi: 10.1016/S1470-2045(19)30388-2. Epub 2019 Jul 22.
31. Chapman PB, Hauschild A, Robert C, et al. Improved survival with vemurafenib in melanoma with BRAF V600E mutation. N Engl J Med. 2011;364:2507.
32. McArthur GA, Chapman PB, Robert C, et al. Safety and efficacy of vemurafenib in BRAF(V600E) and BRAF(V600K) mutation-positive melanoma (BRIM-3): extended follow-up of a phase 3, randomised, open label study. Lancet Oncol. 2014;15:323.
33. Larkin J, Del Vecchio M, Ascierto PA, et al. Vemurafenib in patients with BRAF (V600) mutated metastatic melanoma: an open-label, multicentre, safety study. Lancet Oncol. 2014;15:436.
34. Hauschild A, Grob JJ, Demidov LV, et al. Dabrafenib in BRAF-mutated metastatic melanoma: a multicentre, open-label, phase 3 randomised controlled trial. Lancet. 2012;380:358.
35. Anforth R, Fernandez-Peñas P, Long GV. Cutaneous toxicities of RAF inhibitors. Lancet Oncol. 2013;14:e11.
36. Lacouture ME, Duvic M, Hauschild A, et al. Analysis of dermatologic events in vemurafenib-treated patients with melanoma. Oncologist. 2013;18:314.
37. Larkin J, Ascierto PA, Dréno B, et al. Combined vemurafenib and cobimetinib in BRAF-mutated melanoma. N Engl J Med. 2014;371:18671876.
38. Ascierto PA, McArthur GA, Dréno B, et al. Cobimetinib combined with vemurafenib in advanced BRAF (V600)-mutant melanoma (coBRIM): updated efficacy results from a randomised, double-blind, phase 3 trial. Lancet Oncol. 2016;17:1248.
39. Grob JJ, Amonkar MM, Karaszewska B, et al. Comparison of dabrafenib and trametinib combination therapy with vemurafenib monotherapy on health-related quality of life in patients with unresectable or metastatic cutaneous BRAF Val600-mutation-positive melanoma (COMBI-v): results of a phase 3, open-label, randomised trial. Lancet Oncol. 2015;16:1389-1398.
40. Dummer R, Ascierto PA, Gogas HJ, et al. Encorafenib plus binimetinib versus vemurafenib or encorafenib in patients with BRAF-mutant melanoma (COLUMBUS): a multicentre, open-label, randomised phase 3 trial. Lancet Oncol. 2018;19:603-615.
41. Andtbacka RH, Kaufman HL, Collichio F, Amatruda T, Senzer N, Chesney J, et al. Talimogene laherparepvec improves durable response rate in patients with advanced melanoma. J Clin Oncol. 2015;33(25):2780–8. https://doi.org/10.1200/jco.2014.58.3377.
42. Tawbi HA, Forsyth PA, Algazi A, et al. Combined nivolumab and ipilimumab in melanoma metastatic to the brain. N Engl J Med. 2018;379:722-730.

43. Long GV, Atkinson V, Lo, S et al. Combination nivolumab and ipilimumab or nivolumab alone in melanoma brain metastases: a multicentre randomised phase 2 study. Lancet Oncol. 2018;19:672-681.
44. Davies MA, Saiag P, Robert, C, et al. Dabrafenib plus trametinib in patients with BRAF^{V600}-mutant melanoma brain metastases (COMBI-MB): a multicentre, multicohort, open-label, phase 2 trial. Lancet Lancet Oncol. 2017;18(7):863-873.
45. Salerni G, Carrera C, Lovatto L, Puig-Butille JA, Badenas C, Plana E, et al. Benefits of total body photography and digital dermatoscopy ("two step method of digital follow-up") in the early diagnosis of melanoma in patients at high risk for melanoma. J Am Acad Dermatol. 2012.
46. Thomas L, Puig S. Dermoscopy, digital dermoscopy and other diagnostic tools in the early detection of melanoma and follow-up of high-risk skin cancer patients. Acta Derm Venereol. 2017 Jul 5. doi: 10.2340/00015555-2719.
47. Krüger U, Kretschmer L, Thoms KM, et al. Lymph node ultrasound during melanoma follow-up significantly improves metastasis detection compared with clinical examination alone: a study on 433 patients. Melanoma Res. 2011;21(5):457-63.
48. Park TS, Phan GQ, Yang JC, et al. Routine computer tomography imaging for the detection of recurrences in high-risk melanoma patients. Ann Surg Oncol. 2017;24(4):947-951.

163

Melanoma Intraocular

Luiz Fernando Teixeira
Maria Tereza Bonanomi
Vera Regina Cardoso Castanheira
Clélia Maria Erwenne

DESTAQUES

- Os melanomas que se originam no olho e nos seus anexos correspondem a, aproximadamente, 5% de todos os melanomas.
- Na maioria dos casos, os melanomas intraoculares podem ser diagnosticados pelo exame clínico por meio da lâmpada de fenda e ou do oftalmoscópio indireto, frequentemente sem necessidade de biópsia.
- Os melanomas médios e pequenos podem ser tratados sem enucleação, com tratamento conservador.
- A enucleação está indicada como tratamento primário no caso de melanomas grandes, sem possibilidade de tratamento conservador, ou como tratamento secundário por falha do tratamento inicial. Tanto a recidiva tumoral como algumas complicações oculares pós-tratamento conservador podem levar à enucleação secundária.
- O fígado é o local mais frequente da doença metastática e responde muito mal a tratamentos oncológicos, o que leva a uma sobrevida em geral menor que seis meses.

INTRODUÇÃO

O melanoma primário da úvea é definido como um tumor maligno composto de melanócitos uveais.

Os melanócitos uveais são células com formato dentrítico e pigmentação variada, que se encontram distribuídas no estroma da íris, do corpo ciliar e da coroide. Têm origem embriológica na crista neural, como os melanócitos da pele e da conjuntiva, que migram para a úvea durante o desenvolvimento embrionário.

ASPECTOS EPIDEMIOLÓGICOS E ETIOLÓGICOS

Os melanomas que se originam no olho e nos seus anexos correspondem a, aproximadamente, 5% de todos os melanomas.[1] A maioria dos melanomas oculares tem origem no tecido uveal (85%), com os melanomas primários da conjuntiva e da órbita raros.[1] Shields *et al.*, em um estudo que envolveu 8.033 pacientes com melanoma uveal, encontraram o tumor que comprometia a coroide em 90% dos casos, o corpo ciliar em 6% e a íris em 4%.[2]

A incidência populacional do melanoma uveal varia muito, de acordo com a região avaliada. Em um estudo com a análise de somente tumores originados na úvea, a incidência de melanoma uveal nos Estados Unidos foi de 4,3 casos por milhão de habitantes/ano.[3] Na Europa, países do norte, como Dinamarca e Noruega, apresentam maiores incidências com oito casos por milhão de habitantes/ano. O continente africano e o asiático apresentam incidência menor com 0,2 a 0,3 casos por milhão de habitantes/ano.

O melanoma uveal é mais frequente na população idosa, com uma incidência crescente com a idade, uma vez que apresenta um pico aos 70 anos de idade. Aproximadamente 1% dos melanomas uveais ocorrem em pacientes com menos de 20 anos de idade. O melanoma uveal congênito é extremamente raro.

Alguns estudos mostram um equilíbrio entre o comprometimento de homens e mulheres, enquanto outros estudos mostram uma leve predominância dos melanomas uveias nos pacientes masculinos.

Existe uma variação importante na incidência racial, já que a população branca é mais comumente afetada. Pessoas com olhos claros (azul ou verde), cabelos claros e pele com dificuldade de bronzeamento também são mais acometidas.

Considera-se o nevo da úvea lesão predisponente do melanoma uveal. Confirmações clínicas e histopatológicas sugerem que o melanoma pode se originar de um nevo pré-existente.[4]

Outra condição clínica predisponente do melanoma uveal é a melanocitose ocular ou oculodermal. A presença aumentada de melanócitos no trato uveal, nesses pacientes, provavelmente está relacionada com a predisposição ao desenvolvimento de melanoma.[5]

O melanoma uveal, geralmente, ocorre esporadicamente, com a ocorrência familiar (0,6% de todos os casos), a bilateralidade e a multifocalidade muito raras.

Pacientes com síndrome do nevo atípico e melanoma familiar, e pacientes com a síndrome de predisposição a câncer, relacionada a uma mutação germinal do gene BAP1, podem ter maiores chances de desenvolver melanomas de pele e de úvea.[6]

Fatores ambientais como exposição solar, ocupação profissional e agentes químicos não apresentam uma relação estatística significantemente comprovada em relação ao desenvolvimento do melanoma uveal.

Aspectos clínicos

A apresentação clínica do melanoma uveal pode ser dividida de acordo com a localização uveal do tumor (íris, corpo ciliar e coroide).

MELANOMA DA ÍRIS

Os melanomas da íris podem ser circunscritos ou difusos. As lesões circunscritas se apresentam como massa definida no estroma iriano de pigmentação variada (lesão muito pigmentada até lesão amelanótica), tamanho e formato variados. Mais de 80% dessas lesões se localizam abaixo do meridiano horizontal da íris. Podem apresentar crescimento em direção à câmara anterior, câmara posterior, ângulo ou corpo ciliar. Vascularização interna geralmente é identificada em tumores com menor pigmentação (Figura 163.1).

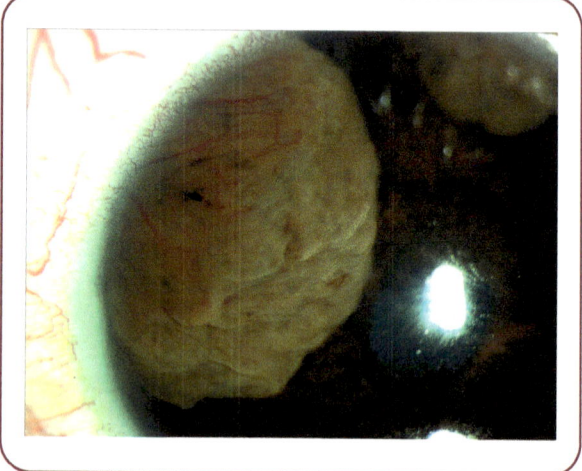

FIGURA 163.1 – Melanoma de íris com pouca pigmentação que mostra vascularização interna importante.
Fonte: Acervo da autoria.

Os melanomas de íris circunscritos podem causar alterações oculares, como hemorragias de câmara anterior, catarata, glaucoma e alterações corneanas. Melanomas difusos da íris, normalmente, são mais difíceis de serem diagnosticados por não formarem uma massa definida na íris. A mudança na coloração da íris e o glaucoma secundário, pela invasão tumoral da malha trabecular, são as formas mais frequentes de apresentação.

Diferentes condições podem simular um melanoma de íris, e a mais frequente delas é o nevo de íris. Cistos irianos, metástases, lesões linfoides, alterações congênitas da íris e granulomas são outros diagnósticos diferenciais.

A diferenciação entre esses diagnósticos é feita pela avaliação clínica, por exames complementares de imagem e, algumas vezes, por biópsia da lesão.

MELANOMA DO CORPO CILIAR

O melanoma do corpo ciliar pode se apresentar como uma lesão circunscrita ou em anel. Na maioria dos casos, o diagnóstico é mais tardio se comparado com o melanoma iriano, quando o tumor atinge um tamanho maior e causa sintomas.

A lesão tumoral é identificada, no geral com a dilatação pupilar como uma massa cupuliforme ou nodular de coloração marrom, pela presença do epitélio pigmentar do corpo ciliar sobre a lesão. A pigmentação real da lesão pode ser vista quando o tumor invade esse epitélio, e varia de amelanótica à pigmentação marrom escura.

Alguns sinais externos no globo ocular podem ser encontrados como vasos episclerais dilatados no quadrante tumoral e lesão pigmentada epibulbar, o que corresponde a a comprometimento extraocular. Lesões iniciais no corpo ciliar normalmente são assintomáticas. Com o crescimento, o tumor pode invadir a coroide e/ou a íris, deslocar o cristalino, causar catarata e comprometer a malha trabecular, de modo a causar glaucoma. O crescimento em anel, no geral, ocorre circunferencialmente pelo corpo ciliar, sem a formação de uma massa mais evidente.

O diagnóstico diferencial dos melanomas do corpo ciliar deve ser feito principalmente com outros tumores primários da região (nevo, leiomioma, adenoma). Tumores secundários e processos inflamatórios infecciosos também devem ser incluídos no diagnóstico diferencial.

MELANOMA DA COROIDE

Os achados clínicos do melanoma da coroide são variados. A maioria das lesões pequenas ou médias apresentam formato cupuliforme, enquanto lesões maiores se apresentam em forma de cogumelo por romperem a membrana de *Bruch* no ápice do tumor (Figuras 163.2 e 163.3). Alguns tumores apresentam crescimento difuso e infiltrativo, sem formar massas importantes.

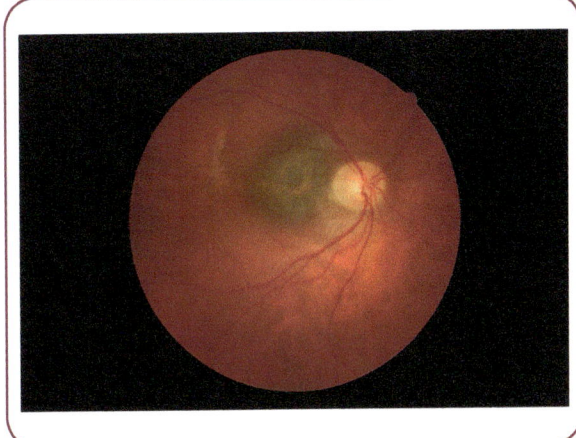

FIGURA 163.2 – Melanoma de coroide próximo ao nervo óptico apresenta formato cupuliforme.
Fonte: Acervo da autoria.

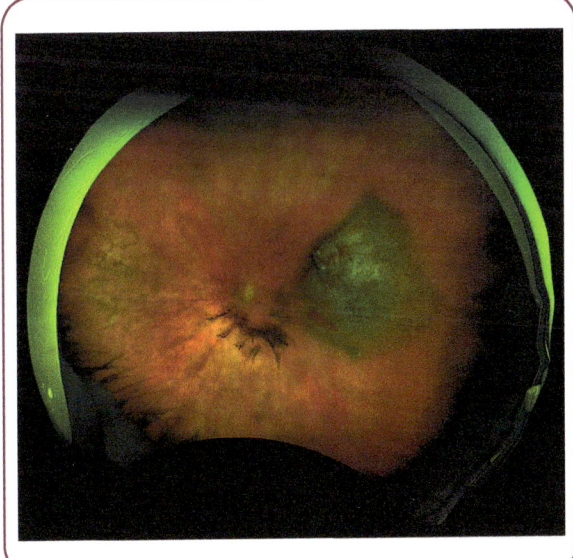

FIGURA 163.3 – Melanoma de coroide em região temporal apresenta ruptura da membrana de Bruch no seu ápice.
Fonte: Acervo da autoria.

Os melanomas da coroide, geralmente, são de coloração marrom acinzentada, mas podem apresentar coloração branco-amarelada (Figura 163.4) a marrom escura (Figura 163.5). Muitos tumores apresentam pigmentação heterogênea. Quando os tumores são amelanóticos, vasos tumorais podem ser identificados pelo exame clínico. Alterações secundárias ao tumor, como descolamento seroso da retina, edema retiniano e alterações no epitélio pigmentar da retina podem ser encontradas. Complicações oculares como glaucoma, inflamação e hemorragias ocorrem menos frequentemente.

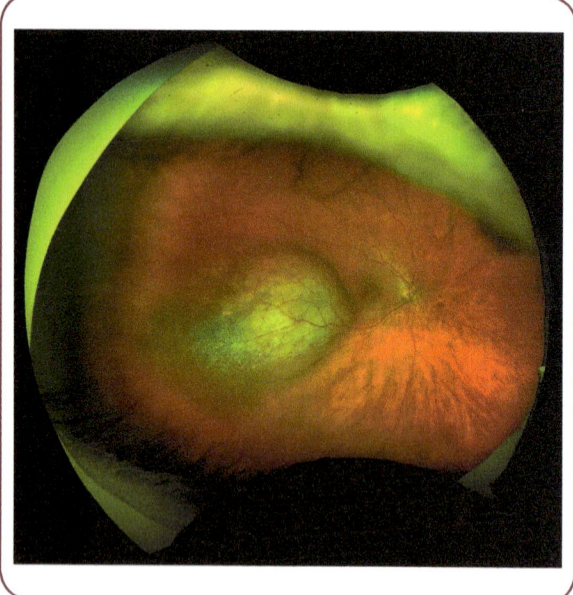

FIGURA 163.4 – Melanoma de coroide amelanótico em região temporal inferior.
Fonte: Acervo da autoria.

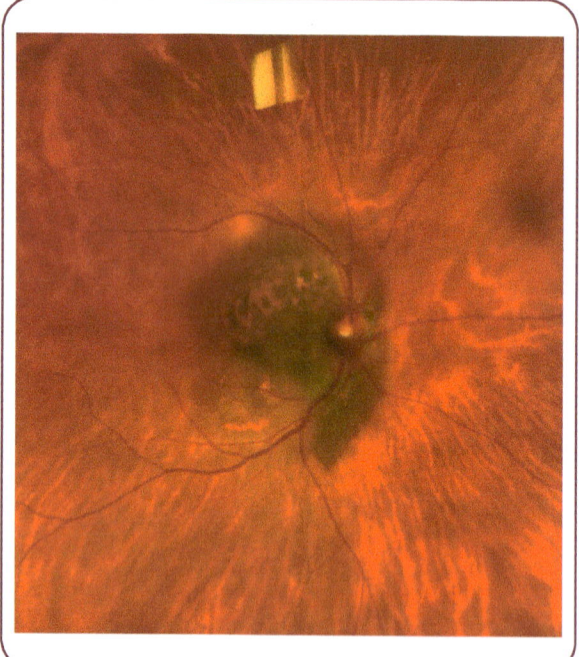

FIGURA 163.5 – Melanoma de coroide com bastante pigmento que envolve o nervo óptico.
Fonte: Acervo da autoria.

Melanomas da coroide podem apresentar comprometimento extraocular por meio de vasos transesclerais e, mais raramente, evoluir com invasão do nervo óptico. Os pacientes podem ser assintomáticos e os tumores diagnosticados durante exame ocular de rotina. Os sintomas mais frequentes são embaçamento visual, escotomas no campo visual, fotopsias e opacidades volantes.

O diagnóstico diferencial do melanoma de coroide inclui neoplasias primárias e secundárias de coroide, neoplasias do epitélio pigmentar da retina, processos hemorrágicos, inflamatórios e infecciosos da coroide ou da retina.

EXAMES COMPLEMENTARES

Na maioria dos casos, os melanomas intraoculares podem ser diagnosticados pelo exame clínico por meio da lâmpada de fenda e/ou do oftalmoscópio indireto. Os exames de imagem são usados para complementação diagnóstica, avaliação da extensão tumoral, planejamento terapêutico e seguimento pós-tratamento.

Ultrassonografia ocular

A ultrassonografia ocular, também denominada ecografia ocular, é o exame complementar de maior importância na avaliação dos tumores da úvea. O estudo anatomopatológico dos tumores intraoculares nem sempre é possível durante a investigação diagnóstica, assim, os achados clínicos e ultrassonográficos podem ser os únicos critérios para o diagnóstico e para o planejamento terapêutico dessas lesões. Segundo o Collaborative Ocular Melanoma Study (COMS), por meio desses dados, o diagnóstico dos melanomas de coroide apresenta uma acurácia de 99,7%.

Aparelhos específicos que possuem sondas de menores proporções e com transdutores que emitem ondas sonoras com maior frequência, ao redor de 8 MHz a 12 MHz, permitem a avaliação com resolução adequada do globo ocular, um órgão com pequeno comprimento axial e várias estruturas distintas. A evolução dos elementos piezo elétricos utilizados nos transdutores das sondas levou ao desenvolvimento dos equipamentos de ultrassom para uso ocular com alta frequência, 20 MHz, 30 MHz e até de 50 MHz, este último denominado biomicroscopia ultrassônica (UBM), que permite, então, de forma adequada avaliar as lesões tumorais da úvea anterior, ou seja, íris e corpo ciliar.[7]

Na história da evolução da ultrassonografia ocular é interessante destacar que, no início, utilizava-se apenas o modo A, (1956 – Mundt e Hugues; 1960 –

Ossoinig), em que as estruturas oculares e os tumores eram interpretados de modo unidimensional, por meio de imagens gráficas formadas por picos verticais em relação à linha base, de modo a representar a refletividade interna dos tecidos em estudo, ou seja, sua arquitetura histológica. Na década de 1970 (Coleman; Bronson), surgem os equipamentos que fornecem imagens bidimensionais, modo B, com a oftalmologia a única área na medicina que, até o presente momento, utiliza aparelhos de ultrassom com imagens no modo A e B, isoladamente ou de forma acoplada.[8]

Recentemente, cresceu o interesse na avaliação do fluxo sanguíneo nas diferentes lesões tumorais intraoculares (melanomas e outros tumores sólidos), que pode ser determinado pelo efeito Doppler.[9]

O uso do ultrassom destaca-se por: fornecer imagens dos melanomas da úvea com relativa facilidade e baixo custo; obter imagens em pacientes pouco colaborativos; detectar e avaliar as lesões tumorais em condições de má transparência dos meios oculares, para o exame óptico ou, mesmo nas condições em que há transparência adequada dos meio oculares, de modo a contribuir para definir a configuração do tumor e sua relação com as estruturas oculares (modo B); medir as dimensões da lesão tumoral, altura e as suas bases, anteroposterior e latero-lateral (modo A e modo B); constatar crescimento ou a regressão do tumor (modo A e modo B) nos seguimentos ou após o tratamento; verificar a presença de fluxo vascular arteriolar nos tumores sólidos (modo A, modo B e Doppler); avaliar a possibilidade de extensão extraocular, por invasão da esclera subjacente (modo B); e, finalmente, demonstrar a refletividade acústica interna, obtida pelo comportamento das ondas sonoras durante a propagação na lesão tumoral (modo A e B). Para detecção pelo ultrassom do tumor intraocular, esse deve ter no mínimo 1 mm de espessura e, para realizar o diagnóstico diferencial qualitativo adequado, entre 2 mm e 3 mm.

MELANOMA DA COROIDE

O melanoma da coroide demonstra ao ultrassom as seguintes características:[9] tumor sólido; baixa a média refletividade sonora interna (modo A e B), podem ocorrer atenuação sonora e o característico ângulo Kappa (modo A), e a escavação da coroide (modo B); a configuração do tumor, na maioria cupuliforme, mas com o crescimento para o espaço subretiniano, por meio da rotura da membrana *Brüch*, assume a configuração em cogumelo, praticamente, patognomônica (modo B) (Figura 163.6); observação de vascularização interna, fluxo arteriolar, ausente nos outros tumores sólidos da coroide; descolamento da retina, quando presente nas margens do tumor; raramente observa-se concavidade escleral devido à atenuação sonora, hemorragia intravítrea e ou subrretiniana, configurações atípicas até a forma difusa, espaços císticos no interior do tumor, sinais inflamatórios e até calcificação.

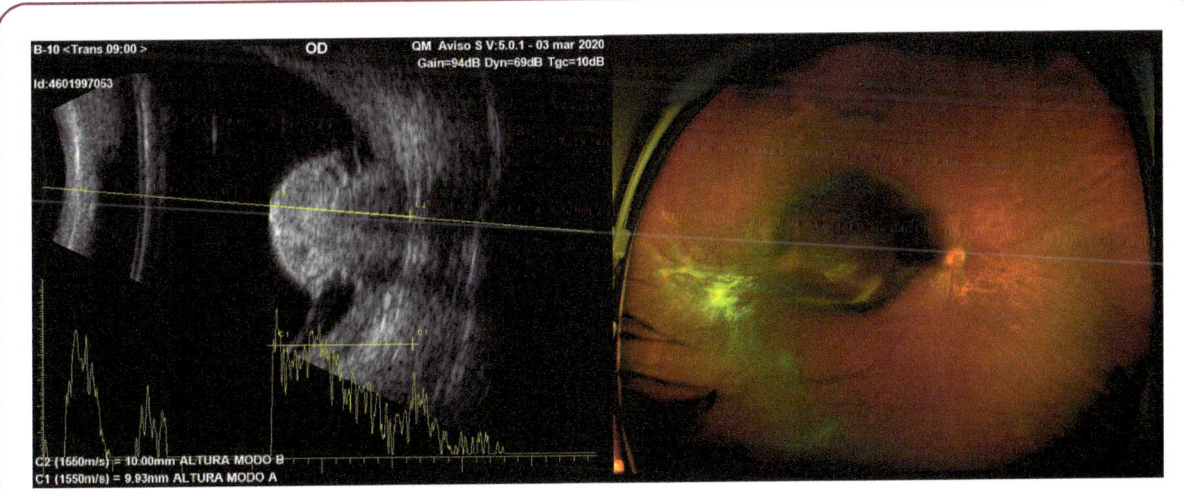

FIGURA 163.6 – Ultrassonografia ocular que mostra melanoma de coroide com formato de cogumelo por ruptura da membrana de *Brüch*. Pode-se observar presença de ângulo kappa no modo A.
Fonte: Acervo da autoria.

MELANOMA DA ÍRIS E CORPO CILIAR

Após 1994, com o desenvolvimento da biomicroscopia ultrassônica (UBM), técnica de alta frequência (50 MHz), foi possível avaliar os melanomas do segmento anterior que, caracteristicamente, têm reduzida espessura. Lesões de íris com espessura menor que 1 mm, e do corpo ciliar menor que 1,5 mm de espessura, podem ser detectadas com essa técnica.[10,11] Na ausência desse equipamento, utiliza-se o ultrassom convencional para o segmento posterior, com técnica de imersão ou aparelhos de alta resolução com sondas de 20 a 30 MHz. Nos tumores maiores que 4 mm, cuja baixa penetração das técnicas de alta frequência passa a limitar a documentação adequada, podem ser associadas técnicas de ultrassom para seguimento anterior e posterior.

Nos melanomas do segmento anterior ocular, a maior importância do ultrassom é determinar a presença das lesões na ausência de transparência dos meios oculares, devido inclusive pela íris, se a lesão é sólida, quais as suas dimensões e os limites, ou seja, sua relação com os tecidos ao redor e a integridade da esclera junto à mesma. Ao contrário das lesões da coroide, os melanomas da íris e corpo ciliar têm a refletividade interna e a sua vascularização muito variável, o que se destaca, nesses casos, a utilização do ultrassom, para seguimento seriado, planejamento terapêutico e avaliação de recorrências após o tratamento.

Achados ecográficos após tratamento conservador

A ecografia ocular é utilizada para a documentação da resposta ao tratamento conservador dos melanomas intraoculares. Observa-se geralmente após o terceiro mês do tratamento redução da espessura inicial do tumor entre 40% e 60%, irregularidade da configuração da lesão, aumento na refletividade acústica interna e, na maioria dos casos, o fluxo vascular interno deixa de ser observado.[12,13]

Tomografia computadorizada

No exame de tomografia computadorizada, o melanoma uveal se apresenta como lesão hiperdensa com discreto a moderado realce após injeção de contraste.[13] A ultrassonografia ocular apresenta vantagens em comparação com a tomografia no diagnóstico diferencial dos tumores sólidos intraoculares e na orientação terapêutica dos melanomas uveais. O ultrassom também apresenta menor custo e evita à exposição do paciente à radiação.

Ressonância nuclear magnética

Caracteristicamente, os melanomas intraoculares demonstram hipersinal em T1 e hiposinal em T2, e sua execução pode ser útil em casos selecionados. O uso de gadolínio e a supressão da gordura permitem obter imagens de qualidade, que demonstram o nervo óptico e crescimento da lesão para órbita, porém, nos casos de exteriorização inicial do tumor pela esclera, o ultrassom ainda é o melhor recurso para a avaliação.[13]

Mais recentemente, as sequências ponderadas em difusão têm sido utilizadas para ajudar no diagnóstico e, principalmente, na avaliação da resposta após os tratamentos conservadores para os melanomas uveais. Um aumento no valor do coeficiente de difusão aparente (o qual é inversamente proporcional a celularidade do tumor) tem sido demonstrado nos exames de controle com ressonância como um biomarcador de boa resposta, mesmo antes das alterações ultrassonográficas de resposta.[14]

Fotografia, angiografia fluoresceínica e indocianina verde

Os melanomas uveais devem ser fotografados logo no início do tratamento, para melhor seguimento pós-tratamento conservador. Fotografias do segmento anterior para documentação dos melanomas de íris e alguns de corpo ciliar quando possível, e as retinografias do segmento posterior para documentação dos melanomas de coroide devem ser realizadas.

O exame de angiografia fluoresceínica fornece poucas informações para o diagnóstico dos melanomas uveais.

O padrão da angiofluoresceinografia dos melanomas de coroide depende de alguns fatores, como espessura tumoral, pigmentação intrínseca, formato tumoral, entre outros. Depende, também, de fatores retinianos e coroidais associados, como a integridade do epitélio pigmentar da retina (EPR), a ruptura da membrana de *Brüch* e a presença de descolamento de retina.

Os melanomas pigmentados que não romperam a membrana de *Brüch* apresentam hipofluorescência durante as fases precoces do exame, com aparecimento apenas de vasos intratumorais em alguns casos. Esses vasos logo se tornam de aspecto borrado devido ao extravasamento do contraste dentro da lesão. Com o passar do tempo, todo o tumor fica impregnado de fluoresceína, que borra a lesão e cora o líquido subretiniano em casos de descolamento secundário da retina. Nessa fase há o aparecimento de pontos de hiperfluorescência ao nível do EPR. Se o melanoma for amelanótico, a vascularização intrínseca será muito mais visível em todas as fases do exame. Se o melanoma já rompeu a membrana de Brüch, sua vascularização é bem visível logo abaixo da retina sensorial, sendo proeminente na parte apical do tumor. Esses vasos se enchem lentamente e tingem-se intensamente com o corante que será coletado no espaço subretiniano nas fases tardias, se houver descolamento de retina associado, o que é comum nessa situação. A presença de circulação intrínseca tumoral é conhecida como dupla circulação, e é bastante característica dos melanomas da coroide (Figura 163.7).

O exame de angiografia, que utiliza a indocianina verde, permite melhor avaliação da vasculatura tumoral pelas propriedades químicas do contraste usado. Estudos com esse exame têm mostrado que padrões de microcirculação específicos (PMC) são associados ao comportamento biológico do tumor. Os PMCs do tipo "zona silenciosa", normal e paralela, sem *crosslink*, são associados a bom prognóstico, enquanto os PMCs em rede e paralelo, com *crosslink*, ou em alças, são associados a maior risco de doença metastática.[15,16] Foi demonstrado que o padrão vascular pode ser apresentado em 94% dos pacientes examinados com indocianina verde comparado com apenas 6% dos examinados com a angiofluoresceinografia, devido ao rápido borramento das estruturas nesse método.[17]

Biópsia

A biópsia dos melanomas uveais pode ser realizada quando existe dificuldade diagnóstica pelo exame clínico e de imagens, e também para a avaliação genética para prognóstico de doença metastática. Pode ser feita por meio da punção aspirativa por agulha fina (PAAF) ou por vitrectomia com retirada de maior quantidade de material trumoral (Figura 163.8).

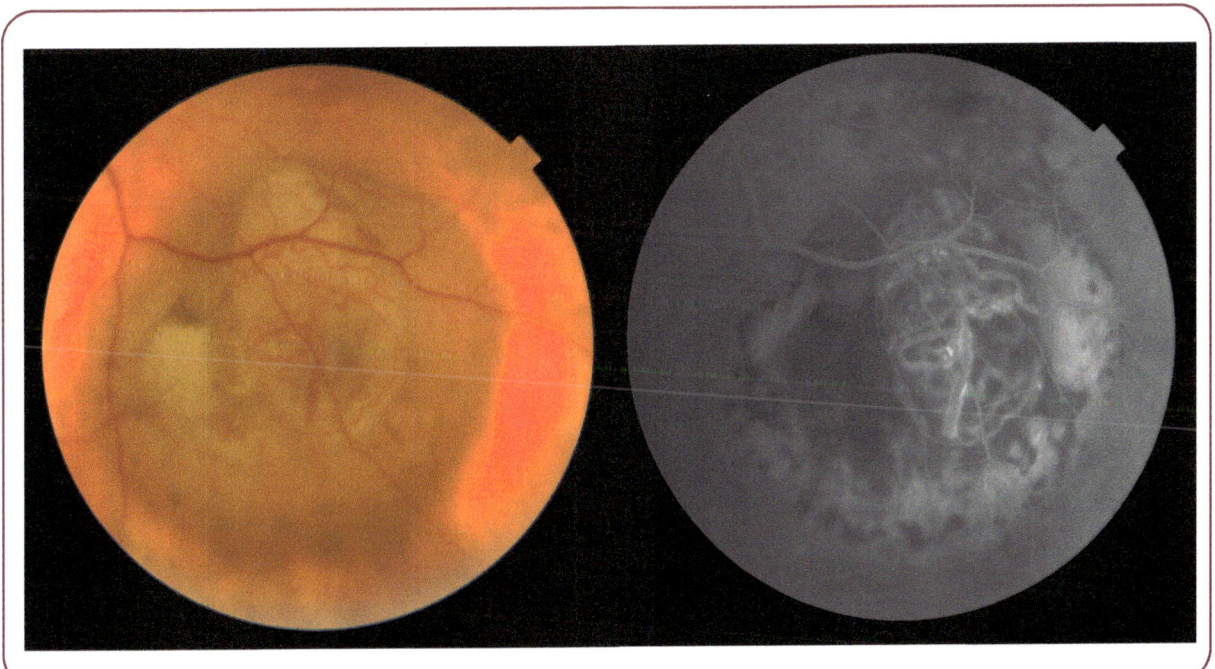

FIGURA 163.7 – Melanoma de coroide amelanótico com vasos tumorais no ápice do tumor. Pode-se observar a dupla circulação – vasos normais da retina e vasos alterados do melanoma pelo exame de angiografia fluoresceínica.
Fonte: Acervo da autoria.

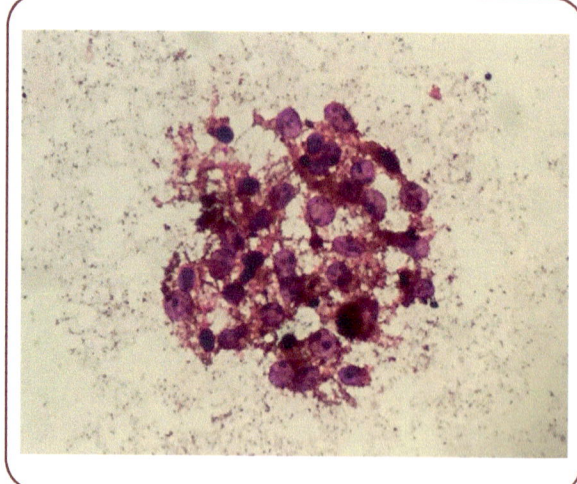

FIGURA 163.8 – Células tumorais epitelioides – biópsia por PAAF de um melanoma de coroide.
Fonte: Acervo da autoria.

TRATAMENTO DO MELANOMA UVEAL

Radioterapia

A radioterapia é o padrão ouro no tratamento conservador do melanoma uveal. Diferentes técnicas podem ser empregadas no tratamento desses tumores: a braquiterapia, a radiocirurgia e o feixe de prótons.

A braquiterapia é a forma de radioterapia mais utilizada em todo o mundo para o tratamento conservador dos melanomas uveais. Nesta técnica, a fonte da energia ionizante é colocada em contato direto com o órgão a ser tratado. No caso do globo ocular, esse material está acoplado a placas metálicas que acompanham a curvatura do globo ocular e são suturadas cirurgicamente na parede externa do olho na posição exata do tumor intraocular a ser tratado. No Brasil as placas de Iodo 125 e as placas de Rutênio 106 são utilizadas para o tratamento dos melanomas uveais. Outros materiais como o Paládio 103, também são utilizados em outros países.

O Iodo 125 é considerado, atualmente, o isótopo mais utilizado. É um emissor gama, de ótima penetração tecidual, porém, de baixa energia (27 Kev a 35 Kev), que possibilita eficiente bloqueio da radiação para as estruturas oculares normais, assim como para a equipe cirúrgica. Suas sementes permitem a manufatura de placas individualizadas. Apresentam como desvantagem uma meia-vida curta, de 60,2 dias.

O Rutenium 106 é um emissor beta de alta energia (3,5 MeV), que permite bloqueio eficaz da radiação para os tecidos normais e tem meia-vida de 366 dias. Apresenta um abrupto decaimento de sua radiação em relação à profundidade (baixa penetração tecidual), e pode ser utilizado somente no tratamento de tumores pequenos, com até 5 mm de espessura.

O Palladium 103 é um emissor gama de baixa energia (21 KeV); apresenta vantagens semelhantes às do Iodo 125, porém, com meia-vida mais curta, de 17 dias.

Os pacientes com melanoma da coroide foram os mais beneficiados com a introdução desse tipo de terapêutica, que pode fornecer altas doses radioterápicas em curto espaço de tempo, uma vez que vence a radiorresistência desse tipo de célula tumoral. Apesar do alto índice de complicações oculares tardias nesses olhos, pois cerca de 63% deles desenvolve retinopatia da irradiação num período de 24 a 36 meses pós-braquiterapia, os índices de doença metastática são iguais aos dos casos tratados por enucleação.

A maior limitação desse método é o tamanho da lesão. A base da lesão tumoral, medida em milímetros por ultrassonografia, deverá estar completamente coberta pela placa. É sempre conveniente considerar uma margem de segurança de 2 mm de cada lado da placa.

A braquiterapia do melanoma de coroide está indicada em tumores de até 18 mm a 20 mm de base e até 12 mm de altura, com os melhores resultados os apresentados em lesões de até 8 mm de altura (maior probabilidade de conservação do globo com menores índices de complicações oculares). Acima dessa altura, as proporções se invertem, ou seja, menor percentual de conservação e aumento na incidência de complicações (Figuras 163.9 e 163.10).

As doses fornecidas são calculadas entre 80 e 100Gy no ápice da lesão.

O feixe de prótons tem sido utilizado em alguns centros para o tratamento do melanoma intraocular.

A grande vantagem na utilização dessas técnicas está no fato de que o feixe de partículas pode ser focalizado tridimensionalmente, exatamente sobre a área que se quer irradiar, de forma que as estruturas oculares e extraoculares próximas recebam o mínimo de irradiação. Munzenrider e Castro referem, por exemplo, que na irradiação de melanomas de polo posterior, o cristalino recebe menos que 10% da dose fornecida ao tumor. O procedimento é clínico,

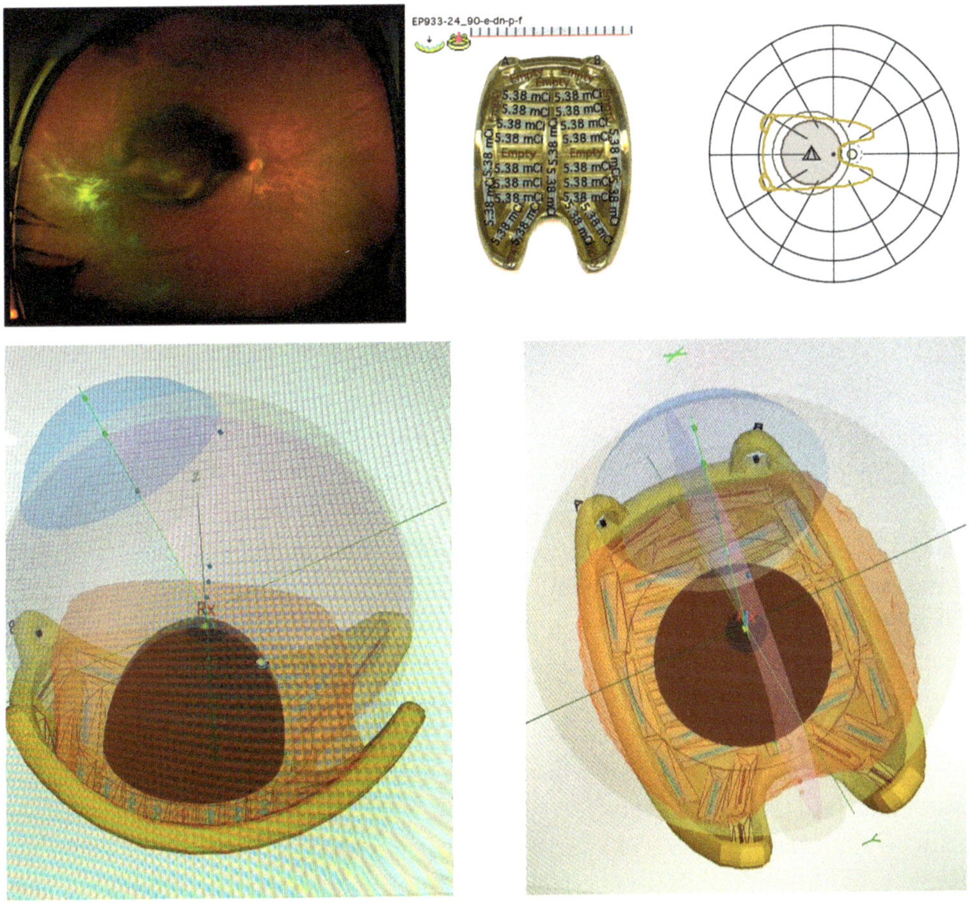

FIGURA 163.9 – Braquiterapia ocular que utiliza placa de Iodo 125 – *deep notching* para um melanoma de coroide localizado na região macular próximo ao nervo óptico. Pode-se observar as curvas de isodose em relação ao tumor no plano terapêutico.
Fonte: Acervo da autoria.

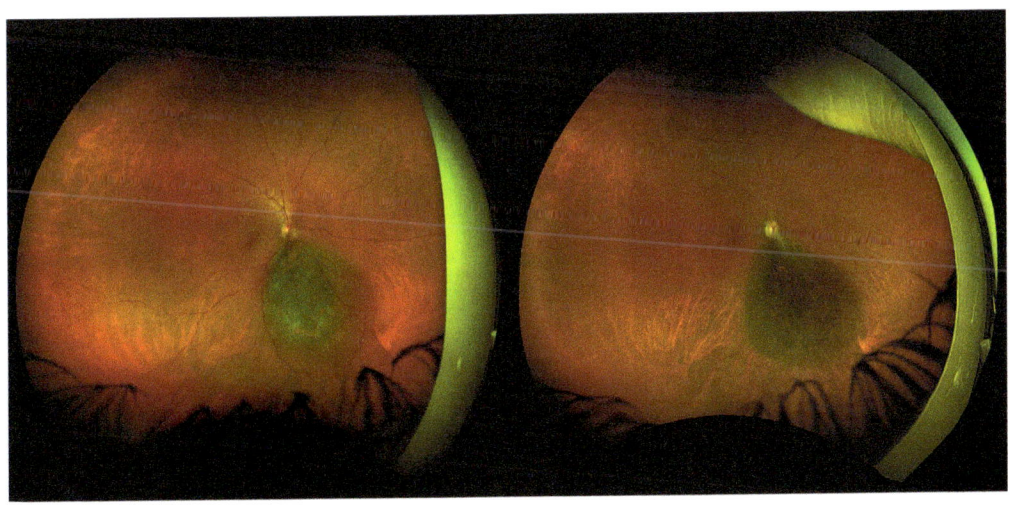

FIGURA 163.10 – Melanoma de coroide antes e após tratamento com placa de braquiterapia Rutênio 106. Nota-se ótimo padrão de resposta pós-tratamento, com redução da massa tumoral.
Fonte: Acervo da autoria.

ambulatorial, porém, o planejamento para execução é cirúrgico, para perfeita demarcação do tumor. Reside na localização exata da lesão por mapeamento e transiluminação com sinalização por sutura, em suas bordas, de anéis de tântalo que servirão de guia para a focalização do feixe de irradiação. Os resultados parecem ser diretamente proporcionais ao tamanho da lesão a ser tratada, e mostram-se semelhantes aos da braquiterapia em relação à conservação de olhos, manutenção de acuidade visual e sobrevida.

Laserterapia

A laserterapia é utilizada como tratamento adjuvante nos melanomas da coroide. Na maioria dos casos associa-se esse tratamento após a braquiterapia. Utiliza-se o efeito térmico do laser por meio de uma técnica conhecida como termoterapia transpupilar (TTT).[18] A TTT foi idealizada para o tratamento de pequenos melanomas do pólo posterior e consiste no aquecimento do tumor a uma temperatura que varia entre 45 ºC e 60 ºC.[19,20]

Estudos demonstraram que, ao utilizar o laser diodo infravermelho (810 nm), essas temperaturas podem destruir células tumorais em até 3,9 mm de profundidade.[21]

O laser é aplicado no tumor por meio da lâmpada de fenda ou do oftalmoscópio indireto, com miras grandes (1 mm a 3 mm), baixa intensidade e tempo prolongado de 60 a 90 segundos, até produzir uma descoloração fosca do tecido. O tumor é tratado com uma série de pontos sobrepostos até que ele fique totalmente acinzentado.

A destruição de células tumorais pela TTT é obtida pela interação do laser com o tecido tumoral, que provoca efeitos citotóxicos irreversíveis pelo calor.[22]

Tratamentos isolados com a termoterapia transpupilar foram abandonados pelo alto índice de recidiva tumoral, se comparado com o tratamento combinado (TTT e braquiterapia).[23]

Enucleação

A indicação da enucleação (remoção do globo ocular) é uma das decisões terapêuticas mais difíceis em oftalmologia. O médico deve levar em conta diferentes aspectos, como o estado psicológico do paciente, condições clínicas sistêmicas, potencial de visão, estética pós-operatória, entre outros, para um bom planejamento cirúrgico.

A presença de um tumor maligno intraocular é uma das indicações mais comuns para a enucleação.[24,25] Nos melanomas da úvea, a enucleação pode não ser curativa, pois nem sempre o sucesso do tratamento local garante a cura da doença sistêmica.

Em um estudo multicêntrico do COMS, pacientes que apresentavam melanomas médios foram randomizados para tratamento com a braquiterapia, com a utilização do I125, ou com a enucleação. O risco de doença metastática em 5 anos não apresentou diferença estatística significante entre os dois grupos: 11% para a enucleação e 9% para a braquiterapia com I125.[26]

A enucleação está indicada como tratamento primário no caso de melanomas grandes, sem possibilidade de tratamento conservador, ou como tratamento secundário por falha do tratamento conservador inicial nos melanomas médios e pequenos. Tanto a recidiva tumoral como algumas complicações oculares pós-tratamento conservador podem levar à enucleação secundária.

Existem vários tipos de implantes orbitários para repor o volume do globo ocular, dar mobilidade à prótese e simetria ao olho contralateral. Dividem-se em dois grandes grupos, os implantes não integrados e integrados. Os implantes não integrados não contêm local para a inserção dos músculos extraoculares, melhoram a cosmética por aumento do volume, mas não a mobilidade. Para que mostrem mobilidade é necessário que sejam recobertos por material homólogo, ou esclera ou dura-máter de cadáver, cujos músculos podem ser inseridos. Esse foi opção de implante até a década de 1990,[27] quando surgiu o primeiro implante integrado de hidroxiapatita que é, ainda hoje, um dos implantes mais utilizados.[28]

Sua estrutura porosa permite o crescimento de tecido fibrovascular no interior da esfera, que integra o implante à órbita, daí o nome "implante integrado".

Considera-se que, quanto mais vascularizado o implante, menos chance há de complicações, inclusive a extrusão.[29] O polietileno poroso é um outro material de implante integrado.[30] A presença do implante orbitário não dificulta o diagnóstico da recorrência tumoral na órbita.

Estudos sobre a qualidade de vida dos pacientes submetidos à enucleação por melanoma ocular mostram que, após três meses da cirurgia, os pacientes se apresentam mais frágeis, com dificuldades de adaptação e aumento do grau de depressão e ansiedade.

Somente após um ano da cirurgia mostram-se mais estruturados.[31]

Fatores prognósticos

Aspectos clínicos, histopatológicos, citogenéticos e moleculares dos melanomas uveais foram identificados como fatores prognósticos de sobrevida.

Aspectos clínicos

Podem ser citados como aspectos clínicos relacionados com pior prognóstico: espessura do tumor (> 8 mm),[32] maior diâmetro da base (> 15 mm),[32] comprometimento extraocular presente,[33] crescimento difuso ou em anel, tumores do corpo ciliar,[33] crescimento tumoral rápido,[34] presença de padrões microvasculares complexos,[35] sexo masculino e idade avançada.

A classificação TNM (AJCC) para os melanomas uveais tem um papel importante na classificação de risco para doença metastática.

Aspectos histopatológicos

Os melanomas da úvea podem ser classificados histologicamente em três tipos: melanoma de células fusiformes, de células epitelioides e de celularidade mista (células fusiformes e epitelioides). O tipo celular é considerado um fator prognóstico de sobrevida. A presença de células epitelioides se correlaciona com pior prognóstico.[36]

Outros aspectos histopatológicos estão associados com pior prognóstico de sobrevida no melanoma uveal: atividade mitótica aumentada,[37] comprometimento extraocular,[33] infiltração linfocitária[38] e de macrófagos,[39] densidade microvascular aumentada,[40] presença aumentada de receptor IGF 1 (*insulin-like growth factor-1*),[41] entre outros.

Aspectos citogenéticos

Alterações citogenéticas foram identificadas nos melanomas uveais em diferentes cromossomos (1, 3, 6, 8 e 13). Algumas dessas alterações foram associadas com pior prognóstico de sobrevida, como a perda do cromossomo 3 (monossomia 3) e o ganho do cromossomo 8q, que frequentemente ocorrem associadas.

A monossomia 3 é o fator prognóstico citogenético mais importante. Essa alteração está relacionada com uma redução da sobrevida em 5 anos de 100% para 30%.[42]

Aspectos da expressão gênica

Estudos de expressão gênica nos melanomas uveais determinaram duas classes distintas de tumores: classe 1 e classe 2. Os tumores com perfil de expressão gênica classe 2 apresentam elevado risco para doença metastática.[43]

Diferentemente dos melanomas de pele, os melanomas uveais não apresentam mutações NRAS ou BRAF. Na maior parte destes tumores, são encontradas mutações iniciais no GNAQ ou GNA11. Outras mutações são necessárias para a oncogênese tumoral, já que as mutações GNAQ e GNA11 são encontradas também nos nevos uveais. Mutações no gene EIF1AX levariam a um baixo risco de metástases, mutações no gene SF3B1 a um risco intermediário, e mutações no gene BAP1 a um elevado risco.[44] Recentemente, a análise do PRAME como outro marcador prognóstico independente que aumenta a chance de doença metastática nos tumores classe1 foi descrita.[45]

MELANOMA UVEAL E DOENÇA SISTÊMICA

Menos de 1% dos pacientes com melanoma uveal apresentam lesões metastáticas detectadas ao diagnóstico do tumor ocular. Após o tratamento do tumor ocular, essa incidência aumenta com o tempo de seguimento, e chega a 45% a 50% dos casos em 15 anos, o que sugere a existência de metástases subclínicas ao diagnóstico da doença ocular.[46]

A maioria das metástases se localiza no fígado (90%). Pulmão, pele, ossos, linfonodos e sistema nervoso central são outros sítios de metástase. O fígado, além de ser o local mais frequente da doença metastática, acaba sendo o lugar de primeira manifestação da doença sistêmica.

Apesar dos avanços no conhecimento e tratamento local do melanoma uveal, a sobrevida dos pacientes continua mantida nas últimas décadas.

Diferentes tratamentos, como quimioterapia endovenosa, imunoterapia, quimioembolização, quimioterapia intra-arterial hepática e cirurgia, são utilizados isoladamente ou em combinação, sem uma resposta adequada. A falta de um tratamento efetivo para a doença metastática faz com que a sobrevida dos pacientes seja pequena, em geral menor que um ano.

A combinação de inibidores de *checkpoints* (Nivolumab e Ipilimumab) tem sido utilizada com respostas melhores que as das terapêuticas anteriores.[47]

Recentemente, uma nova imunoterapia que utiliza uma proteína de fusão, o Tebentafusp, para o redirecionamento e ativação de células T policlonais, demonstrou em estudo clínico fase 3 maior sobrevida global dos pacientes com melanoma uveal metastático virgem de tratamento em um ano de seguimento comparado com o grupo controle (73% x 59% respectivamente). A ativação das células T policlonais pelo tebentafusp resulta na liberação de citocinas inflamatórias e proteínas citolíticas, o que leva à lise das células tumorais do melanoma uveal. Os pacientes necessitam apresentar um HLA específico para o uso desta medicação (HLA-A0201), o que restringe seu uso.[48]

O seguimento sistêmico dos pacientes na maioria dos centros mundiais é realizado a cada seis a 12 meses com avaliação clínica, exames laboratoriais hepáticos (bilirrubina, fosfatase alcalina, transaminases, dehidrogenase láctica e gamaglutamil transferase) e imagem do fígado (ultrassonografia ou ressonância magnética). Tanto os exames laboratoriais como os de imagem apresentam baixa sensibilidade diagnóstica.[49]

A avaliação sistêmica de rotina para seguimento dos pacientes é bastante controversa. Alguns grupos defendem a ideia de que essa avaliação não modifica a sobrevida dos pacientes, portanto, consideram-na ineficaz.

Os grupos que utilizam a avaliação sistêmica acreditam que essa é a única alternativa atual para o diagnóstico de pacientes com metástase solitária ressecável cirurgicamente. A ressecção cirúrgica total da lesão metastática, seguida de quimioterapia intra-arterial hepática, aumenta a sobrevida desses pacientes.[50]

Melhores testes para a detecção precoce da doença metastática são estudados: detecção de células tumorais circulantes e de marcadores sorológicos do tumor.[51]

Com o avanço no conhecimento molecular do tumor, das vias de metástase e da relação com o sistema imunológico, novas terapêuticas deverão surgir.

REFERÊNCIAS

1. Chang AE, Karnel LH, Menck HR. The National Cancer Data Base report on cutaneous and noncutaneous melanoma: a summary of 84,836 cases from the past decade. The American College of Surgeons Comission on Cancer and the American Cancer Society. Cancer. 1998;83:1664-78.
2. Shields CL, Furuta M, Thangappan A, Nagori S, Mashayekhi A, Lally DR, et al. Metastasis of uveal melanoma millimeter-by-millimeter in 8033 consecutive eyes. Arch Ophthalmol. 2009;127(8):989-998.
3. Singh AD, Topham A. Incidence of uveal melanoma in the United States: 1973-1997. Ophthalmology. 2003;110:956-61.
4. Yanoff M, Zimmerman LE. Histogenesis of malignant melanomas of the uvea. II. Relationship of uveal nevi to malignant melanomas. Cancer. 1967;20:493-507.
5. Singh AD, De Potter P, Fijal BA, et al. Lifetime prevalence of uveal melanoma in white patients with oculo(dermal) melanocytosis. Ophthalmology. 1998;105:195-8.
6. Carbone M, Yang H, Pass HI, Krausz T, Testa JR, Gaudino G. BAP1 and cancer. Nat Rev Cancer. 2013;13(3):153-159.
7. Allemann N. Biomicroscopia ultra-sônica. Arquivos Brasileiros de Oftalmologia. 1995;58:283-5.
8. Byrne SF, Green RL. Intraocular tumors. In: Ultrasound of the eye and orbit. Saint Louis: Mosby; 2002, 115-90 p.
9. Shields J, Shields CL. Posterior uveal melanoma: Diagnortic approaches. In: Intraocular Tumors. An Atlas and Textbook. Philadelphia: Lippincott Williams & Wilkins; 2008, 128-38 p.
10. Castanheira VR. Biomicroscopia ultra-sônica. In: Atualidades de Oftalmologia USP. Ecografia Ocular e orbitária. São Paulo: Roca; 2003, 183-208 p.
11. Finger PT. Ultrasound biomicroscopy of the eye. In: Ultrasound of the eye and orbit. Saint Louis: Mosby; 2002, 223-35 p.
12. Torres V, Allemann N, Erwenne C. Ultrasound biomicroscopy features of iris and ciliary body melanomas before and after brachytherapy. Ophthalmic Surgery, Lasers & Imaging. 2005;36:129-38.
13. Damato BE. Uveal Melanoma. In: Ocular tumors. Diagnosis & Treatment. Oxford: Butterworth-Heinemann; 2002, 55-93 p.
14. Russo A, Mariotti C, Longo A, et al. Diffusion-weighted magnetic resonance imaging and ultrasound evaluation of choroidal melanomas after proton-beam therapy. Radiol Med. 2015;120(7):634-40.
15. Mueller AJ, Freeman WR, Schaller UC, et al. Complex microcirculation patterns detected by confocal indocyanine green angiography predict time to growth of small choroidal melanocytic tumors music report II ophthalmology. 2002;109:2207-14.
16. Folberg R, Rummelt V, Parys-Van Ginderdeuren R, et al. The prognostic value of tumor blood vessel morphology in primary uveal melanoma. Ophthalmology. 1993;100:1389-98.

17. Freeman WR, Bartsch DU, Mueller AJ, et al. Simultaneous indocyanine green and fluorescein angiography using a confocal scanning laser ophthalmoscope. Arch Ophthalmol. 1998;116:455-63.
18. Oosterhuis JA, Journeé-de Korver HG, Kakebee-Kemme HM, et al. Transpupillary thermotherapy in choroidal melanomas. Arch Ophthalmol. 1995;113:315-21.
19. Keunen JE, Journeé-de Korver JG, Oosterhuis JA. Transpupillary thermotherapy of choroidal with or without brachytherapy: a dilemma. Br J Ophthalmol. 1999;83:1212-3.
20. Shields CL, Shields JA, Cater J, et al. Transpupillary thermotherapy for choroidal melanoma. Tumor control and visual results in 100 consecutive cases. Ophthalmology. 1998;105:581-90.
21. Journeé-de Korver JG, Verburg-Van der Marel EH, Oosterhuis JA, et al. Tumoricidal effect of hyperthermia by near infrared irradiation on pigmented hamster melanoma. Lasers Light Ophthalmol. 1992;4:175-80.
22. Thomsen S. Pathologic analysis of photothermal and photochemical effects of laser-tissue interactions. Photochem Photobiol. 1991;53:825-35.
23. Shields CL, Shields JA, Perez N, et al. Primary transpupillary thermotherapy for small choroidal melanoma in 256 consecutive cases. Outcomes and Limitations Ophthalmology. 2002;109:225-34.
24. Zimmerman LE, McLean IW, Foster WD. Does enucleation of the eye containing a malignant melanoma prevent or accelerate the dissemination of tumour cells. Br J Ophthalmol. 1978;62:420-5.
25. Eskelin S, Pyrhonen S, Summanen P, et al. Tumor doubling times in metastatic malignant melanoma of the uvea: tumor progression before and after treatment. Ophthalmology. 2000;107:1443-9.
26. Diener-West M, Earle JD, Fine SL, et al. Collaborative ocular melanoma study group. The COMS randomized trial of iodine 125 brachytherapy for choroidal melanoma. III Initial mortality findings. COMS report no. 18. Arch Ophthalmol. 2001;119:969-82.
27. Hornblass A, Biesman BS, Eviatar JA. Current techniques of enucleation: a survey of 5,439 intraorbital implants and a review of the literature. Ophthalmic Plast Reconstr Surg. 1995;11:77-86.
28. Perry AC. Integrated orbital implants. Adv Ophthalmic Plast Reconstr Surg. 1990;8:75-81.
29. Custer PL, Kennedy RH, Woog JJ, et al. Orbital implants in enucleation surgery a report by the American Academy of Ophthalmology. Ophthalmology. 2003;110:2054-61.
30. Moura EM, Vieira GS. Uso do implante de Medporö análise de 61 cirurgias orbitárias. Arq Bras Oftalmol. 2007;70:7-12.
31. Amaro TA, Yazigi L, Erwenne C. Aspectos psicológicos e qualidade de vida em pacientes com melanoma uveal durante o processo de tratamento por remoção do bulbo ocular. Arq Bras Oftalmol. 2006;69:889-94.
32. Diener-West M, Hawkins BS, Markowitz JA, et al. A review of mortality from choroidal melanoma. II A metanalysis of 5 year mortality rates following enucleation, 1966 trough 1988. Arch Ophthalmol. 1992;110:245-50.
33. Seddon JM, Albert DM, Lavin PT, et al. A prognostic factor study of disease-free interval and survival following enucleation for uveal melanoma. Arch Ophthalmol. 1983;101:1894-9.
34. Char DH, Kroll S, Phillips TL. Uveal melanoma: Growth rate and prognosis. Arch Ophthalmol. 1997;115:1014-8.
35. Mueller AJ, Bartsch DU, Folberg R, et al. Imaging the microvasculature of choroidal melanomas with confocal indocyanine green scanning laser ophthalmoscopy. Arch Ophthalmol. 1998;116:31-9.
36. Mc Lean IW. Uveal nevi and malignant melanomas. In Spencer WH, ed. Ophthalmic Pathology. An atlas and Textbook. Philadelphia: WB Saunders; 1996, 2121-7 p.
37. Al Jamal RT, Kivela T. Ki-67 immunopositivity in choroidal and ciliary body melanoma with respect to nucleolar diameter and other prognostic factors. Curr Eye Res. 2006;31:57-67.
38. de la Cruz PO, Specht CS, Malean IW. Lymphocytic infiltration in uveal malignant melanoma. Cancer. 1990;65:112-5.
39. Makitie T, Summanen P, Tarkkanen A, et al. Tumor infiltrating macrophages (CD68+ cells) and prognosis in malignant uveal melanoma. Invest Ophthalmol Vis Sci. 2001;42:1414-21.
40. Foss AJ, Alexander RA, Jefferies LW, et al. Microvessel count predicts survival in uveal melanoma. Cancer Res. 1996;56:2900-3.
41. All-Ericsson C, Girnita L, Seregard S, et al. Insulin-like growth factor-1 receptor in uveal melanoma: a predictor for metastatic disease and a potential therapeutic target. Invest Ophthalmol Vis Sci. 2002;43:1-8.
42. Prescher G, Bornfeld N, Hirche H, et al. Prognostic implications of monossomy 3 in uveal melanoma. Lancet. 1996;347:1222-5.
43. Onken MD, Ehlers JP, Worley LA, et al. Functional gene expression analysis uncovers phenotypic switch in agressive uveal melanomas. Cancer Res. 2006;66:4602-9.
44. Harbour JW, et al. Frequent mutation of BAP1 in metastasizing uveal melanomas. Science 330. 2010;1410-1413.
45. Field MG, Decatur CL, et al. PRAME as an independent biomarker for metastasis in uveal melanoma. Clin Cancer Res. 2016;22:1234-1242.

46. Kujala E, Makitie T, Kivela T. Very long-term prognosis of patients with malignant uveal melanoma. Invest Ophthalmol Vis Sci. 2003;44:4651-9.
47. Piulats JM, et al. Phase II multicenter, single arm, open label study of nivolumab (NIVO) in combination with ipilimumab (IPI) as first line in adults patients (pts) with metastatc uveal melanoma (MUM). J Clin Oncol. 2017;35(15):9533.
48. Nathan P, Hassel JC, et al. Overall survival benefit with tebentafusp in metastatic uveal melanoma. N Engl J Med. 2021;385:1196-1206.
49. Diener-West M, Reynolds SM, Agugliaro DJ, et al. Screening for metastasis from choroidal melanoma: The Collaborative Ocular Melanoma Study Group Report 23. J Clin Oncol. 2004;22:2438-44.
50. Salmon RJ, Levy C, Plancher C, et al. Treatment of liver metastases from uveal melanoma by combined surgery-chemotherapy. Eur J Surg Oncol. 1998;24:127-30.
51. Beasley AB, Chen FK, et al. Future perspectives of uveal melanoma blood based biomarkers. British Journal of Cancer. 2022;126:1511-1528.

164

Biologia Molecular das Neoplasias do Sistema Nervoso Central

Sueli Mieko Oba Shinjo
Yollanda E. Moreira Franco
Stella Gonçalves Cavalcante
Suely Kazue Nagahashi Marie

DESTAQUES

- Gliomas são mais comuns em adultos e dividem-se em astrocitomas, oligodendrogliomas e oligoastrocitomas.
- Meduloblastomas são tumores neuroectodérmicos primitivos, sendo os tumores malignos mais frequentes do sistema nervoso central (SNC) de crianças.
- O aumento da sinalização via receptores de tirosinaquinase, em consequência de mutação somática ou outro tipo de alteração, como amplificação ou metilação da região promotora, é um evento fundamental na oncogênese na maioria dos gliomas.
- A via EGFR-AKT-mTOR é uma das sinalizações relevantes para o desenvolvimento do GBM primário, porém não a única.
- A neovascularização e a angiogênese desempenham um importante papel no desenvolvimento de gliomas, especialmente nos de maior grau como os astrocitomas anaplásicos e GBM.

INTRODUÇÃO

Os tumores primários do SNC compreendem neoplasias originárias do cérebro, medula espinhal, região selar, além de nervos cranianos e espinhais. A atual classificação da Organização Mundial da Saúde (OMS) inclui mais de 130 subtipos de tumores do SNC.[1,2] De acordo com o Instituto Nacional do Câncer (INCA), a estimativa para o Brasil no biênio 2018-2019 é de 5.810 novos casos de câncer do SNC em homens e 5.510 em mulheres, equivalendo a um risco estimado de 5,62 e 5,17 casos novos a cada 100 mil homens e mulheres, respectivamente.[3] Astrocitomas pilocíticos, gliomas malignos e meduloblastomas são mais comuns em crianças, correspondendo a 15,6%, 11,3% e 10,5% dos tumores no grupo etário de 0 a 19 anos, respectivamente. A radiação ionizante é o único fator ambiental causal bem estabelecido em humanos, principalmente no caso de meningiomas.[4] Embora muitas síndromes genéticas estejam associadas a tumores cerebrais, a maioria dos casos é esporádica.

No presente capítulo, serão abordados os glioblastomas e os meduloblastomas, os tumores malignos mais frequentes em adultos e crianças, respectivamente.

CLASSIFICAÇÃO DOS GLIOMAS

Os gliomas foram classificados em 2007 pela OMS em astrocitomas, oligodendrogliomas e mistos (oligoastrocitomas), com diferentes graus de malignidade (I a IV) de acordo com a presença e número de alterações morfológicas como atipia nuclear, aumento da proliferação celular, proliferação microvascular (angiogênese) e presença de necrose.[5] Durante a última década, o conhecimento das alterações moleculares dos tumores do SNC expandiu-se maciçamente e esses parâmetros foram incorporados à classificação da OMS revisada de 2016.[1] Vias de sinalização molecular distintas foram identificadas em tumores histologicamente similares com evoluções clínicas divergentes, apontando a necessidade de estratégias terapêuticas também distintas. A melhor caracterização dos mecanismos de tumorigênese têm permitido abordagens de acompanhamento e tratamento personalizado mais eficazes para os pacientes com tumores do SNC. Além disso, a incorporação de características genéticas às fenotípicas permitiu uma maior objetividade no diagnóstico integrado dos gliomas. Neste sentido, a identificação da mutação no gene da isocitrato desidrogenase 1 e 2 (IDH) e a correlação da sua presença com melhor prognóstico em gliomas malignos nortearam a reclassificação molecular proposta em 2016. Além de mutações em IDH, também são consideradas mutações nos genes ATRX, TP53 e H3K27M e deleções dos cromossomos 1p e 19q, descritas a seguir, na classificação molecular dos gliomas difusos.

- **Mutações nos genes isocitrato desidrogenase 1 e 2 (IDH 1 e IDH2, ou IDH):** genes que codificam enzimas que catalisam a descarboxilação oxidativa do isocitrato α-cetoglutarato e são frequentemente mutados em gliomas. Foram identificadas mutações entre 70% a 80% dos gliomas difusamente infiltrativos graus II e III, bem como 10% de glioblastomas (GBM, grau IV).[6-8] As mutações em IDH estão associadas a um melhor prognóstico em pacientes com GBM e astrocitomas anaplásicos (grau III), em comparação com tumores do mesmo grau sem mutação de IDH. A sobrevida global média relatada em pacientes com GBM IDH mutado varia de 27,1 a 45,6 meses, enquanto a dos pacientes com GBM sem mutação de IDH varia em torno de 5 a 11,3 meses.[8-10] As mutações missense em IDH foram descritas em um número significante de pacientes jovens com GBM, com evolução clínica mais favorável. A mutação de IDH1 se restringe exclusivamente ao resíduo R132 da região ativa da proteína e rompe a ligação hidrogênica com o seu substrato, e a mutação no gene homólogo IDH2 foi descrita no resíduo análogo R172. As mutações nos dois genes são mutuamente exclusivas.[11-13]
- **Codeleção do cromossomo 1p/19q:** a presença combinada de deleção nos braços cromossômicos 1p e 19q, associada à mutação de IDH, classifica molecularmente o glioma como oligodendroglioma.[1,14] Esta codeleção é detectada entre 60% e 90% dos oligodendrogliomas e associa-se a um melhor prognóstico, com evolução menos agressiva e melhor resposta terapêutica à quimioterapia.[15]
- **Mutações nos genes ATRX e TP53:** ATRX codifica uma proteína remodeladora de cromatina e TP53, a proteína supressora tumoral p53. Mutações em ATRX estão comumente presentes em astrocitomas com IDH mutado (~90%) e, com frequência, coexiste com mutação em TP53.[16,17] Portanto, a presença de uma destas mutações associada à mutação de IDH determina a classificação molecular do astrocitoma.[1,14]
- **Mutação H3K27M:** a substituição de lisina por metionina na posição 27 da histona H3 resulta na mutação H3K27M. Esta mutação é encontrada em gliomas difusos de linha média, mais frequente em crianças.[1,18,19]

Com base em ambas as características histológicas e nessas principais alterações moleculares, os gliomas difusos são classificados em subtipos moleculares com e sem mutações, conforme apresentado na Figura 164.1.

PATOLOGIA MOLECULAR DOS GLIOBLASTOMAS

Os GBM, conforme apresentado na Figura 164.1, são classificados pela OMS como tumores com e sem mutação em IDH, que conferem um fator prognóstico aos pacientes. Entretanto, diversas outras alterações moleculares (mutações, deleções, amplificações e metilação) também são conhecidas nesses tumores que são os mais frequentes, mais malignos e de pior prognóstico entre os gliomas difusos.[20] Os GBM são tumores infiltrativos e, portanto, incuráveis por cirurgia e apresentam limitações às modalidades terapêuticas adjuvantes disponíveis, incluindo temozolomida, resultando em uma média de sobrevida de 15 meses.[21] Portanto, grandes esforços têm sido empregados na compreensão dos mecanismos patogênicos moleculares, que têm permitido uma definição mais detalhada dos subgrupos moleculares e a correlação com as categorias morfológicas, com implicações diretas nas orientações terapêuticas mais específicas e na predição prognóstica. As principais alterações moleculares e vias de sinalização associadas à biologia dos GBM serão discutidas a seguir e apresentadas na Figura 164.2.

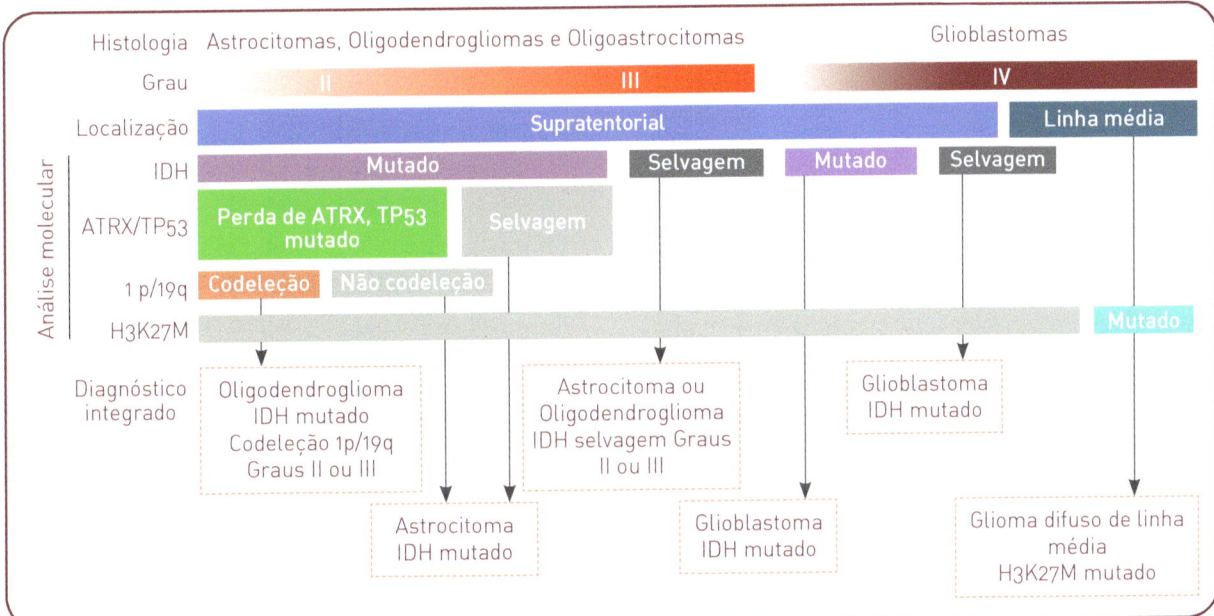

FIGURA 164.1 – Classificação histológica e molecular dos gliomas.
Fonte: Desenvolvida pela autoria.

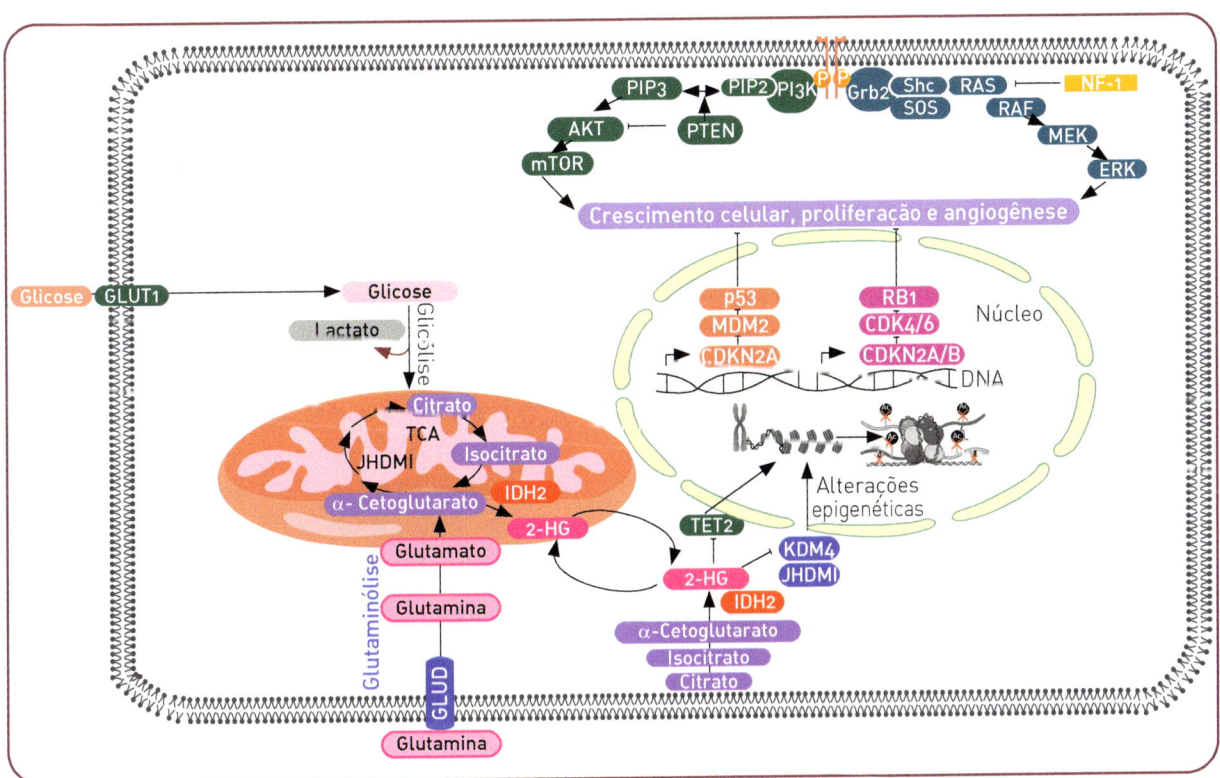

FIGURA 164.2 – Alterações em vias de sinalização e metabolismo em astrocitomas.
Fonte: Desenvolvida pela autoria.

Receptores tirosinaquinase

O aumento da sinalização via receptores de tirosinaquinase (RTK) em consequência da mutação somática ou de outro tipo de alteração, como amplificação ou metilação da região promotora, é descrito como um evento fundamental na oncogênese na maioria dos gliomas. O envolvimento na tumorigênese de receptores tirosinaquinase como o receptor do fator de crescimento epidérmico (EGFR), o receptor de fator de crescimento derivado de plaqueta (PDGFR), o receptor de fator de crescimento de hepatócito (HGFR), entre outros, já foram descritos.[22,23] Os RTK constituem o segundo maior tipo de receptores da superfície celular e sua ativação ocorre pela interação com um ligante que estimula sua atividade quinásica, com subsequente ativação da cascata de transdução de sinal e alterações na proliferação, diferenciação, promoção da sobrevivência e modulação do metabolismo.[24] Todos os RTK apresentam um domínio extracelular contendo um sítio de acoplamento para o ligante, uma única α-hélice hidrofóbica transmembrânica e um domínio citoplasmático que inclui uma região com atividade catalítica. O efeito da ativação desses receptores pode ocorrer via PI3K-AKT-mTOR e/ou via Ras-MAPK. Perdas de genes supressores de tumor podem facilitar a ativação dessas vias, como a do gene *Phosphatase and TENsin homolog* (PTEN), um regulador negativo primário da via PI3K-AKT-mTOR, ou do gene neurofibromina 1 (NF1), um regulador negativo da via Ras-MAPK.[25] Adicionalmente, mutações em EGFR e PDGFR também estão associadas à patogênese do GBM e respondem por 40% a 57% e 60% subsequentemente dos casos de GBM.[26]

Via EGFR-Akt-mTOR

A via EGFR-AKT-mTOR é a sinalização principal para o desenvolvimento do GBM primário. EGFR é um membro de uma família denominada HER ou ErbB, tendo como ligantes o fator de crescimento epidérmico (EGF), fator de crescimento transformador alfa (TGFα) e anfiregulina. EGFR codifica, via *splicing* alternativo, quatro diferentes isoformas. A isoforma 1 (também conhecida como p710) é a mais estudada em câncer e apresenta, além dos três domínios clássicos dos RTK, um quarto domínio na região C-terminal responsável pela endocitose, que finaliza o processo da ativação do EGFR. A perda do controle da ativação intracelular pela presença de ligantes em excesso, presença de receptores mutantes ou perda dos mecanismos de controle, podem resultar no aumento da proliferação, diferenciação e motilidade celular, beneficiando o crescimento de células tumorais.[27,28] A variante 3 do EGFR (EGFRvIII), com deleção dos exons 2 a 7, causando a perda do domínio extracelular, é uma forma do receptor constitutivamente ativada mesmo na ausência do ligante. Esse tipo de mutação está presente em cerca de um terço dos casos de GBM.[28]

A ativação do EGFR resulta no recrutamento do fosfoinosinositídeo 3-quinase (PI3K) para a membrana celular, onde catalisa a formação de fosfatidilinositol-4,5-bifosfato para 3-fosfato (PIP3), um produto que ativa moléculas efetoras como AKT (proteína quinase b) e mTOR. AKT, por sua vez, é ativado pela translocação para a membrana celular e, logo a seguir, pela fosforilação no resíduo Thr308 e Ser473 pela PDK1 e PDK2 (quinases dependentes de fosfoinositídeos 1 e 2), respectivamente. AKT também pode ser ativado pela proteína quinase C (PKC) por fosforilação no resíduo Ser473. A via intracelular de sinalização por AKT é importante, pois está associada à sobrevida celular pela inibição da apoptose via inativação da via BAD, fator de transcrição tipo *forkhead* (FKHR) e caspase 9. AKT aumenta a expressão do fator nuclear kappa B (NF-κB), que promove a sobrevivência em resposta ao estímulo apoptótico. Também inibe a morte celular via p53, ativando a proteína *murine doble minute 2* (MDM2). AKT influencia, ainda, diretamente a proliferação celular pela inibição da enzima glicogênio sintasequinase-3β (GSK3β), resultando no acúmulo da ciclina D1, um promotor do ciclo celular. AKT promove o crescimento celular ou aumenta o tamanho da célula pela sinalização via Mtor.[29,30] mTOR é o alvo de rapamicina em mamíferos, estimula a proliferação celular e aumenta a sobrevida celular pelo bloqueio da apoptose. Diversas alterações moleculares que propiciam a desregulação dessa via nos genes EGFR, PTEN, PIK3CA já foram descritas em astrocitomas.[31-37] A fosfatase homóloga à tensina (PTEN) é o regulador negativo dessa via.

PTEN

A perda de função de PTEN tem sido correlacionada com metástase e com baixa resposta à radioterapia e à quimioterapia em pacientes com câncer do SNC, indicando que PTEN é um regulador-chave da sensibilidade do tumor a múltiplas abordagens terapêuticas.[38] Cerca de 20% a 34% dos casos de GBM apresentam mutação nessa via.[26] A proteína PTEN, codificada pelo gene supressor de tumor PTEN, consiste de uma porção N-terminal com atividade fosfatase, e uma C-terminal com domínio C2 de fosforilação e domínios de ligação a PDZ (PSD-95, DLG1 e ZO-1). O domínio catalítico defosforila a posição 3' do fosfolípide PI(3,4,5)P3 e PI(3,4)P2. Por intermédio da atividade fosfatase, PTEN regula negativamente a via AKT por meio da modulação dos níveis de PI(3,4,5)P3 e, consequentemente, da progressão do ciclo celular.[39] PTEN regula a migração celular mediante a fosforilação da quinase de adesão focal (FAK) exercida por meio da atividade fosfatase[40] e também regula a estabilidade da proteína p53 pela atividade transcricional por competição com a oncoproteína MDM2.[41] Seu domínio C2 pode ainda regular a migração celular.[42] PTEN é inativado em GBM por diferentes mecanismos moleculares como mutação, deleção ou metilação da região promotora, resultando em uma inibição de sua função e, consequentemente, não inibindo a via de sinalização PI3K-AKT-Mtor.[43,44]

Via PDGF

A via de sinalização por intermédio do PDGFRα está aumentada em astrocitomas de baixo grau, oligodendrogliomas e um subgrupo de GBM.[45] Análise de dados do TCGA (*The Cancer Genome Atlas*) mostrou amplificação em PDGFRα entre 10% e 13% dos de GBM estudados.[29] A família do PDGF consiste de quatro ligantes (PDGF-A, PDGF-B, PDGF-C e PDGF-D) e dois receptores (PDGFRα e PDGFRβ). Cada subunidade do receptor apresenta um domínio tirosinaquinase no seu interior e, quando dimerizam, podem fosforilar vários resíduos de tirosina, ativando diversas vias de sinalização, incluindo Ras-MAPK, PI3K, família de quinases Src, fatores de transcrição STAT e fosfolipase Cγ (PLCγ). A ativação de Src ocorre pela desfosforilação de um resíduo de tirosina inibitória do Src, causando a resposta mitótica na célula. PLCγ ativa PKC provoca a invasão e a proliferação. Adicionalmente, PDGFR atua na ativação de fatores de transcrição STAT por meio da ativação de quinases Jak.[46] A amplificação dos genes que codificam PDGFRα e PDGFRβ é frequente, ocasionando um aumento do estímulo para proliferação celular e migração em GBM.[23,47] Esses genes estão também correlacionados com desdiferenciação de células gliais em células-tronco, na transição epitélio-mesênquima, na ativação de fibroblastos associados ao câncer e na estimulação intratumoral da angiogênese, linfangiogênese e imunossupressão.[48]

Via p53-MDM2-p14[ARF]

A inativação do gene supressor de tumor TP53, que codifica p53, é responsável por mais da metade de todos os cânceres humanos.[49] Já foram descritas mais de 29 mil mutações em mais de 50 tipos de tumores diferentes, segundo a base de dados da Agência Internacional para Pesquisa em Câncer (International Agency for Research on Cancer (IARC) – TP53 Mutation Database).[26] A via p53-MDM2-p14[ARF] está desregulada em 84% dos GBM, impactando na invasão celular, migração, proliferação, evasão de apoptose e nas características de células-tronco cancerosas em GBM.[50]

A proteína p53 é uma fosfoproteína citoplasmática de 53 kDa, responsável pela integridade genômica ("guardiã do genoma") e pelo controle do crescimento celular.[39,48] Sua ação acontece pelo bloqueio do ciclo celular para que ocorra o reparo do DNA, ou para que, caso o dano seja irreversível, ative a morte celular programada ou apoptose.[51-53] Após o dano de DNA, p53 é ativada, induzindo a transcrição de genes como p21[Waf/Cip1], é estabilizada pela ligação a p14[ARF], produto do gene CDKN2A, e degradada por MDM2.[54,55] Mutações de *TP53* são frequentes em GBM (22%), e amplificações de MDM2 estão presentes em 10% dos casos de GMB.[50,56] A perda de expressão de p14[ARF] é frequente em GBM em virtude da deleção ou da metilação da região promotora de CDKN2A.[31,57]

Via Ras-MAPK

Essa via de sinalização regula a atividade de muitos fatores celulares envolvidos na angiogênese, proliferação celular, migração e sobrevivência. A ativação da via Ras-MAPK também resulta na ativação do fator de transcrição induzido por hipóxia alfa (HIF-1α), que promove a tumorigênese e a ativação do fator de crescimento endotelial vascular (VEGF).[26]

Ras é uma proteína G ligada à membrana que inicia a cascata de transdução ativada pela proteinaquinase ativada por mitógeno (MAPK). A ativação de Ras, pela fosforilação de um resíduo de tirosina na porção intracelular de EGFR ou PDGFR, recruta Raf para a membrana celular, que, para a sua ativação, requer fosforilação dos resíduos de tirosina ou serina/treonina pela PKC. Raf ativada fosforila MEK, que, por sua vez, ativa ERK, translocando-a para o núcleo. ERK-2 ativa alvos nucleares, causando a progressão do ciclo celular. No citoplasma, ERK ativa p90^{RSK}, uma serina/treoninaquinase que fosforila inúmeros fatores de transcrição, promovendo a progressão do ciclo celular, crescimento celular, neoangiogênese e antiapoptose.[58] O NF1 é um regulador negativo dessa via Ras.

NF1

Deleções de NF1, o gene supressor de tumor associado à neurofibromatose tipo 1, estão associados a gliomagênese.[59] NF1 é uma proteína expressa em todos os tecidos, mais abundante no SNC. Tem localização citoplasmática e regula a dinâmica dos microtúbulos, participando de diversas vias, particularmente da via Ras-MAPK. NF1 é uma proteína RAS GTPase-ativadora que impede a oncogênese por converter GTP-Ras (ativo) em GDP-Ras (inativo), sendo essa função regulada por fosforilação.[60] A perda de expressão de neurofibromina, como observada em tumores associados a NF1, provoca o aumento do crescimento e da sobrevivência celular por meio da hiperativação de RAS.[61] Estudos recentes de sequenciamento genômico revelaram que câncer esporádico, incluindo gliomas esporádicos (glioma de baixo grau e GBM), apresenta perda haploinsuficiente ou nulizigótica de NF1, indicando que a NF1 funciona como um supressor de tumor somático na população em geral.[61]

Via p16^{INK4a}-RB1

A proteína RB1 controla a progressão da fase de G1 para S do ciclo celular, sendo essa atividade regulada por fosforilação. No estado não fosforilado, liga-se à família E2F de fatores de transcrição que são críticos para o início da replicação de DNA. Quando a célula entra na fase S, complexos de quinases dependentes de ciclina (CDK) e ciclinas fosforilam RB1, inibindo, assim, sua atividade. A fosforilação inicial é realizada por ciclina D/CDK4/CDK6 e seguida por fosforilação adicional por ciclina E/CDK2.[62] Quando E2F está livre, ativa genes envolvidos na transição de G1 a S. Alterações moleculares no gene RB1 ou de genes que codificam fatores envolvidos nessa via, como CDK4, CDKN2A e CDKN2B, são frequentes em GBM, resultando na desregulação de E2F e no descontrole do ciclo celular e, consequentemente, na proliferação descontrolada e na tumorigênese.[57,63,64]

A proteína p16^{Ink4a} é, portanto, uma importante proteína envolvida no ciclo celular.[65] A p16^{Ink4a} é um regulador negativo da proliferação celular e, portanto, um dos principais fatores para evitar a formação de tumores. Cerca de 50% de todos os cânceres humanos apresentam inativação da 16^{Ink4a}, inclusive os GBM. A angiogênese e a apoptose também estão associadas à função 16^{Ink4a}, porém, há poucas informações publicadas sobre esse mecanismo em gliomas malignos. A restauração de p16^{Ink4a} selvagem resultou na diminuição da expressão do VEGF em várias linhagens celulares e inibiu a angiogênese em gliomas malignos.[65,66]

Classificação molecular dos GBM

O crescente avanço no conhecimento das alterações moleculares e vias de sinalização alteradas em GBM permitiu confirmar que são tumores bastante heterogêneos, com respostas a terapias e prognósticos distintos. O sequenciamento em larga escala realizado pelo TCGA permitiu a classificação dos GBM em subtipos moleculares com base no perfil de transcriptoma: proneural; mesenquimal; e clássico.[67] Esses subtipos também foram classificados pela frequência de alterações somáticas do DNA, incluindo mutações, deleções e amplificações. GBM do subtipo proneural apresentam alta frequência de mutações em IDH e TP53, além de mutação/amplificação em PDGFRA. Normalmente são GBM que evoluíram de um astrocitomas difuso ou anaplásico (GBM secundário). Já os GBM do subtipo clássico são enriquecidos com amplificações/mutações em EGFR e deleções de CDKN2A. GBM do subtipo mesenquimal apresentam frequentemente mutações em NF1 ou RB1.

Angiogênese

A neovascularização e a angiogênese desempenham um importante papel no desenvolvimento de gliomas, especialmente nos GBM.[68] A agressividade e o risco de recorrência da doença estão relacionados ao grau de neovascularização, que proporcionam nutrição, oxigênio e energia para o tumor.[69]

A angiogênese nos gliomas é um processo de múltiplos passos, que inclui: 1) ativação, proliferação e migração de células endoteliais; 2) degradação da membrana basal e matriz extracelular; e 3) remodelamento de células endoteliais e interação com células circunjacentes para a formação de novos vasos.[70,71] Entre os fatores de crescimento relacionados com vias de sinalização que resultam na proliferação vascular em gliomas destacam-se o VEGF, além PDGF, EGF (fator de crescimento epidérmico) e FGF (fator de crescimento de fibroblastos).[72] Desses, o VEGF é o mais potente e predominante regulador da angiogênese tumoral, sendo um importante alvo de terapias antiangiogênicas. VEGF é o único fator angiogênico conhecido que está presente ao longo de todo o ciclo do tumor. VEGF é um membro de uma família de seis proteínas estruturalmente relacionadas: VEGF-A a E; e PlGF (fator de crescimento placentário). Ao se ligar aos seus receptores específicos, VEGFR-1, VEGFR-2, VEGFR-3 e neuropilina 1, estimula o crescimento, a sobrevivência e a proliferação das células endoteliais.[73,74] Esses receptores estão expressos apenas nas células endoteliais do tumor e sua interação com VEGF induz a proliferação e a migração *in situ*.[75] Estudos em modelos animais têm demonstrado que a inibição de VEGF resulta em uma diminuição do crescimento das células tumorais e regressão dos vasos. Em GBM, as células tumorais adjacentes à necrose promovem o aumento da expressão do VEGF secundário à hipóxia, o que contribui para a vasculatura irregular desses tumores.[26] A hiperexpressão desses fatores pró-angiogênicos, como VEGF-A, correlaciona-se diretamente ao grau de vascularização/malignidade do tumor e inversamente ao prognóstico dos pacientes.[76,77] Amostras de GBM apresentam níveis elevados de expressão de VEGF, associados a uma regulação positiva do receptor VEGFR2. Além disso, foi demonstrado também que a combinação de VEGF com angiopoietina-2 ocasiona a ruptura da barreira hematoencefálica pelo aumento da atividade de metaloproteinases e inibição da expressão de zonas ocludentes-1, reguladora chave da formação de junções aderentes.[78,79]

Metabolismo

O metabolismo celular é um dos principais processos afetados durante a transição de células normais para células tumorais e é um determinante crucial entre proliferação e morte celular. Uma das principais características dos GBM é a reprogramação do metabolismo,[80] para glicólise em detrimento da fosforilação oxidativa mitocondrial, independentemente da disponibilidade de oxigênio, fenômeno conhecido como "efeito Warburg". Adicionalmente, as células tumorais de GBM utilizam o ciclo de ácido tricarboxílico (ciclo de Krebs) via glutaminólise.[80]

A biogênese da mitocôndria também é reprogramada em células tumorais, e a alteração do equilíbrio entre o fornecimento de energia e de macromoléculas pode determinar o destino das células tumorais, sendo este outro ponto de investigação com intuito terapêutico. Enumeram-se a via EGFR/AKT/mTOR, já discutida anteriormente, além de MYC e HIF-1α[80] com ações oncogênicas relevantes, que asseguram o aporte da demanda energética e de macromoléculas para a proliferação das células tumorais, regulando as reações de oxidorredução, metabolismo de nucleotídeos e a síntese lipídica e proteica.[81]

A via EGFR/AKT/mTOR envolve uma cascata de sinalização altamente complexa, ativada em cerca de 90% dos GBM.[82] PI3K exerce um importante papel no metabolismo tumoral principalmente na regulação da expressão do transportador da glicose (GLUT1), tornando as células tumorais dependentes de altos níveis de glicose. A ativação de AKT ocorre quando células tumorais necessitam de metabólitos intermediários para sustentar uma rápida proliferação por intermédio da ativação da glicólise, sem afetar a taxa de fosforilação oxidativa, contribuindo também para que as células fiquem dependentes de glicose.[80] mTORC, com função principal de promover a síntese de proteínas e lipídios, está localizado abaixo da cascata de sinalização PI3K/AKT. Em GBM, a ativação do mTORC ocorre predominantemente pela perda de NF1 ou pela sinalização desregulada de EGFR.[9,63,83]

A via MYC regula uma gama de genes envolvidos no controle do ciclo celular, metabolismo, função mitocondrial e regulação da apoptose. Desempenha um papel complexo, modulado pelas condições do microambiente da célula tumoral. MYC pode desencadear a expressão de genes da via glicolítica, da glutaminólise ou da fosforilação oxidativa. Células tumorais com disfunção de MYC em condições de privação de glutamina perdem rapidamente intermediários do ciclo de Krebs, causando morte celular. A desregulação da expressão de MYC, em associação com HIF-1α, propicia também um fenótipo glicolítico em tumores. Além disso, MYC estimula a biogênese mitocondrial em ambas as células normais e tumorais.[80]

Ao contrário das células normais do cérebro, as células GBM são expostas a gradientes variados de oxigênio que influenciam diretamente seu metabolismo. A hipóxia é uma característica comum no microambiente de tumores sólidos, ocasionando regulação positiva de HIF-1α e, consequentemente, induzindo uma reprogramação metabólica.[84] Várias enzimas glicolíticas, transportadoras de glicose (GLUT1 e GLUT3), de lactato e reguladores de pH são alvos do HIF-1α.[81] Tanto a hipóxia como o aumento da taxa de glicólise aeróbica aumentam a produção de lactato, que desempenha funções na progressão e manutenção de tumores.[85] Além disso, o HIF-1α induz o aumento da expressão da enzima lactatodesidrogenase (LDHA), e PFK1, por meio da ativação de PFKFB3, muda a isoforma PKM1 para a PKM2 e ativa o PDK1, que, por sua vez, inibe o PDH, reduzindo o ciclo TCA.[80]

Na Figura 164.2, estão apresentadas esquematicamente as alterações metabólicas em GBM e influência da via de sinalização RTK-mTORC, MYC e hipóxia.

Alterações epigenéticas

Os avanços na patologia molecular dos gliomas nos últimos anos têm resultado em melhor conhecimento do desenvolvimento desses tumores, relacionando também várias alterações epigenéticas, incluindo metilação de DNA, modificações de histonas e remodelamento de cromatina. Diferentemente das mutações, as modificações epigenéticas são mais globais, mas reversíveis, tornando as proteínas e genes que regulam essas alterações importantes alvos terapêuticos.

O status de metilação de DNA dos GBM está diretamente relacionado com a resposta ao tratamento com temozolomida, um agente alquilante. Pacientes que apresentam tumores com a região promotora do gene que codifica 06-metilguanina DNA metiltransferase (MGMT) metilada respondem melhor ao tratamento com temozolomida.[86-88] MGMT é responsável pelo reparo a lesões tóxicas causadas por agentes alquilantes.[16,89]

Mutações em IDH são marcadores bem conhecidos de bom prognóstico em pacientes com gliomas, além de ser utilizado para caracterização dos subtipos pela OMS, também se correlacionam com a metilação de DNA. São mais frequentes em gliomas grau II/III ou GBM secundários. As mutações de IDH resultam em ganho de função com produção do ácido 2-hidroxiglutarato (2HG), um oncometabólito produzido a partir do alfacetoglutarato (αKG). 2HG promove um fenótipo hipermetilado das ilhas CpG (*glioma-CpG Island Methylator Phenotype* (G-CIMP)) em GBM por inibição de enzimas dependentes de αKG e DNA-demetilase (TET2), afetando a metilação global.[90,91] Além disso, 2HG inibe histonademetilases (JHDM1 e KDM4) e, portanto, resulta em modificações importantes de histonas (Figura 164.2). Além disso, outras enzimas dependentes de αKG estão envolvidas no reparo de DNA (família ALKBH) que alteram a resposta à quimioterapia e, juntamente com proteínas reguladoras de HIF-1α, afetam a sinalização à hipóxia. A hipermetilação de genes relacionados à resposta imunológica, como *PDL1*, também se associam ao fenótipo G-CIMP, com redução da resposta imune e da quimiotaxia dos leucócitos.[92] Portanto, pacientes com GBM do tipo G-CIMP são normalmente secundários, mais jovens e apresentam um melhor prognóstico de sobrevida.[93]

As alterações na metilação de DNA modificam a afinidade de ligação de vários fatores de transcrição, incluindo SOX2 (*sex-determining region Y-box 2*), HOX (*Homeobox*) e REST (*RE1-silencing trasncription* fator), importantes para a manutenção de células-tronco.[94-96] Além disso, outra proteína cuja ligação ao DNA é fortemente afetada pela hipermetilação é CTFC (*CCCTC-binding factor*), importante função na manutenção da estrutura da cromatina.[97]

Mutações em genes relacionados à organização da cromatina são frequentes em gliomas, estando presentes em 54% destes. Já se descreveram alterações em 36 genes envolvidos na organização cromatínica, incluindo ATRX, SETD2 e SMARCA4. Genes codificadores de monômeros de histonas, como H3F3A e HIST1H3B/C, também sofrem mutações principalmente nos gliomas graus III e IV. A mutação na lisina 27 do gene da histona (H3K27M), característica de gliomas pediátricos de linha média, causa uma disfunção da atividade enzimática do complexo PRC2 (*Polycomb Repressive Complex 2*), cuja função é manter o estado repressivo da cromatina. A mutação diminui, portanto, a função do complexo PRC2, acarretando alterações epigenéticas tanto no nível do DNA como no status de atividade das histonas.[16,98]

BIOLOGIA MOLECULAR DOS MEDULOBLASTOMAS

Os meduloblastomas são tumores cerebrais malignos mais frequentes durante a infância, com pico de incidência entre 6 e 8 anos de idade. São localizados no cerebelo, na fossa posterior, e supostamente originados de populações de células progenitoras neuronais. Meduloblastomas correspondem a 63% dos tumores embrionários intracranianos e apresentam uma incidência anual de aproximadamente cinco casos por 1 milhão de indivíduos.[99] Histologicamente, apresentam-se como pequenas células redondas, com alto índice mitótico, classificados como grau IV pela OMS. As variações morfológicas permitem subclassificá-los em formas clássica, desmoplásica/nodular, com extensiva nodularidade e células grandes/anaplásica. No entanto, a introdução da classificação molecular permitiu estratificar melhor os meduloblastomas quanto ao risco de evolução e recorrência tumoral, bem como indicação terapêutica mais adequada. A classificação molecular com base no perfil genético e epigenético propôs quatro subtipos: Wingless (WNT); Sonic Hedgehog (SHH); Grupo 3; e Grupo 4.[100] A última classificação da OMS integrou ainda os dados de mutação em TP53 para o subtipo molecular SHH e, diferentemente dos gliomas, manteve a classificação histológica clássica.[1,99,101] Na Figura 164.3, estão resumidas as principais características dos subtipos dos meduloblastomas.

Subtipo Wingless (WNT)

O subtipo WNT corresponde a 10% dos meduloblastomas e, em geral, manifesta-se após os 4 anos de idade, raramente na idade adulta, com prognóstico bastante favorável, sobrevida maior do que 5 anos em 95% dos casos e dificilmente metastático. A sua apresentação em idade adulta implica m prognóstico menos favorável. Caracteristicamente, apresenta

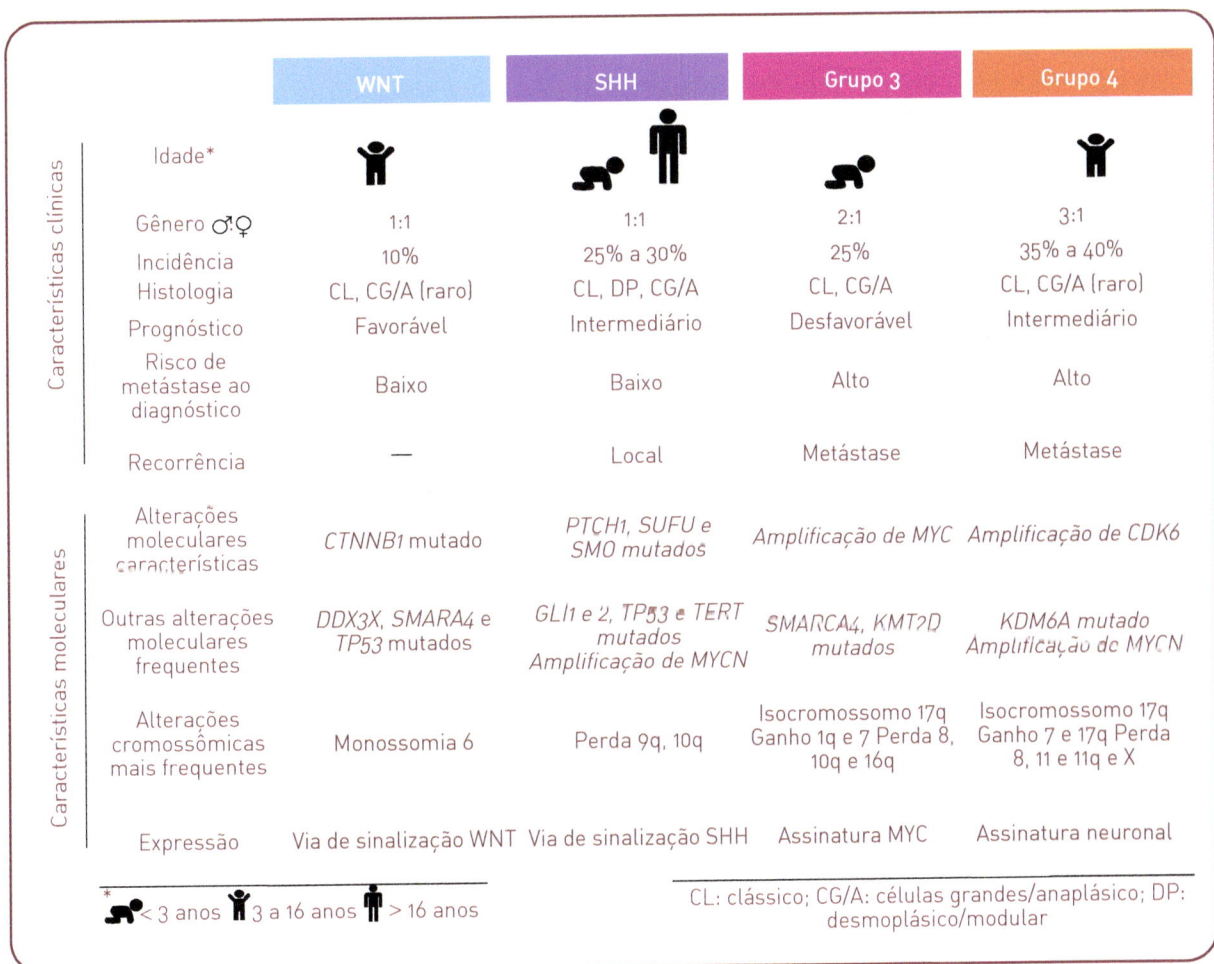

FIGURA 164.3 – Classificação histológica e molecular dos meduloblastomas.
Fonte: Desenvolvida pela autoria.

ativação da via WNT. A maioria dos casos (85% a 90%) apresenta mutações somáticas no gene da β-catenina (CTNNB1), com acúmulo dessa proteína no núcleo celular, onde age como coativadora de fatores de transcrição da família TCF/LEF, e regulação positiva de genes ligados à proliferação e ao crescimento celulares. Indivíduos sem mutação somática de CTNNB1 podem apresentar mutações com perda de função do gene supressor tumoral APC, que regula a degradação de β-catenina.[102,103] Os pacientes com meduloblastoma do subtipo WNT apresentam o segundo maior número de variantes únicas de nucleotídeos (SNV) entre todos os subtipos de meduloblastoma, com uma média de 1.800 SNV por genoma,[104] com mutações recorrentes em DDX3X (36%), SMARCA4 (19%) e TP53 (14%). Monossomia do cromossomo 6 é frequente (80% a 85%), normalmente coocorrendo com mutações em CTNNB1.[105] O bom prognóstico apresentado pelos pacientes com meduloblastoma do subtipo WNT vem sendo atribuído em virtude da produção de antagonistas do WNT, como WIF1 (Fator inibidor de WNT) e DKK1 (*Dickkopf WNT Signaling Pathway Inhibitor 1*), que bloqueiam a sinalização via WNT e aumentam a permeabilidade dos vasos intratumorais, fenestrando a barreira hematoencefálica e permitindo, assim, maior acesso aos agentes quimioterápicos ministrados sistemicamente.[106]

Subtipo Sonic-Hedgehog (SHH)

É o subtipo molecular dominante em pacientes abaixo dos 3 anos de idade e em adultos com mais de 16, representando aproximadamente dois terços dos meduloblastomas dessas faixas etárias, com prevalência um pouco maior no sexo masculino. O prognóstico é altamente variável de acordo com a idade do indivíduo, a histologia tumoral e o nível de metástases. A maioria dos casos apresenta mutações somáticas ou germinativas ou, ainda, alteração no número de cópias em genes da via Sonic Hedgehog (SHH), relacionadas à proliferação e ao crescimento celulares: perda de função ou deleção em gene Patched 1 (PTCH1 – 43%); perda de função ou deleção do gene que codifica o regulador negativo da sinalização da via SHH, SUFU (SUFU, *Supressor of Fused Homolog* – 10%); mutações ativadores no gene de *smoothened; frizzled class receptor* (SMO – 9%); amplificações nos genes GLI *family zinger finger 1/2* (GLI1 ou GLI2 – 9%); e no proto-oncogene MYCN (MYCN – 7%).[107,108] As modificações no número de cópias gênicas promovem alterações na via p53, resultando em defeitos na regulação do ciclo celular, apoptose e reparo de DNA. A presença de mutação em TP53 está associada a um pior prognóstico e discrimina os dois subgrupos do subtipo SHH segundo a OMS: SHH ativado com TP53 mutado e SHH ativado com TP53 selvagem. Mutações na região promotora de TERT (Transcriptase Reversa da Telomerase) sugerem mecanismos alternativos de alongamento de telômeros em aproximadamente 39% dos casos do subtipo SHH. As alterações citogenéticas, como a perda do braço longo dos cromossomos 9 (9q) e 10 (10q), acarretam perda da heterozigosidade de genes supressores de tumor da via SHH, PTCH1 e SUFU, localizados em 9q22 e 10q24, respectivamente.[109] De modo diferente dos outros subtipos, meduloblastomas do subtipo SHH apresentam grande heterogeneidade clínica, biológica e molecular, conferindo prognóstico de sobrevida dependendo do perfil molecular.[102,103]

Subtipo não WNT/não SHH (Grupo 3 e Grupo 4)

O Grupo 3 corresponde a 25% dos casos dos meduloblastomas, sendo mais comum na infância e em meninos. É considerado o subtipo mais agressivo e de pior prognóstico, com sobrevida de até 5 anos em menos de 60% dos casos, em razão da alta incidência de metástases. Apresenta como particularidade a amplificação ou o aumento da expressão do gene MYC, raro em outros subtipos, que está associada ao aumento de proteínas ribossomais e proteínas envolvidas no processamento de mRNA. Mutações nos genes SMARCA4 (SWI/SNF *related, matrix associated, actin dependent regulator of chromatin, subfamily a, member 4*) e KMT2D (*Lysine Methyltransferase 2D*) estão entre os mais frequentes, em 9% e 5% dos pacientes, respectivamente. Citogeneticamente, o subtipo grupo 3 apresenta extensa aneuploidia caracterizada pela frequente perda do braço curto ou duplicação do braço longo do cromossomo 17 (isocromossomo 17q ou i17q), além de ganho dos cromossomos 1q e 7, e perda dos cromossomos 8, 10q e 16q.[102,103,108]

O grupo 4 é o subtipo mais comum de meduloblastoma, constituindo 35% a 40% dos casos, com maior incidência em adolescentes (50%). É mais comum em homens e apresenta sobrevida, no geral, intermediária em comparação com os outros subtipos. Aproximadamente um terço dos casos com este subtipo apresenta metástases por ocasião do diagnóstico e a recorrência do tumor ocorre com mais de 5 anos do diagnóstico original. A alteração molecular mais prevalente é o aumento de PRDM6 (PR Domain-Containing Protein 6), relacionada à duplicação focal em tandem do gene SNCAIP (Synuclein Alpha Interacting Protein), localizado a cerca de 500 kb acima da região promotora de PRDM6. Mutações em genes modificadores de histonas também são prevalentes nesse subtipo de meduloblastoma, incluindo no gene KDM6A (9%), ZMYM3 (6%), KMTC2 (6%) e KBTBD4 (6%). Além disso, amplificação de MYCN (6%), OTX2 (6%), CDK6 (6%) e hiperexpressão dos proto-oncogenes GFI1 e GFI1B (5% a 10%) também são encontrados no Grupo 4.[107] As mutações com perda de função dos genes KDM6A, ZMYM3 e KMTC2 são quase mutuamente exclusivas dos casos do grupo 4 e, interessantemente, codificam proteínas modificadoras de cromatina. Aberrações cromossômicas de grande escala também são comuns no subtipo G4, especialmente i17q, além de ganhos dos cromossomos 7 (40% a 50%) e 17q (>80%) e deleções de cromossomos 8 (40% a 50%), 11 (>30%) e 17p (>75%).[110]

CÉLULAS-TRONCO CANCEROSAS

Acredita-se atualmente que o processo neoplásico pode ser dependente de uma pequena população de células-tronco que sofreram alguma desregulação em sua maquinaria epigenética gerando um acúmulo de células com alta capacidade de autorrenovação e multipotencialidade, dando origem às células-tronco cancerosas (CTC). Células apresentando expressão dos marcadores CD133 de células-tronco foram associadas à capacidade tumorigênica, radioresistência e a um pior prognóstico, tanto em GBM como em meduloblastomas.[111-114] As CTC necessitam de um microambiente especializado para a manutenção de suas características, com migração em direção às células endoteliais e formação de nichos perivasculares.[115] Foi demonstrado que há um aumento da secreção de VEGF pelas células de GBM-CD133 positivas, sendo esta uma evidência adicional da interação das CTC com o endotélio.[111] A participação de outros genes importantes em células tronco tem sido relatada em GBM, como a expressão de OCT4, OLIG2, BMI1 e E2F2 com implicação na biologia desses tumores.[116]

As CTC podem ser reguladas de diferentes formas, como pela via de sinalização Wnt/β-catenina, importante por induzir a expressão de genes como CCND1 e MYC, fundamentais para a autorrenovação e diferenciação desse nicho celular. O padrão de metilação do DNA também pode alterar a regulação dessas células. Alto nível de metilação no promotor do gene DKK1 (Dickkopf-related protein 1), por exemplo, estimula a ligação do fator de transcrição ASCL1, crucial para a manutenção e tumorigenicidade de CTC em GBM, e ativa a via de sinalização canônica WNT. Modificações em histonas também podem alterar a manutenção do nicho de CTC. A diminuição da metilação da histona H3K27 ocasiona a expressão de genes-alvo da via de sinalização NOTCH. Além disso, a hipometilação do promotor do gene *SHH* ativa a via de sinalização SHH, importante para manutenção das CTC.[117]

Adicionalmente, o óxido nítrico liberado pelos vasos tumorais induz a via do NOTCH, auxiliando na manutenção das características de CTC no nicho perivascular, como proliferação, autorrenovação e diferenciação.[115,118] A ativação da via AKT, por intermédio da perda do PTEN ou PI3K-AKT-mTOR, também foi identificada como uma das principais vias efetoras de CTC em gliomas e meduloblastoma.[119] A ativação dessa via de sinalização em GBM confere às CTC alta capacidade de migrar e invadir o tecido cerebral normal, abrindo a perspectiva de utilização de inibidores de mTOR para o tratamento dos pacientes com esse tipo de tumor.[120]

CTCs expressam transportadores ABC (*ATP-binding cassete*), cuja função é eliminar substâncias químicas de dentro das células, conferindo resistência a diferentes agentes quimioterápicos.[121,122]{Uribe, 2017, Multidrug resistance in glioblastoma stem-like cells: Role of the hypoxic microenvironment and adenosine signaling} Essa maior resistência a drogas, somada à hipóxia, propicia a seleção das CTC, que apresentam uma alta capacidade de produzirem gerações de progenitores dos quais somente clones com maiores capacidades de adaptabilidade ao microambiente conseguem sobreviver, definindo, assim, o fenótipo de células de um tumor que recidivou.

Outro fator que contribui para a resistência e recidiva principalmente de GBM é a ativação da autofagia, induzida pela hipóxia e pela ativação de diversas vias de sinalização. Esse processo resulta em uma citoproteção das células contra estímulos pró-apoptóticos. A indução da diferenciação das CTC, por meio de drogas que atuam nas vias de sinalização, é uma estratégia para o tratamento de CTC de GBM, pois induziria também a autofagia.[123,124]

MODALIDADES TERAPÊUTICAS E NOVAS PERSPECTIVAS

Embora historicamente o SNC seja tido como santuário imunológico protegido pela barreira hematoencefálica capaz de restringir a migração de células do sistema imune e citocinas, entre outros, foi observada a utilização dessa barreira para o trânsito de linfócitos, até mesmo durante a progressão de doenças do SNC, infecção e processos autoimunes.[125,126]

Os gliomas são especializados na evasão ao sistema imune do hospedeiro pelos mecanismos imunossupressivos desenvolvidos pelos tumores. Fatores supressores derivados de gliomas causam um desvio das citocinas Th1 para Th2, resultando na desregulação da imunidade celular, acompanhada pelo acúmulo de células do tipo imunossupressoras, secreção de fatores imunossupressores e ativação de vias imunossupressoras.[127]

Diversos são os modos de aplicação de imunoterapia aos tumores do SNC: infusão sob alta pressão por cateter intracraniano;[128] por injeção intratumoral, intraventricular ou intracavitária; ou por difusão de polímeros biodegradáveis. Há também a administração de linfócitos T próprios, manipulados geneticamente *ex vivo* a fim de identificar um antígeno específico do tumor; além de vacinas contra epítopos antigênicos associados a gliomas.[129] Ainda, células próprias ativadas *ex vivo* podem ser utilizadas como complemento cirúrgico combinado à administração de interleucina 2 (IL2) em baixa dose, para amplificação potencial da resposta imune antitumoral. Essa metodologia já tem sido empregada no tratamento de melanomas e seu emprego em GBM está sendo testado atualmente em três ensaios clínicos <www.clinicaltrials.gov>. Terapias com base em interferons têm sido testadas como adjuvante de outras terapias padrões, com respostas promissoras.[130]

Adicionalmente, inibidores e vacinas contra IDH1/2 mutados estão sendo testados em pacientes diagnosticados com gliomas.[131] Outras vacinas tendo como alvos IL4, IL13R, TGF-β, WT1, SOX, EGFRvIII[132] estão em desenvolvimento, assim como terapias gênicas por meio da administração de microvesículas com siRNA de MGMT e SIRT2, de lipossomo com gene IFN-β, e sistema bacteriano com EGFR,[133] e pequenas moléculas inibidoras, como PLX3397 (inibidor de CSF1R e o ligante KIT)[135] eSunitinib (inibidor de diversos receptores do tipo tirosina-kinases),[144] estão sendo testadas. Contudo, a resposta a esses agentes monoterápicos não tem sido animadora, em parte atribuída pela baixa concentração desses agentes no interior do tumor e provavelmente pela presença de múltiplas vias ativadas no tumor maligno, sendo o bloqueio somente de uma delas insuficiente para causar impacto na sobrevida do paciente. Com isso, torna-se cada vez mais evidente a necessidade de combinações terapêuticas com alvos em vias distintas de sinalização ativadas no tumor. Para essa finalidade, sistemas para administração de múltiplas drogas vêm sendo desenvolvidos como o composto de copolímero PLGA e fosfatidilcolina: colesterol (PEG-DSPE), denominado nanocell, que permite a liberação de duas drogas em diferentes cinéticas, cuja eficiência tem sido demonstrada em outros tipos de tumor.[134]

Em conclusão, o enfoque da pesquisa translacional nos anos futuros estará no desenvolvimento da capacidade de escolha combinatória mais eficiente das novas drogas e na capacidade de distinguir o grupo específico de pacientes que se beneficiará com essa terapia.

REFERÊNCIAS

1. Louis DN, Perry A, Reifenberger G, von Deimling A, Figarella-Branger D, Cavenee WK, et al. The 2016 World Health Organization Classification of Tumors of the Central Nervous System: a summary. Acta Neuropathol. 2016;131(6):803-20.
2. Scheie D, Kufaishi HHA, Broholm H, Lund EL, de Stricker K, Melchior LC, et al. Biomarkers in tumors of the central nervous system - a review. Apmis. 2019;127(5):265-87.
3. Câncer INd. Estimativa Incidência de Câncer no Brasil – Biênio 2018-2019. Inca. 2018;1.
4. Braganza MZ, Kitahara CM, Berrington de Gonzalez A, Inskip PD, Johnson KJ, Rajaraman P. Ionizing radiation and the risk of brain and central nervous system tumors: a systematic review. Neuro Oncol. 2012;14(11):1316-24.
5. Louis DN, Ohgaki H, Wiestler OD, Cavenee WK, Burger PC, Jouvet A, et al. The 2007 WHO classification of tumours of the central nervous system. Acta Neuropathol. 2007;114(2):97-109.
6. Hartmann C, Meyer J, Balss J, Capper D, Mueller W, Christians A, et al. Type and frequency of IDH1 and IDH2 mutations are related to astrocytic and oligodendroglial

differentiation and age: a study of 1,010 diffuse gliomas. Acta Neuropathol. 2009;118(4):469-74.

7. Capper D, Reuss D, Schittenhelm J, Hartmann C, Bremer J, Sahm F, et al. Mutation-specific IDH1 antibody differentiates oligodendrogliomas and oligoastrocytomas from other brain tumors with oligodendroglioma-like morphology. Acta Neuropathol. 2011;121(2):241-52.
8. Parsons DW, Jones S, Zhang X, Lin JC, Leary RJ, Angenendt P, et al. An integrated genomic analysis of human glioblastoma multiforme. Science. 2008;321(5897):1807-12.
9. Brennan CW, Verhaak RG, McKenna A, Campos B, Noushmehr H, Salama SR, et al. The somatic genomic landscape of glioblastoma. Cell. 2013;155(2):462-77.
10. Yan H, Parsons DW, Jin G, McLendon R, Rasheed BA, Yuan W, et al. IDH1 and IDH2 mutations in gliomas. N Engl J Med. 2009;360(8):765-73.
11. Balss J, Meyer J, Mueller W, Korshunov A, Hartmann C, von Deimling A. Analysis of the IDH1 codon 132 mutation in brain tumors. Acta Neuropathol. 2008;116(6):597-602.
12. Ichimura K, Pearson DM, Kocialkowski S, Backlund LM, Chan R, Jones DT, et al. IDH1 mutations are present in the majority of common adult gliomas but rare in primary glioblastomas. Neuro Oncol. 2009;11(4):341-7.
13. Watanabe T, Nobusawa S, Kleihues P, Ohgaki H. IDH1 mutations are early events in the development of astrocytomas and oligodendrogliomas. Am J Pathol. 2009;174(4):1149-53.
14. Perry A, Wesseling P. Histologic classification of gliomas. Handb Clin Neurol. 2016;134:71-95.
15. Cairncross JG, Ueki K, Zlatescu MC, Lisle DK, Finkelstein DM, Hammond RR, et al. Specific genetic predictors of chemotherapeutic response and survival in patients with anaplastic oligodendrogliomas. J Natl Cancer Inst. 1998;90(19):1473-9.
16. Karsy M, Guan J, Cohen AL, Jensen RL, Colman H. New Molecular Considerations for Glioma: IDH, ATRX, BRAF, TERT, H3 K27M. Curr Neurol Neurosci Rep. 2017;17(2):19.
17. Uno M, Oba-Shinjo SM, de Aguiar PH, Leite CC, Rosemberg S, Miura FK, et al. Detection of somatic TP53 splice site mutations in diffuse astrocytomas. Cancer Lett. 2005;224(2):321-7.
18. Wu G, Broniscer A, McEachron TA, Lu C, Paugh BS, Becksfort J, et al. Somatic histone H3 alterations in pediatric diffuse intrinsic pontine gliomas and non-brainstem glioblastomas. Nat Genet. 2012;44(3):251-3.
19. Khuong-Quang DA, Buczkowicz P, Rakopoulos P, Liu XY, Fontebasso AM, Bouffet E, et al. K27M mutation in histone H3.3 defines clinically and biologically distinct subgroups of pediatric diffuse intrinsic pontine gliomas. Acta Neuropathol. 2012;124(3):439-47.
20. Batash R, Asna N, Schaffer P, Francis N, Schaffer M. Glioblastoma multiforme, diagnosis and treatment; recent literature review. Curr Med Chem. 2017;24(27):3002-9.
21. Stupp R, Mason WP, van den Bent MJ, Weller M, Fisher B, Taphoorn MJ, et al. Radiotherapy plus concomitant and adjuvant temozolomide for glioblastoma. N Engl J Med. 2005;352(10):987-96.
22. Carvalho PO, Uno M, Oba-Shinjo SM, Rosemberg S, Wakamatsu A, da Silva CC, et al. Activation of EGFR signaling from pilocytic astrocytomas to glioblastomas. Int J Biol Markers. 2014;29(2):e120-8.
23. Joensuu H, Puputti M, Sihto H, Tynninen O, Nupponen NN. Amplification of genes encoding KIT, PDGFRalpha and VEGFR2 receptor tyrosine kinases is frequent in glioblastoma multiforme. J Pathol. 2005;207(2):224-31.
24. Sellers WR, Meyerson M. EGFR gene mutations: a call for global x global views of cancer. J Natl Cancer Inst. 2005;97(5):326-8.
25. Network CGAR. Comprehensive genomic characterization defines human glioblastoma genes and core pathways. Nature. 2008;455(7216):1061-8.
26. Pearson JRD, Regad T. Targeting cellular pathways in glioblastoma multiforme. Signal Transduct Target Ther. 2017;2:17040.
27. Belda-Iniesta C, de Castro Carpeno J, Sereno M, Gonzalez-Baron M, Perona R. Epidermal growth factor receptor and glioblastoma multiforme: molecular basis for a new approach. Clin Transl Oncol. 2008;10(2):73-7.
28. An Z, Aksoy O, Zheng T, Fan QW, Weiss WA. Epidermal growth factor receptor and EGFRvIII in glioblastoma: signaling pathways and targeted therapies. Oncogene. 2018;37(12):1561-75.
29. Newton HB. Molecular neuro-oncology and development of targeted therapeutic strategies for brain tumors. Part 2: PI3K/Akt/PTEN, mTOR, SHH/PTCH and angiogenesis. Expert Rev Anticancer Ther. 2004;4(1):105-28.
30. Li X, Wu C, Chen N, Gu H, Yen A, Cao L, et al. PI3K/Akt/mTOR signaling pathway and targeted therapy for glioblastoma. Oncotarget. 2016;7(22):33440-50.
31. Ohgaki H, Kleihues P. Genetic pathways to primary and secondary glioblastoma. Am J Pathol. 2007;170(5):1445-53.
32. Shinojima N, Tada K, Shiraishi S, Kamiryo T, Kochi M, Nakamura H, et al. Prognostic value of epidermal growth factor receptor in patients with glioblastoma multiforme. Cancer Res. 2003;63(20):6962-70.
33. 3Gan HK, Kaye AH, Luwor RB. The EGFRvIII variant in glioblastoma multiforme. J Clin Neurosci. 2009;16(6):748-54.
34. Kraus JA, Glesmann N, Beck M, Krex D, Klockgether T, Schackert G, et al. Molecular analysis of the PTEN, TP53 and CDKN2A tumor suppressor genes in long-term survivors of glioblastoma multiforme. J Neurooncol. 2000;48(2):89-94.

35. Wiencke JK, Zheng S, Jelluma N, Tihan T, Vandenberg S, Tamguney T, et al. Methylation of the PTEN promoter defines low-grade gliomas and secondary glioblastoma. Neuro Oncol. 2007;9(3):271-9.

36. Gallia GL, Rand V, Siu IM, Eberhart CG, James CD, Marie SK, et al. PIK3CA gene mutations in pediatric and adult glioblastoma multiforme. Mol Cancer Res. 2006;4(10):709-14.

37. Kita D, Yonekawa Y, Weller M, Ohgaki H. PIK3CA alterations in primary (de novo) and secondary glioblastomas. Acta Neuropathol. 2007;113(3):295-302.

38. Benitez JA, Ma J, D'Antonio M, Boyer A, Camargo MF, Zanca C, et al. PTEN regulates glioblastoma oncogenesis through chromatin-associated complexes of DAXX and histone H3.3. Nat Commun. 2017;8:15223.

39. Furnari FB, Lin H, Huang HS, Cavenee WK. Growth suppression of glioma cells by PTEN requires a functional phosphatase catalytic domain. Proc Natl Acad Sci USA. 1997;94(23):12479-84.

40. Tamura M, Gu J, Matsumoto K, Aota S, Parsons R, Yamada KM. Inhibition of cell migration, spreading, and focal adhesions by tumor suppressor PTEN. Science. 1998;280(5369):1614-7.

41. Freeman DJ, Li AG, Wei G, Li HH, Kertesz N, Lesche R, et al. PTEN tumor suppressor regulates p53 protein levels and activity through phosphatase-dependent and -independent mechanisms. Cancer Cell. 2003;3(2):117-30.

42. Raftopoulou M, Etienne-Manneville S, Self A, Nicholls S, Hall A. Regulation of cell migration by the C2 domain of the tumor suppressor PTEN. Science. 2004;303(5661):1179-81.

43. Furnari FB, Fenton T, Bachoo RM, Mukasa A, Stommel JM, Stegh A, et al. Malignant astrocytic glioma: genetics, biology, and paths to treatment. Genes Dev. 2007;21(21):2683-710.

44. Zhu H, Acquaviva J, Ramachandran P, Boskovitz A, Woolfenden S, Pfannl R, et al. Oncogenic EGFR signaling cooperates with loss of tumor suppressor gene functions in gliomagenesis. Proc Natl Acad Sci USA. 2009;106(8):2712-6.

45. Clarke ID, Dirks PB. A human brain tumor-derived PDGFR-alpha deletion mutant is transforming. Oncogene. 2003;22(5):722-33.

46. Shih AH, Holland EC. Platelet-derived growth factor (PDGF) and glial tumorigenesis. Cancer Lett. 2006;232(2):139-47.

47. Shih AH, Holland EC. Notch signaling enhances nestin expression in gliomas. Neoplasia. 2006;8(12):1072-82.

48. Cantanhede IG, de Oliveira JRM. PDGF Family expression in glioblastoma multiforme: Data compilation from ivy glioblastoma atlas project database. Sci Rep. 2017;7(1):15271.

49. Prives C, Hall PA. The p53 pathway. J Pathol. 1999;187(1):112-26.

50. Zhang Y, Dube C, Gibert M Jr, Cruickshanks N, Wang B, Coughlan M, et al. The p53 Pathway in Glioblastoma. Cancers (Basel). 2018;10(9).

51. Hupp TR, Meek DW, Midgley CA, Lane DP. Regulation of the specific DNA binding function of p53. Cell. 1992;71(5):875-86.

52. Sidransky D, Hollstein M. Clinical implications of the p53 gene. Annu Rev Med. 1996;47:285-301.

53. Vogelstein B, Kinzler KW. P53 function and dysfunction. Cell. 1992;70(4):523-6.

54. Sherr CJ, Weber JD. The ARF/p53 pathway. Curr Opin Genet Dev. 2000;10(1):94-9.

55. Stott FJ, Bates S, James MC, McConnell BB, Starborg M, Brookes S, et al. The alternative product from the human CDKN2A locus, p14(ARF), participates in a regulatory feedback loop with p53 and MDM2. Embo j. 1998;17(17):5001-14.

56. Gao J, Aksoy BA, Dogrusoz U, Dresdner G, Gross B, Sumer SO, et al. Integrative analysis of complex cancer genomics and clinical profiles using the cBioPortal. Sci Signal. 2013;6(269):pl1.

57. Nakamura M, Watanabe T, Klangby U, Asker C, Wiman K, Yonekawa Y, et al. P14ARF deletion and methylation in genetic pathways to glioblastomas. Brain Pathol. 2001;11(2):159-68.

58. Newton HB. Molecular neuro-oncology and development of targeted therapeutic strategies for brain tumors. Part 1: growth factor and Ras signaling pathways. Expert Rev Anticancer Ther. 2003;3(5):595-614.

59. Zhu Y, Guignard F, Zhao D, Liu L, Burns DK, Mason RP, et al. Early inactivation of p53 tumor suppressor gene cooperating with NF1 loss induces malignant astrocytoma. Cancer Cell. 2005;8(2):119-30.

60. Trovo-Marqui AB, Tajara EH. Neurofibromin: a general outlook. Clin Genet. 2006;70(1):1-13.

61. Philpott C, Tovell H, Frayling IM, Cooper DN, Upadhyaya M. The NF1 somatic mutational landscape in sporadic human cancers. Hum Genomics. 2017;11(1):13.

62. Lundberg AS, Weinberg RA. Functional inactivation of the retinoblastoma protein requires sequential modification by at least two distinct cyclin-cdk complexes. Mol Cell Biol. 1998;18(2):753-61.

63. Comprehensive genomic characterization defines human glioblastoma genes and core pathways. Nature. 2008;455(7216):1061-8.

64. Rao RD, Uhm JH, Krishnan S, James CD. Genetic and signaling pathway alterations in glioblastoma: relevance to novel targeted therapies. Front Biosci. 2003;8:e270-80.

65. Romagosa C, Simonetti S, Lopez-Vicente L, Mazo A, Lleonart ME, Castellvi J, et al. p16(Ink4a) overexpres-

sion in cancer: a tumor suppressor gene associated with senescence and high-grade tumors. Oncogene. 2011;30(18):2087-97.

66. Harada H, Nakagawa K, Iwata S, Saito M, Kumon Y, Sakaki S, et al. Restoration of wild-type p16 down-regulates vascular endothelial growth factor expression and inhibits angiogenesis in human gliomas. Cancer Res. 1999;59(15):3783-9.

67. Verhaak RG, Hoadley KA, Purdom E, Wang V, Qi Y, Wilkerson MD, et al. Integrated genomic analysis identifies clinically relevant subtypes of glioblastoma characterized by abnormalities in PDGFRA, IDH1, EGFR, and NF1. Cancer Cell. 2010;17(1):98-110.

68. Argyriou AA, Antonacopoulou A, Iconomou G, Kalofonos HP. Treatment options for malignant gliomas, emphasizing towards new molecularly targeted therapies. Crit Rev Oncol Hematol. 2009;69(3):199-210.

69. Guarnaccia L, Navone SE, Trombetta E, Cordiglieri C, Cherubini A, Crisa FM, et al. Angiogenesis in human brain tumors: screening of drug response through a patient-specific cell platform for personalized therapy. Sci Rep. 2018;8(1):8748.

70. Wang H, Xu T, Jiang Y, Xu H, Yan Y, Fu D, et al. The challenges and the promise of molecular targeted therapy in malignant gliomas. Neoplasia. 2015;17(3):239-55.

71. De Palma M, Biziato D, Petrova TV. Microenvironmental regulation of tumour angiogenesis. Nat Rev Cancer. 2017;17(8):457-74.

72. Argyriou AA, Giannopoulou E, Kalofonos HP. Angiogenesis and anti-angiogenic molecularly targeted therapies in malignant gliomas. Oncology. 2009;77(1):1-11.

73. Bergers G, Benjamin LE. Tumorigenesis and the angiogenic switch. Nat Rev Cancer. 2003;3(6):401-10.

74. Hicklin DJ, Ellis LM. Role of the vascular endothelial growth factor pathway in tumor growth and angiogenesis. J Clin Oncol. 2005;23(5):1011-27.

75. Steiner HH, Karcher S, Mueller MM, Nalbantis E, Kunze S, Herold-Mende C. Autocrine pathways of the vascular endothelial growth factor (VEGF) in glioblastoma multiforme: clinical relevance of radiation-induced increase of VEGF levels. J Neurooncol. 2004;66(1-2):129-38.

76. Ke LD, Shi YX, Im SA, Chen X, Yung WK. The relevance of cell proliferation, vascular endothelial growth factor, and basic fibroblast growth factor production to angiogenesis and tumorigenicity in human glioma cell lines. Clin Cancer Res. 2000;6(6):2562-72.

77. Chaudhry IH, O'Donovan DG, Brenchley PE, Reid H, Roberts IS. Vascular endothelial growth factor expression correlates with tumour grade and vascularity in gliomas. Histopathology. 2001;39(4):409-15.

78. Valable S, Montaner J, Bellail A, Berezowski V, Brillault J, Cecchelli R, et al. VEGF-induced BBB permeability is associated with an MMP-9 activity increase in cerebral ischemia: both effects decreased by Ang-1. J Cereb Blood Flow Metab. 2005;25(11):1491-504.

79. Zhang ZG, Zhang L, Jiang Q, Zhang R, Davies K, Powers C, et al. VEGF enhances angiogenesis and promotes blood-brain barrier leakage in the ischemic brain. J Clin Invest. 2000;106(7):829-38.

80. Marie SK, Shinjo SM. Metabolism and brain cancer. Clinics (São Paulo). 2011;66(1):33-43.

81. Agnihotri S, Zadeh G. Metabolic reprogramming in glioblastoma: the influence of cancer metabolism on epigenetics and unanswered questions. Neuro Oncol. 2016;18(2):160-72.

82. Langhans J, Schneele L, Trenkler N, von Bandemer H, Nonnenmacher L, Karpel-Massler G, et al. The effects of PI3K-mediated signalling on glioblastoma cell behaviour. Oncogenesis. 2017;6(11):398.

83. Banerjee S, Crouse NR, Emnett RJ, Gianino SM, Gutmann DH. Neurofibromatosis-1 regulates mTOR-mediated astrocyte growth and glioma formation in a TSC/Rheb-independent manner. Proc Natl Acad Sci USA. 2011;108(38):15996-6001.

84. Brat DJ, Mapstone TB. Malignant glioma physiology: cellular response to hypoxia and its role in tumor progression. Ann Intern Med. 2003;138(8):659-68.

85. Shime H, Yabu M, Akazawa T, Kodama K, Matsumoto M, Seya T, et al. Tumor-secreted lactic acid promotes IL-23/IL-17 proinflammatory pathway. J Immunol. 2008;180(11):7175-83.

86. Esteller M, Garcia-Foncillas J, Andion E, Goodman SN, Hidalgo OF, Vanaclocha V, et al. Inactivation of the DNA-repair gene MGMT and the clinical response of gliomas to alkylating agents. N Engl J Med. 2000;343(19):1350-4.

87. Hegi ME, Diserens AC, Gorlia T, Hamou MF, de Tribolet N, Weller M, et al. MGMT gene silencing and benefit from temozolomide in glioblastoma. N Engl J Med. 2005;352(10):997-1003.

88. Gerson SL. MGMT: its role in cancer aetiology and cancer therapeutics. Nat Rev Cancer. 2004;4(4):296-307.

89. Perri F, Longo F, Giuliano M, Sabbatino F, Favia G, Ionna F, et al. Epigenetic control of gene expression: Potential implications for cancer treatment. Crit Rev Oncol Hematol. 2017;111:166-72.

90. Xu W, Yang H, Liu Y, Yang Y, Wang P, Kim SH, et al. Oncometabolite 2-hydroxyglutarate is a competitive inhibitor of alpha-ketoglutarate-dependent dioxygenases. Cancer Cell. 2011;19(1):17-30.

91. Turcan S, Rohle D, Goenka A, Walsh LA, Fang F, Yilmaz E, et al. IDH1 mutation is sufficient to establish the glioma hypermethylator phenotype. Nature. 2012;483(7390):479-83.

92. Luoto S, Hermelo I, Vuorinen EM, Hannus P, Kesseli J, Nykter M, et al. Computational characterization of

suppressive immune microenvironments in glioblastoma. Cancer Res. 2018;78(19):5574-85.

93. Noushmehr H, Weisenberger DJ, Diefes K, Phillips HS, Pujara K, Berman BP, et al. Identification of a CpG island methylator phenotype that defines a distinct subgroup of glioma. Cancer Cell. 2010;17(5):510-22.

94. Yin Y, Morgunova E, Jolma A, Kaasinen E, Sahu B, Khund-Sayeed S, et al. Impact of cytosine methylation on DNA binding specificities of human transcription factors. Science. 2017;356(6337).

95. Kurscheid S, Bady P, Sciuscio D, Samarzija I, Shay T, Vassallo I, et al. Chromosome 7 gain and DNA hypermethylation at the HOXA10 locus are associated with expression of a stem cell related HOX-signature in glioblastoma. Genome Biol. 2015;16:16.

96. Kamal MM, Sathyan P, Singh SK, Zinn PO, Marisetty AL, Liang S, et al. REST regulates oncogenic properties of glioblastoma stem cells. Stem Cells. 2012;30(3):405-14.

97. Flavahan WA, Drier Y, Liau BB, Gillespie SM, Venteicher AS, Stemmer-Rachamimov AO, et al. Insulator dysfunction and oncogene activation in IDH mutant gliomas. Nature. 2016;529(7584):110-4.

98. Gusyatiner O, Hegi ME. Glioma epigenetics: from subclassification to novel treatment options. Semin Cancer Biol. 2018;51:50-8.

99. Ostrom QT, Gittleman H, Truitt G, Boscia A, Kruchko C, Barnholtz-Sloan JS. CBTRUS Statistical Report: primary brain and other central nervous system tumors diagnosed in the United States in 2011-2015. Neuro Oncol. 2018;20(4):iv1-iv86.

100. Taylor MD, Northcott PA, Korshunov A, Remke M, Cho YJ, Clifford SC, et al. Molecular subgroups of medulloblastoma: the current consensus. Acta Neuropathol. 2012;123(4):465-72.

101. Northcott PA, Robinson GW, Kratz CP, Mabbott DJ, Pomeroy SL, Clifford SC, et al. Medulloblastoma. Nat Rev Dis Primers. 2019;5(1):11.

102. Liu KW, Pajtler KW, Worst BC, Pfister SM, Wechsler-Reya RJ. Molecular mechanisms and therapeutic targets in pediatric brain tumors. Sci Signal. 2017;10(470).

103. Cavalli FMG, Remke M, Rampasek L, Peacock J, Shih DJH, Luu B, et al. Intertumoral Heterogeneity within Medulloblastoma Subgroups. Cancer Cell. 2017;31(6):737-54.e6.

104. Jones DT, Jager N, Kool M, Zichner T, Hutter B, Sultan M, et al. Dissecting the genomic complexity underlying medulloblastoma. Nature. 2012;488(7409):100-5.

105. Clifford SC, Lusher ME, Lindsey JC, Langdon JA, Gilbertson RJ, Straughton D, et al. Wnt/Wingless pathway activation and chromosome 6 loss characterize a distinct molecular sub-group of medulloblastomas associated with a favorable prognosis. Cell Cycle. 2006;5(22):2666-70.

106. Phoenix TN, Patmore DM, Boop S, Boulos N, Jacus MO, Patel YT, et al. Medulloblastoma Genotype Dictates Blood Brain Barrier Phenotype. Cancer Cell. 2016;29(4):508-22.

107. Kool M, Jones DT, Jager N, Northcott PA, Pugh TJ, Hovestadt V, et al. Genome sequencing of SHH medulloblastoma predicts genotype-related response to smoothened inhibition. Cancer Cell. 2014;25(3):393-405.

108. Northcott PA, Buchhalter I, Morrissy AS, Hovestadt V, Weischenfeldt J, Ehrenberger T, et al. The whole-genome landscape of medulloblastoma subtypes. Nature. 2017;547(7663):311-7.

109. Lu QR, Qian L, Zhou X. Developmental origins and oncogenic pathways in malignant brain tumors. Wiley Interdiscip Rev Dev Biol. 2019;8(4):e342.

110. Northcott PA, Shih DJ, Peacock J, Garzia L, Morrissy AS, Zichner T, et al. Subgroup-specific structural variation across 1,000 medulloblastoma genomes. Nature. 2012;488(7409):49-56.

111. Yan GN, Yang L, Lv YF, Shi Y, Shen LL, Yao XH, et al. Endothelial cells promote stem-like phenotype of glioma cells through activating the Hedgehog pathway. J Pathol. 2014;234(1):11-22.

112. Jhaveri N, Chen TC, Hofman FM. Tumor vasculature and glioma stem cells: contributions to glioma progression. Cancer Lett. 2016;380(2):545-51.

113. Sharma A, Shiras A. Cancer stem cell-vascular endothelial cell interactions in glioblastoma. Biochem Biophys Res Commun. 2016;473(3):688-92.

114. Peng L, Fu J, Wang W, Hofman FM, Chen TC, Chen L. Distribution of cancer stem cells in two human brain gliomas. Oncol Lett. 2019;17(2):2123-30.

115. Plaks V, Kong N, Werb Z. The cancer stem cell niche: how essential is the niche in regulating stemness of tumor cells? Cell Stem Cell. 2015;16(3):225-38.

116. Aderetti DA, Hira VVV, Molenaar RJ, van Noorden CJF. The hypoxic peri-arteriolar glioma stem cell niche, an integrated concept of five types of niches in human glioblastoma. Biochim Biophys Acta Rev Cancer. 2018;1869(2):346-54.

117. Toh TB, Lim JJ, Chow EK. Epigenetics in cancer stem cells. Mol Cancer. 2017;16(1):29.

118. 1Bazzoni R, Bentivegna A. Role of notch signaling pathway in glioblastoma pathogenesis. Cancers (Basel). 2019;11(3).

119. Ho IAW, Shim WSN. Contribution of the microenvironmental niche to glioblastoma heterogeneity. Biomed Res Int. 2017;2017:9634172.

120. Chandrika G, Natesh K, Ranade D, Chugh A, Shastry P. Mammalian target of rapamycin inhibitors, temsirolimus and torin 1, attenuate stemness-associated properties and expression of mesenchymal

markers promoted by phorbol-myristate-acetate and oncostatin-M in glioblastoma cells. Tumour Biol. 2017;39(3):1010428317695921.
121. Uribe D, Torres A, Rocha JD, Niechi I, Oyarzun C, Sobrevia L, et al. Multidrug resistance in glioblastoma stem-like cells: Role of the hypoxic microenvironment and adenosine signaling. Mol Aspects Med. 2017;55:140-51.
122. Coyle B, Kessler M, Sabnis DH, Kerr ID. ABCB1 in children's brain tumours. Biochem Soc Trans. 2015;43(5):1018-22.
123. Ryskalin L, Gaglione A, Limanaqi F, Biagioni F, Familiari P, Frati A, et al. The Autophagy status of cancer stem cells in gliobastoma multiforme: from cancer promotion to therapeutic strategies. Int J Mol Sci. 2019;20(15).
124. Aldaregia J, Odriozola A, Matheu A, Garcia I. Targeting mTOR as a therapeutic approach in medulloblastoma. Int J Mol Sci. 2018;19(7).
125. Gordon FL, Nguyen KB, White CA, Pender MP. Rapid entry and downregulation of T cells in the central nervous system during the reinduction of experimental autoimmune encephalomyelitis. J Neuroimmunol. 2001;112(1-2):15-27.
126. Hickey WF. Basic principles of immunological surveillance of the normal central nervous system. Glia. 2001;36(2):118-24.
127. Albesiano E, Han JE, Lim M. Mechanisms of local immunoresistance in glioma. Neurosurg Clin N Am. 2010;21(1):17-29.
128. Ferguson S, Lesniak MS. Convection enhanced drug delivery of novel therapeutic agents to malignant brain tumors. Curr Drug Deliv. 2007;4(2):169-80.
129. Mildenberger I, Bunse L, Ochs K, Platten M. The promises of immunotherapy in gliomas. Curr Opin Neurol. 2017;30(6):650-8.
130. Iwami K, Natsume A, Wakabayashi T. Cytokine therapy of gliomas. Prog Neurol Surg. 2018;32:79-89.
131. Huang J, Yu J, Tu L, Huang N, Li H, Luo Y. Isocitrate dehydrogenase mutations in glioma: from basic discovery to therapeutics development. Front Oncol. 2019;9:506.
132. Ishikawa E, Muragaki Y, Yamamoto T, Ohno T, Matsumura A. Vaccine therapy of high-grade gliomas. Prog Neurol Surg. 2018;32:101-11.
133. Kim JW, Chang AL, Kane JR, Young JS, Qiao J, Lesniak MS. Gene therapy and virotherapy of gliomas. Prog Neurol Surg. 2018;32:112-23.
134. Sengupta S, Eavarone D, Capila I, Zhao G, Watson N, Kiziltepe T, et al. Temporal targeting of tumour cells and neovasculature with a nanoscale delivery system. Nature. 2005;436(7050):568-72.

165

Tumores do Sistema Nervoso Central

Clarissa Seródio da Rocha Baldotto
Aknar Freire de Carvalho Calabrich

DESTAQUES

- Apesar de representarem apenas 2% das neoplasias, os tumores primários do sistema nervoso central (SNC) são associados a importante morbimortalidade em virtude de acometerem estruturas nobres do organismo.
- Entre as crianças, o tumor cerebral é a neoplasia sólida mais frequente e corresponde à segunda causa de morte por câncer.
- Todo paciente com suspeita de lesão cerebral deve ser submetido a um exame de neuroimagem, sendo a ressonância nuclear magnética (RNM) o mais indicado.
- Embora recomendada, a ressecção completa quase sempre não é possível em virtude da característica infiltrativa dessas lesões.
- O diagnóstico das neoplasias malignas de SNC se baseia em características morfológicas e moleculares.
- Por sua complexidade, casos de tumores do SNC devem ser conduzidos por equipes multidisciplinares experientes.

INTRODUÇÃO

Os tumores cerebrais podem ser primários, quando se originam de células que fazem parte da estrutura do SNC; ou secundários, quando originados de outras partes do organismo, configurando as metástases para o SNC. Este segundo mecanismo é a via mais frequente de lesões cerebrais.

As neoplasias primárias do SNC são um grupo heterogêneo de doença composta por tumores com diferentes padrões de crescimento a depender da célula de origem. Apesar de representarem apenas 2% das neoplasias, são associados a importante morbimortalidade por acometerem estruturas nobres do organismo. A incidência varia com a idade e os diferentes tipos histológicos. No Brasil, foram estimados, para 2020, 11.090 novos casos.[1] A maioria dos tumores intracranianos ocorre em pacientes acima de 45 anos. Entre os adultos, os gliomas correspondem a 50% dos casos, sendo o glioblastoma a histologia mais comum (14,5% de todos os tumores). Em seguida, o tumor mais frequente é o meningioma, correspondendo a cerca de 30% a 40% dos casos. Entre as crianças, o tumor cerebral é a neoplasia sólida mais frequente e corresponde à segunda causa de morte por câncer, perdendo apenas para leucemia. O meduloblastoma e o astrocitoma supratentorial de baixo grau são os mais comuns, seguidos do astrocitoma cerebelar.[2]

A maioria dos casos de tumor cerebral é esporádica e não tem causa direta. Entretanto, alguns fatores de risco foram identificados. A exposição prévia à radiação ionizante e a história familiar são considerados os mais importantes. Algumas síndromes hereditárias como neurofibromatose 1 e 2, Li-Fraumeni e von Hippel-Lindau conferem risco aumentado para o desenvolvimento de neoplasias do SNC. Outros fatores também relacionados são: idade avançada; sexo masculino; infecção por HIV; e consumo de substâncias contendo nitrosaminas.[3]

MANIFESTAÇÕES CLÍNICAS E DIAGNÓSTICO

As manifestações clínicas dos tumores cerebrais podem ser decorrentes de três mecanismos:
- invasão direta de estruturas cerebrais pelo tumor;
- compressão de estruturas adjacentes;
- aumento da pressão intracraniana.

Os sintomas podem ser gerais ou localizados. A cefaleia é uma manifestação clínica bastante frequente, que acomete mais da metade dos pacientes. Geralmente é contínua, piora à noite, de caráter opressivo e de localização difusa; por vezes localiza-se no lado do tumor. Os sintomas de alerta que devem sugerir lesão em SNC são a associação com náuseas e vômitos, mudança de padrão da dor e presença de sintomas neurológicos localizatórios.[4] Crises convulsivas também são manifestações clínicas comuns. Ocorrem mais frequentemente nos tumores primários do que nas metástases e, em particular, nos gliomas de baixo grau. Podem ser a manifestação inicial em até 18% dos casos e ocorrem na evolução da doença em até 30% deles. As convulsões podem ser generalizadas ou focais e dependem da localização do tumor.[5] Devem ser diferenciadas da síncope, que é a perda súbita da consciência e pode ser causada por aumento da pressão intracraniana (PIC) e perda temporária do fluxo cerebral. O aumento da PIC também é a causa de náuseas e vômitos, geralmente associados à cefaleia ou a sintomas focais.

Alterações cognitivas também podem ser manifestações de lesões cerebrais, como mudanças de humor e de personalidade e perda de memória. São sintomas inespecíficos e que podem ser confundidos com quadros depressivos. Em geral, são detectados retrospectivamente. Entre as manifestações focais, a perda de força muscular é comum. Outras manifestações focais frequentes são alterações de sensibilidade, afasia e alterações visuais. Alguns sinais e sintomas podem melhorar com corticosteroide, pois estão muitas vezes associados ao edema perilesional e não propriamente ao tumor.

Todo paciente com suspeita de lesão cerebral deve ser submetido a um exame de neuroimagem, que auxilia no diagnóstico e no planejamento cirúrgico, caso indicado. O melhor exame é a RNM com injeção de contraste gadolínio. Os achados na imagem podem sugerir o diagnóstico, mas nenhum deles é específico. Gliomas de alto grau são tipicamente massas isointensas na sequência T1, com captação heterogênea do meio de contraste. Nessa situação, a presença de edema cerebral é comum, aparecendo como imagem hiperintensa nas sequências T2 e FLAIR (*fluid-attenuated inversion recovery*). Essas lesões também costumam apresentar áreas centrais de necrose, aumento de fluxo sanguíneo (perfusão) e permeabilidade na avaliação funcional, além de alto sinal de colina na espectroscopia. Gliomas de baixo grau costumam ser lesões infiltrativas, apresentando hiperintensidade na sequência T2, baixa captação de contraste e pouco edema. A presença de calcificações é sugestiva da histologia oligodendroglioma. Metástases cerebrais, em geral, são lesões circunscritas, com captação de contraste e, mais frequentemente, múltiplas. Sangramento pode estar presente.[6]

A tomografia computadorizada (TC) deve ser utilizada para diagnóstico em algumas situações como em pacientes com contraindicação à RNM, para detectar envolvimento ósseo na suspeita de sangramento cerebral, ou investigação de sítio primário. A tomografia por emissão de pósitrons (PET) apresenta baixa sensibilidade e especificidade no diagnóstico de lesões cerebrais e, por isso, não é utilizada de rotina. Entretanto, pode ser útil em algumas situações como diagnóstico de sítio primário desconhecido, diferenciar radionecrose de tumor recorrente, e também identificar áreas de alta captação de glicose dentro do tumor, que podem servir de local da biópsia.[7] A interpretação de imagem, principalmente com a utilização de diferentes sequências e estudos funcionais da RNM, também é muito útil na avaliação de resposta às terapias utilizadas.

O diagnóstico definitivo requer uma amostra adequada de tecido para o estudo histológico. Pode ser obtido por biópsia estereotáxica ou cirurgia aberta. O momento do procedimento e a extensão da cirurgia dependerão da suspeita clínica e da localização da lesão, como descrito nos tópicos subjacentes.

CLASSIFICAÇÃO

Os tumores cerebrais são classificados de acordo com o tipo celular predominante e o grau histológico. A classificação mais utilizada é a da (Organização Mundial da Saúde (OMS), atualizada em 2021, em sua 5ª edição. Nas duas últimas edições, biomarcadores moleculares foram incorporados e tornaram-se importantes fatores prognósticos e preditivos.[8]

Os gliomas correspondem a 80% das neoplasias malignas primárias do SNC e derivam das células da glia, compostas por astrócitos, oligodendrócitos e células ependimárias. A classificação atual da OMS leva em conta aspectos morfológicos das células, o grau histológico (que representa o potencial de replicação e de desdiferenciação da neoplasia) e características moleculares. Neoplasias de graus 1 e 2 são genericamente denominados "tumores de baixo grau", e as de graus 3 e 4 de "tumores de alto grau de malignidade". O glioblastoma é classificado como grau 4 e, em geral, caracteriza-se por presença de necrose e microproliferação vascular. Os principais marcadores moleculares utilizados atualmente são:

- Mutações de IDH 1/2 (isocitrato desidrogenase): definidoras de astrocitomas e de oligodendrogliomas graus 2 e 3 e um importante fator de melhor prognóstico. Todos os gliomas difusos devem ser testados para a presença destas mutações.
- Codeleção de 1p/19q: característica definidora dos oligodendrogliomas e confere melhor prognóstico, além de resposta mais favorável ao tratamento.
- Mutação de ATRX: encontrada comumente em astrocitomas difusos. Não coexiste com a codeleção de 1p/19q.
- Mutação de p53: mutações somáticas de p53 são comuns em astrocitomas.
- Deleção de CDKN2A/B: ocorre mais comumente em tumores com mutações de IDH1/2. Em oligodendrogliomas, sua presença indica uma neoplasia de grau 3. Em astrocitomas, sua presença indica neoplasia de grau 4.
- Mutação H3K27M: frequente em gliomas da linha média (ponte, tálamo, tronco cerebral e medula espinhal), além de glioblastomas da criança. Sua presença denota prognóstico desfavorável.
- EGFR, TERT, genótipo +7/-10: em astrocitomas de grau 3, a presença destas alterações moleculares altera a classificação para glioblastoma (mesmo na ausência de necrose ou microproliferação vascular).
- Alterações de BRAF: podem estar presentes em até 80% dos astrocitomas pilocíticos (fusão KIAA1549-BRAF) ou em outras variedades de gliomas difusos, incluindo até 60% dos xantoastrocitomas pleomórficos (mutação pontual V600E).

A Figura 165.1 apresenta um algoritmo para o diagnóstico e classificação dos gliomas difusos do adulto.[9] Os tumores originados de outras células não gliomatosas apresentam evolução clínica variada e são representados por diversas entidades como meningiomas, meduloblastoma, linfomas, tumores de células germinativos, dentre outros.

TRATAMENTO

Astrocitomas de baixo grau

Os astrocitomas apresentam diversos graus de agressividade, a depender das características patológicas, que levam a implicações clínicas e terapêuticas importantes. As lesões de crescimento lento são denominadas "lesões de baixo grau", podem desenvolver-se em qualquer área do SNC e correspondem a apenas 20% dos gliomas. Os astrocitomas de graus 1 e 2 caracterizam-se por apresentarem aumento de celularidade e atipia, porém não há mitoses, proliferação vascular ou necrose. Os astrocitomas de baixo grau correspondem ao astrocitoma pilocítico e ao astrocitoma difuso.

Os astrocitomas pilocíticos ocorrem predominante em pacientes menores do que 25 anos, têm preferência pelos hemisférios cerebelares, sendo geralmente císticos e bem delimitados.[10,11] São tumores de bom prognóstico, cuja transformação maligna ocorre em menos de 10% dos casos, porém é aumentada em casos expostos à radioterapia.[12] Cirurgia é o tratamento-padrão inicial para esses pacientes, com grande potencial de cura se ressecados completamente. Deve-se utilizar a radioterapia ou quimioterapia apenas se progressão não passível de nova ressecção.

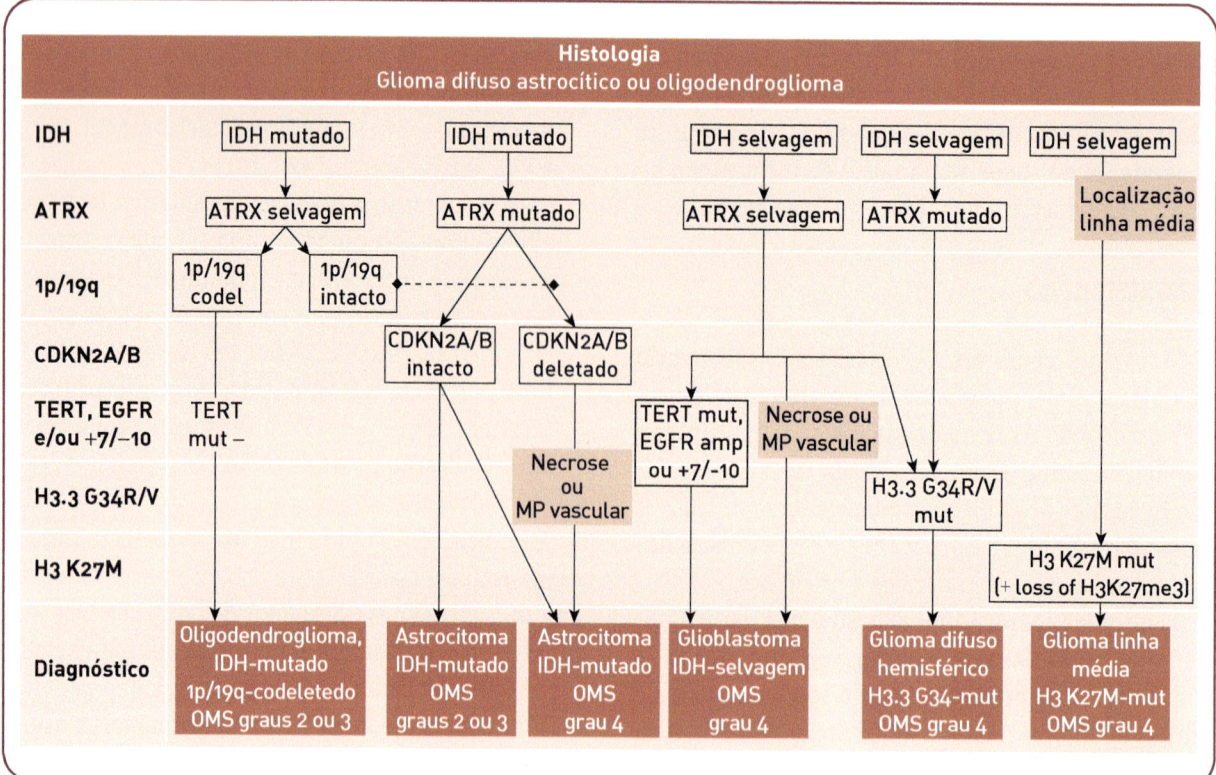

FIGURA 165.1 – Algoritmo para o diagnóstico de gliomas de acordo com a classificação OMS.[8,9]
Fonte: Adaptada de Weller M et al., 2021.

Os astrocitomas difusos (grau 2) ocorrem mais em adultos com idade mediana de 30 anos e geralmente envolvem os hemisférios cerebrais. Apresentam evolução lenta, entretanto, comumente progridem para lesões anaplásicas. A maioria destes tumores apresenta mutação de IDH 1 ou 2. A cirurgia macroscópica total é sempre recomendada quando factível e segura. Apesar de a cirurgia oferecer material para o diagnóstico anatomopatológico, a ressecção completa quase sempre não é possível em razão da característica infiltrativa dessas lesões. A estratégia de observação deve ser feita apenas em situações excepcionais.[13]

A radioterapia na dose de 45 Gy a 60 Gy tem sido amplamente utilizada pós-cirurgia para tratar doença residual, porém o momento ideal tem sido motivo de avaliação. Um estudo conduzido pelo European Organization for Research and Treatment of Cancer (EORTC) randomizou os pacientes portadores de gliomas de baixo grau submetidos à ressecção ou biópsia para radioterapia imediata *versus* radioterapia na progressão.[14] Houve aumento no tempo livre de progressão (5,4 *versus* 3,7 anos, respectivamente), porém sem impacto na sobrevida global (7,4 *versus* 7,2 anos, respectivamente). Estudos demonstraram que alguns fatores prognósticos de alto risco devem ser utilizados na indicação da radioterapia pós-operatória: histologia astrocítica; sintomas neurológicos importantes relacionados à doença; doença recorrente ou progressiva; idade maior do que 40 anos; tumores grandes maiores do que 6 cm ou cruzando a linha média.

O papel do tratamento multimodal envolvendo quimioterapia adjuvante foi avaliado por um estudo conduzido pelo Radiation Therapy Oncology Group (RTOG 98-02).[15] Pacientes com fatores prognósticos desfavoráveis, caracterizados por idade maior do que 40 anos ou ressecção subótima ou biópsia apenas, foram randomizados para radioterapia isoladamente ou radioterapia seguida de seis ciclos de PCV (procarbazina, lamustina e vincristina). A adição da quimioterapia conferiu benefício de sobrevida global mediana (SG) de 7,8 anos para 13,3 anos. Esse resultado foi visto em todos os tipos histológicos, especialmente em tumores com mutações de IDH. O tratamento multimodal pode ser, portanto, considerado o tratamento-padrão nesse subgrupo de pacientes.

Astrocitomas de alto grau

Os astrocitomas de alto grau são tumores de crescimento rápido, com alto potencial de morbidade e de letalidade. Atividade mitótica aumentada na presença de mutação de IDH caracteriza o astrocitoma grau 3, também denominado "astrocitoma anaplásico". A deleção homozigótica de CDKN2A/B, neste cenário, identifica o astrocitoma grau 4. A ausência de mutação de IDH, associada à presença de necrose e proliferação microvascular, mutação do promotor de TERT, amplificação de EGFR, ou genótipo +7/-10 identifica o glioblastoma (GBM). O GBM é o tumor cerebral maligno primário mais frequente e corresponde a 80% dos gliomas malignos.[8]

Os fatores prognósticos negativos mais relevantes são: idade maior do que 65 anos; grau 4; e *performance status* ruim.[16] Na RNM, os gliomas de alto grau são tipicamente hipointensos em T1, hiperintensos em T2 e FLAIR e apresentam contrastação heterogênea após injeção de gadolínio (Figura 165.2). O diagnóstico anatomopatológico é fundamental no manejo desses pacientes e pode ser obtido no momento da ressecção ou por biópsia esterotáxica.

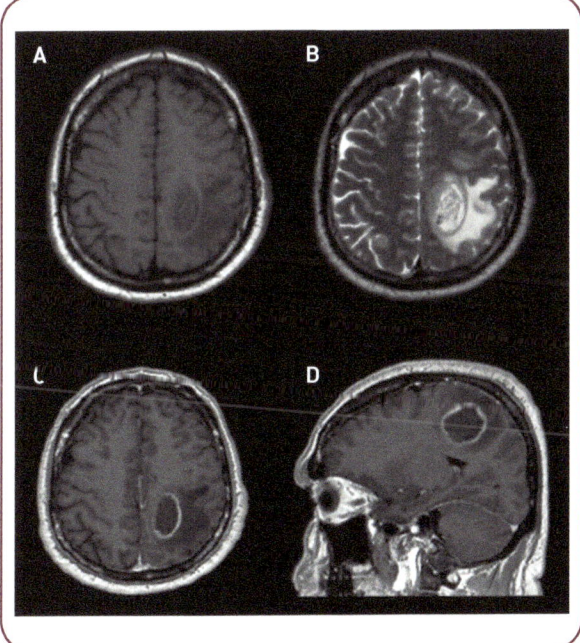

FIGURA 165.2 – Glioblastoma. **(A)** Sequência em T1 com imagem isodensa subcortical frontoparietal esquerda. **(B)** Sequência FLAIR com edema perilesional importante. **(C)** e **(D)** Sequência com contraste com gadolínio identificando contrastação periférica e necrose central.
Fonte: Acervo da autoria.

O tratamento inicial é a cirurgia com intuito de ressecção máxima preservando-se as funções neurológicas. Estudos sugerem que a extensão da cirurgia tem impacto na progressão e na sobrevida.[17,18] A radioterapia pós-operatória é capaz de reduzir a recorrência local e aumentar a sobrevida, mesmo em pacientes submetidos à ressecção ótima.[19] A evolução da radioterapia permitiu minimizar os efeitos colaterais e atualmente a técnica mais utilizada é a de campo envolvido na dose de 60 Gy, que irradia a área do tumor e uma margem de aproximadamente 2 cm de tecido normal.[20] Alguns tipos utilizados de radioterapia são a radioterapia conformacional 3D ou a radioterapia de intensidade modulada (IMRT).

A combinação de radioterapia com temozolamida (TMZ) é o tratamento-padrão adjuvante para o GBM. Um estudo de fase III randomizou 573 pacientes recém-diagnosticados com GBM para radioterapia isoladamente ou para a radioterapia associada à TMZ 75 mg/m²/dia, seguida de seis ciclos de TMX 150 a 200 mg/m²/dia, por 5 dias, a cada 28 dias. Houve aumento significativo da sobrevida global em 2 anos em favor do tratamento combinado (27% *versus* 10%) e em 5 anos (11% *versus* 2%).[21]

MGMT (*methyl guanine methyl transferase*) é uma enzima responsável pelo reparo do DNA após quimioterapia com agentes alquilantes. No curso do desenvolvimento do tumor, essa enzima pode ser silenciada por meio da metilação da sua região promotora, aumentando, assim, a sensibilidade à quimioterapia. A metilação do MGMT tem impacto prognóstico e preditivo de resposta à TMZ, como demonstrado em alguns estudos.[22-24]

Os idosos apresentam maior morbidade com radioterapia e um estudo demonstrou que, em pacientes maiores do que 60 anos, o hipofracionamento, menores doses e menor tempo de tratamento (40 Gy em 15 frações) oferece o mesmo benefício que o tratamento-padrão (60 Gy em 30 frações).[25] A adição da quimioterapia a este esquema também conferiu ganho de SG.[26] Portanto, a idade do paciente e a condição clínica devem ser levados em consideração na indicação da radioterapia, assim como em seu planejamento. Cuidados paliativos exclusivos devem ser sempre considerados, especialmente em pacientes idosos e com estado clínico ruim.

A abordagem ideal para pacientes com doença recorrente ainda não é bem definida. O papel da reabordagem cirúrgica e da reirradiação na doença recorrente é pouco estabelecido. Não há benefício claro demonstrado, além de produzir potencial morbidade, especialmente se a progressão é precoce (< 6 meses). Mas antes é preciso diferenciar a progressão precoce verdadeira da pseudoprogressão, que é caracterizada por piora radiológica até 4 e 6 semanas da radioterapia, seguida de estabilização ou melhora nos 6 meses seguintes, apesar da manutenção do tratamento.[27] Em alguns casos, a cirurgia pode ajudar no diagnóstico diferencial, pois a pseudoprogressão apresenta grande componente de necrose. Portanto, o tratamento só deve ser modificado precocemente, nas 4 a 6 semanas após a radioterapia, se há evidência clínica importante de piora ou confirmação de progressão em novo exame radiológico. A presença de metilação do MGMT está associada a maior desenvolvimento de pseudoprogressão e melhor sobrevida.[28]

Após a progressão com o tratamento-padrão constituído por radioterapia e TMZ, as drogas quimioterápicas convencionais apresentam pequeno benefício, com taxas de resposta baixas.[29] As opções incluem nitrosureias, bevacizumabe e reexposição à TMZ. Lomustina (90 a 110 mg/m^2) nunca demonstrou superioridade a outros agentes em estudo de fase 3 randomizado, mas tem sido considerada a droga-padrão, braço-controle de vários estudos. Bevacizumabe é um anticorpo monoclonal contra o VEGF (*vascular endothelial growth factor*) circulante que promove a normalização da trama vascular tumoral, aumento da penetração da quimioterapia, redução do suprimento sanguíneo do tumor, além de potencial efeito citotóxico. Apesar de demonstrar taxas de resposta de cerca de 30% em estudos de fase II, não houve benefício de SG demonstrado em associação com outras drogas, por exemplo, a lomustina.[30,31] A maior vantagem desse agente é a possibilidade de redução de edema cerebral.

O tratamento-padrão para pacientes com astrocitoma grau 3 também é a ressecção macroscópica máxima (quando possível), ou biópsia, seguida de radioterapia (60 Gy em frações de 1,8 Gy a 2 Gy). Essa definição se baseia nos subgrupos de estudos desenhados para GBM, que incluíram lesões de menor grau. Mais recentemente, o estudo EORTC 26053 (CATNON) que avaliou radioterapia isolada, com ou sem concomitância e manutenção por 1 ano com TMZ, mostrou benefício de SG para o braço de radioterapia seguida de 12 meses de TMZ (especialmente na população com mutação de IDH). Este, portanto, deve ser considerado o padrão de tratamento.[32]

Oligodendrogliomas

Os oligodendrogliomas constituem entre 5% e 20% dos gliomas. Geralmente, desenvolvem-se entre a quarta e a quinta décadas de vida e têm predominância pela substância branca dos hemisférios cerebrais, principalmente lobo frontal. São tumores bem diferenciados, infiltrantes e compostos por células semelhantes aos oligodendrogliócitos. A presença de componente focal ou difuso de malignidade caracteriza esses tumores como de grau 3, os quais apresentam pior prognóstico. Essa distinção apresenta certa controvérsia na literatura. Os oligodendrogliomas têm melhor prognóstico do que os astrocitomas; entretanto, a história natural da doença é a evolução de lesões de baixo grau para alto grau, culminando na fatalidade. A alteração cromossômica característica dos oligodendrogliomas é a deleção, tanto do braço curto do cromossomo 1 (1p) como do braço longo do cromossomo 19 (19q). Ocorre precocemente no processo de carcinogênese e persiste durante a evolução do tumor.[33]

Apesar de não existirem estudos randomizados que demonstrem o papel da ressecção máxima, a cirurgia tem como objetivo oferecer material para o diagnóstico, melhorar os sintomas e parecer estar associada a melhor prognóstico.[34] Para os pacientes com lesões pequenas, sugestivas de baixo grau, com sintomas controlados e nas quais a ressecção cirúrgica pode levar a sequelas, uma opção é apenas observar e tratar somente quando progressão. O tratamento adjuvante após a cirurgia é indicado para pacientes com histologia grau 3. Dois estudos randomizados mostraram que a adição de quimioterapia com PCV, sequencial à ressecção cirúrgica e à radioterapia, na 1ª linha de tratamento, aumentou significativamente a SG.[35,36] A TMZ também é bastante utilizada neste cenário em virtude da facilidade de acesso e do perfil de toxicidade. Mas a substituição de PCV por TMZ ainda é motivo de debate.

Ependimomas

Os ependimomas correspondem a menos de 10% dos tumores primários do SNC e 25% dos tumores originados na medula espinhal. Na criança, a idade mediana ao diagnóstico é de 5 anos. Geralmente são intracranianos, situados na fossa posterior. Nos adultos, têm preferência pelo canal espinhal, sendo o tumor intramedular mais frequente com pico de incidência ao redor dos 30 a 40 anos. Apesar de não ter um fator de risco claramente identificado, existe uma associação com neurofibromatose tipo II.[37] São tumores de crescimento lento e radiologicamente apresentam áreas císticas e presença de hemorragias e calcificações.[38] Todo o neuroeixo deve ser investigado, pois até 10% dos pacientes têm disseminação espinhal.

A cirurgia de ressecção máxima é o tratamento de escolha inicial para os ependimomas baseados em avaliações restrospectivas.[39] Apesar de não existirem estudos randomizados, a radioterapia adjuvante tem sido empregada em pacientes com doença residual ou de localização supratentorial e na fossa posterior, no intuito de reduzir a recorrência local. A quimioterapia tem pequeno papel no adulto; porém, para evitar os efeitos deletérios da radioterapia em crianças menores do que 3 anos, quimioterapia adjuvante com regimes contendo etoposide, cisplatina ou carboplatina oferecem resultados animadores em estudos de fase II.[40]

Meningiomas

Meningiomas correspondem a 30% dos tumores cerebrais primários, apresentam aumento de incidência com a idade, são mais frequentes em mulheres e geralmente são benignos, mas podem causar importante morbimortalidade em decorrência da localização. Alguns fatores de risco foram identificados como exposição à radiação ionizante, fatores hormonais, fatores genéticos (neurofibromatose tipos I e II) e trauma craniano.[41] Podem desenvolver-se de qualquer lugar da dura-máter, mais comumente no crânio e nos sítios de reflexão dural; 10% se desenvolvem no canal medular.

Os sintomas dependem da localização e da velocidade de crescimento. Em geral, são tumores de crescimento muito lento e assintomáticos; a maioria é detectada incidentalmente em exames radiológicos. A RNM é o exame de escolha para diagnóstico. Esses tumores caracterizam-se por apresentarem origem na dura, são iso/hipointensos em T1 e apresentam intensa contrastação homogênea pelo gadolínio (Figura 165.3). A depender das características morfológicas, são classificados em:[8]

- **Grau 1:** benignos e correspondem a mais de 90% dos meningiomas. Podem apresentar degeneração gordurosa, hemorragia, calcificação e formação de cistos;
- **Grau 2:** atípicos e correspondem a 5% dos casos. Apresentam aumento do índice mitótico;
- **Grau 3:** malignos (anaplásicos) e correspondem a 3% a 5% dos casos. Apresentam infiltração cerebral subjacente, abundantes mitoses com atipias e focos de necrose microscópica.

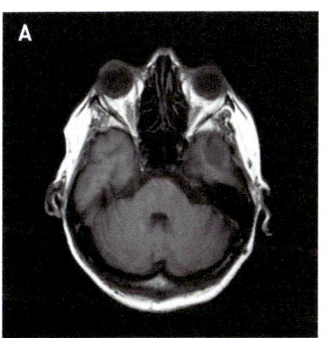
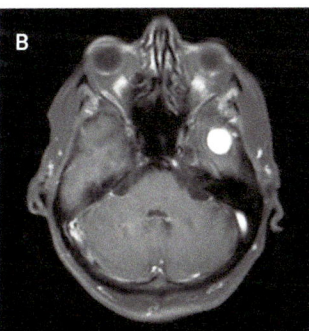
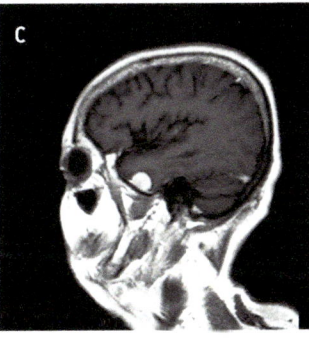

FIGURA 165.3 – (A) Sequência em T1 revelando lesão hipodensa em fossa média esquerda. (B) Presença de intensa contrastação homogênea após injeção de gadolíneo. (C) Imagem sagital revelando implantação dural.
Fonte: Acervo da autoria.

O prognóstico piora à medida que se eleva o grau. Os tumores grau 2 e 3 apresentam maior recorrência local e pior sobrevida.[42] O tratamento deve levar em conta a necessidade de controle da doença, a morbidade do tratamento, a localização do tumor, a presença de comorbidades e a graduação histológica.

Como muitos são detectados incidentalmente, os tumores pequenos e assintomáticos podem apenas ser observados, reservando a cirurgia ou radioterapia em caso de progressão.[43] Dever-se repetir o exame de imagem 3 a 6 meses após o diagnóstico e, se a doença estiver estável e assintomática, repete-se o exame de imagem a cada ano.

Cirurgia está indicada em pacientes sintomáticos ou que apresentem tumores expansivos, infiltrantes e com edema subjacente passíveis de ressecção. Também pode ser utilizada em pacientes jovens assintomáticos com lesões acessíveis, visto menor morbidade nessa faixa etária e assumindo-se que provavelmente progredirão. A ressecção completa, quando viável, está associada a aumento de sobrevida, porém esses estudos antecedem o uso da radioterapia complementar.[44] Como são tumores altamente vascularizados, embolização pré-operatória pode ser útil.

A radioterapia tem sido utilizada em tumores não passíveis de ressecção ou submetidos à ressecção incompleta com o objetivo de controlar progressão local. O uso da radioterapia pós-operatória também tem sido preconizado de rotina em pacientes com meningiomas atípicos ou malignos em virtude do alto índice de recorrência mesmo após ressecção completa.[45] O progresso técnico da radioterapia utilizando a radiocirurgia, radioterapia estereotáxica e a radioterapia com intensidade modulada (IMRT) reduziu de forma significativa os efeitos colaterais dessa modalidade de tratamento.

A quimioterapia tem papel limitado nos meningiomas com base em poucos estudos observacionais. Está reservada para pacientes com doença recorrente não passível de tratamento com cirurgia ou radioterapia. Algumas drogas estudadas são mifepristone, hidroxiureia, trabectedina, temozolamida e análogos da somatostatina e inibidores de *checkpoint* imunológico.[46] Alguns meningiomas podem apresentar instabilidade microssatélite ou alta carga mutacional, sendo, nestes casos, indicada terapia com agentes anti-PD1.[47]

Meduloblastomas

Meduloblastoma são tumores derivados de células embrionárias tipicamente originados do 4º ventrículo de crianças, com pico entre 5 e 9 anos de idade. Lesões da linha mediana são mais frequentes em adultos. Tumores histologicamente idênticos originados em outras áreas cerebrais são denominados "pineoblastomas", "neuroblastomas" ou "ependimoblastomas", a depender da localização. Os principais fatores clínicos prognósticos são: idade do paciente e extensão da doença. Crianças menores de 5 anos apresentam pior prognóstico e até 20% a 25% dos casos apresentam disseminação na medula espinhal. A estratificação de risco apoiada em marcadores moleculares, com base em alterações nas vias de *sonic hedgehog* (SHH), *Wingless-related integration site* (Wnt) e p53 foi integrada ao diagnóstico, na classificação da OMS, fornecendo informações prognósticas e terapêuticas.[48]

O tratamento visa controlar o aumento da PIC e tratar diretamente o tumor. Diversos estudos de grupos corporativos avaliando crianças demonstraram que o tratamento ideal envolve a ressecção cirúrgica máxima, radioterapia para o sítio primário e neuroeixo e poliquimioterapia. Nos adultos, os meduloblastomas correspondem a menos de 3% dos tumores cerebrais e seu tratamento se baseia em estudos na população pediátrica.[49]

REFERÊNCIAS

1. Estimativa 2020: incidência de câncer no Brasil. Ministério da Saúde. Instituto Nacional de Câncer [Internet]. Disponível em: https://www.inca.gov.br/publicacoes/livros/estimativa-2020-incidencia-de-cancer-no-brasil. [2022 jul. 09].
2. Ostrom QT, Patil N, Cioffi G, et al. CBTRUS Statistical Report: Primary Brain and Other Central Nervous System Tumors Diagnosed in the United States in 2013-2017. Neuro Oncol. 2020;22(12-2):iv1.
3. Ostrom QT, Adel FM, Cote DJ, et al. Risk factors for childhood and adult primary brain tumors. Neuro Oncol. 2019;21(11):135.
4. Forsyth PA, Posner JB. Headaches in patients with brain tumors: a study of 111 patients. Neurology. 1993;43:1678-83.
5. Breemen MS, Wilms EB, Vecht CJ, et al. Epilepsy in patients with brain tumours: epidemiology, mechanisms, and management Lancet Neurol. 2007;6:421-430.
6. Villanueva- Meyer JE, Mabray MC, Cha S. Current Clinical Brain Tumor Imaging. Neurosurgery. 2017;81(3):397-415.
7. Rothman RK, Weinreb J, Zucconi W. Diagnostic Value of CT of Chest, Abdomen, and Pelvis in Patients With Solitary and Multiple Brain Lesions. AJR Am J Roentgenol. 2020;214(3):636.

8. Central Nervous System Tumours, 5. ed, WHO Classification of Tumours Editorial Board (ed), International Agency for Research on Cancer, 2021.
9. Weller M, Van den Bent M, Preusser M, et al. EANO guidelines on the diagnosis and treatment of diffuse gliomas of adulthood. Nature Rev Clin Oncol. 2021;18:171-186.
10. Schneider JH Jr, Raffel C, McComb JG. Benign cerebelar astrocytomas of childhood. Neurosurgery. 1992;30(1):58-62; discussion-3.
11. Forsyth PA, Shaw EG, Scheithauer BW, et al. Supratentorial pilocytic astrocytomas. A clinicopathologic, prognostic, and flow cytometric study of 51 patients. Cancer. 1993;72:1335-42.
12. Dirks PB, Jay V, Becker LE, et al. Development of anaplastic changes in low-grade astrocytomas of childhood. Neurosurgery. 1994;34:68-78.
13. Jakola AS, et al. Surgical resection versus watchful waiting in low- grade gliomas. Ann. Oncol. 2017;28:1942–1948.
14. Van den Bent M J, Afra D, de Witte O, et al. Long-term efficacy of early versus delayed radiotherapy for low- grade astrocytoma and oligodendroglioma in adults: the EORTC 22845 randomised trial. Lancet. 2005;366:985-990.
15. Buckner JC, et al. Radiation plus procarbazine, CCNU, and vincristine in low grade glioma. N Engl J Med. 2016;374:1344-55.
16. Lamborn KR, Chang SM, Prados MD. Prognostic factors for survival of patients with glioblastoma: recursive partitioning analysis. Neuro-oncology. 2004;6:227-35.
17. Stummer W, Pichlmeier U, Meinel T, et al. Fluorescenceguided surgery with 5-aminolevulinic acid for resection of malignant glioma: a randomised controlled multicentre phase III trial. The lancet oncology. 2006;7:392-401.
18. Simpson JR, Horton J, Scott C, et al. Influence of location and extent of surgical resection on survival of patients with glioblastoma multiforme: results of three consecutive Radiation Therapy Oncology Group (RTOG) clinical trials. International journal of radiation oncology, biology, physics. 1993;26:239-44.
19. Walker MD, Alexander E Jr., Hunt WE, et al. Evaluation of BCNU and/or radiotherapy in the treatment of anaplastic gliomas. A cooperative clinical trial. Journal of neurosurgery. 1978;49:333-43.
20. Liang BC, Thornton AF Jr, Sandler HM, et al. Malignant astrocytomas: focal tumor recurrence after focal external beam radiation therapy. Journal of neurosurgery. 1991;75:559-63.
21. Stupp R, Hegi ME, Mason WP, et al. Effects of radiotherapy with concomitant and adjuvant temozolomide versus radiotherapy alone on survival in glioblastoma in a randomised phase III study: 5-year analysis of the EORTC-NCIC trial. The lancet oncology. 2009;10:459-66.
22. Hegi ME, Liu L, Herman JG, et al. Correlation of O6-methylguanine methyltransferase (MGMT) promoter methylation with clinical outcomes in glioblastoma and clinical strategies to modulate MGMT activity. J Clin Oncol. 2008;26:4189-99.
23. Hegi ME, Diserens AC, Gorlia T, et al. MGMT gene silencing and benefit from temozolomide in glioblastoma. N Eng J Med. 2005;352:997-1003.
24. Brandes AA, Franceschi E, Tosoni A, et al. Temozolomide concomitant and adjuvant to radiotherapy in elderly patients with glioblastoma: correlation with MGMT promoter methylation status. Cancer. 2009;115:3512-8.
25. Roa W, Brasher PM, Bauman G, et al. Abbreviated course of radiation therapy in older patients with glioblastoma multiforme: a prospective randomized clinical trial. J Clin Oncol. 2004;22:1583-8.
26. Buckner JC, et al. Radiation plus procarbazine, CCNU, and vincristine in low- grade glioma. N Engl J Med. 2016;374:1344-55.
27. Taal W, Brandsma D, de Bruin HG, et al. Incidence of early pseudo-progression in a cohort of malignant glioma patients treated with chemoirradiation with temozolomide. Cancer. 2008;113:405-10.
28. Brandes AA, Franceschi E, Tosoni A, et al. MGMT promoter methylation status can predict the incidence and outcome of pseudoprogression after concomitante radiochemotherapy in newly diagnosed glioblastoma patients. J Clin Oncol. 2008;26:2192-7.
29. Wong ET, Hess KR, Gleason MJ, et al. Outcomes and prognostic factors in recurrent glioma patients enrolled onto phase II clinical trials. J Clin Oncol. 1999;17:2572-8.
30. Friedman HS, Prados MD, Wen PY, et al. Bevacizumab alone and in combination with irinotecan in recurrent glioblastoma. J Clin Oncol. 2009;27:4733-40.
31. Wick W, Gorlia T, Bendszus M, et al. Lomustine and Bevacizumab in Progressive Glioblastoma. N Engl J Med. 2017;377:1954-63.
32. Van den Bent MJ, Tesileanu CMS, Wick W. Adjuvant and concurrent temozolomide for 1p/19q non-co-deleted anaplastic glioma (CATNON; EORTC study 26053-22054): second interim analysis of a randomised, open-label, phase 3 study. Lancet Oncol. 2021;22(6):813-23.
33. Bigner SH, Matthews MR, Rasheed BK, et al. Molecular genetic aspects of oligodendrogliomas including analysis by comparative genomic hybridization. The American Journal of Pathology. 1999;155:375-86.
34. Wick W, Hartmann C, Engel C, et al. NOA-04 randomized phase III trial of sequential radiochemotherapy of anaplastic glioma with procarbazine, lomustine, and vincristine or temozolomide. J Clin Oncol. 2009;27:5874-80.

35. Cairncross G, Berkey B, Shaw E, et al. Phase III trial of chemoradiotherapy for anaplastic oligodendroglioma: long- term results of RTOG 9402. J Clin Oncol 2013;31:337-43.
36. van den Bent MJ, Carpentier AF, Brandes AA, et al. Adjuvant procarbazine, lomustine, and vincristine chemotherapy in newly diagnosed anaplastic oligodendroglioma: long- term follow- up of EORTC brain tumor group study 26951. J Clin Oncol 2013;31:344-50.
37. Pollack IF, Mulvihill JJ. Neurofibromatosis 1 and 2. Brain pathology (Zurich, Switzerland) 1997;7:823-36.
38. Sun B, Wang C, Wang J, et al. MRI features of intramedullary spinal cord ependymomas. J Neuroimaging. 2003;13:346-51.
39. Healey EA, Barnes PD, Kupsky WJ, et al. The prognostic significance of postoperative residual tumor in ependymoma. Neurosurgery 1991;28:666-71; discussion 71-2.
40. Grundy RG, Wilne SA, Weston CL, et al. Primary postoperative chemotherapy without radiotherapy for intracranial ependymoma in children: the UKCCSG/SIOP prospective study. The lancet oncology. 2007;8:696-705.
41. Claus EB, Bondy ML, Schildkraut JM, et al. Epidemiology of intracranial meningioma. Neurosurgery. 2005;57:1088-95; discussion 95.
42. Yang SY, Park CK, Park SH, et al. Atypical and anaplastic meningiomas: prognostic implications of clinicopathological features. Journal of neurology, neurosurgery, and psychiatry. 2008;79:574-80.
43. Yano S, Kuratsu J. Indications for surgery in patients with asymptomatic meningiomas based on an extensive experience. Journal of neurosurgery. 2006;105:538-43.
44. Kallio M, Sankila R, Hakulinen T, et al. Factors affecting operative and excess long-term mortality in 935 patients with intracranial meningioma. Neurosurgery. 1992;31:2-12.
45. Goldsmith BJ, Wara WM, Wilson CB, et al. Postoperative irradiation for subtotally resected meningiomas. A retrospective analysis of 140 patients treated from 1967 to 1990. Journal of neurosurgery. 1994;80:195-201.
46. Norden AD, Drappatz J, Wen PY. Advances in meningioma therapy. Current neurology and neuroscience reports. 2009;9:231-40.
47. Dunn IF, Du Z, Touat M, Sisti MB, et al. Mismatch repair deficiency in high-grade meningioma: a rare but recurrent event associated with dramatic immune activation and clinical response to PD-1 blockade. JCO Precis Oncol. 2018.
48. Northcott PA, Jones DT, Kool M, Robinson GW, et al. Medulloblastomics: the end of the beginning. Nat Rev Cancer. 2012;12(12):818-34.
49. Packer RJ, Gajjar A, Vezina G, et al. Phase III study of craniospinal radiation therapy followed by adjuvante chemotherapy for newly diagnosed average-risk medulloblastoma. J Clin Oncol. 2006;24:4202-8.

166
Tratamento Cirúrgico de Tumores Primários e Metastáticos do Sistema Nervoso Central

Hugo Sterman Neto
Iuri Santana Neville Ribeiro

DESTAQUES

- Neste capítulo discutiremos os aspectos práticos de uma importante modalidade terapêutica dos tumores cerebrais primários e metastáticos: a cirurgia.
- Os princípios da neurocirurgia oncológica, os conceitos mais relevantes para indicação da cirurgia, o planejamento pré-operatório, além de tecnologias incorporadas no manejo cirúrgico serão apresentados e discutidos.

PRINCÍPIOS GERAIS DA NEUROCIRURGIA ONCOLÓGICA NOS GLIOMAS

Introdução

Os gliomas representam um importante grupo das neoplasias primárias do sistema nervoso central (SNC) e são constituídos por tumores com diferentes graus de agressividade, invasão do tecido cerebral adjacente e comportamento biológico. A abordagem multiprofissional e multidisciplinar, além do tratamento multimodal geralmente composto por cirurgia, quimioterapia e radioterapia, compõe as bases do tratamento destes doentes.

ÁREAS CEREBRAIS ELOQUENTES, EQUILÍBRIO ONCOFUNCIONAL, MAPEAMENTO CEREBRAL PRÉ-OPERATÓRIO E A CIRURGIA AWAKE

A cirurgia é a primeira modalidade de tratamento utilizada na maioria dos pacientes com neoplasia do encéfalo, pois permite a coleta de material para o diagnóstico histopatológico, redução do volume tumoral e efeito de massa e permite a citorredução do tumor. Neste contexto, o conceito da máxima ressecção cirúrgica possível com segurança é o princípio básico da neurocirurgia oncológica, que consiste em planejar uma intervenção que equilibre a máxima remoção tumoral, o que auxilia no controle oncológico, mas sem abrir mão da preservação da funcionalidade do doente.

Diversos fatores são avaliados para a escolha da melhor estratégia terapêutica: idade; *status* neurológico; condição clínica geral do doente; e diagnóstico histopatológico presuntivo mais provável. Além desses fatores, as características nos estudos de imagem são fundamentais para esta tomada de decisão: localização; extensão do tumor; padrão de infiltração; magnitude do efeito de massa e proximidade de áreas cerebrais eloquentes, ou seja, regiões em que a lesão gera diretamente o comprometimento de uma determinada função neurológica. A Figura 166.1 reúne alguns exemplos de pacientes com gliomas,

Quando um tumor cerebral se localiza nestas regiões, ou muito próximas a elas, a remoção cirúrgica está associada a um risco aumentado de sequelas neurológicas, sendo, portanto, um subgrupo de lesões em que a cirurgia é um desafio para o neurocirurgião.

A adequada identificação dessas regiões no planejamento pré-operatório é de fundamental importância para o bom resultado cirúrgico. Para isso, uma série de critérios anatômicos e funcionais é utilizada a fim de predizer a relação do tumor com essas regiões e estabelecer a melhor estratégia cirúrgica que permita a remoção do tumor e a preservação da função neurológica (Figura 166.2).

Na prática clínica, as funções neurológicas mais comumente estudadas são: motricidade; sensibilidade; e linguagem. De forma simplificada, os dois primeiros podem ser identificados com precisão apenas levando-se em consideração os aspectos estruturais obtidos pela ressonância nuclear magnética (RNM), enquanto as áreas cerebrais relacionadas à linguagem apresentam grande variabilidade interindividual, sendo necessário incluir no planejamento pré-operatório instrumentos que avaliam funcionalmente estas regiões, como o mapeamento cerebral com a estimulação magnética transcraniana navegada (EMTn) e a ressonância nuclear magnética

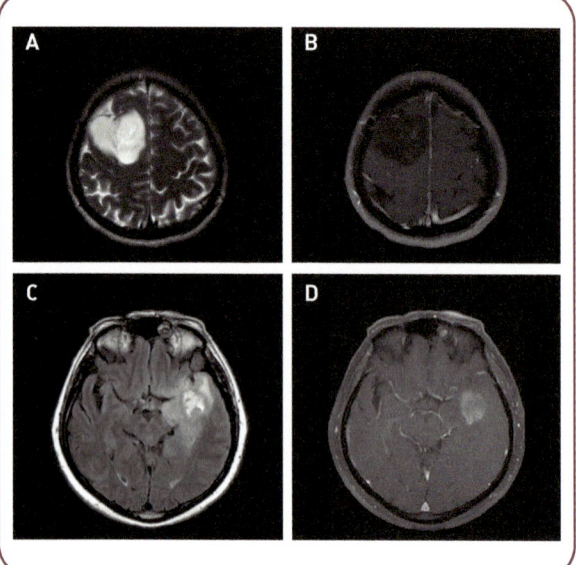

FIGURA 166.1 – Aspecto radiológico dos gliomas. (A) e (B) Imagens de ressonância nuclear magnética (RNM) do encéfalo de paciente com astrocitoma difuso grau II, segundo classificação da Organização Mundial da Saúde (OMS), acometendo o lobo frontal direito ponderadas em T2 e T1 pós-gadolínio, respectivamente. Não se observa captação de contraste. (C) (D) RM de paciente com glioblastoma (grau IV, OMS) em lobo temporal esquerdo, nas sequências FLAIR e T1 pós-gadolínio, respectivamente. Note a presença de captação de contraste, além do edema vasogênico perilesional.
Fonte: Acervo da autoria.

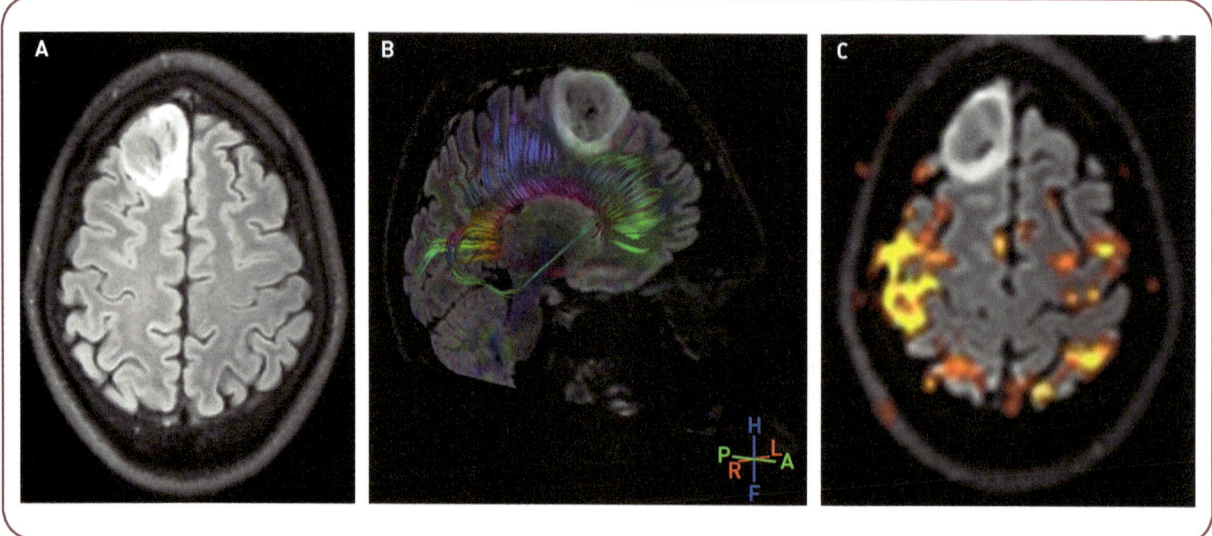

FIGURA 166.2 – Planejamento pré-operatório com base na RNM com técnicas avançadas. RNM do encéfalo pré-operatória. (A) No plano axial, ponderada na sequência FLAIR, demonstrando lesão expansiva no lobo frontal direito. (B) no plano sagital, na sequência ponderada no FLAIR, com estudo de tractografia. (C) RNM funcional (RNMf) demonstrando a atividade cerebral durante a movimentação da mão esquerda, com efeito BOLD (*blood oxygenation level dependent*) representado na coloração amarela e vermelha.
Fonte: Acervo da autoria.

funcional (RMf). Desta forma, toda vez que o tumor está localizado no hemisfério dominante (por convenção aquele hemisfério cerebral que controla de forma predominante a linguagem) em região perissilviana, o mapeamento pré-operatório deve incluir a avaliação de regiões funcionalmente relacionadas à linguagem. Além disso, em decorrência da sensibilidade e especificidade pouco satisfatórias desses métodos, a cirurgia com o paciente desperto, comumente referida como cirurgia *awake*, se coloca como a técnica cirúrgica e anestésica de escolha, uma vez que permite o mapeamento cerebral intraoperatório e possibilita a remoção da neoplasia com preservação de funções neurológicas, inclusive a linguagem.

A cirurgia *awake* consiste em manter o paciente desperto durante a cirurgia (seja por todo o procedimento, seja apenas durante um determinado momento do tempo cirúrgico) para que se permita a realização do mapeamento cerebral mediante técnica padrão-ouro: a estimulação cortical direta. O paciente é submetido a testes durante a cirurgia que permitem avaliar uma série de aspectos relacionados à linguagem e a outras funções cognitivas (praxias, cálculos, habilidades manuais complexas etc.), identificando, assim, as áreas cerebrais com as funções corticais testadas.[1]

O equilíbrio oncofuncional é um termo que procura reunir dois conceitos importantes na Neuro-Oncologia: ressecar o máximo de tumor possível, preservando o máximo de função neurológica, sempre com base no estudo detalhado das características individuais de cada doente. Em outras palavras, o princípio aqui é, primeiro, entender a organização anatomofuncional no âmbito individual, haja vista a grande variabilidade existente (principalmente no que diz respeito a funções corticais superiores, como a linguagem), para que posteriormente seja estabelecida a melhor estratégia cirúrgica que permita a máxima ressecção segura do tumor.[2]

Como será visto mais adiante neste capítulo, as estratégias de intervenção cirúrgica incluem biópsia (aberta, neuronavegada ou estereotática), ressecção parcial, subtotal, total ou até mesmo supratotal. A decisão sobre qual estratégia cirúrgica deve ser sempre tomada de forma individualizada e com base nas características do paciente e da neoplasia.

PLANEJAMENTO PRÉ-OPERATÓRIO MULTIMODAL E MONITORIZAÇÃO NEUROFISIOLÓGICA INTRAOPERATÓRIA

Microscópios cirúrgicos, métodos de fluorescência, neuronavegador, ultrassonografia intraoperatória (USG-io), estereotaxia, RNM intraoperatória (RNM-io) e monitorização neurofisiológica intraoperatória (MNIO)

Uma série de equipamentos e técnicas operatórias foram desenvolvidos e aprimorados com o intuito de facilitar a visualização, localização e remoção do tumor com segurança, máxima precisão e preservação das funções neurológicas.

A evolução dos sistemas de iluminação e magnificação dos microscópios cirúrgicos permitiram melhores identificação e caracterização do tumor quanto à cor, textura e vascularização. Os equipamentos mais modernos permitem o uso de métodos de fluorescência, como o *5-amilolevulinic acid* (5-ALA), fluoresceína e endocianina verde, que facilitam a distinção do tecido tumoral do cérebro normal adjacente.[3-5]

Para localização intraoperatória do tumor, a neuronavegação, o uso do halo de estereotaxia e a USGio são os métodos mais consolidados e rotineiramente utilizados nos centros de neurocirurgia oncológica.

A neuronavegação, com o registro de imagens do pré-operatório, pode incluir modalidades diferentes de exames de imagem (tomografia computadorizada (TC), RNM e arteriografia), sendo particularmente útil na localização da lesão neoplásica no espaço tridimensional, auxiliando o cirurgião na escolha do acesso cirúrgico mais seguro. Além disso, a possibilidade de utilizar sequências específicas da RNM, como o *diffusion tensor imaging* (DTI) e a RMf, permite incorporar no planejamento cirúrgico informações referentes a tratos de interesse (trato corticoespinhal, fascículo arqueado etc.) e áreas cerebrais eloquentes (ligadas à linguagem, motricidade etc). A principal desvantagem deste método é o fenômeno do *brain shift*, decorrente da distorção da anatomia pré-operatória utilizada para a neuronavegação durante a ressecção do tumor, comprometendo, assim, a sua acurácia ao longo da intervenção cirúrgica.

A USGio é um método muito versátil e útil para localizar tumores encobertos por tecido cerebral normal, além de auxiliar o cirurgião a verificar a extensão de ressecção. As vantagens dessa técnica são: custo geralmente mais baixo do que a neuronavegação; não invasivo; fácil reprodutibilidade; ausência de radiação ionizante; e a possibilidade de ser utilizada de forma integrada com outras técnicas. A principal desvantagem é o fato de ser uma técnica operador-dependente e por não auxiliar no planejamento da incisão cirúrgica e craniotomia, uma vez que a USGio só é aplicada após a craniotomia e a exposição da dura-máter ou do cérebro.

O halo de estereotaxia é outra técnica muito utilizada que permite a coleta de tecido tumoral de forma minimamente invasiva mediante a introdução de uma agulha por uma pequena abertura na calota craniana (trepanação), sendo particularmente útil para localização e obtenção de material em lesões pequenas e profundas (tumores do tronco encefálico ou do tálamo).

A RNM-io envolve o uso da RNM durante o ato cirúrgico para avaliar a extensão da ressecção do tumor durante a cirurgia, detectando, assim, a presença eventual de resíduo tumoral, permitindo a remoção deste componente. Exige um aparelho de RNM dedicado, além de uma sala de cirurgia, equipe de apoio e preparo específicos para esta finalidade. Por esses motivos, trata-se de uma técnica cara e ainda muito pouco difundida no Brasil.

A monitorização neurofisiológica intraoperatória (MNIO) com o uso de potencial evocado motor e somatossensitivo auxilia na identificação de áreas cerebrais eloquentes, como as áreas corticais motoras e sensitivas, durante a ressecção de neoplasias encefálicas. Como já descrito anteriormente, a cirurgia com o paciente desperto (cirurgia *awake*) é uma técnica que permite o mapeamento de áreas cerebrais relacionadas à linguagem e também de outras funções cognitivas superiores. De forma semelhante, a MNIO auxilia na identificação e preservação de nervos cranianos em cirurgias realizadas na fossa posterior e na base do crânio.

Neste sentido, há uma crescente incorporação de tecnologias no planejamento pré-operatório e auxílio durante a cirurgia. Uma recente revisão sistemática demonstrou que o uso de tecnologias de imagem no intraoperatório, como a RM-io e o uso do 5-ALA, pode maximizar a extensão da ressecção (*extent of resection* (EOR)) de pacientes com glioma de alto grau, apesar da baixa qualidade de evidência dos estudos publicados. Ainda, o impacto dessas tecnologias na sobrevida global, na sobrevida livre de progressão e na qualidade de vida não está bem estabelecido.[3]

EXTENSÃO DA RESSECÇÃO

A EOR é considerada um dos principais fatores prognósticos em Neuro-Oncologia. Apesar da falta de estudos com alto nível de evidência, os benefícios estimam um aumento de sobrevida médio de 11 para 14 meses em glioblastomas e de 60 para 90 meses em gliomas de baixo grau.[6]

Historicamente, a EOR é classificada em: ressecção total (*gross total resection* (GTR)), *near total resection*, subtotal (*subtotal resection* (STR)), ressecção parcial e biópsia, estes dois últimos geralmente agrupados na mesma categoria nos estudos que avaliam a relação da EOR e sobrevida global e sobrevida livre de progressão. É importante ressaltar que a EOR deve ser sempre definida em exame de imagem pós-operatório, e não apenas na impressão do neurocirurgião. No caso dos gliomas, o método de escolha é a RNM realizada em até 48 horas, antes que as alterações pós-operatórias relacionadas ao processo inflamatório associado ao traumatismo cirúrgico dificultem a avaliação da EOR. De preferência, o cálculo volumétrico com base na RM com cortes finos é o melhor método em termos de acurácia e objetividade, apesar de exigir recursos adicionais (tempo, disponibilidade de software dedicado) e não ser amplamente utilizado em muitos centros. Apesar de corriqueiramente utilizada, a avaliação intraoperatória da EOR com base na impressão do cirurgião é um método não validado, uma vez que é um método naturalmente subjetivo e sujeito ao viés do observador.

De forma geral, as taxas de GTR variam de < 30% em glioblastomas e outros gliomas de baixo grau a até ~70% para meningiomas benignos e adenomas hipofisários, não sendo infrequente a recidiva do tumor mesmo após GTR. Apesar da falta de ensaios clínicos randomizados que avaliem especificamente o impacto da EOR na sobrevida dos doentes, a literatura aponta para efeitos positivos da cirurgia na história natural dos gliomas de baixo grau. Em inúmeros estudos, GTR, ou seja, ressecções estimadas em 100%, ou *near total resections* (EOR estimada entre 95% e 100%) de astrocitomas difusos grau II esteve associada a menores taxas de recorrência e aumento no tempo até progressão de doença quando comparada às taxas constatadas em doentes submetidos à ressecção subtotal (EOR estimada entre 50% e 95%). Para gliomas de alto grau, o benefício da GTR é ainda mais robusto: diversos estudos demonstram benefícios com aumento do tempo para progressão de doença e melhor preservação da função neurológica, além de aumento na sobrevida global.[7,8]

Mais recentemente, alguns autores têm demonstrado benefício do ponto de vista do controle oncológico com a ressecção supratotal, ou seja, a remoção além dos limites do tumor (Figura 166.3). Aparentemente, os pacientes com gliomas que foram submetidos a exérese supratotal do tumor com adequadas técnicas de mapeamento cerebral e MNIO (tecnologias de apoio e cirurgia *awake*, quando necessário) apresentaram impacto positivo em termos de sobrevida global, apesar de estudos mais robustos ainda serem necessários para confirmar esta associação.[9]

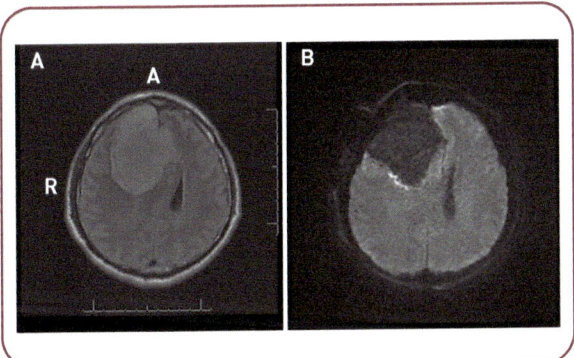

FIGURA 166.3 – Ressecção supratotal em paciente com glioma de alto grau. Ressonância magnética do encéfalo pré-operatória (**A**) e pós-operatória (**B**) demonstrando ressecção supratotal de glioma de alto grau frontal direito. A área ressecada (leito cirúrgico) é maior do que a região previamente ocupada pelo tumor.
Fonte: Acervo da autoria.

CONCLUSÃO

O tratamento cirúrgico é uma importante modalidade terapêutica nos gliomas. A incorporação de novas tecnologias e uma melhor compreensão de áreas cerebrais eloquentes permitiram a realização de cirurgias com maior segurança e o alcance de melhor controle oncológico e resultado funcional neurológico.

TRATAMENTO CIRÚRGICO DAS METÁSTASES CEREBRAIS

Aspectos gerais

O SNC é um local frequente de acometimento por neoplasia malignas sistêmicas. Essas lesões são cinco vezes mais frequentes do que as lesões primárias e constituem cerca de 45% das lesões expansivas encefálicas. Até 40% dos pacientes com tumores malignos sólidos sistêmicos apresentarão progressão da doença para o SNC em sua evolução.

As neoplasias primárias que mais frequentemente acometem o SNC são: pulmão (50% a 60%); mama (15% a 20%); e melanoma maligno (5% a 10%). Em pacientes de faixas etárias menores, as doenças hematológicas e os sarcomas merecem menção, pois são mais comuns. Em relação ao risco de desenvolvimento de metástase, o neutrotropismo do melanoma maligno chama atenção, estando presente nos estudos clínicos em até 43% dos indivíduos e 90% em autópsias.

Apesar de a via hematogênica ser a mais conhecida forma de disseminação da doença, existem outras formas de acometimento do SNC: por contiguidade; leptomeníngea/liquórica; e paquimeníngea/meningotelial.[10,11]

DIAGNÓSTICO

O diagnóstico de metástase encefálica é comumente feito em pacientes que, estando em seguimento de neoplasia sistêmica, apresentam sintomas neurológicos novos e suscitam a investigação com exames de imagem (RNM ou TC, ambos exames com e sem contraste). Os achados típicos na forma de disseminação hematogênica são: lesão única ou múltiplas; arredondadas; com realce homogêneo; edema perilesional; e não infiltrativas em relação ao parênquima cerebral. Nas outras formas de disseminação, o quadro clínico associado à imagem auxilia no diagnóstico (Figura 166.4):

1. Contiguidade: comum em lesões do couro cabeludo, calota craniana e tumores de face. O quadro clínico depende da área acometida e da infiltração. A infiltração por contiguidade pode ser confirmada com exames de imagem (RM e/ou TC de crânio).

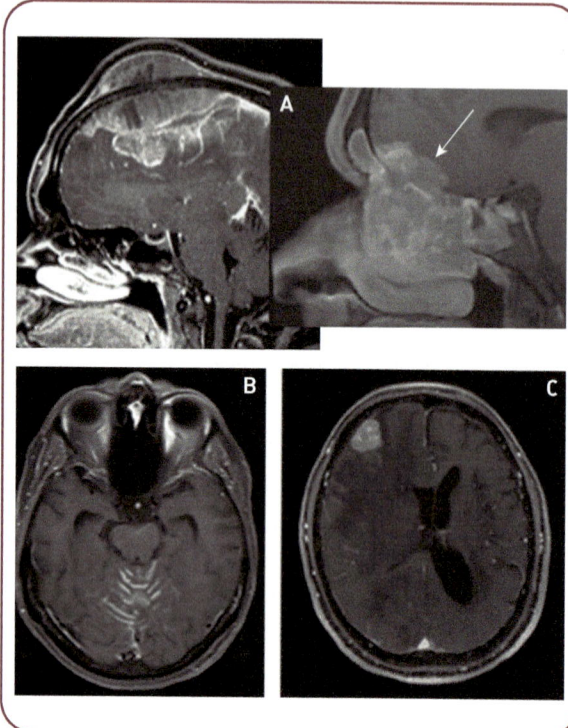

FIGURA 166.4 – Acometimento secundário do SNC.
Fonte: Acervo da autoria.

2. **Leptomeníngea/do líquido cefalorraquidiano (LCR):** conhecida classicamente como "carcinomatose meníngea", a meningite neoplásica tem quadro clínico distinto e com espectro amplo: síndrome de pares cranianos (infiltração do segmento cisternal dos nervos cranianos), síndrome cerebelar (infiltração dos folhetos do cerebelo por células tumorais), síndrome de hipertensão intracraniana (causada por hidrocefalia comunicante secundária à disfunção da absorção de LCR nas granulações aracnóideas) e até síndrome mielorradicular (quando há o acometimento da medula e/ou raízes). O diagnóstico é feito com RNM, na qual observa-se realce leptomeníngeo (tanto intracraniano como intrarraquidiano). A citologia oncótica do LCR é importante para o diagnóstico nos casos que não têm realce e como avaliação de resposta ao tratamento (semelhante ao uso de marcadores tumorais séricos) (Figura 166.5).
3. **Paquimeníngea/meningotelial:** apesar do quadro clínico quase indistinto da disseminação por via hematogênica, a diferença nesse caso é o aspecto da lesão: imagem de lesão expansiva extra-axial com realce intenso pelo contraste. Esse aspecto é muito típico dos meningiomas, o que torna o diagnóstico radiológico difícil, principalmente em paciente sem antecedentes de neoplasia sistêmica. Além disso, alguns tipos de neoplasia podem apresentar-se preferencialmente desta forma: sarcomas; e tumores de mama.

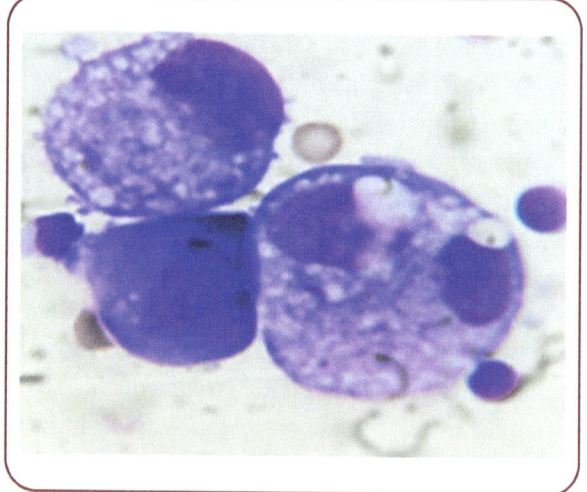

FIGURA 166.5 – Citologia do LCR demonstrando células atípicas. Citologia oncótica positiva em LCR.
Fonte: Acervo da autoria.

Em indivíduos sem antecedente oncológico bem definido, o diagnóstico pode ser desafiador. A investigação do sítio primário com exame físico minucioso, CT de corpo todo, TC por emissão de pósitrons (PET-CT), além da sorologia para HIV, deve ser feita sempre que possível (no caso de o paciente não apresentar situação neurológica emergencial) para obtenção de material para o diagnóstico estabelecido com biópsia da lesão primária suspeita. Em situações de emergência com pacientes sem antecedente de neoplasia, a cirurgia tem o papel de alívio sintomático e obtenção de material para análise anatomopatológica para determinação da neoplasia primária. A mesma dificuldade pode ser encontrada em pacientes com tumor primário controlado, ou seja, baixa probabilidade de metástase cerebral ou em indivíduos com mais de uma neoplasia primária.

PROGNÓSTICO

Classicamente, a sobrevida global (SG) de paciente com metástase de tumores sólidos em SNC é de cerca de 2 meses. Estudos da década de 1990 demonstraram que a cirurgia tinha papel no tratamento desses indivíduos. Com a evolução das técnicas cirúrgicas e de radioterapia além de tratamentos sistêmicos mais eficazes, o manejo desses pacientes sofreu diversas modificações nos últimos anos, assim como a SG.

Os fatores que mais influenciam o prognóstico são: performance clínica do paciente; volume de doença extracraniana; e idade. A importância deles foi demonstrada em algumas análises (*recursive partitioning analysis* (RPA); e *graded prognostic assessment*),[12,13] além da influência da histologia do tumor primário (*diagnosis specific* (GPA)).[14,15,16] A seguir, são apresentados os respectivos Tabelas 166.1, 166.2 e 166.3.

Tabela 166.1. Escala de performance de Karnofsky (estado funcional)

VALOR	NÍVEL DE CAPACIDADE FUNCIONAL	DEFINIÇÃO
100	Normal, sem queixas, sem evidência de doença	Ativo para atividades diárias e trabalho; sem necessidade de cuidados especiais
90	Atividades de vida normais, sinais/sintomas mínimos	
80	Atividades normais com esforço, alguns sinais/sintomas	
70	Autocuidado preservado, impossibilitado de atividades ou trabalho	Incapaz de trabalhar; capaz de permanecer em casa e de realizar maior parte do autocuidado; necessita de cuidados parcialmente
60	Necessita de cuidados ocasionais, porém realiza maioria das atividades	
50	Necessita de cuidados consideráveis e atenção médica frequente	
40	Debilitado, necessita de cuidados especiais e médicos	Incapaz para autocuidado; necessita de cuidados assistenciais; doença progredindo rapidamente
30	Debilidade importante, necessita de hospitalização, porém morte não iminente	
20	Hospitalização necessária, muito doente, suporte ativo necessário	
10	Moribundo, óbito iminente	
0	Óbito	

Fonte: Adaptada de Gaspar L, Scott C, Rottman M, *et al.*, 1997; Gaspar LE, Scott C, Murray K, Curran W, 2007.

Tabela 166.2. RPA – *Recursive Partitioning Analysis*

CLASSE	FATORES PROGNÓSTICOS	SOBREVIDA MEDIANA (M)
I	KPS >= 70%	7,1
	Idade < 65 anos	
	Sítio primário controlado	
	Sem metástase extracraniana	
II	KPS < 70%	2,3
III	Outros	4,2

Escore do *recursive partitioning analysis* para prognóstico em metástase cerebral.
KPS: *karnofsky performance status*.
Fonte: Adaptada de Gaspar L, Scott C, Rottman M, *et al.*, 1997; Gaspar LE, Scott C, Murray K, Curran W, 2007; Sperduto PW, Chao ST, Sneed PK, *et al.*, 2010; Sperduto PW, Kased N, Roberge D, *et al.*, 2012; Sperduto PW, Deegan BJ, Li J, *et al.*, 2018.

Tabela 166.3. GPA – *Graded Prognostic Assessment*

CÂNCER DE PULMÃO

Fator prognóstico	Valor		
	0	0,5	1
Idade em anos	> 60	50-60	< 50
KPS	< 70	70-80	90-100
Metástase extracraniana	Presente	NA	Ausente
Número de metástases	> 3	2-3	1

Sobrevida mediana (em meses) baseada no escore: 0-1 = 3; 1,5-2 = 5,5; 2,5-3 = 9,4; 3,5-4 = 14,8.

MELANOMA MALIGNO

Fator prognóstico	Valor		
	0	1,0	2,0
KPS	< 70	70-80	90-100
Número de metástases	> 3	2-3	1

Sobrevida mediana (em meses) baseada no escore: 0-1 = 3,4; 1,5-2 = 4,7; 2,5-3 = 8,8; 3,5-4 = 13,2.

CÂNCER DE MAMA

Fator prognóstico	Valor				
	0	0,5	1	1,5	2
KPS	< 60	60	70-80	90-100	na
Subtipo	Basal	na	Luminal A	HER2	Luminal B
Idade	> 60	< 60	na	na	na

Sobrevida mediana (em meses) baseada no escore: 0-1=3,4; 1,5-2=7,7; 2,5-3=15,1; 3,5-4=25,3

CÂNCER DE CÉLULAS RENAIS

Fator prognóstico	Valor		
	0	1,0	2,0
KPS	< 70	70-80	90-100
Número de metástases	> 3	2-3	1

Sobrevida mediana (em meses) baseada no escore: 0-1=3,3; 1,5-2=7,3; 2,5-3=11,3; 3,5-4=14,8.

CÂNCER GASTROINTESTINAL

Fator prognóstico	Valor				
	0	1	2	3	4
KPS	< 70	70	80	90	100

Sobrevida mediana (em meses) baseada no escore: 0-1=3,1; 2=4,4; 3=6,9; 4=13,5

Subdivisão do escore prognóstico por histologia do primário; HER2: human epidermal growth factor receptor 2; KPS: *Karnofsky performance status*; NA: não aplicável.

Fonte: Adaptada de Sperduto PW, Chao ST, Sneed PK, *et al.*, 2010; Sperduto PW, Kased N, Roberge D, *et al.*, 2012; Sperduto PW, Deegan BJ, Li J, *et al.*, 2018.

Questões qualitativas relacionadas à atividade biológica do tumor e ao volume de doença sistêmica ("abaixo do pescoço"), associadas com a performance do paciente, também são úteis na tomada de decisão sobre o tratamento.[19]

TRATAMENTO

Medidas gerais

Os sintomas dos pacientes com acometimento secundário do SNC devem ser avaliados e tratados antes mesmo que a terapia definitiva seja instituída:

1. Controle do edema peritumoral com corticosteroides: a medicação de escolha é a dexametasona. Pode ser administrada por via oral (VO) ou parenteral e seu efeito é observado em até 24 a 48 horas após início da administração. As doses podem variar bastante e o alívio dos sintomas constituem um marcador de boa resposta à cirurgia. Em situações não emergenciais, devem-se iniciar doses baixas e incrementos pequenos a cada dois dias a depender da resposta. Sempre que possível (após instituição da terapia definitiva), a medicação deve ser descontinuada a fim de evitar efeitos colaterais indesejáveis pelo uso prolongado da medicação.
2. Crise convulsiva: a profilaxia primária deve ser evitada, pois não há evidência robusta de que haja efeito protetor. Já em pacientes que apresentam episódio de crise, pode ser iniciada medicação para profilaxia secundária, de preferências que não tenham interação com drogas de tratamento sistêmico (ácido valproico, levetiracetam, lacosamida etc.).

Tratamento específico

O tratamento cirúrgico de paciente com metástase cerebral deve ser sempre discutido em caráter multidisciplinar com oncologistas clínicos, radio-oncologistas e neurocirurgião. De forma geral, o planejamento terapêutico é baseado em dois principais fatores: estado clínico do indivíduo (avaliado pela escala de KPS); e volume de doença no SNC (número e tamanho das lesões). Como citado anteriormente, a histologia do tumor primário, com o advento de novos fármacos para o tratamento sistêmico, vem ganhando importância no tratamento e deve ser levada em consideração.

O papel do neurocirurgião no tratamento de indivíduos com tumores secundários no SNC pode ser dividido em três tipos:
- Biópsia (incisional/excisional);
- Ressecção;
- Implante de dispositivo para infusão de fármaco intratecal.

Biópsia

A biópsia de lesões no SNC é reservada para casos selecionados. O método de realização do procedimento deve ser discutido de forma individualizada. Em cirurgia neurológica, a designação de biópsia não contempla a complexidade do procedimento, mas sim o objetivo de tal. Exemplos:

1. Lesão infiltrativa, profunda ou não passível de ressecção, suspeita de tumor primário ou linfoma: biópsia estereotáxica (Figura 166.6).
2. Lesão nodular, ressecável, única: situação de certa frequência na prática clínica, em indivíduos com dúvida em relação ao tumor primário, seja por ser lesão isolada, seja por lesão única em pacientes com duas neoplasias primárias, independentemente da presença de sintomatologia. Procede-se nesse caso à biópsia excisional (ressecção por craniotomia) (Figura 166.7).
3. Lesão sintomática (principalmente em casos de síndrome de hipertensão intracraniana), de origem indeterminada e acessíveis: a ressecção tem como objetivos, alívio sintomático rápido e diagnóstico (Figura 166.8).

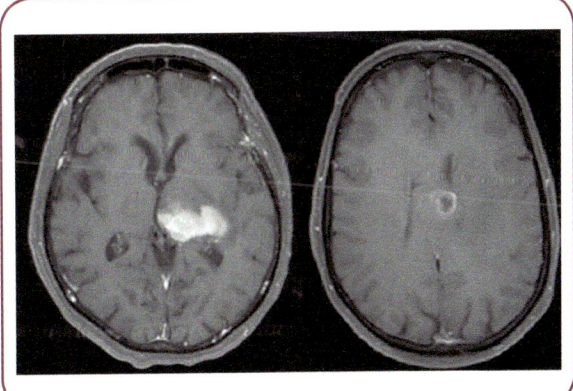

FIGURA 166.6 – Lesão encefálica profunda. Lesão neoplásica metastática profunda acometendo tálamo, corpo caloso e região nucleocapsular, de difícil acesso cirúrgico, nas quais a biópsia estereotáctica desempenha papel no diagnóstico.
Fonte: Acervo da autoria.

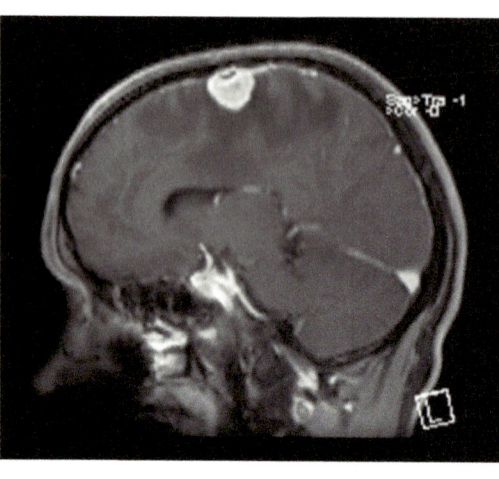
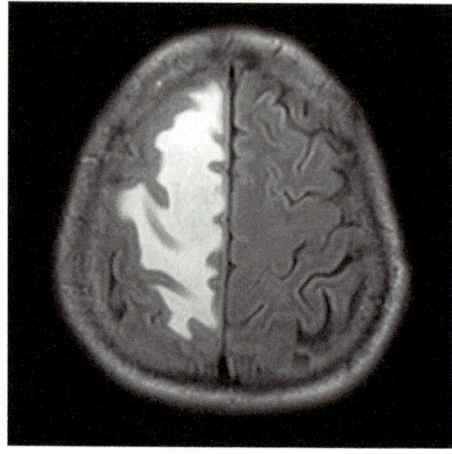

FIGURA 166.7 – Lesão encefálica superficial. Esquerda: a ressonância magnética do encéfalo demonstra a presença de lesão neoplásica encefálica superficial, com captação de contraste na sequência ponderada em T1 após a infusão de gadolínio. Direita: observe-se a extensa área de hiperssinal na sequência ponderada em *fluid attenuated inversion recovery* (FLAIR) do mesmo paciente, o que sugere a presença de edema vasogênico.
Fonte: Acervo da autoria.

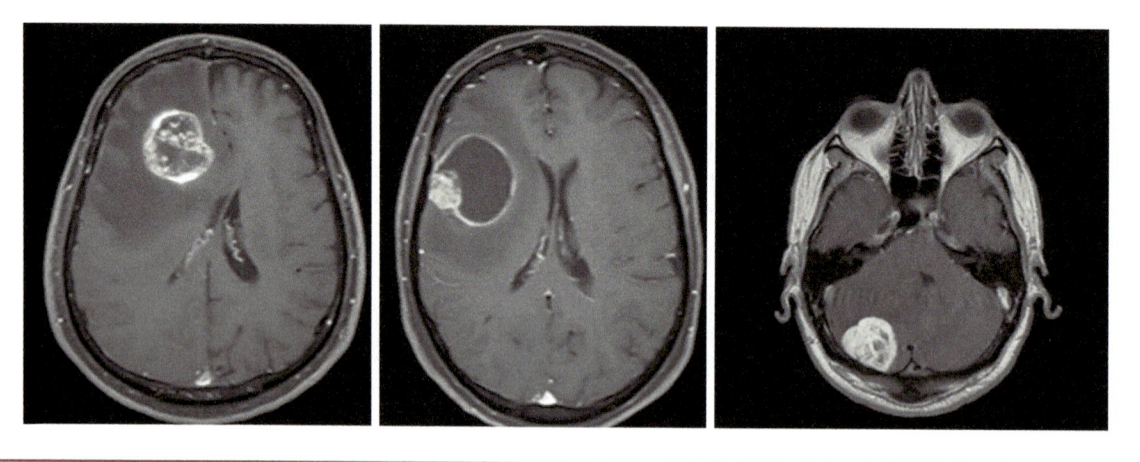

FIGURA 166.8 – Lesões encefálicas causando efeito de massa. As imagens de ressonância magnética do encéfalo ponderadas em T1 após administração de contraste demonstram a presença de lesões causando significativo efeito de massa. Na imagem da direita, apesar das menores dimensões, o efeito compressivo é significativo, pois a lesão se encontra no compartimento infratentorial.
Fonte: Acervo da autoria.

Ressecção

Nos pacientes com neoplasia sólida sistêmica conhecida, a progressão da doença para o SNC é um evento que gera muita preocupação e angústia. A literatura sobre a melhor forma de tratamento desses pacientes não apresenta evidência robusta sobre qual seria a melhor estratégia, porém alguns fatores são importantes para tomar a decisão:

1. Performance e sintomas/sinais focais do paciente: os pacientes com valores de 70% ou mais no KPS são candidatos ao tratamento cirúrgico. Atenção especial deve ser dada aos pacientes com sintomas e sinais neurológicos focais, nos quais a performance pode estar subestimada por déficit neurológico agudo com possibilidade de reversão pela ressecção cirúrgica (como citado anteriormente, a resposta ao uso do corticosteroide é um excelente preditor).

2. Idade: não existe um valor bem estabelecido. Apesar disso, as análises *post hoc* de alguns es-

tudos demonstraram pior desfecho em indivíduos com idade maior de 60 a 65 anos.

3. *Histologia e radiossensibilidade do tumor primário:* para tumores radiorresistentes (melanoma maligno, trato gastrointestinal, sarcomas etc.), dá-se preferência para ressecção cirúrgica em detrimento da radioterapia exclusiva.

4. *Aspecto radiológicos da lesão:* como regra, a RNM é o exame de escolha para melhor avaliar as características da lesão no SNC. As variáveis mais importantes a serem avaliadas na doença metastática são:

   1. Número de lesões: variável de suma importância para caracterizar o volume de doença acometendo o SNC. Apesar de não ter grande influência na conduta cirúrgica, é uma questão levada em consideração para o tratamento complementar com radioterapia. Toda ressecção de metástase encefálica deve ser complementada com tratamento radioterapêutico, como forma de otimizar o controle local e possivelmente regional. A modalidade deve ser discutida com o radio-oncologista (radiocirurgia (RDCx); radioterapia estereotáxica fracionada (REF); ou radioterapia de crânio total (RCT)). Existe muita divergência na literatura sobre qual o número-limite para se considerar doença oligo ou plurimetastática no SNC e, consequentemente, indicar tratamento complementar local (RDCx ou REF) ou locorregional (RCT). A despeito de a recomendação atual ser para três lesões no total, em casos individualizados (KPS elevado, baixa idade, pouco volume de doença sistêmica), esse número pode ser maior, de preferência utilizando as modernas técnicas de radioterapia, como a radiocirurgia.[17,18,20,22]

   2. Tamanho: independentemente do número de lesões que o paciente apresenta, lesões com diâmetro maior do que 2,5 a 3 cm tendem a produzir sintomas, edema vasogênico importante e efeito de massa e respondem pior à radioterapia. Portanto, o tamanho é um fator utilizado na indicação de ressecção.

   3. Localização: assim como nos tumores primários, a acessibilidade da lesão é um fator determinante na indicação cirúrgica. Apesar de não haver definição formal, entende-se como inacessíveis as lesões nas quais o acesso cirúrgico traga morbidade (e, no caso específico, déficit neurológico): tronco encefálico, diencéfalo (gânglios da base, tálamo, hipotálamo, glândula pineal etc.) e ventrículos (principalmente no interior do terceiro ventrículo). Além disso, a lateralidade do acesso cirúrgico deve ser levada em consideração já que cirurgia através de áreas eloquentes (como linguagem, motricidade e noção visuoespacial) devem ser evitadas.

A despeito das variáveis conhecidas para indicação da remoção cirúrgica, alguns casos podem apresentar-se de forma dramática e sua condução deverá ser individualizada para oferecer o melhor para o paciente (Figura 166.9).

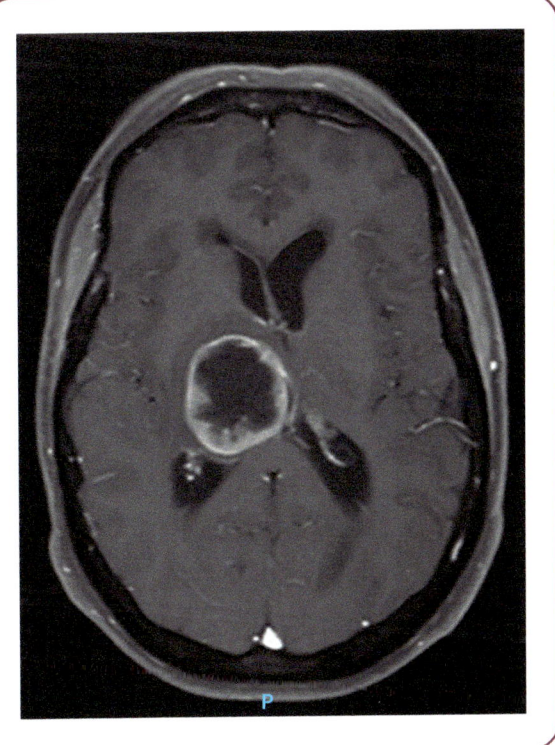

FIGURA 166.9 – Lesão encefálica metastática profunda. Ressonância magnética do encéfalo ponderada em T1 após administração de contraste demonstra lesão única profunda com efeito de massa importante, localizada no tálamo direito.
Fonte: Acervo da autoria.

Implante de dispositivo para infusão de fármaco intratecal

Procedimento reservado para pacientes que apresentam disseminação neoplásica no SNC, principalmente no LCR ou leptomeníngea. Consiste no implante de um cateter ventricular conectado a um reservatório que permanece abaixo do couro cabeludo e tem propósito de tratamento, semelhante a um cateter totalmente implantável para infusão de medicação (Figura 166.10).

CUIDADOS PÓS-OPERATÓRIOS

No geral, os pacientes permanecem de 3 a 5 dias internados para observação, sendo que o primeiro dia preferencialmente (porém não obrigatoriamente), em unidade de terapia intensiva (UTI).

SEGUIMENTO

O tratamento cirúrgico deve ser sempre complementado com radioterapia. Dessa forma, o primeiro exame de controle é realizado entre 30 e 45 dias após o término da irradiação. O seguimento, após o primeiro exame, é realizado com RNM a cada 2 a 4 meses, seguindo a recomendação da National Comprehensive Cancer Network (NCCN).[21] Esse intervalo pode ser modificado a depender da evolução clínica e radiológica do paciente.

Recorrência

Durante o primeiro ano após o tratamento inicial, até metade dos pacientes podem apresentar recorrência local (da lesão tratada) ou regional (nova lesão no SNC). As opções de tratamento para essa situação incluem radiocirurgia, radioterapia de crânio total ou cirurgia.

Recorrência após radioterapia

Nessa situação, deve-se tomar cuidado para diferenciar recorrência real de efeito de tratamento da radioterapia (mais frequente nos pacientes submetidos à radiocirurgia). Caso o paciente esteja oligossintomático ou com sintomas controlados com baixa dose de corticosteroide, sugere-se seguimento clínico radiológico com RNM, encurtando o intervalo entre os exames. O estudo com perfusão e permeabilidade da ressonância podem auxiliar na diferenciação. Em casos persistentes (refratários ou dependentes do corticosteroide), duvidosos ou com impressão de progressão de doença, pode-se prosseguir com biópsia incisional (estereotáxica) ou excisional, caso pertinente.[11]

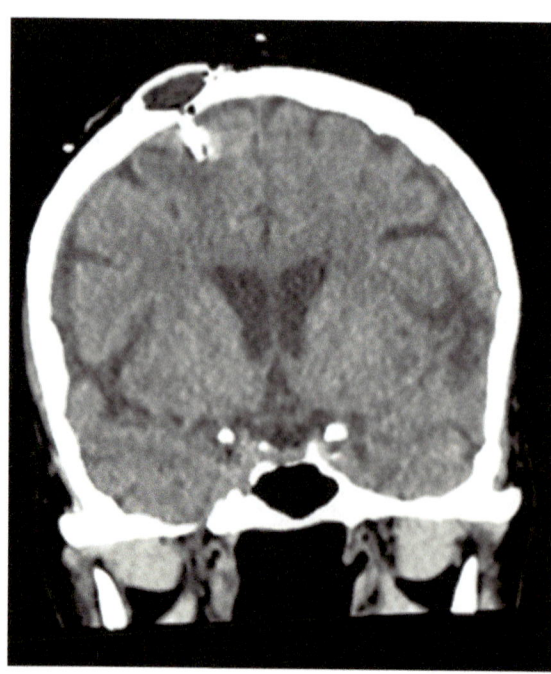 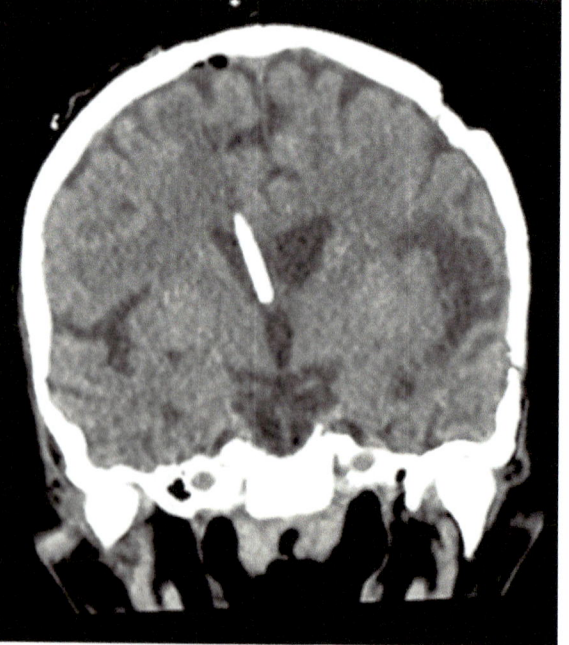

FIGURA 166.10 – Reservatório de Ommaya. Tomografia de crânio em plano coronal demonstrando um reservatório de Ommaya implantado no interior da cavidade ventricular.
Fonte: Acervo da autoria.

Radioterapia na recorrência

Nos casos nos quais haja confirmação de recorrência locorregional, é importante discutir com equipe multidisciplinar, em especial com o radio-oncologista, a possibilidade de nova irradiação, a depender das modalidades já administradas e taxa de dose.

Cirurgia na recorrência

O papel da cirurgia na recorrência depende da forma como ocorre o aparecimento de nova lesão: local ou regional. Caso seja regional, o tratamento deve ser conduzido como em uma nova metástase cerebral diagnosticada (veja item anterior). Nos casos de recorrência local, o tratamento deve ser individualizado e discutido com equipe multidisciplinar, a fim de se diferenciarem efeito de tratamento e real recorrência.

Outras técnicas alternativas estão em investigação, como a braquiterapia e *laser interstitial thermal therapy* (LITT), apesar de não haver nenhuma recomendação formal até o momento.

CONCLUSÃO

- O tratamento das metástases cerebrais deve ser sempre individualizado para o paciente com o diagnóstico, visto que é, via de regra, paliativo, já que a sobrevida global frequentemente é limitada pelo primário.
- Os fatores prognósticos mais importantes são: idade; KPS; e controle da doença sistêmica. Porém, não devem ser utilizados para indicar ou contraindicar o procedimento; mas sim, como norteadores para discussão do caso.
- Com o desenvolvimento de terapias sistêmicas mais avançadas, a discussão deve ser cada vez mais individualizada para os pacientes, baseando-se na histologia do tumor primário e estudo genético pertinente, já que algumas terapias têm a capacidade de penetração no SNC.
- Como recomendação, em pacientes com performance boa e baixo volume de doença sistêmica, sugere-se:
  - Lesão única: radiocirurgia (lesões pequenas ou inacessíveis) ou ressecção cirúrgica (lesões grandes e sintomáticas). Deve-se complementar sempre, após a cirurgia, com radioterapia de leito cirúrgico.
  - Evitar radioterapia de crânio total como tratamento complementar à cirurgia.
- Em pacientes com baixa performance, o planejamento terapêutico deve ser individualizado e, quando possível, incluir as vontades do paciente na discussão.
- O seguimento após o tratamento deve ser feito com juízo, visto que é frequente a ocorrência de efeito de tratamento após radioterapia.
- O controle sistêmico da doença deve ser um objetivo principal para evitar recorrência regional.
- O uso de corticosteroide deve ser sempre criterioso, visto que os efeitos colaterais do seu uso crônico podem ser mais debilitantes do que a própria doença.

REFERÊNCIAS

1. Zhang JJY, Lee KS, Voisin MR, Hervey-Jumper SL, Berger MS, Zadeh G. Awake craniotomy for resection of supratentorial glioblastoma: a systematic review and meta-analysis. Neurooncol Adv. 2020;2(1):vdaa111.
2. Duffau H, Mandonnet E. The "onco-functional balance" in surgery for diffuse low-grade glioma: integrating the extent of resection with quality of life. Acta Neurochir (Wien). 2013;155(6):951-7.
3. Jenkinson MD, Barone DG, Bryant A, Vale L, Bulbeck H, Lawrie TA, et al. Intraoperative imaging technology to maximise extent of resection for glioma. Cochrane Database Syst Rev. 2018;1:CD012788.
4. Stummer W, Pichlmeier U, Meinel T, Wiestler OD, Zanella F, Reulen HJ, et al. Fluorescence-guided surgery with 5-aminolevulinic acid for resection of malignant glioma: a randomised controlled multicentre phase III trial. Lancet Oncol. 2006;7(5):392-401.
5. Cho SS, Salinas R, Lee JYK. Indocyanine-green for fluorescence-guided surgery of brain tumors: evidence, techniques, and practical experience. Front Surg. 2019;6:11.
6. Watts C, Sanai N. Surgical approaches for the gliomas. Handb Clin Neurol. 2016;134:51-69.
7. Smith JS, Chang EF, Lamborn KR, Chang SM, Prados MD, Cha S, et al. Role of extent of resection in the long-term outcome of low-grade hemispheric gliomas. J Clin Oncol. 2008;26(8):1338-45.
8. Li YM, Suki D, Hess K, Sawaya R. The influence of maximum safe resection of glioblastoma on survival in 1229 patients: can we do better than gross-total resection? J Neurosurg. 2016;124(4):977-88.
9. Zigiotto L, Annicchiarico L, Corsini F, Vitali L, Falchi R, Dalpiaz C, et al. Effects of supra-total resection in neurocognitive and oncological outcome of high-grade gliomas comparing asleep and awake surgery. J Neurooncol. 2020;148(1):97-108.

10. Louis DN, Perry A, Reifenberger G, Deimling A von, Figarella-Branger D, Cavenee WK, et al. The 2016 World Health Organization Classification of Tumors of the Central Nervous System: a summary. Acta Neuropathol (Berl). 2016;131(6):803-20.

11. Larsen VA, Simonsen HJ, Law I, Larsson HBW, Hansen AE. Evaluation of dynamic contrast-enhanced T1-weighted perfusion MRI in the differentiation of tumor recurrence from radiation necrosis. Neuroradiology. 2013;55(3):361-9.

12. Gaspar L, Scott C, Rottman M, et al. Recursive partitioning analysis (RPA) of prognostic factors in three Radiation Therapy Oncology Group (RTOG) brain metastases trials. Int J Radiat Oncol Biol Phys. 1997;37:745.

13. Gaspar LE, Scott C, Murray K, Curran W. Validation of the RTOG recursive partitioning analysis (RPA) classification for small-cell lung cancer only brain metastases. Int J Radiat Oncol Biol Phys. 2007;67:240.

14. Sperduto PW, Chao ST, Sneed PK, et al. Diagnosis-specific prognostic factors, indexes, and treatment outcomes for patients with newly diagnosed brain metastases: a multi-institutional analysis of 4,259 patients. Int Radiat Oncol Biol Phys. 2010;77:655.

15. Sperduto PW, Kased N, Roberge D, et al. Summary report on the graded prognostic assessment: an accurate and facile diagnosis-specific tool to estimate survival for patients with brain metastases. J Clin Oncol. 2012;30:419.

16. Sperduto PW, Deegan BJ, Li J, et al. Estimating survival for renal cell carcinoma patients with brain metastases: an update of the renal graded prognostic assessment tool. Neuro Oncol. 2018;20:1652.

17. Patchell RA, Tibbs PA, Walsh JW, Dempsey RJ, Maruyama Y, Kryscio RJ, et al. A randomized trial of surgery in the treatment of single metastases to the brain. N Engl J Med. 1990;322(8):494-500.

18. Vecht CJ, Haaxma-Reiche H, Noordijk EM, Padberg GW, Voormolen JH, Hoekstra FH, et al. Treatment of single brain metastasis: radiotherapy alone or combined with neurosurgery? Ann Neurol. 1993;33(6):583-590.

19. Noordijk EM, Vecht CJ, Haaxma-Reiche H, Padberg GW, Voormolen JH, Hoekstra FH, et al. The choice of treatment of single brain metastasis should be based on extracranial tumor activity and age. Int J Radiat Oncol Biol Phys. 1994;29(4):711-717.

20. Mahajan A, Ahmed S, McAleer MF, Weinberg JS, Li J, Brown P, et al. Post-operative stereotactic radiosurgery versus observation for completely resected brain metastases: a single-centre, randomised, controlled, phase 3 trial. Lancet Oncol. 2017;18(8):1040-1048.

21. NCCN Guidelines on brain metastases. Disponível em: https://www.nccn.org/professionals/physician_gls/default.aspx. Acessado em: January 27 2021.

22. Patchel RA, Tibbs PA, Regine WF, et al. Postoperative radiotherapy in the treatment of single metastases to the brain: a randomized trial. JAMA 1998; 280:1485.

Seção VI

Hematologia

167

Linfoma Não Hodgkin

Yana Sarkis Novis

DESTAQUES

- Os linfomas não Hodgkin surgem de anormalidades das células linfoides B, T ou, raramente, das células NK. Geram clones neoplásicos com características moleculares, genotípicas e fenotípicas distintas.
- Os linfomas não Hodgkin atualmente representam a neoplasia hematológica mais comum e a sexta neoplasia mais frequente, perfazendo de 4% a 5% dos novos casos de câncer nos Estados Unidos.
- Apesar da associação de vários fatores genéticos, ambientais e infecciosos (principalmente certos tipos de vírus) ao desenvolvimento dos linfomas, a maioria dos casos permanece sem um fator etiológico identificável.
- Atualmente, a classificação da Organização Mundial da Saúde (OMS) é a utilizada para as neoplasias hematológicas, incluindo os linfomas não Hodgkin de células B e T maduras.
- O prognóstico dos pacientes é diretamente relacionado ao subtipo de linfomas não Hodgkin, à extensão da doença, à idade por ocasião do diagnóstico e ao índice de performance.

INTRODUÇÃO

Os linfomas não Hodgkin (LNH) representam um grupo amplo e heterogêneo de neoplasias linfoides, abrangendo desde linfomas agressivos, com rápido crescimento e alta mortalidade se não tratados, até doenças indolentes, geralmente incuráveis, mas com longa sobrevida. Caracterizam-se por proliferação de células linfoides anômalas, que podem comprometer os linfonodos, órgãos linfoides, medula óssea, sangue periférico e, menos frequentemente, outros órgãos. Surgem a partir de anormalidades das células linfoides B, células T ou, raramente, células NK, em qualquer etapa do seu desenvolvimento, dando origem a clones neoplásicos com características moleculares, genotípicas e fenotípicas distintas, traduzindo-se em diferentes subtipos de LNH.

Neste capítulo, serão revisados a fisiopatologia, a classificação e o tratamento dos LNH, com ênfase nos subtipos mais comuns da prática clínica, o linfoma difuso de grandes células B (LDGCB) e o linfoma folicular (LF). O linfoma linfoblástico de células B ou T é considerado um linfoma altamente agressivo e espectro da leucemia linfoblástica aguda B ou T e, portanto, discutido em outro capítulo desse livro.

EPIDEMIOLOGIA

O LNH atualmente representa a neoplasia hematológica mais comum e a sexta neoplasia mais frequente, perfazendo de 4% a 5% dos novos casos de câncer nos Estados Unidos.[1] No Brasil, assim como em outros países, observa-se incidência crescente, com estimativa de 12.030 novos casos em 2022, este valor corresponde a um risco estimado de 5 casos novos a cada 100 mil homens e 4 a cada 100 mil mulheres (de acordo com dados do INCA).[2]

Outro aspecto importante é a variabilidade geográfica na incidência de alguns subtipos de LNH. Em geral, os subtipos associados etiologicamente a infecções virais ocorrem com maior frequência nas regiões endêmicas para a infecção viral relacionada como os linfomas associados ao vírus Epstein-Barr (EBV): linfoma de Burkitt, forma endêmica, na África Equatorial; e o linfoma de células T/NK tipo nasal, na China. Diferenças ambientais são postuladas como fator relacionado à diferença na incidência de alguns subtipos de LNH como do linfoma folicular, que é menor em países em desenvolvimento e na Ásia. Em geral, homens e indivíduos da raça branca têm maior incidência da maioria dos subtipos de LNH.

ETIOLOGIA

Apesar da associação de vários fatores genéticos, ambientais e infecciosos ao desenvolvimento dos linfomas, a maioria dos casos permanece sem um fator etiológico identificável.

O risco de desenvolver LNH parece ser maior em pessoas com irmãos ou parentes de 1º grau portadores da doença, embora ainda exista controvérsia a esse respeito. Várias síndromes de imunodeficiência têm sido associadas a maior risco de desenvolver LNH (até 25%) como a imunodeficiência comum variável, hipogamaglobinemia, síndrome de Wiskott-Aldrich e ataxia-telangiectasia.[3] Outro grupo de pacientes com maior risco de apresentar LNH é o de portadores de doenças autoimunes, como artrite reumatoide, psoríase e síndrome de Sjogren.

Existe grande associação de agentes infecciosos com aumento do risco de desenvolver certos subtipos de LNH, sendo os principais agentes envolvidos:

- **vírus Epstein-Barr (EBV):** o EBV está associado ao desenvolvimento de linfoma de Burkitt em cerca de 95% dos casos endêmicos e, menos comumente, nos casos esporádicos. Além disso, esse vírus também está associado à desordem linfoproliferativa pós-transplante, linfoma T/NK tipo nasal e linfomas associados à infecção pelo HIV. Juntamente com o HHV-8, também está envolvido na etiologia do linfoma primário de efusão;
- **vírus da imunodeficiência adquirida (HIV):** pacientes infectados apresentam risco aumentado para desenvolver LNH, sendo que os linfomas de grandes células e o LNH primário de sistema nervoso central (SNC) são considerados doenças definidoras da aids. Virtualmente, 100% dos casos de LNH primário de SNC e cerca de 50% dos demais subtipos são associados à infecção pelo EBV nesses pacientes;
- **vírus T - linfotrópico humano (HTLV-1):** foi o primeiro retrovírus associado ao desenvolvimento de neoplasia, sendo classicamente envolvido na etiologia da leucemia/linfoma de células T do adulto (LLTA). Apesar de o risco de desenvolver a doença ser de cerca de 5% nos indivíduos infectados, mais de 50% dos casos de LNH em áreas endêmicas são LLTA;
- **herpesvírus humano tipo 8 (HHV-8):** inicialmente implicado no sarcoma de Kaposi em pacientes portadores de síndrome da imunodeficiência adquirida (aids) e, também, associado à doença de Castleman, o HHV-8 foi recentemente reconhecido como fator etiológico do linfoma primário de efusão;
- **vírus da hepatite C (HCV):** em países com incidência elevada de infecção crônica pelo HCV, observa-se maior incidência de LNH de baixo grau nesses indivíduos infectados quando comparados a um grupo-controle, provavelmente secundário à estimulação antigênica crônica de células B;
- *Helicobacter pylori* (*H. pylori*): bactéria encontrada com frequência em associação à LNH MALT gástrico. Existe a hipótese de que a estimulação antigênica crônica pelo *H. pylori* e gastrite poderiam resultar no desenvolvimento de clones neoplásicos de células B.

Fatores ambientais também podem estar envolvidos na fisiopatologia dos LNH; entretanto, essa associação é difícil de ser demonstrada e a maior parte dos fatores de risco ambientais apresenta associação controversa. Alguns estudos demonstraram aumento de risco em fazendeiros e agricultores, além de pessoas expostas a herbicidas e solventes orgânicos; porém, essa associação causa-efeito ainda permanece incerta. A associação com dieta também é questionável, e alguns estudos encontraram maior risco em pessoas com alta ingestão de carne e de gordura na dieta. O cigarro também foi descrito como fator de risco em alguns estudos, especialmente em linfoma folicular.

BASES BIOLÓGICAS

Nos últimos anos, tem-se observado grande avanço no entendimento das bases biopatológicas dos linfomas não Hodgkin de células B e T, tanto do ponto de vista citogenético como no nível molecular. Nesse tópico será descrito, de forma sumária, o desenvolvimento dos linfócitos B e T, que são a base para a classificação dos diversos subtipos de LNH.

Linfomas de células B

As neoplasias de células B tendem a mimetizar os estágios normais de diferenciação dos linfócitos B, que serve de base para o entendimento biológico da doença.[4-6] O processo de diferenciação se inicia com a célula B precursora (linfoblasto), que sofre processo de rearranjo dos segmentos genéticos VDJ e diferencia-se em células B naive, passando a expressar imunoglobulina (Ig) de superfície. Essas células costumam ser linfócitos periféricos CD5+ circulantes e podem ocupar a zona do manto folicular, tendo relação com o linfoma de células do manto. Após encontrar antígeno que se ligue aos receptores de superfície, essas células B naive entram no processo de transformação, proliferação e maturação em plasmócitos produtores de Ig e células B de memória. Assim, essas células em transformação migrarão para os folículos primários, ocasionando proliferação e contato com as células dendríticas apresentadoras de antígeno (Ag), formando o centro germinativo. Essas células, denominadas "centroblastos", apresentam núcleo não clivado, encontram-se em rápido processo de divisão celular e expressam baixos níveis de Ig de superfície, CD 10 e BCL-6, passando a não expressar a proteína BCL-2 e, portanto, tornam-se suscetíveis ao mecanismo de apoptose.

No centro germinativo, ocorrem duas modificações importantes no DNA da célula B, que resultarão em uma população de células com maior (ou menor) afinidade por um determinado antígeno. Essas reações são a hipermutação somática dos genes da região variável da Ig e a recombinação de troca de classe, em que algumas células mudam sua produção de IgM para IgG ou IGA, que são os mecanismos responsáveis pela alta afinidade dos anticorpos IgG e IGA na resposta imune primária e tardia. Essas modificações genéticas são fundamentais no desenvolvimento da reposta imune, mas também podem ser a origem de dano do DNA que pode levar ao desenvolvimento de clones neoplásicos e ao LNH. Essas células B do centro germinativo também expressam a proteína BCL-6 (*B-cell lymphoma 6*), que é uma inibidora do processo de transcrição e reprime diversos genes envolvidos na diferenciação de plasmócitos, progressão do ciclo celular, reposta ao dano do DNA e morte celular. Alterações genéticas (p. ex., translocação) podem desregular o BCL-6, levando ao desenvolvimento de alguns subtipos de LNH. Portanto, a hipermutação somática dos genes da região variável da Ig e a mutação BCL-6 são marcadores da passagem celular no centro germinativo. Alterações dos linfócitos do centro germinativo podem dar origem a muitos subtipos de LNH, principalmente o LDGCB, linfoma folicular e ao linfoma de Burkitt.

Os centroblastos periodicamente podem se dirigir à zona periférica do centro germinativo e transformar-se nos centrócitos, que são células com núcleo clivado que não estão em divisão celular e que, posteriormente, se diferenciarão em células B de memória ou plasmócitos. Os centrócitos passam a reexpressar a proteína BCL-2 e a não apresentar expressão de BCL-6, por *down regulation* exercida pela proteína IRF4/MUM-1. O linfoma folicular deriva de centrócitos do centro germinativo que perderam a capacidade de negativar a expressão de BCL-2, por meio da translocação cromossômica t(14;18). Os linfócitos B de memória pós-centro germinativo correspondem a células presentes na zona marginal do folículo linfático, baço e tecido linfático, associado à mucosa (MALT), e tipicamente expressam antígenos B e IgM de supefície, não apresentando expressão de CD5 e CD10. Os linfomas de zona marginal nodal, extranodal e MALT se originam dos linfócitos nessa etapa da maturação.

Linfoma difuso de grandes células B

O LNH DGCB é o subtipo mais comum de LNH (cerca de 30% a 40% dos casos) e, de acordo com perfil de expressão gênica, pode ser diferenciado em três subtipos indistinguíveis do ponto de vista histopatológico: tipo célula B ativada (CBA;, tipo centro germinativo (CG); e o linfoma B primário de mediastino (LBPM).[5,7] Esses três subtipos apresentam diferenças na expressão de milhares de genes (análise de microarranjo do DNA) e aparentemente derivam de célula B em diferentes estágios de maturação. Também é conhecida a diferença desses subtipos moleculares quanto à apresentação clínica e taxa de cura com o tratamento atual.

Os LNH DGCB tipo CG são células que expressam genes definidores de linfócitos do centro germinativo, sofreram hipermutação somática e troca de classe de Ig e apresentam os marcadores CD10 e BCL-6, sendo negativa a expressão de IRF/MUM-1. As alterações genéticas características desse tipo de LNH são a t(14;18), deleção do gene supressor tumoral PTEN e mutação do p53.

Os linfomas de célula B ativada apresentam ativação constitucional da via de transcrição NF-kB, levando à expressão de IRF/MUM-1 e início de diferenciação em plasmócitos, que é bloqueada posteriormente pelo gene Blimp-1, também alterado nessa doença. Diferentemente do LNH tipo CG, os linfomas tipo CBA não sofreram troca de classe de Ig e, portanto, expressam IgM. As principais alterações genéticas relacionadas a este tipo são a hiperexpressão do BCL-2 e deleção de genes supressores tumorais, como o locus INK4A-ARF e do p14, que é inibidor da ativação do p53. Acredita-se que o pior prognóstico associado ao linfoma tipo CBA esteja relacionado à redução da atividade da quimioterapia conferida pela perda desses genes supressores tumorais. Além disso, a ativação constitucional da via NF-kB resulta na inibição de apoptse e também é implicada na menor resposta ao tratamento quimioterápico. Sabe-se que a inibição dessa via causa a morte dessas células e atualmente tem se tentado desenvolver drogas que atuem nesse alvo molecular, o que poderia melhorar de forma significativa o prognóstico dos pacientes com esse subtipo de LNH DGCB.

O terceiro tipo molecular de LNH DGCB é o LBPM (linfoma B primário de mediastino), que geralmente se apresenta como massa mediastinal isolada em mulheres jovens e acredita-se ser originado de linfócito B tímico. Do ponto de vista molecular, apresenta expressão de genes de célula B madura e assinatura genética semelhante ao linfoma de Hodgkin. A principal alteração genética é a amplificação do cromossomo 9p24, que ocorre em 50% dos casos de LBPM e também em pacientes portadores de linfoma de Hodgkin. Essa região codifica a tirosinaquinase JAK2, que atua na ativação do fator de transcrição STAT6 e está associada à sobrevivência celular. Outro subtipo de LDGCB, que agora se denomina "linfoma B de alto grau", é aquele no qual acontece a translocação do oncogne MYC com rearranjo BCL2 e ou BCL6 (duplo ou triplo expressor).

Linfomas de células T

Os linfócitos T se originam na medula óssea e migram para o timo, onde iniciam o processo de maturação no córtex tímico. Os timócitos corticais têm um fenótipo de célula T imatura e expressam TDT, CD1a, CD3, CD5 e CD74. Esse estágio de maturação está relacionado ao linfoma linfoblástico/leucemia linfoblástica aguda. Posteriormente, ao se tornarem células T maduras, observam-se expressão dos antígenos CD4 e CD8 e perda da expressão dos antígenos de células precursoras, estando relacionados ao linfoma de células T periférico (Figura 167.1). Os timócitos medulares têm um fenótipo de célula T madura, existindo dois grupos de células baseados na estrutura do receptor T (TCR): células T $\alpha\beta$; e células T $\gamma\delta$, que podem originar linfomas de células T raros, de apresentação tipicamente extranodal. As células NK fazem parte do sistema imune inato e tipicamente expressam os antígenos CD2, CD7, CD16 e CD56; entretanto, não apresentam complexo TCR completo e CD3 de superfície. Os linfomas que derivam de células do sistema imune inato são caracteristicamente extranodais e costumam ser mais frequentes em pacientes jovens, por exemplo: leucemia de células NK; linfoma hepatoesplênico; e linfoma T $\gamma\delta$. Os linfomas de células T do sistema imune adaptativo ocorrem em adultos e costumam ter apresentação com envolvimento predominantemente nodal, incluindo a maior parte dos subtipos de linfomas T.

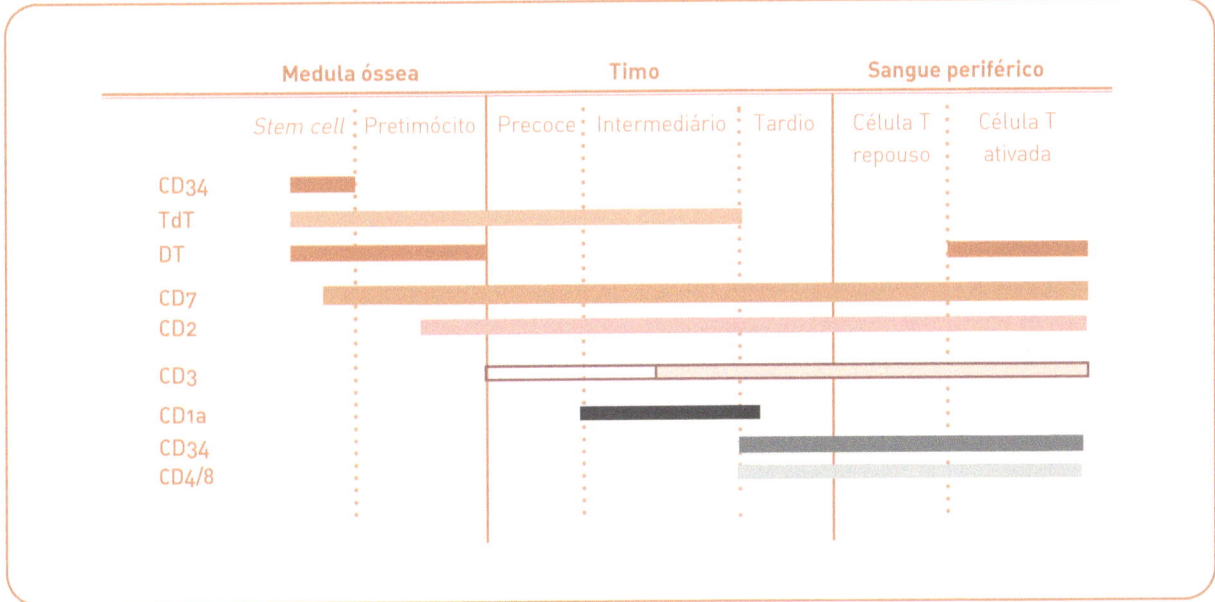

FIGURA 167.1 – Diferenciação dos linfócitos T.
Fonte: Desenvolvida pela autoria.

Anormalidades genéticas

Alguns subtipos de LNH B costumam apresentar rearranjos genéticos específicos envolvidos na sua patogênese, com implicações inclusive no diagnóstico diferencial dos linfomas B[4]. Os mais importantes são: t(11;14) no linfoma de células do manto; t(14;18) no linfoma folicular; t(8;14) no linfoma de Burkitt; e t(8;18) no linfoma MALT. Os linfomas T, por sua vez, podem apresentar alterações cromossômicas específicas na minoria dos subtipos. O linfoma de grandes células anaplásico ALK+ é caracterizado pela t(2;5) e variantes envolvendo o gene ALK no cromossomo 5. Outro exemplo é a presença do isocromossomo 7q no linfoma T hepatoesplênico.

CLASSIFICAÇÃO

A história da classificação das neoplasias linfoides teve seu início em 1996, quando foi publicada a classificação de Rappaport,[8] com base no padrão de crescimento, tamanho e forma das células linfoides, na tentativa de correlacionar a morfologia com a evolução clínica e o prognóstico dos linfomas.[8] Posteriormente, novos sistemas de classificação surgiram, como o de Lukes et al.,[9,10] a classificação de Kiel e a Working Formulation de 1982.[11,12]

Em 1994, surgiu a classificação revisada Europeia-Americana das Neoplasias Linfoides (REAL).[12,13] Nessa classificação, os linfomas foram divididos em linfomas de células B, linfomas de células T e linfoma de Hodgkin, com base em critérios morfológicos, imunofenotípicos e citogenéticos. Esse sistema foi um importante passo no reconhecimento das diferentes entidades do ponto de vista fenotípico, citogenético e molecular. Entretanto, havia a necessidade de correlacionar essas características à evolução clínica dos diversos subtipos de linfomas. Dessa forma, com base nas características clínicas dos linfomas, foi proposta uma subclassificação apoiada na história natural de evolução dos LNH:[12]

- linfomas indolentes: pacientes com sobrevida medida em anos. Representam cerca de 35% a 40% dos LNH e os subtipos mais comuns são: linfoma folicular (LF), linfoma linfocítico/leucemia linfocítica crônica (LL/LLC), linfoma do manto (LM), linfoma da zona marginal e linfoma linfoplasmocítico;
- linfomas agressivos: têm sobrevida medida em meses se não forem tratados. Cerca de 50% dos LNH são agressivos e os subtipos mais comuns são: linfoma difuso de grandes células B (LDGCB), linfoma T periférico e linfoma de grandes células anaplásico;
- linfomas altamente agressivos: usualmente, a sobrevida desses pacientes é medida em semanas caso não recebam tratamento. Esse grupo representa cerca de 5% dos casos de LNH e é considerado espectro das leucemias linfoblásticas agudas.

Após inúmeros avanços nas bases biológicas e moleculares dos LNH, a classificação REAL foi revisada pela Organização Mundial da Saúde (OMS), sendo publicada a classificação da OMS dos tumores dos tecidos hematopoiéticos e linfoides em 2001, atualizada em 2008 e depois em 2016.[14] Atualmente, essa é a base da classificação das neoplasias hematológicas, incluindo os LNH de células B e T maduras (Quadros 167.1 e 167.2, respectivamente).[4] De grande importância é a avaliação imunofenotípica/imuno-histoquímica, que permite classificar o LNH, na maior parte dos casos, em conjunto com dados clínicos, morfológicos, genéticos e moleculares (Tabela 167.1).[4] As Figuras 167.2 e 167.3 demonstram as respectivas frequências dos subtipos de neoplasias de células B e T/NK.[4]

Quadro 167.1. Classificação da Organização Mundial da Saúde das neoplasias linfoides de células B maduras

NEOPLASIAS LINFOIDES DE CÉLULAS B MADURAS

Linfoma linfocítico/Leucemia linfocítica crônica

Leucemia pró-linfocítica de células B

Linfoma de zona marginal esplênica

Leucemia de células pilosas

Leucemia/Linfoma esplênico, inclassificável

Linfoma linfoplasmocítico

Doença de cadeia pesada

NEOPLASIAS DE CÉLULAS PLASMOCITÁRIAS

Linfoma de zona marginal extranodal associado à mucosa (linfoma MALT)

Linfoma de zona marginal nodal

Linfoma folicular

Linfoma primário de centro de folículo cutâneo

Linfoma de células do manto

Linfoma difuso de grandes células B (LDGCB), não especificado

LDGCB rico em célula T/histiócito

LDGCB primário de sistema nervoso central

LDGCB primário cutâneo, *leg type*

LDGCB EBV positivo, do idoso

LDGCB associado à inflamação crônica

Granulomatose linfomatoide

Continua >>

>> Continuação

Linfoma de grandes células B primário mediastinal (tímico)

Linfoma de grandes células B intravascular

Linfoma de grandes células B ALK positivo

Linfoma plasmablástico

Linfoma de grandes células B secundário à doença de Castleman multicêntrica associada ao HHV-8

Linfoma primário de efusão

Linfoma de Burkitt

Linfoma de célula B, inclassificável, com características intermediárias entre LDGCB e linfoma de Burkitt

Linfoma de célula B, inclassificável, com características intermediárias entre LDGCB e linfoma de Hodgkin clássico

Fonte: Adaptado de Swerdlow *et al.*, 2010.

Quadro 167.2. Classificação da Organização Mundial da Saúde das neoplasias linfoides de células T/NK maduras

NEOPLASIAS LINFOIDES DE CÉLULAS T/NK MADURAS

Leucemia pró-linfocítica de células T

Leucemia linfocítica de linfócitos T granulares

Desordens linfoproliferativas crônicas de células NK

Leucemia agressiva de células NK

Desordens linfoproliferativas de células T EBV-positivas da infância

Leucemia/Linfoma de células T do adulto

Linfoma extranodal de células T/NK, tipo nasal

Linfoma de células T associado à enteropatia

Linfoma de células T hepatoesplênico

Linfoma de células T subcutâneo, tipo paniculite-símile

Micose fungoide

Síndrome de Sézary

Desordens linfoproliferativas de células T CD30+ primário cutâneo

Linfoma de células T gama-delta primário de pele

Linfoma de células T periférico, não especificado

Linfoma de células T angioimunoblástico

Linfoma de grandes células anaplásico, ALK positivo

Linfoma de grandes células anaplásico, ALK negativo

Fonte: Adaptado de Swerdlow *et al.*, 2010.

Tabela 167.1. Características imunofenotípicas dos principais subtipos de LNH de células B maduras

	CD5	CD10	CD23	BCL6	MUM1	CCND1
Linfoma difuso de grandes células B	–	–/+*	NA	+/–*	+/–**	–
Linfoma folicular	–	+/–	–/+	+	–/+#	–
Linfoma MALT	–	–	–/+	–	+	–
Linfoma manto	+	–	–	–	–	+
Linfoma Burkitt	–	+	–	+	–/+	–
Linfoma linfocítico	+	–	+	–	+##	–

*LDGCB tipo centro germinativo expressa CD10 e BCL6; ** LDGCB tipo célula B ativada são positivos para MUM-1; # L. folicular grau 3a e 3b podem expressar MUM-1; ## Positivo no centro proliferativo; NA: não aplicável; B; CCND-1: ciclina D1. +: > 90% casos; +/–: >50% dos casos; –/+: < 50% dos casos; –: <10% casos.
Fonte: Adaptada de Swerdlow et al., 2010.

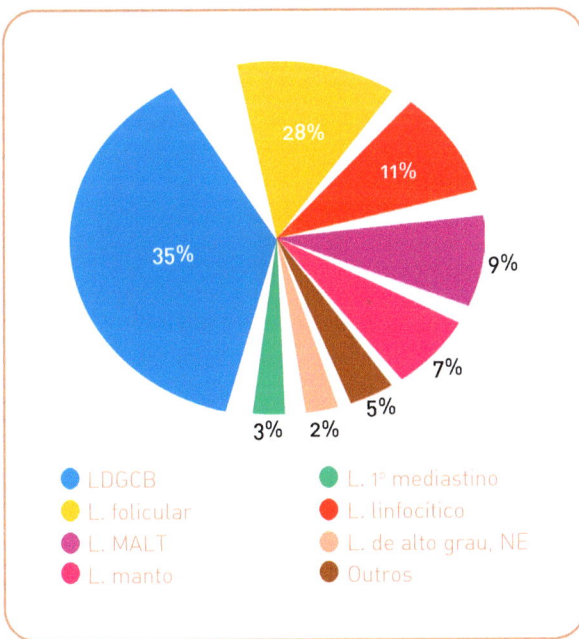

FIGURA 167.2 – Frequências relativas em adultos dos principais subtipos de neoplasias linfoides de células B maduras.
L: linfoma; LDGCB: linfoma difuso de grandes células B; NE: não especificado.
Fonte: Adaptada de Swerdlow et al.[4]

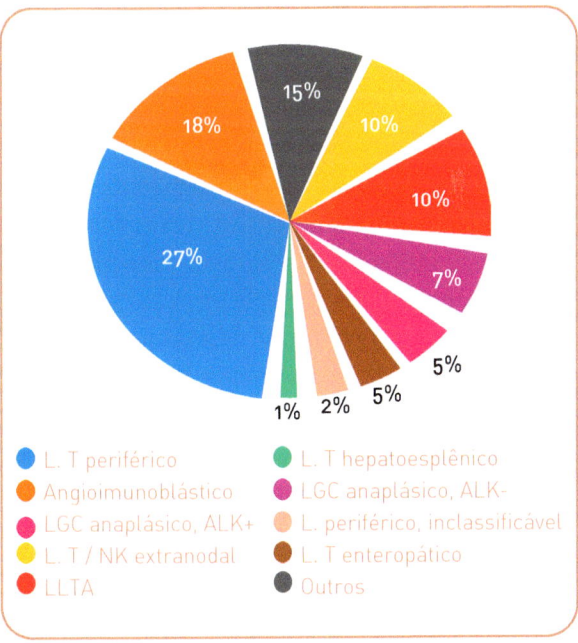

FIGURA 167.3 – Frequências relativas em adultos dos principais subtipos de neoplasias linfoides de células T maduras.
L: linfoma; NE: não especificado; LLTA: leucemia/linfoma de células T do adulto; LGC: linfoma de grandes células.
Fonte: Adaptada de Swerdlow et al., 2010.

AVALIAÇÃO INICIAL

A avaliação inicial de pacientes com diagnóstico de LNH deve buscar os seguintes objetivos:
- definir o subtipo histológico;
- avaliar extensão e sítios de doença (localizado *versus* avançado; nodal *versus* extranodal);
- avaliar condição clínica geral do paciente, além de exames laboratoriais de rotina.

Avaliação laboratorial

- Hemograma completo e esfregaço de sangue periférico: a avaliação do sangue periférico pode demonstrar citopenias, que sugerem envolvimento de medula óssea pelo linfoma ou, menos frequentemente, pode identificar células neoplásicas circulantes;
- exames bioquímicos: ureia, creatinina, fosfatase alcalina, aspartato-aminotransferase, alanina aminotransferase e albumina: esses exames são

fundamentais na avaliação global do paciente, além da avaliação de função renal e hepática, que pode determinar mudanças de doses ou mesmo contraindicar uso de medicações quimioterápicas;
- cálcio, ácido úrico, eletrólitos: importantes na avaliação de síndrome de lise tumoral (SLT), que pode estar presente ao diagnóstico (SLT espontânea) ou durante o tratamento inicial;
- eletroforese de proteínas séricas: componente monoclonal pode ser identificado em alguns subtipos de LNH, como linfoma linfoplasmocítico, e pode servir de marcador de resposta ao tratamento;
- desidrogenase lática (DHL) e B2 microglobulina (LNH indolentes): esses marcadores têm importância prognóstica no LNH, como discutido a seguir;
- sorologia para HIV, HBV, HCV, HTLV: importante para avaliação de fator causal do LNH ou da necessidade de tratamento da infecção viral durante o tratamento do LNH;
- aspirado e biópsia de medula óssea: todo linfoma indolente deve ter avaliação da medula óssea ao diagnóstico, que pode apresentar envolvimento em cerca de 30% a 50%. Nos linfomas agressivos, a avaliação por tomografia por emissão de pósitrons (PET-CT) tem o potencial de avaliar infiltração medular.[14] Existe controvérsia sobre a necessidade de biópsia bilateral, que embora possa promover mudança de estádio em uma minoria dos pacientes, o seu papel é questionado especialmente quando se realiza avaliação imunofenotípica do aspirado medular;
- punção lombar para avaliação do líquido cefalorraquidiano (LCR): indicado para pacientes de alto risco de envolvimento meníngeo: portadores de linfomas altamente agressivos, linfomas associados à infecção pelo HIV e linfomas agressivos com envolvimento epidural, testicular, de medula óssea, seio paranasal ou comprometimento de pelo menos dois sítios extranodais. Deve-se solicitar avaliação citológica e por citometria de fluxo.

Exames de imagem

- Tomografia computadorizada (TC): um bom exame de escolha na avaliação por imagem de linfonodomegalias no tórax, abdome e pelve, tanto na avaliação inicial da extensão de doença como na avaliação de resposta ao tratamento e no seguimento do paciente. A TC de pescoço deve ser solicitada se houver linfonodomegalia cervical palpável. A avaliação por TC atualmente tem sido incorporada à tomografia por emissão de pósitrons (PET), exame conhecido como PET-CT, como descrito a seguir.
- Tomografia por emissão de pósitrons (PET): considerada a modalidade de escolha para o estadiamento dos LNH agressivos por ter a capacidade de detectar a presença de doença com grande acurácia, tanto em sítios nodais e extranodais (exceções são envolvimento de medula óssea e SNC), superior aos demais exames disponíveis até o momento. Recentemente, foi publicado um consenso internacional de recomendação sobre o uso do PET nos LNH.[15] Com base nesse consenso, o PET deve ser recomendado para o estadiamento dos linfomas que apresentam alta captação de 18-FDG (linfomas agressivos como o LDGCB e o linfoma de Hodgkin). Não se deve utilizar o PET nos casos de LNH indolentes, exceto se hipótese de transformação para um linfoma de alto grau.

Exames de sítios específicos

- Sistema cardiovascular: a grande importância da avaliação cardiológica dos pacientes portadores de LNH é a identificação de contraindicações ao uso de antracíclicos, que são drogas fundamentais no tratamento de vários subtipos de LNH, principalmente dos LNH agressivos. Para tanto, deve-se solicitar avaliação de função ventricular dos pacientes que devem receber antraciclinas no tratamento do LNH, preferencialmente por meio de ventriculografia por emissão de pósitrons ou por ecocardiografia;
- trato gastrointestinal (TGI): além de casos de LNH extranodal com envolvimento do trato gastrointestinal ao diagnóstico, sabe-se que deve ser solicitada avaliação endoscópica de pacientes com as seguintes características: sintomas gastrointestinais, pacientes com comprometimento do anel de Waldeyer (até 20% apresentam envolvimento de TGI) e casos de linfoma de células do manto, que podem apresentar quadro classicamente conhecido como "linfomatose intestinal";
- SNC: deve-se solicitar exame de imagem (ressonância magnética ou TC com contraste) e exame de LCR em todo paciente com sintomas neurológicos.

Além disso, a investigação do LCR deve ser feita rotineiramente nos pacientes de alto risco, como aqueles com envolvimento de medula óssea, seios paranasais ou testículo, além de pacientes portadores de imunossupressão de base (p. ex., HIV/aids).

ESTADIAMENTO

A avaliação inicial descrita anteriormente permite documentar os sítios anatômicos de extensão da doença antes do início do tratamento, sendo fundamental na decisão da estratégia terapêutica. O sistema de estadiamento anatômico, atualmente empregado e endossado pela Associação Americana de Câncer (American Joint Committe on Cancer (AJCC)),[16] é o Sistema de Estadiamento de Ann Harbor (Quadro 167.3).[17]

Quadro 167.3. Sistema de estadiamento de Ann Harbor

Estádio I	Envolvimento de região linfonodal única (I) ou de órgão/sítio extranodal único (I E)
Estádio II	Envolvimento de duas ou mais regiões linfonodais do mesmo lado do diafragma (II) ou de órgão/tecido extranodal contíguo (II E)
Estádio III	Envolvimento de regiões linfonodais de ambos os lados do diafragma (III), incluindo o baço (III S) ou de órgão/tecido extranodal contíguo (III E) ou ambos (III ES)
Estádio IV	Envolvimento de um ou mais órgãos extranodais

Fonte: Desenvolvido pela autoria.

- Todos os pacientes devem ser classificados quanto à presença (B) ou ausência (A) de sintomas sistêmicos, conhecidos como "sintomas B": febre não explicada acima de 38 °C, sudorese noturna e emagrecimento maior do que 10% do peso nos 6 meses anteriores ao diagnóstico. Outros sintomas como prurido, calafrios e fadiga não são considerados sintomas "B";
- designação "E": refere-se à extensão extranodal contígua (a partir de região linfonodal comprometida), que pode ser incluída no campo de radioterapia para tratamento da região linfonodal primariamente envolvida. Os casos de envolvimento de região extranodal como único sítio de doença devem ser classificados como estádio I E;
- lesões com diâmetro acima de 10 cm são consideradas Bulky e devem ser designadas pela letra "X".
- Sítios ou regiões nodais: linfonodos, anel de Waldeyer, timo e baço;
- sítios ou regiões extranodais: medula óssea, TGI, pele, osso, SNC, gônadas, fígado etc.

PROGNÓSTICO

O prognóstico dos pacientes é diretamente relacionado ao subtipo de LNH, à extensão da doença, à idade ao diagnóstico e ao índice de desempenho.

De forma geral, o índice prognóstico mais utilizado e com maior validação nos estudos é o índice prognóstico internacional (IPI),[18] que é a ferramenta mais acurada para predizer a evolução dos pacientes portadores de LNH agressivos. O IPI original consiste de cinco variáveis. Com a adição dos anticorpos monoclonais anti-CD20 ao tratamento, o IPI foi revisado.[19]

- idade > 60 anos;
- DHL acima do valor de referência;
- performance clínico (ECOG) ≥ 2;
- estadiamento Ann Arbor III ou IV;
- número de sítios extranodais envolvidos ≥ 2.

Com base nesses fatores, os pacientes são estratificados em quatro grupos com prognósticos distintos após tratamento com quimioterapia associada à rituximabe: baixo risco (0 a 1 fator); com SG em 3 anos de 91,4%; risco intermediário-baixo (2); com SG em 3 anos de 80,9%; intermediário-alto (3) com SG em 3 anos de 65,1% e de alto risco (4 ou 5 fatores); com SG em 3 anos de 59%.[19]

Outro escore prognóstico foi desenvolvido para ser aplicado no LNH folicular e é denominado "FLIPI", com cinco fatores de prognóstico adverso:

- idade > 60 anos;
- estadiamento Ann Arbor III ou IV;
- hemoglobina < 12 g/dL;
- número de áreas nodais envolvidas > 4;
- DHL acima do valor de referência.

A partir da identificação desses fatores, os pacientes são estratificados em três grupos com diferentes prognósticos: baixo risco (0 ou 1 fator), com sobrevida em 5 e 10 anos de 91% e 71%, respectivamente; risco intermediário (2 fatores), com 78% de sobrevida em 5 anos e 51% em 10 anos; e alto risco (3 ou mais fatores), com SG em 5 e 10 anos de 52% e 36%, respectivamente.

Como já mencionado, estudos recentes de análise de microarranjos do DNA identificaram subtipos de LNH DGCB de diferentes prognósticos, o do tipo centro germinativo, de melhor prognóstico; e o tipo célula B ativada, que apresenta pior evolução, mesmo com tratamento incluindo rituximabe.[7]

CRITÉRIOS DE RESPOSTA AO TRATAMENTO

A avaliação de resposta ao tratamento tem implicações fundamentais no prognóstico e estratégia terapêutica, além de permitir padronização para aplicação nos estudos clínicos. Em 1999, foram publicados os critérios de resposta propostos pelo International Working Group (IWG),[20] recentemente atualizado (Quadro 167.4)[21] para incluir os avanços recentes obtidos com uso do PET-CT e estudos histoquímicos e por citometria de fluxo.

TRATAMENTO

Nesta sessão, serão discutidas as principais modalidades terapêuticas, recomendações de tratamento baseadas em evidência e avaliação de prognóstico dos principais subtipos de LNH de células B e T, com maior enfoque nos dois principais subtipos, o LDGCB e o linfoma folicular. Algumas entidades, como as leucemias crônicas e as neoplasias plasmocitárias, serão discutidas em outros capítulos deste livro.

Linfoma difuso de grandes células B

Tratamento inicial

Estádios iniciais (I e II não Bulky)

Os estádios considerados iniciais do LNH DGCB (I e II não bulky) são definidos como doença confinada ao campo de radioterapia e correspondem a cerca de 30% dos casos. O tratamento primário desses pacientes inclui combinação de quimioterapia com rituximabe e radioterapia, com excelentes resultados e sobrevida em 5 anos de aproximadamente 90%. Atualmente, o tratamento considerado padrão consiste de três ciclos de R-CHOP (Tabela 167.2), seguidos de radioterapia de campo envolvido.

O tratamento para os pacientes com doença inicial tem suporte em quatro grandes estudos randomizados, todos realizados na era pré-rituximabe: o estudo do Southwest Oncology Group (SWOG); do Eastern Cooperative Oncology Group (ECOG); e dois estudos do grupo GELA (Groupe d'Etude des Lymphomes de l'Adulte), descritos a seguir.

O estudo SWOG 8736 randomizou 431 pacientes com LNH agressivo (75% de LNH DGCB) e estádio precoce

Quadro 167.4. Critérios de resposta ao tratamento dos linfomas não Hodgkin

Resposta	Definição	Linfonodos	Baço/Fígado	Medula óssea
RC	Não há evidência de doença	Normalização do tamanho ou PET negativo	Não palpáveis; desaparecimento de nódulos	Ausência de infiltração de MO previamente positiva*
RP	Regressão de doença mensurável e sem novas lesões	Redução ≥ 50% na SPD de até 6 lesões dominantes; PET positivo em área captante prévia	Redução ≥ 50% na SPD de nódulos, sem aumento do tamanho do fígado ou baço	Não avaliável
DE	Sem critérios para RC/RP ou PD	LN de tamanho estável ou PET positivo sem novas áreas de captação	–	–
PD ou DR	Nova lesão ou aumento ≥ 50% do tamanho de lesão prévia**	Nova lesão > 1,5 cm; aumento ≥ 50% na SPD de LN ou nova captação ao PET	Aumento ≥ 50% do tamanho de lesão prévia	Envolvimento novo ou recorrente

*Se indeterminado pela morfologia, imuno-histoquímica deve ser nagativa; **Comparada ao menor tamanho (nadir) da lesão durante o tratamento. DE: doença estável; DR: doença recorrente; LN: linfonodo; MO: medula óssea; PD: progressão de doença; PET: tomografia por emissão de pósitrons; RC: resposta completa; RP: resposta parcial; SPD: soma dos produtos dos diâmetros.
Fonte: Desenvolvido pela autoria.

para tratamento com CHOP a cada 21 dias (CHOP-21), por oito ciclos ou três ciclos mais radioterapia de campo envolvida com 40 Gy a 55 Gy. O tratamento combinado apresentou maior sobrevida livre de doença (77% *versus* 64%) e sobrevida global (82% *versus* 72%).[22] Na atualização do estudo, entretanto, não mais se observaram diferença entre os braços na sobrevida livre de doença (SLD) e sobrevida global (SG), principalmente em virtude das recorrências tardias no braço do tratamento combinado.[23] Estudo do grupo GELA em pacientes abaixo de 60 anos, conhecido como "LNH 93-1", randomizou pacientes portadores de LNH agressivo e estádio I ou II sem fatores de risco, a receberem três ciclos de CHOP mais radioterapia ou quimioterapia com intensificação de dose (regime ACVBP).[24] Nesse estudo, observou-se melhor SLD e SG no braço de quimioterapia estendida com intensificação de dose, principalmente em razão do excesso de recaídas tardias no braço do tratamento combinado. A conclusão dos dados desses dois estudos foi que quimioterapia de curta duração seguida de radioterapia resulta em maior número de recidivas tardias e, possivelmente, a adição de mais ciclos de quimioterapia poderia reverter esses resultados. Entretanto, pacientes em estádio I e sem fatores de risco apresentaram SG de 94% em 5 anos (contra 70% nos pacientes em estádio II com fatores de risco), sugerindo que esse subgrupo de pacientes não necessitaria de tratamento adicional. Um terceiro estudo, conhecido como "ECOG 1484", comparou oito ciclos de CHOP com ou sem radioterapia em um grupo de prognóstico desfavorável, que incluiu pacientes em estádio I com doença Bulky ou doença extranodal e estádio II.[25] Após seguimento de 12 anos, foi demonstrada superioridade em termos de SLD no grupo que recebeu radioterapia. Outro estudo do grupo GELA avaliou o papel da radioterapia após quatro ciclos de CHOP em pacientes acima de 60 anos com estádio I ou II sem fatores de risco, não sendo observada diferença estatisticamente significativa na SLD ou SG após seguimento mediano de 7 anos.[26]

Após a evidência de maior SLD e SG com a adição de rituximabe ao protocolo CHOP (R-CHOP) em LNH DGCB nos estádios avançados, o tratamento com pacientes com estádios iniciais teve de ser novamente reavaliado para definição da melhor estratégia terapêutica e do papel da radioterapia nesse cenário. O SWOG publicou o estudo de fase II S0014, que, apesar de não ser um estudo randomizado, apresentou resultados expressivos de eficácia.[27] Nesse estudo, pacientes com LNH agressivos CD20+ com doença limitada e pelo menos um fator de risco receberam tratamento com R-CHOP, com três ciclos de CHOP e quatro doses de rituximabe seguidas de radioterapia. Foram observados SLD de 88% e SG de 92% em 4 anos de seguimento.

Portanto, os estudos realizados demonstram que quimioterapia de curta duração seguida de radioterapia promove resultados equivalentes à quimioterapia de longa duração e que, com a adição de rituximabe, obtêm-se resultados excelentes de eficácia, superiores aos controles históricos. Assim, o tratamento considerado padrão atualmente para esse grupo de pacientes consiste de três ciclos de R-CHOP, seguidos de radioterapia de campo envolvido.

Doença avançada

Corresponde a cerca de 70% dos casos e inclui pacientes com estádio II Bulky, III e IV. O principal estudo realizado com quimioterapia para esse grupo de pacientes foi o estudo do intergrupo americano.[28] O protocolo de 1ª geração CHOP-21 foi comparado com regimes mais intensivos, mBACOD, ProMACE-CytaBOM e MACOP-B. Os resultados demonstraram que CHOP foi tão eficaz quanto os regimes mais intensivos de quimioterapia, tanto em termos de SLD como de SG (Figura 167.4), com menor toxicidade, e que somente 44% dos pacientes permaneciam livre de doença em 3 anos, ficando clara a necessidade de terapia mais eficaz para os pacientes com doença avançada.

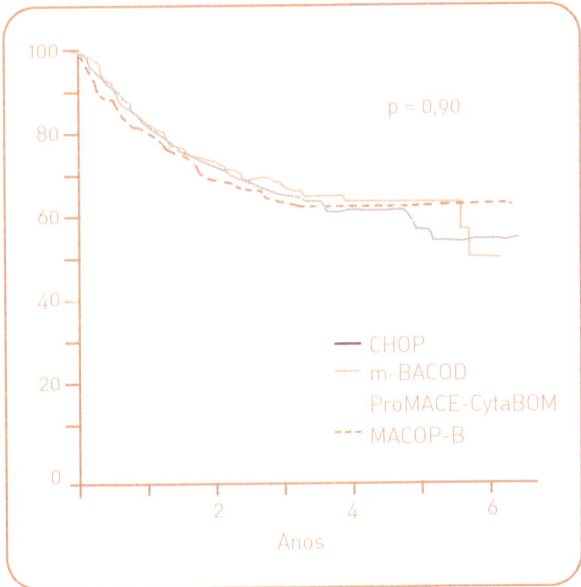

FIGURA 167.4 – Sobrevida global dos pacientes do estudo do intergrupo americano de CHOP comparado a três regimes intensivos de quimioterapia.
Fonte: Adaptada de Fisher RI, Gaynor ER, Dahlberg S, *et al.*, 1993.

Posteriormente, com o início do uso do anticorpo monoclonal anti-CD20, rituximabe, em conjunto com a quimioterapia, houve grande melhora nos resultados obtidos em SLD e SG e esse, atualmente, é o regime de escolha no tratamento dos pacientes com doença avançada, como será visto a seguir.

O primeiro estudo de fase III a demonstrar benefício da adição do rituximabe à quimioterapia no LNH DGCB foi o estudo francês do grupo GELA, conhecido como "LNH 98-5".[29] Nesse estudo, pacientes entre 60 e 80 anos foram randomizados para receber oito ciclos de CHOP-21 ou R-CHOP-21 e o grupo que recebeu R-CHOP apresentou maiores taxas de sobrevida livre de eventos e sobrevida global, com 83% *versus* 68% de pacientes vivos em 12 meses (Figura 167.5). Atualizações desse estudo confirmam a manutenção desse benefício após seguimento de longo prazo.[30,31]

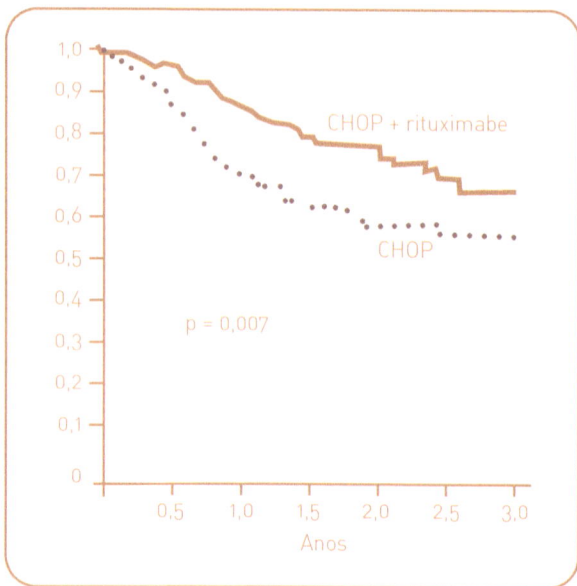

FIGURA 167.5 – Curva de sobrevida do estudo LNH 98-5, que comparou CHOP *versus* R-CHOP em pacientes acima de 60 anos.
Fonte: Adaptada de Coiffier B, Lepage E, Briere J, *et al.*, 2002.

Outro importante trabalho que avaliou a eficácia da combinação de quimioterapia com rituximabe, em pacientes idosos, foi o estudo do intergrupo americano.[32] Nesse estudo, pacientes acima de 60 anos com doença avançada foram randomizados para tratamento com R-CHOP-21 ou CHOP-21 e os respondedores foram randomizados para tratamento de manutenção com rituximabe ou observação. Mais uma vez, foi observado aumento da SLD e da SG com a adição do rituximabe ao tratamento quimioterápico, entretanto, a manutenção da droga não levou a ganho de sobrevida e, portanto, não está indicada para pacientes com LNH agressivos.

Um terceiro estudo, realizado pelo grupo alemão e denominado "RICOVER-60", avaliou a adição do rituximabe a um regime intensificado de quimioterapia administrado a cada 14 dias (CHOP-14 *versus* R-CHOP-14), por seis ou oito ciclos.[33] Nesse estudo, 1.222 pacientes acima de 60 anos foram randomizados para tratamento com seis ou oito ciclos de CHOP-14, com ou sem a adição de rituximabe. O braço que recebeu seis ciclos de R-CHOP-14 apresentou maiores SLD e SG quando comparado ao braço-controle de seis ciclos de CHOP-14 e não houve benefício de dois ciclos adicionais de tratamento. O benefício da adição de rituximabe foi observado em todos os grupos de risco analisados pelo índice de prognóstico internacional (IPI). Apesar de ter sido um importante estudo que estabeleceu R-CHOP-14 por seis ciclos como um dos padrões de tratamento para pacientes acima de 60 anos portadores de LNH DGCB, não houve comparação direta com R-CHOP-21, considerado o padrão em muitos países.

O estudo MInT avaliou a eficácia da adição de rituximabe ao tratamento com seis ciclos de quimioterapia com base no protocolo CHOP, em pacientes abaixo de 60 anos portadores de LNH DGCB34. Esse estudo incluiu pacientes em estádios de II a IV com até um fator de risco de acordo com o IPI. Assim como nos pacientes idosos, foi observado aumento da sobrevida livre de eventos (79% *versus* 59%, p < 0,0001) e da SG em 3 anos (93% *versus* 84%, p = 0,0001) com a adição do rituximabe.[34]

Como mencionado anteriormente, outro ponto de controvérsia é se a periodicidade de administração com a administração do tratamento a cada 14 dias é superior ao esquema convencional a cada 21 dias. Na era pré-rituximabe, dois estudos randomizados avaliaram essa questão, com resultados conflitantes. O primeiro estudo randomizou 689 pacientes entre 61 e 75 anos para tratamento com seis ciclos de CHOP-14 ou CHOP-21, com ou sem a adição de etoposide (CHOEP-14 ou CHOEP-21).[35] Foi observado aumento de sobrevida livre de eventos (redução relativa do risco de recidiva ou morte de 34%, p = 0,003) e sobrevida global (redução relativa do risco de morte de 42%, p < 0,001) com R-CHOP-14, quando comparado ao R-CHOP-21, sem benefício adicional da adição de etoposide, que só aumentou a toxicidade. O segundo estudo comparou seis ciclos de CHOP-14 com oito ciclos de CHOP-21 e, apesar de haver tendência de maiores SLD e SG, não houve diferença estatisticamente significante.[36] A análise não planejada de subgrupo desse estudo demonstrou que, nos pacientes com risco intermediário baixo, de acordo com o IPI, houve benefício do tratamento com CHOP-14, com maior SG em 6 anos (67% *versus* 52%, p = 0,05). Após início do uso do rituximabe, existem três estudos avaliando essa questão. Estudo clínico randomizado que comparou R-CEOP (epirrubicina em substituição à doxorrubicina) a cada 14 ou 21 dias não demonstrou benefício do regime intensificado.[37] Estudo de fase III randomizado com 1.080 pacientes comparou a eficácia de dois regimes de tratamento: oito ciclos de R-CHOP-21 (braço-controle) e seis ciclos de R-CHOP-14 com duas doses adicionais de rituximabe isolado e com uso de suporte de fator de crescimento de granulócitos.[38] Não houve diferença em termos de eficácia ou toxicidade entre os braços e ambos os regimes são considerados boas opções de tratamento, atualmente. Outro estudo ainda em andamento é o do grupo GELA, que compara oito ciclos de R-CHOP-21 com oito ciclos de R-CHOP-14, com resultados preliminares semelhantes.

O tratamento com uso de quimioterapia em alta dose seguido de resgate com transplante autólogo de células progenitoras tem sido uma estratégia considerada no tratamento inicial de pacientes de alto risco. De forma geral, não há indicação no tratamento de 1ª linha dos pacientes portadores de LNH DGCB, já que não há benefício em termos de sobrevida livre de eventos (SLE) e SG, conforme demonstrado em metanálise com mais de 3 mil pacientes.[40]

Os linfomas denominados *double hit* linfomas merecem uma atenção especial. Esses subtipos raros de linfomas, na maioria dos casos com origem no centro germinativo, têm características imuno-histoquímicas especiais com translocação de MyC associados a BCL2 ou a BCL6 e atualmente são denominados "linfomas B de alto grau". Esses linfomas têm comportamento agressivo, alto Ki67 exibem resistência à quimioterapia-padrão R-CHOP. O tratamento prefencial para esse subtipo específico de linfoma é o R-DA-EPOCH.[41]

O linfoma primário de mediastino, já mencionado, é outro subtipo clinicopatológico de linfoma B que requer um tratamento específico. Atualmente o R-DA EPOCH é o tratamento de eleição em 1ª.[42]

Recidiva

Como visto anteriormente, cerca de 20% a 40% dos pacientes evoluirão com recaída da doença e, nesse cenário, quimioterapia de resgate isolada confere resultados desapontadores e somente minoria dos pacientes é sobrevivente de longo prazo. Dessa forma, a estratégia atual é tratamento de resgate seguido de quimioterapia em altas doses com transplante de células-tronco hematopoiéticas (TCTH).

O estudo PARMA randomizou pacientes com LNH recidivados que apresentaram resposta com o regime de resgate DHAP (Tabela 167.2), para tratamento com quatro ciclos de quimioterapia convencional ou tratamento com quimioterapia de alta dose e TCTH.[43] Esse estudo demonstrou superioridade em termos de SLE (46% *versus* 12% em 5 anos, P = 0,001) e SG em 5 anos (53% *versus* 32%, p = 0,038) com o tratamento de alta dose seguido de TCTH, que passou a ser considerada a estratégia-padrão de tratamento do LNH agressivo recidivado.

Com relação ao regime quimioterápico de resgate, existem vários estudos com diferentes protocolos atualmente aceitos nesse cenário. Os principais regimes utilizados atualmente utilizam a associação de rituximabe com o protocolo DHAP ou ICE (Tabela 167.2).[44,453] O estudo CORAL comparou os dois principais regimes de resgate, R-DHAP e R-ICE, ambos seguidos de TCTH, em pacientes portadores de LNH DGCB recidivados.[46] Foi observada taxa de resposta global de 63%, com 38% atingindo resposta completa e não foi observada diferença de eficácia entre os dois esquemas de tratamento. Fatores associados a pior prognóstico identificados no estudo foram: recidiva menor que 12 meses do tratamento inicial; e exposição prévia ao rituximabe, com taxas de resposta acima de 80% nos pacientes sem esses fatores.

Para pacientes que não responderam ao primeiro regime de resgate ou que não são candidatos ao TCTH, existem poucas opções eficazes a longo prazo. Um regime que demonstrou a eficácia de modificar a administração de drogas previamente utilizadas, com taxa de reposta expressiva em pacientes de alto risco e pesadamente pré-tratados, é o regime infusional EPOCH (Tabela 167.2). Estudo de fase II nessa população de risco adverso demonstrou resposta global de 74%, sendo que 24% tiveram resposta completa e 50% resposta parcial.[47] Recentemente, foram publicados estudos de fase II em pacientes com doença recidivada ou refratária, com taxas de resposta interessantes, de 50% a 60%, utilizando os protocolos R-GEMOX[48] e R-Bendamustina (BR),[49] que podem ser boas alternativas de tratamento nesse cenário. Para pacientes que progrediram após múltiplos tratamentos ou que não apresentam bom índice de desempenho para tratamento quimioterápico intensivo, uma opção interessante é o uso de quimioterapia oral metronômica por intermédio do regime PEP-C (Tabela 167.2). Estudo não controlado, com uso desse esquema em pacientes com múltiplos fatores adversos (47% tinham doença quimiorresistente e 57% já haviam recebido três ou mais tratamentos prévios), demonstrou resposta objetiva em 69% dos pacientes, com 36% atingindo resposta completa, e 33%, resposta parcial,[50] que são números bastante provocadores nesse cenário.

No cenário de pacientes quimiorresistentes, sejam primariamente resistentes a esquema de 1ª linha, seja de resgate, e aqueles recidivados após transplante autólogo, há a opção de terapia com CAR-T Cell (receptores antigênicos quiméricos). Esse tipo inovador de terapia leva o sistema imune a direcionar a atividade de células T do próprio paciente a determinados antígenos da superfície tumoral. No caso de CAR_T cell para linfomas B, o alvo é o CD19. Atualmente, existem quatro produtos aprovados pela agência americana Food and Drug Administration (FDA) para tratamento desta população específica de pacientes com linfoma B (Tabela 167.3).[51-53]

Tabela 167.2. Principais protocolos de quimioterapia para o tratamento atual do linfoma não Hodgkin DGCB

REGIME	DOSES	ADMINISTRAÇÃO	REFERÊNCIAS
R-CHOP	Rituximabe 375 mg/m², D1 Ciclofosfamida 750 mg/m², D1 Doxorrubicina 50 mg/m², D1 Vincristina 1,4 mg/m² (até 2 mg), D1 Prednisona 60 mg/m²/dia, D1-5	A cada 21 (R-CHOP 21) ou 14 dias (R-CHOP 14), por 6 ou 8 ciclos	Coiffier, 2002[29,31] Pfreundschuh, 2006[34] Pfreundschuh, 2008[33]
R-ICE	Rituximabe 375 mg/m², D1 Etoposide 100 mg/m², D3-5 Carboplatina AUC 5, D4 Ifosfamida 5.000 mg/m² + Mesna (1:1), em 24 horas, D4 GCSF 5 μg/kg do D7-14	A cada 2 semanas, por 3 ciclos, antes do transplante	Kewalramani, 2004[43] Gisselbrecht, 2010[44]
R-DHAP	Rituximabe 375 mg/m², D1 Cisplatina 100 mg/m² em 24 horas, D1 Citarabina 2.000 mg/m², 12/12h, no D2 Dexametasona 40 mg, D1-4	A cada 3 ou 4 semanas, por 2 a 3 ciclos, antes do transplante	Velasquez, 1988[49] Philip, 1995[41] Gisselbrecht, 2010[44]
R-EPOCH	Rituximabe 375 mg/m², D1 (IC) Etoposide 50 mg/m²/dia, D1-4 (IC) Doxorrubicina 10 mg/m²/dia, D1-4 (IC) Vincristina 0,4 mg/m²/dia, D1-4 (IC) Ciclofosfamida 750 mg/m² no D5 Prednisona 60 mg/m², D1-5 GCSF 5 μg/kg, D6 até neutrófilos > 5 × 10⁹/L	Ciclos a cada 21 dias	Purroy, 2009[50]
R-GemOx	Rituximabe 375 mg/m², D1 Gemcitabina 1.000 mg/m², D2 Oxaliplatina 100 mg/m², D2	A cada 14 dias, por 8 ciclos ou até progressão	EL Gnaoui, 2010[46]
R-Bendamustina	Rituximabe 375 mg/m², D1 Bendamustina 120 mg/m², D1 e 2	A cada 28 dias, por 6 ciclos	Vacirca, 2010[47]
PEP-C	Ciclofosfamida 50 mg/dia Etoposide 50 mg/dia Procarbazina 50 mg/dia Prednisona 20 mg/dia	Contínuo, por via oral, até progressão ou toxicidade limitante	Coleman, 2008[48]

Fonte: Desenvolvida pela autoria.

Tabela 167.3. Linfomas CAR-T

	N	Follow up	RG	RC	mSLP	mSG
Zuma-1 (axi-cel)	101	27,1 mo	83%	58%	5,9 mo	NR
Juliet (Tisa-cel)	115	40,3 mo	53%	39%	2,9 mo	11,1 mo
TRANSCEND (liso cel)	256	18,8 mo	73%	53%	6,8 mo	21,1 mo

Fonte: Desenvolvida pela autoria.

Linfoma folicular

O linfoma folicular (LF) é o segundo tipo mais comum de LNH e é o principal linfoma indolente e, portanto, os pacientes portadores de LF têm a sua sobrevida medida em anos, mesmo sem tratamento.

Doença precoce

A doença precoce é definida por incluir pacientes com estádios I e II e corresponde a cerca de 15% a 30% dos casos de LF. Ao contrário da doença avançada, não há estudos clínicos randomizados nesse grupo de pacientes e a maior parte das recomendações se origina de dados de estudos retrospectivos. Um pequeno percentual de pacientes com doença limitada apresenta sobrevida livre de doença em longo prazo e, por isso, deve-se oferecer tratamento inicial a todos os pacientes com esse objetivo.

O tratamento-padrão para os pacientes com doença precoce é a radioterapia de campo envolvido, com dose de 24 Gy a 30 Gy. Vários estudos não controlados reportaram sobrevida global em 10 anos de 64% a 75% e sobrevida livre de recaída de cerca de 45%,[54,55] sugerindo que parte desses pacientes possa ser curada com o tratamento radioterápico. Alguns pacientes podem ter risco de morbidade com a radioterapia e podem ser candidatos para observação somente, o que também é uma estratégia válida nessa situação.

Doença avançada

Corresponde a cerca de 70% a 85% dos casos de LF e, na grande maioria dos casos, trata-se de doença incurável. Com o tratamento, pode-se obter resposta completa, mas as recaídas são comuns durante o curso da doença.

Como se trata de doença em geral incurável, pacientes assintomáticos e com baixo volume de doença podem ser observados inicialmente, pois muitos deles podem permanecer longos períodos sem sintomas e sem necessidade de tratamento. As principais indicações de tratamento são:

- sintomas locais resultantes de doença em progressão ou doença Bulky;
- comprometimento de função orgânica por extensão de doença;
- sintomas B (febre, sudorese noturna, emagrecimento);
- doença extranodal sintomática; citopenias decorrente de infiltração medular pelo LFdesejo do paciente.

A estratégia de observação em casos selecionados é embasada por estudos clínicos que demonstraram a segurança dessa conduta.[56,57] O maior desses estudos randomizou pacientes assintomáticos para tratamento com clorambucil ou observação, seguido de tratamento, se progressão de doença. Após seguimento de 16 anos não houve diferença estatisticamente significativa entre os grupos na SG, e cerca de 20% dos pacientes não necessitaram de tratamento em 10 anos de seguimento.[56]

O tratamento sistêmico do LF atualmente se baseia no uso de quimioterapia associada ao anticorpo anti-CD20 rituximabe. A adição do rituximabe ao tratamento-padrão aumentou as taxas de reposta e a sobrevida livre de progressão dos pacientes com LF, como demonstrado em uma série de estudos clínicos randomizados. O primeiro grande estudo publicado comparou oito ciclos de quimioterapia com ciclofosfamida, vincristina e prednisona (CVP) com ou sem a adição de rituximabe, no tratamento de 1ª linha de pacientes com LF avançado. O braço de tratamento com R-CVP apresentou maior taxa de resposta global (81% *versus* 57%), resposta completa (41% *versus* 10%) e maior tempo para progressão (32 *versus* 15 meses), com p < 0,0001 para todas as comparações. Na atualização do estudo com maior tempo de seguimento, foram observados os benefícios na taxa de resposta, tempo para progressão e melhor sobrevida global em 4 anos no braço do rituximabe (83% *versus* 77%, p = 0,029).[58,59] Um segundo estudo avaliou tratamento com seis ciclos de CHOP *versus* R-CHOP para pacientes com LF, com aumento de taxa de resposta, tempo de progressão e sobrevida global com a incorporação do rituximabe no tratamento inicial desses pacientes.[60] Outros estudos avaliando o papel do rituximabe em associação à quimioterapia no tratamento de 1ª linha do LF confirmaram esses benefícios,[61,62] além da metanálise com 1.943 pacientes, que comprovou aumento da taxa de reposta global em 21% e redução do risco de morte em 35% com a adição do rituximabe ao tratamento quimioterápico nesse cenário.[63]

Quanto ao regime de quimioterapia a ser administrado com o rituximabe, não há consenso e pode-se utilizar uma das opções seguintes:

- R-CVP:[58,59] regime bem estudado e com baixa incidência de complicações graves. Apresenta taxa de resposta de cerca de 80% e SG em 3 anos de 89%;
- R-CHOP:[60] apresenta maior taxa de resposta, com resposta global de cerca de 96% e também maior toxicidade quando comparado ao regime R-CVP;
- R-Bendamustina:[65] droga alquilante recentemente incorporada no tratamento dos LNH. Estudo alemão de fase III recentemente apresentou os dados da comparação de seis ciclos de R-Bendamustina (rituximabe 375 mg/m² no D1 e bendamustina 90 mg/m² no D1 e D2, a cada 28 dias) com seis ciclos de R-CHOP, com superioridade do primeiro regime em termos de taxa de resposta e sobrevida livre de progressão;
- R-Fludarabina:[66] apresenta taxa de resposta global de 90% e SG em 3 anos de 90%; todavia, trata-se de regime com maior grau de imunossupressão do que os anteriores; rituximabe como agente único:[67,68,69] apresenta taxas de resposta de cerca de 70% em estudos de fase II e pode ser uma estratégia interessante em pacientes com baixo índice de desempenho.

Outro componente importante da abordagem desses pacientes é o tratamento de manutenção. Inicialmente com suporte de uma metanálise[70] e após a publicação dos dados do estudo PRIMA,[71] o uso de rituximabe de manutenção por 2 anos após o tratamento inicial se tornou o tratamento-padrão para os pacientes com LF avançado que obtiveram reposta ao tratamento inicial. Esse estudo de fase III randomizou 1.018 pacientes, que obtiveram resposta ao tratamento com imunoquimioterapia, para manutenção com rituximabe 375 mg/m² a cada 8 semanas por 2 anos ou placebo.[71] Após seguimento mediano de 2 anos, observou-se, no grupo que recebeu manutenção com rituximabe, maior sobrevida livre de progressão (82% *versus* 66% em 2 anos).

REFERÊNCIAS

1. Jemal A, Siegel R, Ward E, et al. Cancer statistics, 2009. CA Cancer J Clin. 2009;59:225-49.
2. Brasil. Ministério da Saúde. Instituto Nacional de Câncer [Internet]. Disponível em: www.Inc.goc.br.
3. Chiu BC, Weisenburger DD. An update of the epidemiology of non-Hodgkin's lymphoma. Clin Lymphoma. 2003;4:161-8.
4. Lenz G, Staudt LM. Aggressive lymphomas. N Engl J Med. 2010;362:1417-29.
5. Kuppers R. Mechanisms of B-cell lymphoma pathogenesis. Nat Rev Cancer. 2005;5:251-62.
6. Lenz G, Wright G, Dave SS, et al. Stromal gene signatures in large-B-cell lymphomas. N Engl J Med. 2008;359:2313-23.
7. Rappaport H. Tumors of the hematopoietic system. In: Atlas of tumor pathology. Washington DC; 1966:97-161.
8. Lukes RJ CL, Hall TC. Report of the nomenclature committee. Cancer Res. 1966;26:1311.
9. Lennert K MN, Stein H, Kaiserling E. The histopathology of malignant lymphoma. Br J Haematol. 1975;31(suppl):193.
10. National Cancer Institute sponsored study of classifications of non-Hodgkin's lymphomas: summary and description of a working formulation for clinical usage. The non-Hodgkin's lymphoma pathologic classification project. Cancer. 1982;49:2112-35.
11. Harris NL, Jaffe ES, Stein H, et al. A revised European-American classification of lymphoid neoplasms: a proposal from the International Lymphoma Study Group. Blood. 1994;84:1361-92.
12. Arber DA, Orazi A, Hasserjian R, et al. The 2016 revision to the World Health Organization classifica-

tion of myeloid neoplasms and acute leukemia. Blood 2016;127(20):2375-90.
13. Yen-Kung C, et al. F-18 FDG PET for Evaluation of bone marrow involvement in non-Hodgkin lymphoma. A Meta-a Clinical Nuclear Medicine: 2011;36(7)553-9.
14. Cheson BD, Fisher RI, Barrington SF, et al. Recommendations for initial evaluation, staging, and response assessment of Hodgkin and non-Hodgkin lymphoma: the lugano classification. J Clin Oncol 2014;27(32):3058-7.
15. Juweid ME, Stroobants S, Hoekstra OS, et al. Use of positron emission tomography for response assessment of lymphoma: consensus of the Imaging Subcommittee of International Harmonization Project in Lymphoma. J Clin Oncol. 2007;25:571-8.
16. Sehn LH, Berry B, Chhanabhai M, Fitzgerald C, et al. The revised International Prognostic Index (R-IPI) is a better predictor of outcome than the standard IPI for patients with diffuse large B-cell lymphoma treated with R-CHOP, AJCC Cancer Staging Handbook. 7. ed. Chicago: Springer; 2010.
17. Rosenberg SA. Validity of the Ann Arbor staging classification for the non-Hodgkin's lymphomas. Cancer Treat Rep. 1977;61:1023-7.
18. A predictive model for aggressive non-Hodgkin's lymphoma. The International non-Hodgkin's lymphoma prognostic factors project. N Engl J Med. 1993;329:987-94.
19. Ziepert M, Hasenclever D, Kuhnt E, et al. Standard International prognostic index remains a valid predictor of outcome for patients with aggressive CD20+ B-cell lymphoma in the rituximab era. J Clin Oncol. 2010;28(14):2373-80.
20. Cheson BD, Horning SJ, Coiffier B, et al. Report of an international workshop to standardize response criteria for non-Hodgkin's lymphomas. NCI Sponsored International Working Group. J Clin Oncol. 1999;17:1244.
21. Cheson BD, Pfistner B, Juweid ME, et al. Revised response criteria for malignant lymphoma. J Clin Oncol. 2007;25:579-86.
22. Miller TP, Dahlberg S, Cassady JR, et al. Chemotherapy alone compared with chemotherapy plus radiotherapy for localized intermediate and high-grade non-Hodgkin's lymphoma. N Engl J Med. 1998;339:21-6.
23. Miller TP LM, Spier C, et al. CHOP alone compared to CHOP plus radiotherapy for early stage aggressive non-Hodgkin's lymphomas: update of the Southwest Oncology Group (SWOG) randomized trial. Blood. 2001;98:724a.
24. Reyes F, Lepage E, Ganem G, et al. ACVBP versus CHOP plus radiotherapy for localized aggressive lymphoma. N Engl J Med. 2005;352:1197-205.
25. Horning SJ, Weller E, Kim K, et al. Chemotherapy with or without radiotherapy in limited-stage diffuse aggressive non-Hodgkin's lymphoma: Eastern Cooperative Oncology Group study 1484. J Clin Oncol. 2004;22:3032-8.
26. Bonnet C, Fillet G, Mounier N, et al. CHOP alone compared with CHOP plus radiotherapy for localized aggressive lymphoma in elderly patients: a study by the Groupe d'Etude des Lymphomes de l'Adulte. J Clin Oncol. 2007;25:787-92.
27. Persky DO, Unger JM, Spier CM, et al. Phase II study of rituximab plus three cycles of CHOP and involved-field radiotherapy for patients with limited-stage aggressive B-cell lymphoma: Southwest Oncology Group study 0014. J Clin Oncol. 2008;26:2258-63.
28. Fisher RI, Gaynor ER, Dahlberg S, et al. Comparison of a standard regimen (CHOP) with three intensive chemotherapy regimens for advanced non-Hodgkin's lymphoma. N Engl J Med. 1993;328:1002-6.
29. Coiffier B, Lepage E, Briere J, et al. CHOP chemotherapy plus rituximab compared with CHOP alone in elderly patients with diffuse large-B-cell lymphoma. N Engl J Med. 2002;346:235-42.
30. Feugier P, Van Hoof A, Sebban C, et al. Long-term results of the R-CHOP study in the treatment of elderly patients with diffuse large B-cell lymphoma: a study by the Groupe d'Etude des Lymphomes de l'Adulte. J Clin Oncol. 2005;23:4117-26.
31. Coiffier B, Feugier P, Mounier N, et al. Long-term results of the GELA study comparing R-CHOP and CHOP chemotherapy in older patients with diffuse large B-cell lymphoma show good survival in poor-risk patients (abstract). J Clin Oncol. 2007;25:443s.
32. Habermann TM, Weller EA, Morrison VA, et al. Rituximab-CHOP versus CHOP alone or with maintenance rituximab in older patients with diffuse large B-cell lymphoma. J Clin Oncol. 2006;24:3121-7.
33. Pfreundschuh M, Schubert J, Ziepert M, et al. Six versus eight cycles of bi-weekly CHOP-14 with or without rituximab in elderly patients with aggressive CD20+ B-cell lymphomas: a randomised controlled trial (RICOVER-60). Lancet Oncol. 2008;9:105-16.
34. Pfreundschuh M, Trumper L, Osterborg A, et al. CHOP-like chemotherapy plus rituximab versus CHOP-like chemotherapy alone in young patients with good-prognosis diffuse large-B-cell lymphoma: a randomised controlled trial by the MabThera International Trial (MInT) Group. Lancet Oncol. 2006;7:379-91.
35. Pfreundschuh M, Trumper L, Kloess M, et al. Two-weekly or 3-weekly CHOP chemotherapy with or without etoposide for the treatment of elderly patients with aggressive lymphomas: results of the NHL-B2 trial of the DSHNHL. Blood. 2004;104:634-41.
36. Verdonck LF, Notenboom A, de Jong DD, et al. Intensified 12-week CHOP (I-CHOP) plus G-CSF compared with

standard 24-week CHOP (CHOP-21) for patients with intermediate-risk aggressive non-Hodgkin lymphoma: a phase 3 trial of the Dutch-Belgian Hemato-Oncology Cooperative Group (HOVON). Blood. 2007;109:2759-66.

37. Economopoulos T, Psyrri A, Dimopoulos MA, et al. CEOP-21 versus CEOP-14 chemotherapy with or without rituximab for the first-line treatment of patients with aggressive lymphomas: results of the HE22A99 trial of the Hellenic Cooperative Oncology Group. Cancer J. 2007;13:327-34.

38. Cunningham D SP, Mouncey P, et al. A phase III trial comparing R-CHOP 14 and R-CHOP 21 for the treatment of patients with newly diagnosed diffuse large B-cell non-Hodgkin's lymphoma. J Clin Oncol. 2009;27:8506.

39. Epperla NMS, Hamadani M, Reljic T, et al. Upfront autologous hematopoietic stem cell transplantation consolidation for patients with aggressive B-cell lymphomas in first remission in the rituximab era: a systematic review and meta-analysis. Cancer 2019;125(24):4417-25.

40. Delarue R, Tilly H, Mounier N, Petrella T, et al. Dose-dense rituximab-CHOP compared with standard rituximab-CHOP in elderly patients with diffuse large B-cell lymphoma (the LNH03-6B study): a randomised phase 3 trial. Lancet Oncol 2013;14(6):525-33.

41. Dunleavy K, Fanale MA, et al. Dose-adjusted EPOCH-R (etoposide, prednisone, vincristine, cyclophosphamide, doxorubicin, and rituximab) in untreated aggressive diffuse large B-cell lymphoma with MYC rearrangement: a prospective, multicentre, single-arm phase 2 study. Lancet Haematol. 2018;5(12):609-17.

42. Dunleavy K, Pittaluga S, Maeda LS, at al. Dose-adjusted EPOCH-rituximab therapy in primary mediastinal B-cell lymphoma. N Engl J Med 2013;368(15):1408-16.

43. Philip T, Guglielmi C, Hagenbeek A, et al. Autologous bone marrow transplantation as compared with salvage chemotherapy in relapses of chemotherapy-sensitive non-Hodgkin's lymphoma. N Engl J Med. 1995;333:1540-5.

44. Moskowitz CH, Bertino JR, Glassman JR, et al. Ifosfamide, carboplatin, and etoposide: a highly effective cytoreduction and peripheral-blood progenitor-cell mobilization regimen for transplant-eligible patients with non-Hodgkin's lymphoma. J Clin Oncol 1999;17:3776-85.

45. Kewalramani T, Zelenetz AD, Nimer SD, et al. Rituximab and ICE as second-line therapy before autologous stem cell transplantation for relapsed or primary refractory diffuse large B-cell lymphoma. Blood. 2004;103:3684-8.

46. Gisselbrecht C, Glass B, Mounier N, et al. Salvage regimens with autologous transplantation for relapsed large B-cell lymphoma in the rituximab era. J Clin Oncol.2010;28:4184-90.

47. Gutierrez M, Chabner BA, Pearson D, et al. Role of a doxorubicin-containing regimen in relapsed and resistant lymphomas: an 8-year follow-up study of EPOCH. J Clin Oncol. 2000;18:3633-42.

48. EL Ganaoui T, Tilly H, Mounier N, et al. Rituximab plus gemcitabine and oxaliplatin (R-GemOx) in refractory/relapsed patients with diffuse large B-cell lymphoma (DLBCL) who are not candidates for high-dose therapy (HDT): a GELA study. J Clin Oncol. 2010;28.

49. Vacirca JL, Acs PI, Shimkus BJ, et al. Bendamustine/rituximab in relapsed or refractory diffuse large B-cell lymphoma. J Clin Oncol. 2010;28.

50. Coleman M, Martin P, Ruan J, et al. Prednisone, etoposide, procarbazine, and cyclophosphamide (PEP-C) oral combination chemotherapy regimen for recurring/refractory lymphoma: low-dose metronomic, multidrug therapy. Cancer. 2008;112:2228-32.

51. Locke FL, Ghobadi A, Jacobson CA, et al. Long-term safety and activity of axicabtagene ciloleucel in refractory large B-cell lymphoma (ZUMA-1): a single-arm, multicentre, phase 1-2 trial. Lancet Oncol. 2019;20(1):3142.

52. Schuster SJ, Tam CS, et al. Long-term clinical outcomes of tisagenlecleucel in patients with relapsed or refractory aggressive B-cell lymphomas (JULIET): a multicentre, open-label, single-arm, phase 2 study. Lancet Oncol 2021;22(10):1403-15.

53. Abramson JS, Palomba ML, et al. Lisocabtagene maraleucel for patients with relapsed or refractory large B-cell lymphomas (TRANSCEND NHL 001): a multicentre seamless design study. Lancet 2020;396(10254):839-52.

54. Mac Manus MP, Hoppe RT. Is radiotherapy curative for stage I and II low-grade follicular lymphoma? Results of a long-term follow-up study of patients treated at Stanford University. J Clin Oncol. 1996;14:1282-90.

55. Guadagnolo BA, Li S, Neuberg D, et al. Long-term outcome and mortality trends in early-stage, grade 1-2 follicular lymphoma treated with radiation therapy. Int J Radiat Oncol Biol Phys. 2006;64:928-34.

56. Horning SJ, Rosenberg SA. The natural history of initially untreated low-grade non-Hodgkin's lymphomas. N Engl J Med. 1984;311:1471-5.

57. Ardeshna KM, Smith P, Norton A, et al. Long-term effect of a watch and wait policy versus immediate systemic treatment for asymptomatic advanced-stage non-Hodgkin lymphoma: a randomised controlled trial. Lancet. 2003;362:516-22.

58. Brice P, Bastion Y, Lepage E, et al. Comparison in low-tumor-burden follicular lymphomas between an initial no-treatment policy, prednimustine, or interferon alfa: a randomized study from the Groupe d'Etude des Lymphomes Folliculaires. Groupe d'Etude des Lymphomes de l'Adulte. J Clin Oncol. 1997;15:1110-7.

59. Marcus R, Imrie K, Belch A, et al. CVP chemotherapy plus rituximab compared with CVP as first-line treatment for advanced follicular lymphoma. Blood. 2005;105:1417-23.

60. Marcus R, Imrie K, Solal-Celigny P, et al. Phase III study of R-CVP compared with cyclophosphamide, vincristine, and prednisone alone in patients with previously untreated advanced follicular lymphoma. J Clin Oncol. 2008;26:4579-86.

61. Hiddemann W, Kneba M, Dreyling M, et al. Frontline therapy with rituximab added to the combination of cyclophosphamide, doxorubicin, vincristine, and prednisone (CHOP) significantly improves the outcome for patients with advanced-stage follicular lymphoma compared with therapy with CHOP alone: results of a prospective randomized study of the German Low-Grade Lymphoma Study Group. Blood. 2005;106:3725-32.

62. Herold M, Haas A, Srock S, et al. Rituximab added to first-line mitoxantrone, chlorambucil, and prednisolone chemotherapy followed by interferon maintenance prolongs survival in patients with advanced follicular lymphoma: an East German Study Group Hematology and Oncology Study. J Clin Oncol. 2007;25:1986-92.

63. Salles G, Mounier N, de Guibert S, et al. Rituximab combined with chemotherapy and interferon in follicular lymphoma patients: results of the GELA-GOELAMS FL2000 study. Blood. 2008;112:4824-31.

64. Schulz H, Bohlius JF, Trelle S, et al. Immunochemotherapy with rituximab and overall survival in patients with indolent or mantle cell lymphoma: a systematic review and meta-analysis. J Natl Cancer Inst. 2007;99:706-14.

65. Czuczman MS, Weaver R, Alkuzweny B, et al. Prolonged clinical and molecular remission in patients with low-grade or follicular non-Hodgkin's lymphoma treated with rituximab plus CHOP chemotherapy: 9-year follow-up. J Clin Oncol. 2004;22:4711-6.

66. Rummel MJ, Niederle N, Maschmeyer G, et al. Bendamustine plus rituximab is superior in respect of progression free survival and CR rate when compared to CHOP plus rituximab as first-line treatment of patients with advanced follicular, indolent, and mantle cell lymphomas: final results of a randomized phase III study of the StiL (Study Group Indolent Lymphomas, Germany). Blood. 2009;114(405):168.

67. Czuczman MS, Koryzna A, Mohr A, et al. Rituximab in combination with fludarabine chemotherapy in low-grade or follicular lymphoma. J Clin Oncol. 2005;23:694-704.

68. P, Salles G, Brousse N, et al. Rituximab (anti-CD20 monoclonal antibody) as single first-line therapy for patients with follicular lymphoma with a low tumor burden: clinical and molecular evaluation. Blood. 2001;97:101-6.

69. Witzig TE, Vukov AM, Habermann TM, et al. Rituximab therapy for patients with newly diagnosed, advanced-stage, follicular grade I non-Hodgkin's lymphoma: a phase II trial in the North Central Cancer Treatment Group. J Clin Oncol. 2005;23:1103-8.

70. Hainsworth JD, Burris HA 3rd, Morrissey LH et al. Rituximab monoclonal antibody as initial systemic therapy for patients with low-grade non-Hodgkin lymphoma. Blood. 2000;95:3052-6.

71. Vidal L, Gafter-Gvili A, Leibovici L, et al. Rituximab maintenance for the treatment of patients with follicular lymphoma: systematic review and meta-analysis of randomized trials. J Natl Cancer Inst. 2009;101:248-55.

72. Salles GA, Seymour JF, Feugier P, et al. Rituximab maintenance for 2 years in patients with untreated high tumor burden follicular lymphoma after response to immunochemotherapy. J Clin Oncol. 2010;28(8004):574s.

168

Linfoma de Hodgkin

Valeria Buccheri
Fernanda Maria Santos
Rodrigo Dolphini Velasques

DESTAQUES

- O linfoma de Hodgkin tem aspecto histológico característico, marcado pela presença de células atípicas desde então conhecidas como "células de Reed-Sternberg" e as células neoplásicas representam uma população minoritária no tecido afetado.
- Os linfomas de Hodgkin são divididos em tipo predominância de linfócitos nodular e tipo clássico, sendo este subdividido em esclerose nodular, rico em linfócitos, celularidade mista e depleção linfocitária, com diferenças clínicas, além de morfológicas.
- O diagnóstico de LH deve ser realizado preferencialmente por biópsia excisional ganglionar e avaliação histológica por um hemopatologista.
- O PET-CT é o exame de imagem de preferência para o estandiamento.
- A escolha de tratamento pode varia de acordo com estandiamento, prognóstico e idade. O esquema ABVD (doxorrubicina, bleomicina, vimblastina e dacarbazina) é utilizado com frequência.
- Graças aos avanços diagnósticos e terapêuticos, taxas de cura de 70 a 90% são observadas.

INTRODUÇÃO

O linfoma de Hodgkin (LH) foi descrito pela primeira vez em 1832, por Thomas Hodgkin, como uma doença fatal. Ainda no mesmo século, foi denominada "doença de Hodgkin" (DH) e, logo após, foi descrito seu aspecto histológico característico, marcado pela presença de células atípicas desde então conhecidas como "células de Reed-Sternberg" (RS). Ao final do século XX, após estudos moleculares e genéticos, a DH foi identificada como doença neoplásica maligna, tendo origem no tecido linfoide, sendo, desde então, nomeada como "linfoma de Hodgkin" (LH).[1,2]

Pelos avanços científicos que ocorreram desde sua primeira descrição, que permitiram melhor entendimento da sua patogênese, refinamento diagnóstico, melhor definição de grupos prognósticos, aprimoramento das estratégias de tratamento com excelentes resultados, é atualmente considerada uma neoplasia de bom prognóstico, com taxa de cura entre 70% e 95% dos casos.

ETIOLOGIA E FISIOPATOLOGIA

Desde que iniciadas as discussões originais sobre a etiologia do LH, e pelo fato de a morfologia e o imunofenótipo das células multinucleadas de RS e células mononucleares de Hodgkin (H) (células H/RS) não coincidirem com a de nenhuma contraparte normal conhecida, muito pouco se sabia sobre sua origem. No linfoma de Hodgkin clássico (LHC), apesar de as células H/RS não apresentarem positividade para nenhum marcador específico para linfócitos B, com exceção do antígeno PAX-5, o posterior achado de rearranjos clonais e múltiplas mutações somáticas anormais nos genes das cadeias leves (IgL) e pesadas das imunoglobulinas (IgH) em mais de 98% dos casos forneceu evidências de uma linhagem de células B com origem no centro germinativo dos linfonodos. Essas células passaram por ativação antigênica; contudo, carecem da programação normal para um linfócito B. A presença de mutações *nonsense* na região variável do gene IgH, em 25% dos casos, e a diminuição (ou ausência) dos fatores de transcrição OCT1 e BOB2 podem explicar a incapacidade de produção de imunoglobulinas.[3] No LH, a predominância de linfócitos nodular (LHPLN), as células LP (predominância de linfócitos), anteriormente denominadas *popcorn cells* ou células linfocíticas e histiocíticas, apresentam um perfil imunofenotípico B mais conservado, mantendo marcadores clássicos, embora algumas perdas parciais de antígenos ligados aos linfócitos B sejam observadas. Desse modo, as células LP foram mais prontamente associadas ao fenótipo B, o que, depois, foi confirmado por estudos envolvendo o rearranjo do gene da imunoglobulina (IgH).[1,4]

A etiologia do LH é bastante heterogênea e envolve mecanismo intrínseco e extrínseco. Em cerca de 20% a 40% dos pacientes no mundo ocidental e em até 70% dos casos em locais como Ásia e América do Sul, os casos são de vírus Epstein-Barr (EBV) positivos.[5] Desde a primeira descrição de coinfecção associada ao LH em 1985, a correlação do vírus EBV passou a ser relacionada epidemiologicamente à doença.[6] A infecção latente do linfócito B pelo EBV pode estar relacionada aos primeiros eventos de transformação, com a consequente tumorigênese, e à sobrevivência dessas células. Proteínas virais como o EBNA-1, a proteína de membrana latente tipo 1 (LMP-1) e tipo 2, assim como partículas de RNA (EBER-1 e EBER-2), incorporadas ao DNA celular podem mimetizar proteínas de ativação de linfócitos B, ativando vias de sinalização celular e promovendo a proliferação celular com concomitante inibição de vias de estímulo à apoptose. A proteína LMP-1 combina características com a molécula CD40 e ambas ativam a via de sinalização do fator nuclear kappa B (NFkB) por meio da degradação do fator de inibição IkBa.[7,8] A ativação dessa via, presente de forma inativa em células normais, resulta na transcrição de genes responsáveis pela produção de citocinas, moléculas de sinalização, receptores e fatores de transcrição.[9]

Outra via importante na patogênese das células H/RS é a do ativador do fator de transcrição JAK/STAT em que, induzidas pelas citocinas IL-13 e IL-21, as quinases JAK são ativadas, promovendo a fosforilação das proteínas STAT (STAT3, STAT5 e STAT6).[10] Uma alteração genética no gene codificador (SOCSI) do principal inibidor da via JAK/STAT (SOCS1) que promove sua inativação pode ser encontrada em até 40% dos casos de LHC.[11] Da mesma forma, a instabilidade genômica, representada por perdas ou ganhos cromossômicos, e translocações, responsáveis pela ativação dos fatores de transcrição NFkB e JAK/STAT, também estão presentes nas células H/RS.[12] Mecanismos epigenéticos, como a metilação do DNA, podem estar envolvidos na patogênese do LH e induzem a inativação de genes supressores de tumores e também a inibição dos genes relacionados às células B nas células H/RS.

Embora inseridas em um ambiente composto por um extenso infiltrado celular inflamatório de origem não tumoral, este é composto predominantemente por linfócitos T auxiliadores tipo 2 (Th2) e células T reguladoras (Treg). Dessa forma, a célula H/RS está protegida de uma resposta imunológica protagonizada pelas células Th1, células *natural killer* e células T citotóxicas, demonstrando que sua interação com as células do ambiente inflamatório é essencial para sua sobrevivência.[13-15] No LH e no linfoma primário do mediastino, técnica de hibridização genômica mostrou que existe uma amplificação do cromossomo 9p24.1, que engloba uma série de genes que codificam proteínas ligantes PD-L1 e PD-L2. Essas proteínas ligam-se aos receptores PD-1, presentes nos linfócitos T, promovendo sua exaustão, perda funcional progressiva e estimulando a apoptose, garantindo a evasão da célula tumoral frente ao sistema imunológico.[16]

EPIDEMIOLOGIA

O LH corresponde a cerca de 0,6% de todas as neoplasias no Brasil, excluindo pele não melanoma, com previsão de cerca 3.520 novos casos para cada ano do triênio 2020-2022. É a 17ª neoplasia mais frequente no país, com algumas variações inter-regionais, e apresenta um risco estimado de 1,52 casos novos para cada 100 mil homens e de 0,95 para cada 100 mil mulheres. Em termos de mortalidade, em 2017, no Brasil, ocorreram 355 óbitos por LH em homens, com taxa de mortalidade de 0,35/100.000 e 254 óbitos em mulheres (0,25/100.000). Globalmente foram estimados mais de 79 mil novos casos e o LH ocupou o 23º lugar entre todos os cânceres em 2018.[17] Dados norte-americanos mostram uma incidência de 2,8 casos/100 mil homens e 2,2 casos/100 mil mulheres com uma relação entre homens e mulheres de 1,3/1 com dados compilados entre 2000 e 2017.[18] A projeção de crescimento de novos casos de LH é de 5%, entre 2014 e 2035, atingindo cerca de 4 casos/100 mil pessoas. O crescimento desde a década de 1990 foi de 36%. Contudo, a taxa de óbito é cerca de 0,4/100 mil pessoas e vem apresentando declínio desde a mesma época.[19]

O LHPLN ocorre principalmente em homens entre 30 e 50 anos, enquanto o LHC é mais prevalente em adolescentes e adultos jovens (15 a 39 anos), com um segundo pico em idosos (a partir da 5ª década de vida) em uma curva bimodal.

Infecções virais, como a infecção pelo HIV, apresentam um fator de risco elevado para o desenvolvimento do LH (risco relativo entre 7,7 e 26,5) e do EBV, e a ocorrência da mononucleose infecciosa configura um aumento de três vezes no risco de LHC. O DNA viral e os produtos do gene do EBV são identificados em 25% a 50% dos casos avaliados.[20-22]

Estudos populacionais demonstram que o LHC apresenta um componente familiar, principalmente em famílias cujos indivíduos jovens (< 40 anos) masculinos foram acometidos. Em um desses estudos, foi sugerida uma origem genética para o desenvolvimento de LHC em que irmãos gêmeos monozigóticos apresentaram um risco relativo (RR) de 100, ou seja, cem vezes maior do que a população geral, maior do que em gêmeos dizigóticos. Esse risco, entre parentes de 1º grau de indivíduos com neoplasias linfoproliferativas, cai para 3,7 para os homens e 1 para as mulheres.[23] Entre os indivíduos com LHPLN, a associação familiar apresentou RR de 19, sendo maior em parentes femininas de pacientes com a doença.[24]

CLASSIFICAÇÃO HISTOPATOLÓGICA

A primeira classificação, considerando variações histopatológicas da doença e o prognóstico, foi feita em 1944 por Jackson e Parker, e aprimoramentos foram realizados, na década de 1960, por Lukes e Butler e na Conferência de Rye. Em 1994, foi introduzida a classificação REAL[2], posteriormente incorporada pela Organização Mundial da Saúde (OMS) em 2001, com revisões em 2008 e 2017; todas consideram aspectos morfológicos, fenotípicos, genotípicos e clínicos (Tabela 168.1).[25]

Tabela 168.1. Classificação histopatológica do linfoma de Hodgkin, segundo Organização Mundial de Saúde (OMS-2017)[25]

Tipo histológico	Subtipo histológico	Incidência
LH Predominância de linfócitos nodular	–	10%
LH Clássico	Esclerose nodular	70%
	Celularidade mista	20% a 25%
	Rico em linfócitos	5%
	Depleção linfocitária	1%

Fonte: Adaptada de Stein, 2017.

Os dois tipos histológicos, LHC e LHPLN, são caracterizados por pequena quantidade de células neoplásicas (1% a 10%) em meio a tecido inflamatório não neoplásico abundante, composto principalmente por linfócitos T. O que difere um tipo do outro, além da apresentação e da evolução clínica, é principalmente o padrão morfológico e imunofenotípico da célula neoplásica.

No LHPLN, a arquitetura do linfonodo é total ou parcialmente substituída por um infiltrado nodular ou nodular e difuso de linfócitos pequenos, histiócitos, histiócitos epitelioides e raros neutrófilos, eosinófilos e plasmócitos. As células neoplásicas LP representam apenas 1% das demais e são caracterizadas por serem grandes, mononucleares, com citoplasma escasso e núcleo geralmente multilobado, sendo uma variante da célula de RS clássica (Figura 168.1). A análise imuno-histoquímica é fundamental para o correto diagnóstico deste tumor (Tabela 168.2).

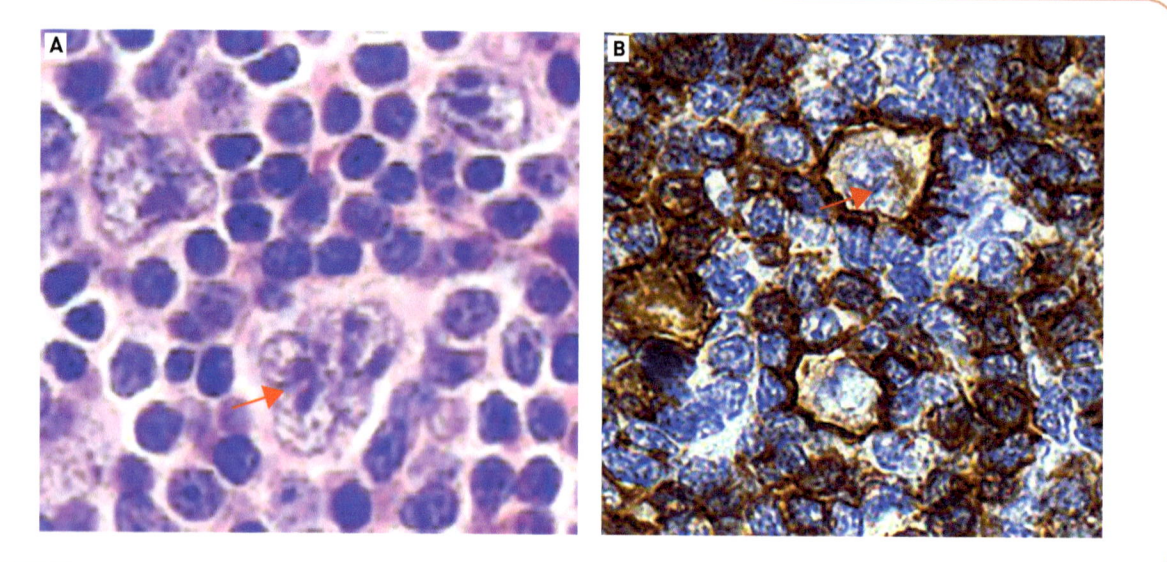

FIGURA 168.1 – Linfoma de Hodgkin predominância de linfócitos nodular. (**A**) Células LP (seta) – células neoplásicas grandes com núcleos hiperlobulados (anteriormente denominadas *popcorn cells* ou "células linfocíticas e histiocíticas") (CD20+/CD30-/CD15-) em um fundo inflamatório (microambiente) composto por linfócitos B pequenos, células T CD57+, histiócitos e rede de células foliculares dendríticas expandida, com padrão nodular ou nodular e difuso. H&Ex400. (**B**) Imuno-histoquímica com positividade para CD20 nas células de interesse (seta) e também em parte dos linfócitos pequenos. H&Ex400.
Fonte: Cortesia Dra. Claudia Zerbini.

Tabela 168.2. Expressões antigênicas encontradas no LHPLN e LHC e diagnósticos diferenciais[25,26]

	LHPLN	LHC	LGCA	LNHBrCT
CD30	Raramente positivo	Positivo	Positivo	Raramente positivo
CD15	Negativo	Geralmente positivo	Negativo	Negativo
CD20	Positivo	Geralmente negativo	Negativo	Positivo
CD79a	Positivo	Raramente positivo	Negativo	Positivo
CD45	Positivo	Negativo	Geralmente positivo	Positivo
CD3	Negativo	Negativo	Raramente positivo	Negativo
EMA*	Positivo em 50%	Negativo	Raramente positivo	Positivo em 50%
ALK1	Negativo	Negativo	Geralmente positivo	Negativo
PAX-5	Positivo	Positivo	Negativo	Positivo
MUM-1/IRF4	Geralmente negativo	Positivo	–	–
IgL	Geralmente positivo	Negativo	Negativo	Geralmente positivo
Oct-2	Positivo	Raramente positivo	–	Positivo
BOB-1	Positivo	Raramente positivo	–	Positivo
EBER's ou LMP1 EBV	Negativo	Frequentemente positivo	Negativo	Negativo

LHPLN: linfoma de Hodgkin predominância de linfócitos nodular; LHC: linfoma de Hodgkin clássico; LGCA: linfoma não Hodgkin de células grandes anaplásico CD30+; LNHBrCT: linfoma não Hodgkin de células B grandes, rico em células T; EMA: antígeno de membrana epitelial; ALK-1: quinase 1 do tipo receptor de ativina; PAX5: proteína ativadora específica de células B; MUM-1/IRF4: mieloma múltiplo – 1/fator regulador do interferon-4; IgL: imunoglobulina de cadeia leve; Oct 2: proteína de ligação ao octamero-2; BOB1: coativador específico de linfócitos B; EBER: RNA do vírus Epstein-Barr; LMP1 EBV: proteína de membrana latente de Epstein-Barr (EBV).
Fonte: Adaptada de Stein, 2017; Herbeck, 2011.

No LHC, a distinção entre os quatro subtipos – esclerose nodular, celularidade mista, rico em linfócitos e depleção linfocitária – se faz pela proporção e pela morfologia das células neoplásicas H/RS e também de outras variantes da célula de RS, perfazendo 1% a 10% do tecido neoplásico; bem como pela composição do tecido inflamatório, presença de fibroblastos, fibras de colágeno e fibrose, além da associação com EBV (Tabela 168.3) (Figura 168.2). Embora necessária ao diagnóstico do LH, a célula de RS não é patognomônica da doença e pode ser encontrada em adenopatias reacionais ou em alguns subtipos de linfomas não Hodgkin.

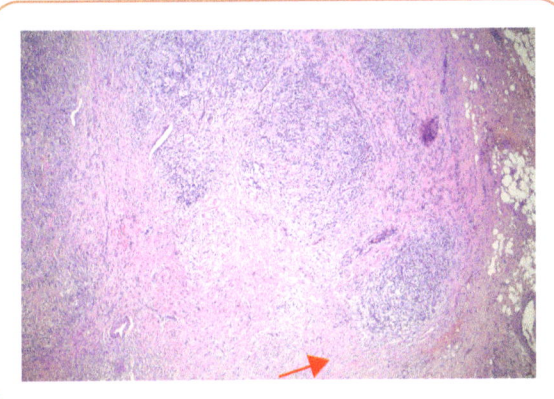

FIGURA 168.2 – Linfoma de Hodgkin clássico, subtipo esclerose nodular. No subtipo esclerose nodular do linfoma de Hodgkin clássico, bandas fibrosas colagenisadas delimitam nodulações, observáveis ao aumento menor. HE 40x.
Fonte: Cortesia Dra. Claudia Zerbini.

QUADRO CLÍNICO E DIAGNÓSTICO

A apresentação clínica mais frequente é o aparecimento de adenomegalia de crescimento progressivo, consistência fibroelástica e indolor. Em 90% dos casos, ocorre acometimento inicial da região supradiafragmática, e a progressão para outras áreas linfonodais se faz de forma contígua. Entre 70% e 80%, as regiões nodais primariamente acometidas são a cervical e a supraclavicular, com disseminação para o mediastino e, menos frequentemente, com acometimento do baço. A disseminação hematogênica para órgãos extranodais não é frequente e, quando ocorre, os órgãos mais acometidos são medula óssea, pulmão e fígado. A infiltração hepática quase sempre ocorre com envolvimento esplênico concomitante e a infiltração da medula óssea geralmente é focal; ambas associadas à presença de sintomas sistêmicos.

A ocorrência de massa Bulky, definida como linfonodo ou conglomerado linfonodal maior que 10 cm ou, se no mediastino, maior do que um terço do diâmetro transverso da caixa torácica, pode resultar em sintomas compressivos, a depender da região acometida. O local mais frequente de massa Bulky é o mediastino, com sintomas de tosse seca, dispneia ou dor torácica. Nessa circunstância, o acometimento extranodal por contiguidade do pericárdio, pleura, pulmão ou até da caixa torácica pode ocorrer. Apesar da ocorrência de grandes massas nodais na região do mediastino, a compressão da veia cava superior é pouco frequente e, quando há sintomas sugestivos, devem-se investigar trombose associada.

Tabela 168.3. Subtipos histológicos do LHC: apresentação clínica e aspectos morfológicos[25]

Subtipo histológico	Apresentação clínica	Aspecto morfológico característico
Esclerose nodular	<ul><li>Acomete principalmente mulheres jovens</li><li>Envolvimento mediastinal em 80% dos casos</li><li>Presença de massa Bulky em 54% dos casos</li></ul>	<ul><li>Predomina a variante da célula de RS: célula lacunar</li><li>Rico em faixas de colágeno e neutrófilos, com proporção variável de eosinófilos</li></ul>
Celularidade mista	<ul><li>Principalmente em homens e HIV+</li><li>Apresentação inicial em estádio avançado</li></ul>	<ul><li>Células de RS típicas com células inflamatórias mistas e histiócitos que podem formar granulomas</li><li>Maioria expressa marcadores associados ao vírus Epstein-Barr</li></ul>
Rico em linfócitos	<ul><li>Homens idosos</li><li>Estádio inicial ao diagnóstico</li></ul>	<ul><li>Nódulos formados por pequenos linfócitos T e frequentes células RS variantes lacunar e mononuclear</li></ul>
Depleção linfocitária	<ul><li>Homens adultos</li><li>HIV+,</li><li>Massa abdominal/retroperitônio</li><li>Medula óssea</li></ul>	<ul><li>Predomínio de células H/RS em relação ao fundo inflamatório linfocitário, incluindo a variante anaplásica</li></ul>

Fonte: Adaptada de Stein, 2017.

Sintomas sistêmicos estão presentes principalmente nos pacientes com estádio clínico (EC) avançado e caracterizam-se por febre vespertina ≥ 38 °C, sudorese noturna profusa e recorrente e perda de mais de 10% do peso corporal nos últimos 6 meses. Sintomas pouco frequentes, mas bastante específicos são a febre de Pel Ebstein, caracterizada por períodos de febre intercalados pelo mesmo período afebril, e a dor no linfonodo acometido após ingestão de bebida alcoólica. Prurido difuso, sem lesão cutânea, não tratável com anti-histamínicos, ocorre em 10% dos casos e pode preceder a doença em meses ou ano.

Pacientes com LHPLN apresentam-se com doença localizada e comprometimento de cadeias linfonodais periféricas (cervical, axilar ou inguinal), sendo pouco frequente a presença de sintomas B. Raramente ocorre envolvimento do mediastino, do baço e da medula óssea e apenas entre 5% e 20% dos pacientes têm doença avançada. A doença se caracteriza por curso clínico indolente, com recidivas frequentes, porém sempre responsivas a tratamento.

Síndromes paraneoplásicas ocorrem em poucos casos, sendo a anemia hemolítica autoimune e a síndrome nefrótica as mais comumente encontradas. Embora terapia específica possa ser necessária, esses quadros tendem a remitir após o tratamento específico do LH. Disfunções da imunidade celular (diminuição da responsividade de linfócitos T/NK e alteração na produção de citocinas inflamatórias) podem facilitar o aparecimento de doenças oportunistas, como herpes-zóster e tuberculose, encontradas em uma pequena proporção dos pacientes ao diagnóstico.

O diagnóstico de LH deve ser realizado preferencialmente por biópsia excisional ganglionar e avaliação histológica por um hemopatologista. Análise imuno-histoquímica é fundamental para a correta classificação do tumor, bem como para os diagnósticos diferenciais. Biópsia por agulha grossa, guiada por exame de imagem, é aceitável em casos de difícil acesso à área acometida, mas prejudicam a correta subclassificação histológica. Resultados de punção aspirativa por agulha fina (PAAF) não são aceitos como diagnóstico, visto não ser possível a avaliação imuno-histoquímica, apenas citológica, que pode resultar em erros diagnósticos.

No LHPLN, as células neoplásicas são positivas para CD45, para marcadores da linhagem linfoide B (CD20, CD79a e cadeia leve de imunoglobulinas) e negativas para CD15 e CD30. No LHC, as células de H/RS são positivas para CD30 em quase todos os casos e para CD15 entre 75% e 85% dos casos e, geralmente, negativas para CD45 e para marcadores da linhagem linfoide B (Tabela 168.2).[25,26]

O diagnóstico diferencial deve ser realizado principalmente entre LHPLN e linfoma de células B rico em células T e entre LHC e linfoma de células grandes anaplásico CD30+. Para tanto, a imuno-histoquímica é essencial, incluindo o antígeno epitelial de membrana (EMA), antígenos associados à linhagem T e proteína ALK1 (Tabela 168.2).[25]

ESTADIAMENTO E EXAMES DIAGNÓSTICOS

O estadiamento, antes do início do tratamento, tem como objetivo avaliar a extensão do comprometimento pelo linfoma, que é importante para definição prognóstica e o planejamento terapêutico e apresentar um comparativo para avaliação de resposta durante e ao término do tratamento. Um sistema unificado facilita a realização de estudos clínicos, na troca de informações entre diferentes centros e, em particular, na avaliação da resposta ao tratamento.

O conceito de doença localizada e sistêmica foi aprimorado ao longo dos anos, porém os princípios básicos do sistema de estadiamento, acordados nas Conferências de Rye (1965) e Ann Arbor (1971), se mantêm até os dias atuais com modificações.[27] Com o refinamento das técnicas diagnósticas, particularmente com a introdução da tomografia computadorizada (TC) no início da década de 1980, nova revisão ocorreu em 1988, em Cotswolds, associando pela primeira vez o volume tumoral ao prognóstico.[28] Após 25 anos, houve nova revisão na Conferência de Lugano, em 2014 (Tabela 168.4)[29] e, neste encontro, a tomografia com emissão de pósitrons 2-[^{18}F]-fluoro-2-deoxi-D-glicose (PET), introduzida no final da década de 1990, acoplado à TC (PET-CT) foi reconhecida como exame preferido à TC, suprimindo inclusive a biópsia de medula óssea, com um valor preditivo negativo de 99,3% para avaliação de infiltração medular pelo PET-CT.[29,30]

Tabela 168.4. Sistema de estadiamento de Ann Arbor modificado no encontro de Cotswolds e atualizado na Conferência de Lugano (2014)[27-29]

Estádio	
I§	Comprometimento de uma única região linfática ou estrutura linfoide (baço, timo, anel de Waldeyer) (I) que podem estar acompanhadas pelo envolvimento localizado de um órgão ou sítio extralinfático por contiguidade (I_E)§
II§	Comprometimento de duas ou mais regiões linfáticas do mesmo lado do diafragma (II), que podem estar acompanhadas pelo envolvimento localizado de um órgão ou sítio extralinfático por contiguidade (II_E)§
II bulky‡	Como o estádio II, mas contendo massa nodal > 10 cm ou com > 1/3 do diâmetro torácico em qualquer nível da caixa torácica
III	Comprometimento de regiões linfáticas em ambos os lados do diafragma (III)
IV	Comprometimento multifocal de um ou mais órgãos ou tecidos extralinfáticos, com ou sem comprometimento linfonodal associado.

A – ausência de sintomas sistêmicos
B – presença de sintomas sistêmicos (febre (≥ 38 °C), sudorese noturna profusa, perda de mais de 10% do peso corporal nos últimos 6 meses)
E – envolvimento extranodal por contiguidade

§Doença extranodal por contiguidade é aplicável apenas aos estádios I e II. ‡Apenas é necessária a descrição numérica do linfonodo ou conglomerado linfonodal de maior diâmetro.
Fonte: Desenvolvida pela autoria.

Tabela 168.5. Análise do PET: escore de Deauville[29]

Escore	Resultado do PET
1	Sem captação
2	Captação ≤ mediastino
3	Captação > mediastino < fígado
4	Captação moderadamente > fígado
5	Captação marcadamente§ > que o fígado ou nova lesão
X	Novas áreas de captação provavelmente não relacionadas ao linfoma

§ Duas vezes o valor de SUV do fígado.
Fonte: Adaptada de Cheson, 2014.

A avaliação com PET-CT altera o estadiamento entre 10% e 30% dos casos em comparação à TC, resultando em mudança de estratégia terapêutica.[31,32] Nesse encontro, também foi estabelecida a recomendação de avaliação de resposta ao tratamento com PET-CT ínterim (PET2) utilizando a escala de 5 pontos de Deauville (DS), que separa os pacientes em PET2-negativos e PET2-positivos (Tabela 168.5).[29]

Antes do início do tratamento, é necessária a avaliação da função orgânica basal em todos os pacientes, sendo recomendada também a realização de exames para orientação na prevenção e no tratamento precoce de complicações relacionadas à terapia antineoplásica.

Além do PET-CT, a TC com contraste fornece informações anatômicas adicionais com importância para mensuração da massa tumoral, principalmente se houver indicação de radioterapia e também para avaliação de efeito compressivo ou trombose (Quadro 168.1).

Quadro 168.1. Avaliação clínica, laboratorial e por imagem pré-tratamento

Avaliação clínica: anamnese e exame físico

Avaliação laboratorial: hemograma completo com reticulócitos, velocidade de hemossedimentação, função renal com eletrólitos, função hepática, lipase, eletroforese de proteínas, desidrogenase lática, B2-microglobulina, proteína C-reativa, glicemia de jejum, perfil de ferro (se anemia presente ao diagnóstico), sorologias para HIV1/2, hepatites B e C, HTLV1/2, CMV e sífilis, coagulograma completo, perfil tireoidiano. Solicitar β-HCG para mulheres em idade fértil§

Avaliação por imagem:
- PET-CT de corpo inteiro com ^{18}FDG – mais precisa no estadiamento comparada à TC em sítios nodais e extranodais, necessária a PET/CT pré-tratamento para posterior avaliação da resposta com PET/CT ínterim e ao término do tratamento, se indicado
- TC com contraste de pescoço, tórax, abdômen e pelve se a PET/CT não for realizada
- TC com contraste para avaliação de lesão Bulky, mesmo após PET-CT

Técnicas de imagem, em situações especiais: TC de coluna, ressonância magnética, ultrassonografia, mamografia

Biópsia de medula óssea unilateral (2 cm): indicada apenas nos casos EC II-IV em que não seja possível a realização de PET-CT

Continua →

>> Continuação

Quadro 168.1. Avaliação clínica, laboratorial e por imagem pré-tratamento

AVALIAÇÃO CLÍNICA: ANAMNESE E EXAME FÍSICO

Procedimentos invasivos adicionais: conforme achados clínicos ou de imagem: p. ex., toracocentese ou paracentese com exame citológico da efusão, biópsia em regiões extranodais (pulmões, fígado, ossos, pele), EDA, colonoscopia

Ecocardiograma com doppler: para avaliação de função cardíaca

Prova de função pulmonar com difusão de CO: para todos os indivíduos com tabagismo ativo ou prévio, asmáticos ou com outra doença pulmonar e em todos os indivíduos > 40 anos

§Orientar contracepção durante todo o período do tratamento e por pelo menos 1 ano após o seu término, com método de barreira associado a anticoncepcional oral, se não houver contraindicação – noretisterona 10 mg ao dia, sem pausa. Sempre explicar risco de infertilidade para os pacientes em idade fértil e informar da possibilidade de congelamento de esperma/óvulo para os homens/mulheres que pretendem ter filhos (não disponível no Sistema Único de Saúde (SUS)). CMV: citomegalovírus; CO: carbono; EC: estádio clínico; EDA: endoscopia digestiva alta; PET-CT: tomografia com emissão de pósitrons; TC: tomografia computadorizada.

Fonte: Desenvolvido pela autoria.

FATORES DE PROGNÓSTICO

Considerando que o LH acomete principalmente indivíduos jovens com longa expectativa de vida e perspectiva de cura entre 70% e 95% dos casos, os fatores prognósticos têm por objetivo separá-los em baixo e alto risco de recidiva ou refratariedade (R/R) para planejamento terapêutico adequado. A intenção é minimizar as complicações do tratamento a longo prazo, sem perder efetividade para os pacientes de baixo risco e intensificar a terapia para os de alto risco, almejando ganho em sobrevida livre de progressão (SLP) e sobrevida global (SG).

A divisão dos pacientes em EC precoce e avançado é a primeira etapa para a avaliação prognóstica. Os pacientes classificados como EC precoce são divididos em grupos de prognóstico favorável ou desfavorável, de acordo com a presença de pelo menos um fator de mau prognóstico. Os fatores que discriminam essa estratificação diferem entre distintos grupos – German Hodgkin Study Group (GHSG), European Organization for Research and Treatment of Cancer (EORTC) e National Comprehensive Cancer Network (NCCN) –, mas a sensibilidade em predizer falha de tratamento nos pacientes considerados desfavoráveis é alta e semelhante nos três grupos (Tabela 168.6).[33] No EC avançado, o *International Prognostic Score* (IPS) avalia dados clínicos e laboratoriais e divide os pacientes em baixo risco, quando têm < 3 fatores e alto risco, quando ≥ 3 fatores de risco estiverem presentes (Tabela 168.7).[34]

Tabela 168.6. Fatores de risco§ no LHC estádio precoce (I/II) de acordo com diferentes grupos de estudo[33]

	GHSG‡	EORTC	NCCN
Bulky	Massa mediastinal > 1/3 do diâmetro transverso da caixa torácica	Massa mediastinal > 1/3 do diâmetro transverso da caixa torácica	Massa mediastinal > 1/3 do diâmetro transverso da caixa torácica Qualquer outra massa Bulky > 10 cm
Número de áreas nodais	≥ 3 (das 11 áreas nodais do GHSG)	≥ 4 (das 5 áreas nodais supra-diafragmáticas do EORTC)	≥ 4 (das 17 áreas nodais de Ann Arbor)
VHS/ausência ou presença de sintoma B	≥ 50 + (A) ou ≥ 30 + (B)	≥ 50 + (A) ou ≥ 30 + (B)	≥ 50 + (A) ou Presença de sintoma B
Área extranodal	≥ 1	–	–
Idade	–	≥ 50 anos	–

§Baixo risco: 0 fatores (SLP 94,2% a 95,8%); Alto risco ≥ 1 fator (SLP 86,4% a 87,6%). ‡GHSG considera para tratamento o EC IIB com Bulky mediastinal ou ≥ 1 área extranodal como doença avançada; (A) – sem sintoma B; (B) – com sintomas B. EORTC: European Organization for Research and Treatment of Cancer; GHSG: German Hodgkin Study Group; NCNN: National Comprehensive Cancer Network.

Fonte: Adaptada de Klimm, 2013.

Tabela 168.7. Fatores de mau prognóstico no LHC estádio clínico avançado[34]

Fator de risco[§]	Descrição
Idade	≥ 45 anos
Sexo	Masculino
Estádio clínico	IV
Hemoglobina	< 10,5 g/dL
Leucócitos	≥ 15.000/mm³
Linfócitos	< 600/mm³ ou < 8% dos leucócitos totais
Albumina	< 4 g/dL

[§]Baixo risco 0-2 fatores (SLP 72% SG 85%); Alto risco ≥ 3 fatores (SLP 47% SG 59%).
Fonte: Adaptada de Hasenclever, 1998.

Em anos recentes, a avaliação precoce de resposta (p. ex., após 2 ciclos de quimioterapia) com PET2, incluindo nosso estudo, mostrou o PET2 como um fator de prognóstico independente (Figura 168.3)[35,36] com um valor preditivo negativo de 91% a 94% e um valor preditivo positivo entre 53% e 73%.[36,37]

Diversos outros fatores de risco, como relação monócito/linfócito no hemograma ao diagnóstico, avaliação de biomarcadores nas células neoplásicas (sCD30, PD1, STAT1) e no microambiente tumoral como quantificação de macrófagos (CD68/CD163), e expressão gênica são descritos, mas estudos adicionais são necessários para que sejam incorporados na decisão terapêutica.[15,38,39] Outros fatores ainda estão em avaliação, como a quantificação do volume metabólico tumoral e glicólise total das lesões no PET de estadiamento e o monitoramento do DNA tumoral circulante, com resultados promissores.[40-43]

TRATAMENTO DO LINFOMA DE HODGKIN CLÁSSICO

Desde sua descrição até a metade do século XX, o LH era uma doença incurável e fatal. Ao longo dos anos, ocorreu uma melhor definição de grupos prognósticos e aprimoramento das estratégias de tratamento com uma progressiva obtenção de melhores resultados. Nos últimos 20 anos, o LH mostrou melhora significativa na SLP e SG com a atual modalidade de terapia combinada

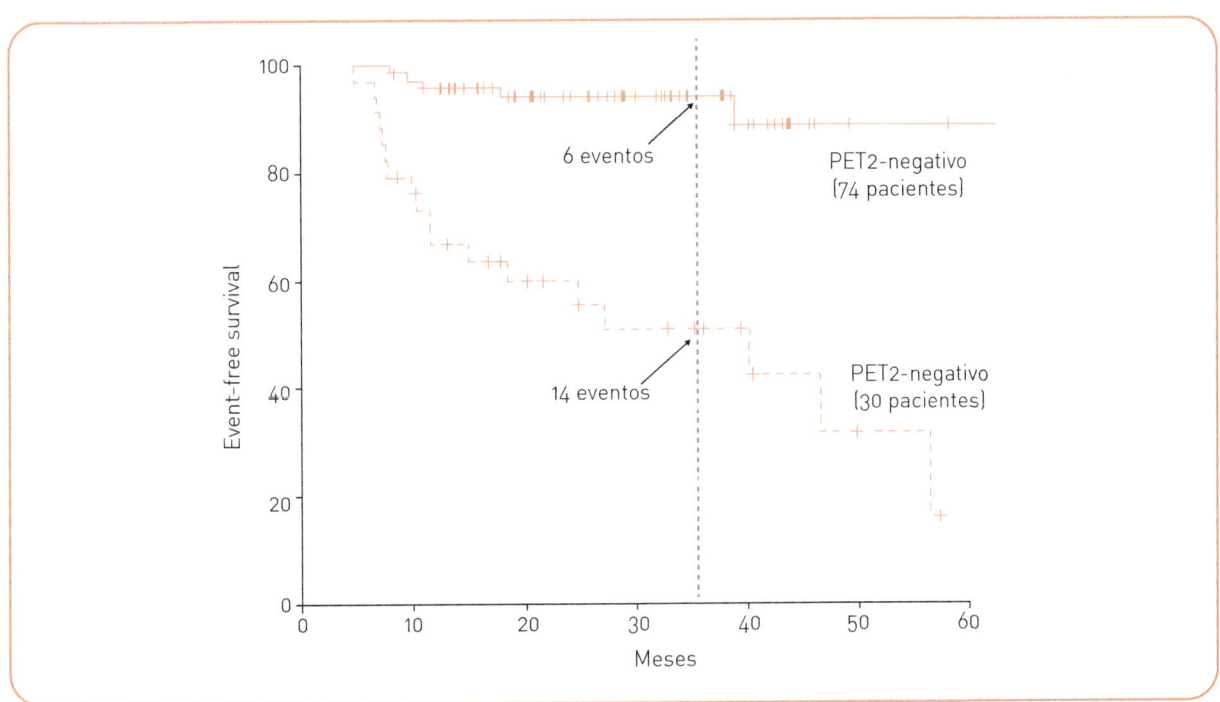

FIGURA 168.3 – PET-interim como fator prognóstico –HC/ICESP/FMUSP.[36]
Curva de Kaplan-Meier mostrando sobrevida livre de eventos (SLE) nos pacientes com PET2 após dois ciclos de ABVD. Foram avaliados 104 pacientes, 74 PET2-negativos e 30 PET2-positivos com ocorrência de seis eventos (recidiva/refratário) nos PET2-negativos e 14 eventos nos PET2-positivos. Mediana de seguimento de 36 meses e SLE em 3 anos de 90,5% versus 53,4%, para os PET2-negativos e PET2-positivos, respectivamente (p = 0,001).
Fonte: Adaptada de Cerci, 2010.

ou quimioterapia isolada ou, recentemente, da terapia adaptada ao PET interim; todas visam manter uma alta taxa de cura com o mínimo de toxicidade precoce e tardia.

EC precoce favorável

A chance de cura neste grupo de pacientes varia entre 94% e 96%, e o tratamento de escolha é a associação da quimioterapia (QT) com a radioterapia (RT), denominada "terapia combinada". O protocolo quimioterápico de escolha é o ABVD (Tabela 168.8) e estudo do GHSG mostrou que nenhuma das drogas pode ser omitida sem que haja perda de eficiência.[44]

Tabela 168.8. Protocolo ABVD[47,51,57]			
Medicamento	**Dose**	**Via**	**Dias**
Doxorrubicina	25 mg/m²	EV	D1 e D15
Bleomicina	10 mg/m²	EV	D1 e D15
Vimblastina	6 mg/m²	EV	D1 e D15
Dacarbazina	375 mg/m²	EV	D1 e D15

Repetir esquema a cada 28 dias.
- Todos os pacientes devem ser pré-medicados com: dexametasona 20 mg e cloridrato de ondansentrona 8 mg, via endovenosa (EV), 30 minutos antes da QT. Se disponível, substituir ondansetron por palonosetrona 0,25 mg. Anti-histamínico difenidramina 50 mg, EV, 30 minutos antes da bleomicina.
- Profilaxia de infecção por *Pneumocystis jerovessi* deve ser realizada se linfócitos < 600/mm³.
- Profilaxia com aciclovir deve ser feita para os pacientes com antecedente de infecção pelo vírus herpes simples ou herpes-zóster.
- Como contem quimioterápicos vesicantes (exceto a bleomicina), para a infusão deve ser considerado o uso de dispositivos, como PICC (cateter venoso central de inserção periférica) ou *porth-a-cath*.
- Os principais efeitos adversos imediatos são: alopecia, náusea/vômito (esquema de alto risco emético) e obstipação. Pode ocorrer neutropenia, com nadir entre 7 e 12 dias. Durante a infusão da bleomicina pode ocorrer reação alérgica de intensidade variável, desde prurido leve até broncoespasmo grave e choque anafilático. Toxicidade cardíaca e pulmonar são os principais efeitos adversos tardios.

Fonte: Adaptada de Engert A, Franklin J, Eich HT, *et al.*, 2007; Raemaekers JMM, André MPE, Federico M, *et al.*, 2014; Merli F, Luminari S, Gobbi PG, Cascavilla N, *et al.*, 2016.

Após a realização do estudo HD10 do GHSG, que comparou diferentes doses de RT e número de ciclos de ABVD, o tratamento de escolha inclui dois ciclos de ABVD e IFRT (*involved field* RT) 20 Gy no EC precoce favorável.[45] Apesar de o estudo original recomendar IFRT, atualmente ISRT (*involved site* RT) ou INRT (*involved node* RT) na dose de 30 Gy são realizados.[46] O tratamento com RT exclusiva não é recomendado, a SLP é inferior quando comparada à terapia combinada: 67% e 88%, respectivamente.[47]

Atualmente, diversos estudos PET2 guiados propõem intensificação de tratamento nos PET2-positivos ou descalonamento para os PET2-negativos. No EC precoce favorável, dois estudos se destacam avaliando a redução de intensidade de tratamento: *EORTC-H10 Trial*[48] e *RAPID Trial*.[49] O primeiro randomizou os pacientes com PET2-negativos (DS 1 ou 2) após 2 ABVD: um grupo foi submetido a mais um ciclo de ABVD + INRT 30 Gy e outro a dois ciclos adicionais de ABVD. Na análise interina, o estudo foi interrompido por alta taxa de recaída no grupo apenas com ABVD (94,9% *versus* 100%), reforçando a necessidade da terapia combinada.[50] No *RAPID Trial*, pacientes PET2-negativos (DS 1 ou 2) após 3 ABVD, foram randomizados para consolidação com IFRT 30 Gy ou observação. Não houve diferença na SG e a diferença na SLP entre eles foi discreta: 90,4% *versus* 94,6% nos grupos sem e com RT, respectivamente, ambas de muito bom prognóstico, sendo possível considerar a QT exclusiva nos casos em que a omissão da RT deva ser considerada. A decisão de realizar QT exclusiva deve levar em consideração idade, sexo e local a ser irradiado, sendo as mulheres jovens (< 35 anos) e doença mediastinal as principais candidatas ao tratamento apenas com QT, com intuito de preservar o tecido mamário da irradiação.

Para os pacientes com PET2 positivo após 2 ABVD (DS 4 ou 5), sugerem-se realizar mais 2 ABVD e fazer novo PET-CT (PET4), se este for negativo (DS 1, 2 ou 3): consolidar com ISRT/INRT 30 Gy ou mais 2 ABVD (na restrição para RT). Se PET4 persistir positivo (DS 4 ou 5), realizar biópsia da região hipercaptante; e, se doença ativa, prosseguir tratamento como doença refratária.

No *EORTC-HD10 Trial*, o subgrupo PET2-positivo foi randomizado entre o tratamento padrão (mais 2 ABVD + INRT 30 Gy) ou BEACOPP escalonado (BEACOPPe) (Tabela 168.8) 2 ciclos + INRT 30 Gy, com ganho de SLP (77,4% *versus* 90,6%, respectivamente), mas sem diferença em SG e à custa de maior toxicidade.

Tabela 168.9. Protocolo BEACOPP escalonado e respectivos ajustes de dose de acordo com a toxicidade[58]

BEACOPP ESCALONADO (BEACOPPe)			
Bleomicina	10 mg/m²	EV	D8
Etoposide	200 mg/m²	EV	D1 a D3
Adriblastina	35 mg/m²	EV	D1
Ciclofosfamida	1.250 mg/m²	EV	D1
Vincristina	1,4 mg/m²	EV	D8
Procarbazina	100 mg/m²	VO	D1 a D7
Prednisona	40 mg/m²	VO	D4 a D7 e D9 a D14
G-CSF	300 mcg	SC	A partir do D8

AJUSTE DE DOSE DE ACORDO COM TOXICIDADE	
TOXICIDADE	AÇÃO
Neutropenia < 500 por > 4d Plaquetopenia < 25mil Neutropenia febril	↓ 1 nível
Toxicidade gastrointestinal grau IV	↓ 1 nível
Outra toxicidade grau III	↓ 1 nível
Atraso 1-2 semanas	↓ 1 nível
Atraso > 2 semanas	↓ 2 níveis ou BEACOPP básico
Outra toxicidade grau IV	BEACOPP básico

TABELA PARA AJUSTE DE DOSE					
	NÍVEL 1 BEACOPP BÁSICO	NÍVEL 2	NÍVEL 3	NÍVEL 4	NÍVEL 5 BEACOPPe
Doxorrubicina	25 mg/m²	35 mg/m²	35 mg/m²	35 mg/m²	35 mg/m²
Ciclofosfamida	650 mg/m²	800 mg/m²	950 mg/m²	1100 mg/m²	1250 mg/m²
Etoposide	100 mg/m²	125 mg/m²	150 mg/m²	175 mg/m²	200 mg/m²

Repetir esquema a cada 21 dias.
- Todos os pacientes devem ser pré-medicados com cloridrato de ondansentron 8 mg, dexametasona 20 mg no D1, D2 e D3 e ondansentron 8 mg e difenidramina 50 mg no D8.
- Profilaxia de infecção por *Pneumocystis jerovessi* deve ser realizada se linfócitos < 600/mm³.
- Profilaxia com aciclovir deve ser feita para os pacientes com antecedente de infecção pelo vírus herpes simples ou herpeszóster.
- Iniciar ciclo seguinte se neutrófilos > 1.000 e plaquetas > 100 mil e outras toxicidades ≤ grau 2.

EV: (via) endovenosa; SC: (via) subcutânea; VO: via oral.
Fonte: Desenvolvida pela autoria.

EC precoce desfavorável

O GHSG, no estudo *HD11*, comparou diferentes doses de IFRT (20 Gy *versus* 30 Gy) e dois esquemas de QT (ABVD *versus* BEACOPP básico) no EC precoce desfavorável, sendo, desde então, recomendada a realização de quatro ciclos de ABVD e IFRT 30 Gy (mais recentemente, ISRT 30 Gy).[51] O estudo *H9*, do grupo EORTC, reforçou essa recomendação ao observar que nem mais ciclos de ABVD nem intensificação com BEACOPP básico (Tabela 168.9) trazem ganho de SLP ou SG em 5 anos de seguimento.[52]

No tratamento com PET2 guiado, o estudo *H10*, do EORTC, tendo como controle o braço com quatros ciclos de ABVD + INRT 30 Gy, mostrou aumento da SLP em 5 anos quando pacientes PET2 positivo (DS 4 ou 5) após dois ciclos de ABVD tiveram intensificação do tratamento com dois ciclos adicionais de BEACOPPe + INRT 30 Gy, apesar de não haver ganho na SG. A intensificação com BEACOPPe é recomendada apenas para pacientes < 60 anos de idade.[53]

Nos pacientes com PET negativo (DS 1, 2 ou 3) após 2 ABVD, não foi possível mostrar a não inferioridade entre o tratamento combinado (braço-controle) e QT exclusiva (6 ABVD), sendo o tratamento combinado com SLP superior.[48]

Atualmente, estudos fase II mostraram resultados promissores com a incorporação do anticorpo monoclonal anti-CD30 brentuximabe vedotina (BV) e do inibidor de *checkpoint* (ICP) nivolumabe no EC precoce desfavorável (Tabela 168.10).

Tabela 168.10. Novas drogas e esquemas

Esquemas	Drogas	Dose	Via	Dias
BV	BV	1,8 mg/kg	EV	D1 (a cada 28 dias)
BV + AVD §	Doxorrubicina	25 mg/m²	EV	D1 e D15
	Vimblastina	6 mg/m²	EV	D1 e D15
	Dacarbazina	375 mg/m²	EV	D1 e D15
	BV	1,2 mg/kg	EV	D1 e D15 (cada 28 dias)
BV + Bendamustina	BV	1,8 mg/kg	EV	D1
	Bendamustina	90 mg/m²	EV	D1 e D2 (cada 21 dias)
Nivolumabe	Nivolumabe	3 mg/kg	EV	D1 (a cada 15 dias)
Pembrolizumabe	Pembrolizumabe	200 mg (fixos)	EV	D1 (cada 21 dias)

§Recomendado uso de G-CSF profilático; BV: brentuximabe vedotin.
Fonte: Desenvolvida pela autoria.

As propostas com BV são de associá-lo ao AVD (sem bleomicina) + ISRT (30 Gy) ou, para casos sem massa Bulky, fazer BV de modo sequencial ao ABVD, em substituição à radioterapia.[54,55] O estudo com nivolumab avaliou sua administração concomitante ou sequencialmente à quimioterapia, sendo ambas as abordagens factíveis e com bons resultados.[56]

Vale ressaltar que pacientes com LHC EC precoce IIB com Bulky de mediastino e/ou doença extranodal devem ser tratados como doença avançada.

DOENÇA AVANÇADA

Pacientes com EC avançado (IIB com Bulky mediastinal/doença extranodal, III, IV) geralmente são tratados com QT exclusiva. Hoje, ABVD por seis ciclos é o tratamento-padrão na maior parte das instituições, com cerca de 70% de taxa de cura. As taxas de SLP e SG em 10 anos são de 69% e 85%, respectivamente.[57]

Alternativamente, quatro a seis ciclos de BEACOPPe podem ser utilizados em pacientes com EC avançado e IPS > 3 pois, em comparação ao ABVD, apresenta melhor taxa de resposta e SLP.[58] Uma metanálise, com inclusão dos estudos mais recentes, analisou 3.427 pacientes, mostrando benefício na SLP (RR = 0,54) e SG (RR = 0,74) do BEACOPPe em relação ao ABVD,[59] apesar de o BEACOPPe apresentar um perfil mais grave de efeitos adversos e com toxicidade maior, sobretudo hematológica.[60] Vale ressaltar que BEACOPPe também está associado a mais óbitos relacionados à terapia e a complicações de longo prazo, como neoplasias secundárias (principalmente leucemias agudas e mielodisplasias). Além disso, a infertilidade, que é um fator determinante se levarmos em conta a faixa etária jovem apreciável acometida pela doença, é outra questão a ser considerada no tratamento. Este perfil de toxicidade mais amplo torna-o não recomendado para pacientes acima de 60 anos e deve apenas ser considerado em centros onde haja uma rede de suporte familiarizada com o esquema para o manejo das suas toxicidades.

Outra estratégia é a incorporação do BV ao AVD (Tabela 168.5), estratégia esta que demonstrou um ganho de 4,9% na SLP modificada em 2 anos (HR 0,77; 95% CI, 0,60 a 0,98; p = 0,04) e mantida após 3 anos de seguimento. Essa vantagem não foi reproduzida na SG, embora com maiores toxicidade e custos em relação ao ABVD.[61,62,63] De maneira semelhante, variantes do BEACOPPe utilizando BV foram avaliados. O esquema BrECADD (BV, etoposídeo, ciclofosfamida, doxorrubicina, dacarbazina e dexametasona) manteve eficácia, sendo associado à toxicidade mais favorável quando comparado ao BrECAPP (BV, etoposídeo, ciclofosfamida, doxorrubicina, procarbazina e prednisona). Estudo clínico fase 3 (HD21 do GHSG) está em andamento para comparar BEACOPPe versus BrECADD no tratamento do LHC avançado.[64]

No tratamento PET2 guiado, alguns estudos incorporam propostas de intensificação do tratamento, tanto em dose como na substituição por QT mais intensiva. Após 2 ABVD, se PET2 negativo (DS 1, 2 ou 3), completa-se o tratamento com quatro ciclos adicionais de ABVD. Em caso de PET2 positivo (DS 4 ou 5), altera-se o tratamento para quatro a seis ciclos subsequentes de BEACOPPe; todavia, para os pacientes com PET2 negativo, a SLP em 5 anos foi mais bem comparada aos PET2-positivos que fizeram escalonamento (76% versus 66%, respectivamente), sem diferenças na SG. Contudo, a incidência de neoplasias secundárias no grupo de tratamento intensificado foi significativamente maior, sobretudo no grupo com seis ciclos de BEACOPPe.[65]

Na tentativa de se mitigarem os efeitos decorrentes da terapia, estratégias de redução de intensidade com base nos resultados de PET2 também têm sido criadas. Um dos esquemas propostos inicia o tratamento com 2 BEACOPPe e, nos pacientes PET2-negativos (DS 1, 2 ou 3), são feitos mais dois ciclos de BEACOPPe sem prejuízo do controle de doença.[66] Outro estudo avaliou que, nos pacientes PET2 positivos após dois BEACOPPe, manteve-se o mesmo esquema por dois ciclos subsequentes. Por sua vez, pacientes PET2-negativos, concluíram o tratamento com mais dois ciclos de ABVD. A SLP em 5 anos entre os grupos foi semelhante (86,2% no grupo que manteve BEACOPPe e 85,7% no grupo que finalizou o tratamento com ABVD), com menos efeitos tóxicos para o segundo grupo.[67]

O protocolo ABVD geralmente apresenta boas taxas de resposta associada a uma baixa incidência de efeitos colaterais. Contudo, a bleomicina, em particular nos pacientes acima 60 anos, apresenta risco considerável de complicações graves, agudas e tardias. Protocolos envolvendo a redução da intensidade de tratamento foram realizados: pacientes PET2-negativos após 2 ABVD receberam mais quatro ciclos de AVD, sem detrimento da resposta final e da SLP.[68]

Recentemente, um estudo de custo-efetividade foi realizado avaliando cinco das propostas de terapias dirigidas de acordo com o PET2, considerando tanto estratégias de intensificação como as de redução de carga quimioterápica, já citadas aqui. Nele, a que apresentou o melhor custo-benefício foi a AHL2011, com tratamento inicial com BEACOPP e posterior substituição pelo ABVD em casos PET2-negativos ao término do 2º ciclo.[62] As terapias citadas devem ser estabelecidas levando-se em conta as características de cada indivíduo, tolerabilidade, capacidade e experiência de cada instituição; e as estratégias de terapia guiadas pela gradação prognóstica possibilitada pelo PET2 devem ser consideradas em locais onde o exame é amplamente disponível.

O papel da RT no tratamento do EC avançado é bastante limitado e ainda controverso. Estudos envolvendo um grande número de pacientes,[69,70] corroborados por uma metanálise,[71] demonstraram que a RT de consolidação em pacientes que apresentaram resposta à QT não resultou em melhora das taxas de resposta e sobrevida. Todavia, pacientes submetidos à QT e RT apresentaram maior risco – cerca de duas vezes mais – de desenvolvimento de neoplasias secundárias, como leucemia e mielodisplasia, assim como maior taxa de óbitos.

Um estudo, entretanto, desenvolvido na Índia, com 179 pacientes, demonstrou o benefício da RT, com doses variando entre 20 Gy e 44 Gy, com melhora na SLP e SG, após seis ciclos de ABVD.[72] Da mesma forma, um estudo inglês sugeriu que a RT após a QT resultou em melhora da SLP e SG.[73] Quando indicada a RT, é realizada apenas em áreas de doença Bulky inicial ou em massas residuais persistentes após o término da QT, em doses de 30 Gy a 36 Gy. Contudo, sistematicamente a RT vem sendo suprimida em pacientes que apresentam doença negativa ao PET ao término do tratamento.

Mais recentemente, com a introdução dos ICP, novas abordagens para o tratamento de 1ª linha na doença avançada têm sido propostas. No estudo fase II *CheckMate 205*, paciente acima de 18 anos com EC avançado foram submetidos a quatro doses de nivolumabe monoterapia, seguidas de 12 aplicações de AVD com nivolumabe. Ao final da terapia, a resposta global foi de 84% com taxa de resposta completa de 67% e SLP de 92% ao final de 9 meses de seguimento.[74] Porém, estudos randomizados comparativos com as terapias-padrão ainda devem ser realizados antes da sua aplicação na prática clínica corrente. Outro ICP, o pembrolizumabe tem sido alvo de estudos clínicos em 1ª linha nos pacientes com doença precoce e avançada, em monoterapia ou em associação com AVD.[75]

Tratamento do LHC em idosos

Cerca de 20% dos pacientes diagnosticados com HL tem mais de 60 anos de idade. Embora os EC precoces apresentem prognóstico bom, isso não ocorre no EC avançado e, nos indivíduos acima de 70 anos, os desfechos são ruins independentemente do estádio. Muitos requerem redução nas doses da QT ou, mesmo, diminuição do número de ciclos.[76] Doenças pré-existentes tornam essa população mais suscetível a complicações, como doença cardíaca e pulmonar e declínio funcional pós-quimioterapia.

Além da idade cronológica e da presença de comorbidades, é importante uma avaliação geriátrica abrangente (*performance status*, medicamentos em uso, grau de dependência, suporte familiar, entre outros), que possibilitará uma classificação final essencial para a definição entre tratamento quimioterápico com intuito curativo ou paliativo ou apenas controle de sintomas.

Vários quimioterápicos utilizados de rotina tornam-se especialmente tóxicos nestes indivíduos. A mielotoxicidade desencadeada pode culminar em neutropenia prolongada e em quadros infecciosos que podem resultar na morte. A taxa de neutropenia febril incide entre 6% e 30%,[77] enquanto a SG em 5 anos nos principais estudos fica entre 42% e 65%.[76] A bleomicina, em particular nos pacientes acima 60 anos, apresenta alta taxa de mortalidade relacionada à toxicidade aguda e um risco considerável de evolução com fibrose pulmonar, complicação grave e, muitas vezes, de caráter irreversível, e seu uso deve ser rigorosamente acompanhado de avaliações com difusão de CO por espirometria. A taxa de toxicidade pulmonar pela bleomicina se manteve alta em pacientes com mais de 60 anos que receberam mais de dois ciclos de ABVD, com taxa em torno de 10%, com vários óbitos decorrentes.[78] A doxorrubicina, essencial no tratamento, tem potencial miocardiotóxico dose-dependente importante. O ABVD deve ser empregado com cautela, e evidências recentes mostram que bleomicina pode ser suprimida de forma segura em pacientes PET2-negativos após 2 ABVD.[68] Atenção deve-se ter para ajustes de doses de acordo com a toxicidade apresentada, além de suporte clínico com uso de G-CSF e profilaxia antimicrobiana. O BEACOPPe não é indicado e pode atingir até 21% de mortalidade relacionada à terapia

Imunoterapia isolada ou associada à QT tem sido advogada mais recentemente pelo perfil mais módico de efeitos colaterais. O uso isolado de BV demonstrou uma taxa de resposta global de 92% com 73% de resposta completa em pacientes idosos frágeis. A incorporação de BV ao AVD de forma sequencial (2 BV, 6 AVD e 4 BV de consolidação) mostrou resultados promissores com resposta global e completa de 95% e 93%, respectivamente, e SG em 2 anos de 93%.[79]

Após a introdução dos ICP, o nivolumabe e o pembrolizumabe vêm sendo testados em pacientes na terapia de 1ª linha, associados ou não à quimioterapia, de forma a reduzir os efeitos deletérios da quimioterapia, como já citado.

TRATAMENTO DO LINFOMA DE HODGKIN PREDOMINÂNCIA DE LINFÓCITOS NODULARES

Não há estudos prospectivos randomizados comparando as diferentes modalidades de tratamento, e estas se fundamentam em estudos retrospectivos ou de um único braço.

Os pacientes com EC precoce favorável constituem cerca da metade dos casos e não há consenso sobre a melhor estratégia de tratamento.[80,81] A cirurgia pode ser considerada, particularmente em crianças e adultos jovens, com estádio IA quando a lesão for inteiramente ressecada, o que pode ocorrer inclusive durante a biópsia excisional diagnóstica. Apenas vigilância ativa pode ser adotada desde que haja comprometimento e segurança psicológica do paciente. Aproximadamente 50% dos pacientes sob vigilância ativa apresentarão progressão, mas não há dados que infiram que a doença evolua de forma menos responsiva ou com pior prognóstico. A RT de sítio envolvido exclusiva permite controle da doença a longo prazo com mínimos efeitos adversos. Em casos de evolução rápida e desfavorável, a suspeita de transformação para um linfoma não Hodgkin agressivo deve ser descartada.

Nos estádios precoces com doença Bulky ou com comprometimento de cadeias não contíguas, assim como em pacientes com sintomas B ou com doença avançada, a terapia segue o mesmo formato desenhado para o LHC, com QT com ABVD e ISRT 30 Gy nas áreas de doença Bulky, se indicado. Alguns autores sugerem quimioimunoterapia (rituximabe + ABVD) como tratamento inicial em EC avançados em virtude do pequeno potencial tóxico do anti-CD20, porém respostas ao anti-CD20 são de curta duração. Já em pacientes não aptos à QT, a utilização do rituximabe, com ou sem RT, pode resultar em um controle da doença, ainda que modesto.

Na recidiva do LHPLN, deve-se levar em consideração a apresentação da doença, as comorbidades e o tratamento prévio adotado. A QT em altas doses com TCTH deve ser aplicada em casos de doenças extensas com múltiplas recidivas em virtude de seu caráter mais indolente e responsivo.

Tratamento do LH recidivado/refratário (LH R/R)

Consideram-se refratários os pacientes que não alcançaram RC ou que recaíram/progrediram durante ou em menos de 3 meses do término do tratamento. Recidivados são aqueles que atingiram RC ao final do tratamento inicial e que recidivaram após 3 meses do término da terapia.[82] A maior parte das recidivas ocorre nos 3 primeiros anos após o término do tratamento. Todos os casos devem realizar nova biópsia de linfonodo, ou de outra área acometida, além do reestadiamento da doença conforme as orientações do diagnóstico inicial.

O padrão de tratamento no LH R/R é QT de resgate com fármacos não utilizados previamente, que permitam mobilização eficiente de células progenitoras hematopoiéticas para sangue periférico, seguida de QT em altas doses e transplante autólogo de células-tronco hematopoiéticas (TCTH autólogo). Essa terapia é curativa em mais de 50% dos pacientes quimiossensíveis (sem evidência/mínima atividade de doença ao TCTH autólogo). Nosso estudo, realizado em pacientes do Hospital das Clínicas e do Instituto do Câncer do Estado de São Paulo da Faculdade de Medicina da Universidade de São Paulo (HC/ICESP/FMUSP), mostra uma taxa de RC de 84%, com SLP e SG de 60% e 74% em 5 anos, respectivamente.[83] A resposta ao PET após resgate é de valor prognóstico, pacientes PET-negativos pré-TCTH exibem SLP acima de 80% contra 26% para os PET-positivos.[84]

A QT de resgate de escolha varia entre os diferentes centros, e nenhum regime de resgate-padrão foi identificado uma vez que as taxas de resposta dos protocolos existentes (entre 60% e 85%) são bastante semelhantes. Os esquemas de resgate mais utilizados se baseiam em gencitabina como IGEV e variantes[85,83] ou GVD[86], os protocolos baseados em platinas como o ICE[87], DHAP[88] ou ESHAP[89] e aqueles que combinam gencitabina e cisplatina, como o GDP[90] (Tabela 168.11). BV foi estudado como monoterapia (1,8 mg/kg a cada 3 semanas),[91] associado à quimioterapia e, recentemente, aos ICP. Em estudo PET-CT guiado, foi utilizado como agente isolado (1,2 mg/kg/semana, por 3 semanas, a cada 28 dias), os pacientes em RC foram encaminhados ao TCTH enquanto os em remissão parcial (RP), submetidos a uma intensificação com BV + ICE intensificado (doses > ifosfamida e VP16).[92] Quando integrado a outros resgates convencionais (ICE, DHAP e ESHAP), o BV fornece taxas mais altas de resposta completa (70% a 87%).[93,94,95] Associação de BV e nivolumabe tem se demonstrado, em termos de eficácia e tolerância, uma terapia de resgate promissora, embora de custo ainda proibitivo, atingindo 62% de RC no cenário pré-TCTH.[96] E, mais recentemente, ainda necessitando de estudos clínicos adicionais, o nivolumabe isolado ou associado à QT como 1ª linha de resgate tem sido utilizado antes do TCTH autólogo, com grandes expectativas.

Tabela 168.11. Esquemas quimioterápicos de resgate

Esquemas	Drogas	Dose	Dias
IGEV[85]	Ifosfamida	2.000 mg/m²	D1 a D4
	Mesna	2.000 mg/m²	D1 a D4 (3x/dia)
	Gemcitabina	800 mg/m²	D1 e D4
	Vinorrelbine	20 mg/m²	D1
	Prednisona	100 mg (fixos)	D1 a D4
GIV[90]	Gemcitabina	1.000 mg/m²	D1 e D8
	Ifosfamida	1.500 mg/m²	D1 a D5
	Mesna	900 mg/m²	D1 a D5 (3x/dia)
	Vinorrelbine	25 mg/m²	D1 e D8
	Dexametasona	10 mg (fixos)	D1 a D5, D8
ICE[87]	Ifosfamida	5.000 mg/m²	D2
	Carboplatina	AUC=5 (máx 800 mg)	D2
	Etoposídeo	100 mg/m²	D1 a D3
DHAP[88]	Dexametasona	40 mg (fixos)	D1 a D4
	Cisplatina	100 mg/m²	D1
	Citarabina	2.000 mg/m²	D2
ESHAP[89]	Metilprednisolona	500 mg (fixos)	D1 a D4
	Etoposídeo	40 mg/m²	D1 a D4
	Cisplatina	25 mg/m²	D5
	Citarabina	2.000 mg/m²	
GDP[90]	Gemcitabina	1.000 mg/m²	D1 e D8
	Dexametasona	20 mg (fixos)	D1 a D4 e D11 a D14
	Cisplatina	15 mg/m²	D1 a D3
GVD[86]	Gemcitabina	1.000 mg/m²	D1
	Vinorrelbine	20 mg/m²	D1
	Doxorrubicina lipossomal	15 mg/m²	D1

Repetir esquemas a cada 21 dias.
- Todos os pacientes devem ser pré-medicados com: dexametasona 20 mg e cloridrato de ondansetrona 8 mg, EV, 30 minutos antes da QT. Se disponível, substituir ondansetron por palonosetrona 0,25 mg.
- Profilaxia de infecção por *Pneumocystis jerovessi* deve ser realizada se linfócitos < 600/mm³.
- Profilaxia com aciclovir deve ser feita para os pacientes com antecedente de infecção pelo vírus herpes simples ou herpes-zóster.
- Como contém quimioterápicos vesicantes (exceto a bleomicina), para a infusão deve ser considerado o uso de dispositivos, como PICC (cateter venoso central de inserção periférica) ou porth-a-cath.

Fonte: Desenvolvida pela autoria.

Os regimes de condicionamento para o TCTH autólogo devem ser avaliados juntamente à equipe de transplante da instituição. O estudo *AETHERA* avaliou a terapia de consolidação com BV durante 16 ciclos, após o TCTH, em 329 indivíduos, mostrando SLP em relação ao placebo de 59% *versus* 41% (RR 0,52), respectivamente, sobretudo em pacientes com alto risco de recidiva.[97]

Para os pacientes sem indicação para o TCTH (idade, comorbidades, *performance status*) ou para aqueles inelegíveis para o TCTH autólogo por doença quimiorrefratária, outros tratamentos são necessários. O uso de BV isoladamente demonstra baixas taxas de RC em comparação com a associação com bendamustina (BV + bendamustina por dois a seis ciclos com ou sem TCTH, seguidos de BV de manutenção)[98] ou ao BeGEV (BV + bendamustina, gencitabina e vinorrelbine). Associação de BV e nivolumabe tem demonstrado controle de doença a longo prazo (SLP de 82% em 21 meses).[96]

O papel da RT é reservado e ela deve ser indicada nos pacientes com mínima atividade da doença pré-TCTH e, preferencialmente, após o TCTH autólogo.

Recaída após TCTH autólogo

A recaída após TCTH autólogo tem prognóstico bastante reservado, sendo uma ocorrência que necessita de mais estudos considerando tanto as terapias atuais disponíveis como a inclusão de novas drogas e novas associações terapêuticas. Neste contexto, BV foi aprovado em pacientes recidivados/refratários após TCTH autólogo e estudos iniciais confirmaram sua eficácia com taxa de resposta objetiva de 75% e RC em 34% dos pacientes. A mediana da SLP para todos os pacientes foi de 5,6 meses.[91] Dados após 5 anos de seguimento mostraram que os pacientes em RC mantêm respostas duráveis; no entanto, a maioria dos pacientes requer tratamento adicional dentro de 1 ano.[99]

Em relação aos ICP, quase todos os pacientes incluídos nos estudos foram intensamente pré-tratados, a maioria havia recebido TCTH e BV, QT de resgate e BV com inelegibilidade para TCTH e progressão após TCTH. Nivolumabe, no CHECKMATE-205, após um acompanhamento médio de 18 meses, mostrou uma taxa de resposta global de 69%. A duração mediana da resposta foi de 16,6 meses e a mediana da SLP foi de 14,7 meses.[100] O pembrolizumabe, no acompanhamento de 2 anos do KEYNOTE-087, mostrou que a taxa de resposta global foi de 71,9% (RC de 27,6% e RP de 44,3%). A mediana da SLP não foi alcançada nos pacientes com RC e foi de 13,8 meses nos pacientes com RP e de 10,9 meses na doença estável. A mediana da SG não foi alcançada em todos os pacientes.[75] No contexto das novas drogas, em que uma pequena porcentagem de pacientes mantém RC sustentada com BV ou ICP, há discussões sobre o melhor momento para se indicar o transplante alogênico de células tronco hematopoiéticas (alo-TCTH).[99,101]

Atualmente, com a possibilidade de alo-TCTH aparentado, não aparentado e haploidêntico, virtualmente todos os pacientes terão um doador compatível. É uma terapia com intuito curativo para pacientes que apresentaram bom controle de doença com nova terapia de resgate, mas com apenas cerca de 30% de SLP em 2 anos.[102] A mortalidade relacionada ao tratamento diminuiu com esquemas de condicionamento com intensidade reduzida e a sobrevida após alo-TCTH melhorou ainda mais com uso da ciclofosfamida após transplante com doadores haploidênticos (SLP 60% em 3 anos).[103] Ainda há que se considerar os relatos de piora da doença do enxerto contra hospedeiro (DECH) relacionada ao uso prévio de ICP nas complicações após alo-TCTH.

Uma pequena proporção de pacientes é candidata à terapia para controle de sintomas, como os pacientes refratários a todas as linhas disponíveis, com presença de importantes comorbidades e os não candidatos a protocolos clínicos. O tratamento para alívio de sintomas deve ser individualizado, de acordo com a idade, terapias já recebidas, comorbidades e sintomas. O ideal é encaminhá-los para uma equipe de cuidados paliativos para a condução de um plano de cuidados conjunto e adequado para o paciente e seus familiares.

TRATAMENTO DE CONDIÇÕES ESPECIAIS

Pacientes com cardiopatia prévia

Todos os pacientes necessitam realizar avaliação cardíaca antes de iniciar o tratamento, visto que o antracíclio pode causar toxicidade cardíaca aguda ou tardia, caracterizada como arritmias e insuficiência cardíaca. Aqueles que já apresentam alteração cardíaca prévia, particularmente com fração de ejeção <50%, necessitam de acompanhamento conjunto com cardio-oncologista, para monitoramento adequado, bem como introdução de medidas cardioprotetoras quando necessário (uso de betabloqueador, inibidores de enzima conversora da angiotensina, entre outros) e controle dos fatores de risco associados. Para os casos em que o uso de antracíclicos for contraindicado, esquemas alternativos devem ser considerados.[104] Não há estudos robustos que suportem o uso rotineiro de cardioprotetores como dexrazoxane ou formulações doxorrubicina lipossomal para tratamento dos linfomas no grupo de alto risco de cardiotoxicidade (> 60 anos, outros fatores de risco cardíaco associado ou uso prévio de antracíclico).

Pacientes HIV-positivos

Pacientes com sorologia positiva para o vírus HIV apresentam SLP e SG semelhante às da população HIV-negativa quando submetidos a tratamento quimioterápico em associação aos antirretrovirais (terapia antiretroviral altamente ativa (HAART)). HAART deve sempre ser mantida durante o tratamento oncológico,[105,106] porém é sugerido evitar uso de inibidores de protease por potencializar a mielotoxocidade. É importante, antes do início do tratamento, realizar a contagem de linfócitos CD4 e quantificar a carga viral, pois, a profilaxia antimicrobiana deve ser utilizada de acordo com a condição imunológica (Tabela 168.12). Decorrente da maior taxa de complicações infecciosas e mielotoxicidade, terapia mais intensiva como BEACOPPe deve ser evitada, apesar de estudo mostrar boa tolerância em pacientes selecionados.[106] Também deve-se ter atenção à toxicidade renal, hepática e medular causadas pelos diferentes quimioterápicos que podem ser potencializadas pelo uso do concomitante dos antivirais, necessitando, muitas vezes, de ajustes de doses. Os pacientes que apresentam recaída ou refratariedade devem ser submetidos à QT de resgate seguido de TCTH autólogo sempre que possível.[107]

Tabela 168.12. Profilaxia antimicrobiana§ nos pacientes HIV+

Medicamento	Agente infeccioso	Contagem de CD4
Sulfametoxazol/ trimetropin	*Pneumocystis jerovessi* e Toxoplasma	Independente
Aciclovir	Herpes simples Herpes zoster	Independente (utilizar se história clínica prévia)
Fluconazol	Cândida	< 100
Azitromicina	*Mycobacteria avium*	< 50

§Quinolona deve ser utilizada no período de neutropenia para profilaxia de infecção entérica, bem como deve ser feito suporte com fator de crescimento de granulócitos (G-CSF).
Fonte: Desenvolvida pela autoria.

Pacientes gestantes

O estadiamento deve ser feito com RNM com contraste e biópsia de medula óssea, a TC e o PET-CT são contraindicados pela alta exposição à irradiação.[108] Durante o 1º trimestre, o risco de malformação fetal com tratamento quimioterápico é de aproximadamente 15%; se possível, aguardar o início do 2º trimestre.[109] Se a paciente estiver com sintomas leves, iniciar corticosteroide, se sintomas mais graves, não adiar o início da terapia. Nos 2º e 3º trimestres, o risco de malformação fetal é de 1% a 3% (semelhante à população geral), mas há risco de aborto, baixo crescimento intrauterino, parto prematuro e retardo do desenvolvimento neurológico.[109] Nesses casos, iniciar tratamento com ABVD nos EC avançados e considerar aguardar término da gestação para iniciar QT em EC IA e IIA. O protocolo ABVD é o mais seguro para ser realizado durante a gestação e as pré-medicações, como antieméticos, corticosteroide e anti-histamínicos, também podem ser administradas. Sempre acompanhar as pacientes com a obstetrícia para programação de parto/cesárea assim que a maturidade fetal permitir e o aleitamento materno deve ser suspenso.

SEGUIMENTO APÓS TÉRMINO DE TRATAMENTO E MONITORAMENTO A LONGO PRAZO

O seguimento deve ser realizado durante os 5 primeiros anos em virtude do risco de recidiva, especialmente nos 3 primeiros anos. Nos dois primeiros anos, os retornos podem ser entre 3 e 4 meses, passando a cada 6 meses até completar o 5º ano e, então, anualmente com avaliação clínica-laboratorial. Perfil tireoidiano semestral está indicado em pacientes que realizaram radioterapia cervical ou mediastinal. PET-CT de vigilância não é recomendado em razão da possibilidade de falso-positivos, que podem resultar na realização de biópsias desnecessárias, além da exposição imprópria à radiação, e deve ser indicado apenas em suspeita clínica de recidiva ou na possível evolução para linfoma não Hodgkin difuso de grandes células B no LHPLN. A vigilância também visa os eventos tardios da QT e RT e deve incluir o controle de fatores de risco cardíacos com atenção para aparecimento de segundas neoplasias, hematológicas e de tumores sólidos.

Em relação ao calendário de vacinação, seguir as recomendações da Sociedade Brasileira de Imunizações, de acordo com a idade e as situações especiais de cada paciente.[110]

REFERÊNCIAS

1. Kuppers R, Rajewsky K, Zhao M, Simons G, Laumann R, Fischer R, et al. Hodgkin disease: Hodgkin and Reed-Sternberg cells picked from histological sections show clonal immunoglobulin gene rearrangements and appear to be derived from B cells at various stages of development. Proc Natl Acad Sci USA. 1994;91(23):10962-6.

2. Harris NL, Jaffe ES, Stein H, Banks PM, Chan JKC, Cleary ML, et al. A revised European-American Classification of Lymphoid Neoplasms. Blood J. 1994;84(5):1361-92.

3. Stein H, Marafioti T, Foss HD, Laumen H, Hummel M, Anagnostopoulos I, et al. Down-regulation of BOB.1/OBF.1 and Oct2 in classical Hodgkin disease but not in lymphocyte predominant Hodgkin disease correlates with immunoglobulin transcription. Blood. 2001;97(2):496-501.

4. Kanzler H, Küppers R, Hansmann ML, Rajewsky K. Hodgkin and Reed-Sternberg cells in Hodgkin's disease represent the outgrowth of a dominant tumor clone derived from (crippled) germinal center B cells. J Exp Med. 1996;184(4):1495-505.

5. Marafioti T, Hummel M, Foss HD, Laumen H, Korbjuhn P, Anagnostopoulos I, et al. Hodgkin and Reed-Sternberg cells represent an expansion of a single clone originating from a germinal center B-cell with functional immunoglobulin gene rearrangements but defective immunoglobulin transcription. Blood. 2000;95(4):1443-50.

6. Poppema S, Van Imhoff G, Torensma R, Smit J. Lymphadenopathy morphologically consistent with Hodgkin's disease associated with Epstein-Barr virus infection. Am J Clin Pathol. 1985;84(3):385-90.

7. Luftig M, Yasui T, Soni V, Kang MS, Jacobson N, Cahir-McFarland E, et al. Epstein-Barr virus latent infection membrane protein 1 TRAF-binding site induces NIK/IKKα-dependent noncanonical NF-κB activation. Proc Natl Acad Sci USA. 2004;101(1):141-6.

8. Kaykas A, Worringer K, Sugden B. CD40 and LMP-1 both signal from lipid rafts but LMP-1 assembles a distinct, more efficient signaling complex. EMBO J. 2001;20(11):2641-54.

9. Hinz M, Lemke P, Anagnostopoulos I, Hacker C, Krappmann D, Mathas S, et al. Nuclear factor κB-dependent gene expression profiling of Hodgkin's disease tumor cells, pathogenetic significance, and link to constitutive signal transducer and activator of transcription 5a activity. J Exp Med. 2002;196(5):605-17.

10. Schmitz R, Stanelle J, Hansmann M-L, Küppers R. Pathogenesis of classical and lymphocyte-predominant Hodgkin lymphoma. Annu Rev Pathol Mech Dis. 2009;4(1):151-74.

11. Rui L, Emre NCT, Kruhlak MJ, Chung HJ, Steidl C, Slack G, et al. Cooperative epigenetic modulation by cancer amplicon genes. Cancer Cell. 2010;18(6):590-605.

12. Martín-Subero JI, Klapper W, Sotnikova A, Callet-Bauchu E, Harder L, Bastard C, et al. Chromosomal breakpoints affecting immunoglobulin loci are recurrent in Hodgkin and Reed-Sternberg cells of classical Hodgkin lymphoma. Cancer Res. 2006;66(21):10332-8.

13. Steidl C, Connors JM, Gascoyne RD. Molecular pathogenesis of Hodgkin's lymphoma: Increasing evidence of the importance of the microenvironment. J Clin Oncol. 2011;29(14):1812-26.

14. Ishida T, Ishii T, Inagaki A, Yano H, Komatsu H, Iida S, et al. Specific recruitment of CC chemokine receptor 4-positive regulatory T cells in Hodgkin lymphoma fosters immune privilege. Cancer Res. 2006;66(11):5716-22.

15. Steidl C, Lee T, Shah SP, Farinha P, Han G, Nayar T, et al. Tumor-associated macrophages and survival in classic Hodgkin's lymphoma. N Engl J Med. 2010;362(10):875-85.

16. Keir ME, Butte MJ, Freeman GJ, Sharpe AH. PD-1 and its ligands in tolerance and immunity. Annu Rev Immunol. 2008;26(1):677-704.

17. Ministério da Saúde (BR). Instituto Nacional de Câncer. Coordenação de Prevenção e Vigilância – Divisão de Vigilância e Análise de Situação. Estimativa de Câncer no Brasil – 2019. 2019. [2020 maio 5]. Disponível em: https://www.inca.gov.br/estimativa.

18. National Cancer Institute. SEER preliminary cancer incidence rate estimates for 2017, and diagnosis years 2000 to 2017. 2018 [2020 maio 5]. Disponível em: https://seer.cancer.gov/statistics/preliminary-estimates/.

19. Cancer Research UK, Hodgkin lymphoma statistics. [2020 maio 5]. Disponível em: https://www.cancerresearchuk.org/health-professional/cancer-statistics/statistics-by-cancer-type/hodgkin-lymphoma/incidence.

20. Abbar B, Veyri M, Solas C, Poizot-Martin I, Spano JP. HIV and cancer: Update 2020. Bull Cancer. 2020;107(1):21-9.

21. Alexander FE, Lawrence DJ, Freeland J, Krajewski AS, Angus B, Taylor GM, et al. An epidemiologic study of index and family infectious mononucleosis and adult Hodgkin's disease (HD): evidence for a specific association with EBV +ve HD in young adults. Int J Cancer. 2003;107(2):298-302.

22. Hjalgrim H, Askling J, Rostgaard K, Hamilton-Dutoit S, Frisch M, Zhang JS, et al. Characteristics of Hodgkin's lymphoma after infectious mononucleosis. N Engl J Med. 2003;349(14):1324-32.

23. Goldin LR, Pfeiffer RM, Gridley G, Gail MH, Li X, Mellemkjaer L, et al. Familial aggregation of Hodgkin lymphoma and related tumors. Cancer. 2004;100(9):1902-8

24. Saarinen S, Pukkala E, Vahteristo P, Mäkinen MJ, Franssila K, Aaltonen LA. High familial risk in nodular lymphocyte-predominant hodgkin lymphoma. J Clin Oncol. 2013;31(7):938-43.

25. Stein H, Pileri AS, Weiss LM, Poppema S, Gascoyne RD, Jaffe E. Hodgkin lymphoma. In: Swerdlow SH, Campo E, Harris NL, Jaffe ES, Pileri AS, Stein H, et al, editor. WHO Classification of tumors of haematopoietic and lymphoid tissues. 4th ed. Lyon: International Agency for Research on Cancer (IARC); 2017. 423-42 p.

26. Herbeck R, Brînzeu DT, Giubelan M, Lazăr E, Dema A, Ioniță H. B-cell transcription factors Pax-5, Oct-2, BOB.1, Bcl-6, and MUM1 are useful markers for the diagnosis of nodular lymphocyte predominant Hodgkin lymphoma. Rom J Morphol Embryol. 2011;52(1):69-74.

27. Viamonte M, Johnson RE. Report of the committee on Hodgkin's disease staging procedures. Cancer Res. 1971;31(11):1862-3.

28. Lister TA, Crowther D, Sutcliffe SB, Glatstein E, Canellos GP, Young RC, et al. Report of a committee convened to discuss the evaluation and staging of patients with Hodgkin's disease: Cotswolds meeting. J Clin Oncol. 1989;7(11):1630-6.

29. Cheson BD, Fisher RI, Barrington SF, Cavalli F, Schwartz LH, Zucca E, et al. Recommendations for initial evaluation, staging, and response assessment of Hodgkin and non-Hodgkin lymphoma: the Lugano classification. J Clin Oncol. 2014;32(27):3059-67.

30. Voltin CA, Goergen H, Baues C, Fuchs M, Mettler J, Kreissl S, et al. Value of bone marrow biopsy in Hodgkin lymphoma patients staged by FDG PET: results from the German Hodgkin Study Group trials HD16, HD17, and HD18. Ann Oncol. 2018;29(9):1926-31.

31. Rigacci L, Vitolo U, Nassi L, Merli F, Gallamini A, Pregno P, et al. Positron emission tomography in the staging of patients with Hodgkin's lymphoma. A prospective multicentric study by the Intergruppo Italiano Linfomi. Ann Hematol. 2007;86(12):897-903.

32. Hutchings M, Loft A, Hansen M, Pedersen LM, Berthelsen AK, Keiding S, et al. Position emission tomography with or without computed tomography in the primary staging of Hodgkin's lymphoma. Haematologica. 2006;91(4):482-9.

33. Klimm B, Goergen H, Fuchs M, von Tresckow B, Böll B, Meissner J, et al. Impact of risk factors on outcomes in early-stage Hodgkin's lymphoma: an analysis of international staging definitions. Ann Oncol. 2013;24(12):3070-6.

34. Hasenclever D, Diehl V. A prognostic score for advanced Hodgkin's disease. N Engl J Med. 1998;339:1506-14.

35. Gallamini A, Hutchings M, Rigacci L, Specht L, Merli F, Hansen M, et al. Early interim 2-[18F]fluoro-2--deoxy-D-glucose positron emission tomography is prognostically superior to international prognostic score in advanced-stage Hodgkin's lymphoma: a report from a joint Italian-Danish study. J Clin Oncol. 2007;25(24):3746-52.

36. Cerci JJ, Pracchia LF, Linardi CCG, Pitella F, Delbeke D, Izaki M, et al. 18F-FDG PET after 2 cycles of ABVD predicts event-free survival in early and advanced Hodgkin lymphoma. J Nucl Med. 2010;51(9):1337-43.

37. Gallamini A, Barrington SF, Biggi A, Chauvie S, Kostakoglu L, Gregianin M, et al. The predictive role of interim positron emission tomography for Hodgkin lymphoma treatment outcome is confirmed using the interpretation criteria of the Deauville five-point scale. Haematologica. 2014;99(6):1107-13.

38. Lee SF, Ng TY, Spika D. Prognostic value of lymphocyte--monocyte ratio at diagnosis in Hodgkin lymphoma: A meta-analysis. BMC Cancer. 2019;19(1):1-12.

39. Agostinelli C, Gallamini A, Stracqualursi L, Agati P, Tripodo C, Fuligni F, et al. The combined role of biomarkers and interim PET scan in prediction of treatment outcome in classical Hodgkin's lymphoma: a retrospective, European, multicentre cohort study. Lancet Haematol. 2016;3(10):467-79.

40. Mettler J, Müller H, Voltin CA, Baues C, Klaeser B, Moccia A, et al. Metabolic tumor volume for response prediction in advanced-stage Hodgkin lymphoma. J Nucl Med. 2019;60(2):207-11.

41. Moskowitz AJ, Schöder H, Gavane S, Thoren KL, Fleisher M, Yahalom J, et al. Prognostic significance of baseline metabolic tumor volume in relapsed and refractory Hodgkin lymphoma. Blood. 2017;130(20):2196-2203.

42. Spina V, Bruscaggin A, Cuccaro A, Martini M, Trani M Di, Forestieri G, et al. Circulating tumor DNA reveals genetics, clonal evolution, and residual disease in classical Hodgkin lymphoma. Blood. 2018;131(22):2413-25.

43. Camus V, Viennot M, Lequesne J, Viailly P-J, Bohers E, Bessi L, et al. Targeted genotyping of circulating tumor DNA for classical Hodgkin lymphoma monitoring: a prospective study. Haematologica. 2020;105:Epub ahead of print.

44. Behringer K, Goergen H, Hitz F, Zijlstra JM, Greil R, Markova J, et al. Omission of dacarbazine or bleomycin, or both, from the ABVD regimen in treatment of early-stage favourable Hodgkin's lymphoma (GHSG HD13): an open-label, randomised, non-inferiority trial. Lancet. 2015;385(9976):1418-27.

45. Engert A, Plütschow A, Eich HT, Lohri A, Dörken B, Borchmann P, et al. Reduced treatment intensity in patients with early-stage Hodgkin's lymphoma. N Engl J Med. 2010;363(7):640-52.

46. Maraldo MV, Aznar MC, Vogelius IR, Petersen PM, Specht L. Involved node radiation therapy: an effective alternative in early-stage Hodgkin lymphoma. Int J Radiat Oncol Biol Phys. 2013;85(4):1057-65.
47. Engert A, Franklin J, Eich HT, Brillant C, Sehlen S, Cartoni C, et al. Two cycles of doxorubicin, bleomycin, vinblastine, and dacarbazine plus extended-field radiotherapy is superior to radiotherapy alone in early favorable Hodgkin's lymphoma: final results of the GHSG HD7 trial. J Clin Oncol. 2007;25(23):3495-502.
48. André MPE, Girinsky T, Federico M, Reman O, Fortpied C, Gotti M, et al. Early positron emission tomography response-adapted treatment in stage I and II Hodgkin lymphoma: final results of the randomized EORTC/LYSA/FIL H10 trial. J Clin Oncol. 2017;35(16):1786-96.
49. Radford J, Illidge T, Counsell N, Hancock B, Pettengell R, Johnson P, et al. Results of a trial of PET-Directed therapy for early-stage Hodgkin's lymphoma. N Engl J Med. 2015;372(17):1598-607.
50. Raemaekers JMM, André MPE, Federico M, Girinsky T, Oumedaly R, Brusamolino E, et al. Omitting Radiotherapy in early positron emission tomography-negative stage I/II Hodgkin lymphoma is associated with an increased risk of early relapse: clinical results of the preplanned interim analysis of the randomized EORTC/LYSA/FIL H10 trial. J Clin Oncol. 2014;32(12):1188-94.
51. Eich HT, Diehl V, Görgen H, Pabst T, Markova J, Debus J, et al. Intensified chemotherapy and dose-reduced involved-field radiotherapy in patients with early unfavorable Hodgkin's lymphoma: final analysis of the German Hodgkin Study Group HD11 trial. J Clin Oncol. 2010;28(27):4199-206.
52. Fermé C, Thomas J, Brice P, Casasnovas O, Vranovsky A, Bologna S, et al. ABVD or BEACOPPbaseline along with involved-field radiotherapy in early-stage Hodgkin Lymphoma with risk factors: results of the European Organisation for Research and Treatment of Cancer (EORTC)-Groupe d'Étude des Lymphomes de l'Adulte (GELA) H9-U interg. Eur J Cancer. 2017;81:45-55.
53. Ballova V, Rüffer JU, Haverkamp H, Pfistner B, Müller-Hermelink HK, Dühmke E, et al. A prospectively randomized trial carried out by the German Hodgkin Study Group (GHSG) for elderly patients with advanced Hodgkin's disease comparing BEACOPP baseline and COPP-ABVD (study HD9elderly). Ann Oncol. 2005;16(1):124-31.
54. Park SI, Shea TC, Olajide O, Reddy NM, Budde LE, Ghosh N, et al. ABVD followed by BV consolidation in risk-stratified patients with limited-stage Hodgkin lymphoma. Blood Adv. 2020;4(11):2548-55.
55. Kumar A, Casulo C, Yahalom J, Schöder H, Barr PM, Caron P, et al. Brentuximab vedotin and AVD followed by involved-site radiotherapy in early stage, unfavorable risk Hodgkin lymphoma. Blood. 2016;128(11):1458-64.
56. Bröckelmann PJ, Goergen H, Keller U, Meissner J, Ordemann R, Halbsguth TV, et al. Efficacy of nivolumab and AVD in early-stage unfavorable classic Hodgkin lymphoma: The randomized phase 2 German Hodgkin Study Group NIVAHL Trial. JAMA Oncol. 2020;1-9.
57. Merli F, Luminari S, Gobbi PG, Cascavilla N, Mammi C, Ilariucci F, et al. Long-term results of the HD2000 trial comparing ABVD versus BEACOPP versus COPP-EBV-CAD in untreated patients with advanced Hodgkin lymphoma: A study by fondazione Italiana Linfomi. J Clin Oncol. 2016;34(11):1175-81.
58. Diehl V, Franklin J, Pfreundschuh M, Lathan B, Paulus U, Hasenclever D, et al. Standard and increased-dose BEACOPP chemotherapy compared with COPP-ABVD for advanced Hodgkin's disease. N Engl J Med. 2003;348(24):2386-95.
59. Skoetz N, Will A, Monsef I, Brillant C, Engert A, von Tresckow B. Comparison of first-line chemotherapy including escalated BEACOPP versus chemotherapy including ABVD for people with early unfavourable or advanced stage Hodgkin lymphoma. Cochrane Database Syst Rev. 2017;2017(5).
60. Wongso D, Fuchs M, Plütschow A, Klimm B, Sasse S, Hertenstein B, et al. Treatment-related mortality in patients with advanced-stage Hodgkin lymphoma: an analysis of the German Hodgkin Study Group. J Clin Oncol. 2013;31(22):2819-24.
61. Connors JM, Jurczak W, Straus DJ, Ansell SM, Kim WS, Gallamini A, et al. Brentuximab vedotin with chemotherapy for stage III or IV Hodgkin's lymphoma. N Engl J Med. 2018;378(4):331-44.
62. Vijenthira A, Chan K, Cheung MC, Prica A. Cost-effectiveness of first-line treatment options for patients with advanced-stage Hodgkin lymphoma: a modelling study. Lancet Haematol. 2020;7(2):146-56.
63. Straus DJ, Długosz-Danecka M, Alekseev S, Illés Á, Picardi M, Lech-Maranda E, et al. Brentuximab vedotin with chemotherapy for stage III/IV classical Hodgkin lymphoma: 3-year update of the ECHELON-1 study. Blood. 2020;135(10):735-42.
64. Eichenauer DA, Plütschow A, Kreissl S, Sökler M, Hellmuth JC, Meissner J, et al. Incorporation of brentuximab vedotin into first-line treatment of advanced classical Hodgkin's lymphoma: final analysis of a phase 2 randomised trial by the German Hodgkin Study Group. Lancet Oncol. 2017;18(12):1680-7.
65. Stephens DM, Li H, Schöder H, Straus DJ, Moskowitz CH, LeBlanc M, et al. Five-year follow-up of SWOG S0816: limitations and values of a PET-adapted approach with stage III/IV Hodgkin lymphoma. Blood. 2019;134(15):1238-46.

66. Borchmann P, Goergen H, Kobe C, Lohri A, Greil R, Eichenauer DA, et al. PET-guided treatment in patients with advanced-stage Hodgkin's lymphoma (HD18): final results of an open-label, international, randomised phase 3 trial by the German Hodgkin Study Group. Lancet. 2018;390:32134-7.
67. Casasnovas RO, Bouabdallah R, Brice P, Lazarovici J, Ghesquieres H, Stamatoullas A, et al. PET-adapted treatment for newly diagnosed advanced Hodgkin lymphoma (AHL2011): a randomised, multicentre, non-inferiority, phase 3 study. Lancet Oncol. 2019;20(2):202-15.
68. Johnson P, Federico M, Kirkwood A, Sc M, Fosså A, Berkahn L, et al. Adapted treatment guided by interim PET-CT scan in advanced Hodgkin's lymphoma. N Engl J Med. 2016;2419-29.
69. Fermé C, Sebban C, Hennequin C, Divine M, Lederlin P, Gabarre J, et al. Comparison of chemotherapy to radiotherapy as consolidation of complete or good partial response after six cycles of chemotherapy for patients with advanced Hodgkin's disease: results of the Groupe d'etudes des Lymphomes de l'Adulte H89 trial. Blood. 2000;95(7):2246-52.
70. Aleman BMP, Raemaekers JMM, Tirelli U, Bortolus R, Van't Veer MB, Lybeert MLM, et al. Involved-field radiotherapy for advanced Hodgkin's lymphoma. N Engl J Med. 2003;348(24):2396-406.
71. Loeffler M, Brosteanu O, Hasenclever D, Sextro M, Assouline D, Bartolucci AA, et al. Meta-analysis of chemotherapy versus combined modality treatment trials in Hodgkin's disease. J Clin Oncol. 1998;16(3):818-29.
72. Laskar S, Gupta T, Vimal S, Muckaden MA, Saikia TK, Pai SK, et al. Consolidation radiation after complete remission in Hodgkin's disease following six cycles of doxorubicin, bleomycin, vinblastine, and dacarbazine chemotherapy: Is there a need? J Clin Oncol. 2004;22(1):62-8.
73. Johnson PWM, Sydes MR, Hancock BW, Cullen M, Radford JA, Stenning SP. Consolidation radiotherapy in patients with advanced Hodgkin's lymphoma: survival data from the UKLG LY09 randomized controlled trial (ISRCTN97144519). J Clin Oncol. 2010;28(20):3352-9.
74. Ramchandren R, Domingo-Domènech E, Rueda A, Trněný M, Feldman TA, Lee HJ, et al. Nivolumab for newly diagnosed advanced-stage classic Hodgkin lymphoma: safety and efficacy in the phase II CheckMate 205 study. J Clin Oncol. 2019;37(23):1997-2007.
75. Chen R, Zinzani PL, Fanale MA, Armand P, Johnson NA, Brice P, et al. Phase II Study of the efficacy and safety of Pembrolizumab for relapsed/refractory classic Hodgkin lymphoma. J Clin Oncol. 2017;35:2125-32.
76. Engert A, Ballova V, Haverkamp H, Pfistner B, Josting A, Dühmke E, et al. Hodgkin's lymphoma in elderly patients: a comprehensive retrospective analysis from the German Hodgkin's Study Group. J Clin Oncol. 2005;23(22):5052-60.
77. Feltl D, Vítek P, Zámečník J. Hodgkin's lymphoma in the elderly: The results of 10 years of follow-up. Leuk Lymphoma. 2006;47(8):1518-22.
78. Böll B, Goergen H, Behringer K, Bröckelmann PJ, Hitz F, Kerkhoff A, et al. Bleomycin in older early-stage favorable Hodgkin lymphoma patients: analysis of the German Hodgkin Study Group (GHSG) HD10 and HD13 trials. Blood. 2016;127(18):2189-92.
79. Evens AM, Advani RH, Helenowski IB, Jovanovic BD, Winter JN, Gordon LI, et al. Multicenter Phase II study of sequential brentuximab vedotin and doxorubicin, vinblastine, and dacarbazine chemotherapy for older patients with untreated classical hodgkin lymphoma. J Clin Oncol. 2018;36(30):3015-22.
80. Nogová L, Reineke T, Brillant C, Sieniawski M, Rüdiger T, Josting A, et al. Lymphocyte-predominant and classical Hodgkin's lymphoma: a comprehensive analysis from the german Hodgkin study group. J Clin Oncol. 2008;26(3):434-9.
81. Diehl BV, Sextro M, Franklin J, Hansmann M, Harris N, Jaffe E, et al. Clinical presentation, course, and prognostic factors in lymphocyte-predominant Hodgkin's disease and lymphocyte-rich classical Hodgkin's disease: report from the European Task Force on Lymphoma Project on Lymphocyte-Predominant Hodgkin's Disease. J Clin Oncol. 1999;17(3):776-83.
82. Pawlinski R. Refractory Hodgkin lymphoma: time for targeted therapies? Blood. 2018;131(11):1156-7.
83. Fatobene G, Linardi C da CG, Moreira F, Targueta GMF, Santos FM, Velasques RD, et al. Reassessment of risk factors and long-term results of autologous stem cell transplantation in relapsed and refractory classical Hodgkin lymphoma. Hematol Oncol. 2019;0-3.
84. Moskowitz CH, Matasar MJ, Zelenetz AD, Nimer SD, Gerecitano J, Hamlin P, et al. Normalization of pre-ASCT, FDG-PET imaging with second-line, non-cross-resistant, chemotherapy programs improves event-free survival in patients with Hodgkin lymphoma. 2012;119(7):1665-70.
85. Santoro A, Magagnoli M, Spina M, Pinotti G, Siracusano L, Michieli M, et al. Ifosfamide, gemcitabine, and vinorelbine: a new induction regimen for refractory and relapsed Hodgkin's lymphoma. Haematologica. 2007;92(1):35-41.
86. Bartlett NL, Niedzwiecki D, Johnson JL, Friedberg JW, Johnson KB, van Besien K, et al. Gemcitabine, vinorelbine, and pegylated liposomal doxorubicin (GVD), a salvage regimen in relapsed Hodgkin's lymphoma: CALGB 59804. Ann Oncol. 2007;18(6):1071-9.
87. Hertzberg MS, Crombie C, Benson W, Taper J, Gottlieb D, Bradstock KF. Outpatient fractionated ifosfamide,

carboplatin and etoposide as salvage therapy in relapsed and refractory non-Hodgkin's and Hodgkin's lymphoma. Ann Oncol. 2006;17(4):iv25-30.

88. Tucker S, Redman R. Effective salvage therapy for lymphoma with cisplatin in combination with high-dose Ara-C and dexamethasone (DHAP). Blood. 1988;71(1):117-122.

89. Labrador J, Cabrero-Calvo M, Pérez-López E, Mateos MV, Vázquez L, Caballero MD, et al. ESHAP as salvage therapy for relapsed or refractory Hodgkin's lymphoma. Ann Hematol. 2014;93(10):1745-53.

90. Baetz T, Belch A, Couban S, Imrie K, Yau J, Myers R, et al. Gemcitabine, dexamethasone and cisplatin is an active and non-toxic chemotherapy regimen in relapsed or refractory Hodgkin's disease: A phase II study by the National Cancer Institute of Canada Clinical Trials Group. Ann Oncol. 2003;14(12):1762-7.

91. Younes A, Gopal AK, Smith SE, Ansell SM, Rosenblatt JD, Savage KJ, et al. Results of a pivotal phase II study of brentuximab vedotin for patients with relapsed or refractory Hodgkin's lymphoma. J Clin Oncol. 2012;30(18):2183-9.

92. Moskowitz AJ, Schöder H, Yahalom J, McCall SJ, Fox SY, Gerecitano J, et al. PET-adapted sequential salvage therapy with brentuximab vedotin followed by augmented ifosamide, carboplatin, and etoposide for patients with relapsed and refractory Hodgkin's lymphoma: a non-randomised, open-label, single-centre, phase 2 study. Lancet Oncol. 2015;16(3):284-92.

93. Cassaday RD, Fromm JR, Cowan AJ, Smith SD, Libby EN, Philip M, et al. Radiographic and high-throughput sequencing (HTS)-based response assessment after brentuximab vedotin (BV) plus ifosfamide, carboplatin, and etoposide (ICE) for relapsed/refractory (Rel/Ref) classical Hodgkin lymphoma (cHL): updated results of a Phase I/I. Blood J. 2017;130(1):2806.

94. Hagenbeek A, Mooij H, Zijlstra J, Lugtenburg P, van Imhoff G, Nijland M, et al. Phase I dose-escalation study of brentuximab-vedotin combined with dexamethasone, high-dose cytarabine and cisplatin, as salvage treatment in relapsed/refractory classical hodgkin lymphoma: the HOVON/LLPC transplant brave study. Haematologica. 2019;104(4):e151-3.

95. Garcia-Sanz R, Sureda A, De La Cruz F, Canales M, Gonzalez AP, Pinana JL, et al. Brentuximab vedotin and ESHAP is highly effective as second-line therapy for Hodgkin lymphoma patients (long-term results of a trial by the Spanish GELTAMO Group). Ann Oncol. 2019;30(4):612-20. Disponível em: https://doi.org/10.1093/annonc/mdz009.

96. Herrera AF, Moskowitz AJ, Bartlett NL, Vose JM, Ramchandren R, Feldman TA, et al. Interim results of brentuximab vedotin in combination with nivolumab in patients with relapsed or refractory Hodgkin lymphoma. Blood. 2018;131(11):1183-94.

97. Moskowitz CH, Nademanee A, Masszi T, Agura E, Holowiecki J, Abidi MH, et al. Brentuximab vedotin as consolidation therapy after autologous stem-cell transplantation in patients with Hodgkin's lymphoma at risk of relapse or progression (AETHERA): a randomised, double-blind, placebo-controlled, phase 3 trial. Lancet. 2015;385(9980):1853-62.

98. LaCasce AS, Bociek RG, Sawas A, Caimi P, Agura E, Matous J, et al. Brentuximab vedotin plus bendamustine: a highly active first salvage regimen for relapsed or refractory Hodgkin lymphoma. Blood. 2018;132(1):40-8.

99. Chen R, Gopal AK, Smith SE, Ansell SM, Rosenblatt JD, Savage KJ, et al. Five-year survival and durability results of brentuximab vedotin in patients with relapsed or refractory Hodgkin lymphoma. Blood. 2016;128(12):1562-6.

100. Armand P, Engert A, Younes A, Fanale M, Santoro A, Zinzani PL, et al. Nivolumab for relapsed/refractory classic Hodgkin lymphoma after failure of autologous hematopoietic cell transplantation: extended follow-up of the multicohort single-arm phase II checkmate 205 trial. J Clin Oncol. 2018;36(14):1428-39.

101. Merryman RW, Carreau NA, Advani RH, Spinner MA, Herrera AF, Chen R, et al. Impact of treatment beyond progression with immune checkpoint blockade in Hodgkin lymphoma. Oncologist. 2020;1-5.

102. Rivas MM, Berro M, Prates MV, Yantorno S, Fiad L, Arbelbide JA, et al. Allogeneic stem cell transplantation improves survival in relapsed Hodgkin lymphoma patients achieving complete remission after salvage treatment. Bone Marrow Transplant. 2020;55(1):117-25.

103. Castagna L, Bramanti S, Devillier R, Sarina B, Crocchiolo R, Furst S, et al. Haploidentical transplantation with post-infusion cyclophosphamide in advanced Hodgkin lymphoma: this article has been corrected since Advance Online Publication and a corrigendum is also printed in this issue. Bone Marrow Transplant. 2017;52(5):683-8.

104. Virani SA, Dent S, Brezden-Masley C, Clarke B, Davis MK, Jassal DS, et al. Canadian Cardiovascular Society Guidelines for Evaluation and Management of Cardiovascular Complications of Cancer Therapy. Can J Cardiol. 2016;32(7):831-41.

105. Montoto S, Shaw K, Okosun J, Gandhi S, Fields P, Wilson A, et al. HIV status does not influence outcome in patients with classical Hodgkin lymphoma treated with chemotherapy using doxorubicin, bleomycin, vinblas-

tine, and dacarbazine in the highly active antiretroviral therapy era. J Clin Oncol. 2012;30(33):4111-6.
106. Hentrich M, Berger M, Wyen C, Siehl J, Rockstroh JK, Müller M, et al. Stage-adapted treatment of HIV-associated hodgkin lymphoma: results of a prospective multicenter study. J Clin Oncol. 2012;30(33):4117-23.
107. Hübel K, Re A, Boumendil A, Finel H, Hentrich M, Robinson S, et al. Autologous stem cell transplantation for HIV-associated lymphoma in the antiretroviral and rituximab era: a retrospective study by the EBMT Lymphoma Working Party. Bone Marrow Transplant. 2019;54(10):1625-31.
108. Pelsang RE. Diagnostic imaging modalities during pregnancy. Obstet Gynecol Clin North Am. 1998;25(2):287-300.
109. Rizack T, Mega A, Legare R, Castillo J. Management of hematological malignancies during pregnancy. Am J Hematol. 2009;84(12):830-41.
110. Sociedade Brasileira de Imunização. Calendários de Vacinação. 2020 [cited 2020 Jun 22]. Disponível em: https://sbim.org.br/calendarios-de-vacinacao.

169

Linfoma Cutâneo de Célula T

José Antonio Sanches Junior
Jade Cury Martins

DESTAQUES

- Apesar de quase todos os linfomas cutâneos de células T – com exceção da micose fungoide – apresentarem formas linfonodais correspondentes, seus comportamentos clínicos e prognósticos são diferentes dos linfomas sistêmicos.
- A incidência anual dos linfomas cutâneos varia entre 0,3 e 1/100.000 habitantes, segundo dados americanos e da Europa Ocidental. Os linfomas cutâneos de células T correspondem entre 75% e 80% desse total, com predomínio absoluto de micose fungoide.
- Os linfomas cutâneos de células T, principalmente a micose fungoide, costumam ser precedidos por lesões dermatológicas pouco específicas, que não são clínica ou histologicamente facilmente diagnosticáveis.
- Apesar de, habitualmente, a micose fungoide apresentar um curso indolente, que se mantém por anos nas fases iniciais, alguns casos evoluem rapidamente entre os diferentes estágios clínicos.
- As síndromes linfoproliferativas CD30+ são divididas em papulose linfomatoide, linfoma anaplásico de grandes células CD30+ cutâneo primário e sistêmico.

DEFINIÇÃO

Os linfomas cutâneos são proliferações linfocitárias malignas primárias da pele. Ao contrário dos linfomas sistêmicos ou nodais, em que o linfócito B é mais frequentemente envolvido, na pele predominam os linfomas cutâneos de célula T (LCCT).

A presença de alguns marcadores imuno-histoquímicos (CLA e CCR4) nas células neoplásicas da maioria dos LCCT confirma a hipótese de que esses tumores originam-se de linfócitos residentes na pele, sem que, necessariamente, haja manifestação extracutânea.

Apesar de quase todos os LCCT (com exceção da micose fungoide) apresentarem formas linfonodais correspondentes, seus comportamentos clínicos e prognósticos são diferentes dos linfomas sistêmicos.

A micose fungoide (MF) é um tipo específico de linfoma cutâneo, em que é marcante o epidermotropismo (afinidade dos linfócitos neoplásicos pela epiderme). É o tipo mais comum de LCCT e, por muitos anos, foi o único linfoma cutâneo reconhecido.

Recentemente, esforços da Organização Mundial da Saúde (OMS) e da Organização Europeia para Pesquisa e Tratamento do Câncer (EORTC) geraram uma classificação dos LCCT, baseada em critérios clínicos, histopatológicos e imuno-histoquímicos (Tabela 169.1). Essa divisão, por individualizar o diagnóstico dos LCCT, permite definir o prognóstico e tratamento desses tumores, que anteriormente eram englobados como variações da MF.

Tabela 169.1. Classificação WHO-EORTC dos linfomas cutâneos primários ou com manifestações cutâneas primárias

Linfomas Cutâneos de Células T

- Micose fungoide
- Variantes de MF e subtipos
  - MF foliculotrópica
  - Reticulose pagetoide
  - Cútis laxa granulomatosa
- Síndrome de Sézary
- Leucemia/linfoma de células T do adulto
- Doenças linfoproliferativas CD30+ 1arias cutâneas
  - Linfoma anaplásico de grandes células cutâneo 1ario
  - Papulose linfomatoide
- Linfoma T subcutâneo Paniculite-like
- Linfoma de células NK/T extranodal, tipo nasal
- Linfoma de células T periféricas cutâneo 1ario, não especificado
  - Linfoma de células T CD8 epidermotrópico agressivo cutâneo 1ario
  - Linfoma cutâneo de células T γ/δ
  - Doença linfoproliferativa cutânea 1aria de pequenas e médias células T CD4 Pleomórficas
  - Linfoma cutâneo primário de células T acral CD8+

Fonte: Desenvolvida pela autoria.

EPIDEMIOLOGIA

Considerando todos os tipos de linfoma não Hodgkin, 30% acomete tecidos extranodais. Desses, os mais frequentes são os que envolvem o trato gastrointestinal (linfomas MALT), seguidos pelos linfomas cutâneos.

A incidência anual dos linfomas cutâneos varia entre 0,3 e 1/100.000 habitantes, segundo dados americanos e da Europa Ocidental. Os LCCT correspondem entre 75% e 80% desse total, com predomínio absoluto de MF.

A MF incide principalmente entre 55 e 60 anos e apresenta predomínio no sexo masculino (1,6 a 2 homens para cada mulher). É pouco comum em crianças e adultos jovens.

ETIOLOGIA E FISIOPATOGENIA

Os linfócitos T são produzidos na medula óssea, maturados no timo e permanecem na sua forma naive (sem contato prévio com antígenos) no sangue e órgãos linfoides periféricos, o que inclui a pele.

A etiologia exata dos LCCT não está completamente esclarecida. Uma das principais hipóteses é a de que o estímulo persistente e crônico dos linfócitos normais por antígenos levaria à proliferação neoplásica dessas células. Especula-se que determinados vírus possam agir como antígenos, de forma a desencadear alguns tipos de linfomas cutâneos. Esse seria, por exemplo, o caso dos linfomas de célula NK/T extranodal tipo nasal, no qual há associação com EBV, e do linfoma/leucemia de célula T do adulto (ATLL), em que há envolvimento do vírus HTLV-1.

DIAGNÓSTICO

Biópsia cutânea

Por apresentar manifestações cutâneas variadas e muitas vezes ser semelhante clinicamente a outras dermatoses, o linfoma cutâneo é frequentemente diagnosticado por dermatologistas. A confirmação diagnóstica é feita a partir de uma biópsia cutânea. Para aumentar a sensibilidade do exame, recomenda-se que seja realizado em três pontos diferentes, em lesões bem representativas. O tratamento prévio das lesões cutâneas com corticoesteroides tópicos ou sistêmicos pode alterar o resultado do exame, por isso, a biópsia deve ser preferencialmente realizada sem o uso dessas medicações por cerca de 2 semanas. O espécime deve ser analisado do ponto de vista histopatológico e imuno-histoquímico.

Ainda que a biópsia seja realizada sob condições ideais, muitas vezes o diagnóstico definitivo não é possível. Os LCCT, principalmente a MF, costumam ser precedidos por lesões dermatológicas pouco específicas, que não são clínica ou histologicamente facilmente diagnosticáveis. A realização de biópsias seriadas ao longo da evolução culmina, na maioria dos casos, no diagnóstico correto.

A histopatologia tipicamente revela proliferação linfocitária na derme, com algum grau de epidermotropismo, ou seja, migração dos linfócitos anormais para a epiderme, permeando os queratinócitos. Esses linfócitos podem ter tamanhos e formas variadas, conforme o tipo de linfoma, e algumas vezes podem se apresentar aparentemente normais.

O exame imuno-histoquímico permite avaliar o predomínio do tipo de linfócito no infiltrado tumoral (T, B ou NK) e os tipos de marcadores expressos por eles. Assim, pode-se classificar o tipo de linfoma em questão.

Algumas vezes as características histológicas e imuno-histoquímicas do infiltrado linfocitário não são específicas, o que gera dúvida quanto à natureza inflamatória (pseudolinfomatosa) ou tumoral do processo. Nesse sentido, a pesquisa do rearranjo gênico para o receptor de célula T (TCR) pode ajudar a aumentar a acurácia diagnóstica.

Imunofenotipagem

A imunofenotipagem utiliza anticorpos reativos a moléculas da superfície ou do citoplasma celular. Com essa técnica, realizada nos fragmentos de lesões, é possível diferenciar as neoplasias de células T, B, NK e de origem mieloide ou monocítica. No caso dos linfomas T cutâneos, a expressão de um fenótipo aberrante, ou seja, a perda da expressão de marcadores celulares presentes em linfócitos normais (CD2, CD3, CD4 ou CD5) contribui para o diagnóstico da doença. Embora a perda de CD7 não seja específica dos linfomas cutâneos, e pode ocorrer também em dermatoses inflamatórias benignas, na MF valoriza-se a perda desse marcador, particularmente, nos casos em que os linfócitos epidermotrópicos deixam de expressá-lo. Atualmente, pode-se fazer a pesquisa desses marcadores nos fragmentos de biópsia incluídos em parafina.

Análise do rearranjo gênico do receptor de linfócitos T

A presença de clones de um mesmo linfócito no tecido suspeito é fortemente sugestiva de neoplasia. Para pesquisar essa alteração, pode ser analisado o gene do receptor de célula T (TCR), que poderá, para evidenciar se há ou não uma população monoclonal.

No entanto, essa técnica não é totalmente específica. população monoclonal que pode ser identificada em dermatoses benignas, como pitiríase liquenoide e varioliforme aguda, líquen plano, púrpura pigmentosa, líquen escleroso e alguns pseudolinfomas. Por isso, a análise do rearranjo gênico do TCR deve ser considerada em conjunto com os dados clínicos, histopatológicos e imuno-histoquímicos.

ESTADIAMENTO

O estadiamento dos LCCT segue o sistema de classificação TNMB (Tabelas 169.2 e 169.3), como acontece nos linfomas sistêmicos. A sigla T representa as lesões cutâneas, conforme seu tipo e extensão (menor ou maior que 10% de acometimento da superfície corpórea e eritrodermia) e presença ou não de tumores. N está relacionado ao grau de envolvimento linfonodal; M, à presença de metástases a distância; e B, ao envolvimento hematológico.

Tabela 169.2. Estadiamento dos linfomas cutâneos MF e Sézary – classificação TNM

ESTADIAMENTO DOS LINFOMAS CUTÂNEOS DE CÉLULAS T: CLASSIFICAÇÃO TNM

T: pele
T1 placas limitadas, pápulas ou patches < 10% da superfície cutânea
 T1a: apenas patches
 T1b: patches e placas
T2 placas generalizadas, pápulas ou patches ≥ 10% da superfície cutânea
 T2a: apenas patches
 T2b: patches e placas
T3 um ou mais tumores (≥ 1cm de diâmetro)
T4 eritrodermia (eritema cobrindo ≥ 80% da superfície cutânea)

N: linfonodos
N0 ausência de linfonodos clinicamente alterados, biópsia não é necessária
N1 linfonodo clinicamente anormal; histologia do linfonodo* grau 1 (Dutch) ou NCI LN_{0-2}
 N1a: clone negativo
 N1b: clone positivo
N2 linfonodo clinicamente anormal; histologia do linfonodo grau 2 (Dutch) ou NCI LN_3
 N2a: clone negativo
 N2b: clone positivo
N3 linfonodo clinicamente anormal; histologia do linfonodo grau 3-4 (Dutch) ou NCI LN_4, clone positivo ou negativo
Nx linfonodo clinicamente anormal; sem confirmação histológica

Continua >>

Tabela 169.2. Estadiamento dos linfomas cutâneos MF e Sézary – classificação TNM

ESTADIAMENTO DOS LINFOMAS CUTÂNEOS DE CÉLULAS T: CLASSIFICAÇÃO TNM

M: órgãos viscerais
M0 ausência de envolvimento visceral
M1 envolvimento visceral com confirmação histológica

B: Sangue periférico
B0 ausência de envolvimento significativo do sangue: < 5% dos linfócitos periféricos são atípicos (células de Sezary)
 B0a: clone negativo
 B0b: clone positivo
B1 baixa carga tumoral no sangue: > 5% dos linfócitos periféricos são atípicos (células de Sezary), mas não completam os critérios para B2
 B1a: clone negativo
 B1b: clone positivo
B2 População monoclonal de linfócitos T no sangue (clone positivo) e ≥ 1.000 células de Sézary/μL ou CD4/CD8 ≥ 10 ou CD4+CD7- ≥ 40% ou CD4+CD26- ≥ 30%

*Graus histológicos segundo o sistema Dutch ou do NCI/VA.
Fonte: Adaptado de Olsen EA, Whittaker S, Kim YH, *et al.*, 2011.

Tabela 169.3. Estadiamento dos linfomas cutâneos MF e Sézary e sobrevida relacionada a doença de acordo com o estágio

	T	N	M	B	SRD* EM 5 ANOS (%)
IA	1	0	0	0,1	98
IB	2	0	0	0,1	89
IIA	1,2	1,2	0	0,1	89
IIB	3	0-2	0	0,1	56
IIIA	4	0-2	0	0	54
IIIB	4	0-2	0	1	48
IVA1	1-4	0-2	0	2	41
IVA2	1-4	3	0	0-2	23
IVB	1-4	0-3	1	0-2	18

*SRD: sobrevida relacionada à doença.
Fonte: Desenvolvida pela autoria.

O sistema TNMB é melhor aplicável à MF clássica, eritrodérmica e síndrome de Sézary (SS). Atualmente, há na literatura proposição de classificação TNM para os outros LCCT que não MF/SS.

A seguir, serão detalhados os quadros clínicos, prognóstico e tratamento individualmente para cada tipo de LCCT.

MICOSE FUNGOIDE

Aspectos clínicos

A forma clássica de MF apresenta-se com placas eritêmato-descamativas não infiltradas, apergaminhadas (aspecto em "papel de cigarro"), patches, que podem evoluir para placas infiltradas e tumores. A forma inicial, também denominada por alguns autores parapsoríase, é indolente e tem localização preferencial nas áreas duplamente cobertas (mamas, regiões glúteas, cintura pélvica e axilas) (Figura 169.1). Nesse estágio, a doença muitas vezes é confundida com outras dermatoses inflamatórias como eczemas, hanseníase indeterminada e tinha do corpo (infecção fúngica superficial).

As lesões de MF podem se apresentar, ainda, hipocrômicas, atróficas ou poiquilodérmicas. Em alguns casos, há comprometimento folicular, com deposição de mucina no interior do folículo.

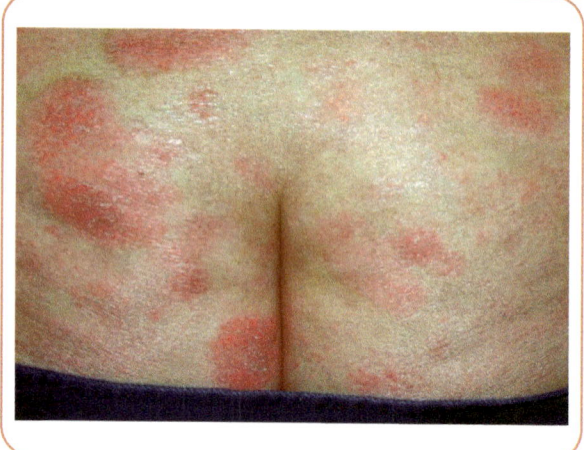

FIGURA 169.1 – Micose fungoide. Lesão eritêmato-descamativa não infiltrada localizada na região glútea.
Fonte: Acervo da autoria.

Com a evolução da doença, formam-se placas mais bem delimitadas, elevadas, eritematosas ou eritêmato-acastanhadas, com contornos serpiginosos, arciformes ou foveolares (Figura 169.2). Em estágios mais avançados, podem formar-se tumores, de novo ou sobre lesões pré-existentes (Figura 169.3).

Outra apresentação da MF é a eritrodermia, que se caracteriza por eritema e descamação de mais de 80% da superfície corpórea (Figura 169.4).

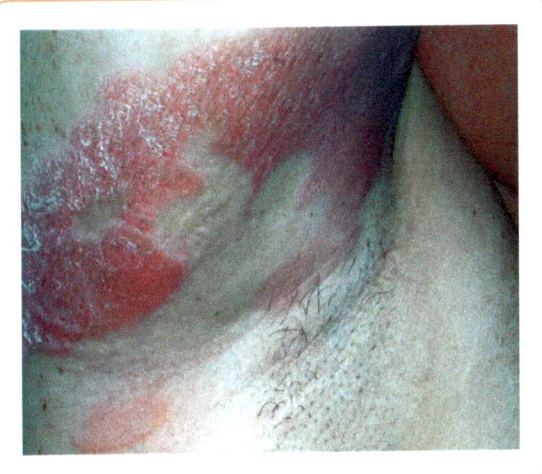

FIGURA 169.2 – Micose fungoide. Placas eritematosas infiltradas circinadas localizadas na região pélvica.
Fonte: Acervo da autoria.

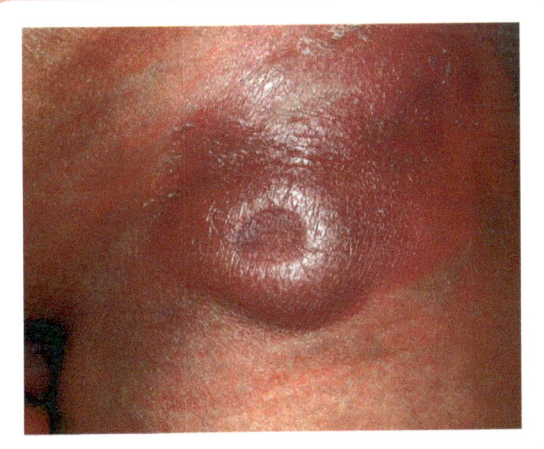

FIGURA 169.3 – Micose fungoide. Tumor localizado na região suprapúbica.
Fonte: Acervo da autoria.

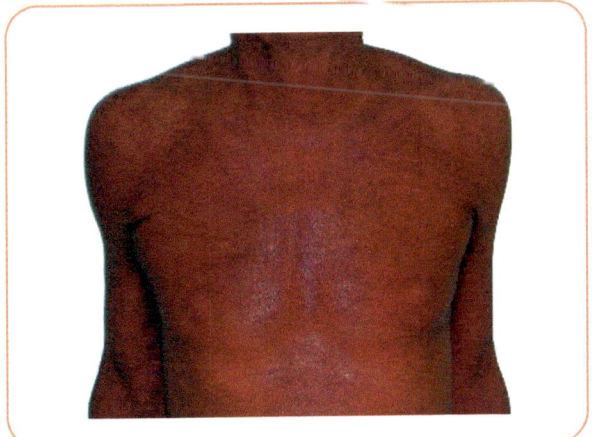

FIGURA 169.4 – Micose fungoide. Eritrodermia.
Fonte: Acervo da autoria.

Apesar de, habitualmente, a doença apresentar um curso indolente, uma vez que se mantém por anos nas fases iniciais, alguns casos evoluem rapidamente entre os diferentes estágios clínicos.

Pode haver comprometimento linfonodal clínico, seja de forma reativa, seja por infiltração tumoral.

Aspectos histopatológicos, imunofenotípicos e exames complementares

Na fase inicial da doença, com lesões cutâneas não infiltradas, observa-se, à histologia, infiltrado linfocitário em faixa junto à membrana basal da epiderme, com raras células atípicas. Nessa fase, costuma haver algum grau de epidermotropismo. Com a evolução clínica da doença e aumento da espessura das lesões, esse infiltrado se torna mais denso, as células pequenas à médias e com núcleos convolutos (cerebriformes) e o epidermotropismo intensifica-se, o que pode formar conjuntos de linfócitos atípicos agrupados na epiderme (microabscessos de Pautrier) (Figura 169.5). Na evolução para a forma tumoral, o infiltrado linfocitário se estende à derme e tecidos subcutâneos, e o epidermotropismo pode estar ausente. Nessa fase, pode haver, além das células com núcleo cerebriforme, células blásticas, com núcleo hipercromático. Na fase mais avançada, pode haver transformação para linfoma de grandes células, característica que confere pior prognóstico.

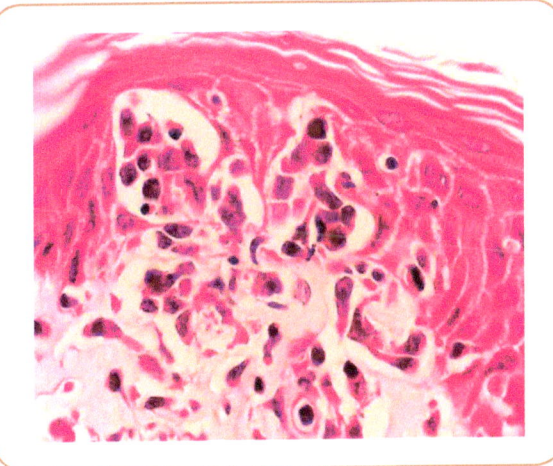

FIGURA 169.5 – Micose fungoide. Exame histopatológico que demonstra epidermotropismo de linfócitos atípicos que formam microabscesso de Pautrier. HEX400.
Fonte: Acervo da autoria.

O imunofenótipo das células neoplásicas apresenta padrão de linfócitos T maduros de memória, CD3+, CD4+, CD45RO+, CD8-. Raros casos podem apresentar o padrão CD3+, CD4-, CD8+. Pode haver perda variável da expressão de CD2, CD5 e CD7, o que favorece o diagnóstico.

Na maioria dos casos, a pesquisa de rearranjo clonal para o gene do receptor de células T (TCR) no tecido, por PCR, detecta presença de população monoclonal.

Deve-se solicitar hemograma completo com pesquisa de atipias linfocitárias em esfregaço, dosagem sérica de DHL, sorologia anti-HTLV1 e exames bioquímicos de rotina. A imunofenotipagem de sangue periférico pode estar indicada para complementar a avaliação de acometimento de sangue periférico nos casos com comprometimento cutâneo extenso e/ou comprometimento linfonodal.

Biópsia excisional de linfonodo está indicada nos pacientes com linfonodos maiores ou igual a 1,5 cm no diâmetro, ou com linfonodos endurecidos, irregulares, agrupados ou aderidos.

Radiografia de tórax e ultrassom de abdome são suficientes para avaliar sistemicamente pacientes com doença cutânea limitada (T1 e T2). Nos pacientes com doença cutânea mais avançada ou na presença de adenopatia, podem estar indicados exames de imagem de maior acurácia, como tomografia, ressonância magnética ou PET-CT.

Prognóstico e tratamento

A MF, habitualmente, é doença indolente. Costuma apresentar boa resposta aos tratamentos tópicos, com expectativa de sobrevida semelhante à da população não doente para a mesma faixa etária nos estágios iniciais. A Tabela 169.4 detalha a expectativa de sobrevida para cada apresentação clínica. O risco de progressão para formas clínicas mais agressivas varia 5% a cerca de 29%.

Como a maioria dos tratamentos disponíveis raramente induz a longos períodos de remissão completa ou cura, os objetivos principais do tratamento são controlar a doença e seus sintomas, melhorar a qualidade de vida do paciente para prolongar a sobrevida livre de doença e a sobrevida global.

Visto ainda tratar-se de doença indolente, e com grande importância do microambiente ao redor do tumor no controle da progressão da doença, deve-se optar inicialmente por terapias menos agressivas e que possam ser usadas a longo prazo, de forma a retardar ao máximo o uso de terapias sistêmicas agressivas como poliquimioterapia, reservada para raras ocasiões.

O tratamento da MF nas suas fases iniciais é feito com terapêuticas direcionadas à pele. Podem-se utilizar corticoesteroides tópicos potentes, bexaroteno (não disponível no Brasil), mostardas nitrogenadas (mecloretamina ou carmustina), fototerapia com radiação ultravioleta B de banda estreita (UVB *narrow band*) ou radiação ultravioleta A associada a psoralênico (PUVA), ou radioterapia localizada ou de toda a pele com elétrons.

Nos casos de doença cutânea avançada, doença sistêmica, ou nos casos refratários, podem ser utilizados sistemicamente, modificadores da resposta biológica como o interferon alfa, o bexaroteno, o denileukin diftitox, o vorinostat, brentuximabe vedotina, mogamulizumabe, isoladamente ou em associação com terapêuticas tópicas. Quando refratários ou com alta carga de doença, quimioterapia clássica pode ser usada. Os esquemas combinados de quimioterapia (poliquimioterapia – mais usados sendo COP, CHOP, CHEOP) estão associados a taxas de resposta superiores 70% a 80%, mas frequentemente de curta duração. Em uma revisão de terapias sistêmicas, o tempo mediano para o próximo tratamento foi de apenas 3,9 meses, com poucas remissões duráveis. A poliquimioterapia também foi associada com mielossupressão significativa e complicações infecciosas, além de prejudicar o microambiente ao redor do tumor, que tem papel importante no controle da progressão da doença. Portanto, com algumas exceções, os esquemas de monoquimioterapia são preferidos. Entre os esquemas monodroga mais utilizados tem-se a gemcitabina e a doxorubicina lipossomal.

Tabela 169.4. Sobrevida em 10 anos de pacientes com micose fungoide conforme a apresentação clínica

Lesões não infiltradas ou placas localizadas (< 10% da superfície cutânea)	97%
Lesões não infiltradas ou placas generalizadas (≥ 10% da superfície cutânea)	83%
Tumores	42%
Doença linfonodal	20%

Fonte: Desenvolvida pela autoria.

VARIANTES DA MF

MF foliculotrópica

Trata-se de uma forma de MF em que os linfócitos tumorais apresentam tropismo predominante pelo epitélio folicular (foliculotropismo) ao invés da epiderme.

A MF foliculotrópica ocorre predominantemente em adultos do sexo masculino.

Clinicamente, essa alteração se manifesta como pápulas foliculares, que podem evoluir para placas e tumores. Pode ainda apresentar lesões semelhantes à acne. Essas lesões costumam se localizar no segmento cefálico e evoluir com alopécia. O prurido costuma ser importante e pode ser um parâmetro para medir a progressão da doença.

Na histopatologia observa-se infiltrado de linfócitos atípicos que invadem o epitélio folicular com ou sem mucinose. O imunofenótipo dos linfócitos neoplásicos é o mesmo da MF clássica (CD4+, CD8-).

O prognóstico da MF foliculotrópica parece ser pior que o da MF em placas. Estudos recentes descreveram sobrevida 70% a 80% em 5 anos.

O fato de as células tumorais encontrarem-se no epitélio folicular torna esse tipo de MF mais resistente à terapêutica tópica, como PUVA e mostarda nitrogenada. Nesses casos, uma boa opção pode ser a irradiação total da pele com elétrons. Como alternativa, pode-se usar PUVA associado a retinoides ou interferon alfa. Nos tumores persistentes, pode-se empregar radioterapia, com fótons, localizada.

Reticulose pagetoide

Trata-se de forma localizada de MF. Apresenta-se como placa única, hiperqueratótica, lentamente progressiva, mais comum nos membros inferiores. Não há relatos de disseminação extracutânea ou morte pela doença.

Ao exame histopatológico, observam-se linfócitos atípicos na epiderme que, por vezes, formam ninhos (disseminação denominada pagetoide por se apresentar histologicamente semelhante à doença de Paget). Os linfócitos podem ser médios ou grandes, com núcleos hipercromáticos e cerebriformes e citoplasma vacuolizado. Pode haver infiltrado de linfócitos e histiócitos na derme, porém, não tumorais. A imuno-histoquímica pode revelar padrão CD3+, CD4+, CD8- ou CD3+, CD4-, CD8+.

Os tratamentos de escolha são radioterapia localizada ou excisão cirúrgica. Pode-se, ainda, usar mostarda nitrogenada tópica ou corticoesteroides tópicos.

Cútis laxa granulomatosa

Cútis laxa granulomatosa é forma de MF extremamente rara. Clinicamente, apresenta-se com áreas de pele redundante, com aspecto amolecido, frouxo, predominantemente nas regiões de dobras (axilas e regiões inguinais). Há relatos de associação com linfoma de Hodgkin em 1/3 dos casos e pode haver, ainda, lesões cutâneas semelhantes às de MF clássica.

Histologicamente, observam-se granulomas compostos por linfócitos atípicos (semelhantes aos encontrados na MF). Pode haver algum grau de infiltração epidérmica pelas células tumorais. Observa-se, ainda, elastólise. A imuno-histoquímica revela linfócitos CD3+, CD4+, CD8-.

A evolução clínica costuma ser lenta. O tratamento pode ser feito com radioterapia ou exérese cirúrgica. No entanto, as taxas de persistência das lesões ou recidiva são altas.

SÍNDOME DE SÉZARY

Epidemiologia

SS é caracterizada pela tríade: eritrodermia, linfadenopatia generalizada e células T neoplásicas (células de Sézary) no sangue periférico. Atualmente, para o diagnóstico de SS, a Sociedade Internacional para Linfomas Cutâneos (ISCL) recomenda que haja demonstração de clonalidade das células T por métodos moleculares ou citogenéticos (mesmo clone demonstrado para a doença cutânea) e um ou mais dos seguintes critérios presentes no sangue periférico: e número absoluto de células de Sézary circulantes igual ou maior que 1.000 células/mm^3 ou, presença de anormalidades imunofenotípicas nas células CD4 (relação CD4/CD8 ≥10, células CD4 + CD7- ≥ 40%, células CD4 + CD26- ≥ 30%).

A SS é doença muito rara, uma vez que constitui cerca de 5% dos LCCT epidemotrópicos.

Aspectos clínicos

Trata-se de doença rara que acomete indivíduos adultos. Clinicamente, os pacientes apresentam-se eritrodérmicos (eritema e descamação em mais de 80% da superfície corporal). Pode haver linfadenopatia, alopecia, distrofia das unhas e hiperqueratose palmoplantar associados. Prurido em geral é muito intenso.

Aspectos histopatológicos, imunofenotípicos e exames complementares

O exame histopatológico da pele pode ser semelhante ao da MF. No entanto, o infiltrado linfocitário pode ser mais monótono e o epidermotropismo, menos pronunciado. Em cerca de um terço dos casos, a biópsia de pele pode mostrar achados inespecíficos como uma dermatite psoriasiforme e espongiótica.

Os linfonodos exibem infiltrados densos de células de Sézary, com apagamento de sua estrutura normal, embora possam apresentar tão somente aspecto de hiperplasia reacional ou linfadenopatia dermopática. Quando há envolvimento da medula óssea, que em geral é raro e considerado como doença a distância no estadiamento (M1), o infiltrado nesse local costuma ser esparso e predominantemente intersticial.

A análise imuno-histoquímica comumente revela fenótipo CD3+,CD4+,CD8-. A análise de clonalidade mostra-se positiva para o gene de TCR.

Exames bioquímicos de rotina, dosagem sérica de DHL e exames de imagem devem ser solicitados, conforme descrito para a MF.

Prognóstico e tratamento

A evolução da SS é pior que a da MF clássica. A sobrevida média é de 2 a 4 anos, e a taxa de sobrevida em 5 anos apresenta-se em torno de 25%. Os óbitos costumam ocorrer por infecções oportunistas secundárias à imunossupressão.

Um dos tratamentos de escolha é a fotoférese extracorpórea associada ou não a interferon alfa. As taxas de resposta parcial variam entre 30% 80%, e total em 14% 25%. Há relatos benéficos com a associação de PUVA e interferon alfa, interferon alfa isoladamente, clorambucil (2 a 4 mg/dia) associado à prednisona (10 a 20 mg/dia), e metotrexate (5 a 25 mg/semana). Estudos recentes evidenciam benefícios com o uso de bexaroteno e alemtuzumab (anticorpo anti-CD52), porém, ainda sem seguimento por longo prazo.

DOENÇAS LINFOPROLIFERATIVAS CUTÂNEAS PRIMÁRIAS CD30+

As síndromes linfoproliferativas CD30+ cutâneas primárias são divididas em papulose linfomatoide (PL), linfoma anaplásico de grandes células CD30+ cutâneo primário (LACG). O linfoma anaplásico de grandes células CD30+ sistêmico pode apresentar envolvimento da pele secundariamente e tem prognóstico muito inferior à sua forma cutânea primária. Por isso, na suspeita de linfoma cutâneo CD 30+, deve sempre ser investigado comprometimento sistêmico.

Em alguns casos de MF, pode ocorrer transformação histológica dos linfócitos convolutos para células anaplásicas CD30 positivas ou negativas. Esse fenômeno ocorre, normalmente, em casos mais avançados, com apresentação tumoral. Estima-se que até 50% dos tumores sofram esse tipo de alteração. A diferenciação entre MF com transformação CD30+ e linfoma anaplásico de grandes células cutâneo é feita pela história prévia de MF, uma vez que, histologicamente, ainda não é possível separar as duas entidades.

PAPULOSE LINFOMATOIDE

Epidemiologia

Trata-se de uma enfermidade de baixa incidência (0,1 a 0,2/100.000 habitantes), crônica, recorrente, de baixa morbimortalidade e com histologia fortemente sugestiva de linfoma. Incide, principalmente, na quinta década, mais comum em homens (2-1,5:1).

Aspectos clínicos

Apresenta-se com lesões papulosas, papulonecróticas e/ou nodulares, assintomáticas, em diferentes estágios de evolução, autolimitadas a 3 a 12 semanas, com resolução espontânea. Após o desaparecimento, as lesões podem ou não deixar cicatrizes deprimidas. Afeta tronco e membros, raramente mucosas.

Aspectos histológicos, imunofenotípicos e exames complementares

Histologicamente, podem apresentar padrão de células grandes anaplásicas na derme, com quantidade variável de outras células inflamatórias de permeio. Essas células atípicas são CD30+. Menos frequentemente (10%), podem apresentar histologia semelhante à da MF, com células menores, epidermotropismo e negatividade para a molécula CD30. Padrão semelhante a linfoma de Hodgkin e outros menos frequentes também são descritos. O rearranjo clonal do gene do TCR está presente em 60% a 70% dos casos, mas não se observa frequentemente a translocação t(2;5)(p23;q35), características dos LACG sistêmicos.

Prognóstico e tratamento

O prognóstico em 5 anos é excelente (100% de sobrevida em uma coorte de 118 pacientes). Por isso, o tratamento da doença costuma ser conservador. Em casos leves, pode-se adotar conduta expectante. Casos mais exuberantes podem ser tratados com metotrexato em doses baixas (15 a 20mg/semana) ou fototerapia com UVB ou PUVA. Seguimento clínico é necessário, uma vez que a doença pode estar associada a um risco maior de desenvolver outras neoplasias hematológicas.

LINFOMA ANAPLÁSICO DE GRANDES CÉLULAS CD30+ CUTÂNEO

Epidemiologia

É definido por linfoma cutâneo em que mais de 75% dos linfócitos tumorais apresentam marcação positiva para CD30+, após terem sido descartados PL, MF e LAGC sistêmico com manifestação cutânea. Afeta, predominantemente, indivíduos na 6ª década de vida, do sexo masculino (2-3:1). É o segundo LCCT mais comum.

Aspectos clínicos

Apresenta-se com tumores únicos ou agrupados, geralmente nos membros ou segmento cefálico. Podem ocorrer lesões cutâneas múltiplas generalizadas. Em 10% dos casos podem se disseminar, com os linfonodos regionais mais acometidos.

Aspectos histológicos, imunofenotípicos e exames complementares

Histologicamente, apresenta-se como infiltrado dérmico de linfócitos pleomórficos, anaplásicos. Pode haver infiltrado de outras células inflamatórias em quantidade variável. A maioria das células anaplásicas (> 75%) são CD30+. Outros marcadores imuno-histoquímicos são: CD4+, perda variável de CD2, CD5 e CD3. Apresentam, frequentemente, proteínas citotóxicas (granzima B, TIA-1, perforina). Diferentemente dos linfomas de Hodgkin, não há expressão de CD15, assim como diferentemente dos LAGC linfonodais, o antígeno linfocitário cutâneo (CLA) é positivo e EMA (antígeno de membrana epitelial) e ALK (produto da translocação t(2,5)(p23;q35)) são negativos.

Mais de 90% dos LAGC cutâneos apresentam rearranjo monoclonal para o gene TCR. O estadiamento é feito por meio de exames laboratoriais de rotina e avaliação de comprometimento linfonodal e visceral por meio de exames de imagens adequados.

Prognóstico e tratamento

A regressão espontânea completa ou parcial ocorre em até 44% dos pacientes, mas as recaídas são frequentes, e ocorrem em cerca de 39% dos pacientes, com envolvimento extracutâneo relatado em cerca de 13% dos casos, principalmente para linfonodos regionais.

O prognóstico é excelente, com taxas de sobrevida em 5 anos entre 76% e 96%, em oposição à sua variante nodal. Sugere-se que a forma com múltiplas lesões, restritas a um membro inferior, esteja associada a um pior prognóstico (Figura 169.5). Com base em dados de um estudo com um número limitado de pacientes, o envolvimento dos linfonodos regionais parece não estar associado a um pior prognóstico.

Em alguns casos, pode-se optar apenas por seguimento clínico, visto que as lesões podem sofrer regressão espontânea. O tratamento de primeira escolha para lesões localizadas é a excisão cirúrgica ou radioterapia. Os casos com envolvimento de linfonodo regional também podem apresentar boa resposta com radioterapia local.

Em caso de doença multifocal ou envolvimento extracutâneo, metotrexato em baixas doses (5 mg a 25 mg/semana) pode ser usado e, mais recentemente, ensaio clínico randomizado mostrou respostas excelentes com o uso de brentuximabe vedotina 1,8 mg/kg a cada 3 semanas.

A poliquimioterapia, que inclui o CHOP, não deve ser recomendada como terapia de primeira linha para o LAGCcp multifocal ou recidivante limitado à pele, pois, apesar de altas taxas de resposta, a doença tem bom prognóstico e as recidivas ocorrem em mais de 60% dos doentes. Essa modalidade deve ser reservada apenas para os casos com disseminação extracutânea extensa.

LINFOMA SUBCUTÂNEO DE CÉLULAS T, PANICULITE-SÍMILE

Epidemiologia

Esse tipo de linfoma caracteriza-se pelo infiltrado de linfócitos T citotóxicos neoplásicos no tecido subcutâneo, que mimetiza paniculite e expressa fenótipo TCR alfa/beta. O linfoma subcutâneo de células T, paniculite-símile (LPS) corresponde a menos de 1% dos LCCT. É mais frequente em adultos jovens (média de idade de 36 anos, com 19% dos pacientes afetados antes dos 20 anos). Existe uma proporção de 2:1, com predominância do sexo feminino.

Aspectos clínicos

Apresenta-se com nódulos subcutâneos ou placas profundas, geralmente nas extremidades e tronco. Costumam ser indolores e não ulcerar. Lesões em vários estágios de evolução podem ser observadas. No pródromo das lesões pode haver febre, perda de peso e mialgia. Mais de 50% dos pacientes apresentam citopenias leves. A minoria dos casos pode vir acompanhada de linfadenomegalia e hepatoesplenomegalia, sem, no entanto, haver infiltração tumoral desses órgãos. Pode haver síndrome hemofagocítica, que, no entanto, costuma ser pouco frequente e de intensidade menor que no linfoma cutâneo primário de células T gama/delta (que também pode apresentar lesões paniculíticas).

Aspectos histológicos, imunofenotípicos e exames complementares

O exame histopatológico apresenta infiltrado linfocitário com células de tamanhos variáveis no tecido adiposo subcutâneo, predominantemente nos lóbulos e ao redor das células adiposas. A derme e a epiderme suprajacentes não costumam estar envolvidas. Pode haver outras células inflamatórias de permeio, o que, por vezes, causa confusão diagnóstica com paniculites benignas.

O imunofenótipo é compatível com células T citotóxicas: CD3+, CD4-, CD8+, CD56-. O tumor expressa, ainda, proteínas granulares citotóxicas, como TIA-1, perforina e granzima A. Todos os casos são beta F1+ e não expressam TCRgama/delta na superfície celular.

Para o estadiamento, devem ser solicitados exames complementares laboratoriais e de imagem.

Prognóstico e tratamento

Até algumas décadas atrás, essa entidade não era distinta da variante agressiva gama/delta e era tratada como tal, geralmente com quimioterapia sistêmica. Estudos recentes sugerem que esses pacientes se beneficiam com corticoterapia sistêmica, para deixar o uso de quimioterapia em casos mais agressivos ou resistentes. Relata-se 85% de sobrevida em 5 anos.

LINFOMA EXTRANODAL DE CÉLULAS NK/T, TIPO NASAL

Epidemiologia

Esse tipo de linfoma é associado a infecção pelo vírus Epstein-Baar (EBV) em 100% dos casos. A pele é a segunda localização mais frequente, depois da cavidade nasal e orofaringeana. Trata-se de doença rara, sendo mais comum na Ásia, América Central e América do Sul. É mais incidente em adultos, do sexo masculino.

Aspectos clínicos

Clinicamente, os pacientes apresentam tumor destrutivo na região medial da face, que costuma ulcerar (Figura 169.6), ou múltiplas placas ou tumores localizados, principalmente, no tronco e membros.

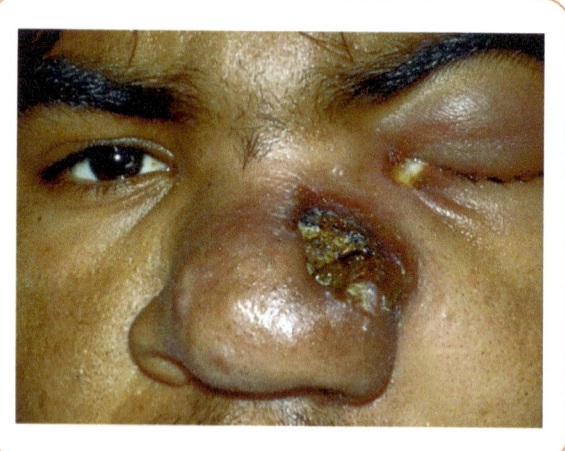

FIGURA 169.6 – Linfoma NK/T extranodal, tipo nasal. Eritema e ulceração na região central da face.
Fonte: Acervo da autoria.

Aspectos histopatológicos, imunofenotípicos e exames complementares

A histopatologia evidencia densos infiltrados que acometem a derme, e podem se estender aos tecidos mais profundos. Os linfócitos são pequenos, médios ou grandes. Os núcleos são irregulares ou ovais; cromatina moderadamente densa e citoplasma pálido. É marcante a angiocentricidade e a angiodestruição, além de necrose extensa.

A imuno-histoquímica do tecido tumoral revela positividade para CD2, CD56 e proteínas citotóxicas (TIA-1, granzima B, perforina), e negatividade para CD3 de membrana. necessário realizar detecção de EBV por hibridização *in situ* para diferenciação de outros LCCT. Raros casos podem ser CD56-.

Exames laboratoriais de rotina e avaliação com exames de imagens devem ser realizados para o estadiamento.

Prognóstico e tratamento

Tanto a forma cutânea exclusiva quanto a orofaríngea possuem prognóstico reservado, com baixas taxas de sobrevida em 5 anos. O tratamento é feito com quimioterapia, complementada, por vezes com radioterapia, mas com resultados, habitualmente, insatisfatórios.

LINFOMA CUTÂNEO PRIMÁRIO AGRESSIVO DE CÉLULA T CD8+ EPIDERMOTRÓPICA

Epidemiologia

Esse é um subtipo de linfoma extremamente raro. Há, atualmente, cerca de 30 casos descritos na literatura.

Aspectos clínicos

Caracteriza-se por pápulas, localizadas ou disseminadas, nódulos ou tumores com necrose e ulceração central. Pode, ainda, haver placas superficiais e queratóticas. A evolução clínica é agressiva, com a possibilidade de haver metástases a distância (pulmões, testículos, sistema nervoso central, mucosa oral). Os linfonodos costumam ser poupados.

Aspectos histológicos, imunofenotípicos e exames complementares

A histologia revela infiltração linfocitária em faixa com células pequenas, médias ou grandes, com forte epidermotropismo. A epiderme pode ser acantótica ou atrófica, apresentar queratinócitos necróticos, ulceração e espongiose variável. A invasão de estruturas anexiais é comum. Pode haver angiocentricidade e angioinvasão. O fenótipo é CD3+, CD8+, CD4-, CD7+/-, CD45-RO+, granzima B+, TIA-1+.

Deve-se proceder ao estadiamento por meio de exames laboratoriais de rotina e de imagens.

Prognóstico e tratamento

O tratamento é feito com quimioterapia sistêmica. Geralmente, são utilizados esquemas baseados em doxorrubicina, que incluem CHOP, mas os pacientes comumente apresentam falhas de tratamento, mesmo com esquemas quimioterápicos agressivos. A sobrevida relatada em 5 anos é cerca de 20%.

LINFOMA CUTÂNEO DE CÉLULA T GAMA/DELTA

Epidemiologia

Trata-se de um tipo de linfoma caracterizado pela proliferação clonal de linfócitos T maduros, que expressam TCR gama/delta na superfície celular e fenótipo citotóxico. São extremamente raros.

Aspectos clínicos

Apresentam-se, clinicamente, como placas disseminadas, nódulos ou tumores ulcero necróticos, principalmente nos membros inferiores.

Frequentemente, há envolvimento mucoso e visceral, mas baço, linfonodo e medula óssea costumam ser poupados. Os casos de envolvimento semelhante à paniculite podem desenvolver síndrome hemofagocítica.

Aspectos histológicos, imunofenotípicos e exames complementares

Histologicamente, podem ser observados epidermotropismo, acometimento dérmico ou subcutâneo. As células têm tamanhos médio e grande, com cromatina condensada. É frequente a angiocentricidade e a angiodestruição. Nos casos subcutâneos, há infiltrado semelhante ao do subtipo α/β. Apresentam fenótipo βF1-, CD3+, CD2+, CD4-, CD5-, CD7+/-, CD8-, CD56+, com forte expressão de proteínas citotóxicas. Em cortes congelados, as células expressam TCRγ/δ na superfície.

Para o estadiamento devem ser realizados exames laboratoriais de rotina, assim como exames de imagem.

Prognóstico e tratamento

A evolução dos pacientes costuma ser agressiva e resistente às quimioterapias com múltiplos agentes. O tipo subcutâneo apresenta prognóstico ainda pior que os equivalentes dérmicos e epidérmicos.

LINFOMA CUTÂNEO PRIMÁRIO DE CÉLULAS T ACRAL CD8+

Epidemiologia

São proliferações monoclonais não epidermotrópicas, CD8+, indolentes, sem acometimento sistêmico.

Aspectos clínicos

Apresentam-se como pápulas/nódulos de crescimento lento, únicas ou poucas, principalmente na orelha.

Aspectos histopatológicos, imunofenotípicos e exames complementares

Apresenta infiltrado linfóide pleomórfico de células médias densas na derme, com faixa poupada entre a derme e a epiderme. As células neoplásicas exibem fenótipo CD8+, CD4, 20, 30, 56 negativos / TIA-1, granzima e perforina +. Há rearranjo clonal de genes receptores de células T.

Prognóstico e tratamento

Esse linfoma tem prognóstico muito favorável. Para o tratamento, indica-se exérese ou radioterapia com boa resposta.

DOENÇA LINFOPROLIFERATIVA CUTÂNEA PRIMÁRIA DE PEQUENAS E MÉDIAS CÉLULAS T CD4+ PLEOMÓRFICA

Epidemiologia

É definida como doença linfoproliferativa de pequenas e médias células T pleomórficas CD4+ sem história da presença de patches ou placas típicas da MF. Doença rara, corresponde a cerca de 2% dos LCCT.

Aspectos clínicos

Apresenta-se com placa ou tumor solitário, geralmente localizado na face, pescoço ou tronco superior.

Aspectos histopatológicos, imunofenotípicos e exames complementares

O infiltrado é denso, difuso ou nodular, com tendência a envolver o subcutâneo. Epidermotropismo, quando presente, é discreto e focal. Pode-se observar infiltrado de pequenos linfócitos reativos e histiócitos. As células neoplásicas exibem fenótipo CD3+, CD4+, CD8-, CD30-. Pode ocorrer perda de um ou mais antígenos pan-T (CD3, CD2, CD5). Os genes do TCR são rearranjados de modo clonal.

A extensão de acometimento da doença deve ser avaliada por meio de exames laboratoriais e de imagens.

Prognóstico e tratamento

Essa doença tem prognóstico muito favorável.
Para lesões localizadas, recomenda-se excisão cirúrgica ou radioterapia.

LINFOMA CUTÂNEO DE CÉLULA T PERIFÉRICA, SEM OUTRA ESPECIFICAÇÃO

Epidemiologia

Constitui um grupo heterogêneo de linfomas cutâneos, que não preenchem os critérios para os processos linfoproliferativos já bem definidos pela OMS e descritos anteriormente. Acometem predominantemente adultos, com predomínio em homens (2:1). Corresponde a cerca de 20% dos LCCT não MF/SS.

Aspectos clínicos

Apresenta-se com nódulos localizados, solitários ou generalizados, sem locais preferenciais.

Aspectos histológicos, imunofenotípicos e exames complementares

As lesões exibem infiltração de células médias a grandes, pleomórficas ou imunoblásticas-símiles, com epidermotropismo ausente ou discreto. O fenótipo é habitualmente CD4+, com perda variável de antígenos pan-T (CD2, CD3, CD5). A coexpressão de CD56 e a presença de proteínas citotóxicas são incomuns.

Exames laboratoriais e de imagens devem ser solicitados para o correto estadiamento.

Prognóstico e tratamento

O prognóstico é habitualmente reservado, com taxas de sobrevida em 5 anos de menos de 20% e parece ser semelhante para os casos com lesões cutâneas localizadas ou generalizadas. O tratamento é realizado com poliquimioterapia.

LINFOMA-LEUCEMIA DE CÉLULA T DO ADULTO

Epidemiologia

A leucemia-linfoma de célula T do adulto (ATL) é doença linfoproliferativa associada à infecção pelo retrovírus HTLV-1. Pode se manifestar sob a forma de quatro variantes clínicas, ou seja, forma aguda (leucêmica), crônica, linfomatosa e indolente (*smoldering*). É doença endêmica em áreas com alta prevalência, na população, de infecção pelo HTLV-1, como sudeste do Japão, ilhas do Caribe, América do Sul – incluindo nordeste e sudeste brasileiros –, norte do Irã e determinadas regiões da África Central. ATL se desenvolve em cerca de 1% a 5% dos indivíduos soropositivos, habitualmente, após mais de 2 décadas de persistência viral. O vírus pode ser transmitido pelo leite materno e por exposição ao sangue e derivados. Ocorre em adultos (idade mediana de 55 anos), com discreta predominância entre homens.

Aspectos clínicos

Lesões cutâneas surgem em cerca de 50% dos casos, representadas, na sua maioria, por doença disseminada. Entretanto, a forma crônica ou indolente, não raramente, tem a pele como único local de neoplasia. As lesões cutâneas específicas podem apresentar-se como pápulas, placas, tumores e eritrodermia, por vezes, se assemelha muito à MF. Xerose e ictiose adquirida, frequentemente, estão presentes nos doentes, e podem ser manifestação inespecífica ou específica do linfoma.

Aspectos histológicos, imunofenotípicos e exames complementares

Habitualmente, apresentam-se com infiltrado difuso com epidermotropismo proeminente de pequenos e médios ou médios e grandes linfócitos com núcleos pleomórficos ou polilobados. O aspecto histológico pode ser indistinguível da MF e também do linfoma anaplásico de grandes células. As lesões cutâneas na forma *smoldering* podem apresentar apenas infiltração linfocitária discreta com poucas células atípicas. As células neoplásicas expressam fenótipo CD3+, CD4+ e CD8-. Ocorre intensa expressão do receptor de IL-2 (CD25+) nas células linfomatosas. Ocorre rearranjo clonal dos genes do TCR e a determinação da integração clonal de genes do HTLV-1 é encontrada em todos os casos e é útil na diferenciação entre linfoma-leucemia de célula T do adulto – variantes crônica e smoldering, e MF/SS, pois naqueles casos, a apresentação dermatológica, histológica e imunofenotípica podem ser indistinguíveis da MF.

O estadiamento clínico é feito por meio de imunofenotipagem de linfócitos no sangue periférico, por meio de citometira de fluxo, exames bioquímicos e de imagem.

Prognóstico e tratamento

O prognóstico depende do subtipo clínico. As formas agudas e a linfomatosa apresentam sobrevidas que variam de 2 meses a mais de 1 ano. A forma crônica e a *smoldering* (indolente) apresentam curso mais protraído e sobrevidas mais longas, entretanto, pode ocorrer transformação para a fase aguda com curso agressivo. A forma indolente, lentamente progressiva, tem sido descrita com apresentação exclusivamente cutânea.

Na maioria das formas existe indicação de quimioterapia sistêmica. Nas formas mais protraídas, as lesões cutâneas podem ser tratadas com as terapias dirigidas à pele, classicamente utilizadas para a MF. A associação de interferon alfa-2a, principalmente ao PUVA, e o uso de drogas antirretrovirais, como a zidovudina, parecem trazer benefícios para os doentes. O tratamento da forma indolente de ATL restrito à pele é feito de forma análoga ao da MF. Nos casos disseminados, a quimioterapia sistêmica é necessária.

BIBLIOGRAFIA CONSULTADA

Calzado-Villarreal L, Polo-Rodriguez I, Ortiz-Romero PL. Primary cutaneous CD30+ lymphoproliferative disorders. Acta Dermosifilogr. 2010;101:119-28.

Gormley RH, Hess SD, Anand D et al. Primary cutaneous aggressive epidermotropic CD8+ T-cell lymphoma. J Am Acad Dermatol. 2010;62:300-7.

Kim YH, Willenze R, Pimpinelli N et al. TNM system for primary cutaneous lymphomas other than mycosis fungoides and Sézary syndrome: a proposal of the International Society for Cutaneous Lymphomas (ISCL) and the cutaneous lymphoma task force of the European Organization of Research and Treatment of Cancer (EORTC). Blood. 2007;110:479-84.

Kohrt H, Advani R. Extranodal natural killer/T-cell lymphoma: current concepts in biology and treatment. Leuk Lymphoma. 2009;50:1773-84.

Olsen EA, Whittaker S, Kim YH, et al. Clinical end points and response criteria in mycosis fungoides and Sézary syndrome: a consensus statement of the International Society for Cutaneous Lymphomas, the United States Cutaneoaus Lymphoma Consortium, and the Cutaneous Lymphoma Task Force of the European Organisation for Research and Treatment of Cancer. J Clin Oncol. 2011;29:2598.

Olsen E, Vonderheid E, Pimpinelli N et al. Revisions to the staging and classification of mycosis fungoides and Sézary syndrome: a proposal of the International Society for Cutaneous Lymphomas (ISCL) and the cutaneous lymphoma task force of the European Organization of Research and Treatment of Cancer (EORTC). Blood. 2007;110:1713-22.

Parveen Z, Thompson K. Subcutaneous panniculitis-like T-cell lymphoma: redefinition of diagnostic criteria in the recent World Health Organization-European Organization for Research and Treatment of Cancer classification for cutaneous lymphomas. Arch Pathol Lab Med. 2009;133:303-8.

Prince HM, Kim YH, Horwitz SM et al. Brentuximab vedotin or physician's choice in CD30-positive cutaneous T-cell lymphoma (ALCANZA): an international, open-label, randomised, phase 3, multicentre trial. Lancet. 2017;390:555-66.

Swerdlow SH, Campo E, Pileri SA et al. THE updated WHO classification of hematological malignancies The 2016 revision of the World Health Organization classification of lymphoid neoplasms. Blood. 2016;127(20):2375-2390.

Tsukasaki K, Hermine O, Bazarbachi A et al. Definition, prognostic factors, treatment, and response criteria of adult T-cell leukemia-lymphoma: a proposal from an international consensus meeting. J Clin Oncol. 2008;27:453-9.

Weaver J, Mahindra AK, Pohlman B et al. Non-mycosis fungoides cutaneous T-cell lymphoma: reclassification according to the WHO-EORTC classification. J Cut Pathol. 2010;37:516-24.

Willemze R, Jaffe ES, Burg G et al. WHO-EORTC classification for cutaneous lymphomas. Blood. 2005;105:3768-85.

Linfoma Primário do Sistema Nervoso Central

Jacques Tabacof
Paula de Oliveira Pádua Prestes

DESTAQUES

- Mediana de idade ao diagnóstico: 60 anos e predomínio discreto no sexo masculino.
- Localiza-se, geralmente, na substância branca subcortical adjacente aos ventrículos, com lesão solitária entre 60% e 70% dos casos, e multifocal em 30% a 40% do restante.
- Mais de 90% dos linfomas primários do sistema nervoso central são do tipo difuso de grandes células B.
- Tratamento em 2 fases: indução e consolidação.
- Droga considerada mais importante: metotrexato em altas doses.

DEFINIÇÃO

Os linfomas primários do sistema nervoso central (LPSNC) representam um grupo de linfomas não Hodgkin extranodais primariamente originados no cérebro, olhos, leptomeninges e medula espinal (neuroeixo) na ausência de linfoma sistêmico.[1] É importante a distinção do LPSNC em populações imunocompetentes daquele que acomete pacientes com alguma forma de imunodeficiência, em especial a SIDA, devido a diferenças etiológicas, prognósticas e de manejo clínico.

EPIDEMIOLOGIA

Os LPSNC representam menos de 1% de todos os linfomas não Hodgkin e, aproximadamente, entre 2% e 3% de todas as neoplasias cerebrais. A idade mediana é 60 anos, com leve predomínio no sexo masculino. Na última década, a incidência de LPSNC é estimada em 0,47 casos por 100.000 pessoas.

Imunocompetentes têm melhor prognóstico se comparados aos imunonossuprimidos, principalmente nos portadores de SIDA, apesar da sobrevida neste grupo ter melhorado ao longo dos anos com a melhora terapêutica e uso dos antirretrovirais.[2,3]

ETIOLOGIA

Os LPSNC apresentam predileção por indivíduos imunodeficientes, sendo mais frequentemente associados à síndrome da imunodeficiência adquirida no adulto (SIDA), induzida pelo HIV. O LPSNC ocorre entre 7% e 15% dos pacientes com doença linfoproliferativa pós-transplante, que ocorre em pacientes submetidos à imunossupressão pós-transplante de órgão sólido ou transplante alogênico de medula óssea.[4] Imunodeficiências congênitas, como síndrome de Wiskott-Aldrich ou Síndrome de ataxia-telangiectasia também apresentam maior risco desta neoplasia.

Nos casos de imunodeficiência, é evidente a participação de linfócitos B infectados com vírus Epstein-Barr (EBV) na gênese do linfoma. Após a infecção, geralmente na infância, populações de linfócitos B permanecem infectadas e imortalizadas sob controle dos linfócitos T supressores. A disfunção desses linfócitos T pode levar à neoplasia dos clones de linfócitos B com infecção latente pelo EBV.[2]

Nos pacientes imunocompetentes, a ativação da IL4 parece estar envolvida na interação das células tumorais e das células endoteliais, o que cria um microambiente favorável ao linfoma. A baixa expressão de proteínas HLA classe I e II observada nos linfomas que ocorrem em áreas de santuário imunológico (cérebro, olhos e testículos) permitem às células neoplásicas escapar da vigilância imunológica.

PATOLOGIA

As lesões cerebrais do LPSNC geralmente localizam-se na substância branca subcortical adjacente aos ventrículos, e são solitárias entre 60% e 70% dos casos, e multifocais em 30% a 40% no restante.[5] A presença de necrose é frequente em pacientes com SIDA.

Mais de 95% dos LPSNC são do tipo difuso de grandes células B e, os demais, são raros casos de linfomas de baixo grau, linfomas de Burkitt e linfomas de células T.

A imuno-histoquímica do linfoma difuso de grandes células do SNC mostra, além de um alto índice proliferativo (Ki-67 90%), uma expressão de marcadores típicos pan-B, como CD20, CD19 e CD22 e CD79a. Também são expressos BCL6 (60% a 80%) e IRF4/MUM1 (90%), o que corresponde a um perfil de células B ativadas/ não centro germinativo.[6]

Em 2017 uma nova entidade denominada linfoma difuso de grandes células B primário do sistema nervoso central foi descrito pela classificação de tumores hematopoiéticos e linfoides da World Health Organization.[7]

Apresentação clínica

Os LPSNC são neoplasias de crescimento rápido, com curto tempo de evolução dos sintomas neurológicos até a procura de auxílio médico. As manifestações clínicas são extremamente variáveis dada a natureza multifocal da doença.

Uma revisão de casos de 248 pacientes imunocompetentes mostrou que, ao diagnóstico, 43% apresentaram alteração do nível de consciência, 33% sinais de hipertensão intracraniana, 14% convulsões e 4% sintomas visuais.[5]

O envolvimento leptomeníngeo pode ocorrer, localizado e adjacente à lesão parenquimatosa, ou difuso, com citologia oncótica positiva no liquor. Envolvimento ocular pode ocorrer entre 10% e 20% dos pacientes, frequentemente assintomático.[5]

Diagnóstico

Com algumas exceções, em que diagnóstico pode ser alcançado apenas pela citologia do liquor ou amostras de vitrectomia, sua confirmação é feita com amostra de tecido encefálico via biópsia estereotáxica ou por via cirúrgica. A primeira, sempre que factível, é método de eleição por ser menos invasiva e com menor risco de sangramento nas lesões mais profundas, o que é característico dessa neoplasia. A biópsia cirúrgica pode ser indicada a depender da topografia e tamanho da lesão.[8]

A punção lombar é segura, após realização de imagem de crânio, e a análise da citologia liquórica sempre deve ser realizada em associação à imunofenotipagem.

Estadiamento

É essencial distinguir o LPSNC de um difuso de grandes células B com disseminação para SNC, pelas diferenças terapêuticas e prognósticas.

A avaliação sistêmica pode ser realizada com tomografias computadorizadas do tórax, abdome e pelve, e ultrassonografia de testículos para os homens, mas o exame com maior sensibilidade é o PET-CT com FDG.[9]

Ao diagnóstico, todos os pacientes devem ser submetidos a coleta de exames laboratoriais que contenham hemograma, função renal, DHL, além de sorologias para HIV e hepatites B e C.

Naqueles com disseminação leptomeníngea confirmada por liquor, a ressonância magnética de coluna total é obrigatória.

Exame oftalmológico deve fazer parte da avaliação inicial, mesmo em pacientes assintomáticos.

Alguns *guidelines* sugerem a realização de biópsia de medula óssea no estadiamento (indicação 2B).[10]

TRATAMENTO

Pacientes com LPSNC apresentam sobrevida inferior aos linfomas difusos de grandes células B extra-SNC, principalmente pelo diagnóstico tardio, performance *status* ruim ao diagnóstico, imunodeficiências e idade avançada. Nos últimos anos, uma intensa cooperação internacional conseguiu desenvolver terapias mais eficientes nesse campo, de forma a melhorar ligeiramente o prognóstico desta patologia.

O tratamento do LPSNC é dividido em duas fases: indução e consolidação, e os maiores desafios são: desenvolvimento de regimes de indução menos tóxicos e, ao mesmo tempo, eficazes; seleção de protocolos de consolidação que levem em conta que grande parte dos pacientes com diagnóstico de LPSNC são idosos, intolerantes à quimioterapia em altas doses e com maior risco de neurotoxicidade e sequelas da radioterapia de crânio total.

Existem diversos protocolos, e deve-se levar em conta a idade, comorbidades e performance *status* do paciente. Nos pacientes HIV positivos, a terapia antirretroviral deve ser parte do tratamento desde o início, e pode ser administrada com segurança concomitante à quimioterapia.

Corticoesteroides

Eficazes no alívio rápido de sintomas neurológicos no LPSNC, além de melhora na *performance status*. Entretanto, estas drogas são citolíticas e podem alterar eventuais exames de imagem ou aparência da histologia. Na ausência de efeito de massa significativo, é recomendado adiar a administração de corticoesteroides, até que seja obtida amostra para diagnóstico definitivo no caso de suspeita de LPSNC.[11]

Cirurgia

A biópsia realizada em pacientes com suspeita de LPSNC deve ser, idealmente, esterotáxica, com as amplas ressecções cirúrgicas sem papel terapêutico relevante no tratamento dos LPSNC. Historicamente, o tratamento exclusivo com ressecção cirúrgica evoluiu desfavoravelmente, com sobrevida mediana de apenas 1 a 4 meses.

Indução

Existe evidência crescente de que a terapia de indução deve ser uma poliquimioterapia, cujo principal agente é o metotrexato em altas doses (acima de 3 g/m², a fim de ultrapassar a barreira hematoencefálica), associado a altas doses de citarabina, um alquilante e rituximab. A dose ideal de MTX ainda não foi determinada, mas há consenso na literatura de que seja no mínimo 3 g/m² em uma infusão de 3 horas.

O principal estudo fase II que demonstrou benefício clínico da adição de uma segunda droga ao metotrexato em doses altas foi realizado pelo International Extra-Nodal Lymphoma Study Group (IELSG20), no qual foi demonstrada superioridade da combinação de citarabina em altas doses nas taxas de resposta global e completa, com sobrevida aos 3 anos de 46% para a combinação metotrexato e citarabina, e 32% para o metotrexato agente único.[12]

É importante dividir os pacientes no tratamento dos LPSNC, principalmente quanto a idade e índice de comorbidades.

a) Jovens/*fit*: um dos esquemas mais utilizados, atualmente, para pacientes abaixo de 70 anos com boa tolerância é baseado no estudo fase II conhecido como IELSG32, que demonstrou benefício em esquema composto por MTX em altas doses, tiotepa, rituximab, citarabina em altas doses (protocolo MATRix), com taxas de resposta global de 87%, sobrevida livre de progressão em 2 anos de 62% e sobrevida global em 2 anos de 67% 13. Outros protocolos utilizados nesse perfil de pacientes utilizam MTX em combinação com procarbazina, vincristina, temozolamida, citarabina e rituximab (Tabela 170.1).

b) Idosos/*unfit*: cerca de 50% dos pacientes apresentam ao diagnóstico de LPSNC idade acima dos 60 anos; logo, é importante buscar alternativas de indução para essa população. O tratamento é a base de metotrexato em altas doses, associado a outras drogas (vide principais protocolos na Tabela 170.2), com estudos em idosos, ou análises de subgrupo, que mostram taxas de resposta completa entre 16% e 75% e sobrevida global entre 8 e 43 meses, de forma a destacar a importância de uma terapia ativa nessa população.[18] Vale ressaltar que reduções de dose do MTX podem ser necessárias pela alteração da função renal nos idosos, devendo o Clearence de creatinina ser no mínimo de 50 ml/min.

Tabela 170.1. Protocolos de tratamento em pacientes jovens/*fit*

Indução	Consolidação	N	ORR %	PFS em 2 anos	Estudo
MTX, PCZ, Vin, RTX	RDT-CT	52	79	57	Morris et al.[14]
MTX, PCZ, Vin, RTX	ATMO (<65 anos)	33	94	79	Omuro et al.[15]
MTX, TMZ, RTX	Ara-c + VP-16	44	77	59	Rubenstein et al.[16]
MTX, TMZ, RTX	RDT-CT + TMZ	53	57	64	Glass et al.[17]
MTX, Ara-C, Tio, RTX	RDT-CT ou ATMO	67	87	62	Ferreri et al.[13]

Ara-C: citarabina; ATMO: transplante autólogo de medula óssea; MTX: Metotrexato; PCZ: Procarbazina; RDT-CT: radioterapia de crânio total; RTX: Rituximabe; Tio: Tiotepa; TMZ: Temozolamida; VP-16: Etoposideo.
Fonte: Desenvolvida pela autoria.

Tabela 170.2. Protocolos de tratamento em pacientes idosos/*unfit*

Indução	Dose MTX, g/m²	N	Idade de inclusão	Mediana idade	CR, %	ORR %	OS, meses	PFS, meses	Estudo
MTX, CCNU, PCZ	3	27	> 65	70	44	70	15,4	5,9	Illerhaus et al.[19]
MTX, CCNU, PCZ, RTX	3	28	> 66	75	64	86	17,5	16	Fritsch et al.[20]
MTX, PCZ, VCZ, Ara-c	3,5	47	> 60	72	62	82	31	9,5	Omuro et al.[21]
MTX, TMZ	3,5	48	> 60	73	45	71	14	6,1	Omuro et al.[21]
MTX, Ara-C, TMZ, VIND, RTX, Dexa	5	27	66 a 75	70	69	89	Ñ alcançada	13	Pulczynski et al.[22]

Ara-C: citarabina; CCNU: Lomustina; Dexa: Dexametasona; MTX: Metotrexato; PCZ: Procarbazina; RDT-CT: RTX, Rituximabe; TMZ: Temozolamida; VIND: Vindesina.
Fonte: Desenvolvida pela autoria.

Dados retrospectivos mostram benefício da adição do Rituximab à quimioterapia padrão, aliado à baixa toxicidade dessa droga, torna-se um atrativo nessa população mais frágil.[23]

Não há unanimidade sobre a melhor abordagem para os intolerantes ao MTX em altas doses ou com disfunção renal. Uma opção é temozolamida com ou sem rituximab[24] ou ainda, radioterapia de crânio total como tratamento paliativo devido neurotoxicidade importante nos idosos e curta duração de resposta, quando utilizada de forma isolada.

O benefício da consolidação na população de pacientes idosos/*unfit* é controverso, pois eles não são candidatos à quimioterapia em altas doses com resgate de células tronco hematopoiéticas pela alta toxicidade destes protocolos.

Consolidação

Visa, principalmente, a aumentar a sobrevida livre de progressão e a chance de cura do LPSNC, e as principais são: a radioterapia de crânio total, a quimioterapia em altas doses com resgate de células tronco hematopoiéticas /transplante autólogo de medula óssea e a quimioterapia não mieloablativa.

A radioterapia de crânio total gera respostas citotóxicas rápidas e eficazes, e tem sido uma das bases do tratamento desta neoplasia há 40 anos. É limitada pelo controle inadequado local, com curta duração de resposta, pela disseminação do linfoma para o liquor (fora do campo da RDT) e neutoxicidade irreversível.

Estudos mostram benefício clínico com menor dano cognitivo no uso de consolidações com quimioterapia em altas doses associado ao resgate de células-tronco e regimes que incluem Tiotepa, contra a radioterapia de crânio total. O estudo IELSG32 randomizou 227 pacientes (idade < 70 anos) e comparou a radioterapia à terapia de consolidação com regime mieloablativo baseado em carmustina e tiotepa *versus* radioterapia de crânio total. Ambas as estratégias foram consideradas equivalentes, sem diferença no PFS em 2 anos (80%); entretanto, testes neurocognitivos mostraram prejuízo de atenção e funções executivas no grupo da radioterapia.[25] O estudo fase II PRECIS, também comparou essas estratégias de consolidação em pacientes jovens (< 60 anos), com PFS em 2 anos 63% no braço da radioterapia e 87% no braço da quimioterapia mieloablativa. Dano cognitivo também foi observado apenas no braço na radioterapia de crânio total.[26]

A consolidação não mieloablativa é baseada em agentes com mecanismos de ação diferentes do MTX, mas ainda efetivos no LPSNC. O principal protocolo consiste em Etoposídeo infusional (96 horas) e Citarabina em altas doses (EA). Uma análise retrospectiva, unicêntrica com 28 pacientes mostrou um PFS em 2 anos de 83% com EA. Esse protocolo se mostra eficaz, e tolerável em pacientes idosos, sem toxicidades a longo prazo.[27]

Ainda não há consenso sobre o melhor esquema de consolidação, devendo-se individualizar o tratamento, mas, a tendência atual é evitar a radioterapia, reservando-a às recidivas.

Radioterapia

Por muitos anos, a radioterapia do crânio total foi a mais utilizada no tratamento do LPSNC devido à natureza multifocal e infiltrativa da neoplasia associada a altas taxas de respostas observadas em mais de 90% dos pacientes, a maioria dos casos tratados com radioterapia exclusiva; no entanto, recidiva em poucos meses, com sobrevida mediana entre 12 a 18 meses e a sobrevida aos 5 anos entre 18% a 35%.

Outro aspecto importante da radioterapia neste contexto é a associação com efeitos neurotóxicos e neurocognitivos graves em longo prazo, principalmente em pacientes acima de 60 anos. A morbidade severa nesse grupo de pacientes levou ao seu abandono no tratamento inicial do LPSNC em pacientes acima de 60 anos de idade.[28]

Quimioterapia intratecal

O papel da quimioterapia intratecal no tratamento do LPSNC é controverso. A análise de séries históricas sugere que a adição de quimioterapia intratecal em pacientes tratados com metotrexato em altas doses não melhora as taxas de sobrevida. Esta terapêutica deve ser reservada para os pacientes com envolvimento leptomeníngeo e resposta insuficiente ao MTX em altas doses, ou que não conseguem receber dose acima de 3 g/m^2. A via de administração deve ser preferencialmente por um reservatório de Ommaya.[8]

Papel do Rituximab

Diversos estudos retrospectivos ou prospectivos não randomizados sugerem um provável benefício do Rituximab associado à poliquimioterapia que contenha MTX em altas doses, apesar deste anticorpo monoclonal anti-CD20 apresentar baixa penetração no sistema nervoso central. A ausência de um braço controle nesses estudos supracitados dificulta a interpretação dos resultados. O estudo fase II IELSG-32 foi o primeiro a avaliar Rituximab em um ensaio clínico randomizado, o qual mostrou benefício de sobrevida livre de progressão e sobrevida global na adição de Rituximab a à citarabina e MTX, e melhor desfecho ainda com a adição de Tiotepa.[12] No entanto, o estudo fase III HOVON 105/ ALLG NHL 24, que comparou MTX em altas doses, carmustina, teniposideo e prednisona associado ou não a Rituximab, não demonstrou diferença significativa de desfecho de sobrevida entre os dois braços.[29]

Ainda são necessários mais estudos randomizados para definir o real papel deste anticorpo monoclonal no LPSNC. No momento os guidelines da ASCO e NCCN recomendam a sua utilização associada à poliquimioterapia.[30]

Doença recidivada/refratária

Cerca de 50% dos pacientes com LPSNC, até mesmo aqueles com resposta completa inicial, apresentarão recidiva da doença, com prognóstico desfavorável e sobrevida mediana em torno de 4 a 5 meses. O tratamento deve ser individualizado, conforme o tempo da recidiva e terapias prévias.

Reexposição a altas doses de metotrexato, de forma isolada ou em combinação com rituximabe, pode ser eficaz em pacientes que inicialmente atingiram resposta completa com esta droga. Outros protocolos incluem drogas como temozolamida (isolada ou com rituximabe), topotecano, citarabina em altas doses e cisplatina.[31]

Pacientes que não receberam radioterapia no tratamento inicial podem responder a essa modalidade em recidiva ou doença refratária. A chance de resposta objetiva é de aproximadamente 75%, e aqueles com resposta completa podem ter sobrevida mediana acima de dois anos.[32]

Quimioterapia em altas doses com resgate de células-tronco hematopoiéticas também pode ser usada no contexto de recidiva/refratariedade, com alguns estudos fase 2 que mostram desfechos favoráveis.[33] Para pacientes já submetidos a esta modalidade terapêutica como consolidação, o retratamento pode ser considerado, caso tenha havido resposta prévia e a recidiva ocorra após, no mínimo, 1 ano.[33]

Novas drogas alvo são os principais agentes em foco no tratamento do LPSNC recidivado/refratário, dado seu prognóstico ruim com a quimioterapia padrão, além da biologia peculiar dessa neoplasia. Dados da literatura sugerem que mutações da via BCR e BTK (*Bruton Tyrosine Kinase*) tenham relevância nesse subtipo de linfoma. Ibrutinibe, um inibidor BTK de primeira geração mostrou respostas expressivas em LPSNC, tanto em monoterapia como em combinação com quimioterapia.[30]

Drogas imunomoduladoras, como lenalidomida e pomalidomida também são alvo de investigação nestas neoplasias, pois mostram respostas promissoras.

Outro alvo possível é a imunoterapia, já que os LPSNC mostraram maior expressão de PD-L1 e PD-L2. Já existem alguns relatos de pacientes que utilizaram pembrolizumabe ou nivolumabe com bons resultados, mas os estudos clínicos ainda estão em andamento.

As CAR-T cells (*Chimeric antigen receptor T-cell*) já foram aprovadas em alguns países para o tratamento do linfoma difuso de grandes células B recidivado/refratário, com ótimos resultados, mas ainda não existem dados para essa terapia voltada especificamente para LPSNC.[30]

Quando se trata de pacientes com doença recidivada/refratária, é válido ressaltar que uma abordagem que sempre deve ser discutida, dado o prognóstico ruim e deterioração clínica/neurológica rápida desses indivíduos, é a de cuidados paliativos exclusivos.

Seguimento

Pacientes que entram em remissão devem ser seguidos com ressonância magnética de crânio a cada dois meses nos primeiros dois anos, e após, a cada seis meses até completar cinco anos, e depois, anualmente por tempo indefinido. Aqueles que apresentavam acometimento meníngeo também devem ser avaliados com imagem de coluna e coleta de liquor.

TOXICIDADE NEUROLÓGICA TARDIA

Os efeitos colaterais da radioterapia na esfera neurológica são bem conhecidos no tratamento do LPSNC. Eles ocorrem principalmente em pacientes acima de 60 anos de idade e naqueles com doença vascular de base. A apresentação tipicamente começa com demência subcortical, marcha atáxica e incontinência esfincteriana. Pacientes menos acometidos revelam alterações de atenção, memória e lentidão de movimentos. A ressonância nuclear magnética mostra anormalidades em substância branca paraventricular, atrofia cortical e alargamentos dos ventrículos cerebrais. Do ponto de vista anatomopatológico, observam-se desmielinização, perda neuronal e gliose. Aterosclerose vascular, também foi observada, o que sugere a participação de injúria vascular e isquemia tecidual nos mecanismos da neurotoxicidade.

Não existe tratamento eficaz para esses efeitos neurotóxicos, e estudos recentes avaliam a possibilidade de diminuir a sua ocorrência ao eliminar, postergar ou reduzir as doses de radioterapia cerebral, principalmente nos grupos de maior risco.[34]

REFERÊNCIAS

1. Swerdlow SH, Campo E, Harris NL et al. WHO classification of Tumours of haematopoietic and lymphoid tissues. IARC: Lyon; 2008.
2. Lutz J-M, Coleman MP. Trends in primary cerebral Lymphoma. Br J Cancer. 1994;70:716-8.
3. Norden AD, Drappatz J, Wen PY, Claus EB. Survival among patients with primary central nervous system lymphoma, 1973-2004. J Neurooncol. 2010.
4. Buell JF, Gross TG, Hanaway MJ et al. Posttransplant lymphoproliferative disorder: significance of central nervous system involvement. Transplant Proc. 2005;37:954-955.

5. Bataille B, Delwail V, Menet E et al. Primary intracerebral malignant lymphoma: report of 248 cases. J Neurosurg. 2000;92:261-6.

6. Citterio G, Reni M, Gatta G et al. Primary central nervous system lymphoma. Crit Rev Oncol Hematol. 2017;113:97-110.

7. Kluin PM, Deckert M, Ferry JA. Primary diffuse large B-cell lymphoma of the CNS. In WHO Classification of Tumours of Haematopoietic and Lymphoid Tissues (ed. 4). Lyon, France: International Agency for Research on Cancer. 2017;300-302.

8. Hoang-Xuan K, Bessell E, Bromberg J et al. European Association for Neuro-Oncology Task Force on Primary CNS Lymphoma. Diagnosis and treatment of primary CNS lymphoma in immunocompetent patients: guidelines from the European Association for Neuro-Oncology. Lancet Oncol. 2015;16:e322-332.

9. Mohile NA, Deangelis LM, Abrey LE. The utility of body FDG PET in staging primary central nervous system lymphoma. Neuro Oncol. 2008;10:223-228.

10. National Comprehensive Cancer Network. (2020). Central Nervous System Cancers (version 2.2020). http://www.nccn.org/professionals/physician_gls/pdf/cns.pdf.

11. Mathew BS, Carson KA, Grossman SA. Initial response to glucocorticoids: a potentially important prognostic factor in patients with primary CNS lymphoma. Cancer. 2006;106:383-7.

12. Ferreri AJ, Reni M, Foppoli M et al. International Extranodal Lymphoma Study Group (IELSG). High-dose cytarabine plus high-dose methotrexate versus high-dose methotrexate alone in patients with primary CNS lymphoma: a randomised phase 2 trial. Lancet. 2009;374:1512-1520.

13. Ferreri AJ, Cwynarski K, Pulczynski E et al. International Extranodal Lymphoma Study Group (IELSG). Chemoimmunotherapy with methotrexate, cytarabine, thiotepa, and rituximab (MATRix regimen) in patients with primary CNS lymphoma: results of the first randomization of the International Extranodal Lymphoma Study Group 32 (IELSG32) phase 2 trial. Lancet Haematol. 2016;3:e217-227.

14. Morris PG, Correa DD, Yahalom J et al. Rituximab, methotrexate, procarbazine, and vincristine followed by consolidation reduced-dose whole-brain radiotherapy and cytarabine in newly diagnosed primary CNS lymphoma: final results and long-term outcome. J Clin Oncol. 2013;31:3971-3979.

15. Omuro A, Correa DD, DeAngelis LM et al. R-MPV followed by high-dose chemotherapy with TBC and autologous stem-cell transplant for newly diagnosed primary CNS lymphoma. Blood. 2015;125:1403-1410.

16. Rubenstein JL, Hsi ED, Johnson JL et al. Intensive chemotherapy and immunotherapy in patients with newly diagnosed primary CNS lymphoma: CALGB 50202 (Alliance 50202). J Clin Oncol. 2013;31:3061-3068.

17. Glass J, Won M, Schultz CJ et al. Phase I and II study of induction chemotherapy with methotrexate, rituximab, and temozolomide, followed by whole-brain radiotherapy and postirradiation temozolomide for primary CNS lymphoma: NRG oncology RTOG 0227. J Clin Oncol. 2016;34:1620-1625.

18. Kasenda B, Ferreri AJ, Marturano E et al. First-line treatment and outcome of elderly patients with primary central nervous system lymphoma (PCNSL): a systematic review and individual patient data meta-analysis. AnnOncol. 2015;26:1305-1313.

19. Illerhaus G, Marks R et al. High-dose methotrexate combined with procarbazine and CCNU for primary CNS lymphoma in the elderly: results of aprospective pilot and phase II study. Ann Oncol. 2009;20:319-325.

20. Fritsch K, Kasenda B, Schorb E et al. High-dose methotrexate-based immuno-chemotherapy for elderly primary CNS lymphoma patients (PRIMAIN study). Leukemia. 2017;31:846-852.

21. Omuro A, Chinot O, Taillandier L et al. Methotrexate and temozolomide versus methotrexate, procarbazine, vincristine, and cytarabine for primary CNS lymphoma in an elderly population: an intergroup ANOCEF-GOELAMS randomised phase 2 trial. Lancet Haematol. 2015;2:e251-259.

22. Pulczynski EJ, Kuittinen O, Erlanson M et al. Successful change of treatment strategy in elderly patients with primary central nervous system lymphoma by de escalating induction and introducing temozolomide maintenance: results from a phase II study by the Nordic Lymphoma Group. Haematologica. 2015;100:534-540.

23. Birnbaum T, Stadler EA, von Baumgarten L et al. Rituximab significantly improves complete response rate in patients with primary CNS lymphoma. J Neurooncol. 2012;109:285-291.

24. Kurzwelly D, Glas M, Roth P et al. Primary CNS lymphoma in the elderly: temozolomide therapy and MGMT status. J Neurooncol. 2010;97:389-392.

25. Ferreri AJM, Cwynarski K, Pulczynski E et al. International Extranodal Lymphoma Study Group (IELSG). Whole-brain radiotherapy or autologous stem-cell transplantation as consolidation strategies after high-dose methotrexate-based chemoimmunotherapy in patients with primary CNS lymphoma: results of the second randomisation of the International Extranodal Lymphoma Study Group-32 phase 2 trial. Lancet Haematol. 2017;4:e510-523.

26. Houillier C, Taillandier L, Dureau S et al. Radiotherapy or autologous stem-cell transplantation for primary CNS lymphoma in patients 60 years of age and

younger: results of the intergroup ANOCEF-GOELAMS Randomized Phase II PRECIS Study. J Clin Oncol. 2019;37(10):10,823-833.

27. Birsen R, Willems L, Pallud J, et al. Efficacy and safety of high-dose etoposide cytarabine as consolidation following rituximab methotrexate temozolomide induction in newly diagnosed primary central nervous system lymphoma in immunocompetent patients. Haematologica. 2018;103:e296-299.

28. Nelson DF, Martz KL, Bonner H et al. Non-Hodgkin's lymphoma of the brain: can high dose, large volume radiation therapy improve survival? Report on a prospective trial by the Radiation Therapy Oncology Group (RTOG): RTOG 8315. Int J Radiat Oncol Biol Phys. 1992;23:9-17.

29. Bromberg J, Issa S, Bukanina K et al. Effect of rituximab in primary central nervous system lymphoma – results of the Randomized Phase III HOVON 105/ALLG NHL 24 Study. Am Soc Hematol Annual Meet Atlanta. 2017;130(Suppl1):582.

30. Ferreri AJM, Holdhoff M, Nayak L, Rubenstein J. Evolving treatments for primary central nervous system lymphoma. Am Soc Clin Oncol Educ Book. 2019;39:454-466.

31. Plotkin SR, Betensky RA, Hochberg FH et al. Treatment of relapsed central nervous system lymphoma with high-dose methotrexate. Clin Cancer Res. 2004;10:5643-5646.

32. Batchelor T, Carson K, O'Neill A et al. Treatment of primary CNS lymphoma with methotrexate and deferred radiation therapy: a report of NABTT 96-07. J Clin Oncol. 2003;21:1044-9.

33. Kasenda B, Ihorst G, Schroers R et al. High-dose chemotherapy with autologous haematopoietic stem cell support for relapsed or refractory primary CNS lymphoma: a prospective multicentre trial by the German Cooperative PCNSL study group. Leukemia. 2017;31:2623-2629.

34. Correa DD, Rocco-Donovan M, DeAngelis LM et al. Prospective cognitive follow-up in primary CNS lymphoma treated with chemotherapy and reduced-dose radiotherapy. J Neurooncol. 2009;91:315-21.

171

Leucemia Mieloide Crônica

Lais Guimarães
Cristiane Almeida Requião de Pinna
Maria da Glória Bonfim Arruda

DESTAQUES

- A LMC é caracterizada pela presença do cromossomo Philadelphia (Ph), resultante da translocação entre os cromossomos 9 e 22, t (9;22) (q34; q11.2), formando o oncogene BCR-ABL.
- Existem três fases distintas da leucemia mieloide crônica: a fase crônica, a fase acelerada e a crise blástica. A distinção entre as fases se baseia em fatores tais como níveis de blastos, basófilos e plaquetas.
- O imatinibe constitui a opção terapêutica inicial de escolha para a maioria dos pacientes considerando sua eficácia, perfil de segurança e custo.
- Outros inibidores de tirosina quinase (ITK) estão hoje disponíveis para linhas subsequentes. O transplante de medula óssea está restrito aos raros pacientes com fases avançadas da doença e pacientes refratários aos inúmeros ITK.

INTRODUÇÃO E FISIOPATOGENIA

Leucemia mieloide crônica (LMC) é uma neoplasia mieloproliferativa rara, com incidência de 1 a 2 casos por 100 mil adultos, constituindo 15% das leucemias.[1] Não existem evidências de predisposição genética, e o único fator ambiental conhecido é a irradiação ionizante.[2]

A LMC é caracterizada pela presença do cromossomo Philadelphia (Ph), resultante da translocação entre os cromossomos 9 e 22, t (9;22) (q34; q11.2), com a fusão do gene Abelson (ABL1) no 9 com o *breakpoint cluster region* (BCR) no 22. É formado o oncogene BCR-ABL1 no cromossomo 22 que expressa a oncoproteína Bcr-Abl1 com atividade de tirosina-quinase Abl1 constitutiva e aberrante, principal via da patogênese.[3] As sequências do BCR são fusionadas ao exon a2 do gene ABL e, na quase totalidade dos pacientes, os pontos de quebra no BCR ocorrem no M-bcr, com formação de transcritos e13a2 e e14a2, resultando em uma proteína de 210-kd. Fusões mais raras têm sido relatadas na LMC.[3] Os principais mecanismos de oncogênese mediada pelo BCR-ABL incluem alterações na adesão às células do estroma e matriz celular, ativação constitutiva nas vias de sinalização de proliferação celular, inibição de apoptose e estímulo à degradação de proteínas inibidoras de Abl.³ Pessoas saudáveis podem ter transcritos BCR-ABL detectados em baixas quantidades, mas apenas uma minoria delas desenvolve LMC. Na fase crônica (FC) da LMC, existe acúmulo de células mieloides com alta capacidade proliferativa e diferenciação mantida. A evolução natural da doença é de proliferação descontrolada, perda de diferenciação e resultante crise blástica (CB), decorrente de instabilidade genética adicional e aquisição de mutações de alguma forma causadas pela atividade BCR-ABL.⁴

APRESENTAÇÃO CLÍNICA E EVOLUÇÃO

A LMC se apresenta em FC em cerca de 95% dos casos. O quadro clínico é geralmente insidioso. Nos Estados Unidos e na Europa, metade dos casos é assintomática. Alguns apresentam fadiga, perda de peso, sintomas associados à esplenomegalia. Tromboses, sangramentos, artrite gotosa, dores ósseas, hemorragia retiniana e priapismo são menos frequentes. Sintomas de leucostase são raros. A LMC sem tratamento evolui inexoravelmente para uma CB, após 3 a 5 anos, comumente precedida pela fase acelerada (FA) que pode se apresentar com esplenomegalia progressiva, hepatomegalia e piora da anemia. A CB se apresenta com sangramentos, infecções e anemia. Em 60% dos casos, é da linhagem mieloide; 30%, linfoide e em 10%, megacarioblástica ou indiferenciada.⁵,⁶ As definições das fases da LMC estão no Tabela 171.1. A FC não preenche critérios para FA ou CB.⁶

Tabela 171.1. Definições de fase acelerada ou crise blástica

Fase acelerada	OMS	ELN
Blastos em SP ou MO	10% a 19%	15% a 29%, ou blastos mais promielócitos em SP ou MO > 30% com blastos < 30%
Basófilos em SP ou MO	≥ 20%	≥ 20%
Plaquetas	< 100 mil não atribuídas ao tratamento ou > 1 milhão não controladas pelo tratamento	< 100 mil não atribuídas ao tratamento
Anormalidades cromossômicas adicionais	Ocorridas durante o tratamento	Ocorridas durante o tratamento
Leucometria e tamanho do baço	Crescente ou não controlada pelo tratamento	

Crise blástica	OMS	ELN
Blastos em SP ou MO	↘ 20%	↘ 30%
Proliferação blástica	Extramedular, excluindo baço	Extramedular, excluindo baço
Grandes focos de blastos	MO ou baço	

ELN: European LeukemiaNet; MO: medula óssea; OMS: Organização Mundial da Saúde; SP: sangue periférico.
Fonte: Adaptada de Lancet, 2015.

ESTRATIFICAÇÃO DE RISCO

Os escores de risco usam dados clínicos e laboratoriais do diagnóstico para estratificar pacientes com LMC-FC. O Sokal e Hasford foram desenvolvidos em pacientes tratados com quimioterapia e interferon alfa, respectivamente, ainda são amplamente usados na era dos inibidores de tirosinaquinase (ITK) e classificam os pacientes em baixo, intermediário e alto risco.⁷,⁸ O EUTOS foi desenvolvido em pacientes tratados com imatinibe.⁹ Recentemente, foi elaborado o EUTOS *Long-Term Survival* (ELTS) que distingue três grupos de risco com diferentes probabilidades de morte por LMC, com sobrevidas estimadas em 48 meses de 98%, 94,3% e 86,8% nos pacientes com risco baixo, intermediário e alto, respectivamente. Utiliza os mesmos parâmetros do Sokal, porém com um peso menor para a idade.¹⁰ Uma comparação entre os escores concluiu que o ELTS é superior aos demais e identifica melhor pacientes de alto risco.¹¹ O *European LeukemiaNet* (ELN) 2020 recomenda uso do ELTS <https://www.leukemia-net.org/content/leukemias/cml/elts_score/index_eng.html>.

Anormalidade citogenética adicional em células Ph+(ACA/Ph+) é denominada "evolução clonal". ACA/Ph+ de alto risco define falha ao ITK e inclui +8, duplo Ph, i(17q), +19, −7/7q-, rearranjos no 11q23, 3q26.2, além do cariótipo complexo. A trissomia do 8 como anormalidade isolada associada ao Ph mostrou prognóstico intermediário. ACA/Ph+ prediz resposta desfavorável ao ITK e maior risco de progressão.[12] O ELN 2020 recomenda que pacientes com ACA/Ph+ de alto risco sejam classificados e tratados como alto risco.[13] Alteração citogenética clonal em célula Ph negativa (ACC/Ph-) foi observada em 10% dos casos de LMC-FC. Cariótipo complexo e −7 tiveram impacto prognóstico negativo, enquanto +8, como alteração isolada, teve prognóstico similar à ausência de ACC/Ph-. Alguns pacientes com −7 progrediram para síndrome mielodisplásica e leucemia mieloide aguda.[14] Fibrose medular constitui um fator prognóstico desfavorável na LMC[15,16] e fator de risco para mielotoxicidade ao ITK.[16]

Diagnóstico e avaliação inicial

O diagnóstico da LMC consiste na identificação do Ph por cariótipo por bandeamento (CBA) ou do transcrito BCR-ABL1 pelo teste de reação da cadeia de polimerase (PCR, na sigla do inglês *polymerase chain reaction*) ou a hibridização in *situ* fluorescente (FISH, na sigla do inglês *fluorescence in situ hybridization*) em paciente com doença mieloproliferativa crônica.[6]

O exame físico deve avaliar o tamanho do baço e do fígado. Exames devem incluir: hemograma; mielograma; CBA; biópsia de medula óssea, se aspirado seco; teste PCR qualitativo para detecção e identificação do transcrito BCR-ABL1; FISH para BCR-ABL, nos casos Ph-negativos; imunofenotipagem de medula óssea na FA e CB. No seguimento, incluir perfil bioquímico e sorologia para hepatite B, além do eletrocardiograma.[13]

Definições de resposta e monitoramento molecular

Resposta hematológica completa (RHC) é definida por leucometria < 10⁹/L, ausência de granulócitos imaturos, basófilos < 5%, plaquetas < 450×10⁹/L, e baço não palpável. Resposta citogenética completa (RCC) é estabelecida na ausência de metáfases Ph+ por CBA ou BCR-ABL < 1% por FISH na análise ≥ 200 células. Resposta citogenética parcial, menor, mínima e ausente correspondem à presença de Ph+ em 1% a 35%, 36% a 65%, 66% a 95% e > 95% das metáfases por CBA, respectivamente. Resposta citogenética maior (RCM) abrange a reposta citogenética parcial e completa.[17] Resposta molecular (RM) deve ser definida de acordo com a escala internacional (EI) como uma razão entre os transcritos BCR-ABL1 e o transcrito controle ABL1 ou outros internacionalmente aceitos. Essa razão deve ser expressa em porcentagem do BCR-ABL1 em uma escala logarítmica, onde 1%; 0,1%; 0,01%; 0,0032% e 0,001% correspondem à redução de 2; 3; 4; 4,5 e 5 logs, respectivamente, abaixo do valor de referência usado no estudo IRIS. Níveis de BCR-ABLEI < 1% equivalem à RCC, BCR-ABLEI < 0,1% é definido como resposta molecular maior (RMM) ou RM3. Níveis de transcrito BCR-ABL1 < 0,01% ou doença indetectável com cDNA controle com > 10 mil cópias ABL1 é definido como RM4; e se o nível de transcritos < 0,0032% ou doença indetectável com cDNA controle com > 32 mil transcritos ABL1 ou RM4,5; sendo essas duas definidas como "resposta molecular profunda" (RMP). Hemograma deve ser feito a cada 2 semanas até RHC e/ou para monitorar toxicidade.[13] PCR quantitativo (PCRq) para BCR-ABLEI é necessário a cada 3 meses até atingir RMM e, depois, a cada 3 a 6 meses para detecção de falha terapêutica.[18] Caso o objetivo seja identificar pacientes elegíveis para descontinuidade de tratamento, o PCR deve ser feito a cada 3 meses. Avaliação molecular adicional é requerida se a cinética da resposta não estiver bem definida, ou se houver interrupções ou reduções de dose por intolerância ou toxicidade. CBA deve ser feito com 3 meses do início do ITK e repetido a cada 6 meses até negativação do Ph e, depois, anualmente em pacientes com translocações ou transcritos BCR-ABL atípicos ou raros não detectáveis com o PCRq. Adicionalmente, CBA deve ser realizado nos pacientes com resistência ao tratamento para excluir ACA/Ph+ e para avaliar progressão para FA ou CB. FISH pode ser realizada para monitoramento de transcritos atípicos.[13] As respostas aos ITK são classificadas como ótimas, falhas ou alertas, indicando continuidade, mudança de tratamento ou monitoramento mais rigoroso, respectivamente (Tabela 171.2). Na faixa de alerta, o tratamento pode ser mantido ou modificado após cuidadosa avaliação, considerando características dos pacientes, tolerância, comorbidades. Essas definições são válidas para uso de ITK nas 1ª e 2ª linhas. Não existe, até o momento, padronização de resposta a partir da 3ª linha.[13] Em pacientes elegíveis ao transplante de medula óssea (TMO) alogênico, o HLA do paciente e potenciais doadores devem ser feitos, ao diagnóstico, se escores prognósticos de alto risco ou ACA/Ph+ de alto risco, e na falha ao tratamento com ITK.[18]

Tabela 171.2. Alvos para tratamento de LMC com base no BCR-ABL^{EI} ELN 2020

	Ótima	Alerta	Falha
Basal	NA	ACA e ELTS de alto risco	NA
3 meses	≤ 10%	> 10%	> 10%, confirmado 1 a 3 meses
6 meses	≤ 1%	> 1% a 10%	> 10%
12 meses	≤ 0,1%	> 0,1% a 1%	> 1%
A qualquer tempo	≤ 0,1%	> 0,1% a 1% Perda de ≤ 0,1% (RMM)^a	> 1%, mutações resistentes, ACA de alto risco

Para pacientes com objetivo de RLT, a resposta ótima (a qualquer tempo) é BCR-ABL ≤ 0,01%(RM^4). A mudança do tratamento pode ser considerada se RMM não for alcançada em 36 a 48 meses.
NA: não aplicável; ACA: anormalidades cromossômicas adicionais em células Ph+; RLT: remissão livre de tratamento; EUTOS ELTS: long term survival score; RLT: remissão livre de tratamento; a perda de RMM (BCR-ABL > 0,1%) indicando falha após RLT.
Fonte: Desenvolvida pela autoria.

SIGNIFICADO DE RESPOSTA CITOGENÉTICA E MOLECULAR

RCC em 12 meses é um fator prognóstico importante associado à sobrevida global (SG) em diversas séries de pacientes com LMC-FC tratados com ITK.[19,20] RMM em 18 meses é preditora de sobrevida livre de eventos (SLE) na LMC-FC tratada com imatinibe.[21] Resposta molecular precoce (BCR-ABLEI < 10% em 3 meses) indica melhor sobrevida livre de progressão (SLP) e SG.[22-24] Em pacientes tratados com imatinibe com BCR-ABLEI > 10% em 3 meses, a redução de transcritos para metade do basal em < 76 dias identifica um grupo com SG, SLP e taxa de RM4,5 significativamente melhores.[24] RMM em 3 meses é forte preditor para RMP estável mantida por 2 anos, pré-requisito para descontinuação de tratamento.[25] RM4,5 prediz SG a longo prazo.[26]

TRATAMENTO DA LMC-FC

No Brasil, dispomos de 3 ITK aprovados para 1ª linha de LMC-FC: imatinibe (1ª geração), dasatinibe e nilotinibe (2ª geração) que atuam via inibição competitiva do sítio de ligação do ATP na oncoproteína Abl, inibindo a fosforilação de proteínas de sinais de transdução.[27] O estudo pivotal IRIS demonstrou a superioridade do imatinibe *versus* interferon alfa e citarabina na LMC-FC e representa um marco no tratamento da LMC.[28] A eficácia terapêutica dos ITK na terapia de LMC-FC é comprovada por estudos randomizados fase 3. Nesse cenário, a dose recomendada de imatinibe é de 400 mg/dia; dasatinibe 100 mg/dia e nilotinibe 300 mg duas vezes/dia.[28-32] Uma coorte de pacientes tratados com dasatinibe 50 mg/dia obteve resultados comparáveis aos com dasatinibe 100 mg/dia, com menor toxicidade[33] e o ELN 2020 considera 50 mg/dia como uma opção de dose na 1ª linha de LMC-FC.[13] O seguimento de 8 anos com uso do imatinibe mostrou uma SLE de 81%, SLP para FA ou CB de 92%, SG de 85%. A SG sobe para 93% quando apenas mortes associadas à LMC são consideradas,[29] com um excelente perfil de segurança a longo prazo.[30] Os ITK de 2ª geração (ITK2G) dasatinibe e nilotinibe foram comparados com o imatinibe no tratamento da LMC-FC nos estudos DASISION e ENESTnd, respectivamente. Seguimento prolongado mostrou que os ITK são altamente eficazes em pacientes com LMC-FC recém diagnosticados, com sobrevida a longo prazo semelhante à da população em geral. Os ITK2G induzem respostas mais rápidas e mais profundas e com uma menor taxa de progressão para FA e CB. Não há diferenças de SG com o imatinibe *versus* ITK2G, possivelmente pela alta eficácia de resgate com esses fármacos.[31,32,34]

Para escolha do ITK na terapia de 1ª linha de LMC-FC, idade, escore de risco, perfil de toxicidade do ITK, comorbidades, custos e expectativas do paciente devem ser considerados. Pacientes em uso de dasatinibe podem desenvolver derrame pleural[31,35] ou, mais raramente, hipertensão arterial pulmonar,[37] portanto pacientes com alterações pleuropulmonares devem evitar o uso de dasatinbe.[6,13,17,34,35] Pacientes tratados com nilotinibe têm risco aumentado de complicações arteriais e metabólicas,[32] assim aqueles com fatores de risco para doença cardiovascular devem evitar esse ITK.[6,13,17,34,35] O imatinibe constitui a opção terapêutica de escolha para a maioria dos pacientes considerando sua eficácia, perfil de segurança e custo.[6,17] Entretanto, em pacientes com expectativa de descontinuação de tratamento para uma possível remissão livre de tratamento (RLT) como jovens, em especial mulheres com desejo de gravidez, o uso de ITK2G deve ser considerado.[6,13,17,35] A chance de obter RMP é maior e mais precoce com os

ITK2G do que com o imatinibe[31,32] e esta constitui um dos pré-requisitos para a tentativa de descontinuação. Pacientes com escores Sokal/Hasford de risco alto ou intermediário também devem ser considerados para tratamento inicial com ITK2G[6,13,17,34,35] diante do menor risco de progressão para FA e CB comparado aos tratados com imatinibe.[31,32]

Apesar dos excelentes resultados do tratamento de LMC-FC com imatinibe, cerca de metade dos pacientes necessitará de uma mudança de tratamento em virtude de resistência ou de intolerância (R/I).[30] Antes de um paciente ser classificado como resistente, devem-se avaliar a aderência ao tratamento e as interações medicamentosas.[6,13,17,34] Os ITK2G foram inicialmente testados em pacientes com LMC-FC sem resposta adequada ao imatinibe, com bons resultados, sendo indicados nesse contexto.[38,39] Os diferentes ITK2G parecem ter eficácias semelhantes. A dose recomendada do dasatinibe é 100 mg/dia no paciente com LMC-FC I/R ao imatinibe;[12,27] a dose de nilotinibe a partir da 2ª linha é de 400 mg a cada 12 horas.[13,38] Em pacientes com falha a um ITK deve ser feita a pesquisa de mutação no domínio Abl, que é o mecanismo de resistência em cerca de 20% das LMC-FC, e a seleção do inibidor deve respeitar seu perfil de sensibilidade.[6,13,17,34,40] Quando as mutações F317L/V/I/C, T315A estão presentes, nilotinibe ou ponatinibe são as opções recomendadas. A mutação V299L é sensível ao nilotinibe ou ponatinibe e as mutações Y253H, E255V/K, F359V/I/C são sensíveis ao dasatinibe e ponatinibe.[13,41] O ponatinibe é um ITK de 3ªgeração (ITK3G) e o único sensível à mutação T315I e deve ser considerado o agente de escolha nessa situação, apesar da sua significativa associação com eventos vasculares sérios. A decisão quanto ao uso deste deve considerar risco-benefício.[6]

Cerca de metade dos pacientes tratados com dasatinibe ou nilotinibe na 2ª linha apresentam intolerância ou falha ao tratamento.[42,43] Uma análise comparativa de tratamento de 3ª linha com ITK na LMC-FC mostrou que o uso sequencial de ITK2G é de valor limitado para a maioria dos pacientes com falha a pelo menos um ITK2G, com probabilidade de RCC de apenas 22% a 26% versus 60% com o uso do ponatinibe.[44] Em pacientes com resistência a um ITK2G, sem mutações específicas, o ponatinibe é preferencial à alternância de um ITK2G, exceto se o risco cardiovascular contraindique o seu uso. Em candidatos ao TMO alogênico, essa terapia deve ser considerada.[6,13,45] O estudo PACE avaliou o uso de ponatinibe na dose inicial de 45 mg/dia em pacientes com LMC-FC I/R ao dasatinibe/nilotinibe ou com mutação T315I. RCM, RMM e RM4.5 foram 60%, 40% e 24%, respectivamente, com probabilidade de 82% de manutenção da RCM em 5 anos. Houve significativa incidência de eventos arteriais oclusivos, sobretudo em pacientes com doença arterial prévia ou com fatores de risco. A partir do 2º ano do tratamento, reduções de dose foram implementadas e 90% dos pacientes com LMC-FC mantiveram sua RCM e RMM em uma mediana de 40 meses da redução de dose. A incidência de novos eventos foi reduzida de forma significativa entre os 1º e 5º anos.[45] O ensaio OPTIC, em andamento, randomizou pacientes com LMC-FC R/I a 2 ou mais ITK ou com mutação T315I em três doses de ponatinibe (45 mg, 30 mg e 15 mg) com posologia reduzida para 15 mg nos grupos com 30 mg e 45 mg, quando BCR-ABLEI ≤ 1% ou se toxicidade. A análise interina, com mediana de exposição ao ITK de 1 ano, mostrou uma maior taxa de BCR-ABLEI ≤ 1% na dose inicial de 45 mg e que foi mantida com redução da dose para 15 mg/dia. Um seguimento a longo prazo deve definir melhor o risco/benefício do ponatinibe e estabelecer um novo padrão de posologia.[46] Uma análise indireta e retrospectiva comparou a SG de pacientes com LMC e mutação T315I tratados com ponatinibe no PACE com a SG de transplantados do registro *European Group for Blood and Marrow Transplantation*. Na LMC-FC, a SG em 48 meses foi significativamente superior para os tratados com ponatinibe; na LMC-FA, a SG foi semelhante à dos transplantados e, na CB, os melhores resultados obtidos foram com o transplante. Esses dados sugerem que ponatinibe isolado seja uma alternativa para o TMO alogênico em pacientes com LMC-FC com T315I.[47] O asciminibe pertence a uma nova classe de ITK que inibe alostericamente a atividade de tirosina quinase da oncoproteína Bcr-Abl pela sua ligação ao sítio miristoil, deixando-a em estado conformacional inativo. A inibição não é no sítio de ligação do ATP como acontece com os ITK clássicos. Estudo fase I mostrou resultados promissores em uma população com várias linhas prévias de tratamento.[48]

Remissão livre de tratamento

Com o sucesso da terapia com ITK, a prevalência da LMC aumentou[10] e os custos com um tratamento por tempo indefinido devem ser considerados.¹³ Além disso, para alguns pacientes, a terapia a longo prazo pode comprometer a qualidade de vida por uma intolerância crônica, além do risco de toxicidades tardias graves como pleuropulmonares com o dasatinibe e vasculares com o nilotinibe.[31,32] Estudos recentes demonstraram que entre 40% e 60% dos pacientes com LMC com RMP sustentada por mínimo de 2 anos podem manter uma remissão livre de tratamento prolongada após tentativa de descontinuação de terapia. Além disso, a quase totalidade dos que não obtiveram sucesso na descontinuação readquiriu sua remissão com a pronta reinstituição da terapia após perda de resposta molecular.[49,50] Vários *guidelines* trazem recomendações para uma tentativa segura de descontinuação. Os critérios de elegibilidade do ELN incluem: RMP sustentada por pelo menos 2 anos; mínimo de 5 anos de terapia com imatinibe ou 4 anos, com ITK2G; transcritos típicos; fase crônica; terapia de 1ª ou 2ª linhas, se troca por intolerância; ausência de falha terapêutica prévia; desejo do paciente para descontinuação; disponibilidade de PCR de elevada qualidade e com resultado rápido; concordância do paciente para monitoração frequente. A maioria das recidivas moleculares acontece nos primeiros 6 meses e PCR mensais são requeridos nesse período. Após, monitoração a cada 2 meses entre 6 e 12 meses e trimestral, por tempo indefinido.[13]

Tratamento fase avançada

Uma série mostrou excelentes resultados com ITK como 1ª linha em pacientes com LMC diagnosticada na FA com RCC em 84% e RMM em 69% dos pacientes,[51] portanto os ITK devem ser considerados como tratamento inicial padrão nos pacientes com LMC-FA recém-diagnosticada. Na ausência de uma resposta ótima, o TMO alogênico deve ser considerado.[6,13,34,52] Pacientes que progridem para FA durante o tratamento com ITK devem ser tratados com um novo ITK de acordo com perfil mutacional e o TMO alogênico deve ser imediatamente considerado naqueles elegíveis.[6,34,51] Atualmente, progressão para fases avançadas se tornou um evento raro. A LMC-CB ainda mantém um prognóstico desfavorável, com resultados desanimadores no tratamento com ITK com uma mediana de SG < 1 ano. A CB pode ser tratada com ITK com ou sem quimioterapia. Em pacientes elegíveis, o TMO alogênico deve ser a terapia de escolha após atingir uma segunda FC, que pode ser alcançada com a associação de ITK com quimioterapia para leucemia aguda. A escolha do ITK, mais uma vez, deve considerar o perfil de mutações. A prevenção da crise blástica por meio do manejo adequado da LMC é a melhor opção.[6,13,52-54]

Transplante de medula óssea

Atualmente, a indicação para TMO alogênico no tratamento da LMC em primeira FC é restrita a pacientes R/I a múltiplos ITK e também em pacientes que mantêm citopenias graves a despeito do manejo de dose e do suporte com fatores de crescimento.[13,52] Pacientes resistentes à ITK2G usado nas 1ª ou 2ª linhas têm indicação de ponatinibe e pesquisa de doador compatível para TMO.[6,13,45] Em pacientes elegíveis, sem acesso ao ponatinibe, o TMO alogênico é indicado na falha ao ITK2G.[18] Falha ao ponatinibe em 3 meses indica alto risco de progressão e o TMO alogênico deve ser indicado precocemente no paciente elegível.[13] As mesmas considerações podem ser feitas para pacientes com mutação T315I – FC e, possivelmente, na FA.[47] A indicação do TMO em fases avançadas já foi discutida.

CONCLUSÕES

O conhecimento da fisiopatogenia permitiu o desenvolvimento da terapia-alvo com os ITK e revolucionou o tratamento da LMC.[27] Atualmente, a expectativa de vida dos pacientes em FC se aproxima daquela da população de mesmos idade e sexo, particularmente nos pacientes com RCC.[55] O monitoramento adequado é essencial no manejo da doença para que o sucesso terapêutico seja atingido.[6,13,17,34] O TMO está restrito aos raros pacientes com fases avançadas da doença e pacientes refratários aos inúmeros ITK.[52,54] Mais recentemente, foi observado que cerca de 20% dos pacientes atingem uma resposta molecular profunda e são bem-sucedidos em uma RLT.[50]

REFERÊNCIAS

1. Siegel RL, Miller KD, Jemal A. Cancer statistics 2020. CA Cancer J Clin. 2020;70(1):7-30.
2. Holmberg M. Is the primary event in radiation-induced chronic myelogenous leukemia the induction of the t(9;22) translocation? Leukemia Research. 1992;16(4):333-6.

3. Deininger MWN, Goldman JM, Melo JV. The molecular biology of chronic myeloid leukemia. Blood. 2000;96(10):3343-56.

4. Houshmand M, Simonetti G, Circosta P, Gaidano V, Cignetti A, Martinelli G, et al. Chronic myeloid leukemia stem cells. Leukemia. 2019;33(7):1543-56. Disponível em: http://dx.doi.org/10.1038/s41375-019-0490-0.

5. Apperley JF. Chronic myeloid leukaemia. Lancet. 2015;385(9976):1447-59. Disponível em: http://dx.doi.org/10.1016/S0140-6736(13)62120-0.

6. Jabbour E, Kantarjian H. Chronic myeloid leukemia: 2020 update on diagnosis, therapy and monitoring. Am J Hematol. 2020;95(6):691-709.

7. Sokal JE, Cox EB, Baccarani M, et al. Prognostic discrimination in good-risk chronic granulocytic leukemia. Blood. 1984;63(4):789-99.

8. Hasford J, Pfirrmann M, Hehlman R, et al. A new prognostic score for survival of patients with chronic myeloid leukemia treated with interferon alpha. J Natl Cancer Inst. 1998;90(11):850-8.

9. Hasford J, Baccarani M, Hoffmann V, Guilhot J, Saussele S, Rosti G, et al. Predicting complete cytogenetic response and subsequent progression-free survival in 2060 patients with CML on imatinib treatment: the EUTOS score. Blood. 2011;118(3):686-92.

10. Pfirrmann M, Baccarani M, Saussele S, Guilhot J, Cervantes F, Ossenkoppele G, et al. Prognosis of long-term survival considering disease-specific death in patients with chronic myeloid leukemia. Leukemia. Nature Publishing Group. 2016;30:48-56. Disponível em: http://dx.doi.org/10.1038/leu.2015.261.

11. Pfirrmann M, Clark RE, Prejzner W, Lauseker M, Baccarani M, Saussele S, et al. The EUTOS long-term survival (ELTS) score is superior to the Sokal score for predicting survival in chronic myeloid leukemia. Leukemia. 2020;34(8):2138-49.

12. Hehlmann R, Voskanyan A, Lauseker M, Pfirrmann M, Kalmanti L, Rinaldetti S, et al. High-risk additional chromosomal abnormalities at low blast counts herald death by CML. Leukemia. 2020;34(8):2074-86.

13. Hochhaus A, Baccarani M, Silver RT, Schiffer C, Apperley JF, Cervantes F, et al. European LeukemiaNet 2020 recommendations for treating chronic myeloid leukemia. Leukemia. 2020;34(4):966-84. Disponível em: http://dx.doi.org/10.1038/s41375-020-0776-2.

14. Issa GC, Kantarjian HM, Gonzalez GN, Borthakur G, Tang G, Wierda W, et al. Clonal chromosomal abnormalities appearing in Philadelphia chromosome-negative metaphases during CML treatment. Blood. 2017;130(19):2084-91.

15. Buesche G, Ganser A, Schlegelberger B, von Neuhoff N, Gadzicki D, Hecker H, et al. Marrow fibrosis and its relevance during imatinib treatment of chronic myeloid leukemia. Leukemia. 2007;21:2420-7.

16. Ni J, Hong J, Zhang Z, Li Q, Xia R, Zeng Q, Sun G. Marrow fibrosis is an independent predictor of hematological toxicity of tyrosine kinase inhibitors for the treatment of chronic myeloid leukemia. Leuk Lymphoma. 2020;61(5):1195-200.

17. Hochhaus A, Saussele S, Rosti G, Mahon FX, Janssen JJWM, Hjorth-Hansen H, et al. Chronic myeloid leukaemia: ESMO Clinical Practice Guidelines for diagnosis, treatment and follow-up. Ann Oncol. 2017;28(4):iv41-51. Disponível em: http://dx.doi.org/10.1093/annonc/mdx219.

18. Baccarani M, Deininger MW, Rosti G, Hochhaus A, Soverini S, Apperley JF, et al. European LeukemiaNet recommendations for the management of chronic myeloid leukemia: 2013. Blood. 2013;122(6):872-84.

19. 1Jabbour E, Kantarjian H, O'Brien S, Shan J, Quintas-Cardama A, Faderl S, et al. The achievement of an early complete cytogenetic response is a major determinant for outcome in patients with early chronic phase chronic myeloid leukemia treated with tyrosine kinase inhibitors. Blood. 2011;118(17):4541-6.

20. Oriana C, Martin H, Toby P, Chris C, Ruth G, Claudius R, et al. Complete cytogenetic response and major molecular response as surrogate outcomes for overall survival in first-line treatment of chronic myelogenous leukemia: a case study for technology appraisal on the basis of surrogate outcomes evidence. Value Heal. 2013;16(6):1081-90. Disponível em: http://dx.doi.org/10.1016/j.jval.2013.07.004.

21. Hughes TP, Hochhaus A, Branford S, Müller MC, Kaeda JS, Foroni L, et al. Long-term prognostic significance of early molecular response to imatinib in newly diagnosed chronic myeloid leukemia: an analysis from the International Randomized Study of Interferon and STI571 (IRIS). Blood. 2010;116(19):3758-65.

22. Marin D, Ibrahim AR, Lucas C, et al. Assessment of BCR ABL1 tran-script levels at 3 months is the only requirement for predicting out-come for patients with chronic myeloid leukemia treated with tyrosine kinase inhibitors. J Clin Oncol. 2012;30:232-8.

23. Hanfstein B, Müller MC, Hehlmann R, Erben P, Lauseker M, Fabarius A, et al. Early molecular and cytogenetic response is predictive for long-term progression-free and overall survival in chronic myeloid leukemia (CML). Leukemia. 2012;26(9):2096-102.

24. Branford S, Yeung DT, Parker WT, Roberts ND, Purins L, Braley JA, et al. Prognosis for patients with CML and > 10% BCR-ABL1 after 3 months of imatinib depends on the rate of BCR-ABL1 decline. Blood. 2014;124(4):511-8.

25. Branford S, Yeung DT, Ross DM, Prime JA, Field CR, Altamura HK, et al. Early molecular response and female

sex strongly predict stable undetectable BCR-ABL1, the criteria for imatinib discontinuation in patients with CML. Blood. 2013;121(19):3818-24.

26. Hehlmann R, Müller MC, Lauseker M, Hanfstein B, Fabarius A, Schreiber A, et al. Deep molecular response is reached by the majority of patients treated with imatinib, predicts survival, and is achieved more quickly by optimized high-dose imatinib: results from the randomized CML-Study IV. J Clin Oncol. 2014;32(5):415.

27. Druker J, Lydon NB. Lessons learned from the development of an Abl tyrosine kinase inhibitor for chronic myelogenous leukemia. J Clin Invest. 2000;105(1):3-7.

28. O'Brien SG, Guilhot F, Larson RA, et al. Imatinib compared with interferon and low-dose cytarabine for newly diagnosed chronic-phase chronic myeloid leukemia. The New England Journal of Medicine. 2003;348(11):994-1004.

29. Deininger M, O'Brien SG, Guilhot F, Goldman JM, Hochhaus A, Hughes TP, et al. International Randomized Study of Interferon Vs STI571 (IRIS) 8-Year follow up: sustained survival and low risk for progression or events in patients with newly diagnosed chronic myeloid leukemia in chronic phase (CML-CP) treated with imatinib. Blood. 2009;114(22):1126. Disponível em: http://www.bloodjournal.org/content/114/22/1126.abstract.

30. Hochhaus A, Larson RA, Guilhot F, Radich JP, Branford S, Hughes TP, et al. Long-term outcomes of imatinib treatment for chronic myeloid leukemia. N Engl J Med. 2017;376(10):917-27.

31. Cortes JE, Saglio G, Kantarjian HM, Baccarani M, Mayer J, Boqué C, et al. Final 5-year study results of DASISION: the dasatinib versus imatinib study in treatment-Naïve chronic myeloid leukemia patient's trial. J Clin Oncol. 2016;34(20):2333-40.

32. Hochhaus A, Saglio G, Hughes TP, Larson RA, Kim DW, Issaragrisil S, et al. Long-term benefits and risks of frontline nilotinib vs imatinib for chronic myeloid leukemia in chronic phase: 5-year update of the randomized ENESTnd trial. Leukemia. 2016;30(5):1044-54.

33. Naqvi K, Jabbour E, Skinner J, Anderson K, Dellasala S, Yilmaz M, et al. Long-term follow-up of lower dose dasatinib (50 mg daily) as frontline therapy in newly diagnosed chronic-phase chronic myeloid leukemia. Cancer. 2020;126(1):67-75.

34. Deininger MW, Shah NP, Altman JK, Berman E, Bhatia R, Bhatnagar B, et al. NCCN Guidelines Version 1.2023 Chronic Myeloid Leukemia. [2022 set] Disponível em: https://www.nccn.org/professionals/physician_gls/pdf/cml.pdf.

35. García-Gutiérrez V, Hernández-Boluda JC. Tyrosine kinase inhibitors available for chronic myeloid leukemia: efficacy and safety. Front Oncol. 2019;9(7):1-10.

36. Hughes TP, Laneuville P, Rousselot P, Snyder DS, Rea D, Shah NP, et al. Incidence, outcomes, and risk factors of pleural effusion in patients receiving dasatinib therapy for philadelphia chromosome-positive leukemia. Haematologica. 2019;104(1):93-101.

37. Weatherald J, Chaumais MC, Savale L, Jaïs X, Seferian A, Canuet M, et al. Long-term outcomes of dasatinib-induced pulmonary arterial hypertension: a population-based study. Eur Respir J. 2017;50(1). Disponível em: http://dx.doi.org/10.1183/13993003.00217-2017.

38. Shah NP, Rousselot P, Schiffer C, Rea D, Cortes JE, Milone J, et al. Dasatinib in imatinib-resistant or-intolerant chronic-phase, chronic myeloid leukemia patients: 7-year follow-up of study CA180-034. Am J Hematol. 2016;91(9):869-74.

39. Giles FJ, Le Coutre PD, Pinilla-Ibarz J, Larson RA, Gattermann N, Ottmann OG, et al. Nilotinib in imatinib-resistant or imatinib-intolerant patients with chronic myeloid leukemia in chronic phase: 48-month follow-up results of a phase II study. Leukemia. 2013;27(1):107-12.

40. Milojkovic D, Apperley JF, Gerrard G, Ibrahim AR, Szydlo R, Bua M, et al. Responses to second-line tyrosine kinase inhibitors are durable: An intention-to-treat analysis in chronic myeloid leukemia patients. Blood. 2012;119(8):1838-43.

41. Redaelli S, Piazza R, Rostagno R, Magistroni V, Perini P, Marega Carlo M, et al. Activity of bosutinib, dasatinib, and nilotinib against 18 imatinib-resistant BCR/ABL mutants. Journal of Clinical Oncology. 2008;27(3):469-71.

42. Hochhaus A, Baccarani M, Deininger M, Apperley JF, Lipton JH, Goldberg SL, et al. Dasatinib induces durable cytogenetic responses in patients with chronic myelogenous leukemia in chronic phase with resistance or intolerance to imatinib. Leukemia. 2008;22:1200-6.

43. Kantarjian HM, Giles FJ, Bhalla KN, Pinilla-Ibarz J, Larson RA, Gattermann N, et al. Nilotinib is effective in patients with chronic myeloid leukemia in chronic phase after imatinib resistance or intolerance:24-month follow-up results. Blood. 2011;117:1141-5.

44. Lipton JH, Bryden P, Sidhu MK, Huang H, McGarry LJ, Lustgarten S, et al. Comparative efficacy of tyrosine kinase inhibitor treatments in the third-line setting, for chronic-phase chronic myelogenous leukemia after failure of second-generation tyrosine kinase inhibitors. Leuk Res. 2015;39(1):58-64. Disponível em: http://dx.doi.org/10.1016/j.leukres.2014.10.005.

45. Cortes JE, Kim DW, Pinilla-Ibarz J, le Coutre PD, Paquette R, Chuah C, et al. Ponatinib efficacy and safety in Philadelphia chromosome-positive leukemia: final 5-year results of the phase 2 PACE trial. Blood. 2018;132(4):393-404.

46. Interim analysis(IA) of OPTIC: A dose – ranging study of three ponatinib (PON) starting doses. Abstract#7502. Presented as part of the ASCO20 Virtual Scientific Program. May 29-31, 2020;38(15). Disponível em: https://ascopubs.org/doi/abs/10.1200/JCO.2020.38.15_suppl.7502.
47. Nicolini FE, Basak GW, Kim DW, Olavarria E, Pinilla-Ibarz J, Apperley JF, et al. Overall survival with ponatinib versus allogeneic stem cell transplantation in Philadelphia chromosome-positive leukemias with the T315I mutation. Cancer. 2017;123(15):2875-80.
48. Hughes TP, Mauro MJ, Cortes JE, Minami H, Rea D, DeAngelo DJ, et al. Asciminib in chronic myeloid leukemia after ABL kinase inhibitor failure. N Engl J Med. 2019;381(24):2315-26.
49. Hughes TP, Ross DM. Moving treatment-free remission into mainstream clinical practice in CML. Blood. 2016;128(1):17-23.
50. Rea D, Cayuela JM. Treatment-free remission in patients with chronic myeloid leukemia. Int J Hematol. 2018;108(4):355-64.
51. Ohanian M, Kantarjian HM, Quintas-cardama A, Jabbour E, Verstovsek S, Borthakur G, et al. Tyrosine kinase inhibitors as initial therapy for patients with chronic myeloid leukemia in accelerated phase. Clin Lymphoma Myeloma Leuk. 2014;14(2):155-62.
52. Bonifacio M, Stagno F, Scaffidi L, Krampera M, Di Raimondo F. Management of chronic myeloid leukemia in advanced phase. Front Oncol. 2019;9(10):1-18.
53. Jain P, Kantarjian HM, Ghorab A, Sasaki K, Jabbour EJ, Gonzalez GN, et al. Prognostic factors and sur-vival outcomes in patients with chronic myeloid leukemia in blast phase in the tyrosine kinase inhibitor era: cohort study of 477 patients. Cancer. 2017;123(22):4391-402.
54. Innes AJ, Milojkovic D, Apperley JF. Allogeneic transplantation for CML in the TKI era: striking the right balance. Nature Reviews. 2016;13:79-91.
55. Sasaki K, Strom SS, O'brien S, Jabbour E, Ravandi F, Konopleva M, et al. Prospective analysis: relative survival in patients with chronic myeloid leukemia in chronic phase in the era of tyrosine kinase inhibitors. Lancet Haematol. 2015;2(5). Disponível em: www.clinicaltrials.gov.

172

Leucemia Linfocítica Crônica

Raphael Costa Bandeira de Melo
Eduardo Magalhães Rêgo
Valeria Buccheri

DESTAQUES

- A leucemia linfocítica crônica (LLC) é a leucemia mais comum no mundo ocidental, com uma incidência em torno de 5 casos para cada 100 mil habitantes.
- Até 1/3 dos pacientes podem ser assintomáticos e não necessitarem de tratamento ao longo da vida.
- As manifestações autoimunes são complicações frequentes, especialmente citopenias autoimunes.
- O desenvolvimento de novas drogas revolucionou o tratamento nas últimas décadas nos pacientes sintomáticos, o que proporcionou melhores taxas de resposta e menos toxicidade.
- O tratamento deve ser definido com base em fatores clínicos e biológicos e, atualmente, tem uma perspectiva de tratamento por um período determinado ("finito") ou por período contínuo, até progressão ou toxicidade inaceitável.
- Idealmente, quimioimunoterapia com FCR deve ser utilizada apenas para pacientes ≤ 65 anos, com IGHV mutado e sem alterações do TP53 ou cariótipo complexo. O restante dos pacientes deve ser tratado com inibidores de BTK ou de BCL-2 e a sequência correta está para ser determinada.
- Tratamento para pacientes com alterações do TP53 inclui acalabrutinibe e ibrutinibe ou inibidor de Bcl-2, se houver contraindicação aos inibidores de BTK.
- A transformação de Richter acontece em cerca de 5% dos pacientes, caracterizada pela transformação para um linfoma agressivo e com prognóstico desfavorável, deve-se considerar TCTH alogênico.
- TCTH alogênico deve ser considerado em pacientes aptos, com várias recidivas, após quimioimunoterapia isolada e/ou após progressão com inibidores de BTK ou BCL-2, particularmente naqueles com alteração do TP53.

INTRODUÇÃO

A leucemia linfocítica crônica (LLC) é uma neoplasia maligna de linfócitos B maduros, caracterizada por uma população clonal de linfócitos B maduros CD5+, que se acumulam progressivamente em sangue periférico, medula óssea, linfonodos, baço e outros órgãos, e provoca manifestações clínicas heterogêneas secundárias à infiltração, fenômenos autoimunes e falência medular.

O diagnóstico baseia-se, principalmente, na demonstração de mais de 5.000/mm³ linfócitos com imunofenótipo típico no sangue periférico, enquanto o linfoma linfocítico de células pequenas (LLCP), considerada uma manifestação da mesma doença, caracteriza-se pela presença de linfócitos clonais circulantes em número menor que 5.000/mm³ e envolvimento nodal, esplênico ou extramedular documentado.

Quando há a presença de linfócitos clonais com imunofenótipo típico em sangue periférico, porém, em quantidade inferior a 5.000/mm³ e sem documentação de envolvimento nodal, esplênico ou de outros órgãos, temos uma linfocitose B monoclonal (LBM), considerada precursora da LLC, um conceito similar ao já bem estabelecido pela gamopatia monoclonal de significado indeterminado nas discrasias plasmocitárias. Na atual edição da classificação dos tumores hematolinfoides da Organização Mundial de Saúde (OMS) programada para ser publicada em 2022, a LBM é categorizada como uma lesão pré-neoplásica, e é dividida em três categorias (Figura 172.1):

1. **LBM de baixa contagem:** presença de menos de 500 linfócitos/mm3 clonais com imunofenótipo típico, sem outras características diagnósticas de LLC/LLCP. Identifica grupo com probabilidade muito baixa de necessitar tratamento.
2. **LBM tipo LLC/LLCP:** presença de contagem entre 500 a 5.000 linfócitos/mm3 clonais com imunofenótipo típico, sem outras características diagnósticas de LLC/LLCP.
3. **LBM não LLC/LLCP:** qualquer expansão clonal da célula B sem sinais ou sintomas de outra linfoproliferação B madura. A maioria dos casos apresenta características consistentes com uma origem na zona marginal.

Vale ressaltar que todos os subtipos de LBM são clinicamente caracterizados por comprometimento imunológico, com resposta subótima às vacinas e aumento do risco de infecção.

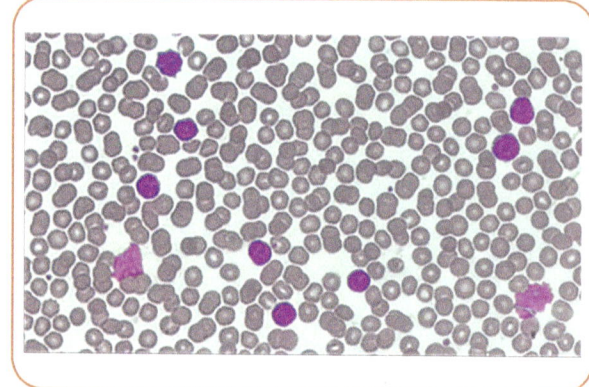

FIGURA 172.1 – Presença de linfócitos morfologicamente maduros, núcleos com cromatina condensada em blocos e presença de manchas de Gumprecht (restos nucleares).
Fonte: Cortesia da Dra. Gracia Aparecida Martinez. Serviço de Hematologia, Hemoterapia e Terapia Celular do Hospital das Clínicas da Faculdade de Medicina da Universidade de São Paulo (HC-FMUSP).

EPIDEMIOLOGIA

A LLC é a leucemia mais comum no mundo ocidental, uma vez que representa em torno de 30% dos casos de leucemias do adulto. Dados americanos demonstram uma incidência anual de cerca de 5 casos para cada 100 mil habitantes, com uma mediana de idade de 72 anos e um certo predomínio (cerca de 2:1) no sexo masculino. É uma doença rara nos países asiáticos. Nos últimos anos, com a testagem mais rotineira da população, o diagnóstico tem sido feito em pacientes um pouco mais jovens, porém, a manter a maior incidência na sexta e sétima décadas de vida.

Etiologia

Não há uma etiologia definida conhecida para o desenvolvimento da LLC. Ao contrário da maior parte das outras linfoproliferações, há um componente hereditário no desenvolvimento da LLC em até 10% dos casos, e a história familiar deve ser avaliada, contudo, não há diferença de apresentação clínica ou de evolução entre os casos de LLC familiar ou esporádica.

Manifestações clínicas

A LLC é uma doença com uma história natural variável e com apresentação clínica heterogênea. Cerca de 30% dos pacientes não necessitam de tratamento ao longo da vida, a mesma proporção apresenta-se com doença agressiva e necessidade de tratamento ao diagnóstico, e o restante necessitará de tratamento durante a evolução da doença.

Em geral, o exame físico é normal entre 20% e 30% dos pacientes, porém, com a progressão da doença, a maioria apresenta linfadenopatias, esplenomegalia e/ou hepatomegalia. Ao diagnóstico, a maioria apresenta-se inicialmente com doença indolente, muitas vezes, com apenas um hemograma que demonstra linfocitose (> 5.000 linfócitos clonais/mm^3) em exame de rotina. Esses casos limitados ao encontro de linfocitose em sangue periférico podem ou não estar associados à comprometimento ganglionar (50% a 80%), esplenomegalia (50%) e hepatomegalia (25%) durante a evolução da doença. Quando ocorre envolvimento ganglionar podemos encontrar desde um aumento linfonodal discreto até adenomegalias maciças, que geralmente são simétricas e podem acometer todas as cadeias ganglionares. Usualmente, as linfoadenomegalias apresentam consistência fibroelástica, são indolores, geralmente móveis à palpação, têm crescimento lento e, em uma pequena proporção de casos, podem regredir espontaneamente.

Manifestações de comprometimento da medula óssea, como anemia ou trombocitopenia são encontradas ao diagnóstico em aproximadamente 25% dos pacientes e conferem pior prognóstico. Nos casos com doença avançada, astenia, emagrecimento superior a 10% do peso corporal em seis meses, sudorese noturna e febre acima de 38 ºC, não relacionada à infecção por mais de duas semanas são sintomas comumente encontrados.

Embora qualquer tecido possa estar infiltrado pela LLC, órgãos não linfoides usualmente não são acometidos ao diagnóstico. Lesões cutâneas podem ocorrer em 25% dos pacientes, e são divididas em específicas ou inespecíficas. As lesões específicas resultam da infiltração leucêmica, enquanto as inespecíficas podem ser secundárias a processos infecciosos, hemorrágicos ou de hipersensibilidade. Ao considerar esta última, a dermatose eosinofílica encontrada na LLC, também conhecida como reação exagerada à picada de inseto, caracteriza-se pelo surgimento de pápulas ou placas pruriginosas, eritematosas, edematosas, às vezes vesículas ou bolhas, que ocorrem em áreas expostas ou não expostas. Na presença de alterações cutâneas, biopsia de pele é mandatória. Raramente ocorre infiltração pulmonar e de sistema nervoso central pela LLC, e são mais frequentes na evolução da doença.

As manifestações autoimunes na LLC ocorrem em cerca de 20% dos pacientes, e são decorrentes de alterações no sistema imune e de uma perda dos mecanismos regulatórios das células T e usualmente são dirigidas contra células do sistema hematopoiético. A anemia hemolítica autoimune (AHAI) é o protótipo desse fenômeno, entretanto, plaquetopenia e neutropenia autoimunes, bem como aplasia pura de série vermelha (APSV) também podem ocorrer. Na vigência de citopenias, é importante realizar avaliação medular (biópsia de medula óssea e mielograma) além de contagem de reticulócitos, teste da antiglobulina direto (Coombs direto), DHL, bilirrubina indireta e haptoglobina para esclarecer se a citopenia é autoimune ou decorrente da infiltração de medula óssea. As citopenias autoimunes devem ser tratadas inicialmente com corticoterapia, de acordo com os protocolos institucionais para a respectiva doença autoimune presente. Entretanto, o tratamento da LLC está indicado se a manifestação autoimune for refratária ao tratamento corticoterápico. AHAI e outras citopenias podem também ser desencadeadas pelo tratamento, após o uso de análogos da purina, particularmente quando fludarabina é utilizada em monoterapia. Além disso, outras alterações autoimunes não hematológicas estão associadas a LLC: o pênfigo paraneoplásico, que inclui o penfigoide bolhoso e o angioedema adquirido.

Complicações infecciosas na LLC podem ocorrer ao diagnóstico ou durante a evolução da doença em cerca de 80% dos casos, e são importante causa de morbimortalidade. O aumento na incidência de infecções resulta, principalmente, da hipogamaglobulinemia, em particular decorrente da diminuição dos níveis séricos de IgG, e é mais encontrada em LLC na doença avançada. Além do defeito na imunidade humoral, podemos encontrar alterações de imunidade celular, com predisposição a infecções mesmo na presença de níveis normais de imunoglobulina.

Durante a evolução da doença, em uma proporção dos casos pode ocorrer transformação da LLC para outra doença linfoide maligna agressiva. Entre essas transformações, a Transformação de Richter (TR) ocorre em cerca de 5% dos casos e se caracteriza clinicamente pelo crescimento rápido de linfadenomegalias, hepato/esplenomegalia, febre, perda de peso, anemia e trombocitopenia, e o diagnóstico é realizado por exame anatomopatológico desses tecidos, que evidencia a transformação para um linfoma não Hodgkin difuso de células grandes B. Na suspeita dessa transformação, a realização de PET/CT é recomendada. Ocorre também evolução da doença associada ao aparecimento de anemia progressiva, trombocitopenia, presença de mais de ≥ 15% de prolinfócitos em sangue periférico, esplenomegalia e de uma resistência progressiva à terapia realizada denominada de progressão prolinfocítica da LLC. Menos frequente é a transformação da LLC para um linfoma de Hodgkin.

Há uma suspeita de um risco aumentado de segunda neoplasia demonstrado em estudos retrospectivos, entretanto, não é claro se esse risco aumentado está associado com a imunossupressão ou com o tratamento. Logo, não há uma recomendação para alteração nos protocolos de rastreio de neoplasias, e os pacientes com LLC deve ser seguidos da mesma forma que a população geral.

Diagnóstico

A investigação de LLC em geral acontece no contexto de linfocitose em sangue periférico (Figura 172.2). O diagnóstico é baseado em dois fatores:

1. Linfocitose clonal absoluta no sangue periférico maior ou igual a 5.000/mm3 por mais de 3 meses, com os linfócitos morfologicamente maduros.
2. Imunofenotipagem de sangue periférico evidencia linfócitos com expressão de antígenos de célula B (CD19, CD20), coexpressão do CD5, positividade para CD23 e monoclonalidade para uma das cadeias leves da Ig, kappa ou lamda. A densidade antigênica de Ig de superfície (IgM, IgD, κ ou λ), CD20 e CD79b são caracteristicamente baixas quando comparadas às células B normais. Essa imunofenotipagem é considerada essencial para o diagnóstico. Como alvos adicionais úteis no diagnóstico diferencial de outros linfomas/leucemias de células B pequenas, é importante a avaliação da expressão de CD10, CD43, CD79b, CD81, CD200 e ROR1, bem como na pesquisa de doença residual mensurável, quando indicado.
3. No caso de linfoma linfocítico de células pequenas, biopsia ganglionar (idealmente excisional) complementada por imuno-histoquímica devem ser realizadas em linfonodo comprometido, para confirmar o diagnóstico.

O aspirado de medula óssea e biópsia de medula óssea não são necessários para o diagnóstico, mas podem ser úteis para diferenciar citopenias causadas por infiltração medular ou autoimunes. Tomografias computadorizadas não são recomendadas de rotina para pacientes fora de estudos clínicos.

Um dado importante é a frequente presença de algumas células morfologicamente distintas, conhecidas como prolinfócitos. Na quarta edição da classificação WHO, a presença de até 15% de prolinfócitos era considerada normal. Entre 15% a 55% de prolinfócitos, era considerado como LLC atípica (LLC/PL), uma vez que não é caracterizada como uma doença distinta, e acima de 55% a doença recebia o nome de Leucemia Prolinfocítica B. Na atual classificação (5ª edição), a leucemia prolinfocitica B foi excluída, e a presença de 15% ou mais de células compatíveis com prolinfócitos é denominada "progressão prolinfocítica da LLC".

O diagnóstico diferencial se faz principalmente com outras linfoproliferações maduras com envolvimento de sangue periférico, como a Tricoleucemia, o Linfoma de Células do Manto, o Linfoma da Zona Marginal ou o Linfoma da Zona Marginal Esplênico. Esse diagnóstico diferencial é realizado principalmente pela análise do sangue periférico, do imunofenótipo e de características citogenéticas e moleculares.

Um dos principais diagnósticos diferenciais a serem realizados é com a forma não nodal (leucêmica) do linfoma de células do manto (LCM) que, assim como a LLC, apresenta-se como uma linfoproliferação de células B maduras CD5+ com linfocitose e esplenomegalia. O diagnóstico diferencial se faz, principalmente, pela expressão de CD23 e CD200, positivos na LLC e negativos no LCM, e pela pesquisa citogenética da translocação t(11;14) ou da expressão de ciclina D1 presentes no LCM (Tabela 172.1).

Embora a avaliação do cariótipo convencional e do FISH não seja recomendada ao diagnóstico, deve ser realizada sempre quando há indicação de tratamento, em particular a pesquisa das alterações do TP53. Ambos podem ser realizados em sangue periférico, o que demonstra que em até 80% dos casos alguma alteração, principalmente del(13q), del(11q), a trissomia do 12 e a del(17p), bem como outras alterações citogenéticas. Essas alterações auxiliam no diagnóstico diferencial e possuem valor prognóstico, pois podem influenciar na decisão terapêutica (principalmente a deleção do 17p). Vale ressaltar a importância da citogenética convencional na identificação de cariótipo complexo, que apresenta valor prognostico desfavorável, semelhante a deleção 17p ou mutação do TP53.

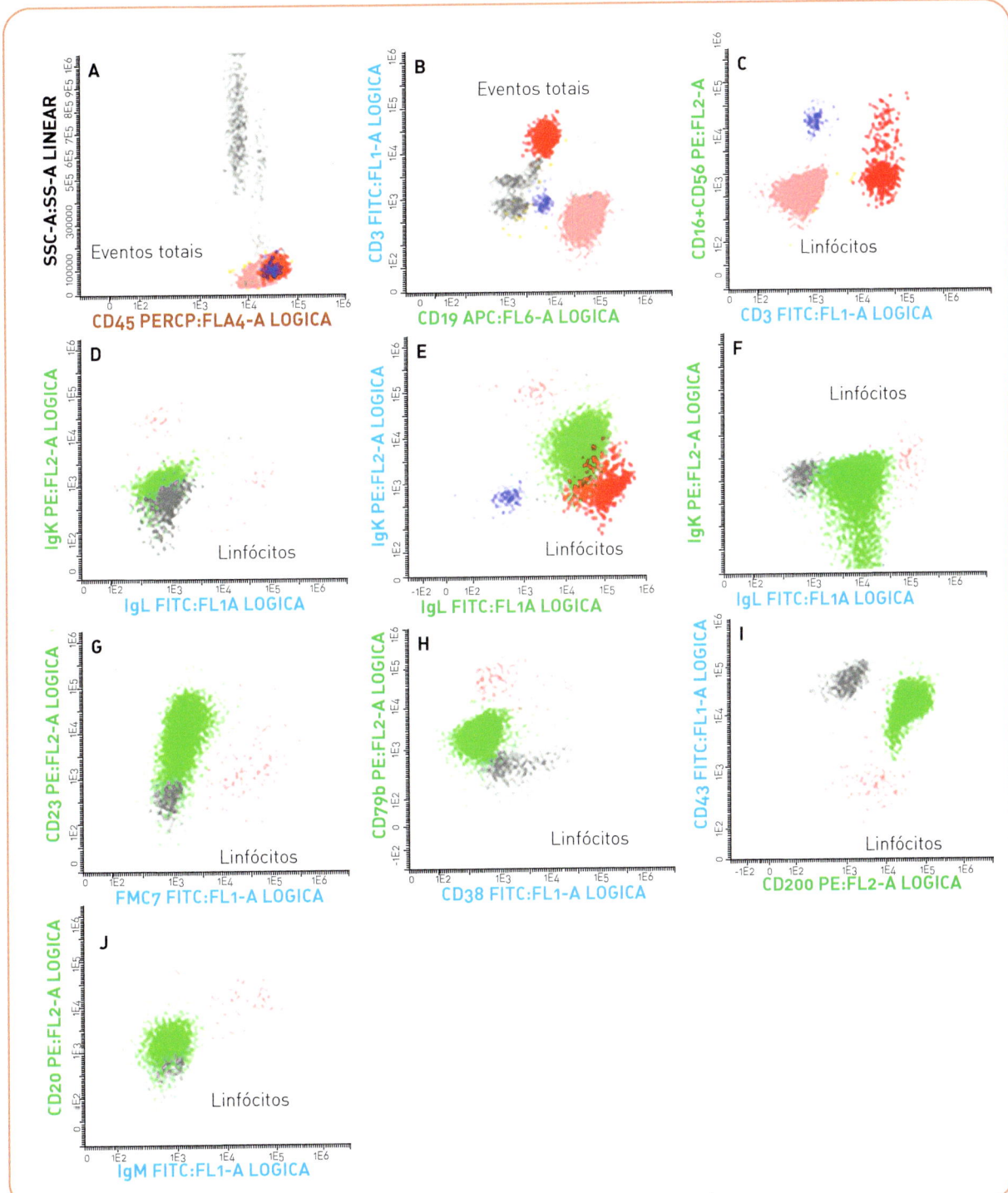

FIGURA 172.2 – Imunofenotipagem de sangue periférico de um caso típico de leucemia linfocítica crônica. A, B e C: 86% de linfócitos, com 8,5% T, 89% B e 2% NK. 99% dos linfócitos B são monoclonais kappa de fraca intensidade (D) que expressam CD20 de baixa intensidade (E), CD5 (E), CD79b de fraca intensidade (H), CD23 (G), CD200 (I) e CD43 (I). As células anômalas não expressam o CD10 (F), FMC-7 (G) e IgM de superfície (J).

Vermelho: linfócito T; Azul: linfócito NK; Rosa: linfócito B; Verde: linfócito B clonal; Cinza: outros.

Fonte: Cortesia do Dr. Marçal Cavalcante de Andrade e Silva. Laboratório de Citometria de Fluxo, Divisão do Laboratório Central do Hospital das Clínicas da Faculdade de Medicina da Universidade de São Paulo (HC-FMUSP).

Tabela 172.1. Diagnóstico diferencial das principais neoplasias de células B, por imunofenotipagem

	CD5	CD19	CD20	CD23	CD10	CD103	CD11c/CD22	Igs	CD200
LLC	+	+	Fraco	+	-	-	-	Fraco	+
LCM	+	+	Forte	Fraco	-	-	-	Forte	-
LF	-	+	Forte	+/-	+/-	-	-	+	-
LZM		+	+	-	-		+	+	-
][	-	Forte	Forte	-	-	+	Forte	+	+
LLP	+/-	+	+	+/-	-	-	-	Fraco	+

LCM: linfoma de células do manto; LF: linfoma folicular; LZM: linfoma de zona marginal; LCP: leucemia de células pilosas; LLP: linfoma linfoplasmocítico; Igs: imunoglobulina de superfície; +/-: pode ser presente ou ausente.
Fonte: Adaptada de Strati P and Shanafelt TD.

FATORES PROGNÓSTICOS E ESTADIAMENTO

Diversos são os fatores prognósticos da LLC, que podem ser utilizados desde o diagnóstico (com o estadiamento de Rai ou de Binet), inclusive para compreender doenças que possivelmente precisarão de tratamento mais precocemente, ou fatores prognósticos relacionados com a chance de resposta ao tratamento.

Ambos, o estadiamento clínico de Rai e de Binet são fatores prognósticos clássicos em LLC, e estão associados com sobrevida e utilizados desde a metade de 1970. São realizados apenas com base em exame físico e hemograma (Tabela 172.2).

Tabela 172.2. Estadiamentos Rai e Binet

Estádios clínicos de acordo com os critérios de Rai (Rai et al., 1975)

Estádio	Áreas comprometidas	Hg (g/dL)	Plaquetas/mm³
0	Apenas linfocitose	≥ 11	≥ 100.000
I	Linfadenomegalia	≥ 11	≥ 100.000
II	Espleno/hepatomegalia	≥ 11	≥ 100.000
III	Indiferente	< 11	Indiferente
IV	Indiferente	Indiferente	< 100.000

Sobrevida mediana: risco baixo (0) – 13 anos; intermediário (I e II) – 7 anos; alto (III e IV) – 2 anos (Rai KR, 1987)

Estádios clínicos de acordo com os critérios de Binet (Binet et al., 1981)

Estádio	Áreas comprometidas	Hg (g/dL)	Plaquetas/mm³
A	< 3 áreas*	≥ 10	≥ 100.000
B	≥ 3 áreas*	≥ 10	≥ 100.000
C	Indiferente	< 10	< 100.000

Sobrevida mediana: risco baixo (A) – 15 anos; intermediário (B) – 5 anos; alto (C) – 2 anos

*Linfonodos cervicais bilaterais e anel de Waldeyer (uma área), linfonodos axilares bilaterais (uma área), linfonodos inguinais bilaterais (uma área), baço e fígado palpáveis (uma área cada).
Fonte: Adaptada de Rai et al., 1975 e Binet et al., 1981.

Recentemente, um dos escores prognósticos mais utilizados é o *CLL – International Prognostic Index* (CLL-IPI). As variáveis utilizadas nesse escore prognóstico são: alterações do TP53 (mutação TP53 ou del17p); *status* mutacional do IgHV; B2-microglobulina; estadiamento clínico de Rai ou Binet; e idade. Com base nessas variáveis, os pacientes são divididos em quatro grupos prognósticos, a depender do número de fatores prognósticos desfavoráveis encontrados (Tabela 172.3).

Tabela 172.3. CLL-IPI

Análise multivariada de preditores independentes para sobrevida no

Variáveis	Fator de risco	Risco relativo (RR)	Peso
Idade	> 65 anos	1,7	1
Estadiamento	Binet B/C ou Rai I-IV	1,6	1
Del17p e/ou mutação *TP53*	Deletado e/ou mutado	2	4
Status mutacional do IgHV	Não mutado	2,6	2
B2M, mg/L	> 3,5 mg/L	4,2	2

Grupos de risco do CLL-IPI de acordo com a sobrevida global

Escore (Nº de fatores desfavoráveis)	SG em 5 anos
Baixo (0 a 1)	93,2%
Intermediário (2 a 3)	79,3%
Alto (4 a 6)	63,3%
Muito Alto (7 a 10)	23,3%

Fonte: Desenvolvida pela autoria.

Sobre esses fatores prognósticos, é importante citar o *status* mutacional da região variável da cadeia pesada da imunoglobulina (IgHV). Essa avaliação refere-se ao fenômeno da hipermutação somática, que ocorre durante a passagem de linfócito B pelo centro germinativo, com a mutação da região variável da cadeia pesada da imunoglobulina. Na LLC, quando o *status* mutacional é positivo, com taxas de mutação ≥ 2% de diferença da linha germinal, são consideradas IGHV mutadas, enquanto a doença não mutada tem uma taxa de mutação < 2%. O *status* mutacional do IGHV pode influenciar a escolha da terapia, com os pacientes IGHV mutados melhores candidatos para quimioimunoterapia, enquanto os pacientes IGHV não mutados são mais propensos a se beneficiar de uma abordagem baseada em novos agentes.

Outro dado prognóstico fundamental é a citogenética. Como já mencionado, a maior parte dos pacientes possui alteração citogenética ao diagnóstico, e as principais são:

- Del(13q): presente em até 55% dos pacientes. Quando isoladamente, apresenta bom prognóstico.
- Trissomia do 12: presente entre 10% e 20%. Apresenta prognóstico padrão (semelhante ao grupo sem alterações citogenéticas).
- Del(11q): presente em 25% dos pacientes. Considerada de prognóstico desfavorável.
- Del(17p): presente entre 5% e 8% (80% dos casos com del17p têm a mutação no outro alelo). Representa prognóstico desfavorável.
- Mutação do TP53 (4% a 7%) e o cariótipo complexo. Prognóstico desfavorável como a deleção do 17p.

A presença de deleção do braço curto do cromossomo 17 (*locus* do gene TP53) ou a mutação do TP53 possuem valor prognóstico semelhante em LLC, o que identifica doença mais agressiva e pior resposta ao tratamento (resistência à quimioimunoterapia e menor tempo para progressão, com terapias-alvo). A deleção 17p é avaliada, principalmente, por FISH e a mutação do TP53 por sequenciamento de próxima geração.

Enquanto as alterações do TP53 podem ser adquiridas durante o curso da doença, por meio de um processo de evolução clonal, e, portanto, mais presentes na doença refratária/recaída, o *status* mutacional do IgHV permanece estável ao longo da doença.

TRATAMENTO

Conforme já mencionado, cerca de 30% dos pacientes com LLC não necessitam de tratamento ao longo da vida. Porém, 70% dos pacientes ou necessitam de tratamento ao diagnóstico, ou em algum momento durante a evolução da doença. Além disso, é uma doença com uma mediana de idade entre 68 e 72 anos, ou seja, mais da metade dos pacientes são diagnosticados em uma idade mais avançada, o que significa uma população mais frágil e com mais comorbidades. Nesse sentido, o primeiro passo é reconhecer o momento adequado para se iniciar o tratamento e a correta escolha da melhor opção disponível, a considerar os fatores inerentes ao paciente e as características biológicas da doença.

Apesar do desenvolvimento de novas drogas, não há qualquer evidência de que o tratamento de casos assintomáticos produza qualquer benefício de sobrevida, uma vez que o tratamento pode estar associado à diversas complicações.

A indicação de terapia continua a ser guiado pelos critérios do International Workshop on LLC (IWCLL) de 2018, nos quais apenas pacientes com estágio avançado ou doença sintomática justificam o início da terapia, de acordo com Quadro 172.1, e o paciente de possuir, ao menos, uma dessas recomendações.

A hipogamaglobulinemia não é considerada, por si só, um motivo para iniciar tratamento, contudo, alguns pacientes podem desenvolver infecções de repetição e, nesses casos, se houver hipogamaglobulinemia associada (IgG), há benefício na reposição de imunoglobulina humana. A leucostase é muito rara em pacientes com LLC e o valor isolado da contagem linfocitária absoluta não deve ser utilizado como indicação terapêutica.

Doença assintomática

Nos pacientes com doença em fase inicial assintomática, o consenso é pelo tratamento expectante. Nesse período, os pacientes devem ser seguidos com anamnese, exame físico e hemograma a cada 3 a 4 meses. Após o primeiro ano de acompanhamento, pacientes que mantém doença clinicamente estável podem ser seguidos em intervalos mais longos.

Estudos demonstraram que o tratamento precoce nesse estágio aumenta a toxicidade, sem trazer benefício clínico. Um estudo recente com ibrutinib em fase inicial realizado pelo grupo alemão, o CLL12, também não demonstrou evidência para alteração da conduta expectante em fase inicial. Esse tratamento expectante inicial é recomendado, inclusive, em pacientes de alto risco, o que inclui aqueles com alterações do TP53.

Abordagem inicial do tratamento

Uma vez definida a indicação de tratamento, o primeiro passo é realizar uma avaliação global pré-tratamento. O planejamento terapêutico deve levar em conta a condição clínica do paciente, as características biológicas da doença e a linha de tratamento, a considerar, inclusive no caso de recidiva da doença, a quais medicações o paciente foi exposto previamente. Além disso, hoje, com o acesso a novas drogas predominantemente orais, o próprio desejo do paciente de ser tratado de maneira ambulatorial e o acesso ao hospital são fatores relevantes.

Apesar da avaliação das condições clínicas dos pacientes ser subjetiva, alguns instrumentos de avaliação podem auxiliar a compreender se o paciente é candidato a terapias intensivas. O mais utilizado em LLC é o CIRS (*Cummulative Ilness Rating Scale*), que pontua o acometimento de diversos órgãos e sistemas. Classicamente, essa avaliação é fundamental

---

Quadro 172.1. Indicações de tratamento de acordo com os critérios do IWCLL (2018)

- Evidência de falência medular progressiva manifestada pelo desenvolvimento ou piora de anemia e/ou plaquetopenia, representadas por Hb < 10 g/dL ou plaquetas < 100.000/mm3†
- Esplenomegalia maciça (6 cm abaixo do RCD), ou sintomática ou progressiva
- Adenomegalia maior que 10 cm no seu diâmetro mais longo, ou sintomática, ou progressiva
- Linfocitose progressiva com aumento maior de 50% em 2 meses ou tempo de duplicação de linfócitos < 6 meses‡,§
- Complicações autoimunes inclusive anemia ou plaquetopenia com resposta insatisfatória à corticoterapia
- Envolvimento extranodal sintomático (pele, rins, pulmão, SNC)
- Sintomas relacionados à doença, como:
  - perda de peso ≥ 10% do peso corporal total nos últimos 6 meses
  - fadiga intensa, caracterizada por um ECOG ≥ 2
  - febre de 38 °C ou superior por mais de 2 semanas sem evidências de infecção
  - sudorese noturna por mais de 1 mês sem evidência de infecção

†Em alguns pacientes selecionados, valores limítrofes de plaquetimetria podem permanecer estáveis ao longo do tempo, e podem ser apenas observados; ‡Descartar infecção como causa de linfocitose; §Só considerar TDL para linfocitose ≥ 30.000/mm3.
RCD: rebordo costal direito.
Fonte: International Workshop on LLC (IWCLL), 2018.

para definir pacientes que podem ser candidatos à quimioimunoterapia.

Do ponto de vista da biologia da doença, os dois principais fatores que importam na avaliação pré-tratamento são o *status* mutacional do IgHV e as alterações do TP53, como já mencionado anteriormente.

A avaliação pré-tratamento tem como objetivo programar a melhor estratégia de tratamento e ter um marco basal para avaliação de resposta ao tratamento, e deve incluir:

- Avaliação de *performance status*.
- Avaliação de sintomas B.
- Avaliação em bidimensional de adenomegalias (avaliar regiões cervicais, axilares e inguinais).
- Avaliação de hepatomegalia e esplenomegalia.
- Hemograma e bioquímica, inclusive avaliação renal, hepática, eletrólitos, ácido úrico, desidrogenase lática, teste de antiglobulina direto, haptoglobina, eletroforese de proteínas séricas e níveis de imunoglobulinas.
- Sorologias para HIV, hepatite B e hepatite C.
- Avaliação medular apenas em casos selecionados (diferencial de citopenias autoimunes *versus* infiltração).
- Cariotipo convencional (se disponível) e FISH para del(11q), trissomia do 12, del(13q) e del(17p).
- Avaliação de mutação do TP53.
- Avaliação do *status* mutacional do IgHV.
- Avaliação da imagem: tomografia computadorizada de pescoço, tórax, abdome e pelve são oficialmente recomendadas, apenas baseadas em sintomas ou achados de exame físico.

Assim como em boa parte da oncologia, o tratamento da LLC passou por uma revolução nas últimas duas décadas, com o desenvolvimento de novas drogas eficazes e com menos efeitos colaterais. Os tratamentos anteriormente baseavam-se em uso de quimioterápicos (clorambucil, fludarabina e fludarabina + ciclofosfamida) ou quimioimunoterapia (FCR (fludarabina + ciclofosfamida + rituximabe, Clorambucil + rituximabe/obinotuzumabe, Bendamustina + rituximabe). Atualmente, além da quimioimunoterapia, temos medicações altamente eficazes, como o inibidor de BCL2 (Venetoclax), os inibidores da tirosina kinase de Bruton (Ibrutinibe, Acalabrutinibe e Zanubrutinibe) e os inibidores de Pi3K (duvelisibe e idelalisibe – ainda não disponíveis no Brasil).

Tratamento da LLC

O clorambucil foi o primeiro quimioterápico utilizado de forma consistente no tratamento da LLC. É uma medicação oral, com relativa baixa taxa de efeitos colaterais, habitualmente utilizado de maneira intermitente, e pode ser associado à corticoterapia. A taxa de resposta global (na grande maioria, respostas parciais) está em torno de 30% a 50% em primeira linha. Após o clorambucil, foram introduzidos os análogos de purina (em particular a fludarabina). Esse fármaco foi inicialmente usado em monoterapia, e posteriormente demonstrou um aumento importante de eficácia em associação com a ciclofosfamida (FC).

Esses esquemas citados acima foram associados ao longo do tempo com os anticorpos monoclonais anti-CD20. O primeiro agente a ser utilizado foi o rituximabe, amplamente usado até hoje. A aprovação recente dos biossimulares do rituximabe traz uma perspectiva de redução de custo, com possivelmente um uso mais amplo dessa medicação, ainda pouco disponível, especialmente no cenário de saúde pública. Além do rituximabe, os estudos com LLC incluem o ofatumumabe e o obinotuzumabe. Os dois últimos são anticorpos monoclonais anti-CD20 totalmente humanizados, com o obinotuzumabe desenvolvido por bioengenharia para promover uma maior citotoxicidade celular dependente de anticorpo.

A associação do clorambucil com os anticorpos monoclonais anti-CD20 apresenta melhores desfechos, porém, mantem uma característica de respostas parciais na maioria dos casos. O obinotuzumabe foi comparado com rituximabe (ambos em associação com o clorambucil) no estudo CLL11, com demonstração de melhores desfechos (ganho de sobrevida global em comparação com a monoterapia com clorambucil e ganho de sobrevida livre de progressão na comparação com R-Clorambucil). A associação de FC ao anti-CD20 (FCR) foi validada no CLL8, um estudo do grupo alemão (*German Chronic Lymphocytic Leukemia Study Group - GCLLSG*), com taxas impressionantes de resposta global em 92% dos pacientes. Esse tratamento é especialmente eficaz no grupo de baixo risco genético. No seguimento prolongado do CLL8 e da coorte do MD Anderson Cancer Center, com cerca de metade dos pacientes com IgHV mutado e sem alteração do TP53 que receberam FCR como tratamento de primeira linha, permaneceram livres de doença por 10 anos.

Uma proporção desses pacientes, portanto, parece atingir um platô de resposta, que poderia equivaler a uma cura funcional.

Outro tratamento proposto é a associação de bendamustina com rituximabe (Benda-R), cujo uso foi comparado com FCR no CLL10 (GCLLSG), o que demonstrou boas taxas de resposta com Benda-R. O esquema apresentou sobrevida mediana um pouco inferior ao FCR, no entanto, com menos neutropenia e infecções, principalmente em pacientes com > 65 anos.

O cenário da terapia da LLC ganhou outra dimensão com o melhor conhecimento das vias de sinalização da célula B. A primeira terapia-alvo amplamente utilizada foram os inibidores da bruton-quinase (BTK), uma enzima que atua na sinalização da célula B, que promove sobrevida e proliferação celulares. A primeira droga aprovada dessa classe foi o ibrutinibe, um inibidor irreversível oral da BTK, que demonstrou eficácia tanto em primeira linha quanto em doença refratária, inclusive em pacientes com fatores prognósticos desfavoráveis (como IgHV mutado e com aberração do TP53).

Além da sinalização do receptor da célula B, a BTK também atua na sinalização de outros receptores da membrana celular, especialmente de moléculas de adesão e receptores de citocina, o que é responsável por alguns dos efeitos colaterais apresentados. É frequente, no início do seu uso, uma redistribuição dos linfócitos presentes em adenomegalias para a circulação, de modo a promover uma rápida redução de adenomegalias, acompanhada de um aumento da linfocitose. Essa linfocitose tende a resolver-se após os primeiros meses de tratamento. Outros efeitos relevantes são diarreia, infecções, eventos cardiovasculares e sangramentos. Os eventos cardiovasculares são representados, principalmente, por fibrilação atrial e hipertensão. A ocorrência de fibrilação atrial, com frequente necessidade de anticoagulação, potencializa os eventos hemorrágicos nesses pacientes.

Os inibidores de BTK de segunda geração (acalabrutinibe e zanubrutinibe) também inibem de forma irreversível a BTK, porém, são mais seletivos. Os principais estudos demonstram não inferioridade ao ibrutinibe em termos de resposta e sobrevida livre de progressão, entretanto, com um potencial para uma menor taxa de efeitos colaterais relacionados às alterações cardiovasculares (exceto cefaleia, mais proeminente no acalabrutinibe e neutropenia com zanubrutinibe).

Um outro dado importante dessa classe de medicação é que a maioria das respostas obtidas são parciais, com recaídas que acontecem após suspensão da medicação. A combinação com o anti-CD20 tem o potencial de aumentar essa taxa de resposta completa, porém, sem evidências fortes em literatura até o momento de alteração de desfechos de sobrevida. Como os inibidores de BTK são medicações caracterizadas pelo uso contínuo, até progressão da doença ou aparecimento de toxicidade inaceitável, uma questão fundamental é o possível aparecimento de efeitos colaterais, resistência à droga e custos.

Por último, podemos citar os inibidores reversíveis da BTK (a exemplo do pirtobrutinibe). Esses inibidores ligam-se de maneira não covalente com a BTK. Essa atividade, por meio de um mecanismo alternativo, tem o potencial de resposta em pacientes com resistência aos inibidores de BTK irreversíveis, um problema crescente, dado o uso amplo dessas medicações.

Outra classe de drogas, além dos inibidores de BTK, que surgiu como excelente terapia na LLC foram os inibidores do BCL2, representados pelo venetoclax. A família do BCL2 engloba um conjunto de proteínas que atuam na regulação do processo apoptótico. O uso do venetoclax, inicialmente, foi preconizado como monoterapia de uso contínuo, no entanto, em conjunto com o anti-CD20 (rituximabe ou obinotuzumabe), demonstrou eficácia em primeira e segunda linhas de tratamento, inclusive em doença de alto risco genético. O uso de venetoclax com o anti-CD20 atualmente é realizado em tempo finito (2 anos ou, mais recentemente, 1 ano). Esta associação, em particular com o obinutuzumabe, propicia elevadas taxas de resposta completa, inclusive com doença residual mensurável negativa, e manutenção de resposta após parada da medicação, que se correlaciona com a profundidade da resposta obtida ao término do tratamento (avaliação após 3 meses do término). Um efeito colateral importante associado ao uso de venetoclax é a síndrome de lise tumoral, especialmente nos pacientes com alta carga tumoral de doença, mas após a introdução de um escalonamento progressivo da dose total a ser administrada, essa manifestação praticamente não impacta seu uso, desde que medidas terapêuticas sejam introduzidas na sua prevenção (hidratação, alopurinol e rasburicase, se indicado).

OUTROS TRATAMENTOS

Uma terapia alvo disponível em doença refratária e recaída são os inibidores da fosfatidil-inositol-3-quinase (PI3K), outra quinase na sinalização da célula B, assim como a BTK. Os principais inibidores disponíveis são o idelalisibe e o duvelisibe. Além disso, um inibidor dual da PI3K e da CK1ε demonstrou eficácia em estudos de fase 2. Apesar de resultados promissores em alguns estudos, há preocupações em torno da segurança do uso dessas medicações, uma vez que são, em geral, reservadas para pacientes refratários a inibidores de BTK e inibidores de BCL2. Até o momento, esses inibidores não estão disponíveis no Brasil.

O alemtuzumabe, anticorpo monoclonal contra o CD52, menos utilizado atualmente, possui uma taxa de resposta global em torno de 30% a 50%, em sua maioria respostas parciais, e pode também ser associado com o anti-CD20 ou com corticoterapia. Os principais efeitos colaterais são mielossupressão, com risco importante para infecções (o que inclui a frequente reativação por citomegalovírus, que deve ser monitorizada com PCR quantitativo durante o tratamento).

Outra modalidade terapêutica com estudos preliminares em LLC é a terapia com células CAR-T (*chimeric antigen receptor T cells*) nos pacientes com doença refratária ou recaída, com grande potencial de resposta.

TRATAMENTO EM PRIMEIRA LINHA

Apesar da quimioterapia ser abandonada por alguns grupos por causa de seus efeitos colaterais, há um grupo selecionado de pacientes que pode ter um benefício do tratamento inicial com quimioimunoterapia. Esse grupo é representado pelos pacientes considerados *fit*, isto é, de boa performance *status* (PS), com IgHV mutado e sem alterações do TP53 (sem del17p e/ou mutações do TP53). Como já mencionado, essas três características selecionam um subgrupo de pacientes que pode apresentar sobrevida livre de progressão duradoura, com cerca de metade dos pacientes com benefício de um tratamento finito, eficaz e menos oneroso ao sistema de saúde.

Nos demais pacientes, a escolha do tratamento de primeira linha, em geral, recai entre duas opções: o tratamento contínuo inteiramente oral com os inibidores BTK ou o tratamento com duração fixa com o venetoclax associado ao anti-CD20. A decisão entre esses dois tratamentos deve considerar o perfil de cada paciente. Ambos os tratamentos são eficazes, porém, a possibilidade de realizar um tratamento finito é atrativa para alguns pacientes. O tratamento com os inibidores BTK possui excelente tolerância, uma vez que é adequado inclusive em pacientes de baixa *performance status*. O custo do tratamento também é uma questão relevante a ser considerada, além do perfil de efeitos colaterais.

A escolha entre esses dois esquemas aplica-se tanto para os pacientes com IgHV não mutados, quantos aos pacientes considerados de alto risco genético (aqueles com del17p e/ou mutação do TP53), contudo, existe uma discussão atualmente na literatura se o uso dos inibidores de BTK apresentaria melhor sobrevida livre de progressão nesses pacientes, com alguns especialistas que recomendam o uso de inibidores de BTK em primeira linha nas alterações do TP53.

Um dado relevante mais recente foi a pandemia de covid-19 (*coronavírus disease 2019*). Estudos iniciais demonstraram taxas de mortalidade elevadas em pacientes com LLC (entre 28% e 35%). Os pacientes com LLC são mais predispostos a complicações infecciosas, e parecem ter menor taxa de produção de anticorpos efetivos, tanto em resposta à infecção natural quanto ao estímulo vacinal, com relato inclusive de excreção viral prolongada. Esses pacientes devem ser considerados precocemente para terapias específicas para covid-19, como antivirais e anticorpos monoclonais (Figura 172.3).

AVALIAÇÃO DE RESPOSTA

A avaliação de resposta deve ser realizada após cada tratamento, conforme os critérios do IWCLL. Essa avaliação é realizada pela análise de adenomegalias, hepatomegalia, esplenomegalia, sintomas constitucionais, quantidade de linfócitos circulantes, contagem de plaquetas, nível de hemoglobina e resposta medular, e é dividida em resposta completa, resposta parcial, doença estável e progressão de doença.

A avaliação de doença residual mensurável (DRM) é utilizada em estudos clínicos, e é realizada por citometria de fluxo ou métodos moleculares, com a demonstração de sua associação com sobrevida livre de progressão em pacientes com resposta parcial e com resposta completa. Há um potencial no uso da DRM para guiar decisões terapêuticas, como uma possível interrupção em terapias com novas drogas, porém, ainda não há uma recomendação formal para seu uso na prática clínica.

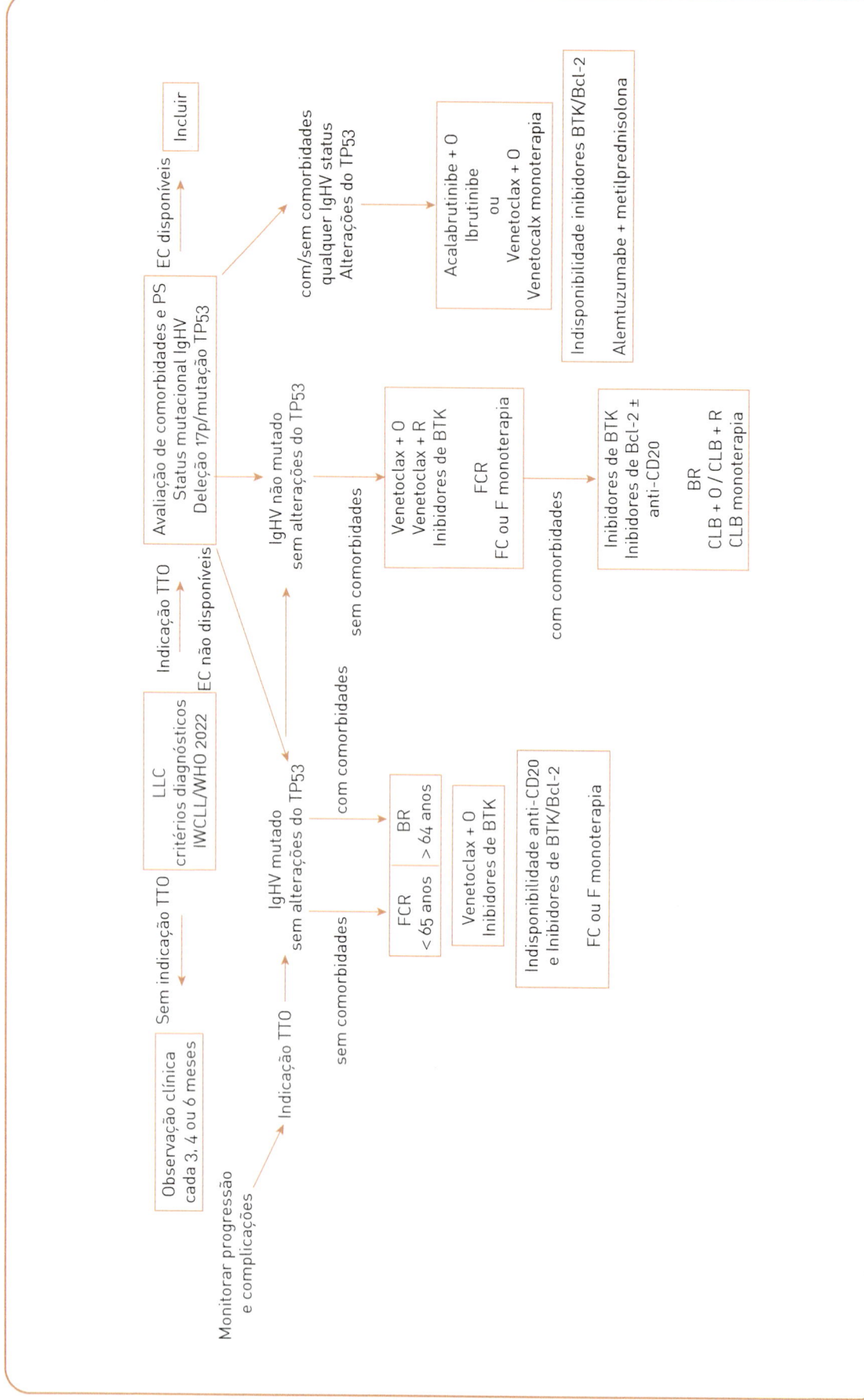

FIGURA 172.3 – Algoritmo de tratamento em primeira linha da LLC.
Fonte: Adaptada de Hallek M, 2020; Walewska et al., 2022.

TRATAMENTO DE DOENÇA REFRATÁRIA OU RECAÍDA

A simples progressão de doença, como linfocitose assintomática, não indica, necessariamente, um novo ciclo de tratamento. Assim como na primeira linha, devemos considerar o tratamento nos casos de doença ativa, com o uso dos mesmos critérios já mencionados anteriormente.

Na segunda linha, também devemos realizar a mesma avaliação antes do tratamento de primeira linha, em especial a del17p e a mutação do TP53, que são mais frequentes na recaída ou refratariedade. Por outro lado, o *status* mutacional do IgHV mantém-se o mesmo, e não é necessária nova pesquisa. Outro dado importante é a nova avaliação de PS. Devemos ainda levar em consideração o tratamento utilizado em primeira linha e a duração de resposta. A progressão de doença em um período menor de três anos após quimioimunoterapia é considerada classicamente como mau prognóstico, o que torna importante a mudança de tratamento, enquanto pacientes com duração longa de resposta poderiam ser expostos ao mesmo tratamento utilizado na primeira linha (caso tratamento por período fixo).

Em geral, os pacientes que progridem em uso de venetoclax e anti-CD20 em primeira linha poderiam, idealmente, ser expostos a inibidores de BTK, enquanto os pacientes que progridem em uso de inibidores de BTK poderiam ser expostos a venetoclax e anti-CD20.

No caso de uso de inibidores de BTK, no entanto, o motivo da troca de terapia pode ser por intolerância, resistência ou por progressão. Na intolerância, a troca por um inibidor de segunda geração pode proporcionar uma boa resposta. Tanto ibutrinibe quanto acalabrutinibe atuam por meio de uma ligação covalente com o sítio C481 da BTK e, apesar da sua pesquisa ser pouco disponível no país, poderia ser utilizada para verificar aparecimentos de mutações (principalmente no sítio C481) e consequente resistência a inibidores de BTK covalentes. Neste cenário de resistência, a indicação por inibidores não covalentes de BTK, que devem ficar disponíveis nos próximos anos, possui um potencial de resposta significativo, dado seu mecanismo de ação independente do sítio C481. No caso de progressão, recomenda-se a troca de terapia pelo venetoclax + anti-CD20, que apresenta boa taxa de resposta em pacientes com progressão após uso de inibidores de BTK, uma vez que seu mecanismo de ação é diferente.

TRANSFORMAÇÃO DE RICHTER

A transformação de Richter (TR) ou síndrome de Richter é a transformação histológica da LLC em um linfoma agressivo, com a primeira descrição realizada no início do século 20, por Maurice Richter.

A incidência está em torno de 5% dos pacientes com LLC, e usualmente acontece como uma transformação para um Linfoma não Hodgkin Difuso de Grandes Células B (LNHDGCB), porém, também pode apresentar-se como Linfoma de Hodgkin (LH) ou até raramente como Linfoma não Hodgkin T. Essa transformação pode ocorrer antes ou depois do tratamento.

A TR deve ser suspeitada no contexto de adenomegalia de crescimento rápido, desproporcional às demais adenomegalias, associada com sintomas B e DHL aumentado. Em geral, nesses pacientes, o PET-CT é de grande auxílio, pois demonstra elevação da captação da glicose marcada. Na presença de um PET-CT com SUV superior a 10 e 12, é fundamental a biópsia da região para confirmar ou excluir SR.

Não existe um tratamento padrão universalmente aceito para a TR com transformação para LNHDGCB, contudo, usualmente é realizado com quimioimunoterapia, seguida por consolidação com transplante de células tronco-hematopoiéticas. O prognóstico é desfavorável, com sobrevida global mediana inferior a 6 meses.

Já no caso da transformação para Linfoma de Hodgkin, o tratamento usualmente realizado é similar ao tratamento do LH *de novo*.

Estudos iniciais apontavam para um receio de elevadas taxas de transformação em pacientes em uso de novas drogas (ibrutinibe e venetoclax), porém, esse achado não foi confirmado em outros estudos (especialmente em estudos com pacientes com doença em estágios mais iniciais).

TRATAMENTO NO SISTEMA ÚNICO DE SAÚDE (SUS)

A descoberta de novas drogas mais eficazes e mais bem toleradas no tratamento da LLC trazem também um desafio: o da incorporação dessas terapias no Sistema Único de Saúde (SUS). O custo de saúde associado com essas medicações tem sido exponencial.

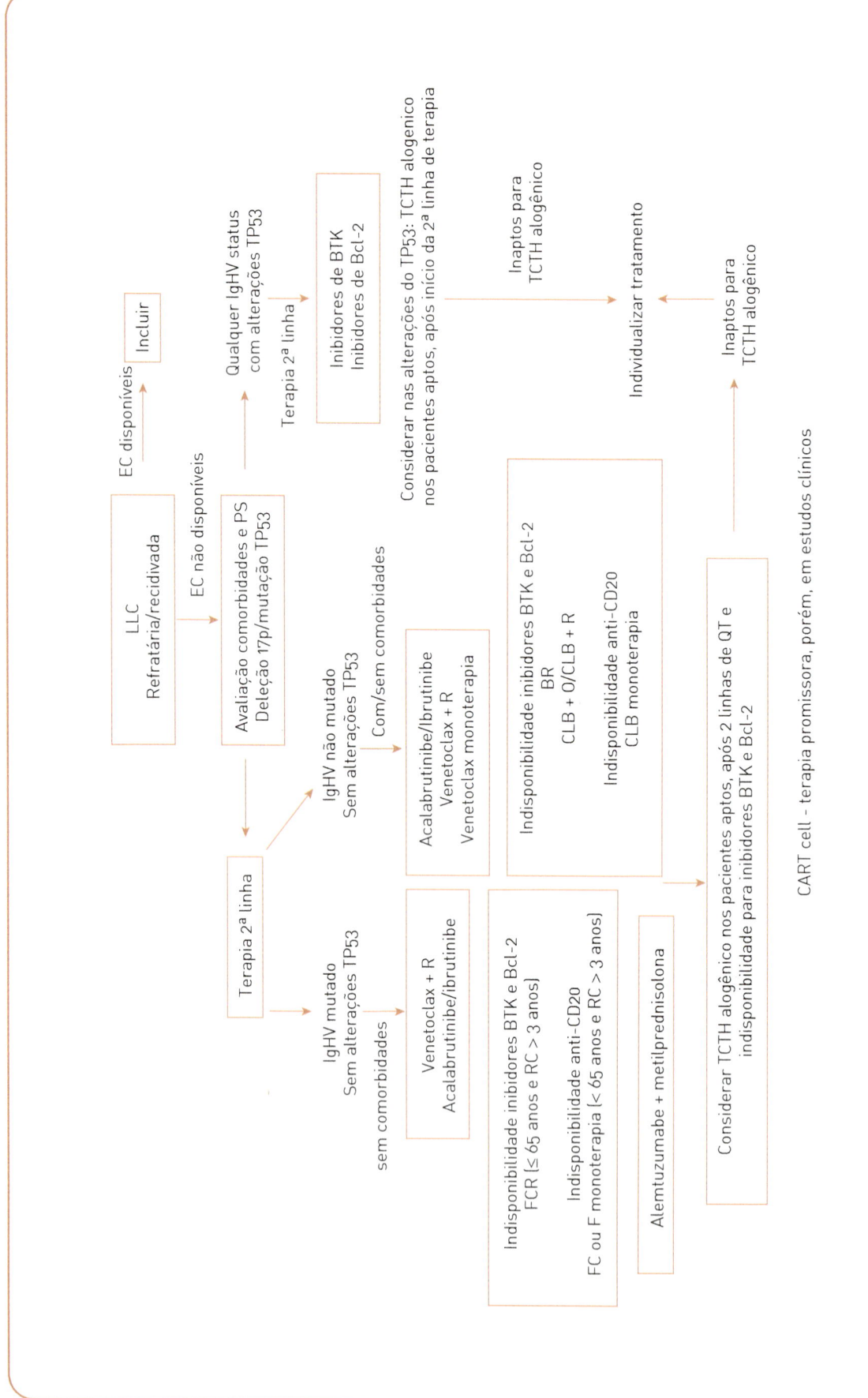

FIGURA 172.4 – Algoritmo de tratamento da LLC refratária/recidivada.
Fonte: Adaptada de Hallek M, 2020; Walewska et al., 2022.

No contexto do SUS, além do diagnóstico e tratamento muitas vezes tardios, não dispomos de diversos testes diagnósticos e terapias. A avaliação do estado mutacional do IgHV, a pesquisa da deleção do 17p e de mutações do TP53 não são amplamente disponíveis, assim como não estão disponíveis o uso de anticorpos monoclonais (mesmo os mais antigos, como o rituximabe e seus biosimilares), inibidores da BTK e inibidores de Bcl-2.

Nesse contexto, a maioria dos casos mais jovens e com boa PS são tratados com quimioterapia exclusiva (FC), enquanto os casos em idosos ou com baixa PS são tratados com clorambucil associado ou não a corticoesteroides. A ausência dos testes prognósticos, por sua vez, é particularmente problemática, pois pacientes com IgHV não mutado ou com alterações do TP53, que apresentam menor taxa de resposta ou são resistentes primários a esquemas de quimioimunoterapia, respectivamente, são expostos a tratamentos muito pouco eficazes, com efeitos colaterais significativos, o que resulta em menor taxa de resposta, menor duração de resposta e maior necessidade de internações por complicações associadas ao tratamento e a progressão da doença.

Para pacientes com alterações genéticas associadas a pior prognóstico, a única opção terapêutica disponível é a utilização do anticorpo monoclonal anti-CD52 – alemtuzumabe, que desde 2012 está disponível por meio de um programa internacional de uso compassivo, associado a metilprednisolona em altas doses. Porém, esta é uma terapêutica com efeitos colaterais importantes, principalmente decorrentes da imunossupressão, infecções e aumento da mortalidade, e deve ser realizada apenas em centros com capacidade instalada para atender essas demandas.

TERAPIA CELULAR

Dentre as terapias celulares, podemos citar o transplante de medula óssea e a terapia com células CART. Apesar de menos usado no contexto da disponibilidade de novas drogas, o transplante alogênico possui um papel importante em alguns cenários de tratamento da LLC. Suas principais indicações são pacientes refratários à pelo menos uma linha de tratamento e com alteração do TP53 e pacientes refratários à pelo menos duas linhas de tratamento (com ou sem alteração do TP53), especialmente naqueles refratários a inibidores de BTK e inibidores de BCL2, que possuem prognóstico desfavorável. Além disso, o transplante alogênico também deve ser considerado nos pacientes com TR.

No cenário do SUS, em que não há disponibilidade de inibidores de BTK ou de inibidores de BCL2, o papel do transplante é ainda mais relevante. Consideramos candidatos os pacientes refratários a duas linhas de tratamento (em geral, quimioterapia) ou refratários a uma linha de tratamento com alteração do TP53.

A terapia com células CART só é disponível hoje em cenário de pesquisa.

PERSPECTIVAS FUTURAS

A associação de Venetoclax com inidores de BTK (ibrutinibe ou acalabrutinibe) passou a ser avaliada em diversos estudos. A tentativa de associar os inibidores de BTK com o Venetoclax e com Anti-CD20 (obinutuzumabe) como uma terapia tripla é interessante do ponto de vista de atingir respostas ainda mais profundas com um tratamento finito, o que pode representar sobrevidas livres e de progressão mais duradouras.

BIBLIOGRAFIA CONSULTADA

Agnew KL, Ruchlemer R, Catovsky D, et al. Cutaneous findings in chronic lymphocytic leukaemia. Br J Dermatol. 2004;150:1129.

Ahn IE, Farooqui MZH, Tian X, et al. Depth and durability of response to ibrutinib in CLL: 5-year follow-up of a phase 2 study. Blood. 2018;131:2357.

Ahn IE, Tian X, Wiestner A. Ibrutinib for chronic lymphocytic leukemia with TP53 alterations. N Engl J Med. 2020;383:498.

Al-Sawaf O, Zhang C, Tandon M, et al. Venetoclax plus obinutuzumab versus chlorambucil plus obinutuzumab for previously untreated chronic lymphocytic leukaemia (CLL14): follow-up results from a multicentre, open-label, randomised, phase 3 trial. Lancet Oncol. 2020;21:1188.

Al-Sawaf O, Robrecht S, Bahlo J, Fink A, Cramer P, Tresckow J. et al. Richter transformation in chronic lymphocytic leukemia (CLL) - a pooled analysis of German CLL Study Group (GCLLSG) front line treatment trials. Leukemia. 2020;35(1):169-176. doi: 10.1038/s41375-020-0797-x.

Anderson MA, Tam C, Lew TE, et al. Clinicopathological features and outcomes of progression of CLL on the BCL2 inhibitor venetoclax. Blood. 2017;129:3362.

Barr PM, Owen C, Robak T, et al. Up to 8-year follow-up from RESONATE-2: first-line ibrutinib treatment for patients with chronic lymphocytic leukemia. Blood Adv. 2022;6:3440.

Binet JL, Auquier A, Dighiero G, et al. A new prognostic classification of chronic lymphocytic leukemia derived from a multivariate survival analysis. Cancer. 1981;48:198.

Brown JR, Hillmen P, O'Brien S, et al. Extended follow-up and impact of high-risk prognostic factors from the phase 3 RESONATE study in patients with previously treated CLL/SLL. Leukemia. 2018;32:83.

Burger J, O'Brien S. Evolution of CLL treatment — from chemoimmunotherapy to targeted and individualized therapy. Nature Reviews Clinical Oncology. 2018;15(8):510-527.

Burger JA, Barr PM, Robak T, et al. Long-term efficacy and safety of first-line ibrutinib treatment for patients with CLL/SLL: 5 years of follow-up from the phase 3 RESONATE-2 study. Leukemia. 2020;34:787.

Burger JA, Sivina M, Jain N, et al. Randomized trial of ibrutinib vs ibrutinib plus rituximab in patients with chronic lymphocytic leukemia. Blood. 2019;133:1011.

Burger JA, Tedeschi A, Barr PM, et al. Ibrutinib as initial therapy for patients with chronic lymphocytic leukemia. N Engl J Med. 2015;373:2425.

Byrd JC, Furman RR, Coutre SE, et al. Targeting BTK with ibrutinib in relapsed chronic lymphocytic leukemia. N Engl J Med. 2013;369:32.

Byrd JC, Hillmen P, Ghia P, et al. Acalabrutinib versus ibrutinib in previously treated chronic lymphocytic leukemia: results of the first randomized phase III trial. J Clin Oncol. 2021;39:3441.

Byrd JC, Woyach JA, Furman RR, et al. Acalabrutinib in treatment-naive chronic lymphocytic leukemia. Blood. 2021;137:3327.

Catovsky D, Else M, Richards S. Chlorambucil - still not bad: a reappraisal. Clin Lymphoma Myeloma Leuk. 2011;11(1):S2-S6.

Condoluci A, di Bergamo LT, Langerbeins P, et al. International prognostic score for asymptomatic early-stage chronic lymphocytic leukemia. Blood. 2020;135(21):1859-1869.

Coombs CC, Rassenti LZ, Falchi L, et al. Single nucleotide polymorphisms and inherited risk of chronic lymphocytic leukemia among African Americans. Blood. 2012;120:1687.

Cramer P, Tausch E, von Tresckow J, et al. Durable remissions following combined targeted therapy in patients with CLL harboring TP53 deletions and/or mutations. Blood. 2021;38:1805.

Dreger P, Ghia P, Schetelig J, et al. High-risk chronic lymphocytic leukemia in the era of pathway inhibitors: integrating molecular and cellular therapies. Blood. 2018;132:892.

Farooqui MZ, Valdez J, Martyr S, et al. Ibrutinib for previously untreated and relapsed or refractory chronic lymphocytic leukaemia with TP53 aberrations: a phase 2, single-arm trial. Lancet Oncol. 2015;16:169.

Fischer K, Al-Sawaf O, Bahlo J, et al. Venetoclax and obinutuzumab in patients with CLL and coexisting conditions. N Engl J Med. 2019;380:2225.

Goede V, et al. Obinutuzumab plus chlorambucil in patients with CLL and coexisting conditions. N Engl J Med. 2014;370:1101-1110.

Hallek M, Cheson BD, Catovsky D, et al. CLL guidelines for diagnosis, indications for treatment, response assessment, and supportive management of CLL. Blood. 2018;131:2745.

Hallek M. Chronic lymphocytic leukemia: 2020 update on diagnosis, risk stratification and treatment. Am J Hematol. 2019;94:1266-1287.

Hillmen P, Rawstron AC, Brock K, et al. Ibrutinib plus venetoclax in relapsed/refractory chronic lymphocytic leukemia: The Clarity Study. J Clin Oncol. 2019;37:2722.

International CLL-IPI working group. An international prognostic index for patients with chronic lymphocytic leukaemia (CLL-IPI): a meta-analysis of individual patient data. Lancet Oncol. 2016;S1470-2045:30029-8.

Jain N, Keating M, Thompson P, et al. Ibrutinib and venetoclax for first-line treatment of CLL. N Engl J Med. 2019;380:2095.

Kater AP, Levin MD, Niemann CU. Ibrutinib and venetoclax for first-line treatment of CLL. N Engl J Med. 2019;381:788.

Langerbeins P, Zhang C, Robrecht S, et al. The CLL12 trial: ibrutinib vs placebo in treatment-naïve, early-stage chronic lymphocytic leukemia. Blood. 2022;139:177.

Mauro FR, Foa R, Giannarelli D, et al. Clinical characteristics and outcome of young chronic lymphocytic leukemia patients: a single institution study of 204 cases. Blood. 1999;94:448-454.

Moreno C, Greil R, Demirkan F, et al. Ibrutinib plus obinutuzumab versus chlorambucil plus obinutuzumab in first-line treatment of chronic lymphocytic leukaemia (iLLUMINATE): a multicentre, randomised, open-label, phase 3 trial. Lancet Oncol. 2019;20:43.

Pepper C, Majid A, Lin TT, et al. Defining the prognosis of early stage chronic lymphocytic leukaemia patients. Br J Haematol. 2012;156:499.

Pettitt AR, Jackson R, Carruthers S, et al. Alemtuzumab in combination with methylprednisolone is a highly effective induction regimen for patients with chronic lymphocytic leukemia and deletion of TP53: final results of the national cancer research institute CLL206 trial. J Clin Oncol. 2012;30:1647.

Rai KR, Sawitsky A, Cronkite EP, et al. Clinical staging of chronic lymphocytic leukemia. Blood. 1975;46:219.

Rawstron AC, Kreuzer KA, Soosapilla A, et al. Reproducible diagnosis of chronic lymphocytic leukemia by flow cytometry: An European Research Initiative on CLL (ERIC) & European Society for Clinical Cell Analysis (ESCCA) Harmonisation project. Cytometry B Clin Cytom. 2018;94:121.

Rogers KA, Huang Y, Ruppert AS, et al. Phase II study of combination obinutuzumab, ibrutinib, and venetoclax in treatment-naïve and relapsed or refractory chronic lymphocytic leukemia. J Clin Oncol. 2020;38:3626.

Ruppert AS, Booth AM, Ding W, et al. Adverse event burden in older patients with CLL receiving bendamustine plus rituximab or ibrutinib regimens: Alliance A041202. Leukemia. 2021;35:2854.

Shanafelt TD, Wang XV, Kay NE, et al. Ibrutinib-rituximab or chemoimmunotherapy for chronic lymphocytic leukemia. N Engl J Med. 2019;81:432.

Sharman JP, Egyed M, Jurczak W, et al. Acalabrutinib with or without obinutuzumab versus chlorambucil and obinutuzmab for treatment-naive chronic lymphocytic leukaemia (ELEVATE TN): a randomised, controlled, phase 3 trial. Lancet. 2020;95:1278.

Siegel RL, Miller KD, Fuchs HE, Jemal A. Cancer statistics, 2022. CA Cancer J Clin. 2022;72:7.

Sivina M, Kim E, Wierda WG, et al. Ibrutinib induces durable remissions in treatment-naïve patients with CLL and 17p deletion and/or TP53 mutations. Blood. 2021;138:2589.

Stilgenbauer S, Eichhorst B, Schetelig J, et al. Venetoclax for patients with chronic lymphocytic leukemia with 17p deletion: results from the full population of a phase II pivotal trial. J Clin Oncol. 2018;36:1973.

Strati P, Shanafelt TD. Monoclonal B-cell lymphocytosis and early-stage chronic lymphocytic leukemia: diagnosis, natural history, and risk stratification. Blood, The Journal of the American Society of Hematology. 2015;126(4):454-462.

Swerdlow SH, Campo E, Pileri SA, et al. The 2016 revision of the World Health Organization classification of lymphoid neoplasms. Blood. 2016; 127:2375.

Tausch E, Schneider C, Robrecht S, et al. Prognostic and predictive impact of genetic markers in patients with CLL treated with obinutuzumab and venetoclax. Blood. 2020;135:2402.

Thompson PA, Tam CS, O'Brien SM, et al. Fludarabine, cyclophosphamide, and rituximab treatment achieves long-term disease-free survival in IGHV-mutated chronic lymphocytic leukemia. Blood. 2016;127:303.

Tsimberidou AM, Keating MJ. Richter syndrome: biology, incidence, and therapeutic strategies. Cancer. 2005;103:216.

Walewska R, Parry-Jones N, Eyre T, Follows G, Martinez-Calle N, McCarthy H, et al. Guideline for the treatment of chronic lymphocytic leukaemia. British Journal of Haematology. 2022;197(5):544-557.

World health organization classification of tumours of haematopoietic and lymphoid tissues, revised 4th edition, Swerdlow SH, Campo E, Harris NL, et al. (Eds). Lyon: IARC; 2017.

Woyach JA, Ruppert AS, Heerema NA, et al. Ibrutinib regimens versus chemoimmunotherapy in older patients with untreated CLL. N Engl J Med. 2018;379:2517.

173

Leucemia Mieloide Aguda

Nelson Hamershlak

DESTAQUES

- A leucemia mieloide aguda é a mais comum nos adultos.
- A grande maioria dos pacientes apresenta citopenias ao diagnóstico e células blásticas no sangue periférico. Para o diagnóstico de leucemia mieloide aguda é necessária a presença de mais de 20% de blastos na medula, exceto para os casos com alterações cromossômicas recorrentes.
- O diagnóstico da LMA deve ser feito com base em achados clínicos, morfológicos, imunofenotípicos, moleculares e citogenéticos.
- As anormalidades cromossômicas são encontradas em aproximadamente 55% dos pacientes e são relacionadas ao prognóstico da doença e ao planejamento terapêutico.
- O tratamento clássico de indução de remissão para LMA é o chamado 3+7, composto de daunorrubicina e citarabina. A terapia pós-remissão baseia-se na estratificação de risco citogenético e molecular. Pacientes com risco desfavorável são candidatos a transplante alogênico de células precursoras hematopoéticas.

INTRODUÇÃO

A leucemia mieloide aguda (LMA) é a forma mais comum de leucemia aguda em adultos. A LMA incide com uma frequência de 3,5 casos por milhão de habitantes/ano e sua incidência aumenta com a idade. Apresenta aumento expressivo acima dos 60 anos, e considera-se a idade mediana de ocorrência em torno dos 65 anos.[1,2,3] No Brasil, segundo o Instituto Nacional de Câncer (INCA), estima-se a ocorrência entre 8 mil a 9 mil casos/ano.[4]

O clone anormal das células da LMA suprime a atividade normal da medula óssea, o que causa anemia, infecções e sangramento, entre outros sintomas e complicações.[1-5] Do ponto de vista fisiopatológico, os efeitos da doença ocorrem por invasão das células doentes (blastos), insuficiência medular, disfunção de microambiente, defeitos na proliferação e função das células normais remanescentes, disfunção global do sistema imune. A doença, no final, se caracteriza por citopenias periféricas e invasão por células blásticas.[6]

Muitas vezes, não identificamos um gatilho para desencadear a doença, mas têm sido descritas associações a certos fatores ambientais (p. ex., quimioterapia anterior, radioterapia, exposições químicas), distúrbios sanguíneos preexistentes (p. ex., síndromes mielodisplásicas, neoplasias mieloproliferativas) e anormalidades genéticas herdadas. A doença está associada a anormalidades cromossômicas características não aleatórias e defeitos genéticos que contribuem para a classificação da LMA. Esses fatores são associados com a resposta à terapia e ao prognóstico. A LMA surge como consequência de várias alterações genéticas e epigenéticas nas células precursoras hematopoiéticas, que criam um clone de células anormais capazes de proliferar, mas que não conseguem se diferenciar em células hematopoiéticas maduras (p. ex., neutrófilos). A LMA é mantida por um conjunto de células-tronco leucêmicas autorrenováveis que podem ser mais imaturas do que a população geral de células leucêmicas.[1-5]

DIAGNÓSTICO, CLASSIFICAÇÃO E PROGNÓSTICO

O diagnóstico da LMA deve ser feito com base em achados clínicos, morfológicos, imunofenotípicos, moleculares e citogenéticos.[7] Clinicamente, os pacientes podem se apresentar com fadiga, febre, manchas pelo corpo, dores ósseas ou articulares. Ao exame físico, constatam-se palidez, sangramentos cutaneomucosos, febre e visceromegalias. Mais raramente, podem apresentar infiltração de pele, gengiva, tumores extramedulares e sinais de infiltração de sistema nervoso central (SNC), como cefaleia ou paralisia de nervos cranianos.[6]

Para análise morfológica, recomenda-se que sejam contados 200 leucócitos no sangue periférico e 500 células nucleadas na medula óssea. Segundo critérios da Organização Mundial da Saúde (OMS), considera-se LMA a presença de número maior ou igual a 20% de blastos, exceto nos casos de t (15;17), t (8;21), inv do cromossomo 16 ou t (16;16).[7]

A imunofenotipagem tem como objetivos analisar as linhagens celulares, caracterizar o estado maturativo das células e detectar expressões imunofenotípicas anômalas que podem ser úteis para seguimento da doença residual mínima. O Quadro 173.1 apresenta os principais marcadores para diagnóstico de LMA.[8-10]

Quadro 173.1. Principais marcadores imunofenotípicos para LMA

Precursores mieloides	CD34, CD38, CD117, CD133, HLA-DR
Linhagem granulocítica	CD13, CD 15, CD 16, CD33, CD65, MPOc
Linhagem monocítica	CD11c, CD14, CD64, CD4, CD11b, CD36, lisozima
Linhagem megacariocítica	CD41, CD61, CD42
Linhagem eritroide	CD235a (glicoforina A)

Fonte: Desenvolvido pela autoria.

Diversas alterações citogenéticas podem ocorrer nesta doença, descrevendo-se como muito graves as monossomais e as alterações complexas. O Quadro 173.2 lista as alterações citogenéticas de especial interesse nas LMA.[8-10]

Quadro 173.2. Principais alterações citogenéticas encontradas em leucemia mieloide aguda

- t(8;21)(q22;q22); RUNX1-RUNX1T1: 5% das LMA
- inv(16)(p13.1q22); t(16;16)(p13.1;q22); CBFB-MYH11: 5% a 8% das LMA
- t(15;17)(q22;q12); PML-RARA: 5% a 8% das LMA
- t(9;11)(p22;q23); MLLT3-MLL: 9% a 12% (crianças); 2% (adultos)
- t(6;9)(p23;q34); inv(3)(q21q26.2); t(3;3)(q21;q26.2); t(1;22)(p13;q13)

Fonte: Desenvolvido pela autoria.

Costumamos classificar as leucemias mieloides agudas como *de novo* ou secundárias à mielodisplasia e/ou quimioterapia ou radioterapia, sendo estas últimas de pior prognóstico. A Classificação Franco-Americana-Britânica, conhecida como FAB, foi adotada por muitos anos, considerando apenas características morfológicas e dividindo as leucemias mieloides agudas em M0, M1, M2, M3, M4, M5, M6 e M7 (Quadro 173.3), enquanto a classificação da OMS de 2008 é a que vigora atualmente e tem como base o risco[7] (Quadro 173.4). A classificação da LMA estabelecida pela OMS inclui fatores citogenéticos e moleculares com impacto prognóstico e terapêutico.

Quadro 173.3. Classificação Franco--Americana-Britânica (FAB) com base na citologia em sete subtipos

- M1: LMA sem maturação (mais de 90% de blastos mieloides, com menos de 10% de elementos mieloides maturando)
- M2: LMA com maturação (mais de 30% de blastos, até 89%, com mais de 10% das células anormais sendo de pró-mielócitos a células mais maduras)
- M3: leucemia pró-mielocítica aguda
- M4: leucemia mielomonocítica aguda (os blastos mieloides devem exceder a 30% das células medulares nucleadas não eritroides, sendo 20% a 80% de monoblastos)
- M5: leucemia monocítica aguda (mais de 30% das células medulares nucleadas não eritroides são blastos, sendo mais de 80% precursores de monócitos)
- M6: eritroleucemia aguda ou síndrome de Di Guglielmo (mais de 50% dos elementos nucleados da medula devem ser eritroblastos e mais de 30% dos elementos não eritroides devem ser blastos mieloides)
- M7: leucemia megacariocítica aguda

Fonte: Desenvolvido pela autoria.

Quadro 173.4. Classificação da Organização Mundial de Saúde (OMS) para as leucemias agudas (2016)[7]

- LMA com t(8;21)(q22;q22.1); RUNX1-RUNX1T1
- LMA com inv(16)(p13.1q22) or t(16;16)(p13.1;q22); CBFB-MYH11
- LPA (leucemia promielocítica aguda) com PML-RARA
- LMA com t(9;11)(p21.3;q23.3); MLLT3-KMT2A
- LMA com t(6;9)(p23;q34.1); DEK-NUP214
- LMA com inv(3)(q21.3q26.2) ou t(3;3)(q21.3;q26.2); GATA2, MECOM
- LMA (megacarioblástica) com t(1;22)(p13.3;q13.3); RBM15-MKL1
- LMA com mutação do NPM1
- LMA com mutação bialélica do CEBPA
- LMA com alterações relacionadas à mielodisplasia. Neoplasias relacionadas à terapêutica
- LMA com mínima diferenciação
- LMA sem maturação
- LMAL com maturação
- Leucemia mielomonocítica aguda
- Leucemia monoblástica/monocítica aguda
- Leucemia eritroide pura
- Leucemia megacarioblásitica aguda
- Leucemia basofílica aguda
- Panmielose aguda com mielofibrose
- Proliferação de sarcoma mieloide relacionado à síndrome de Down
- Mielopoiese anormal transitória
- Leucemia mieloide associada à síndrome de Down

Fonte: Adaptado de Arber *et al.*, 2016.

Fatores prognósticos

Em LMA, talvez um dos mais importantes capítulos seja a avaliação prognóstica, uma vez que esta pode determinar a escolha do tratamento do paciente. Diversos estudos têm sido publicados neste sentido e normalmente consideram aqueles fatores ligados aos pacientes, como *performance status*, idade, comorbidades e existência de doador compatível; fatores ligados à biologia da doença, como alterações cromossômicas, resposta à terapêutica, leucemia secundária *versus de novo*, morfologia (classificação FAB), imunofenótipo, fatores geneticomoleculares e até fatores relacionados ao ambiente, como recursos e condições socioeconômicas.[8-10]

Classicamente, o cariótipo vinha sendo utilizado como principal fator prognóstico nas leucemias *de novo*. O Quadro 173.5 separa os casos em prognóstico favorável, desfavorável e intermediário de acordo com o cariótipo.[8-10]

Quadro 173.5. Prognóstico da leucemia mieloide aguda (LMA) de acordo com cariótipo

Prognóstico	Cariótipo
Favorável	t (15;17)
	t (8;21)
	Inv(16) e t(16;16)
Intermediário	Cariótipo normal
	T(9;11), -y, +8, +6, del 12(p)
Desfavorável	t(6;9), -7, -5
	Alterações complexas

Fonte: Desenvolvido pela autoria.

Tendo em vista que mais de 40% das LMA apresentam cariótipo normal e sabendo-se sobre a variabilidade de evolução desses pacientes, a descrição de fatores e mutações genético moleculares como NPM1 em 55% dos casos, FLT3-ITD (40%), MLL-PTD (6%), NRAS (8% a 10%), CEBPA (10%), FLT3-TKD (6%) pode contribuir no aprimoramento das medidas prognósticas.[11-14] Destas, FLT3 –ITD, NPM1 e CBPA são as que mais têm sido utilizadas na prática clínica.[11-14] A presença da mutação c-kit também tem sido utilizada para demonstrar casos de t(8:21) ou inv(16) com prognóstico ruim.[15]

Assim sendo, consideramos de bom prognóstico pacientes com cariótipo normal com FLT3 negativo e NPM1 positivo e aqueles com CBPA e aqueles com inv16, t (8:21) sem mutação do c-kit. Os demais são de prognóstico intermediário ou desfavorável.[15]

O European Leukemia Net passou a classificar, então, as leucemias mieloides agudas como de prognóstico favorável, intermediário I, intermediário II e desfavorável conforme o Quadro 173.6.

Quadro 173.6. Classificação prognóstica European Leukemia Net[16]

Grupo genético	Alterações
Favorável	t (8:21)(q22;q22),RUN X1-RUNX1T1 Inv (16)(p13.1q22) ou t (16;16)(p13.1;q22); CBFB-MYH11 NPM1 mutado sem FLT3-ITD ou com FLT3-ITD[baixa] CEBPA mutado bialélico
Intermediário I	NPM1 e FLT3-ITD[alta] mutados NPM1 e FLT3 negativo ou FLT3-ITD[baixa] (sem alterações cariotípicas ruins) t(9;11)(p21.3;q23.3); MLLT3-KMT2A NPM1 negativo e FLT3 positivo (cariótipo normal) Achados citogenéticos não classificados como favoráveis ou adversos
Adverso	t(6;9)(p23;q34.1); DEK-NUP214 t(v;11q23.3); rearranjo KMT2A t(9;22)(q34.1;q11.2); BCR-ABL1 inv(3)(q21.3q26.2) or t(3;3)(q21.3;q26.2); GATA2, mECOM(EVI1) −5 or del(5q); −7; −17/abn(17p) Cariótipo complexo ou monossomal NPM1 negativo ae FLT3-ITD[alta] positivo RUNX1 mutado ASXL1 mutado TP53 mutado

Fonte: Desenvolvido pela autoria.

TRATAMENTO

A LMA é uma doença que incide principalmente em pessoas mais idosas e, portanto, impõe-se uma avalição adequada de comorbidades e de condições físicas. Neste sentido, a Avaliação Geriátrica Ampla (AGA) vem ganhando espaço considerável no tratamento desses pacientes.[17] A AGA leva em consideração a condição funcional do indivíduo, suas comorbidades, polifarmácia, estado nutricional e síndromes geriátricas. Revela a idade funcional. Pacientes com doenças onco-hematológicas e mesmo os candidatos a transplantes de medula óssea com mais de 60 anos devem ser submetidos a esse tipo de avaliação antes da indicação da terapêutica a ser instituída.[18]

Indução da remissão

O tratamento clássico de indução de remissão para LMA é o chamado 3+7, composto de daunorrubicina e citarabina. Foi descrito em 1973 e é utilizado por muitos até hoje.[19]

A dose da citarabina geralmente é de 100 a 200 mg/m^2 em infusão contínua por 7 dias e a dose de daunorrubicina varia de 45 a 90 mg/m^2 aplicados em 30 a 40 minutos endovenosamente (EV) por 3 dias. Em pacientes mais jovens com boas condições clínicas, a dose de 90 mg/m^2 demonstrou maior taxa de remissão completa (70,6%) e maior sobrevida (23 meses).[20]

Posteriormente, o uso de idarrubicina 12 mg/m^2 no lugar da daunorrubicina demonstrou melhor taxa de remissão completa (83%), mas não houve impacto na sobrevida livre de doença ou na sobrevida geral. Interessante que, neste mesmo trabalho, foi avaliada também de forma randômica a manutenção com interleucina 2 (IL-2) recombinante, que não demonstrou impacto prognóstico.

A busca por novos esquemas de indução tornou-se uma obsessão de muitos serviços e alguns resultados foram muito interessantes.[21] Os grupos EORTC (European Organisation for Research and Treatment of Cancer) e GIMENA (Gruppo Italiano Malattie Ematologiche dell' Adulto), em 2014, realizaram estudo comparativo entre doses convencionais de citarabina (100 mg/m^2 em infusão contínua por 7 dias) e altas doses de citarabina (3.000 mg/m^2 a cada 12 horas em infusão por 3 horas nos dias 1, 3, 5 e 7). Os resultados mostraram vantagem nas altas doses na taxa de remissão completa e na sobrevida geral.[22]

Um grupo específico de LMA, a chamada CBF (*core binding factor*), reúne pacientes de bom prognóstico com as alterações cromossômicas t(8:21) ou inv 16. Esse grupo já apresenta, com esquemas usuais de indução e com 3 a 4 ciclos de consolidação com altas de citarabina, excelentes resultados em taxa de remissão, sobrevida livre de progressão da doença e sobrevida geral.

Buscando resultados ainda melhores, o grupo do MD Anderson Cancer Center utilizou o esquema FLAG-Ida-GO: fludarabina, 30 mg/m² por via EV em 30 minutos nos dias D 1-5, citarabina, 2 g/m² EV em 4 horas/dia nos D 1-5, iniciando 3,5 horas após fludarabina; gentuzumab ozogamicina (GO), 3 mg/m² EV em 2 horas no D1 e GCSF 300 µg do D1 até recuperação leucocitária. A taxa de remissão completa foi de 95%. A sobrevida geral foi de 78% e a sobrevida livre de leucemia de 85%. Não houve diferença entre os dois grupos, ou seja, t(8:21) e inv 16.[23]

Outras tentativas de indução na LMA, como adição de clofarabina ou cladribina, não parecem ter trazido vantagens em sobrevida geral. Estudo com clofarabina mostrou menor taxa de recidiva e um esquema interessante alternando citarabina e cladribina com decitabina mostrou-se efetivo no tratamento de idosos não candidatos à terapia convencional.[24,25]

Todavia, em estudo randomizado de fase 3 do grupo americano do CALGB (Cancer and Leukemia Group B), chamado CALGB 10603 (RATIFY), pacientes adultos < 60 anos, com a mutação FLT3 –ITD ou FLT3-TKD foram submetidos à quimioterapia 7 + 3 com midostaurina (50 mg por via oral (VO), duas vezes ao dia nos dias 8 a 21) versus placebo. Com acompanhamento médio de 59 meses, quando comparada ao placebo, a midostaurina alcançou sobrevida global mediana superior (75 versus 26 meses), com 51% versus 44% com superioridade também na sobrevida livre de eventos. Os dois braços apresentaram taxas semelhantes de remissão completa, tempo para recuperação de neutrófilos e plaquetas, toxicidade grave (grau 3/4) e mortes relacionadas ao tratamento. Sorafenibe, também em estudo de fase 2, mostrou superioridade na sobrevida livre de eventos, mas com maior toxicidade.[26, 27]

Tratamento pós-remissão

De forma geral, após obtenção da remissão com um ou dois ciclos de indução, a intensificação ou consolidação do tratamento da LMA são baseadas na classificação prognóstica. Assim, pacientes considerados de baixo risco são submetidos à consolidação com 3 a 4 ciclos de doses intermediárias ou altas doses de citarabina (1,5 a 3 g/m², a cada 12 horas por 3 dias, geralmente D1, D3 e D5). Pacientes com prognóstico desfavorável são selecionados para transplante alogênico de medula óssea. Pacientes de risco intermediário dependem da inclinação do serviço onde são atendidos, do encontro ou não de um doador e de suas condições clínicas para decisão final.[28-30]

Assim, para pacientes com citogenética favorável (ou seja, t(8; 21), inv (16) ou t(16; 16)), o tratamento de consolidação com três ou mais ciclos de doses elevadas de citarabina (ou seja, ≥ 1 g/m², variando de 1 g a 3 g/m², a cada 12 horas aplicadas em 3 dias, geralmente D1, D3 e D5) tem sido o tratamento de escolha. Alguns acreditam que o transplante autólogo nesta situação possa ser superior. Estudo recente mostrou que autotransplante com base nas mutações FLT3 e NPM1 em pacientes com baixo risco e risco intermediário poderia ser uma opção terapêutica adequada.[31]

Para pacientes com citogenética de risco intermediário, incluindo um cariótipo normal, a seleção do tratamento (p. ex., quimioterapia versus transplante autologo ou alogênico) deve ter como base as características individuais do paciente (p. ex., idade, contagem inicial de glóbulos brancos, facilidade de indução da remissão, comorbidades e evidência de doença residual mensurável, MRD; também conhecida como "doença residual mínima"), preferência do paciente, disponibilidade de doadores e acesso a ensaios clínicos.[32,33]

Para pacientes com risco desfavorável, a recomendação é pelo transplante alogênico na primeira remissão para candidatos apropriados, em vez de consolidação apenas com transplante de células hematopoiéticas autólogo ou quimioterapia. Hoje, a disponibilidade de doador deixou de ser um problema, considerando-se as possibilidades de doadores aparentados, não aparentados, cordão umbilical e haploidêntico, tornando quase virtual a chance de um paciente que precisa deixar de ser transplantado por falta de doadores. A disponibilidade de um doador já deve ser avaliada ao diagnóstico para que a identificação do melhor doador não seja postergada. Os dados do registro sugerem que não há vantagem em dar um ou mais ciclos de terapia de consolidação após a obtenção de uma remissão completa e antes do transplante alogênico.[34-36]

Para a maioria dos adultos jovens (< 40 anos) submetidos ao TCTH (transplante de células tronco hematopoiéticas) alogênico, sugerimos condicionamento mieloablativo em vez daquele de intensidade reduzida ou não mieloablativo. Por sua vez, a intensidade reduzida ou o condicionamento não mieloablativo seguido pelo TCTH alogênico são preferidos à quimioterapia de consolidação para pacientes elegíveis com citogenética de risco desfavorável que não são candidatos ao condicionamento mieloablativo (idosos ou portadores de comorbidades).[37]

Portanto, o manejo da LMA em adultos mais velhos (≥ 60 anos) difere do tratamento da LMA em pacientes mais jovens. Logicamente, como já citado, as metas de atendimento e a seleção da terapia inicial para pacientes idosos com LMA são influenciadas pela aptidão funcional do paciente, características prognósticas, idade e preferências individuais.

Somente a idade não determina se o objetivo é curar versus paliar. Com base em uma Avaliação Geriátrica Ampla, o paciente deve ser encaminhado para uma terapêutica mais ou menos agressiva. E aqui vem o conceito de fragilidade ou não versus idade. Dentro dessas categorias de aptidão médica, as decisões de tratamento são influenciadas por características prognósticas (isto é, citogenéticas e moleculares), preferências pessoais e objetivos do tratamento. Favorecemos a participação em um ensaio clínico, quando disponível.[17,18]

Para LMA com prognóstico favorável ou intermediário em pacientes não considerados frágeis, sugerimos tratamento de indução de remissão com citarabina e daunorrubicina infusional (terapia "7 + 3") ou daunorrubicina-citarabina lipossômica já aprovada pela agência americana Food and Drug Administration (FDA) com o nome de Vyxeos® (também conhecida como CPX-351 e não disponível no Brasil), em vez de esquemas de quimioterapia de indução de remissão com hipometilantes, outros quimioterápicos com menor intensidade ou cuidados de suporte isoladamente. O estudo que comparou CPX-351 com o tradicional 3 + 7 mostrou mediana de sobrevida global maior (9,56 versus 5,95 meses com odds ratio de 0,69) e maior taxa de remissão completa (9,56 versus 5,95; p < 0,016) com perfil de toxicidade semelhante.[38]

Para LMA com prognóstico adverso, sugerimos tratamento com agentes hipometilantes (decitabina ou azacitidina) ou CPX-351, quando disponível. Para pacientes clinicamente frágeis, o tratamento é focado sobretudo no alívio dos sintomas, no prolongamento da vida e na melhora da qualidade de vida. As opções incluem tratamento com hipometilantes, quimioterapia de menor intensidade (baixas doses) ou cuidados de suporte. A seleção do regime a ser utilizado baseia-se no seu perfil de toxicidade, comorbidade médica, preferência do paciente e experiência institucional. Algumas características citogenéticas ou moleculares das células leucêmicas também podem influenciar a escolha da terapia.

Após alcançar a remissão completa (RC), a sobrevida em longo prazo em pacientes idosos com LMA é improvável, a menos que seja seguida por terapia com TCH que também deve ter como base a idade funcional.[17,18]

Em pacientes idosos em boas condições clínicas com avaliação geriátrica funcional, com prognóstico favorável ou intermediário, a quimioterapia com citarabina em dose intermediária está indicada, em vez de citarabina em dose alta, e/ou TCTH alogênico se o prognóstico for adverso. Nestes, a preferência é por regimes de baixa intensidade ou não mieloablativos.[39-41]

Tanto a 5 azacitidina como a decitabina são utilizadas no tratamento dos idosos com avaliação funcional inadequada ou mesmo naqueles com avaliação geriátrica adequada, mas com com certas alterações genéticas monossomais ou presença de mutação do p53. Classicamente, a azacitidina é utilizada na dose de 75 mg/m² e a decitabina, 20 mg/m² por 5 dias.[42,43]

Estudos realizados com decitabina por 10 dias vêm mostrando melhores e mais rápidas taxas de remissão, principalmente em certos grupos de pacientes como aqueles portadores de alterações citogenéticas e mutações de pior prognóstico (29 de 43 pacientes (67%) versus 24 de 71 pacientes (34%), P < 0,001) como nos portadores da mutação do p53 (21 de 21 (100%) versus 32 de 78 (41%), P < 0,001).[44]

TERAPIA-ALVO

As chamadas "terapias–alvo", consideradas aquelas que têm como objetivo destruir ou inibir um marcador na célula leucêmica ou uma determinada mutação genética específica, podem ser usadas isoladamente ou em composição com outros regimes terapêuticos.

Gemtuzumabe ozogamicina

Após ser retirada do mercado como droga única no tratamento de LMA em idosos com expressão de CD33, pois provocava índices altos de síndrome de obstrução sinusoidal na sua dose inicial de 9 mg/m² em duas aplicações, foi reintroduzida no mercado adicionada à terapia 7 + 3, na dose de 3 mg/m² nos dias 1, 4 e 7.⁴⁵

Midostaurina

Trata-se de inibidor de FLT3 adicionado à quimioterapia na terapia 7 + 3 entre os dias 8 e 21 do ciclo. Em um estudo fase II que incluiu 86 pacientes com idade ≥ 61 anos, a midostaurina adicionada à terapia de indução demonstrou eficácia comparável em pacientes jovens e mais velhos em 78% dos casos. No entanto, os idosos tiveram mais efeitos adversos. A midostaurina também tem sido usada como agente único em pacientes recidivados.⁴⁶

Gilretinibe

A partir da observação de estudo fase III mostrando que foi superior à quimioterapia de resgate em pacientes com LMA FLT3 positivos, esta droga foi aprovada pela FDA com uso isolado. Sua utilização em combinação com quimioterapia e agentes hipometilantes é objeto de estudos clínicos.⁴⁷

Ivosidenibe

Tem como alvo a mutação no IDH1. Seu uso em monoterapia é bem tolerado e pode induzir remissões duráveis e independência quanto à transfusão. O ivosidenibe é aprovado para o tratamento de adultos com idade ≥ 75 anos. em um estudo que incluiu 34 pacientes com LMA mutante IDH1 que não eram elegíveis para terapia de indução (idade média de 76 anos), os participantes tiveram sobrevida geral de 13 meses, 42% de remissão e cerca de 50% se tornaram independentes de transfusão.

Enasidenibe

Tem como alvo a mutação do IDH2. Como complicação a ser observada, está a síndrome de diferenciação.

Venetoclax

É um inibidor oral do BCL2 usado em combinação com azacitidina, decitabina ou citarabina em baixa dose. A dose recomendada de venetoclax depende do regime de combinação. Entre 84 pacientes tratados com venetoclax na dose final de 400 mg com azacitidina, 75 mg/m² nos dias 1 a 7 de cada ciclo de 28 dias, houve taxas de resposta (completa ou parcial) em cerca de 70% dos pacientes. Com a combinação venetoclax com decitabina (20 mg/m² por 5 dias a cada ciclo de 28 dias), a taxa de remissão (total e parcial) foi de mais de 60%. Na dose de 600 mg com baixa dose de citarabina (20 mg/m² por via subcutânea uma vez ao dia por 10 dias de cada ciclo de 28 dias) em 82 pacientes com LMA recentemente diagnosticada, incluindo pacientes com exposição prévia à hipometilação, alcançou taxa de remissão de 54%.⁵⁰,⁵¹

Tratamento da LMA na era covid

LMA é uma doença agressiva e, portanto, deve ser tratada assim que diagnosticada. Indução com 3 + 7 ou equivalente deve ser iniciada. Venetoclax e hipometilantes é sempre a opção para pacientes que não têm condições de receber quimioterapia, como os idosos frágeis e portadores de comorbidades. Não existe consenso em tratar estes pacientes em regime ambulatorial ou internado. Aparentemente, pelo menos para os que recebem quimioterapia, o ambiente internado parece ser mais seguro. Após as altas, o acompanhamento pode ser feito com exames domiciliares e acompanhamento médico por telemedicina. Os antimicrobianos profiláticos devem ser usados e recomenda-se testar para covid-19 antes da indução, procurando-se atrasar o tratamento daqueles covid-positivos sempre que possível. Na consolidação, recomenda-se, sempre que possível, diminuir o número de ciclos e a dose de citarabina para 1,5 g/m² em vez de 3 g/m².

O transplante alogênico de células hematopoiéticas deve ser limitado a instituições com disponibilidade de unidades de terapia intensiva (UTI), estoque de componentes de sangue e condições para criopreservação das células doadoras antes do início do condicionamento. Isso pode exigir um ciclo extra de consolidação.

Devem-se testar os pacientes antes da consolidação e sempre que retornarem após alta para tratamento de eventuais complicações, assim como antes do início do transplante de medula óssea do início da consolidação.

As reinduções de resgate devem ser consideradas cuidadosamente, mas o benefício potencial deve ser pesado contra as dificuldades dos pacientes em razão da prolongada permanência hospitalar bem como da possível escassez de produtos derivados de sangue nas próximas semanas.

Muito cuidado deve ser tomado em pacientes com leucemia na vigência da infecção por covid, principalmente com relação a interações medicamentosas. Devem ser consideradas as interações medicamentosas quanto à inibição do CYP3 ou ao prolongamento potencial do intervalo QT, especialmente quando são utilizados medicamentos como venetoclax ou gilteritinibe.

É importante também reduzir os limiares atuais de transfusão em virtude da escassez atual ou prevista no suprimento de bancos de sangue. Para pacientes sem anemia sintomática ou complicações hemorrágicas, deve-se considerar diminuir o limiar de hemoglobina para 7 g/dL e o limiar de plaquetas para 10.000/mm³.

Os fatores de crescimento podem ter um papel na diminuição da duração da neutropenia e no risco de neutropenia febril que requer hospitalização. Antifibrinolíticos podem ser usados em pacientes que necessitam de transfusão frequente de plaquetas e/ou aqueles refratários. Visitas devem ser proibidas e, no caso de haver acompanhante, este deve ser testado para covid-19 e limitar-se ao quarto do paciente.[52]

REFERÊNCIAS

1. Yamamoto JF, Goodman MT, Patterns of leukemia incidence in the United States by subtype and demographic charactheristics 1997-2002. Cancer Causes Control. 2008;19:379-390.
2. Siegel R, Nishadham D, Jemal A. Cancer Statistics. CA Cancer J Clin. 2013;63:11-30.
3. Appelbaum FR, Gundacher H, Head DR, et al. Age and acute myeloid leukemia. Blood. 2006;107:3481-3485.
4. Ministério da Saúde (BR). Instituto Nacional do Câncer – INCA. Estimativas de câncer no Brasil. Ministério da Saúde. 2012.
5. Linet MS. The leukemias: epidemiologic aspects. New York: Oxford University Press, 1985. 20 p.
6. Löwenberg B, Downing JR, Burnett A. Acute myeloid leukemia. N Engl J Med. 1999;341 (14):1051-62.
7. Arber DA, Orazi A, Hasserjian R, et al. The 2016 revision of the World Health Organization (WHO) classification of myeloid neoplasms and acute leukemia. Blood. 2016;127(20):2391-2405.
8. Grimwade D, Walker H, Oliver F, et al. The importance of diagnostic cytogenetics on outcome in AML: analysis of 1,612 patients entered into the MRC AML 10 trial. The Medical Research Council Adult and Children's Leukaemia Working Parties. Blood. 1998;92:2322-33.
9. Byrd JC, Mrozek K, Dodge RK, et al. Pretreatment cytogenetic abnormalities are predictive of induction success, cumulative incidence of relapse, and overall survival in adult patients with de novo acute myeloid leukemia: results from cancer and leukemia group B (CALGB 8461). Blood. 2002;100:4325-36.
10. Marcucci G, Mrozek K, Ruppert AS, et al. Abnormal cytogenetics at date of morphologic complete remission predicts short overall and disease-free survival, and higher relapse rate in adult acute myeloid leukemia: results from cancer and leukemia group B study 8461. J Clin Oncol. 2004;22:2410-8.
11. Kottaridis PD, Gale RE, Frew ME, et al. The presence of a FLT3 internal tandem duplication in patients with acute myeloid leukemia (AML) adds important prognostic information to cytogenetic risk group and response to the first cycle of chemotherapy: analysis of 854 patients from the United Kingdom Medical Research Council AML 10 and 12 trials. Blood. 2001;98:1752-9.
12. Schnittger S, Schoch C, Dugas M, et al. Analysis of FLT3 length mutations in 1003 patients with acute myeloid leukemia: correlation to cytogenetics, FAB subtype, and prognosis in the AMLCG study and usefulness as a marker for the detection of minimal residual disease. Blood. 2002;100:59-66.
13. Thiede C, Steudel C, Mohr B, et al. Analysis of FLT3-activating mutations in 979 patients with acute myelogenous leukemia: association with FAB subtypes and identification of subgroups with poor prognosis. Blood. 2002;99:4326-35.
14. Falini B, Mecucci C, Tiacci E, et al. Cytoplasmic nucleophosmin in acute myelogenous leukemia with a normal karyotype. N Engl J Med. 2005;352:254-66.
15. Marcucci G, Haferlach T, Dohner H. Molecular genetics of adult acute myeloid leukemia: prognostic and therapeutic implications. J Clin Oncol. 2011;9:465-486.
16. Dohner H, Estey EH, Grimwade D, et al. 2017 Diagnosis and management of acute myeloid leukemia in adults: recommendations from an international expert panel. Blood. 2017;129 (4):423-47.
17. Extermann M, Hurria A. Comprehensive geriatric assessment for older patients with cancer. J Clin Oncol. 2007;25(14):1824-31.
18. Rodrigues M, de Souza PMR, de Oliveira Muniz Koch L, Hamerschlak N. The use of comprehensive geriatric assessment in older patients before allologeneic hematopoietic stem cell transplantation: a cross-sectional study. J Geriatr Oncol. 2020;11(1):100-106.
19. Yates JW, Wallace HJ, Ellison RR, Holland JF. Cytosine arabinoside and daunorubicin therapy in acute nonlymphocytic leukemia. Cancer Chemotherapy Reports. 1973;52:485-488.

20. Fernandez HF, Sun Z, Yao X, et al. Antracycline dose intensification in acute myeloide leukemia. N Engl J Med. 2009,361(13):1249-59.
21. Pautas C, Merabet F, Thomas X, Raffoux E, Gardin C, Corm S, et al. Randomized study of intensified anthracycline doses for induction and recombinant interleukin-2 for maintenance in patients with acute myeloid leukemia age 50 to 70 years: results of the ALFA-9801 study. J Clin Oncol. 2010;28(5):808-14.
22. Willemze R, Suciu S, Meloni G, Labar B, Marie JP, Halkes CJ, et al. High-dose cytarabine in induction treatment improves the outcome of adult patients younger than age 46 years with acute myeloid leukemia: results of the EORTC-GIMEMA AML-12 trial. J Clin Oncol. 2014;32(3):219-28.
23. Borthakur G, Cortes JE, Estey EE, Jabbour E, et al. Gemtuzumab ozogamicin with fludarabine, cytarabine, and granulocyte colony stimulating factor (FLAG-GO) as front-line regimen in patients with core binding factor acute myelogenous leukemia. Am J Hematol. 2014; 89(10):964-8.
24. Lowemberg B, Pabst T, Maertens J, et al. Therapeutic value of clofarabine in younger and middle-aged (18-65 years) adults with newly diagnosed AML. Blood. 2017;129(12):1636-45.
25. Kadia TM, Cortes J, Ravandi F, Jabbour E, et al. Cladribine and low-dose cytarabine alternating with decitabine as front-line therapy for elderly patients with acute myeloid leukaemia: a phase 2 single-arm trial. Lancet Haematol. 2018;5(9):e411-e421.
26. Stone RM, Mandrekar SJ, Sanford BL, et al. Midostaurin plus chemotherapy for acute myeloid leukemia with a FLT3 mutation. N Engl J Med. 2017;377:454.
27. Röllig C, Serve H, Hüttmann A, et al. Addition of sorafenib versus placebo to standard therapy in patients aged 60 years or younger with newly diagnosed acute myeloid leukaemia (SORAML): a multicentre, phase 2, randomised controlled trial. Lancet Oncol. 2015;16:1691.
28. Kern W, Estey EH. High-dose cytosine arabinoside in the treatment of acute myeloid leukemia: Review of three randomized trials. Cancer. 2006;107:116.
29. Miyawaki S, Ohtake S, Fujisawa S, et al. A randomized comparison of 4 courses of standard-dose multiagent chemotherapy versus 3 courses of high-dose cytarabine alone in postremission therapy for acute myeloid leukemia in adults: the JALSG AML201 Study. Blood. 2011;117:2366.
30. Thomas X, Elhamri M, Raffoux E, et al. Comparison of high-dose cytarabine and timed-sequential chemotherapy as consolidation for younger adults with AML in first remission: the ALFA-9802 study. Blood 2011;118:1754.
31. Shouval R, Labopin M, Bomze D, et al Risk stratification using FLT3 and NPM1in acute myeloid leukemia patients autografted in first complete remission. Bone Marrow Transplantation 2020. doi:10.1038/s41409-020-0936-z.
32. Farag SS, Ruppert AS, Mrózek K, Mayer RJ, Stone RM, Carroll AJ, et al. Outcome of induction and postremission therapy in younger adults with acute myeloid leukemia with normal karyotype: a cancer and leukemia group B study. J Clin Oncol. 2005;23(3):482.
33. Vellenga E, van Putten W, Ossenkoppele GJ, Verdonck LF, Theobald M, Cornelissen JJ, et al. Dutch-Belgian Hemato-Oncology Cooperative Group (HOVON), Swiss Group for Clinical Cancer Research Collaborative Group (SAKK). Autologous peripheral blood stem cell transplantation for acute myeloid Blood. 2011;118(23):6037.
34. Cassileth PA, Harrington DP, Appelbaum FR, Lazarus HM, Rowe JM, Paietta E, et al. Chemotherapy compared with autologous or allogeneic bone marrow transplantation in the management of acute myeloid leukemia in first remission. N Engl J Med. 1998;339(23):1649.
35. Keating S, de Witte T, Suciu S, Willemze R, Hayat M, Labar B, et al. The influence of HLA-matched sibling donor availability on treatment outcome for patients with AML: an analysis of the AML 8A study of the EORTC Leukaemia Cooperative Group and GIMEMA. European Organization for Research and Treatment of Cancer. Gruppo Italiano Malattie Ematologiche Maligne dell'Adulto. Br J Haematol. 1998;102(5):1344.
36. Frassoni F, Labopin M, Gluckman E, Prentice HG, Vernant JP, Zwaan F, et al. Results of allogeneic bone marrow transplantation for acute leukemia have improved in Europe with time – a report of the acute leukemia working party of the European group for blood and marrow transplantation (EBMT). Bone Marrow Transplant. 1996;17(1):13.
37. Rambaldi A, Grassi A, Masciulli A, Boschini C, MicòMC, Busca A, et al. Busulfan plus cyclophosphamide versus busulfan plus fludarabine as a preparative regimen for allogeneic haemopoietic stem-cell transplantation in patients with acute myeloid leukaemia: an open-label, multicentre, randomised, phase 3 trial. Lancet Oncol. 2015;16(15):1525-36.
38. Lancet JE, Uy GL, Cortes JE, Newell LF, Lin TL, Ritchie EK, et al. CPX-351 (cytarabine and daunorubicin) liposome for injection versus conventional cytarabine plus daunorubicin in older patients with newly diagnosed secondary acute myeloid leukemia. J Clin Oncol. 2018;36(26):2684. Epub 2018 Jul 19.
39. Löwenberg B, Ossenkoppele GJ, van Putten W, Schouten HC, Graux C, Ferrant A, et al. Dutch-Belgian Cooperative Trial Group for Hemato-Oncology (HOVON), German AML Study Group (AMLSG), Swiss Group for Clinical Cancer Research (SAKK) Collaborative Group. High-

dose daunorubicin in older patients with acute myeloid leucemia. N Engl J Med. 2009;361(13):1235.

40. Wahlin A, Markevärn B, Golovleva I, Nilsson M. Prognostic significance of risk group stratification in elderly patients with acute myeloid leukaemia. Br J Haematol. 2001;115(1):25.

41. Prébet T, Boissel N, Reutenauer S, Thomas X, Delaunay J, Cahn JY, et al. Acute Leukemia French Association, Groupe Ouest-Est des leucémies et autres maladies du sang (GOELAMS), Core Binding Factor Acute Myeloid Leukemia (CBF AML) intergroup. Acute myeloid leukemia with translocation (8;21) or inversion (16) in elderly patients treated with conventional chemotherapy: a collaborative study of the French CBF-AML intergroup. J Clin Oncol. 2009;27(28):4747.

42. Maurillo L, Venditti A, Spagnoli A, Gaidano G, Ferrero D, Oliva E, et al. Azacitidine for the treatment of patients with acute myeloid leukemia: report of 82 patients enrolled in an Italian Compassionate Program. Cancer. 2012;118(4):1014.

43. Kantarjian HM, Thomas XG, Dmoszynska A, Wierzbowska A, Mazur G, Mayer J, et al. Multicenter, randomized, open-label, phase III trial of decitabine versus patient choice, with physician advice, of either supportive care or low-dose cytarabine for the treatment of older patients with newly diagnosed acute myeloid leukemia. J Clin Oncol. 2012;30(21):2670.

44. Welch JS, Petti AA, Miller CA, Fronick CC, O'Laughlin M, Fulton RS, et al. TP53 and decitabine in acute myeloid leukemia and myelodysplastic syndromes. N Engl J Med. 2016;375(21):2023.

45. Fournier E, Duployez N, Ducourneau B, Raffoux E, Turlure P, Caillot D, et al. Mutational profile and benefit of gemtuzumab ozogamicin in acute myeloid leukemia. Blood. 2020;135(8):542.

46. Schlenk RF, Weber D, Fiedler W, Salih HR, Wulf G, Salwender H, et al. German-Austrian AML Study Group. Midostaurin added to chemotherapy and continued single-agent maintenance therapy in acute myeloid leukemia with FLT3-ITD. Blood. 2019;133(8):840.

47. Perl, AE, Martinelli G, Cortes J, et al. Gilteritinib or chemotherapy for relapsed or refractory FLT3-mutated AML. N Engl J Med. 2019;381:1728-1740.

48. Roboz GJ, DiNardo CD, Stein EM, de Botton S, Mims AS, Prince GT, et al. Ivosidenib induces deep durable remissions in patients with newly diagnosed IDH1-mutant acute myeloid leukemia. Blood. 2020;135(7):463.

49. Pollyea DA, Tallman MS, de Botton S, et al. Enasidenib, an inhibitor of mutant IDH2 proteins, induces durable remissions in older patients with newly diagnosed acute myeloid leukemia. Leukemia 2019;33:2575-84.

50. DiNardo CD, Pratz KW, Letai A, Jonas BA, Wei AH, Thirman M, et al. Safety and preliminary efficacy of venetoclax with decitabine or azacitidine in elderly patients with previously untreated acute myeloid leukaemia: a non-randomised, open-label, phase 1b study. Lancet Oncol. 2018;19(2):216.

51. Wei AH, Strickland SA, Hou JZ, et al. Venetoclax combined with low-dose cytarabine for previously untreated patients with acute myeloid leukemia: Results from a phase Ib/II study. J Clin Oncol. 2019;37(15):1277-84.

52. Tallman M, Rollig C, Zappasodi P, Schiller G, Mannis G, Olin R, et al. COVID 19 recommendatios for AML patients. [Acesso 2022 ago]. Disponível em: https://www.hematology.org/covid-19/covid-19-and-acute-myeloid-leukemia. Acessado em agosto 2022

Leucemia Promielocítica Aguda

Eduardo Magalhães Rego
Abel da Costa Neto
Rafael Henriques Jácomo

DESTAQUES

- A translocação cromossômica característica da leucemia promielocítica aguda, a t(15;17)(q22;q11,2-12), está presente em mais de 90% dos casos.
- O conhecimento da fisiopatologia que envolve os ácidos retinoides e a alta sensibilidade das células da leucemia promielocítica aguda a agentes antracíclicos levaram a um dos mais bem-sucedidos protocolos de tratamento, com taxas de cura acima de 80%.
- A frequência da leucemia promielocítica aguda no Brasil é entre 20% e 30% das leucemias mieloides agudas, e acomete predominantemente a população de adultos jovens entre 20 e 59 anos, sem diferença entre os sexos, e é mais rara em crianças e idosos.
- Além dos sintomas comuns às leucemias agudas, ressalta-se que, na leucemia promielocítica aguda, há uma alta frequência de um distúrbio da hemostasia, que é desproporcional à plaquetopenia observada.
- O diagnóstico definitivo exige a demonstração do rearranjo PML-RARa ou da t(15;17). O método de escolha é a reação em cadeia da polimerase por transcriptase reversa.
- A terapêutica atual fundamenta-se em três pilares: 1) rápida instituição de ATRA na suspeita clínica; 2) suporte transfusional agressivo para combate à coagulopatia; e 3) terapia adaptada ao risco baseado em ATRA, ATO +/- quimioterapia (antraciclina e citarabina).
- Os maiores desafios atuais na LPA incluem a morte precoce, que ocorre antes ou durante a terapia de indução, e a otimização do tratamento em pacientes com doença de alto risco.

INTRODUÇÃO

O termo leucemia mieloide aguda (LMA) agrupa uma grande diversidade de entidades nosológicas que se distinguem de forma morfológica, molecular/genética e clínica.[1] A 5ª edição da Classificação da Organização Mundial da Saúde (OMS) de Tumores Hematolinfoides, publicada em junho de 2022, estabelece seis categorias para as LMAs: 1) leucemia mieloide aguda com anormalidades genéticas definidoras, 2) leucemia mieloide aguda, definida por diferenciação, 3) neoplasias mieloides pós-terapia citotóxica, 4) neoplasias mieloides associadas à predisposição germinativa; 5) neoplasias mieloide/linfoides com eosinofilia e fusão de genes de tirosina quinase; e 6) leucemias agudas de linhagem mista ou ambígua.[1] Uma atualização importante desta nova versão foi a eliminação da necessidade de 20% de blastos para definição de LMA naquelas com anormalidades genéticas definidoras (com exceção de LMA com fusão BCR-ABL1 e LMA com mutação CEBPA). Esta abordagem foi considerada mais apropriada do que atribuir outro corte arbitrário de blastos de medula óssea inferior.[1]

A leucemia promielocítica aguda (LPA) é um dos subtipos de leucemia mieloide aguda com anormalidades genéticas definidoras. Anteriormente, a LPA correspondia ao subtipo M3 e sua forma variante (M3v) da classificação franco-américo-britânica (FAB).[2] Hillestad, em 1957,[3] foi o primeiro a ressaltar o curso natural rapidamente fatal, o predomínio de blastos semelhantes a promielócitos no sangue periférico e na medula óssea, e a elevada frequência de distúrbios graves da hemostasia associados à LPA. Apenas 20 anos após a descrição de Hillestad é que foi identificada a anormalidade citogenética característica dessa doença: a translocação entre os braços longos dos cromossomos 15 e 17, que envolvem os loci dos genes PML (de leucemia promielocítica) e do RARa (de receptor α do ácido retinoide), respectivamente. O conhecimento da fisiopatologia que envolve os ácidos retinoides e a constatação de que as células da LPA apresentam alta sensibilidade a agentes antracíclicos, levou a alguns dos mais bem-sucedidos protocolos de tratamento para doenças neoplásicas, com taxas de cura acima de 80%. A leucemia promielocítica aguda tornou-se, dessa forma, um paradigma da aplicabilidade clínica da pesquisa básica.

Epidemiologia

A LPA acomete, predominantemente, a população de adultos jovens entre 20 e 59 anos, e é mais rara em crianças e idosos,[4] o que contrasta com a incidência das demais LMAs que aumentam com a idade. Também de forma distinta dos demais subtipos de LMA, em que há predomínio do sexo masculino, a incidência ajustada para idade é semelhante em ambos os gêneros.[5,6] Os casos de LPA secundários à terapia são infrequentes, com frequência relativa próxima a 5% (contra 10% a 20% para o conjunto dos outros subtipos de LMAs), com tempo de latência para o diagnóstico notadamente menor e sem haver interferência no prognóstico dos pacientes quando comparados com aqueles com LPA de novo.[7,8] É interessante notar que pacientes previamente tratados com mitoxantrone apresentam os pontos de quebra no gene PML distribuídos numa região específica e relativamente curta do DNA genômico.[9]

A maior parte dos estudos que analisou a incidência de LPA baseou-se em registros hospitalares, e estimou a frequência relativa da LPA em relação aos demais subtipos de LMA. Segundo esses estudos, a frequência da LPA é entre 5% e 13% das LMAs.[10] Entretanto, crianças e idosos (grupos que apresentam baixa incidência de leucemia promielocítica aguda) foram excluídos dessas análises. Análises populacionais realizadas na Califórnia/Estados Unidos demonstraram que a incidência é estável e em torno de 5% dos casos de LMA,[11] e esse valor correlacionou-se com o número de diagnósticos anual de LPA naquele país.

Entretanto, alguns relatos sugerem que populações específicas podem apresentar incidência maior. Especificamente, estudos de países da América Latina sugerem valores entre 20%,[12-14] inclusive no Brasil,[6] o que também foi observado em populações que tiveram origem nessa região, mas moram nos Estados Unidos. Outra discrepância observada foi relatada em crianças italianas[15] e brasileiras,[17] com maior incidência que em alemãs[15] e americanas.[16] Apesar de alguns desses grupos reportarem uma distribuição distinta dos pontos de quebra do gene PML[18,19] comparativamente ao descrito em países europeus[20] e nos Estados Unidos,[18] outros não evidenciaram diferença.[6]

Fisiopatologia

A translocação cromossômica característica da LPA, a t(15;17)(q22;q11,2-12), está presente em mais de 90% dos casos e em aproximadamente 98%[21] dos pacientes é possível identificar o gene híbrido PML-RARα. Nos demais casos, mutações mais raras, que envolvem o lócus do gene RARα, podem ser detectadas, são elas: ZBTB16-RARa, NMP-RARa, NuMA-RARa, STAT5b-RARa, PRKAR1A-RARa, F1P1L1-RARa, BCoR-RARA, OBFC2A-RARA, TBLR1-RARA, GTF2I-RARA, IRF2BP2-RARA e FNDC3B-RARA.[22]

A proteína codificada pelo gene RARa é um receptor nuclear que se liga a elementos responsivos ao ácido retinoide (RARE), situados nos promotores de diversos genes.[23] Atua por meio de um heterodímero formado com os receptores X dos retinoides (RXR) e age como um fator transcricional dependente do seu ligante, que é o ácido retinoide (AR).[23] A modulação da transcrição é realizada na ausência do ligante pela interação com proteínas correpressoras da transcrição gênica como a N-Cor, a SMRT, e a Sin3A, bem como com proteínas envolvidas na regulação epigenética da transcrição: as histonas desacetilases e as DNA metiltransferases.[23] Os receptores dos retinoides podem, ainda, reprimir a transcrição por meio da relação com fatores ativadores como o CBP.[23] O RARa modula a expressão de diversos genes reguladores da hematopoese, e experimentos nos quais a região de ligação ao AR foi mutada demonstraram que essa via é essencial à granulocitopoese.[23] Ao corroborar com essa hipótese, o aumento da expressão do RARa causou um acúmulo de promielócitos *in vitro* e *in vivo*.[23,24]

O PML é o parceiro mais frequente do RARa na LPA, e é expresso em pelo menos 12 isoformas, as quais exercem variadas funções, como controle do ciclo celular, defesa contra vírus, reparo do DNA, regulação da transcrição e indução da apoptose ou senescência celular.[25,56] Camundongos *knock out* para esse gene, apesar de viáveis, são mais suscetíveis à carcinogênese,[27] ao passo que os que o hiperexpressam apresentam redução no aparecimento de tumores,[28] o que demonstra a sua potencial participação na leucemogênese da LPA. Nesse contexto, é interessante notar que existem duas mutações associadas ao segundo alelo do PML na LPA e ambas estão associadas a quadros mais agressivos e pior prognóstico. As proteínas PML encontram-se agrupadas em organelas denominadas corpúsculos nucleares (*nuclear bodies*). Trata-se de estruturas dinâmicas que se movem dentro do núcleo celular em contato íntimo com a cromatina. Além da PML, que é o principal componente e responsável por sua organização, cerca de 80 outros constituintes fazem parte desses corpúsculos, entre eles enzimas e fatores transcricionais.[29,30]

O gene de fusão PML-RARa contém a maioria das regiões codificadoras dos genes parentais e, por essa razão, age de forma dominante negativa nas vias fisiologicamente reguladas pelo RARa e PML nativos, o que leva ao bloqueio da maturação e interferência na regulação da sobrevida celular.[23] A PML-RARa liga-se às RARE como homodímero ou dimerizado com o RXR e atua para competir com o RARa pelas regiões ligadoras, além de sequestrar os RXR e outros cofatores para compartimentos citoplasmáticos e nucleares inacessíveis ao RARa.[23] Sua característica mais marcante, entretanto, é a sensibilidade reduzida aos retinoides, de modo a manter os correpressores nucleares, que levam ao bloqueio da transcrição e ao consequente acúmulo de células semelhantes a promielócitos na medula óssea e no sangue, ativados.[23] A PML-RARa forma, ainda, heterodímeros com a PML,[31] para deslocá-la dos corpúsculos nucleares para um padrão microssalpicado, que não tem uma estrutura definida e, assim, interfere em sua função.

Embora característico exclusivamente desse tipo de LMA, o gene PML-RARa não é, *per se*, suficiente para determinar um quadro leucêmico. Apenas cerca de 15% dos camundongos transgênicos que expressam o gene híbrido evoluem para leucemia aguda.[32] Esses mesmos camundongos, na presença de um estímulo adicional, seja haplo-insuficiência para CEBPa,[33] recíproco RARa-PML,[34] ausência do segundo alelo PML[24] ou da mutação FLT3-ITD,[35] apresentam aumento da incidência de LPA, que pode chegar a 100% no caso da mutação FLT3-ITD. É interessante notar que o recíproco RARa-PML está presente em cerca de 80% dos casos de LPA humana[36] e a mutação FLT3-ITD em 40%.[1] Ademais, estudos com esses animais transgênicos mostraram que, por meio do evento inicial (a presença do PML-RARa), os animais acometidos por leucemia aguda apresentam outras alterações moleculares e citogenéticas recorrentes,[37,38] o que sugere que o evento inicial da leucemogênese deva ser a t(15;17).

COAGULOPATIA ASSOCIADA À LEUCEMIA PROMIELOCÍTICA AGUDA

Usualmente descrita como um quadro de coagulação intravascular disseminada (CIVD), a coagulopatia da LPA é, na verdade, extremamente complexa. Do ponto de vista laboratorial, a maior parte dos pacientes com LPA apresenta, ao diagnóstico, alterações dos exames rotineiros de avaliação da hemostasia, como alargamento do tempo de protrombina (TP), do tempo de tromboplastina parcial ativada (TTPa), do tempo de trombina (TT), hipofibrinogenemia, aumento de produtos de degradação de fibrina (PDF) e dos D-dímeros de fibrina.[39-43]

Existem várias evidências de formação de trombina intravascular. Na LPA, há elevação do Fragmento 1+2 da protrombina, do complexo Trombina-Antritrombina (TAT) e do fibrinopeptídeo A,[39-41,43] de modo a sugerir que realmente há ativação da cascata da coagulação *in vivo*, em um quadro que pode, de fato, assemelhar-se à CIVD. Entretanto, ao contrário do que ocorre nessa, tanto a concentração de proteína C e de antitrombina, dois anticoagulantes naturais, apresentam-se normais no plasma de pacientes com LPA.[44,45] Finalmente, a manifestação clínica de sangramentos é desproporcional às alterações laboratoriais observadas.

Os promielócitos característicos da LPA são capazes de ativar a cascata da coagulação por expressarem fator tecidual (FT) e, concomitantemente, apresentam redução da expressão de trombomodulina em suas membranas,[46,47] o que potencializa o desencadeamento da sequência de zimogênios que culmina na formação de fibrina. De fato, estudos *post mortem* em pacientes com LPA evidenciaram a presença de trombos em pequenos vasos.[48,49] A ativação da coagulação não se restringe, porém, apenas a esses fatores. As células leucêmicas secretam interleucina 1b e fator de necrose tumoral alfa (TNF-a), o que sabidamente induz a maior expressão de fator tecidual no endotélio.[44,50] Quando somam-se esses componentes, um ativador da protrombina, independentemente da via do fator tecidual denominado *Cancer Procoagulant*, também é detectável no plasma desses pacientes,[51] e maximiza a formação de trombina e, consequentemente, fibrina.

Outro componente fundamental no quadro hemorrágico é um estado hiperfibrinolítico. Existe uma redução dos níveis do inibidor α_2 da plasmina (α_2PI),[45] do inibidor da ativação do plasminogênio (PAI-1) e um déficit de fibrinogênio.[52] Somado a esses, o inibidor da fibrinólise ativável pela trombina (TAFI), apesar de quantitativamente normal, encontra-se com atividade notadamente diminuída.[53] Esse quadro evidencia que várias vias de controle da fibrinólise encontram-se inibidas, o que pode ser reflexo da ativação anormal dessas ou do consumo de seus fatores. Independentemente da razão, a LPA caracteriza-se, portanto, por alta propensão à lise de fibrina. Um dos desencadeadores para esse processo pode ser a expressão aumentada da anexina II, observada na LPA.[54-56] Essa proteína é capaz de ligar-se ao ativador tecidual do plasminogênio e ao plasminogênio, o que aumenta a síntese de plasmina. É interessante notar que as células endoteliais de origem cerebral apresentaram maior expressão de anexina II que as demais[57] e, conforme exposto anteriormente, o principal sítio de sangramentos graves nos pacientes com LPA é o sistema nervoso central.

Apesar da grande quantidade de proteases intracitoplasmáticas (elastase e quimotripsina) poderem levar à lise tanto da fibrina quanto do fibrinogênio, e gerar produtos de degradação que têm ação anticoagulante como o fragmento D-like,[58] Oudjik *et al.* demonstraram que, proporcionalmente aos PDF normais, sua concentração é muito pequena, e é maior, inclusive, em indivíduos não leucêmicos em sepse.[59]

APRESENTAÇÃO CLÍNICA

Os sintomas constitucionais assemelham-se aos de outras leucemias agudas, mais comumente a presença de febre, astenia, hiporexia e perda ponderal. Entretanto, caracteristicamente, organomegalia, adenomegalias, infiltração do sistema nervoso central ou de órgãos extramedulares são raros. Além disso, por tratar-se de uma doença que se apresenta tipicamente com leucopenia, a presença de sintomas de leucostase são raros.

Além dos sintomas comuns às leucemias agudas, ressalta-se que na LPA há uma alta frequência de um distúrbio da hemostasia, que é desproporcional à plaquetopenia observada. Entre 60% e 80% dos pacientes com LPA apresentam algum grau de sangramento ao diagnóstico,[6,60,61] e esse quadro de coagulopatia é a principal etiologia da morbimortalidade dessa doença. Antes do tratamento específico, episódios de sangramento eram responsáveis pelo óbito precoce em 10% a 30% dos pacientes,[60-62] e ocorrem principalmente no sistema nervoso central.

Diagnóstico laboratorial

A suspeita inicial do diagnóstico de LPA pode ser feita com base no hemograma e em testes de hemostasia. Ao contrário das demais leucemias mieloides agudas, é frequente o achado de pancitopenia ou de discreta leucocitose. A presença de blastos no sangue semelhantes a promielócitos e de esquisócitos corroboram com a hipótese. A avaliação da coagulação revela aumento do tempo de protrombina, do tempo de tromboplastina, dos dímeros D de fibrina e redução da concentração plasmática de fibrinogênio.

A avaliação da medula óssea evidencia infiltração (comumente superior a 20% das células nucleadas) por promielócitos neoplásicos que se coram avidamente à reação da mieloperoxidase e ao Sudam Black. Segundo a classificação morfológica FAB, dois subtipos podem ocorrer: o hipergranular ou clássico e o hipogranular ou variante, o qual representa cerca de 15% dos casos.[10] A primeira caracteriza-se por inúmeros grânulos azurófilos, núcleo irregular e bastonetes de Auer que podem organizar-se em feixes que caracterizam a célula de Faggot. A forma variante está frequentemente associada à leucocitose e apresenta blastos bilobulados e granulação citoplasmática discreta nas colorações derivadas de Romanowski.[1] O citoplasma aparentemente hipogranular reflete, na verdade, grânulos azurófilos de tamanho submicroscópico, mas que se coram fortemente pela mieloperoxidase. Frequentemente são observados blastos com ambas as formas e a numericamente predominante determina a classificação. Além dessas, é relatada uma forma hiperbasofílica, com alta relação núcleo-citoplasmática, citoplasma fortemente basofílico e granulação esparsa.[1]

A imunofenotipagem é bastante útil na identificação desse subtipo de LMA. Caracteristicamente, as células apresentam alta complexidade e intensa autofluorescência. Os marcadores de células progenitoras, como o CD34 e o HLA-DR, estão usualmente ausentes, e os marcadores mieloides precoces, como o CD117, são fracamente positivos. Entre os demais marcadores mieloides, o CD13 é fortemente positivo com padrão heterogêneo, o CD33 tem expressão intermediária e os indicadores de maturidade, como CD11b, CD15 e CD65, têm baixa expressão ou são negativos. A forma hipogranular normalmente se associa à presença do CD34 e do marcador de linhagem T CD2 em pelo menos uma parte das células.[1,63,64] Apesar de altamente sugestivos, os achados à imunofenotipagem não servem para diagnóstico definitivo, o qual exige a demonstração do rearranjo PML-RARa ou da t(15;17).

O estudo citogenético é realizado por meio do método clássico para obtenção do cariótipo da medula óssea: o bandeamento G, o qual pode ser realizado em culturas diretas, de 24 ou de 48 horas. Sua grande vantagem é a especificidade, associada à possibilidade de identificar outras alterações clonais associadas a t(15;17), além de diagnosticar formas mais raras em que outros parceiros fusionam-se ao RARα (ZBTB16-RARa, NMP-RARa, NuMA-RARa, STAT5b-RARa, PRKAR1A-RARa, F1P1L1-RARa, BCoR-RARA, OBFC2A-RARA, TBLR1-RARA, GTF2I-RARA, IRF2BP2-RARA e FNDC3B-RARA).[22] Entretanto, o custo é elevado e em cerca de 20% dos casos não é possível obter metáfases. Ademais, alguns casos apresentam cariótipo normal, mas com uma translocação críptica, o que leva a falso negativo. Uma opção ao cariótipo é a hibridização por fluorescência *in situ* (FISH), que dispensa a necessidade de metáfases e é altamente específica. Entretanto, alguns conjuntos de sondas podem levar a falso negativo na presença de inserções pequenas do PML-RARa, além de ser uma técnica dispendiosa. Por outro lado, permite o diagnóstico de rearranjos do RARa independentes do PML, por meio de sondas que marcam a região de quebra.

O método de escolha é a reação em cadeia da polimerase por transcriptase reversa (RT-PCR). Ensaios padronizados foram estabelecidos pelo grupo Biomed-1 Concerted Action[65] e permitem a identificação dos três principais pontos de quebra do PML (bcr1, bcr2 e bcr3), o que é fundamental para pesquisa de doença residual mínima. Os empecilhos do método são amostras com RNA deteriorado, contaminação e artefatos (que podem levar a falso positivos) e um tempo prolongado para realização (aproximadamente dois dias). Ademais, recomenda-se que o laboratório tenha pessoal altamente treinado especificamente no PCR para PML-RARa.[65]

Outra opção para centros que não dispõem de biologia molecular são os ensaios imunológicos para marcação do PML (seja imunofluorescência ou imunocitoquímica) com o anticorpo PG-M3,[66] considerada pelo painel realizado pela European LeukemiaNet como opção para rápido diagnóstico de LPA [ELN 2019]. O teste baseia-se na disrupção dos corpúsculos nucleares do PML que passam do seu padrão grosseiro, em número de até oito, uma distribuição microssalpicada, com até 30 corpúsculos finos. Pelo método de imunofluorescência, o diagnóstico pode ser confirmado em até duas horas, o que demonstra a sua aplicabilidade clínica.

FATORES PROGNÓSTICOS

Vários fatores já foram relatados como associados ao prognóstico de pacientes com LPA. A presença da mutação FLT3-ITD, que está presente em cerca de 40% dos casos, está associada a maior mortalidade durante a indução de remissão.⁶⁷ Com respeito aos pontos de quebra do PML, o bcr3 está, aparentemente, associado a pior prognóstico,⁶⁸ assim como a expressão de CD56 nos blastos.⁶⁹ Entretanto, nenhum deles é utilizado como parâmetro para individualizar o protocolo de quimioterapia. Apesar de associada ao prognóstico em outros tipos de leucemias agudas, alterações citogenéticas adicionais não interferem no prognóstico, porém, a idade maior que 70 anos deve ser utilizada como referência para tratamentos menos agressivos.

O fator mais importante para o prognóstico dos pacientes é a contagem de leucócitos do sangue periférico. Uma análise conjunta com os resultados dos grupos PETHEMA (espanhol) e GIMEMA (italiano),²⁰ evidenciou que o número de leucócitos e a contagem de plaquetas foram as variáveis que melhor prediziam o risco de recaída. Dessa forma, ao adotar como limiar o valor de 10 mil leucócitos/μL e 40 mil plaquetas/μL, definiram-se três grupos de risco: o de baixo risco, que apresentava sobrevida livre de doença (SLD) de 100% aos 5 anos; o de risco intermediário, com SLD de 90%; e o de alto risco, com SLD de 75% (Tabela 174.1).²⁰ Essa estratificação permitiu a adoção de protocolos de quimioterapia intensificados conforme o grupo do paciente.

Tabela 174.1. Estratificação de risco de recaída para pacientes com diagnóstico de leucemia promielocítica aguda

Grupo de risco	Leucócitos (/μL)	Plaquetas (/μL)	SLD em 5 anos
Baixo	≤ 10.000	> 40.000	100%
Intermediário	≤ 10.000	< 40.000	90%
Alto	> 10.000	Independente	75%

SLD: sobrevida livre de doença.
Fonte: Desenvolvida pela autoria.

Várias anormalidades genéticas adicionais demonstraram afetar o resultado de pacientes com LPA e o grupo brasileiro propôs um escore integrativo (ISAPL) baseado no estado mutacional de FLT3-ITD, razão de expressão ΔNp73/TAp73, e níveis de expressão gênica ID1, BAALC, ERG e KMT2E.⁷⁰ O ISAPL foi desenvolvido em pacientes tratados com ATRA e quimioterapia, e há dados sugestivos de que a presença de mutações genéticas diferentes de PML/RARA em pacientes que recebem ATRA mais ATO não altera o resultado.

ABORDAGEM TERAPÊUTICA

Até meados da década de 1980, os casos de LPA eram tratados como os demais subtipos de leucemias mieloide agudas, porém, a sobrevida em longo prazo era significativamente inferior.⁷¹ Após a introdução do ácido all-trans-retinoide (ATRA) e, mais recentemente, do trióxido de arsênico (ATO), esse cenário mudou e o tratamento específico permitiu que a LPA se tornasse a leucemia aguda no adulto com melhor evolução.

Pacientes com suspeita de LPA (morfologia e/ou quadro clínico) devem receber prontamente ATRA e medidas para combater a coagulopatia. É fundamental que se estabeleça um fluxo rápido para administração de ATRA ainda na sala de emergência do hospital. Em paralelo, confirmação rápida do diagnóstico com testes moleculares e citogenéticos devem ser obtidos imediatamente após a apresentação. Se o diagnóstico de LPA for descartado, o ATRA pode ser descontinuado com toxicidade zero ou mínima.

Devido às complicações hemorrágicas, a terapêutica transfusional deve ser feita de forma agressiva. As recomendações do *European Leukemia Net* (ELN) para medidas de suporte para combater a coagulopatia são a administração de transfusões de fibrinogênio e/ou crioprecipitado, plaquetas e plasma fresco congelado imediatamente após a suspeita do diagnóstico, para manter a concentração de fibrinogênio acima de 100 a 150 mg/dL, a contagem de plaquetas acima de 30×10^9/L a 50×10^9/L, e a razão normalizada internacional (INR) abaixo de 1,5.²² Ao utilizarem um protocolo unificado baseado nestes critérios para transfusão, os centros brasileiros participantes do Consórcio Internacional em Leucemia Promielocítica Aguda (IC-APL) observaram em pacientes com LPA uma redução dos óbitos relacionados a sangramento de 31,3%⁶ para 8,8%⁷² do total de pacientes. O uso profilático de heparina, ácido tranexâmico e ácido ξ-aminocapróico não é recomendado.²² Procedimentos invasivos, como cateterização venosa, punção lombar e outros devem ser evitados até o fim da indução de remissão.²² Não é recomendado o uso de leucocitoaférese em pacientes com hiperleucocitose, devido ao elevado risco de sangramento, e é sugerido, nestes casos, a antecipação da dose do antracíclico para o primeiro dia de tratamento.[22] Outros cuidados relacionados como síndrome de lise tumoral e profilaxias para infecção devem seguir os protocolos determinados para as demais leucemias agudas.

Uma complicação comum, potencialmente fatal, da terapia de indução de diferenciação mieloide é a síndrome de diferenciação (SD), anteriormente denominada síndrome retinoide ou síndrome do ATRA. Trata-se do recrutamento de células mieloides maduras em órgãos alvo, o que leva à dispneia, derrame pleural e/ou de pericárdio, insuficiência renal, hipotensão, febre inexplicável e ganho de peso inexplicado superior a 5 kg. De acordo com Montesinos et al., pacientes com ≥ 4 dos sinais ou sintomas mencionados acima foram classificados como portadores de SD grave, enquanto aqueles com 2 ou 3 sinais ou sintomas foram considerados portadores de SD moderado e 1 sinal ou sintoma de SD leve.[73] Qualquer desses sintomas deve servir de alerta para o diagnóstico e subsidiar o início da terapia preemptiva. A medicação de escolha é a dexametasona endovenosa, na dose de 10 mg a cada 12 horas.[22] A interrupção do ATRA e/ou ATO deve ser feita apenas em casos graves (p. ex., insuficiência renal, desconforto respiratório) ou naqueles que não respondem à introdução de corticosteroide. Assim que houver melhora dos sintomas, ATRA e/ou ATO devem ser reiniciados com redução de 50% da dose nos primeiros 7 dias; após este período, a dose total deve ser retornada se os sintomas não voltarem. Devido à incidência frequente de outras condições clínicas que mimetizam a SD, como sangramento, infecção ou sobrecarga volêmica, o diagnóstico específico nem sempre é possível, e é recomendado nos ensaios clínicos prospectivos o uso de corticosteroides profiláticos para prevenção da SD em todos os pacientes com LPA recém-diagnosticada, particularmente em pacientes com doença de alto risco.[22,74-76] Várias doses, esquemas e formulações foram usadas, como metilprednisona 50 mg/dia entre os dias um e cinco, seguido de redução gradual no dia seis ou prednisona 0,5-1 mg/kg/dia do dia 1 até a RC.[74-76]

Os maiores desafios na LPA incluem a morte precoce, que ocorre antes ou durante a terapia de indução, e a otimização do tratamento em pacientes com doença de alto risco. A alta mortalidade precoce em pacientes não tratados com ATRA, associada principalmente a sangramento, justifica a LPA ser considerada uma emergência médica. De acordo com os dados do Registro Sueco de Leucemia Aguda, aproximadamente um terço dos pacientes morre dentro de 30 dias após o diagnóstico, e 35% das mortes ocorrem antes de uma dose de ATRA.[77] No estudo IC-APL 2006, Rego et al. evidenciaram taxas de mortalidade precoce de 15%, superior aos dados encontrados em outros ensaios clínicos (Tabela 174.2).[72] A taxa de mortalidade precoce de acordo com a estratificação de risco foi de 20,7%, 11,6% e 6,7% nos grupos de alto, intermediário e baixo risco (P = 0,01), respectivamente.[72] As principais causas de óbito foram hemorragia (13 pacientes, 48,1%), infecção (7, 25,9%) e SD (5, 18,5%). Entre as 13 mortes causadas por hemorragia, quatro ocorreram em até 7 dias após o diagnóstico.[72] A SD foi diagnosticada em 42 (23%) pacientes, com mortalidade associada de 11,9%.[72]

Conforme demonstrado na Figura 174.1, a abordagem terapêutica atual da LPA fundamenta-se em três pilares: 1) rápida instituição de ATRA na suspeita clínica; 2) suporte transfusional agressivo para combate à coagulopatia; e 3) terapia adaptada ao risco baseado em ATRA, ATO +/- quimioterapia (antracilcina e citarabina).

ATRA + QUIMIOTERAPIA

A daunorrubicina (DNR) foi a primeira medicação que se mostrou ser efetiva contra a LPA.[78] Ao contrário dos demais subtipos de LMA, a LPA não se beneficia com o uso de citarabina (ARA-C) durante o ciclo de indução, e o grupo GIMEMA mostrou que a idarrubicina (IDA) como monoterapia é mais efetiva que a sua combinação com ARA-C, tanto em taxa de remissão como em sobrevida livre de doença.[79]

O grande avanço no tratamento da LPA foi a demonstração que o ATRA era capaz de induzir a remissão molecular em praticamente todos os pacientes com rearranjo PML-RARa. O ATRA é um derivado da vitamina A que tem boa disponibilidade via oral e consegue, em concentrações próximas a 10^{-6}M, ligar-se à proteína híbrida e desencadear uma série de eventos que permitem a diferenciação celular. Além disso, o ATRA leva à degradação da PML-RARa, aumento da expressão do RARa nativo e de outros fatores transcricionais, reconstituição dos corpúsculos nucleares de PML e liberação das proteínas sequestradas (RXR).[21,23] Dessa forma, além de induzir a maturação celular que se encontrava em bloqueio, aciona também vias apoptóticas que se encontravam inibidas.

Tabela 174.2. Resumo dos principais estudos clínicos em pacientes com leucemia promielocítica aguda recém-diagnosticada

Estudo clínico	Desenho	Indução/Consolidação	Manutenção	N	RC	Morte precoce[#]	SLD/SLE[§]	SG
European APL Group (1993)	ATRA → QT versus QT	ATRA → DNR + ARA-C DNR + ARA-C	–	54 47	91% 81%	9% 8%	79% em 1a[§] 50% em 1a[§]	91% em 1a 80% em 1a
US intergroup 0129 (1997)	ATRA → QT versus QT	ATRA → DNR + ARA-C DNR + ARA-C	ATRA versus observação	172 174	72% 69%	11% 14%	67% em 3a 50% em 3a	67% em 3a 50% em 3a
European APL Group (1999)	ATRA + QT Sequencial versus Contínuo	ATRA → DNR + ARA-C ATRA + DNR + ARA-C	ATRA versus 6-MP/MTX	109 99	95% 94%	7% 6%	77% em 2a 84% em 2a	81% em 2a 84% em 2a
PETHEMA LPA99	ATRA + QT (Adaptada ao risco)	ATRA* + IDA/MTZ	ATRA + 6-MP/MTX	561	91%	9%	84% em 4a	83% em 4a
PETHEMA/HOVON LPA (2005)	ATRA + QT (Adaptada ao risco)	ATRA + IDA/MTZ + ARA-C**	ATRA + 6-MP/MTX	402	92%	7%	93% em 4a	96% em 4a
European APL Group (2006)	ATRA + QT +/- ARA-C	ATRA + DNR + ARA-C ATRA + DNR	ATRA + 6-MP/MTX	95 101	99% 94%	1% 4%	93% em 2a[§] 77% em 2a[§]	98% em 2a 90% em 2a
IC-APL (2006)	ATRA + QT (Adaptada ao risco)	ATRA + DNR/MTZ + ARA-C**	ATRA + 6-MP/MTX	114	85%	15%	80% em 2a	91% em 2a
APL0406	ATRA + ATO vs. ATRA + QT (Risco baixo/intermediário)	ATRA + ATO ATRA + IDA/MTZ	– ATRA + 6-MP/MTX	127 136	100% 97%	0% 3%	97% em 50m[§] 80% em 50m[§]	99% em 50m 93% em 50m
AML17	ATRA + ATO versus ATRA + QT	ATRA + ATO + GO** ATRA + IDA/MTZ	–	116 119	94% 89%	4% 6%	97% em 4a 78% em 4a	93% em 4a 89% em 4a

[#]Morte durante a indução. *Não realizado durante a indução. **Não realizado durante a consolidação nos pacientes de baixo risco. **Realizado somente nos pacientes de alto risco. 6-MP: mercaptopurina; a: ano; ARA-C: citarabina; ATRA: ácido retinoide; ATO: trióxido de arsênico endovenoso; DNR: daunorrubicina; IDA: idarrubicina; m: mês; MTX: metotrexato; MTZ: mitoxantrona; N: número de pacientes incluídos; QT: quimioterapia; RC: remissão completa após a indução de remissão; SG: sobrevida global; SLD: sobrevida livre de doença; SLE: sobrevida livre de eventos.

Fonte: Desenvolvida pela autoria.

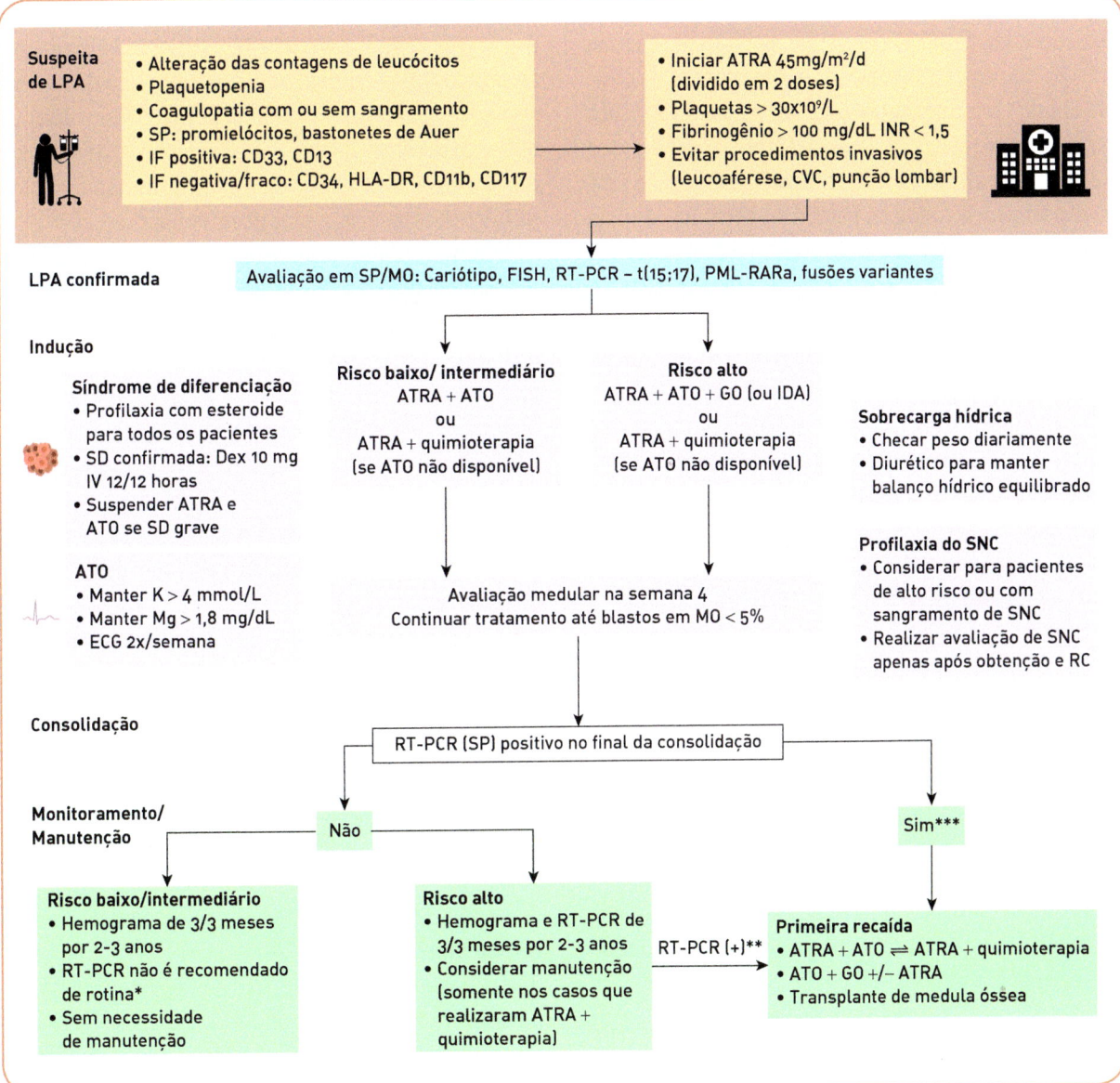

FIGURA 174.1 – Abordagem da suspeita de LPA e algoritmo de tratamento.

*Considerar monitoramento com RT-PCR (3 em 3 meses por 2 a 3 anos) para pacientes com mais de 60 anos ou para aqueles que tiveram interrupções do tratamento. **Qualquer positividade do RT-PCR durante o monitoramento deve ser confirmada com outro exame em 2 a 4 semanas. ***Para confirmar positividade do RT-PCR, um segundo teste em amostra de SP deve ser realizado em 2 a 4 semanas. Se confirmada, tratar como primeira recaída. Se o segundo teste resultar negativo, monitorar RT-PCR por 3 em 3 meses por 2 a 3 anos. ATRA: ácido retinóico; ATO: trióxido de arsênico; CVC: cateter venoso central CVC; Dex: dexametasona; GO: gemtuzumab ozogamicina; IDA: idarrubicina; IF: imunofenotipagem; LPA: leucemia promielocítica aguda; MO: medula óssea BM; RC: resposta completa; RT-PCR: reação em cadeia da polimerase de transcrição reversa RT-PCR; SD: síndrome de diferenciação; SNC: sistema nervoso central do SNC; SP: sangue periférico.
Fonte: Desenvolvida pela autoria.

De forma surpreendente, além da atuação como agente diferenciador, o ATRA leva a rápida melhora dos parâmetros da hemostasia. Comparativamente à quimioterapia isolada, o ATRA reduz de forma mais rápida os níveis de TAT, Fragmento 1 + 2 da protrombina e D-dímeros, com melhora laboratorial sensível já a partir do oitavo dia de tratamento na maioria dos pacientes.[43] Essa redução é acompanhada da queda de interleucina 1b, TNF-a e fator tecidual, e aumento da trombomodulina.[39,43,47] Semelhantemente, o ATRA leva à normalização da produção de plasmina com cerca de 5 a 7 dias de tratamento. Ao acompanhar esse efeito, a expressão de Anexina II normaliza-se após 72 horas e torna-se ausente após 120 horas.[54]

O primeiro paciente tratado com ATRA recebeu a medicação em 1985, e entrou em remissão duradoura após um esquema alternado com quimioterapia convencional.[21] Três anos depois, foi relatado o tratamento de 24 pacientes com ATRA isoladamente, com remissão completa em 23 deles.[80] Entretanto, a remissão não era duradoura e todos os pacientes recaíam. Após o estabelecimento do papel do ATRA na LPA, estudos que combinaram ATRA e quimioterapia relataram taxas de remissão completa entre 90% e 95%, e taxas de sobrevida em longo prazo em > 80% dos casos de LPA recém-diagnosticados (Tabela 174.1).[81,82]

O uso do ATRA na indução de remissão é, atualmente, inquestionável, pois tem em vista os efeitos antileucêmicos e o impacto na coagulopatia. O US Intergroup[60] confirmou que o uso de ATRA associado à quimioterapia aumentava a sobrevida livre de doença (SLD), comparativamente à quimioterapia isolada, e o grupo europeu[83] comprovou que o quimioterápico deveria ser administrado concomitantemente ao ATRA. Os antracíclicos são a classe de escolha, e a associação de outros agentes citotóxicos aparentemente não traz benefício.[84,85] Não há evidências sobre qual antracíclico utilizar. O grupo Pethema, em seu protocolo LPA2005,[86] utilizou a idarrubicina como antracíclico na dose de 12 mg/m² nos dias 2, 4, 6 e 8 (a considerar-se o dia 1 como início do ATRA 45 mg/m²) durante a indução da remissão. Não há, virtualmente, resistência primária ao esquema proposto (em pacientes com LPA associada ao PML-RARa) e todos devem entrar em remissão hematológica após, pelo menos, 30 dias do protocolo. Nos casos duvidosos, o ATRA deve ser continuado por até 90 dias, com avaliações sequenciais da medula óssea. A avaliação molecular não é necessária após a indução de remissão, e pacientes com idade superior a 70 anos devem ter a última dose de antracíclico omitida.

A inevitável recaída após o tratamento com ATRA isolado mostrou que, além de intensificar o primeiro ciclo de quimioterapia, eram necessários, também, ciclos de consolidação. Os protocolos com pelo menos dois ciclos baseados em antracíclicos permitem taxas de remissão molecular em até 95% dos casos. O ATRA, nessa fase, é utilizado com base nos resultados dos grupos italiano[87] e espanhol[88] terem sugerido, por meio da comparação histórica, que seu uso na dose de 45 mg/m², por 15 dias em cada ciclo, pode levar à redução de recaídas.

A fase da consolidação tem por base a estratificação do risco de recaída. Os pacientes com risco baixo devem receber doses menores, e os com alto risco devem ser submetidos a regimes mais intensos.[20] Além disso, a alta mortalidade em remissão completa, que ocorre em pacientes com mais de 70 anos, impõe que este público receba protocolos atenuados.[89]

Um ponto ainda a ser definido é se existe lugar para outros quimioterápicos nessa fase do tratamento, em especial a citarabina. Um estudo cooperativo entre os grupos PETHEMA e European APL[90] mostrou que pacientes menores de 65 anos e risco baixo e intermediário apresentavam menor incidência de recaída quando não tratados com citarabina. Por outro lado, havia uma tendência a aumento de recaídas no grupo de alto risco, o que também foi comprovado pelo grupo GIMEMA.[87] Esse fato, associado a alta taxa de recaída do grupo de alto risco (próxima a 25%), incentivou que os últimos protocolos adotassem essa mesma estratégia.

O protocolo espanhol LPA2005[86] propôs três ciclos de consolidação, com doses intensificadas nos grupos de risco alto e intermediário. O primeiro consiste de IDA 5 mg/m² por 4 dias (ou 7 mg/m² no grupo de risco intermediário). O segundo ciclo, mitoxantrone (MTZ) 10 mg/m² por 3 dias (ou por 5 dias no grupo de alto risco), e o último, IDA 12 mg/m² por 1 dia (ou 2 dias no grupo de risco intermediário). Pacientes de alto risco recebem, ainda, ARA-C na dose de 1 g/m² por 4 dias durante o primeiro ciclo e na dose de 150 mg/m² a cada 8 horas por 4 dias no terceiro ciclo de consolidação. Todos os pacientes, independentemente do risco, recebem ATRA 45 mg/m² por 15 dias. Os ciclos devem ser realizados a cada 30 dias. O objetivo, após o final da consolidação, é a negativação do RT-PCR para PML-RARa em células da medula óssea, o que tem fator prognóstico fundamental.[86] O teste positivo deve ser confirmado em 15 dias e a manutenção da positividade implica em recaída hematológica posterior, se não houver complementação do tratamento.[86]

A fundação do IC-APL em 2004 criou uma rede de instituições em países em desenvolvimento (Brasil, México, Uruguai e Chile), que levou ao desenvolvimento de um ensaio clínico baseado em um protocolo padrão de tratamento para LPA, o IC-APL2006. O IC-APL formulou diretrizes rápidas de diagnóstico, tratamento e suporte que foram adaptadas às circunstâncias locais. O IC-APL2006 é baseado no uso de ATRA, antraciclina e ARA-C em uma terapia adaptada ao risco de acordo com a experiência do grupo PETHEMA, de modo a substituir a IDA pela DNR.[72,86,91,92] O IC-APL 2006 resultou em redução de quase 50% na mortalidade precoce e melhora na sobrevida global (SG) em quase 30%, em comparação com controles históricos, o que resultou em SG e SLD semelhantes aos relatados em países desenvolvidos.[72]

A comparação dos estudos PETHEMA/HOVON LPA2005 e ICAPL2006 que usaram IDA e DNR, respectivamente, mostrou que as duas drogas estavam associadas a taxas semelhantes de resistência primária, persistência molecular da doença e taxas de recidiva molecular e hematológica.[72,92,93] No IC-APL2006, a remissão hematológica completa foi alcançada em 85%, e 15% dos pacientes morreram durante a indução. Após um acompanhamento médio de 28 meses, a incidência cumulativa de recaída (ICR), SG e SLD em 2 anos foram de 4,5%, 80% e 91%, respectivamente (Figura 174.2).[72,92,93] Doses mais baixas de ATRA de 25 mg/m² em combinação com quimioterapia foram estudadas, com base em dados farmacodinâmicos análogos à dose padrão de 45 mg/m,² que alcançaram resultados iniciais semelhantes. Essa estratégia pode ser útil se os recursos forem limitados, embora haja preocupações com recaídas de longo prazo.[94-96]

O papel da manutenção foi avaliado por dois estudos randomizados[60,83] que evidenciaram benefício, seja da manutenção com ATRA isolado ou de sua associação com mercaptopurina (6-MP) e metotrexate (MTX).

Entretanto, ambos foram realizados anteriormente à demonstração da necessidade de comprovação de remissão molecular ao fim da consolidação, ou à introdução do ATO no tratamento da LPA. No protocolo AIDA 0493, os pacientes que alcançaram RC molecular após a indução (ATRA + IDA) e consolidação (quimioterapia sem ATRA ou ATO) foram randomizados em quatro braços: 1) 6-MP + MTX; 2) ATRA sozinho; 3) ATRA que alternava com 6-MP e MTX; e 4) observação.[97] Nenhuma diferença em SLD foi observada em 12 anos entre os que receberam terapia de manutenção: 70%, 69%, 68% e 69%, respectivamente.[97]

Outro estudo que avaliou o impacto da manutenção em pacientes com LPA foi o SWOG/ECOG/CALBG S0521, que incluiu 105 pacientes com LPA que alcançaram RC molecular (indução ATRA + DNR + ARA-C, seguidos por dois ciclos de monoterapia com ATO, seguidos por dois ciclos de DNR + ARA-C) e randomizou para realização de manutenção (ATRA + 6-MP + MTX) ou observação, com ausência de eventos de recaída no dois braços.[98] Na era do ATO, a terapia de manutenção não é mais necessária na LPA, no entanto, ela deve ser considerada em pacientes que foram tratados com ATRA mais quimioterapia (sem ATO).

A abordagem ideal para as demais translocações associadas ao RARα não está definida. As formas que são sensíveis ao ATRA (NuMA-RARa, F1P1L1-RARa, NPM1-RARa) devem ser tratadas com protocolos de

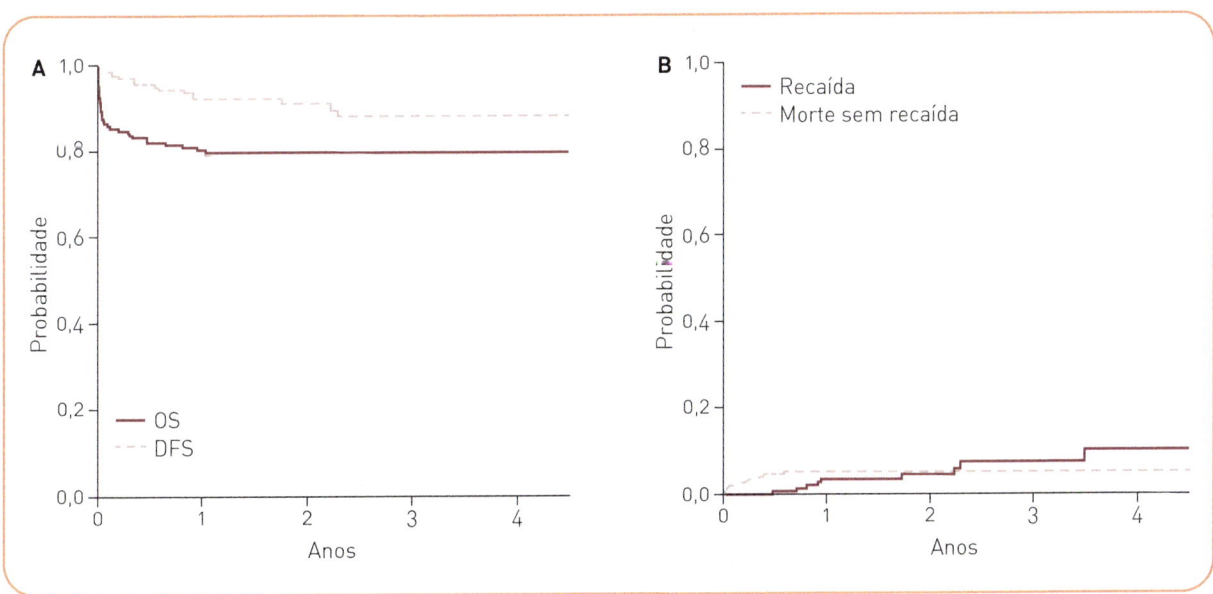

FIGURA 174.2 – Sobrevida global, sobrevida livre de doença, taxa de recaída e mortalidade não relacionada à recaída após três anos de seguimento do protocolo IC APL 2006 no Brasil, México Chile e Uruguai.
Fonte: Desenvolvida pela autoria.

LPA convencional, ao passo que, para as formas resistentes (STAT5b-RARa), a indicação é um protocolo convencional de LMA. Os pacientes que apresentam ZBTB16-RARA têm sensibilidade intermediária e deve-se tentar o uso do ATRA.[22]

Apesar do progresso dramático alcançado na terapia de primeira linha da LPA com regimes baseados em ATRA e quimioterapia, as recaídas ainda ocorrem em aproximadamente 20% dos pacientes. Além disso, esses regimes estão associados a toxicidades significativas, devido à mielossupressão grave frequentemente associada a infecções com risco de vida e efeitos tardios potencialmente graves, inclusive o desenvolvimento de síndrome mielodisplásica secundária e LMA.

ATRA + ATO

O ATO é a droga isoladamente mais eficaz na LPA, e possui efeito sinérgico com o ATRA na indução de apoptose e diferenciação celular.[99-101] Originado na medicina tradicional chinesa, o ATO era utilizado com o objetivo de "amansar o mal com um agente tóxico".[21] Embora seu mecanismo de ação não seja totalmente compreendido, o ATO, em altas concentrações ($1\text{-}2 \times 10^{-6}$M) induz apoptose, uma vez que ativa vias dependentes das mitocôndrias, e em baixas concentrações ($0{,}25\text{-}0{,}5 \times 10^{-6}$M) promove a diferenciação dos blastos da LPA.[102] Estudos clínicos com uso do ATO em monoterapia em pacientes com LPA recidivada ou refratária evidenciaram taxas de RC maiores que 80%.[103-104] No cenário de LPA recém-diagnosticada, o uso de ATO em monoterapia levou a taxas de RC de aproximadamente 90%, entretanto, 20% a 30% dos pacientes apresentaram recidiva da doença.[105-107] Apesar de não ter a toxicidade dos quimioterápicos tradicionais, seu uso está associado a distúrbios hidroeletrolíticos que podem levar a prolongamento do intervalo QT e arritmias potencialmente fatais, com sugestão de manter os níveis de potássio e magnésio acima dos valores normais para evitar essa intercorrência.[22]

Em um estudo piloto de Estey et al.,[108] no MD Anderson Cancer Center (MDACC), 82 pacientes com LPA recém-diagnosticada foram tratados com ATRA mais ATO (gemtuzumab ozogamicina adicionada em casos de alto risco), o que resultou em taxas de RC e SG em 3 anos de 92% e 85%, respectivamente.[74] Os resultados surpreendentes mostrados com este regime livre de quimioterapia abriram caminho para ensaios clínicos randomizados de fase III.

Os resultados de dois estudos de fase III que compararam a eficácia e segurança do ATRA + ATO versus ATRA + quimioterapia levaram o protocolo ATRA + ATO a se tornar o novo padrão de tratamento para pacientes com LPA de risco baixo/intermediário (leucócitos $\leq 10 \times 10^9$/l).[22] No entanto, o ATO não está disponível na maior parte da América Latina, devido aos custos proibitivos e à necessidade de administração intravenosa em ambiente hospitalar, um desafio em países com infraestruturas limitadas. No Brasil, o ATO está aprovado pelas agências regulatórias para uso no cenário de recaída ou refratariedade.

Existem dois regimes de tratamento mais usados com ATRA + ATO para pacientes com LPA de risco baixo/intermediário, com base no estudo APL0406 (GIMEMA-SAL-AMLSG)[75,109] e no estudo AML17 (UK NCRI).[110,111] Ambos estudos utilizam uma dose total semelhante de ATO; no entanto, eles apresentam diferenças na duração do tratamento e na distribuição da dose de ATO durante a terapia. APL0406 utilizou um esquema de ATO + ATRA baseado no regime do MDACC.[108] ATO IV 0,15 mg/kg/dia diariamente até RC, e 0,15 mg/kg/dia cinco dias/semana durante 4 semanas durante os 4 ciclos de consolidação; e o LMA17: ATO IV 0,3 mg/kg nos dias 1 a 5 de cada ciclo, e 0,25 mg/kg duas vezes por semana nas semanas 2 a 8 do ciclo um e semanas 2 a 4 dos ciclos 2 a 5. Nos dois estudos, os pacientes tratados com ATRA mais ATO não receberam terapia de manutenção, e a recidiva após a consolidação foi extremamente rara.

O APL0406 é um estudo de fase III, randomizado, multicêntrico e de não inferioridade, que compara ATRA + IDA versus ATRA + ATO em 263 pacientes com LPA de risco baixo ou intermediário.[75,109] As taxas de RC e mortalidade na indução foram comparáveis nos braços ATRA + ATO e ATRA + IDA, 100% versus 97% e 0 versus 3%, respectivamente.[75,109] Após um acompanhamento médio de 40,6 meses, a sobrevida livre de eventos (SLE) e SG em 50 meses nos braços ATRA + ATO versus ATRA + IDA foram de 97% versus 80% e 99% versus 93%, respectivamente (p < 0.001 e p = 0.007).[75,109] Os pacientes nos braços ATRA + ATO não receberam terapia de manutenção e os pacientes no braço ATRA + IDA receberam manutenção ATRA + 6-MP + MTX (até dois anos).[75,109] Apesar da falta de terapia de manutenção, a ICR em 50 meses foi bem menor no grupo ATRA + ATO do que no grupo ATRA + IDA, 1,9% *versus* 13,9% (p = 0,001).[75,109] Estes resultados foram confirmados no seguimento de longo prazo de 72 meses, publicados recentemente por Cicconi *et al*.[112] ATRA-ATO teve menos neutropenia e trombocitopenia prolongada, e menos episódios de neutropenia febril. Os eventos adversos da combinação ATRA-ATO consistiram, principalmente, em aumento frequente das enzimas hepáticas, prolongamento do intervalo QTc e hiperleucocitose.[75,109]

Com desenho semelhante, o estudo AML17 mostrou que a combinação de ATO + ATRA foi altamente eficaz em todos os pacientes com LPA recém-diagnosticados, com menores taxas de recaída e melhor sobrevida do que o protocolo ATRA + IDA,[110,111] resultados semelhantes ao encontrado no estudo APL0406. Este estudo confirmou a aplicabilidade desta abordagem em pacientes de risco baixo/intermediário e sugeriu a viabilidade do uso de um regime livre de quimioterapia nos pacientes com LPA de alto risco, usando 1 a 2 doses de Gentuzumabe Ozogamincina (GO).[110,111]

Para pacientes de alto risco, o uso de ATRA + ATO ainda não se mostrou superior ao tratamento convencional com ATRA mais quimioterapia em estudo randomizado, embora estudos com controle histórico, como APML4,[76] tenham mostrado benefício na sobrevida global. Esses pacientes têm maior possibilidade de mortalidade durante a indução, devido à coagulação intravascular disseminada (CIVD), sangramento grave, síndrome de diferenciação e insuficiência respiratória. IDA e GO são os agentes antineoplásicos mais comumente usados para controlar a leucocitose em pacientes com LPA de alto risco que são induzidos com um regime livre de quimioterapia, como ATRA + ATO. No estudo APML4 do grupo Australiano, a IDA foi adicionada nos dias dois, quatro, seis e oito, durante a indução ao regime ATRA + ATO para tratar pacientes com LPA de alto risco.[76] As taxas de RC, mortalidade precoce, SLD e SG em 5 anos e foram de 91,9%, 95% e 87%, respectivamente.[76] Um grande estudo randomizado que envolveu a maioria dos grupos cooperativos europeus (estudoAPOLLO, NCT02688140) está sendo conduzido nesta população (LPA de alto risco), com comparação na indução ATRA + ATO + 2 doses de idarrubicina *versus* ATRA + quimioterapia.

Nos últimos anos, com objetivo de reduzir o custo e a inconveniência associados à terapia intravenosa, vários grupos desenvolveram formulações orais de arsênico. Após um ensaio clínico multicêntrico de fase II, na China, estabelecer a eficácia e segurança da fórmula oral de arsênico Realgar-Indigo Naturalis (RIF),[113] Zhu *et al*. demonstraram em um ensaio clínico multicêntrico de não inferioridade que a combinação ATRA + RIF não é inferior à ATRA + ATO endovenoso em pacientes com LPA recém-diagnosticados (protocolo APL07).[114] Neste estudo, 109 pacientes com LPA recém-diagnosticada de risco baixo ou intermediário foram randomizados para receber ATRA mais RIF ou ATO endovenoso até RC seguido de ATRA mais RIF, ou consolidação de ATO endovenoso por sete meses sem qualquer terapia de manutenção.[114] As taxas de CR, SLE e SG em 2 anos foram de 100 *versus* 94%, 97% *versus* 94% e 100 *versus* 94%, respectivamente.[114] Com base nestes estudos o RIF foi aprovado e é usado como terapia padrão para LPA, na China.

PROFILAXIA DO SISTEMA NERVOSO CENTRAL

O sistema nervoso central (SNC) é o sítio mais comum de doença extramedular na LPA, e pelo menos 10% das recaídas hematológicas acompanham-se de envolvimento do SNC. O envolvimento SNC ocorre, principalmente, em pacientes com contagem elevada de leucócitos ao diagnóstico e naqueles com sangramento no SNC. Portanto, recomenda-se investigar a possibilidade de envolvimento de SNC com punção do líquido cefalorraquidiano (LCR) em todos os pacientes com algum sintoma neurológico, bem como nos pacientes em recaída. Se a profilaxia do SNC for empregada, ela deve ser limitada aos pacientes de alto risco ou àqueles com hemorragia do SNC, retina ou paraespinhal, e só deve ser realizada após a resolução da coagulopatia e obtenção da RC.[22,115]

A profilaxia do SNC com quimioterapia intratecal (IT) não foi utilizada nos principais estudos clínicos com base em ATRA + ATO. Ademais, a ATO pode atravessar a barreira hematoencefálica e atingir níveis terapêuticos no líquido cefalorraquidiano.[116,117] Recentemente, Abaza *et al*. publicou dados de longo prazo de 187 pacientes com LPA recém-diagnosticada que receberam indução com ATRA + ATO (sem profilaxia IT), e evidenciaram apenas cinco recaídas em pacientes com LPA de alto risco, entre elas três tiveram envolvimento do SNC.[118] Dada sua rara incidência e ausência de dados significativos que favoreçam o uso da quimioterapia IT na era ATRA + ATO, a profilaxia universal do SNC não é recomendada.

Monitoramento

Em relação à avaliação da doença residual mensurável (DRM), o desfecho de DRM mais importante na LPA é a negatividade da PCR para PML-RARA no final da consolidação.[22,119] Para pacientes com LPA de risco baixo/intermediário, o monitoramento da DRM só é recomendado após a conclusão da consolidação e pode ser descontinuado assim que a negatividade da DRM na medula óssea for alcançada. Para LPA de alto risco, recomenda-se que a DRM seja avaliada em amostra de medula óssea por qPCR a cada 3 meses por 2 anos, a começar no final do tratamento ou por amostra de sangue periférico a cada 4 a 6 semanas pelo mesmo período. No entanto, a disponibilidade de avaliação de DRM na frequência recomendada no Brasil é bastante heterogênea,[120] mesmo no sistema suplementar de saúde. A conversão de PML-RARA por PCR de indetectável para detectável e/ou um aumento ≥ 1 $\log^{10}$ em pacientes de alto risco com níveis de PML/RARA previamente estáveis deve ser considerada como recidiva iminente da doença em LPA, e deve ser confirmada em uma segunda amostra.[22,119] Dois estudos retrospectivos independentes demonstraram que a intervenção precoce de pacientes com recidiva molecular proporciona um resultado melhor do que o tratamento apenas na recidiva hematológica.

Terapia de resgate

Todos os casos suspeitos de LPA recaída/refratária (LPA R/R) devem ser confirmados com um novo RT-PCR para PML-RARA. A maioria das recaídas ocorre nos primeiros três anos, e as recaídas tardias são muito raras.[121] A terapia de resgate para persistência molecular após consolidação, recidiva molecular ou recidiva hematológica deve ser escolhida a considerar o tratamento de primeira linha usado anteriormente, e a duração da primeira recidiva. Pacientes com recaída após ATRA + quimioterapia devem ser tratados com abordagens baseadas em ATO +/- ATRA, e pacientes com recaídas após ATRA + ATO devem ser tratados com ATRA + quimioterapia. Uma possível exceção a esta regra são aqueles com recaída tardia. Os pacientes que atingem uma segunda RC devem ser consolidados com transplante de medula óssea autólogo. Para pacientes nos quais o transplante de medula óssea autólogo não seja viável, as opções disponíveis incluem ciclos repetidos de ATO com ou sem ATRA, com ou sem quimioterapia.[22]

Dados de um estudo fase II com 35 pacientes com LPA R/R tratados com ATO, seguido de transplante de medula óssea autólogo, evidenciaram taxas de RC após indução de 60%, com 23 pacientes que conseguiram ser submetidos ao transplante de medula óssea autólogo. As taxas de SLE e SG em 5 anos foram de 65% e 77%, respectivamente. Outro pequeno estudo piloto demonstrou o benefício de adicionar GO como consolidação após a indução de ATO.[122]

Para pacientes com recidiva em SNC, o tratamento de indução consiste em quimioterapia intratecal (metotrexato 12 mg, dexametasona 2 mg e citarabina 100 mg) 3 vezes por semana, até eliminação completa dos blastos no LCR, seguidas por 6 a 10 sessões de quimioterapia IT junto à consolidação.

CONCLUSÃO

A introdução do ATO na terapia da LPA mudou o cenário de tratamento, e permitiu o desenvolvimento de um regime livre de quimioterapia com altas taxas de cura e menor toxicidade. Entretanto, a indisponibilidade deste medicamento para tratamento de primeira linha em muitos países desenvolvidos, em decorrência dos custos associados, é um desafio que precisa ser encarado. Na ausência ou indisponibilidade do ATO, as combinações de ATRA mais quimioterapia representam uma alternativa com boas taxas de resposta. Apesar desse progresso, a mortalidade precoce continua como um dos principais obstáculos na LPA. Pacientes com suspeita de LPA devem receber prontamente ATRA, e medidas para combater a coagulopatia, além do rápido estabelecimento do diagnóstico.

REFERÊNCIAS

1. Khoury JD, Solary E, Abla O, et al. The 5th edition of the World Health Organization Classification of Haematolymphoid Tumours: Myeloid and Histiocytic/Dendritic Neoplasms. Leukemia. 2022;36:1703-1719. doi.org/10.1038/s41375-022-01613-1.
2. Bennett JM, Catovsky D, Daniel MT, et al. Proposals for the classification of the acute leukaemias. French-American-British (FAB) co-operative group. Br J Haematol. 1976;33:451-8.
3. Hillestad LK. Acute promyelocytic leukemia. Acta Med Scand. 1957;159:189-94.

4. Vickers M, Jackson G, Taylor P. The incidence of acute promyelocytic leukemia appears constant over most of a human lifespan, implying only one rate limiting mutation. Leukemia. 2000;14:722-6.

5. Avvisati G, Mele A, Stazi MA, et al. Epidemiology of acute promyelocytic leukemia in italy. APL collaborating group. Ann Oncol. 1991;2:405-8.

6. Jácomo RH, Melo RA, Souto FR, et al. Clinical features and outcomes of 134 brazilians with acute promyelocytic leukemia who received ATRA and anthracyclines. Haematologica. 2007;92:1431-2.

7. Detourmignies L, Castaigne S, Stoppa AM, et al. Therapy-related acute promyelocytic leukemia: A report on 16 cases. J Clin Oncol. 1992;10:1430-5.

8. Pulsoni A, Pagano L, Lo Coco F, et al. Clinicobiological features and outcome of acute promyelocytic leukemia occurring as a second tumor: The GIMEMA experience. Blood. 2002;100:1972-6.

9. Hasan SK, Mays AN, Ottone T, et al. Molecular analysis of t(15;17) genomic breakpoints in secondary acute promyelocytic leukemia arising after treatment of multiple sclerosis. Blood. 2008;112:3383-90.

10. Douer D. The epidemiology of acute promyelocytic leukaemia. Best Pract Res Clin Haematol. 2003;16(3):357-67.

11. Douer D, Cozen W, Wang F. Blood (ASH Annual Meeting Abstracts). 1997;90(I):72a.

12. Douer D, Preston-Martin S, Chang E, et al. High frequency of acute promyelocytic leukemia among latinos with acute myeloid leukemia. Blood. 1996;87:308-13.

13. Keung YK, Chen SC, Groshen S, et al. Acute myeloid leukemia subtypes and response to treatment among ethnic minorities in a large US urban hospital. Acta Haematol. 1994;92:18-22.

14. Otero JC, Santillana S, Fereyros G. High frequency of acute promyelocytic leukemia among latinos with acute myeloid leukemia. Blood. 1996;88:377.

15. Biondi A, Rovelli A, Cantù-Rajnoldi A, et al. Acute promyelocytic leukemia in children: Experience of the italian pediatric hematology and oncology group (AIEOP). Leukemia. 1994;8:1264-8.

16. Argyle JC, Benjamin DR, Lampkin B, et al. Acute non-lymphocytic leukemias of childhood. Inter-observer variability and problems in the use of the FAB classification. Cancer. 1989;63:295-301.

17. Mendes WL, Coser VM, Ramos G, et al. The apparent excess of acute promyelocytic leukemia in infant acute leukemias in brazil. Haematologica. 2004;89:ELT16.

18. Douer D, Santillana S, Ramezani L, et al. Acute promyelocytic leukaemia in patients originating in latin america is associated with an increased frequency of the bcr1 subtype of the PML/raralpha fusion gene. Br J Haematol. 2003;122:563-70.

19. Ruiz-Arguelles GJ, Garces-Eisele J, Reyes-Nunez V, et al. More on geographic hematology: The breakpoint cluster regions of the PML/raralpha fusion gene in mexican mestizo patients with promyelocytic leukemia are different from those in caucasians. Leuk Lymphoma. 2004;45:1365-8.

20. Sanz MA, Lo CF, Martin G, et al. Definition of relapse risk and role of nonanthracycline drugs for consolidation in patients with acute promyelocytic leukemia: A joint study of the PETHEMA and GIMEMA cooperative groups. Blood. 2000;96:1247-53.

21. Wang ZY, Chen Z. Acute promyelocytic leukemia: From highly fatal to highly curable. Blood. 2008;111:2505-15.

22. Sanz MA, Fenaux P, Tallman MS, Estey EH, Lowenberg B, Naoe T, et al. Management of acute promyelocytic leukemia: updated recommendations from an expert panel of the European LeukemiaNet. Blood. 2019;133(15):1630-43.

23. Melnick A, Licht JD. Deconstructing a disease: Raralpha, its fusion partners, and their roles in the pathogenesis of acute promyelocytic leukemia. Blood. 1999;93:3167-215.

24. Rego EM, Pandolfi PP. Analysis of the molecular genetics of acute promyelocytic leukemia in mouse models. Semin Hematol. 2001;38:54-70.

25. Jensen K, Shiels C, Freemont PS. PML protein isoforms and the RBCC/TRIM motif. Oncogene. 2001;20:7223-33.

26. Bernardi R, Pandolfi PP. Structure, dynamics and functions of promyelocytic leukaemia nuclear bodies. Nat Rev Mol Cell Biol. 2007;8:1006-16.

27. Wang ZG, Ruggero D, Ronchetti S, et al. PML is essential for multiple apoptotic pathways. Nat Genet. 1998;20:266-72.

28. Mu ZM, Chin KV, Liu JH, Lozano G, Chang KS, et al. PML, a growth suppressor disrupted in acute promyelocytic leukemia. Mol Cell Biol. 1994;14:6858-67.

29. Krieghoff-Henning E, Hofmann TG. Role of nuclear bodies in apoptosis signalling. Biochim Biophys Acta. 2008;1783:2185-94.

30. Salomoni P, Ferguson BJ, Wyllie AH, et al. New insights into the role of PML in tumour suppression. Cell Res. 2008;18:622-40.

31. Dyck JA, Maul GG, Miller WH, et al. A novel macromolecular structure is a target of the promyelocyte-retinoic acid receptor oncoprotein. Cell. 1994;76(2):333-43.

32. Rego EM, Ruggero D, Tribioli C, et al. Leukemia with distinct phenotypes in transgenic mice expressing PML/RAR alpha, PLZF/RAR alpha or NPM/RAR alpha. Oncogene. 2006;25:1974-9.

33. Guibal FC, Alberich-Jorda M, Hirai H, et al. Identification of a myeloid committed progenitor as the cancer-initiating cell in acute promyelocytic leukemia. Blood. 2009;114:5415-25.

34. Pollock JL, Westervelt P, Kurichety AK, et al. A bcr-3 isoform of raralpha-pml potentiates the development of pml-raralpha-driven acute promyelocytic leukemia. Proc Natl Acad Sci USA. 1999;96:15103-8.
35. Kelly LM, Kutok JL, Williams IR, et al. PML/raralpha and FLT3-ITD induce an apl-like disease in a mouse model. Proc Natl Acad Sci USA. 2002;99:8283-8.
36. Grimwade D, Howe K, Langabeer S, et al. Establishing the presence of the t(15;17) in suspected acute promyelocytic leukaemia: Cytogenetic, molecular and PML immunofluorescence assessment of patients entered into the M.R.C. ATRA trial. M.R.C. Adult leukaemia working party. Br J Haematol. 1996;94:557-73.
37. Le Beau MM, Bitts S, Davis EM, et al. Recurring chromosomal abnormalities in leukemia in PML-RARA transgenic mice parallel human acute promyelocytic leukemia. Blood. 2002;99:2985-91.
38. Zimonjic DB, Pollock JL, Westervelt P, et al. Acquired, nonrandom chromosomal abnormalities associated with the development of acute promyelocytic leukemia in transgenic mice. Proc Natl Acad Sci USA. 2000;97:13306-11.
39. Barbui T, Finazzi G, Falanga A. The impact of all-trans-retinoic acid on the coagulopathy of acute promyelocytic leukemia. Blood. 1998;91:3093-102.
40. Bauer KA, Rosenberg RD. Thrombin generation in acute promyelocytic leukemia. Blood. 1984;64:791-6.
41. Myers TJ, Rickles FR, Barb C, et al. Fibrinopeptide A in acute leukemia: Relationship of activation of blood coagulation to disease activity. Blood. 1981;57:518-25.
42. Tallman MS, Kwaan HC. Reassessing the hemostatic disorder associated with acute promyelocytic leukemia. Blood. 1992;79:543-53.
43. Tallman MS, Lefèbvre P, Baine RM, et al. Effects of all-trans retinoic acid or chemotherapy on the molecular regulation of systemic blood coagulation and fibrinolysis in patients with acute promyelocytic leukemia. J Thromb Haemost. 2004;2:1341-50.
44. Cozzolino F, Torcia M, Miliani A, et al. Potential role of interleukin-1 as the trigger for diffuse intravascular coagulation in acute nonlymphoblastic leukemia. Am J Med. 1988;84:240-50.
45. Sakata Y, Murakami T, Noro A, et al. The specific activity of plasminogen activator inhibitor-1 in disseminated intravascular coagulation with acute promyelocytic leukemia. Blood. 1991;77:1949-57.
46. Koyama T, Hirosawa S, Kawamata N, et al. All-Trans retinoic acid upregulates thrombomodulin and downregulates tissue-factor expression in acute promyelocytic leukemia cells: Distinct expression of thrombomodulin and tissue factor in human leukemic cells. Blood. 1994;84:3001-9.
47. Zhu J, Guo WM, Yao YY, et al. Tissue factors on acute promyelocytic leukemia and endothelial cells are differently regulated by retinoic acid, arsenic trioxide and chemotherapeutic agents. Leukemia. 1999;13:1062-70.
48. Gralnick HR, Bagley J, Abrell E. Heparin treatment for the hemorrhagic diathesis of acute promyelocytic leukemia. Am J Med. 1972;52:167-74.
49. Polliack A. Acute promyelocytic leukemia with disseminated intravascular coagulation. Am J Clin Pathol. 1971;56:155-61.
50. Griffin JD, Rambaldi A, Vellenga E, Young DC, Ostapovicz D, Cannistra SA, et al. Secretion of interleukin-1 by acute myeloblastic leukemia cells in vitro induces endothelial cells to secrete colony stimulating factors. Blood. 1987;70:1218-21.
51. Falanga A, Alessio MG, Donati MB, et al. A new procoagulant in acute leukemia. Blood. 1988;71:870-5.
52. Aoki N, Moroi M, Matsuda M, et al. The behavior of alpha2-plasmin inhibitor in fibrinolytic states. J Clin Invest. 1977;60:361-9.
53. Meijers JC, Oudijk EJ, Mosnier LO, Bos R, Bouma BN, Nieuwenhuis HK, et al. Reduced activity of TAFI (thrombin-activatable fibrinolysis inhibitor) in acute promyelocytic leukaemia. Br J Haematol. 2000;108:518-23.
54. Menell JS, Cesarman GM, Jacovina AT, et al. Annexin II and bleeding in acute promyelocytic leukemia. N Engl J Med. 1999;340:994-1004.
55. Zhang X, Zhou H, Wang J, et al. Arsenic trioxide, retinoic acid and ara-c regulated the expression of annexin II on the surface of APL cells, a novel co-receptor for plasminogen/tissue plasminogen activator. Thromb Res. 2002;106:63-70.
56. Olwill SA, McGlynn H, Gilmore WS, et al. Annexin II cell surface and mrna expression in human acute myeloid leukaemia cell lines. Thromb Res. 2005;115:109-14.
57. Kwaan HC, Wang J, Weiss I. Expression of receptors for plasminogen activators on endothelial cell surface depends on their origin. J Thromb Haemost. 2004;2:306-12.
58. Sterrenberg L, Haak HL, Brommer EJ, et al. Evidence of fibrinogen breakdown by leukocyte enzymes in a patient with acute promyelocytic leukemia. Haemostasis. 1985;15:126-33.
59. Oudijk EJ, Nieuwenhuis HK, Bos R, et al. Elastase mediated fibrinolysis in acute promyelocytic leukemia. Thromb Haemost. 2000;83:906-8.
60. Tallman MS, Andersen JW, Schiffer CA, et al. All-Trans-Retinoic acid in acute promyelocytic leukemia. N Engl J Med. 1997;337:1021-8.
61. Cordonnier C, Vernant JP, Brun B, et al. Acute promyelocytic leukemia in 57 previously untreated patients. Cancer. 1985;55:18-25.

62. Cunningham I, Gee TS, Reich LM, et al. Acute promyelocytic leukemia: Treatment results during a decade at memorial hospital. Blood. 1989;73:1116-22.
63. Nguyen D, Diamond LW, Braylan RC. FCM interpretation and reporting. In: Flow Cytometry in Hematopathology. Totowa, New Jersey: Humana Press; 2007;289-333 p.
64. Orfao A, Chillon MC, Bortoluci AM, et al. The flow cytometric pattern of CD34, CD15 and CD13 expression in acute myeloblastic leukemia is highly characteristic of the presence of pml-raralpha gene rearrangements. Haematologica. 1999;84:405-12.
65. van Dongen JJ, Macintyre EA, Gabert JA, et al. Standardized RT-PCR analysis of fusion gene transcripts from chromosome aberrations in acute leukemia for detection of minimal residual disease. Report of the BIOMED-1 concerted action: Investigation of minimal residual disease in acute leukemia. Leukemia.1999;13:1901-28.
66. Falini B, Flenghi L, Fagioli M, et al. Immunocytochemical diagnosis of acute promyelocytic leukemia (M3) with the monoclonal antibody PG-M3 (anti-pml). Blood. 1997;90:4046-53.
67. Callens C, Chevret S, Cayuela JM, et al. Prognostic implication of FLT3 and ras gene mutations in patients with acute promyelocytic leukemia (APL): A retrospective study from the european APL group. Leukemia. 2005;19:1153-60.
68. Stock W, Moser B, Sher DA. PML-RAR alpha isoform at diagnosis is associated with disease-free (DFS) in patients enrolled in the intergroup trial (C-9710) for treatment of acute promyelocytic leukemia (APL). J Clin Oncol. 2006;2006:338s.
69. Tallman MS, Altman JK. Curative strategies in acute promyelocytic leukemia. Hematology Am Soc Hematol Educ Program. 2008:391-9.
70. Lucena-Araujo AR, Coelho-Silva JL, Pereira-Martins DA, et al. Combining gene mutation with gene expression analysis improves outcome prediction in acute promyelocytic leukemia. Blood. 2019;134(12):951-959. doi:10.1182/blood.2019000239.
71. Mertelsmann R, Tzvi Thaler H, To L, et al. Morphological classification, response to therapy, and survival in 263 adult patients with acute nonlymphoblastic leukemia. Blood. 1980;56:773-81.
72. Rego EM, Kim HT, Ruiz-Argüelles GJ, et al. Improving acute promyelocytic leukemia (APL) outcome in developing countries through networking, results of the International Consortium on APL. Blood. 2013;121(11):1935-1943. doi:10.1182/blood-2012-08-449918.
73. Montesinos P, et al. Differentiation syndrome in patients with acute promyelocytic leukemia treated with all-trans retinoic acid and anthracycline chemotherapy:characteristics, outcome, and prognostic factors. Blood. 2009;113:775-783.
74. Ravandi F, Estey E, Jones D, Faderl S, O'Brien S, Fiorentino J, et al. Effective treatment of acute promyelocytic leukemia with all-trans-retinoic acid, arsenic trioxide, and gemtuzumab ozogamicin. J Clin Oncol. 2009;27:504-10.
75. Lo-Coco F, Avvisati G, Vignetti M, Thiede C, Orlando SM, Iacobelli S, et al. Retinoic acid and arsenic trioxide for acute promyelocytic leukemia. N Engl J Med. 2013;369:111-21.
76. Iland HJ, Collins M, Bradstock K, Supple SG, Catalano A, Hertzberg M, et al. Use of arsenic trioxide in remission induction and consolidation therapy for acute promyelocytic leukaemia in the Australasian Leukaemia and Lymphoma Group (ALLG) APML4 study: a non-randomised phase 2 trial. Lancet Haematol. 2015;2:e357-66.
77. Lehmann S, Ravn A, Carlsson L, Antunovic P, Deneberg S, Möllgård L, et al. Continuing high early death rate in acute promyelocytic leukemia: a populationbased report from the Swedish Adult Acute Leukemia Registry. Leukemia. 2011;25:1128-34.
78. Bernard J, Weil M, Boiron M, et al. Acute promyelocytic leukemia: Results of treatment by daunorubicin. Blood. 1973;41:489-96.
79. Avvisati G, Petti MC, Lo-Coco F, et al. Induction therapy with idarubicin alone significantly influences event-free survival duration in patients with newly diagnosed hypergranular acute promyelocytic leukemia: Final results of the GIMEMA randomized study LAP 0389 with 7 years of minimal follow-up. Blood. 2002;100:3141-6.
80. Huang ME, Ye YC, Chen SR, et al. Use of all-trans retinoic acid in the treatment of acute promyelocytic leukemia. Blood. 1988;72:567-72.
81. Ades L, Guerci A, Raffoux E, Sanz M, Chevallier P, Lapusan S, et al. Very long-termoutcome of acute promyelocytic leukemia after treatment with all-trans retinoic acid and chemotherapy: the European APL Group experience. Blood. 2010;115(9):1690-6.
82. Martinez Cuadron D, Montesinos P, Vellenga E, Bernal T, Salamero O, Holowiecka A, et al. Long-term outcome of older patients with newly diagnosed de novo acute promyelocytic leukemia treated with ATRA plus anthracycline-based therapy. Leukemia. 2018;32(1):21-9.
83. Fenaux P, Chastang C, Chevret S, et al. A randomized comparison of all transretinoic acid (ATRA) followed by chemotherapy and ATRA plus chemotherapy and the role of maintenance therapy in newly diagnosed acute promyelocytic leukemia. The european APL group. Blood. 1999;94:1192-200.
84. Adès L, Chevret S, Raffoux E, et al. Is cytarabine useful in the treatment of acute promyelocytic leukemia? Results

of a randomized trial from the european acute promyelocytic leukemia group. J Clin Oncol. 2006;24:5703-10.

85. Burnett AK, Hills RK, Grimwade D. Idarubicin and ATRA is as effective as MRC chemotherapy in patients with acute promyeocytic leukemia with lower toxicity and resourece usage: Preliminary results of the MRC AML15 trial. Blood. 2007;110:181a.

86. Sanz MA, Montesinos P, Rayon C, Holowiecka A, de la Serna J, Milone G, et al. Risk-adapted treatment of acute promyelocytic leukemia based on all-trans retinoic acid and anthracycline with addition of cytarabine in consolidation therapy for high-risk patients: further improvements in treatment outcome. Blood. 2010;115(25):5137-46.

87. Lo-Coco F, Avvisati G, Vignetti M. Front-Line treatment of acute promyelocytic leukemia with AIDA induction followed by risk adapded consolidation. Blood. 2004;104:192a.

88. Sanz MA, Martin G, Gonzalez M, et al. Risk-adapted treatment of acute promyelocytic leukemia with all--trans-retinoic acid and anthracycline monochemotherapy: A multicenter study by the PETHEMA group. Blood. 2004;103:1237-43.

89. Sanz MA, Vellenga E, Rayón C, et al. All-trans retinoic acid and anthracycline monochemotherapy for the treatment of elderly patients with acute promyelocytic leukemia. Blood. 2004;104:3490-3.

90. Adès L, Sanz MA, Chevret S, et al. Treatment of newly diagnosed acute promyelocytic leukemia (APL): A comparison of french-belgian-swiss and PETHEMA results. Blood. 2008;111:1078-84.

91. Zapata-Canto N, Aguilar M, Arana L, Montano E, Ramos-Penafiel C, De la Pena JA, et al. Acute promyelocytic leukemia: A Long-term retrospective study in Mexico. J Hematol. 2021;10(2):53-63.

92. Crespo-Solis E, Contreras-Cisneros J, Demichelis-Gomez R, Rosas-Lopez A, Vera-Zertuche JM, Aguayo A, et al. Survival and treatment response in adults with acute promyelocytic leukemia treated with a modified International Consortium on Acute Promyelocytic Leukemia protocol. Rev Bras Hematol Hemoter. 2016;38(4):285-90.

93. Sanz MA, Montesinos P, Kim HT, et al. All-trans retinoic acid with daunorubicin or idarubicin for risk--adapted treatment of acute promyelocytic leukaemia: a matched-pair analysis of the PETHEMA LPA-2005 and IC-APL studies. Ann Hematol. 2015;94(8):1347-1356. doi:10.1007/s00277-015-2393-0.

94. Jaime-Perez JC, Gonzalez-Leal XJ, Pinzon-Uresti MA, Gomez-De Leon A, Cantu-Rodriguez OG, Gutierrez-Aguirre H, et al. Is There still a role for low-dose all-trans-retinoic acid in the treatment of acute promyelocytic leukemia in the arsenic trioxide era? Clin Lymphoma Myeloma Leuk. 2015;15(12):816-9.

95. Castaigne S, Lefebvre P, Chomienne C, Suc E, Rigal-Huguet F, Gardin C, et al. Effectiveness and pharmacokinetics of low-dose all-trans retinoic acid (25 mg/m2) in acute promyelocytic leukemia. Blood. 1993;82(12):3560-3.

96. Lou Y, Qian W, Meng H, Mai W, Tong H, Tong Y, et al. Long-term efficacy of low-dose all-trans retinoic acid plus minimal chemotherapy induction followed by the addition of intravenous arsenic trioxide post-remission therapy in newly diagnosed acute promyelocytic leukaemia. Hematol Oncol. 2014;32(1):40-6.

97. Avvisati G, Lo-Coco F, Paoloni FP, Petti MC, Diverio D, Vignetti M, et al. AIDA 0493 protocol for newly diagnosed acute promyelocytic leukemia: very long-term results and role of maintenance. Blood. 2011;117:4716-25.

98. Coutre SE, Othus M, Powell B, Willman CL, Stock W, Paietta E, et al. Arsenic trioxide during consolidation for patients with previously untreated low/intermediate risk acute promyelocytic leukaemia may eliminate the need for maintenance therapy. Br J Haematol. 2014;165:497-503.

99. Giannì M, Koken MH, Chelbi-Alix MK, Benoit G, Lanotte M, Chen Z, et al. Combined arsenic and retinoic acid treatment enhances differentiation and apoptosis in arsenic-resistant NB4 cells. Blood. 1998;91:4300-10.

100. Zheng PZ, Wang KK, Zhang QY, Huang QH, Du YZ, Zhang QH, et al. Systems analysis of transcriptome and proteome in retinoic acid/arsenic trioxide-induced cell differentiation/apoptosis of promyelocytic leukemia. Proc Natl Acad Sci USA. 2005;102:7653-8.

101. Shen ZX, Shi ZZ, Fang J, et al. All-trans retinoic acid/as2o3 combination yields a high-quality remission and survival in newly diagnosed acute promyelocytic leukemia. Proc Natl Acad Sci USA. 2004;101:5328-35.

102. Chen GQ, Zhu J, Shi XG, et al. In vitro studies on cellular and molecular mechanisms of arsenic trioxide (as2o3) in the treatment of acute promyelocytic leukemia: As2O3 induces NB4 cell apoptosis with downregulation of bcl-2 expression and modulation of PML-RAR alpha/PML proteins. Blood 1996;88:1052-61.

103. Soignet SL, Frankel SR, Douer D, Tallman MS, Kantarjian H, Calleja E, et al. United States multicenter study of arsenic trioxide in relapsed acute promyelocytic leukemia. J Clin Oncol. 2001;19:3852-60.

104. Zhao WL, Chen SJ, Shen Y, Xu L, Cai X, Chen GQ, et al. Treatment of acute promyelocytic leukemia with arsenic trioxide: clinical and basic studies. Leuk Lymphoma. 2001;42:1265-73.

105. Ghavamzadeh A, Alimoghaddam K, Ghaffari SH, Rostami S, Jahani M, Hosseini R, et al. Treatment of

acute promyelocytic leukemia with arsenic trioxide without ATRA and/or chemotherapy. Ann Oncol. 2006;17:131-4.

106. Mathews V, George B, Lakshmi KM, Viswabandya A, Bajel A, Balasubramanian P, et al. Single-agent arsenic trioxide in the treatment of newly diagnosed acute promyelocytic leukemia: durable remissions with minimal toxicity. Blood. 2006;107:2627-32.

107. George B, Mathews V, Poonkuzhali B, Shaji RV, Srivastava A, Chandy M. Treatment of children with newly diagnosed acute promyelocytic leukemia with arsenic trioxide: a single center experience. Leukemia. 2004;18:1587-90.

108. Estey E, Garcia-Manero G, Ferrajoli A, Faderl S, Verstovsek S, Jones D, et al. Use of all-trans retinoic acid plus arsenic trioxide as an alternative to chemotherapy in untreated acute promyelocytic leukemia. Blood. 2006;107:3469-73.

109. Platzbecker U, Avvisati G, Cicconi L, Thiede C, Paoloni F, Vignetti M, et al. Improved outcomes with retinoic acid and arsenic trioxide compared with retinoic acid and chemotherapy in non-high-risk acute promyelocytic leukemia: final results of the randomized Italian-German APL0406 trial. J Clin Oncol. 2017;35(6):605-12.

110. Burnett AK, Russell NH, Hills RK, Bowen D, Kell J, Knapper S, et al. Arsenic trioxide and all-trans retinoic acid treatment for acute promyelocytic leukaemia in all risk groups (AML17): results of a randomised, controlled, phase 3 trial. Lancet Oncol. 2015;16(13):1295-305.

111. Russell N, Burnett A, Hills R, Betteridge S, Dennis M, Jovanovic J, et al. Attenuated arsenic trioxide plus ATRA therapy for newly diagnosed and relapsed APL: long-term follow-up of the AML17 trial. Blood. 2018;132(13):1452-4.

112. Cicconi L, Platzbecker U, Avvisati G, Paoloni F, Thiede C, Vignetti M, et al. Longterm results of all-trans retinoic acid and arsenic trioxide in non-high-risk acute promyelocytic leukemia: update of the APL0406 Italian-German randomized trial. Leukemia. 2020;34:914-8.

113. The Cooperation Group of Phase II: Clinical trial of compound Huangdai tablet: Phase II clinical trial of compound Huangdai tablet in newly diagnosed acute promyelocytic leukemia. Chin. J. Hematol. 2006;27:801-804.

114. Zhu H, Wu D, Du X, et al. Oral arsenic plus retinoic acid for non-high-risk acute promyelocytic leukemia: a multicenter, randomized controlled trial. The Lancet Oncology.

115. Montesinos P, Díaz-Mediavilla J, Debén G, et al. Central nervous system involvement at first relapse in patients with acute promyelocytic leukemia treated with all-trans retinoic acid and anthracycline monochemotherapy without intrathecal prophylaxis. Haematologica. 2009;94(9):1242-1249.

116. Au WY, Tam S, Fong BM, Kwong YL. Determinants of cerebrospinal fluid arsenic concentration in patients with acute promyelocytic leukemia on oral arsenic trioxide therapy. Blood. 2008;112:3587-90.

117. Au WY, Tam S, Kwong YL. Entry of elemental arsenic into the central nervous system in patients with acute promyelocytic leukemia during arsenic trioxide treatment. Leuk Res. 2008;32:357-8.

118. Abaza Y, Kantarjian H, Garcia-Manero G, Estey E, Borthakur G, Jabbour E, et al. Long-term outcome of acute promyelocytic leukemia treated with all-transretinoic acid, arsenic trioxide, and gemtuzumab. Blood. 2017;129:1275-83.

119. Heuser M, Freeman SD, Ossenkoppele GJ, et al. 2021 Update on MRD in acute myeloid leukemia: a consensus document from the European LeukemiaNet MRD Working Party. Blood. 2021;138(26):2753-2767. doi:10.1182/blood.2021013626.

120. Lange AP, Lima AS, Lucena-Araujo AR, Jacomo RH, Melo RA, Bittencourt RI, et al. The experience of the International Consortium on Acute Promyelocytic Leukemia in monitoring minimal residual disease in acute promyelocytic leukaemia. Br J Haematol. 2018;180(6):915-8.

121. Douer D, Zickl L, Schiffer CA, Appelbaum FR, Feusner JH, Shepherd LE, et al. Late relapses following all-trans retinoic acid for acute promyelocytic leukemia are uncommon, respond well to salvage therapy and occur independently of prognostic factors at diagnosis: long-term follow-up of North American Intergroup Study I0129. Blood. 2011;118:83.

122. Aribi A, Kantarjian HM, Estey EH, Koller CA, Thomas DA, Kornblau SM, et al. Combination therapy with arsenic trioxide, all-trans retinoic acid, and gemtuzumab ozogamicin in recurrent acute promyelocytic leukemia. Cancer. 2007;109:1355-9.

175

Leucemia Linfoblástica Aguda

Daniel G. Tabak
Danielle Tavares Vianna
Danilo Tavares

Ilana Zalcberg Renault
Ruddy Dalfeor

DESTAQUES

- O notável progresso nas taxas de cura da leucemia linfoblástica aguda infantil não tem sido refletido na de adulto, que ainda há taxa considerável de falha.
- A análise da estrutura e função do material genético das células blásticas permite a identificação de genes de fusão, mutações e deleções gênicas que, além de terem potencial de definir o diagnóstico de LLA, podem apresentar impacto na sobrevida dos pacientes. A presença do gene de fusão BCR-ABL1, resultante da t(9;22) (q33;q11.2), é um desses exemplos.
- A doença residual mínima, medida através da quantificação de células leucêmicas, é um relevante fator prognóstico, utilizado na monitorização do tratamento. Tal medida pode ser realizada pela citometria de fluxo multiparamétrica ou por métodos de análise molecular.
- O tratamento da LLA inclui caracteristicamente uma fase de indução de remissão, um período de consolidação (intensificação) que se estende por alguns meses, e uma fase de manutenção por um período de dois a três anos.
- Durante as duas primeiras fases, existe ainda uma preocupação com o sistema nervoso central (SNC) que determina a utilização de quimioterapia intratecal associada ou não à radioterapia como medida profilática.

INTRODUÇÃO

A leucemia linfoblástica aguda (LLA) é uma neoplasia agressiva de precursores linfoides, predominantemente pediátrica, mas que também pode acometer adultos com um segundo pico de incidência a partir dos 60 anos. Com a utilização dos protocolos atuais de tratamento, são observadas taxas de cura superiores a 90% na população infantil. Estes resultados ainda não podem ser replicados em adultos, que atualmente apresentam uma sobrevida global de 35% a 45% em 5 anos. Entretanto, com a introdução de novos agentes, o quadro modifica-se principalmente em pacientes que apresentam o cromossoma Ph1. Um melhor entendimento da biologia da doença, seus subtipos moleculares, o desenvolvimento de novas drogas-alvo, a introdução do parâmetro da doença residual mensurável (DRM), a imunoterapia e o advento da terapia celular têm contribuído para a modificação do cenário historicamente desfavorável da LLA em adultos.[1,2]

EPIDEMIOLOGIA

Em 2020, a American Cancer Society estimou que 6.150 indivíduos seriam diagnosticados com LLA nos Estados Unidos naquele ano, e que 1.520 sucumbiriam à doença. A LLA representa 20% das leucemias em pacientes adultos e 46% das leucemias em adolescentes (15 a 19 anos).[3] Em pacientes mais jovens, este percentual se aproxima de 75% e constitui a leucemia mais comum na infância. O segundo pico de incidência observado a partir dos 60 anos evidencia uma apresentação bimodal da doença. A LLA é mais evidente em áreas urbanas e atinge especialmente caucasianos, o que permite especulações sobre a influência de fatores socioeconômicos em sua etiologia.[4]

ETIOLOGIA

Patologias genéticas como a síndrome de Down, síndrome de Bloom, síndrome de Nijmegen e a ataxia-telangiectasia estão associadas a 5% dos casos. A exposição à radiação ionizante representa um risco bem estabelecido no desenvolvimento da LLA. Fatores ocupacionais como etilismo, tabagismo, contato com pesticidas, solventes e a radiação eletromagnética podem estar envolvidos, porém, a sua real significância na leucemogênese ainda é controversa.[4]

Manifestações clínicas

Pacientes com LLA podem apresentar um grande espectro de sintomas que variam de acordo com o subtipo de doença envolvido e o grau de infiltração medular. As manifestações clínicas mais comuns ao diagnóstico são sintomas constitucionais como febre, sudorese noturna, fadiga e perda ponderal. Sangramento cutaneomucoso, palidez, dores ósseas e infecções refletem o grau de infiltração medular pelas células neoplásicas. Hepatomegalia, esplenomegalia e aumento dos linfonodos, em geral indolores, ocorrem em cerca de 50% dos pacientes. O comprometimento do sistema nervoso central (SNC) pode ser documentado em até 10% dos casos, principalmente em pacientes que apresentam um número de blastos superior a 100.000/mm^3. O quadro clínico secundário à infiltração meníngea é caracterizado pela presença de cefaleia, vômitos, letargia, paralisia de nervos cranianos e parestesia da região mentoniana.

Os subtipos de LLA mais comumente associados à infiltração do SNC são os de linfócitos B maduros e a LLA-T.[5] Diante das implicações prognósticas e terapêuticas, a análise cuidadosa do líquor deve ser realizada em todos os pacientes ao diagnóstico. A LLA do subtipo T está associada a grandes massas mediastinais ao diagnóstico, e estes pacientes podem apresentar dispneia, broncoespasmo, derrame pleural, derrame pericárdico e síndrome de veia cava superior. O acometimento testicular é mais comum na população pediátrica. Entretanto, o exame físico cuidadoso da região escrotal deve ser realizado sempre que o diagnóstico de LLA for considerado.[6]

Diagnóstico diferencial

Algumas condições benignas e malignas podem cursar com um quadro semelhante à LLA. Entretanto, o diagnóstico pode ser estabelecido, na maioria dos casos, por meio da análise do quadro clínico, da morfologia celular e da imunofenotipagem. Entre as condições benignas importantes para o diagnóstico diferencial devemos mencionar as síndromes de falência medular, como a anemia aplástica e a anemia de Fanconi; infecções virais como a citomegalovirose e mononucleose infecciosa; infecções parasitárias como a leishmaniose; doenças do tecido conjuntivo como a artrite reumatoide juvenil e febre reumática; trombocitopenia imune e reações leucemoides secundárias a condições como sepse e coqueluche. As condições malignas que se assemelham inicialmente à LLA são: leucemia mieloide aguda, alguns linfomas agressivos e metástases de neuroblastoma para medula óssea.

Diagnóstico laboratorial

Todos os pacientes devem ser submetidos à avaliação da medula óssea (aspirado e/ou biópsia) com envio de material para análise imunofenotípica, citogenética e molecular. As manifestações hematológicas também são amplas, e variam desde pancitopenia à hiperleucocitose presente em cerca de 15% dos pacientes. A avaliação laboratorial inicial deve incluir a análise do hemograma completo que se encontra alterado em mais de 90% dos pacientes e o esfregaço de sangue periférico pela coloração de Wright-Giemsa, que detecta células imaturas na maioria dos pacientes. Eritroblastos e precursores granulocíticos também podem ser documentados, o que caracteriza uma reação leucoeritroblástica. Níveis séricos de ácido úrico, LDH, fósforo, potássio e cálcio podem estar elevados devido à lise de células leucêmicas. A presença de infiltração no SNC deve ser investigada, mesmo nos pacientes sem manifestações neurológicas, por meio da realização de punção lombar seguida da análise citomorfológica do líquor. A identificação de 5 leucócitos/mm³, na ausência de contaminação hemática, com a presença de células blásticas define o comprometimento do SNC.

MORFOLOGIA

Citomorfologicamente, a medula encontra-se povoada por células pequenas ou intermediárias, com citoplasma com grau variado de basofilia, agranular e escasso, além de núcleo arredondado com cromatina regularmente "borrada" e nucléolo único ou imperceptível. Cerca de 70% dos pacientes com LLA apresentam mais de 90% de blastos entre as células nucleadas na medula óssea, com até 7% que apresentam 100% de blastos. Nos raros casos em que são encontrados menos de 20% de blastos na medula óssea, o diagnóstico de LLA deve ser adiado até que outras evidências definitivas possam ser detectadas. Uma busca minuciosa por uma massa extramedular pode estabelecer o diagnóstico de linfoma linfoblástico. É importante ressaltar que a identificação de alterações citogenéticas/moleculares recorrentes e específicas associadas à LLA, mesmo quando associadas a um número de linfoblastos na medula óssea inferior a 20% e sem evidência de massa extramedular, confirmam o diagnóstico da doença, veja a seguir.

Imunofenotipagem

Cerca de 75% a 80% dos casos de LLA são originários de precursores de células B, 15% a 25% de precursores T e 5% de células B maduras (células de Burkitt). A diferenciação entre linfoblastos de origem B e T não é possível pela morfologia, uma vez que pode ser estabelecida somente pela análise imunofenotípica da célula leucêmica, por meio da citometria de fluxo multiparamétrica (CFM) (Tabela 175.1).

Alguns achados imunofenotípicos nos blastos da LLA podem se correlacionar com alterações genéticas, como a ausência de CD10 e sua associação com a presença de rearranjos que envolvem o gene KMT2A. Adicionalmente, o perfil imunofenotípico pode definir subtipos de LLA, como ocorre na ETP-ALL (leucemia linfoide aguda de precursores T precoces), cujos blastos classicamente não expressam CD5, CD8 e CD1a mas expressam um ou mais marcadores de células mieloides e/ou de células tronco hematopoiéticas.

De fato, a coexpressão de marcadores linfoides e mieloides, como CD13, CD15 e CD33, pode ser encontrada frequentemente na LLA, assim como a expressão de antígenos T na LLA-B e de antígenos B na LLA-T. Entretanto, apenas casos raros podem ser diagnosticados como leucemia aguda de linhagem ambígua, segundo critérios revisados pela Organização Mundial de Saúde (OMS), em 2022 (Tabelas 175.2 e 175.3).[7,8]

Tabela 175.1. Imunofenotipagem de blastos linfoides B e T						
Linhagem B	CD10	CD19	CD22	CD79a	TdT	IgM
Precursor precoce (pró-B)	−	+	+	+	+	−
Intermediário (comum)	+	+	+	+	+	−
Pré-B	+/−	+	+	+	+	C
Linhagem T	CD1a	CD2	CD3	CD4	CD7	CD8	CD34
Pró-T	−	−	C	−	+	−	+/−
Pré-T	−	+	C	−	+	−	+
Cortical T	+	+	C	+	+	+	−
Medular T	−	+	C, S	*	+	*	−

* Linfócitos T medulares são positivos para CD4 ou CD8, mas não para amb. C: citoplasma; Ig: imunoglobulina; S: superfície; TdT: transferase deoxinucleotidil terminal.
Fonte: Desenvolvida pela autoria.

Tabela 175.2. Classificação da OMS para leucemias linfoblásticas agudas [B e T][7]

LLA-B/Linfoma Linfoblástico B

Leucemia Linfoblástica B/linfoma, não especificado – NOS

Leucemia Linfoblástica B/linfoma com alta hiperdiploidia

Leucemia Linfoblástica B/linfoma com hipodiploidia

Leucemia Linfoblástica B/linfoma com iAMP21

Leucemia Linfoblástica B/linfoma com fusão BCR::ABL1

Leucemia Linfoblástica B/linfoma com características BCR::ABL1-like

Leucemia Linfoblástica B/linfoma com KMT2A rearranjado

Leucemia Linfoblástica B/linfoma com fusão ETV6::RUNX1

Leucemia Linfoblástica B/linfoma com características ETV6::RUNX1-like

Leucemia Linfoblástica B/linfoma com fusão TCF3::PBX1

Leucemia Linfoblástica B/linfoma com fusão IGH::IL3

Leucemia Linfoblástica B/linfoma com fusão TCF3::HLF

Leucemia Linfoblástica B/linfoma com outras anormalidades genéticas definidoras

LLA-T/Linfoma Linfoblástico T

LLA-T/Linfoma Linfoblástico T, não especificado – NOS

LLA-T/Linfoma Linfoblástico de precursor T precoce

Fonte: Adaptada de Alaggio R, *et al.*, 2022.

Tabela 175.3. Classificação da OMS para leucemias de linhagem ambígua[8]

Leucemia aguda de linhagem ambígua definida por anormalidades genéticas

Leucemia aguda de fenótipo misto (MPAL) com fusão BCR::ABL1

MPAL com KMT2A rearranjado

Leucemia aguda de linhagem ambígua com outras anormalidades genéticas

   MPAL com ZNF384 rearranjado

   Leucemia aguda de linhagem ambígua com BCL11B rearranjado

Leucemia aguda de linhagem ambígua definida por imunofenotipagem

MPAL, B/mieloide

MPAL, T/mieloide

MPAL, tipos raros

MPAL, não especificada (NOS)

Leucemia aguda indiferenciada

Fonte: Adaptada de Koury JD, *et al.*, 2022.

Citogenética

Cerca de 80% dos pacientes com LLA-B e 70% dos com LLA-T apresentam alterações cromossômicas identificáveis pelas técnicas citogenéticas. A citogenética convencional por bandeamento G permite a identificação de anormalidades numéricas e/ou estruturais de forma global, porém, a sua realização é limitada pela dificuldade de obtenção de metáfases nos linfoblastos. Com o advento da técnica de hibridização *in situ* por fluorescência (FISH), foi iniciada a era da citogenética molecular. O FISH se baseia na incorporação por complementaridade de sondas fluorescentes à dupla fita de DNA, o que permite a identificação de alterações cromossômicas mesmo em células em interfase, de modo a complementar a citogenética convencional.

A identificação de alterações numéricas dos cromossomos pode impactar no prognóstico do paciente com LLA. A presença de hiperdiploidia (> 50 cromossomos), também identificada pela presença de um índice de DNA maior ou igual a 1,16 pela CFM, ocorre entre 2% e 9% dos casos de LLA em adultos, e é um indicador de bom prognóstico, sobretudo se a duplicação dos cromossomos 4, 10 ou 17 estiver presente. Já a presença de um número de cromossomos inferior a 46 (hipodiploidia) pode ser identificada em 4% a 9% dos casos, e é um marcador de mau prognóstico.

A identificação do cromossomo Philadelphia (LLA Ph+) - fruto da translocação balanceada entre os braços longos do cromossomo 9 e do cromossomo 22, t(9;22) (q33;q11.2) – ocorre em cerca de 19% dos casos de LLA em adultos. O seu prognóstico reservado foi modificado com o uso de inibidores de tirosina-quinase.

As translocações que envolvem o braço longo do cromossomo 11, na região que abriga o gene KMT2A, podem ser encontradas em cerca de 10% dos casos de LLA. Mais comumente observa-se o envolvimento do gene AFF1 (antigo AF4) por meio da t(4;11) (q21;q23.3). Esta translocação é um conhecido marcador de mau prognóstico. A translocação t(12;21) (p13;q22), por sua vez, indica bom prognóstico, e é mais comum na infância do que entre os adultos, porém, por ser críptica, costuma ser identificada apenas pelo FISH.

A amplificação intracromossomial do cromossomo 21(iAMP21) pode ser identificada por FISH quando são detectadas cinco ou mais cópias do gene RUNX1 – 21q22 (previamente conhecido como AML1) em uma única célula ou três ou mais cópias extras de RUNX1 em um único cromossomo 21 anormal. A iAMP21 ocorre em aproximadamente 2% dos casos de LLA de precursores B pediátrica, e é incomum entre os adultos. Inicialmente considerado um marcador de mau prognóstico, o impacto prognóstico da iAMP21 tem sido revisto. Relatos mais recentes sugerem que o tratamento quimioterápico mais intensivo anula a significância prognóstica adversa da iAMP21.[9]

Biologia molecular

A análise da estrutura e função do material genético das células blásticas permite a identificação de genes de fusão, mutações e deleções gênicas que, além de terem potencial de definir o diagnóstico de LLA, podem apresentar impacto na sobrevida dos pacientes.[1] A presença do gene de fusão BCR-ABL1, resultante da t(9;22) (q33;q11.2), é um desses exemplos. Diversas alterações genéticas associadas à LLA podem ser visualizadas na Tabela 175.4. Entre as alterações moleculares que merecem destaque são as deleções genômicas do gene IKZF1 (7p12.2), inclusive deleções de todo o gene e deleções de éxons específicos.

Tabela 175.4. Alterações genéticas na LLA do adulto e da criança

ANORMALIDADE GENÉTICA	INCIDÊNCIA	CORRELAÇÃO CLÍNICA
Hiperdiploidia (Número de cromossomos > 50)	2% a 9%	Prognóstico favorável; duplicação dos cromossomos 21, X, 14 e 4 são mais comuns
Hipodiploidia (Número de cromossomos < 44)	4% a 9%	Prognóstico desfavorável
BCR::ABL1 t(9;22) (q33;q11.2)	2% a 5% criança 20% a 30% adulto	Prognóstico desfavorável (SLE~30%)
KMT2A::AFF1 t(4;11) (q21; q23.3)	1% a 2%	Prognóstico desfavorável

Continua >>

>> Continuação

Tabela 175.4. Alterações genéticas na LLA do adulto e da criança

Anormalidade genética	Incidência	Correlação clínica
KMT2A rearranjado t(v;11q23)	5% criança 80% lactentes	Prognóstico desfavorável em lactentes
ETV6: RUNX1 t (12;21) (p13; q22)	18% a 30% criança 1% a 3% adulto	Prognóstico favorável
TCF3::PBX1 t (1;19) (p23;p13.3)	5% a 6% criança 3% adulto	Prognóstico favorável em protocolos intensivos
MYC::IGH t (8;14) (q24;q32)	3% criança 5% adulto	Prognóstico favorável em crianças, em protocolos com MTX altas doses
Deleções ERG	3% a 10%	Prognóstico favorável
DUX4 rearranjado	5% a 10%	Prognóstico favorável, comumente associado a del ERG e del IKZF1
MEF2D rearranjado	3% a 6%	Prognóstico desfavorável
iAMP21	1% a 2%	Prognóstico desfavorável, mas anulado em protocolos intensivos
Alterações PAX5	2% a 5%	Prognóstico intermediário
Ph like	10% a 20% criança 20% a 27% adulto	Prognóstico desfavorável
Deleções IKZF1	15% criança 30% a 40% adultos	Prognóstico desfavorável, mas minimizado na presença de outras alterações (Ex. ERG del, DUX4-rear)
Mutações NOTCH1/FBXW7	50% a 60% na LLA-T	Prognóstico variável de acordo com *status* mutacional de PTEN/RAS
NUP214::ABL1	4% a 6% na LLA-T	Prognóstico incerto; alteração acionável
Alterações 17p13 (TP53)	3% criança 23% adulto	Prognóstico desfavorável

del: deleção; rear: rearranjado; SLE: sobrevida livre de evento.
Fonte: Desenvolvida pela autoria.

Elas são encontradas em aproximadamente 30% a 40% dos casos de LLA-B em adultos, e em mais de 80% dos casos de LLA Ph+, e são associadas a um pior desfecho clínico.

Uma importante entidade genômica na LLA é a chamada LLA Ph-like, a qual é definida pela presença de uma assinatura de expressão gênica semelhante à encontrada na LLA Ph+, porém, na ausência do cromossomo Ph ou do gene de fusão BCR::ABL1. A prevalência da doença aumenta com a idade, e acomete cerca de 12% das crianças, 21% dos adolescentes (16 a 20 anos), e 20% a 24% dos adultos com mais de 40 anos de idade, com um pico de incidência (27%) entre adultos jovens de 21 a 39 anos. O perfil genômico da LLA Ph-like caracteriza-se por abrigar alterações genéticas, que afetam fatores de transcrição de células B, como IKZF1 – presente em 35% a 40% dos casos além de CRLF2, JAK1, JAK2, PDGFRA, PDGFRB, entre outros. Essas anormalidades desregulam vias de sinalização quinase-dependentes e receptores de citocina, e contribuem para um pior prognóstico dos pacientes com LLA. O prognóstico da LLA Ph-like é reservado em todas idades.[10,11]

Outras alterações encontradas na LLA-B são rearranjos que envolvem o gene DUX4 (4q35) que em 50% dos casos ocorrem com deleções intragênicas focais do gene ERG – conhecidamente um fator de bom prognóstico – e parecem conferir um prognóstico favorável. Já rearranjos de MEF2D (1q22) parecem conferir uma sobrevida intermediária.[12]

O papel das alterações genéticas na LLA-T ainda é pouco estabelecido. Mutações ativadoras da via NOTCH1 são encontradas em aproximadamente 60% dos casos e parecem estar relacionadas a uma boa evolução. Contudo, a presença de mutações em RAS ou PTEN, independente do *status* mutacional de NOTCH1/FBXW7, estão associadas a um prognóstico desfavorável. Translocações cromossômicas também são comumente encontradas na LLA-T, sobretudo as que envolvem genes que codificam fatores de transcrição (como TAL1/TAL2, LM01 e LM02, entre outros) e um dos *loci* codificadores dos receptores de células T (TCR). Em alguns casos, o gene ABL1 pode estar envolvido na formação de genes de fusão, como NUP214-ABL1, o que constitui um alvo terapêutico para o uso de inibidores tirosina-quinase. Mais recentemente foram relatadas fusões que envolvem o gene SPI1 em crianças japonesas, que parecem estar associadas a um pior prognóstico.[1]

A ETP-ALL, leucemia linfoblástica aguda de precursores T precoces, é um subtipo raro de LLA-T oriundo de precursores tímicos corticais ainda em estágios bem precoces de diferenciação. Caracteriza-se por um perfil imunofenotípico único e alterações genéticas mais semelhantes àquelas encontradas em neoplasias de origem mieloide. A evolução clínica dos pacientes com ETP-ALL tem se revelado peculiar, com falhas frequentes à indução de remissão. Apesar de resultados favoráveis serem documentados com programas de tratamento mais agressivos, o transplante de medula óssea deve ser sempre considerado como forma de consolidação nestes pacientes.[1]

DOENÇA RESIDUAL MENSURÁVEL (DRM)

Um importante fator prognóstico na evolução dos pacientes com LLA é a sua resposta inicial ao tratamento. Em geral, são encontradas cerca de 10^{12} a 10^{13} células leucêmicas na medula óssea do paciente recém-diagnosticado com LLA e, mesmo nos casos em que a remissão completa da doença é alcançada, cerca de 10^{10} células malignas ainda podem estar presentes. Essa quantidade significativa de células encontra-se abaixo dos níveis de detecção dos métodos cito-morfológicos convencionais, e é denominada doença residual mensurável ou mínima (DRM).[13]

Atualmente, a DRM é um dos mais importantes fatores prognósticos na LLA, tanto na infância quanto em adultos. A monitorização da DRM na medula óssea em momentos específicos do tratamento quimioterápico é clinicamente relevante para estratificação dos pacientes em grupos de maior ou menor risco de recaída, o que permite uma melhor adequação da intensidade do esquema terapêutico a ser oferecido. É consenso que altos níveis de DRM, ao final da fase de indução de remissão e/ou persistência de DRM após a fase de consolidação, podem antecipar uma recaída cito-morfológica e justificam a intensificação da terapia, associada ou não ao transplante de células-tronco hematopoiéticas (TCTH). A terapia adaptada ao risco e guiada pelos níveis de DRM contribuiu significativamente para a melhora da sobrevida de pacientes portadores de LLA.[14]

Os protocolos de tratamento atuais consideram a DRM negativa ou DRM não quantificável quando não são identificadas células blásticas por uma metodologia que possua uma sensibilidade de pelo menos 10^{-4}, ou seja, uma técnica capaz de detectar uma célula blástica em 10 mil células normais. Tradicionalmente, a detecção de DRM tem sido feita por meio da CFM com a identificação de imunofenótipos relacionados à leucemia ou por meio da reação em cadeia da polimerase em tempo real (RT-qPCR). Com esta metodologia, são detectados e quantificados transcritos de genes de fusão e rearranjos dos genes dos receptores de células B (Ig) e células T (TCR). Este último PCR também é denominado PCR oligonucleotídeo alelo-específico (ASO-PCR).

A CFM é uma metodologia que pode ser utilizada em > 90% dos casos de LLA. Trata-se de um método mais rápido e menos laborioso que os métodos moleculares, entretanto, a sua sensibilidade analítica (10^{-4} a 10^{-5}) é cerca de 1 log menor que a alcançada pelo PCR. Como a CFM baseia-se na imunofenotipagem do blasto e este se assemelhar às células normais, o número mínimo de eventos para avaliação da DRM deve ser de 10 a 40. Ao longo da terapia, a troca de imunofenótipo das populações de linfoblastos monitoradas pode ocorrer, o que gera resultados falso-negativos. Este fenômeno pode ser documentado com a utilização terapêutica de anticorpos monoclonais, como anti-CD19, anti-CD20 ou anti-CD22. O significado da troca de imunofenótipos ainda não está bem definido, mas pode interferir na determinação da DRM por CFM.

Durante as etapas iniciais da diferenciação das células linfoides, os genes que codificam os receptores de células B (imunoglobulinas – Ig) e de células T (TCR) sofrem um processo de rearranjo denominado recombinação somática. Esses rearranjos ocorrem de forma aleatória em cada linfócito, e funcionam como verdadeiras "impressões digitais" de uma determinada célula. Como esses rearranjos são conservados em mais de 95% das neoplasias linfoides, eles têm sido utilizados na monitorização da resposta ao tratamento. Por meio do ASO-PCR, desenvolvido de forma específica para cada paciente e seus rearranjos, é possível mensurar a quantidade de blastos linfoides em pontos pré-determinados do protocolo terapêutico em uso, com uma sensibilidade de 10^{-4} a 10^{-5}.

Outra opção de monitoramento molecular da DRM é a quantificação de transcritos originários de genes de fusão, como BCR-ABL1, por RT-qPCR. Essa metodologia é aplicável a cerca de 30% a 40% dos casos de LLA-pré B e a 10% a 20% dos casos de LLA-T. São utilizados *primers* e sondas padrão, essa técnica é mais barata e menos laboriosa que o ASO-PCR. Para quantificação, a sensibilidade também alcança valores de 10^{-4} a 10^{-5}.

Novas metodologias são desenvolvidas e o sequenciamento de próxima geração (NGS) tem se mostrado promissor na monitorização da DRM na LLA. O método permite o sequenciamento do DNA de forma massiva e paralela com alta resolução. Por meio do NGS, é possível identificar e a quantificar rearranjos dos genes das Ig/TCR. Alguns estudos descrevem mais sensibilidade e especificidade do NGS quando comparado aos métodos tradicionais. Ele permite o conhecimento da sequência e tem sido capaz de identificar uma célula blástica em até 1 milhão de células normais. Isto representa uma sensibilidade 10 vezes maior do que o ASO-PCR e 100 vezes maior do que CFM.[14]

Utilização clínica de DRM na LLA em adultos

Com a utilização dos novos programas terapêuticos, a maioria das crianças e cerca de 50% dos adultos apresentam uma sobrevida livre de progressão prolongada. Contudo, recidivas são frequentes e resultam de células leucêmicas residuais que permanecem após a documentação da remissão. A mensuração desta população subclínica celular por meio das técnicas já descritas permite uma melhor avaliação da eficácia do tratamento e do prognóstico da doença. Entretanto, o parâmetro DRM ainda apresenta limitações. Remissões prolongadas podem ser observadas em pacientes que apresentam DRM positiva. Este fenômeno pode ser resultado das diferenças imunofenotípicas no diagnóstico original e pós evolução clonotípica. Desta forma, as recidivas podem ocorrer em pacientes com DRM negativa por meio de clones não identificados inicialmente. Outro fator complicador é a potencial expressão de alguns marcadores por algum tempo após o tratamento que identificam precursores com um potencial limitado de proliferação. A importância do sistema imunológico na cura definitiva da doença não pode ser minimizada na eliminação completa do clone leucêmico.

A interpretação dos testes que avaliam a DRM é complexa. Precisamos considerar o nível de DRM detectada, os subtipos de LLA, a sensibilidade do método, e o regime de tratamento.

Estudos prospectivos precisam responder diversas questões, no sentido de definir a estratégia terapêutica:
- Qual o melhor teste para aferir DRM?
- O material para análise deve ser a medula óssea ou o sangue periférico?
- Com a introdução de técnicas cada vez mais sensíveis, como valorizar o número de células leucêmicas detectadas?
- Qual o momento ideal para a realização do teste em cada fase do tratamento e como ele deve ser modificado em função dos resultados?
- A detecção de DRM deve ser um fator determinante para a intensificação do tratamento com o transplante de medula óssea?
- A intensidade do tratamento pode ser reduzida em pacientes que atingiram DRM negativa?
- Como avaliar os resultados da detecção da DRM nos diversos subtipos de LLA?
- Qual o seu papel no acompanhamento de longo prazo de pacientes considerados curados?

Recentemente, Hein *et al.*[14] publicaram as recomendações de um grupo de especialistas norte-americanos no sentido de responder às questões levantadas:
- A avaliação da DRM deve ser realizada em espécimes de medula óssea, particularmente em pacientes com LLA-B. Citometria de fluxo, PCR e NGS são técnicas igualmente aceitáveis na LLA-B Ph-negativa ou LLA-T. Independentemente do método, a sensibilidade deve ser de pelo menos 10^{-4}.

- Em adultos submetidos ao tratamento de primeira linha, DRM de medula óssea deve ser avaliada ao final da indução, no início da consolidação (nos primeiros 3 meses de tratamento) e a cada 3 meses pelo período mínimo de 3 anos (5 anos em pacientes com LLA Ph+ não submetidos à transplante de precursores hematopoiéticos em primeira remissão). Pacientes submetidos ao transplante devem ser avaliados imediatamente antes do procedimento, e mensurações devem ser realizadas a cada 3 meses.
- Em pacientes que apresentam doença em recidiva ou refratária em tratamento de resgate, a DRM deve ser avaliada no momento da remissão morfológica e ao final do tratamento, principalmente ao término do primeiro tratamento de resgate. Nestes pacientes, a documentação da DRM tem um maior significado preditivo.
- Finalmente, a maior sensibilidade da tecnologia de NGS precisa ser testada em estudos prospectivos, no sentido de definir o seu valor preditivo de resposta às novas estratégias terapêuticas. A sua utilidade na avaliação do sangue periférico permitirá, inclusive, estudar a aplicação da análise do DNA circulante. No futuro, a incorporação mais precoce dos novos anticorpos bifuncionais e de células CAR-T, dependerá de testes mais sensíveis capazes de definir a erradicação da DRM. Esta estratégia poderá limitar a necessidade do transplante de precursores hematopoiéticos no tratamento da LLA.

TRATAMENTO[1]

A abordagem terapêutica na LLA representa um dos mais complexos e intensivos programas de terapia ao câncer. Embora o tratamento específico de acordo com os subtipos seja distinto entre os adultos jovens com idade entre 15 e 39 anos e pacientes com idade superior a 40 anos, os princípios básicos são semelhantes. Os regimes de tratamento mais comumente usados em pacientes com LLA incluem modificações ou variações do regime quimioterápico originalmente desenvolvido pelo grupo Berlin-Frankfurt-Münster (BFM) para paciente pediátricos, e o regime Hyper-CVAD desenvolvido pelo MD Anderson Cancer Center (MDACC).

O tratamento da LLA inclui caracteristicamente uma fase de indução de remissão, um período de consolidação (intensificação) que se estende por alguns meses, e uma fase de manutenção por um período de dois a três anos. Durante as duas primeiras fases, existe ainda uma preocupação com o sistema nervoso central (SNC) que determina a utilização de quimioterapia intratecal associada ou não à radioterapia como medida profilática. As drogas atualmente em uso, em sua grande maioria, são utilizadas desde 1950. Alguns novos agentes são incorporados em casos específicos.

Indução de remissão

A intenção da terapia de indução é reduzir a carga tumoral para eliminar o máximo de células leucêmicas da medula óssea e restaurar a hematopoese normal. Consiste na administração de um glicocorticoide (prednisona ou dexametasona), vincristina e uma terceira droga (daunoblastina ou asparaginase). Os pacientes de alto risco e os pacientes adultos recebem habitualmente quatro drogas. Esses são os princípios básicos dos regimes que utilizam como modelo o programa do BFM. É importante frisar que o regime Hyper-CVAD, descrito inicialmente pelo MD Anderson, inclui drogas mais mielotóxicas distribuídas em dois blocos, cuja administração frequentemente requer hospitalizações. Ele não inclui a asparaginase, e seus resultados não foram confirmados em estudos multicêntricos. A remissão clínica pode ser obtida entre 96% e 99% das crianças e 83% a 93% de adultos. Como pode ser observado, não existe um regime claramente superior, embora a adição de ciclofosfamida e asparaginase seja considerada, particularmente, benéfica na LLA-T. A dexametasona é preferida em alguns estudos devido a sua meia-vida mais prolongada e uma melhor penetração no SNC. Entretanto, a maior frequência de efeitos colaterais e os achados de um pequeno estudo randomizado, que demonstrou resultados semelhantes com doses mais elevadas de prednisona, não permitem conclusões definitivas sobre qual o glicocorticoide de eleição no tratamento de indução. A utilização da asparaginase de forma mais limitada em pacientes adultos tem sido responsabilizada por resultados inferiores obtidos nesses pacientes. Vários estudos demonstram que a depleção de asparagina dos linfoblastos está correlacionada com melhores resultados clínicos. A asparaginase é ativa como agente isolado, não apresenta resistência cruzada com os demais agentes quimioterápicos, demonstra atividade no SNC e não é mielotóxica. As diferentes formulações apresentam diferenças farmacodinâmicas, porém, a intensidade do tratamento parece ser mais crítica para a obtenção de melhores resultados. A formulação conjugada ao polietilenoglicol (PEG-asparaginase) está associada a uma menor frequência de reações de hipersensibilidade. Os efeitos mais limitantes, como pancreatite, alterações da coagulação, hepatotoxicidade e hiperglicemia parecem depender da utilização concomitante de corticosteroides e ocorrem com mais frequência em adultos. É interessante ressaltar que o regime Hyper-CVAD apresenta resultados favoráveis, apesar de não incluir a asparaginase. Em pacientes pediátricos, a resposta ao tratamento inicial com corticosteroides tem valor prognóstico, quando observada a eliminação dos blastos circulantes na primeira semana de tratamento.[1]

Consolidação (intensificação)

A terapia pós-remissão é constituída por uma sequência de tratamentos ainda muito discutidos. O tipo de tratamento, sua cronologia e, principalmente, o valor do transplante de medula óssea são foco de debates constantes. A tendência atual é de individualizar o tratamento de acordo com os fatores de risco. A seleção de pacientes para os tratamentos mais agressivos é orientada pela avaliação da doença residual mínima, como nos protocolos pediátricos. Como já mencionado, os níveis de DRM representam o fator prognóstico mais significativo para a recidiva da doença. Pacientes que não apresentam doença mensurável pelos métodos usuais evoluem com uma melhor sobrevida global, independentemente da classificação clínica.[1]

TRANSPLANTE DE CÉLULAS-TRONCO HEMATOPOIÉTICAS

A maior parte dos pacientes com LLA entram em uma primeira remissão após a terapia de indução. Contudo, sem a terapia de consolidação, recidivas são frequentes. Desta forma, a consolidação com quimioterapia ou transplante de células-tronco hematopoiéticas (TCTH) faz parte da abordagem de indivíduos com LLA. A definição do risco vai determinar a estratégia a ser utilizada. Em geral, o risco na LLA é dividido em risco padrão e risco alto. São considerados de risco alto os pacientes que apresentam ao diagnóstico leucometria > 30.000/mm³ (linhagem B) ou > 100.000/mm³ (linhagem T), cariótipo com t(4;11), t(9;22), hipodiploidia, cinco ou mais alterações (cariótipo complexo), positividade para o gene BCR-ABL (LLA Ph+) ou idade > 60 anos. Segundo a Sociedade Europeia de Transplante de Medula Óssea (EBMT), os pacientes com indicação de consolidação com transplante alogênico são aqueles de alto risco ao diagnóstico (a excetuarem-se os pacientes com idade superior a 60 anos), aqueles que não atingem resposta completa após a indução, níveis de doença residual detectada em 10^{-3}, doença residual detectável em 10^{-4} após a consolidação e aqueles com LLA de precursores T ou linhagem T com rearranjo MLL.[15,16]

Manutenção

A continuidade do tratamento quimioterápico por um período de 2 a 3 anos para pacientes em remissão permanece como uma conduta padrão em portadores de LLA, exceto naqueles pacientes que são diagnosticados com o subtipo B maduro. Cerca de 70% dos pacientes podem ser curados com 12 meses de tratamento, no entanto, o tratamento deve ser continuado diante da incapacidade de identificar de forma absoluta estes indivíduos. Doses diárias de mercaptopurina e semanais de metotrexate constituem a base do tratamento de manutenção. A não observância dessa recomendação é citada como uma das causas do insucesso no tratamento de pacientes adultos. Alguns investigadores recomendam, inclusive, que a leucometria seja utilizada como balizador da intensidade do tratamento, e que o número de neutrófilos seja mantido entre 500 e 1.500/mm³ durante todo o curso da manutenção. Alguns regimes incluem períodos de intensificação com pulsos de vincristina e dexametasona, embora o valor dessa estratégia não tenha sido comprovado em estudos prospectivos aleatorizados.[1]

Terapia direcionada para o sistema nervoso central

As recidivas isoladas no sistema nervoso central (SNC) ocorrem entre 30% e 40% dos pacientes tratados. O risco é mais elevado em pacientes que apresentam o imunofenótipo T e hiperleucocitose. A radioterapia craniana sempre foi considerada como tratamento preferencial na prevenção das recidivas neurológicas. Entretanto, a descrição de distúrbios cognitivos associados à intervenção, bem como o aparecimento de neoplasias secundárias, determinou a redução em 50% da dose de 24 Gy inicialmente utilizada. O regime ideal de quimioterápicos para administração intratecal também não foi definido. Embora a terapia tripla com metotrexate, citarabina e dexametasona tenha sido capaz de reduzir de forma mais significativa a taxa de recidiva liquórica, quando comparada ao metotrexate isolado, as taxas de recidiva medular e testicular foram curiosamente mais elevadas em um estudo randomizado. Talvez esse achado paradoxal represente apenas a antecipação de uma recidiva sistêmica mais precoce, contra a qual um tratamento mais intenso, direcionado para o SNC, não é totalmente eficaz.[1,5]

LEUCEMIA LINFOBLÁSTICA AGUDA PH+

A incidência da LLA-Ph+ varia entre pacientes pediátricos, adultos e idosos: corresponde a 5% dos casos na infância, 22% a 31% em adultos e pode atingir cerca de 50% em pacientes acima de 60 anos. Na era anterior aos inibidores de tirosino-quinase (TKI), a LLA-Ph+ apresentava um prognóstico reservado com uma sobrevida a longo prazo inferior a 20%, com o transplante alogênico de medula óssea a única alternativa potencialmente curativa. Apesar dos avanços terapêuticos obtidos, especialmente nas duas ultimas décadas com o advento dos TKIs, a consolidação com transplante alogênico para os pacientes elegíveis que atingem a resposta completa permanece como o padrão a ser seguido. A importância da manutenção com os TKIs após o transplante também foi amplamente documentada.[16]

Mutações que conferem resistência ao imatinibe foram documentadas nas recidivas após o tratamento inicial. Os TKIs de segunda e terceira geração são mais potentes e capazes de suplantar essa resistência. A adição do inibidor de segunda geração dasatinibe aos regimes de quimioterapia produziu resultados extremamente favoráveis com até 94% de respostas completas com DRM indetectável. O ponatinibe, uma agente de terceira geração, é capaz de produzir respostas completas em pacientes em recidiva e que apresentam a mutação T315I.[17]

Apesar dos avanços descritos, uma parcela dos pacientes recidivam mesmo após o TCTH. Felizmente, os novos agentes, como anticorpos biespecíficos, anticorpos conjugados à agentes quimioterápicos e novos TKIs, produzem resultados favoráveis em regimes que não empregam quimioterapia. Podemos citar uso do blinatumumabe associado ao TKI de terceira geração ponatinibe, que resultou em respostas completas em 96,2% de pacientes em recidiva ou refratários.[18] Estes resultados são notáveis e favorecem a utilização do ponatinibe e dos novos anticorpos na primeira linha de tratamento. Podemos antever um futuro próximo quando o TCTH deixará de ser indicado como terapia de consolidação na primeira remissão. Igualmente impressionantes são os resultados obtidos com as células T modificadas com receptor de antígeno quimérico (CAR-T cells).[19]

LEUCEMIA LINFOBLÁSTICA DE CÉLULAS B MADURAS

A LLA de células B maduras e o linfoma de Burkitt são constituídos por células pequenas não clivadas, que proliferam rapidamente e que apresentam um imunofenótipo típico caracterizado por IgM monoclonal de superfície, CD19, CD20, CD22, CD10 e pela ausência de TDT. Regimes agressivos como o Hyper-CVAD associados ao rituximabe promoveram uma melhora significativa do prognóstico, inclusive em pacientes mais idosos.[1]

Tratamento das recidivas

O tratamento de resgate na LLA ainda constitui um desafio, uma vez que o prognóstico permanece sombrio. Os tratamentos convencionais incluem apenas pequenas variações das diversas combinações de drogas usadas nos protocolos de indução. Os resultados mais favoráveis são obtidos com o TCTH com uma sobrevida livre de leucemia em 5 anos variável entre 14% e 43%. Entretanto, o número limitado de doadores compatíveis, a mortalidade associada as complicações do transplante e a doença progressiva restringem a sua utilização de forma mais ampla.

Felizmente, diversos novos agentes foram recentemente introduzidos no arsenal terapêutico e produziram resultados animadores. O primeiro desses agentes que deve ser mencionado é o blinatumomabe. Trata-se de um anticorpo monoclonal biespecífico, que tem como sítios de ligação o receptor CD19 nos linfoblastos de linhagem B e o receptor CD3 no linfócito T sadio. Nos estudos que levaram à sua aprovação, foram obtidas taxas de remissão superiores a 40% em pacientes em recidiva ou refratários. A sua administração, entretanto, é complexa. Ela deve ser feita por uma infusão contínua ao longo de 28 dias, no sentido de minimizar os efeitos colaterais peculiares da medicação. A síndrome de liberação de citocinas e a toxicidade neurológica ocorrem em quase 50% dos pacientes. O quadro inflamatório geralmente se apresenta no segundo dia de infusão e inclui febre, cefaleia, náusea, astenia, hipotensão, aumento de transaminases e bilirrubinas. Já o quadro neurológico é mais tardio e inclui desorientação e até convulsões nos quadros mais graves. O blinatumomabe também está indicado na primeira linha em pacientes que mantêm DRM ao final da indução. Esta estratégia produziu resultados mais favoráveis em pacientes encaminhados ao TCTH para consolidação da resposta molecular.[2]

O segundo agente que deve ser ressaltado é o inotuzumabe ozogamicina. A droga representa um anticorpo monoclonal que se liga a células tumorais que expressam o marcador CD22. Uma vez internalizado, o complexo libera o agente citotóxico associado – a calicheamicina - que promove quebras nas cadeias de DNA. Foram documentados excelentes resultados com respostas completas associadas à ausência de DRM, em primeira e segunda linhas, em pacientes Ph+, e naqueles com elevada carga tumoral. O perfil de toxicidade é semelhante àquele observado em pacientes submetidos à quimioterapia convencional, exceto por uma maior incidência de síndrome veno-oclusiva hepática. O fenômeno foi mais frequentemente observado na população submetida a TCTH como consolidação da resposta terapêutica. A redução da dose minimizou aquela complicação tóxica.[1,2]

Ainda nesta classe de novos agentes devemos incluir a nelarabina. Trata-se de um análogo de nucleosídeo utilizado no tratamento de LLA-T em fases avançadas, com respostas em mais de 50% dos pacientes. Respostas foram observadas inclusive em pacientes mais idosos. A principal complicação é a neurotoxicidade. Diante dos resultados favoráveis em pacientes em recidiva, o grupo do MD Anderson estuda a sua associação em primeira linha com resultados animadores.[1]

Merecem um lugar de destaque entre os avanços terapêuticos na LLA as células CAR-T. Elas representam linfócitos T geneticamente modificados que expressam um receptor quimérico contra um antígeno celular (CAR) e foram aprovadas para o tratamento da LLA refratária nos Estados Unidos em 2017. Trata-se de uma modalidade terapêutica que soma à especificidade dos anticorpos, o potencial citotóxico dos linfócitos T. São utilizadas células T próprias do paciente, modificadas geneticamente em laboratório para que elas reconheçam antígenos celulares presentes nas células tumorais. No caso da LLA e dos produtos atualmente disponíveis nos Estados Unidos, o antígeno utilizado é o CD19. Além do antígeno de reconhecimento de superfície, as células CAR-T usadas no tratamento da LLA atualmente possuem dois domínios coestimulatórios em sua membrana celular. Eles garantem a persistência do estímulo, favorecem a expansão linfocitária e otimizam a resposta por mais tempo. Os domínios geralmente utilizados são: CD3ζ, CD137 (41BB) ou CD28. As células CAR-T têm obtido taxas de resposta completa em torno de 80% em pacientes resistentes às terapias convencionais. Os principais efeitos colaterais relacionados à terapia são a síndrome de secreção de citocinas (CRS) e eventos neurológicos que ocorrem entre 77% e 83% e 40% a 43% dos pacientes infundidos, respectivamente. Tais eventos ocorrem, principalmente, em pacientes com elevada carga tumoral e menos frequentemente naqueles pacientes que apresentam infiltração medular inferior a 5%. O manejo destas complicações tornou-se menos complexo com a experiência na sua utilização. A inibição da interleucina-6, a principal citocina envolvida na CRS, pelo uso precoce do tocilizumabe, minimizou a sua gravidade. O uso criterioso de corticosteroides também facilitou o controle da CRS e da neurotoxicidade associada às células CAR-T.

Além da complexidade clínica, aspectos logísticos tornam o uso destes agentes ainda mais complexo. O tempo entre a coleta das células, a sua manufatura e a infusão nos pacientes representam um fator limitante importante. A terapia pode não ser realizada por diversas intercorrências neste período: complicações infecciosas, falha na produção, progressão da doença ou morte não relacionada à leucemia. Também não podemos negligenciar o custo elevado do procedimento, aspecto particularmente importante no contexto do sistema de saúde do Brasil.

CONCLUSÃO

O tratamento da LLA atingiu uma nova dimensão com a introdução de novos agentes como os anticorpos monoclonais, os imunoconjugados, os novos inibidores de tirosina-quinase e as células CAR-T. A análise do perfil genômico garantiu a caracterização de novas entidades e a identificação de novos alvos terapêuticos. A caracterização da DRM como fator balizador otimizou a seleção de pacientes para o TCTH, e limitou a sua indicação àqueles pacientes com maior potencial de benefício. Os avanços terapêuticos nos permitem visualizar uma nova era, com melhor perspectiva de cura e menor toxicidade para pacientes com LLA.

REFERÊNCIAS

1. Rafei H, Konoplev SN, Wang SA, Short NJ, Kantarjian Hm, Jabbour EJ. Acute lymphoblastic leukemia. In: The MD Anderson Manual of Medical Oncology, 4. Ed. Eds Kantarjian HM, Wolff RA, Rieber AG, McGraw Hill LLC, Kindle Edition, 2022, p.86-147.
2. Richard-Carpentier G, Kantarjian H, Jabbour E. Recent advances in acute lymphoblastic leukemia. Curr Hematol Malig Rep. 2019;14:106-118.
3. Siegel RL, Miller KD, Jemal A. Cancer statistics 2020. CA Cancer J Clin. 2020;70:7-30.
4. Greaves M. Infection, immune responses and aetiology of childhood leukaemia. Nat Rev Cancer. 2006;6:193-20.
5. Cortes J. Central nervous system involvement in adult acute lymphoblastic leukemia. Hematol Oncol Clin North Am. 2001;15:145-162.
6. Nguyen HT, Michael TA, Green MD, et al. Testicular involvement of acute lymphoblastic leukemia in children and adolescents: Diagnosis, biology, and management. Cancer. 2021;127:3067-3081.
7. Alaggio R, Amador C, Anagnostopoulos I, et al. The 5th edition of the World Health Organization Classification of haematolymphoid tumours: Lymphoid neoplasms. Leukemia. 2022;36:1720-1748.
8. Koury JD, Solary E, Abla O, et al. The 5th edition of the World Health Organization Classification of Haematolymphoid Tumours: Myeloid and Histiocytic/Dendritic Neoplasms Leukemia. 2022;36:1703-1719.
9. Schwab C, Harrison CJ. Advances in B-cell precursor acute lymphoblastic leukemia genomics. Hemasphere. 2018;4;1-9.
10. Tasian SK, Loh ML, Hunger SP. Philadelphia chromosome-like acute lymphoblastic leukemia. Blood. 2017;130;2064-2072.
11. Harvey RC, Tasian SK. Clinical diagnostics and treatment strategies for Philadelphia chromosome-like acute lymphoblastic leukemia. Blood Adv. 2020;4;218-228.
12. Li J, Dai Y, Wu L, et al. Emerging molecular subtypes and therapeutic targets in B-cell precursor acute lymphoblastic leukemia. Frontiers of Med. 2021;15,347-371.
13. Short NJ, Jabbour E. Minimal residual disease in acute lymphoblastic leukemia: how to recognize and treat it. Curr Oncol Rep. 2017;19:6-14.
14. Hein K, Short N, Jabbour E, el al. Clinical value of measurable residual disease in acute lymphoblastic leukemia. Blood Lymphat Cancer. 2022;12:7-16.
15. Giebel S, Marks DI, Dombret H, et al. Hematopoietic stem cell transplantation for adults with Philadelphia chromosome-negative acute lymphoblastic leukemia in first remission: a position statement of the European Working Group for Adult Acute Lymphoblastic Leukemia (EWALL) and the Acute Leukemia Working Party of the European Society for Blood and Marrow Transplant (EBMT). Bone Marrow Transplantation. 2019;54:798-809.
16. Giebel S, Czyz A, Ottmann O, et al. Use of tyrosine kinase inhibitors to prevent relapse after allogeneic hematopoietic stem cell transplantation for patients with Philadelphia chromosome-positive acute lymphoblastic leukemia: a position statement of the Acute Leukemia Working Party of the European Society for Blood and Marrow Transplantation. Cancer. 2016;122:2941-2951.
17. Jabbour E, Haddad FG, Short NJ, Kantarjian H. Treatment of adults with Philadelphia chromosome-positive acute lymphoblastic leukemia-from intensive chemotherapy combinations to chemotherapy-free regimens: A review. Jama Oncol. 2022. doi: 10.1001/jamaoncol.2022.2398.
18. Couturier MA, Thomas X, Raffoux E, et al. Blinatumumab + ponatinib for relapsed/refractory Philadelphia chromosome-positive acute lymphoblastic leukemia in adults. Leuk Lymphoma. 2021;62:620-629.
19. Frey NV, Shaw PA, Porter DL, et al. Optimizing chimeric antigen receptor T-cell therapy for adults with acute lymphoblastic leukemia. JCO. 2020;38(5):415-422.

176

Síndromes Mielodisplásicas

Elvira Deolinda Rodrigues Pereira Velloso

DESTAQUES

- Existem evidências de que as síndromes mielodisplásicas se originem de célula totipotente hematopoética, e as mutações iniciadoras da doença envolvem genes associados a mecanismo de *splicing* de RNA e metilação de DNA.
- As síndromes mielodisplásicas apresentam características marcantes, como a presença de hipercelularidade medular associada a citopenias periféricas e acometimento preferencial por faixa etária elevada.
- Pré-requisitos para diagnóstico das síndromes mielodisplásicas envolvem a presença de uma ou mais citopenias persistentes no sangue periférico e a exclusão de outras causas neoplásicas ou não.
- Estudos por cariótipo e por sequenciamento de nova geração detectam anormalidades genéticas em aproximadamente 90% dos casos de síndromes mielodisplásicas.
- Diversas variáveis importantes foram identificadas para avaliar risco de óbito como transformação leucêmica: porcentagem de blastos, citopenias, citogenética, displasias, parâmetros bioquímicos e necessidade transfusional.
- A única terapêutica curativa para mielodisplasia é o transplante de medula óssea, porém, a terapêutica mais utilizada ainda é o suporte clínico, constituído por transfusão de hemácias e plaquetas e antibioticoterapia.
- Recomenda-se o uso de hipometilantes para portadores de síndromes mielodisplásicas de alto risco e de agentes estimulantes de eritropoiese na anemia das síndromes mielodisplásicas de baixo risco.

INTRODUÇÃO

As síndromes mielodisplásicas (SMD) são um grupo heterogêneo de neoplasias clonais da célula precursora hemopoética, caracterizadas por achados displásticos com variável grau de falência medular e de proliferação de células blásticas. Apresentam características marcantes como a presença de hipercelularidade medular associada a citopenias periféricas e acometimento preferencial por faixa etária elevada.

A doença foi descrita pela primeira vez em 1900, por Von Luebe. Ela recebeu diversas sinonímias, como anemia refratária, anemia pseudoaplástica, preleucemia, smoldering leukemia, displasia hemopoética, até a década de 80.[1] Em 1982, o grupo cooperativo Franco-Americano-Britânico (FAB) padronizou 5 subtipos de SMD ao utilizar apenas dados de hemograma e mielograma, com grande impacto no estudo da doença.[2] Em 1997, foi publicado o sistema de escore prognóstico internacional, revisado em 2012, e que tem sido referência para a determinação do prognóstico e indicação de diferentes modalidades terapêuticas nessas síndromes.[3,4,5,6] Em 1999, a Organização Mundial de Saúde publicou uma classificação para os tumores hematológicos, incluindo as SMD,[7] a qual foi atualizada em 2008[8] e em 2016.[9] Nos últimos quinze anos, foram estabelecidos critérios para estudo da resposta à terapêutica[10] e aprovação de quatro drogas (5-azacitidina, decitabina, deferasirox e lenalidomida) pelo Food and Drug Administration (FDA) para uso nas SMD.

EPIDEMIOLOGIA E FISIOPATOLOGIA

As SMD constituem a neoplasia mais frequente de medula óssea, com incidência anual estimada de 4 casos por 100 mil indivíduos, uma vez que chega a 30 por 100 mil por ano para a faixa etária superior a 70 anos. Estima-se que o número de casos novos por ano atinja 12 mil casos nos Estados Unidos e 20 mil na Europa. Nas crianças, as SMD são infrequentes, pois constitui cerca de 5% das neoplasias na faixa etária inferior a 14 anos. Em cerca de 10% dos casos, a doença ocorre após exposição a quimioterápicos e/ou radioterapia, o que caracteriza as SMD relacionadas à terapêutica (SMD-t). Além disso, as SMD podem ser secundárias a doenças medulares (aplasia e hemoglobinúria paroxística noturna) e a doenças genéticas (anemia de Fanconi, síndrome de Bloom, síndrome de Down, plaquetopenia familiar, mutações germinativas em genes como GATA2, SAMD9, SAMD9L etc.).[11,12]

Existem evidências de que as SMD se originam de célula totipotente hematopoética, e são uma doença heterogênea e caracterizada por hematopoese ineficaz e por tendência a progressão para leucemia aguda. Mutações em genes associados a *splicing* de RNA e metilação do DNA são identificadas em fase inicial da doença caracterizada por hematopoese ineficaz e aumento da apoptose. Posteriormente, novos eventos que afetam outras classes de genes ocorrem, de forma a levar à progressão da doença e acúmulo de células blásticas.[13]

O envelhecimento é o fator de risco mais importante associado à SMD. Pesquisas recentes mostraram que mutações somáticas em células hematopoiéticas, que levam à expansão clonal e geralmente observadas em SMD e outras neoplasias mieloides, também são comumente adquiridas durante o envelhecimento humano. Entretanto, grande parte dos sujeitos que apresentam essas mutações (DNMT3A, TET2, SF3B1, ASXL1, P53, CBL, BCORL1, GNAS, entre outras) não vão desenvolver neoplasias hematológicas, e estas alterações são denominadas CHIP (*clonal hematopoiesis of indeterminate potential*) ou hematopoese clonal de potencial indeterminado.[14] Entretanto, de forma análoga ao risco da gamopatia monoclonal de significado indeterminado de evoluir para mieloma múltiplo, estima-se o risco entre 0,5% e 1% ao ano de portadores de CHIP desenvolverem neoplasias mieloides.[14] Fatores externos, como exposição ambiental/ocupacional e a radioterapia e quimioterapia, predisposição genética herdada à neoplasia mieloides e polimorfismos de genes que afetam o metabolismo de drogas ou mecanismo de reparo de DNA modulam o risco de desenvolvimento das SMD.[12,13,14]

DIAGNÓSTICO

O diagnóstico das SMD se baseia em dados clínicos (anamnese, exame físico, exclusão de doenças reacionais que cursam com citopenias e/ou displasias), de hemograma e de aspirado, biópsia e estudo cariotípico da medula óssea. Em situações especiais, há a necessidade de complementação com estudos imunofenotípicos ou moleculares.[15,16] Os pré-requisitos para diagnóstico de SMD são a presença de uma ou mais citopenias persistentes e a exclusão de outras doenças que podem evoluir com citopenias, como deficiências vitamínicas e nutricionais, exposição recente a drogas mielotóxicas e fatores de crescimento, etilismo, disfunções endócrinas e metabólicas, doenças inflamatórias crônicas e autoimunes e infecções virais (HIV, parvovírus).[15,17] Além disto, outras neoplasias hematológicas, como leucemias agudas, mielofibrose primária e leucemia de linfócitos grandes granulares, podem evoluir com citopenias. Critérios maiores incluem a presença de displasia em pelo menos 10% de todas as células de uma das linhagens mieloides, ou a presença de 15% ou mais de sideroblastos em anel, ou aumento de blastos mieloides ou anormalidade citogenética típica. E, na ausência de critérios maiores, estudos histológicos e imunológicos da medula óssea e pesquisa de mutações somáticas podem auxiliar no diagnóstico.[15]

Dados clínicos

Os pacientes geralmente se apresentam com sintomas anêmicos ou decorrentes de outras citopenias (infecções e sangramento cutâneo mucoso), mas pacientes assintomáticos, com alterações de hemograma, também são frequentemente encaminhados ao hematologista para investigação. Não se observa linfoadenomegalias ou visceromegalias, à exceção da esplenomegalia em casos de leucemia mielomonocítica crônica (LMMC).

Hemograma

Mostra citopenias (anemia, neutropenia, plaquetopenia) isoladas ou combinadas. A anemia é normocítica ou macrocítica com reticulocitopenia e anisocitose. Pode ser evidenciada a presença de neutrófilos hipogranulares e/ou hipossegmentados (pseudoanomalia de Pelger-Huët) e células blásticas. Sugere-se o diferencial de leucócitos em 200 células.

Aspirado medular

Deve ser representativo, com coloração de Romanowsky (contagem em 500 células nucleadas) e por azul da Prússia (para estudo do ferro intersticial e porcentagem de sideroblastos em anel). Displasia é assinalada quando mais do que 10% das células de uma determinada linhagem apresentam-se com alterações morfológicas.[8] Critérios estritos para leitura de células blásticas e sideroblastos em anel devem ser observados.[18,19] A diseritropoese é caracterizada pela existência de elementos com fragmentação nuclear, pontes internucleares, cariorrexis, multinuclearidade, hiperlobulação, megaloblastose, vacuolização citoplasmática, sideroblastos em anel. A disgranulopoese é caracterizada por células de tamanho celular não usual, hipolobulação (pseudoanomalia de Pelger Huët), hipersegmentação, hipogranularidade, presença de grânulos pseudo Chediak-Higashi, aumento de blastos e presença de bastonetes de Auer. A dismegacariopoese é caracterizada pela presença de micromegacariócitos, formas grandes mononucleadas ou formas com núcleos múltiplos e separados.[8]

A biópsia medular é um exame importante por permitir a avaliação mais precisa da celularidade e topografia celular, de reações estromais e da displasia da série megacariocítica. Ela é fundamental quando a medula óssea é hipocelular (cerca de 20% das SMD) ou fibrótica (SMD hiperfibróticas). Um achado bastante citado na histologia medular é a presença de ALIPs (*abnormal localization immature myeloid precursor cells*), ou seja, a existência de células mieloides imaturas em região central da medula óssea.[15,20] Esse achado, que confere prognóstico desfavorável as SMD, nem sempre é de fácil identificação, e tem sido substituído pela imunoistoquímica para células CD34.[8,15,16] A utilização de vários outros marcadores (glicoforina, mieloperoxidade, CD117, triptase) tem contribuído para melhor análise da biópsia medular, de forma a tornar esse exame fundamental para diagnóstico das SMD e sua diferenciação com quadros de aplasia medular, quadros reacionais e neoplasias mieloproliferativas.

Estudo citogenético

Anormalidades citogenéticas clonais são observadas entre 20% e 80% das SMD, e são mais prevalentes nos subtipos com maior porcentagem de blastos e nas SMD secundárias. As anormalidades mais prevalentes são aneuploidias (monossomia 7, trissomia 8, perda do cromossomo Y) e deleções cromossômicas (deleção do braço longo dos cromossomos 5, 7, 11 e 20 e deleção do braço curto do cromossomo 12).[8] Translocações cromossômicas, como t(1;3), t(1;7), t(3;3), t(3;21) são mais infrequentes e estão associadas a SMD secundárias. Nenhuma dessas anormalidades é específica das SMD e podem ocorrer em neoplasias mieloproliferativas e nas LMA. Algumas anormalidades citogenéticas se associam a síndromes mielodisplásicas específicas. A deleção do braço longo do cromossomo 5, descrita em 1974 pelo doutor Van den Berghe, associa-se a quadro de anemia macrocítica, contagem de plaquetas elevadas ou normal, megacariócitos monolobados, curso indolente e excelente resposta à lenalidomida.[21,22] A deleção do braço curto do cromossomo 17 associa-se a perda da função do TP53, presença de pseudoanomalia de Pelger Huët e alto risco de transformação leucêmica. A monossomia do cromossomo 7 é encontrada na SMD da infância, na SMD após aplasia medular, na leucemia mielomonocítica juvenil e em casos de SMD familiar. A trissomia do cromossomo 6 se associa à diseritropoese e à aplasia medular prévia. A t(5;12) é observada em alguns casos de LMMC com eosinofilia, mas, recentemente, essas doenças têm sido classificadas como neoplasias mieloides e linfoides com anormalidade no gene PDGFRB, e apresentam resposta a inibidores da tirosina quinase. Outra translocação t(3;21) presente em SMD e em crise blástica da LMC leva ao rearranjo dos genes MECOM e RUNX1.[8] As anormalidades citogenéticas apresentam valor prognóstico independente nas SMD.[22] Cariótipo normal, del(5q) isolada, del(20q) isolada e perda do Y associam-se a bom prognóstico; monossomia 7, del(7q) e cariótipos complexos (3 ou mais anormalidades) a prognóstico ruim, enquanto demais anormalidades a prognóstico intermediário no sistema de escore prognóstico internacional (IPSS).[3] Outros estudos propõem diferentes grupos de risco para as anormalidades citogenéticas observadas nas SMD,[23-25] e foram incorporados 5 diferentes grupos de risco na revisão do IPSS (IPSS-R).[4]

Outros exames

O estudo imunofenotípico pode auxiliar no diagnóstico quando a morfologia não consegue detectar atipias morfológicas características, e o cariótipo é normal. Por meio da técnica de citometria de fluxo, é possível evidenciar fenótipos aberrantes e anormalidades na expressão de antígenos ligados à linhagem e maturação celular, particularmente nas linhagens granulocítica-monocítica e eritrocítica. A quantificação de células CD34 se associa ao número de células blásticas e, apesar de não ser utilizada para classificar as SMD, parece ser útil no acompanhamento sequencial. A criação de sistemas de escore citométricos deve, no futuro, auxiliar no diagnóstico diferencial com quadros reacionais e também na avaliação de risco. Vários painéis de combinação de anticorpos monoclonais estão sendo estudados para melhor padronização dessa técnica.[15,16,26,27]

Estudos moleculares

Na ausência de metáfases que inviabiliza o estudo cariotípico, o estudo por hibridização *in situ* por fluorescência (FISH), que utiliza um painel amplo de sondas (para estudo de anormalidades nos cromossomos 5, 7, 8, 17, 20 e Y), pode auxiliar na identificação de anormalidades citogenéticas. Também em algumas situações se faz necessário o estudo específico para mutações e fusões gênicas, particularmente para exclusão das SMD em casos de difícil diagnóstico diferencial com LMA, neoplasias mieloproliferativas e neoplasias mieloides e linfoides.[8,15,16]

O estudo de mutações somáticas por meio das novas técnicas de sequenciamento em larga escala (NGS), associado a técnicas citogenéticas, tem permitido a detecção de anormalidades genéticas em até 90% dos casos de síndromes mielodisplásicas. Os genes mais comumente mutados pertencem à classe de genes associados ao mecanismo de *splicing* de RNA (SF3B1, SRSF2, U2AF1, ZRSR2), metilação do DNA (TET2, DNMT3A, IDH1/IDH2), modificação das histonas (ASXL1, EZH2, BCOR), fatores de transcrição (RUNX1, ETV6, GATA2), componentes da coesina (STAG2, RAD21) e via de reparo (TP53, PPM1D).[28-30] Por outro lado, mutações germinativas que predispõem ao desenvolvimento de Síndromes mielodisplásicas e outras neoplasias mieloides também têm sido cada vez mais descritas, e são incorporadas na classificação da OMS de 2016.[9,31,32]

CLASSIFICAÇÕES

Classificação Franco-Americana-Britânica

A primeira classificação das SMD foi a Classificação Franco-Americana-Britânica (FAB), de 1982, baseada na porcentagem de blastos no sangue periférico e medula óssea, porcentagem de sideroblastos em anel e número absoluto de monócitos no sangue periférico. A presença de mais de 30% de blastos definia leucemia aguda. Foram estabelecidos cinco subtipos de SMD: anemia refratária (AR), AR com sideroblastos em anel (ARSA), AR com excesso de blastos (AREB), AREB em transformação (AREBt) e leucemia mielomonocítica crônica (LMMC). Essa classificação, de fácil aplicação, separava as SMD de baixo (AR e ARSA) e alto risco (AREB e AREBt)[2] (Tabela 176.1).

Tabela 176.1. Classificação FAB das SMD – critérios, mediana de sobrevida e porcentagem de transformação leucêmica[2]

	% BLASTO SP	% BLASTO MO	OUTROS CRITÉRIOS	MEDIANA DE SOBREVIDA	LMA (%)
AR	<= 1	< 5	–	50 (16 a 64) meses	12
ARSA	<= 1	< 5	Sideroblastos em anel > 15%	51 (14 a 76+) meses	8
AREB	<= 5	5 a 20	–	11 (7 a 16) meses	44
AREBt*	> 5*	> 20 a < 30*	Bastonete de Auer*	11 (9 a 60+) meses	14
LMMC	< 5	< 20	Monócito > 1.000/mm3	5 (2,5 a 11) meses	60

*Para inclusão na AREBt basta um dos parâmetros.
Fonte: Adaptada de Bennett JM, Catovsky D, Daniel MT, et al., 1982.

Classificação OMS (Organização Mundial da Saúde) de 1999

A classificação da OMS incorporou, além dos parâmetros já utilizados na classificação FAB, critérios de displasia em uma ou mais linhagens e critérios citogenéticos.[4,33] A presença de mais de 20% de blastos em sangue ou medula óssea define leucemia aguda. A LMMC foi excluída das SMD e incluída no grupo das síndromes mieloproliferativas/síndromes mielodisplásica (SMP/SMD). Portadores de AR e ARSA pela FAB e com displasia em linhagens granulocítica ou megacariocítica foram incluídos no grupo de citopenia refratária com displasia de múltiplas linhagens (CRDM), com ou sem sideroblastos em anel. A AREB foi subdividida em duas e foi incluída a síndrome do 5q-, além do grupo das SMD inclassificáveis. A frequência dos subgrupos e a mediana de sobrevida e transformação leucêmica podem ser vistas na Tabela 176.2.[7,33]

Tabela 176.2. Classificação OMS 1997 das SMD – frequência, mediana de sobrevida e porcentagem de transformação leucêmica a 2 anos[33,35]

SUBTIPO	% DAS SMD	SOBREVIDA	LMA (2 ANOS*)
5q-isolado	5	116	8
AR	5 a 10	66	6
ARSA	10	72	3
CRDM	24	33	13
CRDM-SA	15		
AREB-1	40	18	26
AREB-2		10	55

Fonte: Adaptada de Vardiman JW, Harris NL, Brunning RD, 2002; Germing U, Gattermann N, Strupp C, et al., 2002.

Classificação da Organização Mundial da Saúde de 2008 e de 2016

Em 2008, foram feitas algumas modificações, com a criação do subtipo citopenia refratária com displasia de única linhagem (CRDU), o que inclui a anemia refratária (AR), neutropenia refratária (NR) e plaquetopenia refratária (PR), e incluída como entidade provisória a citopenia refratária da infância (CR-P), caracterizada por persistente citopenias, < 5% de blastos em medula óssea e menos de 2% em sangue periférico. Também alguns subtipos de ARSA que cursam com contagem plaquetária superior a 450.000/mm,[3] megacariócitos anômalos observados na trombocitemia essencial foram inseridos em uma entidade provisória das neoplasias mieloides/mielodisplásicas – ARSA com trombocitose, a qual pode cursar com mutação JAK2.[8]

Uma revisão feita nessa classificação de 2008, publicada em 2016, é a atualmente em vigor. Nessa classificação reconhece-se que a principal característica da doença é a presença de citopenias, as displasias presentes podem não se associar ao tipo de citopenia. Também é acrescentada a pesquisa da mutação SF3B1 para caracterizar a SMD com sideroblastos em anel, na presença de sideroblastos em anel entre 5% e 15% dos eritroblastos A pesquisa de deleção/mutação do TP53 é sugerida no subtipo SMD com del5q dada a importância prognóstica do achado. A caracterização dos subtipos das SMD de acordo com a classificação OMS 2016 está descrita na Tabela 176.3.[9]

PROGNÓSTICO

Diversas variáveis foram observadas como importantes nas SMD *de novo*, tanto para avaliar risco de óbito como transformação leucêmica, como: porcentagem de blastos, citopenias, citogenética, displasias, parâmetros bioquímicos (DHL, ferritina), necessidade transfusional etc.[3,4,34-39]

Tabela 176.3. Classificação OMS 2016 das SMD[9]

Subtipo	SP	MO
SMD com displasia de uma linhagem (SMD-DUL)	1 ou 2 citopenias 0 ou raros blastos	Displasia de uma linhagem < 5% blastos Sem bastonete de Auer < 15%/< 5%* sideroblastos em anel
SMD com sideroblastos em anel (SMD-SA) Com displasia de única linhagem Com displasia de múltiplas linhagens	1 a 3 Citopenia(s) 0 ou raros blastos (< 1%) < 1.000 monócitos/mm3	2 a 3 displasias < 5% blastos Sem bastonete de Auer ≥ 15%/ ≥ 5%* sideroblastos em anel
SMD com displasia de múltiplas linhagens (SMD-DML)	1 a 3 Citopenia(s) 0 ou raros blastos (< 1%) Sem bastonete de Auer < 1.000 monócitos/mm3	Displasia ≥ 2 linhagens < 5% blastos Sem bastonete de Auer < 15%/5%* sideroblastos em anel
SMD com excesso de blastos-1 (SMD-EB-1)	1 a 3 Citopenia(s) < 5% blastos Sem bastonete de Auer < 1.000 monócitos/mm3	Displasia variável (0-3) 5 a 9% blastos Sem bastonete de Auer
SMD com excesso de blastos-2 (SMD-EB-2)	1 a 3 Citopenia(s) 5 a 19% blastos ± bastonete de Auer < 1.000 monócitos/mm3	Displasia variável (0-3) 10 a 19% blastos ± bastonete de Auer
SMD- inclassificável	1 a 3 citopenias ≤ 1% blastos	Displasia 1 a 3 linhagens Citogenética recorrente em SMD < 5% blastos
SMD com del(5q) isolada	1 a 2 citopenias Plaquetas em nº aumentado ou normal 0 ou raros blastos (< 1%)	Displasia 1 a 3 linhagens Megacariócitos hipolobados < 5% de blastos Citogenética 5q- isolada ou mais uma adicional que não-7/del7q
Citopenia refratária da infância	1 a 3 citopenias ≤ 2% blastos	Displasia variável (0-3) < 5% blastos

*Na dependência da mutação SF3B1.
Fonte: Adaptada de Arber DA, Orazi A, Hasserjian R, et al., 2016.

Os escores mais utilizados para avaliar o risco nas SMD *de novo* é o IPSS (Sistema de Escore Prognóstico Internacional para SMD *de novo*)[3] e o IPSS revisado (IPSS-R).[4] O primeiro foi publicado em 1997, e criou 4 grupos de risco (baixo, intermediário-1, intermediário-2 e alto risco) a partir de pontuação dada a 3 parâmetros: citopenias, porcentagem de blastos na medula óssea e citogenética (Tabela 176.4 e 176.5).[3] O IPSS-R utilizou as mesmas variáveis, com melhor estratificação das citopenias e de grupos citogenéticos (Tabela 176.6 e 176.7).[4]

Outro sistema de escore publicado em 2005, pelo grupo italiano, o WPSS (WHO classification-based prognostic scoring system), que utiliza como parâmetros a classificação da OMS, o cariótipo e a necessidade transfusional;[39] como o escore do MD Anderson Cancer Center, que utiliza como variáveis cariótipo, blastos e citopenias; necessidade transfusional e idade[40] também têm sido utilizadas.

Esses sistemas de escore, assim como as classificações FAB e OMS, foram validados em populações brasileira[41-42] e sul-americana.[4]

Tabela 176.4. Sistema de escore Prognóstico Internacional para SMD de novo (IPSS): variáveis e pontuação[3]

VARIÁVEL/PONTO	0	0,5	1,0	1,5	2,0
Blastos MO (%)	< 5	5 a 10	–	11 a 20	21 a 30
Cariótipo*	bom	Intermediário	ruim	–	–
N0 citopenias**	0,1	2,3	–	–	–

*Cariótipo: bom – cariótipo normal, del(5q) isolado, del(20q) isolado, -Y isolado; ruim: complexo (3 ou mais anormalidades), -7/del(7q), intermediário: demais; **Citopenias: Hb < 10 g/dl; Neutrófilos < 1.800/mm3; plaquetas < 100.000/mm.[3]

Fonte: Adaptada de Greenberg P, Cox C, LeBeau MM et al., 1997.

Tabela 176.5. Sistema de escore Prognóstico Internacional para SMD de novo (IPSS): escore e mediana de sobrevida e risco de transformação leucêmica[3]

GRUPO DE RISCO	ESCORE	SOBREVIDA GLOBAL (ANOS)		25% LMA (ANOS)	
		> 60 ANOS	< 60 ANOS	> 60 ANOS	< 60 ANOS
Baixo	0	5,7	11,8	9,4	> 9,4
Interm 1	0,5 a 1,0	3,5	5,2	3,3	6,9
Interm 2	1,5 a 2,0	1,2	1,8	1,1	0,7
Alto	≥ 2,5	0,4	0,3	0,2	0,2

Fonte: Adaptada de Greenberg P, Cox C, LeBeau MM, et al., 1997.

Tabela 176.6. Sistema de escore Prognóstico Internacional revisado para SMD de novo (IPSS-R): variáveis e pontuação[4]

VARIÁVEL	PONTOS						
	0	0,5	1	1,5	2	3	4
Blastos MO	< 2	–	> 2% a < 5%	–	5% a 10%	> 10%	–
Cariótipo	muito bom	–	bom	–	Int.	ruim	muito ruim
Hb	> 10	–	8 a < 10	< 8	–		
Neutrófilos	≥ 0,8	< 0,8					
Plaquetas	> 100	50 a 99	< 50				

Cariótipo: muito bom: -Y, del(11q) isolados; bom: cariótipo normal; del(5q), del(12p), del(20q) isolados; duas anormalidades que incluem del(5q), del(12p), del(20q) isolados; duas anormalidades que inclui del(5q); Intermediário: del(7q), +8, +19,i(17q), qualquer outra anormalidade isolada ou dois clones independentes; ruim: -7, inv(3)/t(3q)/del(3q); duas anormalidades que inclui -7/del(7q); complexo com 3 anormalidades; muito ruim: complexo com mais de 3 anormalidades.

Fonte: Adaptada de Greenberg PL, Tuechler H, Schanz J, et al., 2012.

Tabela 176.7. Sistema de escore Prognóstico Internacional revisado para SMD de novo (IPSS-R): escore e mediana de sobrevida e risco de transformação leucêmica[4]

GRUPO	PONTOS	TEMPO P/ 25% LMA (MESES)	SOBREVIDA GLOBAL (MESES)
Muito baixo	< 1,5	NR	106
Baixo	1,5 a 3,0	130	64
Intermediário	3,0 a 4,5	38	36
Alto	4,5 a 6	17	19
Muito alto	> 6	9	10

NR: não atingido.

Fonte: Adaptada de Greenberg PL, Tuechler H, Schanz J, et al., 2012.

Entidade especial: SMD relacionada à terapia

A SMD relacionada à terapia, hoje incluída no grupo das neoplasias mieloides relacionadas à terapia (SMD/NM-t), ocorre tardiamente como complicação de exposição prévia citotóxica e/ou radioterapia para doença prévia neoplásica.[8,9] As características da SD/NM-t dependem da exposição, dose acumulativa e tipo de agente citotóxico. O agente alquilante/radiação proporciona um período de latência de 5 a 7 anos, geralmente precedido por um período de pancitopenia, medula óssea frequentemente hipocelular ou com fibrose, baixa porcentagem de blastos e cariótipo complexo, de forma a apresentar anormalidades dos cromossomos 5 e 7, e mutação nos genes TP53 e PPM1D. Já a terapia prévia com inibidores de topoisomerase II (etoposide, antraciclinas) leva a quadro de LMA com menor período de latência (em média 2 anos), envolvendo anormalidades citogenéticas dos cromossomos 11q23 (MLL) e 21q22 (RUNX1).[44] O prognóstico é pobre, particularmente com anormalidades complexas e dos cromossomos 5 e 7, onde a única alternativa de cura é o transplante alogênico de células-tronco hematopoéticas.[45,46]

Entidade especial: SMD da infância

As SMD das crianças são doenças bastante diferentes das que ocorrem na idade adulta. São doenças raras, associam-se a anormalidades genéticas constitucionais, apresentam alta frequência de anormalidades dos cromossomos 7 e 8, particularmente monossomia do 7.[47,48] Portadores de monossomia do 7 têm alta taxa de mutações germinativas nos genes GATA2 e SAMD9/SAMD9L.[32,49] As classificações FAB e OMS e o IPSS não se aplicam bem à SMD pediátrica e, por isso, outras classificações têm sido utilizadas.[50,51] O prognóstico é ruim, a única terapia de cura é o transplante de células-tronco hemopoéticas (TCTH) alogênico, aparentado ou não.[47,52]

Entidade especial: neoplasias mieloides com predisposição germinativa

Casos familiares de SMD e outras neoplasias são descritas desde 1975, mas foi apenas em 1999 que pesquisadores identificaram indivíduos com plaquetopenia familiar e evolução para LMA com mutação germinativa do gene RUNX1. Em 2016 a organização mundial de saúde incluiu em sua classificação de neoplasias hematológicas a categoria "Propensão germinativa à neoplasia mieloide", que separa a propensão à neoplasia mieloide familiar em 3 grupos: o associado à plaquetopenia, o sem associação com distúrbio preexistente ou disfunção orgânica e as neoplasias mieloides associadas a outras disfunções orgânicas (Tabela 176.8). É muito importante a anamnese para determinar se existe história pessoal ou familiar sugestiva de neoplasias hematológicas, realização de heredograma e exame físico minucioso. A detecção de mutações germinativas é muito importante para seguimento clínico, aconselhamento genético e escolha de potencial doador familiar para realização de transplante de células-tronco hematopoéticas.[9,32,53]

Tabela 176.8. Classificação da Organização Mundial de Saúde (OMS) para neoplasia mieloide com propensão germinativa[9]

Neoplasias mieloides (NM) sem outra doença preexistente e sem disfunção orgânica
  LMA com mutação CEBPA germinativa
  NM com mutação DDX41 germinativa

Neoplasias mieloides com alteração plaquetária preexistente
  NM com mutação *RUNX1* germinativa
  NM com mutação *ANKRD26* germinativa
  NM com mutação *ETV6* germinativa

Neoplasias mieloides com disfunção de outros órgãos
  NM com mutação *GATA2*
  NM com falências medulares
  NM com alteração de telômeros
  LMMJ associada à Neurofibromatose, Síndrome de Noonan
  NM associadas com Síndrome de Down

Fonte: Adaptada de Arber DA, Orazi A, Hasserjian R, *et al*, 2016.

TERAPÊUTICA

A única terapêutica curativa para mielodisplasia é o TCTH; entretanto, a terapêutica mais utilizada ainda é o suporte clínico, constituído por transfusão de hemácias e plaquetas e antibioticoterapia. Um arsenal terapêutico está disponível hoje para tratamento das citopenias associadas ou não a excesso de células blásticas (Tabela 173.9). Variáveis como porcentagem de blastos em medula óssea, sideroblastos em anel, necessidade transfusional, eritropoetina sérica basal, determinados antígenos de histocompatibilidade, subtipos citogenéticos, mutações somáticas auxiliam a predizer a resposta a essas diferentes opções terapêuticas. A utilização do IPSS, ou IPSS-R, que categoriza pacientes em baixo risco (risco baixo ou intermediário-1 no IPSS ou escore < 3,5 no IPSS-R) ou alto risco (intermediário-2 e alto risco no IPSS e escore ≥ 3,5 no IPSS-R), aliado à idade funcional do paciente, presença ou não de comorbidades e disponibilidade ou não de um doador para TCTH, é a base para escolha da terapia. Um algoritmo bastante útil é o National Compreensive Cancer Network (NCCN), o qual é submetido a revisões frequentes;[54] consensos do grupo europeu[55] e do grupo brasileiro[56-58] podem ser consultados, assim como publicações de especialistas na área.[5,6,59-61] Terapêuticas em investigação clínica podem ser consultadas no *site* <www.clinicaltrials.gov>. O Fluxograma 176.1 mostra as opções de terapêutica disponíveis para as SMD de acordo com a estratificação de risco. Infelizmente, não houve ganho relevante na sobrevida dos pacientes com SMD desde 1970 até hoje, como mostram trabalhos do grupo de Dusseldorf[62] e americanos,[12,63] pois estima-se a sobrevida a 5 anos de 31,3%[12] e que apesar dos avanços, apenas 4% dos pacientes podem ser curados.[64]

Tabela 176.9. Terapêuticas disponíveis para SMD

Tratamento de Suporte	Transfusões Antibióticos Quelante de ferro
Fatores de crescimento hemopoéticos	Eritropoetina e Darbopoetina G-CSF
Agentes imunomodulatórios	Globulina antilinfocítica/antitimocítica e Ciclosporina A Talidomida Lenalidomida
Agentes inibidores de TGF-β (ensaios clínicos)	Luspatercept Sotatercept
Terapia-alvo epigenética	Decitabina Azacitidina
Quimioterapia baixas doses	Citarabina em baixas doses
Quimioterapia intensiva (esquemas para LMA)	Associação antraciclina (3 dias) e Citarabina (7 dias)
Transplante de células-tronco hematopoéticas	Alogenêico Autólogo (casos raros)

Fonte: Desenvolvida pela autora.

Tratamento de suporte e quelantes de ferro

A terapêutica de suporte inclui hemocomponentes (hemácias e plaquetas) e tratamento das infecções. É recomendado o uso de concentrado de hemácias leucodepletadas e, para candidatos a TCTH, derivados de sangue CMV negativos. A transfusão de concentrado de plaquetas está indicada para pacientes com contagem inferior a 20.000/mm³ na vigência de sangramento e/ou febre e/ou que estejam em vigência de tratamento agressivo, o que pode ser indicado profilaticamente para contagem de plaquetas < 10.000/mm³. Pacientes com febre devem ser considerados submetidos a protocolos para neutropenia febril, seja por apresentarem-se com contagem de neutrófilos abaixo de < 500/mm³ ou não (neutropênicos funcionais); o uso individualizado de fator estimulante de colônias granulocítica (G-CSF) deve ser considerado.[54-56]

A incidência de hemossiderose cardíaca e o real benefício da quelação de ferro na mielodisplasia ainda estão em estudo. Entretanto, tanto a necessidade de transfusão de concentrado de hemácias, como o nível de ferritina sérica se associam ao prognóstico. O desenvolvimento de quelantes de ferro, utilizados por via oral, tem auxiliado na quelação desses pacientes. O deferasirox foi liberado para uso em SMD e, apesar de ainda haver dúvidas do seu real benefício em SMD, sugere-se sua utilização em pacientes com ferritina sérica superior a 1.000-2.000 ng/ml, portadores de SMD de baixo risco, SMD estável e candidatos a TMO.[65,66]

Fatores de crescimento hematopoiéticos

Tanto a eritropoetina (EPO) como a darbopoetina, considerados agentes estimuladores da eritropoese, asssociadas ou não ao G-CSF têm sido úteis no manejo da anemia. Seu mecanismo de ação inclui tanto estímulo ao crescimento e diferenciação dos progenitores eritroides, como inibição de apoptose. A EPO utilizada de forma isolada, em dose de 40.000 a 60.000 U por via subcutânea, leva à resposta eritroide em cerca de 20% das SMD.[67] Fatores associados a melhor resposta incluem: menor nível sérico de EPO (s-EPO) (100 U/L: 70% de resposta, > 500 U/L: < 10% de resposta), baixa necessidade transfusional e baixo percentual de blastos na medula óssea. A associação de EPO a G-CSF pode aumentar a resposta eritroide,[68] particularmente quando a s-EPO < 500 U/L e a necessidade transfusional é inferior a 2 concentrados de hemácias/mês. O uso de agentes estimuladores de eritropoese levou a melhora da sobrevida em pacientes respondedores com baixa taxa de efeitos colaterais.[54-56,67-71]

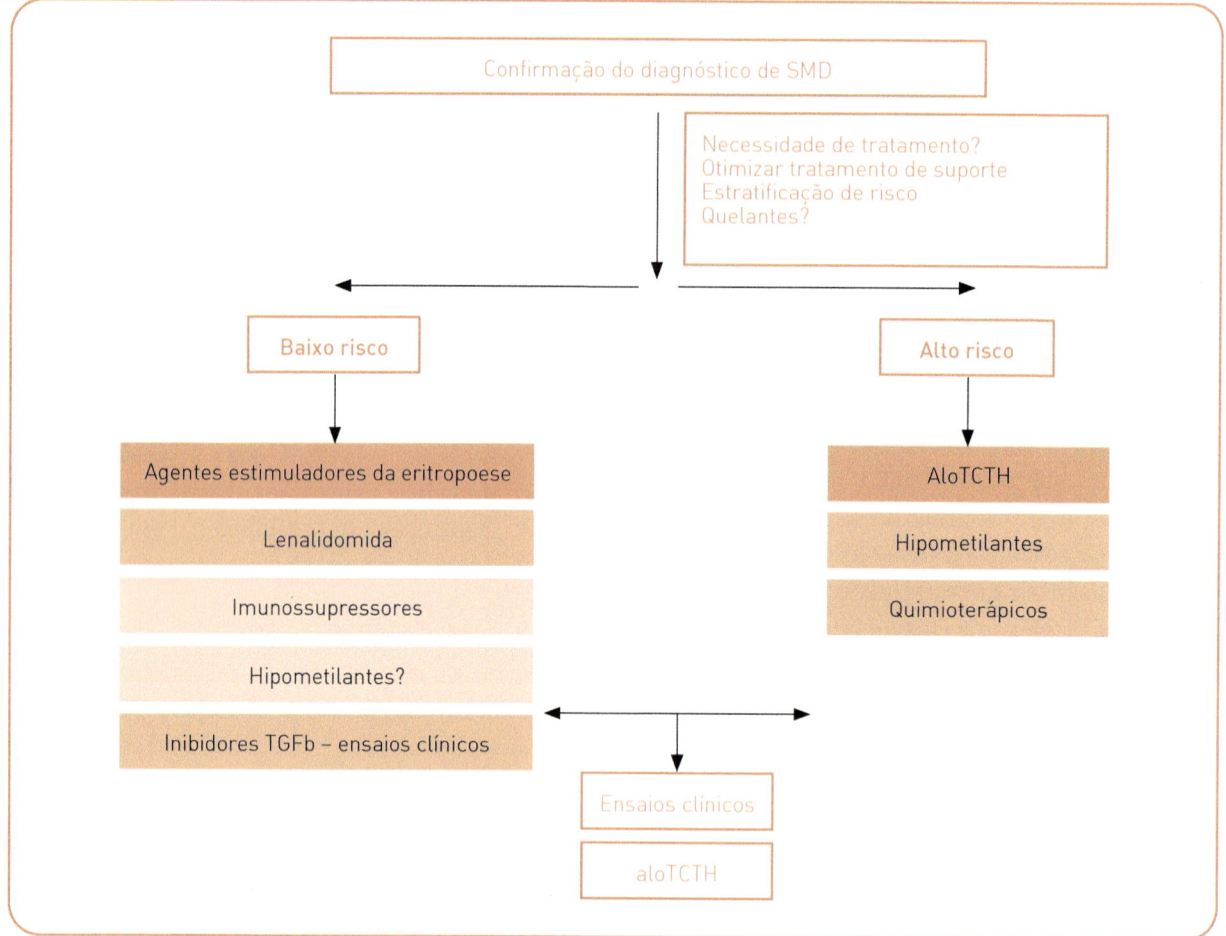

FLUXOGRAMA 176.1 – Tratamento das SMD de acordo com o risco.
Fonte: Modificado de Montalban-Bravo G, Garcia-Manero G, 2018.

O uso do G-CSF em portadores de neutropenia deve ser feito com cuidado, e pode ser indicado profilaticamente para pacientes com graves neutropenias e infecções de repetição.

Agentes imunomodulatórios

As SMD de baixo risco fisiopatologicamente se assemelham à insuficiência medular e, nessas situações, agentes imunossupressores, como a globulina antilinfocítica, globulina antitimocítica e a ciclosporina A, podem ser eficazes em 1/3 à metade dos casos. Variáveis associadas à melhora das citopenias incluem: menor faixa etária, IPSS baixo ou intermediário-1, medula óssea hipocelular, baixa contagem plaquetária, presença de haplótipo HLADR15 e tempo curto de dependência transfusional.[56,72-76]

A talidomida tem ação imunomoduladora, antiangiogênica e anti-TNF, e é utilizada em doses variáveis; a dose eficaz parece ser inferior a 300 mg/dia. Apesar de efeitos colaterais frequentes (neuropatia, sonolência, obstipação), a droga tem sido usada em nosso meio, sendo de baixo custo. Resposta hematológica, com melhora de citopenias foi observada em 31% dos pacientes, particularmente naqueles com baixa porcentagem de blastos.[77]

A lenalidomida possui efeito anti-TNF bastante superior ao da talidomida, seu análogo. Em trabalho publicado em 2005, resposta hematológica foi observada em 56% dos pacientes tratados, com 83% em portadores de del5q (deleção do braço longo do cromossomo 5), que também apresentaram 75% de resposta citogenética.[22] Esse excelente resultado foi confirmado em novo estudo,[78] e, consequentemente, a droga foi liberada pelo FDA para tratamento da síndrome do 5q-. Efeitos colaterais incluem neutropenia e plaquetopenia frequentes e graves, e relacionadas à supressão do clone 5q-, não houve aumento do risco de transformação leucêmica, mas a presença de mutação

TP53 é sugerida antes do uso da droga.[79,80] A droga foi liberada no Brasil pela ANVISA, em dezembro de 2017, para portadores de SMD com anemia com necessidade transfusional, com deleção 5q isolada ou não com IPSS de baixo/intermediário-1 risco (portaria 344/98, DOU 12/12/2017).[81] Outros trabalhos mostraram eficácia em portadores de SMD de baixo risco sem del(5q)[82] e portadores de del(5q) e de maior risco (IPSS intermediário-2 e alto risco).[83] A lenalidomida associada ou não a EPO tem sido recomendada para pacientes com SMD de baixo risco com anemia e falha a agentes estimuladores da eritropoese.[54,84]

Agentes inibidores de TGF-β

Enquanto a EPO endógena tem papel importante na sobrevivência, proliferação e diferenciação de progenitores eritroides em fase precoce até o nível de proeritroblastos, em etapas posteriores, a maturação eritroide está associada à superfamília do fator de crescimento transformador β (TGF-β), que inclui citocinas mielossupressoras potentes. O Luspatercept e Sotatercept são proteínas de fusão que funcionam como uma armadilha para os ligantes dos receptores TGF-β, uma vez que bloqueiam a inibição da maturação da eritropoiese, de forma a obter uma excelente resposta em portadores de SMD com sideroblastos em anel e mutação SF3B1.[85,86] Espera-se a liberação da droga, pelas agências regulatórias, a curto prazo.

Terapia-alvo epigenética

A 5-Azacitidina e 2-deoxi-5-azacitidina (decitabina) são análogos de nucleosídeos, que agem inibindo a enzima DNA metiltransferase (DNMT), o que promove a hipometilação e restabelece a transcrição de genes. Em doses altas parecem ter ação citotóxica. A resposta é lenta, ocorre após múltiplos ciclos, com eliminação do clone e resposta citogenética. A azacitidina em estudo controlado, realizado pelo Cancer and Leukemia Group B, na dose de 75 mg/m²/d SC, mostrou maior taxa de resposta hematológica, maior tempo para evolução leucêmica e melhor qualidade de vida do que tratamento de suporte.[87] Prolongamento da sobrevida foi observado particularmente nas SMD de risco intermediário-2 e alto risco e em portadores de citogenética com -7/del(7q).[88] Em trabalho controlado, a decitabina utilizada na dose de 135 mg/m² por curso, por via endovenosa, levou a menor necessidade transfusional, menor uso de fatores de crescimento, maior taxa de resposta citogenética, melhor qualidade de vida, maior sobrevida e menor risco de leucemização do que nos tratados com suporte, e é mais eficaz em pacientes de alto risco.[89] Eficácia também foi observada com utilização de decitabina em esquema terapêutico ambulatorial (20 mg/m²/dia por 5 dias por via intravenosa).[90] Porém, trabalho randomizado de grupo europeu falhou em mostrar aumento da sobrevida.[91]

As duas drogas foram liberadas pelo FDA, a azacidina em 2004 e a decitabina em 2006, para todos os subtipos FAB de SMD. Na comunidade europeia, a azacitidina foi liberada para uso nas SMD de risco intermediário-2 e alto risco pelo IPSS, nas LMMC do tipo 2 e nas LMA com displasia multilinhagem com até 30% de blastos. Apesar de haver dúvidas de qual é o melhor hipometilante, a azacitidina é recomendada na maioria dos consensos de SMD.[54,55,58]

Quimioterápicos

Poliquimioterapia tem sido utilizada para tratamento de pacientes jovens com SMD de alto risco, e em menor frequência para pacientes idosos. Quimioterapia intensiva, em esquemas semelhantes aos utilizados para LMA de novo (antracíclicos, ARA-C), oferece cerca de 20% a 70% de resposta completa. Os fatores preditivos para resposta incluem a idade do paciente, tipo de alteração citogenética, e se a SMD é ou não relacionada à quimioterapia. Ao respeitar-se esses fatores, a taxa de resposta é igual à das LMA *de novo*; entretanto, a mediana de duração da resposta é bastante curta, inferior a 12 meses. Sugere-se que a quimioterapia intensiva seja utilizada para pacientes em bom estado geral, idade inferior a 65 anos, sem comorbidades importantes, não candidatos a transplante de células-tronco, com mais de 10% de blastos na medula óssea. Indica-se esquema de indução com altas doses de citarabina ou de antracíclicos associados à citarabina.[58] Permanece duvidosa a necessidade de esquemas de consolidação ou manutenção.

A utilização de ARA-C em baixas doses é controversa. Metanálise realizada em 1986, associou o uso dessa terapêutica com maior morbi-mortalidade,[92] entretanto, pode ser utilizada em portadores de SMD de alto risco, não candidatos à quimioterapia intensiva ou hipometilantes.[93]

Transplante de células-tronco hematopoiéticas

O transplante de células-tronco hematopoiéticas (TCTH) alogênico é a única modalidade terapêutica capaz de promover a cura nas SMD; contudo, a alta morbidade e mortalidade do procedimento limita a sua indicação particularmente em faixas etárias elevadas. Os resultados são variáveis em relação à sobrevida livre de doença (30% a 50%), mortalidade relacionada ao tratamento (37% a 68%) e recaída (24% a 58%) na dependência da modalidade utilizada (aparentado, não aparentado, mieloablativo ou de intensidade reduzida), da fonte de células (medula óssea, sangue periférico), da fase da doença, do tratamento prévio e do centro em que é realizado.[58] Idade e *performance status* do paciente, porcentagem de blastos e contagem plaquetária em sangue periférico e tipo de alteração citogenética foram variáveis importantes em um sistema de escore validado em 2016 com mais de 2.000 pacientes.[94] Recomenda-se que sejam elegíveis para transplante pacientes com bom *performance status*, com SMD de risco intermediário ou alto, ou pacientes com menor risco mas com citopenias graves, necessidade transfusional ou citogenética de risco.[95] Sugere-se utilizar condicionamento de intensidade reduzida para pacientes com contraindicação para esquemas mieloablativos.[58]

REFERÊNCIAS

1. Hellström-Lindberg E. Myelodysplastic syndromes: an historical perspective. Hematology Am Soc Hematol Educ Program. 2008;42.
2. Bennett JM, Catovsky D, Daniel MT, et al. Proposals for the classification of the myelodysplastic syndromes. Br J Haematol. 1982;51(2):189-99.
3. Greenberg P, Cox C, LeBeau MM, et al. International scoring system for evaluating prognosis in myelodysplastic syndromes. Blood. 1997;89(6):2079-88.
4. Greenberg PL, Tuechler H, Schanz J, et al. Revised international prognostic scoring system for myelodysplastic syndromes. Blood. 2012;120(12):2454-65.
5. Stone RM. How I treat patients with myelodysplastic syndromes. Blood. 2009;113(25):6296-303.
6. Steensma DP. Myelodysplastic syndromes current treatment algorithm 2018. Blood Cancer J. 2018;8(5):47.
7. Harris NL, Jaffe ES, Diebold J, et al. World Health Organization classification of neoplastic diseases of the hematopoietic and lymphoid tissues: report of the clinical advisory committee meeting-Airlie House, Virginia, November 1997. J Clin Oncol. 1999;17(12):3835-49.
8. Swerdlow SH, Campo E, Harris NE, et al. World Health Organization classification of tumours of haematopoietic and lymphoid tissues, 4. ed. Lyon, International Agency for Resarch on Cancer; 2008.
9. Arber DA, Orazi A, Hasserjian R, et al. The 2016 revision to the World Health Organization classification of myeloid neoplasms and acute leukemia. Blood. 2016;19;127(20):2391-405.
10. Cheson BD, Greenberg PL, Bennett JM, et al. Clinical application and proposal for modification of the International Working Group (IWG) response criteria in myelodysplasia. Blood. 2006;108(2):419-25.
11. Aul C, Gattermann N, Schneider W. Epidemiological and etiological aspects of myelodysplastic syndromes. Leuk Lymphoma. 1995;16(3-4):247-62.
12. Zeidan AM, Shallis RM, Wang R, et al. Epidemiology of myelodysplastic syndromes: Why characterizing the beast is a prerequisite to taming it. Blood Rev. 2019;34:1-15.
13. Lindsley RC. Uncoding the genetic heterogeneity of myelodysplastic syndrome. Hematology Am Soc Hematol Educ Program. 2017;(1):447-45.
14. Steensma DP, Bejar R, Jaiswal S, et al. Clonal hematopoiesis of indeterminate potential and its distinction from myelodysplastic syndromes. Blood. 2015;126(1):9-16.
15. Valent P, Orazi A, Steensma DP, et al. Proposed minimal diagnostic criteria for myelodysplastic syndromes (MDS) and potential pre-MDS conditions. Oncotarget. 2017;8(43):73483-73500.
16. Magalhães SMM, Niero-Melo L, Chauffaille MLLF, et al. Guidelines on myelodysplastic syndromes: Associação Brasileira de Hematologia, Hemoterapia e Terapia Celular. Hematol Transfus Cell Ther. 2018;40(3):255-261.
17. Magalhães SM. Síndromes mielodisplásticas – diagnóstico de exclusão. Rev Bras Hematol Hemoter. 2006;28(3):175-7.
18. Mufti GJ, Bennett JM, Goasguen J, et al. International Working Group on Morphology of Myelodysplastic Syndrome. Diagnosis and classification of myelodysplastic syndrome: International Working Group on Morphology of myelodysplastic syndrome (IWGM-MDS) consensus proposals for the definition and enumeration of myeloblasts and ring sideroblasts. Haematologica. 2008;93:1712-7.
19. Niero-Melo L, Resende LS, Gaiolla RD, et al. Diretrizes para diagnóstico morfológico em síndromes mielodisplásicas. Rev Bras Hematol Hemoter. 2006;28(3):167-74.
20. Tricot G, De Wolf-Peeters C, Hendrickx B, et al. Bone marrow histology in myelodysplastic syndromes I. Histological findings in myelodysplastic syndromes and comparison with bone marrow smears. Br J Haematol. 1984; 57:423-30.

21. Van den Berghe H, Cassiman JJ, David G, et al. Distinct haematological disorder with deletion of long arm of no. 5 chromosome. Nature. 1974;251:437-8.
22. List A, Kurtin S, Roe DJ, et al. Efficacy of lenalidomide in myelodysplastic syndromes. N Engl J Med. 2005;352:549-57.
23. Morel P, Hebbar M, Lai JL, et al. Cytogenetics analysis has the strong independent prognostic value in de novo myelodysplastic syndrome and can be incorporated in a new scoring system: a report on 408 cases Leukemia. 1993;7:1315-23.
24. Solé F, Luño E, Sanzo C, et al. Identification of novel cytogenetics markers with prognostic significance in a series of 968 patients with primary myelodysplastic syndromes. Haematologica. 2005;90:1168-78.
25. Schanz J, Tüchler H, Solé F, et al. New comprehensive cytogenetic scoring system for primary myelodysplastic syndromes (MDS) and oligoblastic acute myeloid leukemia after MDS derived from an international database merge. J Clin Oncol. 2012;30:820-9.
26. Lorand-Metze I. Contribuição da citometria de fluxo para o diagnóstico e prognóstico das Síndromes mielodisplásicas. Rev Bras Hematol Hemoter. 2006;28:178-81.
27. Westers TM, Ireland R, Kern W, et al. Standardization of flow cytometry in myelodysplastic syndromes: a report from an international consortium and the European LeukemiaNet Working Group. Leukemia. 2012;26(7):1730-41.
28. Haferlach T, Nagata Y, Grossmann V, et al. Landscape of genetic lesions in 944 patients with myelodysplastic syndromes. Leukemia. 2014;28(2):241-7.
29. Papaemmanuil E, Gerstung M, Malcovati L, et al. Clinical and biological implications of driver mutations in myelodysplastic syndromes. Blood. 2013;122(22):3616-27.
30. Ogawa S. Genetics of MDS. Blood. 2019;133(10):1049-1059.
31. Peterson LC, Bloomfield CD, Niemeyer CM, et al. Myeloid neoplasms with germline predisposition. In: Swerdlow SH, Campo E, Harris NL, Jaffe ES, Pileri SA, Stein H, et al. (Eds). WHO Classification of tumours of haematopoietic and lymphoid tissues (Revised 4th edition). IARC: Lyon. 2017;121-127.
32. Andrade Silva MC, Velloso EDRP. Neoplasia mieloides/SMD entre outras predisposições germinativas. In: Mielodisplasia em Pediatria. Luiz Fernando Lopes. 1. ed. São Paulo: Lemar Editora; 2019:351-71.
33. Vardiman JW, Harris NL, Brunning RD. The WHO classification of the myeloid neoplasms. Blood. 2002;100:2292-302.
34. Germing U, Aul C, Niemeyer CM, et al. Epidemiology, classification and prognosis of adults and children with myelodysplastic syndromes. Ann Hematol. 2008;87:691-9.
35. Germing U, Gattermann N, Strupp C, et al. Validation of the WHO proposals for a new classification of primary myelodysplastic syndromes: a retrospective analysis of 1600 patients. Leuk Res. 2002;24:983-92.
36. Mufti GJ, Stevens JR, Oscier DG, et al. Myelodysplastic syndromes: a scoring system with prognostic significance. Br J Haematol. 1985;59:425-33.
37. Sanz GF, Sanz MA, Vallespí T, et al. Two regression models and a scoring system for predicting survival and planning treatment in myelodysplastic syndromes: a multivariate analysis of prognostic factors in 370 patients Blood. 1989;74:395-408.
38. Aul C, Gattermann N, Heyll A, et al. Primary myelodysplastic syndromes: analysis of prognostic factors in 235 patients and proposals for an improved scoring system. Leukemia. 1992;6:52-9.
39. Malcovati L, Germing U, Kuendgen A, et al. A WHO Classification-Based Prognostic Scoring System (WPSS) for predicting survival in myelodysplastic syndromes. Blood. (ASH Annual Meeting Abstracts). 2005;106:788.
40. Kantarjian H1, O'Brien S, Ravandi F, et al. Proposal for a new risk model in myelodysplastic syndrome that accounts for events not considered in the original International Prognostic Scoring System. Cancer. 2008;113(6):1351-61.
41. Velloso ER, Pracchia LF, Beitler B, et al. Primary MDS: analysis of survival and risk of leukemia transformation according to FAB, WHO, IPSS and WPSS classifications. Leuk Res. 2007;31(1):138-9.
42. Magalhães SM, Bittencourt R, Velloso E, et al. Myelodysplastic syndromes in adults – preliminary results from the first, retrospective, multicenter brazilian registry. Blood (ASH Annual Meeting Abstracts). 2009;114:4841.
43. Belli CB, Pinheiro RF, Bestach Y, et al. Myelodysplastic syndromes in South America: a multinational study of 1080 patients. Am J Hematol. 2015;90(10):851-8.
44. Pedersen-Bjergaard J, Andersen MK, Andersen MT, et al. Genetics of therapy-related myelodysplasia and acute myeloid leukemia. Leukemia. 2008;22(2):240-8.
45. Larson RA. Therapy-related myeloid neoplasms. Haematologica. 2009;94(4):454-9.
46. Tanizawa RS, Zerbini MC, Rosenfeld R, et al. Secondary myeloid neoplasms: bone marrow cytogenetic and histological features may be relevant to prognosis. Rev Bras Hematol Hemoter. 2017;39(1):4-12.
47. Göhring G, Michalova K, Beverloo HB, et al. Complex karyotype newly defined: the strongest prognostic factor in advanced childhood myelodysplastic syndrome. Blood. 2010;116(19):3766-9.
48. Velloso ED, Chauffaille ML, Peliçario LM et al. Cytogenetic studies of Brazilian pediatric myelodysplastic syndrome

48. cases: challenges and difficulties in a large and emerging country. Braz J Med Biol Res. 2013;46(1):85-90.
49. https://www.mds-foundation.org/wp-content/uploads/2017/12/1-Myeloid-Neoplasms-with-Germline--Predisposition-FINAL-Fitzgibbon.pdf.
50. Mandel K, Dror Y, Poon A, et al. A Practical comprehensive classification for pediatric myelodysplastic syndrome: The CCC System. Pediatr Hematol Oncol. 2002;24:596-605.
51. Hasle H, Niemeyer CM, Chessells JM, et al. A pediatric approach to the WHO classification of myelodysplastic and myeloproliferative diseases. Leukemia. 2003;17:277-82.
52. Valera ET, Latorre Mdo R, Mendes WL, et al. The Brazilian Cooperative Group on Pediatric Myelodysplastic Syndromes. Treatment of pediatric myelodysplastic syndromes and juvenile myelomonocytic leukemia: the Brazilian experience in the past decade. Leuk Res. 2004;28:933-9.
53. University of Chicago Hematopoietic Malignancies Cancer Risk Team. How I diagnose and manage individuals at risk for inherited myeloid malignancies. Blood. 2016;128(14):1800-1813.
54. Greenberg PL, Stone RM, Al-Kali A, et al. Myelodysplastic syndromes. NCCN practice guidelines in oncology. 2019;2.
55. Malcovati L, Hellström-Lindberg E, Bowen D, et al. Diagnosis and treatment of primary myelodysplastic syndromes in adults: recommendations from the European LeukemiaNet. Blood. 2013;122(17):2943-64.
56. Velloso EDRP, Magalhães SMM, Chauffaille MLLF, et al. Part 3: Myelodysplastic syndromes-treatment of low-risk patients without the 5q deletion. Hematol Transfus Cell Ther. 2018;40(3):267-273.
57. Magalhães SMM, Velloso EDRP, Buzzini R, et al. Part 4: Myelodysplastic syndromes-Treatment of low-risk patients with the 5q deletion. Hematol Transfus Cell Ther. 2018;40(3):274-277.
58. Magalhães SMM, Chauffaille MLLF, Velloso EDRP, et al. Part 5: Myelodysplastic syndromes-treatment of high-risk disease. Hematol Transfus Cell Ther. 2018;40(3):278-282.
59. Montalban-Bravo G, Garcia-Manero G, Jabbour E. Therapeutic choices after hypomethylating agent resistance for myelodysplastic syndromes. Curr Opin Hematol. 2018;25(2):146-153.
60. Tobiasson M, Kittang AO. Treatment of myelodysplastic syndrome in the era of next-generation sequencing. J Intern Med. 2019;286(1):41-62.
61. Platzbecker U. Treatment of MDS. Blood. 2019;133(10):1096-1107.
62. Nachtkamp K, Kündgen A, Strupp C, et al. Impact on survival of different treatments for myelodysplastic syndromes (MDS). Leuk Res. 2009;33(8):1024-8.
63. Gangat N, Patnaik MM, Begna K, et al. Survival trends in primary myelodysplastic syndromes: a comparative analysis of 1000 patients by year of diagnosis and treatment. Blood Cancer J. 2016;6:e414.
64. Steensma DP. Graphical representation of clinical outcomes for patients with myelodysplastic syndromes. Leuk Lymphoma. 2016;57(1):17-20.
65. Gattermann N, Porter J, Lopes LF, et al. Iron overload in myelodysplastic syndromes. Hemat Oncol Clinics. 2005;19(1):18-25.
66. Leitch HA, Buckstein R, Zhu N, et al. Iron overload in myelodysplastic syndromes: Evidence based guidelines from the Canadian consortium on MDS. Leuk Res. 2018;74:21-41.
67. Hellström-Lindberg E. Efficacy of erythropoietin in the myelodysplastic syndromes: an analysis of 205 patients in 17 studies. Br J Haematol. 1995;89:67-71.
68. Hellstrom-Lindberg E, Negrin R, Stein R, et al. Erytroid response to treatment with G-CSF plus erythropoietin for the anemia of patients with myelodysplastic syndromes: proposal for a predictive model. Br J Haematol. 1997;99;344-51.
69. Hellström-Lindberg E, Gulbrandsen N, Lindberg G, et al. A validated decision model for treating the anaemia of myelodysplastic syndromes with erythropoietin + granulocyte colony-stimulating factor: significant effects on quality of life. Br J Haematol. 2003;120(6):1037-46.
70. Greenberg PL, Sun Z, Miller KB, et al. Treatment of myelodysplastic syndrome patients with erythropoietin with or without granulocyte colony-stimulating factor: results of a prospective randomized phase 3 trial by the Eastern Cooperative Oncology Group (E1996). Blood. 2009;114(12):2393-400.
71. Park S, Fenaux P, Greenberg P, et al. Efficacy and safety of darbepoetin alpha in patients with myelodysplastic syndromes: a systematic review and meta-analysis. Br J Haematol. 2016;174(5):730-47.
72. Biesma DH, van den Tweel JG, Verdonck LF. Immunosuppressive therapy for hypoplastic myelodysplastic syndrome. Cancer. 1997;79:1548-51.
73. Molldrem JJ, Caples M, Mavroudis D, et al. Antithymocyte globulin for patients with myelodysplastic syndrome. Br J Haematol. 1997;99:699-705.
74. Shimamoto T, Tohyama K, Okamoto T, et al. Cyclosporin A therapy for patients with myelodysplastic syndrome: multicenter pilot studies in Japan. Leuk Res. 2003;27:783-8.
75. Saunthararajah Y, Nakamura R, Wesley R, et al. A simple method to predict response to immunosuppressive therapy in patients with myelodysplastic syndrome. Blood. 2003;102:3025-7.
76. Stahl M, DeVeaux M, de Witte T, et al. The use of immunosuppressive therapy in MDS: clinical outcomes

and their predictors in a large international patient cohort. Blood Adv. 2018;2(14):1765-1772.

77. Raza A, Meyer P, Dutt D, et al. Thalidomide produces transfusion independence in long-standing refractory anemia of patients with myelodysplastic syndromes. Blood. 2001;98:958-65.

78. List A, Dewald G, Bennett J, et al. Lenalidomide in the myelodysplastic syndrome with chromosome 5q deletion. N Engl J Med. 2006;355:1456-65.

79. Jädersten M, Saft L, Pellagatti A, et al. Clonal heterogeneity in the 5q-syndrome: p53 expressing progenitors prevail during lenalidomide treatment and expand at disease progression. Haematologica. 2009;94:1762-6.

80. Fenaux P, Giagounidis A, Selleslag D, et al. A randomized phase 3 study of lenalidomide versus placebo in RBC transfusion-dependent patients with Low-/Intermediate-1-risk myelodysplastic syndromes with del5q. Blood. 2011;118(14):3765-76.

81. http://portal.anvisa.gov.br.

82. Raza A, Reeves JA, Feldman EJ, et al. Phase 2 study of lenalidomide in transfusion-dependent, low-risk, and intermediate-1 risk myelodysplastic syndromes with karyotypes other than deletion 5q. Blood. 2008;111:86-93.

83. Adès L, Boehrer S, Prebet T, et al. Efficacy and safety of lenalidomide in intermediate-2 or high-risk myelodysplastic syndromes with 5q deletion: results of a phase 2 study. Blood. 2009;113:3947-52.

84. Park S, Kelaidi C, Dreyfus F. Which second line treatments after ESA failure? Oncotarget. 2017;8(45):78255-78256.

85. Platzbecker U, Germing U, Götze KS, et al. Luspatercept for the treatment of anaemia in patients with lower-risk myelodysplastic syndromes (PACE-MDS): a multicentre, open-label phase 2 dose-finding study with long-term extension study. Lancet Oncol. 2017;18(10):1338-1347.

86. Komrokji RS. Activin receptor II ligand traps: new treatment paradigm for low-risk MDS. Curr Hematol Malig Rep. 2019 Jun 15.

87. Silverman LR, Demakos EP, Peterson BL, et al. Randomized controlled trial of azacitidine in patients with the myelodysplastic syndromes: a study of the cancer and Leukemia Group B. J Clin Oncol. 2002;20:2429-49.

88. Fenaux P, Mufti GJ, Hellstrom-Lindberg E et al. International Vidaza High-Risk MDS Survival Study Group. Efficacy of azacitidine compared with that of conventional care regimens in the treatment of higher-risk myelodysplastic syndromes: a randomised, open-label, phase III study. Lancet Oncol. 2009;10:223-32.

89. Kantarjian H, Issa JP, Rosenfeld CS, et al. Decitabine improves patient outcomes in myelodysplastic syndromes: results of a phase III randomized study. Cancer. 2006;106:1794-803.

90. Kantarjian H, Oki Y, Garcia-Manero G, et al. Results of a randomized study of 3 schedules of low-dose decitabine in higher-risk myelodysplastic syndrome and chronic myelomonocytic leukemia. Blood. 2007;109:52-7.

91. WijerMans P, Suciu S, Baila L, et al. Low dose decitabine versus best supportive care in elderly patients with intermediate or high risk MDS not eligible for intensive chemotherapy: final results of the randomized phase III study (06011) of the EORTC leukemia and German MDS Study Groups. Blood (ASH Annual Meeting Abstracts). 2008;112:226.

92. Cheson BD, Simon R. A critical appraisal of low-dose cytosine arabinose in patients with acute non-lymphocytic leukemia and myelodysplastic syndromes. J Clin Oncol. 1986;4:1857-64.

93. Zwierzina H, Suciu S, Loeffler-Ragg J, et al. Low-dose cytosine arabinoside (LD-AraC) vs LD-AraC plus granulocyte/macrophage colony stimulating factor vs LD-AraC plus Interleukin-3 for myelodysplastic syndrome patients with a high risk of developing acute leukemia: final results of a randomized phase III study (06903) of the EORTC Leukemia Cooperative Group. Leukemia. 2005;19:1929-33.

94. Shaffer BC, Ahn KW, Hu ZH, et al. Scoring system prognostic of outcome in patients undergoing allogeneic hematopoietic cell transplantation for myelodysplastic syndrome. J Clin Oncol. 2016;34(16):1864–1871.

95. De Witte T, Bowen D, Robin M, et al. Allogeneic hematopoietic stem cell transplantation for MDS and CMML: recommendations from an international expert panel. Blood. 2017;129(13):1753–1762.

96. Montalban-Bravo G, Garcia-Manero G. Myelodysplastic syndromes: 2018 update on diagnosis, risk-stratification and management. Am J Hematol. 2018;93(1):129-147.

177

Gamopatias Monoclonais

Vania Tietsche de Moraes Hungria

DESTAQUES

- O aumento de imunoglobulina monoclonal resulta de processo clonal maligno ou potencialmente maligno, enquanto o aumento policlonal das imunoglobulinas é causado por processo inflamatório ou reacional.
- O intervalo entre o diagnóstico de Gamopatia Monoclonal de Significado Indeterminado até a progressão variou de 1 a 32 anos (mediana de 10,4 anos). O valor do componente monoclonal ao diagnóstico de GMSI foi o fator preditivo de progressão mais importante.
- Mieloma múltiplo é a segunda neoplasia hematológica mais frequente, correspondendo a 1% de todas as doenças malignas, e 10% das doenças malignas hematológicas
- Anemia, fadiga e dores ósseas constituem a tríade que sugere o diagnóstico de mieloma múltiplo, embora outros achados sugiram também a doença como: fraturas patológicas, hipercalcemia, insuficiência renal, hiperglobulinemia e proteinúria.
- As principais classes de medicamentos que estão disponíveis para uso clínico incluem agentes alquilantes (melfalano, ciclofosfamida) corticosteroides (dexametasona, prednisona), drogas imunomoduladoras (talidomida, lenalidomida, pomalidomida) e inibidores de proteassoma (bortezomibe, carfilzomibe, ixazomibe). Daratumumabe e Isatuximabe são anticorpos monoclonais anti CD38, com papel importante no tratamento do mieloma múltiplo. A escolha terapêutica depende da elegibilidade a transplante autólogo de medula óssea.

INTRODUÇÃO

As gamopatias monoclonais são um grupo de doenças caracterizadas pela proliferação de um único clone de plasmócitos que produzem uma proteína monoclonal (M) homogênea. A proliferação clonal de plasmócitos resulta em um espectro de condições clínicas, que variam desde a presença de uma proteína M no sangue ou urina, até uma doença sintomática com comprometimento de órgãos. Em neoplasias plasmocitárias sintomáticas, os sintomas podem resultar da infiltração por plasmócitos monoclonais, efeitos das proteínas monoclonais secretadas, ou interação entre os plasmócitos e o microambiente da medula óssea.

Embora essas doenças tenham sido identificadas em todas as idades, são mais comuns na população idosa, geralmente na sexta década da vida ou mais. A mais comum é a gamopatia monoclonal de significado indeterminado (GMSI), caracterizada pela baixa quantidade de plasmócitos aumentados, sem impacto no indivíduo e não requer intervenção terapêutica. A grande maioria de pacientes com GMSI não evolui com consequências devido ao aumento de plasmócitos e proteína M, mas uma fração de pacientes desenvolverá um quadro sintomático. Em contraste à GMSI, pacientes com mieloma múltiplo sintomático, amiloidose sistêmica de cadeia leve, ou macroglobulinemia de Waldenström frequentemente necessitam de tratamento.

Cada proteína M consiste em duas cadeias pesadas da mesma classe e subclasse, e duas cadeias leves do mesmo tipo. As imunoglobulinas policlonais são produzidas por vários clones de plasmócitos. A população de imunoglobulinas policlonais é heterogênea com relação às classes de cadeias pesadas e incluem os dois tipos de cadeias leves. Os diferentes tipos de imunoglobulinas são designados por letras, que correspondem ao isotipo de suas cadeias pesadas, as quais são designadas pelas letras gregas: gama (γ) constitui a imunoglobulina G (IgG); alfa (α) é chamada IgA, mu (μ) está presente na IgM; delta (δ) ocorre na IgD; e epsílon (ε) caracteriza a IgE. IgG1, IgG2, IgG3, e IgG4 são as subclasses de IgG, e as subclasses de IgA são IgA1 e IgA2. Kappa (κ) e lambda (λ) são os 2 tipos de cadeias leves.

É importante distinguir se a gamopatia é monoclonal ou policlonal. O aumento de imunoglobulina monoclonal resulta de processo clonal maligno ou potencialmente maligno, enquanto o aumento policlonal das imunoglobulinas é causado por processo inflamatório ou reacional.

O diagnóstico das doenças relacionadas aos plasmócitos baseia-se na demonstração de uma ou mais das seguintes alterações: proteína M no sangue ou urina, presença de plasmócitos monoclonais na medula óssea, sangue periférico, e plasmocitomas em outros tecidos.

A análise do soro ou urina requer um método sensível e rápido para detectar a proteína M, além de específico para identificar o tipo da cadeia pesada e leve. Os exames requeridos para demonstrar o componente monoclonal são: eletroforese de proteínas do sangue ou urina, imunofixação de proteínas do sangue ou urina com a utilização de anticorpos específicos para cada cadeia pesada e leve, e quantificação de cadeias leves livres das imunoglobulinas.

A eletroforese de proteínas permite detectar a presença da proteína M. Após reconhecer a banda localizada na eletroforese, deve ser realizada a imunofixação de proteínas para confirmar a presença de uma proteína M e determinar o tipo de cadeia pesada e leve.

Entretanto, estes testes podem ser negativos, porque alguns pacientes podem secretar pouca quantidade de cadeias leves livres, as quais podem ser detectadas quantitativamente em ensaios que quantificam as cadeias kappa e lambda livres circulantes. Quando a razão entre kappa e lambda está alterada da variação normal, pode indicar a presença de um processo clonal. Com esses três testes, é possível realizar o diagnóstico das doenças relacionadas aos plasmócitos em 98% dos casos, com uma pequena minoria "não secretores", ou seja, que não secretam nenhuma proteína monoclonal.

Outro aspecto do diagnóstico das doenças plasmocitárias é a demonstração de plasmócitos monoclonais. Normalmente, encontramos menos de 5% de plasmócitos na medula óssea, enquanto nas doenças plasmocitárias esse número pode variar de pequeno aumento, até uma medula óssea substituída por plasmócitos. A monoclonalidade dos plasmócitos pode ser detectada por imunofenotipagem ou imunoistoquímica.

O espectro de doenças plasmocitárias consiste em gamopatia monoclonal de significado indeterminado, mieloma indolente, mieloma múltiplo, plasmocitoma ósseo ou extramedular, macroglobulinemia de Waldenstrom, amiloidose de cadeia leve, doença de depósito de cadeia leve e síndrome de POEMS (polineuropatia, organomegalia, endocrinopatia, gamopatia monoclonal e lesões de pele).

Neste capítulo, abordaremos gamopatia monoclonal de significado indeterminado e mieloma múltiplo.

GAMOPATIA MONOCLONAL DE SIGNIFICADO INDETERMINADO (GMSI)

O termo GMSI denota a presença de uma proteína M em pessoas sem evidência de mieloma múltiplo (MM), macroglobulinemia de Waldenström (MW), amiloidose primária, doenças linfoproliferativas, plasmocitoma ou outras doenças relacionadas. A GMSI é caracterizada pela presença de uma proteína M abaixo de 3 g/dl, medula óssea que contém menos de 10% de plasmócitos, nenhum sinal de dano em órgãos ou tecidos, e nenhuma outra doença dos plasmócitos. Portanto, sem evidência de hipercalcemia, insuficiência renal, anemia e comprometimento ósseo.[1]

O achado de proteína M é um evento inesperado na avaliação laboratorial de uma doença não relacionada ou em exame de rotina. Inicialmente, utilizava-se o termo gamopatia monoclonal benigna, mas era confuso, pois não é possível sabermos ao diagnóstico se o processo proliferativo dos plasmócitos que produz proteína M permanecerá estável e benigno, ou os pacientes desenvolverão mieloma múltiplo, MW, amiloidose ou doença correlata durante o acompanhamento.

Epidemiologia

GMSI é diagnosticado em aproximadamente 3% de pessoas acima de 70 anos na Suécia,[2] Estados Unidos[3] e França.[4] A frequência de proteína M aumenta com a idade. Crawford *et al.* encontraram proteína M em 10% das pessoas com idade acima de 80 anos.[5]

A incidência de proteína M é mais alta em indivíduos afro-americanos do que em brancos.[6] Em contraste, a incidência das gamopatias monoclonais é menor em pacientes japoneses mais velhos.[7]

Diferenciação entre GMSI e mieloma

O paciente com GMSI é assintomático. A quantidade da proteína M no soro ou urina, valor da hemoglobina, número de plasmócitos e a presença de hipercalcemia, insuficiência renal e lesões líticas são úteis no diagnóstico diferencial.

A proteína M no soro acima de 3 g/dl frequentemente indica mieloma, mas alguns pacientes podem ter mieloma indolente e permanecer estável por um longo período. Pacientes com mieloma indolente têm proteína M acima de 3 g/dl e plasmócitos acima de 10%, mas sem anemia, insuficiência renal, hipercalcemia, lesões líticas ou outras manifestações clínicas.[1] É de fundamental importância identificarmos este subgrupo de pacientes, pois eles não necessitam serem submetidos à quimioterapia enquanto não houver progressão da doença, podendo permanecer estável por muitos anos.

Os valores de imunoglobulinas não comprometidas ajudam a diferenciar uma doença benigna de maligna. Em muitos pacientes com mieloma, os valores das imunoglobulinas não envolvidas estão reduzidos. Entretanto, uma redução das imunoglobulinas pode também ocorrer em GMSI. Aproximadamente 30% dos pacientes com GMSI têm uma diminuição das imunoglobulinas não envolvidas.[8]

Portanto, a redução das imunoglobulinas não envolvidas não é um fator preditivo de transformação maligna. De fato, 26% dos pacientes cujo valor da proteína M manteve-se estável durante acompanhamento mediano de 22 anos apresentavam uma diminuição das imunoglobulinas não comprometidas quando a proteína M foi identificada. Em contraste, em um outro relato, a redução das imunoglobulinas não envolvidas foi significativamente associada com probabilidade maior de transformação maligna.[9]

Frequentemente, a presença de plasmócitos acima de 10% na medula óssea sugere mieloma, mas alguns pacientes com valores acima permanecem estáveis. O aspecto morfológico dos plasmócitos é de pouca ajuda para diferenciar doença benigna de maligna, é importante identificar a monoclonalidade.

A avaliação óssea por imagem nem sempre é necessária, particularmente para aqueles pacientes com pequena quantidade de componente monoclonal e assintomático.

Transformação maligna

O diagnóstico de GMSI não é difícil, mas nenhum achado ao diagnóstico permite com segurança distinguirmos os pacientes que se manterão estáveis daqueles que desenvolverão uma doença maligna. O que impulsiona a progressão de GMSI para MM é pouco conhecido.

Os valores iniciais da hemoglobina, a quantidade de proteína M no soro ou na urina, e a morfologia e número de plasmócitos na medula óssea, são úteis na diferenciação da GMSI e do mieloma. Entretanto, não são úteis para predizer um processo maligno subsequente. Tanto o aumento do componente monoclonal inicial como a percentagem de plasmócitos da medula óssea não acrescentam um valor preditivo para transformação maligna em vários estudos.

GMSI constitui a pré fase do mieloma, e que, frequentemente, desenvolve-se após um longo período de estabilidade, e pode persistir por mais de 20 anos. Um número considerável de pacientes com mieloma tiveram GMSI. Kyle *et al.* relataram que, de 55 pacientes diagnosticados com mieloma em Olmsted County, Minnesota, 58% foram precedidos por GMSI, mieloma indolente ou plasmocitoma.[10] Quando a transformação maligna ocorre, é sempre o mesmo tipo de proteína M que havia sido identificado quando da GMSI.

Alterações citogenéticas na evolução de GMSI para mieloma múltiplo

Com relação à citogenética convencional, a avaliação de GMSI tem pouco sucesso. Investigações de anormalidades cromossômicas numéricas têm sido realizadas com o uso de hibridização *in situ* com fluorescência (FISH).[11] Foram demonstradas anormalidades numéricas em pacientes com GMSI e MM. Ao utilizar FISH ao diagnóstico e acompanhamento, foi demonstrado que os pacientes com GMSI adquirem vagarosamente e gradualmente, mas inevitavelmente, alterações cromossômicas numéricas, distribuídas entre vários subclones relacionados, mas não diretamente relacionados à transformação em MM.[12]

Com relação às anormalidades cromossômicas estruturais em GMSI, acredita-se que as translocações cromossômicas que envolvem 14 q32 sejam eventos iniciais na patogênese de muitas neoplasias de células B, o que inclui MM. Em estudo que avaliou as anormalidades cromossômicas em 855 pacientes com GMSI, mieloma indolente e MM,[13] a incidência de rearranjos 14 q32 foi quase de 50% em GMSI e mieloma indolente, o que sugere que eles ocorrem no início do desenvolvimento clonal e que a incidência de t (11;14) seja semelhante em todas as condições (~15%). Em contraste, t (4;14) quase nunca foi encontrado em GMSI e mieloma indolente, provavelmente porque esta translocação precipita diretamente plasmócitos clonais (PCs) em PCs completamente malignos, e não passa por GMSI. A deleção do cromossomo 13 (del (13)) foi observada em todos os estágios. Uma menor incidência em GMSI comparado ao MM (21% *versus* 43%), mas outros autores encontraram uma incidência semelhante de 50%.[14] Del (13) é um evento precoce na oncogênese, mas se é de importância na progressão de GMSI para MM é ainda controverso. Em geral, translocações semelhantes são encontradas em GMSI e MM.

Acompanhamento da proteína monoclonal

Devido à alta prevalência de proteína monoclonal na prática clínica, é importante observarmos se a doença se manterá estável, ou, pelo contrário, progredirá para um processo proliferativo monoclonal sintomático e necessita de tratamento.

Kyle *et al.* avaliaram 241 pacientes com GMSI diagnosticados de 1956 até 1970, acompanhados por 1 a 39 anos. Na conclusão desse estudo, os pacientes foram classificados como: 1) vivos sem aumento substancial da proteína M (6%), 2) aumento da proteína-M acima de 3 g/dl, mas não necessitando de terapia para MM ou MW (10%), 3) morreram de causas não relacionadas (57%), ou 4) desenvolveram MM, MW, amiloidose, ou doença linfoproliferativa (27%). Sessenta e nove por cento daqueles que progrediram, desenvolveram MM. O intervalo entre o diagnóstico de GMSI até a progressão variou de 1 a 32 anos (mediana de 10,4 anos). O risco atuarial de progressão foi de 17% aos 10 anos, 34% aos 20 anos e 39% aos 25 anos.[15] A transformação maligna não foi influenciada pela idade, sexo, classe de cadeia pesada, subclasse de IgG, tipo de cadeia leve, presença de hepatomegalia, valores de hemoglobina, pico de proteína M, creatinina, albumina, ou número ou aparecimento de plasmócitos na medula óssea.

Em outra publicação,[16] 1384 pacientes de 11 condados do sudeste de Minnesota, avaliados na Mayo Clinic de 1960 até 1994 com GMSI, foram acompanhados a longo prazo. A idade mediana ao diagnóstico foi de 72 anos e somente 2% com idade abaixo de 40 anos. O tipo de proteína M foi IgG em 70%, IgA em 12% e IgM em 15% dos pacientes. A gamopatia biclonal foi encontrada em 3%. O número de pacientes com progressão para doença dos plasmócitos (115) foi 7,3 vezes o número esperado com base nas taxas de incidência para essas condições. O risco de desenvolver MM aumentou 25 vezes, MW 46 vezes e amiloidose primária 8,4 vezes. O risco de linfoma (IgM) aumentou 2,4 vezes. Mieloma múltiplo correspondeu a 65% dos 115 pacientes. O risco atuarial de progressão foi 10% aos 10 anos e 21% aos 20 anos. O risco de progressão foi de aproximadamente 1% ao ano. O risco de morte por doenças cardiovasculares, cerebrovasculares ou doenças malignas de outras células foi de 53% aos 10 anos e 72% aos 20 anos. O valor do componente monoclonal ao diagnóstico de GMSI foi o fator preditivo de progressão mais importante. O risco de progressão para MM ou doença relacionada aos 20 anos foi de 14% para o nível inicial de proteína M de 0,5 g/dl, 16% para o nível de 1,0 g/dl, 20% para o nível de 2,0 g/dl e 64% para 3,0 g/dl. Pacientes com proteína M tipo

IgM ou IgA apresentaram maior risco de progressão do que aqueles com proteína M tipo IgG (p < 0,001). A redução de uma ou duas imunoglobulinas não comprometidas ocorreu em 38% dos pacientes, mas isto não influenciou a progressão. Uma cadeia leve monoclonal foi encontrada na urina em 31%, mas também não influenciou na progressão. Nesse estudo, concluiu-se que a probabilidade dos pacientes com GMSI morrerem de doença não relacionada foi maior do que a progressão.

Para GMSI não há tratamento. É importante o acompanhamento do paciente a longo prazo. Até o momento, não há nenhum fator que possa indicar com segurança uma progressão de GMSI para MM ou doenças relacionadas.

Recomenda-se a monitorização da proteína monoclonal, inicialmente, a cada 3 a 6 meses, de um a dois anos, seguido de avaliação anual, se confirmado a estabilidade dos níveis dessa proteína.

MIELOMA INDOLENTE (SMOLDERING)

Provavelmente, o mieloma indolente não representa uma entidade biológica única, mas uma fase de transição entre GMSI e MM, caracterizada por aumento da proteína M sérica ≥ 3 g/dl ou proteína M urinária ≥ 500 mg/24 horas, com aumento dos plasmócitos da medula óssea (10% a 60%). Nessa fase da doença, não há um sinal de danos de órgãos.[17]

Fatores prognósticos

O risco estimado de progressão para MM é de 10% ao ano nos primeiros 5 anos do diagnóstico, e 4% ao ano, nos 5 anos subsequentes e 1% ao ano, nos próximos 10 anos. Muitos fatores de risco têm sido descritos nos últimos anos.

Por ser tratar de uma doença com desfechos muito heterogêneos, o grupo da Mayo Clinic propôs uma classificação para predizer o risco de progressão para MM. Foram avaliados 3 diferentes subgrupos de mieloma indolente: grupo 1 com proteína M sérica ≥ 3 g/dl e ≥ 10% de plasmócitos na medula óssea, no qual o tempo mediano para a progressão foi de 2 anos; grupo 2 com < 3 g/dl de proteína M e ≥ 10% de plasmócitos, com mediana de progressão de 8 anos; e grupo 3 com proteína M ≥ 3 g/dl e < 10% de plasmócitos; com tempo mediano para progressão de 19 anos.[18]

O grupo espanhol propôs uma estratificação que se baseia na percentagem de plasmócitos com fenótipo aberrante (alto risco se ≥ 95% do total são clonais) e acrescenta a imunoparesia (diminuição de uma ou duas das imunoglobulinas não envolvidas), com mediana de tempo para a progressão de 23 meses quando houveram dois fatores de risco presentes, de 73 meses quando houver somente um fator de risco, e a mediana não foi atingida quando nenhum fator de risco foi identificado.[19]

Recentemente, um estudo retrospectivo e multicêntrico avaliou 2004 pacientes com mieloma indolente, diagnosticados após janeiro de 2004. O objetivo foi identificar as alterações laboratoriais e clínicas de pacientes que evoluíram para MM em 2 anos. Plasmócitos na medula óssea > 20%, a proteína M > 2 g/dl, a relação da cadeia leve livre sérica envolvida e não envolvida > 20 foram os fatores independentes associados com a progressão para MM. Com este modelo de risco (20/2/20), os pacientes foram classificados com baixo risco (0), intermediário (1), e alto risco (≥ 2). O estudo mostrou que pacientes com qualquer um de dois riscos dos três fatores foram considerados de alto risco, com 50% de possibilidade de progredir para MM em 2 anos.[20]

Em 2014, International Myeloma Working Group (IMWG) reclassificou os pacientes com mieloma indolente com ultra alto risco, os quais apresentam plasmócitos > 60% na medula óssea ou razão das cadeias leves livres séricas envolvidas e não envolvidas ≥ 100 ou > 1 lesão focal óssea na ressonância magnética. Estes pacientes são considerados agora como MM, e devem iniciar o tratamento.[17]

Até recentemente, a observação tem sido a opção para os pacientes com mieloma indolente, até o surgimento de critérios para MM. Com a introdução de novas drogas, este paradigma mudou e muitos estudos clínicos são conduzidos em pacientes com mieloma indolente com alto risco de progressão para MM.

Esses estudos podem ter dois tipos diferentes de abordagem. Uma opção seria utilizar esquemas terapêuticos de baixa intensidade, para controle clonal, e a outra possibilidade seria com esquemas intensivos, com o objetivo da erradicação do clone.

O grupo espanhol de mieloma (GEM) demonstrou aumento da sobrevida livre de progressão e sobrevida global, com a utilização da combinação de lenalidomida e dexametasona para pacientes com mieloma indolente de alto risco.[21]

Em publicação recente, Lonial *et al.* compararam a lenalidomida *versus* observação para pacientes com mieloma indolente com risco intermediário e alto risco. A sobrevida livre de progressão aos 3 anos foi de 91% para os que receberam a lenalidomida *versus* 66% para os que estavam em observação (HR: 0,28; p = 0,0005), o que favorece a lenalidomida.[22]

Há vários estudos com novas drogas em andamento para pacientes com mieloma indolente, alguns que incluem o transplante autólogo da medula óssea, com o objetivo de cura da doença.

Embora ainda haja muita divergência com relação ao tratamento precoce dos pacientes com mieloma indolente, as evidências dos estudos clínicos são cada vez mais favoráveis ao tratamento de pacientes com alto risco de progressão para MM.

MIELOMA MÚLTIPLO

Epidemiologia e etiologia

MM é a segunda neoplasia hematológica mais frequente, corresponde a 1% de todas as doenças malignas e 10% das doenças malignas hematológicas, com incidência aproximadamente de 4 por 100.000. No mundo, a estimativa é de 86.000 novos casos e aproximadamente 62.500 mortes ao ano, o que representa aproximadamente 2% das mortes ocasionadas por câncer.[23]

A frequência do mieloma múltiplo na população é fortemente influenciada pela idade, raça e acesso a bom atendimento da saúde. A incidência é levemente mais comum em homens do que em mulheres. Com relação à idade, nos Estados Unidos da América a idade mediana ao diagnóstico de mieloma múltiplo é 71 anos, e varia de 66 anos em homens negros a 73 anos nas mulheres brancas. RaXramente detectado abaixo dos 35 anos (0,6% de todos os casos no período). A incidência aumenta com a idade, atingindo 40,3% acima de 80 anos.[24] A incidência por raça varia de 0,5/100.000 nos asiáticos a 8,2/100.000 em afro-americanos, o que sugere uma diferença significativa entre raças.

Há pouco conhecimento sobre a incidência e os aspectos clínicos do mieloma múltiplo na América Latina. No Brasil, por exemplo, a incidência de mieloma múltiplo é praticamente desconhecida, uma vez que a doença não aparece nas estimativas anuais fornecidas pelo Instituto Nacional de Câncer.[25]

Hungria *et al.* avaliaram o perfil do mieloma múltiplo em 16 instituições brasileiras. Dos 1.112 pacientes avaliados, no período de 1998 a 2004, havia 49,7% do sexo feminino e 50,3% do sexo masculino, com idade mediana de 60,5 anos, e a maioria dos pacientes apresentava doença avançada (76,2% em estádio III de Durie & Salmon).[26]

A causa do mieloma múltiplo ainda não é bem estabelecida. Radiação pode ter um papel no aumento da incidência, que foi relatado nos sobreviventes da bomba atômica. Há incidência maior em associação à exposição ao benzeno, outros solventes orgânicos e produtos do petróleo. Vários estudos associam o risco de mieloma à exposição a pesticidas, como, por exemplo, as dioxinas. Estímulo antigênico crônico e infecção com vírus HHV-8 são sugeridos como causa, mas ainda não foram bem elucidados.[27] Fatores genéticos podem estar relacionados, já que estudos demonstram um aumento de duas vezes do risco de GMSI e mieloma dentre os familiares de pacientes com mieloma múltiplo.

Patogênese

Mieloma múltiplo sempre é precedido de uma fase de GMSI, provavelmente presente por 8 a 10 anos do início do mieloma. As alterações específicas que levam à evolução de GMSI para mieloma ainda não foram bem elucidadas, mas, provavelmente, reflete o efeito das alterações genéticas que levam ao acúmulo de plasmócitos malignos, o desenvolvimento de mudanças no microambiente da medula óssea que levam ao crescimento tumoral e falência do sistema imune para controlar a doença.

Anormalidades genômicas

As células do mieloma, na sua maioria, apresentam múltiplas anormalidades genéticas, com uma heterogeneidade significativa, o que destaca a instabilidade genética e a evolução clonal que acompanha a progressão da doença.

Essas anormalidades podem ser categorizadas dentro de alterações cromossômicas, que inclui as translocações, principalmente a envolver o *locus* IGH no cromossomo 14 q32 e trissomias de múltiplos cromossomos, pontos de mutações, alterações epigenéticas e desregulação de microRNA.

As translocações nas células do mieloma afetam tipicamente a região da cadeia pesada da imunoglobulina. Cerca de 40% dos casos apresentam translocação IGH.

Os pacientes com mieloma podem ser agrupados em duas grandes categorias de acordo com a ploidia: grupo hiperdiploide e não hiperdiploide. As translocações do IGH são as mais prevalentes no grupo não hiperdiploide. Da mesma forma, a deleção e monossomia do 13 e ganhos do 1q ocorrem predominantemente em mieloma não hiperdiploide. Por outro lado, o grupo hiperdiploide está associado com trissomias e baixa incidência de alterações cromossômicas estruturais.[28]

A perda do cromossomo 13 é a monossomia mais comum em mieloma, e é frequentemente associada com a translocação IGH, deleção do 17p, e ganhos do 1q (40% a 50% dos pacientes recém-diagnosticados). A perda do braço curto do cromossomo 17, que leva à perda do TP53, ocorre em 5% a 10% de pacientes com mieloma recém-diagnosticado, mas é frequente na recidiva da doença, especialmente em pacientes tratados com agentes alquilantes.[29]

Interação entre os plasmócitos e o microambiente da medula óssea

A interação entre as células do mieloma e o microambiente tumoral, tipicamente a medula óssea, é a chave para a patogênese e progressão da doença. Na medula, as células do mieloma aderem às proteínas da matriz celular e células do estroma, por meio de moléculas de adesão presentes nas células do mieloma, ou nas células do estroma, ou nas células endoteliais da medula.

A adesão das células do mieloma ao microambiente da medula óssea induz a secreção de citoquinas, como o fator de necrose tumoral-α, interleucina-6 e fator de crescimento do endotélio. Essas e outras citoquinas acionam as vias de sinalização, como RAF/MEK/MAPK, PI3K/AKT, NF-kB e JAK/STAT, as quais mediam a proliferação das células do mieloma e inibem a apoptose.

Aspectos clínicos

Anemia, fadiga e dores ósseas constituem a tríade que sugere o diagnóstico de mieloma múltiplo, embora outros achados sugiram também a doença, como: fraturas patológicas, hipercalcemia, insuficiência renal, hiperglobulinemia e proteinúria de Bence-Jones.

Dor óssea é o sintoma mais frequente, ocorre entre 50% e 90% dos pacientes, geralmente localizada nas costas e tórax e, com menos frequência, nos membros.[30] A dor é induzida pelo movimento. Dores persistentes podem indicar fratura ou compressão de raiz nervosa. A dor é devido a proliferação das células do mieloma que produzem fatores ativadores do osteoclasto, o que causa um aumento da atividade osteoclástica, e leva à intensa reabsorção óssea, com perda óssea difusa, lesões líticas e fraturas. O principal local de acometimento é o esqueleto axial. Pode haver redução da altura do paciente de até vários centímetros devido ao colapso vertebral. A compressão da medula espinhal ocorre em até 10% dos pacientes.

Decorrente da reabsorção óssea, entre 20% e 30% dos pacientes apresentam hipercalcemia ao diagnóstico.[30] Os sintomas são polidipsia, náusea, irritabilidade, confusão mental e pré-coma.

A anemia ocorre em 60% dos pacientes ao diagnóstico,[30] é uma característica típica do mieloma, e tem como causa, além do deslocamento físico dos precursores de eritrócitos da medula óssea, a inibição específica da eritropoese pelas citocinas do microambiente. O comprometimento renal é mais um fator que pode contribuir para a anemia.

O comprometimento renal em mieloma múltiplo é comum, e sua incidência relatada é de 20% a 60% ao diagnóstico.[31] A alteração renal ocorre devido às cadeias leves monoclonais filtradas, que se precipitam e provocam uma disfunção tubular que formam cilindros intratubulares com sua consequente obstrução. A hipercalcemia, desidratação e infecção são os fatores mais importantes que precipitam entre 50% e 95% a insuficiência renal. Outro fator que pode contribuir é o uso de drogas anti-inflamatórias não esteroides, frequentemente utilizadas para a dor. Ocorre amiloidose em 10% a 15% dos pacientes, o que pode produzir síndrome nefrótica e/ou insuficiência renal.

A complicação neurológica mais frequente é a radiculopatia, que atinge geralmente a coluna torácica, lombar e sacro, e resulta da compressão da raiz nervosa decorrente do colapso da vértebra ou por plasmocitoma extramedular, e causa dores intensas, com possibilidade de parestesia ou até plegia.

Infecção é uma importante causa de morbidade e mortalidade em pacientes com mieloma, ao diagnóstico e durante a evolução. Cerca de 25% dos pacientes morrem de infecção nos primeiros 6 meses após o diagnóstico.[32] A incidência de infecções em pacientes com mieloma múltiplo é 15 vezes maior do que em indivíduos normais. Os patógenos mais comuns são o *Streptococcus pneumoniae* e o *Haemophilus influenzae*; entretanto, na atualidade, os microrganismos *Gram*-negativos são responsáveis por mais de 50% das infecções. A propensão à infecção resulta do comprometimento da resposta humoral, deficiência de imunoglobulinas normais e neutropenia.

A síndrome da hiperviscosidade ocorre em 6% dos pacientes.[30] Os sinais mais frequentes são decorrentes de alterações da coagulação, principalmente sangramentos de mucosas. Alterações neurológicas como cefaleia, tonturas e coma são comuns. Sintomas de insuficiência cardíaca podem se manifestar.

Diagnóstico laboratorial

A anemia normocítica normocrômica é o achado mais frequente em pacientes com mieloma múltiplo, e ocorre em 2/3 dos pacientes ao diagnóstico.

A maioria dos pacientes apresenta produção de imunoglobulina monoclonal, com a mais frequente a IgG, em 60% dos casos, IgA em 20%, cadeia leve em 17%, IgD, IgE, biclonal e não secretores são raros.

A eletroforese de proteínas é um estudo fundamental para detectar a presença de proteína M no soro ou na urina. A imunofixação de proteínas deve ser realizada para confirmar a presença da proteína monoclonal e determinar as cadeias pesadas e leves das imunoglobulinas envolvidas.

A quantificação das cadeias leves livres no soro complementa a imunofixação.

A biópsia e/ou o aspirado da medula óssea dos pacientes com mieloma múltiplo mostra um aumento dos plasmócitos, que constituem 10% ou mais das células nucleadas.

Diagnóstico por imagem

Novas técnicas de imagem aumentaram a sensibilidade para a detecção de lesões ósseas quando comparadas aos estudos radiográficos convencionais. A tomografia computadorizada de corpo inteiro com baixa dose tem alta sensibilidade para a detecção de lesões ósseas. Ressonância magnética apresenta sensibilidade para avaliação de tecidos moles e infiltração da medula óssea, mas é inferior para avaliação da doença óssea. Finalmente, o PET/CT permite a avaliação do metabolismo do tumor e a atividade da doença.[33]

Critérios diagnósticos

Em 2014, ao considerar a evolução dos exames de imagem e laboratoriais cada vez mais sensíveis, além da identificação de biomarcadores associados ao desenvolvimento precoce de doença, os critérios diagnósticos foram revistos e foram definidos ao observar a presença de plasmócitos clonais maior que 10% na medula óssea ou plasmocitoma extramedular associado a um ou mais dos seguintes: cálcio sérico > 0,25 mmol/L (> 1 mg/dl) maior que o limite superior de normalidade ou > 2,75 mmol/L (> 11 mg/dl); clearance de creatinina < 40 mL/min, ou creatinina sérica > 2 mg/dl; hemoglobina < 2 g/dl abaixo do limite inferior ou Hb < 10 g/dl, uma ou mais lesões osteolíticas na radiografia de esqueleto, TC ou PET-CT. Ou qualquer um dos seguintes biomarcadores: plasmócitos acima de 60% na medula óssea, relação de cadeia leve livre envolvida/não envolvida maior ou igual a 100 ou mais que 1 lesão focal na Ressonância Magnética maior que 5 mm.[17]

Prognóstico

A sobrevida de paciente com mieloma múltiplo varia de poucos meses a mais de 10 anos. Esta heterogeneidade está relacionada às características do próprio mieloma e do hospedeiro. A identificação de fatores que influenciam o prognóstico é muito importante para predizer o resultado, auxiliar na escolha do tratamento, e estratificar adequadamente os pacientes em estudos clínicos.

O estadiamento desenvolvido por Durie e Salmon, em 1975, foi um dos mais utilizados e atualmente substituído pelo International Staging System (ISS) que se baseia na β_2-microglobulina sérica e a albumina, e classifica os pacientes em três grupos de risco: estádio I: $\beta_2 M < 3,5$ mg/L e Albumina $\geq 3,5$ g/dl; estádio II: $\beta_2 M < 3,5$ mg/L e Albumina $< 3,5$ g/dl ou $\beta_2 \geq 3,5$- $< 5,5$ mg/L; estádio III: $\beta_2 \geq 5,5$ mg/L. Os pacientes com doença em estágio I possuem sobrevida global mediana de 62 meses, enquanto a sobrevida global mediana no estágio II é de 44 meses, e de 29 meses no estágio III.[34]

Como nesse estudo não foram incluídos pacientes brasileiros e de nenhum centro da América Latina, foi realizado um estudo para confirmar a utilidade do ISS em pacientes brasileiros com mieloma múltiplo. Com a participação de 16 centros brasileiros, foram avaliados 1.112 pacientes diagnosticados no período de janeiro de 1998 a dezembro de 2004. A sobrevida global mediana dos pacientes em estádio ISS I não foi atingida ao tempo da análise, ISS II 65,5 meses e ISS III 26 meses, com diferença significativa. Desta forma, foi possível confirmar que o ISS é fator prognóstico útil em pacientes brasileiros com mieloma múltiplo.[26]

As anormalidades genéticas em mieloma estão relacionadas com os diferentes desfechos. Pacientes com del17p, t(4;14), t(14;16), e t(14;20) apresentam resultados piores comparados aos outros pacientes, e são considerados pacientes de alto risco, enquanto aqueles com trissomias apresentam melhores resultados. Estudos recentes sugerem que as anormalidades do cromossomo 1, tais como amplificação do 1q e deleção do 1p, podem indicar piores resultados.

Ao avaliar a importância das anormalidades cromossômicas e impacto na sobrevida global dos pacientes com mieloma, o estadiamento ISS foi reformulado, e acrescentou ao ISS o valor do DHL e presença das seguintes alterações: del17p, t(4,14) e t(14,16) analisadas pelo método de *FISH*. Foram identificados 3 grupos de risco: estádio R-ISS1: ISS 1, DHL normal, FISH sem del(17p); t(4;14) ou t(14;16); R-ISS2: nem R-ISS1 nem R-ISS3; R-ISS3: ISS3 e DHL acima do normal ou FISH com del(17p); t(4;14) ou t(14;16). Os pacientes com doença em estágio R-ISS1 não atingiram a sobrevida global mediana, enquanto a sobrevida global mediana no estágio R-ISS2 é de 83 meses, e de 43 meses no estágio R-ISS3.[35]

Tratamento

O tratamento do mieloma múltiplo (MM) está evoluindo rapidamente, várias novas drogas e combinações são testadas. A sobrevida global dos pacientes aumentou de duas a três vezes nas últimas décadas.

As principais classes de medicamentos que estão disponíveis para uso clínico incluem agentes alquilantes (melfalano, ciclofosfamida) corticosteroides (dexametasona, prednisona), drogas imunomoduladoras (talidomida, lenalidomida, pomalidomida) e inibidores de proteassoma (bortezomibe, carfilzomibe, ixazomibe). Daratumumabe e isatuximabe são anticorpos monoclonais anti-CD38, com papel importante no tratamento do mieloma múltiplo.

Os objetivos do tratamento incluem: reverter as complicações relacionadas à doença, assim como atingir as melhores respostas, profundas e duradouras. Infelizmente, a maioria dos pacientes apresentará recidiva do mieloma e necessitará de várias linhas de terapias.

A avaliação de resposta ao tratamento é baseada na avaliação das proteínas monoclonais no sangue e urina, além da quantificação de plasmócitos na medula óssea para confirmação de pacientes em remissão completa. Estes critérios de resposta foram definidos pelo International Myeloma Working Group.[12]

Tratamento de mieloma recém-diagnosticado

O principal fator considerado para o tratamento inicial é a elegibilidade para o transplante autólogo da medula óssea, a se basear na idade, *performance status* e comorbidades. Os tratamentos atuais podem produzir respostas profundas, e alguns pacientes podem atingir uma excelente resposta, com a negatividade da doença residual mínima, que está associada a uma melhora da sobrevida livre de progressão e da sobrevida global.

Pacientes elegíveis ao transplante

Terapia de indução

Os pacientes candidatos ao transplante recebem geralmente 3 a 6 ciclos de terapia de indução, para controle da doença e redução da carga tumoral. Até a introdução dos novos fármacos, a combinação de vincristina, doxorrubicina e dexametasona (VAD) era o esquema padrão para a preparação para o transplante. Atualmente, os regimes baseados em bortezomibe e dexametasona, associados a uma terceira droga como: ciclofosfamida (VCd), talidomida (VTd) e lenalidomida (VRd), são os esquemas mais utilizados.

Em uma metanálise de 4 estudos randomizados europeus (IFM, HOVON/GMMG, PETHEMA/GEM e GIMEMA), que inclui 1.572 pacientes, as combinações baseadas em bortezomibe foram superiores em termos de taxa de resposta, sobrevida livre de eventos e sobrevida global, comparadas aos esquemas que não incluíram bortezomibe. Desta forma, a taxa de remissão completa pré-transplante foi de 14% *versus* 4%, e a taxa de resposta completa pós-transplante foi de 26% *versus* 14% para os regimes baseados em bortezomibe ou não, respectivamente. A sobrevida livre de progressão foi de 35,9 meses *versus* 28,6 meses (p < 0,001) e a sobrevida global foi 79% aos 3 anos *versus* 74% (p = 0,04), o que favoreceu as combinações baseadas em bortezomibe.[37]

A combinação de bortezomibe e imunomoduladores tem demonstrado bons resultados. O grupo espanhol não apenas demonstrou altas taxas de resposta com a combinação VTd, como um aumento da sobrevida livre de progressão mediana de 56 meses.[38]

O regime VRd é muito utilizado e está associado às altas taxas de resposta global e completa. Em um ensaio randomizado do Southwest Oncology Group (SWOG), o tratamento com VRd levou a PFS e OS superiores em comparação com lenalidomida mais dexametasona. O Intergroupe Francophone du Myelome (IFM) demonstrou que a taxa de sobrevida global com VRd aos 4 anos foi acima de 80% com ou sem transplante precoce.[39]

Para melhorar os resultados dos esquemas de indução, vários estudos clínicos são testados, de forma a adicionar um anticorpo monoclonal. O estudo CASSIOPEIA demonstrou que, ao acrescentar o daratumumabe (anti-CD38) ao regime VTd, atingiram-se excelentes taxas de resposta, com 29% de resposta completa rigorosa após a consolidação.[40]

Ao associar o daratumumabe ao regime VRd padrão, um ensaio clínico randomizado de fase II, o Dara-VRd mostrou respostas profundas.[41]

As combinações quadriplets, com anticorpos monoclonais, apresentam excelentes resultados e são muito promissoras.

Após a indução, serão coletadas as células-tronco periféricas, seguido do transplante.

Altas doses de quimioterapia e transplante autólogo da medula óssea

O uso de agentes alquilantes em altas doses, seguido de resgate com células precursoras da hemopoese do próprio paciente, define o transplante autólogo. Este procedimento não é curativo, mas aumenta a sobrevida global mediana.[42]

O melfalano na dose de 200 mg/m2 é considerado o padrão ouro como regime de condicionamento para o transplante.

Transplante precoce ou tardio

O transplante imediato após a indução *versus* o transplante tardio, isto é, na primeira recaída, tem sido avaliado em estudos clínicos. O estudo IFM 2009 demonstrou que os pacientes que receberam 3 ciclos de VRd, sucedido de altas doses de melfalano, seguido de consolidação com 2 ciclos de VRd, e depois com a manutenção com lenalidomida por um ano, apresentaram maior sobrevida livre de progressão, com uma mediana de 50 meses, enquanto os pacientes que receberam 8 ciclos de VRd, seguido de manutenção e transplantaram na recaída, obtiveram 36 meses de sobrevida livre de progressão (p < 0,0010); por outro lado, a sobrevida global foi igual nos dois braços do estudo. Diante desses resultados, a maioria dos centros defendem o transplante precoce por apresentar a maior duração da remissão; no entanto, há especialistas que apoiam o transplante tardio, pois se baseiam no fato de não haver diferença na sobrevida global.[43]

Duplo transplante

Refere-se a um segundo transplante planejado após a recuperação do primeiro transplante. O papel do duplo transplante é limitado. No estudo clínico STAMINA, realizado nos Estados Unidos, não foi demonstrado nenhum benefício com o duplo transplante; contudo, um aumento na sobrevida foi encontrado em um ensaio clínico conduzido pelo European Myeloma Network. É provável que os resultados contraditórios desses estudos reflitam o acesso e a disponibilidade de novas opções de tratamento no cenário de resgate. Nos Estados Unidos, em que várias opções de terapia de resgate estão disponíveis, parece não haver benefício do duplo transplante.[44,45]

Consolidação

Definida como um curto tratamento realizado após o transplante, com o objetivo de aprofundar e melhorar a resposta ao tratamento.

Embora debatível, há muitos estudos clínicos em andamento que incluem a fase de consolidação nos dois braços.

Da mesma forma, como o duplo transplante, o estudo STAMINA não demonstrou vantagem para os pacientes que realizaram a consolidação, enquanto o estudo do European Myeloma Network foi favorável à consolidação.[44,45]

Manutenção

A lenalidomida demonstrou melhorar a sobrevida livre de progressão e a sobrevida global após o transplante, e é recomendada como terapia de manutenção após o transplante.[46]

Não há dados para determinar a duração ideal da terapia de manutenção. Atualmente, há estudos randomizados que comparam a manutenção da lenalidomida administrada até a progressão com uma duração de terapia limitada de 2 anos. Uma possibilidade seria utilizar os resultados de doença residual mínima para a tomada de decisão.

Ixazomibe demonstrou benefício em estudo clínico quando comparado ao placebo, o que o tornou uma alternativa para terapia de manutenção.

Outros fármacos, tanto como monoterapia, como combinando duas classes de drogas, têm sido testados como terapia de manutenção em estudos clínicos. Dentre estes, estão também os anticorpos monoclonais.

Transplante alogênico

O transplante alogênico permanece sob investigação em mieloma múltiplo. Deve ser restrito a ensaios clínicos e a pacientes jovens, abaixo de 60 anos. Poderia ser considerado em pacientes de alto risco em primeira recidiva. Há uma alta taxa de mortalidade relacionada ao tratamento. O benefício desse procedimento ainda não é comprovado.

Tratamento para pacientes inelegíveis ao transplante

A combinação de melfalano e prednisona foi extensivamente utilizada desde a década de 1960 e foi a terapia padrão até o advento das novas drogas. Ao associar a talidomida ao esquema MP, houve vantagem na sobrevida livre de progressão e sobrevida global.

O estudo VISTA, que comparou MP ao MP e bortezomibe (VMP), demonstrou vantagem com a combinação com bortezomibe, sobrevida livre de progressão de 21 meses versus 17 meses com MP, com benefício de 13,3 meses na sobrevida global.[47,48]

O estudo FIRST, que comparou o esquema Rd contínuo, Rd por 18 meses e MPT, demonstrou vantagem do Rd contínuo, sobrevida livre de progressão de 26 meses e sobrevida global de 56 meses.[49]

Ao acrescentar o bortezomibe a lenalidomida e dexametasona (VRd) o grupo SWOG demonstrou que, para pacientes sem intenção de transplante imediata, no subgrupo de pacientes acima de 65 anos, a sobrevida livre de progressão foi de 34 meses e sobrevida global de 65 meses para os pacientes que receberam VRd, enquanto os pacientes que receberam Rd foi de 24 e 56 meses.[50,51]

Após os excelentes resultados dos anticorpos monoclonais em pacientes recaídos, iniciaram-se os estudos em primeira linha. Daratumumabe, anti-CD38, foi associado ao VMP no estudo ALCYONE, com sobrevida livre de progressão para os pacientes que receberam a combinação com daratumumabe de 36,4 meses *versus* 19,3 meses para os que receberam apenas VMP. A sobrevida global aos 42 meses foi de 75% e 62%, respectivamente.[52,53]

Ao combinar daratumumabe a lenalidomida e dexametasona (DRd), os resultados demonstrados são excelentes, com sobrevida livre de progressão de 34,4 meses no braço do Rd e de 60% aos 48 meses no braço do DRd. A mediana ainda não foi atingida e provavelmente deve estar próxima aos 55 meses. Esses são os melhores resultados para pacientes inelegíveis ao transplante apresentados até o momento.[54,55]

Estudos clínicos com a combinação de daratumumabe ao esquema VRd estão em andamento.

Tratamento para pacientes recidivados/refratários

A escolha do tratamento durante a recaída é influenciada por diversos fatores relacionados ao paciente e à doença, como idade, comorbidades, toxicidades pré-existentes, agressividade da recidiva, do tratamento realizado como primeira linha, da resposta e sua duração.[56]

Primeira recidiva

Pacientes que são elegíveis ao transplante e que não o receberam na primeira linha de tratamento, o transplante dever ser considerado. Caso a duração da remissão seja acima de 3 anos após o primeiro transplante, um segundo transplante pode ser indicado também.

Em geral, o tratamento da recaída compreende a combinação de três drogas e é contínuo, mas em pacientes frágeis os esquemas duplos devem ser considerados.

Atualmente, o ponto mais relevante na maioria dos casos é se o paciente é refratário à lenalidomida ou não. Um outro cenário, que se torna cada vez mais importante, é se o paciente recebeu tratamento inicial que inclua daratumumabe.

Como já foi descrito neste capítulo, a lenalidomida faz parte da terapia de primeira linha para pacientes com mieloma múltiplo recém-diagnosticado.

Na primeira recaída, para pacientes que não são refratários a lenalidomida, múltiplos regimes triplos podem ser considerados, o que inclui daratumumabe, lenalidomida, dexametasona (DRd), carfilzomibe, lenalidomida e dexametasona (KRd), ixazomib, lenalidomida, dexametasona (IRd) e elotuzumab, lenalidomida, dexametasona (ERd).

Cada um desses regimes mostrou superioridade sobre Rd em estudos randomizados.[57-60] Contudo, nenhuma dessas combinações foram comparadas entre elas para determinar a mais eficaz para a prática clínica.[61]

As duas combinações mais eficazes disponíveis, até o momento, no cenário de primeira recidiva não refratária à lenalidomida são DRd[59] e KRd.[57] No estudo POLLUX, D-Rd demonstrou prolongar significativamente a sobrevida livre de progressão na população com intenção de tratar em comparação com Rd (mediana de 44,5 versus 17,5 meses; P < 0,0001), após uma mediana de 44,3 meses de acompanhamento, e no subgrupo de pacientes que receberam uma linha de terapia anterior, D-Rd (n = 149) também prolongou significativamente a sobrevida livre de progressão versus Rd (n = 146; mediana de 53,3 versus 19,6 meses; P < 0,0001). No estudo clínico ASPIRE, a sobrevida global mediana foi de 11,4 meses a mais para KRd (n = 184) versus Rd (n = 157) em pacientes que receberam uma linha de terapia anterior (47,3 versus 35,9 meses). Elo-Rd e IRd são bem tolerados, mas menos eficazes.[58,60]

Para um paciente que progride com lenalidomida como terapia de primeira linha, a abordagem lógica é uma mudança na classe de agente, de imunomodulador para inibidor de proteassoma.

Vários estudos de fase 3 avaliaram combinações baseadas em inibidores de proteassmoa que utilizam bortezomibe e dexametasona (Vd) como braço controle de pacientes recidivados, mas apenas alguns pacientes verdadeiramente refratários à lenalidomida foram incluídos.

No estudo ENDEAVOR randomizado de fase 3, Vd foi prospectivamente comparado ao carfilzomibe-dexametasona (Kd) até a progressão no cenário de recidiva em pacientes com uma a três linhas de terapia anteriores.[63,64] Esse estudo, uma comparação direta de dois inibidores de proteassoma, demonstrou que tanto a sobrevida livre de progressão (mediana 18,7 versus 9,4 meses)[63] como sobrevida global (mediana 47,6 versus 40 meses)[64] foram superiores com Kd em todo o grupo de pacientes. Nesse estudo, o número de pacientes refratários à lenalidomida, independentemente do número de linhas de terapia anteriores, foi de 113 para o braço Kd e 122 para o braço Vd. A mediana de sobrevida livre de progressão para o grupo de pacientes refratários à lenalidomida foi bastante curto, 8,6 e 6,6 meses com Kd e Vd, respectivamente.[65,66] Esses achados sugerem que os pacientes com doença refratária à lenalidomida podem não se beneficiar tanto com o Kd quanto os pacientes cuja doença responde bem à lenalidomida anterior.

Recentemente, Vd foi comparado com Vd mais daratumumabe (DVd) em pacientes com MM recidivado que receberam pelo menos uma linha de terapia anterior (estudo CASTOR).[67] A combinação tripla foi associada a uma melhora significativa da sobrevida livre de progressão, após um acompanhamento mediano de 19,4 meses. A mediana de sobrevida livre de progressão para DVd foi 16,7 versus 7,1 meses para Vd.[68] Como no estudo ENDEAVOR, o número de pacientes que progrediram com lenalidomida de primeira linha é desconhecido.

Mais recentemente, no estudo de fase 3 OPTIMISMM, que foi relatado em 2019, a combinação de pomalidomida mais Vd (PomVd, n = 278) foi comparada prospectivamente com Vd (n = 270) em pacientes com mieloma múltiplo recaído que receberam uma a três linhas prévias de terapia que incluíam lenalidomida.[69] Mais de 70% dos pacientes eram refratários à lenalidomida. Após um acompanhamento mediano de 16 meses, o PomVd demonstrou uma melhora da PFS mediana (11,2 versus 7,1 meses; P < 0,0001). A mediana de sobrevida livre de progressão também foi prolongada com PomVd em pacientes refratários à lenalidomida (9,5 *versus* 5,6 meses, P = 0,0008), em pacientes com uma linha de tratamento anterior (20,7 *versus* 11,6 meses, P = 0,0027) e foram particularmente interessantes os resultados nos pacientes que haviam recebido uma linha anterior de tratamento e eram refratários à lenalidomida (17,8 *versus* 9,5 meses, P = 0,03).

Outro estudo que acrescentou o daratumumabe, é o estudo CANDOR, no qual o esquema Kd foi comparado com Kd associado ao daratumumab (Dara-Kd) em pacientes com mieloma recidivado e que receberam uma a três linhas de terapia anteriores, um estudo fase 3 que incluiu 446 pacientes, 33% refratário à lenalidomida.[70] A mediana de sobrevida livre de progressão não foi alcançada para o grupo Dara-Kd, e foi de 15,8 meses para o grupo Kd (p = 0,0014). O Dara-Kd foi superior ao Kd em termos de sobrevida livre de progressão, tanto entre os pacientes expostos à lenalidomida (HR 0,52) quanto entre os pacientes refratários à lenalidomida (HR 0,45).

A combinação de pomalidomida-dexametasona mais daratumumabe (D-Pd), foi investigada em um estudo de fase 2 (MM-014) que incluiu 112 pacientes que haviam progredido após terapia baseada em lenalidomida (mediana de duas linhas anteriores), 84 (75%) dos quais eram refratários à lenalidomida.[71] Com um acompanhamento mediano de 8,2 meses, a taxa de resposta global (desfecho primário) foi de 75% em pacientes refratários à lenalidomida, e a taxa de sobrevida livre de progressão de 9 meses, e a mediana não foi estimada.[71]

Segunda recidiva e subsequentes

O tratamento de pacientes que receberam duas ou mais linhas de terapia anteriores tornou-se particularmente desafiador. Lenalidomida e bortezomibe são comumente usados como parte da terapia de primeira linha ou na primeira recaída. Os anticorpos monoclonais e o carfilzomib também são cada vez mais utilizados durante as duas primeiras linhas de tratamento. Portanto, em cada recaída, qualquer um dos regimes que foram mencionados para uso na primeira recaída pode ser considerado, com o objetivo de ter pelo menos dois novos medicamentos que o paciente não seja refratário e de preferência de um com diferente classe de drogas.

Opções adicionais para uma segunda recaída ou superior incluem adicionar panobinostat a um inibidor de proteassoma,[72] ou usar um regime que contenha selinexor, como selinexor, bortezomibe, dexametasona.[73] Esquemas que tenham bendamustina ou antraciclina podem ser utilizados também para pacientes com mieloma recidivado.[74]

Cada remissão provavelmente será mais curta que a anterior.

Uma estratégia que pode ser usada seria realizar de um a dois ciclos de uma combinação de quimioterápicos, como VDT-PACE para induzir uma remissão, seguido de outros esquemas triplos para manter a resposta.

Um ensaio clínico, quando disponível, deve sempre ser considerado.

Tratamentos em investigação

Há vários tratamentos promissores em investigação para mieloma múltiplo. Uma das opções mais interessantes são os CAR-T (chimeric antigen receptor T cells) com alvo no antígeno de maturação de células B (BCMA), como bb2121.[75] Nos estudos realizados, acima de 80% dos pacientes obtiveram resposta, com duração mediana da resposta de aproximadamente 12 meses. Outra alternativa, que tem como alvo o BCMA, é o anticorpo humanizado conjugado com monometil auristatina-F, belantamab mafodontin, recentemente aprovado nos Estados Unidos.[76] Uma terceira opção são os engajadores biespecíficos de células T (BiTes) que, recentemente, são testados, e obtêm resultados promissores.[77]

Há diversos estudos em andamento com associação das novas drogas, assim como estratégias baseadas em imunoterapia muito promissoras.

REFERÊNCIAS

1. Criteria for the classification of monoclonal gammopathies, multiple myeloma and related disorders: a report of the International Myeloma Working Group. Br J Haematol. 2003;121:749-757.
2. Axelsson U, Bachmann R, Hallen J. Frequency of pathological proteins (M-components) in 6,995 sera from na adult population. Acta Med Scand. 1966;179:235-247.
3. Kyle RA, Finkelstein S, Elveback LR, Kurland LT. Incidence of monoclonal proteins in a Minnesota community with a cluster of multiple myeloma. Blood. 1972;40:719-724.

4. Saleun JP, Vicariot M, Deroff P, Morin JF. Monoclonal gannopathies in the adult population of Finistere, France. J Clin Pathol. 1982;35:63-68.
5. Crawford J, Eye MK, Cohen HJ. Evaluation of monoclonal gammopathies in the 'well' elderly. Am J Med. 1987;82:39-45.
6. Cohen HJ, Crawford J, Rao MK, et al. Racial differences in the prevalence of monoclonal gammopathy in a community-based sample of the elderly. Am J Med. 1998;104:439-444.
7. Bowden M, Crawford J, Cohen HJ, Noyama O. A comparative study of monoclonal gammopathies and immunoglobulin levels in Japanese and United States elderly. J Am Geriatr Soc. 1993;41:11-14.
8. Kyle RA. Monoclonal gammopathy of undetermined significance. Natural history in 241 cases. Am J Med. 1978;64:814-826.
9. Baldini L, Guffanti A, Cesana BM, et al. Role of different hematologic variables in defining the risk of malignant transformation in monoclonal gammopathy. Blood. 1996;87:912-918.
10. Kyle RA, Beard CM, Ó Fallon WM, et al. Incidence of multiple myeloma in Olmsted County, Minnesota: 1978 through 1990, with a review of the trend since 1945. J Clin Oncol. 1994;12:1577-1583.
11. Drach J, Angerler J, Schuster J, et al. Interphase fluorescence in situ hybridization identifies chromosomal abnormalities in plasma cells from patients with monoclonal gammopathy of undetermined significance. Blood. 1995;86:3915-3921.
12. Zandecki M, Lai JL, Geneive F, et al. Several cytogenetic subclones may be identified within plasma cells from patients with monoclonal gammopathy of undetermined significance, both at diagnosis and during the indolent course of this conditon. Blood. 1997;90:3682-3690.
13. Avet-Loiseau H, Facon T, Grosbois B, et al. Oncogenesis of multiple myeloma: 14q32 and 13q chromosomal abnormalities are not randomly distributed, but correlate with natural history, immunological features, and clinical presentation. Blood. 2002;99:2185-2191.
14. Fonseca R, Bailey RJ, Ahmann GJ, et al. Genomic abnormalities in monoclonal gammopathy of undetermined significance. Blood. 2002;100:1417-1424.
15. Kyle RA, Therneau TM, Rajkumar SV, et al. Prevalence of monoclonal gammopathy of undetemined significance. N Engl J Med. 2006;354:1362-9.
16. Kyle RA, Therneau TM, Rajkumar SV, Offord JR, Larson DR, Plevak MF, et al. A long-term study of prognosis in monoclonal gammopathy of undetermined significance. N Engl J Med. 2002;346:564-569.
17. Rajkumar SV, Dimopoulos MA, Palumbo A, et al. International Myeloma Working Group updated criteria for the diagnosis of multiple myeloma. Lancet Oncol. 2014;15:e538-e548.
18. Kyle RA, Remstein ED, Therneau TM, et al. Clinical course and prognosis of smoldering (asymptomatic) multiple myeloma. N Engl J Med. 2007;356:2582-2590.
19. Pérez-Persona E, Vidriales MB, Mateo G, et al. New criteria to identify risk of progression in monoclonal gammopathy of uncertain significance and smoldering multiple myeloma based on multiparameter flow cytometry analysis of bone marrow plasma cells. Blood. 2007;110:2586-2592.
20. Miguel JS, Mateos M-V, Gonzalez V, et al. Updated risk stratification model for smoldering multiple myeloma (SMM) incorporating the revised IMWG diagnostic criteria. J Clin Oncol. 2019;37(15):8000.
21. Mateos MV, San Miguel JF. Treatment for high-risk smoldering myeloma. N Engl J Med. 2013;369:1762-1765.
22. Lonial S, Jacobus S, Fonseca R, et al. Randomized trial of lenalidomide versus observation in smoldering multiple myeloma. J Clin Oncol. 2020;38:1126-1137.
23. Landgren O, Weiss BM. Patterns of monoclonal gammopathy of undetermined significance and multiple myeloma in various ethnic/racial groups: support for genetic factors in pathogenesis. Leukemia. 2009;23:1691-7.
24. Lynch HT, Sanger EG, Pirruccello S, et al. Familial multiple myeloma: a family study and review of the literature. J Natl Cancer Inst. 2001;93:1479-83.
25. Ministério da Saúde (BR). Instituto Nacional de Câncer. Estimativa 2019: Incidência de Câncer no Brasil. Disponível em: http://www.inca.gov.br/estimativa/2019/. Acesso em: Jun 30 2019.
26. Hungria VTM, Maiolino A, Martinez G, et al. Confirmation of the utility of the International Staging System and identification of a unique pattern of disease in Brazilian patients with multiple myeloma. Haematologica. 2008; 93(5):791-2.
27. Durie BGM. The epidemiology of multiple myeloma. Seminars in Hematology. 2001;38:1-5.
28. Fonseca R, Bergsagel PL, Drach J, et al. International Myeloma Working Group molecular classification of multiple myeloma: spotlight review. Leukemia. 2009;12:2210-21.
29. Morgan GJ, Walker BA, Davies FE. The genetic architecture of MM. Nat Rev Cancer. 2012;12:335-348.
30. Anderson KC. Advances in disease biology: therapeutic implications. Seminars in Hematology. 2001;38:6-10.
31. Ong F, Hermans J, Noordijk EM, et al. Presenting signs and symptoms in multiple myeloma: high percentages stage III in patients without apparent myeloma-associated symptoms. Ann Hematol. 1995;70:149-52.

32. Salonen J, Nikoskelainen J. Lethal infections in patients with haematological malignancies. Eur J Haematol. 1993;51:102-8.
33. Hillengass J, Usmani S, Rajkumar SV, et al. International myeloma working group consensus recommendations on imaging in monoclonal plasma cell disorders. Lancet Oncol. 2019;20(6):e302-e312.
34. Greipp PR, San Miguel J, Durie BGM, et al. International Staging System for multiple myeloma. J Clin Oncol. 2005;20:3412-20.
35. Palumbo A, Avet-Loiseau H, Oliva S, et al. Revised International Staging for Multiple Myeloma: a report from International Myeloma Working Group. J Clin Oncol. 2015;33:2863-9.
36. Kumar S, Paiva B, Anderson KC, Durie B, et al. International Myeloma Working Group consensus criteria for response and minimal residual disease assessment in multiple myeloma. Lancet Oncol. 2016;17(8):e328-e346.
37. Sonneveld O, Goldschmidt H, Rosiñol L, et al. Bortezomib-based *versus* nonbortezomib-based induction treatment before autologous stem-cell transplantation in patients with previously untreated multiple myeloma: a meta-analysis of phase III randomized, controlled trials. J Clin Oncol. 2013;31:3279-3287.
38. Rosiñol L, Oriol A, Teruel AI, de la Guía AL, et al. Bortezomib and thalidomide maintenance after stem cell transplantation for multiple myeloma: a PETHEMA/GEM trial. Leukemia. 2017;31(9):1922-1927.
39. Attal M. Autolougous transplantation for multiple myeloma in the era of new drugs: a phase III study of the Intergroupe Francophone Du Myeloma (IFM/DCFI 2009 Trial). Blood. 2015;126:391.
40. Moreau P, Attal M, Hulin C, et al. Bortezomib, thalidomide, and dexamethasone with or without daratumumab before and after autologous stem-cell transplantation for newly diagnosed multiple myeloma (CASSIOPEIA): a randomized, open-label, phase 3 study. Lancet. 2019; 394:29-38.
41. Voorhees PM, Kaufman JL, Laubach J, et al. Daratumumab, lenalidomide, bortezomib, dexamethasone for transplant--eligible newly diagnosed multiple myeloma: the GRIFFIN trial. Blood. 2020;136:936-945.
42. Gertz MA, et al. Autologous in 716 patients with multiple myeloma: low treatment-related mortality, feasibility of outpatient transplantation, and impact of a multidisciplinary quality initiative. Mayo Clin Proc. 2008;83: 1131-1135.
43. Attal M, Lawers-Cances V, Hullin C, et al. Lenalidomide, Bortezomib, and Dexamethasone with Transplantation for Myeloma. N Engl J Med. 2017;376:1311-1320.
44. Stadtmauer EA, Pasquini MC, Blackwell B, et al. Autologous Transplantation, Consolidation, and Maintenance Therapy in Multiple Myeloma: Results of the BMT CTN 0702 Trial. J Clin Oncol 2019;37:589-597.
45. Cavo M, Gay F, Beksac M, et al. Autologous haematopoietic stem-cell transplantation *versus* bortezomib--melphalan-prednisone, with or without bortezomib--lenalidomide-dexamethasone consolidation therapy, and lenalidomide maintenance for newly diagnosed multiple myeloma (EMN02/HO95): a multicentre, randomized, open-label, phase 3 study. Lancet Haematol. 2020;7:e456-e468.
46. McCarthy PL, Holstein SA, Petrucci MT, et al. Lenalidomide maintenance after autologous stem-cell transplantation in newly diagnosed multiple myeloma: a meta-analysis. J Clin Oncol. 2017;35:3279-3289.
47. San Miguel J, Schlag R, Khuageva N, et al. Bortezomib plus melphalan and prednisone for initial treatment of multiple myeloma. N Engl J Med. 2008;359:906-17.
48. San Miguel J, Schlag R, Khuageva N, et al. Updated follow-up and results of subsequent therapy in the phase III VISTA trial: bortezomib plus melphalan and prednisone *versus* melphalan-prednisone in newly diagnosed multiple myeloma. Blood. 2008;112:242.
49. Facon T, Dimopoulos MA, Dispenzieri A, et al. Final analysis of survival outcomes in the phase 3 FIRST trial of up-front treatment for multiple myeloma. Blood. 2018;131:301-310.
50. Durie BG, Hoering A, Abidi MH, et al. Bortezomib with lenalidomide and dexamethasone versus lenalidomide and dexamethasone alone in patients with newly diagnosed myeloma without intent for immediate autologous stem-cell transplant (SWOG S0777): a randomised, open-label, phase 3 trial. Lancet. 2017;389:519-527.
51. Durie BG, Hoering A, Abidi MH, et al. Bortezomib with lenalidomide and dexamethasone *versus* lenalidomide and dexamethasone alone in patients with newly diagnosed myeloma without intent for immediate autologous stem-cell transplant (SWOG S0777): a randomised, open-label, phase 3 trial, updated analysis based on age. ASH meeting, poster 1992;2018.
52. Mateos MV, Dimopoulos MA, Cavo M, et al. Daratumumab plus bortezomib, melphalan, and prednisone for untreated myeloma. N Engl J Med. 2018;378:518-528.
53. Mateos MV, Cavo M, Blade J, et al. Overall survival with daratumumab, bortezomib, melphalan, and prednisone in newly diagnosed multiple myeloma (ALCYONE): a randomized, open-label, phase 3 trial. Lancet. 2020;395:122-141.
54. Facon T, Kumar S, Plesner T, et al. Daratumumab plus lenalidomide and dexamethasone for untreated myeloma. N Engl Med. 2019;380:2104-2115.
55. Kumar SK, Facon T, Usmani S, et al. Updated analysis of daratumumab plus lenalidomide and dexamethasone

56. Moreau P. How I treat myeloma with new agents. Blood. 2017;130:1507–1513.
57. Stewart AK, Rajkumar SV, Dimopoulos MA, et al. Carfilzomib, lenalidomide, and dexamethasone for relapsed multiple myeloma. N Engl J Med. 2015;372:142–152.
58. Moreau P, Masszi T, Grzasko N, et al. Oral ixazomib, lenalidomide, and dexamethasone for multiple myeloma. N Engl J Med. 2016;374:1621–1634.
59. Dimopoulos MA, Oriol A, Nahi H, et al. Daratumumab, lenalidomide, and dexamethasone for multiple myeloma. N Engl J Med. 2016;375:1319–1331.
60. Dimopoulos MA, Lonial S, White D, et al. Elotuzumab plus lenalidomide/dexamethasone for relapsed or refractory multiple myeloma: ELOQUENT-2 follow-up and posthoc analyses on progression-free survival and tumour growth. Br J Haematol. 2017;178,896-905.
61. Rajkumar SV & Kyle RA. Progress in myeloma – a monoclonal breakthrough. N Engl J Med. 2016;375:1390-1392.
62. Siegel DS, Dimopoulos MA, Ludwig H, et al. Improvement in overall survival with carfilzomib, lenalidomide, and dexamethasone in patients with relapsed or refractory multiple myeloma. J Clin Oncol. 2018;36:728-734.
63. Dimopoulos MA, Moreau P, Palumbo A, et al. Carfilzomib and dexamethasone *versus* bortezomib and dexamethasone for patients with relapsed or refractory multiple myeloma (ENDEAVOR): a randomised, phase 3, open-label, multicentre study. Lancet Oncol. 2016;17:27–38.
64. Dimopoulos MA, Goldschmidt H, Niesvizky R, et al. Carfilzomib or bortezomib in relapsed or refractory multiple myeloma (ENDEAVOR): an interim overall survival analysis of an open-label, randomised, phase 3 trial. Lancet Oncol. 2017;18:1327–1337.
65. Moreau P, Joshua D, Chng W-J, et al. Impact of prior treatment on patients with relapsed multiple myeloma treated with carfilzomib and dexamethasone vs bortezomib and dexamethasone in the phase 3 ENDEAVOR study. Leukemia. 2017;31:115–122.
66. Orlowski RZ, Moreau P, Niesvizky R, et al. Carfilzomib-dexamethsone *versus* bortezomib-dexamethasone in relapsed or refractory multiple myeloma: updated overall survival, safety, and subgroups. Clin Lymphoma Myeloma Leuk. 2019;19:522–530.
67. Palumbo A, Chanan-Khan A, Weisel K et al. Daratumumab, Bortezomib, and Dexamethasone for Multiple Myeloma. N Engl J. 2016;375:754–766.
68. Spencer A, Lentzsch S, Weisel K, et al. Daratumumab plus bortezomib and dexamethasone *versus* bortezomib and dexamethasone in relapsed or refractory multiple myeloma: updated analysis of CASTOR. Haematologica. 2018;103:2079-2087.
69. Richardson PG, Oriol A, Beksac M, et al. Pomalidomide, bortezomib, and dexamethasone for patients with relapsed or refractory multiple myeloma previously treated with lenalidomide (OPTIMISMM): a randomised, open-label, phase 3 trial. Lancet Oncol. 2019;20:781-794.
70. Usmani S, Quach H, Mateos M-V, et al. Carfilzomib, dexamethasone, and daratumumab versus carfilzomib and dexamethasone for the treatment of patients with relapsed or refractory multiple Myeloma (RRMM): Primary analysis results from the randomized, open-label, phase 3 study candor (NCT03158688). Blood. 2019;134:LBA-6 [abstract].
71. Siegel DS, Schiller GJ, Samaras CJ, et al. Pomalidomide + low-dose dexamethasone + daratumumab in relapsed and/or refractory multiple myeloma after lenalidomide-based treatment failure. In: Blood: San Diego. 2018;3271–3271.
72. San-Miguel JF, Hungria VTM, Yoon S-S, et al. Panobinostat plus bortezomib and dexamethasone *versus* placebo plus bortezomib and dexamethasone in patients with relapsed or relapsed and refractory multiple myeloma: a multicentre, randomised, double-blind phase 3 trial. Lancet Oncol. 2014;15:1195–1206.
73. Chari A, Vogl DT, Gavriatopoulou M, et al. Oral selinexor-dexamethasone for triple-class refractory multiple myeloma. N. Engl. J. Med. 2019;381:727–738.
74. Mey UJ, Brugger W, Schwarb H, et al. Bendamustine, lenalidomide and dexamethasone (BRd) has high activity as 2(nd)-line therapy for relapsed and refractory multiple myeloma – a phase II trial. Br J Haematol. 2017;176:770–82.
75. Raje N, Berdeja J, Lin Y, et al. Anti-BCMA CAR T-Cell Therapy bb2121 in Relapsed or Refractory Multiple Myeloma. N Engl J Med. 2019;380:1726-1737.
76. Lonial S, Lee HC, Badros A, et al. Belantamab mafodotin for relapsed or refractory multiple myeloma (DREAMM-2): a two-arm, randomised, open-label, phase 2 study. Lancet Oncol. 2020;21:207-221.
77. Kumar S, Rajkumar SV. BiTEing the tumor. J Clin Oncol. 2020;38:2077–2079.

178

Terapia Transfusional

Marcia Cristina Zago Novaretti
Carla Luana Dinardo
Glaucia Munemasa Ito
Sandra Cristina Myiaji

DESTAQUES

- A anemia está associada a menor sobrevida e a pior qualidade de vida em pacientes oncológicos.
- A indicação de agentes estimulantes da eritropoiese em pacientes com câncer tem sido objeto de extensa revisão, usada em casos selecionados, e não deve ser administrada se os níveis de hemoglobina iniciais forem superiores a 10 g/dL (nível de evidência: intermediário; nível de recomendação: alto).
- De acordo com dados já publicados na literatura referente à transfusão em pacientes graves, é possível inferir que a maioria dos pacientes com câncer pode tolerar níveis de hemoglobina entre 8 e 10 g/dL, sem necessidade transfusional.
- Em pacientes onco-hematológicos, a taxa de aloimunização varia entre 2% e 8%, e são mais comuns os anticorpos dirigidos contra os antígenos do sistema Rh.
- A irradiação de hemocomponentes é indicada para evitar a doença enxerto contra hospedeiro associada à transfusão (DECHT).
- O uso de hemocomponentes leucorreduzidos é indicado para redução do risco de aloimunização contra antígenos HLA, redução de reação febril não hemolítica e da transmissão de citomegalovírus entre os pacientes suscetíveis.
- Atualmente, a maioria dos autores recomenda transfusões plaquetárias profiláticas somente em pacientes com contagem plaquetária menor que 10.000/mm^3, estáveis e sem coagulopatia.
- Não se recomenda a transfusão de plasma profilaticamente para a simples correção de testes de coagulação na ausência de hemorragia, ou na profilaxia de sangramento em doenças hepáticas e deficiência de vitamina K.

TRANSFUSÃO DE CONCENTRADO DE HEMÁCIAS

A anemia é uma complicação frequente em pacientes oncológicos. Estima-se que, aproximadamente, 40% dos pacientes com câncer apresentem anemia, o que pode chegar a 90% naqueles com doenças onco-hematológicas e nos pacientes com câncer avançado.[1] Os mecanismos que causam anemia no paciente oncológico são multifatoriais e não foram completamente elucidados até o momento. Sabe-se, por exemplo, que a quimioterapia é uma das mais importantes causas de anemia em pacientes oncológicos e que essa complicação está associada às dosagens e duração dessa terapêutica.[3] Pode-se, também, destacar o papel das citoquinas na fisiopatologia da anemia em pacientes com câncer, as quais suprimem a eritropoiese, de forma a limitar a utilização do ferro e reduzir a produção de eritropoetina renal.[4]

A anemia está associada à menor sobrevida e à pior qualidade de vida em pacientes oncológicos.[2] Além do mais, a hipóxia induzida pela anemia pode alterar o comportamento do tumor, o que faz com que possa ocorrer, tanto efeito antiproliferativo, com restrição da proliferação celular, como induzir mudanças na expressão de genes que promovem a angiogênese, e culminar em um fenótipo mais agressivo do câncer.[5,6]

Ao considerar os efeitos deletérios da anemia para o paciente oncológico, medidas têm sido empregadas para evitar ou, no mínimo, atenuar as consequências dessa complicação. As duas principais estratégias que objetivam reduzir a anemia em pacientes oncológicos envolvem o uso de agentes estimulantes eritropoiéticos (eritropoetina e darbopoetina) e as transfusões de concentrado de hemácias.

O uso de estimulantes eritropoiéticos, com a eritropoetina recombinante como a principal representante, em pacientes com câncer, inicialmente, mostrou-se benéfico pela capacidade de elevar o nível de hemoglobina de pacientes com tumores sólidos e de pacientes com neoplasias hematológicas.[1] Esse aumento implicava em menor número de transfusões sanguíneas nesses pacientes e em melhora da qualidade de vida. Entretanto, dados recentes mostram que o uso de darbopoetina/eritropoetina em pacientes com câncer pode estar associado ao aumento de mortalidade, piora da sobrevida global, aumento de eventos cardiovasculares e tromboembólicos graves e progressão tumoral.[1,7] Efeitos esses menos pronunciados em pacientes sob quimioterapia.[8] A indicação de agentes estimulantes da eritropoiese em pacientes com câncer tem sido objeto de extensa revisão, usada em casos selecionados, com a mínima dose para evitar transfusões, e não deve ser administrada se os níveis de hemoglobina iniciais forem superiores a 10 g/dL e descontinuado o seu uso após o término do curso de quimioterapia (maiores detalhes ver publicação do Food and Drug Administration – FDA).[9,10]

Ao observar as limitações quanto ao uso de eritropoetina, o papel da transfusão de sangue tem crescido dentre os pacientes oncológicos.[11,12] A transfusão de concentrado de hemácias, quando bem indicada, pode ser significativamente benéfica para pacientes com câncer. Foi demonstrado, recentemente, que a transfusão de concentrados de hemácias estava associada à melhora da anemia, da sensação de bem-estar, da fadiga e da dispneia.[13] Outro estudo, em pacientes com leucemia mieloide aguda, mostrou que a transfusão de concentrado de hemácias está associada com a melhora dos sintomas anêmicos proporcionados pela quimioterapia.[14] Embora de uso frequente, não há, até o momento, um critério laboratorial baseado em evidências quanto à indicação de transfusão de concentrado de hemácias especificamente para pacientes oncológicos. Portanto, a indicação desse hemocomponente deve ser feita baseada em sintomatologia, de modo a avaliar as comorbidades, complicações infecciosas e peculiaridades dos protocolos de tratamento para cada paciente com câncer. Ao extrapolar o que já foi publicado na literatura referente à transfusão em pacientes graves, pode-se inferir que a maioria dos pacientes com câncer pode tolerar níveis de hemoglobina entre 8 e 10 g/dL, sem necessidade transfusional.[15] Outros já apontam que nível de hemoglobina de 7g/dL pode ser aceitável em pacientes com câncer, sem complicações. Desse modo, o objetivo de transfusão de concentrado de hemácias, em pacientes com câncer, é o de controlar rapidamente a anemia e não o de restabelecer os níveis normais de hemoglobina para aquela faixa etária e sexo do paciente.

Pesquisas clínicas que avaliaram o impacto da transfusão na sobrevida de pacientes graves têm mostrado resultados contraditórios. Alguns desses resultados demonstraram que a manutenção de hemoglobina em níveis superiores a 10 g/dL pode ser prejudicial ao paciente.[16] Outros observaram que, em pacientes com câncer de esôfago irressecável em quimioterapia, a transfusão foi associada à maior sobrevida global.[17]

Apesar de os avanços tecnológicos, em especial na última década, terem contribuído para o aumento da segurança transfusional, a transfusão carrega consigo alguns riscos, como o de transmissão de doenças infecciosas, de reações transfusionais, de contaminação bacteriana e de sobrecarga de ferro.[18] A transfusão pode ter, ainda, eventual efeito imunomodulatório que aumenta com o tempo de estocagem de hemocomponentes, e é maior risco em produtos não leucorreduzidos.[19]

Transfusão de concentrado de hemácias em pacientes sob cuidados paliativos

A transfusão de concentrado de hemácias pode proporcionar melhora de sintomas anêmicos e de qualidade de vida em pacientes que já se encontram sob cuidados paliativos. Os sintomas mais comumente atenuados com a transfusão de concentrado de hemácias são dispneia, fadiga e mal-estar inespecífico.[20] A indicação de transfusão de concentrado de hemácias nesses pacientes deve basear-se na avaliação de sintomas, no prognóstico, na resposta a transfusões prévias e no desejo do paciente.[13] A avaliação do nível de hemoglobina isoladamente não é um bom parâmetro para indicar transfusão em pacientes sob cuidados paliativos, pois não foi descrita relação entre os níveis de hemoglobina pré-transfusão e a sensação de bem-estar ou alteração da *performance status* do paciente após a transfusão.[21,22] Há melhora da sensação de bem-estar e da fadiga entre 50% e 68% dos pacientes em cuidados paliativos transfundido.[13] A despeito da melhora sintomática desses pacientes com a transfusão, ela, geralmente, está associada a admissões hospitalares não desejadas no contexto da paliação. Há, entretanto, a possibilidade de transfusão de concentrado de hemácias em regime domiciliar, com bons resultados.[23] A legislação brasileira permite a transfusão domiciliar, desde que acompanhada por médico.[24]

Transfusão de hemácias em pacientes oncológicos no perioperatório

O desenvolvimento da terapia transfusional e os subsequentes avanços na coleta e na preservação do sangue contribuíram, indubitavelmente, para a segurança em cirurgias de grande porte. As cirurgias oncológicas são procedimentos complexos, que podem levar à grande perda volêmica, fato agravado pela frequente presença de anemia no pré-operatório desses pacientes.[25]

A literatura mostra resultados controversos quanto ao efeito da transfusão em cirurgia oncológica, mas sabe-se que a perda sanguínea em cirurgia oncológica é um dos mais importantes preditores perioperatórios da evolução do paciente.[26] McAlister *et al.*, em 1998, demonstraram que a transfusão não estava associada à recorrência do câncer, mas outros refutaram esses achados e não houve consenso sobre esse assunto. Provavelmente, o impacto da transfusão depende também do tipo de câncer a ser operado.[27,28] Estudos retrospectivos sugerem uma menor sobrevida em pacientes com câncer colorretal e de mama transfundidos durante a ressecção do câncer.[29,30] Tem sido reportada, também, associação entre transfusão e aumento de mortalidade perioperatória, bem como entre transfusão e aumento de complicações infecciosas pós-operatórias para alguns tipos de câncer como o colorretal.[30] Apesar do resultado desses estudos, ainda é controverso se a transfusão é o único e independente fator de risco relacionado com morbidade cirúrgica, uma vez que outros fatores, como hipotensão intraoperatória, complexidade da operação, *status* nutricional do paciente e tratamento concomitante, também podem interferir diretamente nessa variável.[31]

Diversas estratégias têm sido utilizadas com o intuito de evitar a transfusão sanguínea alogeneica em procedimentos cirúrgicos, como a doação de sangue autólogo no pré-operatório, a hemodiluição normovolêmica intraoperatória (HNI) e a recuperação de sangue no intraoperatório. A doação de sangue autóloga no pré-operatório pode ser útil como, por exemplo, naqueles submetidos a procedimentos cirúrgicos com alta probabilidade de transfusão. Esse tipo de doação exige uma logística especial do serviço de hemoterapia e tem maior custo.[32] Já a prática da HNI envolve a coleta de sangue do paciente imediatamente antes da indução da anestesia com reposição volêmica cristaloide ou coloide. Se ocorrer sangramento, o sangue é reinfundido prontamente. Ainda que tecnicamente de simples execução, a eficácia da HNI na redução do uso de sangue alogeneico em pacientes oncológicos ainda não foi comprovada.[33] Na recuperação de sangue intraoperatório, o sangue é aspirado no leito cirúrgico, centrifugado, lavado e filtrado automaticamente, e é reinfundido ao paciente, o que pode diminuir o uso de sangue alogeneico.[34] O uso dessa prática, tradicionalmente proscrita em pacientes com malignidade, pelo risco hipotético de disseminação do câncer secundário à reinfusão do sangue, é, aos poucos, feita com aparente segurança.[35,36] Mais recentemente, estudos clínicos têm demonstrado que a filtração/irradiação do sangue coletado antes da reinfusão pode, inclusive, remover células tumorais em uma variedade de tipos de câncer.[37] Logo, pode ser que esta técnica se torne viável para pacientes oncológicos, mas tem alto custo.

CARACTERÍSTICAS DO CONCENTRADO DE HEMÁCIAS

O concentrado de hemácias (CH) é obtido a partir do processamento de uma unidade de sangue total, de doação rotineira, ou por meio de equipamentos de aférese. A bolsa do concentrado de hemácias é mantida sob refrigeração entre 1 °C e 6 °C. A validade desse hemocomponente varia de acordo com a solução anticoagulante/preservante utilizada, com 35 dias quando se utiliza CPDA-1, e 42 dias quando em SAG-M.[24]

Após a transfusão de uma unidade de concentrado de hemácias, espera-se que hemoglobina aumente em 1 g/dL (dentro de 1 hora), em adulto que não tenha perda sanguínea concomitante.[38]

O concentrado de hemácias a ser transfundido pode ser modificado pela irradiação, leucorredução (ver a seguir) ou lavagem. A lavagem de concentrado de hemácias remove quase totalmente as proteínas plasmáticas, alguns leucócitos e as plaquetas remanescentes. É indicada para pacientes que apresentaram reações alérgicas recorrentes não prevenidas com pré-medicação (anti-histamínicos), antecedente de reação alérgica prévia grave, e em pacientes deficientes em IgA com anti-IgA. Durante o procedimento de lavagem, há abertura do sistema e, assim, as bolsas de CH lavadas têm validade de apenas 24 horas e maior risco de contaminação bacteriana.

Seleção de concentrado de hemácias

Para a maioria dos pacientes oncológicos não há necessidade de consideração especial no preparo e seleção de CH, uma vez que se deve realizar os testes pré-transfusionais e transfundir unidades ABO compatíveis com o receptor.[24]

No caso de pacientes em programação de transplantes de células progenitoras hematopoiéticas alogênicas, deve-se, primeiramente, classificar o receptor/doador quanto à incompatibilidade ABO (Tabela 178.1). A incompatibilidade ABO, que pode ocorrer entre 20% e 40% dos pacientes transplantados, não impede os transplantes de células progenitoras hematopoiéticas alogeneicas, mas há necessidade de planejamento hemoterápico, isso porque há potenciais complicações imunoematológicas, como hemólise aguda e tardia, retardo da pega do enxerto e aplasia pura de série vermelha.[39] Os pacientes transplantados com incompatibilidade ABO maior, menor e total (bidirecional) requerem mais transfusões quando comparado aqueles sem incompatibilidade ABO.[40]

Tabela 178.1. Compatibilidade ABO em transplantes de células progenitoras hematopoiéticas

TIPAGEM ABO DO RECEPTOR	TIPAGEM ABO DO DOADOR			
	O	A	B	AB
O	COMP	MAIOR	MAIOR	MAIOR
A	MENOR	COMP	TOTAL	MAIOR
B	MENOR	TOTAL	COMP	MAIOR
AB	MENOR	MENOR	MENOR	COMP

Fonte: Desenvolvida pela autoria.

Na incompatibilidade ABO maior, o receptor é de grupo O e o doador de grupo A, B ou AB, e medidas como a deseritrocitação do material a ser infundido podem prevenir a hemólise imediata. Enquanto na incompatibilidade ABO menor, o doador tem anticorpos ABO contra o receptor (por exemplo, doador de grupo O e receptor de grupo B). Nesse caso, é feita a remoção ou redução significativa de anticorpos ABO do doador pela realização de um ou mais procedimentos de plasmaferese no doador.[40]

No período pós-transplante, pode haver complicações imuno-hematológicas adicionais causadas pela persistência de anticorpos anti-A/anti-B no receptor durante semanas ou até mesmo meses. Protocolos de suporte transfusional para pacientes submetidos a transplante de células progenitoras hematopoiéticas foram desenvolvidas de modo que, para pacientes com incompatibilidade ABO maior, indica-se a transfusão de CH do tipo ABO do receptor até o desaparecimento de anti-A/anti-B no soro do receptor. Para os pacientes com incompatibilidade ABO menor, pode-se utilizar CH de grupo ABO do doador imediatamente após o transplante. Na incompatibilidade ABO total é indicada a transfusão de CH de grupo O até que anti-A/anti-B não sejam mais detectáveis no receptor (Tabela 178.2).

Tabela 178.2. Protocolo transfusional em transplantes de células progenitoras hematopoiéticas

RECEPTOR	DOADOR O	DOADOR A	DOADOR B	DOADOR AB
	CH TIPO	CH TIPO	CH TIPO	CH TIPO
O	O	O	O	O
A	O	A	O	A
B	O	O	B	B
AB	O	A	B	AB

Fonte: Desenvolvida pela autoria.

ALOIMUNIZAÇÃO A ANTÍGENOS DE GRUPOS SANGUÍNEOS

São escassas as informações referentes à aloimunização contra antígenos de grupos sanguíneos em pacientes oncológicos. Em pacientes onco-hematológicos a taxa de aloimunização varia entre 2% e 8%, sendo mais comuns os anticorpos dirigidos contra os antígenos do sistema Rh.[41] Foi reportado recentemente em pacientes aloimunizados com doenças onco-hematológicas, que há chance de mais de 20% de desenvolvimento de aloanticorpo adicional depois de transfusões subsequentes, taxa essa semelhante a indivíduos aloimunizados com outras doenças.[42] Pacientes submetidos a transplante de células progenitoras hematopoiéticas também podem se aloimunizar, notadamente pelo antígeno RhD, o que acarreta risco adicional no manuseio desse pacientes.[43] A transfusão de CH fenotipado para outros antígenos Rh e Kell pode ser considerada para pacientes onco-hematológicos aloimunizados, com a finalidade de evitar extensa aloimunização.

IRRADIAÇÃO DE HEMOCOMPONENTES

A irradiação de hemocomponentes é indicada para evitar a doença enxerto contra hospedeiro associada à transfusão (DECHT). Apesar de raro, a DECHT é extremamente grave, pois pode ser fatal em 90% dos pacientes. Foi descrito, após a transfusão de sangue total, concentrado de hemácias, plaquetas, plasma fresco (não congelado) e granulócitos.[44] No plasma fresco descongelado, há linfócitos viáveis, embora não tenha sido documentado, até o momento, nenhum caso de DECHT atribuído à transfusão desse hemocomponente. Consequentemente, não há consenso se o plasma fresco congelado deve ser irradiado. A DECH é causada pela proliferação de linfócitos T viáveis presentes em hemocomponentes após transfusão, os quais geram uma profunda resposta imunológica contra células do receptor.[45] O diagnóstico de DECHT é clinico, e deve ser suspeitado quando, após a transfusão (2 a 21 dias), ocorrer febre, *rash* cutâneo, disfunção hepática e sintomas gastrointestinais, além de confirmado pela documentação da presença de células derivadas do doador, ou DNA, no sangue ou tecidos afetados no receptor.[46] A prevenção da DECHT é feita pela irradiação de hemocomponentes em dose que varia de 25 Gy a 50 Gy, o que inibe completamente a proliferação de linfócitos-T. As principais indicações de irradiação são apresentadas na Tabela 178.3. É importante ressaltar que a irradiação pode induzir à liberação de potássio pelos eritrócitos da bolsa de concentrado de hemácias e reduzir a validade desse hemocomponente para até 28 dias, após o procedimento.

Tabela 178.3. Fatores de risco e recomendação para irradiação de hemocomponentes em pacientes oncológicos[45,46]

IRRADIAÇÃO RECOMENDADA* RISCOS DEFINIDOS	CONSIDERAR IRRADIAÇÃO** RISCOS SOB DISCUSSÃO	NÃO RECOMENDADA IRRADIAÇÃO
▪ Transfusão de familiares	▪ Doenças onco-hematológicas, exceto Doença de Hodgkin e LNH	▪ Plasma fresco congelado
▪ Hemocomponentes HLA-compatíveis	▪ Pacientes com tumores sólidos	▪ Transfusão de concentrado de hemácias congelados/descongelados
▪ Receptores de transplantes de células progenitoras hematopoiéticas (alogeneico e autólogo)‡	▪ Pacientes submetidos a transplantes de órgãos sólidos	▪ Pacientes HIV positivo/AIDS
▪ Pacientes com Doença de Hodgkin		

Continua >>

>> Continuação

Tabela 178.3. Fatores de risco e recomendação para irradiação de hemocomponentes em pacientes oncológicos[45,46]

IRRADIAÇÃO RECOMENDADA* RISCOS DEFINIDOS	CONSIDERAR IRRADIAÇÃO** RISCOS SOB DISCUSSÃO	NÃO RECOMENDADA IRRADIAÇÃO
• Linfoma não Hodkgin (LNH)		
• Pacientes em tratamento com fludarabina ou análogos da purina		
• Transfusão de granulócitos		
• Imunodeficiências congênitas		

*irradiação de todos hemocomponentes celulares. **considerar irradiação se pacientes em quimioterapia de altas-doses ou radioterapia. ‡ no caso de transplante autólogo, a irradiação é recomendada para todos os hemocomponentes transfundidos 14 dias antes, até 3 meses após; transplante alogeneico, a irradiação é recomendada para todos os hemocomponentes transfundidos 14 dias antes, até 6 meses após ou até reconstituição do sistema imune.
Fonte: Adaptada de Dwyre DM, Holland PV, 2008; Sage D, Stanworth S, Turner D, et al., 2005.

LEUCORREDUÇÃO DE HEMOCOMPONENTES

A presença de leucócitos do doador em hemocomponentes celulares tem sido ligada a uma série de efeitos deletérios no receptor. A leucorredução tem sido usada como estratégia altamente efetiva e amplamente empregada para evitar essas complicações pós-transfusionais, o que motivou em alguns países a implementação da leucorredução universal para todos os hemocomponentes celulares, porém, o custo é expressivo.[18]

A filtração emergiu como o método mais comum de leucorredução que pode ser feita antes da estocagem do hemocomponente ou à beira-leito, com o uso de filtros de alta *performance*, com redução de mais de 99,9% dos leucócitos. Com isso, o conteúdo de leucócitos no hemocomponente deve ser inferior a 5×10^6 leucócitos em CH e em plaquetas por aférese, e menor que $8,3 \times 10^5$ leucócitos/unidade de plaquetas randômicas.[47] O processo de leucorredução é particularmente benéfico para pacientes onco-hematológicos.

O uso de hemocomponentes leucorreduzidos é indicado para redução do risco de aloimunização contra antígenos HLA, redução de reação febril não hemolítica e da transmissão de citomegalovírus entre os pacientes suscetíveis.[48] Na prevenção de reação febril não hemolítica após transfusão de plaquetas, o método de filtração pré-estocagem é mais eficiente que o à beira-leito, pois se evita o acúmulo de várias citoquinas durante a estocagem desse hemocomponente.[49]

Plaquetas

Desde o seu reconhecimento, em 1962,[50] como ferramenta para a redução da mortalidade por hemorragia em pacientes com câncer até os dias atuais, a transfusão de plaquetas tem papel importante no tratamento das doenças oncológicas. O aprimoramento das técnicas para sua obtenção e transfusão diminuiu a morbidade do tratamento do câncer e, assim, contribuiu para o avanço dos esquemas quimioterápicos altamente intensivos e, consequentemente, com maior potencial de mielossupressão e de trombocitopenia.[51]

A transfusão de plaquetas é, normalmente, utilizada para o tratamento de sangramentos em pacientes trombocitopênicos ou na sua profilaxia. Pacientes trombocitopênicos podem ter indicação de procedimentos invasivos e, para tanto, é necessário que sua contagem plaquetária esteja em níveis mais seguros hemostaticamente. Geralmente, as causas de trombocitopenia em pacientes com doenças oncológicas estão relacionadas à deficiência de produção plaquetária por diminuição dos megacariócitos medulares pelos efeitos da quimioterapia, radioterapia e/ou por infiltração da medula óssea pela doença. Entretanto, outras etiologias também podem levar à plaquetopenia, como a púrpura trombocitopênica imune, sequestro esplênico, coagulação intravascular disseminada ou anemia microangiopática.[52] É importante levar em conta a etiologia da plaquetopenia, sua gravidade e duração, e considerar sua implicação no risco de sangramento para o planejamento de um melhor suporte hemoterápico.

A transfusão plaquetária também é onerosa e não é isenta de complicações. Pode estar associada a efeitos adversos imediatos, como reações febris não hemolíticas e alérgicas, ou tardias, como transmissão de doenças infecciosas e aloimunização.[53,54] Por isso, há a necessidade de estudos prospectivos randomizados para definir um melhor manejo dos pacientes trombocitopênicos oncológicos, a busca de um gatilho seguro para as transfusões profiláticas e determinações de estratégias hemoterápicas mais específicas para cada caso.

Métodos de obtenção

As plaquetas para transfusão podem ser obtidas pela centrifugação a partir do processamento de bolsas de sangue total chamadas de concentrado de plaquetas randômicas ou plaquetas obtidas a partir da extração da camada leuco-plaquetária (*buffy coat*). Quando obtidas a partir de *buffy coat*, há redução dos leucócitos em aproximadamente 90% nos concentrados de plaquetas, que podem ser agrupados de forma estéril, em *pool* de quatro a seis unidades.[55,56] Outro método, a plaquetaférese, é um procedimento automático, que envolve a retirada seletiva de plaquetas a partir de doador único. Os concentrados de plaquetas produzidos por aférese contêm no mínimo 3×10^{11} plaquetas por bolsa, o que é equivalente a 5 ou 6 unidades de plaquetas randômicas, e quantidade muito reduzida de leucócitos ($< 5 \times 10^6$ leucócitos/bolsa), que podem ser considerados leuco-reduzidos.[56,57]

Estudos comparativos mostraram que os *pools* de concentrados de plaquetas e os de aférese são terapeuticamente semelhantes quanto ao incremento plaquetário pós-transfusional, sobrevivência plaquetária e eficácia hemostática,[58] sendo que os primeiros expõem os pacientes a um número maior de doadores e seus riscos. Ambas as preparações podem ser estocadas por até 5 dias após a coleta, e devem ser mantidas a 22 ± 2 °C, em agitação constante.[56,57]

Indicações

A decisão em transfundir plaquetas para pacientes oncológicos trombocitopênicos e com hemorragia relevante não oferece dificuldades, mas, na prática clínica, a maioria das indicações de transfusões de plaquetas é profilática. O paciente deve ser avaliado quanto ao risco de sangramento que depende da doença de base, da intensidade da mielossupressão, do uso de drogas que interferem na função plaquetária, e de outras complicações, como febre e infecção, além da presença de coagulopatias.[52] A indicação absoluta é sempre aquela com trombocitopenia grave e sangramento importante. As outras indicações são relativas e dependem basicamente da etiologia e da condição clínica do paciente.[59]

Transfusão plaquetária profilática

Até início da década de 1990, a indicação de transfusão de plaquetas profilática para pacientes oncológicos era feita quando a contagem plaquetária era $< 20.000/mm^3$. Entretanto, estudos clínicos prospectivos mostraram que pacientes oncológicos toleravam níveis $< 20.000/mm^3$ sem a ocorrência de fenômenos hemorrágicos graves.

Atualmente, a maioria dos guidelines oncológicos recomenda transfusões plaquetárias profiláticas somente em pacientes com contagem plaquetária menor que $10.000/mm^3$, estáveis e sem coagulopatia.[59-61] Várias pesquisas clínicas, inclusive algumas controladas e randomizadas, não mostraram aumento no risco de sangramento ou necessidade transfusional de concentrado de hemácias, quando utilizado como gatilho transfusional o nível plaquetário de $10.000/mm^3$, comparado com $20.000/mm^3$. Obviamente, em casos de febre, hiperleucocitose ou alterações da coagulação, recomenda-se manter níveis de plaquetas mais elevados, de forma a transfundir os pacientes quando plaquetas $< 20.000/mm.^3$

Em estudo realizado em pacientes submetidos a transplante de células progenitoras, foi evidenciada maior mortalidade precoce e menor sobrevida global naqueles transfundidos profilaticamente com gatilho transfusional mais restritivo (plaquetas $< 10.000/mm^3$).[62] A mortalidade desses pacientes não foi devido ao aumento do número de episódios hemorrágicos, uma vez que não foi totalmente esclarecido se há algum outro efeito protetor com manutenção de nível plaquetário. Desse modo, até que outros dados estejam disponíveis na literatura, recomenda-se a transfusão de plaquetas profilática em pacientes submetidos a transplante de células progenitoras com plaquetas $< 20.000/mm^3$.

Pela maior heterogeneidade de pacientes com tumores sólidos e dificuldade de realização de estudos prospectivos e controlados, a indicação de transfusão de plaquetas em pacientes sem sangramento é baseada, essencialmente, em estudos retrospectivos e observacionais e pela utilização de alguns resultados relevantes reportados em pacientes hematológicos.

Em pacientes com tumores sólidos, transfusões de plaquetas profiláticas com níveis abaixo de 20.000/mm³ são consideradas para aqueles com tumores de bexiga que recebem tratamento agressivo, e para aqueles com tumores necróticos demonstrados (normalmente ginecológicos, colorretais e melanomas), os quais teriam mais riscos de apresentar sangramentos importantes no sítio tumoral. Todos os demais teriam benefício clínico com níveis de gatilho[52,59,60,61] menor que 10.000/mm³. Consideração especial deve ser feita para os pacientes que se encontram em ambiente extra-hospitalar e com dificuldade de acesso rápido aos serviços de saúde.

Transfusão plaquetária em procedimentos cirúrgicos ou invasivos

Pacientes oncológicos, frequentemente, necessitam de procedimentos invasivos diagnósticos ou terapêuticos. Habitualmente, níveis plaquetários entre 40.000/mm³ e 50.000/mm³ são suficientes para a realização de procedimentos invasivos maiores (punção lombar, anestesia peridural, endoscopia com biópsia, biópsia hepática, biópsia transbrônquica, inserção de cateteres centrais) com segurança, na ausência de alterações da coagulação associadas.[59,60] Na presença de disfunção plaquetária (circulação extracorpórea, insuficiência renal, drogas) ou coagulopatia, os pacientes podem requerer transfusão de plaquetas com contagem plaquetária entre 50.000/mm³ e 100.000/mm³. Deve-se ressaltar que a decisão de transfusão se baseia na avaliação da extensão da cirurgia, na possibilidade de controle de sangramento com medidas locais e no risco de sangramento conforme o procedimento. Em intervenções cirúrgicas oculares e neurológicas, é recomendado um maior nível plaquetário, e utilizar como alvo plaquetas > 100.000/mm³.

A biópsia de medula e aspiração medular podem ser realizadas em pacientes trombocitopênicos graves (plaquetas < 20.000/mm³), sem a necessidade de transfusão, contanto que seja realizada pressão local adequada.[61]

Transfusão plaquetária terapêutica

Transfusões plaquetárias são consideradas terapêuticas se forem realizadas para controle de sangramento ativo devido à trombocitopenia e/ou trombocitopatia. A necessidade de transfusão na presença de trombocitopenia (plaquetas < 100.000/mm³) ou defeitos funcionais, inclusive os iatrogênicos, depende da natureza e sítio de sangramento, da presença ou ausência de coagulopatia e da condição clínica do paciente.

Pacientes cirúrgicos com sangramento ativo, normalmente, necessitam de transfusão com contagem plaquetária menor que 50.000/mm³ e, raramente, se acima de 100.000/mm³.

Durante transfusão maciça, está indicada a transfusão com níveis abaixo[63] de 75.000/mm³, e cada vez mais tem sido sugerido um aumento na relação transfusão de plaquetas:concentrado de hemácias para a melhora na sobrevida.[64,65]

A transfusão de plaquetas em pacientes com coagulação intravascular disseminada não deve ser feita primariamente baseada em resultados laboratoriais, pois deve ser reservada aos pacientes que apresentem sangramento ou que tenham alto risco de sangramento (pacientes em pós-operatório ou procedimento invasivo), sendo aceitável quando a contagem plaquetária[66] < 50.000/mm³.

Durante transplante de medula autólogo, independentemente da contagem plaquetária e com sangramento grau II (pela Organização Mundial da Saúde – OMS) ou maior, a transfusão como medida terapêutica está indicada.[59,67]

Compatibilidade ABO e Rh

A utilização de plaquetas ABO idênticas com o receptor é aconselhável, pois os antígenos ABO estão expressos na superfície plaquetária, porém, não é obrigatória, pois não é necessária a realização de testes de compatibilidade pré-transfusionais.[47,59,61] A administração de plaquetas ABO não idêntico é prática comum, embora seja observado, em pacientes oncológicos, um menor incremento plaquetário e uma maior taxa de refratariedade plaquetária.[68] Plaquetas do grupo sanguíneo O podem ser utilizadas em pacientes de outros grupos sanguíneos somente se os títulos de anti-A e/ou anti-B não forem elevados (> 100) pelo risco de causar hemólise clinicamente significante das hemácias do paciente.[47,59] Isso é mais preocupante no caso de transfusões de plaquetas por aférese, pela quantidade de plasma presente no hemocomponente, e já foi reportado em pacientes oncológicos e hematológicos.

Apesar das plaquetas não terem antígenos Rh, a quantidade de hemácias, ainda que mínima (alguns mililitros), pode ser suficiente para induzir a sensibilização Rh pela transfusão de plaquetas, devido à alta imunogenicidade do antígeno D. Em pacientes oncológicos e hematológicos, foi descrito que o risco de imunização após transfusão de plaquetas com incompatibilidade Rh é pequeno.[69] Não se recomenda que um paciente tenha a transfusão de plaquetas postergada pela falta de unidades Rh-negativo. Mas, se um paciente antígeno D-negativo receber plaquetas randômicas D-positivo, a administração de imunoprofilaxia para Rh deverá ser considerada, especialmente em crianças do sexo feminino e mulheres jovens que poderão engravidar após tratamento com sucesso.[60,70] No caso de transfusões de plaquetas por aférese, com as novas técnicas de coleta, a quantidade de hemácias presente do concentrado varia de 0,0002 a 0,007 mL, quantidade que pode ser insuficiente para induzir resposta imune, mesmo quando em transfusões em grandes volumes.[69,71]

Dose

A dose ideal de plaquetas a ser infundida em adultos não foi claramente estabelecida, mas, geralmente, é utilizada uma unidade de plaquetas por aférese para a maioria dos pacientes adultos, o que corresponde a um *pool* de 5 a 6 plaquetas randômicas.[54,59,61] A dose subsequente de transfusão de plaquetas poderá ser calculada mais especificamente pelo incremento plaquetário,[59] e quanto maior o incremento plaquetário, maior será o intervalo entre transfusões.

É imprescindível a monitorização da eficácia da transfusão com a contagem plaquetária posterior, pois outras transfusões poderão ser necessárias caso não seja atingido o incremento plaquetário desejado, além de orientar as transfusões seguintes. Naqueles pacientes com medula óssea hipoplásica, transfusões diárias de plaquetas poderão ser necessárias.

Alguns especialistas defendem o uso de doses altas de plaquetas (2 plaquetas por aférese ou 10 a 12 plaquetas randômicas) com a justificativa de oferecer mais conforto ao paciente em regime ambulatorial, reduzindo o número de episódios transfusionais.[72,73,74] As desvantagens dessa conduta são maior exposição a doadores (> risco para o receptor), o alto custo, e falta de comprovação de que as altas doses seriam mais eficientes na prevenção de grandes sangramentos do que a dose padrão. Outros advogam o uso de doses menores que o habitual (3 a 4 unidades de plaquetas randômicas) por episódio transfusional, com a premissa de ser mais custo-efetivas sem prejuízo ao paciente.[75] Como desvantagem, tem-se a falta de comprovação de que doses menores não colocam o paciente em risco hemorrágico. Portanto, até o momento, a dose de plaquetas para profilaxia é alvo de grandes estudos multicêntricos, na tentativa de otimizar cada transfusão, sem aumentar o risco de sangramento.

Refratariedade plaquetária

É conhecido que alguns pacientes, após múltiplas transfusões de plaquetas, têm baixo incremento plaquetário pós-transfusional. A refratariedade plaquetária consiste na rápida destruição de plaquetas transfundidas. As diversas causas de refratariedade plaquetária podem ser classificadas em mecanismos imunes ou não imunes.[76] Como o baixo incremento isolado após uma transfusão plaquetária não é incomum, para a determinação de refratariedade é necessário que seja detectado o incremento plaquetário corrigido (IPC) e diminuído em pelo menos duas transfusões ABO compatíveis, com tempo de estocagem menor que 72 horas de coleta. O cálculo do IPC é realizado:

$$IPC = \frac{IP \times \text{área de superfície corporal (m}^2)}{\text{Número de plaquetas transfundidas} (\times 10^{11})}$$

Onde: o IP (incremento plaquetário) é a contagem de plaquetas após a transfusão subtraída da contagem pré-transfusão. A transfusão plaquetária será considerada efetiva quando o IPC for maior que 7.500 em uma hora ou maior que 4.500 após 20 a 24 horas da transfusão.[61] Quando o resultado de IPC <7.500 na primeira hora após a transfusão, geralmente, é de causa imune e associado à aloimunização contra antígenos leucocitários (HLA classe I – A ou B) ou, menos frequentemente, plaquetários (particularmente HPA-1a). Se o resultado de IPC for inferior a 4.500 após 20 a 24 horas da transfusão, o mais comum são causas não imunes, como febre, sepse, esplenomegalia, medicamentos como a anfotericina, sangramentos ou coagulação intravascular disseminada.

Há diversas estratégias para o manuseio de pacientes com refratariedade plaquetária, simplesmente aumentado o número de plaquetas a ser transfundidas (2 unidades de plaquetas por aférese ou 6 a 12 randômicas), a seguir pelo uso de plaquetas ABO idênticas. Se não houver melhora do IPC, podem-se utilizar plaquetas especialmente selecionadas HLA/HPA compatíveis.

É sempre importante documentar que o paciente está aloimunizado, porque eles terão uma abordagem hemoterápica diferente daqueles com refratariedade por outras causas. Aproximadamente, 90% dos aloimunizados apresentam aloanticorpos detectáveis contra antígenos HLA ou HPA.[60,76] Nos pacientes aloimunizados, recomenda-se o uso de plaquetas HLA e/ou HPA compatíveis.[77] Infelizmente, mesmo com transfusões compatíveis de doadores selecionados, entre 20% e 30% dos pacientes poderão apresentar baixa resposta a transfusão plaquetária.[78,79] Esse baixo incremento pode estar relacionado à associação de fatores não imunes aos imunes; autoanticorpos ou drogas-relacionadas, ou falência na detecção de anticorpos relevantes pela baixa sensibilidade dos métodos empregados.

Plasma

O plasma é um hemocomponente rico em proteínas obtido pela centrifugação do sangue total coletado ou por plasmaférese. Quando congelado em até 8 horas posteriores à coleta, é chamado de plasma fresco ou simplesmente plasma, anteriormente denominado plasma fresco congelado (PFC). Quando descongelado, o plasma contém os fatores de coagulação circulantes e da maioria das proteínas plasmáticas em níveis próximos dos normais (Tabela 178.4). Sua atividade hemostática é mantida por um período de um ano, se estocado entre −20 °C e −30 °C, ou tem validade de 24 meses, caso seja mantido abaixo de −30 °C. Por definição, 1 mL de plasma fresco contém 1U de atividade de cada fator de coagulação. Para fins transfusionais, é descongelado em processo que demora de 14 a 16 minutos em equipamento especificamente desenvolvido para esse fim, e deve ser transfundido em até 6 horas, conforme a legislação brasileira. Uma vez descongelado, o plasma não deve ser recongelado.[24,80]

Tabela 178.4. Concentração e vida média dos fatores de coagulação[80]

Fator	Concentração de fator necessário para hemostasia	Vida média
I – Fibrinogênio	1 g/L	4 a 6 dias
II – Protrombina	0,4 UI/mL	2 a 3 dias
Fator V	0,1 a 0,15 UI/mL	12 horas
Fator VII	0,05 a 0,1 UI/mL	2 a 6 horas
Fator VIII	0,1 a 0,4 UI/mL	8 a 12 horas
Fator IX	0,1 a 0,4 UI/mL	18 a 24 horas
Fator X	0,1 a 0,15 UI/mL	2 dias
Fator XI	0,3 UI/mL	3 dias
Fator XIII	0,1 a 0,05 UI/mL	6 a 10 dias

Fonte: Adaptada de RDC nº 10. Diretrizes para o uso de plasma fresco congelado, 2004.

Além do plasma, pode-se remover o crioprecipitado do plasma, para gerar um hemocomponente que é chamado plasma isento de crioprecipitado. O plasma isento de crioprecipitado tem níveis normais dos fatores V, I, VII, VII, X, a-2 antiplasmina, antitrombina, proteína C, proteína S e fibrinogênio ao redor de 200 mg/dL.[47,81] Pode ser utilizado como fluido de reposição no tratamento de pacientes com púrpura trombocitopênica trombótica (PTT), em procedimentos de plasmaférese, pois tem como característica mínima a quantidade de antígeno de fator de von Willebrand (vW), embora um estudo prospectivo randomizado não tenha mostrado superioridade do plasma isento de crioprecipitado em relação ao plasma fresco.[82]

Nos últimos anos tem sido observado maior uso clínico de plasma. Com o objetivo de reduzir o risco de transmissão de doenças pelo plasma, foi desenvolvido um método industrial que processa *pools* de aproximadamente 2.500 unidades de plasma, denominado solvente-detergente (plasma SD). Este método inativa vírus encapsulados, como o HIV 1 e 2, vírus das hepatites B, C e G e HTLV I e II, mas não é capaz de inativar o parvovírus nem o vírus da hepatite A. Tem alto custo e a composição de fatores de coagulação é semelhante ao plasma, exceto pelos níveis reduzidos de fatores V e VIII, proteína S, antiplasmina e antitripsina.[82]

Outros produtos são obtidos a partir do plasma purificado, como concentrados de fatores de coagulação, cola de fibrina, imunoglobulinas (normal ou específica, como a imunoglobulina Rh), anticoagulantes (antitrombina, proteína C), proteínas relacionadas ao complemento (inibidor da C1 esterase) e albumina.[83]

Em pacientes oncológicos, o sangramento agudo é complicação comum, de origem multifatorial e que pode culminar em sangramento catastrófico e/ou transfusão maciça, podendo fazer parte da terapêutica, a indicação de plasma.

O plasma é indicado, basicamente, em duas situações clínicas: na prevenção ou na interrupção de sangramentos, e são consideradas aceitáveis as seguintes indicações: no sangramento ativo, ou antes de cirurgias ou procedimentos invasivos em pacientes com deficiências congênitas ou adquiridas, isoladas ou combinadas de fator(es) da coagulação quando não há fator específico, e outras terapias não estão disponíveis e são apropriadas; na imediata correção de deficiência de vitamina K ou reversão de efeito de varfarina em pacientes com sangramento ativo ou antes de procedimentos cirúrgicos ou invasivos; coagulopatias de consumo graves com sangramento ativo e grande diminuição na concentração sérica de múltiplos fatores; no tratamento da púrpura trombocitopênica trombótica e da síndrome hemolítico-urêmica do adulto; na transfusão maciça (mais de 1 volemia em menos de 24 horas), recentes estudos sugerem que o uso de plasma na proporção 1:1 em relação a CH pode aumentar a sobrevida dos pacientes.[80,84,85]

Considera-se inadequado o uso de plasma na reposição volêmica, correção de hipoalbuminemia, nos sangramentos sem coagulopatia, na profilaxia de hemorragias em hepatopatas (exceto na preparação de cirurgias ou procedimentos invasivos), no suporte nutricional, para acelerar processos de cicatrização, nas imunodeficiências ou como reposição de imunoglobulinas.

Não se recomenda a transfusão de plasma profilaticamente para a simples correção de testes de coagulação na ausência de hemorragia ou na profilaxia de sangramento em doenças hepáticas e deficiência de vitamina K.[59,84,86,87]

O uso de plasma em pacientes críticos se correlacionou com maior incidência de lesão pulmonar aguda durante as 48 horas após a transfusão. Apesar da dificuldade de se distinguir a lesão pulmonar aguda associada à transfusão (TRALI) de outros tipos de lesão pulmonar em pacientes críticos, este achado não comprova benefício da transfusão de plasma nesta situação e, ainda, alerta para os riscos da transfusão desse hemocomponente.[89]

Em vários *guidelines*, o uso de plasma é recomendado a partir de resultado de TP ou TTPA 1,5 vezes ou mais que o normal ou fibrinogênio menor que 100 mg/dL.[59,89]

A legislação brasileira vigente[79] recomenda a transfusão de plasma na dose inicial de 10 a 20 mL/kg, e deve se levar em conta o quadro clínico e a doença de base do paciente (Quadro 178.1). A frequência da administração depende da indicação e deve ser individualizada, uma vez que não é recomendada a infusão de plasma em horários predeterminados sem reavaliação clínica/laboratorial do paciente.[90] Deve ser ABO compatível com o receptor. Em pacientes submetidos ao transplante de células progenitoras, as incompatibilidades ABO maior, menor e total devem ser respeitadas.

Quadro 178.1. Recomendações de uso de plasma conforme legislação brasileira

Correção de deficiências congênitas ou adquiridas isoladas ou combinadas de 39 fatores de coagulação, na ausência de concentrado de fatores industriais

Sangramento cirúrgico com RNI, TTPa ou TP > 1,8 + ao valor normal, na ausência de fatores de coagulação industriais

Pacientes cirróticos pré ou durante procedimentos, considerar transfusão de PFC se RNI > 2,5 após alternativas*

Tratamento de púrpura trombocitopênica trombótica

Transfusão maciça pode ter indicação de liberação precoce de plasma fresco na ausência de testes point of care e/ou de hemoderivados

Pré-operatório de transplante de fígado, especialmente durante a fase anepática da cirurgia

Púrpura fulminans do recém-nascido por déficit de proteína C e/ou proteína S

Tromboses por déficit de antitrombina (na ausência de concentrado de antitrombina)

Correção de hemorragias por uso de anticoagulantes cumarínicos ou reversão rápida dos efeitos dos cumarínicos (na ausência de complexo protrombínico)

Hemorragia por déficit de fatores vitamina K dependentes em recém-natos

Reposição de fatores durante as plasmaféreses terapêuticas

Pacientes com edema angioneurótico (edema de Quincke) recidivante causado por déficit de inibidor de C1-esterase

Tratamento da púrpura trombocitopênica trombótica e da síndrome hemolítico-urêmica do adulto

*nos casos de deficiência de fator XIII, ou de fibrinogênio ou na doença de von Willebrand não responsiva à DDAVP, o plasma fresco congelado poderá ser usado caso não haja também disponibilidade do crioprecipitado; **presença de evidências laboratoriais de deficiências de fatores – prolongamento do TP ou TTPA de no mínimo 1,5 vezes.

Fonte: Adaptado de Delaflor-Weiss E, Mintz PD, 2000.

Crioprecipitado

O crioprecipitado (CRIO) é o hemocomponente produzido pelo descongelamento controlado do plasma entre 1 °C e 6 °C, e, a seguir, centrifugado e depois recongelado a temperaturas −20 °C, ou inferior, com validade de 12 meses. Contém proteínas insolúveis de alto peso molecular que se precipitam em baixas temperaturas (fator VIII, XIII, fator de Von Willebrand (vW), fibronectina e fibrinogênio), daí o nome crioprecipitado. O volume de cada unidade de CRIO varia de 10 mL a 20 mL. Deve conter 70 UI de fator VIII e 140 mg/dL de fibrinogênio. Antes do uso, o CRIO deve ser descongelado e transfundido sem demora. Não deve ser recongelado. Na prática hemoterápica, é comum o uso de CRIO com tipagem ABO compatível com o receptor.[24]

Nos dias atuais, as indicações de CRIO são limitadas, uma vez que há fatores específicos amplamente disponíveis. O fator VIIa recombinante, por sua vez, é eficaz no controle de hemorragias em pacientes oncológicos por anticorpos, contra o fator VIII ou em sangramentos incontroláveis.[91]

As indicações aceitáveis de CRIO são: hipofibrinogenemia adquirida (exemplo: CIVD, transfusão maciça, uso de L-asparaginase)[92] ou congênita, desfibrinogenemia, hemorragias por deficiência de fator XIII na ausência de concentrado de fator XIII, doença de vW não responsiva à desmopressina ou com sangramento na ausência de concentrado de fator de vW ou de fator VIII ricos em multímeros de vW, sangramento por uremia (pela presença de agregantes plaquetários, como fator VIII:fatorvW) (Quadro 178.2).[93,94] Geralmente, a transfusão é indicada se fibrinogênio menor que 100 mg/dL; na dose de uma unidade para cada 10 kg de peso.[59,95] O fibrinogênio pode ser usado, também, na fabricação da cola de fibrina. Raramente é usado na hemofilia A, cujo fator específico dispõe-se.

É usado como fonte de fibrinogênio, principalmente. Não é fonte de todos os fatores de coagulação, uma vez que não é apropriado seu uso em pacientes com deficiências globais de fatores de coagulação como, por exemplo, hepatopatias ou reversão de varfarina.

Relatos de literatura revelam que o uso inapropriado de CRIO é frequente, e varia entre 24% e 62% de todos os pedidos de transfusão de CRIO. Estes dados mostram que uma das indicações inadequadas mais observadas é para reposição de fibrinogênio em pacientes com fibrinogênio normal, ou sem resultado laboratorial e sem evidência de desfibrinogenemia ou aumento do consumo, na reversão das ações da varfarina, no tratamento de coagulopatia por deficiência de múltiplos fatores em hepatopatas e no tratamento de coagulopatia em cirurgias na ausência de hipofibrinogenemia.

Quadro 178.2. Indicações de CRIO

Repor fibrinogênio em pacientes com hemorragia ou indicação de procedimento invasivo na deficiência isolada, congênita ou adquirida de fibrinogênio, quando não houver disponibilidade do concentrado de fibrinogênio industrial

Repor fibrinogênio em pacientes com sangramento maciço, se concentração de fibrinogênio < 1,5 g-2,0 g/dL, quando não se dispuser do concentrado de fibrinogênio industrial

Repor fator XII em pacientes com hemorragia ou com indicação de procedimento invasivo por deficiência desse fator, quando não se dispuser do concentrado de fator XIII industrial

Fase aguda de LMA promielocítica, se concentração de fibrinogênio menor que 1,0 g/dL

Hemorragia intracraniana secundária ao uso de ativador tissular do plasminogênio, caso a concentração de fibrinogênio seja < 2 g/dL

Tratamento de sangramento em pacientes com doença de von Willebrand ou hemofilia A, na ausência de concentrado de fator industrial e se DDVAP é inacessível ou ineficaz

Fonte: Adaptado de Stanworth SJ., 2007; Stehling LC, Doherty DC, Faust RJ, et al., 1996.

O CRIO é incomumente indicado para pacientes oncológicos.

Concentrado de complexo protrombínico

Produzido pelo processamento do plasma humano, contém os fatores da coagulação dependentes de vitamina K (II, VII, IX e X) em formulação concentrada e em quantidade padronizada. Seu processo de produção inativa vírus, como hepatite, HIV, herpes simplex 1 e influenza, e remove príons. Possibilita normalização dos testes de coagulação mais rapidamente que o plasma, com menor risco de transmissão de patógenos e sobrecarga de volume.[47,96]

Pode ser utilizado na reversão urgente da ação dos antagonistas de vitamina K em vigência de hemorragia grave e/ou necessidade de cirurgia de emergência.[96]

A reversão rápida dos CCP é uma vantagem sobre o plasma, pois a infusão e o preparo são rápidos – não necessita de prova cruzada, nem de descongelamento. Usado também em hemofílicos na presença de inibidores.

A dose, historicamente, é baseada na dose usada para o tratamento da hemofilia, o que reflete a quantidade de fator IX administrada por kg de peso, e existem estudos que indicam a dose de acordo com o INR inicial. Na reversão dos efeitos da varfarina, a dose varia de 25 a 50 UI/kg, com administração conjunta de vitamina K.[96,98]

Uma complicação potencial da administração de CCP é a ocorrência de tromboembolismo arterial ou venoso.[99] A incidência de eventos trombóticos foi baixa (2%) em uma revisão de estudos com 460 pacientes. A relação causal com o uso de CP é de difícil avaliação, uma vez que todos os pacientes estavam em uso de varfarina por uma tendência trombótica.[96]

Albumina

A albumina é a proteína mais abundante no plasma humano, e é a principal responsável pela manutenção da pressão oncótica intravascular. Tem carga altamente negativa, o que faz com que a albumina tenha, também, uma função de ligante e transportador versátil de proteínas. É sintetizada no fígado, pelos hepatócitos. A síntese diária média de albumina é de 120 a 200 mg/kg de peso, com meia-vida de aproximadamente 25 dias. Aproximadamente, dois terços da albumina corporal estão no compartimento extravascular e apenas um terço no setor intravascular.[100]

Albumina humana é produzida industrialmente a partir de plasma obtido por doação de sangue total, ou por procedimento de aférese (plasmaférese) pelo método de Cohn. Esse método inicia-se com precipitação a frio do plasma, que permite a remoção do crioprecipitado, seguida pela pasteurização e fracionamento dos componentes proteicos do plasma pelo álcool. A albumina é considerada um produto seguro.[101,102] As soluções de albumina são encontradas nas concentrações de 4%, 5%, 20% e 25%.[100]

Indicações de uso de albumina

A hipoalbuminemia pode resultar de diminuição de produção, distribuição alterada, aumento do metabolismo ou excesso de perda. Ainda que níveis baixos de albumina sejam comuns em inúmeras condições clínicas, a infusão de albumina não é usualmente necessária para o tratamento de hipoalbuminemia.

A legislação brasileira indica seu uso na paracentese, no tratamento de ascites volumosas; em grandes queimados, de 24 a 48 horas após a queimadura (pois visa a manter a pressão osmótica do plasma, para compensar as abundantes perdas proteicas apresentadas pelos grandes queimados); nos casos de grandes edemas refratários aos diuréticos, que coloquem em risco iminente a vida dos pacientes (derrame pleural, derrame pericárdico ou ascite volumosos) associados à síndrome nefrótica ou cirrose hepática; na plasmaférese, em que o volume de plasma retirado seja igual ou superior a 20 mL/kg por sessão. A infusão de albumina pode ser usada também na cirurgia cardíaca para o *priming* da bomba de circulação extracorpórea; na cirurgia de ressecção hepática, em que mais de 40% do fígado é ressecado, e no transplante de fígado, sobretudo quando houver ascite e edema no pós-operatório, quando a albumina sérica for inferior a 2,5 g% e a pressão oncótica menor que 12 mmHg (Quadro 178.3).

Quadro 178.3. Indicações principais do uso de albumina

Paracentese, remoção de mais de 5 litros

Plasmaférese terapêutica, retirada de plasma > 20 mL/kg

Peritonite bacteriana espontânea

Grandes queimados, após as primeiras 24 horas.

Quando houver falha dos cristaloides

Quando houver contraindicação ao uso de coloides sintéticos nao proteicos

Síndrome nefrótica ou cirrose hepática com edema refratário a diurético, e que coloque em risco a vida do paciente

Choque hemorrágico em situação de restrição de sódio e contraindicação de coloide sintético

Ressecção hepática – nas ressecções superiores a 40%. Indicação de acordo com a função residual hepática e de parâmetros hemodinâmicos

Quando houver contraindicação ao uso de coloides sintéticos não proteicos

Transplante de fígado, quando albumina < 2,5 g/dL; pressão de oclusão pulmonar < 12 mmHg No pós-operatório: para controlar ascite e formação de edema periférico, para repor líquido ascítico perdido na cirurgia/drenos

Fonte: Adaptado de https://bvsms.saude.gov.br/bvs/saudelegis/anvisa/2004/rdc0115_10_05_2004.html.

Não é indicado o uso da albumina na reposição volêmica nas perdas agudas de líquido; na hipoalbuminemia por doenças crônicas (prefere-se o uso de soluções enterais ou parenterais com lisados proteicos para a reposição proteica); em pacientes críticos, que apresentam hipovolemia, hipoalbuminemia e má distribuição hídrica, com perda de líquidos para o terceiro espaço; em cirurgia cardíaca para compensação de perdas volêmicas durante a cirurgia (Quadro 178.4).[100-104] Pode ser benéfica em pacientes com peritonite bacteriana espontânea, ao relacionar a menor incidência de insuficiência renal.[104]

Quadro 178.4. Contraindicações ao uso de albumina

Reposição em desnutridos ou síndromes disabsortivas

Adjuvante em cura de feridas

Choque não hemorrágico

Fonte: Adaptado de Diretrizes para o uso de albumina, 2004; Garcovich M, Zocco MA, Gasbarrini A, 2009.

A dose utilizada na paracentese é de 6 a 8 g de albumina por litro de ascite removida, após o quinto litro.[104] Em outras situações, pode-se utilizar a fórmula:[101]

$$IPC = \frac{IP \times \text{área de superfície corporal (m}^2)}{\text{Número de plaquetas transfundidas } (\times 10^{11})}$$

Dose a ser administrada: [albumina desejada (2,5 g/dL) – albumina atual] × peso em kg × 0,8.

Imunoglobulina humana

As imunoglobulinas são proteínas plasmáticas globulares com atividade de anticorpos, e são os principais efetores da imunidade humoral.

A imunoglobulina humana (IG) para uso terapêutico é derivada do plasma humano, preparada por meio de um *pool* de plasma (> 3 mil doadores) que, após a industrialização, resulta na imunoglobulina humana policlonal.[105] Sofre o processo industrial com inativação de bactérias e vírus por processos físicos e químicos (como pasteurização e precipitação por etanol).[101,105]

Após a administração intravenosa, disponibiliza-se imediatamente. O equilíbrio entre o intra e extravascular se dá entre 3 e 5 dias. A meia-vida é estimada entre 18 e 32 dias, semelhante à endógena.[101,105,106] O componente principal é a IgG, que contém quantidades variáveis de IgM e IgA, a depender do fabricante. Pode ser poliespecífica ou específica. As imunoglobulinas específicas são aquelas que possuem altos títulos de anticorpos específicos, utilizadas, por exemplo, na profilaxia de hepatite B, difteria, tétano, rubéola, herpes zoster, raiva, varicela, na infecção por CMV, na prevenção da imunização Rh. São produzidas a partir de plasma humano hiperimune, ou seja, com altos títulos de determinados anticorpos.[101,105,106]

O mecanismo de ação imunomodulador e anti-inflamatório da IG é complexo, sendo propostas diversas explicações, como interações entre a região Fc (fragmento cristalizável composto pelas cadeias H), com receptores específicos, o que permite interações e transdução de sinal entre células da imunidade, atividade sobre a via do complemento com ativação de mecanismos que induziriam a solubilização de imunocomplexos, modulação de citocinas e seus antagonistas, aumento do catabolismo da IgG, apoptose de células B e T pela ativação de receptor de Fas, bloqueio de ligação entre células T e superantígenos, controle da autorreatividade e indução de tolerância própria, inibição da diferenciação e maturação de células dendríticas.

Indicações de uso de IG

Utilizada tipicamente na reposição direta de imunoglobulinas (imunodeficiências primárias ou secundárias), ou pela sua atividade imunomoduladora em doenças autoimunes (Quadro 178.5). Estima-se que, aproximadamente, 50% do uso da IG seja feito em situações *off-label* nos Estados Unidos.

Quadro 178.5. Indicações do uso de imunoglobulina

Imunodeficiências primárias, como a hipo ou a agamaglobulinemia congênitas, a imunodeficiência congênita severa e combinada (SCID), a imunodeficiência variável comum e a síndrome de Wiskott-Aldrich

Mieloma múltiplo com hipogamaglobulinemia secundária grave e infecções recorrentes

Leucemia linfocítica crônica com hipogamaglobulinemia secundária grave e infecções recorrentes

Púrpura trombocitopênica imunológica

Transplante alogênico de medula óssea – prevenção de doença do enxerto contra hospedeiro e infecções

Necrose epidérmica tóxica

Síndrome Guillain-Barré

Fonte: Desenvolvido pela autoria.

Uma indicação formal de IG consiste na reposição em pacientes com síndromes de imunodeficiência primária, como a hipo ou a agamaglobulinemia congênitas, a imunodeficiência congênita severa e combinada (SCID), a imunodeficiência variável comum e a síndrome de WiskottAldrich, mieloma múltiplo ou leucemia linfocítica crônica com hipogamaglobulinemia secundária grave e infecções recorrentes. A dose a ser administrada varia de 400 a 600 mg/kg de peso em adultos, aplicada a cada 4 semanas.[106]

A IG é indicada também na prevenção da doença do enxerto contra o hospedeiro e de infecções (principalmente CMV) em pacientes submetidos a transplante de medula óssea nos primeiros 90 dias pós-TMO. A posologia mais adotada é de 200 mg a 400 mg, uma vez por semana, por até 3 meses. Pacientes com púrpura trombocitopênica imune também podem se beneficiar com o uso de IG, na dose que varia de 800 mg a 1g/kg de peso, que pode ser repetida 2 a 3 dias depois, ou 400 mg/kg de peso durante 2 a 5 dias.[106]

A necrose epidérmica tóxica é uma situação em que o uso da imunoglobulina é formalmente aceito, pela elevada morbimortalidade, uma vez que não há outra forma de tratamento eficaz. As doses recomendadas são de 750 mg/kg de peso, durante 4 dias, ou 2 g/kg de peso em dose única.[105,106]

Há evidências que mostram benefício em síndromes paraneoplásicas que afetam o sistema neurológico, como na síndrome miastênica de Lambert-Eaton, ataxia-opsoclonia (especialmente em pacientes pediátricos com neuroblastoma), sem haver uma recomendação clara na neuromiotoniaparaneoplásica, degeneração cerebelar, encefalite límbica ou neuropatia sensitiva. O uso de IG nas síndromes Stiff-Person e Guillain-Barré é recomendado.[107,108]

A IG pode ter apresentação em forma liofilizada ou líquida, e em concentração a 5% ou 10%. A vantagem da formulação líquida é a facilidade no preparo e infusão com menor risco de erro.

A administração intravenosa da primeira dose de imunoglobulina deve ser feita o mais lentamente possível durante os primeiros trinta minutos, após o qual se pode aumentar a velocidade de infusão, conforme especificado na bula do fabricante. Deve-se ter preocupação em indivíduos com deficiência de IgA, pois podem apresentar reação anafilática após a exposição à IG.

As formulações de IG não são iguais e, portanto, a sua eficácia clínica pode ser variável. No mercado, há disponibilidade de produtos com processos de manufatura variados, logo, deve-se preferir aqueles isentos de sucrose, uma vez que pode ocasionar disfunção renal; baixo conteúdo de IgA; a IG deve ser isosmótica; isenta de sódio; passado por várias etapas de inativação e filtração viral, que aumentem a segurança do produto.

Os principais efeitos colaterais são reações alérgicas e anafiláticas, toxicidade renal, hiper ou hipotensão, fenômenos tromboembólicos por aumento da viscosidade sanguínea, meningite asséptica, TRALI, o que pode causar lesões cutâneas, inclusive síndrome de Lyell. Presentemente, é considerada segura no que diz respeito à trxansmissão vírus.[101,106,107]

REFERÊNCIAS

1. Dunn A, Carter J, Carter H. Anemia at the end of life: prevalence, significance and causes in patients receiving palliative care. J Pain Symptom Manage. 2003;26:1132-9.
2. Caro JJ, Salas M, Ward A, et al. Anemia as na independent prognostic factor for survival in patients with cancer: a systemic, quantitative review. Cancer. 2001;91:2214-21.
3. Coiffier B, Guastalla JP, Pujade-Lauraine E, et al. Predicting câncer associated anemia in patients receiving non-platinum chemotherapy: results of a retrospective survey. Eur J Cancer. 2001;37:1617-23.
4. Macciò A, Mededdu C, Massa D, et al. Hemoglobin levels correlate with interleukin-6 levels in patients with advanced untreated epithelial ovarian cancer: role of inflammation in cancer-related anemia. Blood. 2005;106:362-7.
5. Vaupel P, Mayer A. Hypoxia in cancer: significance and impact on clinical outcome. Cancer Metastasis Rev. 2007;26:225 39.
6. Vaupel P. Hypoxia and aggressive tumor phenotype: Implications for therapy and prognosis. The Oncologist. 2008;13(3):21-6.
7. Testa U. Erythropoietic stimulating agents. 2010;15:119-38.
8. Bohlius J, Schmidilin K, Brillant C, et al. Erythropoietin or darbepoetin for patients with cancer – meta-analysis based on individual patient data. Cochrane Database Syst Rev.');"Cochrane Database Syst Rev. 2009;8:CD007303.
9. Dharmarajan TS, Widjaja D. Erythropoiesis stimulating agents in anemia: use and misuse. J Am Med Dir Assoc. 2009;10:607-16.
10. FDA Drug Safety Communication: Erythropoiesis – stimulating agents (ESAs): Procrit, epogen and aranesp. Disponível em: http://www.fda.gov/Drugs/DrugSafety/

PostmarketDrugSafetyInformationforPatientsand Providers/ucm200297.htm. [2022 Ago. 16].

11. Wu Y, Aravind S, Ranganathan G, et al. Anemia and thrombocytopenia in patients undergoing chemotherapy for solid tumors: a descriptive study of a large outpatient oncology practice database, 2000-2007. ClinTher. 2009;31:2416-32.

12. NCCN Clinical Practice Guidelines in Oncology. Cancer and chemotherapy –induced anemia. Disponível em: http://www.nccn.org/professionals/physician_gls/PDF/anemia.pdf.

13. Mercadante S, Ferrera P, Villari P, et al. Effects of red blood cell transfusion on anemia-related symptoms in patients with cancer. J Palliat Med. 2009;12:60-3.

14. Yao H, Ashihara E, Maekawa T. Supportive therapies for myeloid leukemia including blood transfusion and growth factors. Nippon Rinsho. 2009;67:1951-7.

15. Corwin HL. Anemia and red blood cell transfusion in the critically ill. Semin Dial. 2006;19:513-6.

16. Carson JL, Ferreira G. Transfusion triggers: how low can we go? Vox Sang. 2004;87(2):218-21.

17. Kader AS, Lim JT, Berthelet E, et al. Prognostic significance of blood transfusions in patients with esophageal câncer treated with combined chemoradiotherapy. Am J Clin Oncol. 2007;30:492-7.

18. Kopko P. Transfusion reactions. AABB Press USA. 2021.

19. Ghi M, Contini P, Ubezio G, et al. Immunomodulatory effects of blood transfusions: the synergic role of soluble HLA Class I free heavy-chain molecules detectable in blood components. Transfusion. 2008;48:1591-7.

20. Gleeson C, Spencer D. Bloodtransfusionand its benefits in palliativecare. Palliat Med. 1995;9:307-13.

21. Monti M, Castellani L, Berlusconi A, et al. Use ofredbloodcelltransfusions in terminallyillcancerpatientsadmittedto a palliativecareunit. PainsymptomManage. 1996;12:18-22.

22. Martinsson U, Lundstrom S. The use of blood transfusions and erythropoietin-stimulating agents in Swedish palliative care. Support Care Cancer. 2009;17:199-203.

23. Devlin B, Agnew A. An evaluation of a domiciliary blood transfusion service for palliative care patients in Northern Ireland. Community Pract. 2008;81:32-5.

24. Ministério da saúde. Portaria nº 158, de 4 de fevereiro de 2016. Redefine o regulamento técnico de procedimentos hemoterápicos. Diário Oficial da União 05 fev 2016; Edição 25, Seção 1.

25. Kooby DA, Stockman J, Ben-Porat L, et al. Influence of transfusions on perioperative and long-term outcome in patients following hepatic resection for colorectal metastases. Ann Surg. 2003;237:860-9.

26. Dixon E, Datta I, Sutherland FR, et al. Blood loss in surgical oncology: neglectedqualityindicator? J SurgOncol. 2009;15:99:508-12.

27. McAlister FA, Clark HD, Wells PS, et al. Perioperative allogeneic blood transfusion does not cause adverse sequelae in patients with cancer: a meta-analysis of unconfounded studies. Br J Surg. 1998;85:171-8.

28. Surinenaiten B, Prasmickiene G, Milasiene V, et al. The influence of surgical treatment and red blood cell transfusionon changes in antioxidative and immune system parameters in colorectal cancer patients. Medicina (Kaunas). 2009;45.

29. Crowe JP, Gordon NH, Fry DE, et al. Breast cancer survival and perioperative blood transfusion. Surgery. 1989;106:836-41.

30. Kooby DA, Stockman J, Ben-Porat L, et al. Influence of transfusion son perioperative and long-termout come in patients following hepaticresection for colorectal metastases. Ann Surg. 2003;237:860-9.

31. Dionigi G, Boni L, Rovera F, et al. Effect of perioperative blood transfusion on clinical out comes in hepaticsurgery for cancer. World J Gastroenterol. 2009;28; 15: 3976-83.

32. Horowitz NS, Gibb RK, Menegakis NE, et al. Utility and cost – effective ness of preoperative autologous blood donation in gynecologic and gynecologic oncology patients. Obstet Gynecol. 2002;99(5):771-6.

33. Weber RS, Jabbour N, Martin RC 2nd. Anemia and transfusions in patient sunder going surgery for cancer. Ann Surg Oncol. 2008;15:34-45.

34. Pape A, Habler O. Alternatives to allogeneic blood transfusions. Best Pract Res ClinAnaesthesiol. 2007;21:221-39.

35. Nagarsheth NP, Sharma T, Shander A, et al. Blood salvage use in gynecologic oncology. Transfusion. 2009;49:2048-53.

36. Spivak JL, Gascón P, Ludwig H. Anemia management in oncology and hematology. The Oncologist. 2009;14(1):43-56.

37. Oetting P, Metz P, Lange J, et al. Replacement of perioperative blood loss for câncer patients: Results of a survey among surgical departments in Germany. Chirurg. 2010. [Epuba head of print].

38. Wiesen AR, Hospenthal DR, Byrd JC, et al. Equilibration of hemoglobina concentration after transfusion in medical inpatients not actively bleeding. Ann Inter Med. 1994;121:278-80.

39. Yazer MH, Triulzi DJ. Immune hemolysis following ABO-mismatched stem cell or solid organ transplantation. Curr Opin Hematol. 2007;14:664-70.

40. Wang Z, Sorror ML, Leisenring W, et al. The impact of donortypeand ABO incompatibilityon transfusion requirements after non my eloablative haematopoietic cell transplantation. Br J Haematol. 2010;149:101-10.

41. Perseghin P, Balduzzi A, Galimberti S, et al. Red blood cell support and alloimmunization rate again stery throcyteantigens in patient sunder going hematopoieti cstem cell transplantation. Bone Marrow Transplant. 2003;32:231-6.

42. Schonewille H, de Vries RR, Brand A. Alloimmune responseafter additional red blood cell antigen challenge

in immunized hemato oncology patients. Transfusion. 2009;49:453-7.
43. Franchini M, Gandini G, Aprili G. Non-ABO red blood cell alloantibodies following allogeneic hematopoietic stem cell, transplantation. Bone Marrow Transplant. 2004;33:1169-72.
44. Rühl H, Bein G, Sachs UJ. Transfusion-associatedgraft-versus-host disease. Transfus Med Rev. 2009;23:62-71.
45. Dwyre DM, Holland PV. Transfusion-associatedgraft-versus-host disease. Vox Sang. 2008;95:85-93.
46. Sage D, Stanworth S, Turner D, et al. Diagnosis of transfusion-associated graft-vs.-host disease: the importance of short tandem repeat analysis. Transfus Med. 2005;15:481-5.
47. Roback JD. Technical Manual – American Association of Blood Banks. 2008;16.
48. Blajchman M. The clinical benefit sofleuco reduction of blood products. J Trauma. 2006;60:83-90.
49. Dzik WH, Szczepiorkowski ZM. Leukocyte-reduced products. In: Blood banking and tranfusion medicine. Basic principles & practice. 2. ed. Philadelphia: Churchill Livingstone Elsevier; 2007.
50. Gaydos LA, Freireich EJ, Mantel N. The quantitative relation ship between platelet count and hemorrhage in patients with acute leukemia. N Engl J Med. 1962;266:905-9.
51. Blajchman MA, Slichter SJ, Heddle NM, et al. New strategies for the optimal use of platelet transfusions. Hematology. 2008;198-204.
52. Avvisati G, Tirindelli MC, Annibali O. Thrombocytopenia and hemorrhagicrisk in cancer patients. Crit Ver Oncol. 2003;48S: S13-6.
53. Heal LM, Blumberg N. Optimizing platelet transfusion therapy. Blood Rev. 2004;18:149-65.
54. Marwaha N, Sharma RR. Consensus and controversies in platelet transfusion. Transf Apher Sci. 2009;41:127-33.
55. Slichter SJ. Platelet transfusion therapy. Hematol Oncol Clin N Am. 2007;21:697-729.
56. Diretoria Colegiada da Agência Nacional de Vigilância Sanitária (BR). RDC nº 129. Diretrizes para a transfusão de plaquetas; 2004.
57. Diretoria Colegiada da Agência Nacional de Vigilância Sanitária (BR). RDC nº 153. Regulamento técnico para os procedimentos hemoterápicos; 2004.
58. Turner VS, Hawker RJ, Mitchell SG. Paired in vivo and in vitro comparison of apheresisand "recovered" platelet concentrates stored for five days. J Clin Apheresis. 1994;9:189-94.
59. Italian Society of Transfusion Medicine and Immunohaematology (SIMTI) Working Party. Recommendations for the transfusion of plasma and platelets. BloodTransf. 2009;7:132-50.
60. Schiffer CA, Anderson KC, Bennett CL, et al. Platelet transfusion for patients with cancer: clinical practice guidelines of the American Society of Clinical Oncology. JCO. 2001;19(5):1519-38.
61. British Committee for Standards in Haematology, Blood Transfusion Task Force. Guidelines for the use of platelet transfusions. Br J Haematol. 2003;122(1):10-23. doi: 10.1046/j.1365-2141.2003.04468.x. PMID: 12823341.
62. Nevo S, Fuller AK, Zahurak ML, et al. Profound thrombocytopenia and survival of hematopoietic stem cell trans plant patients with out clinically significant bleeding, using prophy lactic platelet transfusion triggers of 10 x 10 (9) or 20 x 10(9) per L. Transfusion. 2007;47:1700-9.
63. Stainsby D, MacLennan S, Thomas D, et al. British Committee for Standards in Haematology. Guidelines on the management of massive blood loss. Br J Haematol. 2006;135:634-41.
64. Johansson PI, Stensballe J. Hemostatic resuscitation for massive bleeding: the paradigma of plasma and platelets – a review of the current literature. Transfusion. 2010;50:701-10.
65. Phan HH, Wisner DH. Should we in crease the ratio of plasma/platelet stored blood cells in massive transfusion: what is the evidence? Vox Sang. 2010;98:395-402.
66. Levi M, Toh CH, Thachil J, et al. Guidelines for the diagnosis and management of disseminated intravascular coagulation. Br J Haematol. 2009;145:24-33.
67. Wandt H, Schaefer-Eckart K, Frank M et al. A therapeutic platelet transfusion strategyis safe and feasible in patient safter autologous peripheral blood stem cell transplantation. BoneMarrowTransplant. 2006;37:387-92.
68. Carr R, Hutton JL, Jenkins JÁ, et al. Transfusion of ABO-mismatched platelets leads to early platelet refractoriness. Br J Haematol. 1990;75:408-13.
69. Bartley AN, Carpenter JB, Berg MP. D+ platelet transfusions in D- patients: cause for concern? Immunohematology. 2009;25:5-8.
70. Lee D, Contreras M, Robson SC, et al. Recommendations for the use of anti-D immunoglobulin for Rh prophylaxis. British Blood Transfusion Society and the Royal College of Obstetricians and Gynaecologists. Transfus Med. 1999;9:93-7.
71. Menllove JE. Immunoprophylaxis for D- patients receiving platelet transfusions from D- donors? Transfusion. 2002;42:136-8.
72. Slichter SJ, Kaufman RM, Assmann SF, et al. Dose of prophylactic platelet transfusions and prevention of hemorrhage. N Engl J Med. 2010;362:600-13.
73. Norol F, Bierling P, Roudot-Thoraval F. Platelet transfusion: a dose-response study. Blood. 1998;92:1448-53.
74. Sensebé L, Giraudeau B, Bardiaux L, et al. The efficiency of transfusing high doses of platelets in hematologic patients with thrombocytopenia: results of a prospective, randomized, open, blindedend point (PROBE) study. Blood. 2005;15;105:862-4.

75. Heddle NM, Cook RJ, Tinmouth A, et al. A randomized controlled trial comparing standard- and low-dose strategies for transfusion of platelets (SToP) to patients with thrombocytopenia. Blood. 2009;113:1564-73.
76. Hod E, Schwartz J. Platelet transfusion refractoriness. Br J Haematol. 2008;142:348-60.
77. McVey M, Cserti-Gazdewich CM. Platelet transfusion refractoriness responding preferentially to single do no raphaeresis platelets compatible for both ABO and HLA. Transfus Med. 2010;10.
78. Slichter SJ. Evidence-based platelet transfusion guidelines. Hematology. 2007;172-8.
79. Delaflor-Weiss E, Mintz PD. The evaluation and management of platelet refractoriness and alloimmunization. Transfus Med Rev. 2000;14:180-96.
80. Diretoria Colegiada da Agência Nacional de Vigilância Sanitária (BR). RDC nº 10. Diretrizes para o uso de plasma fresco congelado; 2004.
81. Blood banking and Tranfusion medicine. Basic principles & practice. 2. ed. Philadelphia: Churchill Livingstone Elsevier; 2007.
82. Zeigler ZR, Shadduck RK, Gryn JF, et al. Cryoprecipitatepoor plasma does not improve early response in primary adult thrombotic thrombocytopenic purpura. Journal of Clinical Apheresis. 2001;16:19-22.
83. Lawrie AS, Green L, Canciani MT, et al. The effect of príon reduction in solvent/detergent-treated plasma on haemostatic variables. Vox Sang. 2010.
84. Roback JD, Caldwell S, Carson J et al. Evidence-based practice guidelines for plasma transfusion. Transfusion. 2010.
85. Murad MH, Stubbs JR, Gandhi MJ, et al. The effectof plasma transfusion on morbidity and mortality: a systematic review and meta-analysis. Transfusion 2010.
86. Iorio A, Basileo M, Marchesini E, et al. The good use of plasma. A critical analysis of five international guidelines. Blood Transfusion. 2008;6(1):18-24.
87. O'Shaughnessy DF, Atterbury C, Maggs PB, et al. Guidelines for the use of fresh-frozen plasma, cryoprecipitate and cryosupernatant. British Journal of Haematology. 2004;126:11-28.
88. Dara SI, Rana R, Afessa B, et al. Fresh frozen plasma transfusionin criticallyill medical patients with coagulopathy. Critical Care Medicine. 2005;33:2667-71.
89. Holland LL, Brooks JP. Toward rational fresh frozen plasma transfusion. The effectof plasma transfusion on coagulation test results. American Journal of Clinical Pathology. 2006;126:133-9.
90. DeLoughery TG. Management of acquired bleeding problems in cancer patients. Emergency Medicine Clinicsof North America. 2009;27:423-44.
91. Green D. Management of bleeding complications of hematologic malignancies. Seminars in Thrombosis and Hemostasis. 2007;33:427-34.
92. Diretoria Colegiada da Agência Nacional de Vigilância Sanitária (BR). RDC nº 23. Regulamento técnico sobre a indicação de uso de crioprecipitado; 2002.
93. Stanworth SJ. The evidence-based use of FFP and cryoprecipitate for abnormalities of coagulation tests and clinical coagulopathy. Hematology Am Soc Hematol Educ Program. 2007:179-86.
94. Stehling LC, Doherty DC, Faust RJ, et al. Practice guidelines for blood component therapy: A reportby the american society of anesthesiologiststask force on blood component therapy. Anesthesiology. 1996;84:732-47.
95. Pantanowitz L, Kruskall MS, Uhl L. Cryoprecipitate: patternsof use. American Journal of Clinical Pathology. 2003;119:874-81.
96. Vigué B. Bench-to-bedside review: Optimising emergency reversal of vitamin K antagonists in severe haemorrhage – from the orytopractice. Critical Care. 2009;13:209.
97. Chong CT, Lew TW, Kuperan P, et al. Rapid reversal of coagulopathy in warfarin-related intracranial haemorrhages with prothrombin complex concentrates. Anaesthesia and Intensive Care. 2010;38:474-80.
98. Baker RI, Coughlin PB, Gallus AS, et al. Warfarin reversal: consensus guidelines, on behalfof the Australasian Society of Thrombosis and Haemostasis. The Medical Journal of Australia. 2004;181:492-7.
99. Yasaka M, Sakata T, Minematsu K, et al. Correction of INR by prothrombin complex concentrate and vitamin K in patients with warfarin related hemorragic complications. Thrombosis Research. 2002;108:25-30.
100. Diretoria Colegiada da Agência Nacional de Vigilância Sanitária (BR). RDC nº 115. Diretrizes para o uso de albumina; 2004.
101. Liumbruno G, Bennardello F, Lattanzio A, et al. Recommendations for the use of albuminand immunoglobulins. Blood Transfusion. 2009;7:216-34.
102. Boldt J. Use ofalbumin: an update. British Journal of Anesthesia. 2010;104:276-84.
103. Caironi P, Gattinoni L. The clinical use ofalbumin: the point ofviewof a specialist in intensive care. Blood Transfusion. 2009;7:259-67.
104. Garcovich M, Zocco MA, Gasbarrini A. Clinical use ofalbumin in hepatology. Blood Transfusion. 2009;7:268-77.
105. Enk A. European Dermatology Forum Guideline Subcommittee. Guidelines on the use of high-dose intravenous immunoglobulin in dermatology. European Journal of dermatology. 2009;19:90-8.
106. Diretoria Colegiada da Agência Nacional de Vigilância Sanitária (BR). Diretrizes para o uso de imunoglobulinas. Consulta Pública n. 36; 2004.
107. Elovaara I, Apostolski S, van Doornc P, et al. EFNS guidelines for the use of intravenous immunoglobulin in treatment of neurological diseases. European Journal of Neurology. 2008;15:893-908.
108. Provan D, Chapel HM, Carrock Sewell WA, et al. Prescribing intravenous immunoglobulin: summary of Departmentof Health guidelines. British Medical Journal. 2008;337:a1831.

179 Bases do Transplante de Medula Óssea

Daniel G. Tabak
Simone Maradei
Danilo Tavares

Ruddy Dalfeor
Marcos de Lima

DESTAQUES

- O transplante de medula óssea consiste na infusão de células progenitoras pluripotentes hematopoiéticas após um condicionamento mieloablativo ou não mieloablativo resultando em uma reconstituição da imuno-hematopoiese.
- A fonte habitual de CPH é a medula óssea. O sangue periférico e o cordão umbilical são fontes alternativas.
- O transplante autólogo utiliza células do próprio paciente, enquanto o transplante alogênico envolve células de outro doador. Somente 25 a 30% dos pacientes tem doador HLA-idêntico na família, razão pela qual a utilização de doadores não aparentados, com disparidade HLA e de SCUP é crescente.
- A doença do enxerto *versus* hospedeiro é uma síndrome clínica causada pela ativação de linfócitos T do doador que acompanham o enxerto e são capazes de reconhecer antígenos no receptor, iniciando uma reação imunológica contra diferentes tecidos.

INTRODUÇÃO

O transplante de células-tronco hematopoiéticas (CTH) ou transplante de medula óssea (TMO) consiste na infusão de células progenitoras pluripotentes hematopoiéticas após um condicionamento mieloablativo ou não mieloablativo resultando em uma reconstituição da imuno-hematopoiese. As CTH podem ser coletadas diretamente da medula óssea, por sangue periférico e de cordões umbilicais. Os pacientes podem receber as CTH provenientes de outros doadores ou receber células autólogas, isto é, do próprio paciente. O TMO pode ser utilizado com as seguintes finalidades: garantir a hematopoiese após doses mieloablativas de radiação ou quimioterapia; para estabelecer um efeito enxerto contra leucemia ou enxerto contra tumor; ou para substituir tecidos hematológicos ou imunológicos adoecidos.[1]

HISTÓRICO

A possibilidade do uso do transplante de medula óssea remota de 1949 quando Jacobson *et al.* observaram que ratos poderiam sobreviver à radiação corpórea em doses classificadas como letais se seus baços estivessem protegidos com folhas de chumbo.[2] O mesmo efeito de radioproteção foi observado quando se infundiam células da medula óssea de um modelo murino saudável em outro previamente exposto à radiação.[3] Diante das possibilidades e aplicações clínicas observadas a partir desses estudos, Dr. E. Donnall Thomas capitaneou as primeiras tentativas de tratar leucemia usando altas doses de quimiorradioterapia seguidas por transplante medular singênico em 1959.[4] Entretanto, as tentativas de TMO no fim da década de 1950 e início da década de 1960 usando doadores que não fossem gêmeos idênticos fracassaram em virtude do desconhecimento do sistema de histocompatibilidade humana (MHC) e dos antígenos leucocitários humanos (HLA). No meio da década de 1960, o uso de TMO entre cachorros tornou-se eficaz graças ao uso da compatibilidade MHC.[5] Os avanços advindos da pesquisa do Dr. Thomas *et al.* iniciaram uma nova era do tratamento da leucemia utilizando o TMO para seu tratamento ocasionando um aumento do seu uso já nos anos 1970.[6] Além disso, em 1968, os primeiros pacientes com imunodeficiências receberam com sucesso transplantes com compatibilidade HLA.[7,8] No final da década de 1970, o uso de transplante autólogo para o tratamento de linfomas se mostrou efetivo[9] e teve seu uso dissipado durante a década de 1980 até que, atualmente, mais transplantes autólogos são realizados do que alogênicos. Além disso, os avanços nesse tipo de terapia permitiram, entre outras coisas, a colaboração entre países então inimigos durante a Guerra Fria no suporte a 13 pacientes gravemente expostos à radiação no desastre nuclear de 1986, em Chernobyl.[10] A conquista do Nobel de Medicina em 1990 por Edward Donnall Thomas coroa o TMO como uma mudança no paradigma no tratamento de enfermidades.

BASES BIOLÓGICAS

A alta capacidade regenerativa das CTH, a possibilidade de sua criopreservação e a aptidão dessas células migrarem para a medula óssea após sua infusão de forma intravenosa tornam o TMO possível. Conforme demonstrado anteriormente, a transferência de uma única célula-tronco hematopoiética foi responsável pela recuperação completa e sustentada da medula óssea de murinos previamente expostos à radiação. Além disso, sabe-se que, após o transplante, as células medulares do doador foram capazes de produzir a totalidade dos glóbulos vermelhos, granulócitos, linfócitos e mesmo os macrófagos alveolares, as células de Kupffer hepáticas, osteoblastos, células de Langerhans da pele e as células da micróglia do cérebro do paciente transplantado.[11] Isso permitiu o uso do TMO autólogo – nas seguintes patologias: linfoma de Hodgkin; linfomas não Hodgkin; mieloma múltiplo (MM); amiloidose; Neuroblastoma; sarcomas; tumores de células germinativas; tumores primários de sistema nervoso central (SNC); neoplasia de mama; neoplasia ovariana; melanoma; neoplasia de pulmão; esclerose múltipla; diabetes; esclerose sistêmica – e uso de TMO alogênico nas seguintes: leucemia linfoblástica aguda; leucemia mieloide aguda; leucemia mieloide crônica; síndromes mielodisplásiocas; linfomas não Hodgkin; linfoma de Hodgkin; leucemia mielomonocítica juvenil; anemia aplástica; hemoglobinúria paroxística noturna; anemia de fanconi; talassemia; anemia falciforme; anemia de Blackfan-Diamond; síndrome de Chediak-Higashi; doença granulomatosa crônica; neutropenia congênita; imunodeficiência combinada severa; síndrome de Wiskott-Aldrich; deficiência funcional de células T; adrenoleucodistrofia; leucodistrofia metacromática; síndrome de Hurler; doença de Hunter; doença de Gaucher; osteoporose; histiocitose de células de Langerhans; e doenças do depósito de glicogênio.[12] Sendo mais realizados ultimamente os transplantes de medula para indicações hematológicas e onco-hematológicas, mesmo com o declínio significativo do uso do transplante de medula para os pacientes portadores de leucemia mieloide crônica após o advento dos inibidores de tirosinoquinases.

SELEÇÃO DE FONTE DE CÉLULAS-TRONCO E TIPOS DE TRANSPLANTE

Em geral, as fontes celulares se dividem em autólogas, singênicas e alogênicas, podendo a coleta ser feita diretamente na medula óssea, por sangue periférico ou por sangue de cordão umbilical e o uso dessas vias varia de acordo com a disponibilidade do doador e o tipo de doença a ser tratada.

Hematopoiese e coleta de células-tronco hematopoiéticas

No desenvolvimento embrionário, a produção de CTH migra do saco vitelino para o fígado após 6 semanas, atingindo o pico hematopoiético nesse órgão em torno da 16ª semana de gestação e migrando para uma produção predominante na medula óssea ao término da gestação com pequena contribuição hepática e esplênica; além disso, o cordão umbilical é um local rico em CTH, sendo, inclusive, comparável ao quantitativo das mesmas células progenitoras na medula óssea adulta.

A coleta das CTH diretamente na medula óssea foi por muito tempo o padrão estabelecido e envolve a anestesia do doador, preferencialmente com anestesia geral, embora epidural também seja possível. O local utilizado de rotina para coleta é a crista ilíaca posterior, embora a crista ilíaca anterior e o esterno possam ser utilizados diante da necessidade de maior volume de coleta. O volume usual é de 10 a 15 mL/kg do paciente ou do doador, com base no peso do menor indivíduo. A medula é coletada através de agulhas calibrosas com seringas heparinizadas e deve ser filtrada antes de infundida para retirada de coágulos e/ou partículas menores. Além disso, se há incompatibilidade ABO, o produto final pode sofrer depleção eritrocitária ou plasmática, a depender se a incompatibilidade é maior ou menor. Em geral, a medula é infundida a fresco, isto é, imediatamente após a coleta, mas a infusão pode ser realizada em até 72 horas. As complicações mais sérias observadas quase sempre são relacionadas à indução anestésica e tem uma incidência de 0,27% a 0,4% nos doadores.[1]

É sabido de longa data que as CTH circulam no sangue periférico, embora em baixas quantidades e, sendo assim, diversas aféreses eram necessárias para que se atingisse um número desejado de células progenitoras para reestabelecimento da hematopoiese e frequentemente a enxertia acontecia muito devagar.[11] Diversos fatores de estimulação hematopoiéticos foram estudados para o tratamento de modelos murinos previamente expostos à radiação com demonstração de recuperação da hematopoiese mais acelerada do que nos grupos-controle, uma dessas moléculas, o fator estimulador de colônia de macrófagos-granulócitos (GM-CSF) foi, inclusive, utilizada para o tratamento de suporte hematopoiético dos pacientes expostos a altas doses de radiação no acidente radioativo ocorrido em Goiânia, em 1987.[13] Atualmente, esses fatores, especialmente o fator estimulador de colônia de granulócitos (G-CSF), são utilizados em combinação com quimioterápicos, Plerixafor (molécula que inibe reversivelmente o sítio de ligação do fator-1a derivado de célula estromal de quimiocina ao receptor-4 CXC de quimiocina – CXCR4) ou em monoterapia para a mobilização das CTH da medula óssea para o sangue periférico, permitindo, assim, que a dose celular necessária para a enxertia seja coletada em no máximo duas aféreses. Para pacientes que recebem quimiomobilização, a dose recomendada de G-CSF é de 6 mcg/kg/dia, para pacientes que realizam mobilização em monoterapia ou associada ao Plerixafor, a dose recomendada é de 5 a 16 mcg/kg/dia, sendo a dose do Plerixafor de 0,24 mg/kg/dia infundida de maneira subcutânea de 8 a 12 horas antes da realização da aférese.[1] A dose celular recomendada é de $2,5 \times 10^6$/kg do receptor, garantindo, assim, a recuperação medular após a infusão, sabe-se que doses maiores permitem uma enxertia plaquetária mais acelerada. Apesar de os doadores não apresentarem risco anestésico com coleta periférica, praticamente todos eles reportaram dor óssea e aproximadamente 25% apresentaram ainda cefaleia, náusea e toxicidade ao citrato (anticoagulante utilizado na aférese). Toxicidades mais sérias ou inesperadas foram reportadas em 0,6% dos doadores, mas todos tiveram recuperação completa.[1]

O cordão umbilical, como descrito anteriormente é rico em CTH, e sua coleta e criopreservação têm sido amplamente utilizadas, apesar de ainda muito desse material ser direcionado para bancos de cordão privados não vinculados aos registros nacional e internacional de medula óssea. Após a separação da placenta, o sangue do cordão é coletado por um sistema fechado estéril contendo um anticoagulante composto por citrato, dextrose e fosfato. A mediana de volume obtido por sangue de cordão em um estudo com 44 indivíduos foi de 100 mL (variando entre 42 e 282 mL), o que corresponde a uma dosagem celular média de $1,5 \times 10^5$/kg do receptor.[1]

Células-tronco hematopoiéticas autólogas

Embora racionalmente o uso de células autólogas esteja prontamente disponível para a maioria dos pacientes, o uso extenso de terapias citotóxicas prévias e/ou a infiltração maciça da medula óssea por células neoplásicas pode inviabilizar a coleta das CTH. Essa coleta pode ser realizada pela própria medula ou por células periféricas previamente mobilizadas, a segunda técnica vem sendo amplamente utilizada na atualidade por recuperação medular mais rápida e menor tempo de hospitalização do paciente.[1] O raciocínio estabelecido para o resgate com CTH após altas doses de quimioterapia se justifica pela constatação de que o aumento nas doses de tratamento antineoplásico aumenta também a taxa de resposta obtida.[14] Essa confirmação propiciou um incremento significativo na realização dessa modalidade de terapia, extrapolando as indicações onco-hematológicas para os tumores sólidos, com uma disparada em especial nas pacientes com neoplasias de mama avançada, que, depois de inúmeros estudos e casos reportados de sucesso, teve sua indicação revista numa das mais impactantes crises éticas com comprovações de fraudes em ensaios clínicos publicados.[15] Entretanto, é inquestionável o avanço trazido na condução de pacientes com linfomas não Hodgkin,[16] linfoma de Hodgkin[17] e MM.[18]

Células-tronco hematopoiéticas singênicas

Um gêmeo idêntico, quando disponível, torna a realização do transplante mais fácil, contudo, menos de 1% dos pacientes terão à disposição esse tipo de doador, além de apresentar taxas mais altas de recaída.[1] Utilizando-se CTH singênicas, não há o risco das complicações frequentemente observadas no transplante alogênico e, diferentemente do transplante autólogo, em que o produto pode estar contaminado por células neoplásicas, não há esse risco quando se utiliza um gêmeo idêntico.[11]

Células-tronco hematopoiéticas alogênicas

Transplante de doador aparentado

Células pluripotentes hematopoiéticas disponibilizadas por doadores aparentados podem ser HLA-idênticas ou HLA-haploidênticas, sendo as primeiras preferidas por ocasionarem menos intercorrências com o paciente durante o período pós infusão. A compatibilidade HLA é realizada por técnicas de genotipagem que envolvem a análise de cinco *loci* do HLA, incluindo HLA-A, HLA-B, HLA-C, HLA-DRB1 e HLA-DQB1,[1] os genes que codificam o HLA estão presentes no cromossomo 6 e apresentam expressões codominantes, o que torna a possibilidade de um irmão ser compatível em 25% dos casos.[11] Além da compatibilidade, a fonte de coleta celular pode impactar na evolução do paciente após receber as CTH, por exemplo, quando a coleta se der por sangue periférico, o produto contém mais linfócitos T, já que essas células são menos frequentes no ambiente medular em comparação à circulação sanguínea, o que pode acarretar maior incidência de doença enxerto contra hospedeiro (DECH).[19] Porém, no final da década de 1980, foi observado que os pacientes de leucemia que recebiam transplante singênico ou com depleção linfocitária T apresentavam maior risco de recaída da doença de base e aqueles pacientes que desenvolviam DECH aguda ou crônica tinham um menor risco, atestando, assim, um efeito do enxerto contra a leucemia.[20] A probabilidade de um paciente que necessita de um transplante ter um irmão HLA-idêntico, como dito anteriormente, é menor do que 30%,[21] por isso, um irmão com alguma incompatibilidade HLA é frequentemente utilizado com taxas de sobrevida equivalentes ao custo de uma maior incidência de DECH, o uso de irmãos com mais de uma incompatibilidade está relacionado não só a uma maior taxa de DECH, como também de rejeição do enxerto e de menor sobrevida.[22]

Transplante haploidêntico

Um doador haploidêntico divide um haplótipo do HLA com o receptor. Sendo assim, um irmão apresenta 50% de chance de ser compatível e os pais e filhos do paciente são todos possíveis doadores, dessa forma, praticamente todo receptor tem um doador disponível, acessível e motivado para a doação. Entretanto, até recentemente o grau de incompatibilidade que provoca a alorreatividade bidirecional causava altas taxas de DECH, rejeição do enxerto resultando em piores desfechos e maior mortalidade. O surgimento de novas técnicas de condicionamento e de profilaxias para DECH vem mudando drasticamente esse cenário e, em estudos mais recentes, os transplantes haploidênticos vêm apresentando resultados não inferiores e, em alguns cenários, até superiores aos não aparentados, de sangue de cordão e até mesmo aparentados.[23]

Transplante não aparentado

Conforme dito anteriormente, existe maior probabilidade de um paciente em necessidade de transplante não apresentar um doador aparentado compatível (excluindo-se os haploidênticos);[1] nesse cenário, o receptor pode contar com aproximadamente 35 milhões de doadores inscritos globalmente nos registros da associação mundial de doadores de medula distribuídos por 53 databases de diferentes países. A probabilidade de se encontrar um indivíduo totalmente compatível gira em torno de 19% a 35% para afro-americanos, 27% a 60% para asiáticos, 35% a 65% para hispânicos e de até 75% a 80% para europeus.[23] Há a possibilidade ainda de se usar um doador não aparentado com algum grau de incompatibilidade, mas a cada alelo do HLA incompatível se espera uma redução de sobrevida global em 5 anos de 10%, assim como um aumento da ocorrência de DECH.[24,25] DECH é o processo pelo qual os linfócitos T do doador (enxerto) reconhecem o hospedeiro (paciente) como não *self*, atacando os tecidos, primariamente a pele, trato gastrointestinal e fígado.[23] Outro problema atrelado ao uso de doadores não aparentados é estes não estarem disponíveis prontamente em casos mais urgentes e, além disso, cerca de 9% a 30% desses doadores acabam não dando seguimento quando acionados para doação.[23]

Transplante de sangue de cordão umbilical

O uso do sangue de cordão umbilical como fonte de progenitores hematopoiéticos traz algumas vantagens se comparado ao uso de outros doadores, seja por sangue periférico, seja a medula óssea como fonte, uma vez que o produto já está disponível nos bancos de cordão e não se corre o risco de o doador não dar seguimento ao processo de doação, tornando-se um procedimento de acesso mais rápido em casos de urgência; além disso, a chance de infecção viral por citomegalovírus ou Epstein-barr vírus é desprezível, a dose celular necessária para o sucesso da enxertia é muito inferior,[1] somando-se ainda o fato de os linfócitos T presentes nessa fonte serem células muito mais imaturas, o que permite maior tolerância nas incompatibilidades HLA encontradas e menor incidência de DECH aguda grave para incompatibilidade equivalentes.[23] Entretanto, o uso de células de cordão umbilical ocasiona uma pancitopenia prolongada,[1] resultando em granulocitopenia persistente, o que acarreta mais infecções, há também maior risco de falha de enxerto. Adicionalmente, a fonte é extremamente limitada, tornando inviável o uso subsequente, como na infusão de linfócitos do doador por exemplo. Por último, há também o risco de transmissão de doenças hematológicas germinativas indetectadas e doenças autoimunes,[23] diante dos fatos apresentados e do crescente uso dos transplantes haploidênticos, seu uso vem diminuindo consideravelmente, em especial fora do cenário pediátrico.

REGIMES DE CONDICIONAMENTO

Após a definição do doador e fonte de CTH, é necessário preparar o ambiente do receptor para a infusão das células, isto é, criar espaço para o desenvolvimento das células progenitoras do doador a partir de altas doses de quimioterapia e/ou radioterapia, visando, assim, eliminar potenciais células malignas remanescentes e imunossuprimir o paciente permitindo, dessa forma, a enxertia adequada.[11] Os regimes de condicionamento podem ser mieloablativos, nos quais as doses aplicadas são tão intensas que a recuperação hematológica não seria possível sem o suporte do transplante de células progenitoras hematopoiéticas, ou não mieloablativos, também denominados "condicionamento de intensidade reduzida", em que o racional é apenas suprimir a imunidade do receptor para que as CTH do doador possam, pelo efeito enxerto contra hospedeiro, criar seu próprio espaço na medula óssea e também reagir contra as células neoplásicas do paciente.[1]

CONDICIONAMENTO MIELOABLATIVO

Objetivando reduzir ou eliminar a carga tumoral, suprimir o sistema imune do paciente a fim de evitar rejeição do enxerto e buscando toxicidade não hematológica intolerável, foi utilizada durante muito tempo a radiação corpórea total (TBI), em que o paciente é exposto a altas doses de radiação gama atingindo imunossupressão considerável e agindo no ciclo celular de maneira inespecífica (efeito antitumoral).[1] Porém, para algumas neoplasias hematológicas, somente o efeito radioativo não era suficiente para erradicar as células neoplásicas, trazendo o uso de quimioterápicos em combinação ou não à radioterapia para o preparo dos pacientes. Inicialmente, os agentes alquilantes eram mais utilizados, em especial a ciclofosfamida; depois, outras drogas foram associadas aos regimes de condicionamento, como outros alquilantes (busulfano, melfalano, carmustina, thiotepa), etoposídeo, citarabina e fludarabina.[11] Os condicionamentos mieloablativos são utilizados tanto nos transplantes autólogos como nos alogênicos.

CONDICIONAMENTO NÃO MIELOABLATIVO

O uso de condicionamentos menos tóxicos, isso é, com intensidade reduzida e/ou não mieloablativos, gera menos danos teciduais, consequentemente trazendo menos complicações e ou em menor intensidade, o que resulta em menor mortalidade relacionada ao procedimento, permitindo, assim, que o TMO seja realizado em pacientes mais frágeis e mais idosos.[26] Os avanços advindos do uso desse tipo de condicionamento produziram duas conclusões fundamentais: (1) uma que a terapia mieloablativa nem sempre é necessária, uma vez que as células-tronco infundidas podem criar seu próprio espaço na medula do receptor por meio do efeito enxerto contra hospedeiro; e (2) que essa enxertia pode ser garantida pela supressão pós-transplante da reação hospedeiro contra enxerto. Os regimes não mieloablativos se dividem em duas categorias: (1) condicionamento de intensidade reduzida; e (2) minimamente mielossupressores. Nos regimes de intensidade reduzida, a recuperação hematopoiética ocorreria independentemente da infusão das células progenitoras; entretanto, esses pacientes invariavelmente entram em aplasia, o que permite um quimerismo completo, isto é, totalidade de células do doador na hematopoiese, nas fases iniciais do transplante. Apesar de o nome destacar uma menor intensidade, o regime, muitas vezes, é capaz de apresentar grande atividade antitumoral. Nos condicionamentos mimimamente mieloablativos ou não mieloablativos, a dependência da resposta se dá pela imunossupressão pré e pós-transplante que previna a rejeição do enxerto. Após esse tipo de TMO, a enxertia pode permanecer mista por muitos meses até que haja uma conversão total para hematopoiese com base nas células progenitoras doadas. Além disso, nessa modalidade, o regime não garante uma atividade antitumoral intensa, deixando esse para o efeito enxerto contra tumor.[1] Os condicionamentos não mieloablativos geralmente se reservam para os transplantes alogênicos.

ENXERTIA

A estabilidade do enxerto depende da circulação, migração e estabelecimento das células progenitoras no ambiente medular e sua proliferação e crescimento. O número de células CD34+ (progenitoras) necessárias para assegurar a recuperação neutrofílica e plaquetária parte de 2,5 a 5×10^6/kg.[1]

A velocidade da enxertia varia de acordo com a fonte de CTH, o tipo de condicionamento, o uso de fatores estimuladores de colônia de granulócitos e o protocolo de profilaxia de DECH. O uso de células periféricas geralmente torna esse processo mais rápido, atingindo um quantitativo de granulócitos de 100/mm³ em torno do 10º dia e 500/mm³ próximo do 12º dia.[27] Se usada a medula óssea como fonte de CTH, a contagem granulocítica atinge 100/mm³ geralmente no 16º dia e 500/mm³ no 22º dia. Essa taxa pode ser acelerada utilizando-se dos fatores estimuladores em 4 a 6 dias.[28] A recuperação plaquetária ocorre pouco tempo após a recuperação neutrofílica.[11] A falha da enxertia, apesar de rara (< 1% de incidência), pode ocorrer por infusão de um número baixo de CTH, toxicidade medicamentosa, infecções, especialmente citomegalovirose, rejeição e também deve ser levada em consideração a progressão da doença de base. Os fatores envolvidos na rejeição envolvem incompatibilidades no HLA, a intensidade do regime de condicionamento, se houve depleção linfocitária T, o grau de imunossupressão pós-transplante e o número de CTH infundidas.[1]

COMPLICAÇÕES

A severidade das toxicidades relacionadas ao condicionamento está atrelada à própria intensidade destas, aos tipos de terapia citotóxica envolvida, à fragilidade do paciente pré-transplante e a alguns fatores pós-transplante, como uso de metotrexate, inibidores de calcineurina e antimicrobianos, como a anfotericina B. Regimes não mieloablativos com intensidade reduzida, em geral, reduz também a gravidade de algumas dessas toxicidades.[1] Mucosite oral ocorre invariavelmente entre os 5º e o 6º dias pós-transplante[11] e afeta aproximadamente mais de 90% dos pacientes,[1] e seu controle álgico necessita, na grande maioria das vezes, de uso de opiáceos em bomba de infusão, isto é, de maneira contínua. Um estudo realizado no Fred Hutchinson Cancer Research Center sugeriu que, quando o próprio paciente controla a bomba de narcóticos, acionando-a quando julgar necessário, ocasiona maior conforto para si e, surpreendentemente, uma menor dosagem total de medicação.[29] Gastroenterite causada pelo regime quimio ou radioterápico gera náuseas, vômitos e diarreia, que podem durar até 3 semanas e geralmente se resolvem em conjunto com a recuperação neutrofílica.[1] Até o 10º dia do transplante, os pacientes costumam já se apresentarem granulocitopênicos e com alopecia completa.[11]

Síndrome de obstrução sinusoidal (SOS, anteriormente conhecida como "doença veno-oclusiva (VOD)") é uma complicação potencialmente fatal que ocorre, em geral, após o uso de regimes mieloablativos para transplantes alogênicos, mas pode ocorrer em regimes de intensidade reduzida, transplantes autólogos e exposição a agentes hepatotóxicos antineoplásicos fora do contexto de transplante. Sua patogenia se dá pela lesão vascular hepática, especialmente no endotélio sinusoidal, causando congestão intra-hepática, dano tecidual no fígado e hipertensão portal. Os aspectos clínicos apresentados usualmente são ganho de peso, hepatomegalia dolorosa, ascite e icterícia, podendo progredir para acometimento neurológico com confusão e encefalopatia, acometimento pulmonar caracterizado por derrame pleural, hipoxemia e infiltrados pulmonares, podendo ainda causar insuficiência renal e falha multiorgânica, nesse cenário com mortalidade superior a 80%. Diversos fatores de risco estão associados, podendo ser tanto do transplante em si como do paciente. Os fatores de risco associados aos transplante são: transplante alogênico; doador não aparentado; incompatibilidade do doador; condicionamento mieloablativo; condicionamento contendo altas doses de busulfano ou busulfano oral; melfalano ou ciclofosfamida; altas doses de irradiação corpórea total; segundo transplante mieloablativo; profilaxia farmacológica contra DECH envolver combinação de sirolimus, metotrexate e tacrolimus ou ciclosporina e metotrexate; e intervalo entre diagnóstico e transplante superior a 13 meses. Os fatores de risco relacionados ao paciente e/ou doença são: baixa idade em crianças e idade avançada em adultos; sorologia positiva para hepatites B e C; sorologia positiva para citomegalovírus; índice Karnofsky inferior a 90%; síndrome metabólica; doença ativa no momento do transplante; hiperferritinemia; mulher em uso de contraceptivos hormonais; uso de nutrição parenteral até 30 dias antes do transplante; talassemia; neoplasia avançada; leucemia aguda; e alguns marcadores moleculares (polimorfismo GSTM1, hemocromatose C282Y, haplótipo MTHFR 677CC/1298CC). Além disso, existem alguns riscos hepáticos prévios que predispõem à SOS: transaminases 2,5 vezes acima do limite superior; bilirrubinas 1,5 vezes acima do limite superior; hipoalbuminemia; hepatite viral ativa; cirrose; irradiação hepática ou abdominal prévia; sobrecarga hepática de ferro; uso prévio de gemtuzumab, ozogamicina e/ou outras drogas hepatotóxicas. A SOS pode ser evitada adotando-se algumas medidas profiláticas como o uso de quelantes de ferro antes da realização do TMO; uso do ácido ursodesoxicólico; a suspensão do uso de álcool e de algumas drogas hepatotóxicas; o estabelecimento de um intervalo de 2 dias entre bussulfano e ciclofosfamida ou de 1 dia entre bussulfano e melfalano; a avaliação da farmacocinética do busulfano; e se possível, a suspensão do uso de G-CSF. O uso de heparina como medida preventiva não apresenta evidência científica forte; entretanto, alguns centros a utilizam com grau 2B de recomendação. O tratamento da SOS envolve, além das medias de suporte ao paciente, o uso de defibrotide (medicação com atividade fibrinolítica e antitrombótica) na dose de 25 mg/kg/dia dividida em 4 tomadas diárias por 21 dias ou até resolução do quadro de disfunção multiorgânica.[30]

Outras complicações de longo prazo relacionadas ao TMO incluem neoplasias secundárias (incluindo síndrome mielodisplásica), esterilidade, perda da massa óssea, desenvolvimento atrasado em pacientes pediátricos, alterações neurocognitivas, hipotireoidismo e catarata. Além disso, o uso de imunossupressores para prevenção de DECH por longos períodos está associado à ocorrência de carcinoma escamoso de pele e mucosa.[1]

Infecções comumente acometem os pacientes no período pós-transplante, com a grande maioria destes apresentando neutropenia febril nas 2 primeiras semanas que se seguem à infusão das CTH, sendo, neste momento, então coletadas hemoculturas, que, na maioria das vezes, apresentam crescimento de germes entéricos do próprio paciente, e iniciados preemptivamente antibióticos de amplo espectro. O uso profilático de fluconazol reduz a incidência de infecções por *Cândida albicans*. Além disso, neutropenia prolongada favorece o desenvolvimento de infecções fúngicas. O uso de isolamento com fluxo laminar e o reforço das medidas de higiene dos funcionários e das pessoas que circulam na unidade de transplante diminuem a incidência de infecções. No caso de infecções que não respondem aos antibióticos e aos antifúngicos em pacientes neutropênicos, pode ainda ser realizada a transfusão de granulócitos.

Pneumonia por *Pneumocystis carinii* ocorria entre 5% e 10% dos pacientes no pós-transplante, porém, com o advento da profilaxia com sulfametoxazol-trimetoprim (dapsona naqueles alérgicos à sulfa), praticamente não se vê mais essa complicação.[11] Infecções por citomegalovírus (CMV) são frequentes, especialmente no cenário de transplantes não aparentados e haploidênticos.[31] entretanto, podem ser evitadas quando, nos pacientes soronegativos, se priorizar a infusão de um produto de doador também soronegativo. Nos pacientes soropositivos, o monitoramento da carga viral e da antigenemia no pós-transplante permite o tratamento precoce e efetivo com ganciclovir,[11] e estratégias de prevenção como o próprio ganciclovir ou drogas mais recentemente desenvolvidas como o letermovir reduziram drasticamente a incidência de citomegalovirose[31] e suas complicações potenciais, que podem ser fatais.

DOENÇA ENXERTO CONTRA HOSPEDEIRO

DECH é o resultado da reação de linfócitos T alogênicos transferidos ou produzidos a partir do enxerto contra as células geneticamente diferentes do hospedeiro.[11] Aproximadamente 50% dos pacientes submetidos a um TMO alogênico desenvolvem DECH em variáveis gravidades com taxas de mortalidade que podem atingir até 20%. Os fatores de risco envolvidos se relacionam à incompatibilidade HLA, disparidade de gêneros entre doador e receptor, condicionamento, profilaxia de DECH utilizada e a fonte de CTH (sangue periférico apresenta mais DECH do que medula, que apresenta mais DECH do que cordão). Classicamente, se divide a DECH aguda da crônica com base no número de dias pós-transplante (antes ou após 100 dias). A pele, o fígado e o trato gastrointestinal geralmente são os órgãos mais afetados na DECH aguda, com o paciente apresentando, via de regra, um eritema cutâneo maculopapular difuso, náusea, vômitos, anorexia, diarreia, aumento de bilirrubinas, transaminases e enzimas canaliculares. Já a DECH crônica pode atingir entre 30% e 70% dos pacientes e é a maior causa de morbidade e de mortalidade pós-transplante. Os órgãos e sistemas mais acometidos na fase crônica são pele, olhos, boca, trato gastrointestinal, fígado, pulmões, articulações, fáscia e trato urogenital. A profilaxia envolve diferentes estratégias e tipos de drogas, sendo as mais comuns: inibidores de calcineurina; metotrexate; micofenolato de mofetil; ciclofosfamida pós-transplante e globulina antitimócito. Existem alguns critérios de gradação da severidade da DECH, mas que, em geral, vão de 0 a 4; sendo 0 ausência de manifestação e 4, manifestações mais graves, e o tratamento para cada grau varia entre manter e alterar a dose das profilaxias até imunossupressão, inicialmente com corticosteroide na dose de 0,5 a 2 mg/kg/dia de prednisona ou equivalente. Além disso, o uso de fotoaférese extracorpórea, imunoglobulina antitimócito, infliximab, etarnecept, ruxolitinibe, rituximab, imatinibe, micofenolato de mofetil, sirolimus, metotrexate e ibrutinibe pode ser tentado para resolução dos sintomas.[32]

EFEITO ENXERTO CONTRA TUMOR

A primeira descrição da ação do enxerto contra a neoplasia data de 1979, pela própria equipe do Dr. Thomas,[33] e seu entendimento foi comprovado em 1990, quando Kolb *et al.* trataram com sucesso três pacientes com leucemia mieloide crônica que tinham recaído da doença de base pós-transplante com infusão de linfócitos dos doadores HLA-idênticos aparentados que haviam doado as CTH originalmente.[34] Após condicionamentos não mieloablativos e TMO alogênicos, o efeito enxerto contra tumor é o principal fator para o controle e a resposta antitumoral, com essas respostas observadas em neoplasias mieloides e linfoides. A distinção de DECH para enxerto contra tumor pode ser possível em razão da disparidade das moléculas MHC associadas à hematopoiese e aos antígenos tumorais restritos às células malignas. Esses antígenos servem de alvo para os linfócitos T aumentarem a atividade antitumoral sem necessariamente induzirem DECH.[1] Além das células T, linfócitos NK também já apresentaram reatividade em infusões pós-transplante.[35] Essas constatações ajudam a explicar os mecanismos pelo qual se observa a resposta tumoral após o transplante alogênico e baseia a compreensão do desenvolvimento não só do transplante, mas também das terapias celulares em geral.

REFERÊNCIAS

1. Nash RA, Gadi VK. Hematopoietic cell transplantation. Wintrobe's Clinical Hematology. 2014;13:2159-75.

2. Jacobson LO, Marks EK, Robson MJ, et al. Effect of spleen protection on mortality following x-irradiation. J Lab Clin Med. 1949;34:1538-43.
3. Lorenz E, Uphoff D, Reid TR, Shelton E. Modification of irradiation injury in mice and guinea pigs by bone marrow injections. J Natl Cancer Inst. 1951;12:197-201.
4. Thomas ED, Lochte HL Jr, Cannon JH, et al. Supralethal whole body irradiation and isologous marrow transplantation in man. J Clin Invest. 1959;38:1709-1716.
5. Thomas ED, Collins JA, Herman EC Jr, Ferrebee JW. Marrow transplants in lethally irradiated dogs given methotrexate. Blood. 1962;19:217-28.
6. Thomas ED, Storb R, Clift RA, et al. Bone marrow transplantation. N Engl J Med. 1975;292:832-845, 895-902.
7. Bach FH, Albertini RJ, Joo P, et al. Bone marrow transplantation in a patient with Wiskott-Aldrich syndrome. Lancet. 1968;2(7583):1364-6.
8. Gatti RA, Meuwissen HJ, Allen HD, et al. Immunological reconstitution of sex-linked lymphopenic immunological deficiency. Lancet. 1968;2(7583):1366-9.
9. Appelbaum FR, Herzig GP, Ziegler JL, et al. Successful engraftment of cryopreserved autologous bone marrow in patients with malignant lymphoma. Blood. 1978;52:85-95.
10. Baranov A, Gale RP, Guskova A, et al. Bone marrow transplantation after the Chernobyl nuclear accident. N Engl J Med. 1989;321:205-12.
11. Appelbaum FR. The use of bone marrow and peripheral blood stem cell transplantation in the treatment of cancer. CA Canc J Clin. 1996;46:142-64.
12. Pasquini MC, Wang Z. Current use and outcome of hematopoietic stem cell transplantation: CIBMTR summary slides, 2011. Disponível em: http://www.cibmtr.org.
13. Butturini A, Gale RP, Tabak DG, et al. Use of recombinant granulocyte-macrophage colony stimulating factor in the Brazil radiation accident. Lancet. 1988;2(8609):471-5.
14. Frei E, Canellos G. Dose: a critical factor in cancer chemoterapy. Am J Med. 1980;69(4):585-94.
15. Droste S, Herrmann-Frank A, Scheibler F, Krones T. Ethical issues in autologous stem cell transplantation (ASCT) in advanced breast cell cancer: a systematic literature review. BMC Med Ethics. 2011;12:6-22.
16. Philip T, Guglielmi C, Hagenbeek A, et al. Autologous bone marrow transplantation as compared with salvage chemotherapy in relapses of chemotherapy-sensitive non-Hodgkin`s Lymphoma. N Engl J Med. 1995;333:1540-5.
17. Schmitz N, Pfistner B, Sextro M, et al. Aggressive conventional chemotherapy compared with high-dose chemotherapy with autologous haemopoietic stem-cell transplantation for relapsed chemosensitive Hodgkin`s disease: a randomized trial. Lancet. 2002;359(9323):2065-71.
18. Attal M, Harousseau JL, Stoppa AM, et al. A prospective, randomized trial of autologous bone marrow transplantation and chemotherapy in multiple myeloma. N Engl J Med. 1996;335(2):91-97.
19. Cutler C, Giri S, Jeyapalan S, et al. Acute and chronic graft versus-host-disease after allogeneic peripheral-blood stem-cell and bone marrow transplantation: a meta-analysis. J Clin Oncol. 2001;19-3685-91.
20. Butturini A, Bortin MM, Gale RP. Graft-versus-leukemia following bone marrow transplantation. Bone Marrow Transplant. 1987;2(3):233-242.
21. Copelan EA. Hematopoietic stem-cell transplantation. N Engl J Med. 2006;354(17): 1813-26.
22. Beatty PG, Clift RA, Mickelson EM, et al. Marrow transplantation from related donors other than HLA-identical siblings. N Engl J Med. 1985;313:765-71.
23. Cytryn S, Abdul-Hay M. Haploidentical hematopoietic stem cell transplantation followed by post-cyclophosphamide: the future of allogeneic stem cell transplant. Clin Hem Int. 2020;2(2):49-58.
24. Lee SJ, Klein J, Haagenson M, et al. High-resolution donor-recipient HLA matching contributes to the success of unrelated donor marrow transplantation. Blood. 2017;110:4576-83.
25. Loiseau P, Busson M, Balere ML, et al. HLA association with hematopoietic stem cell transplantation outcome: the number of mismatches at HLA-A, -B, -C, -DRB1 or -DQB1 is strongly associated with overall survival. Biol Blood Marrow Transplant. 2007;13:965-74.
26. Champlin R, De Lima M, Giralt S, et al. Nonmyeloablative stem cell transplantation for chronic myelogenous leukemia in the imatinib era. Clinical Lymphoma and Myeloma. 2009;9(3):S261-265.
27. Bensinger W, Singer J, Appelbaum F, et al. Autologous transplantation with peripheral blood mononuclear cells collected after administration of recombinant granulocyte stimulating factor. Blood. 1993;81:3158-63.
28. Nemunaitis J, Rabinowe SN, Singer JW, et al. Recombinant granulocyte-macrophage colony-stimulating factor after autologous bone marrow transplantation for lymphoid cancer. N Engl J Med. 1991;324:1773-8.
29. Hill HF, Chapman CR, Kornell JA, et al. Self-administration of morphine in bone marrow transplant patients reduces drug requirement. Pain. 1990;40:121-9.
30. Salvino MA, Passos R, Hamerschlak N, et al. Sinusoidal obstruction syndrome (SOS). Journal of Bone Marrow Transplantation and Cellular Therapy. 2021;2(1):226-34.
31. Freyer CW, Carulli A, Loren AW, et al. Letermovir vs high-dose valacyclovir for cytomegalovirus prophylaxis

following haploidentical or mismatched unrelated donor allogeneic stem cell transplantation receiving post-transplant cyclophosphamide. Leuk Lymphoma. 2022;1-9.

32. Funke VAM, Moreira MCR, Vigorito AC, et al. Diagnosis and treatment of GVHD. Journal of Bone Marrow Transplantation and Cellular Therapy. 2021;2(1):164-73.

33. Weiden PL, Flournoy N, Thomas ED, et al. Antileukemic effect of graft-versus-host disease in human recipients of allogeneic-marrow grafts. N Engl J Med. 1979;300(19):1068-73.

34. Kolb HJ, Mittermuller J, Clemm C, et al. Donor leukocyte transfusions for treatment of recurrent chronic myelogenous leukemia in marrow transplant patients. Blood. 1990;76(12):2462-5.

35. Venstrom JM, Pittari G, Gooley TA, et al. HLA-C dependent prevention of leukemia relapse by donor activating KIR2DS1. N Engl J Med. 2012;367(9)805-16.

Transplantes Autólogos de Medula

Yana Sarkis Novis

DESTAQUES

- O princípio do transplante autólogo tem como base o fenômeno da existência de uma sensibilidade dose-dependente quimio e radioterápica de vários tumores.
- O transplante autólogo de medula óssea não é acompanhado de complicações imunológicas, como rejeição do enxerto ou doença do enxerto contra hospedeiro. A ausência dessas complicações substancialmente reduz a mortalidade relacionada ao tratamento.
- A preferência atual é pela utilização de células-tronco coletadas do sangue periférico como fonte de células progenitoras. Existe uma vantagem em termos de número de células que podem ser obtidas no sangue periférico em comparação ao número obtido na medula óssea.
- O número mínimo necessário de células para uma enxertia adequada é de $0,5 \times 10$ CD34 + por quilograma de células-tronco da medula óssea e de 2×10 de CD34 de células-tronco de sangue periférico.
- A principal causa de insucesso do transplante autólogo de medula é a recidiva da doença de base.

INTRODUÇÃO

Até poucos anos atrás, o interesse em células-tronco se limitava ao entendimento que cientistas e clínicos tinham de que esse tipo de célula apresentava capacidade de regeneração dos tecidos hematopoiéticos após ablação com quimioterapia/radioterapia. Nos últimos anos, o potencial das células-tronco capturou a imaginação da nova geração de cientistas e do público em geral, com a promessa de um papel extremamente promissor em doenças degenerativas e autoimunes. Um grande avanço tem sido alcançado com o desenvolvimento de métodos de expansão de células-tronco embrionárias e derivadas de outros tecidos e a capacidade destas em se diferenciarem em outros tecidos humanos.

Mais de 40 anos de pesquisas relacionadas às células-tronco derivadas da medula óssea culminaram no primeiro relato de caso de retransfusão da medula óssea autóloga em paciente com diagnóstico de leucemia linfocítica aguda, após tratamento com irradiação corporal total (primeiro transplante autólogo) no ano de 1959. Essa primeira experiência não suscitou grande interesse na época. Novos estudos com grande sucesso na área de transplantes alogênicos e singênicos nos anos 1970 estimularam um grande número de estudiosos e cientistas da área a reconsiderar o transplante autólogo de medula óssea como uma modalidade promissora de tratamento de malignidades hematológicas.

O transplante autólogo tem como base o fenômeno da existência de uma sensibilidade dose-dependente à quimio e à radioterapia de vários tumores. Experimentos com animais e humanos mostravam que o incremento das doses dos quimioterápicos aumentava consideravelmente a morte das células do tumor, o que significava que respostas poderiam ser atingidas naqueles pacientes cujos tumores eram resistentes às doses convencionais de quimioterapia. O escalonamento de doses, entretanto, esbarra na toxicidade medular, que, na maioria das vezes, era irreversível. Essa toxicidade, que é relacionada ao tratamento e potencialmente irreversível, poderia ser evitada com a remoção e a criopreservação das células-tronco da medula do paciente antes do tratamento. Essas células eram, depois, retransfundidas e provocavam, em última instância, uma reconstituição completa da função hematopoiética. Com base em estudos fase I/II, foi estimado que as doses máximas toleradas poderiam ser aumentadas muitas vezes mais do que as doses convencionais utilizadas.[1]

Como requerimento básico, eram elegíveis para o TMO autólogo apenas doenças malignas cuja resposta tumoral estava diretamente relacionada à dose de drogas citostáticas ou à radioterapia e, também, àquelas sem infiltração da medula óssea. As doenças que preenchiam os critérios aqui relacionados incluíam linfomas Hodgkin e não Hodgkin, leucemias agudas e alguns tumores sólidos como neuroblastoma e tumores de testículo.

Em princípio, o TMO autólogo teria certas vantagens em relação ao transplante alogênico: não necessita da identificação de um doador HLA compatível, sendo, assim, acessível a um maior número de pacientes; não é acompanhado de complicações imunológicas como rejeição do enxerto ou doença do enxerto contra hospedeiro. A ausência dessas complicações substancialmente reduz a mortalidade relacionada ao tratamento e torna o transplante autólogo uma modalidade de tratamento de relativa baixa morbidade e acessível para uma população de pacientes mais idosos.

As vantagens mencionadas são contrabalançadas pela maior taxa de recidiva da doença, justamente em razão da ausência do efeito alo imune *graft versus leukemia* (enxerto contra leucemia), que acontece no transplante alogênico.

MOBILIZAÇÃO DAS CÉLULAS-TRONCO

As células-tronco que serão reinfundidas para restaurar a hematopoiese podem ser obtidas de duas formas: a primeira delas é diretamente da medula óssea, através de múltiplas punções aspirativas de ambas as cristas ilíacas posteriores; a segunda é a de coleta de células-tronco do sangue periférico (CTSP). As células-tronco são encontradas, normalmente, em quantidades muito pequenas no sangue periférico, mas podem ser mobilizadas da medula óssea para o sangue periférico após a quimioterapia. As células-tronco de sangue periférico podem também ser mobilizadas após a administração de fator estimulador de colônia de granulócitos (G-CSF), fator estimulador de colônias de macrófagos e granulócitos (GMCSF), e com a administração concomitante de G-CSF associada ao fator inibidor de CXCR4 (plerixafor).[2] O método de coleta mais adequado para as CTSP é o gradiente de centrifugação por processadora automática utilizando-se método de aférese. Para a coleta de quantidade adequada de células, são necessários de 1 a 3 dias seguidos de coleta. Nos dias atuais, existe preferência pelas células-tronco mobilizadas do sangue periférico, em detrimento das células coletadas da medula óssea, pela vantagem significativa em termos de número de células que podem ser obtidas. A vantagem de número celular das CTSP proporciona uma recuperação da hematopoiese bem mais rápida do que as células da medula óssea. A mediana de pega dos neutrófilos (neutro > 500 p/mm³) é tipicamente de 11 a 14 dias, e a recuperação de plaquetas também é bem mais rápida[3,4] quando se utiliza CTSP como fonte celular após quimioterapia em altas doses. O número total de células CD34 infundidas é preditora da cinética de enxertia. Pacientes que recebem doses celulares maiores têm probabilidade de enxertia mais rápida e eficiente.[5,6]

As células-tronco da medula óssea, ou células-tronco de sangue periférico, são infundidas por via intravenosa após a eliminação dos quimioterápicos da circulação, o que acontece de 1 a 3 dias, a depender da combinação utilizada (condicionamento). As células infundidas na circulação sofrem um processo denominado *homing*. O que ocorre nesse processo é a migração dessas células pelo sangue através da barreira do endotélio vascular até a trabécula óssea da medula óssea. A restauração da hematopoiese depois da infusão leva aproximadamente 2 semanas para acontecer e denomina-se "pega". A maioria dos centros de transplante requer um número mínimo de células de $2,5 \times 10^6$ de CD34 de células-tronco de sangue periférico. A administração de fatores de crescimento de colônia de granulócitos acelerará a enxertia.[7]

A causa mais comum de insucesso após o transplante autólogo de medula óssea ou de células-tronco periféricas (ATMO) é a recidiva da doença de base. Existem dois mecanismos envolvidos no processo de recidiva. O primeiro, por uma falha na obtenção da citorredução, ou seja, quimiorresistência; e o segundo motivo postulado como envolvido seria pela infusão de células-tronco contaminadas pelo tumor. O regime preparatório ou condicionamento ideal ainda não foi determinado. Várias estratégias vêm sendo utilizadas com o objetivo de melhorar os resultados dos regimes de condicionamento: agentes quimioterápicos em doses mais altas; novos agentes; e duplo transplante sequencial. Muitas vezes, com o intento de otimizar a citorredução tumoral, ocorre um aumento na severidade das complicações e efeitos colaterais.

Purga do enxerto

Uma das maiores preocupações no transplante autólogo é a possibilidade de infusão de células-tronco ou de medula contaminadas com células tumorais à época da coleta. Células tumorais podem ser detectadas por uma variedade de métodos incluindo microscopia, citometria de fluxo, imuno-histoquímica e métodos moleculares, como reação em cadeia de polimerase (PCR).[8] Uma variedade de procedimentos tem sido proposta para tentar purgar (depletar) as células malignas contaminantes do enxerto. Entre os mais utilizados, estão o tratamento *ex vivo* do enxerto com agentes quimioterápicos, anticorpos monoclonais e seleção de células CD34 positivas. Alguns estudos clínicos mostram que a contaminação do enxerto está relacionada a uma sobrevida livre de doença menor e que a presença de células tumorais no enxerto estão diretamente ligadas à extensão da doença de base. Estudos que utilizaram marcação gênica dessas células tumorais têm mostrado que elas contribuem para recidiva sistêmica. De maneira geral, a incidência de contaminação e o nível de contaminação por células remanescentes do tumor são menores com a utilização de células-tronco periféricas quando comparada à utilização da medula óssea. Apesar de todas essas evidências, não existe conclusão definitiva que qualquer método de purga possa melhorar os resultados clínicos dos transplantes autólogos.[8]

Criopreservação

As células-tronco hematopoiéticas coletadas do sangue periférico, medula óssea ou cordão umbilical são congeladas e armazenadas utilizando-se as mesmas técnicas. De maneira genérica, os parâmetros incluem criopreservação utilizando-se DMSO e congelamento em freezer a -80 °C ou em nitrogênio líquido. Variações de técnica de congelamento dizem respeito ao tipo de proteína plasmática utilizada, quantidade de DMSO, concentração das células que serão congeladas. A dose tóxica do DMSO em humanos ainda não foi determinada, porém existem vários relatos de toxicidade e efeitos adversos relacionados à infusão. Por essa razão, o volume de DMSO infundido não deve exceder 1 mg/kg/dia. Pacientes com volumes celulares maiores deverão receber os enxertos em mais de 1 dia consecutivo.[9]

CONDICIONAMENTO

Para entender melhor a diversidade dos regimes de condicionamento, é necessária uma visão histórica de como tudo começou. O transplante de medula óssea foi inicialmente investigado em roedores submetidos à irradiação letal e, depois, transfundidos com medula óssea singênica, como modalidade de tratamento para proteger sobreviventes de exposição acidental à radiação. Ao mesmo tempo, foi evidenciado que o transplante de medula poderia ter uma aplicação terapêutica e servir como base de tratamento para neoplasias linfoides, aplasia de medula e leucemias. Em 1956, foi descrito o primeiro tratamento em ratos com leucemia utilizando-se irradiação corporal total e transplante de medula.[10] Os estudos evoluíram com múltiplas tentativas e falhas até que, em 1959, Donall Thomas obteve sucesso em um paciente com leucemia que recebeu irradiação corporal seguida de infusão de células da medula óssea de um irmão gêmeo idêntico.[11] A importância da dose no tratamento do câncer já era conhecida há algum tempo.[12] O transplante autólogo de medula óssea testa a hipótese de que um escalonamento de dose tem o poder de vencer resistência das células tumorais. Os primeiros trabalhos clínicos em humanos foram publicados nos anos 1980, a partir de estudos realizados anteriormente em caninos.[13]

Os regimes preparatórios, ou regimes de condicionamento, são administrados imediatamente antes do transplante de células-tronco hematopoiéticas. Para os transplantes autólogos, os regimes de condicionamento devem ter um objetivo principal: a citorredução com erradicação do clone neoplásico.

A irradiação corporal total (ICT) foi o primeiro tipo de condicionamento utilizado em transplante autólogo e alogênico para pacientes com diagnóstico de neoplasias hematológicas. A irradiação corporal total foi amplamente utilizada nos últimos 30 anos por causa das suas propriedades imunossupressoras, atividade contra uma série de doenças malignas, penetração em santuários como testículos e sistema nervoso central (SNC), além de pouca toxicidade não hematológica. Uma grande experiência foi acumulada utilizando ICT em doses entre 10 Gy e 16 Gy, administradas em dose única ou fracionadas, seguidas ou precedidas de ciclofosfamida. Estudos experimentais mostraram que a TBI é mais bem tolerada em doses fracionadas quando comparada à dose única.[14-16] A maioria dos centros nos dias atuais utiliza somente TBI fracionada pela vantagem em termos de decréscimo de toxicidade aguda e tardia, principalmente pneumonia intersticial (PI). Nos últimos anos, tem havido um grande esforço para o desenvolvimento de regimes de condicionamento sem a utilização de TBI. Esse esforço se justifica pelo fato de um grande número de pacientes, principalmente com linfomas de Hodgkin e não Hodgkin, já ter recebido doses limitantes de radiação nos tratamentos anteriores. Regimes contendo unicamente quimioterapia podem diminuir os efeitos em longo prazo relacionados à radioterapia, sobretudo mielodisplasia.[17] A seguir, a Tabela 180.1 traz um resumo esquemático dos principais regimes de condicionamento utilizados em transplante de medula óssea (TMO) autólogo para leucemias, linfomas e mieloma.[18-26]

Tabela 180.1. Regimes de condicionamento mais utilizados em TMO autólogo

Referência	Regime	Drogas	Dose
18	Bu/CY	Bussulfano Ciclofosfamida	16 mg/kg 120 a 200 mg/kg
19	Bu/Cy	Bussulfano Ciclofosfamida	14 mg/kg 150 mg/kg
20	Bu/Mel/TT	Bussulfano Melfalano Tiotepa	12 mg/kg 100 mg/m² 500 mg/m²
207 21 22	CBV	Carmustina Ciclofosfamida Etoposido	300 a 600 mg/m² 6 a 7,2 g/m² 600 a 2.400 mg/m²
23 24	BEAM	Carmustina Etoposido Citarabina Melfalano	300 a 600 mg/m² 400 a 800 mg/m² 800 a 1.600 mg/m² 140 mg/m²
25	BEAC	Carmustina Etoposido Citarabina Ciclofosfamida	300 mg/m² 300 mg/m² 800 mg/m² 6 g/m²
26	MEL 200	Melfalano	200 mg/m²

Fonte: Adaptada de Santos GW, Tutschka PJ, Brookmeyer R, *et al.* 1983; Moreau P, Facon T, Attal M, *et al.* 2002.

COMPLICAÇÕES TARDIAS

A maioria dos pacientes se recupera sem sequelas dos efeitos agudos da quimioterapia do transplante autólogo. Serão discutidas brevemente as complicações tardias mais frequentes nessa população de pacientes.

Catarata

A catarata é uma complicação quase exclusivamente relacionada ao uso de ICT no regime de condicionamento.[27] A cirurgia com remoção do cristalino e colocação de lentes intraoculares é o tratamento de escolha com excelentes resultados.

Segunda neoplasia

Uma das mais relevantes complicações tardias do transplante de medula óssea autólogo é o desenvolvimento de síndrome mielodisplásica (SMD) e leucemia secundária. A incidência de mielodisplasia (MDS) é reportada entre 6% e 15% dos pacientes submetidos a TMO autólogo para linfomas não Hodgkin e Hodgkin.[28] Aparentemente, a incidência de MDS é menor em pacientes submetidos a TMO autólogo para leucemias agudas quando comparada à incidência de linfomas.[29] A explicação para esse achado é atribuída ao tipo de quimioterápicos que esses pacientes recebem antes do transplante (agentes alquilantes e inibidores de topoisomerase I e II).

Infertilidade

Uma preocupação muito importante em relação a pacientes jovens que são avaliados e candidatos a TMO é a infertilidade. A preocupação é menor nos pacientes do sexo masculino pela possibilidade de coleta de congelamento de sêmen. A terapia prévia ao transplante pode ter impacto na qualidade e na quantidade de esperma viável coletado. Para as mulheres, em circunstâncias especiais, podem-se congelar óvulos, tecido ovariano e, menos frequentemente, embriões para posterior implante após TMO. Muitas vezes não há tempo hábil para congelamento de embriões, pela necessidade de se iniciar rapidamente terapia antineoplásica.

PRINCIPAIS INDICAÇÕES

Leucemia mieloide aguda

Pacientes adultos em primeira remissão podem ser candidatos a transplante autólogo de medula óssea em primeira remissão, como estratégia de consolidação após quimioterapia, ou como resgate em pacientes refratários à quimioterapia de reindução após a primeira recidiva. A indicação depende do risco citogenético e molecular e do risco do procedimento.

Leucemia linfocítica aguda

De maneira geral, os estudos clínicos não encontraram papel definido para o transplante autólogo em pacientes com leucemia linfocítica aguda (LLA). A opção preferencial é o transplante alogeneico.

Leucemia linfocítica crônica

Pacientes com leucemia linfocítica crônica (LLC) e síndrome de Richter podem ser considerados candidatos a TMO autólogo, caso obtenham uma boa resposta parcial com tratamento, porém recomenda-se que o procedimento seja realizado em um contexto investigacional.[31]

Linfoma de Hodgkin

O transplante autólogo é a opção de 1ª linha para pacientes em primeira recidiva quimiossensível, com base em dois estudos clínicos randomizados.[32,33] Não há recomendação corrente em pacientes que alcançaram remissão após quimioterapia de indução, mesmo em pacientes considerados de prognóstico desfavorável.[33] Em relação ao linfoma de Hodgkin de predomínio linfocitário, não há literatura disponível que acesse o impacto do transplante autólogo na sobrevida dessa população especificamente. De maneira geral, autoridades no assunto consideram o ATMO uma opção terapêutica para esses pacientes com doença avançada e recidivados após terapêutica convencional.

Linfoma não Hodgkin

O linfoma difuso de grandes células B é a entidade em que o papel do ATMO é mais bem definido. O transplante autólogo é considerado tratamento-padrão para pacientes com doença recidivada quimiossensível. O papel do ATMO em 1ª linha para pacientes considerados de alto risco permanece controverso. Embora existam na literatura alguns estudos fase III randomizados que tentaram responder a essa pergunta, o desenho desses estudos é objeto de discussão.[35]

Linfoma folicular

Pacientes com diagnóstico de linfoma folicular não são candidatos a ATMO em 1ª linha, embora estudos realizados antes da utilização dos anticorpos monoclonais tenham sugerido o seu papel em pacientes considerados de alto risco.[36,37] Transplante autólogo é considerado terapêutica de escolha para pacientes recidivados com linfoma folicular.[38]

Linfoma do manto

Os dados de literatura que mostram o papel de consolidação com ATMO em 1ª linha, para pacientes com linfoma do manto, foram publicados antes da incorporação dos anticorpos monoclonais ao tratamento.[39] A maioria dos trabalhos relacionados a ATMO em 1ª linha são de estudos fase II. É consenso na literatura que pacientes com linfoma da zona do manto, recidivados após 1ª linha de quimioterapia, são candidatos a ATMO. Pacientes refratários não se beneficiam do transplante autólogo.

Linfoma de células T

Linfomas T periféricos, em geral, têm um prognóstico bastante reservado. Os dados de ATMO nesses pacientes são oriundos de estudos fase II e multicêntricos, que sugerem um possível benefício nessa população de pacientes.[40]

Linfomas Burkitt e linfoma linfoblástico

Estudos fase II mostram um possível efeito benéfico da consolidação com ATMO em pacientes com linfoma linfoblástico e linfoma Burkitt em 1ª linha.[41,42]

Mieloma múltiplo

Existe consenso na literatura que todo paciente com diagnóstico de mieloma múltiplo, < 70 anos, que responde a tratamento, deve receber consolidação com transplante autólogo (Tabela 180.2). Os melhores resultados obtidos são em pacientes com excelente resposta a tratamento de 1ª linha, porém existem evidências de que pacientes não respondedores também se beneficiem dessa estratégia. O duplo transplante autólogo se mostrou superior ao transplante único somente no subgrupo de pacientes que não alcançavam resposta completa ou resposta completa muito boa (> 90% de redução da paraproteína). Um segundo transplante pode também ser oferecido a pacientes com um longo intervalo de remissão após o primeiro ATMO. Novos agentes como inibidores de proteassoma, lenalidomida e manutenção após TMO podem sofrer impacto do transplante autólogo em um futuro próximo.

Tabela 180.2. Indicações de transplante autólogo na Europa 2009[30]

Diagnóstico	Status da doença	Evidência
Leucemia mieloide aguda	1RC (risco baixo, intermediário e alto)	Opção clínica/I
	1RC (risco intermediário)	Indicado/I
	1RC (alto risco)	Opção clínica/I
	2RC	Opção clínica/II
	M3 persistência molecular	Não recomendado/III
	M3 2RC molecular	Indicado/I
	Recidiva/refratário	Não recomendado/III
Leucemia linfocítica aguda	1RC (risco baixo/intermediário)	Investigacional/III
	1RC (alto risco)	Investigacional/III
	Recidivado/refratário	Não recomendado/III
Linfoma difuso de grandes células B	1RC (risco alto/intermediário)	Opção clínica/I
	Recidiva quimiossensível	Indicado/I
	Refratário	Não recomendado/II
Linfoma do manto	1RC	Indicado/II
	Recidiva quimiossensível	Indicado/II
Linfoma linfoblástico Linfoma Burkitt	1RC	Opção clínica/II
	Recidiva quimiossensível	Opção clínica/II
	Refratário	Não recomendado/II

Continua >>

>> Continuação

Tabela 180.2. Indicações de transplante autólogo na Europa 2009[30]

Diagnóstico	Status da doença	Evidência
Linfoma folicular	1RC (risco alto/intermediário) Recidiva quimiossensível Refratário	Opção clínica/I Indicado/I Não recomendado/II
Linfoma de células T	1RC Recidiva quimiossensível Refratário	Opção clínica/II Investigacional/II Não recomendado/II
Linfoma de Hodgkin	1RC Recidiva quimiossensível Refratário	Não recomendado/I Indicado/I Opção clínica/II
Hodgkin predomínio linfocitário	1RC Recidiva quimiossensível Refratário	Não recomendado/III Opção clínica/III Opção clínica/III
Mieloma múltiplo		Indicado/I
Amiloidose		Opção clínica/II
Leucemia linfocítica crônica	Doença de alto risco	Opção clínica/II

1RC: primeira remissão completa; 2RC: segunda remissão completa. Opção clínica: pode ser realizado levando-se em conta risco/benefício. Indicado: tratamento de primeira linha em pacientes candidatos. Investigacional: estudos futuros são necessários para confirmar ou não a indicação. Não recomendado: não há indicação para o procedimento. Níveis de evidência: I: evidência baseada em pelo menos um estudo clínico randomizado e bem executado; II: evidência de pelo menos de um estudo bem executado sem randomização, ou publicações de estudos não controlados com resultados altamente relevantes; III: evidência baseada em opinião de reconhecidas autoridades no assunto, experiência clínica, estudos descritivos ou relatórios de comitês de investigadores.

Fonte: Adaptada de P Ljungman, M Bregni, M Brune, et al., 2010.

REFERÊNCIAS

1. Etzioni R, Pepe MS. Monitoring of a pilot toxicity study with two adverse outcomes. Stat Med. 1994;13(22):2311-21.
2. Mohty M, Duarte RF, Croockewit S, et al. The role of plerixafor in optimizing peripheral blood stem cell mobilization for autologous stem cell transplantation. Leukemia. 2011;25(1):1-6.
3. Sheridan WP, Begley CG, To LB, et al. Bone Marrow Transplant. 1994;14(1):105-11.
4. To LB, Roberts MM, Haylock DN, et al. Bone Marrow Transplant. 1992;9(4):277-84.
5. Bensinger W, Appelbaum F, Rowley S, et al. Factors that influence collection and engraftment of autologous peripheral-blood stem cells. J Clin Oncol. 1995;13(10):2547-55.
6. Weaver CH, Hazelton B, Birch R, et al. An analysis of engraftment kinetics as a function of the CD34 content of peripheral blood progenitor cell collections in 692 patients after the administration of myeloablative chemotherapy. Blood. 1995;86(10):3961-9.
7. Spitzer G, Adkins DR, Spencer V, et al. Randomized study of growth factors post-peripheral-blood stem-cell transplant: neutrophil recovery is improved with modest clinical benefit. J Clin Oncol. 1994;12(4):661-70.
8. Brenner MK, Rill DR, Moen RC, et al. Gene marking to determine whether autologous marrow infusion restores long-term haemopoiesis in cancer patients Lancet. 1993;341(8837):85-6.
9. David NA. The pharmacology of dimethyl sulfoxide. Annu Rev Pharmacol. 1972;12:353-74.
10. Barnes DW, Corp MJ, Loutit JF, et al. Treatment of murine leukaemia with X rays and homologous bone marrow; preliminary communication. Br Med J. 1956;2:626-7.
11. Thomas ED, Lochet HL, et al. Supralethal whole body irradiation and isologous marrow transplantation in man. J Clin Invest. 1959;38:1709-16.
12. Frei E 3rd, Canellos GP. Dose: a critical factor in cancer chemotherapy. Am J Med. 1980;69:585-94.
13. Mannik JA, Lochte HL Jr, Ashley CA, et al. Autografts of bone marrow in dogs after lethal total-body radiation. Blood. 1960;15:255-66.
14. Thomas ED, Clift RA, Fefer A, et al. Marrow transplantation for the treatment of chronic myelogenous leukemia. Ann Intern Med. 1986;104(2):155-63.
15. Deeg HJ, Sullivan KM, Buckner CD, et al. Marrow transplantation for acute nonlymphoblastic leukemia in first

remission: toxicity and long-term follow-up of patients conditioned with single dose or fractionated total body irradiation. Bone Marrow Transplant. 1986;1(2):151-7.

16. Girinsky T, Benhamou E, Bourhis JH. Prospective randomized comparison of single-dose versus hyperfractionated total-body irradiation in patients with hematologic malignancies. J Clin Oncol. 2000;18(5):981-6.

17. Metayer C, Curtis RE, Vose J, et al. Myelodysplastic syndrome and acute myeloid leukemia after autotransplantation for lymphoma: a multicenter case-control study Blood. 2003;101(5):2015-23.

18. Santos GW, Tutschka PJ, Brookmeyer R, et al. Marrow transplantation for acute nonlymphocytic leukemia after treatment with busulfan and cyclophosphamide. N Engl J Med. 1983;309(22):1347-53.

19. Tutschka PJ, Copelan EA, Klein JP. Bone marrow transplantation for leukemia following a new busulfan and cyclophosphamide regimen. Blood. 1987;70(5):1382-8.

20. Weaver CH, Bensinger WI, Appelbaum FR, et al. Phase I study of high-dose busulfan, melphalan and thiotepa with autologous stem cell support in patients with refractory malignancies. Bone Marrow Transplant. 1994;14(5):813-9.

21. Jagannath S, Dicke KA, Armitage JO, et al. High-dose cyclophosphamide, carmustine, and etoposide and autologous bone marrow transplantation for relapsed Hodgkin's disease. Ann Intern Med. 1986;104(2):163-8.

22. Ahmed T, Ciavarella D, Feldman E, et al. High-dose, potentially myeloablative chemotherapy and autologous bone marrow transplantation for patients with advanced Hodgkin's disease. Leukemia. 1989;3(1):19-22.

23. Chopra R, Goldstone AH, Pearce R, et al. Autologous versus allogeneic bone marrow transplantation for non-Hodgkin's lymphoma: a case-controlled analysis of the European Bone Marrow Transplant Group Registry data. J Clin Oncol. 1992;10(11):1690-5.

24. Mills W, Chopra R, McMillan A, et al. BEAM chemotherapy and autologous bone marrow transplantation for patients with relapsed or refractory non-Hodgkin's lymphoma. J Clin Oncol. 1995;13(3):588-95.

25. Philip T, Guglielmi C, Hagenbeek A, et al. Autologous bone marrow transplantation as compared with salvage chemotherapy in relapses of chemotherapy-sensitive non-Hodgkin's lymphoma. N Engl J Med. 1995;333(23):1540-5.

26. Moreau P, Facon T, Attal M, et al. Comparison of 200 mg/m (2) melphalan and 8 Gy total body irradiation plus 140 mg/m (2) melphalan as conditioning regimens for peripheral blood stem cell transplantation in patients with newly diagnosed multiple myeloma: final analysis of the Intergroupe Francophone du Myélome 9502 randomized trial. Blood. 2002;99(3):731-5.

27. Deeg HJ, Flournoy N, Sullivan KM, et al. Cataracts after total body irradiation and marrow transplantation: a sparing effect of dose fractionation. Int J Radiat Oncol Biol Phys. 1984;10(7):957-64.

28. Darrington DL, Vose JM, Anderson JR, et al. Incidence and characterization of secondary myelodysplastic syndrome and acute myelogenous leukemia following high-dose chemoradiotherapy and autologous stem-cell transplantation for lymphoid malignancies. J Clin Oncol. 1994;12(12):2527-34.

29. Stone RM, Neuberg D, Soiffer R, et al. Myelodysplastic syndrome as a late complication following autologous bone marrow transplantation for non-Hodgkin's lymphoma. J Clin Oncol. 1994;12(12):2535-42.

30. P Ljungman, M Bregni, M Brune, et al. Allogeneic and autologous transplantation for haematological diseases, solid tumours and immune disorders: current practice in Europe 2009. Bone Marrow Transplantation. 2010;45:219-34.

31. K Cwynarski, A Van Biezen, L De Wreede, et al. Autologous and allogeneic stem-cell transplantation for transformed chronic lymphocytic leukemia (Richter's syndrome): a retrospective analysis from the chronic lymphocytic leukemia subcommittee of the chronic leukemia working party and lymphoma working party of the european group for blood and marrow transplantation. Journal of Clinical. 2012;30(18):2211-17.

32. Linch DC, Winfield D, Goldstone AH, et al. Dose intensification with autologous bone-marrow transplantation in relapsed and resistant Hodgkin's disease: results of a BNLI randomised trial. Lancet. 1993;341(8852):1051-4.

33. Schmitz N, Pfistner B, Sextro M, et al. Aggressive conventional chemotherapy compared with high-dose chemotherapy with autologous haemopoietic stem-cell transplantation for relapsed chemosensitive Hodgkin's disease: a randomised trial. Lancet. 2002;359(9323):2065-71.

34. Federico M, Bellei M, Brice P, et al. High-dose therapy and autologous stem-cell transplantation versus conventional therapy for patients with advanced Hodgkin's lymphoma responding to front-line therapy. J Clin Oncol. 2003;21(12):2320-5.

35. Philip T, Guglielmi C, Hagenbeek A, et al. Autologous bone marrow transplantation as compared with salvage chemotherapy in relapses of chemotherapy-sensitive non-Hodgkin's lymphoma. N Engl J Med. 1995;333(23):1540-5.

36. Haioun C, Lepage E, Gisselbrecht C, et al. Survival benefit of high-dose therapy in poor-risk aggressive non-Hodgkin's lymphoma: final analysis of the prospective LNH87-2 protocol-a groupe d'Etude des lymphomes de l'Adulte study. J Clin Oncol. 2000;18(16):3025-30.

37. Sebban C, Mounier N, Brousse N, et al. Standard chemotherapy with interferon compared with CHOP followed by high-dose therapy with autologous stem cell transplantation in untreated patients with advanced follicular lymphoma: the GELF-94 randomized study from the Groupe d'Etude des Lymphomes de l'Adulte (GELA). Blood. 2006;108(8):2540-4.
38. Deconinck E, Foussard C, Milpied N, et al. GOELAMS High-dose therapy followed by autologous purged stem-cell transplantation and doxorubicin-based chemotherapy in patients with advanced follicular lymphoma: a randomized multicenter study by GOELAMS. Blood. 2005;105(10):3817-23.
39. Schouten HC, Qian W, Kvaloy S, et al. High-dose therapy improves progression-free survival and survival in relapsed follicular non-Hodgkin's lymphoma: results from the randomized European CUP trial. J Clin Oncol. 2003;21(21):3918-27.
40. Dreyling M, Lenz G, Hoster E, et al. Early consolidation by myeloablative radiochemotherapy followed by autologous stem cell transplantation in first remission significantly prolongs progression-free survival in mantle-cell lymphoma: results of a prospective randomized trial of the European MCL Network. Blood. 2005;105(7):2677-84.
41. Reimer P, Rüdiger T, Geissinger E, et al. Autologous stem-cell transplantation as first-line therapy in peripheral T-cell lymphomas: results of a prospective multicenter study. J Clin Oncol. 2009;27(1):106-13.
42. van Imhoff GW, van der Holt B, MacKenzie MA, et al. Dutch-Belgian hemato-oncology cooperative group (hovonshort intensive sequential therapy followed by autologous stem cell transplantation in adult Burkitt, Burkitt-like and lymphoblastic lymphoma. Leukemia. 2005;19(6):945-52.

181

Transplante Alogênico de Células Progenitoras Hematopoiéticas ou Transplante de Medula Óssea

Maria Cristina Nunez Seiwald
Vanderson Rocha

DESTAQUES

- O transplante alogênico de células progenitoras hematopoiéticas (TCPH) ou transplante de medula óssea (TMO) é indicado para recuperação da produção de células sanguíneas em patologias benignas e malignas.
- A principal fonte para TMO é a medula óssea. O sangue periférico e o cordão umbilical são fontes alternativas.
- Somente 25 a 30% dos pacientes tem doador HLA-idêntico na família, razão pela qual a utilização de doadores não aparentados, com disparidade HLA é crescente.
- Complicações infecciosas e doença enxerto contra hospedeiro (DECH) precisam ser monitoradas em pacientes pós TMO. A DECH ocorre pela ativação de linfócitos T do doador contra antígenos do hospedeiro.

INTRODUÇÃO

O transplante alogênico de células progenitoras hematopoiéticas (TCPH) ou transplante de medula óssea (TMO) é um procedimento complexo que nasceu há mais de 50 anos e inicialmente teve resultados desencorajadores até a descoberta do sistema de antígenos leucocitários humanos (*Human Leukocyte Antigen* (HLA)) e melhorias no tratamento de suporte.

O trabalho de Thomas *et al.*,[1] demostrando controle de doença a longo prazo em pacientes com leucemias agudas utilizando quimioradioterapia de alta intensidade seguido da infusão de CPH de irmãos HLA idênticos, foi crucial para história do TMO.

Com o passar do tempo, este tratamento tem se aperfeiçoado graças a novas técnicas, exames, tratamentos de suporte e uma equipe multiprofissional especializada. As taxas de sucesso aumentaram, diminuindo, assim, a mortalidade relacionada ao tratamento (MRT). O TMO é utilizado principalmente para doenças hematológicas malignas e benignas.

O procedimento consiste no preparo da medula do receptor com quimioterapia acrescida ou não de radioterapia, seguida da infusão das CPH com o objetivo de recuperar ou renovar a produção das células sanguíneas e a função imune.

O sucesso do TMO depende da avaliação adequada e eleição assertiva do doador, assim como de uma avaliação pré-TMO minuciosa do receptor e da sua doença para melhor escolha da fonte de CPH, regime de condicionamento e profilaxia para doença do enxerto contra o hospedeiro (DECH).

Este capítulo trata do TMO alogênico, sua utilização, preparação e execução, resultados e os cuidados especiais necessários pelo receptor a curto e longo prazo pós-TMO.

CÉLULAS PROGENITORAS HEMATOPOIÉTICAS

As CPH são células com a capacidade de se autorrenovar e de se diferenciar em células especializadas do tecido sanguíneo e do sistema imune, elas são caracterizadas mediante expressão do antígeno CD34 na sua superfície.

Todas as células progenitoras são caracterizadas por três propriedades intrínsecas: são células indiferenciadas e não especializadas; são capazes de se dividir e de se autorrenovar indefinidamente e de se diferenciar em células especializadas quando submetidas a certas condições fisiológicas ou experimentais.

As fontes de CPH podem ser: medula óssea (MO); sangue de cordão umbilical e placentário (SCUP); ou sangue periférico mobilizado com fator de crescimento hematopoiético (FCH) administrado ao doador.

Fontes de CPH

Todas as fontes de CPH têm vantagens e desvantagens únicas e, portanto, não existem razões específicas para escolher uma como melhor do que a outra. A eleição será feita principalmente a depender da doença de base do receptor e de condições clínicas ou do desejo do doador.

Medula óssea

Conhecida como a fonte clássica de CPH, a medula óssea (MO) contém aproximadamente uma célula progenitora produtora de células sanguíneas "a longo prazo" em cada cem mil células; em sua composição são encontradas também células estromais ou mesenquimais, progenitores hematopoiéticos comprometidos com linhagens específicas e células em processo de maturação. A obtenção é realizada durante procedimento cirúrgico com o doador anestesiado, consiste na aspiração por repetidas punções da crista ilíaca posterior e costuma ter baixo risco de complicações.

A dose celular mínima recomendada ainda é motivo de debate, e o EBMT (European Group for Blood and Marrow Transplantation) propõe a dose mínima de $3 \times 10(8)/kg$ com base na literatura.[2]

O uso desta fonte celular costuma ter uma menor incidência de DECH e enxertia medular um pouco mais demorada (19 dias)[3] quando comparada à fonte celular de sangue periférico FCH.

Sangue periférico

O sangue periférico tem substituído progressivamente a MO como fonte de CPH em virtude da facilidade da coleta (evitando o uso de centro cirúrgico e de anestesia geral) e da possibilidade de obtenção de maiores doses celulares.[4]

A coleta é feita mediante um procedimento denominado "aférese", que separa e coleta a camada de leucócitos, na qual estão contidas as células CD34+, devolvendo os demais elementos ao doador. Para aumentar o número de CPH na periferia, é realizada a mobilização destas células com o FCH ou especificamente de colônias de granulócitos (G-CSF) durante 4 a 5 dias pré-coleta, administradas por via subcutânea.

O uso desta fonte resulta em um maior índice de DECH crônica e alguns estudos sugerem que isso traz menores taxas de recaídas, justificando-se seu uso em doenças consideradas de alto risco.[5-6]

A enxertia medular acontece mais precocemente (14 dias)[3] quando comparada às fontes MO e SCUP.

Sangue de cordão umbilical e placentário

A procura por CPH alogênicas histocompatíveis pode ser difícil e demorada. Isso confere grande importância à obtenção de CPH a partir de SCUP armazenados em bancos criopreservados, cuja busca costuma demorar menos de 1 mês.[7]

Apesar do aumento no uso de doadores haploidênticos, que também tem disponibilidade rápida, a opção de SCUP ainda permanece atrativa em razão de suas vantagens como: diminuição da incidência e gravidade da DECH; baixo risco de transmissão de infecções por vírus latentes como citomegalovírus (CMV) e vírus Epstein-Barr (EBV); e ausência de risco para o doador.

A maior dificuldade é o número limitado de CPH obtido a partir de cada unidade, resultando em enxertia lenta quando utilizado em pacientes adultos, e aumento da MRT,[8] porém a utilização de duas unidades combinadas tem melhorado este resultado.[9]

O SISTEMA HLA E A BUSCA POR UM DOADOR

No genoma humano, a região mais variável conhecida forma o complexo principal de histocompatibilidade (*major histocompatibility complex* (MHC)), que carrega um grande número de diferentes *loci*, codificando genes funcionais.[10]

Esses genes pertencem ao sistema HLA, codificam as principais moléculas encarregadas da apresentação do antígeno na superfície celular e localizam-se no braço curto do cromossomo 6, eles são herdados em haplótipos. Esses genes, expressos ou não, estão dispostos em três regiões ou classes genômicas. A região mais distante corresponde ao MHC de classe I, que contém os genes que codificam as cadeias pesadas clássicas HLA -A, -B, e -C. Por sua vez, os genes MHC de classe II que codificam as duas cadeias que formam os heterodímeros funcionais HLA-DR, HLA-DQ, HLA-DP, HLA-DM e HLA-DO se localizam na porção mais centromérica da região do MHC. Uma terceira região genômica, localizada entre os dois, carrega numerosos genes não relacionados ao MHC.

O doador ideal será identificado por meio da compatibilidade HLA, determinada pela codificação do HLA classe I -A, -B e -C e de classe II -DR, -DQ e -DP. Inicialmente, solicitam-se os HLA A, B e DR para avaliação de compatibilidade entre irmãos ou, na ausência destes, para o início das buscas em bancos de doadores voluntários. Para a seleção de SCUP, é necessária a tipagem dos HLA -A, -B, -C e –DR,[11] já para os doadores HLA idênticos aparentados ou não aparentados, é necessária também a tipagem do -DQ, utilizando a compatibilidade "em 10", porém obtêm-se melhores resultados quando a compatibilidade é feita "em 12" incluindo o HLA- DP.[12,13]

Quando somente um haplótipo é idêntico, entre familiares, trata-se de um par haploidêntico. Este tipo de doador alternativo tem sido cada vez mais utilizado, pois a chance de se ter um doador HLA idêntico é menor do que 30%,[14] e de um doador HLA compatível no registro de doadores não aparentados é de 50%. Quase 100% dos pacientes têm um doador "haplo" de fácil disponibilidade[15] e os resultados têm se mostrado similares quando comparados aos do uso de outro tipo de doadores alternativos em algumas doenças.[16] Eles podem ser usados somente quando a fonte celular passa por uma depleção de células T ou seleção de células CD34 positivas *in vitro* ou depleção de células T *in vivo* (uso de vários imunossupressores ou infusão de ciclofosfamida após infusão do enxerto). A disparidade HLA é diretamente proporcional ao risco para ocorrência de falha de enxertia e para o desenvolvimento da DECH.[17]

Principais indicações do transplante de medula óssea alogênico

As indicações mais comuns do TMO estão associadas a duas situações:

a) necessidade de substituição de um sistema hematopoiético ineficaz, como nas anemias hereditárias e anemia aplásica adquirida;
b) aplicação do chamado "efeito enxerto contra doença" (*graft versus leukemia* (GVL)), com a substituição do sistema imunológico mediante um enxerto compatível, porém não idêntico; esse efeito é utilizado para a erradicação das malignidades hematológicas como leucemias e linfomas.

O Quadro 181.1 mostra as principais doenças tratadas com o TMO alogênico.[18]

Quadro 181.1. Doenças mais comuns tratáveis com o TMO alogênico

Doenças hematológicas malignas	Doenças hematológicas benignas (ou não malignas)
Síndrome mielodisplásica	Anemia aplásica
Leucemia mieloide aguda	Talassemia
Leucemia linfoide aguda	Anemia falciforme
Linfoma não Hodgkin	Anemia de Fanconi
Linfoma de Hodgkin	Síndrome de Blackfan Diamond
Leucemia linfocítica crônica	Síndrome de Wiskott-Aldrich
Leucemia mieloide crônica	Hemoglobinúria paroxística noturna
Mielofibrose	Imunodeficiência combinada grave
Mieloma múltiplo	Erros inatos do metabolismo
Leucemia mielomonocítica crônica	Disceratose congênita

Fonte: Desenvolvido pela autoria.

FASES DO TMO ALOGÊNICO

As fases do TMO incluem desde avaliação pré, até o pós-TMO conforme a Figura 181.1.

Avaliação pré-TMO do doador e do receptor

A elegibilidade do receptor para o TMO e a determinação do tipo de doador e da fonte ideal, além da escolha do condicionamento, dependem da adequada avaliação pré-TMO, tanto da doença como do próprio receptor. A avaliação do doador e do receptor deve incluir no mínimo avaliação clínica, exames laboratoriais gerais que verificam as funções renal e hepática, sorologias, tipagem ABO-Rh, pesquisa de anticorpos irregulares e fazem a investigação de comorbidades; além de avaliação psicossocial.

O doador também deverá ser investigado quanto a fatores de risco para doenças transmissíveis e ao seu histórico pregresso sobre doenças onco-hematológicas.

O receptor deverá realizar exames avaliando a sua função cardíaca (ECOTT), pulmonar (prova de função com difusão de CO) e sobrecarga de ferro por meio da ferritina, pois, nos pacientes politransfundidos, mostrou-se marcador prognóstico.[19]

REGIME DE CONDICIONAMENTO

Os pacientes submetidos ao TMO são preparados para a infusão das CPH com o regime de condicionamento que consiste em quimioterapia, acrescida ou não à TBI (*total body irradiation*), tendo dois objetivos principais: redução da carga tumoral (doenças malignas); e supressão do sistema imune, permitindo a enxertia das CPH.[20]

A intensidade do regime pode variar e ele é classificado de acordo com o grau de mielosupressão que provoca nas seguintes categorias: mieloablativo (MA); regime de intensidade reduzida (RIC); e não mieloablativo (NMA) (Figura 181.2).[21]

As drogas mais utilizadas incluem bussulfano, ciclofosfamida, fludarabina, melfalano e tiotepa.

Condicionamentos mieloablativos

Historicamente, os regimes eram todos MA e a ciclofosfamida em altas doses associada à TBI ou a bussulfano oral era o principal esquema empregado, com uma alta taxa de toxicidade relacionada ao transplante, limitando o procedimento a receptores jovens e sem comorbidades.[2]

Atualmente a TBI é um componente importante dos regimes MA e, em geral, a dose empregada é de 12 Gy fracionada, pois mostrou benefício, quando comparada com dose única, em termos de sobrevida global e diminuição de toxicidade.[22] Doses mais altas até de 14.25 Gy têm mostrado maior efeito antileucêmico, porém com aumento de toxicidade e da MRT.[23]

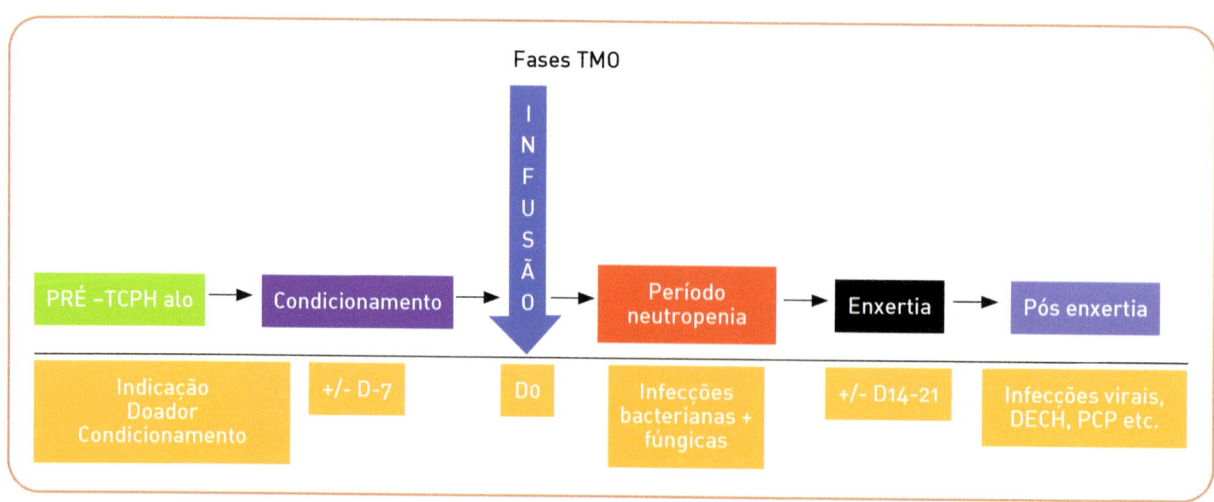

FIGURA 181.1 – Fases do TMO alogênico. Linha do tempo descrevendo as etapas do TMO, desde o pré até o pós. O regime de condicionamento se inicia ao redor do D-7 e o D0 é considerado o dia da infusão das CPH.
DECH: doença do enxerto contra o hospedeiro; PCP: pneumocistose; TCPH alo: transplante de células progenitoras alogênicas.
Fonte: Desenvolvida pela autora.

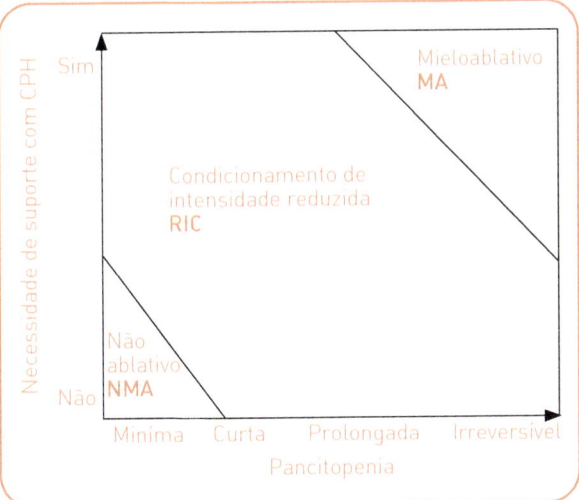

FIGURA 181.2 – Classificação dos regimes de condicionamentos em três categorias com base no grau de pancitopenia e necessidade de suporte de CPH.
MA: mieloablativo; NMA: não mieloablativo; RIC: regime de intensidade reduzida.
Fonte: Desenvolvida pela autoria.

O efeito da TBI é tanto citorredutor, inclusive nos locais "santuários" – testículo, cérebro – como imunossupressor. Seu uso em altas doses tem mostrado superioridade com menores taxas de recaída nas leucemias linfoides agudas em adultos jovens quando comparado ao uso de esquemas só com quimioterápicos.[24,26] Embora seja muito eficaz, a TBI é associada a uma série de complicações a longo prazo, como neoplasias secundárias, entre outras.[27,28]

Os condicionamentos MA baseados em quimioterapia apresentam-se menos tóxicos e o esquema clássico é composto pela combinação de bussulfano associado à ciclofosfamida (BuCy). A formulação do bussulfano endovenoso reduziu significativamente a morbimortalidade relacionado a este esquema.[29]

Em substituição a ciclofosfamida, tem se utilizado a fludarabina (BuFlu) objetivando imunossupressão e os resultados mostraram redução da MRT sem aumento de recaída em neoplasias mieloides quando comparados ao esquema BuCy.[30-32]

Condicionamentos não mieloablativos ou de intensidade reduzida

Os condicionamentos RIC e NMA têm aumentado progressivamente, com o objetivo de diminuição de toxicidade e MRT, permitindo que pacientes idosos e com comorbidades se tornem elegíveis ao TMO.[33]

Estes transplantes se baseiam quase exclusivamente no efeito GVL, pois doses menores de quimioterapia ou TBI têm um efeito antitumoral mais limitado.[34] As combinações de drogas costumam ter efeito predominantemente imunossupressor, como análogos de purina, e doses reduzidas de alquilantes ou TBI em doses baixas.[35]

Os regimes mais comuns incluem fludarabina associada a bussulfano,[36] a melfalano[37] ou à TBI em doses baixas.

Condicionamento no TMO haploidêntico

Este tipo de TMO tem se tornado cada vez mais popular. A plataforma utilizada pelo grupo de Baltimore,[38] com o uso da ciclofosfamida pós-infusão do enxerto nos dias +3 e +4, foi o diferencial. Regimes utilizando timoglobulina (ATG) também têm sido propostos por outros grupos.[39] Inicialmente, eram utilizadas a fludarabina, ciclofosfamida e TBI em baixas doses (RIC), mas nos últimos anos regimes MA com doses mais altas de TBI ou de bussulfano têm sido desenvolvidos.[40,41]

PROFILAXIA DA DECH

A DECH é uma síndrome clínica causada pela ativação dos linfócitos T do doador que acompanham o enxerto e são capazes de reconhecer antígenos no receptor, iniciando uma reação imunológica contra diferentes tecidos.

São necessárias três condições para essa reação ocorrer: o enxerto deve conter células imunocompetentes; o receptor deve ser imunocomprometido e incapaz de rejeitar ou elaborar uma resposta ao enxerto; e deve haver diferenças de histocompatibilidade entre o enxerto e o receptor.[42]

A inflamação tecidual relacionada ao regime de condicionamento é um potente mediador para a DECHa.

A DECH crônica (DECHc) está relacionada ao efeito GVL, responsável por reduzir as taxas de recaída.[43] Entretanto, a DECH grave é responsável por altas taxas de morbimortalidade, razão pela qual medidas de profilaxia devem ser instituídas para evitar o seu aparecimento. A imunossupressão profilática busca inibir a ativação de linfócitos T do doador que mediam o seu desenvolvimento.

Os esquemas mais comuns envolvem a combinação de metotrexato ou micofenolato[44] a um inibidor de calcineurina (ciclosporina ou tacrolimus).

A depleção *in vivo* de células T com ATG[45] pode ser escolhida, principalmente nos pacientes com doadores não aparentados ou HLA idênticos com alto risco de DECH. A ciclofosfamida pós tem se tornado cada vez mais utilizada não só para o TMO haplo, mas também para o TMO HLA-idêntico e não aparentado.[46]

Fase de suporte

O sucesso do TMO depende da tolerabilidade do paciente ao regime de condicionamento, da proliferação das CPH com enxertia adequada, da profilaxia e do tratamento de doenças infecciosas e da DECH. Melhores desfechos ocorrem em centros especializados em TMO onde haja uma equipe multiprofissional dedicada ao cuidado destes pacientes, além de um sistema de qualidade implementado seguindo as normas mínimas necessárias.[47,48]

Fase do condicionamento

Durante esta etapa, ocorrem os principais efeitos colaterais agudos relacionados a quimioterapia e/ou radioterapia.

As náuseas e vômitos estão entre os principais efeitos colaterais e podem ser evitados com o uso de antieméticos profiláticos de acordo com o perfil emetogênico de cada droga utilizada.[49]

A hiper-hidratação é uma prática comum e necessária principalmente quando a ciclofosfamida em altas doses for utilizada.

A "mucosite" ou aparecimento de úlceras orais ocorre com frequência, sobretudo nos regimes MA, e pode ser evitada ou tratada com o uso de laserterapia.[50]

O bussulfano pode causar convulsões e medicações anticonvulsivantes como fenitoína e levetiracetam[51] ou, inclusive, o clonazepam[52] devem ser administradas até que ele tenha sido metabolizado.

Fase das citopenias

Etapa que se inicia aproximadamente nos dias que antecedem ou que se seguem à infusão das CPH (o dia da infusão é chamado de "dia zero/D0").

Antes da infusão das CPH é administrada a pré-medicação (anti-histamínicos, antitérmicos e doses baixas de corticosteroide), para reduzir as chances de hipersensibilidade. A infusão é realizada por via intravenosa através de um cateter central previamente inserido no receptor.

Nos dias que se seguem até que ocorra a enxertia, o paciente desenvolve mielosupressão importante relacionada diretamente ao grau de intensidade do condicionamento, menos comum nos regimes NMA. Haverá necessidade transfusional tanto de hemácias como de plaquetas e estes hemocomponentes deverão ser filtrados para prevenção de alosensibilização, reação febril transfusional e possível transmissão de CMV nos receptores CMV-negativos, e irradiados para prevenção da DECH transfusional.[53] A transfusão de hemácias será indicada de acordo com a condição cardiovascular e com os sintomas dos pacientes. As transfusões de plaquetas são necessárias quando estas estiverem < 10.000 mm/3 ou < 20.000 mm/3[54] se em vigência de febre/sepse.

Esta etapa pode durar de 10 a 28 dias. Será necessário o uso de profilaxia fúngica, viral e bacteriana em alguns casos durante o período de neutropenia. A administração de GCSF será realizada de acordo com cada protocolo, porém seu uso não tem mostrado ganho de benefício em um estudo prévio.[55]

Anorexia, náusea e dor podem ser causadas por mucosite intensa e alguns casos precisarão de nutrição enteral ou parenteral (se mucosite já instalada). A palifermina, fator de crescimento de queratinócitos, pode ser utilizada profilaticamente em pacientes que utilizarem TBI.[56]

A neutropenia febril é comum em praticamente todos os pacientes, podendo-se apresentar sem foco aparente ou por bactérias endógenas; com frequência, de origem gastrointestinal. Deverão ser coletados hemoculturas pareadas e demais exames que se julgarem necessários e iniciada antibioticoterapia de amplo espectro com cobertura para bactérias Gram-negativas. A cobertura para Gram-positivas será iniciada se houver um foco esclarecido, infecção documentada ou em pacientes instáveis.[57-59]

Fase da enxertia

A enxertia é definida como a contagem de neutrófilos superior a 500/mm^3 por pelo menos 3 dias consecutivos, associada à comprovação de que essas células são geradas pelo enxerto. O exame para quantificar a origem das células sanguíneas ou medulares é denominado "quimerismo".

O regime de condicionamento, o tipo e a quantidade de CPH infundidas e o uso de medicações utilizadas para o tratamento de intercorrências podem influenciar a velocidade da enxertia. A enxertia geralmente é seguida por melhora clínica do paciente. A partir da enxertia, ou mesmo precedendo-a em poucos dias, inicia-se o período em que a DECHa pode manifestar-se.

No período perienxertia, pode ocorrer uma síndrome caracterizada por febre, *rash* e infiltrados pulmonares conhecida como "síndrome da enxertia" e, quando suspeitada, deverá ser tratada com corticosteroides. Em virtude da semelhança com um possível início da DECH, deverá haver um grau alto de suspeição da DECH sempre.[60]

Fase pós-enxertia

O período precoce pós-enxertia é caracterizado por deficiência imune persistente apesar das contagens hematológicas normais. Os pacientes ainda se encontram predispostos a infecções oportunistas graves com a necessidade de profilaxia viral e fúngica, devendo ser seguidos de perto.

Reativação de herpes simples oral

Todos os pacientes soropositivos para o herpesvírus simples (HSV) podem apresentar reativação durante a neutropenia. A profilaxia com aciclovir ou valaciclovir é utilizada durante toda a neutropenia e pós-TMO para prevenção também de herpes-zóster.

Infecção por CMV

Historicamente, a infecção e a pneumonia por CMV eram responsáveis por 10% a 20% das mortes pós-TMO. Atualmente, com a terapia preemptiva, a doença por CMV se tornou incomum.

A incidência de reativação do vírus acontece entre 40% e 60% dos pacientes submetidos a TMO, e a estratégia mais utilizada frente à reativação é a preemptiva com a quantificação da carga viral semanal por meio do exame de qPCR. Em pacientes que positivam o qPCR, é iniciado ganciclovir ou valganciclovir diário, até a negativação da viremia e os valores de coorte para início da terapia variam de acordo com o protocolo de cada instituição.[61] O principal efeito colateral é a mielotoxicidade.

O foscarnet e o cidofovir podem ser empregados na 2ª linha, em casos com mielosupressão importante ou de resistência ao tratamento prévio, tendo como principal efeito colateral a nefrotoxicidade.[62]

A profilaxia com letermovir mostrou-se benéfica em pacientes com alto risco de infecção por CMV (disparidades HLA, TMO haplo ou SCUP, uso de altas doses de corticosteroides para DECH), com menores taxas de reativação.[63]

Infecção por EBV

O EBV pertence à família de herpesvírus. Mais de 90% dos humanos são infectados na infância e o genoma viral é mantido latentemente em uma parte dos linfócitos B.

No TMO alogênico, especialmente quando há depleção das células T *in vivo* com ATG ou alemtuzumabe, a infecção ativa não consegue ser suprimida. O EBV resulta na proliferação dos linfócitos B infectados quando a vigilância imunológica é inadequada, podendo culminar na doença linfoproliferativa pós-transplante (PTLD) agressiva.

Sua incidência é maior no primeiro ano, porém não exclusiva a ele. Os sinais e sintomas mais comuns relacionados à PTLD são linfonodomegalias e febre, que podem progredir muito rapidamente, causando disfunção de múltiplos órgãos (DMO). A terapia preemptiva é muito importante contra o EBV com monitorização por qPCR do EBV sérico e este deverá ser solicitado em qualquer paciente com febre a esclarecer e/ou com linfonodomegalia.[64]

A terapia preemptiva é realizada com o anticorpo monoclonal rituximabe, por 4 semanas em associação à retirada da imunossupressão sistêmica e, no caso da PTLD, o tratamento mais comum é o RCHOP.[65]

Infecção por adenovírus

A infecção por adenovírus (ADV) está associada com imunossupressão profunda e desfechos desfavoráveis pós-TMO. Ela pode manifestar-se de diversas formas incluindo IVAS, pneumonite, conjuntivite, enterite, cistite hemorrágica e meningoencefalite.

Complicações infecciosas por reativações de vírus latentes podem ser reduzidas pela terapia preemptiva. Abordagens profiláticas não são efetivas para ADV e as terapias disponíveis não são as mais eficazes em razão da eficácia limitada e da toxicidade relacionadas ao cidofovir.[66]

Infecções fúngicas

Todos os receptores devem receber profilaxia fúngica, com fluconazol nos pacientes considerados de baixo risco e, nos de alto risco para infecção por fungos filamentosos (p. ex., SCUP, infecção fúngica prévia, uso de corticosteroides para DECH, neutropenia prolongada > 14 dias, TMO MA, entre outras), será utilizado posaconazol, voriconazol ou isavuconazol.[67]

A neutropenia grave e prolongada e o uso de drogas imunossupressoras concomitantes são os maiores fatores de risco para infecção fúngica invasiva (IFI). Em razão da resposta inflamatória prejudicada durante o período pré-enxertia e durante o tratamento da DECH pós-enxertia, sinais clínicos e sintomas sugestivos de IFI podem ser mascarados. O desfecho será diretamente relacionado ao tempo em que a terapia será instituída. Isso se aplica principalmente aos pacientes de alto risco. O tratamento empírico deverá ser iniciado em todos os pacientes com suspeita de IFI.[68]

OUTRAS COMPLICAÇÕES NÃO INFECCIOSAS

Síndrome da obstrução sinusoidal (SOS)

A SOS, antes denominada "doença hepática venoclusiva" (VOD), caracteriza-se por hepatomegalia, dor abdominal no quadrante superior direito, hiperbilirrubinemia, ascite e ganho de peso.[69]

É causada por lesão endotelial dos hepatócitos secundária à terapia citorredutora dos regimes de condicionamento, principalmente os MA. Apesar de a maioria dos casos se resolver espontaneamente, os casos que evoluem para DMO, forma grave de SOS, apresentam uma taxa de mortalidade superior a 80%.

O bussulfano é uma das drogas mais comumente implicadas, porém o advento da formulação EV e da monitorização do seu nível sérico reduziu a incidência. Drogas novas como inotuzumabe e gentuzumabe também aumentam o seu risco. Hiperferritinemia grave pode representar um fator de risco adicional.[70]

Exames de imagem como ultrassonografia (USG) doppler do fígado podem auxiliar, mas não são necessários para a confirmação.

O tratamento é principalmente de suporte, com manejo de excesso de líquidos, disfunção renal e suspensão de drogas hepatotóxicas. O defibrotide é a 1ª linha para todos os casos com DMO ou graves, bem como casos moderados cujos sinais/sintomas persistam ou progridam após 2 dias de medidas não específicas. O atraso na introdução da medicação reduz a chance de remissão da SOS.[71]

Falha de enxertia

A falha de enxertia acontece entre 3,8% e 5,6% dos casos e a sua incidência varia de acordo com diferentes variáveis: fonte; doador; disparidades HLA; entre outras.[72] A incidência cumulativa é maior nas doenças hematológicas benignas quando comparadas com as doenças hematológicas malignas. O desfecho dos pacientes com falha de enxertia costuma ser ruim, com menores taxas de sobrevida global.

A falha de enxertia primária é caracterizada por falha funcional da medula com neutrófilos < 500/mm^3 até o D+28 se fonte periférica/MO, na ausência de recaída e até o D+42 quando a fonte for SCUP em razão da enxertia tardia já prevista neste caso, associada à falta de quimerismo (< 5% do doador).

A falha de enxertia secundária é caracterizada pela perda de enxertia inicial, com neutrófilos < 500/mm^3. Normalmente, ela é acompanhada de anemia e plaquetopenia. Nestes casos, é importante excluir outras causas de pancitopenia.

Em ambos os casos de falha de enxertia, deverá ser realizado novo TMO com urgência se possível e poderá ser usado o mesmo doador ou doador alternativo (SCUP, NAP, haplo).[73]

DOENÇA DO ENXERTO CONTRA O HOSPEDEIRO

DECH aguda

Classicamente, a DECH era dividida em aguda e crônica, de acordo com uma classificação temporal: aguda, ocorrendo nos primeiros 100 dias; e crônica após 100 dias da infusão de CPH.[74] Atualmente, aceita-se a diferenciação clínica. A DECHa surge nos 3 primeiros meses pós-TMO, em geral entre o D+15 e D+60, porém pode ocorrer no momento da retirada da imunossupressão ou posteriormente, após a DLI (*donor lymphocyte infusion*). Ela acomete entre 30% e 50% dos pacientes e, em 14%, ocorre a DECHa grave (grau 3 a 4).[75] A DECHc tipicamente se inicia após vários meses do TMO, podendo aparecer antes do D+100, como uma continuação da DECHa.

Os três principais órgãos envolvidos na DECHa incluem pele, fígado e TGI. Pode ocorrer *rash* maculopapular, hiperbilirrubinemia com icterícia em virtude do dano dos pequenos dutos biliares, resultando em colestase, náuseas, vômitos, anorexia e diarreia.

A extensão dos órgãos acometidos é o que determina a gravidade (grau) da DECHa, como especificado no Tabela 181.1.[76,77] A DECHa grave é a complicação mais temida, pois seu prognóstico é extremamente reservado.

Na suspeita clínica de DECHa, o diagnóstico histológico pode ser realizado antes do início do tratamento, porém não será obrigatório, podendo ser iniciado assim que houver a suspeita, principalmente se grau 2 ou mais. O tratamento de 1ª linha consiste em corticosteroide em altas doses (1 a 2 mg/kg/dia). Pacientes que não respondem à 1ª linha apresentam prognóstico bastante reservado. Recentemente, o ruxolitinibe[78] se mostrou realmente eficaz como terapia de 2ª linha para DECHa corticorrefratária.

DECH crônica

A DECHc é a maior causa de morbimortalidade tardia do TMO, ocorrendo entre 30% e 70% dos pacientes.[79] As manifestações clínicas podem ser restritas a um único órgão ou local ou pode ser disseminada, com profundo impacto na qualidade de vida. Sua fisiopatologia envolve inflamação, imunidade celular, humoral e fibrose.

O diagnóstico e a pontuação da gravidade da DECHc são desafiadores em decorrência do entendimento limitado da fisiopatologia, da coexistência de manifestações da DECHa, de ferramentas para avaliação da pontuação pouco validadas e da falta de biomarcadores para o diagnóstico e a avaliação da atividade da doença. O diagnóstico se baseia em sinais específicos, grau de acometimento dos órgãos (leve, moderado e grave), exames laboratoriais ou confirmação histopatológico. Os critérios para o diagnóstico e estadiamento são definidos pelo consenso do NIH.[80] Ela pode acometer diversos órgãos, incluindo pele, boca, cabelos, genitália, fígado, olhos, pulmão, unhas e trato gastrointestinal.

O tratamento de 1ª linha é prednisona 0,5 a 1 mg/kg/dia ou equivalente.[81] Para casos de síndrome *overlap*, a dose de prednisona pode chegar até 2 mg/kg/dia quando o componente agudo seja predominante. Dos pacientes com DECHc, entre 50% e 60% são corticosteroide-dependentes ou refratários e necessitando da 2ª linha de terapia.

Tabela 181.1. Classificação da DECH aguda

A) Estadiamento clínico

	Estádio 1	Estádio 2	Estádio 3	Estádio 4
Pele	Exantema maculopapular < 25% SC	Exantema maculopapular 25% a 50%	Exantema maculopapular > 50% SC	Eritrodermia generalizada com descamação ou bolhas
TGI	Diarreia persistente 500-1.000 mL/d	Diarreia persistente 1.000-1.500 mL/d	Diarreia persistente > 1500 mL/d	Dor abdominal importante +/- íleo
GI alto	Náusea, vômitos, anorexia			
Fígado	Bilirrubina total 2 a 3 mg/dL	Bilirrubina total 3 a 6 mg/dL	Bilirrubina total 6 a 15 mg/dL	Bilirrubina total > 15 mg/dL

B) Grau de gravidade da DECH aguda

Grau	Pele	Fígado	TGI
I – leve	Estádio 1-2	0	0
II – moderado	Estádio 3	Estádio 1	Estádio 1
III – grave	–	Estádio 2-3	Estádio 2-4
IV – muito grave	Estádio 4	Estádio 4	–

SC: (via) subcutânea; TGI: trato gastrointestinal.
Fonte: Desenvolvida pela autoria.

Complicações tardias

Os pacientes que sobrevivem os primeiros 2 anos pós-TMO têm sobrevida em 5 anos que geralmente excede 70%.[82] Porém, a exposição cumulativa da terapia realizada resulta no aparecimento de doenças crônicas, e a taxa de incidência em 15 anos de condições graves ou com risco de vida excedem os 40%, podendo culminar na mortalidade prematura.

O seguimento a longo prazo é muito importante nessa população para rastreio e prevenção de complicações, além de exacerbação de condições preexistentes. É importante levar em consideração os riscos associados ao TMO como a DECH (doença enxerto contra hospedeiro).

Manejo da recaída

A recaída permanece a maior causa de falha no TMO[83] e, em geral, tem um prognóstico ruim, sendo seu manejo desafiador. As causas incluem controle inicial da doença inadequado, falha imune ou evolução clonal. É importante lembrar os detalhes sobre o primeiro TMO, o *status* e a idade atual do paciente, o tipo de doença (algumas são altamente responsivas ao efeito GVL, como a LMC), sobrevida livre de recaída e o tipo da recaída.

Terapias incluem retirada da imunossupressão, estimulando o efeito GVL, DLI, como forma de imunoterapia adotiva, segundo TMO, e redução da carga tumoral antes do início do tratamento imunológico.

A manutenção pós-TMO é uma das tentativas para diminuição da recaída e tem se mostrado promissora nos seguintes cenários: leucemias linfoides agudas philadelphia positivas e uso de inibidor de tirosina quinase[84], leucemias mieloides agudas FLT3 positivas e uso de inibidores de FLT3.[85] O uso de DLI profilática em pacientes considerados de alto risco também tem se tornado atrativa.[86,87]

CONTROVÉRSIAS E DIREÇÕES FUTURAS

O TMO alogênico, antes usado como terapia de último recurso, é considerado, hoje, um procedimento que salva milhares de vidas em doenças potencialmente fatais e é a 1ª escolha em vários cenários.

Avanços importantes como o reconhecimento do sistema HLA e a melhoria na terapia de suporte têm reduzido a morbimortalidade do procedimento, aumentando as taxas de segurança e de sobrevida dos pacientes.

Os objetivos atuais incluem diminuir as taxas de DECH, MRT e recaída sem aumentar a toxicidade relacionada ao tratamento.

A nossa expectativa é que o TMO alogênico continue crescendo em virtude da extensão dessa forma de tratamento em adultos mais velhos com as terapias de intensidade reduzida e maior disponibilidade de doadores com uso de doadores alternativos.

REFERÊNCIAS

1. Thomas ED, Buckner CD, Clift RA, et al. Marrow transplantation for acute nonlymphoblastic leukemia in first remission. N Engl J Med. 1979;301:597-9.
2. Carreras E, Dufour C, Mohty M, Kroger N. The EBMT handbook: hematopoietic stem cell transplantation and cellular therapies. 7. ed. Cham, Switzerland: Springer Open; 2019.
3. Champlin RE, Schmitz N, Horowitz MM, et al. Blood stem cells compared with bone marrow as a source of hematopoietic cells for allogeneic transplantation. IBMTR Histocompatibility and Stem Cell Sources Working Committee and the European Group for Blood and Marrow Transplantation (EBMT). Blood. 2000;95(12):3702-9.
4. Anderlini P, Rizzo J, Nugent M, et al. Peripheral blood stem cell donation: an analysis from the International Bone Marrow Transplant Registry (IBMTR) and European Group for Blood and Marrow Transplant (EBMT) databases. Bone Marrow Transplant. 2001;27:689-92.
5. Savani BN, Labopin M, Blaise D, et al. Peripheral blood stem cell graft compared with bone marrow after reduced intensity conditioning regimens for acute leukemia: a report from the ALWP of the EBMT. Haematologica. 2016;101:256-62.
6. Eapen M, Logan BR, Horowitz MM, et al. Bone marrow or peripheral blood for reduced-intensity conditioning unrelated donor transplantation. J Clin Oncol. 2015;33(4):364-9.
7. Rocha V, Locatelli F. Searching for alternative hematopoietic stem cell donors for pediatric patients. Bone Marrow Transplant. 2008;41:207-14.
8. Eapen M, Rocha V, Sanz G, et al. Center for International Blood and Marrow Transplant Research; Acute Leukemia Working Party Eurocord (the European Group for Blood Marrow Transplantation); National Cord Blood Program of the New York Blood Center. Effect of graft source on unrelated donor haemopoietic stem-cell transplantation in adults with acute leukaemia: a retrospective analysis. Lancet Oncol. 2010;11(7):653-60.

9. Barker JN, Weisdorf DJ, DeFor TE, et al. Transplantation of 2 partially HLA-matched umbilical cord blood units to enhance engraftment in adults with hematologic malignancy. Blood. 2005;105(3):1343-7.

10. The MHC sequencing consortium. Complete sequence and gene map of a human major histocompatibility complex. Nature. 1999;401(6756):921-3.

11. Ruggeri A. Optimizing cord blood selection. Hematology Am Soc Hematol Educ Program. 2019;(1):522-31.

12. Loiseau P, Espérou H, Busson M, et al. DPB1 disparities contribute to severe GVHD and reduced patient survival after unrelated donor bone marrow transplantation. Bone Marrow Transplant. 2002;30(8):497-502.

13. Pidala J, Lee SJ, Ahn KW, et al. Nonpermissive HLA-DPB1 mismatch increases mortality after myeloablative unrelated allogeneic hematopoietic cell transplantation. Blood. 2014;124(16): 2596-606.

14. Copelan EA. Hematopoietic stem-cell transplantation. N Engl J Med. 2006;354,1813-26.

15. Fuchs EJ. HLA-haploidentical blood or marrow transplantation with high-dose, posttransplantation cyclophosphamide. Bone Marrow Transplant. 2015;50(2):S31-36.

16. Gu Z, Wang L, Yuan L, et al. Similar outcomes after haploidentical transplantation with post-transplant cyclophosphamide versus HLA-matched transplantation: a meta-analysis of case-control studies. Oncotarget. 2017;8(38):63574-86.

17. Ciurea SO, Saliba RM, Rondon G, et al. Outcomes of patients with myeloid malignancies treated with allogeneic hematopoietic stem cell transplantation from matched unrelated donors compared with one human leukocyte antigen mismatched related donors using HLA typing at 10 loci. Biol Blood Marrow Transplant. 2011;17(6):923-9.

18. Passweg JR, Baldomero H, Basak GW, et al. The EBMT activity survey report 2017: a focus on allogeneic HCT for nonmalignant indications and on the use of non-HCT cell therapies. Bone Marrow Transplant. 2019;54:1575-85.

19. Armand P, Kim HT, Cutler CS, et al. Prognostic impact of elevated pretransplantation serum ferritin in patients undergoing myeloablative stem cell transplantation. Blood. 2007;109(10):4586-8.

20. Vriesendorp HM. Aims of the conditioning regimen. Exp Hematol. 2003;31:844-54.

21. Bacigalupo A, Ballen K, Rizzo D, et al. Defining the intensity of conditioning regimens: working definitions. Biol Blood Marrow Transplant. 2009;15(12):1628-33.

22. Thomas ED, Clift RA, Hersman J, et al. Marrow transplantation for acute nonlymphoblastic leukemic in first remission using fractionated or singledose irradiation. Int J Radiat Oncol Biol Phys. 1982;8:817-21.

23. Clift RA, Buckner CD, Appelbaum FR, et al. Allogeneic marrow transplantation in patients with acute myeloid leukemia in first remission: a randomized trial of two irradiation regimens. Blood. 1990;76:1867-71.

24. Kebriaei P, Anasetti C, Zhang MJ, et al. Acute Leukemia Committee of the CIBMTR. Intravenous busulfan compared with total body irradiation pretransplant conditioning for adults with acute lymphoblastic leukemia. Biol Blood Marrow Transplant. 2018;24(4):726-33.

25. Giebel S, Labopin M, Socié G, et al. Improving results of allogeneic hematopoietic cell transplantation for adults with acute lymphoblastic leukemia in first complete remission: an analysis from the Acute Leukemia Working Party of the European Society for Blood and Marrow Transplantation. Haematologica. 2017;102:139-49.

26. Cahu X, Labopin M, Giebel S, et al. Acute Leukemia Working Party of EBMT. Impact of conditioning with TBI in adult patients with T-cell ALL who receive a myeloablative allogeneic stem cell transplantation: a report from the acute leukemia working party of EBMT. Bone Marrow Transplant. 2016;51(3):351-7.

27. Wong JYC, Filippi AR, Dabaja BS, et al. Total body irradiation: guidelines from the International Lymphoma Radiation Oncology Group (ILROG). Int J Radiat Oncol Biol Phys. 2018;101(3):521-29.

28. Kolb HJ, Bender-Götze C. Late complications after allogeneic bone marrow transplantation for leukaemia. Bone Marrow Transplant. 1990;6(2):61-72.

29. Nagler A, Labopin M, Berger R, et al. Allogeneic hematopoietic SCT for adults AML using i.v. BU in the conditioning regimen: outcomes and risk factors for the occurrence of hepatic sinusoidal obstructive syndrome. Bone Marrow Transplant. 2014;49:628-33.

30. Rambaldi A, Grassi A, Masciulli A, et al. Busulfan plus cyclophosphamide versus busulfan plus fludarabine as a preparative regimen for allogeneic haemopoietic stem-cell transplantation in patients with acute myeloid leukaemia: an open-label, multicentre, randomised, phase 3 trial. Lancet Oncol. 2015;16(15):1525-36.

31. Liu H, Zhai X, Song Z, et al. Busulfan plus fludarabine as a myeloablative conditioning regimen compared with busulfan plus cyclophosphamide for acute myeloid leukemia in first complete remission undergoing allogeneic hematopoietic stem cell transplantation: a prospective and multicenter study. J Hematol Oncol. 2013;6,15.

32. Andersson BS, de Lima M, Thall PF, et al. Once daily i.v. busulfan and fludarabine (i.v. Bu-Flu) compares favorably with i.v. busulfan and cyclophosphamide (i.v. BuCy2) as pretransplant conditioning therapy in AML/MDS. Biol Blood Marrow Transplant. 2008;14:672-684.

33. Slavin S, Nagler A, Naparstek E, et al. Nonmyeloablative stem cell transplantation and cell therapy as an alter-

native to conventional bone marrow transplantation with lethal cytoreduction for the treatment of malignant and nonmalignant hematologic diseases. Blood. 1998;91:756-63.

34. Storb R. Can reduced-intensity allogeneic transplantation cure older adults with AML? Best Pract Res Clin Haematol. 2007;20(1):85-90.

35. Bacigalupo A. Third EBMT/AMGEN Workshop on reduced-intensity conditioning allogeneic haemopoietic stem cell transplants (RIC-HSCT), and panel consensus. Bone Marrow Transplant. 2004;33:691-96.

36. Slavin S, Nagler A, Naparstek E, et al. Nonmyeloablative stem cell transplantation and cell therapy as an alternative to conventional bone marrow transplantation with lethal cytoreduction for the treatment of malignant and nonmalignant hematologic diseases. Blood. 1998;91:756-63.

37. Giralt S, Thall PF, Khouri I, et al. Melphalan and purine analogcontaining preparative regimens: reduced-intensity conditioning for patients with hematologic malignancies undergoing allogeneic progenitor cell transplantation. Blood. 2001;97:631-637.

38. Brunstein C, Fuchs E, Carter S, et al. Blood and Marrow Transplant Clinical Trials Network. Alternative donor transplantation after reduced intensity conditioning: results of parallel phase 2 trials using partially HLA-mismatched related bone marrow or unrelated double umbilical cord blood grafts. Blood. 2011;118(2):282-8.

39. Lu D-P, Dong L, Wu T, et al. Conditioning including antithymocyte globulin followed by unmanipulated HLA-mismatched/haploidentical blood and marrow transplantation can achieve comparable outcomes with HLA-identical sibling transplantation. Blood. 2006;107:3065-73.

40. Sugita J, Kagaya Y, Miyamoto T, et al. Myeloablative and reduced-intensity conditioning in HLA-haploidentical peripheral blood stem cell transplantation using post-transplant cyclophosphamide. Bone Marrow Transplant. 2018;24:S58.

41. Solomon SR, Sizemore CA, Sanacore M, et al. Total body irradiation based myeloablative haploidentical stem cell transplantation is a safe and effective alternative to unrelated donor transplantation in patients without matched sibling donors. Biol Blood Marrow Transplant 2015;21(7):1299-307.

42. Billingham RE. The biology of graft-versus-host reactions. Harvey Lect. 1966;62:21-78.

43. Dickinson AM, Norden J, Li S, et al. Graft-versus-leukemia effect following hematopoietic stem cell transplantation for leukemia. Front Immunol. 2017;8:496.

44. Penack O, Marchetti M, Ruutu T, et al. Prophylaxis and management of graft versus host disease after stem-cell transplantation for haematological malignancies: updated consensus recommendations of the European Society for Blood and Marrow Transplantation. Lancet Haematol. 2020;7:e157-67.

45. Walker I, Panzarella T, Couban S, et al. Pretreatment with antithymocyte globulin versus no anti-thymocyte globulin in patients with haematological malignancies undergoing haemopoietic cell transplantation from unrelated donors: a randomised, controlled, open-label, phase 3, multicentre trial. Lancet Oncol. 2016;17:164-73.

46. De Jong CN, Meijer E, Bakunina K, et al. Post-transplantation cyclophosphamide after allogeneic hematopoietic stem cell transplantation: results of the prospective randomized HOVON-96 trial in recipients of matched related and unrelated donors. 2019 ASH Annual Meeting & Exposition. Abstract 1. Presented December 8, 2019.

47. Frassoni F, Labopin M, Powles R, et al. Effect of centre on outcome of bone-marrow transplantation for acute myeloid leukaemia. Acute Leukaemia Working Party of the European Group for Blood and Marrow Transplantation. Lancet. 2000;55:1393-98.

48. Gratwohl A, Brand R, Niederwieser D, et al. Introduction of a quality management system and outcome after hematopoietic stem-cell transplantation. J Clin Oncol. 2011;29:1980-86.

49. Hesketh PJ, et al. Antiemetics: American Society of Clinical Oncology Clinical Practice Guideline Update. J Clin Oncol. 2017;35(28):3220-61.

50. Oberoi S, Zamperlini-Netto G, Beyene J, et al. Effect of prophylactic low level laser therapy on oral mucositis: a systematic review and meta-analysis. PLoS One. 2014;9(9):e107418.

51. Eberly AL, Anderson GD, Bubalo JS, et al. Optimal prevention of seizures induced by high-dose busulfan. Pharmacotherapy. 2008;28(12):1502-10.

52. Diaz-Carrasco MS, Olmos R, Blanquer M, et al. Clonazepam for seizure prophylaxis in adult patients treated with high dose busulfan. Int J Clin Pharm. 2013;35(3):339-43.

53. Alter HJ, Klein HG. The hazards of blood transfusion in historical perspective. Blood. 2008;112(7):2617-26.

54. Slichter SJ, Kaufman RM, Assmann SF, et al. Dose of prophylactic platelet transfusions and prevention of hemorrhage. N Engl J Med. 2010;362(7):600-13.

55. Trivedi M, Martinez S, Corringham S, et al. Optimal use of G-CSF administration after hematopoietic SCT. Bone Marrow Transplant. 2009;43(12):895-908.

56. Goldberg JD, Zheng J, Castro-Malaspina H, et al. Palifermin is efficacious in recipients of TBI-based but not chemotherapy-based allogeneic hematopoie-

tic stem cell transplants. Bone Marrow Transplant. 2013;48(1):99-104.

57. Cometta A, Kern WV, De Bock R, et al. Vancomycin versus placebo for treating persistent fever in patients with neutropenic cancer receiving piperacillintazobactam monotherapy. Clin Infect Dis. 2003;37:382-9.

58. European Organization for Research and Treatment of Cancer (EORTC) International Antimicrobial Therapy Cooperative Group and the National Cancer Institute of Canada-Clinical Trials Group: vancomycin added to empirical combination antibiotic therapy for fever in granulocytopenic cancer patients. J Infect Dis. 1991;163:951-58.

59. Beyar-Katz O, Dickstein Y, Borok S, et al. Empirical antibiotics targeting gram-positive bacteria for the treatment of febrile neutropenic patients with cancer. Cochrane Database Syst Rev. 2017;3;6(6):CD003914.

60. Spitzer TR. Engraftment syndrome: double-edged sword of hematopoietic cell transplants. Bone Marrow Transplant. 2015;50:469-75.

61. Ljungman P, Camara RDL, Robin C, et al. Guidelines for the management of cytomegalovirus infection in patients with haematological malignancies and after stem cell transplantation from the 2017 European Conference on Infections in Leukaemia (ECIL 7). Lancet Infect Dis. 2019;19(8):E260-72.

62. El Chaer F, Shah DP, Chemaly RF. How I treat resistant cytomegalovirus infection in hematopoietic cell transplantation recipients. Blood. 2016;128(23):2624-36.

63. Marty FM, Ljungman P, Chemaly RF, et al. Letermovir prophylaxis for cytomegalovirus in hematopoietic-cell transplantation. N Engl J Med. 2017;377:2433-44.

64. Styczynski J, van der Velden W, Fox CP, et al. Management of Epstein-Barr Virus infections and post-transplant lymphoproliferative disorders in patients after allogeneic hematopoietic stem cell transplantation: Sixth European Conference on Infections in Leukemia (ECIL-6) guidelines. Haematologica. 2016;101:803-11.

65. Trappe R, Oertel S, Leblond V, et al. Sequential treatment with rituximab followed by CHOP chemotherapy in adult B-cell post-transplant lymphoproliferative disorder (PTLD): the prospective international multicentre phase 2 PTLD-1 trial. Lancet Oncol. 2012;13:196-206.

66. P Hiwarkar, K Kosulin, S Cesaro, et al. Management of adenovirus infection in patients after haematopoietic stem cell transplantation: state-of-the-art and real-life current approach: a position statement on behalf of the Infectious Diseases Working Party of the European Society of Blood and Marrow Transplantation. Rev Med Virol. 2018;28:e1980.

67. Maertens JA, Girmenia C, Bruggemann RJ, et al. European guidelines for primary antifungal prophylaxis in adult haematology patients: summary of the updated recommendations from the European Conference on Infections in Leukaemia. J Antimicrob Chemother, 2018;73:3221-30.

68. Nucci M, Anaissie E. How we treat invasive fungal diseases in patients with acute leukemia: the importance of an individualized approach. Blood. 2014;124(26):3858-69.

69. Carreras E. Hepatic veno-occlusive disease following haematopoietic cell transplantation: pathogenesis, diagnosis, risk factors, prophylaxis and treatment VOD following cell transplantation. Hematology. 2013;3:109-13.

70. Maradei SC, Maiolino A, de Azevedo AM, et al. Serum ferritin as risk factor for sinusoidal obstruction syndrome of the liver in patients undergoing hematopoietic stem cell transplantation. Blood. 2009;114:1270.

71. Richardson P, Tomblyn M, Kernan N, et al. Defibrotide (DF) in the treatment of severe hepatic veno-occlusive disease (VOD) with multiorgan failure (MOF) following stem cell transplantation (SCT): results of a phase 3 study utilizing a historical control. Blood. 2009;114:654.

72. Ozdemir ZN, Civriz Bozdag S. Graft failure after allogeneic hematopoietic stem cell transplantation. Transfus Apher Sci. 2018;57:163-7.

73. Olsson R, et al. Graft failure in the modern era of allogeneic hematopoietic SCT. Bone Marrow Transpl. 2013;48(4):537-43.

74. Choi SW, Levine JE, Ferrara JL. Pathogenesis and management of graft-versus-host disease. Immunol Allergy Clin North Am. 2010;30(1):75-101.

75. Zeiser R, Blazar BR. Acute graft-versus-host disease – biologic process, prevention, and therapy. N Engl J Med. 2017;377:2167-79.

76. Harris AC, Young R, Devine S, et al. International, multicenter standardization of acute graft-versus-host disease clinical data collection: a report from the Mount Sinai Acute GVHD International Consortium. Biol Blood Marrow Transplant. 2016;22(1):4-10.

77. Przepiorka D, Weisdorf D, Martin P, et al. 1994 Consensus Conference on Acute GVHD Grading. Bone Marrow Transplant. 1995;15(6):825-8.

78. Zeiser R, Von Bubnoff N, Butler J, et al. Ruxolitinib for glucocorticoid-refractory acute graft-versus-host disease. N Engl J Med. 2020;382:1800-10.

79. Lee SJ, Flowers ME. Recognizing and managing chronic graft-versus-host disease. Hematology Am Soc Hematol Educ Program. 2008:134-41.

80. Carpenter PA, Kitko CL, Elad S, et al. National Institutes of Health Consensus Development Project on Criteria for Clinical Trials in Chronic Graft-versus-Host Disease: V. The 2014 Ancillary Therapy and Supportive Care

Working Group Report. Biol Blood Marrow Transplant. 2015;21(7):1167-87.

81. Flowers ME, Martin PJ. How we treat chronic graft-versus-host disease. Blood. 2015;125(4):606-15.

82. Bhatia S, Armenian SH, Landier W. How I monitor long-term and late effects after blood or marrow transplantation. Blood. 2017;130:1302.

83. Scott BL. Allogeneic stem cell transplantation for high-risk acute leukemia and maintenance therapy: no time to waste. Blood Advances. 2020;2(13):3200-3204.

84. Brissot E, Labopin M, Beckers MM, et al. Tyrosine kinase inhibitors improve long-term outcome of allogeneic hematopoietic stem cell transplantation for adult patients with Philadelphia chromosome positive acute lymphoblastic leukemia. Haematologica. 2015;100(3):392-99.

85. Burchert A, Bug G, Fritz LV, et al. Sorafenib maintenance after allogeneic hematopoietic stem cell transplantation for acute myeloid leukemia with FLT3-Internal tandem duplication mutation (SORMAIN). J Clin Oncol. 2020;10;38(26):2993-3002.

86. Schmid C, Schleuning M, Ledderose G, at al. Sequential regimen of chemotherapy, reduced-intensity conditioning for allogeneic stem-cell transplantation, and prophylactic donor lymphocyte transfusion in high-risk acute myeloid leukemia and myelodysplastic syndrome. J Clin Oncol. 2005;23(24):5675-87.

87. Schmid C, Labopin M, Schaap N, et al. EBMT Acute leukaemia working party. Prophylactic donor lymphocyte infusion after allogeneic stem cell transplantation in acute leukaemia – a matched pair analysis by the Acute Leukaemia Working Party of EBMT. Br J Haematol. 2019;184(5):782-87.

Seção VII

Pediatria

Fatores de Crescimento

Marcela Crosara Alves Teixeira
Daniel Fernandes Marques
Dalila Nunes Cysne

DESTAQUES

- O uso de fatores de crescimento de granulócitos tem permitido o uso de esquemas terapêuticos agressivos em pacientes com câncer, melhorando os desfechos relacionados à neutropenia febril.
- A profilaxia primária está indicada para pacientes quando o risco de desenvolvimento de neutropenia febril ultrapassar 20%.
- Pacientes que apresentam neutropenia febril com ciclo de quimioterapia prévio e em que a redução de dose comprometa sobrevida poderão receber profilaxia secundária.
- Em torno de 50% dos pacientes com câncer desenvolvem anemia de acordo com a idade, do tipo e do estádio do tumor e da terapia utilizada.
- Os agentes estimuladores de eritropoiese são indicados para anemia induzida por quimioterapia, não para anemia por câncer *per se*.
- Ainda há escassez de dados para justificar o uso de agonistas de trombopoetina na plaquetopenia induzida por quimioterapia.

FATORES DE CRESCIMENTO DE GRANULÓCITOS

Os fatores estimuladores de colônias G-CSF (granulócitos) ou GM-CSF (granulócitos e monócitos) ou fatores de crescimento mieloides são administrados como cuidados de suporte aos pacientes em tratamento oncológico mielossupressor com objetivo de reduzir a incidência de neutropenia.[1-3] O fator de crescimento mieloide de camundongos foi descrito pela primeira vez em 1985,[4] e a forma humana foi clonada em 1986.[5]

G-CSF é uma glicoproteína produzida pelo endotélio, macrófagos e linfócitos e o seu receptor está presente em células hematopoéticas precursoras na medula óssea e a estimulação desse desencadeia a proliferação e a diferenciação em granulócitos, induzindo a mobilização delas para o sangue periférico. O gene para o G-CSF está localizado no cromossomo 17.[6]

GM-CSF é uma glicoproteína cujo gene está localizado no cromossomo 7 e é capaz de estimular células hematopoiéticas precursoras para produzir neutrófilos, eosinófilos, basófilos e monócitos.[7]

O uso terapêutico dos fatores mieloides somente foi possível com o uso de tecnologia de DNA recombinante que permitiu a obtenção deles em grandes quantidades. As principais condições clínicas para o uso desses fatores são:

- prevenção primária e secundária da neutropenia febril;
- tratamento da neutropenia severa;
- permitir a coleta no sangue periférico de células hematopoiéticas-tronco para transplantes autólogos.

Profilaxia da neutropenia

Neutropenia pode ser definida como a redução da contagem absoluta de neutrófilos abaixo do que seria esperado em condições fisiológicas para o paciente sendo sua principal morbidade a susceptibilidade a infecções bacterianas. Em função do número de neutrófilos, considera-se neutropenia a presença de 500 ou menos neutrófilos × mm³ no sangue periférico (grau 4 da Organização Mundial da Saúde (OMS)).[1] A profilaxia primária é feita com uso dos fatores de crescimento mieloide antes de iniciar o tratamento oncológico, enquanto a secundária acontece após o início do tratamento no intuito de evitar eventos adversos nos próximos ciclos.[2]

Consensos das sociedades americanas e europeias de oncologia indicam profilaxia primária em todo paciente no qual a probabilidade de um episódio de neutropenia febril ultrapassar 20%, ou em situações especiais (Quadro 182.1).[1,3] Estudo clínico em pacientes com câncer de mama recebendo docetaxel 100 mg/m² mostrou que o uso de PEG-G-CSF diminuiu o risco de neutropenia febril de 17% para 1%, e o de hospitalização de 14% para 1%, quando comparado com os pacientes que não receberam o fator de crescimento.[8] O mesmo efeito foi observado em pacientes portadores de câncer de pulmão de pequenas células (CPPC) que receberam G-CSF com o tratamento oncológico, resultando em diminuição de risco de neutropenia febril de 24% para 10% no primeiro ciclo e de 32% para 18% durante todo o período de tratamento, quando comparados com os pacientes que não receberam o fator de crescimento.[9]

A profilaxia secundária está indicada para os pacientes que desenvolveram neutropenia febril sem profilaxia prévia, quando, nos próximos ciclos de quimioterapia, se espera risco de infecções graves, ou baixa aderência ao protocolo quimioterápico por diminuição da dose das drogas ou adiamento das próximas doses. Por definição, esse tipo de terapia deve ser ajustado para cada paciente levando-se em consideração a tolerância, se o tratamento quimioterápico é curativo; qualidade de vida; quantos dias após a quimioterapia o paciente fica neutropênico; e quanto ele demora em recuperar um número adequado de neutrófilos após o início do uso de fatores de crescimento.[1-3]

Quadro 182.1. Profilaxia primária com fatores de crescimento mieloide[1-3]

1 – Probabilidade de neutropenia febril de 20% ou mais após quimioterapia: por exemplo, CHOP-14 (ciclofosfamida, doxorubicina, oncovin, prednisona cada 14 dias), VIP (vinblastina, ifosfamida, cisplatina), TAC (docetaxel, doxorubicina, ciclofosfamida), CAE (ciclofosfamida, doxorubicina, etoposide), ARA HD (citarabina em altas doses)

2 – Situações especiais:
  2.1 – HIV
  2.2 – Pacientes idosos (65 anos ou mais) nos quais se fará quimioterapia curativa
  2.3 – Reserva de medula óssea diminuída: granulócitos < 1.500 × mm³ após, por exemplo: radioterapia de mais de 20% da medula óssea
  2.4 – Transplante autólogo de medula óssea com células-tronco obtidas de medula óssea
  2.5 – Transplante alogênico de medula óssea

Fonte: Adaptado de Klastersky J et al., 2016; Skoetz N, et al., 2009; Smith TJ, et al., 2015.

Tratamento da neutropenia

Até 30% dos pacientes submetidos à quimioterapia em doses habituais podem apresentar neutropenia grau 4 da OMS, mas as possíveis complicações da neutropenia, como infecções severas e óbitos, são menos frequentes, 15% e 7%, respectivamente. Apesar de metanálise publicada em 2005 demonstrar que o uso de G-CSF durante o episódio de neutropenia febril reduziu o tempo de internação e o tempo para recuperação de neutrófilos, essa indicação ainda não é um consenso entre as sociedades.[1-2]

As diretrizes da Sociedade Americana de Oncologia recomendam contra o uso rotineiro de fatores mieloides nesse cenário, mas sugerem que seja "considerado" para pacientes com alto risco de complicações associadas à infecção ou que tenham fatores prognósticos preditivos de um desfecho clínico ruim. Essas características incluem neutropenia esperada prolongada (> 10 dias) ou profunda (< 100 células/microL), idade > 65 anos, pneumonia ou outras infecções clinicamente documentadas, síndrome de sepse e infecção fúngica invasiva.[3]

Posologia e efeitos adversos

A dose recomendada de G-CSF é de 0,5 microgramas por kg de peso, por dia, aplicada em forma subcutânea ou endovenosa. No seu uso terapêutico, a aplicação deve ser diária até o número de neutrófilos ser > 500 × mm³ no sangue periférico por 2 dias consecutivos. Quando utilizado em forma profilática, o uso pode ser três vezes por semana, sendo importante realizar hemogramas seriados para evitar uma leucocitose desnecessária ao paciente. O efeito adverso mais frequentemente observado é a dor osteomuscular, de leve a moderada intensidade, de fácil manejo com analgésicos comuns.[1,3]

A dose recomendada de GM-CSF é de 1 a 3 mcg/kg de peso, por dia, em forma subcutânea, e 10 mcg/kg de peso, por dia, em forma endovenosa. O efeito adverso mais frequente é a febre, o que é um complicador quando se trata de pacientes neutropênicos, já que a febre é sempre um sinal de infecção nesses pacientes até que se prove o contrário. Se o paciente neutropênico está usando antibióticos, a presença de febre nos leva a pensar que a infecção não está sendo controlada adequadamente e, por tanto, a medicação deve ser trocada. Salvo essa questão, não existem diferenças importantes no resultado obtido entre o G-CSF e o GM-CSF quando usados no contexto da profilaxia ou tratamento da neutropenia.[1-3]

A dose recomendada de PEG-G-CSF (G-CSF unido a uma molécula de polietilenglicol ou PEG) é de 6 mg dose única, aplicados 24 horas após o término da quimioterapia. Essa medicação tem a vantagem de evitar a aplicação diária do G-CSF já que a diminuição da sua depuração renal confere a ela uma ação de duração prolongada.[1,2]

ERITROPOETINA

Conceito

A eritropoietina (EPO) é o principal fator de crescimento fisiológico regulador da eritropoiese. É uma glicoproteína da família das citocinas classe 1, de 4 a-hélices, e peso molecular de 35 kDa, descoberta por Myake *et al.*, em 1977, em urina de pacientes anêmicos,[10] e clonada em 1985 por Lin *et al.*[11]

A EPO recombinante (rhEPO) é produzida por tecnologia de DNA recombinante. A alfaeritropoietina e a betaeritropoietina são análogas recombinantes de 165 aa e de sequência quase idêntica à da proteína natural, e a darbepoetina alfa é um derivado hiperglicosilado da EPO de meia-vida longa que pode ser administrada com menor frequência. Estes, em conjunto com os ativadores contínuos do receptor de eritropoietina (EPO-R), compreendem o grupo dos agentes estimuladores da eritropoiese (ESA).

ERITROPOIESE

Eritropoiese é o processo de produção dos eritrócitos a partir da célula-tronco hematopoiética (CTH) na medula óssea. Nesse processo, essa célula inicialmente comissionada é para a linhagem mieloide e, a seguir, para unidades formadoras de colônia eritroide precocemente comissionadas (BFU-E), unidades formadoras de colônia tardia (UFC-E), que sequencialmente, se diferenciam em proeritroblasto, eritroblasto basófilo e eritroblasto ortocromático. O eritroblasto ortocromático perde o núcleo e dá origem ao reticulócito, que, após sair da medula óssea, atinge a corrente sanguínea. Ao passar pelo baço, o reticulócito perde o restante do retículo endoplasmático, amadurece e transforma-se em eritrócito[12] (Figura 182.1).

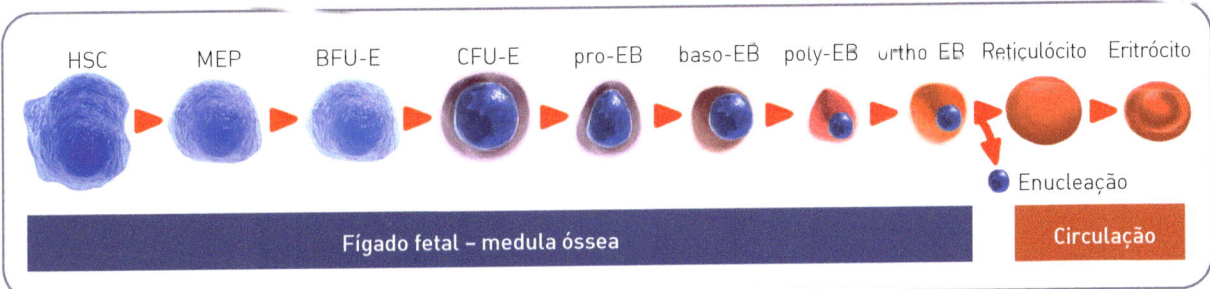

FIGURA 182.1 – Eritropoiese: representação esquemática do desenvolvimento eritroide a partir da célula-tronco hematopoiética (HSC) por meio de vários estágios progenitores comprometidos até o eritrócito maduro.
CFU-E: unidade formadora de colônia eritrócito; pro-EB: proeritroblasto; baso-EB: eritroblasto basófilo; poly-EB: eritroblasto policromático e ortho-EB: eritroblasto ortocromático.
Fonte: Adaptada de Cantú I, Philipsen S., 2014.

Ação da eritropoietina na eritropoiese

A expressão do gene da eritropoietina é ativada pelo fator induzido por hipóxia (HIF).[13-15] A EPO é fisiologicamente produzida no fígado fetal e nas células tubulares renais após o nascimento. Essas células são sensíveis à concentração de oxigênio e controlam a produção e a liberação de EPO por retroalimentação. Em baixas concentrações de oxigênio, ocorre estímulo positivo para a produção de EPO (Figura 182.2). Como o oxigênio é transportado pela hemoglobina (Hb), alguns casos de anemia são acompanhados de elevada concentração sérica de EPO.[16] Ao passo que pacientes com insuficiência renal crônica (IRC) podem apresentar anemia por redução de síntese de eritropoietina. Algumas drogas, a exemplo dos andrógenos e esteroides anabolizantes, estimulam a produção de EPO.[17] Alguns tumores como hipernefroma,[18] hepatocarcinoma,[19] feocromocitoma e angioma cerebelar podem produzir EPO de forma inapropriada, não dependente de hipóxia.

A EPO atua no EPO-R dos precursores eritroides, estimulando a sobrevivência, proliferação e diferenciação. As CTH e BFU-E não têm EPO-R, mas esse receptor inicia sua expressão nos precursores eritroides tardios e nas UFC-E[20] (Figura 182.2). O EPO-R, clonado em 1987, é formado por duas cadeias polipeptídicas em sua porção extracelular que, após interação com seu ligante, assume a forma de homodímero.[19,20] Ao ser ativado, promove a fosforilação de Jak-2, situada próxima à porção intracelular do EPO-R, e desencadeia a transmissão de sinais intracelulares pelas vias Jak/Stat e Ras.[23,24] Esses sinais são transmitidos para o núcleo da célula e bloqueiam a apoptose por estimulação da via NFkB, permitindo que a célula possa completar sua maturação até reticulócito e eritrócito. A EPO também pode aumentar o número de células EPO responsivas (ERC), pois estimula a proliferação dessas células, que, apesar de comissionadas para a linhagem eritroide, não têm morfologia de eritroblasto.

Anemia e câncer

Anemia é frequente em pacientes com câncer, em especial nos pacientes tratados com quimioterapia. É importante causa de redução da qualidade de vida e do desempenho das atividades dos pacientes, além de influenciar negativamente o resultado do tratamento.

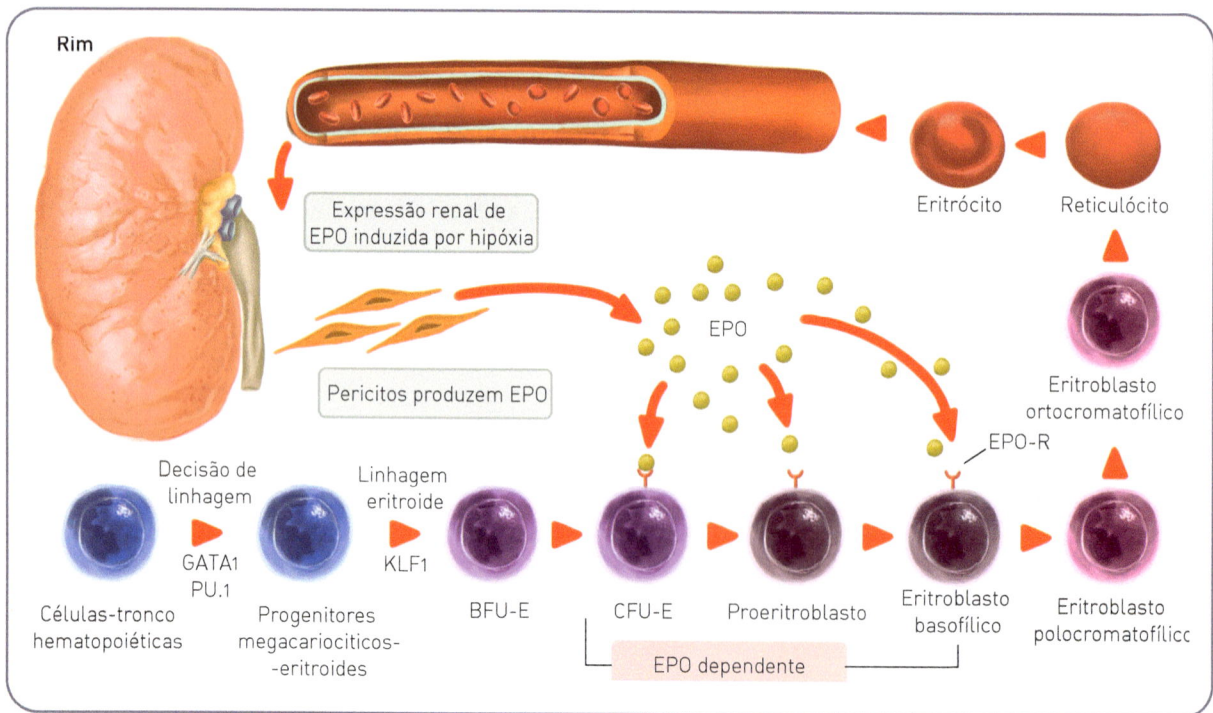

FIGURA 182.2 – Fisiologia do controle da síntese e liberação da eritropoietina (EPO) evidenciando o principal estímulo positivo para a síntese de EPO pelo rim. Em seguida, a EPO induz a proliferação, maturação e diferenciação dos precursores eritroides formando glóbulos vermelhos maduros. Em oposição, concentrações elevadas de oxigênio inibem a síntese e a liberação de EPO.
Fonte: Shih HM, Wu CJ, Lin SL., 2018.

O tratamento da anemia é essencial no cuidado geral desses pacientes.[25] As principais intervenções terapêuticas para a anemia em pacientes com câncer compreendem a suplementação de ferro, transfusão de sangue e o uso de eritropoietina humana recombinante.

Definição de anemia

De acordo com a Organização Mundial da Saúde (OMS), anemia é definida por Hb < 13 g/dL em homens e < 12 g/dL em mulheres. Em pacientes com câncer, a maioria (29,3%) dos casos de anemia é classificada como leve, 8,7%, moderada e 1,3% como grave. O Tabela 182.1 mostra a graduação da anemia no câncer de acordo com a OMS e o Instituto Nacional do Câncer (NCI) Americano.

Tabela 182.1. Escala de graduação de anemia pela OMS/NCI

Nível de hemoglobina (g/dL)	Grau	Gravidade
Normal*	0	Nenhuma
10 a normal	1	Leve
8 a 9,9	2	Moderada
6,5 a 7,9	3	Grave
< 6,5	4	Risco de Vida

Hemoglobina normal: 12 a 16 g/dL em mulheres e 14 a 18 g/dL em homens.

Fonte: Organização Mundial da Saúde (OMS).

Patogênese da anemia no câncer

A patogênese da anemia no câncer está associada a múltiplos fatores, incluindo a própria neoplasia, infiltração direta da medula óssea por células malignas, o tratamento, presença de comorbidades e perda de sangue por cirurgia, sangramento e flebotomia.[26]

As células tumorais produzem IL-6, uma citocina que estimula a síntese de hepcidina pelo fígado.[27] A hepcidina induz a degradação da ferroportina – proteína transportadora de ferro –, impedindo a absorção do ferro no trato gastrointestinal e a consequente reposição dos estoques de ferro.[28] A secreção dos fatores de necrose tumoral (TNF) alfa e beta e de interleucina (IL)1 pelo tumor também contribui para a anemia por suprimir os precursores eritroides secundariamente à redução de EPO e pelo bloqueio de sua ação nos receptores.[29]

A toxicidade do tratamento, resultando em mielotoxicidade, é uma das causas mais importantes de anemia em câncer. Algumas drogas, como cisplatina, também podem causar anemia por toxicidade tubular renal e redução da síntese de EPO.[30]

Epidemiologia da anemia em pacientes com câncer

Em torno de 50% dos pacientes com câncer desenvolvem anemia de acordo com a idade, do tipo e do estádio do tumor e da terapia utilizada. A maior parte (50,5%) ocorre em pacientes em quimioterapia, 28,7% em quimioterapia e radioterapia e, 31,7% não estão relacionadas ao tratamento. Os tipos de câncer que mais se associam à anemia são os ginecológicos (81,4%), de pulmão (77%), assim como os linfomas e mieloma múltiplo (72,9%).[31] O diagnóstico de anemia sempre deve ser seguido de avaliação completa dos sintomas para se verificar a necessidade de intervenção terapêutica e da procura de sua causa.

Efeitos da anemia na célula tumoral

A anemia induz hipóxia tumoral pela redução do suprimento de oxigênio tumoral e consequentemente promove a ativação do gene HIF-1a na célula maligna. O HIF-1a é uma subunidade do fator de transcrição HIF-1, que induz a expressão de genes envolvidos na angiogênese, glicólise e sobrevivência celular em resposta à hipóxia celular.[32] Há consequente seleção de clones de células intrinsecamente mais adaptadas ao microambiente tumoral hipoxêmico e que usualmente são mais agressivas e resistentes à terapia.[33,34] Esse mecanismo foi bem descrito em câncer da cabeça e pescoço, de pulmão de células não pequenas, sarcomas e outros.[35-40]

AGENTES ESTIMULADORES DA ERITROPOIESE E CÂNCER

A partir dos resultados que demonstraram associação de anemia e menor sobrevida em pacientes com câncer,[41] vários estudos randomizados foram propostos para avaliar a capacidade dos análogos da EPO de reverter a hipóxia tumoral e tornar as células sensíveis ao tratamento e melhorar a taxa de sobrevivência e resposta do tumor ao tratamento específico. Entretanto, ao contrário do esperado, vários estudos revelaram que os ESA podem piorar a sobrevida e promover a progressão tumoral.²⁶ Entretanto, a influência dos ESA no crescimento tumoral e na sobrevida global (SG), em pacientes com anemia e câncer, não está esclarecida. Vários estudos randomizados demonstraram redução da sobrevida e do controle locorregional do tumor e da sobrevida livre de progressão (SLP) em pacientes tratados com análogos de EPO, principalmente quando eram incluídos com Hb basal superior a 10 g/dL, com objetivo de elevar a Hb acima 12 g/dL.³⁷

Agentes estimulantes da eritropoiese e eventos adversos

Os ESA usualmente são bem tolerados. Um dos efeitos adversos é a aplasia pura da série vermelha (APSV), a qual se caracteriza por redução de precursores eritroides imaturos na medula óssea, reticulocitopenia, desenvolvimento de anticorpos contra a eritropoietina e resistência aos ESA. Embora rara, a incidência da APSV aumentou entre 1998 e 2004,[42,43] especialmente em pacientes com IRC que usavam formulações subcutâneas de EPO alfa sem albumina humana e de rolhas de borrachas não revestidas durante a administração da droga.⁴⁴

Outro evento adverso não desejável é o risco elevado de ocorrência de tromboembolismo venoso e arterial. Leyland-Jones *et al.* demonstraram aumento da taxa de evento trombótico fatal em pacientes recebendo epoetina alfa (1,3%) em comparação ao grupo placebo (0,6%) em 12 meses em pacientes com câncer.⁴⁵ Maior risco de trombose e de embolia também foi associado à epoetina beta (13% *versus* 6%, p = 0,12) e à darbepoetina alfa comparada com placebo (2,3% *versus* 1,5%).[46,47] Várias metanálises também evidenciaram associação significativa entre ESA como fator de risco trombótico em câncer. Esses estudos resultaram na inclusão de alertas de perigo para esses agentes em pacientes com câncer, de forma que as diretrizes da Rede Nacional de Compreensão do Câncer (NCCN 2010), da Associação Americana de Oncologia e da Associação Americana de Hematologia (ASCO-ASH, 2019) recomendam uso cuidadoso e vigilante de sinais e sintomas de tromboembolismo em pacientes com câncer tratados com ESA.

Impacto dos ESA na mortalidade e progressão tumoral

O alerta para EPO alfa e darbepoetina alfa incorporou também o aumento do risco de progressão tumoral e da redução da sobrevida em pacientes com câncer avançado da cabeça e pescoço, mama, cervical, linfoide e câncer de pulmão de células não pequenas. Esse alerta advertiu que o médico deve usar a menor dose de ESA necessária para evitar transfusão e somente para pacientes com anemia induzida por quimioterapia e em tratamento com quimioterapia mielossupressora sem intenção curativa, e que esses agentes devem ser interrompidos após o término da quimioterapia.⁴⁹

O estudo 20000161 fase III, duplo-cego e randomizado avaliou 344 pacientes com linfoma e MM tratados com darbepoetina alfa 2,25 µg/kg/se ou placebo por 12 semanas. Os pacientes estavam recebendo quimioterapia e tinham Hb < 11 g/dL no momento do estudo. No grupo da darbepoetina 60% tiveram incremento de Hb e, no grupo placebo, apenas 18%, p < 0,001. Não houve diferença na SLP entre os dois grupos, mas a SG foi inferior no grupo de darbepoetina (HR 1,37; 95% IC: 1,02-1,82 p=0,37).

O estudo BEST, duplo-cego, randomizado, placebo-controlado e multicêntrico foi realizado para determinar a eficácia da epoetina alfa 40.000 U/se na SG em 12 meses, de 939 pacientes com câncer de mama metastático. A epoetina alfa foi iniciada com Hb ≤ 13 g/dL com a intenção de mantê-la entre 12 e 14 g/dL. A resposta foi superior no grupo que recebeu epoetina alfa (59%) em comparação com o grupo placebo (45%), p < 0,001. Entretanto, o estudo foi interrompido precocemente em virtude do aumento da mortalidade no grupo da epoetina alfa (28%) em comparação com o grupo placebo (23%), p = 0,02. A SG aos 12 meses foi de 70% para a epoetina alfa e 76% para o placebo (HR 1,37, p = 0,01). A maior parte dos óbitos decorreu de progressão de doença, toxicidade da quimioterapia e eventos trombóticos.⁴⁵

No estudo BRAVE, aberto, multicêntrico, randomizado com pacientes com câncer de mama metastático, não se observou diferença de sobrevida entre pacientes tratados com epoetina beta e controle. O grupo de epoetina beta apresentou maior elevação de Hb e menor necessidade transfusional do que grupo-controle.⁴⁶ O estudo PREPARE aberto, fase III, randomizado com pacientes com câncer de mama, comparou dois regimes pré-operatórios de quimioterapia com ou sem darbepoetina alfa 4,5 µg/kg a cada 2 semanas *versus* placebo em pacientes sem anemia. A mortalidade foi de 14% no grupo com darbepoetina alfa e 9,8% no grupo placebo (9,8%), e a taxa de progressão tumoral foi de 25% com darbepoetina e 19% com placebo.[48]

No estudo ENHANCE, multicêntrico, duplo-cego, randomizado e controlado por placebo em pacientes com câncer da cabeça e pescoço,[49] os pacientes receberam epoetin beta 300 IU/kg, três vezes por semana, 10 a 14 dias antes da radioterapia curativa sem quimioterapia. O objetivo era manter Hb > 14 g/dL em mulheres e > 15 g/dL em homens. O objetivo foi atingido em 82% dos casos no grupo da epoetina e em 15% no grupo placebo. Entretanto, a epoetina beta foi associada com menor controle locorregional do tumor e menor SLP em relação ao placebo, p = 0,008, assim como a SG, p = 0,02. No estudo DAHANCA, englobando pacientes com carcinoma escamoso da cabeça e pescoço submetidos à radioterapia, os pacientes foram randomizados para receber darbepoetina alfa ou nenhum tratamento. Aos 5 anos de seguimento, o controle local do tumor foi significativamente inferior no grupo da darbepoetina alfa em relação ao controle, p = 0,02.[50] Em pacientes com anemia relacionada ao câncer e sem tratamento quimioterápico ou radioterápico, os estudos EPO-CAN-20[51] e Amgen 103[47] evidenciaram significativa desvantagem de sobrevida para os pacientes que receberam ESA.

Resumo das recomendações de ESA em câncer

A utilização de ESA no contexto do câncer deve ser reacional e pautado nas melhores evidências existentes. Embora possa aumentar os níveis de hemoglobina e reduzir a necessidade transfusional de hemácias, o aumento de risco de eventos tromboembólicos deve ser ressaltado. Além disso, como supracitado, estudos prévios relataram diminuição da sobrevida e aumento da mortalidade em pacientes com câncer em uso de ESA.

Por um lado, como orientação inicial, os ESA não estão indicados para pacientes com diagnóstico de câncer e anemia não relacionada à quimioterapia.

Por outro lado, na vigência de quimioterapia, considera-se o uso em pacientes com anemia associada à quimioterapia, com as seguintes ponderações:

- Investigar apropriadamente a anemia por meio de história, exame físico e testes diagnósticos, de modo a excluir causas alternativas além da quimioterapia.
- Utilizar nos casos em que o tratamento do câncer não tenha intenção curativa e cuja hemoglobina esteja abaixo de 10 g/dL.
- Considerar que a transfusão de hemácias também é uma opção vigente, dependendo da gravidade da anemia ou das circunstâncias clínicas do paciente.
- Avaliar outras estratégicas de tratamento concomitantes que também possam aumentar o risco de eventos tromboembólicos.
- No caso de diagnósticos de neoplasias hematológicas como mieloma, linfoma não Hodgkin ou leucemia linfocítica crônica, deve-se observar a resposta hematológica ao tratamento do câncer antes de considerar uso de ESA.

As opções de ESA são alfapoetina, betaepoetina, darbopoetina e alfapoetina biossimilar, sendo consideradas equivalentes em termos de segurança e eficácia. O Tabela 182.2 sintetiza as orientações quanto ao uso das duas opções mais disponíveis[52] (– alfapoetina e darbopoetina).

Tabela 182.2. Dosagem de ESA para adultos

Dose e modificações	Alfapoetina		Darbopoetina	
Dose inicial	50 UI/kg SC 3 vezes/semana	40.000 UI SC 1 vez/semana	2,25 mcg/kg SC semanalmente	500 mcg SC a cada 3 semanas
Aumento de dose	Aumentar a dose para 300 UI/kg SC 3 vezes/semana se Hb aumentar < 1 g/dL e permanecer abaixo de 10 g/dL após 4 semanas de terapia	Aumentar a dose para 60.000 UI SC semanalmente se Hb aumentar < 1 g/dL e permanecer abaixo de 10 g/dL após 4 semanas de terapia	Aumentar a dose para 4,5 mcg/kg semanalmente se Hb aumentar > 1 g/dL e permanecer abaixo de 10 g/dL após 6 semanas de terapia	–

Continua >>

Tabela 182.2. Dosagem de ESA para adultos

Dose e modificações	Alfapoetina	Darbopoetina
Redução de dose	Diminuir a dose em 25% quando o Hb atingir um nível necessário para evitar transfusão ou Hb aumentar > 1 g/dL em 2 semanas	Diminuir a dose em 40% quando o Hb atingir um nível necessário para evitar transfusão ou aumento de Hb > 1 g/dL em 2 semanas
Suspensão de dose	Se a Hb exceder um nível necessário para evitar a transfusão, reiniciar a dose 25% abaixo da dose anterior quando a Hb se aproximar de um nível em que a transfusão pode ser necessária	Se a Hb exceder um nível necessário para evitar a transfusão, reiniciar a dose 40% abaixo da dose anterior quando a Hb se aproximar de um nível em que a transfusão pode ser necessária
Interrupção	Após a conclusão do curso de quimioterapia ou se não houver resposta após 8 semanas de terapia (medida pelos níveis de Hb ou necessidade contínua de transfusões)	Após a conclusão do curso de quimioterapia ou se não houver resposta após 8 semanas de terapia (medida pelos níveis de Hb ou necessidade contínua de transfusões)

Fonte: Traduzida e adaptada de Bohlius J, Bohlke K, Castelli R, et al., 2019.

TROMBOPOETINA

A trombopoese, ou produção de plaquetas, acontece na medula óssea onde as células-tronco se diferenciam em megacariócitos. As plaquetas são então formadas por meio das células-tronco hematopoiéticas, mediante uma série de divisões das células progenitoras que, finalmente, produzem os megacariócitos maduros responsáveis pela liberação das plaquetas.[53]

A trombopoetina (TPO) e várias outras citocinas estão envolvidas em todos os estágios do desenvolvimento dos megacariócitos, ciclocelular e liberação das plaquetas, conforme Figura 182.3.

Histórico da TPO

A trombopoetina teve sua existência proposta em 1958.[54] No entanto, somente 4 décadas mais tarde é que essa substância foi purificada e clonada em cinco grupos separados em 1994.[55-59] A trombopoetina foi também denominada "megapoetina", "fator do crescimento e desenvolvimento dos megacariócitos" ou "ligante c-mpl".

Estudos em seres humanos demonstraram que a resposta sobre o número de plaquetas após uma única dose da trombopoetina recombinante é o aumento progressivo das plaquetas em torno do 5º dia, alcançando um pico entre o 12º e o 14º dias; retorno ao nível inicial em 28 dias e sem recidiva da plaquetopenia intensa.[60,62]

Entre 1995 e 1999, foram realizados inúmeros estudos clínicos para avaliação dessa substância recém-descoberta. Os primeiros estudos com essa 1ª geração de trombopoetina não se mostraram úteis após quimioterapia em casos oncológicos, principalmente em virtude da discreta queda de plaquetas após o tratamento oncológico.[59] Entretanto, essas preparações de trombopoetina não se mostraram úteis após o transplante de medula óssea.[62] Poucos estudos em púrpura trombocitopênica imunológica e síndrome mielodisplásica mostraram potenciais benefícios com as preparações da trombopoetina.[63]

A possível falha da trombopoetina em diversos casos pode ter sido razão dos níveis elevados da trombopoetina endógena.[64]

Em decorrência do potencial uso da trombopoetina de 1ª geração em pessoas normais visando à coleta de plaquetas por aférese, fez-se o estudo em voluntários sadios. Constatou-se em alguns o desenvolvimento de anticorpos antitrombopoetina, resultando com plaquetopenia nesses voluntários; outros tiveram pancitopenia.[65,66] Com esses resultados, foram interrompidos os estudos com essa fórmula de trombopoetina recombinante, especialmente quando ministrada por via subcutânea.

Desenvolveram-se, então fórmulas de trombopoetina de 2ª geração, visando eliminar a formação de anticorpos contra essa substância. O peptídeo mimético da trombopoetina desenvolvido foi denominado "romiplostim", enquanto aquele sem peptídeo mimético foi denominado "eltrombopag".

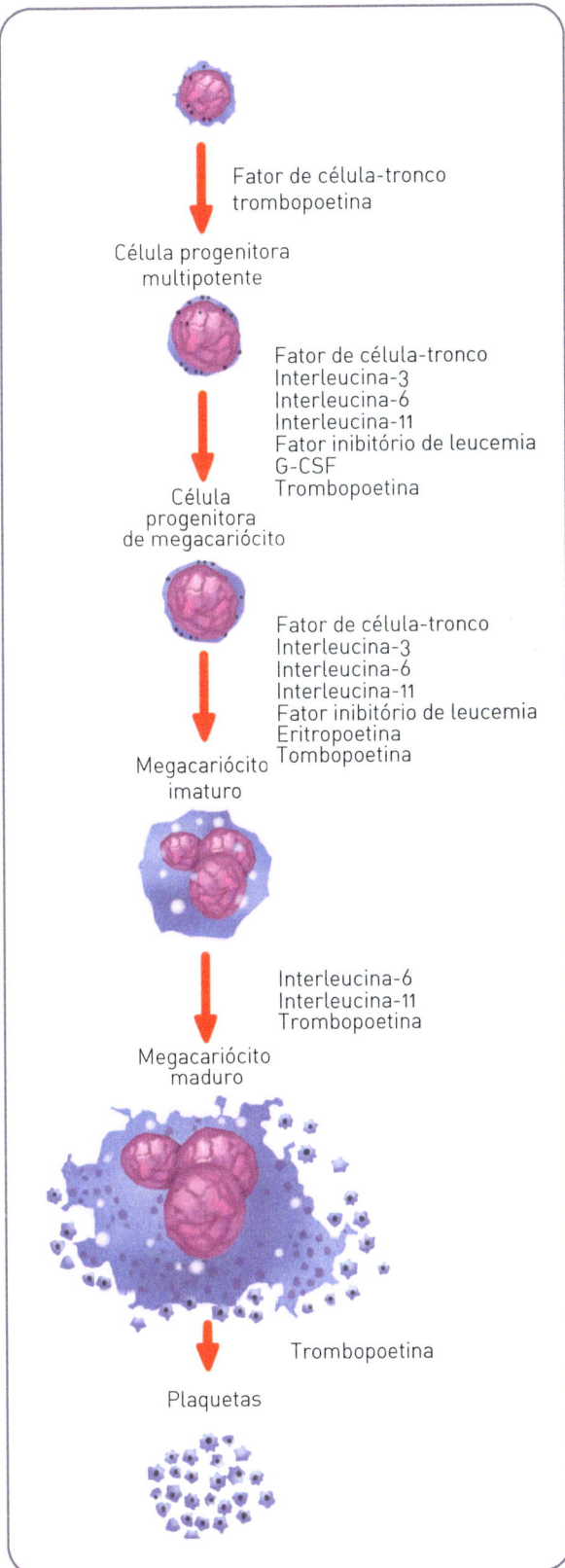

FIGURA 182.3 – O papel das citocinas na megacariopoese.
Fonte: Adaptada de Kashinoki K., 1998.

Romiplostim (Nplate®)

Essa substância tem uma meia-vida na circulação de cerca de 120 a 160 horas, sendo removida por receptores endoteliais, reciclada e finalmente clareada pelo sistema reticuloendotelial.[67]

Em voluntários humanos, uma dose simples de romiplostim produz um aumento dose-dependente na contagem de plaquetas começando no 5º dia e atingindo um pico entre o 12º e 14º dias. Não há formação de autoanticorpos. O romiplostim é um pó liofilizado reconstituído com água estéril e injetado por via subcutânea uma vez por semana na dose de 1 a 10 mcg/kg,[67] apresentando boa tolerabilidade, e está disponível nas doses de 125 mcg, 250 mcg e 500 mcg. Vários estudos na púrpura trombocitopênica idiopática (PTI) com indivíduos esplenectomizados não mostraram resultados favoráveis.[68-71]

Eltrombopag (Revolade®)

Encontra-se disponível em comprimidos de 12,5 mg, 25 mg, 50 mg ou 75 mg e administrado diariamente por via oral. Deve-se tomar o medicamento pelo menos 2 horas antes de se alimentar. Igualmente, não se deve tomá-lo antes e nem 2 horas após medicações antiácidas ou cálcio. O pico de aumento das plaquetas se dá no 16º dia em voluntários normais.

Os estudos iniciais com o eltrombopag, sobretudo, na PTI, já revelaram resultados animadores. Atualmente, no seguimento a longo prazo do uso de eltrombopag,[72] observou-se que o medicamento foi eficaz na manutenção da contagem de plaquetas acima de $50\times10^9/L$, assim como na redução do sangramento na maioria dos pacientes com PTI que utilizaram o medicamento por 6 meses ou mais. Eventos adversos importantes (p. ex., trombose, hepatobiliar e fibrose da medula óssea) foram infrequentes.

Além disso, o eltrombopag também faz parte do arsenal terapêutico para trombocitopenia relacionada à hepatite C crônica[73] e anemia aplástica grave.[74]

Recomendações no câncer

A trombocitopenia pode afetar 10% a 13% dos pacientes com tumores sólidos expostos à quimioterapia.[75,76] Nesse sentido, há interesse em eliminar a trombocitopenia como fator limitante adicional para a intensidade de quimioterapia no tratamento de pacientes oncológicos. Isso, porém, deve ser observado com cautela. Outras citopenias ou toxicidades podem provocar redução da intensidade da dose, dificultando a previsibilidade do quanto a redução da trombocitopenia induzida pela quimioterapia contribuirá para manter a intensidade da dose.

Levand-se em consideração que o receptor de trombopoetina é expresso em níveis muito baixos ou indetectáveis em células neoplásicas,[77] houve e há uma motivação para a avaliação dos agonistas do receptor de trombopoetina nesse contexto. Entretanto, até o momento, não há evidências de desfechos compostos clinicamente relevantes que consistam em manutenção da intensidade da dose, redução do sangramento e redução da transfusão de plaquetas para a plaquetopenia induzida pela quimioterapia.[78,79]

REFERÊNCIAS

1. Klastersky J, de Naurois J, Rolston K, Rapoport B, Maschmeyer G, Aapro M, et al. Management of febrile neutropaenia: ESMO Clinical Practice Guidelines. ESMO Guidelines Committee. Ann Oncol. 2016;27(5):v111-v118.
2. Skoetz N, Weingart O, Bauer K, et al. Ninth biannual report of the cochrane haematological malignancies group – focus on hematopoietic growth factors. J Natl Cancer Inst. 2009;101:1-18.
3. Smith TJ, Bohlke K, Lyman GH, Carson KR, Crawford J, Cross SJ, et al. Recommendations for the use of WBC growth factors: American Society of Clinical Oncology Clinical Practice Guideline Update. J Clin Oncol. 2015;33(28):3199.
4. Metcalf D. The granulocyte colony-stimulating factors. Science. 1985;229:16-22.
5. Souza LM, Boone TC, et al. Recombinant human granulocyte colony stimulating factor: effects on normal and leukemic myeloid cells. Science. 1986;232:61-5.
6. Nagata S, Tsuchiya M, et al. Molecular cloning and expression of cDNA for human granulocyte colony stimulating factor. Nature. 1986;319:415-8.
7. Entrez Gene [homepage on the Internet]. CSF2 colony stimulating factor 2 (granulocyte-macrophage). [2002 jun 08]. Disponivel em: http://www.ncbi.nlm.nih.gov/sites/entrez?.
8. Vogel CL, Wojtukiewicks MZ, Carrol RR, et al. First and subsequent cycle use of pegfilgastrim prevents febrile neutropenia in patients with breast cancer: a multicenter double-blind, placebo-controlled phase III study. J Clin Oncol. 2005;23:1178-84.
9. Timmer-Bonte JN, De Boo TM, Smith HJ, et al. Prevention of chemotherapy-induced febrile neutropenia by prophylactic antibiotics plus or minus granulocyte colony-stimulating factor in small-cell lung cancer: A Dutch randomizes phase III study. J Clin Oncol. 2005;23:7974-84.
10. Myake T, Kung CK, Goldwasser E. Purification of human erythropoietin. J Biol Chem. 1977;252:5558-64.
11. Lin FK, Suggs S, Lin CH, et al. Cloning and expression of the human erythropoietin gene. Proc Natl Acad Sci USA. 1985;82:7580-4.
12. Cantú I, Philipsen S. Flicking the switch: adult hemoglobin expression in erythroid cells derived from cord blood and human induced pluripotent stem cells. Haematologica. 2014;99(11):1647-9. DOI: 10.3324/haematol.2014.116483.
13. Conrad KP, Benyo DF, Westerhausen-Larsen, et al. Expression of erythropoietin by the human placenta. FASEB J 1996:760-8.
14. Wang GK, Semenza GL. General involvement of hypoxia inducible factor in transcriptional response to hypoxia. Proc Soc Natl Acad Sci USA. 1993;90:4304-8.
15. Shih HM, Wu CJ, Lin SL. Physiology and pathophysiology of renal erythropoietin-producing cells. J Formos Med Assoc. 2018;117:955-63.
16. JW Fisher. Erythropoetin: physiology and pharmacology update. Exp Biol Med (Maywood). 2003;228:1-14.
17. Doane B, Fried W, Schwartz F. Response of uremic patients to Nandrolone Cecanate. Arch Intern Med. 1975;135:972-5.
18. Burk JR, Leonora JJ, Martinez Jr. IR, et al. Renal cell carcinoma with erythrocytosis and elevated erythropoietic stimulatory activity. South Med J. 1977;70;955-8.
19. Scott D. Theologies A. Hepatoma, erythrocytosis, and increased serum erythropoietin developing in long-standing hemochromatosis. Am J Gastroenterolo. 1974;61:206-11.
20. Broudy VC, Lin N, Brice M, et al. Erythropoietin receptor characteristics on primary human erythroid cells. Blood. 1991;15:2583-90.
21. Eschbach JW, Egrie JC, Downing MR, et al. Correction of the anemia end stage renal disease with recombinant human erythropoietin. Results of a combined phase I and II clinical trial. N Engl J Med. 1987;316:73-8.
22. McCaffrey PJ, Frase JK, Lin FK, et al. Subunit structure of the erythropoietin receptor. J Biol Chem. 1989;264:10507-12.
23. Witthuhn BA, Quelle FW, Silvennoinen O, et al. JAK2 associated with the erythropoietin receptor and is tyrosine phosphorylated and activated following EPO stimulation. Cell. 1993;74:227-36.
24. Miura O, Nakamura N, Quelle FW, et al. Erythropoietin induces association of the JAK2 protein tyrosine kinase with the erythropoietin receptor in vitro. Blood. 1994;84:1501-7.

25. Hurter B, Bush NJ. Cancer-related anemia: clinical review and management update. Clin J Oncol Nurs. 2007;11:349-35.
26. Glaspy JA. Erythropoietin in cancer patients. Annu Rev Med. 2009;60:35.1-35.12.
27. Nemeth E, Rivera S, Gabayan V, et al. IL-6 mediates hypoferremia of inflammation by inducing the synthesis of the iron regulatory hormone hepcidin. J Clin Invest. 2004;113:1271-6.
28. Ganz T. Hepcidin, a key regulator of iron metabolism and mediator of anemia of inflammation. Blood. 2003;102:783-8.
29. Grotto HZ. Anaemia of cancer: an overview of mechanisms involved in its pathogenesis. Med Oncol. 2008;25:12-21.
30. Horiguchi H, Oguma E, Kayama F. Cadmium and cisplatin damage erythropoietin-producing proximal renal tubular cells. Arch Toxicol. 2006;80:680-6.
31. Ludwig H, Van Belle S, Barrett-Lee P, et al. The European Cancer Anaemia Survey (ECAS): a large, multinational, prospective survey defining the prevalence, incidence, and treatment of anaemia in cancer patients. Eur J Cancer. 2004;40:2293-306.
32. Zhong H, De Marzo AM, Laughner E, et al. Overexpression of hypoxia-inducible factor 1alpha in common human cancers and their metastases. Cancer Res. 1999;59:5830-5.
33. Semenza GL. Hypoxia, clonal selection, and the role of HIF-1 in tumor progression. Crit Rev Biochem Mol Biol. 2000;35:71-103.
34. Semenza GL. Intratumoral hypoxia, radiation resistance, and HIF-1. Cancer Cell. 2004;5:405-6.
35. Grant DG, Hussain A, Hurman D. Pre-treatment anaemia alters outcome in early squamous cell carcinoma of the larynx treated by radical radiotherapy. J Laryngol Otol. 1999;113:829-33.
36. Brizel DM, Scully SP, Harrelson JM, et al. Tumor oxygenation predicts for the likelihood of distant metastases in human soft tissue sarcoma. Cancer Res. 1996;56:941-3.
37. Dunst J, Kuhnt T, Strauss HG. Anemia in cervical cancers: impact on survival, patterns of relapse, and association with hypoxia and angiogenesis. Int J Radiat Oncol Biol Phys. 2003;56:778-87.
38. Grogan M, Thomas GM, Melamed I, et al. The importance of hemoglobin levels during radiotherapy for carcinoma of the cervix. Cancer. 1999;86:1528-36.
39. Wigren T, Oksanen H, Kellokumpu-Lehtinen P. A practical prognostic index for inoperable non-small-cell lung cancer. J Cancer Res Clin Oncol. 1997;123:259-66.
40. Shasha D. The negative impact of anemia on radiotherapy and chemoradiation outcomes. Semin Hematol. 2001;38(3-7):8-15.
41. Caro JJ, Salas M, Ward A, et al. Anemia as an independent prognostic factor for survival in patients with cancer: a systemic, quantitative review. Cancer. 2001;91:2214-21.
42. Bennett CL, Luminari S, Nissenson AR, et al. Pure red-cell aplasia and epoetin therapy. N Engl J Med. 2004;351:1403-8.
43. Bennett CL, Cournoyer D, Carson KR, et al. Long-term outcome of individuals with pure red cell aplasia and antierythropoietin antibodies in patients treated with recombinant epoetin: a follow-up report from the Research on Adverse Drug Events and Reports (RADAR) Project Blood. 2005;106:3343-7.
44. Hedenus M, Birgegård G, Näsman P, et al. Addition of intravenous iron to epoetin beta increases hemoglobin response and decreases epoetin dose requirement in anemic patients with lymphoproliferative malignancies: a randomized multicenter study. Leukemia. 2007;21:627-32.
45. Leyland-Jones B, Semiglazov V, Pawlicki M, et al. Maintaning normal hemoglobin levels with epoetin alfa in mainly nonanemic patients with metastatic breast cancer receiving first-line chemotherapy: a survival study. J Clin Oncol. 2005;23:5960-72.
46. Aapro M, Leonard RC, Barnadas A, et al. Effect of once-weekly epoetin beta on survival in patients with metastatic breast cancer receiving anthracycline-and/or taxane-based chemotherapy: results of the Breast Cancer-Anemia and the Value of Erythropoietin (BRAVE) study. J Clin Oncol. 2008;26:592-8.
47. Smith RE Jr, Aapro MS, Ludwig H, et al. Darbepoetin alpha for the treatment of anemia in patients with active cancer not receiving chemotherapy or radiotherapy: results of a phase III, multicenter, randomized, double-blind, placebo-controlled study. J Clin Oncol. 2008;2:1040-50.
48. Untch M, Fasching PA, Bauerfeind I, et al. A randomized phase III trial comparing preoperative, dose-dense, dose-intensified chemotherapy with epirubicin, paclitaxel and CMF with a standard dosed epirubicin/cyclophosphamide followed by paclitaxel ± darbepoetin alfa in primary breast cancer: a preplanned interim analysis of efficacy at surgery. Program and abstracts of the 44th American Society of Clinical Oncology Annual Meeting; May 30-June 3, 2008; Chicago, Illinois. Abstract 517. 201122(9):1999-2006.
49. Henke M, Laszig R, Räbe C, et al. Erythropoietin to treat head and neck cancer patients with anaemia undergoing radiotherapy: randomised, double-blind, placebo-controlled trial. Lancet. 2003;362:1255-60.
50. Overgaard J, Hoff C, Sand Hansen H, et al. Randomized study of the importance of novel erythropoiesis stimulating protein (Aranesp) for the effect of radiotherapy in patients with primary squamous cell carcinoma

of the head and neck (HNSCC) the Danish Head and Neck Cancer Group DAHANCA. Eur J Cancer. 2007;5:7. Abstract 6LB.

51. Wright JR, Ung YC, Julian JA, et al. Randomized, double-blind, placebo-controlled trial of erythropoietin in non-small-cell lung cancer with disease-related anemia. J Clin Oncol. 2007;25:1027-32.

52. Bohlius J, Bohlke K, Castelli R, et al. Management of cancer-associated anemia with erythropoiesis-stimulating agents: ASCO/ASH clinical practice guideline update. Blood Adv. 2019;3(8):1197-1210. doi: 10.1182/bloodadvances.2018030387.

53. Kashinoki K. Thrombopoietin. N Engl J Med. 1998;339:746-54.

54. Kelemen E, Cserhati I, Tanos B. Demonstration and some properties of human thrombopoetin in thrombocythemia sera. Acta Haematol. 1958;20:350-5.

55. Lok S, Foster DC. The structure, biology and potential therapeutic applications of recombinant thrombopoetin. Stem Cells. 1994;12:586-98.

56. Kuter DJ, Beeler DL, Rosemberg RD. The purification of megapoietin: a physiological regulator of megacaryocyte growth and platelet production. Proc Natl Sci USA. 1994;91:11104-8.

57. De Sauvage FA, Hass PE, Spencer SD, et al. Stimulation of megacariocytopoiesis and thrombopoiesis by C-Mpl ligand. Nature. 1994;369:533-8.

58. Bartley TD, Bogemberger J, Hunt P, et al. Identification and choning of megakaryocyte growth and development factor that is à ligand for the cytokine receptor mpl. Cell. 1994;77:1117-24.

59. Kato T, Ogami K, Shimada Y, et al. Purification and characterization of thrombopoietin. J Biochem. 1995;118:221-31.

60. Fanucchi M, Ghaspy J, Crawford J, et al. Effects of polyethylene glycol – conjugated recombinant human megakaryocyte growth and development factor on platelet counts after chemotherapy for lang cancer. N Engl J Med. 1997;336:404-6.

61. Basser RL, Rasko JE, Clarke K, et al. Thrombopoietic of pegylated recombinant human megakaryocyte growth and development factor (PEG-rhuMGDF) in patients with advanced cancer. Lancet. 1996;348:1279-81.

62. Somlo G, Sniecinski I, Ter Veer A, et al. Recobinant human thrombopoietin in combination with granulocyte colony-stimulating factor enhances mobilization of peripheral blood progenitor cells, increases peripheral blood platelet concentration, and accelerates hematopoietic recovery following high-dose chemotherapy. Blood. 1999;93:2798-806.

63. Komatsu N, Okamoto T, Yoshida T, et al. Pegylated recombinant human megakaryocyte growth and development factor (PEG-rHuMGFD) increased platelet count (plt) in patients with aplastic anemia (AR) and myelodysplastic syndrome (MSD). Blood. 2000;46:296a.

64. Kuter DJ. Thrombopoietin and thrombopoietin Mimetics in the treatment of thrombocytopenia. Annu Rev Med. 2009;60:193-206.

65. Li J, Yang C, Xia Y, et al. Thrombocytopenia caused by the development of antibodies to thrombopoetin. Blood. 2001;98:3241-8.

66. Basser RL, O'Flaherty E, Greem M, et al. Development of pancytopenia with neutralizing antibodies to thrombopoetin after multicycle chemotherapy supported by megakaryocyte growth and development factor. Blood. 2002;99:2599-602.

67. Wang B, Nichol JL, Sullivan JT. Pharmacodynamics and pharmacokinetics of AMG 531, a novel thrombopoietin receptor ligand. Clin Pharm Therapeut. 2004;76:628-38.

68. Bussel JB, Kuter DJ, George JN, et al. AMG 531, a thrombopoiesis´stimulating protein, for chronic ITP. N Engl J Med. 2006;355:1672-81.

69. Kuter DJ, Bussel JB, Lyons RM, et al. Efficacy of romiplostim in patients with chronic immune thrombocytopenic purpura: a double-blind randomized controlled trial. Lancet. 2008;371:395-403.

70. Newland AG, Sanz MA, Bovegeois EG, et al. Evalueting the long-term efficacy of romiplostim (AMG-531) in patients with chronic immune thrombocytopenic purpura (ITP) during a open-label extension study. Hematologica. 2008;93:377.

71. Kuter DJ, Bussel JB, Newland A, et al. Long-term treatment with romiplostim in patients with chronic immune thrombocytopenia: safety and efficacy. Br J Haematol. 2013;161(3):411-23. DOI: 10.1111/bjh.12260.

72. Wong RSM, Saleh MN, Khelif A, et al. Safety and efficacy of long-term treatment of chronic/persistent ITP with eltrombopag: final results of the EXTEND study. Blood. 2017;130(23):2527-2536. DOI: 10.1182/blood-2017-04-748707. Epub 2017 Oct 17. Erratum in: Blood. 2018;131(6):709.

73. Mihăilă RG, Cipăian RC. Eltrombopag in chronic hepatitis C. World J Gastroenterol. 2014;20(35):12517-12521. DOI:10.3748/wjg.v20.i35.12517.

74. Peffault LR, Kulasekararaj A, Iacobelli S, et al. Severe Aplastic Anemia Working Party of the European Society for Blood and Marrow Transplantation. Eltrombopag Added to Immunosuppression in Severe Aplastic Anemia. N Engl J Med. 2022;386(1):11-23. DOI: 10.1056/NEJMoa2109965.

75. Shaw JL, Nielson CM, Park JK, et al. The incidence of thrombocytopenia in adult patients receiving chemotherapy for solid tumors or hematologic malignancies. Eur J Haematol 2021;106:662–72.

76. Weycker D, Hatfield M, Grossman A, et al. Risk and consequences of chemotherapy-induced thrombocytopenia in US clinical practice. BMC Cancer 2019; 19:151.
77. Erickson-Miller CL, Chadderton A, Gibbard A, et al. Thrombopoietin receptor levels in tumor cell lines and primary tumors. J Oncol 2010;2010:135354.
78. Lozano ML, Rodeghiero F. Thrombopoietin receptor agonist in chemotherapy-induced thrombocytopenia. Lancet Haematol. 2022;9(3):e168-e169. DOI: 10.1016/S2352-3026(22)00030-8.
79. Al-Samkari H, Kolb-Sielecki J, Safina SZ, et al. Avatrombopag for chemotherapy-induced thrombocytopenia in patients with non-haematological malignancies: an international, randomised, double-blind, placebo-controlled, phase 3 trial. Lancet Haematol. 2022;9(3):e179-e189. DOI: 10.1016/S2352-3026(22)00001-1.

Biologia Molecular dos Tumores da Infância

Israel Bendit
Luciana Nardinelli
Ricardo Rodrigues Giorgi

DESTAQUES

- As anomalias genéticas afetam três categorias de genes tais como: proto-oncogenes, genes supres- sores de tumores e genes relacionados ao reparo do DNA.
- Os oncogenes podem ser divididos em várias classes sendo que os fatores de transcrição, proteínas que ativam genes-alvos, compõem o maior grupo relacionado aos tumores pediátricos.
- O cenário da oncologia pediátrica, por meio do sequenciamento de próxima geração, sugere que os tumores na infância têm menos mutações somáticas e, assim, podem ser menos complexos. Por outro lado, os tumores pediátricos que são refratários ao tratamento e recorrentes, normalmente têm taxas de mutação mais altas e comparáveis aos tumores nos adultos.
- Os tumores pediátricos resistentes a terapias convencionais são dependentes de múltiplas vias de resistência no curso do tratamento. Assim, o perfil genômico deve ser realizado no início do curso da doença, de preferência no diagnóstico, para os tumores com maior probabilidade de recaída e, desta forma, incorporar terapias direcionadas no regime de tratamento proposto.

INTRODUÇÃO

A etiologia do câncer tem como dogma o envolvimento de uma célula que pode acumular tanto alterações genômicas como epigenéticas. Estas alterações participam no desenvolvimento do fenótipo maligno. Nas últimas décadas, não faltaram esforços para identificar estas aberrações genéticas. Classicamente, estes genes foram classificados como oncogenes e genes supressores de tumor, cujas alterações genéticas resultam em ativação ou inativação gênica respectivamente e, assim, promovem o surgimento do câncer. Atualmente, análises mais amplas do genoma e do epigenoma têm mostrado que estes processos são mais complexos do que se imaginava, o que revela uma gama de alterações como a perda dos mecanismos de diferenciação celular, aumento da instabilidade genômica, inibição da apoptose, reativação da telomerase, independência aos fatores de crescimento, capacidade de invasão que dá origem às metástases, e a manutenção da angiogênese. Estes defeitos moleculares influenciam o comportamento tumoral e, consequentemente, em algumas neoplasias pode indicar a terapêutica mais apropriada, o prognóstico clínico e até mesmo a detecção de doença residual mínima. A aplicação clínica deste conjunto de fatores e de informações foi denominado "medicina de precisão", que tem como objetivo melhorar o atendimento dos pacientes de forma individualizada, e a oncologia está na vanguarda deste novo movimento. Neste contexto, a identificação de alterações genômicas específicas do câncer nos adultos como o gene quimérico BCR-ABL1 na leucemia mieloide crônica (LMC) ou na leucemia infoblásticas aguda Filadélfia positivo (LLA-Ph+), aumento da expressão de HER2 no câncer de mama, mutações em EGFR no câncer de pulmão não de células pequenas e a mutação no gene BRAF V600E no melanoma podem ser tratadas com drogas específicas como imatinibe, trastuzumabe, gefitinibe e vemurafenibe respectivamente.[1-4]

Na oncologia pediátrica, a medicina de precisão ainda é desconhecida, e isto se deve às características biológicas dos tumores infantis serem diferentes dos tumores de adultos. O espectro de alterações somáticas no genoma ainda não foi totalmente definido e, somado a isto, ainda não está claro até que ponto as crianças podem ter acesso a drogas-alvos. Um exemplo claro foi a aprovação do uso do imatinibe em crianças com LMC crônica, que ocorreu somente em 2011, enquanto para os adultos foi incorporado no Sistema Único de Saúde (SUS) em 2001.[5]

Na última década, o sequenciamento de próxima geração (SPG) foi empregado como uma das etapas iniciais na definição das características genéticas do câncer pediátrico. O cenário da oncologia pediátrica, por meio do SPG, sugere que os tumores na infância têm menos mutações somáticas e, assim, podem ser menos complexos. Um exemplo é o perfil genômico do tumor rabdoide, considerado entre os mais agressivos e resistente à quimioterapia, que apresenta uma única mutação somática no gene SMARCB1, no intuito de codificar os complexos SWI/SNF. Estes, por sua vez, atuam no reparo e replicação do DNA, na divisão, crescimento e diferenciação celular. Por meio desses processos, acredita-se que a proteína SMARCB1 atue como supressor de tumor, que impede que as células cresçam e se dividam muito rapidamente ou de forma descontrolada.[6]

Em 2010, foi iniciado o Projeto Genoma do Câncer Pediátrico (PGCP) que tem como objetivo identificar mutações somáticas que causam o câncer e, desta forma, além de proporcionar um melhor entendimento das vias de sinalização que estariam alteradas no câncer, determinariam novos alvos contra os quais novas terapêuticas podem ser desenvolvidas. O mais interessante deste projeto é a intenção de sequenciar todo genoma de 600 tumores pediátricos e compará-lo com o tecido não tumoral, que representa a linhagem germinativa do paciente, o que totalizaria 1.200 amostras analisadas.[7] Com o conhecimento prévio de que as leucemias pediátricas e os tumores sólidos apresentam alterações estruturais, como rearranjos inter e intra cromossômicos, com um mecanismo comum de mutagênese, a abordagem de sequenciamento do genoma completo seria necessária para definir com precisão o espectro completo de mutações em cânceres pediátricos, ao invés de sequenciar o exoma ou o transcriptoma. A expectativa com esta abordagem é que os resultados deste projeto incentivassem a pesquisa em doenças malignas pediátricas e levassem a melhorias na capacidade de diagnosticar, monitorar e tratar pacientes com terapias direcionadas e voltadas para as mutações *driver* ou impulsionadoras da oncogênese.[7] Este e outros estudos demonstraram que ao diagnóstico, os pacientes com câncer pediátrico tendem a ter menor taxas de mutação em seus genomas, quando comparados com todos cânceres adultos.[8-10] Por outro lado, os tumores pediátricos que são refratários ao tratamento e recorrentes, normalmente têm taxas de mutação mais altas e comparáveis aos tumores nos adultos.[11,12] Esses achados podem ser usados para apoiar as alegações de que, no diagnóstico, os tumores apresentam menor complexidade molecular, o que permite a eficácia para os agentes direcionados, e diminui o número de vias celulares alteradas, bem como a alegação de que, geralmente, existem poucos genes alvejáveis com mutações recorrentes nos tumores pediátricos, o que pode limitar a disponibilidade e o uso de alguns agentes-alvo específicos.

A relativa escassez de mutações direcionadas em pediatria é agravada pelo acesso limitado a novos agentes terapêuticos direcionados, devido à disponibilidade de menos estudos clínicos pediátricos e menor número de pacientes elegíveis para cada estudo. Apesar desses desafios, estudos-piloto iniciais de medicina genômica em oncologia pediátrica foram frutíferos e encorajadores (Figura 183.1), com várias conclusões importantes. Em primeiro lugar, embora os tumores pediátricos normalmente não tenham alterações nas quinases, tipo de enzima que tem como função transferir grupos fosfatos para tirosina, serina e treonina, de modo a levar a estímulos extracelulares e intracelulares, o que resulta na ativação ou inibição da atividade proteica. Estas alterações são mais frequentes de ocorrer nos cânceres dos adultos, como o câncer de pulmão (EGFR) ou câncer de mama (HER2); já os tumores pediátricos, conforme mencionado anteriormente, parecem ser ricos em fusões gênicas. Em segundo lugar, tem havido uma frequência surpreendente de mutações raras em genes acionáveis, que foram definidos com mutação deletéria, cuja penetrância resultaria em recomendações médicas específicas baseadas em evidências com expectativa de melhorar os resultados em termos de mortalidade, ou evitar a morbidade em certos tipos de tumores inesperados,[13,14] Por último, e não menos importante, estudos têm enfatizado a importância das mutações germinativas patogênicas em cânceres pediátricos, mesmo entre pacientes sem histórico familiar notável de câncer.[15]

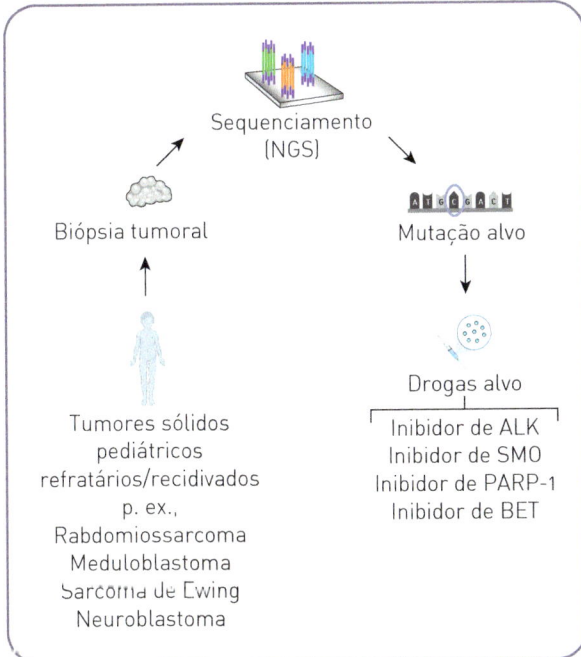

FIGURA 183.1 - Projeto Genoma do Câncer Pediátrico (PGCP). Em 2010, foi iniciado o PGCP, que tem como objetivo identificar mutações somáticas que causam o câncer e, desta forma, além de proporcionar um melhor entendimento das vias de sinalização que estariam alteradas no câncer, determinariam novos alvos contra os quais novas terapêuticas podem ser desenvolvidas.
Fonte: Adaptada de <BioRender.com>.

ALVOS MOLECULARES NOS TUMORES DA INFÂNCIA

Os medicamentos inicialmente desenvolvidos para os tumores de adultos têm sido uma nova fonte de estudos clínicos em oncopediatria, principalmente naqueles tumores que compartilham o mesmo alvo molecular. Vários cânceres pediátricos têm translocações, amplificações ou mutações oncogênicas do gene ALK, como linfoma anaplásico de células grandes, neuroblastoma e sarcomas. O oncogene ALK é um receptor de tirosina quinase (RTK), geralmente expresso no sistema nervoso em desenvolvimento,[16] e foi originalmente clonado a partir de uma translocação entre os cromossomos 2p23 e 5q35 que justapõe o domínio quinase de ALK com o domínio de dimerização de proteína de NPM.[17] A descoberta de mutações ativadoras no domínio da tirosina quinase do oncogene ALK identificado como a causa mais comum do neuroblastoma hereditário,[18] e a descoberta de que essas mutações também podem ser adquiridas somaticamente em 7% e 10% dos casos esporádicos, fornecem, assim, um alvo molecular tratável.[19,20] Outros estudos sugeriram um papel oncogênico para a superexpressão de ALK na ausência de mutações no rabdomiossarcoma,[21] e no glioblastoma multiforme.[22] A identificação destas alterações genéticas em ALK fez com que estudos com a utilização do crizotinib (Xalkori®, Pfizer Freiburg - Alemanha), inicialmente usado nos pacientes adultos com tumor de células não pequenas do pulmão (NSCLC), em que demonstraram respostas impressionantes,[23] deram início a estudos em crianças com tumores refratários e no linfoma anaplásico de grandes células.[24]

Nesta mesma linha de medicina de precisão, outro tumor frequente na faixa etária pediátrica é o meduloblastoma (MB), que é um tumor cerebral maligno mais comum em crianças, mas também ocorre, raramente, em adultos. O mecanismo molecular que pode ser considerado como alvo de terapias é a via SHH (Sonic Hedgehog). A detecção de mutações que resultam na perda de função na via de SHH nos meduloblastomas estabeleceram uma clara contribuição genética da atividade da via de SHH para a oncogênese deste tumor.[25] A inibição da via hedgehog pode ser por meio do emprego de inibidores de SMO (smoothened), como sonidegibe (Odomzo®, Sun Pharmaceutical Industries - Países Baixos) e vismodegibe (Erivedge®, F. Hoffmann-La Roche - Suíça). Ambos os agentes são antagonistas seletivos da via hedgehog que agem ao ligarem-se ao SMO, e inibem a ativação de genes-alvo, como SUFU (supressor of fused), localizado no citoplasma, uma vez que permitem que as proteínas GLI ativadas se translocam ao núcleo para ativar a transcrição dos genes-alvo SHH (isto é, GLI1, GLI2, PTCH1, PTCH2 e MYCN).[26] Até o presente momento, somente vismodegibe foi aprovado pela Agência de Vigilância Sanitária (ANVISA) para uso em adultos com carcinoma basocelular metastático. Em uma metanálise, o sonidegibe e vismodegibe foram bem tolerados e demonstraram atividade antitumoral em MB pediátrico do tipo SHH, de modo a inibir efetivamente a sinalização de Hh. A taxa de resposta foi de 57% no MB^{SHH} e de zero para os MB$^{não-SHH}$. Quanto a estes dois inibidores de SMO, o sonidegibe demonstrou uma eficácia 3,67 vezes maior do que vismodegibe ($p < 0,05$) em pacientes pediátricos. Estes resultados apoiam os ensaios clínicos em andamento com o uso de inibidores de SMO em combinação com quimioterapias convencionais para o tratamento de MB^{SHH} recidivante.[26]

A enzima Poli (ADP - ribose) Polimerase (PARP), localizada no núcleo, tem como função a sinalização dos danos ao DNA e facilita o reparo do DNA. PARP catalisa a adição de ADP-ribose ao DNA, histona, topoisomerases e helicases, e tem uma função crítica na replicação celular, transcrição, diferenciação, regulação gênica, degradação de proteínas e manutenção do fuso mitótico. PARP1, membro primário da família PARP, liga-se a quebras de DNA de fita simples e dupla. A iniição de PARP1 resulta em quebras persistentes de DNA de fita simples, o que ocasiona paralisação da replicação e quebra da fita dupla do DNA em células com os mecanismos de reparo do DNA disfuncionais, como ocorre nas células cujos genes BRCA1 ou BRCA2 estão mutados, o que resulta na manutenção do dano ao DNA e leva à parada do ciclo celular e apoptose.[27] Os inibidores de PARP1 foram, inicialmente, utilizados no câncer de mama com presença de mutação nos genes BRCA1/2 e câncer de ovário,[28] e são explorados como uma estratégia terapêutica para pacientes com sarcoma de Ewing (SE) com o gene quimérico EWSR1-FLI1 que está presente em 85% dos SE.[29] Nos 15% restantes dos tumores, o gene EWSR1 é fundido a outros membros da família do fator de transcrição ETS, mais comumente o gene ERG.[30] Estas oncoproteínas resultantes destes genes quiméricos, que servem como assinaturas moleculares e são vistas como patognomônicas para o sarcoma de Ewing, funcionam como fatores de transcrição oncogênicos aberrantes. O inibidor de PARP1, olaparib, no sarcoma de Ewing, interrompe a interação de EWSR1-FLI1 com PARP-1; contudo, em um ensaio clínico fase II o olaparib, administrado em altas doses continuamente, não apresentou efeito como agente único.[31] Quando usado em combinação com temozolamida, irinotecano ou radioterapia, mostraram excelentes resultados in vitro e em modelos de xenoenxerto, o que sugere, assim, que ocorre a potencialização ao dano do DNA causado por estes quimioterápicos, como também causado pela radioterapia.[32] Em um estudo no qual houve a associação de olaparib à carboplatina e paclitaxel para pacientes com câncer de ovário avançado, ocorreu uma melhora da sobrevida livre de progressão (SLP) no grupo da combinação (12,2 meses versus 9,6 meses), neutropenia de grau 3 foi relatada em 43% das pacientes no grupo de combinação versus 35% no braço apenas de quimioterapia, e uma proporção substancial de pacientes necessitou de reduções de dose ou atrasos no tratamento como resultado de mielossupressão.[33] Achados semelhantes foram observados com combinações de inibidores de PARP1 com outras quimioterapias, como topotecano e temozolomida, portanto, consideração cuidadosa deve ser feita para equilibrar esses benefícios com as toxicidades adicionais.[34,35] Em contraste com as combinações concomitantes com quimioterapia, a administração sequencial desta terapia seguida por inibidores de PARP1 como manutenção para pacientes cujas doenças respondem ao regime de quimioterapia inicial parece ser uma estratégia mais atraente e bem tolerada, e já está aprovada para o câncer de ovário e de mama.[36-39] Atualmente, há oito estudos registrados no site ClinicalTrials.gov em pacientes pediátricos com a utilização de diversos inibidores de PARP1, associados ou não com quimioterapia sistêmica.[40]

Por último, uma série de estratégias moleculares interessantes para o tratamento de um dos tumores pediátricos extracranianos mais comuns e mais frequente em crianças abaixo dos cinco anos de idade, que ocorre em 90% dos casos. A sua apresentação ao diagnóstico é heterogênea, assim como é o seu prognóstico. Apresenta marcadores prognósticos robustos e bem estabelecidos como a idade, tipo histológico, estádio e a presença da amplificação do gene MYCN. É responsável por cerca de 6% de todos os cânceres em crianças. Existem cerca de 800 novos casos de neuroblastoma a cada ano nos Estados Unidos. Esse número permanece quase o mesmo por muitos anos.[41] Enquanto a sobrevida dos pacientes classificados como baixo risco e risco intermediário são excelentes, ao redor de 90% de sobrevida global os pacientes com alto risco a sobrevida está entre 40% e 50%, apesar da intensificação dos tratamentos e incorporação de imunoterapias.[42] Os protocolos atuais são direcionados na identificação de melhores preditores de resposta e resultado, bem como na descoberta de aberrações genéticas que podem representar alvos terapêuticos tratáveis.

Existem vários alvos potenciais, e seus respectivos inibidores. O gene mais comumente mutado no neuroblastoma é ALK (8% a 10%). A presença da amplificação de ALK ocorre em 3% dos casos de neuroblastoma, e esta aberração genética resulta na expressão aumentada da proteína ALK e correlaciona-se com resultados ruins.[43] Um subconjunto de neuroblastomas que apresenta ALK alterado podem ser alvo para tratamentos com crizotinib ou com inibidores de ALK de segunda geração, e combinações com quimioterapia estão em andamento.[24] Para pacientes com MYCN amplificados, estudos pré-clínicos sugerem que inibidores de bromodomínio e domínio extra-terminal (BET) podem induzir células à morte por interferir na transcrição de MYCN.[44] Recentemente, um grupo do Japão desenvolveu uma terapia direcionada à inibição em nível do gene MYCN com o uso de um regulador gênico específico para a sequência amplificada deste gene (MYCN-A3). A supressão farmacológica de MYCN inibiu a proliferação de células cancerosas que albergam a amplificação de MYCN, em comparação com células cancerosas MYCN não amplificadas. Em xenoenxerto de neuroblastoma, MYCN-A3 regulou negativamente a expressão de MYCN e suprimiu a progressão do tumor sem efeitos adversos detectáveis, e resultou em uma sobrevida global prolongada. Além disso, o tratamento com MYCN-A3 levou a uma redução do número de cópias de MYCN em linhagem celular de neuroblastoma com amplificação de MYCN.[45] Outras drogas que têm efeitos sobre a estabilidade de MYCN (aurora quinase A e inibidores de mTOR),[46] como também aquelas que têm como alvo as alterações metabólicas dependentes de MYC, são investigadas.[47] No entanto, ainda há um longo caminho para a real viabilidade do uso dessas drogas *in vivo*.

CONCLUSÃO

Os estudos de medicina de precisão em oncologia pediátrica utilizam o termo "relevância clínica" com a intenção de medir o impacto destes ensaios clínicos no manejo terapêutico nos tumores da infância. Embora os estudos de medicina de precisão incluam o termo *druggable* às alterações genômicas encontradas e que tenham potencial de serem alvo de terapia, outros estudos incluem alterações que não são *druggable*, mas que possam ter impacto no diagnóstico, no prognóstico ou na estratificação de risco como clinicamente relevante. Além disso, devem-se considerar as variantes patogênicas na linha germinativa também como achados de "relevância clínica", e serem subclassificadas como relacionadas ao câncer, não relacionadas ao câncer e aqueles como achados farmacogenômicos. Finalmente, devemos reconhecer que, conforme identificamos novos alvos e desenvolvemos novos agentes, a fração de pacientes, que são considerados acionáveis, é propensa a mudar.

Outro ponto que deve ser considerado quanto a medicina de precisão na oncologia pediátrica é a seleção de pacientes. Pacientes cujas taxas de cura são extremamente altas (leucemia linfoblástica aguda de baixo risco, por exemplo) se beneficiam muito pouco da medicina de precisão. Por outro lado, os tumores pediátricos resistentes a terapias convencionais são dependentes de múltiplas vias de resistência no curso do tratamento. Assim, o perfil genômico deve ser realizado no início do curso da doença, de preferência no diagnóstico, para os tumores com maior probabilidade de recaída e, desta forma, incorporar terapias direcionadas no regime de tratamento proposto. A possibilidade de se estudar o perfil genômico também no momento da recaída é aceitável, pois, assim, poderá se avaliar a presença ou não da evolução clonal.

Por fim, a descoberta de novas alterações genômicas que possam estar envolvidas na oncogênese, o desenvolvimento contínuo de medicamentos e investigação biológica pré-clínica são sujeitas à expansão de conhecimento e oportunidades na medicina de precisão na oncologia pediátrica.

REFERÊNCIAS

1. O'Brien SG, Guilhot F, Larson RA, et al. Imatinib compared with interferon and low-dose cytarabine for newly diagnosed chronic-phase chronic myeloid leukemia. N Engl J Med 2003;348:994–1004.
2. Slamon DJ, Leyland-Jones B, Shak S, et al. Use of chemotherapy plus a monoclonal antibody against HER2 for metastatic breast cancer that overexpresses HER2. N Engl J Med 2001;344:783–792.

3. Lynch TJ, Bell DW, Sordella R, et al. Activating mutations in the epidermal growth factor receptor underlying responsiveness of non small-cell lung cancer to gefitinib. N Engl J Med 2004;350:2129-2139.
4. Chapman PB, Hauschild A, Robert C, et al. Improved survival with vemurafenib in melanoma with BRAF V600E mutation. N Engl J Med 2011;364:2507-2516.
5. Ministério da saúde, Reformula a Política Nacional de Atenção às Urgências e institui a Rede de Atençãoàs Urgências no Sistema Único de Saúde (SUS). 2011. [2022 ago. 31] Disponível em: http://bvsms.saude.gov.br/bvs/saudelegis/sas/2011/cop0004_25_11_2011.html.
6. Lee RS, Stewart C, Carter SL, et al. A remarkably simple genome underlies highly malignant pediatric rhabdoid cancers. J Clin Invest 2012;122:2983-2988.
7. Downing JR, Wilson RK, Zhang J, Mardis ER, Pui C-H, Ding L, et al. The Pediatric Cancer Genome Project. Nat. Genet. 2012;44:619-622.
8. Lawrence MS, Stojanov P, Polak P, et al. Mutational heterogeneity in cancer and the search for new cancer-associated genes. Nature. 2013;499:214-218.
9. Pugh TJ, Morozova O, Attiyeh EF, et al. The genetic landscape of high risk neuroblastoma. Nat Genet. 2013;45(3):279-284.
10. Pugh TJ, Weeraratne SD, Archer TC, et al. Medulloblastoma exome sequencing uncovers subtype-specific somatic mutations. Nature. 2012;488:106-110.
11. Eleveld TF, Oldridge DA, Bernard V, et al. Relapsed neuroblastomas show frequent RAS-MAPK pathway mutations. Nat Genet. 2015;47:864-871.
12. Schramm A, Koster J, Assenov Y, et al. Mutational dynamics between primary and relapse neuroblastomas. Nat Genet. 2015;47:872-877.
13. Dorschner MO, Amendola LM, Turner EH, Robertson PD, Shirts BH, Gallego CJ, et al. National Heart, Lung, and Blood Institute Grand Opportunity Exome Sequencing Project, Tabor HK, Bamshad MJ, Motulsky AG, Scott CR, Pritchard CC, Walsh T, et al. Actionable, pathogenic incidental findings in 1,000 participants' exomes. Am J Hum Genet. 2013;93:631-40.
14. Zhang J, Walsh MF, Wu G, et al. Germline mutations in predisposition genes in pediatric cancer. N Engl J Med. 2015;373:2336-2346.
15. Zhang J, Nichols KE, Downing JR. Germline Mutations in Predisposition Genes in Pediatric Cancer. N Engl J Med. 2016;374:1390-1391.
16. Carpenter EL, Haglund EA, Mace EM, Deng D, Martinez D, Wood AC, et al. Oncogene. 2012;3:4859-67.
17. Morris SW, Kirstein MN, Valentine MB, Dittmer KG, Shapiro DN, Saltman DL, et al. Fusion of a kinase gene, ALK, to a nucleolar protein gene, NPM, in non-Hodgkin's lymphoma. Science. 1994;263:1281-1284.
18. Mossé YP, Laudenslager M, Longo L, Cole KA, Wood A, Attiyeh EF, et al. Identification of ALK as a major familial neuroblastoma predisposition gene. Nature. 2008;455:930-935.
19. Janoueix-Lerosey I, Lequin D, Brugières L, Ribeiro A, de Pontual L, Combaret V, et al. Somatic and germline activating mutations of the ALK kinase receptor in neuroblastoma. Nature. 2008;455:967-970.
20. Chen Y, Takita J, Choi YL, Kato M, Ohira M, Sanada M, et al. Oncogenic mutations of ALK kinase in neuroblastoma. Nature. 2008;455:971-974.
21. Van Gaal JC, Flucke UE, Roeffen MH, de Bont ES, Sleijfer S, Mavinkurve-Groothuis AM, et al. Anaplastic lymphoma kinase aberrations in rhabdomyosarcoma: clinical and prognostic implications. J Clin Oncol. 2012;30:308-315.
22. Kalamatianos T, Denekou D, Stranjalis G, Papadimitriou E. Anaplastic Lymphoma Kinase in Glioblastoma: Detection/Diagnostic Methods and Therapeutic Options. Recent Pat Anticancer Drug Discov. 2018;13:209-223.
23. Kwak EL, Bang YJ, Camidge DR, et al. Anaplastic lymphoma kinase inhibition in non-small-cell lung cancer. N Engl J Med. 2010;363:1693-1703.
24. Mossé YP, Lim MS, Voss SD, Wilner K, Ruffner K, Laliberte J, Rolland D, et al. Safety and activity of crizotinib for paediatric patients with refractory solid tumours or anaplastic large-cell lymphoma: a Children's Oncology Group phase 1 consortium study. Lancet Oncol. 2013;14:472-80.
25. Rodon J, Tawbi HA, Thomas AL, Stoller RG, et al. A Phase I, Multicenter, Open-Label, First-in-Human, Dose-Escalation Study of the Oral Smoothened Inhibitor Sonidegib (LDE225) in Patients with Advanced Solid Tumors. Clin Cancer Res 2014;20:1900-1909.
26. Li Y, Song Q, Day BW. Phase I and phase II sonidegib and vismodegib clinical trials for the treatment of paediatric and adult MB patients: a systemic review and meta-analysis. Acta Neuropathol Commun 2019;7:123-130.
27. Heale JT, Ball AR Jr, Schmiesing JA, Kim JS, Kong X, Zhou S, et al. Condensin I interacts with the PARP-1-XRCC1 complex and functions in DNA single-strand break repair. Mol Cell. 2006;21:837-848.
28. Fong PC, Boss DS, Yap TA, Tutt A, Wu P, Mergui-Roelvink M, et al. Inhibition of poly(ADP-ribose) polymerase in tumors from BRCA mutation carriers. The New England journal of medicine. 2009;361:123-134.
29. de Alava E, Lessnick SL, Sorensen PH, et al. World Health Organization classification of tumours: pathology and genetics of tumours of soft tissue and bone. Lyon (France): IARC Press; 2013. p. 306-309.
30. Potratz J, Dirksen U, Jürgens H, Craft A. Ewing sarcoma: clinical state-of-the-art. Pediatr Hematol Oncol. 2012;29:1-11.

31. Choy E, Butrynski JE, Harmon DC, et al. Phase II study of olaparib in patients with refractory Ewing sarcoma following failure of standard chemotherapy. BMC cancer. 2014;14:813-818.

32. Vormoor B, Curtin NJ. Poly(ADP-ribose) polymerase inhibitors in Ewing sarcoma. Current Opinion in Oncology, 2014;26,428–433.

33. Oza AM, Cibula D, Benzaquen AO, Poole C, Mathijssen RH, Sonke GS, et al. Olaparib combined with chemotherapy for recurrent platinum-sensitive ovarian cancer: a randomised phase 2 trial. Lancet Oncol. 2015;16:87-97.

34. Matulonis UA, Monk BJ. PARP inhibitor and chemotherapy combination trials for the treatment of advanced malignancies: does a development pathway forward exist?. Ann Oncol. 2017;28:443-447.

35. Benafif S, Hall M. An update on PARP inhibitors for the treatment of cancer. Onco Targets Ther. 2015;8:519-528.

36. Mirza MR, Pignata S, Ledermann JA. Latest clinical evidence and further development of PARP inhibitors in ovarian cancer. Ann Oncol. 2018;29:1366-1376.

37. Franzese E, Centonze S, Diana A, Carlino F, Guerrera LP, Di Napoli M, et al. PARP inhibitors in ovarian cancer. Cancer Treat Rev. 2019;73:1-9.

38. Gelmon KA, Tischkowitz M, Mackay H, Swenerton K, Robidoux A, Tonkin K, et al. Olaparib in patients with recurrent high-grade serous or poorly differentiated ovarian carcinoma or triple-negative breast cancer: a phase 2, multicentre, open-label, non-randomised study. Lancet Oncol. 2011;12:852-861.

39. Robson M, Im SA, Senkus E, Xu B, Domchek SM, Masuda N, et al. Olaparib for Metastatic Breast Cancer in Patients with a Germline BRCA Mutation. N Engl J Med. 2017;377:523-533.

40. ClinicalTrials, Pediatric Tumours, 2021. [2022 ago. 31]. Disponível em: https://www.clinicaltrials.gov.

41. Cancer Facts & Figures 2020. American Cancer Society. [2021 mar. 26]. Disponível em: https://www.cancer.org/content/dam/cancer-org/research/cancer-facts-and-statistics/annual-cancer-facts-and-figures/2020/cancer-facts-and-figures-2020.pdf.

42. Park JR, Bagatell R, London WB, Maris JM, Cohn SL, Mattay KK, et al. COG Neuroblastoma Committee. Children's Oncology Group's 2013 blueprint for research: neuroblastoma. Pediatr Blood Cancer. 2013;60:985-993.

43. Weiser D, Laudenslager M, Rappaport E, Carpenter E, Attiyeh EF, Diskin SW, et al. Stratification of patients with neuroblastoma for targeted ALK inhibitor therapy. Journal of Clin Oncol 2011;20:9514-9514.

44. Puissant A, Frumm SM, Alexe G, Bassil CF, Qi J, Chanthery YH, et al. Targeting MYCN in neuroblastoma by BET bromodomain inhibition. Cancer Discov. 2013;3:308-323.

45. Yoda H, Inoue T, Shinozaki Y, Lin J, Watanabe T, Koshikawa N, et al. Direct Targeting of MYCN Gene amplification by Site-Specific DNA Alkylation in Neuroblastoma. Cancer Res. 2019;79:830-840.

46. Barone G, Anderson J, Pearson AD, Petrie K, Chesler L. New strategies in neuroblastoma: Therapeutic targeting of MYCN and ALK. Clin Cancer Res. 2013;19:5814-5821.

47. Luksch R, Castellani MR, Collini P, De Bernardi B, Conte M, Gambini C, et al. (2016). Neuroblastoma (Peripheral neuroblastic tumours). Critical Reviews in Oncology/Hematology 2016;107,163–181.

184

Tumores do Sistema Nervoso Central na Infância

Paulo Taufi Maluf Junior

DESTAQUES

- Os tumores do sistema nervoso central (SNC) são a segunda principal forma de neoplasias na infância.
- Gliomas de baixo grau representam o grupo mais frequente e de bom prognóstico.
- A cirurgia é a única forma de tratamento para os gliomas de baixo grau.
- Os gliomas de alto grau são tratados com radioterapia e a adição de quimioterapia pode melhorar seu prognóstico.
- Os meduloblastomas são formas de tumor neuroectodérmico primitivo que se situam em área infratentorial.
- A associação de quimioterapia à radioterapia tem melhorado os índices de sobrevida global.
- Os meduloblastomas de alto risco têm recebido altas doses de quimioterapia, com resgate de células-tronco autólogas.
- O número e a gravidade de sequelas após a irradiação de SNC ainda são altos, e estudam-se doses mais baixas de irradiação.

INTRODUÇÃO

Os tumores do SNC na infância perfazem o maior grupo de tumores sólidos nessa faixa etária, em seu todo correspondem à segunda neoplasia mais frequente (Figura 184.1), e são tidos como a segunda principal causa de mortalidade infantil em países ou regiões mais desenvolvidas, superados somente pelos acidentes.

Muito embora frequentes, e aparentemente com taxas de incidência crescentes, esse grupo de neoplasias representa ainda um desafio dentro do espectro da Oncologia Pediátrica, uma vez que, a despeito do grande acúmulo de novos conhecimentos nas últimas décadas, acerca da sua biologia, etiopatogenia, meios de diagnóstico e tratamento, os resultados em termos de sobrevivência e cura têm progredido de forma muito modesta, particularmente nas variedades tidas de maior risco.[1,2]

Quanto aos resultados de tratamento, reconhece-se que o prognóstico varia de forma decrescente com o avanço de faixas etárias, de sorte que, em seu conjunto, as neoplasias de SNC infantis têm evolução bem mais favorável do que se constata entre adultos (Figura 184.2).

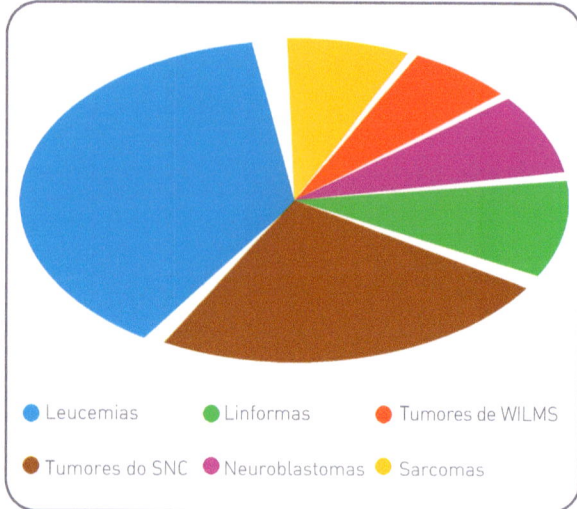

FIGURA 184.1 – Incidência das neoplasias da infância.
Fonte: Desenvolvida pela autora.

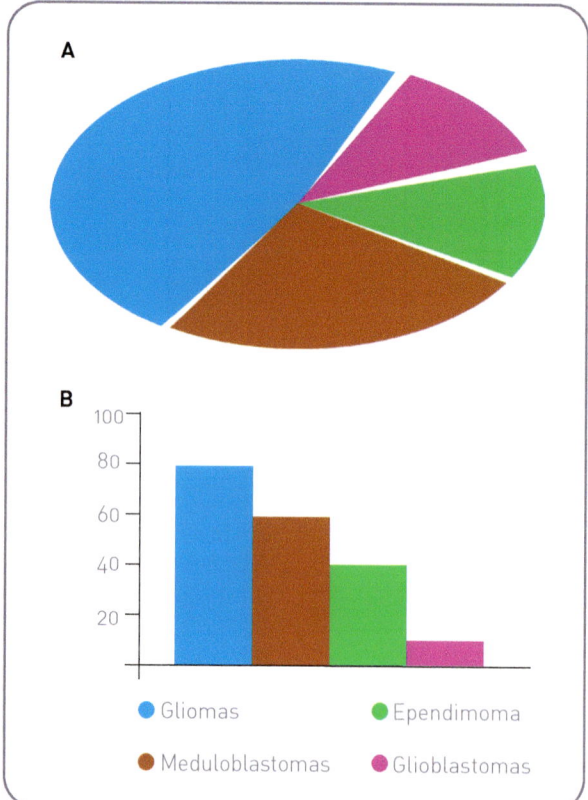

FIGURA 184.3 – (A) Incidência dos vários subtipos. (B) Taxas de sobrevivência associadas.
Fonte: Desenvolvida pela autora.

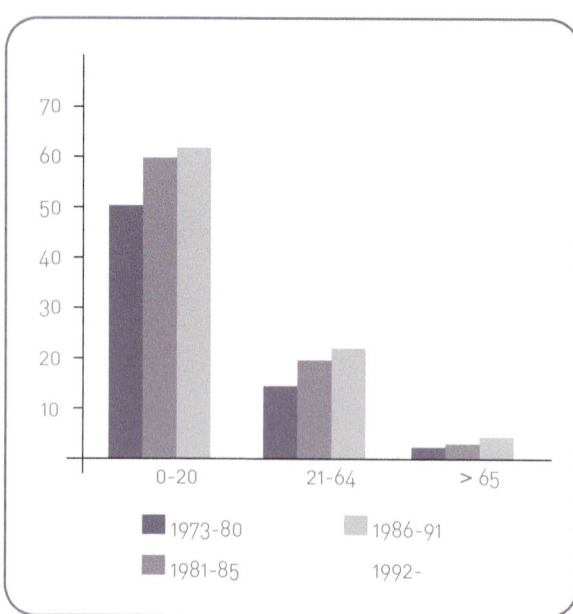

FIGURA 184.2 – Sobrevivência segundo faixas etárias, no decorrer dos anos.
Fonte: Desenvolvida pela autora.

A principal explicação para a discrepância observada com respeito ao prognóstico, entre crianças e adolescentes para os demais, credita-se ao fato de que a distribuição dos diversos subtipos encontrados nas fases mais precoces de vida é também divergente já que, entre estes, a maior incidência é conferida pelos gliomas de baixo grau, enquanto os casos de maior risco, mais prevalentes nos adultos, ocorrem em menor número entre os mais jovens (Figura 184.3).[3]

Cabe reiterar que os índices expostos correspondem à sobrevida de longo prazo, já que é considerável a mortalidade conferida pela doença, muitas vezes recidivada ou progressiva. Outra possível influência sobre o prognóstico dos tumores de SNC decorre da dificuldade com que se deparam, muitas vezes, os pediatras na elaboração de suspeitas de diagnóstico de neoplasia diante de crianças com sinais e sintomas próprios de outras condições mórbidas mais comuns e benignas, comuns na infância. O retardo no encaminhamento para serviços competentes, e em condições de lidar com entidades tão complexas, piora ainda mais as possibilidades já escassas de benefício a ser oferecido.

Os meios de diagnóstico, especialmente o advento da ressonância nuclear magnética (RNM), têm progredido em sua sofisticação, mas, mesmo assim, o achado de uma lesão cerebral dificilmente é acidental ou fortuita, ou seja, quando encaminhadas para realização de exames, as crianças já terão vindo há tempos com sintomas sugestivos e, portanto, com processos expansivos de tamanho considerável. Algumas das pistas que podem alertar o pediatra são a presença de neoplasias em familiares ou a ocorrência na criança de síndromes predisponentes, em especial a neurofibromatose de tipo 1.[1-4]

Como se trata de múltiplas entidades patológicas, essas que compõem o conjunto de tumores de SNC, e por terem formas muito distintas de abordagem entre si, é necessário que sejam obedecidos critérios de classificação.[5] Muitos já foram formulados, com base em histopatologia, em localização, em origem celular, mas a Organização Mundial da Saúde (OMS) tem proposto um esquema que tenta combinar os três modos (Quadroa 184.1).

Quadro 184.1. Classificação da Organização Mundial da Saúde

Tumores neuroepiteliais
- Astrocíticos
- Ependimais
- Tumores de região pineal
- Embrionários

Tumores de células germinativas
- Germinomas
- Não germinomas

Tumores de região selar
- Craniofaringeoma

Fonte: Desenvolvido pela autoria.

Tumores astrocíticos são denominados todos os gliomas em seus diferentes subtipos histológicos e grau de agressividade. Os tumores embrionários englobam os meduloblastomas e demais tumores conhecidos por neuroectodérmicos periféricos (pNET) e os tumores teratoide/rabdoides atípicos.

GLIOMAS

São tumores primários do SNC e provenientes de células da glia.[6] Existem várias gradações morfológicas que podem ser admitidas a esse grupo, a saber:
- Astrocitomas
  - Pilocíticos (baixo grau)
  - Fibrilares
    - Difuso (baixo grau)
  - Anaplásicos (aulto grau)
  - Glioblastoma multiforme (alto grau)

A OMS atribui também uma gradação numérica crescente para as quatro categorias citadas, de forma que também podem ser conhecidos por graus (WHO, do inglês World Health Organization) I, II, III, IV.

GLIOMAS DE BAIXO GRAU

Epidemiologia

A incidência anual estimada é de $1,5/10^5$ casos e representa o dobro da ocorrência em adultos. Não há evidências atuais de fatores ambientais, socioeconômicos, nutricionais, ou de outra ordem, associados a essas neoplasias. Entre crianças com neurofibromatose 1, cerca de 10% a 30% chegam a desenvolver glioma de vias ópticas.

Aproximadamente 80% de todos os gliomas são pilocíticos e, em sua maioria, incidem em hemisfério cerebral.

Etiopatogenia e biologia

Estudos em amostras tumorais, até agora, não tiveram êxito em encontrar anormalidades moleculares que pudessem ser comuns a todos. Alterações do cromossomo 7 foram vistas em uma minoria de casos, e atualmente tem sido analisada a duplicação em 7q34, acoplada ao oncogene BRAF implicado na regulação da via RAS/RAF/MEK, que é ativada nos tumores de adultos.[7,8]

Com efeito, na neurofibromatose 1, a família RAS de proteínas encontra-se envolvida em sinais de transdução para células da glia, fenômeno que eclode coma a inativação do proto-oncogene de neurofibromina.

Sabe-se que a inibição de receptores de rapamicina pode resultar na regressão de crescimento de células gigantes subependimárias de alguns gliomas, e esse mecanismo começa a ser avaliado para a futura abordagem dos gliomas resistentes.[7,8]

Apresentação

A maioria dos gliomas de baixo grau tem localização supratentorial e as manifestações são correlatas à área precisamente envolvida. Lesões de hemisfério podem ocasionar convulsões ou deficiências neurológicas focais. A obstrução de fluxo de líquido cefalorraquidiano (LCR) pode resultar em ataxia, cefaleia, vômitos. A emergência de glioma de vias ópticas provoca perda gradual de acuidade visual.

Os gliomas de baixo grau têm crescimento lento e, por isso, a instalação dos sintomas é insidiosa e, muitas vezes, não chama a atenção de familiares no início.

Na abordagem do paciente, alguns indícios de alarme podem ser detectados, como a referência a fortes cefaleias; vômitos incessantes; ao exame físico, sinal de Parinaud; envolvimento de 3º par craniano; tensão em fontanela anterior; aumento de perímetro cefálico.[7,8]

Diagnóstico

O uso de imagens é a via principal para o diagnóstico desses tumores. A RNM, na qual as lesões se mostram hipointensas em T1 e hiperintensas em T2, é o instrumento mais usado e tem a preferência para a manipulação de crianças menores, nas quais são indesejáveis cargas maiores de irradiação. Após intervenção cirúrgica, é necessária a revisão cerca de 48 horas depois, para que se ateste o nível de remoção (Figura 184.4). Na suspeita de disseminação meníngea, pouco frequente, indica-se a RNM de coluna.

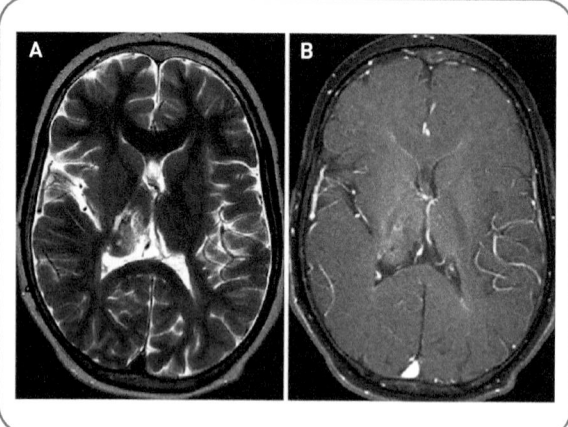

FIGURA 184.4 – (A) Glioma de baixo grau em tálamo direito. (B) O controle pós-cirúrgico.
Fonte: Acervo da autoria.

Tratamento

A cirurgia deve ser indicada após a constatação da suspeita de glioma, e é nesse procedimento que tem base o sucesso do tratamento. Após a cirurgia, pode-se ter crianças cuja lesão foi totalmente ressecada ou aquelas em que a ressecção foi subtotal. Para aquelas em que o tumor foi parcialmente retirado, ou só sujeito à biópsia, maiores cuidados são reservados.

É consenso geral que, nos casos em que houve total remoção, a chance de cura é excelente, sem que haja necessidade de nenhuma medida adicional. Porém, pairam muitas dúvidas a respeito da atitude a ser adotada quando a retirada do tumor é incompleta, ou subtotal. Para essas situações, há quem recomende nova cirurgia para que os restos de lesão visíveis pelas imagens sejam definitivamente extirpados. Há também grupos de estudiosos que acreditam ser admissível assumir a postura expectante e proceder a reavaliações a cada 3 ou 6 meses, com o fito de intervir no momento em que haja indícios de progressão.[7,8]

A radioterapia também é cercada de controvérsia sobre seu papel nos tumores operados de forma subtotal. Nenhum estudo pôde até hoje demonstrar algum benefício trazido pelo método e, embora alguns grupos de pacientes tenham tido maior tempo de sobrevida sem progressão, essa vantagem não se refletiu quando as análises abordaram o possível prolongamento da sobrevida global.[9]

Os gliomas de vias ópticas, quando assintomáticos, são apenas observados, e não se indica intervenção cirúrgica nessa condição.[10]

Existe maior concordância em relação à radioterapia quando há massas irressecáveis. Contudo, suas repercussões à secreção de hormônios, ao crescimento, e à esfera cognitiva resultam em que outros métodos sejam vistos com melhor expectativa.

A quimioterapia, com a associação de carboplatina e vincristina, tem sido o regime de tratamento mais estudado e a ele atribuem-se a estabilização ou a regressão do tumor em cerca de 70% das vezes em que é utilizado. No entanto, para tumores resistentes ou recaídos, nenhum esquema de 2ª linha tem sido consolidado. A combinação de derivados da platina e etoposide foi avaliada em pequeno número de pacientes e mostrou resultados da ordem de 70% de sobrevida global a longo prazo. Vimblastina semanal tem sido mostrada como alternativa para os casos de intolerância à platina. Temozolamida, testada isoladamente, provou ser ativa contra os gliomas de baixo grau, e novos estudos são necessários para avaliá-la em combinação com outros agentes. A associação de bevacuzimabe e irinotecan, usada em tumores de alto grau, também tem exibido sinais positivos quanto à sua eficácia.[11,12]

Gliomas de alto grau

Representados principalmente pelos astrocitomas anaplásicos e pelos glioblastomas multiformes, eles costumam ocorrer em faixas etárias mais tardias e representam cerca de 20% dos tumores supratentoriais. Em linhas gerais, quanto à apresentação clínica e diagnóstico não diferem muito dos gliomas de baixo grau, embora tenham início mais abrupto.

Ocorre que o prognóstico de pacientes classificados como WHO III e IV é bem mais reservado que o de gliomas de baixo grau. O sucesso do tratamento apoia-se na cirurgia radical e radioterapia, mas até hoje pouco progresso tem sido observado em termos de resultado com a adição de quimioterapia.[13-15]

No decorrer dos anos, vários esquemas têm sido testados, a exemplo do que realizou o Children's Cancer Group (CCG) quando randomizou pacientes para, após remoção tumoral, receberem radioterapia ou radioterapia associada com PCV (prednisona, lomustina e vincristina). O aumento das taxas de sobrevida, notadamente com os glioblastomas, foi significantemente melhor para as crianças submetidas à quimioterapia. Todavia, esses resultados nunca foram reproduzidos, possivelmente por viés na avaliação histopatológica do material revisado. Para corroborar essa suspeita, o mesmo CCG testou, subsequentemente, a combinação PCV e radioterapia *versus* esquema "8 em 1" (8 drogas usadas em 1 dia) e os resultados foram mais modestos para ambas as modalidades, e nesse trabalho houve revisão central por um comitê de neuropatologistas.[5]

Estudiosos na Alemanha propuseram um esquema de quimioterapia antes e após a radioterapia, em que a combinação inicial envolvia ifosfamida, etoposide, metotrexato em dose alta, cisplatina e citarabina, à qual se seguia a irradiação, complementada por ciclos de vincristina, cisplatina e lomustina. Os resultados mostraram que a técnica "sanduíche" era superior aos dados históricos.[16]

A temozolamida foi testada em astrocitomas anaplásicos e glioblastomas, pelo St Jude Children's Research Hospital e, apesar da obtenção de cerca de 20% de sobrevida para pacientes com quadros anaplásicos, o índice para os glioblastomas foi nulo, o que demonstra grande diferença na ação dessa droga em tumores infantis, cotejada a seu uso em adultos.

Com vistas à reversão do mau prognóstico, vários ensaios têm sido realizados com a combinação de bevacizumabe e irinotecan e, para tumores recidivados ou refratários, o nível de respostas parece alentador.[14,17,18]

Gliomas de tronco cerebral

Em sua maioria, de mais de 85% dos casos, os gliomas pontinos são difusos e infiltrativos, sem condições de abordagem cirúrgica, sequer para biópsia. O diagnóstico é feito quase sempre por imagem (Figura 184.5).

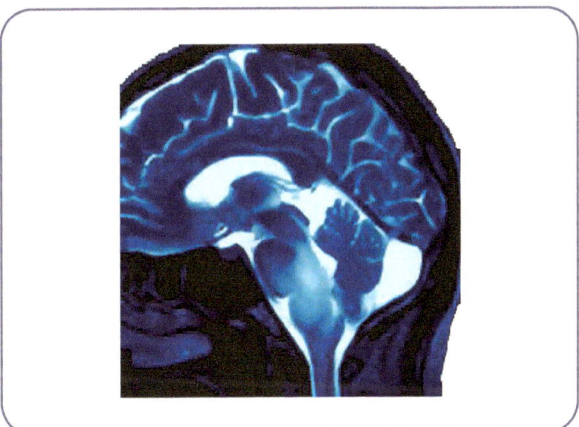

FIGURA 184.5 – Glioma de tronco cerebral.
Fonte: Acervo da autoria.

Em que pesem esforços com diversas tentativas terapêuticas ao longo de anos, a perspectiva para pacientes com esse tipo de doença não melhora. A radioterapia é a forma básica de tratamento, mas apesar de induzir respostas, o tumor volta a crescer em 5 a 10 meses após o início de tratamento, indiferentemente à introdução de novas técnicas. Em termos de quimioterapia, o emprego de doses mieloablativas não tem trazido benefícios e, para o futuro, esperam-se resultados pelo uso experimental de terapias antiangiogênicas.[3,11]

Em levantamento recente, executado pela Sociedade Europeia de Oncologia Pediátrica, foram revistos mais de mil casos de DIPG, cuja análise detectou 16 pacientes em que se observou sobrevida longa, ao contrário do que a experiência tem demonstrado, e que dá conta de êxito fatal na quase totalidade, no máximo 2 anos após diagnóstico. Entre os fatores que hipoteticamente influenciaram os resultados melhores, destacaram-se o grau de histopatologia, favorável para graus I e II, idade abaixo de 3 anos e variantes embrionárias.[11]

MEDULOBLASTOMAS

Epidemiologia

Os meduloblastomas incorporam-se ao grupo de neoplasias primitivas da neuroectoderme que, quando localizadas em fossa posterior, recebem a denominação de "meduloblastomas". Outro grupo, ao qual os meduloblastomas também se aderem, é o das neoplasias de células pequenas, redondas e azuis, de sorte que se pode confundi-lo, morfologicamente com outras neoplasias também assim caracterizadas (neuroblastoma, tumor de Wilms, retinoblastoma, alguns linfomas).

Os meduloblastomas correspondem a 20% dos tumores de SNC pediátricos, e a 40% dos tumores de fossa posterior. A idade em que ele mais frequentemente ocorre é aos 4 anos, mas cerca de 15% deles incide em lactentes, o que resulta em alguns obstáculos importantes para a abordagem terapêutica ideal. A idade, além do grau de sucesso cirúrgico, é fator importante para estratificação de risco determinante para adoção do melhor programa terapêutico. Como exemplo, pacientes que sofreram remoção subtotal do tumor e têm mais de 3 anos são de risco intermediário, mas se a criança, nas mesmas condições, for menor, será considerada de alto risco.[19,20]

Biologia e etiopatogenia

Para os PNET, têm sido empregados diversos métodos para esclarecimento das aberrações moleculares presentes nesses tumores. Alguns dos mais utilizados são a hibridização genômica comparativa (CGH), a hibridização fluorescente *in situ* (FISH), análises de microssatélites. A anomalia que tem sido encontrada, específica e incidente em cerca de 50% dos casos é o isocromossomo 17q. Com novas técnicas, em particular a análise de DNA por *microarray*, têm-se encontrado perdas do 17p com pontos de ruptura entre D17S689 e D17S95 em 17p11; ademais, com a mesma técnica foi possível determinar que perdas em 17p levam forçosamente a ganhos de 17q e, por conseguinte, esta passa a ser a alteração mais presente.[21,22]

Com respeito à origem dos meduloblastomas, existe já o conceito de que o gene MYC está implicado na origem dos meduloblastomas, mas não há a mesma convicção quando da análise do N-myc. Este encontra-se amplificado em cerca de 10% dos casos e a esse fenômeno atribui-se, por alguns, o mau prognóstico do subtipo de meduloblastomas com células grandes e anaplásicas. A amplificação do MYC relaciona-se também com a má evolução dos casos em que ela ocorre, mas a simples elevação do número de transcriptos também pode ter a mesma implicação, além do que, sua detecção pode ser evidenciada e usada como marcador de agressividade.

Mais recentemente, tem-se evidenciado que as vias Wnt/APC e Shh/PTCH podem implicar a origem tumoral. No cerebelo, Shh é secretado por células de Purkinje e promove a replicação de células granulares, liga-se a receptores PTCH e promove sua dissociação de outras proteínas transmembranosas que agem como sinais transdutores a vias de regulação. Já a via de sinalização de Wnt modula a proliferação e diferenciação de vários tecidos.[23]

É sabido que a síndrome de Turcot tipo 1 pode ser acompanhada de gliomas. Já o tipo 2, na qual existem mutações germinativas de APC em 5q21, pode associar-se à ocorrência de meduloblastomas.

Classificação patológica

Do ponto de vista histopatológico, os meduloblastomas classificam-se em quatro variedades, forma clássica, desmoplásicos, nodularidade extensa, grandes células anaplásico. Na última década, mediante estudos transcricionais, têm sido adotadas classificações que se baseiam em perfis genômicos que, em combinação com a histopatologia, com a citogenética, com resultado cirúrgico, perfazem grupos para os quais podem ser atribuídas tendências quanto ao risco em termos de prognóstico. Dessa forma, novos quatro subgrupos têm sido propostos, com base principalmente nas vias de alterações genéticas determinantes dos tipos histopatológicos resultantes.[20,24]

Subgrupo WNT

A via WNT é reguladora de embriogênese e desencadeia diversos eventos que propiciam a formação de diversos órgãos, com participação de intermediários como a β-catenina nuclear, que pode ser detectada em tecidos, serve como identificadora desse subgrupo. Existem diversas vias WNT, mas a mais bem estudada é a da β-catenina, com importância como via de sinalização para tipos variados de neoplasia, em especial câncer colorretal, com mutações bem definidas. No meduloblastoma, é também reconhecida a importância da via WNT com hiperexpressão de β-catenina, cuja identificação tecidual tem adicionado subsídios para aprimoramento no diagnóstico histoatopatológico.

Os tumores desse subgrupo só ocorrem em 10% dos casos, têm excelente prognóstico, raramente desenvolvem doença à distância, originam-se preferencialmente na linha média encefálica e no tronco cerebral.

A mutação genética de CTNNB1 é quase sempre presente e também compartilhada na síndrome de Turcot, que, além de tumor cerebral, apresenta-se com adenopolipose familiar. A mutação de p53 é frequente também nos tumores classificados nesse subgrupo, mas não tem influência em prognóstico nem associação com a síndrome de Li-Fraumeni.[25]

Subgrupo SHH

A via de sinalização Sonic Hedgehog (SHH) tem grande importância no desenvolvimento de diversas neoplasias ou de doenças congênitas de outra natureza. A proteína PTCH é iniciadora da sequência desenvolvida por essa via e tem como um dos efetores a proteína transmembrana SMO, cuja inativação causa distúrbios de embriogênese cerebelar e outros tecidos das demais origens. As mutações de GL1 e PTCH1 estão presentes na maior parte de casos, e esta última provoca também a síndrome de Gorlin, associada a essa variedade de meduloblastomas.

Os meduloblastomas modulados pela via SHH perfazem 30% dos casos e têm localização primária nos hemisférios cerebelares. Apresentam metástases ao diagnóstico em cerca de 25% dos casos recentemente diagnosticados, e a histopatologia de modularidade extensa é quase exclusiva desse subgrupo e, junto com a morfologia desmoplásica, constituem o padrão tecidual predominante. Ocorrem de forma bimodal em idades abaixo de 5 anos ou acima de 16 anos.

Com respeito à classificação de risco, esse subgrupo tem prognóstico intermediário. No entanto, se são detectadas metástases de início, ou dá-se o encontro de amplificação do gene *MYC*, passam a assumir alto risco. Ademais, quando descortinada a mutação de p53, esse subgrupo passa a ter o mais alto risco entre todas as categorias dos meduloblastomas.[24,25]

Subgrupo 3

A base genética desse subgrupo é pouco conhecida, e não há nenhuma mutação germinativa que seja deflagradora da neoplasia. Têm muito alto risco quando metastáticos ou com amplificação de MYC. Sua incidência se dá em crianças de pouca idade, inclusive lactentes. A área primária é linha média e 4º ventrículo.

A amplificação do proto-oncogene MYC é quase exclusiva do subgrupo 3, e a histopatologia de grandes células anaplásicas lhe é frequentemente presente, assim como as formas clássicas. Algumas aberrações genômicas de genes codificadores de remodelação cromatínica têm sido descritas esporadicamente, com mutações de SMARCA4 e KMT2D. Várias alterações cromossômicas caracterizam instabilidade genômica do subgrupo.[20,25]

Subgrupo 4

Esse é o mais frequente entre todos os subgrupos. Atinge todas as etapas da infância e da adolescência, tem no 4º ventrículo e na linha média seu local inicial e sua histopatologia mais comum é de grandes células anaplásica, mas as formas clássicas também são manifestadas. Apresenta muito baixo risco de insucesso no tratamento, se verificada a perda de cromossomo 11, e se houver ausência de metástases; caso contrário, apresenta alto risco. A histopatologia preferencial é anaplásica de grandes células, mas as formas clássicas têm lugar, igualmente.

As particularidades biológicas do subgrupo 4 não são esclarecidas. Serve como usual a presença de isocromossomo 17q em cerca de 80% dos casos, mas não se identificam genes deflagradores resultantes. O gene KDM6A, regulador de lisinademetilase, está presente em cerca de 10% dos estudos teciduais, assim como há incidência de 5% para amplificação de proto-oncogenes MYCN e CDK6.[26]

A nova classificação com base genômica, além de provocar mudanças profundas, tem resultado no encontro de heterogeneidade dentro mesmo de cada subgrupo. Além disso, passou a tornar essencial o emprego de recursos que subjugam a patologia com base em morfologia ao anacronismo. Sem a alocação correta de cada paciente ao subgrupo que identifica sua neoplasia, torna imperfeita a tomada de decisão com vistas ao tratamento, que deve ser adaptado ao grau de risco encontrado. O reconhecimento da genética inerente ao processo de tumorigênese permite, outrossim, a delineação de novas formas de tratamento, tomando como alvos as aberrações genéticas analisadas, e o emprego de agentes que os atinjam (Tabela 184.1) (Figura 184.6).

Tabela 184.1. Classificação genética

	WNT (10%)	SHH (30%)	Grupo 3 (25%)	Grupo 4 (35%)
		Aspectos clínicos		
Idade	Média 10 anos	< 5 anos > 16 anos	Lactentes Pré-escolares	Média 9 anos
Histopatologia	Clássica	Clássica > desmoplásica > células grandes	Clássica > células grandes	Clássica
Local 1ário	4º ventrículo Tronco	Cerebelo	4º ventrículo Linha média	4º ventrículo Linha média
Metástases	5% a 10%	15% a 20%	40% a 45%	35% a 40%
Prognóstico	95%	75%	40% a 45%	35% a 40%
		Genoma		
Citogenética	Monossomia 6	Perda: 9q, 10q, 17p Ganho: 3q, 9p	Perda: 10q, 16q, 17p Ganho: 1q, 17p	Perda: 8, 10, 11p Ganho: 4, 7, 17q
Gene de expressão	WNT	SHH	MYC	Neuronal

Fonte: Desenvolvida pela autoria.

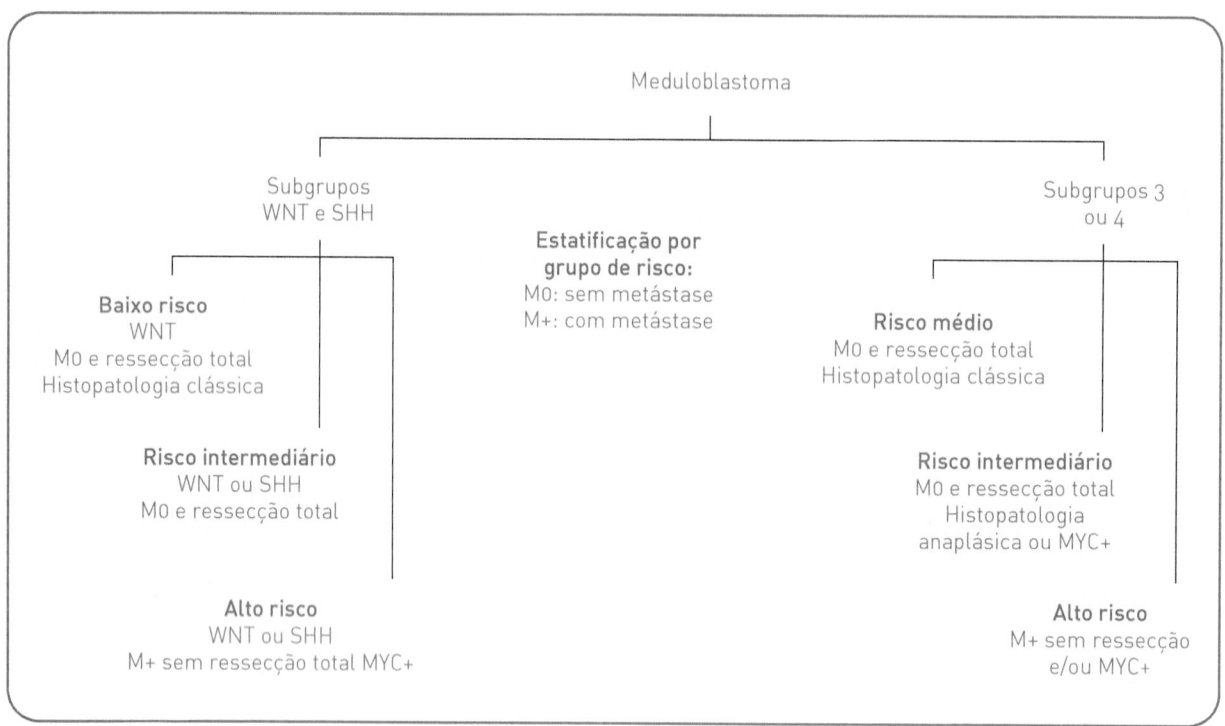

FIGURA 184.6 – Estratificação por grupo de risco.
Fonte: Desenvolvida pela autoria.

Apresentação e diagnóstico

Por acometerem a fossa posterior em boa parte dos casos e associarem-se à obstrução de fluxo do LCR, as manifestações mais representativas são cefaleia, náusea, vômitos matutinos, distúrbios da marcha. A presença de hipertensão intracraniana, cerca de 95% dos pacientes apresentam-se com sinais dessa anomalia.[11]

A exemplo de outras neoplasias de SNC, a RNM é o meio definitivo para realização de diagnóstico, com imagens de crânio e medula, dada a alta incidência de disseminação meníngea.

Além dos estudos de imagem, primordiais para o diagnóstico mormente por meio de RNM, de crânio-eixo, o exame bioquímico e citológico do LCR também constitui procedimento relevante na procura de células neoplásicas em seu sedimento (Figura 184.7).

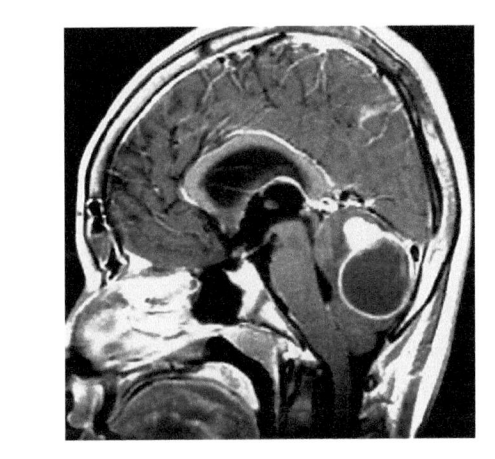

FIGURA 184.7 – Meduloblastoma cístico.
Fonte: Acervo da autoria.

Os meduloblastomas, quando metastáticos, desenvolvem doença para esqueleto ósseo e, com muito pouca frequência, para fígado ou medula óssea. O paciente à admissão deve ser investigado para essas áreas, com pouca necessidade de análise de medula óssea, salvo se houver suspeita clínica nesse sentido.

Tratamento

Baixo risco

Conforme já salientado, a intervenção cirúrgica deve ser o passo seguinte ao diagnóstico dos meduloblastomas, e as remoções totais ou subtotais têm relação direta com prognóstico. As complicações cirúrgicas são infelizmente sérias, haja vista a presença de meningites sépticas ou assépticas, fístulas do LCR, mutismo cerebelar e outras morbidades neurológicas.

Como forma tradicional de tratamento após cirurgia, a radioterapia, sempre foi a abordagem indicada para os meduloblastomas, com abrangência do crânio e da medula espinhal, e mais dose de reforço para a fossa posterior. Embora se constitua em abordagem terapêutica de ótimo resultados, as altas doses requeridas de irradiação para obtenção de sucesso é de cerca de 36 Gy, com sequelas físicas e cognitivas que passaram a constituir preocupação com os pacientes sobreviventes a longo prazo. Após a introdução de quimioterapia adjuvante, alguns grupos estudaram, de forma randômica, pacientes que, antes do início das drogas, eram encaminhados para irradiação em dose tradicional ou com 23,6 Gy, e os resultados não foram diferentes entre os grupos, concluindo-se que o tratamento combinado é tão eficaz quanto a irradiação isolada, mas com danos em níveis consideravelmente inferiores.[20]

Várias modalidades de QT têm sido empregadas. Como exemplo de regime bem-sucedido, tem-se que as combinações de lomustine, cisplatina e vincristina, alternadas com ciclofosfamida, cisplatina e vincristina, têm obtido resultados com mais de 80% de pacientes sobreviventes a longo prazo, sem recidiva.

O CCG conduz agora um protocolo a fim de diminuir mais a dose, para 18 Gy[25] cujos resultados, embora preliminares, mostram uma possível equivalência de bons resultados para essas doses inferiores.[28]

A Societé International d'Oncologie Pediatrique (SIOP) tem produzido estudos que propõem o uso de radioterapia tardia, após um período de quimioterapia pós-cirurgia. Os primeiros resultados foram ruins, mas o regime não continha derivados de platina; posteriormente, a SIOP III randomizou pacientes para receber só radioterapia com 36 Gy, ou para receber quatro ciclos de vincristina, carboplatina, ciclofosfamida e etoposide, antes da irradiação; as doses foram de 36 Gy com 53 Gy para a fossa posterior, e o grupo com quimioterapia teve desempenho superior e, com todos esses resultados, a quimioterapia adjuvante passou a ser incorporada definitivamente.[26] Atualmente, esse mesmo protocolo analisa resultados para um grupo especial com presença de β-catenina, considerado de baixíssimo risco, e que recebe irradiação cranioespinhal com 18 Gy, e QT sem derivados de platina.[26,27]

Alto risco

Pacientes de alto risco têm sido expostos à irradiação de crânio-eixo, com doses de 36 Gy e uso concomitante de carboplatina e vincristina como radiossensibilizadores. A QT adjuvante, a seguir, é composta por ciclofosfamida e vincristina, com inclusão posterior de cisplatina. Os casos metastáticos têm necessidade de doses superiores a 50 Gy, com hiperfracionamento na tentativa de mitigar os efeitos tóxicos.

As crianças com menos de 3 anos são albergadas em tipos especiais de abordagem, especialmente pela impossibilidade de irradiação encefálica. Vai daí que a esse grupo têm sido impostos programas com altas doses e reinfusões de células autólogas primitivas com alguma chance de sucesso.[30,31]

Com a demonstração das vias de sinalização e de genes indutores de neoplasia, as terapias dirigidas têm ocupado grande parte da investigação atual. A administração de inibidor de γ-secretase tem mostrado respostas, embora modestas, em meduloblastomas recidivados. Os demais agentes pesquisados têm englobado inibidores de via m-TOR associados à temozolamida, e também bevacizumab combinado a inibidores de topoisomerase 1.

As crianças sobreviventes têm alta incidência de sequelas marcantes, das quais as de ordem neuropsicológicas são as mais acentuadas, como o rebaixamento intelectual, as deficiências de memória, verbais, de execução funcional. Os distúrbios endocrinológicos, especialmente quanto a funções hipofisárias, também se fazem presentes. A longo prazo, é comum se ter a presença de microangiopatias centrais ou de neoplasias secundárias[32-34] (Quadro 184.2).

Quadro 184.2. Estadiamento dos meduloblastomas		
	RISCO NORMAL	ALTO RISCO
Extensão tumoral	Localizado	Disseminado
Ressecção	Total ou subtotal	Parcial ou biópsia
Histologia	Clássica; desmoplásica	Anaplásico de grandes células
Biologia	Expressão de Shh	Amplificação de MYC

Fonte: Desenvolvido pela autoria.

EPENDIMOMAS

Os ependimomas formam um grupo heterogêneo de tumores, correspondem a cerca de 10% de todos os tumores de SNC da infância, dos quais cerca de 50% incidem em crianças abaixo de 3 anos. Embora se originem preferencialmente em áreas intracranianas, há formas espinhais, mais próprias de idade adulta. Em crianças menores, a fossa posterior é o local primário mais presente, mas cerca de 30% de casos são supratentoriais (Figura 184.8).

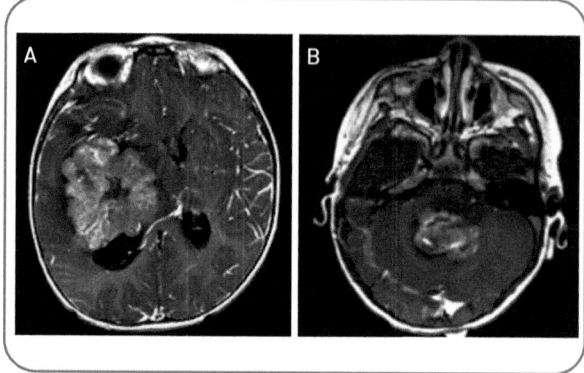

FIGURA 184.8 – (A) Ependimoma supratentorial. (B) Ependimoma de fossa posterior.
Fonte: Acervo da autoria.

Patologia

De acordo com a OMS, podem-se divisar variedades histopatológicas de grau 1, subdivididas em subependimomas e em formas mixopapilares; de grau 2, forma clássica subdividida em variantes celular, papilar, de células claras e tanicítico; de grau 3, anaplásicos.

Em crianças, identificam-se apenas os graus 2 e 3, mas sua diferenciação não implica nem diferença de tratamento, nem associação à qualidade de prognóstico.

Da análise molecular, podem resultar cerca de nove entidades distintas, que têm correlação com local anatômico, idade, prognóstico, rotulados como supratentorial – EPN-YAP1 e EPN-YAPA; fossa posterior-EPNA e EPNB. Em crianças, os subtipos mais vistos são YAP, RELA, EPNA. Ainda não se tem correlação precisa entre os vários achados e aspectos clínicos e terapêuticos.[5,36,37]

Aspectos clínicos e diagnóstico

Assim como ocorre com todos os tumores de SNC, a sintomatologia é associada ao foco primário do tumor. Com efeito, as lesões supratentoriais apresentam-se com cefaleia e convulsões resultantes de acometimento cortical, as de fossa posterior vêm com ataxia, náusea e vômitos propiciados por hidrocefalia, e as massas espinhais apresentam efeitos da compressão, como hemiparesia ou comprometimento sensorial, mas também há repercussão para a coluna, com escoliose presente.

Algumas formas histopatológicas também podem ter reflexo nas manifestações. Os subependimomas, muitas vezes, são silenciosos e podem ser achados acidentais. Os mixopapilares são praticamente exclusivos de cone medular e causam dores baixas no dorso inferior.

O único estudo necessário para diagnóstico, além do anatomopatológico, é a imagem preferencialmente obtida por RNM. Quando se trata de lesões supratentoriais, o aspecto é de massa heterogênea periventricular, embora encontrem-se também imagens mais aprofundadas ou interiorizadas em ventrículos. Os tumores de fossa posterior elevam-se a partir do assoalho do 4º ventrículo com compressão superior.[38,39]

Tratamento

O tratamento dos ependimomas lastreia-se fundamentalmente no grau de ressecção que, para que se tenha boa perspectiva de prognóstico, deve ser completa ou, no máximo, com restos de não mais que 2%. Há tendência, em alguns centros, de limitar o tratamento ao procedimento cirúrgico quando executado a contento e deixar para resgatar as recaídas com radioterapia. Outra intervenção creditada aos neurocirurgiões são as reoperações, indicadas quando há restos de tumor passíveis de remoção ou mesmo após o tratamento adjuvante, se o tumor, antes irressecável, passa a comportar tentativa de limpeza completa. Não há evidência de que as reoperações deem implemento à sobrevida longa, mas pode, mesmo assim, prolongar o tempo de vida.[38-39]

Os ependimomas de fossa posterior frequentemente impõem ao procedimento cirúrgico dificuldade acentuada, dada a possibilidade de implicar lesões neurais ou vasculares, particularmente quando a massa invade o 4º ventrículo. A adição de radioterapia constitui o padrão de tratamento mais adotado, com doses que variam de 45 Gy a 34 Gy, com envolvimento da fossa posterior e reforço ao leito tumoral. Há experiências feitas com radiocirurgia, especialmente em crianças menores às quais o procedimento é oferecido como forma de aumentar a intensidade local de irradiação, mas os resultados são díspares e poucos centros a adotam. Pacientes em que a cirurgia é bem-sucedida, complementada por radioterapia, podem alcançar níveis de sobrevida próximos a 70%. Dado que a exequibilidade da remoção completa é inviável, a maioria das crianças acaba tendo prognóstico desfavorável.[35,36]

Muito se tem especulado a respeito da introdução de quimioterapia. Investigadores de Sociedade Francesa de Pediatria estudaram um protocolo de QT adjuvante com rodízio de três conjuntos de agentes, a saber, procarbazina e carboplatina, etoposide e cisplatina, vincristina e ciclofosfamida, para que as crianças menores pudessem ter a irradiação reservada só para recidivas; os resultados chegaram a 20% de sobrevida, alguns pacientes com prolongamento de até 5 anos. A sociedade de oncologia pediátrica do Reino Unido estudou uma série de crianças pequenas com QT mieloablativa, reposição de células-tronco hematopoéticas e radioterapia a ser empregada só em casos recrudescentes. O índice de sobrevida a médio prazo, em torno de 30%, não foi confirmado por outros autores.[39]

As investigações de agentes biológicos têm esbarrado no fato de que a neoplasia tem várias vias de transdução em sua origem, e genoma ainda é pouco disponível.

TUMOR TERATOIDE RABDOIDE ATÍPICO

O tumor teratoide rabdoide atípico (ATRT) é um tumor embrionário raro, muito agressivo, altamente letal e tipicamente pertencente à faixa etária de lactentes. Seu diagnóstico tem avançado muito, mercê do reconhecimento de sua biologia molecular, embora sem maior incremento aos resultados terapêuticos malsucedidos com QT convencional e RDT.

Epidemiologia

Classifica-se entre os tumores embrionários e ocorrem em outras áreas que não SNC. Sua incidência é estimada em $10:10^6$ na população infantil, e não é descrito em crianças acima de 10 anos de idade. Nenhuma etnia ou gênero representam incidência preferencial. Sendo um tumor próprio de lactentes, há descrições de diagnósticos feitos no período neonatal. Entre os casos reportados na literatura, algumas neoplasias tem emergido em crianças produto de fertilização *in vitro*, mas sem associação causal estabelecida.

Existe tendência sugerida para ocorrência familiar quando o paciente tem mais de um sítio tumoral atingido e se houver mais que um irmão atingido pela doença. Mesmo assim, acredita-se que a origem genética da neoplasia emerge *de novo*, portanto raros são os casos familiares.[35]

Patologia

Além do SNC, os ATRT podem incidir em nervos periféricos, em cabeça e pescoço, fígado, mediastino, retroperitônio, musculatura para vertebral. É importante lembrar a existência de tumores sincrônicos, com mais que uma área lesionada. No SNC, metade dos pacientes tem doença em fossa posterior, e 30% os apresentam em hemisférios ou gânglios da base. Cerca de 20% dos pacientes desenvolvem doença leptomeníngea.

A histopatologia faz lembrar a de tumores neuroectodérmicos primitivos, e a distinção é feita pelo destaque de células rabdoides, com núcleo excêntrico, cromatina dispersa, múltiplos nucléolos e corpúsculos de inclusão.

Na origem genética, a transformação neoplásica se dá por mutação bialélica com inativação do gene supressor SMARCB1, localizado em 22q11.2, ativador de integrasse 1 ou 1[INI1]. A ausência de proteínas nucléicas, em combinação com os achados histopatológicos, conduz à diferenciação com os outros tumores embrionários.[35-37]

Quadro clínico e diagnóstico

À semelhança dos demais tumores de SNC, a lesão cerebelar com invasão de 4º ventrículo obstrui o fluxo do LCR, resultando em hipertensão intracraniana. Daí que os sintomas iniciais refletem a hidrocefalia provocada, que acarreta vômitos e aumento de perímetro craniano, facilmente divisável nos lactentes. Quando de instalação encefálica, a criança geralmente dá entrada com síndrome convulsiva.

O diagnóstico é feito por imagem, eletivamente por RNM de crânio e eixo espinhal e da coleta de LCR assim que houver estabilidade que a permita.[35]

Tratamento

Os ATRT, em virtude de sua escassez e da dificuldade em reunir número suficiente de pacientes para realização de estudos prospectivos, não são contemplados com condutas que possam ser consideradas de padrão. A intervenção cirúrgica, se levar à exérese completa, pode contribuir, mas deve ser complementada com irradiação e QT que, se intensiva, pode diminuir o efeito da cirurgia completa para termos de sobrevivência.

A despeito de ter agregado valor em tempo de sobrevida, a irradiação, que deve abranger crânio e eixo, é altamente lesiva em lactentes, considerando-se que normalmente já vem com derivações do LCR e, muitas vezes, com QT intratecal. Com efeito, quando iniciada precocemente e com duração mais rápida, os resultados foram melhores.[40]

Até pelo fato de o tumor ser agressivo, com fácil disseminação e atuação cirúrgica limitada, os índices de sobrevida são exíguos. O único protocolo que se mostra superior aos demais foi implantado no Dana Farber Cancer Institute, em Boston. O desfecho cirúrgico com ablação completa foi conseguido em cerca de metade dos pacientes, que, por sua vez, recebeu radioterapia focal e combinação de drogas que envolveu vincristina, dactinomicina, ciclofosfamida, doxorubicina e temozolamida, cuja administração se deu antes da cirurgia e após RDT. Os resultados preliminares contabilizam 70% de crianças em sobrevida livre de progressão por período médio de 1 ano 6 meses.[41,42]

REFERÊNCIAS

1. Packer RJ, MacDonald T, Vezina G. Central nervous system tumors. Pediatr Clin North Am. 2008;55:121-45.
2. Mueller S, Chang S. Pediatric brain tumors: current treatment strategies and future therapeutic approaches. Neurotherapeutics. 2009;6:570-86.
3. Kieran MW, Walker D, Frappaz D, et al. Brain tumors: from childhood through adolescence into adulthood. J Clin Oncol. 2010;28:4783-9.
4. Karajannis M, Allen JC, Newcomb EW. Treatment of pediatric brain tumors. J Cell Physiol. 2008;217:584-9.
5. Packer RJ. Childhood brain tumors: accomplishments and ongoing challenges. J Child Neurol. 2008;23:1122-7.
6. Sievert AJ, Fisher MJ. Pediatric low-grade gliomas. J Child Neurol. 2009;24:1397-408.
7. Dubuc AM, Northcott PA, Mack S, et al. The genetics of pediatric brain tumors. Curr Neurol Neurosci Rep. 2010;10:215-23.
8. Ullrich NJ, Pomeroy SL. Molecular genetics of pediatric central nervous system tumors. Curr Oncol Rep. 2006;8:423-9.
9. Skowrońska-Gardas A. A literature review of the recent radiotherapy clinical trials in pediatric brain tumors. Rev Recent Clin Trials. 2009;4:42-55.
10. Nicolin G, Parkin P, Mabbott D, et al. Natural history and outcome of optic pathway gliomas in children. Pediatr Blood Cancer. 2009;53:1231-7.
11. Hofman LM, Sophie EM, Colditz N, et al. J Clin Oncol. 2018;36:1963-1972.
12. Grill J, Bhangoo R. Recent development in chemotherapy of paediatric brain tumours. Curr Opin Oncol. 2007;19:612-5.
13. von Hornstein S, Kortmann RD, Pietsch T, et al. Impact of chemotherapy on disseminated low-grade glioma

14. Broniscer A, Gururangan S, MacDonald TJ, et al. Phase I trial of single-dose temozolomide and continuous administration of o6-benzylguanine in children with brain tumors: a pediatric brain tumor consortium report. Clin Cancer Res. 2007;13(22 Pt 1):6712-8.
15. Mueller S, Chang S. Pediatric brain tumors: current treatment strategies and future therapeutic approaches. Neurotherapeutics. 2009;6:570-86.
16. Rutkowski S, Bode U, Deinlein F, et al. Treatment of childhood medulloblastoma by postoperative chemotherapy alone. N Engl J Med. 2005;352:978-86.
17. Nicholson HS, Kretschmar CS, Krailo M, et al. Phase 2 study of temozolomide in children and adolescents with recurrent central nervous system tumors: a report from the Children's Oncology Group. Cancer. 2007;110:1542-50.
18. Packer RJ, Jakacki R, Horn M, et al. Objective response of multiply recurrent low-grade gliomas to bevacizumab and irinotecan. Pediatr Blood Cancer. 2009;52:791-5.
19. Northcott PA, Robinson G, Kratz PC. Medulloblastoma. Nature 2019;5:11-20.
20. Ramasvamy V, Remcke M, Boufet E. Risk stratification of childhood medulloblastoma in the molecular era: The Current Consensus. Acta Neuropathol. 2016;131:821-831.
21. Kagawa N, Maruno M, Suzuki T, et al. Detection of genetic and chromosomal aberrations in medulloblastomas and primitive neuroectodermal tumors with DNA microarrays. Brain Tumor Pathol. 2006;23:41-7.
22. Polkinghorn WR, Tarbell NJ. Medulloblastoma: tumorigenesis, current clinical paradigm, and efforts to improve risk stratification. Nat Clin Pract Oncol. 2007;4:295-304.
23. Millard EM, De Braganca KC. Medulloblastoma. J Child Neurol. 2016;31(12):1341-135.
24. Khatua S, Song A, Sridhar DC. Childhood medulloblastoma: current therapies, emerging molecular landscape and newer therapeutic insights. Current Neuropharmacology, 2018;16:1045-58.
25. Stucklin A, Ramasvamy V, Craig D. Review of classification and treatment implications of pediatric brain tumors. Curr Opin Pediatr. 2018;30-9.
26. Frappaz D, Faure-Conté C, Meyronet D. Curr Opin Oncol. 2018;31:747-51.
27. Packer RJ, Zouh T, Holme M. Neuro-oncology 2013; Survival and secondary tumors in children with medulloblastoma, results of Children's Oncology Group. Neuro-Oncology. 2013;97-103.
28. Dallorso S, Dini G, Ladenstein R, et al. EBMT-PDWP. Evolving role of myeloablative chemotherapy in the treatment of childhood brain tumours. Bone Marrow Transplant. 2005;35(1):S31-4.
29. Sung KW, Yoo KH, Cho EJ, et al. High-dose chemotherapy and autologous stem cell rescue in children with newly diagnosed high-risk or relapsed medulloblastoma or supratentorial primitive neuroectodermal tumor. Pediatr Blood Cancer. 2007;48:408-15.
30. Rutkowski S, Cohen B, Finlay J, et al. Medulloblastoma in young children. Pediatr Blood Cancer. 2010;54:635-7.
31. Jakacki RI, Burger PC, Zhou T. Outcome of children with metastatic medulloblastoma treated with carboplatin during craniospinal radiotherapy: Children's Oncology Group study phase I, II. J Clin Oncol. 2012;30:2648-2653.
32. Fouladi M, Gururangan S, Moghrabi A, et al. Carboplatin-based primary chemotherapy for infants and young children with CNS tumors. Cancer. 2009;115:3243-53.
33. Palmer SL. Neurodevelopmental impact on children treated for medulloblastoma: a review and proposed conceptual model. Dev Disabil Res Rev. 2008;14:203-10.
34. Udaka YT, Packer RJ. Pediatric brain tumors. Neurol Clin. 2018;36:533-56.
35. Kilday JP, Rhaman R, Dyer S, et al. Pediatric ependymoma: biological perspectives. Mol Cancer Res. 2009;7:765-786.
36. Merchant TE. Current clinical challenges in childhood ependymoma: a focused review. J Clin Oncol. 2017;35(21):2364-2369.
37. Witt DA, Donson AM, Amani V, et al. Specific expression of PD-L1 in RELA-fusion supratentorial ependymoma: implications for PD-1-targeted therapy. Pediatr Blood Cancer. 2018;65:1-9.
38. Lin Fy, Chintagumpala M. Avances in management of ependymoma. Curr Oncol Rep. 2015;17:1-7.
39. Garvin JH, Selch MT, Holmes E, et al. Phase II study with pre-irradiation chemotherapy for childhood intracranial ependymoma: a report from Children's Oncology Group Pediatr Blood Cancer. 2012;59:1183-9.
40. Athale UH, Duckworth J, Odame I. Biegel JA, Tan L, Zhang F, et al. Alterations of the hSNF5/INI1 gene in central nervous system atypical teratoid/rhabdoid tumors and renal and extrarenal rhabdoid tumors clinical cancer researh. J Pediatr Hematol Oncol. 2002;31:651-63.
41. Reckly AT, Strother DR, Judskin AR, et al. Efficacy of high-dose chemotherapy and three-dimensional conformal radiation for atypical teratoid/rhabdoid tumor: a report from the Children's Oncology Group Trial ACNS0333. Journal of Clinical Oncology. 2020;38(11):1175-85.
42. Finkelstein-Shechter T, Gassas A, Mabot D, et al. Atypical teratoid rhabdoid tumors: improved outcome with high dose chemotherapy. J Pediatr Hematol Oncol. 2010;32:e182-e186.

185

Retinoblastoma

Viviane Sonaglio

DESTAQUES

- O retinoblastoma (RB) é o tumor intraocular mais comum da infância.
- Atualmente, com o diagnóstico precoce associado ao advento de modernas estratégias de tratamento, a taxa de sobrevida tornou-se maior que 90%.
- Cerca de um terço dos casos ocorre de forma hereditária, devido a variante patogênica do gene Rb.
- O sintoma clínico comumente observado é o reflexo branco pupilar (leucocoria).
- Os pacientes com doença unilateral podem ser curados com a enucleação do olho acometido. A presença de fatores de alto risco local (invasão de nervo óptico, esclera e coroide), leva à necessidade de tratamento adjuvante para prevenir recaída extraocular.
- Atualmente, o tratamento dos pacientes com retinoblastoma bilateral consiste em quimioterapia sistêmica para redução máxima do tumor, em associação a terapias focais agressivas.

INTRODUÇÃO

O retinoblastoma (RB) é o tumor intraocular mais comum da infância, e ocorre entre 1:18000 a 1:30000 nascidos vivos no mundo, independentemente de raça ou sexo.[1,2] É um tumor maligno que se origina de células neurais embrionárias da retina.[3]

A incidência nos Estados Unidos é relativamente baixa, com 3,58 casos para cada milhão de crianças abaixo de 15 anos, e está diretamente relacionada com idade. Em crianças entre 1 e 4 anos de idade, a incidência é de 10,6 para cada milhão de nascidos vivos, entre 5 e 9 anos e 10 e 14 a incidência é de 1,53 e 0,27 por milhão, respectivamente.[2] Embora correspondam à cerca de 3% das neoplasias malignas infantis nos países desenvolvidos, há evidências de que, nos países em desenvolvimento da América Latina, África e Índia, este tumor ocorra com maior frequência.[4,5] O retinoblastoma corresponde à décima neoplasia mais comum na infância.

Atualmente, com o diagnóstico precoce associado ao advento de modernas estratégias de tratamento, a taxa de sobrevida tornou-se maior que 90%. No entanto, em casos cujo diagnóstico é tardio ou em casos não tratados, a doença se torna invariavelmente fatal.[5]

GENÉTICA

O retinoblastoma sempre representou um modelo de estudo para outras neoplasias. Knudson (1971) propôs o modelo do *two hit* para explicar a origem dos retinoblastomas, tanto unilaterais quanto bilaterais. A teoria postula que, para o desenvolvimento do tumor, são necessários dois eventos mutacionais em ambos os alelos do gene do retinoblastoma - RB1 - em uma mesma célula.[6] Quando o indivíduo já nasce com a mutação em um dos alelos do gene RB1, a célula retiniana deverá sofrer uma segunda mutação, no mesmo *locus* do seu homólogo, o que a torna homozigota recessiva. A primeira mutação é chamada de germinativa e a segunda, somática.[7]

Por meio dos estudos com RB, foi formulado o importante conceito de gene supressor de tumores, de modo a evidenciar o gene RB1. Esse gene está localizado no cromossomo 13q14.2.[8-9]

O gene RB1 é um regulador do ciclo celular. O desenvolvimento do retinoblastoma se dá pela ausência ou inativação da proteína Rb (pRb), o produto do gene Rb. A pRb apresenta importante papel na inibição da via que controla a divisão celular e sua inativação contribui para o desenvolvimento de vários tumores, além do retinoblastoma.[10] No início da fase G1 do ciclo celular, a pRb encontra-se hipofosforilada e associa-se a fatores de transcrição da família *elongation factor 2"* (E2F - responsáveis pela regulação da transição G1-S do ciclo), com a consequente repressão da expressão de genes envolvidos na progressão do ciclo celular.[11] Conforme a célula progride para a fase S, a pRb é fosforilada por enzimas quinases dependentes de ciclina (Cdks), o fator E2F é liberado e a elevação desses fatores de transcrição permite a replicação do DNA, o que induz a transcrição de genes da fase S.[12] Em caso de perda ou inativação da pRb, a origem de replicação do DNA torna-se prontamente acessível, de modo a resultar em uma transcrição descontrolada de genes da fase S e, consequentemente, em uma progressão prematura do ciclo celular.[13]

Inativação bi-alélica do gene Rb1 é necessária para iniciar a tumorigênese do retinoblastoma, mas não suficiente (Figura 185.1). A inativação de ambos os alelos resulta na lesão benigna – retinoma. Assim, alterações genéticas e epigenéticas são necessárias para a transformação maligna. Alterações epigenéticas, como trimetilação da histona H3Lys4 (H3k4) e a acetilação da histona H3K9 e H3K14, são importantes para o desenvolvimento do retinoblastoma. Técnicas de hibridização genômica comparativa (CGH) identificaram que o ganho de cópias de DNA, inclusive oncogenes como KIF14 e MDM4 (1q32), o qual regula *p53*, fatores de transcrição E2F3 e DEK (6p22), assim como as perdas de CDH11 (16q21).[4]

Ambos os alelos do gene RB1 são encontrados em quase todos os retinoblastomas, porém, uma pequena proporção de retinoblastoma unilaterais (1,4%) não mostra essa mutação presente, e sim amplificação do gene NMYC. Esses tumores RB1+ NMYC amplificado são sempre unilaterais e diagnosticados em uma idade muito mais precoce do que os pacientes que apresentam RB1 -/-.[14]

Em 1971, Knudson observou que a apresentação clínica do retinoblastoma era diferente nas formas unilaterais e bilaterais. Pacientes com tumores bilaterais apresentavam mais focos tumorais, e eram diagnosticados mais precocemente do que aqueles com tumores unilaterais. Esta observação permitiu classificar o RB em duas formas: germinativa (hereditária) e esporádica. Os casos de RB esporádicos, que correspondem a 2/3 de todos os pacientes, apresentam os dois alelos inativados somaticamente em uma única célula progenitora. São sempre tumores unilaterais e únicos. Um terço restante dos RB corresponde à forma germinativa ou hereditária. Tais pacientes nascem com um alelo inativado do RB1 em todas as células do organismo herdado de um dos pais ou resultante de um evento mutacional ocorrido durante a formação do zigoto. A perda do segundo alelo acontece somaticamente nas células retinianas. Em apenas 15% dos casos de RB hereditários observa-se a forma unilateral.[2] Os tumores unilaterais apresentam maior tempo para o aparecimento porque necessitam de dois eventos mutacionais em uma mesma célula. Diferentemente, os tumores bilaterais, quando apresentam história familiar positiva, necessitam somente da metade do tempo para o desenvolvimento da neoplasia, pois o primeiro evento foi herdado. O fato de todas as células do corpo terem herdado esse evento explicaria a presença de inúmeros focos do tumor, visto que o segundo evento poderia ocorrer em várias células da retina. Esse fato também justifica a maior susceptibilidade desses pacientes às segundas neoplasias.[15]

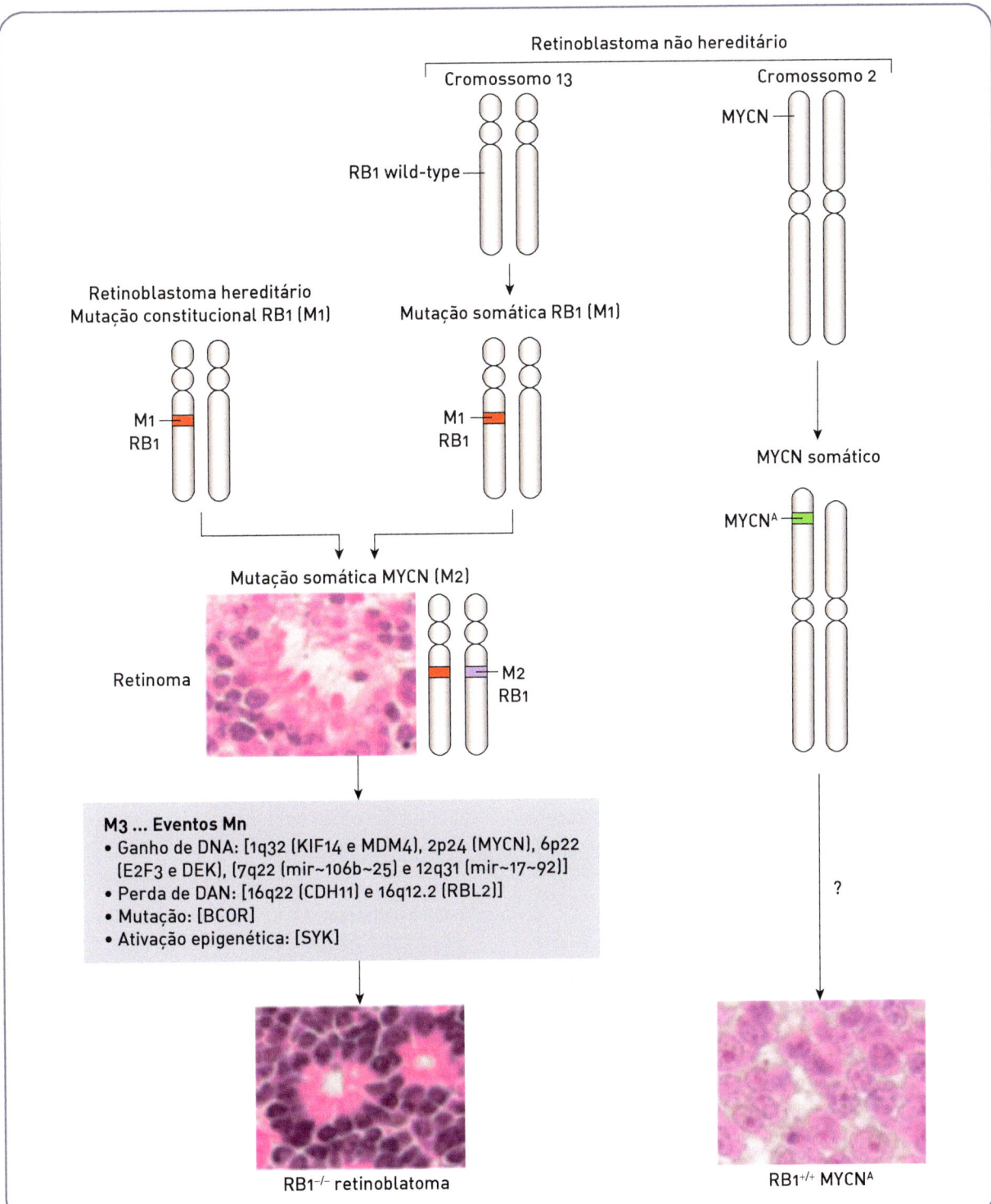

FIGURA 185.1 – Genética Retinoblastoma Retinoblastoma.
Fonte: Adaptada de Dimaras et al., 2015.

Na ausência de uma história familiar positiva, não é possível, sem rastreamento genético, determinar quais casos unilaterais envolvem a linhagem germinativa e, assim, sejam transmissíveis para a geração seguinte.[16]

Os tumores que compreendem o retinoblastoma trilateral são tumores neuroectodérmicos primitivos (TNEP), que mostram diferentes graus de diferenciação neuronal e fotorreceptora, o que sugere uma origem da camada germinativa de células primitivas. A maioria desses tumores é da região pineal (pineoblastomas), mas entre 20% e 25% dos casos os tumores são suprasselares ou parasselares. Foram relatados casos raros de retinoblastoma quadrilateral, em que o retinoblastoma bilateral está associado a um tumor pineal e TNEP suprasselar.[17] A idade mediana para os trilaterais é de 23 a 48 meses, e o intervalo entre o diagnóstico de retinoblastoma bilateral e o diagnóstico do tumor cerebral pode ser superior a 20 meses.[18] Cerca 5% a 8% dos pacientes com doença bilateral desenvolvem cistos pineais, que podem ser uma forma frusta do retinoblastoma trilateral.[19]

Histologia

As formas clínicas mais comuns são: endofítica, quando o crescimento do tumor é em direção ao vítreo, exofítica, quando o crescimento se dá para o espaço sub-retiniano ou com características mistas.

O retinoblastoma é composto por células de origem neuroblástica com núcleo grande e basofílico, formato variável com inúmeras figuras de mitose. A formação de rosetas de Flexner & Wintersteiner, com lúmen central coberto por células tumorais, núcleos orientados basalmente, e de floretes, agrupamento de células tumorais semelhantes a uma flor, é considerada forma de diferenciação celular. A pseudo-roseta, agrupamento de células viáveis, com vaso sanguíneo central e necrose, associada à calcificação, é outro achado histológico. Tumores bem diferenciados exibem aspectos típicos de fotorreceptores, com células agregadas no formato de *bouquets*, os chamados fleuretes, e não mostram mitoses. Tumores compostos apenas por fleuretes são chamados de retinocitoma ou retinoma, e representam a variante benigna do retinoblastoma.[20]

ACONSELHAMENTO GENÉTICO

O aconselhamento genético é fundamental na orientação familiar, cuja finalidade é a compreensão das consequências genéticas de cada forma do retinoblastoma e para estimativa do risco nos seus familiares. A transmissão da forma hereditária é feita de forma autossômica dominante com penetrância incompleta (85% a 95%).[21] A maioria dessas crianças adquire a primeira mutação como uma mutação nova germinativa, com história familiar presente em apenas 25% dos casos. (Figura 185.2) Independentemente da apresentação clínica do retinoblastoma, é recomendável que todos os pacientes sejam submetidos a testes genéticos. Atualmente, com o aprimoramento nos métodos de análise mutacional mais recentes, as taxas de detecção aumentaram para mais de 90%.[22]

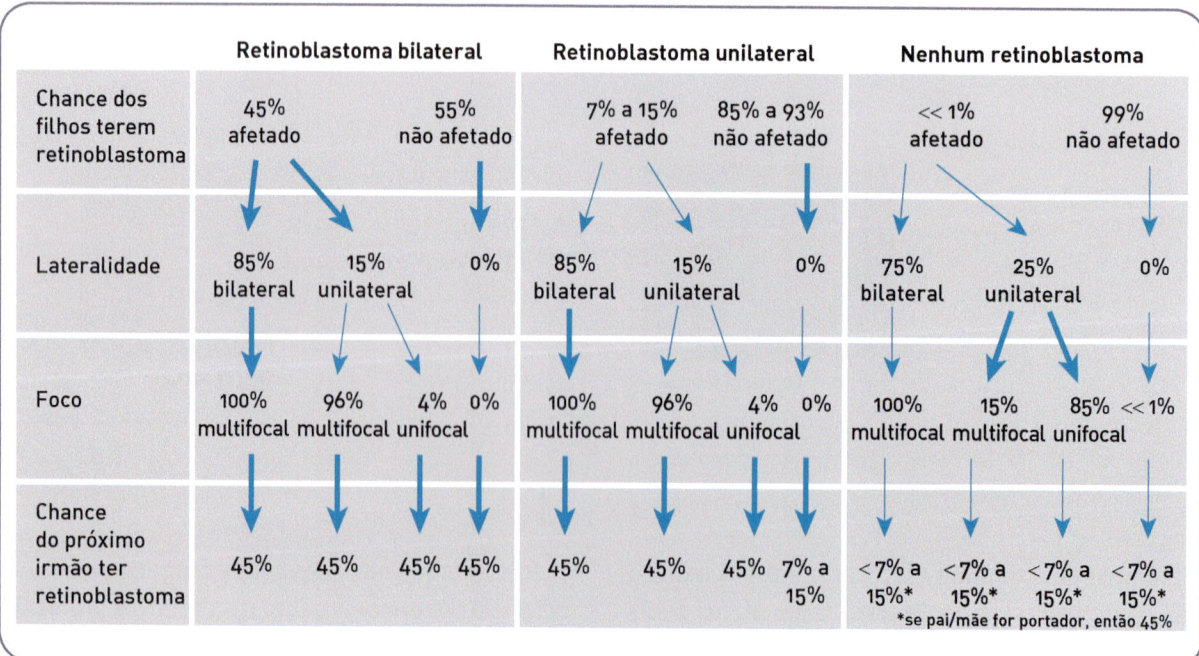

FIGURA 185.2 – Aconselhamento genético.
Fonte: Adaptada de Abramson & Schefler, 2004.

MANIFESTAÇÕES CLÍNICAS

O retinoblastoma é um câncer que ocorre predominantemente na primeira infância; dois terços dos casos são diagnosticados antes dos 2 anos de idade, e 95% antes dos 5 anos. A idade de apresentação se correlaciona com a lateralidade e o atraso no diagnóstico.[24] Pacientes com doença bilateral tendem a se apresentar em uma idade mais jovem (geralmente antes de 1 ano de idade) do que pacientes com doença unilateral (muitas vezes em segundo ou terceiro ano de vida). Metade dos casos de retinoblastoma diagnosticados durante o primeiro ano de vida tem doença bilateral.

O sintoma clínico comumente observado é o reflexo branco pupilar (leucocoria)[23] (Figura 185.3), mas outros sintomas menos indicativos da presença tumoral podem estar presentes, tais como estrabismo, vascularização anormal da íris, inflamação e aumento da quantidade de fluido intraocular (com consequente expansão do globo ocular), presença de sangue entre a córnea e a íris, celulite orbital e proptose. Adenopatia pré-auricular pode estar presente.[24]

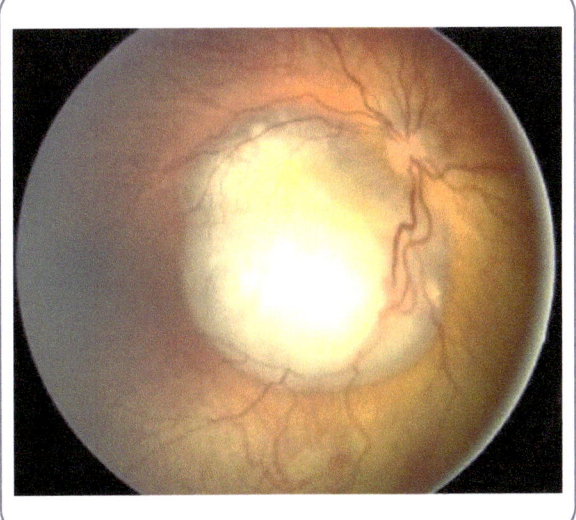

FIGURA 185.4 – Achados de fundo de olho.
Fonte: Adaptada de Aerts *et al.*, 2006.[24]

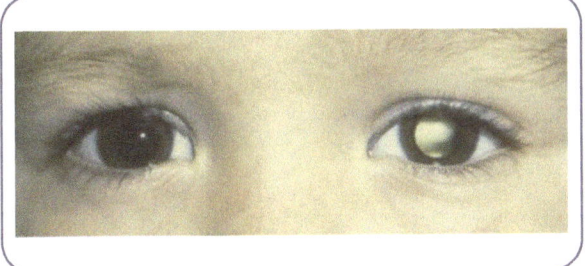

FIGURA 185.3 – Leucocoria.
Fonte: Aerts *et al.*, 2006.[24]

Existem ainda crianças que não apresentam sintomas clínicos, apesar da presença de uma massa tumoral em desenvolvimento.

Diagnóstico

O diagnóstico de retinoblastoma não requer confirmação por exame histopatológico, e a oftalmoscopia indireta com pupila farmacologicamente dilatada e por um examinador experiente é geralmente suficiente para estabelecê-lo. Observa-se uma massa branco-acinzentada, de aspecto friável no fundo do olho (Figura 185.4). É importante ressaltar que a biópsia apresenta risco de disseminação tumoral.

A ultrassonografia ocular é um exame acessível e não invasivo. Massas com alta refletividade que causam uma sombra acústica atrás do tumor é o achado mais comum. A presença de calcificação, característica de retinoblastoma, também pode ser avaliada pela ultrassonografia ocular. A ressonância magnética de crânio e órbita é usada para avaliação da presença de infiltração do nervo óptico e presença de retinoblastoma trilateral (pineoblastoma) (Figura 185.5). A tomografia computadorizada é preterida pelo risco de exposição à radiação e risco de segundos tumores em indivíduos com mutação germinativa do gene RB1.

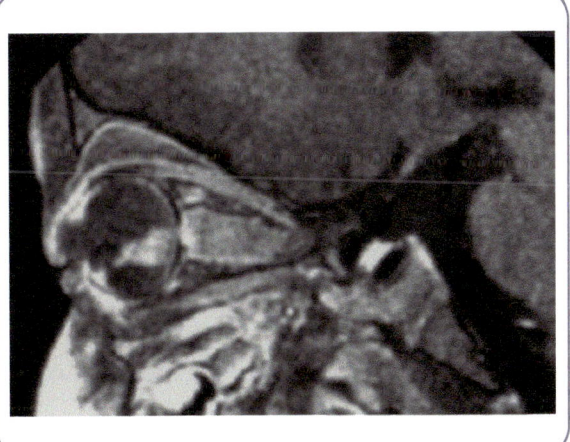

FIGURA 185.5 – RM de órbita: retinoblastoma com comprometimento do nervo óptico.
Fonte: Adaptada de Aerts *et al.*, 2006.[24]

Para tumores extraoculares, o estadiamento inclui ultrassonografia do abdome, cintilografia óssea, punção de medula óssea e punção lombar com pesquisa de células oncóticas no líquor.

Dentre os possíveis diagnósticos diferenciais encontramos: doença de Coats, persistência primária do vítreo hiperplásico, toxocaríase, toxoplasmose e retinopatia da prematuridade.

CLASSIFICAÇÃO E ESTADIAMENTO

A classificação do retinoblastoma é necessária para determinar o manejo adequado, com definição de tratamento específico e prognóstica mais acurada. O estadiamento do retinoblastoma tem como principais objetivos avaliar a extensão da doença ocular e a extensão da doença extraocular.

A primeira classificação para retinoblastoma intraocular foi descrita por Reese and Ellsworth (R-E) em 1960. O objetivo dessa classificação era estimar o prognóstico de olhos tratados com radioterapia externa (EBRT).[25] Quando a quimioterapia sistêmica para doença intraocular foi introduzida, em 1990, a classificação de R-E não se tornou insuficiente para orientar o tratamento.

Em 2005, um novo sistema de classificação, denominado Classificação Internacional do Retinoblastoma Intraocular (IRC), foi desenvolvido por Murphree et al.[26] Essa classificação tornou-se mais aplicável às terapias atuais. Este novo sistema avalia a extensão de sementes tumorais dentro da cavidade vítrea e do espaço sub-retiniano, e também tamanho e local do tumor, e parece ser um melhor preditor do sucesso do tratamento (Figura 185.6).

Classificação Reese-Ellsworth para retinoblastoma

Este sistema de classificação foi desenvolvido como um método pra prever se o olho da criança pode ser alvo

Grupo I
A. Tumor solitário, menos que 4 diâmetros do disco em tamanho, no ou atrás do equador.
B. Tumores de múltiplos tamanhos, nenhum acima de 4 diâmetros do disco em tamanho, todos no ou atrás do equador

Grupo II
A. Tumor solitário, de 4 a 10 diâmetros do disco em tamanho, no ou atrás do equador
B. Tumores de múltiplos tamanhos, de 4 a 10 diâmetros do disco em tamanho, todos no ou atrás do equador

Grupo III
A. Qualquer lesão anterior ao equador
B. Tumores solitários maiores que 10 diâmetros do disco atrás do equador

Grupo IV
A. Múltiplos tumores, alguns maiores que 10 diâmetro do disco
B. Qualquer lesão que se estenda anteriormente à ora serrata

Grupo V
A. Tumores massivos envolvendo mais de metade da retina
B. Disseminação vítrea

Classificação Internacional

Grupo A
- Tumores pequenos (menos de 3 mm) que estão só na retina e mais de 3 mm da fovéola (o centro da fóvea) e a mais de 1,5 mm do disco ótico

Grupo B
- Tumores maiores que 3 mm que estão confinados à retina em qualquer local
- Fluido sub-retinal transparente a menos de 6 mm da borda do tumor

Grupo C
- Disseminação sub-retinal e/ou vítrea localizada (a menos de 6 mm da margem do tumor
- Nenhuma massa tumoral, amontoado ou "bolas de neve" no espaço sub-retinal ou vítreo

Grupo D
- Disseminação sub-retinal e/ou vítrea difusa (a mais de 6 mm do tumor)
- Fluido sub-retinal a mais de 6 mm da margem do tumor

Grupo E
- Sem potencial visual OU presença de um ou mais dos seguintes:
  - Tumor no segmento anterior
  - Tumor em ou sobre o corpo ciliar
  - Glaucoma neovascular
  - Hemorragia vítrea ocultando o tumor ou hifema significativo
  - Olho tísico ou pré-tísico
  - Apresentação como celulite orbitária

FIGURA 185.6 – Estadiamento do retinoblastoma.
Fonte: Classificação Reese-Ellsworth e Classificação Internacional do retinoblastoma intraocular.[25,26]

Para pacientes submetidos a enucleação, características patológicas orientam a escolha da modalidade de tratamento e determinam o prognóstico, como extensão do nervo óptico, comprometimento de coroide e esclera, além da presença de doença metastática. Diversos sistemas de classificação foram elaborados para pacientes submetidos a enucleação, inclusive o de Grabowski-Abramson,[27] o American Joint Commission on Cancer – AJCC/ TNM[28] e o International Retinoblastoma Staging System –IRSS.[29] O IRSS é um sistema de estadiamento recentemente proposto desenvolvido por uma colaboração internacional e incorpora elementos importantes dos demais sistemas (Figura 185.7). O esquema TNM classifica a neoplasia de acordo com fatores de risco clínicos (cT), fatores histológicos (pT), a presença ou ausência de mutação germinativa (H), presença de acometimento de linfonodos (N) e metástases a distância (M).

O AJCC (Tumor Node Metastasis - TNM) e o IRSS parecem ser os sistemas mais confiáveis para agrupar os pacientes de acordo com o risco de recaída extraocular e na avaliação de sobrevida.[30]

N0: Nervo óptico livre
N1: Invasão intra ou pré-laminar
N2: Invasão pós-laminar com margem do coto livre
N3: Margem do coto comprometido ou invasão subaracnoídea
NX: Desconhecido

C0: Coróide livre
C1: Coróide com infiltração não maciça
C2: Coróide com infiltração maciça

S0: Sem envolvimento da esclera
S1: Extensão microscópica da esclera
S2: Extensão microscópica da órbita

FIGURA 185.7 – Estadiamento – Sistema Internacional de Estadiamento do retinoblastoma.[29]
Fonte: Chantada G, et al, 2006.

PATOLOGIA

Os fatores de alto risco para doença extraocular são definidos após avaliação histológicas de olhos enucleados. São fatores de risco: invasão de coto de nervo óptico, invasão de coroide e invasão de esclera. Estudos sugerem que anaplasia pode ser um fator de risco.

A invasão de coroide define-se pela presença de células tumorais, porém, sem necrose associada. Podemos classificar o tumor como: sem invasão coroide, invasão de coroide focal, não maciça e invasão de coroide maciça.

A definição de invasão do nervo óptico pode ser classificada como pré-laminar (N1), pós-laminar com coto livre de tumor (N2) ou pós-laminar com tumor no coto do nervo óptico (N3). É considerada invasão pós-laminar todo comprometimento tumoral que se estenda além da lâmina cribrosa. Deve-se medir o grau de extensão em milímetros caso seja pós-laminar, e correlacionar com o tamanho total do nervo óptico.[31] Invasão escleral pode ser classificada em intraescleral (S1), quando há acúmulos celulares dentro da esclera sem chegar na extremidade conjuntival. Quando as mesmas invadem os tecidos moles da órbita, considera-se como invasão transescleral (S2) e o paciente será estratificado como estádio IRSS 2, se não houver evidências de doença metastática.

MANEJO

O manejo do retinoblastoma depende da extensão da doença ao diagnóstico (classificação da doença intraocular e estadiamento da doença sistêmica), *status* do olho contralateral, *status performance* da criança e acesso às terapias propostas.[32]

A escolha do tratamento é baseada na chance de cura, ou seja, preservação da vida do paciente, possibilidade de preservação do globo ocular e visão. Além disso, deve-se avaliar as complicações relacionadas ao tratamento a curto e longo prazo. A não uniformização dos critérios de classificação torna difícil a indicação precisa da melhor estratégia de tratamento, especialmente para os pacientes com tumores mais avançados.

Os tratamentos possíveis são enucleação, quimioterapia sistêmica, quimioterapia intra-arterial, quimioterapia intravítrea e terapia focal.

Há um consenso em casos em que o olho apresenta glaucoma neovascular, *phthisis bulbi* e doença na câmara anterior do olho de que a terapia conservadora não é apropriada, sendo a enucleação necessária para conhecer demais fatores patológicos de alto risco. A tentativa de terapia conservadora para um olho com esses fatores de alto risco para extensão extraocular pode ser arriscada e subestimar doença com risco de metástases.

A enucleação deve ser realizada por um oftalmologista experiente; o olho deve ser removido intacto, a fim de evitar extravasamento de células neoplásicas na órbita e perfuração do globo.[33] Além disso, uma longa seção (10 mm a 15 mm) do nervo óptico deve ser removida com o globo para um estadiamento mais adequado, e permitir ainda avaliar se há envolvimento do nervo óptico. Um implante orbitário, geralmente, é instalado durante o mesmo procedimento.

Os tratamentos locais são usados, normalmente, para tumores pequenos, em pacientes com doença bilateral em combinação com quimioterapia.[34] A fotocoagulação com laser é usada para o tratamento de tumores situados no equador do olho ou posterior a ele.[35] Esta técnica é limitada a tumores com uma base não superior a 4,5 mm e não maior que 2,5 mm de espessura. A programação, neste caso, é coagular todo o suprimento de sangue para o tumor. A crioterapia é utilizada para o tratamento de pequenas lesões equatoriais e periféricas que não medem mais de 3,5 mm na largura da sua base e não têm mais de 2 mm de espessura.[34] A termoterapia transpupilar, que consiste na aplicação de calor focado, tem o objetivo de fornecer uma temperatura de 42 ºC a 60 ºC durante 5 a 20 minutos sobre o tumor.[36] O uso de tratamentos focais é especialmente importante em conjunto com quimioterapia, uma vez que as duas modalidades de tratamento parecem possuir um efeito sinérgico. Em geral, as taxas de controle locais podem chegar a 70% a 80%.

Além das opções terapêuticas citadas, a quimioterapia sistêmica é uma opção terapêutica de extrema importância e deve ser considerada como opção curativa. É indicada para pacientes com doença disseminada ou na prevenção do desenvolvimento de metástases, e também é indicada para pacientes com retinoblastoma bilateral, como parte da estratégia terapêutica, com objetivo de conservação do olho e da visão, especialmente quando detectado precocemente. A quimioterapia sistêmica é usada para reduzir o tamanho dos tumores, na tentativa de aumentar a taxa de preservação de olho. Desta maneira, a quimioterapia sistêmica é indicada em pacientes com doença extraocular, doença intraocular com características histopatológicas de alto risco após a enucleação, além de pacientes com doença intraocular, em conjunto com terapias focais agressivas para preservação ocular. Os agentes eficazes no tratamento do retinoblastoma incluem os compostos de platina, etoposídeo, ciclofosfamida, doxorrubicina, vincristina e ifosfamida.[37]

A quimioterapia intravítrea e intra-arterial em pacientes com retinoblastoma intraocular avançado ou recorrente tem sido uma conduta cada vez mais utilizada.[38,39] A quimioterapia intra-arterial vem cada vez mais sendo utilizada em diversos centros no mundo. A técnica baseia-se na cateterização da artéria femoral com objetivo de atingir a artéria oftálmica e aplicação de quimioterapia diretamente no globo ocular.[40,41] Embora o melfalano tenha permanecido descrito como o agente mais utilizado pela via intra-arterial, seu uso isolado ou combinado com topotecano ou carboplatina podem ser utilizados[42] (Figura 185.8).

A quimioterapia intravítrea é utilizada principalmente para controle de sementes vítreas. A indicação deve ser muito precisa e por equipe preparada para a técnica em questão. Sob anestesia, injeta-se melfalano como monoterapia ou em combinação com topotecano dentro da cavidade vítrea, por meio da lente da conjuntiva e esclera. Assim, a droga é injetada pelo vítreo. A toxicidade limita-se a toxicidade retiniana.

A combinação de tratamentos podem resultar satisfatoriamente na tentativa de preservar o olho acometido. Para recaídas confinadas a retina e vítreo, terapia focal e/ou quimioterapia intravítrea são recomendadas.[43] Tumores recorrentes próximos ao nervo óptico e/ou região com risco significativo de comprometimento da visão, na região máculo-papilar, são consideradas boas indicações para quimioterapia intra-arterial. Dados sugerem que quimioterapia intra-arterial é uma estratégia com bons resultados e deve ser considerada no tratamento de retinoblastoma intraocular.

Complicações oculares secundárias à quimioterapia intra-arterial incluem hemorragia vítrea (2%), obstrução da artéria retiniana (1%), espasmo da artéria oftálmica (2%), obstrução da artéria oftálmica (2%), isquemia da coroide (2%) e neuropatia óptica (1%).[42]

O manejo mais recente do retinoblastoma intraocular visa a evitar ou atrasar o uso de técnicas de radioterapia. Radioterapia externa não é recomendada como primeira linha de tratamento nestas situações, especialmente no primeiro ano de vida, pelo aumento significativo de risco para segundos tumores, quando presente a mutação germinativa RB1. Porém, a radioterapia externa pode ser avaliada em outro contexto, especialmente quando outras terapias não apresentarem resultados satisfatórios no controle da doença.

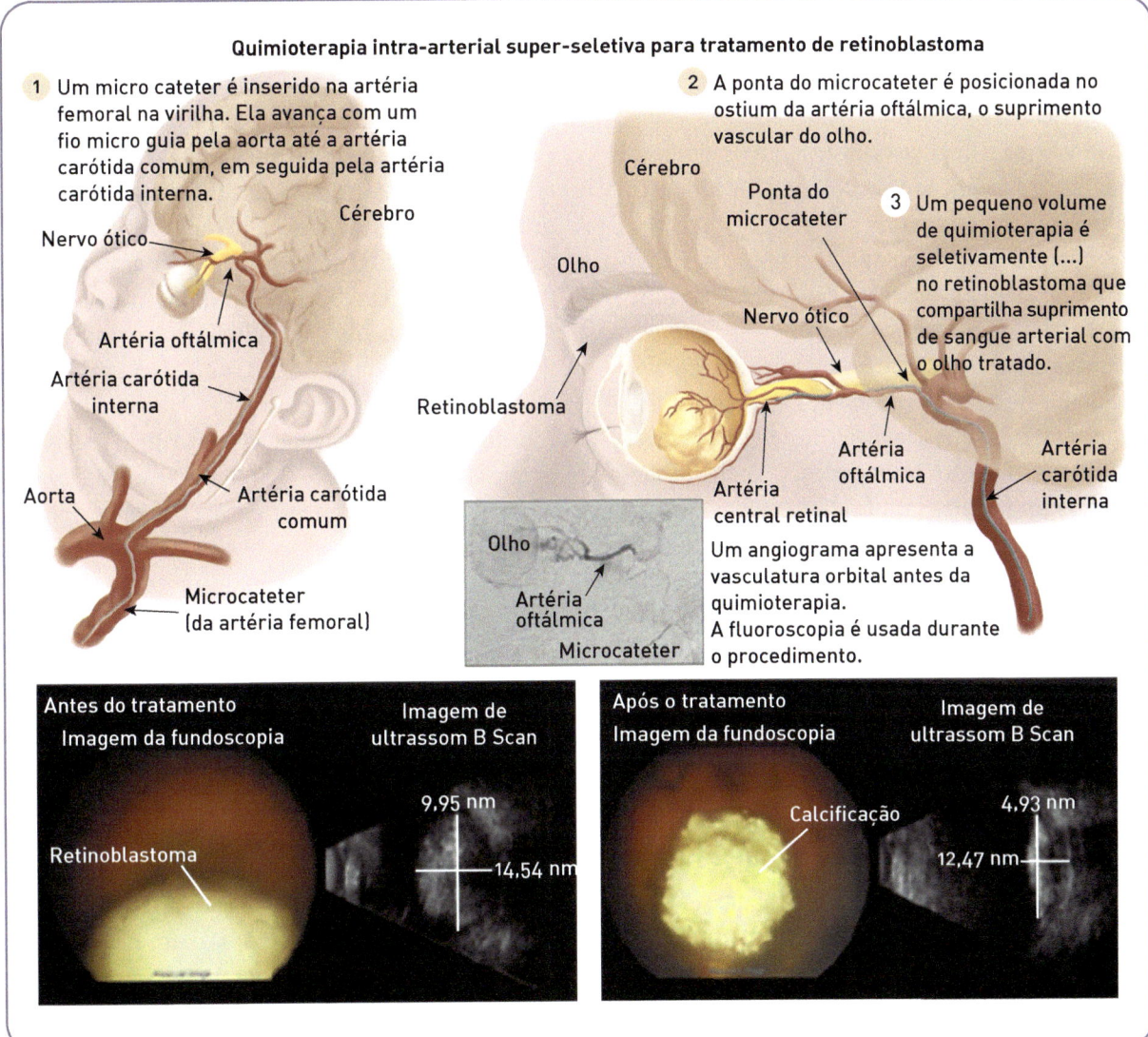

FIGURA 185.8 – Quimioterapia intra-arterial super-seletiva para tratamento de retinoblastoma.
Fonte: Desenvolvida pela autoria.

A braquiterapia é usada para o controle de pequenos tumores, geralmente em conjunto com outras terapias. Os implantes de material radioativo envolvem o posicionamento de uma placa radioativa no olho, por meio de acesso transescleral, com dose no ápice de 35 Gy a 40 Gy por 4 a 7 dias. É uma técnica efetiva em tumores únicos, que não comprometem a visão.[44] A maioria dos implantes, atualmente, contém sementes de iodo-125 (125I). Muitos outros agentes podem ser usados, como o ouro radioativo, cobalto, paládio e rutênio.[45,46]

A radioterapia externa é usada para o tratamento de todo o globo ocular ou para o manejo de doença extraocular na órbita, sistema nervoso central (SNC) ou sítios metastáticos. As doses totais recomendadas são de 40 Gy a 45 Gy, em frações de 180 cGy a 200 cGy, embora doses de 36 Gy, e até menores, possam ser efetivas em conjunto com outras técnicas.[47,40,49]

A radioterapia pode ainda ter um papel no resgate de olhos que falharam à quimioterapia e aos tratamentos focais, em geral por progressão das sementes vítreas e sub-retinianas e como parte do manejo das doenças extraoculares e metastáticas como tratamento local associado com quimioterapia intensa.[50]

A abordagem do retinoblastoma extraocular inclui terapia neoadjuvante, sendo o esquema de escolha carboplatina, etoposide e vincristina. Outros esquemas incluem cisplatina, ciclofosfamida e antracíclicos. Após quimioterapia neoadjuvante, a enucleação, radioterapia orbitária e quimioterapia adjuvante são indicadas. Quimioterapia intratecal pode ser indicada, assim como altas doses de quimioterapia e resgate de *stem-cell*, especialmente em pacientes com doença metastática.[51]

Crianças com doença orbitária ou disseminação metastática sem invasão de SNC pode ser curada com quimioterapia intensiva.

Ao buscar a melhora da qualidade de vida, é essencial que se abordem aspectos como controle álgico, suporte nutricional e psicossocial.

O sucesso no manejo do retinoblastoma depende da capacidade de detecção da doença enquanto ainda é intraocular. O estágio avançado de doença se correlaciona com o atraso no diagnóstico. Quando a doença é diagnosticada ainda intraocular, a probabilidade de sobrevida livre de evento tem sido maior que 80% a 90%.[52] Por esta razão, é de fundamental importância que a realização da avaliação ocular em todos os recém-nascidos e em todas as visitas subsequentes.

Outro estudo que compara condutas entre diferentes grupos de risco nos diferentes grupos mundiais a SLE variou entre 95% e 100% em subgrupos que envolviam coroide, esclera e nervo óptico, usando diferentes estratégias de tratamento.[4] A SLE do protocolo GALOP1 foi 97%.[53] Neste estudo, a probabilidade de SLE em 5 anos foi de 82,4%, e em 10 anos foi de 82,4%. As recaídas ocorreram sobretudo no primeiro ano de seguimento, como demonstrado em outros estudos cuja recaída do RB é, em geral, precoce.[54]

RETINOBLASTOMA UNILATERAL

Os pacientes com doença unilateral podem ser curados com a enucleação do olho acometido. Caso não haja doença extraocular, a enucleação exclusiva é curativa em 85% a 90% dos casos unilaterais. Nestes casos, o resultado é excelente, com bons resultados funcionais e mínimos efeitos a longo prazo.[55] Muitas vezes, há resistência por parte da família para que a enucleação seja realizada. Além disso a presença de fatores de alto risco local (invasão de nervo óptico, esclera e coroide), leva à necessidade de tratamento adjuvante para prevenir recaída extraocular.[56]

Com o uso especificamente da quimioterapia intra-arterial, podem ser alcançadas taxas de preservação ocular de mais de 70% a 80%.[40]

O tratamento adjuvante, com a quimioterapia e/ou radioterapia, é indicado naqueles casos com invasão transcleral e em pacientes com presença de tumor positivo no coto do nervo óptico. A indicação de tratamento adjuvante para os demais pacientes com acometimento de outras estruturas oculares é discutível. Na ausência de estudos randomizado, as informações disponíveis sugerem que o uso de quimioterapia adjuvante pode ser benéfica para um subgrupo selecionado de pacientes com maior risco de recaída extraocular, que inclui envolvimento da câmara anterior, corpo ciliar ou íris, infiltração maciça de coroide (> 3 mm), do nervo óptico pós-laminar ou doença coroidal focal em combinação com qualquer grau de envolvimento do nervo óptico não sendo pós-laminar.[57,58] A quimioterapia adjuvante não está indicada para pacientes com envolvimento isolado pré-laminar[31] ou envolvimento coroideo focal isolado.[59] Foram propostos diferentes regimes de quimioterapia, como tratamento durante seis meses com vincristina, doxorrubicina e ciclofosfamida ou vincristina, carboplatina e etoposídeo.

RETINOBLASTOMA BILATERAL

Para pacientes com retinoblastoma bilateral, doença avançada e sem potencial de visão, a conduta era enucleação e o uso radiação externa para os olhos remanescentes. No entanto, são descritas várias complicações associadas à radioterapia. A irradiação da órbita, durante o período de crescimento rápido da infância, leva à grande diminuição no volume orbitário e deformidades faciais, além do risco aumento do desenvolvimento de segunda neoplasia. Estas complicações levaram ao desenvolvimento de abordagens terapêuticas mais conservadoras.

Atualmente, o tratamento dos pacientes com retinoblastoma bilateral consiste em quimioterapia sistêmica para redução máxima do tumor, em associação a terapias focais agressivas. Esta abordagem resultou em aumento nas taxas de preservação ocular e em uma diminuição do uso de radioterapia.

Diferentes combinações de quimioterapia são utilizadas, embora os melhores resultados sejam alcançados com a combinação de vincristina, carboplatina e etoposídeo. Para pacientes com estágios intraoculares menos avançados (Classificação Internacional do Retinoblastoma Intraocular do grupo B), um regime menos intenso com vincristina e carboplatina é efetivo.[32] Com essa estratégia de tratamento, as taxas de preservação para olhos dos grupos A e B alcançam até 100%. Para tumores intraoculares avançados (Grupos C e D), a intensificação da quimioterapia parece correlacionar-se com melhor desfecho e os melhores resultados são obtidos com protocolos que incluem, pelo menos, 6 cursos de vincristina, etoposídeo e carboplatina.[35] Apesar da adição de terapias focais sequenciais agressivas, a preservação de globo ainda não é maior do que 50% para os olhos do grupo D, e a maioria dos pacientes, eventualmente, ainda exige irradiação.[60]

DOENÇA ORBITÁRIA E LOCORREGIONAL

O retinoblastoma orbitário ocorre como resultado da progressão do tumor por meio dos vasos emissários e esclera. Por esta razão, a doença escleral é considerada extraocular e deve ser tratada desta forma. O envolvimento orbitário isolado ocorre entre 60% e 70% dos casos; nos demais casos, ocorrem metástases linfáticas, hematogênicas e do SNC.[61] O tratamento deve incluir quimioterapia sistêmica e radioterapia e, desta forma, 60% a 85% dos pacientes podem ser curados. Como a maioria das recaídas ocorre no SNC, são recomendados esquemas de tratamento que utilizam drogas com penetração bem documentada do SNC. Esquemas de quimioterapia diferentes provaram ser eficazes, inclusive vincristina, ciclofosfamida e doxorrubicina; regimes baseados em platina e regimes à base de epipodofilotoxina; ou uma combinação de ambos.[32]

Para pacientes com doença orbitária macroscópica, é recomendado que a cirurgia seja adiada até ser obtida resposta à quimioterapia (normalmente após 2 ou 3 cursos de tratamento). A enucleação deve ser realizada, e 4 a 6 cursos adicionais de quimioterapia devem ser administrados. O controle local deve ser consolidado com a radiação orbitária (40 Gy a 45 Gy). Com essa abordagem, a exentcração orbitária pode ser evitada.[62]

Os pacientes com envolvimento isolado do coto do nervo óptico devem receber tratamento sistêmico similar e a radioterapia, inclusive toda a órbita (36 Gy) com um reforço de 9 Gy a 10 Gy até o quiasma (num total de 45 Gy a 46 Gy).

DOENÇA METASTÁTICA

Embora a quimioterapia tenha um importante papel na doença localmente avançada, seu papel no tratamento da doença metastática é limitado e o prognóstico destes pacientes é ruim, e raramente são curados com o tratamento convencional.[63] Quimioterapia intratecal pode ser indicada. O uso de quimioterapia de altas doses, seguido com resgate de células progenitoras hematopoiéticas autólogas, tem alcançado resultados mais animadores,[64] inclusive em países da América Latina (PALMA J, et al., 2012).[51]

Efeitos secundários

Muitos adultos sobreviventes do câncer infantil que foram submetidos à radioterapia para controle do retinoblastoma apresentam deformidade facial, com consequente ansiedade e dificuldade de reinserção social. Cirurgia reconstrutoras são dolorosas física e emocionalmente. Indubitavelmente, a sequela cosmética afeta de maneira dramática a qualidade de vida.

Indivíduos com mutação germinativa do gene RB1 apresentam risco de segunda neoplasia, e devem ser monitorados periodicamente. Um recente estudo mostrou taxa de segunda neoplasia de 30% após 40 anos do diagnóstico de retinoblastoma. Isso é diretamente relacionado ao tipo de tratamento: 3,4% para crianças submetidas a tratamento cirúrgico exclusivo, 3% para pacientes submetidos à quimioterapia sistêmica e acima de 20% para pacientes submetidos à radioterapia.[65,66]

A definição de um protocolo de seguimento é muito importante para padronizar o acompanhamento desses pacientes.

REFERÊNCIAS

1. Ata-ur-Rasheed M, Vemuganti Gk, Honavar Sg, Ahmed N, Hasnain Se, Kannabiran C. Mutational analysis of the RB1 gene in Indian patients with retinoblastoma. Ophthalmic Genet. 2002;23(2):121-128.
2. Abramson DH, Schefler AC. Update on retinoblastoma. Retina. 2004;24(6):828-848.
3. Ray A, Gombos DS, Vats TS. Retinoblastoma: an overview [published correction appears in Indian J Pediatr. 2012;79(8):1109. Vats, Tribhawan S [added]. Indian J Pediatr. 2012;79(7):916-921.
4. Dimaras H, Corson TW, Cobrinik D, et al. Retinoblastoma. Nat Rev Dis Primers. 2015;1:15021.
5. Radhakrishnan V, Kashyap S, Pushker N, et al. Outcome, pathologic findings, and compliance in orbital retinoblastoma (International Retinoblastoma Staging System stage III) treated with neoadjuvant

chemotherapy: a prospective study. Ophthalmology. 2012;119(7):1470-1477.
6. Knudson AG Jr. Mutation and cancer: statistical study of retinoblastoma. Proc Natl Acad Sci USA. 1971;68(4):820-823.
7. Mastrangelo D, De Francesco S, Di Leonardo A, Lentini L, Hadjistilianou T. The retinoblastoma paradigm revisited. Med Sci Monit. 2008;14(12).
8. Lee WH, et al. Human retinoblastoma susceptibility gene: cloning, identification, and sequence. Science. 1987;235:1394-9.
9. Friend SH, et al. A human DNA segment with properties of the gene that predisposes to retinoblastoma and osteosarcoma. Nature. 1986;323:643-6.
10. Goodrich DW. The retinoblastoma tumor-suppressor gene, the exception that proves the rule. Oncogene. 2006;25(38):5233-5243.
11. Hurford RK Jr, Cobrinik D, Lee MH, Dyson N. pRB and p107/p130 are required for the regulated expression of different sets of E2F responsive genes. Genes Dev. 1997;11(11):1447-1463.
12. Lohmann DR. RB1 gene mutations in retinoblastoma. Hum Mutat. 1999;14(4):283-288.
13. Liao CC, Tsai CY, Chang WC, Lee WH, Wang JM. RB-E2F1 complex mediates DNA damage responses through transcriptional regulation of ZBRK1. J Biol Chem. 2010;285(43):33134-33143.
14. Rushlow DE, Mol BM, Kennett JY, et al. Characterisation of retinoblastomas without RB1 mutations: genomic, gene expression, and clinical studies. Lancet Oncol. 2013;14(4):327-334.
15. Kleinerman RA, Schonfeld SJ, Tucker MA. Sarcomas in hereditary retinoblastoma. Clin Sarcoma Res. 2012;2(1):15.
16. Rodriguez-Galindo C, Orbach DB, Vander Veen D. Retinoblastoma. Pediatr Clin North Am. 2015;62(1):201-23.
17. WrighT KD, et al. Successful treatment of early detected trilateral retinoblastoma using standard infant brain tumor therapy. Pediatr Blood Cancer. 2010;55:570-2.
18. Kivela T. Trilateral retinoblastoma: a meta-analysis of hereditary retinoblastoma associated with primary ectopic intracranial retinoblastoma. J Clin Oncol. 1999;17: 1829-37.
19. Beck-Popovic M, et al. Benign pineal cysts in children with bilateral retinoblastoma: a new variant of trilateral retinoblastoma? Pediatr Blood Cancer. 2006;46:755-6.
20. Filho JPS, Martins MC, Torres VL, Dias ABT, Pires LA, Erwenne CM. Achados histopatológicos em retinoblastoma. Arq Bras Oftalmol. 2005;68(3):235-241.
21. Draper GJ, Sanders BM, Brownbill PA, Hawkins MM. Patterns of risk of hereditary retinoblastoma and applications to genetic counselling. Br J Cancer. 1992;66(1):211-219.
22. Richter S, Vandezande K, Chen N, et al. Sensitive and efficient detection of RB1 gene mutations enhances care for families with retinoblastoma. Am J Hum Genet. 2003;72(2):253-269.
23. Lohmann DR, Gallie BL. Retinoblastoma: revisiting the model prototype of inherited cancer. Am J Med Genet C Semin Med Genet. 2004;129C(1):23-28.
24. Aerts I, Lumbroso-Le Rouic L, Gauthier-Villars M, Brisse H, Doz F, Desjardins L. Retinoblastoma. Orphanet J Rare Dis. 2006;1:31.
25. Reese AB, Ellsworth RM. The evaluation and current concept of retinoblastoma therapy. Trans Am Acad Ophthalmol Otolaryngol. 1963;67:164-72.
26. Murphree AL. Intraocular retinoblastoma: the case for a new group classification. Ophthalmol Clin North Am. 2005;18:41-53.
27. Grabowski EF, Abramson DH. Intraocular and extraocular retinoblastoma. Hematol Oncol Clin North Am. 1987;1:721-35.
28. Mallipatna AC, et al. Retinoblastoma. AJCC cancer staging manual, 8th Edition. [2017 Jun.] Disponível em: www.cancerstaging.org.
29. Chantada G, et al. A proposal for an international retinoblastoma staging system. Pediatr Blood Cancer. 2006;47:801-5.
30. Chantada GL, et al. Comparison of staging systems for extraocular retinoblastoma: analysis of 533 patients. JAMA Ophthalmol. 2013;131:1127-34.
31. Chantada GL, et al. Outcome of patients with retinoblastoma and postlaminar optic nerve invasion. Ophthalmology. 2007:114(11):2083-2089.
32. Rodriguez-Galindo C, et al. Retinoblastoma: current treatment and future perspectives. Curr Treat Options Neurol. 2007;9:294-307.
33. Shields CL, Shields JA. Recent developments in the management of retinoblastoma. J Pediatr Ophthalmol Strabismus. 1999;36:8-18.
34. Murphree AL, Villablanca JG, Deegan WF 3rd, Sato JK, Malogolowkin M, Fisher A, et al. Chemotherapy plus local treatment in the management of intraocular retinoblastoma. Arch Ophthalmol. 1996;114:1348-1356.
35. Shields JA, Shields CL, De Potter P. Cryotherapy for retinoblastoma. Int Ophthalmol Clin. 1993;33:101-105.
36. Lumbroso L, Doz F, Urbieta M, Levy C, Bours D, Asselain B, et al. Chemothermotherapy in the management of retinoblastoma. Ophthalmology. 2002;109:1130-1136.
37. Rodriguez-Galindo C, et al. Retinoblastoma: current treatment and future perspectives. Curr Treat Options Neurol. 2007;9:294-307.

38. Kaneko A, Suzuki S. Eye-preservation treatment of retinoblastoma with vitreous seeding. Jpn J Clin Oncol. 2003;33:601-7.
39. Suzuki S, et al. Selective ophthalmic arterial injection therapy for intraocular retinoblastoma: the long-term prognosis. Ophthalmology. 2011;118:2081-7.
40. Gobin Y, et al. Intra-arterial chemotherapy for the management of retinoblastoma: four-year experience. Arch Ophthalmol. 2011;129:732-7.
41. Shields CL, et al. Intra-arterial chemotherapy for retinoblastoma: Report no. 1, control of retinal tumors, subretinal seeds, and vitreous seeds. Arch Ophthalmol 2011;129:1399-406.
42. Schaiquevich P, et al. Intra-arterial chemotherapy is more effective than sequential periocular and intravenous chemotherapy as salvage treatment for relapsed retinoblastoma. Pediatr Blood Cancer. 2013;60:766-70.
43. Shields CL, et al. Intravitreal melphalan for persistent or recurrent retinoblastoma vitreous seeds: preliminary results. JAMA Ophthalmol. 2014;132:319-25.
44. Shields CL, Shields JA, Cater J, Othmane I, Singh AD, Micaily B. Plaque radiotherapy for retinoblastoma: long-term tumor control and treatment complications in 208 tumors. Ophthalmology. 2001;108(11):2116-2121.
45. Fass D, et al. Cobalt 60 plaques in recurrent retinoblastoma. Int J Radiat Oncol Biol Phys. 1991;21:625-7.
46. Freire JE, et al. Brachytherapy in primary ocular tumors. Semin Surg Oncol. 1997;13:167-76.
47. Chantada GL, et al. Retinoblastoma with low risk for extraocular relapse. Ophthalmic Genet. 1999;20:133-40.
48. Merchant TE, et al. Ocular preservation after 36 Gy external beam radiation therapy for retinoblastoma. J Pediatr Hematol Oncol. 2002;24:246-9.
49. Shields CL, Shields JA. Recent developments in the management of retinoblastoma. J Pediatr Ophthalmol Strabismus. 1999;36:8-18.
50. Merchant TE. Radiation therapy in the management of retinoblastoma Retinoblastoma. In: Rodriguez-Galindo, Wilson MW, editors. Retinoblastoma. NewYork (NY): Springer; 2010. 55-64 p.
51. Namouni F, Doz F, Tanguy ML, Quintana E, Michon J, Pacquement H, et al. High-dose chemotherapy with carboplatin, etoposide and cyclophosphamide followed by a haematopoietic stem cell rescue in patients with highrisk retinoblastoma: a SFOP and SFGM study. Eur J Cancer. 1997;33:2368-2375.
52. Chantada GL, et al. Is it pre-enucleation chemotherapy or delayed enucleation of severely involved eyes with intraocular retinoblastoma that risks extraocular dissemination and death? J Clin Oncol. 2011;29(24):3333-4.
53. Perez V, et al, Treatment of non-metastatic unilateral retinoblastoma. Results of a study of GALOP (Grupo de America Latina de Oncologia Pediatrica). Ophthalmol. 2017.
54. Kim JW, et al. Orbital recurrence of retinoblastoma following enucleation. Br J. Ophthalmol. 2009;93(4):463-7.
55. Ross G, et al. The development of young children with retinoblastoma. Arch Pediatr Adolesc Med. 2001;155:80-3.
56. Gupta R, et al. Histopathologic risk factors in retinoblastoma in India. Arch Pathol Lab Med. 2009;133:1210-1214.
57. Kaliki S, et al. Postenucleation adjuvant chemotherapy with vincristine, etoposide, and carboplatin for the treatment of high-risk retinoblastoma. Arch Ophthalmol. 2011;129(11):1422-1427.
58. Kaliki S, et al. High-risk retinoblastoma based on International Classification of Retinoblastoma: analysis of 519 enucleated eyes. Ophthalmology. 2013;120:997-1003.
59. Schvartzman E, et al. Results of a stage-based protocol for the treatment of retinoblastoma. J Clin Oncol. 1996;14:1532-6.
60. Shields CL, et al. Factors predictive of recurrence of retinal tumors, vitreous seeds, and subretinal seeds following chemoreduction for retinoblastoma. Arch Ophthalmol. 2002;120:460-4.
61. Doz F, et al. The role of chemotherapy in orbital involvement of retinoblastoma. Cancer. 1994;74:722-32.
62. Antonelli CB, et al. Extraocular retinoblastoma: a 13-year experience. Cancer. 2003;98:1292-8.
63. Leal-Leal CA, et al. Survival in extra-orbital metastatic retinoblastoma: Treatment results. Clin Transl Oncol. 2006;8:39-4.
64. Dunkel IJ, et al. Successful treatment of metastatic retinoblastoma, Cancer. 2000;89(10):2117-2121.
65. Eng C, Li FP, Abramson DH, Ellsworth RM, Wong FL, Goldman MB, et al. Mortality from second tumors among long-term survivors of retinoblastoma. J Natl Cancer Inst. 1993,85:1121-1128.
66. Wong FL, Boice JD Jr, Abramson DH, Tarone RE, Kleinerman RA, Stovall M, et al. Cancer incidence after retinoblastoma. Radiation dose and sarcoma risk. JAMA. 1997;278:1262-1267.

186

Sarcomas da Infância e da Adolescência*

Paulo Taufi Maluf Junior

DESTAQUES

- Os sarcomas são neoplasias de origem mesenquimal e têm morfologia comprometida com a célula de origem.
- Os sarcomas de partes moles representam 6% de todas as neoplasias da infância e os rabdomiossarcomas constituem 60% desses.
- Os rabdomiossarcomas incidem em crianças em idade pré-escolar, e têm novo pico na adolescência.
- As áreas de cabeça e pescoço, urogenitais e de extremidades são as mais acometidas.
- O estadiamento pode ser combinado entre aspectos clínicos e cirúrgicos, e sua formulação tem papel importante na determinação do estado de risco.
- O tratamento é feito com remoção cirúrgica, quimioterapia e radioterapia, esta é dispensável em casos localizados e de histologia favorável.
- Os sarcomas não rabdomiossarcomas compõem um grupo heterogêneo quanto a sua ontogênese e patologia.
- Para os sarcomas não rabdomiossarcomas, a remoção cirúrgica e radioterapia são as modalidades classicamente empregadas para a abordagem terapêutica, e a quimioterapia é usada nos casos de maior risco, determinado pelo tamanho do tumor e gradação histológica.
- Os sarcomas ósseos são próprios da adolescência e, principalmente quanto ao osteossarcoma, relacionam-se com fases de maior crescimento estatural.
- Os sarcomas de Ewing são tratados com quimioterapia neoadjuvante seguida de remoção cirúrgica e radioterapia, em parte dos casos.
- Os osteossarcomas recebem normalmente metotrexate em doses altas, doxorubicina e platina como quimioterapia neoadjuvante, acompanhada de cirurgia conservadora de membros e quimioterapia de manutenção.

---

* O conteúdo deste capítulo é a íntegra do mesmo publicado em *Tratado de Oncologia*, 1ª edição, 2012.

INTRODUÇÃO

Sarcomas são neoplasias derivadas das células mesenquimais, que normalmente estão comprometidas com o desenvolvimento de musculatura, tecido adiposo, tecido conjuntivo, tecido fibroso e tecido ósseo.[1-4] O termo sarcoma é atribuído a Galeno (AC 200-130) e provém do grego "δαρκωμα", que significa crescimento de carnes. Os rabdomiossarcomas (RMS), que constituem a categoria mais comum dentre essa variedade de neoplasias, têm origem em células primitivas que se especializam em musculatura estriada. O mesmo se dá com os leiomiossarcomas, lipossarcomas, sinoviossarcomas, fibrossarcomas, além de outros. Os sarcomas ditos indiferenciados têm sua gênese baseada em células mesenquimatosas sem orientação futura de maturação, e entre eles se incluem os tumores de bainha neural (*schwannomas*), os tumores de Triton, e algumas neoplasias mistas.

O conhecimento atual que se tem com relação aos mais diversos aspectos associados a essas doenças deriva de estudos colaborativos multicêntricos, com destaque para o *Intergroup Rhabdomyosarcoma Study* (IRS-hoje incorporado pelo *Children Oncology Group*-COG), o *Mesenquimal Malignant Study* (associado à Sociedade Internacional de Oncologia Pediátrica - SIOP) e a estudos alemães do *Cooperative Weichteilsarkomme Studie* (CWS) em fusão com a Associação Italiana de Onco/Hematologia Pediátrica (AIEOP).[5] Esses programas, realizados graças à união de diversas instituições, possibilitaram que se delineasse o tratamento que hoje em dia tem melhorado muito o prognóstico de um conjunto de doenças raras, e especialmente o desenvolvimento de conceitos esclarecedores sobre a origem dessas enfermidades malignas, através do que se espera conseguir traçar novas modalidades terapêuticas dirigidas especificamente para a anomalia molecular reconhecida.

EPIDEMIOLOGIA

Os sarcomas de partes moles perfazem cerca de 6% em meio a todas as doenças malignas da infância e adolescência. Os RMS prevalecem em incidência e constituem cerca de 60% do contingente. Estima-se a ocorrência por volta de 350 casos novos por ano, na população americana.

Aproximadamente 79% dos casos ocorrem em crianças, mas há um pequeno pico na adolescência. A proporção de meninos é levemente superior à de meninas. As populações caucasianas femininas têm o dobro da incidência da de afrodescendentes, mas nenhuma etnia se sobressai entre crianças do sexo masculino. As populações asiáticas, especialmente do sudeste, têm números menores de casos que entre os povos ocidentais brancos.[2,6]

ORIGEM EMBRIONÁRIA COMUM A TODOS OS SARCOMAS

As neoplasias denominadas como sarcomas são derivadas de células mesenquimais. Essas, normalmente dão origem à musculatura lisa, estriada ou cardíaca, aos ossos, cartilagens, tecidos fibrosos ou adiposos. Em relação aos RMS, compreende-se que sua formação provenha de células mesenquimais comprometidas com a musculatura estriada, embora a neoplasia possa ser encontrada em regiões nas quais esse tipo de tecido não é encontrado, por exemplo, no trato urogenital. Os demais sarcomas não rabdomiossarcoma (SNRMS) têm a mesma origem, ou essa é indefinida, fazendo com que a neoplasia resultante seja indiferenciada[7,8] (Figura 186.1).

RABDOMIOSSARCOMAS

Epidemiologia

Com respeito aos RMS, tem-se que correspondem a 60% de todos os sarcomas de partes moles (STS) e têm distribuição anatômica heterogênea, haja vista ser ele encontrado em quase todas as áreas, conforme a Figura 186.2.

A incidência anual de RMS abaixo de 20 anos de idade é de cerca de 350 casos novos ao ano, ou seja, cerca de $4{,}5/10^5$/ano.

Em sua maior parte, a doença acomete crianças abaixo de 6 anos; por exemplo, os tumores de cabeça e pescoço, especialmente os embrionários, têm maior presença entre crianças abaixo de 8 anos, ao passo que as lesões de extremidades são mais comuns em adolescentes e têm histopatologia quase sempre alveolar; já os tumores de vagina ou útero predominam em lactentes.

O sexo masculino é discretamente mais atingido, e em caucasianos ocorre quase o dobro de casos que em afrodescendentes.[2,6]

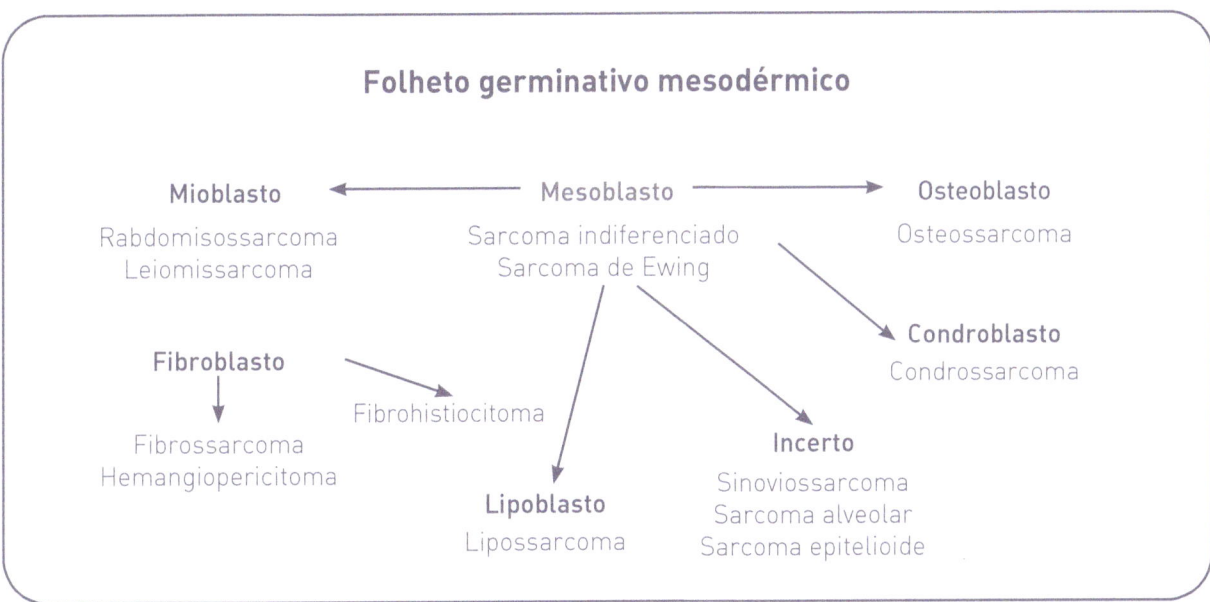

FIGURA 186.1 – Origem celular.
Fonte: Desenvolvida pela autoria.

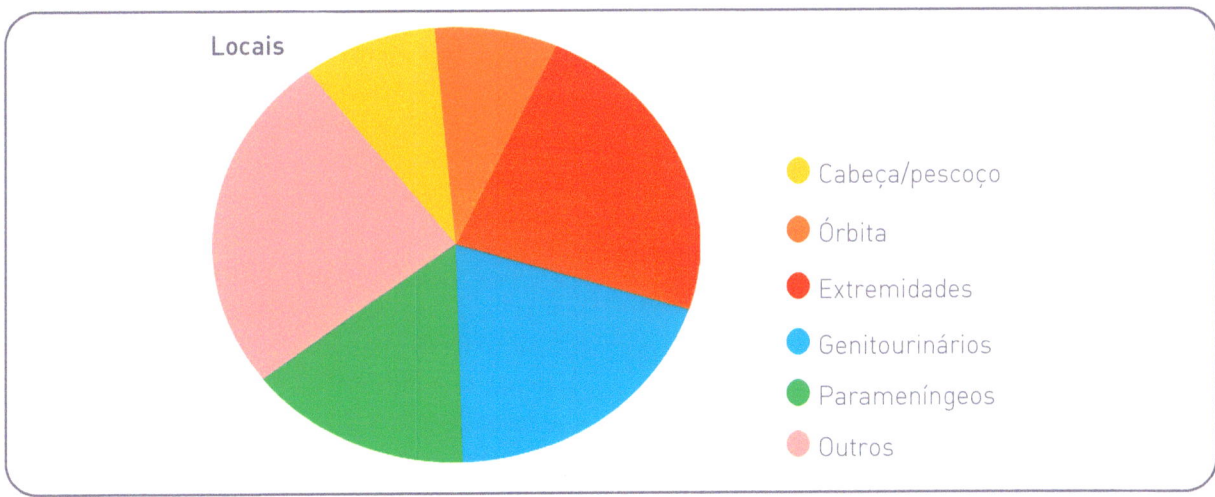

FIGURA 186.2 – Locais de distribuição dos rabdomiossarcomas.
Fonte: Desenvolvida pela autoria.

ETIOPATOGENIA COM BASE NOS MECANISMOS DE MIOGÊNESE

Do ponto de vista molecular, os sarcomas podem compor dois grandes grupos. O primeiro refere-se aos distúrbios relacionados com as principais vias regulatórias do ciclo celular (Rb, p53, e outras, associadas a seus respectivos alvos), e o segundo representa os sarcomas de cariótipos com aberrações simples ou complexas, e que resultam em translocações cromossômicas e aneuploidia, respectivamente. Paralelamente existe o papel relevante dos fatores de crescimento e seus aparatos controladores.[9]

Fatores de crescimento

Investigadores do *Children´s Oncology Group* (COG) conduziram um estudo, com técnicas de *microarray* e RT-PCR, em que procuraram identificar as diversas vias de miogênese e sua incidência nos vários tipos de RMS. Foram estudados 60 genes conhecidos na literatura por sua participação no desenvolvimento muscular embrionário e pós-embrionário, dentre os quais alguns já têm expressão reconhecida em RMS.[10,11]

Verificou-se que os fatores de crescimento e os fatores de transcrição miogênica são expressos em sequência durante a embriogênese miogênica. Em sua fase inicial, os precursores miogênicos necessitam, para sua proliferação, de quantidades ainda que mínimas de fatores de crescimento e desenvolvimento plaquetário (PDGF). Assim que se inicia o processo de diferenciação, os fatores semelhantes à insulina (IGF) passam a ser essenciais, e acredita-se que IGF-1 e IGF-2 tenham sinergismo fomentado pelo gene shh.[12]

No estudo do COG, tanto IGF como PDGF tiveram associação marcante com casos de pior prognóstico. Ligandos de PDGF já são reconhecidamente expressos em RMS, e de fato os receptores PDGFRa e PDGFRb são verdadeiramente determinantes de evoluções adversas. Ao se admitir que os receptores são reguladores da sinalização e progressão de PDGF, pode-se ter aí um alvo a ser explorado em futuros ensaios de terapia molecular.

Vários estudos demonstram a importância de IGF na gênese de RMS. Em modelos animais com ausência de IGF-2, não há desenvolvimento de RMS, mas em amostras humanas de tumor a presença de IGF-1 foi mais associada à progressão de neoplasia. Os dois fatores têm importância no processo e ambos são sinalizados pelo mesmo receptor.

Como perspectiva futura de tratamento, PDGF e IGF devem se apresentar como alvos atraentes para novos ensaios. Sabe-se que imatinib tem papel inibitório sobre receptores de PDGF, mas espera-se que novos bloqueadores de tirosina-quinase devam constituir-se em meios mais eficazes de abordagem terapêutica.

Os IGFRs são também receptores de tirosina-quinase, mas como sua estrutura difere dos PDGFRs, em programas futuros o arcabouço terapêutico deverá contar com drogas distintas para ambos os alvos.

Proteínas controladoras do ciclo celular

Desarranjos dos genes que controlam o ciclo celular interferem com três tipos de genes ligados aos sarcomas. O primeiro tipo afeta genes que fazem a intermediação de sinais da superfície celular para o núcleo. Uma sequência de transdução de sinais, constitucionalmente ativos, que tem sido observada em diversos subtipos de sarcomas, leva à proliferação contínua de células que provavelmente leva essas células a mutações genéticas posteriores, do que resulta uma série de mutações genéticas que levam à transformação de células mesenquimais em estágio precoce de diferenciação e daí à produção de sarcomas.

O segundo tipo compreende mutações em genes que regem a progressão do ciclo celular, e que são vias efetoras de sinais da cascata de transdução. Nesse grupo destaca-se a proteína supressora do gene para retinoblastoma (pRb).

O terceiro grupo se compõe de mutações de genes que preservam a integridade do DNA em replicação. Desse grupo de genes consta a proteína supressora de tumores p53.

A ruptura da transdução de sinais se dá por mecanismos conhecidos ou desconhecidos, e que desarranjam a ativação da cascata de transdução. Essa ativação é reconhecida nos fibrossarcomas congênitos, através da fusão do fator de transcrição ETV6 com o receptor de tirosina-quinase NTRK3, da qual se obtém a ativação da via de sinalização desse receptor. A fusão decorre da translocação de cromossomos 12 e 15. A sarcomagênese é em parte produzida por essa via de ativação, que corrobora a *second hit hypothesis* formulada por Knudson.

A importância da via da proteína supressora de retinoblastoma pRb pode ser atestada por várias evidências. A maioria dos sarcomas apresenta alterações da via Rb. Pacientes portadores de retinoblastomas hereditários são propensos a apresentarem sarcomas. Aqueles que têm alteração de um único gene Rb podem ter sarcomas após se submeterem à radioterapia. O produto codificado pelo pRb constitui um forte regulador de ciclo celular, especialmente na fase de transição G1/S quando age como repressor transcricional, quando ligado a proteínas da família E2F.

O fator de transcrição p53 é cognominado guardião do genoma, e suas mutações são verificadas em 60% dos sarcomas. Danos causados ao DNA são captados pelo p53, que media o prolongamento da fase G1, para haver tempo de reparação suficiente. Outra forma de ação é verificada quando a avaria do DNA mostra-se irreparável, no que resulta a ativação de alvos do p53, que são mediadores de apoptose intrínsecos, tais como Bax, Noxa, Puma e Bid, ou extrínsecos como Ras.

A independência do controle do fator de crescimento é garantida pela desregulação da sequência de transdução de sinais por meios diferentes e próprios a cada subtipo de sarcoma. O gene Akt, com função relevante na cascata de transdução, media o sinal ativo que conduz à hiperproliferação. Alterações genéticas secundárias, que advêm do estado hiperproliferativo, a exemplo das mutações nas vias p53 e Rb, representam vantagens para as células. Com adição de mutações genéticas posteriores ocorre inibição da diferenciação.[9,13]

Anomalias cariotípicas

Do ponto de vista citogenético, os sarcomas têm origem em dois grandes grupos: sarcomas com alterações genéticas específicas e cariótipos comumente simples, que abrangem translocações recíprocas resultantes em genes de fusão (Tabela 186.1); e sarcomas de alterações genéticas inespecíficas e cariótipos desequilibrados, representados por perdas e aquisições cromossômicas (Tabela 186.2).

Sarcomas com cariótipos simples

São caracterizados por translocações repetidas e específicas que têm correspondência com fusões genéticas determinadas e que são patognomônicas de certos subtipos histopatológicos. Os genes produtos de fusão codificam fatores de transcrição ou de crescimento. Geralmente, cada um deles desarranja a expressão de conjuntos específicos de genes alvo, possivelmente ocasionando múltiplos efeitos oncogênicos, à maneira do processo seriado conhecido no processo de carcinogênese.

Embora encontradas em vários sarcomas, as mutações secundárias não são obrigatoriamente necessárias ao desenvolvimento neoplásico. Algumas hipóteses são formuladas para tentar compreender as associações de translocações com seus respectivos tumores. Acredita-se que produtos de translocações determinam o tipo histológico da lesão, independentemente das células de origem. Outra possibilidade é a que estabelece que tipos celulares e seus estágios de diferenciação determinam a orientação patológica do tumor, sem que haja ligação com a fusão específica apresentada. Há ainda a especulação quanto ao fato de, apesar de translocações serem pouco comuns em um dado tipo de células, somente aquelas em estágio especial de diferenciação mesenquimal poderiam ser suscetíveis e complacentes com os efeitos de uma fusão genética selecionada.

Nos RMS de tipo embrionário (ERMS) se estabelece tanto perda de heterozigose quanto perda de *imprinting* em 11p15.5; além disso, observa-se também a isodissomia unipaternal, em que há expressão materna de *imprinting* de dois alelos do gene IGF-2 em 11p15.5, do que resulta a expressão bialélica de IGF-2 paterno.

Tabela 186.1 - Alterações cromossômicas observadas em sarcomas

Histologia	Alteração cromossômica	Genes envolvidos	Frequência (%)
PNET*	t(11;22)(q24;q12)		85
	t(21;22)(q22;q12)	EWS-FLI	5-10
	t(7;22)(p22;q12)	EWS-ERG	Raro
	t(17;22)(q12;q12)	EVT1-EWS	Raro
	t(1;1)(q11-25;q11-24)	EIAF-EWS	10
	trissomia 8	desconhecido	50
	trissomia1		30
Rabdomiossarcoma alveolar	t(2;13)(q35;q14)	PAX3-FKHR	70
	t(1;13)(p36;q14)	PAX7-FKHR	15
Sarcoma de células claras	t(12;22)(q13;q12)	EWS-ATF1	75
Tumor desmoplásico	t(11;22)(p13;q12)	EWS-WT1	90
Sarcoma sinovial	t(X;18)(p11;q11)	SYT-SSX1/2	90
Fibrossarcoma congênito	T(12;15)(p13;q25)	ETV6-NTRK3	Desconhecido

*Tumor neuroectodérmico periférico.
Fonte: Desenvolvida pela autoria.

Tabela 186.2 - Sarcomas com cariótipos complexos

Fibrossarcoma
Leioiossarcoma
Fibrohistiocitoma maligno
Rabdomiossarcoma
    Embrionário
    Pleomórfico

Schwannoma

Fonte: Desenvolvida pela autoria.

Nas formas alveolares (ARMS), as principais anomalias observadas envolvem os genes PAX-FKHR, com translocações t(2;13) na maioria dos casos e também t(1;13)[14-16] (Figura 186.3).

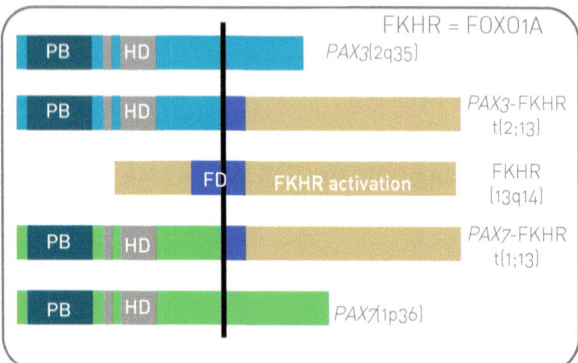

FIGURA 186.3 – Translocações PAX-FKHR em ARMS.
Fonte: Desenvolvida pela autoria.

Sarcomas com cariótipos complexos

São marcados por alterações cromossômicas amplas, que compreendem deleções, amplificações, perdas completas ou aquisições, aneuploidias. Apesar de haver uma conjunção de anomalias cromossômicas cumulativas e neoplasias de alto grau, não parece ser consistente a tentativa de encontrar significado na concomitância de um distúrbio genético dentro de um subtipo tumoral, ou de outras anomalias que poderiam contribuir igualmente na formação do acidente neoplásico. Não há até o momento claras evidências de que a instabilidade cromossômica, como nas ananeuplouidias, embora identificadas em muitos dos tumores sólidos, contribua quer com a gênese dos tumores, como tampouco os defeitos moleculares originariam células cancerosas.

Não se sabe, também, se as aneuploidias representam causa ou consequência de um fenótipo maligno. Da mesma forma, é possível que as perdas e ganhos cromossômicos sejam somente resultado da instabilidade genética inerente a certos sarcomas, mas não participam diretamente da escalada de origem neoplásica.

Mais recentemente, têm aparecido dados que sustentam que, nos tumores humanos, a extensão de telômeros pode ser mantida pela ativação de telomerase ou pela via alternativa de alongamento de telômeros (ALT). Assim sendo, os tumores de cariótipos simples usariam a ativação de telomerase, ao passo que as formas complexas seriam acionadas pela ALT 2.[9,17]

PATOLOGIA

Os sarcomas de partes moles têm histologia superponente a tumores embrionários e linforreticulares, de modo a dificultar muitas vezes o diagnóstico patológico baseado apenas nos subsídios oferecidos pela microscopia óptica, que se confundem a outras neoplasias primitivas "de células pequenas, azuis e redondas", aspecto que pode caber aos tumores embrionários e por vezes a linfomas. O método auxiliar usado há mais tempo para, não só diferenciar sarcomas de outras doenças malignas, mas também identificar seus subtipos relacionados a sua ontogênese, tem sido a identificação de antígenos ligados aos diversos grupos e que são investigados por via de painéis de anticorpos monoclonais, dentro do que se conhece como método imunoistoquímico. Com efeito, aos RMS é associada à detecção de proteínas ligadas à miogênese, tais como desmina, miogenina (MYOG) e MYoD, e a combinação dessas duas últimas leva à sensibilidade de mais que 97% para o diagnóstico correto.

Os RMS podem se subdividir em dois subgrupos principais para a infância, que são os ERMS e os ARMS, cujo comportamento diante das terapias, e prognóstico, diferem largamente. Também aqui nem sempre os estudos morfológicos e imunoistoquímicos conseguem individualizá-los de forma precisa. Quanto ao quadro microanatômico, eles têm arcabouço que lembram musculatura fetal e estrutura alveolar pulmonar, respectivamente. Os novos conhecimentos genéticos têm permitido não só uma identificação mais acurada, mas também podem levar a novos conceitos de classificação dessas neoplasias, com base na genética molecular.

Estudos imunoistoquímicos

Conforme já salientado, os RMS demonstram sinais ainda que mínimos de rabdomiogênese em sua estrutura. Portanto, em uma parcela razoável de casos, as demonstrações de miogênese se limitam a número exíguo de células, muitas vezes de detecção difícil por parte do examinador.

O uso de anticorpos monoclonais, para a exploração das proteínas associadas à miogênese, tem aportado contribuições significantes para o diagnóstico. A demonstração concomitante de reação positiva à miogenina (MYOG) e à desmina (MYOD1) no mesmo material traduz sensibilidade de quase 100% ao diagnóstico de RMS.

Através dos anos, estudos controlados multicêntricos, com o recrutamento de número alto de pacientes tratados de maneira uniforme, têm proporcionado melhorias consideráveis ao prognóstico de crianças portadoras de RMS. Um dos mais destacados, o *Intergroup Rhabdomyosarcoma Study* (IRS), tem demonstrado que o sucesso do tratamento é função direta de um conjunto de fatores de risco fornecidos por dados clínicos e patológicos, cuja diversidade determina a forma de tratamento à qual a criança deve ser submetida. O diagnóstico histológico preciso tem papel fundamental na produção do algoritmo apropriado a cada caso.[2,18-21]

Achados genéticos nos RMS

Conforme já mencionado, as presenças recorrentes de translocações cromossômicas, com ênfase em t(2;13), e menos frequentemente t(1;13), resultam em fatores transcricionais quiméricos, como PAX3-FOXO1 e PAX7-FOXO1, ou seja, P-F ou PAX-FKHR, detectados via técnicas moleculares, exclusivos de ARMS.

Inicialmente, essas evidências obtidas pelos novos métodos foram tidas como uma base objetiva para a distinção entre os dois principais subtipos de RMS, posto que a morfologia ou as reações histoquímicas não a permitiam. Todavia, com o acúmulo de estudos executados em número significativo de casos, concluiu-se que não há de fato uma associação uniforme entre as translocações P-F e os ARMS, visto que em até 25% dos casos com histologia típica não havia a presença da alteração genética esperada.

No que concerne aos RMS embrionários (ERMS), a presença de modificações genéticas frequentes não se verifica. Em lugar dessas, constata-se maior instabilidade genômica, representada por cariótipos de alta variabilidade, e desequilíbrio de alelos, tais como a perda de heterozigose (LOH) em cromossomo 11p5.5.

A classificação patológica atual dos RMS é definida pela IRC (*International Rhabdomyosarcoma Classification*) que, a despeito de todos os esforços para a concretização da uniformidade de critérios, ainda permite que até 1/3 dos casos sejam erroneamente classificados e, infelizmente, alocados para programas de tratamento inapropriados. A análise genômica tem sido cada vez mais incorporada à patologia tumoral, tem levado a novos meios de classificação com base molecular, e até ao reconhecimento de novos subtipos desconhecidos pelos estudos convencionais.

O grupo multicêntrico COG, já mencionado, conseguiu reunir grande número de amostras de RMS infantis, submetidas a análises histológicas, histoquímicas e moleculares. Conforme já comentado, os RMS são separados em dois grandes subgrupos, ERMS e ARMS, ambos com prognóstico distinto, pelo que recebem regimes diferentes de tratamento, adaptados ao risco. As avaliações por morfologia e por imunoistoquímica, às vezes, não são suficientes para a concretização do diagnóstico preciso.

Os investigadores do COG obtiveram resultados interessantes, ao demonstrar que, entre os ARMS, a fusão genética presente pode ter poder estatístico relevante na determinação do prognóstico, significantemente melhor para as fusões P7F que para as P3F, ou seja, lesões indistinguíveis pelos métodos convencionais assumem nova conotação diante do estudo genético. Mediante tais achados, propõe-se que, a par da classificação histológica, deva ser criada uma nova classificação molecular.

Além das fusões P-F, os autores procuraram outros genes candidatos ao emprego classificatório. Os resultados apresentaram forte associação entre a expressão de TFAP2β e os RMS P-F positivos, enquanto os P-F negativos são ligados ao HGMA2. Ambas as proteínas, ligadas a imuno-corantes, podem tornar-se novos meios de abordagem histoquímica.[14,15,22]

APRESENTAÇÃO CLÍNICA

Por serem neoplasias originárias de células mesenquimais, os RMS, assim como os sarcomas em geral, podem ter ocorrência quase universal, do ponto de vista anatômico. O quadro clínico depende tanto das manifestações decorrentes do local envolvido como das áreas de metástases que, nas últimas décadas, mediante a expansão dos conhecimentos acerca de diagnósticos precoces e tratamentos específicos e intensivos, têm tido incidência menor. Ainda assim, cerca de 25% dos RMS recentemente diagnosticados podem ter disseminação à distância. Os pulmões representam a principal área de progressão hematogênica em 40 a 50% dos casos; medula óssea em cerca de 30%, linfonodos em cerca de 20%, e ossos em cerca de 10% dos pacientes, são também atingidos, isoladamente ou em concomitância.

Região de cabeça e pescoço[23-25]

Aproximadamente 75% dos RMS de cabeça e pescoço atingem sítios parameníngeos, dentre os quais 25% são orbitais. Por parameníngeos, entendem-se neoplasias oriundas dos antros da face, ouvido médio, base do crânio, fossa nasofaríngea, mastoide. Os não parameníngeos geralmente têm início em couro cabeludo, face, glândulas salivatórias, cavidade oral, orofaringe, laringe, região cervical.

Os tumores orbitais são geralmente identificados antes que tenha havido progressão. Dificilmente há acometimento nodal periférico. Produzem proptose e oftalmoplegia (Figura 186.4).

As lesões parameníngeas, em função da área atingida, podem se manifestar por obstruções nasais, auriculares ou sinusais, muitas vezes com produção de material mucoso, purulento ou sanguinolento. A extensão para as meninges pode levar à paralisia de pares cranianos, enquanto erosão de base do crânio pode resultar em cefaleia, vômitos e hipertensão sistêmica.

Trato urogenital

Dentre as sublocalizações relativas ao trato urogenital, as áreas de bexiga e próstata são as que apresentam incidência mais frequente. Com respeito à bexiga, as manifestações que mais se identificam são hematúria, obstrução urinária, ou descarga de tecido mucosanguinolento, especialmente nas variedades botrioides. Os sinais clínicos são assim apresentados pelo fato do tumor aninhar-se na proximidade ou no interior do trígono, e ter crescimento em direção à luz vesical. As lesões de bexiga tendem a ser localizadas, em contraposição às doenças prostáticas, que quase sempre produzem massas pélvicas, com prejuízo da função miccional ou com constipação associada, e é comum que se acompanhem de metástases pulmonares ou para medula óssea.

Nas crianças de sexo feminino, os sarcomas vaginais são quase exclusivo de lactentes jovens, têm formação botrioide que se insinua para o exterior da pudendo feminino, ou manifestam-se somente com sangramento vaginal. Lesões uterinas ou cervicais são próprias de meninas maiores, levam à presença de massas pélvicas ou metrorragia. As formas genitais femininas são geralmente limitadas à área de origem, e o envolvimento linfonodal é incomum[26-31] (Figura 186.5).

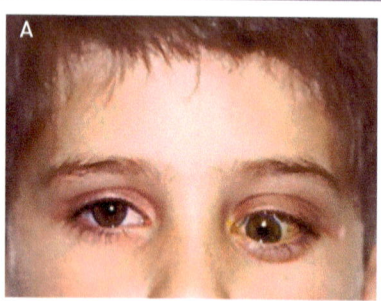
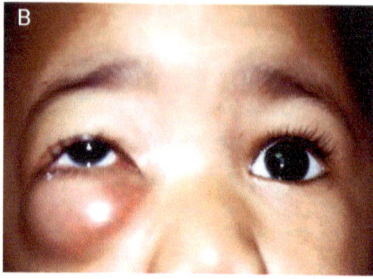

FIGURA 186.4 – Rabdomiossarcomas periorbital. A: exoftalmia à esquerda; e B: massa em borda orbital inferior à direita.
Fonte: Acervo da autoria.

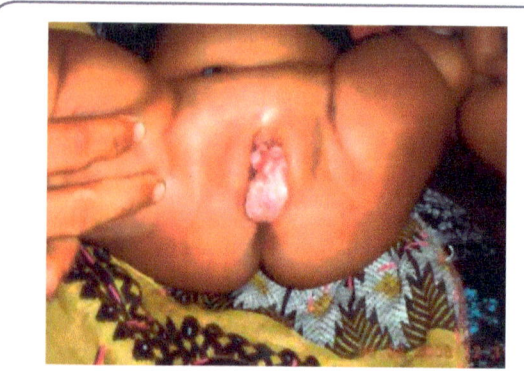

FIGURA 186.5 – Rabdomiossarcomas de vagina.
Fonte: Acervo da autoria.

Nos meninos, a hipótese da existência de sarcoma paratesticular se dá pelo achado de aumento escrotal ou inguinal, unilateral na maioria dos casos. A disseminação neoplásica para linfonodos retroperitoniais ocorre em mais da metade dos indivíduos com mais de 10 anos de idade, mas é escassa na faixa etária inferior (Figura 186.6).

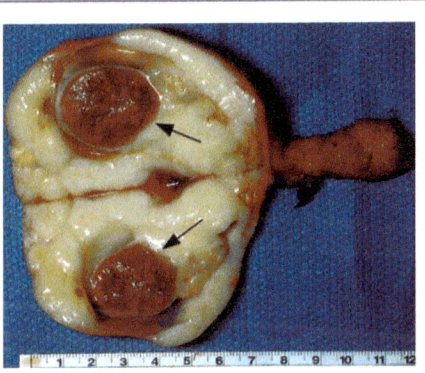

FIGURA 186.6 – Rabdomiossarcomas paratesticular.
Fonte: Acervo da autoria.

Tumores de extremidades

Apresentam aumento de volume do membro lesionado, muitas vezes a grandes dimensões, e acompanham-se na maior parte dos casos de dor intensa e de outros sinais flogísticos que, infelizmente, se confundem com processos infecciosos ou traumáticos, de sorte a retardar o diagnóstico preciso quando o profissional de saúde se prende a hipóteses equivocadas.[32,33]

Outras regiões[34,35]

A superfície do tronco pode ser acometida por lesões semelhantes em evolução às de extremidades, e são apresentadas como grandes massas, por vezes contíguas à coluna vertebral.

Doenças intratorácicas, retroperitoniais ou pélvicas são representadas por massas que, por sua profundidade, nem sempre são expressivas a ponto de sinalizar a anomalia e levantar a suspeita clínica. Por seu diagnóstico muitas vezes ser tardio, esse conjunto de tumores é comumente irressecável, com o que o prognóstico se torna mais reservado.

Tumores perineais ou perianais são incomuns, e simulam muitas vezes pólipos ou abscessos. A histologia mais comum é alveolar e a disseminação regional é frequente (Figura 186.7).

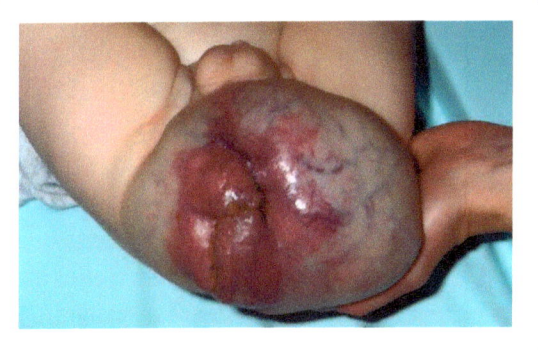

FIGURA 186.7 – Rabdomiossarcomas de região glútea.
Fonte: Acervo da autoria.

Icterícia obstrutiva, hepatomegalia, acompanhadas às vezes de intumescências retroperitoniais, são sinais próprios das raras variedades primárias do trato biliar e que infiltram o próprio fígado. Seu prognóstico costuma ser muito favorável.

Raramente são diagnosticadas formas primárias de sistema nervoso central, aracnoide, ovários, traqueia, ou mamas.

Síndromes associadas

Embora a manifestação dos sarcomas de partes moles seja em geral dissociada de condições para-neoplásicas, e esses tenham ocorrência esporádica e ao acaso, algumas síndromes familiares podem determinar maior incidência de RMS, como no caso das neurofibromatoses e da síndrome de Li-Fraumeni.

A síndrome de Beckwith-Wiedemann, na qual se observa hipertrofia fetal e alterações em 11p15, no lócus de IGF II, é predisponente aos nefroblastomas, mas também guarda associação com os RMS.

Em estudos realizados com a síndrome de Costello, caracterizada por retardo de crescimento pós-natal, fácies disforme, frouxidão cutânea e atraso no desenvolvimento mental, verificou-se a tendência ao aparecimento de tumores sólidos, dentre os quais os RMS são os mais prevalentes, e podem incidir em cerca de 10% dos sujeitos acometidos da síndrome.[2,36]

Crianças infectadas pelo HIV e imunossuprimidas, quando sofrem a concomitância de infecção pelo EBV podem desenvolver neoplasias de musculatura lisa, em especial leiomiossarcomas.

Síndrome de Li-Fraumeni

Desde suas primeiras descrições, essa síndrome de predisposição ao câncer familiar incluía sarcomas de partes moles infantis entre as formas possíveis de neoplasias diagnosticadas em excesso em determinado grupo familiar. As demais doenças observadas têm sido o câncer de mama prévio à menopausa, as leucemias, os tumores de sistema nervoso central, os carcinomas corticais de adrenal e outros sarcomas. A síndrome clássica é aquela que atinge uma família na qual há um caso de sarcoma em indivíduo com menos que 45 anos, e que este tenha um parente de primeiro grau com qualquer tipo de câncer, e também um parente adicional de primeiro ou segundo grau com menos que 45 anos e qualquer tipo de câncer ou qualquer idade, mas portando um sarcoma. A síndrome de Li-Fraumeni acompanha-se de mutações, em linhagens celulares germinativas, do oncogene supressor p53.

DIAGNÓSTICO

O diagnóstico dos RMS é estabelecido através do exame histopatológico resultante de biópsia ou de tecido de tumor removido. Além dessa análise, é necessária a averiguação do grau de extensão da doença, conforme a Tabela 186.3.[2]

Tabela 186.3 - Exames para estadiamento

MRI ou TAC da área envolvida	
TAC de crânio	
TAC de fígado e retroperitôneo	
Exame da medula óssea	Por aspiração bilateral Por biopsia bilateral
Cintilografia óssea	
Situações especiais	LCR* nos parameníngeos TAC e MRI craniana nos parameníngeos

*Líquido cefalorraquideano.

Fonte: Desenvolvida pela autoria.

NOVOS MÉTODOS DE IMAGEM

Ressonância magnética

O aprimoramento dos métodos de imagem tem trazido progressos importantes na abordagem dos RMS e sarcomas em geral. O estadiamento pelo método TNM, a investigação de linfadenopatia adjacente ao tumor, e a avaliação do resultado da terapia beneficiaram-se sobremaneira das novas técnicas que, embora recentemente implantadas, têm proporcionado acúmulo de experiência suficiente para a interpretação correta das imagens em especial na população pediátrica.[37]

A ressonância nuclear magnética (MRI) permite, em relação à radiografia simples e tomografia computadorizada, maior acurácia na distinção entre massas de natureza benigna ou maligna, e melhor apuro no estabelecimento de dimensões do tecido tumoral. Quando o exame é incapaz de aferir benignidade ou malignidade, ainda assim várias informações úteis são obtidas, pois, além da medida correta da massa, pode-se avaliar a extensão, inclusive em planos além da fáscia, bem como a invasão de outros territórios, a exemplo dos feixes neurovasculares, articulações e ossos (Figuras 186.8 e 186.9).

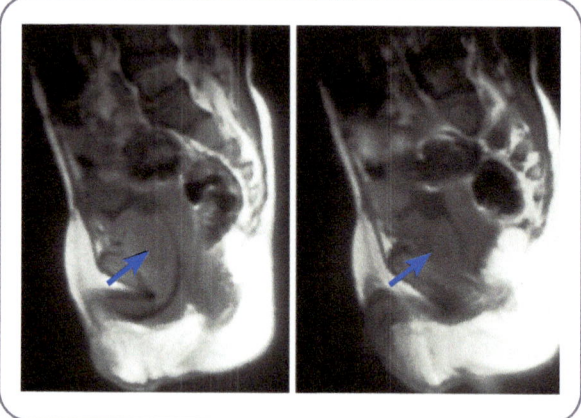

FIGURA 186.8 – Ressonância magnética nuclear de rabdomiossarcomas prostático.

Fonte: Acervo da autoria.

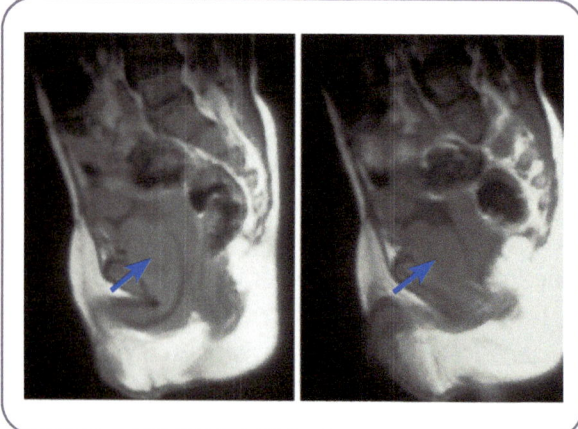

FIGURA 186.9 – Rabdomiossarcomas parameníngeo: TAC à E, MRI à D.

Fonte: Acervo da autoria.

A MRI tem o dom de definir por imagem lesões em seus mais mínimos detalhes. Isso deve se dar segundo pelo menos duas sequências, em T1 e T2 (supressão da gordura). Os cortes coronais em T1 delineiam alterações de contorno e de sinais produzidos por gordura ou hemorragia; a lesão é iso ou hipointensa em relação a músculos, mas não tem definição completa. Em T2 se tem hiperintensificação do tumor e eventual edema adjacente. O uso de Gadolíneo ajuda a reconhecer a consistência do tumor, se sólido ou líquido, e mostra áreas mais viáveis para biópsia, se necessária.

Dentre os fatores de prognóstico dos RMS, o tamanho inicial do tumor tem papel consistente, já que medidas maiores que 5 cm conferem sinal de piora, e para isso a MRI tem nítida contribuição. Igualmente, a existência ou não de disseminação regional atrela-se o melhor ou pior comportamento diante da terapia, daí a importância da documentação inequívoca de envolvimento linfonodal.

FDG-PET scan

A sofisticação dos métodos de imagem tem acarretado grande aumento de subsídios na investigação dos sarcomas, posto que várias vezes os clínicos se veem às voltas com situações em que há dificuldade em localizar o tumor primário em uma doença já disseminada, ao mesmo tempo em que a detecção de metástases é muitas vezes comprometida, ou pela ausência de imagens típicas, ou pela presença de resultados dúbios dos quais é impossível a distinção entre a presença de neoplasia e de um processo inflamatório ou infeccioso.

Uma das informações mais decisivas para a condução de tratamentos é a determinação de resposta quantitativa após alguma modalidade terapêutica, pois através dela são avaliados fármacos em fase 2 de experimentação, ou são definidos os parâmetros de eficácia do método terapêutico empregado.

A Organização Mundial da Saúde (OMS) tem critérios consistentes a serem adotados para o dimensionamento de respostas obtidas em análises experimentais. Mais recentemente surgiu o *Response Evaluation Criteria for Sold Tumors* (RECIST), que traz uma padronização melhor e mais simplificada que a da OMS. Mesmo assim esses critérios são ainda limitados já que são fundamentados em medidas sobre imagens unidimensionais e, ademais, sabe-se que alguns sarcomas ósseos e sarcomas císticos têm boa regressão com o tratamento imposto, a despeito de suas imagens serem pouco reduzidas aos exames. Por outro lado, há tumores resistentes à terapia cujas imagens só são modificadas após meses de tratamento ineficaz. As novas formas de terapia, a exemplo do que se observa com agentes inibidores da angiogênese, não têm por meta a redução do tamanho da lesão, e o sucesso em seu emprego não pode ser atestado por dados anatômicos. Esses aspectos constituem limitação considerável ao uso atual do RECIST.

Com base no conhecimento de que as células neoplásicas têm alta atividade metabólica, e daí seu acúmulo de glicose, o método PET (*Positron Emission Tomography*) acoplado a fluor-deoxiglicose (FDG) marcada com ^{18}F, representa um método de imagem apoiado em mecanismos bioquímicos, que não só sinaliza precocemente a irresponsividade ou a progressão de uma dada neoplasia, como também permite dirimir a questão sobre determinado resultado convencional ao qual não se consegue atribuir a existência de um tecido maligno ou de outra natureza. O FDG-PET, por sua propriedade em aferir o metabolismo de glicose, aumenta muito a sensibilidade no diagnóstico de resposta da lesão, já que a menor presença de células neoplásicas implica menor acúmulo de glicose.

A diretoria da *Society of Nuclear Medicine* dos Estados Unidos formulou, há pouco tempo, critérios para o uso de FDG-PET em pacientes com câncer e enumerou as doenças para as quais a experiência provisionada permite seu uso com bom grau de confiança. Com respeito aos sarcomas pediátricos, mais estudos e mais acúmulo de vivência são requeridos para que ele seja validado definitivamente.

Dentre as utilidades do FDG-PET em sarcomas da infância, a localização da área primária em neoplasias avançadas tem alcançado benefícios, pois esse diagnóstico é crucial para o controle local, cirúrgico e radioterápico, imprescindível no alcance do sucesso do tratamento. Em adultos, cerca de 30% dos casos de sarcomas com sítio primário indeterminado são esclarecidos através do PET, especialmente nos indivíduos acometidos de doença em cabeça e pescoço.

A identificação de metástases pulmonares, para a qual a tomografia computadorizada é o método indicado, muitas vezes é prejudicada quando há nódulos muito pequenos ou quando o achado não é condizente com o quadro clínico ou o estádio do tumor em tela. Estudos mostram que a concordância entre tomografias e resultados de biópsia ocorre em cerca de 60% dos casos, e que os diagnósticos apresentados por radiologistas experientes divergem com frequência para um mesmo caso duvidoso. A tentativa de inclusão do PET como parte do espectro de avaliação para os sarcomas não tem sido animadora, visto que sua sensibilidade é muito baixa (15%), mormente quando os nódulos têm menos que 5 cm, ou seja, lesões identificadas pela tomografia podem passar incólumes pela análise do PET. O uso conjunto dos dois métodos, PET/CT, tem exibido maior capacidade de resolução, além de mostrar que lesões < 5 cm têm o mesmo potencial de malignidade que as demais. Uma das barreiras importantes a serem suplantadas é a evidência de que áreas de infecção aguda às vezes podem ter a mesma acumulação de FDG que os tecidos neoplásicos. Essas considerações levam a concluir que o FDG-PET ainda necessita de ajustes consideráveis para que se torne uma ferramenta fiduciável doravante.

O prognóstico de crianças com metástases ósseas e de medula óssea é ruim, daí a importância da correta exploração dessas duas áreas para o estadiamento correto. As lesões ósseas por vezes já têm atividade osteoblástica antes do surgimento das alterações de imagem. A infiltração da medula óssea tem aspecto focal, o que pode dificultar o acesso através da aspiração da medula ou mesmo da biópsia. Os estudos atuais, embora recentes e limitados, têm demonstrado que o FDG-PET tem sensibilidade consideravelmente maior que a cintilografia com ^{99m}Tc MDP, certamente pelo fato de haver grande metabolismo glicídeo já nos primórdios do processo osteoblástico, o que confere ao PET a alta sensibilidade e precocidade ao diagnóstico. Em comparação à MRI, a experiência com sarcomas de adultos tem inferido que essa guarda semelhança ao PET na elucidação de infiltração medular, e que ambos são superiores ao ^{99m}Tc MDP. Em crianças não há massa crítica suficiente para que se possa cotejar os métodos existentes, mas é possível que o PET seja mais sensível que a MRI, porém com maior potencial de erro, posto que lesões benignas confundem-se com metástases ósseas.

Em cerca de 20% dos RMS da infância e da adolescência se observa disseminação regional do tumor primário para linfonodos, de modo a conferir grande importância à sua detecção para estabelecer o estadiamento exato e, por conseguinte, o tratamento que melhor se adapte. Nos RMS de extremidades pode-se ter até 50% de probabilidade para o encontro de linfadenopatia, e o mesmo padrão é esperado para o acometimento retroperitoneal em pacientes, com mais de dez anos, portadores de lesões paratesticulares. As formas alveolares são as que mais apresentam doença linfonodal. Durante o estadiamento do RMS todos os linfonodos suspeitos de albergarem metástase, quer pelo aspecto clínico quer pela imagem, devem ser removidos para inspeção patológica, pois as áreas doentes são, durante o tratamento, susceptíveis ao emprego da radioterapia. Perante os métodos de imagem disponíveis, especialmente a MRI, a pequena experiência com FDG-PET designa-lhe a propriedade de mostrar envolvimento em áreas antes tidas como negativas. Contudo, há que se ter cautela na interpretação dos resultados, pois nos RMS de crianças a captação pode ser fraca enquanto nódulos não metastáticos podem ter forte avidez. As discordâncias entre PET e MRI, ou entre PET e quadro clínico, devem ser esclarecidas através de biópsias de todos os elementos suspeitos.

A avaliação de resposta à terapia neoadjuvante deve ser aferida com exatidão, tanto nos estudos fase 2 como nos protocolos em que a quimioterapia prévia precisa ter sua eficácia atestada, para posterior cirurgia. Em vários tumores, bem como nos sarcomas, especialmente quando há doença óssea, os métodos de imagem convencionais visualizam a morfologia da lesão e com frequência é impossível distinguir tecidos, se metastáticos ou cicatriciais. Sendo o PET um método de avaliação metabólica, sua participação pode ser decisiva no momento de julgar o grau de resposta obtido. As principais experiências até hoje realizadas nesse sentido foram feitas com pacientes portadores de sarcomas ósseos. Elas indicam que a acurácia do PET em se correlacionar com o achado histológico após terapia neoadjuvante é significativa. São necessários novos estudos para avaliar se através do PET há possibilidade de constatar existência precoce de má resposta, ainda na fase neoadjuvante, a permitir alternância mais rápida de regimes terapêuticos.[38]

Estadiamento e determinação de risco

Para programação do tratamento é indispensável que se determine o estádio da doença e assinalar-lhe o grupo de risco em que deve ser alocado o paciente.[39-42]

A forma mais antiga de estadiamento é o sistema proposto pelo IRS e que se baseia em resultados cirúrgicos (Tabela 186.4).

Tabela 186.4 - Estadiamento cirúrgico

Grupo	
Grupo 1	Doença localizada, totalmente removida, margens livres
Grupo 2	A. Doença removida e margens microscopicamente afetadas B. Remoção completa, com margens livres, linfonodos regionais invadidos e totalmente retirados C. Doença removida, mas com restos microscópicos, linfonodos invadidos e totalmente retirados
Grupo 3	Doença parcialmente removida ou submetida apenas à biópsia
Grupo 4	Metástases hematogênicas

Fonte: Desenvolvida pela autoria.

Tendo em vista os novos métodos de avaliação clínica, e a importância de prognóstico conferida a certas localizações originárias do tumor, além do subtipo histológico, criou-se uma forma de estadiamento que leva em conta esses aspectos, e realizado com base nos exames subsidiários, antes de intervenção cirúrgica (Tabelas 186.5 e 186.6).

Tabela 186.5 - Estadiamento clínico

Estádio	Local primário	T	Tamanho	N
1	Órbita Cabeça e pescoço não paramenígeo Paratesticular, vagina, útero Árvore biliar	T1 ou T2	a ou b	N0, N1 ou Nx
2	Paramenígeo Bexiga e próstata Extermidades Tronco Períneo	T1 ou T2	a	N0 ou Nx
3	Paramenígeo Bexiga e próstata Extermidades Tronco Períneo	T1 ou T2	a b	N1 N0, N1 ou Nx
4	Metástases à distância	T1 ou T2	a ou b	N0 ou N1

Definições: T1: confinado ao local de origem; T2: extensão a territórios vizinhos; a: ↓5cm, b: ↑5cm; N0: sem envolvimento linfonodal; N1: linfonodos invadidos; Nx: situação linfonodal desconhecida.
Fonte: Desenvolvida pela autoria.

Tabela 186.6 - Grupos de risco

BAIXO RISCO (85% com 5 anos de SLD*): 35% dos casos
- ERMS
- Estádio 1, Grupos 1, 2, 3
- Estádios 2, 3 Grupos 1, 2

RISCO INTERMEDIÁRIO (60% com 5 anos de SLD): 50% dos casos
- ARMS localizados
- ERMS estádio 2, 3, Grupo 3

ALTO RISCO (20% de 5 anos de SLD): 15% dos casos
- Doença metastática

*SLD: sobrevivência livre de doença
Fonte: Desenvolvida pela autoria.

TRATAMENTO

Até o início da década de 1970, a exiguidade de casos de sarcomas infantis impedia conhecimento mais aprofundado dessas entidades, e os tratamentos impostos eram decepcionantes, além de não haver identificação das combinações de drogas mais eficazes. A partir de então, muitos centros dos EUA e Canadá reuniram-se para iniciar um estudo colaborativo, com protocolos comuns, e com a capacidade de recrutamento do maior número de casos possível, submetidos também à análise única. Deu-se então início ao primeiro *Intergroup Rhabdomyosarcoma Study* (IRS), precursor de várias versões subsequentes que puderam robustecer todos os conceitos hoje existentes, relativos à etiopatogenia, às drogas mais ativas, aos fatores de risco, à criação de sistema de estadiamento que provesse tratamentos adaptados ao grau de risco dos pacientes e, principalmente, conseguir prognóstico progressivamente melhor através dos vários estudos[43] (Figura 186.10).

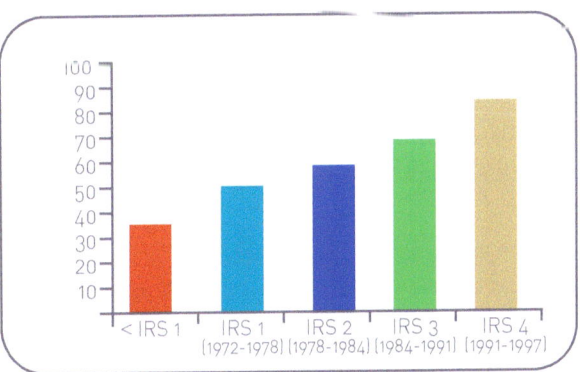

FIGURA 186.10 – Evolução de índices de sobrevida através dos anos.
Fonte: Desenvolvida pela autoria.

Vários foram os aprendizados adquiridos através dos anos. Como conceito fundamental destaca-se que essas doenças necessitam controle sistêmico e local, este último, a ser realizado com a máxima exatidão possível. As três grandes e tradicionais formas de abordagem oncológica, a saber, cirurgia, radioterapia, quimioterapia, têm participação decisiva, coordenada, e com extensão e intensidade determinadas para cada grupo de risco definido.

Cirurgia

Dentre os preceitos cirúrgicos, enumeram-se:[44-47]
- pacientes com doença totalmente removida, com margens livres, sem metástases (Grupo 1), têm o melhor prognóstico. Pacientes com metástases hematogênicas (Grupo 4) têm o pior prognóstico. Pacientes com margens comprometidas ou com linfadenopatia totalmente ressecados (Grupo 2) e pacientes com doença parcialmente ressecada e/ou disseminação regional (Grupo 3) têm prognóstico intermediário. Portanto, a remoção cirúrgica deve, ao mesmo tempo, ser completa tanto quanto factível, com o menor grau de morbidade que se puder conseguir sem prejuízo ao controle local;
- pacientes operados cujos tumores eram julgados benignos ao início, devem ser reabordados para a toalete total, dado que a radioterapia não é aplicável para pacientes de Grupo 1;
- doenças primárias de órbita, vagina e bexiga têm ótima evolução e com isso podem ser poupados de retirada dos órgãos atingidos, inclusive o bulbo ocular. Para preservação dos órgãos, quimioterapia e radioterapia podem transformar o tumor em ressecável, sem mutilação;
- tumores paratesticulares em meninos maiores que dez anos devem submeter-se à dissecção linfática no retroperitôneo ipsilateral, mesmo quando as imagens não indicam a progressão para esse território;
- lesões de extremidades devem ter avaliação cirúrgica da área de drenagem linfática adjacente.

Radioterapia[48-51]

O uso de irradiação em crianças em fase acelerada de crescimento produz grande preocupação, mas sabe-se que ela é imprescindível em várias situações. Outros estudos multicêntricos, realizados na Europa, como o MMT da *Societé Internacional d´Oncologie Pediatrique* (SIOP) e *Cooperative Weichteil Sarkome* (CWS), este último sediado na Alemanha, Áustria, Suíça e Itália, tentaram abortar a radioterapia em crianças menores que dois anos, mesmo na presença de fatores de risco, e os resultados não foram auspiciosos. Do IRS aprendeu-se que:
- a radioterapia é dispensável em situação de doença totalmente retirada, com margens livres (Grupo 1), desde que classificados como ERMS. A extensão da irradiação engloba o sítio primário e os grupos linfonodais que se mostram positivos. Os pacientes em Grupo 4 recebem irradiação a todos os locais anormais;
- a experiência com doses de 59,4 Gy hiperfracionadas não impuseram melhora de controle local em comparação ao uso de 50,4 Gy em dose única diária, em crianças de Grupo 3;
- pacientes com doença parameníngea, mesmo os que têm progressão intracraniana, não se beneficiam de radioterapia para todo o encéfalo, desde que não haja implantação leptomeníngea;
- nos casos de neoplasias parameníngeas, a irradiação deve ter início precoce, simultâneo ao da quimioterapia, com extensão para as raízes meníngeas.

Quimioterapia

- Dos estudos IRS 1 ao IRS 4 concluiu-se que a adição de doxorubicina ao esquema com vincristina, actinomicina e ciclofosfamida (VAC) não induziu melhora de sobrevida aos Grupos 3 e 4. A combinação de dororubicina e cisplatina, associadas ou não. Dos estudos IRS 1 ao IRS 4 concluiu-se que a adição de doxorubicina ao esquema com vincristina, actinomicina e ciclofosfamida (VAC) não induziu melhora de sobrevida aos Grupos 3 e 4. A combinação de dororubicina e cisplatina, associadas ou não ao etoposide não trouxeram benefício para pacientes em Grupo 3 com doença avançada.
- a combinação VAC com 2,2 g/m2 de ciclofosfamida impõe o mesmo comportamento que pacientes incluídos nos estudos da SIOP e CWS, que empregaram as combinações IVA (ifosfamida, vincristina e actinomicina) e IVE (com etoposide);
- o escalonamento da dose de ciclofosfamida de 0,9 para 2,2 g/m^2 agregou melhoria significante a pacientes em Grupo 4 com ERMS. Para os ARMS nenhum benefício foi observado;
- topotecan é a droga a ter investimento atual para, em casos avançados, ser combinada ao VAC;

- pacientes com ARMS que albergam t(2;13) têm prognóstico reservado em qualquer situação. Os ARMS com t(1;13), principalmente em crianças até dois anos, têm evolução bem mais favorável;
- a combinação VAC foi a mais eficiente dentre as testadas.

Dentre as aquisições propiciadas pelos diversos estudos IRS, destacam-se a importância do controle local da doença, cirúrgico e radioterápico para as formas não integralmente ressecadas, a eficácia da combinação de drogas que contenha vincristina, actinomicina e um agente alquilante em altas doses, seja este a ciclofosfamida ou a ifosfamida, a possibilidade de abolição do agente alquilante nas formas mais localizadas e de bom prognóstico, a ausência de valor agregado pela radioterapia em formas localizadas de bom prognóstico, a falta de benefício de hiperfracionamento radioterápico, o mau prognóstico conferido pela histologia alveolar.

Dentre os fatores de prognóstico admitidos como tendo significância, incluem-se o tamanho inicial (5 cm é o ponto de corte), o estado de acometimento linfonodal, a amplitude da remoção, a histologia alveolar, a localização primária, favorável para os periorbitais, os de bexiga, os de trato genital feminino, os paratesticulares de pacientes abaixo de 10 anos, os de cabeça e pescoço que não tenham acometimento de áreas paramenígeas. É interessante relatar a experiência de grupos holandeses e italianos com a estratégia AMORE para o controle local dessas últimas formas. O plano consiste em *Ablative surgery, Moulage brachytherapy, Reconstructive surgery*. Para tanto, há que haver coordenação entre as equipes de cirurgia de cabeça e pescoço, cirurgia plástica e radioterapia. Embora os resultados sejam preliminares, a tática se mostrou factível, e os fatores de insucesso foram ligados à incapacidade de cirurgia totalmente ablativa ou falha na moldagem da braquiterapia.[39,40,43,51,52]

Os casos disseminados, especialmente com a variante alveolar, não mostraram melhoria de prognóstico mediante a adição de derivados de platina e de inibidores de topoisomerase 2 à combinação quimioterápica clássica. Pretende-se, com o transcorrer de novos programas, atestar-se o possível papel do topotecan na abordagem de neoplasias desprovidas de prognóstico favorável.

Diversos agentes, novos ou antigos em reavaliação, têm sido propostos para as formas dificultosas de sarcomas.

- o grupo alemão CWS-96 demonstrou resultados interessantes em pacientes tratados de forma neoadjuvante com o programa CEVAIE (carboplatina, etoposide, vincristina, actinomicina, ifosfamida, epirubicina); após controle local, os pacientes foram divididos aleatoriamente em 2 ramos, um dos quais recebeu quimioterapia em altas doses (tio-tepa e ciclofosfamida, a seguir, melfalan e etoposide) e outro com terapia oral, a consistir de 4 ciclos de trofosfamida e etoposide, seguidos de trofosfamida e idarubicina. Os pacientes alocados para a terapia de manutenção oral tiveram índices de sobrevivência duas vezes maior que o grupo a receber altas doses;[53]
- o COG realizou estudo piloto com escalonamento de doses de ciclofosfamida a 3,6 g/m^2, mas não obteve melhores resultados com essa abordagem;[54]
- o IRS estudou "janela terapêutica" com a combinação ifosfamida e doxorubicina e, embora tenha demonstrado taxas apreciáveis de respostas completas ou parciais em casos metastáticos, não houve melhora nos índices posteriores de sobrevivência;[56]
- os derivados de camptotecina, com seu mecanismo inibitório de topoisomerase 1, têm tido sua eficácia aferida em vários programas, e podem tornar-se agentes promissores para as crianças com alto risco de refratariedade ou recidiva. O topotecan, droga cujo desempenho tem sido testado em casos avançados nas novas versões do COG, foi empregado por autores italianos em combinação com doxorubicina e vincristina (TVD); apenas seis indivíduos foram disponíveis para avaliação que revelou resposta mínima para um caso, resposta completa em outro caso e, nos demais, respostas parciais.[56] A exemplo do topotecan, o irinotecan tem albergado potencial para estudos vindouros. As sociedades francesa e britânica de Oncologia Pediátrica empregaram irinotecan em estudo fase 2 para sarcomas refratários e demonstraram tolerância aceitável e respostas em níveis promissores. Também em estudo fase 2, o COG experimentou o irinotecan como agente único e não produziu resultados animadores;[57]
- modelos pré-clínicos têm refletido o sinergismo e efeito aditivo existente entre irinotecan, vincristina

e temozolamida. Existe a constatação laboratorial de que a eficácia do irinotecan pode ser observada em períodos mais longos de aplicação da droga, cujo obstáculo é a tolerância pouco viável e o custo.[58] O COG demonstrou recentemente, em estudo fase 1, a factibilidade no uso de irinotecan via oral, com doses escalonadas à tolerância máxima, em associação à temozolamida e vincristina. Algumas respostas foram observadas em sarcomas ósseos, e nenhuma em RMS, mas o número de casos pequeno e os estudos farmacológicos concomitantes podem respaldar novas investidas com essa associação em estudos de outras fases;

- os resultados demonstrados pelo IRS com o uso de doxorubicina não foram estimulantes com relação ao uso dessa droga em programas subsequentes. Um estudo francês recente reinstituiu o agente em "janela" para pacientes não tratados e com doença desfavorável. Foram obtidos 65% de respostas parciais e completas, a recomendar novas análises com escalonamento da droga;[59]
- o COG reportou recentemente estudo fase 2 com o uso de vinorelbina em tumores sólidos pediátricos recaídos ou refratários. A dose de 30 mg/m^2 mostrou-se segura e o conjunto de pacientes portadores de RMS foi aquele nos quais as melhores respostas foram evidenciadas, *en disant*, de onze pacientes registrados, em um houve resposta completa, em quatro as respostas foram parciais e em seis a doença se manteve estável. Nas nove crianças com sarcomas não rabdo, seis sofreram progressão do processo.[60] A mesma droga foi testada em combinação com ciclofosfamida pelo novo grupo colaborativo *European Rhabdomyosarcoma Protocol* e, de dezessete pacientes com RMS, uma remissão completa e seis remissões parciais foram reportadas;[61]
- os derivados de platina têm sido avaliados em sarcomas ósseos e são incorporados em boa parte dos regimes designados para a abordagem dessas neoplasias. Seu papel com relação aos tumores de partes moles tem sido apreciado positivamente, mas sua inclusão para uso em casos de alto risco não imprime melhora de prognóstico. O estudo da SIOP MMT-98 estabeleceu em seu interim uma avaliação de carboplatina em "janela" de dois ciclos com AUC de 10. Para os dezesseis casos de RMS foram obtidas respostas, completa em um caso e parcial em quatro, o que corrobora as observações anteriores de moderada atividade em casos graves;
- a combinação de gemcitabina e docetaxil tem sido testada para sarcomas em programas de fase 2, mas além de grupos pequenos de pacientes, poucos casos de neoplasias de partes moles são englobados, sem portanto haver meios de auferir resultados consistentes para essas drogas que, mesmo isoladamente, possuem perfil farmacológico para experiências futuras.

Quimioterapia em altas doses

O emprego de drogas ao nível letal, com suporte de células-tronco hematopoiéticas (PBSCT), há alguns anos, tem se mostrado importante quando incorporado na consolidação dos neuroblastomas, a oferecer melhora no prognóstico para crianças portadoras dessa neoplasia agressiva. O PBST pode ser usado em tumores sólidos de alto risco na infância, tanto como terapia consolidante ao modo dos protocolos antineuroblastomas, como alternativa de segunda instância para as doenças refratárias ou recaídas, a exemplo do que tem sido demonstrado para os linfomas de todas as espécies.[63,64]

No que concerne aos sarcomas de partes moles, várias evidências dão suporte ao seu uso, a saber:

- modelos xenográficos e *in vitro* revelam sensibilidade, das células neoplásicas de origem mesenquimal, aos fármacos alquilantes em doses intensas;
- os agentes alquilantes, empregados em altas doses para o condicionamento ao enxerto autólogo, mantêm respostas progressivamente maiores em função do incremento das doses. O uso desses em altas doses suplanta possível reação de resistência cruzada das células neoplásicas já expostas a outras medicações;
- a mielossupressão desencadeada pelos alquilantes é revertida com o PBSCT.

Vários obstáculos são interpostos para que se estabeleçam conceitos definitivos acerca da megaterapia em crianças com sarcomas, mais especialmente os RMS. Os estudos disponíveis e avaliáveis na literatura compreendem séries pequenas de pacientes. A heterogeneidade inerente aos RMS, com seu comportamento dispare conforme o sítio primário, a histopatologia, o grau de ressecção do tumor, a interpretação de métodos de imagem discordante entre vários serviços, critérios distintos para cada trabalho quanto à elegibilidade dos pacientes, são aspectos que dificultam as análises existentes. Além do mais, não se encontram trabalhos controlados, randomizados, que agreguem qualidade aos dados analisados.

A aplicação de métodos estatísticos à reunião de pacientes, reportados nos diversos trabalhos que envolvem PBSCT, não tem permitido qualificar essa modalidade terapêutica como superior às que existem no plano convencional. Dessa forma, só com novos projetos, que recrutem número suficiente de pacientes, e com desenhos pré-estabelecidos de modo uniforme, poderá haver alguma conclusão quanto a incorporar-se o PBSCT aos tratamentos de casos graves ou às recidivas e casos resistentes.

Terapia molecular dirigida (*targeted therapy*: TT)

Os esforços fantásticos realizados pelo projeto GENOMA trouxeram às claras uma nova era de pesquisa e sua aplicação direta à Medicina de modo geral. O conhecimento dos genes, dos métodos de investigação, dos fenômenos associados à replicação, apoptose, e a transcrição gênica têm proporcionado novos caminhos para o esclarecimento etiopatogênico do câncer, para seu diagnóstico e para seu tratamento, uma vez que, reconhecidas as vias, essas possam ser seletamente alvejadas, sem o prejuízo para células normais do organismo.[13,65-67]

Muitos são os genes que se mostram associados ao desenvolvimento de neoplasias, um dos mais conhecidos vem a ser o BRCA, 1 e 2, próprios de câncer de mama e de ovário, respectivamente. Nas crianças, o gene para retinoblastoma é há algum tempo reconhecido, bem como o EWTS para sarcoma de Ewing e WT1 para nefroblastoma.

Para que uma célula normal seja transformada em maligna, muitas etapas devem ocorrer. Pelo menos três delas são representadas por uma mutação herdada, uma mutação somática, e metilação do DNA celular. Pelo menos quatro são as vias afetadas:

- oncogenes: desde os anos 1970 se sabe da presença de vírus associados à tumorigênese, dentre os quais o EBV e o HPV. Com o avanço técnico dos anos 1980 conseguiu-se demonstrar que vírus causadores de câncer podiam ter genes correlatos, esses chamados de proto-oncogenes, com potencial de transformar sua atividade em oncogênica, desde que com participação de outros genes, em uma transformação de múltiplos patamares;
- genes supressores: trabalhos pioneiros demonstraram que genes somáticos têm a capacidade de impedir as etapas de transformação maligna. Dessa forma, chegou-se a compreender a existência de dois tipos de retinoblastomas, um dos quais advém de mutação exclusivamente somática e outro transmitido por mutação ocorrida na linhagem germinativa;
- instabilidade gênica: as múltiplas instâncias necessárias para que uma célula atinja a malignidade são correlacionadas a processos mutacionais em várias espécies de genes e, ocorridos em conjunto e ao acaso, representariam uma chance de 1:1 x 10^6 para uma célula ter transformação neoplásica, número incongruente com a real incidência de câncer na população. Essa inconsistência é particularmente intrigante para as neoplasias não familiares e, portanto, dado que o número de mutações aumenta progressivamente durante a patogênese dos tumores, sugere-se que outros mecanismos devam estar implicados, e a instabilidade genômica parece ser característica de várias doenças malignas. Existem pelo menos seis vias de reparação de DNA em concordância com a instabilidade, algumas relacionadas à recomposição das bases e outras com as ligações cruzadas. Certas variedades histológicas têm hoje identificadas as vias de reparação que delas dependem para seu processo patológico;
- imortalidade celular: a capacidade finita de replicação das células normais, é controlada por um sistema iniciado na fase embrionária e que continua pela fase de diferenciação até a senescência. A porção telomérica de DNA, participante do mecanismo, sofre encurtamento progressivo a cada divisão celular até que o gene, desprotegido pela perda de seu telômero, funde-se a outro e dá-se a morte celular. As células cancerosas sobrepujam esse processo regulatório através da expressão da enzima telomerase, capaz de impedir a perda de telômeros e manter a imortalidade celular. Um dos genes controladores de telomerase, especialmente hTERT, não sofre mutação, mas têm sua expressão aumentada em virtude de outros mecanismos como, por exemplo, a ativação pelo oncogene MYC.

Por outro lado, há transformações malignas que necessitam decorrer da inativação de genes ou de sua alteração, ambos através de processos como:
- diretamente da ativação de oncogenes ou da deleção de uma unidade supressora;
- a metilação de DNA é outro mecanismo, mas que não envolve mutações, e sim a adição de grupamentos metílicos a resíduos citidínicos de genes promotores. Vários estudos demonstram que o processo de metilação é importante na tumorigênese, e participa de forma mais frequente do que as mutações na inativação de genes supressores e em genes de reparação de DNA, SARsA.

SARCOMAS NÃO RABDOMIOSSARCOMAS

Os sarcomas de partes moles distintos dos RMS (SNRMS) constituem um agrupamento de entidades nosológicas distintas entre si, tanto em sua ontogênese como em fisiopatologia, histopatologia, situação clínica, prognóstico. Como cada uma delas tem incidência muito pequena, tem-se procurado agrupá-las para que o estadiamento e tratamento sejam designados de modo uniforme, massa crítica suficiente para e de maneira a ter números suficientes para que, em estudos multi-institucionais, se possa aprimorar seu conhecimento e as formas de abordagem.[68]

Epidemiologia

Como um todo, os SNRMS representam 40% das neoplasias de tecidos moles em crianças, mas o avanço da faixa etária faz com que sua incidência aumente, ao ponto de se chegar a uma taxa de mais de 70% em adolescentes e adultos jovens.[6] Os tipos observados e sua incidência estão destacados na Tabela 186.7.

Existe discreto predomínio de meninos sobre meninas e de afrodescendentes sobre caucasianos. Dentre os fatores predisponentes, sabe-se da maior incidência de vários dos subtipos em síndrome de Werner, e também se observa que os leiomiossarcomas são a segunda neoplasia mais frequente em crianças com HIV, enquanto os schwanomas incidem especialmente em portadores de neurofibromatose 1, para os quais estima-se a chance próxima de 15% para o desenvolvimento da doença. Em lactentes desenvolve-se especialmente a chamada forma juvenil dos fibrossarcomas.

Tabela 186.7 - Subtipos de SNRMS

Subtipo	Incidência (%)
Dermatofibrossarcoma protuberans	8,5
Sinoviossarcoma	7,8
Sarcoma não ósseo	5,5
Fibrohistiocitoma maligno	5,0
Fibrossarcoma	4,5
Schwanoma	3,5
Lipossarcoma	2,8
Sascoma epitelioide	2,0
Leiomiossarcoma	1,8

Fonte: Desenvolvida pela autoria.

BIOLOGIA

A patogenia de cada uma das subformas de SNRMS é própria de cada situação, e não bem esclarecida na maioria das vezes. Ocorrem diversas translocações cromossômicas e fusões genéticas resultantes em cada uma das doenças[69] (Tabela 186.8).

Tabela 186.8 - Anomalias citogenéticas

Tumor	Anomalia cromossômica	Anomalia genética
Fibrossarcoma Congênito	t(12;15) (p13;q25) Trisomy 8, 11, 17, 20	ETV6-NTRK3
Fibrossarcoma adulto	2q14-22	Desconhecido
Dermatofibrossarcoma protuberans	2q14-22	COL1A1-PDGFB
Leiomiossarcoma	Rearranjo 12q t(12;14)(q14-15;q23-24)	Desconhecido
Lipossarcoma	t(12;16) (q13;p11)	FUS (TLS)-DDIT3
Schwanoma	17q11.2	NF1
Sinoviossarcoma	t(X;18) (p11.23;q11)	SS18-SSX2

Fonte: Desenvolvida pela autoria.

PATOLOGIA

Dentre as características histológicas dos SNRMS destaca-se fundamentalmente a gradação conferida pelo subtipo, pelo número de mitoses, pela extensão de necrose e pela cariorrexis. Juntamente com o tamanho da lesão e com estádio, designa-se o tipo de abordagem a ser eleito para a doença em tela. Diversos sistemas de gradação têm sido propostos, como o que se segue (Tabela 186.9).[68,70]

TRATAMENTO

Tabela 186.9 - Gradação histológica

GRAU	DESCRIÇÃO
1	Fibrossarcoma congênito Lipossarcoma mixoide ou bem diferenciado Schwanoma bem diferenciado Fibrohistiocitoma angiomatoide Dermatofibrossarcoma protuberans profundo
2	Necrose com menos de 15% da superfície Índice mitótico < 5/10 por campo de alta resolução Pouca atipia nuclear Baixa celularidade
3	Mais de 15% de necrose Índice mitótico > 5/10

Fonte: Desenvolvida pela autoria.

O objetivo quanto à abordagem dos SNRMS é a extirpação da lesão no nível mais completo possível. O estadiamento pós-cirúrgico segue os mesmos ditames do que se observa com respeito aos RMS. O uso de terapia adjuvante ou neoadjuvante é ditado pelo grau de estadiamento, pelo tamanho do tumor e pela gradação histológica (Tabela 186.10).[70-72]

SARCOMAS ÓSSEOS

Tabela 186.10 - Tratamento

GRAU	PROCEDIMENTO
1	Após a cirurgia, apenas acompanhamento Se histologia grau 3 e tamanho > 5 cm, radioterapia e quimioterapia*
2	Radioterapia Se histologia grau 3 e/ou tamanho > 5 cm, radioterapia e quimioterapia
3 ou 4	Radioterapia e quimioterapia Cirurgia após resposta

*A combinação de ifosfamida e doxorubicina é a mais empregada.
Fonte: Desenvolvida pela autoria.

EPIDEMIOLOGIA

Os tumores ósseos malignos, dos quais os sarcomas de Ewing (SE) e os osteossarcomas (OS) se destacam como os principais representantes, representam cerca de 4% das neoplasias incidentes em pacientes entre 0 a 14 anos, e 8% entre as idades de 15 a 19 anos. Com efeito, dentre as múltiplas variedades de tumores ósseos, tem-se que cerca de 52% desses são OS e perto de 32% são SE. Raramente essas doenças ocorrem antes de cinco anos de idade, e caracteristicamente apresentam-se como próprias do período entre puberdade e adolescência, cabendo aos OS o acometimento de pacientes em faixas etárias mais tardias.

A variação geográfica na ocorrência dos OS é notória, com especial atenção para mais altas taxas relativas de incidência em Portugal, Zimbabwe, Itália e Estados Unidos. Aos SE se atribui distribuição ainda mais heterogênea, com predomínio na Europa ocidental, Nova Zelândia e EUA, e entre população judaica de Israel com ascendência europeia ou norte-americana, enquanto, em contrapartida, exiguidade em países africanos e do leste asiático, em americanos afrodescendentes e em habitantes de regiões de baixo desenvolvimento econômico.

Em relação à distribuição esquelética, os OS emergem principalmente em ossos longos de membros inferiores e ao redor de joelho em quase 80% das vezes. Já os SE têm presença tanto em ossos longos de membros inferiores (36%) e superiores (17%) como em pelve (18%) e costelas (13%).

Em revisão metanalítica recente, tentou-se encontrar fatores de risco associados a esses tumores. Alguns indícios podem levar a crer que o aleitamento materno prolongado pode representar fator de proteção, ao passo que história pregressa de hérnias pode ter relação com SE, e o mesmo se dá com OS quanto à exposição a fluoretos. Ambos os tumores podem ter ligação com história familiar de câncer, puberdade em idades mais precoces e residência em áreas rurais. Todas essas hipóteses carecem, no entanto, de evidências mais sólidas a serem aferidas futuramente.[73]

SARCOMA DE EWING

Em 1918, Arthur Purdy Stout fez a descrição de um tumor no nervo ulnar de um homem de 42 anos, da qual conclui-se ter sido o primeiro tumor neuroectodérmico primitivo (PNET) a ser registrado. Três anos mais tarde, James Ewing apresentou, no *Proceedings of New York Pathology Society*, o caso de uma menina de 14 anos, com uma lesão osteolítica radiosensível de radio, a qual ele denominou endotelioma e, em nova descrição, de mieloma endotelial[74] (Figura 186.11).

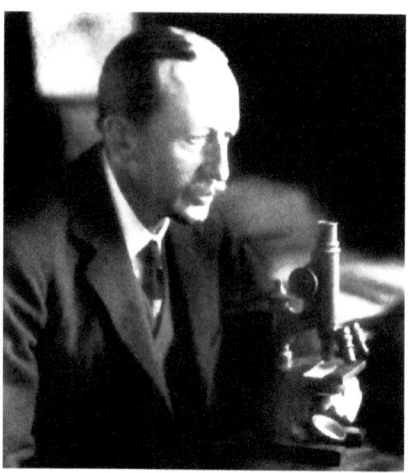
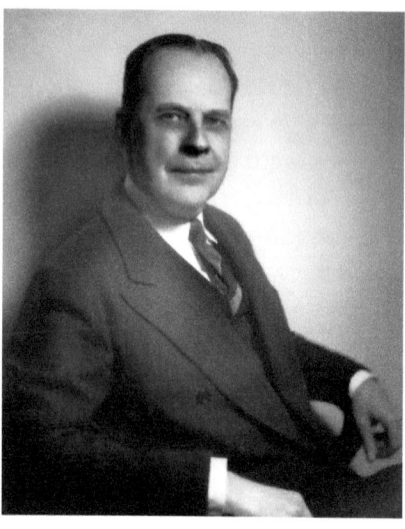

FIGURA 186.11 – Doutores James Ewing e Arthur P. Stout, respectivamente.

Atualmente, o SE, os PNET e os tumores de pequenas células de região toracopulmonar são considerados categorias de uma única entidade neoplásica, com as mesmas características fenotípicas e moleculares, e diferentes extensões de diferenciação, e referida por muitos como neoplasias da "família Ewing".

A respeito da epidemiologia, além do que já foi mencionado acima, cabe reiterar a raridade com que se apresenta em afrodescendentes, em crianças abaixo de cinco anos, e em adultos após 40 anos.

ETIOPATOGENIA

No início da década de 1980 foi pela primeira vez identificada uma translocação cromossômica equilibrada e presente em mais de 80% dos casos de SE. Desse modo, a translocação t(11;22)(q24;q12) tem-se tornado um marcador específico dessa entidade e, logo a seguir, também passou a ser associada aos PNET. Com o sequenciamento de DNA pôde-se constatar que a translocação leva à fusão do gene EWS, localizado no cromossomo 22, ao homólogo humano do gene FLI1 no cromossomo 11. As técnicas de RT-PCR trouxeram luz à transcrição derivada da fusão quimérica EWS-FLI1, que passou a ser a identidade genética própria do SE, uma vez que encontrada em 95% de suas células como de resto para os demais membros da "família" (Figura 186.12).

A origem celular do SE ainda é pouco esclarecida. É aceito que ela possa se derivar de células pluripotentes de crista neural com aspectos de neurônios parassimpáticos colinérgicos pós-ganglionares. Estudos com expressão de cDNA em *microarray* revelaram semelhança entre o padrão de expressão genética de células de SE com aquelas de origem em crista neural endoteliais e fetais. Ademais, tem também sido evidenciado que a expressão de EWS-FTI1 e EWS-ERG em células de estroma de medula óssea bloqueia sua diferenciação em linhagens osteogênicas e adipogênicas (Tabela 186.11).

O fator oncogênico da fusão EWS-FTI1 pode ser deduzido a partir do potencial de ambos os genes envolvidos. O gene EWS tem presença generalizada, codificada por um elemento de transcrição, ao mesmo tempo em que o gene FTI1 se codifica por um cofator transcricional limitado aos estágios precoces da hematopoese, da angiogênese e do desenvolvimento neuroectodérmico. Assim sendo, a tumorigênese do transcrito quimérico pode ser imputada à ubiquidade de FTI1 sob o efeito do promotor de EWS, notadamente em tecidos inapropriados, em ação de transcrição contra genes que são alvos não habituais.

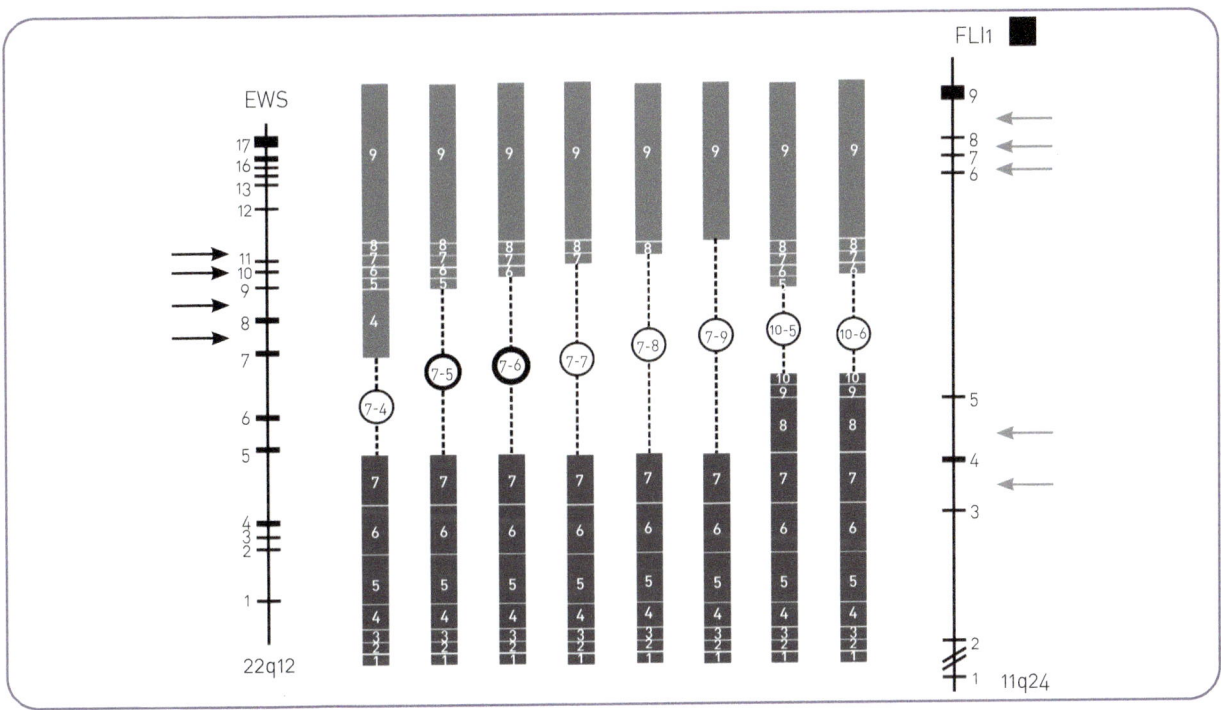

FIGURA 186.12 – Diagrama que representa os genes EWS e FLI1 e os produtos de fusão mais comuns resultantes de t(11;22). As setas mostram os pontos de quebra mais frequentes.

Fonte: Desenvolvida pela autoria.

Tabela 186.11 - Translocações e fusões relacionadas ao SE

Translocação	Fusão	Incidência
t(11;22)(q24;q12)	EWS-FLI1	95%
t(21;22)(q22;q12)	EWS-ERG	4%
t(7;22)(p22;q12)	EWS-ETV1	< 1%
t(17;22)(q12;q12)	EWS-E1AF	< 1%
t(2;22)(q33;q12)	EWS-FEV	< 1%
inv(22)	EWS-ZSG	< 1%

Fonte: Desenvolvida pela autoria.

Atualmente, novas translocações e fusões gênicas têm sido identificadas e postas em associação aos SE e "família".[75-77]

PATOLOGIA

O SE tem, como padrão morfológico clássico, um aspecto histológico monótono de uma população de células redondas, de alta relação núcleo-citoplasmática, dispostas em camadas, cujo citoplasma é escasso, fracamente eosinofílico ou anfofílico, de bordas regulares. Os núcleos são redondos, uniformemente distribuídos, com cromatina finamente granular e nucléolos pouco evidenciados. A atividade mitótica é normalmente baixa (Figura 186.13).

A presença de glocogênio é característica e resulta em reações positivas com PAS. A atividade mitótica costuma ser baixa. Focos de hemorragia e necrose são frequentes. Os estudos ultraestruturais evidenciam a origem neural, através da presença de microtúbulos e neurofilamentos e de processos neuríticos.

A expressão, na superfície celular, da glicoproteína CD99 pode ser considerada como própria do SE (Figura 186.14), com positividade imunoistoquímica em quase 95% dos casos. Ademais, expressam também imunorreatividade a enolase neuroespecífica, a proteína S100, enquanto a vimentina, positiva em outros PNET, não reage ao tecido de SE.[77,78]

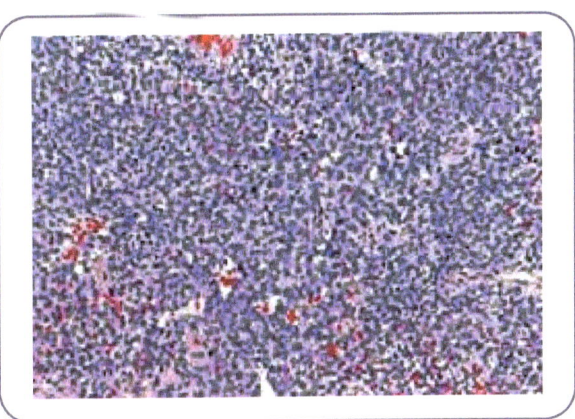

FIGURA 186.13 – Aspecto histológico de SE ao HE.

Fonte: Acervo da autoria.

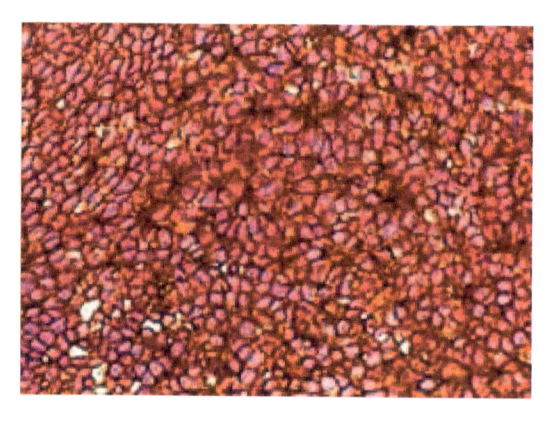

FIGURA 186.14 – Imunoistoquímica para CD99.
Fonte: Acervo da autoria.

QUADRO CLÍNICO E DIAGNÓSTICO

Embora todas as regiões de esqueleto ósseo possam ser atingidas, os membros inferiores, inclusive a bacia pélvica, concentram cerca de 60% dos casos. Ossos planos, como costelas e vértebras, também podem sofrer manifestações.

Em quase todos os casos, a dor constante ou intermitente, noturna em cerca de 30% das vezes, e relacionada com o local da lesão, é o sintoma mais importante. Em cerca de 20% das situações, existe uma história pregressa de trauma, que provoca muitas vezes o retardo no diagnóstico.

As alterações de estado geral, com presença de febre, evocam a possibilidade de doença metastática, mas ao mesmo tempo, podem simular e conduzir o raciocínio clínico erroneamente para processos infecciosos ou inflamatórios. Os SE têm a propriedade de invadir tecidos moles adjacentes e assim provocam sinais como compressão radicular, compressão respiratória em que há tumor primário de costelas, e outros efeitos gerais que acompanham a dor.

Além da demonstração histológica, obrigatória para o estabelecimento de diagnóstico, os exames de imagem também trazem subsídios essenciais não só para que se complemente o raciocínio clínico adequado, como também para realizar a diferenciação com outros processos. À radiografia convencional o SE se mostra como uma lesão osteolítica sem limites precisos, com cortical destruída e reação periosteal lamelar ou espiculada. A origem costuma ser diafisária, em oposição aos OS que são metafisários em sua maioria. Uma lesão com esses aspectos deve ser submetida a métodos adicionais para melhoria da definição locorregional do processo, dentre os quais a ressonância magnética permite, após injeção de gadolíneo, uma sensibilidade bastante adequada (Figura 186.15).[77,78]

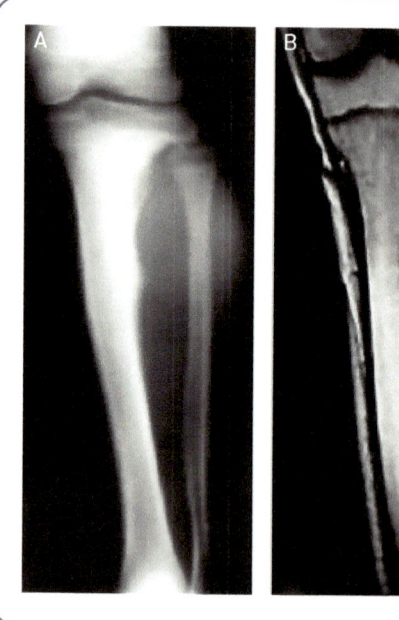

FIGURA 186.15 – A: radiografia de tíbia, que mostra reação periosteal e imagem em partes moles; e B: ressonância magnética nuclear T1 após gadolíneo com hipersinal em cavidade medular e invasão de partes moles com hipersinal de necrose.
Fonte: Acervo da autoria.

Cerca de 25% dos casos de SE têm metástases ao diagnóstico, metade delas localizadas em pulmões, razão pela qual é necessário examinar a área com radiografia simples e TAC ou MRI. Existem também, em cerca de 20% dos casos metastáticos, lesões ósseas múltiplas, daí a indicação de estudos com radioisótopos para exploração de todo o esqueleto.

O envolvimento de medula óssea é estimado em cerca de 15% dos casos e, portanto, a biópsia de medula óssea em dois locais distintos deve ser executada.

TRATAMENTO

As diretrizes atuais para o tratamento dos SE repousam sobre a quimioterapia neoadjuvante seguida de controle local da doença após sua redução. Os programas atuais têm empregado combinações de drogas que variam segundo o protocolo adotado, mas que se baseiam em alquilantes como a ciclofosfamida ou ifosfamida, em inibidores de topoisomerase 2, em especial o etoposide, em derivados de platina, em doxorubicina, actinomicina D e vincristina. Dessa forma, são conhecidas as combinações VACA (vincristina, actinomicina, ciclofosfamida, dozorubicina), VAIA (ifosfamida em lugar de ciclofosfamida), EVAIA (adição de etoposide), VIDE (vincristina, ifosfamida, doxorubicina, etoposide), ICE (ifosfamida, carboplatina, etoposide).

O controle local após o uso de quimioterapia neoadjuvante é realizado através da remoção do tumor, com o maior grau possível de compleição, sem prejuízo funcional. Isso se torna possível quando o resultado da quimioterapia é satisfatório, e quando a resposta histológica às drogas é verificada. Os tumores pélvicos acarretam um risco particularmente maior de falha à ressecção, observadas as dificuldades técnicas que a localização oferece. A radioterapia tem sua eficácia comprovada já há muitos anos, mas atualmente ela deve ser utilizada nos casos de maior risco de recidiva local, quais sejam aqueles em que a remoção do tumor não é possível ser realizada com margens de segurança ou naqueles em que a ação das drogas não levou à necrose desejável da lesão. Os casos favoráveis têm hoje chance de sobrevida de mais de 80%.

Os casos de doença metastática têm prognóstico bastante reservado quando expostos a tratamento convencional. Esses pacientes têm sido dirigidos a programas de quimioterapia mieloablativa com apoio de células tronco periféricas autólogas, mas os resultados ainda não se mostram encorajadores, especialmente em relação aos casos de metástases extrapulmonares, cuja chance de sobrevivência a longo prazo não chega a 20% a despeito da intensificação do regime condicionador para o autotransplante.[79,80]

Tratamentos biológicos

A investigação para tratamentos biológicos tem ganhado corpo nos últimos anos, a fim de suprir as deficiências ainda associadas aos métodos convencionais. Estudos em animais com enxertos tumorais têm demonstrado que a citarabina pode inibir a fusão EWS-FTI1, mas alguns estudos fase 2 sob essa hipótese ainda não se mostraram convincentes.

A RNA helicase A (RHA) é uma proteína pertencente a um complexo importante na transcrição e translação de mRNA; em linhagens celulares, tem sido possível identificar a presença de RHA em células de SE, e de seu papel colaborador com EWS-LTI1 na oncogênese, e a criação de uma molécula que rompesse esse mecanismo conjunto poderia ser um inibidor interessante de EWS-LTI1, mas ainda nenhum investimento tem sido feito para esse desenvolvimento.

Assim como em outros tumores sólidos, IGF 1 tem um papel importante nos mecanismos de apoptose e metástases em SE; tem sido pesquisada uma combinação de anticorpos monoclonais anti IGF 1 e doxorubicina, mas os estudos apenas se iniciam e não há resultados concretos.

O sunitinibe é tido como um inibidor de VEGFR, PDGFR, e c-KIT. Alguns estudos fase 1 têm sido levados a efeito para testar sua ação em tumores sólidos refratários.

A rapamicina inibe a atividade de quinase de mTOR (alvo mamífero de rapamicina) por alterar a atividade ribossomal, e essa inibição pode resultar em parada do ciclo celular de G1 para S. Em modelos com enxertos tumorais, a rapamicina tem-se mostrado interruptor do crescimento tumoral em conjunto com oligonucleotídeos anti EWS-FTI1.

Agentes antiangiogênicos têm sido explorados para tumores sólidos, mas sua combinação com doxorubicina, em crianças, acarretaria cardiotoxicidade limitante para o desenvolvimento de protocolos com seu uso.[81-84]

OSTEOSSARCOMA

O termo osteossarcoma (OS) foi usado pela primeira vez na literatura médica pelo cirurgião francês Alexis Boyer, médico particular de Napoleão Bonaparte, e que observou a diferença entre essa doença e os osteocondromas. Na metade do século XIX, o Barão Guillaume Depuytren (Figura 186.16) assim descreveu esse tumor:

> "O OS, na verdade um câncer degenerativo dos ossos, manifesta-se sob uma forma de massa esbranquiçada e avermelhada, lardácea e firme em seus estágios primários mas, em estado avançado, torna-se um material cerebriforme, com pontos de amolecimento e extravasamento de sangue, e de fluido cor de palha e víscido em seu interior".

O primeiro esforço realizado com o objetivo de classificar essa doença pouco frequente se deu com a criação do Registro de Sarcomas Ósseos, por Ernest Amopry Codman, através do *American College of Surgeons*, no início do século XX.

Na década de 1950, vários avanços foram conseguidos através dos estudiosos Henry Jaffe e Louis Lichtenstein, que estabeleceram critérios morfológicos para distinguir os diversos tumores ósseos, e são hoje considerados os pioneiros da patologia ortopédica moderna.[85]

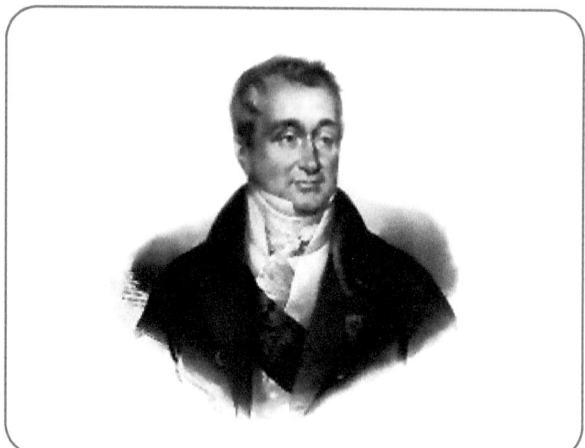

FIGURA 186.16 – Guillaume Depuytren.
Fonte: Acervo da autoria.

EPIDEMIOLOGIA

O OS é o mais comum tumor sólido ósseo e compreende 20% de todos os sarcomas ósseos. É uma neoplasia de ocorrência pouco frequente, e incide de forma distinta em diversos países, pois vai desde 1,8 casos/10^6 indivíduos abaixo de 15 anos por ano na Dinamarca, até 3,9 casos na Itália; na Austrália, no estado de Queensland, são registrados 4,5 casos/10^6/ano. Nos Estados Unidos são diagnosticados, em média, 400 casos novos por ano.

Na infância e adolescência é tido como o mais comum dos tumores ósseos, é bastante raro antes dos 5 anos de idade e pouco frequente antes dos 10 anos. A grande maioria dos casos surge entre 10 e 20 anos de idade, com pico médio de 16 anos.

O sexo masculino é afetado em cerca de 1,5 vezes mais que os indivíduos de sexo feminino, e nessa parcela a incidência máxima se dá em idades mais precoces, de modo que antes dos 10 anos de idade ambos os gêneros são acometidos de forma equivalente.[86,87]

ETIOPATOGENIA

Embora as causas determinantes do OS sejam ainda pouco conhecidas, alguns estudos tentam estabelecer correlação entre sua incidência e os períodos do chamado estirão do crescimento. De fato, tem sido demonstrado que os pacientes mais jovens, portadores de OS, são mais altos que a média de sua idade.

O único fator de risco verdadeiramente comprovado é a exposição à radiação ionizante, mas essa exerce seu efeito após 10 a 20 anos do incidente e, dessa forma, estaria mais associada com a forma adulta dos OS, que é de manifestação rara, o que significa que as radiações poderiam causar apenas cerca de 2% dos OS.

Doenças como a de Paget, ou as síndromes de Rothmund-Thompson ou de Werner também estariam implicadas, mas também em casos de surgimento em idade adulta. Vários casos de OS são precedidos de traumas, mas nenhuma ligação tem sido estabelecida entre os dois eventos.

Muitas observações têm dado conta de anomalias genéticas, tanto numéricas como estruturais. Dentre as numéricas, podem-se citar o ganho de cromossomo 1, perdas de 9, 10, 13, 17 e perdas parciais ou completas e braço longo de cromossomo 6. Alterações estruturais compreendem rearranjos de cromossomos 11, 19 e 20. Mutações genéticas, como as encontradas na síndrome de Li-Fraumeni ou na síndrome de Bloom, são relatadas em alguns casos.

Alguns vírus são apontados como indutores de OS em animais, a exemplo do vírus FBJ e sua ação oncogênica em camundongos. Essa ação seria relacionada ao proto-oncogene cFOS, que parece associar-se a casos de má resposta terapêutica. Nos primeiros anos de uso de vacina antipólio de vírus vivo, foi detectado um contaminante natural do agente imunizante, o vírus SV 40, cuja incorporação ao DNA de OS foi demonstrada, mas nenhuma evidência de causa e efeito pode ser estabelecida.

As vias supressoras dos genes Rb e p53 têm participação comprovada na patogênese do OS. Amostras de tumor estudadas mostraram algum tipo de inativação das vias supressoras de algum desses genes, a ponto de se constatar que mais de 20% das amostras tinham mutações de p53. TGF-β é um fator de crescimento encontrado em níveis mais altos de

OS de alto grau do que nos demais de baixo grau, e é um conhecido inibidor dos produtos genéticos de Rb.

Muitos proto-oncogenes têm sido identificados com expressão aumentada em OS, mas sua relação etiológica não é bem compreendida na maioria das vezes. Dentre os que têm sido estudados, enumeram-se myc, HER-2, c-fos, SAS, GLI e MET. O gene c-fos é parte de um fator de transcrição AP-1, e sua função moduladora na diferenciação de osteoclastos e na transformação de osteoblastos tem sido salientada. Camundongos com hiperexpressão de c-fos são suscetíveis a desenvolver OS, e alguns estudos em humanos revelam que a coexpressão de c-myc e c-fos em altas taxas é observada em pacientes com pior prognóstico do que aqueles que têm apenas a expressão de um dos fatores. O gene c-fos é transcricionalmente modulado pelo hormônio paratireoideano e pós-translacionalmente regulado pela fosforilação de RSK2, cuja mutação é observada na síndrome de Coffin-Lowry, caracterizada por anomalias esqueléticas progressivas. RSK2, por seu lado, tem-se demonstrado como um fator cuja dependência é essencial para estabilização de c-fos na formação de sarcomas ósseos. HER-2 é um codificador de receptor transmembranoso de tirosina-quinase, cuja hiperexpressão manifesta-se em fenótipo metastático de câncer de mama e que tem sua inibição efetuada pelo anticorpo monoclonal transtuzumab; em OS destaca-se também o mesmo fenótipo, mas sem as mesmas evidências de relação causal.[88,89]

PATOLOGIA

O OS é uma doença neoplásica caracterizada pela produção de osteoide pelas células. A Organização Mundial de Saúde propõe uma subdivisão cujas categorias são convencional, telangiectásico, de pequenas células, central de baixo grau, secundário, paraosteal, periosteal, e variante de superfície de alto grau. Essa classificação decorre da correlação entre aspectos histopatológicos (Figura 186.17) e métodos de imagem.

O diagnóstico das formas convencionais, a mais comum delas, é feito sob aspectos morfológicos, descritos como uma composição de células pleomórficas, de óbvia malignidade, com evidências de produção de osteoide, ao menos focais. A tendência das células sarcomatosas é de se tornarem menores e com menor grau de pleomorfismo à medida que se tornam cercadas por material osteoide. A produção de matriz varia de escassa e irregular até um grau de proeminência que varia de um padrão ornamental com arranjos finos, delicados e ramificados de osteoide, até um aspecto esclerótico, com trabéculas densamente agrupadas e irregulares de osteoide e tecido ósseo entrelaçado. As células malignas das formas convencionais incluem morfologia redonda, ovoide, epitelioide, fusiforme, e células gigantes bizarras, mono ou multinucleadas em número variado e de permeio com osteoclastos gigantes de aparência benigna. Figuras de mitose, inclusive as anormais, são facilmente identificáveis. As formas convencionais podem ser subdivididas em osteoblásticas, condroblásticas e fibroblásticas.

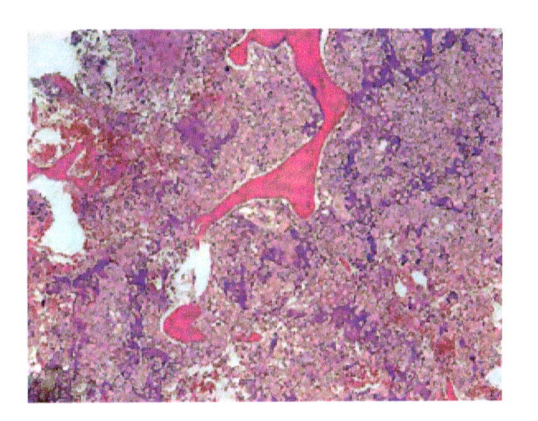

FIGURA 186.17 – Osteossarcoma convencional.
Fonte: Acervo da autoria.

Ao contrário do que ocorre em outras neoplasias sólidas, o diagnóstico de OS depende muito pouco de métodos imunoistoquímicos. De todo modo, sua positividade para vimentina é uniforme, osteocalcina e osteonectina são positivas, mas de pouco valor, já que têm presença e outras entidades; proteína S100, CD99, actina, desmina, e antígeno de membrana epitelial também têm presença patente.[90]

QUADRO CLÍNICO E DIAGNÓSTICO

Dor e tumor são as manifestações próprias dos OS. A dor costuma aparecer após algum esforço físico ou trauma e tem duração de cerca de 2 meses, em caráter progressivo, antes do diagnóstico. O tumor ocorre mais tardiamente, com aspecto de massa dura e dolorosa no local afetado. Fraturas patológicas acompanham o processo, mas são difíceis de se distinguirem dentro de todo o quadro. Poucas vezes nota-se a ocorrência de febre, perda de peso, anorexia ou fadiga.

O processo destrutivo inicia-se da medular para o córtex, que é perfurada pela massa em crescimento. Ao invadir e comprimir a musculatura adjacente forma-se uma camada pseudocapsular denominada zona reativa. Com a calcificação e ossificação da substância osteoide, a aparência radiológica é a de várias gradações de densidade dentro da área óssea afetada e também de tecidos moles contíguos, que se mostram como uma sombra nebulosa ou faixas espiculares perpendiculares a córtex (Figura 186.18). Neoformação óssea periosteal com deslocamento do córtex traz o aspecto típico do triângulo de Codman. A presença de fratura patológica interfere negativamente no prognóstico. A destruição do córtex com invasão e formação de massas em partes moles implica a formação posterior de metástases pulmonares.

A MRI é o exame principal para designar o comprometimento medular, a penetração em partes moles, e a relação do tumor com vasos e nervos (Figura 186.19). A pesquisa de metástases ósseas se dá através de cintilografia com 99 m-Tc, enquanto os pulmões podem ser explorados com TAC helicoidal (Figura 186.20).

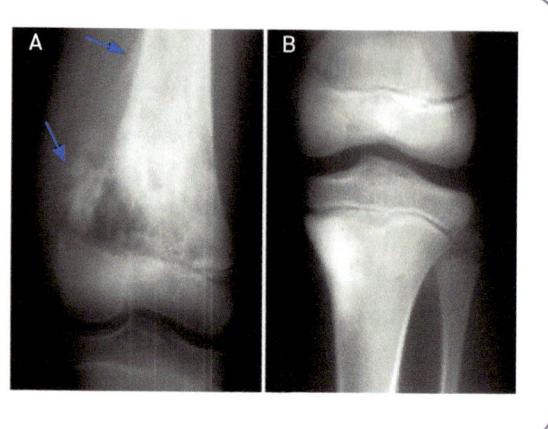

FIGURA 186.19 – A: osteossarcoma com lesões líticas e escleróticas, ossificação extraóssea e triângulo de Codman (seta proximal); e B: tíbia proximal com densidade esclerótica metafisária.
Fonte: Acervo da autoria.

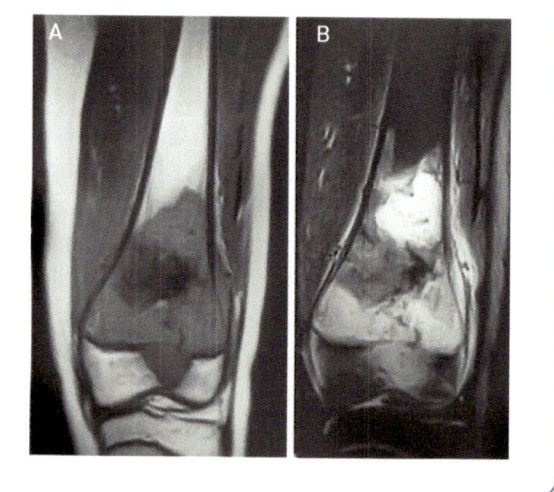

FIGURA 186.20 – Ressonância magnética de OS de fêmur distal com extensão transmetafisária e componente de partes moles lateralmente. A: T1; e B: T2.
Fonte: Acervo da autoria.

Dentre os exames bioquímicos, destacam-se a fosfatase alcalina, que pode estar detectada com níveis cujo aumento se dá em função da presença de metástases e pior prognóstico. O aumento de DHL e de taxas de hemossedimentação também apontam para maior agressividade do tumor.

A biópsia é o procedimento definitivo para diagnóstico, e deve ser realizada a céu aberto ou por agulha, conforme a experiência da equipe multidisciplinar do serviço em que o paciente se encontra.

Em termos de localização, o OS é um tumor próprio de fase de crescimento, daí situar-se em áreas meta-

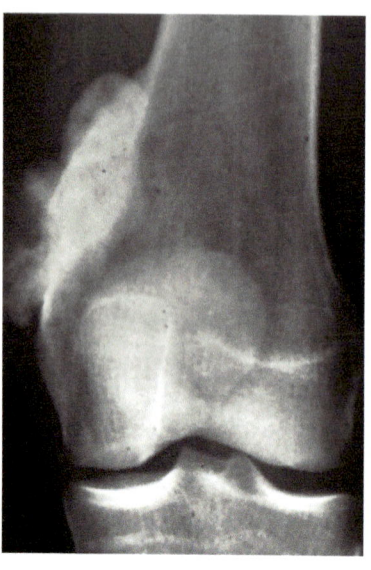

FIGURA 186.18 – Lesões pouco marginadas, radioluscentes ou radiodensas, conforme o depósito de osteoide.
Fonte: Acervo da autoria.

fisárias de ossos longos, especialmente fêmur distal e tíbia proximal, que albergam cerca de metade dos casos; cerca de 15 a 20% dos casos incidem em úmero proximal. Ulna, fíbula e ossos metacarpianos são pouco atingidos, enquanto em bacia pélvica e vértebras só esporadicamente se manifestam. A localização tibial se acompanha de prognóstico melhor que para os tumores femorais; ossos da pelve acarretam má evolução e tumores vertebrais têm perspectiva bastante sofrível. As localizações de prognóstico mais favorável são as de extremidades distais de membros superiores.

O volume tumoral também envolve conotação importante de prognóstico. Os métodos mais recentes para essa avaliação incorporam o chamado ATV (*absolute tumor volume*), baseado em fórmulas elipsoides que levam em conta a extensão, a espessura e a profundidade; valores de ATV menores que 150 cm^3 implicam mais de 90% de sobrevivência em longo prazo, contra 58% para massas mais volumosas.

Em termos de estadiamento, os OS podem ser classificados segundo diversos sistemas, e o da *Musculoskeletal Tumor Society Staging System*, adotado por algum tempo, tem sido modificado pela *American Joint Commmittee on Cancer Staging System* (Tabela 186.12).[91]

Tabela 186.12 - Estadiamento de osteossarcomas			
ESTÁDIO	GRAU	TAMANHO	METÁSTASES
IA	Baixo	< 8 cm	-
IB	Baixo	> 8 cm	-
IIA	Alto	< 8 cm	-
IIB	Alto	> 8 cm	-
III	Alto		Focais*
IVA	Muito alto		Pulmonares
IVB	Muito alto		Outras

Fonte: Desenvolvida pela autoria.

As metástases, observadas em 20% dos OS, se dão normalmente para pulmões ou outros ossos (Figura 186.21). Neste último caso, existe a possibilidade de se mostrarem presentes concomitantemente com o achado da lesão primária, e adotam aí o chamado padrão multicêntrico, de muito mau prognóstico. Os pulmões constituem o setor de metástases mais frequente e há registros segundo os quais menos de três nódulos ipsilaterais significam prognóstico melhor que nas demais situações. As chamadas metástases focais (*skip lesions*) ou disseminações para linfonodos são pouco encontradas, mas implicam mau prognóstico, especialmente as primeiras.

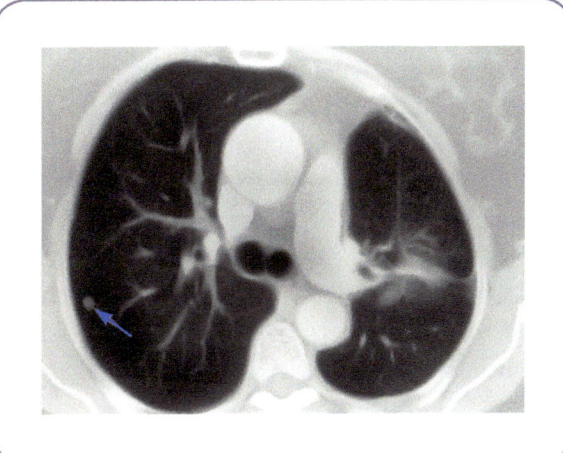

FIGURA 186.21 – Metástase pulmonar (seta).
Fonte: Acervo da autoria.

TRATAMENTO

Até o início dos anos 1970, as amputações eram o recurso básico para abordagem dos OS, mas os índices de recidiva e mortalidade eram inaceitavelmente altos. Dentre os primeiros agentes farmacológicos testados, a vincristina e o 5-fluoruracil mostraram-se desalentadores. Com o advento de novas drogas e novas estratégias de quimioterapia combinada, pôde-se modificar a história natural dos OS. Atualmente, as drogas mais empregadas com eficácia comprovada são o metotrexato em doses altas, a cisplatina, a doxorubicina e a ifosfamida e também, mais recentemente, o etoposide.[92,93]

O conceito de quimioterapia neoadjuvante tem possibilitado intervenções cirúrgicas com maior sucesso na remoção máxima de volume tumoral e no emprego de técnicas protéticas que permitem a conservação funcional do membro envolvido (*limb sparing surgery* – LSS).

Nos Estados Unidos e em vários centros europeus, a combinação convencional neoadjuvante tem sido MAP (metotrexato em altas doses, doxorubicina, cisplatina). O momento cirúrgico, a seguir, presta-se à remoção de tumor em todas as áreas preexistentes, com maior grau de remoção possível e com o melhor efeito funcional viável. A seguir o paciente recebe cerca de 20 semanas de tratamento adjuvante, com as mesmas drogas, que podem receber a adição de ifosfamida ou de novos agentes que têm sido testados. Para OS não metastáticos, o índice de sobrevivência em longo prazo tem sido de 70%; infelizmente, esse número cai para menos de 20% quando a doença é metastática. A inclusão de ifosfamida ao MAP não tem encontrado respaldo nos estudos norte-americanos, mas mostra benefícios adicionais em trabalhos europeus.

O COG, recentemente, encerrou estudos piloto com vistas à intensificação de doses do MAP. No piloto 1 foi intensificada a dose de doxorubicina acompanhada de dexrazoxane; no piloto 2, o mesmo esquema teve inclusão de ifisfamida; piloto 3 intensificou ifosfamida e etoposide. Em todos os três estudos a factibilidade dos esquemas foi demonstrada.

Com base nos resultados acima, está em curso um estudo multicêntrico que envolve o COG e serviços da Europa, denominado EURAMOS-1, com o fito de responder duas questões: se a incorporação de ifosfamida e etoposide ao MAP por dez semanas poderia melhorar o prognóstico de tumores localizados com má resposta histológica após indução; se o uso de IFNα-2b na manutenção melhoraria os índices de sobrevida sem doença para pacientes com doença localizada submetida ao MAP pré-operatório.

A presença de recidiva local do tumor não é comum, e o prognóstico é pior se há metástases à distância concomitantes, se as margens cirúrgicas foram positivas, se o tempo de recidiva foi curto ou se o tumor é irressecável.

Pacientes com doença irressecável podem ter algum benefício de quimioterapia não curativa, em termos de prolongamento de sobrevivência com menor grau de padecimento pelos efeitos do tumor. A oferta de tal tipo de abordagem deve ponderar a toxicidade das drogas e a expectativa da família e do paciente em relação a esse procedimento. Outra possibilidade para casos semelhantes seria a irradiação local com altas doses, embora o OS seja relativamente radioresistente, mas eventualmente suscetível a melhoria de sintomas.

A conduta em casos com recidiva é adotada, tradicionalmente, com intervenção cirúrgica de todos os locais com presença de doença. O valor da quimioterapia complementar nesses casos é duvidoso, e os resultados têm sido inconvincentes. Para nódulos pulmonares solitários, cujo surgimento se dá mais de 24 meses após a primeira remissão, a cirurgia agressiva tem sido adotada sem adição de drogas. Para recidivas mais precoces, a combinação de doses mais altas de ifosfamida com etoposide pode ser justificável, nos casos jejunos dessas drogas.

Malgrado o avanço observado com os números de sobrevida longa, em casos localizados e de boa resposta à quimioterapia, o número de pacientes com doença metastática e recidivada ainda representa um desafio ao desenvolvimento de novos agentes que possam vir a solucionar os maus resultados. Vários são os candidatos em avaliação (Tabela 186.13).[94,95]

Tabela 186.13 - Drogas emergentes		
DROGA	MODO DE AÇÃO	FASE DE ESTUDO
R-1507/IMC-A12/SCH-717454	Monoclonal antirreceptor de IGF1	I e II
Deforolimus/temsirolimus/rapamicina	Inibidor de mTOR	III andamento
Pemetrexed	Antifolato	II andamento
Cisplatina lipossomal aerosolizada	Ligação cruzada de DNA	I andamento
GM-CSF aerosolizado	Modulação imune	II andamento
Trastuzumabe	Monoclonal contra HER-2	II completa
Pamidronato/zoledronato	Bifosfonado	II completa
Cediranib	Inibidor de KIT da via VEGF	Pré-clínica
Muramil tripeptídeo fosfatidiletanolamina	Estimulação de macófagos e monócitos	III completa

Fonte: Desenvolvida pela autoria.

A terapia genética em OS tem sido avaliada quanto ao promotor de osteocalcina, já testado em câncer prostático. Trata-se de uma proteína não colagenosa, produzida por osteoblastos durante a mineralização óssea. A imunoistoquímica demonstra produção de osteocalcina em fibroblastos e osteoblastos de OS. Um vetor adenoviral tem sido desenvolvido para conter o gene tóxico TK destinado a regular a expressão de TK via o promotor de osteocalcina. As células transfectadas se tornam sensíveis ao aciclovir, por atividade TK adquirida. O uso do complexo Ad-OC-TK/ACV tem mostrado atividade em modelos animais de OS.

Tratamentos com radiofármacos têm também sido expostos à investigação. O samarium é um isótopo ávido por tecido ósseo. Alguns estudos têm sido levados a efeito com a administração do agente em pacientes com doença metastática, seguida por suporte com células tronco autólogas à dose de 3 mCi/kg. Nos pacientes estudados, o alívio de dor foi estabelecido após o uso do isótopo. A gemcitabina é um sensibilizador de radiação e há estudos sendo realizados com essa droga e o samarium.

O gangliosídeo GD2, a exemplo dos neuroblastomas, é expresso em OS, e é reconhecido por anticorpos monoclonais quiméricos dos tipos 3F8, 5F11, ch14.18. Já em avaliação em ensaios pré-clínicos, o antígeno gp58 é uma glicoproteína de superfície encontrada em tumores sólidos, inclusive o OS; o anticorpo monoclonal específico 8H9 tem sido avaliado nesse âmbito. Outro estratagema envolve os β-glicans, extraídos de plantas e hifas, que amplificam a ação de monoclonais, por sua ligação com o sítio de lectina em fagócitos e células NK.

Conforme já mencionado, as vias supressoras de genes p53 e Rb exercem funções na etiopatogenia dos OS. A amplificação da região 12q13 pode afetar essas vias. Mais além, algumas evidências levam a crer que outras regiões cromossômicas possam abrigar loci importantes na gênese de OS, como 3q26.2, 18q21.33, 11p15q, 16p.[94-96]

REFERÊNCIAS

1. Dehner LP. The evolution of the diagnosis and understanding of primitive and embryonic neoplasms in children: living through an epoch. Mod Pathol. 1998;11:669-85.
2. Wexler LH, Meyer WH, Helman LJ. Rhabdomyosarcoma. In: Pizzo PA, Poplack DG, editors. Principles and practice of pediatric oncology. 6ª ed. Philadelphia: Lippincott Williams and Wilkins; 2011. p.923-53.
3. Stevens M. Judgement required. Pediatr Blood Cancer. 2010;55:597-8.
4. D'Angio GJ, Vietti TJ. Old man river. The flow of pediatric oncology. Hematol Oncol Clin North Am. 2001;15:599-607.
5. Rodeberg DA, Anderson JR, Arndt CA et al. Comparison of outcomes based on treatment algorithms for rhabdomyosarcoma of the bladder/prostate: combined results from the Children's Oncology Group, German Cooperative Soft Tissue Sarcoma Study, Italian Cooperative Group, and International Society of Pediatric Oncology Malignant Mesenchymal Tumors Committee. Int J Cancer. 2011;128:1232-9.
6. Ferrari A, Sultan I, Huang TT et al. Soft tissue sarcoma across the age spectrum: A population-based study from the surveillance epidemiology and end results database. Pediatr Blood Cancer. 2011 Jul 25.
7. Neale G, Su X, Morton CL et al. Molecular characterization of the pediatric preclinical testing panel. Clin Cancer Res. 2008;14:4572-83.
8. Davicioni E, Anderson MJ, Finckenstein FG et al. Molecular classification of rhabdomyosarcoma--genotypic and phenotypic determinants of diagnosis: a report from the Children's Oncology Group. Am J Pathol. 2009;174:550-64.
9. Matushansky I, Maki RG. Mechanisms of sarcomagenesis. Hematol Oncol Clin North Am. 2005;19:427-49.
10. Blandford MC, Barr FG, Lynch JC et al. Rhabdomyosarcomas utilize developmental, myogenic growth factors for disease advantage: a report from the Children's Oncology Group. Pediatr Blood Cancer. 2006;46:329-38.
11. Schofield D, Triche TJ. cDNA microarray analysis of global gene expression in sarcomas. Curr Opin Oncol. 2002;14:406-11.
12. Kolb EA, Gorlick R. Development of IGF-IR Inhibitors in Pediatric Sarcomas. Curr Oncol Rep. 2009;11:307-13.
13. Riley LB, Desai DC. The molecular basis of cancer and the development of targeted therapy. Surg Clin North Am. 2009;89:1-15.
14. Sorensen PH, Lynch JC, Qualman SJ et al. PAX3-FKHR and PAX7-FKHR gene fusions are prognostic indicators in alveolar rhabdomyosarcoma: a report from the children's oncology group. J Clin Oncol. 2002;20:2672-9.
15. Davicioni E, Finckenstein FG, Shahbazian V et al. Identification of a PAX-FKHR gene expression signature that defines molecular classes and determines the

prognosis of alveolar rhabdomyosarcomas. Cancer Res. 2006;66:6936-46.
16. Anderson J, Gordon T, McManus A et al. UK Children's Cancer Study Group (UKCCSG) and the UK Cancer Cytogenetics Group. Detection of the PAX3-FKHR fusion gene in paediatric rhabdomyosarcoma: a reproducible predictor of outcome? Br J Cancer. 2001;85:831-5.
17. Athale UH, Shurtleff SA, Jenkins JJ et al. Use of reverse transcriptase polymerase chain reaction for diagnosis and staging of alveolar rhabdomyosarcoma, Ewing sarcoma family of tumors, and desmoplastic small round cell tumor. J Pediatr Hematol Oncol. 2001;23:99-104.
18. Stevens MC. Treatment for childhood rhabdomyosarcoma: the cost of cure. Lancet Oncol. 2005;6:77-84.
19. Qualman S, Lynch J, Bridge J et al. Prevalence and clinical impact of anaplasia in childhood rhabdomyosarcoma: a report from the Soft Tissue Sarcoma Committee of the Children's Oncology Group. Cancer. 2008;113:3242-7.
20. Morotti RA, Nicol KK, Parham DM et al. Children's Oncology Group. An immunohistochemical algorithm to facilitate diagnosis and subtyping of rhabdomyosarcoma: the Children's Oncology Group experience. Am J Surg Pathol. 2006;30:962-8.
21. Wachtel M, Runge T, Leuschner I et al. Subtype and prognostic classification of rhabdomyosarcoma by immunohistochemistry. J Clin Oncol. 2006;24:816-22.
22. Barr FG, Qualman SJ, Macris MH et al. Genetic heterogeneity in the alveolar rhabdomyosarcoma subset without typical gene fusions. Cancer Res. 2002;62:4704-10.
23. Pappo AS, Meza JL, Donaldson SS et al. Treatment of localized nonorbital, nonparameningeal head and neck rhabdomyosarcoma: lessons learned from intergroup rhabdomyosarcoma studies III and IV. J Clin Oncol. 2003;21:638-45.
24. Michalski JM, Meza J, Breneman JC et al. Influence of radiation therapy parameters on outcome in children treated with radiation therapy for localized parameningeal rhabdomyosarcoma in Intergroup Rhabdomyosarcoma Study Group trials II through IV. Int J Radiat Oncol Biol Phys. 2004;59:1027-38.
25. Raney B, Anderson J, Breneman J et al. Soft-Tissue Sarcoma Committee of the Children's Oncology Group, Arcadia, California, USA. Results in patients with cranial parameningeal sarcoma and metastases (Stage 4) treated on Intergroup Rhabdomyosarcoma Study Group (IRSG) Protocols II-IV, 1978-1997: report from the Children's Oncology Group. Pediatr Blood Cancer. 2008;51:17-22.
26. Brecht IB, Treuner J. [Soft tissue sarcoma in children and adolescents: experiences of the cooperative Soft Tissue Sarcoma Group Studies (CWS-81 - 96). Handchir Mikrochir Plast Chir. 2004;36:275-81.
27. Seitz G, Dantonello TM, Int-Veen C et al. CWS-96 Study Group. Treatment efficiency, outcome and surgical treatment problems in patients suffering from localized embryonal bladder/prostate rhabdomyosarcoma: a report from the Cooperative Soft Tissue Sarcoma trial CWS-96. Pediatr Blood Cancer. 2011;56:718-24.
28. Stewart RJ, Martelli H, Oberlin O et al. International Society of Pediatric Oncology. Treatment of children with nonmetastatic paratesticular rhabdomyosarcoma: results of the Malignant Mesenchymal Tumors studies (MMT 84 and MMT 89) of the International Society of Pediatric Oncology. J Clin Oncol. 2003;21:793-8.
29. Ferrari A, Bisogno G, Casanova M et al. Paratesticular rhabdomyosarcoma: report from the Italian and German Cooperative Group. J Clin Oncol 2002;20(2):449-55.
30. Walterhouse DO, Meza JL, Breneman JC et al. Local control and outcome in children with localized vaginal rhabdomyosarcoma: a report from the Soft Tissue Sarcoma committee of the Children's Oncology Group. Pediatr Blood Cancer 2011;57(1):76-83.
31. Stewart RJ, Martelli H, Oberlin O et al. International Society of Pediatric Oncology. Treatment of children with nonmetastatic paratesticular rhabdomyosarcoma: results of the Malignant Mesenchymal Tumors studies (MMT 84 and MMT 89) of the International Society of Pediatric Oncology. J Clin Oncol. 2003;21:793-8.
32. Diepold M, Rey A, Oberlin O et al. Localised rhabdomyosarcoma of the extremities in children and adolescents: results of the French experience. Bull Cancer. 2008;95:1021-8.
33. Raney RB, Anderson JR, Brown KL et al. Soft-Tissue Sarcoma Committee of the Children's Oncology Group Arcadia California USA. Treatment results for patients with localized, completely resected (Group I) alveolar rhabdomyosarcoma on Intergroup Rhabdomyosarcoma Study Group (IRSG) protocols III and IV, 1984-1997: a report from the Children's Oncology Group. Pediatr Blood Cancer. 2010;55:612-6.
34. Huber J, Sovinz P, Freidl T et al. Long term survival in two children with rhabdomyosarcoma of the biliary tract. Klin Padiatr. 2008;220:378-9.
35. Raney RB, Stoner JA, Walterhouse DO et al. Intergroup Rhabdomyosarcoma Study-IV, 1991-1997. Results of treatment of fifty-six patients with localized retroperi-

toneal and pelvic rhabdomyosarcoma: a report from The Intergroup Rhabdomyosarcoma Study-IV, 1991-1997. Pediatr Blood Cancer. 2004;42:618-25.

36. Trahair T, Andrews L, Cohn RJ. Recognition of Li Fraumeni syndrome at diagnosis of a locally advanced extremity rhabdomyosarcoma. Pediatr Blood Cancer. 2007;48:345-8.

37. Goo HW, Choi SH, Ghim T et al. Whole-body MRI of paediatric malignant tumours: comparison with conventional oncological imaging methods. Pediatr Radiol. 2005;35:766-73.

38. McCarville MB. PET and PET/CT in pediatric sarcomas. PET Clin 3. 2009;563-75.

39. Walterhouse D, Watson A. Optimal management strategies for rhabdomyosarcoma in children. Paediatr Drugs. 2007;9:391-400.

40. Meza JL, Anderson J, Pappo AS et al. Analysis of prognostic factors in patients with nonmetastatic rhabdomyosarcoma treated on intergroup rhabdomyosarcoma studies III and IV: the Children's Oncology Group. J Clin Oncol. 2006;24:3844-51.

41. Mazzoleni S, Bisogno G, Garaventa A et al. Associazione Italiana di Ematologia e Oncologia Pediatrica Soft Tissue Sarcoma Committee. Outcomes and prognostic factors after recurrence in children and adolescents with nonmetastatic rhabdomyosarcoma. Cancer. 2005;104:183-90.

42. Oberlin O, Rey A, Lyden E et al. Prognostic factors in metastatic rhabdomyosarcomas: results of a pooled analysis from United States and European cooperative groups. J Clin Oncol. 2008;26:2384-9.

43. Raney RB, Maurer HM, Anderson JR, Andrassy RJ, Donaldson SS, Qualman SJ et al. The Intergroup Rhabdomyosarcoma Study Group (IRSG): Major Lessons From the IRS-I Through IRS-IV Studies as Background for the Current IRS-V Treatment Protocols. Sarcoma. 2001;5:9-15.

44. Andrassy RJ. Advances in the surgical management of sarcomas in children. Am J Surg. 2002;184:484-91.

45. McMulkin HM, Yanchar NL, Fernandez CV et al. Sentinel lymph node mapping and biopsy: a potentially valuable tool in the management of childhood extremity rhabdomyosarcoma. Pediatr Surg Int. 2003;19:453-6.

46. Cecchetto G, Bisogno G, Treuner J et al. Role of surgery for nonmetastatic abdominal rhabdomyosarcomas: a report from the Italian and German Soft Tissue Cooperative Groups Studies. Cancer. 2003;97:1974-80.

47. Cecchetto G, Bisogno G, De Corti F et al. Biopsy or debulking surgery as initial surgery for locally advanced rhabdomyosarcomas in children?: the experience of the Italian Cooperative Group studies. Cancer. 2007;110:2561-7.

48. Donaldson SS, Anderson JR. Rhabdomyosarcoma: many similarities, a few philosophical differences. J Clin Oncol. 2005;23:2586-7.

49. Puri DR, Wexler LH, Meyers PA et al. The challenging role of radiation therapy for very young children with rhabdomyosarcoma. Int J Radiat Oncol Biol Phys. 2006;65:1177-84.

50. Michalski JM, Meza J, Breneman JC et al. Influence of radiation therapy parameters on outcome in children treated with radiation therapy for localized parameningeal rhabdomyosarcoma in Intergroup Rhabdomyosarcoma Study Group trials II through IV. Int J Radiat Oncol Biol Phys. 2004;59:1027-38.

51. Dantonello TM, Int-Veen C, Harms D et al. Cooperative trial CWS-91 for localized soft tissue sarcoma in children, adolescents, and young adults. J Clin Oncol. 2009;27:1446-55.

52. Buwalda J, Schouwenburg PF, Blank LE et al. A novel local treatment strategy for advanced stage head and neck rhabdomyosarcomas in children: results of the AMORE protocol. Eur J Cancer. 2003;39:1594-602.

53. Klingebiel T, Boos J, Beske F et al. Treatment of children with metastatic soft tissue sarcoma with oral maintenance compared to high dose chemotherapy: report of the HD CWS-96 trial. Pediatr Blood Cancer. 2008;50:739-45.

54. Spunt SL, Smith LM, Ruymann FB et al. Cyclophosphamide dose intensification during induction therapy for intermediate-risk pediatric rhabdomyosarcoma is feasible but does not improve outcome: a report from the soft tissue sarcoma committee of the children's oncology group. Clin Cancer Res 2004;10(18 Pt 1):6072-9.

55. Sandler E, Lyden E, Ruymann F et al. Efficacy of ifosfamide and doxorubicin given as a phase II "window" in children with newly diagnosed metastatic rhabdomyosarcoma: a report from the Intergroup Rhabdomyosarcoma Study Group. Med Pediatr Oncol. 2001;37:442-8.

56. Walterhouse DO, Lyden ER, Breitfeld PP et al. Efficacy of topotecan and cyclophosphamide given in a phase II window trial in children with newly diagnosed metastatic rhabdomyosarcoma: a Children's Oncology Group study. J Clin Oncol. 2004;22:1398-403.

57. Bomgaars LR, Bernstein M, Krailo M et al. Phase II trial of irinotecan in children with refractory solid

tumors: a Children's Oncology Group Study. J Clin Oncol. 2007;25:4622-7.
58. Pappo AS, Lyden E, Breitfeld P et al. Children's Oncology Group. Two consecutive phase II window trials of irinotecan alone or in combination with vincristine for the treatment of metastatic rhabdomyosarcoma: the Children's Oncology Group. J Clin Oncol. 2007;25:362-9.
59. Bergeron C, Thiesse P, Rey A et al. Revisiting the role of doxorubicin in the treatment of rhabdomyosarcoma: an up-front window study in newly diagnosed children with high-risk metastatic disease. Eur J Cancer. 2008;44:427-31.
60. Arndt CA, Hawkins DS, Meyer WH et al. Comparison of results of a pilot study of alternating vincristine/doxorubicin/cyclophosphamide and etoposide/ifosfamide with IRS-IV in intermediate risk rhabdomyosarcoma: a report from the Children's Oncology Group. Pediatr Blood Cancer. 2008;50:33-6.
61. Casanova M, Ferrari A, Bisogno G et al. Vinorelbine and low-dose cyclophosphamide in the treatment of pediatric sarcomas: pilot study for the upcoming European Rhabdomyosarcoma Protocol. Cancer. 2004;101:1664-71.
62. McDowell HP, Foot AB, Ellershaw C et al. Outcomes in paediatric metastatic rhabdomyosarcoma: results of The International Society of Paediatric Oncology (SIOP) study MMT-98. Eur J Cancer. 2010;46:1588-95.
63. Doelken R, Weigel S, Schueler F et al. Poor outcome of two children with relapsed state stage IV alveolar rhabdomyosarcoma after allogeneic stem cell transplantation. Pediatr Hematol Oncol. 2005;22:699-703.
64. Weigel BJ, Breitfeld PP, Hawkins D et al. Role of high-dose chemotherapy with hematopoietic stem cell rescue in the treatment of metastatic or recurrent rhabdomyosarcoma. J Pediatr Hematol Oncol 2001;23:272-6.
65. Arceci RJ, Cripe TP. Emerging cancer-targeted therapies. Pediatr Clin North Am. 2002;49:1339-68.
66. Steinert DM, Patel SR. Recent studies in novel therapy for metastatic sarcomas. Hematol Oncol Clin North Am. 2005;19:573-90.
67. Sawyers C. Targeted cancer therapy. Nature. 2004;432:294-7.
68. Okcu MF, Pappo AS, Hicks J et al. The nonrhabdomyosarcoma soft tissue sarcomas. In: Pizzo PA, Poplack DG, editors. Principles and practice of pediatric oncology. 6ª ed. Philadelphia: Lippincott Williams and Wilkins; 2011. p.954-86.
69. Spunt SL, Skapek SX, Coffin CM. Pediatric nonrhabdomyosarcoma soft tissue sarcomas. Oncologist. 2008;13:668-78.
70. Ferrari A, Meazza C, Casanova M et al. The clinical significance of tumor grade in non-rhabdomyosarcoma soft tissue sarcomas. Pediatr Blood Cancer. 2008;50:188.
71. Ferrari A, Brecht IB, Koscielniak E et al. The role of adjuvant chemotherapy in children and adolescents with surgically resected, high-risk adult-type soft tissue sarcomas. Pediatr Blood Cancer. 2005;45:128-34.
72. Smith KB, Indelicato DJ, Knapik JA et al. Definitive radiotherapy for unresectable pediatric and young adult nonrhabdomyosarcoma soft tissue sarcoma. Pediatr Blood Cancer. 2011;57:247-51.
73. Eyre R, Feltbower RG, Mubwandarikwa E et al. Epidemiology of bone tumours in children and young adults. Pediatr Blood Cancer. 2009;53:941-52.
74. Hajdu SI. The enigma of Ewing's sarcoma. Ann Clin Lab. Sci 2006;36:108-10.
75. Hakozaki M, Hojo H, Tajino T et al. Periosteal Ewing sarcoma family of tumors of the femur confirmed by molecular detection of EWS-FLI1 fusion gene transcripts: a case report and review of the literature. J Pediatr Hematol Oncol. 2007;29:561-5.
76. Riley RD, Burchill SA, Abrams KR et al. A systematic review and evaluation of the use of tumour markers in paediatric oncology: Ewing's sarcoma and neuroblastoma. Health Technol Assess. 2003;7:1-162.
77. Hawkins DS, Bolling T, Dubois S et al. Ewing sarcoma. In: Pizzo PA, Poplack DG, editors. Principles and practice of pediatric oncology. 6ª ed. Philadelphia: Lippincott Williams and Wilkins; 2011.p.987-1014.
78. Balamuth NJ, Womer RB. Ewing's sarcoma. Lancet Oncol. 2010;11:184-92.
79. Taylor M, Guillon M, Champion V et al. Ewing's tumor. Arch Pediatr. 2005;12:1383-91.
80. Marec-Bérard P, Chotel F, Claude L. PNET/Ewing tumours: current treatments and future perspectives. Bull Cancer. 2010;97:707-13.
81. Khoury JD. Ewing sarcoma family of tumors. Adv Anat Pathol. 2005;12:212-20.
82. Wachtel M, Schäfer BW. Targets for cancer therapy in childhood sarcomas. Cancer Treat Rev. 2010;36:318-27.
83. Subbiah V, Anderson P, Lazar AJ et al. Ewing's sarcoma: standard and experimental treatment options. Curr Treat Options Oncol. 2009;10:126-4.
84. McAllister NR, Lessnick SL. The potential for molecular therapeutic targets in Ewing's sarcoma. Curr Treat Options Oncol. 2005;6:461-71.
85. Mehlman CT, Gellman H. Osteosarcoma. Updated: Apr 23, 2010

86. Kim HJ, Chalmers PN, Morris CD. Pediatric osteogenic sarcoma. Curr Opin Pediatr. 2010;22:61-6.
87. Ta HT, Dass CR, Choong PF et al. Osteosarcoma treatment: state of the art. Cancer Metastasis Rev. 2009;28:247-63.
88. Wang LL. Biology of osteogenic sarcoma. Cancer J. 2005;11:294-305.
89. Ragland BD, Bell WC, Lopez RR, Siegal GP et al. Cytogenetics and molecular biology of osteosarcoma. Lab Invest. 2002;82:365-73.
90. Gorlick R, Bielack S, Teot L et al. Osteosarcom: diagnosis, treatment, and remaining challenges. In: Pizzo PA, Poplack DG, editors. Principles and practice of pediatric oncology. 6ª ed. Philadelphia: Lippincott Williams and Wilkins; 2011. p.1015-44.
91. Picci P. Osteosarcoma(osteogenic sarcoma). Orphanet J Rare Dis 2007;2:6.
92. Chou AJ, Geller DS, Gorlick R. Therapy for Osteosarcoma: Where Do We Go From Here? Pediatr Drugs. 2008;10:315-27.
93. Fagioli F, Biasin E, Mereuta OM et al. Poor prognosis osteosarcoma: new therapeutic approach. Bone Marrow Transplant. 2008;41(Suppl 2):S131-4.
94. Tan ML, Choong PF, Dass CR. Osteosarcoma: Conventional treatment vs. Gene therapy. Cancer Biol Ther. 2009;8:106-17.
95. Hattinger CM, Pasello M, Ferrari S et al. Emerging drugs for high-grade osteosarcoma. Expert Opin Emerg Drugs. 2010;15:615-34.
96. Gorlick R, Anderson P, Andrulis I et al. Biology of childhood osteogenic sarcoma and potential targets for therapeutic development: meeting summary. Clin Cancer Res. 2003;9:5442-53.

187

Leucemias Agudas da Infância

Lilian Maria Cristofani

DESTAQUES

- As leucemias agudas são as neoplasias malignas mais comuns da infância e, entre elas, a leucemia linfoide aguda corresponde à maioria dos casos.
- Febre, palidez, petéquias, equimoses e dores ósseas são os sinais mais frequentes.
- O mielograma e a análise do aspirado medular por técnicas de citoquímica, imunofenotipagem, citogenética e biologia molecular são mandatórios para a caracterização precisa do subtipo de leucemia e para a delineação terapêutica.
- O tratamento inclui quimioterapia sistêmica e profilaxia do sistema nervoso central (SNC). O transplante de células tronco-hematopoéticas tem papel em algumas situações específicas, assim como a terapia-alvo e a imunoterapia.
- O suporte anti-infeccioso, transfusional e nutricional é fundamental para o sucesso terapêutico.
- Cerca de 90% das leucemias linfoides agudas e 60% das leucemias mieloides agudas são curáveis atualmente.

INTRODUÇÃO

As leucemias são doenças clonais originárias da transformação neoplásica de células progenitoras hematopoiéticas da medula óssea, que adquirem alterações genéticas que lhes conferem uma vantagem proliferativa e de sobrevivência ou um prejuízo na diferenciação e na apoptose. Esse clone neoplásico prolifera-se até substituir o parênquima medular normal, com prejuízo da hematopoese e posterior disseminação pelo organismo.[1]

EPIDEMIOLOGIA

As leucemias são as neoplasias mais comuns da infância, correspondendo a 30% dos casos de câncer em menores de 15 anos. No Brasil, os registros de base populacional revelam uma incidência de câncer pediátrico de 154,3 casos/milhão, dos quais as leucemias correspondem entre 18% e 41%.[2]

Entre as leucemias da infância, 75% dos casos correspondem à leucemia linfoide (ou linfoblástica) aguda (LLA); entre 20% e 25%, à leucemia mieloide aguda (LMA); e o restante, entre 1% e 3%, à leucemia mieloide crônica (LMC).[2]

ETIOLOGIA E FATORES DE RISCO

As leucemias da infância resultam da combinação entre suscetibilidade genética e fatores ambientais. Uma sequência variável de eventos mutagênicos, ocorridos em diferentes intervalos de tempo, terminaria por desencadear a doença. Essas evidências são sustentadas pela existência de síndromes genéticas raras que predispõem à leucemia (p. ex., anemia de Fanconi e as síndromes de Bloom, Down, Kostmann e Blackfan-Diamond), síndromes de câncer familiar (p. ex., Li-Fraumeni, Nijmen) e polimorfismos de DNA não codificados e alterações genéticas germinativas (p. ex., IKZF1, RUNX1 e ETV6).[3,4]

Essas informações permitem-nos tecer considerações sobre os mecanismos etiológicos e a época de sua ocorrência nas leucemias da infância. Para a leucemia de lactentes menores de 12 meses, agravos relevantes e mutações consequentes ocorrem principalmente na vida intrauterina. Para as crianças maiores, acredita-se que um primeiro evento mutagênico ocorra na vida intrauterina e, posteriormente, um segundo evento desencadeie a doença. Numerosos estudos já examinaram possíveis fatores de risco ambientais para o desenvolvimento de leucemia. É bem descrita a LMA secundária ao uso prévio de quimioterápicos alquilantes e de epipodofilotoxinas ou ao uso de radiação ionizante. A exposição a campos eletromagnéticos (linhas de alta frequência) durante a vida intrauterina tem potencial carcinogênico, assim como a exposição intraútero ou pós-natal a benzeno, pesticidas, álcool, cigarros e drogas ilícitas.[5]

As infecções também têm sido implicadas na etiologia da LLA. Duas hipóteses apontam que uma resposta anormal às infecções virais comuns da infância pode ter um papel relevante na origem da LLA,[4,6] mas nenhum mecanismo dependente de vírus para a gênese de LLA foi identificado até o momento.

Existem dados conflitantes a respeito da influência da história gestacional materna no surgimento de leucemia da infância. Perdas fetais prévias, idade dos pais acima de 40 anos, peso de nascimento acima de 4.000 g e ausência de aleitamento materno são incluídos nas variáveis de risco.[7]

Níveis séricos de folato e polimorfismos gênicos de enzimas dependentes do folato também têm sido correlacionados a vários tipos de câncer, incluindo LLA.[8]

LEUCEMIA LINFOBLÁSTICA AGUDA

Sob a denominação de "leucemia linfoblástica aguda" (LLA), tem-se um grupo heterogêneo de leucemias que têm em comum a morfologia celular e a presença de marcadores linfoides característicos.[9]

A incidência da LLA na infância é de quatro casos novos/ano por 100 mil crianças abaixo de 15 anos. O pico de incidência da doença ocorre entre 3 e 5 anos de idade; a incidência declina depois dessa idade, ao redor dos 30 anos, volta a subir.[10]

Quadro clínico

O quadro clínico da LLA depende da repercussão decorrente da infiltração leucêmica na medula óssea e em outros órgãos. Anemia, trombocitopenia e neutropenia são muito prevalentes, sendo os dois primeiros encontrados em mais de 75% dos casos. Metade dos doentes tem leucometria acima de 10.000/mm^3 e 20% apresentam leucócitos acima de 50.000/mm^3. Células leucêmicas são habitualmente reconhecidas no sangue periférico embora possam ser confundidas com linfócitos atípicos. Cerca de 20% dos pacientes não apresentam linfoblastos no hemograma.

Geralmente a história é aguda, com duração de dias ou semanas, referindo-se palidez, astenia, manifestações hemorrágicas e febre. A perda de peso é rara. As manifestações dolorosas em membros são frequentes, principalmente na forma de dores ósseas ou artralgia. As artrites são raras.

Linfadenopatias e hepatoesplenomegalia são frequentes ao exame físico. A radiografia simples de tórax pode revelar alargamento do mediastino. Sintomas neurológicos decorrentes da invasão de SNC são raros na leucemia linfoide aguda 11. Alterações metabólicas graves como hiperuricemia, hiperfosfatemia, hipocalcemia e hiperpotassemia, podem ser encontradas, especialmente em crianças com acentuada visceromegalia, leucometria acima de 50.000/mm^3 ou com infiltração renal ao diagnóstico.

O diagnóstico de LLA é firmado pelas punção e análise do esfregaço de medula óssea (mielograma), que revelam 25% ou mais de substituição do parênquima medular por linfoblastos.

Variáveis de prognóstico e classificação celular

As crianças com LLA são classificadas e tratadas de acordo com grupos de risco para recaída da doença (risco baixo, intermédio, alto muito alto), definidos por características clínicas e biológicas apresentadas ao diagnóstico, que apresentam correlação com o prognóstico da doença.[9,12] Para a caracterização dos grupos de risco, são levadas em consideração as variáveis descritas a seguir.

Idade ao diagnóstico

A idade do paciente no momento do diagnóstico de LLA tem um grande impacto no prognóstico. Crianças entre 1 e 9 anos de idade têm melhor sobrevida livre de eventos do que crianças com 10 ou mais anos, adolescentes e lactentes menores de 12 meses.[13]

Os adolescentes geralmente apresentam-se com leucometria acima de 50.000/mm³, leucemia derivada de células T ou alta frequência da fusão BCR/ABL, características reconhecidas como de mau prognóstico.[14] Os adolescentes de 16 a 21 anos de idade têm melhores resultados de sobrevida quando tratados com protocolos de tratamento de LLA para crianças do que com protocolos para adultos, os quais estão atualmente incluindo pacientes com até 30 anos de idade.[15]

Os lactentes menores de 12 meses têm um prognóstico desfavorável. A sobrevida livre de eventos dos lactentes varia entre 28% e 45%.[16,17] Seus linfoblastos são mais resistentes à quimioterapia, têm frequência acima de 80% de anormalidades no cromossomo 11q23, com rearranjos do gene KMT2A (antigo MLL), são de imunofenótipo B muito imaturo (pró-B) e apresentam grande quantidade de doença ao diagnóstico (alta leucometria, visceromegalia).[16,18]

Celularidade ao diagnóstico

A celularidade elevada ao diagnóstico é um fator de risco para os pacientes com LLA derivada de linfócitos B. A leucometria de 50.000/mm³ é geralmente o ponto de corte entre bom e mau prognóstico.[12] Leucometrias elevadas se associam a alterações genéticas desfavoráveis da célula leucêmica, como as translocações t(4;11)(q21;q23) e t(9;22)(q34;q11).[19]

Envolvimento do sistema nervoso central ao diagnóstico

O acometimento do SNC pelos blastos linfoides pode ter importância no prognóstico. De acordo com a presença ou ausência de blastos no líquido cefalorraquidiano (LCR) e o número de células, são definidas as seguintes situações:[20]
- SNC1: menos de cinco células e ausência de blastos;
- SNC2: menos de cinco células e presença de blastos;
- SNC3: cinco ou mais células e presença de blastos.

Crianças com LLA e invasão de SNC ao diagnóstico (SNC3) têm maior risco de falha terapêutica quando comparadas àquelas sem invasão.[21] Pacientes com SNC2 têm risco maior de recidiva em SNC,[20] fato que depende do esquema terapêutico aplicado. Qualquer fator que aumente o risco de recaída na situação de SNC2 pode ser superado com a aplicação de quimioterapia intratecal mais intensiva.[22]

A punção lombar traumática ao diagnóstico leva blastos ao SNC e parece estar associada a um pior prognóstico.[23]

Sexo

O prognóstico das meninas é levemente melhor do que o dos meninos em alguns estudos.[24]

Raça

A sobrevida de crianças negras ou latinas é levemente pior em alguns estudos, embora não confirmada por outros. Essa controvérsia talvez se deva ao esquema terapêutico empregado. Crianças asiáticas e caucasianas têm maior sobrevida, mas a causa não é bem conhecida e nem pode ser explicada pelos reconhecidos fatores de prognóstico.[25]

Características da célula leucêmica

Morfologia

Os blastos de LLA podem ser subdivididos pela classificação morfológica FAB (French-American-British) como L1, L2 ou L3. Por ser uma classificação subjetiva e dependente do observador, e sem relação direta com o prognóstico, não é mais utilizada de modo isolado, mas complementada com estudos de imunofenotipagem e citogenética e biologia molecular.

Imunofenotipagem

A imunofenotipagem por citometria de fluxo é um componente essencial para o diagnóstico de LLA, pois permite a determinação da linhagem celular, do estágio de diferenciação e, algumas vezes, de origem clonal da célula leucêmica. É útil também para acompanhar a resposta terapêutica e o desaparecimento do clone leucêmico durante o tratamento.[26]

Os linfoblastos da LLA podem ser de linhagem linfoide B ou T, em vários estágios de diferenciação: pró-B; pré-B; pré-B de transição; B madura; e T.[26]

Os pacientes com LLA B-derivada e idade entre 1 e 5 anos têm sobrevida livre de eventos ao redor de 90%. Para os pacientes com LLA T-derivada, o prognóstico não tem relação com a idade e a sobrevida livre de eventos é de aproximadamente 58% na referida faixa etária entre 1 e 5 anos.[27]

A Tabela 187.1 mostra a classificação imunológica das LLA e sua frequência na infância.

Citogenética e genética molecular

Mais de 200 alterações gênicas, incluindo mutações, deleções e inversões são descritas em leucemias, muitas delas com implicações no tratamento e no prognóstico.[9]

A hiperdiploidia (> 50 cromossomos, DNA index ≥ 1,16) é um fator favorável, pois torna os linfoblastos muito sensíveis à quimioterapia e propensos à apoptose espontânea. Pacientes com idade e leucometria favoráveis, associadas à trissomia dos cromossomos 4, 10 ou 17, também têm bom prognóstico.[9]

A hipodiploidia (< 45 cromossomos) está presente em menos de 1% das crianças com LLA. São pacientes com grandes chances de falha terapêutica, com perspectiva de sobrevida ao redor de 38,5% ± 4,4%.[9]

Os genes mais frequentemente envolvidos na LLA da infância são ETV6, RUNX1, AF4 e E2A, combinados a outros genes ou entre si.[9] A translocação mais comum na leucemia derivada de células B é a t(12;21)(p13;q22) (ETV6-RUNX1), detectada em cerca de 25% dos casos e que confere de 86% a 90% de chances de cura.[19,27] Estudos epidemiológicos com cartões do teste do pezinho demonstraram sua presença em sangue de recém-nascidos no momento do parto, 5 a 10 anos antes do surgimento da LLA. Essas evidências sugerem que a fusão ETV6-RUNX1 seja um evento inicial na leucemogênese.[27]

A t(1;19)(q23;p13), que codifica a proteína da fusão de E2A-PBX1, está presente em cerca de 6% de todas as LLA B-derivadas e em cerca de 25% das LLA pré-B. Os pacientes portadores dessa translocação têm SLE ao redor de 90% se tratados com quimioterapia intensiva.[28]

Na LLA T derivada, os genes de fatores de transcrição são os alvos preferidos das translocações (genes MYC, TAL1 e LYL1). A t(1;14) gera ativação do TAL1, está presente em cerca de 25% das LLA T da infância e associa-se a prognóstico desfavorável. Mutações no gene NOTCH-1 também são descritas nesse tipo de LLA.[9,27,28]

A translocação t(9;22)(q34;q11) (cromossomo Philadelphia ou Ph1+) é encontrada em apenas entre 3% e 5% das crianças com LLA, gera a fusão dos genes BCR-ABL, tem prognóstico desfavorável e requer tratamento intensivo associado à terapia-alvo com inibidores de tirosino-quinase.[9,27,28]

Tabela 187.1. Classificação imunológica das leucemias linfoides agudas da infância[26]

Subtipo	% DE POSITIVIDADE PARA OS VÁRIOS MARCADORES IMUNOLÓGICOS										Frequência (%)
	CD19	CD22	CD79a	CD10	CD7	CD5	CD3a	cIgᵤ	sIgᵤ	Slgk ou L	
Pró-B	100	98	99	95	5	0	0	0	0	0	60 a 65
Pré-B	100	100	100	98	0	< 2	0	100	0	0	20 a 25
Pré-B de transição	100	100	100	50	0	0	0	100	100	0	1 a 35
B	100	100	100	50	0	0	0	98	98	98	2 a 3
T	< 5	0	0	45	100	95	100	0	0	0	15 a 18

A: expressão citoplasmática; Clg: imunoglobulina de citoplasma; Slg: imunoglobulina de superfície.
Fonte: Adaptada de Campana e Pui, 2017.

Em 2009, a LFA-Philadelphia chromosome (Ph)-like (também conhecida como BCR-ABL1-like) foi descrita. Esse subtipo tem expressão genética semelhante à da LLA-Ph1, mas não apresenta a fusão BCR-ABL1 e também é associada a mau prognóstico, quando tratada com quimioterapia convencional. A LLA Ph1-like também apresenta alta frequência de alterações no gene IKZF1.[29]

Anormalidades envolvendo o gene KMT2A no cromossomo 11q23 ocorrem em 80% dos lactentes menores de 12 meses, com prognóstico desfavorável.[16,17,18]

Velocidade de resposta ao tratamento

O desaparecimento das células leucêmicas do sangue no 8º dia de tratamento e da medula óssea nos 15º e 35º dias de tratamento, mensurado por técnicas de citologia, citometria de fluxo e a reação em cadeia da polimerase em tempo real (*real-time* PCR), é importante fator na definição do risco de recaída da doença.[26,30]

Grupos de risco

Os critérios de risco do National Cancer Institute (NCI) são atualmente considerados o padrão, em uma tentativa de uniformizar os vários grupos de pacientes e permitir uma análise comparativa dos vários protocolos de tratamento existentes no mundo.[9,12,28]

A Tabela 187.2 resume os fatores clínicos e biológicos que influem no prognóstico da LLA.

Tratamento

Indução da remissão

Nesta fase, o objetivo é eliminar o clone leucêmico e restaurar a hematopoese normal e o estado clínico do paciente ao final de 28 a 33 dias de tratamento. Geralmente, esta fase inclui o uso de glicocorticosteroides (dexametasona, prednisona), vincristina e pelo menos um terceiro agente, como a asparaginase ou uma antraciclina, ou ambos, por 4 a 6 semanas. O uso de pelo menos três ou mais drogas na fase de indução evita o surgimento de células resistentes e resulta em melhora na sobrevida.[1,9,12,28]

A fase de indução resulta em remissão completa da doença em aproximadamente 98% das crianças tratadas.

Para os pacientes com LLA com a fusão BCR-ABL, a associação de inibidores de tirosinaquinase (imatinibe, dasatinibe) ao tratamento quimioterápico aumentou as chances de cura desses pacientes.[31]

Intensificação

Esta fase se inicia quando a hematopoese é restaurada e muito contribui para a melhora da sobrevida livre de

Tabela 187.2. Fatores clínicos e biológicos correlacionados ao prognóstico das leucemias linfoides agudas da infância[9,12,28]

Fator	Favorável	Desfavorável
Idade ao diagnóstico	1 a 10 anos	1 ou ≥ 10 anos
Sexo	Feminino	Masculino
Leucometria inicial	< 50.000/mm³	≥ 50.000/mm³
Genética	Hiperdiploidia (↑ 50 cromossomos) ETV6-RUNX1:t(12.21)(p13.2;q22.1) Rearranjo NUMT1	Hipodiploidia (< 44 cromossomos) Rearranjo KMT2A.t(v.11q23.3) BCR-ABL1: t(9;22)(q34.1.q11.2(Ph+) BCR-ABL1- like (Ph1-like) TCF3-HLF: t(17;19)(q22;p13) Rearranjo MEF23 Iamp21 BCL2 ou rearranjo MYC
Imunofenótipo	B	T
SNC	SNC1	SNC2 e SNC3, punção traumática com blastos
Doença residual mínima	Negativa ou em decréscimo contínuo	Positiva, crescente ou persistente

Fonte: Adaptada de Inaba H, Mullighan CG, 2020; Pui CH, Yang JJ, Hunger SP, Pieters R, Schrappe M, Biondi A, *et al.*, 2015; Pui CH, Yang J, Bhakta N, Rodriguez-Galindo C, 2018.

eventos. Metotrexate em altas doses e 6-mercaptopurina, ciclofosfamida, altas doses de asparaginase e esquemas semelhantes à indução são utilizados.[1,9,12,28]

Manutenção

Após a intensificação, os pacientes com LLA devem receber terapia de manutenção, até completar 24 a 30 meses de tratamento, constituída da combinação de 6-mercaptopurina e metotrexate.[1,9] O Grupo Cooperativo Brasileiro para o Tratamento da Leucemia Linfoide Aguda da Infância (GBTLI) demonstrou melhor evolução para as crianças tratadas com o uso intermitente de metotrexate.[32]

A inclusão de "pulsos" periódicos de vincristina e glicocorticosteroides durante a fase de manutenção aumenta a sobrevida de crianças de baixo risco tratadas com protocolos que não incluem uma intensificação tardia.[9,33]

Transplante de células-tronco hematopoiéticas (TCTH)

Esta modalidade terapêutica poderá beneficiar alguns pacientes de muito alto risco, como aqueles com persistência de doença residual mínima após a consolidação, recidivas precoces e lactentes abaixo de 6 meses. Entretanto, o TCTH tem indicação mais precisa para os pacientes em segunda remissão da LLA.[12]

Tratamento do sistema nervoso central

O tratamento profilático ou terapêutico do SNC com quimioterapia intratecal (metotrexate ou metotrexate-citarabina-dexametasona) é obrigatório. A radioterapia craniana ou cranioespinal é praticamente apenas utilizada nos casos de recaída da doença, pois pode desencadear complicações tardias como deficiência cognitiva, distúrbios de crescimento e segundas neoplasias.[34-36]

Imunoterapia

A imunoterapia por meio de anticorpos monoclonais (p. ex., blinatumomab e inotuzumab ozogamicin) ou com base em células T (CAR T *cells – chimeric antigen receptor T*) tem tido sucesso no tratamento de crianças com LLA recaída ou refratária ao tratamento quimioterápico convencional.[9,37]

Com o avanço das técnicas de sequenciamento, em um futuro breve será possível determinar um tratamento preciso para cada paciente com base nas alterações encontradas em suas células leucêmicas, em uma verdadeira terapia de precisão.[38]

Protocolos cooperativos

Numerosos estudos multi-institucionais estão em andamento para o tratamento das LLA da infância.[9] A Tabela 187.3 mostra um resumo dos principais estudos internacionais já completados para o tratamento da LLA da infância, muitos deles incluindo adolescentes e adultos jovens. A sobrevida livre de eventos em 5 anos varia entre 75% e 88% nesses estudos que englobam um grande número de crianças.

No Brasil, o GBTLI vem atuando desde 1980 no tratamento da LLA da infância. Atualmente em sua 7ª versão, tem contribuído para a melhora dos resultados terapêuticos em nosso país.[39,40]

Tabela 187.3. Resultados de vários protocolos de tratamento da leucemia linfoide aguda da infância utilizados ao redor do mundo[9]

Grupo	Período	N	Idade (anos)	LLA	SLE 5 anos (%)
AIEOP/BFM ALL 2000	2000-2006	3720	0 a 17	B e T	80,8
COG AALL0232	2004-2011	2979	1 a 30	B-AR	75,3
COG AALL0331	2005-2010	5377	1 a 9	B-BR	88,96
COG AALL0434	2007-2014	1562	1 a 30	T	85,3
DFCI ALL 05-001	2005-2010	551	1 a 18	B e T	85
DCOG ALL10	2004-2012	778	1 a 18	B e T	87
NOPHO ALL2008	2008-2014	1509	1 a 45	B e T	85
SJCRH Total XVI	2007-2017	598	0 a 18	B e T	88,2
UKALL 2003	2003-2011	3126	1 a 24	B e T	87,3

LLA: leucemia linfoide aguda; SLE: sobrevida livre de eventos; SG: sobrevida global.
Fonte: Adaptada de Inaba e Mullighan, 2020.

LEUCEMIA MIELOIDE AGUDA

A leucemia mieloide aguda (LMA) representa cerca de 17% das leucemias em pacientes menores de 15 anos, exceto no período neonatal em que constitui a maioria dos casos. Sua incidência é praticamente constante ao longo da vida, com discreto pico na adolescência e após os 50 anos. Nos Estados Unidos, ocorrem cerca de 350 casos novos ao ano.[1,41]

Quadro clínico

Febre, manifestações hemorrágicas e palidez são sintomas frequentes, e complicações como sangramentos, leucostasia, síndrome da lise tumoral e infecções são as principais causas de mortalidade, que variam entre 2% e 10%. Cerca de 25% dos pacientes apresentam mais de 100 mil leucócitos/mm^3 ao diagnóstico, o que causa leucostasia e consequente distúrbio visual, neurológico e respiratório em decorrência de estase vascular, infiltração de SNC e obstrução de capilares pulmonares. Acidente vascular cerebral e priapismo também são descritos. Fenômenos hemorrágicos importantes são mais comuns nas leucemias promielocíticas agudas (M3), com coagulação intravascular disseminada, hipofibrinogenemia e diminuição do fator V.[42]

Os acúmulos extramedulares de blastos mieloides são denominados cloromas. São mais frequentes na face, órbitas e crânio (Figura 187.1) e nas formas monocíticas (M5). Já as leucemias megacariocíticas (M7) caracterizam-se por intensa fibrose medular e são comuns em portadores de síndrome de Down.[43] O diagnóstico de LMA é feito quando pelo menos 20% de blastos de origem mieloide são identificados no sangue ou medula óssea, os quais, geralmente, expressam algum dos antígenos CD11, CD13, CD14, CD33, antiglicoforina e antimieloperoxidase por citometria de fluxo. Cariótipo e análise genética por métodos de biologia molecular são obrigatórios.[1,44]

Variáveis de prognóstico

Características constitucionais

Crianças da raça negra e com baixo peso ou sobrepeso têm pior prognóstico.[44] Crianças com síndrome de Down apresentam evolução favorável.[43,44] A presença de invasão de SNC ao diagnóstico não tem influência no prognóstico.[45]

Características da célula leucêmica

Morfologia

A classificação morfológica FAB (French-American-British) divide as LMA em oito subtipos, definidos na Tabela 187.4, que mostra também a frequência e distribuição desses subtipos na casuística do Instituto de Tratamento do Câncer Infantil do Hospital das Clínicas da Universidade de São Paulo (ITACI-HC-FMUSP). Os subtipos M0 e M7 têm prognóstico desfavorável.[1,44]

Tabela 187.4. Classificação FAB para as leucemias mieloides agudas

FAB	Característica	N (%)*
M0	Mínima diferenciação mieloide	2 (3)
M1	Indiferenciada e sem maturação	6 (9)
M2	Com diferenciação	13 (18)
M3	Promielocítica	10 (14)
M4	Mielomonocítica	16 (23)
M5	Monocítica: M5a monoblástica, M5b monocítica bem diferenciada	14 (20)
M6	Eritroleucemia	3 (4)
M7	Megacarioblástica	6 (9)

*Casuística do Instituto da Criança do Hospital das Clínicas da Faculdade de Medicina da Universidade de São Paulo.

Fonte: Instituto da Criança do Hospital das Clínicas da Faculdade de Medicina da Universidade de São Paulo.

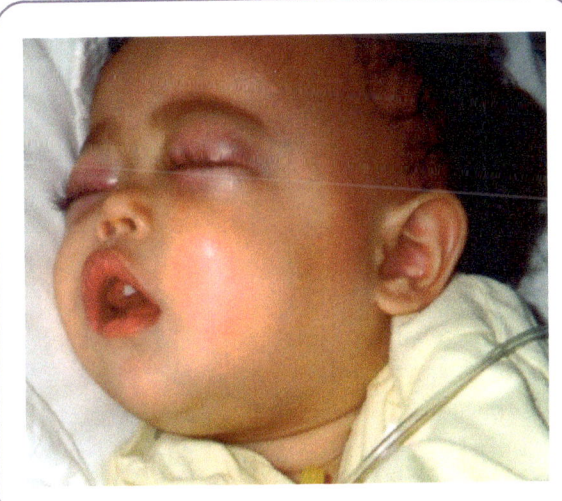

FIGURA 187.1 – Criança portadora de leucemia mieloide aguda apresentando infiltração orbitária bilateral e de gengivas.
Fonte: Acervo da autoria.

Citogenética e alterações moleculares

Com os avanços no sequenciamento e na citogenética, várias alterações foram identificadas pelos vários estudos colaborativos e seu papel no prognóstico da LMA foi validado. Alterações do cariótipo da célula leucêmica como a t(8;21)(q22;q22) (fusão RUNX1-ETO) e a inv(16) (p13;q22) (fusão CBFb-MYH11) são associadas a prognóstico favorável em adultos e crianças, com até 78% de sobrevida enquanto cariótipos complexos, -5, del(5q), -7 e anormalidades do 3q são preditivos de má evolução, com chances de sobrevida de até 30% a 42%.[44,46] Cerca de 20% dos casos apresentam mutações do gene KMT2A, de prognóstico intermédio. Estudos moleculares demonstraram que mutações de *c-kit,* RAS e FLT3 também podem estar presentes nas LMA da infância. FLT3 ITD (*internal tandem duplication*) está presente entre 10% e 15% dos casos de LMA da infância e está associado a um prognóstico ruim, principalmente se presente apenas nas células mais imaturas CD34+. Mutações de NPM1 (*nucleofosmina member 1*) são raras em crianças e geralmente associam-se a FLT3 ITD, promovendo um mau prognóstico. Se associadas ao FLT3 selvagem, o prognóstico é melhor.[44,46]

A presença da t(15;17)(q21;q21) ou da fusão PML-RARa caracteriza a leucemia promielocítica aguda, que corresponde a cerca de 7% dos casos e tem bom prognóstico.[47,48]

Velocidade de resposta ao tratamento

A resposta terapêutica também é importante fator de prognóstico. A análise da quantidade de doença residual mínima é um fator preditivo importante de prognóstico, segundo a qual pacientes com mais de 1% de células residuais, após a indução e consolidação, têm alta chance de recaída, e aqueles com menos de 0,1% ainda carecem de definição.[44,49]

Grupos de risco

A Tabela 187.5 mostra a classificação de risco para as LMA e a abordagem terapêutica sugerida.[44]

Tabela 187.5. Proposta de classificação de risco para crianças com leucemia mieloide aguda[44]

Grupo de risco	Características	Terapia recomendada
Baixo	t(8;21)(q22.q22)/AML/ETO ou inv(16)/t(16;16)(p13.q22)/CBFb-MYH11 e DRM < 0,1% após indução I	QT convencional
Alto	t(6;9)(p22.q34), -7, -5, ou 5q-, FAB M7 sem t(1;22), rearranjo KMT2A, LMA secundária, LMA FLT3-ITD, NUP98/ NSD1, DRM > 1% após indução I, DRM > 0,1% após indução II	TCTH ou *clinical trials* (p. ex., inibidor de FLT3)

Fonte: Adaptada de Zwaan *et al.*, 2015.

Tratamento

Leucoaferese ou exsanguinotransfusão e hidratação são medidas a serem tomadas nas situações de hiperleucocitose e lise tumoral. As complicações infecciosas são frequentes, representam a maior causa de morbidade e mortalidade ao diagnóstico e durante o tratamento das LMA e requerem a introdução precoce de antibioticoterapia de amplo espectro. Essas medidas de suporte, associadas à quimioterapia agressiva e por curto período de tempo, resultaram em aumento das taxas de remissão completa, redução das taxas de morte em indução e em remissão, redução do número de recaídas e aumento da sobrevida livre de eventos desses pacientes.[1,44]

O tratamento quimioterápico baseia-se principalmente no uso de citarabina, antraciclinas e etoposide, administrados de maneira intensiva. A maioria dos protocolos utiliza quatro a cinco blocos de quimioterapia intensiva para o tratamento da LMA. A taxa de remissão completa obtida com essas drogas é ao redor de 75% a 80%; todavia, parte dos pacientes apresenta recaída da doença, sendo a perspectiva de cura entre 50% e 60%[44,46,49] (Tabela 187.6). Altas doses de citarabina são importantes para profilaxia da doença em SNC e para vencer certos mecanismos de resistência celular. As doses de antraciclinas e qual delas usar (daunorrubicina, idarrubicina, mitoxantrone) também são objeto de discussão. Não há benefício antineoplásico com doses cumulativas de antraciclinas acima de 375 mg/m², mas há maior risco de cardiotoxicidade. Doses baixas também não são recomendadas, pois se traduzem em piora da sobrevida livre de eventos.

Tabela 187.6. Resultados de protocolos internacionais de tratamento da leucemia mieloide da infância[44]

Estudo	N	Período	SLE 5ª%	SG 5ª%	TCTH (%)
AIEOP AML2002-01	482	2002-2011	55	68	29
AML-BFM 2004	521	2004-2010	55	74	8
COG AAML03P1	340	2003-2005	53	66	21
COG AAML0531	1022	2006-2010	53	69	NA
EORTC CLG 58921	177	1993-2002	49	62	27
JPLSG	443	2006-2010	54	73	12
NOPHO AML 2004	151	2004-2009	57	69	15
St.Jude AML02	216	2002-2008	63	71	25

a: anos; SG: sobrevida global; SLE: sobrevida livre de eventos; TCTH: transplante de células tronco hematopoiéticas.
Fonte: Adaptada de Zwaan et al., 2015.

A profilaxia e o tratamento da doença do SNC são feitos com quimioterapia intratecal (MTX/citarabina/dexa).

A indicação de um TCTH ainda é objeto de discussão. A maioria dos autores considera que as crianças com síndrome de Down, transtornos mieloproliferativos transitórios, pacientes com leucemia promielocítica, presença de inv(16) e t(8;21) são candidatos ao tratamento quimioterápico exclusivo na primeira remissão da doença. Para os portadores das alterações cromossômicas t(6;9)(p22.q34), -7, -5, ou 5q-, FAB M7 sem a t(1;22), LMA secundária ou LMA *FLT3-ITD*, a indicação de um TCTH é consenso. Para as demais crianças, ainda se discute qual a melhor estratégia, conforme a disponibilidade ou não de um doador aparentado. A Tabela 187.6 mostra os resultados de sobrevida dos principais protocolos empregados no tratamento da LMA da infância.

Atualmente, sugere-se que os pacientes sejam agrupados por critérios de risco (Tabela 187.5), que tenta adequar o tratamento conforme o maior ou menor risco de recaída da doença.[44]

Os pacientes com leucemia promielocítica e portadores da t(15;17) são tratados com ácido transretinoico, droga indutora de diferenciação celular e que pode resultar na remissão completa em entre 70% e 80% das M3. Associado aos arsenicais, permite o tratamento de crianças portadoras de leucemia prolmielocítica com doses reduzidas ou até sem o uso de antraciclinas, o que reduz o risco de cardiotoxicidade.[50]

Os pacientes com síndrome de Down apresentam uma doença com características próprias caracterizada pela mutação GATA1. Devem receber tratamento com menor intensidade e não necessitam de TCTH.[51,52]

Terapias com base em anticorpos monoclonais (p. ex., gemtuzumab ozogamicin), CAR T-cell, inibidores de FLT3 e agentes diferenciadores são objetos de estudo de vários programas para tratamento de pacientes recidivados ou refratários à quimioterapia convencional.[44,46,53-55]

REFERÊNCIAS

1. Gilliland DG, Tallman MS. Focus on acute leukemias. Cancer Cell. 2020;1:417-20.
2. de Camargo B, de Oliveira Santos M, Rebelo MS, et al. Cancer incidence among children and adolescents in Brazil: first report of 14 population-based cancer registries. Int J Cancer. 2010;126:715-20.
3. Moriyama T, Relling MV, Yang JJ. Inherited genetic variation in childhood acute lymphoblastic leukemia. Blood. 2015;125(26):3988-95.
4. Greaves M. A causal mechanism for childhood acute lymphoblastic leukaemia. Nat Rev Cancer. 2018; 18(8):471-84.
5. Lightfoot T. Aetiology of childhood leukemia. Bioeletromagnetics. 2005:S5-11.
6. Timms JA, Relton C, Rankin J, Strathdee G, McKay JA. DNA methylation as a potential mediator of environmental risks in the development of childhood

acute lymphoblastic leukemia. Epigenomics. 2016; 8(4):519-536.

7. Koifman S, Pombo-de-Oliveira MS and the Brazilian Collaborative Study Group of Infant Acute Leukemia. High birth weight as an important risk factor for infant leukemia. Br J Cancer. 2008;98:664-7.

8. Zanrosso CW, Hatagima A, Emerenciano M, et al. The role of methylenetetrahydrofolate reductase in acute lymphoblastic leukemia in a Brazilian mixed population. Leuk Res. 2006;30:477-81.

9. Inaba H, Mullighan CG. Pediatric acute lymphoblastic leukemia. Haematologica. 2020;105(11):2524-39.

10. Ward E, DeSantis C, Robbins A, Kohler B, Jemal A. Childhood and adolescent cancer statistics, 2014. CA Cancer J Clin. 2014;64:83-103.

11. Shahriari M, Shakibazad N, Haghpanah S, Ghasemi K. Extramedullary manifestations in acute lymphoblastic leukemia in children: a systematic review and guideline-based approach of treatment. Am J Blood Res. 2020;10(6):360-74.

12. Pui CH, Yang JJ, Hunger SP, Pieters R, Schrappe M, Biondi A, et al. Childhood acute lymphoblastic leukemia: Progress through collaboration. J Clin Oncol. 2015;33(27):2938-48.

13. Möricke A, Zimmermann M, Reiter A, et al. Prognostic impact of age in children and adolescents with acute lymphoblastic leukemia: data from the trials ALL-BFM 86, 90, and 95. Klin Padiatr. 2005;217:310-20.

14. Tai EW, Ward KC, Bonaventure A, Siegel DA, Coleman MP. Survival among children diagnosed with acute lymphoblastic leukemia in the United States, by race and age, 2001 to 2009: Findings From the CONCORD-2 Study. Cancer. 2017;123(24):5178-5189.

15. Carobolante F, Chiaretti S, Skert C, Bassan R. Practical guidance for the management of acute lymphoblastic leukemia in the adolescent and young adult population. Ther Adv Hematol. 2020;11:1-25.

16. Brown P, Pieters R, Biondi A. How I treat infant leukemia. Blood. 2019;133(3):205-14.

17. Pieters R, Lorenzo P, Ancliffe P, Aversa LA, Brethon B, Biondi A, et al. Outcome of infants younger than 1 year with acute lymphoblastic leukemia treated with the interfant-06 protocol: results from an international phase III randomized study. J Clin Oncol. 2019;37:2246-2256.

18. Brown P. Treatment of infant leukemias: challenge and promise. Hematology. 2013:596-600.

19. Iacobucci I, Mullighan CG. Genetic basis of acute lymphoblastic leukemia. J Clin Oncol. 2017;35(9):975-83.

20. Mahmoud HH, Rivera GK, Hancock M, et al. Low leukocyte counts with blast cells in cerebrospinal fluid of children with newly diagnosed acute lymphoblastic leukemia. N Engl J Med. 1993;329:314-9.

21. Pui CH, Howard SC. Current management and challenges of malignant disease in the CNS in paediatric leukemia. Lancet Oncol. 2008;9:257-68.

22. Gilchrist GS, Tubergen DG, Sather HN, et al. Low numbers of CSF blasts at diagnosis do not predict for the development of CNS leukemia in children with intermediate--risk acute lymphoblastic leukemia: a Children's Cancer Group report. J Clin Oncol. 1994;12:2594-600.

23. Gajjar A, Harrison P, Sandlund J, et al. Traumatic lumbar puncture at diagnosis adversely affects outcome in childhood acute lymphoblastic leukemia. Blood. 2000;96:3381-4.

24. Cornacchioni AB, Cristofani LM, Almeida MT, et al. Recidivas extramedulares em leucemia linfocítica aguda: impacto da quimioterapia e definição de um grupo particularmente favorável. Pediatria (São Paulo). 2004;26:27-33.

25. Kahn JM, Keegan T, Tao L, Abrahão R, Bleyer A, Viny AD. Racial disparities in the survival of American children, adolescentes and young adults with acute lymphoblastic leucemia, acute myelogenous leucemia and Hodgkin lymphoma. Cancer. 2016;122(17):2723-30.

26. Campana D, Pui CH. Minimal residual disease–guided therapy in childhood acute lymphoblastic leukemia. Blood. 2017;129(14):1913-18.

27. Mohseni1 M, Uludag H, Brandwein JM. Advances in biology of acute lymphoblastic leukemia (ALL) and therapeutic implications. Am J Blood Res. 2018;8(4):29-56.

28. Pui CH, Yang J, Bhakta N, Rodriguez-Galindo C. Global efforts toward the cure of childhood acute lymphoblastic leukemia. Lancet Child Adolesc Health. 2018;2(6):440-54.

29. Tasian SK, Loh ML, Hunger SP. Philadelphia chromosome–like acute lymphoblastic leukemia. Blood. 2017;130(19):2064-72.

30. Gupta S, Devidas M, Loh M, Raetz EA, Chen S, Wang C, et al. Flow cytometric VS morphologic assessment of remission in childhood acute lymphoblastic leucemia: a report from the Children's Oncology Group (COG). Leukemia. 2018;32(6):1370-79.

31. Biondi A, Cario G, Lorenzo P, Castor A, Conter V, Leoni V, et al. Long-term follow up of pediatric Philadelphia positive acute lymphoblastic leukemia treated with the EsPhALL2004 study: high white blood cell count at diagnosis is the strongest prognostic factor. Haematologica. 2018;103:e15.

32. Brandalise SR, Pinheiro VR, Aguiar SS, et al. Benefits of the intermittent use of 6-mercaptopurine and methotrexate in maintenance treatment for low-risk acute lymphoblastic leukemia in children: randomized trial from the Brazilian Childhood Cooperative Group-protocol ALL-99. J Clin Oncol. 2010;28:1911-8.

33. Eden TO, Pieters R, Richards S. Childhood Acute Lymphoblastic Leukaemia Collaborative Group (CALLCG). Systematic review of the addition of vincristine plus steroid pulses in maintenance treatment for childhood acute lymphoblastic leukaemia - an individual patient data meta-analysis involving 5,659 children. Br J Haematol. 2010;149:722-33.

34. Jeha S, Pei D, Choi J, Cheng C, Sandlund J, Coustan-Smith E, et al. Improved CNS Control of childhood acute lymphoblastic leukemia without cranial irradiation: St Jude total therapy study 16. J Clin Oncol. 2019;37(35):3377-91.

35. Ochs JJ. Neurotoxicity due to central nervous system therapy for childhood leukemia. Am J Pediatr Hematol Oncol. 1989;11:93-105.

36. Alves CH, Kuperman H, Dichtchekenian V, et al. Growth and puberty after treatment for acute lymphoblastic leukemia. Rev Hosp Clin Fac Med S Paulo. 2004;59:67-70.

37. Inaba H, Pui CH. Immunotherapy in Pediatric Acute Lymphoblastic Leukemia. Cancer Metastasis Rev. 2019;38(4):595-610.

38. Tasian SK, Hunger SP. Genomic characterization of paediatric acute lymphoblastic leukaemia: an opportunity for precision medicine therapeutics. Br J Haematol. 2017;176(6):867-882.

39. Brandalise S, Odone V, Pereira W, et al. Treatment results of three consecutive Brazilian cooperative childhood ALL protocols: GBTLI-80, GBTLI-82 and -85. ALL Brazilian Group. Leukemia. 1993;S142-5.

40. Cristofani LM. Tratamento combinado das leucemias linfocíticas agudas da infância e adolescência: resultados dos protocolos LLA – PROP I - 90 e LLA - PROP II – 97 [tese livre-docência]. São Paulo: USP; 2008.

41. Rubnitz JE, Gibson B, Smith FO. Acute myeloid leukemia. Hematol Oncol Clin North Am. 2010;24:35-63.

42. Thomas X. Acute promyelocytic leukemia: a history over 60 years-from the most malignant to the most curable form of acute leukemia. Oncol Ther. 2019;7(1):33-65.

43. Zwaan CM, Reinhardt D, Hitzler J, et al. Acute leukemias in children with Down syndrome. Hematol Oncol Clin North Am. 2010;24:19-34.

44. Zwaan CM, Kolb EA, Reinhardt D, Abrahamsson J, Adachi S, Aplenc R, et al. Collaborative efforts driving progress in pediatric acute myeloid leukemia. J Clin Oncol. 2015;33:2949-62.

45. Johnston DL, Alonzo TA, Gerbing RB, et al. The presence of central nervous system disease at diagnosis in pediatric acute myeloid leukemia does not affect survival: a Children's Oncology Group study. Pediatr Blood Cancer. 2010;55:414-20.

46. Mercher T, Schwaller J. Pediatric Acute Myeloid Leukemia (AML): From genes to models toward targeted therapeutic intervention. Front Pediatr. 7:401.DOI: 10.3389/fped.2019.00401.

47. Creutzig U, Zimmermann M, Dworzak M, et al. Favourable outcome of patients with childhood acute promyelocytic leukaemia after treatment with reduced cumulative anthracycline doses. Br J Haematol. 2010;149:399-409.

48. Gurnari C, Voso MT, Girardi K, Mastronuzzi A, Strocchio L. Acute promyelocytic leukemia in children: A Model of precision medicine and chemotherapy-free therapy. Int J Mol Sci. 2021;22(2):642.

49. Rasche1 M, Zimmermann M, Borschel L, Bourquin JP, Dworzak M, Klingebiel T, et al. Successes and challenges in the treatment of pediatric acute myeloid leukemia: a retrospective analysis of the AML-BFM trials from 1987 to 2012. Leukemia. 2018;32:167-2177.

50. Creutzig U, Dworzak MN, Bochennek K, Faber J, Flotho C, Graf N. First experience of the AML-Berlin-Frankfurt-Münster group in pediatric patients with standard-risk acute promyelocytic leukemia treated with arsenic trioxide and all-trans retinoic acid. Pediatr Blood Cancer. 2017;64:e26461.

51. Caldwell JT, Ge Y, Taub JW. Prognosis and management of acute myeloid leukemia in patients with Down syndrome. Expert Rev Hematol. 2014;7(6):831-840.

52. Goldsby RE, Stratton KL, Raber S, Ablin A, Strong LC, Oeffinger K, et al. Long-term sequelae in survivors of childhood leukemia with Down syndrome: A Childhood Cancer Survivor Study report. Cancer. 2018;124(3):617-25.

53. Tasian SK. Acute myeloid leukemia chimeric antigen receptor T-cell immunotherapy: how far up the road have we traveled? Ther Adv Hematol. 2018;9(6):135-48.

54. Noort S, Zimmermann M, Reinhardt D, Cuccuini W, Pigazzi M, Smith J, et al. Prognostic impact of t(16;21)(p11;q22) and t(16;21)(q24;q22) in pediatric AML: a retrospective study by the I-BFM Study Group. Blood. 2018;132(15):1584-92.

55. Chen J, Glasser CL. New and emerging targeted therapies for pediatric acute myeloid leukemia (AML). Children (Basel). 2020;7(2): 2.

Linfomas Não Hodgkin na Infância e na Adolescência

Viviane Sonaglio

DESTAQUES

- Os linfomas (Hodgkin e não Hodgkin) correspondem ao terceiro grupo de neoplasias mais comuns da infância.
- Talvez em parte porque as neoplasias linfoides são altamente responsivas à quimioterapia, os regimes mais amplamente utilizados hoje são muito eficazes, com taxas de cura antecipadas de 80% a 90%
- A classificação dos linfomas não-Hodgkin (LNH) na infância e adolescência incorpora aspectos morfológicos, imunológicos e moleculares.
- Os linfomas são tratados de formas distintas, respeitando o subtipo, se derivado de célula B ou T. Os LNH T-derivados são tratados por meio de protocolos similares a regimes para leucemias, já os B-derivados apresentam em geral resposta satisfatória com regimes baseados em ciclos periódicos de quatro drogas e com profilaxia de sistema nervoso central.

INTRODUÇÃO

Os linfomas compreendem um grupo heterogêneo de neoplasias linfoides. Linfomas são divididos em dois grandes grupos: linfoma de Hodgkin (LH); e linfoma não Hodgkin (LNH), com manifestações clínicas, tratamentos e prognósticos específicos.

Em crianças e adolescentes, os LNH compreendem quatro grandes categorias: linfoma linfoblástico; linfoma de Burkitt; linfoma difusos de grandes células B; e linfoma anaplásico de grandes células.[1]

A incidência dos linfomas varia conforme a idade e também quando consideramos a região geográfica avaliada.[2] De modo geral, os linfomas (Hodgkin e não Hodgkin) correspondem ao terceiro grupo de neoplasias mais comuns da infância, apenas superados pelas leucemias agudas e pelos tumores de sistema nervoso central (SNC).

A incidência global e a frequência dos diferentes subgrupos de linfoma não Hodgkin variam de acordo com idade ao diagnóstico. Nos Estados Unidos, dados do SEER (Surveillance, Epidemiology and End Results Program) demonstram aumento da incidência com a idade. A incidência anual por milhão de habitantes varia de 5,9 em crianças menores de 5 anos de idade, aproximadamente 10 em crianças entre 5 e 14 anos de idade e maior de 15 em adolescentes.[3]

Como dito previamente, particularidades geográficas também exercem influência na incidência destes tumores. Por exemplo, na África Equatorial os linfomas representam 50% dos registros de câncer pediátrico.

Em contraste com os linfomas não Hodgkin diagnosticados em pacientes adultos, os linfomas pediátricos são quase exclusivamente de alto grau. Além disso, a maioria tem origem de células da linhagem B.[4]

Até a década de 1970, os linfomas pediátricos eram incuráveis, principalmente em casos em que a doença encontrava-se em estágios avançados. Com os esquemas terapêuticos atuais, 90% dos pacientes são curados. As drogas usadas nos esquemas terapêuticos desde a década de 1970 são, em sua maioria, as mesmas, porém a otimização do tratamento quimioterápico e o suporte clínico para esses pacientes resultaram em uma melhora expressiva da sobrevida. Assim, a melhora da sobrevida pode ser explicada pelos seguintes fatores:

1. Grupos cooperativos com desenvolvimento de protocolos de tratamento.
2. Padronização da classificação dos linfomas não Hodgkin.
3. Estratificação do tratamento de acordo com o subtipo histológico e a determinação da intensidade do tratamento de acordo com o risco de recidiva.
4. Desenvolvimento de pesquisa translacional.

Algumas condições, em especial as que envolvem os quadros de imunodeficiência, sejam primárias (p. ex., ataxia telangectasia, síndrome de Wistkott-Aldrich, síndrome de Bloom, síndrome de Chediak-Higashi, agamaglobulinemia ligada ao X) ou secundárias (induzida por HIV ou drogas imunossupressoras) aumentam o risco de linfoma não Hodgkin. Crianças submetidas a transplante prévio e à imunossupressão apresentam um risco aumentado de doença proliferativa, seja monoclonal, seja policlonal, derivadas de células B e com importante participação do vírus Epstein-Barr (EBV) cujo genoma é encontrado nas células nos processos linfoproliferativos, os quais muitas vezes evoluem para linfoma malignos.[5,6]

Histórico

O linfoma de Burkitt (LB) foi classificado pela Organização Mundial de Saúde (OMS) como uma entidade clínica em 1969. Contudo, a sua história começa em 1910, com Albert Cook (1870-1951), responsável pela primeira descrição do linfoma de Burkitt e o primeiro missionário médico em Uganda.[9]

Nos anos 1950, em Kampala, Uganda, Denis Parsons Burkitt (1911-1993), um cirurgião irlandês, reconheceu a clínica característica do linfoma que mais tarde receberia seu nome. Em 1958, publicou o artigo "A sarcoma involving the jaws in African children", no *British Journal of Surgery*,[9] em que descreve uma série de casos de crianças com tumores mandibulares que tinham sido assistidas no Hospital Mulago. Apesar de erroneamente denomina-los "sarcomas", o artigo corresponde à primeira descrição clínica publicada de casos de linfoma de Burkitt.

Posteriormente, Gregory O'Connor, exímio patologista norte-americano, e colegas[10,11,12] perceberam que uma proporção de linfomas da infância, na Europa e nos Estados Unidos, eram histologicamente indistinguíveis do linfoma de Burkitt originalmente descrito na África.

Outra vez, Burkitt fez contribuições importantes para o tratamento de linfomas da infância, identificando uma lista bastante grande de agentes quimioterápicos aos quais o linfoma de Burkitt responderia, ocasionalmente com curas a longo prazo.[14]

Classificação

Antes da nossa concepção moderna de linfomas, com base no conhecimento do sistema imunológico normal e das alterações moleculares associadas às células do linfoma, não estava definida a origem das neoplasias linfoides. Havia uma infinidade de termos e de diversos esquemas de classificação, o que dificultava ainda mais o entendimento da patologia em questão.

Em 2008, investigadores passaram a adotar a classificação REAL (Revised European – American Lymphoma Classification) em conjunto com a classificação da Organização Mundial da Saúde (WHO 2008), a qual incorpora aspectos morfológicos, imunológicos e moleculares.[14] Assim como nas classificações de 2001 e 2008, em 2016 foi realizada uma importante reunião do Comitê Consultivo Clínico para obter o parecer e o consentimento de hematologistas/oncologistas clínicos e outros médicos críticos para a revisão.

Essa nova classificação é amplamente utilizada, propiciando que clínicos e pesquisadores utilizem uma linguagem uniforme e análises comparativas válidas (Tabela 188.1).

Assim como a falta de conhecimento sobre as origens dos linfomas resultou em sistemas de classificação concorrentes, também a evolução da terapia tem sido em grande parte empírica e, às vezes, arbitrária, e as abordagens atuais de tratamento resultam de observações feitas ao longo de muitos anos.

O primeiro relato a registrar taxas de sobrevida animadoras foi expedido por Wollner, em 1977, que usou uma estratégia de tratamento antileucêmico modificado, denominado LSA2-L2.[15-18] Em 1983, já incorporadas as técnicas de imunofenotipagem, o CCSG (*Children's Cancer Study Group*) demonstrou que os linfomas deveriam ser tratados de formas distintas, respeitando o subtipo, se derivado de célula B ou T, e a partir de então se passou a tratar os LNH T-derivados por meio de protocolos para leucemias, e os B-derivados apresentavam resposta satisfatória com regimes baseados em ciclos periódicos de quatro drogas, com profilaxia de SNC.[19] Talvez em parte porque as neoplasias linfoides são altamente responsivas à quimioterapia, os regimes mais amplamente utilizados hoje são muito eficazes, com taxas de cura antecipadas de 80% a 90%, a alteração radical das abordagens de tratamento pode ser considerada antiética, a menos que traga benefício significativo, como uma redução na toxicidade, e examinado em um contexto de pesquisa. É, talvez, digno de nota que esta evolução ocorreu dentro de aproximadamente 50 anos, antes do qual as crianças com linfoma apresentavam um prognóstico extremamente pobre. De fato, até meados do século XX, as neoplasias linfoides eram pouco compreendidas, refletindo a falta de conhecimento dos linfócitos e do sistema imunológico em geral.

Estadiamento

Sabemos que cada subtipo específico apresenta características clínicas distintas, porém para um ideal delineamento do esquema terapêutico, há necessidade de se definir a extensão da doença mediante um sistema fidedigno de estadiamento. O sistema de

Tabela 188.1. Classificação patológica dos linfomas

Histologia	Imunofenotipagem	Quadro clínico	Citogenética	Genes
Burkitt	B-derivados (Igs+)	- Massas abdominais - Trato intestinal - Anel de Waldeyer	t(8;14)(q24;q32) t(2;2)(p11;q24) t(8;22)(q24;q11) IgH-cMYC Igk-cMYC Igl	IgH-cMYC Igk-cMYC Igl-cMYC
DLBCL*	Células de centros germinativos	- Massas abdominais - Trato intestinal - Anel de Waldeyer	t(8;14)(q24;q32) t(2;17)(p23;q23)	IgH-cMYC CLTC-ALK
ALCL**	Células NK (CD30+) ou cels T	- Pele - Linfonodos - Ossos	t(2;5)(p23;q35) t(1;2)(q21;p23) t(2;3)(p23;q21) t(2;17)(p23;q23) t(X;2)(q11-12;p23) inv 2(p23;q35)	NPM-ALK TPM3-ALK TFG-ALK ATIC-ALK ATIC-ALK
Linfoblástico	T-derivados	- Massa mediastinal - Linfonodos	t(1;14)(p32;q11) t(11;14)(p13;q11) t(11;14)(p15;q11) t(10;14)(q24;q11) t(7;19)(q35;p13) t(8;14)(q24;q11) t(1;7)(p34;q34)	TCRad-TAL1 TCRad-RHOMB2 TCRad-RHOMB1 TCRad-HOX11 TCRb-LYL1 TCRad-MYC TCRb-LCK

* Linfoma difuso de grandes células B. **Linfomas anaplásicos de grandes células.
Fonte: Wollner N, Exelby PR, Lieberman PH, 1979.

estadiamento mais comumente aplicado em crianças e adolescentes com linfoma não Hodgkin é o sistema de estadiamento elaborada no St Jude Children Research Hospital, por Murphy[20,21,22] (Tabela 188.2). Essa classificação define o acometimento mediastinal e as lesões extensivas abdominais como estádio III e restringe estádio IV quando há acometimento de medula óssea e de SNC, independentemente do acometimento de outros sítios.

Tabela 188.2. Estadiamento elaborado St Jude Children Research Hospital

Estádio	Descrição
I	Tumor único (extralinfonodal) ou área anatômica única (linfonodal) exceto tórax ou abdome
II	Tumor único (extralinfonodal) com envolvimento regional linfonodal Do mesmo lado do diafragma: • Duas ou mais áreas linfonodais • Dois tumores únicos (extralinfonodais) +/- envolvimento regional linfonodal • Tumor primário gastrointestinal (ileocecal), com ou sem linfonodos mesenteriais, com ressecção total
III	Em ambos os lados do diafragma: • Duas ou mais áreas linfonodais • Dois tumores únicos (extralinfonodais) Tumor torácico primário (pleura, timo, mediastino) Tumor intraperitoneal irressecável Tumor paraespinhal ou epidural
IV	Envolvimento de sistema nervoso central ou medula óssea

Fonte: Adaptado de Murphy SB, 1999.

Sempre devemos dar importância a anamnese e exame físicos, além da avaliação laboratorial minusciosa. A avaliação das funções hepática, renal e cardíaca, além da avaliação citológica e bioquímica de líquidos em derrames cavitários, e a avaliação de líquido cefalorraquidiano (LCR) e de medula óssea são essenciais ao estadiamento.

A avaliação bioquímica do nível sérico da desidrogenase láctica demonstra quantificação de doença, e tem sido aceita como critério de risco nos protocolos europeus (Quadro 188.1).

Quadro 188.1. Exames laboratoriais

- Hemograma: essencial para identificar a presença de células neoplásicas na periferia, cujo encontro já permite o primeiro parecer de diagnóstico
- Eletrólitos: cujo desequilíbrio pode exacerbar-se já nas primeiras etapas da quimioterapia, durante a lise tumoral
- Transaminases e bilirrubinas: podem refletir comprometimento hepático pela neoplasia
- Enzimas canaliculares: podem indicar obstrução biliar presente
- Desidrogenase lática (DHL): exame essencial cuja elevação acima de 500 U/l é fator significante de mau prognóstico, segundo vários estudos, e é diretamente proporcional ao risco de síndrome de lise tumoral
- Ureia/creatinina: refletem não só o eventual acometimento renal, mas também expõem a integridade da função renal, indispensável para sobrepujar a síndrome de lise tumoral
- Ácido úrico: sua elevação agrava sobremaneira os efeitos da lise tumoral e leva à insuficiência renal aguda
- Estudos de coagulação: refletem a função hepática e devem estar em nível favorável para execução das biópsias
- Sorologias para toxoplasmose, CMV, EBV, HIV (e outras dependendo da área de origem do paciente): impõem-se para o diagnóstico diferencial e para revelar comorbidades eventuais
- Proteínas totais e frações – ajudam na avaliação nutricional
- Avaliação imunológica: principalmente se há suspeita de síndrome pertinente
- Parasitológico de fezes: para prevenir estrongiloidíase sistêmica
- Mielograma: pelas razões já comentadas
- LCR: indispensável, para estadiamento, estudo citológico e bioquímico de derrames

Fonte: Desenvolvida pela autoria.

Além das imagens convencionais para definição de extensão da doença, como ultrassonografia e tomografia computadorizada (TC), o uso da tomografia com emissão de pósitrons (PET-CT/FDG) ainda não está bem estabelecido.[25] Esse exame demostra maior sensibilidade para avaliação da extensão da doença, porém não está claro o impacto na estratificação terapêutica. Muitos estudos mostram alta frequência de falso-positivos com necessidade de confirmação histológica prévia à modificação do esquema terapêutico. Estudos estão sendo conduzidos para avaliar o verdadeiro valor prognóstico da resposta metabólica avaliada através do PET-CT após um a três ciclos de quimioterapia[23] (Quadro 188.2).

Quadro 188.2. Exames radiológicos

- Radiografia de tórax: essencial para identificar a presença de massa mediastinal anterior
- Ultrassom de abdome: para identificar território hepático e renal, e presença de infiltrações
- TC de tórax: complementa as informações trazidas pela radiografia simples e dimensiona eventuais derrames pleurais
- TC de SNC: facultativa, deve ser empregada se há sinais neurológicas presentes
- Ressonância nuclear magnética de SNC: mais acurada do que a TC
- TC de abdome: necessária para estadiamento
- Cintilografia com Ga67: exame que envolve alta sensibilidade, mas pouca especificidade, pois é absorvido por timo normal

RNM: ressonância nuclear magnética; SNC: sistema nervoso central; TC: tomografia computadorizada.
Fonte: Desenvolvida pela autoria.

Vários grupos têm investigado o valor prognóstico da doença residual mínima identificada por técnicas moleculares ou citometria de fluxo em sangue, medula óssea e/ou LCR.[6,7]

Manifestações clínicas

Em muitos casos, os pacientes com diagnóstico de linfoma não Hodgkin podem cursar sem sintomas ou com sintomas inespecíficos, como febre, fadiga, perda de apetite, adenomegalias, entre outros, até que se apresentem em estádios mais avançados.

Na grande maioria dos casos, os LNH pediátricos apresentam crescimento rápido, em dias ou semanas, quando começam a apresentar sintomas mais específicos.

Alguns pacientes com linfoma não Hodgkin apresentam massa abdominal e queixas como dor abdominal, febre, constipação e diminuição do apetite em virtude da compressão e da obstrução causadas pela presença da massa. Muitos pacientes apresentam sintomas decorrentes de massa torácica com sintomas respiratórios secundários, como dispneia, tosse e ou sibilância. Os linfomas podem resultar em massas com compressão de grandes vasos, resultando em edema e pletória em membros superiores e região cefálica.

Pacientes com grandes massas mediastinais apresentam risco de compressão de traqueia ou da veia cava superior, derrame pleural e pericárdico e compressão cardíaca.[24] Nessas condições, o paciente, se colocado em decúbito dorsal, apresenta risco de compressão de vias aéreas e falência respiratória. Por conta do risco de complicações de anestesia geral ou de sedação, o paciente deve ser submetido a procedimentos menos invasivos possíveis para que o diagnóstico seja estabelecido. Assim, podemos realizar aspirado de medula óssea, toracocentese com realização de citologia oncótica do líquido pleural, biópsia de linfonodo periférico sob anestesia local. Se, ocasionalmente, não for possível a obtenção de material para diagnóstico, pela gravidade do quadro, pode-se iniciar tratamento com esteroides ou, menos comumente, a radioterapia localizada pode ser utilizada. O inconveniente nessa situação é a ausência de material adequado para diagnóstico, então a biópsia deve ser realizada assim que não houver risco para anestesia e procedimentos invasivos.

Outra situação comumente encontrada em pacientes com LNH e grandes massas tumorais é a síndrome de lise tumoral (SLT), que resulta da rápida quebra de células malignas, provocando alterações metabólicas com hiperuricemia, hipercalemia e hiperfosfatemia. Pacientes podem apresentar SLT previamente ao início da terapia. Hiper-hidratação, alopurinol ou rasburicase (urato-oxidade) são essenciais para o tratamento e controle da SLT. Hiperuricemia e síndrome de lise tumoral podem resultar em complicações importantes com risco de óbito secundárias a alterações metabólicas, falência renal e arritmias.

Linfomas linfoblásticos

Linfomas linfoblásticos têm origem em células precursoras B ou T. Em sua maioria, trata-se de tumores com origem em células T correspondendo a 80% a 90% dos casos, enquanto os linfomas linfoblásticos com origem em células B perfazem 10% a 20% do total. Linfoma linfoblástico T apresenta-se mais comumente como massa mediastinal e, na maioria dos casos em estádios avançados (estádios III ou IV), sendo que 30% apresentam envolvimento de medula óssea e apenas 5% com envolvimento de SNC ao diagnóstico. Linfoma linfoblástico B apresenta-se com envolvimento de pele, ossos, músculos e linfonodos periféricos e representam a maioria dos casos de doença localizada.[26]

LINFOMA LINFOBLÁSTICO T – APRESENTAÇÃO CLÍNICA

Linfoma linfoblástico de células T acometem 2,5 meninos para cada menina. A média de idade ao diagnóstico é 9 anos.[27] Esses linfomas podem acometer qualquer cadeia linfonodal, porém linfonodos mediastinais e cervicais são envolvidos com maior frequência. Adolescentes e adultos jovens (AYA) apresentam mais comumente massa mediastinal anterior que pode causar compressão de vias aéreas ou síndrome da veia cava superior e, frequentemente, pacientes podem apresentar derrames pleural ou pericárdico. Sintomas incluem tosse, estridor, dispneia, insuficiência respiratória aguda. Edema em face e região cervical podem ser indicadores de síndrome de veia cava superior.

A grande maioria dos pacientes com linfoma linfoblástico T apresentam-se ao diagnóstico com doença disseminada (estádios III/IV). Aproximadamente 15% a 20% dos pacientes apresentam envolvimento de medula e menos de 5% dos pacientes apresentam envolvimento SNC.[27] Especialmente para pacientes com compressão de vias aéreas e síndrome de veia cava superior, o manejo clínico é desafiador.

LINFOMA LINFOBLÁSTICO B – APRESENTAÇÃO CLÍNICA

A maioria das neoplasias B derivadas apresenta-se como leucemias B (LLA-B), e somente 10% a 20% dos casos apresentam-se como linfoma linfoblástico.[23] Apesar de diferenças moleculares, a classificação REAL e da OMS consideram espectros de uma mesma doença, sendo que linfoma linfoblástico apresenta acometimento medular < 25%.[28]

LLA-B/LL-B é uma doença que acomete crianças pré-escolares, sendo que 75% dos casos acorrem em crianças < 6 anos. Similar ao linfoma linfoblástico T, há uma frequência maior de meninos acometidos.

Em contraste com LL-T, LL-B apresenta-se mais frequentemente como doença localizada. Lesões ósseas líticas, lesões cutâneas ou subcutâneas representam os sítios mais frequentes acometidos pela doença. Apresentações raras incluem doença pleural, mediastinal, medula óssea, linfonodal ou visceral (p.ex., rim ou trato gastrointestinal). Os sintomas dependem do sítio acometido.

Estadiamento

Inicialmente, a história clínica detalhada e o exame físico minucioso são imprescindíveis, com avaliação testicular em meninos. A avaliação com exames complementares é de extrema importância, tanto para estadiamento e avaliação de extensão de doença como para servirem de parâmetro para avaliação de efeitos colaterais que podem ocorrer no início do tratamento quimioterápico ou durante este.

Assim, devemos solicitar: hemograma completo; eletrólitos; desidrogenase láctica; ácido úrico sérico; avaliação laboratorial de funções renal e hepática. Faz-se necessário também como, pesquisa inicial, avaliação medular com mielograma e avaliação bioquímica e citológica do LCR. Se houver derrames cavitários, apesar de pequena sensibilidade, a pesquisa da citologia oncótica desses materiais pode propiciar o diagnóstico.

Patologia

Do ponto de vista morfológico, observa-se um infiltrado de pequenas células, redondas e azuis. Avaliação por meio de citometria de fluxo ou imuno-histoquímica é necessária para confirmação diagnóstica.

LL-T expressam glicoproteínas de superfície celular CD3, específica da linhagem T. Em adição, a maioria expressa deoxitidiltransferase terminal (TdT), e positividade variável para CD1a, CD2, CD4, CD5, CD7 e CD8. Essa classe de marcadores pode refletir a fase de maturação das células, sendo que CD4 e CD8 estão ausentes nas fases iniciais, porém tornam-se presentes em fases intermediárias e tardias da diferenciação celular.[29]

Em casos cuja imuno-histoquímica apresenta TdT negativa, com morfologia típica de linfoma linfoblástico, a expressão de CD1a ou CD34 e a coexpressão de CD4 e CD8 podem ser usadas para determinar o diagnóstico.

Os casos de derivação B têm apresentação imunofenotípica com expressão de CD19 (linhagem específica), expressão citoplasmática de CD79a e CD22 e expressão variável de CD20 e CD10. CD3 invariavelmente é negativo. Antígenos mieloides, como CD13 e CD33 podem estar coexpressos.[30]

FATORES PROGNÓSTICOS E ALTERAÇÕES GENÉTICAS EM LL-T

A definição de fatores prognósticos é necessária para prevenir tratamento excessivo em alguns casos e consequente toxicidade a longo prazo e identificar aqueles pacientes com alto risco de recaída e necessidade de novas abordagens terapêuticas.[31] Alguns fatores clínicos como idade, sexo, estádio, presença de massa mediastinal e nível sérico de DHL têm sido descritos.[31] Entre esses fatores, exceto estadiamento, nenhum outro tem sido usado como fatores para estratificação do tratamento. Alguns protocolos de tratamento, como protocolos europeus BFM90, BFM95 e EURO-LB, para pacientes com estádios precoces (I e II) não recebem reindução. Porém, como já citado anteriormente, isso reflete um pequeno número de pacientes. Pacientes com envolvimento SNC apresentam sobrevida livre de eventos inferior quando comparados com pacientes que não apresentam infiltração SNC (EFS 62% × 82% respectivamente).[32]

LL e LLA apresentam os mesmos rearranjos citogenéticos que ocorrem em uma grande porcentagem dos casos.[33] Os receptores de células T (TCR) e as Ig são próprias dessa linhagem. As neoplasias derivadas de células T ou B podem ser identificadas por rearranjos do gene TCR. Os rearranjos mais frequentemente identificados são TCRα, TCRβ, TCRγ e TCRδ. Nenhuma dessas translocações tem sido associada como fatores prognóstico.

Várias características biológicas são consideradas de relevância prognóstica em pacientes com linfoma linfoblástico T. Perda de heterozigoze (LOH) no cromossomo 6 q (LOH 6q) foi associada com pior prognóstico (EFS 27% LOH 6q positiva × 86% LOH 6q negativa).[34,35] A presença de mutação envolvendo os genes NOTCH1 e FBXW7 em aproximadamente 50% dos pacientes foi associada com prognóstico favorável (EFS 84% × 66% para ausência de mutações).[36,37]

Mutações no gene supressor de tumor PTEN são descritas em diferentes tipos de tumores sólidos e neoplasias malignas. Essas mutações são associadas com prognóstico desfavorável. Um estudo do grupo BFM identificou associação negativa entre pacientes com diagnóstico de LL-T e mutação do gene PTEN.[38]

A estratificação de risco em pacientes com LLA é baseada na detecção de doença residual mínima (MRD) no sangue periférico e medula óssea por meio da técnica de PCR (reação de cadeia de polimerase) com base no rearranjo do gene TCR ou pela técnica de citometria de fluxo. Ambas as técnicas são usadas para detecção de doença residual mínima disseminada (MDD) no sangue periférico e na medula óssea. Em estudo conduzido pelo grupo Italiano AIEOP, foram avaliadas 65 crianças com linfoma linfoblástico B ou T e doença mínima disseminada foi detectada em 49% das análises em medula óssea, enquanto 21% foram positivas na análise morfológica. Usando o *cut-off* para doença mínima disseminada de 3% por meio da técnica de citometria de fluxo, a sobrevida livre de eventos em 5 anos foi 60% para pacientes com MDD > 3% e 83% para pacientes com MDD < 3%, p = 0,04.[39] Estudos adicionais devem ser conduzidos para a melhor definição do nível de MDD e o papel prognóstico da MRD em pacientes pediátricos com LL-T.

FATORES PROGNÓSTICOS E ALTERAÇÕES GENÉTICAS EM LL-B

OS parâmetros prognósticos e estratificação de risco em pacientes com LL-B incluem idade, número de leucócitos ao diagnóstico, achados citogenéticos, ploidia e pesquisa de doença residual mínima.[40] Em geral, pacientes são estratificados de acordo com o estadiamento.

Tratamento

Até o final da década de 1960, os tumores mediastinais eram muitas vezes submetidos à exérese cirúrgica e a grandes volumes de radioterapia. Os índices de sobrevida não ultrapassavam 10%.

Usando esquemas de tratamento baseados em protocolos para o tratamento de leucemias, como regimes utilizados pelo grupo BFM e protocolo americano desenvolvido pela Dra. Wolner no Instituto Dana-Farber denominado LSA2L2, a taxa de sobrevida livre de evento alcançou nível entre 75% e 90%. Esses protocolos foram modificados pela adição de altas doses de metotrexato e metotrexate intratecal, com melhora da profilaxia SNC e tentativa de exclusão da radioterapia craniana.[41,42]

Os regimes são baseados em blocos de poliquimioterapia seguida por uma manutenção, sendo a duração total do tratamento de 12 a 24 meses. Inúmeras drogas são utilizadas nos esquemas terapêuticos vigentes, incluindo corticosteroides, vincristina, antracíclicos, ciclofosfamida, citarabina, metotrexato e asparaginase. Vários estudos demonstram a relação entre dose e intensidade de asparaginase e resposta para pacientes com linfoma linfoblástico. Em contraste com os esquemas utilizados em leucemia, o único parâmetro utilizado para estratificação dos pacientes é o estadiamento, sendo considerados estádios precoces os I e II, e avançados os III e IV.

O protocolo BFM NHL-90 reduz a dose de antracíclicos e alquilantes para pacientes com estádios precoce, não sendo realizada a reindução para esses pacientes.[42]

Como citado previamente, a profilaxia em SNC é outro importante componente do tratamento. A introdução de altas doses de metotrexato e a utilização de metotrexato intratecal mostraram-se eficazes para profilaxia e prevenção de recaída em SNC. O protocolo francês LMT-81 adicionou 10 ciclos de altas doses de metotrexate (HD-MTX) ao protocolo vigente LSA2L2 com uma resultante sobrevida livre de eventos de 75%.[43] O protocolo COG A5971 realizou estudo randomizado utilizando o protocolo BFM, comparando HD-MTX com metotrexate intratecal para profilaxia SNC. Não houve diferença de sobrevida livre de eventos, e os autores concluíram que metotrexate intratecal ou altas doses de metotrexate previnem recaída em SNC.[32]

Apesar de todo o progresso na área, o prognóstico para pacientes com linfoma linfoblástico não tem apresentado progresso importante desde a década de 1980, com sobrevida livre de eventos mantida entre 75% e 85%.

O estudo BFM 90 mostrou taxas de sobrevida proximamente de 90%, mas esses resultados não foram reproduzidos nos estudos posteriores, como BFM-95. Apesar da diferença mínima entre os dois protocolos, essa diferença de resultado pode ser explicada pela dose e pelo tipo de asparaginase usada.

Com intensivo tratamento de 1ª linha, doença refratária ou recaída ocorrem em 10% a 20% dos pacientes. O prognóstico desses pacientes é muito reservado e a taxa de cura geralmente não ultrapassa 30%.[43] Há indicação de transplante alogênico para esses pacientes em segunda remissão. Porém, a dificuldade em atingir a segunda remissão torna mandatória a necessidade de se desenvolverem novos drogas para atingir esse objetivo.

Novos agentes como nelarabine ou clofarabina têm demonstrado resultados pouco promissores. Blinatumomabe pode ter a indicação avaliada para pacientes com diagnóstico de linfoma linfoblástico B. O uso de bortezomib está sendo avaliado pelo protocolo COG AALL1231, porém ainda aguardam-se os resultados.

LINFOMAS DERIVADOS DE CÉLULAS B: LINFOMA DE BURKITT E LINFOMA DIFUSOS DE GRANDES CÉLULAS B (DLCBL)

Em crianças, os linfomas tipo Burkitt (BL) e seus similares são mais frequentes do que os DLCBL e correspondem a cerca de 40% de todos os LNH da infância. Os BL têm uma característica morfológica, mas nem sempre totalmente identificada em tumores que podem ser enquadrados como BL por outros critérios, e a esse grupo correspondem os similares aos BL, ou os assim chamados Burkitt-like lymphomas (BLL).

Os DLBCL perfazem de 10% a 20% de todos os LNH de crianças. Enquanto os BL e BLL incidem mais em crianças em idade escolar ou em puberdade, os DLBCL são mais próprios da adolescência. Para pacientes adultos, a diferenciação entre as categorias pode ser de grande relevância, haja vista que os BL/BLL necessitam de regimes terapêuticos mais agressivos, ao contrário do que seria suficiente para os DLBCL, para os quais combinações de drogas mais simplificadas conduzem a bons resultados. O tratamento será discutido adiante.

GENÉTICA E ETIOPATOGENIA DOS BL/BLL

Tanto com respeito à sua epidemiologia como à sua etiogenia, os BL podem ser divididos em três grupos, quais sejam, endêmicos (eBL) e esporádicos (sBL), e os que se associam à infecção pelo HIV. O EBV exerce uma influência apreciável nos três casos.

BL é derivado do centro germinal das células B e expressa CD10, BCL6, CD19, CD20, CD22 e imunoglobulina de superfície.[44] Os três subtipos originam-se das células B em diferentes estágios do seu desenvolvimento. O desenvolvimento do BL depende da expressão do gene *MYC*, que codifica a proteína c-Myc e encontra-se localizado no cromossomo 8q24. É responsável pela regulação da proliferação celular, pela diferenciação e apoptose.

BL é caracterizado por níveis elevados de c-myc, que resulta de diferentes mecanismos. O mais comum é a translocação do braço longo do cromossomo 8 (onde se localiza o gene MYC) e um dos *loci* de genes para imunoglobulinas (*Ig*), que podem ser três: cadeia pesada (IgH) ou duas variações de cadeias leves; kappa (IgK); ou lambda (IgL). Em mais de 80%, a translocação t(8;14) de IgH está presente, enquanto as t(2;8) de IgK e t(8;22) de IgL manifestam-se nos casos restantes. A superexpressao do c-Myc propicia a rápida proliferação de células B, o que resulta na duplicação do volume tumoral em 24 a 48 horas.[45]

O DLBCL representa um grupo de doença heterogêneo. Compreende 15% a 20% dos LNH da infância e da adolescência e apresenta um prognóstico favorável.[46] Poucos estudos citogenéticos têm sido descritos na faixa etária pediátrica. O rearranjo MYC/8q24 é encontrado em 30% dos DLBCL diagnosticados em pacientes pediátricos, sendo raro em adultos (< 10%).[47]

Patologia

Os BL apresentam aspecto monótono de um infiltrado de células blásticas com morfologia linfoide, de tamanho médio, núcleos arredondados com cromatina densa, e múltiplos nucléolos proeminentes localizados na parte mais central. As células têm alto índice mitótico, e a grande quantidade de macrófagos de permeio, contendo restos apoptóticos, confere o panorama classicamente reconhecido como "céu estrelado". O citoplasma é pouco abundante, basofílico, bastante vacuolizado, mas essas vacuolizações lipofílicas podem ser mais bem visualizadas nas demonstrações citológicas.

Em termos imunofenotípicos, as células têm antígenos de superfície CD20, CD19 e CD10 e expressam BCL6. Existe forte expressão de Ig de superfície de classe IgM. O índice proliferativo medido por Ki67 é muito alto e próximo de 100%

Os DLBCL da infância e da adolescência podem se exibir em diversas caracterizações morfológicas, que incluem células grandes não clivadas ou clivadas, células multilobuladas, e células imunoblásticas de nucléolos proeminentes, únicos e eosinofílicos.[48]

Os núcleos das células neoplásicas são maiores do que os de histiócitos teciduais, e o dobro do tamanho dos núcleos linfocitários normais. O citoplasma pode ser pálido ou plasmocitoide. No tecido patológico, pode haver um número apreciável de linfócitos T, que, em alguns casos, obscurecem as células neoplásicas.

Em termos de imunofenotipagem, os DLBCL exprimem CD45 e antígenos pan-B, como CD45RA, CD19, CD20, CD79a, e o fator de transdução nuclear PAX5 também podem ser detectadas

Diagnóstico

Sabemos que o diagnóstico de BL deve ser sempre confirmado mediante avaliação da biópsia, com analise morfológica, imunofenotípica e citogenética. Porém, a correta avaliação da extensão da doença, o diagnóstico precoce das possíveis complicações e a avaliação de resposta são de extrema importância para melhor condução da patologia em questão.

Os exames de imagem fornecem informações relevantes e devem sempre ser interpretados com cuidado. Inicialmente, a ultrassonografia deve ser realizada para definição da presença da massa e, por ser um exame de fácil realização, não é necessário sedação, e é um exame sem radiação. A TC deve ser realizada para melhor definição da lesão primária e determinar relação com estruturas vizinhas. Assim, rotineiramente são solicitadas TC de tórax, abdome e pelve.

Há uma grande discussão em literatura sobre a indicação do PET-CT em BL. Carrillo-Cruz et al. demonstraram uma significativa discrepância entre TC e PET-CT para avaliação de resposta ao tratamento. O valor preditivo negativo encontrado neste estudo foi de 100% para avaliação de resposta ao tratamento e o valor preditivo positivo, 100% quando utilizado para definir recorrência. Porém a realização do PET/TC não deve atrasar o início da terapêutica diante da gravidade do quando e de possíveis complicações.[49]

A análise do LCR e da medula óssea deve ser realizada como importante parte da avaliação da extensão da doença e definição terapêutica.

EM muitos casos de BL abdominais, ocorrem ascite e ou derrame pleural, e a analise citológica pode ser esclarecedora.

Tratamento

BL tem apresentado uma melhora significativa no prognóstico como resultado de vários estudos prospectivos, como SFOP, BFM e COG.

O tratamento dos BL pode ser considerado uma emergência oncológica, à vista de sua alta taxa de crescimento e de sua capacidade em desenvolver fenômenos obstrutivos ou compressivos para estruturas adjacentes, de modo a trazer distúrbios respiratórios em vias aéreas altas, ou por intermédio de distensão diafragmática, bem como de alterações circulatórias ou insuficiência renal, por infiltração desses órgãos. Outro cuidado que se deve ter é em relação à lise tumoral e ao desequilíbrio metabólico e eletrolítico dela decorrente que se segue em resposta ao início do tratamento ou mesmo espontaneamente em decorrência da carga tumoral. A hiperfosfatemia, acompanhada de hipocalcemia, acarreta distúrbios neurológicos agudos; a hiperpotassemia causa alterações neuromusculares e cardíacas; a hiperuricemia provoca insuficiência renal. As medidas profiláticas envolvem hiper-hidratação, a fim de garantir diurese abundante; e a instituição de medicamentos inibidores da formação de urato, de bloqueador de xantino-oxidase, do tipo do alopurinol, tem dado lugar ao uso de uricolíticos com base na urato-oxidase.

A cirurgia, no tratamento dos BL, há muito tempo deixou de ter lugar de relevância, haja vista que, mediante seu caráter eminentemente sistêmico, a doença não requer controle local, e vai daí a inutilidade em se recorrer a citorreduções cirúrgicas que em nada contribuem para o prognóstico.[50]

A radioterapia tampouco é método que se preste ao tratamento dos BL, a não ser no caso da necessidade de alívio de eventos compressivos, tanto diafragmáticos como respiratórios ou espinhais; a irradiação é fornecida unicamente na dosimetria suficiente para a reversão da emergência.

A quimioterapia constitui a base para o tratamento e da obtenção dos resultados auspiciosos que hoje em dia são alcançados mercê dos programas oriundos dos diversos estudos multicêntricos, com destaque para os grupos europeus LMB e BFM e para os grupos norte-americanos que compõem o COG.

O tratamento do BL baseia-se em 2 e 6 meses de intensiva poliquioterapia. Recorrências ocorrem precocemente, quase sempre no 1º ano.

Desde 1981, a Sociedade Francesa de Oncologia Pediátrica (SFOP) tem desenvolvido estudos denominados "protocolos LMB". Sua base terapêutica para casos avançados inclui as seguintes fases:[51,53]
- Pré-fase: começa com doses baixas de ciclofosfamida, vincristina e prednisona (COP) com o intuito de diminuir o volume tumoral inicial e, desse modo, evitar maiores complicações metabólicas e hematológicas;
- Indução de remissão: constituída por dois ciclos de COPADM (doses altas e fracionadas de ciclofosfamida e doses altas de metotrexato em conjunto com prednisona, vincristina e doxorubicina);
- Consolidação: dois ciclos de citarabina contínua por 5 dias;
- Profilaxia de SNC: com administração intratecal de metotrexato e citarabina.

Os estudos LMB demonstraram que a diminuição do tempo de tratamento de 12 para 4 meses não modificou o prognóstico para os pacientes que não apresentavam resposta e reduziu consideravelmente a toxicidade. A pré-fase com COP influiu na queda da mortalidade e tornou-se um fator de mau prognóstico para os pacientes que não apresentavam resposta ao final dessa fase. A profilaxia de SNC com metotrexate na dose de 3 g/m^2 e injeções de metotrexate por punção lombar resultou em taxas de recidiva menores do que 2%.

O acometimento inicial de SNC era responsável pelo prognóstico reservado, com taxas de EFS apresentada em estudos anteriores de 19%. Após o estudo LMB 86 com intensificação da dose de metotrexato para 8 g/m^2 e intensificação da consolidação com etoposide (curso CYVE) e uso de três drogas aplicadas por via lombar, as taxas de sobrevida ascenderam para 75%.

No protocolo LMB 89, foram estudadas todas as neoplasias de derivação B, como BL, DLBCL, e leucemias L3. Os pacientes foram classificados em três grupos:
- Grupo A: pacientes em estádio I ou II abdominal, que receberam somente dois ciclos de COPAD;
- Grupo B: pacientes não admissíveis nos grupos A e C, que receberam a terapia básica por 4 meses;
- Grupo C: pacientes com SNC envolvido ou com infiltração de medula óssea, para os quais foi designado um regime similar ao LMB 86.

Os resultados do LMB 89 mostraram SLD de 98% para estádios I e II; 91% para estádio III; 87% para estádio IV; o pior fator de prognóstico para o grupo C foi a positividade de doença em SNC, de tal modo que, quando SNC+, a SLD foi de 78%, contra 90% para os demais. O maior fator de prognóstico para os pacientes de grupo B foi o nível sérico inicial de DHL, de sorte que a SLD foi de 89,5% para os que tiveram níveis além do dobro do normal, contra 95% dos demais.

O estudo FAB LMB 96 é o maior já realizado a incluir pacientes com linfomas B-derivados, tanto BL como DLBCL. A grande maioria foi de pacientes com estádio III, ou seja, no grupo B, para os quais o encurtamento na duração do programa e a redução de ciclofosfamida no segundo COPADM (de 3 g/m² para 1,5 g/m²) não impediram que 90% deles atingissem SLD em período médio de observação de 5 anos.[54,55]

Embora com etiopatogenias distintas, os BL e os DLBCL se comportaram de forma semelhante.

Assim, o protocolo francês se tornou o principal protocolo de tratamento para linfomas B, visto os excelentes resultados. Demonstrou-se também que a intensidade do tratamento deve ter como base a ressecabilidade do tumor, o estádio e a resposta à quimioterapia inicial (no dia 7 do início do tratamento e após três cursos). A dose de intensidade do tratamento é essencial para as taxas de EFS de 10% para o grupo intermediário.

Os grupos americano (COG) e europeu (EICNHL) realizaram de maneira cooperativa, estudo fase 3 de investigação clínica em que o rituximabe, anticorpo quimérico do tipo IG-1 com conhecida ação anti-CD20, é incluído de maneira randômica no eixo principal dos regimes terapêuticos. O rituximabe tem sido usado como terapia de 1ª linha e, em casos de recidiva, com ação e tolerância satisfatórias, em combinação com outros quimioterápicos, em casos de doenças induzidas pela EBV e doenças linfoproliferativas pós-transplante de órgãos sólidos. Nesse estudo, 328 pacientes (164 por grupo) com diagnóstico de linfoma não Hodgkin, células B maduro, alto risco (estádio III ou IV) foram randomizados para receber rituximab adicionado ao esquema quimioterápico clássico ou apenas quimioterapia convencional. Houve um benefício significativo em sobrevida livre de eventos e sobrevida global para o grupo que recebeu rituximab. Os pacientes apresentaram maior incidência de hipogamaglobulinemia e potencialmente maior número de episódios de infecção.[56]

Outros anticorpos anti-CD20 como obinutuzumab ou veltuzumab são efetivos porém não estudados na faixa etária pediátrica. Outros novos agentes como anticorpos biespecíficos (CD20-CD22, CD20-CD74 e CD19-CD3T) já apresentam resultados promissores em LNH-B em adultos. Outro agente promissor é o ibrutinib, um potente inibidor da via da tirosinaquinase, com efeito direto nas células malignas B e efeito também na regulação do microambiente tumoral. O ibrutinib tem demonstrado atividade em linfomas B em adultos, seja como droga única, seja em combinação com agentes quimioterápicos. Assim, o ibrutinib parece ser uma droga promissora em LNH-B refratários na infância.

Recaídas de linfomas de células B são raras felizmente, pois o prognóstico é desfavorável, com taxas de cura menor que 30%. CYVE adicionado de rituximabe ou ICE são regimes comumente usados, com taxa de segunda remissão entre 35% e 45%. Altas doses de quimioterapia e suporte com *stem cell* são essenciais para consolidar a segunda remissão. Fatores prognósticos desfavoráveis na recaída são: recaída precoce (dentro dos primeiros 6 meses do término do tratamento de 1ª linha); múltiplos sítios de recorrência; histologia linfoma B maduro; fatores desfavoráveis ao diagnóstico (DHL elevado e estádio avançado).

Pelo pequeno número de casos refratários e/ou recidivados, torna-se difícil o desenvolvimento de novas terapias.

LINFOMA ANAPLÁSICO

Os linfomas anaplásicos de grandes células (ALCL) começaram a ser descritos em 1985. São definidos como neoplasias de origem em células T ou nulas, cuja característica imunofenotípica marcante e quase universal é a expressão de CD30.[57] Há dois tipos de ALCL, de acordo com a presença ou ausência de expressão de ALK (quinase associada aos linfomas anaplásicos). Cerca de 80% dos ALCL são ALK+.

Conforme já comentado, os ALCL acometem cerca de 20% do contingente de LNH infantis. Existe predominância do sexo masculino, e sua incidência se dá em faixa etária similar à dos BL.

Importante ressaltar que existe um tipo de linfoma cutâneo, que não atinge crianças, mas que também tem CD30+ e é também denominado de ALCL, embora nada mais tenha em comum com a forma que ora descrevemos.

As formas já citadas que são ALK – também têm ocorrência pouco frequente entre os LNH pediátricos.

Epidemiologia e fatores clínicos

Linfoma anaplásico de grandes células (ALCL) ocorre em aproximadamente 10% a 15% de todos os linfomas não Hodgkin em crianças e adolescentes e 1% a 2% dos linfomas não Hodgkin em adultos.

Em crianças e adolescentes, mais de 90% dos casos são ALK-positivo, enquanto em pacientes adultos ALK encontra-se positivos em 40% a 50% dos casos. Três maiores entidades têm sido descritas: ALCL sistêmica ALK-positivo; ALCL sistêmico ALK-negativo; e ALCL cutâneos. Mais recentemente, a forma de ALCL associado com implantes mamários tem sido descrita, sendo estes casos ALK-negativos. Muitos pacientes com doença sistêmica apresentam-se com doença avançada (estádios III e IV) com envolvimento de linfonodos mediastinais, abdominais associados com sintomas B e disseminação extranodal incluindo pele, fígado, pulmão, músculos e ossos. Envolvimento da medula óssea é raro, detectado em menos de 15% dos casos de biópsia de medula/mielograma, mas em ALCL ALK-positivo, doença residual mínima pode ser detectada em até 50% pelo teste de reação em cadeia da polimerase em tempo real (PCR-RT). Envolvimento de SNC é raro.

Etiopatogenia

A ALK é uma tirosinaquinase coadjuvante de vários processos celulares, como crescimento, proliferação, apoptose e transcrição de certa variedade de genes.[58] Pertence a uma subfamília dos receptores de insulina e guarda semelhança com as tirosinaquinases leucocitórias. Sua hiperexpressão, além de presente em ALCL, também é encontrada em tumores miofibroblásticos e alguns carcinomas.

A expressão anômala de ALK deve-se, em 80% dos casos, à translocação t(2;5)(p25;q25), que justapõe o gene ALK no cromossomo 2p23 ao gene de nucleofosmina (NPM) em 5q35. A fusão codifica uma proteína quimera, NPM-ALK, que representa uma tirosinaquinase ativada.[57]

Há identificação de muitos outros genes parceiros de ALK, existentes em ALCL.

A presença de ALK confere características de melhor prognóstico do que nos casos em que ela se ausenta, como idade mais precoce, estádios mais iniciais, e isso se reflete em índices de sobrevida próximos a 90%.

Imagina-se que o domínio de oligomerização intrínseco ao NPM facilite a dimerização de NPM-ALK e, por consequência, ocorram autofosforilação e ativação da função tirosinaquinase de ALK. Esta, por sua vez, em estado de ativação, liga-se a proteínas adaptadoras, como fosfolipase Cϒ, tirosinaquinase-3 fosfatidilinositol, quinase Janus3, substrato de receptor de insulina-1, proteína-2 acoplada a receptor de fator de crescimento, gene de sarcoma (Src). Essas ligações múltiplas desencadeiam a cascata de sinalizadores envolvidos nas funções celulares de proliferação, sobrevivência, antiapoptose e transformação.[59]

Em razão de todas as funções ativadas descritas, formulam-se várias hipóteses, segundo as quais a criação de bloqueios experimentais nas vias de sinalização poderia representar novos rumos terapêuticos.

Com relação aos ALCL, há experimentos com doenças refratárias e o uso de moléculas inibidoras de quinaseC e da via Pi3/Akt.

Com respeito ao CD30, frequentemente presente em ALCL, trata-se de um receptor de citoquina membro da família de receptores TNF. Sua expressão associa-se a aumento de proliferação e de diminuição de apoptose por intermédio da ativação da via de fator nuclear kB, também existente no linfoma de Hodgkin e que, nos ALCL, é complementada por efeitos modulatórios de ALK.

Tratamento

Os ALCL são altamente responsivos ao tratamento quimioterápico, independentemente do esquema utilizado. Os grupos pediátricos utilizam com grande frequência o protocolo derivado do BFM – B LNH, denominado "ALCL 99". Esse protocolo apresenta SLE 2 anos e SG 2 anos 74% e 92% respectivamente.

O grupo BFM demonstrou resultados levemente superiores aos desfechados pela SFOP pelo uso de regimes bastante similares aos usados nos BL, de forma a corroborar a observação de que a intensidade deve também ser mais elevada no manuseio dos ALCL.[60] Os índices gerais de sobrevivência giraram em torno de 75%, sem o problema das recidivas tardias verificadas com o programa da SFOP.

Protocolos do CCG e POG

Entre 1996 e 2001, o extinto CCG58[59] empregou um protocolo à semelhança do utilizado para linfomas T derivados nesse grupo, no qual ingressaram 86 crianças portadoras de ALCL CD30+, não localizados.

Em contraposição aos protocolos SFOP e BFM, cuja linha foi a mesma adotada para linfomas B, o CCG analisou os pacientes segundo o tratamento dado aos linfomas T. Os resultados aqui mostraram leve inferioridade em relação aos regimes europeus, e igualmente obtiveram-se níveis elevados de remissões, mas o número de recidivas conferiu à SLD, em 5 anos, taxas de 68%.

O POG, que hoje se funde ao CCG, usou o programa APO, o mesmo usado para linfomas de grandes células, e cuja espinha dorsal estrutura-se no uso de doxorubicina, vincristina e prednisona, e comparou-o de forma randômica a outro regime, também para ALCL avançados, no qual incluíam-se doses altas de citarabina e metotrexato.[60] Não houve diferença significante entre os dois regimes, com resultados comparados aos do CCG, e maior toxicidade sofrida pelos pacientes alocados para receber os antimetabólitos em doses altas. O COG não demonstrou benefício com adição de vimblastina.

EM ALCL99, pacientes que receberam manutenção com vimblastina por 1 ano apresentaram melhor sobrevida livre de eventos quando comparados ao grupo que não recebeu manutenção (91% × 74% respectivamente), porém a sobrevida livre de eventos em 2 anos foi similar em ambos os grupos (73%). Em adição, ALCL99 mostrou que metotrexate 1 g/m^2 administrado em 24 horas apresentou resultado similar ao do metotrexate 3 g/m^2 administrado em 3 horas sem metotrexate intratecal, porém com menor toxicidade.[61-62]

A excelente atividade de brentuximabe-vedotim e crizotinib em recaídas de linfoma anaplásico tem propiciado estudos conduzidos pelo grupo americano (COG) para demonstrar a eficácia e a toxicidade com adição desses dois agentes em pacientes recém-diagnosticados com ALCL.[63]

REFERÊNCIAS

1. Link MP, Weinstein HJ. Malignant. Non-Hodgkin Lymphomas in Children. In: Pizzo PA, Poplack DG, editors. Principles and practice of pediatric oncology. 5. ed. Philadelphia: Lippincott Williams & Wilkins; 2006. p. 722-47.
2. Percy C, Smith M, Linet M. Lymphomas and reticuloendothelial neoplasms, in Ries L, Smith M, Gurney J. Cancer Incidence and Survival Among Children and Adolescents: United States SEER Program 1975-1995. Bethesda, MD, National Cancer Institute, SEER Program, 1999, p. 35-50.
3. Burkhardt B, Zimmermann M, Oschlies I, et al. The impact of age and gender on biology, clinical features and treatment outcome of non-Hodgkin lymphoma in childhood and adolescence. Br J Haematol, 2005;131:39-49.
4. Bienemann K, Burkhardt B, Modlich S, et al. Promising therapy results for lymphoid malignancies in children with chromosomal breakage syndromes (ataxia telangiectasia or Nijmegen-breakage syndrome): a retrospective survey. Br J Haematol, 2011;155:468-76.
5. Sandlund JT, Hudson MM, Kennedy W, et al. Pilot study of modified LMB-based therapy for children with ataxia-telangiectasia and advanced stage high grade mature B-cell malignancies. Pediatr Blood Cancer, 2014;61:360-2.
6. Mussolin L, Pillon M, d'Amore ES, et al. Minimal disseminated disease in high-risk Burkitt's lymphoma identifies patients with different prognosis. J Clin Oncol 2011;29:1779-84.
7. Shiramizu B, Goldman S, Kusao I, et al. Minimal disease assessment in the treatment of children and adolescents with intermediate-risk (stage III/IV) B-cell non-Hodgkin lymphoma: a Children's Oncology Group report. Br J Haematol 2011;153:758-63.
8. Burkitt D. A sarcoma involving the jaws in African children. Br J Surg 1958;46;218.
9. O'Conor G. Malignant lymphoma in African children. II. A pathological entity. Cancer 1961;14:270.
10. O'Conor G, Rappaport H, Smith EB. Childhood lymphoma resembling Burkitt's lymphoma in the United States. Cancer 1965;18:411.
11. Dorfman RF. Childhood lymphosarcoma in St Louis, Missouri, clinically and histologically resembling Burkitt's lymphoma. Cancer 1965;18:418.
12. Wright DH. Burkitt's tumor in England: a comparison with childhood lymphosarcoma. Int J Cancer 1966;1:503.
13. Jacobsen E, LaCasce A. Update on the therapy of highly aggressive non-Hodgkin`s lymphoma. Expert Opin Biol Ther. 2006;6:699-708.
14. Wollner N, Exelby PR, Lieberman PH. Non-Hodgkin's lymphoma in children: a progress report on the original patients treated with the LSA2-L2 protocol. Cancer. 1979;44:1990-9.
15. Wollner N, Wachtel AE, Exelby PR, et al. Improved prognosis in children with intra-abdominal non-Hodgkin's lymphoma following LSA2L2 protocol chemotherapy. Cancer. 1980;45:3034-9.
16. Duque-Hammershaimb L, Wollner N, Miller DR. LSA2-L2 protocol treatment of stage IV non-Hodgkin's lymphoma in children with partial and extensive bone marrow involvement. Cancer. 1983;52:39-43.
17. Mora J, Filippa DA, Qin J, et al. Lymphoblastic lymphoma of childhood and the LSA2-L2 protocol: the 30-year experience at Memorial-Sloan-Kettering Cancer Center. Cancer. 2003;98:1283-91.
18. Anderson JR, Jenkin RD, Wilson JF, et al. Long-term follow-up of patients treated with COMP or LSA2L2

therapy for childhood non-Hodgkin's lymphoma: a report of CCG-551 from the Children's Cancer Group. J Clin Oncol, 1993;11:1024-32.
19. Murphy SB. Modern trends in non-Hodgkin lymphoma. J Pediatr Hematol Oncol. 1999;21:87-8.
20. Reiter A. Diagnosis and treatment of childhood non-Hodgkin lymphoma. Hematology. 2007;285-96.
21. Brousse N, Vasiliu V, Michon J, et al. Lymphomes non Hodgkiniens de l'enfant. Ann Pathol. 2004;24:574-86.
22. Minard-Colin V, Brugières L, Reiter A, et al. Non-Hodgkin Lymphoma in children and adolescents: progress through effective collaboration, current knowledge, and challenges ahead. J Clin Oncol. 2015;33(27):2963-74.
23. Wan JF, Bezjak A. Superior vena cava syndrome. Hematol Oncol Clin North Am. 2010;24:501-13.
24. Toma P, Granata C, Rossi A, et al. Multimodality imaging of Hodgkin disease and non-Hodgkin lymphomas in children. Radiographics. 2007;27:1335-54.
25. Ducassou S, Ferlay C, Bergeron C, et al. Clinical presentation, evolution, and prognosis of precursor B-cell lymphoblastic lymphoma in trials LMT96, EORTC 58881, and EORTC 58951. Br J Haematol. 2011;152:441-51.
26. Burkhardt B, Zimmermann M, Oschlies I, Niggli F, Mann G, Parwaresch R, et al. BFM Group. The impact of age and gender on biology, clinical features and treatment outcome of non-Hodgkin lymphoma in childhood and adolescence. British Journal of Haematology, 2005;131:39-49.
27. Schraders M, Reijmersdal SV, Kamping EJ, Krieken JH, Kessel AG, Groenen PJ, et al. High-resolution genomic profiling of lymphoblastic lymphomas reveals subtle differences with pediatric acute lymphoblastic leukemias in the B-lineage. Cancer Genetics and Cytogenetics, 2009;191:27-33.
28. Oschlies I, Burkhardt B, Chassagne-Clement C, d'Amore ES, Hansson U, Hebeda K, et al. Diagnosis and immunophenotype of 188 pediatric lymphoblastic lymphomas treated within a randomized prospective trial: experiences and preliminary recommendations from the European childhood lymphoma pathology panel. American Journal of Surgical Oncology, 2011;35:836-844.
29. Wenzinger C, Williams E, Gru AA. Updates in the pathology of precursor lymphoid neoplasms in the revised fourth edition of the WHO classification of tumors of hematopoietic and lymphoid tissues. Current Hematologic Malignancy Reports, 2018;13:275-88.
30. Burkhardt B, Mueller S, Khanam T, Perkins SL. Current status and future directions of T-lymphoblastic lymphoma in children and adolescents. British Journal of Haematology, 2016;173:545-59.
31. Termuhlen AM, Smith LM, Perkins SL, Lones M, Finlay JL, Weinstein H, et al. Disseminated lymphoblastic lymphoma in children and adolescents: results of the COG A5971 trial: a report from the Children's Oncology Group. British Journal of Haematology, 2013;162:792-801.
32. Burkhardt B, Bruch J, Zimmermann M, Strauch K, Parwaresch R, Ludwig WD, et al. Loss of heterozygosity on chromosome 6q14-q24 is associated with poor outcome in children and adolescents with T-cell lymphoblastic lymphoma. Leukemia, 2006;20:1422-9.
33. Park MJ, Taki T, Oda M, Watanabe T, Yumura-Yagi K, Kobayashi R, et al. FBXW7 and NOTCH1 mutations in childhood T cell acute lymphoblastic leukaemia and T cell non-Hodgkin lymphoma. British Journal of Haematology, 2009;145:198-206.
34. Bonn BR, Rohde M, Zimmermann M, Krieger D, Oschlies I, Niggli F, et al. Incidence and prognostic relevance of genetic variations in T-cell lymphoblastic lymphoma in childhood and adolescence. Blood, 2013;121:3153-60.
35. Burkhardt B, Moericke A, Klapper W, Greene F, Salzburg J, Damm-Welk C, et al. Pediatric precursor T lymphoblastic leukemia and lymphoblastic lymphoma: differences in the common regions with loss of heterozygosity at chromosome 6q and their prognostic impact. Leukemia and Lymphoma, 2008;49:451-61.
36. Basso K, Mussolin L, Lettieri A, Brahmachary M, Lim WK, Califano A, et al. T-cell lymphoblastic lymphoma shows differences and similarities with T-cell acute lymphoblastic leucemia by genomic and gene expression analyses. Genes Chromosomes and Cancer, 2011;50:1063-75.
37. Balbach ST, Makarova O, Bonn BR, Zimmermann M, Rohde M, Oschlies I, et al. Proposal of a genetic classifier for risk group stratification in pediatric T-cell lymphoblastic lymphoma reveals differences from adult T-cell lymphoblastic leukemia. Leukemia, 2016;30:970-73.
38. Mussolin L, Buldini B, Lovisa F, Carraro E, Disar_o S, Lo Nigro L, et al. Detection and role of minimal disseminated disease in children with lymphoma: the AIEOP experience. Pediatric Blood and Cancer, 2015;62:1906-13.
39. Hunger SP, Mullighan CG. Acute lymphoblastic leukemia in children. New England Journal of Medicine, 2015;373:1541-52.
40. Wollner N, Exelby PR, Lieberman PH. Non-Hodgkin's lymphoma in children: a progress report on the original patients treated with the LSA2-L2 protocol. Cancer, 1979;44:1990-9.
41. Reiter A, Schrappe M, Ludwig WD, Tiemann M, Parwaresch R, Zimmermann M, et al. Intensive ALL-type therapy without local radiotherapy provides a 90% event-free survival for children with T-cell lymphoblastic lymphoma: a BFM group report. Blood, 2000;95:416-21.
42. Schmidt E, Burkhardt B. Lymphoblastic lymphoma in childhood and adolescence. Pediatric Hematology and Oncology, 2013;30:484-508.

43. Leoncini L, Campo E, Stein H, et al. Burkitt lymphoma. In: Swerdlow S, Campo E, Harris N. (Eds.), WHO Classification of Tumours of Haematopoietic and Lymphoid Tissues, revised 4. ed. IARC Press, Lyon, 2017:330-4.
44. Dalla-Favera R, Bregni M, Erikson J, Patterson D, Gallo RC, Croce CM. Human c-myc onc gene is located on the region of chromosome 8 that is translocated in Burkitt lymphoma cells. Proc. Natl. Acad. Sci. 1982;79(24):7824-7.
45. Miles RR, Raphael M, McCarthy K, et al. Pediatric diffuse large B-cell lymphoma demonstrates a high proliferation index, frequent c-Myc protein expression, and a high incidence of germinal center subtype: report of the French-American-British (FAB) International Study Group. Pediatr Blood Cancer. 2008;51:369-74.
46. Poirel HA, Cairo MS, Heerema NA, et al. Specific cytogenetic abnormalities are associated with a significantly inferior outcome in children and adolescents with mature B-cell non-Hodgkin's lymphoma: results of the FAB/LMB 96 International Study. Leukemia. 2009;23:323-31.
47. Patte C. Treatment of mature B-ALL and high grade B-LNH in children. Best Pract Res Clin Haematol. 2002;15:695-711.
48. Carrillo-Cruz E, Marín-Oyaga VA, Solé Rodríguez M, et al. Role of 18F-FDG-PET/CT in the management of Burkitt lymphoma. Eur J Haematol. 2015;94(1):23-30.
49. Delarue A, Bergeron C, Mechinaud-Lacroix F, et al. Pediatric non-Hodgkin's lymphoma: primary surgical management of patients presenting with abdominal symptoms. Recommendations of the Lymphoma Committee of the French Society to Combat Pediatric Cancers (SFCE). J Chir (Paris). 2008;145:454-8.
50. Patte C, Philip T, Rodary C, et al. Improved survival rate in children with stage III and IV B cell non-Hodgkin's lymphoma and leukemia using multi-agent chemotherapy: results of a study of 114 children from the French Pediatric Oncology Society. J Clin Oncol. 1986;4:1219-26.
51. Patte C, Philip T, Rodary C, et al. High survival rate in advanced-stage B-cell lymphomas and leukemias without CNS involvement with a short intensive polychemotherapy: results from the French Pediatric Oncology Society of a randomized trial of 216 children. J Clin Oncol. 1991;9:123-32.
52. Patte C, Michon J, Frappaz D, et al. Therapy of Burkitt and other B-cell acute lymphoblastic leukaemia and lymphoma: experience with the LMB protocols of the SFOP (French Paediatric Oncology Society) in children and adults. Baillieres Clin Haematol. 1994;7:339-48.
53. Patte C. Treatment of mature B-ALL and high grade B-LNH in children. Best Pract Res Clin Haematol. 2002;15:695-711.
54. Patte C, Auperin A, Gerrard M, et al. Results of the randomized international FAB/LMB96 trial for intermediate risk B-cell non-Hodgkin lymphoma in children and adolescents: it is possible to reduce treatment for the early respondingpatients. Blood. 2007;109:2773-80.
55. Minard-Colin V, Aupérin A, Pillon M, et al. Rituximab for High-Risk, Mature B-Cell Non-Hodgkin's Lymphoma in Children. N Engl J Med. 2020;382(23):2207-19.
56. Gustafson S, Medeiros LJ, Kalhor N, et al. Anaplastic large cell lymphoma: another entity in the differential diagnosis of small round blue cell tumors. Ann Diagn Pathol. 2009;13:413-27.
57. Wasik MA. Expression of anaplastic lymphoma kinase in non-Hodgkin's lymphomas and other malignant neoplasms. Biological, diagnostic, and clinical implications. Am J Clin Pathol. 2002;118:S81-92.
58. Lowe EJ, Sposto R, Perkins SL, et al. Intensive chemotherapy for systemic anaplastic large cell lymphoma in children and adolescents: final results of Children's Cancer Group Study 5941. Pediatr Blood Cancer. 2009;52:335-9.
59. Laver JH, Kraveka JM, Hutchison RE, et al. Advanced-stage large-cell lymphoma in children and adolescents: results of a randomized trial incorporating intermediate-dose methotrexate and high-dose cytarabine in the maintenance phase of the APO regimen: a Pediatric Oncology Group phase III trial. J Clin Oncol. 2005;23:54.
60. Alexander S, Kraveka JM, Weitzman S, et al. Advanced stage anaplastic large cell lymphoma in children and adolescents: Results of ANHL0131, a randomized phase III trial of APO versus a modified regimen with vinblastine – a report from the Children's Oncology Group. Pediatr Blood Cancer. 2014;61:2236-42.
61. Le Deley M-C, Rosolen A, Williams DM, et al. Vinblastine in children and adolescents with high-risk anaplastic large-cell lymphoma: results of the randomized ALCL99-vinblastine trial. J Clin Oncol. 2010;28:3987-93.
62. Pro B, Advani R, Brice P, et al. Brentuximab vedotin (SGN-35) in patients with relapsed or refractory systemic anaplastic large-cell lymphoma: results of a phase II study. J Clin Oncol. 2012;30:2190-6.

Linfoma de Hodgkin na Infância e na Adolescência

Paulo Taufi Maluf Junior

DESTAQUES

- O linfoma de Hodgkin como um todo é uma doença de adultos jovens, mas cerca de 12% dos indivíduos atingidos têm menos de 20 anos de idade. No grupo geral dos linfomas pediátricos, este ocupa uma faixa próxima de 40% quanto à incidência.
- As terapias atuais são moldadas segundo os graus de risco que envolvem os diversos estágios da doença. Estes são aferidos pelo estádio, pelo volume de massa tumoral e pelos sintomas B (perda de peso, febre e suor noturno que se verifica com menor frequência em crianças).
- Regimes que contêm mecloretamina ou ciclofosfamida combinadas com procarbazina aumentam muito a chance de pacientes assim tratados desenvolverem leucemias. A citogenética encontrada em pacientes que têm leucemias relacionadas aos alquilantes apresenta deleções de cromossomo 7 ou 5, e o quadro produzido é de leucemias geralmente mieloides agudas após um período de mielodisplasia.

INTRODUÇÃO

Os linfomas de Hodgkin perfazem um grupo de neoplasias que acometem adultos e crianças, com etiopatogenias semelhantes, mas é quanto ao tratamento que as diferenças entre as doenças dos dois grupos etários se tornam mais notórias. Isso decorre do fato de a abordagem radioterápica, que durante muitos anos alicerçou com sucesso os tratamentos oferecidos aos adultos, albergar um conjunto de efeitos indesejáveis para o organismo em crescimento, e disso derivaram novos conceitos, segundo os quais doses menores de radioterapia passaram a ser empregadas em crianças, mas com o desafio de manter as excelentes condições de sobrevida já atingidas pelos tratamentos clássicos. As terapias combinadas, adaptadas segundo o risco oferecido pelo grau de acometimento da enfermidade, têm sido instituídas com os mesmos bons índices de resultados, e com amenização dos efeitos tardios que oneram crianças tratadas em programas convencionais.

Os aspectos biológicos do linfoma de Hodgkin da infância compartilham os mesmos aspectos apresentados pelos adultos, e sua discussão foge, portanto, do escopo deste capítulo, no qual serão abordadas as particularidades que dizem respeito à faixa etária pediátrica, notadamente os tratamentos. Vale, contudo, salientar que atualmente refere-se esta entidade nosológica como um linfoma, e ela não mais é denominada "doença de Hodgkin", como se usava na época em que a origem das células malignas de Hodgkin e Reed-Sternberg ainda era obscura. Agora, já se define que a neoplasia deriva de centros germinativos, que há interferência do vírus Epstein-Barr (VEB) em alguns casos e que existe a atividade nuclear do fator transcricional NF_kB como condutora, entre outros mecanismos, da transformação neoplásica.[1,2]

O linfoma de Hodgkin (LH) como um todo é uma doença de adultos jovens, mas cerca de 12% dos indivíduos atingidos têm menos de 20 anos de idade. No grupo geral dos linfomas pediátricos, o LH ocupa uma faixa próxima de 40% quanto à incidência.[3]

DETERMINAÇÃO DOS FATORES DE RISCO

Conforme citado, as terapias atuais são moldadas segundo os graus de risco que envolvem os diversos estágios da doença. Estes, embora comumente aferidos pelo estádio, pelo volume de massa tumoral e pelos sintomas B (perda de peso, febre e suor noturno que se verifica com menor frequência em crianças), hoje incorporam alterações hematológicas e, de forma primordial, o grau e a velocidade de resposta às primeiras fases de QT (quimioterapia). O estadiamento segue os ditames consagrados em Ann Arbor.

Para os LH de adultos, tem sido delineado o Escore Internacional de Prognóstico (IPS), cujas propriedades buscam tornar homogêneos os critérios segundo os quais o paciente deverá ser alocado para regimes de tratamento com a intensidade apropriada.[4-6] São fatores de risco:

1. albumina sérica < 4 g/dL;
2. hemoglobina < 10,5 g/dL;
3. idade > 45 anos;
4. leucometria > 15.000 cels/dL;
5. linfócitos < 600 cels/dL ou número < 8% do total de leucócitos;
6. sexo masculino;
7. estádio IV;
8. resposta aos dois ciclos iniciais de QT.

Recentemente, ainda em LH de adultos, os níveis séricos elevados de interleucina-10 (IL) ao diagnóstico representam variável independente como fator de mau prognóstico.[7]

No que tange às crianças, essa uniformidade não tem sido encontrada. Há estudos que têm aventado como fatores de mau prognóstico o sexo masculino, os estádios IIB, ou IIIB ou IV, leucócitos > 11.500/dL, presença de mais de seis nódulos, volume de doença com mais de 200 mL, VHS > 30 mm^3/, mais do que três áreas linfonodais, mediastino maior do que dois terços do tórax na área visualizada em radiografia frontal, hemoglobina < 11 g/dL. Esses parâmetros não são validados em todos os estudos, por isso as análises dos diversos grupos multicêntricos são feitas à luz de escores distintos (Tabela 189.1), que dificultam as avaliações comparativas.[8]

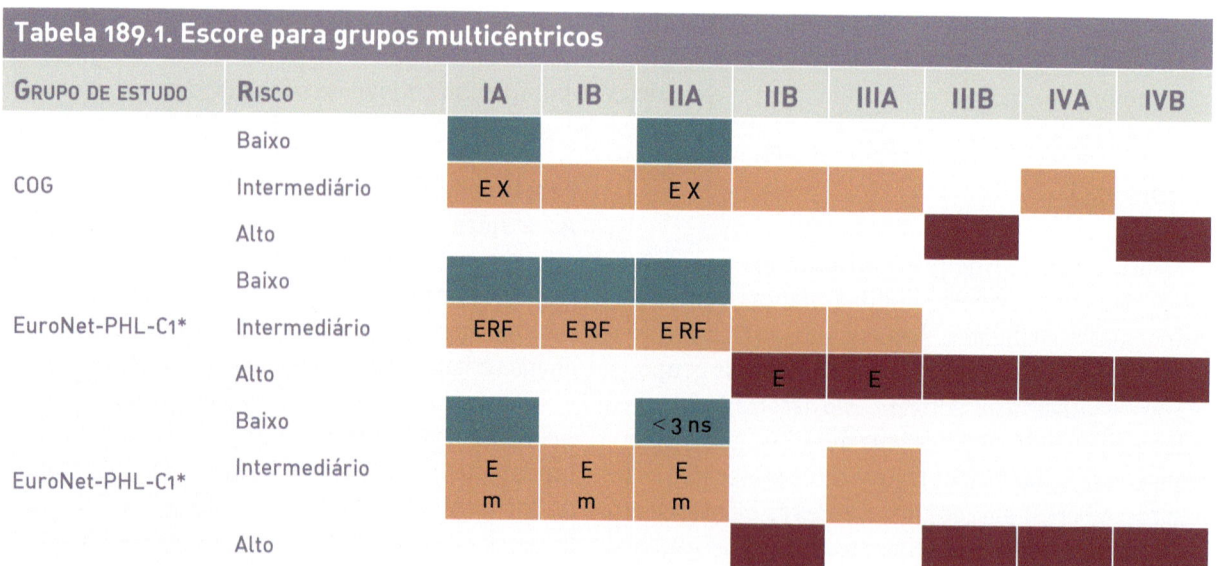

Tabela 189.1. Escore para grupos multicêntricos

Grupo de estudo	Risco	IA	IB	IIA	IIB	IIIA	IIIB	IVA	IVB
COG	Baixo	■		■					
	Intermediário	E X		E X				■	
	Alto						■		■
EuroNet-PHL-C1*	Baixo	■							
	Intermediário	E RF	E RF	E RF					
	Alto				E	E			
EuroNet-PHL-C1*	Baixo	■		< 3 ns					
	Intermediário	E m	E m	E m		■			
	Alto				■		■		

E: extranodal; m: mediastino maior do que dois terços; ns: áreas linfonodais; RF: fatores de risco – VHS > 30 mm^3 e/ou doença > 200 mL. X: > 6 nódulos e mediastino maior do que dois terços.

Fonte: Desenvolvida pela autoria.

A separação de pacientes de acordo com a gravidade representa uma das bases para o tratamento do LH, uma vez que o conceito vigente e predominante é o de traçar regimes específicos para cada categoria de risco, à qual o paciente é referendado, constituindo-se, assim, a chamada *risk-adapted therapy*. Mais uma vez, é mister enfatizar o significado, quanto ao maior ou menor risco, da avaliação realizada após os ciclos iniciais de QT.

DIAGNÓSTICO E ESTADIAMENTO

Os métodos de diagnóstico para o LH na infância não diferem dos que são empregados em adultos. Vale aqui ressaltar o papel da fluorina-18-2-fluor-2--deoxi-D-glicose-tomografia por emissão de pósitrons (PET-CT).[13-15] A importância desse recurso para doenças de adultos já é bem determinada e, para crianças, os estudos recentes também demonstram que o PET-CT deve ser incluído na avaliação feita ao diagnóstico. O emprego do PET-CT é também exaltado para identificação de lesões residuais, especialmente em mediastino, em que, por várias vezes, os achados, durante o seguimento do paciente, suscitam dúvidas acerca de sua natureza, se fibrótica ou maligna.

Em adultos com doença avançada, as respostas encontradas pelo PET-CT, após dois ciclos iniciais de quimioterapia, revestem-se de alta relevância como fatores de prognóstico. Ademais, essas respostas, se positivas ou não, são firmemente consideradas e adotadas como instrumento de decisão no planejamento da terapia a seguir. Em crianças, essa função para o PET-CT tem sido albergada, estabelecendo o conceito de velocidade de resposta após dois ciclos iniciais de quimioterapia, como fator para adoção ou não de intensidade maior para regimes subsequentes, em especial quanto à radioterapia.[16]

Dada a variabilidade entre os diversos analistas, quanto à interpretação subjetiva dos resultados de PET-CT, a necessidade de padronização impôs sistemas de avaliação, entre os quais o de Deauville tem sido o mais empregado e leva em conta cinco pontos, de acordo com o grau de captação de FDG por fígado e mediastino (Figura 189.1).

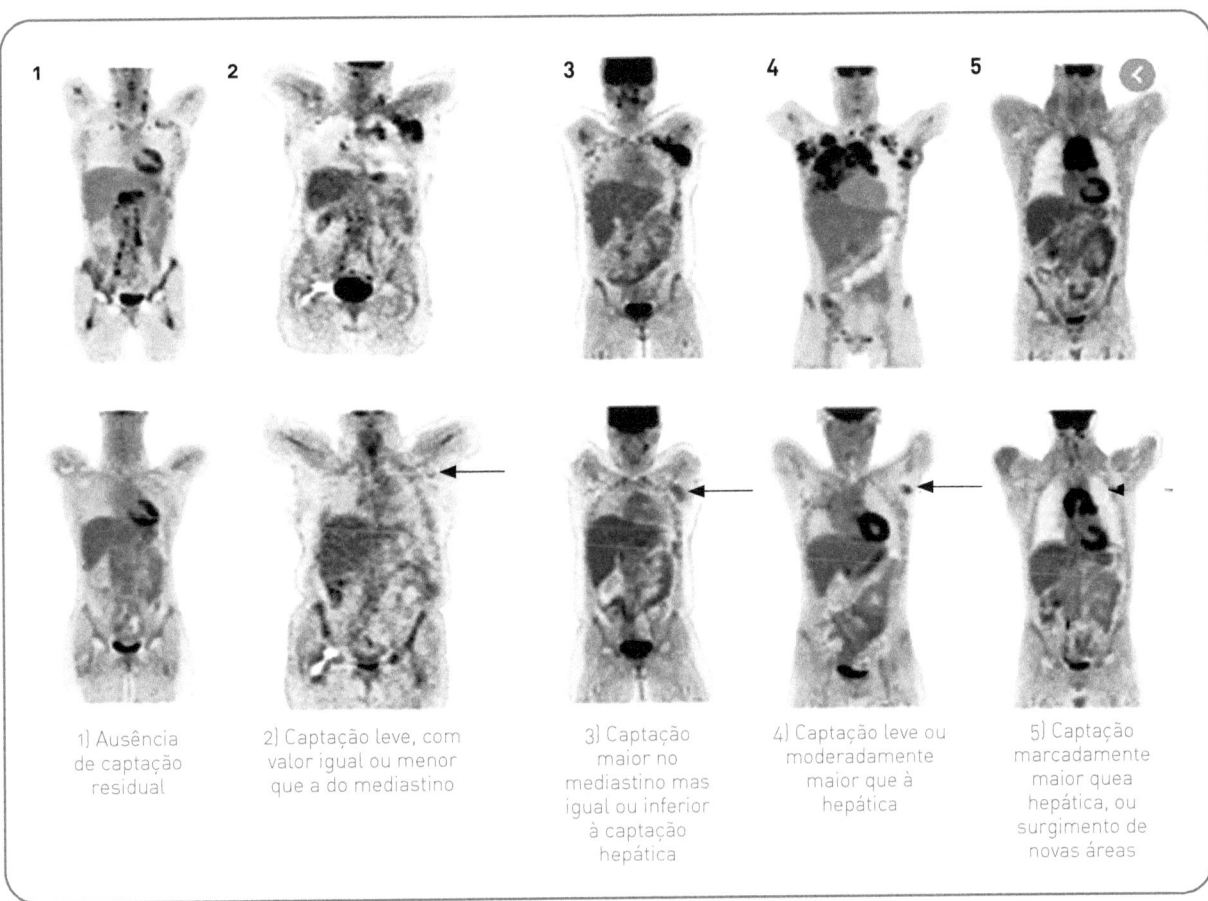

FIGURA 189.1 – Escore de Deauville.
Fonte: Acervo da autoria.

De forma geral, a resposta é tida como insatisfatória com nível a partir de 3, portanto sujeita a formas de tratamento que incluem as combinações de drogas consideradas mais intensivas e geralmente com incorporação de irradiação.

No estadiamento de LH em crianças, há muito tempo tem sido abandonada a laparotomia exploratória com esplenectomia. O risco de septicemia fatal por germes encapsulados é maior em crianças esplenectomizadas, em que pese o uso de profilaxia antibiótica e a disponibilidade das vacinas antipneumocócicas. A possibilidade considerável para a futura ocorrência de obstrução intestinal por bridas é também levada em consideração para o abandono das laparotomias. Os tratamentos combinados com quimioterapia e radioterapia têm mantido prognóstico excelente, mesmo com o risco de subestadiamento que a preterição da exploração cirúrgica pode acarretar. A exploração de doença metastática para medula óssea tem deixado de se valer de biopsias, dada a acurácia que o PET-CT lhe assegura.

A linfangiografia ascendente em crianças é um método invasivo e exige uma destreza que não é encontrada em muitos profissionais. Embora com menos acurácia, as tomografias computadorizadas (TC) ocupam hoje o lugar de recurso primordial na pesquisa de doença intra-abdominal.

TRATAMENTO

A radioterapia (RDT) já foi, há algumas décadas, a única modalidade de tratamento oferecida a crianças com LH. Para tanto, eram necessários o estadiamento cirúrgico e altas doses de irradiação ionizante. Embora os índices de sobrevida já fossem excelentes à época, as crianças eram pesadamente oneradas pelos efeitos indesejáveis acarretados pela RDT, que resultavam em defeitos de crescimento ósseo e de tecido conectivo, disfunção cardíaca e tireoidiana, avaria da genitália interna principalmente em meninas, para quem eram necessárias as oforogopexias protetoras e, principalmente, a indução de neoplasias secundárias.

A descrição do efeito terapêutico da quimioterapia com a combinação de quatro drogas, conhecida como MOPP (mecloretamina, vincristina, prednisona e procarbazina), resultou em que alguns estudiosos lançassem mão de quimioterapia isolada na abordagem do LH, obrigados pela precariedade tecnológica. Em Uganda, cujos serviços não contavam com aparelhos para irradiação, e em outros centros por razões especulativas, as crianças foram tratadas só com QT, pela administração de MOPP. A estratégia mostrou-se eficaz em casos favoráveis, mas insatisfatória para doenças mais avançadas, acrescido o alto índice de ginecomastia imposto aos meninos, pela ação nefasta da mecloretamina e da procarbazina sobre as células intersticiais.

Durante a década de 1980, trabalhos realizados na Universidade Stanford, na Califórnia (Estados Unidos), e no Hospital for Sick Children, em Toronto (Canadá), mostraram que a combinação de quimioterapia com doses menores de radioterapia, além da redução dos campos irradiados, possibilitaram as mesmas taxas de cura precedentes e a menor perspectiva de efeitos tóxicos.[18-19]

O reconhecimento da infertilidade causada por ciclos múltiplos de MOPP e a leucemogênese, que essa combinação faz desenvolver, ocasionaram o uso de novos regimes, dos quais o ABVD (doxorubicina, bleomicina, vimblastina e dacarbazina) logo se destacou por sua efetividade quando em uso isolado ou em alternância com o MOPP.[20]

A terapia combinada passou a contar, em vários estudos, com diversos grupos de drogas como mostra o Quadro 189.1.

Quadro 189.1. Terapia combinada em diferentes estudos com diversos grupos de drogas

Protocolo	Risco	Esquema	QT	RDT
COG AHOD1331	Alto	QT + RDT baseada em resposta Randomização	Padrão: ABVE-PC Experimental: Bv-AVE-PC	Baseada em resposta 21 Gy para doença após 2º ciclo
EuroNet-PHL Estudo C2	Baixo	QT + RDT baseada em resposta	2x OEPA + 1x COPDAC	Sem RDT para resposta completa 19,8 Gy localizado para resposta incompleta

Continua >>

>> Continuação

Quadro 189.1. Terapia combinada em diferentes estudos com diversos grupos de drogas

Protocolo	Risco	Esquema	QT	RDT
EuroNet-PHL Estudo C2	Intermadiário	Randomizado + RDT baseada em resposta	2 x OEPA + 2x COPDAC *versus* DECOPDAC	Sem RDT p/ resposta completa 19,8 Cy p/ COPDAC 30 Gy p/ DECOPDAC
	Alto	Randomizado + RDT baseada em resposta	2 x OEPA + 4x COPDAC *versus* DECOPDAC	Sem RDT p/ resposta completa 19,8 Cy p/ COPDAC 30 Gy p/ DECOPDAC
Consórcio	Alto	Fase 2 com Bv em lugar de VCR	2x AEPA + 4x CAPDAC	25 Gy se resposta incompleta

ABVE-PC: doxorubicina, bleomicina, vincristine, etoposide, prednisona, ciclofosfamida; AEPA: brentuximab, etoposide, prednisona, doxorubicina; Bv-AVE-PC: brentuximab, doxorubicina, vincristina, etoposide, prednisona, ciclofosfamida; CAPDAC: ciclofosfamida, brentuximab, prednisona, dacarbazina; COPDAC: ciclofosfamida, vincristina, prednisona, dacarbazina; DECOPDAC: doxorubicina, ciclofosfamida, etoposide, vincristina, prednisona, dacarbazina; VCR: vincristina.
Fonte: Desenvolvida pela autoria.

Pacientes de baixo risco

Para os pacientes classificados de baixo risco, a discussão vigente gira em torno da omissão ou não da radioterapia. Nos estudos multicêntricos alemães, em dois protocolos consecutivos, HD 90 e 95, usou-se a combinação OPPA para meninas e OEPA para meninos, pelo risco de infertilidade. Nos dois programas, a SLD foi de 94%, mesmo com abandono da radioterapia no estudo HD 95. Em outro estudo europeu, denominado Roterdam HD84, a radioterapia também deixou de ser usada e os pacientes receberam seis ciclos de EBVD (etoposide, bleomicina, vimblastina e dacarbazina) e os resultados permaneceram com elevado patamar de sucesso. Nos demais protocolos, como os do CCG e COG, tem sido adotado o critério segundo o qual a omissão de radioterapia deve ser em função da rapidez de resposta obtida com dois ciclos iniciais de quimioterapia. Segundo os primeiros resultados do CCG, o número de recaídas no contingente de crianças não irradiadas foi maior; porém, o critério de resposta aos ciclos iniciais valeu-se de avaliações apenas anatômicas, ou seja, somente com imagens de TC ou ressonância nuclear magnética (RNM); ademais, as combinações de drogas tiveram menor intensidade do que as que foram introduzidas posteriormente.

Atualmente, com a velocidade de resposta inicial medida, mercê do acréscimo da avaliação metabólica (PET-CT), e novas combinações de agentes, a radioterapia pode ser preterida em muitos casos, sem prejuízo quanto às taxas de sobrevida já vigentes.

O protocolo multicêntrico gerado nos países germânicos (GPOH) submete pacientes de gênero feminino à associação OPPA, e os masculinos à associação OEPA, com resposta medida após dois ciclos e sequência com radioterapia apenas para os que não respondem de forma completa. No consórcio formado pela Universidade de Stanford e hospitais Danna-Farber e St Jude, Estados Unidos, as drogas usadas compõem a combinação VAMP em quatro ciclos, e a radioterapia é reservada para os que têm regressão lenta após os dois ciclos iniciais. No protocolo COG, a estratégia é semelhante, mas o esquema usado é o AVPC, e são irradiados os que mantêm atividade metabólica após três ciclos.

Tem sido descortinada uma evidência interessante segundo a qual pacientes com doença localizada poderiam não receber nenhum tipo de tratamento após remoção da área linfonodal atingida. De fato, em estudos recentes, observou-se que crianças com essas características, acrescida a histologia nodular com predomínio linfocitário, realmente alcançam níveis altos de sobrevida, sem os efeitos tóxicos do tratamento posterior.[29,30] Estudos com recrutamento maior de pacientes têm sido levados a efeito para atestar a suficiência da cirurgia isolada para o tratamento dos linfomas com predomínio linfocitário, que são tidos cada vez mais como uma doença peculiar e à parte.

Pacientes de risco intermediário e alto risco

A possibilidade de a radioterapia poder ser evitada, em casos de risco intermediário, tem sido aventada, com resultados menos auspiciosos observados nos primeiros estudos, de sorte a transparecer a necessidade de irradiação para essa faixa de pacientes. No grupo colaborativo alemão DAL-HD-95, a tentativa de deixar pacientes com respostas rápidas a salvo da radioterapia esbarrou no menor índice de sucesso em relação à mesma estratégia usada para os de baixo risco. Inferências semelhantes foram encontradas dentro do programa do CCG, no qual a combinação de COPP foi alternada com ABV em seis ciclos.

Porém, conforme já salientado, as combinações de drogas com maior eficácia têm levado a efeito com sucesso a exclusão de radioterapia aos que têm resposta rápida. O recente programa associativo EuroNet-PHL avalia respostas após dois ciclos de OEPA e, a seguir, propõe-se a comparar as combinações COP versus DECOP, ambas com agregação de dacarbazina, em fase de consolidação e, a todos que têm resolução metabólica rápida, a radioterapia será omitida, mesmo aos de alto risco, cuja consolidação é prolongada, ela será reservada aos que mantêm captação em níveis elevados após fase inicial.

Os programas estudados para LH de alto risco têm adotado quase sempre a radioterapia adjuvante (Quadro 189.1). Dos ensaios alemães, DAL-90/95,[25] pode-se depreender que a omissão de radioterapia pode comprometer a SLD, já que no estudo DAL-HD-95 avaliou-se o tratamento sem radioterapia para um dos grupos que tiveram respostas rápidas e completas iniciais e, para estes, a SLD foi de 89%, contra 93% para os irradiados, e a diferença foi considerada estatisticamente significante. O CCG realizou protocolo com grande número de pacientes, que também foram randomizados para receber ou não radioterapia com respostas completas (Quadro 189.1). As conclusões corroboram o conceito de que a preterição de irradiação reduz a chance de melhor SLD. A exceção fica por conta da publicação de resultados da aplicação do protocolo RoterdamHD84 que, sem o uso de radioterapia, mostrou números altos, com a ressalva de que o estudo não foi randomizado.

Entre os quimioterápicos usados em pacientes com doença desfavorável, há evidências de que os antraciclínicos e os alquilantes desempenham papel importante para a obtenção de bons resultados. O SJCRH, o Dana Farber Cancer Institute e a Universidade de Stanford associaram-se para investigar a combinação VAMP (Quadro 189.1) em três ciclos iniciais alternados com três ciclos de COP; a dosimetria de irradiação caía de 25 para 15 Gy para os que tivessem respostas completas. O estudo teve de ser fechado precocemente em face do insucesso decorrente da limitação no uso de antraciclínicos e alquilantes e às doses muito baixas de irradiação.

Ao grau e à rapidez da resposta inicial, tem sido imputado grande valor como fatores reais de prognóstico. O POG, em investigação na qual foram usados MOPP/ABVD, conceituou-se resposta rápida a todos os que alcançaram, de forma completa, após 3 meses de quimioterapia. Para esses, a SLD de 5 anos foi de 93% contra 75% daqueles cuja resposta foi mais vagarosa ou incompleta.

A intensificação dos regimes aplicados para pacientes de alto risco tem sido analisada por meio de escalonamento de doses com base na resposta inicial. O CCG empregou o esquema BEACOPP em doses escalonadas; aos pacientes de boa resposta do sexo masculino foi, em seguida, determinado o uso de dois ciclos de ABVD, enquanto os de sexo feminino fizeram uso de COPP/ABV. Os pacientes com respostas insatisfatórias receberam quatro ciclos suplementares de BEACOPP. As taxas de sobrevida geral, ainda em acompanhamento, têm sido de 95% para as mulheres e 98% para os homens.

Novas combinações de drogas têm ganhado avaliação do Intergroup Study for Classic Hodgkin Lymphoma in Children and Adolescents. Nesse programa, existe uma fase de indução com OEPA, após a qual os pacientes com boas respostas são aleatoriamente alocados ou para receber COPP ou COPDAC (ciclofosfamida, vincristina, prednisona e dacarbazina), mas os resultados ainda não são totalmente esclarecidos.[31] Em recente estudo, o COG tem posto à prova a combinação ABVE/PC, que é dada também de forma complementar aos pacientes de boa resposta, ao passo que os de má resposta recebem Ifosfamida/vinorelbina.[9,32]

Resistência ao tratamento e recidivas

Além dos fatores de prognóstico já comentados, não tão robustecidos como os que se têm para os adultos, tem-se reconhecido que pacientes com recidivas após sucesso inicial, notadamente os que recaem tardiamente (após 12 meses), são mais resgatáveis do que aqueles que não respondem ou que progridem mediante o tratamento inicial. Isso fica bem evidenciado em programas de altas doses de quimioterapia seguidas por infusão de células-tronco autólogas (ASCT), a exemplo dos estudos alemães, que propiciaram 41% de sobrevida geral aos resistentes e 51% aos recaídos tardiamente.[33] Os estudiosos da Universidade de Stanford identificaram, como fatores de prognóstico, com respeito ao ASTC, a presença de doença extranodal à época da recaída ou massa medistinal presente à época do transplante.[34] Os resultados de Stanford foram pouco mais elevados, com 63% de sobrevida global e 53% de SLD.

Algumas combinações alternativas de drogas têm sido propostas, como IEP (ifosfamida, etoposide, prednisona), CEP (carmustina, etoposide e prednimustina), ambas usada pelo grupo colaborativo alemão, que alcançou níveis de 63% de SLD em 5 anos.[33] O COG tem-se valido do regime DECAL (dexametasona, etoposide, cisplatina, citarabina e L-asparaginase), que induziu respostas iniciais de 79%, incluindo-se as respostas totais ou parciais. Outro estudo do próprio COG investiga a associação de ifosfamida e vinorelbina, ao passo que a combinação de gemcitabina e vinorelbina, que se mostra promissora entre os pacientes adultos, ainda é explorada em termos de toxicidade para os LH pediátricos.

Embora sem estudos randomizados e controlados, o ASCT tem-se tornado a abordagem tida como de 1ª linha para os LH recidivados ou resistentes. As tentativas feitas com transplante alogênico não têm mostrado superioridade quando cotejado com ASCT, e essa modalidade ainda é especulativa.[34,35]

Novos tratamentos

Várias possibilidades são encontradas entre, os assim chamados, agentes biológicos.[36] A alta expressão de CD-30, membro da família de receptores de fator de necrose tumoral α, tem estimulado o desenvolvimento de anticorpos monoclonais. Por essa razão, têm sido investigadas as combinações de Anti-CD30 e agentes antitubulina, principalmente monometil auristatina e ou radioimunoterapia com CD-30 acoplado a ^{90}Y ou ^{131}I. Outros alvos a serem descortinados são o CD-20 e o CD-25.

A inativação de NF-kB, cuja forma ativada é responsável por ações proliferativas a antiapoptóticas, tem sido aventada em experiências com bortezomib, droga antiga cujas impressões iniciais não são encorajadoras, mas que tem acrescido em eficácia esquemas e resgate acoplados a brentuximab. A histona desacetilase pode ser inibida por mocetinostat ou panobinostat, ambos por ora submetidos a estudos fase II.[1,3,37]

TOXICIDADE TARDIA

Entre as metas da Oncologia Pediátrica, o futuro da criança sobrevivente de câncer, em termos de sua reabilitação psicológica, familiar, social, econômica, cultural, encorpa-se em função da melhoria dos resultados operados pelos tratamentos atuais. No LH, particularmente, cujos pacientes acometidos são curados em sua grande maioria, a preocupação com as condições plenas de vida futura é tão ou mais acentuada do que a procura de solução para os casos que ainda não se beneficiam das abordagens atuais[38-41] (Quadro 189.2).

Quadro 189.2. Efeitos tardios

Intervenção	Efeitos endocrinológicos	Efeitos cardíacos	Neoplasia secundária
Radioterapia	Hipotireoidismo Hipogonadismo Infertilidade	Coronariopatia Pericardite Miocardiopatia Valvopatia Arritmia	Pulmão Mama Gastrointestinal Bexiga Gônadas
Alquilantes	Hipogonadismo Infertilidade		Leucemia Bexiga
Antraciclinas		Miocardiopatia	Leucemias
Etoposide			Leucemias
Corticoides	Osteoporose		

Fonte: Desenvolvida pela autoria.

TOXICIDADE CARDÍACA

Tanto irradiação torácica como o emprego de antraciclínicos podem causar sequelas cardíacas, mesmo muitos anos após as exposições. Dosimetria acima de 40 Gy pode aumentar o risco de infarto de miocárdio em até 45 vezes em relação à população em geral. Dado que os programas atuais têm levado as doses de irradiação para patamares abaixo do ponto de risco e que as técnicas de proteção à área cardíaca são refibadas, a chance de alterações cardíacas por conta da radioterapia tem diminuído.

A dose cumulativa de doxorubicina para níveis acima de 300 mg/m² pode implicar lesão miocárdica cerca de 10 vezes acima da população. O uso de dexrazoxane como cardioprotetor ainda carece de evidências mais sólidas para ser introduzido.[42]

TOXICIDADE ENDOCRINOLÓGICA

Hipo ou hipertireoidismo pode resultar de irradiação cervical, especialmente em doses maiores do que 45 Gy. O risco maior é para indivíduos com mais de 15 anos ou com menos de 5 anos.

Disfunção hormonal das gônadas de ambos os sexos pode ser resultante tanto da irradiação pélvica como do uso de alquilantes. Em esquemas em que mais de cinco ciclos de MOPP ou COPP são adotados, a chance de ginecomastia em meninos e o alto nível de gonadotrofinas produzido refletem desde a alteração provocada nas células de Leydig, o que é menos comum, até a zoospermia, está ocorrendo em até 80% dos casos.[42]

NEOPLASIAS SECUNDÁRIAS

Regimes que contêm mecloretamina ou ciclofosfamida combinadas com procarbazina aumentam muito a chance de pacientes assim tratados desenvolverem leucemias.[46,47] A citogenética encontrada em pacientes que têm leucemias relacionadas aos alquilantes apresenta deleções de cromossomo 7 ou 5, e o quadro produzido é de leucemias geralmente mieloides agudas após um período de mielodisplasias. Leucemias do mesmo tipo, mas de início mais precoce, sucedem o uso de etoposide, especialmente se o rearrranjo MLL manifesta-se, geralmente em cromossomo.[11]

Outras das neoplasias detectadas são tanto o câncer de mama como o carcinoma de tiroide e são secundários a altas doses de irradiação.[43-45]

REFERÊNCIAS

1. Thomas RK, Re D, Wolf J, et al. Part I: Hodgkin's lymphoma-molecular biology of Hodgkin and Reed-Sternberg cells. Lancet Oncol. 2004;5:118.
2. Diehl V, Thomas RK, Re D. Part II: Hodgkin's lymphoma-diagnosis and treatment. Lancet Oncol. 2004;5:19-26.
3. Freed J, Kelly KM. Current approaches to the management of pediatric Hodgkin lymphoma. Paediatr Drugs. 2010;12:85-98.
4. Klimm B, Engert A, Diehl V. First-line treatment of Hodgkin's lymphoma. Curr Hematol Malig Rep. 2006;1:51-9.
5. Diehl V. Hodgkin's disease-from pathology specimen to cure. N Engl J Med. 2007;357:1968-71.
6. Diehl V, Fuchs M. Early, intermediate and advanced Hodgkin's lymphoma: modern treatment strategies. Ann Oncol. 2007;18(9):ix71-9.
7. Rautert R, Schinköthe T, Franklin J, et al. Elevated pretreatment interleukin-10 serum level is an International Prognostic Score (IPS)-independent risk factor for early treatment failure in advanced stage Hodgkin lymphoma. Leuk Lymphoma. 2008;49:2091-8.
8. Smith RS, Chen Q, Hudson MM, et al. Prognostic factors for children with Hodgkin's disease treated with combined-modality therapy. J Clin Oncol. 2003;21:2026-33.
9. Schwartz CL, Constine LS, Villaluna D, et al. A risk-adapted, response-based approach using ABVE-PC for children and adolescents with intermediate and high risk Hodgkin lymphoma: the results of P9425. Blood. 2009;114:2051-9.
10. Körholz D, Claviez A, Hasenclever D, et al. Konzet der therapieoptimierungsstudie für die Behandlung von kindern und Jungendlichen mit einem Morbus Hodgkin: volution aus der Tradition der DAL-GPOH studien. Klin Padiatr. 2004;216:150-6.
11. Hodgson DC, Hudson MM, Constine LS. Pediatric hodgkin lymphoma: maximizing efficacy and minimizing toxicity. Semin Radiat Oncol. 2007;17:230-42.
12. Donaldson SS, Link MP, Weinstein HJ, et al. Final results of a prospective clinical trial with VAMP and low-dose involved-field radiation for children with low-risk Hodgkin's disease. J Clin Oncol. 2007;25:332-7.
13. Kaste SC, Howard SC, McCarville EB, et al. 18F-FDG-avid sites mimicking active disease in pediatric Hodgkin's. Pediatr Radiol. 2005;35:141-54.

14. Hudson MM, Krasin MJ, Kaste SC. PET imaging in pediatric Hodgkin's lymphoma. Pediatr Radiol. 2004;34:190-8.
15. Terasawa T, Lau J, Bardet S, et al. Fluorine-18 fluorodeoxyglucose positron emission tomography for interim response assessment of advanced-stage Hodgkin's lymphoma and diffuse large B-cell lymphoma: a systematic review. J Clin Oncol. 2009;27:1906-14.
16. Ingley KM, Nadel HR, Potts JE. The utility of PET/CT in guiding radiotherapy reduction for children with Hodgkin lymphoma treated with ABVD. J Pediatr Hematol Oncol 2020;42:e87–e93.
17. Mauz-Körholz C, Metzger ML, Kara KM, et al. Pediatric Hodgkin lymphoma. J Clin Oncol. 2015;33:2975-85.
18. Toma P, Granata C, Rossi A, et al. Multimodality imaging of Hodgkin disease and non-Hodgkin lymphomas in children. Radiographics. 2007;27:1335-54.
19. Donaldson SS. Pediatric Hodgkin's disease-up, up, and beyond. Int J Radiat Oncol Biol Phys. 2002;54:1-8.
20. Olson MR, Donaldson SS. Treatment of pediatric hodgkin lymphoma. Curr Treat Options Oncol. 2008;9:81-94.
21. Hunger SP, Link MP, Donaldson SS. ABVD/MOPP and low-dose involved-field radiotherapy in pediatric Hodgkin's disease: the Stanford experience. J Clin Oncol. 1994;12:2160-6.
22. Landman-Parker J, Pacquement H, Leblanc T, et al. Localized childhood Hodgkin's disease: response-adapted chemotherapy with etoposide, bleomycin, vinblastine, and prednisone before low-dose radiation therapy-results of the French Society of Pediatric Oncology Study MDH90. J Clin Oncol. 2000;18:1500-7.
23. Donaldson SS, Hudson MM, Lamborn KR, et al. VAMP and low-dose, involved-field radiation for children and adolescents with favorable, early-stage Hodgkin's disease: results of a prospective clinical trial. J Clin Oncol. 2002;20:3081-7.
24. Kelly KM, Hutchinson RJ, Sposto R, et al. Children's Oncology Group. Feasibility of upfront dose-intensive chemotherapy in children with advanced-stage Hodgkin's lymphoma: preliminary results from the Children's Cancer Group Study CCG-59704. Ann Oncol. 2002;13(1):107-11.
25. Louw G, Pinkerton CR. Interventions for early stage Hodgkin's disease in children. Cochrane Database Syst Rev. 2002;(3):CD002035. Review. Update in: Cochrane Database Syst Rev. 2008; CD002035.
26. Dörffel W, Lüders H, Rühl U. Vorlufige Ergebnisse der multinationalen therapiestudie GPOH-HD 95 zur Behandlung des Morbus Hodgkin bei Kindern und Jugendlichen, Analyse und Ausblick. Klin Pädiatr. 2003;215: 139-45.
27. Dieckmann K, Pötter R, Hofmann J, et al. Does bulky disease at diagnosis influence outcome in childhood Hodgkin's disease and require higher radiation doses? Results from the German-Austrian Pediatric Multicenter Trial DAL-HD-90. Int J Radiat Oncol Biol Phys. 2003;56:644-52.
28. Schwartz CL, Constine LS, Villaluna D, et al. A risk-adapted, response-based approach using ABVE-PC for children and adolescents with intermediate and high-risk Hodgkin lymphoma: the results of P9425. Blood. 2009;114:2051-9.
29. Hudson MM, Krasin M, Link MP, et al. Risk-adapted, combined-modality therapy with VAMP/COP and response-based, involved-field radiation for unfavorable pediatric Hodgkin's disease. J Clin Oncol. 2004;22:4541-50.
30. Mauz-Körholz, C, Ströter N, Baumann J, et al. Pharmacotherapeutic management of pediatric lymphoma. Pediatric Drugs. 2018;20(1):43-57.
31. Hakvoort-Cammel FG, Buitendijk S, van den Heuvel-Eibrink M, et al. Treatment of pediatric Hodgkin disease avoiding radiotherapy: excellent outcome with the Rotterdam-HD-84-protocol. Pediatr Blood Cancer. 2004;43:8-16.
32. Murphy SB, Morgan ER, Katzenstein HM, et al. Results of little or no treatment for lymphocyte-predominant Hodgkin disease in children and adolescents. J Pediatr Hematol Oncol. 2003;25:684-7.
33. Mauz-Körholz C, Gorde-Grosjean S, Hasenclever D, et al. Resection alone in 58 children with limited stage, lymphocyte-predominant Hodgkin lymphoma-experience from the European network group on pediatric Hodgkin lymphoma. Cancer. 2007;110:179-85.
34. National Cancer Institute. Combination chemotherapy in treating young patients with Hodgkin's lymphoma. Germany: National Cancer Institute; 2007. Available from: http://www.clinicaltrials.gov/ct2/home.
35. Kung FH, Schwartz CL, Ferree CR, et al. Children's Oncology Group. POG 8625: a andomized trial comparing chemotherapy with chemoradiotherapy for children and dolescents with Stages I, IIA, IIIA1 Hodgkin disease: a report from the Cildren's Oncology Group. J Pediatr Hematol Oncol. 2006;28:362-8.
36. Schellong G, Dörffel W, Claviez A, et al. DAL/GPOH. Salvage therapy of progressive and recurrent Hodgkin's disease: results from a multicenter study of the pediatric DAL/GPOH-HD study group. J Clin Oncol. 2005;23:6181-9.
37. Hines-Thomas MR, Howard SC, Hudson MM, et al. Utility of bone marrow biopsy at diagnosis in pediatric Hodgkin lymphoma. Haematologica, 2010;95(10):1691-6.
38. Lieskovsky YE, Donaldson SS, Torres MA, et al. High-dose therapy and autologous hematopoietic stem-cell

transplantation for recurrent or refractory pediatric Hodgkin's disease: results and prognostic indices. J Clin Oncol. 2004;22:4532-40.
39. Macdonald DA, Connors JM. New strategies for the treatment of early stages of Hodgkin's lymphoma. Hematol Oncol Clin North Am. 2007;21:871-80.
40. Re D, Hartlapp I, Greiner A, Diehl V, et al. Analysis of CARMA1/BCL10/MALT1 expression in Reed-Sternberg cells of classical Hodgkin lymphoma. Leuk Lymphoma. 2008;49:362-4.
41. Fermé C, Eghbali H, Meerwaldt JH, et al. EORTC-GELA H8 Trial. Chemotherapy plus involved-field radiation in early-stage Hodgkin's disease. N Engl J Med. 2007;357:1916-27.
42. Thomson AB, Wallace WH. Treatment of paediatric Hodgkin's disease – a balance of risks. Eur J Cancer. 2002;38:468-77.
43. Hodgson DC, Hudson MM, Constine LS. Pediatric hodgkin lymphoma: maximizing efficacy and minimizing toxicity. Semin Radiat Oncol. 2007;17:230-42.
44. Hochberg J, Waxman IM, Kelly KM, et al. Adolescent non-Hodgkin lymphoma and Hodgkin lymphoma: state of the science. Br J Haematol. 2009;144:24-40.
45. Schellong G, Riepenhausen M. Late effects after therapy of Hodgkin's disease: update 2003/04 on overwhelming post-splenectomy infections and secondary malignancies. Klin Padiatr. 2004;216:364-9.
46. Wolden SL, Lamborn KR, Cleary SF, et al. Second cancers following pediatric Hodgkin's disease. J Clin Oncol. 1998;16:536-44.
47. O'Brien MM, Donaldson SS, Balise RR, et al. Second malignant neoplasms in survivors of pediatric Hodgkin's lymphoma treated with low-dose radiation and chemotherapy. J Clin Oncol. 2010;28:1232-9.

Índice Remissivo

Índice Remissivo

A

Abemaciclibe, 665
Ablação por radiofrequência, 740
Acetato de megestrol, 666
Ácido 5-hidroxi-indol-acético (5-HIAA), 764, 787
Aconselhamento genético, 1260
Acrogigantismo ligado ao X, 684
Adenocarcinoma(s), 346
    da junção esofagogástrica, 168
    de bexiga, 457
    de canal anal, 332
    de próstata, 481
    de úraco, 457
    do esôfago, 156
    do intestino delgado, 257
    esofagogástrico, 139
    não uracal, 457
    pouco diferenciado, 344
Adenomas
    gonadotróficos, 688
    hipofisários familiares isolados, 684
Adenopolipose familiar, 1249
Adjuvância com imunoterapia, 173
Aflibercepte, 287
Agentes
    em monoterapia, 665
    estimuladores da eritropoiese e câncer, 1225
    estimulantes da eritropoiese, 1226
    imunomodulatórios, 1144
    inibidores de TGF-β, 1145
Albumina, 1179
Aloimunização a antígenos de grupos sanguíneos, 1171
Alpelisibe, 667
Alteração(ões)
    citogenéticas na evolução de GMSI para mieloma múltiplo, 1154
    do gene
        FGFR3, 399
        TERT, 399
    do número de cópias do DNA, 695
    em P53, 4
    epigenéticas, 960
    genéticas
        e moleculares associadas com
            adenocarcinoma de pulmão, 53
            carcinoma de pequenas células de pulmão, 59
        em câncer de pulmão, 53
        germinativas nos somatotropinomas, 684
    moleculares, 1312
        dos tumores
            diferenciados de tireoide, 708
            prostáticos, 394
    somáticas nos somatotropinomas, 685
Alvos moleculares nos tumores da infância, 1237
Análise(s)
    do rearranjo gênico do receptor de linfócitos T, 1043
    do TCGA, 607
Análogos da somatostatina, 769, 792
Anemia e câncer, 1224
Angiogênese, 958

Angiografia fluoresceínica, 944
Anomalias cariotípicas, 1275
Anormalidades
    genéticas, 1001
    genômicas, 1156
Antígeno prostático específico (PSA), 479
Antraciclinas, 672
Apêndice, 786
Áreas cerebrais eloquentes, 981
Aspirado e biópsia de medula óssea, 1004, 1137
Associação de anti-EGFR e VEGF, 292
Astrocitomas
    de alto grau, 975
    de baixo grau, 973
Avaliação
    fonoaudiológica, 44
    molecular global dos tumores do córtex suprarrenal, 694
    para genes de reparo do complexo *mismatch-repair*, 311
    pré-operatória do envolvimento hepático, 379
Avelumabe, 448
Axila clinicamente negativa, 628
Axitinibe, 416

B

Base de crânio, 29
Bevacizumabe, 772
Bifosfonato adjuvante, 644
Biologia molecular, 1125
    das MENS, 810
    das neoplasias
        do sistema nervoso central, 953
        foliculares da tiroide, 691
    do câncer
        de mama, 605
        de pulmão, 51
    dos feocromocitomas e paragangliomas, 696
    dos meduloblastomas, 961
    dos melanomas, 873
    dos tumores
        da hipófise, 682
        da infância, 1235
        das paratiroides, 689
        de bexiga, 398
        de cabeça e pescoço, 3
        do córtex das suprarrenais, 693
        do trato gastrointestinal, 137
        do trato ginecológico, 519
        endócrinos, 681
        gonadais, 698
        mesenquimais, 823
        penianos, 397
        renais, 400
        testiculares, 403
        urológicos, 393
    e síndromes genéticas, 757
Biópsia
    de linfonodo sentinela em carcinoma ductal *in situ*, 630
    guiada por anuscopia de magnificação de imagem, 327
    hepática, 380
Bisfosfonatos em metástases ósseas, 674
Boca, 31
Brônquios, 787

C

Cabozantinibe, 416, 711
Canal anal, 325
Câncer
    colorretal, 143, 267, 367
    com deficiência de recombinação homóloga, 395
    da vesícula biliar, 235-237, 239, 242
    de bexiga, 424
        músculo-invasivo, 440
    de boca, 46
    de colo uterino, 525
    de endométrio, 520
    de esôfago, 155
    de faringe e laringe, 48
    de mama, 622
        em homem, 648
        HER2-positivo, 637
        receptor-hormonal positivo, 632
        triplo-negativo, 640
    de ovário, 368, 581
    de pâncreas, 141
    de parótida, 47
    de pênis, 493

de próstata, 477
de pulmão
    de pequenas células, 89
    não pequenas células, 67
    opções não cirúrgicas no tratamento de, 103
de testículo, 505
de ureter e pelve renal, 459
de vagina, 525, 557
de vulva, 525, 560
do colo do útero, 529
do palato, 47
epitelial de ovário, 523
renal, 409
Capecitabina, 673
Carboplatina, 448
Carcinogênese induzida pela radiação ultravioleta, 876
Carcinoma(s)
anaplásico da tireoide, 35, 713, 714
basocelular, 907
    adenoide, 913
    basoescamoso, 910
    com queratinização, 913
    de alto risco, 919
    de baixo risco, 918
    esclerodermiforme, 910, 913
    folicular ou infundibulocístico, 913
    gigante, 911
    infiltrativo, 910, 914
    micronodular, 913
    nodular, 909, 912
    nodulocístico, 911
    pigmentado, 911, 913
    recidivado, 919
    superficial, 909, 913
    "*ulcuns rodens*" ou úlcera roedora, 912
bem diferenciados de tireoide, 34
com primário desconhecido, 348
da ampola de Vater, 235-237, 240, 245
de células
    claras de ovário, 591
    escamosas, 456
        de esôfago, 138
    renais, 400
        cromófobo, 401

do tipo células claras, 400
    papilífero, 401
de endométrio, 520
de fossas nasais e seios paranasais, 23
de Merkel, 923
de paratireoide, 724
de pênis, 397
de saco vitelínico, 507
de seio endodérmico, 507
de vulva e de vagina, 525
diferenciado de tireoide, 708
do córtex adrenal, 731, 740
ductal *in situ*, 613
endometrial, 538
endometrioides de ovário, 591
epidermoide, 329, 347
    de cabeça e pescoço, 4
epitelial de ovário, 523
espinocelular, 920
espinocelular no megaesôfago, 156
lobular *in situ*, 613, 617
medular da tireoide, 34
mucinosos de ovário, 590
músculo-invasivos, 438
não pequenas células de pulmão, 103
neuroendócrino, 348
    gastroenteropancreático de alto grau, 774
penianos
    associados ao HPV, 397
    HPV-independentes, 397
pouco diferenciado, 344
renal
    não células claras, 418
    papilífero hereditário, 410
serosos de ovário de baixo grau, 591
superficiais, 431
urotelial, 398
    avançado, 451
uterino serosopapilífero, 547
Carcinomatose peritoneal, 357
Carcinossarcoma, 547
Catarata, 1199
Catecolaminas, 765, 788
Célula(s)
leucêmica, 1307, 1311
progenitoras hematopoiéticas, 1206

Células-tronco
  cancerosas, 963
  hematopoiéticas
    alogênicas, 1188
    autólogas, 1187
    singênicas, 1188
Centroblastos, 999
Cintigrafia com análogo da somatostatina, 766
Cirurgia
  AWAKE, 981
  citorredutora com quimioterapia intraperitonial hipertérmica, 359
  conservadora de mama, 625
  de base do crânio, 24
  em câncer de mama avançado, 674
  hepática e colorretal na situação de metástases sincrônicas, 382
  laparoscópica no tratamento das metástases hepáticas, 383
  micrográfica de Mohs, 915
Cisplatina, 448
Cistectomia radical, 438
Citocinas, 891
Citogenética, 1125, 1308, 1312
Coagulopatia associada à leucemia promielocítica aguda, 1103
Colangiocarcinoma, 233, 235, 237, 239
  distal, 245
  hilar, 243
  intra-hepático, 243
Coleta de células-tronco hematopoiéticas, 1186
Cólon, 786
Colonoscopia, 310
Compatibilidade ABO e Rh, 1174
Complexo
  Carney, 685
  de esclerose tuberosa, 758
  principal de histocompatibilidade, 1207
Concentrado
  de complexo protrombínico, 1178
  de hemácias, 1170
Condicionamento, 1197
  mieloablativo, 1189, 1208
  não mieloablativo, 1190
Condrossarcoma, 858
  mixoide extraesquelético, 827

Consolidação, 1160
Controle da doença extra-hepática, 378
Corticoesteroides, 1057
Criocirurgia, 916
Crioprecipitado, 1178
Criopreservação, 1197
Crise carcinoide, 759, 785
Cromogranina A, 764, 788
Cromossomo 3P, 400
Curetagem e eletrodessecação, 914
Cútis laxa granulomatosa, 1047

D

Danos ao DNA causados pelo tabaco, 52
Daunorrubicina, 1107
Deficiência
  de enzimas reparo DNA, 290
  de vitamina D, 724
Definição de anemia, 1225
Derivados de platina, 1286
Dermatofibrossarcoma *protuberans*, 828
Desidrogenase lática, 1004
Disitamabe vedotina, 454
Dissecção endoscópica da submucosa, 164
Disseminação do câncer de esôfago, 158
Docetaxel, 436
Doença(s)
  celíaca, 254
  de Cushing, 686
  de von Hippel-Lindau, 742
  de von Recklinghausen, 758
  do enxerto contra o hospedeiro, 1192, 1209, 1212
    aguda, 1212
    crônica, 1209, 1213
  hepática venoclusiva, 1212
  HER-2 superexpressa, 174
  inflamatória intestinal, 254
  linfoproliferativa cutânea primária
    de pequenas e médias células T CD4+ pleomórfica, 1052
    CD30+, 1048
  metastática
    em sistema nervoso central, 934
    ou inoperável, 192

resistente à castração, 486
sensível à castração, 485
oligometastática, 485
orbitária e locorregional, 1267
recorrente platino
resistente, 590
sensível, 589
residual mensurável (DRM), 1127
trofoblástica gestacional, 526, 565
Drenagem biliar pré-operatória, 242
Drogas de alvo molecular, 286
Duodeno, 786

E

Efeito(s)
da anemia na célula tumoral, 1225
enxerto contra
doença, 1207
tumor, 1192
Eletroforese de proteínas séricas, 1004
Eltrombopag, 1229
Enasidenibe, 1097
Endometriose, 582
Enfortumabe vedotina, 453
Enolase neurônio-específica, 765, 788
Enteroscopia, 766
Enucleação, 948
Enxertia, 1190
Ependimomas, 976, 1252
Epigenética, 884
Equilíbrio oncofuncional, 981
Erdafitinibe, 451, 452, 453
Eritropoetina, 1223, 1224
Eritropoiese, 1223, 1224
Esofagectomia
por videotorascocopia, 167
radical com linfadenectomia, 165
transdiafragmática, 167
Estado nutricional, 164
Estereotaxia, 983
Estômago, 785
Estudo(s)
citogenético, 1137
endoscópico com biópsia, 161
imunoistoquímicos, 1277
moleculares, 1138
por hibridização *in situ* por fluorescência (FISH), 1138
Eventos genéticos somáticos, 688
Everolimus, 417, 667
Excisão
com avaliação de margem per ou pós-operatória, 914
do mesorreto, 314
Expressão diferencial de miRNA, 690

F

Falha de enxertia, 1212
Fatores
de crescimento, 1221, 1273
de granulócitos, 1221
hematopoiéticos, 1143
transformante beta, 5
esteroidogênico 1 (SF1), 737
estimuladores de colônias G-CSF, 1221
nuclear kappa B, 5
FDG-PET scan, 1281
Feocromocitomas, 696, 809
e paragangliomas (PPGL), 741
localizado, 744
metastático, 745
Fibro-histiocitoma ósseo, 858
Fibroepitelioma de Pinkus, 911, 913
Fibrossarcoma congênito, 828
Fluoropirimidinas orais, 282
5-fluorouracil, 282
Fontes de células progenitoras hematopoiéticas, 1206
Fosfatase homóloga à tensina (PTEN), 956
Fulvestranto, 665, 667
Função hepática, 379

G

Gamopatias monoclonais, 1151
de significado indeterminado (GMSI), 1152
Gastrina, 765, 788
Gastrinomas, 762, 804
Gemtuzumabe ozogamicina, 1096
Gencitabina, 436

Gene(s)
    ALK, 1239
    ATRX, 954
    BRAF, 708
    BUB1B, 694, 738
    CDKN2A, 881
    de reparo do DNA, 395
    DGL7, 694, 737
    FGFR3, 399
    MCR1, 882
    P53, 710
    PINK1, 694, 737
    PTEN, 394
    RAS, 708
    RB1, 1258
    supressores, 1287
    supressores tumorais, 607
    TERT, 399, 882
    TMPRSS2-ERG, 394
    TP53, 954
    VHL, 400
    ZNRF3, 694, 738
Genética molecular, 1308
Gilretinibe, 1097
Glândulas salivares, 30
Glicosilação, 886
Glioblastomas, 954
Glioma, 954, 1245
    de alto grau, 1246
    de baixo grau, 1245
    de tronco cerebral, 1247
Glucagonomas, 762
GM-CSF, 1221

H

Helicobacter pylori, 998
Hematopoiese, 1186
Hemograma, 1137
HER-2, 290
Herpes simples oral, 1211
Herpesvírus humano tipo 8, 998
Hibridização *in situ*
    cromogênica, 824
    por fluorescência, 824

Hipermetilação do G0S2, 738
Hiperparatireoidismo primário, 721, 722
Hipofaringe, 32
HIV, 327
Hormonoterapia, 632

I

Íleo, 786
Imatinibe, 866
Imiquimode, 916
Imortalidade celular, 1287
Impacto da lateralidade no tumor de cólon, 291
Imuno-oncologia e câncer
    de bexiga, 400
    renal, 402
Imunofenotipagem, 1043, 1123, 1308
Imunoglobulina humana, 1180
Imunoterapia, 174, 417, 674, 740, 774, 1310
    associada a TKI, 418
    e terapias-alvo adjuvantes, 442
    intravesical com BCG, 434
    isolada, 417
    neoadjuvante, 441
Indocianina verde, 944
Indução de remissão, 1129
Infecção(ões)
    fúngicas, 1211
    por adenovírus, 1211
    por CMV, 1211
    por EBV, 1211
    por HPV, 326
Infertilidade, 1199
Inibidor(es)
    da tirosinaquinase, 415
    da via do mTOR, 417
    de angiogênese, 772, 794
    de aromatase, 665, 667
    de ciclina, 666
    de FGFR, 451
Instabilidade
    de microssatélites, 147, 290
    gênica, 1287
Insulinomas, 761, 804
Interferon, 771, 793

intralesional, 917
Intestino delgado, 255
Irinotecano, 283
Irradiação
    corporal total, 1198
    de hemocomponentes, 1171
Ivosidenibe, 1097

L

Laringe, 32
Laringotraqueobroncoscopia, 162
Larotrectinibe, 711
Laserterapia, 948
Leiomiomatose hereditária, 410
Leiomiossarcoma, 550, 830
Lenalidomida, 1144
Lenvatinibe, 711
Lesões que desapareceram após a quimioterapia, 380
Leucemia(s)
    agudas da infância, 1305
    linfoblástica
        aguda, 1121, 1306
            Ph+, 1131
        de células B maduras, 1131
    linfocítica
        aguda, 1199
        crônica, 1073, 1199
    mieloide
        aguda, 1091, 1199, 1311
        crônica, 1063
    promielocítica aguda, 1101
Leucorredução de hemocomponentes, 1172
Levantinibe, 416
Linfadenectomia
    axilar clássica, 627
    no câncer de bexiga, 440
Linfoma(s), 133
    agressivos, 1001
    altamente agressivos, 1001
    anaplásico, 1327
        de grandes células CD30+ cutâneo, 1049
    Burkitt, 1200
    cutâneo
        de célula T, 1041
            gama/delta, 1051
        periférica sem outra especificação, 1052
    primário
        agressivo de célula T CD8+
            epidermotrópica, 1051
        de células T acral CD8+, 1052
    de Burkitt, 1318, 1324
    de células
        B, 999
        T, 1000, 1200
    de Hodgkin, 1017, 1199
        clássico, 1025
        na infância e na adolescência, 1333
        predominância de linfócitos nodular, 1030
    derivados de células B, 1324
    difuso de grandes células B, 1000, 1006, 1324
    do manto, 1200
    do trato gastrointestinal, 257
    extranodal de células NK/T tipo nasal, 1050
    folicular, 1011, 1200
    indolentes, 1001
    linfoblástico, 1200, 1321
        B, 1322
        T, 1322
    não Hodgkin, 997, 1199
        na infância e na adolescência, 1317
    primário do sistema nervoso central, 1055
    subcutâneo de células T paniculite-símile, 1050
Linfoma-leucemia de célula T do adulto, 1053
Linfonodos laterais pélvicos, 315
Lipossarcoma
    bem diferenciado/desdiferenciado, 829
    mixoide/células redondas, 826

M

Manutenção, 1161
Mapeamento cerebral, 981
Marcadores
    imuno-histoquímicos de alterações genéticas, 825
    séricos tumorais, 507
    tumorais e hormônios, 129
Margem distal, 315
Mastectomia, 626
Mecanismos
    de reparo do DNA, 608

de resistência
    à imunoterapia, 899
    às terapias-alvo, 897
Medicina de precisão, 1236
Medula óssea, 1206
Meduloblastomas, 978, 1237, 1247
Melanócito, 873, 874, 876
Melanoma, 873, 874, 876, 883
    cutâneo, 927
    da coroide, 941, 943
    da íris, 940, 944
    do corpo ciliar, 941, 944
    intraocular, 939
    metastático, 894
    uveal, 946
        e doença sistêmica, 949
MEN-1, 801, 810
MEN-2, 805, 811
Meningiomas, 977
Mesotelioma(s), 117
    peritoneal, 366, 372
Metabolismo celular, 959
Metástases
    cerebrais, 985
    hepáticas, 292
        do câncer colorretal, 377
    pulmonares, 294
Metilação do DNA, 695
Métodos
    ablativos, 382
    de fluorescência, 983
    diagnósticos em citogenética molecular, 824
MGMT, 148
Micose fungoide, 1044
    foliculotrópica, 1047
Microambiente
    da medula óssea, 1157
    tumoral
        em melanomas, 886
        imune, 7
Microarranjo (*microarray*) de DNA, 824
Microbioma, 894
Micrornas (miRNA), 695
Microscópios cirúrgicos, 983
Microssatélites, 147

Midostaurina, 1097
Mieloma
    indolente, 1155
    múltiplo, 1156, 1200
    recém-diagnosticado, 1159
Mimetismo vasculogênico, 891
Miogênese, 1273
Mitomicina C, 436, 461
Mitotano, 739
MMR/MSI (via *mismatch repair*), 396
Mobilização das células-tronco, 1196
Modelo de progressão tumoral e a carcinogênese de campo, 6
Mola(s)
    hidatiforme, 566
    parciais, 526
Monitorização neurofisiológica intraoperatória, 983
Mucosectomia, 164
Mutação
    do BRAF, 289
    germinativa nos genes BRCA 1/2, 673
    H3K27M, 954

N

Nasofaringe, 31
Nectina-4, 453
Nefroureterectomia, 462
Neoadjuvância como estratégia de preservação do reto, 319
Neoplasia(s)
    de origem apendicular, 372
    do mediastino, 125
    endócrina múltipla, 799
        tipo 1, 254, 685, 723, 757, 799, 801
        tipo 2, 758, 801
        tipo 4, 685
    intraepitelial peniana, 494
    maligna pouco diferenciada, 343
    neuroendócrinas, 751, 752
    primárias
        da vagina, 557
        múltiplas, 25
    trofoblástica gestacional, 568, 570-572
        de alto risco, 574
        de baixo risco, 572
        resistente ou recidivante, 575

Neurocirurgia oncológica nos gliomas, 981
Neurofibromatose tipo 1, 742, 758
    Li-Fraumeni, 830
Neuronavegador ultrassonografia intraoperatória, 983
Neutropenia, 1222
NF1, 958
NGS (*next sequencing generation*), 825
Nódulos de tireoide, 707
Norceptores e terminações neuronais, 888
Nplate®, 1229
NTRK, 149, 710

O

Ogaritinibe, 453
Oligodendrogliomas, 976
Oncogenes, 607, 1287
Oncologia pediátrica, 1236
Orofaringe, 32
Osteossarcoma, 830, 848, 1289, 1293
    de baixo grau, 850
    de mandíbula, 850
    de superfície, 850
    extraósseo, 850
    metastático, 853
    não metastático, 852
    recorrente/metastático, 853
    subtipos de, 849
Oxaliplatina, 283

P

Pâncreas, 203, 787
Papilomavírus humano, 6
Papulose linfomatoide, 1048
Paragangliomas, 696
Paratireoide, 33
Patologia molecular do melanoma, 878
Pazopanibe, 415
Pembrolizumabe, 437
Perfis de expressão gênica de microRNAs de alterações genômicas, 6
Peritônio, 358
Pertuzumabe, 669
Pescoço, 33

PET/TC
    com análogo de somatostatina gálio, 766
    com F18-fluorodesoxiglucose, 767
Plaquetas, 1172
Plasma, 1176
Plasmócitos, 1157
pNET não funcionantes, 804
Pneumonia intersticial, 1198
Polipose adenomatosa familiar, 254, 269
    e desmoides, 830
Pralsetinibe, 711
Preservação
    da inervação autonômica, 315
    esfincteriana, 315
Proteína(s)
    controladoras do ciclo celular, 1274
    da matriz extracelular, 887
    monoclonal, 1154
Pseudomixoma peritoneal e apêndice cecal, 366
Punção lombar para avaliação do líquido cefalorraquidiano, 1004
Purga do enxerto, 1197

Q

Quelantes de ferro, 1143
Quimiocinas, 891
Quimioterapia, 170, 1284
    adjuvante, 441
    baseada em
        carboplatina, 447
        platina, 449
    com platina, 448
    de indução seguida de quimioterapia e radioterapia, 173
    e hepatotoxicidade, 379
    e radioterapia
        exclusivas, 171
        paliativas, 173
        pré-operatórias, 170
    em altas doses, 1286
    intraperitoneal, 587
        hipertérmica, 588
            intraoperatória, 372
    intratecal, 1059
    intravesical

adjuvante, 436
imediata, 433
neoadjuvante, 440, 587
no câncer de mama, 634
paliativa, 246
perioperatória
e adjuvante, 191
para adenocarcinomas, 172
Quimioterápicos, 1145

R

Rabdomiossarcoma(s), 1272
alveolar, 826
Radiografia simples de tórax, 128
Radioterapia, 170, 1284
adjuvante, 443
do leito tumoral, 739
do tratamento do câncer de mama, 644
como tratamento definitivo ou de controle local, 443
exclusiva, 170, 171
na doença localizada ou localmente avançada, 442
neoadjuvante, 442
nos tumores superficiais, 438
paliativas, 173
pré-operatórias, 170
Raltitrexato, 285
Ramucirumabe, 287
Rastreamento de lesões pré-malignas, 334
Re-hepatectomias, 386
Reabilitação após cirurgia da cabeça e do pescoço, 39
Reação em cadeia da polimerase em tempo real, 824
Rearranjos RET/PTC, 708
Receptor(es)
androgênicos, 394
celulares, 608
do fator de crescimento epidérmico, 4
hormonais, 607
tirosinaquinase, 956
Reconstrução mamária, 627
Refratariedade plaquetária, 1175
Regorafenibe, 285
Reprogramação do metabolismo lipídico, 695
Resistência hormonal primária, 665

Ressecção
da parede da faringe, 48
local, 313
parcial da laringe, 48
radical, 314
total da laringe, 48
transuretral da bexiga, 427
Ressecções em monobloco, 315
Ressonância nuclear magnética, 765, 1280
de tórax, 129
Reticulose pagetoide, 1047
Retinoblastoma, 1257, 1258, 1261
bilateral, 1266
unilateral, 1266
Reto, 786
Revolade®, 1229
Rituximab, 1059
Romiplostim, 1229

S

Sacituzumabe govitecano, 454, 674
Sangue
de cordão umbilical e placentário, 1206
periférico, 1206
Sarcomas, 1272
alveolar de partes moles, 827
com cariótipo
complexo, 829, 1276
simples, 1275
com desregulação genética dos sinais de tirosina-quinase, 827
com translocações específicas, 825
da infância e da adolescência, 1271
de células claras, 826
de Ewing, 855, 1289, 1290
de partes
moles, 25, 835, 837
ósseas, 847
do intestino delgado, 257
epitelioide, 829
estromal endometrial, 550
indiferenciado pleomórfico de alto grau, 829
não rabdomiossarcomas, 1288
origem embrionária comum, 1272

ósseos, 848, 1289
    sinovial, 826
    uterinos, 548
SE/PNET, 825
Seios paranasais, 30
Selpercatinibe, 711
Seminoma puro, 511
Sequenciamento de próxima geração, 1236
Síndrome(s)
    Birt-Hogg-Dubé, 410
    carcinoide, 759, 779
    da cólera pancreática, 762
    da obstrução sinusoidal, 1212
    de Beckwith-Wiedemann, 694
    de Li-Fraumeni, 693, 830, 1279
    de Lynch, 254, 268, 694
    de McCune-Albright, 685
    de Peutz Jeghers, 254
    de Sézary, 1047
    de Verner-Morrison, 762
    de von Hippel-Lindau, 410, 758
    dos 3P association, 685
    genéticas, 402, 830
        associadas ao desenvolvimento dos tumores do córtex suprarrenal, 693
    mielodisplásicas, 1135
    neurofibromatose tipo 1, 254
Sinovite vilonodular pigmentada, 829
Sistema
    de antígenos leucocitários humanos, 1205
    HLA, 1207
    nervoso central, 1113
Somatostatinoma, 763
Sorafenibe, 417, 710
Sorologia para HIV, HBV, HCV, HTLV, 1004
Sunitinibe, 415

T

Tabagismo, 327
Tamoxifeno, 665
Taquicininas, 765, 788
Taxanos, 672
Técnica(s)
    da radioterapia, 445
    de ablação, 226
Temozolamida, 1247
Temsirolimus, 417
Terapia(s)
    alvo epigenética, 1145
    celular, 1087
    com radionuclídeo para receptor de peptídeo, 771, 793
    de indução, 1159
    de resgate, 1114
    direcionada
        contra o VEGF, 286
        para o sistema nervoso central, 1130
        contra o EGFR, 287
    fotodinâmica, 916
    intra-arteriais, 226
    intravesical adjuvante, 434
    molecular dirigida, 1287
    transfusional, 1167
Termoquimioterapia, 437
TERT, 708
Testagem molecular em câncer de pulmão, 60
Timo, 787
Tipiracil-trifluridina, 283
Tireoide, 34
Tomografia
    computadorizada, 162, 765, 1004
        de tórax, 128
    por emissão de pósitrons, 162, 1004
Toxicidade
    cardíaca, 1340
    endocrinológica, 1340
    neurológica tardia, 1060
    tardia, 1339
Transformação
    de Richter, 1085
    maligna, 1153
Transfusão
    de concentrado de hemácias, 1167
        em pacientes sob cuidados paliativos, 1169
    de hemácias em pacientes oncológicos no perioperatório, 1169
    plaquetária

em procedimentos cirúrgicos ou invasivos, 1174
profilática, 1173
terapêutica, 1174
Transplante(s)
alogênico, 1161
de células progenitoras hematopoiéticas, 1205
autólogos de medula, 1195
de células-tronco hematopoiéticas, 1130, 1146, 1185, 1310
de doador aparentado, 1188
de medula óssea, 1068, 1185, 1205
alogênico, 1207, 1208
haploidêntico, 1209
de sangue de cordão umbilical, 1189
haploidêntico, 1188
hepático, 226, 774, 796
não aparentado, 1188
Trastuzumabe, 668
deruxtecan, 669
emtansina, 669
Tratamento(s)
adjuvante com instilação intravesical, 433
cirúrgico de tumores
de cabeça e pescoço, 11, 12
primários e metastáticos do sistema nervoso central, 981
combinado dos tumores de cabeça e pescoço, 29
da carcinomatose peritoneal, 357
de resgate, 25
do câncer de mama
avançado, 663
localizado, 621
do carcinoma
de tireoide, 24
diferenciado de tireoide, 710
ductal *in situ* e carcinoma lobular *in situ*, 613
dos tumores
da boca, 19
de glândulas salivares, 21
de hipofaringe, 22
de lábio, 19
de laringe, 21
de nasofaringe, 23
de orofaringe, 20
Trombopoese, 1228
Trombopoetina, 1228
Tumor(es)
adrenais malignos, 731
carcinoides, 779
tímicos e brônquicos, 805
com sítio primário desconhecido, 341
da árvore biliar, 233
da vagina e da vulva, 557
de apêndice, 761
de bexiga
não uroteliais, 456
da granulosa, 598
germinativas, 132, 600
gigantes, 858
da bainha tendínea, 829
ureter e pelve renal, 423
de cólon, 761
de cordões sexuais e estroma, 598
de duodeno, 760
de estômago, 183
de íleo e jejuno, 760
de ovário secretores de esteroides, 699
de pâncreas, 761
de paratireoide, 721
de pele não melanoma, 907
de reto, 761
de sulco superior, 112
de terço
inferior e junção esofagogástrica, 163
superior e médio, 163
de testículos, 698
de timo, 763
de tireoide, 707
de uretra e pênis, 493
de vias biliares, 142
desmoplásico de células pequenas e redondas, 826
do canal e borda anal, 325
do colo uterino, 529
do cólon, 267
do corpo uterino, 537

do estroma gastrointestinal, 257
do fígado, 219
do intestino delgado, 253
do reto, 309
do rim, 409
do sistema nervoso central, 971
    na infância, 1243
do timo, 130
em cabeça e processo uncinado, 206
em corpo e cauda de pâncreas, 207
epiteliais de ovário, primário de peritônio e trompas, 581
estromal gastrintestinal, 827, 863
gástricos, 760
germinativo
    de testículo, 507
    não seminomatoso, 512
gonadais, 698
HER2 positivo, 668
    com doença no sistema nervoso central, 671
    e Rh positivo, 670
HER2-*low*, 671
hipofisários, 803
    clinicamente não funcionantes, 688
miofibroblástico inflamatório, 828
mülleriano misto maligno, 547
não células claras, 418
não epiteliais de ovário, 597
não funcionantes, 760
não músculo-invasivos, 431
neuroendócrino, 254, 348, 779
    /pequenas células, 458
    brônquicos, 787
    colônicos, 786
    de apêndice, 786
    de intestino delgado, 786
    do trato gastrointestinal, 257
    duodenais, 786
    gástricos, 785
    gastrointestinais, 781
    pancreáticos, 787, 804
neurogênicos, 133
no pâncreas, 203
pancreáticos funcionantes raros, 763
produtores de
    hormônio adrenocorticotrófico, 686
    hormônio do crescimento, 682
    prolactina, 686
pulmonares, 763
receptor hormonal positivo HER2 negativo, 664
Rh negativo HER 2 negativo, 672
seminomatosos de mediastino, 132
teratoide rabdoide atípico, 1253
trofoblástico
    do sítio placentário, 575
    epitelioide, 575
Tumorigênese, 886
    paratireoidiana, 690

U

Ultrassom endoscópico, 766
Ultrassonografia
    endorretal, 311
    endoscópica, 162
    ocular, 942
Ureterectomia parcial, 461

V

Variante(s)
    alélica patogênica no GNAS, 685
    da MF, 1047
    histológicas do carcinoma urotelial, 458
Venetoclax, 1097
Vesículas extracelulares, 892
Via(s)
    apoptóticas e fatores genéticos envolvidos no PHPT, 690
    da recombinação homóloga, 395
    de reparo de DNA, 269
    de sinalização, 608
        da WNT, 694
        da WNT/β-catenin, 690
        Sonic Hedgehog, 1249
    do Notch, 5
    e genes envolvendo reguladores do ciclo celular, 689

EGFR-AKT-mTOR, 956
fenótipo, hipermetilação, 270
instabilidade
    cromossômica, 269
    de microssatélites, 269
P16INK4A-RB1, 958
P53-MDM2-P14ARF, 957
PDGF, 957
RAS-MAPK, 957
Vinflunina, 451

Vipoma, 762
Vírus
    da hepatite C, 998
    da imunodeficiência adquirida, 998
    Epstein-Barr, 998
    T-linfotrópico humano, 998

X

Xeroderma pigmentoso, 882